JN192477

グリーンスパン・ベルトラン
整形外科画像診断学
（原書第 6 版）

Orthopedic Imaging：A Practical Approach, 6 th edition

Original English edition published by Lippincott Williams & Wilkins/Wolters Kluwer Health.

Japanese Version
Translated by Naoto Endo
©Nankodo Co., Ltd., 2018
Published by Nankodo Co., Ltd., Tokyo, 2018

Lippincott Williams & Wilkins/Wolters Kluwer Health did not participate in the translation of this title.

Published by arrangement with Lippincott Williams & Wilkins, USA.

本書に記載された薬剤の適応，副作用，および投与法は，変更されることがある．読者は当該薬剤の製薬会社からの情報を参照されたい．著者，編集者，出版社，販売店は，誤り，漏れ，本書記載の内容を適用した結果に対し一切責任を負わず，保証を行わない．著者，編集者，出版社，販売店は，本書に起因する人身の損傷，財産の損失に対して一切責任を負わない．

グリーンスパン・ベルトラン

整形外科
画像診断学

原書第 **6** 版

監訳　遠藤　直人

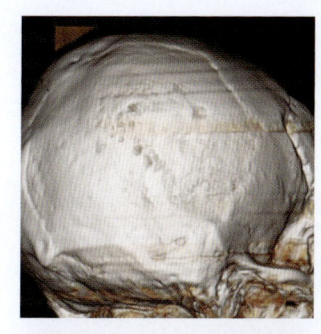
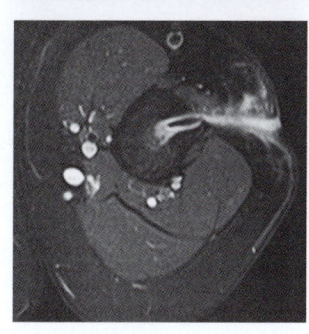
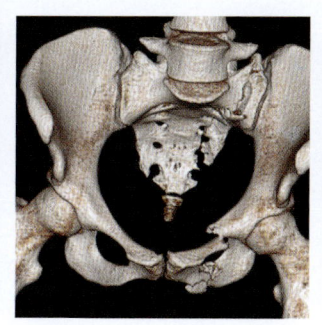
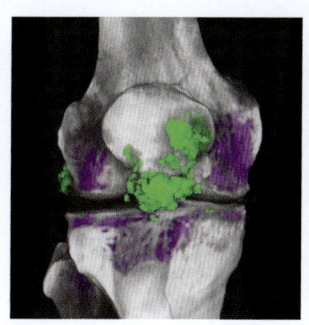
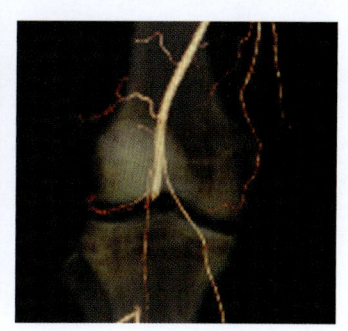

南江堂

グリーンスパン・ベルトラン整形外科画像診断学（原書第6版）

■ 監訳者

遠藤	直人	えんどう　なおと	新潟大学大学院医歯学総合研究科機能再建医学講座整形外科学分野教授

■ 訳　者（翻訳項目順）

遠藤	直人	えんどう　なおと	新潟大学大学院医歯学総合研究科機能再建医学講座整形外科学分野教授
稲川	正一	いながわ　しょういち	新潟大学大学院医歯学総合研究科放射線医学分野准教授
山際	浩史	やまぎわ　ひろし	済生会新潟第二病院整形外科部長
望月	友晴	もちづき　ともはる	新潟大学医歯学総合病院高次救命災害治療センター（整形外科）
森谷	浩治	もりや　こうじ	一般財団法人新潟手の外科研究所研究部長
普久原	朝海	ふくはら　ともみ	新潟大学医歯学総合病院高次救命災害治療センター（整形外科）
谷藤	理	たにふじ　おさむ	新潟大学大学院医歯学総合研究科機能再建医学講座整形外科学分野
渡邊	慶	わたなべ　けい	新潟大学大学院医歯学総合研究科機能再建医学講座（医歯学総合病院）整形外科学講師
近藤	直樹	こんどう　なおき	新潟大学大学院医歯学総合研究科機能再建医学講座（医歯学総合病院）整形外科学講師
宮坂	大	みやさか　だい	新潟大学大学院医歯学総合研究科機能再建医学講座整形外科学分野
佐野	博繁	さの　ひろしげ	新潟大学大学院医歯学総合研究科機能再建医学講座整形外科学分野／現 Bone Research Group, Department of Medicine, University of Cambridge, Research Associate
藤澤	純一	ふじさわ　じゅんいち	新潟大学医歯学総合病院医師キャリア支援センター特任講師
生越	章	おごせ　あきら	新潟大学地域医療教育センター・魚沼基幹病院整形外科特任教授
有泉	高志	ありいずみ　たかし	新潟大学大学院医歯学総合研究科機能再建医学講座整形外科学分野
川島	寛之	かわしま　ひろゆき	新潟大学大学院医歯学総合研究科機能再建医学講座整形外科学分野講師
畠野	宏史	はたの　ひろし	新潟県立がんセンター新潟病院整形外科部長
今井	教雄	いまい　のりお	新潟大学大学院医歯学総合研究科地域医療長寿学講座特任准教授
山本	智章	やまもと　のりあき	医療法人愛広会新潟リハビリテーション病院院長
佐久間真由美		さくま　まゆみ	新潟大学医歯学総合病院整形外科特任准教授
村上	玲子	むらかみ　れいこ	新潟大学医歯学総合病院高次救命災害治療センター／総合リハビリテーションセンター（整形外科）
平野	徹	ひらの　とおる	新潟大学大学院医歯学総合研究科機能再建医学講座整形外科学分野准教授

整形外科放射線診断学（原書第2版）（1994年発行）

監 訳　　富田勝郎

整形外科放射線診断学（原書第3版）（2004年発行）

監 訳　　守屋秀繁　　北原 宏　　富田勝郎

原書はしがき

Adam Greenspan's Orthopedic Imaging：A Practical Approach, 6th Ed が出版されたことを大変うれしく思う．前版に比してより大冊に，包括的となり，優れたものとなり，これは真の偉業である．加えて，本著書の製作者であるとともに編集者として世界中で知られている Greenspan 博士に Javier Beltran 博士が共著者として加わった．これ以上のチームはない．言うまでもなく，この本は 2 人によって書かれ，編集された．両著者は筋骨格イメージングの分野で敬意を集めており，膨大な経験と，資料を整理し，読みやすくして呈示することと，素晴らしいシェーマや線を描くこと，図表やイメージで強調する独特の能力を身に着けている．

初版からの著者である Adam Greenspan 博士は本書や他の多くの著書で国際的に知られている．Greenspan 博士は American College of Radiology のフェローであり，International Skeletal Society のメンバーである．博士はこの分野で広範な経験を有している．ニューヨーク市の Joint Disease-Orthopedic Institute 病院にはじまり，カリフォルニア大学，David 医学校に進み，そこで 25 年間以上にわたり Radiology の教授を務めた．

新たに共著者となった Javie Beltran 博士は本書を筋骨格 MRI と他の放射線領域において高い専門レベルに引き上げた．Beltran 博士は Greenspan 博士の筋骨格関連の出版と同様の様式で，彼自身の著書で MRI 最前線での学歴を開始した．私どもの多くはこれらの著書から筋骨格 MRI を学んだ．Beltran 博士はアメリカに来る前にスペインで American College of Radiology のフェローと International Skeletal Society の近年の会長を務めた．アメリカではオハイオ州立大学，メディカルセンター，その後，ニューヨーク大学 Joint Disease-Orthopedic Institute 病院で放射線の教授を務め，その後現職である Maimonides medical center で放射線科の主任を務めている．

この筋骨格イメージングに関する包括的な著作は発展し，広範囲に改訂され，4 年前に出版された第 5 版が最新であった．この本の多くの価値ある特徴のなかで，次のことがきわだっている．1 冊にとどまっているものの筋骨格 MRI の内容が明らかに充実した，アルゴリズムと費用を含む近年の展望が安全と放射線に関わることとともに組み入れられた．筋骨格イメージングの広範な視点は放射線，MRI，CT（三次元 CT，二重エネルギー CT，PET を含む），核医学イメージング，超音波から集められた基本事項を包含し，さらにイメージングガイドラインがいたるところで強調されている．筋骨格放射線医によりよく使われている手技の手順，たとえば関節造影，イメージガイド下による経皮的生検，放射線アブレーション（高周波切除）も論評されている．治療的アプローチ，たとえば病理，分子遺伝学，細胞遺伝学についても適切に記載されている．

この最新版では筋骨格イメージングのすべての面が言及され，最新にされた．項目には外傷，スポーツ医学（この分野は驚くほど拡大している），関節症，先天性および発達性異常（形成不全を含む），代謝性および全身性疾患，感染，脊椎腫瘍を含む筋骨格新生物（腫瘍）を含む．記載は明快で簡潔で，実際的な情報と助言を提供する．それぞれの疾患との鑑別診断を列挙している．各章における「引用文献・参考図書」は最新にされ，古典的文献とともに最新の引用をも含んでいる．それぞれの章末には「覚えておくべきポイント」があり，重要な概念（コンセプト）を総括している．この本は整形外科領域の放射線医の役割，骨形成と成長，解剖学的—放射線学的考えおよびイメージング検査の選択を含めたユニークで有用なトピックスを提供している．

表とチャートは最新にされ，すべての図は最高の質であり，その結果，容易に情報を整理し，思い起こしやすくしている．Beltran 博士の兄弟で世界的に著明な医学アーチストである Salvator Beltran がこの版で多数の新しくオリジナルのシェーマに貢献したことは幸運であり，すばらしいことである．多数の図表，ダイアグラムはあらゆる経歴の読者や専門家の関心をひく．これらの視覚材料はユニークな方法でコンセプトを明確に理解させ，分類に関する情報を容易に理解し，保持することができる．全編フルカラーであり，すべての人に一層気に入っていただける．

本書は筋骨格イメージングに関心のある幅広い読者に価値あるものである．放射線科医，研修と実践中の業務を担当している整形外科医に加えて，リウマチ医，放射線技師，プライマリーケア医，医学生，療法士（リハビリ関連職）がここから情報をえることができよう．すべての人はこの新版：Orthopedic Imaging：A Practical Approach を新たに蔵書に加えたいと望むであろう．

私の尊敬する友人である Adam と Javier による著書にレビューを寄せることは大変光栄で名誉なことである．彼らはこの領域でトップにあるものであり，真に夢のチームである．

Lynne S. Steinbach, MD, FACR

原書第 6 版の序

筋骨格イメージングの分野でのすばらしい進歩がこの著書新版の出版に到らせた．新イメージング検査法の紹介と既存の検査法の改良が放射線医の武器を拡大した．しかし同時にこれらの技術の適切な使用において混乱を招くこととなった．イオン化放射線（放射線造影，透視，関節造影，シンチグラフィー，CT）に関係するイメージング技術の増大する用途についての関心は過去 10 年で拡大した．これらの関心は超音波や MRI の使用拡大へとシフトした．本書第 6 版の役割は読者に新しいイメージング検査方法をなじませることのみならず，これらの技術の構築的で有用な面，同様に否定的な面をも提示することであった．最終的な目標は放射線医が適切な一連の放射線検査を選択する手助けをし，正しい診断に行きつき，既知の疾患の適切な評価をするまでに要する費用と時間を低減させることである．

この新版は多くの変更，追加，改良を行っている．もっとも重要なことは共著者として Javie Beltran MD, FACR（Maimoides Medical Center の放射線科の教授で主任）が加わったことである．Beltran 博士は筋骨格 MRI のパイオニア先駆者で，古典的著書である MRI Musculoskeletal System を含む，この分野の多くの著書の著者あるいは共著者である．MRI の進歩は筋骨格イメージングに驚くべきインパクトを与え，MRI は整形外科イメージングにおいて第一（主要な）の診断ツールとなったので，Beltran 博士のようなエキスパートが加わることでこの課題をゆだねられたセクションが強化され，最新の情報を包括することが保証された．

フルカラーを採用したものの，本書の全体的なデザインは踏襲され，いくつか新しいデザインが加えられた．分量は増大したものの 1 冊様式は保たれた．「覚えておくべきポイント」は，適切な情報の要約としてそれぞれに章末に置いた．新しい参考文献をそれぞれの章に加えた．技術的に不十分な図を削除し，質のよいイメージで置き換えた．いくつかの時代遅れの内容を削除し，多様な条件の討論を最新のものとした．とくに，多種類の腫瘍や他の疾患の細胞遺伝学，分子遺伝学の新しい情報を加えた．ほとんどすべての章に新しい項目とイラストを入れた．たとえば，スポーツ傷害，膝関節脱臼，膝関節後外側外傷に関する新しい素材，肩や膝の手術後のイメージング，いわゆる膝関節の自発性骨壊死と距骨離断性骨軟骨炎に関する新知見，軟骨イメージングに関する最近の考え，仙骨骨折の分類，二重エネルギー CT の痛風結節の診断への応用における新しい傾向，上肢・下肢の圧迫性あるいは絞扼性神経障害のイメージングの評価，寄生生物による感染症のイメージングおよびさらに多くのことである．多くの条件への最新の治療的アプローチが含まれている．三次元 CT，MRI，超音波，^{18}F–FDG PET も同様に拡大した．というものの，著者らは一層進歩したイメージング技術の価値を認識しているにも関わらず，前版同様にすべての放射線医の基礎的なツールとして通常の X 線撮影に精通することを強調した．

この本は主に放射線科医と整形外科医のために書かれたものであるが，療法士，リウマチ医，およびイメージング技術を筋骨格系への応用に関心のある他の医師にも有用であろう．

Adam Greenspan, MD, FACR
Javier Beltran, MD, FACR

原書初版の序

本書 "Orthopedic Radiology" には，非常に広い整形外科疾患に対する複雑な診断的検索過程を容易にするための実践的アプローチが書かれている．基本的な考えが3つある．第一は日常的に遭遇する整形外科疾患の診断に最近よく使われている便利な画像機器の基礎的理解を助けること．第二は患者への被曝と同様，検索コストを最小限に抑えるもっとも効果的な放射線学的手法を選択できるように手助けすること．第三は整形外科医が正しい治療を選択するために必要な情報を提供することである．

同様な内容をもつ他の書籍と規模の大きさ，範囲について競うつもりはない．診断治療の過程で正確な手法としては実態のはっきりしていないことに関しては除外した．同様に一般的な本のボリュームを考えて疾患のそれぞれの詳細や対立点に関してすべてを含むことはしなかった．

それらの事項については読者が文献をみて更なる勉強をするように残し，多くの標準的または特殊な教科書は，各章の終わりに参考書，推薦書として載せることとした．

副題にもあるように "Orthopedic Radiology" は骨関節疾患に実際に携わる一般医，医学生，放射線科や整形外科のレジデントにわかりやすいように努力している．この点に関しても基本的情報を各章の終わりに，「プラクティカルポイント」として一覧できるようにした．大変多くのオリジナルな図や表が適宜使われている．たとえば骨折の分類，関節炎や腫瘍性疾感の形態的所見，そして最も病態の異常を効果的に描出する放射線学的手法として知られている標準的または特殊撮影のための患者の体位についても書いてある．

整形外科疾患の広い範囲にわたり基本的所見のある質の高いX線像を数多く用意し，そのX線像には的確な説明をつけ，必要な箇所を引き出し線で示すようにした．

ほとんどの写真，図の見出しは，症例呈示の体裁をとっている．これは第1章に説明してあるX線学的診断手順にのっとったものであり，それぞれの説明は放射線学的検査過程とその評価について書かれている．しかしながら本書 "Orthopedic Radiology" の目的は，教育的，指導的なものであり，骨関節疾患に興味を持っている医師や日常業務で習慣的に放射線学的研究にたずさわる人々のために便利で有用な参考書として役立つべきである．

Adam Greenspan, MD, FACR

謝　辞

　私達は Lippincott Williams & Wilkins/Wolter Kluwer Health の各位に感謝の意を表します．各位にはこの本の準備を手助けいただき，とくに前上級編集者である故 Jonathan Pine と現在の担当編集者である Ryan Shaw にはこの仕事全般を監督いただき，また Joan Murphy には美しいデザインを担当いただいたことに感謝します．Franny Murphy と Amy G. Dinkel には多くの編集上の助言と辛抱強く，かつ注意深く原稿の編集をいただいたこと，および意義深い助言をいただいたことに特別の謝意を送ります．私達は，Luis Beltran 博士と Jenny Bencardino 博士（Hospital for Joint Diseases, New York 大学）には，この本のために最良の画像を選ぶ際の御助力をいただいたこと，さらに Frank Seidelmann と Peter Franklin（Radisphere）には莫大な症例資源にアクセスさせていただいたことに御礼を申し上げます．ニューヨーク，ブルックリンの Department of Radiology of Maimonides Medical Center in Brooklyn の大勢のレジデント，およびとくにフェローである Joseph Surace と Tennyson Maliro には，放射線ファイル内のよくある疾患およびまれな疾患の良質な画像（イメージング）を見つける手助けをしていただいたことに特別の感謝をします．私達はまた，スペイン，バルセロナの Salvador Beltran 博士にこのような美しく，教訓的なシェーマを作成いただいたことに，Julie A. Ostoich-Prather（Senior Photographer from the Department of Radiology, university of California, Davis Medical Center）にはいくつかのデジタルイラストレーションの作成に手助けをいただいたことに，Hue To（同施設）には価値ある秘書としての助力に感謝申し上げます．私達は Lynn S. Steinbach, MD, FACR（教授，Radiology and Orthopedic Surgery form University of California, San Francisco）にはこの本の「はしがき」を書いていただき，大変感謝申し上げます．再度，著書や出版物からイラストレーションを複写することをご許可いただきましたすべての著者に御礼申し上げます．最後に Rodel Farinas（the Project Manager from Absolute Service, Inc）には最後の構成中の監督や手助けをいただきましたこと，そしてこの本への私たちの締め切り直前での変更や追加を柔軟に調整いただいたことに感謝申し上げたいと思います．

　前版と同様に，ここで感謝いたします大勢の方々の賢明で従順な努力なしにはこの企画を成功裏に完了することはできませんでした．

原書第6版　監訳の序

　原書初版および第2版は金沢大学教授（当時）富田勝郎先生と教室員の先生方により翻訳され，第3版は千葉大学教授（当時）守屋秀繁先生と教室員の先生方により翻訳されました．いずれも大変ご苦労をされたと思いますが，すばらしい翻訳をされました．翻訳版が出版されたことで，本書は日本国内で多くの先生方に知られるところとなり，日々の診療に大いに役立ち，読者や関係者から高く評価されることとなりました．

　この度，第6版の原書の翻訳の依頼をいただきましたことは私共にとりまして大変光栄でした．新潟大学整形外科学教室のメンバー（放射線科医にもご協力をいただきました）が手分けをして，翻訳にあたり，ここに完成にいたりました．金沢大学，千葉大学の先生方が手がけられた文章を読み，読者に理解しやすい翻訳をこころがけてこられたことに思いを馳せつつ，私共としても読者の方に理解しやすい表現を念頭に置いて今回の翻訳を進めてまいりました．

　改めて本書を見てみますと，この第6版では共著者として Greenspan 教授に加え，Beltran 先生が加わりました．新進気鋭の先生であり，特に MRI 領域で幅が広がり，また多くの新しい知見が加わっております．第1章から33章まであり，「第1章　整形外科放射線医の役割」からはじまり，部位別，疾患ごとに，整形外科医が扱う骨関節疾患，脊椎脊髄疾患の全領域が記載されております．

　本書の特長は簡潔な文章とともに図表と画像所見（X線，MRI など）を豊富に取り入れていることです．他の書籍に比してもそれぞれの図表や画像は大きく掲載されており，見やすく，理解しやすいものです．図表，画像を見つつ，本文を読んでいくことで著者が示している特徴を確実に理解できます．類似したこと，鑑別すべきことなども簡潔にまとめて示されており，一つのことを調べていく過程で自然に関連事項も学ぶことができます．さらに各章末にはその章で重要なこと，忘れてはならないことが箇条書きでまとめられており，その章で学んだことをチェックし，整理のうえ，再確認することができます．読者が正しく理解し，身につくようにとの著者らの熱意が伝わってくる工夫です．

　本書は整形外科医が担当する骨・関節，脊椎脊髄疾患の診断と治療方針を立てるうえで大変有用で役立つものです．整形外科医として本書を通読することにより現在の整形外科領域における放射線画像に関する最新の知見を身につけられます．それぞれの章別に内容がまとまっておりますので必要な知りたい内容の章から読んでいくことも，あるいははじめから全体を読み通すこともよいと思います．特に整形外科専門医を志している若い医師に強く薦めたいと思います．個人で読み通すことや，あるいはグループで分担をして通読することは整形外科医としての診断力アップに確実に役立つものです．また整形外科医以外の先生方，あるいは医療スタッフの方々にとりましても整形外科疾患を理解するうえで有用です．ぜひ，本書を手元に置くことをお薦めします．

　本書は本棚に並べておくのではなく，診療の現場でぜひ手元に置いていただき，日々の診療時に疑問に思った折，確認したいと思った折に手軽に開いていただければ，日々の実際の診療に役立つものと思います．十分に活用されてください．

　なお一部，日本語の用語が以前と変化してきたものもあり，現在使われている用語を選択しておりますので，前版とは異なる訳語もあることをご了解ください．

2018年4月

遠藤　直人

原書第3版　監訳の序

　本書の原書初版は1988年に出版されました．金沢大学大学院整形外科の富田勝郎教授以下，教室員の方々がその初版を翻訳している間に，MRIを入れた原書第2版が改訂出版されました．そのため金沢大学の先生方は，その追加された分も含め完訳し，1994年に日本で原書第2版の訳本が出版されました．

　この度，原書第3版と改訂され，多くの新しい画像などが取り入れられました．そこで南江堂から，改めて富田勝郎教授に改訳の依頼をしたのですが，金沢大学医学部整形外科は2003年度日本整形外科学会学術集会開催などで多忙であり，千葉大学関係で翻訳してくれないかとの依頼がありました．そこで改めて原書を拝見し，その内容の素晴らしさに感激し，お引き受けすることとしました．その理由は日本には整形外科放射線医がいないので，診療中にでもこのような本が手近にあったら大変便利だろうと思ったからです．日本では医師の供給過多が言い出されてから久しくなります．確かに，ある地域でのある部門は過多になっているかも知れませんが，必ずしも国民の健康を守るのに充分な数ではないと感じています．ましてや整形外科の画像診断を専門とする orthopedic radiologist は存在しません．私が30年近く前に英国の整形外科病院に留学したときには，すでに，そこには orthopedic radiologist がいて，関節造影や脊髄造影をやっており，画像診断については何でも相談に乗ってくれていました．ちなみに当時英国では家庭医（general physician：GP）制度は確立しておりましたが，日本では今頃になって医療費削減のための家庭医の重要性が説かれており，彼我の違いを痛感しています．

　本書の著者はカリフォルニア大学の Section of Musculoskeletal Radiology の Adam Greenspan 教授です．Greenspan 教授は，整形外科領域のすべてについて精通しており，本書は医学生，レジデント，放射線科研修医，整形外科医，プライマリケアを扱う内科医（家庭医），放射線技師，コメディカルのすべての人たちに役立つように書かれています．したがって多くの画像と共に，図，グラフ，シェーマも数多く呈示されており，骨折系の分類や合併症も含めて，われわれ整形外科医なら拾い読みするだけでも十分に勉強になる orthopedic radiology の基本的なことについてすべてを記載してある名著です．当然，病院レベルの施設には必ず備えておくべきと思いますが，一般開業整形外科医や，いまはやりの家庭医も少し普通と違ったX線像をみたときに辞書的に使えるのではないかと思います．

　一般に整形外科医は単純X線像を基準に診断を進めますが，本書にはその撮影肢位についてまで詳細に図示してあり，これだけでも一冊の本になるのではないかと思うほどです．さらに単純X線像に加えるべき種々の診断用画像を提示してあり，特に最近では必須になっている MRI の詳細を病態の説明とともに記してあります．特に第3版では MRI，digital（computed）radiography，spiral（helical）computed radiography，三次元CT，さらには最近，筋骨格系でその有用性および廉価性が高く評価されている超音波についての最新の情報にまで言及しています．整形外科領域の疾患は広範囲に及び，特に骨軟部腫瘍は種々あり，しかも骨肉腫などの発生率は人口100万人に年1例といわれており，整形外科医でも診断する機会は非常に少ないのが現状です．ましてや家庭医ではなかなか診断が困難と思われますが，このような本が手元にあると，大変心強く診療を行うことができるのではないかと思います．本書は，少しでも整形外科疾患を診察する機会のある医師には強くお勧めしたい教科書です．

2003年12月

守屋　秀繁

原書第2版　監訳の序

正直言って，不勉強な私は Adam Greenspan なる人をこれまでまったく知らなかったし，今もって一面識もない．しかしこの本を見つけた時，これまでの本とはまったく違った意気込みと新しい息吹きを感じると同時に，数多い雑多な情報を手際よく整然と整理したファイルブックを並べた本棚を見たような気がした．言い換えれば，夜空に何ら規律もないように瞬いている夥しい星屑を眺めていたところ，そこに一定の配列や法則があることを教えられたような非常に新鮮な感動を覚えたことを記憶している．それほどにこの本は，現在の氾濫している画像情報社会にあって，逃してはならない情報を的確に整理して教えてくれる本に思えたからである．Adam Greenspan 氏は多分，常に真実を求めて学問，臨床に若々しく取り組み，かつ数多くの情報を整理してきた堅実なお人柄だろうと思われた．と同時に，何とかわかりやすく教えようという情熱を持った教育熱心な方だろうと推測された．

さっそくこの本をより正しく評価したい衝動に駆られ，まず専門部分である骨腫瘍と脊椎疾患に目を通してみた．すると，専門と自称していた自分が恥ずかしくなるほど，自分としてあいまいにしていた数多くの点が，豊富な画像を通じまことに明解に迫ってくることに驚いた．この方面ではこれまで結構いろいろな本に目を通してきたつもりであるが，このような明解な本を見たことがなかった．しかも，その病態の解説のために特徴を的確に捉えたわかりやすい挿し絵が添えてあり，理解に素晴らしい威力を発揮していた．すなわちこの本は，テレビ，漫画など視覚からものを捉える現代的な感覚で，読者を画像の世界に導いていこうとしている本だったのである．これを読むと，むしろ画像診断が楽しくさえなってくるのではないかと思われた．

南江堂から翻訳の依頼を受けた時，本のボリュームの厚さにためらったが，これは医局員の勉強になると考えて引き受け，早速，教室の仕事としてスタートした．ところが順調に翻訳が終わってホッとした矢先に大幅の改訂版が出てしまい，挫折した格好になってしまった．しかしその訳を聞くとこの改訂版は従来の X 線画像の時代から，MRI 登場による新時代への幕開けに即対応したものであることがわかったので，気を取り直して再度翻訳し直しにかかった．これに対しどの医局員も一言も不平を言わなかったのは，彼らの人間性ができているからなのか，本の内容がさらに素晴らしいものに生まれ変わっていたからなのか，私にはわからない．彼らのいさぎよい態度に感謝あるのみである．とにかく延べ4年間にわたって翻訳作業に携わった医局員の名前をすべて掲げさせていただいたが，予想外に数多くなってしまったのはこの二度手間のためである．

この本はボリュームのある本であるが，それはひとえに画像の豊富さによるものである．中に書かれている解説はスタンダードな，無駄のない要領を得たものばかりで，しかも MRI 画像の新知見をも的を射るように掲げられており，これからの整形外科放射線診断学のうえでのリーダーシップ的な役割を果たしていく教本となることは間違いないものと信じている．この一冊はこれを手元に置く人にとって，誠に頼りとなる教師となり，伴侶となることを確信する．

すべての作業を終えた今は，このようなすばらしい大冊を世に送り出した Adam Greenspan 博士にもう一度，心からの賛辞を贈りたい気持ちである．

1994年9月

富田　勝郎

目　次

第 I 部　整形外科領域の放射線診断学への序説

第 1 章　整形外科領域を専門とする放射線科医の役割 .... 遠藤　直人　**3**

第 2 章　整形外科領域におけるイメージングモダリティ .... 稲川　正一　**17**
- Ａ　イメージングモダリティの選択 **17**
- Ｂ　各種画像診断法 **18**

第 3 章　骨形成と成長 .... 遠藤　直人　**55**

第 II 部　外　傷

第 4 章　外傷における X 線学的評価 .... 山際　浩史　**61**
- Ａ　X 線学的画像モダリティ **61**
- Ｂ　骨折と脱臼 **69**
- Ｃ　疲労骨折 **96**
- Ｄ　軟部組織損傷 **100**
- Ｅ　スポーツによる損傷 **105**

第 5 章　上肢 I：肩甲帯 .... 望月　友晴　**117**
- Ａ　肩甲帯 **117**

第 6 章　上肢 II：肘 .... 森谷　浩治　**177**
- Ａ　肘 **177**

第 7 章　上肢 III：前腕遠位部，手関節と手 .... 森谷　浩治　**219**
- Ａ　前腕遠位部 **219**
- Ｂ　手関節と手 **238**

第 8 章　下肢 I：骨盤輪・仙骨および大腿骨近位部 .... 普久原朝海　**289**
- Ａ　骨盤輪 **289**
- Ｂ　大腿近位 **310**

第 9 章　下肢 II：膝 .... 谷藤　理　**327**
- Ａ　膝 **327**

第 10 章　下肢 III：足関節と足部 .... 山際　浩史　**399**
- Ａ　足関節と足部 **399**

第11章 脊 椎 渡邊 慶 469

　A 頚 椎 469
　B 胸腰椎 497

第Ⅲ部　関節症

第12章　関節症に対するX線学的評価 近藤 直樹 543

　A X線診断モダリティ 543
　B 関節症 557

第13章　変性関節疾患 宮坂 大 581

　A 変形性関節症 581
　B 脊椎の変性疾患 598
　C 神経病性関節症 608

第14章　炎症性関節症 佐野 博繁 613

　A びらん性骨関節炎 613
　B 関節リウマチ 615
　C 血清反応陰性脊椎関節炎 629

第15章　種々の関節炎・関節疾患 藤澤 純一 647

　A 結合組織疾患に伴った関節炎 647
　B 代謝性および内分泌性関節炎 655
　C 種々の関節疾患 671

第Ⅳ部　腫瘍と腫瘍類似病変

第16章　腫瘍と腫瘍類似病変のX線学的評価 生越 章 683

　A 腫瘍と腫瘍類似病変の分類 683
　B X線学的画像モダリティ 683
　C 骨の腫瘍および腫瘍類似病変 700
　D 軟部腫瘍 720

第17章　良性腫瘍と腫瘍類似病変Ⅰ：骨形成性病変 有泉 高志 737

　A 良性骨形成（骨芽細胞）病変 737

第18章　良性腫瘍と腫瘍類似病変Ⅱ：軟骨由来病変 川島 寛之 765

　A 良性軟骨芽細胞性病変 765

第19章　良性腫瘍と腫瘍類似病変Ⅲ：線維性病変，骨化性線維性病変と線維性組織球性病変 畠野 宏史 801

第20章　良性腫瘍と腫瘍類似病変Ⅳ：種々の腫瘍 畠野 宏史 833

第 21 章　悪性骨腫瘍Ⅰ：骨肉腫と軟骨肉腫 .... 川島　寛之　881

　　A　骨肉腫 881
　　B　軟骨肉腫 906

第 22 章　悪性骨腫瘍Ⅱ：種々の腫瘍 .... 生越　章　923

　　A　線維肉腫および悪性線維性組織球腫 923
　　B　Ewing 肉腫 926
　　C　悪性リンパ腫 930
　　D　骨髄腫 935
　　E　アダマンチノーマ 940
　　F　脊索腫 940
　　G　骨原発平滑筋肉腫 940
　　H　血管内皮腫，血管肉腫 940
　　I　悪性転化の可能性のある良性病変 946
　　J　骨転移 947

第 23 章　関節の腫瘍と腫瘍類似病変 .... 有泉　高志　963

　　A　良性疾患 963
　　B　悪性腫瘍 973

第Ⅴ部　感染症

第 24 章　筋骨格系の感染に対する X 線学的評価 .... 谷藤　理　987

　　A　筋骨格系の感染症 987
　　B　感染症の X 線学的評価 989
　　C　感染症の治療と合併症の経過観察 993

第 25 章　骨髄炎，感染性関節炎，軟部組織感染症 .... 今井　教雄　1001

　　A　骨髄炎 1001
　　B　感染性関節炎 1010
　　C　脊椎感染症 1019
　　D　軟部組織の感染症 1019

第Ⅵ部　代謝性および内分泌性障害

第 26 章　代謝性および内分泌性障害に対する X 線学的評価 .... 山本　智章　1033

　　A　骨の組成と産生 1033
　　B　代謝性および内分泌性障害に対する X 線学的評価 1033

第 27 章　骨粗鬆症，くる病，骨軟化症 .... 佐久間真由美　1045

　　A　骨粗鬆症 1045
　　B　くる病，骨軟化症 1050

第 28 章　上皮小体機能亢進症⋯⋯⋯⋯⋯⋯⋯⋯⋯⋯⋯⋯⋯⋯⋯⋯⋯⋯⋯⋯⋯遠藤　直人　**1059**

第 29 章　Paget 病⋯⋯⋯⋯⋯⋯⋯⋯⋯⋯⋯⋯⋯⋯⋯⋯⋯⋯⋯⋯⋯⋯⋯⋯⋯⋯⋯遠藤　直人　**1069**

第 30 章　その他の代謝性および内分泌性障害⋯⋯⋯⋯⋯⋯⋯⋯⋯⋯⋯⋯⋯佐久間真由美　**1087**

- A 家族性特発性高ホスファターゼ血症⋯⋯⋯⋯⋯⋯⋯⋯⋯⋯⋯⋯⋯⋯⋯⋯⋯⋯⋯⋯⋯⋯**1087**
- B 先端巨大症⋯⋯⋯⋯⋯⋯⋯⋯⋯⋯⋯⋯⋯⋯⋯⋯⋯⋯⋯⋯⋯⋯⋯⋯⋯⋯⋯⋯⋯⋯⋯⋯⋯**1087**
- C Gaucher 病⋯⋯⋯⋯⋯⋯⋯⋯⋯⋯⋯⋯⋯⋯⋯⋯⋯⋯⋯⋯⋯⋯⋯⋯⋯⋯⋯⋯⋯⋯⋯⋯⋯**1091**
- D 腫瘍状石灰沈着症⋯⋯⋯⋯⋯⋯⋯⋯⋯⋯⋯⋯⋯⋯⋯⋯⋯⋯⋯⋯⋯⋯⋯⋯⋯⋯⋯⋯⋯⋯⋯**1094**
- E 甲状腺機能低下症⋯⋯⋯⋯⋯⋯⋯⋯⋯⋯⋯⋯⋯⋯⋯⋯⋯⋯⋯⋯⋯⋯⋯⋯⋯⋯⋯⋯⋯⋯⋯**1094**
- F 壊血病⋯⋯⋯⋯⋯⋯⋯⋯⋯⋯⋯⋯⋯⋯⋯⋯⋯⋯⋯⋯⋯⋯⋯⋯⋯⋯⋯⋯⋯⋯⋯⋯⋯⋯⋯⋯**1096**

第Ⅶ部　先天性骨格異常と発育性骨格異常

第 31 章　骨格異常に対する放射線学的評価⋯⋯⋯⋯⋯⋯⋯⋯⋯⋯⋯⋯⋯⋯⋯村上　玲子　**1105**

- A 分　類⋯⋯⋯⋯⋯⋯⋯⋯⋯⋯⋯⋯⋯⋯⋯⋯⋯⋯⋯⋯⋯⋯⋯⋯⋯⋯⋯⋯⋯⋯⋯⋯⋯⋯⋯**1105**
- B 画像モダリティ⋯⋯⋯⋯⋯⋯⋯⋯⋯⋯⋯⋯⋯⋯⋯⋯⋯⋯⋯⋯⋯⋯⋯⋯⋯⋯⋯⋯⋯⋯⋯⋯**1105**

第 32 章　上肢および下肢の異常⋯⋯⋯⋯⋯⋯⋯⋯⋯⋯⋯⋯⋯⋯⋯⋯⋯⋯⋯⋯村上　玲子　**1121**

- A 肩甲帯と上肢の異常⋯⋯⋯⋯⋯⋯⋯⋯⋯⋯⋯⋯⋯⋯⋯⋯⋯⋯⋯⋯⋯⋯⋯⋯⋯⋯⋯⋯⋯⋯**1121**
- B 骨盤帯と股関節の異常⋯⋯⋯⋯⋯⋯⋯⋯⋯⋯⋯⋯⋯⋯⋯⋯⋯⋯⋯⋯⋯⋯⋯⋯⋯⋯⋯⋯⋯⋯**1121**
- C 下肢の異常⋯⋯⋯⋯⋯⋯⋯⋯⋯⋯⋯⋯⋯⋯⋯⋯⋯⋯⋯⋯⋯⋯⋯⋯⋯⋯⋯⋯⋯⋯⋯⋯⋯⋯**1146**

第 33 章　脊柱側弯症と骨系統疾患⋯⋯⋯⋯⋯⋯⋯⋯⋯⋯⋯⋯⋯⋯⋯⋯⋯⋯⋯平野　徹　**1167**

- A 脊柱側弯症⋯⋯⋯⋯⋯⋯⋯⋯⋯⋯⋯⋯⋯⋯⋯⋯⋯⋯⋯⋯⋯⋯⋯⋯⋯⋯⋯⋯⋯⋯⋯⋯⋯⋯**1167**
- B 骨系統疾患⋯⋯⋯⋯⋯⋯⋯⋯⋯⋯⋯⋯⋯⋯⋯⋯⋯⋯⋯⋯⋯⋯⋯⋯⋯⋯⋯⋯⋯⋯⋯⋯⋯⋯**1175**

索　引⋯⋯⋯⋯⋯⋯⋯⋯⋯⋯⋯⋯⋯⋯⋯⋯⋯⋯⋯⋯⋯⋯⋯⋯⋯⋯⋯⋯⋯⋯⋯⋯⋯⋯⋯**1211**

第I部

整形外科領域の
放射線診断学への序説

part I

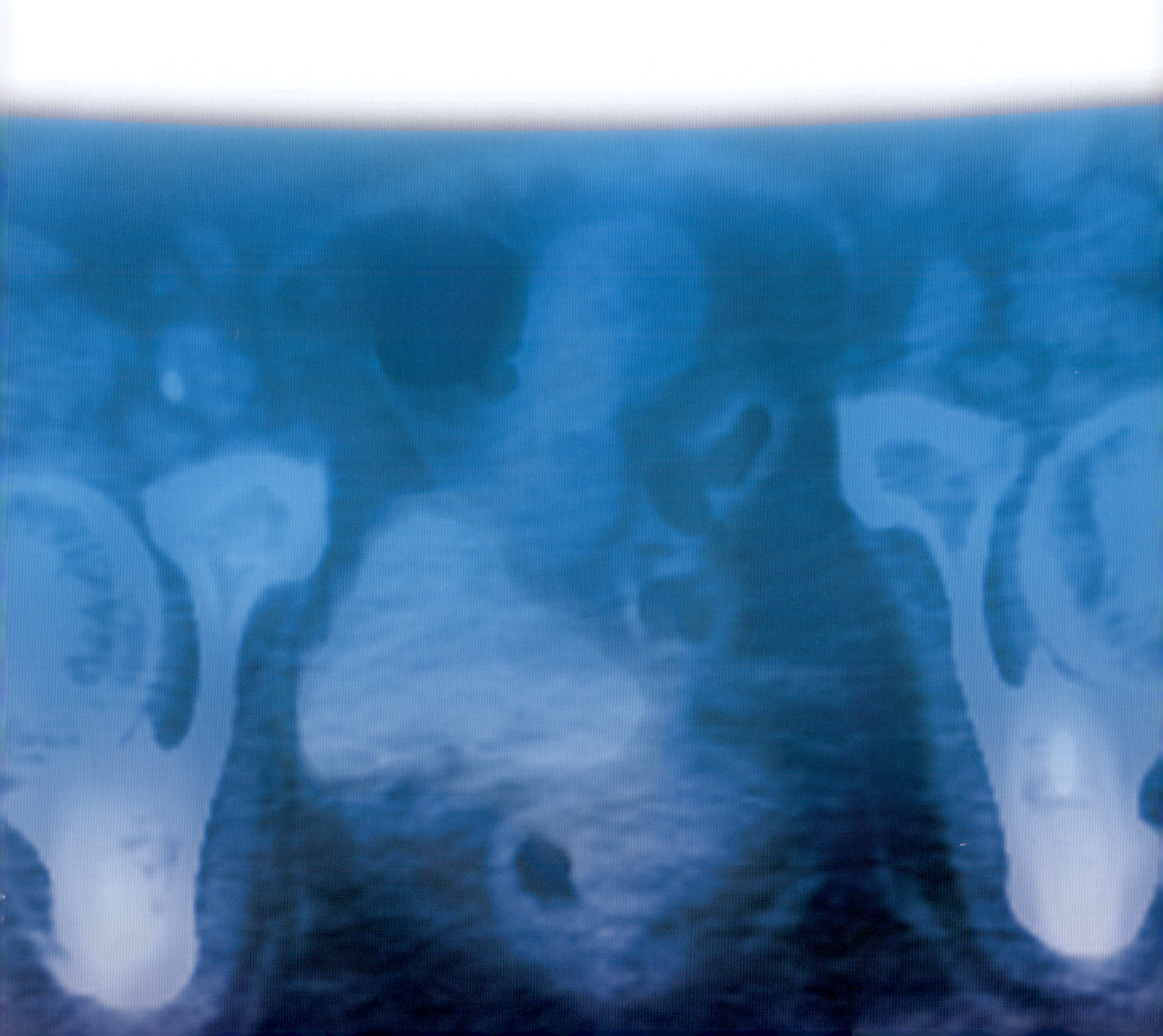

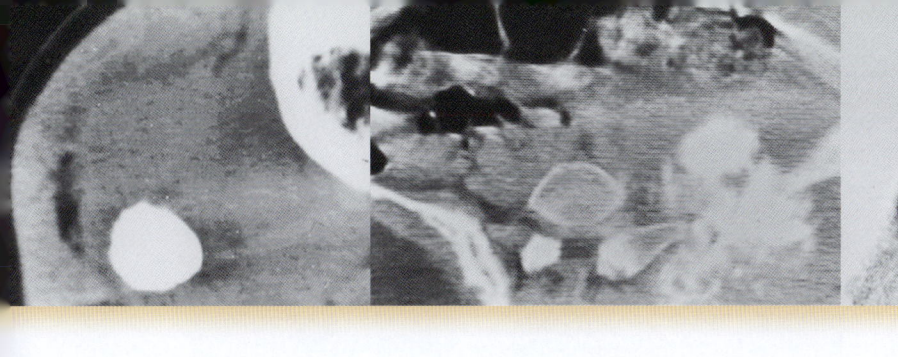

1 整形外科領域を専門とする放射線科医の役割

　放射線イメージングの分野はめざましい進歩を遂げ，現在もなお進行中である．新しい画像診断法——とりわけ，CT（computed tomography）とそのヘリカル CT およびその三次元表示（3D-CT），多重検出器列 CT（MDCT），二重エネルギー CT（DECT），コーンビーム CT（CBCT），高分解フラットパネル CT（fpVCT），マイクロコンピューター CT（micro CT），3D-CT アンギオグラフィー，ダイナミック 4D-CT（関節），デジタル（コンピューター）画像（DR または CR）と変異タイプ，デジタルサブトラクション血管造影（digital subtraction angiography：DSA），3D 超音波（US），RI アンギオグラフィー（radionuclide angiography）および血流シンチグラフィー（perfusion scintigraphy），MRI（magnetic resonance imaging），PET（positron emission tomography），PET-CT，PET-MRI，SPECT（single photon emission computerized tomography），MRI と 3D 変異タイプ，遅延ガドリニウム強調 MRI（軟骨，d-GEMRIC），3D-MRI/CT フュージョンイメージング，MR 拡散テンソルイメージング（MRDTI），拡散 MRI（DWMRI），MR 関節造影（MRa），MR アンギオグラフィー（MRA）——の導入により，放射線科医の診断手段は増加し，ときに困難であった診断が容易なものとなった．しかし，これらの新しいテクノロジーの発展により，逆にいくつかの不利益な面も生じてきている．すなわち，医療費が劇的に高騰したうえに，新しい放射線画像診断に遅れまいとする紹介医が，多くの，ときには不必要と思われるような放射線検査法を依頼する傾向をつくり出していることである．

　このような状況から，整形外科領域を専門とする放射線科医の役割と通常の単純 X 線撮影（conventional radiography）の重要性を改めて強調する必要性が生じてきた．放射線科医は，種々の検査法の依頼に応じるだけでなく，（そしてより重要なことであるが）それらを選別し，ある特定の疾患の正確な診断と評価につながる方法だけを選択しなければならない．したがって放射線科医は，自分の役割を実行する際に，次の目標を心に銘記すべきである．

❶ 未知の疾患を診断するためには，放射線医学の分野において現在利用可能な高度な診断法をいきなり使用するのではなく，できるかぎり単純 X 線撮影の範囲内で，標準的撮影に加えて特殊な撮影方法やテクニックを利用する．

❷ 放射線学的な検索として適切な順序で検査を実行し，次に何をなすべきかを知っておくこと．

❸ 既知の疾患の場合には，それらを決定付ける特徴的画像と，骨格系の病変分布，罹患骨での病変の局在を明らかにすること．

❹ さらに治療の進推，起こりうる合併症についてもモニターすること．

❺ どのような具体的な情報が整形外科医にとって重要であるかを知っておくこと．

❻ 非侵襲的な放射線学的検査の限界を認識し，いつ侵襲的な検査へと進めるかを知っておくこと．

❼ 生検を必要とする病変と，逆に生検を必要としない病変（"don't touch" lesion）を認識しておくこと．

❽ ときには，選択的カテーテリゼーションによる塞栓術や化学療法薬の動注または（通常では CT ガイド下）骨病変の放射線焼灼（たとえば類骨腫）といった治療的管理において積極的な役割を果たすこと．

　多数の骨および関節疾患の放射線診断は，誰にも明らかなような特徴的な X 線像のパターンだけを基にできるものではない．臨床データ（患者の年齢，性別，病状，病歴，および検査所見）もまた，放射線科医にとって画像検査を正確に判断する際に重要である．臨床情報がある特定の疾患に特徴的であることから，それのみで診断の決め手として十分なこともしばしばある．たとえば若年者における骨痛で，夜間にもっとも激しくなる特徴があり，かつサリチル酸塩製剤で即座に消失する痛みは，類骨骨腫を強く疑わせるものであり，この場合，放射線科医の仕事はただ1つ，病変を見出すことだけであることも多い．しかしながら，多くの例においては臨床データだけでは不十分であり，それがかえって誤診を招くことさえある．

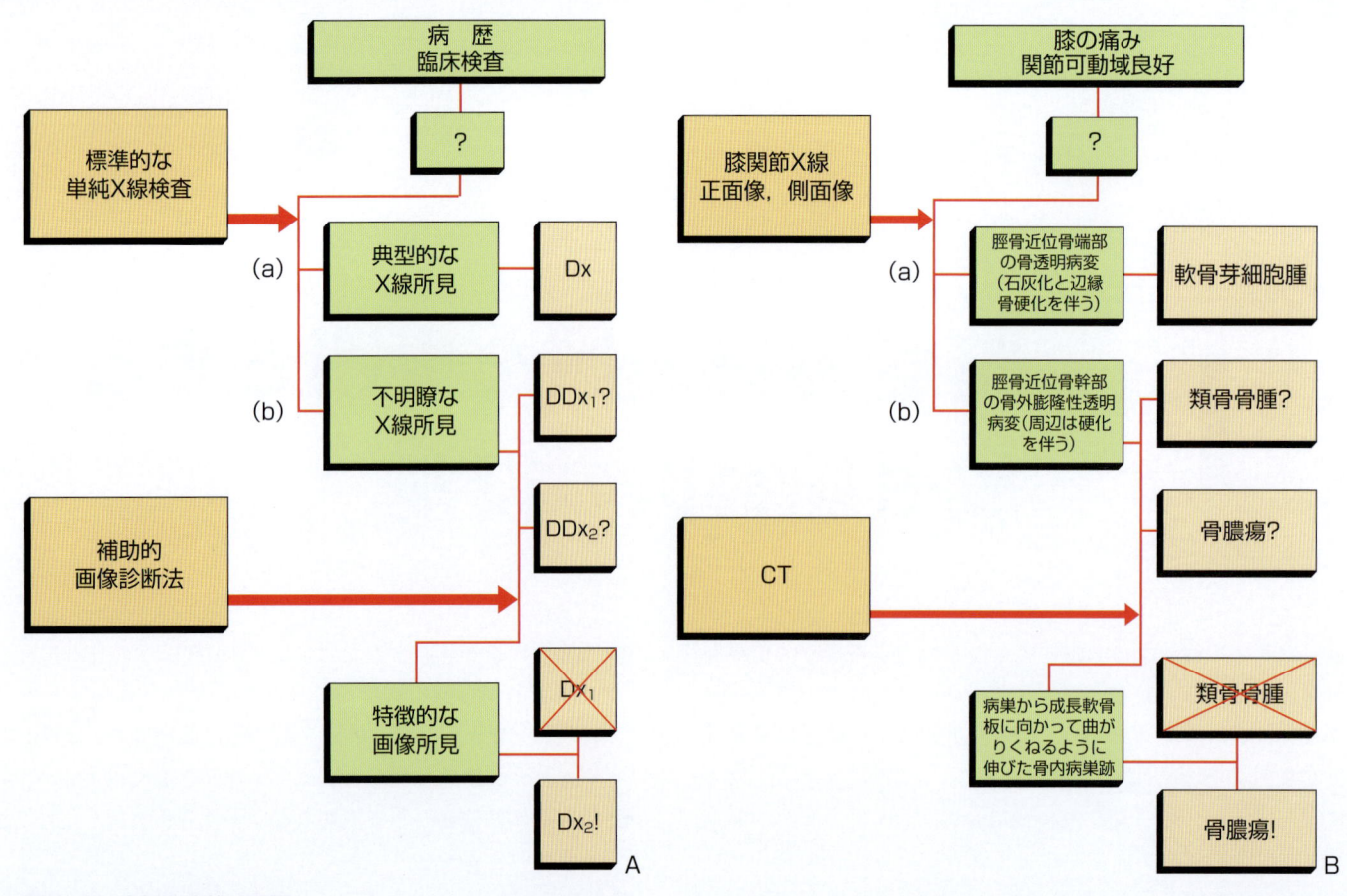

図 1-1　未知の症状の原因
主治医から放射線科医に提供された患者の病歴や臨床検査の結果が，ある診断名を疑うには不十分である（？）場合．標準的なX線撮影に基づいて，(a) 診断が確定する（Dx）か，(b) 鑑別すべき疾患があげられる（DDx）．後者の場合には選択肢の１つを確定もしくは除外するために，断層撮影，関節造影，骨スキャン，CT あるいは MRI などの補助的診断法が用いられる．

　一人の患者を紹介され，その患者の症状が不明か（図 1-1），臨床データに基づいてある病因が疑われている場合（図 1-2），放射線科医は，検査の出発点として，技術的により高度のイメージング検査法を避け，可能なかぎり通常の単純X線像に基づいて診断すべきである．このようなアプローチは医療費の高騰を抑えるだけでなく，患者の被曝量を軽減するうえでもきわめて重要である．単純X線撮影で検査を開始することは，また骨の生化学・生理学に基づいたものでもある．骨の無機成分の１つであるカルシウムアパタイト結晶は，内因性造影剤として，骨格系放射線学に他の放射線専門領域を上回る利点があり，通常単純X線撮影という容易な方法により造骨および破骨に関する情報を得ることができる．たとえば脊椎で正常な骨の形や濃度の変化の単純な観察は確定診断にたどり着くうえでの決定的要素となりうる（図 1-3, 4）．

　X線像のパターンやサイン，これらはそれのみで確定診断可能なものもあれば，非特異的な場合もある．放射線科医がこれらのパターンやサインを分析するうえでの助けとなることは，単純X線撮影の範囲内でも数多くある．X線像を得る際に，ある特定の患者の撮影体位は，その体位以外では隠れてしまうような解剖学的部位を描出したり，ある異常をより適切に説明できる情報を提供する．たとえば，股関節における開排位での側面撮影（frog-lateral projection）は，大腿骨頭壊死（ON）を示

唆するサインを抽出するには正面（前後）方向の撮影よりも優れた手段で，この病態の早期のX線像である三日月状サイン（crescent sign）をより容易に描出する（図 4-61, 62B を参照）．また，この開排位での側面撮影は，大腿骨頭すべり症の早期診断にもきわめて役に立つ（図 32-37B を参照）．同様に，特殊なテクニックはルーチンのX線撮影像では検出困難な病変を見出すうえでの助けとなる．肘関節，手関節，足関節および足などの複雑な構造部位における骨折は，標準的な撮影方法では必ずしも描出されない．たとえば肘関節の側面像では骨が重なるため，橈骨頭の軽微もしくはまったく転位を伴わない骨折を検出するには，特殊な45°方向からの撮影（radial head-capitellum view と呼ばれる）が必要になることがある．この撮影方向では，橈骨頭が隣接構造とは重ならずに投影されるため，それ以外の撮影方向では隠れていた病変が明らかになる（図 6-14, 29, 30 を参照）．またストレスX線撮影法（stress radiographic view）は，とくに膝や足関節の種々の靱帯の断裂の評価に有用である（図 9-16, 17, 83B, 図 10-10, 11 を参照）．

　正確な診断は，病変が骨格系のどの骨に分布し，その骨のどの部位に局在し，さらにその病変の大きさ，形状，輪郭，濃度などのX線所見についてはどうであるかなどを，臨床情報を考慮に入れながら即座に観察し注意深く分析する放射線科医の能

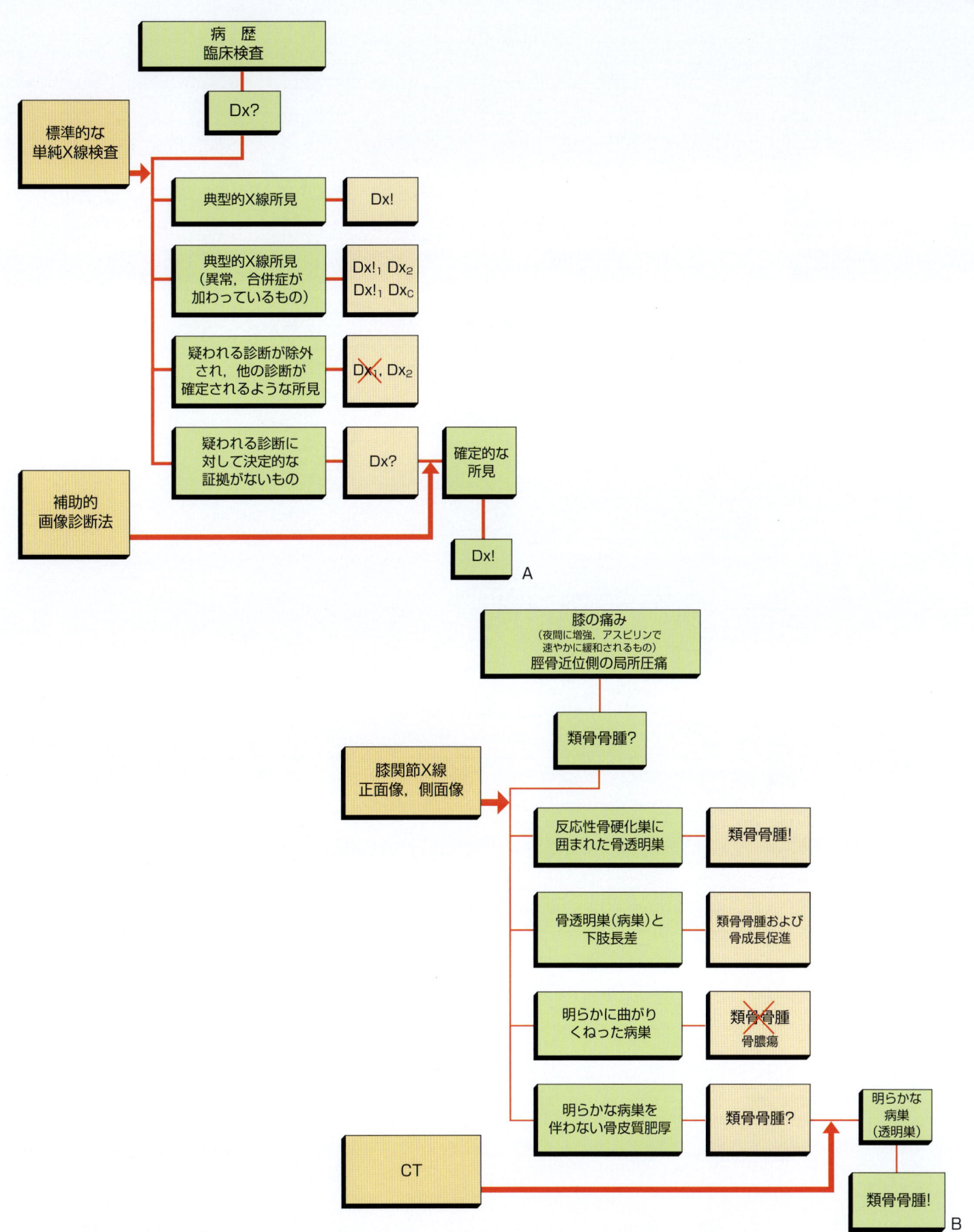

図 1-2 疑わしい症状の原因

主治医によって提供された情報から，放射線科医はある診断名を疑うことができた場合（Dx?），標準的な X 線撮影を行う．その結果，診断名を確定できるであろうし（Dx!），また付随的な異常（Dx! ＋Dx_2）あるいは予期しない合併症（Dx! ±Dx_C）がみつかることもあれば，疑われた診断名が除外され別の診断が確定することもありうる（Dx_1，Dx_2）．さらに，標準的な X 線撮影では，もともと疑われた診断名の決定的な証拠が得られないこともある．このような例では，シンチグラフィー，CT，あるいは MRI などの補助的画像診断法が利用される（図 1-5 を参照）．

外　傷

急　性　　　　　　　　　　　　　　　　　　慢　性

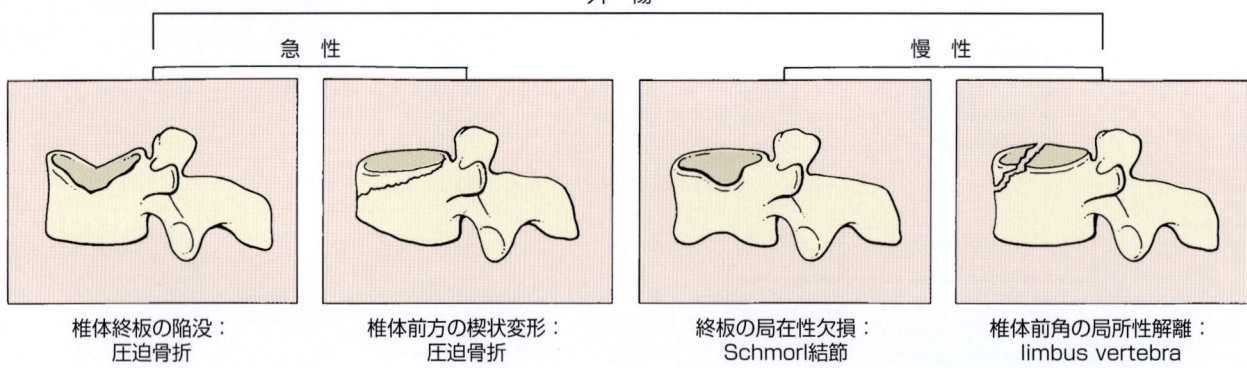

椎体終板の陥没：　　　　椎体前方の楔状変形：　　　終板の局在性欠損：　　　椎体前角の局所性解離：
　　圧迫骨折　　　　　　　　　圧迫骨折　　　　　　　Schmorl結節　　　　　　limbus vertebra

関節症性　　　　　　　　　　腫瘍様　　　　　　　　　　代謝性

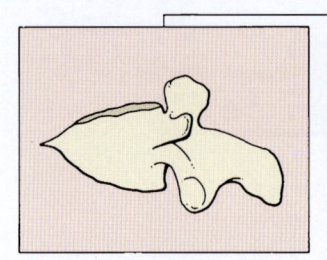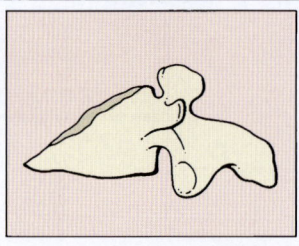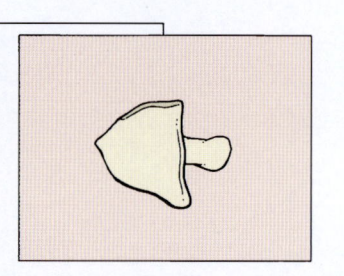

角ばった椎体：　　　　扁平椎（vertebra plana）：　　凹レンズ型椎体（魚椎変形）：
　強直性脊椎炎　　　　　Langerhans細胞組織球症　　　　　骨粗鬆症
　　　　　　　　　　　　　（好酸球性肉芽腫）

先天性

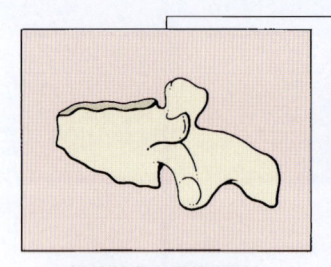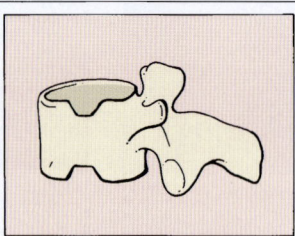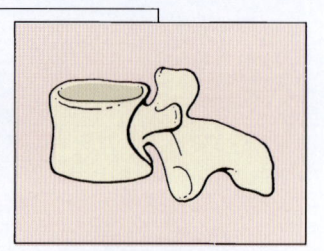

central anterior beaking：　　　　lower anterior beaking：　　　　半　椎
　　Morquio病　　　　　　　　Hurler症候群（ガーゴイリズム）

発育性

椎体前方の楔状変形と　　　　終板中央のステップ様陥没：　　　椎体後面のscalloping：
　終板の波状変形：　　　　　　　鎌状赤血球症　　　　　　　　神経線維腫症
　Scheuermann病

図 1-3　骨の形状と輪郭
椎体の形状や輪郭の変化を標準的なＸ線撮影で観察することで，確定診断につながる重大な情報が明らかになることがある.

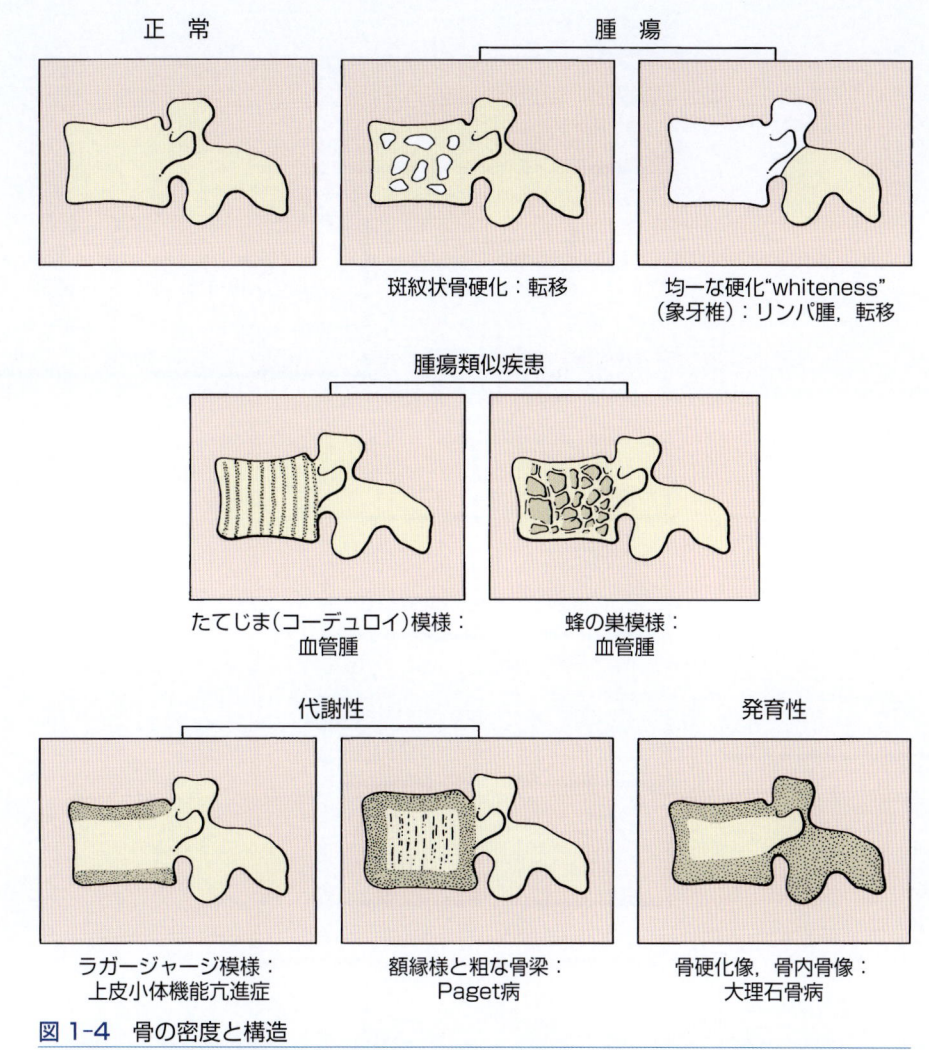

正常　　　　　　　　　腫瘍

斑紋状骨硬化：転移　　　均一な硬化"whiteness"
　　　　　　　　　　　　（象牙椎）：リンパ腫，転移

腫瘍類似疾患

たてじま（コーデュロイ）模様：　　　蜂の巣模様：
血管腫　　　　　　　　　　　　血管腫

代謝性　　　　　　　　　　　発育性

ラガージャージ模様：　　　額縁様と粗な骨梁：　　　骨硬化像，骨内骨像：
上皮小体機能亢進症　　　　　Paget病　　　　　　　大理石骨病

図 1-4　骨の密度と構造
標準的な X 線像における椎体の濃度および性状の変化が，診断に到達するための有用なデータ
を提供することがある.

力にかかっている. ある異常に対して単純 X 線撮影およびその範囲内で選択可能な方法を用いたアプローチで，正確な診断と的確な評価に必要な X 線所見が得られる間は，より費用のかかる検査方法へと進める必要はない.

　放射線学的検索を進めるうえでの正しい順序は，担当医から提供される適切な臨床情報によるところが大きい. 病巣の描出や病的経過の検索のために 1 つのモダリティにするか，いくつかのモダリティを選択するかは，装置，有用性，専門医の分野，コストや患者の個人的制約のような臨床的要素によって決まってくる. どこから始め，次に何をすべきか，それはその言葉の響きどおり初歩的なことであるが，このことを知っていることは，可能なかぎり最短のルートでかつ医療費やその他の患者の不利益を最小限に留めて正確な診断に到達するうえで，もっとも重要なことである. 余計な検査は避けるべきである. たとえば，ある患者に関節炎が出現し，臨床医がその疾患の症状を呈さない（"silent"）部位の分布を描出することに関心を抱いたとき，放射線科医は，すべての関節の X 線像を撮る（いわゆる"joint survey" と呼ばれる検査）べきではない. むしろ核医学検査である骨シンチグラフィーをまず施行し，その後に放射性核種が異常集積を示した領域だけの X 線撮影を指示するほう

が，より賢明である. 骨スキャンは X 線撮影で広範囲に bone survey を行うよりも簡便であり，たとえば，ある病変が 1 つの骨にみつかり，そしてそれが，Langerhans 細胞組織球症，内軟骨腫症，多骨性線維性異形成（polyostotic fibrous dysplasia），多発性 Paget 病や転移性骨腫瘍など，多発性あるいは全身性疾患の一部であることが示唆されるようなとき，罹患している可能性のある他の部位を検索する際の理にかなった出発点として，骨スキャンは役に立つ. 同様に，ある患者で股関節の周囲に類骨骨腫（osteoid osteoma）の存在が疑われるものの，通常の X 線撮影で病巣が描出されないようなときも，病変の存在部位を決定するために速やかに骨スキャンを施行するべきである. そしてその次に通常の CT を，罹患骨での病巣のより正確な局在部位を知る目的で行うべきである. 一方，通常の X 線撮影や断層撮影で病巣が描出された場合には，骨スキャンや断層撮影は一連の検査から除外しうる. この段階では，CT だけが罹患骨内での病変の正確な存在部位を決定し，病巣の大きさを測定する目的で必要となる（図 1-5；図 17-10, 11 も参照）. 大腿骨頭壊死が疑われても，単純 X 線像が正常ならば次に MRI を行うべきである. なぜならこのモダリティが，CT やシンチグラフィーよりも鋭敏だからである. 臨床医が痛風関節炎を疑

1

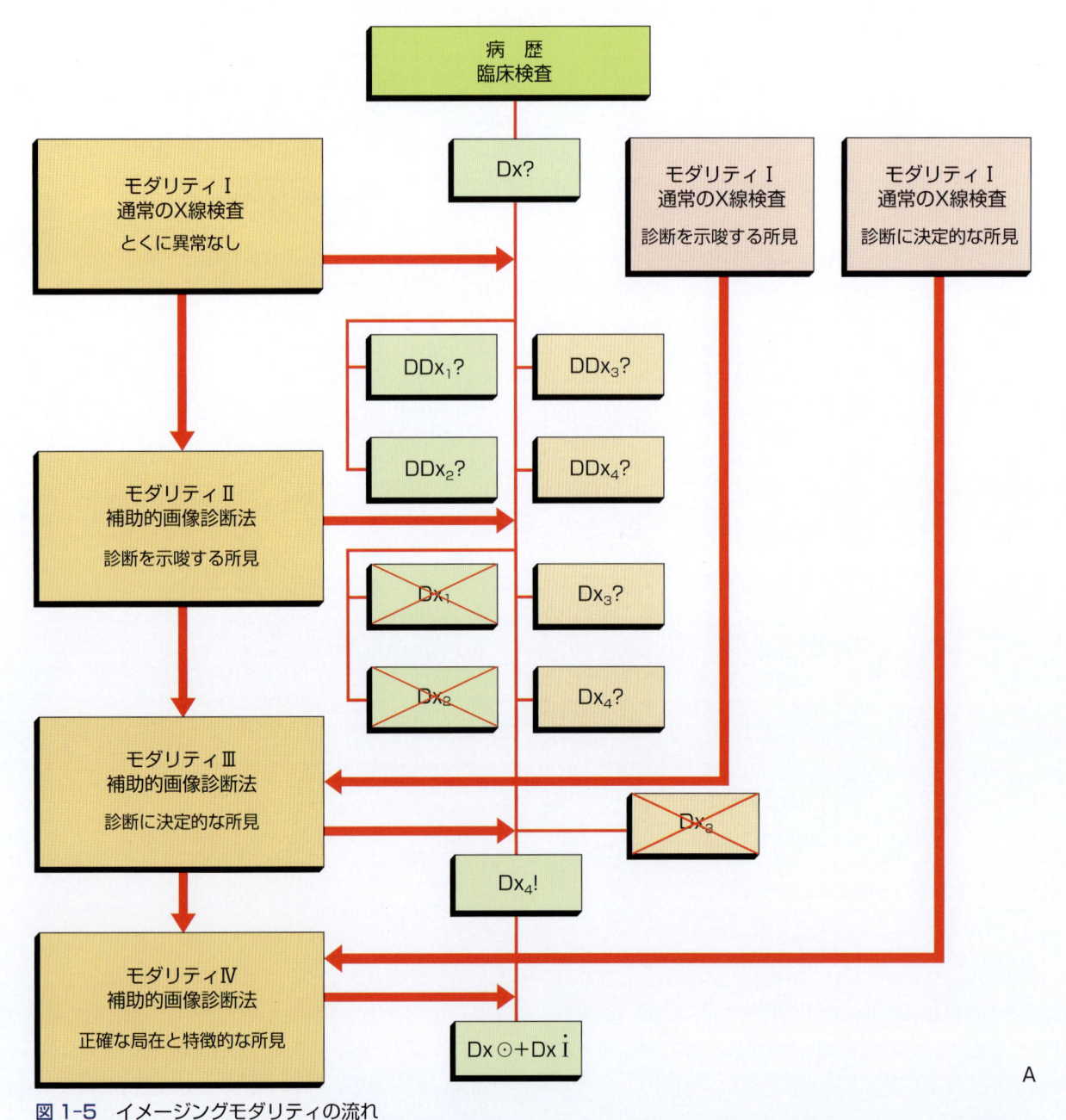

図 1-5　イメージングモダリティの流れ
　ある診断名が患者の病歴および臨床検査の結果から疑われる（Dx?）．放射線科医は，適切な一連の診断モダリティを提案し，その過程で種々の疾患の可能性を消去して，1つの正しい診断にたどり着くために鑑別の可能性を狭めていく（Dx!）．正確な局在（Dx☉）と特徴的所見は確定診断（Dxi）を導き出す．（つづく）

い，通常のX線像が不確かな場合，直接 DECT に進むことが最善の選択である．というのは，DECT は臨床的に問題ある（challenging）症例で尿酸結晶（monosodium urate crystals）の存在をはっきりと示し，痛風の確定（あるいは除外）に至るからである（図 2-15，図 12-10，11，図 15-26，27 を参照）．しかし，適切な行動の選択は必ずしも明確ではない．たとえば，患者が手を伸ばした状態で転倒し，手関節痛を訴えており，解剖学的嗅ぎタバコ窩（snuff box）に有意な圧痛を認め，しかし通常のX線像では舟状骨に特別な変化を認めない場合でも，不顕性骨折を除外することはできない．放射線科医はサムスパイカ（母指ギプス）による手関節の固定と，受傷から 14 日内に再度

X線撮影をすることを勧める．あるいは直接的な手順をとる．より高価ではあるが MRI 検査に進めることである（図 7-53 を参照）．以降の解説では，多くの同様の場面で診断に致る検索を劇的に短縮できる最適な診断モダリティの選択を示す．
　正しい診断に到達することで放射線学的の検査の過程が終了するわけではない．というのは，ある疾患では引き続いて顕著な特徴像を確認することによって治療方針が決定できるからである（図 1-6）．たとえば通常のX線像で Ewing 肉腫と診断されても，それはその患者にとって放射線学的の検索の始まりにすぎない．この腫瘍にとって決定的な特徴，すなわち（CT か MRI で）骨内および軟部への進展，（通常の血管造影か MR 関節造

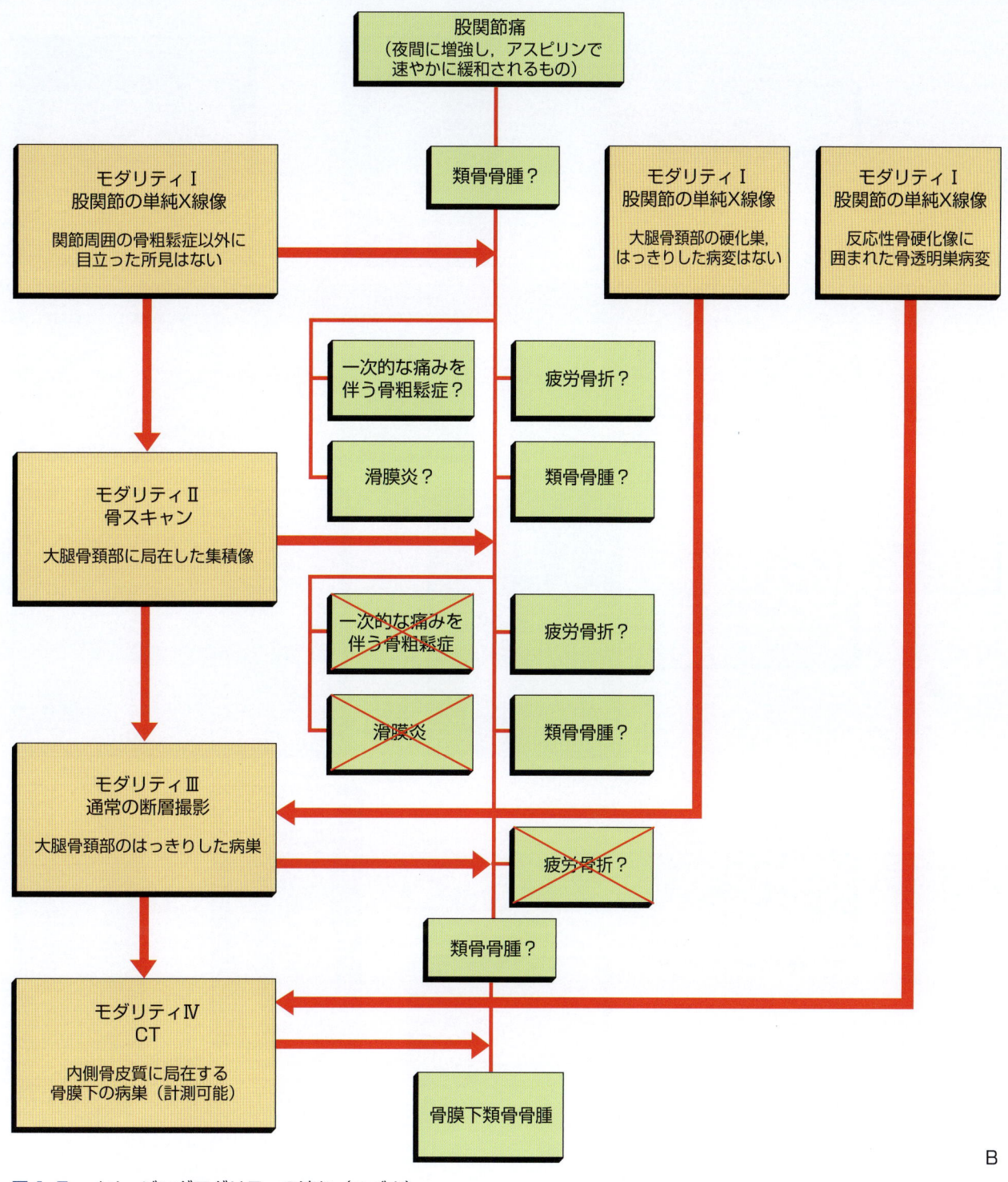

図 1-5　イメージングモダリティの流れ（つづき）

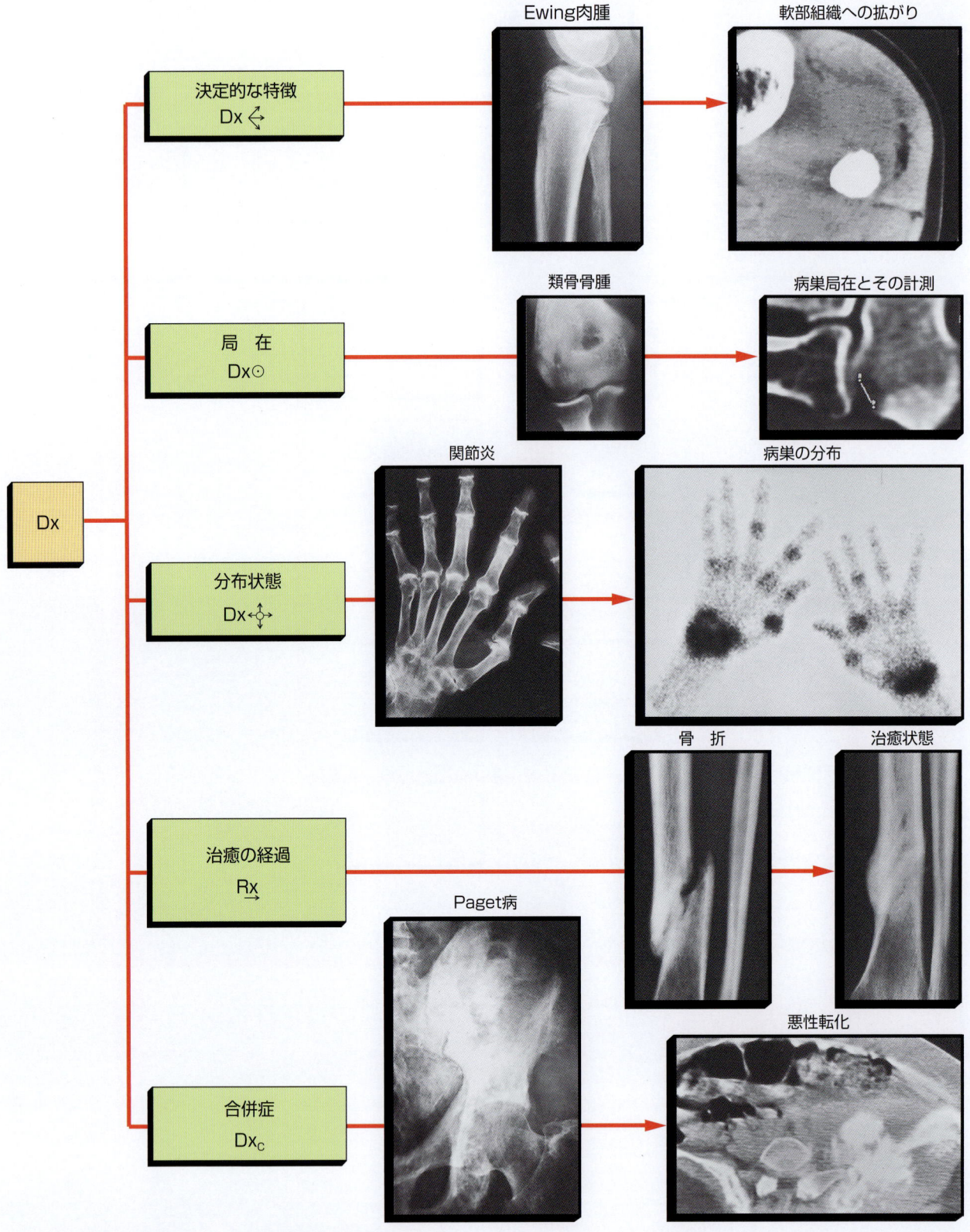

図 1-6　病巣,治療進捗,合併症を識別する特徴
　診断はすでに下されている（Dx）.臨床医は以下の描出に関心がある：①その病変を決定付ける像（Dx⇆―その性状,拡がり,病期,およびその他の核心に関連したデータ；②罹患骨内における病変の局在（Dx⊙）；③骨格系全体における病変の分布状態（Dx⇔）；④治療の経過（Rx）；⑤何らかの合併症の出現（Dxc）.

影で）病変の血管増生などの特徴を確認しなければならない.同様に骨肉腫の診断が下された場合には,引き続き罹患骨内での病変の正確な拡がり,および腫瘍周辺の骨髄の状態を把握しなければならない.これは CT で検査を行い,CT 値（Hounsfield 単位）を用いて骨髄の濃度を正確に測定する（図2-14

を参照）.あるいは造影剤を使うか否かにかかわらず MRI で確認される.Paget 病と診断することは,未知の疾患の検索にあたっては 1 つの重要な到達点ではあるが,より重要なことは生死に関わる問題,すなわち悪性転化（malignant transformation）を示す徴候として何かないかをさらに検索することであ

る（図 29-20, 21 を参照）．ときとして骨格系あるいはある特定の骨における病変の局在を知ることが，病名そのものを診断することよりも重要なこともある．この最適な例は類骨骨腫の正確な局在診断である．その理由は，この病変に対して不十分な切除を行った場合，例外なく再発を引き起こすからである．骨格系における病変の分布を明らかにすることは，さまざまな関節炎の治療や転移性骨腫瘍の患者の管理を計画する際に役立つ．この点で，放射性核種による骨スキャンは貴重な方法である．

治療の経過や起こりうる合併症の徴候をモニターすることは放射線学的検索の領域であり，整形外科医が放射線科医にする質問の多くがこのなかに含まれている．診断がすでに確定されている段階では，その病変の運命，ひいてはそれによって決まる患者の予後をはっきりさせなければならない．そのためには，以前の放射線学的検査所見と現在の所見を比較することがきわめて重要となる．すなわち，それによって特異状態の動態が明らかになる可能性があるからである（図 16-6 を参照）．同様に，骨折の治癒経過をモニターする際，一連の単純撮影だけでは不十分な例に対しては CT を追加すべきである．骨スキャン，CT や MRI といった補助的画像診断法は，内軟骨腫，骨軟骨腫，線維性骨異形成，Paget 病など，良性腫瘍や腫瘍類似病変におけるもっとも重篤な合併症の 1 つとして起こりうる悪性転化の有無を吟味していくうえで，きわめて重要な役割を果たす．PET-MRI は新たなる検査法であり，MRI の軟部組織のイメージングと PET の機能的イメージングを合わせたものである．筋骨格系における評価の価値はいまだ定まっていない．しかし初期臨床での経験では臨床イメージングに有望な結果と大きな可能性を示している（図 2-33 を参照）．

また，診断が確立されている場合，さらに詳細な情報を整形外科医に提供することも放射線科医の重要な職務である．たとえば，離断性骨軟骨炎と診断されている場合には，治療法の選択決定には，その病変を覆っている関節軟骨の状態に関する情報が必要である．この情報は，関節造影単独あるいは CT との組み合わせか，MRI によって得ることができる（図 6-15, 17, 19 を参照）．もし軟骨が侵されていなければ保存的治療を計画すべきであり，軟骨が傷害を受けていれば外科的治療がより望ましい治療方針である．同様に，肩関節の前方脱臼の治療計画に関わったときには，関節窩の軟骨性関節唇の状態（図 5-55, 56 を参照），および関節内の骨軟骨遊離体の有無に関する情報を整形外科医に提供することはきわめて重要なことである．さらにこれらの特徴像は，関節造影下の断層撮影（arthrotomography）あるいは CT や MRI によって，確認もしくは除外しなければならない（図 1-7）．

非侵襲的放射線学的検査法の限界を認識し，どの段階で侵襲的方法に進むべきかを知っておくことは，1 つの診断に到達し，かつ，ある状態を正確に評価するうえで，これまでに述べてきたいろいろな点と同様に重要である．このよい例が骨腫瘍や骨腫瘍類似病変である．多くの骨腫瘍類似病変では，通常の検査

で特有の像を示し，疑問の余地のない診断が導き出される．このような症例では，生検といった侵襲的な方法は適応にならない．このことは "don't touch" lesion としてよく知られているような，明らかに良性である疾患群でとくにいえることである（図 16-56, 表 16-10 を参照）．"don't touch" という呼び名から自ずと明らかなように，骨島（内骨症），外傷後傍皮質性骨化性筋炎，あるいは骨膜性類腱腫（デスモイド）といった状態は疑う余地のない良性病変であるが，これらを決定づける特徴像は適切な非侵襲的検査法で確実に描出でき，病理組織学的検査を必要としない．このような病変から生検を得ると，診断および治療に過ちを引き起こすことが実際に起こりうる．たとえば，骨膜性デスモイドの組織像は一見悪性腫瘍に似た像を呈することがあり，経験が乏しくてこのことを知らないと不適切な治療をしてしまうことが起こりうる．一方，放射線科医は，一連の単純撮影やより高度な非侵襲的検査法によってもたらされる情報が良性とも悪性とも判断できない状況に遭遇することがある．そのときには恥じることなく，「それが何であるかわからないので，生検を行うべきである」と言うべきである（図 1-8）．透視下ないし CT ガイド下に行う経皮的生検は防護服を身につけるだけで放射線科医でも実行可能であり，そうすることで費用の高騰につながる手術室の利用や，そこで働く職員の数を削減できる．また，ときに放射線科医は透視下あるいは CT ガイド下に塞栓術を施行することあるいは骨病変の高周波熱除去（アブレーション）によって，治療にもより積極的な役割を果たすことになる．この放射線科医のより介入的な役割は，患者の入院期間を短縮させるとともに，医療費を抑制する意味でも効果的である．通常の X 線像，シンチグラム，超音波，CT，MRI あるいは他の検査法などの放射線イメージング内に隠された情報が，使われた技術の感受性，空間分解能，対比性と他の因子間の曲解を知ることで表出される．しかし同時に放射線医は患者の被曝やイメージングによる高コスト（費用）などの技術のある種の不利益を忘れてはならない（図 1-9）．論理的な診断的イメージングの道を選ぶことは，患者に利益をもたらすだけではなく放射線学的検索のコスト（費用）と治療のコスト（費用）を下げる（図 1-10）．それゆえ筋骨格系放射線医は，正しい診断を追及するなかで戦略的な方法を開発しなければならない．放射線医はイメージング方法の効用，安全性，検査完了までの時間と検索コスト（費用）を考慮しなければならない（図 1-11A）．その効用はイメージング技術を正しい流れで使うことによるものであり，さらにそれらの技術のどれが病巣やその局在，そして骨格における分布をより表出できるか，そして治療の進捗や合併症の出現をモニターするにはどれが最良であるかの知識によるものである（図 1-11B）．

以上を要約すれば，骨格系疾患を有する患者の診断ならびに治療を十分に行うためには，放射線科医と検査を依頼する医師は，放射線学的モダリティの守備範囲とそれらの適切な利用法を知っておくべきである．このことは，診断を目的とした放射線学的検査の精度を高めるだけでなく，患者が被曝する放射線

1

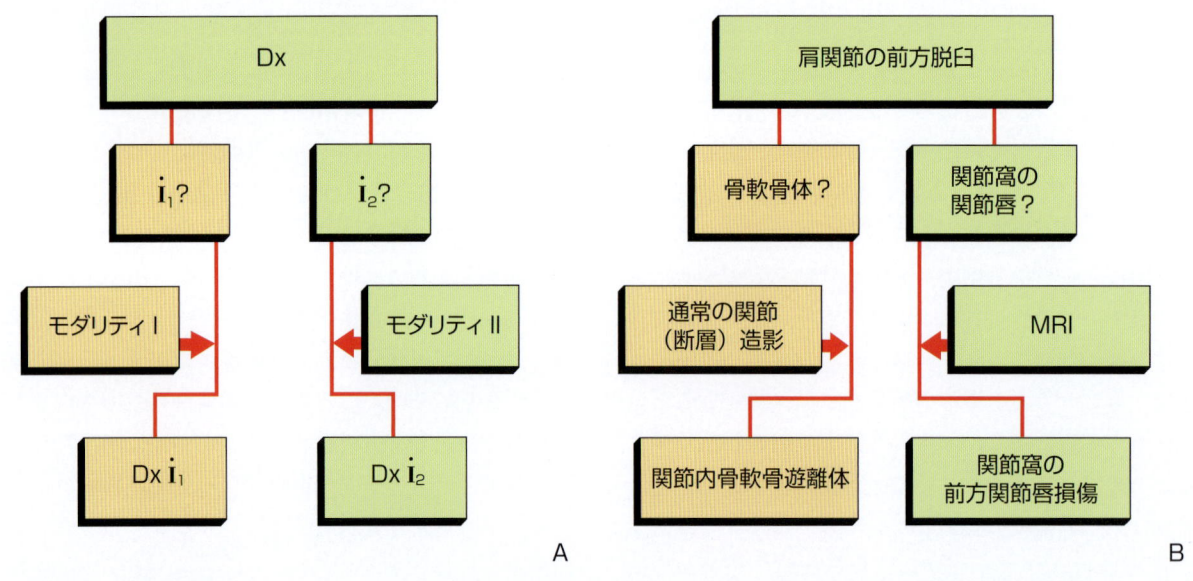

図 1-7　特殊な情報
診断はすでに下されている（Dx）．放射線科医は治療計画に際し，整形外科医が必要としている具体的な情報（I）［たとえばある病変の特徴像（i₁？）あるいは拡がり（i₂？）などに関する情報］を察知しているべきである．その情報は，ある病変の分布や局在，治療経過，あるいは合併症の出現に関連したものでもよい．要求された情報を描出するのに最良の放射線診断法を用いることは，放射線科医にとってもっとも重要な職務の１つである．

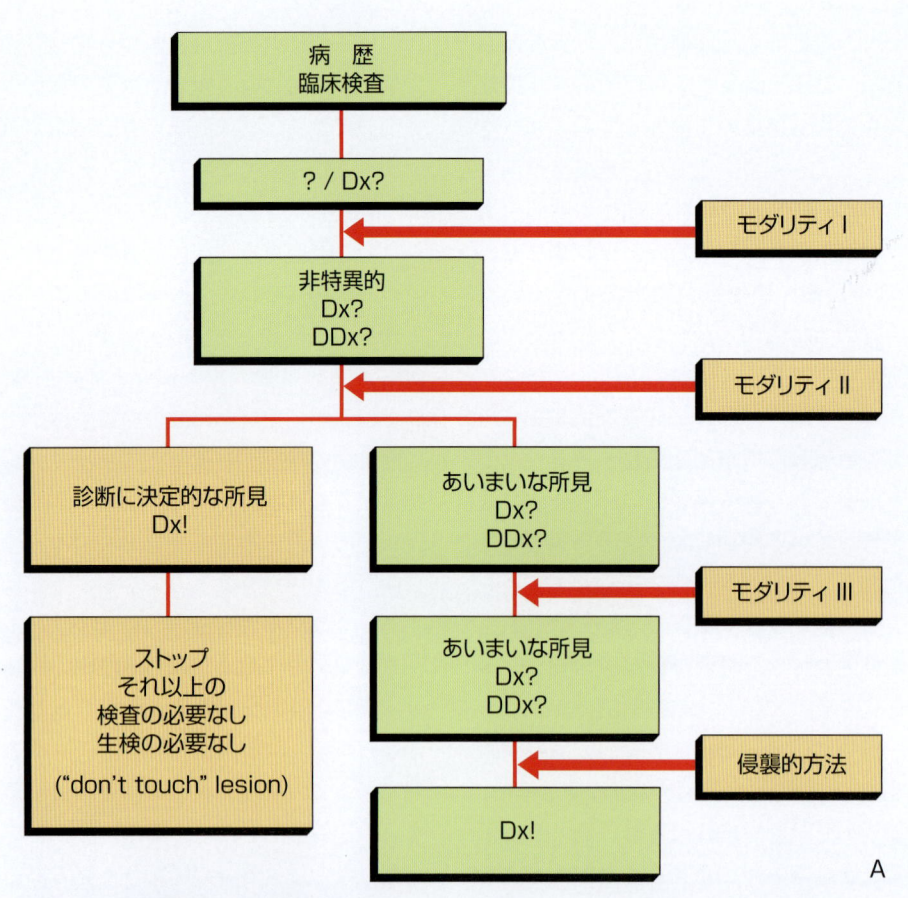

図 1-8　非侵襲的方法と侵襲的方法
診断が下されていないか（？）もしくはある疾患が疑われている場合（Dx？），診断を確定するのに十分なデータが非侵襲的な放射線診断法で得られるかもしれない．その場合には，それ以上の検索は必要ない．また診断が，一般に "don't touch" lesion と呼称されているような明らかな良性疾患のときには，生検も適応とはならない．一方，非侵襲的検査法では検査の各段階で良性とも悪性とも決定しがたい情報しか得られないこともある．この場合には，生検などの侵襲的方法が適応となる．（つづく）

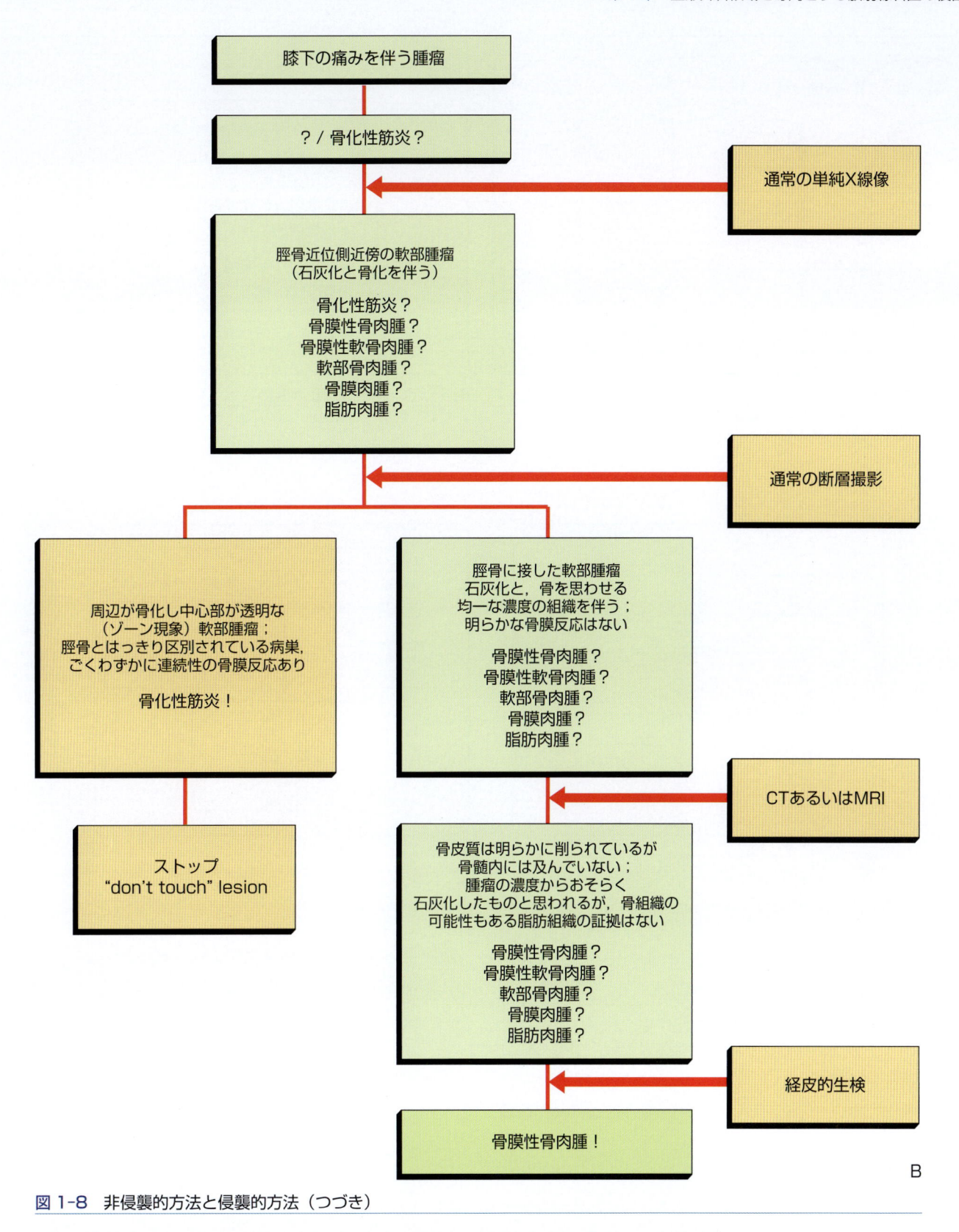

図 1-8 非侵襲的方法と侵襲的方法（つづき）

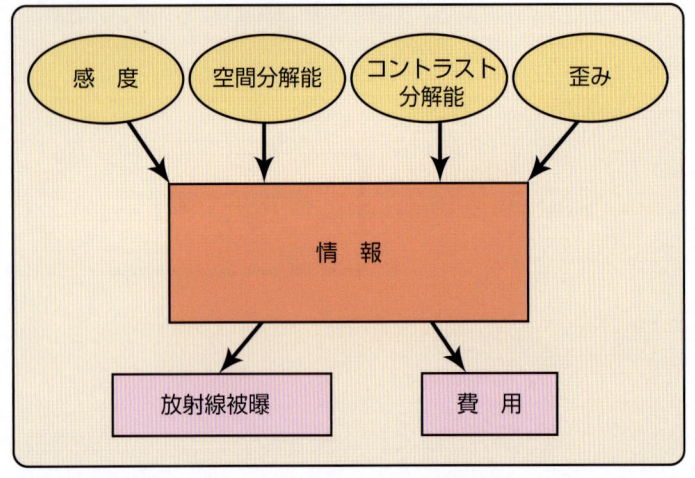

図 1-9　情　報
放射線イメージへ隠されている情報の有用性を決定する因子.

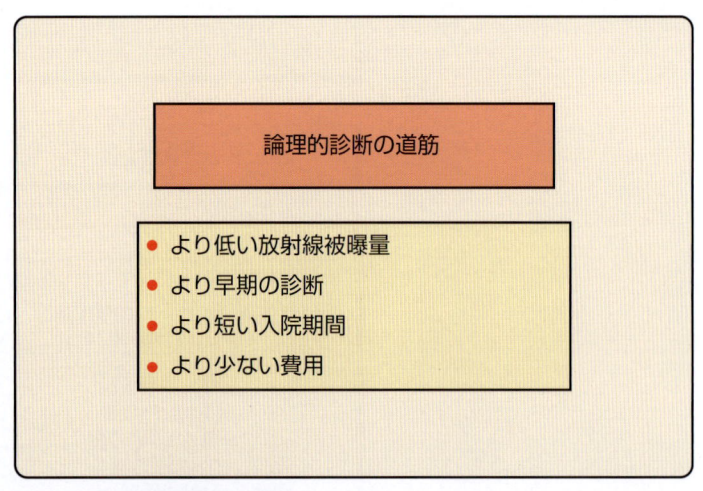

図 1-10　論理的診断の道筋
診断的検索への賢明な手順の利点.

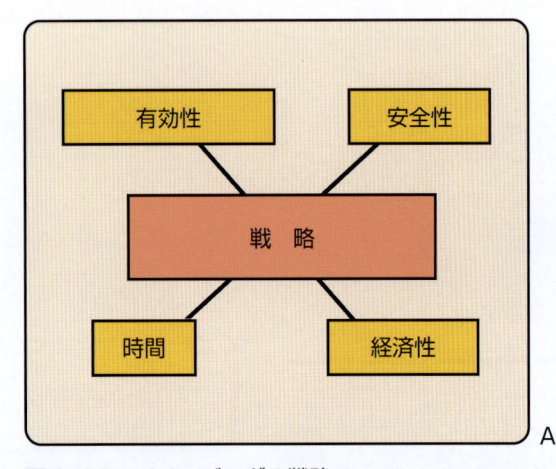

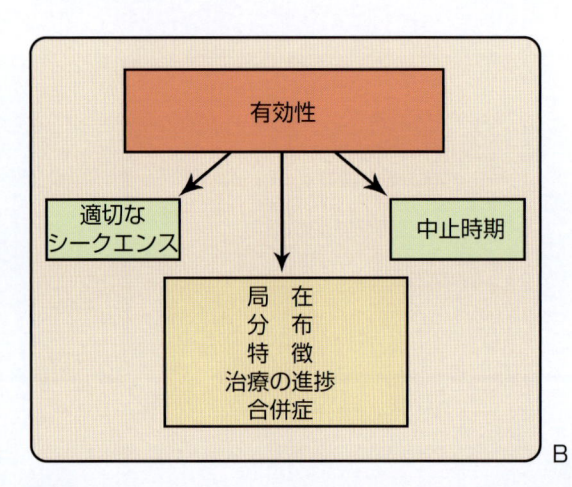

図 1-11　イメージングの戦略
　　　　正しい放射線診断のための分析的検索の戦略的要素.

量および入院費を抑えることにつながる. したがって放射線科医に対しては, 以下のことが要求される.

- 通常の X 線撮影で行えるさまざまな方法の能力と有効性を知ったうえで, より高度な検査法に頼る前に, 通常の単純X 線撮影を利用すること.
- 診断検査においてイメージング検査を論理的な流れで進めること.
- 検査の開始にあたっては可能なかぎり非侵襲的であること, しかし診断の道筋を短縮できるときには侵襲的方法を用いること.
- 同じ用語を用いて, 整形外科医がその病変について何を知りたがっているかを理解することによって, 放射線科医と整形外科医の間のよりよいコミュニケーションを図ること.
- 適応, 利点, 欠点, リスク, 不適応（適応外）, そして種々のイメージング技術の限界についての知見を検査依頼した医師に提供すること.

引用文献・参考図書

1. Bittersohl B, Harish S, Hosalkar S, et al. Comparison of pre-operative dGEMRIC imaging with intra-operative findings in femoroacetabular impingement: preliminary findings. *Skeletal Radiol* 2011; 40: 553-561.
2. Bittersohl B, Steppacher S, Haamberg T, et al. Cartilage damage in femoroacetabular impingement (FAI): preliminary results on comparison of standard diagnostic vs. delayed gadolinium-enhanced magnetic resonance imaging of cartilage (dGEMRIC). *Osteoarthritis Cartilage* 2009; 17: 1297-1306.
3. Blackmore CC, Magid DJ. Methologic evaluation of the radiology cost-effectiveness literature. *Radiology* 1997; 203: 87-91.
4. Bolus NE, George R, Washington J, Newcomer BR. PET/MRI: the blended-modality choice of the future? *J Nucl Med Tech* 2009; 37: 63-71.
5. Brink JA, Heiken JP, Wang G, McEnery KW, Schlueter FJ, Vannier MW. Helical CT: principles and technical considerations. *Radiographics* 1994; 14: 887-893.
6. Brossmann J, Muhle C, Büll CC, et al. Cine MR imaging before and after realignment surgery for patellar maltracking—comparison with axial radiographs. *Skeletal Radiol* 1995; 24: 191-196.
7. Cascade PN, Webster EW, Kazerooni EA. Ineffective use of radiology: the hidden cost. *Am J Roentgenol* 1998; 170: 561-564.
8. Cheung AC, Bredella MA, Al Khalaf M, Grasruck M, Leidecker C, Gupta R. Reproducibility of trabecular structure analysis using flat-panel volume computed tomography. *Skeletal Radiol* 2009; 38: 1003-1008.
9. Cohen MD. Determining cost of imaging services. *Radiology* 2001; 220: 563-565.
10. Collier BD, Fogelman I, Brown ML. Bone scintigraphy: Part 2. Orthopedic bone scanning. *J Nucl Med* 1993; 34: 2241-2246.
11. Collier BD, Hellman RS, Krasnow AZ. Bone SPECT. *Semin Nucl Med* 1987; 17: 247-266.

12. Conway WF, Totty WG, McEnery KW. CT and MR imaging of the hip. *Radiology* 1996; 198: 297-307.
13. Delfaut EM, Beltran J, Johnson G, Rousseau J, Marchandise X, Cotten A. Fat suppression in MR imaging: techniques and pitfalls. *Radiographics* 1999; 19: 373-382.
14. Deutsch AL, Mink JH. Magnetic resonance imaging of musculoskeletal injuries. *Radiol Clin North Am* 1989; 27: 983-1002.
15. Faccioli N, Foti G, Barillari M, et al. Finger fractures imaging: accuracy of cone-beam computed tomography and multislice computed tomography. *Skeletal Radiol* 2010; 39: 1087-1095.
16. Feldkamp LA, Goldstein SA, Parfitt AM, et al. The direct examination of three-dimensional bone architecture in vitro by computed tomography. *J Bone Miner Res* 1989; 4: 3-11.
17. Fishman EK, Magid D, Ney DR, et al. Three-dimensional imaging. *Radiology* 1991; 181: 321-337.
18. Fishman EK, Wyatt SH, Bluemke DA, Urban BA. Spiral CT of musculoskeletal pathology: preliminary observations. *Skeletal Radiol* 1993; 22: 253-256.
19. Foley WD, Wilson CR. Digital orthopedic radiography: vascular and nonvascular. In: Galasko CSB, Isherwood I, eds. *Imaging techniques in orthopedics*. London, UK: Springer-Verlag; 1989: 145-158.
20. Gates GF. SPECT bone scanning of the spine. *Semin Nucl Med* 1998; 28: 78-94.
21. Genant HK, Wu CY, van Kuijk C, Nevitt MC. Vertebral fracture assessment using a semiquantitative technique. *J Bone Miner Res* 1993; 8: 1137-1148.
22. Gibson DJ. Technology: the key to controlling health care cost in the future. *Am J Roentgenol* 1994; 163: 1289-1293.
23. Guerrero ME, Reinhilde J, Loubele M, et al. State-of-the-art on cone beam CT imaging for preoperative planning of implant placement. *Clin Oral Invest* 2006; 10: 1-7.
24. Hamper UM, Trapanotto V, Sheth S, Dejong MR, Caskey CI. Three-dimensional US: preliminary clinical experience. *Radiology* 1994; 191: 397-401.
25. Heiken JP, Brink JA, Vannier MW. Spiral (helical) CT. *Radiology* 1993; 189: 647-656.
26. Holder LE. Bone scintigraphy in skeletal trauma. *Radiol Clin North Am* 1993; 31: 739-781.
27. Holder LE. Clinical radionuclide bone imaging. *Radiology* 1990; 176: 607-614.
28. Jackson DW. The cost of diagnostic imaging: on our radar for 2009. *Orthop Today* 2009; 29: 3.
29. Jambawalikar S, Baum J, Button T, et al. Diffusion tensor imaging of peripheral nerves. *Skeletal Radiol* 2010; 39: 1073-1079.
30. Johnson RP. The role of the bone imaging in orthopedic practice. *Semin Nucl Med* 1997; 27: 386-389.
31. Kamath RS, Ouellette HA. The year in review: recent advances in musculoskeletal radiology and biology. *Skeletal Radiol* 2010; 39: 93-96.
32. Kaplan PA, Matamoros A Jr, Anderson JC. Sonography of the musculoskeletal system. *Am J Roentgenology* 1990; 155: 237-245.
33. Khoo MM, Tyler PA, Saifuddin A, et al. Diffusion-weighted imaging (DWI) in musculoskeletal MRI: a critical review. *Skeletal Radiol* 2011; 40: 665-681.
34. Klauser AS, Peetrons P. Developments in musculoskeletal ultrasound and clinical applications. *Skeletal Radiol* 2010; 39: 1061-1071.
35. Kumar R, Guinto FC Jr, Madewell JE, Swischuk L, David R. The vertebral body: radio-graphic configurations in various congenital and acquired disorders. *Radiographics* 1988; 8: 455-485.
36. Kuszyk BS, Heath DG, Bliss DF, Fishman EK. Skeletal 3-D CT: advantages of volume rendering over surface rendering. *Skeletal Radiol* 1996; 25: 207-214.
37. Levin DC, Spettell CM, Rao VM, Sunshine J, Bansal S, Busheé GR. Impact of MR imaging on nationwide health care costs and comparison with other imaging procedures. *Am J Roentgenol* 1998; 170: 557-560.
38. Loehr SP, Pope TL Jr, Martin DF, et al. Three-dimensional MRI of the glenoid labrum. *Skeletal Radiol* 1995; 24: 117-121.
39. Magid D, Fishman EK, Sponseller PD, Griffin PP. 2D and 3D computed tomography of the pediatric hip. *Radiographics* 1988; 8: 901-933.
40. Manaster BJ. Imaging of the musculoskeletal system. *Acad Radiol* 1995; 2: S164-S166.
41. Margulis AR. Introduction to the algorithmic approach to radiology. In: Eisenberg RL, Amberg JR, eds. *Critical diagnostic pathways in radiology*. Philadelphia: JB Lippincott; 1981.
42. McDougall IR, Rieser RP. Scintigraphic techniques in musculoskeletal trauma. *Radiol Clin North Am* 1989; 27: 1003-1011.
43. McEnery KW, Wilson AJ, Pilgram TK, Murphy WA Jr, Marushack MM. Fractures of the tibial plateau: value of spiral CT coronal plane reconstructions for detecting displacement in vitro. *Am J Roentgenol* 1994; 163: 1177-1181.
44. Meschan I, Farrer-Meschan RM. Radiographic positioning, projection, pathology and definition of special terms. In: Meschan I, ed. *Roentgen signs in diagnostic imaging*, vol. 4, 2nd ed. Philadelphia: WB Saunders; 1987.
45. Mezrich R. A contrarian view of X-ray doses: it ain't necessarily so. *Appl Radiol* 2006; 35: 6-8.
46. Mirowitz SA. Fast scanning and fat-suppression MR imaging of musculoskeletal disorders. *Am J Roentgenol* 1993; 161: 1147-1157.
47. Moore SG, Bisset GS, Siegel MJ, Donaldson JS. Pediatric musculoskeletal MR imaging. *Radiology* 1991; 179: 345-360.
48. Murray IPC, Dixon J. The role of single photon emission computed tomography in bone scintigraphy. *Skeletal Radiol* 1989; 18: 493-505.
49. Nelson SW. Some important diagnostic and technical fundamentals in the radiology of trauma, with particular emphasis on skeletal trauma. *Radiol Clin North Am* 1966; 4: 241-259.
50. Nicolaou S, Yong-Hing CJ, Galea-Soler S, et al. Dual-energy CT as a potential new diagnostic tool in the management of gout in the acute setting. *Am J Roentgenol* 2010; 194: 1072-1078.
51. O'Sullivan GS, Goodman SB, Jones HH. Computerized tomographic evaluation of acetabular anatomy. *Clin Orthop* 1992; 277: 175-181.
52. Palmer WE, Brown JH, Rosenthal DI. Fat-suppressed MR arthrography of the shoulder: evaluation of the rotator cuff. *Radiology* 1993; 188: 683-687.
53. Palmer WE, Caslowitz PL, Chew FS. MR arthrography of the shoulder: normal intraarticular structures and common abnormalities. *Am J Roentgenol* 1995; 164: 141-146.
54. Panzer S, Esch U, Abdulazim AN, et al. Herniation pits and cystic-appearing lesions at the anterior femoral neck: an anatomical study by MSCT and microCT. *Skeletal Radiol* 2010; 39: 645-654.
55. Peterfy CG, Roberts T, Genant HK. Dedicated extremity MR imaging: an emerging technology. *Radiol Clin North Am* 1997; 35: 1-20.
56. Petersilge CA. Current concepts of MR arthrography of the hip. *Semin US CT MR* 1997; 18: 291-301.
57. Pettersson H, Resnick D. Musculoskeletal imaging. *Radiology* 1998; 208: 561-562.
58. Pichler BJ, Judenhofer MS, Pfannenberg C. Multimodal imaging approaches: PET/CT and PET/MRI. *Handb Exp Pharmacol* 2008; (185, pt 1): 109-132.
59. Pitt MJ, Speer DP. Radiologic reporting of skeletal trauma. *Radiol Clin North Am* 1990; 28: 247-256.
60. Pretorius ES, Scott WW Jr, Fishman EK. Acute trauma to the shoulder: role of spiral computed tomographic imaging. *Emergency Radiol* 1995; 2: 13-17.
61. Richardson ML, Frank MS, Stern EJ. Digital image manipulation: what constitutes acceptable alteration of a radiologic image? *Am J Roentgenol* 1995; 164: 228-229.
62. Rogers LF. From the editor's notebook. Imaging literacy: a laudable goal in the education of medical students. *Am J Roentgenol* 2003; 180: 1201.
63. Rubin DA, Kneeland JB. MR imaging of the musculoskeletal system: technical considerations for enhancing image quality and diagnostic yield. *Am J Roentgenol* 1994; 163: 1155-1163.
64. Ruwe PA, McCarthy S. Cost-effectiveness of magnetic resonance imaging. In: Mink JH, Reicher MA, Crues JW, Deutsch AL, eds. *MR imaging of the knee*, 2nd ed. New York: Raven Press; 1993: 463-466.
65. Ryan PJ, Fogelman I. The bone scan: where are we now? *Semin Nucl Med* 1995; 25: 76-91.
66. Saini S, Seltzer SE, Bramson RT, et al. Technical cost of radiologic examinations: analysis across imaging modalities. *Radiology* 2000; 216: 269-272.
67. Seibert JA, Shelton DK, Moore EH. Computed radiography x-ray exposure trends. *Acad Radiol* 1996; 3: 313-318.
68. Sheppard S. Basic concepts in magnetic resonance angiography. *Radiol Clin North Am* 1995; 33: 91-113.
69. Siegel E. Primum non-nocere: a call for re-evaluation of radiation doses used in CT. *Appl Radiol* 2006; 35: 6-8.
70. Slone RM, Heare MM, Vander Griend RA, Montgomery WJ. Orthopedic fixation devices. *Radiographics* 1991; 11: 823-847.
71. Smith RC, Constable RT, Reinhold C, McCauley T, Lange RC, McCarthy S. Fast spin-echo STIR imaging. *J Comput Assist Tomogr* 1994; 18: 209-213.
72. Steinbach LS, Palmer WE, Schweitzer ME. Special focus session—MR arthrography. *Radiographics* 2002; 22: 1223-1246.
73. Stoller DW. MR arthrography of the glenohumeral joint. *Radiol Clin North Am* 1997; 35: 97-116.
74. Subhas N, Freire M, Primak AN, et al. CT arthrography: in vitro evaluation of single and dual energy for optimization of technique. *Skeletal Radiol* 2010; 39: 1025-1031.
75. Swan JS, Grist TM, Sproat IA, Heiner JP, Wiersma SR, Heisey SM. Musculoskeletal neoplasms: preoperative evaluation with MR angiography. *Radiology* 1995; 194: 519-524.
76. Swan JS, Grist TM, Weber DM, Sproat IA, Wojtowycz M. MR angiography of the pelvis with variable velocity encoding and a phased-array coil. *Radiology* 1994; 190: 363-369.
77. Thrall JH, Aubrey O. Hampton lecture. Directions in radiology for the next millenium. *Am J Roentgenol* 1998; 171: 1459-1462.
78. Udupa JK. Three-dimensional imaging techniques: a current perspective. *Acad Radiol* 1995; 2: 335-340.
79. Winalski CS, Rajiah P. The evolution of articular cartilage imaging and its impact on clinical practice. *Skeletal Radiol* 2011; 40: 1197-1222.
80. Yamanaka Y, Kamogawa J, Katagi R, et al. 3-D MRI/CT fusion imaging of the lumbar spine. *Skeletal Radiol* 2010; 39: 285-288.

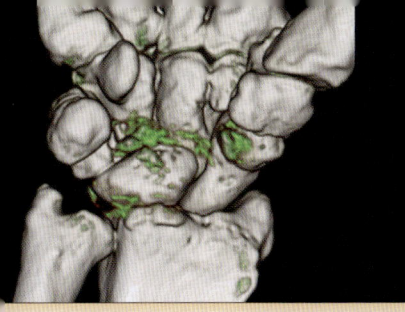

2 整形外科領域における イメージングモダリティ

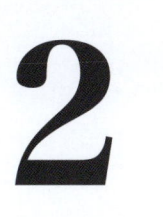

A イメージングモダリティの選択

この章では，現行の画像診断法の原理と限界を述べる．日常的に遭遇する多くの骨関節疾患に用いられる画像診断法の基礎を理解することは非常に重要である．それは，検査費用と患者の放射線被曝量を最小化し，もっとも効率のよいモダリティを決定するのに役立つであろう．この目的のためには，整形外科疾患の各類型に応じて適切な検査法を選ぶことが大切で，標準的な検査法（すなわち「単純」なX線撮影）を用いる場合で言えば，どのような入射角と撮影技法が最適かという点に精通することである．標準的なX線撮影は，今でも骨関節部の異常を示すもっとも有効な方法だということをもう一度強調しておきたい．

骨関節軟部組織の異常の有無や類型，進展範囲の評価に用いる画像診断法は多岐にわたる．それゆえ，放射線科医と整形外科医は両者ともに各モダリティの適応や限界，部位に応じた適切な画像診断の適応を知っておかなければならない．放射線科医や整形外科医から「この問題についてどの撮影方法を用いるべきか」という質問をよく受ける．異なった解剖学的部位におけるさまざまな問題を評価するために多くのアルゴリズムがあるが，どの方法が適切かという問いに明確に答えることが常に可能なわけではない．骨軟部組織の異常をとらえる画像診断法の選択の決定には臨床症状のみならず，その画像診断装置が使用できるかどうか，専門技術者がいるかどうか，価格がいくらなのかなどの条件にも左右される．また患者の個人的事情によっても方法の選択に制限がでてくる．たとえばイオン性あるいは非イオン性ヨード造影剤に対するアレルギーがある患者には関節造影は行われない．またペースメーカーを入れている患者にはMRIは禁忌である．妊娠の場合も電離放射線の使用はできず，たとえば超音波検査が好ましい．時間と費用面を考え，余分な検査はすべきでない．

どのよう検査を追加する際も，通常のX線撮影は比較のために撮影しておくべきである．ほとんどの場合，疑われている異常がどのようなタイプのものかによって，どの画像診断法を選ぶかが決定される．たとえば通常のX線検査で骨壊死が疑われた場合，次の検査としてはMRIを行うべきである．MRIを用いれば単純X線，CT，骨シンチグラフィーで変化がはっきりするよりかなり前に骨の壊死変化をとらえることができるからである．膝内障の評価においても，X線撮影をまず行い，もし異常がはっきりしなければMRIを次に行うべきである．その理由はMRIでは骨髄，関節軟骨，靱帯，半月板や軟部組織を，明瞭なコントラスト分解能で描出できるからである．MRIとMR関節造影（magnetic resonance arthrography：MRa）は現在では肩の腱板の異常を評価するのにもっとも有効な手段で，とくに部分断裂や完全断裂が疑われる場合に有用である．超音波検査でも腱板断裂を発見できるが，その感度（68％）や特異度（75〜84％）は低く，診断法としての決定力は劣る．手関節の有痛性疾患の評価には，X線撮影をまず行い，その後にCT関節造影やMRIなどの詳細な検査を行うべきである．三角線維軟骨複合体の断裂や手根骨間靱帯の断裂，手根管症候群が疑われる場合はMRIが選択される．筋，腱，靱帯，神経のコントラストの高い画像を提供できるからである．同様に，手根骨の骨壊死が疑われるが単純X線では正常である場合も，MRIが第一選択である．手根骨の骨折や骨折後の治癒過程を評価するには，MRIよりCTが選択される．空間分解能が高いからである．骨腫瘍の診断には現在でも単純X線撮影が基準とすべき診断法である．しかし骨内や軟部組織への進展を評価するにはCTかMRIの追加が必要で，とくにMRIのほうがより正確である．悪性腫瘍の放射線治療や化学療法の効果判定には造影剤としてgadopentetate dimeglumine（gadolinium diethylenetriamine pentaacetic acid：Gd-DTPA）を用いたダイナミックMRI検査が骨シンチグラフィーやCT，「単純」MRI検査よりはるかに優れている．

2

B 各種画像診断法

1．標準的 X 線撮影

骨関節疾患，とくに外傷の評価にもっともよく使われているのが単純 X 線撮影である．隣接する二関節を撮影範囲に入れ，90° 向きを変えた最低二方向の X 線像が必要である（図 4-1 を参照）．こうすれば受傷部位から離れたところにある骨折や亜脱臼，脱臼を見逃がす危険性が減少する．小児では，比較するために健側の X 線像もしばしば必要となる．

通常は標準的撮影法として正面像と側面像をとるが，肘関節，手関節，足関節や骨盤などの複雑な構造の評価には，斜位像や特殊方向撮影が必要となることがある．荷重の影響でどう関節裂隙が変化するかを評価するためには荷重時の X 線撮影が役立つ（図 13-16 を参照）．そのほかにも，骨関節の異常をより詳しくみるために，次項以下で紹介されるような特殊な撮影法が必要となることがある．

最近 10 年ほどの間にほとんどの地域で単純 X 線撮影がデジタル撮影に移行し，デジタル画像が直接取得され，PACS（picture archive and communication system）の端末に送られるようになっている．

2．拡大撮影

通常の単純 X 線像ではわかりにくい骨の微細な変化を強調し，X 線画像から最大限の診断情報を得るために拡大撮影が行われることがある．この方法では，小焦点の管球と特殊なスクリーン対フィルムシステムを用い，対象とフィルム間の距離を大きくとることにより，骨関節が拡大されて撮影されるので骨の微細な変化がより鮮明に写し出される．この方法はこれまでとくに関節炎やさまざまな代謝性疾患（図 26-9B を参照）の初期変化をとらえるのに有効であった．また一般の撮影法ではわかりにくいわずかな骨折線を見つけ出すのにも役立つことがあった．しかし，デジタル画像技術がこれまでの単純 X 線撮影に取って代わり，画像が PACS のワークステーションでみられることがほとんどとなり，各種の画像操作（コントラストと方向，拡大率の変更，直線距離測定，角度測定などの）が可能となった今日，拡大撮影は省みられなくなっている．

3．ストレス撮影

靱帯断裂や関節の安定性を評価するためにはストレス撮影が重要である．手の領域では，第 1 中手指節関節の尺側側副靱帯の断裂で生じるゲームキーパー母指（gamekeeper's thumb）が疑われる場合，母指を外転させるストレス撮影を行うことがある（図 7-109B を参照）．また下肢では，膝や足関節のストレス撮影が行われることがある．この検査は靱帯損傷による膝の

不安定性の評価に必要となることがあり，たとえば内側側副靱帯断裂が疑われる場合や，頻度はそれほどではないが，前・後十字靱帯の機能不全の評価に用いられることがある．足関節靱帯の評価にもストレス撮影が必要となることがある．内反（内転）や前方引き出しによるストレス撮影がもっともよく行われている（図 4-5，10-10，11 を参照）．

4．スキャノグラム

スキャノグラム（scanogram）は下肢長の計測法としてもっとも広く用いられている方法である．この方法では 1/16 インチ幅の細隙を有する隔板を X 線管球に付け，長尺のフィルムカセットを用いる必要がある．管球は X 線台の長軸方向を移動できるようになっており，管球が曝射しながらフィルムの全長を移動して下肢全体を撮影する．

この方法では X 線が下肢骨に垂直に入射されるため，両下肢長の比較測定が可能となる．駆動装置付きの管球がない場合は，股関節部，膝関節部，足関節部の 3 回に分けて X 線を曝射する方法が用いられる．この方法では，X 線不透過性ものさしテープを X 線台の中心に頭尾方向に置く．また，ときにはオルソ撮影法（orthoroentgenogram）が行われることがある．この方法では 3 フィート長のカセット上に仰臥位の患者の両下肢を乗せてその脇に長い定規を置き，膝を中心にした 1 回の曝射で両下肢全長と定規を撮影する．

この方法は CT を用いて行われるデジタルスキャノグラムで代替可能である．患者が CT 台に仰臥し，CT 管球が CT 台の周りを回転する間に CT 台が移動し，四肢のデジタル画像が得られる．四肢長はその後，CT の操作台ないし PACS のワークステーションで計測される．

5．X 線透視，ビデオ録画

X 線透視は，関節造影，腱鞘造影，滑液包造影，血管造影，経皮的骨軟骨組織生検などの多くの放射線学的診断検査を行ううえで基本的な手技である．X 線透視の像をビデオ録画すれば関節運動の評価にも有効である．しかし被曝量が多いため使用は限定的で，関節の動きを評価したり一過性亜脱臼（たとえば手根不安定症）を発見したりする際に用いられる程度である（図 7-89 を参照）．ときには，骨折の治癒過程において骨癒合の強固さを評価するために用いられることもある．X 線透視は脊髄造影の際にも用いられるが，これは造影剤のくも膜下腔での動きをみることが重要であるからである．同様に，関節造影において，針の位置が適当かどうかや造影剤の流れを観察するために，また術中において，骨折の整復状態や金属材料の固定状況を評価するために X 線透視が使われている．

図2-1　デジタルラジオグラフィー
肘のデジタルラジオグラフィー画
像．（A）輪郭強調なし．（B）輪郭強
調あり．骨の微細構造と軟部組織が
通常のX線像より明瞭にみえる．

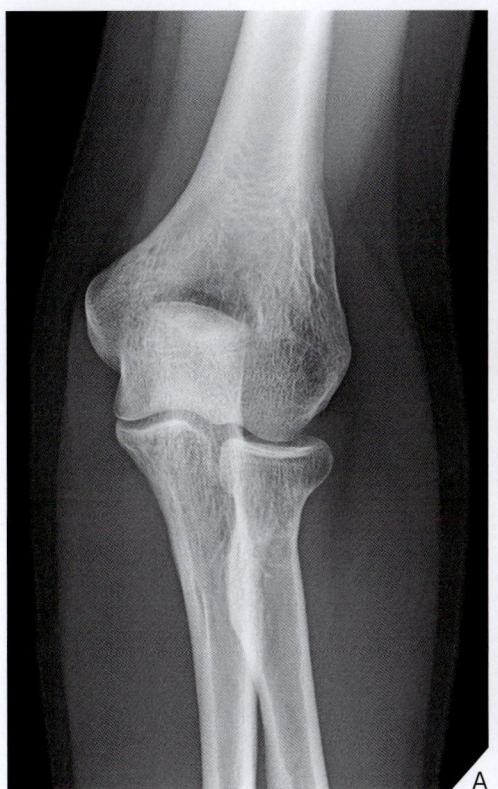
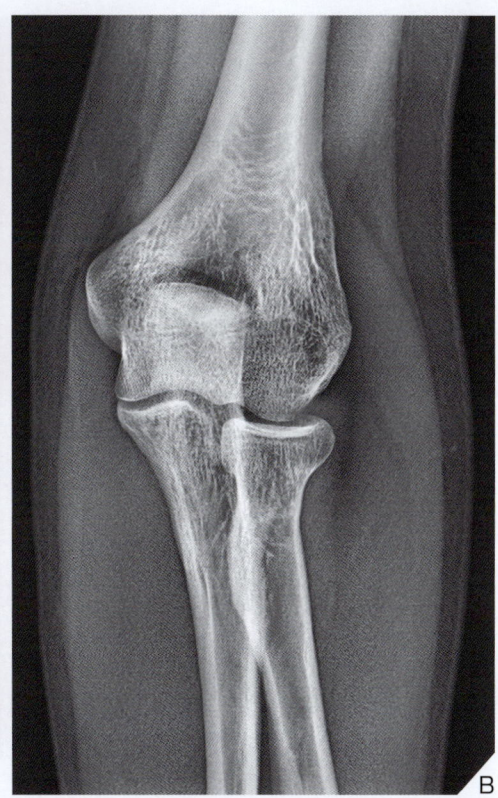

6．デジタルラジオグラフィー

　デジタルラジオグラフィー［digital（computed）radiography：DRないしCR］とはデジタル画像撮影を意味し，光感受性燐光性のイメージングプレートと画像の読み取り書き出し装置とからなるX線検出器を用い，取得された画像情報を適切な輝度スケールに加工してフィルムにレーザープリントする（図2-1）．このシステムは光感受性燐光の原理によっている．スクリーンがX線を吸収すると，蛍光過程によりX線エネルギーが光のエネルギーに変換され，その光の強さは燐光体によって吸収されたエネルギーに比例する．この光がデジタル画像（computed radiograph：CR）をつくり出すのに使われる．CRが従来からのフィルム画像にまさる最大の点は，一度取得すると，デジタルイメージデータをさまざまに加工することが容易である点である．そのほかのデジタル化の利点として，ウインドウの幅やレベルを操作することによってコントラストや明るさを最適化できること，多様な画像処理が可能であること，画像情報を定量化できること，検査データの保存と再出力が容易であることがあげられる．

　また，エネルギーサブトラクション画像（二重エネルギーサブトラクションとも呼ばれる）も得ることができる．連続または同時に，異なったフィルタリング条件で撮った2つの画像を使って，軟部組織のみの，あるいは骨のみの画像を再構成することができる．

　デジタルサブトラクションラジオグラフィー（digital subtraction radiography）では，ビデオプロセッサーとデジタルディスクがX線透視装置と接続されており，それを用いてサブ

トラクション像がオンラインで供給される．この方法は血管系の評価にもっともよく使われているが，関節造影で関節を評価する際にも応用できる．低雑音特性の高性能ビデオカメラを用いれば，造影前後の画像からサブトラクションが可能となる．幾何学的な拡大法や電子的な拡大法を用いたり，陽極−対象間距離を小さくしたりすることにより，空間解像度を最大にすることもできる．サブトラクション法を用いれば，周囲の解剖構造を除去し，造影された血管や関節腔のみを画像上に残すことができ，それらがより明瞭になる．

　血管系以外でもDRは種々の骨の異常を評価する際に用いられ，造影剤注入と併用してデジタルサブトラクション関節造影（digital subtraction arthrography，図2-2）として用いられる．たとえば手関節の三角線維軟骨や手根間靱帯の断裂などの関節の微細な異常を評価したり，人工関節の安定性の評価に使われる．DRを用いれば，画像の質や濃度感度，曝射条件の裁量度を改善し，X線画像データの保存や再出力や転送を効率よく行うことができる．デジタル画像はフィルムで提示することもビデオモニター上に写すこともできる．画像のデジタル化の利点として重要なことの1つに，ノイズが低く，濃度範囲の広いデータを取得でき，CTで行われているようなウインドウレベル解析が可能となることがあげられる．

　デジタルサブトラクション血管造影（digital subtraction angiography：DSA）は，もっともよく用いられているデジタルラジオグラフィーであり，外傷や骨・軟部組織腫瘍の評価や，血管系の全般的な評価に使うことができる．四肢の外傷において，DSAは動脈閉塞や偽動脈瘤，動静脈瘻，血管断裂を評価するために有効である（図2-3）．従来のフィルム撮影法をしの

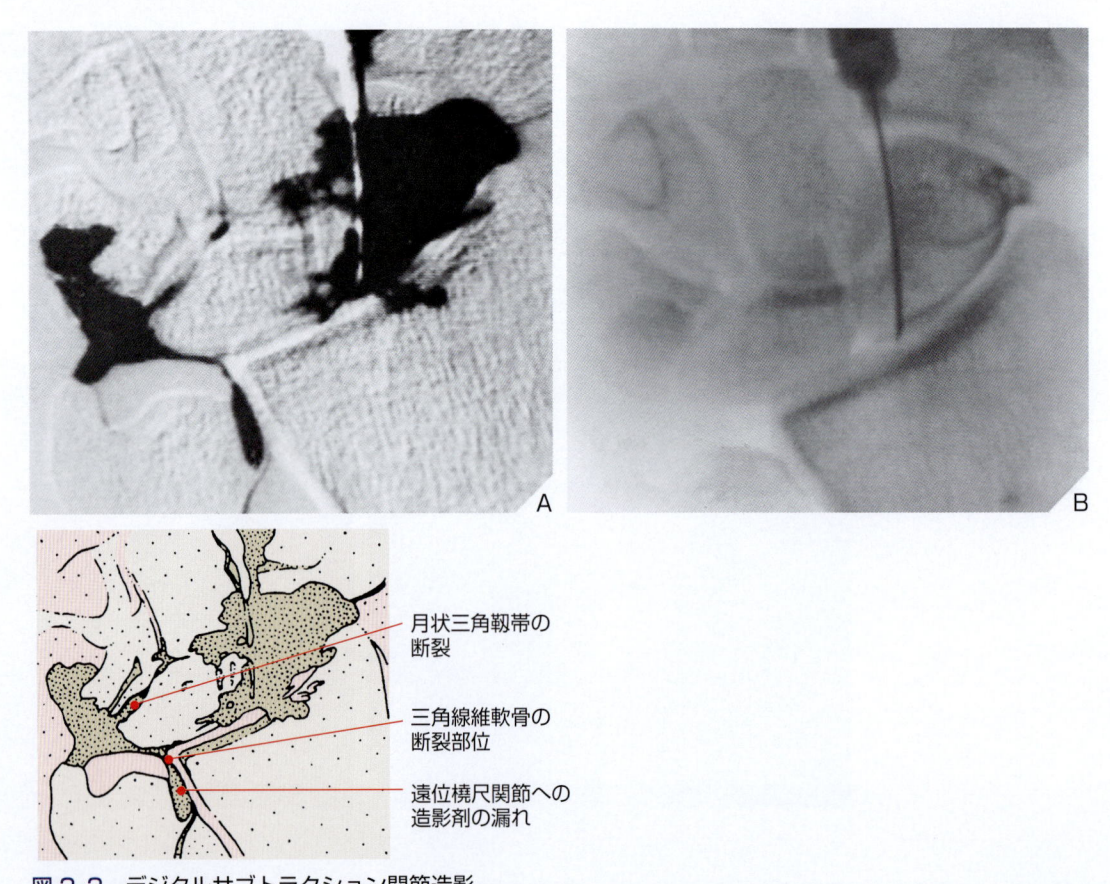

月状三角靭帯の
断裂

三角線維軟骨の
断裂部位

遠位橈尺関節への
造影剤の漏れ

図 2-2　デジタルサブトラクション関節造影
デジタルサブトラクション関節造影で月状三角靭帯と三角線維軟骨複合体の断裂が認められる．（A）は，造影剤注入
後の画像から造影剤注入前の画像（B）をデジタルに引き算して得られたものである．
（Dr. B. J. Manaster, Salt Lake City, Utah のご好意による）

ぐ DSA の利点としては，画像を迅速にチェックでき，撮影を
繰り返すことができる点があげられる．骨をサブトラクション
することにより，血管構造をはっきりと描出することができ
る．骨・軟部腫瘍を評価する際にも，DSA は腫瘍の血管系の描
出に有効である．

7．断層撮影

　断層撮影は体の断面を撮影する方法であり，これにより通常
のⅩ線撮影法では小さすぎて気付かれにくかった病変を正確に
描出したり，前後に重なる構造のためにわかりにくかった解剖
学的微細構造を描出したりすることができる．この方法では放
射線管球とその反対側にあるフィルムカセットを，対象断面に
支点を置いて反対方向に移動させながら撮影する．対象範囲の
上下の構造物をぼかすことにより，対象物の輪郭が焦点断面上
にくっきりと浮かび上がる．

　焦点断面の厚さは管球の移動する距離により異なる．管球の
移動する距離（あるいは円弧）が長くなればなるほど焦点断面
は薄くなる．新しい断層撮影装置では画像をより細かく限局化
できるので約 1 mm の病変でも発見できるようになった．

　もっとも簡単な断層撮影の動きは線状のもので，管球とフィ
ルムカセットが直線上を反対方向に動く．この線状移動法は，
骨の検査ではほとんど利用されていない．というのは画像に人

工的な線条が入り，しばしば読影に支障が生じるからである．
余分な構造をより均一にぼかすことができれば焦点断面の解像
度は一層向上する．このためには多方向移動が必要となる．こ
のようなものとして，たとえば管球がある傾き角度をもった円
周上を回転するゾノグラフィー（zonography）や回転断層撮影
がある．もっと複雑な多方向移動を行う hypocycloidal または
trispiral と呼ばれる方法では管球の移動距離を長くし，Ⅹ線の
入射角度を変化させながら撮影する．このような管球の複雑な
動きは余分な構造物をよりぼかし，像が鮮明になるという利点
がある．

　trispiral 断層撮影は，かつては骨関節疾患の診断と治療にお
いて重要な方法であった（図 7-48C，54B を参照）．しかし
現在では，ほぼ完全に CT に取って代わられている．ただし，
この方法を復活させようとする研究者もおり，舟状骨骨折が疑
われる場合のいわゆるトモシンセーシス（tomosynthesis）はそ
の例である．

8．コンピューター断層撮影
（computed tomography：CT）

　CT はⅩ線源，検出器，コンピューターデータ解析システム
を備えた撮影装置である．CT システムの基本的な構成要素は，
Ⅹ線管球と画像センサーを内部に容れる円形のスキャン用ガン

図2-3　デジタルサブトラクション血管造影

23歳男性．（A）デジタル血管造影．（B）デジタルサブトラクション血管造影．近位脛骨と腓骨の骨折があり，膝窩動脈遠位部の途絶がみられる．

［訳注：（A）は原文ではデジタルラジオグラフィーと記載されているが，膝窩動脈近位部が造影されて認められ，デジタル血管造影と思われる．この画像から造影剤注入前の画像をデジタルに引き算すると（B）が得られる］

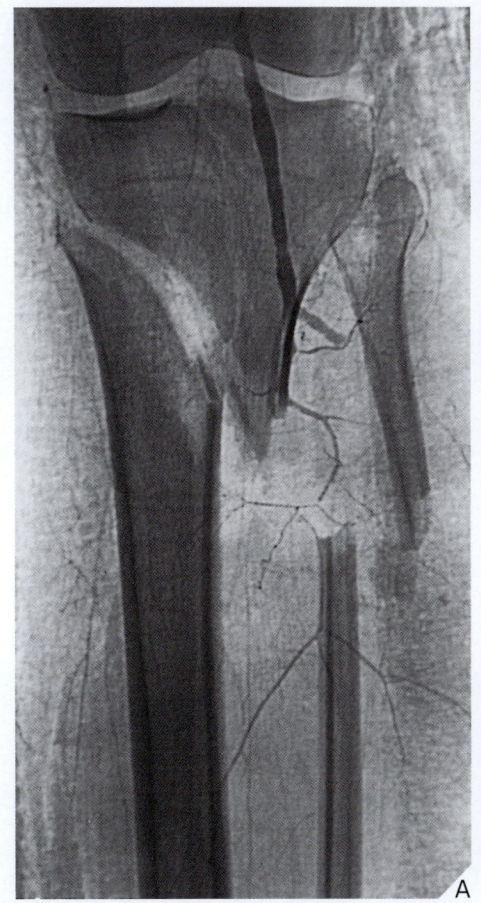
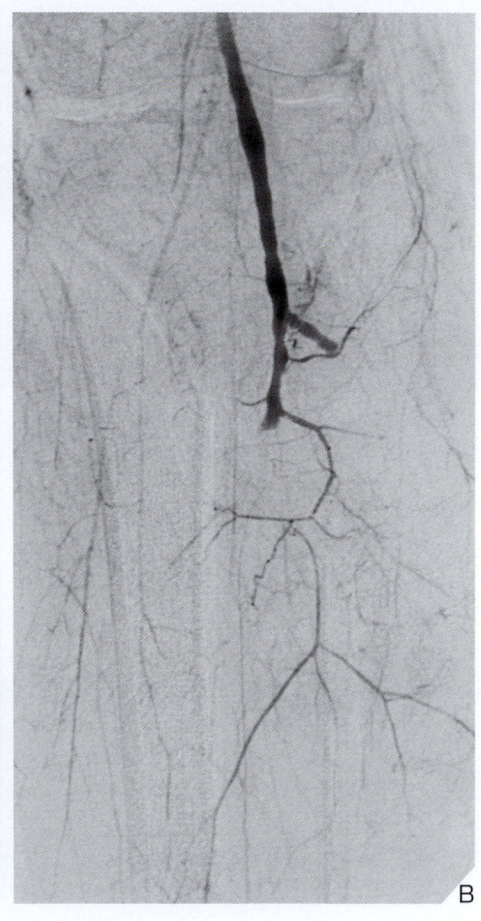

トリー，患者用寝台，X線発生装置，およびコンピュータデータ解析装置である．患者は寝台の上に臥し，ガントリー内に運ばれる．X線管球が患者のまわりを360°回転し，コンピューターがデータを収集し，横断像あるいは「スライス」を作成する．スライスの幅は0.1〜1.5cmである．

最新のCTスキャナーは回転式のX線束と，円周上に配置された検出器と検出器前コリメーター（視準器）を用いている．高度に視準されたX線が撮影対象領域を通過し，体内組織はそれぞれの原子番号や組織密度に応じてX線をさまざまな程度で吸収する．この際に吸収されず（減衰されず）に残ったX線が組織を通過して検出され，コンピューターで解析される．CT用コンピューターソフトウエアがこのX線減衰度を，水の減衰度を基準にして，CT値（Hounsfield単位）に変換する．

水の減衰度は0Hとされ，空気は−400〜−1,000H，脂肪は−60〜−100H，体液は+20〜+30H，筋は+40〜+80H，骨梁骨は+100〜+300H，正常骨皮質は+1,000Hである．通常は横断像が作成されるが，必要に応じてコンピューターによる画像再構成で多方向の断面を作成することができる．

ヘリカルスキャンの導入によりCTはさらに進歩した．この技術は，X線管球と検出器を連続的に回転させながらデータを収集することを可能にし，ボリューム収集CTとも呼ばれる．三次元CTデータの迅速な収集が可能となり，あらかじめ定めた0.5〜10.0mmの間隔で画像を再構成することができる．それまでの標準的CTでは1分間に12スキャンの撮影が上限であっ

たが，ヘリカルCTでは全データを24〜32秒で収集し，上限92スライスまで作成することができる．この技術はスキャン時間を著しく短縮させ，スキャン間の待ち時間をなくし，スキャン間の体動をなくすことができるようになった．また，体動によるアーチファクトを減じ，対象構造の描出能を改善し，1回の息止めの間に収集した重畳する横断像から三次元再構成画像を容易に作成できるようになった．ヘリカルCTでは造影効果が最高の時相でデータを取得することが可能となり，病巣検出能が最適化される．三次元データからは，従来の横断像のほか，多方向断面像や三次元画像も再構成できる．

CTは，このような断面画像作成能により，種骨軟部腫瘍や外傷の評価に不可欠のものとなっている．外傷では，CTは骨折や脱臼の存在や程度を同定したり，関節軟骨の損傷や石灰化ないし非石灰化骨軟骨片の存在などのさまざまな関節内病変を評価したり，隣接軟部組織の異常を評価したりするうえできわめて有用である．CT検査は，外傷後に関節内に迷入した小さな骨片や，骨折椎体からの小骨片の遊離を検出したり，脊髄や硬膜の損傷の合併を評価したりするのにとくに重要である．通常のX線撮影と比べたCTの利点は，コントラスト分解能が非常に高く，組織のX線吸収率を正確に測ることができ，身体の横断像を直接得ることができるということである（図2-4；図11-25C，37B，67Bも参照）．薄層連続断面データの取得と画像再構成技術により，骨を冠状断面，矢状断面，斜位断面で画像化できるのも利点である．この多方向断面再構成は，脊

2

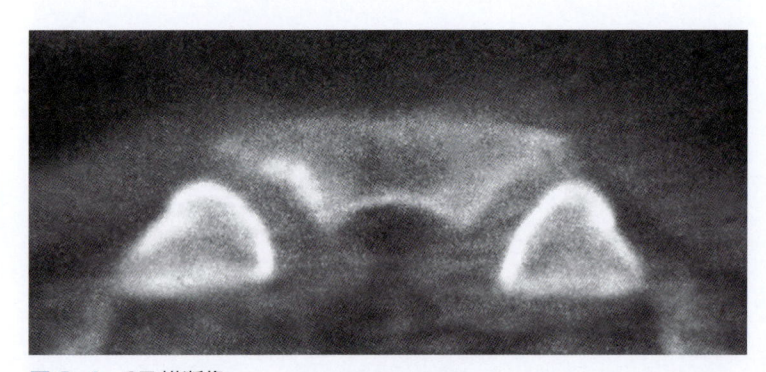

図 2-4　CT 横断像
直接撮像された横断像で両側胸鎖関節がよく描出されている.

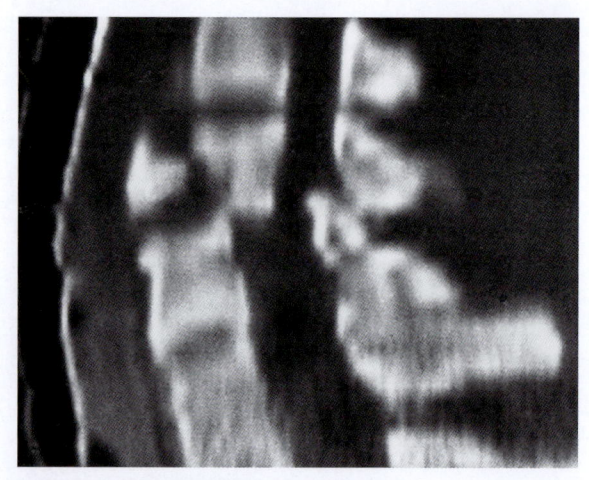

図 2-5　CT 再構成画像
矢状断再構成 CT 像で C5 の屈曲涙滴（teardrop）骨折が
認められる. 椎体のアライメントの不良と脊柱管の狭窄も
効果的に示されている.

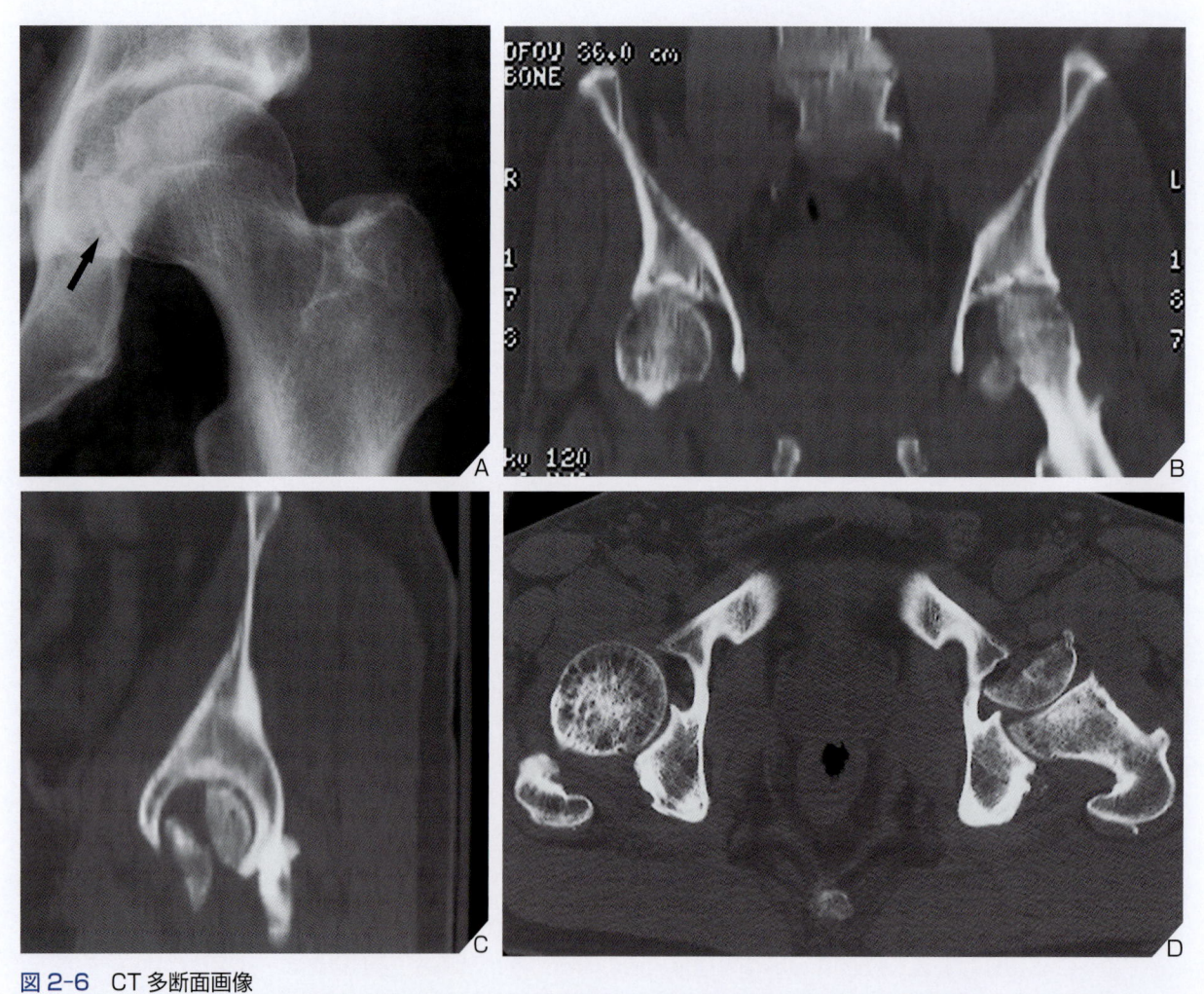

図 2-6　CT 多断面画像
62 歳男性. 左大腿骨頭の後方脱臼があり, 脱臼改善後, 左股関節の X 線正面像（A）では関節裂隙内側部の増大と大腿骨頭内側部
の捻転（→）を認める. 股関節を詳細に調べるため CT が施行された. 冠状断再構成像（B）, 矢状断再構成像（C）で大腿骨頭に
予想外の骨折がみられ, 横断像（D）では骨片が 180°回転していることがわかる.

椎アライメントの評価（図 2-5）や椎体の水平骨折の描出, 骨盤や股関節（図 2-6）, 膝（図 2-7）の複雑骨折や踵骨の異常の評価, 仙骨や仙腸関節, 胸骨や胸鎖関節, 顎関節や手関節の異常の評価にとくに有用である. 最近の CT スキャナーではコ
リメーターで絞り込まれた X 線束は対象組織層にのみに当たるようになっている. ソフトウェアの洗練により, 3D（三次元）再構成が可能となり, 顔面, 骨盤, 脊柱管, 足部, 足関節, 手関節など複雑な構造の領域を分析するのに役立っている（図 2-

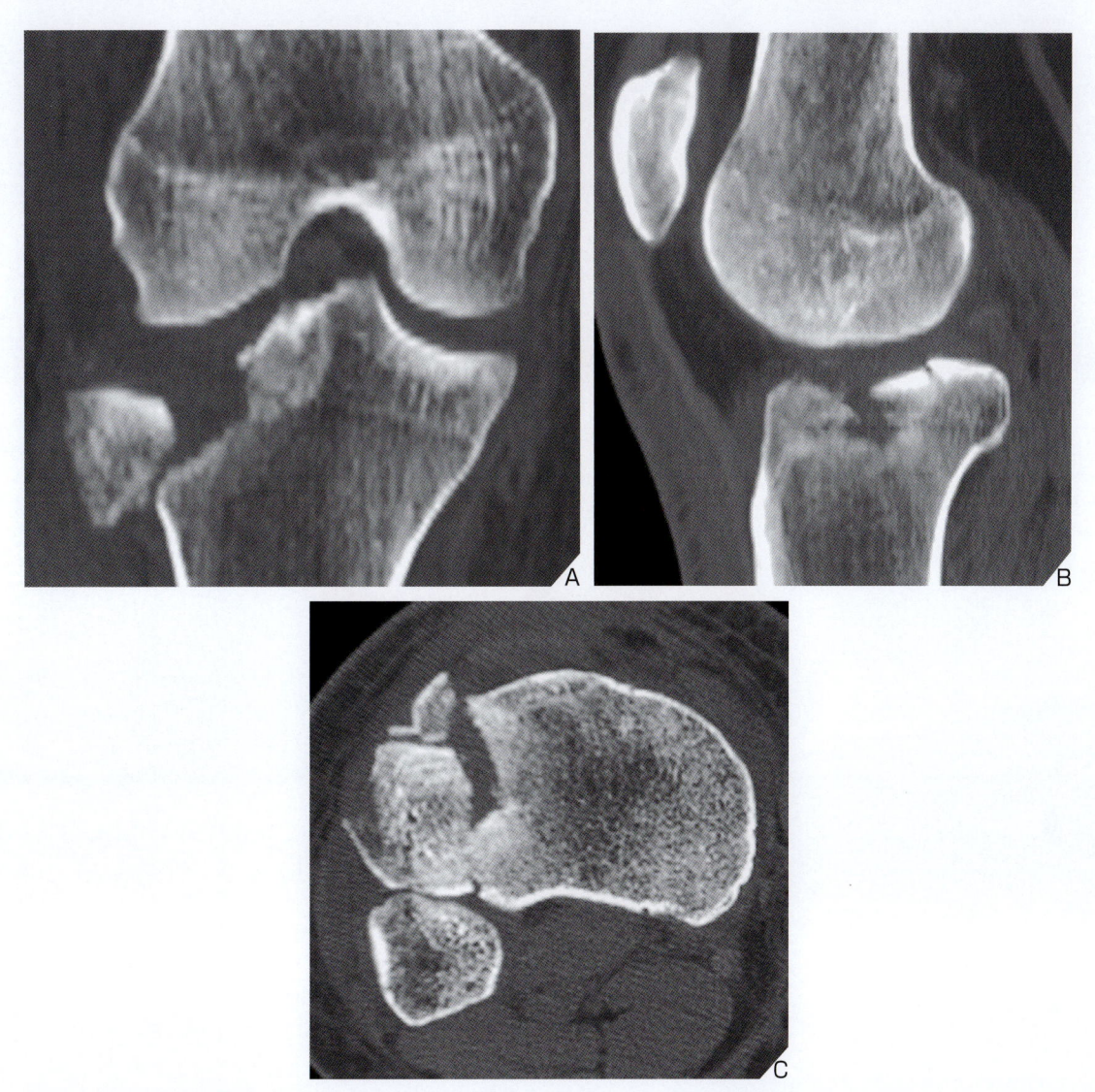

図 2-7 CT 多断面画像
膝の冠状断像（A），矢状断像（B），横断像（C）で外側脛骨高原の複雑骨折の詳細が示されている．

図 2-8 3D-CT
手関節の三次元 CT 再構成正面像
（A），斜位像（B）で舟状骨腰部の骨
折（▶）と，近位側の骨折片（→）の
骨壊死が認められる．

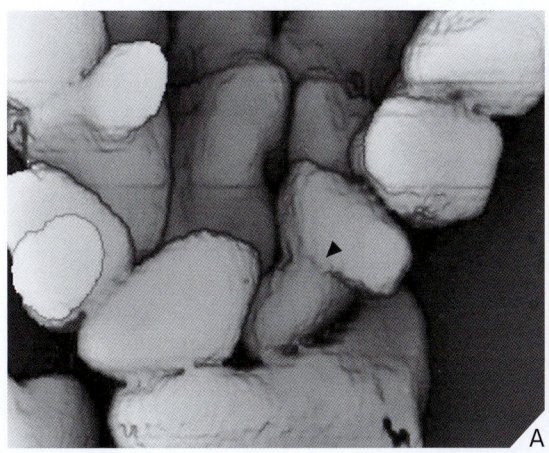
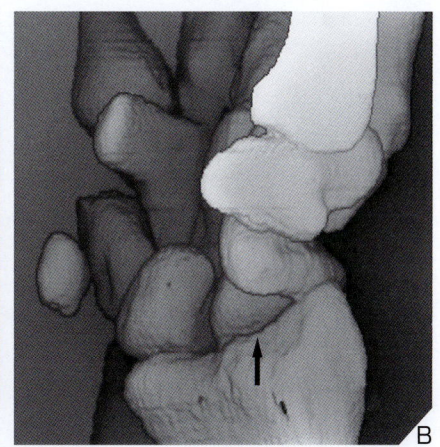

8〜11）．現在の新しいコンピュータシステムでは三次元画像
に基づき対象部位の立体モデルを作ることも可能となってい
る．このようなモデルにより，複雑な再建手順を要する手術の
予演や術前計画立案が可能となる．

最近では多列検出器 CT（multidetector row CT：MDCT）が

出現し，ガントリー回転時間が 1 秒を切るようになり，高解像
度の三次元データが患者被曝を低減しつつ取得できるように
なっている．さらに，高解像度のフラットパネルボリューム CT
（fpVCT）が開発され，デジタルのフラットパネル検出器を用い
て超高空間分解能の三次元データを取得し，二次元画像や三次

2

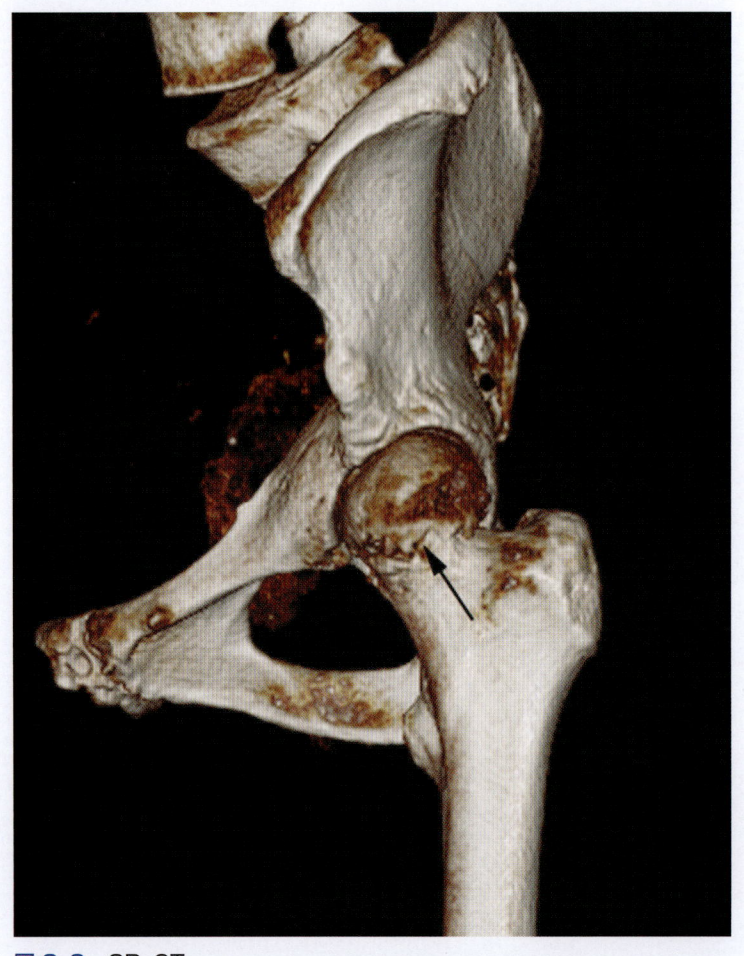

図 2-9　3D-CT
表面レンダリング・アルゴリズムによる 3D-CT 像で「くの字」変形を伴う大腿骨骨頭下頚部骨折（→）がわかる.

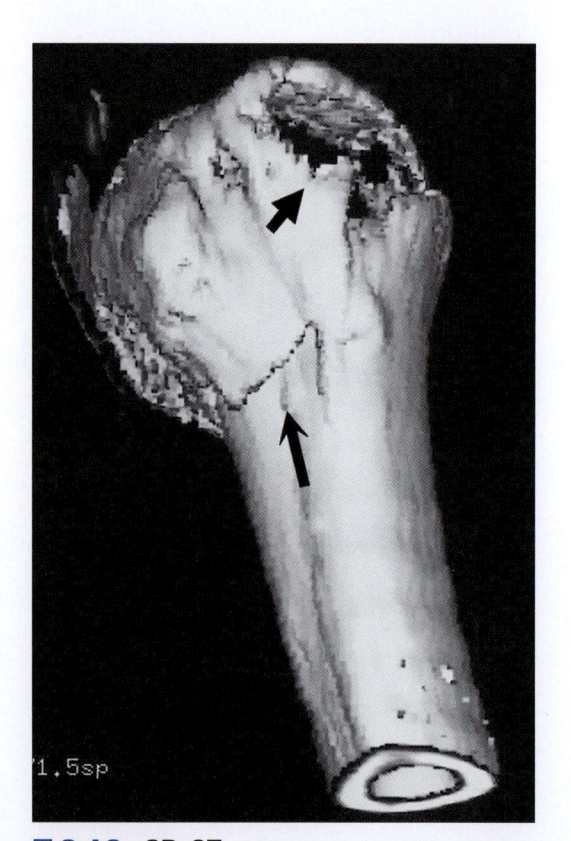

図 2-10　3D-CT
上腕骨外科頚骨折（長い→）と大結節の変位骨折（短い→）がよくわかる.

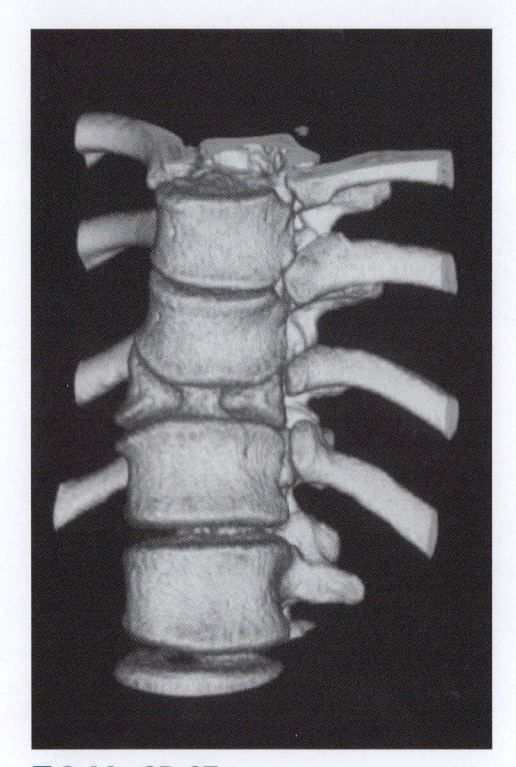

図 2-11　3D-CT
胸椎の 3D 再構成像で T11 の矢状裂隙と前部欠損がみられ, 典型的な先天性蝶形椎の外観を呈す.

元画像として提供されるようになっている. 線状硬化アーチファクトなどの金属アーチファクトも低減し, 経時的変化をダイナミック撮影でとらえることも可能となっている.

外傷に伴う異常では, 骨折近傍の血管損傷の有無の評価に 3D-CT 血管造影が有効である（図 2-12, 13）.

CT は骨軟部腫瘍の評価に重要な役割を果たしており, これはその優れたコントラスト分解能と組織の X 線吸収度の正確な測定能によるものである. CT 単独では確定診断に役立つことはまれだが, 骨病変の範囲を精確に評価し, 骨皮質の破綻や周囲軟部組織浸潤を描出することができる. さらに CT は, 肩甲骨, 骨盤, 仙骨のような複雑な解剖学的構造をもつ骨における腫瘍の範囲を同定するのに非常に役立つ. これらは従来の X 線撮影法ではその全体像を描くのが難しい部位であった. CT は患肢温存手術を考慮する場合には, 骨腫瘍の範囲や拡がりを明確にするのに必須で, これによって安全な切除縁を取った切除術の計画が可能となる（図 2-14）. 骨内部の腫瘍の拡がりと, 筋肉や神経血管束のような骨外軟部組織浸潤が効果的に描出されるのである. そのほか, 治療効果の判定や腫瘍切除後の再発の評価, 放射線療法や化学療法のような非手術的療法の効果の判定にも有用である.

CT の造影ではヨード造影剤が静脈内に投与される. 造影剤は X 線吸収度を増強させることにより直接的に画像の濃度を変

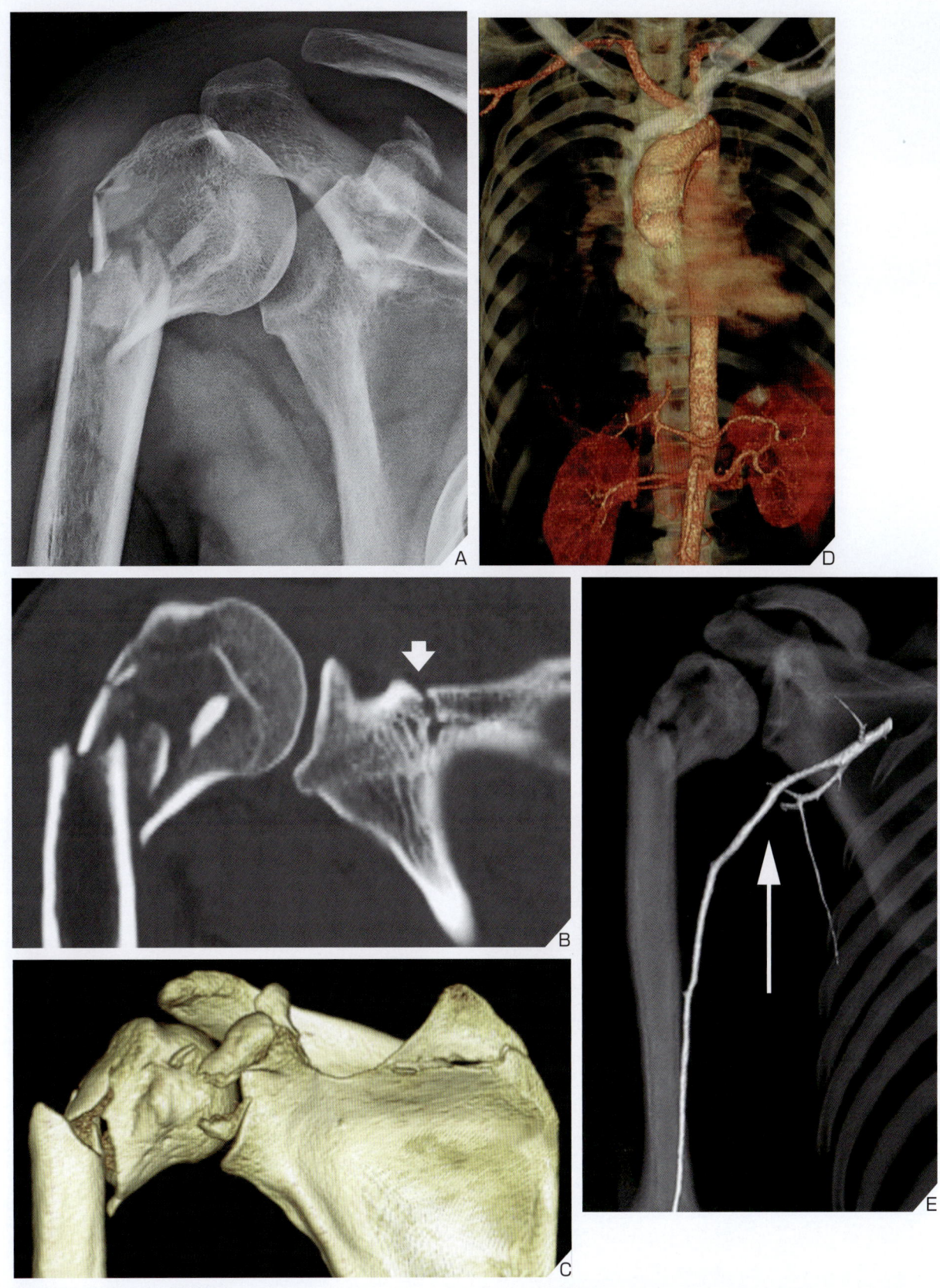

図 2-12　3D-CT 血管造影
52 歳男性．車にはねられ，胸部と右肩に外傷あり．（**A**）右肩の通常の X 線撮影で上腕骨近位部骨折を認める．（**B**）冠状断再構成
CT で上腕骨の粉砕変位骨折の詳細が示され，さらに，肩甲骨稜の骨折（→）も認められる．両骨折が 3D 再構成 CT 像（**C**）で効
果的に示される．胸部と右肩の血管損傷が臨床的に疑われ，3D-CT 血管造影が施行された．（**D**）胸部の大血管は保たれていた．
（**E**）右肩上肢の前方視像で腋窩と上腕近位の動脈群は保たれていたが，圧排されており（→），軟部組織の大きな血腫によるもので
あった．

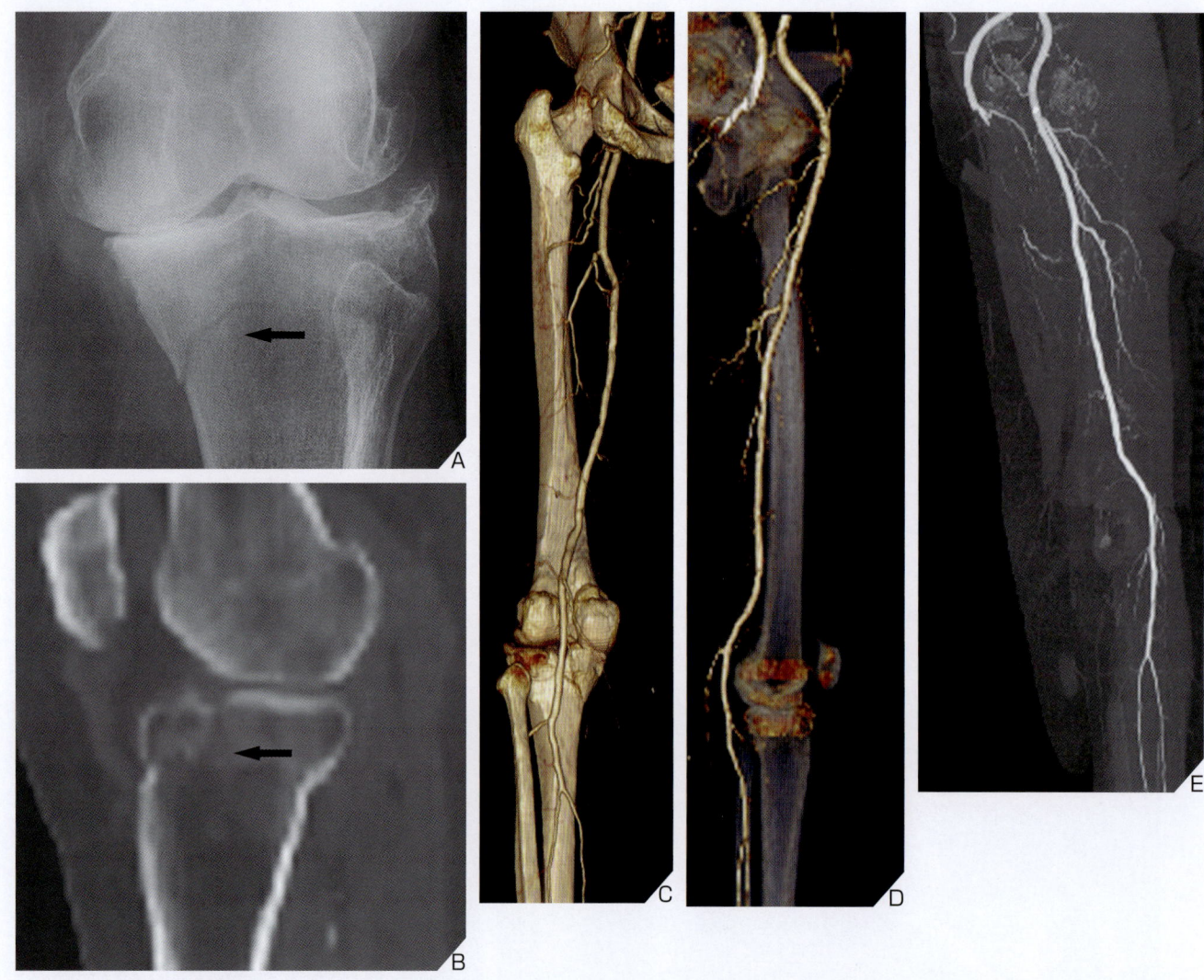

図 2-13　3D-CT 血管造影
68 歳男性．自動車事故による外傷．（A）左膝の X 線正面像と（B）矢状断再構成 CT 像で内側脛骨高原の骨折（→）が認められる．進行した変形性膝関節症にも注意されたい．膝窩動脈損傷が臨床的に疑われ，3D-CT 血管造影が施行された．（C）後方視および（D）側方視で大腿動脈と膝窩動脈が保たれていることが示され，（E）前方視のサブトラクション血管像でも確認された．

え，CT 画像上で明るさを増強させる．最初の CT ではっきりしなかった軟部組織腫瘤を同定したり，軟部組織や骨の腫瘍の富血管性を評価することができる．

　最近，結節性痛風の評価における二重エネルギー CT（dual-energy CT：DECT）の臨床応用が注目されている．DECT にはピーク電圧の異なる（80 と 140 kVp）2 つの X 線管球が設置され，対象領域の 2 種類の画像が同時に取得される．各種元素の X 線吸収度の違いから対象組織の化学組成の分類が可能となり，カルシウム含有ミネラルと尿酸一ナトリウムの正確な分離が可能となる．DECT のデータは断面画像にカラーで表示され，尿酸結晶の集積巣を明瞭に描出する（図 2-15；図 12-10，11，図 15-26，27 も参照）．

　CT は骨ミネラルの分析にきわめて重要な役割を果たしている．CT で測定される画素ごとの X 線吸収係数は海綿骨と皮質の骨ミネラルの正確な数量解析の基礎データとなる．定量的 CT（quantitive CT：QCT）は腰椎のミネラル含有量を測定する検査法で，対象骨と校正用標準物を同時にスキャンし，前者の平均吸収度を後者のそれと比較対照する．測定は，同時校正用

の標準ミネラル物質と位置決め用のコンピューター X 線撮影（スカウト像）を用いて CT 上で行われる（図 26-15 を参照）．骨量測定は骨粗鬆症その他の骨代謝疾患の評価と治療法の改善に重要な知見を提供する．

　CT はまた，骨軟部組織病変の吸引生検や組織生検の実施に重要な画像診断法で，病変内の生検針の位置を可視化して正確な誘導を可能にする（図 2-16）．

　CT にもいくつかの欠点があり，その 1 つはいわゆる平均体積効果であり，小さな体積の組織の組成に均一性が欠けることから生じる．とくに Hounsfield 単位の測定は，互いに異なる複数のものから構成される組織を平均値で代表させることになる．この部分体積効果は検査対象断面で正常および病的過程が接している場合にとくに重要となる．もう 1 つの CT の欠点は組織の性質評価能に乏しいことである．CT は濃度の違いを区別できるとはいえ，濃度の単純な分析では正確な組織学的性質評価は不可能である．さらに，患者のわずかな動きもアーチファクトを生じさせ，画像の質を低下させる．同様に，金属（たとえば人工関節や種々のロッド，スクリュー）を含む部位では

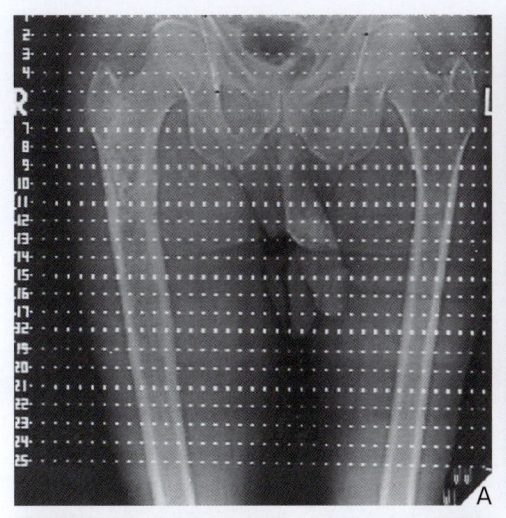
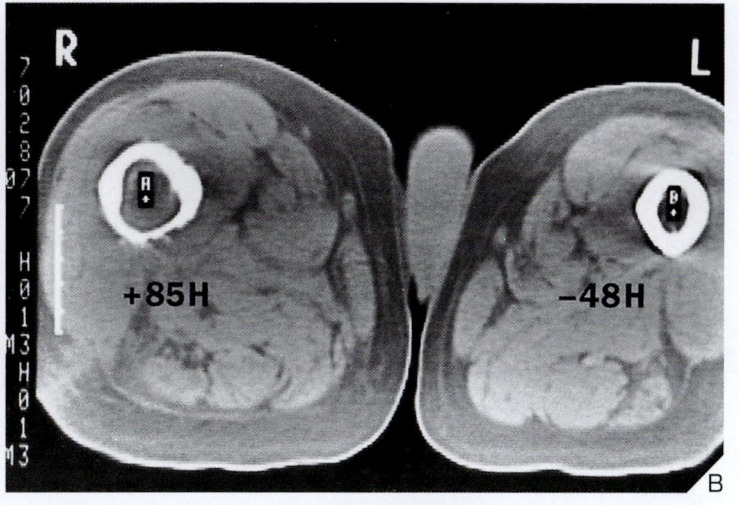

図 2-14 CT による Hounsfield 単位の計測
軟骨肉腫の骨内浸潤の CT 評価は，患肢温存療法が考慮される患者に対する放射線学的検査のなかでも重要な部分である．**(A)** 患肢と健側肢の連続横断像を取得する．スライス厚は 1 cm が望ましい．**(B)** 骨髄腔内の腫瘍の遠位方向への進展を確定するため，骨髄の Hounsfield 値を測定する．+85 は腫瘍の存在を示し，−48 は脂肪髄の正常値を示す．**(C)** 近位側の関節の骨縁 A から腫瘍遠位端より 5 cm 遠位の点 B までの直線距離を測定する．点 C は骨髄内に腫瘍が存在するもっとも遠位の横断面に相当する．
(Greenspan A. Tumors of cartilage origin. Orthop Clin North Am 1989 ; 20 : 347-366 より引用)

著しいアーチファクトを生じてしまう．最近はデータ収集や再構成に関する変数を改良して，金属物によるアーチファクトをかなり低減できるようになったが，まだかなり大きな問題である．最後に，放射線被曝量が場合によって高くなることがあり，とくに連続重畳断面を得ようとする場合などに問題となる．

9．関節造影

　関節造影は，関節腔に造影剤（「陽性」造影剤：ヨード剤，「陰性」造影剤：空気，あるいは両方の組み合わせ）を注入するものである．CT や MRI のような新しい画像診断モダリティが発達してきているが，関節造影は日常の放射線検査においていまなお重要な位置を保っている．関節造影がよく利用される背景にはその技術と画像解析の進歩がある．技術的に難しくない手技であり，超音波，CT，MRI に比較して読影が非常に簡潔であるということは，さまざまな関節の評価にとって望ましい特性である．ほぼすべての関節に造影剤の注入が可能とはいえ，関節造影は現在，肩関節，手関節，足関節でもっとも頻繁に用いられている．どの関節の関節造影でも，前もって単純 X 線像を撮っておくことが重要で，単純 X 線で容易に指摘できる関節異常（たとえば骨軟骨遊離体）が造影剤により隠されることがあるからである．関節造影は腱板断裂（**図 2-17**：図 5-63，

64 も参照），肩関節癒着性関節包炎（図 5-87 を参照），離断性骨軟骨炎，骨軟骨遊離体，肘関節の関節軟骨の微細な異常（図 6-44 を参照）の描出にとくに効果的である．手関節においても，三角線維軟骨複合体の異常の診断に今もって有益である（**図 2-18**：図 7-30 も参照）．三区画造影剤注入法やデジタルサブトラクション関節造影（図 2-2 を参照），関節造影後の CT，MRI 検査の導入により，関節造影は有痛性手関節症の評価に大変有効な画像診断法となっている．

　膝関節の関節造影はほぼ完全に MRI に取って代わられているが，依然として関節包，半月板，種々の靱帯のような軟部組織構造の損傷を描出するのにはまだ関節造影が用いられることがある（図 9-72 を参照）．また関節軟骨の状態把握には重要な情報を提供し，とくにわずかな軟骨あるいは骨軟骨の損傷が疑われる場合や，骨軟骨遊離体があるかないか（すなわち離断性骨軟骨炎の有無）を確認する必要がある場合に有用である（図 9-59C を参照）．

　どの関節の検査においても，関節造影は画像デジタル化技術（デジタルサブトラクション関節造影）（図 2-2 を参照），CT（CT arthrography）（**図 2-19**），あるいは MRI（MRa）（**図 2-20**）と組み合わせることで，得られる情報が増加する．最近ではコーンビーム CT を関節造影に導入し，靱帯や軟骨の損傷を評価しようという研究が行われている．この試みはまだ実験段

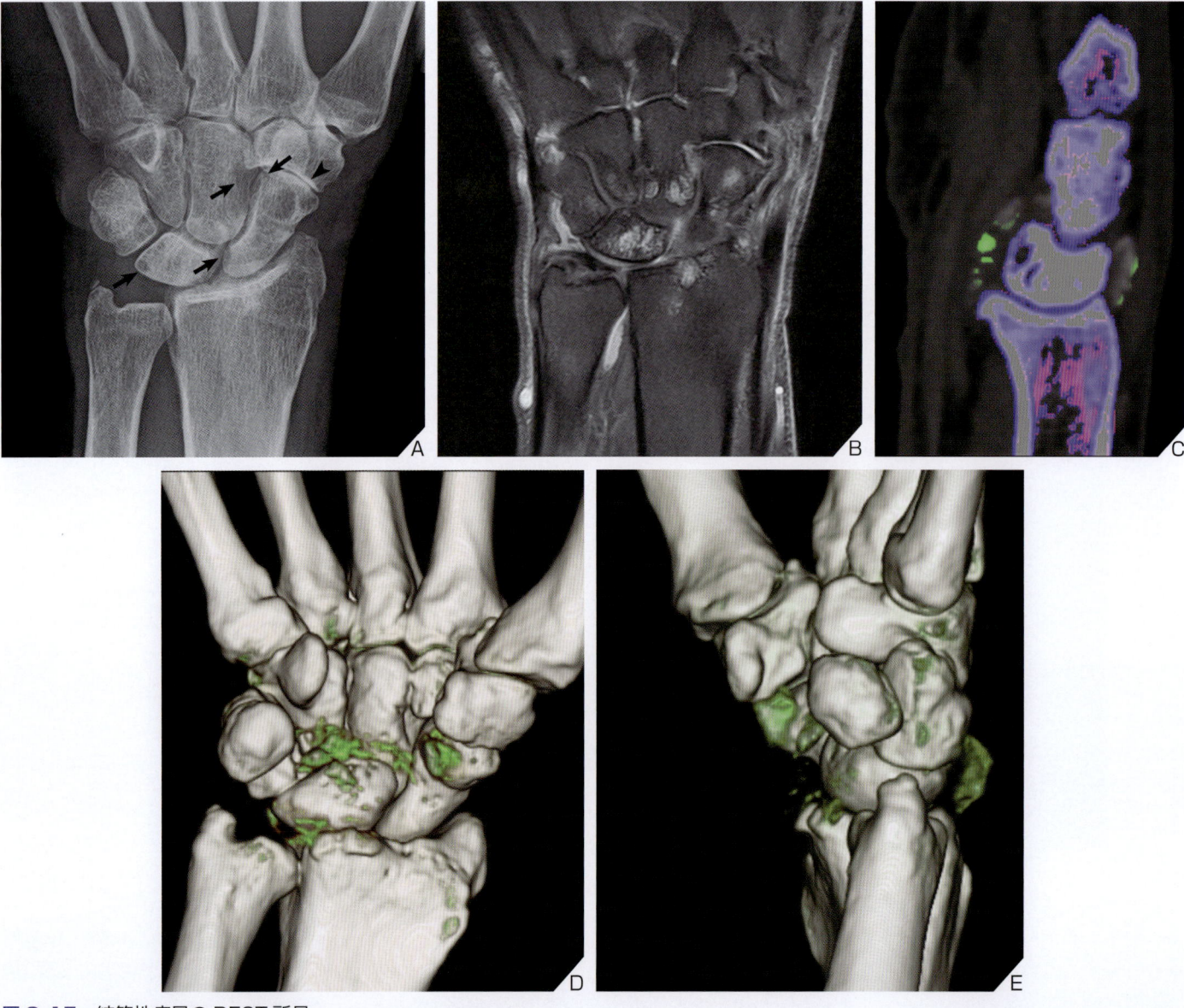

図 2-15 結節性痛風の DECT 所見
（A）72 歳男性の手関節 X 線正面像．有頭骨，舟状骨，月状骨（それぞれ→）のびらんがみられる．月状–大菱形–小菱形関節には骨関節炎を認める（▶）．（B）MRI 冠状断像では複数の手根骨のびらんに加え，橈骨手根関節および手根中央関節の滑膜炎も認められる．（C）DECT 矢状断カラー画像では尿酸結晶（緑色）の存在が示され，結晶性痛風の診断が確認される．（D, E）3D 再構成 CT では尿酸ナトリウムを含む痛風結節（緑色）と骨性構造の解剖学的関係が正確に示される．

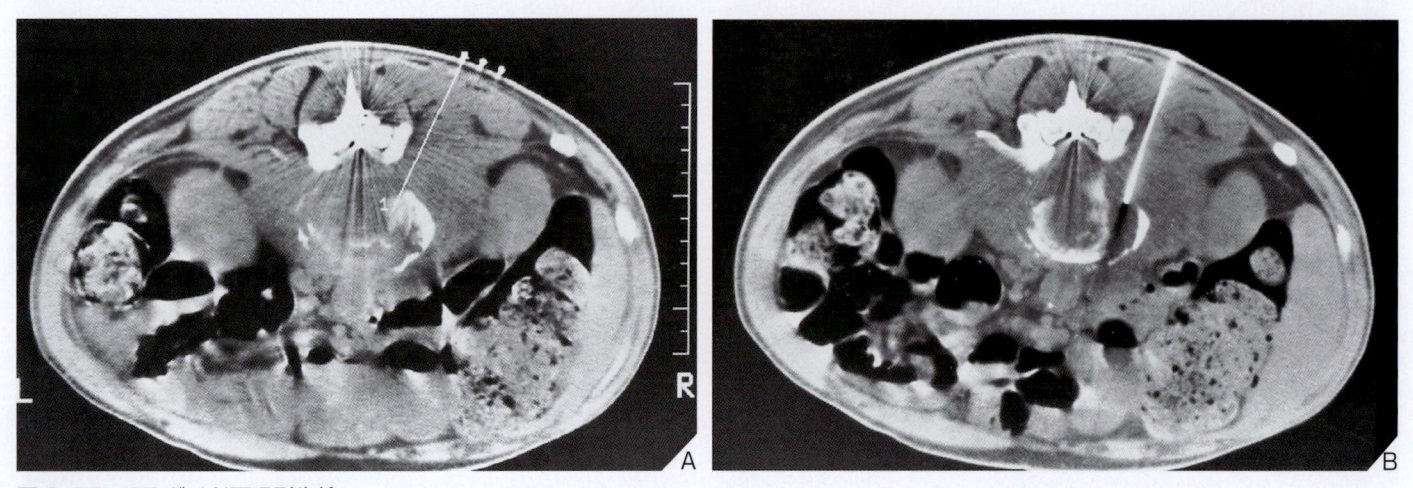

図 2-16 CT ガイド下吸引生検
CT ガイド下で感染椎間板の吸引生検を施行．（A）皮膚表面から関心領域（椎間板）までの距離を測定．（B）針を CT ガイド下に進め，部分的に破壊された椎間板に置いた．

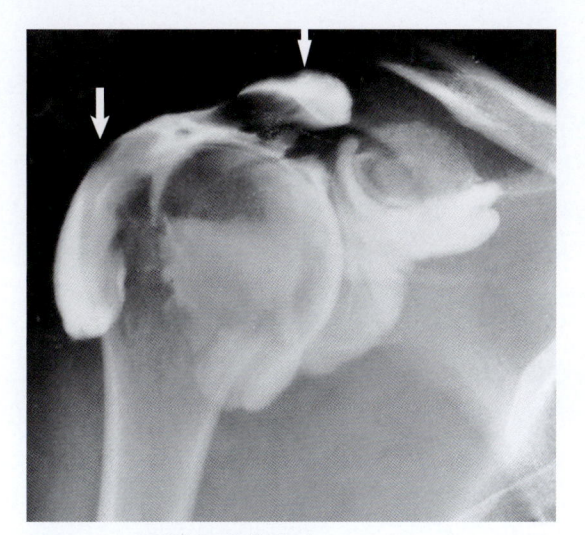

図 2-17　肩関節の関節造影
肩甲上腕関節に造影剤を注入したところ，肩峰下-三角筋下滑液包複合体も造影され（→），腱板断裂が示唆される．

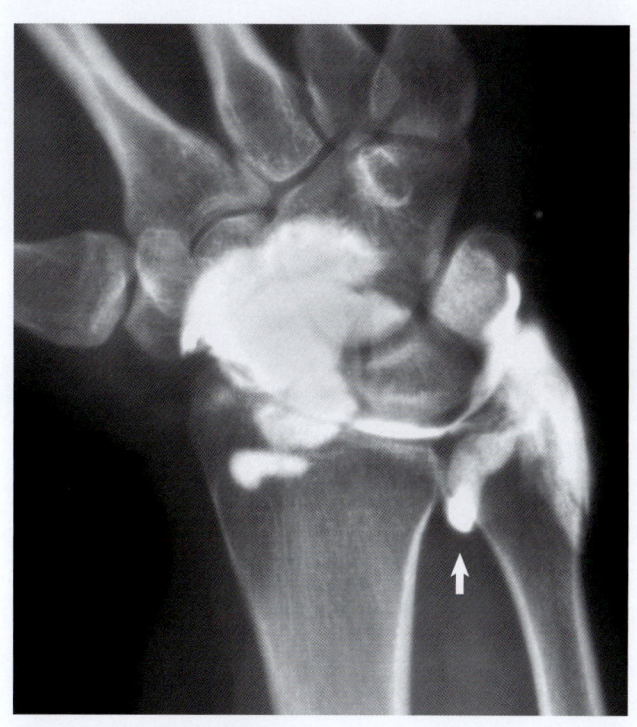

図 2-18　手関節の関節造影
橈骨手根関節に造影剤を注入すると，遠位橈尺関節（→）にも造影剤が入り，三角線維軟骨複合体の断裂を示す．

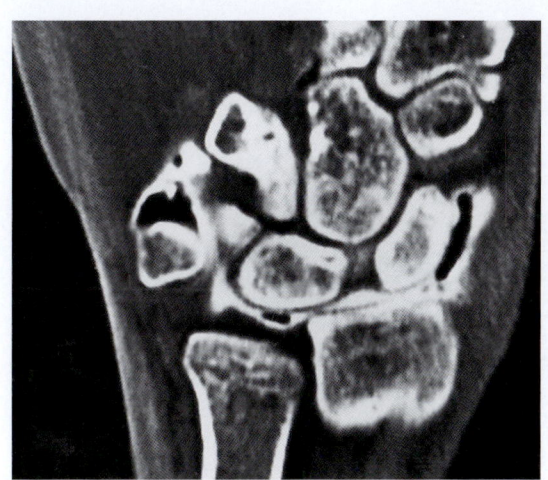

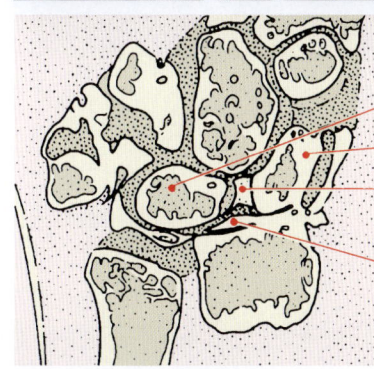

月状骨
舟状骨
手根関節中央部への
造影剤の漏出
橈骨手根関節内の
造影剤

図 2-19　CT 関節造影
手関節の冠状 CT 関節造影で，橈骨手根関節から舟状月状靱帯の断裂部を通って漏れ出るわずかな造影剤を認める．この所見は通常の手関節造影検査では発見できない．

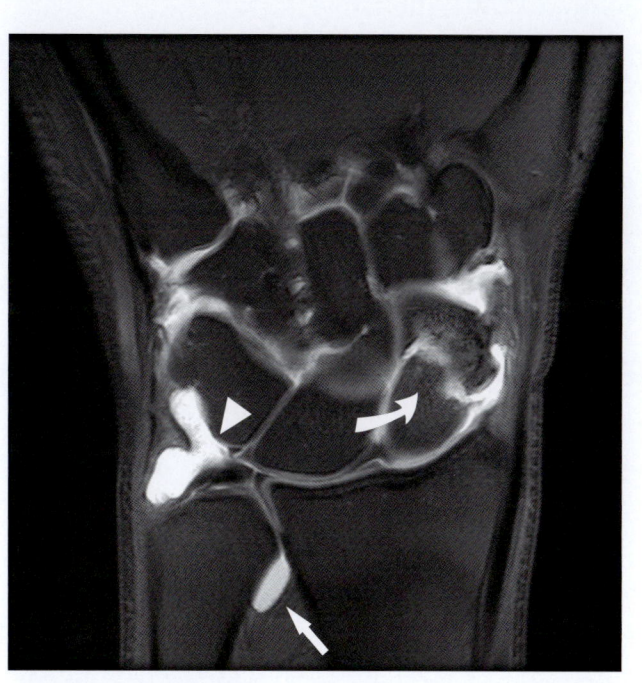

図 2-20　MR 関節造影
橈骨手根関節に造影剤を注入後撮影した脂肪飽和 T1 強調冠状断像で，遠位橈尺関節（→）が描出され，三角線維軟骨複合体断裂の診断に特異的な所見である．これに加えて，月状三角靱帯の断裂（▷）や舟状骨の非癒合性骨折への造影剤の漏出（↷）を認める．

階だが，初期の結果はかなり期待できるものとなっている．

　関節造影に絶対的禁忌はほとんどない．ヨード過敏症は相対的禁忌になるが，その場合には空気だけを用いて造影を行うことが可能である．

10. 腱鞘造影と滑液包造影

　腱の全体像を評価するために造影剤を腱鞘に注入することがある．この方法は腱鞘造影（tenography）として知られている（図10-13，80を参照）．CTやMRIのような新しい診断方法が導入されて以来，この方法はほとんど行われない．臨床で実施される機会は限られており，現在は下肢の腱（長短腓骨筋，前後脛骨筋，長指屈筋など）の外傷や炎症の評価や，上肢では手根管内の滑液鞘の輪郭把握に主に利用されている．

　滑液包造影では滑液包に造影剤を注入する．この方法も一般的には用いられなくなっている．唯一，腱板部分断裂を描出するために造影剤を肩峰下-三角筋下滑液包へ直接注入することがときにある程度である．

11. 血管造影

　動脈や静脈の選択した分枝に造影剤を注入することは，さまざまな状況における循環系への影響を評価するのに大いに役立ち，局所の病理過程を明確化するための精確な情報を提供する．動脈造影では造影剤は動脈に注入され，フィルムが通常，連続高速で撮影される．静脈造影では造影剤は静脈に注入される．両手技は外傷の評価にしばしば用いられ，とくに脈管系の合併損傷が疑われる場合に行われる（図2-3，4-15を参照）．

　腫瘍の評価では，動脈造影は骨病変の位置や病変の血管増生の程度の把握，疾患の拡がりの評価に主に用いられる．また腫瘍の栄養血管を把握し，術前の動注化学療法に適切な動脈を選ぶのにも使用される．開放生検に適した部位を描出するのに大変有用で，腫瘍のなかでもっとも血管増生の強い部位が，もっとも活動性の高い部分を含むからである．動脈造影では異常な腫瘍血管が描出されることがあり，単純X線像や断層撮影の所見を裏付けるものとなる（図16-16Bを参照）．動脈造影では局所の脈管解剖が描出されるので，腫瘍切除術に際し，患肢温存手順を計画するのに大いに役立つ．良性腫瘍の切除術前にも，主要血管の把握に用いられることがある（図16-17を参照）．また，血管内治療にも応用され，他の治療法を施行する前に富血管性腫瘍に塞栓術を行うのはその例である（図16-18を参照）．

12. 脊髄造影

　脊髄造影では，水溶性造影剤がくも膜下腔へ注入され，造影剤は脳脊髄液とよく混和しX線非透過性の液体柱を形成する．この液体柱は脳脊髄液より比重が大きいので，患者を傾斜させ

るとこれが重力の影響で硬膜囊内を上下に移動する（図11-17，56を参照）．穿刺は通常L2/3，あるいはL3/4高位の腰椎で行われる．頚椎部の検査ではC1/2で穿刺が行われる（図11-17Aを参照）．脊髄造影は，現在では高解像度のCTや高性能MRIにほぼ取って代わられている．

13. 椎間板造影

　椎間板造影では髄核に造影剤を注入する．この方法は，現在では施行しない医師が多くなり，議論のある検査だが，しっかりと適応を限定し，適切な手技で行った場合は有益な情報を得ることができる．椎間板造影は腰痛患者の原因を決定するのに有用である．単なる画像診断法としてだけではなく，検査中に起こる症状（注入中の痛みや痛みの誘発）は，むしろ得られた画像そのものより診断的価値が高いと考えられている．この検査法は常にCTと組み合わせて（いわゆるCT椎間板造影）行われるべきである（図11-57，94Bを参照）．1988年のExecutive Committee of the North American Spine Societyの椎間板造影に関する公式見解によると，この方法は，「下肢痛のあるなしにかかわらず，4ヵ月を越えて継続する腰背部痛があり，適切な保存的治療のいずれにも反応しない場合に，適応がある」とされている．同公式見解によれば，患者は椎間板造影を受ける前に他の検査法（CT，MRIや脊髄造影など）を受けておくべきであり，また外科的治療が考えられている場合に限定しなければならない．

14. 超音波検査

　ここ数年来，超音波検査は放射線医学の分野においてきわめて大きな衝撃を与え，有用な骨軟部画像診断法の1つとなっている．この方法には本来的な利点がいくつかある．比較的安価で，病巣と対側正常部位との比較が可能で，電離放射線を使用せず，病室や手術室で施行できるという点である．非侵襲的な検査であり，伝搬音波と体内における組織境界面との相互作用をもとにしている．異なった音響インピーダンスを有する組織の境界面に音波が達すると，反射や屈折が起こる．反射された音波が音響トランスデューサーに記録され，画像に変換される．

　超音波検査にはいろいろな方法がある．最新の超音波装置はX線透視と同様，動的情報を「リアルタイム」に提示する．リアルタイム超音波画像では，トランスデューサーを移動させるだけで種々の断面の画像を得ることができる．すなわち横断像や縦断像，斜位像を自由に得ることができる．近年のプローブ技術により，整形外科的画像診断における超音波検査の有用性が広がってきた（図2-21）．7.5MHzと10MHzの高周波トランスデューサーは空間分解能が卓越しており，四肢骨の画像化には理想的である．

　整形外科における超音波の応用として，腱板の評価（図5-65Cを参照），さまざまな腱の損傷の評価（たとえばアキレス

腱），Osgood-Schlatter 病（図 9-51 を参照），一部の軟部腫瘍（血管腫その他の血管性病変）の評価などがある．

　なかでももっとも有効なものが乳幼児の股関節の評価で，この領域では超音波画像診断が第一選択になっている．有用とされる要因には，乳児の股関節が軟骨からなること，動きやストレスに対する評価が即時的にできること，電離放射線を使わないこと，費用対効果が比較的よいことがあげられる．この分野での最新の進歩は発育性股関節形成不全の評価における三次元超音波法（3D US）の導入である．三次元超音波法では，矢状断像や頭尾方向投影像（spitial-revolving image）も得られ，股関節の機能評価に有用である．この方法では大腿骨頭と寛骨臼の関係や骨頭の被覆度が非常によく描出される（図 32-18，19 を参照）．三次元超音波法の長所として，単にリアルタイムの画像取得ができるのみならず，検査後に三次元画像情報を加工し，ワークステーションで画像を再構成してみることができる点も重要である．これにより，いろいろな計測が可能となり，画像から得られる解剖学的情報も増加する．

　超音波検査は最近リウマチ疾患にも応用されている．とくに関節内や関節周囲の液体貯留の検出や膝窩部の腫瘤（たとえば動脈瘤，Baker 嚢腫，滑膜肥厚など）の鑑別に利用されている（図 2-22）．

　ドプラ法やカラードプラ法（color-flow imaging）などの最新の超音波技術は移動する赤血球の動きを色彩で表現するが，整形外科的放射線診断においては応用範囲は限られている．この方法は主に動脈の狭窄や静脈血栓の検出に使われている（図 2-23，24）．ただし，良性軟部腫瘍（たとえば Baker 嚢腫，図 2-25）における炎症などの合併障害の検出や，悪性軟部腫瘍内の血管増生の検出に使われた報告も散見される．

15．シンチグラフィー（放射性核種を用いた骨スキャン）

　シンチグラフィーは血管内に注入された放射性活性物質の全身分布を検出する方法である．放射性薬物の静脈注射の後，患者はシンチレーションカメラの下に横たわる．身体から発したガンマ線とカメラにあるヨウ化ナトリウムの結晶の相互作用を測定することにより，身体における放射線活性の分布を検出する．多方向のスキャン像を得ることができ，全身を撮影することも，ある部位を限定して撮影することもできる．

　他のすべての画像診断に比べて骨シンチグラフィーの主な利点は，一度に全骨格を画像化できることである（図 2-26）．Johnson がいうように，骨シンチグラフィーは「代謝画像」であり，病巣の代謝活性を周囲正常骨と比較して評価し，解剖学的部位を特定する．骨スキャンは疾患の存在を確認し，病変の拡がりを示し，病理学的過程の評価に役立つ．骨シンチグラフィーの適応は，外傷，腫瘍（原発性および転移性），種々の関節炎，感染，代謝性骨疾患などである．骨スキャンでみられる異常は骨親和性の放射性薬物の取込みの減少（たとえば骨壊死

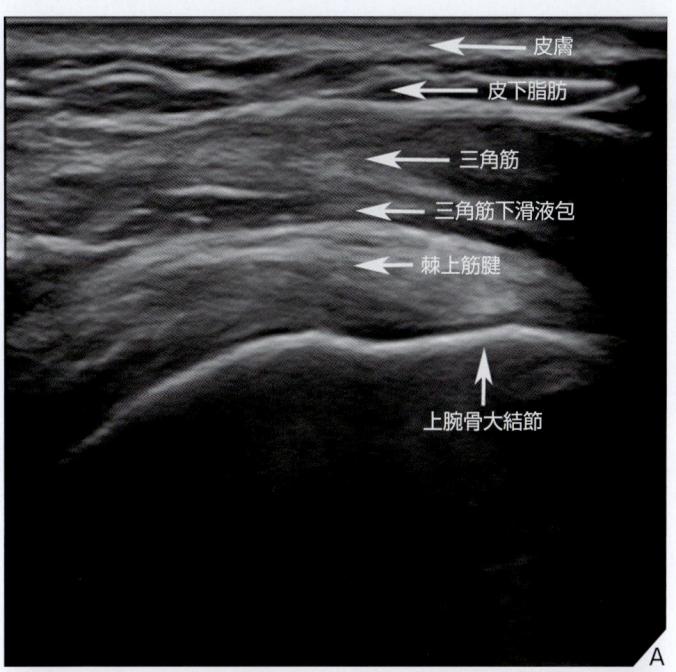
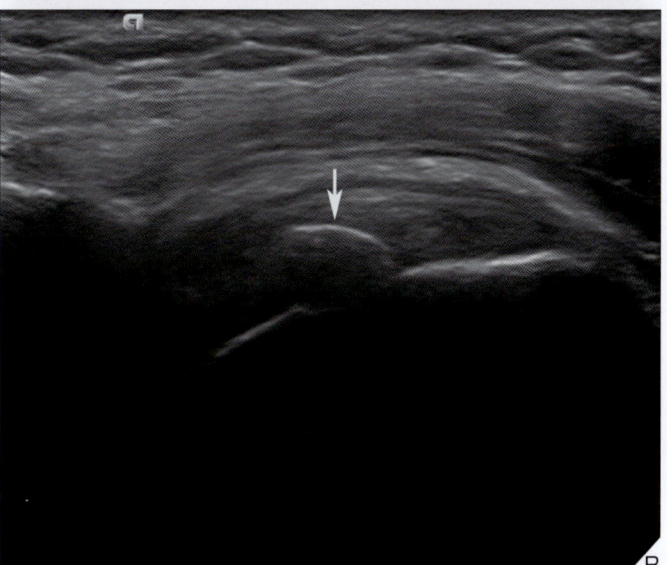

図 2-21　肩の超音波検査
（A）棘上筋腱とその上腕骨大結節への付着部の長軸像．（B）棘上筋腱の長軸像で円弧状の高エコー像があり（→），音響陰影を伴い，実質内石灰化によると思われる．石灰化腱炎と合致する．
（Luis Beltran, MD と Ron Adler, MD, New York のご好意による）

の早期）ないし取り込みの増加（骨折，新生物，骨髄炎病巣など）からなる．正常な状況でも活性が亢進している構造がある（仙腸関節や正常な成長線など）．

　シンチグラフィーは非常に感度の高い検査法である．しかしながら，あまり特異的ではなく，取込み増加の原因となりうるさまざまな病的過程を鑑別できないことがしばしばある．といっても，ときには骨スキャンがかなり疾患特異的な情報を与え，診断を示唆することがあり，たとえば多発性骨髄腫や類骨骨腫がその例である．骨髄腫の検索において，シンチグラフィーを用いれば同様な画像を呈する骨転移と区別することができる．ほとんどの骨髄腫の場合，放射性薬物の取込みの有意な増加は起こらないが，一方骨転移では常にトレーサーの取込みが有意に増加するためである．類骨骨腫の場合，典型的な骨

2

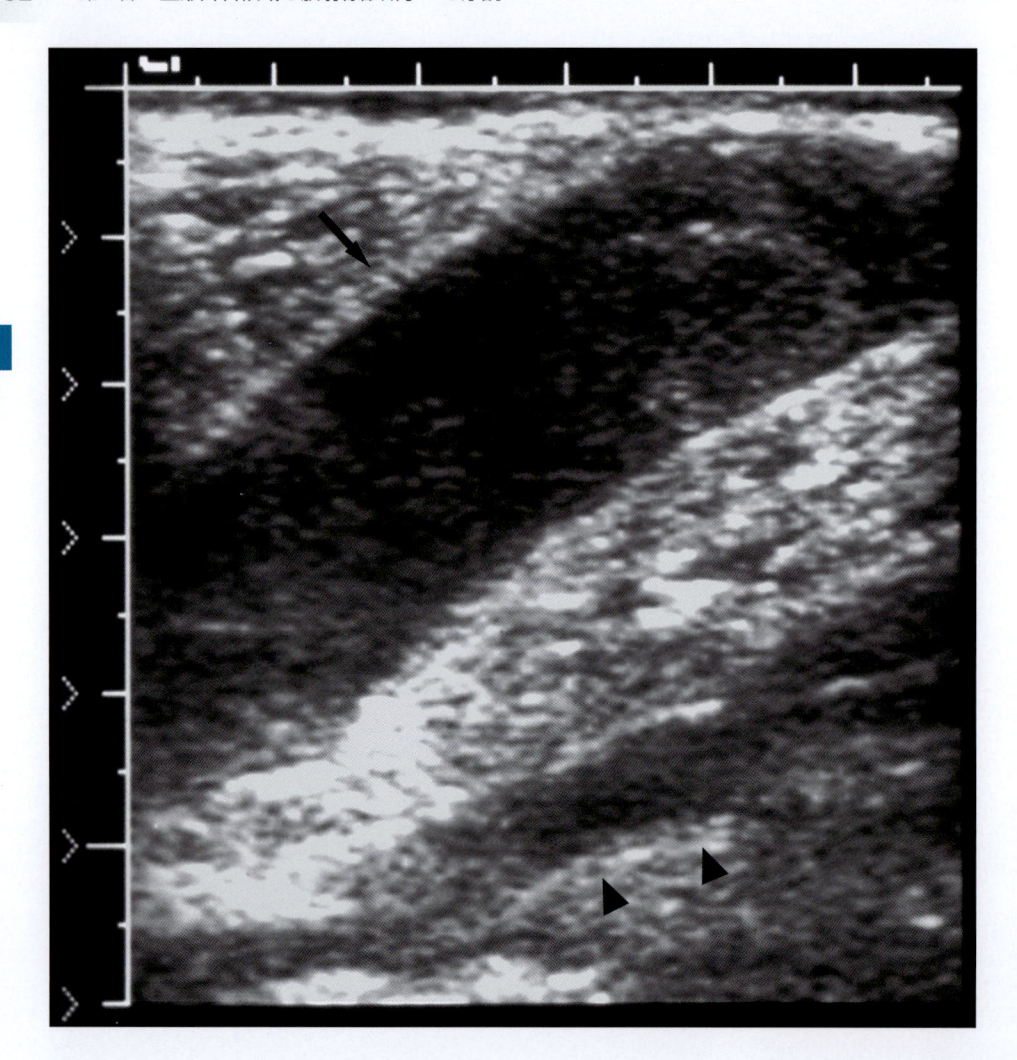

図 2-22　膝窩の超音波検査
関節リウマチの 45 歳女性. 膝の後ろに痛みがあり, 下腿に放散する. 臨床的に深部静脈血栓症（DVT）が疑われ, 超音波検査が施行された. 検査では DVT は否定的であったが, 大きな液体で満たされた Baker 嚢腫（→）を認めた. ▶は内腔が保たれている膝窩静脈を示す.

スキャンでは, いわゆる double density sign, すなわち nidus に相当する病巣中心の取込みの増加と, nidus 周囲の反応性骨硬化に相当する周辺部に弱い取込みがみられる（図 2-27）.

　放射性核種を用いた骨スキャンは骨ミネラルの新陳代謝を示す. 通常, 骨親和性の放射性薬物は変化や修復過程にある骨領域に強く集積するため, 骨スキャンは骨における腫瘍や腫瘍類似病変の局在を診断するのに有用である. とくに Paget 病, 線維性骨異形成, 内軟骨腫症, Langerhans 細胞組織球症や, 転移性癌腫などの場合に有用で, 複数の病変があり, そのなかに "silent" な病変がある場合である. また類骨骨腫のように単純 X 線検査で常にわかるとは限らない小さな病変の局在診断にも重要な役割を果たす. ほとんどの場合, 骨スキャンは良性病変と悪性病変を区別することができない. なぜなら, アイソトープ集積の増加をきたす血流の増加と造骨活性は両者で起こるからである.

　外傷では, シンチグラフィーは疲労骨折の初期診断に非常に役立つ. 疲労骨折は従来の X 線撮影ではわからず, 断層撮影でも発見できないことがある. シンチグラフィーは脛骨の疲労骨折とシンスプリントの鑑別にしばしば使われる. 疲労骨折早期では, 局所の血流亢進とうっ血が存在することが典型で, 後期相で帯状ないし紡錘状の集積がみられる. これに対してシンスプリントでは骨シンチグラフィーの血管相や血液プール相では

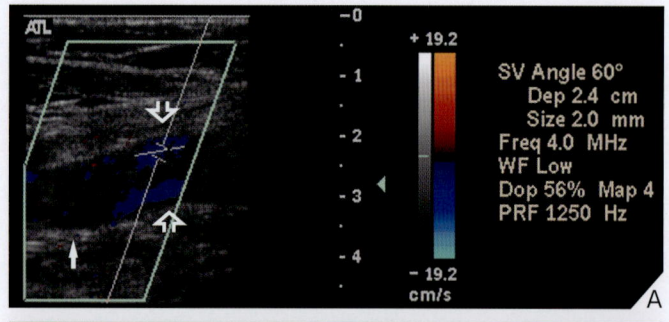

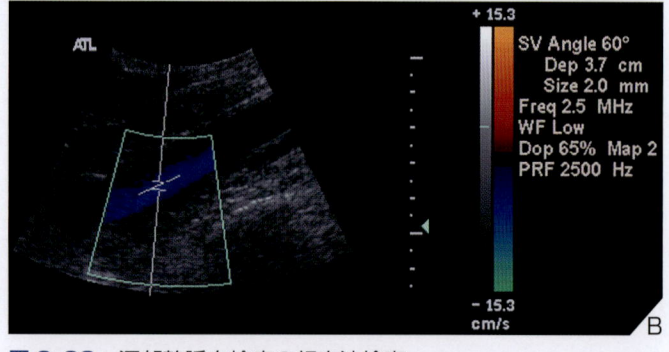

図 2-23　深部静脈血栓症の超音波検査
76 歳男性. 左下肢に慢性疼痛あり.（A）膝窩のカラードプラ像で膝窩静脈内に低エコー領域があり（→）, 内腔内の血栓を示す. その近位では血栓周囲の血流低下を認める（⇒）.（B）同領域の正常カラードプラ像を比較対照のために示す.

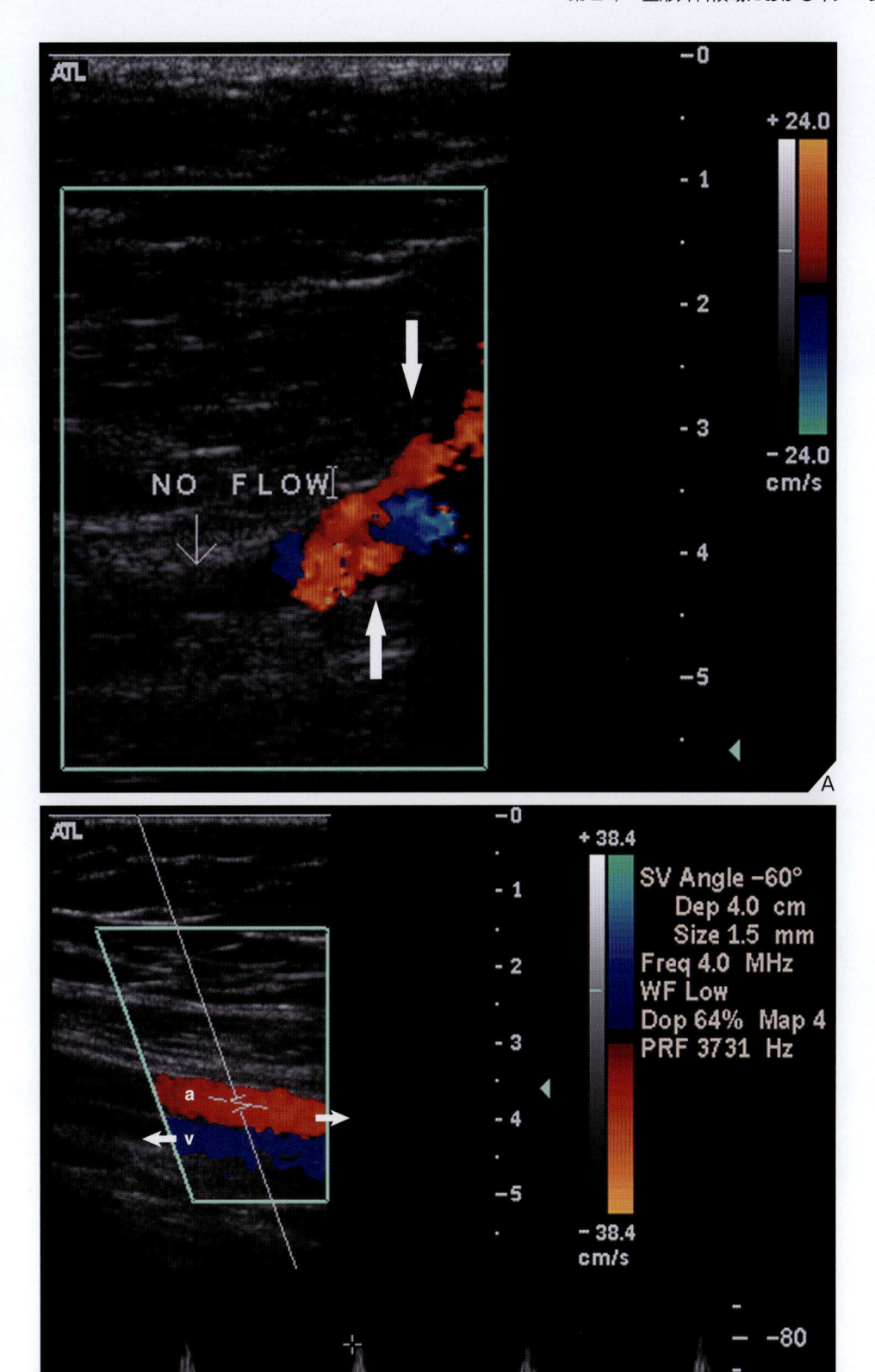

図2-24　動脈閉塞の超音波検査
　67歳女性．運動で増悪する跛行あり．（**A**）カラードプラ像で浅大腿動脈に完全閉塞が認められる．
乱流（白い大きな➡）がみられ，血行力学的に有意な狭窄ないし閉塞に矛盾しない．（**B**）比較対照の
ため正常のカラードプラ像およびパルスドプラ像を示す．➡は静脈（v）および動脈（a）の血流方向
を示す．

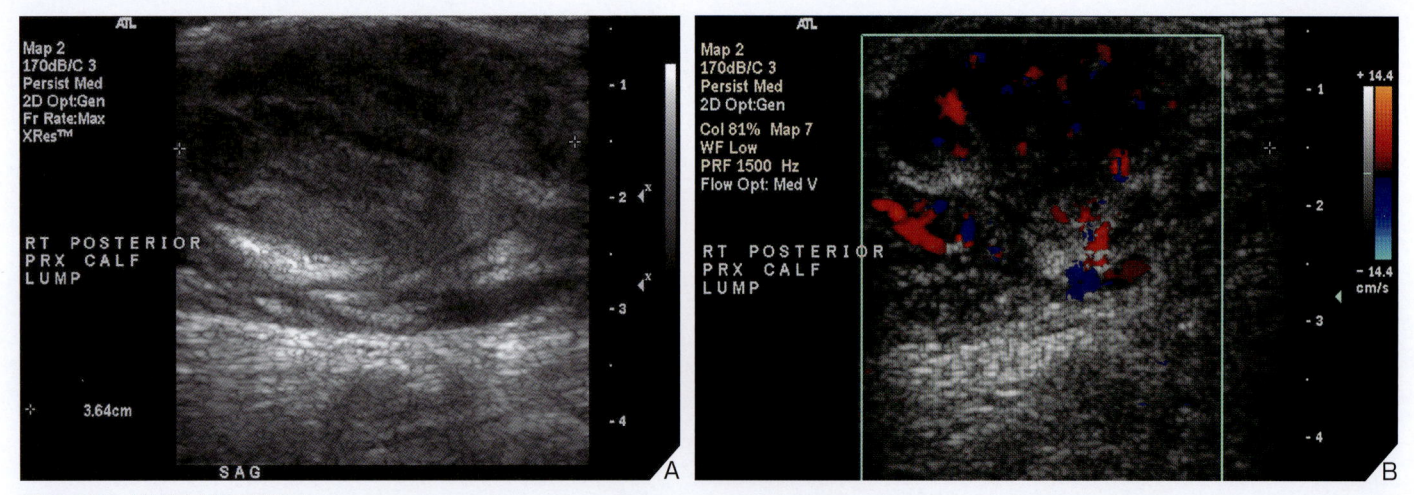

図 2-25 膝窩の超音波検査

(A, B) 41 歳女性. 膝窩部に有痛性腫瘤あり. カラードプラ法で高エコーで不均一な液体貯留を伴う Baker 嚢腫を認め, 慢性的破綻部では内部に組織片, 二次性炎症性変化, 血管増生がみられる.

後方図　　　　　　前方図　　　　　　前方図

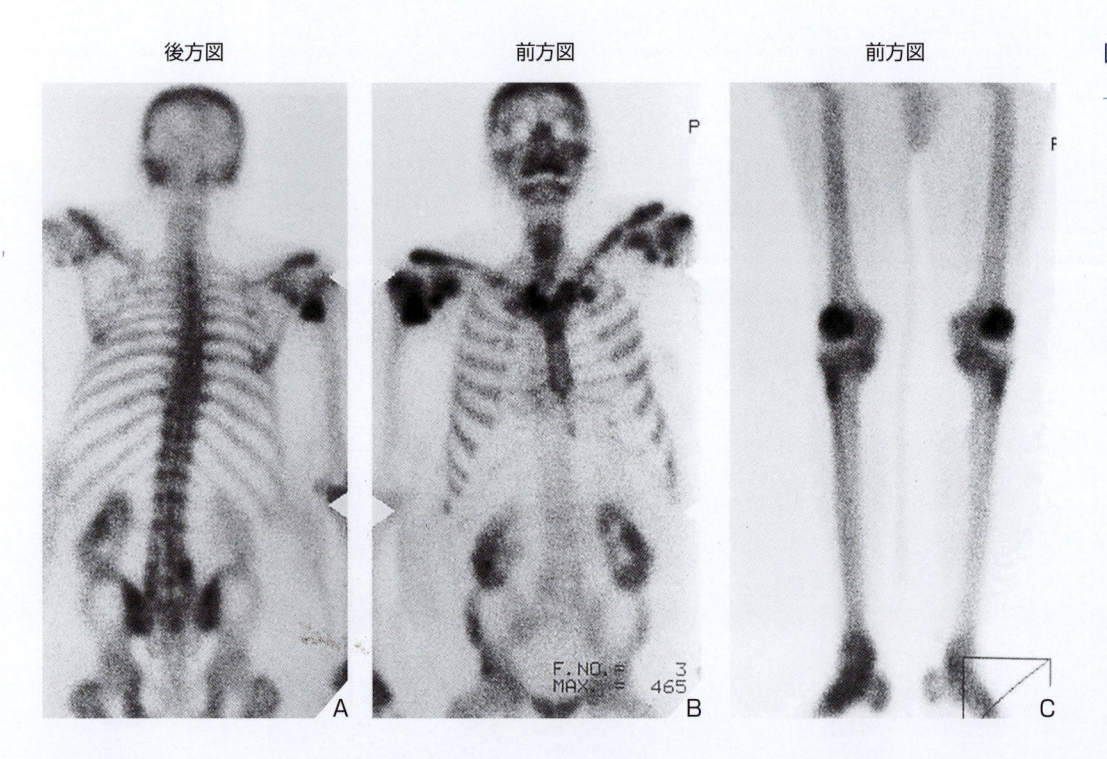

図 2-26 放射性核種を用いた骨スキャン

(A-C) 腎疾患と二次性上皮小体（副甲状腺）機能亢進症のある患者のシンチグラフィーで以下の異常が認められる：尿路閉塞から二次的に発生した左水腎症, 両鎖骨遠位端の骨吸収性変化, および両肩関節周囲の軟部組織の石灰化.

異常なく, 後期相で頭尾方向の線状集積上昇がみられる. 骨シンチグラフィーはまた, 高齢者における骨減少に伴う骨折が通常の X 線検査で正常となる場合に, その診断に有用である.

代謝性骨疾患では, 骨シンチグラフィーは, たとえば Paget 病における骨病変の範囲を確認したり（図 26-10 を参照）, 治療に対する反応を評価するのに役立つ. 骨シンチグラフィーは全身性骨粗鬆症の患者に対しては価値はないが, 骨粗鬆症と骨軟化症の鑑別や, 骨粗鬆症の結果起こる多発性脊椎骨折と転移癌で起こる多発性脊椎骨折の鑑別に役立つことがある. 骨シンチグラフィーはまた, 反射性交感神経性萎縮症の診断に有用であると最近報告されている.

骨シンチグラフィーは感染の評価によく用いられる. とくにメチレン二リン酸 99m テクネチウム（^{99m}Tc MDP）や 111 インジウム（^{111}In）は, 早期や潜在性の骨髄炎の検出感度が高い.

慢性骨髄炎では, クエン酸 67 ガリウム（^{67}Ga）シンチグラフィーがリン酸 99m テクネチウム骨シンチグラフィーよりも治療に対する反応の有無をより正確に検出する. 慢性骨髄炎の患者で活動性感染の再発を検出するには ^{111}In が放射性薬剤の第一選択のようである. ただし, ^{111}In で標識された白血球は活動性の骨髄にも集積するので, 慢性骨髄炎検出の感度が低いことは強調しておかねばならない. この診断能を改善するには, ^{99m}Tc イオウコロイド骨髄シンチグラフィー/^{111}In 標識白血球シンチグラフィーの組み合わせが推奨される. リン酸テクネチウムトレーサーを用いた三相ないし四相の撮影は, 軟部組織感染（結合織炎）と骨感染（骨髄炎）の鑑別に有効である.

99m テクネチウムヘキサメチルプロピレンアミンオキシム（HMPAO）標識白血球の感染症診断への利用が最近推奨されている. この標識白血球の動態と正常身体への分布は ^{111}In 標識白

図2-27　シンチグラフィーで診断された類骨骨腫

4歳女児. 類骨骨腫の診断を示唆する症状を呈していたが, 単純X線像 (A) では nidus が認められなかった. 骨シンチグラム (B) では特徴的な"double density sign"がみられた. すなわち, 中心部のより強い集積 (→) は類骨骨腫の nidus に対応し, それより弱い周辺の集積 (▶) は反応性骨硬化を示す.

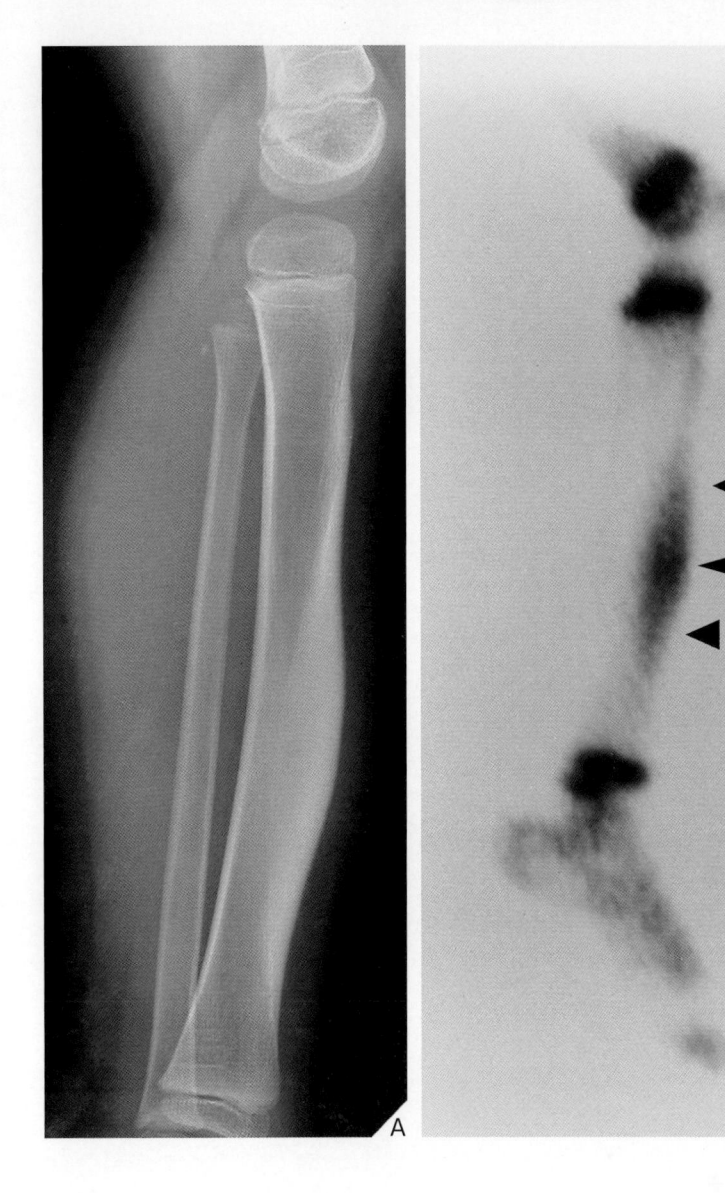

血球と同様である. ^{99m}Tc のほうが解像度とカウント密度で^{111}In 標識白血球より優れているのが利点である.

　新生物については, 骨転移の検出がおそらくもっとも一般的な骨シンチグラフィーの適応であろう. 骨シンチグラフィーはまた, 病変の範囲の確定やいわゆる非連続性病変 (skipped lesions) ないし骨内転移の検出にも頻繁に用いられている. ただし, それは骨内の病変の範囲を診断する第一選択の方法ではない. シンチグラフィー単独では腫瘍のタイプを診断できないことを強調しておかねばならないが, ある種の原発性腫瘍や多発性病変 (multicentric osteosarcoma のような) 検出と局在診断には有効なことがある.

　^{99m}Tc MDP スキャンは, 基本的には病変が単発性か多発性かを決定するために用いられる. したがって骨腫瘍の病期決定に必須な検査である. 異常集積の程度は病変の侵襲性の強さに関連する場合もあるが, 組織学的な悪性度とはあまり相関しないことを覚えておくことが重要である. ^{67}Ga は軟部組織肉腫に集積して良性軟部組織病変と肉腫の鑑別に役立つ場合がある. 骨シンチグラフィーは骨原発性悪性腫瘍の範囲を示すのに役立つことがあるが, CT や MRI ほど正確ではない. 骨シンチグラ

フィーは腫瘍の局所再発の検出に役立ったり, 治療 (放射線治療あるいは化学療法) に対する反応の有無の判定に役立つことがある.

　関節炎の評価では, 骨シンチグラフィーは骨格系における病変の分布を示すのに非常に役立ち, 以前用いられていた X 線全身関節検査に完全に取って代わっている (図 12-13A を参照). シンチグラフィーは関節炎の全身分布を決定することができ, 大関節や小関節のみならず, 胸骨柄関節や顎関節などのような標準的 X 線検査で通常わからないような部位でも評価可能である.

　単一光子放出断層撮影 (SPET) や単一光子放出 CT (SPECT) の発達により, 骨関節病変の診断精度は格段に向上した. SPECT の機械自体の有効性は, 結晶検出器の多数化, 扇状ビームや円錐状ビームコリメーターの導入, 光子捕捉率の向上, アルゴリズムの改善などにより向上している. SPECT では, 通常の断層撮影と同様の断層撮影方式を用いて対象平面上にない組織からのノイズを除外し, 濃度分解能を向上させている (図2-28). 骨親和性の放射性薬品の集積に関する質的情報だけでなく, 量的情報も提供する. SPECT の画像は, 横断像, 矢状断

2

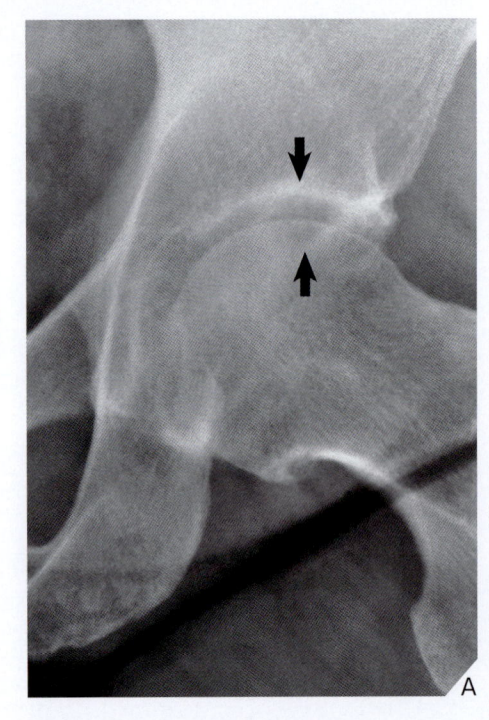
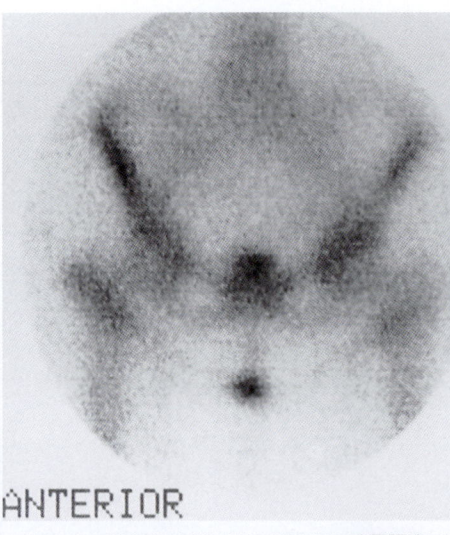
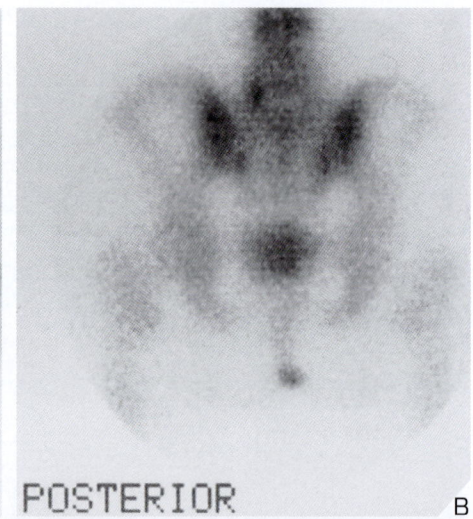
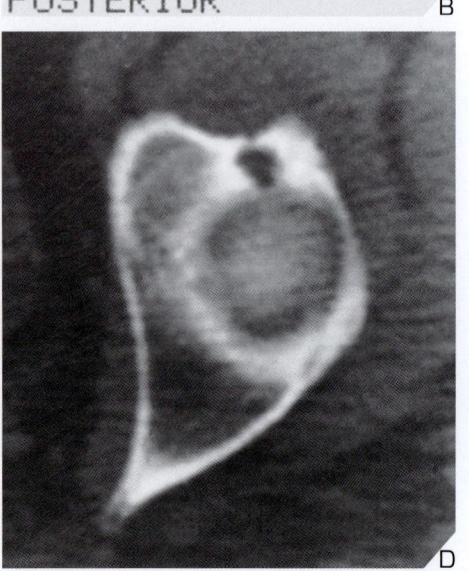

図 2-28　SPECT の有効例
46 歳女性．数ヵ月続く左股関節痛を呈していた．単純Ｘ線像（**A**）では股関節にはごく軽微な退行性変化がみられるのみである．寛骨臼の上方部に小さな骨透亮像（→）があり，診断上，気になる所見である．従来の骨スキャン（**B**）では前方視および後方視で左股関節にトレーサー集積のわずかな増加がみられた．（**C**）SPECT 検査を行った．寛骨臼レベル（挿入像参照）で切った断層像で，左寛骨臼の前上方部に限局した活性増加領域と大腿骨頭の骨棘に関連した活性領域がみられた．（**D**）CT では，SPECT の断面像でトレーサーの異常集積がみられた部位に対応して，寛骨臼に大きな退行変性囊胞（geode）がみられた．

像，冠状断像として得られるほか，三次元マッピングも可能である．

　SPECT の利点は，原理的には病変検出と解剖学的局在診断の向上の 2 点であり，これにより診断における感度が向上する．骨 SPECT では，大きく複雑な解剖学的構造における病変検出にとくに有用で，対象領域の上下に重なる放射活性を除去することができる．もっともよく利用されるのは，脊椎，骨盤，膝，足関節の領域である．たとえば脊椎領域では，その部分構造（椎体，椎弓根，関節突起，椎弓，関節間部，棘突起，横突起など）のどこに病巣があるか同定することができる．膝では，半月板断裂の検出に有効であることが実証されている．

　数種類の骨親和性トレーサーが利用可能である．もっともよく利用されるものを以下に示す．

a　二リン酸塩
　近年，放射性核医学画像診断のための新しいガンマ線放出薬剤の開発にはめざましいものがある．現在骨スキャンに用いられている放射性薬剤には有機二リン酸塩，二リン酸エチレン（HEPD），MDP，水酸化二リン酸メタン（HNDP）などがあり，すべて純粋なガンマ線放射核種で半減期が 6 時間である ^{99m}Tc で標識されている．MDP がなかでもよく利用され，とくに成人に，典型的には ^{99m}Tc 量として 15 mCi（555 MBq）が投与される．放射性薬剤を静脈投与すると，投与量の約 50% が骨に局在する．残りは全身を自由に循環し，最終的には腎から排泄される．その後，ガンマカメラを用い四相骨スキャンとして知られる手順で撮影する．第一相は血管造影相で，静注後 1 分間，2 秒に 1 回画像が取得され，大血管にある放射活性トレーサーが描出される．第二相は血液プールスキャンで，静注後 1 分から 3 分まで，アイソトープが骨に取込まれる以前の血管系や軟部組織の細胞外間隙にある状況が描出される．第三相すなわち静的骨スキャン相は通常，注入の 2～3 時間後に取得され，骨中の放射性薬剤が検出される．この相はさらに二段階に分け

られる．第一段階ではアイソトープは骨の毛細血管を通り受動的に広がる．第二段階では放射性核種が骨に集積する．もっとも強い集積は第一，二相では血流の増加した領域に起こり，第三相では骨形成が盛んな領域，カルシウム代謝や骨のターンオーバーが亢進した領域に起こる．第四相は24時間後の静的時相である．

b　ガリウム67

クエン酸ガリウム67（^{67}Ga citrate）は骨や関節における感染や炎症の過程を診断するのによく用いられる．ガリウム集積の標的は軟部組織だが，カルシウム類似物としてカルシウムハイドロキシアパタイト結晶に取り込まれ，鉄類似物として骨髄に集積することから，ある程度骨にも集積する．ガリウムの感染巣への集積は細菌や細胞断片，白血球への結合による．白血球は炎症巣や感染巣に移動するので，ガリウムには細胞内に取り込まれて炎症巣に運ばれるものも存在する．膿瘍に対する^{67}Gaの感度は58〜100%で，特異度は75〜99%である．画像は通常この放射性薬剤を5 mCi（185 MBq）静注したのち，6時間後および24時間後に撮影される．これらの画像は慢性骨髄炎や感染性関節炎の治療に対する反応を追跡するのにきわめて正確である．^{67}Ga集積は，テクネチウムで標識された二リン酸塩の静注後に得られる画像に比べ，とくに化膿性関節炎の患者の臨床経過とよく並行して変化する．ここ数年の間に感染症におけるガリウムシンチグラフィーの役割がかなり変化した．ガリウムシンチグラフィーはかつては感染症に対する核医学検査の主流であったが，いまでは標識白血球シンチグラフィーに取って代わられている．ただし，クエン酸^{67}Gaシンチは^{99m}Tc MDPによる診断を補強する．^{99m}Tc MDPと組み合わせて使われ，テクネチウムシンチグラフィーの特異度を向上させている．たとえば，テクネチウム・ガリウム連続シンチグラフィーはテクネチウムシンチグラフィー単独に比べて結合織炎を骨髄炎と鑑別し，炎症巣の部位を精確に同定するのに優れている．

腫瘍性病変では，ガリウムシンチグラフィーは肉腫を良性軟部病変と鑑別するのに用いられる．

c　インジウム（indium）

骨系統の炎症性病変の検出において，^{111}In oxineで標識された白血球が他の骨親和性放射性核種薬剤に比べて優れているということが最近いわれるようになってきた．^{111}Inで標識した白血球は，通常骨のターンオーバーが増加した領域には取込まれないので，インジウム画像は炎症の活動性のみを反映していると考えられ，初期の経験では，骨髄炎や化膿性関節炎を含む急性感染過程や膿瘍の検出に特異的であることが示された．感度は75〜90%で，特異度は最近の報告では91%程度である．偽陰性が慢性感染症の患者にしばしばみられるが，循環する白血球の流入が減少しているからであろう．偽陽性が非感染性の炎症の患者にみられる（関節リウマチが化膿性関節炎と誤診されるなど）．

d　ナノコロイド

^{99m}Tcで標識したヒト血清アルブミンのコロイドの微細粒子が骨髄を画像化する薬剤として試用された．粒子の約86%は30 nm以下の大きさで，残りは30〜80 nmの大きさである．このナノコロイドは，四肢の骨髄炎の検出においてインジウムで標識された白血球と同等の感度をもつ．ただし，臨床上の評価はまだ定まっていない．

e　免疫グロブリン

最近，放射性標識されたヒト多クローン性免疫グロブリンG（IgG）が感染の画像化に使われている．この標識Igは，炎症反応にかかわる諸細胞（マクロファージ，多核白血球，リンパ球）に表出されているFcレセプターに結合すると考えられている．128人のデータでは，多クローン性IgGの感度は91%，特異度は100%であった．多クローン性IgGには多くの利点があり，たとえばキットとして使用できたり，生体でのラベリングが必要ない点などがあげられる．

f　化学走性ペプチド

^{111}In標識IgGを開発した研究者らはまた，感染の画像化のための放射性標識した化学走性ペプチドの開発でも先駆者である．それは細菌によって産生される小さなペプチドである．このペプチドは多核白血球や単核食細胞の細胞膜上の高親和性レセプターに結合し，化学走性を刺激する．生体内のペプチドではなく，放射性標識に適するように開発された合成類似物である．^{111}Inで標識された化学走性ペプチドはその小ささから，血管壁を速やかに通過して感染巣に入り込むことができる．

g　ヨード

^{125}Iを用いた核医学検査は単一光子吸収測定法（single photon absorptiometry：SPA）として知られ，手指や橈骨などの末梢骨の骨ミネラル密度の測定に用いられる．基本的には皮質骨の密度が測定される．

h　ガドリニウム

^{153}Gdを用いた核医学検査は二重光子吸収測定法（dual photon absorptiometry：DPA）として知られ，骨ミネラル密度の測定に用いられる．この方法では脊柱や股関節部などの中心部の骨の測定が可能となる．^{153}Gdは2つの異なるエネルギーレベルにある光子を産生し，全身用矩形スキャナーで画像が作成される．緻密骨と海綿骨についての測定が得られる．

16. 陽電子放出断層撮影（PET），PET-CT，PET-MRI

positron emission tomography（PET）は生体の生化学的および生理学的変化の同定が可能となる画像診断技術で，各種臓器の代謝活性や灌流状況を評価する．^{18}F標識2-フッ化-2-デオキシグルコース（^{18}FDG）などの放射性物質から放出されるガンマ線を検出して，生物学的画像が作成される．PETはほかの単一光子型の放射性核医学検査と異なり，組織の吸収による信号低減を補正でき，比較的均一な空間解像度をもつ．この技術の臨床応用の大きな柱の1つが腫瘍医学領域で，原発性転移性腫瘍の検出や治療後の腫瘍再発の検出に用いられている．筋骨格系新生物の診断，治療とその後の追跡にPETが有用であるとわかったのは最近のことである（図2-29〜31）．骨髄病変の検出については，PETの利用が有望だとする結果がいくらか出てきてはいるが，骨髄への生理的な集積や反応性変化におけるびまん性集積（化学療法後など）がFDG PETで観察されており，まだ賛否両論がある．外傷患者の金属インプラントへの感染の診断におけるPETの利用が近年かなり進んできている．

PET-CTはPETとCTを1つのガントリーに組み合わせたもので，両者から同時に取得した連続画像を組み合わせ，両者の重ね合わせ画像を作成することができる．その利点は明らかで，組織の代謝や生化学上の活性の空間分布を描出するPETの機能的画像をCTで得られた解剖学的画像に精確に対応させることができる点である（図2-32）．二次元あるいは三次元の再構成画像も，通常のソフトウェアとシステムで作成できる．

PET-MRIは最新の複合型技術で，PETとMRIの同時取得により，解剖学的情報と機能的情報を即時に融合することができる．磁場のPETへの干渉を避けるため，光電子増倍管に組み合わせたシンチレーターの代わりに，アバランシュ増倍フォトダイオードとシリコン製光電子増倍管を検出器として用いる．この技術は，電離放射線を用いずに高解像度で高濃度分解能を有す骨軟部の形態的画像を得るというMRIの利点と，PET-CTのように組織の代謝や生化学上の活性に関する高感度な機能的画像を得られるという利点を組み合わせたものである．原書の印刷時点ではまだ実験段階ではあるが，初期の臨床応用では，とくに炎症性関節炎の治療に対する反応や転移巣の分布同定において有望な結果が得られている（図2-33）（Luis Beltran, MD, Hosipital for Joint Diseases-Orthopedic Institute, New York Universuity, New York, personal communication, 2013）．

17. 磁気共鳴画像（MRI）

MRI（magnetic resonance imaging）は，高磁場に置かれた患者に吸収されたラジオ周波数信号（rf）の再放出現象を基礎としている．外部磁場は通常0.2〜3.0テスラ（T）の磁場強度を有する磁石により作り出される．そのシステムは，磁石，rfコイル（送信機および受信機），傾斜磁場コイル，およびデジタ

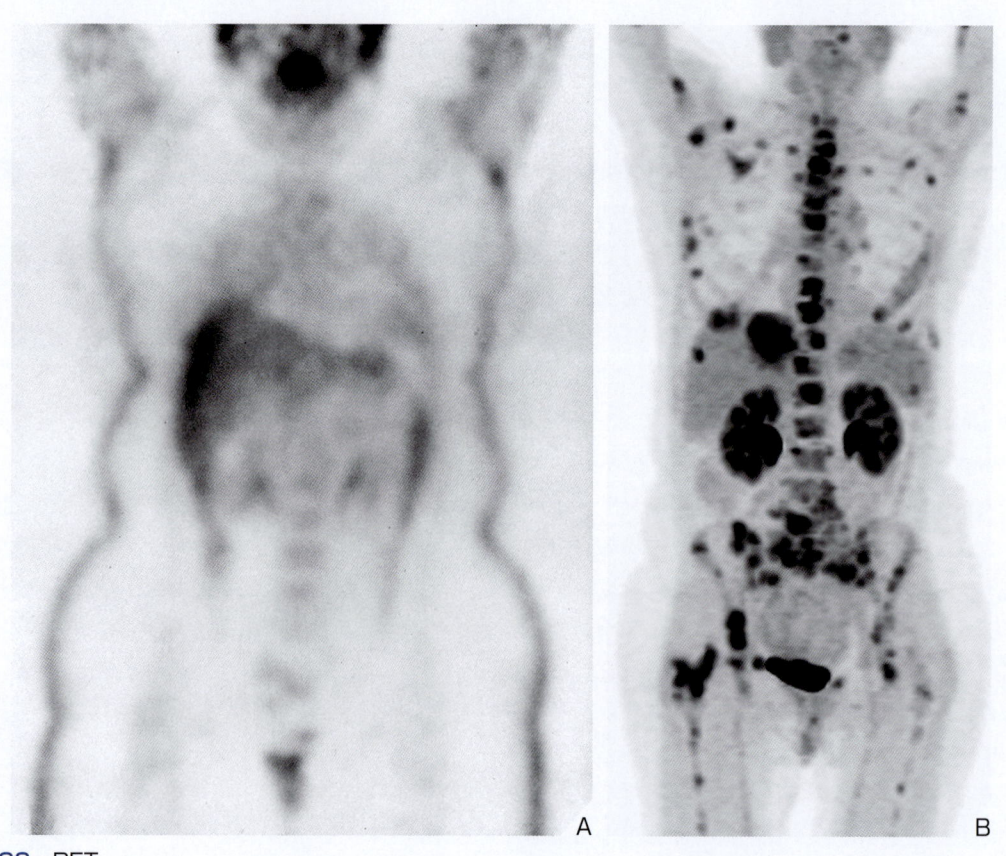

A　　　　B

図2-29　PET
（A）全身PETスキャン正常像．62歳女性．最近乳癌で治療され，骨転移が疑われて撮影されたが，正常であった．（B）65歳女性のPETスキャン．ステージⅣの肺腺癌による広範な骨および内臓臓器への多発転移が示されている．

I

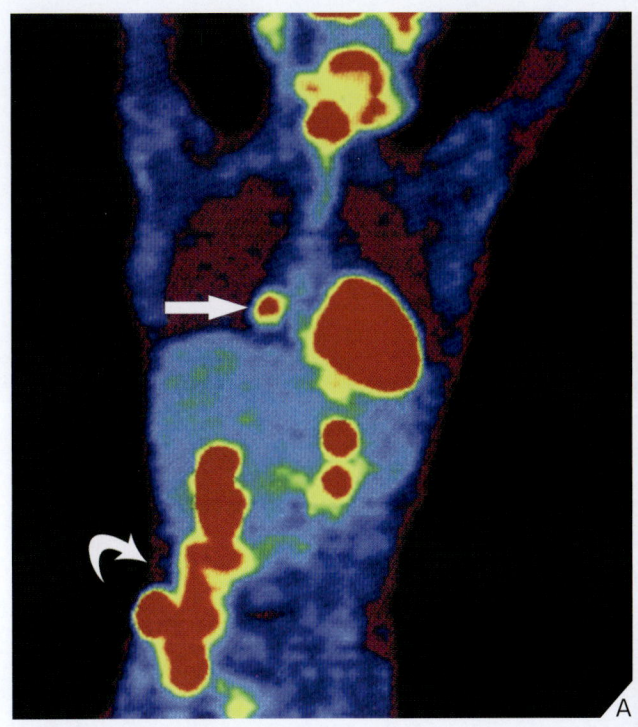
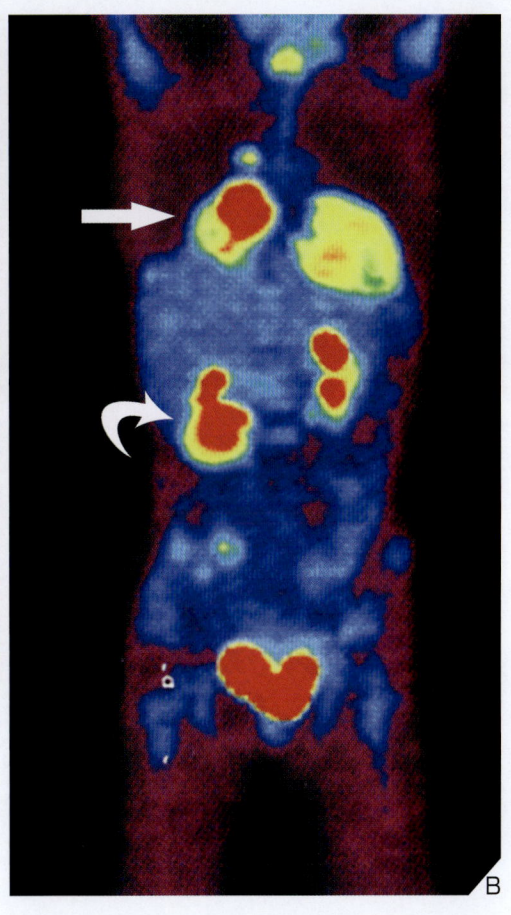

図2-30 PET

（A）9歳女児の全身 PET スキャン．右腸骨の Ewing 肉腫．代謝の亢進した右腸骨腫瘤（⤻）と肺転移結節（→）を認める．（B）化学療法を数ヵ月施行後，腸骨の原発腫瘤は著明に縮小したが（⤻），肺転移巣が増大している（→）．

（Frieda Feldman, MD と Ronald van Heertum, MD, New York のご好意による）

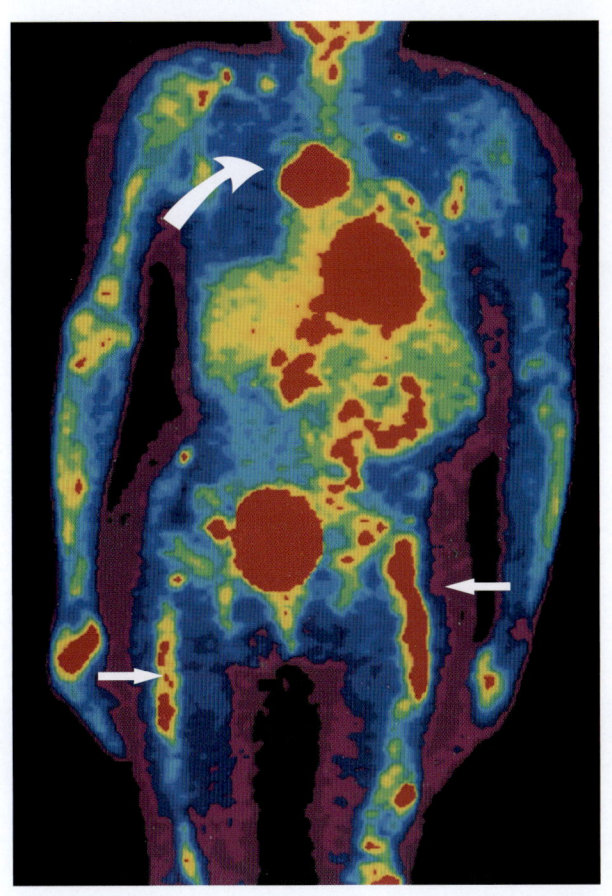

図2-31 PET

37歳女性の全身 PET スキャン．線維性異形成で骨格系に多発変形が認められる．→は両側大腿骨近位の病巣を，⤻は胸骨の代謝亢進巣を示す．

（Frieda Feldman, MD と Ronald van Heertum, MD, New York のご好意による）

ル情報保存機能を有するコンピューターディスプレイを含む．紙面に制限があるためここで MRI の物理的原理について詳細に述べることは不可能であり，簡単な概要を述べるにとどめる．

MRI が身体部分を描出する能力は，陽子または中性子を奇数有する原子核（たとえば水素）のスピン現象に伴って発生する磁気モーメントによっている．主磁場に置かれた組織の原子核は，その磁気軸が通常のランダムな配列から主磁場方向にそろう傾向が出てくる．そこで rf パルスをかけると原子核はエネルギーを吸収し，共鳴現象を起こして主磁場と方向が一致する原子核が出てくる．共鳴現象を起こすのに必要なパルスの周波数は，磁場強度と検索対象の原子核によって決まっている．rf パルスが取り除かれると，高エネルギー状態から低エネルギー状態へ遷移する間に吸収されたエネルギーが放出され，これが電気信号として記録され，デジタル画像の元となるデータとなる．信号強度は，励起後に組織が放出するラジオ波の強度に関連する．このラジオ波の強度にしたがって画像化される構造の輝度が決定される．画像上の明るい（白い）領域は高信号強度を呈する部位であり，暗い（黒い）領域は低信号強度を示す部位であるとされている．組織の信号強度は，撮影される体積中にあって共鳴する水素原子（陽子）の濃度と，縦方向および横方向の緩和時間の関数であり，緩和時間は組織の水分子の生物物理的状態に依存している．

2つの緩和時間は T1，T2 と表現される．T1 緩和時間（縦方向）は，rf パルスの印加と除去の後に起こる陽子の平衡状態へ

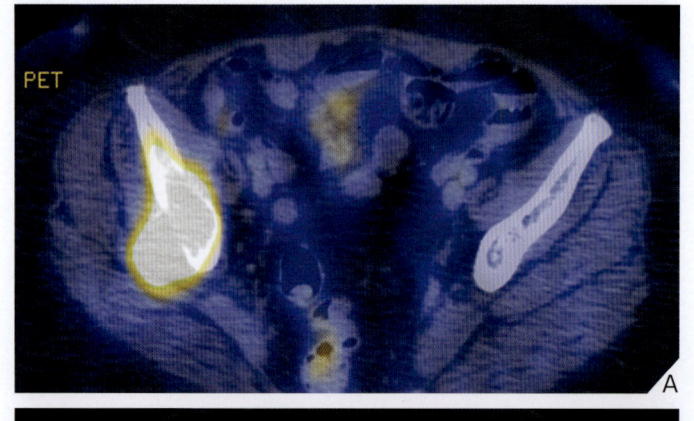

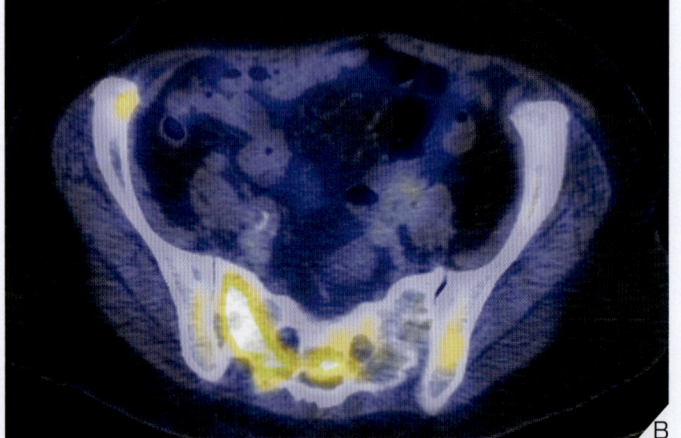

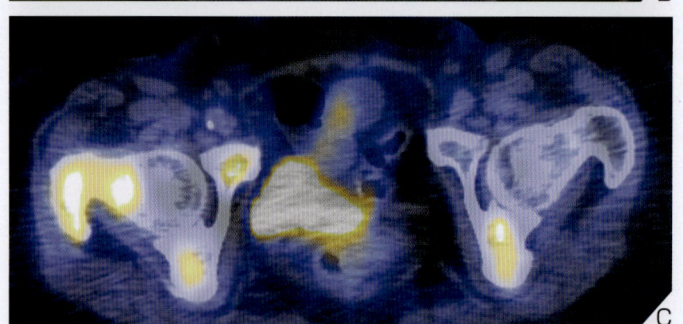

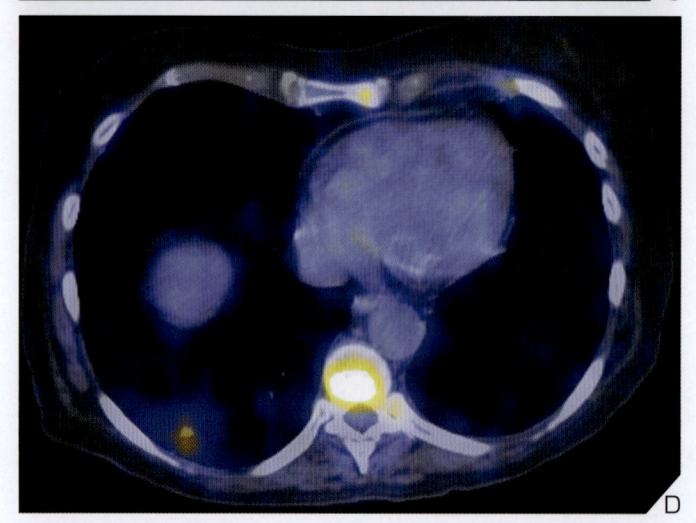

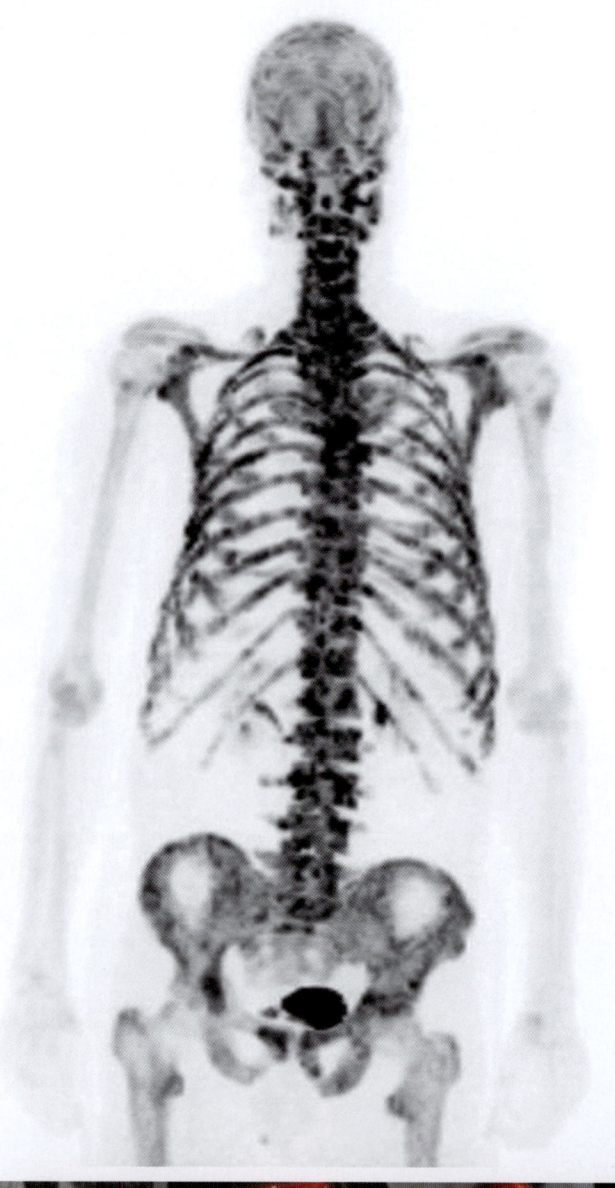

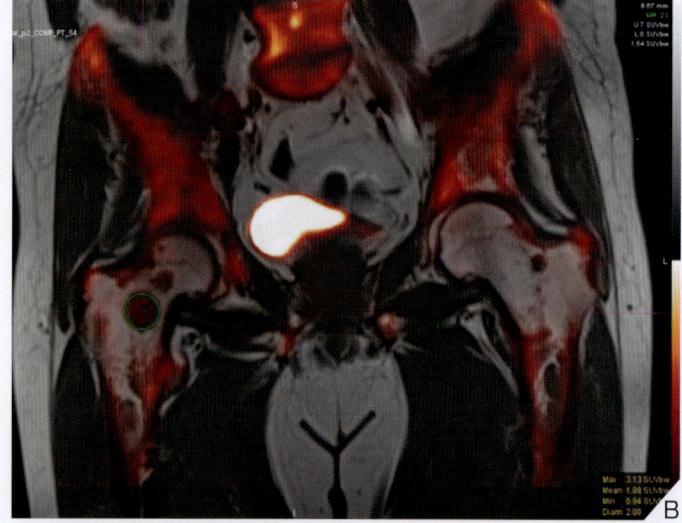

図 2-32　PET-CT

60歳女性．乳癌．PET-CT融合横断像で代謝亢進した骨転移巣が複数認められる．その一部を示す：（A）右腸骨，（B）仙骨，（C）右大腿骨と両側寛骨臼，（D）胸椎．

図 2-33　PET-MRIの有効例

前立腺癌の患者．フッ化ナトリウムPET（A）で多発骨転移が認められるが，PET-MRI融合像（B）で明瞭に認められる右大腿骨頸部の大きな転移巣（緑色円）は（A）では認められない．

| 表2-1 | 脂肪抑制撮像法 |

方　法	利　点	欠　点
周波数選択的（化学的）脂肪飽和法	脂肪に特異的 非脂肪性組織の信号に影響なし 解剖学的微細構造の描出に優れる ほかのいずれの撮像法とも併用可能	脂肪抑制が不十分となることあり 水信号も抑制されることあり 境界不整な解剖学的部位での不均一性 撮像時間が増加
反転回復法（short time inversion recovery：STIR）	コントラスト分解能に優れる 腫瘤検出にとてもよい 低磁場 MRI にも使用可能	信号ノイズ比が低い T1 の短い組織と長い組織が同一の信号強度を呈することがある 粘液性組織，出血，蛋白含有液の信号も抑制されることがある
逆位相法	少量の脂肪組織を描出できる 単純，迅速で，どの MRI システムでも利用可能	脂肪信号の抑制は部分的に留まる 水信号も抑制する 脂肪織内の小腫瘤の検出困難 造影後の撮影で造影剤が検出できないことがある

の回復過程を記述するものである．T2 緩和時間（横方向）は，これに伴って rf パルスの印加直後から起こる個々の陽子間の干渉性あるいは位相の喪失を記述するものである．T1 と T2 はさまざまな値を取り，その差異を増強して必要な画像コントラストをもたらす rf パルスの組み合わせ（シークエンス）にも多様なものがある．もっともよく用いられるシークエンスは，スピンエコー法（spin echo：SE），部分飽和回復法（partial saturation recovery：PSR），反転回復法（inversion recovery：IR），化学選択的抑制法（chemical selective suppression：CHESS），高速撮影法（fast scan technique：FS）である．SE 法における短い繰り返し時間（repetition time：TR）（800 msec 以下）と短いエコー遅延時間（echo delay time：TE）（40 msec 以下）のパルスシークエンス（いわゆる T1）は，解剖学的に詳細な情報を提供する．一方，長い TR（2,000 msec 以上）と長い TE（60 msec 以上）のパルスシークエンス（いわゆる T2）は，病理学的過程を評価するのに十分な，良好な画像コントラストを提供する．中間的な長さの TR（1,000 msec 以上）と短い TE（30 msec 以下）のパルスシークエンスはプロトン密度画像あるいはスピン密度画像として知られている．IR シークエンスは多断面撮影と組み合わせて撮影時間を短縮することができる．100～150 msec の範囲の短い反転時間（inversion time：TI）を用いると，T1，T2 緩和時間の延長効果が累積し，脂肪からの信号が抑制される．短時間 IR（short time IR：STIR）と呼ばれるこの方法は骨腫瘍の評価に有用である．CHESS も脂肪信号抑制に用いられるシークエンスである．このシークエンスでは化学シフトのアーチファクトが取り除かれ，脂肪の高信号が抑制されるため，実効信号強度範囲が拡がり，細かな解剖学的構造のコントラストが向上する．

　脂肪抑制法は MRI で脂肪組織を検出したり，脂肪からの信号を抑制するのによく使われている．これには 3 つの方法，すなわち，周波数選択的（化学的）脂肪飽和法，反転回復法，逆位相法がある（表2-1 を参照）．どれを選択するかは脂肪抑制の目的，すなわち，コントラストを向上させるためか，組織の性

状把握のためかにより，また撮影範囲内の組織における脂肪の量にもよる．脂肪飽和法は通常，大量の脂肪組織からの信号を抑制して良好なコントラスト分解能を得るために用いられる．この方法はどの画像シークエンスとも組み合わせて用いることができる．たとえば，造影 MRa において解剖学的に小さな構造を描出するのに有効である．反転回復法（STIR のような）は全体的に均一な脂肪抑制を可能にする．ただし，できた画像の信号ノイズ比は低く，また脂肪に特異的な信号抑制ではない．逆位相法は少量の脂肪しか含まない病巣の描出に推奨される．脂肪組織内に埋まる小さな腫瘤の検出ができないのがこの方法の主たる欠点である．

　最近，脂肪抑制法が三次元グラディエントエコー法と組み合わせて使われ，関節軟骨の輪郭描出に優れた画像を提供している．脂肪抑制法の主たる適応は軟骨下の少量の骨髄浮腫の評価で，骨軟骨骨折や離断性骨軟骨炎，骨壊死のような骨軟骨病態に伴ってしばしば認められる．

　高速撮影法は，これよりずっと時間のかかる SE 法と比べ多くの利点があるため，ますます普及してきている．とくに flip angle を（5～90°に）変えられるいわゆる gradient recalled echo（GRE）パルスシークエンスは，高速 MRI を実行するのにもっとも有効な方法の代表格であり，整形外科領域で急速に受け入れられてきている．主たる利点は撮像時間を短縮できることにあり，flip angle が小さいために各パルス周期において縦緩和が損なわれる程度が少ないことに由来する．一般的には GRE は 2D 画像にも 3D のいわゆるボリューム画像にも用いることができる．臨床上用いられる GRE にはいくつかの異なったタイプがある．いずれも，flip angle を小さくすることによって短い TR による信号を増強するものである．これらの手法は FLASH（fast low-angle shot），FISP（fast imaging with steady procession），GRASS（gradiet-recalled acquisition in the steady state），MPGR（multiplanar gradient recalled）といったさまざまな略語で知られている．グラディエントエコー法は関節軟骨や関節内遊離体の描出にとくに有用である．その欠点はいわゆ

2

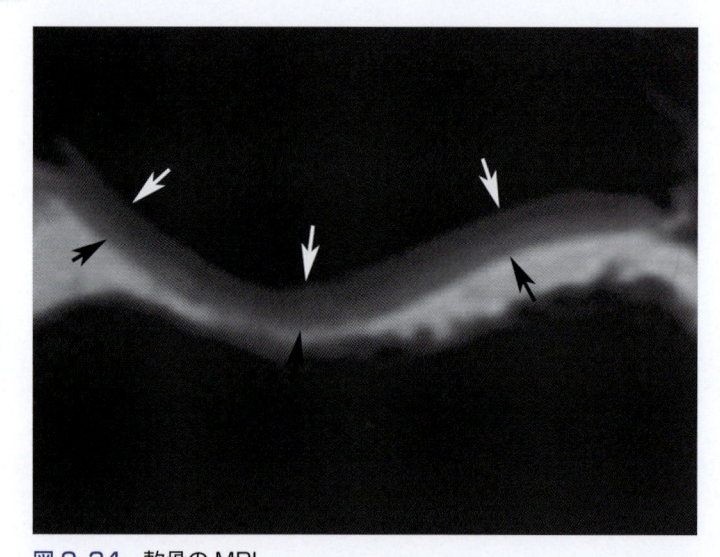

図 2-34　軟骨の MRI
2D FT FLASH 横断像. 膝蓋骨の関節硝子軟骨（→）が関節液と対称を成して描出される.

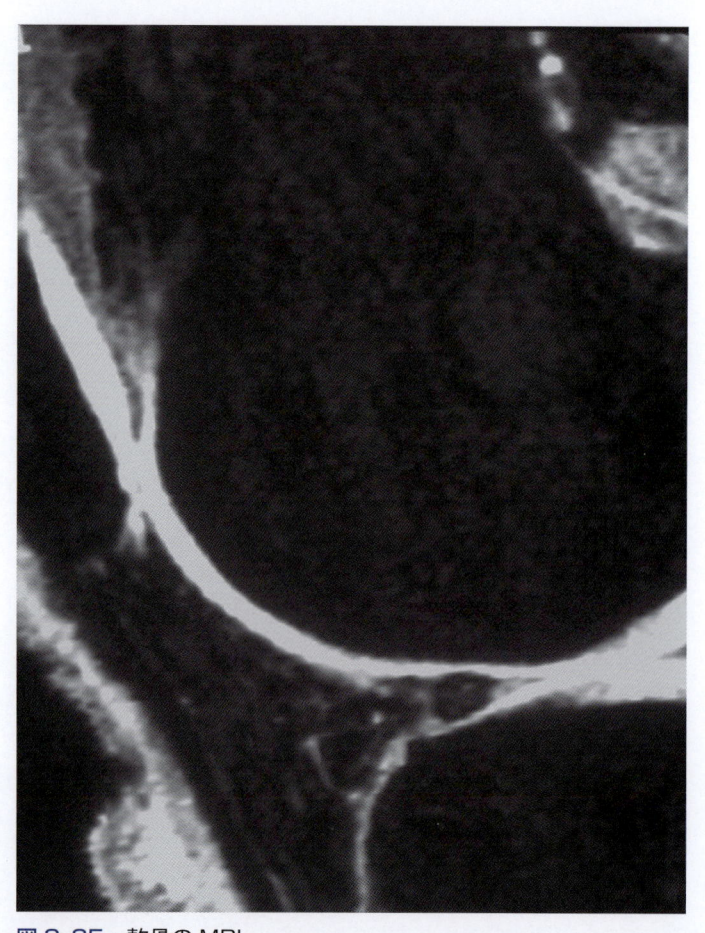

図 2-35　軟骨の MRI
3D FT 脂肪飽和 FLASH 矢状断像. 明るい関節軟骨とそれに隣接する膝蓋骨下脂肪との対比が明瞭で, 軟骨表面が鮮明に描出されている.

る磁化率効果で, 磁性特性の異なる組織の境界面で人工的な信号低下が起こることである. このため金属物を入れている患者への使用は制限される. そのほかの欠点として, 骨梁間隙に生じる磁化率アーチファクトのため, 骨髄病変の検出には有用性が比較的低いことがあげられる.

　筋骨格系に MRI を用いる際には, マジックアングルアーチファクトと呼ばれる重要かつよくみられるアーチファクトに注意しておく必要がある. これは主磁場に対して約 55° の方向をとるコラーゲンに富んだ構造を, TE が 20 msec 以下のパルスシークエンスを用いて撮影するときに起きる. このような場合, 撮像対象構造の信号強度が上昇し, 病的異常と誤認させる. 関節内外の腱, 靱帯, 関節軟骨などの構造の一部が主磁場に対して 55° の方向をとることはしばしばあり, TE の短いシークエンス［T1 強調, プロトン密度（PD）強調や各種 GRE 法］を用いると断裂や腱症, 軟骨損傷などに似た画像を呈することがある.

　関節軟骨の MRI は近年, 軟骨の形状, 生化学的性質, 機能的特性の評価に有効であると認められてきている. ヒトには軟骨疾患が広くみられるので（退行変性, 外傷, 関節炎）, 早期の治療介入や新規治療法の非侵襲的評価を可能にすべく, MRI の研究者は軟骨変性の早期変化や軟骨表面の微細変化を正確に描出するのに最適なパルスシークエンスの開発に注意を集中してきた. 軟骨の撮像に広く用いられているパルスシークエンスは 2D あるいは 3D の spoiled gradient-echo（SPGR）（脂肪飽和法併用）で, 製造会社によっては FLASH とも呼ばれる（図 2-34, 35）. 高分解能の連続薄層スライスが得られ, 微細な信号変化や形態的変化の描出に優れる. この方法の欠点として, 前にも述べた通り, 撮像時間が長く, 磁化率アーチファクトを受けやすいことがあげられる.

　2D 高速スピンエコー（fast spin-echo：FSE）法は, 脂肪抑制なしでも脂肪抑制でも用いられ, 比較的短い撮像時間で高分解能の画像が得られ, 関節撮像の標準プロトコールに組み入れら

れている.

　軟骨の撮像を目的とした新たなパルスシークエンスが, とくに 3T MRI を用いて, 次々に開発されている. 新たなパルスシークエンスには, fast imaging employing steady-state acquisition（FIESTA）, その変化形である fast imaging employing steady-state precession（true FISP）や balanced fast field echo, その変化形である fluctuating equilibrium MR（FEMR）, dual echo in the steady-state（DESS）（図 2-36）などの多エコー法, driven equilibrium Fourier transform（DEFT）などの driven equilibrium 法や fast recovery FSE, 脂肪抑制 3D echo-planar 法などの echo-planar 法や 3D DEFT, 3D FSE 法などがある.

　軟骨に特異的な構造や生化学的組成を測定する意図から T2 マッピング, T1-ρ（T1 in the rotating frame）やナトリウム MRI などの画像法が開発された. 形態的に異常のない軟骨の生化学的変化を評価する新たな方法論として, 遅延造影軟骨 MRI（delayed gadolinium-enhanced MRI of cartilage：d-GEMRIC）と呼ばれる造影剤を使用した画像法がある. この方法は, 陰性電荷の Gd-DTPA の静注後に軟骨内に生じる T1 の変化を測定し, 軟骨のグリコサミノグリカンに関する情報を得ようとするものである（図 2-37）.

　これらのパルスシークエンスを詳しく述べるのは本書の企図を越える. 読者は Recht らによる優れた総説論文（2007）を参

照されたい.

　大半の検査では, 少なくとも 2 つの直交する面（横断と冠状断または矢状断）の撮影をすべきで, 全 3 方向の断面が必要となることも多い. 解剖学的構造をより正確に描出するため, 傾斜断面の撮像が必要となることもまれではない（肩など）. 十分な空間分解能の MRI 検査を行うためには表面コイルが必要となる. ほとんどの表面コイルは膝, 肩, 手関節, 側頭下顎関節といった身体の各部位に特異的に対応するように設計されている. 最近導入された 8 チャンネルの四肢用フェーズドアレイコイルは MRI の画質を非常に向上させた（図 7-32, 40 を参照）.

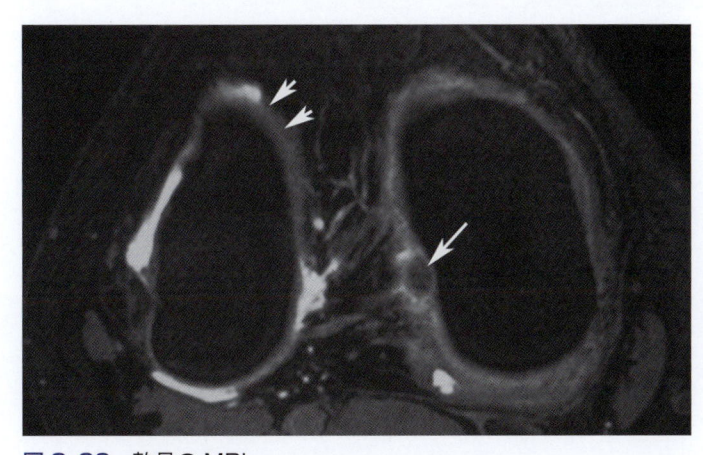

図 2-36　軟骨の MRI
DESS 横断像で内側半月板の断片の変位を認める（長い→）. 大腿骨外顆の関節硝子軟骨（短い→）と関節液の対照的なコントラストに注目されたい.

　整形外科領域の放射線医学における MRI の利用は, 以前は 4 つの領域（外傷, 関節炎, 腫瘍, 感染）に限定されていたが, 他の病態にも拡大されてきており, そのいくつかをあげれば, 先天疾患, 血管障害, 無腐性壊死などがある. 筋骨格系はさまざまな組織が T1, T2 強調像において異なった信号強度を呈するため, MRI での評価に理想的な対象である. 画像は低信号強度, 中間信号強度, あるいは高信号強度を呈する. 低信号強度には無信号（黒色）と正常筋より低い信号強度（暗色）がある. 中間信号強度には, 正常筋と等信号強度と, 筋よりは高いが皮下脂肪よりは低い信号強度（明色）がある. 高信号強度には, 正常皮下脂肪と等信号強度（明色）と, 皮下脂肪より高い信号強度（超明色）とがある. 脂肪層の高信号や各構造間の信号強度の違いによって, 筋, 腱, 靱帯, 血管, 神経, 硝子軟骨, 線維軟骨, 皮質骨, 海綿骨などの異なった組織構成成分を分離することができる（図 2-38）. たとえば, 脂肪と黄色（脂肪）骨髄は T1 強調像で高信号を, T2 強調像で中間信号を呈する. 血腫（急性ないし亜急性期の）は T1 強調像, T2 強調像で比較的高い信号を呈する. 皮質骨, 空気, 靱帯, 腱, 線維軟骨は T1 強調像, T2 強調像で低信号を呈する. 筋肉, 神経, 硝子軟骨は T1 強調像, T2 強調像で中間信号を呈する. 赤色（造血）骨髄は T1 強調像で低信号, T2 強調像で低〜中間信号を呈する. 体液は T1 強調像で中間信号, T2 強調像で高信号を呈する. ほとんどの腫瘍は T1 強調像で低〜中間信号, T2 強調像で高信号を呈する. 脂肪腫は T1 強調像で高信号, T2 強調像で中間信号を呈する（表 2-2）.

　骨や軟部組織の外傷は MRI による診断・評価にとくに適した

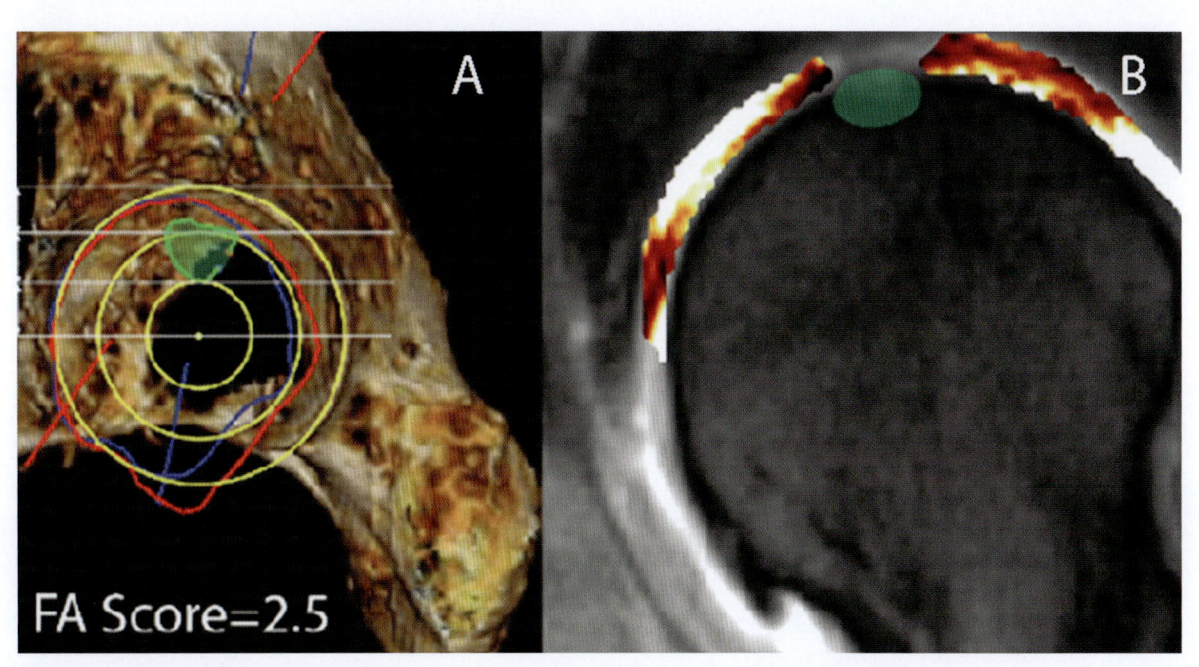

図 2-37　軟骨の MRI
d-GEMRIC による股関節検査. 股関節形成不全の患者の股関節の 3D-MR 再構成像（A）と d-GEMRIC 像（B）. 3D 再構成像は股関節の通常の MRI 撮影時に取得したデータから作成し, 股関節形成不全で寛骨臼表面や大腿骨頭に生じる骨の形態的異常や損傷を評価する. d-GEMRIC パラメーターマップはガドリニウム造影剤静注中に採集した MR データから作成し, 股関節形成不全で生じる可能性のある股関節の軟骨の生化学的異常を評価する.
（Luis Beltran, MD と Jenny Bencardino, MD, New York のご好意による）

2

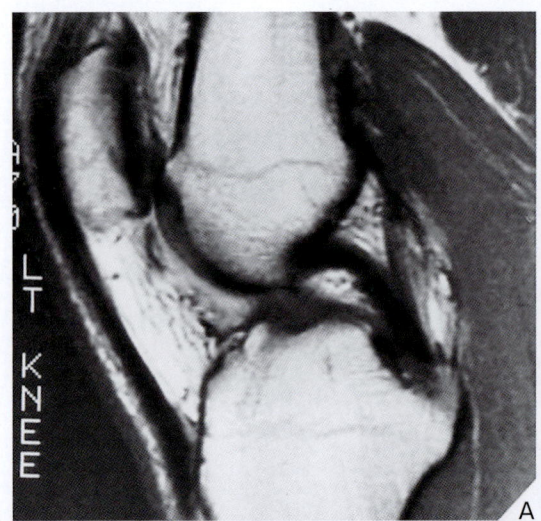

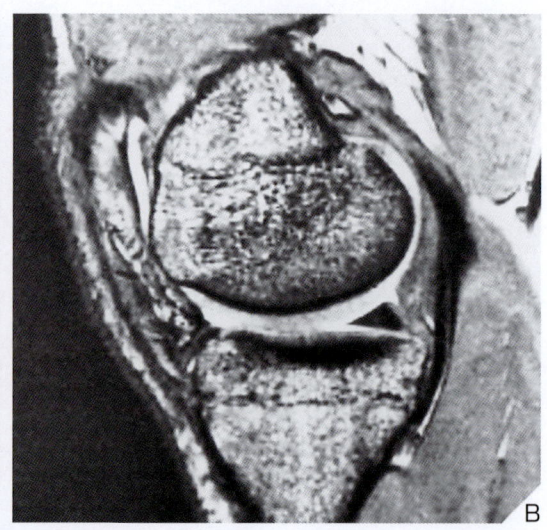

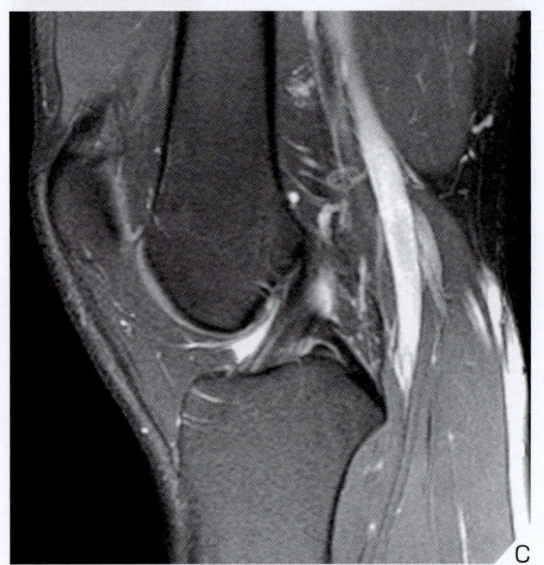

図 2-38　膝の MRI
(A) SE 法 T1 強調矢状断像（TR 600/TE 20 msec）．**(B)** MPGR 法 T2*強調矢状断像（flip angle 30°，TR 35/TE 15 msec）．**(C)** プロトン密度強調脂肪飽和矢状断像（TR 3,300/TE 40 msec）．骨，関節軟骨，線維軟骨，靱帯，筋肉，脂肪の信号強度の違いによって，種々の解剖構造が明瞭に示される．

表 2-2	各組織の MRI 信号強度	
組　織	**画　像**	
	T1 強調像	**T2 強調像**
血腫，出血（急性，亜急性）	中間/高信号	高信号
血腫，出血（慢性）	低信号	低信号
脂肪，脂肪髄	高信号	中間信号
筋肉，神経，硝子軟骨	中間信号	中間信号
皮質骨，腱，靱帯，線維軟骨，瘢痕	低信号	低信号
硝子軟骨	中間信号	中間信号
赤色（造血）髄	低信号	中間信号
空　気	低信号	低信号
体　液	中間信号	高信号
蛋白含有体液	高信号	高信号
腫瘍（一般的に）	中間〜低信号	高信号
脂肪腫	高信号	中間信号
血管腫	中間信号（筋肉よりやや高信号）	高信号

病態である．骨挫傷や微細骨梁骨折のように X 線や CT ではわからない病態が，MRI で良好に描出されることがある（図 2-39）．不顕性骨折も通常の X 線では見逃されるが，MRI では明瞭となる（図 2-40, 41）．

ごく最近，運動選手恥骨痛（athletic pubalgia），いわゆるス

ポーツヘルニアで，恥骨結合の異常，腹直筋付着部損傷や股関節内転筋腱損傷が MRI によって描出され，これらの病態における MRI の有効性が立証された．

ガドリニウムと通称される Gd-DTPA を静注して，MRI 画像を増強することがある．これは T1 強調像における信号強度を

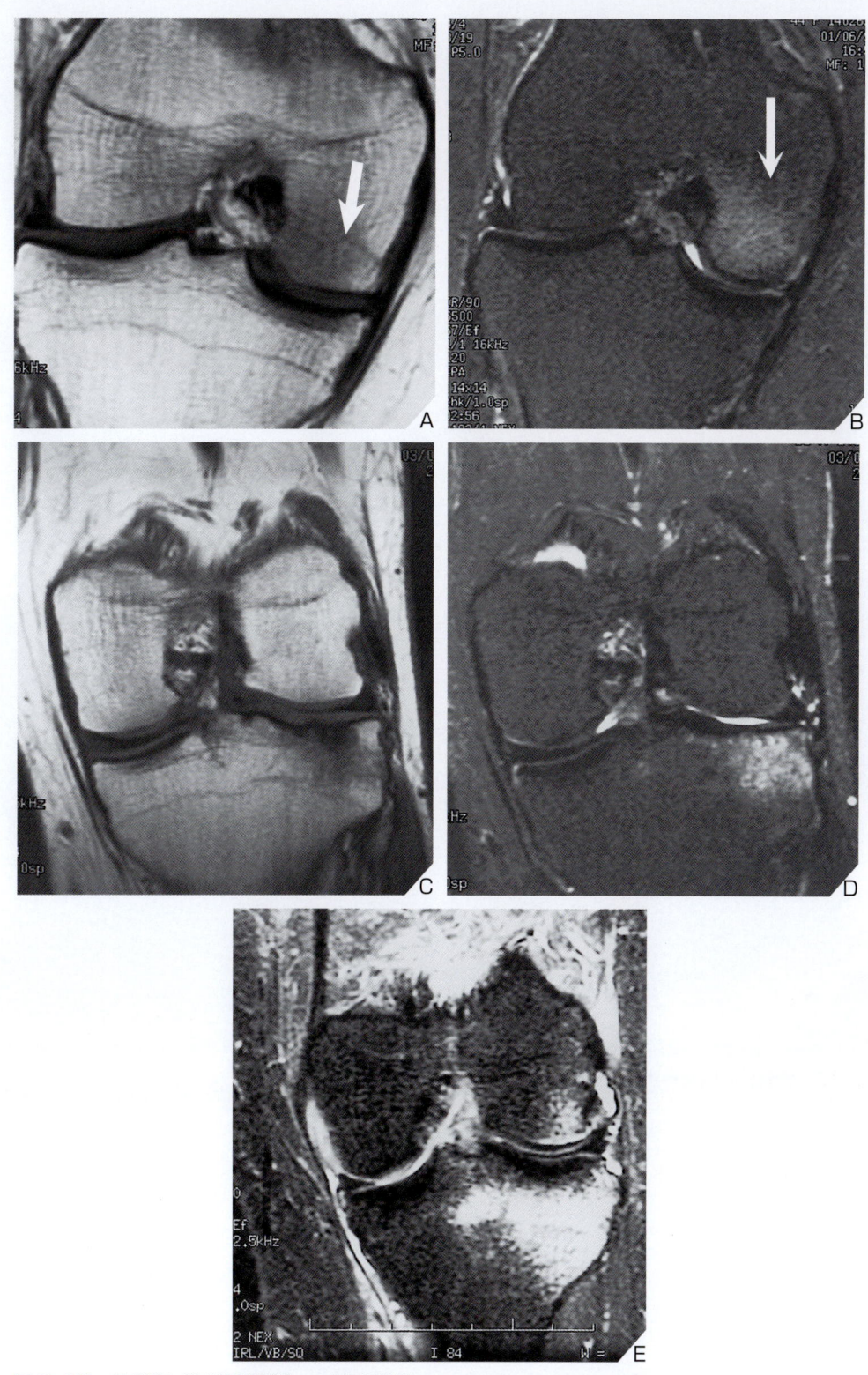

図2-39　骨挫傷（海綿骨損傷）のMRI所見
（A）右膝外傷の44歳女性のT1強調冠状断像で大腿骨内顆に低信号域を認める（→）．（B）高速スピンエコーIR（FSE-IR）では低信号に抑制された骨髄脂肪を背景に高信号巣がみられ（→），海綿骨損傷がより明瞭となる．（C）35歳男性のT1強調冠状断像と（D）FSE-IR冠状断像で，左膝の脛骨外側高原に海綿骨損傷がみられる．（E）29歳女性の脂肪飽和T2強調IR冠状断像で，大腿骨外顆と脛骨近位外側部に骨梁損傷がみられる．

増強させる常磁性化合物である．MRIでのガドリニウムの増強効果の機序は，CTでの造影効果の機序とは基本的に異なっている．CTでのヨードと異なり，ガドリニウムそのものはMRIでは信号を生じない．ガドリニウムは血液から組織に浸出し，組織のT1，T2緩和時間を短縮することにより，T1強調像（TR/

TEの短い撮像法）において信号強度を上昇させる．

近年MRa（MR関節造影：MR arthrography）が広まってきている．その診断上の正確性は通常のMRIを上回る可能性があり，これは関節内の諸構造が関節包の伸展によって分離され，よりよく描出されることによる．関節包の伸展は，希釈したガ

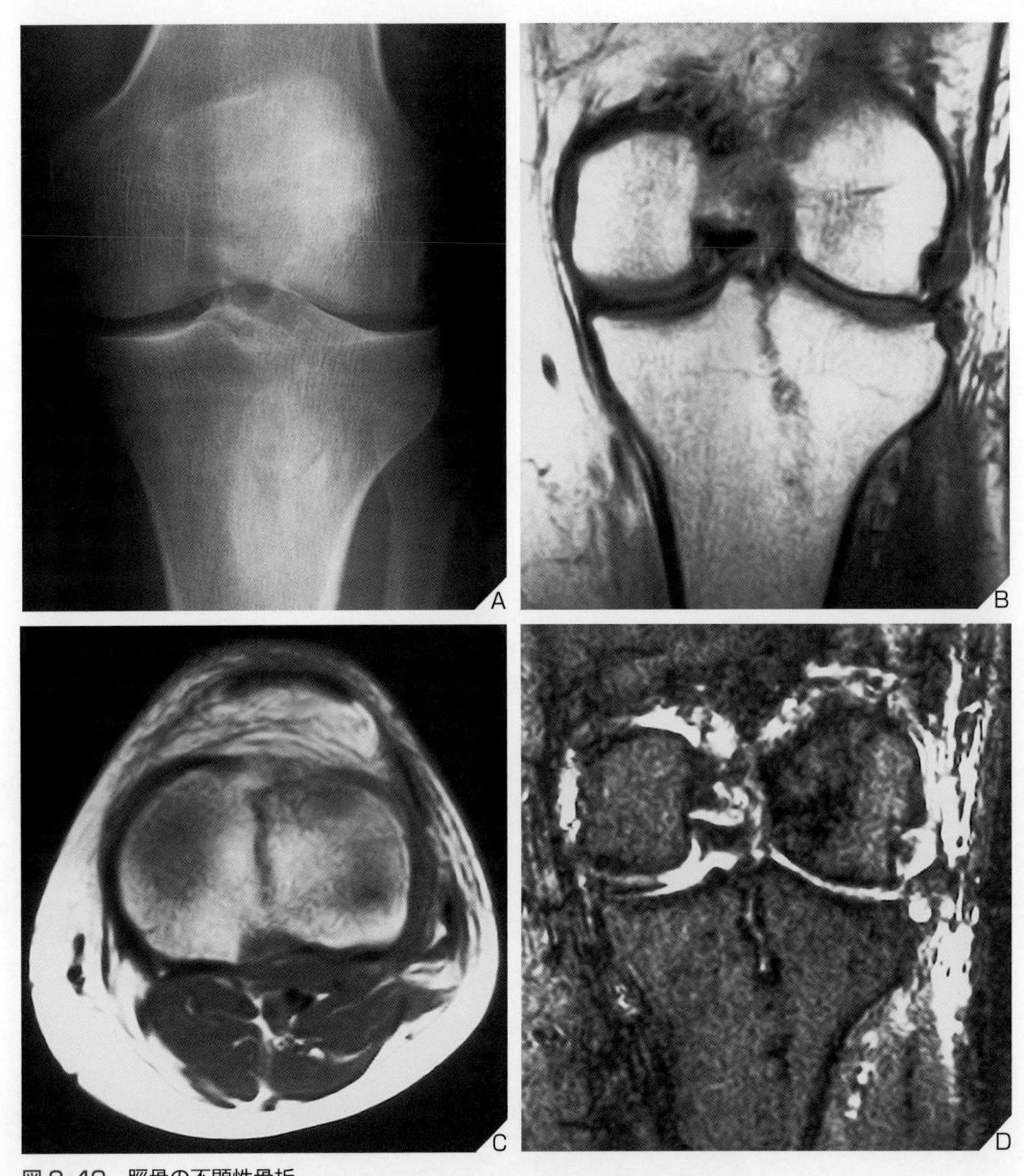

図 2-40　脛骨の不顕性骨折
　47 歳女性．車の交通事故による左膝外傷．（**A**）X 線正面像では脛骨近位部に骨硬化像がみられるが，明らかな
骨折は認めない．（**B**）T1 強調冠状断像と（**C**）T1 強調横断像で脛骨顆間隆起内に伸びる垂直骨折を認める．
（**D**）T2 強調 IR 冠状断像では骨折線以外に，外側半月板と外側側副靱帯の断裂や軟部組織に拡がる浮腫，出血，
関節液貯留も認められる．

ドペンテト酸ジメグルミン（ガドリニウム）や生理食塩水を造
影剤として用い，これを関節腔内に注入することによって得ら
れる．よく用いられるのは，滅菌生理食塩水，ヨード造影剤，
1％リドカインと Gd-DTPA の混合液で，透視ガイド下に関節
に注入する．得られる画像は関節液（関節浸出液）が貯留した
関節の画像とよく似ている．実臨床で MRa が利用されるのは
もっぱら肩関節疾患で，たとえば肩内障，動揺性肩関節，腱板
損傷，関節軟骨や軟骨関節唇の異常などで用いられる（図 2-
42）．寛骨臼の線維軟骨関節唇の評価にも同様に有効である．
たとえば，大腿骨寛骨臼インピンジメント（femoroacetabular
impingement：FAI）症候群は MRa で正確に診断でき，放射状
再構成を併用すると一層有効である（図 2-43）．放射状撮像法
の利点は，平均化に伴う部分容積効果が回避でき，解剖学的微
細構造の歪みを排除できることにある．

間接的 MRa は MRI 撮像前にガドリニウムを経静脈的に注射
する方法である．この方法は MRa と同様，腱板損傷や関節唇
損傷，癒着性関節包炎の検出能を高める可能性がある．
　膝関節軟骨の評価に関する最新の進歩として，いわゆる
vastly undersampled isotropic projection steady-state preces-
sion（VIPR-SSFP）と呼ばれるパルスシークエンスの導入があ
り，これは balanced SSFP に 3D 放射状撮像法を組み合わせた
ものである．軟骨に関する臨床上重要な情報を提供するのに加
え，有症状の患者の膝関節の靱帯や半月板，骨性構造の評価に
も有効である．
　MR 血管撮影（MR angiography：MRA）は血管を可視化す
る方法である（図 2-44～46）．通常の造影剤を使う血管造影
と違い，血液そのものを可視化するのではなく，血流特性を描
出する．その利点の 1 つは，MRA の三次元データを集積して

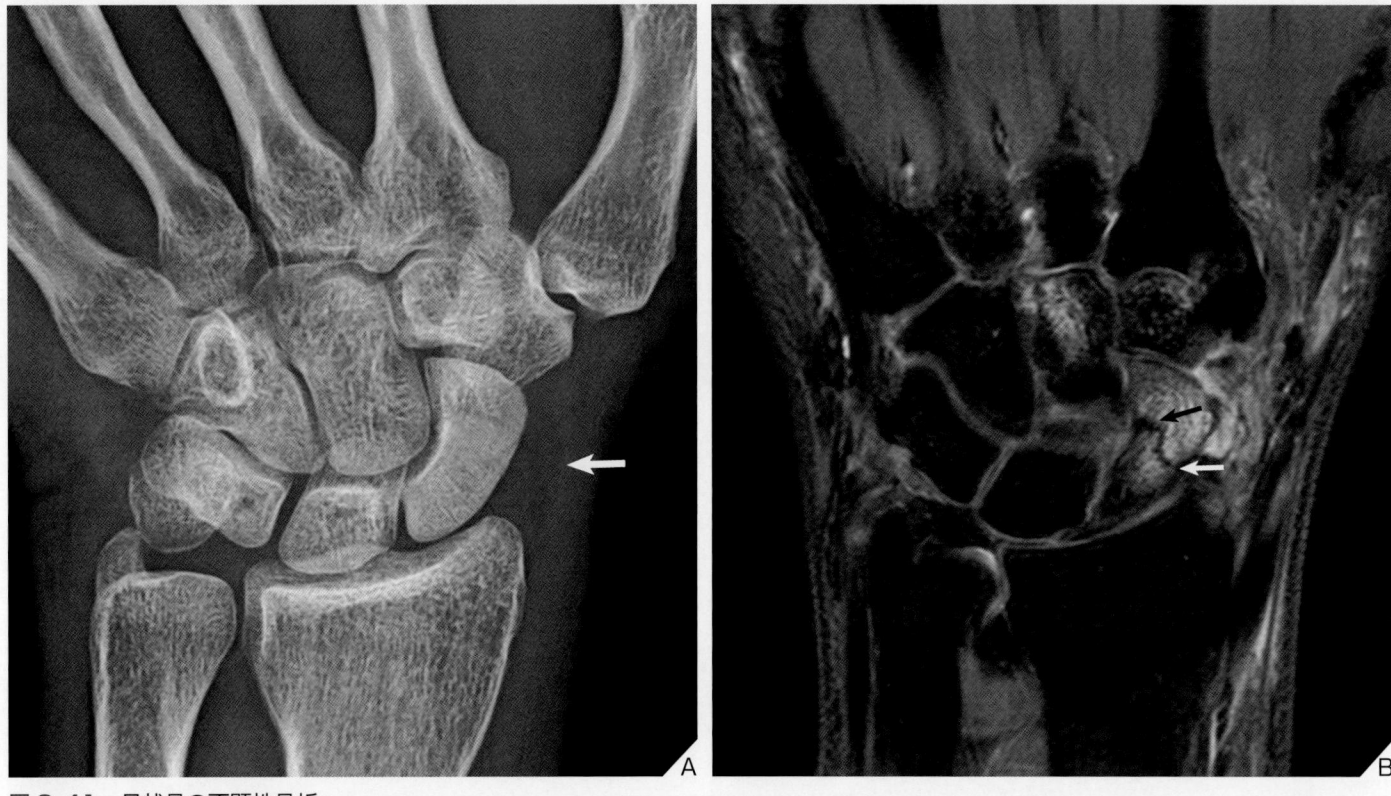

図 2-41　月状骨の不顕性骨折
　46 歳女性．手を伸展して転倒し，手関節の痛みと解剖学的嗅ぎタバコ窩の圧痛を呈す．（**A**）尺側偏位 X 線正面像で月状骨周囲脂肪の不明瞭化（→）を認めるが，当画像でも，このほかの方向で撮影された手関節 X 線像（非提示）でも明らかな骨折線はみられない．（**B**）脂肪抑制プロトン密度強調冠状断像で月状骨の浮腫と骨折（→）が明瞭に認められる．

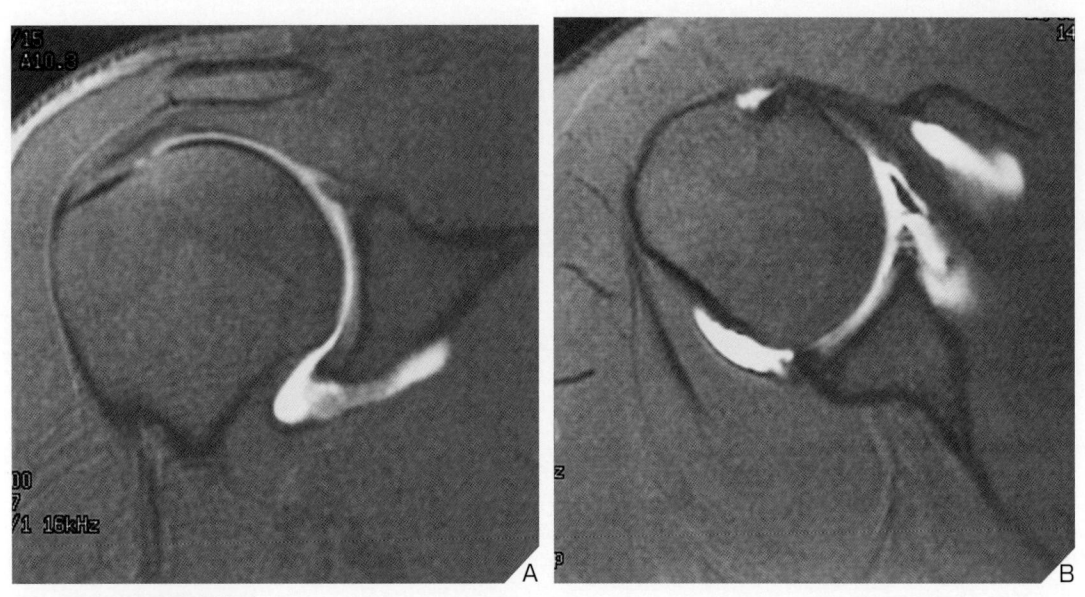

図 2-42　肩関節唇断裂
　26 歳男性．右肩外傷の MR 関節造影．（**A**）脂肪飽和 T1 強調冠状断像で肩関節窩の軟骨性関節唇下部の断裂が認められる．（**B**）脂肪飽和 T1 強調横断像で前方関節包の剝落を伴う前後軟骨性関節唇の断裂がみられる．

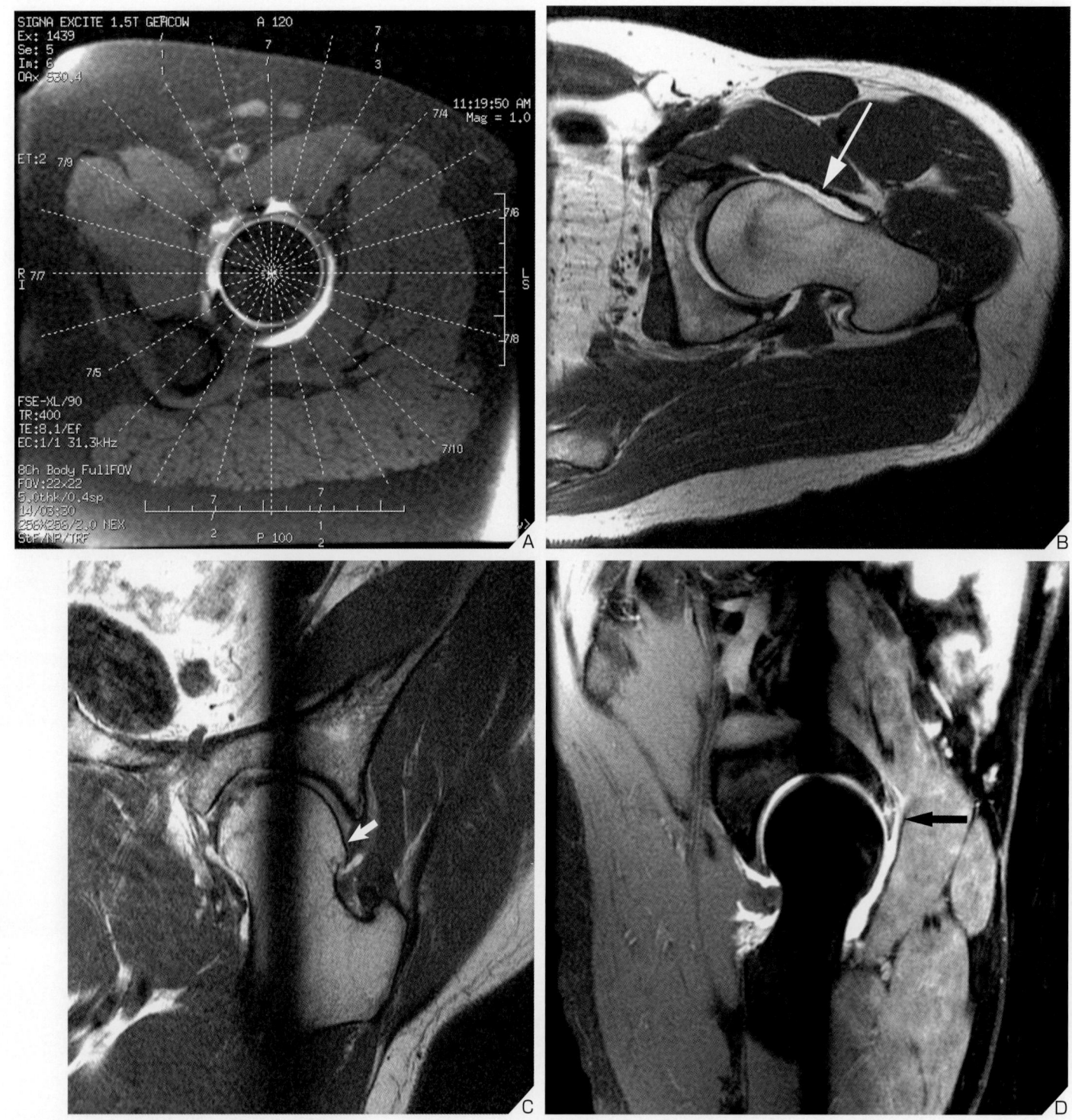

図2-43　股関節の放射状 MR 関節造影所見
28歳男性．左股関節と鼡径部の痛みが数ヵ月続いている．通常のX線撮影（非提示）では cam type の大腿寛骨臼インピンジメントが強く示唆され，放射状 MRa で確認された．（**A**）傾斜軸像で得た寛骨臼正面像に放射状 MR 像の位置を表示．（**B**）大腿骨頚部の中心を通る傾斜横断 FSE T1 強調像で，大腿骨頭の形状が球状でなく，骨頭/頚部移行部の上前面（→）に過剰な骨形成があることがわかる．（**C**）放射状再構成プロトン密度強調像で著明な骨棘（→）が認められる．（**D**）脂肪抑制プロトン密度強調放射状 MRI の傾斜軸像で寛骨臼関節唇上部（→）の断裂が認められる．

おけば，その後どの方向からもみることができることである．これにより，画像上で血管が重複するのを排除できる．血管にコントラストを付けるために多くのパルスシークエンスが提案されてきた．まず，静的組織が飽和されている領域内に緩和された血液が急速に流入するのを利用する方法がある．この方法は，time of flight 効果，flow-related enhancement（FRE：液流信号増強）と呼ばれる．このほか，磁場勾配の存在下で移動

する血液に起きる速度依存性の位相変化を利用した方法があり，位相コントラスト法（phase-contrast method）と呼ばれる．血流位相散逸画像を血流代償画像から引算する方法もある．整形外科領域の画像診断では MRA は四肢外傷の血管評価や筋骨格系腫瘍の富血管性の評価などに利用される．

　MRI は多くの利点を有するが，欠点もある．心臓ペースメーカー，脳動脈クリップを有する患者や，閉所恐怖症の患者には

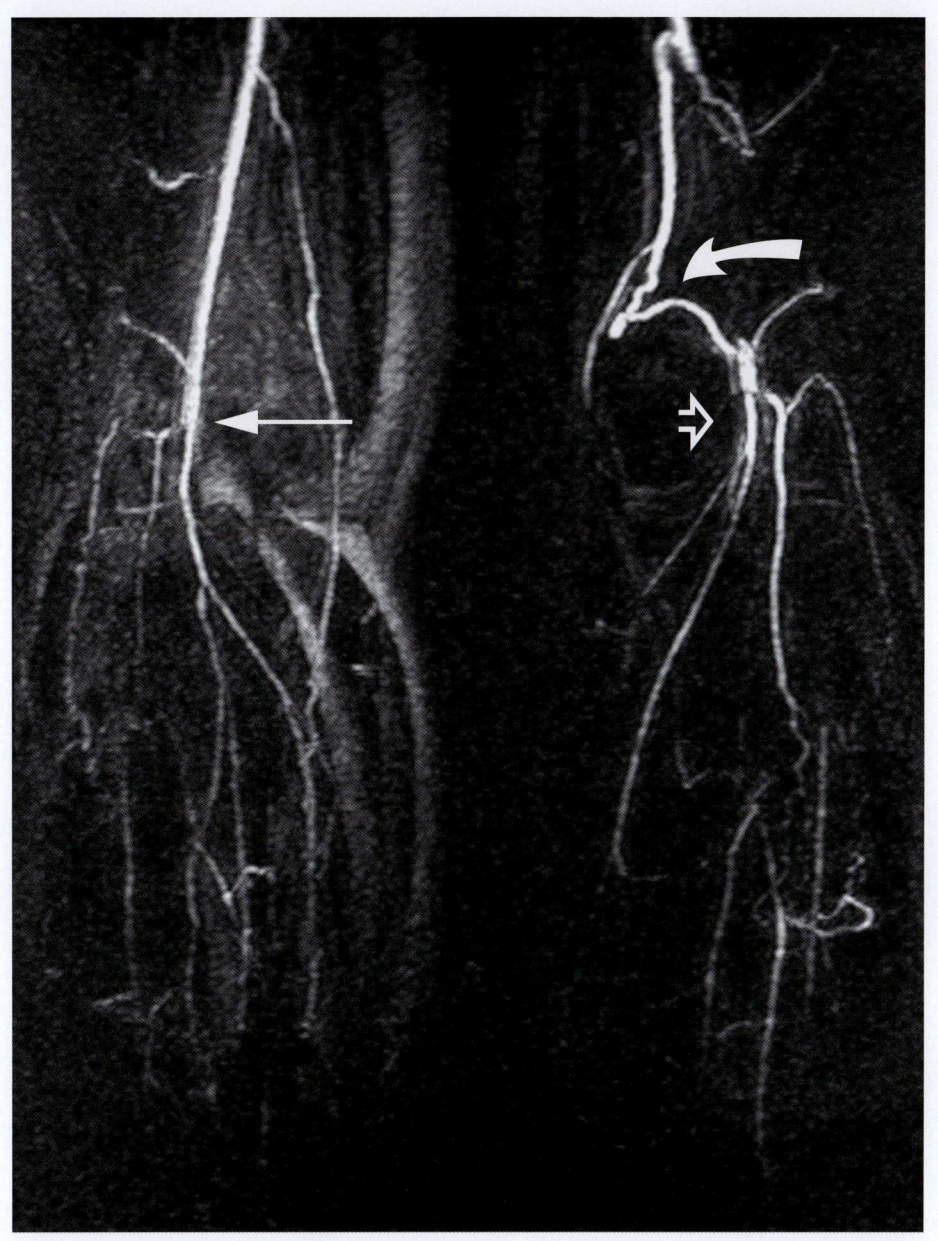

図 2-44　動脈閉塞の MRA 所見
67 歳女性．歩行時に増悪する両下肢間欠性疼痛あり．造影剤（ガドリニウム）静注後の両下肢 MRI
で右膝窩動脈の有意な狭窄（→）を認め，左膝窩動脈も完全閉塞し（↘），側副路により膝窩高位で
膝窩動脈遠位部が短いながら再度認められる（⇒）．

禁忌である．強磁性の外科クリップなどの金属物があると，信号が局所的に欠損し，画像が歪む場合もある．金属物は画像に「穴」を作り出すが，強磁性体はより強い歪みを引き起こす．

CT と同様，MRI においても平均化容積効果（average volume effect）がみられ，それが読影の落とし穴となることがある．

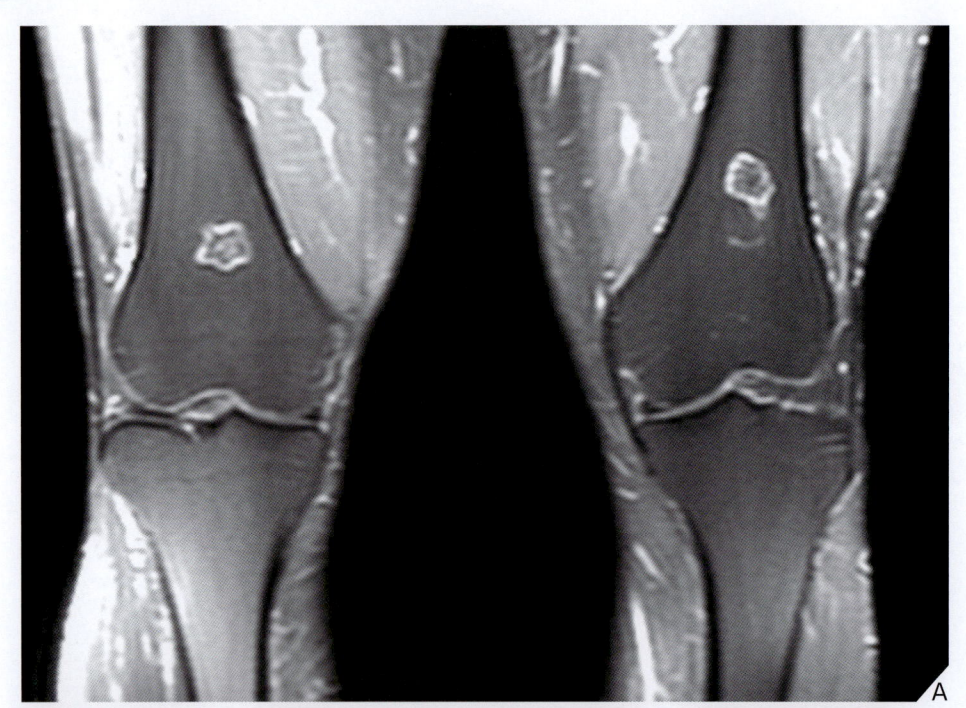

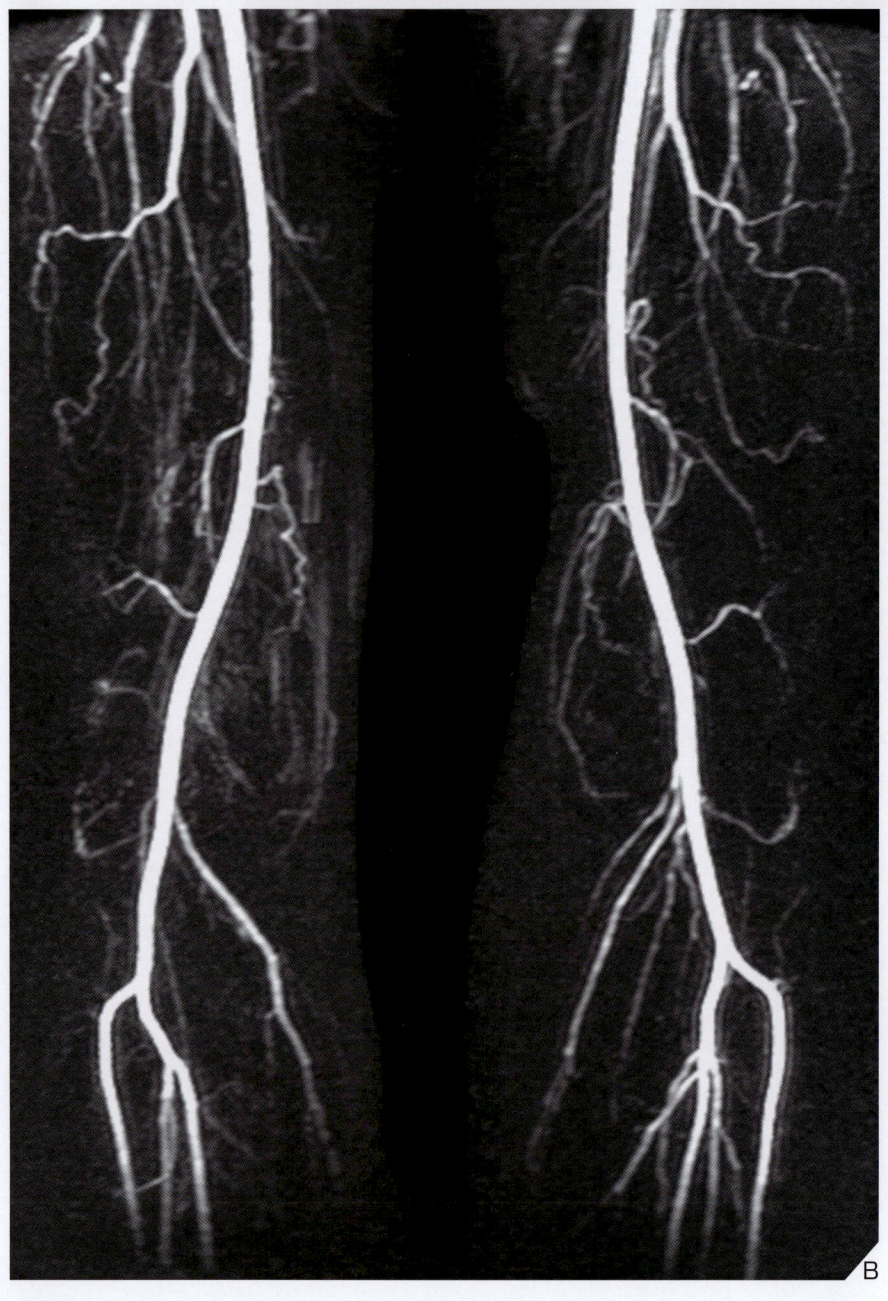

図 2-45　MRA 正常像

27 歳女性．混合性結合組織病．血管炎と大腿動脈閉塞が臨床的に疑われ，MRA を受けた．両膝の MRI 冠状断像（**A**）で大腿骨遠位部に骨髄壊死がみられるが，MR 血管撮影（**B**）では血管に異常を認めなかった．

図 2-46　3D MR 血管撮影

35 歳女性．左前腕腫脹あり．造影ダイナミック MRI の動脈相，静脈相，遅延相（A〜C）で異常血管腔が多発性に造影され，微細造影巣の集簇と太い導出静脈の前肘静脈への流出が見られる．(D)カラー 3D MRA では前腕の動静脈の同時描出が認められ，動静脈奇形と診断される．［訳者注：図 A，B は実際には動脈相，静脈相ではなく，A は造影前の T1 強調像，B は脂肪抑制ないしサブトラクション動脈相で，C は遅延層の造影後脂肪抑制 T1 強調軸像と思われるが，ここでは原文にしたがって訳した］

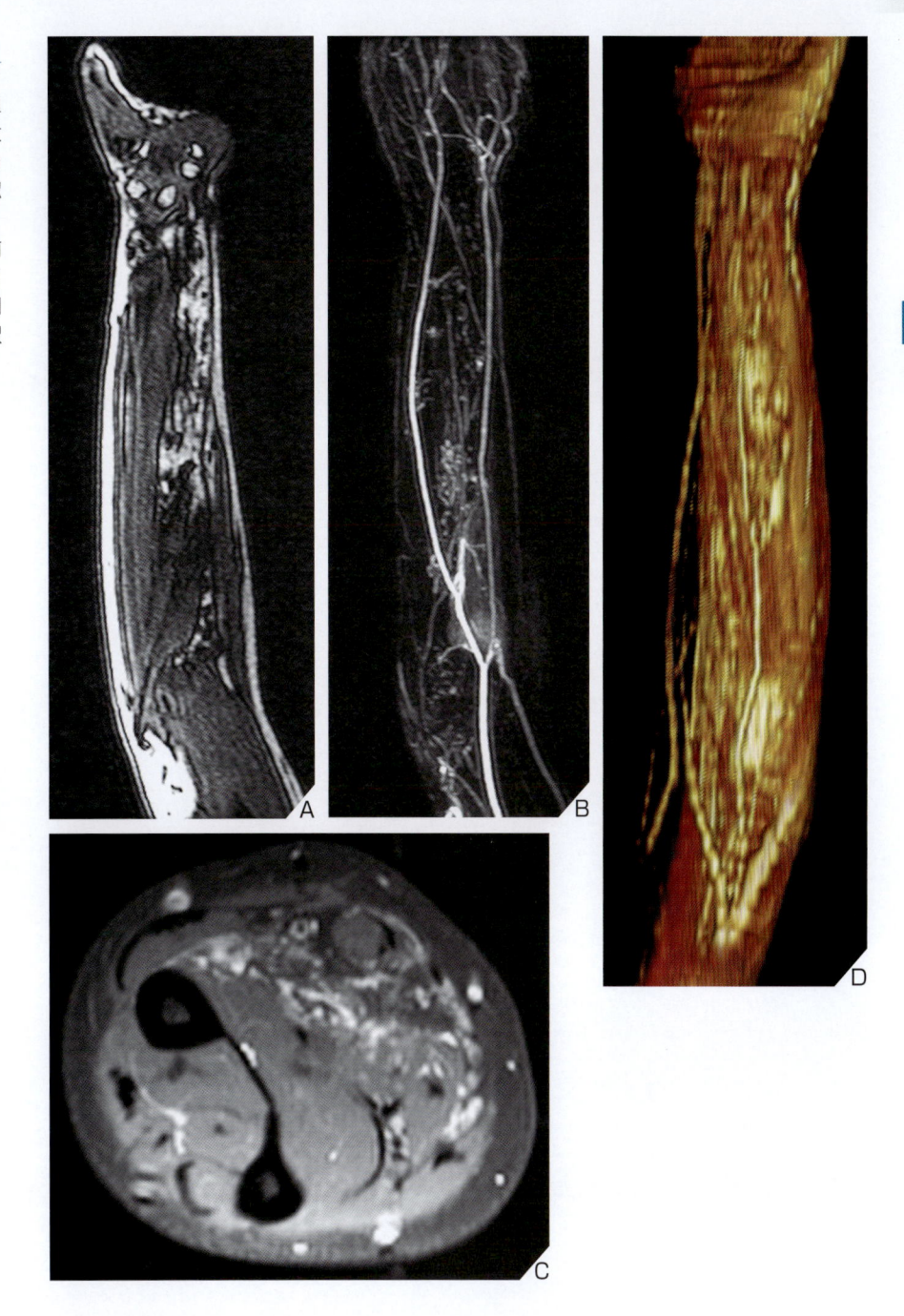

引用文献・参考図書

1. Abdel-Dayem HM. The role of nuclear medicine in primary bone and soft tissue tumors. *Semin Nucl Med* 1997; 27: 355-363.
2. Adam G, Drobnitzky M, Nolte-Ernsting CCA, Günther RW. Optimizing joint imaging: MR imaging techniques. *Eur Radiol* 1996; 6: 882-889.
3. Alazraki NP. Radionuclide imaging in the evaluation of infectious and inflammatory disease. *Radiol Clin North Am* 1993; 31: 783-794.
4. Alley MT, Shifrin RY, Pelc NJ, Herfkens RJ. Ultrafast contrast-enhanced three-dimensional MR angiography: state of the art. *Radiographics* 1998; 18: 273-285.
5. Allman K, Schafer O, Hauer M, et al. Indirect MR arthrography of the unexercised glenohumeral joint in patients with rotator cuff tears. *Invest Radiol* 1999; 34: 435-440.
6. Al Sheikh W, Sfakianakis GN, Mnaymneh W, et al. Subacute and chronic bone infections: diagnosis using In-111, Ga-67, and Tc-99m MDP bone scintigraphy, and radiography. *Radiology* 1985; 155: 501-506.
7. Anderson MW, Greenspan A. State of the art: stress fractures. *Radiology* 1996; 199: 1-12.
8. Aoki J, Watanabe H, Shinozaki T, et al. FDG PET of primary benign and malignant bone tumors: standardized uptake value in 52 lesions. *Radiology* 2001; 219: 774-777.
9. Aoki J, Watanabe H, Shinozaki T, et al. FDG-PET for preoperative differential diagnosis between benign and malignant soft tissue masses. *Skeletal Radiol* 2003; 32: 133-138.
10. Arndt WF Ⅲ, Truax AL, Barnett FM, Simmons GE, Brown DC. MR diagnosis of bone contusions of the knee: comparison of coronal T2-weighted fast spin-echo with fat saturation and fast spin-echo STIR images with conventional STIR images. *Am J Roentgenol* 1996; 166: 119-124.
11. Becker W, Goldenberg DM, Wolf F. The use of monoclonal antibodies and antibody fragments in the imaging of infectious lesions. *Semin Nucl Med* 1994; 24: 142-153.
12. Beltran J, Bencardino J, Mellado J, Rosenberg ZS, Irish RD. MR arthrography of the shoulder: variants and pitfalls. *Radiographics* 1997; 17: 1403-1412.
13. Bianchi S, Martinoli C, Abdelwahab IF. Ultrasound of tendon tears. Part 1: general considerations and upper extremity. *Skeletal Radiol* 2005; 34: 500-512.
14. Blumenkrantz G, Majumdar S. Quantitative magnetic resonance imaging of articular cartilage in osteoarthritis. *Eur Cells Materials* 2007; 13: 75-86.
15. Brandt TD, Cardone BW, Grant TH, Post M, Weiss CA. Rotator cuff sonography: a reassessment. *Radiology* 1989; 173: 323-327.
16. Breyer RJ Ⅲ, Mulligan ME, Smith SE, Line BR, Badros AZ. Comparison of imaging with FDG PET/CT with other imaging modalities in myeloma. *Skeletal Radiol* 2006; 35: 632-640.
17. Buckwalter KA, Braunstein EM. Digital skeletal radiography. *Am J Roentgenol* 1992; 158: 1071-1080.

18. Buckwalter KA, Rydberg J, Kopecky KK, Crow K, Yang EL. Musculoskeletal imaging with multislice CT: Pictorial Essay. *Am J Roentgenol* 2001; 176: 979-986.

19. Catana C, Procissi D, Wu Y, et al. Simultaneous *in vivo* positron emission tomography and magnetic resonance imaging. *Proc Natl Acad Sci USA* 2008; 105: 3705-3710.

20. Chaudhari AJ, Bowen SL, Burkett GW, et al. High-resolution 18F-FDG PET with MRI for monitoring response to treatment in rheumatoid arthritis. *Eur J Nucl Med Mol Imaging* 2010; 37: 1047.

21. Chhem RK, Cardinal E, Cho KH. Skeletal and superficial soft tissues. In: McGahan JP, Goldberg BB, eds. *Diagnostic ultrasound. A logical approach.* Philadelphia: Lippincott-Raven Publishers; 1998: 1115-1134.

22. Choi HK, Burns LC, Shojania K, et al. Dual energy CT in gout: a prospective validation study. *Ann Rheum Dis* 2012; 71: 1466-1471.

23. Datz FL. Indium-111-labeled leukocytes for the detection of infection: current status. *Semin Nucl Med* 1994; 24: 92-109.

24. Datz FL, Morton KA. New radiopharmaceuticals for detecting infection. *Invest Radiol* 1993; 28: 356-365.

25. Delfaut EM, Beltran J, Johnson G, Rousseal J, Marchandise X, Cotten A. Fat suppression in MR imaging: techniques and pitfalls. *Radiographics* 1999; 19: 373-382.

26. Delpassand ES, Garcia JR, Bhadkamkar V, Podoloff DA. Value of SPECT imaging of the thoracolumbar spine in cancer patients. *Clin Nucl Med* 1995; 20: 1047-1051.

27. Desai MA, Peterson JJ, Garner HW, et al. Clinical utility of dual-energy CT for evaluation of tophaceous gout. *Radiographics* 2011; 31: 1365-1375.

28. Dewhirst MW, Sostman HD, Leopold KA, et al. Soft-tissue sarcomas: MR imaging and MR spectroscopy for prognosis and therapy monitoring. *Radiology* 1990; 174: 847-853.

29. Disler DG, Recht MP, McCauley TR. MR imaging of articular cartilage. *Skeletal Radiol* 2000; 29: 367-377.

30. Erlemann R, Reiser MF, Peters PE, et al. Musculoskeletal neoplasms: static and dynamic Gd-DTPA-enhanced MR imaging. *Radiology.* 1989; 171: 767-773.

31. Erlemann R, Sciuk J, Bosse A, et al. Response of osteosarcoma and Ewing sarcoma to preoperative chemotherapy: assessment with dynamic and static MR imaging and skeletal scintigraphy. *Radiology* 1990; 175: 791-796.

32. Errico TJ. The role of diskography in the 1980 s. *Radiology* 1989; 162: 285-286.

33. Even-Sapir E, Martin RH, Barnes DC, Pringle CR, Iles SE, Mitchell MJ. Role of SPECT in differentiating malignant from benign lesions in the lower thoracic and lumbar vertebrae. *Radiology* 1993; 187: 193-198.

34. Farooki S, Seeger LL. Magnetic resonance imaging in the evaluation of ligament injuries. *Skeletal Radiol* 1999; 28: 61-74.

35. Fayad LM, Corl F, Fishman EK. Pediatric skeletal trauma: use of multiplanar reformatted and three-dimentional 64-row multidetector CT in the emergency department. *Radiographics* 2009; 29: 135-150.

36. Feldman F, van Heertum R, Manos C. [18]FDG PET scanning of benign and malignant musculoskeletal lesions. *Skeletal Radiol* 2003; 32: 201-208.

37. Ferrucci JT. Imaging algorithms for radiologic diagnosis. In: Traveras JM, Ferrucci JT, eds. *Radiology—diagnosis, imaging, intervention*, vol. 1. Philadelphia: JB Lippincott; 1990: 1-79.

38. Fishman EK. Spiral CT evaluation of the musculoskeletal system. In: Fishman EK, Jeffrey RB Jr, eds. *Spiral CT. Principles, techniques, and clinical applications.* Philadelphia: Lippincott-Raven; 1998: 273-298.

39. Fishman EK, Wyatt SH, Bluemke DA, Urban BA. Spiral CT of musculoskeletal pathology: preliminary observations. *Skeletal Radiol* 1993; 22: 253-256.

40. Flannigan B, Kursunoglu-Brahme S, Snyder S, Karzel R, Del Pizzo W, Resnick D. MR arthrography of the shoulder: comparison with conventional MR imaging. *Am J Roentgenol* 1990; 155: 829-832.

41. Fogelman I, Ryan PJ. Bone scanning in Paget's disease. In: Collier BD Jr, Fogelman I, Rosenthal L, eds. *Skeletal nuclear medicine.* St. Louis: Mosby; 1996: 171-181.

42. Foley WD, Wilson CR. Digital orthopedic radiography: vascular and nonvascular. In: Galasko CSB, Isherwood I, eds. *Imaging techniques in orthopedics.* London: Springer-Verlag; 1989: 145-158.

43. Fox IM, Zeiger L. Tc-99m-HMPAO leukocyte scintigraphy for the diagnosis of osteomyelitis in diabetic foot infections. *J Foot Ankle Surg* 1993; 32: 591-594.

44. Freiberger RH, Pavlov H. Knee arthrography. *Radiology* 1988; 166: 489-492.

45. Geijer M, Börjesson AM, Göthlin JH. Clinical utility of tomosynthesis in suspected scaphoid fracture. A pilot study. *Skeletal Radiol* 2011; 40: 863-867.

46. Genant HK, Doi K, Mall JC, Sickles EA. Direct radiographic magnification for skeletal radiology: an assessment of image quality and clinical application. *Radiology* 1977; 123: 47-55.

47. Gerscovich EO, Cronan MS, Greenspan A, Jain K, McGahan JP. Developmental dysplasia of the hip (DDH): three-dimensional ultrasound evaluation. *Proceedings of the 4th Congress of the International Society for Musculoskeletal Sonography (ISMUS),* Madrid, Spain, 1998: 71-74.

48. Gerscovich EO, Greenspan A, Cronan MS, Karol LA, McGahan JP. Three-dimensional sonographic evaluation of developmental dysplasia of the hip: preliminary findings. *Radiology* 1994; 190: 407-410.

49. Goodman PC, Jeffrey RB Jr, Brant-Zawazdki M. Digital subtraction angiography in extremity trauma. *Radiology* 1984; 153: 61-64.

50. Greenspan A. Tumors of cartilage origin. *Orthop Clin North Am* 1989; 20: 347-366.

51. Greenspan A. Imaging modalities in orthopaedics. In: Chapman MW, ed. *Chapman's orthopaedic surgery.* 3rd ed. Philadelphia: Lippincott Williams & Wilkins; 2001: 53-74.

52. Greenspan A, Norman A. The radial head-capitellum view: useful technique in elbow trauma. *Am J Roentgenol* 1982; 138: 1186-1188.

53. Greenspan A, Stadalnik RC. A musculoskeletal radiologist's view of nuclear medicine. *Semin Nucl Med* 1997; 27: 372-385.

54. Guhlmann A, Brecht Krauss D, Suger G, et al. Fluorine-18-FDG PET and technetium-99m antigranulocyte antibody scintigraphy in chronic osteomyelitis. *J Nucl Med* 1998; 39: 2145-2152.

55. Gupta R, Grasruck M, Suess C, et al. Ultra-high resolution flat-panel volume CT: fundamental principles, design architecture, and system characterization. *Eur Radiol* 2006; 16: 1191-1205.

56. Harned EM, Mitchell DG, Burk DJ, Vinitski S, Rifkin MD. Bone marrow findings on magnetic resonance images of the knee: accentuation by fat suppression. *Magn Reson Imaging* 1990; 8: 27-31.

57. Harvey D. PET/MRI: new fusion. *Radiology Today* 2008; 9: 20-21.

58. Heiken JP, Brink JA, Vannier MW. Spiral (helical) CT. *Radiology* 1993; 189: 647-656.

59. Helgason JW, Chandnani VP, Yu JS. MR arthrography: a review of current technique and applications. *Am J Roentgenol* 1997; 168: 1473-1480.

60. Hermans JJ, Wentink N, Kleinrensink G-J, et al. MR-plastination-arthrography: a new technique used to study the distal tibiofibular syndesmosis. *Skeletal Radiol* 2009; 38: 697-701.

61. Hodler J. Technical errors in MR arthrography. *Skeletal Radiol* 2008; 37: 9-18.

62. Hodler J, Fretz CJ, Terrier F, Gerber C. Rotator cuff tears: correlation of sonographic and surgical findings. *Radiology* 1988; 169: 791-794.

63. Holder LE. Bone scintigraphy in skeletal trauma. *Radiol Clin North Am* 1993; 31: 739-781.

64. Holl N, Enchaniz-Laguna A, Bierry G, et al. Diffusion-weighted MRI of denervated muscle: a clinical and experimental study. *Skeletal Radiol* 2008; 247: 797-807.

65. Hu H, He HD, Foley WD, Fox SH. Four multidetector-row helical CT: image quality and volume coverage speed. *Radiology* 2000; 215: 55-62.

66. Hunter JC, Blatz DJ, Escobedo EM. SLAP lesions of the glenoid labrum: CT arthrographic and arthroscopic correlation. *Radiology* 1992; 184: 513-518.

67. Johnson RP. The role of bone imaging in orthopedic practice. *Semin Nucl Med* 1997; 27: 386-389.

68. Jung H-S, Jee W-H, McCauley TR, Ha K-Y, Choi K-H. Discrimination of metastatic from acute osteoporotic compression spinal fractures with MR imaging. *Radiographics* 2003; 23: 179-187.

69. Kapelov SR, Teresi LM, Bradley WG, et al. Bone contusions of the knee: increased lesion detection with fast spin echo imaging with spectroscopic fat saturation. *Radiology* 1993; 189: 901-904.

70. Kaplan PA, Matamoros A Jr, Anderson JC. Sonography of the musculoskeletal system. *Am J Roentgenol* 1990; 155: 237-245.

71. Kertesz JL, Anderson SW, Murakami AM, Pieroni S, Rhea JT, Soto JA. Detection of vascular injuries in patients with blunt pelvic trauma by using 64-channel multidetector CT. *Radiographics* 2009; 29: 154-164.

72. Kijowski R, Blankenbaker DG, Klaers JL, Shinki K, De Smet AA, Block WF. Vastly undersampled isotropic projection steady-state free precession imaging of the knee: diagnostic performancecompared with conventional MR. *Radiology* 2009; 251: 185-194.

73. King AD, Peters AM, Stuttle AWJ, Lavender JP. Imaging of bone infection with labelled white cells: role of contemporaneous bone marrow imaging. *Eur J Nucl Med* 1990; 17: 148-151.

74. König H, Sieper J, Wolf KJ. Rheumatoid arthritis: evaluation of hypervascular and fibrous pannus with dynamic MR imaging enhanced with Gd-DTPA. *Radiology* 1990; 176: 473-477.

75. Krinsky G, Rofsky NM, Weinreb JC. Nonspecificity of short inversion time inversion recovery (STIR) as a technique of fat suppression: pitfalls in image interpretation. *Am J Roentgenol* 1996; 166: 523-526.

76. Kuszyk BS, Heath DG, Bliss DF, Fishman EK. Skeletal 3-D CT: advantages of volume rendering over surface rendering. *Skeletal Radiol* 1996; 25: 207-214.

77. Lang P, Steiger P, Faulkner K, Glüer C, Genant HK. Osteoporosis: current techniques and recent developments in quantitative bone densitometry. *Radiol Clin North Am* 1991; 29: 49-76.

78. Lee M-J, Kim S, Lee S-A, et al. Overcoming artifacts from metallic orthopedic implants at high-field-strength MR imaging and multidetector CT. *Radiographics* 2007; 27: 791-803.

79. Levinsohn EM, Palmer AK, Coren AB, Zinberg E. Wrist arthrography: the value of the three compartment injection technique. *Skeletal Radiol* 1987; 16: 539-544.

80. Love C, Din AS, Tomas MB, Kalapparambath TP, Palestro CJ. Radionuclide bone imaging: an illustrative review. *Radiographics* 2003; 23: 341-358.

81. Lund PJ, Nisbet JK, Valencia FG, Ruth JT. Current sonographic applications in orthopedics. *Am J Roentgenol* 1996; 166: 889-895.

82. Mao J, Yan H. Fat tissue and fat suppression. *Magn Reson Imaging* 1993; 11: 385-393.

83. McCollough CH, Zink FE. Performance evaluation of a multi-slice CT system. *Med Phys* 1999; 26: 2223-2230.

84. Meuli RA, Wedeeen VJ, Geller SC, et al. MR gated subtraction angiography: evaluation of lower extremities. *Radiology* 1986; 159: 411-418.

85. Murphey MD, Quale JL, Martin NL, Bramble JM, Cook LT, D Wyer SJ III. Com-

puted radiography in musculoskeletal imaging: state of the art. *Am J Roentgenol* 1992; 158: 19-27.

86. Murray IPC, Dixon J. The role of single photon emission computed tomography in bone scintigraphy. *Skeletal Radiol* 1989; 18: 493-505.

87. Negendank WG, Crowley MG, Ryan JR, Keller NA, Evelhoch JL. Bone and soft-tissue lesions: diagnosis with combined H-1 MR imaging and P-31 MR spectroscopy. *Radiology* 1989; 173: 181-188.

88. Omar IM, Zoga AC, Kavanagh EC, et al. Athletic pubalgia and "sports hernia": optimal MR imaging technique and findings. *Radiographics* 2008; 28: 1415-1438.

89. Palestro CJ, Love C, Tronco GG, Tomas MB, Rini JN. Combined labeled leukocyte and technetium 99m sulfur colloid bone marrow imaging for diagnosing musculoskeletal infections. *Radiographics* 2006; 26: 859-870.

90. Palestro CJ, Roumanas P, Swyer AJ, Kim CK, Goldsmith SJ. Diagnosis of musculoskeletal infection using combined In-111 labeled leukocyte and Tc-99m SC marrow imaging. *Clin Nucl Med* 1992; 17: 269-273.

91. Palestro CJ, Torres MA. Radionuclide imaging in orthopedic infections. *Semin Nucl Med* 1997; 27: 334-345.

92. Palmer WE, Caslowitz PL, Chew FS. MR arthrography of the shoulder: normal intraarticular structures and common abnormalities. *Am J Roentgenol* 1995; 164: 141-146.

93. Peh WC, Cassar-Pullicino VN. Magnetic resonance arthrography: current status. *Clin Radiol* 1999; 54: 575-587.

94. Petersein J, Saini S. Fast MR imaging: technical strategies. *Am J Roentgenol* 1995; 165: 1105-1109.

95. Pettersson H, Resnick D. Musculoskeletal imaging. *Radiology* 1998; 208: 561-562.

96. Pugh DG, Winkler TN. Scanography of leg-length measurement: an easy satisfactory method. *Radiology* 1966; 87: 130-133.

97. Ramdhian-Wihlm R, Le Minor J-M, Schmittbuhl M, et al. Cone-beam computed tomography arthrography: an innovative modality for evaluation of wrist ligament and cartilage injuries. *Skeletal Radiol* 2012; 41: 963-969.

98. Recht MP, Goodwin GW, Winalski GS, et al. MRI of articular cartilage: revisiting current status and future directions. *Am J Roentgenol* 2007; 185: 899-915.

99. Reichardt B, Sarwar A, Bartling SH, et al. Musculoskeletal applications of flat-panel volume CT. *Skeletal Radiol* 2008; 37: 1069-1076.

100. Rubin DA. MR imaging of the knee menisci. *Radiol Clin North Am* 1997; 35: 21-44.

101. Rubin RH, Fischman AJ, Needleman NM, et al. Radiolabeled, nonspecific, polyclonal human immunoglobulin in the detection of focal inflammation by scintigraphy: comparison with gallium-67 citrate and technetium-99m labeled albumin. *J Nucl Med* 1989; 30: 385-389.

102. Saloner DA, Anderson CM, Lee RE. Magnetic resonance angiography. In: Higgins CB, Hricak H, Helms CA, eds. *Magnetic resonance imaging of the body*. 2nd ed. New York: Raven Press; 1992: 679-718.

103. Savelli G, Maffioli L, Maccauro M, De Deckere E, Bombardieri E. Bone scintigraphy and the added value of SPECT (single photon emission tomography) in detecting skeletal lesions. *Q J Nucl Med* 2001; 45: 27-37.

104. Schauwecker DS. The scintigraphic diagnosis of osteomyelitis. *Am J Roentgenol* 1992; 158: 9-18.

105. Sciuk J, Brandau W, Vollet B, et al. Comparison of technetium 99m polyclonal human immunoglobin and technetium 99m monoclonal antibodies for imaging chronic osteomyelitis: first clinical results. *Eur J Nucl Med* 1991; 18: 401-407.

106. Shreve PD, Anzai Y, Whal RL. Pitfalls in oncologic diagnosis with FDG PET imaging: physiologic and benign variants. *Radiographics* 1999; 19: 61-77.

107. Sorsdahl OA, Goodhart GL, Williams HT, Hanna LJ, Rodriguez J. Quantitative bone gallium scintigraphy in osteomyelitis. *Skeletal Radiol* 1993; 22: 239-242.

108. Sostman HD, Charles HC, Rockwell S, et al. Soft-tissue sarcomas: detection of metabolic heterogeneity with P-31 MR spectroscopy. *Radiology* 1990; 176: 837-843.

109. Steinbach LS, Palmer WE, Schweitzer ME. Special focus session. MR arthrography. *Radiographics* 2002; 22: 1223-1246.

110. Stumpe KD, Dazzi H, Schaffner A, von Schulthess GK. Infection imaging using whole-body FDG-PET. *Eur J Nucl Med* 2000; 27: 822-832.

111. Subbas N, Freire M, Primak AN, et al. CT arthrography: in vitro evaluation of single and dual energy for optimization of technique. *Skeletal Radiol* 2010; 39: 1025-1031.

112. Sundaram M, McLeod RA. MR imaging of tumor and tumorlike lesions of bones and soft tissues. *Am J Roentgenol* 1990; 155: 817-824.

113. Swan JS, Grist TM, Sproat IA, Heiner JP, Wiersma SR, Heisey DM. Musculoskeletal neoplasms: preoperative evaluation with MR angiography. *Radiology* 1995; 194: 519-524.

114. Tian R, Su M, Tian Y, et al. Dual-time point PET/CT with F-18 FDG for the differentiation of malignant and benign bone lesions. *Skeletal Radiol* 2009; 38: 451-458.

115. Widmann G, Riedl A, Schoepf D, et al. State-of-the-art HR-US imaging findings of the most frequent musculoskeletal soft-tissue tumors. *Skeletal Radiol* 2009; 38: 637-649.

116. Winalski CS, Prabhakar R. The evolution of articular cartilage imaging and its impact on clinical practice. *Skeletal Radiol* 2011; 40: 1197-1222.

117. Yagei B, Manisals M, Yilmaz E, Ekin A, Ozaksoy D, Kovanlikaya I. Indirect MR arthrography of the shoulder in detection of rotator cuff ruptures. *Eur Radiol* 2001; 11: 258-262.

118. Yoon LS, Palmer WE, Kassarjian A. Evaluation of radial-sequence imaging in detecting acetabular labral tears at hip MR arthrography. *Skeletal Radiol* 2007; 36: 1029-1033.

119. Zoga AC, Kavanagh EC, Omar IM, et al. Athletic pubalgia and the "sport hernia": MR imaging findings. *Radiology* 2008; 247: 797-807.

3 骨形成と成長

骨は皮質骨と海綿骨からなっており，これらは結合組織の高度に分化された形態である．おのおののタイプの骨組織は基本的に同じ組織学的構造をもつ（図3-1）が，皮質骨は強固で緻密な構造で，血管を含む細い管（ハーバース管系）のみによりさえぎられている．一方，海綿骨は黄色髄および赤色髄により隔てられる骨梁から構成されている．骨は強固な石灰化した物質で，表面に新しい組織が添加することで成長する．不必要な骨の除去は「同時に起こる骨改変（リモデリング）」と呼ばれ，骨成長の重要な要素である．大部分の組織と異なり，骨はすでに存在している基質，たとえば骨や石灰化した軟骨の表面に添加することでのみ成長する．しかしながら，軟骨は間質の細胞増殖またはマトリックス形成で成長する．

正常な骨は2つのプロセス，すなわち内軟骨性骨化（endochondral ossification）と膜性骨化（intramembranous ossification）の組み合わせで形成される（図3-2）．一般的に，海綿骨は内軟骨性骨化により発達し，皮質骨は膜性骨化で発達する．

一度形成されると，生きている骨は代謝的に生涯静止しない．胎生期から，骨は絶えずリモデリングし，力学的ストレスの方向に沿ってミネラルを再充塡する．この過程は一生を通じて続き，胎児期と青年期に加速する．骨の形成と吸収をコントロールする因子はまだ十分には理解されていないが，1つの事実は明らかである．骨形成と骨吸収は絶妙にバランスがとれており，1つの組み合わされた過程であり，結果として骨形成量と骨吸収量は等しくなる．

骨格の大部分は内軟骨性骨化で形成され（図3-3），高度に組織化された過程であり，軟骨を骨に変化させ，主に骨の長さの増加に寄与する．内軟骨性骨化はすべての管状骨，扁平骨，椎体，頭蓋底，篩骨，鎖骨の内外側端の形成に寄与する．たとえば，胎生約7週で軟骨細胞（軟骨芽細胞と軟骨細胞）は，濃縮された間葉組織塊から長管骨の硝子軟骨モデルを形成する．軟骨マトリックスの石灰化へと導く機序は完全には理解されていないものの，石灰化を促進するものは小さな膜結合性物質

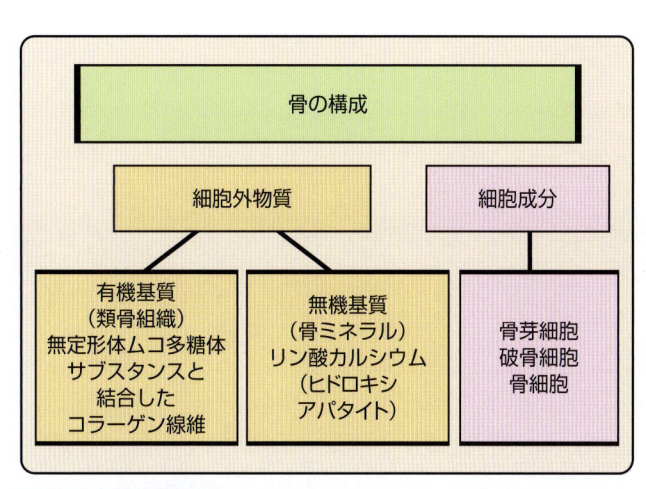

図 3-1　骨の構成
骨は細胞外物質と細胞成分からなる.

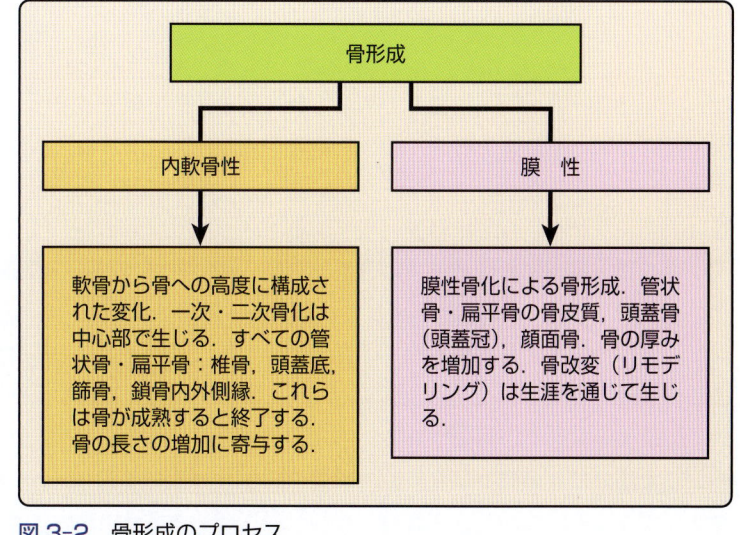

図 3-2　骨形成のプロセス

3

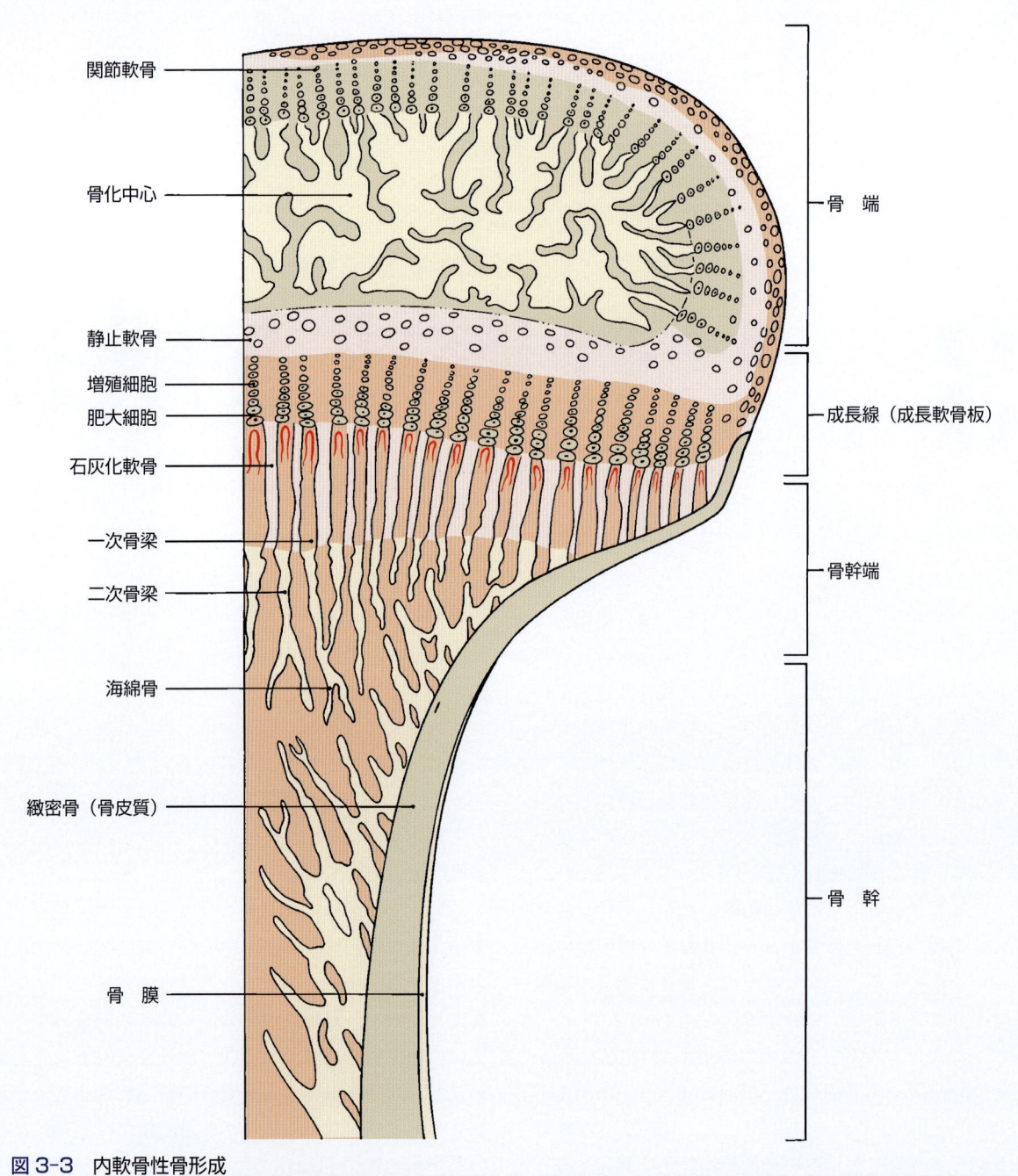

関節軟骨

骨化中心

静止軟骨

増殖細胞

肥大細胞

石灰化軟骨

一次骨梁

二次骨梁

海綿骨

緻密骨（骨皮質）

骨　膜

骨　端

成長線（成長軟骨板）

骨幹端

骨　幹

図 3-3　内軟骨性骨形成
骨化中心，成長軟骨版，そして骨幹端で生じる．
（Rubin P. Dynamic classification of bone dysplasias. Chicago：Year Book Medical Publishers；1964, 1-23
より改変）

"マトリックスベジクル"であると信じられている．約9週で辺縁の血管がこのモデルを貫き，骨芽細胞の形成を導く．骨組織がその後石灰化した軟骨マトリックスに沈着し，破骨細胞の吸収により一次骨梁から二次骨梁に変化する．

　この過程が急速に軟骨モデルの骨端側へ動くにつれて，石灰化した軟骨の核を含む骨梁のゆるやかなネットワークが残され，きわめて限定された成長ラインを形成する．このラインは成長軟骨板（成長線）であり（図3-4），二次骨梁が動くにつれて隣接する骨幹端が形成される．形成後すぐ吸収される二次骨梁の大部分は骨髄腔となり，他の骨梁は新生骨の添加により長く，太くなる．しかし，これらも結局，吸収とリモデリングを受ける．そのほかは骨幹に向かい，骨皮質の成長に組み入れ

られ，これは膜性骨化により形成される．長管骨の端では同様の過程が始まり，骨端内の二次石灰化中心を作る．この核は二次石灰化中心をとり囲む軟骨の成熟や石灰化によって大きくなる．骨端の末梢側の境であるアクロフィーシス（acrophysis）は成長軟骨板と同様に細胞の肥大（hypertrophy），変性，石灰化，そして骨化により作られる．内軟骨性骨形成は通常，成長軟骨板閉鎖後にはみられない．

　膜性骨化では，介在する軟骨段階がなく，骨が直接形成される（図3-5）．初めに，凝集された間葉細胞は骨形成細胞（osteo-progenitor cell）に分化し，その後コラーゲンや線維結合組織を形成する線維芽細胞と，類骨を形成する骨芽細胞に分化する．胎生約9週から始まるが，線維芽細胞により形成された線維性

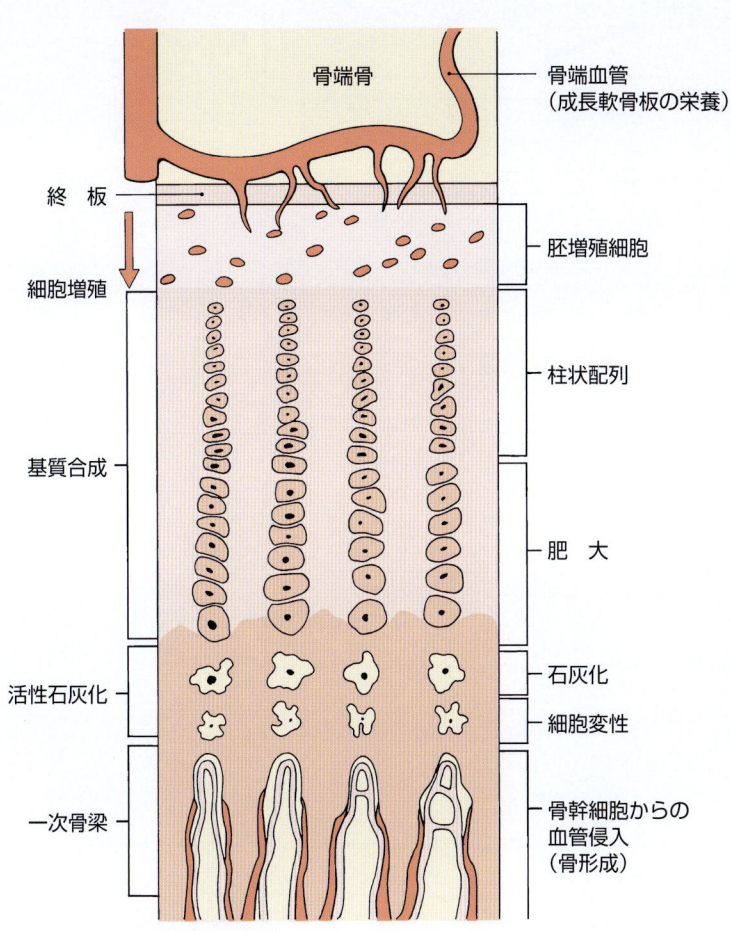

図 3-4　成長軟骨板の概略

活動性骨成長の成長軟骨板．図の上では骨端血管が胚増殖細胞へ栄養を提供している．さらに下がって，細胞は垂直の柱状に並び始め，骨幹端に近付くにつれて，細胞は肥大し基質が石灰化する．石灰化した基質にはその後血管が侵入し，一次骨梁を形成する．（Bullough PG. Atlas of orthopeadic pathology with clinical and radiologic correlations, 2nd ed, New York：Gower Medical Publishing；1992, 1.2-1.35 より改変）

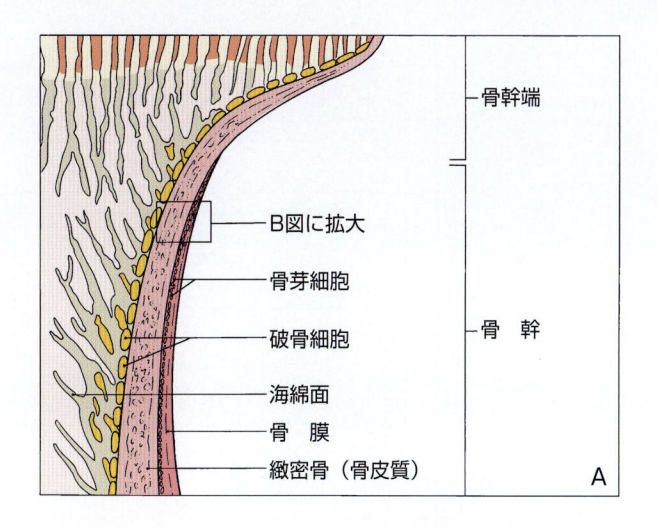

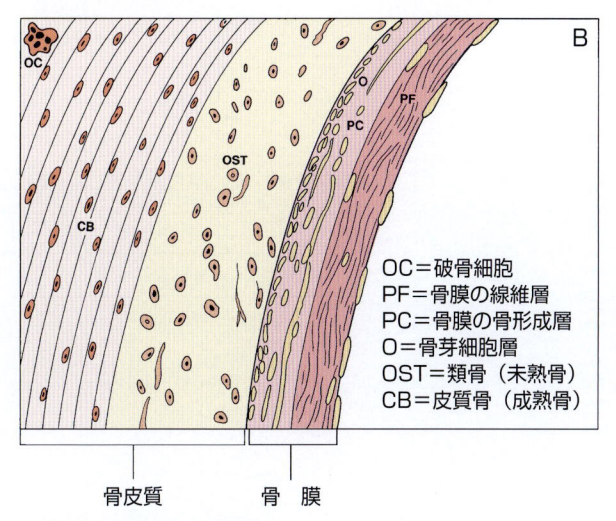

OC＝破骨細胞
PF＝骨膜の線維層
PC＝骨膜の骨形成層
O＝骨芽細胞層
OST＝類骨（未熟骨）
CB＝皮質骨（成熟骨）

図 3-5　膜性骨化の概略

骨膜と骨皮質の接合部における膜性骨形成．骨膜下骨形成は，未熟骨（woven bone）からより成熟骨へと進む．

の膜は骨膜骨襟を形成し，骨芽細胞の活動により類骨で置換される．この過程で形成される骨は，前頭骨，頭頂骨，側頭骨およびそれらの鱗（squamae），側頭骨の鼓膜部分と同様に上部顔面骨，鋤骨，内翼状骨となる．

膜性骨化もまた管状骨の骨幹周囲の骨膜の骨添加形成にあずかり，このように長管骨と扁平骨の骨皮質を形成する．このタイプの骨形成は骨の幅（横径）を増加させる．骨の外面の外骨膜層に加えて，膜性骨化は骨膜の内面を覆う内骨膜層やすべての骨皮質内管の内面のハーバース層で行われている（図 3-6）．これら 3 つの層は一生涯を通じて骨吸収と骨形成を伴った強い細胞活動の部位である．

下顎骨と鎖骨の中央部がこの過程で形成され，内軟骨性および膜性骨化の両方の過程で形成されることは興味深い．これらの骨は胎生期に軟骨として先に形成されるが，通常の内軟骨性骨化を受けない．その代わりに，軟骨モデルは単に結合組織による骨の沈着の表面として働いている．結局，この軟骨は吸収され，骨は完全に骨化される．

引用文献・参考図書

1. Anderson HC. Mechanism of mineral formation in bone. *Lab Invest* 1989; 60: 320-330.
2. Aoki J, Yamamoto I, Hino M, et al. Reactive endosteal bone formation. *Skeletal Radiol* 1987; 16: 545-551.
3. Bernard GW, Pease DC. An electron microscopic study of initial intramembranous osteogenesis. *Am J Anat* 1969; 125: 271-290.
4. Brighton CT. Longitudinal bone growth: the growth plate and its dysfunction. In: Griffin PP, ed. *Instructional course lectures*, vol. 36. Chicago: American Academy of Orthopedic Surgery; 1987: 3-25.
5. Buckwalter JA, Cooper RR. Bone structure and function. In: Griffin PP, ed. *Instructional course lectures*, vol. 36. Chicago: American Academy Orthopedic Surgery; 1987: 27-48.
6. Bullough PG. *Atlas of orthopedic pathology with clinical and radiologic correlations*, 2nd ed. New York: Gower Medical Publishing; 1992: 1.2-1.35.
7. Canalis E, McCarthy T, Centrella M. Growth factors and the regulation of bone remodeling. *J Clin Invest* 1988; 81: 277-281.
8. Iannotti JP. Growth plate physiology and pathology. *Orthop Clin North Am* 1990; 21: 1-17.
9. Jaffe HL. *Metabolic, degenerative and inflammatory diseases of bones and joints.* Philadelphia: Lea & Febiger; 1972.
10. Kirkpatrick JA Jr. Bone and joint growth-normal and in disease. *Clin Rheum Dis* 1981; 7: 671-688.
11. Lee WR, Marshall JH, Sissons HA. Calcium accretion and bone formation in dogs. *J Bone Joint Surg Br* 1965; 47B: 157-180.

3

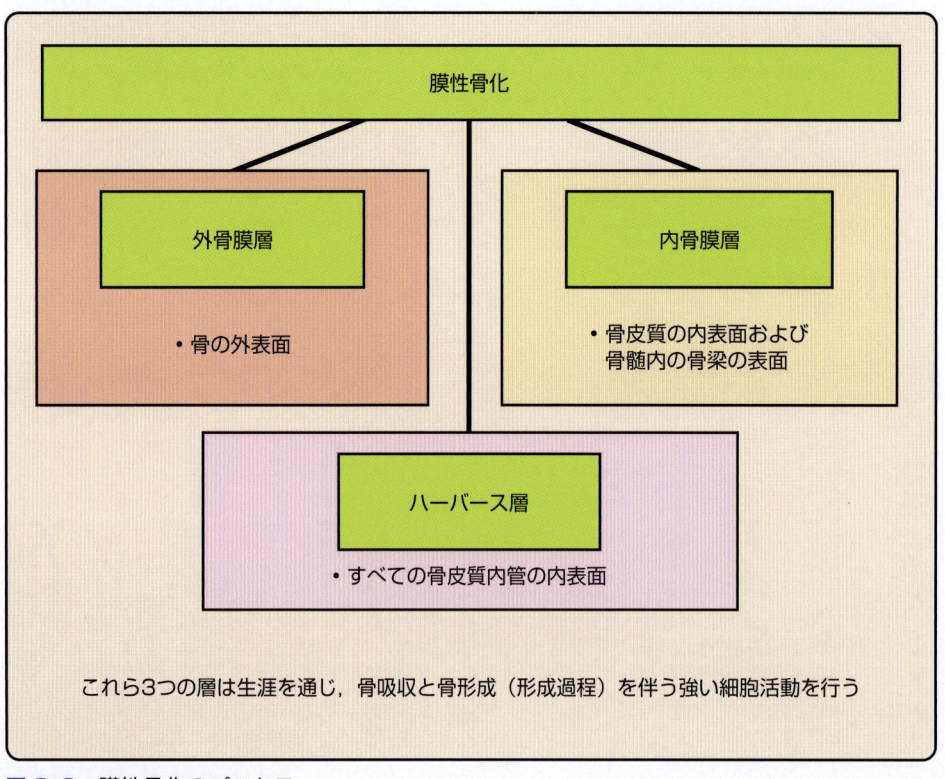

図 3-6　膜性骨化のプロセス

12. Oestreich AE. The acrophysis: a unifying concept for enchondral bone growth and its disorders. *Skeletal Radiol* 2003; 32: 121-127.
13. Oestreich AE, Crawford AH. *Atlas of pediatric orthopedic radiology*. Stuttgart: Thieme; 1985: 17-18.
14. Posner AS. The mineral of bone. *Clin Orthop* 1985; 200: 87-99.
15. Raisz LG, Kream BE. Regulation of bone formation. *N Engl J Med* 1983; 309: 83-89.
16. Reddi AH, Anderson WA. Collagenous bone matrix-induced endochondral ossification and hemopoiesis. *J Cell Biol* 1976; 69: 557-572.
17. Reed MH. Normal and abnormal development. In: Reed MH, ed. *Pediatric skeletal radiology*. Baltimore: Williams & Wilkins; 1992: 349-392.
18. Resnick D, Manolagas SC, Niwayama G. Histogenesis, anatomy, and physiology of bone. In: Resnick D, ed. *Bone and joint imaging*. Philadelphia: WB Saunders; 1989: 16-28.
19. Rubin P. *Dynamic classification of bone dysplasias*. Chicago: Year Book Medical Publishers; 1964: 1-23.
20. Sissons HA. The growth of bone. In: *The biochemistry and physiology of bone*, vol. 3, 2nd ed. New York: Academic Press; 1971.
21. Sissons HA. Structure and growth of bones and joints. In: Taveras JM, Ferrucci JT, eds. *Radiology, diagnosis-imaging-intervention*, vol. 5. Philadelphia: JB Lippincott; 1986: 1-11.
22. Warshawsky H. Embryology and development of the skeletal system. In: Cruess RL, ed. *The musculoskeletal system. Embryology, biochemistry, physiology*. New York: Churchill Livingstone; 1982.

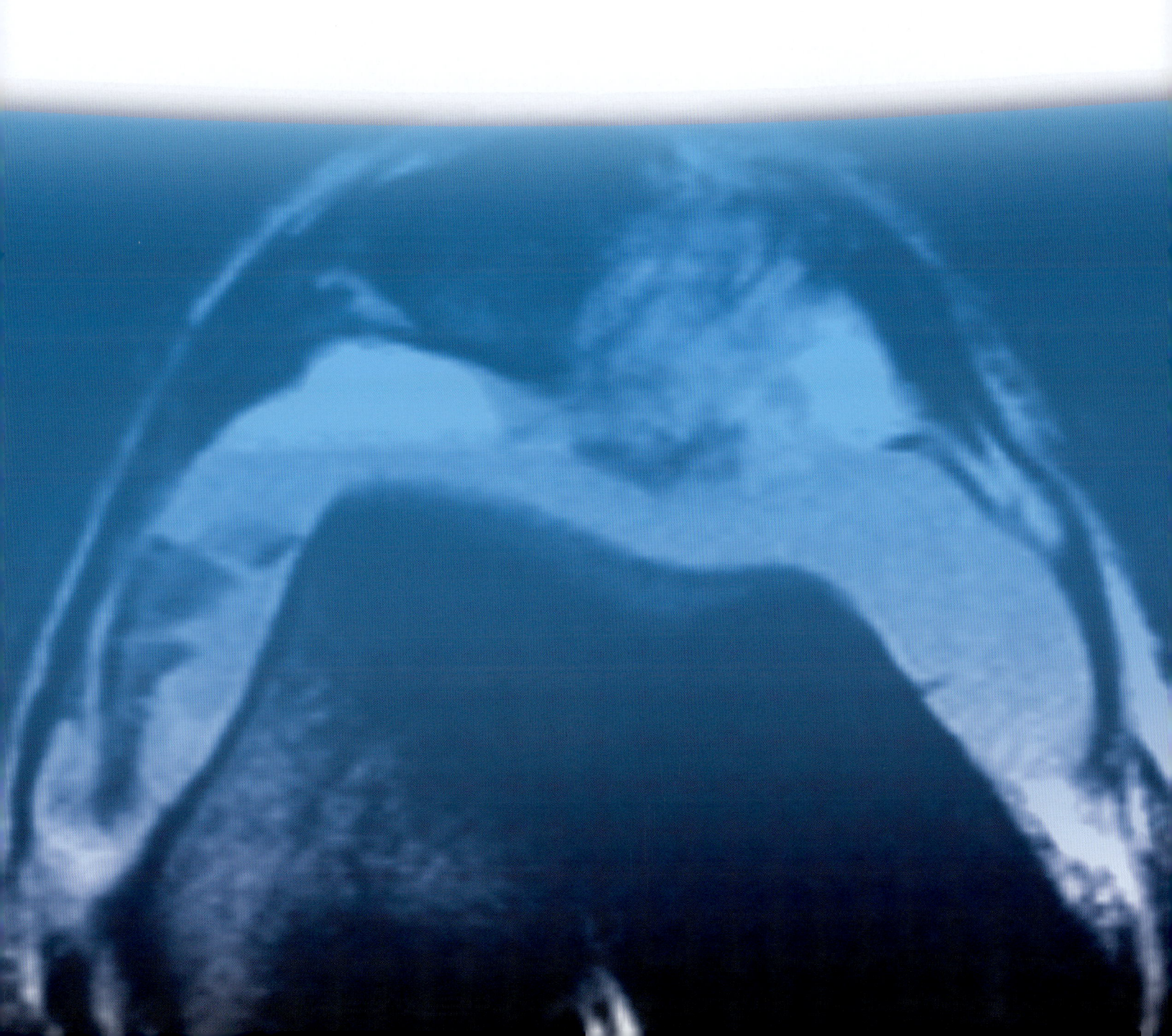

第Ⅱ部　外傷

Ⅱ part

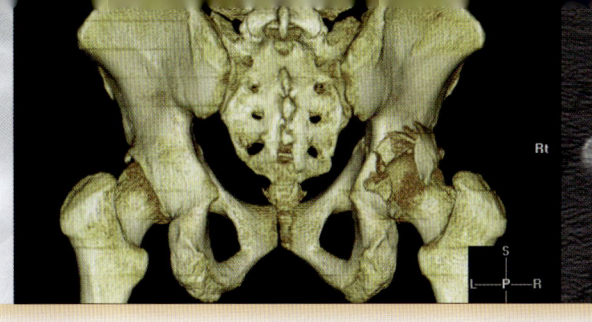

4 外傷におけるX線学的評価

A X線学的画像モダリティ

骨格の外傷診断に，もっともよく用いられる放射線学的モダリティには次のようなものがある．

❶ 標準的撮影（それぞれの身体部位で特異的である），特殊撮影，ストレス撮影を含む通常のX線像

❷ デジタルサブトラクション関節造影（DSa）および血管造影（DSA）を含むデジタル画像

❸ 単独，あるいはビデオを併用して用いるX線透視

❹ コンピューター断層撮影（CT）

❺ 関節造影，腱鞘造影および滑液包造影

❻ 脊髄造影と椎間板造影

❼ 血管造影（動脈造影と静脈造影）

❽ シンチグラフィー（骨スキャン）

❾ 超音波診断（US）

❿ 磁気共鳴画像（MRI）

1．X線像およびX線透視像

通常，X線像は90°方向を変えた2つの投射（通常正面像，側面像であるが）で十分である（図4-1,2）．ときに，複雑な構造をもつ骨盤，肘関節，手関節，足関節のような部位の骨折の評価には斜位撮影や特殊撮影も必要である（図4-3,4）．ストレス撮影は靱帯損傷と関節安定性の評価に重要である（図4-5）．

X線透視と動画での記録は関節や骨片の動態の評価に有用である．また，治癒過程のモニタリングにも価値がある．

2．CT

CTは複雑な骨折，とくに脊椎，骨盤や肩甲骨の骨折の評価では不可欠であり，さらに関節近傍や関節内のあらゆる骨折の評価にも有用である（図4-6〜8；図7-13B，14Bも参照）．標準的な単純X線撮影を超えるCTの利点は，コントラストのある優れた画像，組織のCT値が正確に測定できることである．矢状断，冠状断，そして多平面の再構成画像（図9-29B，31A，Bを参照）や3D再構成画像（図4-9；図2-8〜10も参照）は他のモダリティを凌駕する利点がある．

3．シンチグラフィー

骨スキャンは，不顕性骨折や，軽微な骨折で標準的X線撮影ではわからない骨折を描出することができる（図4-10）．本法は脛骨疲労骨折とシンスプリントの鑑別にも有用である．シンチグラフィーは骨折の新旧の鑑別や，初期の骨壊死のような合併症を識別するうえで助けとなる．しかし，骨スキャンからは骨折の治癒状態の新しい情報は得られない．とくに遷延治癒骨折やその結果としての偽関節と正常の骨折治癒を区別することはできない．また，骨スキャンは臨床的に骨癒合が完成したかどうかについても示すことができない．しかし，シンチグラフィーは感染性の骨折と非感染性の骨折を区別するには有用である．骨髄炎では，クエン酸ガリウム67（^{67}Ga）とインジウムでラベリングした白血球（^{111}In）を用いたスキャンで，その核種の取込みの明らかな増加がみられる．^{67}Gaは正常な骨折治癒の部位にも取込まれるが，テクネチウム–99m（^{99m}Tc）スキャンでみられる取込みと比べかなり少ないため，^{67}Gaと^{99m}Tc-MDPの取込みの比を用いれば，骨折が感染性かどうか決定することが可能である．^{67}Gaと^{99m}Tc-MDPとの比は非感染性よりも感染性において高くなる．骨折部における感染と偽関節を鑑別することは非常に困難である．標準の^{99m}Tcと^{67}Gaスキャンはどちらの状態でも陽性となるため，有用でない．このような

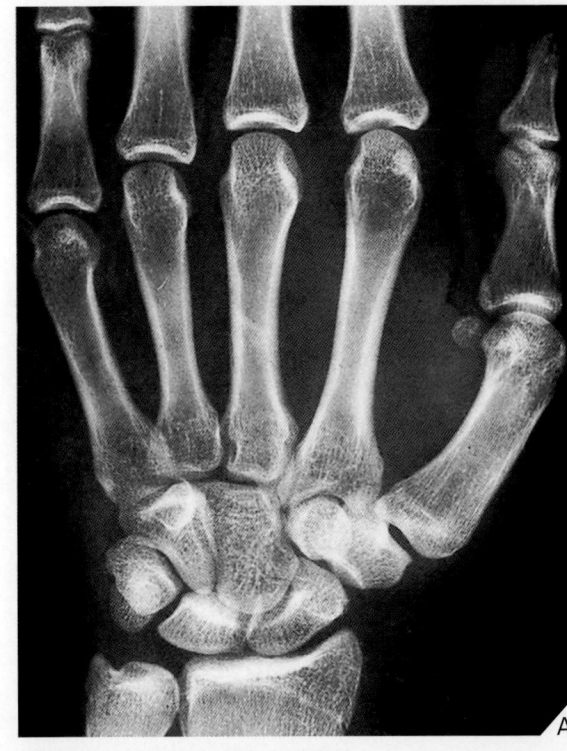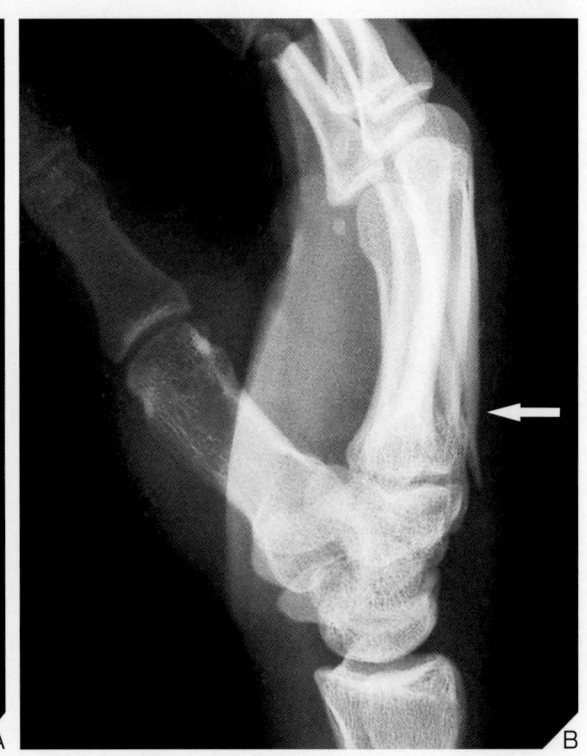

図 4-1　成人における中手骨骨折
（A）手の正面像では骨折は示されない．（B）側面像では第 3 中手骨の骨折が認められる（→）．

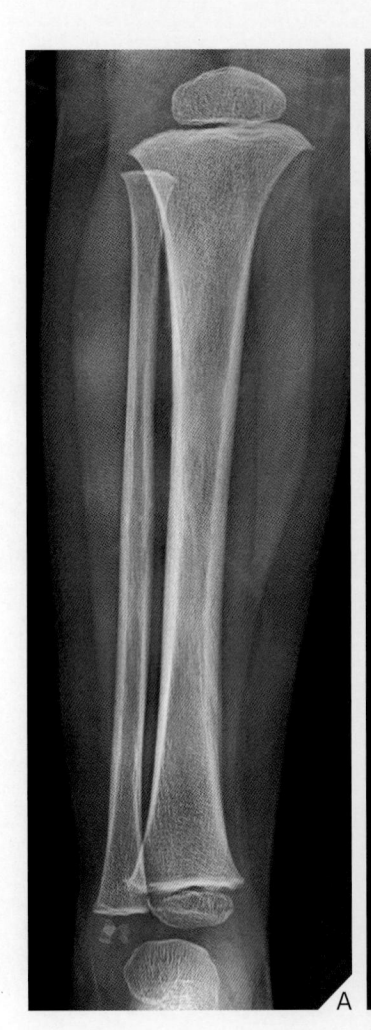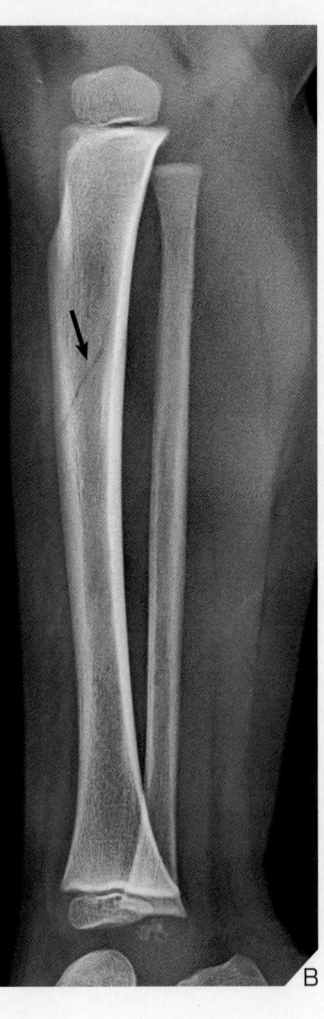

図 4-2　小児における脛骨骨折
（A）3 歳児の下腿骨 X 線正面像では異常を認めない．（B）側面像では脛骨に転位のない斜骨折を認める（→）．

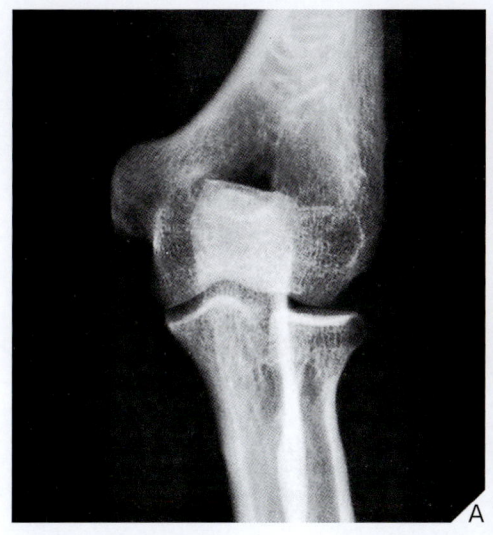
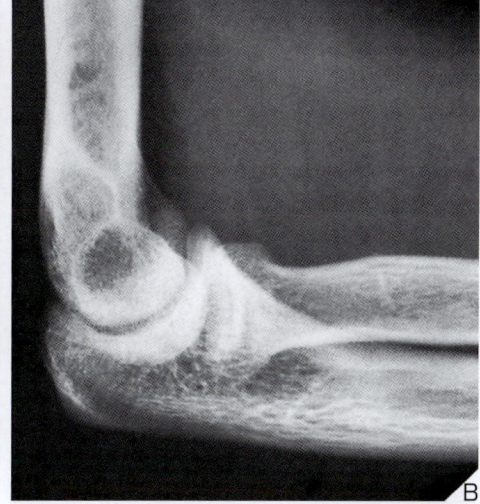
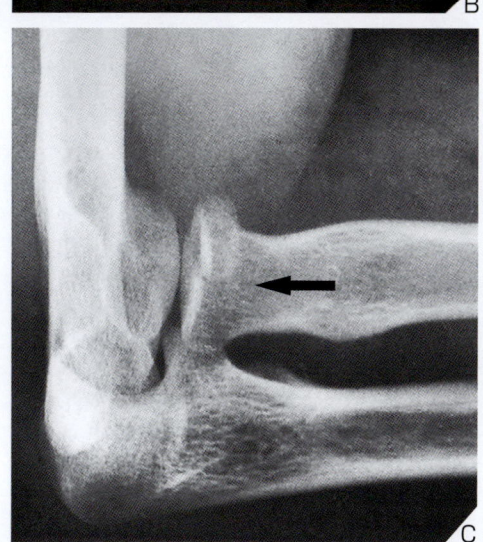

図 4-3　橈骨頭骨折

患者は転落後，肘の疼痛を訴えた．正面像（A）と側面像（B）は正常である．しかし橈骨頭と鉤突起は骨の重なりにより，よく描出されない．特殊な肘 45°撮影（C）は橈骨頭を前方に突き出し，ほかの骨の重なりをなくすために用いられ，これにより短い橈骨頭の関節内骨折がはっきりとみえるようになる（→）．

図 4-4　肩甲骨骨折

（A）左肩 X 線正面像で鎖骨骨折を認める．肩甲骨骨折は明らかでない．（B）スカプラ Y 撮影では明らかな骨折を認める（→）．

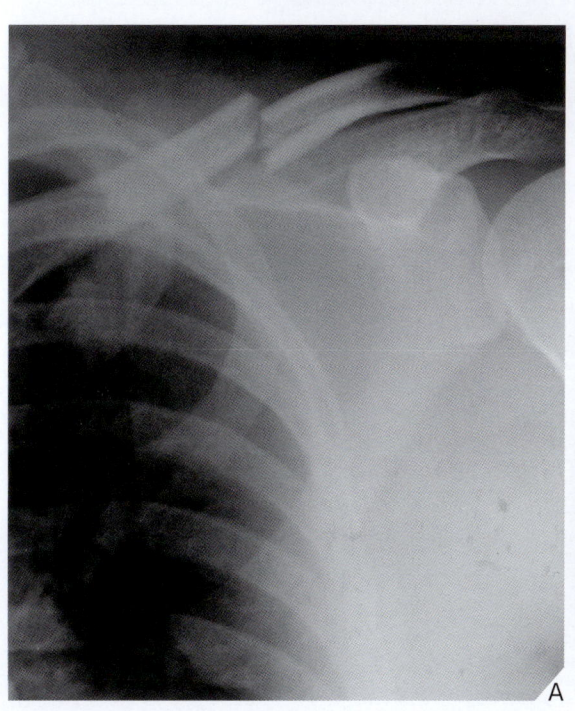
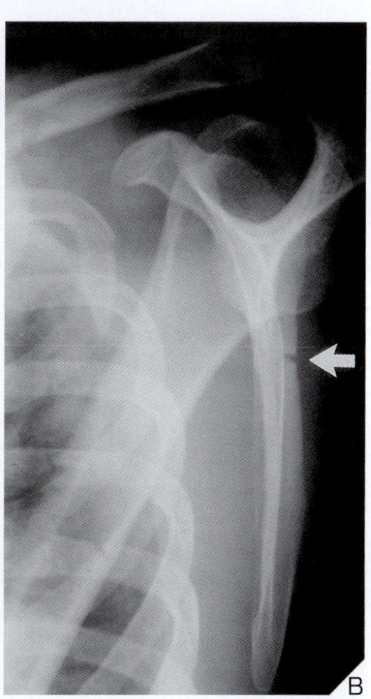

場合は¹¹¹In 白血球スキャンと^{99m}Tc–MDP スキャンを組み合わせた方法がもっともよい方法であり，骨折や外傷を受けた骨が感染しているかどうかを決定することができる．免疫グロブリンを含む新しい放射性核種を用いた感染性骨折の評価に関する最近の知見のさらに詳しい情報については，第2章を参照されたい．

4．関節造影

　関節造影は，関節軟骨，半月板，関節包，腱，靱帯の損傷の評価において現在も用いられることがある（図4-11，12）．しかし，全般に MRI や MR 関節造影（MRa）にとって代わられている．検査がもっとも頻繁に行われるのは，膝関節，肩関節，足関節，肘関節である．腱鞘造影は腱の損傷の評価の助けとなる．

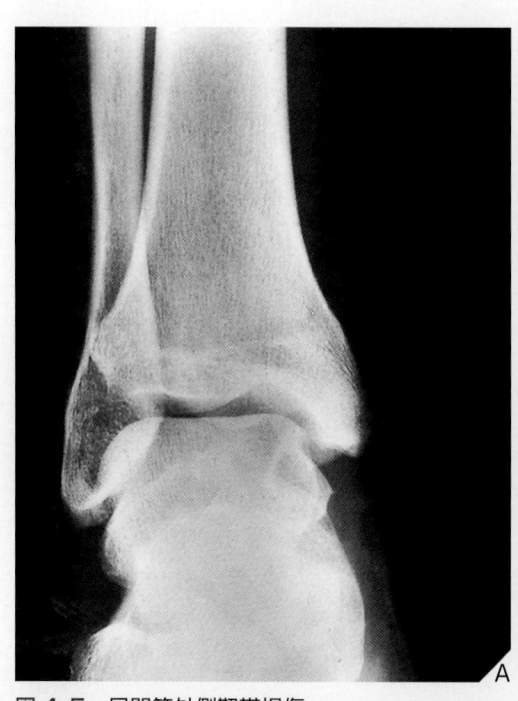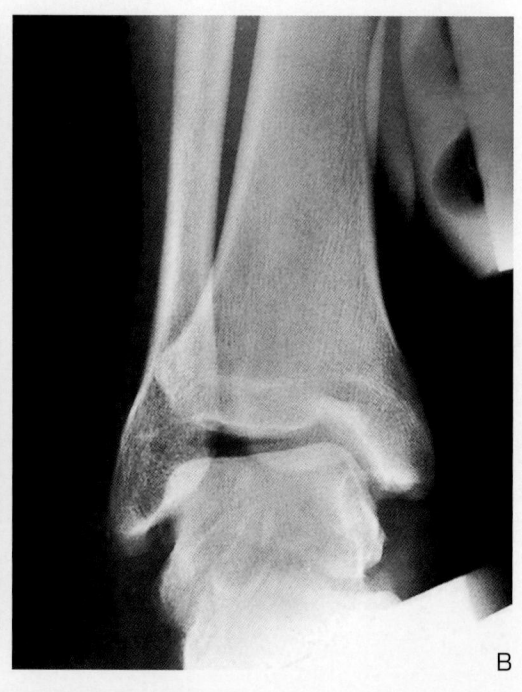

図4-5　足関節外側靱帯損傷
　ほとんどの足関節損傷において，もし靱帯損傷が疑われた場合，単純X線像のほかにストレス撮影を追加してもよい．この足関節の通常の正面像（A）ではそれらは明らかでない．内転（内がえし）ストレス撮影（B）では，脛距関節の外側裂隙の拡がりがみられ，外側側副靱帯の損傷を示している．

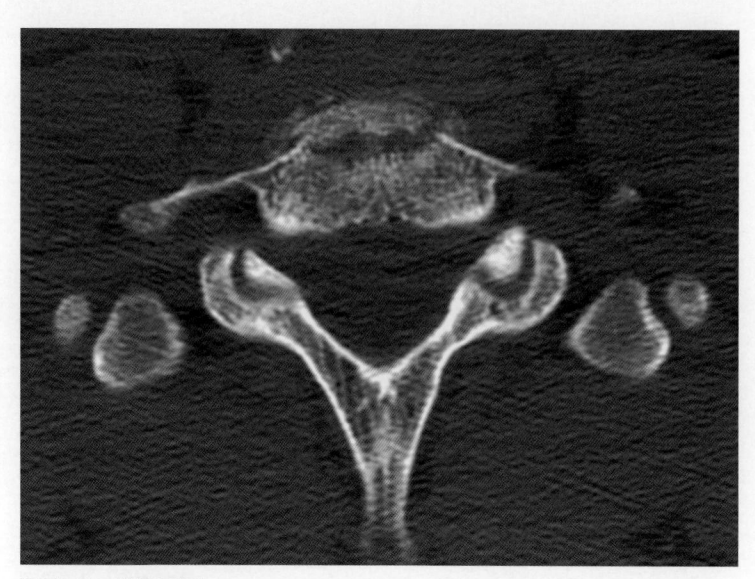

図4-6　椎骨骨折
　通常の頚椎単純X線（非提示）ではC7の骨折と思われるが明らかではなく，CTにて明らかとなった．

５．腱鞘造影と滑液包造影

第2章ですでに述べたように，これらは現在はめったに行われず，MRI にとって代わられている．腱鞘造影は，たとえば　長・短腓骨筋腱，前・後脛骨筋腱，長指屈筋腱の連続性を確認することにかつては用いられた．肩峰下-三角筋下滑液包複合体の滑液包造影で，ときに腱板の不全または完全断裂を確認できることがある．

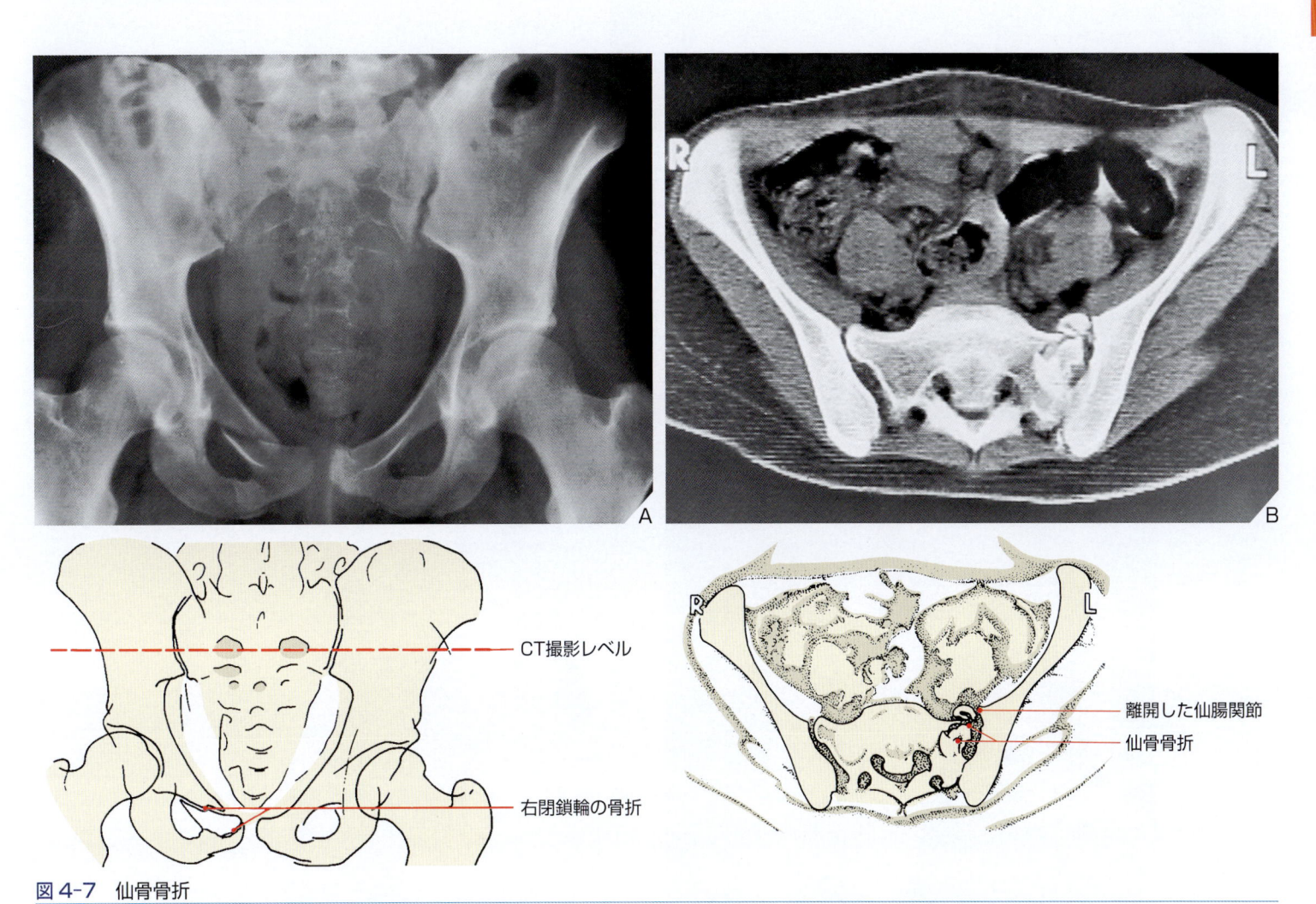

図 4-7　仙骨骨折
（A）標準の骨盤正面像では右閉鎖輪に明瞭な骨折が認められる．（B）CT では，仙骨骨折と左の仙腸関節の離開が明らかに示される．

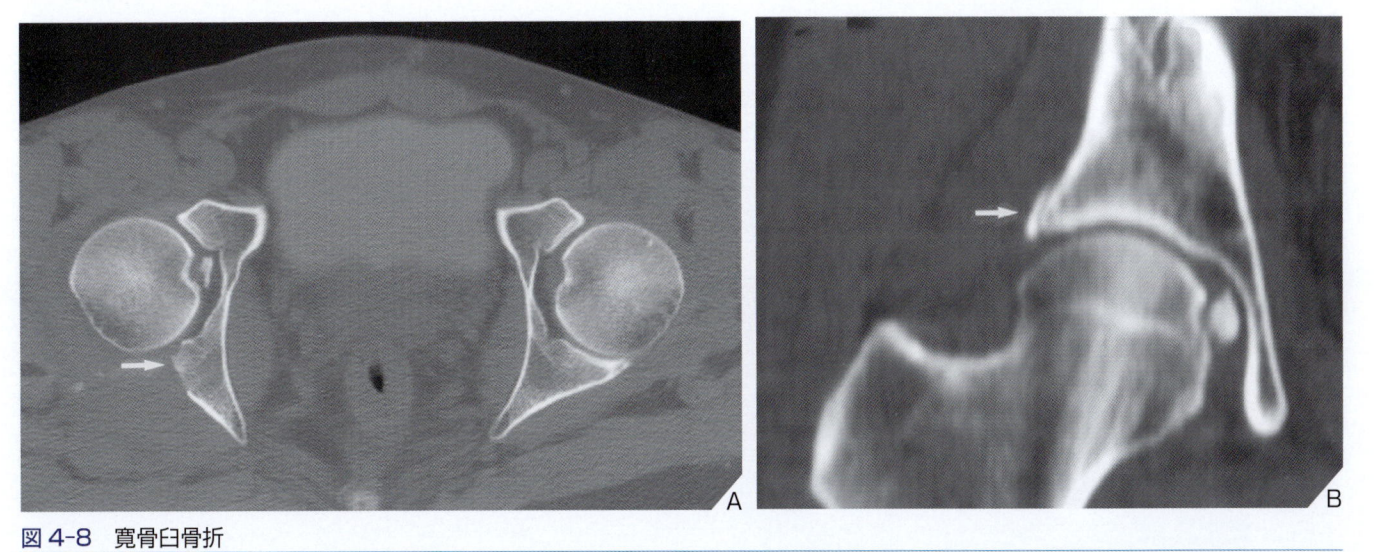

図 4-8　寛骨臼骨折
（A）CT 横断像および（B）再構成冠状断像により，通常のＸ線ではわかりにくい，右股関節内に転位した骨片を確認することができる．→は右寛骨臼後柱の骨折を示す．

4

6．脊髄造影と椎間板造影

脊髄造影は，単独あるいはCTと併用して，脊椎外傷の評価などに用いられる（図4-13）．椎間板の異常が疑われ，脊髄造影でも診断できなかった場合には，椎間板造影によりその患者の治療に必要となる情報が得られることがある（図4-14）．

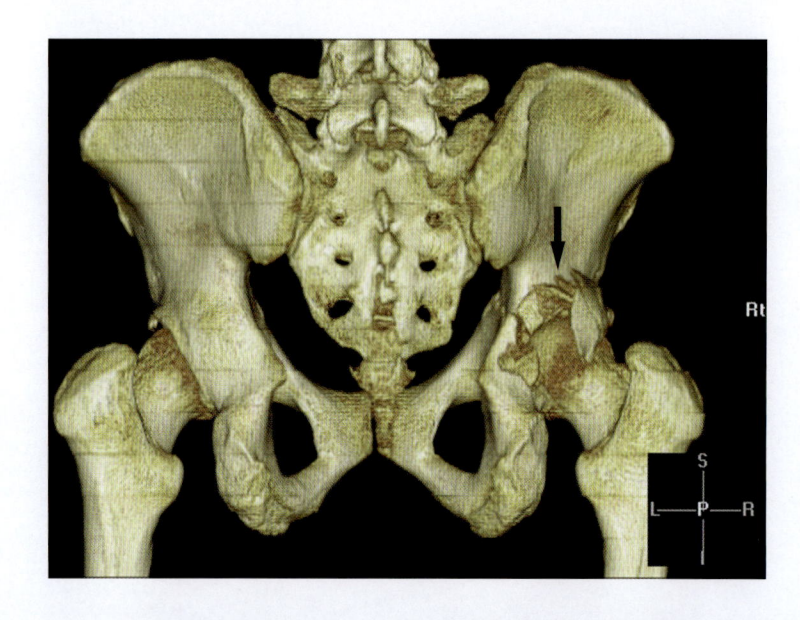

図4-9　寛骨臼骨折
再構成 3D-CT 像にて，右寛骨臼の後壁骨折が明らかである（→）．

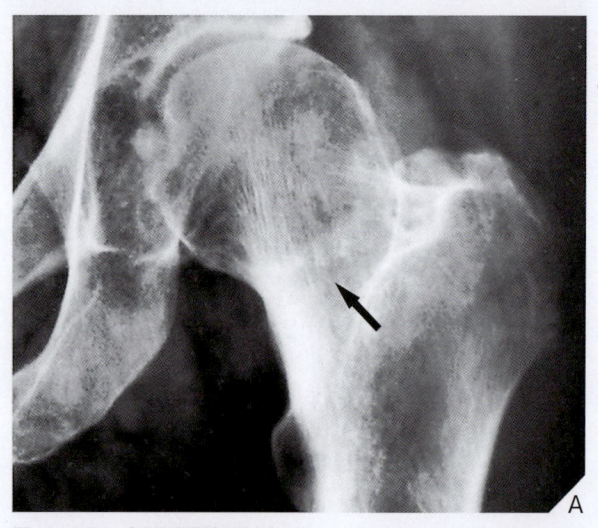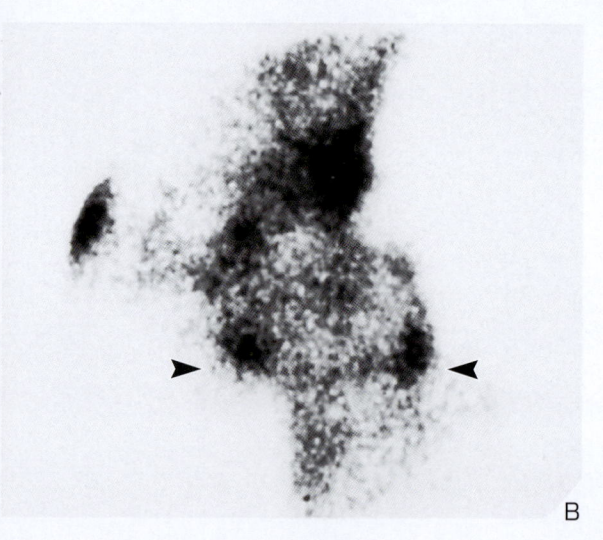

図4-10　大腿骨頚部骨折
（A）左股関節の正面像では，大腿骨頚部骨折を疑わせる硬化性の帯（→）がみられた．（B）^{99m}Tc-MDP を 15 mCi（555 MBq）投与した後の骨スキャンでは，大腿骨頚部にアイソトープの取込み増加がみられ（▶），骨折と確定された．

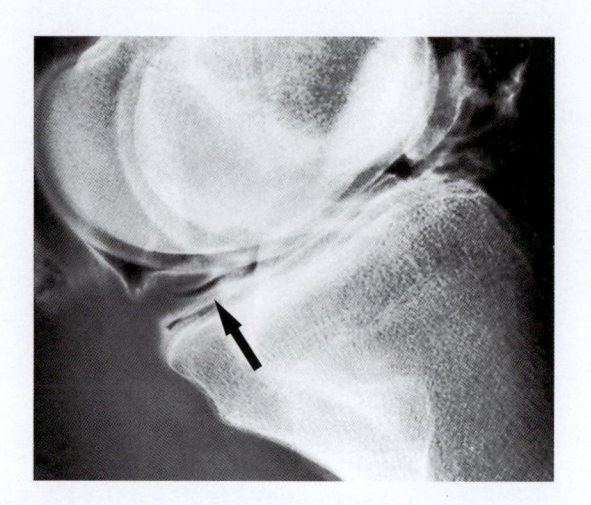

図4-11　内側半月板断裂
この患者では，膝の二重関節造影により内側半月板後節の水平断裂が認められる（→）．

7．血管造影

　血管系における損傷が疑われた場合，血管造影が適応となる（図 4-15）．デジタルサブトラクション血管造影（DSA）は重なっている骨の画像を取り去るため，血管構造がはっきり描写されるのでより有用である（図 2-3 を参照）．

8．MRI

　MRI は，骨と軟骨，軟部組織に対する外傷の評価に重要な役

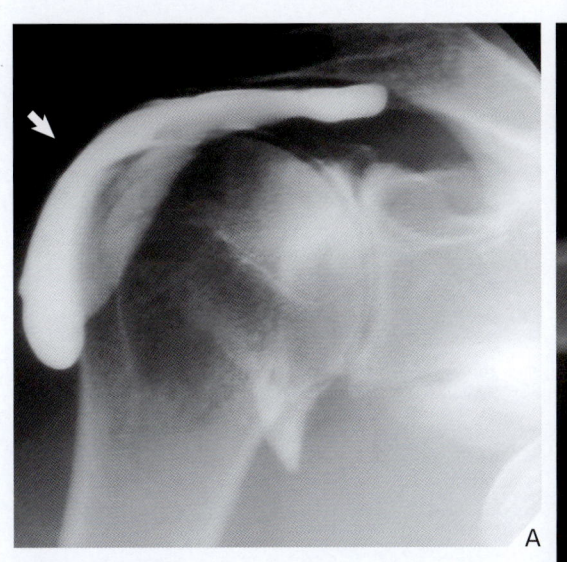
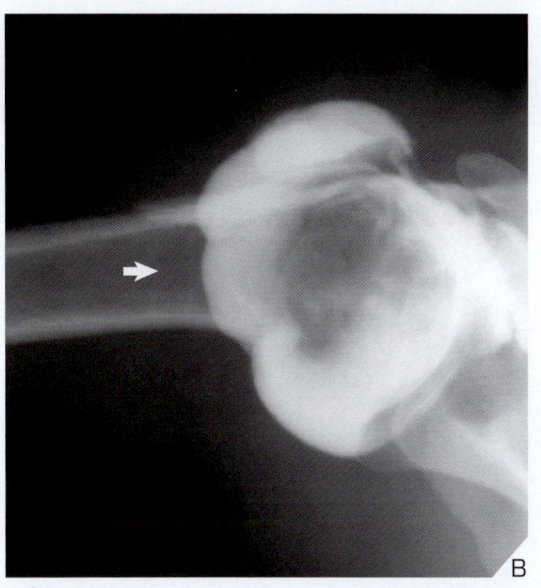

図 4-12　腱板断裂
　右肩関節造影後の正面像（A）および軸写像（B）にて造影剤の肩峰下-三角筋下滑液包への漏出（→）を認め，棘上筋腱の完全断裂と診断される．

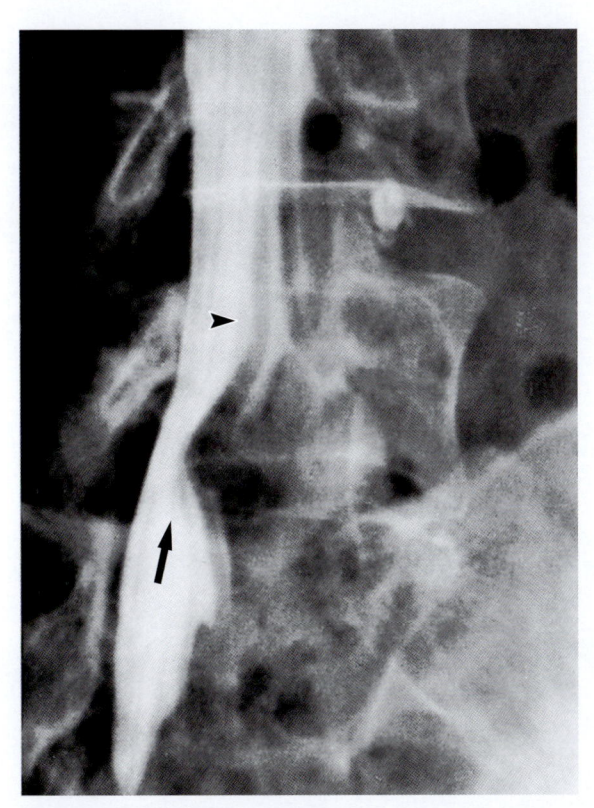

図 4-13　腰椎椎間板ヘルニア
　重い物をもって腰を捻った患者である．くも膜下腔にメトリザミドを注入した後の下位腰椎の斜位像では，L5/S1 椎間腔で硬膜外からの圧迫による硬膜の欠損像がみられ（→），椎間板ヘルニアに特徴的である．著明に腫脹し，偏位している神経根に注目（▶）．

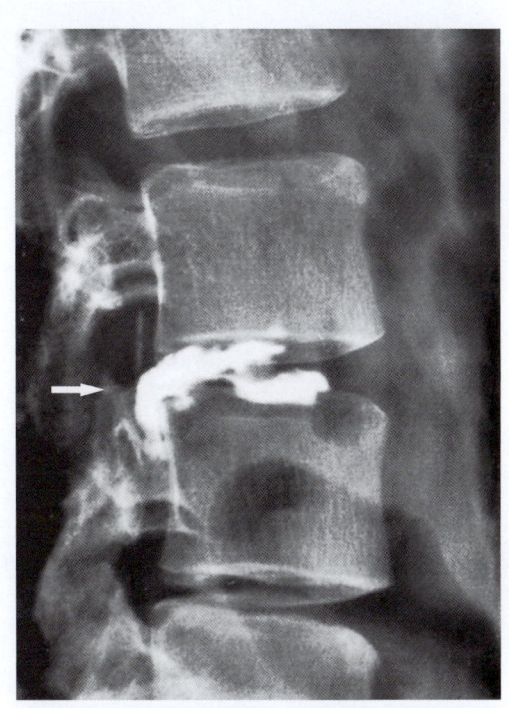

図 4-14　線維輪の損傷による椎間板の脱出
　脊椎針を髄核の中央に刺入し，数 mL のメトリザミドを注入した．硬膜外腔への造影剤の漏出（→）は，線維輪の断裂と椎間板の後方への脱出を示す．

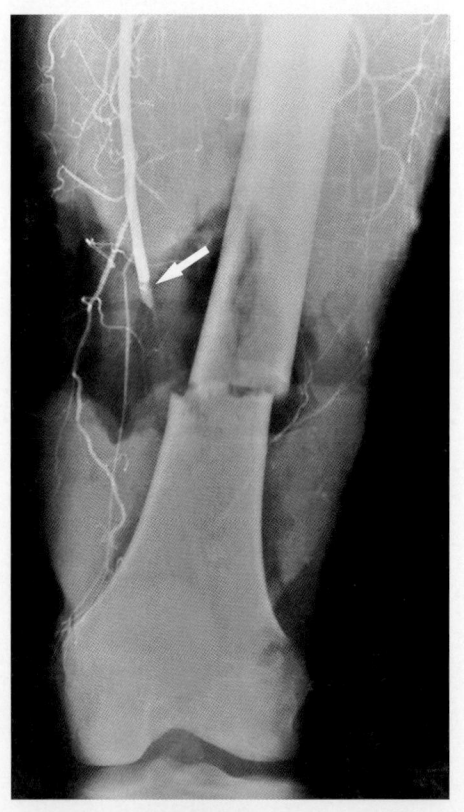

図4-15 大腿動脈損傷
　この患者では，骨片による血管系の損傷を除外するために，大腿動脈造影が行われた．大腿骨遠位横骨折が結果的に浅大腿動脈を切断した（→）．

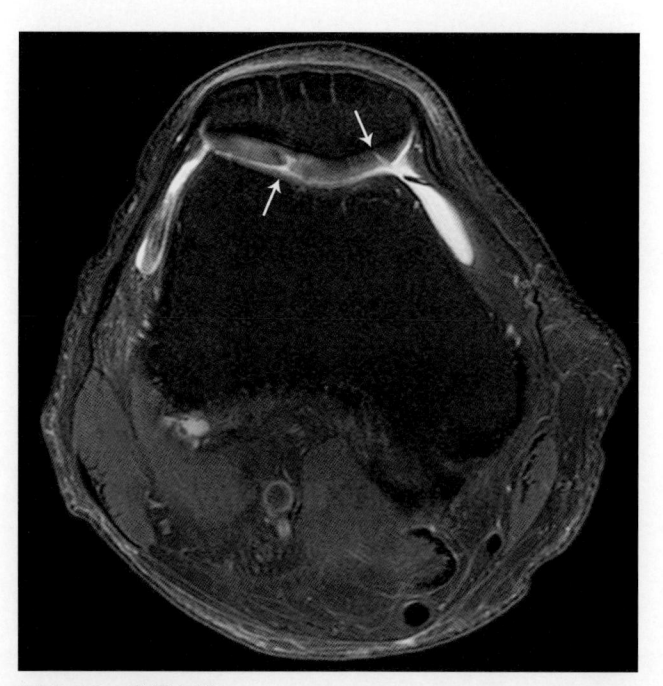

図4-16 軟骨欠損
　膝の脂肪抑制プロトン密度強調横断像で，右膝蓋骨の関節軟骨内のわずかな欠損（→）が描出されている．

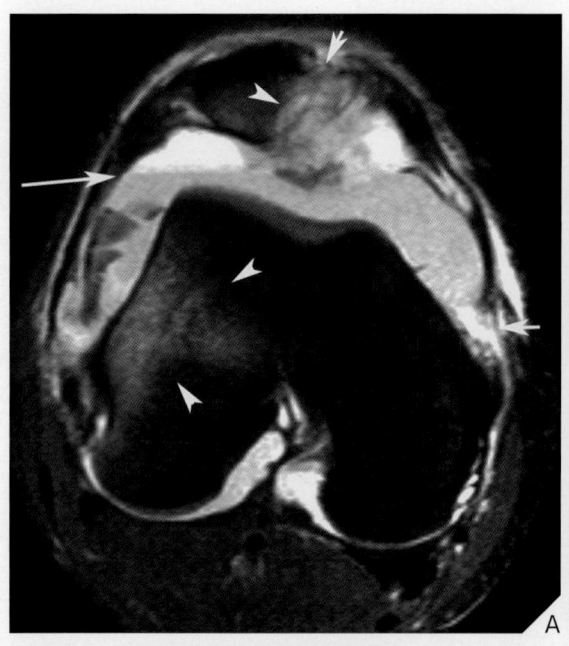

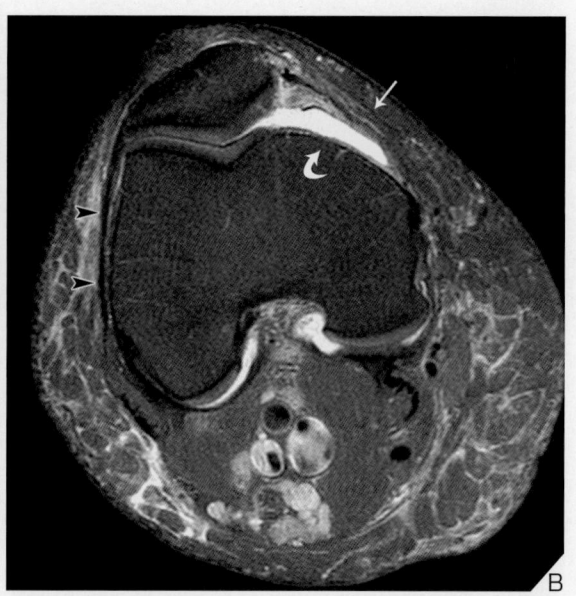

図4-17 関節液貯留と膝蓋支帯の断裂
　（A）膝関節を捻り受傷した若年男性．MRI STIR横断像では，液面形成（fluid-fluid level．長い→）を示す関節内出血，大腿骨外側顆の骨挫傷（▷），膝蓋骨内側関節面の骨軟骨骨折（▷），および内側膝蓋大腿靱帯（内側膝蓋支帯の一部）の膝蓋骨ならびに大腿骨付着部（短い→）での断裂を認める．（B）33歳女性の右膝のスキー外傷．脂肪抑制プロトン密度強調横断像にて膝蓋内側支帯の断裂を認める（→）．外側支帯は正常（▶）．↻は外傷後の関節液貯留を指す．

割を担っている．MRI 評価は，膝の外傷，とくに半月板と靱帯の異常を否定するのに高い価値がある．MRI は，手術前に不必要な関節鏡を避けるためのスクリーニングとしても用いられる．MRI はおそらく，いわゆる骨挫傷を写し出す唯一のモダリティである（図 2-39 を参照）．その変化は外傷後の骨髄変化によるもので，出血，浮腫や，微小な骨梁損傷などの組み合わせで違ってくる（図 2-16 を参照）．半月板断裂，たとえばバ

ケツ柄断裂，弁状断裂，辺縁での断裂などを正確に診断可能である．さまざまな組織の微細な変化や外傷後関節液貯留もよくみることができる（図 4-16, 17）．同様に内・外側側副靱帯，前・後十字靱帯と膝関節周囲の腱は，よく描出される（図 9-14, 15 を参照）．さらに，これらの組織の異常は高い精度で診断される．肩関節では，インピンジメント症候群と腱板の完全または不完全断裂を，ほぼ確実に診断できる（図 4-18）．腱の損傷，外傷性の関節液貯留，関節血症は MRI で簡単に診断できる．同様に MRI は軟骨性関節唇損傷の診断に有用である．多くの部位の骨壊死の変化は，とくに初期において他のモダリティ，たとえば標準的な X 線撮影，放射性核種を用いた骨スキャンなどが正常であっても，MRI で描出することができる．足関節や足の MRI は，腱断裂や外傷後の距骨の骨壊死の診断に用いられる．手関節と手では，MRI は舟状骨における外傷後の骨壊死や Kienböck 病を早期に診断できる．MRI は三角線維軟骨複合体（TFCC）損傷の評価には推奨されるが，同時に造影 CT も有用である．MRI がもっとも有用であるのは椎間板ヘルニアの評価と同様に，脊椎，脊髄，硬膜腔，神経根の外傷の評価である（図 11-105 を参照）．MRI は脊椎の靱帯損傷の評価にも有用である．椎体の骨片と脊髄の関係は矢状断像で直接みることができ，非常に有用である．とくに頸椎と胸椎部の損傷の評価においては有用である．

B 骨折と脱臼

　骨折と脱臼は，放射線科医が遭遇するもっとも一般的な外傷である．定義によれば，骨折とは骨の連続性が完全に絶たれた状態をさす（図 4-19）．わずかでも骨梁が完全に残っていれ

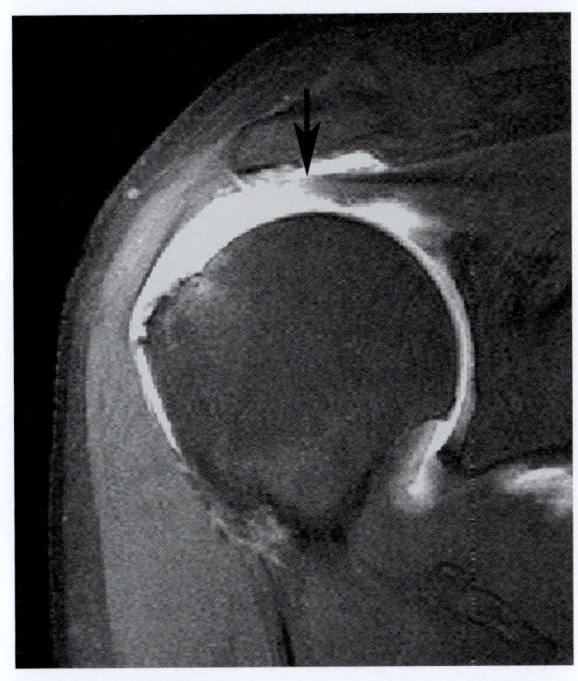

図 4-18　腱板断裂
　右肩痛を訴えた 56 歳男性．MRI 関節造影の脂肪抑制 T1 強調斜冠状断像にて腱板完全断裂を示す．棘上筋腱が内側に退縮し（→），肩峰下腔に腱組織を認めない．

図 4-19　完全骨折
　（A）骨（脛骨）の連続性は絶たれ，骨片間には狭い間隙がある．（B）成人の大腿骨完全骨折．

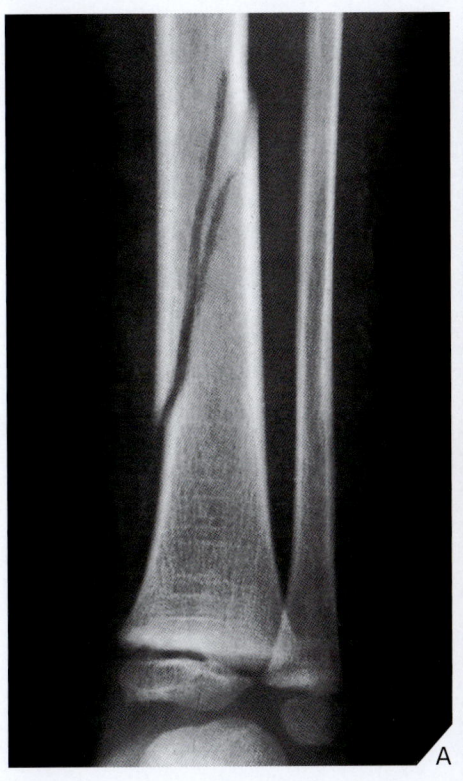

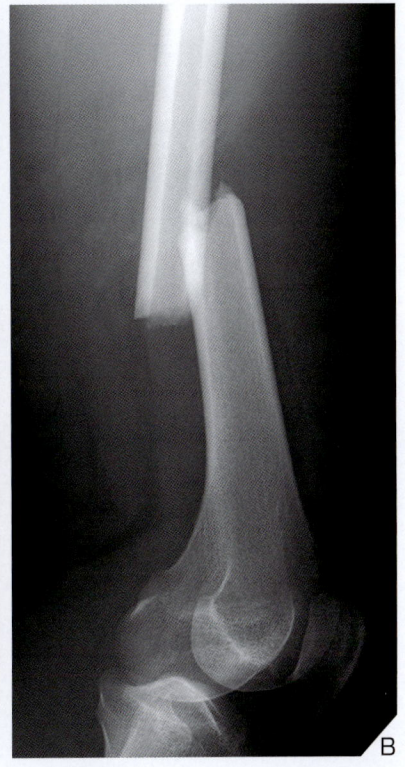

4

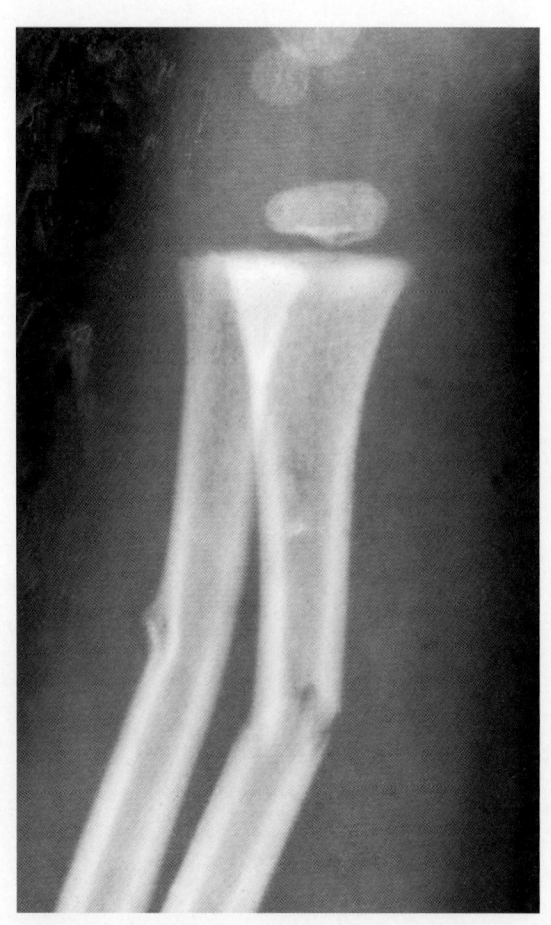

図 4-20 不全（若木）骨折
尺骨は折れ曲がっているが，骨折線は後方の皮質にのみ認められる．橈骨の骨折を認めるが，骨梁の一部は無傷のままである．

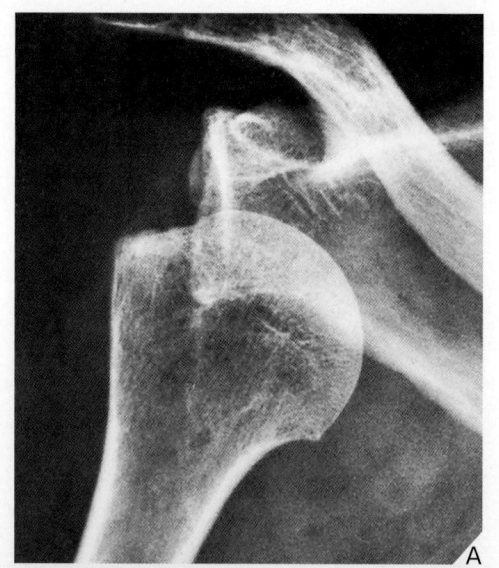

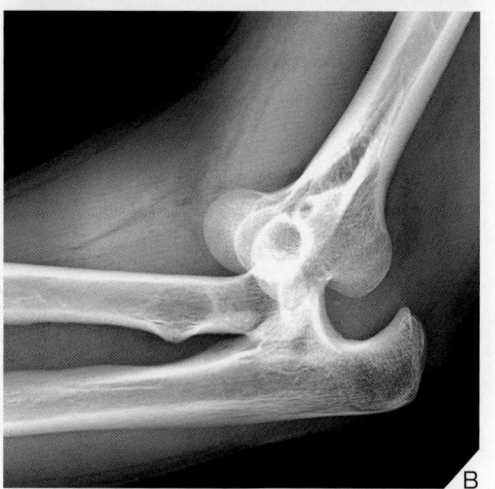

図 4-21 脱 臼
（A）典型的な肩関節の前方脱臼である．上腕骨の関節面は関節窩の関節面に相対していない．（B）典型的な肘関節後方脱臼．

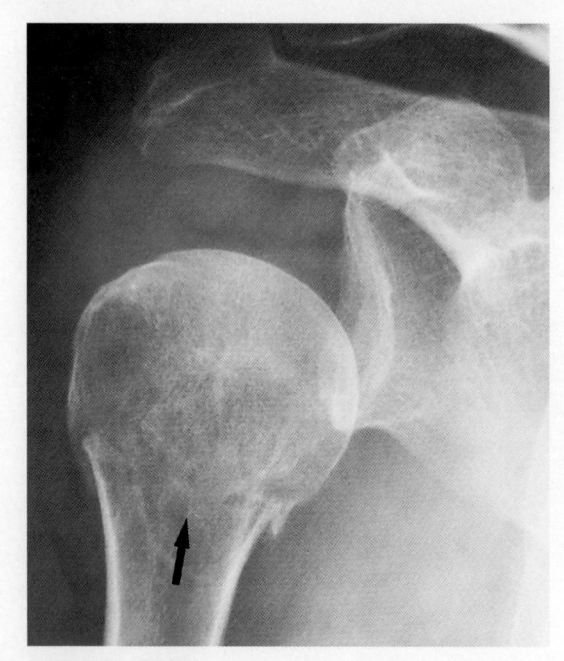

図 4-22 亜脱臼
上腕骨頭と関節窩のアライメントは悪いが，関節面の接触は残っている．上腕骨外科頸骨折の合併に注目（→）．

ば，ほかの部分が折れ曲がっていようが，無傷で残っていようが，その骨折は不全骨折である（**図 4-20**）．脱臼とは関節が完全に破綻をきたしたものであり，関節面は接することはない（**図 4-21**）．一方，亜脱臼とは関節のわずかな破綻であり，関節面の接触は温存されている（**図 4-22**）．これらの状態を適切にX線学的に評価することは，整形外科医による治療を成功させるうえで大きく貢献している．

外傷を扱うとき，放射線科医には以下の2つの仕事がある：
❶ 骨折や脱臼のタイプを診断し，評価すること．
❷ 治療の結果を観察したり，可能性のある合併症を探すこと．

1. 診 断

骨格の外傷を診断する際に重要なX線検査の原則は，損傷された骨の少なくとも二方向撮影をすることであり，それぞれ損傷された骨に隣接した2つの関節を含めるべきである（**図 4-23**）．そうすることによって，放射線科医は合併した骨折，亜脱臼，さらに最初の外傷から離れた部位での明らかな脱臼を見

隣接関節の評価

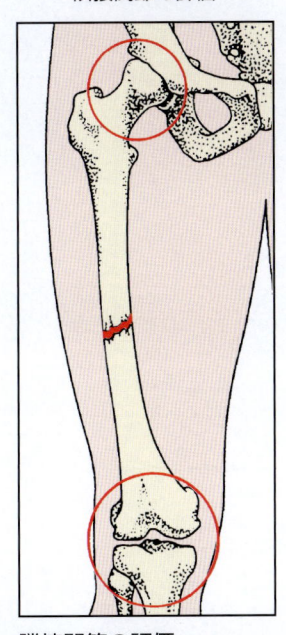

図 4-23　隣接関節の評価
大腿骨骨幹部の骨折が疑われたら，X 線は股関節と膝関節を含めるべきである．

骨折の解剖学的部位と拡がり

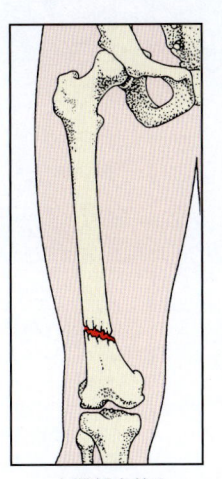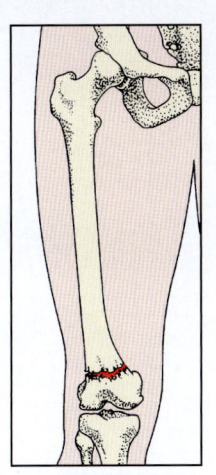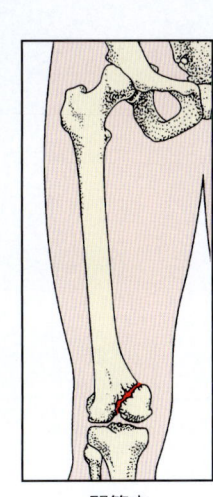

大腿部中位と　　　　大腿骨顆上部　　　　関節内
遠位1/3の部位

図 4-24　骨折の部位と拡がり
骨折の X 線学的評価項目①：骨折の解剖学的部位と拡がり．

骨折のタイプ

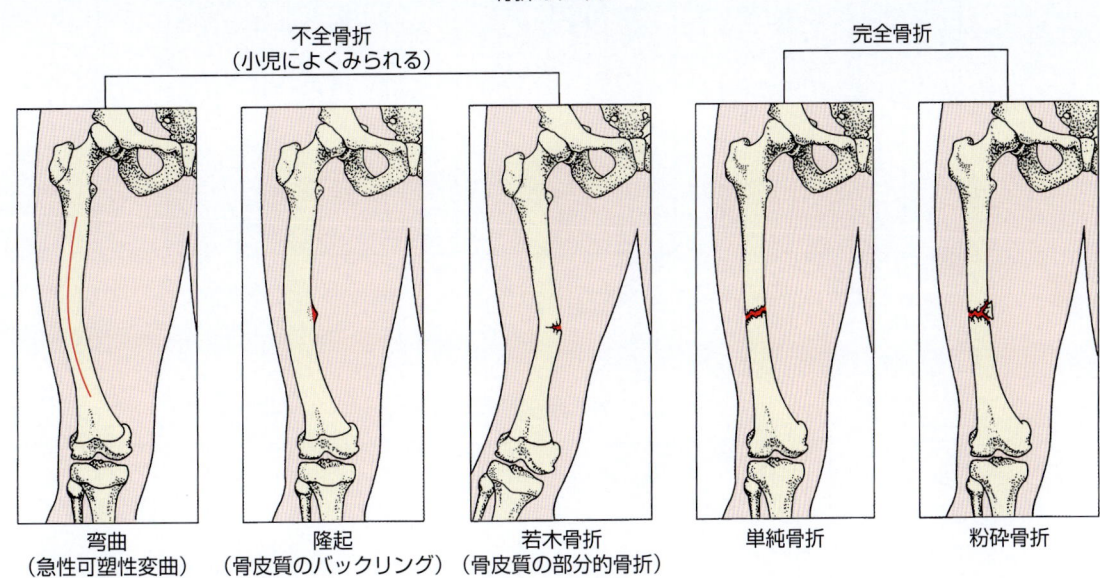

不全骨折　　　　　　　　　　　　　　　　　　　完全骨折
（小児によくみられる）

弯曲　　　　　　　隆起　　　　　　　若木骨折　　　　　単純骨折　　　　　粉砕骨折
（急性可塑性変曲）　（骨皮質のバックリング）（骨皮質の部分的骨折）

図 4-25　不全骨折と完全骨折
骨折の X 線学的評価項目②：骨折のタイプ（不全骨折と完全骨折）．

逃す危険がなくなる．小児では比較のために，四肢正常側の X 線像がしばしば必要となる．

a 骨折の X 線学的評価

　骨折の完全な X 線学的評価は，次にあげる要素を含むべきである．①解剖学的部位と骨折の拡がり（図 4-24）．②小児でよくみられることであるが，骨折が不全骨折か完全骨折かといった骨折のタイプ（図 4-25）．③転位，屈曲変形，回旋，短縮，延長といったことに関する骨片の配列（図 4-26）．④骨の縦軸に対する骨折線の方向（図 4-27）．⑤嵌入，陥没，圧迫のよう

な特殊な骨折型の存在（図 4-28）．⑥骨折に付随した脱臼や離開のような，合併している異常の存在（図 4-29）．⑦骨に異常なストレスがかかった結果，あるいは病的な過程で二次的に生じた特殊な型の骨折（図 4-30）．開放（複雑）骨折（骨折を起こした骨が開放創を介して外気と交通している骨折）（図 4-31）と，閉鎖（単純）骨折（皮膚に開放創がない骨折）の区別は，X 線検査よりも臨床的になされるべきである．

　小児における骨折の X 線診断に際し，とくに長管骨の末端部での骨折では成長軟骨板の障害についても考慮しなければならない．骨折線の位置は，損傷のメカニズムや起こりうる骨端線

骨片のアライメント

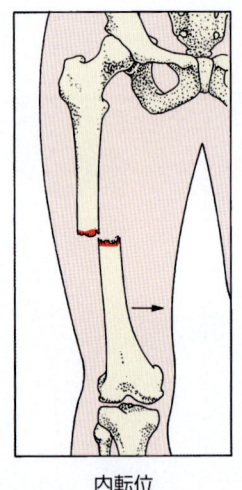
内転位

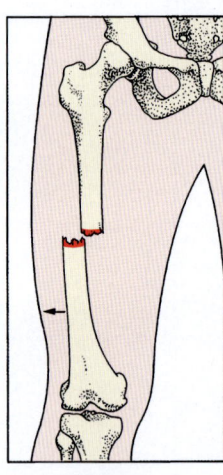
外転位

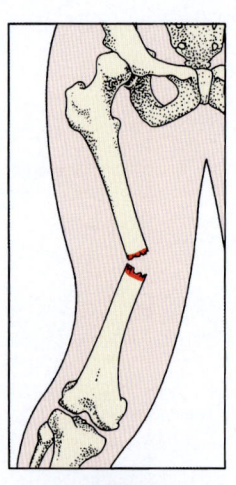
内屈曲
（あるいは遠位骨片の
外屈曲：外反位）

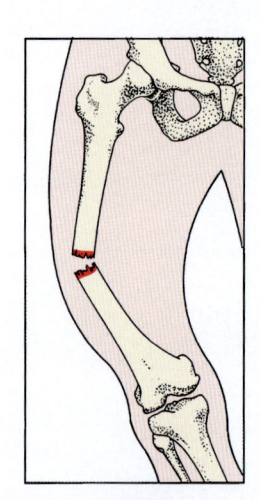
外屈曲
（あるいは遠位骨片の
内屈曲：内反位）

**図4-26 骨片のアライ
メント（配列）**
骨折のＸ線学的評価項目
③：骨片のアライメント.

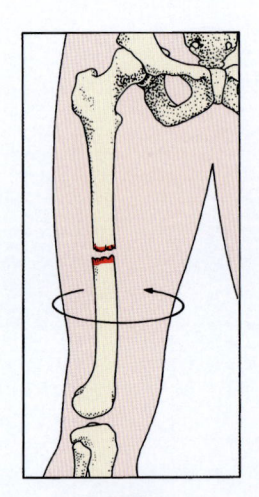
内回旋

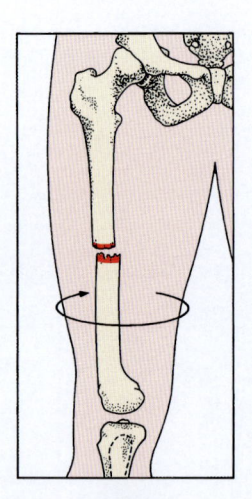
外回旋

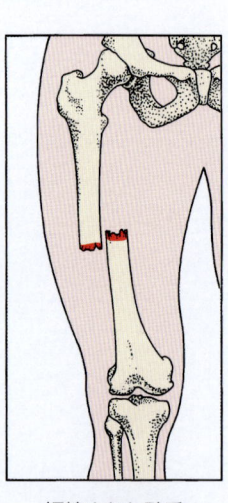
短縮された騎乗
（銃剣並置）

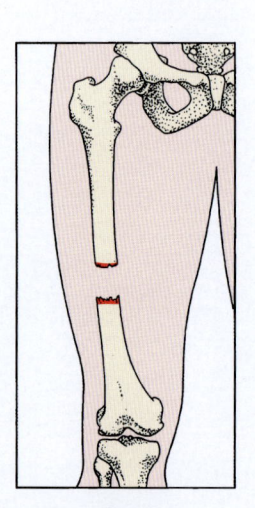
伸 延

骨折線の方向

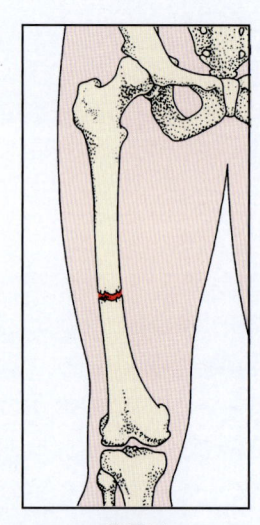
横骨折

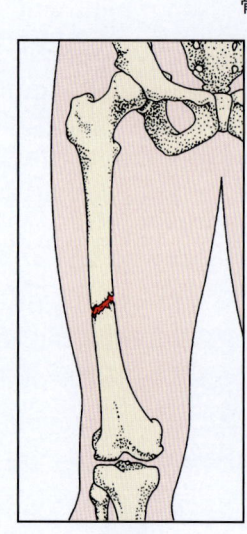
斜骨折

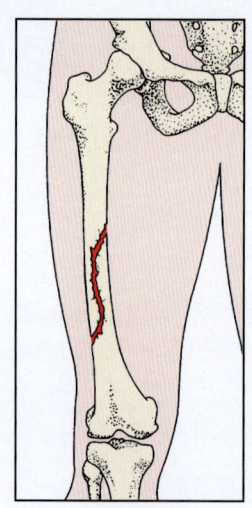
らせん骨折

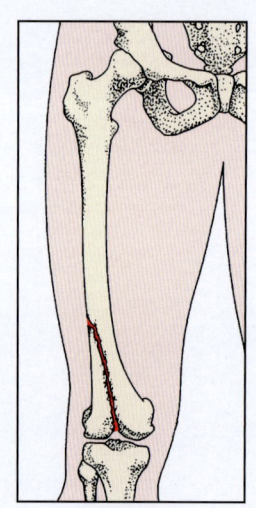
縦走骨折

図4-27 骨折線の方向
骨折のＸ線学的評価項目④：骨折線の方向.

特殊な骨折型

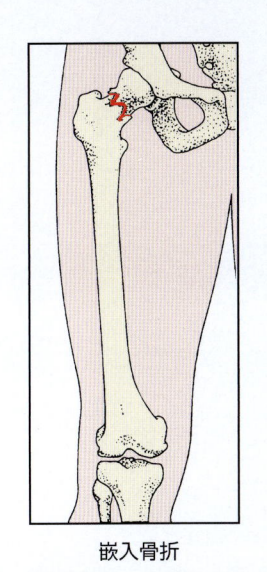

| 嵌入骨折 | 陥入骨折 | 圧迫骨折 |

図4-28　特殊な骨折型
骨折のX線学的評価項目⑤：特殊な骨折型.

合併損傷

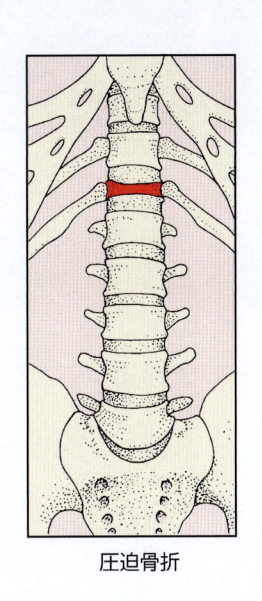

| 脱臼を伴った骨折 | 離開を伴った骨折 |

図4-29　合併損傷
骨折のX線学的評価項目⑥：合併損傷.

図4-30　骨折の特殊型
骨折のX線学的評価項目
⑦：骨折の特殊型.

特殊型

ストレス　　　　病的

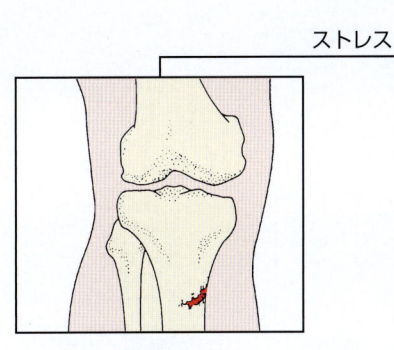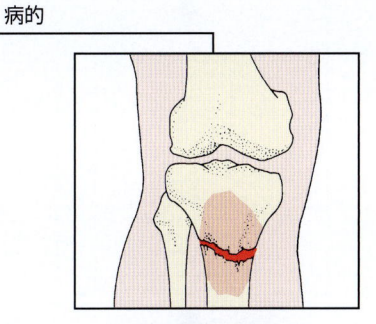

疲労骨折
（正常骨に生じる異常ストレス：
たとえばジョギング）

脆弱性骨折
［異常骨（たとえば骨粗鬆症）に
生じる正常ストレス：たとえば歩行］

最初の異常に続発する
（通常では骨腫瘍）

合併損傷と密接な関係がある．成長軟骨板，骨幹端部，骨端部の損傷，およびこれらすべてを含む損傷に対して用いられている分類は，SalterとHarrisにより提唱されたもの（typeⅠ～Ⅴ）であるが，さらに最近ではこの分類にRang（typeⅥ）とOgden（typeⅦ～Ⅸ）により拡大され，4つの骨折型が追加されて用いられている（図4-32）．RangやOgdenにより記載された骨折型は直接的に成長軟骨板を障害しているわけではないが，SalterとHarrisの報告した直接損傷と同様，結果的に成長軟骨板に影響することになる．typeⅥは成長軟骨板の辺縁部だけの損傷であるが，常に骨折と関連があるとは限らない．すなわち局所の打撲や外傷後の感染，重度な熱傷の結果によっても発生する．typeⅦの損傷は純粋に骨端部内の骨折であるため，骨端部が完全に骨化していなければ通常の単純X線検査では発見できないこともある．typeⅧの損傷は，骨幹端部での損傷なので成長軟骨板を栄養する血管障害を合併し，また骨膜に対する損傷であるtypeⅨの損傷は骨膜性骨形成を障害することもある．

このようなすべての外傷，とくにtypeⅣとⅤ（図4-70を参照）は，結果的に脚長差を伴う障害にいたる可能性がある．

b　診断の手がかりとしての間接的指標

大部分の骨折の診断は通常のX線検査から可能であるが，微小で転位のない毛髪状（hairline）骨折は受傷時には明らかでないこともある．このような場合には，何らかの間接的指標が骨折診断の手がかりとして有用である．

■軟部組織の腫脹■

骨の外傷は常に軟部組織の損傷と関連があり，急性期の骨折のほとんど全例に，X線像上，骨折部位に一致して軟部組織の腫脹がみられる（図4-33A）．一方，軟部組織の腫脹が欠損していれば，かえって急性期の骨折の可能性は除外できる（図4-33B）．

■脂肪線条の消失あるいは転位■

橈骨遠位端，舟状骨，大菱形骨や第1中手骨基部の微小骨折

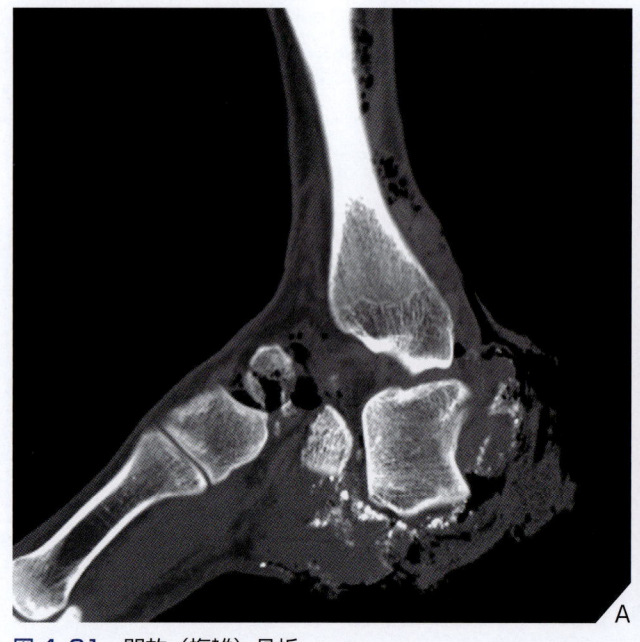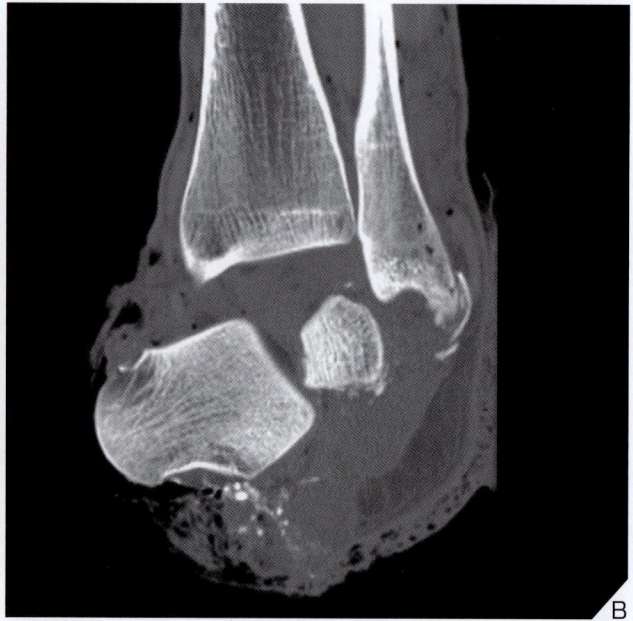

図 4-31 開放（複雑）骨折
CT 再構成矢状断像（A）および冠状断像（B）にて，足関節および距骨下関節の脱臼骨折を認める．外界と骨片との交通が明らかである．

成長軟骨板の損傷
Salter-Harris 分類

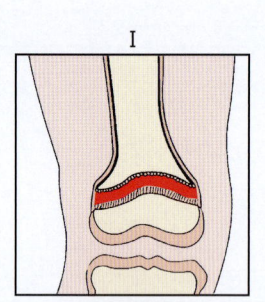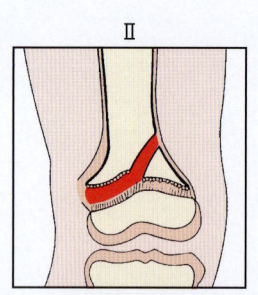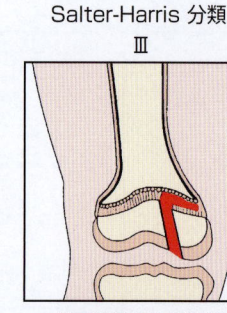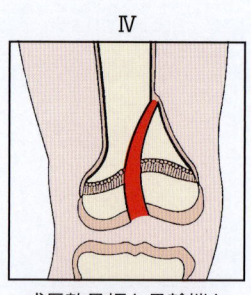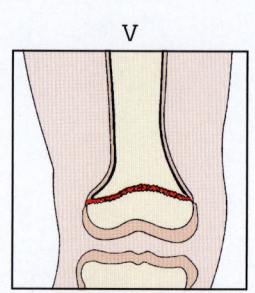

Ⅰ	Ⅱ	Ⅲ	Ⅳ	Ⅴ
成長軟骨板を通る骨折	成長軟骨板と骨幹端を通る骨折	成長軟骨板と骨端部を通る骨折	成長軟骨板と骨幹端と骨端部を通過する骨折	成長軟骨板に達する圧迫骨折

Rang と Ogden の追加分類

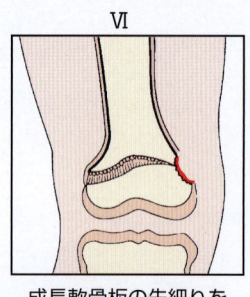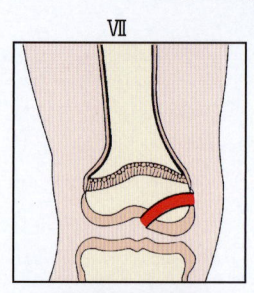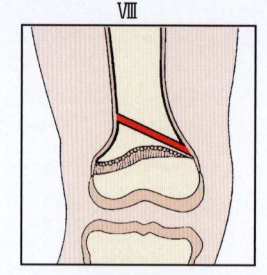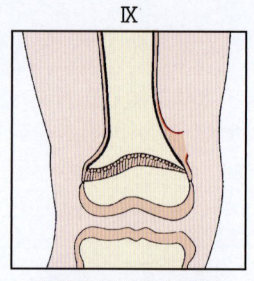

Ⅵ	Ⅶ	Ⅷ	Ⅸ
成長軟骨板の先細りを伴う軟骨膜に対する外傷（末梢部架橋）	骨端部への外傷（軟骨および骨軟骨骨折）	骨幹端骨折	骨膜の引き抜き損傷

図 4-32 骨端線損傷の分類
成長軟骨板（骨端線）の損傷を含んだ Salter-Harris 分類と，Rang と Ogden による追加分類．

は筋膜面の消失あるいは転位を伴う．手関節の側面像において，方形回内筋と深指屈筋腱群の間の脂肪層が，骨透過性の線条としてとらえられる．橈骨遠位端骨折では方形回内筋脂肪線条の前方（掌側）転位や不明瞭，消失（MacEwan sign）が認め

られる（図 4-34）．

Terry と Ramin は，橈側側副靱帯と母指外転筋と短母指伸筋の滑膜鞘との間に存在し，舟状骨の側面と平行に走る骨透過性の薄い線条を舟状骨脂肪線条としてとらえ，その有用性を報告

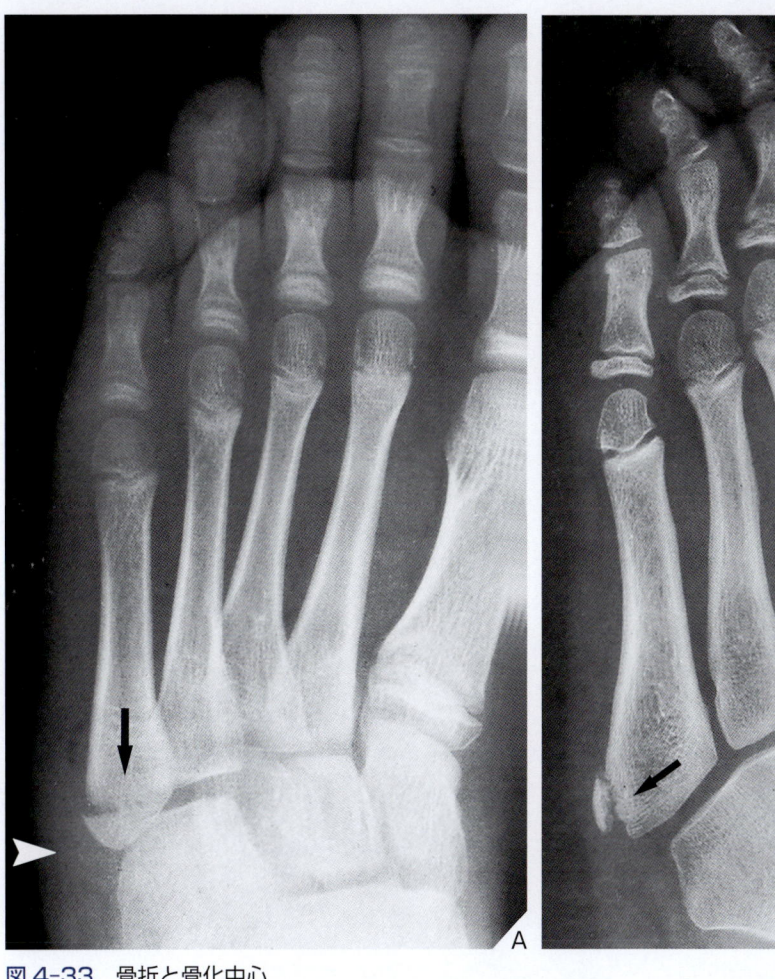
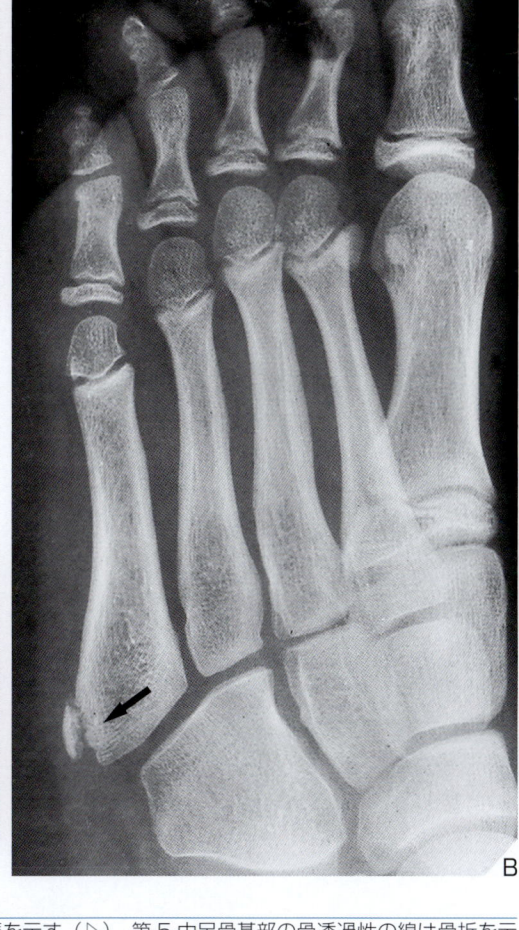

図 4-33　骨折と骨化中心
　（A）足の正面像は外側に限局する軟部組織の著明な腫脹を示す（▷）．第5中足骨基部の骨透過性の線は骨折を示す（→）．（B）第5中足骨骨折が疑われた他の患者では，骨透過性の線（→）が認められる第5中足骨基部骨折に軟部組織の腫脹がないことに注目．これは二次性骨化の中心であり，骨折ではない．

図 4-34　方形回内筋の脂肪線条
　（A）方形回内筋の筋膜面は前腕部末梢の手掌側に骨透過性の線条として示される．（B）橈骨遠位の骨折が起こると，局所の浮腫と骨膜性出血により，脂肪線条は不明瞭となり掌側に転位する（白→）．短い黒→は不顕性の転位のない橈骨遠位端骨折をさす．

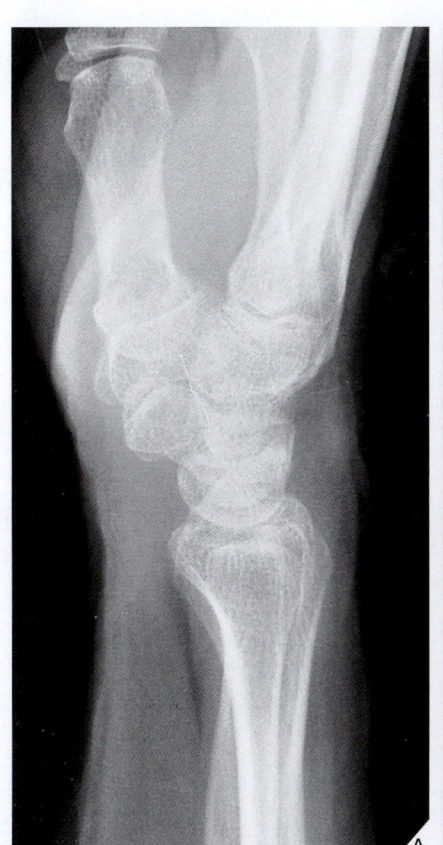
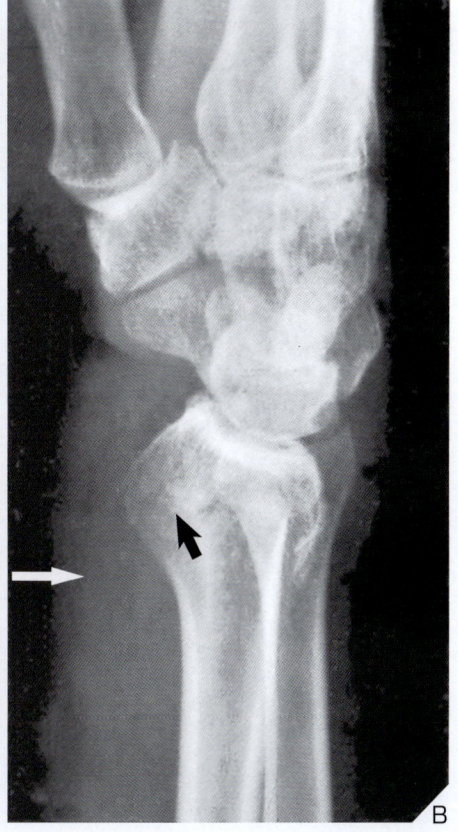

した．舟状骨，橈骨茎状突起，大菱形骨あるいは第1中手骨の基部の骨折のほとんどで，この舟状骨脂肪線条の消失および転位が認められる．この所見は手関節の正面像でもっとも明瞭である（図4-35）.

■ **骨膜および内骨膜反応** ■

骨折線が明らかでないときには，骨膜性あるいは内骨膜反応が骨折を確認する最初のX線学的徴候となることもある（図4-36）.

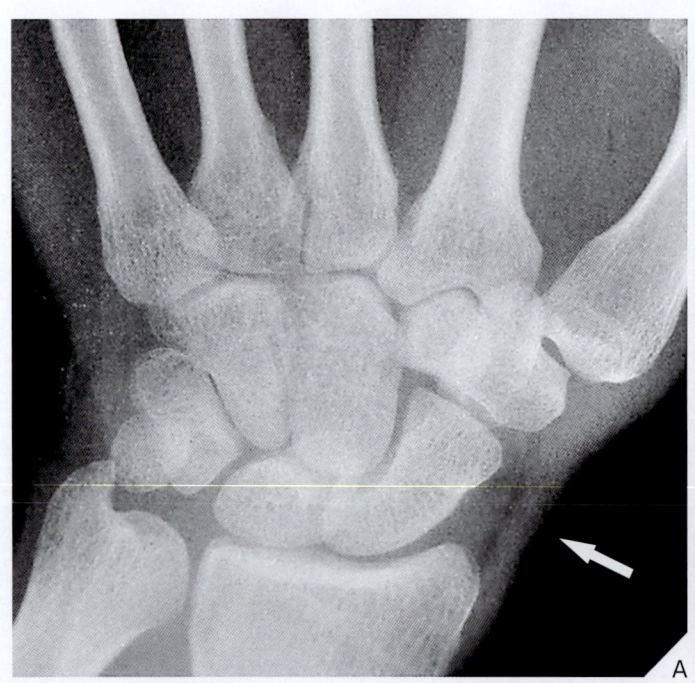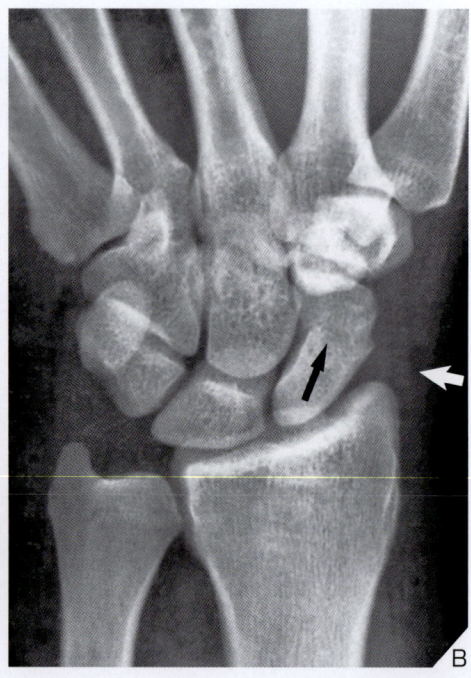

図 4-35　舟状骨脂肪線条
（A）正常の舟状骨脂肪線条（→）.（B）舟状骨の微小骨折（黒→）により脂肪線条（白→）が減少し，橈側に転位している.

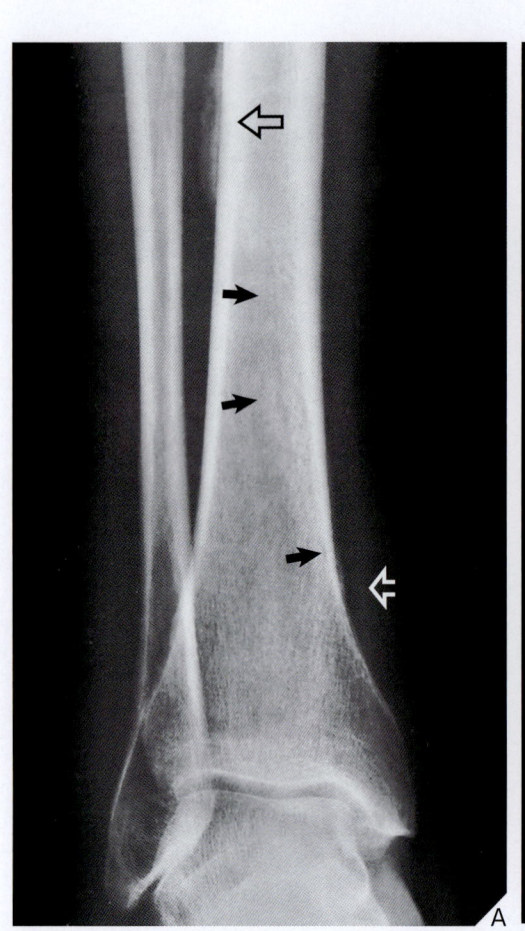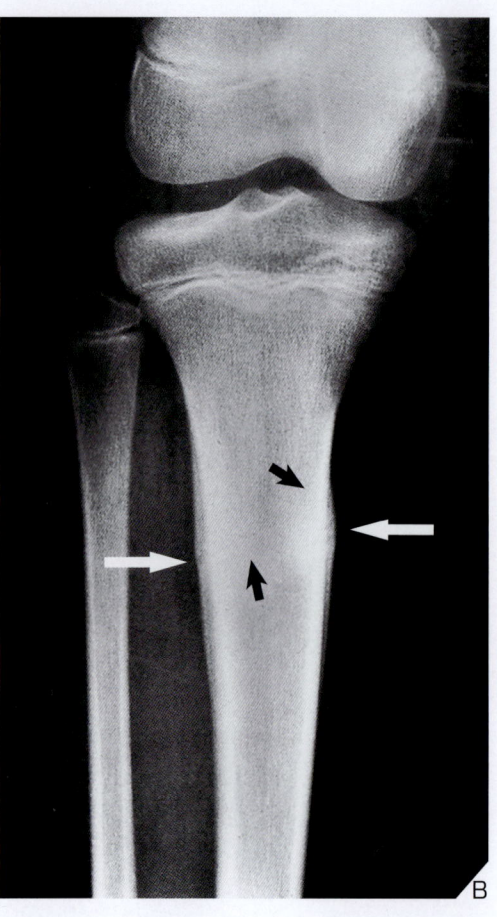

図 4-36　骨折の間接的徴候
（A）49歳女性．下腿に損傷を受けた．正面像にて下腿骨遠位1/3外側骨皮質と内果直上に骨膜性骨新生を認める（⇒）．外仮骨形成の初期像がこの骨折の存在を示す間接的徴候となる．実際に毛髪状のらせん骨折線がわずかに認められる（黒→）.（B）脛骨近位骨幹部の内側および外側に骨膜性仮骨形成を認める例である（白→）．骨髄内を横断する硬化性の帯（黒→）は内骨膜性仮骨を意味する．骨折線は実際にはみえない．これらの特徴は疲労骨折によくみられる.

■ 関節水症 ■

fat-pad sign と表現されるこのX線所見は，肘部の損傷の診断にとくに有用である．後方（背側）fat pad は肘頭窩の深部に存在し，通常の側面像ではみることはできない．前方（屈側）fat pad は鉤状窩と橈骨窩の前方の浅い部位にあり，通常，上腕骨の前方骨皮質に扁平な骨透亮像としてみられる．滑液および出血による関節包の拡張は，後方の fat pad となってとらえら

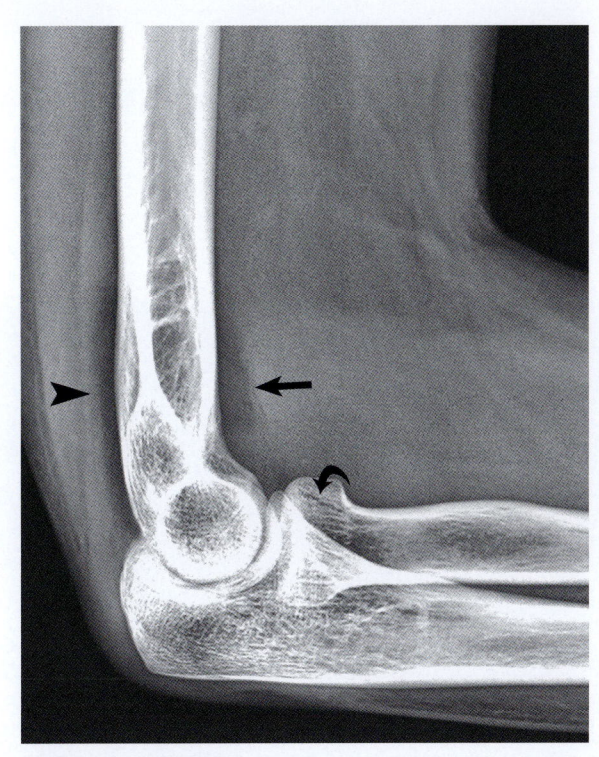

図 4-37　橈骨頭骨折
肘関節の側面像は fat-pad sign が陽性であることを示す．この症例では前方の fat pad（→）は著明に持ち上げられ，後方の fat pad も明瞭にみられる（▶）．微小で，転位のない橈骨頭骨折が存在する（↰）．

れるのみならず，前方の fat pad をも転位させることになり，fat-pad sign として認められる（図 4-37）．肘関節の外傷の既往があり，かつ fat-pad sign が陽性であれば，通常そこに骨折を伴っていると考え，骨折を明らかにするあらゆる努力をしなければならない．たとえ骨折線が多方向X線像でとらえられなくても骨折として扱い，治療する必要がある．

■ 関節内脂肪-関節液水平面 ■

骨折が骨の関節末端に及んだ場合（とくに脛骨，上腕骨，大腿骨のような長管骨）には，血液や骨髄脂肪が関節内に流れ込み（関節脂肪血症），これら2つの成分によりX線像上特徴的な層を形成する［脂肪-血液間層，fat-blood interface（FBI）sign］（図 4-38）．CT，MRI はこの現象も描出することができる（図 4-39，40）．骨折線がX線像上はっきりしない場合でも，この徴候だけで診断しなければならない．

■ 二重の骨皮質線 ■

この所見は微細ながら陥没骨折を示唆している．実際に骨折線が明らかでなくとも，骨皮質の二重線像があれば骨嵌入を表している（図 4-41）．

■ 骨皮質の歪み ■

これは円形隆起骨折（torus fracture）として知られる小児の長管骨骨折にのみ認められる像である（図 4-42）．この所見は正面像よりも側面像で容易に確認される．

■ 骨幹端隅角の不整 ■

骨幹端部でのわずかな引き抜き骨折に二次的にみられるこの所見は，急激な回旋力が靱帯付着部にまで及んだ結果生じた微小な骨損傷を示している．その結果，小さな骨片は骨幹端部より引き離されることになる．この隅角骨折は，骨に及ぶ損傷を受けた乳幼児や小児にときどき認められ，とくに被虐待児症候群（揺さぶられっ子症候群）や parent-infant trauma syndrome が疑われる場合は，この所見を検索すべきである（図 4-43）．

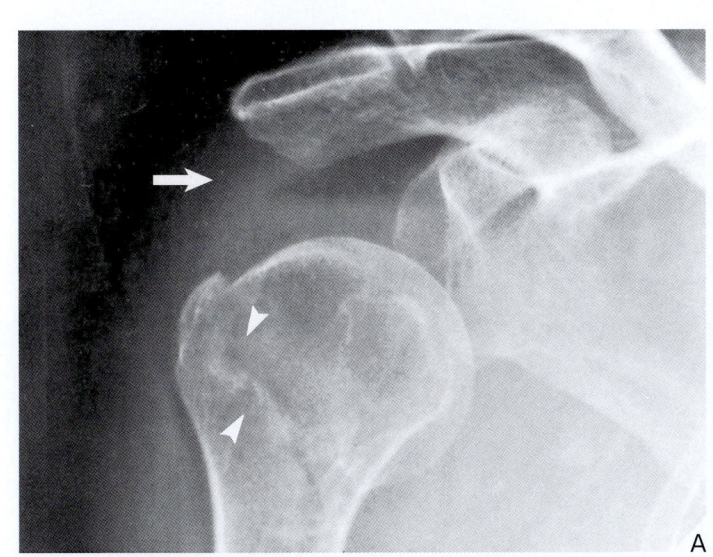

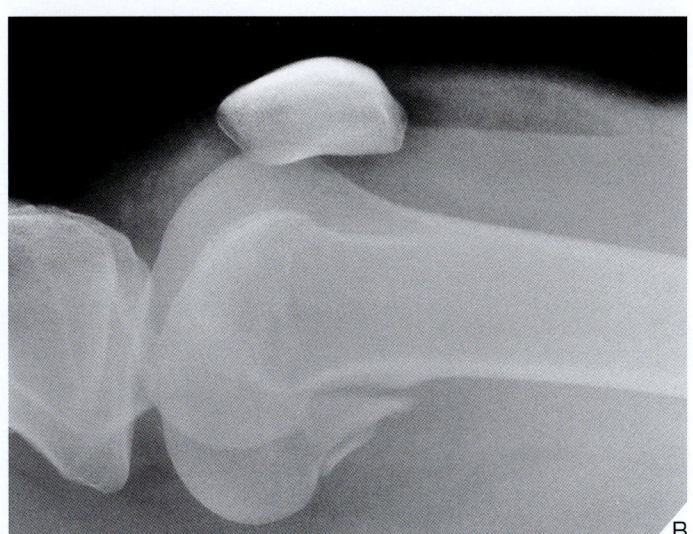

図 4-38　脂肪-血液界面サイン（fat-blood interface sign：FBI sign）
（A）肩関節の立体正面像は，関節内の脂肪-関節液水平面を示す FBI sign（→）の例である．骨折線は上腕骨頚部より上腕骨頭部にかけて拡がっている（▷）．FBI sign を描出するには，予想される脂肪-関節液水平面に対して垂直にフィルムカセットを置き，X線照射の中心線を水平とすべきである，たとえば肩関節においては立位像（患者は立位か坐位）で撮るべきである．（B）膝の場合は仰臥位で側方から撮影する．

4

C 脱臼のX線学的評価

通常のX線検査で，脱臼は骨折よりもより明確であり，その結果比較的容易に診断できる（図4-44）．いくつかの脱臼は正面像で十分特徴的な像を呈し，1枚のX線像で十分かもしれない（図4-44C）．しかしながら，少なくとも90°交差する二方向撮影を行うべきである．補助的なX線像はときに必要であり，症例によってはCTが脱臼の正確な把握に用いられる．

2. 治療結果のモデリング

X線撮影は，骨折治癒の過程を監視し，外傷後の合併症を見つける際に主要な役割を演じている．経過観察のX線撮影は，一定の間隔をおき，①骨折治癒過程の期間と可能性のある合併症，②骨折あるいは脱臼後に起こるその他の合併症を評価するために行われる．X線で明らかでない場合は，CTが次のステップとなる．

a 骨折治癒と合併症

骨折治癒は3段階：炎症期（反応期），修復期，そして改変（リモデリング）期に分けられる．炎症期の特徴は血管拡張，漿液の漏出，そして炎症細胞の流入であり，期間は2〜7日続く．

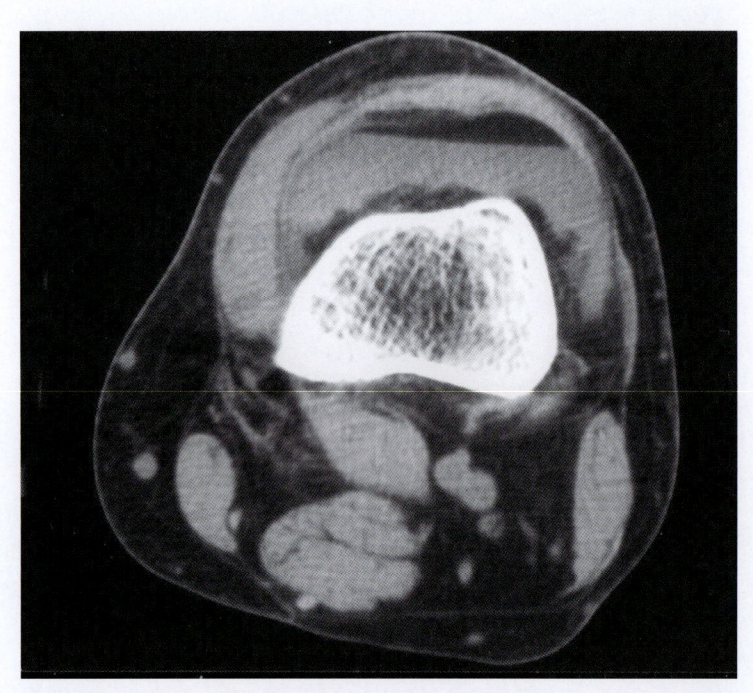

図4-39　CTでのFBI sign
脛骨高原骨折での膝関節CT横断像でFBI signがみられる（骨折自体は画像には示していない）．

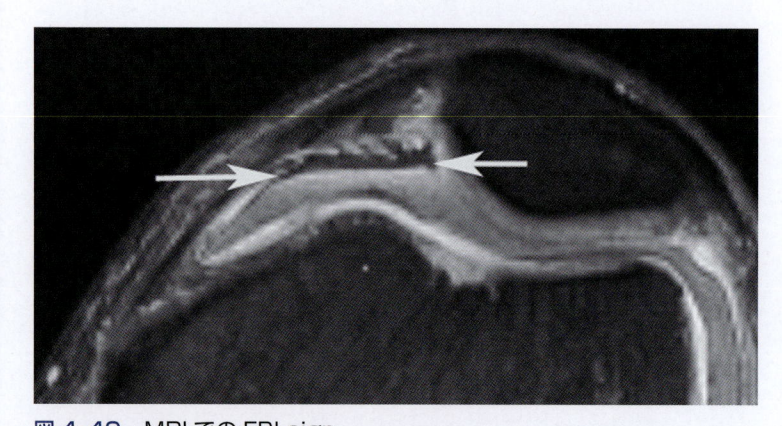

図4-40　MRIでのFBI sign
臥位での膝関節脂肪抑制プロトン密度強調横断像でのFBI sign．脂肪層（低信号）と血液層（中間信号）の間に界面を形成しており（→），脂肪血症を示す．

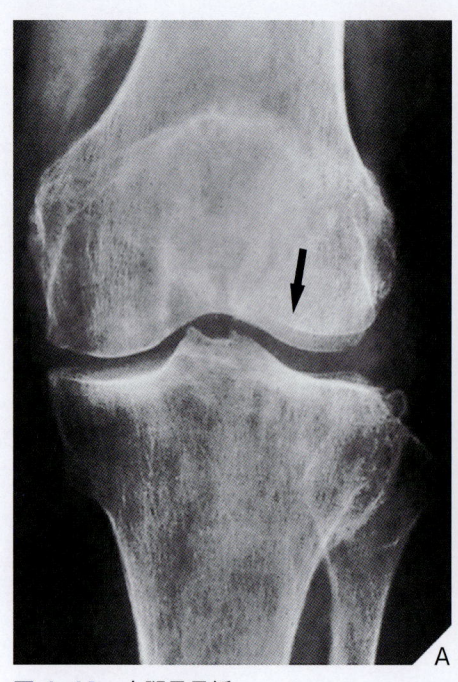

図4-41　大腿骨骨折
（A）膝関節の正面像において，骨折線は不明瞭であるが，外側大腿骨顆部の陥没した関節部骨皮質が正常軟骨下骨の線より中枢に認められ，二重の骨皮質線としてとらえられる（→）．（B）側面像で大腿骨顆部の陥没骨折の存在が確認できる（→）．

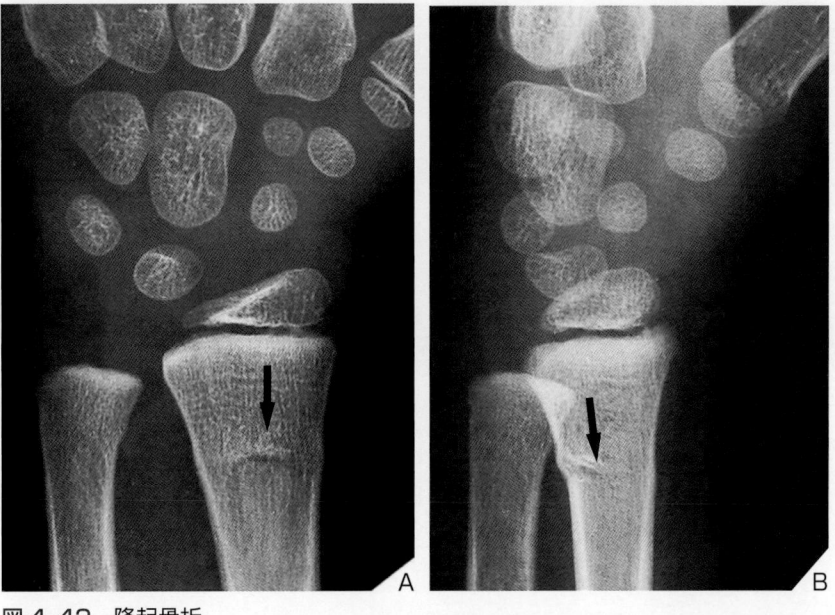

図 4-42　隆起骨折
　前腕骨遠位の正面像（A），側面像（B）で，橈骨遠位の骨幹部の後方骨皮質の歪みが認められる（→）．これは不完全な円形隆起骨折を示している．側面像でより明瞭である．

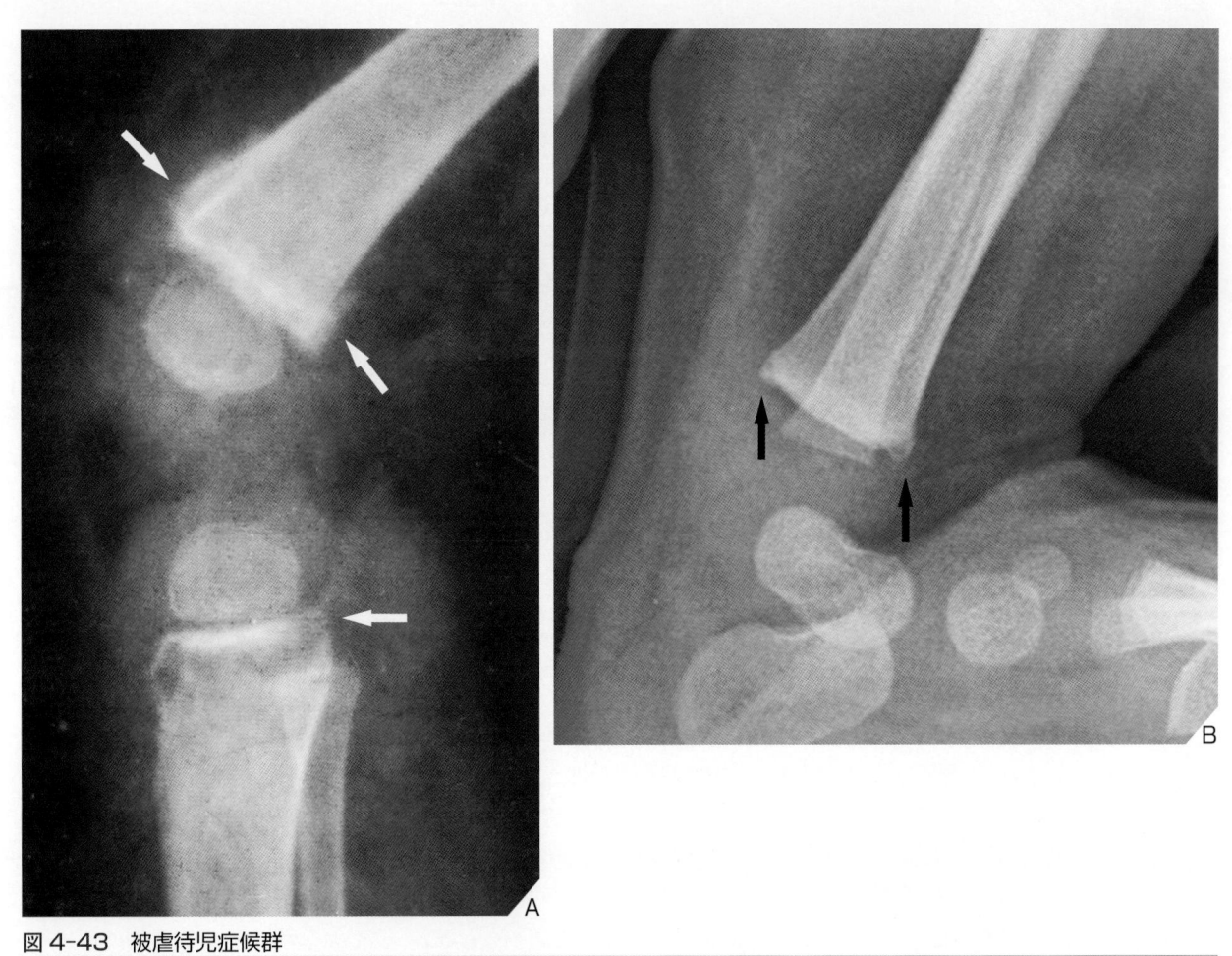

図 4-43　被虐待児症候群
　（A）膝関節の側面像で，大腿骨遠位部および脛骨近位部の骨幹端の不規則陰影が示されている．被虐待児症候群（揺さぶられっ子症候群）に特徴的な微小な隅角骨折である（→）．（B）別の幼児で，脛骨遠位に骨幹端の隅角骨折を認める（→）．

修復期には，外骨膜ならびに骨髄内の骨芽細胞による外骨膜性および骨内膜性の仮骨形成が起こる．未分化間葉系細胞の増殖と分化が起こり，血管侵入も伴う．骨芽細胞により旺盛なコ

ラーゲン形成が起こり，この期間は約 1 ヵ月である．改変期にはモデリングとリモデリングが骨折部に同時に起こり，元々の骨の外形と内部構造を維持する．仮骨は除去され，未熟な骨組

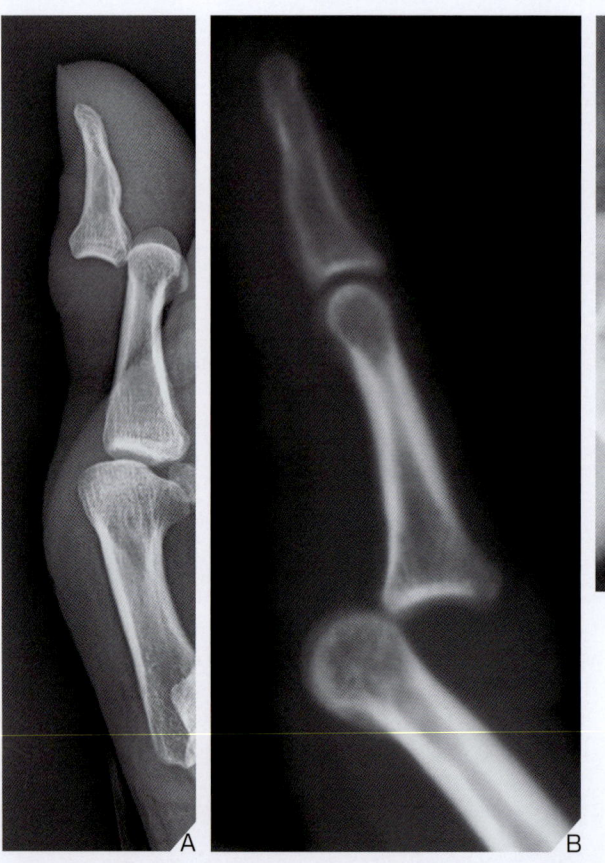
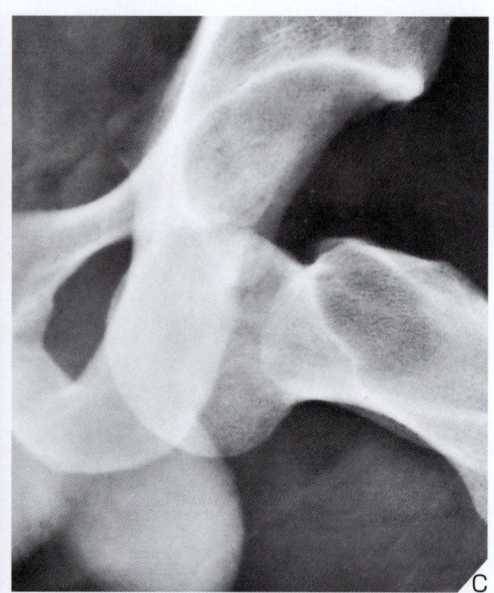

図4-44 脱 臼
（A）母指 X 線側面像にて指節間関節脱臼を認める．（B）示指の X 線側面像で，近位指節間関節脱臼を認める．（C）左股関節の X 線正面像で，典型的な大腿骨頭の前方脱臼を示す．この診断の手がかりは，外転，外旋した大腿骨と，寛骨臼の内下方へ転位した大腿骨頭の位置である．

表4-1	骨癒合に影響する因子
促 進	**抑 制**
良好な固定	不安定性
成長ホルモン	ステロイド
甲状腺ホルモン	抗凝固薬
カルシトニン	貧 血
インスリン	放射線
ビタミン A とビタミン D	血行不良
ヒアルロニダーゼ	感 染
電気刺激	骨粗鬆症
酸 素	骨壊死
運 動	粉 砕
若 年	老 化

表4-2	骨癒合期間
骨	**平均癒合期間（週）**
中手骨	4〜6
中足骨	4〜8
橈骨遠位端（関節外）	6〜8
橈骨遠位端（関節内）	6〜10
上腕骨骨幹部	12
大腿骨骨幹部	12
橈骨および尺骨骨幹部	16
脛骨骨幹部	16〜24
大腿骨頸部	24

織（woven immature bone）が層板骨（皮質骨または海綿骨）に置換されていく．若年者で骨折が変形癒合した場合には，凸側の皮質骨が破骨細胞による吸収で取り除かれていき，凹側の皮質には骨芽細胞による骨の添加が起こる．これは3〜12ヵ月，さらに長い期間にわたって継続することがある．

　骨折治癒は，患者の年齢，骨折の部位とタイプ，骨片の位置，血流の状態，固定の状態，感染や骨壊死のような異常の有無といった，多くの要因によって左右される（表4-1）．いくつかの骨折の平均的骨癒合期間を表4-2 に示す．ほとんどの骨折は，内骨膜性仮骨と外骨膜性仮骨の組み合わせで治癒する．血液供給が適切であり，転位のない骨折や解剖学的位置に整復さ

れて動かなければ，一次骨癒合が得られる．このタイプの治癒では，骨折線は内軟骨性（内）仮骨でみえなくなる．転位した骨折，すなわち解剖学的整列がなく骨片間のギャップがある場合は二次癒合となる．この治癒タイプは外骨膜生（外）仮骨であり，肉芽組織，線維性組織，線維軟骨，未熟骨（woven bone），そして緻密骨へと完全な骨化への過程をたどる．経過観察の X 線評価を行う放射線科医にとって，骨修復初期過程で，外骨膜

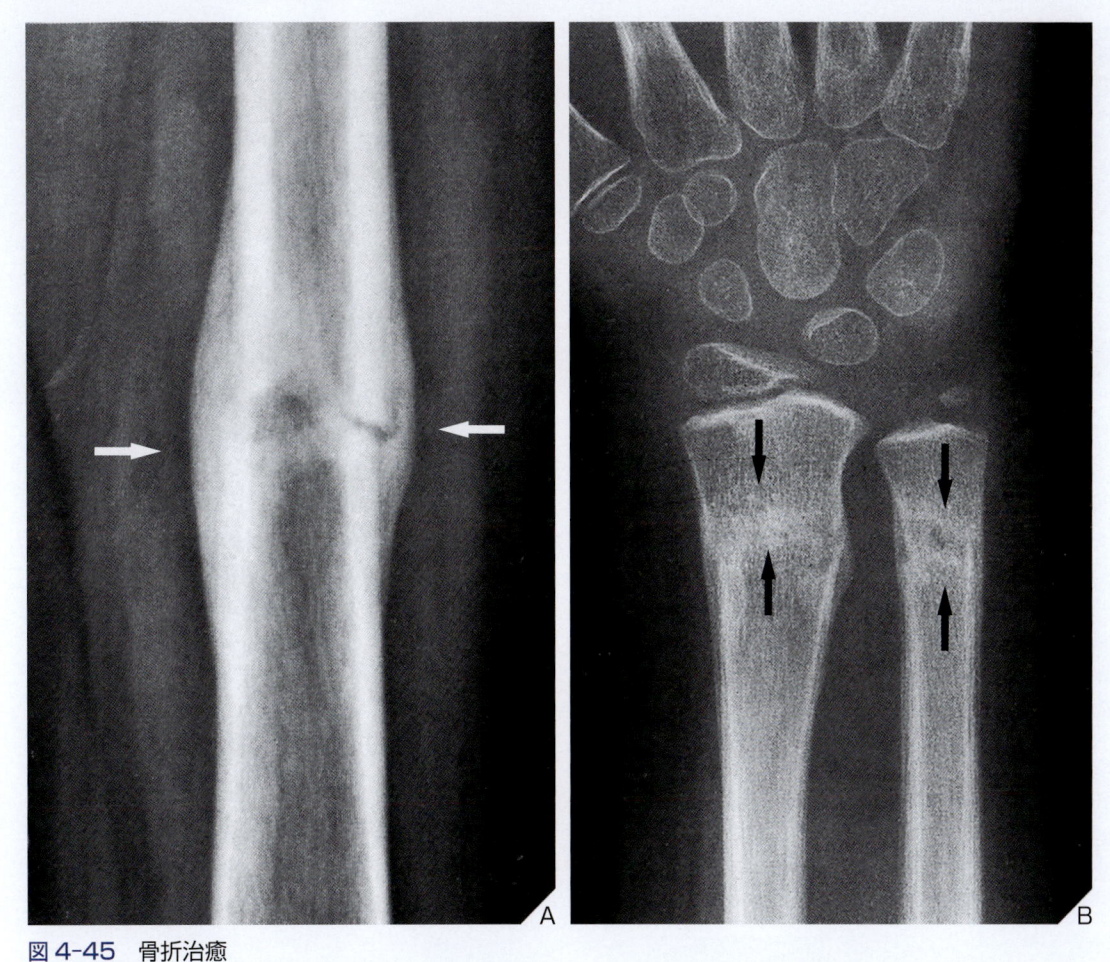

図4-45　骨折治癒
（A）大腿骨の正面像において，外骨膜性仮骨形成が主の骨折治癒が認められる．内骨膜性仮骨のX線所見はなく，骨折線はまだ認められる（→）．（B）前腕遠位の正面像で，橈骨と尺骨の骨折治癒が認められる．骨折線は二次的な内骨膜性仮骨により，ほとんど完全に消失している（→）．また，わずかな外骨膜性仮骨にも注目．

性仮骨（外側）と内骨膜性仮骨（内側）の形成がX線像上に出現するかどうかを確かめることが必要である（図4-45）．しかしながら，この過程は治癒初期ではX線像上はっきりしないことがある．外骨膜が解剖学上欠如しているような部位，たとえば大腿骨頚部の関節内部分では，外骨膜反応をみることができないことがある．同様に，仮骨は骨透過性の線維組織や軟骨要素を含むため，X線像では内骨膜性仮骨を確認することができない．このような治癒初期においては，骨折はストレス下に動きがないことより臨床上癒合したようにみえるかもしれないが，実際はX線像上，骨片間に骨透過性の帯が存在する（図4-46A）．初期の一時的な骨透過性仮骨が徐々に内軟骨性骨化の過程により，より成熟した層状骨で被われるにしたがって，X線像上濃い架橋として認められる（図4-46B）．これがX線像上の癒合である．

標準的なX線撮影は，骨折治癒過程を評価するのに十分であるが，ときにCTを補助としなければならないこともある．最近，多平面再構成法を用いたCTが骨折治癒のよい評価法であることがわかった．とくに金属類が残っている患者や，骨移殖を含む多数の外科手術を行った患者において有効である．3D再構成したCTは，より詳細なアライメント不良や角状変形の評価，骨内の裂隙の程度や近傍の荷重関節の損傷がないことの

評価によって，手術計画の助けになる．

仮骨形成過程の観察に加えて，放射線科医は治癒過程に関連した合併症についてのX線所見を熟知しているべきである．これらの合併症とは，遷延治癒，癒合不全，変形治癒である．この3つのうち，変形治癒はX線像上もっともはっきりしており，不適切な位置での骨片の癒合により明らかとなるが（図4-47），このような場合，手術による治療が適切な方法として選択される．

遷延治癒は，患者の年齢と骨折部位にもよるが，適切な期間（16〜24週間）の間に癒合しない骨折のことである．他方，癒合不全とは，癒合しない骨折のことである（図4-48）．遷延治癒のいくつかの原因を表4-3に示す．偽関節とは，癒合不全の一種で，骨折部位に滑膜のような被膜と滑液をもった偽関節腔を形成することであるが，ある診断医グループは，8ヵ月以内に治癒しない骨折をすべて偽関節と呼び，この用語を癒合不全と同義語として用いている．X線像上，癒合不全は丸い先端，すなわちギャップで分けられた骨折端間の滑らかさと硬化（象牙質様），骨片間の動き（X線透視やストレス撮影で示される）によって特徴付けられる．骨折癒合不全の適切な評価を行うために，放射線科医は3つのタイプの癒合不全，すなわち，反応性，非反応性，感染性の区別を必要とする（図4-49）．

4

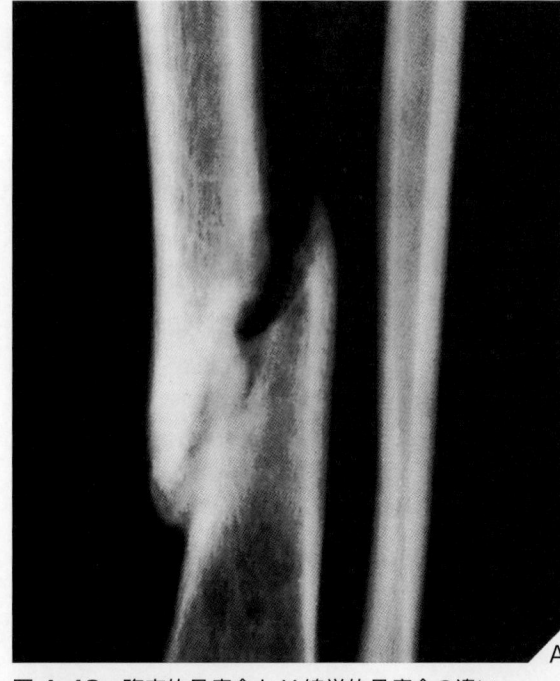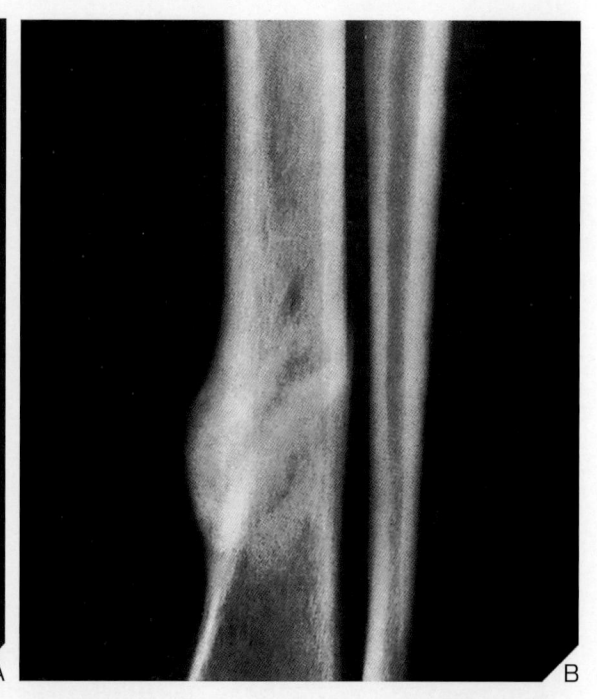

図 4-46　臨床的骨癒合とX線学的骨癒合の違い
　30 歳女性．脛骨遠位 1/3 の骨折．（A）3 ヵ月の固定後，ギプス包帯が除去された．X 線像にて，内側から片側だけに外骨膜性仮骨が認められるが，骨折線はまだはっきりと存在する．しかしながら，臨床上この骨折は十分癒合しており，患者はギプスなしに体重負荷を許された．（B）1 ヵ月半後，X 線像上の癒合を意味する外骨膜性仮骨と内骨膜性仮骨の濃い架橋が認められる．

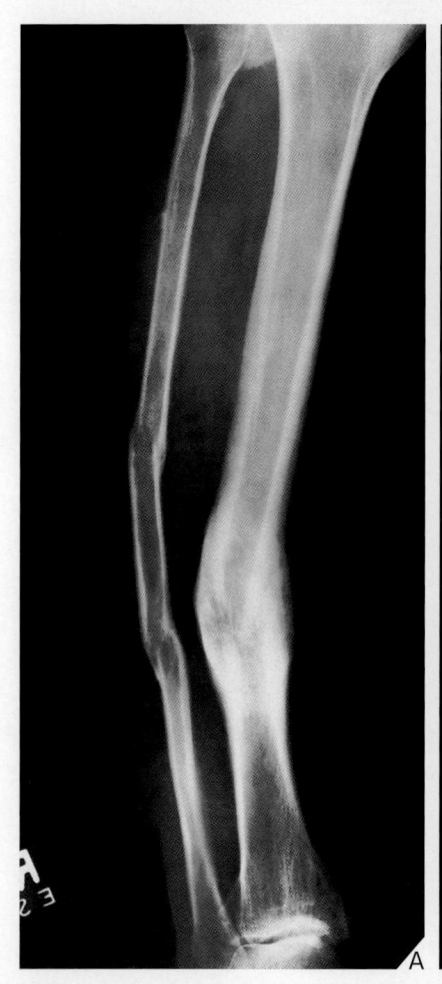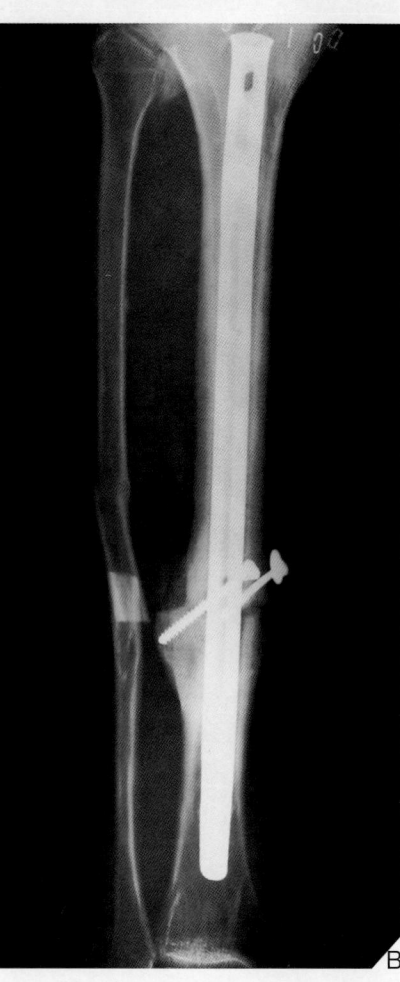

図 4-47　変形治癒
　（A）下腿の X 線正面像は，角状変形治癒を示す．脛骨骨折と腓骨の二重骨折は，しっかりと癒合している．しかしながら脛骨遠位は，回旋と前方凸の変形となり，腓骨骨折は弓状変形で骨癒合している．（B）変形治癒は，手術的に縦方向のアライメント矯正と解剖学的軸を整復するために，二重骨切り術と髄内釘を用いた内固定による治療が行われた．

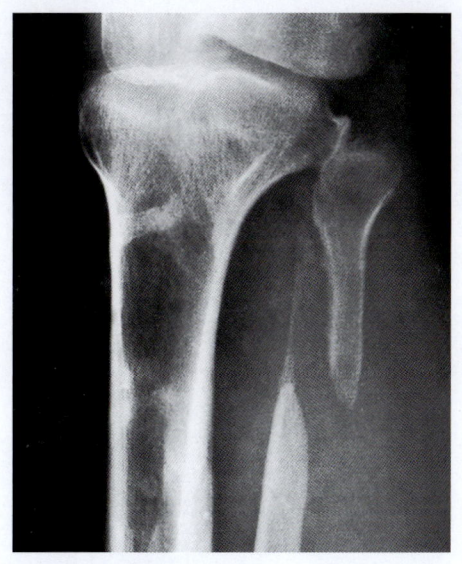

図4-48　癒合不全
腓骨近位骨折の癒合不全．骨折の間隙，仮骨形成の完全な欠如，骨折端が丸くなっている，といった所見に注目．

表4-3	癒合不全の原因

Ⅰ．骨片間の過剰な動き

Ⅱ．骨片間の裂隙

    A．軟部組織の介在
    B．牽引や器具による伸展
    C．骨片の位置異常，重なり合い，転位
    D．骨組織の欠損

Ⅲ．血流の減少

    A．栄養血管の損傷
    B．骨膜や筋組織の過剰な剥離や損傷
    C．遊離骨片，激しい粉砕
    D．器具設置による無血行状態
    E．骨壊死

Ⅳ．感　染

    A．骨髄炎
    B．骨折縁（裂隙）の広範囲壊死
    C．骨の死（腐骨）
    D．骨溶解（裂隙）
    E．インプラントの弛み（動き）

(Rosen H. Treatment of nonunions : general principles. In : Chapman MW, ed. Operative orthopaedics, 2nd ed. Philadelphia : JB Lippincott ; 1993 : 749-769 より許諾を得て改変)

癒合不全のタイプ

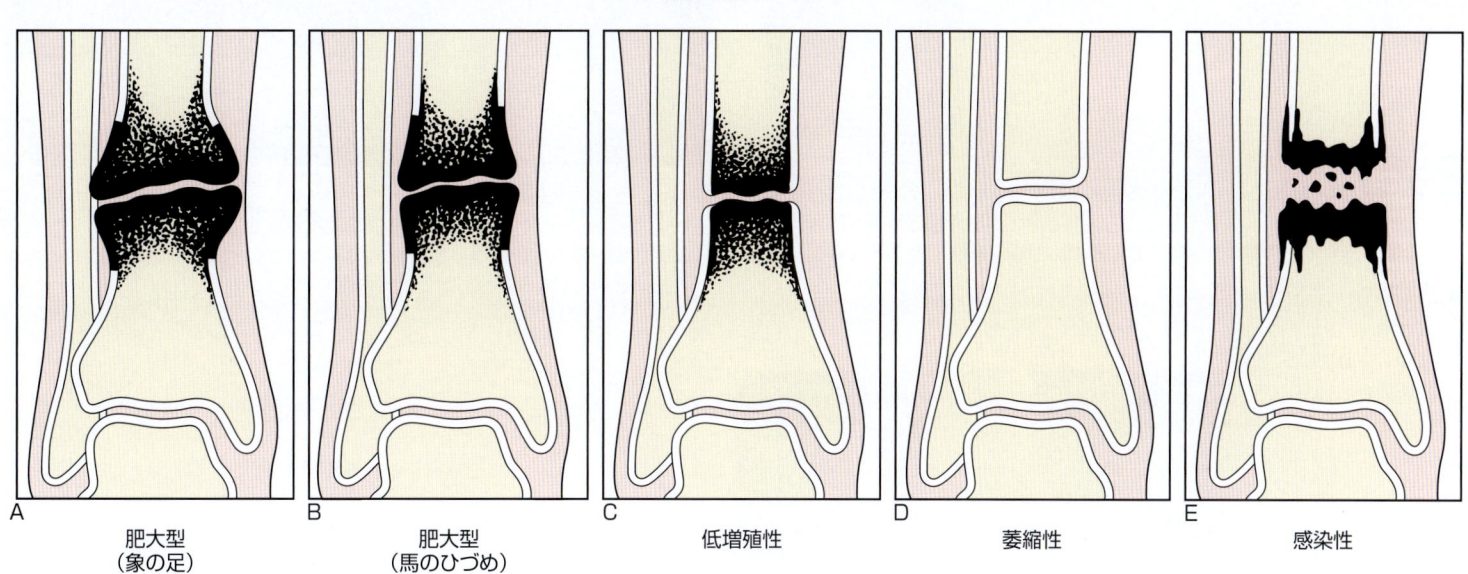

A	B	C	D	E
肥大型 （象の足）	肥大型 （馬のひづめ）	低増殖性	萎縮性	感染性

図4-49　骨折の合併症
癒合不全のタイプ：反応性（A～C）；非反応性（D）；感染性（E）．

■ 反応性癒合不全（増殖性と低増殖性）■

　X線像上このタイプは，豊富な骨反応や骨折端部の開大（flaring）や硬化像として特徴付けられる．すなわち「象の足」（elephant-foot）あるいは「馬のひづめ」（horse-hoof）のタイプである（図4-50）．硬化部分は，死骨のみではなく血行の行き届いた新生骨も含んでいる．放射性核種を用いた骨スキャンでは，骨折部位での著しいアイソトープの取込みを示す．通常，このタイプの骨折癒合不全は，通常髄内釘や圧迫プレートにより治療される．

■ 非反応性（萎縮性）癒合不全 ■

　このタイプの癒合不全は，X線像上骨折端での骨反応がないことを示しており，一般に血流は非常に乏しい（図4-51）．骨スキャンでは，アイソトープの取込みはないか，非常に少ない．このような癒合不全では，安定した内固定に加えて，しばしば広範囲の decortication（骨皮質除去）と骨移植が必要となる．

■ 感染性癒合不全 ■

　感染性癒合不全のX線所見は，感染の活動性いかんによる．古い，非活動性の骨髄炎は，不規則な骨皮質の肥厚，よく器質

化した外骨膜反応および海綿骨の反応性硬化を示すのに対して（図4-52），活動性のあるものは，軟部組織の腫脹，外骨膜性骨新生に関連した骨皮質と海綿骨の破壊，そして腐骨を示す（図4-53）．感染性癒合不全の治療は，骨髄炎の病期による．

癒合不全が，非活動性骨髄炎によるものであれば，骨皮質除去と骨移植を併用して圧迫プレート固定が行われる．活動性骨髄炎の治療は抗菌薬投与と，通常，腐骨切除の後に骨移植と髄内釘固定が必要となる．解剖学的部位や，さまざまな全身的因子や局所的因子により，異なる処置が個々の症例に必要となる．

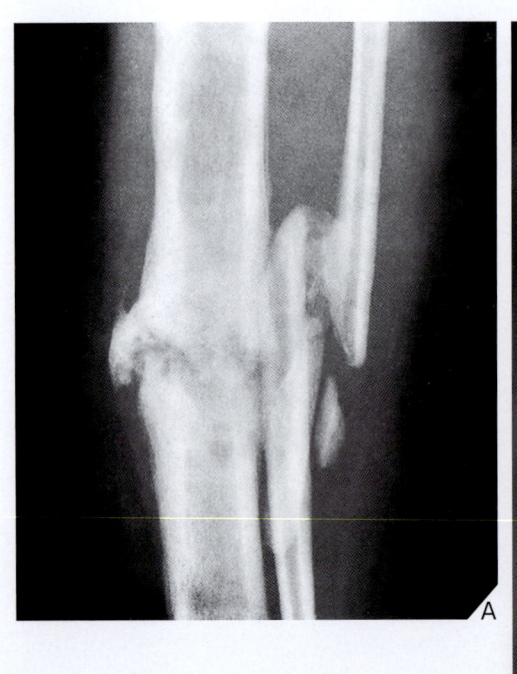
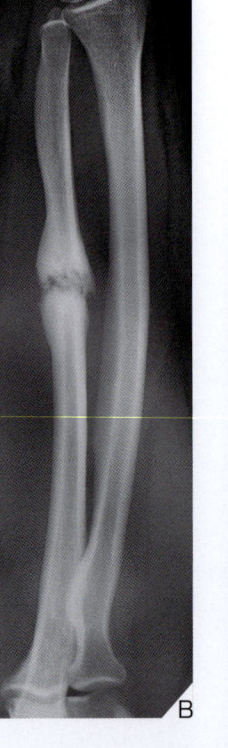

図4-50 増殖性癒合不全
（A）脛骨および腓骨骨間部の増殖性癒合不全において，骨折端の漏斗状変形や，著しい骨硬化，外骨膜反応がみられるが，内骨膜性仮骨形成はない．骨片間の裂隙は残存している．（B）同様の増殖性癒合不全を尺骨骨幹部に認める．

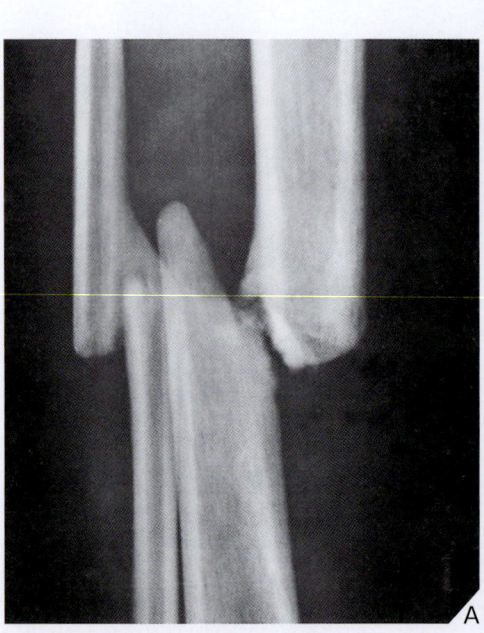
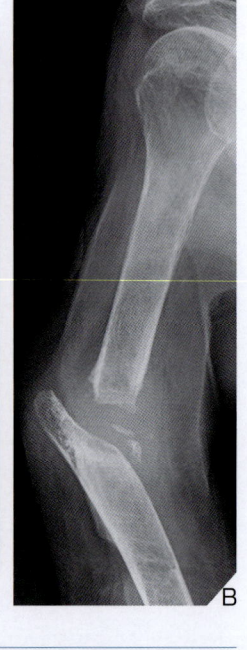

図4-51 萎縮性癒合不全
（A）脛骨の中央から遠位1/3にかけての萎縮性癒合不全であり，骨片間の裂隙と先端の丸みがあり，仮骨反応はほとんどみられない．腓骨骨折の変形治癒に注目．（B）右上腕骨骨折の萎縮性癒合不全．

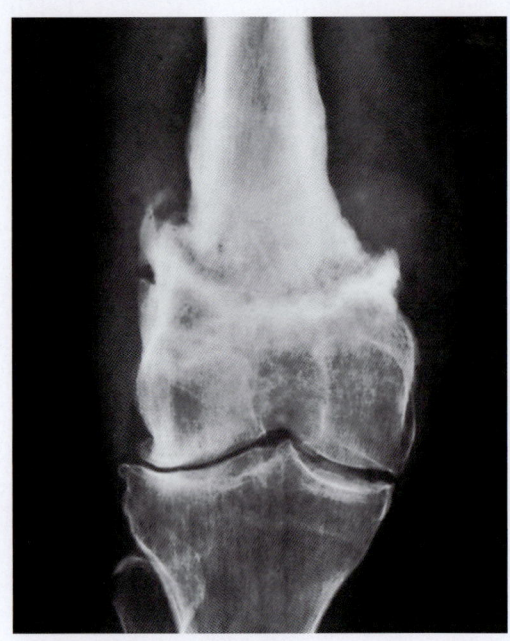

図4-52 感染性癒合不全
大腿骨遠位骨幹部骨折後の陳旧性非活動性骨髄炎を伴った癒合不全で，骨皮質の不規則な肥厚，骨髄腔の反応性骨硬化，十分に器質化した外骨膜反応が認められる．

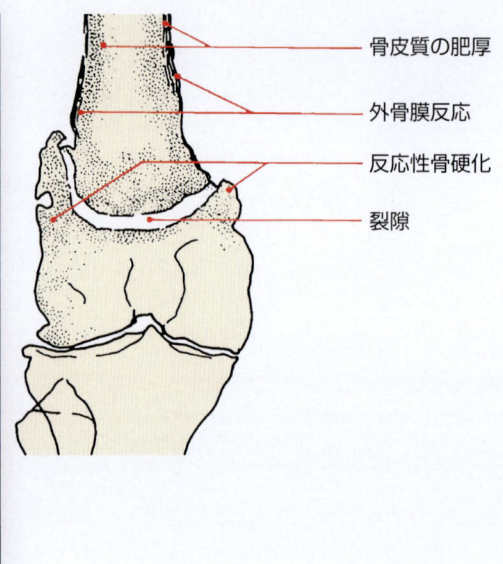

骨皮質の肥厚

外骨膜反応

反応性骨硬化

裂隙

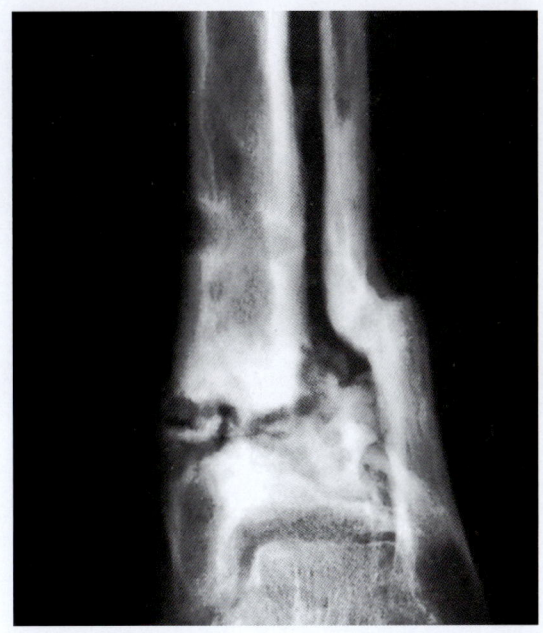

図 4-53　感染性癒合不全
活動性骨髄炎を伴った脛骨遠位骨幹部骨折癒合不全の単純X線像である. 骨皮質の肥厚, 海綿骨の硬化, 骨片間の裂隙と腐骨が認められる.

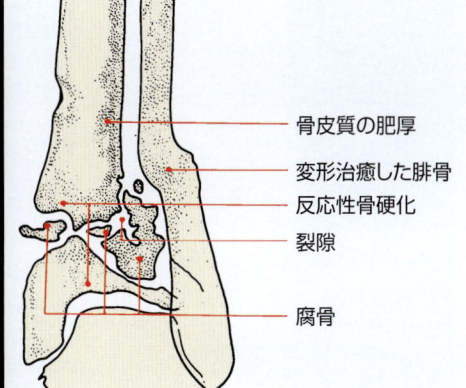

骨皮質の肥厚
変形治癒した腓骨
反応性骨硬化
裂隙
腐骨

b 骨折や脱臼におけるその他の合併症

　骨折治癒の過程に関連して起こりうる合併症に加えて, 放射線科医は, それと関係のない合併症に遭遇する可能性がある. そのような合併症のX線所見は, 初期経過観察時には現れないこともある. なぜなら, 合併症は外傷後, 数週間, 数ヵ月, あるいは数年後に, ときに外傷の部位から離れた部位に起こることがあるからである. したがって, 過去に骨折や脱臼のあった患者を扱う際には, 放射線科医は, 合併症が起こりうる部位に注意を向け, X線像上の特徴と所見に留意すべきである.

■ 廃用性骨粗鬆症 (disuse osteoporosis) ■

　一般的に骨量の減少と定義することのできる軽度あるいは中等度の骨粗鬆症は, 骨折や脱臼後, 疼痛のために四肢を使わなかったり, ギプス固定のために生じる. この状態を表現する用語として demineralization, deossification, 骨萎縮および骨減少が使用される. 一般に, 骨減少がこの合併症の状態をもっともよく表現したものとして受け入れられている. X線像上, 骨密度の減少した骨透過性の部位は, 骨皮質の菲薄化や骨梁の萎縮により二次的に生じたものである. これは骨折の癒合, 癒合不全にかかわらない (図 4-54).

■ 反射性交感神経性ジストロフィー (reflex sympathetic dystrophy：RSD) ■

　外傷後の有痛性骨萎縮, 複合性局所疼痛症候群 (CRPS) あるいは Sudeck 骨萎縮として知られているように, この骨粗鬆症の重症型は, 骨折や軽度の外傷で起こりうる. これは, 外傷とは無関係の神経や血管の異常により起こるとも報告されてきた. 臨床的には, 患者は非常に痛く, 知覚過敏な圧痛のある四肢と軟部組織のびまん性腫脹, 関節拘縮があり, 血管運動の不安定性を呈し, 皮膚の栄養障害がみられる. 臨床的に3つの段階がある. 初期炎症期 (活動期) は1〜7週間続き, びまん性疼痛, 炎症, 浮腫, 乏血, 充血領域がある. 第2期 (ジストロフィー期) は3〜24ヵ月続き, 臨床所見は運動時痛, 圧変化や

温度変化による皮膚感受性の亢進と皮膚萎縮, 筋萎縮がみられる. 晩期 (萎縮期) は不可逆性の強皮様皮膚変化と筋腱様, 腱様反応が起こってくる. RSD のX線像は, 軟部組織の腫脹と, 急速に進行する重度の斑点状の骨粗鬆症として特徴付けられている (図 4-55). 遅延相のテクネチウム骨スキャンでは障害されている領域, とくに血流の増加, 血液の滞留, 関節近傍に特徴的な取込みの増加がみられる. この所見は患者の約60%に認められる.

■ Volkmann 阻血性拘縮 (Volkmann ischemic contracture) ■

　通常, 上腕骨顆上骨折後に発生する Volkmann 拘縮は, 筋肉の阻血に続いて線維化が起こる. 臨床上, "5P" 徴候, すなわち脈拍欠如 (pulselessness), 疼痛 (pain), 蒼白 (pallor), 異常感覚 (paresthesia), 麻痺 (paralysis) として特徴付けられている. X線所見では, 通常, 手関節と指節骨関節の屈曲拘縮, そして軟部組織萎縮を伴う中手骨指節骨関節の過伸展 (まれに屈曲) が認められる (図 4-56).

■ 外傷後の骨化性筋炎 ■

　骨折や脱臼, 軟部組織への小さな外傷後に, ときとして拡大する有痛性の腫瘤が受傷部位に発生する. この病変の特徴は, 外傷後の時間的経過に伴って進展していくことである. このようにして, 3〜4週目までに石灰化と骨化が腫瘤のなかに始まり (図 4-57A, B), 6〜8週目までに腫瘤の周囲にはっきりとした器質化した骨皮質が現れる (図 4-57C, D). この合併症の重要なX線所見は, いわゆる帯状現象 (zonal phenomenon) の存在である. X線像上, この現象は未熟な骨を形成している病変の中央に骨透過性の部分があることと, 周囲に成熟した骨化の濃厚な部分があることである (限局性骨化性筋炎). 加えて, 薄い骨透過性の隙間が, 隣接した骨皮質から骨化した腫瘤を区別している (図 4-58). これらの重要な特徴は, ときに非常に類似するとされている傍骨性 (juxtacortical) 骨肉腫との鑑別に

4

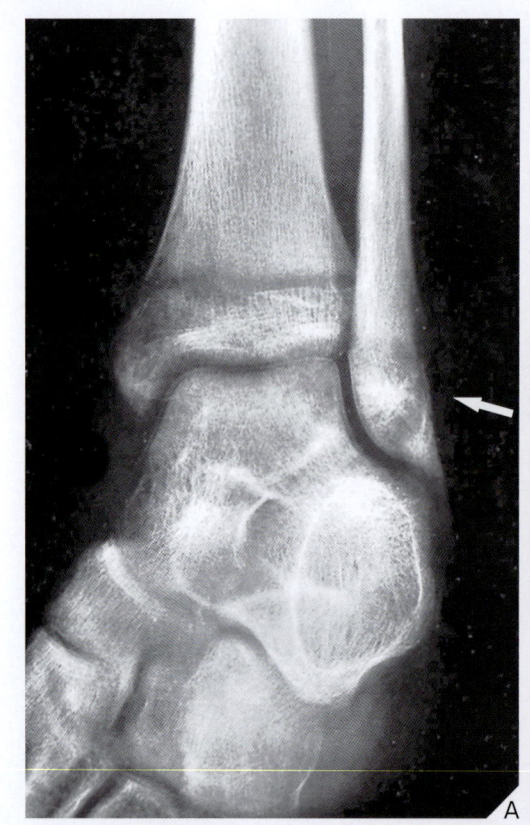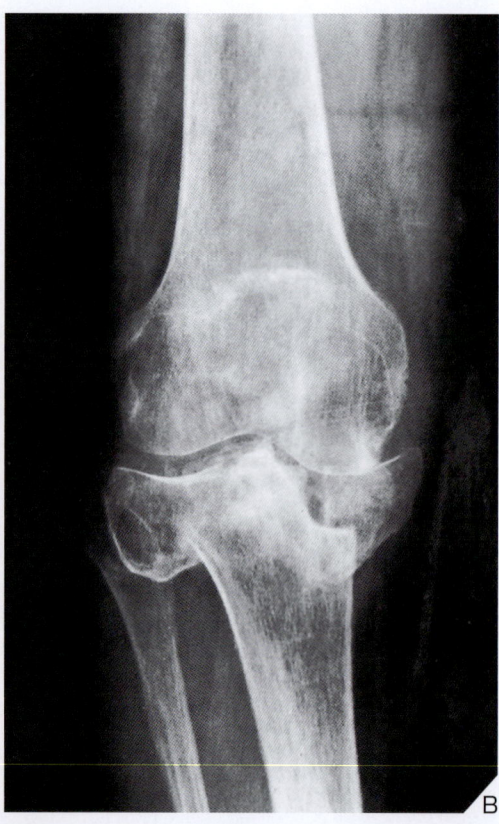

図 4-54　廃用性骨粗鬆症
（A）この足関節の斜位像は，完全癒合した腓骨遠位骨折を示す（→）．関節近傍の廃用性骨粗鬆症は，骨密度の減少に伴う骨皮質の菲薄化から明らかである．（B）膝の正面像は，中等度の廃用性骨萎縮を伴う脛骨高原骨折癒合不全を示す．

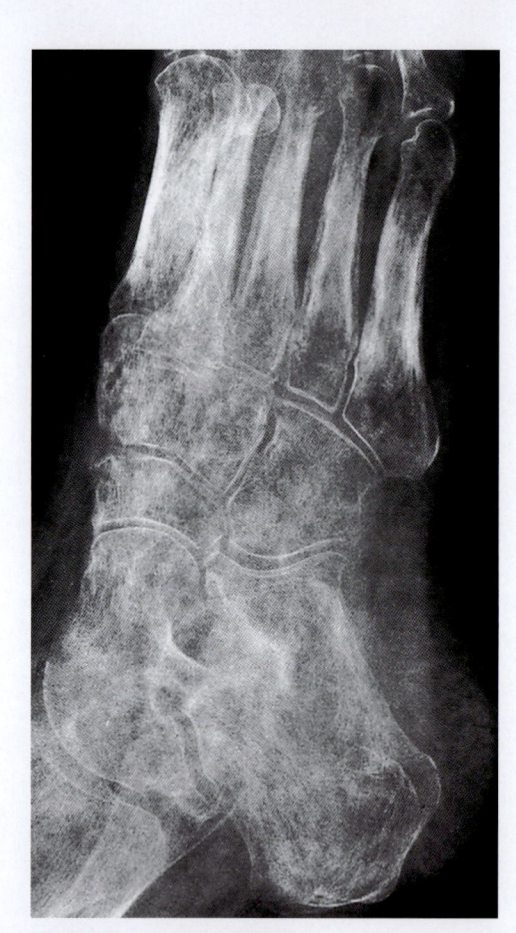

図 4-55　Sudeck 骨萎縮
35 歳男性．結果的には癒合した脛骨および腓骨骨折を示す．しかしその後，足関節の脱力，疼痛，こわばりを訴えた．X 線像上，足部に，著しい軟部組織腫脹を伴った進行性の斑点状骨粗鬆症である典型的な Sudeck 骨萎縮の変化を認めた．

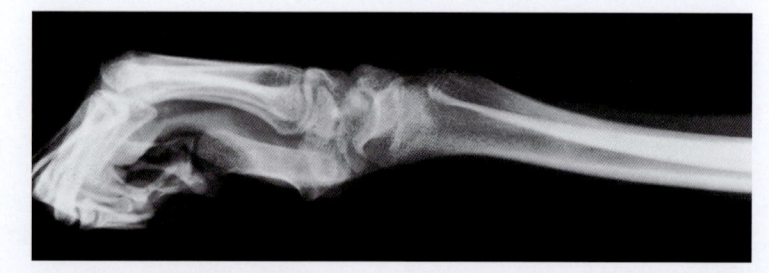

図 4-56　Volkmann 拘縮
23 歳男性．上腕骨顆上骨折，治癒後，典型的な Volkmann 阻血性拘縮を訴えた．手関節と手を含む前腕遠位の側面像は，著しい軟部組織萎縮とともに，指節間関節と中手指節関節の屈曲拘縮を示す．

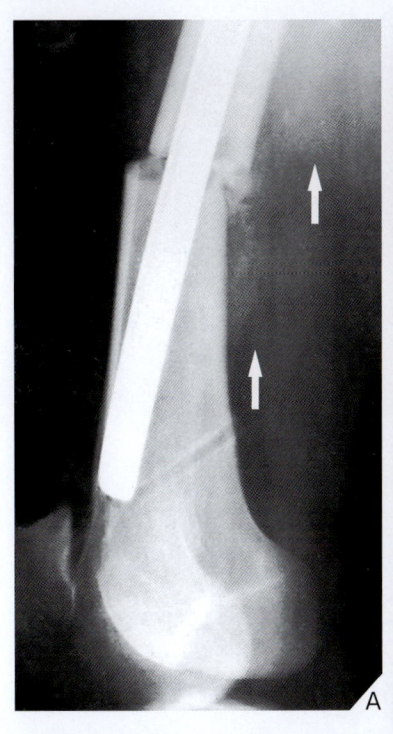
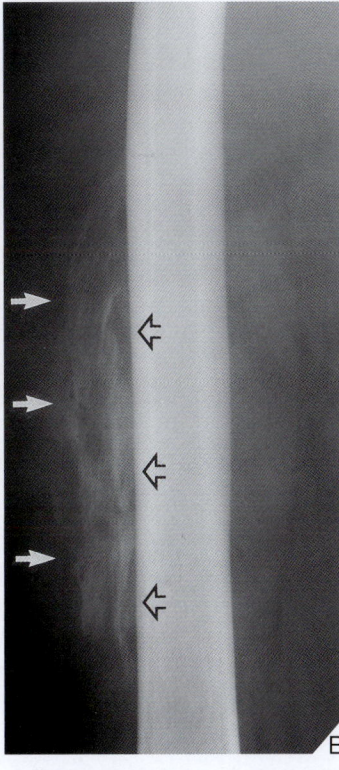
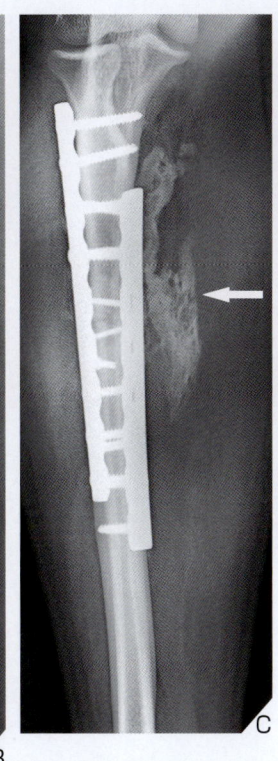
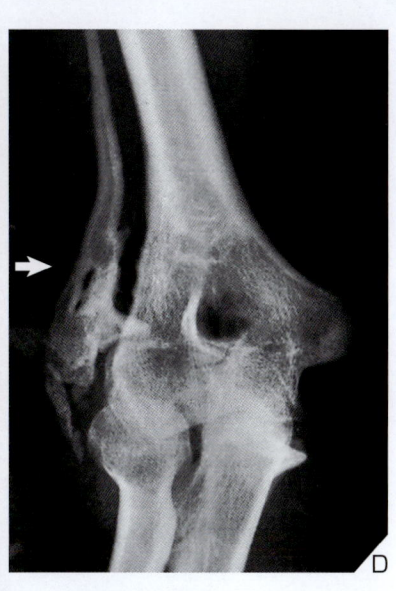

図 4-57　外傷後の骨化性筋炎
(A) 20 歳男性．大腿骨の中央から遠位 1/3 にかけての横骨折．骨折部は，髄内釘による観血的整復内固定により治療された．受傷後 3 週間半の側面像で，軟部組織内に不完全な密度をもつ未熟な骨化性筋炎の病巣がみられ，明らかに大腿骨後方の骨皮質と隣接している（→）．(B) 28 歳女性における，大腿部外傷後 5 週間経過で成熟した骨化性筋炎．末梢側の骨化（→）と X 線透過性の裂隙（⇒）を認める．(C) 29 歳女性の近位橈尺骨骨折に対する観血的整復内固定後の骨化性筋炎の成熟像．(D) 27 歳女性．1 年前に肘関節の脱臼骨折を受傷し，治療された．骨化性筋炎のよく器質化した病巣が示されている．骨化辺縁部周囲のよく発達した骨皮質（→）と，上腕骨の骨皮質から離れた骨透過性の裂隙に注目．

役に立つ．しかし，ときに骨化性筋炎の中心が骨皮質に癒着，結合して，単純 X 線で傍骨性骨肉腫によく似ることがあるということを強調しなければならない．このような場合は，CT が骨化性筋炎に特徴的な帯状現象の存在を情報として与えてくれる（図 4-59）．

　骨化性筋炎の MRI 所見は，病変の成熟過程により異なる．初期の T1 強調像は近接筋組織よりやや高信号であるが，腫瘤は均一の中等度信号組織との区別はできない．T2 強調像では高信号像を呈する．ガドリニウムによる造影 MRI では T1 強調像では増強された腫瘤周辺縁がみられるが，腫瘤中心部は増強されない．さらに成熟した病変は周辺筋組織と等信号の T1 強調像中間信号としてみえ，周辺部骨成熟を伴う腫瘤辺縁は低信号となる．T2 強調像では一般的に高信号像を呈するが不均一である．辺縁の低信号像は末梢部にみられる．ときに，骨化性筋炎の病巣は（初期でも成熟期でも）脂肪組織を含み，病変が T1 強調像で高信号を呈する場合もある（図 4-60）．

■ 骨壊死（虚血性もしくは無血管性壊死）[osteonecrosis (ischemic or avascular necrosis)] ■

　骨組織の細胞死である骨壊死は，骨折や脱臼で骨に対する動脈血の十分な供給が失われたときに続発する．しかしこの状態は機械的な外傷に関連しなくても発生することを認識しておくことは重要である．原因にかかわらず骨壊死の病態は，血管内閉塞，血管圧迫，血管の破綻である．これまでに報告された骨

壊死の原因は，（骨折，脱臼以外にも）次のようなものである．

❶ 動脈血栓：これはさまざまな状況で起こりうる．たとえば，鎌状赤血球症のようなある種の血色素病では，異常な赤血球によって動脈が閉塞しているのがみられる．あるいは潜函病のように，異常気圧の状態からの減圧の際，窒素の泡による塞栓がみられる．慢性アルコール中毒や膵臓炎では脂肪粒子が動脈塞栓を起こす．

❷ 血管炎：全身性結節性紅斑のような膠原病でみられるように，血管の炎症が骨への動脈血流の途絶を引き起こすことがある．

❸ 細胞の異常集積：骨髄内に脂肪を含んだ組織球が異常に集積することを特徴とする Gaucher 病において，あるいは脂肪細胞の増加を引き起こすステロイド療法後において，髄洞の血流が阻害され，骨への血流が奪われることがある．

❹ 骨髄内圧の上昇：主に Hungerford と Lennox により提唱されたこの理論は，何らかの生理的または病的要因により大腿骨頭（皮質骨の殻に入った海綿骨，骨髄，脂肪からなる球体）の内圧が上昇し，血行を阻害して骨壊死に至るという説である．

❺ 血管新生の阻害：骨内で常に繰り返される正常な血管新生が阻害された結果，骨壊死が起こるという説．この新しい仮説は Smith らによって近年提唱され，多くの薬物や修飾物質，たとえば糖質コルチコイド，インターフェロン，そ

4

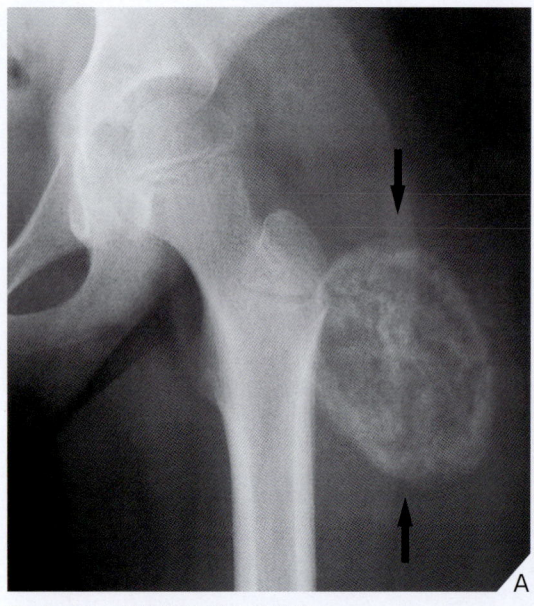
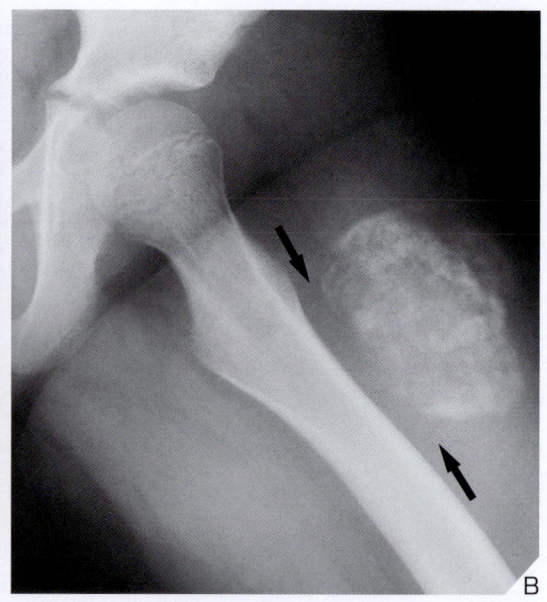

図 4-58 外傷後の骨化性筋炎
7 歳男児. X 線撮影 6 週間前に外傷の既往がある.（A）左股関節の正面像で病巣がみられる（→）が,これは傍皮質骨性骨化性筋炎の典型的局所現象の所見を呈している.（B）frog-lateral 撮影でみると,裂隙が後側方皮質から骨化腫瘤を分けているのがわかる（→）.

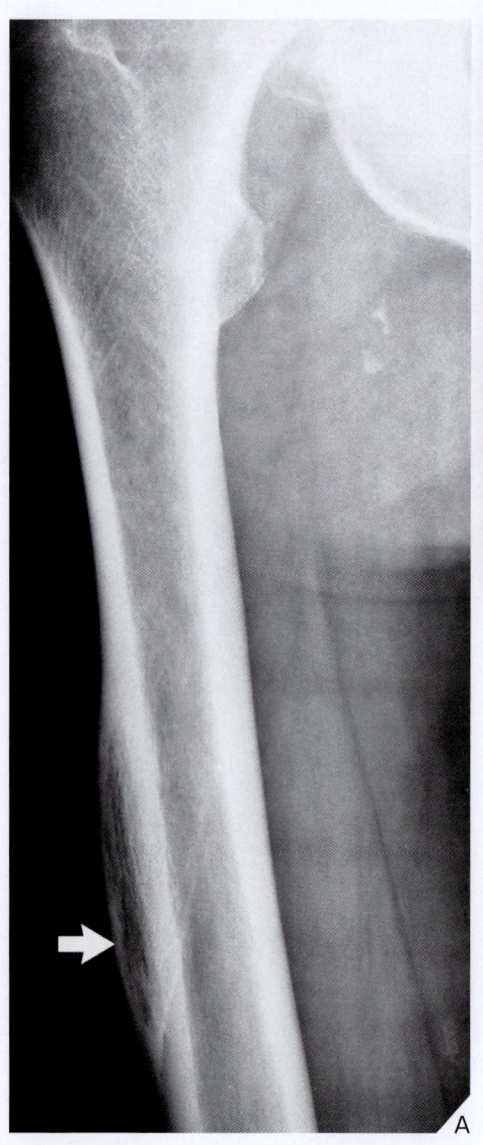
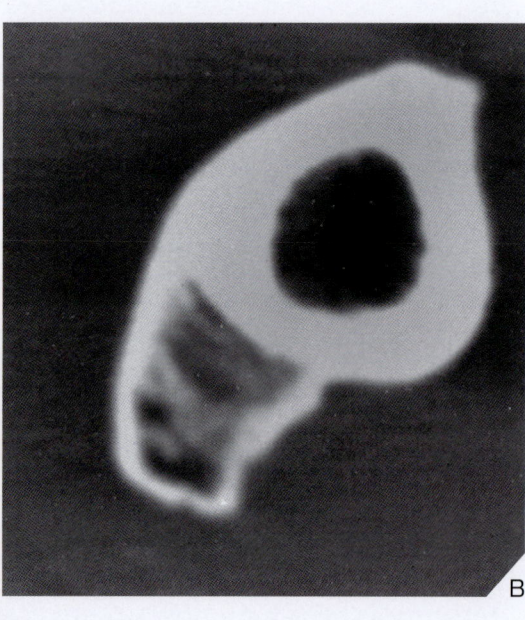

図 4-59 外傷後の骨化性筋炎
52 歳男性. 6 ヵ月前に左大腿部外側面に外傷の既往がある. 患者は自分で触れる硬い腫瘤を気にかけていた.（A）単純 X 線像では左大腿骨外側骨皮質に接する骨性腫瘤がみられる.（B）CT では骨化性筋炎の典型的な帯状現象（zonal phenomenon）を呈している. 成熟した骨皮質によって取り囲まれる骨透過性の中心に注目.

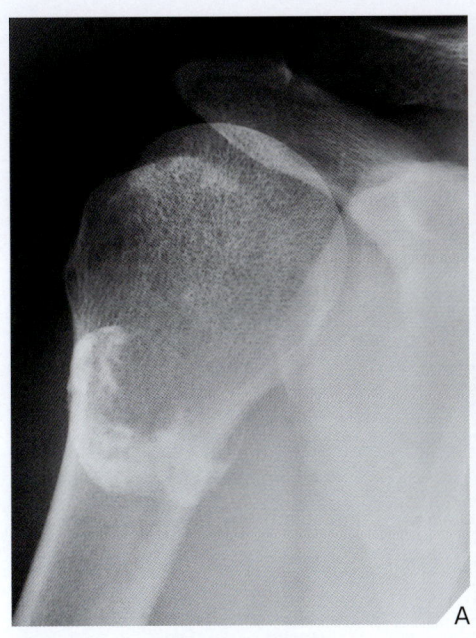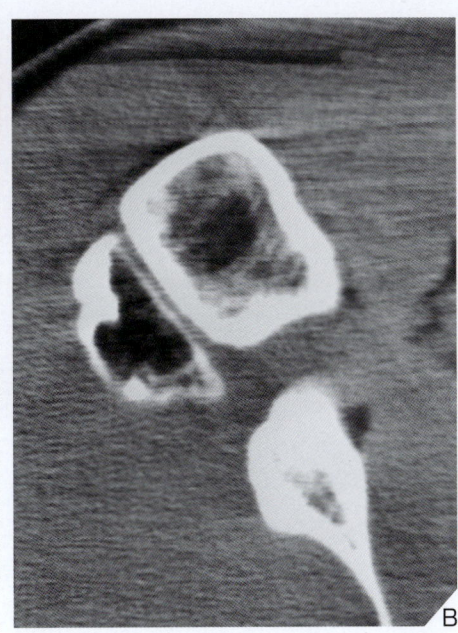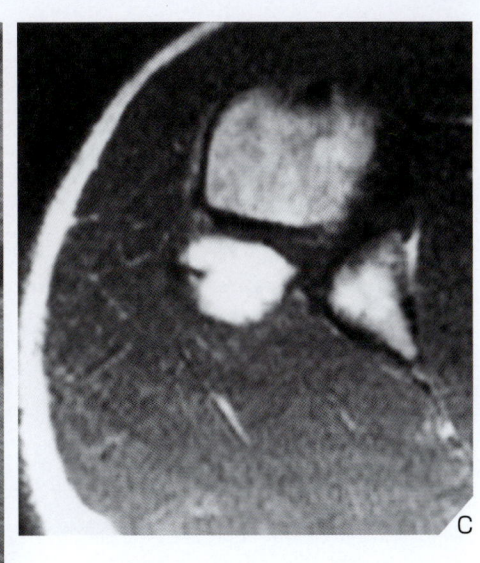

図 4-60　外傷後の骨化性筋炎
41 歳男性．右上腕骨近位の後外側に腫瘤を触れる．（A）右肩の正面像では上腕骨近位部に石灰化と骨化を認める．（B）CT では骨化性筋炎の典型的な
所見を呈している．病巣中心部は脂肪性変化による骨透亮像を呈している．骨皮質とは組織間隙がある．（C）MRI T1 強調冠状断像（SE：TR 600/
TE 20 msec）は，病巣の中心部に高信号領域を認め，辺縁は低〜中等度信号を呈している．

表 4-4	骨壊死を起こす疾病や状態	
外　傷	**先天的・発育性病態**	**圧異常**
大腿骨頸部骨折 大腿骨頭脱臼 大腿骨近位骨端分離 大腿骨頭すべり症 骨端線圧潰 距骨骨折 舟状骨骨折 Kienböck 病 血管損傷 熱　傷 放射線被曝	先天性股関節脱臼 Ehlers-Danlos 症候群 遺伝的異骨症 Legg-Calvé-Perthes 病 Fabry 病 **局所浸潤性障害** Gaucher 病 悪性新生物 リンパ浸潤性疾患	潜函病 **感染および炎症** 骨髄炎 膵臓炎 巨細胞性動脈炎 全身性エリテマトーデス 血栓性静脈炎 後天性免疫不全症候群（AIDS） 髄膜炎菌による菌血症
血色素病	**代謝障害**	**種々の要因**
鎌状赤血球症 ヘモグロビン S/C 血色素病 ヘモグロビン S/地中海貧血（サラセミア） 多血症	高コルチゾン症 コルチコステロイド投与過剰 Cushing 病 痛風および高尿酸血症 高脂血症 上皮小体（副甲状腺）機能亢進症	アルコール性消耗 喫　煙 慢性腎不全 透　析 血管内凝固 臓器移植 妊　娠 特発性骨壊死

の他の内因性サイトカインによって血管新生が阻害され
るという事実に基づく．同様の効果はステロイド投与後の
大腿骨頭の血管造影の研究でも確認されている．

❻ 機械的ストレス：この因子はときに非外傷性の大腿骨頭壊
死の原因とされる．大腿骨頭の荷重部は前上方の 1/4 とさ
れ，大きな機械的刺激にさらされるため，この領域の血管
の閉塞は軟骨の破綻につながる可能性がある．この仮説は
Iwasaki らや Suhiro らのラットにおける実験によって示さ
れている．

❼ 放射線照射：放射線照射により骨への血行を障害すること
がある．

❽ 特発性：大腿骨内顆に好発する特発性の壊死や，大腿骨頭
を侵す Legg-Calvé-Perthes 病，第 2 中足骨頭を侵す Frei-
berg 病のようなある種の骨軟骨症の症例のように，はっ
きりした病因が確定できないことがある．

骨壊死に関わる，または起こす疾病と状態を表 4-4 に示す．
外傷後の骨壊死は，大腿骨頭，舟状骨，上腕骨頭にもっとも
よく発生するが，これらの骨への不十分な血行が原因である．

大腿骨頭の骨壊死は，大腿骨頸部内側骨折（60〜75％），股関節脱臼（25％），大腿骨頭すべり症（15〜40％）にしばしば起こる合併症である．ごく初期の段階のX線像では明らかに正常なこともある．しかし骨スキャンでは病変部に集積を認め，これはきわめて価値のある異常徴候である．この合併症の初期のX線像上の徴候は半月形の骨透亮像で，早くとも受傷後4週より認められる．NormanとBulloughが指摘したように，この現象は壊死範囲の軟骨下構造の陥没に伴う二次的なものであり，骨の関節表面に平行に走る細い骨透亮線としてみられる．X線学的には，この徴候は股関節の側面（frog-lateral撮影）でもっとも容易に認められるが，断層撮影がこの合併症の像を写し出す最良の方法である（図4-61，62）．なぜなら壊死進行の過程は関節軟骨に影響を及ぼさず，関節裂隙（これはX線像上の関節裂隙；隣接する骨の関節軟骨の厚さと実際の関節腔の和である）は保たれるからである．関節裂隙が保たれることはこの疾患と関節炎との鑑別に役立つ．後期では，股関節の正面像で関節面の平坦化と大腿骨頭の硬化像により，容易に骨壊死は確認できる（図4-63）．骨硬化は壊死骨の微細骨折に続く骨梁の圧迫，損傷した骨髄の石灰化，新生骨の沈着による壊死部の修復，いわゆる"creeping substitution"に伴う二次的なものである．CTはしばしばこの状態の詳細な描写に有用である．FicatとArletは，X線学的血流動態，臨床徴候に基づいて大腿骨頭壊死の4つの病期別分類を提唱している（表4-5）．

骨スキャンと通常のX線像で正常であった患者でも，MRIで明らかに骨壊死と同定できる重大な知見が得られた．近年，MRIは骨壊死の診断と評価においてもっとも敏感で，特異的であると考えられる．その特徴的所見は大腿骨頭内の蛇行した帯状の低信号の縁が認められる（図4-64A）．この三日月形の辺縁は，虚血部位と正常骨の修復境界で骨硬化と線維化組織で成り立っている．T2強調像では高信号の二次的内側縁（二重線徴候）が観察される（図4-64B）．この所見は修復領域の線維化組織を表していると考えられている．多くの学者がこの所見が骨壊死の疾病に特徴的であると仮定している．他の学者はこの所見の重要性を重くみないで，いわゆる化学シフトにより起こったものであろうと反論している．骨髄浮腫と関節液貯留はしばしば骨壊死に合併する（図4-64C）．ひとたび軟骨下骨骨折が起こると大腿骨頭は圧潰し（図4-64D），最終的に二次性変形性股関節症を発症する．ガドリニウム静脈投与による造影は骨壊死の拡がりを明らかにし，残存している健常組織の範囲を確認するのに有用である（図4-64E）．

X線像上の変化がまだはっきりしないときや，非特異的である初期の骨壊死において，MRIの診断上の鋭敏さを立証したいくつかの報告がある．MRIは，骨壊死と骨頭壊死の鑑別では97％，他の骨頭病変との鑑別では85％，全体では91％の感度が示されている．MRIは大腿骨頭壊死を予見するには骨スキャンより優れている．MRIの骨頭正中冠状断でみられる低信号の狭い帯状部分（band-like area）は，引き続き起こる骨頭壊死のよ

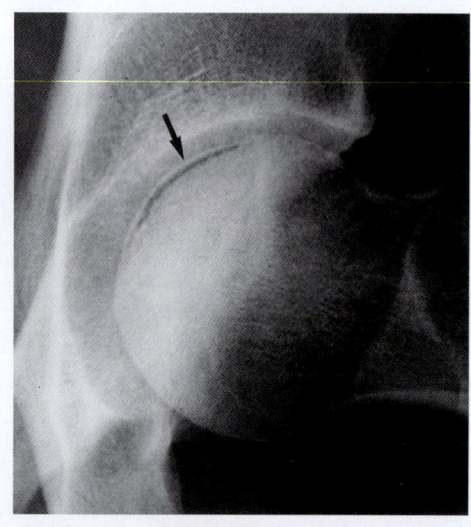

図4-61　大腿骨頭壊死
5週間前に左股関節を脱臼した45歳女性のfrog-lateral撮影にて，三日月形の透亮像（crescent sign）を認める．

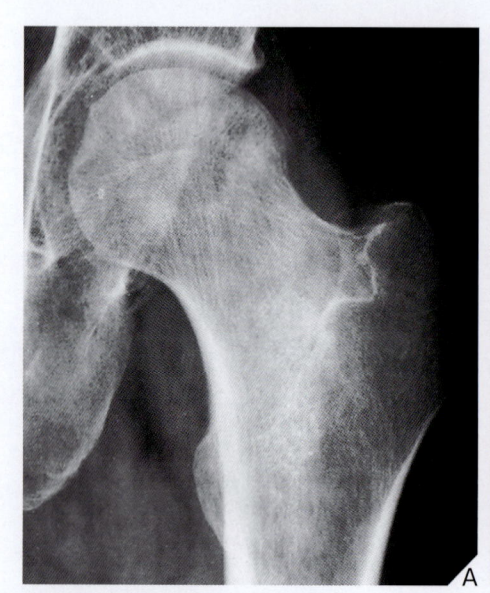
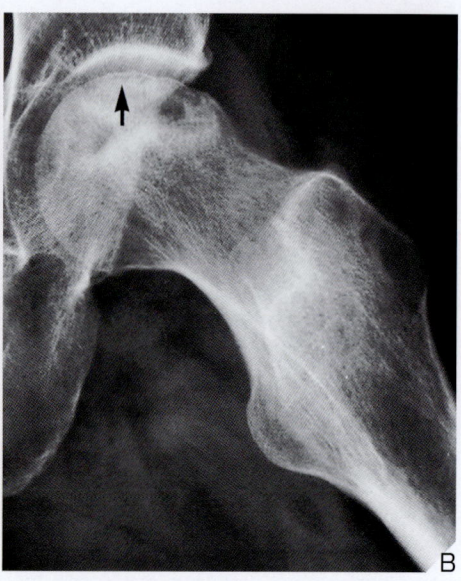

図4-62　大腿骨頭壊死
41歳男性．左股関節の外傷性脱臼の既往がある．（A）正面像では骨頭の陰影増強性骨壊死を示唆するが，確定診断は得られない．（B）frog-lateral撮影では，骨頭内の，関節面に平行に走る薄い骨透亮線（→）が認められる．これは骨壊死のX線学的な証拠であるcrescent signを表している．

き指標となっている.

　MRI は骨壊死の詳しい staging にはなくてはならないものである. なぜならこれはこの病巣の大きさと大まかな病期を反映できるからである. Mitchell らは, 骨壊死病巣の中心部における MRI 信号強度の変化に基づいた病期分類を述べている (表4-6). 初期 (class A または脂肪様) では, 病変を取り囲む辺縁の硬化性反応を除いては正常の脂肪信号が温存されており, T1 強調像では高信号強度, そして T2 強調像では中間信号強度の中心領域がはっきりみられる. その後, 十分な炎症や血管の充血があるとき, またはもし亜急性の出血が存在すれば (class

B または血液様), T1 強調像または T2 強調像で高信号強度で示される. この信号強度は亜急性出血のそれと同様である. もし十分な炎症, うっ血があり, 線維成分が大腿骨頭の脂肪成分に置き換われば (class C または液体様), T1 強調像で低信号強度, T2 強調像で高信号強度として示される. 最後に進行期, つまり線維化と硬化が優位のとき (class D または線維様) は, T1 強調像と T2 強調像の両方で低信号強度がみられる (表4-6). MRI 所見は組織学的変化とよく相関する. 高信号強度の中心部は骨と骨髄の壊死に相当する. 周辺の帯状の低信号は壊死部と生きた骨との間にある反応組織の硬化性辺縁に相当する. Seiler らが指摘しているように, 大腿骨頭壊死の MRI 評価はいくつかの利点がある. 非侵襲的である, 骨スキャンを必要としない, 多平面の画像が得られる, 骨髄の生理的変化を反映する, 周囲の軟部組織の優れた解析が可能となり, 同時に反対側の大腿骨頭を評価することができる, などの利点である.

　舟状骨の骨壊死は舟状骨骨折の 10〜15% にみられる合併症で, 偽関節があればその発生率は 30〜40% に増加する. 骨壊死は一般に近位骨片に発生するが, まれに遠位骨片も侵されることがある. この合併症は, 受傷後 4〜6 ヵ月後に X 線撮影で骨陰影の増強がみられることで明確に示されることがもっとも多い. 単純 X 線像で頻回に診断されるが, 通常の X 線所見があいまいな場合には, 断層撮影 (図4-65), CT (図4-66), MRI が適応となる.

　例外的に, 舟状骨は骨折なしに骨壊死を起こすことがある. この異常は Preiser 病として知られる. 月状骨の骨壊死 (Kienböck 病) は第 7 章に記載している.

　骨壊死は上腕骨頚部骨折に続発して上腕骨頭にも発生することもあるが (図4-67), そうした合併症はまれである. 上腕骨頭壊死の多くは, 特発性または結合組織疾患やステロイド治療に関連する (図4-68).

▌ 大血管の損傷 ▌

　骨折や脱臼の比較的まれな合併症として, 骨片が動脈や静脈を引き裂いたり, 完全に切断した場合 (図2-3, 4-15 を参照) は, 出血や血腫の形成や動静脈瘻あるいは仮性動脈瘤が引き起

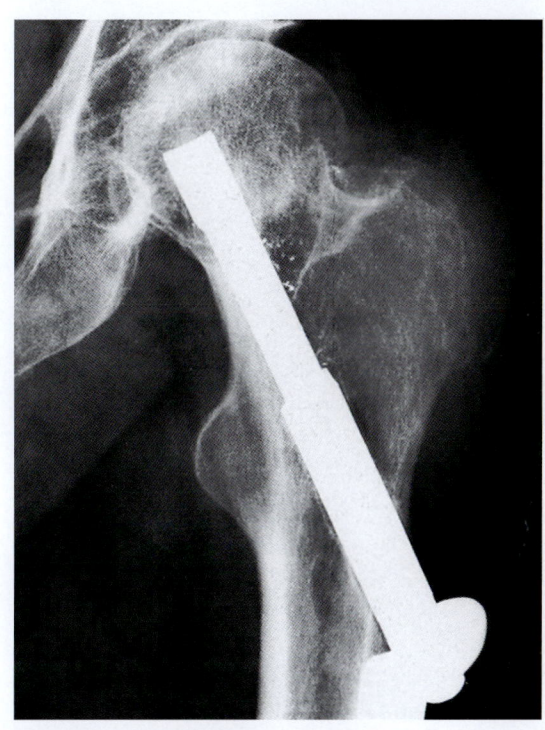

図4-63　大腿骨頭壊死
56 歳女性. 左大腿骨頚部の関節内骨折をきたし, 観血的整復内固定による手術的治療により治癒した. 正面像では Smith-Peterson 釘が大腿骨頚部に挿入されているのがわかる. 骨折線は消えている. 骨頭陰影 (硬化性) の増加は骨壊死の進行を示している.

表4-5	大腿骨頭懐死：臨床徴候とイメージング所見（Ficat と Arlet 分類に基づく病理組織学的変化）				
Stage	臨床徴候	X 線所見	骨シンチグラフィー	病理学的変化	生 検
1	なし	正常	正常	荷重部の梗塞	骨髄壊死と骨芽細胞
2	軽度の疼痛	骨頭の密度増加, 関節裂隙正常	アイソトープ取込み増加	自然修復	新生骨の沈着
3	軽度と中等度の疼痛	球形の減少 大腿骨頭の破壊 crescent sign	アイソトープ取込み増加	破壊と陥没を伴った皮質下骨骨折と壊死骨の破片化	骨折線両端の骨梁の死と骨髄細胞死
4	中等度の疼痛, 歩行補助具を要する	関節裂隙の狭小と寛骨臼に変化がみられる	アイソトープ取込み増加	変形性関節症	関節軟骨の変性性変化

(Chang CC, Greenspan A, Gershwin ME. Osteonecrosis : current perspectives on pathogenesis and treatment. Semin Arthritis Rheum 1993 ; 23 : 47-69 より許諾を得て改変)

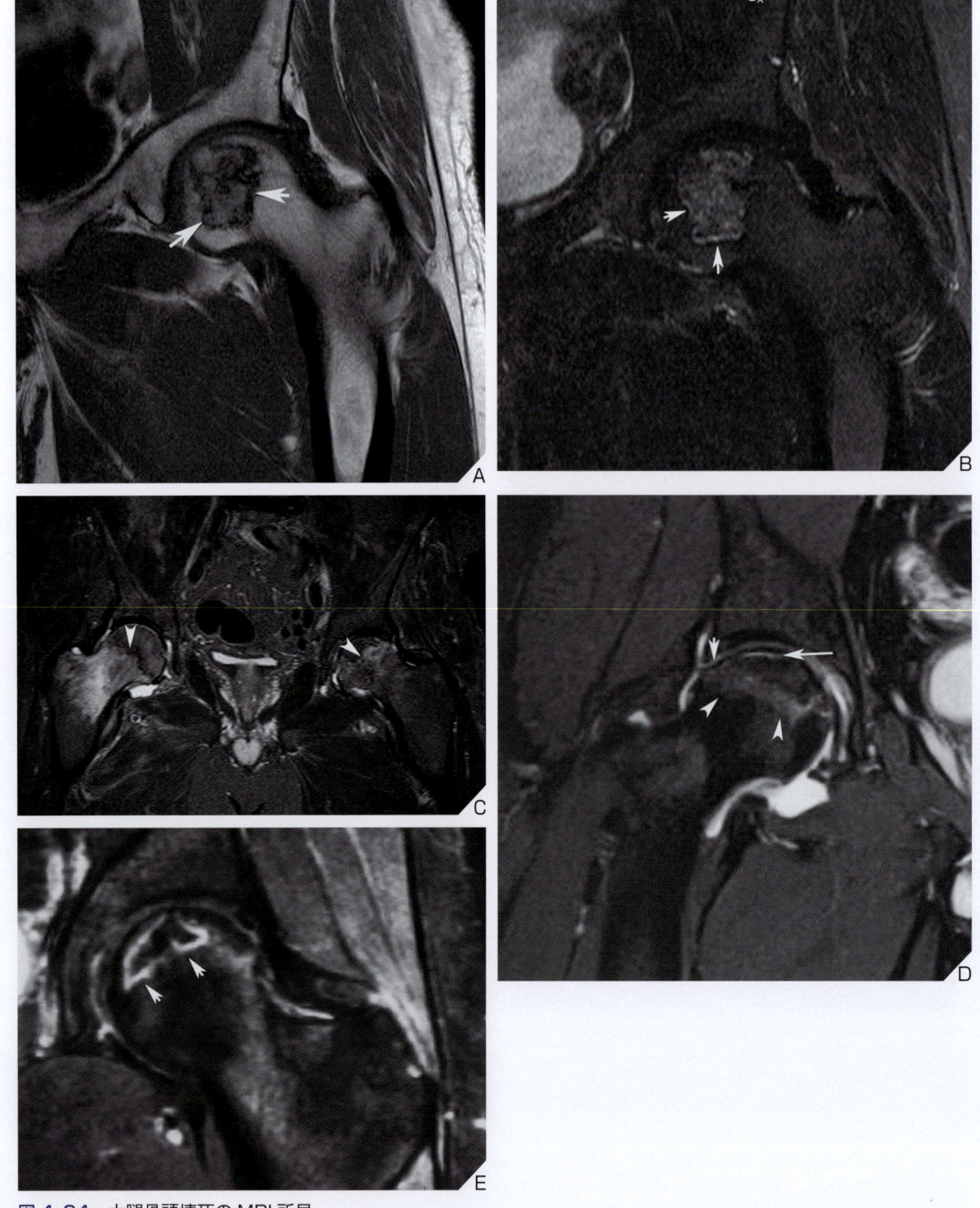

図4-64 大腿骨頭壊死の MRI 所見
（**A**）T1 強調冠状断像にて低信号の蛇行した帯があり（→），骨壊死の中心を囲む反応性の境界を示す．（**B**）STIR 冠状断像に
て，低信号の周辺に蛇行した帯状の高信号の線が沿う（いわゆる double line サイン）（→）．（**C**）脂肪抑制 T2 強調冠状断像
で，両大腿骨頭壊死および右大腿骨頸部の明らかな骨髄浮腫と関節液貯留を示す（▷）．骨髄浮腫と関節液貯留は骨壊死によく
合併し，臨床的に疼痛と関連する．（**D**）STIR 冠状断像で，右大腿骨頭壊死（▷），および軟骨下骨骨折を示唆する高信号線（長
い→）を認める．この所見は単純 X 線の crescent sign と関連する（図 4-61，62 を参照）．大腿骨頭外側の圧潰初期像（短
い→）および関節液貯留も確認できる．（**E**）造影脂肪抑制 T1 強調冠状断像にて反応性の境界に造影効果を認めるが（→），骨
壊死部分には造影効果を認めない．

こされることがある（図4-69）．この異常は血管造影により証
明されることがある（図2-3を参照）．血管造影は引き裂かれ
た部位の認識，血管損傷の正確な拡がりの確認，側副血行の状
態の評価に非常に有用である．また出血を制御するための塞栓
術などの治療方法を一緒に行うこともできる．現在のところ

CT 血管造影がより多く行われる（図2-12D，E，13C-E を
参照）．

▌ 成長障害 ▌

　Salter-Harris の骨折分類の type Ⅳ，type Ⅴによくみられる
成長障害の合併症は，成長軟骨板の外傷が原因で骨端部と骨幹

表 4-6	MRI 所見と病理組織との関係			
Class	**MRI 所見**		**外　観**	**病理組織**
A	病巣周辺の硬化性辺縁を除けば正常な脂肪像		脂肪様	大腿骨頚部や転子間部内における脂肪髄への未熟な転化
B	内縁の高信号像と周囲辺縁の低信号像		血液様	骨吸収と血管性肉芽組織による置換
C	T1 強調像でのびまん性の信号低下と T2 強調像での高信号		液体様	骨髄浮腫
D	T1 強調像および T2 強調像ともに信号強度低下		線維様	生きている骨の縁にある骨梁の補強によってみられる骨硬化（組織境界の修復）

(Chang CC, Greenspan A, Gershwin ME. Osteonecrosis : current perspectives on pathogenesis and treatment. Semin Arthritis Rheum 1993 ; 23 : 47-69 より許諾を得て改変)

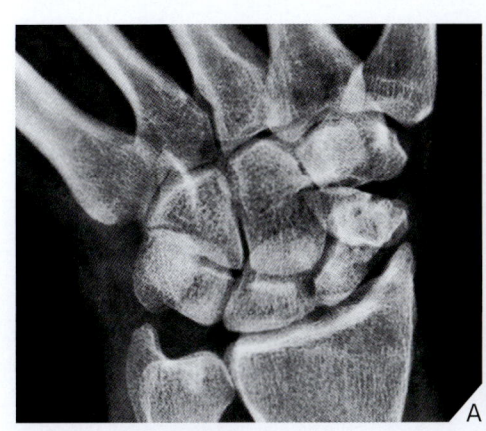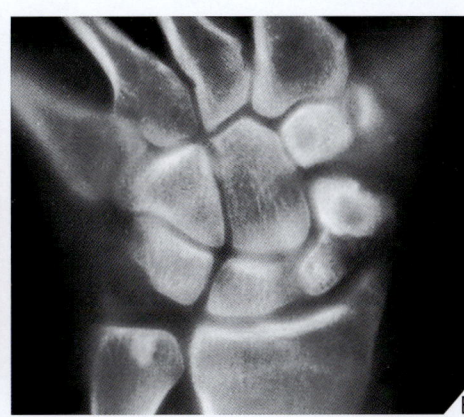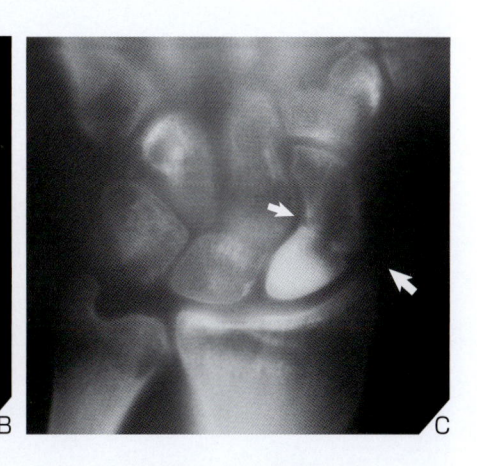

図 4-65　舟状骨骨壊死
（A）手関節の正面像で舟状骨の骨折が描出されている．しかし骨壊死を合併しているかどうかははっきりしない．（B）trispiral 断層撮影像によって，偽関節と嚢胞状変性を伴った遠位骨片の骨壊死が明瞭に示されている．小菱形骨の外傷後の嚢胞にも注目．尺骨遠位端の硬化像は骨島を示している．
（C）別の患者の trispiral 断層撮影像は舟状骨の癒合不全（→）と近位骨片の骨懐死像を示す．

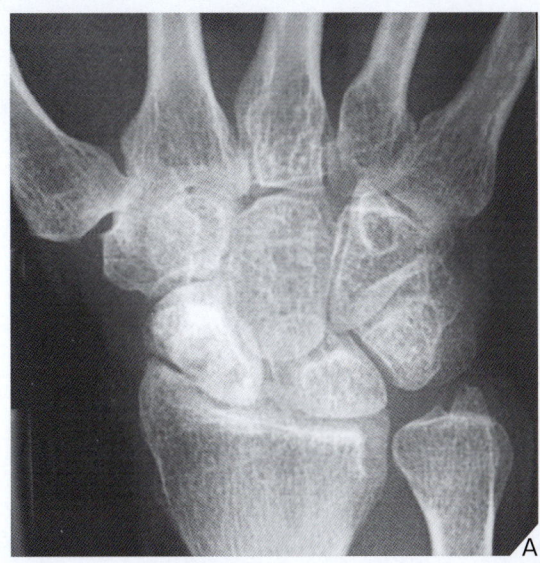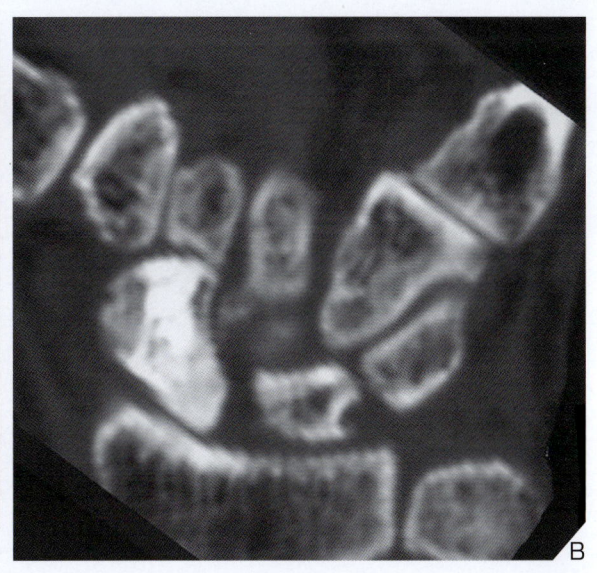

図 4-66　舟状骨骨壊死の CT 所見
52 歳女性の舟状骨骨折に対するギプス固定による保存加療後．（A）単純 X 線像で舟状骨に骨硬化を認め，骨壊死の修復過程と考えられる．（B）再構成 CT 冠状断像にて舟状骨骨折の不完全な治癒と骨壊死を認める．

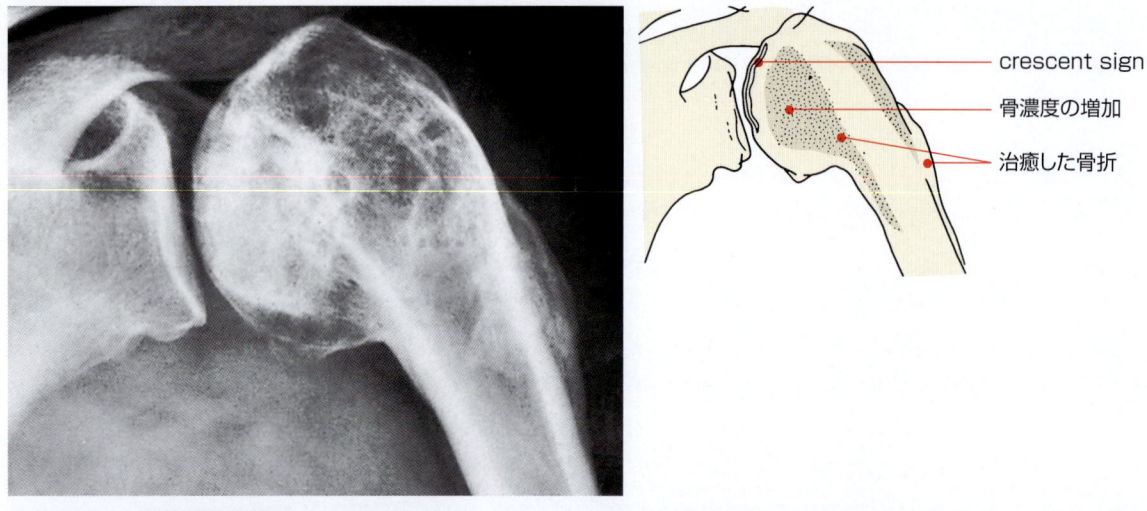

crescent sign
骨濃度の増加
治癒した骨折

図4-67 上腕骨頭の骨壊死
　62歳男性. 左上腕骨頚部骨折の受傷後6ヵ月である. 骨折は癒合しているが, 上腕骨頭の壊死が出現している. X線像で濃度が増加していること, 軟骨下骨の圧潰がみられることにより明らかである.

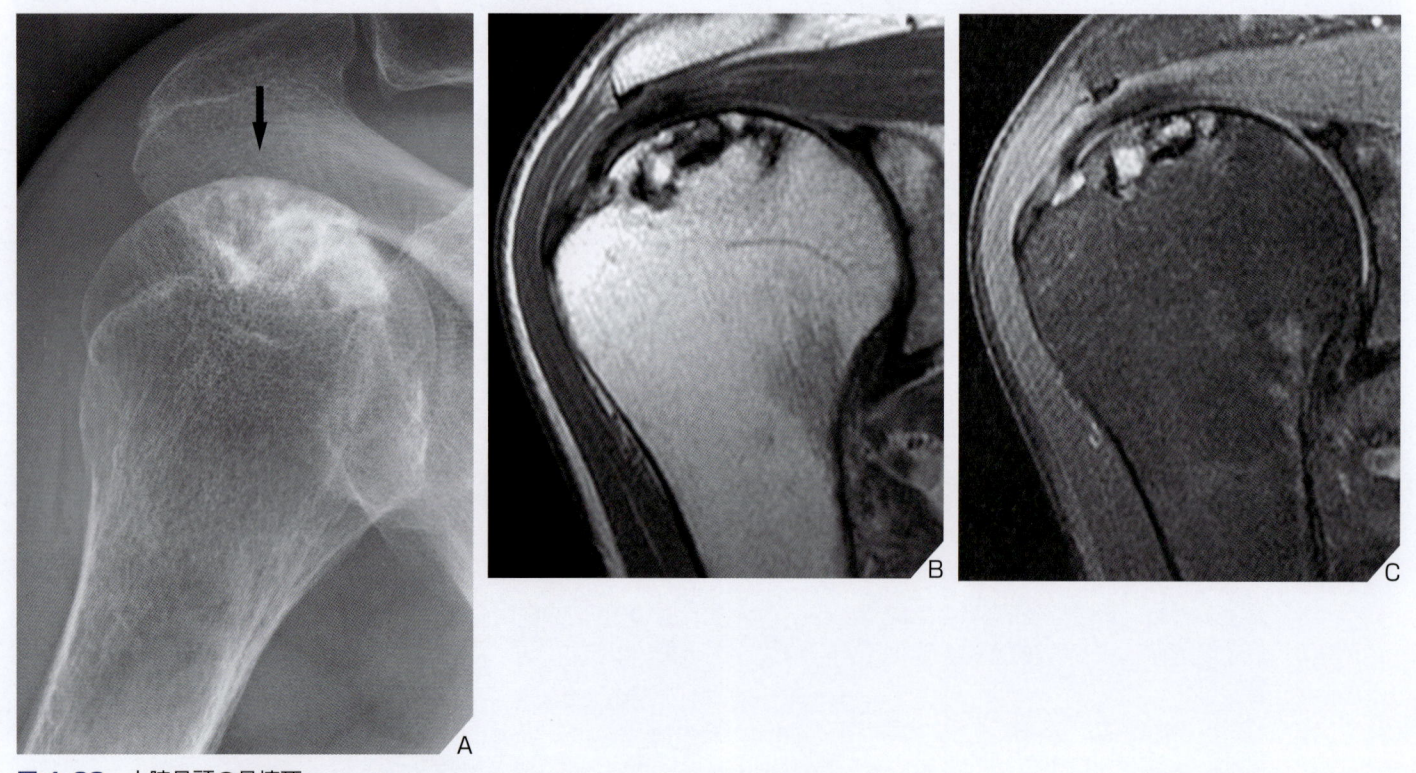

図4-68 上腕骨頭の骨壊死
　右肩関節脱臼の自己整復後数週間の経過で疼痛を訴えた58歳女性. 既往歴に全身性エリテマトーデス (SLE) がありステロイド治療中. (A) 単純X線にて上腕骨頭の典型的な骨壊死所見 (→) があり, それは (B) MRI プロトン密度強調冠状断像および (C) 同脂肪抑制像にて確認される. 骨壊死は外傷によるものというより SLE に対するステロイド加療による二次性変化と考えられた.

端部にかかる骨橋の形成により起こることが多い. このように成長軟骨板が先細りとなる結果, 骨成長の部分的な停止が起こる. 片側の長管骨の成長軟骨板が完全に成長しなくなった場合, 脚長差が発生する (図4-70A). 平行する骨 (橈骨と尺骨や脛骨と腓骨) の関節のどちらか一方の成長軟骨板が障害され成長が停止した場合, 無傷の骨が正常の速度で成長を続け, 過成長となり関節変形を引き起こす (図4-70B).

▌外傷後関節症▐

　骨折線が関節に及ぶ場合は関節表面が不整になることがある. このような関節表面の不適合はX線像上, 関節裂隙の狭小化, 軟骨下骨の硬化像, 辺縁骨棘の形成として認められる早期の変性変化となって現れ, 異常なストレスをきたすことになる (図4-71). 同様の合併症は脱臼後にみられることもある (図4-72).

図 4-69　膝窩動脈の偽動脈瘤

30 歳女性. Gaucher 病. 大腿骨頭壊死に対して人工股関節置換術を受けているが, ステムのすぐ遠位の部分で骨セメントを横切る左大腿骨の横骨折をきたした. 大腿動脈造影により骨折した骨と骨セメントによって血管を損傷した結果, 膝窩動脈の偽動脈瘤がみられる.
(Baker ND. Pseudoaneurysm—a complication of fracture through cement after total hip replacement. Orthop Rev 1981 ; 10 : 110-111 より引用)

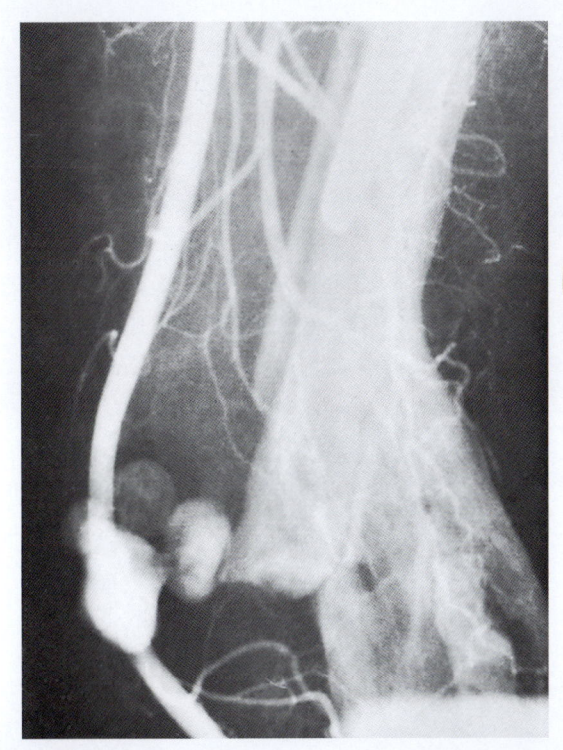
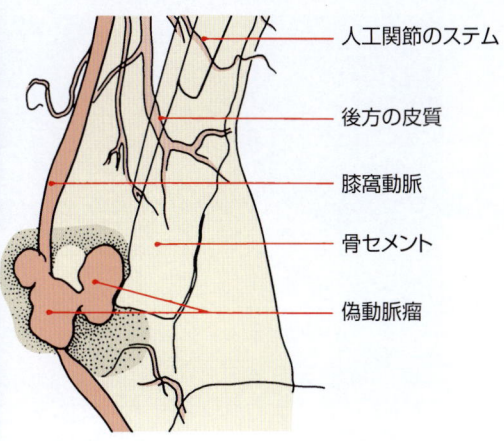

人工関節のステム
後方の皮質
膝窩動脈
骨セメント
偽動脈瘤

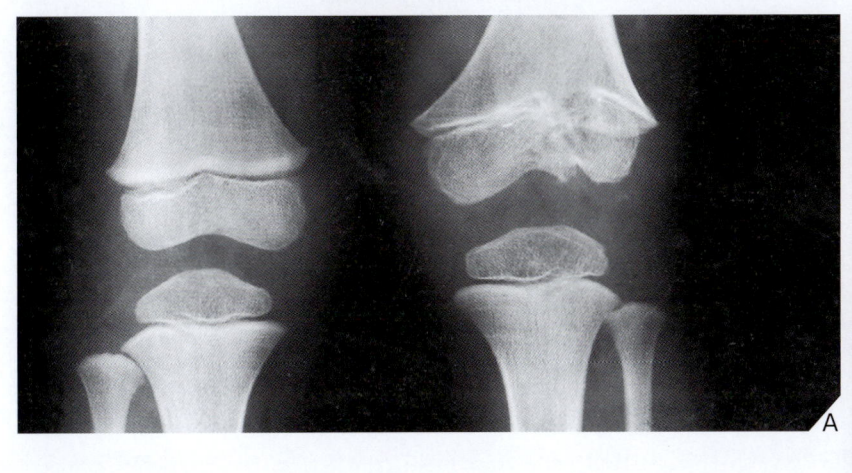
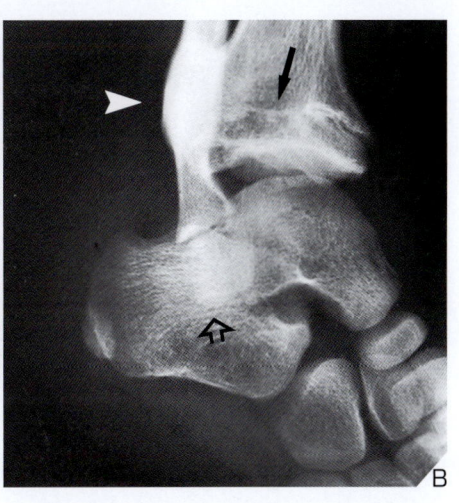

図 4-70　成長障害

（A）3 歳男児. 左大腿骨の成長軟骨板を通過する骨折を受傷した. その結果, 同側の骨は早期に成長を停止した. 両膝の正面像では, 成長軟骨板の先細りにより二次的に発生した左大腿骨の遠位骨端の変形を伴い, 大腿骨の脚長差が示されている.（B）5 歳女児. 脛骨遠位の Salter-Harris 分類 type V の骨折を受傷した. 側面像では, 脛骨の成長軟骨板の癒合（→）と腓骨の過成長（⇒）の結果による関節の変形が明らかである. 脛骨と腓骨の外傷後の骨癒合（▷）にも注目.

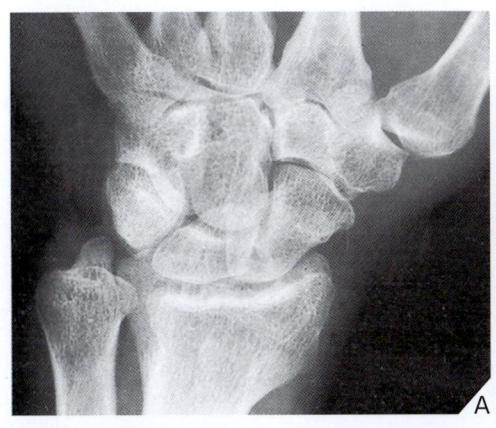
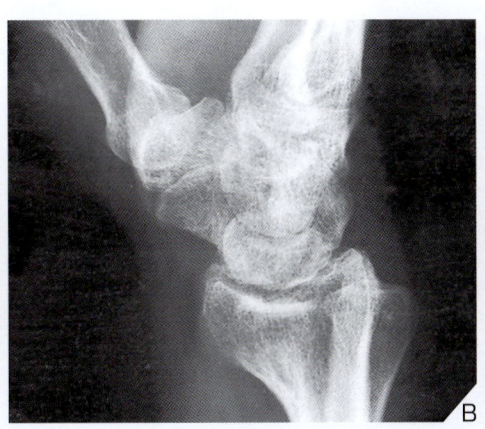
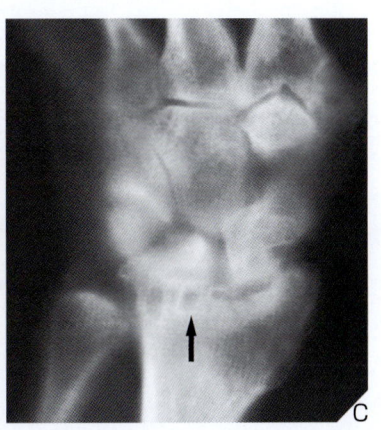

図 4-71　外傷後関節症

57 歳女性. 橈骨遠位の関節内骨折を受傷した. 手関節の X 線正面像（A）と側面像（B）が, 橈骨の遺残変形と橈骨手根間関節の狭小化を示している. trispiral 断層撮影像（C）では, それに加えて外傷性の関節症にしばしばみられる, 多発性の軟骨下の変性嚢胞（→）が認められる.

4

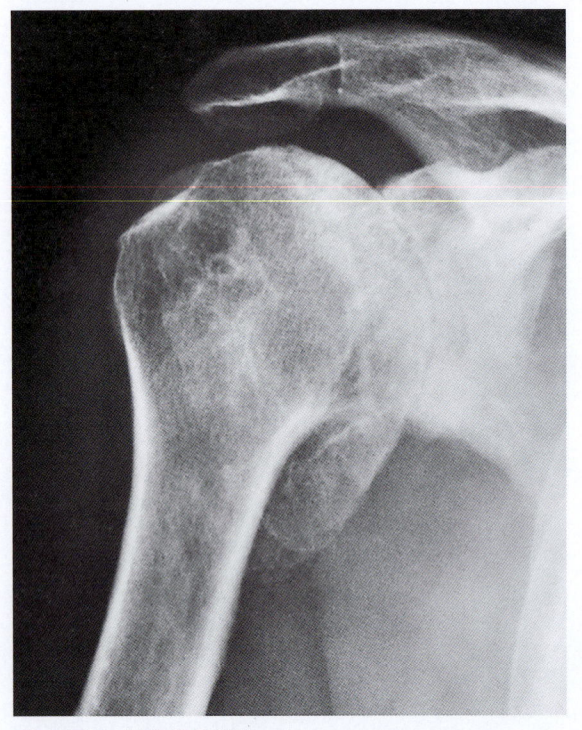

図 4-72　外傷後関節症
78歳男性．数回の脱臼歴がある．右肩関節のX線正面像
で，上腕骨頭と肩甲関節窩の関節軟骨表面に外傷が繰り返
された結果として，進行した関節症性変化が起こっている．

C 疲労骨折 (stress fracture)

骨は正常発育のためにはストレスを必要とするダイナミック
な組織である．ストレスとは骨にかかる力や絶対的負荷であ
り，これは荷重や筋肉の動きによるものである．力は軸方向で，
屈曲，回旋により起こり，その結果，骨の形状を変えることに
なり，ひずみ力（strain）に属する．引っ張り力（tensile）は骨
の凸側に沿って起こり，一方，圧迫力（compressive）は凹側縁
に起こる．Wolff の法則によると，骨にかかる断続的な力は，
新たな力学的環境にうまく抵抗して，その構造体を改変（リモ
デリング）する方向の刺激となる．日常活動におけるストレス
がリモデリングを刺激するが，それは皮質骨内では骨構造の基
本的単位のオステオンの部位で起こる．この過程を活性化する
正確な機構はわかっていないが，いくつかの報告では微小骨折
を引き起こすことに関係があるとされている（図 4-73A）．破
骨細胞吸収が微小骨折部の小さな吸収部分を形成するが，これ
が増加したストレスに対する初期反応である．骨減少がもっと
も起こるのがおよそ 3 週間後である．このような吸収窩は引き
続いて層板骨で満たされるが，もし骨形成が遅いと骨吸収と骨
形成のバランス異常が起こり，結果的に骨の脆弱化が起こる．
骨膜性増殖，内骨膜性増殖，またはその両者がストレスのか
かった部分に新生骨を作り出し，脆弱化した皮質骨に，見かけ

上一次的な支えを作る．海綿骨におけるストレスは，部分的に
しろ完全にしろ，骨梁の微小骨折を引き起こす（図 4-73B）．
微小仮骨が完全骨折に沿って形成され，その厚くなった骨梁
が，おそらくストレス性損傷が海綿骨に起こったときのX線像
では骨硬化としてみえる．微小損傷は生理学的現象であるが，
その形成が大きく修復を越えてしまうと病的な状態になる．も
し刺激的活動が減少せず修復機転が圧倒的に大きいと，結果的
には微小損傷の増加が起こり，続いて骨梁や皮質骨の疲労骨折
が起こる（図 4-30, 36B を参照）．

　画像診断は骨に対するストレス性障害の評価に中心的役割を
果たしているが，これは臨床的評価だけでは確定的ではないか
らである．典型的なX線所見があれば，診断は簡単についてし
まう．しかしながら，起こっている病態生理学的変化は単一な
要因よりも連続した過程によるので，画像所見も非常に多岐に
わたる．骨を含んだ組織に起こっている病態は種々の要因に
よって変化するため，画像を撮るタイミングによっても違って
くる．

　単純X線撮影は，疲労骨折を疑うためにも重要な役割を果た
しているので，まず第一に行う画像診断法である．残念なこと
に初回のX線像がしばしば正常であることは，疲労骨折のごく
初期に起こる顕微鏡的リモデリングの段階でははっきりしない
ためなので驚くべきことではない．初期X線像の感度は 15% 程
度と低く，経過観察のX線像でも診断的所見は 50% に過ぎな
い．時間的経過についてみると，初期症状の出現とX線像で確
認される期間は，1 週間～数ヵ月間にわたることがあり，これ
は身体活動の休止があらゆるX線所見の進展を妨げていること
による．

　皮質骨での初期変化には皮質骨に限局したわずかな障害（灰
色皮質徴候，gray cortex sign；図 4-74）など，わずかな皮質
骨内の線条骨透亮像がみられるが，これらはおそらくリモデリ
ング過程の初期にみられる破骨細胞による骨吸収に関係してい
る．このような変化は外骨膜性新生骨化や内骨膜性肥厚が，一
時的に弱くなった皮質を明らかに支えるようになるまでは，簡
単に見逃してしまう可能性がある．障害の程度が増すにした
がって真の骨折線が明らかになってくる（図 4-75）．このよう
な損傷は典型的には長管骨の骨幹にみられ，脛骨の前面，後面
の皮質骨や，大腿骨の内側皮質骨によくみられる．

　海綿骨の疲労骨折は確認が難しいということはよく知られて
いる．骨梁縁のかすかな「もやもや」像や，かすかなX線不透
過な硬化性所見があり，二次的に傍骨梁性仮骨としてみえるよ
うになるが，この変化がX線像上明らかになるには，X線不透
過の変化が 50% の範囲に起こる必要がある（図 4-76）．病理
的過程の進展に伴い容易に明らかな硬化性の帯状所見がみられ
る（図 4-77）．

　骨スキャンは疲労骨折の評価において，もっとも標準的と
なってきている．これは単純X線像で評価できるよりもかなり
早い時点で，わずかな骨代謝の変化でもとらえることができる
利点によるところが大きい．疲労骨折の骨スキャン像としては

疲労骨折のメカニズム

A. 皮質骨

皮質骨内リモデリング

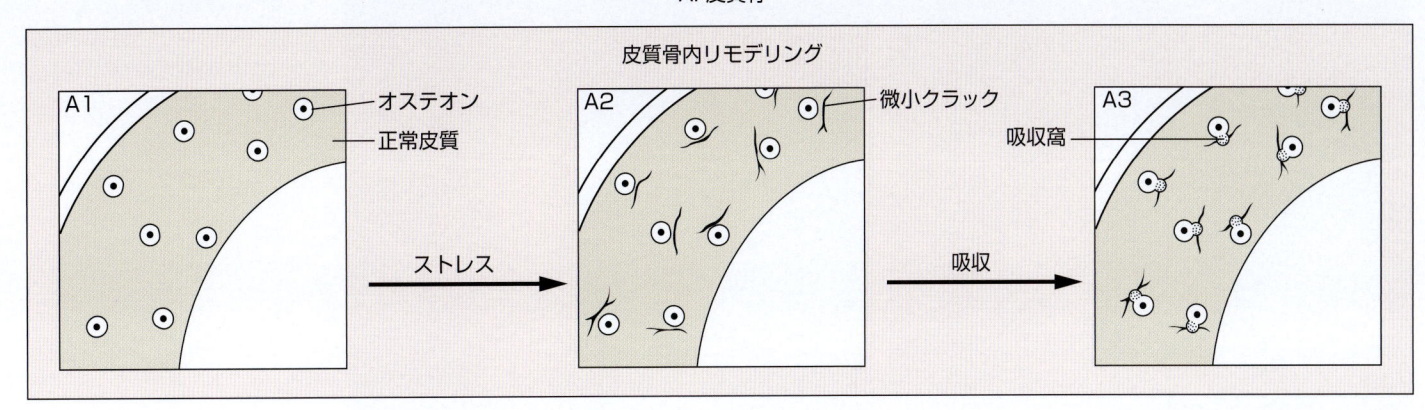

B. 海綿骨

骨梁微小骨折

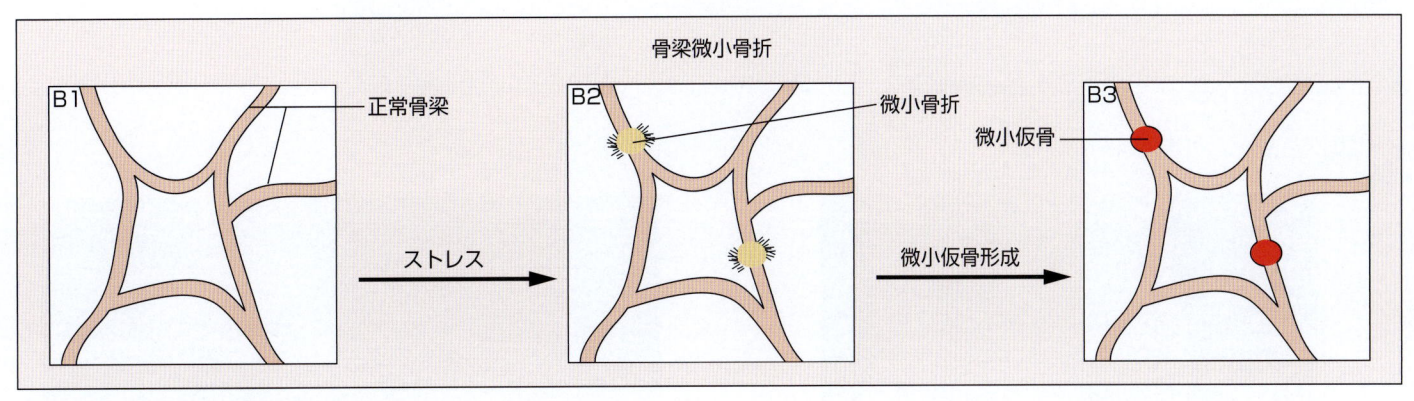

図 4-73　疲労骨折の病態メカニズム
（A）皮質骨内リモデリング．（B）骨梁微小骨折.

図 4-74　疲労骨折
疲労骨折のもっとも初期の X 線学的変化は灰色皮質徴候（gray cortex sign）で，これはかすかに皮質骨縁に病的所見を示すものである（→）．対側の正常皮質骨と対比してみる必要がある.

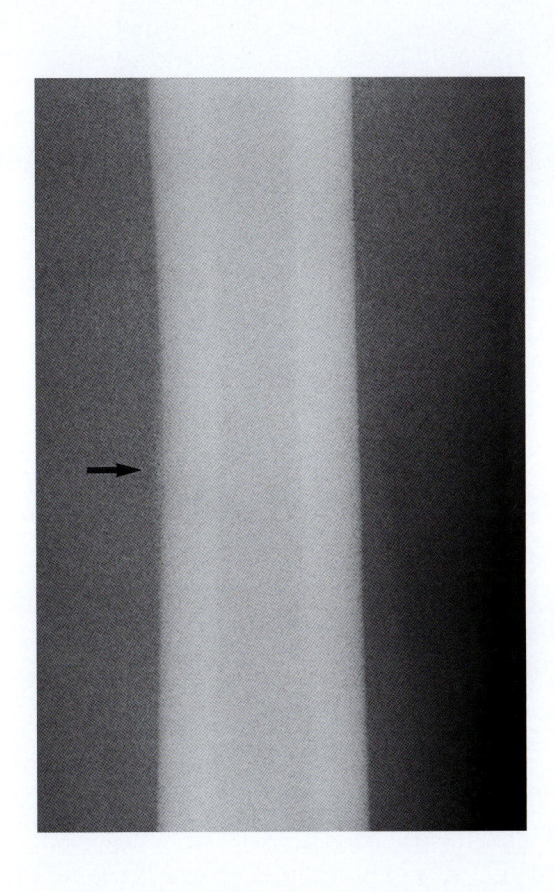

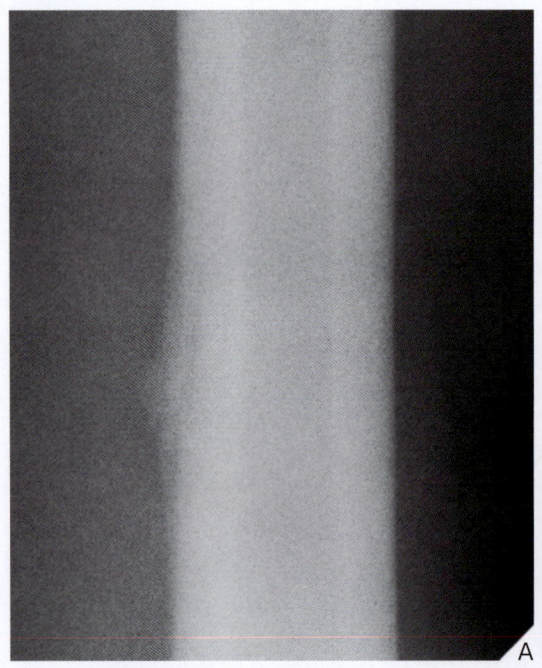
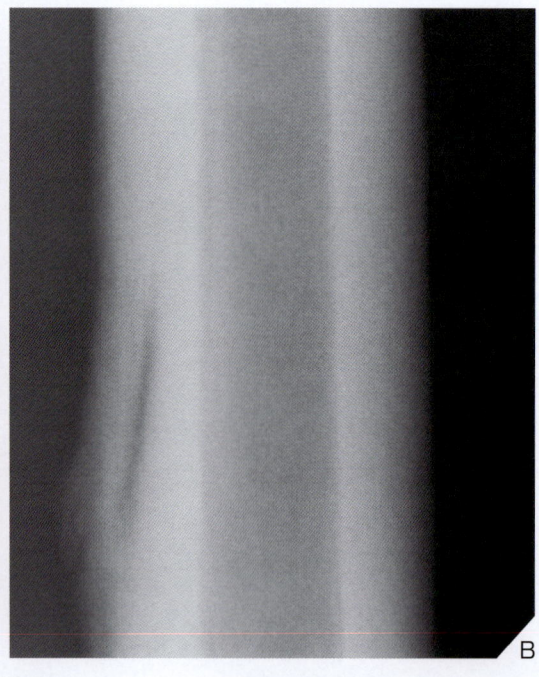

図 4-75　疲労骨折
（A）病的過程の進行につれて皮質骨骨折がみえてくる．（B）この所見は trispiral 断層撮影で明瞭となる.

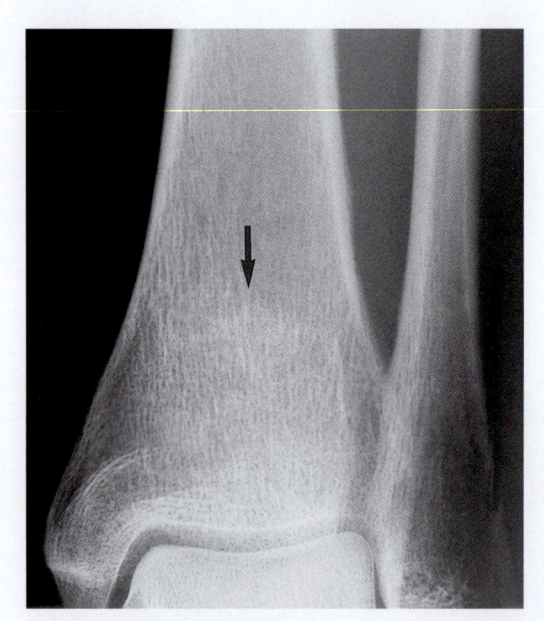

図 4-76　疲労骨折
海綿骨内の疲労骨折の初期X線像は，かすかな硬化領域を伴う骨梁縁の「もやもや」した像である（→）.

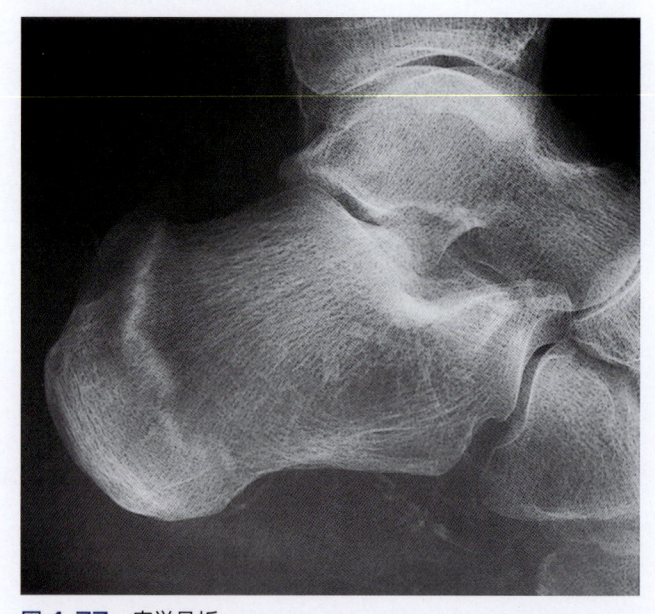

図 4-77　疲労骨折
踵骨の疲労骨折の典型像．踵骨後方にみられる垂直帯状の硬化像がこの損傷の特徴像である.

もっとも広く利用されているのが^{99m}Tc である．それは骨改変（リモデリング）が行われているところに取込まれ，おそらく骨表面に化学的吸着することによるものである．取込みの程度は，第一に骨改変の程度と局所血流とによっている．そして異常な取込みは損傷後6〜72時間以内にみられる．骨スキャンの感度はほぼ100％に達しているが，偽陰性スキャンの報告もある．疲労骨折の典型的骨シンチグラフィー所見は，局所的取込み増加と骨皮質部の紡錘状取込みか，同部の横走する帯状の所見である（図4-78）．しかしながら疲労骨折に伴ってみられるスペクトルは広く，これは元にある病態生理学的変化を反映していることによる．骨シンチグラフィーの感度は高いにもかか

わらず，特異度はX線検査よりも低くなっているが，これは他の病態，たとえば腫瘍，感染，骨梗塞やシンスプリントや骨膜炎でも陽性所見としてみえるためである．そのような症例の場合は，さらにCT，MRIを骨スキャンに追加することによって，より正確な診断の助けとなる．

　CTでは疲労骨折の診断的役割は限られている．CTは骨スキャンやX線検査より感度は劣るが，他の検査法で発見された異常所見をより明確にするためにはきわめて有用である（図4-79，80）．また，通常のX線像では十分に描出できない局所の骨折線の輪郭をはっきりと描き出せる．脛骨の縦方向の疲労骨折はより典型的な横骨折や斜骨折よりも少ないが，脛骨疲労骨

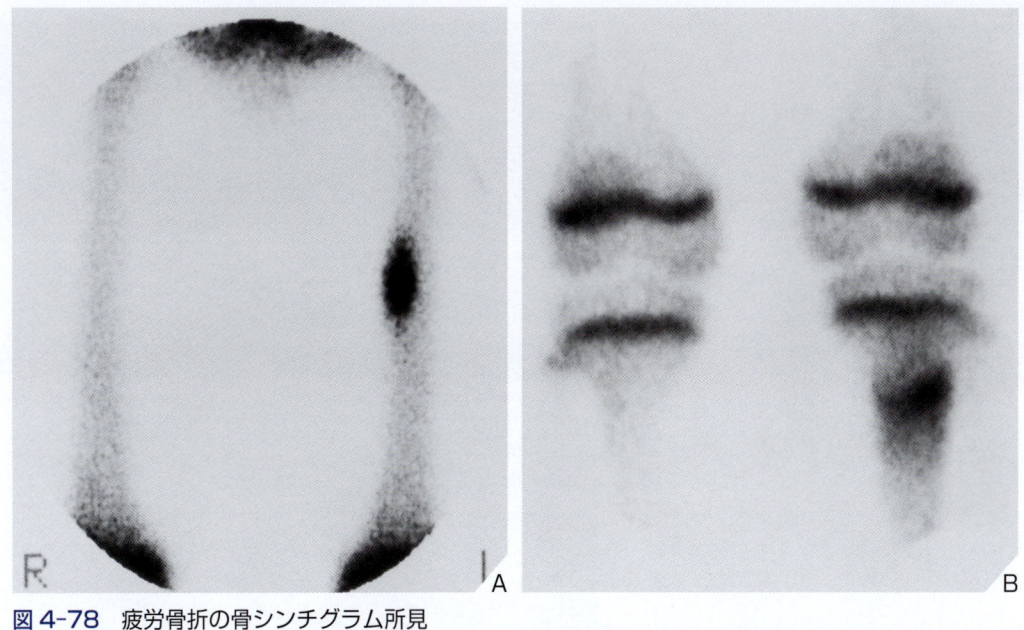

図4-78 疲労骨折の骨シンチグラム所見
（A）左大腿骨の中部皮質骨に紡錘状の集積像.（B）左脛骨骨幹近位部に横走する帯状の集積像.

図4-79 疲労骨折のCT所見
脛骨疲労骨折（→）のCT像. ↰は栄養血管孔を示している.

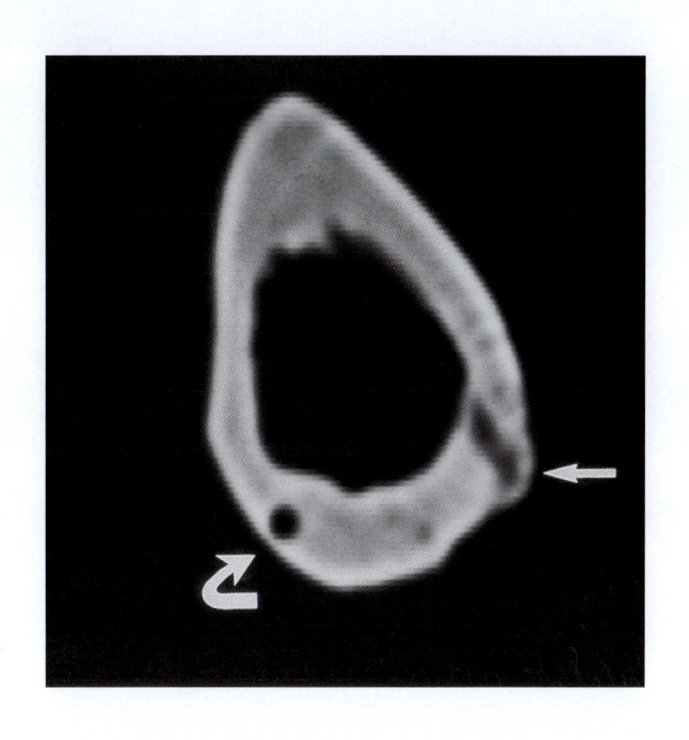

折の約10％の頻度に及ぶ．縦方向の骨折は，X線像で確認するのはとくに難しく，診断にはCTが果たす役割が重要である．

疲労骨折に伴う病態生理学的変化をとらえるのに，MRIは非常に感度が高く，むしろ骨スキャンより一層特異的である．疲労骨折の初期反応の典型的画像所見は，T1強調像で低信号であり，T2強調像で高信号を呈する．脂肪抑制法，たとえばSTIRやFSEは疲労骨折のような損傷を確認するにはとくに有用である．骨髄内浮腫や出血と連動して水分含量が増加し，その結果脂肪抑制した暗いバックグラウンドに対し，高信号を呈することがこの撮像法で最大限に発揮される．より進展した病巣のT2強調像では，低信号帯（皮質骨に近接）が骨髄内浮腫のなかにみられる．これがおそらく骨折線を表している（図4-81,

82）．マルチプラナー法では，さらに疲労骨折線を的確に描出できて有用である．信号増強が皮質骨近傍や骨膜下層に観察される症例もある．MRIは骨スキャンで陰性であったり，疑わしい所見があったようなときに問題解決手段として提唱されるものである．MRIで骨折線が確認されれば診断は確実となる．

疲労骨折の亜型として，脆弱性骨折（insufficiency fracture）があり，粗鬆骨に発生する．典型的な疲労骨折は，健常な骨に過剰な負荷がかかり発生する．脆弱性骨折は，粗鬆骨に正常な負荷がかかり発生する．脆弱性骨折は通常は高齢者に多く，仙腸関節に並行に仙骨に，またはときに仙骨を横断するように発生する．片側または両側に発生することがあり，仙骨翼にかかることもある．両側に発生しかつ横方向の骨折を伴う場合に

4

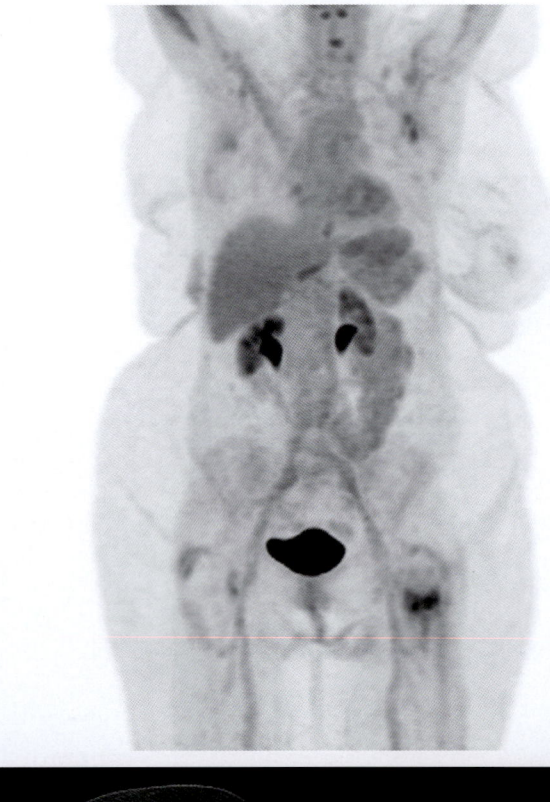
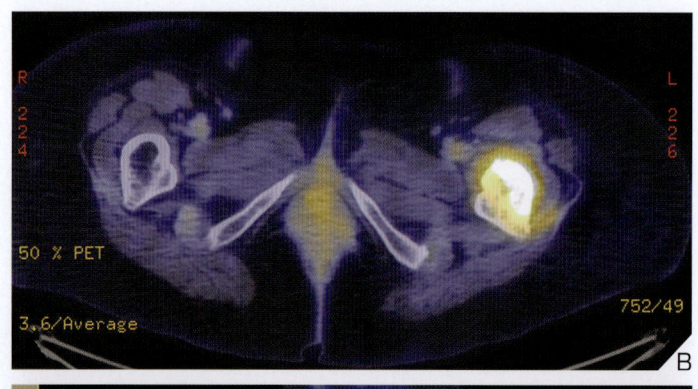
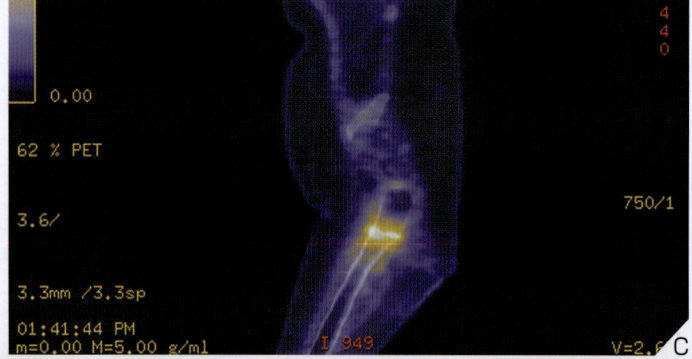
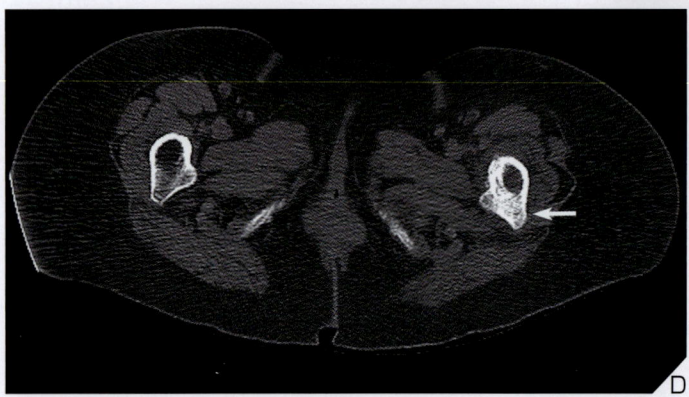
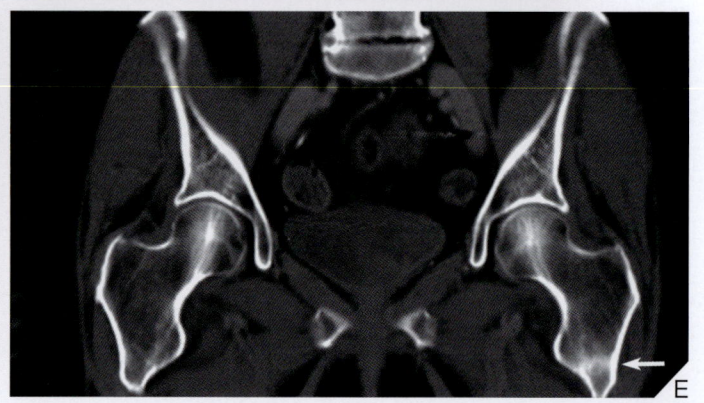

図4-80　PET-CTによる疲労骨折
乳癌に対する乳房切除を受けた45歳女性．PET-CTは骨転移のスクリーニングのため施行．（A）全身PET-CTで左大腿骨転子下に集積像を認める．PET-CT融合像の横断像（B）および矢状断像（C）では同部位に代謝亢進のフォーカスを認める．CT再構成による横断像（D）および冠状断像（E）では疲労骨折が指摘された（→）．

は，骨シンチグラフィーにて"H"状の取込みを認める（図4-83）．そのほかの脆弱性骨折の好発部位は，椎体，恥骨，大腿骨頚部，寛骨臼上方である．骨粗鬆症に対するビスホスホネート治療により，大腿骨転子下/骨幹部横または斜骨折の頻度が増加している．これらの骨折は正常またはやや肥厚した大腿骨骨皮質に発生し，通常の仙骨や椎体の脆弱性骨折に比べて若い患者に起こり，ビスホスホネート治療期間に関連する．

D 軟部組織損傷

生理的な条件下では，筋肉や腱，半月板，椎間板などの軟部組織は，どの単純X線像からでもわずかに輪郭がわかるか，まったくわからないかである．ごくまれではあるが骨化性筋炎（前述を参照）あるいは靱帯や腱の断裂のような外傷の結果として，単純X線像が軟部組織の損傷を描出することがある（図4-84）．したがってこれらの組織に対する損傷と治療の経過を適切に評価するためには，ストレス撮影や関節造影，腱造影，滑液包造影，脊髄造影，CT，MRIなどの補助的な検査が必要である．

MRIはとくに外傷性の軟部組織損傷の評価において，もっとも優れた画像モダリティと考えられる（図4-85）．信号強度の差で，さまざまな組織（筋，腱，靱帯，筋膜，血管，神経）の異常を効果的に示すことができる．外傷後の腱鞘炎，関節液貯留，軟部組織内血腫もMRIでよく示される．さまざまな靱帯，腱の断裂は詳細に診断できる．たとえば腱損傷を評価するとき，MRIは断裂の位置（それが腱の中か，腱の付着部か，筋腱移行部か），腱断端部間のギャップの大きさ，断裂部の血腫の大きさ，炎症を起こしている組織の存在に関する情報を与える（図4-86）．

MRIは，外傷性股関節脱臼のときに起こるような筋肉に対す

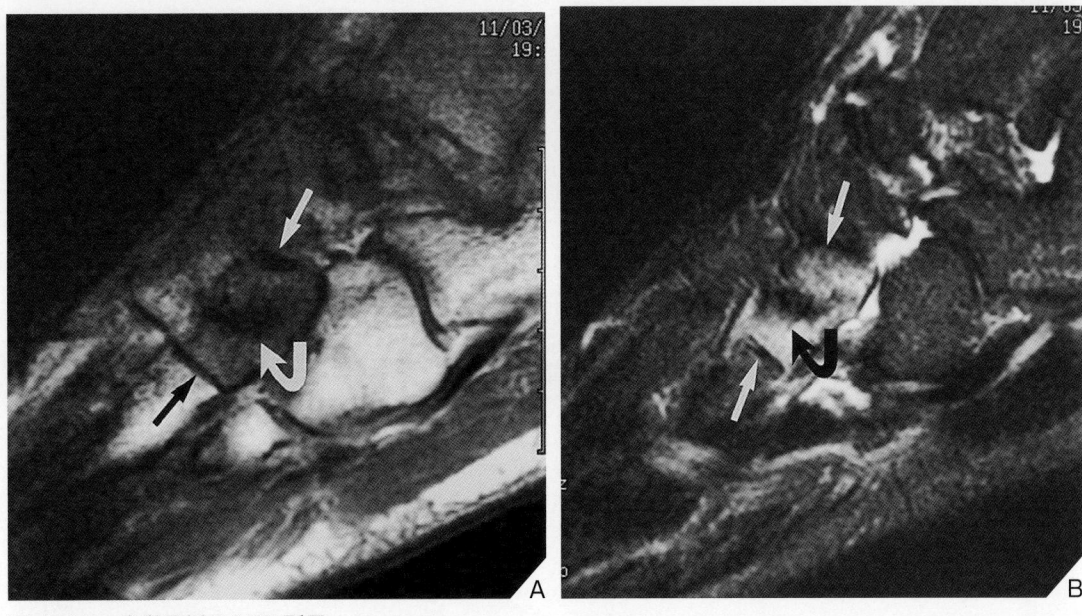

図 4-81 疲労骨折の MRI 所見
　楔状骨側方の疲労骨折の MRI.（**A**）T1 強調矢状断像は楔状骨側方の広範な信号強度の減少（→）と骨中心部の帯状
signal void（信号消失）像（↘）.（**B**）FSE IR 矢状断は楔状骨の信号強度の増強（→）は，浮腫および出血による
変化を示している. 疲労骨折は低信号としてみえている（↘）.

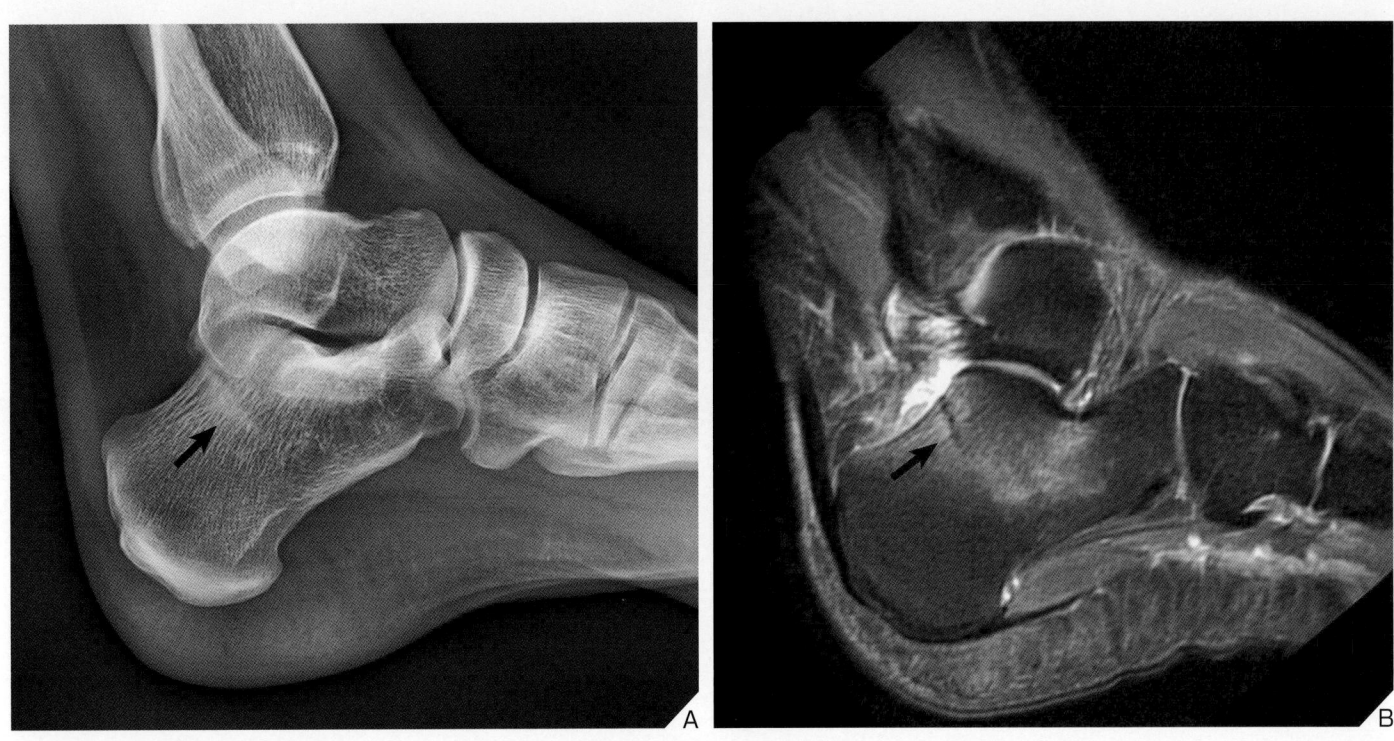

図 4-82 疲労骨折の MRI 所見
　44 歳女性で 10 km のレースを走った後の踵部痛.（**A**）足関節 X 線側面像で，踵骨に垂直方向に走る骨硬化を認める（→）.（**B**）脂肪抑制プロトン密
度強調矢状断像にて，線状の低信号域の周囲に高信号の骨髄浮腫を広く認め，疲労骨折を示す（→）.

る多彩な損傷を同定するのになくてはならない手段である（図
4-87, 88）. 正常の骨格筋は他の軟部組織よりも，中等度から
わずかに延長した T1 緩和時間, 短い T2 緩和時間を呈する. 筋
が損傷を受けると，MRI は捻挫, 打撲, 断裂, 血腫のさまざま
な変化の程度を効果的に描出することができるし，それらの損

傷の意義付けが可能になる. 急性筋挫傷は組織の浮腫を反映し
て T2 強調像が増強される. 急性筋断裂が起こると筋の形状や
構造に変化が起こり，筋肉内の信号強度は，筋肉内出血や浮腫
により異常に増強する.

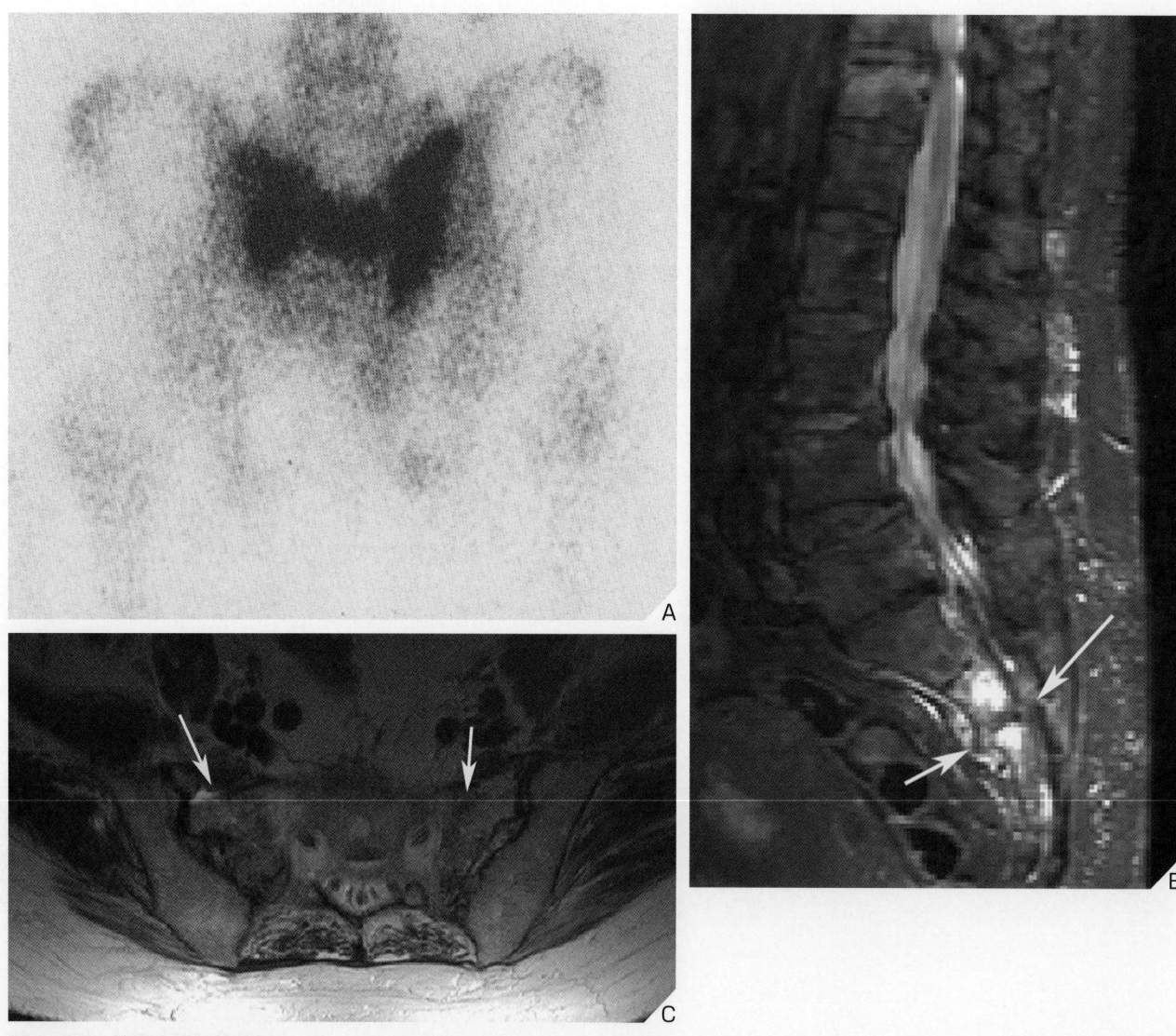

図 4-83　仙骨の脆弱性骨折
（A）骨シンチグラフィーにて，仙骨に典型的な H 状の集積を認め，いわゆる "Honda sign" である．（B）MRI STIR 矢状断像にて，仙骨の S1-S2 部分に高信号の帯を認め（→），骨シンチグラフィーで認めた水平方向の骨折に相当する．（C）MRI T1 強調横断にて仙骨翼に不整な低信号帯を認め（→），骨シンチグラフィーでの垂直方向の骨折線に相当する．

図 4-84　軟部組織損傷

（A）筋肉組織への外傷によくみられる合併症としての骨化性筋炎は，損傷筋肉内の骨形成によって特徴付けられる．この病態は単純 X 線像で明らかである．（B）Pellegrini-Stieda 病変として知られる膝の内側側副靱帯の石灰化（→）は，この靱帯の外傷性断裂に続発したことを示している．（C）ある例では腱断裂が単純 X 線像で診断されることがある．足関節の側面像で典型的なアキレス腱断裂の所見がみられる（→）．

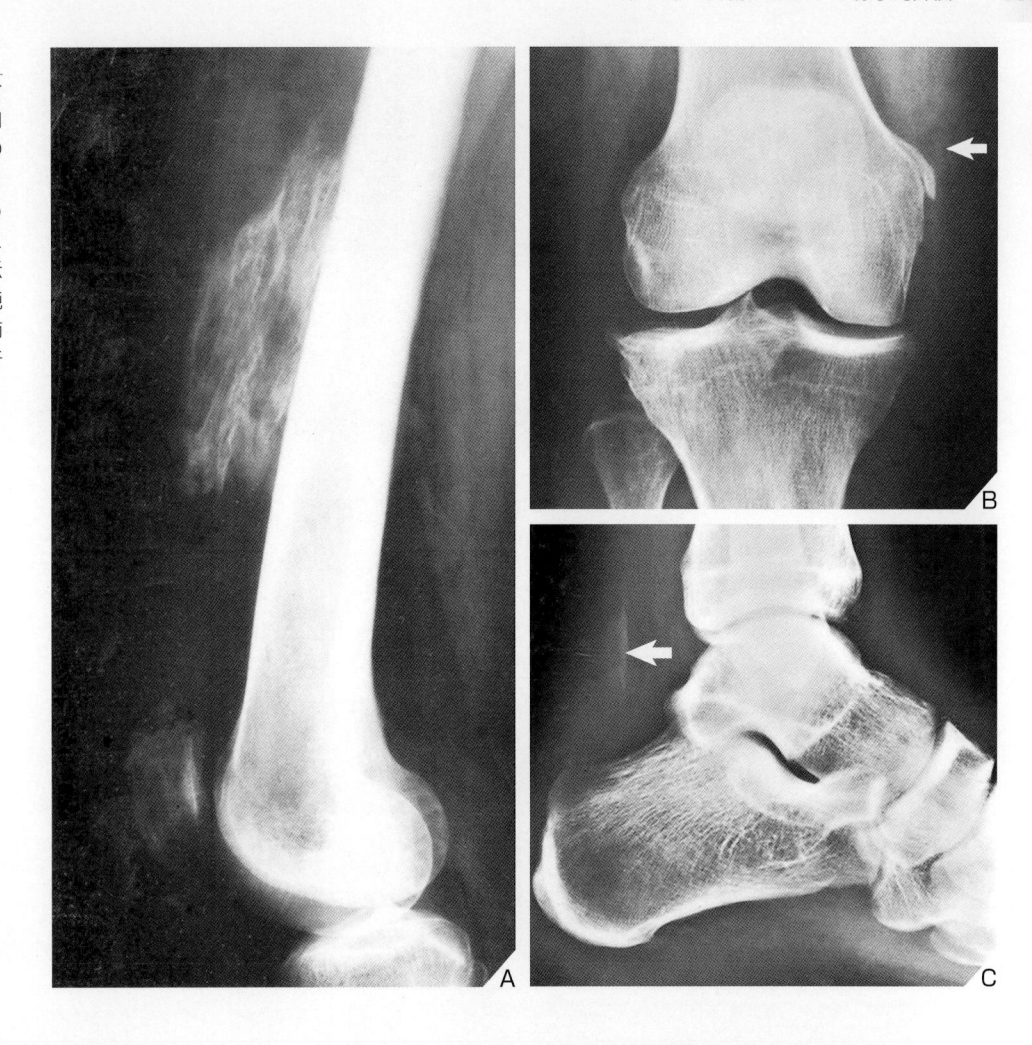

図 4-85　軟部組織にできた血腫

自転車事故で左下腿を受傷した 64 歳女性．（A）X 線正面像にてヒラメ筋に接して楕円状の陰影を認める（▶）．（B）MRI T1 強調冠状断像にて，深部皮下に境界明瞭で均一な等信号の腫瘤を認める（▶）．（C）脂肪抑制プロトン密度強調横断像（上段）および同造影像（下段）にて，軟部にできた血腫の周囲のみ造影効果を認める．

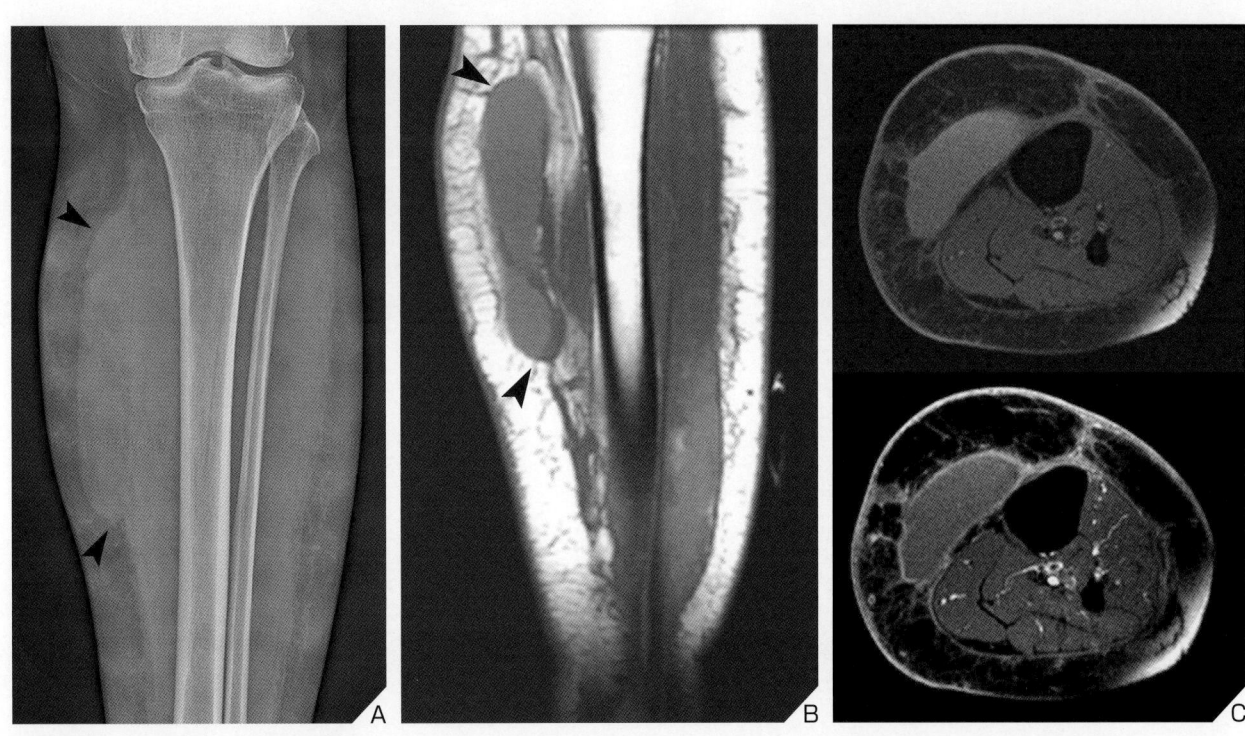

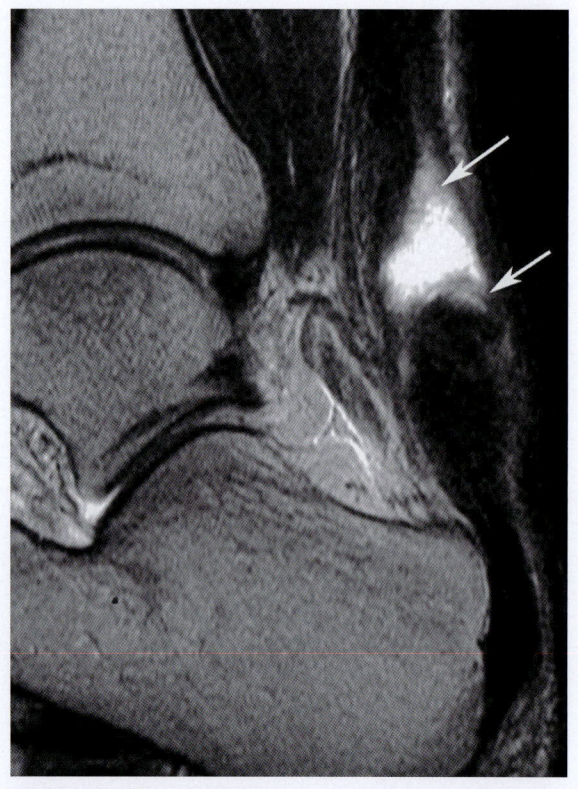

図 4-86 アキレス腱断裂
MRI T2強調矢状断像にて，アキレス腱が踵骨付着部の近く
で不連続になっている（→）．断裂部に血腫を認める．

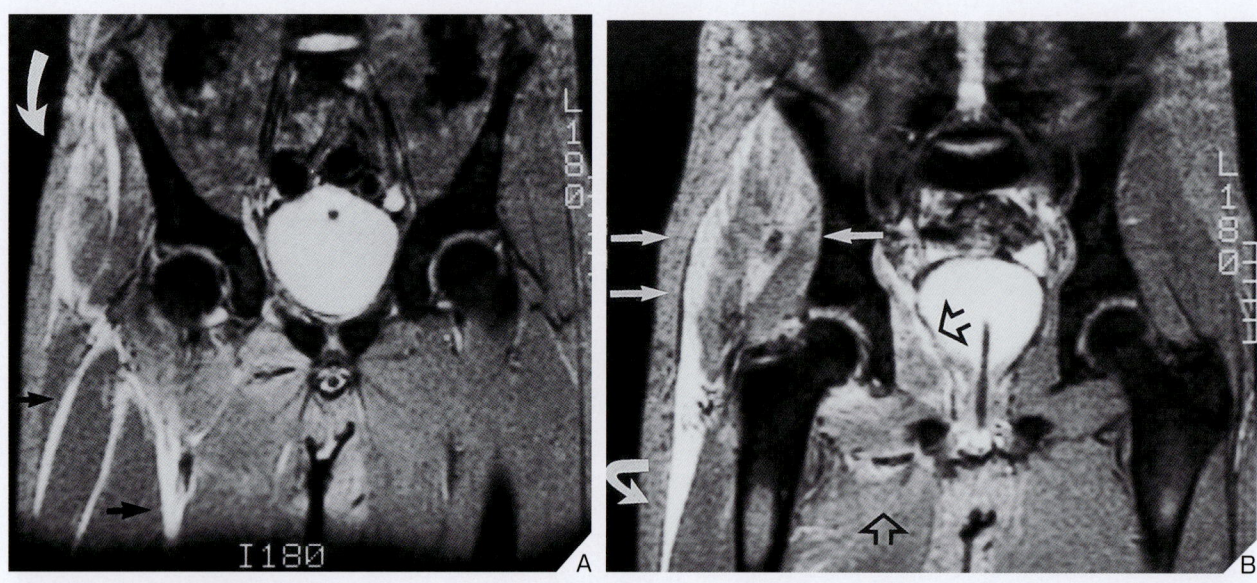

図 4-87 軟部組織損傷の MRI
14歳男児．右大腿骨頭後方脱臼．脱臼整復後，軟部組織損傷を評価するために MRI が撮像された．（**A**）T2*強調冠状断像（MPGR：TR 500/TE 15 msec，flip angle 15°）で，大腿外側広筋，中間広筋周囲の著明な信号強度増強を認める（→）．同時に内側筋膜部や殿筋にも損傷の及んでいることがわかる（↘）．（**B**）さらに後方のセクションの冠状断像では，中殿筋，小殿筋の信号強度増強（→）と大腿筋膜張筋（↘）に増強がみられる．内閉鎖筋，外閉鎖筋，大小内転筋（⇒）の損傷もみられる．
(Laorr A, Greenspan A, Anderson MW, et al. Traumatic hip dislocation : early MRI findings. Skeletal Radiol 1995 ; 24 : 239-245 より引用)

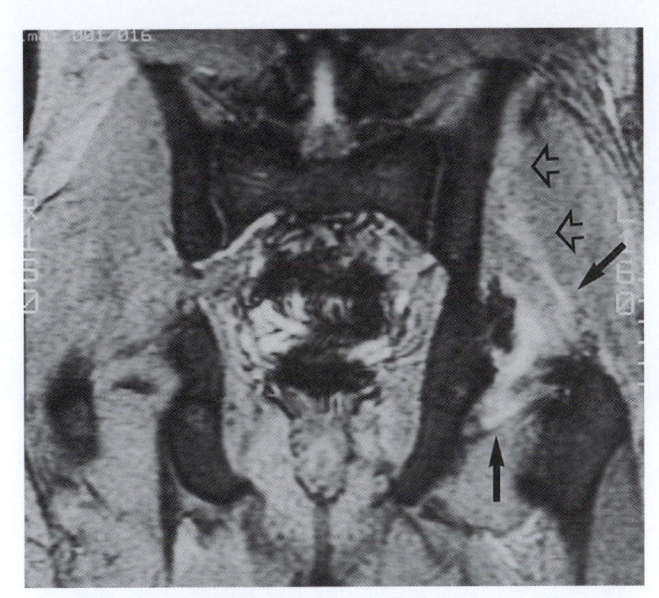

図 4-88　軟部組織損傷の MRI
20 歳男性．左股関節脱臼．T2*強調冠状断像（MPGR：TR 500/ TE 15 msec, flip angle 15°）で，上下双子筋の断裂と信号強度の増強（→）を認める．また，殿筋損傷もみられる（⇒）．
(Laorr A, Greenspan A, Anderson MW, et al. Traumatic hip dislocation : early MRI findings. Skeletal Radiol 1995；24：239-245 より許諾を得て転載)

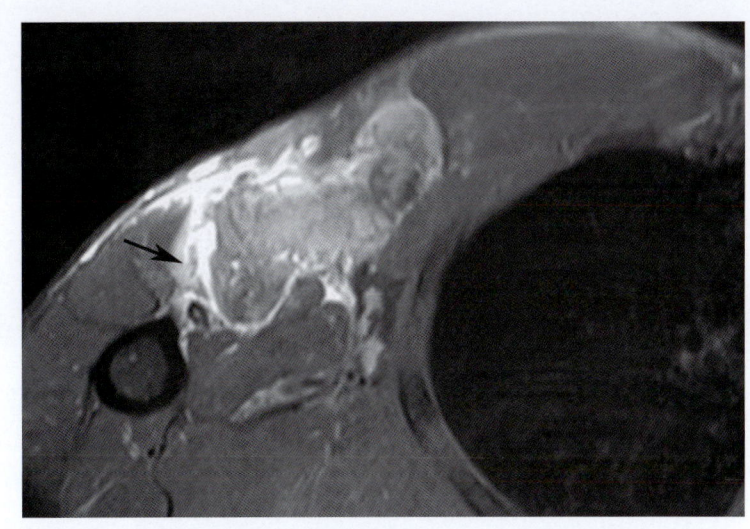

図 4-89　Weight Lifter pectoralis
ウエイトリフティング中に右胸部に急激な痛みを感じた 27 歳ボディビルダー．MRI 脂肪抑制プロトン密度強調横断像にて，大胸筋の完全断裂と周囲の浮腫ならびに血腫を認める（→）．

E スポーツによる損傷

スポーツに関連する損傷は数多く，特定の身体活動により体の一部にストレスがかかり過ぎることに関連する．その多くは特定のスポーツに特異的ではなく，ときにはスポーツに関係のない外傷でもみられる．たとえば前十字靱帯損傷はサッカーやスキーで多いが，スポーツに関係なく膝を捻った場合にも多くみられる．しかし，スポーツによる損傷のいくつかは特定のスポーツに関連して多く認められ，スポーツの名前が付いているものもある．本項ではもっとも頻度の高い特定のスポーツに由来する損傷について提示する．

1．上　肢

a Weight Lifter pectoralis（重量挙げの胸筋損傷）

ボディビルダーや重量挙げ選手が，ベンチプレスの際に胸筋に過大な負荷をかけた際に損傷する．部分損傷（20％）と完全損傷（80％）があり，多くは片側性で，筋腱移行部に急激な痛みと断裂部の血腫（図 4-89）が発生することが多い．多くは大胸筋が損傷し，小胸筋の頻度は低い．

b Little League shoulder［リトルリーガーズショルダー（上腕骨近位骨端離開）］

上腕骨近位骨端での Salter-Harris I 型の損傷であり，投球時の回旋ストレスにより，13〜16 歳の青少年に発生する．投球時の痛みが臨床的特徴である．MRI では骨端周囲の浮腫を伴った骨端線の離開を認める（図 4-90）．

c Golfer's elbow（ゴルフ肘）

屈筋群の付着部に発生する上腕骨内側上顆炎として知られる．不適切なゴルフ技術や地面を叩いたことなどに関連し，急な減速動作が肘関節内側に負荷をかけることで発生する．MRI では回内筋群の信号変化・部分断裂を認める（図 4-91）

d Tennis elbow（テニス肘）

手指・手関節の伸筋群，とくに短橈側手根伸筋の使い過ぎに関連し，上腕骨外側上顆炎として知られる．バックハンドの不適切な打ち方により伸筋群に過剰な負荷がかかり，腱症，腱周囲炎，部分損傷につながる（図 4-92）．ラケット使用時の不適切な手・手関節の位置や，偏心性のボールインパクトも原因として指摘されている．

e Little League elbow（リトルリーガーズエルボー）

まだ発育途上の肘において，投球による屈筋群の牽引負荷により上腕骨内側上顆の骨端核が剝離骨折を起こす．不適切な投球フォームによる過外反が原因である．MRI では内側上顆の転位や周囲の浮腫を認める（図 4-93）．

f Baseball Pitcher's elbow

主因は尺側側副靱帯の前方線維の損傷であり，完全または部分断裂を示す．投球初期または末期の cocking phase での繰り返される外反ストレスにより発生する（valgus extension overload syndrome：VEOS）．小頭と橈骨頭との挫傷，肘頭の軟骨

4

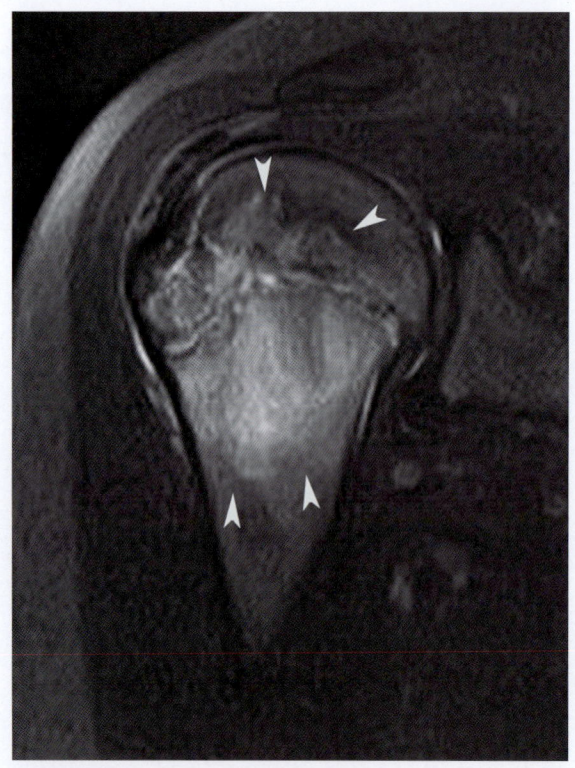

図 4-90　Little League shoulder
慢性の肩痛を有する 13 歳投手．MRI 脂肪抑制 T2 強調斜位冠状断像にて，骨幹端の強い浮腫像が骨端線を越えて骨端まで広がっている．

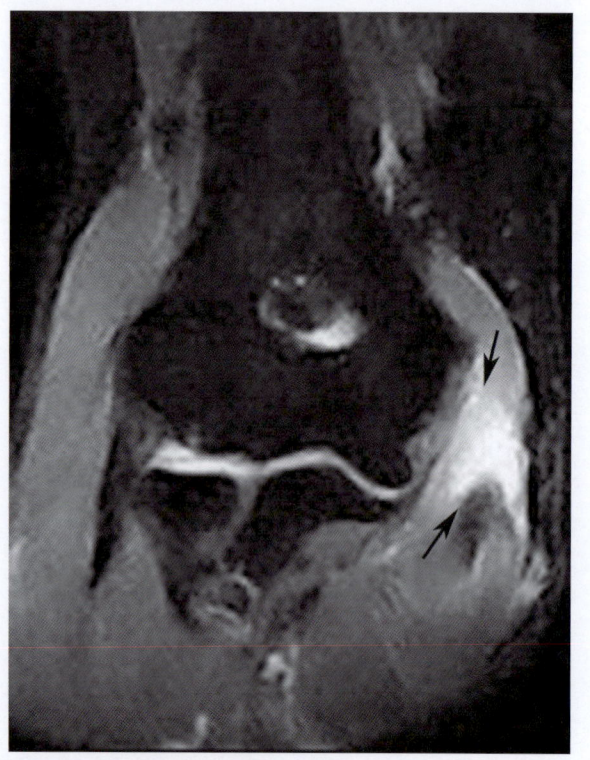

図 4-91　Golfer's elbow
ゴルフ後に肘内側痛を訴えた 67 歳男性．MRI STIR 冠状断にて屈筋腱起始部の断裂と周囲の浮腫と血腫形成を認める（→）．

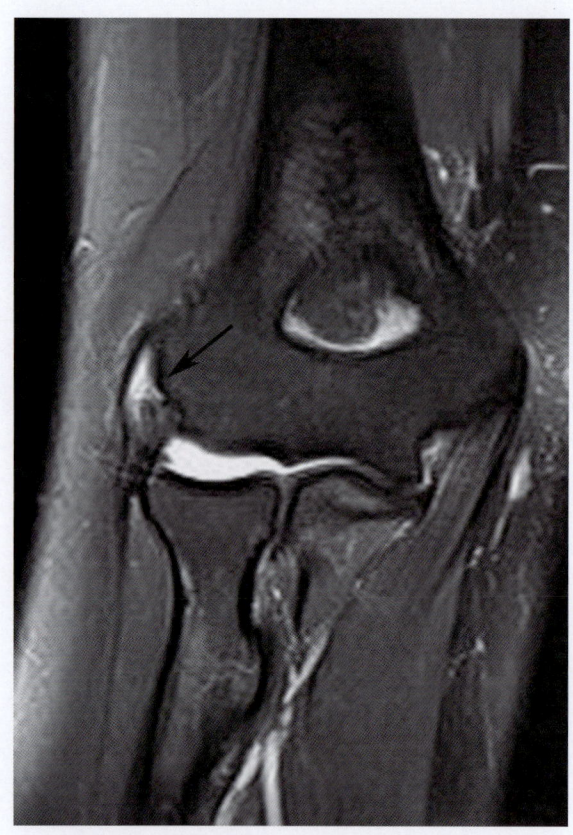

図 4-92　Tennis elbow
右肘外側に慢性的で徐々に悪化する痛みがある 32 歳テニス選手．MRI STIR 冠状断にて屈筋腱起始部の腱症と部分断裂を示す高信号を認める（→）．橈側側副靱帯は保たれる．

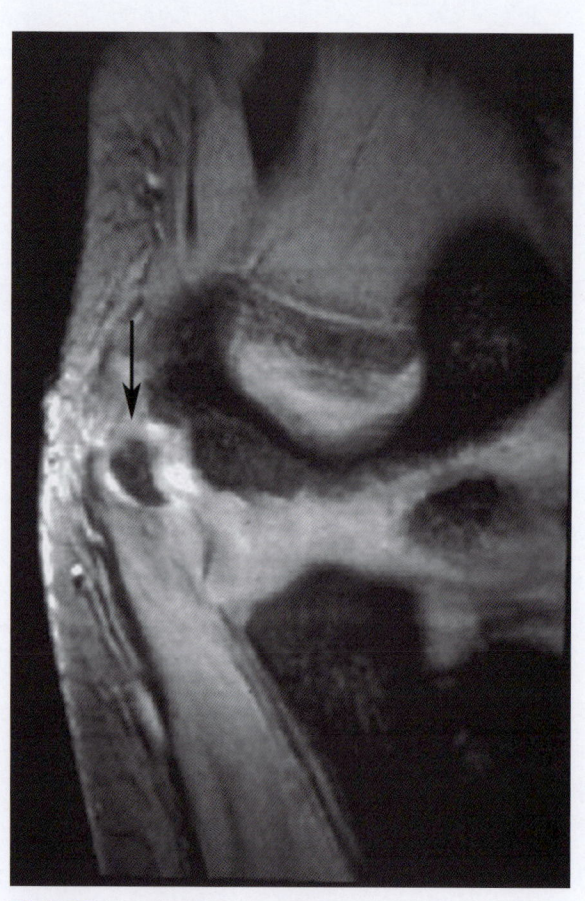

図 4-93　Little League elbow
投球後に肘内側に急激な痛みを発生した 10 歳男児．MRI STIR 冠状断像にて，上腕骨内側上顆の骨端核が剥離し（→），骨端線周囲が高信号になっている．屈筋群の腱は保たれる．

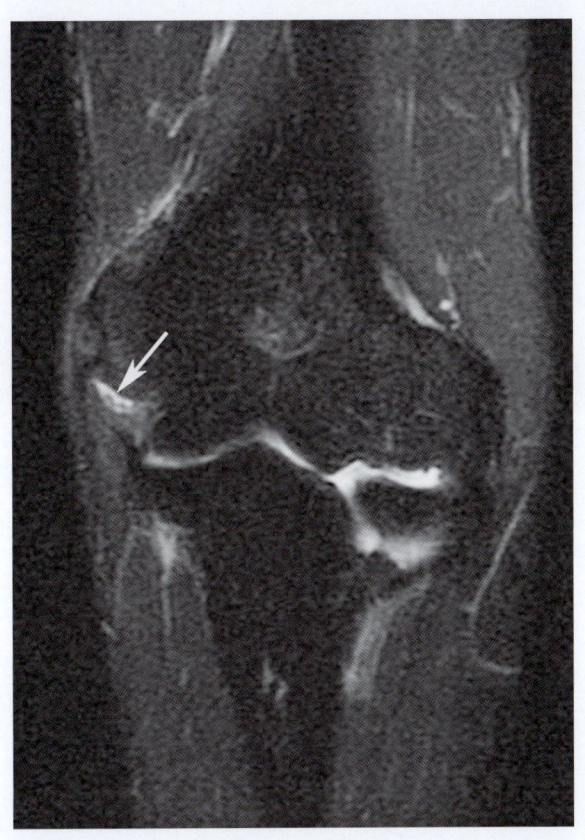

図4-94　Baseball Pitcher's elbow
慢性的な肘内側痛を有する20歳プロ野球選手．MRI STIR 冠状断像にて尺側側副靱帯の前方線維の部分断裂を示す（→）．屈筋群の腱は保たれている．

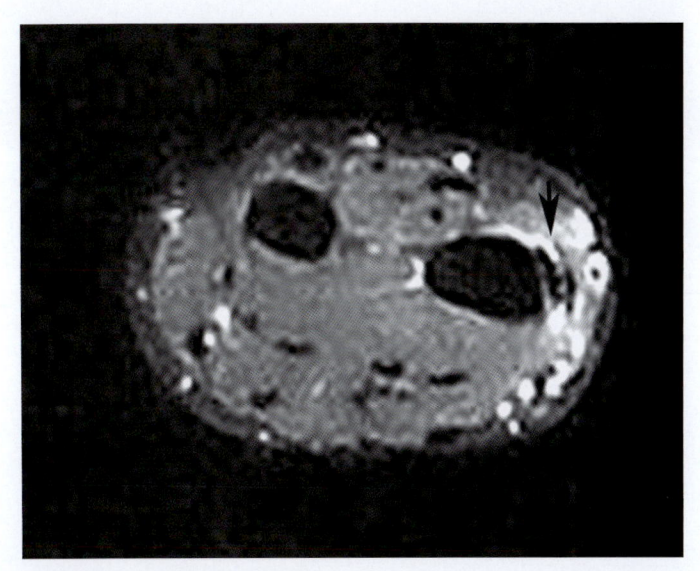

図4-95　Oarsman's wrist
手関節に近い前腕遠位部の頭側に疼痛，腫脹，軋音を生じた32歳男性．MRI STIR 横断像にて，長短橈側手根伸筋腱および短母指伸筋腱周囲の浮腫を認める（→）．

損傷，牽引による尺骨神経傷害などとしばしば合併する．これらもMRIにてよく描出される（**図4-94**）．

g Goalkeeper's elbow

　ゴールキーパーがボールをストップする際に繰り返す過伸展により，肘頭が肘頭窩に衝突することにより発生し，軟骨損傷，骨棘形成や関節内遊離体を伴う．

h Oarsman's wrist

　Oarsman とはボート漕ぎ手のことであり（訳者注），繰り返す手関節の掌背屈により，長短橈側手根伸筋腱，長母指外転筋腱および短母指伸筋腱の腱鞘炎が発生する．腱交叉症候群としても知られ，前腕遠位に疼痛，腫脹，軋音を生じる．この症候群は臨床的に distal intersection syndrome（長橈側手根伸筋，短橈側手根伸筋と長母指伸筋腱が交差する部位に生じる腱鞘炎）ときわめて類似している（**図4-95**）．

i Cyclist's wrist

　自転車乗りに発生する尺骨神経障害で，handlebar palsy ともいわれる．尺骨神経が手および手関節部でハンドルにより直接圧迫されることにより発生する．尺骨神経がドロップハンドルの使用（とくに下の部分をもつ際）により牽引されることによってもしばしば発生する．尺骨神経への圧迫により環指・小指に

しびれやビリビリを生じたり，手に力が入らない，または両方を生じる．ハンドルの持ち方によっては正中神経の圧迫を生じて手根管症候群を起こすこともある（**図4-96**）．

j Gymnast's wrist

　遠位橈骨・尺骨の成長線閉鎖前の若年体操選手の約40%程度にみられるオーバーユースによる損傷である．タンブリングやボールティングの際に手関節の成長軟骨板に大きな圧迫力がかかり，Salter-Harris I 型の損傷を生じる．X線やMRIにて橈骨遠位端成長軟骨板の開大や不整を認める（**図4-97**）．くる病に似ているため，pseudorickets と表現されることもある．

k Boxer's fracture（ボクサー骨折）

　相手選手の下顎骨など硬い部分に，小指中手骨頭を打ち付けた時によく発生する．小指中手骨遠位に屈曲する骨折を認めるのが典型的で，X線で容易に診断可能である（図7-107を参照）．

l Skier's thumb（スキーヤー母指）

　スキーのストックをもって転倒するときに発生し，外反力により母指の尺側（内側）側副靱帯が中手指節関節（MCP）のレベルで損傷する．本損傷は最初にスコットランドの猟場管理人において報告され，ノウサギの首を繰り返し捻ることにより発

4

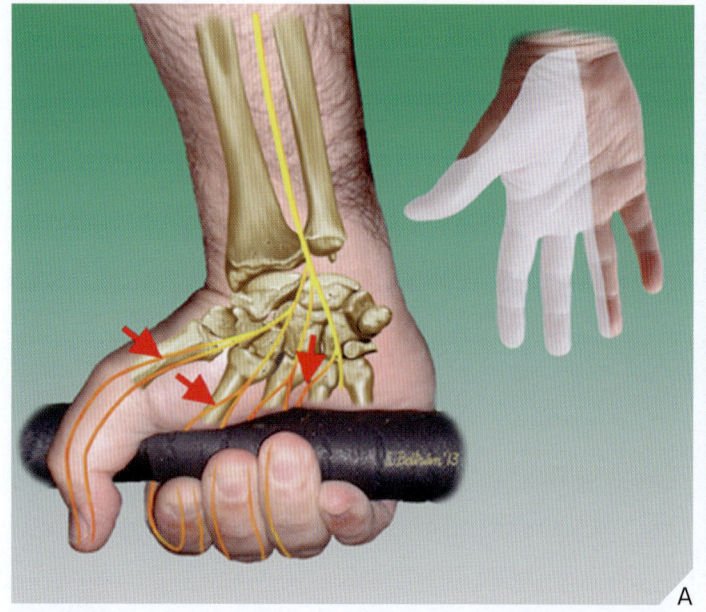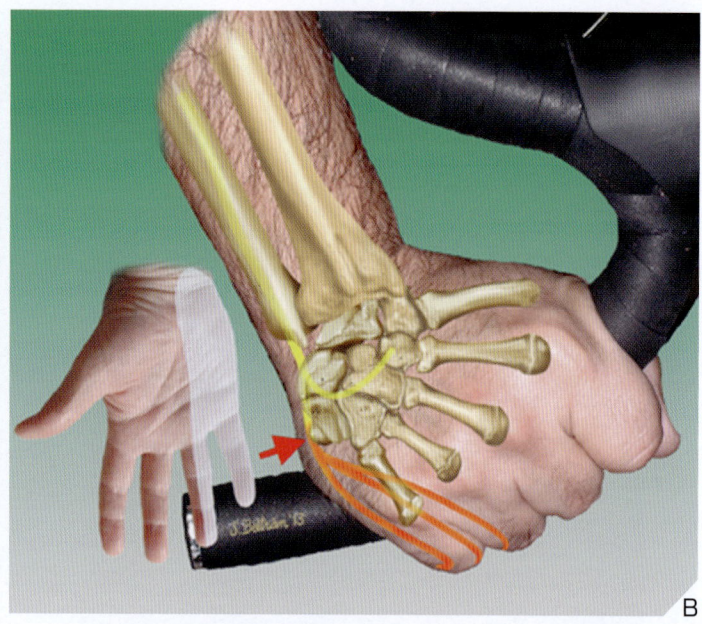

図 4-96　Cyclist's wrist
(A) ドロップハンドルをもつことにより, 正中神経からの指神経を圧迫することがあり (→), 白で示した支配領域の知覚脱失を生じることがある. (B) ドロップハンドルのとくに下の部分をもつことにより尺骨神経の知覚枝が圧迫され, 白で示した支配領域の知覚脱失を生じる. Guyon 管症候群としても知られる.

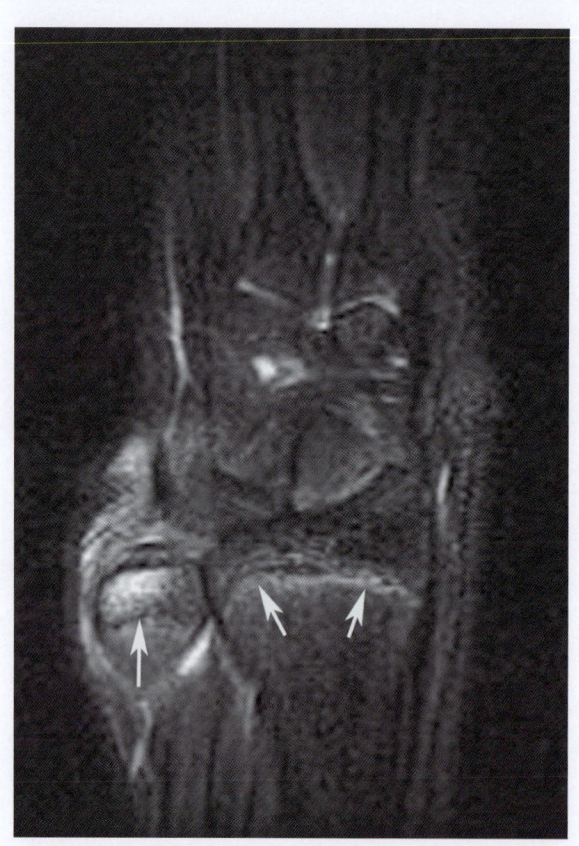

図 4-97　Gymnast's wrist
体操中に両手関節痛を訴えた 13 歳女児. MRI STIR 冠状断像にて, 尺骨遠位と橈骨遠位の成長軟骨板周囲に骨髄浮腫を認める (→).

生したため, ゲームキーパー母指 (gamekeeper's thumb) ともいわれる. 本損傷では尺側側副靱帯が母指内転筋の腱膜の上に反転するか (Stener 損傷), 関節包と並行に残る (non-Stener

損傷) となる. 典型的な Stener 損傷では手術を要し, 靱帯を解剖学的に整復し不安定性を回避する. MRI では Stener 損傷は靱帯が転位し母指内転筋の腱膜の上に反転しているのが描出される (yo-yo sign) (図 4-98；図 7-107〜112 を参照).

m Bowler's thumb (ボウリング母指)

ボウリングの球の穴により母指尺側・橈側の指神経が圧迫されて起こる絞扼性神経障害の 1 つで, 末梢の異常知覚や知覚鈍麻を引き起こす. 圧迫が継続すれば神経周囲の線維化や神経腫が形成される. MRI にて神経腫を示す (図 4-99).

2. 下 肢

a Sports hernia (スポーツヘルニア)

いわゆるスポーツヘルニア (実際正しくない呼び方であるが) は, 股関節の伸展や回旋時の慢性的な股関節・鼠径部痛をさす. 痛みは通常内転筋から睾丸のあたりまで放散し, 正確な部位を患者本人もさすことは難しいことがある. 同様の概念に, アスリートの恥骨部痛 (athletic pubalgia), ホッケーヘルニア (hockey hernia), ホッケー鼠径部 (hockey groin), Gilmore groin などがあり, サッカーやホッケーの選手によくみられる. 痛みの訴えは多岐にわたり, ときに複数となって, 外腹斜筋筋膜損傷, 内転筋の恥骨付着部損傷, 腹横筋筋膜損傷などを認める. MRI では付着部周囲の浮腫に肥厚骨折や骨棘, 恥骨骨炎, 腹直筋や内転筋腱膜の部分損傷, 長内転筋や薄筋の恥骨付着部での損傷 (secondary cleft sign) を示す (図 4-100).

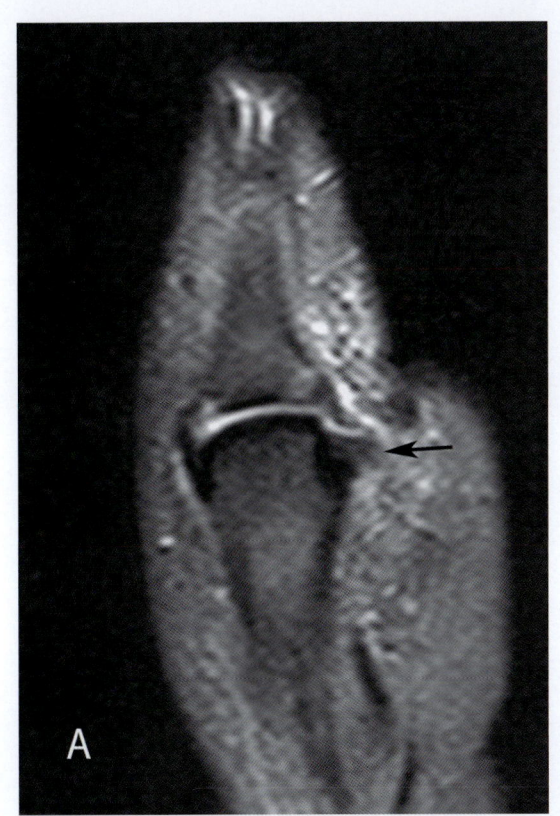

II

図 4-98　Skier's thumb
スキーで転倒し母指に痛みと不安定性を訴える 21 歳男性．（A）MRI 脂肪抑制 T2 強調冠状断像で，母指 MCP 関節尺側側副靱帯の断裂を認め（→），母指内転筋の腱膜の上に反転している（Stener 損傷）．（B）受傷機転：正常尺側側副靱帯（→）．（C）外転損傷：MCP 部で尺側側副靱帯が損傷（→）．（D）整復後の Stener 損傷：損傷した尺側側副靱帯が腱膜により反転している（→）（A や MRI と比較）．（E）整復後の non-Stener 損傷：損傷した尺側側副靱帯は正しい位置にとどまる（→）．

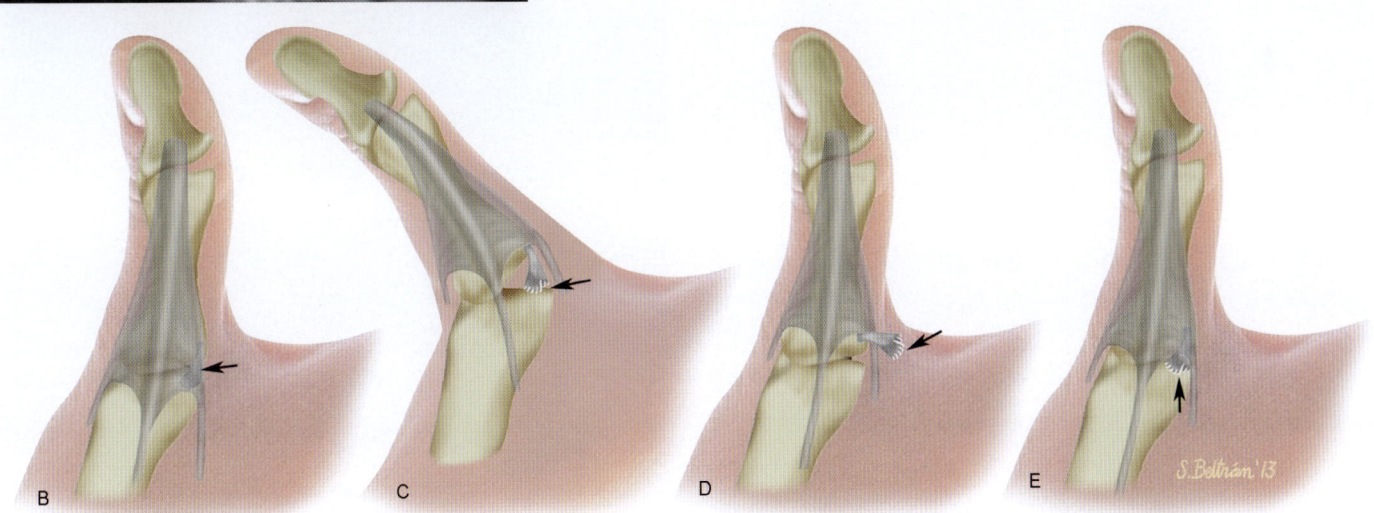

S.Beltrán '13

b Runner's knee［ランナー膝（腸脛靱帯炎）］

　この症状は大腿骨外側顆の上にある腸脛靱帯への持続する摩擦によって発生する症状であり，ランニング時に地面へ着地する際に大腿が痛くなり，活動継続で遷延する．自転車やエアロビクスのステップによっても発生する．MRI では腸脛靱帯の肥厚と靱帯周囲の浮腫を認める（図 4-101）．ときには腸脛靱帯と大腿骨外側顆の間に滑液包を形成することがある．

c Jumper's knee（ジャンパー膝）

　上記とは別の機転によるオーバーユースによる損傷で，ジャンプや着地，方向転換の繰り返しにより，膝蓋腱に伸張ストレスがかかり，近位部に腱症が発生する．この概念は，バスケットボール，バレーボール，体操，陸上，サッカーなどに発生す

る．膝蓋骨下の慢性痛が典型的である．MRI では膝蓋腱近位の肥厚と膝蓋腱付着部での信号変化を認め，特に深部線維によくみられる（図 4-102）．

d Tennis leg（テニスレッグ）

　中年の患者において，膝の伸展と足関節の背屈を強制された場合に，急に発生する腓腹部の痛みと腫脹のことをさす．腓腹筋内側頭の筋腱移行部での断裂が原因であり，MRI にてはっきりと描出される（図 4-103）．足底筋腱の断裂もときにテニスレッグの原因となりうることが知られている．

e シンスプリント

脛骨内側疲労性骨膜炎（または medial tibial stress syndrome）

4

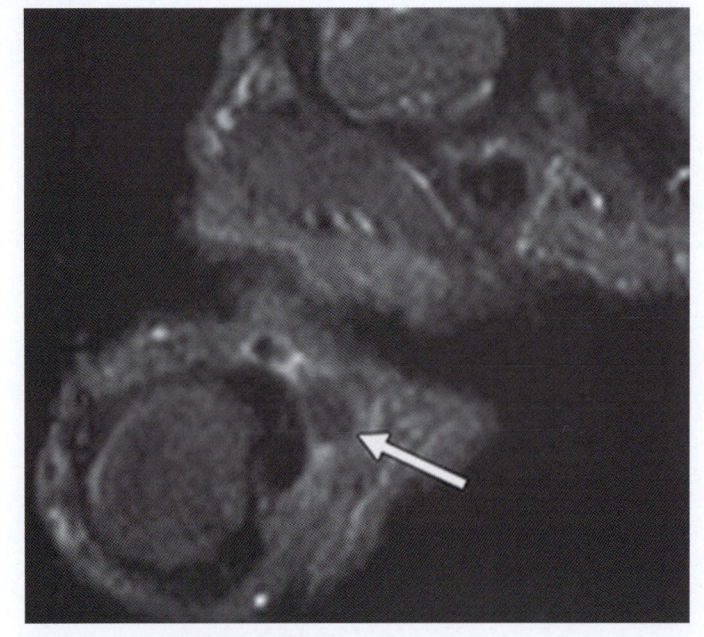

図4-99　Bowler's thumb
母指の基部に結節を生じ進行性の異常知覚を呈した成人のボウリング愛好家．MRI脂肪抑制T2強調横断像にて，母指の基部に低信号の結節状陰影を認め（→），尺側指神経の神経腫に相当する．
(Miller T, Reinius WR. Nerve entrapment syndromes of the elbow, forearm, and wrist. Am J Roentgenol 2010；195：585-594より引用)

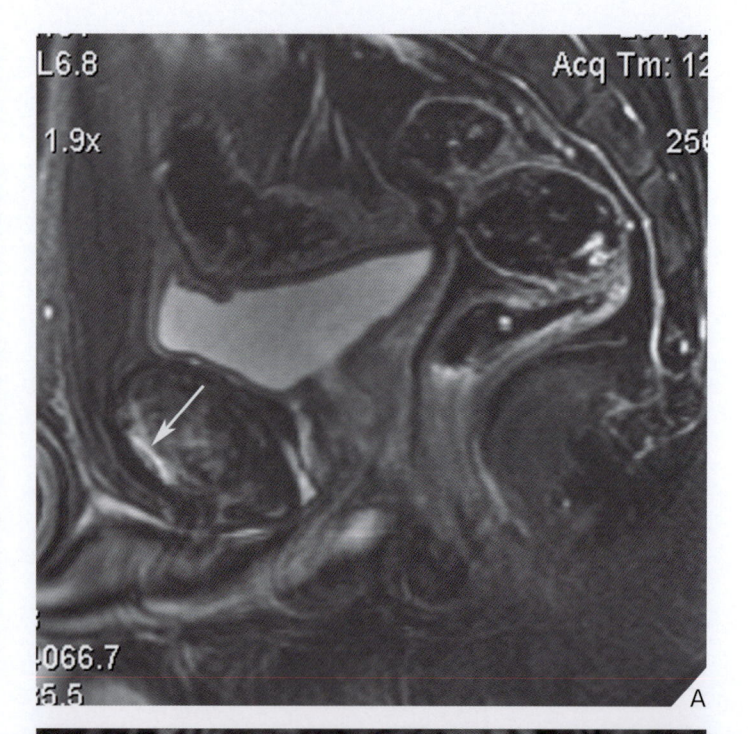

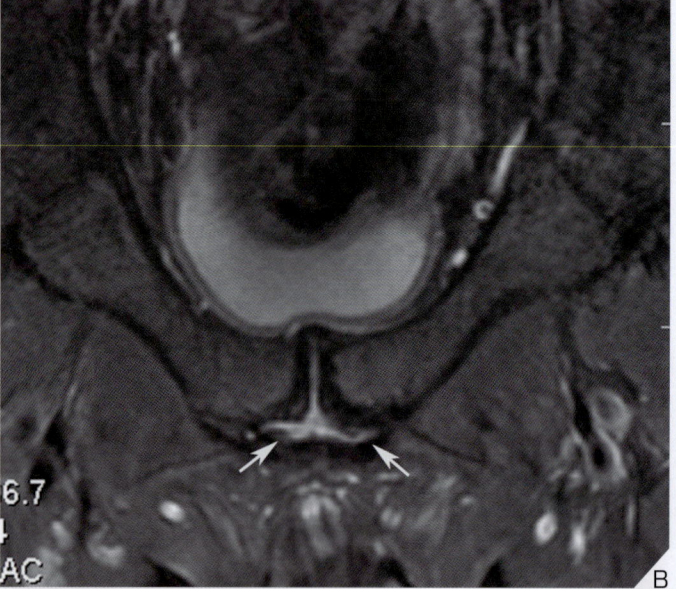

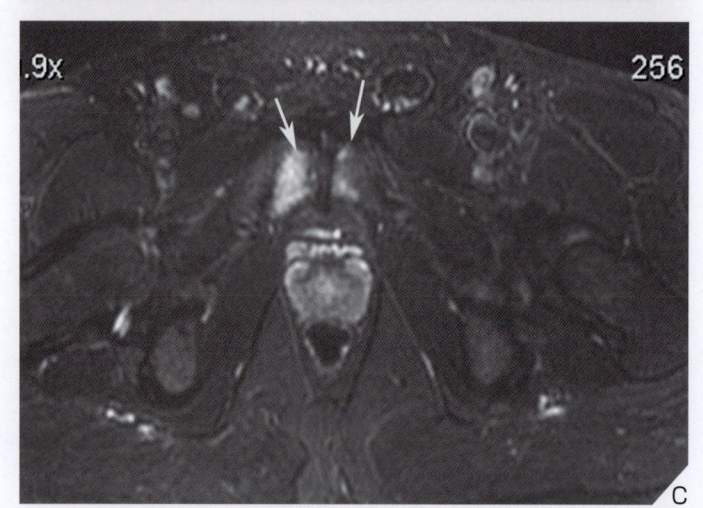

図4-100　Sports hernia（スポーツヘルニア）
恥骨・鼡径部の痛みをもつ青年サッカー選手．（A）MRI STIR矢状断像にて，恥骨結合を通る正中で腹直筋/内転筋の腱膜板が骨より剥離している（→）．（B）MRI T2強調冠状断像にて，両側の内転筋腱の恥骨付着部での部分損傷を認め（→），double cleft signまたは"mustache sign"を示す．（C）MRI脂肪抑制T2強調横断像において，恥骨結合周囲の恥骨の髄内浮腫を認める（→）．

として知られ，ランニングやジャンプを行う種目（バスケットボールやテニス）におけるオーバーユース障害である．脛骨内側の骨膜におけるストレス反応とされる．女性により多く，70%程度の例で両側性である．脛骨後内側の圧痛を訴え，MRIでは同部位の骨膜の浮腫を認めるが，骨髄浮腫や皮質の異常は伴わない（図4-104）．

f　Footballer's ankle（フットボーラーズ・アンクル）

過去に優れたサッカー選手において足関節の変形症性変化が増加するということでこの名が付いた．繰り返しのキック動作により，変性が進行して慢性的な足関節前面の痛みが，とくに背屈動作により増強する（前方インピンジメント）．MRIでは足関節の変性，とくに前方の骨棘と軟骨欠損を示す（図4-105）．

g　Snowboarder's fracture（スノーボード骨折）

距骨の外側突起の骨折であり，単純X線では描出されにくい．足関節の内がえしと背屈によって発生する．急激な足関節外側の痛みが起こり，しばしば足関節捻挫と間違われる．CTとMRIにて明瞭に確認される（図4-106）．

h　turf toe（ターフトゥ）

硬い芝生の上で，中足趾節関節の背屈強制により，蹠側板の損傷と種子骨の分離や骨折を生じる．軽量のシューズを履いたサッカー選手に発生しやすい．MRIでは蹠側板の損傷を認める（図4-107）．

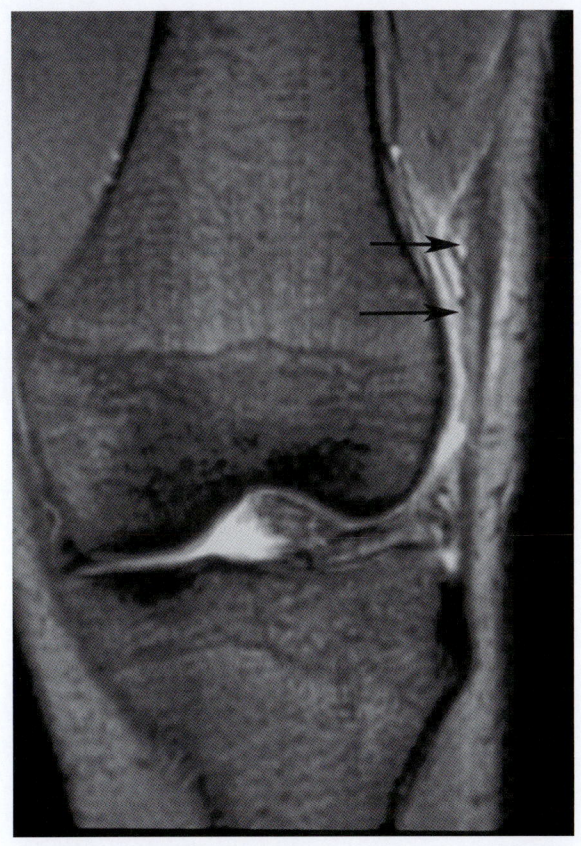

図 4-101 Runner's knee
大腿骨の外側に痛みがある青年女性のランニング愛好家.
MRI グラディエントエコー冠状断像にて,大腿骨外側顆の
レベルで,浮腫を伴った腸脛靱帯遠位部の肥厚を認め(→),
腸脛靱帯炎に典型的である.

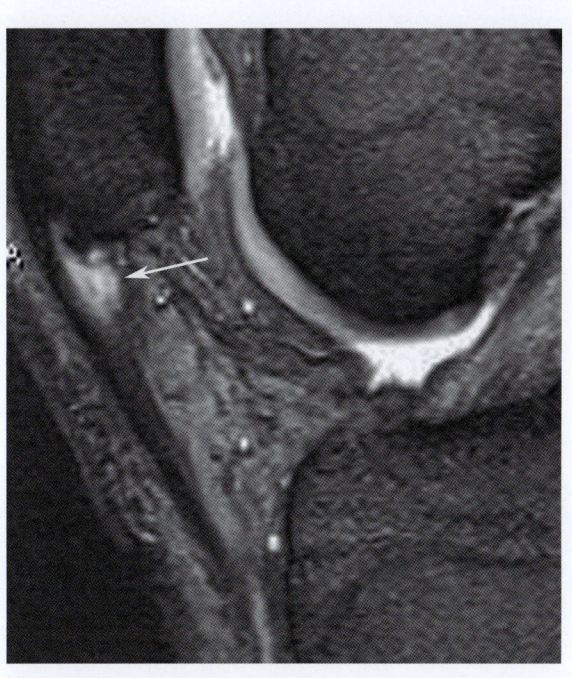

図 4-102 Jumper's knee
若年陸上選手の膝蓋骨下端に限局する膝前面痛. MRI T2 強
調像にて,膝蓋腱近位に局所的な高信号と腱の肥厚を認め
(→),膝蓋腱の深部線維の部分損傷と腱症を示す.

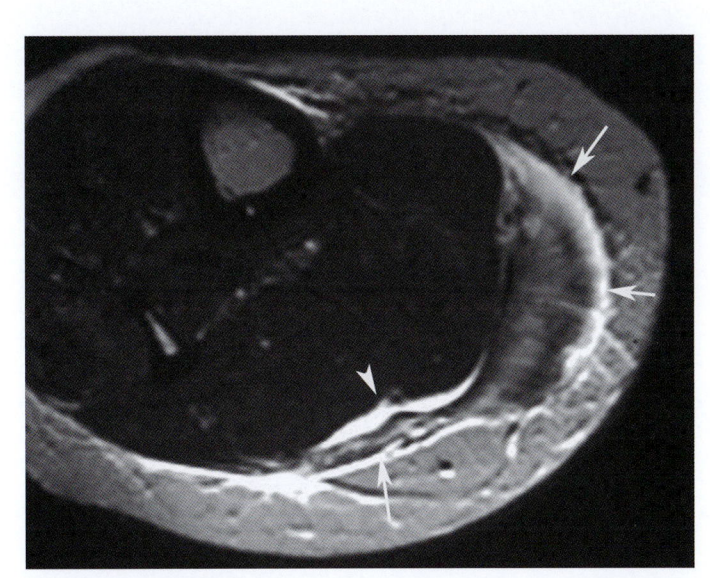

図 4-103 Tennis leg
中年男性のテニス中に発生した急激な腓腹部痛. MRI T2 強調横断像に
おいて,腓腹筋内側頭の筋膜周囲の腫脹と液体貯留を示し(→),ヒラメ
筋と腓腹筋間に広がっており(▷),典型的な筋・筋膜での肉離れであ
る.

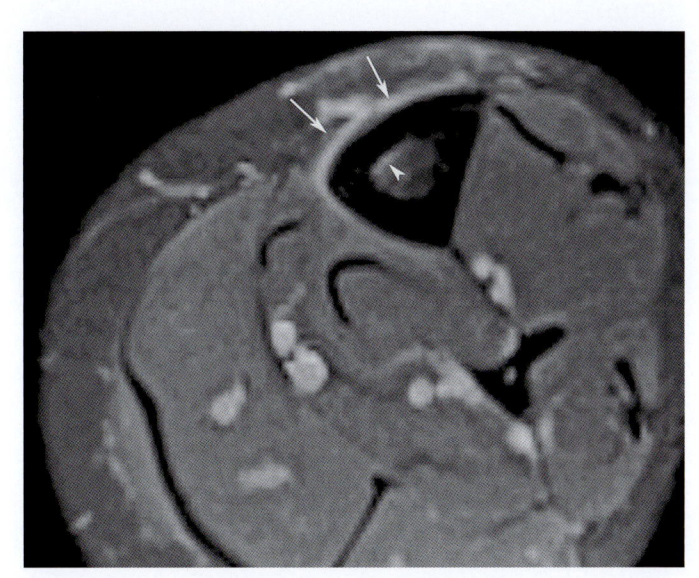

図 4-104 シンスプリント
若年女子ランナーでの下腿前面痛. MRI T2 強調横断像にて,脛骨前面
の軟部組織の浮腫を認め(→),骨髄浮腫はごくわずかである(▷).
(Luis Beltran, MD, New York のご好意による)

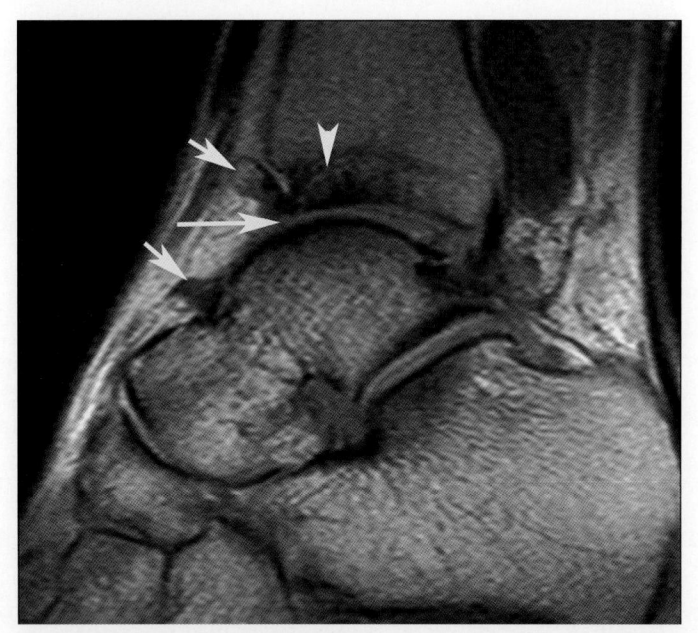

図 4-105　Footballer's ankle
32 歳サッカー選手における，背屈にて増強する慢性的な足関節前面の痛み．MRI プロトン密度強調矢状断像にて，脛骨遠位と距骨頚部に骨棘を認め（短い→），脛骨遠位の軟骨下骨硬化と関節軟骨欠損を認める（長い→）．

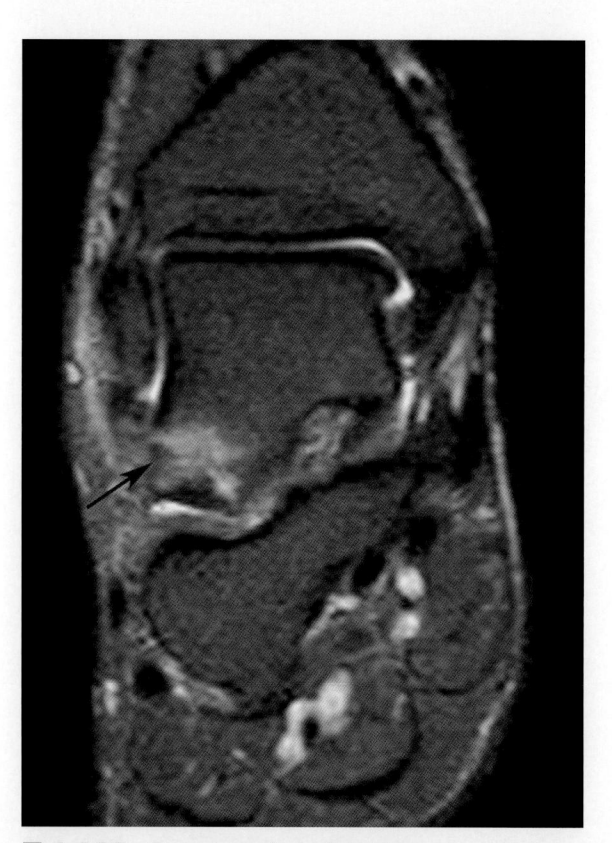

図 4-106　Snowboarder's fracture
若年男性のスノーボードでの事故による急激な足関節痛．MRI T2 冠状断像にて距骨外側突起の骨折と周囲の骨髄浮腫を認める（→）．

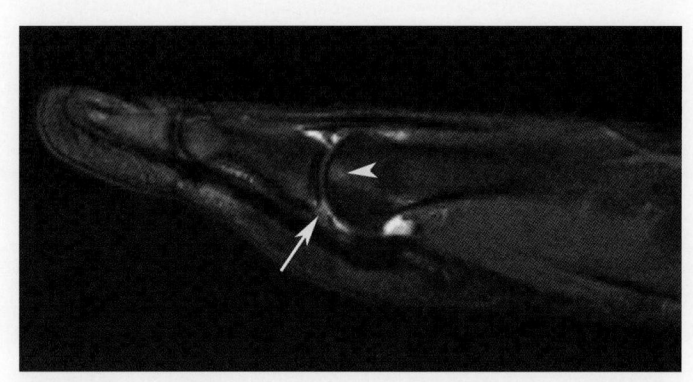

図 4-107　turf toe
若いサッカー選手の母指底側の痛み．MRI 脂肪抑制 T2 強調矢状断にて，蹠側板の一部である内側趾骨種子骨靱帯の損傷を認め（→），母趾中足骨頭における局所的な骨挫傷も認める（▷）．

覚えておくべきポイント

❶ 骨折や脱臼の疑われるときには，少なくとも互いに 90°直交する二方向撮影が必要である．

❷ 合併損傷を見逃す危険のないよう，撮影の際は隣接した関節を含めるようにする．

❸ 骨折が疑われるときは，次のような微小な関連した異常を探すようにする：
- 軟部組織の腫脹
- 脂肪線条の消失や転位
- 骨膜および内骨膜反応
- 関節液
- 関節内の脂肪-関節液水平面
- 二重の骨皮質線
- 骨皮質の歪み
- 骨幹端隅角の不整

❹ 骨折を報告するときは，次のことを記述する：
- 骨折の解剖学的部位と拡がり
- 骨折のタイプ
- 骨折線の方向
- 骨片の配列
- 嵌入や陥没，圧迫の有無
- 合併する異常の有無
- 骨折が特別な型かどうか
- 成長軟骨板損傷があるかどうか（このような症例では Salter-Harris 分類，それに加えて Rang と Ogden の追加分類が，損傷の正確な評価に有用な方法である）

❺ 骨折が治癒しなかった場合，癒合不全を３型に区別する：
- 反応性（増殖性と低増殖性）
- 非反応性（萎縮性）
- 感染性

❻ 骨格の外傷の病歴のある患者では，次のような合併症が起こりうることに気を付けなければならない：
- 廃用性骨粗鬆症（軽度ないし中等度）
- 反射性交感神経性ジストロフィー
- Volkmann 阻血性拘縮
- 外傷性骨化性筋炎（その特徴は X 線像上，帯状現象と骨透亮像の裂け目から成り，病変の進展が明瞭に決定されることである）
- 骨壊死（もっとも早期の徴候は MRI で示される．またはその後，骨スキャンでアイソトープの取込み増加がみられる．X 線像上の特徴は骨透過性三日月像である）
- 血管損傷（デジタルサブトラクション法がもっとも有用）
- 成長障害
- 外傷性関節症

❼ 傍皮質骨性骨化性筋炎に関しては，病巣の成熟段階によって MRI 所見に違いがあることを記憶する：

- 初期では T1 強調像は中間信号を呈し，T2 強調像では高信号を呈する．
- 成熟期では T1，T2 強調像共に，骨成熟に関連して辺縁が低信号を呈する．
- 病巣部の脂肪組織は，T1 強調像では高信号，T2 強調像では中間信号を呈する．

❽ 骨壊死は MRI でもっともよく評価できる．骨壊死の４つのタイプ分け（A：脂肪様，B：血液様，C：液体様，D：線維様）は，骨の病理組織学的変化とよく対応している．

❾ 疲労骨折は，旺盛な骨リモデリングから明らかな骨折までの範囲で，周囲のメカニカルな状況に骨が反応している種々の相の一部としてみるべきである：
- 初期の X 線像ではほとんど正常である．
- 最初に X 線像でみられる異常像は皮質骨にみられるかすかな変化（灰色皮質徴候，gray cortex sign）である．
- 骨スキャンの感受性が高く，しばしば特徴的な紡錘状や横断帯状のアイソトープの取込み増加がみられる．
- MRI では T1 強調像で骨髄内の低信号像，T2 強調像で高信号像となり，しばしば中心部の帯状の低輝度像は骨折線を表していると推定できる．

❿ 脆弱性骨折は疲労骨折の一亜型であり，粗鬆骨に発生する．仙骨に発生して両側の翼に及んだ場合には骨シンチグラフィーにて H 形の集積を示し，"Honda sign" と呼ぶ．

⓫ 軟部組織損傷を扱う際は，次のような補助的な画像診断法を考慮しなければならない：
- ストレス撮影
- 関節造影
- 腱造影と滑液包造影
- CT
- MRI

⓬ MRI は種々の軟部組織損傷，たとえば筋，腱，靱帯を評価するのになくてはならない手段である．MRI は捻挫，打撲，断裂や血腫のさまざまな変化の程度を効果的に描出することができ，それらの損傷の意義付けを可能にする．

⓭ 特定のスポーツに関連した独特の名前が付いた損傷が多くある．特徴的な画像について学んでおく必要がある：weight lifter pectoralis；リトルリーガーズショルダー；ゴルフおよびテニス肘；リトルリーガー，ベースボールピッチャー，ゴールキーパーエルボー；oars-man's wrist，cyclist's wrist および gymnast's wrist；ボクサー骨折；スキーヤーおよびボウリング母指；スポーツヘルニア；ランナー膝およびジャンパー膝；テニスレッグ；フットボーラーズ・アンクル；スノーボード骨折；turf toe，およびその他さまざまなスポーツ活動に関連した損傷がある．

4

引用文献・参考図書

1. Adelberg JS, Smith GH. Corticosteroid-induced avascular necrosis of the talus. *J Foot Surg* 1991; 30: 66-69.
2. Allard JC, Porter G, Ryerson RW. Occult posttraumatic avascular necrosis of hip revealed by MRI. *Magn Reson Imaging* 1992; 10: 155-159.
3. Anderson MW, Greenspan A. State of the art: stress fractures. *Radiology* 1996; 199: 1-12.
4. Arger PH, Oberkircher PE, Miller WT. Lipohemarthrosis. *Am J Roentgenol* 1974; 121: 7-100.
5. Arndt WF III, Truax AL, Barnett FM, Simmons GE, Brown DC. MR diagnosis of bone contusions of the knee: comparison of coronal T2-weighted fast spin-echo with fat saturation and fast spin-echo STIR images with conventional STIR images. *Am J Roentgenol* 1996; 166: 119-124.
6. Assouline-Dayan Y, Chang C, Greenspan A, Shoenfeld Y, Gershwin ME. Pathogenesis and natural history of osteonecrosis. *Semin Arthritis Rheum* 2002; 32: 94-124.
7. Athanasian G, Wickiewicz T. Osteonecrosis of the femoral condyle after arthroscopic reconstruction of a cruciate ligament. *J Bone Joint Surg Am* 1995; 77A: 1418-1421.
8. Baker ND. Pseudoaneurysm—a complication of fracture through cement after total hip replacement. *Orthop Rev* 1981; 10: 110-111.
9. Bassett LW, Grover JS, Seeger LL. Magnetic resonance imaging of knee trauma. *Skeletal Radiol* 1990; 19: 401-405.
10. Baumhauer JF. Anterior ankle impingement. *Orthopedics* 2011; 34: 789-790.
11. Beltran J. *MRI: Musculoskeletal system*. Philadelphia: JB Lippincott; 1990.
12. Beltran J, Burk JM, Herman LJ, et al. Avasacular necrosis of the femoral head: early MRI detection and radiological correlation. *Magn Reson Imaging* 1987; 5: 531-542.
13. Beltran J, Herman LJ, Burk JM, et al. Femoral head avascular necrosis: MR imaging with clinical-pathologic and radionuclide correlation. *Radiology* 1988; 166: 215-220.
14. Blum GM, Crues JV, Sheehan W. MR of occult bony trauma: the missing link. *Appl Radiol* 1993; 22: 15-21.
15. Bohrer SP. The fat pad sign following elbow trauma. Its usefulness and reliability in suspecting "invisible" fractures. *Clin Radiol* 1970; 21: 90-94.
16. Boon AJ, Smith J, Zobitz ME, et al. Snowboarder's talus fracture. Mechanism of injury. *Am J Sports Med* 2001; 29: 333-338.
17. Borden S. Traumatic bowing of the forearm in children. *J Bone Joint Surg Am* 1974; 56A: 611-616.
18. Brewer RB, Gregory AJ. Chronic lower leg pain in athletes: a guide for the differential diagnosis, evaluation, and treatment. *Sports Health* 2012; 4: 121-127.
19. Caffey J. *Pediatric X-ray diagnosis*, vol. 2, 2nd ed. Chicago: Year Book Medical Publishers; 1973.
20. Chadwick DJ, Bentley G. The classification and prognosis of epiphyseal injuries. *Injury* 1987; 18: 157-168.
21. Chan WP, Liu Y-J, Huang G-S, Jiang C-C, Huang S, Chang Y-C. MRI of joint fluid in femoral head osteonecrosis. *Skeletal Radiol* 2002; 31: 624-630.
22. Chang CC, Greenspan A, Gershwin ME. Osteonecrosis: current perspectives on pathogenesis and treatment. *Semin Arthritis Rheum* 1993; 23: 47-69.
23. Coleman BG, Kressel HY, Dalinka MK, Schiebler ML, Burk DL, Cohen EK. Radiographically negative avascular necrosis: detection with MR imaging. *Radiology* 1988; 168: 525-528.
24. Colwell CW, Robinson C. Osteonecrosis of the femoral head in patients with inflammatory arthritis on asthma receiving corticosteroid therapy. *Orthopedics* 1996; 19: 941-946.
25. Crain JM, Phancao JP, Stidham K. MR imaging of turf toe. *Magn Reson Imaging Clin N Am* 2008; 16: 93-103.
26. Cushner FO, Friedman RJ. Osteonecrosis of the femoral head. *Orthop Rev* 1988; 17: 29-34.
27. Daffner RH, Pavlov H. Stress fractures: current concepts. *Am J Roentgenol* 1992; 159: 245-252.
28. Davidson JK. Dysbaric disorders. Aseptic bone necrosis in tunnel workers and divers. *Clin Rheumatol* 1989; 3: 1-23.
29. Davidson JK, Briggs JD. Osteonecrosis and fracture following renal transplantation. *Clin Radiol* 1985; 36: 27-35.
30. Delgado GJ, Chung CB, Lektrakul N, et al. Tennis leg: clinical US study of 141 patients and anatomic investigation of four cadavers with MR imaging and US radiology 2002; 224: 112-119.
31. DeSmet AA. Magnetic resonance findings in skeletal muscle tears. *Skeletal Radiol* 1993; 22: 479-484.
32. DeSmet AA, Fisher DR, Heiner JP, Keene JS. Magnetic resonance imaging of muscle tears. *Skeletal Radiol* 1990; 19: 283-286.
33. DeSmet AA, Norris MA, Fisher DR. Magnetic resonance imaging of myositis ossificans: analysis of seven cases. *Skeletal Radiol* 1992; 21: 503-507.
34. Deutsch AL, Mink JH. Magnetic resonance imaging of musculoskeletal injuries. *Radiol Clin North Am* 1989; 27: 983-1002.
35. Deutsch AL, Mink JH, Waxman AD. Occult fractures of the proximal femur: MR imaging. *Radiology* 1989; 170: 113-116.
36. Drery P, Sartoris DJ. Osteonecrosis in the foot. *J Foot Surg* 1991; 30: 477-483.
37. Eisenberg RL. *Atlas of signs in radiology*. Philadelphia: JB Lippincott; 1984.
38. Ferlic OC, Morin P. Idiopathic avascular necrosis of the scaphoid—Preiser's disease? *J Hand Surg* 1989; 14: 13-16.
39. Ficat RP. Idiopathic bone necrosis of the femoral head: early diagnosis and treatment. *J Bone Joint Surg Br* 1985; 67B: 3-9.
40. Ficat RP. Treatment of avascular necrosis of the femoral head. In: Hungerford DS, ed. *The hip: Proceedings of the Eleventh Open Meeting of The Hip Society*. St. Louis: CV Mosby; 1983: 279-295.
41. Ficat RP, Arlet J. Ischemia and necrosis of bone. In: Hungerford DS, ed. *Ischemia and necrosis of bone*. Baltimore: Williams & Wilkins; 1980: 196.
42. Ficat RP, Arlet J. Treatment of bone ischemia and necrosis. In: Hungerford DS, ed. *Ischemia and necrosis of bone*. Baltimore: Williams & Wilkins; 1980: 171-182.
43. Frostick SP, Wallace WP. Osteonecrosis of the humeral head. *Clin Rheumatol* 1989; 3: 651-657.
44. Genant HK, Kozin F, Bekerman C, McCarty DJ, Sims J. The reflect sympathetic dystrophy syndrome. *Radiology* 1975; 117: 21-32.
45. Haajanen J, Saarinen O, Laasonen L, Kuhlbäck B, Edgren J, Slatis P. Steroid treatment and aseptic necrosis of the femoral head in renal transplant recipients. *Transplant Proc* 1984; 16: 1316-1319.
46. Hendrix RW, Rogers LF. Diagnostic imaging of fracture complications. *Radiol Clin North Am* 1989; 27: 1023-1033.
47. Herrmann LG, Reineke HG, Caldwell JA. Post-traumatic painful osteoporosis: a clinical and roentgenological entity. *Am J Roentgenol* 1942; 47: 353-361.
48. Holt G, Helms CA, Steinbach L, Neumann C, Munk PL, Genart HK. Magnetic resonance imaging of the shoulder: rationale and current applications. *Skeletal Radiol* 1990; 19: 5-14.
49. Hungerford DS, Lennox DW. The importance of increased intraosseous pressure in the development of osteonecrosis of the femoral head: implications for treatment. *Orthop Clin North Am* 1985; 16: 635-654.
50. Hungerford DS, Zizic TM. Alcoholism associated ischemic necrosis of the femoral head. *Clin Orthop* 1978; 130: 144-153.
51. Iannotti JP. Growth plate physiology and pathology. *Orthop Clin North Am* 1990; 21: 1-17.
52. Imhof H, Breitenseher M, Trattnig S, et al. Imaging of avascular necrosis of bone. *Eur Radiol* 1997; 7: 180-186.
53. Iwasaki K, Hirano T, Sagara K, Nishimura Y. Idiopathic necrosis of the femoral epiphyseal nucleus in rats. *Clin Orthop* 1992; 277: 31-40.
54. Jaramillo D, Hoffer FA, Shapiro F, Rand F. MR imaging of fractures of the growth plate. *Am J Roentgenol* 1990; 155: 1261-1265.
55. Jelinek JS, Kransdorf MJ. MR imaging of soft-tissue masses. Mass-like lesions that simulate neoplasms. *Magn Reson Imaging Clin N Am* 1995; 3: 727-741.
56. Jergesen HE, Khan AS. The natural history of untreated asymptomatic hips in patients who have nontraumatic osteonecrosis. *J Bone J Surg Am* 1997; 79A: 359-363.
57. Johnston RM, Jones WW. Fractures through human growth plates. *Orthop Trans* 1980; 4: 295.
58. Jones DA. Volkmann's ischemia. *Surg Clin North Am* 1970; 50: 329-342.
59. Jones G. Radiological appearance of disuse osteoporosis. *Clin Radiol* 1969; 20: 345-353.
60. Jones JP, Engleman GP, Najarian JS. Systemic fat embolism after renal transplantation and treatment with corticosteroids. *N Engl J Med* 1965; 273: 1453-1458.
61. Kay NRM, Park WM, Bark MB. The relationship between pregnancy and femoral head necrosis. *Br J Radiol* 1972; 45: 828-831.
62. Khan W, Zoga AC, Meyers WC. Magnetic resonance imaging of athletic pubalgia and the sports hernia: current understanding and practice. *Magn Reson Imaging Clin N Am* 2013; 21: 97-110.
63. Khanna A, Yoon T, Mont M, Hungerford D, Bluemke D. Femoral head osteonecrosis: detection and grading by using a rapid MR imaging protocol. *Radiology* 2000; 217: 188-192.
64. Kleinmann P. *Diagnostic imaging of child abuse*. St. Louis: Mosby; 1998.
65. Koch E, Hofer HO, Sialer G, Marincek B, von Schulthess GK. Failure of MR imaging to detect reflex sympathetic dystrophy of the extremities. *Am J Roentgenol* 1991; 156: 113-115.
66. Koo K-H, Ahn I-O, Kim R, et al. Bone marrow edema and associated pain in early stage osteonecrosis of the femoral head: prospective study with serial MR images. *Radiology* 1999; 213: 715-722.
67. Kozin F. Reflex sympathetic dystrophy syndrome: a review. *Clin Exp Rheumatol* 1992; 10: 401-409.
68. Kransdorf MJ, Meis JM, Jelinek JS. Myositis ossificans: MR appearance with radiologic-pathologic correlation. *Am J Roentgenol* 1991; 157: 1243-1248.
69. Kuhlman JE, Fishman EK, Magid D, Scott WW Jr, Brooker AF, Siegelman SS. Fracture nonunion: CT assessment with multiplanar reconstruction. *Radiology* 1988; 167: 483-488.
70. Lafforgue P, Dahan P, Chagnaud C, Acquaviva P-C. Early-stage avascular necrosis of the femoral head: MR imaging for prognosis in 31 cases with at least 2 years of follow-up. *Radiology* 1993; 187: 199-204.
71. Lang P, Jergesen HE, Moseley ME, Chafetz NI, Genant HK. Avascular necrosis of the femoral head: high-field-strength MR imaging with histologic correlation. *Radiology* 1988; 169: 517-524.
72. Langevitz P, Baskila O. Osteonecrosis in patients receiving dialysis: report of two cases and review of the literature. *J Rheumatol* 1990; 17: 402-406.

73. Laorr A, Greenspan A, Anderson MW, Moehring HD, McKinley T. Traumatic hip dislocation: early MRI findings. *Skeletal Radiol* 1995; 24: 239-245.

74. Laurin NR, Powe JE, Pavlosky WF, Driedger AA. Multimodality imaging of early heterotopic bone formation. *J Can Assoc Radiol* 1990; 41: 93-95.

75. Lonergan GJ, Baker AM, Morey MK, Boos SC. From the archives of the AFIP. Child abuse: radiologic-pathologic correlation. *Radiographics* 2003; 33: 811-845.

76. Lotke PA, Geker ML. Osteonecrosis of the knee. *J Bone Joint Surg Am* 1988; 70A: 470-473.

77. MacEwan DW. Changes due to trauma in the fat plane overlying the pronator quadratus muscle. A radiologic sign. *Radiology* 1964; 82: 879-886.

78. Mankin HJ. Nontraumatic necrosis of bone（osteonecrosis）. *N Engl J Med* 1992; 326: 1473-1479.

79. Marcus NO, Enneking WF. The silent hip in idiopathic aseptic necrosis. *J Bone Joint Surg Am* 1973; 55A: 1351-1366.

80. Markisz JA, Knowles RJR, Altchek DW, Schneider R, Whalen JP, Cahill PT. Segmental patterns of avascular necrosis of the femoral heads: early detection with MR imaging. *Radiology* 1987; 162: 717-720.

81. Martin JS, Marsh JL. Current classification of fractures. Rationale and utility. *Radiol Clin North Am* 1997; 35: 491-506.

82. Mazet R Jr, Hohl M. Fractures of the carpal navicular. *J Bone Joint Surg Am* 1963; 45A: 82-112.

83. McDougall IR, Rieser RP. Scintigraphic techniques in musculoskeletal trauma. *Radiol Clin North Am* 1989; 27: 1003-1011.

84. Merten DF, Carpenter BLM. Radiologic imaging of inflicted injury in the child abuse syndrome. *Ped Clin North Am* 1990; 37: 815-837.

85. Miller T, Reinius WR. Nerve entrapment syndromes of the elbow, forearm and wrist. *Am J Roentgenol* 2010; 195: 585-594.

86. Mink JH, Deutsch AL. Occult cartilage and bone injuries of the knee: detection, classification, and assessment with MR imaging. *Radiology* 1989; 170: 823-829.

87. Mirzai A, Chang CC, Greenspan A, Gershwin ME. The pathogenesis of osteonecrosis and the relationship to corticosteroids. *J Asthma* 1999; 36: 77-95.

88. Mirzai R, Chang CC, Greenspan A, Gershwin ME. Avascular necrosis. *Comp Ther* 1998; 24: 251-255.

89. Mitchell DG, Joseph PM, Fallon M, et al. Chemical-shift MR imaging of the femoral head: an in vitro study of normal hips and hips with avascular necrosis. *Am J Roentgenol* 1987; 148: 1159-1164.

90. Mitchell DG, Kressel HY, Arger PH, Palinka M, Spritzer CE, Steinberg ME. Avascular necrosis of the femoral head: morphologic assessment by MR imaging, with CT correlation. *Radiology* 1986; 161: 739-742.

91. Mitchell DG, Kundel JL, Steinberg MF. Avascular necrosis of the hip: comparison of MR, CT and scintigraphy. *Am J Roentgenol* 1986; 147: 67-71.

92. Mitchell DG, Rao VM, Dalinka MK, et al. Femoral head avascular necrosis: correlation of MR imaging, radiographic staging, radionuclide imaging, and clinical findings. *Radiology* 1987; 162: 709-715.

93. Moran MC. Osteonecrosis of the hip in sickle cell hemoglobinopathy. *Am J Orthop* 1995; 24: 18-24.

94. Müller ME, Allgower M, Schneider R, Willenegger H. *Manual of internal fixation, techniques recommended by the AO Group*, 2nd ed. Berlin, Germany: Springer-Verlag; 1979.

95. Naimark A, Miller K, Segal D, Kossoff J. Nonunion. *Skeletal Radiol* 1981; 6: 21-25.

96. Nelson SW. Some important diagnostic and technical fundamentals in the radiology of trauma, with particular emphasis on skeletal trauma. *Radiol Clin North Am* 1966; 4: 241-259.

97. Norell H-G. Roentgenologic visualization of the extracapsular fat. Its importance in the diagnosis of traumatic injuries to the elbow. *Acta Radiol* 1954; 42: 205-210.

98. Norman A, Bullough P. The radiolucent crescent line—an early diagnostic sign of avascular necrosis of the femoral head. *Bull Hosp J Dis* 1963; 24: 99-104.

99. Norman A, Dorfman HD. Juxtacortical circumscribed myositis ossificans: evolution and radiographic features. *Radiology* 1970; 96: 301-306.

100. Nuovo MA, Norman A, Chumas J, Ackerman LV. Myositis ossificans with atypical clinical, radiographic, or pathologic findings: a review of 23 cases. *Skeletal Radiol* 1992; 21: 87-101.

101. Ogden JA. Injury to the growth mechanisms of the immature skeleton. *Skeletal Radiol* 1981; 6: 237-247.

102. Ogden JA. Skeletal growth mechanism injury patterns. *J Pediatr Orthop* 1982; 2: 371-377.

103. Ohzono K, Saito M. The fate of nontraumatic avascular necrosis of the femoral head: a radiologic classification to formulate prognosis. *Clin Orthop* 1992; 277: 73-78.

104. Ono K, Tohjima T. Risk factors of avascular necrosis of the femoral head in patients with systemic lupus erythematosus under high-dose corticosteroid therapy. *Clin Orthop* 1992; 277: 89-97.

105. Pappas JN. The musculoskeletal crescent sign. *Radiology* 2000; 217: 213-214.

106. Patton RW, Evans DIK. Silent avascular necrosis of the femoral head in haemophilia. *J Bone Joint Surg Br* 1988; 70B: 737-739.

107. Peers KH, Lysens RJ. Patellar tendinopathy in athletes: current diagnostic and therapeutic recommendations. *Sports Med* 2005; 35: 71-78.

108. Petrini F, Amoroso L, Carotti L, Cerioni M, Ravasi E, Lanza R. Myositis ossificans circumscripta: computerized tomography and magnetic resonance findings.

109. Rang M. *The growth plate and its disorders*. Baltimore: Williams & Wilkins; 1969.

110. Riley PM, Weiner DS. Hazards of internal fixation in the treatment of slipped capital femoral epiphysis. *J Bone Joint Surg Br* 1990; 72B: 854-858.

111. Rockwood CA Jr, Green DP. *Fractures in adults*, vol. 1. Philadelphia: JB Lippincott; 1984.

112. Rockwood CA Jr, Wilkins KE, King RE. *Fractures in children*, vol. 3. Philadelphia: JB Lippincott; 1984.

113. Rogers LF. *Radiology of skeletal trauma*. New York: Churchill Livingstone; 1992.

114. Rogers LF. The radiography of epiphyseal injuries. *Radiology* 1970; 96: 289-299.

115. Rogers LF, Poznanski AK. State of the art. Imaging of epiphyseal injuries. *Radiology* 1994; 191: 297-308.

116. Rosen H. Treatment of nonunions: general principles. In: Chapman MW, ed. *Operative orthopaedics*, 2nd ed. Philadelphia: JB Lippincott; 1993; 749-769.

117. Salter RB. *Textbook of disorders and injuries of the musculoskeletal system*. Baltimore: Williams & Wilkins; 1970.

118. Salter RB, Harris WR. Injuries involving the epiphyseal plate. *J Bone Joint Surg Am* 1963; 45A: 587-622.

119. Sclamberg J, Sonin AH, Sclamberg E, D'Sonza N. Acute plastic bowing deformation of the forearm in an adult. *Am J Roentgenol* 1998; 170: 1259-1260.

120. Seiler JG III, Christie MJ, Homra L. Correlation of the findings of magnetic resonance imaging with those of bone biopsy in patients who have stage I or II ischemic necrosis of the femoral head. *J Bone Joint Surg Am* 1989; 71A: 28-32.

121. Shellock FG, Mink J, Deutsch AL. MR imaging of muscle injuries. *Appl Radiol* 1994; 23: 11-16.

122. Shimizu K, Moriya H, Akita T, Sakamoto M, Suguro T. Prediction of collapse with magnetic resonance imaging of avascular necrosis of the femoral head. *J Bone Joint Surg Am* 1994; 76A: 215-223.

123. Shinoda S, Hasegawa Y, Kawasaki S, Tagawa N, Iwata H. Magnetic resonance imaging of osteonecrosis in divers: comparison with plain radiographs. *Skeletal Radiol* 1997; 26: 354-359.

124. Shirkhoda A, Armin A-R, Bis KG, Makris J, Irwin RB, Shetty AN. MR imaging of myositis ossificans: variable patterns at different stages. *J Magn Reson Imaging* 1995; 5: 287-292.

125. Smith DW. Is avascular necrosis of the femoral head the result of inhibition of angiogenesis? *Med Hypotheses* 1997; 49: 497-500.

126. Steinbach LS, Fleckenstein JL, Mink JH. MRI techniques and practical applications. Magnetic resonance imaging of muscle injuries. *Orthopedics* 1994; 17: 991-999.

127. Stevens K, Tao C, Lee S-V, et al. Subchondral fractures in osteonecrosis of the femoral head: comparison of radiography, CT, and MR imaging. *Am J Roentgenol* 2003; 180: 363-368.

128. Stoller DW, Maloney WJ, Glick JM. The hip. In: Stoller DW, ed. *Magnetic resonance imaging in orthopaedics and rheumatology*. Philadelphia: Lippincott Raven; 1997: 93-202.

129. Suehiro M, Hirano T, Mihara K, Shindo H. Etiologic factors in femoral head osteonecrosis in growing rats. *J Orthop Sci* 2000; 5: 52-56.

130. Sugimoto H, Okubu RS, Ohsawa T. Chemical shift and the double-line sign in MRI of early femoral avascular necrosis. *J Comput Assist Tomogr* 1992; 16: 727-730.

131. Szabo RM, Greenspan A. Diagnosis and clinical findings of Keinböck's disease. *Hand Clin* 1993; 9: 399-407.

132. Takatori Y, Kokubo T, Ninomiya S, Nakamura S, Movimoto S, Kusuba I. Avascular necrosis of the femoral head: natural history and magnetic resonance imaging. *J Bone Joint Surg Br* 1993; 75B: 217-221.

133. Terry DW Jr, Ramin JE. The navicular fat stripe: a useful roentgen feature for evaluating wrist trauma. *Am J Roentgenol* 1975; 124: 25-28.

134. Tervonen O, Snoep G, Stuart MJ, Ehman RL. Traumatic trabecular lesions observed on MR imaging of the knee. *Acta Radiol* 1991; 32: 389-392.

135. Thickman D, Axel L, Kressel HY, et al. Magnetic resonance imaging of avascular necrosis of the femoral head. *Skeletal Radiol* 1986; 15: 133-140.

136. Thometz JG, Lamdan R. Osteonecrosis of the femoral head after intramedullary nailing of a fracture of the femoral shaft in an adolescent. *J Bone Joint Surg Am* 1995; 77A: 1423-1426.

137. Trueta J. Nonunion of fractures. *Clin Orthop* 1965; 43: 23-35.

138. Trumble TE. Avascular necrosis after scaphoid fracture: a correlation of magnetic resonance imaging and histology. *J Hand Surg Am* 1990; 15: 557-564.

139. Vande Berg B, Malghem J, Labaisse MA, Noel H, Maldague B. Avascular necrosis of the hip: comparison of contrast-enhanced and nonenhanced MR imaging with histologic correlation. *Radiology* 1992; 182: 445-450.

140. van der Worp MP, van der Horst N, de Wijer A, Backx FJ, et al. Iliotibial band syndrome in runners: a systematic review. *Sports Med* 2012; 42: 969-992.

141. Weissman BNW, Sledge CB. *Orthopedic radiology*. Philadelphia: WB Saunders; 1986: 1-69.

142. Wenzel WW. The FBI sign. *Rocky Mount Med J* 1972; 69: 71-72.

143. Williams ES, Khreisat S, Ell PJ, King JD. Bone imaging and skeletal radiology in dysbaric osteonecrosis. *Clin Radiol* 1987; 38: 589-592.

144. Williams M, Laredo J-D, Setbon S, et al. Unusual longitudinal stress fractures of the femoral diaphysis: report of five cases. *Skeletal Radiol* 1999; 27: 81-85.

145. Zurlo JV. The double-line sign. *Radiology* 1999; 212: 541-542.

Radiol Med 1995; 90: 492-494.

II

5 上肢Ⅰ：肩甲帯

A 肩甲帯

　肩甲帯の外傷はどの年代にもよくみられるが，その損傷部位は年齢によってさまざまである．小児や若年者においては，遊びや競技活動で生じる鎖骨骨折の頻度が高い．肩関節脱臼や肩鎖関節脱臼は，20～30歳代によくみられ，一方上腕骨近位端骨折は高齢者でよくみられる．これらの外傷の多くは，病歴と臨床所見に加えて，正確な部位，型，さらに損傷の拡がりを明確にするためのX線撮影により診断することができる．しかしながら，特殊な撮影法によるX線像でないと異常のわからないものがある．たとえば，肩関節外傷のなかで肩甲上腕関節の後方脱臼は，多くの場合に通常のX線像では誤診される．

1. 解剖学的・X線学的考察

　肩甲帯は，上腕骨近位部，肩甲骨，鎖骨といった骨から構成され，肩甲上腕関節と肩鎖関節を形成する（図5-1）．さらに種々の筋肉，靱帯，腱が関節包を補強している（図5-2）．関節包は，上腕骨解剖頚と肩甲骨頚部に沿って付着しており，前方部分は，3つの肩甲上腕靱帯（上，中，下）により補強されている．この靱帯は，上腕骨側から始まり，肩甲骨側では上腕二頭筋腱の付着する関節上結節まで付着する．他の重要な靱帯としては，肩鎖靱帯，烏口肩峰靱帯，烏口鎖骨靱帯（僧帽靱帯と円錐靱帯）がある（図5-2Aを参照）．

　基本的な筋肉は腱板を構成している（図5-3）．腱板という用語は，肩甲上腕関節を包み込み，上腕骨頭を堅固に肩甲窩に引き付けている筋群を表現するために用いられている．腱板は前方の肩甲下筋，後上方の棘下筋，後方の小円筋と上方の棘上筋からなる（mnemonic SITS）．肩甲下筋は前方で上腕骨小結節に付着し，棘上筋，棘下筋，小円筋の付着部は後方で大結節となる．棘上筋は上腕骨頭の上方部分を被っており，大結節の上方面に付着している．棘下筋は，上腕骨頭の上方と後方部分を

被って，大結節の中央部に付着している．この部分は上方面より，末梢でより後方に位置する．小円筋は位置的により下方であり，大結節の後下面に付着している（図5-3Bを参照）．さらに，上腕二頭筋長頭腱の関節包内の部分は関節内を走り，上腕三頭筋は下方で関節下結節に付着していて，これらは肩甲上腕関節を一層補強している．

　肩関節領域の外傷の多くは，上腕中間位での正面撮影（図5-4A）や上腕骨頭の異なる面をみることができる上腕内旋位，または上腕外旋位での単純X線撮影の正面像で十分に評価できる．しかし，これらの撮影の欠点の1つは，上腕骨頭が肩甲骨関節窩に重なってみえることにより肩甲上腕関節裂隙がはっきりしないことである（図5-4Bを参照）．患者を患側に40°回転させることでこの重なりをなくすことができる．Grashey撮影として知られるこの後方斜位撮影法によって肩甲骨関節窩を真横からみることができ（図5-5），肩関節後方脱臼の診断にとくに有効である．すなわち，この撮影法で上腕骨頭と肩甲骨関節窩との正常な間隙が消失していれば，診断を確定できるのである（図5-57を参照）．Grashey撮影は，肩峰前方部分の破格である"肩峰骨（OS acromial）"（図5-6）を描出するのにも有効である．これは，肩峰副骨中心の癒合不全を示しており，骨折として誤診されるべきではない．この破格が肩峰骨の不安定性を増し，肩峰下インピンジメントのリスクを高めると考えられている．また，肩峰骨は肩の腋窩撮影でもよく描出される．

　肩のさまざまな外傷を評価するのに，他の有用な特殊撮影法がある．腋窩撮影として知られる肩の上下方向撮影は，上腕骨頭と肩甲骨関節窩との正確な位置関係を決定するのに有用であり（図5-7），さらに肩の前方脱臼，後方脱臼を診断するのにも有用である．また，この撮影法は肩峰骨を描出するのにも有用である（図5-8）．しかし，患者が腕を外転できないような場合は，この撮影を行うことが困難であり，West Point撮影として知られる腋窩撮影が同様に有用である．腋窩撮影のこれらの利点に加え，West Point撮影では肩甲骨関節窩の前下縁が明瞭に描写される（図5-9）．腋窩撮影のうち，他の有用なもの

5

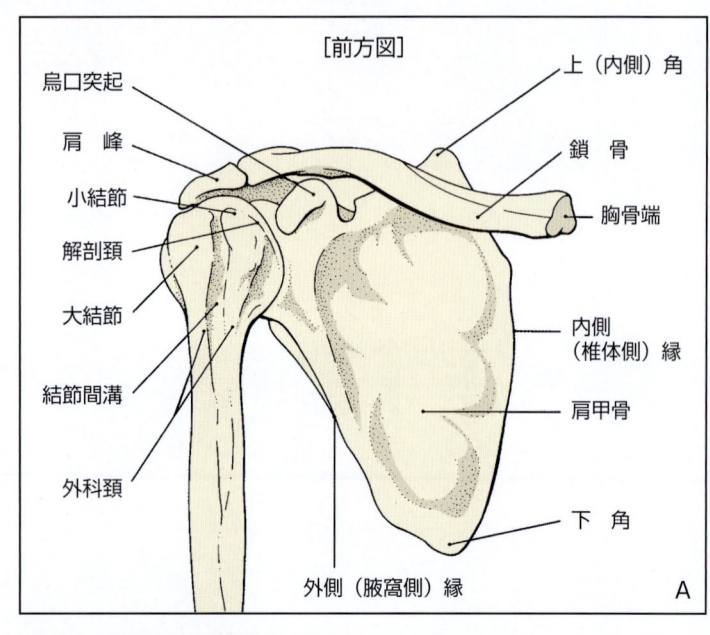
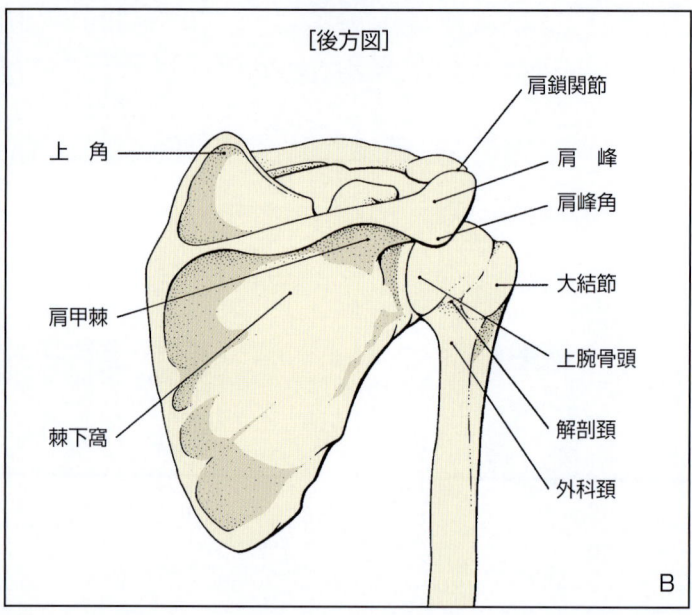

図 5-1 肩の骨性構造物
  肩甲帯を構成する骨の前方図（A）と後方図（B）.

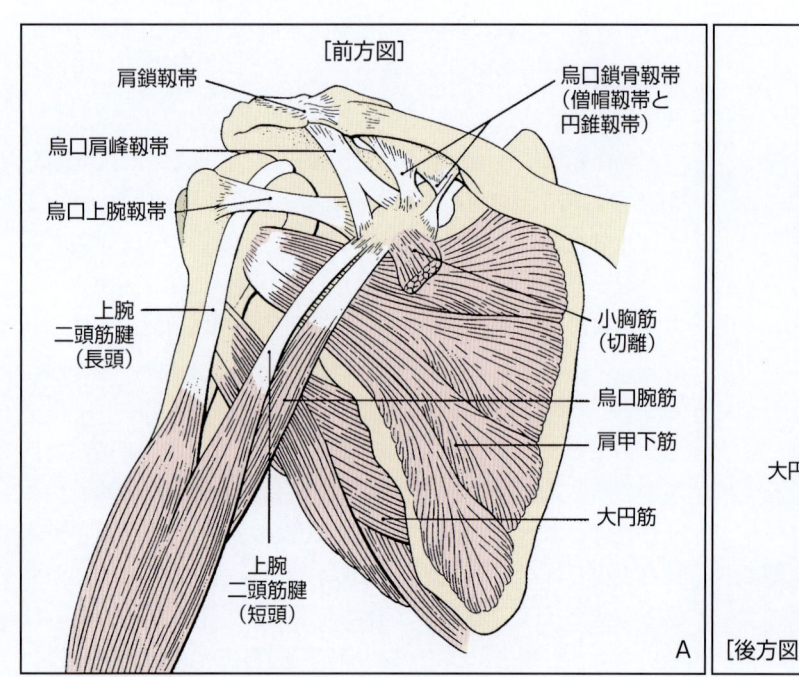
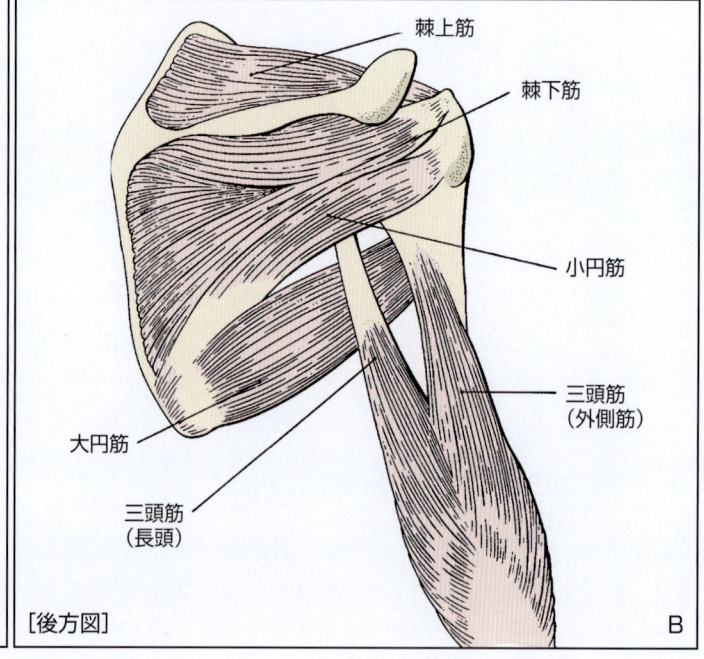

図 5-2 肩の筋肉，靱帯，腱
  肩甲帯の筋肉，靱帯，腱の前方図（A）と後方図（B）.
  (Middleton WD, Lawson TL：Anatomy and MRI of the Joints. New York：Raven Press；1989 より改変)

としては Lawrence 撮影がある．この撮影法には，X 線管球の角度を変えることで補正できるので，腕の完全外転をとる必要がないという重要な利点がある（図 5-10）．上腕骨近位部の外傷は，正面撮影や経肩甲撮影（図 5-4B を参照）で描出されるが，十分に評価するためには経胸郭側面撮影が必要となることもある（図 5-11）．この撮影法では上腕骨近位部の真の側面像が得られるので，転位の程度や骨片の傾きを測定するのにとくに有用である（図 5-31B を参照）．上腕二頭筋腱の結節間溝の外傷が疑われるときには，この部の接線撮影が必要である（図 5-12）．肩鎖関節の損傷は，通常 X 線管球を 15° 頭方へ傾ける

正面像で評価することができる（図 5-13）．また，患者の前腕に錘を付けてこの撮影を行うストレス撮影は，とくに潜在性の肩鎖関節亜脱臼が疑われるときには必須である（図 5-88 を参照）．肩甲骨骨折を十分に評価するには，経肩甲撮影（またはスカプラ Y 撮影）が必要となることもある（図 5-14）．肩峰骨折は，肩出口撮影法により適切に評価することができる．この撮影は肩甲帯の Y 撮影法と同様な肢位で，管球中心を上腕骨頭の上面で 10〜15° 尾側に向けることにより得られる（図 5-15）．この撮影法は，肩峰の形態分類にも有用な方法である（図 5-16；図 5-28 も参照）.

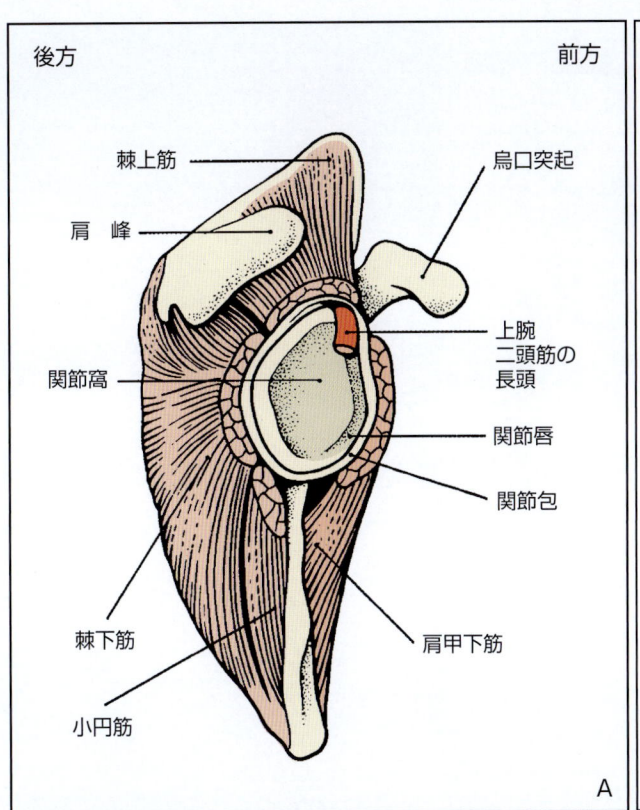
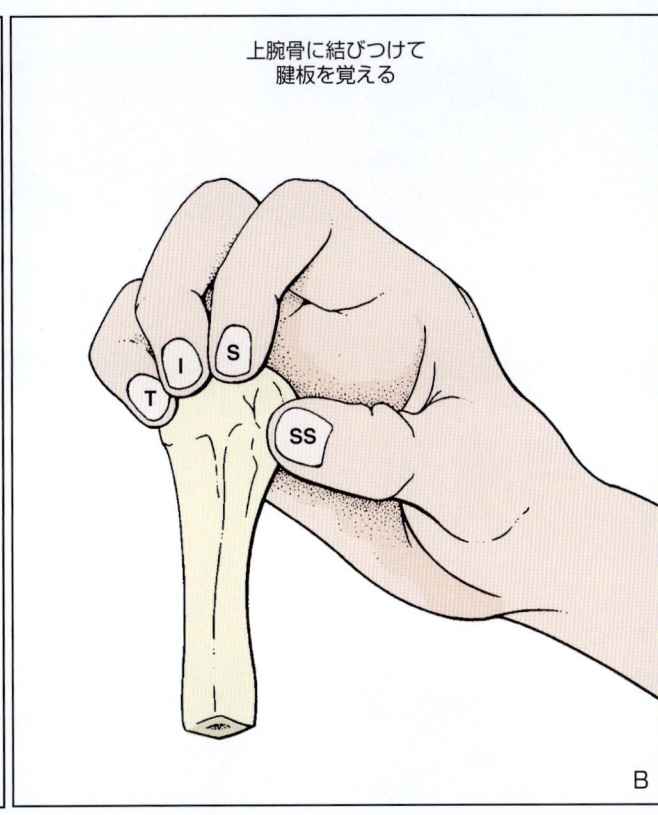

図5-3 腱 板

(A) 肩甲骨関節窩（上腕骨頭を除いてある）と腱板筋と上腕二頭筋長頭腱の関節内部分の局在を示す. (B) 腱板を形成する4つの筋肉：肩甲下筋（SS），棘上筋（S），棘下筋（I），小円筋（T）. これらは関節包と一緒に関節を包み込み，図にみられる手のように上腕骨の4つの点に付着して，正常な関節機能を維持している.

(Anderson JE：Grant's atolas of anatomy, 8th ed, Baltimore：Williams & Willkins；1983 より改変)

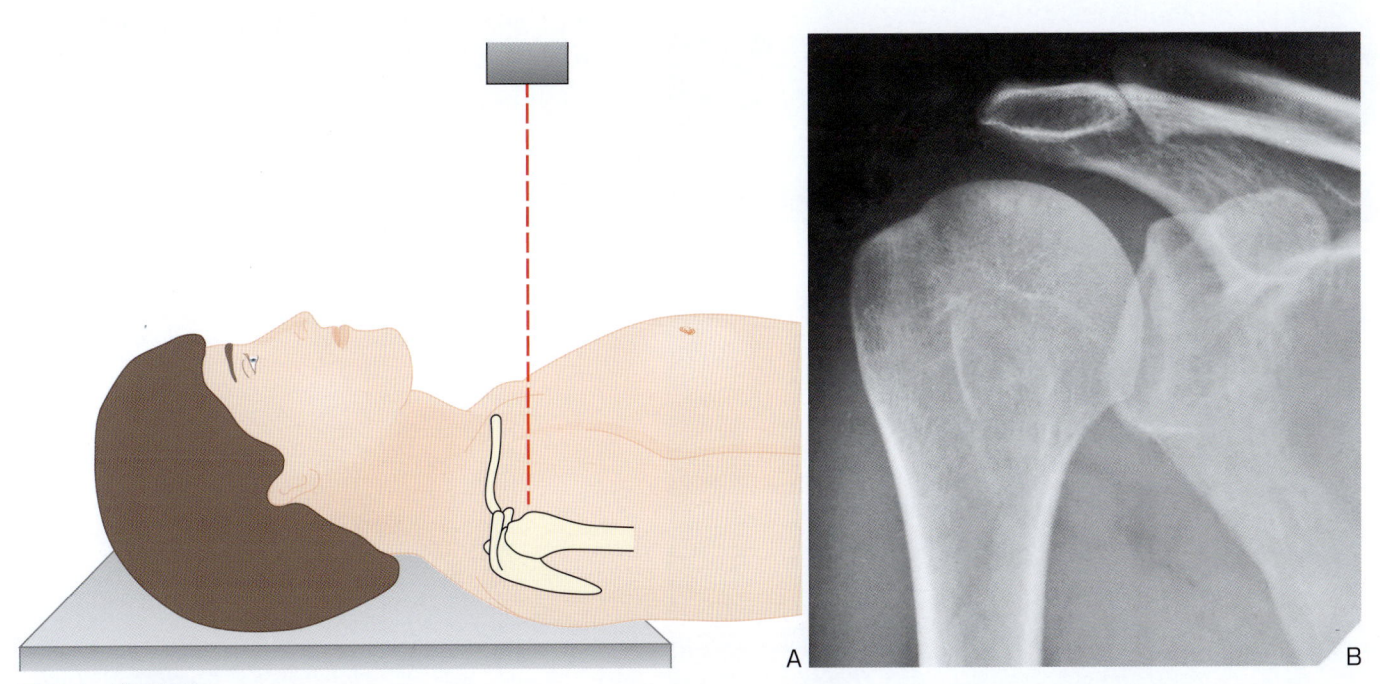

図5-4 正面撮影

(A) 標準的な肩関節正面撮影のためには，患者をこの図に示すような仰臥位かまたは起立位とする. 患側の腕を中間位で完全伸展位とする. 管球中心は上腕骨頭に向ける. (B) この撮影法ではX線像では，上腕骨頭が肩甲骨関節窩と重なり，肩甲上腕関節がうまく描出されない.

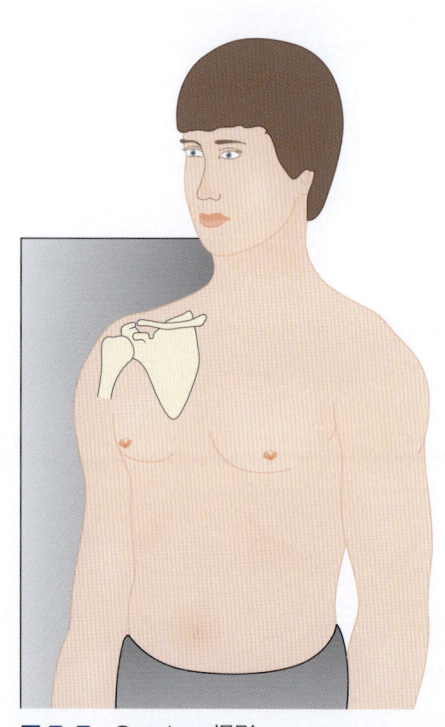
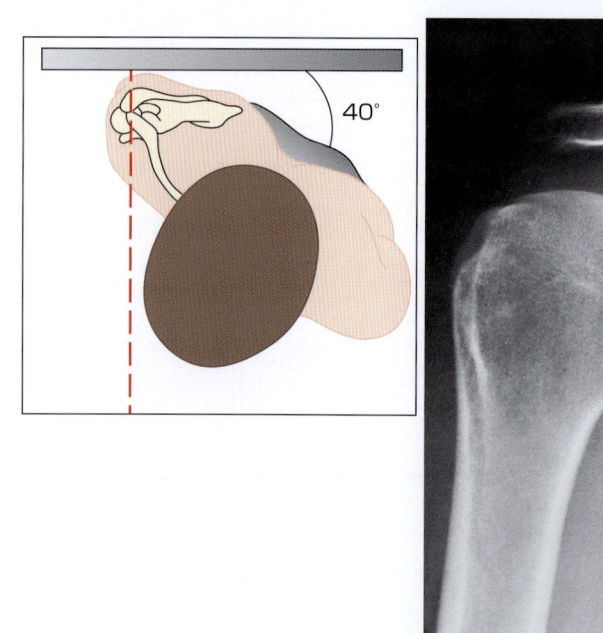
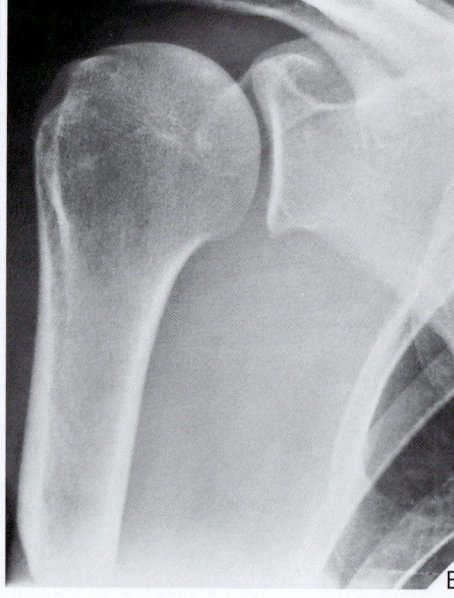

図 5-5　Grashey 撮影
　（A）肩甲骨関節窩の正確な側面を描出するための肩の正面像（Grashey 撮影）を撮るためには，患者をこの図で示すような起立位かまたは仰臥位とする．体を 40°患側へ回転させ，管球中心を肩甲上腕関節へ向ける．（B）この撮影法での X 線像（後方斜位像）では，肩甲骨関節窩が真の側面となる．肩甲上腕関節の関節裂隙は，これによりはっきりと描出されている．

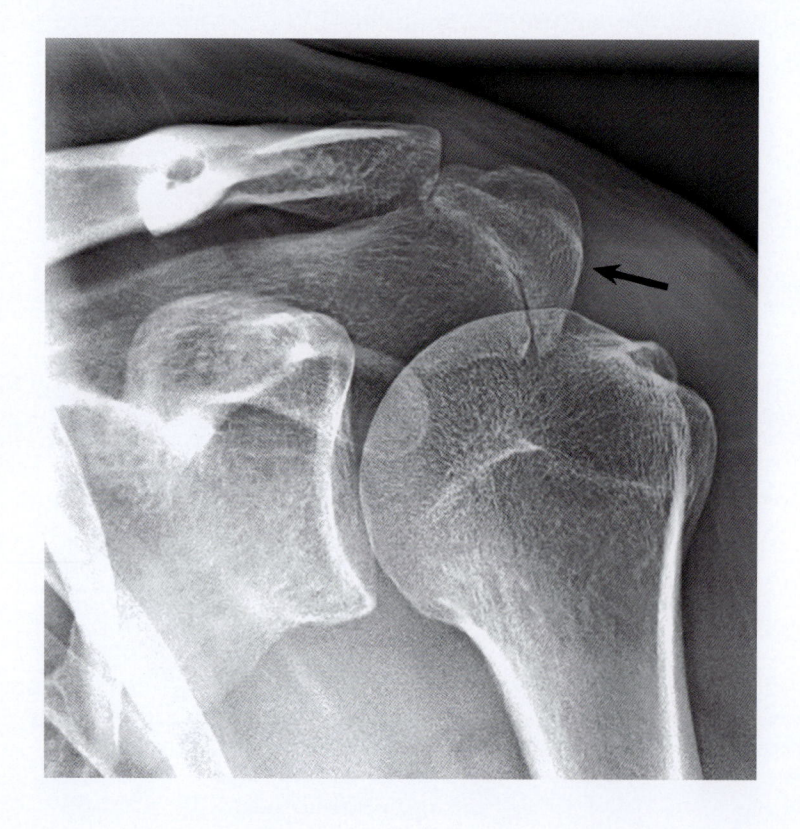

図 5-6　肩峰骨の Grashey view
　45 歳男性のインピンジメント症状をもつ症例である．Grashey 撮影は肩峰骨を示す（→）．この正常発達上の破格を骨折と誤診しないようにする．

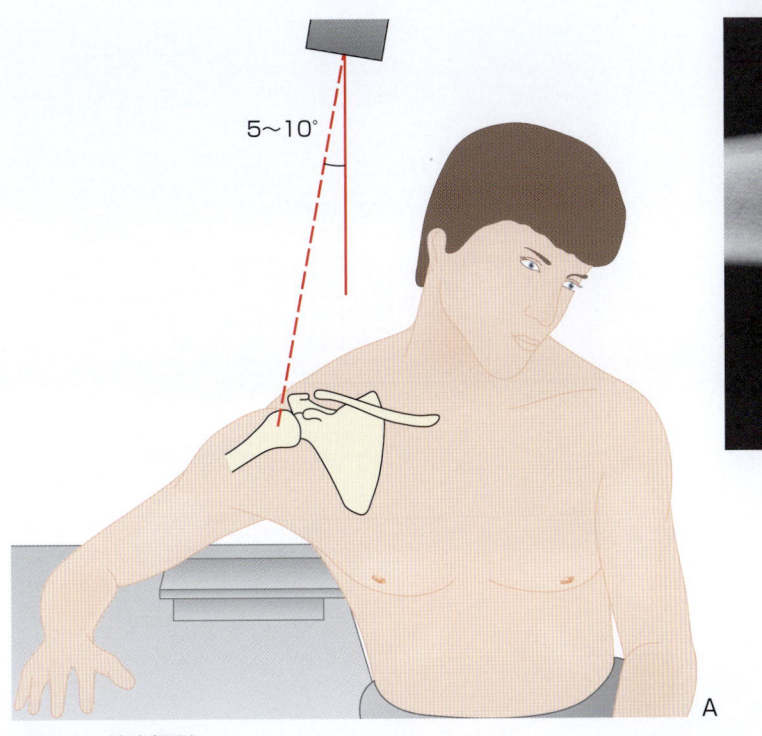
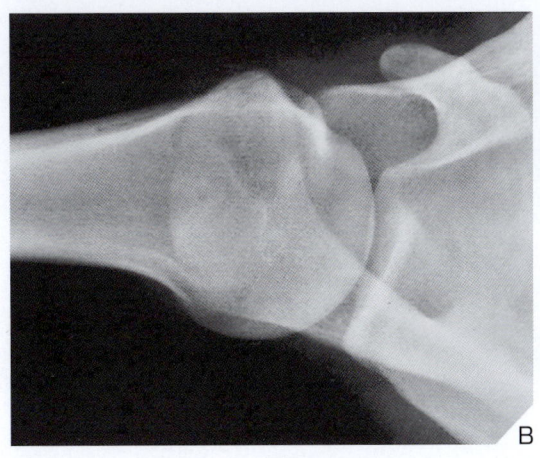

図 5-7 腋窩撮影
（A）腋窩撮影のためには，患者は X 線撮影台の側に座り，フィルムカセットの上に腋窩がかぶるように腕を外転させる．管球は肘側へ 5〜10°傾け，管球中心は肩関節へ向ける．（B）この撮影法での X 線像では，上腕骨頭と肩甲骨関節窩との正確な位置関係が描出される．

図 5-8 肩峰骨の axillary view
肩痛の既往をもつ 48 歳女性．→は肩峰骨を示す．

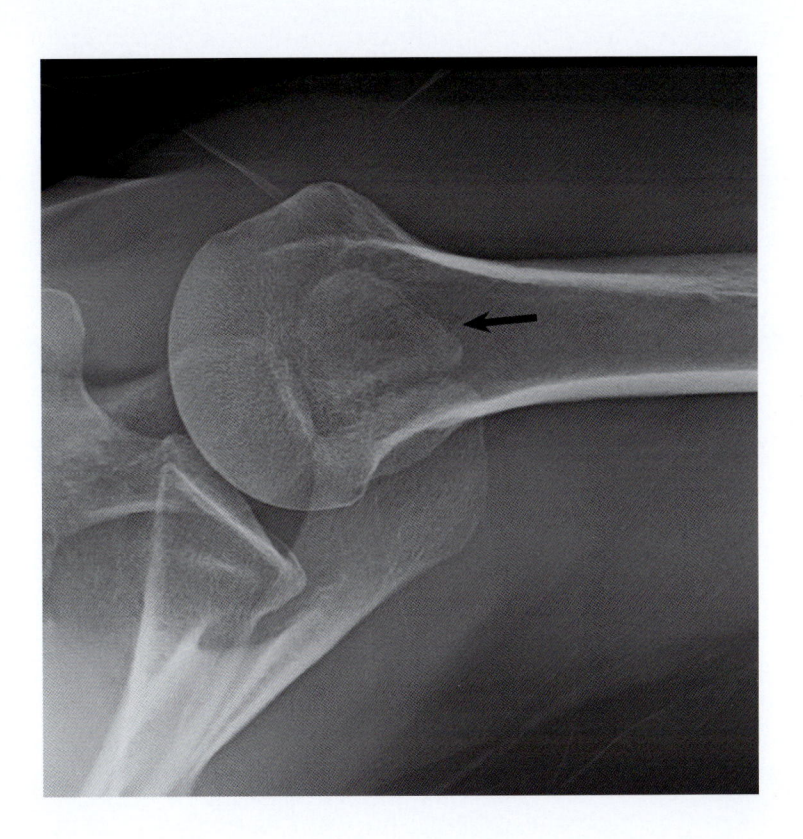

5

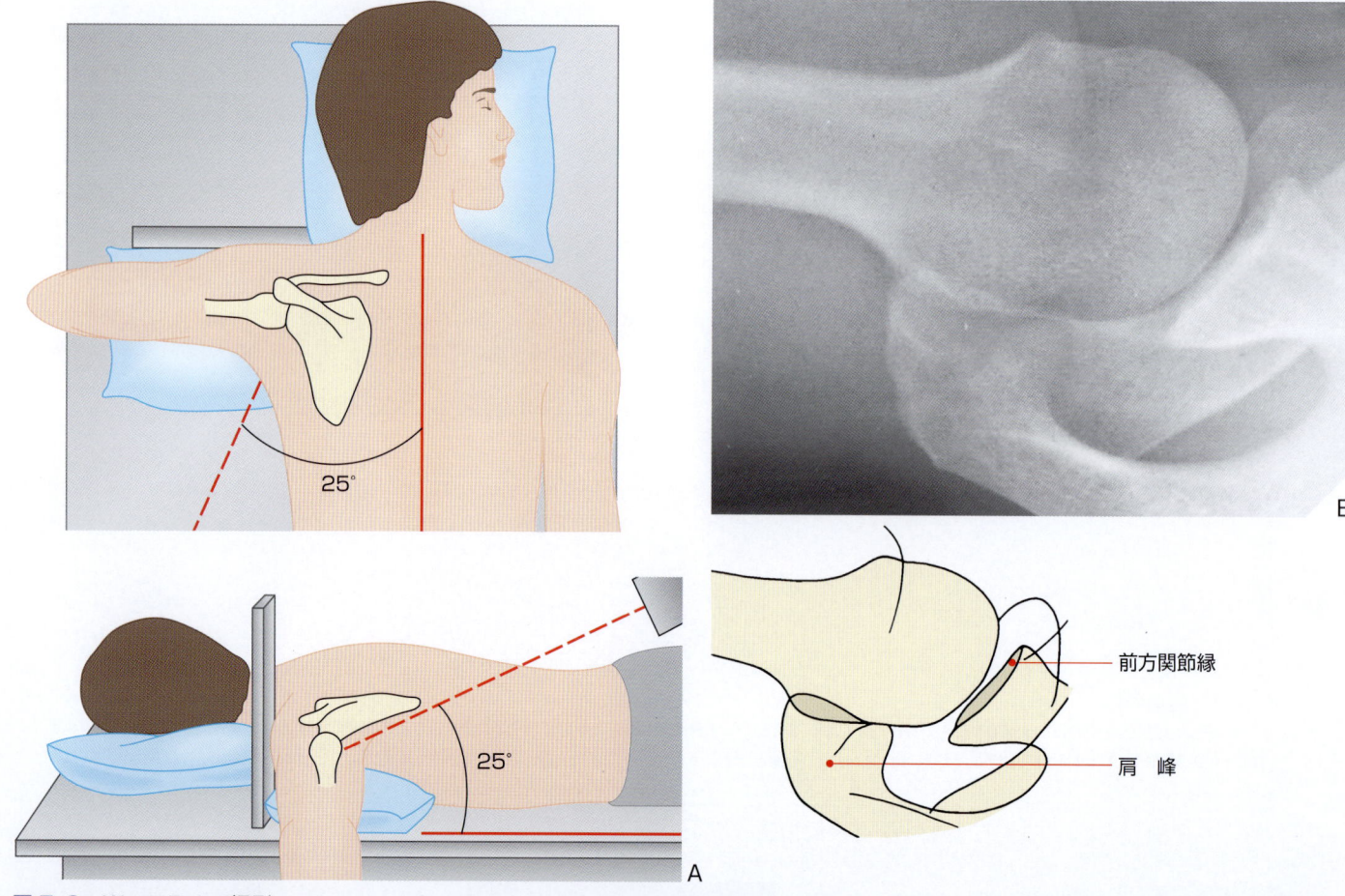

前方関節縁

肩 峰

B

A

図 5-9 West Point 撮影

（A）肩の West Point 撮影のためには，患者を X 線撮影台に腹臥位とし，患側肩関節を 8 cm 浮かすように下に枕を入れる．フィルムカセットは肩上面に置く．管球は体軸および撮影台から 25°傾けて腋窩へ向ける．（B）この撮影法では，上腕骨頭と肩甲骨関節窩の位置関係は腋窩撮影と同程度に十分に評価できるが，肩甲骨関節窩の前下方縁が接線方向となるため，より明瞭に描出される．

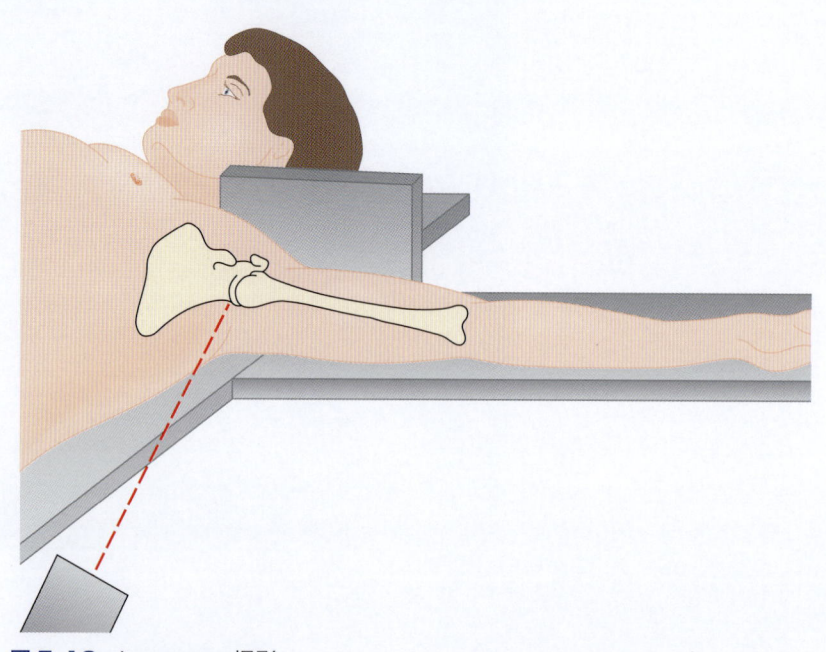

図 5-10 Lawrence 撮影

肩の腋窩撮影法の Lawrence 撮影を行うには，患者を X 線台に仰臥位とし，患側の腕を 90°外転位とする．フィルムカセットは肩の上面に置き，その内側縁を首につける．これによって上腕骨の外科頚がちょうどカセットの中心にくるようになる．X 線管球は同側の股関節のレベルに置き，腋窩内側に向けて傾ける．傾きの程度は，腕の外転角度による．すなわち外転角度が小さい場合は，内側への管球の傾きを大きくする．管球中心は腋窩の中心よりやや上方を水平に入れるようにする．Lawrence 撮影は一般的な腋窩撮影と同じような構造を描出する．

Ⅱ

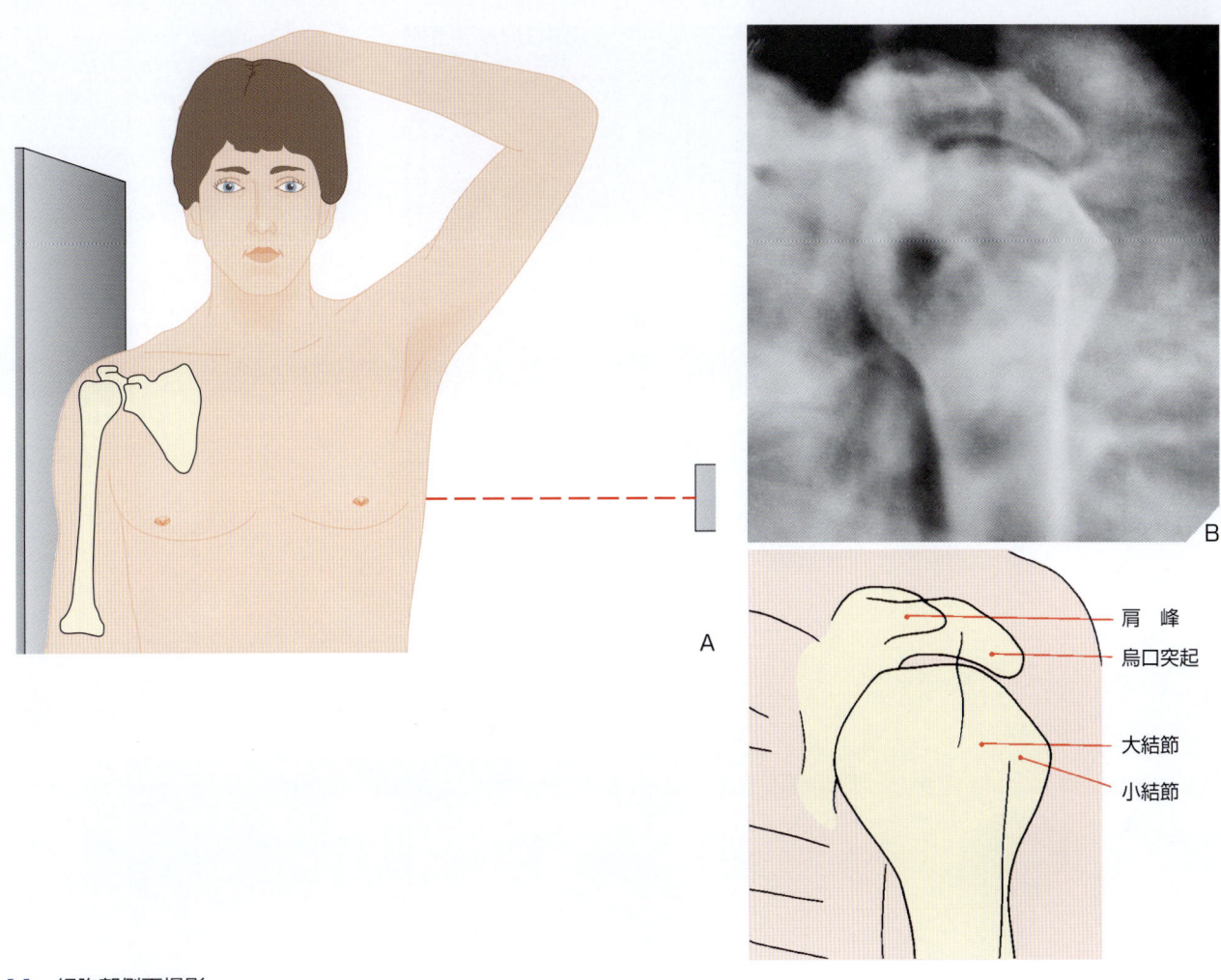

肩　峰
烏口突起
大結節
小結節

図 5-11　経胸郭側面撮影
（A）上腕骨近位部の経胸郭側面撮影のためには，患者は患側の腕をX線撮影台にあてて起立する．健側の腕は前腕を頭部に置いて外転位とする．管球中心は腋窩の下，乳頭レベルの少し上部へ向ける．（B）この撮影法では，上腕骨近位部の真の側面像が描出される．

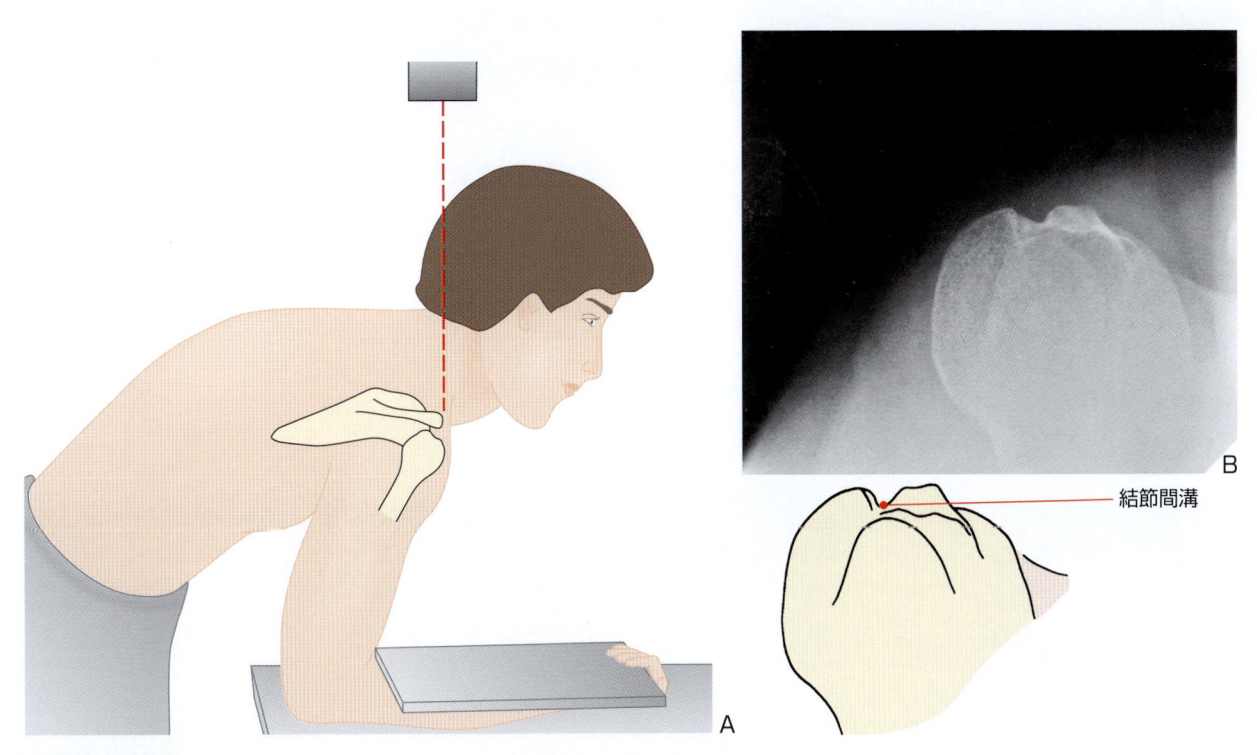

結節間溝

図 5-12　結節間溝撮影
（A）結節間溝を写す上下方向の接線撮影のためには，患者は近位でうつむき，前腕を撮影台に置き，手を上向きとする．フィルムカセットは患者の前腕の上に置く．管球中心を皮膚上に印をつけた結節間溝にまっすぐに向ける．（B）この撮影法により結節間溝がはっきり描出される．

5

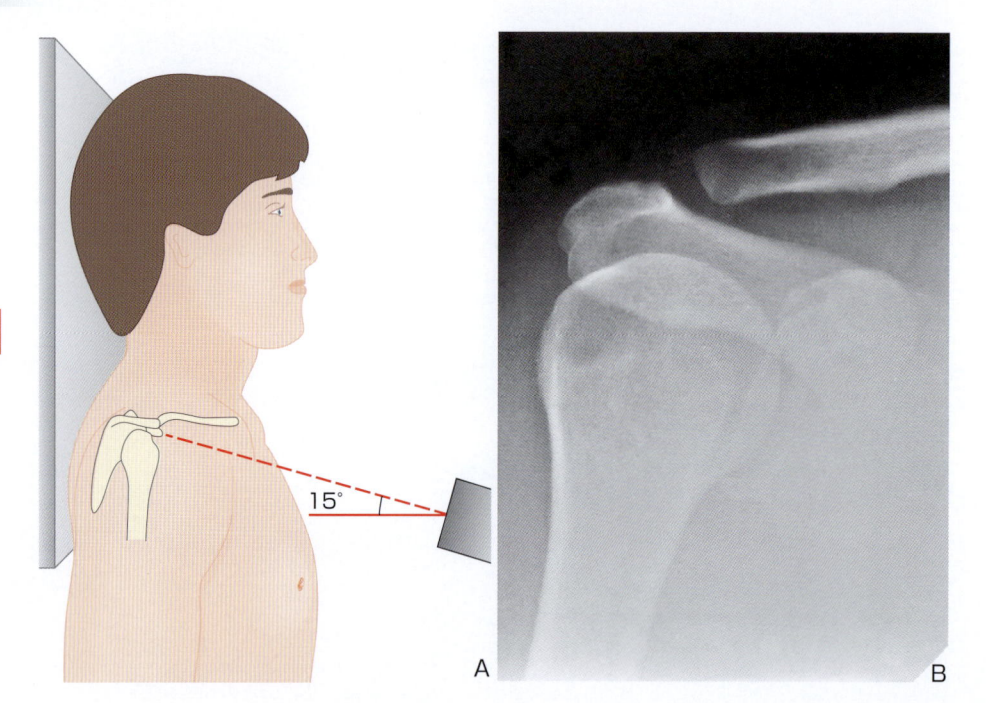

図 5-13　肩鎖関節撮影
（A）肩鎖関節を評価するためには，患者は起立し，患側の腕を中間位とする．管球中心は鎖骨に対して頭側へ 15° 向ける．撮影電圧が大きいと肩鎖関節を適切に評価できないため，標準的な肩関節正面撮影の際よりも撮影条件を 33% から 50% に下げるべきである．（B）この撮影法により肩鎖関節の正常状態が描出される．

15°

A　　　　　　　　　B

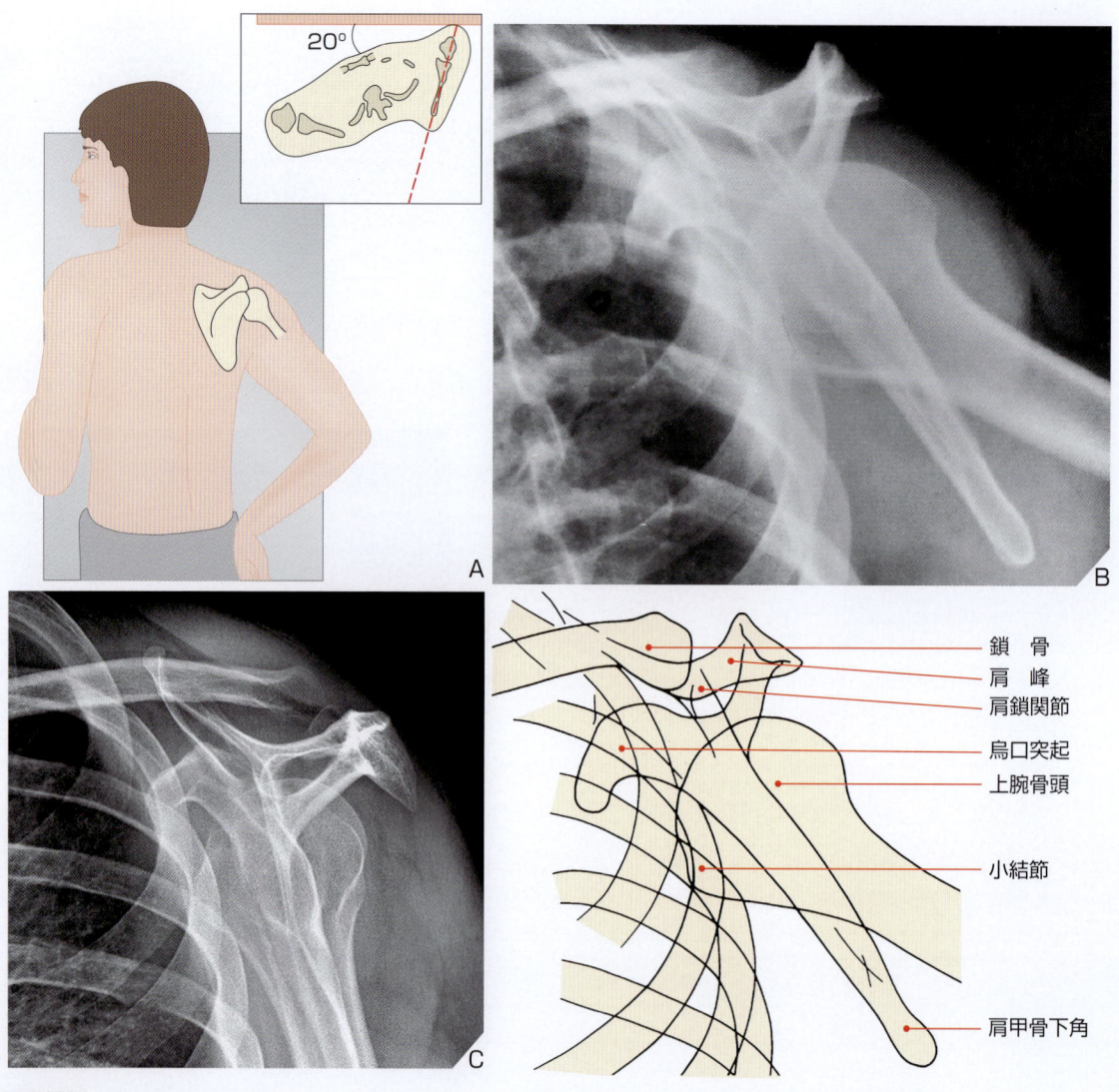

20°

A　　　　　　　　　B

C

鎖　骨
肩　峰
肩鎖関節
烏口突起
上腕骨頭

小結節

肩甲骨下角

図 5-14　経肩甲撮影
（A）肩甲帯の経肩甲撮影（スカプラ Y 撮影）をするためには，患者は起立位で患側の肩を撮影台に向ける．体幹を約 20° 撮影台から回転させ，肩が離れるようにする（挿入図）．患側の腕を少し外転させ，肘を屈曲位として手を同側の股関節部に置いてもらう．管球中心は飛び出している肩甲骨の内側縁へ向ける（この撮影は患者を X 線撮影台に腹臥位とし，健側の腕を約 45° 挙上することでも可能である）．（B）この撮影法では真の肩甲骨側面像が得られ，上腕骨近位部の斜位像も同様に得られる．

図5-15　アウトレット view
　この撮影は肩甲帯のY撮影と同じ解剖構造物を示す．加えて，烏口肩峰アーチと腱板のある空間をよく描出する．

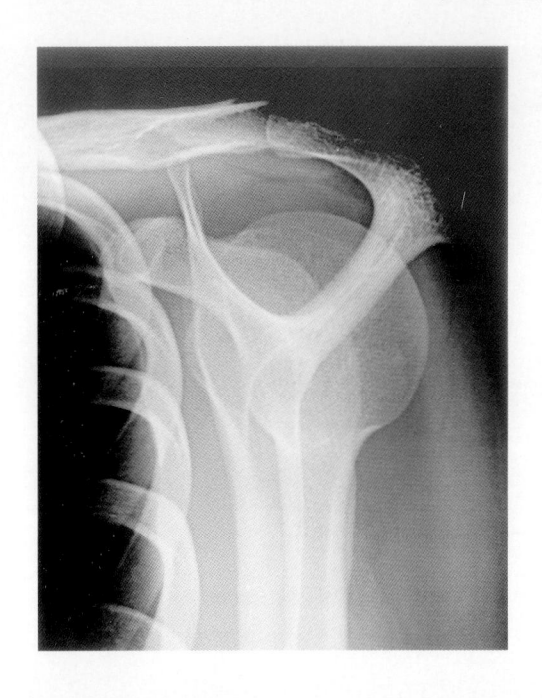

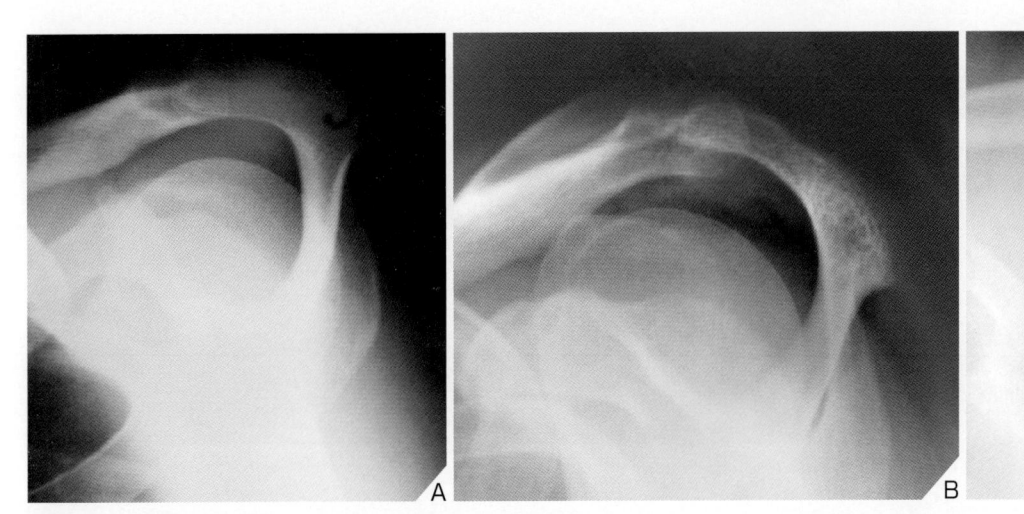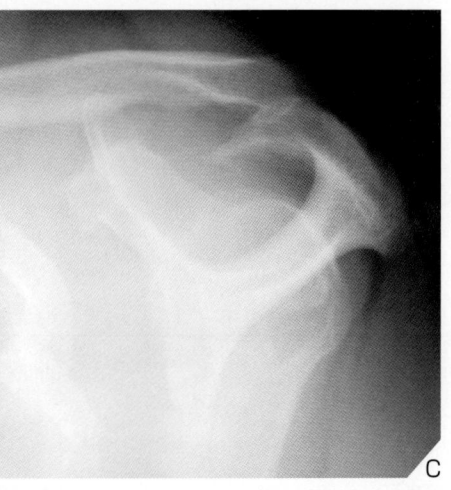

図5-16　肩峰のタイプ
　肩出口撮影法により，肩峰の形態が3つのタイプに分類される．(**A**) type Ⅰ（平坦型），(**B**) type Ⅱ（カーブ型），(**C**) type Ⅲ（フック型）．近年報告された type Ⅳはとてもまれで，ここには示していない（図5-28，29を参照）．

　補助的なモダリティは，通常，肩の軟骨や軟部組織の損傷を評価するために用いられる．もっともよく用いられる方法は関節造影とMRIであり，関節造影には陽性または二重関節造影法がある（**図5-17**）．たとえば，腱板断裂を疑うときには，陽性造影によって肩甲上腕関節と肩峰下および三角筋下滑液包との異常な交通により，診断が下される（**図5-63C**を参照）．各疾患に対して，陽性造影と二重造影のどちらを行うべきかを規定することは困難であるが，関節軟骨や関節包の異常，また関節内の骨軟骨体の存在を実証するためには二重造影のほうが適している場合がある．しかしながら，線維軟骨性の関節唇の異常を評価するためにCTを併用するときには，必ず二重関節造影が選択される（**図5-18**）．注入された空気が前方と後方関節唇の輪郭を明瞭にし，CTによって微妙な外傷性変化を，よりよくとらえることができる．これが二重関節造影とCTの組み合わせの有効な点である．この撮影法において，前方関節唇の輪郭を増強するためには，空気を前方に押し上げる目的で患者をCTスキャナー内で仰臥位とし，患側の上腕を中間位にする．一方，後方関節唇の評価をするためには，空気を後方に動かす目的で上腕を外旋する（または患者を腹臥位とする）．

　最近の研究から，肩の検査におけるMRIの有用性がかなり報告されている．この方法は，インピンジメント症候群や，腱板不全および完全断裂，上腕二頭筋腱断裂，関節唇断裂，外傷性関節水症といった軟部組織の外傷性変化を描写することにおいてとくに優れている．しかしながら，肩においてはMRI撮影を行ううえで，独特の困難さがある．それは磁気装置の空間には制限があり，磁場の中心に肩を位置させることができないことである．このため画像の中心化に対してlateral shiftが必要であり，また信号ノイズ比（signal-to-noise ratio）が相対的に低い領域の画像描写が必要となる．これらの問題は特別な表面コイルを用いた高度解析スキャニングによって解決されている．肩

5

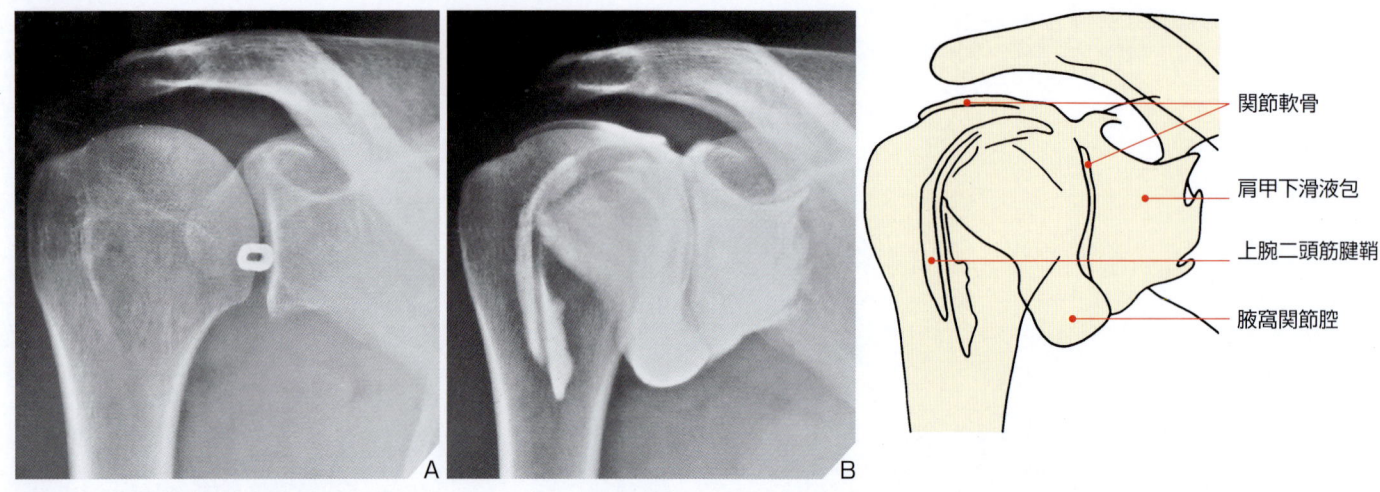

図 5-17　肩関節造影
肩関節造影を行うには，患者を X 線台に仰臥位にし，健側の肩を少し挙上し，患側は手掌を上にして腕を中間位にする．（A）X 線透視を用いて針刺入部を示すために，肩甲上腕関節の下 1/3 の近くにマーカーを置く．X 線透視下に 15 mL の陽性造影剤（60％アミドトリゾ酸ナトリウムメグルミン，または別のメグルミン類の造影剤）を関節包内に注入する．通常は，標準的な正面像（腕は中間位と内外旋位）と腋窩像を仰臥位で撮る．（B）正常な肩関節造影では，上腕骨と肩甲骨関節窩の関節軟骨の輪郭が陰影として示される．また，腋窩関節腔，肩甲下関節腔，上腕二頭筋腱鞘が造影剤で満たされる．

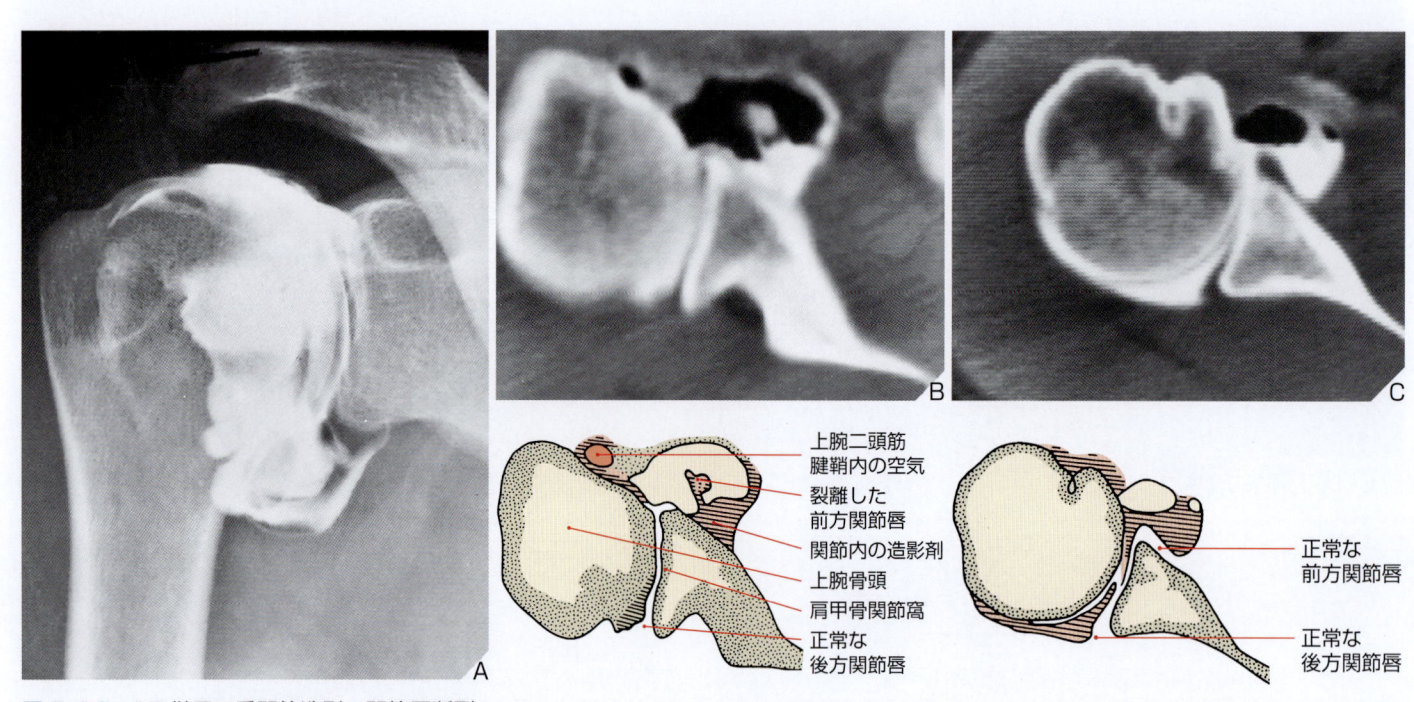

図 5-18　CT 併用二重関節造影：関節唇断裂
33 歳女性．自動車事故で右肩を受傷し，疼痛と関節運動制限がみられた．標準的な肩の X 線像は正常であった．関節唇の損傷が疑われたため二重関節造影が行われ，関節包内へ陽性造影剤 5 mL と空気 10 mL を注入した．（A）この造影ではとくに異常はみられない．肩甲下関節腔はこの像では造影されていないが，造影剤を満たした後の検査では造影された．（B）関節造影とともに同じ肩の CT が施行された．前方の関節唇の裂離がはっきりとわかるが，この所見は関節造影では評価できなかった．裂離片は空気で囲まれており，造影剤の取込みがみられることに注目．（C）比較のため正常な関節唇の所見を示す．

甲帯の骨や筋肉は，多重非直交軸に沿って位置しているため，斜方向面でのスキャニングがより優れている．

　撮影においては，患者は仰臥位とし，腕は胸郭に沿うように置き，さらに患側の腕は外旋したほうがよい．スキャニングは，斜位冠状断面（棘上筋の筋腹の長軸に沿っている），斜位矢状断面（棘上筋の走行に直角）と，横断面で行う（図 5-19）．最初の 2 つの面は腱板構成組織のすべてを評価するのに理想的であ

り，横断面は関節唇や結節間溝，二頭筋腱，肩甲下筋腱を評価するのに理想的である（図 5-20）．適切なパルスシークエンスが正常な組織や外傷性の変化を描写するのに重要である．T1 強調像は解剖構造を表すのに十分である．プロトン密度強調画像と T2 強調像は，腱板や，関節腔，骨の病変を評価するのに必要な情報を与える．MR 関節造影は腱板関節面や関節包内構造物をより詳細に描出する（図 5-21）．MR 関節造影の方法につ

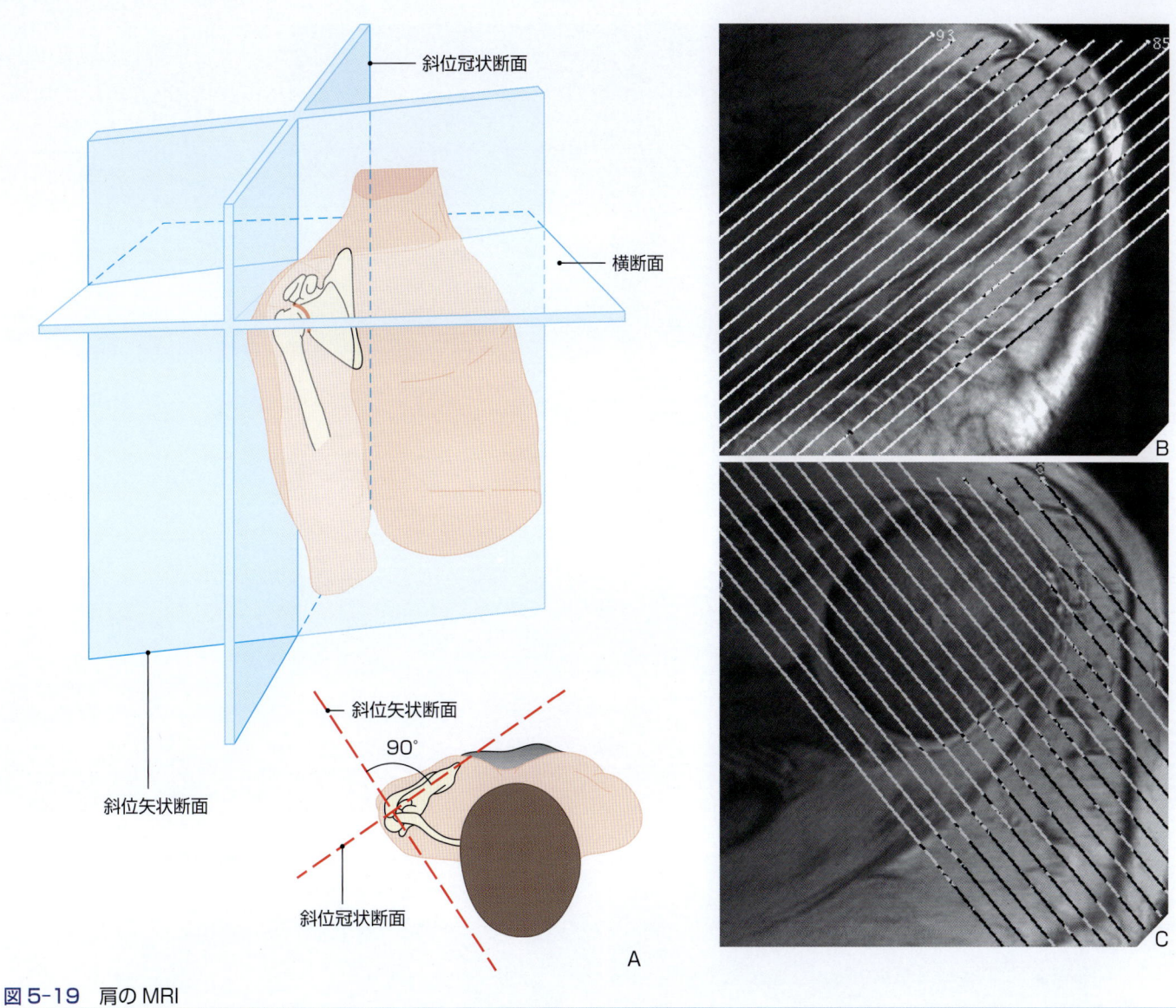

図 5-19　肩の MRI
（A）肩の一般的な MRI の断面を示す．（B）斜位冠状断面は，棘上筋の長軸に平行である．（C）斜位矢状断面は，斜位冠状断面に垂直である．

図 5-20　肩の MRI
左肩の T1 強調横断像で，正常な肩甲下筋腱と棘上筋が示されている．前・後肩甲骨関節唇も効率的に描出される．

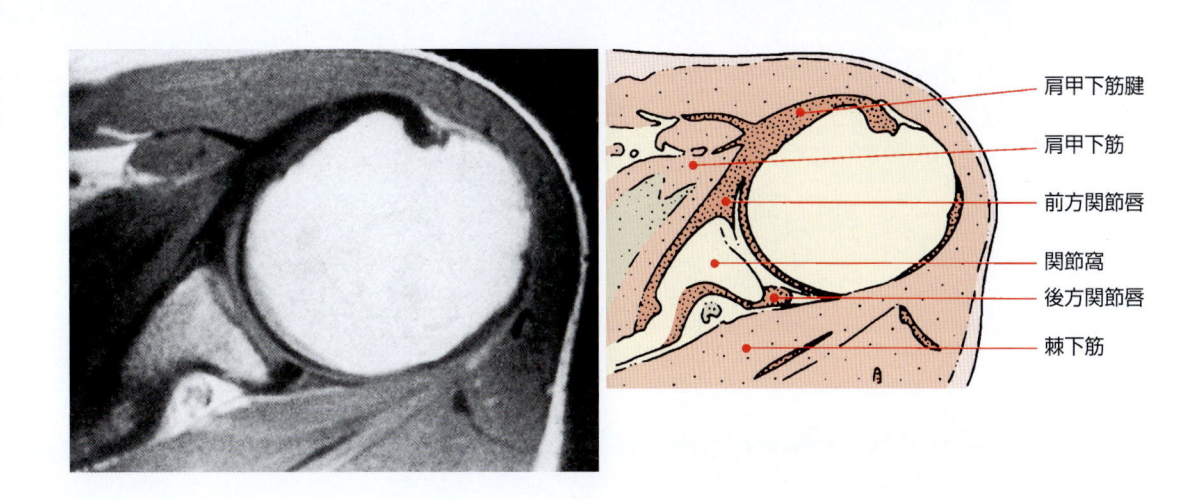

5

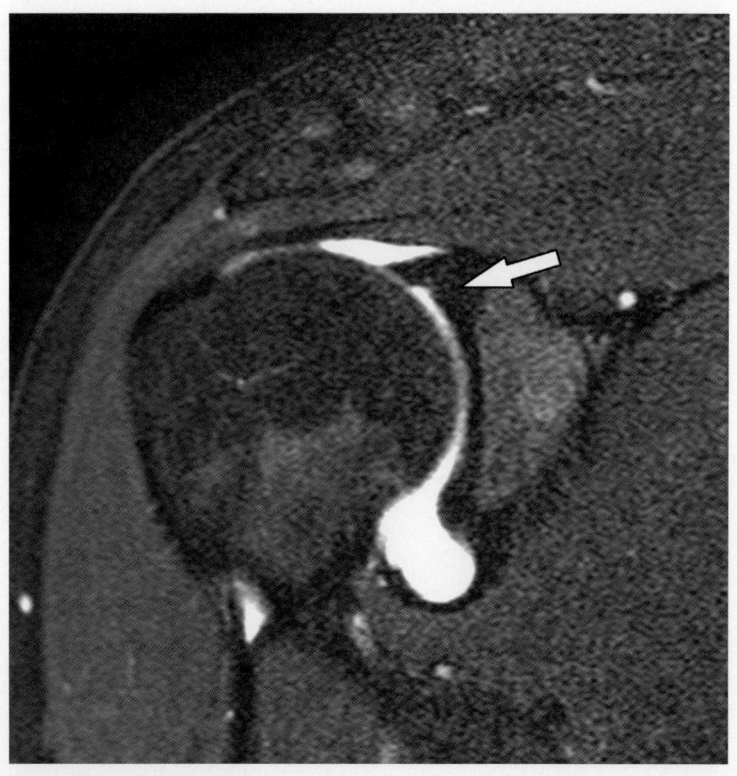

図 5-21　肩の造影 MRI
　右肩の脂肪抑制 T1 強調斜位冠状断像では，ガドリニウム関節内注入により正常な棘上筋および上腕骨大結節に付着する腱が描出される．上方関節唇がきわめて明瞭である点に注目（→）．

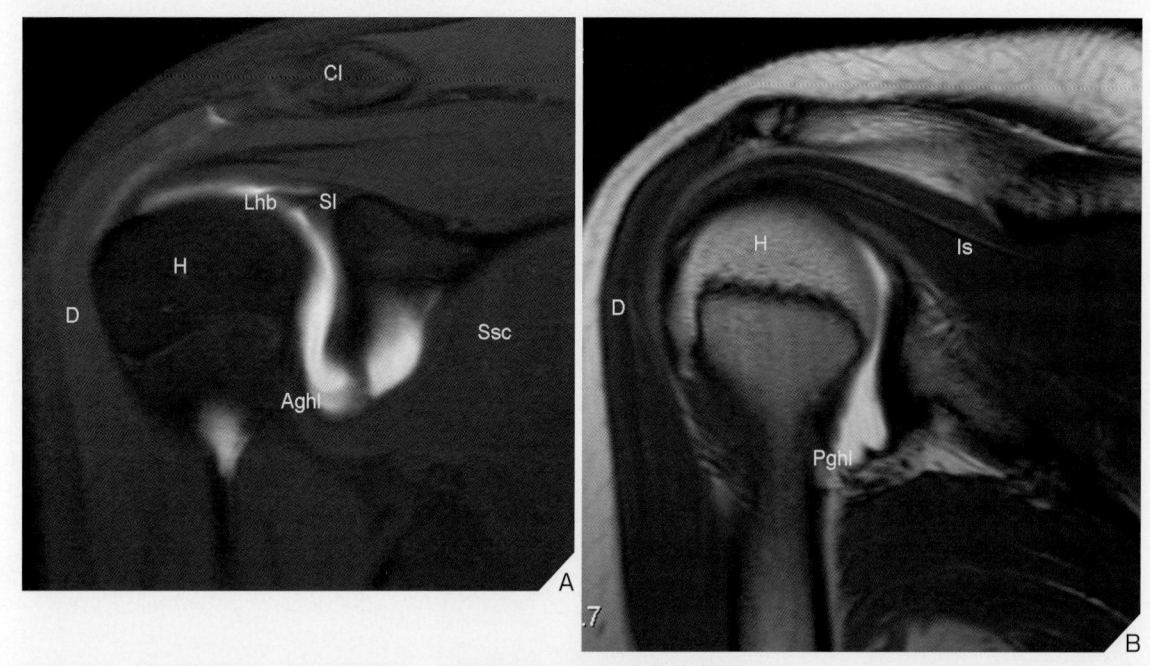

図 5-22　斜位冠状断像，斜位矢状断像，外転外旋位 MRI での肩正常解剖
　同一患者の 3 テスラ MRI の斜位冠状断像（A, B），斜位矢状断像（C〜E），外転外旋位（F）の MR 肩関節造影．（A）脂肪抑制 T1 強調像斜位冠状断像の肩前方部分の断面像は，棘上筋，上方関節唇付着部の二頭筋長頭腱の関節内部分，前下関節上腕靱帯を描出する．（B）T2 強調斜位冠状断像の肩後方部分は，棘下筋腱，後下関節上腕靱帯を描出する（つづく）．

いては，後の章で述べることとする．

　MRIの使用により腱板の筋肉や腱の描出は飛躍的に向上している．棘上筋は，スピンエコー法によるT1強調斜位冠状断像と矢状断像でもっともよく描出される．等信号の厚い構造物として描出され，腱は上腕骨大結節の上外側面に付着している（図5-22）．棘下筋と肩甲下筋は，横断像において等信号で紡錘状にもっともよく描出される（図5-20を参照）．棘下筋腱は棘上筋より遠位で大結節のやや後方に小円筋と隣接して付着している（図5-22Bを参照）．肩甲下筋は肩甲骨体部の前面に

位置している．それは，T1強調横断像において等信号を呈し，前方で低信号を呈する腱に細長く連続している．また腱は小結節に付着する前に，関節包の前面にも付着している（図5-20を参照）

　Burkhartらが示した棘上筋腱の正常解剖の変異は，三日月状の厚みのある深層と，それに垂直な腱性成分からなる．これはいわゆる"cable"と呼ばれ，上腕骨大結節の前方から後方に付着し，棘上筋腱の断裂の近位方向への拡がりを抑制している．このcableと上腕骨付着部の間の腱性部分は"crescent"と呼ば

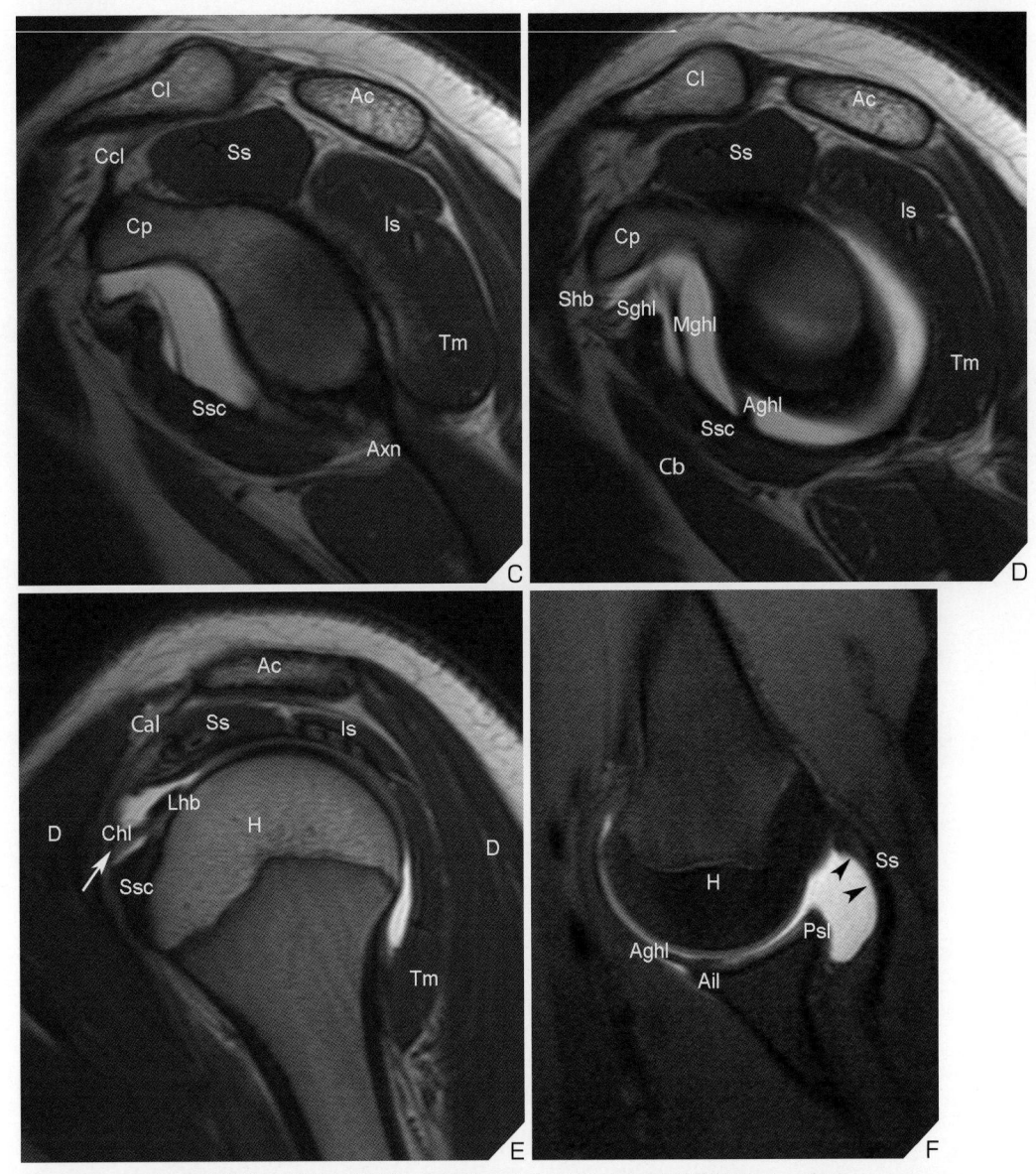

図5-22　斜位冠状断像，斜位矢状断像，外転外旋位MRIでの肩正常解剖（つづき）
（C）肩甲骨のT2強調斜位矢状断像は四辺形間隙の腋下神経を描出する．（D）肩甲上腕関節のT2強調斜位矢状断像は上・中・下関節上腕靱帯をよく描出する．（E）上腕骨頭のT2強調斜位矢状断像は，烏口上腕靱帯遠位部と二頭筋腱の関節内進入部でこの腱を描出する．上関節上腕靱帯と烏口上腕靱帯は二頭筋長頭腱（→）を包む構造物を構成し，二頭筋腱に運動中の安定性を与えている．この構造物はslingまたはreflective pulleyとして知られている．（F）外転外旋位での脂肪抑制T1強調像は前下関節上腕靱帯，前下関節唇を描出する．棘上筋腱の関節面を記す（▶）．
H：上腕骨頭，Ac：肩峰，Cl：鎖骨，Cp：烏口突起，D：三角筋，Ss：棘上筋，Is：棘下筋，Ssc：肩甲下筋，Tm：小円筋，Shb：二頭筋短頭，Lhb：二頭筋長頭，Cb：烏口腕筋，Aghl：前関節上腕靱帯，Pghl：後下関節上腕靱帯，Sl：上方関節唇と二頭筋腱付着部，Mghl：中関節上腕靱帯，Sghl：上関節上腕靱帯，Chl：烏口上腕靱帯，Ail：前下方関節唇，Psl：後上方関節唇，Ccl：烏口鎖骨靱帯，Axn：四辺形間隙での腋下神経，Cal：烏口肩峰靱帯．

5

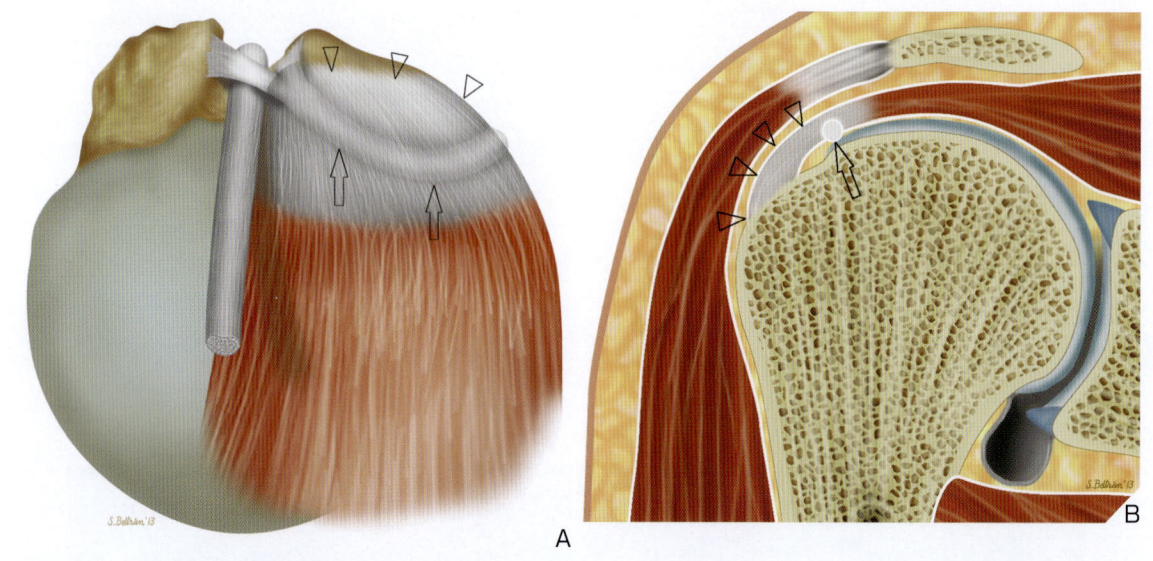

図5-23　cable と crescent
（A）棘上筋腱の肥厚した深層線維の輪郭もしくは "cable"（白→）のシェーマを上記に示す．cable と大結節付着部の間の腱性部分は，その形状から "crescent" と呼ばれる．（B）cable（白→）と crescent（白▷）の冠状断面．

前方関節包付着部のtype分類

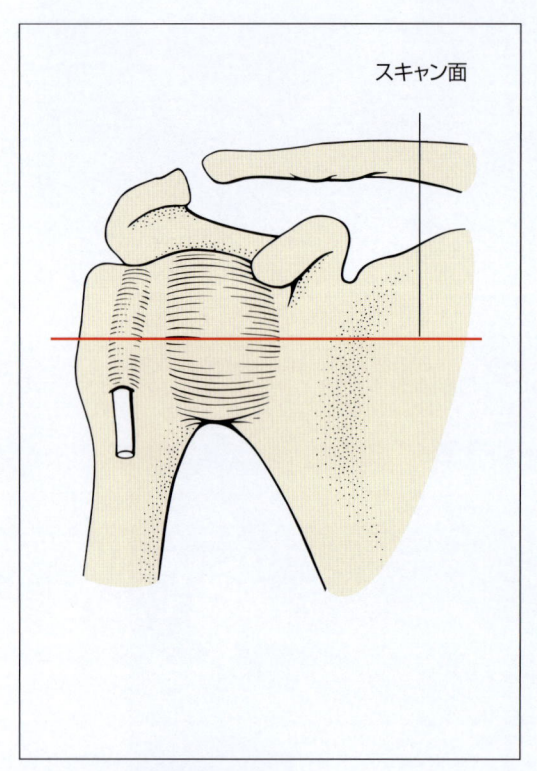

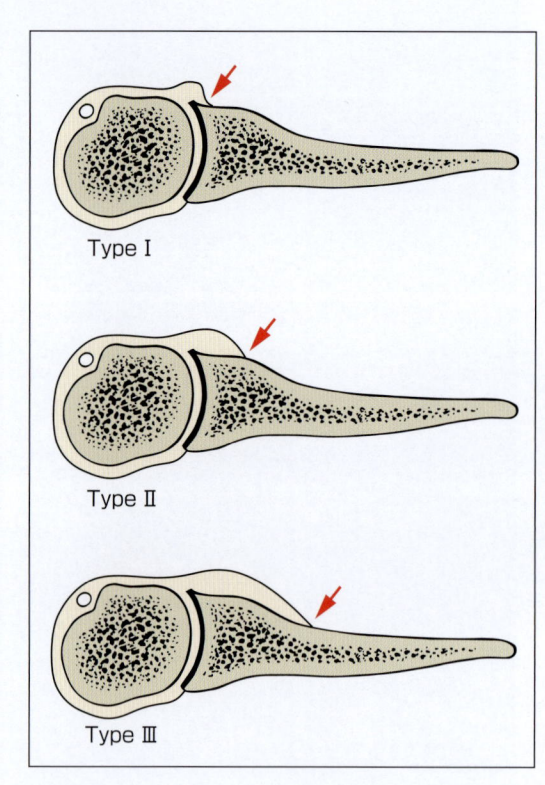

図5-24　肩関節包
前方関節包の肩甲骨付着部の3タイプ．

れる．

横断像は，前関節上腕靱帯（前肩甲上腕靱帯）により前面を補強されている関節包の描出に有効である．肩甲上腕関節は，関節包複合体により安定化されている．前方関節包複合体は，線維性の関節包，前肩甲上腕靱帯，滑膜と滑膜陥凹，線維性の肩甲関節唇，肩甲下筋と腱および肩甲骨骨膜より構成されている．Zlatkin らは，前方関節包の付着様式を肩甲窩への付着の程度により3タイプに分類している（図5-24）．type Ⅰ は，関節包が肩甲関節唇に近接した肩甲窩縁に付着しているものである．type Ⅱ と type Ⅲ は，関節包付着部が肩甲窩縁から離れて肩甲骨頚部近くまで及ぶものである（図5-25）．前方関節包付着部が肩甲窩縁から離れるほど，上腕肩甲関節は不安定となる．後方関節包には破格はなく，直接関節唇に付着する．横断像は，肩甲関節窩の前方および後方軟骨性関節唇の描出にも有用であり，関節窩縁の前方と後方に低信号を呈する2つの小さな三角形として認められる（図5-26）．関節唇の上下面は，斜

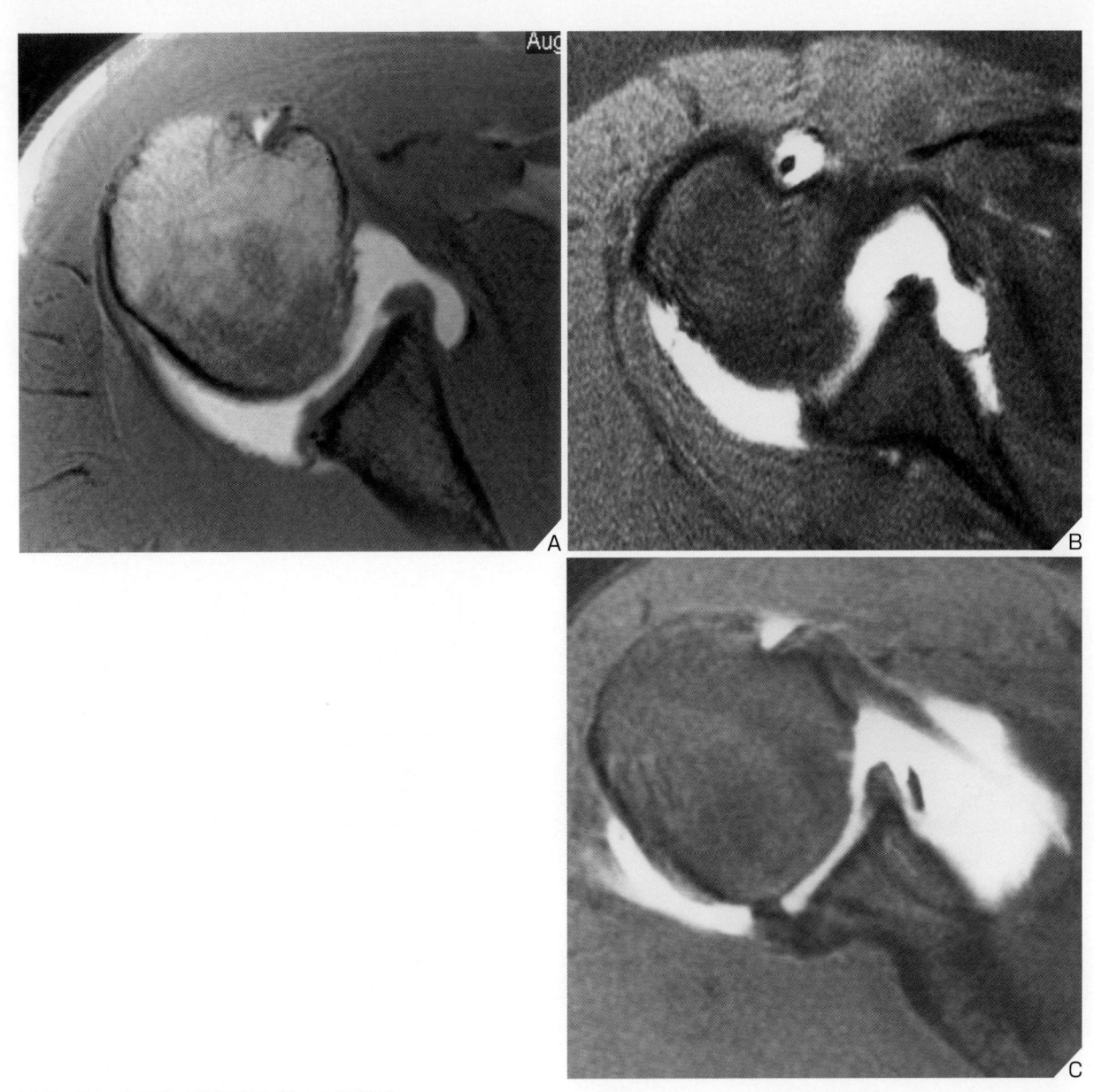

図 5-25　関節包の肩甲関節窩への付着部
　（A）関節内ガドリニウム注入後の脂肪抑制高速スピンエコー法による横断像であり，前方関節包付着部は type Ⅰである．（B）関節内ガドリニウム注入後の T1 強調横断像であり，前方関節包付着部は type Ⅱである．（C）関節内ガドリニウム注入後の脂肪抑制 T1 強調横断像であり，前方関節包付着部は type Ⅲである．

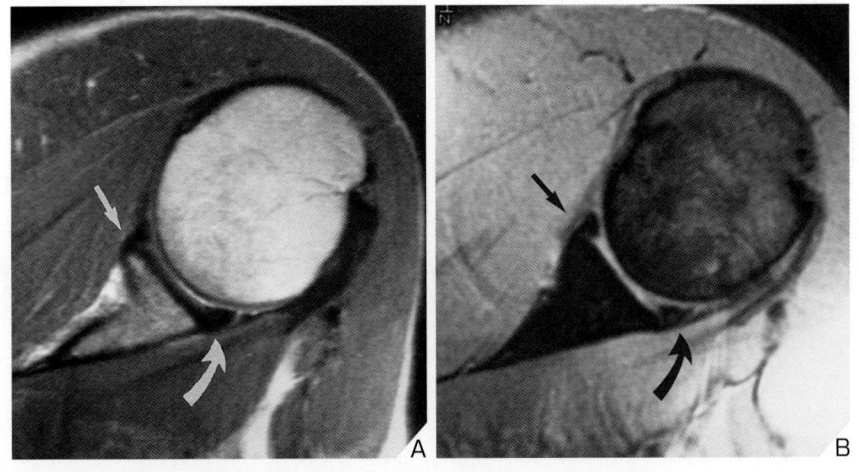

図 5-26　関節の線維軟骨唇
　（A）T1 強調横断像と（B）T2*強調横断像（MPGR）により，前方（→）および後方（↰）関節唇が低信号の小さな三角形として描出されている．

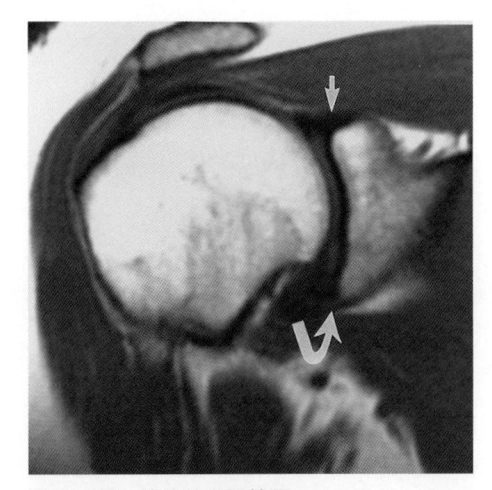

図 5-27　線維軟骨関節唇
　T1 強調斜位冠状断像により，上方（→）および下方（↰）関節唇が描出されている．

5

肩峰形態のBigliani分類

A. MRIの模式図

B. 解剖学的形態

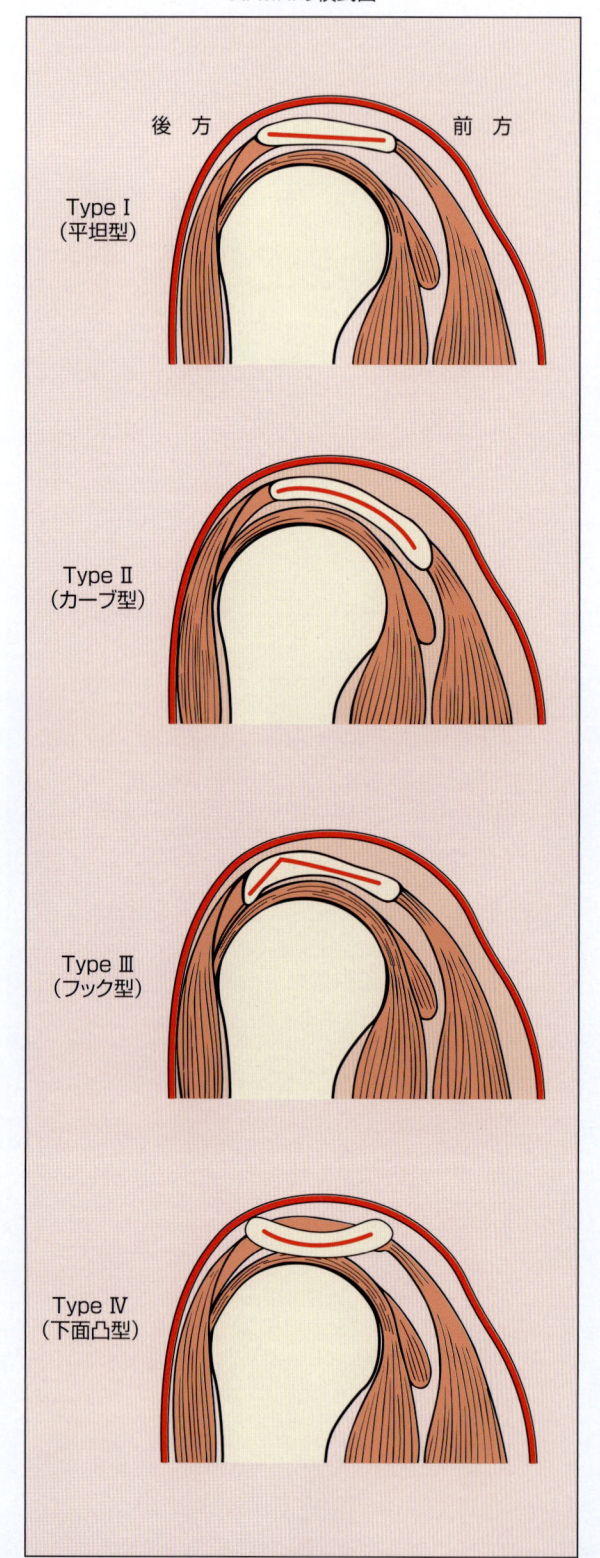

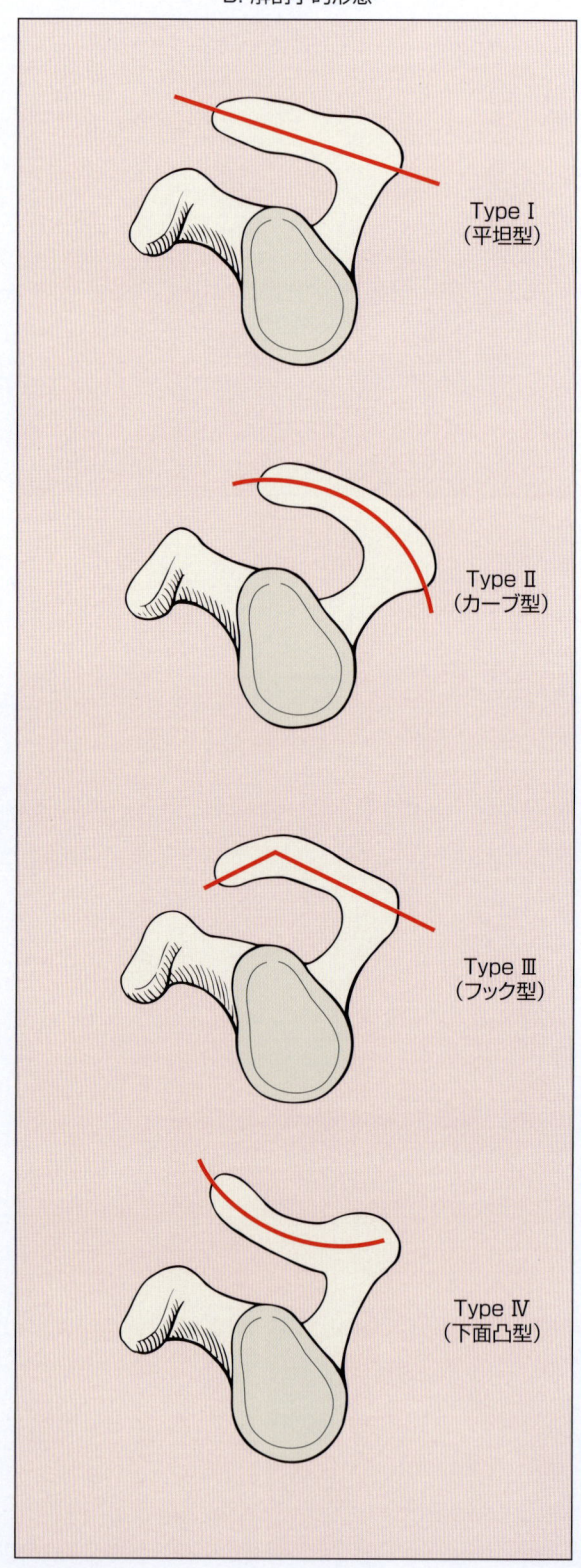

図5-28　肩峰形態のバリエーション
肩峰形態の模式図．（A）MRI 斜位矢状断面．（B）解剖学的形態．

位冠状断像によりもっともよく描出される（図5-27）．前下方関節唇と前下関節上腕靱帯（GHL）は外転外旋位（ABER）で描出される（図5-22）．軟骨性関節唇の形態は多くの画像上の破格を示す．もっとも通常の形態は図5-26で示すような三角形である．2番目の形態は円形である．ほかには，平坦，裂け目，刻み目がある関節唇などがある．まれに，前方，後方関節

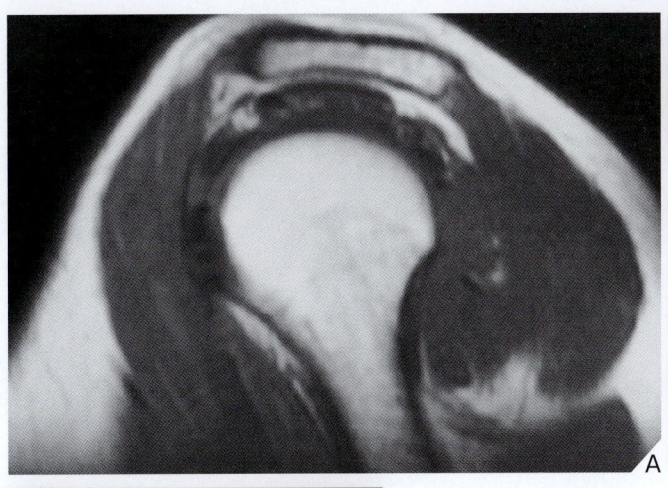
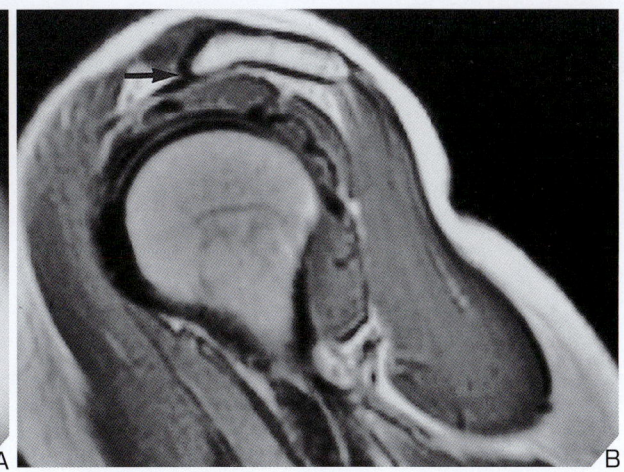
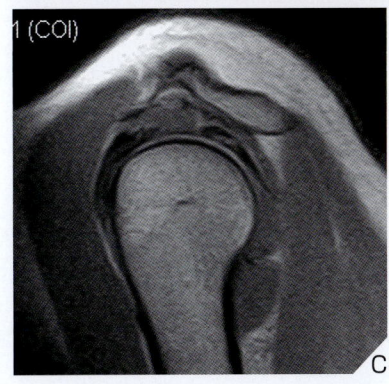

図 5-29　肩峰の形態的破格
（A）斜位矢状断像で，type Ⅱ の肩峰はカーブ型を呈している．（B）type Ⅲ の肩峰はフック型である（→）．（C）type Ⅳ の肩峰は凸型を呈している．

表5-1	肩関節の MRI および MR 関節造影の評価チェックリスト

| 骨
　上腕骨頭（冠状断，矢状断，横断）
　肩甲骨（冠状断，矢状断，横断）
　肩　峰（冠状断，矢状断，横断）
　鎖　骨（冠状断，矢状断）
　烏口肩峰アーチ（矢状断）

軟 骨
　軟　骨（冠状断，矢状断，横断）
　軟骨性関節唇（冠状断，横断）

関 節
　肩甲上腕関節（冠状断，横断）
　肩鎖関節（冠状断，横断）

関節包
　付着部（横断）
　弛　緩（横断） | 筋・腱
　棘上筋（冠状断，矢状断，横断）
　棘下筋（冠状断，矢状断，横断）
　小円筋（冠状断，矢状断）
　肩甲下筋（矢状断，横断）
　二頭筋長頭腱（冠状断，矢状断，横断）
　三角筋（矢状断，横断）

靭 帯
　上関節上腕靭帯（矢状断，横断）
　中関節上腕靭帯（矢状断，横断）
　下関節上腕靭帯（矢状断，横断）
　烏口上腕靭帯（冠状断）
　烏口鎖骨靭帯：円錐靭帯，菱型靭帯（矢状断）
　烏口肩峰靭帯（矢状断）
　烏口関節靭帯（冠状断） | 滑液包
　肩峰下-三角筋滑液包（冠状断）

そのほか
　腱板疎部（矢状断）
　四辺形間隙（矢状断，横断）
　肩甲上切痕（冠状断，横断）
　棘下切痕（矢状断，横断） |

（　）内はもっとも描出に優れた撮影法．

唇が欠損しているときもある．さらに，硝子軟骨によって切れ目の入ったような関節唇，関節唇下の穴や腔，Buford complex のような関節唇損傷に類似した形態もある（図5-82 を参照）．

　矢状断像は，肩峰の形態的破格を描出するのに有用である．Bigliani らにより，肩峰の形態が 4 つに分類されている．typeⅠは平坦型，typeⅡはカーブ型，typeⅢはフック型である（図5-28，29）．typeⅢ は，棘上筋腱の上腕骨大結節付着部より

近位の肩腱板断裂を合併していると考えられる．

　まれな typeⅣ は凸面の下面を呈する．矢状断面は腱板筋とそれぞれの腱を効果的に描出する（図5-22C，D）．

　過去 10 年で，肩関節内に直接造影剤を注入する MR 関節造影は世界中で行われるようになった．この方法は，関節唇靭帯複合体の異常や，腱板完全断裂と部分断裂の鑑別にとくに有効である．造影剤の濃度と種類は放射線科医によって異なる．筆

表5-2	肩甲帯の損傷を評価するための標準的および特殊X線撮影法		
撮影法	得られる所見	撮影法	得られる所見
正面		腋窩	上腕骨頭と肩甲骨関節窩の関係
腕中間位	上腕骨頭および頚部，鎖骨，肩甲骨の骨折 前方脱臼 Bankart病変		肩峰骨 前方後方脱臼 前方後方脱臼に続発した圧迫骨折，上腕骨近位部骨折，肩甲骨骨折
立位	脂肪-血液間層（FBI sign）	West Point	腋窩撮影と同じような構造と状態 肩甲骨関節窩の前方下縁
腕内旋位	Hill-Sacks病変	経胸郭	上腕骨頭と肩甲骨関節窩の関係 上腕骨頭近位部骨折
腕外旋位	後方脱臼に続発する上腕骨頭圧迫骨折	接線 （上腕骨頭）	結節間溝
40°後方斜位 （Grashey）	肩甲上腕関節裂隙 肩甲骨関節窩側面像 後方脱臼	経肩甲（スカプラ Y）	上腕骨頭と肩甲骨関節窩の関係： 上腕骨近位部骨折 肩甲骨体部骨折 烏口突起骨折 肩峰の骨折
X線管球を15° 頭側へ向ける	肩鎖関節 肩鎖関節離解 鎖骨骨折	斜位 （アウトレット）	烏口肩峰アーチ 回旋筋腱板
ストレス	不顕性肩鎖関節亜脱臼 肩鎖関節離解	serendipity （cephalad 40°）	前・後胸鎖関節脱臼

FBI, fat-blood interface

者の施設では，Steinbachらが推奨する方法を用いている．筆者らは0.8 mLのガドペンテト酸ジメグルミン（287 mg/mL ガドリニウム）を100 mL生理食塩水に溶解し，この溶解液10 mLを60%メグルミンジアトリゾエート（ヨード造影剤）5 mLと1%リドカイン5 mLに混ぜ，ガドリニウム希釈率を1：250としている．この溶液12〜15 mLが，通常の肩関節造影と同じように，X線透視下に肩関節内に注入されている（図5-17を参照）．運動前・後の多様なX線画像が中間位，内旋・外旋位で撮影され，その後，遅滞なく通常のMRI撮影とほぼ同様の方法で実施する．もし肩甲関節唇の異常が疑われれば，外転外旋位の撮影が追加される．肩のMRIの評価には，表5-1のチェック項目が役に立つ．

以上，述べたことのまとめを，表5-2, 3と図5-30に示す.

2. 肩甲帯の損傷

a 肩周囲の骨折
▌上腕骨近位部骨折▐

上腕骨頭・頚部および近位骨幹部を含めた上腕骨近位部骨折は，通常上腕骨への直接打撃か，または高齢者でよくみられるように腕を拡げた状態での転倒で生じる．転位のない骨折がほとんどであり，上腕骨近位部損傷の85％に相当する．

通常，この異常を診断するのには正面撮影で十分であるが，経胸郭撮影または経肩甲撮影（またはY撮影）が，とくに転位の程度や骨片の傾きに関して，より十分な評価のために必要と

なることもある．粉砕骨折の場合には，いろいろな骨片の転位の程度を評価するために通常の断層撮影が必要となることもある（図5-31）．立位正面撮影では，骨折の関節内への拡がりを示す関節包内の脂肪や血液の存在がみられることもある（脂肪関節血症のFBI sign；図4-38Aを参照）．

骨折レベルや損傷のメカニズムによってなされた上腕骨近位部外傷の従来の分類は，転位骨折の種々の形を認識するためには不十分であった．1970年にNeerによって記載されたfour-segment分類は複雑でわかりにくかった．Neerはその後，この分類を修正し，より分類を簡略化した．転位型の分類は，転位したsegmentの数と転位した主要なsegmentの2つの主な要素に基づいている．上腕骨近位部骨折は，4つのsegment，すなわち上腕骨頭（解剖頚レベルで）と，大結節，小結節，上腕骨骨幹部（外科頚レベルで）の1つまたはすべての間で生じる．one-part骨折は，segment間で転位がないか，わずかであるものである．two-part骨折においては，1つのsegmentだけが転位する．three-part骨折では，2つのsegmentが転位して，大結節か小結節のどちらか1つが骨頭と連続している．four-part骨折では，両結節を含む3つのsegmentが転位している．two-part, three-part, four-part骨折ともに骨頭の脱臼は，それが前方でも後方でも，またなくてもよい．関節面損傷については，以下の2つのグループに分類されている．すなわちNeerによって"head spliting"と呼ばれている前方脱臼骨折と，"impression"と呼ばれる後方脱臼骨折である（図5-32）．

one-part骨折では，上腕骨近位の解剖学的segmentのいずれ

表5-3	肩甲帯の損傷を評価するための補助的撮影法		
撮影法	得られる所見	撮影法	得られる所見
断層撮影	複雑骨折における骨片の位置や骨折線の拡がり 骨癒合過程： 　偽関節 　二次感染	超音波	腱板断裂 上腕二頭筋腱断裂
CT	上腕骨頭と肩甲骨関節窩の関係 複雑骨折における多発骨片（とくに肩甲骨） 骨折における骨片の関節内転位	関節造影 　陽性造影または 　二重造影	完全腱板断裂 腱板不全断裂 関節軟骨と関節包の異常[a] 滑膜異常[a] 癒着性関節包炎 関節内骨軟骨体[a] 上腕二頭筋腱の異常[a,b] 上腕二頭筋腱の関節内部分[a,b] 腱板の下面[a,b]
MRI	インピンジメント症候群 腱板不全断裂および完全断裂 上腕二頭筋断裂 関節唇断裂[c] 上腕肩甲関節の不安定性 外傷性関節水症 微細な滑膜の異常	二重造影CT	上記のすべてに加えて： 軟骨性関節唇の異常 関節内骨軟骨体 微細な滑膜の異常

a：これらの異常は，一般に二重造影でもっともよく示される．
b：これらの骨折は，立位撮影でもっとも示される．
c：これらの異常は，MR関節造影でもっとも示される．

かまたはすべてが含まれてよい．骨片はすべて腱板や関節包や無傷の骨膜によって包み込まれているので，転位はないかわずか（1cm以下）で，骨片の傾きもないかわずか（45°以下）である．

two-part骨折は，1つのsegmentだけが転位して他の3つのsegmentには転位のないものである．それは解剖頚であれ，また外科頚，大結節，小結節であってもよい．骨頭の転位を伴う解剖頚骨折を含むtwo-part骨折では，腱板断裂や遅発性合併症である変形治癒や骨壊死を伴うことがある．上腕骨骨幹部の転位や傾きを伴った外科頚骨折を含むtwo-part骨折には以下の3つの型がある．すなわち，嵌入型，非嵌入型と粉砕型である．これらの骨折は前方または後方脱臼を伴うことがある．前方脱臼の場合は常に大結節の骨折があり，一方，後方脱臼の場合は常に小結節の骨折がある．

three-part骨折では，大結節か小結節どちらかの骨折があり，前方または後方脱臼を伴うことがある．2つのsegmentは他の2つのsegmentに比べて転位している．

four-part骨折では，外科頚骨折に加えて大結節，小結節両方の骨折があり，4つの主なsegmentは転位している（図5-33）．また，これには，前方または後方脱臼を伴うことがある．four-part骨折では通常，上腕骨頭の血液供給が断たれ，しばしば骨頭の壊死が合併する．

▌鎖骨骨折 ▌

乳児においては分娩時に，若年者においては直接打撃や転倒で，また成人ではオートバイ事故などでよくみられる損傷である．鎖骨骨折は，解剖学的部位によって3つの型に分けられる（図5-34A）．もっともよくみられる損傷部位は，鎖骨中1/3であり，全体の80％である．遠位（外側）1/3の骨折（15％）や近位（内側）1/3の骨折（5％）は，一般的に少ない．転位がある場合は，近位骨片は通常上方へ持ち上げられ，遠位骨片は内側と尾側へ転位する．遠位1/3の鎖骨骨折は，Neerにより3タイプに分類されている（図5-34B）．typeⅠは骨折の転位がなく靱帯も保たれている（図5-35）．typeⅡは，烏口鎖骨靱帯を構成する円錐靱帯と菱形靱帯の間に生じ，転位を有する．円錐靱帯は近位骨片から裂離しているが，菱形靱帯は遠位骨片と連続している．typeⅢは，関節内骨折であるが靱帯は保たれている．肩の正面像で鎖骨骨折のどの型も十分評価することができるが（図5-36），とくに鎖骨中1/3の骨折においては，X線管球を15°頭側へ傾けた正面像も有用である．骨折が疑われたにもかかわらず，標準的なX線撮影で明らかに描出できない場合には，CT（図5-37, 38）がより有用となる．

▌肩甲骨骨折 ▌

この骨折はすべての骨折の1％，肩甲帯損傷の3％，すべての肩骨折の5％を占め，オートバイ事故や高所からの転落でしばしばみられるように，肩甲骨への直接外傷で生じ，解剖学的な受傷部位により分類されている（図5-39）．肩甲関節窩縁と肩甲関節窩の骨折は，関節内病変のためにとくに重要である．これらの骨折は肩甲骨骨折の10％のみであるが，そのうちの10％以下は大きく転位している．肩甲関節窩縁の骨折は，前方部分の骨折と，後方部分の骨折で細分類される．肩甲関節窩の骨折は下方部分の損傷で細分類される．肩甲上切痕や烏口突起近傍にかかる関節窩の横骨折，関節窩中央から肩甲骨全体に至る骨折，そしてこれらの骨折の合併などがあり，多くの場合粉砕，転位している（図5-40）．肩甲骨骨折は肩の正面像で認められることもあるが（図5-41），より一般的には経肩甲撮影（スカプラY撮影）が必要とされ，とくに粉砕骨折の場合は必須である．これはこの撮影法が骨片の転位をよりよく示すからである（図5-42）．またCTで，種々の骨片の転位がよりよく示されることがある（図5-43）．再構成された3D-CTは骨折線や骨片の転位を空間的に視認化するのに有用である（図5-44,

5

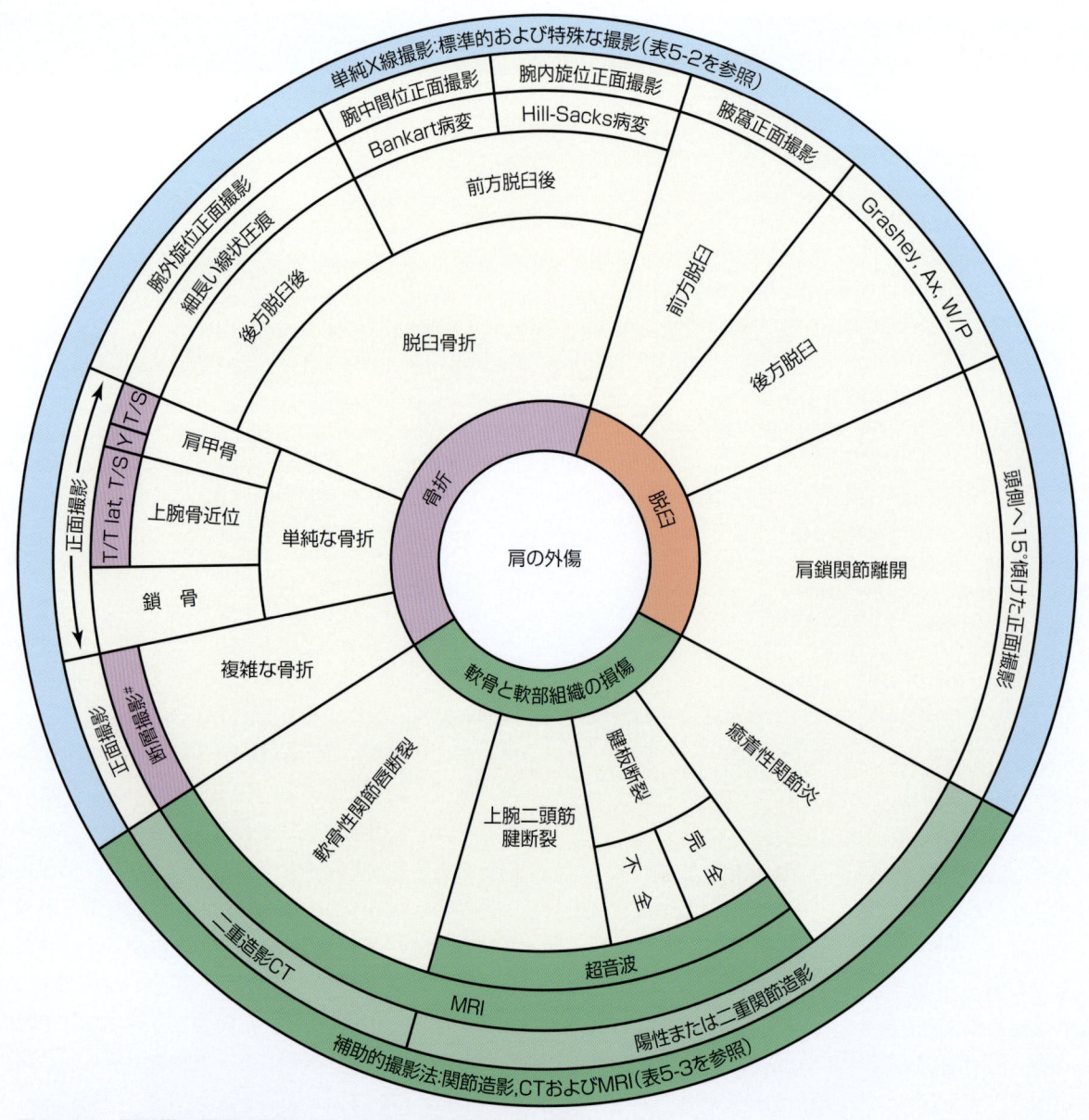

図 5-30　肩甲帯の損傷を評価するための X 線学的画像診断法
この図式に示された X 線撮影法と補助撮影法は，それぞれの外傷による損傷状態をもっともよく描出するものをあげている．
T/T lat：経胸郭撮影，T/S：経肩甲撮影（Y 撮影），W/P：West Point 撮影，Ax：腋窩撮影．
#断層撮影はほぼ完全に CT に置き換わっている．

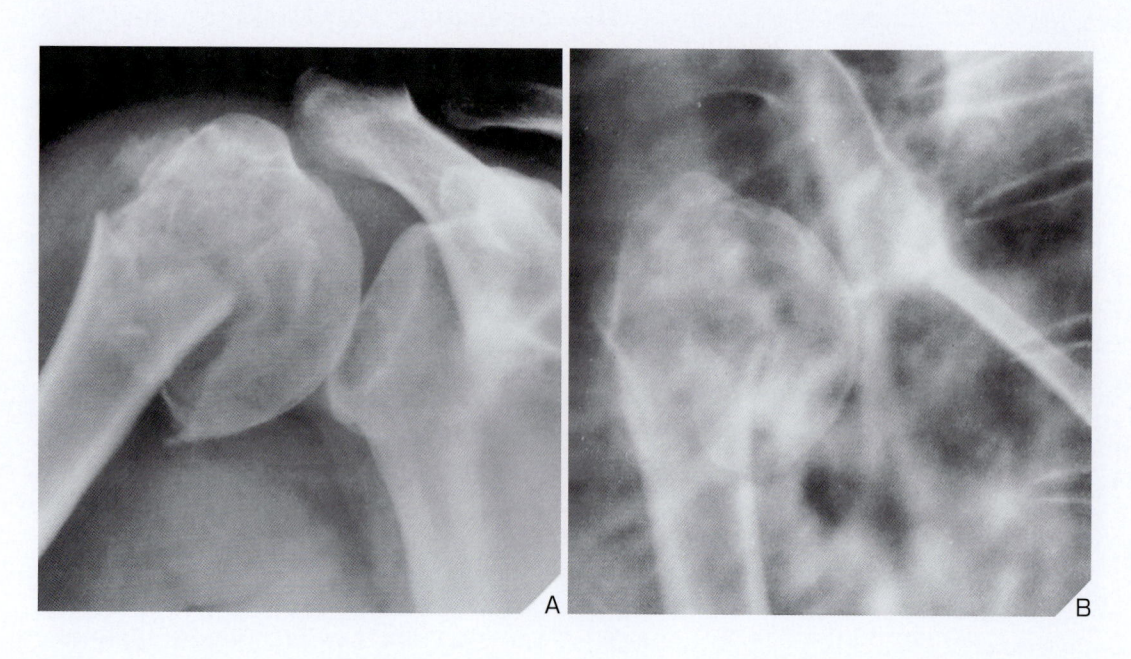

図 5-31　上腕骨近位部骨折
60 歳男性．階段で転んで右腕を受傷．（A）肩の正面像で上腕骨外科頚での粉砕骨折がみられる．大結節も同様に骨折しているが著明な転位はみられない．（B）それぞれの骨片の転位の程度をよりよく評価するために，経胸郭撮影が行われた．上腕骨頭は少し前方へ屈曲し，さらに下方に亜脱臼している．この所見は正面像ではよく評価できない．

図 5-32　Neer 分類

骨折により生じる4つの大きな骨片の転位の有無で分類した上腕骨近位部骨折.
(Neer CS Ⅱ：Four-segnent classification of displaced proximal humeral fractures. Instr Course Lectures AAOS 1975；24：160-163 より改変)

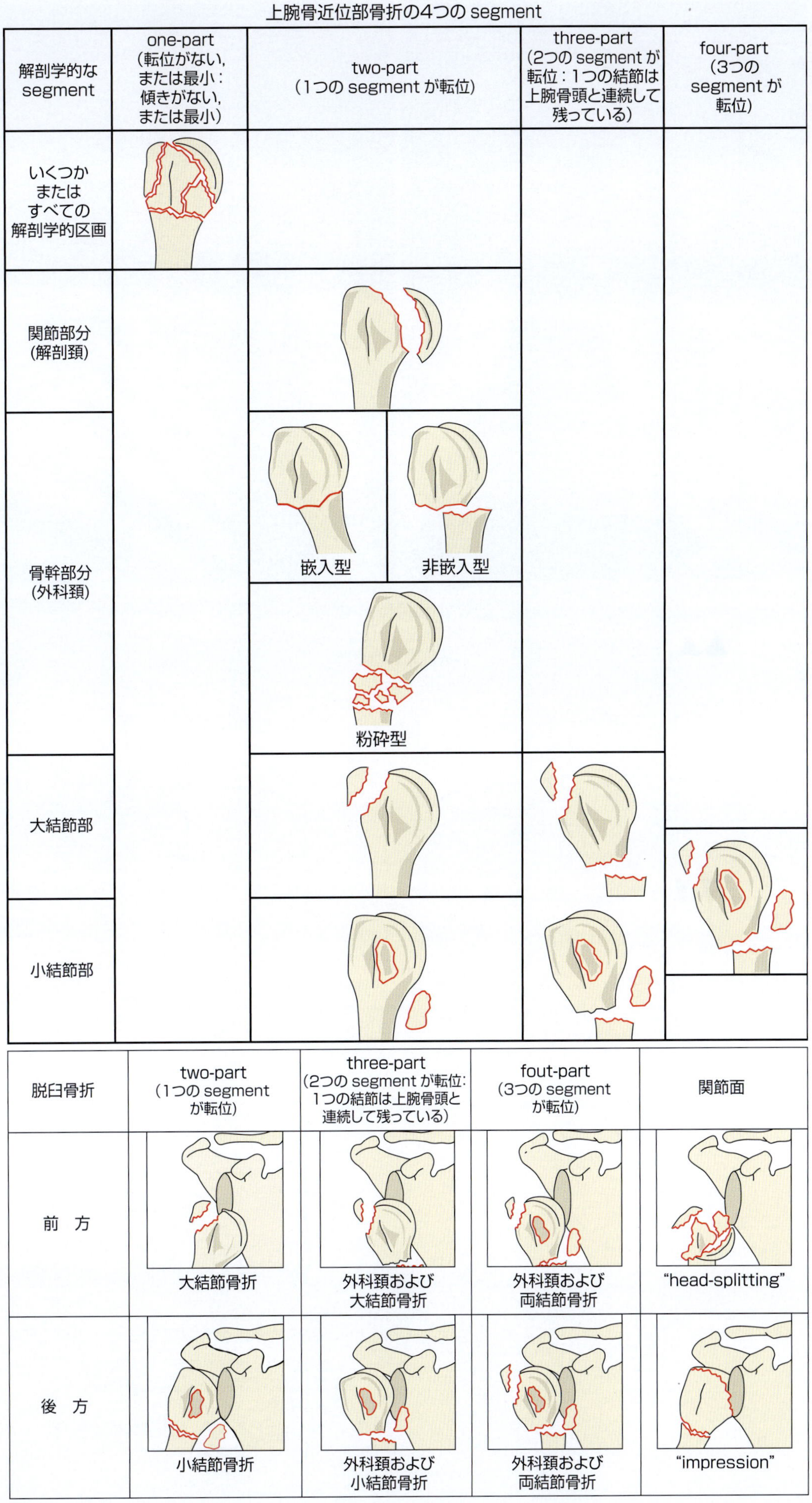

上腕骨近位部骨折の4つの segment

解剖学的な segment	one-part（転位がない, または最小：傾きがない, または最小）	two-part（1つの segment が転位）		three-part（2つの segment が転位：1つの結節は上腕骨頭と連続して残っている）	four-part（3つの segment が転位）
いくつかまたはすべての解剖学的区画					
関節部分(解剖頸)					
骨幹部分(外科頸)		嵌入型	非嵌入型		
		粉砕型			
大結節部					
小結節部					

脱臼骨折	two-part（1つの segment が転位）	three-part（2つの segment が転位：1つの結節は上腕骨頭と連続して残っている）	fout-part（3つの segment が転位）	関節面
前　方	大結節骨折	外科頸および大結節骨折	外科頸および両結節骨折	"head-splitting"
後　方	小結節骨折	外科頸および小結節骨折	外科頸および両結節骨折	"impression"

5

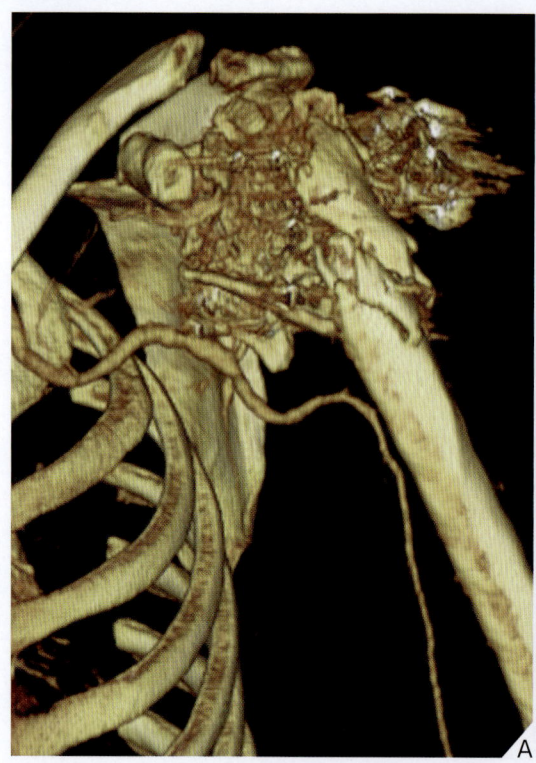 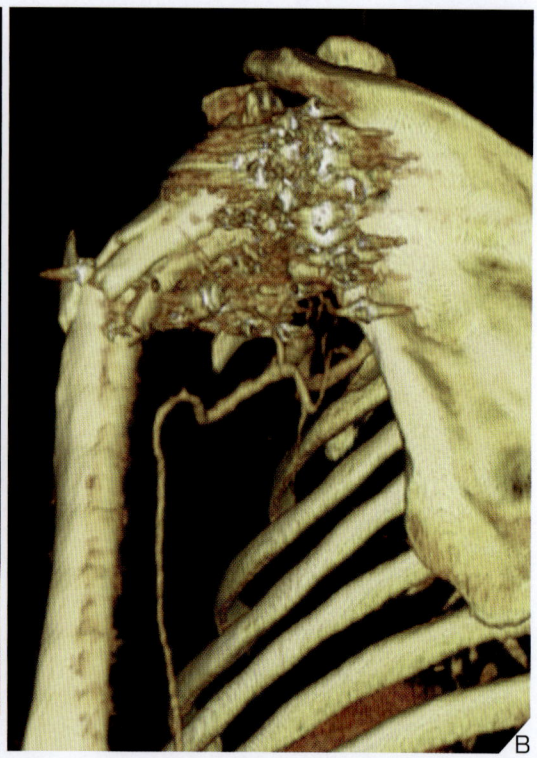

図 5-33　four-part 上腕骨近位端骨折の 3D-CT 所見

　左肩前方（A），後方（B）の 3D-CT は，銃弾による開放創を伴った，上腕骨解剖頚，近位骨幹部の高度に粉砕転位した骨折を示している．巨大な血腫のために腋窩動脈は下方転位している．

鎖骨骨折の分類

図 5-34　鎖骨骨折の分類

A. 解剖学的な受傷部位による分類

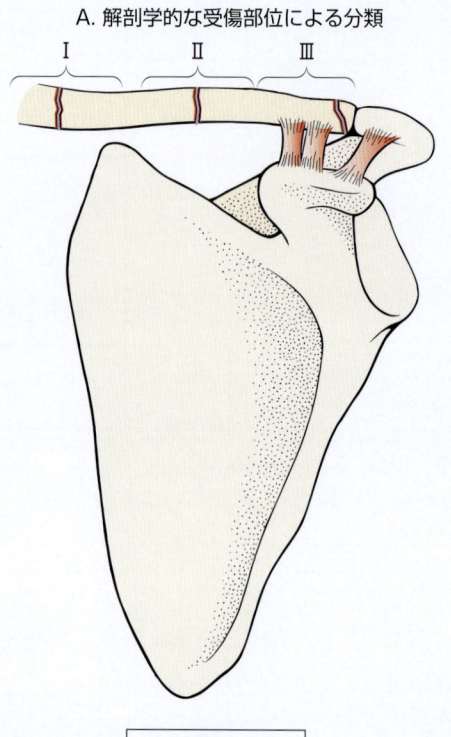

| Ⅰ. 近位1／3 |
| Ⅱ. 中　1／3 |
| Ⅲ. 遠位1／3 |

B. 鎖骨遠位部骨折の分類

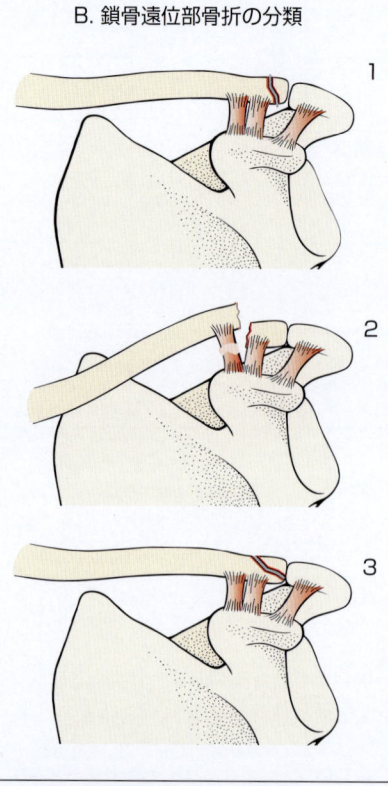

1. 転位がなく靱帯が保たれている．

2. 靱帯間に生じた転位骨折：円錐靱帯は断裂，菱形靱帯は遠位骨片と連続したままである．

3. 関節内骨折であるが，靱帯は保たれている．

図 5-35　鎖骨肩峰端骨折
鎖骨遠位 1/3 の type Ⅰ骨折．骨片の転位は認められない．

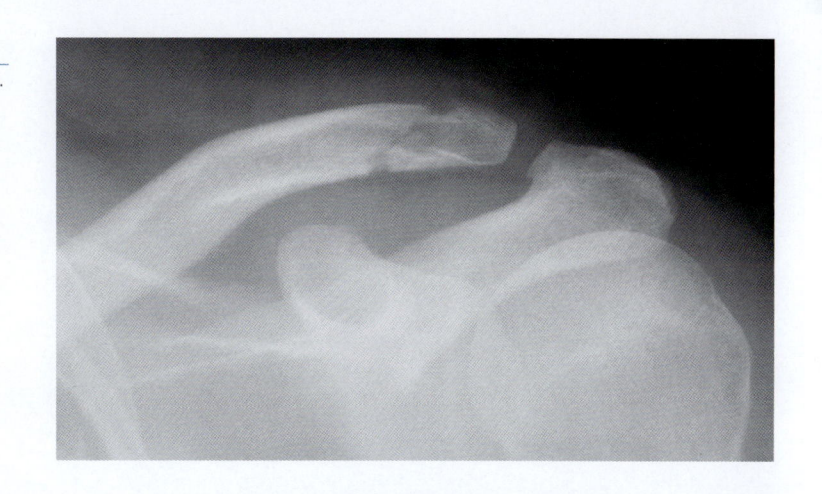

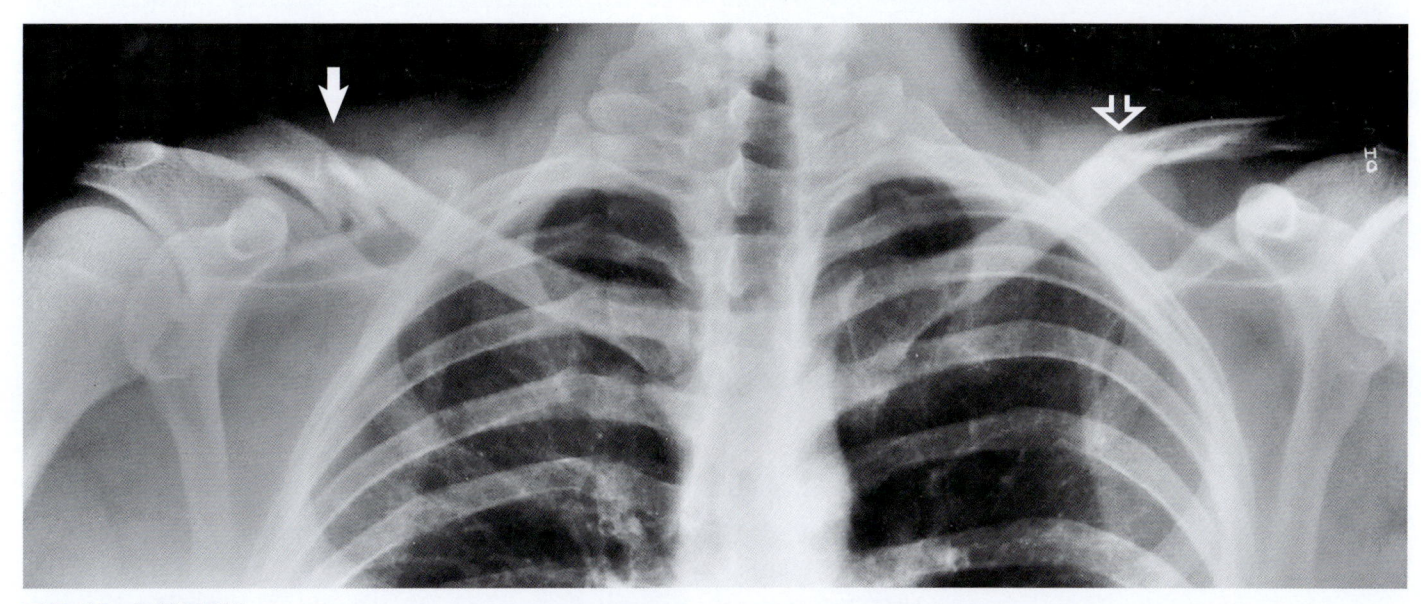

図 5-36　両鎖骨骨折
22 歳男性．オートバイ事故による多発外傷．両肩の正面像で，右鎖骨中 1/3 の粉砕骨折（→）と左鎖骨中 1/3 の単純骨折（⇒）がみられる．

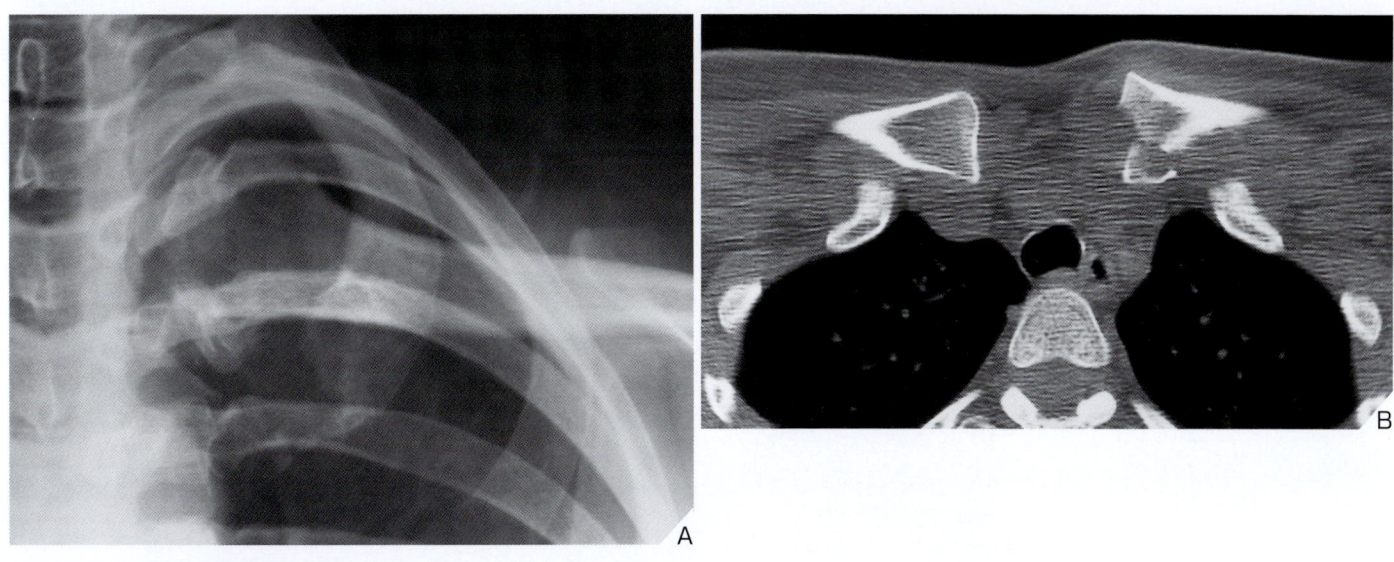

図 5-37　鎖骨胸骨端骨折
21 歳男性．暴行により左鎖骨中央に直達外傷を受けた．（A）正面像では，鎖骨近位端の骨折が疑われるが，骨折線は明瞭ではない．（B）CT により，軟部組織の腫脹と左鎖骨近位端の骨折を認める．

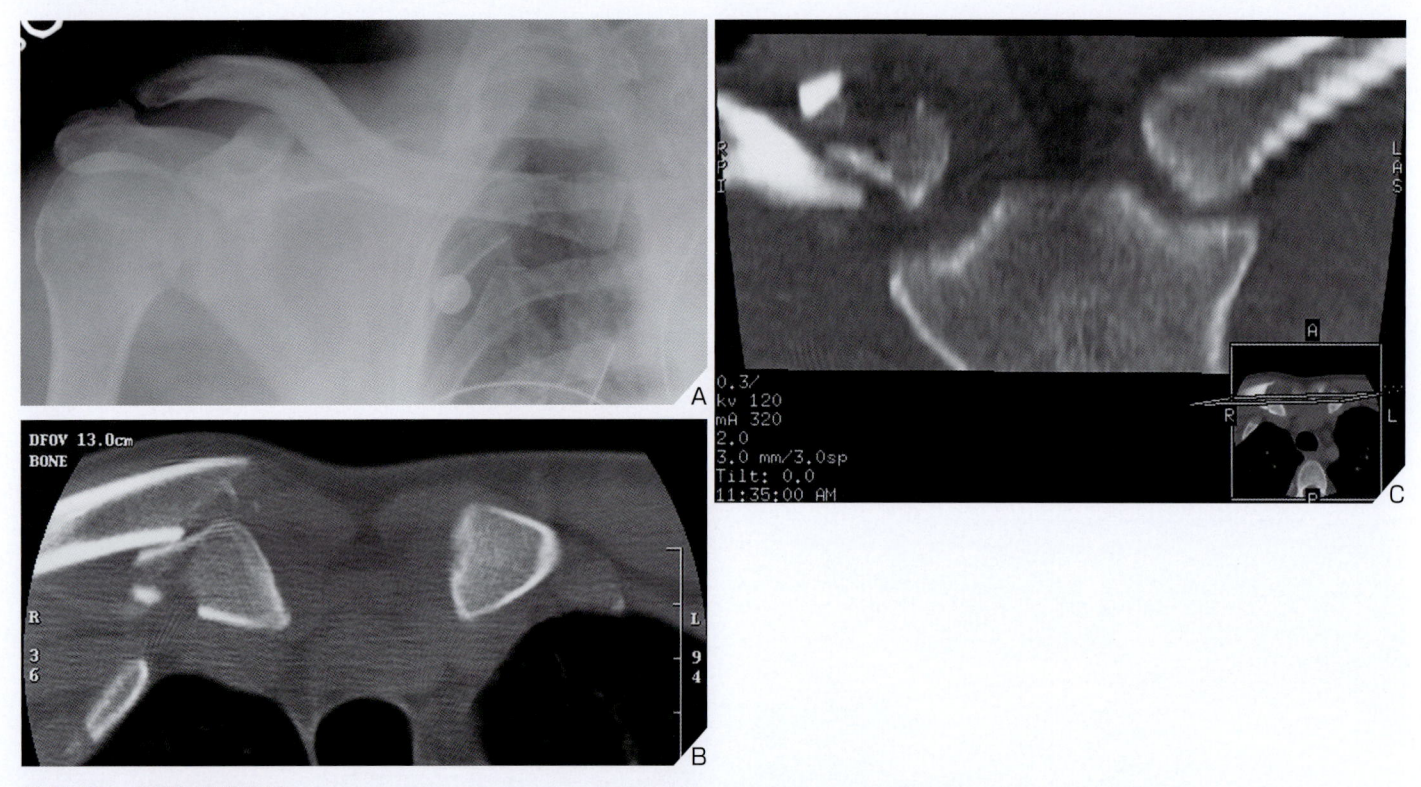

図5-38　鎖骨胸骨端骨折
34歳女性．交通事故にて重傷を負った．（A）右肩と上腕部の正面像で，多発肋骨骨折が認められる．鎖骨近位部は不明瞭である．CT横断像（B）と再構成冠状断像（C）により，前方転位し骨折が重なっている右鎖骨胸骨端の粉砕骨折が描出されている．

肩甲骨骨折の分類

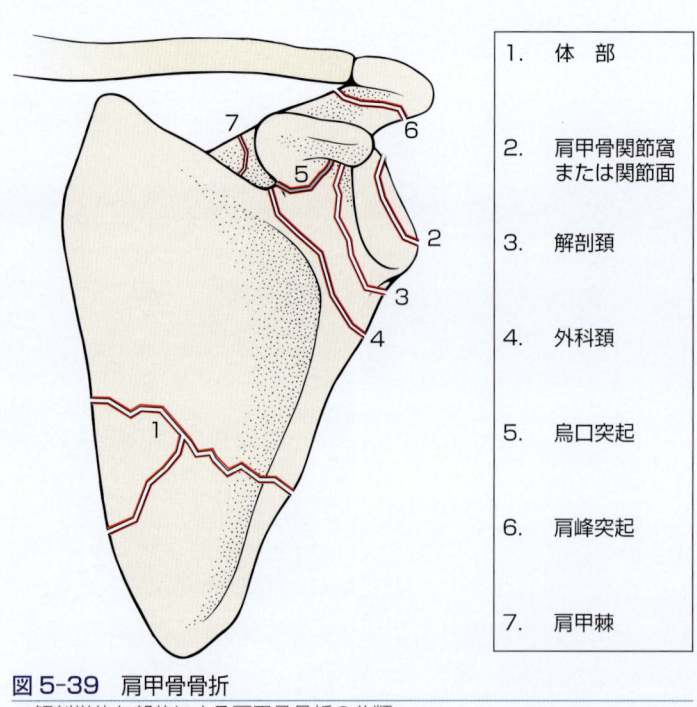

1.　体　部

2.　肩甲骨関節窩
　　または関節面

3.　解剖頚

4.　外科頚

5.　烏口突起

6.　肩峰突起

7.　肩甲棘

図5-39　肩甲骨骨折
解剖学的な部位による肩甲骨骨折の分類．

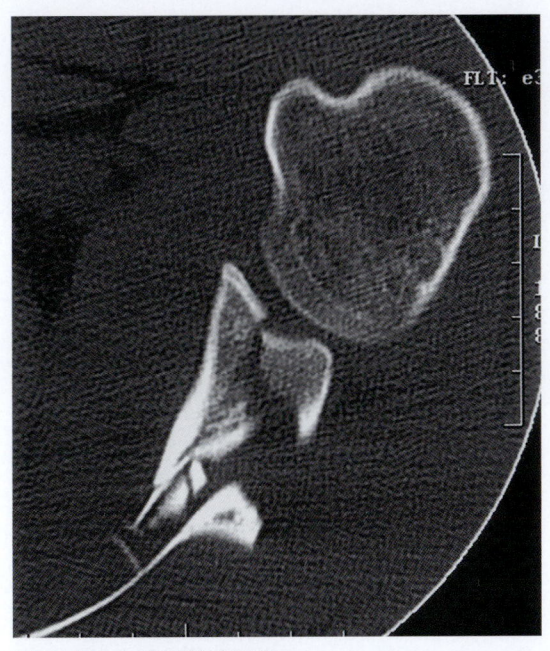

図 5-40　肩甲骨粉砕骨折
CT 横断像は肩甲骨関節窩中心から肩甲骨全体にわたる
粉砕転位した肩甲骨骨折を示す.

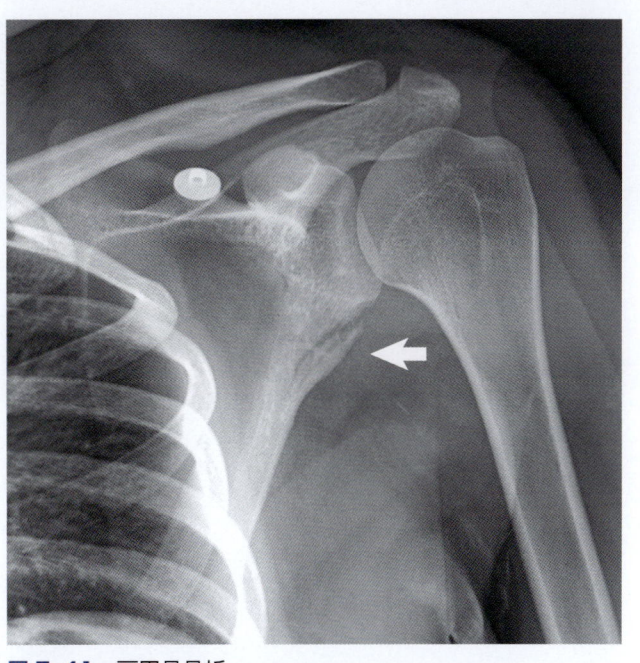

図 5-41　肩甲骨骨折
左肩の X 線正面像で，転位の小さな肩甲骨関節窩下の骨折（→）を
認める.

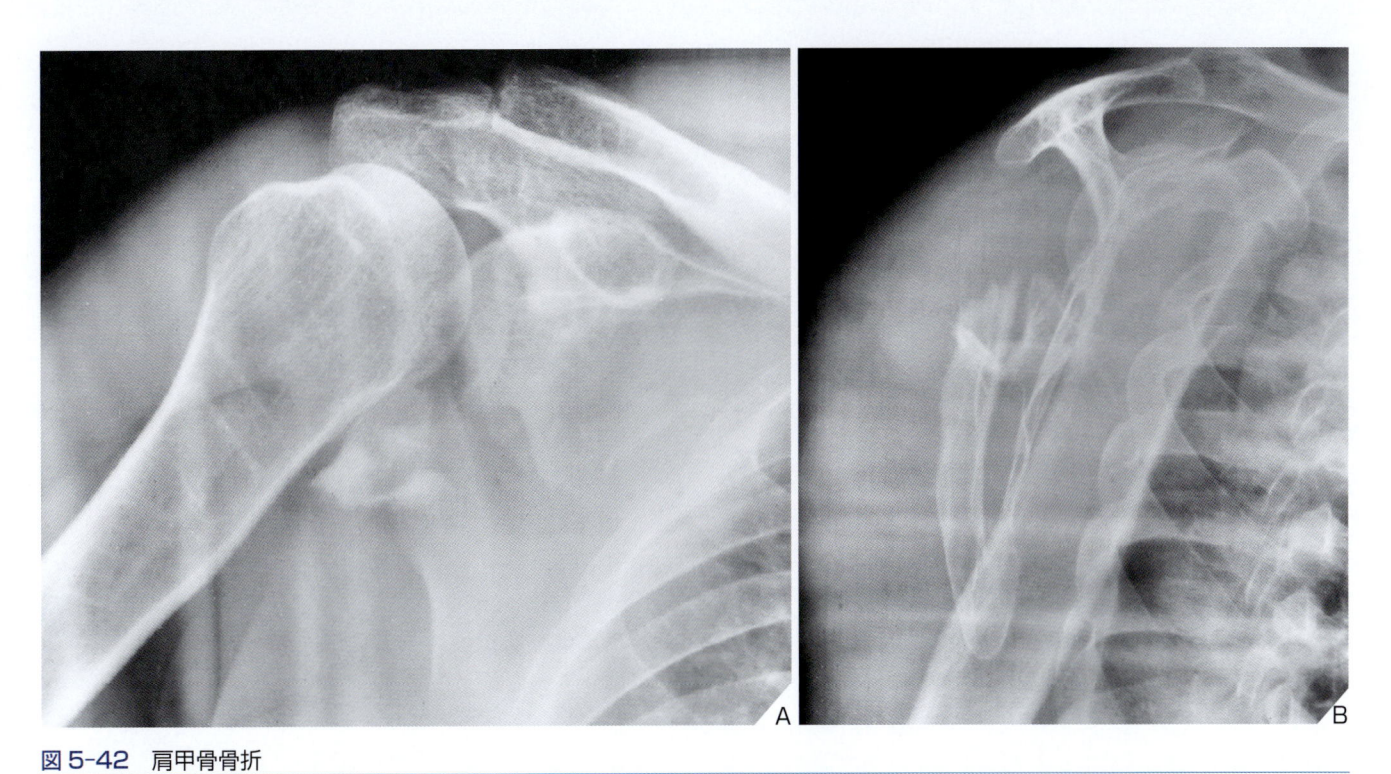

図 5-42　肩甲骨骨折
52 歳男性．オートバイ事故で受傷．（A）右肩の正面像で，肩甲骨粉砕骨折が明らかである．しかしながら骨片の転位は評価できない．（B）経
肩甲撮影（Y 撮影）では，肩甲骨体部の側方転位が示されている.

5

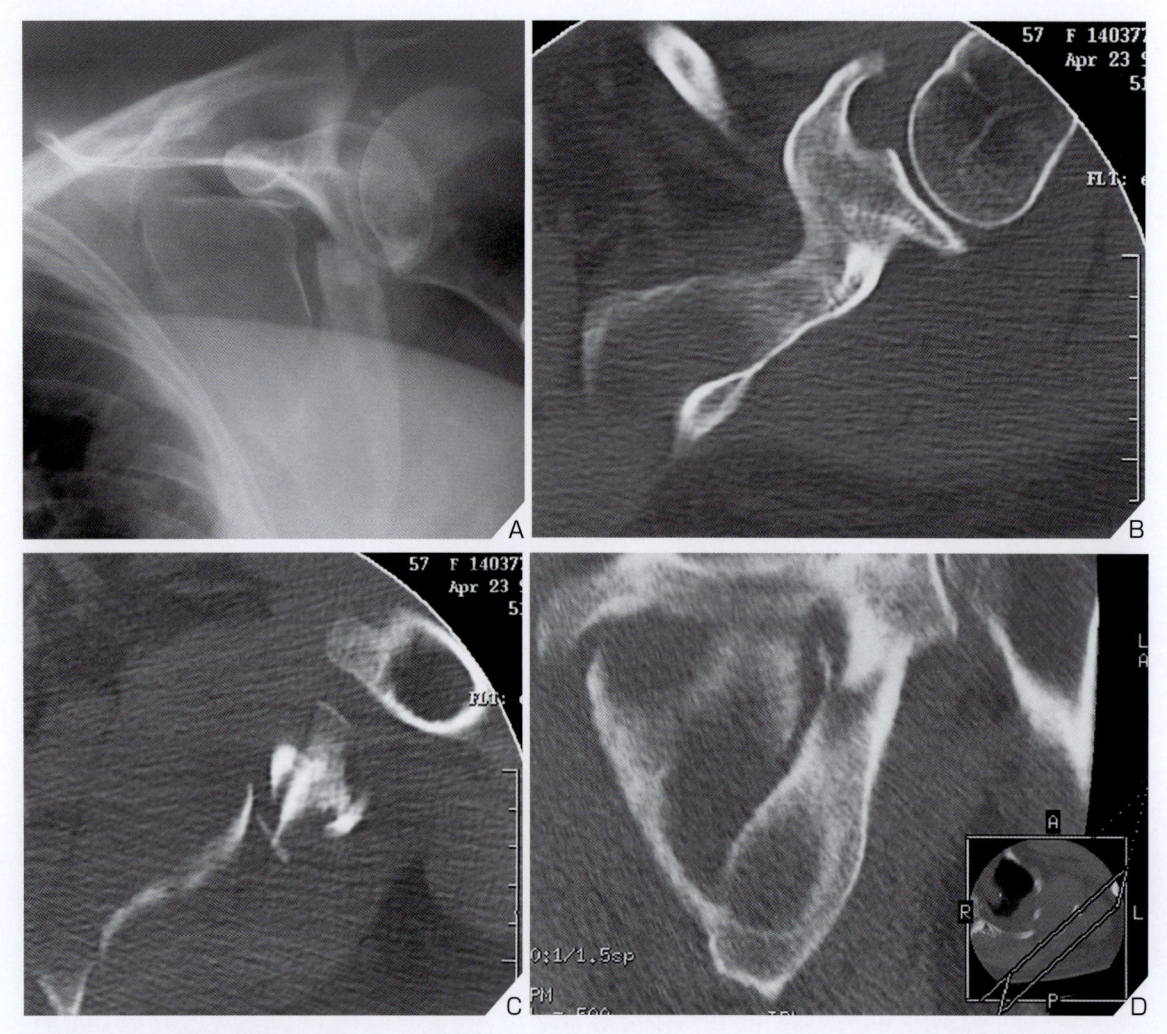

図 5-43　肩甲骨骨折の CT 所見
57 歳女性．オートバイ事故で左肩を受傷．（A）X 線正面像にて左肩甲骨の粉砕骨折を認める．しかし，肩甲上腕関節の適切な評価はできない．肩甲上腕関節レベル（B）と肩甲骨体部（C）の CT 横断像，および再構成した冠状断像（D）により，さまざまに転位した骨片の位置関係や正常な肩甲上腕関節の状態が明瞭に示されている．

45）．腋窩動脈や腕神経叢の損傷といった合併症はまれである．

b 肩甲上腕関節の脱臼

▌ 前方脱臼 ▌

肩甲骨関節窩での上腕骨頭の前方への転位は，外転と伸展と外旋が組み合わさった腕への介達外力によって生じ，肩甲上腕関節脱臼の 96％を占める．これは，肩の正面像で容易に診断される（図 5-46）．また，Y 撮影も有用である（図 5-47）．CT や 3D-CT は前方脱臼の診断に同様に有効である（図 5-48）．

脱臼が生じたときに，上腕骨頭は関節窩の下縁にぶつかり，これらの一方または両者に圧迫骨折を伴うこともある．骨折は上腕骨頭の頚部との境界部の後外側部にもっともよく生じ，Hill-Sacks 病変と呼ばれる手斧（hatchet）形の骨欠損を生じる．これは，腕を内旋位にして撮った正面像でよく示される（図 5-49）．Hill-Sacks 病変は CT（図 5-50）や MRI（図 5-51）でも描出される．MRI の場合は横断像（図 5-51A）か斜位冠状像（図 5-51B）で異常が描出される．Bankart 病変として知られる関節窩下縁の前方部分の骨折は一般的には少ない．これ

は脱臼の際，上腕骨頭が前方へ移動した結果生じ，Grashey 撮影や正面像（図 5-52），CT（図 5-53）や MRI（図 5-54）で容易に示される．Bankart 病変が軟骨性の関節唇の部分にある場合，しばしば裂離していることもあり，関節造影 CT（図 5-18 を参照）または MRI（図 5-55, 56）によってのみ示されることがある．これらのうちどちらかがあれば，前方脱臼既往の診断として価値が高い．

▌ 後方脱臼 ▌

このタイプはきわめてまれで肩甲上腕関節脱臼のごく 2〜3％であるが，肩前面からの衝撃などの直達外力，または内転，屈曲，内旋を組み合わせた腕への介達外力によって起こる．介達外力による後方脱臼は，偶発的電気ショックやてんかん発作に伴ってよく起こる．このタイプの脱臼では，上腕骨頭は肩甲骨関節窩の後方に位置し，通常肩甲骨関節窩の後縁にあたっている．

正確な診断をするには，しばしば問題がある．すなわち標準的な肩の正面像では異常があっても見過ごされやすいためで，上腕骨頭と肩甲骨関節窩の重なりが正常と解釈されることがあ

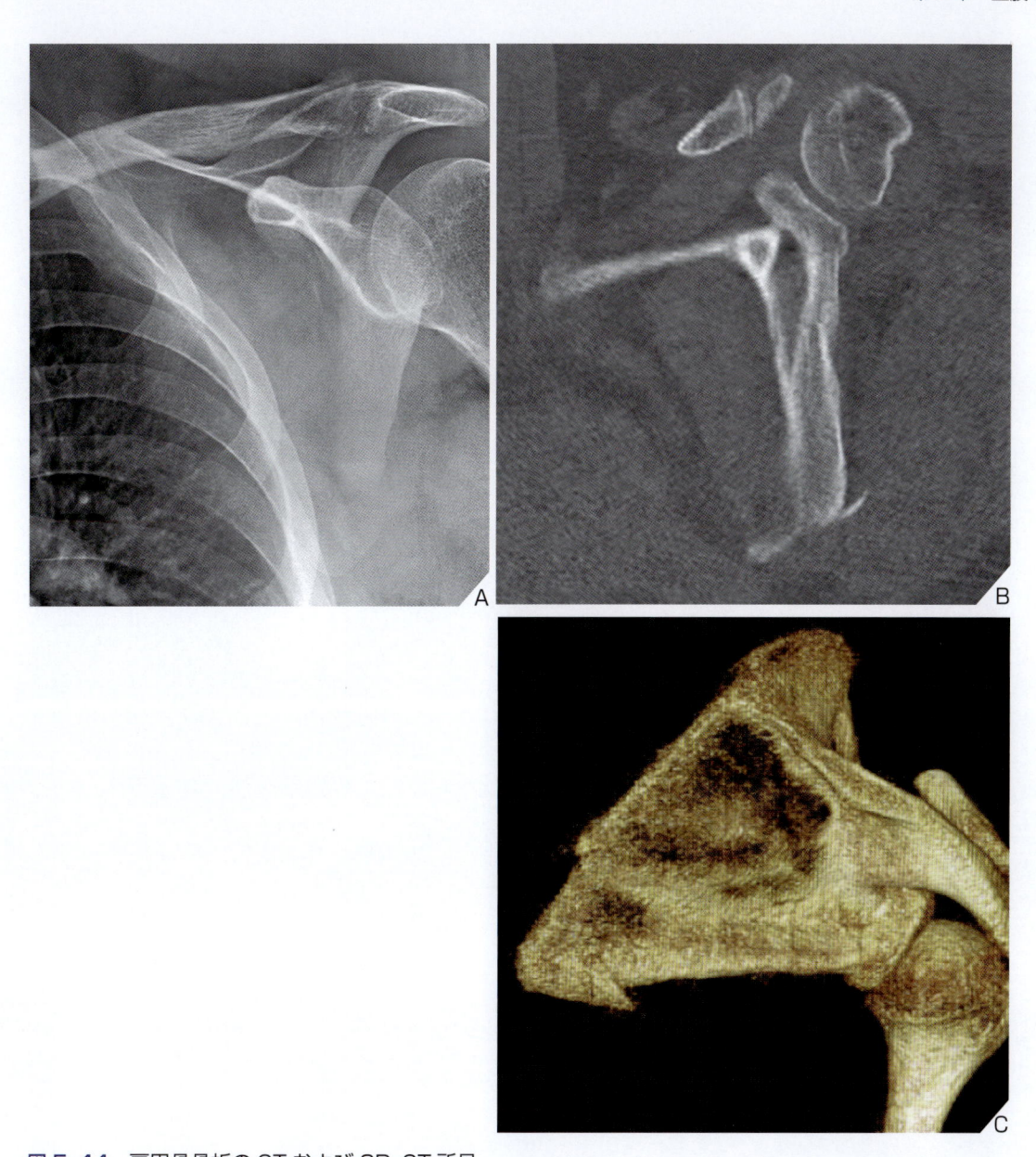

図5-44　肩甲骨骨折のCTおよび3D-CT所見
（A）左肩X線正面像でかろうじてわかる肩甲骨骨折．（B）再構成CTの冠状断，（C）3D-CTはこの損傷の詳細を
効果的に示している．

る．後方脱臼が疑われている場合は，肩甲骨関節窩の側面を撮影することが是非とも必要である．これはGrashey撮影として知られ，患者を患側へ40°回転して正面像を撮影することで可能である（図5-5を参照）．正常ではこれにより肩甲上腕関節裂隙がはっきりと示されるが，上腕骨頭が肩甲骨関節窩と重なってこの裂隙がなくなっていれば，実質的に後方脱臼と診断される（図5-57）．診断は腋窩撮影によってもなされるが，腕の外転が制限されているとこの撮影はできないことがある（図5-58）．

上腕骨頭の前内側の圧迫骨折は細長い線状圧痕（trough sign）として知られ，ふつう後方脱臼の際に生じ，上腕骨頭が肩甲骨関節窩後縁に衝突することにより生じる．このサインは，上腕骨頭の骨軟骨面の境界に平行かつ外側で，上腕骨頭の皮質骨内に垂直もしくはアーチ状の線として描出される．このタイプの骨折は腕を外旋した正面撮影で容易にわかり（図5-

59），また腋窩撮影でも明らかとなる（図5-58を参照）．

■ **下方脱臼** ■

luxatio erecta humeriとしても知られ，肩関節脱臼のなかでももっともまれな脱臼で，全体のわずか1％である．この受傷機転は外転位での軸方向への直達外力，もしくは過外転による肩峰への上腕骨頭の衝突からなる．通常，腱板断裂や大結節骨折を合併する．肩の正面像で容易に診断される（図5-60）．近年，MRIで，関節唇損傷や前・後下関節上腕靱帯の損傷を同定できる．

■ **合併症** ■

肩甲上腕関節の前方または後方脱臼は反復性脱臼や外傷性関節炎，腋窩神経や腋窩動脈損傷などの合併症を引き起こすことがある．

5

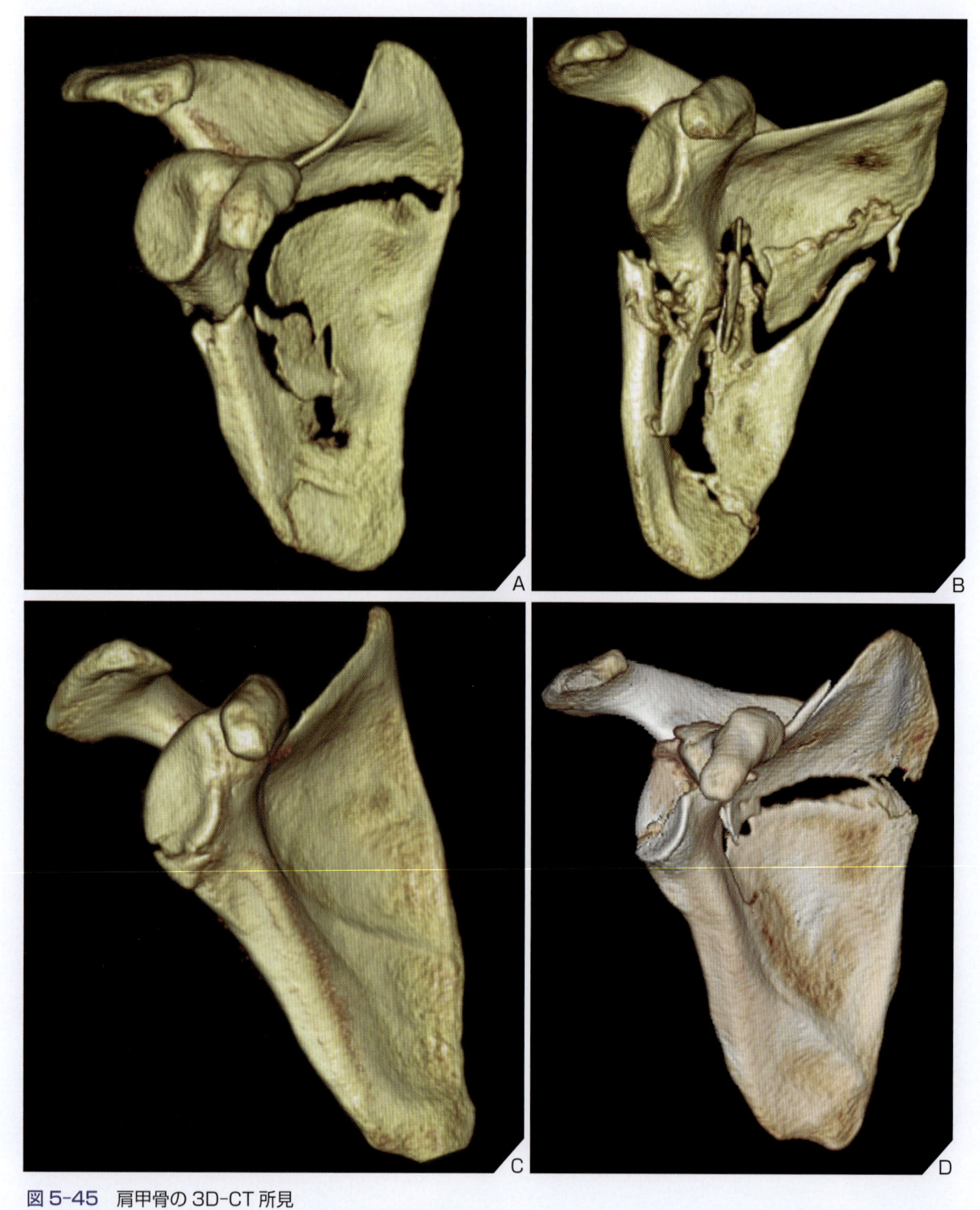

図5-45 肩甲骨の3D-CT所見
（A，B）関節窩に影響のない肩甲骨粉砕骨折．（C）関節窩下縁に骨折線のある肩甲骨骨折．（D）関節窩中心に至る肩甲骨体部骨折．

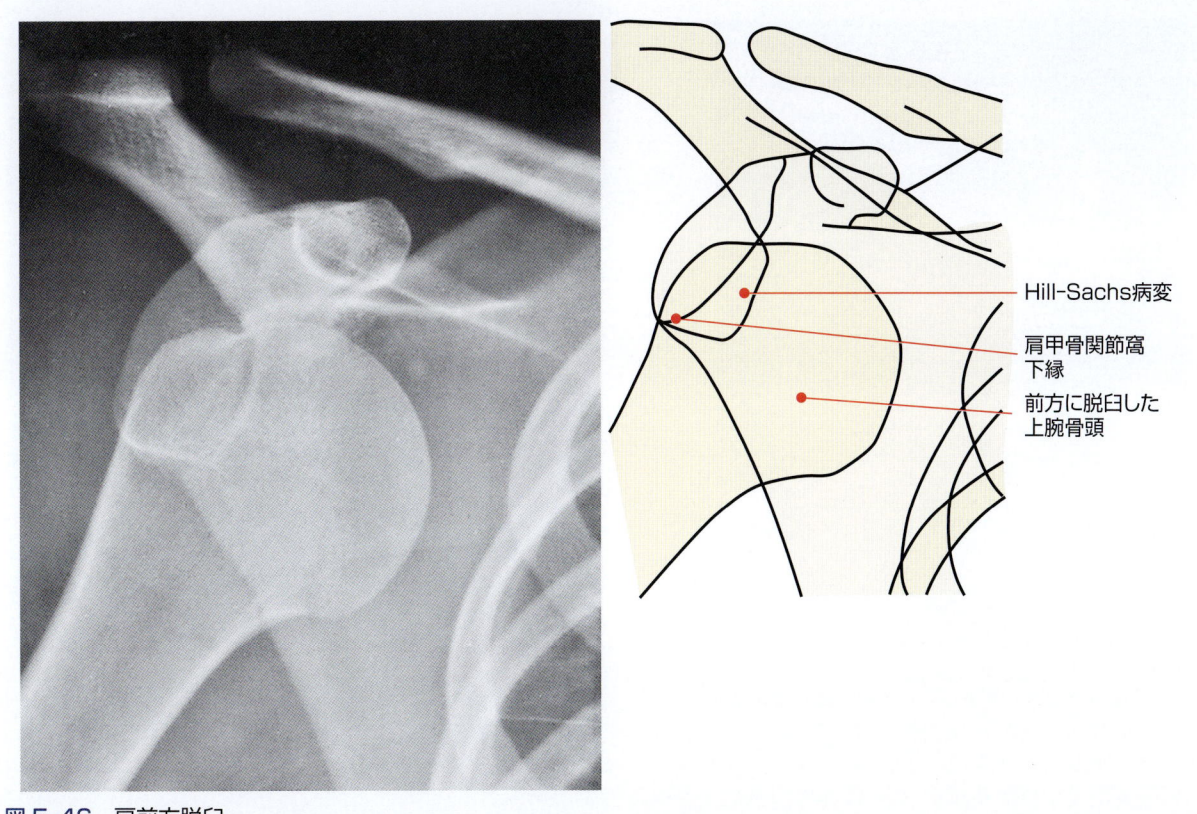

Hill-Sachs病変

肩甲骨関節窩
下縁

前方に脱臼した
上腕骨頭

図 5-46　肩前方脱臼
　肩の正面像で，前方脱臼の典型的所見がみられる．上腕骨頭は肩甲骨関節窩下縁の下にある．

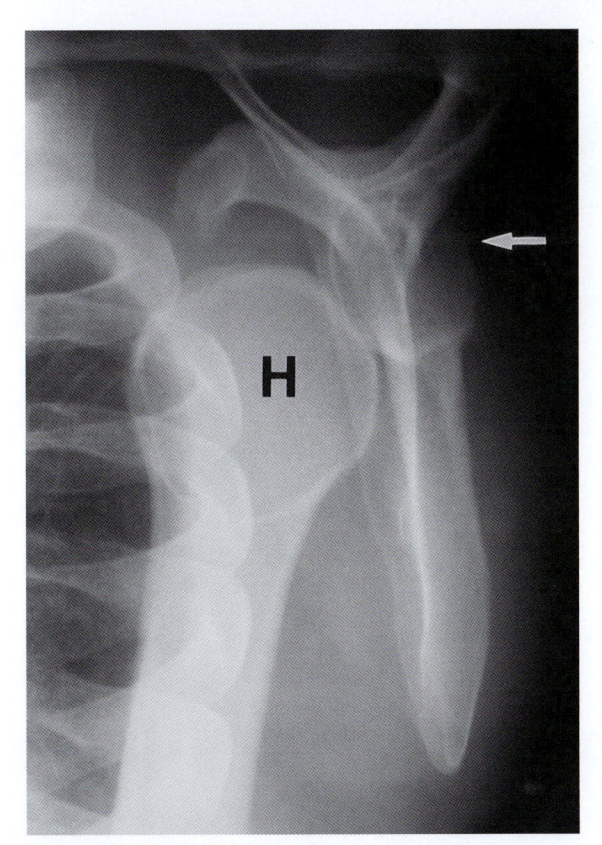

図 5-47　肩前方脱臼
　肩甲帯の経肩甲撮影（Y 撮影）により肩前方脱臼が明瞭に描出される．骨頭（H）は前内側に転位しており，←は骨頭のない肩甲骨関節窩を示している．

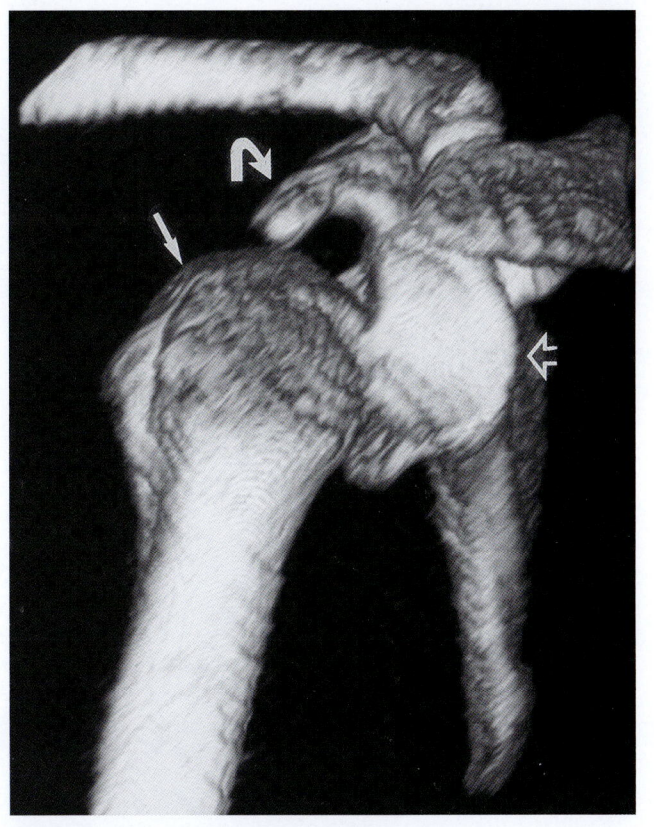

図 5-48　肩前方脱臼の 3D-CT 所見
　3D-CT 表面形状（側面）は上腕骨頭の脱臼を示している（→）．⇨は空の肩甲骨関節窩を示しており，↘は烏口突起を示している．

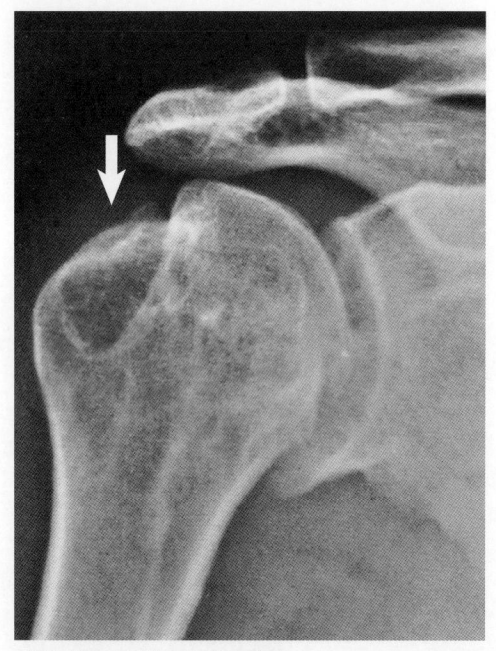

図 5-49　Hill-Sachs 病変
腕内旋位での肩の正面像で，上腕骨頭の後外側面
に Hill-Sachs 病変として知られる手斧形（hatchet）
の骨欠損が示されている．

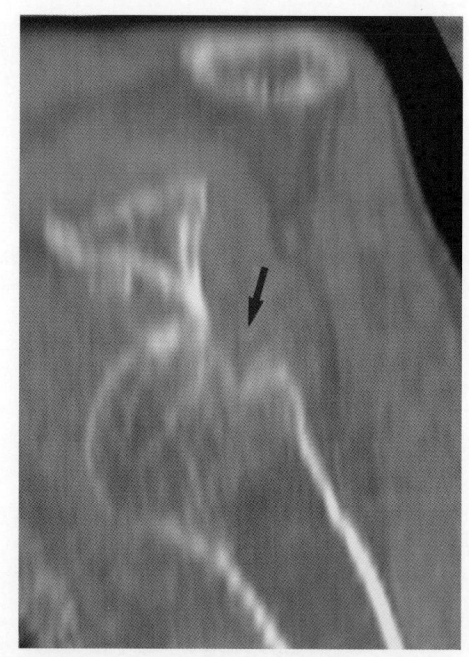

図 5-50　Hill-Sachs 病変の CT 所見
再構成された CT の冠状断像は前方脱臼を示し
ている．→は Hill-Sachs 病変である．

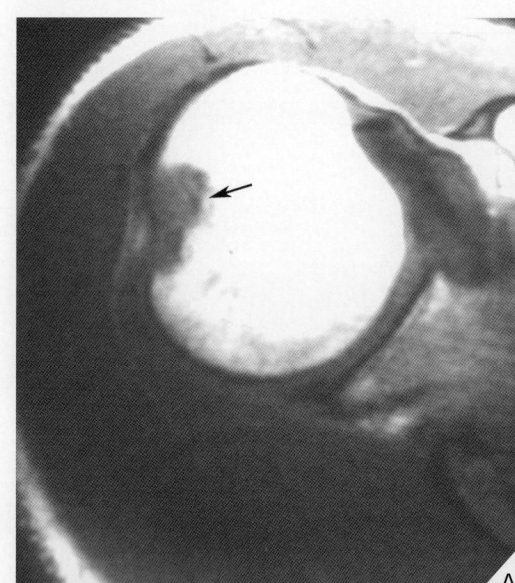

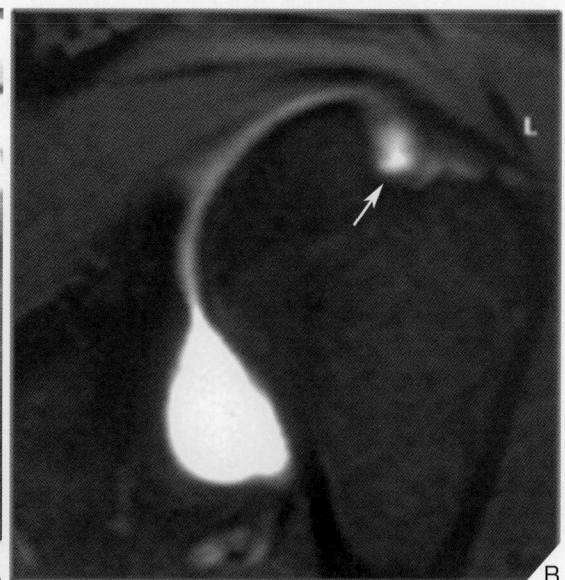

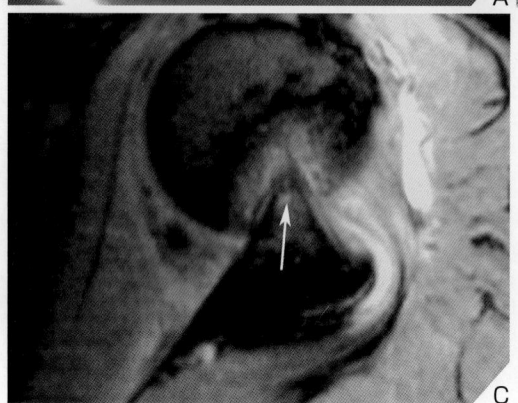

図 5-51　Hill-Sachs 病変の MRI 所見
（A）T1 強調横断像は上腕骨頭後上方の深い Hill-
Sachs 病変を示している（→）．（B）別の患者の MR
関節造影冠状断像は，棘下筋腱付着部の Hill-Sachs
病変を示している（→）．（C）また，別の患者のかみ
こんだ前方脱臼を示す GRE 横断像は，Hill-Sachs 病
変の発生メカニズムを表している．肩甲骨前方縁への
上腕骨頭の圧迫を示している（→）．

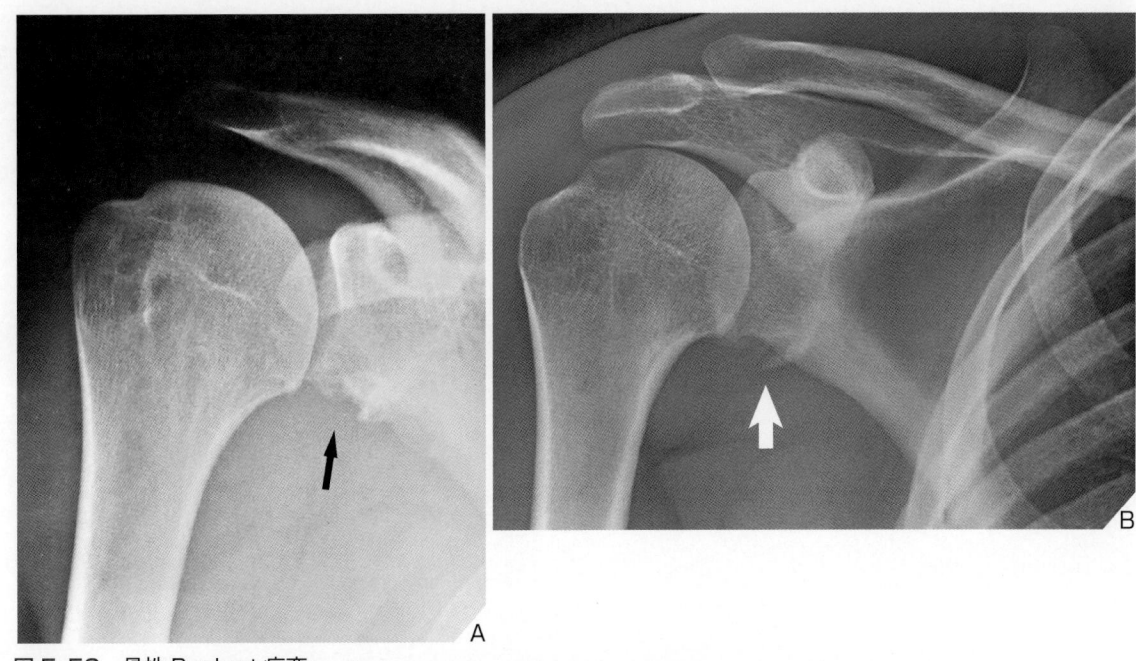

図 5-52　骨性 Bankart 病変
（A）肩の Grashey 像で，Bankart 病変として知られる肩甲骨関節窩下部の前面の圧迫骨折（→）が示されている．（B）他の患者では，右肩正面像は明らかに骨性 Bankart 病変を示している（→）．

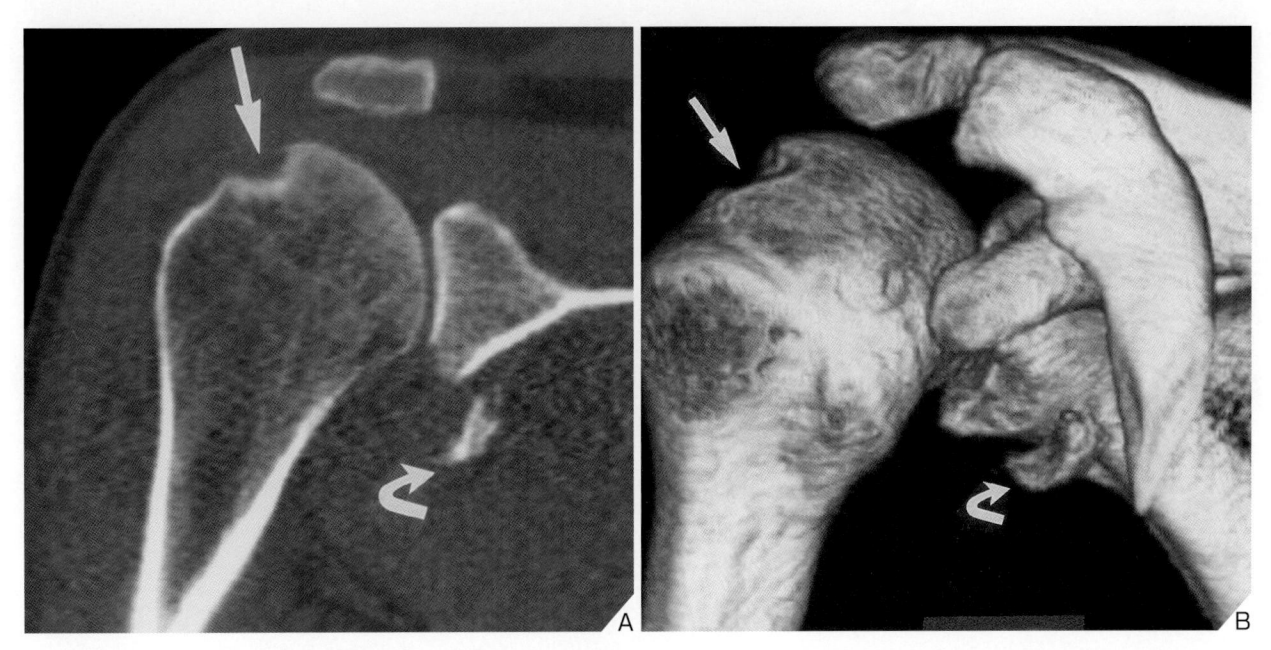

図 5-53　Hill-Sachs 病変と骨性 Bankart 病変の CT 所見
（A）再構成された CT 冠状断像と（B）3D-CT は，42 歳女性の脱臼整復後の Hill-Sachs 病変（→）と骨性 Bankart 病変（↩）を示す．

5

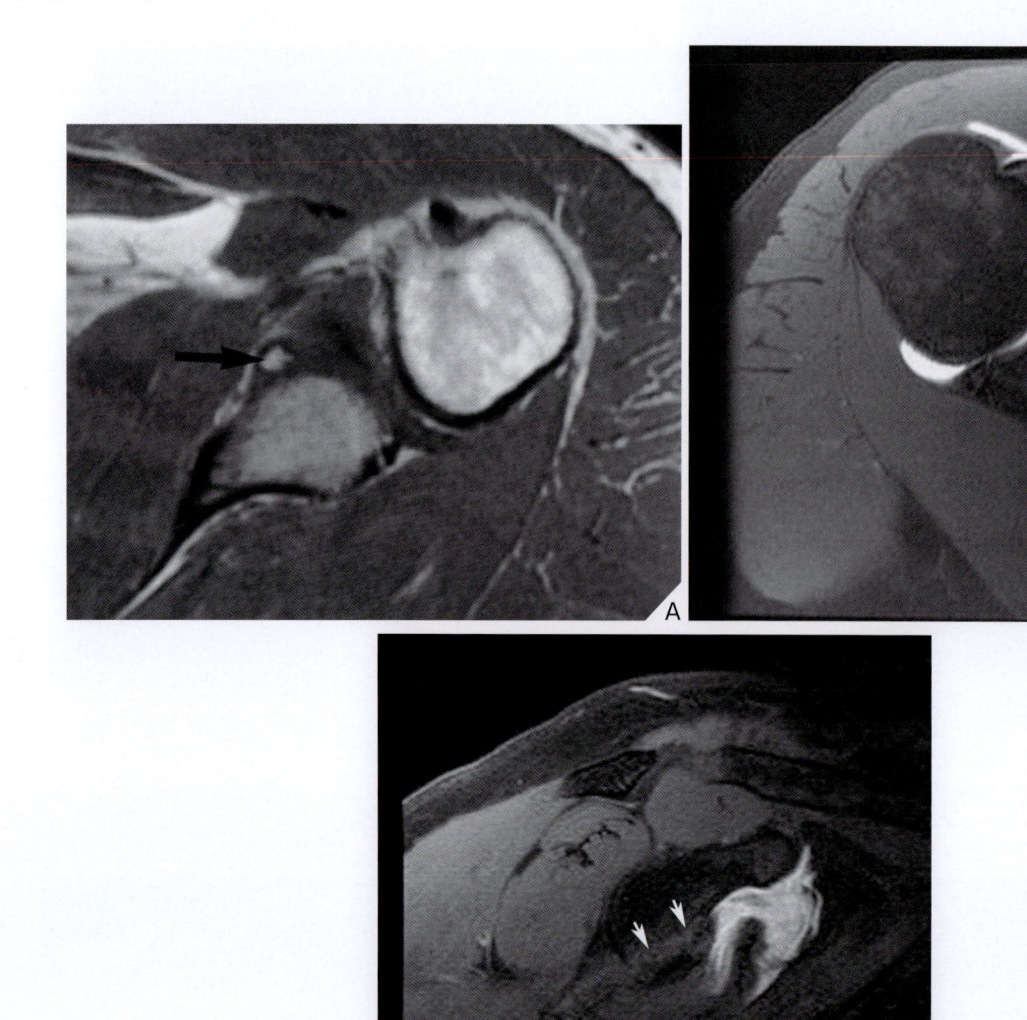

図 5-54 骨性 Bankart 病変の MRI 所見
(A) T1 強調横断像は肩甲骨前縁に隣接した骨片の高信号を示す（→）. (B) 別の患者の脂肪抑制 T1 強調横断像は骨性 Bankart 病変を示す（→）. (C) B と同じ患者の脂肪抑制 T1 強調斜位矢状断像は転位した骨性 Bankart 病変を示す（→）. 肩甲骨上方に比べて下方は横径が減少しており，いわゆる "inverted pear sign" である.
(A は Steinbach LS, Tirman PFJ, Peterfy CG, Feller JF, eds. Shoulder magnetic resonance imaging. Philadelphia：Lippincot-Raven Publishers；1998 より引用)

C インピンジメント症候群

　肩のインピンジメント症候群は，棘上筋腱と肩峰下滑液包が下方の上腕骨頭と前方の肩峰自体，または肩峰前方や肩鎖関節の骨棘，上方の烏口肩峰靱帯（烏口肩峰アーチ）の間で慢性的に絞扼されて生じる．早期診断と早期治療が本症の進行防止と肩機能の回復のうえで重要である．しかしながら，しばしば臨床所見と臨床症状が非特異的であり，腱板の完全断裂が生じるまで診断が遅れることがよくある．肩の外転と外旋における高度の疼痛によって特徴付けられる臨床所見によって正確に診断されることはまれである．肩峰下の骨増殖や肩峰下面の骨棘形成，腱板付着部である上腕骨結節部における変性変化といったこの症候群に伴う X 線所見がより信頼性を高める．

　Neer は，臨床所見と手術所見からインピンジメント症候群

の 3 つの病期を記載した．stage Ⅰ は浮腫と出血からなり，保存的治療で回復する．これは，腕を頭より上にあげることを過度に行うスポーツ（たとえば水泳）を行っている若年者に起こることが多い．stage Ⅱ においては，肩峰下軟部組織の線維化や肥厚，腱板炎，またときには腱板不全断裂がみられる．臨床的には反復性の疼痛が認められ，25～40 歳くらいの人によくみられる．stage Ⅲ では腱板完全断裂が認められ，進行性の障害を伴う．これは通常 40 歳以上の人にみられる．インピンジメント症候群の早期診断に関節造影はほとんど役に立たないし，また，他の補助的画像診断法でも早期の病態をとらえることは難かしい．ただ MRI だけは，その高度の軟部組織陰影の解析と多平面画像診断能力によって，滑液包の肥厚や水腫（肩峰下滑液包炎），腱板やその腱の浮腫や炎症性変化といったインピンジメ

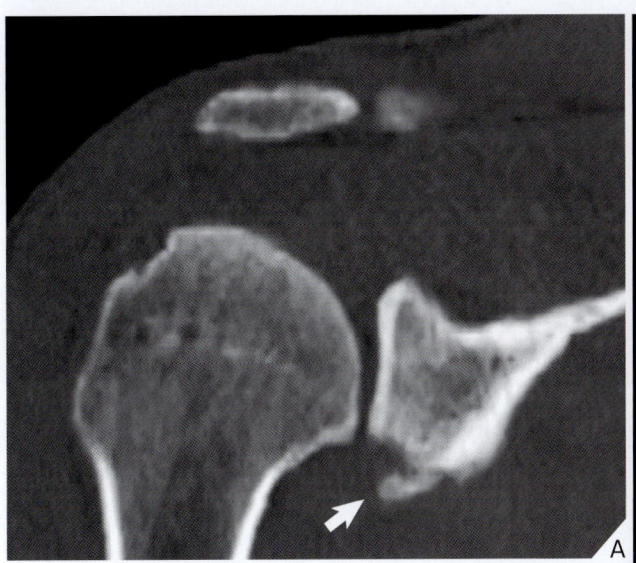

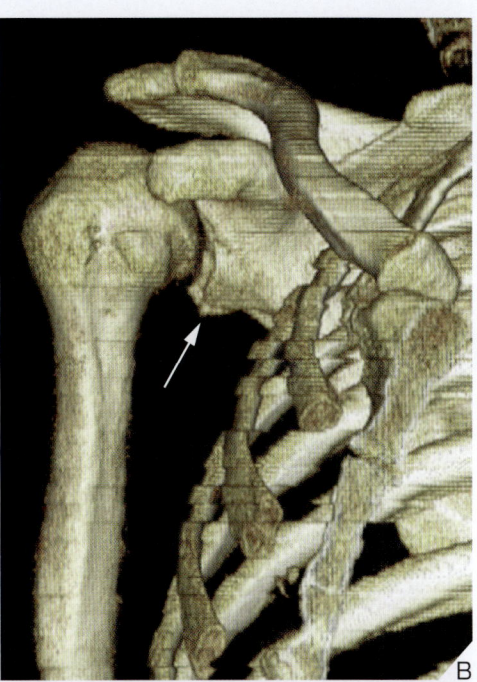

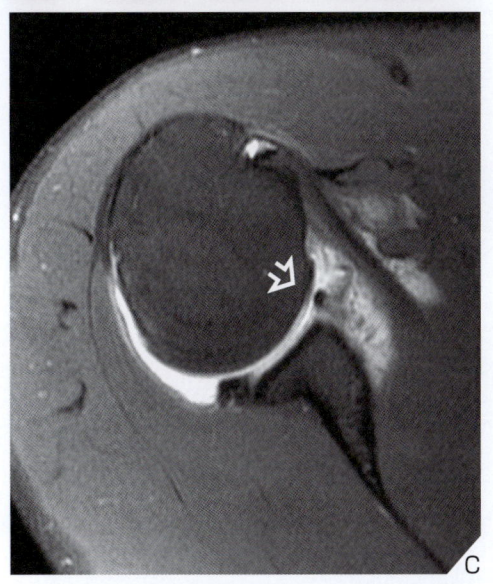

図 5-55　骨性と軟骨性 Bankart 病変の CT，MRI 所見
（A）CT 冠状断像と（B）3D-CT は右肩の骨性 Bankart 病変を示す（→）．（B）MR 関節造影の脂肪抑制 T1 強調横断像は明確に軟骨性 Bankart 病変を示す（⇒）．

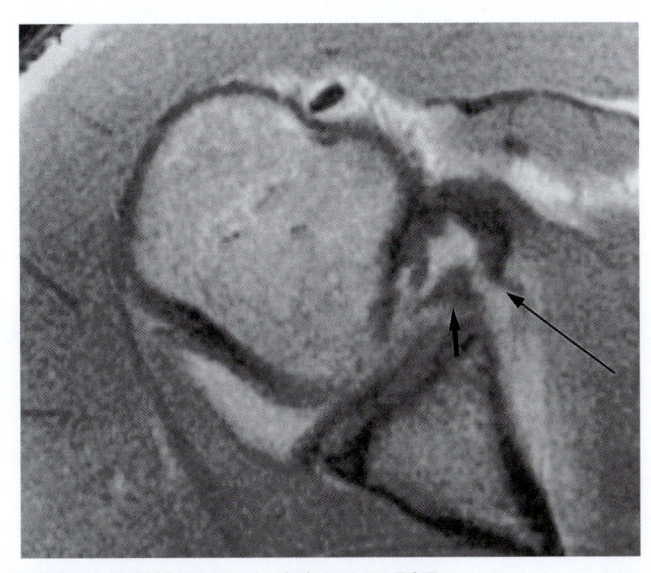

図 5-56　軟骨性 Bankart 病変の MRI 所見
プロトン密度強調横断像では，前下方関節唇の剝離（短い→）と下肩甲上腕靱帯の断裂（長い→）が描出されている．

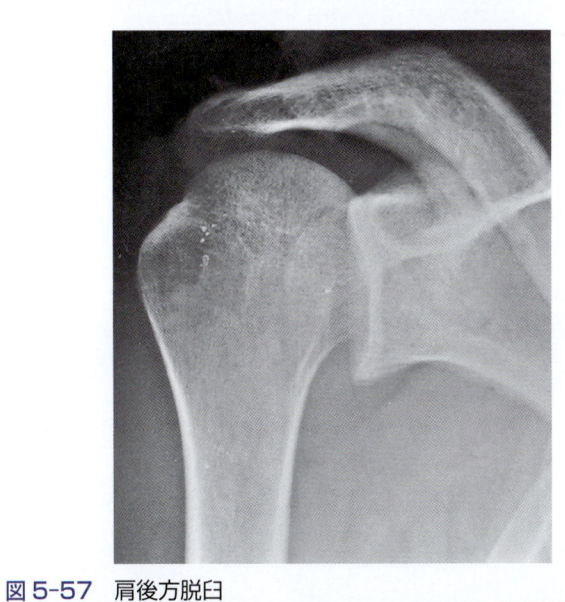

図 5-57　肩後方脱臼
患者を患側へ 40°回転させて撮影した X 線正面像では，肩甲骨関節窩と内側へ転位した上腕骨頭が重なっていることで後方脱臼の実質的な診断がなされる．

5

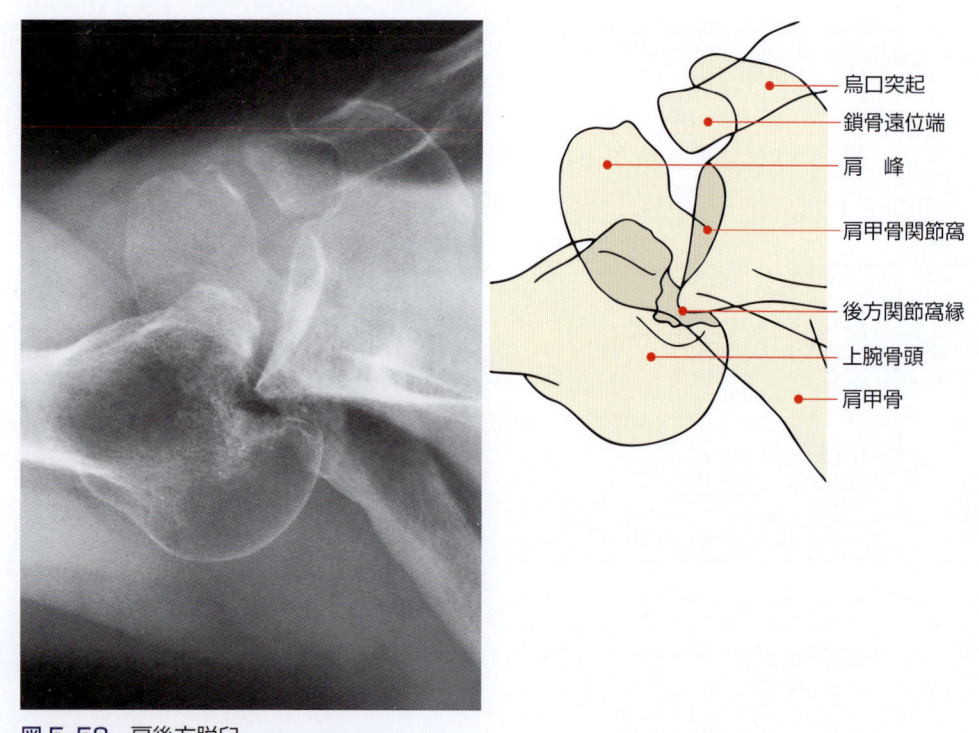

烏口突起
鎖骨遠位端
肩　峰
肩甲骨関節窩
後方関節窩縁
上腕骨頭
肩甲骨

図5-58　肩後方脱臼
肩の腋窩撮影で，後方脱臼が示されている．付随して起こる上腕骨頭の前内側面の圧迫骨折に注目．

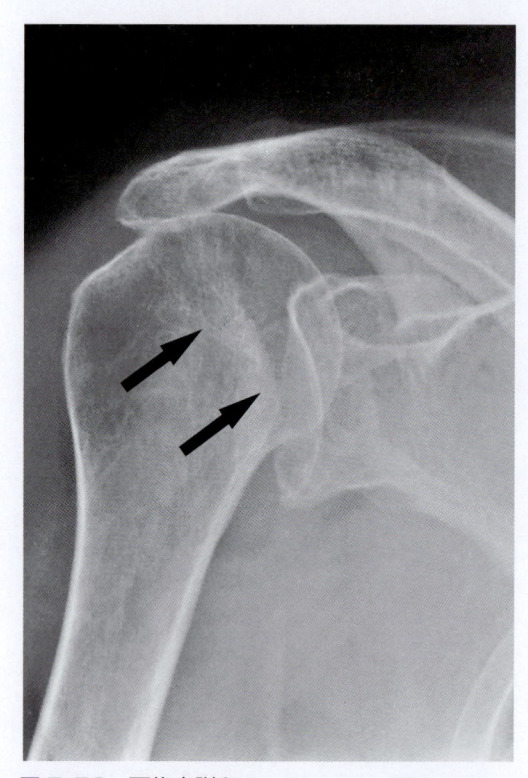

図5-59　肩後方脱臼
肩のX線正面像で，肩甲骨上腕関節の後方脱臼が示されている．上腕骨頭の前内側面の細長い線状圧痕に注目（→）．

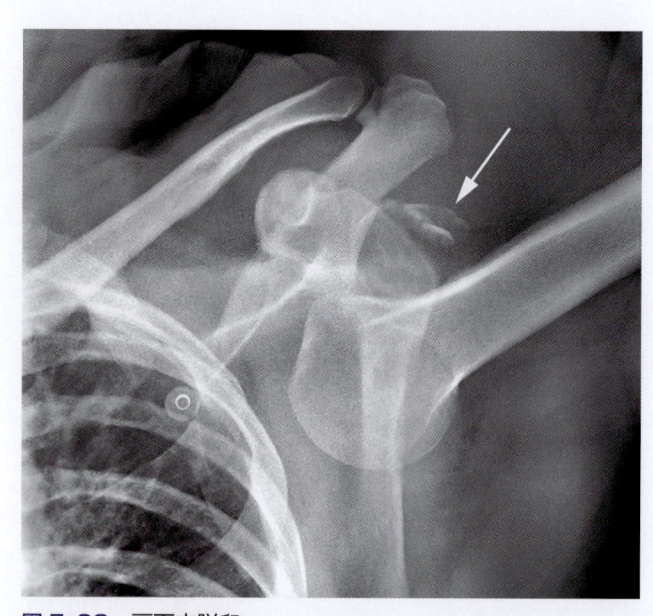

図5-60　肩下方脱臼
左肩のX線正面像はluxatio erecta humeriの典型的な画像を示している．上腕骨頭は下方を向き，肩甲骨下縁に位置している．→は肩甲骨骨折を指している．

ント症候群の早期変化を正確に描写することができる（図5-61A, B）．そして後に腱板不全または完全断裂につながる（図5-61C, D）．

d　腱板断裂

　肩の腱板は関節包周囲の筋腱構成物であるが，4つの固有筋，すなわち肩甲下筋，棘上筋，棘下筋，小円筋からなる（図5-3を参照）．腱板の腱様部は集まって一塊となり，上腕骨頭を被って解剖頚と上腕骨結節に付着している．通常，断裂は腱板の棘

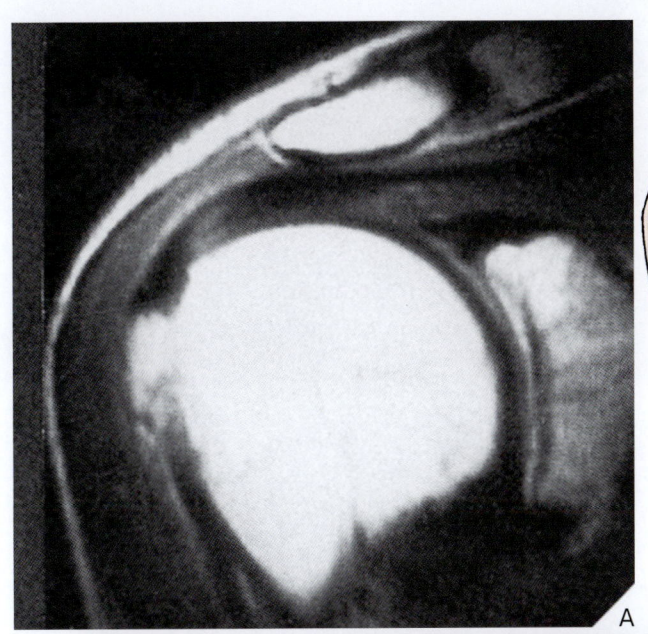

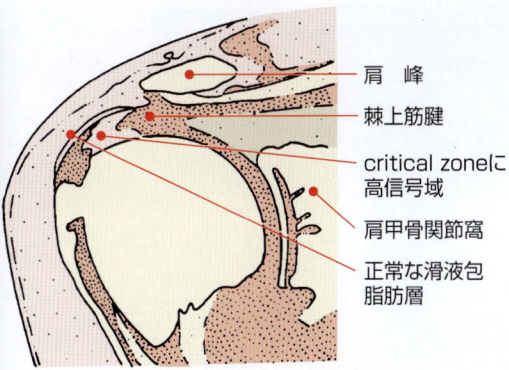

肩　峰

棘上筋腱

critical zoneに
高信号域

肩甲骨関節窩

正常な滑液包
脂肪層

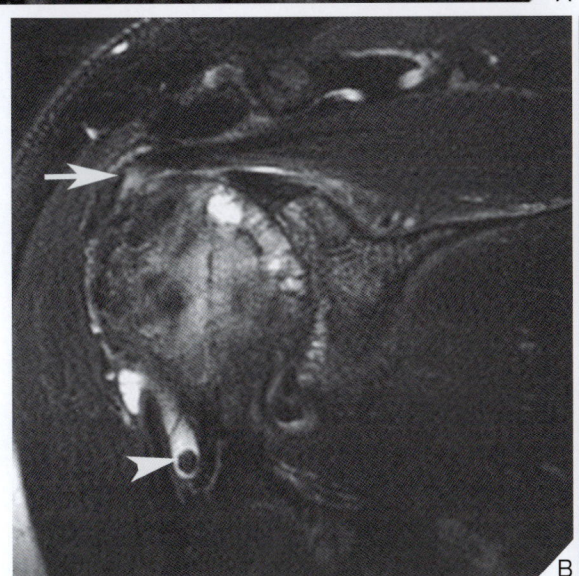

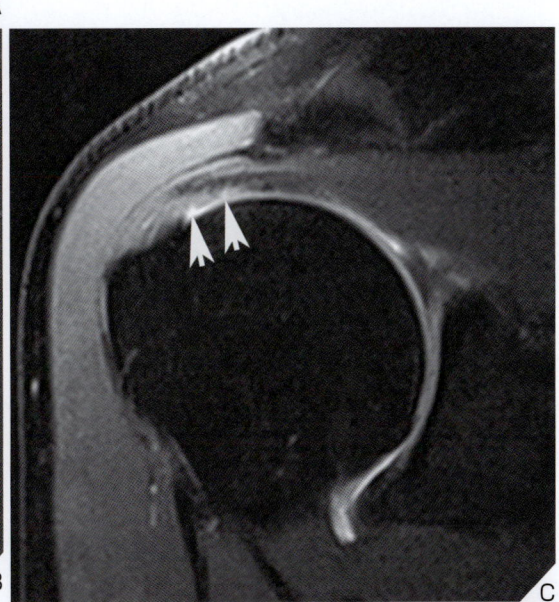

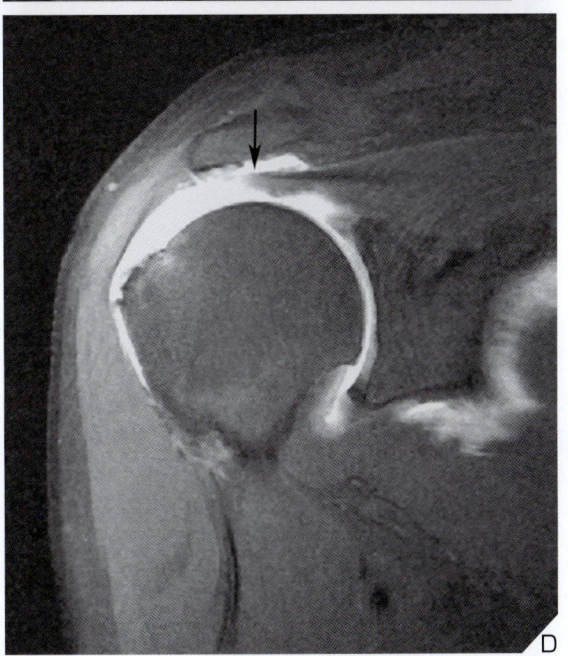

図 5-61　インピンジメント症候群

（**A**）インピンジメント症候群の早期における T1 強調
斜位冠状断像．棘上筋膜の critical zone に軽度の高信
号域がみられる．肩峰-三角筋下滑液包複合体を取り囲
む脂肪層は正常である．（**B**）stage Ⅱインピンジメン
ト症候群における T2 強調斜位冠状断像では，棘上筋腱
に中間の信号強度の病巣を認める（→）．肩関節および
関節内遊離体の退行性変化の進行に注目（▷）．（**C**）
stage Ⅱインピンジメント症候群における T1 強調脂
肪抑制 MR 関節造影では，棘上筋腱の関節内線維表層
の細動が描出され（→），部分断裂を示している．（**D**）
MR 関節造影の脂肪抑制 T1 強調斜位冠状断像は，腱板
完全断裂を示す（→）．
（AはHolt RG, Helms CA, Steinbach L et al. Magnetic
resonance imaging of the shoulder；rotationale and
current applications. Skeletal Radiol 1990；19：5-
14 より引用）

5

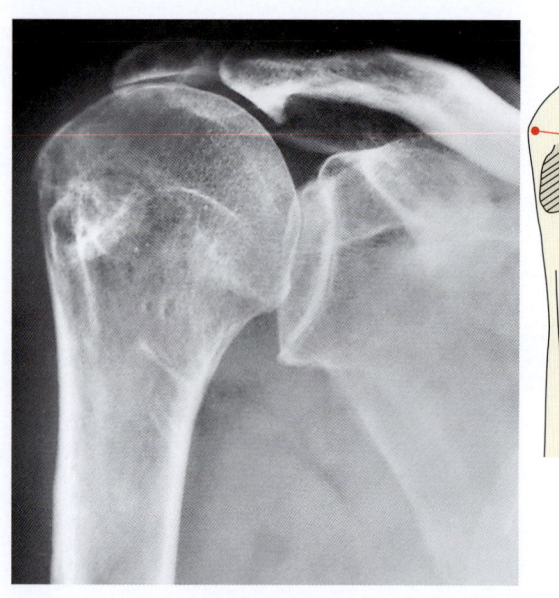
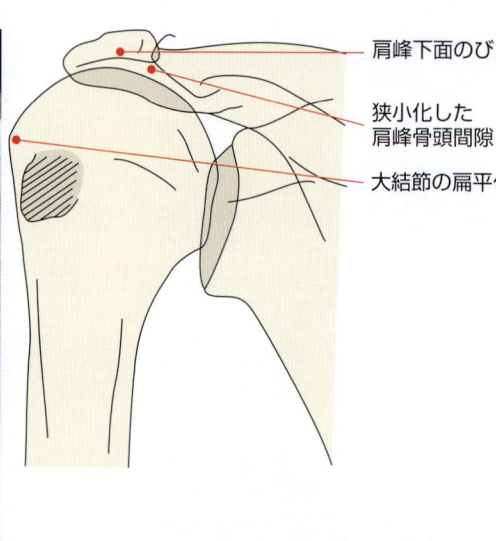

肩峰下面のびらん

狭小化した
肩峰骨頭間隙

大結節の扁平化

図 5-62　陳旧性腱板断裂
陳旧性腱板断裂の単純 X 線像での特徴が，肩の正面像で明らかである．

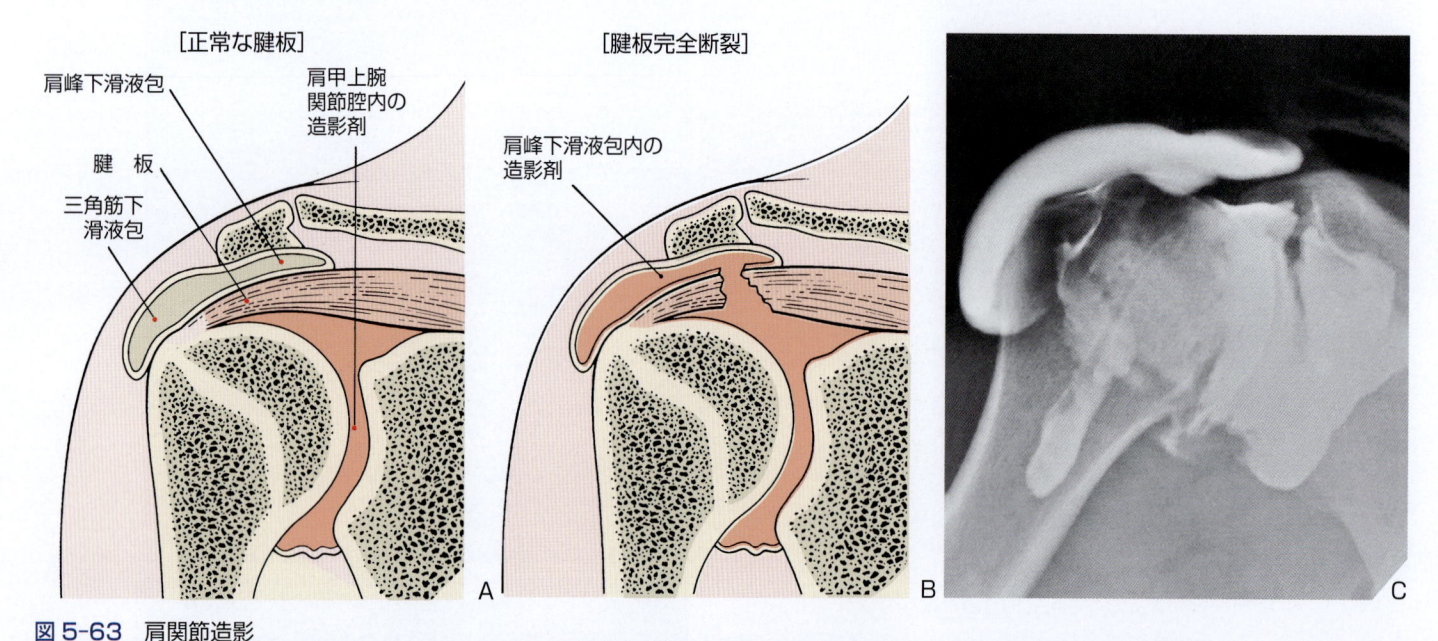

[正常な腱板]

肩峰下滑液包

腱　板

三角筋下
滑液包

肩甲上腕
関節腔内の
造影剤

[腱板完全断裂]

肩峰下滑液包内の
造影剤

A　　　　　　　　　B　　　　　　　　　C

図 5-63　肩関節造影
腱板が正常（A）であれば，肩甲上腕関節腔と肩峰下-三角筋下滑液包複合体との間の交通はない．関節断裂の疑いから関節造影を行った場合，滑液包が造影され（B，C），関節腔と滑液包複合体との異常な交通を示すことで診断の確定となる．

上筋成分で，上腕骨の大結節付着部から 1 cm 離れたところ（critical zone として知られている）に生じる．

腱板損傷は肩甲上腕関節の脱臼の際，または抵抗に対して腕を急に外転した際に起こる．これは腱板に変性変化が生じている 50 歳以上の患者でもっともよくみられる．この変性変化により，ささいな肩の外傷後でも腱板が断裂しやすくなっている．臨床的には，患者は肩の痛みと腕の外転ができないことを訴えるのが特徴である．

肩の単純 X 線像では一般的に断裂は十分示されないが，陳旧性の腱板断裂に特徴的な像が正面像でみられることがある．これらは，①6 mm 以下の肩峰骨頭間距離の狭小化，②上腕骨頭の頭側転位に伴う肩峰下面のびらん，③腱板による牽引力の欠如による上腕骨頭大結節の扁平化と骨萎縮である（図 5-62）．これらの所見が通常陳旧性断裂の診断となるが，関節造影が確

定あるいは除外診断のために施行されることがある．正常な腱板は肩峰下-三角筋下滑液包複合体と関節腔を隔てているので，関節造影では肩甲上腕関節，腋窩関節腔，肩甲下滑液包，上腕二頭筋腱鞘だけが造影される（図 5-63A；図 5-17B も参照）．肩峰下-三角筋下滑液包が造影されれば，腱板断裂と診断される（図 5-63B，C）．ときに造影剤が腱板の実質内にだけみられ，一方，肩峰下-三角筋下滑液包複合体が造影されないときには，腱板不全断裂を示している（図 5-64）．

肩関節造影は腱板断裂の評価をするうえでもっとも一般的な方法であるが，MRI やエコーは断裂の診断をするうえで非侵襲的な方法として，よりいっそう頻繁に用いられている．関節造影と比べた MRI の利点は，非侵襲的であるばかりでなく，冠状断面，矢状断面，横断面や斜方向面で肩の骨性組織および関節周囲軟部組織の観察ができることである．完全腱板断裂の診断

図5-64　腱板不全断裂
腱板不全断裂（A）では腱板実質内
への造影剤の流入がある（→）（B）.
一方，肩峰下-三角筋下滑液包への
造影剤の流入はない.

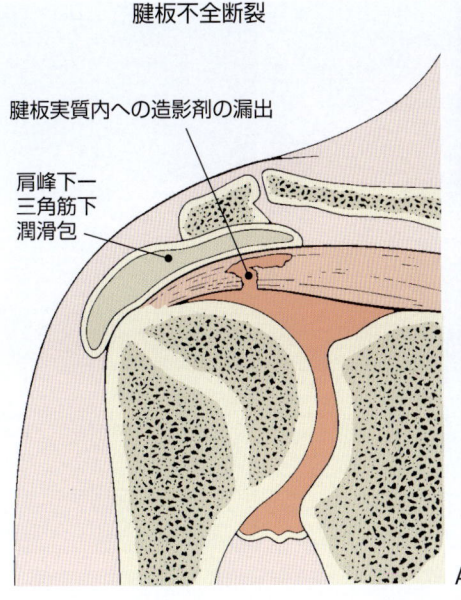
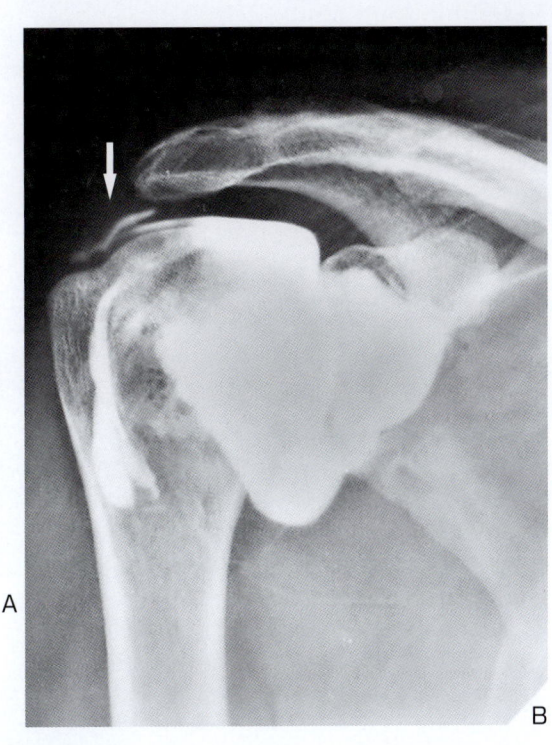

腱板不全断裂

腱板実質内への造影剤の漏出

肩峰下-
三角筋下
潤滑包

A

B

においては，高い感度（75〜92%）と高い正診率（84〜94%）を示す．さらに，MRIによる腱板断裂の大きさの術前評価と手術時の大きさの測定の間には高い相関がある．エコーの利点は低コスト，汎用性，構造物の動的評価ができることである．欠点は関節唇のような深い構造物の描出には限界があることや，骨性構造物を描出できないことである.

腱板の観察においては，斜位冠状断像，斜位矢状断像，横断像の3平面が最適であり，腱板断裂のMRI所見としては，棘上筋腱の部分的な不連続や腱・筋の短縮，腱内の異常信号の増加，肩峰下-三角筋下滑液包複合体内の水腫の存在がある（図5-65〜68）．エコーは腱板不全断裂，完全断裂の診断に高い正確性をもつ．画像は腱の長軸，短軸像で得られる（図5-65C，5-66D）．ドプラエコー法も有用である（図5-68E）.

しかしながら，腱板断裂の診断においては，MRIの複雑な所見は混乱を招くことがあり，経験と正常解剖の十分な知識が要求される．大きな断裂では，腱板欠損部を通って関節液の肩峰下-三角筋下滑液包内への流入を伴った腱板の不連続像や不整像が良好に描写される．腱板完全断裂と腱の短縮に伴い，筋腹は相対的に歪んだ球状になっていることが容易にわかる．陳旧性断裂では腱板筋の萎縮が生じていることがあり，これはT1強調像で，筋肉の大きさと容積の減少や，高信号で表される脂肪の筋肉への浸潤によって表現される．関節面，滑液包面，腱内断裂に特徴付けられる不全断裂は，本来均一な低信号を示す腱内における種々の高信号部分として，また腱の不整や菲薄化としてみられることがある．T2強調像における肩峰下-三角筋下脂肪層の不明瞭化は，腱板断裂を示す指標であり，さらにこの部分の信号強度の増加は肩峰下-三角筋下滑液包内への関節液の漏出を示している.

MRIは，外科医に対して断裂の大きさや局在，筋萎縮や腱短

縮の程度，さらには断端部の性状に関する重要な情報を提供する．このような情報は手術適応の評価や修復法の決定に貴重なものとなる.

陳旧性広範囲腱板断裂はしばしば，上腕二頭筋長頭腱の関節内部分の完全断裂，不全断裂や，遠位への引き込みを合併している．MRIやエコーは，結節間溝内への上腕二頭筋長頭腱の欠損像を示す.

棘上筋腱と棘下筋腱の筋肉の萎縮は手術方法の決定に重要な要素である．高度な筋萎縮を示す患者は，修復術では高率に再断裂を呈することが証明されている．もっとも使用されている筋萎縮評価法は，筋への脂肪浸潤を定量評価したGoutallier分類である．この分類はもともとCTに基づく分類であったが，MRIの使用で有効性が立証されてきた（図5-69）.

- Stage 0：正常
- Stage 1：わずかな線状の脂肪浸潤
- Stage 2：50%未満の脂肪浸潤
- Stage 3：50%の脂肪浸潤
- Stage 4：50%以上の脂肪浸潤

e 軟骨性関節唇の損傷

▮ Bankart病変 ▮

肩甲上腕関節の前方脱臼の際に生じる前下方軟骨性関節唇の損傷であり，下肩甲上腕靱帯の前下方肩甲骨関節窩縁よりの裂離を伴っている．肩甲骨関節窩の線維軟骨性部分のみが損傷される場合や，肩甲骨関節窩の下骨縁の前面の損傷を伴う場合がある（図5-52, 56を参照）.

▮ POLPSA病変 ▮

POLPSA病変は近年posterior labrocapsular periosteal sleeve avulsionとして報告され，後方脱臼の際に維持されるべき肩甲

5

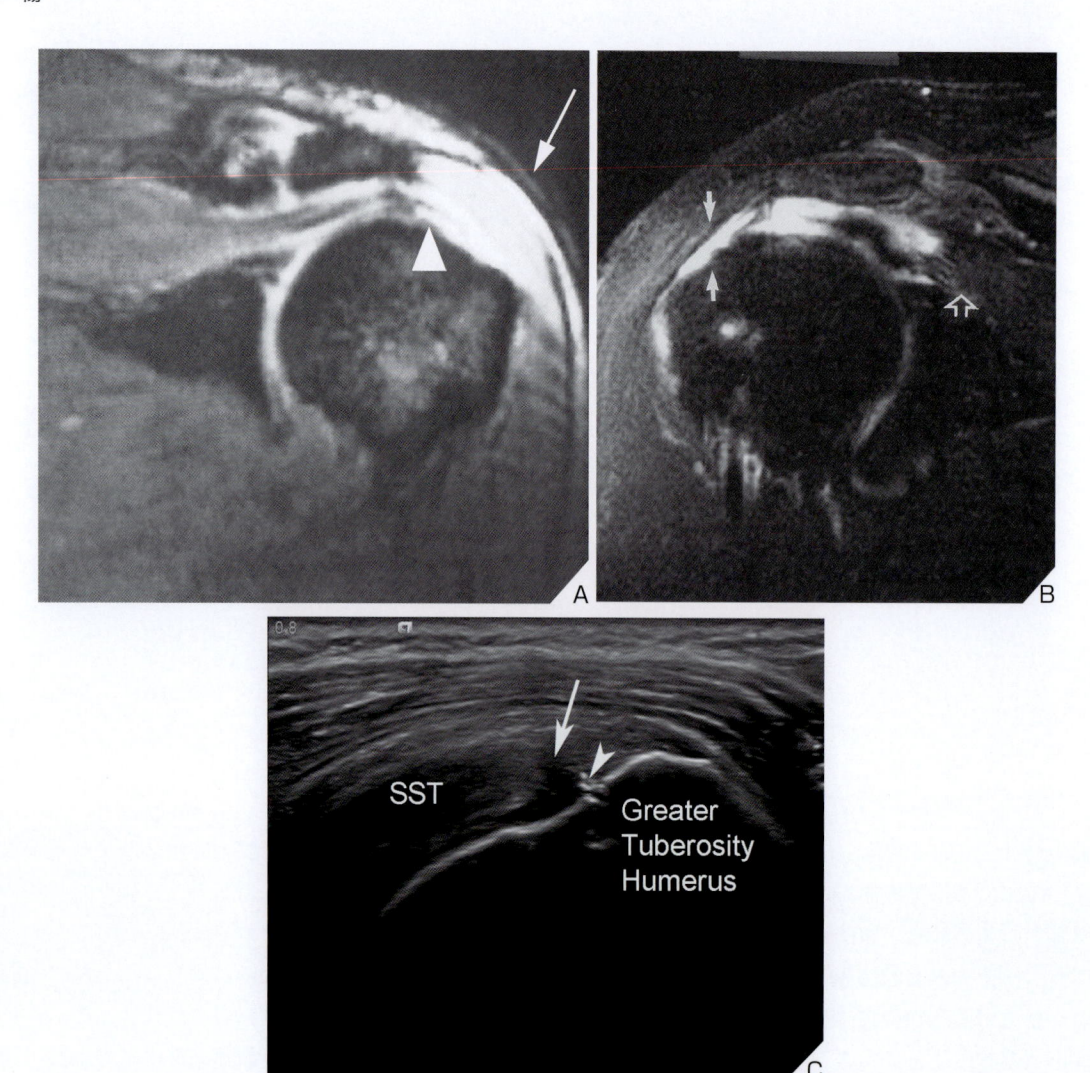

図 5-65 棘上筋腱の完全断裂

（A）左肩の T2*強調斜位冠状断像（MPGR）で，棘上筋腱の途絶（▷）と肩峰下-三角筋下滑液包内の水腫（→）が示されている．これにより腱板完全断裂の診断がなされる．（B）右肩の脂肪抑制 T2 強調斜位冠状断像は，棘上筋腱の完全断裂（→）と内側に引き込まれた棘上筋（⇒）を示す．（C）別の患者のエコー長軸像は棘上筋腱の関節面断裂を示す．断裂は関節面側に広がる腱内の低エコー（→）によって描出される．石灰沈着性腱炎（▷）は腱付着部石灰の斑点状信号（▷）で示される．
SST：棘上筋腱，greater tuberosity humerus：上腕骨大結節．
（A は Holt RG, Helms CA, Steinbach L et al：Magnetic resonance imaging of the shoulder；rotationale and current applications. Skeletal Radiol 1990；19：5-14 より引用．C は Luis Beltran, New York University Medical Center のご好意による）

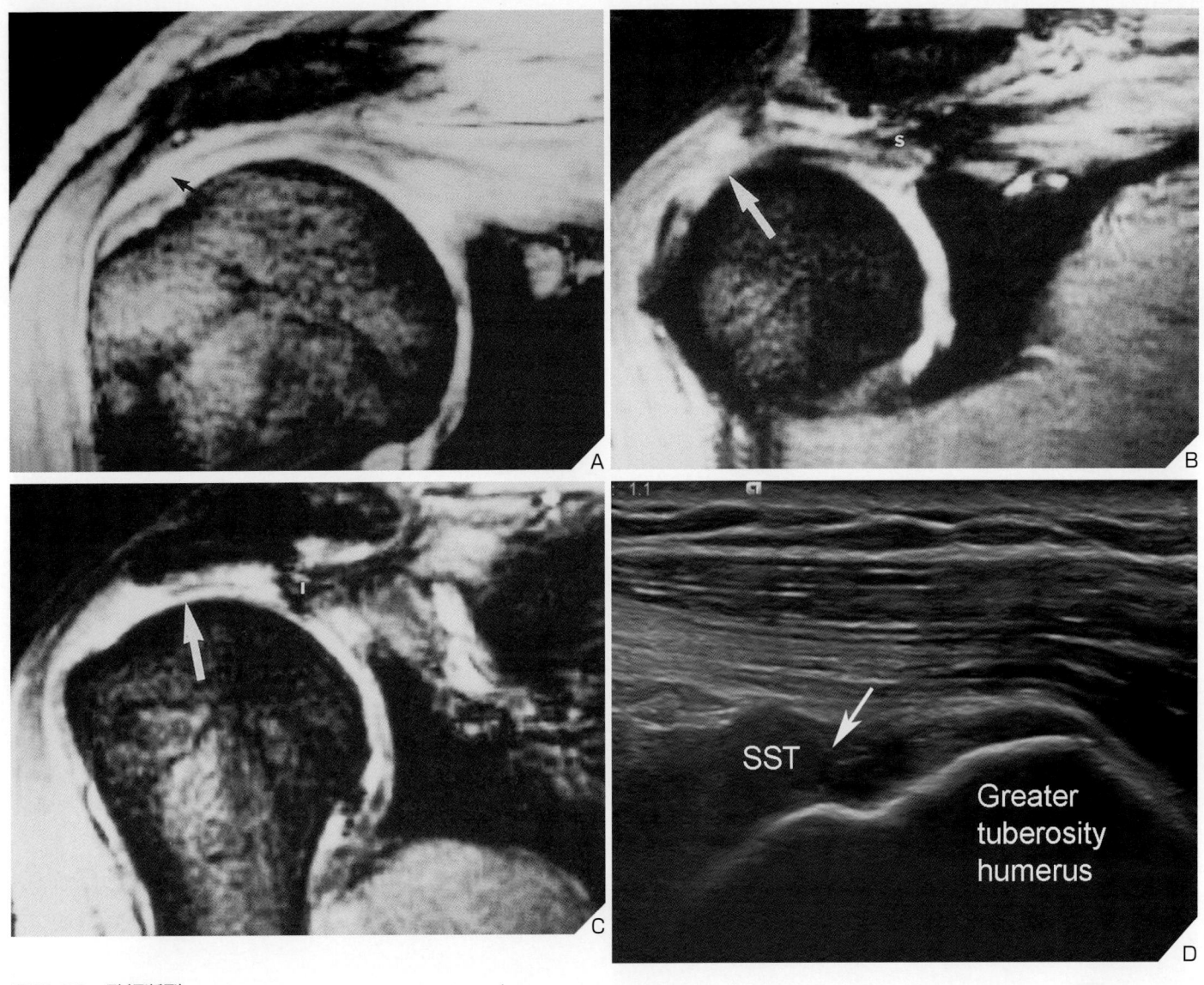

図 5-66　腱板断裂
（A）T2*強調（MPGR）冠状断像により，肩甲上腕関節と肩峰下-三角筋下滑液包複合体の関節液の交通を伴った腱板完全断裂（→）を認める．（B，C）T2*強調（MPGR）斜位冠状断像により，前後での棘上筋腱（S）と棘下筋腱（I）の破綻を伴った巨大な腱板断裂（→）を認める．（D）別の患者のエコー長軸像は，腱線維（→）が大結節から内側に引き込まれた棘上筋腱の完全断裂を示す．
SST：棘上筋腱，greater tuberosity humerus：上腕骨大結節．
（B，C は Stoller DW. MRI in orthopaedics and sports medicine, Philadelphia：JB Lippincot；1993 より引用．D は Luis Beltran, New York University Medical Center のご厚意による）

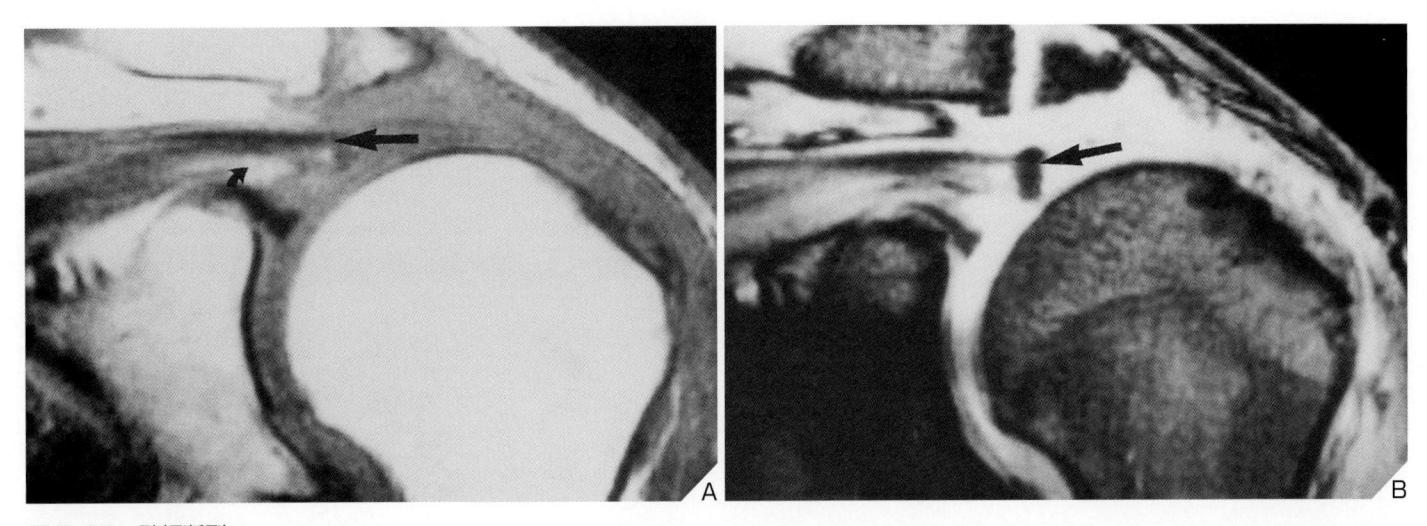

図 5-67　腱板断裂
（A）T1 強調冠状断像と（B）T2*強調斜位冠状断像において，完全断裂した棘上筋腱が肩峰鎖骨関節のレベルまで近位に短縮しているのがわかる（→）．棘上筋（⤸）は軽度萎縮している．

5

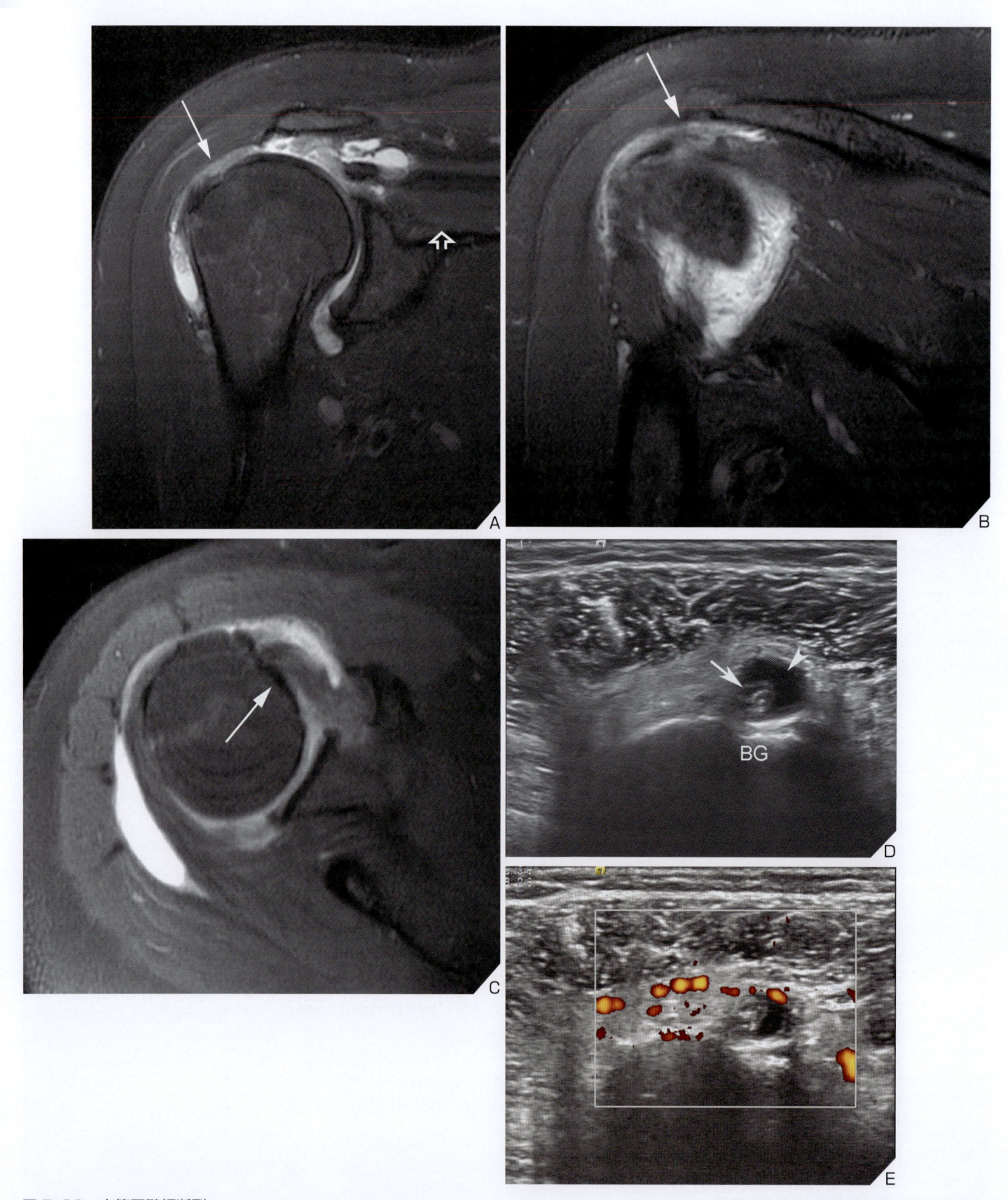

図 5-68 広範囲腱板断裂
（A）右肩の MR 関節造影の脂肪抑制プロトン密度強調冠状断像は棘上筋腱の完全断裂を示す（→）．棘上筋は内側に引き込まれている（⇨）．（B）後方部分は棘下筋腱断裂を示す（→）．（C）横断像は肩甲下筋腱断裂を示す（→）．（D）別の患者の腱板断裂のエコー短軸像では，結節間溝内の二頭筋長頭腱内の低エコー像（▷）によって，この構造物の部分的実質部損傷を示す（→）．ドプラエコー（E）では，腱周囲の低エコーの液体と血管新生（赤焦点）によって結節間溝の滑膜炎を示す．
BG：二頭筋長頭腱．
（Luis Beltran, New York University Medical Center のご厚意による）

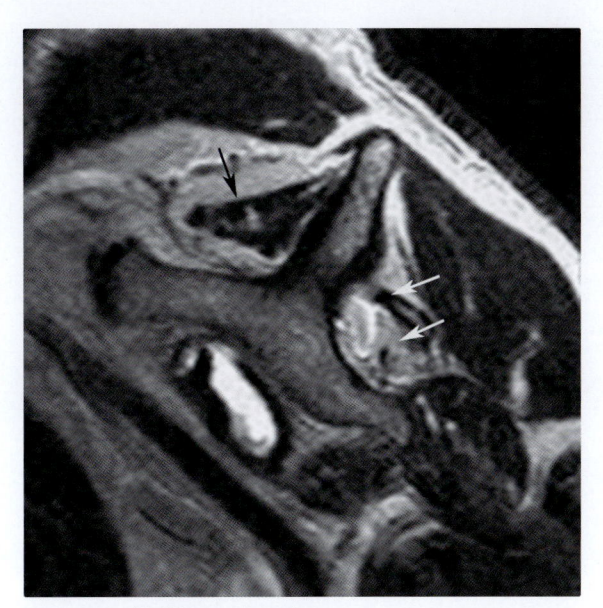

図 5-69　筋萎縮の MRI 所見
　T2 強調矢状断像は grade 2 の棘上筋の萎縮（黒→）と grade 4 の棘下筋の萎縮を示す（白→）.

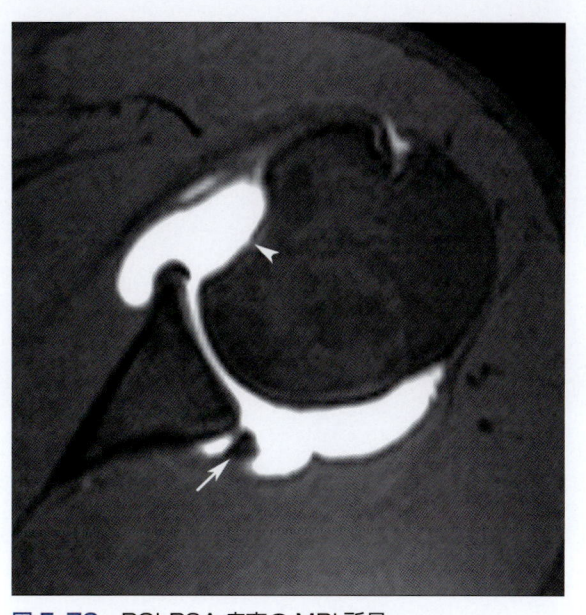

図 5-70　POLPSA 病変の MRI 所見
　MR 関節造影の脂肪抑制 T1 強調横断像は内側に転位した後方関節唇を示す（→）. 上腕骨頭前方の reveres Hill-Sachs 病変を示す（▷）.

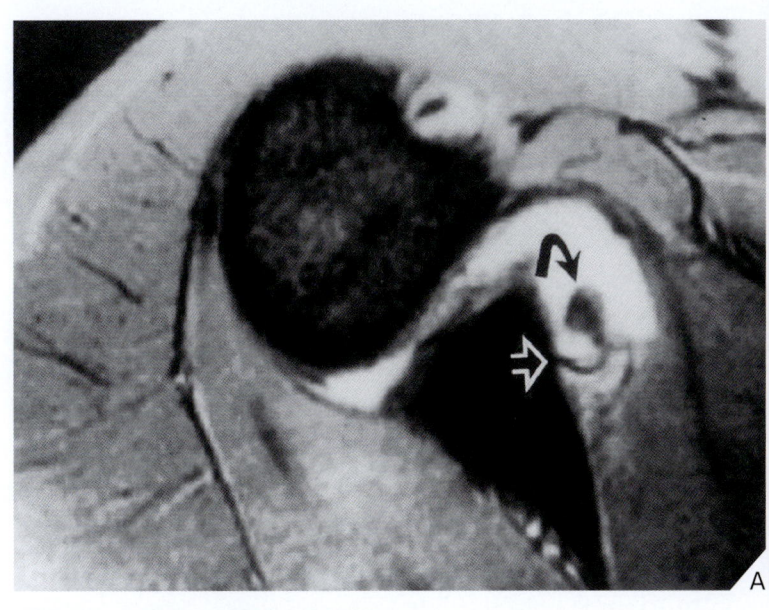

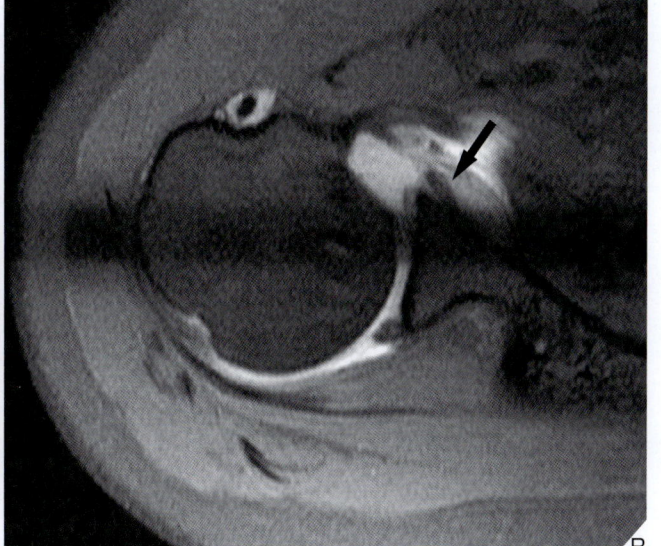

図 5-71　ALPSA 病変の MRI 所見
　(A) T2 強調グラディエントエコー法横断像は前方の軟骨性関節唇の剥離を示している（↷）. 肩甲骨前方の骨膜は骨から剥がれているが関節唇とは剥がれていない（⇒）. (B) 別の患者の放射状 MRI の脂肪抑制 T1 強調像は内側に転位, 断裂した前方関節唇と正常な骨膜を示す（→）.

上腕関節包と骨膜が, その付着部から剥離していることを示す. Bankart 病変とは異なり, 後方関節唇自体は正常で, 骨からそれが剥離している（図 5-70）.

■ ALPSA 病変 ■

　この損傷は, Bankart 病変と類似している. 肩甲上腕関節の前方脱臼時に生じる, 前方の関節唇靱帯よりなる骨膜 sleeve の裂離損傷である. ただし, 従来の Bankart 病変にみられるような肩甲骨前方の骨膜損傷はない. これにより, 関節唇靱帯からなる構造物は内側に転位し, 肩甲骨頚部の下方に回転する. APLSA 病変は MRI 横断像でよく描出される（図 5-71）.

■ Perthes 病変 ■

　Perthes 病変は, もともとドイツの外科医 Perthes によって

1905 年に報告され, ALPSA 病変にとてもよく似ている. 骨膜自体は正常だが, それが前内側から剥がれ, 前方関節唇の不全剥離を引き起こす. 剥離した軟骨性関節唇は転位しないか, あっても最小限の転位であり, 通常の MRI では異常を描出できない. もっとも有効な診断法は, 外転外旋位での MR 関節造影である（いわゆる ABER 位）（図 5-72）.

■ SLAP 病変 ■

　上方軟骨性関節唇損傷は SLAP 病変（a superior labral, anterior and posterior tear）と呼ばれ, 突然の強力な腕外転により発症する. この部位は, 上関節窩結節で関節唇に上腕二頭筋長頭腱が付着する部位でもある. この損傷のメカニズムは, おそらく肩外転位で, インパクト時にわずかに前方に屈曲した状態

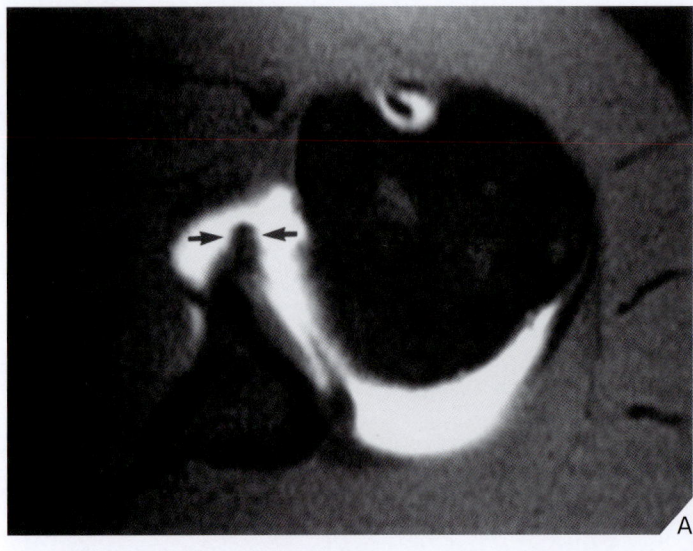
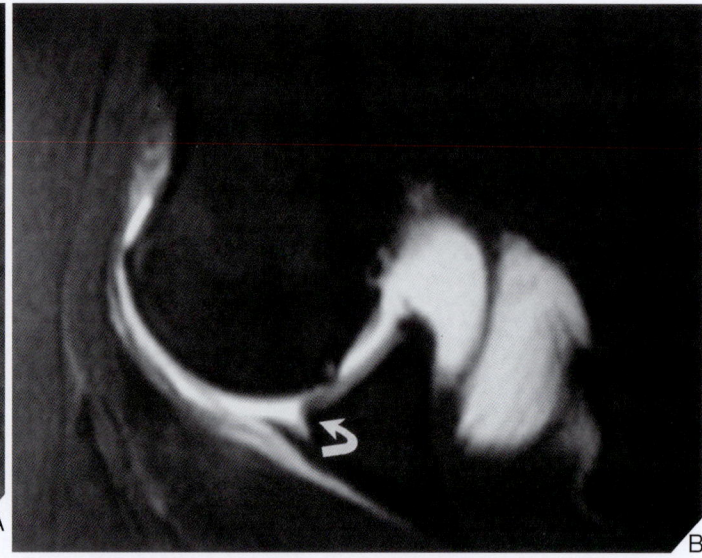

図 5-72　Perthes 病変の MRI 所見
32 歳男性，手を伸ばした状態で転落，肩前方脱臼を受傷した．（A）MR 関節造影の脂肪抑制 T1 強調横断像は厚い前方関節唇を示す（→），しかし断裂は認めない．（B）外転外旋位での MR 関節造影 T1 強調斜位横断像は関節窩からの前方関節唇の剝離を示す（↱）．

で伸展した腕の上に倒れることによると思われるが，通常，テニス，バレーボール，または野球などのスポーツ活動で受傷する．SLAP 病変は 4 つのタイプに分類されている（図 5-73）．type Ⅰ はもっとも少なく（10%），上方軟骨性関節唇は変性して端がすり切れている．このタイプの損傷では，関節唇は関節窩縁に付着している．type Ⅱ はもっともよくみられ（40%），上方軟骨性関節唇は中肩甲上腕靱帯のレベルまで離開し，同様に上腕二頭筋長頭腱も関節窩縁より裂離している．type Ⅲ（30%）は，上方軟骨性関節唇のバケツ柄（bucket-handle）タイプの損傷であるが，上腕二頭筋長頭腱の付着部は保たれている．type Ⅳ（15%）は，バケツ柄タイプの上方軟骨性関節唇損傷が上腕二頭筋腱まで及んだものである．SLAP 病変にはまだいくつかのタイプが近年報告されているが，Helms らは実践的な所見で重要なのは，SLAP が上方関節唇に部分断裂または完全断裂（バケツ柄断裂）を伴っているか，上方関節唇が肩甲骨から完全に剝離しているか，二頭筋長頭腱が関節唇基部で断裂しているか，であると指摘している．SLAP 病変の MRI 所見は，T2 強調像での上方軟骨性関節唇内の線状の信号強度増強（図 5-75〜77）や，MR 関節造影における上方関節唇内への造影剤流入などである（図 5-74）．正常な関節唇下の間隙（sublabral recess）と SLAP 病変の区別は難しい．その間隙は正常な破格で，上方関節唇と肩甲骨の間の部分的な分離を示す．この破格があるときは，患者の内側，つまり頭側から起始し，かつ肩甲骨の輪郭に平行で，断端は滑らか，2 mm 以上の拡がりはない．また，二頭筋長頭腱の付着部を越えて広がることはない．反対に SLAP は，患者の外側，肩側から起始し，関節唇内の実質部に広がる信号変化を示し，断端は不整，2 mm 以上の拡がりを示す．また，しばしば二頭筋長頭腱の付着部を越えて後方に拡がる．前方の損傷はしばしば傍関節唇囊腫を合併する（図 5-78）．

SLAP 病変は，腱板不全断裂や完全断裂，Bankart 病変，肩甲上腕関節の軟骨融解，Buford complex（前上方関節唇が先天的に欠損し中上腕関節靱帯が肥厚）や高度の肩鎖関節脱臼などの骨・軟部組織の損傷に合併するときもある．

GLAD 病変

関節窩関節唇による関節面の破綻を伴った前下方軟骨性関節唇損傷は GLAD 病変と呼ばれる．この損傷の通常のメカニズムは，外転外旋位で伸展した腕の上に倒れることにより，結果的に肩には内転損傷を引き起こし，上腕骨頭が周囲の関節窩関節軟骨に打撃を与えることによる．この損傷は，前下方関節唇の浅層断裂と，つねに下方の弁状断裂を伴っているが，診察上は肩甲上腕関節の前方動揺性は認められない．下関節上腕靱帯の深層線維は関節唇と肩甲骨関節窩縁に付着したままである．GLAD 病変の診断には，MR 関節造影が有効である．所見としては，周囲の軟骨損傷を伴った転位のない前下方関節唇の断裂像であり，軟骨損傷としては弁状剝離から関節軟骨の陥没損傷までさまざまである（図 5-79, 80）．

GLOM 病変

GLOM 病変や GLOM（glenolabral ovoid mass）サインは MRI 横断像の前方関節唇の剝離を示す．

Bennett 病変

MRI の T1 強調横断像が示す肩甲骨縁後方の骨棘は Bennett lesion と呼ばれ，一般的にプロ野球の投手にみられる（図 5-81）．

Buford complex

前上方関節唇欠損と中関節上腕靱帯の著明な肥厚を示す先天的な破格は，関節唇損傷にみえることもあり，Buford complex と呼ばれる（図 5-82）．この複合体の MRI は，前上方関節唇単独の剝離（sublabral foramen や sublabral hole として知られる）や，関節唇と皮質骨の間の軟骨欠損，肩甲骨縁と軟骨性関

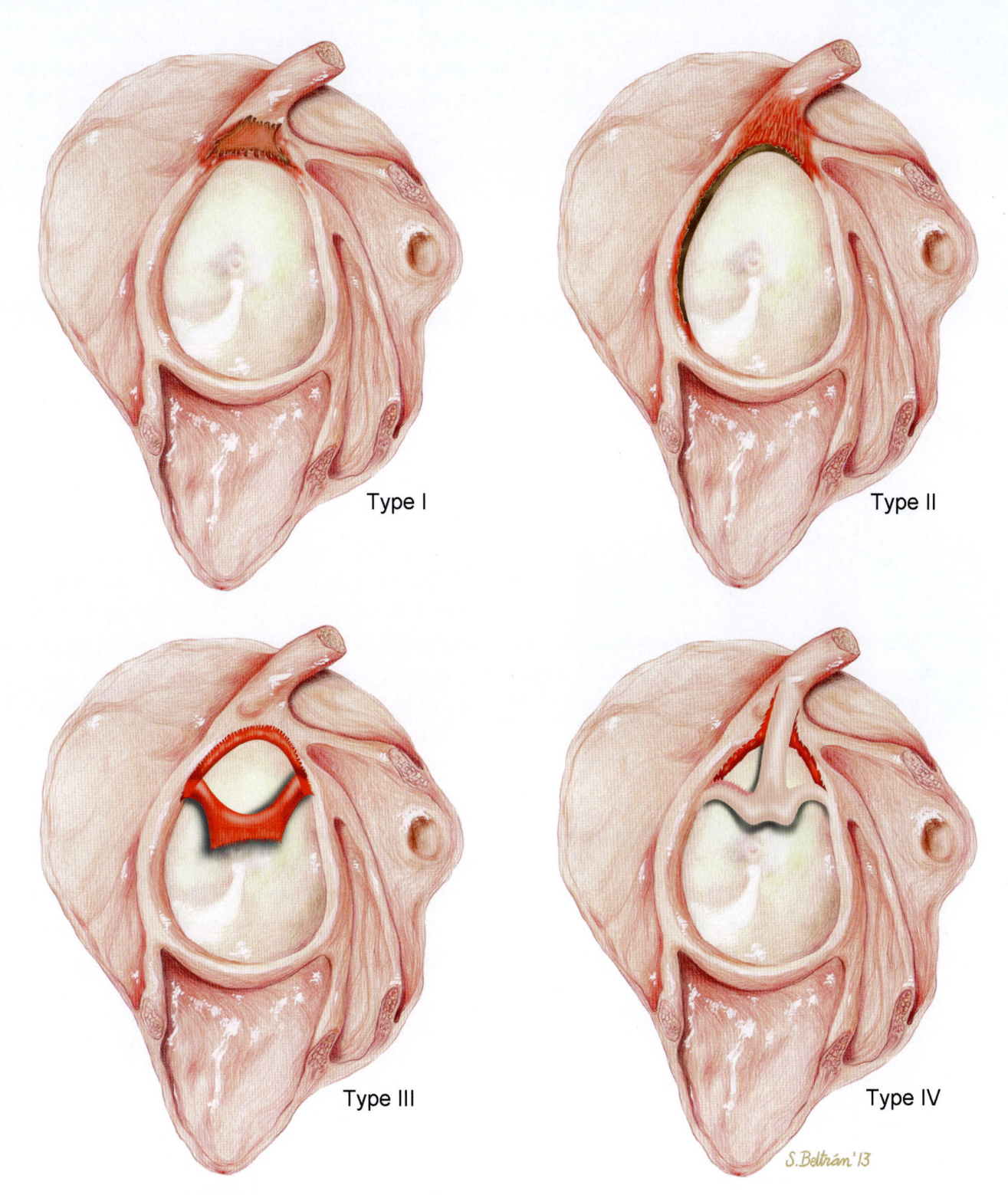

Type I

Type II

Type III

Type IV

S.Beltrán '13

図 5-73　SLAP 病変の病型分類（Schneider による分類）
　Type Ⅰ：上方関節唇の変性によるばさつき．Type Ⅱ：関節窩縁からの上方関節唇の剥離．Type Ⅲ：上方関節唇のバケツ柄断裂．Type Ⅳ：二頭筋長頭腱内に広がる上方関節唇のバケツ柄断裂．

節唇の間に陥入する滑膜性の陥凹のような，他の正常の破格とは異なる．

f　関節上腕靱帯の損傷

肩甲上腕関節内の前方には前方不安定症に関連する 3 つの肩甲上腕靱帯が存在する．下関節上腕靱帯はもっとも厚い構造物で，関節唇から上腕骨解剖頚に広がる．中関節上腕靱帯は，前方関節唇の上方から起始し，上腕骨小結節の基部に付着する．上関節上腕靱帯は前上方関節唇から起始し，上腕骨小結節の上方部分から遠位に付着する．これら靱帯はすべて肩関節損傷の

外傷に伴い損傷する可能性があるが，肩甲上腕関節のもっとも重要な安定化機構である下関節上腕靱帯が通常損傷される．

▌ HAGL 病変 ▌

下関節上腕靱帯の上腕骨解剖頚付着部からの剝離は HAGL（humeral avulsion of the glenohumeral ligament）lesion と呼ばれる．これは肩関節脱臼によって引き起こされ，しばしば肩甲下筋腱断裂を合併する．この異常は MRI や MR 関節造影の横断像，斜位冠状断像，斜位矢状断像で描出される（図 5-83, 84）.

▌ BHAGL 病変 ▌

BHAGL（bony humeral avulsion of the glenohumeral ligament）病変は HAGL に類似しており，下関節上腕靱帯の上腕骨側からの剝離骨片を伴うものである．

▌ floating AIGHL 病変 ▌

この病変は前下関節上腕靱帯が肩甲骨側と上腕骨側，両方で断裂したものである．

▌ GAGL 病変 ▌

GAGL（glenoid avulsion of the anterior glenohumeral ligament）は前関節上腕靱帯の肩甲骨付着部からの剝離を示し，冠状断像でよく描出される（図 5-85）.

▌ reverse GAGL 病変 ▌

この病変は後関節上腕靱帯の肩甲骨付着部からの剝離を示す．

▌ PHAGL 病変 ▌

後下関節上腕靱帯の上腕骨側からの剝離は PHAGL（posterior humeral avulsion of the posterior band of the ICHL）病変として知られる（図 5-86）.

▌ floating PIGHL 病変 ▌

この病変は後下関節上腕靱帯の肩甲骨側と上腕骨側両方での剝離を示す．

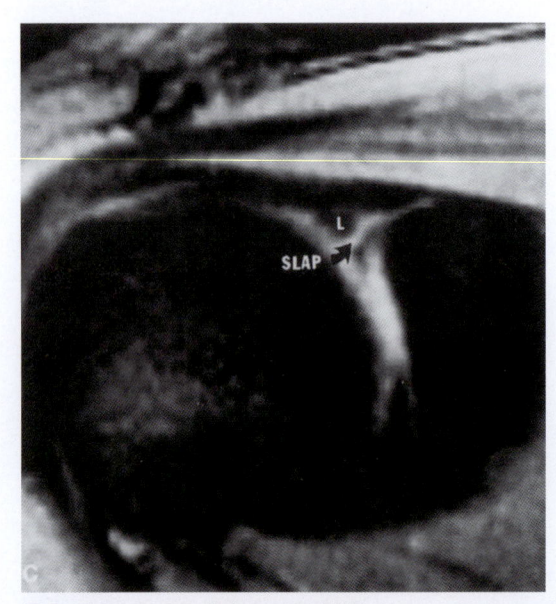

図 5-74　SLAP 病変の MRI 所見
T2 強調斜位冠状断像は前上方関節唇の Type Ⅱ SLAP 病変を示す（L）．関節唇基部に広がる線状高信号を示す（→）.

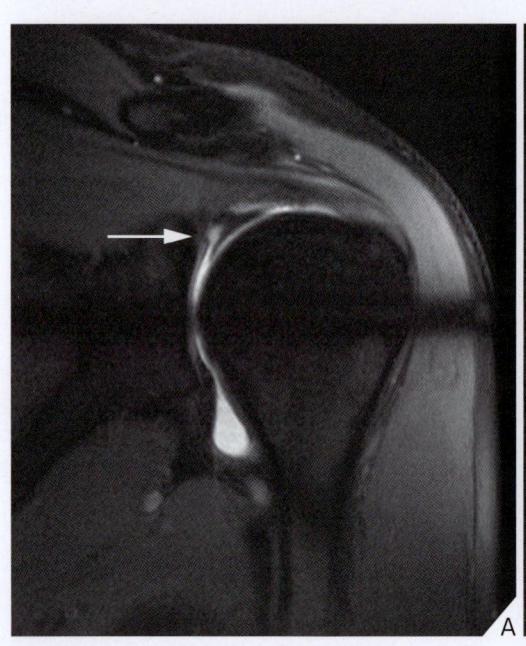
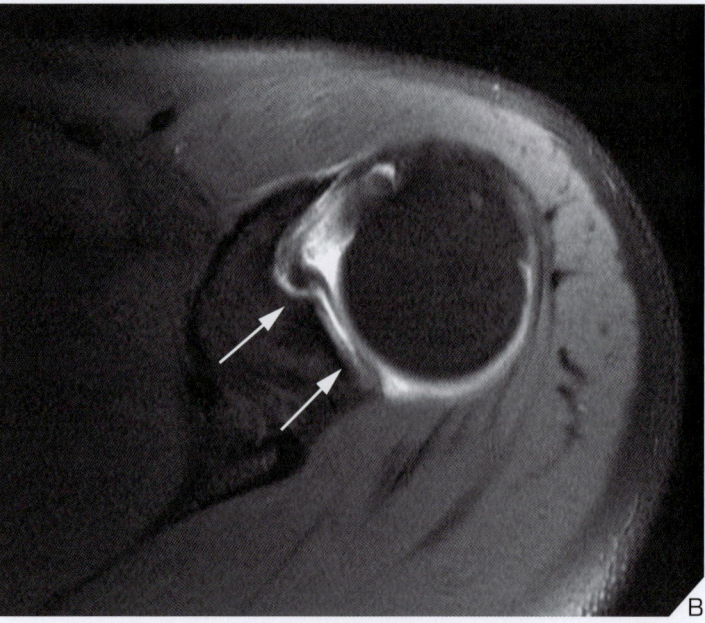

図 5-75　SLAP 病変の MR 関節造影
（A）左肩放射状 MRI の脂肪抑制 T1 強調冠状断像は上方関節唇の完全断裂を示す（→）．（B）横断像は前方から後方関節唇のバケツ柄断裂を示す（→）.

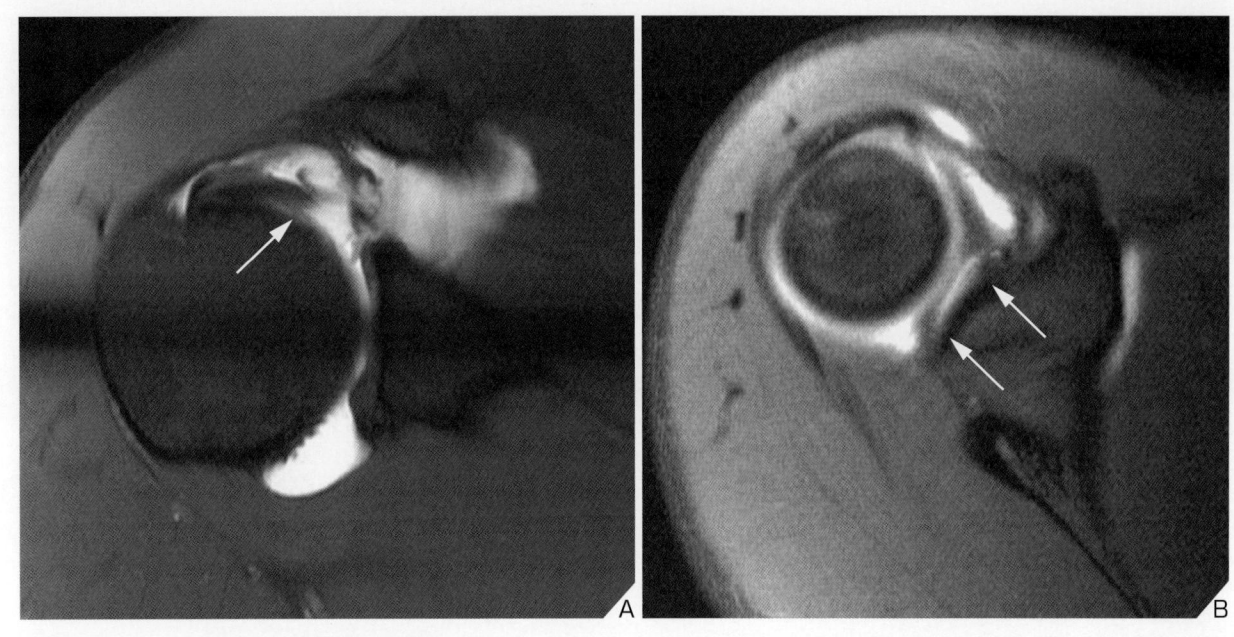

図 5-76　SLAP 病変の MR 関節造影所見
（A）右肩放射状 MRI の脂肪抑制 T1 強調冠状断像は二頭筋長頭腱関節唇付着部の上方関節唇の完全断裂を示す（→）．（B）横断像は前方から後方に至る関節唇と関節窩の間の造影剤の流入を示す（→）．

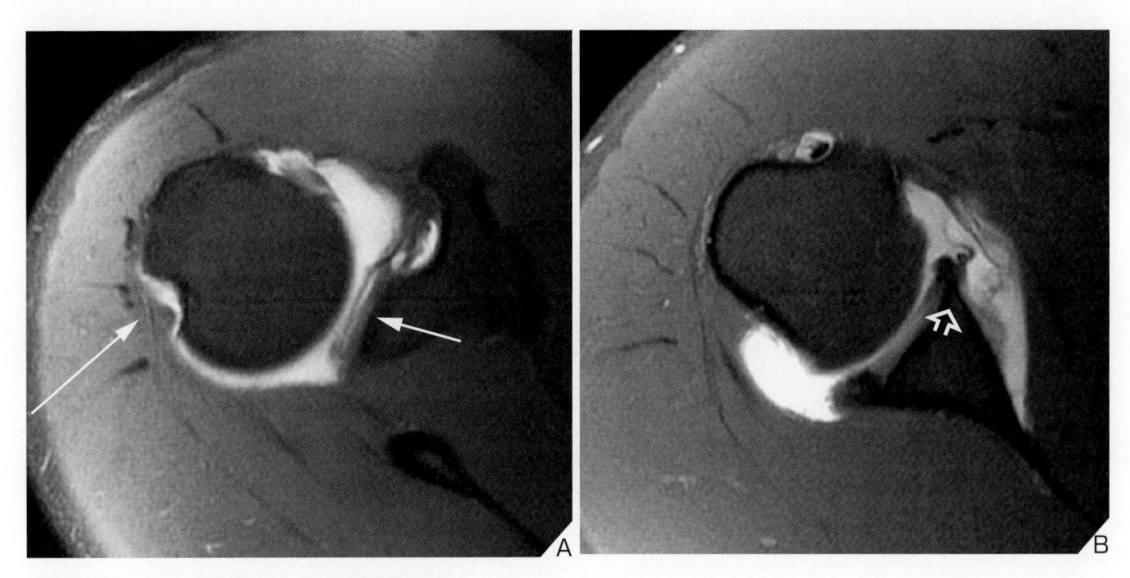

図 5-77　SLAP 病変の MR 関節造影所見
（A，B）脂肪抑制プロトン密度強調横断像は後上方関節唇の広範囲な断裂を示し（短い→），断裂は前方に広がり，中関節上腕靱帯の断裂を認める（⇒）．長い→は Hill-Sachs 病変を示す．

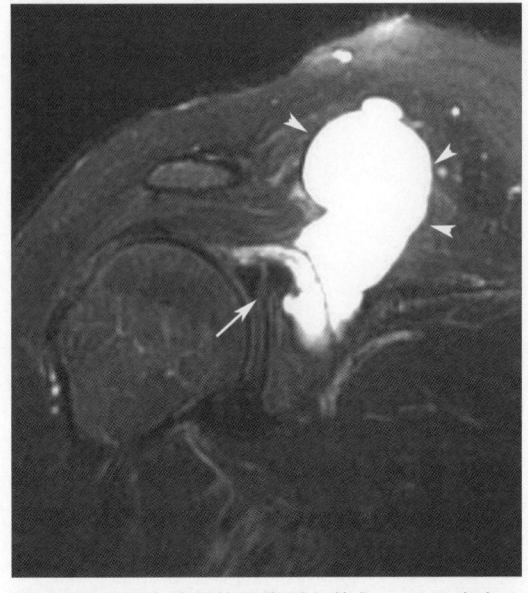

図 5-78 巨大傍関節唇嚢腫を伴う SLAP 病変の MRI 所見

T2 強調斜位冠状断像は，肩甲切痕内から上方に広がる巨大な上方傍関節唇嚢腫（▷）を合併する上方関節唇損傷を示す（→）．

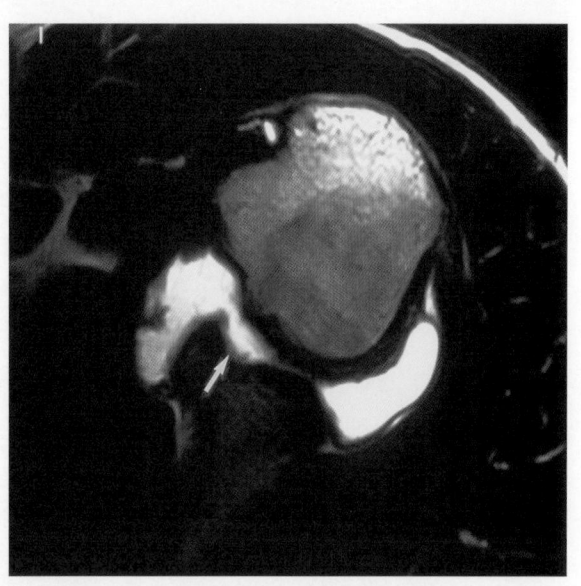

図 5-79 GLAD 病変の MR 関節造影所見

左肩 MR 関節造影の T2 強調横断像は，21 歳の前方脱臼を起こしたプロアイスホッケー選手の，骨軟骨損傷を合併した転位のない前下方関節唇損傷を示す（→）．
(Dr. J Tehranzadeh, Orange, California のご好意による)

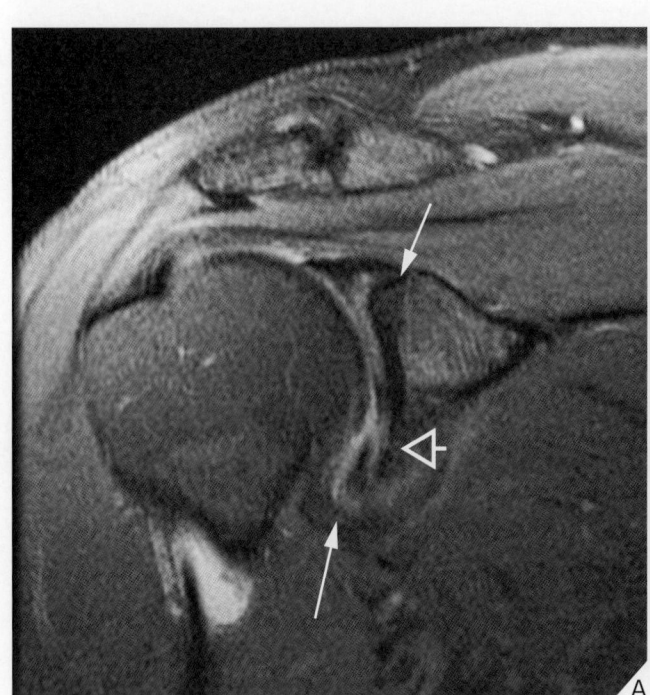

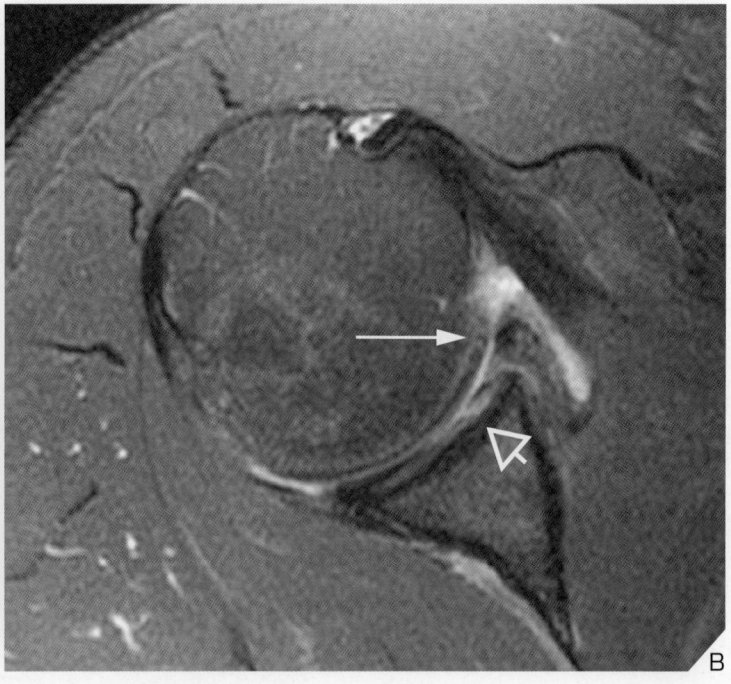

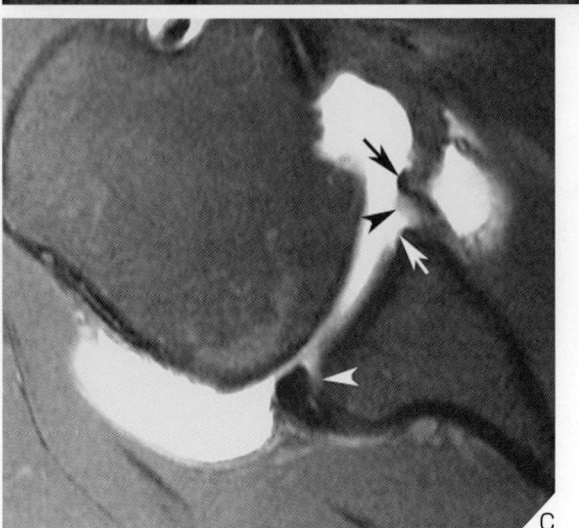

図 5-80 GLAD 病変の MRI 所見

（A）右肩 MRI の脂肪抑制 T2 強調冠状断像は上方，下方関節唇前方部分の損傷を示し（長い→），横断像で軟骨損傷（短い→）も認める（B）．（C）他の患者の MR 関節造影の脂肪抑制 T1 強調横断像は前方関節唇損傷（黒→）と関節軟骨の剥離を示す（黒▶）．関節軟骨の剥がれた関節窩の部分を示す（白→）．患者は後方関節唇損傷も示す（白▷）．

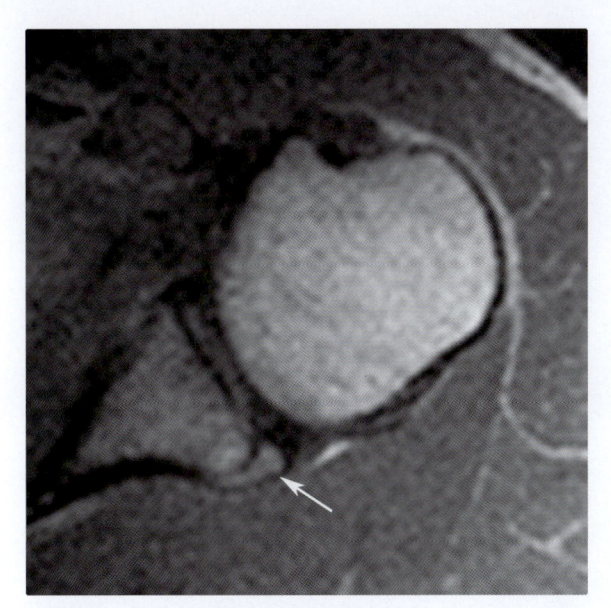

図 5-81　Bennett 病変の MRI 所見
T1 強調横断像は肩甲骨後方関節包付着部の骨棘形成を示す（→）.

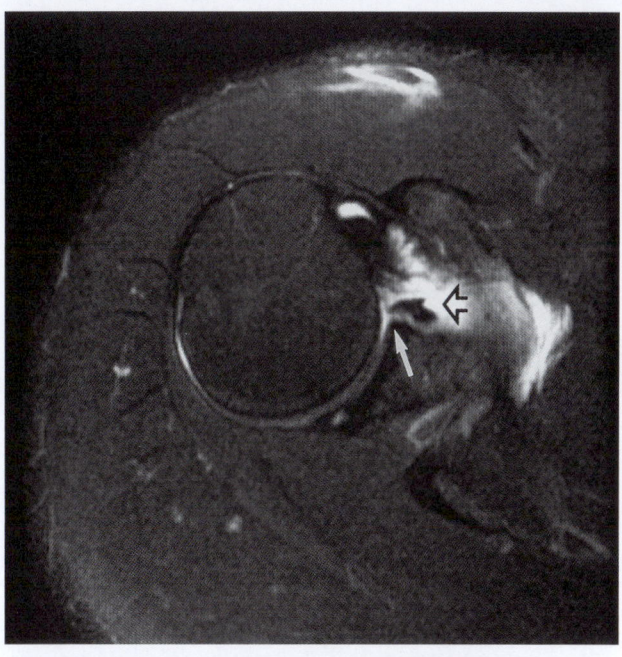

図 5-82　Buford complex の MR 関節造影所見
MR 関節造影は欠損した前上方関節唇（→）と著明に肥厚した中関節上腕靱帯（⇒）が特徴の Buford complex を示す. この先天性の破格は関節唇断裂のようにみえる.

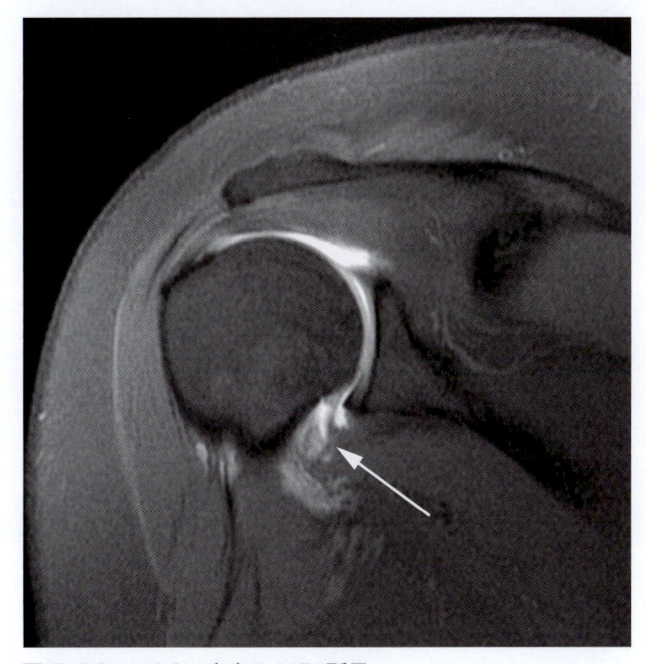

図 5-83　HAGL 病変の MRI 所見
脂肪抑制プロトン密度強調冠状断像は下関節上腕靱帯の上腕骨側からの剝離を示す（→）.

g　その他の異常

▌ 癒着性関節包炎 ▌

　この状態は凍結肩（frozen shoulder）とも呼ばれ, 通常は肩の周辺関節軟骨と関節包の間に起こった外傷性癒着性炎症の結果生じたものである. 臨床的には進行性の疼痛, 拘縮, 受動・自動肩関節運動制限が特徴である.

　Neviaser によって最初, 拘縮の状態が 4 段階に分類され, その後鏡視下所見に基づく分類が付け加えられた. Stage I は挙上, 外転, 内外旋の痛みを伴う自他動運動制限があるが, 麻酔下では可動域制限はないか, あっても軽度である. 鏡視下所見は, 肩甲上腕関節内のびまん性の滑膜炎を示すが, 関節包は正常である. 病理所見では滑膜増殖と, ときに炎症細胞の浸潤を認める. Stage II は Stage I と同じように痛みを伴う可動域制限があるが, 麻酔下でも同じように可動域制限を認める. 鏡視下所見は, びまん性の滑膜増殖, 関節包の肥厚を示す. 病理所見は血管新生を伴う滑膜増殖に, 滑膜下の瘢痕と線維形成を伴う所見を示す. Stage III は最小限の痛みと, 高度の可動域制限を示し, 麻酔下でも同様に高度拘縮を示す. 鏡視下では血管新生の欠如, 線維性滑膜の残存を認め, 関節包容積は高度に減少している. 病理所見は "燃え尽きた（burned-out）" 萎縮性の滑膜, 関節包内の厚い瘢痕形成を示す. Stage IV は最小限の痛みと可動域の改善を示す.

　単純 X 線像ではこの状態に続発する廃用性関節周囲骨粗鬆症が単にわかるだけで, 診断には不十分なので, この疾患が疑われたときには陽性, または二重関節造影が選択される. 関節造影は通常, 関節腔の狭小化あるいは腋窩, 肩甲下関節腔の完全閉塞を示し, これらはこの疾患の診断に役立つ所見である（図5-87）.

　近年, 癒着性関節包炎の診断に MRI が推奨されている. Emig らは MRI で腋下関節腔の関節包の肥厚が 4 mm 以上で診断に役立つ可能性があると報告している. MRI の付随所見として, 烏口肩峰靱帯の肥厚, 腱板疎部の脂肪の消失があげられる.

▌ 肩鎖関節離開 ▌

　肩鎖関節の外傷は 15～40 歳くらいで競技活動時によく起こり, しばしば肩鎖関節離開を生じる. さまざまな力が肩鎖関節の損傷の原因となる. 通常の原因は肩の側面に対する上方から下方への衝撃であり, 肩峰を下方（尾側）へ押しやる. そのほかの原因として肩を胸郭から引き離しながら腕が牽引されることや, 腕を 90° 前方へ屈曲したまま伸展した手や屈曲した肘の

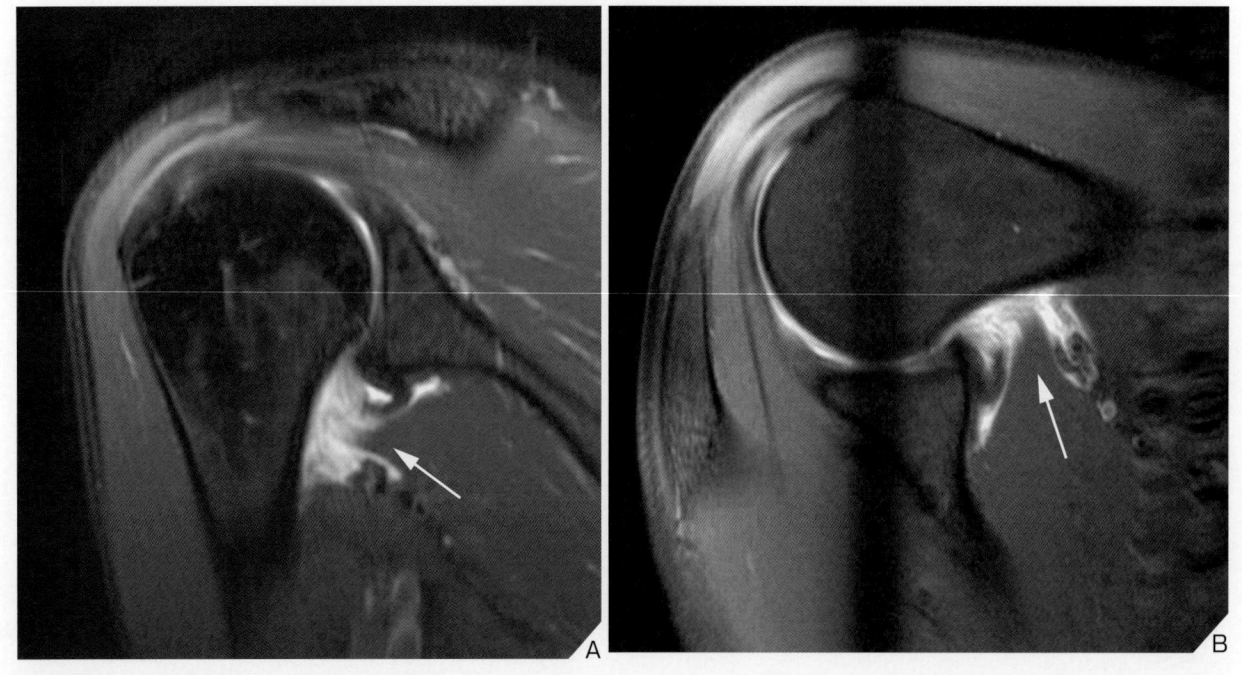

図5-84 HAGL病変のMR関節造影所見
(A) 右肩MR関節造影の脂肪抑制プロトン密度強調冠状断像と (B) 放射状MRIの脂肪抑制T1強調像は,下関節上腕靱帯の上腕骨付着部からの完全断裂を示す (→).

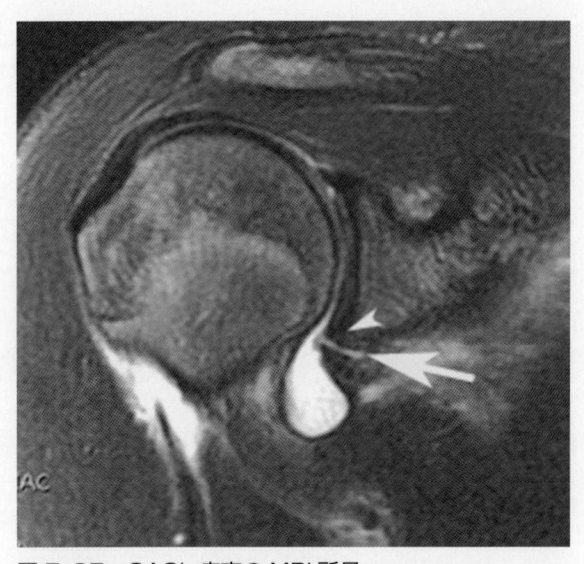

図5-85 GAGL病変のMRI所見
T2強調斜位冠状断像は,前下関節上腕靱帯の肩甲骨付着部からの剥離 (→) を認めるものの,下方関節唇は正常な像を示している (▷).

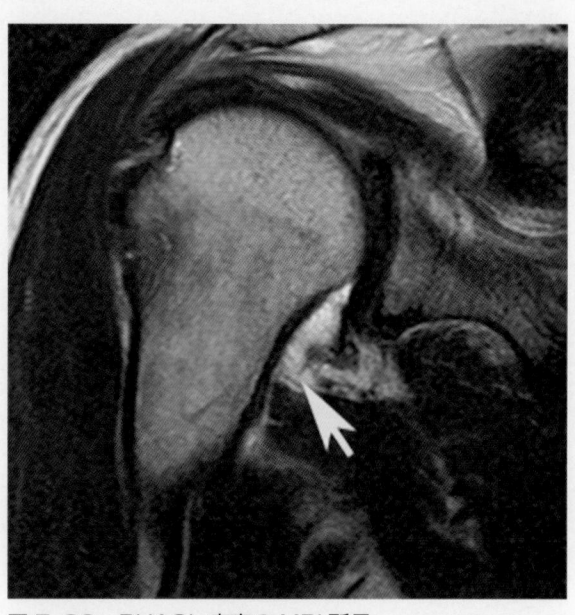

図5-86 PHAGL病変のMRI所見
T2強調斜位冠状断像は後下関節上腕靱帯の上腕骨付着部の断裂を示す (→).

上へ倒れることなどがある.

損傷のメカニズムが何であれ,肩峰鎖骨靱帯と烏口鎖骨靱帯の損傷程度は外力の大きさにより異なり,次のように分けられる.つまり,肩峰鎖骨靱帯の軽度の捻挫,肩峰鎖骨靱帯の断裂と烏口鎖骨靱帯の捻挫を含む中等度の捻挫,そして肩鎖関節の脱臼を伴う烏口鎖骨靱帯の断裂が特徴である重度の捻挫の3つである (表5-4).RockwoodとGreenが指摘しているように,次のことを心に留めておくことが重要である.すなわちある程度の鎖骨遠位端の頭側偏位はこのタイプの損傷に随伴すること

もあるが,このタイプの損傷でみられる主要な変形は鎖骨の挙上ではなく,むしろ肩甲骨と腕の下方転位である (図5-88).臨床症状は損傷の程度で異なり,圧痛,腫脹,軽度の運動制限から腕がまったく外転できないものまでさまざまである.

肩鎖関節離開はX線管球を頭側15°へ向けて撮影した正面像で容易に評価できる (図5-13を参照).しばしば両前腕に5〜10ポンド (約2.3〜4.5 kg) の錘を吊り下げたストレス撮影が必要であり,対側との比較をすると診断に役立つ.

烏口突起と鎖骨と肩峰の正常な位置関係に基づいて肩鎖関節

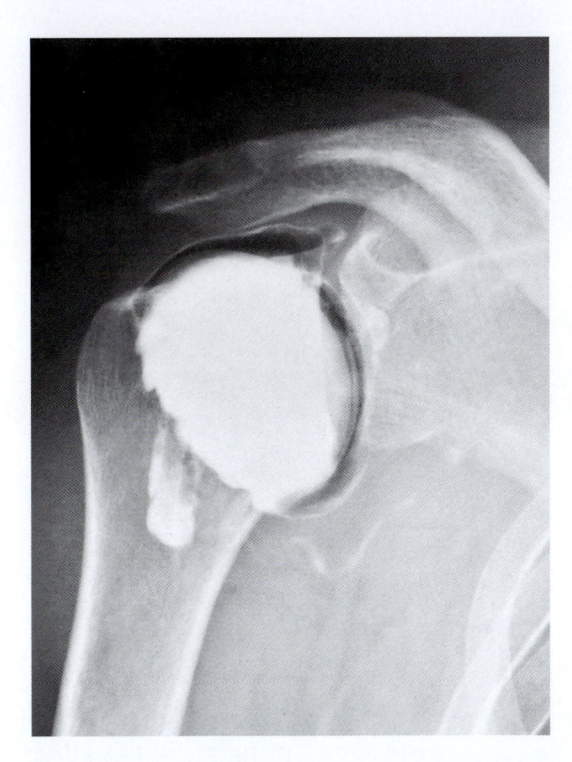

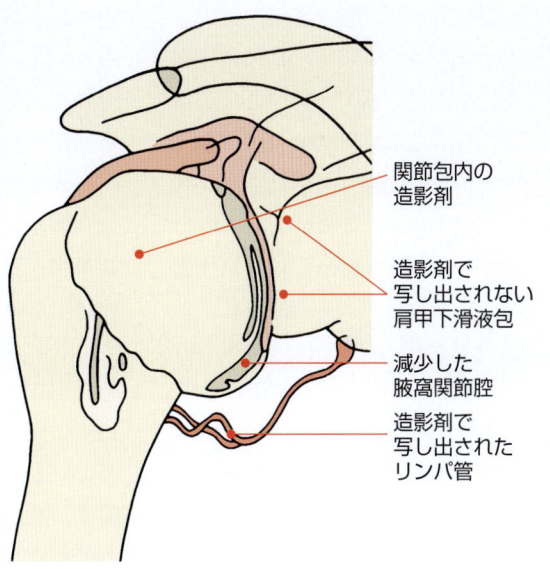

関節包内の
造影剤

造影剤で
写し出されない
肩甲下滑液包

減少した
腋窩関節腔

造影剤で
写し出された
リンパ管

図 5-87　癒着性関節包炎
肩の二重関節造影で凍結肩の特徴的所見がみられる．腋窩関節腔の容量が著明に低下しており，肩甲下関節腔が造影されていない．一方，関節包内の圧力が増加するためリンパ管が造影剤で満たされている．

表 5-4	肩鎖関節離開の grade 分類	
grade	X 線・MRI の特徴	
Ⅰ	肩鎖関節裂隙の軽微な拡大，正常値は 0.3〜0.8 cm 烏口鎖骨間距離，正常値は 1.0〜1.3 cm MRI は関節包浮腫を示す	
Ⅱ	肩鎖関節裂隙が 1.0〜1.5 cm に開大 烏口鎖骨間距離が 25〜50％増加 MRI は関節包浮腫を示す 骨髄浮腫	
Ⅲ	肩鎖関節裂隙が 1.5 cm 以上に著明に開大し，烏口鎖骨 　間距離が 50％以上拡大 肩鎖関節の脱臼 明らかな鎖骨遠位端の頭側転位 付加的な MRI 所見：CC 靱帯断裂，ときに三角筋／僧帽 筋の鎖骨遠位部からの剥離	
Ⅳ	鎖骨肩峰端が後方に脱臼し，肩甲骨は前方に転位 烏口鎖骨靱帯および関節包は断裂	
Ⅴ	僧帽筋・三角筋の鎖骨・肩峰との付着は完全に剥がれ， 　肩甲骨は下方に垂れ下がる 烏口鎖骨靱帯と関節包は断裂	
Ⅵ	鎖骨肩峰端が肩峰と烏口突起に向かって下方に脱臼 烏口鎖骨靱帯と関節包は断裂	

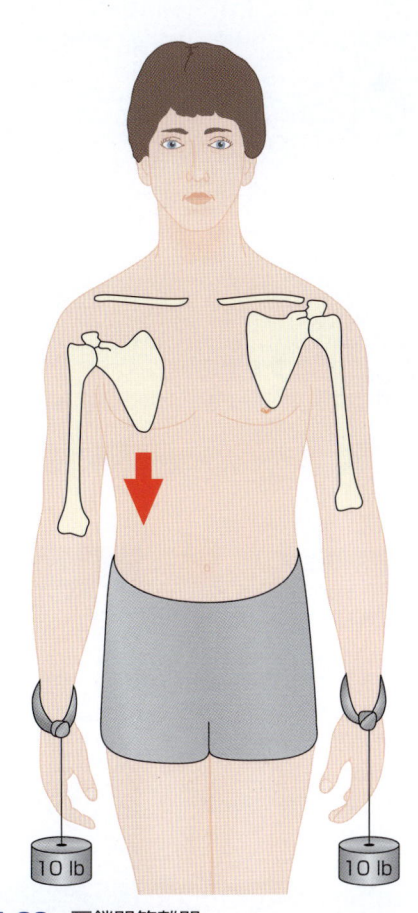

図 5-88　肩鎖関節離開
肩鎖関節離開でみられる主な変形は，肩甲骨と上腕の下方転位である（赤矢印）．一方，患側の鎖骨の位置は健側の鎖骨と同様である．
(Rockwood CA Jr, Green DO, Bucholz RW. Rockwood and Green's fractures in adults, vol. 2, 3rd ed. Philadelphia：JP Lippincott；1991 より引用)

の離開を定量化することも，X 線評価の補足になる（図 5-89）．烏口突起と鎖骨下面の距離は，烏口鎖骨間距離として知られているが，正常では 1.0〜1.3 cm の間である．そして肩峰と鎖骨と間の関節裂隙は 0.3〜0.8 cm である．この部分の拡大の程度を認識することは，損傷の重症度の決定に役立つ．たとえば，烏口鎖骨間距離が 0.5 cm 拡がっていたり，また健側と比べて 50％以上距離が拡がっていれば，grade Ⅲ の肩鎖関節離開の特徴である（図 5-90）．

近年，Antonio らが肩鎖関節損傷の MRI 分類を提唱している（図 5-91）．Type I は肩鎖関節の捻挫を認めるが，烏口鎖骨靱帯は正常である．MRI は非特異的な所見を示す．Type Ⅱは肩鎖関節靱帯の断裂と烏口鎖骨靱帯の捻挫を示す．MRI は烏口鎖骨靱帯の浮腫と線維の連続を示す．鎖骨遠位端と肩峰は骨髄浮腫を呈することもある．MRI 斜位矢状断像が，この異常をもっともよく描出する．Type Ⅲ は完全な肩鎖関節脱臼と烏口鎖骨靱帯の断裂を示す．三角筋と僧帽筋は鎖骨遠位部から剝がれているときもある．Type Ⅳ は鎖骨遠位端が後方に脱臼し，肩甲骨は前下方に転位している．この異常をもっともよく描出できる MRI 像は横断像である．Type V は Type Ⅲ に似ているが，より重症である．僧帽筋と三角筋は鎖骨と肩峰付着部から完全に剝

がれ，肩甲骨は下方に転位している．鎖骨遠位端は頭側に転位している．MRI の冠状断像，斜位矢状断像，横断像がこの損傷をよく描出できる．まれであるが，Type Ⅵ は鎖骨遠位端が肩峰と烏口突起の下方に転位している．

▎ 胸鎖関節脱臼（sternoclavicular dislocation）▎

この損傷は通常，肩に直接もしくは間接的に外力が加わった結果生じる．もっとも多いのは自動車衝突事故，スポーツ外傷，転落である．脱臼は前方もしくは後方に生じる．前方脱臼の場合，これがもっとも多いのだが，肩は後方，胸骨側の鎖骨近位端は前方に向かう外力によって発生し，鎖骨近位端は胸骨柄の前方に転位する．後方脱臼（胸骨後方）はより多くの問題が生じる．その理由は，転位した鎖骨が上縦隔内の大血管や神経，気管，食道などの重要臓器に障害を引き起こす可能性があるからである．まれではなく，後方脱臼には骨折が合併する．通常の X 線撮影ではこの損傷を描出するのに有効ではなく，Rockwood が提唱したいわゆる serendipity view が有効なときがある（図 5-92）．この撮影法では，前方脱臼のときは，健側の鎖骨に対して患側の鎖骨は上方に写り，後方脱臼のときは下方に写る．しかし胸鎖関節と，その外傷による異常を描出するもっとも有効な画像評価は CT と 3D-CT である（図 5-93，94）．

▎ 外傷後の鎖骨遠位端の骨溶解 ▎

肩鎖関節捻挫のような肩の外傷後に鎖骨遠位端の骨吸収が起こることがある．骨溶解の過程は，一般に外傷後 2 ヵ月以内に始まり，軽度〜中等度の痛みを伴う．最初の X 線像上の所見は，軟部組織の腫脹と，鎖骨肩峰端がわずかに不整形な輪郭を伴う関節周囲の骨粗鬆化である（図 5-95）．小さな骨びらんが進展していくこともある（図 5-96）．MRI は，骨髄浮腫を示す鎖骨遠位端の高信号，辺縁の不整化，肩鎖関節内の液体貯留を示す（図 5-97）．後の段階において鎖骨遠位端の骨吸収が起

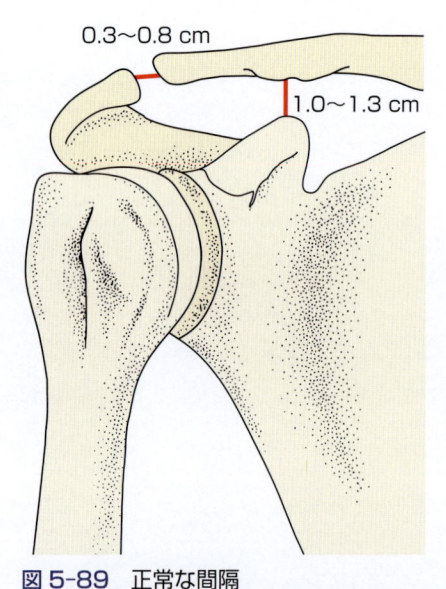

図 5-89 正常な間隔
図では烏口突起と鎖骨下面の正常な関係と，肩鎖関節裂隙の正常な幅を示している．

図 5-90 肩峰鎖骨の転移
肩の X 線正面像（A）では，鎖骨遠位端の明らかな頭側転移と肩鎖関節と烏口鎖骨間距離の開大がみられる．ここでみられる著明な変形は，grade Ⅲ の肩鎖関節離解（重度の捻挫）に特徴的であるが，肩鎖関節の脱臼を伴う烏口鎖骨靱帯および肩峰鎖骨靱帯の断裂の結果生じたものである（B）．

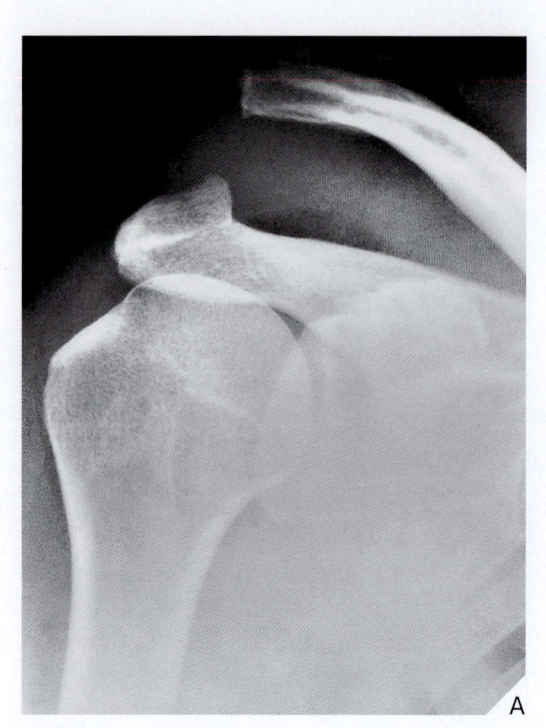

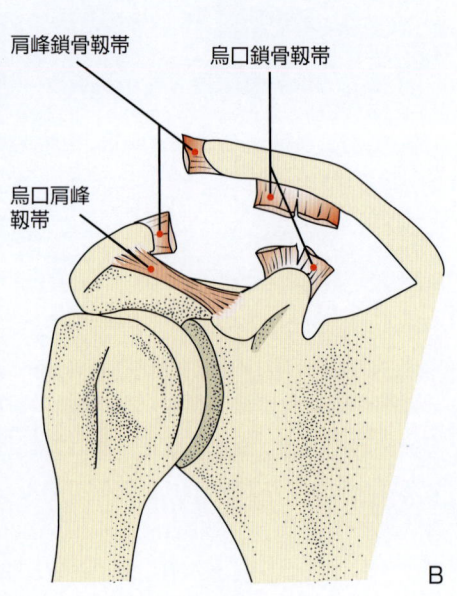

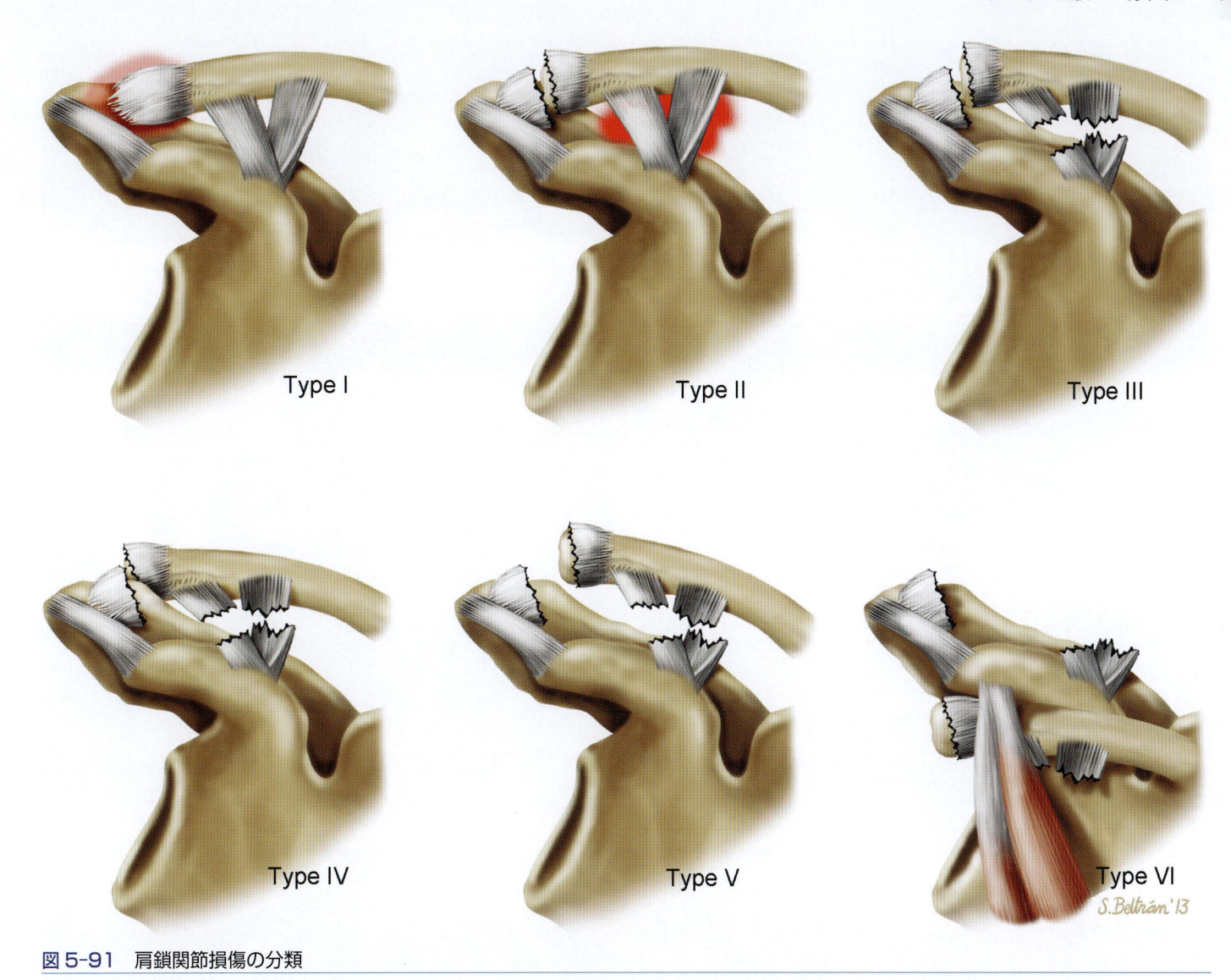

図 5-91　肩鎖関節損傷の分類

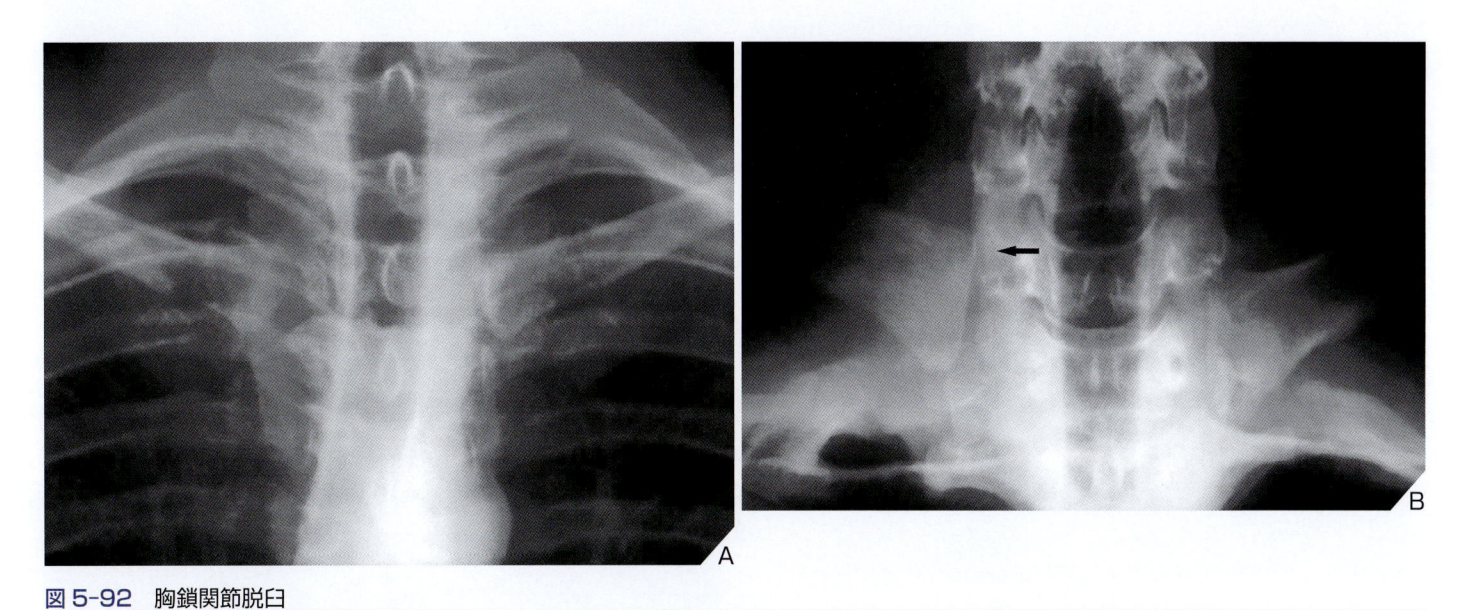

図 5-92　胸鎖関節脱臼
（A）胸鎖関節の正面像は明らかな異常を示さない．（B）仰臥位で 40°頭側に X 線管を振り胸骨柄上を中心に光線をあてて撮影する serendipity view は，右鎖骨の近位端（胸骨側）が反対側に対して上方（頭側）に転位していることを示し（→），前方脱臼に特徴的である．

5

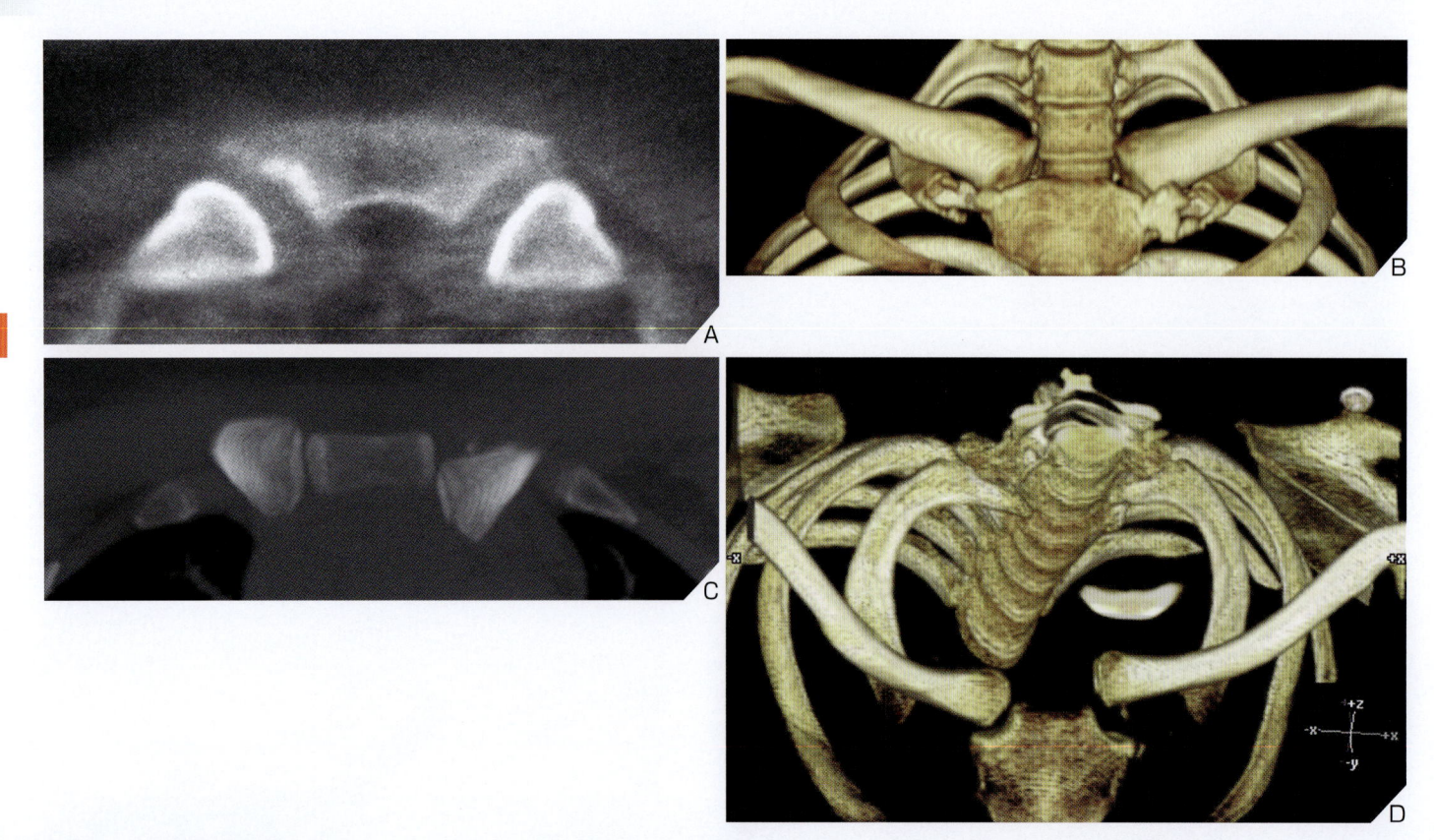

図 5-93　胸鎖関節亜脱臼
（A）CT 横断面，（B）3D-CT 像は正常な胸鎖関節を示す．（C）CT 横断面，（D）3D-CT 像は 20 歳女性のオートバイ事故による左胸鎖関節後方亜脱臼を示す．

図 5-94　胸鎖関節脱臼
尾側から頭側に見上げた 3D-CT 像は，26 歳女性の自動車事故による左胸鎖関節後方脱臼を示す．

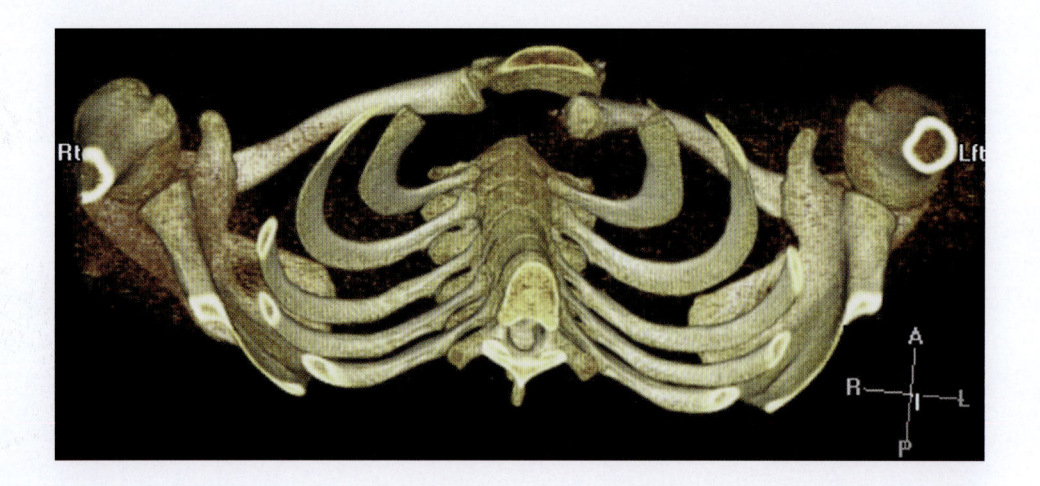

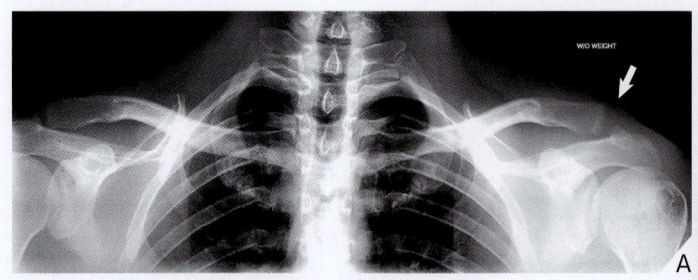

図 5-95　外傷後鎖骨遠位端骨びらん：早期所見
（A）両鎖骨の正面像は左鎖骨肩鎖関節のわずかな開大を示す（→）．
（B）左肩鎖関節の coned-down 像は関節周囲の骨萎縮と，小さな透過性部分が散在する鎖骨遠位端の不整な輪郭を示す（→）．

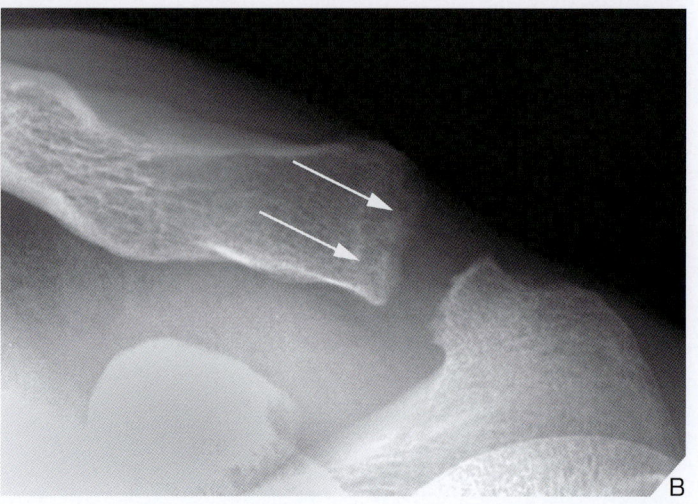

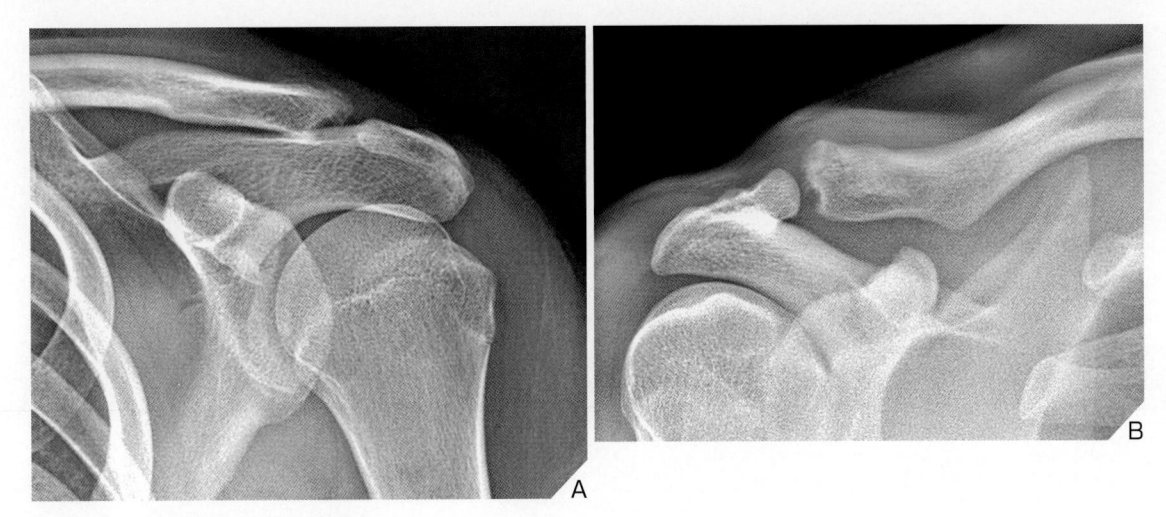

図 5-96　外傷後鎖骨遠位端骨融解
（A）5ヵ月前にフットボールで受傷した肩痛を有する 20 歳男性の左肩 X 線正面像は，鎖骨遠位端の骨びらんを示す．（B）6ヵ月間肩痛を有する 22 歳ラグビー選手の 15° 頭側に傾けた X 線正面像は，鎖骨遠位端に同じような骨びらんを示す．

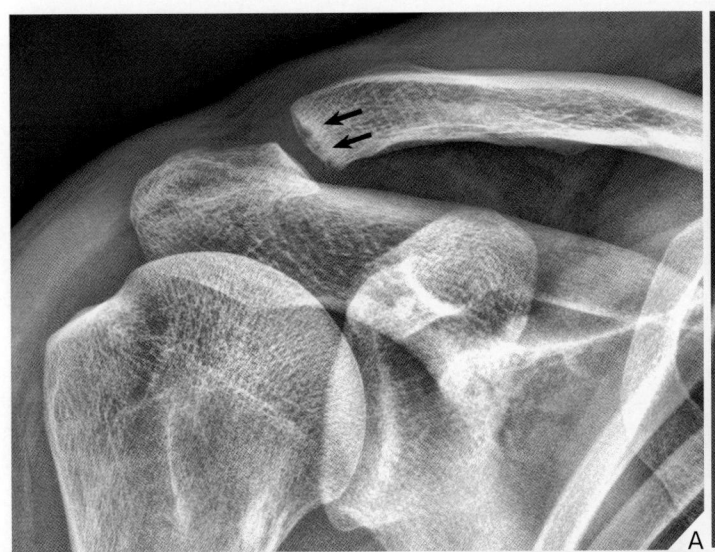

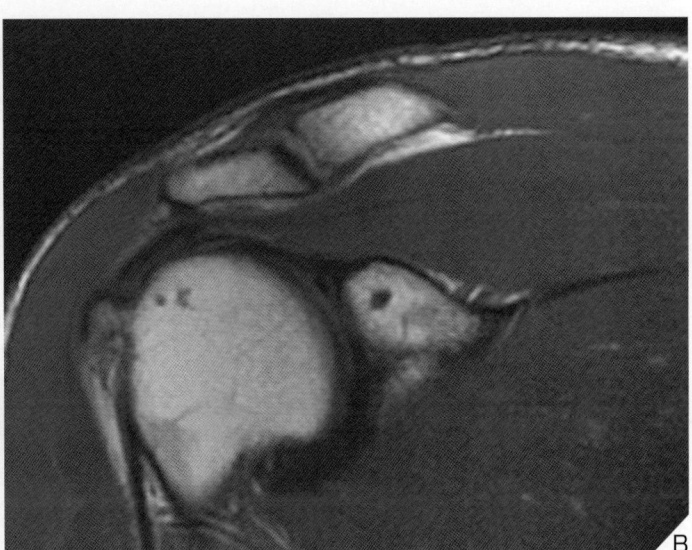

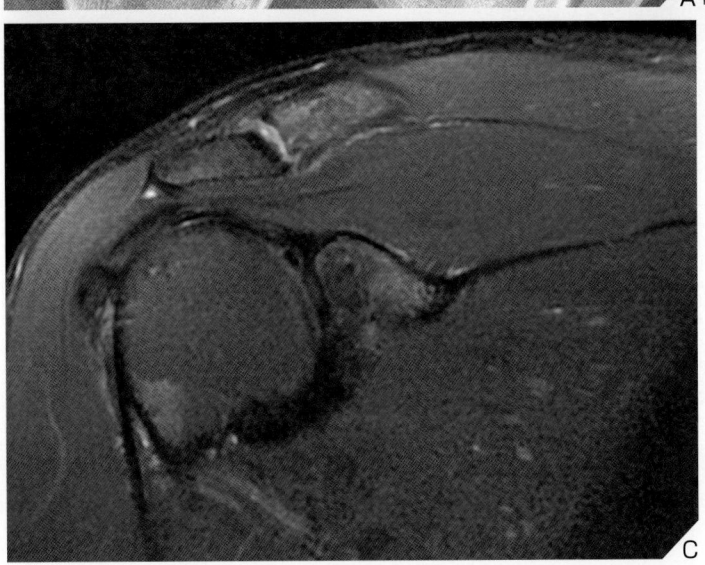

図 5-97　外傷後骨融解を示す鎖骨遠位端の MRI 所見
過去 4ヵ月間右肩痛を有する 32 歳ウエイトリフティング選手の症例．（A）X 線正面像は鎖骨遠位端のわずかな骨びらんを示す（→）．
（B）T1 強調冠状断像は鎖骨遠位端の不整な輪郭を示す．（C）さらに，脂肪抑制プロトン密度強調冠状断像は鎖骨遠位端に高信号，肩鎖関節内に液体貯留を示す．

5

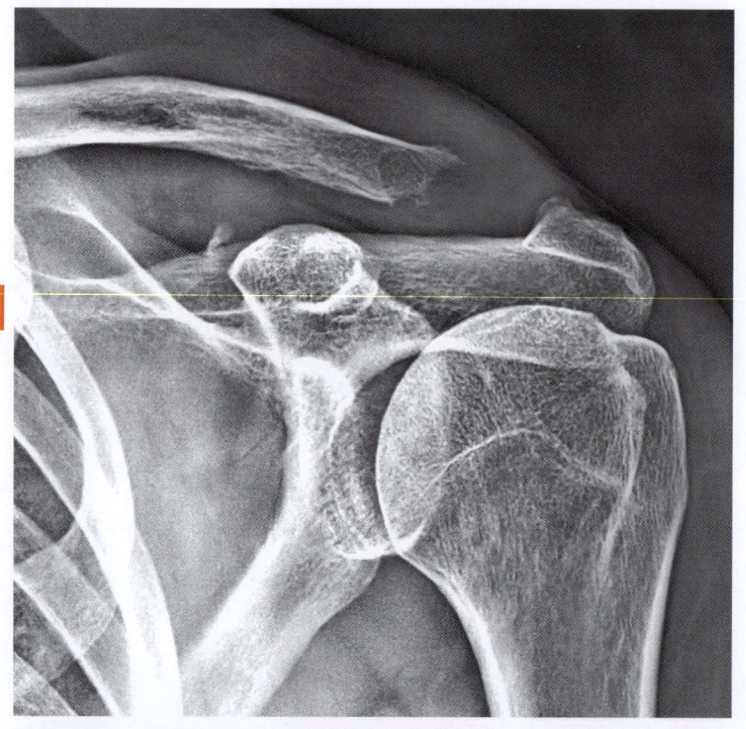

図5-98　鎖骨遠位端の外傷後骨融解：晩期所見
1年前に転落し，左肩を怪我した59歳男性がテニス中の痛みを訴えた．左肩の正面像は，鎖骨遠位端の吸収により二次的に肩鎖関節が顕著に開いている像を示しており，外傷後骨融解の典型的なX線像である．

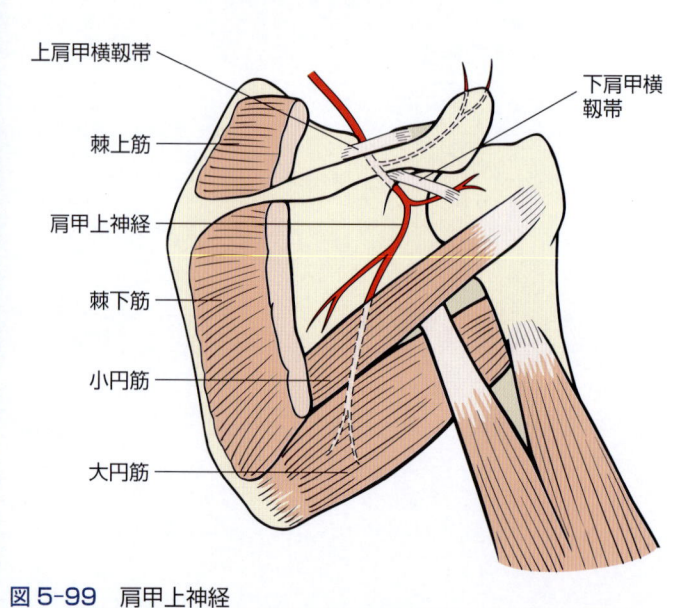

肩甲上神経の通り道

上肩甲横靱帯
棘上筋
肩甲上神経
棘下筋
小円筋
大円筋
下肩甲横靱帯

図5-99　肩甲上神経
右肩甲骨後面からみる肩甲上神経の通り道．

こり，肩鎖関節の著明な拡大が生じてくる（図5-98）．

■ 肩甲上神経症候群（suprascapular nerve syndrome）■

肩甲上神経は，肩甲骨の棘下切痕と肩甲切痕を通る．この神経は運動神経と知覚神経を有し，棘下筋，棘上筋には運動線維を送り，肩甲上腕関節と肩鎖関節には疼痛線維を運ぶ．臨床上はめったに診断されることはないが，肩甲上神経症候群は神経の走行のどこかで絞扼もしくは損傷が起こった結果生じる（図5-99）．ほとんどの患者は非特異的な痛みを肩，頚部，前胸部，それらの合併した場所に訴える．進行すると，棘上筋，棘下筋の筋力低下，萎縮を引き起こすこともある．肩甲上神経の損傷，絞扼の原因は数多く報告されており，肩甲骨や上腕骨骨折，肩関節前方脱臼，肩甲横靱帯の肥厚，腱板炎，さまざまな悪性，良性腫瘍があげられる．後者のなかで，もっとも遭遇することが多い腫瘍は棘下切痕にできるガングリオンである（図5-100）．肩甲上神経症候群の診断にもっとも有効なのはMRIである．MRIは，この症候群の責任病巣を鑑別することができ，解剖の情報や棘上・棘下筋の委縮も描出できる．また，腱板断裂のような肩痛を有する他の疾患も除外できる．

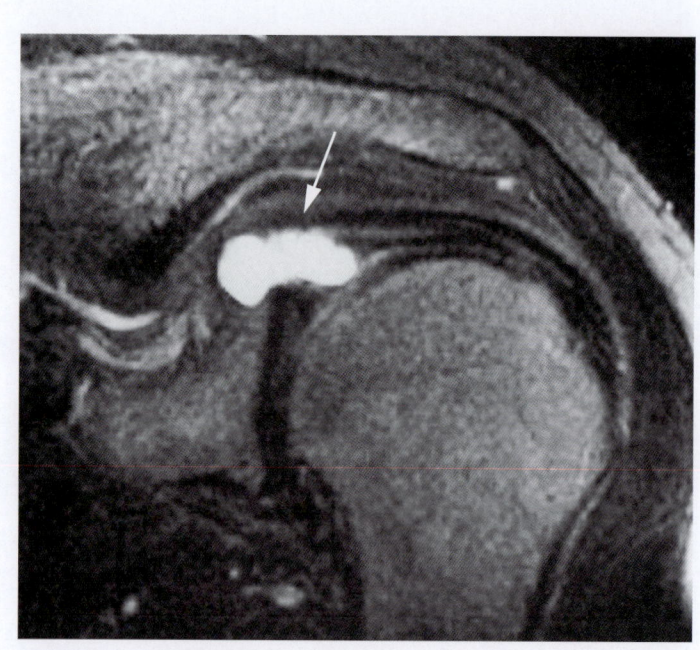

図5-100　棘下切痕のガングリオン
左肩T2強調冠状断像は，肩甲骨棘下切痕内の明るい分葉化した腫瘤（→）を示しており，この50歳男性の肩甲上神経症候群を引き起こしている．
(Gerscovich EO, Greenspan A. Magnetic resonance imaging in the diagnosis of suprascapular nerve syndrome. Can Assoc Radiol J 1993；44：307-309より許諾を得て転載)

3．術後の肩

腱板修復や肩峰下徐圧，関節唇修復などの外科的手術が術前評価に基づいて施行される．これらの適応に基づく肩関節手術は直視下，もしくは関節鏡視下に施行される．それぞれの手術がそれぞれの適応，利点，欠点を有する．直視下手術の利点には，良好な長期成績，腱板や肩峰下の術中良好な視野の獲得，手技の容易さなどがあげられる．欠点は，大きな侵襲，長いリハビリ，三角筋切離の必要性などである．鏡視下手術の利点には，合併症が少ないこと，小皮切，良好な関節内視野の獲得，手術侵襲，痛みの軽さなどがあげられる．

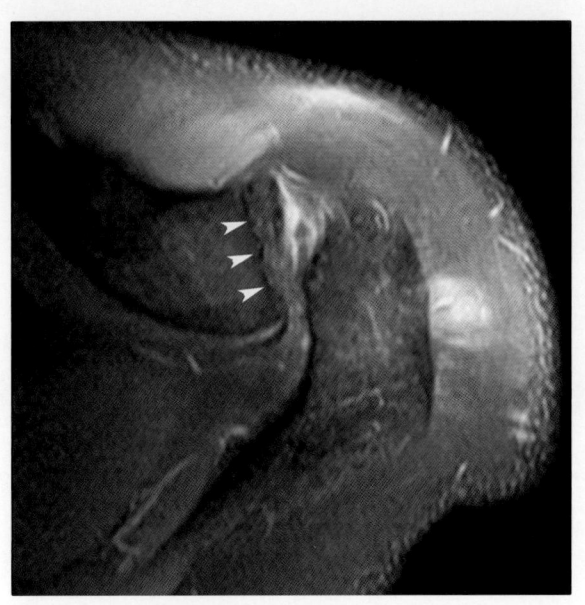

図 5-101　鎖骨遠位端切除（Mumford 法）
　MR グラディエントエコー法横断像は鎖骨遠位端切除後を
示している（▷）.

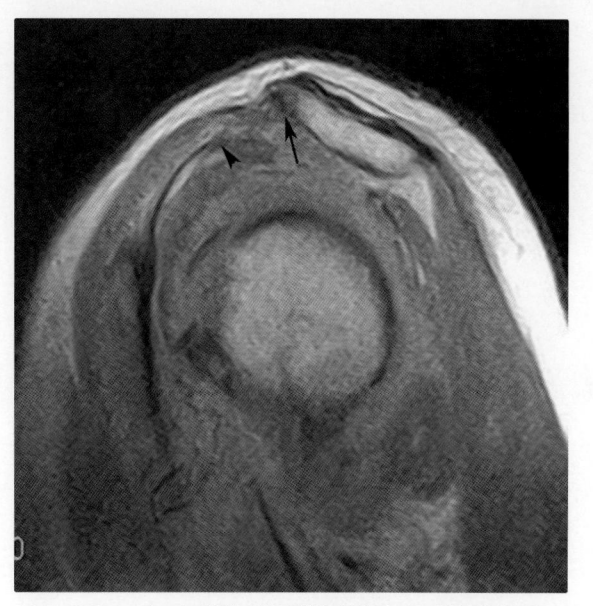

図 5-102　烏口肩峰靭帯切離を施行した肩峰形成
　プロトン密度強調斜位矢状断像は肩峰形成，肩峰下除圧施
行後の薄くなった肩峰前外側（→）を示す. 連続性のない切
離された烏口肩峰靭帯（▷）に注目.

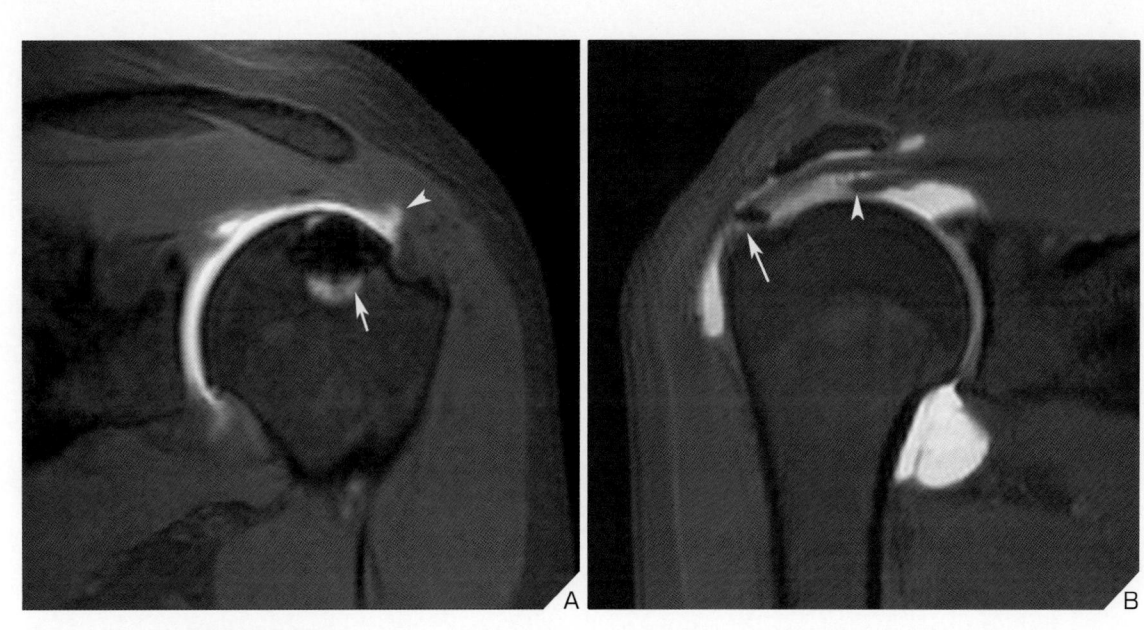

図 5-103　腱板修復後再断裂
　（A）左肩 MR 関節造影の脂肪抑制 T1 強調斜位冠状断像はスーチャーアンカーに関連した上腕骨頭内の金属アーチファク
トを示す（→）. 棘上筋腱の関節面不全断裂を認める（▷）. 関節内の造影剤は部分断裂部に入り込んでいるが，肩峰下-三
角筋下滑液包複合体へは拡がっていない.　（B）別の患者の MR 関節造影の脂肪抑制 T1 強調斜位冠状断像は，腱板修復後
の，浅層と深層（▷）の間の層間剝離を伴う再断裂を示す（→）. 再断裂部を通過して肩甲上腕関節内の造影剤が肩峰下-
三角筋下滑液包へ流出している.

　腱板断裂の手術手技には，鎖骨遠位端の切除を含む肩峰下除
圧（Mumford 法）（図 5-101），烏口肩峰靭帯の切除もしくは
切離（図 5-102），腱板のデブリドマンや修復術がある（図 5-
103）. 単純な腱板のデブリドマンは若年者や腱板不全断裂に
望ましい. 腱板修復は，小断裂では鏡視下で施行されるが，大
断裂には直視下手術が好まれ，しばしば肩峰下除圧と肩峰形成
も同時に施行される.
　腱板断裂手術の合併症や失敗には，不十分な肩峰下除圧，鎖

骨下端の骨棘の残存，肩峰骨の見落とし，腱板病変の進行，腱
板再断裂，直視下手術での三角筋の切離，萎縮などがある.
　肩関節不安定症に対する手術手技には Bankart repair（スー
チャーアンカーを用いた関節唇修復）や Putti Platt 法（まれに
しか施行されないが，前方関節包と肩甲下筋腱を短縮する），
Magnuson Stak 法（肩甲下筋腱を大結節に移行），Bristow 法
（肩甲下筋を線維方向に割いて，その間から烏口突起を肩甲骨
前下縁に移行），関節包縫縮などのような前方構造物の強度を

5

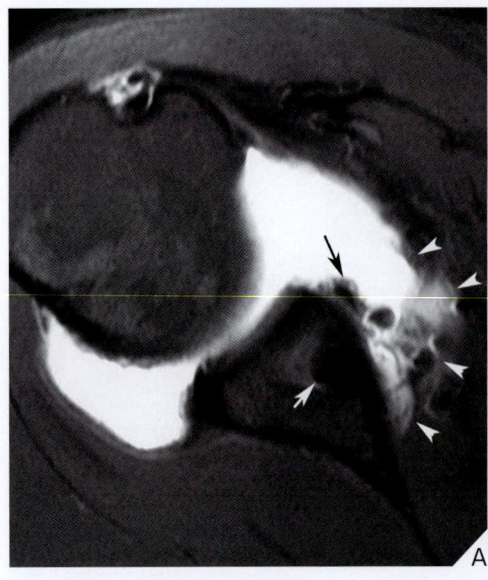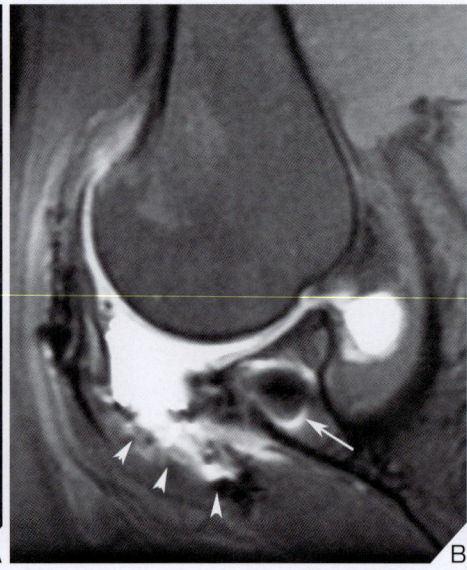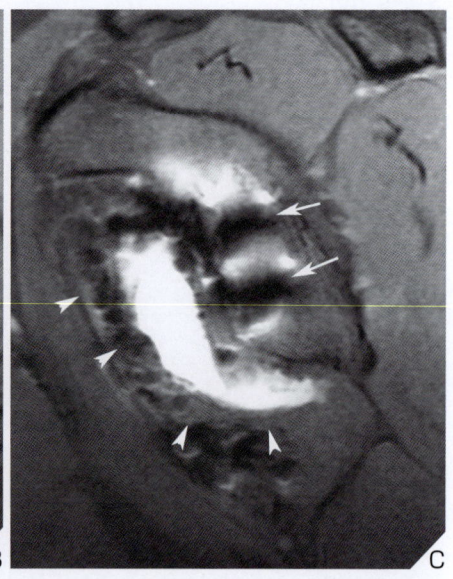

図5-104　関節唇術後再断裂

(A) MR 関節造影の脂肪抑制 T1 強調横断像は部分的に金属アーチファクトを伴う前方関節包を示す．関節包と骨膜は再度剥がれている（▷）．肩甲骨前方のスーチャーアンカー（→）と再断裂した前方関節唇（→）を示す．(B) 同じ患者の外転外旋位 MR 関節造影，脂肪抑制 T1 強調像は前方関節包と前下関節上腕靱帯の完全断裂を示す（▷）．肩甲骨内のスーチャーアンカー（→）．(C) 同じ患者の MR 関節造影 T1 強調斜位矢状断像は前方関節包断裂（▷）と肩甲骨内のスーチャーアンカー（→）を示す．

上げることを目的とした手技がある．これら手技の合併症には，不安定性の再発（図5-104）や神経損傷，過度の締めすぎ（Putti Plat 法），外旋制限，後方亜脱臼，変性の進行，アンカーの位置間違えや脱転，癒着性関節包炎，反応性滑膜炎，感染や血腫のような合併症がある．

　肩甲上腕関節不安定症に対する関節鏡視下手術の再発率は，術前画像検査で関節包の弛緩や上腕骨側の骨病変（engaging Hill-Sachs lesion）や肩甲骨側の骨病変（肩甲骨関節面の 25% 以上，"いわゆる inverted pear sign" と呼ばれる骨性 Bankart 病変）があるときは 15〜20% であると報告されている．Burkhart らは，骨性病変がなければ鏡視下手術の再発率は 4% だが，骨性欠損があるときは 67% の再発率であり，そのときは直視下手術を推奨している．それゆえ，巨大な Hill-Sachs 病変や肩甲骨骨欠損，前下関節上腕靱帯の菲薄化，HAGL 病変があるときは，鏡視下手術の適応はない．

　術後の肩痛の再発はよくある愁訴である．MRI は患者の愁訴の原因を知る手掛かりになりうるが，しばしばアンカーや糸による金属アーチファクトによって障害される．金属アーチファクトを最小限にする方法は，グラディエントエコー（GRE）パルスシークエンスを避ける，脂肪抑制をかけない，関節内もしくは静脈に造影剤を注入（直接もしくは間接 MRI 造影），T2 強調脂肪抑制の代わりに STIR（short time inversion recovery）法を使用する，通常のスピンエコーを使用せずに T1 強調画像高速スピンエコー（FSE）を使用する，帯域幅，撮影範囲，マトリックスサイズを増やす，アーチファクトを変換するために，より低いエコー時間（TE）や位相方向の交換（swap phase）/周波数エンコード磁場勾配（frequency encoding gradient）を使用するなどがある．腱板再断裂の MRI 所見には，腱板欠損部に腱の引き込みを伴う（1 cm 以上），もしくは伴わない液体の貯留，肩峰下-三角筋下滑液包複合体に大量の液体貯留，転位もしくは破綻した縫合糸などが認められる．MRI で認められる他の所見には，筋萎縮や肩甲上腕関節の変形性関節症の進行がある．

覚えておくべきポイント

❶ 上腕骨近位部の骨折は，正面撮影，経肩甲撮影，経胸郭撮影で評価される．経胸郭撮影により，
  ・上腕骨近位部の真の側面像が得られる．
  ・骨片の転位や屈曲の程度について十分な評価ができる．
❷ 四大骨片の転位の有無に基づいた Neer による 4 つの segment 分類は，上腕骨近位部骨折の評価に実質的で有用な方法である．
❸ 肩甲骨の骨折，とくに粉砕されて転位している場合は，経肩甲撮影（Y 撮影）でいちばん評価しやすい．もし，骨折が疑われて通常の X 線撮影では診断が明瞭でない場合には，CT を施行するべきである．
❹ Neer による鎖骨遠位端骨折の分類は，骨折線の位置と方向，および靱帯損傷がないことに基づくものである．
❺ 肩関節の正確な評価や肩甲上腕関節をより見やすくするために，正面像は，患側に向かって約 40° 患者が回転した位置で撮影し（Grashey 撮影），これによって，
  ・上腕骨頭と関節窩の重なりをなくす．
  ・肩甲上腕関節裂隙や真横からみた関節窩を描写する．
❻ Hill-Sacks 病変は，腕を内旋させて撮影した正面像でもっともよく描写され，Bankart 病変は以前に前方脱臼

があったことを事実上示している.

❼ 上腕骨頭の前内側面の圧迫骨折は, 通常後方脱臼の結果として起こる (trough line sign). 腕を外旋させて撮影した正面像で, この所見が簡単に得られる.

❽ インピンジメント症候群の MRI 所見としては, 以下のような点があげられる：
- 大結節部の囊腫状または硬化性変化
- 筋周囲または腱周囲の浮腫
- 肩峰下滑液包の肥大 (水腫)
- 棘上筋腱の菲薄化
- 腱の信号強度の増加 (T2 強調像)
- 肩峰下骨棘

❾ 腱板断裂は, 関節造影でよく評価されうる. 肩峰下-三角筋下滑液包への造影剤の漏出により, この損傷は診断される.

❿ 腱板断裂の MRI 所見として, 以下のものがあげられる；
- 腱板の不連続
- 腱内の高信号 (T2 強調像)
- 棘上筋の筋腱移行部の退縮
- 棘上筋の萎縮と脂肪の浸潤
- 肩峰下-三角筋下脂肪層の不明瞭化 (T1 強調像)
- 肩峰下-三角筋下滑液包複合体における液の貯留

⓫ 超音波検査も, 完全腱板断裂, 部分断裂, および二頭筋腱の断裂の診断に有用な診断モダリティである.

⓬ 腱板筋の萎縮は手術計画に重要な情報をもたらす所見である. CT と MRI の評価に基づく Goutallier 分類は, こ

の所見にきわめて有用である.

⓭ MRI 斜位矢状断像は, 肩峰の 4 つの形態の描出に有用である. typeⅠ：平坦型, typeⅡ：カーブ型, type Ⅲ：フック型, type Ⅳ：鎖骨遠位端が肩峰と烏口突起の下方に転位.

⓮ MRI 横断像は, 前方関節包の肩甲骨への付着様式による 3 タイプの描出に有用である.

⓯ 上腕外転外旋 (abduction and external rotation：ABER) 位での MR 関節造影は, 軟骨関節唇と靱帯-関節唇複合体の微細な異常の評価に有用である.

⓰ 肩鎖関節離開は, ストレスを加えた正面撮影がもっともわかりやすく, これは患者の前腕に錘を付けて, X 線管球を 15°頭側から入れて撮影する. この状態での X 線像の特徴には, 以下のことが含まれる：
- 肩鎖関節の裂隙の拡大
- 烏口鎖骨間距離の拡大
- 鎖骨遠位端の明らかな頭側への転位の有無

⓱ suprascapular nerve syndrome は, 肩甲骨骨折や上腕骨骨折, 肩関節前方脱臼, 腱板炎, および良性・悪性腫瘍などの, さまざまな要因により生じる肩甲上神経の絞扼である. 本症の診断には MRI が最適である.

⓲ 術後の MRI 検査により, 起こりうる手術合併症がわかる. たとえば, 腱板再断裂では, 腱板欠損部に腱の引き込みを伴う, もしくは伴わない液体の貯留, 肩峰下-三角筋下滑液包複合体に大量の液体貯留, 転位, もしくは破綻した縫合糸などの画像所見が得られる.

引用文献・参考図書

1. Anderson JE. *Grant's atlas of anatomy*, 8th ed. Baltimore: Williams & Wilkins; 1983.
2. Antonio GE, Cho JH, Chung CB, Trudell DJ, Resnick D. MR imaging appearance and classification of acromioclavicular joint injury. *Am J Roentgenol* 2003; 180: 1103-1110.
3. Arger PH, Oberkircher PE, Miller WT. Lipohemarthrosis. *Am J Roentgenol* 1974; 121: 97-100.
4. Bailey RW. Acute and recurrent dislocation of the shoulder. *J Bone Joint Surg Am* 1967; 49A: 767-773.
5. Bankart A. The pathology and treatment of recurrent dislocation of the shoulder joint. *Br J Surg* 1938; 26: 23-29.
6. Beltran J. *MRI musculoskeletal system*. Philadelphia: JB Lippincott; 1990: 3.2-3.22; 4.2-4.11.
7. Beltran J, Bencardino J, Mellado J, Rosenberg ZS, Irish RD. MR arthrography of the shoulder: variants and pitfalls. *Radiographics* 1997; 17: 1403-1412.
8. Beltran J, Gray LA, Bools JC, Zuelzer W, Weis LD, Unverferth LJ. Rotator cuff lesions of the shoulder: evaluation by direct sagittal CT arthrography. *Radiology* 1986; 160: 161-165.
9. Beltran J, Rosenberg ZS, Chandnani VP, Cuomo F, Beltran S, Rokito A. Glenohumeral instability: evaluation with MR arthrography. *Radiographics* 1997; 17: 657-673.
10. Bencardino JT, Beltran J, Rosenberg ZS, et al. Superior labrum anterior-posterior lesions: diagnosis with MR arthrography of the shoulder. *Radiology* 2000; 214: 267-271.
11. Bergin D, Schweitzer ME. Indirect magnetic resonance arthrography. *Skeletal Radiol* 2003; 10: 551-558.
12. Berquist TH. *Imaging of sports injuries*. Gaithersburg: Aspen Publication; 1992: 265-301.
13. Bigliani LU, Morrison DS, April EW. The morphology of the acromion and its relationship to rotator cuff tears [abstract]. *Orthop Trans* 1986; 10: 228.
14. Bigliani LU, Ticker JB, Flatlow EL, Soslowsky LJ, Mow VC. The relationship of acromial architecture to rotator cuff disease. *Clin Sports Med* 1991; 10: 823-838.
15. Braunstein EM, O'Connor G. Double-contrast arthrotomography of the shoulder. *J Bone Joint Surg Am* 1982; 64A: 192-195.
16. Brenner ML, Morrison WB, Carrino JA, et al. Direct MR arthrography of the shoulder: is exercise prior to imaging beneficial or detrimental? *Radiology* 2000; 215: 491-496.
17. Bright AS, Torpey B, Magid D, Codd T, McFarland EG. Reliability of radiographic evaluation for acromial morphology. *Skeletal Radiol* 1997; 26: 718-721.
18. Brossman J, Stäbler A, Preidler KW, Trudell D, Resnick D. Sternoclavicular joint: MR imaging-anatomic correlation. *Radiology* 1996; 198: 193-198.
19. Burk DL Jr, Karasick D, Mitchell DG, Rifkin MD. MR imaging of the shoulder: correlation with plain radiography. *Am J Roentgenol.* 1990; 154: 549-553.
20. Burkhart SS, De Beer JF. Traumatic glenohumeral bone defects and their relationship to failure of arthroscopic Bankart repairs: significance of the inverted-pear glenoid and the humeral engaging Hill-Sachs lesion. *Arthroscopy* 2000; 16: 677-694.
21. Burkhart SS, Esch JC, Jolson RS. The rotator crescent and rotator cable: an anatomic description of the shoulder's "suspension bridge." *Arthroscopy* 1994; 9: 611-616.
22. Carrino JA, McCauley TR, Katz LD, Smith RC, Lange RC. Rotator cuff: evaluation with fast spin-echo versus conventional spin-echo MR imaging. *Radiology* 1997; 202: 533-539.
23. Carroll KW, Helms CA. Magnetic resonance imaging of the shoulder: a review of potential sources of diagnostic errors. *Skeletal Radiol* 2002; 31: 373-383.
24. Carroll KW, Helms CA, Otte MT, Moellken SMC, Fritz R. Enlarged spinoglenoid notch veins causing suprascapular nerve compression. *Skeletal Radiol* 2003; 32: 72-77.
25. Cartland JP, Crues JV III, Stauffer A, Nottage W, Ryu RKN. MR imaging in the evaluation of SLAP injuries of the shoulder: findings in 10 patients. *Am J Roentgenol* 1992; 159: 787-792.
26. Chandnani VP, Yeager TD, DeBerardino T, et al. Glenoid labral tears: prospective evaluation with MR imaging, MR arthrography, and CT arthrography. *Am J Roentgenol* 1993; 161: 1229-1235.
27. Chung CB, Dwek JR, Feng S, Resnick D. MR arthrography of the glenohumeral joint: a tailored approach. *Am J Roentgenol* 2001; 177: 217-219.

5

28. Cisternino SJ, Rogers LF, Stufflebam BC, Kruglik CG. The trough line: a radiographic sign of posterior shoulder dislocation. *Am J Roentgenol* 1978; 130: 951-954.

29. Clark JM, Harryman DT. Tendons, ligaments, and capsule of the rotator cuff. *J Bone Joint Surg Am* 1992; 74A: 713-725.

30. Cone RO, Resnick D, Danzig L. Shoulder impingement syndrome: radiographic evaluation. *Radiology* 1984; 150: 29-33.

31. Cvitanic O, Tirman PFJ, Feller JF, Bost FW, Minter J, Carroll KW. Using abduction and external rotation of the shoulder to increase the sensitivity of MR arthrography in revealing tears of the anterior glenoid labrum. *Am J Roentgenol* 1997; 169: 837-844.

32. Davies AM. Review: the current role of computed tomographic arthrography of the shoulder. *Clin Radiol* 1991; 44: 369-375.

33. de Jesus JO, Parker L, Frangos AJ, et al. Accuracy of MRI, MR arthrography, and ultrasound in the diagnosis of rotator cuff tears: a meta-analysis. *Am J Roentgenol* 2009; 192: 1701-1707.

34. Dépelteau H, Bureau NJ, Cardinal E, Aubin B, Brassard P. Arthrography of the shoulder: a simple fluoroscopically guided approach for targeting the rotator cuff interval. *Am J Roentgenol* 2004; 182: 329-332.

35. Deutsch AL, Resnick D, Mink JH, et al. Computed and conventional arthrotomography of the glenohumeral joint: normal anatomy and clinical experience. *Radiology* 1984; 153: 603-609.

36. Emig EW, Schweitzer ME, Karasick D, Lubowitz J. Adhesive capsulitis of the shoulder: MR diagnosis. *Am J Roentgenol* 1995; 164: 1457-1459.

37. Epstein RE, Schweitzer ME, Frieman BG, Fenlin JM Jr, Mitchell DG. Hooked acromion: prevalence on MR images of painful shoulders. *Radiology* 1993; 187: 479-481.

38. Erickson SJ, Cox IH, Hyde JS, Carrera GF, Strandt JA, Estkowski LD. Effect of tendon orientation on MR imaging signal intensity: a manifestation of the "magic angle" phenomenon. *Radiology* 1991; 181: 389-392.

39. Erickson SJ, Fitzgerald SW, Quinn SF, Carrera GF, Black KP, Lawson TL. Long bicipital tendon of the shoulder: normal anatomy and pathologic findings on MR imaging. *Am J Roentgenol* 1992; 158: 1091-1096.

40. Farin PU, Jaroma H. Acute traumatic tears of the rotator cuff: value of sonography. *Radiology* 1995; 197: 269-273.

41. Farley TE, Neumann CH, Steinbach LS, Jahnke AJ, Petersen SS. Full-thickness tears of the rotator cuff of the shoulder: diagnosis with MR imaging. *Am J Roentgenol* 1992; 158: 347-351.

42. Farooki S, Seeger LL. MR imaging of sports injuries of the shoulder. *Semin Musculoskel Radiol* 1997; 1: 51-63.

43. Flannigan B, Kursunoglu-Brahme S, Snyder S, Karzel R, Del Pizzo W, Resnick D. MR arthrography of the shoulder: comparison with conventional MR imaging. *Am J Roentgenol* 1990; 155: 829-832.

44. Fritz RC, Helms CA, Steinbach LS, Genant HK. Suprascapular nerve entrapment: evaluation with MR imaging. *Radiology* 1992; 182: 437-444.

45. Garneau RA, Renfrew DL, Moore TE, el-Khoury GY, Nepola JV, Lemke JH. Glenoid labrum: evaluation with MR imaging. *Radiology* 1991; 179: 519-522.

46. Gerscovich EO, Greenspan A. Magnetic resonance imaging in the diagnosis of suprascapular nerve syndrome. *Can Assoc Radiol J* 1993; 44: 307-309.

47. Gobezie R, Warner JJP. SLAP lesion: what is it...really? *Skeletal Radiol* 2007; 36: 379.

48. Goldman AB. Double contrast shoulder arthrography. In: Freiberger RH, Kaye JJ, eds. *Arthrography*. New York: Appleton-Century-Crofts; 1979: 165-188.

49. Gor DM. The trough line sign. *Radiology* 2002; 224: 485-486.

50. Goss TP. Fractures of the scapula. In: Moehring HD, Greenspan A, eds. *Fractures—diagnosis and treatment*. New York: McGraw-Hill; 2000: 207-216.

51. Goss TP. The scapula: coracoid, acromial and avulsion fractures. *Am J Orthop* 1996; 25: 106-115.

52. Goutallier D, Postel JM, Gleyze P, et al. Influence of cuff muscle fatty degeneration on anatomic and functional outcomes after simple suture of full-thickness tears. *J Shoulder Elbow Surg* 2003; 12: 550-554.

53. Graichen H, Bonel H, Stammberger T, et al. Three-dimensional analysis of the width of the subacromial space in healthy subjects and patients with impingement syndrome. *Am J Roentgenol* 1999; 172: 1081-1086.

54. Griffith JF, Antonio GE, Tong CWC, Ming CK. Anterior shoulder dislocation: quantification of glenoid bone loss with CT. *Am J Roentgenol* 2003; 180: 1423-1430.

55. Guntern DV, Pfirrmann CWA, Schmid MR, et al. Articular cartilage lesions of the glenohumeral joint: diagnostic effectiveness of MR arthrography and prevalence in patients with subacromial impingement syndrome. *Radiology* 2003; 226: 165-170.

56. Haygood TM, Langlotz CP, Kneeland JB, Iannotti JP, Williams GR Jr, Dalinka MK. Categorization of acromial shape: interobserver variability with MR imaging and conventional radiography. *Am J Roentgenol* 1994; 162: 1377-1382.

57. Helms CA, Major NM, Anderson MW, et al. *Musculoskeletal MRI*, 2nd ed. Philadelphia: Saunders-Elsevier; 2009: 177-221.

58. Hannafin JA, Chiaia TA. Adhesive capsulitis: a treatment approach. *Clin Orthop* 2000; 372: 95-109.

59. Hendrix RW. Imaging of fractures of the shoulder girdle and upper extremities. In: Moehring HD, Greenspan A, eds. *Fractures—diagnosis and treatment*. New York: McGraw-Hill; 2000: 33-46.

60. Herzog RJ. Magnetic resonance imaging of the shoulder. *J Bone Joint Surg Am* 1997; 79A: 934-953.

61. Hill HA, Sachs MD. The grooved defect of the humeral head. A frequently unrecognized complication of dislocations of the shoulder joint. *Radiology* 1940; 35: 690-700.

62. Hodler J, Kursunoglu-Brahme S, Snyder SJ, et al. Rotator cuff disease: assessment with MR arthrography versus standard MR imaging in 36 patients with arthroscopic confirmation. *Radiology* 1992; 182: 431-436.

63. Holt RG, Helms CA, Steinbach L, Neumann C, Munk PL, Genant HK. Magnetic resonance imaging of the shoulder: rationale and current applications. *Skeletal Radiol* 1990; 19: 5-14.

64. Hunter JC, Blatz DJ, Escobedo EM. SLAP lesions of the glenoid labrum: CT arthrographic and arthroscopic correlation. *Radiology* 1992; 184: 513-518.

65. Jacobson JA. Shoulder US: anatomy, technique and scanning pitfalls. *Radiology* 2011; 260: 6-16.

66. Jacobson JA, Lin J, Jamadar DA, Hayes CW. Aids to successful shoulder arthrography performed with a fluoroscopically guided anterior approach. *Radiographics* 2003; 23: 373-379.

67. Jee W-H, McCauley TR, Katz LD, Matheny JM, Ruwe PA, Daigneault JP. Superior labral anterior posterior (SLAP) lesions of the glenoid labrum: reliability and accuracy of MR arthrography for diagnosis. *Radiology* 2001; 218: 127-132.

68. Jin W, Ryu KN, Kwon SH, et al. MR arthrography in the differential diagnosis of type II superior labral anteroposterior lesion and sublabral recess. *Am J Roentgenol* 2006; 187: 887-983.

69. Kaplan PA, Bryans KC, Davick JP, Otte M, Stinson WW, Dussault RG. MR imaging of the normal shoulder: variants and pitfalls. *Radiology* 1992; 184: 519-524.

70. Kaplan PA, Helms CA, Dussault R, Anderson MW, Major NM. *Musculoskeletal MRI*. Philadelphia: WB Saunders; 2001: 175-223.

71. Kaplan PA, Resnick D. Stress-induced osteolysis of the clavicle. *Radiology* 1986; 158: 139-140.

72. Kilcoyne RF. Imaging choices in the shoulder impingement syndrome. *Appl Radiol* 1993; 22: 59-62.

73. Kilcoyne RF, Shuman WP, Matsen FA III, Morris M, Rockwood CA. The Neer classification of displaced proximal humeral fractures: spectrum of findings on plain radiographs and CT scans. *Am J Roentgenol* 1990; 154: 1029-1033.

74. Killoran PJ, Marcove RC, Freiberger RH. Shoulder arthrography. *Am J Roentgenol* 1968; 103: 658-668.

75. Klein MA, Miro PA, Spreitzer AM, Carrera GF. MR imaging of the normal sternoclavicular joint: spectrum of findings. *Am J Roentgenol* 1995; 164: 391-393.

76. Kreitner K-F, Botchen K, Rude J, Bittinger F, Krummenauer F, Thelen M. Superior labrum and labral-bicipital complex: MR imaging with pathologic-anatomic and histologic correlation. *Am J Roentgenol* 1998; 170: 599-605.

77. Krug DK, Vinson EN, Helms CA. MRI findings associated with luxatio erecta humeri. *Skeletal Radiol* 2010; 39: 27-33.

78. Kursunoglu-Brahme S, Resnick D. Magnetic resonance imaging of the shoulder. *Radiol Clin North Am* 1990; 28: 941-954.

79. Lee JHE, van Raalte V, Malian V. Diagnosis of SLAP lesions with Grashey-view arthrography. *Skeletal Radiol* 2003; 32: 388-395.

80. Lee MJ, Motamedi K, Chow K, Seeger LL. Gradient-recalled echo sequences in direct shoulder MR arthrography for evaluating the labrum. *Skeletal Radiol* 2008; 37: 19-25.

81. Legan JM, Burkhard TK, Goff WB II, et al. Tears of the glenoid labrum: MR imaging of 88 arthroscopically confirmed cases. *Radiology* 1991; 179: 241-246.

82. Liou JTS, Wilson AJ, Totty WG, Brown JJ. The normal shoulder: common variations that simulate pathologic conditions at MR imaging. *Radiology* 1993; 186: 435-442.

83. Loehr SP, Pope TL Jr, Martin DF, et al. Three-dimensional MRI of the glenoid labrum. *Skeletal Radiol* 1995; 24: 117-121.

84. Massengill AD, Seeger LL, Yao L, et al. Labrocapsular ligamentous complex of the shoulder: normal anatomy, anatomic variations, and pitfalls of MR imaging and MR arthrography. *Radiographics* 1994; 14: 1211-1223.

85. McCauley TR, Pope CF, Jokl P. Normal and abnormal glenoid labrum: assessment with multiplanar gradient-echo MR imaging. *Radiology* 1992; 183: 35-37.

86. McNally EG, Rees JL. Imaging in shoulder disorders. *Skeletal Radiol* 2007; 36: 1013-1016.

87. Melenevsky Y, Yablon CM, Ramappa A, et al. Clavicle and acromioclavicular joint injuries: a review of imaging, treatment, and complications. *Skeletal Radiol* 2011; 40: 831-842.

88. Mengiardi B, Pfirrmann CWA, Gerber C, et al. Frozen shoulder: MR arthrographic findings. *Radiology* 2004; 233: 486-492.

89. Middleton WD, Lawson TL. *Anatomy and MRI of the joints*. New York: Raven Press; 1989.

90. Miner Haygood T, Langlotz CP, Kneeland JB, Iannotti JP, Williams GR Jr, Dalinka MK. Categorization of acromial shape: interobserver variability with MR imaging and conventional radiography. *Am J Roentgenol* 1994; 162: 1377-1382.

91. Mirowitz SA. Normal rotator cuff: MR imaging with conventional and fat-suppression techniques. *Radiology* 1991; 180: 735-740.

92. Mitchell MJ, Causey G, Berthoty DP, Sartoris DJ, Resnick D. Peribursal fat plane of the shoulder: anatomic study and clinical experience. *Radiology* 1988; 168: 699-704.

93. Mohana-Borges AVR, Chung CB, Resnick D. Superior labral anteroposterior tear: classification and diagnosis on MRI and MR arthrography. *Am J Roentgenol* 2003; 181: 1449-1462.

94. Mohana-Borges AVR, Chung CB, Resnick D. MR imaging and MR arthrography of the postoperative shoulder: spectrum of normal and abnormal findings. *Radiographics* 2004; 24: 69-85.

95. Monu JUV, Pope TL Jr, Chabon SJ, Vanarthos WJ. MR diagnosis of superior labral anterior posterior (SLAP) injuries of the glenoid labrum: value of routine imaging without intraarticular injection of contrast material. *Am J Roentgenol* 1994; 163: 1425-1429.

96. Morag Y, Jacobson JA, Lucas D, et al. US appearance of the rotator cable with histologic correlation: preliminary results. *Radiology* 2006; 241: 485-491.

97. Müller ME, Allgower M, Schneider R, Willenegger H. *Manual of internal fixation, techniques recommended by the AO Group*, 2nd ed. Berlin, Germany: Springer-Verlag; 1979.

98. Murphey MD. Computed radiography in the musculoskeletal imaging. *Semin Roentgenol* 1997; 32: 64-76.

99. Neer CS. Displaced proximal humeral fractures. I. Classification and evaluation. *J Bone Joint Surg Am* 1970; 52A: 1077-1089.

100. Neer CS, Rockwood CA. Fractures and dislocations of the shoulder. In: Rockwood CA, Green DP, eds. *Fractures*. Philadelphia: JB Lippincott; 1973: 585.

101. Neer CS II. Four-segment classification of displaced proximal humeral fractures. *Instr Course Lect AAOS* 1975; 24: 160-168.

102. Neer CS II. Impingement lesions. *Clin Orthop* 1983; 173: 70-77.

103. Neer CS II, Rockwood CA Jr. Fractures and dislocations of the shoulder. In: Rockwood CA, Green DP, eds. *Fractures in adults*. Philadelphia: JB Lippincott; 1983: 677.

104. Neumann CH, Petersen SA, Jahnke AH. MR imaging of the labral-capsular complex: normal variations. *Am J Roentgenol* 1991; 157: 1015-1021.

105. Neviaser TJ. Adhesive capsulitis of the shoulder. A study of the pathological findings in periarthritis of the shoulder. *J Bone Joint Surg* 1945; 27: 211-222.

106. Neviaser TJ. The anterior labroligamentous periosteal sleeve avulsion lesion: a cause of anterior instability of the shoulder. *Arthroscopy* 1993; 9: 17-21.

107. Neviaser TJ. The GLAD lesion: another cause of anterior shoulder pain. *Arthroscopy* 1993; 9: 22-23.

108. Palmer WE, Brown JH, Rosenthal DI. Labral-ligamentous complex of the shoulder: evaluation with MR arthrography. *Radiology* 1994; 190: 645-651.

109. Palmer WE, Brown JH, Rosenthal DI. Rotator cuff: evaluation with fat-suppressed MR arthrography. *Radiology* 1993; 188: 683-687.

110. Palmer WE, Caslowitz PL, Chew FS. MR arthrography of the shoulder: normal intraarticular structures and common abnormalities. *Am J Roentgenol* 1995; 164: 141-146.

111. Peh WCG, Farmer THR, Totty WG. Acromial arch shape: assessment with MR imaging. *Radiology* 1995; 195: 501-505.

112. Pennes DR. Shoulder joint: arthrographic CT appearance. *Radiology* 1990; 175: 878-879.

113. Perthes G. Über Operationen bei habitueller Schulterluxation. *Dtsch Z Chir* 1906; 85: 199-227.

114. Pretorius ES, Scott WW Jr, Fishman EK. Acute trauma to the shoulder: role of spiral computed tomographic imaging. *Emerg Radiol* 1995; 2: 13-17.

115. Quinn SF, Sheley RC, Demlow TA, Szumowski J. Rotator cuff tendon tears: evaluation with fat-suppressed MR imaging with arthroscopic correlation in 100 patients. *Radiology* 1995; 195: 497-501.

116. Rafii M, Minkoff J. Advanced arthrography of the shoulder with CT and MR imaging. *Radiol Clin North Am* 1998; 36: 609-633.

117. Recht MP, Resnick D. Magnetic resonance-imaging studies of the shoulder. Diagnosis of lesions of the rotator cuff. *J Bone Joint Surg Am* 1993; 75A: 1244-1253.

118. Resnick D. Internal derangements of joints. In: Resnick D, ed. *Diagnosis of bone and joint disorders*, vol. 5, 3rd ed. Philadelphia: WB Saunders; 1995: 2899-3228.

119. Richards RD, Sartoris DJ, Pathria MN, Resnick D. Hill-Sachs lesion and normal humeral groove: MR imaging features allowing their differentiation. *Radiology* 1994; 190: 665-668.

120. Rockwood CA Jr, Green DO, Bucholz RW. *Rockwood and Green's fractures in adults*, vol. 2, 3rd ed. Philadelphia: JP Lippincott; 1991.

121. Shuman WP. Gladolinium MR arthrography of the rotator cuff. *Semin Musculoskel Radiol* 1998; 2: 377-384.

122. Simons P, Joekes E, Nelissen RGHH, Bloem JL. Posterior labrocapsular periosteal sleeve avulsion complicating locked posterior shoulder dislocation. *Skeletal Radiol* 1998; 27: 588-590.

123. Smith AM, McCauley TR, Jokl P. SLAP lesions of the glenoid labrum diagnosed with MR imaging. *Skeletal Radiol* 1993; 22: 507-510.

124. Snyder SJ, Karzel RP, Del Pizzo W, et al. SLAP lesions of the shoulder. *Arthroscopy* 1990; 6: 274-279.

125. Sofka CM, Ciavarra GA, Hannafin JA, Cordasco FA, Potler HG. Magnetic resonance imaging of adhesive capsulitis: correlation with clinical staging. *Hosp Spec Surg J* 2008; 4: 164-169.

126. Steinbach LS. Rotator cuff disease. In: Steinbach LS, Tirman PFJ, Peterfy CG, Feller JF, eds. *Shoulder magnetic resonance imaging*. Philadelphia: Lippincott-Raven Publishers; 1998: 99-133.

127. Steinbach LS, Tirman PFJ, Peterfy CG, Feller JF, eds. *Shoulder magnetic resonance imaging*. Philadelphia: Lippincott-Raven Publishers; 1998.

128. Stiles RG, Otte MT. Imaging of the shoulder. *Radiology* 1993; 188: 603-613.

129. Stoller DW. *MRI in orthopaedics and sports medicine*. Philadelphia: JB Lippincott; 1993.

130. Stoller DW, Fritz RC. Magnetic resonance imaging of impingement and rotator cuff tears. *MRI Clin North Am* 1993; 1: 47-63.

131. Stoller DW, Genant HK. The joints. In: Moss AA, Gamsu G, Genant HK, eds. *Computed tomography of the body with magnetic resonance imaging*, 2nd ed. Philadelphia: WB Saunders; 1992: 435-475.

132. Tirman PFJ, Bost FW, Garvin GJ, et al. Posterosuperior glenoid impingement of the shoulder: findings at MR imaging and MR arthrography with arthroscopic correlation. *Radiology* 1994; 193: 431-436.

133. Tirman PFJ, Feller JF, Palmer WE, Carroll KW, Steinbach LS, Cox I. The Bufordcomplex—a variation of normal shoulder anatomy: MR arthrographic imaging features. *Am J Roentgenol* 1996; 166: 869-873.

134. Tirman PFJ, Palmer WE, Feller JF. MR arthrography of the shoulder. *MRI Clin North Am* 1997; 5: 811-839.

135. Torchia ME. Fractures of the humeral head and neck. In: Moehring HD, Greenspan A, eds. *Fractures—diagnosis and treatment*. New York: McGraw-Hill; 2000: 217-224.

136. Vanarthos WJ, Ekman EF, Bohrer SP. Radiographic diagnosis of acromioclavicular joint separation without weight bearing: importance of internal rotation of the arm. *Am J Roentgenol* 1994; 162: 120-122.

137. Wenzel WW. The FBI sign. *Rocky Mount Med J* 1972; 69: 71-72.

138. Williams MM, Snyder SJ, Buford D. The Buford complex—the cordlike middle glenohumeral ligament and absent anterosuperior labrum complex: a normal anatomic capsulolabral variant. *Arthroscopy* 1994; 10: 241-247.

139. Wischer TK, Bradella MA, Genant HK, Stoller DW, Bost FW, Tirman PFJ. Perthes lesion (a variant of the Bankart lesion): MR imaging and MR arthrographic findings with surgical correlation. *Am J Roentgenol* 2002; 178: 233-237.

140. Workman TL, Burkhard TK, Resnick D, et al. Hill-Sachs lesion: comparison of detection with MR imaging, radiography, and arthroscopy. *Radiology* 1992; 185: 847-852.

141. Yang HP, Ji YL, Sung HM, Jong HM, Bo KY, Sung HH, Resnick D. MR arthrography of the labral capsular ligamentous complex in the shoulder: imaging variations and pitfalls. *Am J Roentgenol* 2000; 175: 667-672.

142. Yu JS, Ashman CJ, Jones G. The POLPSA lesion: MR imaging findings with arthroscopic correlation in patients with posterior instability. *Skeletal Radiol* 2002; 31: 396-399.

Ⅱ

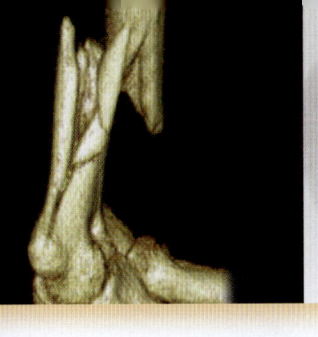
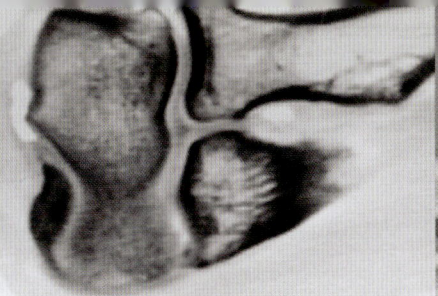
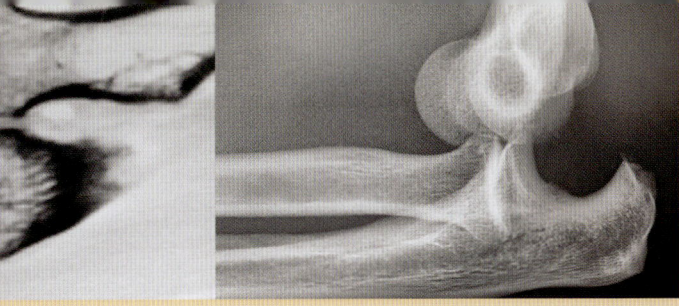

Part II
Chapter 6

6 上肢Ⅱ：肘

A 肘

　肘の外傷は通常どの年齢でも遭遇するが，とくによちよち歩きの幼児はよく肘部の外傷を受傷する．また青少年期における遊びや運動でも，肘の外傷の機会は多い．病歴や身体所見は通常正確な診断の手掛かりとなるが，X線検査は必要欠くべからざるもので，これによって随伴した軟部組織の障害のみならず，骨折や脱臼の型や骨折線の方向，さらに骨片の位置が決定される．

1．解剖学的・X線学的考察

　肘関節は複合滑膜性関節であり，上腕尺骨（尺骨滑車間）関節と上腕橈骨（橈骨小頭間）関節，近位橈尺関節からなる（図6-1）．この関節は蝶番関節であり，完全伸展位から約150°の屈曲が可能である．肘関節の屈曲と伸展は，尺骨滑車間関節と橈骨小頭間関節でなされる．上腕二頭筋と腕橈骨筋，上腕筋が肘の屈曲筋であり，上腕三頭筋が伸展筋である（図6-2）．回旋運動は，尺骨に起始・停止する輪状靱帯によって強固に包み込まれている橈骨頭が尺骨の橈骨切痕で回転することによりなされる．前腕の回内・回外は，遠位および近位橈尺関節によりそれぞれ90°可能である．関節の安定性は，内側の尺側側副靱帯と外側の橈側側副靱帯により得られている（図6-3）．尺側側副靱帯は3つの部分よりなっている．すなわち，内側上顆前下面に始まり内側の鉤状突起結節に付着する前斜走線維，内側上顆後下面に始まり肘頭内側縁に付着する後斜走線維と鉤状突起と肘頭間に張られた横走線維である．橈側側副靱帯は尺側側副靱帯より薄く，輪状靱帯といっしょに橈骨頭を取り巻き，尺骨の橈骨切痕に付着している．線維性の関節包が靱帯の深層にあり，関節を取り囲んでいる．前方の関節包と滑膜は，近位で上腕骨前面の鉤突窩と橈骨窩に付着している．後方関節包は肘

頭窩のすぐ近位で上腕骨に付着している．

　肘の外傷が疑われる場合は正面撮影と側面撮影でX線像を撮り，必要によっては内斜位や外斜位撮影を行う．

　通常，正面像で，上腕骨内・外側上顆，肘頭窩，上腕骨小頭，滑車，橈骨頭の障害を十分に評価できる（図6-4）．またcarrying angleとして知られている前腕と上腕の中心軸の重要な解剖学的関係も正面像で示される（図6-5）．正常では前腕の長軸は上腕の長軸に対して15°の外反を呈し，前腕は体の中心軸より離れて外方へ曲がっている．

　小児においては，正面像で上腕骨遠位の4個の二次骨化中心を認識することが必要である．つまり上腕骨小頭，上腕骨内・外側上顆，滑車の二次骨端核である．これら骨端核が出現する通常の順序やX線像上認識できるようになる年齢は，肘の外傷を評価するうえで重要な因子である（図6-6）．これら骨化中心の転位は，骨折や脱臼の型を診断するうえでその指標となる．たとえば，上腕骨内側上顆は必ず滑車よりも骨化が早い．もし，4～8歳の小児（滑車の骨化中心が現れる前）のX線検査で滑車の領域に骨構造が現れ，かつ上腕骨内側上顆の骨化中心が認められなければ，上腕骨内側上顆の骨端核が裂離し，関節内に転位していると考えるべきである（図6-7）．放射線科医の中には肘関節周辺の6つの骨化中心が出現する順序と年齢を記憶する助けとして，"CRITOE 1-3-5-7-9-11"といった短い語句を利用するものもいる．C（capitellum）は上腕骨小頭，R（radial head）は橈骨頭，I〔internal（medial）epicondyle〕は上腕骨内側上顆，T（trochlea）は滑車，O（olecranon）は肘頭，E〔external（lateral）epicondyle〕は上腕骨外側上顆が該当する（図6-8,9）．

　肘の側面像では，肘頭突起，橈骨頭の前面，腕橈関節の十分な評価ができる．しかし，とくに橈骨頭の後半部分と鉤状突起に関しては，重なりが生じるために十分な情報を得にくい（図6-10）．

　正面像と同じように，小児における側面像では骨の重要な形

前方面

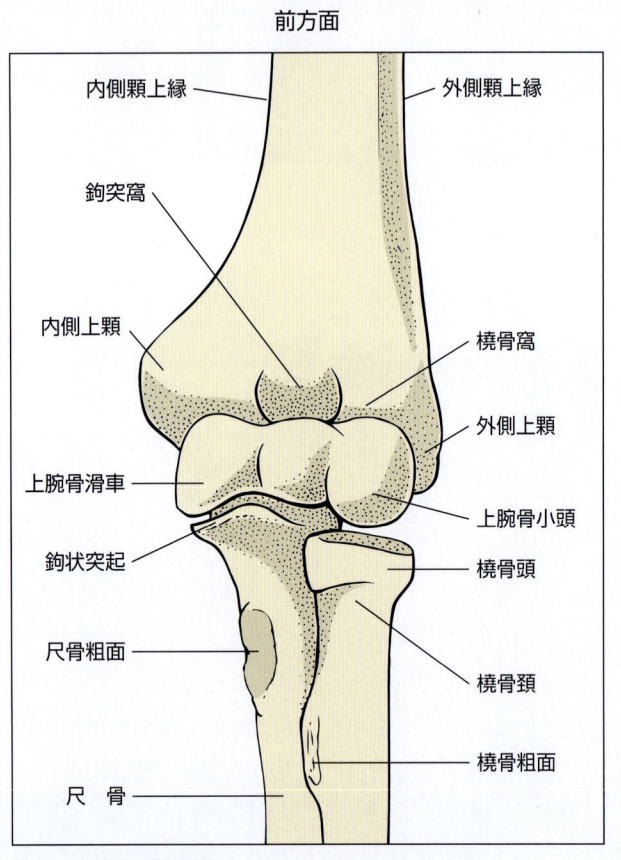

内側顆上縁 ── 外側顆上縁

鉤突窩

内側上顆 橈骨窩

外側上顆

上腕骨滑車 上腕骨小頭

鉤状突起 橈骨頭

尺骨粗面 橈骨頚

橈骨粗面

尺 骨

後方面

外側顆上縁 ── 上腕骨

内側顆上縁

肘頭窩 肘 頭

外側上顆 内側上顆

橈骨頭

橈骨頚 尺 骨

橈 骨

図 6-1 肘の骨構造
上腕骨遠位部，橈骨および尺骨近位部の前・後方図.

前方図

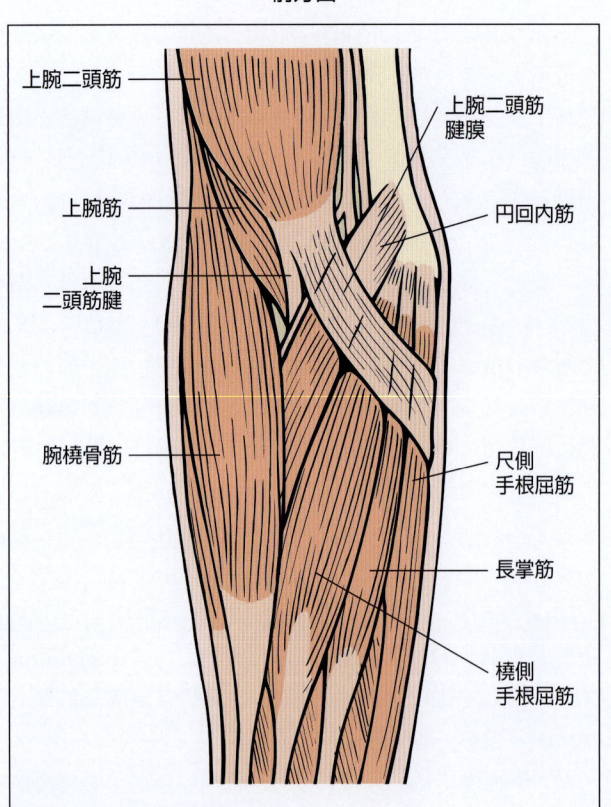

上腕二頭筋 上腕二頭筋腱膜

上腕筋 円回内筋

上腕二頭筋腱

腕橈骨筋 尺側手根屈筋

長掌筋

橈側手根屈筋

後方図

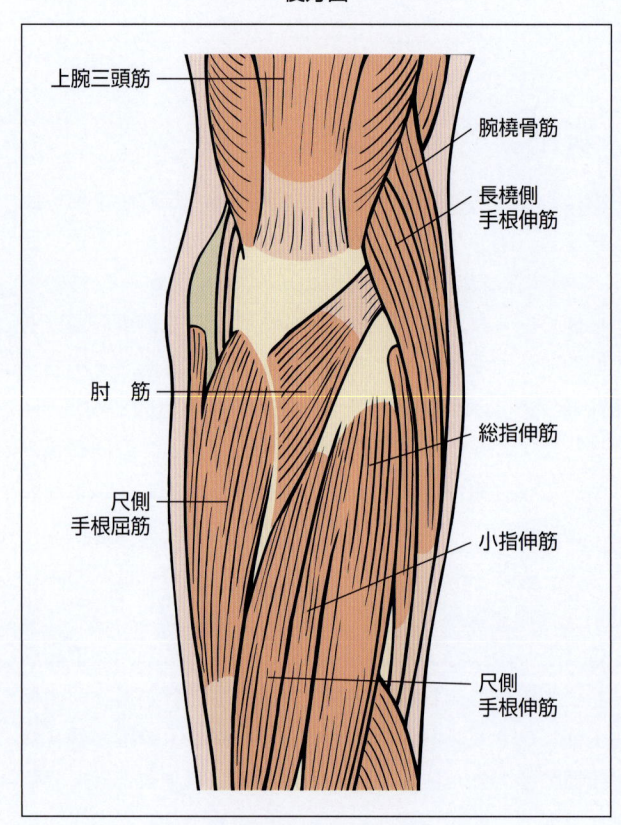

上腕三頭筋 腕橈骨筋

長橈側手根伸筋

肘 筋 総指伸筋

尺側手根屈筋 小指伸筋

尺側手根伸筋

図 6-2 肘の筋群
肘関節周辺筋群の前・後方図.

内側面

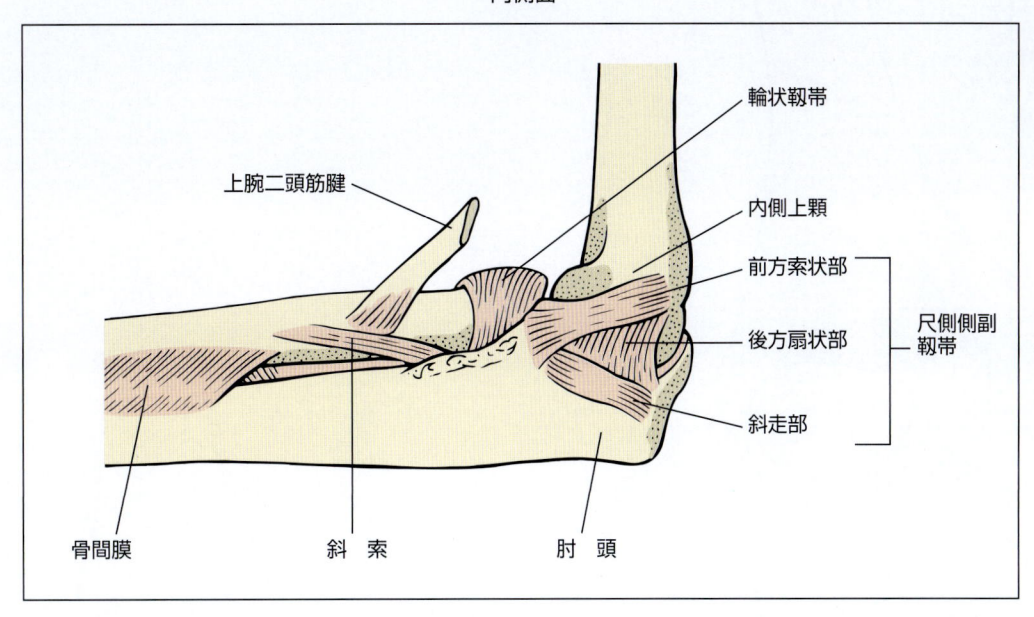

- 輪状靱帯
- 上腕二頭筋腱
- 内側上顆
- 前方索状部
- 後方扇状部 ┐ 尺側側副靱帯
- 斜走部 ┘
- 骨間膜
- 斜索
- 肘頭

外側面

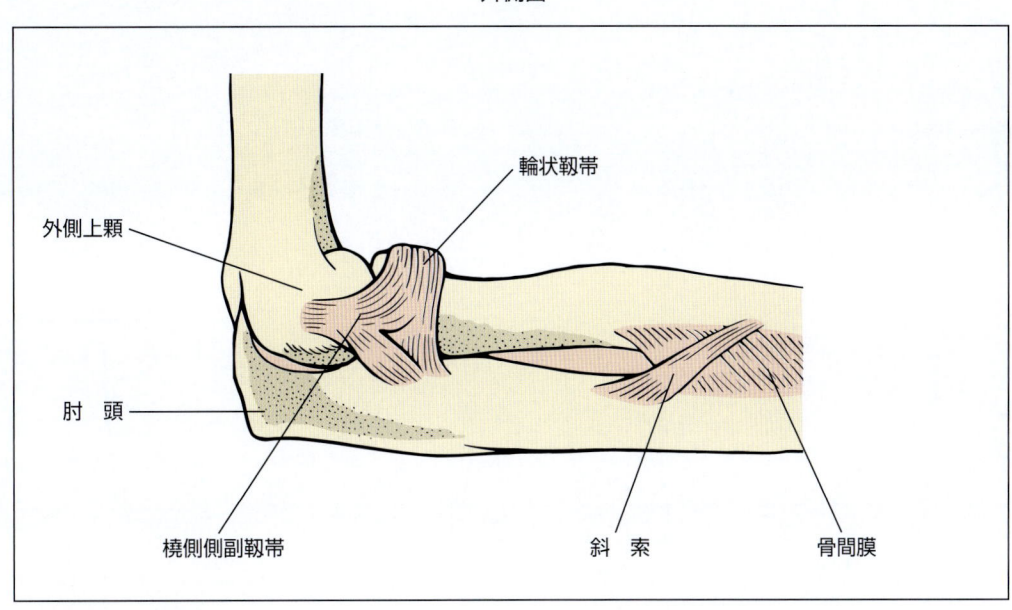

- 輪状靱帯
- 外側上顆
- 肘頭
- 橈側側副靱帯
- 斜索
- 骨間膜

図 6-3　肘の靱帯
肘関節靱帯の内・外側面図.

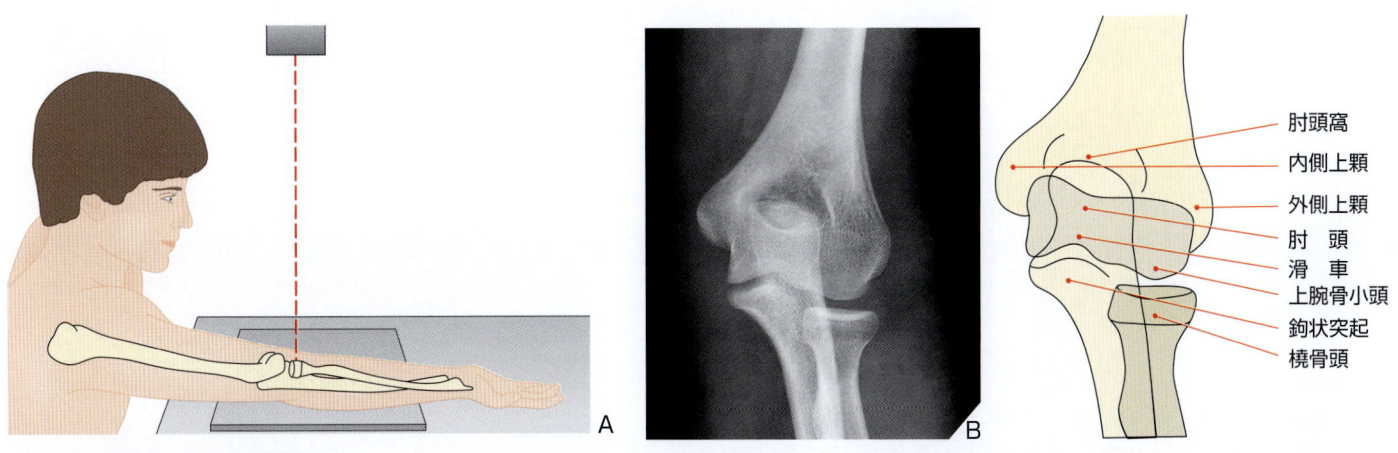

A　B

- 肘頭窩
- 内側上顆
- 外側上顆
- 肘頭
- 滑車
- 上腕骨小頭
- 鉤状突起
- 橈骨頭

図 6-4　肘関節 X 線正面撮影
（A）肘の正面像を撮るためには，前腕部は X 線台で仰臥位（手掌を上方に向ける）とし，肘を十分伸展させ，指は軽度屈曲させる．X 線の方向は肘関節に垂直にする．（B）この撮影では，内側上顆，外側上顆や，肘頭窩，上腕骨小頭，橈骨頭が描出される．鉤状突起は内側の半面がみえ，肘頭は滑車と重なる.

6

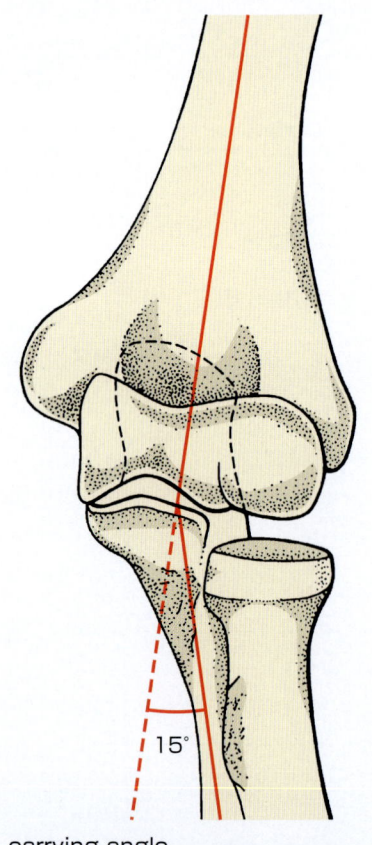

図6-5　carrying angle
　上腕骨遠位と尺骨近位の長軸のなす角度は，前腕のcarry-
ing angleとなる．正常では15°の外反がみられる.

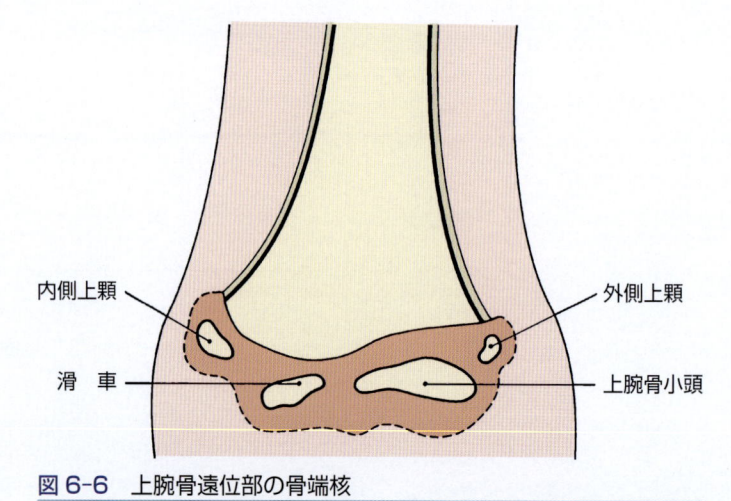

内側上顆　　　　　　　　　　　　　　　外側上顆
滑　車　　　　　　　　　　　　　　　上腕骨小頭

図6-6　上腕骨遠位部の骨端核
　上腕骨遠位部の二次骨端核は通常，以下の順序で出現する．上腕骨小
頭；1〜2歳，内側上顆；4〜5歳，滑車；7〜8歳，外側上顆；10〜
11歳.

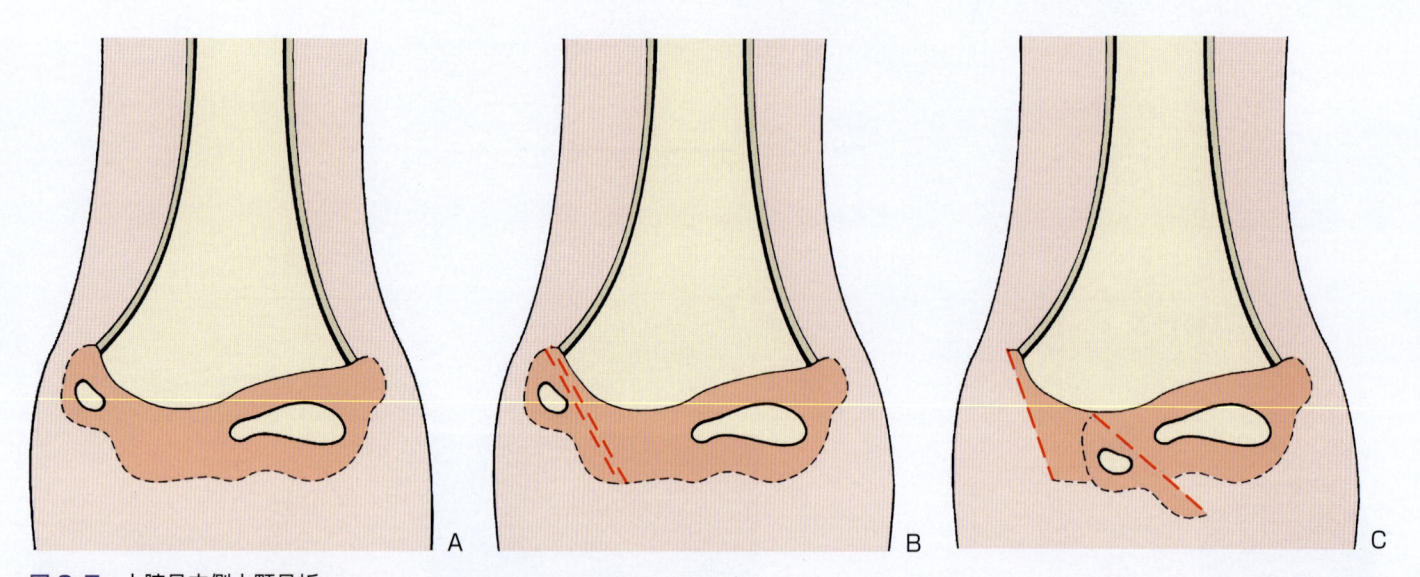

A　　　　　　　　　　　　　　　B　　　　　　　　　　　　　　　C

図6-7　上腕骨内側上顆骨折
　骨折に続発する内側上顆骨端核の転位（A, B）は，正常な滑車骨端核のようにみえる（C）．橙色の領域はX線像では描出されない，未骨化の軟骨を
表している.

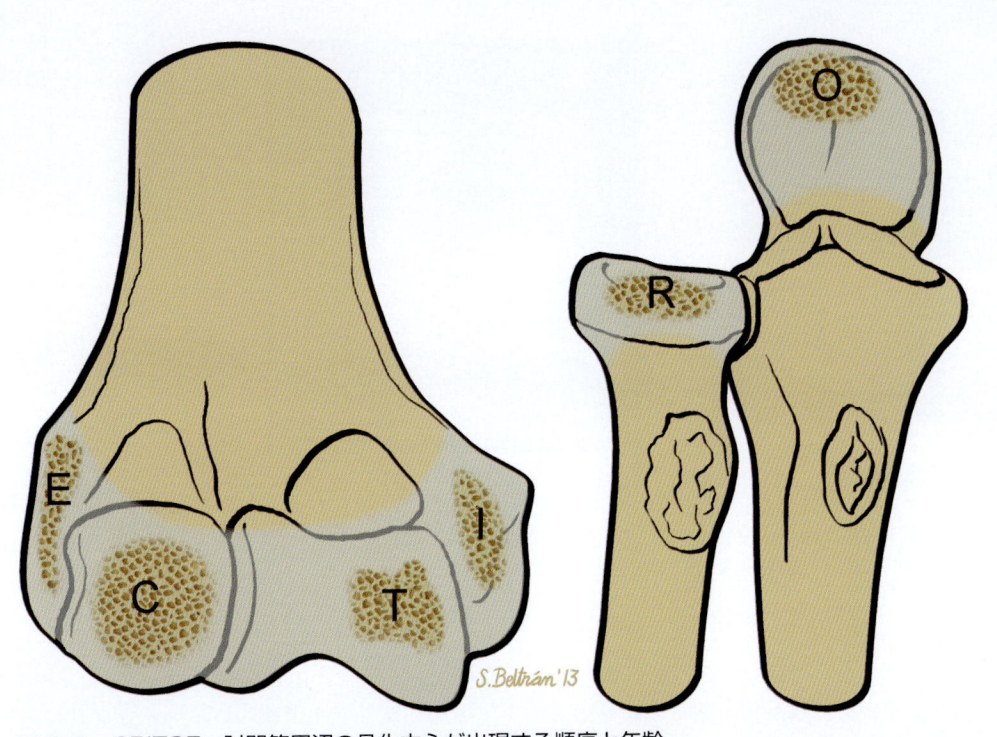

図 6-8　CRITOE：肘関節周辺の骨化中心が出現する順序と年齢
　C は上腕骨小頭（1 歳），R は橈骨頭（3 歳），I は上腕骨内側上顆（5 歳），T は滑車（7 歳），O は肘頭（9 歳），E は上腕骨外側上顆（11 歳）となる.

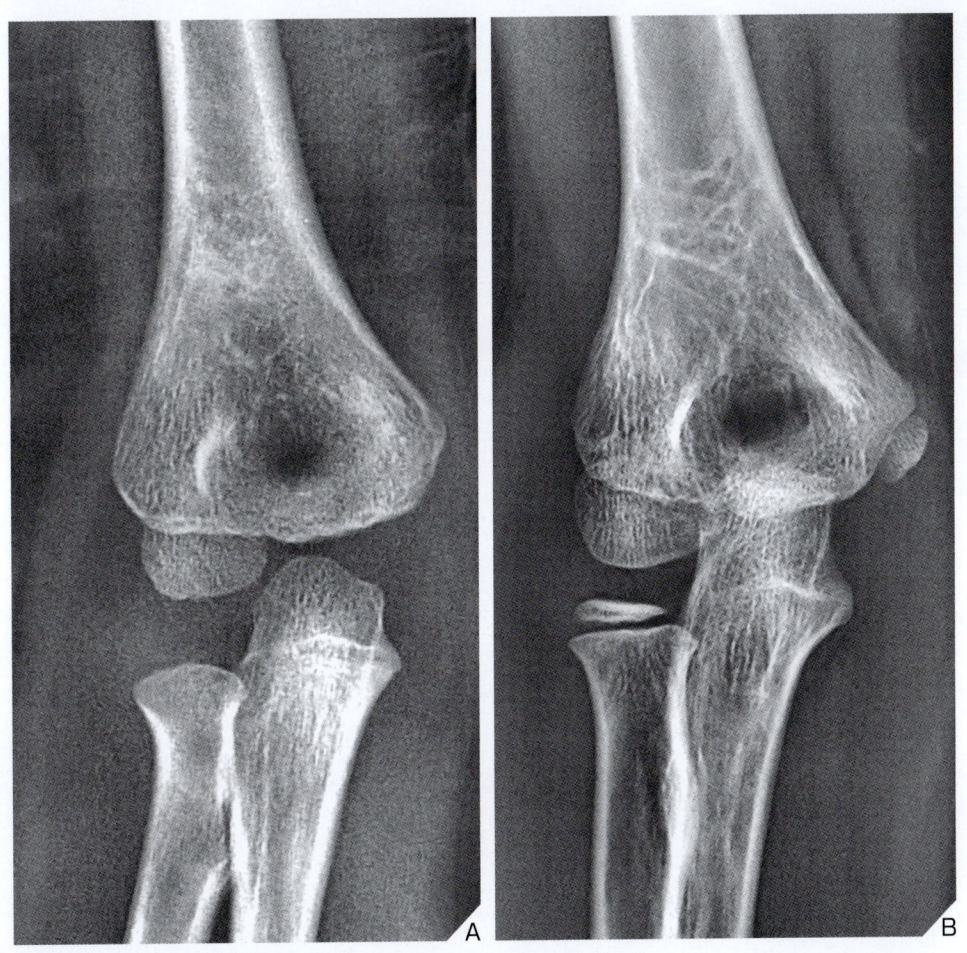

図 6-9　小児の肘 X 線正面像
　（A）2 歳 6 ヵ月男児．上腕骨小頭の骨端核だけが描出されている.
　（B）6 歳 6 ヵ月女児．上腕骨小頭，橈骨頭，上腕骨内側上顆の 3 つの骨端核が描出されている.

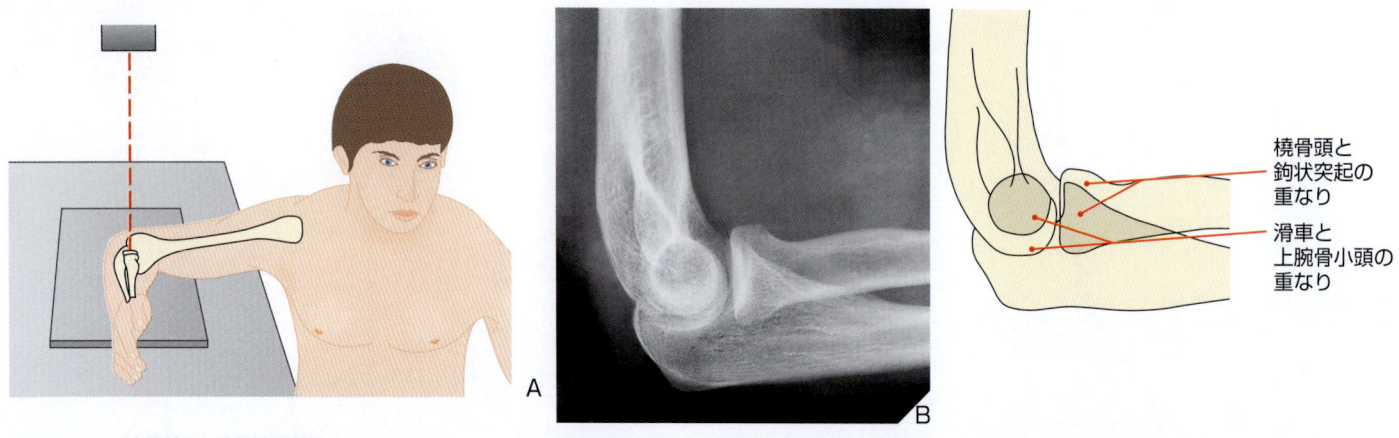

橈骨頭と
鉤状突起の
重なり

滑車と
上腕骨小頭の
重なり

A
B

図6-10　肘関節X線側面撮影
（A）肘の側面像を撮るには，前腕の尺側をカセット上に置き，関節を90°に屈曲し，母指を上方へ向け，指を軽度屈曲する．入射の中心は，橈骨頭に垂直に向ける．（B）この撮影では，上腕骨の遠位骨幹部，顆上縁，肘頭突起，橈骨頭の前面が示される．橈骨頭の関節面や後方は，この撮影では鉤状突起と重なるためによく描出されない．上腕骨小頭も，滑車と重なるためはっきりしない．

態や関係が示され，もし歪みがあれば異常であることを示している．小児の上腕骨遠位部はホッケーのスティックに似た外観を呈し，この角度は通常およそ140°である．顆上骨折ではこの形態が崩れる（図6-11）．さらに，Rogersは上腕骨遠位と橈骨近位に対する上腕骨小頭の位置の重要性を指摘している．彼によると，橈骨近位の長軸に沿ったラインは上腕骨小頭の中心を通り，また上腕骨遠位の前方の骨皮質に沿ったラインは上腕骨小頭の中1/3を通る（図6-12）．この関係の破綻は，骨折や脱臼の可能性を強く示唆する．最後に，患者の年齢に関係なく，肘のfat padが正常位置からずれていることは，骨折の可能性を示す重要な診断の手がかりになる．正常では，肘頭窩の深部に存在する後方のfat padは側面像ではみることができない．これがみえるようになり，さらに前方のfat padが転位しているときは（fat-pad sign陽性），骨折線の実証に着手すべきである（図6-13；図6-27B, 32Aを参照）．

radial head-capitellum撮影は，側面撮影の変法であり，1982年にGreenspanが紹介したものである．本撮影法は橈骨頭の腹側に照射することで鉤状突起との重なりがなくなるため，通常の側面像における主要な制限が克服される非常に効果的な方法である．橈骨頭に加えて，上腕骨小頭，鉤状突起，腕橈関節や腕尺関節（図6-14），さらに他の撮影では不鮮明なこれらの構造における軽微な骨折（図6-29, 30, 36を参照）が明瞭に描出される．

他の検査法もまた，肘の外傷の十分な評価に必要なこともある．関節の陽性あるいは二重造影，および以前であれば造影後の断層撮影（arthrotomography），現在は造影後のCTが軽微な軟骨骨折，離断性骨軟骨炎，滑膜や関節包の異常，さらに関節内の骨軟骨遊離体の描出に有効である．一般的に関節造影の適応としては，以下のものがあげられる．すなわち，関節内遊離体の存在やその大きさ，数の認識，肘関節周辺の石灰化が関節内のものか関節外のものかの決定，関節軟骨の評価，関節近傍の嚢腫が関節と交通しているかどうかの評価，関節腔の評価，

さらに関節包や滑膜のいろいろな異常の評価などである．二重造影では関節内に空気の泡が生じるため，滑膜異常や関節内遊離体の評価には陽性造影のほうが好ましい．しかしながら，二重造影ではより詳細な情報が得られることが多く，とくに関節表面や滑膜内面はよく描写され，また，より小さな部分がよりよく描写される（図6-15）．以前arthrotomographyと呼ばれていた肘関節造影後の断層撮影（図6-16）は，現在，造影後のCTに代わってきた（CT-arthrography）（図6-17）．

伸展した肘のCT横断像は，ときに外傷性の異常を示すのに有効である．しかし，外傷患者でこのようなCTを得ることは困難であり，近位橈尺関節と尺骨滑車間関節の描写以外にはほとんど用いられることはない．時折，これらのCTにより橈骨頭の骨軟骨骨折が示されたり，近位橈尺関節の状態を評価することができる．一方，Franklinらは，肘を屈曲して撮ったCT横断像（いわゆる冠状断）が，肘頭窩や後方の滑車と肘頭部の間の間隙の評価に理想的な像であると報告している．またこの像によると前方の橈骨と上腕骨小頭の間隙や，滑車と鉤状突起の間隙もよく描写される．さらに，この撮影においては橈骨近位部が長軸に沿って示される．

MRIは肘関節や関節周囲組織における外傷性の異常を適確に描出する．通常，肘の撮像では横断面，矢状断面や冠状断面が用いられる．横断面は近位橈尺関節と橈骨頭の解剖学的位置関係を描出するには理想的である．種々の腱，筋，輪状靭帯や神経血管束も効果的に描出される．冠状断面では滑車，上腕骨小頭や橈骨頭に加え，肘周辺の種々の腱，靭帯や筋までよく示される（図6-18A）．矢状断面では尺骨滑車間関節と橈骨小頭間関節がよく描写され，さらに上腕二頭筋，上腕三頭筋や上腕筋といった筋群が長軸方向によく示される．また，上腕二頭筋腱と肘筋もよく描出される（図6-18B, C）．

主に滑膜異常や関節包・靭帯の状態を評価するため，ときにMR関節造影（MRa）が行われる．さらに，軽微な関節内遊離体も検出でき，骨軟骨骨折または上腕骨小頭離断性骨軟骨炎の

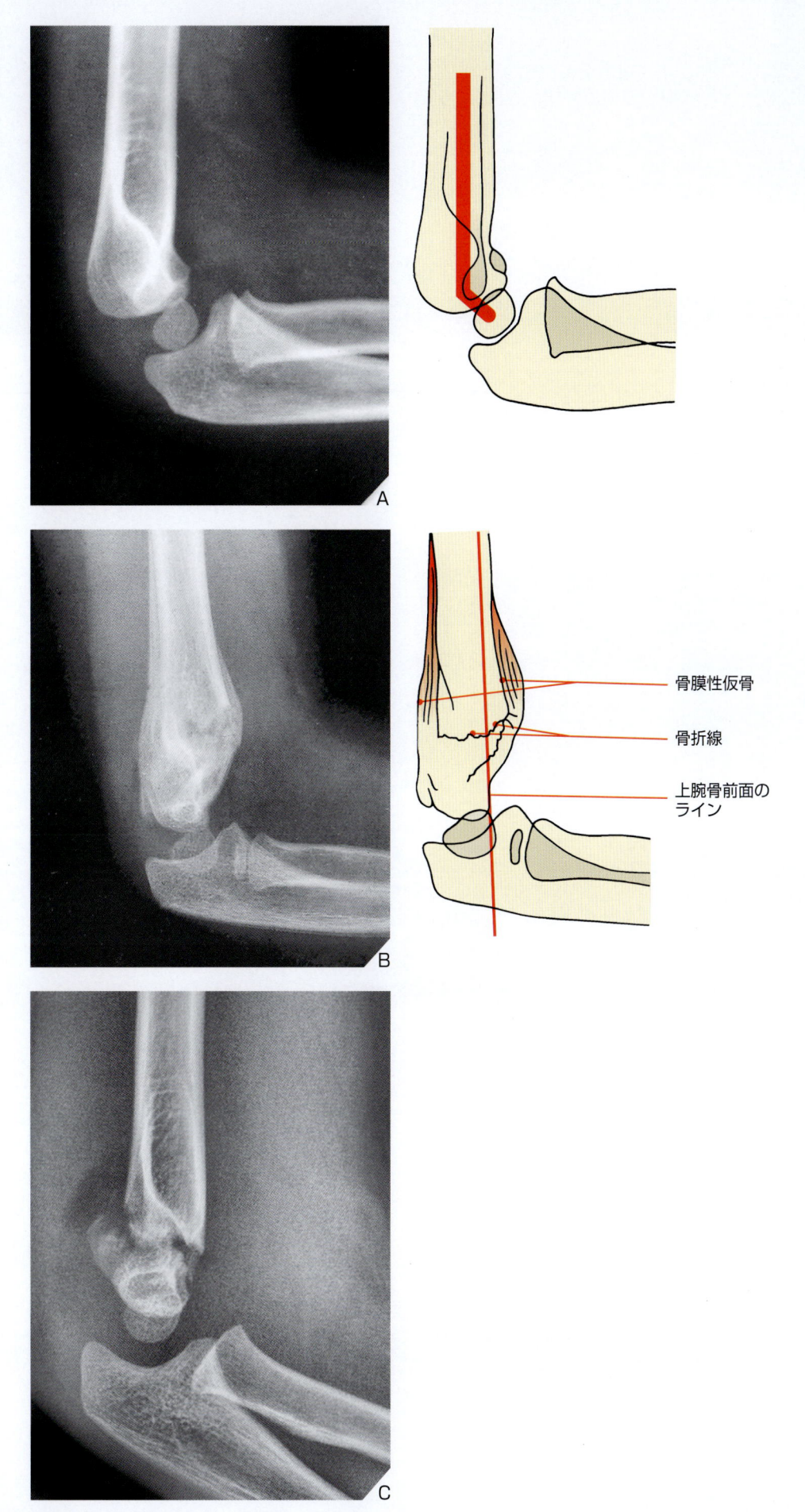

骨膜性仮骨

骨折線

上腕骨前面の
ライン

図6-11　上腕骨顆上骨折
（A）3歳小児．肘関節側面像で，上腕骨遠位部は正常なホッケースティック状の形態を示す．（B）4週前に肘に外傷を受けた3歳6ヵ月女児や（C）上腕骨顆上骨折を受傷した4歳男児のX線写真のように，ホッケースティック状形態の消失は上腕骨遠位部の顆上骨折を認識するうえで重要なランドマークとなる．上腕骨前面のラインが上腕骨小頭の前面にあり，伸展損傷を示唆することにも注意すべきである（図6-12を参照）．

6

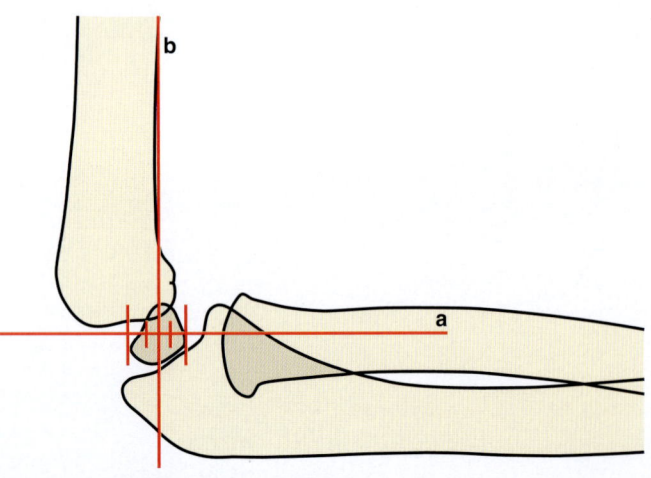

図 6-12 肘関節のランドマーク
　小児において，上腕骨遠位や橈骨近位に対する上腕骨小頭の正常位置は，2 本の線が交わる上腕骨小頭の位置で決定される．1 つの線（a）である橈骨長軸線は上腕骨小頭の中心を通る．もう 1 つの線（b）である上腕骨遠位の前方骨皮質と平行な線は上腕骨小頭の中 1/3 を横切る．この関係の破綻は異常がありうることを示唆する（図 6-11B，C，6-27B を参照）．

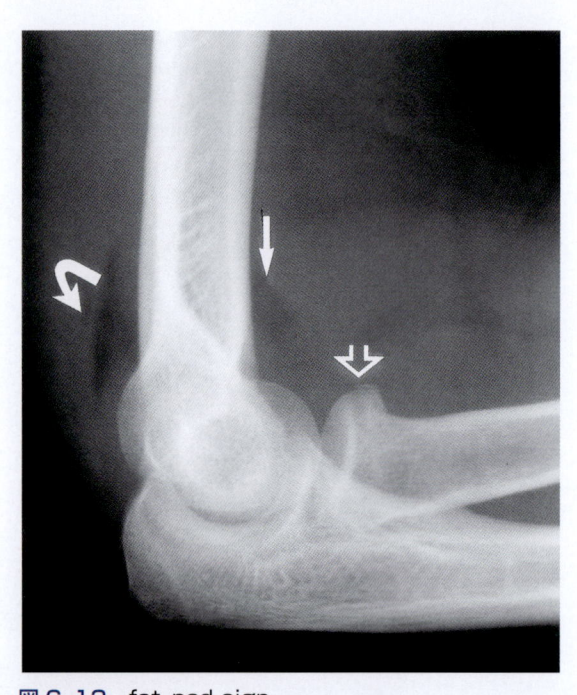

図 6-13 fat-pad sign
　肘関節側面像で前方（→）と後方（↻）の fat-pad sign 陽性を認める．⇨は軽微な橈骨頭骨折を示す．

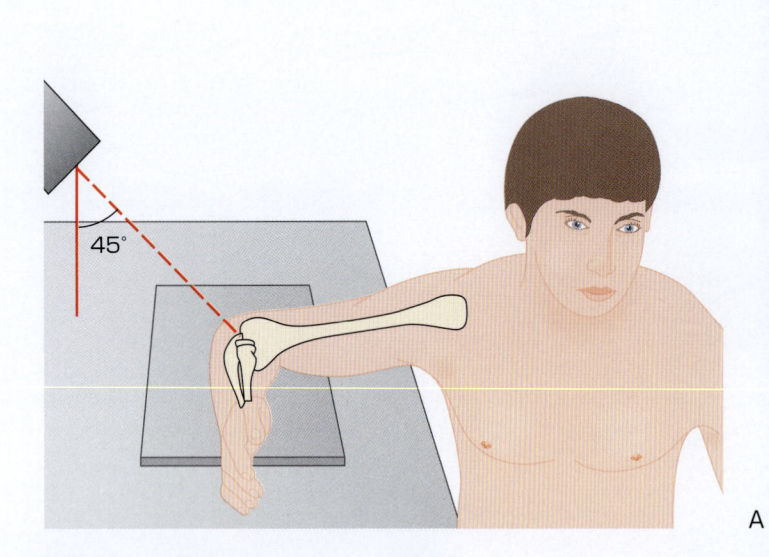

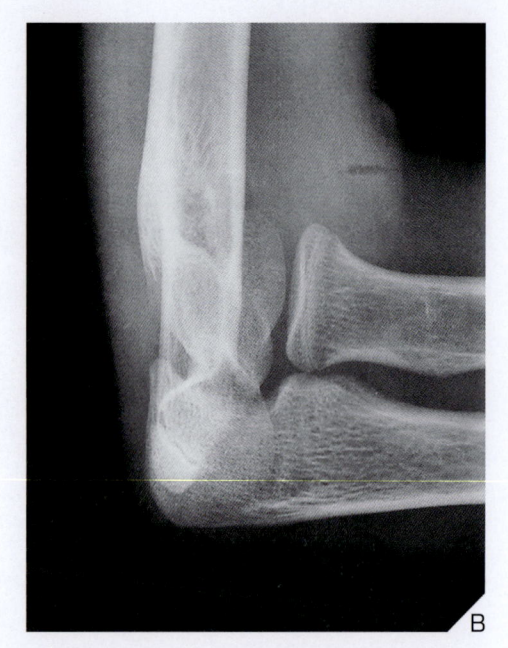

図 6-14 radial head-capitellum 撮影
　(A) 肘の radial head-capitellum 撮影には，患者を X 線台の横に座らせ，尺側を下にして前腕を置き，肘関節を 90° 屈曲させ，母指を上方に向ける．X 線入射の中心は橈骨頭に向け，前腕に対して 45° の角度で撮影する．(B) この撮影による X 線像では橈骨頭の腹側に照射され，鉤状突起とは重ならないので鉤状突起もよく描写される．この撮影は，上腕骨小頭や腕橈関節，腕尺関節の評価にも有効である．

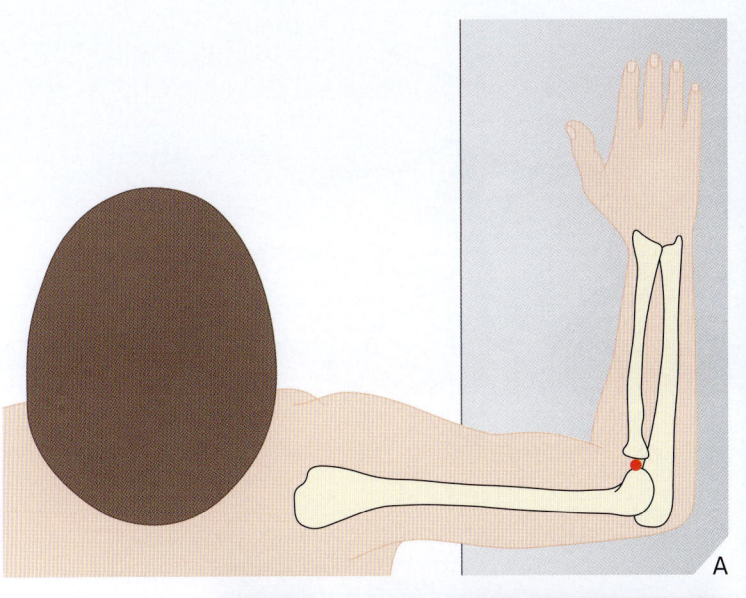

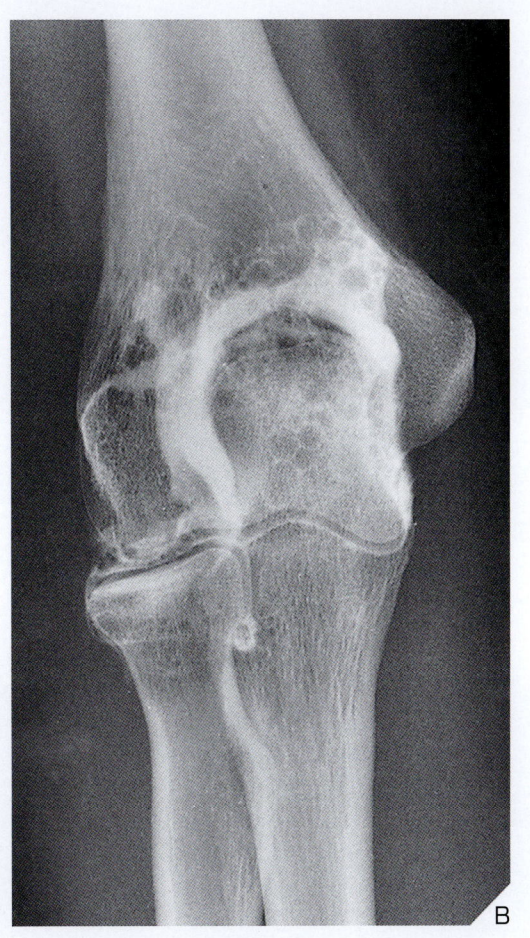

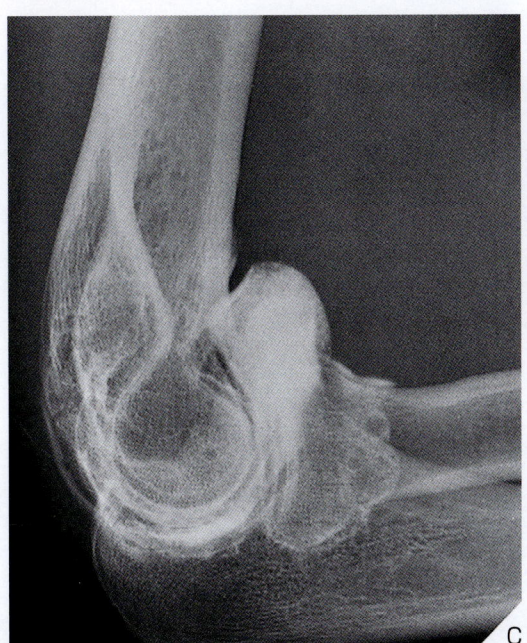

図6-15 肘関節の関節造影所見
（A）肘の関節造影検査では，患者の前腕はX線台に腹臥位とし，関節を90°屈曲し，指は平たく置いた肢位をとる．関節へは橈骨頭と上腕骨小頭の間の外側面から侵入し，透視下に2 mLの陽性造影剤（60％アミドトリゾ酸ナトリウムメグルミン）と8〜10 mLの空気を，橈骨小頭間関節へ注入する（赤点で針の刺入点を示す）．標準的な撮影方法で，通常のX線像か断層撮影を行う（図6-16, 44を参照）．（B, C）肘の関節造影においては，前方腔，後方腔と輪状腔が明らかとなる．また，橈骨頭と上腕骨小頭の関節軟骨もよく描写される．

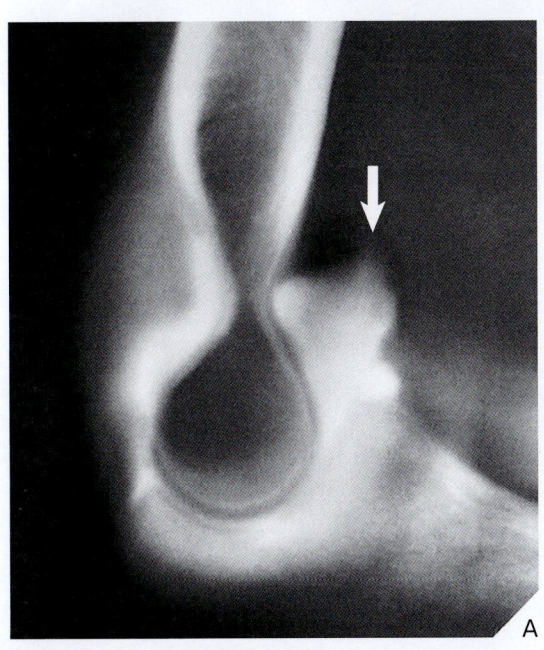

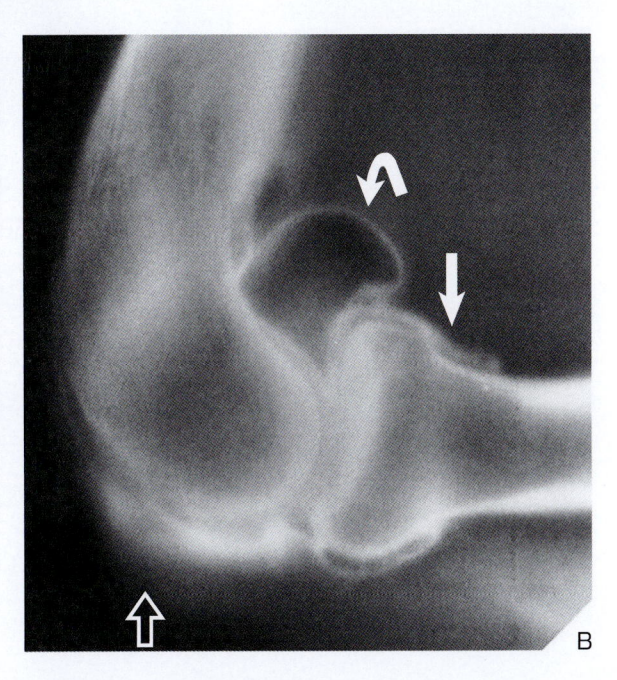

図6-16 関節造影後の肘関節断層撮影所見
尺骨滑車間関節部で撮影した関節造影後の断層撮影（A）は鈎状腔（→）を描出し，また，橈骨小頭間関節部で撮影したもの（B）では，関節包における輪状（橈骨周囲）腔（→），前方腔（↷），後方腔（⇒）が示されている．

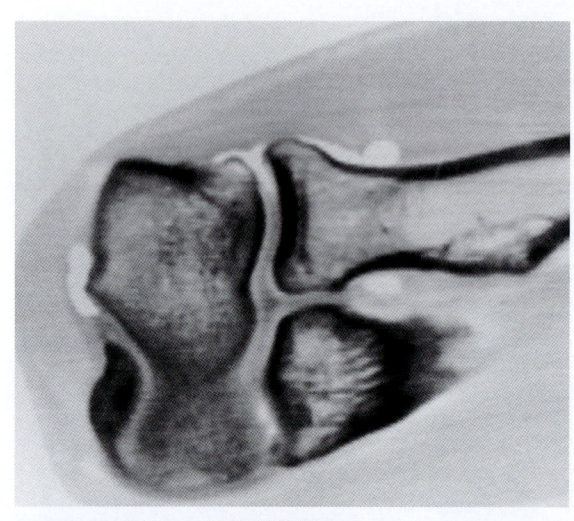
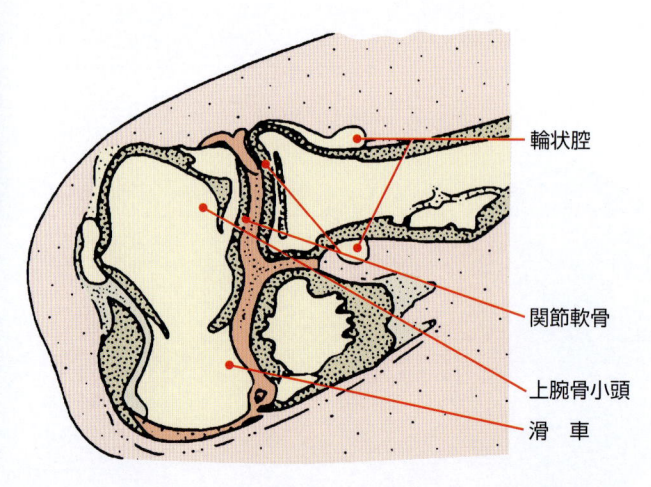

輪状腔

関節軟骨

上腕骨小頭

滑 車

図 6-17 肘の CT 関節造影所見

肘関節造影後の CT 冠状断面では，輪状腔と，関節包の外側への拡がりの外観が明らかとなる．また，関節軟骨もよく描写される．

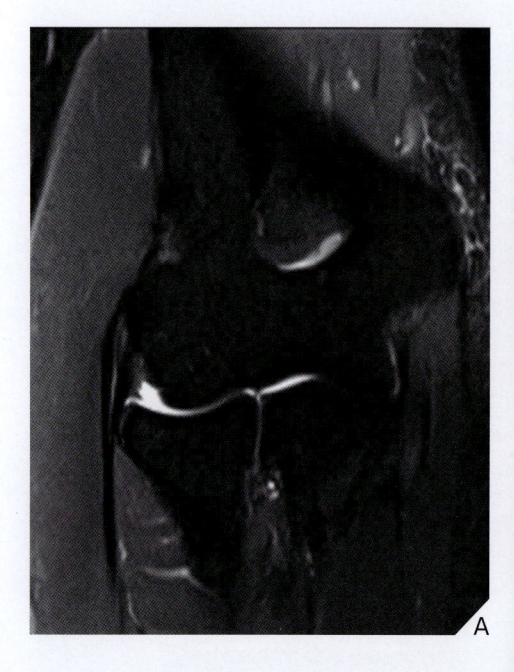
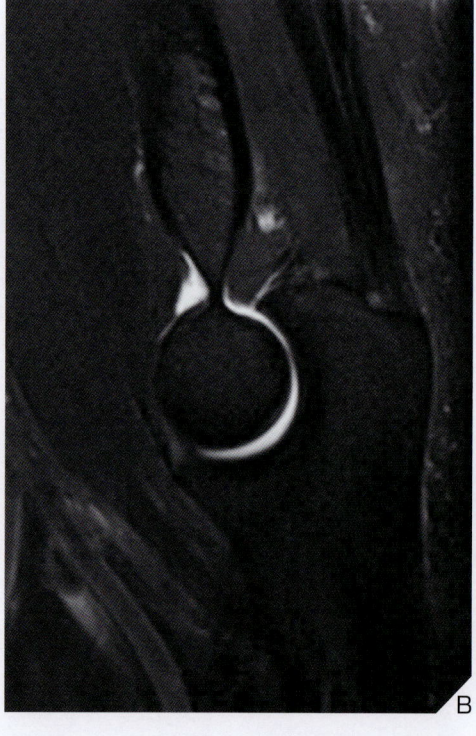
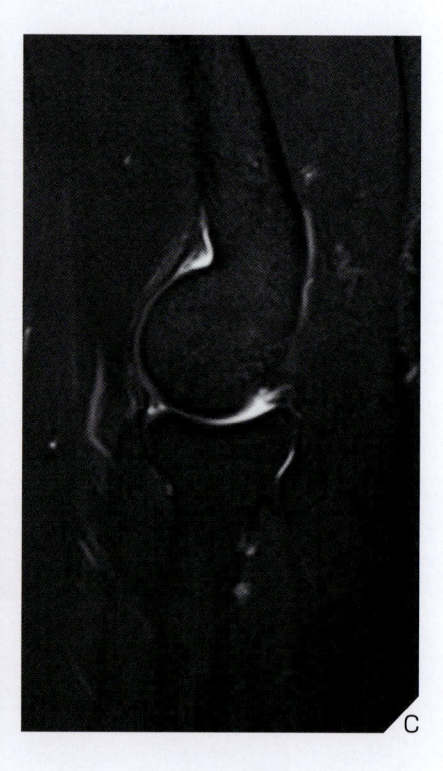

A

B

C

図 6-18 肘関節 MRI の正常像

冠状断像（**A**）における，骨，筋，腱の解剖学的関係に注目する．矢状断像（**B, C**）においては，筋（上腕筋，肘筋），腱（上腕三頭筋腱，上腕二頭筋腱）や骨（上腕骨遠位，肘頭突起，橈骨頭）がよく描出される．

6

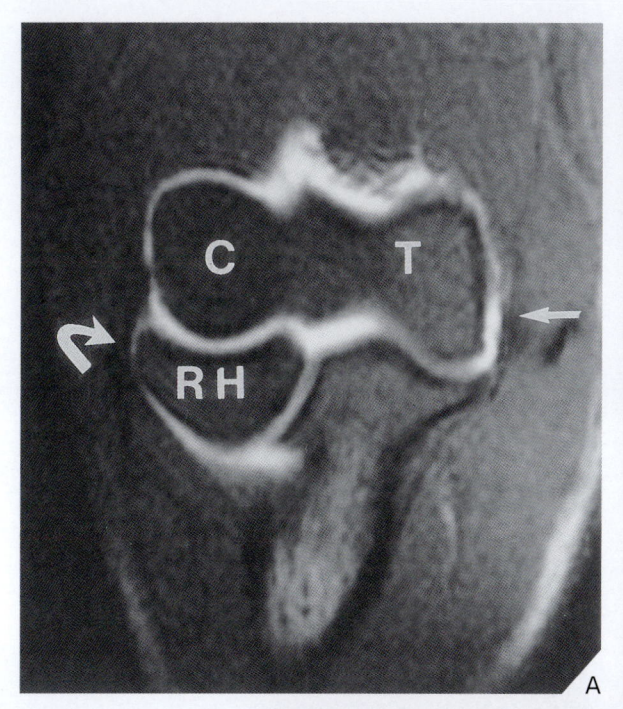
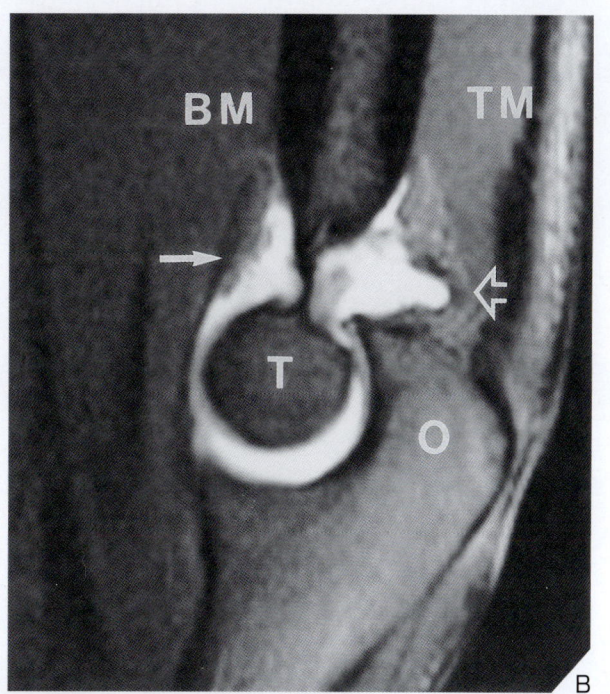
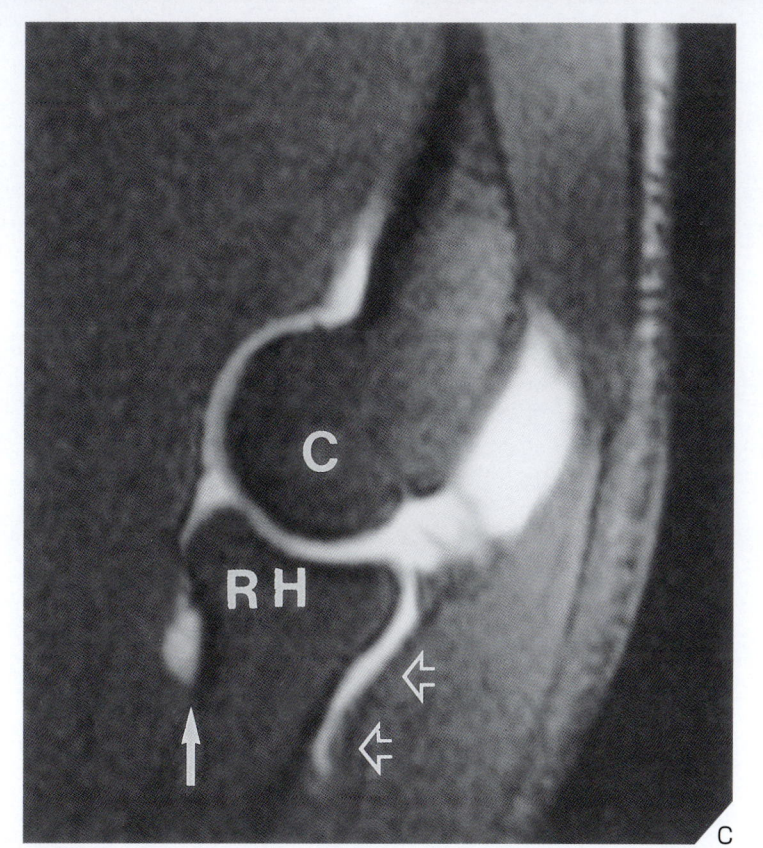

図 6-19　肘の MR 関節造影所見

（A）脂肪抑制 T1 強調冠状断像では，尺側側副靱帯の前斜走線維（→）と橈側側副靱帯（↰）が描出される．関節は造影剤によって輪郭が示される．C：上腕骨小頭，T：滑車，RH：橈骨頭．（B）肘関節内側部の脂肪抑制 T1 強調矢状断像では，前方腔（→）と後方腔（⇒）が描出される．T：滑車，O：肘頭，BM：上腕筋，TM：上腕三頭筋．（C）肘関節外側部の脂肪抑制 T1 強調矢状断像では，関節包の橈骨近位付着部（→）と関節包の後方部分（⇒）が示される．C：上腕骨小頭，RH：橈骨頭．

表6-1	肘の MRI および MR 関節造影での評価チェックリスト

骨構造
　上腕骨内側上顆（冠状断，矢状断，横断）
　上腕骨外側上顆（冠状断，矢状断，横断）
　滑車（冠状断，矢状断）
　上腕骨小頭（冠状断，矢状断）
　橈骨頭（冠状断，矢状断）
　橈骨頚（冠状断，矢状断）
　鉤状突起（矢状断）
　肘頭（矢状断）

軟骨構造
　関節軟骨（冠状断，矢状断，横断）

関節
　橈骨小頭間（冠状断，矢状断）
　尺骨滑車間（冠状断，矢状断）
　近位橈尺（冠状断，矢状断，横断）

筋・腱
　上腕二頭筋（矢状断，横断）
　上腕三頭筋（矢状断，横断）
　肘筋（矢状断，横断）
　腕橈骨筋（冠状断，矢状断，横断）
　橈側手根伸筋：短，長（冠状断，横断）
　尺側手根伸筋（冠状断，横断）
　総指伸筋（冠状断，横断）
　尺側手根屈筋（冠状断，横断）
　橈側手根屈筋（冠状断，横断）
　指屈筋：浅，深（冠状断，横断）
　円回内筋（冠状断，横断）
　回外筋（冠状断，横断）
　伸筋-回外筋の併合腱（冠状断，横断）
　長掌筋（横断）

靭 帯
　尺側（内側）側副：前，後，横（冠状断）
　橈側（外側）側副含む輪状（横断，冠状断）

滑液包
　二頭筋橈骨（横断）
　骨間（横断）

他の構造
　尺骨神経（横断）
　正中神経（横断）
　橈骨神経（横断）

（　）内はもっとも描出に優れた撮影法.

表6-2	肘の損傷を評価するための標準的および特殊 X 線撮影法

撮影法	得られる所見
正 面	上腕骨遠位部の顆上，通顆，顆間骨折 内側・外側上顆骨折 上腕骨小頭の外側面の骨折 滑車の内側面の骨折 橈骨頭の外側面の骨折 内反および外反変形 上腕骨遠位部の二次性骨化中心
側 面	上腕骨遠位部の顆上骨折 橈骨頭前面の骨折 肘頭突起の骨折 肘関節の複雑な脱臼 橈骨頭の脱臼 fat-pad sign
外斜位	外側上顆骨折 橈骨頭骨折
内斜位	内側上顆骨折 鉤状突起骨折
radial head-capitellum	橈骨頭骨折 上腕骨小頭の骨折 鉤状突起骨折 腕橈・腕尺関節の異常

表6-3	肘の損傷を評価するための補助的撮影法

撮影法	得られる所見
断層撮影（現在は CT に置き換わっている）	肘関節周辺の複雑な骨折，とくに粉砕骨片の位置の評価 治癒過程 　偽関節 　二次感染症
関節造影（陽性または二重造影）	関節軟骨の微妙な異常 関節包断裂 滑膜異常 軟骨・骨軟骨骨折 離断性骨軟骨炎 関節内の骨軟骨遊離体
CT（単独，または二重造影と組み合わせて行う）	関節造影と同様
MRI と MR 関節造影	靭帯[a]，腱，筋，神経の異常 関節包断裂[a] 関節液貯留 滑膜嚢腫[a] 血 腫 骨の軽微な異常（たとえば骨挫傷） 離断性骨軟骨炎[a] 骨端線での骨折（小児）

[a]MR 関節造影でもっともよく描出される.

安定性も評価できる．肩の MRa と同じく，ガドリニウムに生理食塩水，ヨード化造影剤とリドカインの混合液を準備し，肘関節内に合計最高 10 mL を注入する．この際，従来の肘関節造影（図6-16 を参照）の手技と同様の外側穿刺法が好ましい．脂肪抑制スピンエコー法を用いて冠状断面，矢状断面と横断面の画像を得る（図6-19）．肘の MRI 評価において役立つチェックリストを表6-1 に提示する．

　以上のまとめを表にして，表6-2, 3 および図6-20 に示す．

2. 肘の損傷

a 肘周囲の骨折

上腕骨遠位部骨折

　解剖書や手術書で使われている上腕骨遠位部のさまざまな構造につけられている名称が一定していないために，上腕骨遠位部の骨折に関する分類に混乱が生じている．写真を明確にするため，上腕骨遠位部の簡略化した解剖学的区分を図6-21 に示す．上腕骨遠位部の関節部と関節外部の区分を行うことは，診断や治療，予後にまで重要な関係がある．たとえば，Rockwood や Green が指摘しているように，骨折が上腕骨遠位部の関節部のみの場合は可動域制限を起こすが，関節の安定性を失うこと

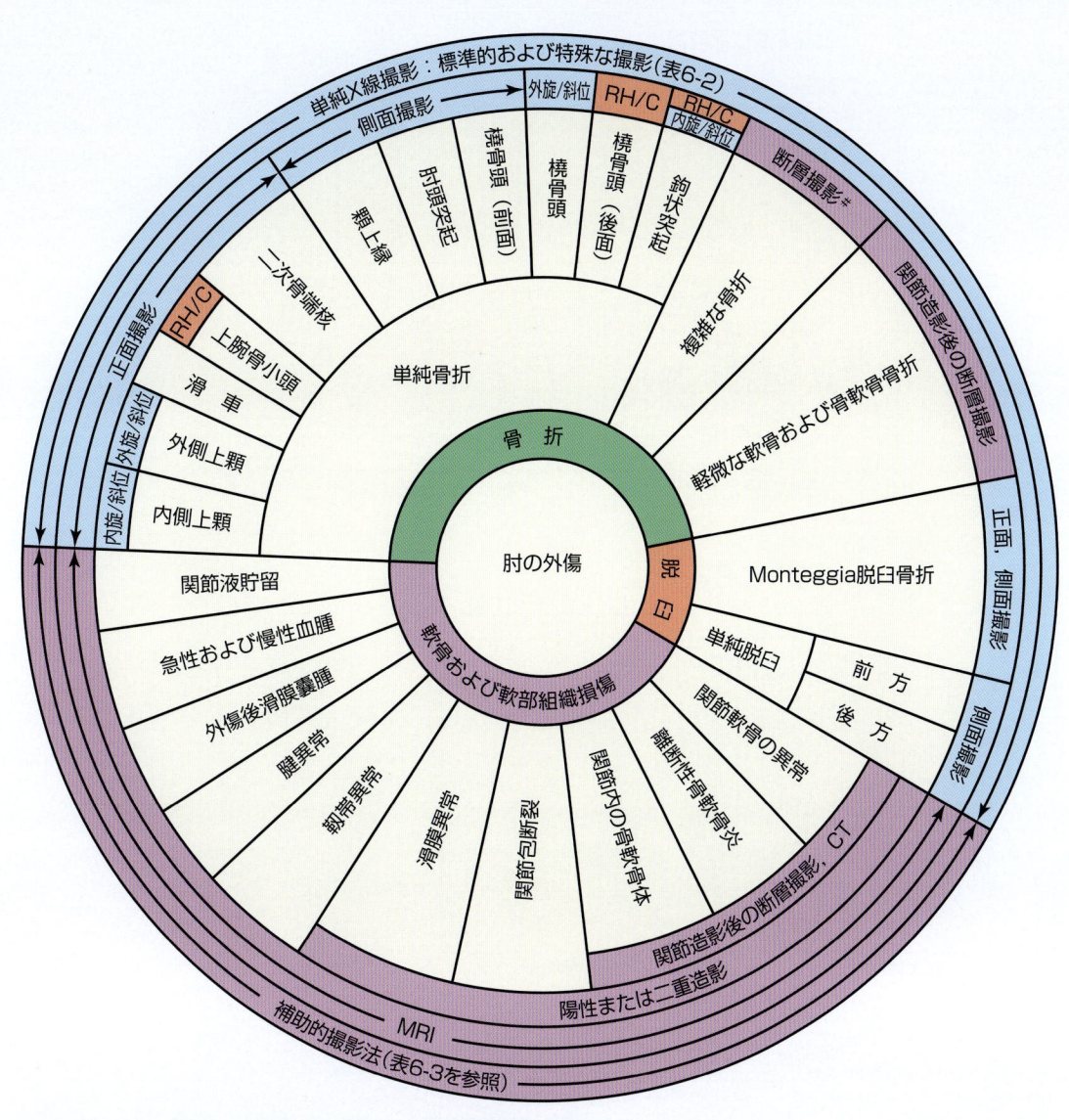

図6-20 肘の損傷を評価するためのX線学的画像診断法

この図式に示されたX線撮影法と補助的撮影法は，それぞれの外傷による損傷状態がもっともよく描写できるものをあげている．#断層撮影はほぼ完全にCTに置き換わっている．

RH／C：radial head-capitellum

図6-21 上腕骨遠位部の解剖構造

上腕骨遠位部の構造の簡単な解剖学的区分．

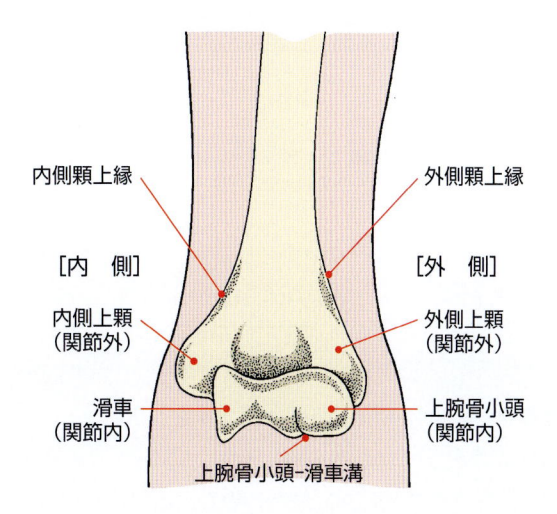

上腕骨遠位部骨折

関節外-顆部，顆上部

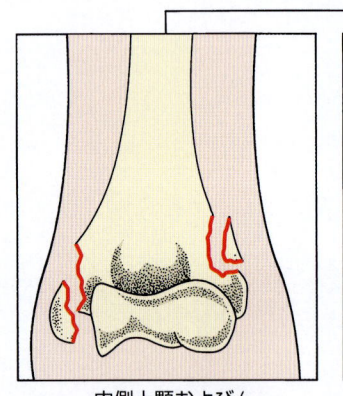

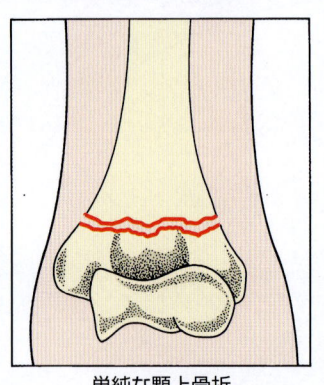

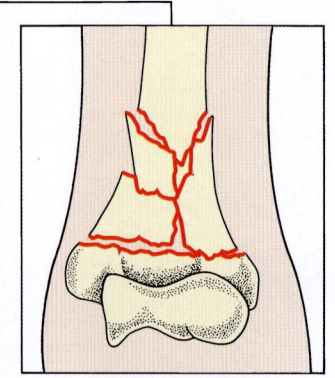

内側上顆および/
または外側上顆裂離骨折

単純な顆上骨折

粉砕された顆上骨折

関節内-通顆

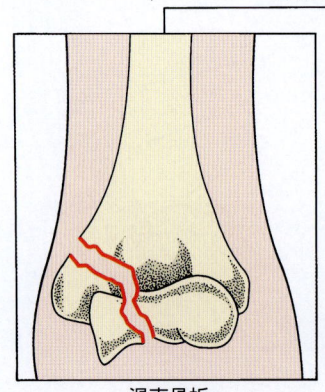

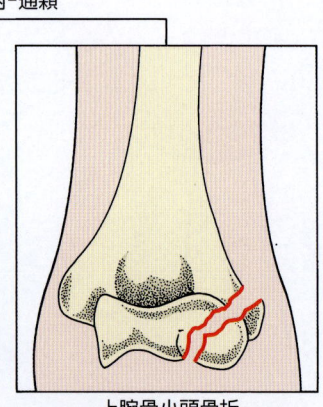

滑車骨折

上腕骨小頭骨折

関節内-両顆，顆間部

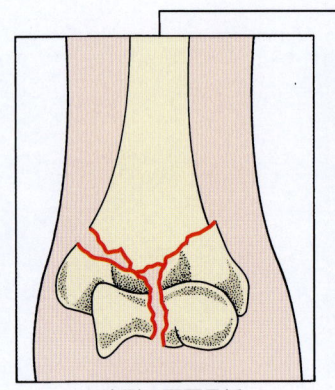

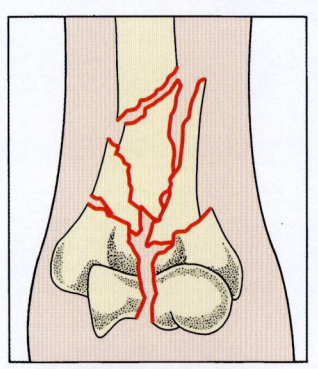

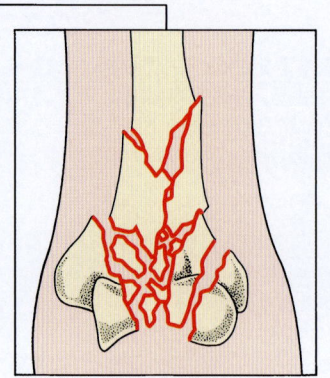

Y字形の両顆骨折

顆上部の粉砕骨折を伴った
Y字形の顆間部骨折

複合粉砕骨折

図6-22　上腕骨遠位部骨折
関節外と関節内への拡がりをもとにした上腕骨遠位部骨折の分類．
(Müller ME, Allgower M, Schneider R, Willenegger H. Manual of internal fixation, techniques recommended by the AO Group, 2nd ed. Berlin, Germany：Springer-Verlag；1979 より改変)

はない．一方，骨折が顆部全体，つまり関節部と関節外部の両方に及ぶ場合は，通常可動域制限と関節の不安定性を引き起こす．

　損傷された構造に基づき，上腕骨遠位部骨折は内・外側上顆，上腕骨小頭，滑車における骨折だけでなく，顆上骨折，通顆骨折，顆間骨折のようにも分類される．Müller の分類は，骨折を関節内骨折か関節外骨折かで区分し，実用的であるので推奨される（図6-22）．

　通常，成人ではこの種の外傷で診断上の問題が生じることはなく，肘の正面像や側面像で容易に評価できる（図6-23,

24）．従来，粉砕された骨片の位置を確認するために断層撮影がよく行われていたが，現在は CT が選択され用いられている（図6-25）．

　一方，小児では，二次骨端核の存在やその多様性のため，診断が問題となることがある．ただし，ときに正面像で骨折線を評価することは側面像よりも難かしいこともあるが，通常，正面像と側面像で異常は十分描出できる．3〜10歳の小児では，上腕骨顆上骨折が肘の骨折のなかでもっともよくみられる骨折である．肘を過伸展位にして手を差し出した状態で転落したときに起こる伸展損傷は，このような症例の95%にみられ，遠位

図 6-23 上腕骨顆上骨折
27 歳男性．肘伸展位で梯子より転落して受傷．正面像（A）と側面像（B）で，遠位骨片が後方に転位した単純な顆上骨折が認められる．

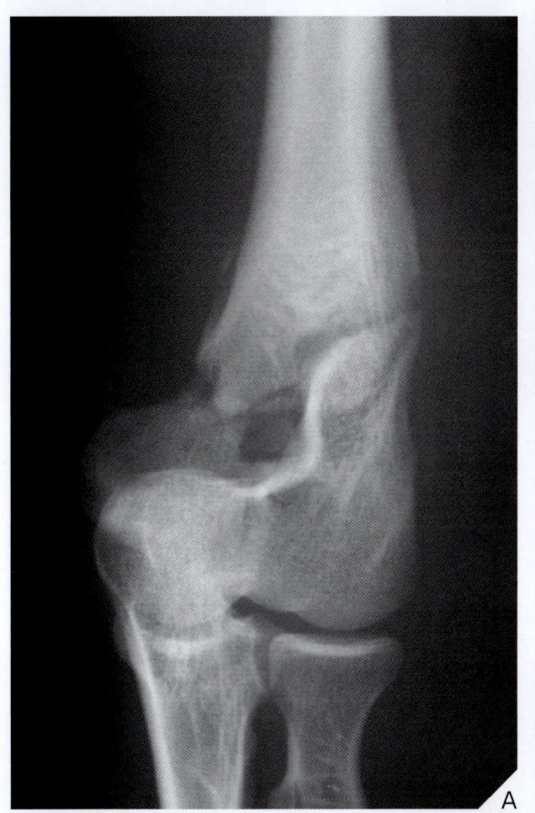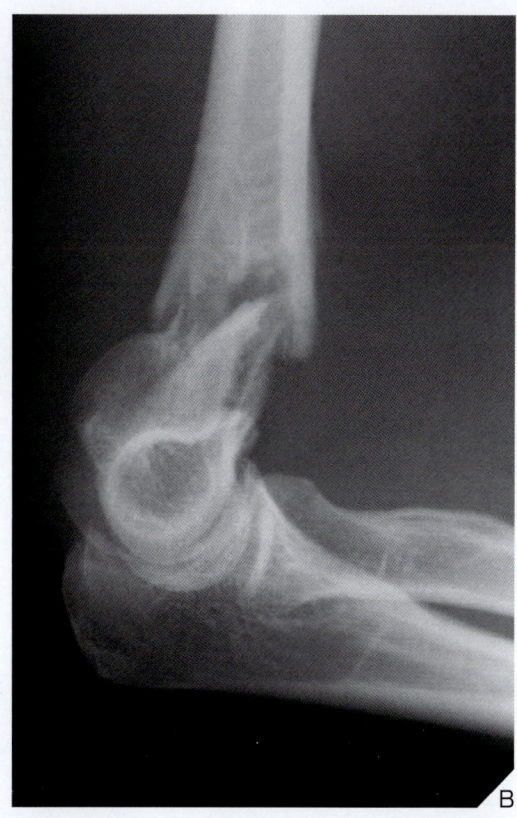

図 6-24 上腕骨遠位部骨折
25 歳男性，オートバイ事故で上腕骨遠位部の複雑な関節内骨折を受傷した．X 線正面像（A）と側面像（B）では，骨折線の拡がりやさまざまな骨片の位置が明瞭に描出されている．上腕骨小頭は分離して，外側へ転位し，亜脱臼している（→）．外側の顆上縁は裂離し，前外側へ転位している（⇒）．内側上顆は外旋し，内側へ転位している（↷）．

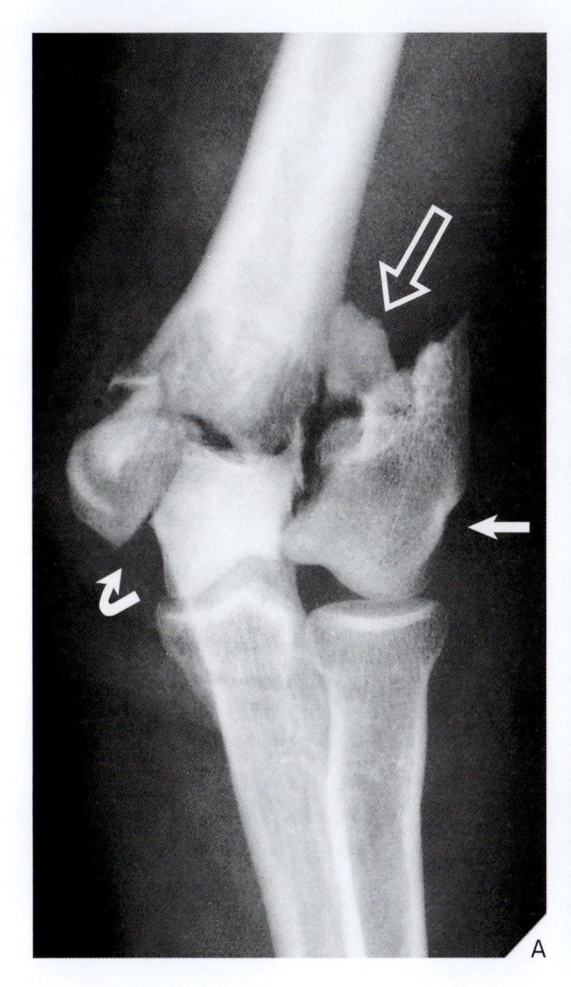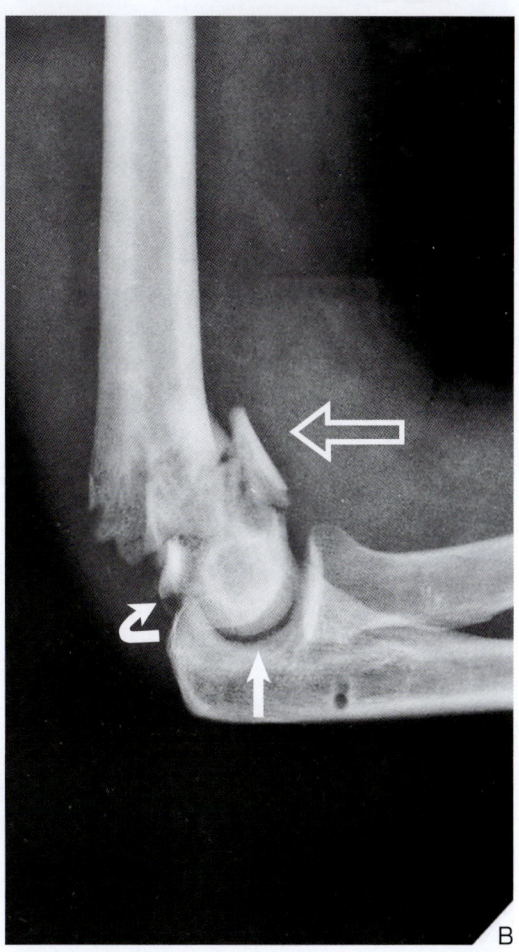

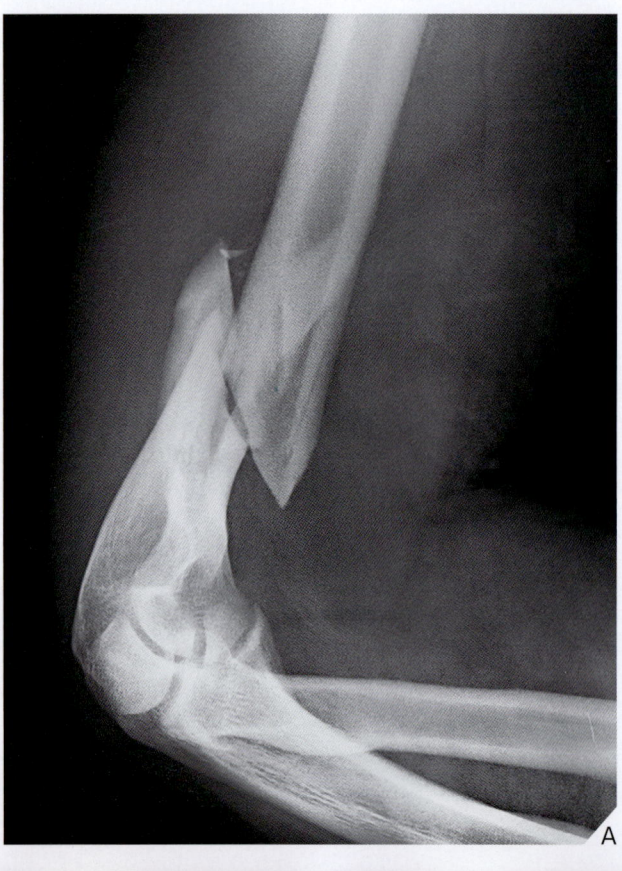

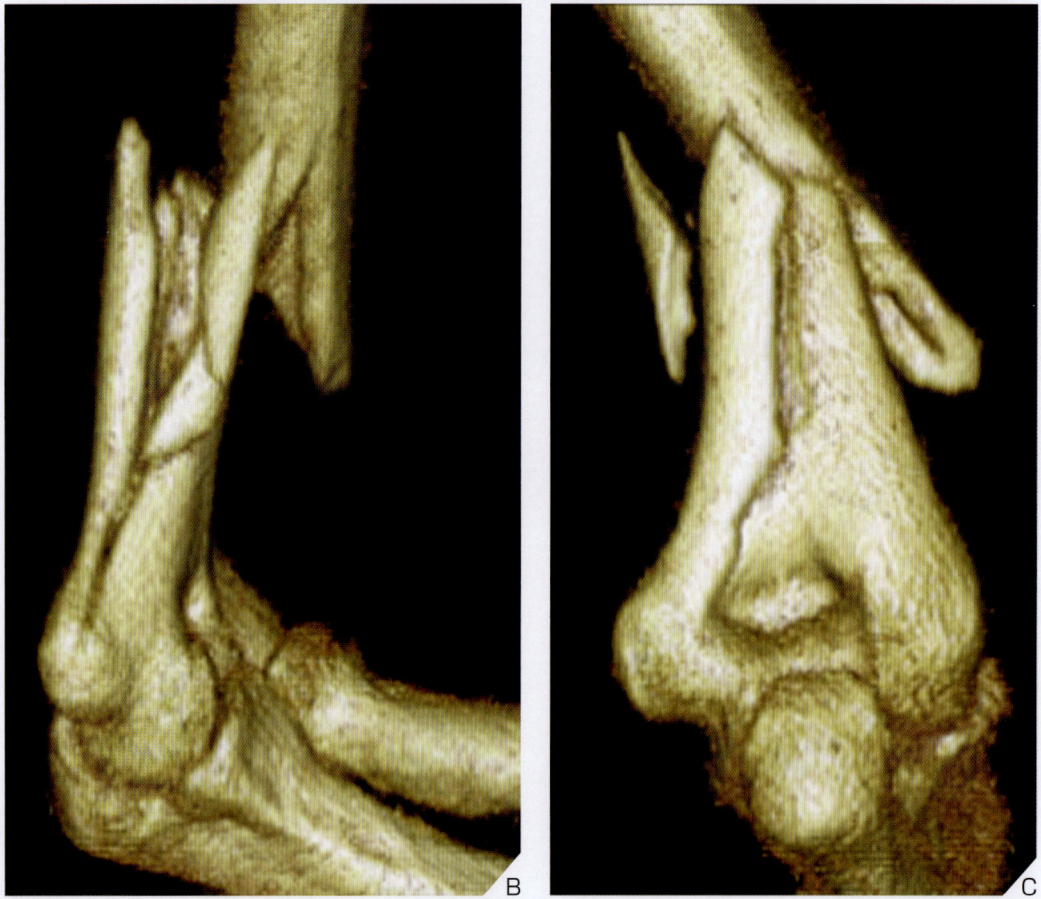

図6-25　上腕骨遠位部骨折の3D-CT所見
（A）単純X線側面像で上腕骨顆上部粉砕骨折を認める．（B，C）3D-CTでは種々の骨片の転位や傾斜，空間的位置など，骨折の詳細が描出されている．

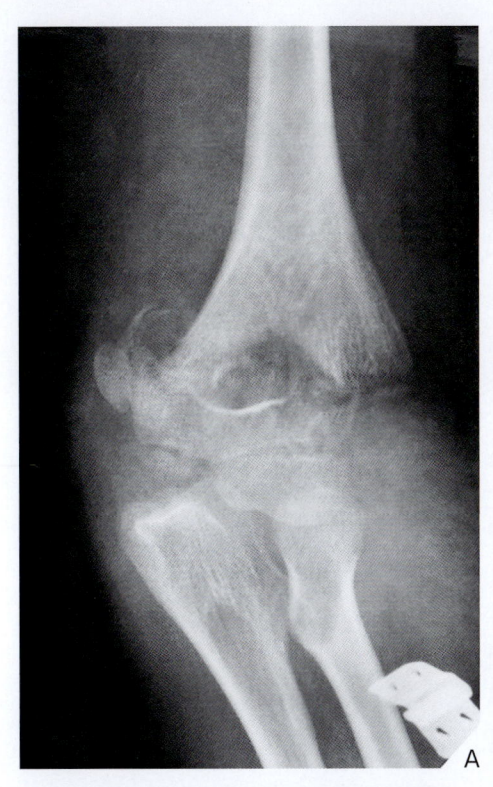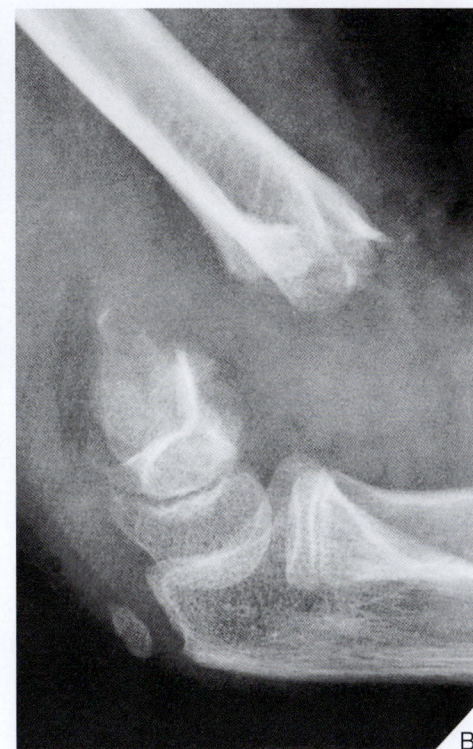

図 6-26　転位した上腕骨顆上骨折
　9歳男児．肘伸展位で自転車から転倒した．肘のX線正面像（A）と側面像（B）では，上腕骨遠位部の顆上骨折がみられ，遠位骨片は後内側に転位している．正面像で前腕の外反が増加していることに注目する．

Ⅱ

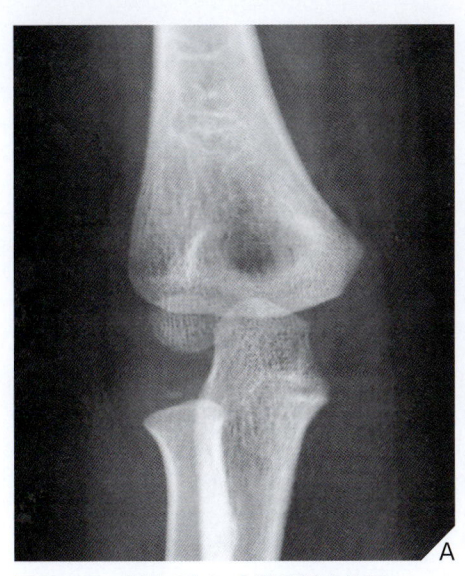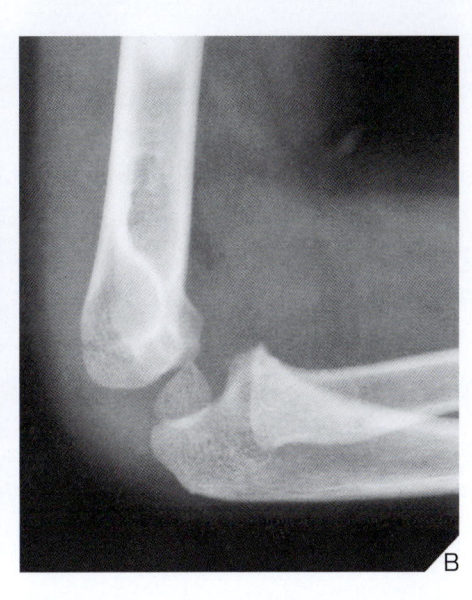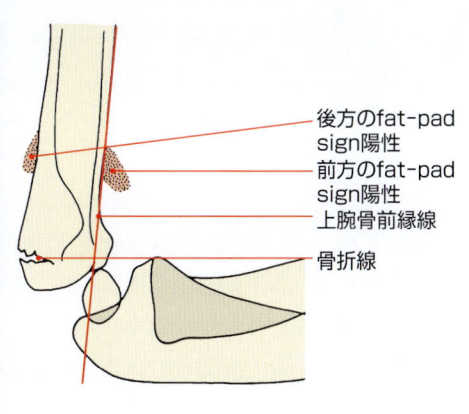

後方のfat-pad sign陽性
前方のfat-pad sign陽性
上腕骨前縁線
骨折線

図 6-27　転位のない上腕骨顆上骨折
　3歳女児．道路で転倒．X線正面像（A）では骨折線ははっきりしないが，側面像（B）でははっきりしている．後方のfat-pad sign が陽性で，前方の fat-pad sign もはっきりと転位している．上腕骨前面のラインが上腕骨小頭の後方 1/3 を通っていることに気付くが，これは遠位骨片が軽度前方に屈曲していることを示す．

骨片が後方へ転位するのが特徴である（図6-26）．肘を屈曲して転落した場合に起こる屈曲損傷は，顆上骨折の5％に発生するのみであり，この損傷では遠位骨片が前方かつ上方へ転位する．側面像で顆上骨折を見分けることは，正常な上腕骨遠位部にみられるホッケースティック状形態の消失や，上腕骨小頭が上腕骨前面の骨皮質から転位していることを認めれば，通常容易である（図6-11, 12を参照）．fat-pad sign は必ず陽性となる（図6-27）．

　患者の年齢にかかわらず，上腕骨遠位部骨折では外傷の型，骨折線の拡がりや転位の程度を詳しく評価することが重要で，

それによって治療法がいろいろと異なる．骨折の型や転位の程度の解釈が困難な場合は，比較のために対側（健側）の肘のX線像を撮ることが有用なこともある．

［合併症］
　顆上骨折でもっとも重篤な合併症は，Volkmann 拘縮（図4-56 を参照）と変形治癒である．後者は通常肘が内反変形を生じ，内反肘として知られている．

■ 橈骨頭骨折 ■
　橈骨頭の骨折は，よくみられる損傷で，ほとんどの場合は腕を伸展して転倒した場合に起こり，まれには肘外側面への直達

外力によっても生じる.

橈骨頭の骨折は，Masonにより以下の3つの型に分類されている．type Ⅰ：転位のない骨折，type Ⅱ：転位を伴った辺縁部骨折（嵌入，陥没や傾斜を含む），type Ⅲ：橈骨頭全体を含んだ粉砕骨折．のちにDeLee, Green, Wilkinsらは，type Ⅳ，すなわち肘脱臼に伴った橈骨頭の骨折を追加した（図6-28）．橈骨頭の骨折は，通常肘の正面像や側面像で十分にわかる．しかし非転位例や軽度の転位例は，これらの撮影方向では見逃されることがあるため，radial head-capitellum撮影を通常のX線撮影に加えるべきで，これによって潜在性の損傷を発見したり，転位の程度を評価することができる（図6-29, 30）．骨折線の正確な拡がり（骨折が関節外か関節内か）や転位の程度を推定することは，治療方針を決定するうえで重要である．この評価においてCTは重要な役割を果たし（図6-31），MRIは単純X線写真では明瞭に描出されない骨折の存在確認に役立つ可能性がある（図6-32）．非転位例や軽度の転位例では，肘の自動運動が可能になる程度に治癒するまで，通常シーネやギプスで保存的に治療される．一方，橈骨関節面のcleavage fractureといわれる橈骨頭の1/3〜1/2を含み3〜4 mm以上の転位のある骨折は，観血的整復と内固定が必要で，これはとくに若年者において該当する．橈骨頭の切除は，橈骨頭の粉砕や転位がある場合に選択される方法である（図6-33）．

▮ Essex-Lopresti脱臼骨折 ▮

この複雑な外傷は，橈骨頭と頚部の粉砕骨折（骨折線の遠位への伸長は問わない），前腕骨間膜断裂と遠位橈尺関節脱臼から構成される（図6-34）．橈骨の支持性が手関節と肘関節の両極で失われるため不安定な外傷であり，特異的かつ損傷に合わせた治療が必要となる．ほとんどの患者で橈骨頭骨折の骨片間固定が行われるが，高度の粉砕骨折例では橈骨長の維持と安定性確保のためシリコン製または金属製の人工橈骨頭置換術が適応される場合もある．近位方向へ移動した橈骨を元の位置に戻せない陳旧性Essex-Lopresti脱臼骨折では，正常な尺骨変異を回復するために尺骨短縮術が必要になることもある．

▮ 鉤状突起骨折 ▮

鉤状突起骨折は孤立した外傷として起こることはまれで，肘関節の後方脱臼に合併して起こることが多い（図6-35）．したがって，肘の外傷では鉤状突起骨折の可能性を常に考慮しておくことが重要である．すなわち，鉤状突起骨折を見逃した場合，癒合しなかったり，関節の不安定性や関節の反復性亜脱臼を起こしたりすることがあるからである．通常，鉤状突起骨折の評価は正面像や側面像からでは，他の部位との重なりが出るため不十分である．この外傷の撮影法はradial head-capitellum撮影（図6-36），または，ときに内斜位撮影が適することがあるが，CTが最良である（図6-37）．

▮ 肘頭骨折 ▮

肘頭骨折は通常，肘屈曲位で転倒して直達外力によって生じることが多い．この受傷機転では粉砕骨折であったり，大きな骨片の著明な転位を生じることが多い．一方，介達外力による

受傷機転，すなわち腕を伸ばして転倒した場合には，軽度の転位を伴った斜骨折または横骨折が生じる．この骨折は通常肘の側面像でよく示される．

肘頭骨折を評価するために多くの分類がある．Coltonは，肘頭骨折を転位のないものと転位のあるものに分け，さらに転位のある群は，裂離骨折，斜骨折，横骨折，粉砕骨折，脱臼骨折に細分した．

他の分類としては，HorneとTanzerによるものがあるが，彼らは，側面像における骨折の部位によって分類した（図6-38）．type Ⅰはさらに2つのグループ，すなわち，（A）肘頭先端の関節外斜骨折，（B）滑車切痕の関節面の近位1/3の部分にかかった関節内横骨折である（図6-39）．type Ⅱの骨折は，滑車切痕の関節面の中1/3を含んだ横骨折または斜骨折である．これもまた以下の2つのグループに分けられる．すなわち，（A）は単一骨折線のもので，（B）は骨折線が2つあり，近位の1つは横方向または斜方向で，もう1つの骨折線はより遠位で後方へ伸びるものである（図6-40）．type Ⅲの骨折は滑車切痕の遠位1/3にかかった骨折で，横骨折または斜骨折のいずれかである（図6-41）．ほとんどの骨折はtype Ⅱである．

治療に関しては，転位のないものは通常，保存的治療が行われ，転位のあるものではほとんどの場合，観血的整復と内固定が行われる．

▮ b 上腕骨小頭の離断性骨軟骨炎

ときにPannar病と呼ばれることもあるが，この状態は外傷，すなわち繰り返される肘への外因性損傷と関連があると考えられている．しかし，Pannar病が主として7〜12歳の男児に発症する上腕骨小頭の骨軟骨症であるのに対して，上腕骨小頭離断性骨軟骨炎は上腕骨小頭部の骨端軟骨が完全に骨化した時期の12〜15歳の男児に発症する別の疾患と主張する研究者もなかにはいる．年齢に関係なく，野球やアメリカンフットボールなどのボールを投げるスポーツにおける肘の外反強制力が病因の1つである．明らかに投球動作中，上腕骨小頭は圧迫力と剪断力にさらされる．右利きの青少年の右肘にもっとも好発し，大半は男性である．

初期の段階では正面像や側面像で異常はみられないが（図6-42A, B），初期のPanner病のX線像での唯一の徴候，すなわち上腕骨小頭の軽微な扁平化がradial head-capitellum撮影で認められる（図6-42C）．病変が進行すると，軟骨下骨の部分で剝離した病変部が徐々に上腕骨小頭から遊離する．分離する前では病変部は"in situ"（病巣内の状態）と呼ばれ，分離後は骨軟骨片は関節内の"loose body"（遊離体）となる（図6-43）．2つ以上の遊離片が関節内にあると，離断性骨軟骨炎は非外傷性の滑膜化生により発生する滑膜（骨）軟骨腫症に間違われることがある．このような状態では，輪郭が整い大きさがおおよそ一様な多数の骨軟骨遊離体が関節内にみられる（図23-2を参照）．

以前は離断性骨軟骨炎のX線評価法の1つとして，関節造影

図 6-28　橈骨頭骨折の Mason 分類

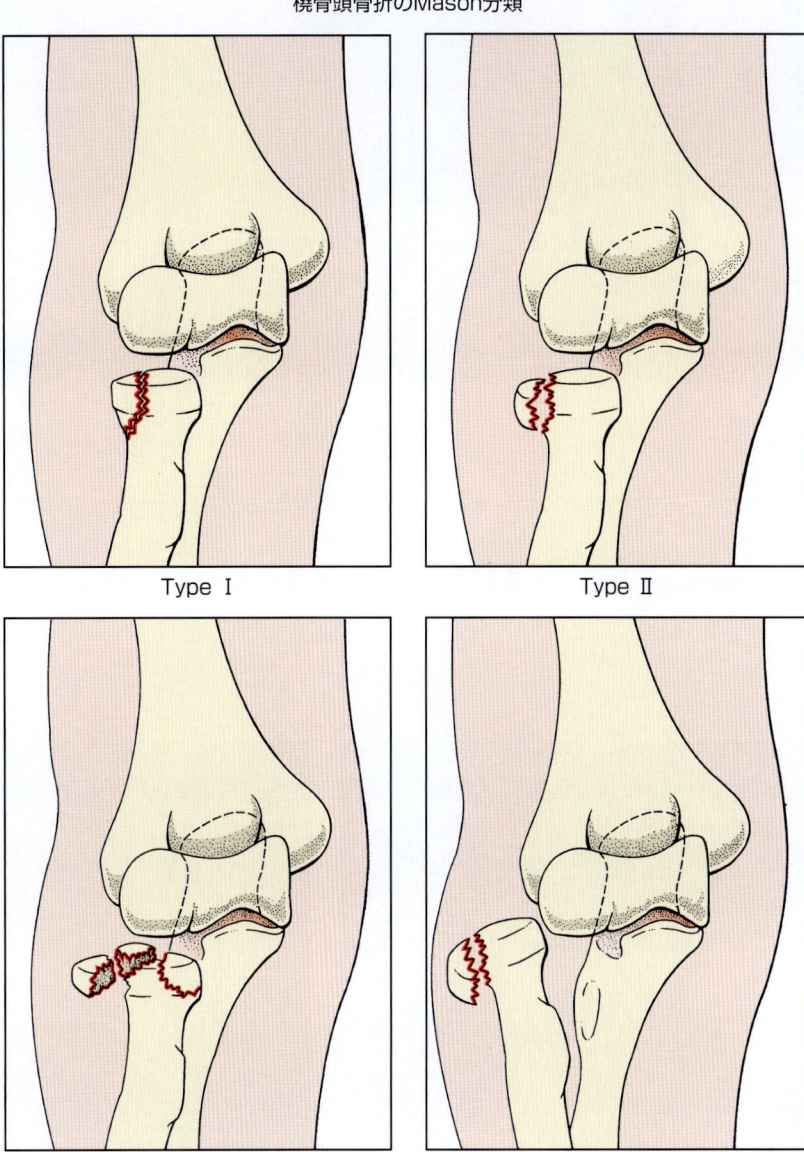

橈骨頭骨折のMason分類

Type I

Type II

Type III

Type IV

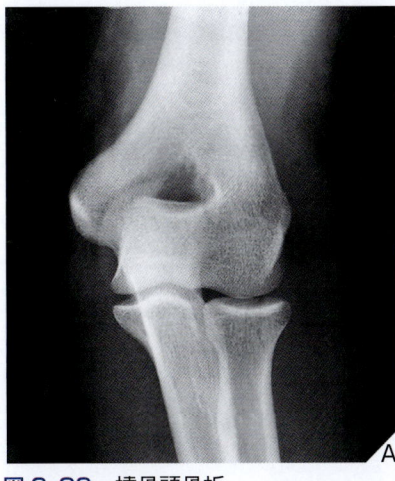

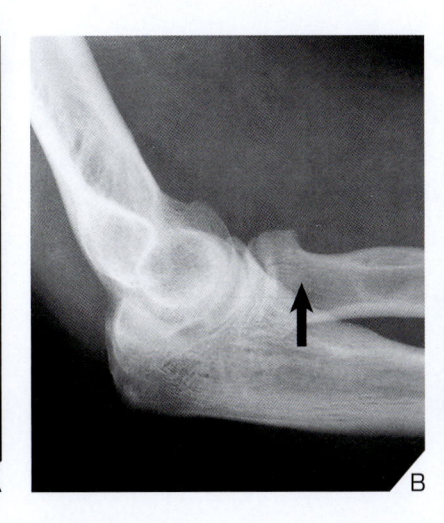

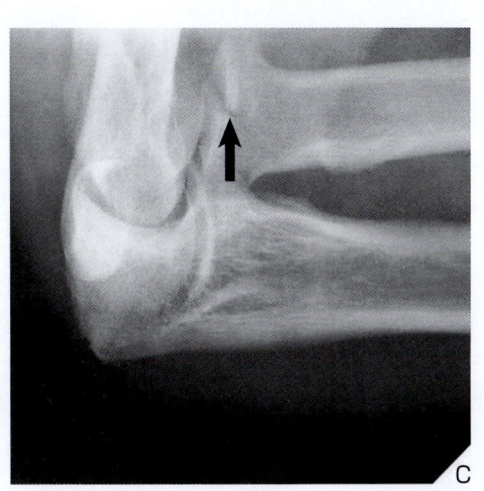

図 6-29　橈骨頭骨折

肘の X 線正面像（A）と側面像（B）では，橈骨頭の転位のない骨折のようにみえる（→）．しかし，radial head-capitellum 撮影（C）では骨折線が関節内に拡がり，軟骨下骨片が 4 mm 落ち込んでいることが明瞭に描出されている（→）．

(Greenspan A, Norman A. Radial head-capitellum view in elbow trauma. Letter to the editor. Am J Roentgenol 1983 ; 140 : 1273-1275 より引用)

6

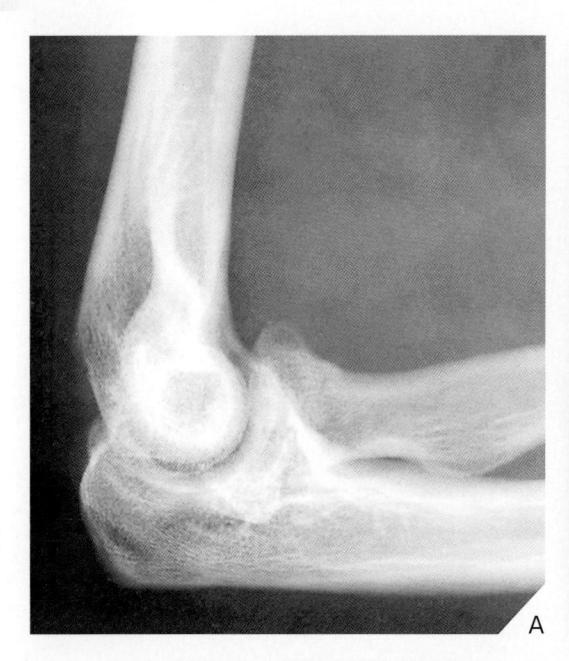

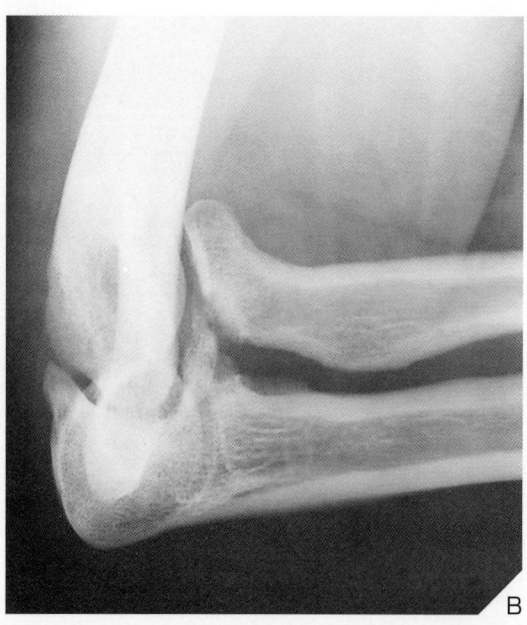

図 6-30　橈骨頭骨折
肘の標準的な X 線側面像
（A）で橈骨頭骨折が描出さ
れているが，骨の重なりの
ために骨折線の拡がりや転
位の程度を正確に評価する
ことはできない．（B)radial
head-capitellum 撮影で
は，橈骨頭の後方 1/3 を含
んだ転位のある関節部の骨
折であることがわかる．
（Greenspan A, Norman
A, Rosen H. Radial
head-capitellum view in
elbow trauma：clinical
application and radio-
graphic-anatomic corre-
lation. Am J Roentgenol
1984：143：355-359
より引用）

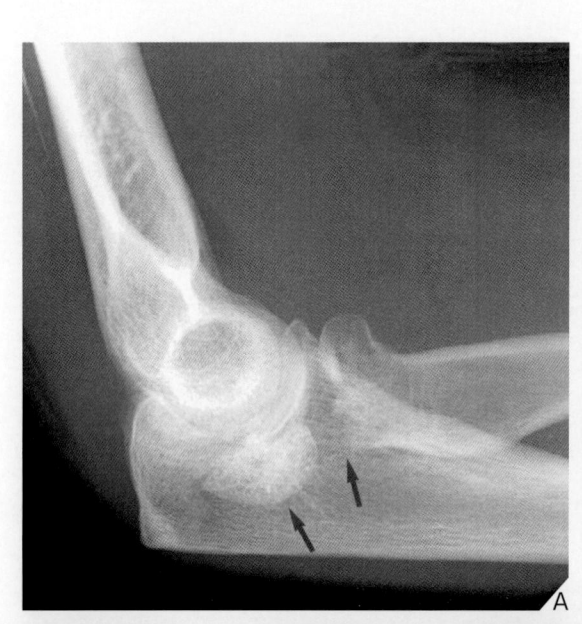

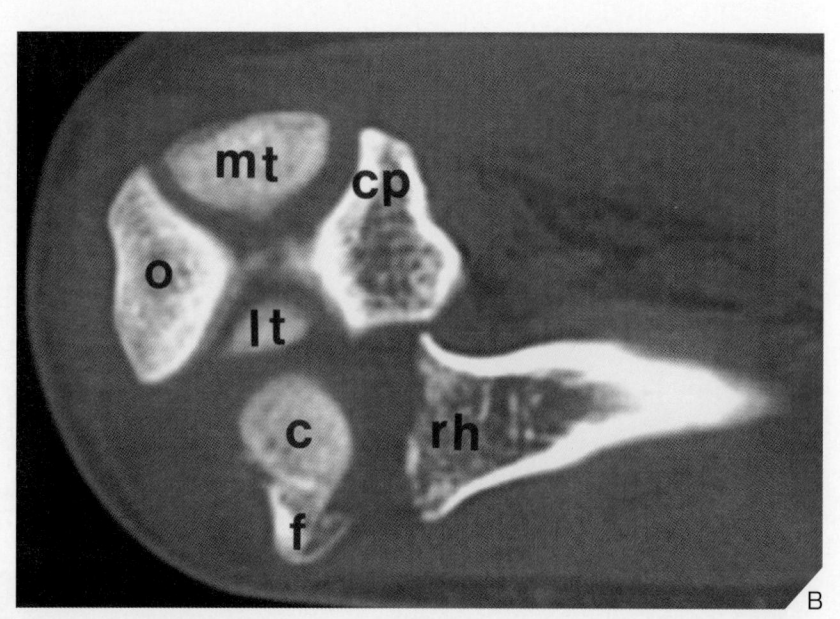

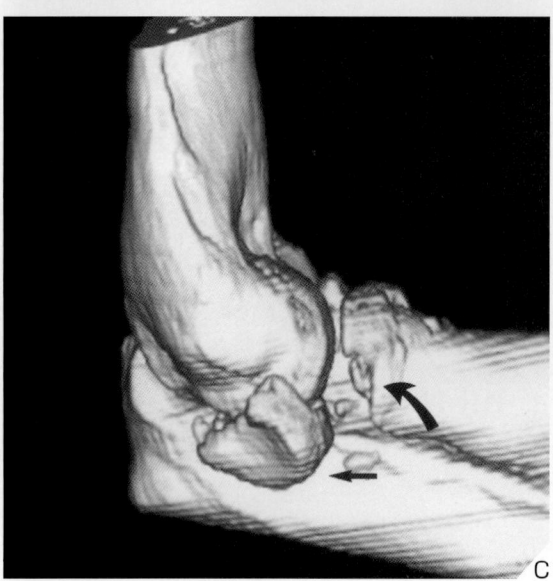

図 6-31　橈骨頭骨折の CT 所見
（A）肘の単純 X 線側面像で転位のある橈骨頭骨折を認める（→）．（B）CT 斜位冠状
断像で骨片の後外側への転位が示されているが，この画像では解剖学的な位置付けは
やや不明瞭である．rh：橈骨頭，f：転位した骨片，c：上腕骨小頭，o：肘頭，mt：
滑車内側，lt：滑車外側，cp：鉤状突起．（C）3D-CT では（外側面からみた）骨折
自体の位置付けがそのまま描出されている．→は後外側へ転位した骨片を，⤵は橈骨
頭における欠損部を示す．

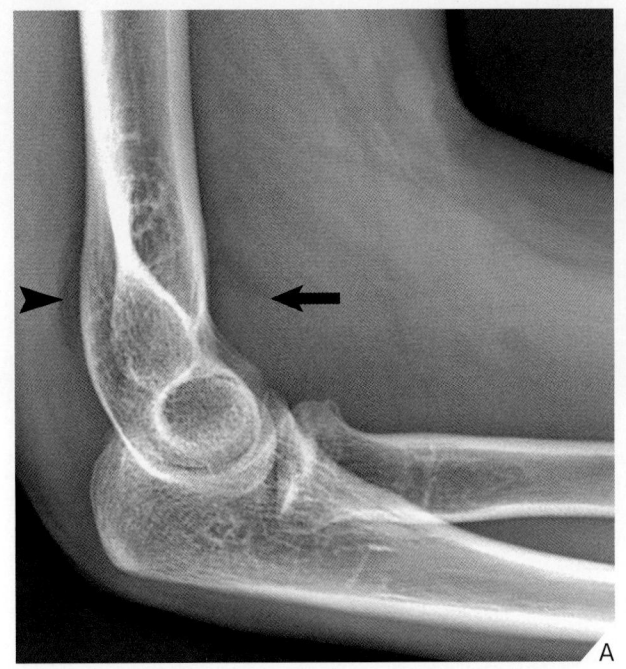
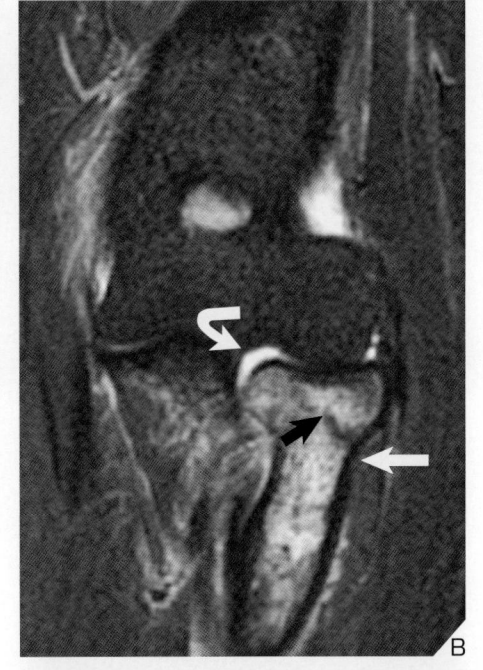
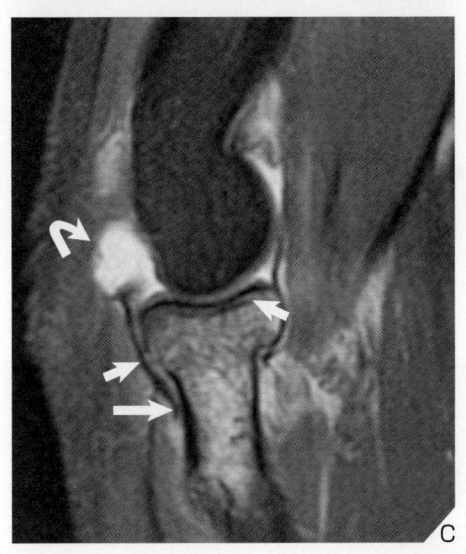

図6-32 橈骨頭骨折のMRI所見
（**A**）肘の単純X線側面像では前方（→）と後方（▶）のfat-pad sing陽性を認める．橈骨頭が多少変形し，骨折が示唆される．T2強調冠状断像（**B**）と矢状断像（**C**）では橈骨頭と頚部の骨髄浮腫（→），関節滲出液（↶）と骨折線を表す低信号の線形領域（短い→）が描出されている．

図6-33 橈骨頭骨折
肘のX線正面像（**A**）と側面像（**B**）では，橈骨頭が粉砕し転位の大きな骨折がみられる．橈骨頭の全摘出がもっとも望ましい．

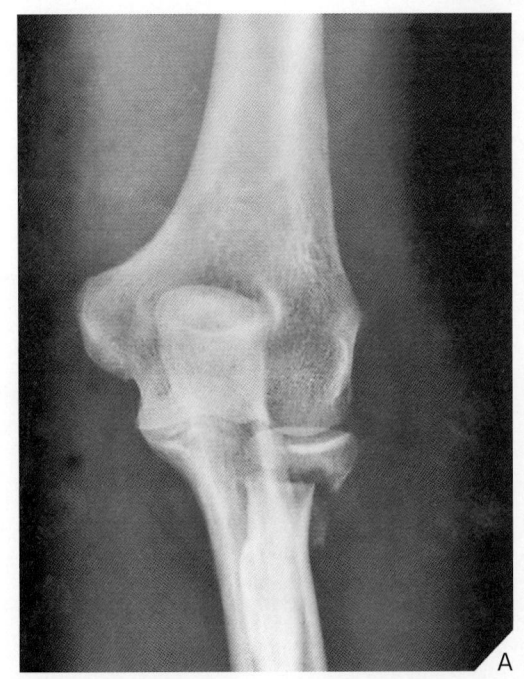
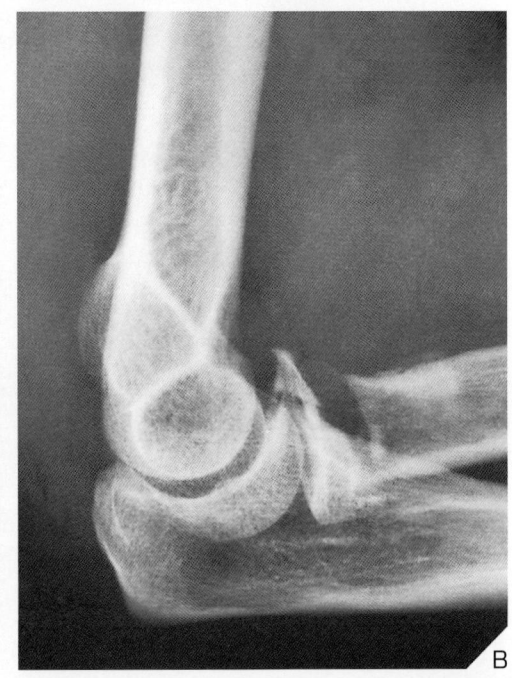

6

Essex-Lopresti 脱臼骨折

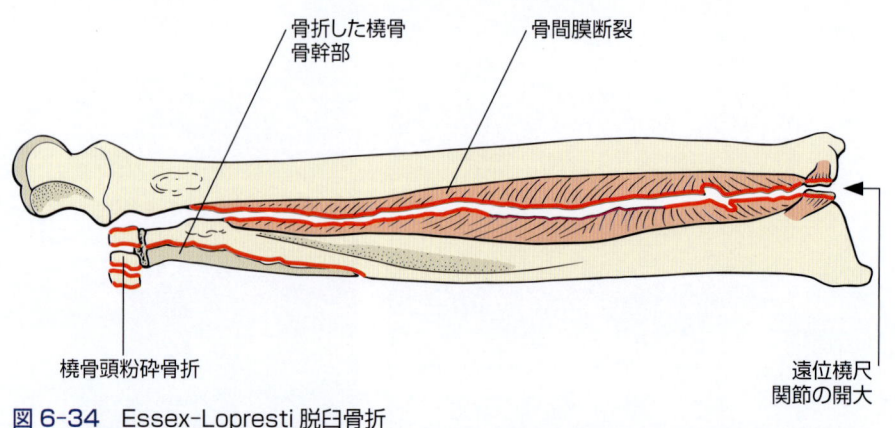

骨折した橈骨　　　　　　骨間膜断裂
骨幹部

橈骨頭粉砕骨折　　　　　　　　　　遠位橈尺
　　　　　　　　　　　　　　　　　関節の開大

図 6-34　Essex-Lopresti 脱臼骨折
この外傷を構成する重要な要素は橈骨頭粉砕骨折，骨間膜断裂と遠位橈尺関節の脱臼である．

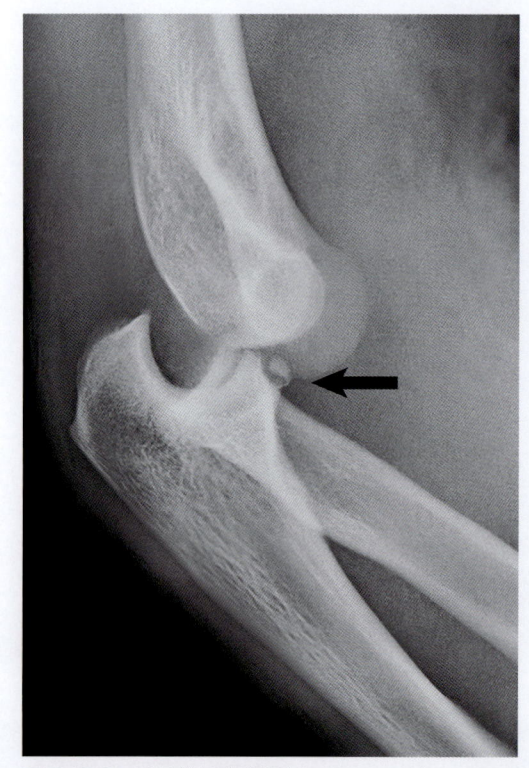

図 6-35　尺骨鉤状突起骨折
この外傷（→）は一般に肘関節後方脱臼に伴って生じる．

後の断層撮影があった．この方法により上腕骨小頭の軟骨面の欠損部の位置を決定したり，病巣内の病変であるか，さらに進んだ状態であるかを鑑別することができる（図 6-44）．この検査で得られる情報は整形外科医にとって重要であり，病変部が病巣内の状態であれば保存的に治療され，一方骨軟骨片が部分的に剝離していたり，関節内に遊離している場合は手術的治療が必要となることもある．現在，関節造影後の断層撮影は CT 関節造影へとほぼ完全に変更された．MRI もまた病変をよく描出し（図 6-45），病変部の安定性についての情報を提供する（図 6-46）．type Ⅰ 病変は骨軟骨体の転位を伴わない正常（病巣内）状態，type Ⅱ はわずかに転位し，関節面が損傷を受けている状態であり，type Ⅲ は骨軟骨体が剝離している状態である（図 6-

47）．

C　肘関節の脱臼

単純な脱臼

肘関節脱臼を分類するための一般的な方法は，上腕骨遠位部に対して橈骨と尺骨の転位の方向に基づいている．以下のごとく 3 つの主な脱臼の型に区別できる．

❶ 橈骨と尺骨の両者が，後方，前方，内側，外側のいずれかに転位する（あるいは後方または前方転位に，内側または外側転位が多少は合併している）．

❷ 尺骨が単独に，前方か後方へ転位する．

❸ 橈骨が単独に，前方か後方，または外側に転位する．

橈骨と尺骨がともに後方か後外側に転位する脱臼は，もっとも頻繁にみられる型で肘関節脱臼の 80〜90％ を占める（図 6-48）．一方，橈骨頭の単独脱臼はまれで，通常は上腕骨遠位部骨折（図 6-49）や尺骨の骨折を合併していることが多い（後述の「Monteggia 脱臼骨折」の項を参照）．脱臼は通常の肘 X 線正面像や側面像で容易に診断できる．

脱臼の存在は尺骨の骨折が合併している可能性を示しているので，肘のみに的を絞って X 線像を撮ると骨折を見落とす場合がある．そのため，肘関節の脱臼が疑われる場合は，正面や側面の X 線像で前腕全体を含めて撮影することが必須である．逆に，尺骨骨折が疑われるときは，X 線像は肘関節も含めるべきである．実際には，とくに成人では 2 枚の別々の X 線像を撮ることが重要である．つまり，1 つは肘を中心とした像で，もう 1 つは尺骨骨折が疑われる部分の X 線像である．X 線像の中心を正しく設定することに留意すべきであり，中心がずれると橈骨頭の脱臼が見逃されやすい．

Monteggia 脱臼骨折

尺骨骨折に橈骨頭の脱臼が合併している状態は，Monteggia 脱臼骨折として知られている．この脱臼骨折は，通常転落時に前腕が回内強制されたり，尺骨の後面に直達外力を受けることで生じる．これらの異常を完全に評価するためには，単純 X 線正面像と側面像で十分である．

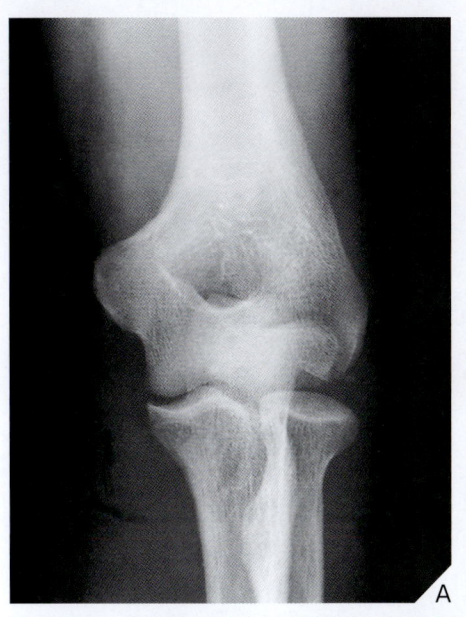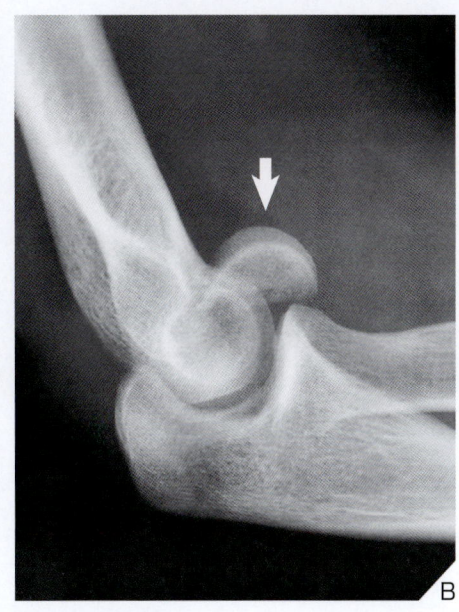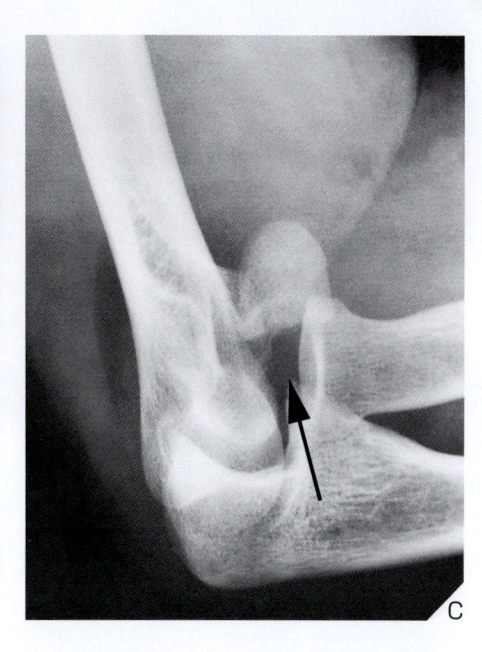

図 6-36　上腕骨小頭および尺骨鉤状突起骨折
37 歳男性，アイスホッケー中に転倒して右肘を受傷した．X 線正面像（**A**）と側面像（**B**）では，上腕骨小頭が前方へ回転し，転位した骨折を認める．側面像で転位した上腕骨小頭が典型的な half-moon（半月）状の形でみえることに注目する（→）．radial head-capitellum 撮影（**C**）では，気付かれなかった転位のない鉤状突起骨折が明らかである（長い→）．
（B，C は Greenspan A, Norman A. . The radial head-capitellum view : useful technique in elbow trauma［letter］. Am J Roentgenol 1982 ; 138 : 1186-1188 より引用）

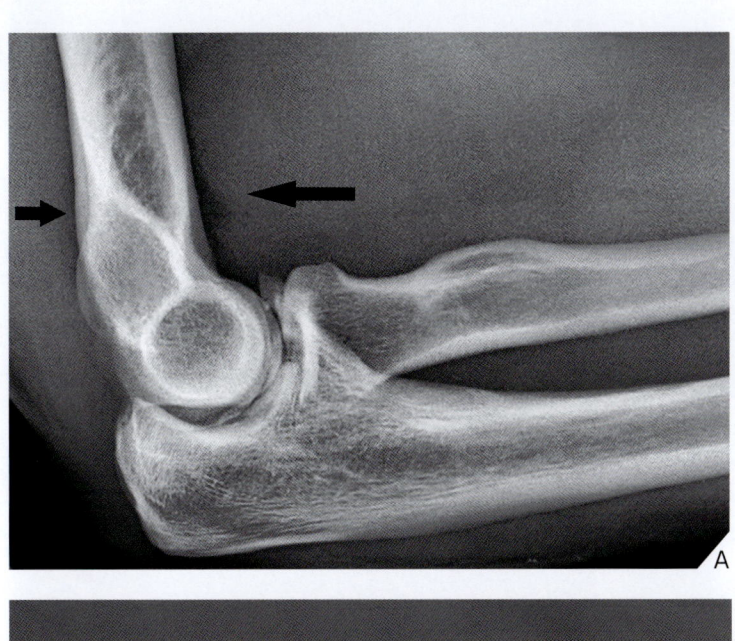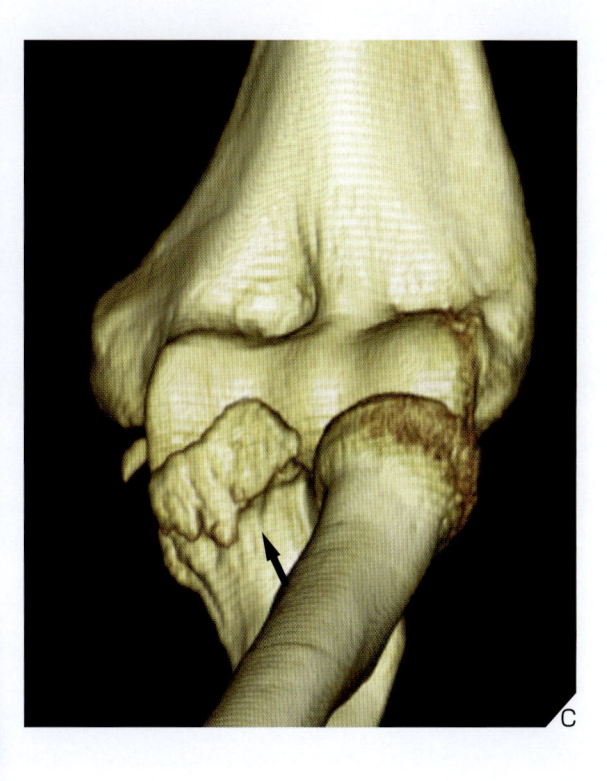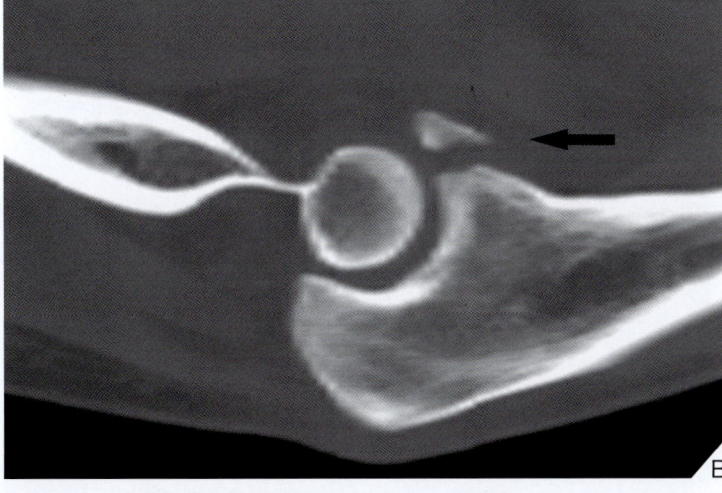

図 6-37　尺骨鉤状突起骨折の CT と 3D-CT 所見
（**A**）肘の X 線側面像では後方と前方の fat-pad sign 陽性を認めるが（→），鉤状突起骨折はよく描出されていない．再構成 CT 矢状断像（**B**）や 3D-CT（**C**）では鉤状突起の骨折と診断できる（→）．

肘頭骨折の分類

Type Ⅰ

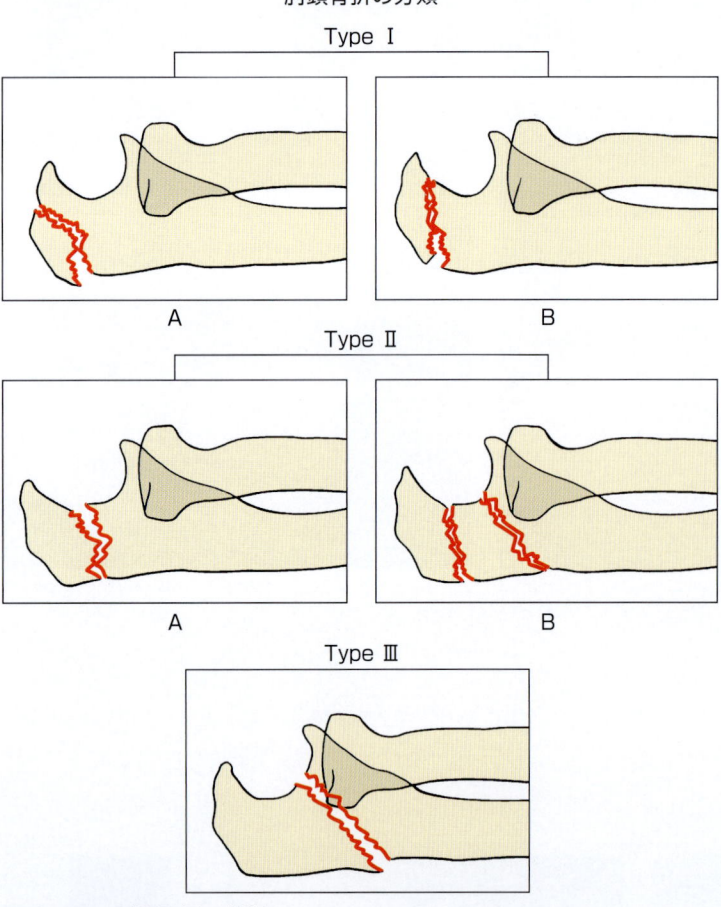

Type Ⅱ

Type Ⅲ

図6-38　肘頭骨折の分類
（Horne JG, Tanzer TL. Olecranon fractures：a review of 100 cases.
J Trauma 1981；21：469-472 を改変）

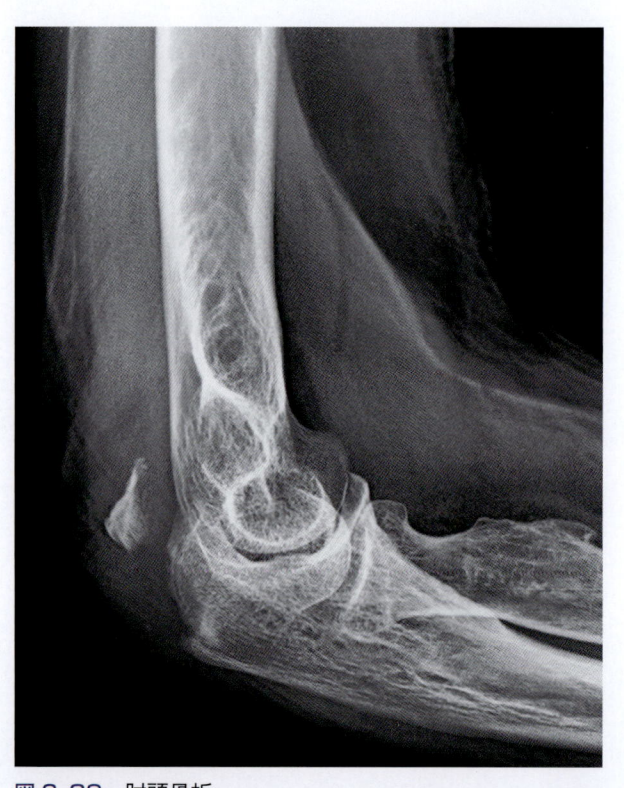

図6-39　肘頭骨折
　76歳女性. 階段から転落してtypeⅠAの肘頭骨折を受傷した.

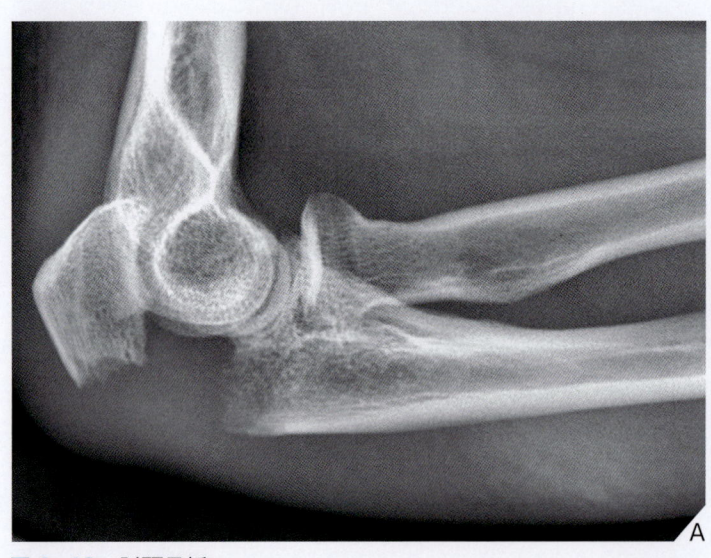

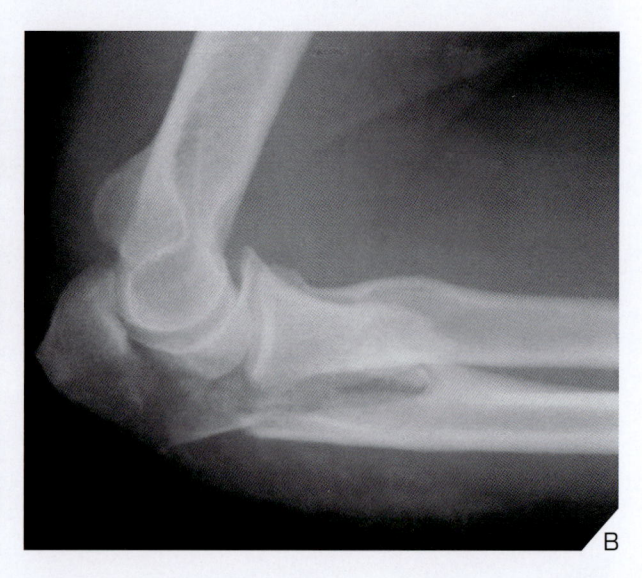

図6-40　肘頭骨折
　（A）50歳女性. 梯子から転落して受傷した転位のある typeⅡA 肘頭骨折がX線側面像でよく示されている.（B）41歳男性, 肘屈曲位で転倒して受傷した. X線側面像で typeⅡB の粉砕骨折が明瞭に描出されている.

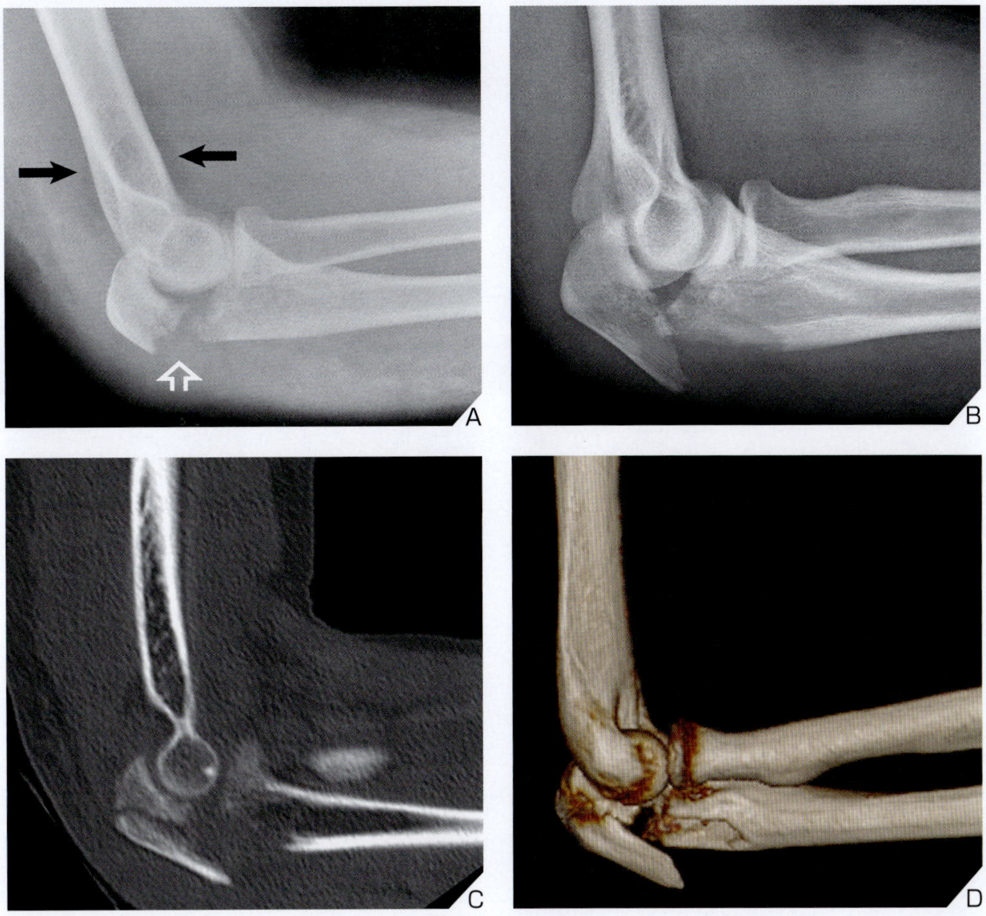

図 6-41　肘頭骨折

(A) 52 歳女性，肘伸展位で転倒して受傷した．肘 X 線側面像で type Ⅲの肘頭骨折が示されている．横骨折（⇒）と前方および後方の fat-pad sign 陽性（→）に注目する．(B) 骨折線が斜方向にある type Ⅲ肘頭骨折の亜型．(C) 別の患者の再構成 CT 矢状断像でも同様に type Ⅲ肘頭骨折の亜型を認めるが，3D-CT ではより明瞭に描出される (D)．

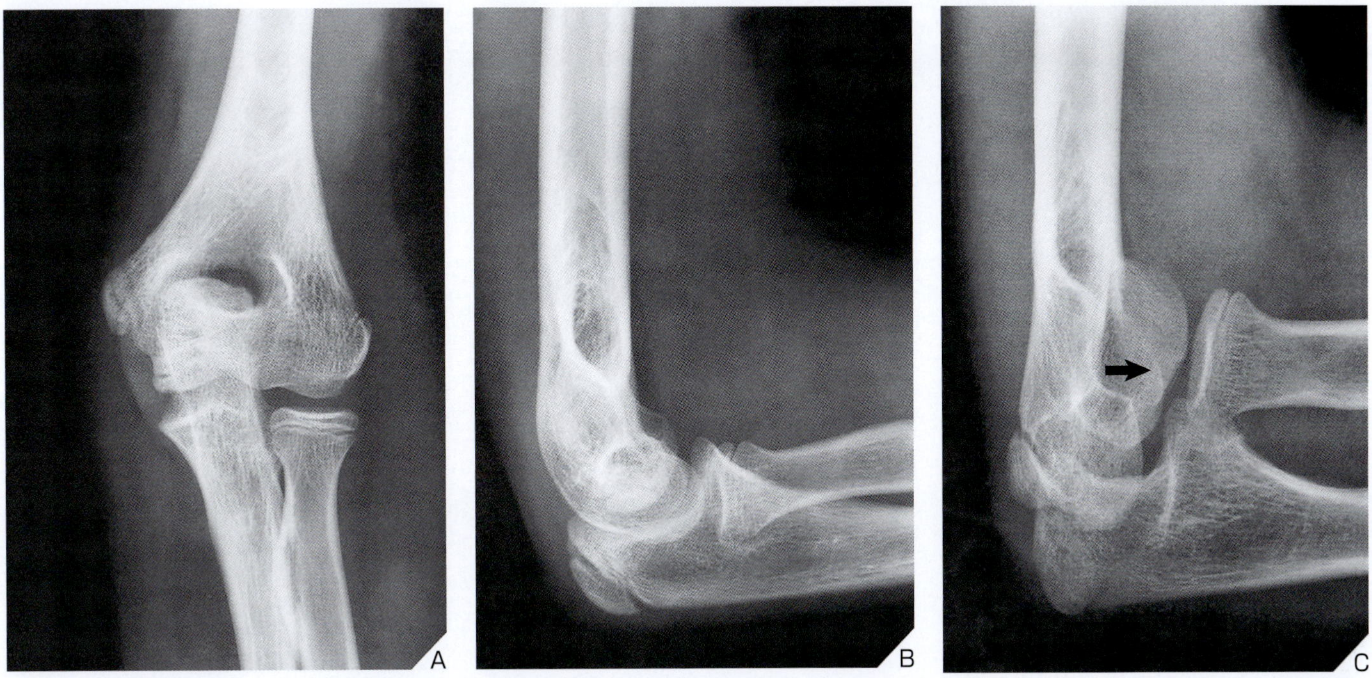

図 6-42　上腕骨小頭離断性骨軟骨炎

リトルリーグで活躍している 13 歳男児，右肘の痛みを数ヵ月間訴えている．肘の X 線正面像 (A) と側面像 (B) で異常はわからない．radial head-capitellum 撮影 (C) では離断性骨軟骨炎の初期を示唆する上腕骨小頭の軽度扁平化（→）を認める．

(Greenspan A, Norman A. The radial head-capitellum view : useful technique in elbow trauma. Am J Roentgenol 1982 ; 138 : 1186-1188 より引用)

6

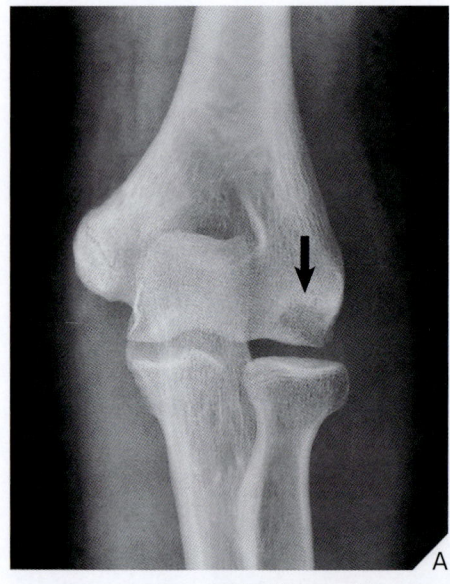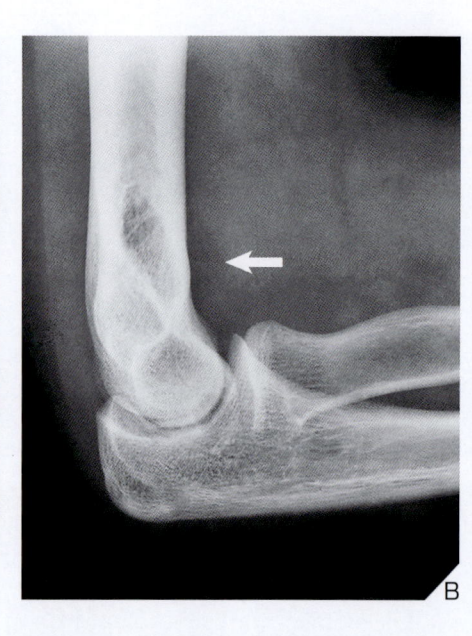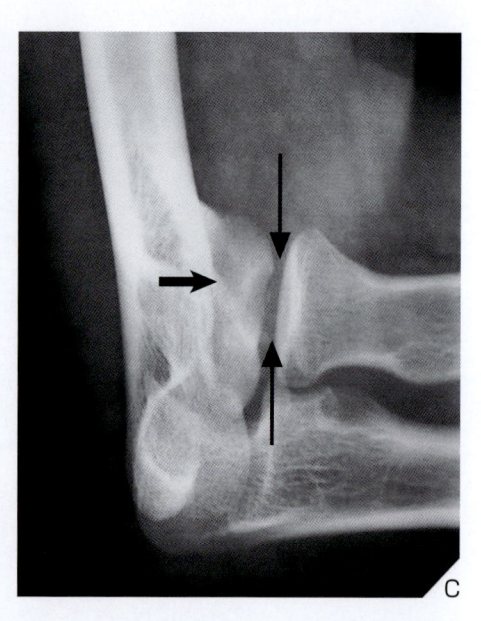

図6-43 上腕骨小頭離断性骨軟骨炎

野球選手の15歳男児，数ヵ月間右肘関節の疼痛を訴えていた．肘のX線正面像（**A**）では，上腕骨小頭に離断性骨軟骨炎を示唆する骨透亮像がみられる（→）．（**B**）X線側面像では前方の fat-pad sign 陽性だけを認める（→）．radial head-capitellum 撮影（**C**）では上腕骨小頭の全体に病変が拡がっていることだけでなく（→），関節内に骨軟骨片の遊離体があること（細い→）も示されている．これは進行期の離断性骨軟骨炎の徴候である．
(Greenspan A, Norman A, Rosen H. Radial head-capitellum view in elbow trauma : clinical application and radiographic-anatomic correlation. Am J Roentgenol 1984 ; 143 : 355-359 より引用)

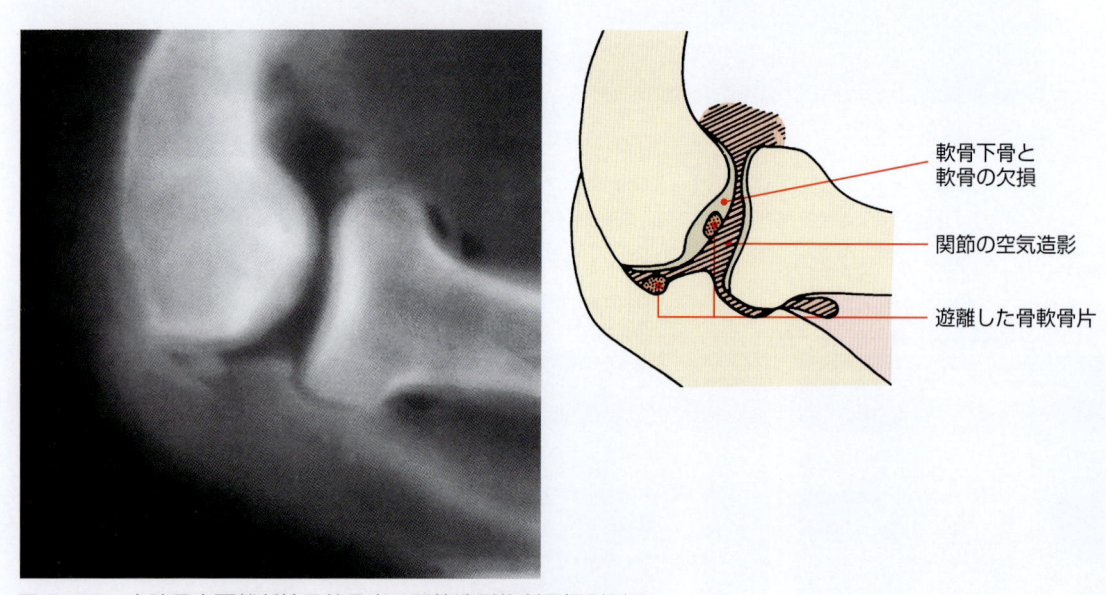

軟骨下骨と
軟骨の欠損

関節の空気造影

遊離した骨軟骨片

図6-44 上腕骨小頭離断性骨軟骨炎の関節造影後断層撮影所見

肘の関節造影後の断層撮影側面像では，上腕骨小頭の軟骨下骨と軟骨部分の欠損がみられる．遊離した骨軟骨片が存在し，1つは後方の尺骨滑車区画内に，もう1つは前方の橈骨小頭区画内にある．この所見は進行期の離断性骨軟骨炎を表している．

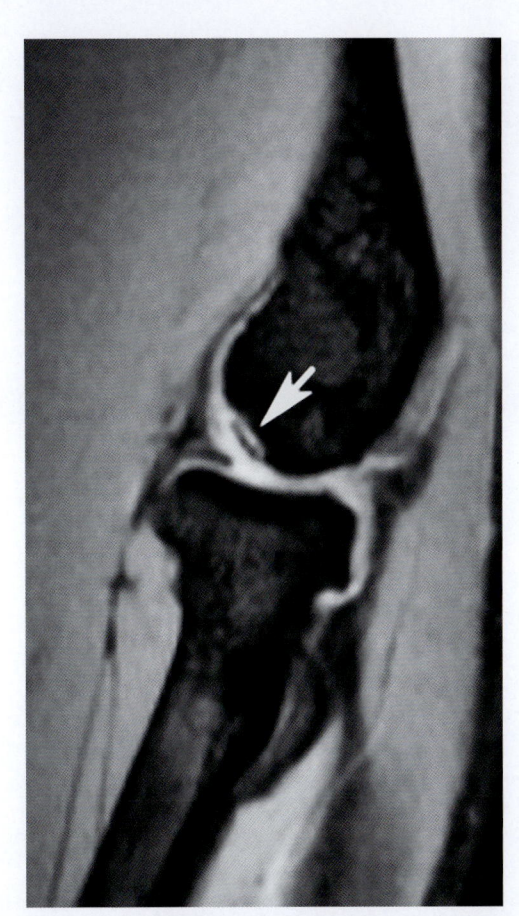

図6-45　上腕骨小頭離断性骨軟骨炎のMRI所見

若年の野球選手で，右肘に疼痛があった．MRI矢状断像で上腕骨小頭前面に限局性の骨軟骨病変を認める（→）．骨軟骨片は病巣内にあるが，上腕骨小頭と骨軟骨片間に液体信号があり，骨軟骨片の不安定性が示唆される．

この異常には4つの型が記述されているが（図6-50），本外傷の古典的な記述像である橈骨頭の脱臼前方を伴った，前方凸変形を呈する尺骨の近位・中1/3部における骨折（typeⅠ）がもっとも一般的である（60〜70%にみられる）（図6-51）．

肘周囲の著明な疼痛や圧痛，さらに肘窩前方への橈骨頭の転位といった身体所見によって診断される．Badoが記述したほかの型は，以下に述べるごとくである．

- TypeⅡ：尺骨近位部の骨折で，骨折部が後方凸変形を示し，橈骨頭が後方あるいは後側方へ脱臼する．
- TypeⅢ：尺骨近位部の骨折で，橈骨頭が側方あるいは前側方へ脱臼する（図6-52）．尺骨の粉砕骨折を認める場合はtypeⅢの亜型となる（図6-53）．typeⅡとtypeⅢはMonteggia脱臼骨折の約30〜40%である．
- TypeⅣ：橈骨と尺骨両方の近位端の骨折で，橈骨頭の前方脱臼を伴う（これがもっとも少ない型である）．

d 軟部組織の障害

■ 上腕骨外側上顆炎（テニス肘）■

1878年にRungeが最初に記載した上腕骨外側上顆炎は，おおよそ3%の成人が罹患し，その年齢は通常35〜55歳である．

本疾患の症状である肘関節外側部痛は気が付かないうちに発症し，動作により増悪する．しばしば，テニス選手，ゴルフ選手や大工で認められる．本症の病理学的機序は上腕骨遠位外側部に隣接する筋腱に繰り返し加わる負荷，とくに手関節背屈位で前腕回内・回外を過度に行うことで生じるストレスを基盤とする．これによって伸筋共通腱，特に短橈側手根伸筋腱にムコイド変性や反応性肉芽組織が生じて，上腕骨外側上顆におけるその筋腱起始部の無血管病変や石灰化へいたる．

単純X線像はしばしば正常であるが，ときに上腕骨外側上顆に隣接した軟部組織の腫脹や石灰化を認めることがある．MRIは腱損傷や合併する靱帯の異常を評価するには有用である（図6-54；図4-92を参照）．しばしばMRIでは短橈側手根伸筋腱の上腕骨外側上顆からの裂離と骨髄浮腫の合併が描出され，なかには肘筋内に信号強度の増加を認めることがある．

■ 上腕骨内側上顆炎（ゴルフ肘）■

本疾患は上腕骨内側上顆部の橈側手根屈筋と円回内筋（屈筋共通腱）起始部が障害され，その原因は繰り返される外反ストレスによる同部への過負荷である．主にゴルフ，テニスやラケットボールの選手，野球の投手，やり投げ選手といったスポーツ選手で認められ，ときに水泳選手にもみられる．臨床症状の肘関節内側部痛は手関節掌屈・前腕回内で増強される．診断は臨床所見に基づいてなされるが，MRIで確定されることもある．MRIではT2強調像で信号強度の増加を伴った屈筋共通腱の肥厚がみられ，完全断裂であれば腱実質の連続性途絶を認めることもある．ときに隣接する尺側側副靱帯の断裂が合併することもある．

■ 上腕二頭筋腱断裂 ■

上腕二頭筋腱遠位の断裂は部分断裂，完全断裂のいずれであってもまれであり，その発生は全上腕二頭筋腱損傷の約5%を占める．通常，40〜50歳の男性に発生し，ほとんどが利き手側である．肘屈曲90°かつ前腕回外の肢位をとっている上肢に不意の伸展力が加わった場合には，1回の受傷を契機として腱断裂が生じる．断裂部位は必ず橈骨粗面の上腕二頭筋腱停止部である．突然，患者の肘窩前方に疼痛と腫脹が生じ，同部の触診で限局性の圧痛を認める．本外傷を明らかにするもっとも効果的な検査はMRIである．部分断裂では限局性またはびまん性に腱の信号強度や大きさの変化がみられる．完全断裂では腱内の間隙や上腕二頭筋腱や筋の近位への短縮が生じる．この病態を描出するには矢状断像や横断像がもっともよいが（図6-55），上肢を肩外転，肘屈曲，前腕回外させた肢位で撮像したMRI冠状断像を推奨する論文もある．この肢位の画像では，上腕二頭筋の筋腱移行部から橈骨粗面停止部までの二頭筋腱遠位部が明瞭に描出される（図6-56）．

■ 上腕三頭筋腱断裂 ■

本外傷はすべての腱損傷のうちの2%ともっとも少なく，上肢の全腱断裂の1%以下である．通常，受傷機転は尺骨の肘頭後方にある腱停止部への直達外力であるが，転落時に腕を伸ばして手をついて受傷することも頻度は低いが認められる．他の

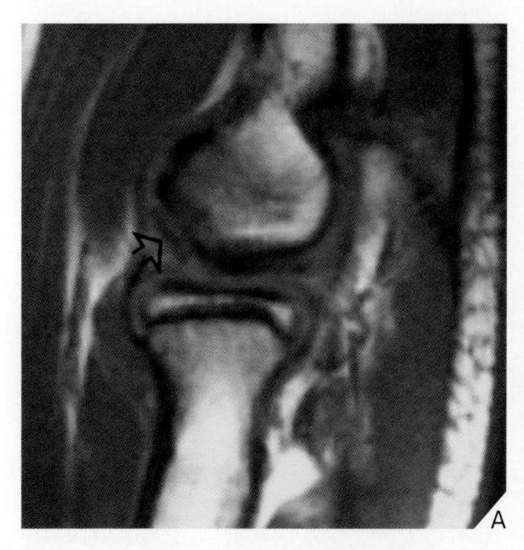

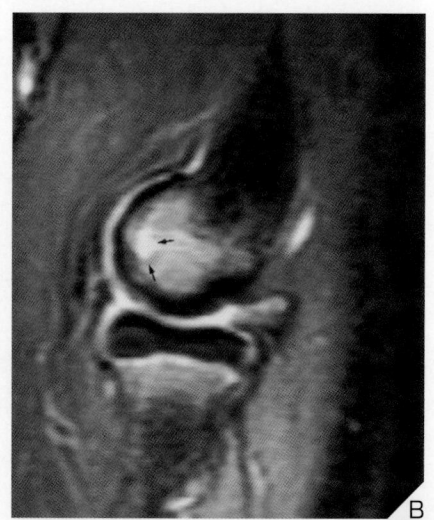

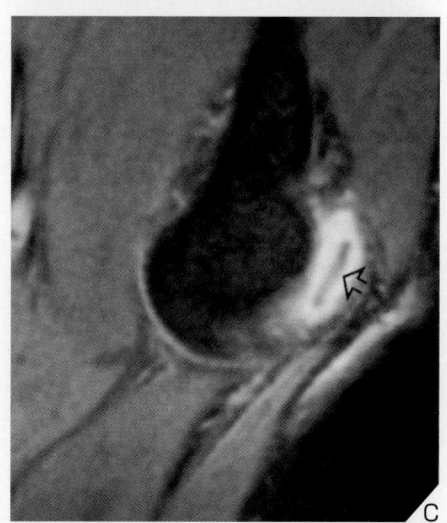

図 6-46　上腕骨小頭離断性骨軟骨炎の MRI 所見

（A）T1 強調矢状断像で，上腕骨小頭の前面に線状の信号低下領域がある（⇒）．（B）STIR 矢状断像で，上腕骨小頭の前面に境界明瞭な囊腫病変（→）を取り囲むような高信号領域があり，離断性骨軟骨炎と一致する．（C）T2*強調グラディエントエコー法矢状断像では，転位した骨軟骨片が描出されている（⇒）．

（Deutsch AL, Mink JH, eds. MRI of the musculoskeletal system : a teaching file, 2nd ed. Philadelphia : Lippincott-Raven Publishers ; 1997 より引用）

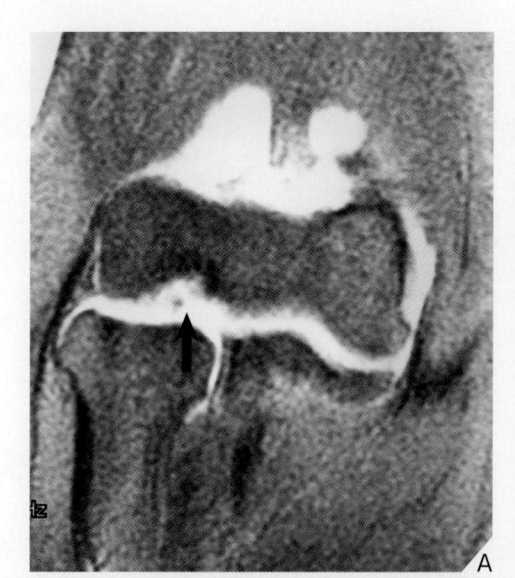

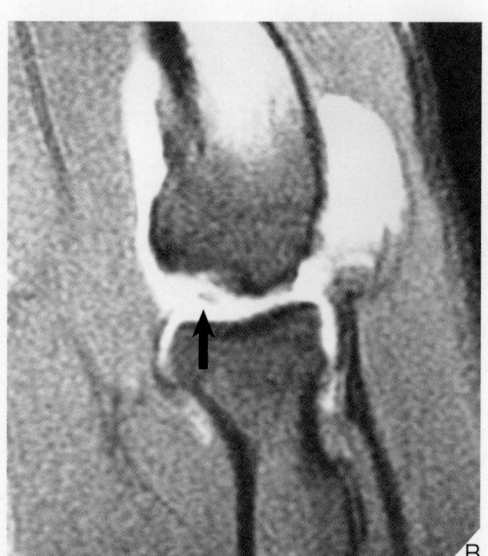

図 6-47　上腕骨小頭離断性骨軟骨炎の MRI 所見

16 歳男性，慢性の肘痛があり，MR 関節造影を施行した．関節造影後の脂肪抑制 T1 強調（SE：TR 650/TE 17 msec）冠状断像（A）と矢状断像（B）で，完全に分離・遊離した骨軟骨片（→）を有する上腕骨小頭の離断性骨軟骨炎が描出されている（type Ⅲ病変）．

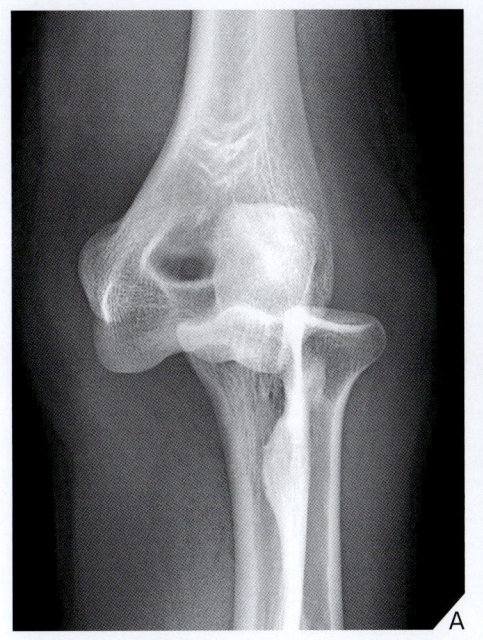
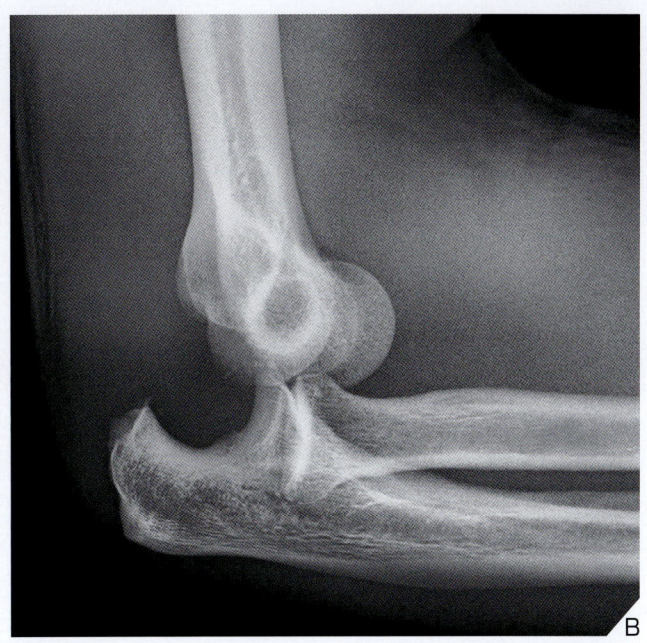

図 6-48　肘脱臼
X 線正面像（A）と側面像（B）でもっとも一般的な肘関節脱臼（橈骨と尺骨の両方が後方および外側に転位）が描出されている.

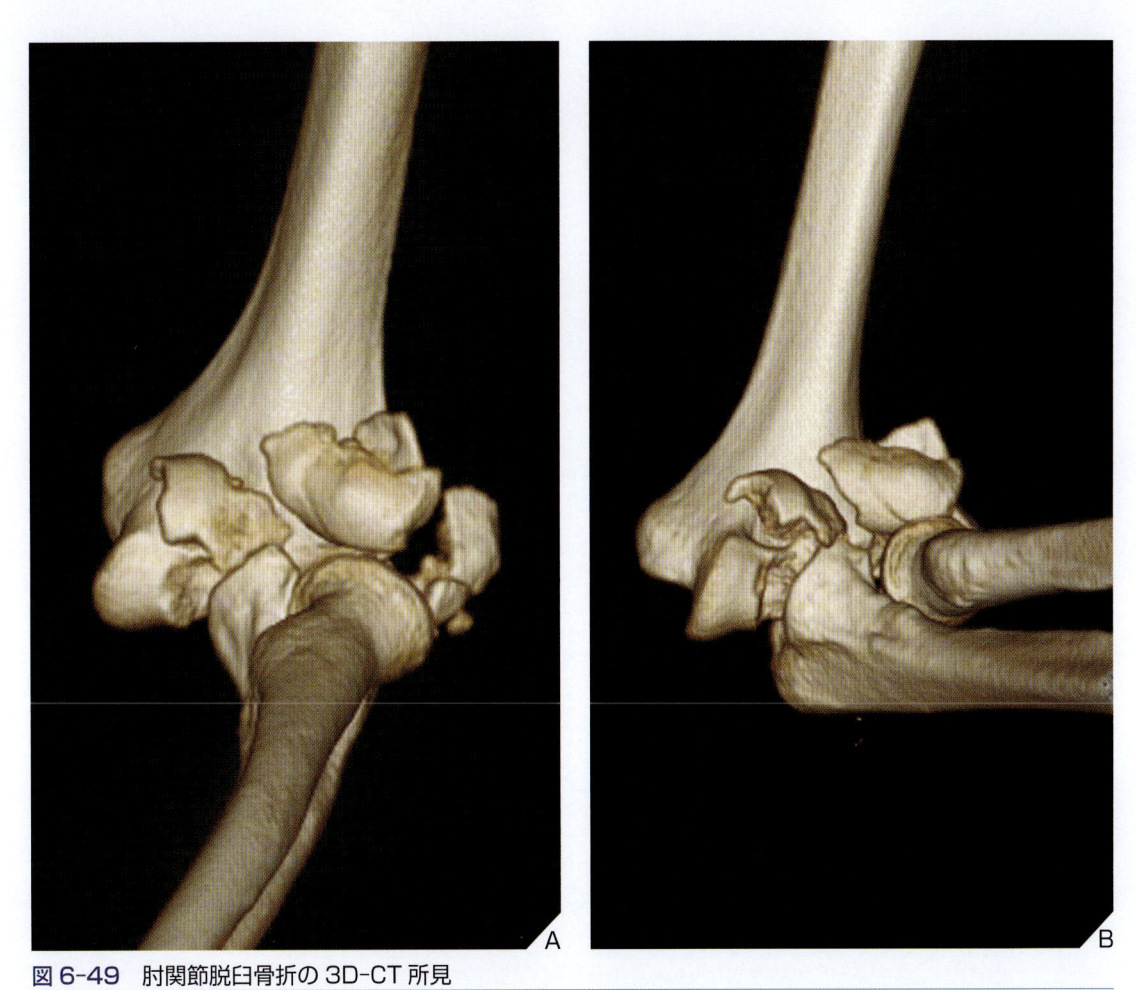

図 6-49　肘関節脱臼骨折の 3D-CT 所見
59 歳女性，自動車事故で受傷した．3D-CT 正面像（A）と側面像（B）では肘関節外側脱臼に伴った上腕骨小頭と上腕骨外側顆の粉砕骨折が示されている.

Monteggia脱臼骨折のBado分類

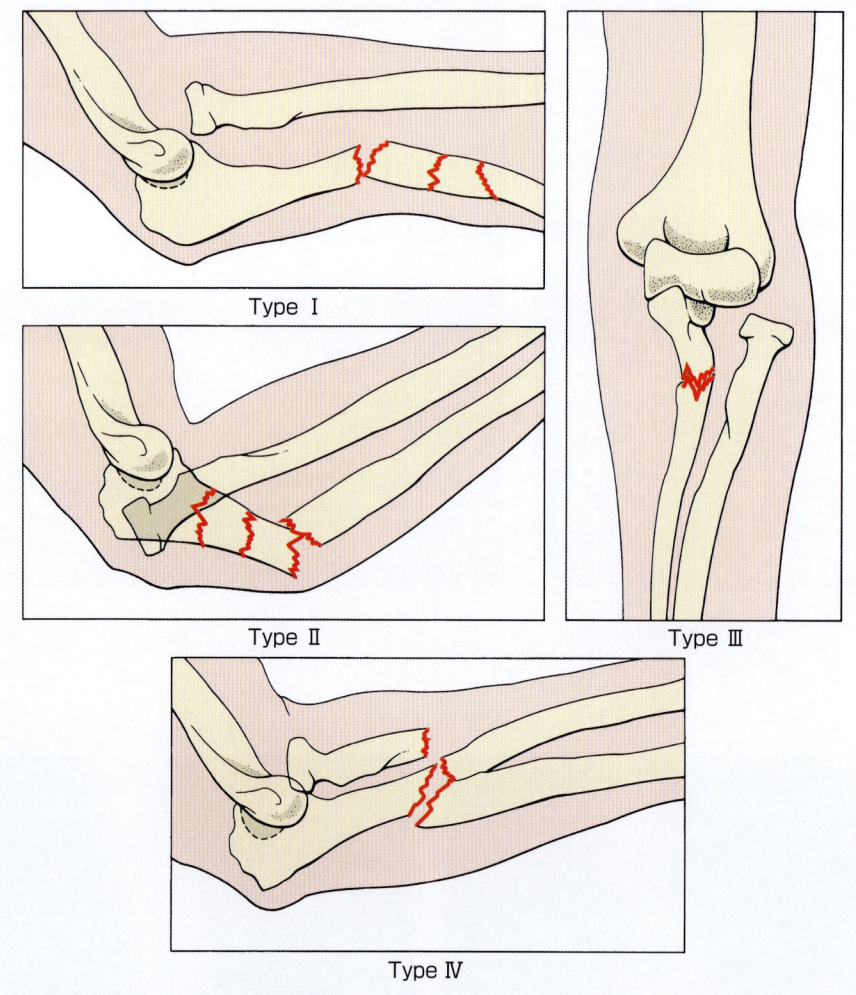

Type I

Type II

Type III

Type IV

図6-50　Monteggia 脱臼骨折
Monteggia 脱臼骨折の Bado 分類は，通常前腕の回内力によって生じる異常を 4 型に分けている．これらの損傷は，転倒または尺骨後面への直達外力によって生じることもある．

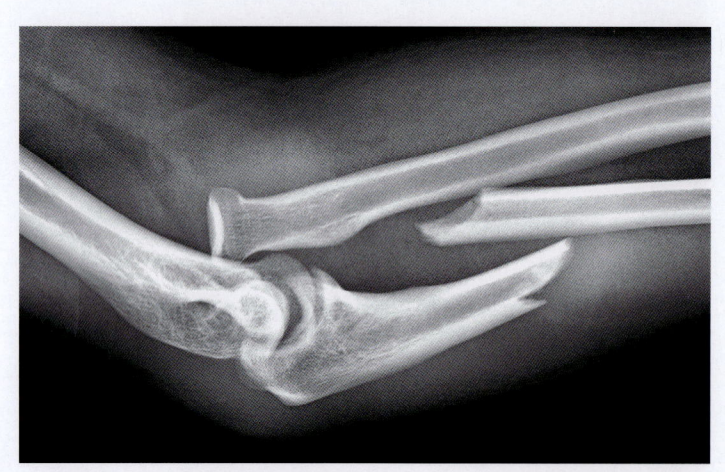

図6-51　Monteggia 脱臼骨折
肘関節および前腕近位 1/3 の X 線側面像で type I の Monteggia 脱臼骨折を認めており，前方凸変形を呈する尺骨近位 1/3 の骨折には橈骨頭の前方脱臼を伴っている．

腱断裂と同じく，診断のための評価には MRI が最良である．その際，腱実質の断絶や三頭筋の近位方向への短縮が示される横断像や矢状断像がもっとも効果的である（**図6-57**）．

橈側（外側）側副靱帯複合体断裂

橈側側副靱帯複合体（radial collateral ligament complex：RCLC）は橈側側副靱帯，輪状靱帯，副側副靱帯と後外側（外尺側）側副靱帯からなる．前 3 つの靱帯は肘関節の外側安定性に寄与し，内反変形を防ぐ．後者は後外側の安定性をもたらす．内反ストレスによる慢性的に繰り返される微小外傷が橈側側副靱帯の捻挫や断裂をもたらすとされ，いずれも MRI で診断可能である．捻挫は内部や近隣に信号強度の増加を伴う靱帯の菲薄化または肥厚として，完全断裂では靱帯実質の途絶や欠損として表れる．これらの異常所見は上腕骨外側上顆炎に合併して認められることがある（前述を参照）．

肘の後外側回旋不安定症（posterolateral rotatory intabillity：PLRI）は外側側副靱帯複合体損傷の結果生じ，肘のクリックまたはロッキング，さらに反復する外側不安定性といった症状を呈する臨床的な症候群である．本外傷の発生機序は自然整復ないし保存的に加療された外傷性肘関節脱臼であるが，陳旧化し

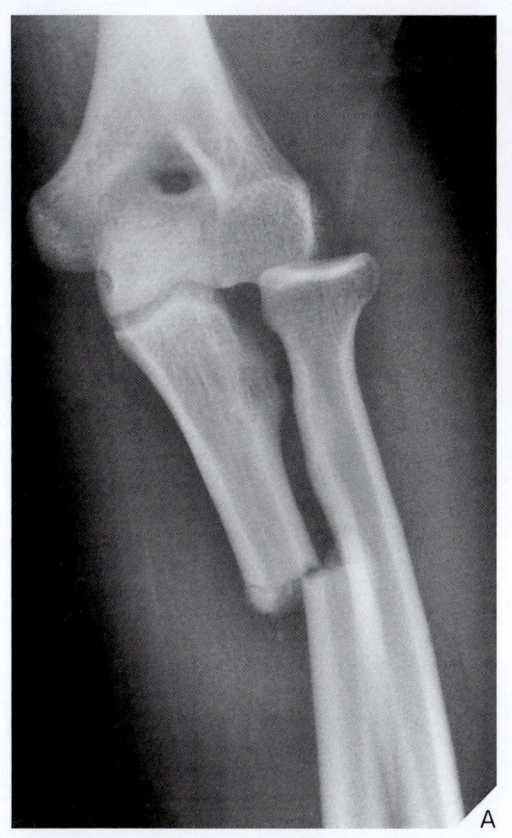
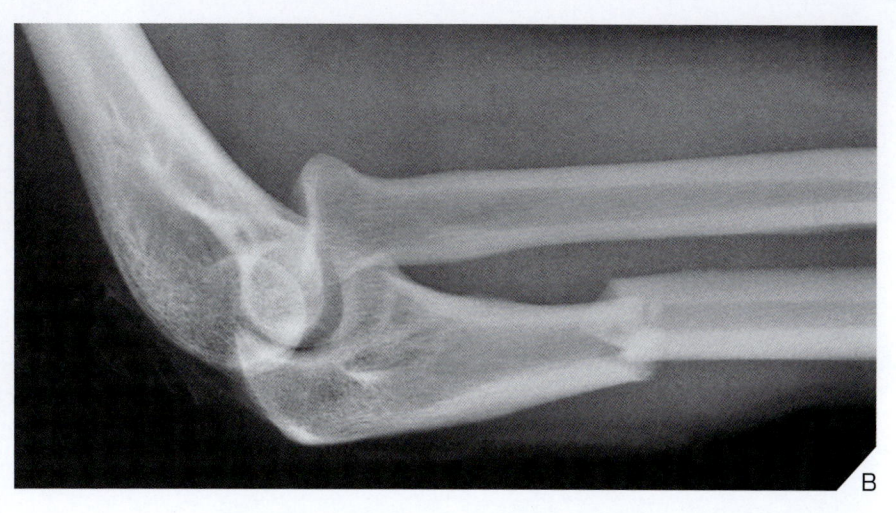

図 6-52　Monteggia 脱臼骨折
　前腕の近位 1/3 を含んだ肘の X 線正面像（A）と側面像（B）は典型的な type Ⅲ の Monteggia 脱臼骨折を描出しており，尺骨の近位 1/3 で起こった骨折に，橈骨頭の前側方脱臼が合併している．

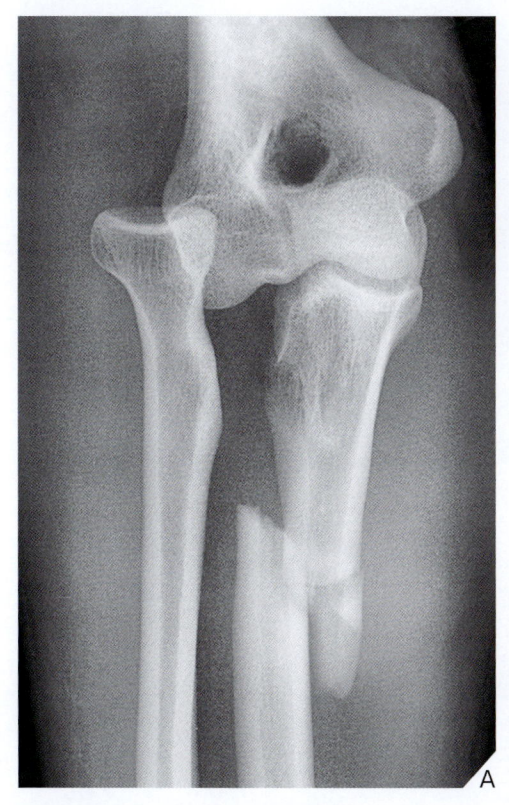
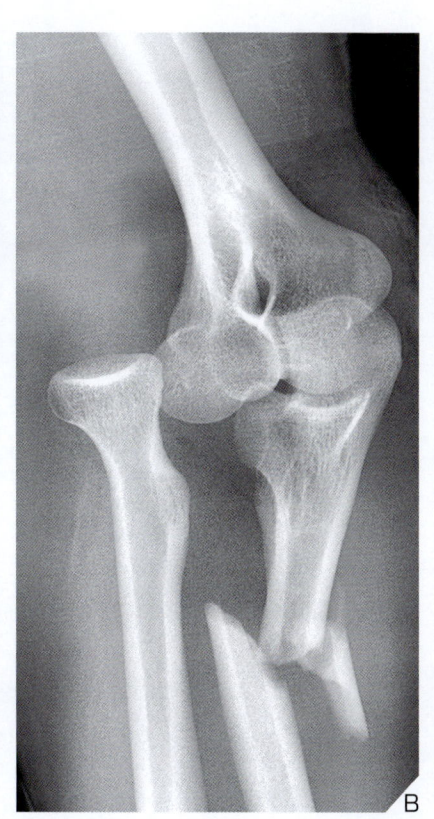
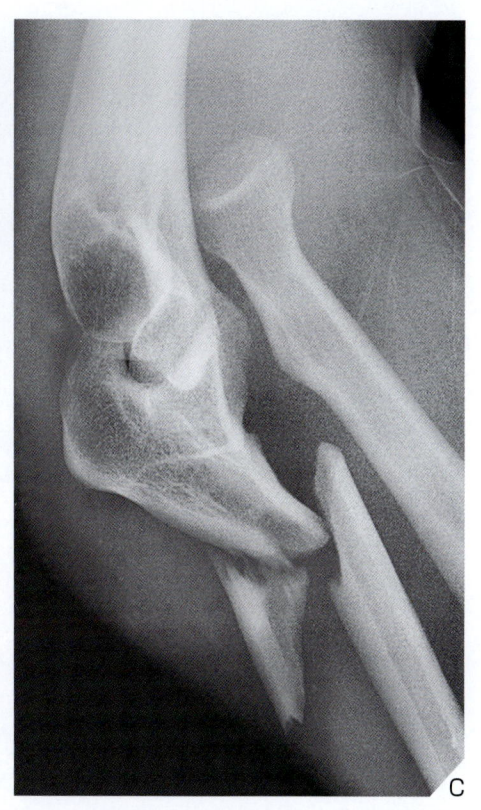

図 6-53　Monteggia 脱臼骨折
　肘関節の X 線正面像（A），外旋斜位像（B）と側面像（C）で，尺骨骨折が粉砕した type Ⅲ 損傷の亜型を認める．

6

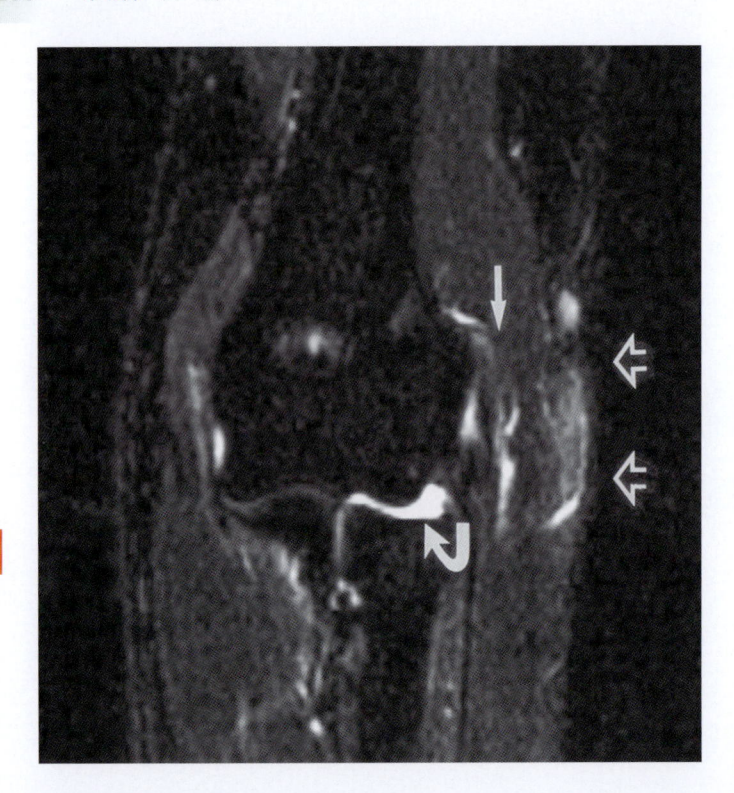

図 6-54 上腕骨外側上顆炎
46 歳女性，慢性的な肘関節外側部の痛みを訴えていた．脂肪抑制 T2 強調冠状断像で伸筋腱実質の上腕骨外側上顆からの部分断裂（→）と軟部組織の浮腫（⇒）を認める．↘は関節液の貯留を示している．
（Dr Gentili A, San Diego, Califolnia のご好意による）

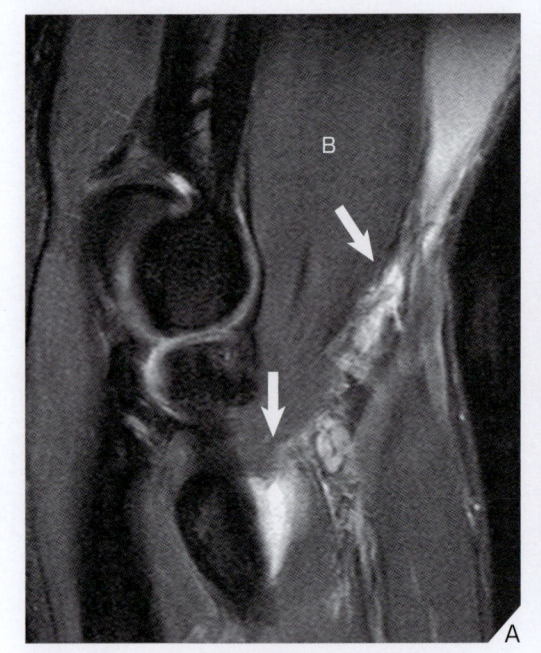

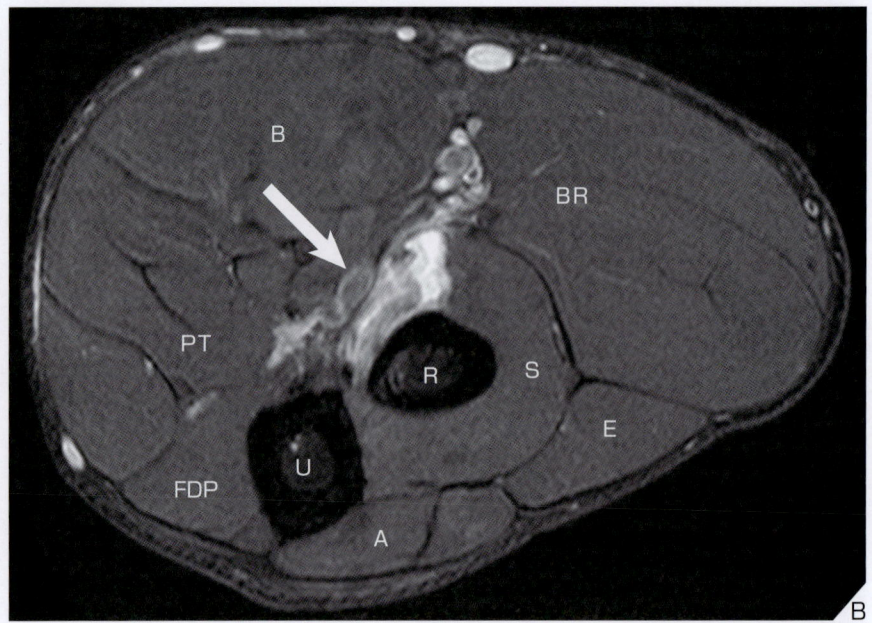

図 6-55 上腕二頭筋腱断裂の MRI 所見
32 歳男性，レスリング競技中に右肘を受傷した．プロトン密度強調脂肪抑制像の矢状断像（A）と横断像（B）で上腕二頭筋腱遠位の完全断裂を認める（→）．
B：上腕筋，R：橈骨，U：尺骨，BR：腕橈骨筋，PT：円回内筋，FDP：深指屈筋，S：回外筋，E：尺側手根伸筋，A：肘筋．

た肘関節捻挫，橈骨頭や鈎状突起の骨折と関連する場合もある（図 6-58）．ほとんどの場合，転落時に腕を伸ばして手をついた際に肘関節へ負荷される軸圧，外旋（回外），外反力が合わさった結果生じる．

慢性的に繰り返される内反ストレスによるテニス肘がある場合には，橈側側副靱帯損傷によって不安定性が生じかねない．橈側側副靱帯，とくに外側尺側側副靱帯の機能不全を伴う患者

では，腕尺関節の緩みとそれに続発する腕橈関節の亜脱臼や脱臼をきたす．

■ 尺側（内側）側副靱帯複合体断裂 ■

尺側側副靱帯複合体（UCL complex：UCLC）は前方，後方と横走の靱帯からなる．これらの靱帯は肘関節の内側安定性に寄与し，外反変形を防ぐ．この 3 つの靱帯のうちもっとも重要なものは前方部分であり，これは上腕骨内側上顆下面より起始

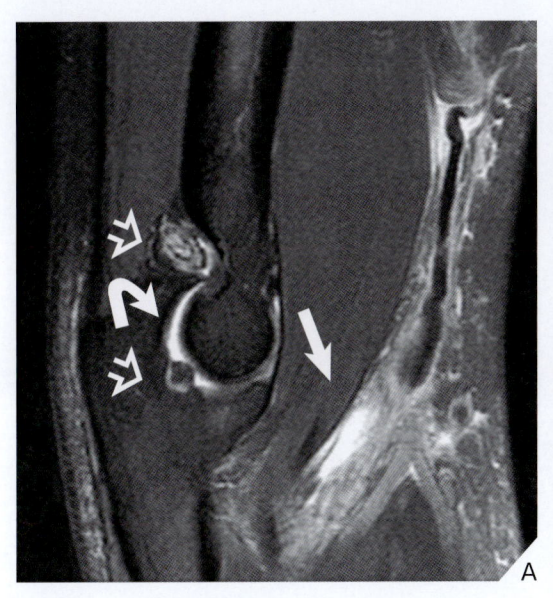

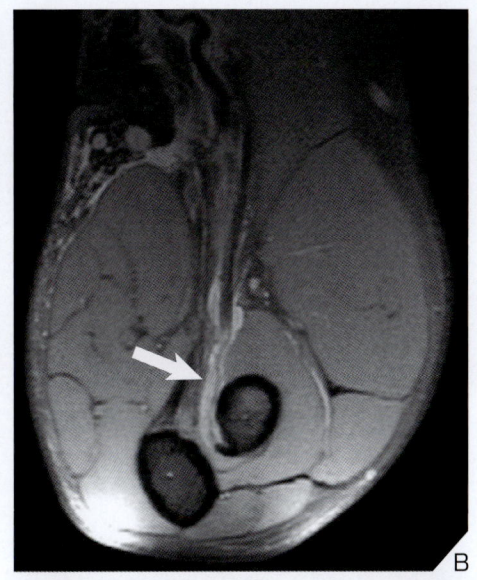

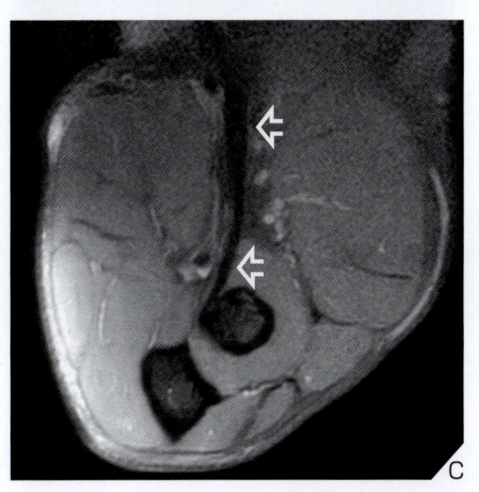

図 6-56　上腕二頭筋腱断裂の MRI 所見
脂肪抑制 T2 強調矢状断像（A）とプロトン密度強調
脂肪抑制像の修正冠状断像（B）で上腕二頭筋腱遠位
の完全断裂を認める（→）．⤵は関節液の貯留を示し，
⇒は関節内の骨軟骨片を偶然とらえている．（C）比較
としてプロトン密度強調脂肪抑制像の修正冠状断像
における上腕二頭筋腱遠位の正常像を呈示する（⇒）．

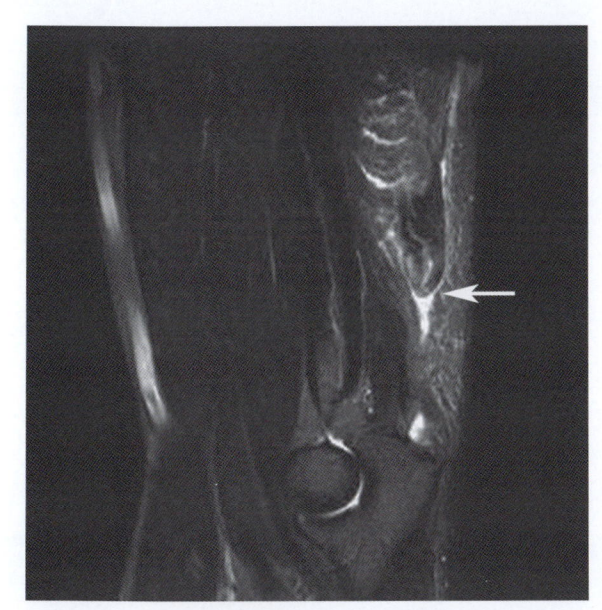

図 6-57　上腕三頭筋腱断裂の MRI 所見
25 歳男性，重量物を持ち上げた後から急に肘後方に疼痛が
生じた．肘の T2 強調矢状断像で上腕三頭筋腱が引っ込んだ
完全断裂（→）と限局性の浮腫や血腫を認める．

し，尺骨鉤状突起のもっとも突出したサブライム結節の内縁に
停止する．尺側側副靱帯複合体の損傷は通常スポーツ選手，と
くに野球の投手に発生し，頻度は低いがやり投げ，ハンドボー
ル，レスリングやテニス選手においても発症する．MRI では靱
帯内の異常信号と連続性の途絶や欠損（完全断裂），もしくは靱
帯の肥厚や限局性の石灰化ないし骨化（陳旧性損傷）がみられ
る．

　大きな外反力と急速な肘伸展が組み合わさると肘に 3 つのス
トレス力が加わる．1 つめは尺側側副靱帯複合体，屈筋円回内
筋群，上腕骨内側上顆や尺骨神経といった肘内側区画への張
力，2 つめは肘頭や滑車/肘頭窩の後内側といった肘関節後方区
画の骨構造への剪断力，そして 3 つめは橈骨頭や上腕骨小頭と
いった外側への圧迫力である．この外力の組み合せは投球競技
のスポーツ選手における肘関節外傷のもっとも一般的な受傷機
転であり，valgus extension overload syndrome（VEOS）と呼
ばれている（図 6-59）．

　MR 関節造影は推奨される検査であるが，MRI でも尺側側靱
帯の部分断裂と完全断裂を区別することは可能である（図 6-
60〜63；図 4-94 を参照）．サブライム結節にある尺側側副
靱帯前方成分の遠位停止部は，おおよそ肘の関節裂隙に位置す
る．しかし，この停止部が関節裂隙よりも 3 mm 遠位に存在す

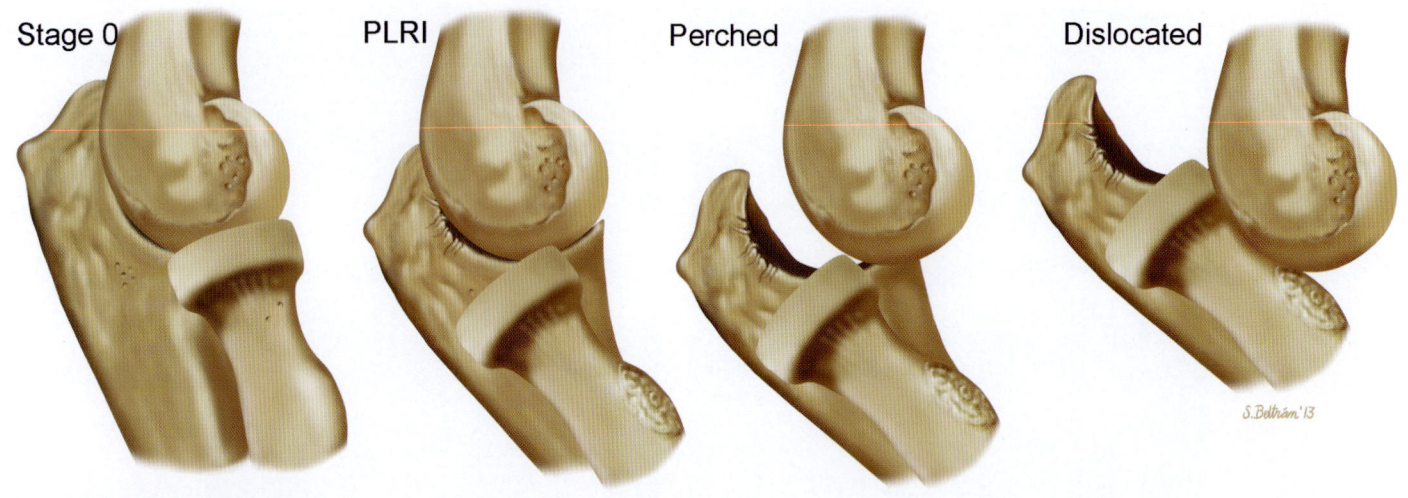

| Stage 0 | PLRI | Perched | Dislocated |

S.Beltrán'13

図 6-58　後外側回旋不安定性
図は肘不安定性の異なる段階を示している．Stage 0：肘関節は整復されている．PLRI：軸圧，前腕回外と外反力によって橈骨が亜脱臼する．
Perched：橈骨と尺骨が後方・外側へ亜脱臼する．Dislocated：橈骨と尺骨が後方・外側へ脱臼する．

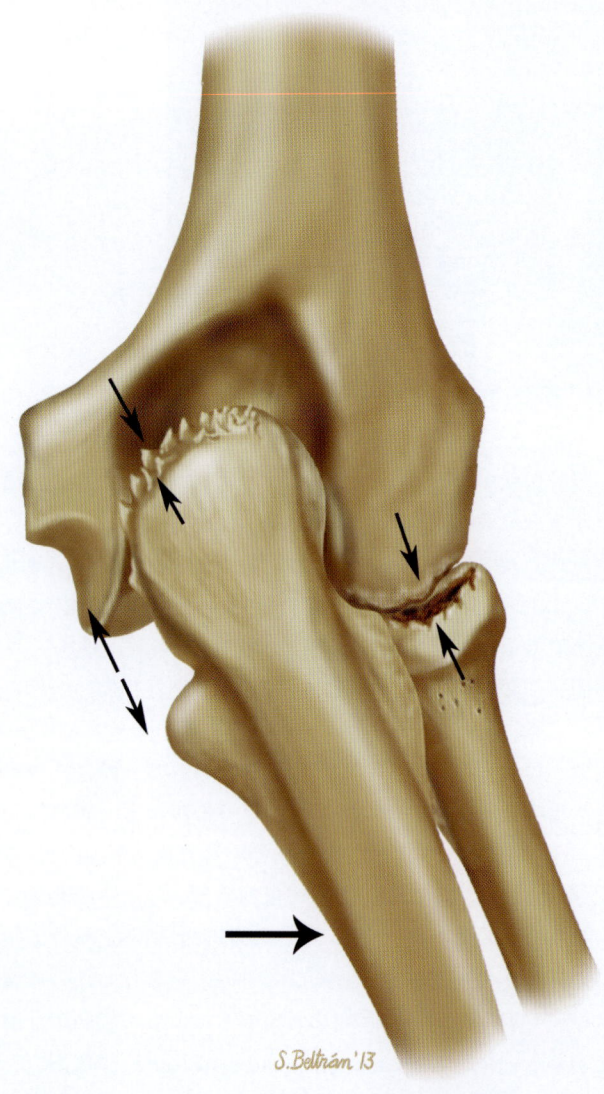

S.Beltrán'13

図 6-59　valgus extension overload syndrome
VEOS における種々の外力を図示する（→）．

ることもある．MRI で停止部が 3 mm よりも遠位に認められる際には，適切な臨床背景と合わせて靱帯下面の断裂を疑う．この場合，造影剤注入後の MR 関節造影では，造影剤が関節内からサブライム結節の尺側側副靱帯前方成分の下面を沿って広がる所見としてとらえられ，MR 冠状断面では T 型の特徴的な所見として得られるため "T sign" と呼ばれる（図 6-61）．サブライム結節での前方靱帯の裂離損傷も起こり，その場合，X 線正面像で裂離した骨片を認めることが典型的であり，MRI 冠状断面では尺側側副靱帯と連続した裂離骨片が描出される（図 6-62）．近年，De Smet らは野球の投手における尺側側副靱帯損傷の評価のため，外反ストレスを加えながらの動的な超音波検査を薦めている．これは肘の外反ストレスによって得られる関節裂隙の開大を計測することで，肘内側部の緩みや不安定を評価するといった独特な検査法である．

　プロ野球投手の尺側側副靱帯断裂に対する手術は Frank Jobe 博士によって最初に行われ，1974 年にこの手術（断裂した尺側側副靱帯を長掌筋腱移植で置換する）を受けた昔の大リーグ投手の名にちなんで Tommy John 手術と呼ばれている．これに続いた本手術の変法は尺側側副靱帯断裂に対する手術治療の長期成績を改善してきた．本法施行後の MRI では移植腱の良好な状態を確認することができる（図 6-64）．

■ 滑液包炎 ■

　肘領域には肘頭滑液包と二頭筋橈骨滑液包の 2 つの滑液包がある．肘頭滑液包は肘後面の皮膚と肘頭の間にあり，普通は十分な液体貯留がないため，MRI や超音波検査で描出されない．しかし，肘頭滑液包は関節リウマチや乾癬，痛風のような炎症性関節炎，外傷，感染を発症している患者では液体貯留によって膨張することがある（図 6-65）．

　二頭筋橈骨滑液包は上腕二頭筋腱停止部（橈骨粗面）と橈骨の間に位置する．二頭筋橈骨滑液包も炎症性関節炎，痛風，感染や外傷の症例では液体貯留によって膨張することがある．二頭筋橈骨滑液包が液体で膨らむと，MRI や超音波検査では上腕

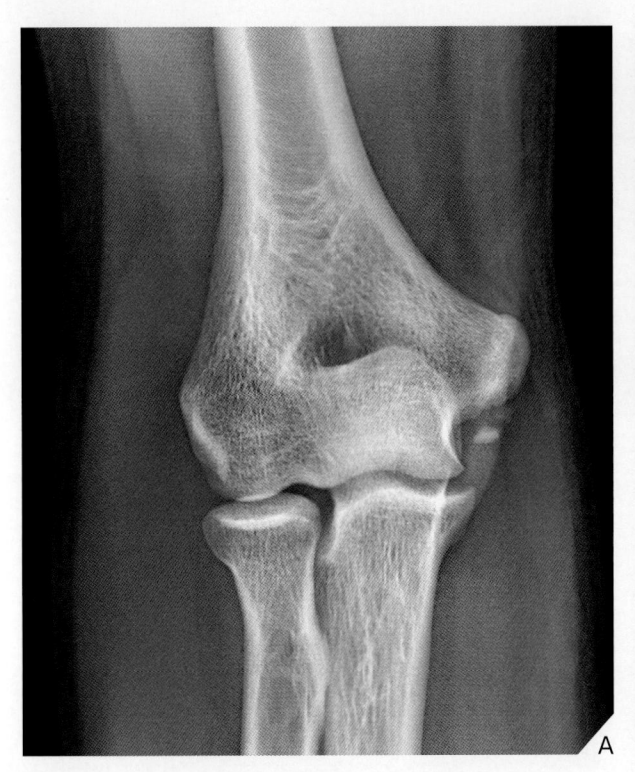

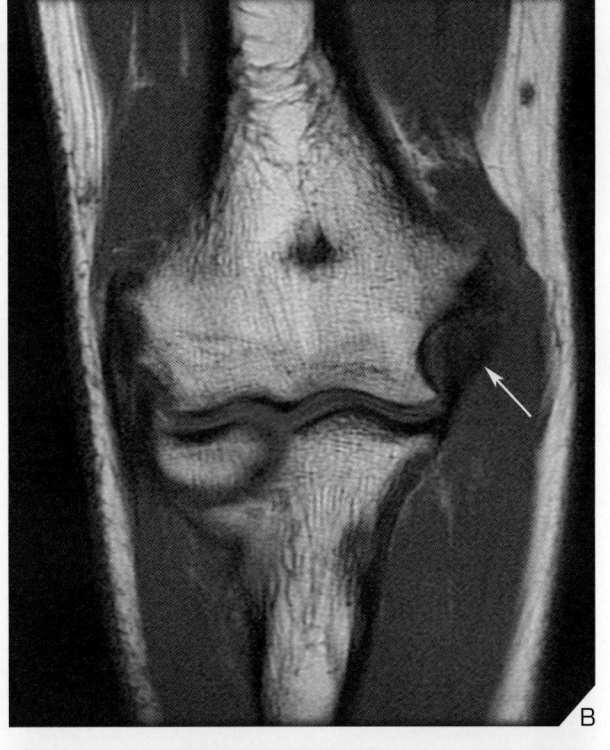

図 6-60　尺側側副靱帯部分断裂の MRI 所見

　15 歳男性，肘内側の疼痛を訴えていた．（A）右肘の X 線正面像で上腕骨内側上顆の裂離骨折が示されている．（B）プロトン密度強調冠状断像と（C）脂肪抑制 T2 強調冠状断像では尺側側副靱帯の部分断裂を合併した上腕骨内側上顆裂離骨折が描出されている（→）.

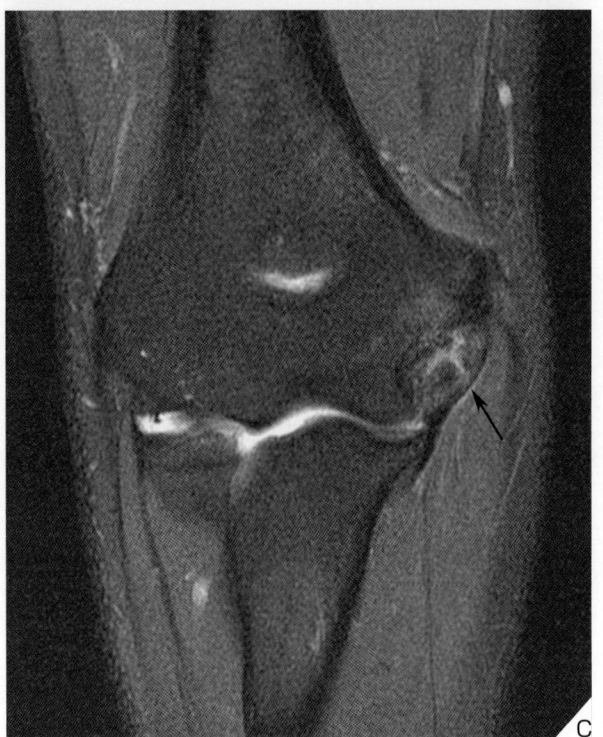

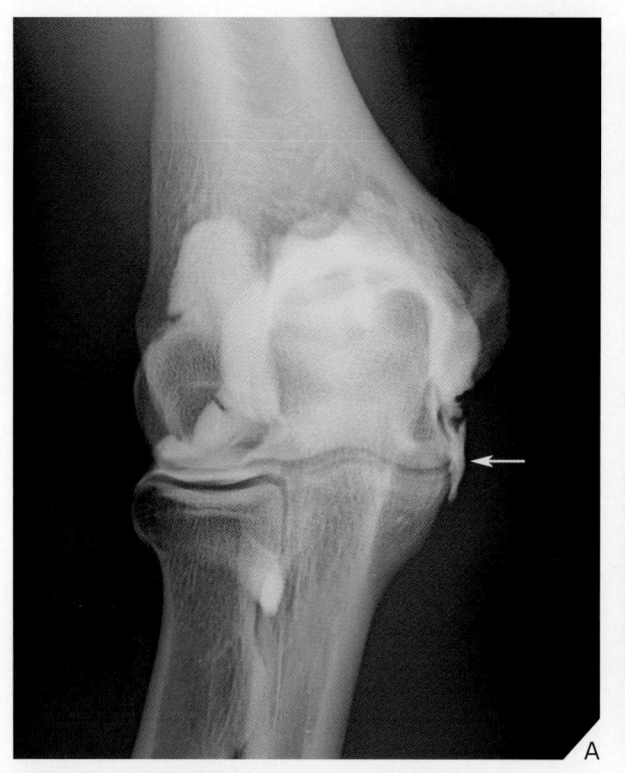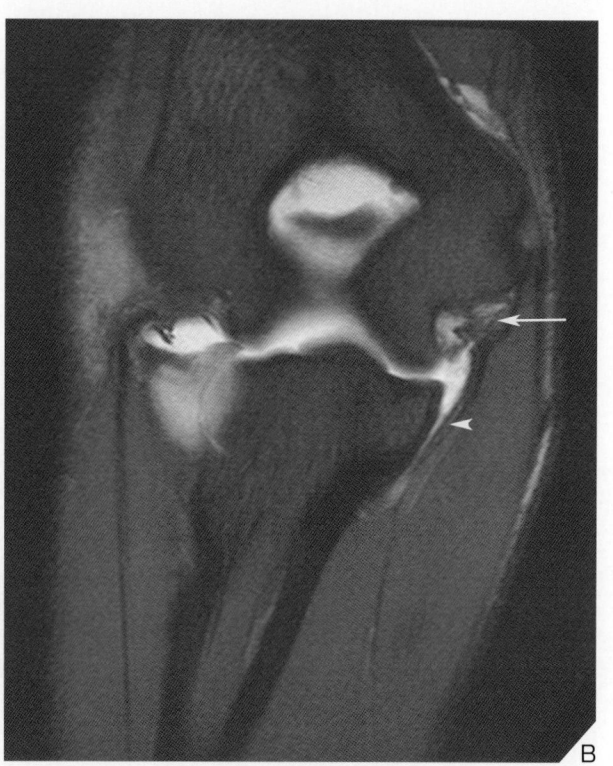

図 6-61　尺側側副靱帯完全断裂の MR 関節造影所見
　22 歳プロ野球投手，投球後から急に肘関節痛が生じた．（A）肘の関節造影では内側側副靱帯部への造影剤の漏出が認められる（→）．
（B）脂肪抑制 T1 強調像の MR 関節造影では，尺側側副靱帯近位部の断裂が描出されている（→）．また，尺側側副靱帯遠位部はサブ
ライム結節の停止部で部分的に裂離しており，いわゆる"T sign"を呈していることに注目する（▶）．

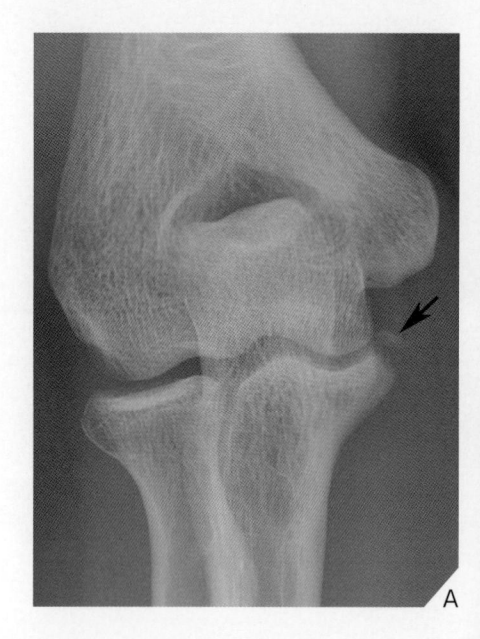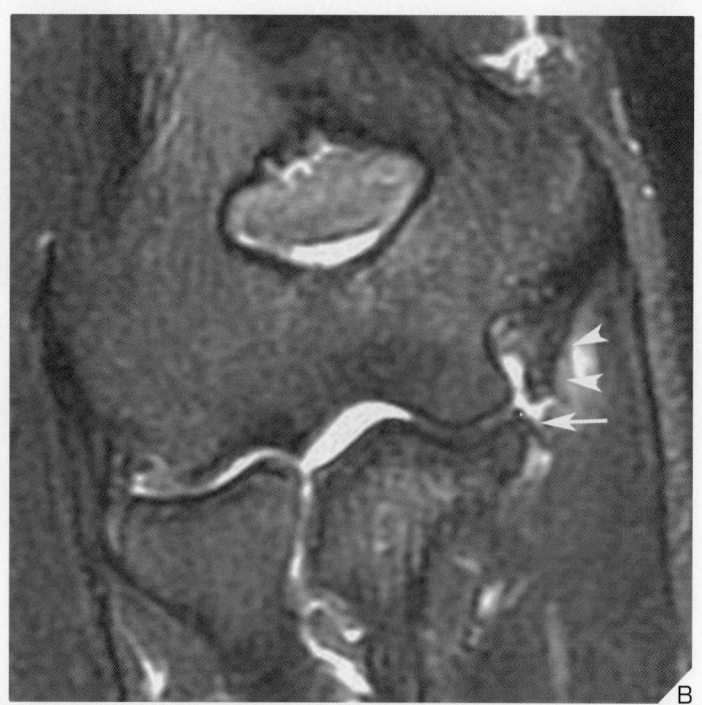

図 6-62　サブライム結節裂離骨折の MRI 所見
　（A）肘の X 線正面像では尺骨のサブライム結節の裂離骨折が示されている．（B）T2 強調冠状断像では，サブライム結節の
裂離骨折（→）に加えて，肥厚し，浮腫状に部分断裂した尺側側副靱帯が描出されている（▶）．

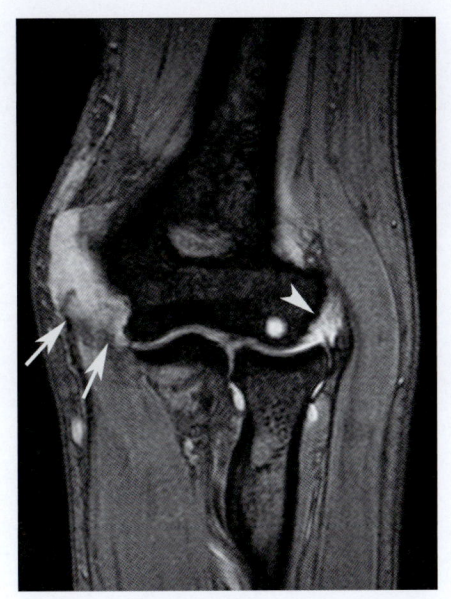

図 6-63　尺側側副靱帯と屈筋共通腱の完全断裂の MRI 所見

26 歳男性，肘脱臼を受傷し，整復後に MRI を施行した．グラディエントエコー法冠状断像では，浮腫と血腫を伴った尺側側副靱帯と屈筋共通腱の完全断裂を認める（→）．また，橈側側副靱帯の断裂と伸筋共通腱の部分断裂があることにも注目する（▶）．

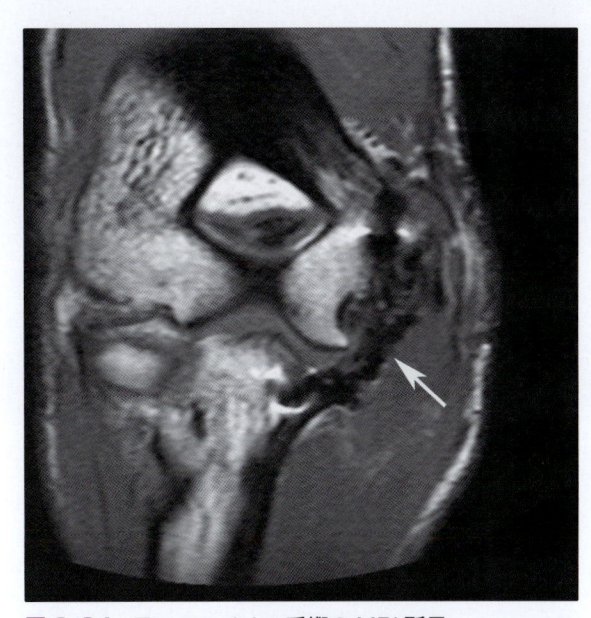

図 6-64　Tommy John 手術の MRI 所見

T1 強調冠状断像で尺側側副靱帯修復後の移植腱の良好な状態が描出されている（→）．

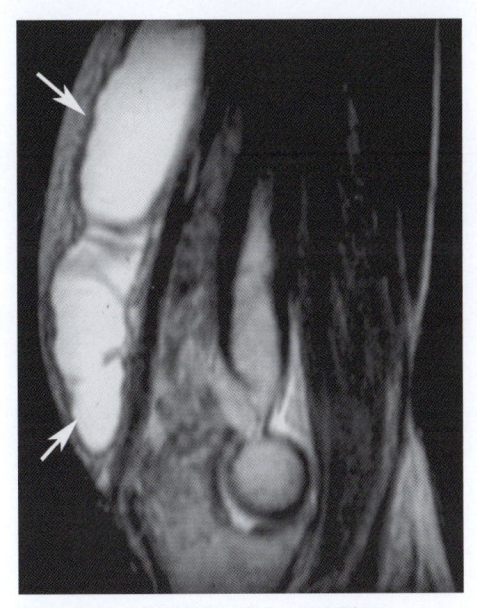

図 6-65　肘頭滑液包炎の MRI 所見

痛風の既往を有する患者の肘背面に著しく膨張した肘頭滑液包が T2 強調矢状断像で描出されている（→）．非常によく似た所見が外傷後の肘頭滑液包炎でみられることがある．

二頭筋腱停止部と隣接した洋梨型の液体貯留として描出される（図 6-66）．

e 肘の圧迫性および絞扼性神経障害

▌円回内筋症候群▐

円回内筋症候群は円回内筋と浅指屈筋の 2 頭間における正中

神経の静的または動的な圧迫ないし絞扼と関連している．正中神経の静的な圧迫は筋炎，線維性帯，血腫形成を伴う外傷や軟部組織腫瘍が原因となりうる．動的な圧迫は交互に前腕回内・外を繰り返すことで生じうる．ほかにまれな原因として延長した上腕二頭筋腱膜，Volkmann 拘縮や長時間の外的圧力（ハネムーン麻痺）による圧迫も含まれる．円回内筋症候群症例は第 1～3 指の運動障害と手掌の知覚異常を伴っている．

MRI において正常な正中神経は上腕動脈と円回内筋間に位置する低信号の構造物として描出される．また，脱神経による円回内筋の浮腫や萎縮がみられることもある（図 6-67）．回内位での肘 MRI 画像は肥大した円回内筋による神経圧迫が強調される．

▌回外筋症候群▐

橈骨神経管症候群または後骨間神経症候群としても知られている回外筋症候群は，橈骨神経深枝（後骨間神経）が回外筋の腱性アーチ（Frohse のアーケード）を通過する際に圧迫を受けて生じる．外傷，腫瘍，滑液包炎や囊胞がこの症候群の原因として，しばしば関与している．後骨間神経の動的圧迫は前腕が回内・伸展位，手関節屈曲の肢位で腕を酷使する動作で生じ，たとえばテニス選手，バイオリン奏者や指揮者で発生する．しばしば，この症候群は上腕骨外側上顆炎（テニス肘）と間違われ，ときに両方の症候群が一緒にみられることもある．

MRI T1 強調横断像で，通常，橈骨神経の浅枝と深枝は肘窩橈骨神経溝（上腕筋と腕橈骨筋間のスペース）のなかに認められる．MRI では後骨間神経を圧迫する軟部組織腫瘍だけでなく，脱神経初期では回外筋の浮腫，後期では萎縮が描出される（図 6-68）．

▌肘部管症候群▐

上腕骨遠位部における尺骨神経の圧迫は肘部管症候群として

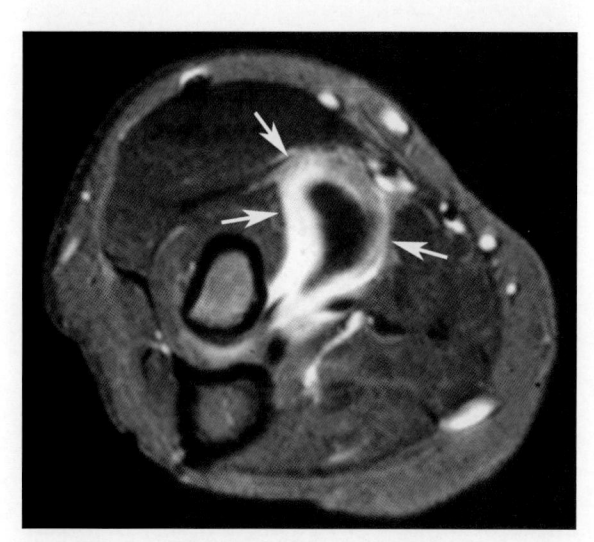

図 6-66　二頭筋橈骨滑液包炎の MRI 所見
　結核患者に施行したガドリニウム静注後の脂肪抑制 T1 強調横断像では，肘前方に二頭筋橈骨滑液包の膨張が描出されている（→）．滑膜の造影効果が非常に強いことに注目する．

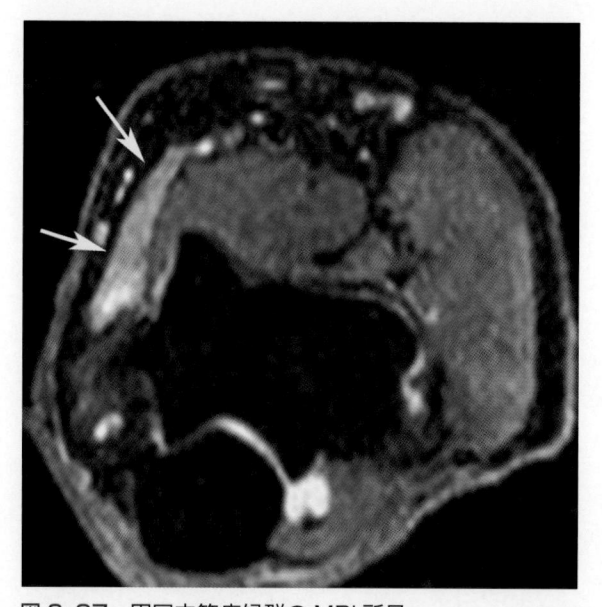

図 6-67　円回内筋症候群の MRI 所見
　STIR 横断像で，初期の脱神経を示唆する円回内筋の浮腫（→）が描出されている．

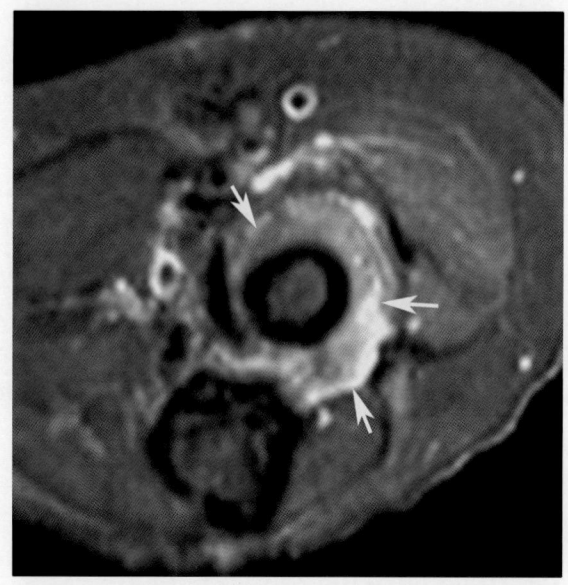

図 6-68　橈骨神経管症候群（後骨間神経症候群）の MRI 所見
　T2 強調横断像で回外筋の浮腫（→）が描出され，後骨間神経症候群の初期徴候の 1 つといえる．

知られ，おそらくもっとも頻度の高い肘の圧迫性および絞扼性神経障害（compressive and entrapment neuropathy：CEN）である．尺骨神経は肘関節に到達すると，上腕骨内側上顆の後方を通過する．ここでは内側側副靱帯後方線維と上腕骨遠位部の尺骨神経溝によって線維骨性管が形成されている．およそ 1 cm 遠位で尺骨神経は上腕骨および尺側手根屈筋の尺骨頭と上腕頭

（両頭は弓状靱帯と呼ばれる線維性帯でつながっている）で形成される第二の線維骨性管を通過する．尺骨神経の圧迫は，この近位および遠位のトンネルで発生しうる．ただし，この 2 つの部位での臨床像や原因は似ており，両者は一緒に論じられている．

　肘部管症候群のよくある原因には外傷，ガングリオン，外傷後外反肘，長時間にわたる腕屈曲位での外的圧迫（睡眠麻痺），繰り返される微小外傷（例：削岩機の使用）や炎症性関節炎が含まれる．弓状靱帯の肥厚は尺骨神経の動的な圧迫を引き起こしうる．肘部管症候群を引き起こす軟部組織腫瘤のなかでは，ガングリオンと脂肪腫がもっとも多い．弓状靱帯の断裂や弛緩，浅い上顆溝や内反肘と関連する尺骨神経の亜脱臼は摩擦性神経炎のため，同じような徴候や症状を生じる．無症候性の尺骨神経亜脱臼は健常者の 16％に認められる．ときに滑車上肘筋が肘部管症候群の原因になりうる（図 6-69，70）．

　MRI で正常の尺骨神経は T1 強調横断像でもっともよく描出され，肘部管内で脂肪に取り囲まれ，尺側反回動静脈を伴った丸い低信号構造としてみられる．内側上顆部における矢状断像でも尺骨神経は描出される．動的な圧迫や炎症は MRI で尺骨神経の肥厚や高信号として現れる．尺骨神経を圧迫する軟部組織腫瘤も MRI でよく描出することができる．肘での神経亜脱臼の検出は肘を屈曲して撮影した MRI が最適である．

　尺骨神経移行を含めた肘部管症候群の手術治療は保存的治療に反応しない患者に対して適応される場合がある．MRI は移行された尺骨神経，さらに移行後に肘部管症候群が再発した患者では移行した神経周囲に存在する過剰な瘢痕組織を描出する（図 6-71）．

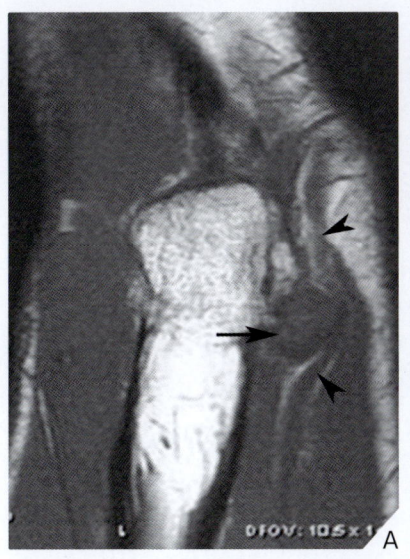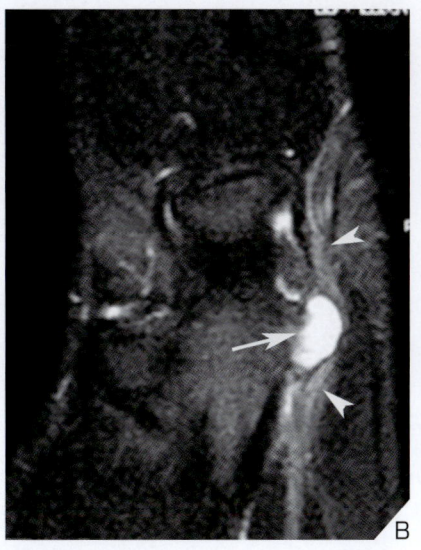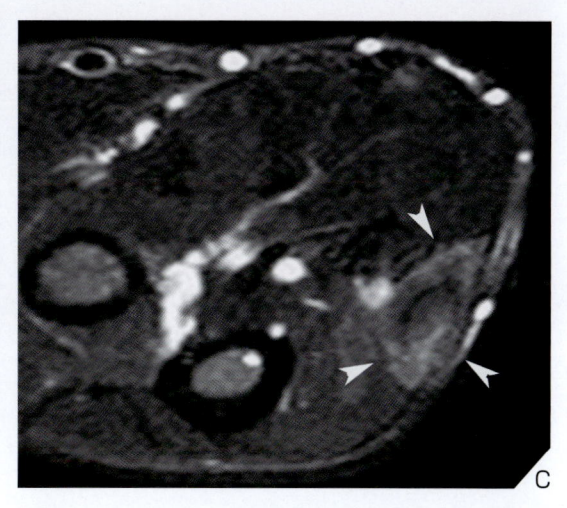

図 6-69　ガングリオンによる肘部管症候群の MRI 所見
（A）肘の T1 強調冠状断像において，肘部管入口部で尺骨神経（▶）の圧迫と転位をきたしている肘関節後方の液体貯留（→）が描出されている．（B）STIR 冠状断像では，囊胞の液体成分（→）と，転位して浮腫状になった尺骨神経（▶）が認められる．（C）T2 強調横断像は脱神経の初期徴候である尺側手根屈筋の浮腫（▶）を描出している．

図 6-70　滑車上肘筋による肘部管症候群の MRI 所見

（A）STIR 冠状断像において，肘部管入口部の近位で尺骨神経（▶）が肥厚し，高信号になっていることがわかり，尺骨神経炎として矛盾しない．（B）肘内側の STIR 矢状断像では肥厚し，高信号となった尺骨神経が描出されている（▶）．尺骨神経の背側にある軟部組織腫瘤は滑車上肘筋を表している（→）．

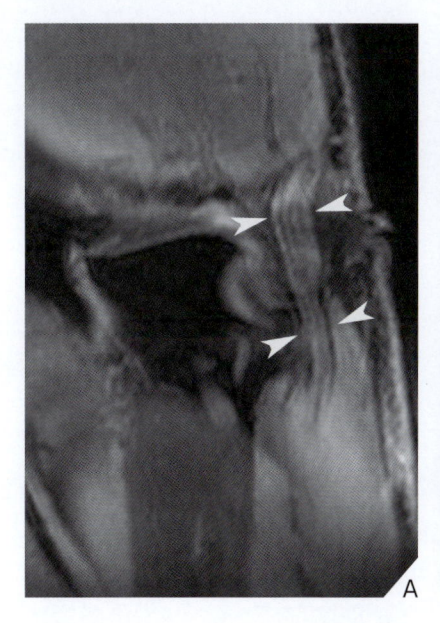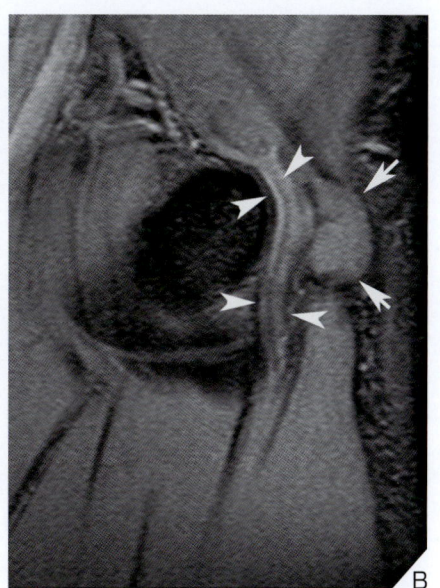

図 6-71　不成功であった尺骨神経移行の MRI 所見
神経移行術後に肘部管症候群の症状が再発した患者のグラディエントエコー法横断像では，前方に移行され肥厚した尺骨神経（→）とそれを取り囲む瘢痕組織（▶）が描出されている．

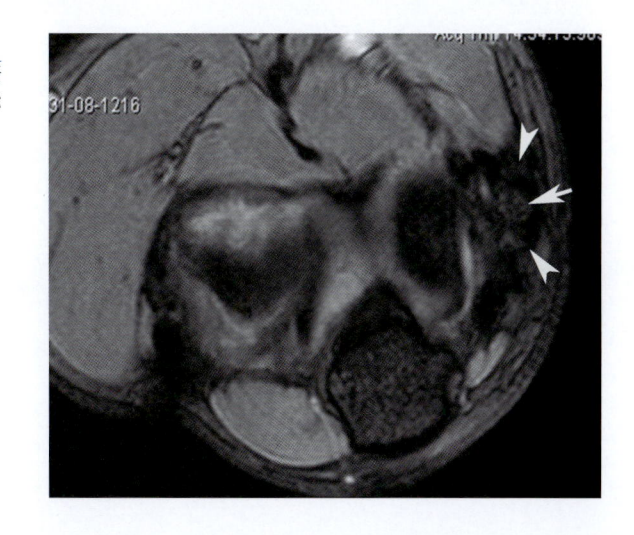

覚えておくべきポイント

❶ 肘の正面像では
- 上腕と前腕との間で，正常では外反 15° の carrying angle がある．
- 小児では肘関節部に 6 個の二次骨端核が認められ，それらが出現する年齢は，上腕骨小頭：1 歳，橈骨頭：3 歳，内側上顆：5 歳，滑車：7 歳，肘頭：9 歳，外側上顆：11 歳である．"CRITOE" といった短い語句は出現する順番を覚える助けになる．

❷ 肘の側面像では
- 上腕骨遠位部における角度を持った外観（ホッケースティック状）に注意する．この角度は約 140° であり，顆上骨折で減少する．
- 橈骨近位の長軸や上腕骨前面の骨皮質の線との関係から，上腕骨小頭の位置を評価する．
- fat-pad sign の有無に注意し，肘の外傷患者でこの徴候が陽性であれば，必ず骨折を考慮すべきである．

❸ radial head-capitellum 撮影は肘の外傷の評価にとって非常に有用であり，日常的な検査の 1 つとして撮影すべきである．

❹ 関節造影後の断層撮影（arthrotomography）は，肘の外傷において症例を選び用いられてきた効果的な方法である．この方法では以下のことを見い出すことができる．
- 軽微な軟骨あるいは骨軟骨骨折
- 離断性骨軟骨炎
- 滑膜または関節包の異常
- 関節内の骨軟骨遊離体

❺ 肘の MR 関節造影は滑膜の異常，関節包や靱帯の健全性の評価，そして関節内遊離体の検出に役立つ．

❻ 上腕骨遠位部の顆上骨折（通常の伸展型）は，小児で非常によくみられる．側面像で上腕骨遠位部のホッケースティック状の外観が失われていれば診断的意義がある．側面像であいまいな場合は，対側（健側）の肘の X 線写真を比較のために撮影する．

❼ 橈骨頭骨折は成人でよくみられる．以下のことをよく知ることが重要である：
- 骨折型
- 骨折線の拡がり
- 関節面の転位の程度
  この情報によって，保存的に治療にするか手術的に治療

にするかを決定する．

❽ 通常，鉤状突起骨折は潜在性で，肘関節の後方脱臼に合併することが多い．見逃した場合には癒合しない可能性があり，肘関節の反復性亜脱臼あるいは脱臼にいたることがある．radial head-capitellum 撮影は鉤状突起骨折を描出するには最適である．

❾ 肘頭骨折は側面像でもっともよく示される．滑車切痕の関節面に対する骨折線の入り方によって 3 つの型に分類される．

❿ 離断性骨軟骨炎に対する整形外科的な治療では，上腕骨小頭における関節軟骨の状態把握や骨軟骨体の安定性を知ることが必要である．この点に関しては，MRI または MR 関節造影などは選択すべき検査法となる．

⓫ あらゆる尺骨骨折の症例で，橈骨頭脱臼が合併していないかを検索する．逆に，橈骨頭脱臼の症例では尺骨骨折の有無を検索する（Monteggia 脱臼骨折）．成人ではこのような見逃されやすい外傷を描出するためには適切な X 線像を撮影することが必要であり，1 つは肘関節を中心とした，もう 1 つは前腕を中心とした別々の X 線写真を 2 方向撮影する．小児の場合は，肘関節と前腕部全体を含んだ 1 枚の X 線写真で十分である．

⓬ Essex-Lopresti 脱臼骨折は複雑・不安定な外傷で，橈骨頭と頚部の粉砕骨折，前腕骨間膜断裂と遠位橈尺関節脱臼から構成される．

⓭ 上腕骨外側上顆炎（テニス肘）は MRI でもっとも効果的に診断される．外側上顆からの短橈側手根伸筋腱の裂離や骨髄浮腫の合併を認めることがある．

⓮ 肘の後外側回旋不安定症は外側側副靱帯複合体の損傷に起因する．

⓯ valgus extension overload syndrome（VEOS）は投球競技者における肘外傷の発生機序としてもっとも多く，MRI で正確に診断できる．

⓰ 屈筋共通腱が起始する上腕骨内側上顆を侵す上腕骨内側上顆炎（ゴルフ肘）は，障害された共通腱の肥厚や信号増加，完全断裂では線維の連続性途絶が MRI でみられる．

⓱ 橈骨粗面付着部における上腕二頭筋腱の停止部断裂はまれな外傷であり，MRI 矢状断像や横断像でもっとも効果的に描出される．

⓲ 肘の圧迫性および絞扼性神経障害（CEN）は円回内筋症候群，回外筋症候群と肘部管症候群を含む．これらはすべて MRI で特徴的な所見を有している．

引用文献・参考図書

1. Anderson SE, Otsuka N, Steinbach LS. MR imaging of pediatric elbow trauma. *Semin Musculoskeletal Radiol* 1998; 2: 185-198.
2. Awaya H, Schweitzer ME, Feng SA, et al. Elbow synovial fold syndrome: MR imaging findings. *Am J Roentgenol* 2001; 177: 1377-1381.
3. Bado JL. *The Monteggia lesion*. Springfield, IL: CC Thomas; 1962.
4. Beltran J, Rosenberg ZS. MR imaging of pediatric elbow fractures. *MRI Clin North Am* 1997; 5: 567-578.
5. Berquist T. Elbow and forearm. In: Berquist T, ed. *MRI of the musculoskeletal system*, 3rd ed. Philadelphia: Lippincott-Raven Publishers; 1996: 609-672.
6. Bledsoe RC, Izenstark JL. Displacement of fat pads in disease and injury of the elbow: a new radiographic sign. *Radiology* 1959; 73: 717-724.
7. Bohrer SP. The fat pad sign following elbow trauma: its usefulness and reliability in suspecting "invisible" fractures. *Clin Radiol* 1970; 21: 90-94.
8. Boyd H, McLeod A. Tennis elbow. *J Bone Joint Surg [Am]* 1973; 55-A: 1183-1187.
9. Brodeur AE, Silberstein MJ, Graviss ER. *Radiology of the pediatric elbow*. Boston: Hall Medical; 1981.
10. Bunnell DH, Fisher DA, Bassett LW, Gold RH, Ellman H. Elbow joint: normal anatomy on MR images. *Radiology* 1987; 165: 527-531.
11. Carrino JA, Morrison WB, Zou KH, Steffen RT, Snearly WN, Murray PM. Non-contrast MR imaging and MR arthrography of the ulnar collateral ligament of the elbow: prospective evaluation of two-dimensional pulse sequences for detection of complete tears. *Skeletal Radiol* 2001; 30: 625-632.
12. Coel M, Yamada CY, Ko J. MR imaging of patients with lateral epicondylitis of the elbow (tennis elbow) : importance of increased signal of the anconeus muscle. *Am J Roentgenol* 1993; 161: 1019-1021.
13. Colton CL. Fractures of the olecranon in adults: classification and management. *Injury* 1973; 5: 121-129.
14. Cotten A, Boutin RD, Resnick D. Normal anatomy of the elbow on conventional MR imaging and MR arthrography. *Semin Musculoskeletal Radiol* 1998; 2: 133-140.
15. Daniels DL, Mallisee TA, Erickson SJ, Boynton MD, Carrera GF. Radiologic-anatomic correlations. The elbow joint: osseous and ligamentous structures. *Radiographics* 1998; 18: 229-236.
16. De Smet AA, Winter TC, Best TM, Bernhardt DT. Dynamic sonography with valgus stress to assess elbow ulnar collateral ligament injury in baseball pitchers. *Skeletal Radiol* 2002; 31: 671-676.
17. Deutsch AL, Mink JH, eds. *MRI of the musculoskeletal system: a teaching file*, 2nd ed. Philadelphia: Lippincott-Raven Publishers; 1997.
18. Eto RT, Anderson PW, Harley JD. Elbow arthrography with the application of tomography. *Radiology* 1975; 115: 283-288.
19. Falchook FS, Zlatkin MB, Erbacher GE, Moulton JS, Bisset GS, Murphy BJ. Rupture of the distal biceps tendon: evaluation with MR imaging. *Radiology* 1994; 190: 659-663.
20. Fowles JV, Sliman N, Kassab MT. The Monteggia lesion in children. Fracture of the ulna and dislocation of the radial head. *J Bone Joint Surg [Am]* 1983; 65A: 1276-1282.
21. Franklin PD, Dunlop RW, Whitelaw G, Jacques E Jr, Blickman JG, Shapiro JH. Computed tomography of the normal and traumatized elbow. *J Comput Assist Tomogr* 1988; 12: 817-823.
22. Fritz RC. Magnetic resonance imaging of the elbow. *Semin Roentgenol* 1995; 30: 241-264.
23. Fritz RC. The elbow. In: Deutsch AL, Mink JH, eds. *MRI of the musculoskeletal system. A teaching file*, 2nd ed. Philadelphia: Lippincott-Raven Publishers; 1997: 77-148.
24. Fritz RC, Steinbach LS, Tirman PF, Martinez S. MR imaging of the elbow: an update. *Radiol Clin North Am* 1997; 35: 117-144.
25. Gaary E, Potter HG, Altchek DW. Medial elbow pain in the throwing athlete: MR imaging evaluation. *Am J Roentgenol* 1997; 168: 795-800.
26. Greenspan A, Norman A. Radial head-capitellum view in elbow trauma. Letter to the editor. *Am J Roentgenol* 1983; 140: 1273-1275.
27. Greenspan A, Norman A. The radial head-capitellum view: useful technique in elbow trauma. *Am J Roentgenol* 1982; 138: 1186-1188.
28. Greenspan A, Norman A, Rosen H. Radial head-capitellum view in elbow trauma: clinical application and radiographic-anatomic correlation. *Am J Roentgenol* 1984; 143: 355-359.
29. Holtz P, Erickson SJ, Holmquist K. MR imaging of the elbow: technical considerations. *Semin Musculoskeletal Radiol* 1998; 2: 121-131.
30. Horne JG, Tanzer TL. Olecranon fractures: a review of 100 cases. *J Trauma* 1981; 21: 469-472.
31. Janarv PM, Hesser U, Hirsch G. Osteochondral lesions in the radiocapitellar joint in the skeletally immature: radiographic, MRI, and arthroscopic findings in 13 consecutive cases. *J Pediatr Orthop* 1997; 17: 311-314.
32. Jobe FW, Stark H, Lombardo SJ. Reconstruction of the ulnar collateral ligament in athletes. *J Bone Joint Surg Am* 1986; 68: 1158-1163.
33. Kijowski R, Tuite M, Sanford M. Magnetic resonance of the elbow. Part Ⅰ : Normal anatomy, imaging technique, and osseous abnormalities. *Skeletal Radiol* 2004; 33: 685-697.
34. Kijowski R, Tuite M, Sanford M. Magnetic resonance of the elbow. Part Ⅱ : Abnormalities of the ligaments, tendons, and nerves. *Skeletal Radiol* 2005; 34: 1-18.
35. Mirowitz SA, London SL. Ulnar collateral ligament injury in baseball pitchers: MR imaging evaluation. *Radiology* 1992; 185: 573-576.
36. Morrey BF. Anatomy of the elbow joint. In: Morrey BF, ed. *The elbow and its disorders*, 2nd ed. Philadelphia: WB Saunders; 1993: 16-52.
37. Müller ME, Allgower M, Schneider R, Willenegger H. *Manual of internal fixation, techniques recommended by the AO Group*, 2nd ed. Berlin, Germany: Springer-Verlag; 1979.
38. Murphy BJ. MR imaging of the elbow. *Radiology* 1992; 184: 525-529.
39. Murphy WA, Siegel MJ. Elbow fat pads with new signs and extended differential diagnosis. *Radiology* 1977; 124: 659-665.
40. Nelson SW. Some important diagnostic and technical fundamentals in the radiology of trauma, with particular emphasis on skeletal trauma. *Radiol Clin North Am* 1966; 4: 241-259.
41. Norell HG. Roentgenologic visualization of the extracapsular fat. Its importance in the diagnosis of traumatic injuries to the elbow. *Acta Radiol* 1954; 42: 205-210.
42. Peiss J, Adam G, Cassser R, Vohann R, Gunther RW. Gadopentetate-dimeglumine-enhanced MR imaging of osteonecrosis and osteochondritis dissecans of the elbow: initial experience. *Skeletal Radiol* 1995; 24: 17-20.
43. Poltawski L, Ali S, Jayaram V, et al. Reliability of sonographic assessment of tendinopathy in tennis elbow. *Skeletal Radiol* 2012; 41: 83-89.
44. Potter HGH, Weiland AJA, Schatz JAJ, et al. Posterolateral rotatory instability of the elbow: usefulness of MR imaging in diagnosis. *Radiology* 1997; 204: 185-189.
45. Reckling FW, Peltier LF. Riccardo Galeazzi and Galeazzi's fracture. *Surgery* 1965; 58: 453-459.
46. Rogers LF. Fractures and dislocations of the elbow. *Semin Roentgenol* 1978; 13: 97-107.
47. Rogers LF, Malave S Jr, White H, Tachdjian MO. Plastic bowing, torus and greenstick supracondylar fractures of the humerus: radiographic clues to obscure fractures of the elbow in children. *Radiology* 1978; 128: 145-150.
48. Rosenberg ZS, Beltran J, Cheung Y, Broker M. MR imaging of the elbow: normal variant and potential diagnostic pitfalls of the trochlear groove and cubital tunnel. *Am J Roentgenol* 1995; 164: 415-418.
49. Rosenberg ZS, Beltran J, Cheung YY, et al. The elbow: MR features of nerve disorders. *Radiology* 1993; 188: 235-240.
50. Rosenberg ZS, Bencardino J, Beltran J. MRI of normal variants and interpretation pitfalls of the elbow. *Semin Musculoskeletal Radiol* 1998; 2: 141-153.
51. Sanchez-Sotelo J, Morrey BF, O'Driscoll SW. Ligamentous repair and reconstruction for posterolateral rotatory instability of the elbow. *J Bone Joint Surg Br* 2005; 87: 54-61.
52. Schwartz ML, Al-Zahrani S, Morwessel RM, Andrews JR. Ulnar collateral ligament injury in the throwing athlete: evaluation with saline-enhanced MR arthrography. *Radiology* 1995; 197: 297-299.
53. Sharma SC, Singh R, Goel T, Singh H. Missed diagnosis of triceps tendon rupture: a case report and review of literature. *J Orthop Surg* 2005; 13: 307-309.
54. Singson RD, Feldman F, Rosenberg ZS. Elbow joint: assessment with double-contrast CT arthrography. *Radiology* 1986; 160: 167-173.
55. Smith FM. Children's elbow injuries: fractures and dislocations. *Clin Orthop* 1967; 50: 7-30.
56. Sonin AH, Tutton SM, Fitzgerald SW, Peduto AJ. MR imaging of the adult elbow. *Radiographics* 1996; 16: 1323-1336.
57. Steinbach LS, Palmer WE, Schweitzer ME. Special focus session. MR arthrography. *Radiographics* 2002; 22: 1223-1246.
58. Steinbach LS, Schwartz ML. Elbow arthrography. *Radiol Clin North Am* 1998; 36: 635-649.
59. Stoller DW. The elbow. In: Stoller DW, ed. *Magnetic resonance imaging in orthopedics and sports medicine*. Philadelphia: JB Lippincott; 1993: 633-682.
60. Stoller DW, Genant HK. The joints. In: Moss AA, Gamsu G, Genant HK, eds. *Computed tomography of the body with magnetic resonance imaging*, 2nd ed. Philadelphia: WB Saunders; 1992: 435-475.
61. Takahara M, Ogino T, Takagi M, Tsuchida H, Orui H, Nambu T. Natural progression of osteochondritis dissecans of the humeral capitellum: initial observations. *Radiology* 2000; 216: 207-212.
62. Tehranzadeh J, Kerr R, Amster J. Magnetic resonance imaging of tendon and ligament abnormalities. Part 1. Spine and upper extremities. *Skeletal Radiol* 1992; 21: 1-9.
63. Timmerman LAL, Andrews JRJ. Histology and arthroscopic anatomy of the ulnar collateral ligament of the elbow. *Am J Sports Med* 1994; 22: 667-673.
64. Weston WJ. Elbow arthrography. In: Dalinka MK, ed. *Arthrography*. New York: Springer-Verlag; 1980.

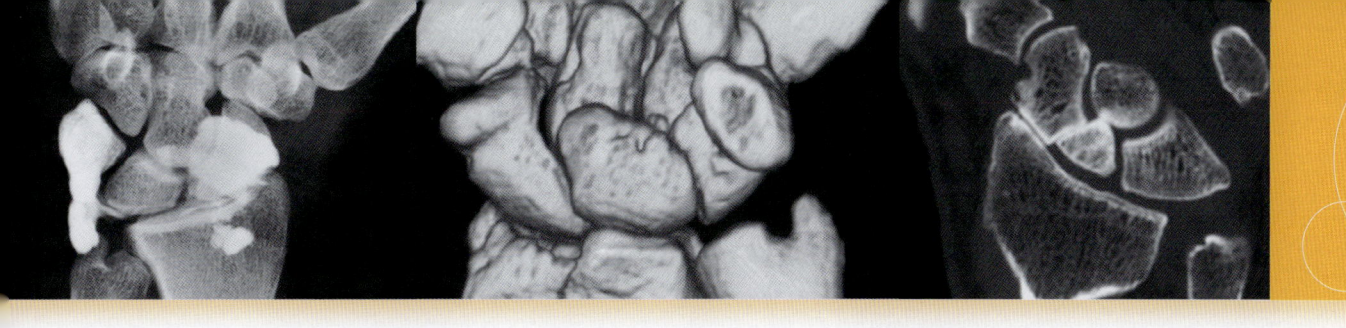

7 上肢Ⅲ：前腕遠位部, 手関節と手

A 前腕遠位部

前腕遠位部損傷の大部分（90％の症例）は手の過伸展位での転倒が原因であり，すべての年齢でみられるが，高齢者にもっとも多い．頻繁にみられる損傷は橈骨あるいは尺骨の遠位部の骨折で，遠位橈尺関節や橈骨手根関節の脱臼を伴うことも多い．病歴の聴取と診察によって損傷型についての重要な情報を得ることはできるが，正確な部位と範囲の決定にはX線撮影が不可欠である．いくつかの骨折型では，適切なX線像によって初めて正確な診断が得られる．

1．解剖学的・X線学的考察

背掌（正面）撮影と側面撮影で得られたX線像により通常前腕遠位部の大部分の損傷を十分に診断できる（図7-1, 2）．これらの各撮影で橈骨と尺骨の正常な解剖学的関係を認識することが，外傷の正確な評価にとって重要である．

前腕遠位部の正面像によって，橈骨や尺骨の長さについて"尺骨変異（ulnar variance）または Hulten variance"として知られているような解剖学的変異がわかる．原則として，橈骨茎状突起は尺骨の遠位関節面から9〜12 mmの位置にある．一方，月状骨と関節面をなす部位において，橈骨と尺骨の関節表面が同じレベルにあるものは尺骨ゼロ変異（neutral ulnar variance）となる（図7-3）．ときに，尺骨がより近位部に突出していれば尺骨マイナス変異，より遠位部に突出していれば尺骨プラス変異となる（図7-4）．手関節の肢位は尺骨変異を決定する重要な因子である．一般的に受け入れられている標準撮影肢位は肩外転90°，肘屈曲90°，前腕中間位で手関節を撮影台に対して水平に置いて撮影された正面像となる．正面像より radial angle（別名，橈骨関節表面の ulnar slant とも呼ばれる）として知られる橈骨の重要な解剖学的特徴がわかる．正常値は15〜25°である（図7-5）．

前腕遠位部の側面像では，もう1つの重要な特徴，すなわち橈骨関節面の volar tilt がある（さまざまな呼び方があり，dorsal angle, palmar facing あるいは palmar inclination として知られている）．正常値は10〜25°である（図7-6）．

これら正面像，側面像の計測方法は，橈骨遠位部の骨折後の骨片の転位や位置を評価するとき，整形外科医にとって重要である．また，この計測法は整形外科医が骨折を非観血的に整復するか，観血的に整復するかを決定する際や，術後の追跡調査などにも有用である．

通常，前腕遠位部と手関節部の外傷の程度の評価に，補助的な撮影法が必要とされる．関節造影検査（図7-7）は三角線維軟骨複合体（triangular fibrocartilage complex：TFCC）の損傷が疑われる症例においては必要であろう．この TFCC は三角線維軟骨（関節円板），半月板類似体，背側・掌側橈尺靱帯，そして尺側側副靱帯からなる（図7-8）．橈骨手根関節腔に造影剤が注入されても，正常では遠位橈尺関節部（区画）との交通はないので，この部位に造影剤が漏出する場合，三角線維軟骨の断裂を示唆する（図7-30 を参照）．少数例においては，正常な解剖学的変異によって，橈骨手根関節腔と遠位橈尺区画との間に交通があり，偽陽性となることもある．現在，CT と MRI は前腕遠位部，手関節と手における損傷の評価にとって重要な役割を担っている．

前腕遠位部の外傷を評価するのに使用される標準的X線撮影法と補助的撮影法についてまとめた（表7-1, 2）．

2．前腕遠位部の損傷

a 橈骨遠位端骨折

■ Colles 骨折 ■

日常もっともよく遭遇する前腕遠位部での損傷であり，通常手関節背屈位，前腕回内位で腕を伸ばした状態で転倒して生じ

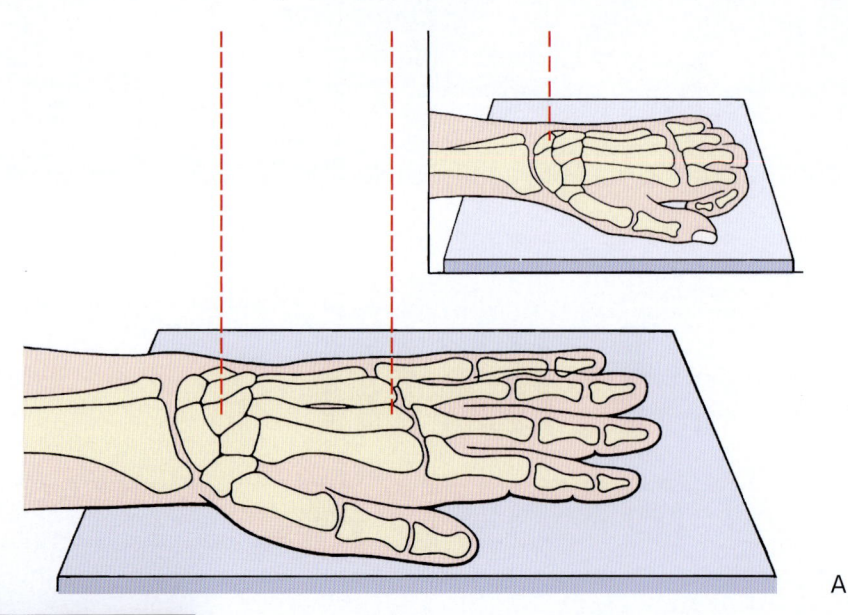

7

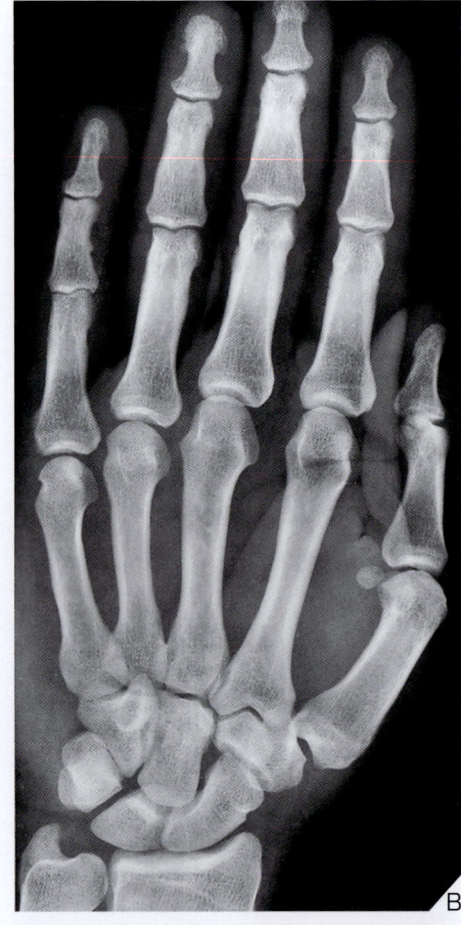

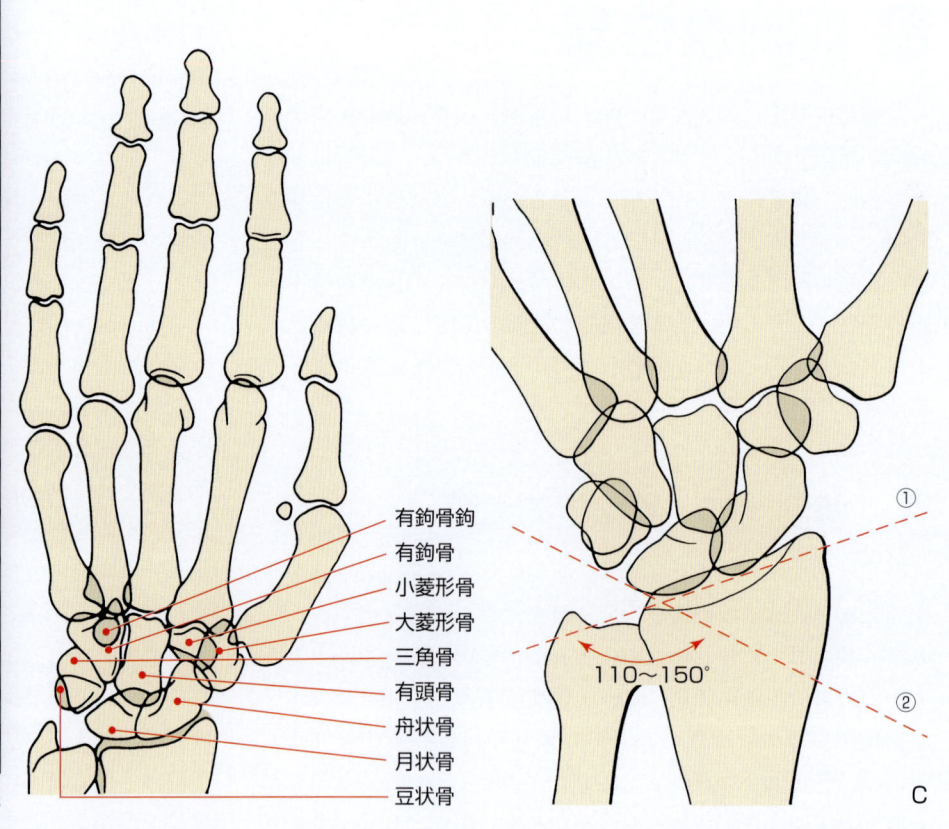

有鉤骨鉤
有鉤骨
小菱形骨
大菱形骨
三角骨
有頭骨
舟状骨
月状骨
豆状骨

110〜150°

①
②

図 7-1 前腕遠位部，手関節と手の正面撮影

分類のために，前腕遠位部，手関節部，手部に分けて外傷の状態を区別した．しかしながら，X 線透視画像からみて，手関節部（すなわち前腕遠位部や手根骨）や手部の正面像および側面像に関して，上肢の位置は本質的に同じである．

（A）手関節部や手部の正面撮影は，患者を X 線撮影台の上で十分その腕を伸展させておく．前腕遠位 1/3 から指尖部まで，上肢を回内位でフィルムカセット上に置く．手関節部あるいは手部のいずれが評価の焦点であっても，通常，手は平らに手掌を下にして拡げ，指を軽く伸ばす．しかしながら，X 線が中心照射されるポイントは一様でない．手関節部では，手根骨が中心となるように向ける．手部では第 3 中手骨頭が中心となるようにする．さらに手関節部がよく描出されるには，患者の指を少し屈曲させて手根骨がフィルムカセットに平行となるようにする（挿入図）．

（B）この撮影による X 線像では，橈骨や尺骨遠位部は，手根骨や中手骨，そして指骨と同様によく描出される．しかし，母指は斜位像となり，第 2〜第 5 中手骨底部は部分的に重なる．手関節では豆状骨と三角骨が重なり，同様に大菱形骨と小菱形骨も重なる．

（C）この撮影では，手根骨角が計測できる．それは 2 つの線によって決定される角度である．第 1 は舟状骨と月状骨の近位端を結んだ線（①），第 2 は三角骨と月状骨の近位端を結んだ線（②）．この角度は，正常で 110〜150°の間であり，年齢，性別，人種によって偏差がある．

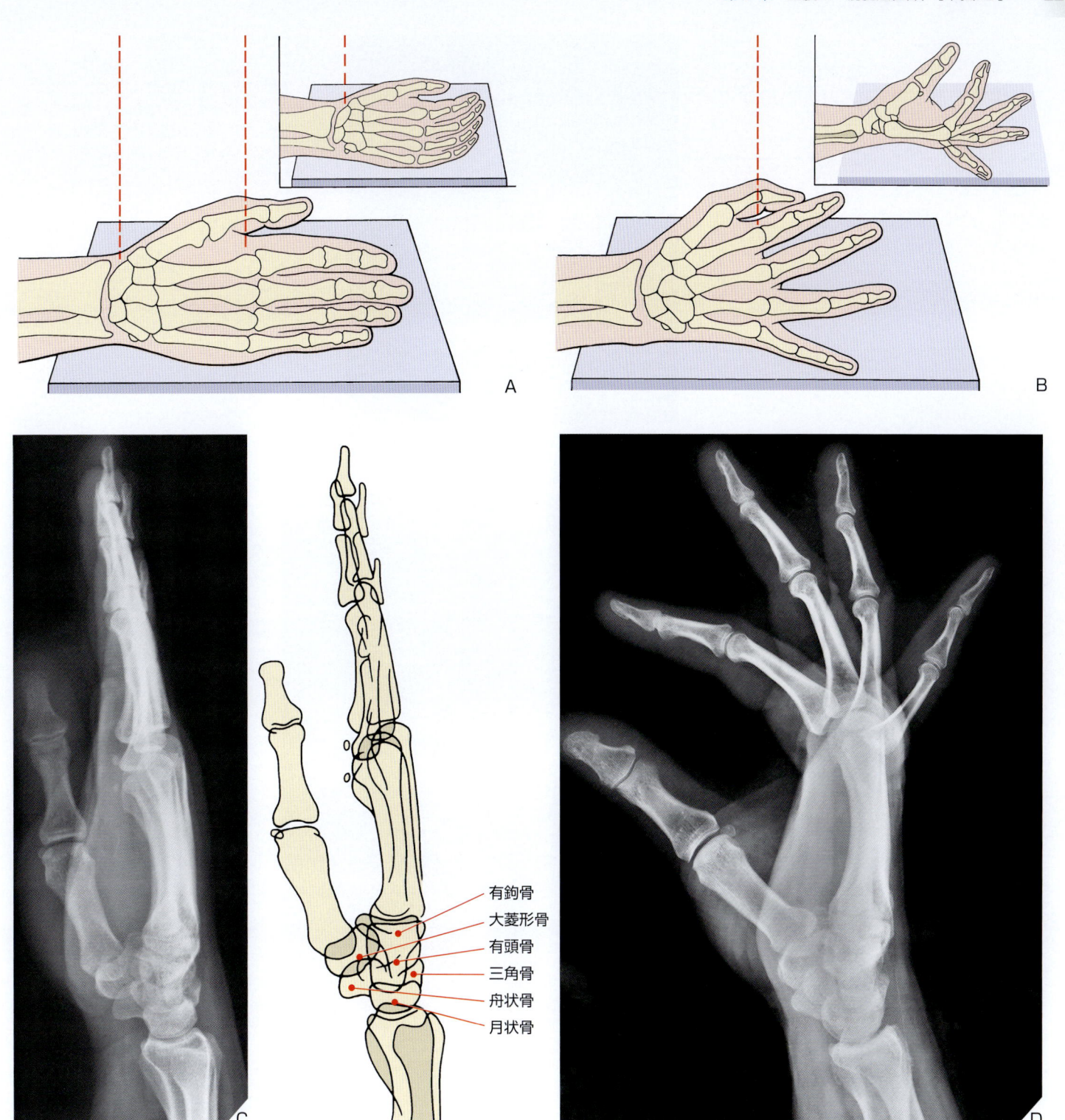

有鉤骨
大菱形骨
有頭骨
三角骨
舟状骨
月状骨

図 7-2　手関節と手の側面撮影
（A）手関節部や手部の側面撮影では，患者の腕を尺側を下にして，十分伸展させておく．指は母指を指のやや前面に出して十分伸展させるか，むしろ少し屈曲位とする（挿入図）．手関節部を評価するためにはＸ線照射の中心は手根骨の中心に向ける．一方，手部を評価するには第 2 中手骨頭に向ける．（B）この撮影ではＸ線像上（C），橈骨遠位部と尺骨遠位部は重なるが，有頭骨，月状骨，橈骨の縦軸方向の関係は十分に評価できる（図 7-84 を参照）．中手骨と指骨もまた重なるが，これらの骨折の背側または掌側転位は容易に見つけることができる（図 4-1 を参照）．母指は真の正面像として描出される．側面像でもっともよく指を描出する方法は，フィルムカセット上に小指の尺側を置いて，扇状に指を拡げて撮影する方法である．Ｘ線照射の中心は中手骨頭に向ける．（D）この撮影においては，標準的な側面像でみられる指骨の重複が除去できる．指節間関節は容易に評価することができる．

7

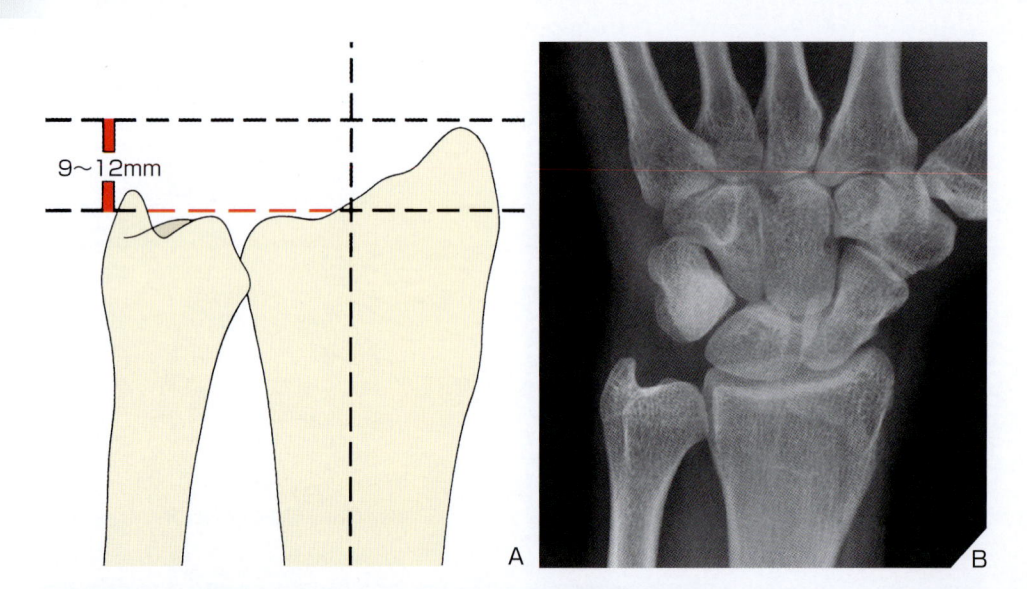

図7-3　尺骨ゼロ変異
（A）原則として橈骨茎状突起は，尺骨遠位部の関節面より9〜12 mm 立ち上っている．この高さはradial lengthとして知られている．（B）月状骨の関節面の部位では，橈骨と尺骨の関節表面の高さは同じである．

9〜12mm

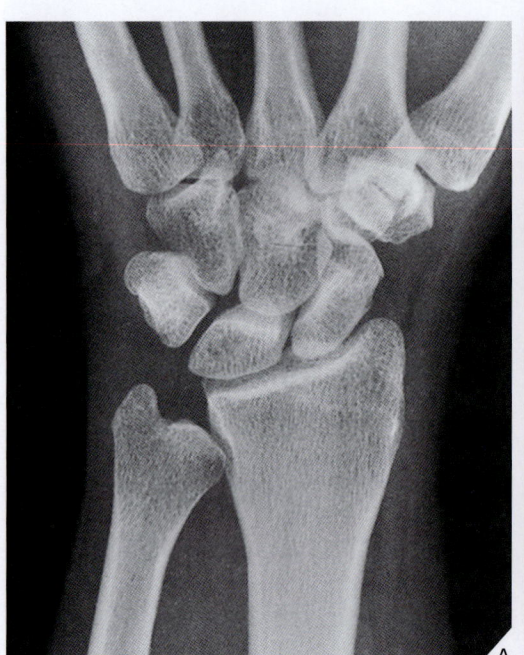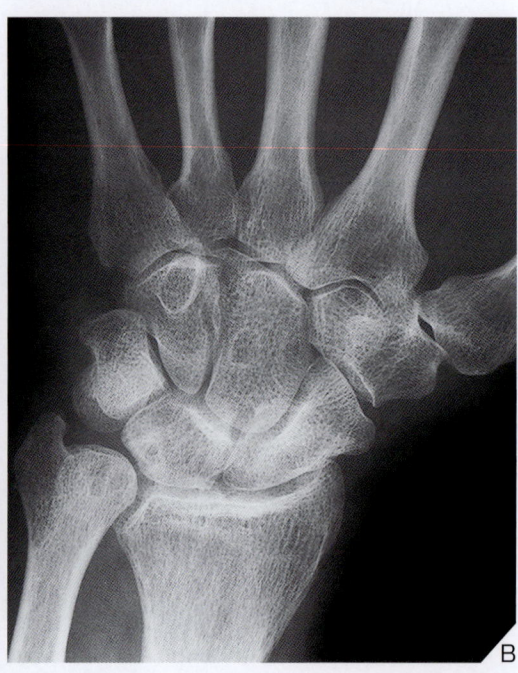

図7-4　尺骨マイナス変異／プラス変異
（A）尺骨マイナス変異．尺骨の関節面は橈骨月状骨関節の位置に対し5 mm近位に位置する．
（B）尺骨プラス変異．尺骨の関節面は橈骨月状骨関節に対し8 mm 遠位に位置する．

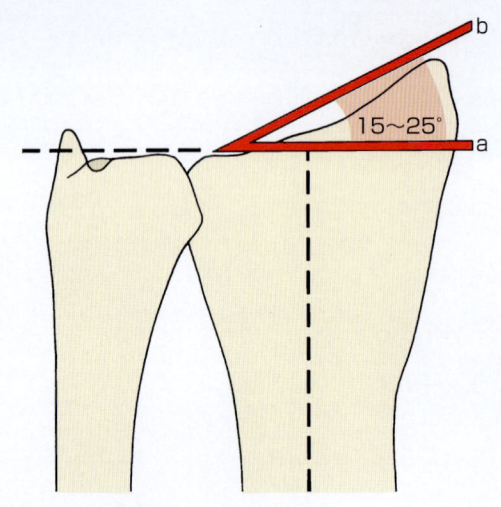

15〜25°

図7-5　ulnar slant
橈骨の関節面の ulnar slant は，手関節中間位における2本の線のなす角度で決定される．1本は橈尺関節面の高さで橈骨長軸に対する垂線（a），他の1本は橈骨の尺側面と橈骨茎状突起を結ぶ接線である（b）.

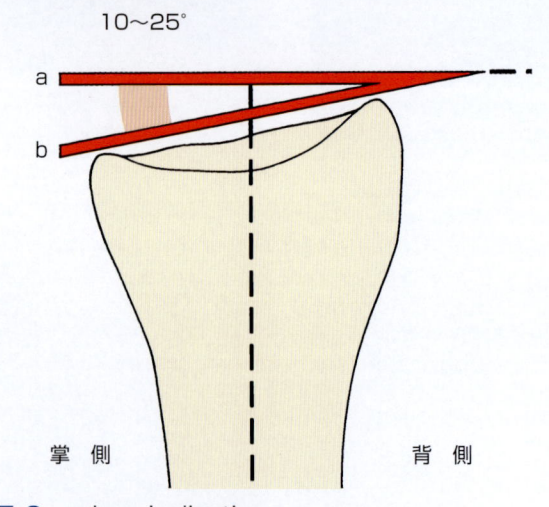

10〜25°

掌側　　　　　背側

図7-6　palmar inclination
橈骨関節面の palmar inclination は，橈骨茎状突起の高さで橈骨の長軸に対する垂線（a）と，橈骨関節面の背側と掌側を結ぶ接線（b）によって形成される角度を測定することで決定される.

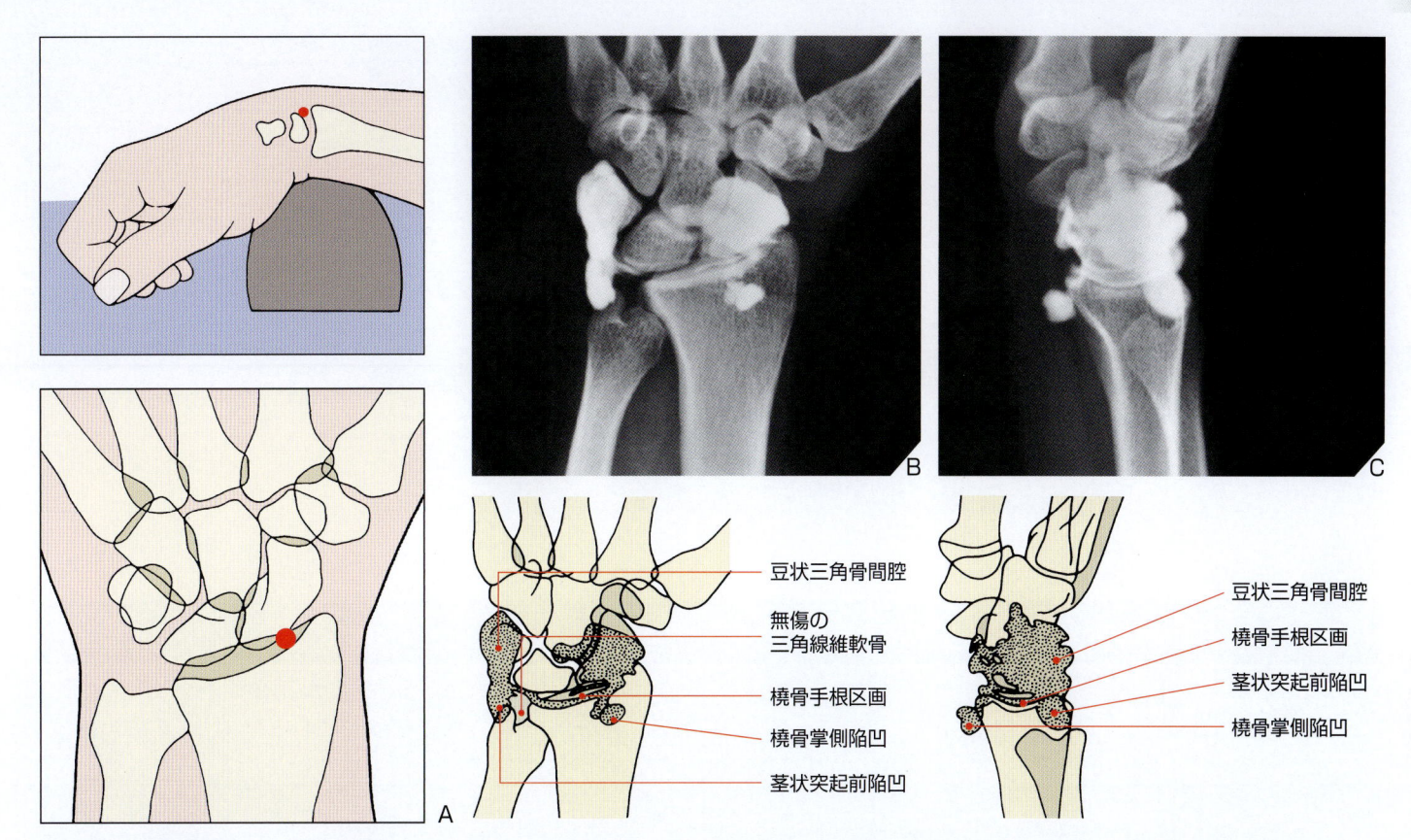

豆状三角骨間腔
無傷の
三角線維軟骨
橈骨手根区画
橈骨掌側陥凹
茎状突起前陥凹

豆状三角骨間腔
橈骨手根区画
茎状突起前陥凹
橈骨掌側陥凹

図 7-7　手関節造影：尺骨ゼロ変異

（A）橈骨手根関節の関節造影において，針を刺入する関節を拡げるために，手関節を X 線透過性のあるスポンジの上に回内位で置く．透視コントロール下に 22 ゲージの針を舟状月状骨靱帯の外側部で関節に刺入する（図中の赤点は穿刺部位を示す）．造影剤（60％アミドトリゾ酸ナトリウムメグルミン）を 2～3 mL 注入し，正面，側面，斜位像を撮る．正面像（B）と側面像（C）において，橈骨手根区画，茎状突起前陥凹，橈骨掌側陥凹，そして豆状三角骨間腔が造影剤で充満される．三角線維軟骨が無傷であれば，遠位橈尺関節へ造影剤が流入せず，また手根間靱帯が無傷であれば手根間関節への造影剤の漏出はみられない．

三角線維軟骨複合体

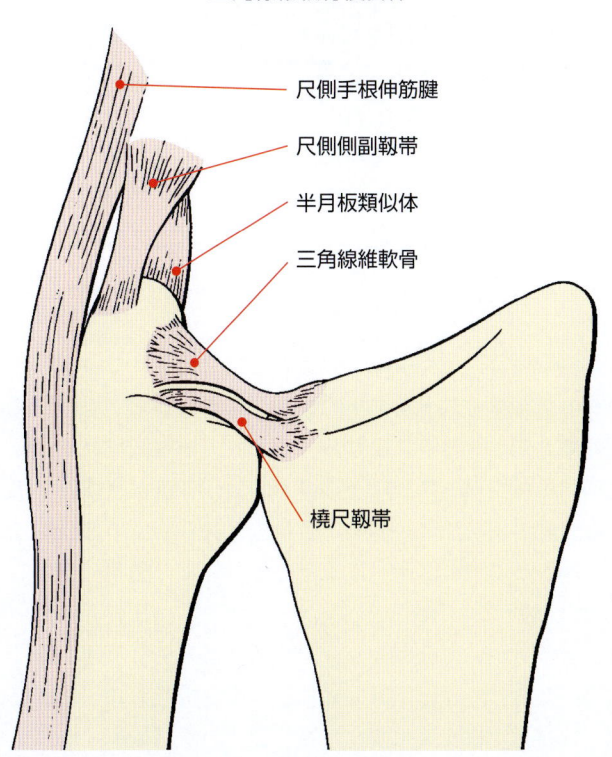

尺側手根伸筋腱

尺側側副靱帯

半月板類似体

三角線維軟骨

橈尺靱帯

図 7-8　三角線維軟骨複合体

三角線維軟骨複合体（TFCC）は，三角線維軟骨と橈尺靱帯と尺骨手根靱帯と尺側手根伸筋腱および腱鞘と半月板類似体によって構成されている．尺骨遠位部と近位手根列間に位置し，遠位橈尺関節を安定化させ，軸圧のクッションの役割を果たしている．三角線維軟骨は，内側は尺骨の小窩から起始し，外側は橈骨の月状骨窩に停止する．

表 7-1	前腕遠位部損傷を評価するための標準的 X 線撮影法
撮影法	得られる所見
正　面	尺骨変異 手根骨角 radial angle 遠位橈尺関節 Colles 骨折 Hutchinson 骨折 Galeazzi 脱臼骨折
側　面	palmar facing of radius pronator quadratus fat stripe Colles 骨折 Smith 骨折 Barton 骨折 Galeazzi 脱臼骨折

表 7-2	前腕遠位部損傷を評価するための補助的撮影法
撮影法	得られる所見
関節造影	橈骨手根関節 三角線維軟骨複合体（TFCC）の断裂
動脈造影	前腕の動脈の合併損傷
放射性核画像（骨スキャン，シンチグラフィー）	橈骨と尺骨の把握しにくい骨折
CT（3D-CT を含む）	橈骨・尺骨骨折における骨片の陥没，転位やそれが存在する空間的位置 骨癒合と合併症 軟部組織損傷（筋）
MRI と MR 関節造影	軟部組織損傷（筋，腱，靱帯） 橈骨や尺骨のわずかな骨折や骨挫傷 TFCC の断裂 骨間膜の損傷 さまざまな腱，靱帯，筋や神経の異常

る骨折である．ほとんどが 50 歳以上の成人にみられ，男性より女性に多い．ヨーロッパの文献では Pouteau 骨折として知られるこの損傷についての古典的記述によると，骨折線は関節外であり，通常橈骨遠位部の関節面から約 2～3 cm の部位に発生する．大部分の症例では遠位骨片が橈側・背側に転位し，背側に屈曲変形するが，骨片の転位方向はほかにも異なるものがある（図 7-9）．通常，尺骨茎状突起骨折を合併する．Frykman のように尺骨遠位部骨折や関節内骨折の有無をこの骨折の分類に含めている場合もある（図 7-10, 表 7-3）．

X 線正面像と側面像により，Colles 骨折の読影は通常十分に行える．二方向撮影において，嵌入や銃剣様の転位によって生じる橈骨の短縮や radial angle や palmar inclination の状態に注目して完全な評価を行うべきである（図 7-11, 12）．CT は転位した骨片の正確な位置について，さらなる情報を得られることがある（図 7-13～15）．

[合併症]

受傷時に正中神経や尺骨神経損傷が発生することもある．骨片に安定性がないと整復状態が損なわれる結果となるが，しかし遷延治癒や偽関節はきわめてまれである．後遺症として，外

傷後関節炎が橈骨手根関節に生じることもある．

▌ Barton 骨折と Hutchinson 骨折 ▌

これら両骨折は橈骨遠位端の関節内骨折である．古典的な Barton 骨折は橈骨遠位部の背側縁の損傷で橈骨手根関節に波及し（図 7-16），しばしば関節脱臼を合併する．骨折が関節内に及び橈骨遠位部の掌側縁に発生すれば，逆（掌側）Barton 骨折として知られている（図 7-17）．両者において骨折線が冠状断面に平行に存在する場合，側面像と斜位像がもっともよく状態を反映する．

Hutchinson 骨折（chauffeur 骨折としても知られている．この名は昔の自動車のスターターのクランクの反動で，手の橈側が直接外傷を受けたときに生じる骨折として知られている）は，橈骨遠位部の橈側（外側）縁が損傷を受け，骨折線は橈骨茎状突起から橈骨手根関節に達する．骨折線は矢状断面の方向なので，正面像がこの型の診断にはより適している（図 7-18）．

▌ Smith 骨折 ▌

通常，手背をついて転倒したり，手関節掌屈位で手背を強打した結果生じる．Smith 骨折は橈骨遠位端骨折であり，骨折線はしばしば橈骨手根関節に及び，遠位骨片の掌側転位・屈曲を

Colles骨折：骨片のアライメントによる異型

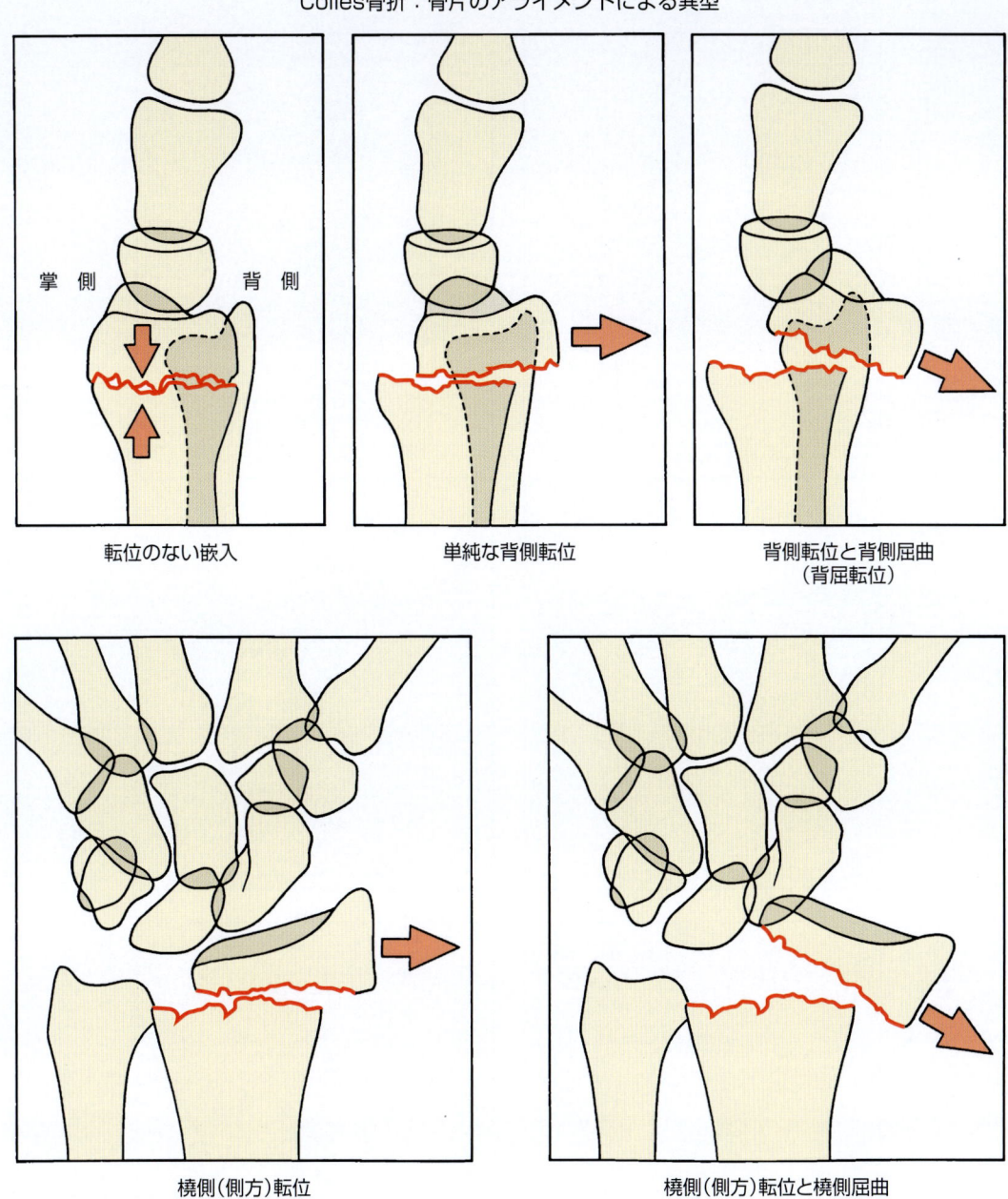

掌側　　　背側		
転位のない嵌入	単純な背側転位	背側転位と背側屈曲 （背屈転位）

橈側（側方）転位	橈側（側方）転位と橈側屈曲

図 7-9　Colles 骨折
　Colles 骨折における遠位骨片の転位と屈曲変形の 5 型．これらの型のいくつかは複合して複雑な変形を生じる．

伴う（図 7-19）．この骨折の変形は Colles 骨折でみられる変形とは反対であるので，逆 Colles 骨折として引用される．しかし Colles 骨折より決して多いものではない．Smith 骨折は 3 型に分類され，骨折線の傾斜角度を基準にして定義され（図 7-20），側面像でもっともよく評価される．通常 typeⅡ と typeⅢ は不安定で，外科的手術を必要とする．

█ Galeazzi 脱臼骨折 █

　この外傷は，間接的には前腕回内位，手関節伸展位での転倒または，直接的には手関節背部外側の強打により生じる．橈骨遠位 1/3 の骨折であり，ときに骨折線は橈骨手根関節面に及び，遠位橈尺関節の脱臼を合併する．遠位骨片の近位端が背側に転位し，通常骨折部は背側屈曲変形を呈し，尺骨は背側および尺側（内側）に脱臼する（図 7-21）．まれであるが，遠位骨片が近位骨片に対して掌側（前方）に転位し，内側屈曲位になることもある（図 7-22）．Galeazzi 損傷は 2 つの型があり，Ⅰ 型は橈骨骨折が橈骨遠位 1/3 における関節外骨折であるもの（図 7-21, 22 を参照），Ⅱ 型は，通常，橈骨骨折が粉砕し，橈骨手根関節に及ぶものである（図 7-23）．この骨折が疑われるときは正面像と側面像をルーチンに撮影するが，側面像でその本態と病変の拡がりが明確にわかる（図 7-21B, 22C, 23B を参照）．

█ Piedmont 骨折 █

　遠位橈尺関節の離開を伴わない橈骨の中央–遠位 1/3 における単独骨折は Piedmont 骨折として知られている（図 7-24）．この損傷は満足できる結果を獲得するために観血的整復内固定が必要なことから，"fracture of necessity" とも呼ばれている（図 7-24B）．この外傷を非観血的整復とギプス固定で保存的に治療すると，筋作用によって骨間腔は損われ，その結果とし

橈骨遠位端骨折（Frykmanの分類）

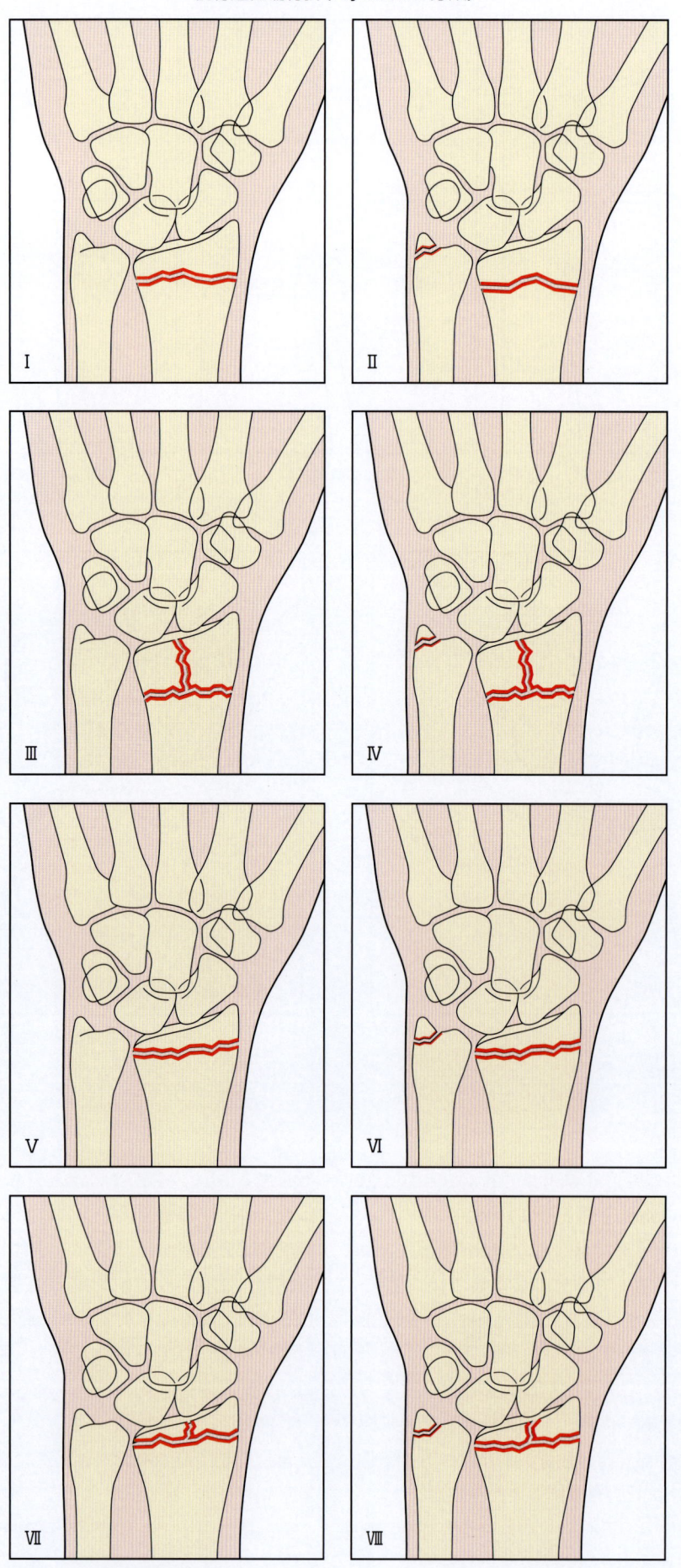

図 7-10 橈骨遠位端骨折
骨折線の局在（関節内または関節外）と尺骨遠位部骨折の有無による Frykman の橈骨遠位端骨折の分類.

表 7-3	Colles 骨折の Frykman 分類	
	橈骨骨折	尺骨遠位部骨折
部 位	なし	あり
関節外	Ⅰ	Ⅱ
関節内（橈骨手根関節）	Ⅲ	Ⅳ
関節内（橈尺関節）	Ⅴ	Ⅵ
関節内（橈骨手根および橈尺関節）	Ⅶ	Ⅷ

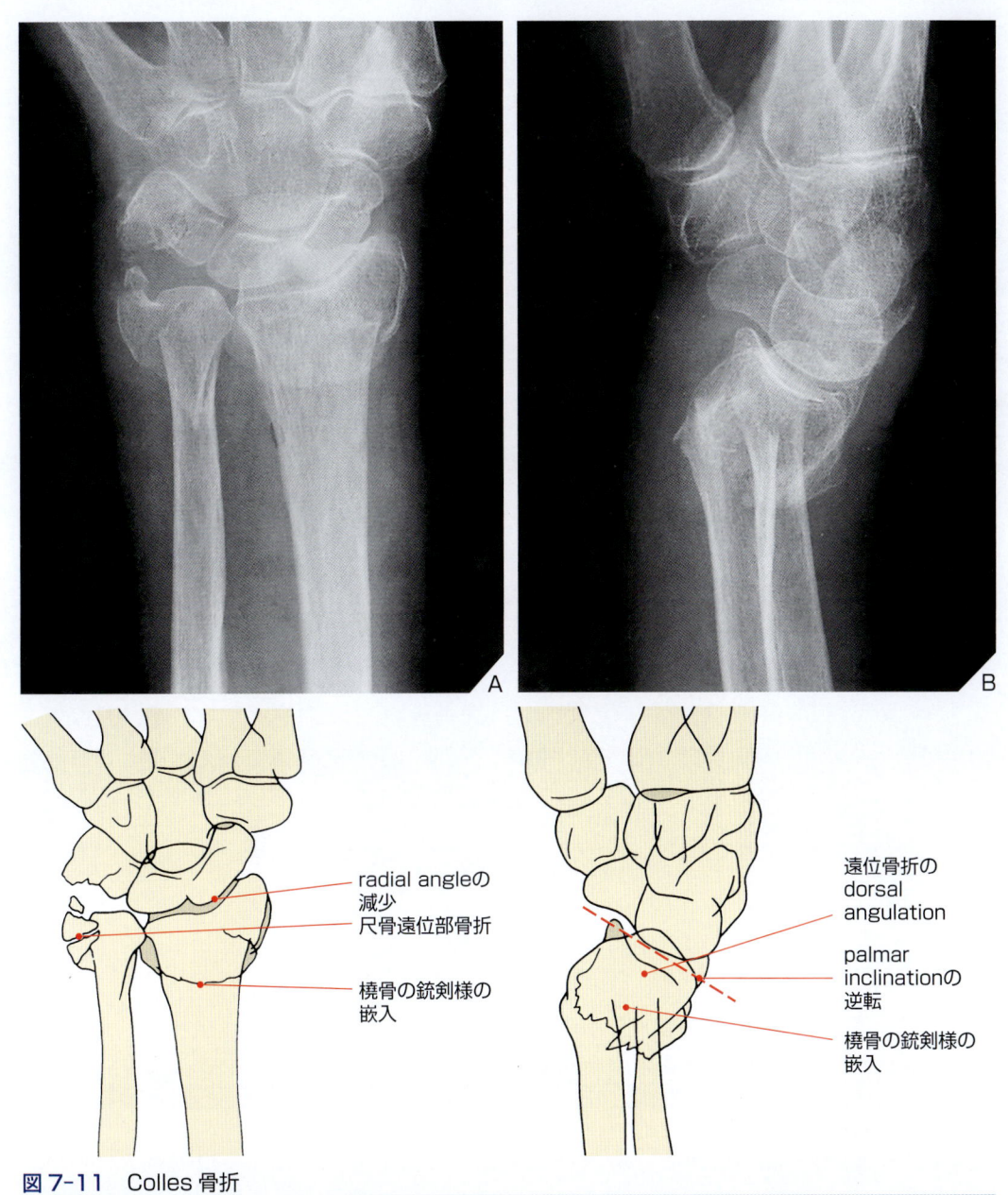

図 7-11　Colles 骨折
前腕遠位部の X 線正面像（A）と側面像（B）では，Colles 骨折の特徴像を示す．正面像では，radial angle の減少と尺骨遠位部の骨折の合併が明らかである．側面像では橈骨遠位部の palmar inclination が逆転した背屈転位を認める．二方向 X 線撮影で，骨は短縮して銃剣様の転位を起こしている．骨折線は関節に及んでいない（Frykman 分類の type Ⅱ）．

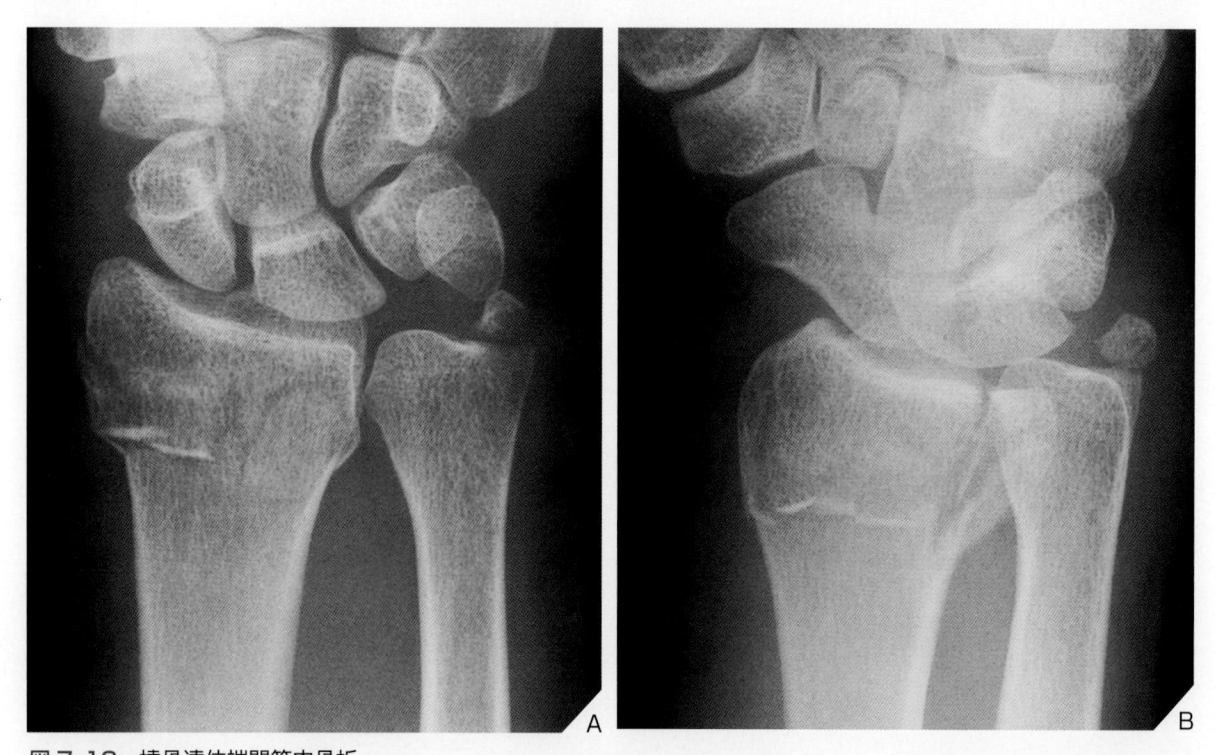

図7-12　橈骨遠位端関節内骨折
　Frykman 分類の type Ⅵ骨折の正面像（**A**）と斜位像（**B**）．骨折線は遠位橈尺関節に及び，尺骨茎状突起骨折もみられる．

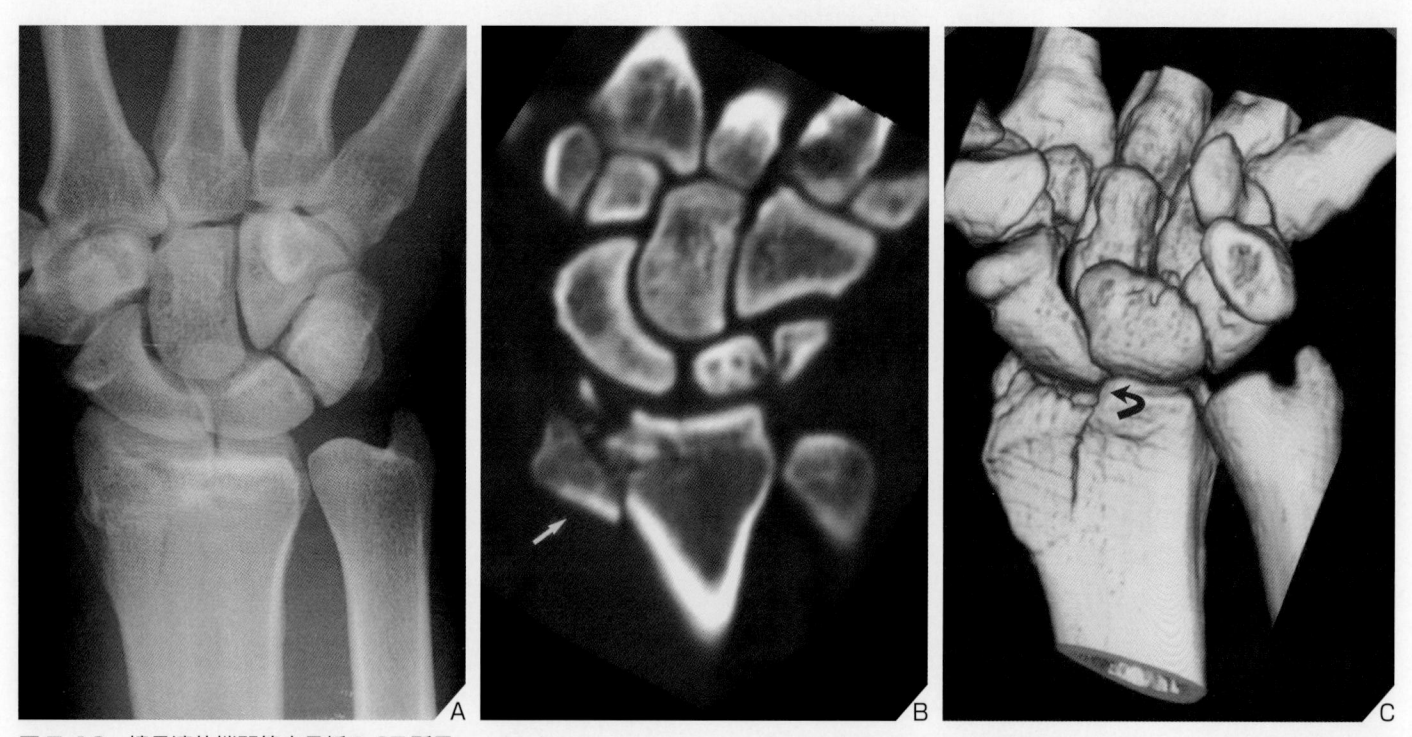

図7-13　橈骨遠位端関節内骨折の CT 所見
　（**A**）手関節正面像で転位のない橈骨遠位端骨折を認める．（**B**）冠状断面再構成像と（**C**）3D-CT では，骨折が関節内に及んでいるだけでなく，骨折した骨片が転位（→）と陥没（↷）していることが描出されている．骨折は遠位橈尺関節に及んでおらず，尺骨は骨折がないため，本外傷は Frykman 分類の type Ⅲ と表される．

図7-14　橈骨遠位端関節内骨折の
　　　　　　 CT 所見

（A）手関節 X 線正面像で橈骨遠位端
骨折を認めるが，骨折が関節外なの
か関節内なのかは明確でない．また，
尺骨茎状突起を骨折している．（B）
CT 冠状断面再構成像で骨折線は遠
位橈尺関節に及んでいるが（→），橈
骨手根関節には及んでいない．これ
により本外傷の診断は Frykman 分
類の type Ⅵと表される．

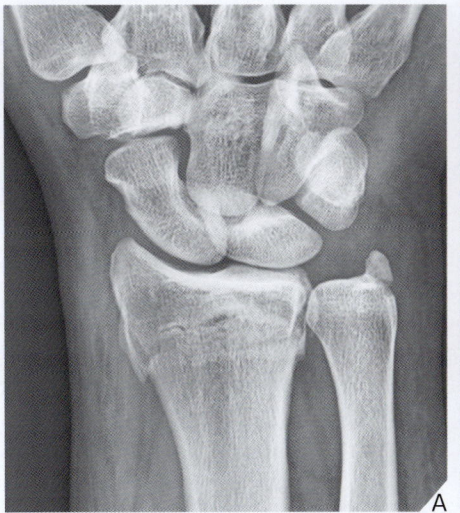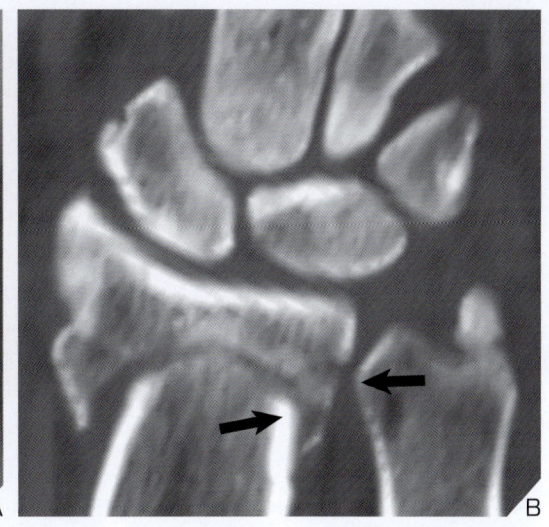

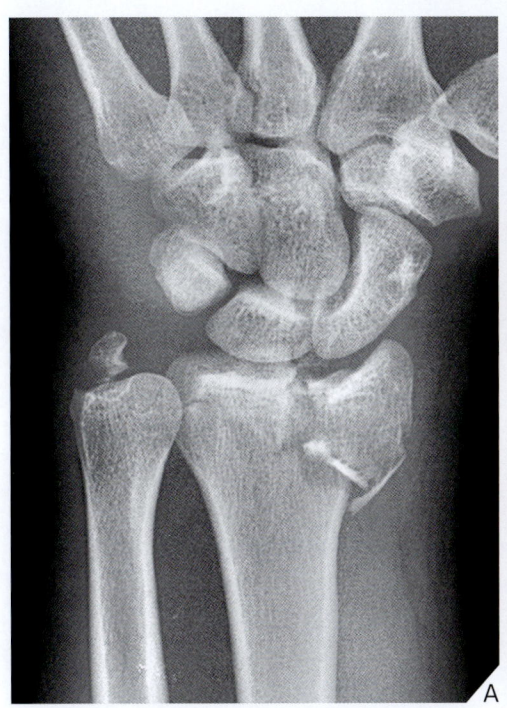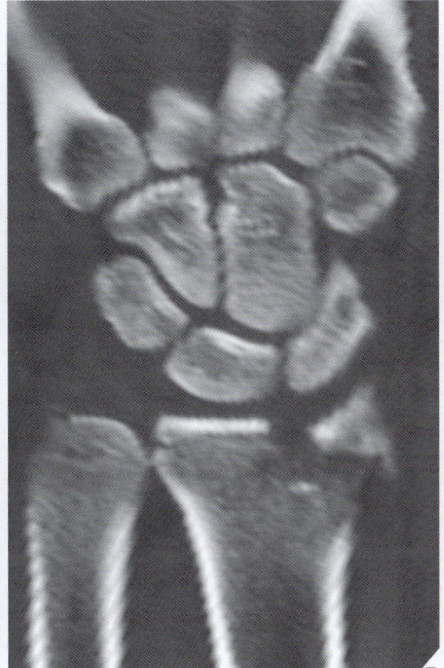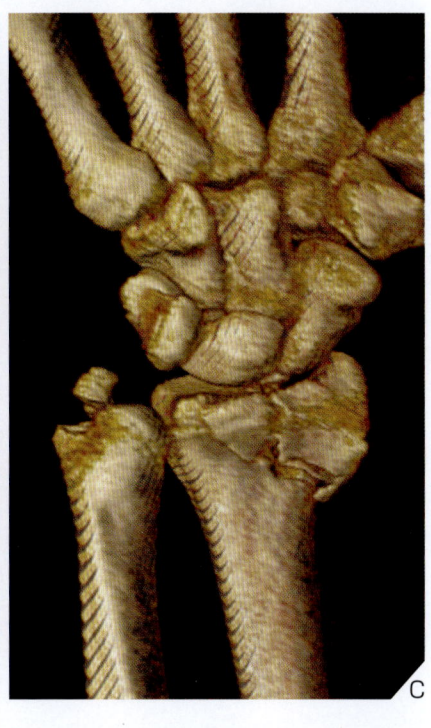

図7-15　橈骨遠位端関節内骨折の CT 所見
（A）手関節正面像で橈骨遠位端骨折と尺骨茎状突起骨折を認める．（B）冠状断面再構成像と（C）3D-CT で骨折線が橈骨手根関節と遠位橈尺関節の
両方に及んでいることが明瞭に描出されており，本外傷は Frykman 分類の type Ⅷとなる．

図7-16　Barton 骨折

シェーマ（A）と斜位像（B）は，
Barton 骨折の典型像である．冠状断
面における骨折線は，橈骨遠位部の背
側縁から橈骨手根関節に達する．

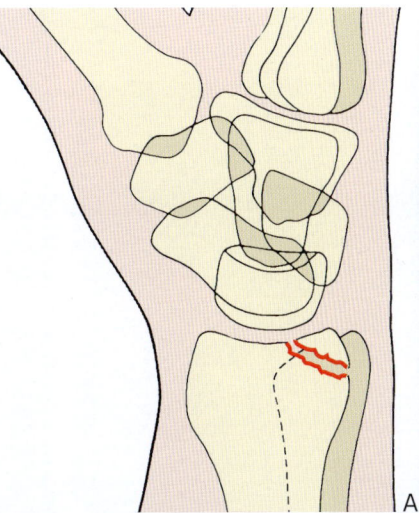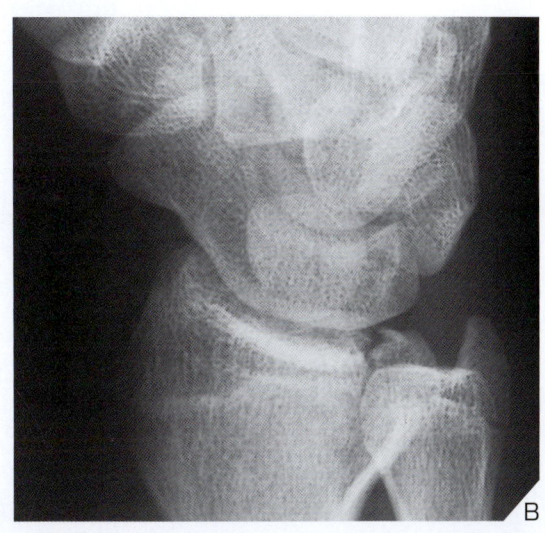

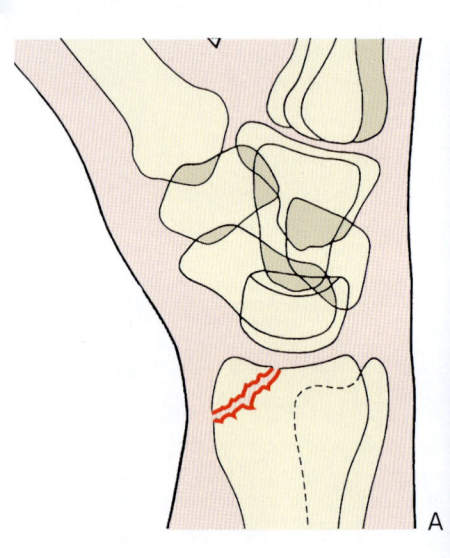
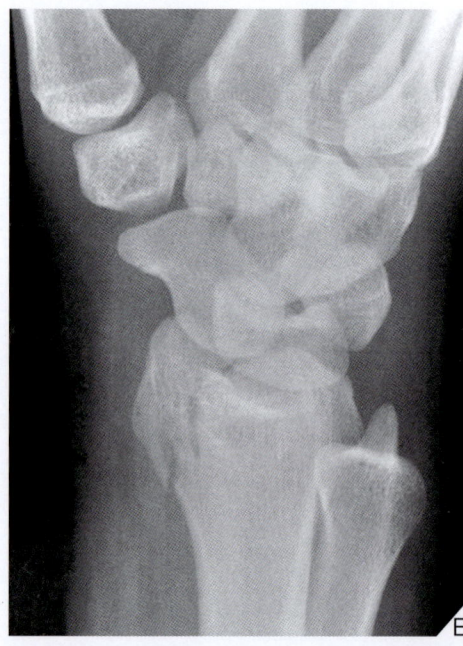
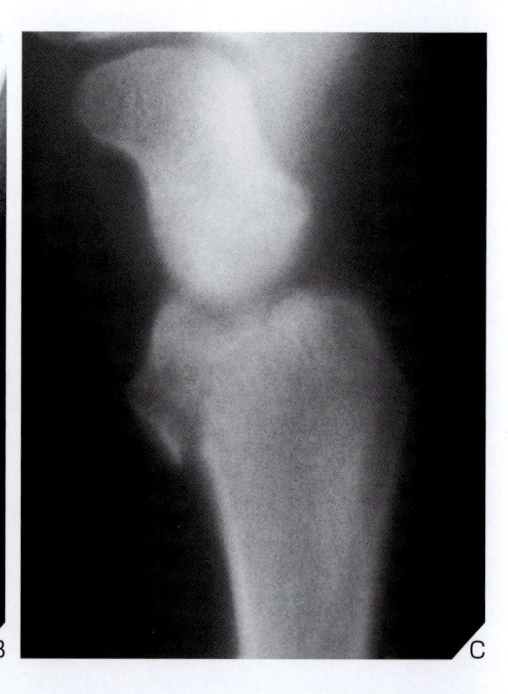

図 7-17　逆 Barton 骨折
シェーマ（A）とＸ線斜位像（B），断層撮影像（C）は，逆（掌側）Barton 骨折である．骨折線は冠状断面で，一定方向に向いており，橈骨茎状突起の掌側縁から橈骨手根関節に達する．

7

図 7-18　Hutchinson 骨折
シェーマ（A）とＸ線正面像（B）は，典型的な Hutchinson 骨折の像である．矢状断面における骨折線は，橈骨茎状突起の橈側縁を通って橈骨手根関節に達する．

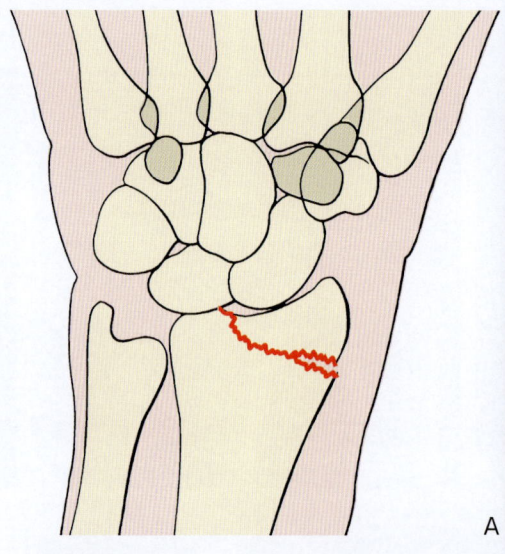
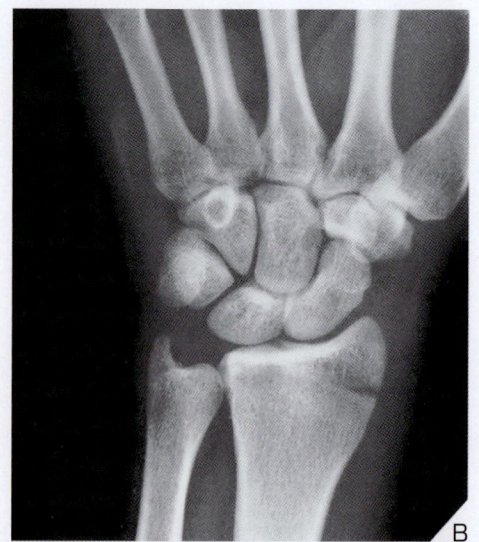

図 7-19　Smith 骨折
前腕遠位部のＸ線正面像（A）と側面像（B）は Smith 骨折の典型像を示している．遠位骨片の掌側転位は側面像で明らかである．

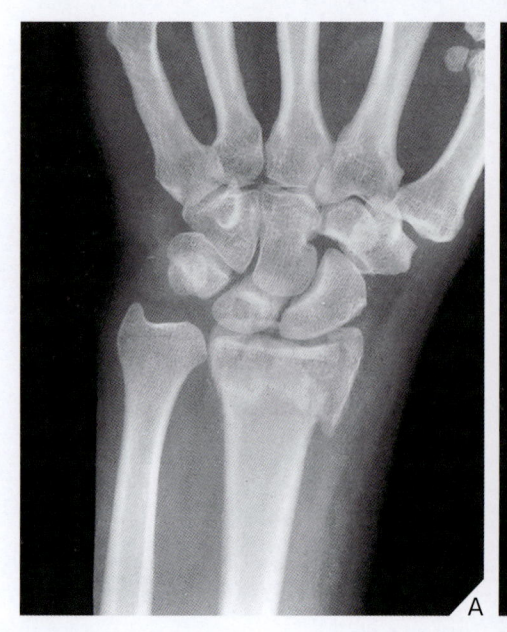
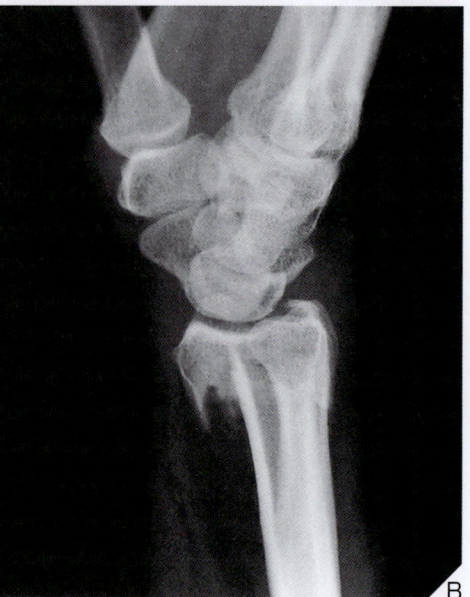

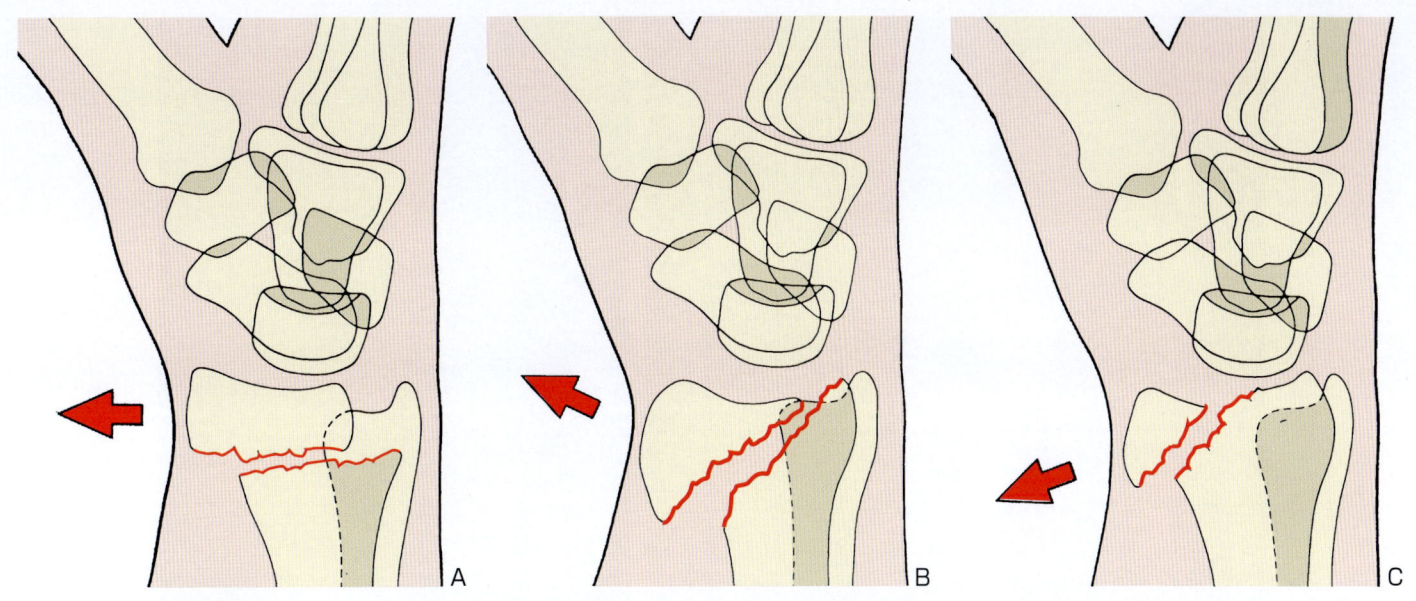

図 7-20　Smith 骨折
Smith 骨折の 3 つの型は骨折線の傾斜度で区別される．3 型とも遠位骨片の掌側への転位が特徴である．（**A**）type Ⅰにおいて骨折線は横に走り，橈骨の背側から掌側の骨皮質に達する．（**B**）type Ⅱにおいて斜めの骨折線は，橈骨遠位部の背側縁から掌側の骨皮質に達する．（**C**）type Ⅲは逆 Barton 骨折とほとんど同じであり（図 7-17 を参照），関節内骨折の形をとり，骨折線は橈骨遠位部の掌側骨皮質に達する．

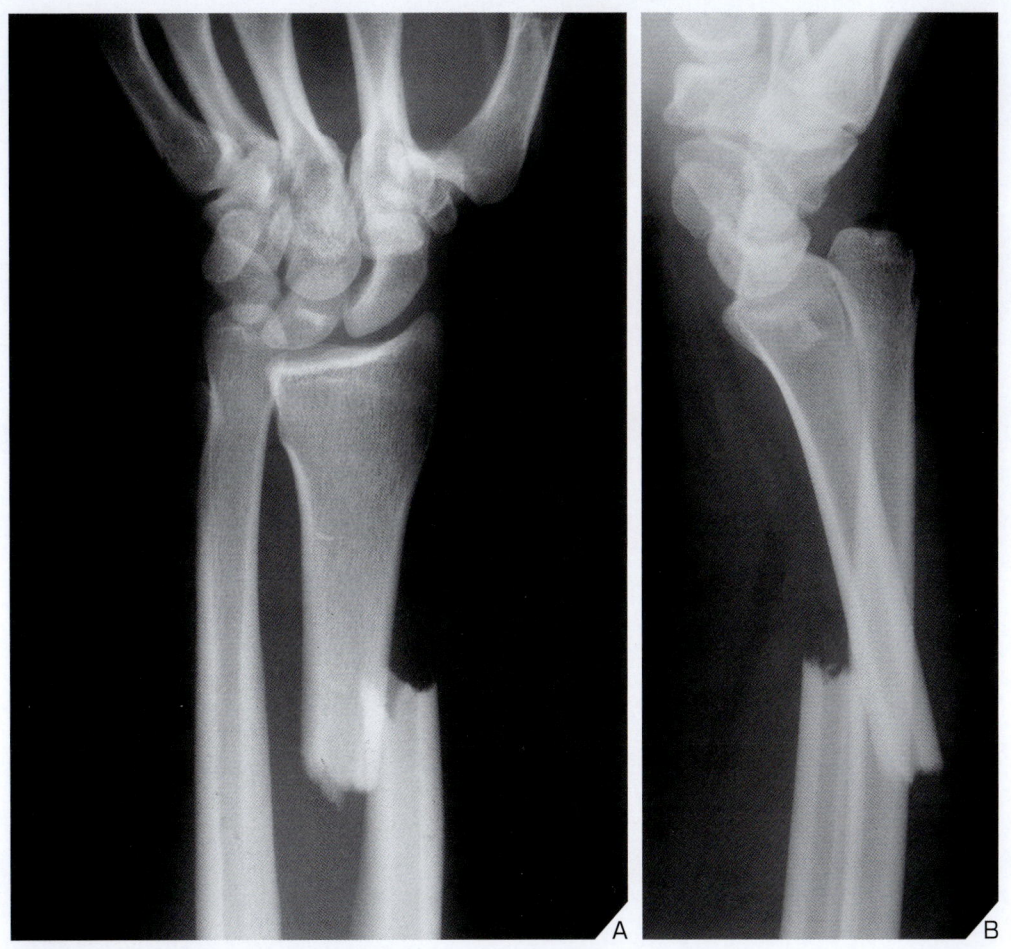

図 7-21　Galeazzi 脱臼骨折
前腕遠位部 X 線正面像（**A**）と側面像（**B**）でⅠ型の Galeazzi 脱臼骨折を認める．橈骨は遠位 1/3 における単純な骨折であり，遠位骨片の近位端が背側へ転位し，背側屈曲の変形を呈している．さらに遠位橈尺関節の脱臼を伴っている．

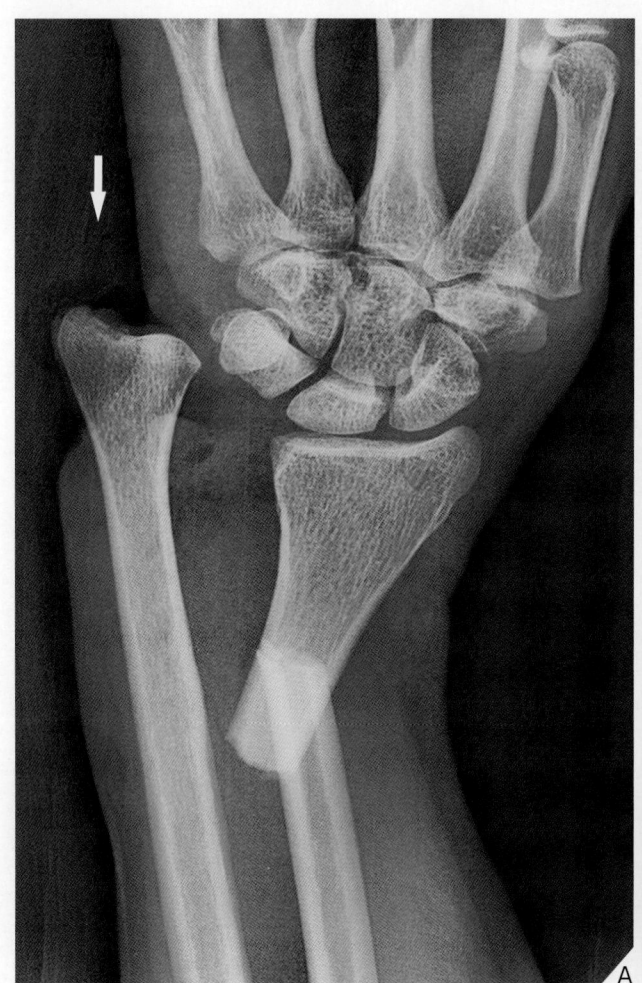

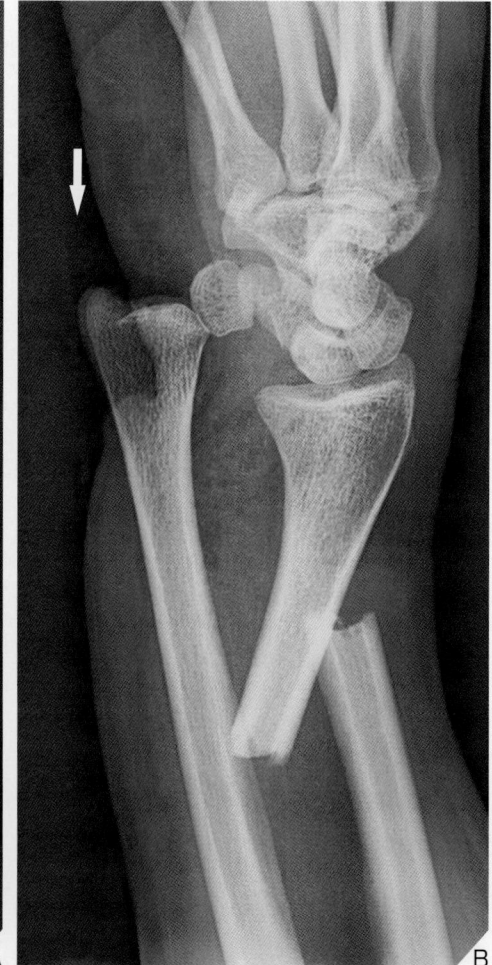

図 7-22　Galeazzi 脱臼骨折

前腕遠位部 X 線正面像（A），斜位像（B）と側面像（C）で，橈骨遠位骨片が掌側に転位し，内側屈曲の変形を呈した I 型の亜型を認める．尺骨遠位部が皮膚から突き出ていることにも注意する（→）．

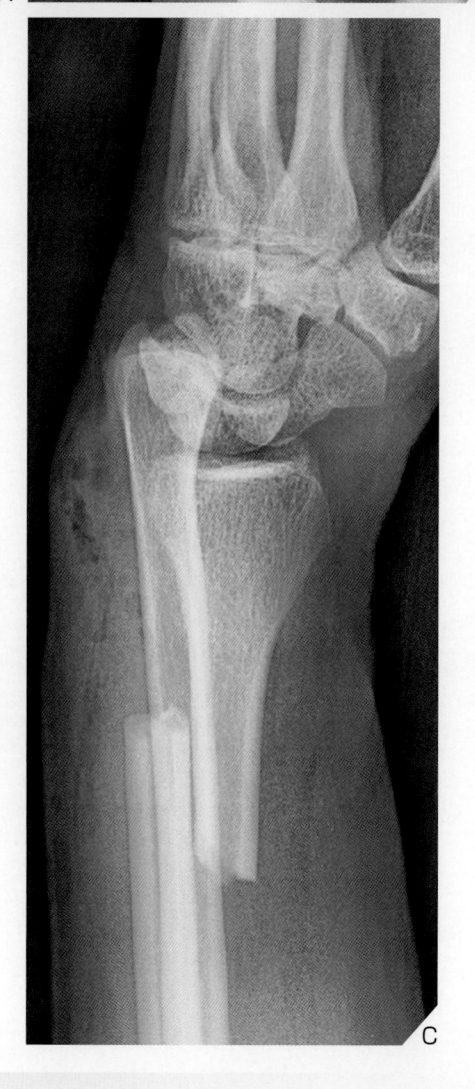

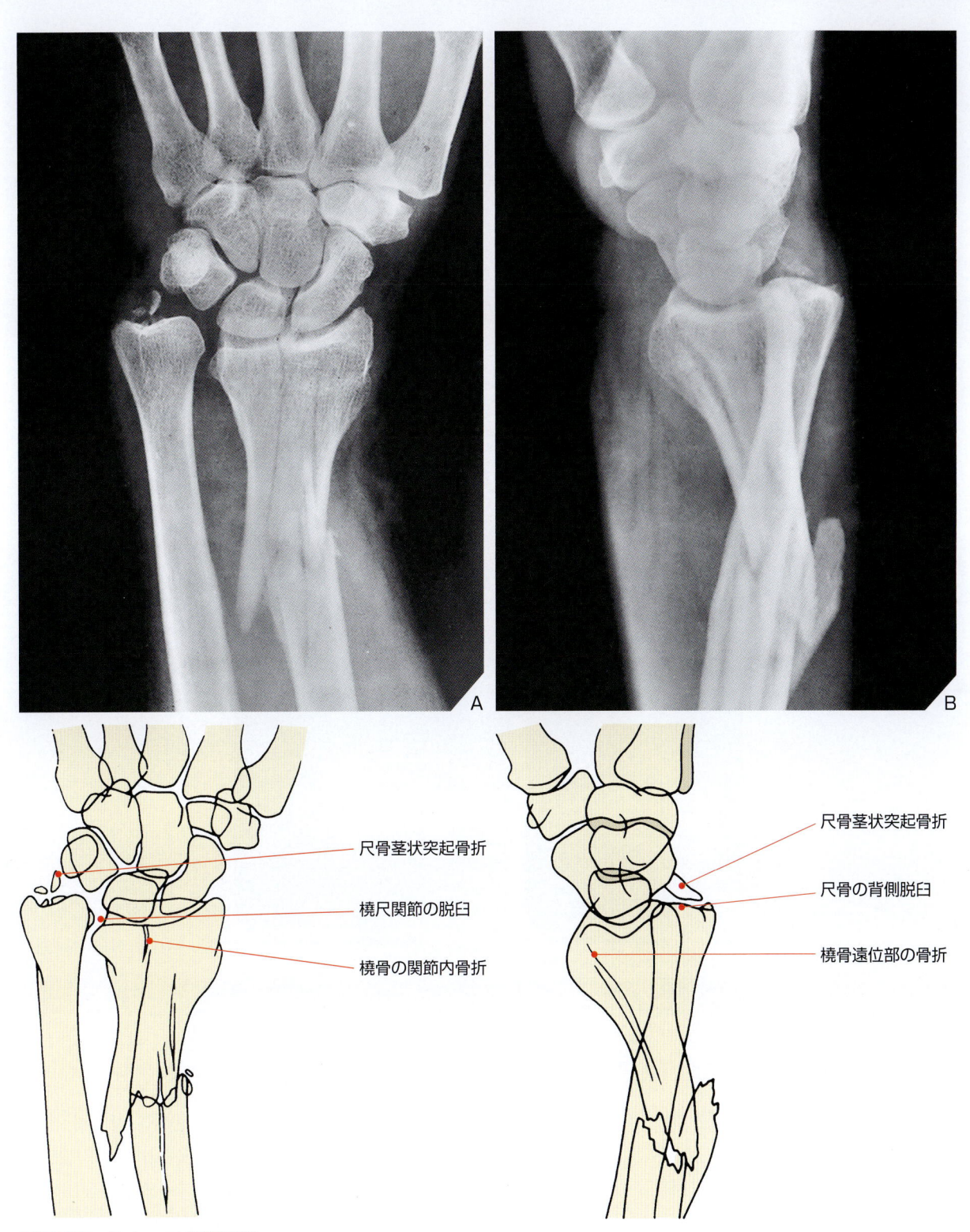

図 7-23　Galeazzi 脱臼骨折

前腕遠位部の正面像（A）と側面像（B）は Galeazzi 脱臼骨折Ⅱ型の 2 つの構成要素を示している．正面像では明らかに橈骨遠位部の骨折がみられ，この症例では橈骨手根関節に達する粉砕骨折である．遠位骨片は軽度橈側に屈曲変形している．尺骨茎状突起の粉砕骨折と橈尺関節脱臼の合併にも注目する．これらの特徴は側面像でも同様であるが，さらに尺骨遠位部の背側脱臼がよく示される．

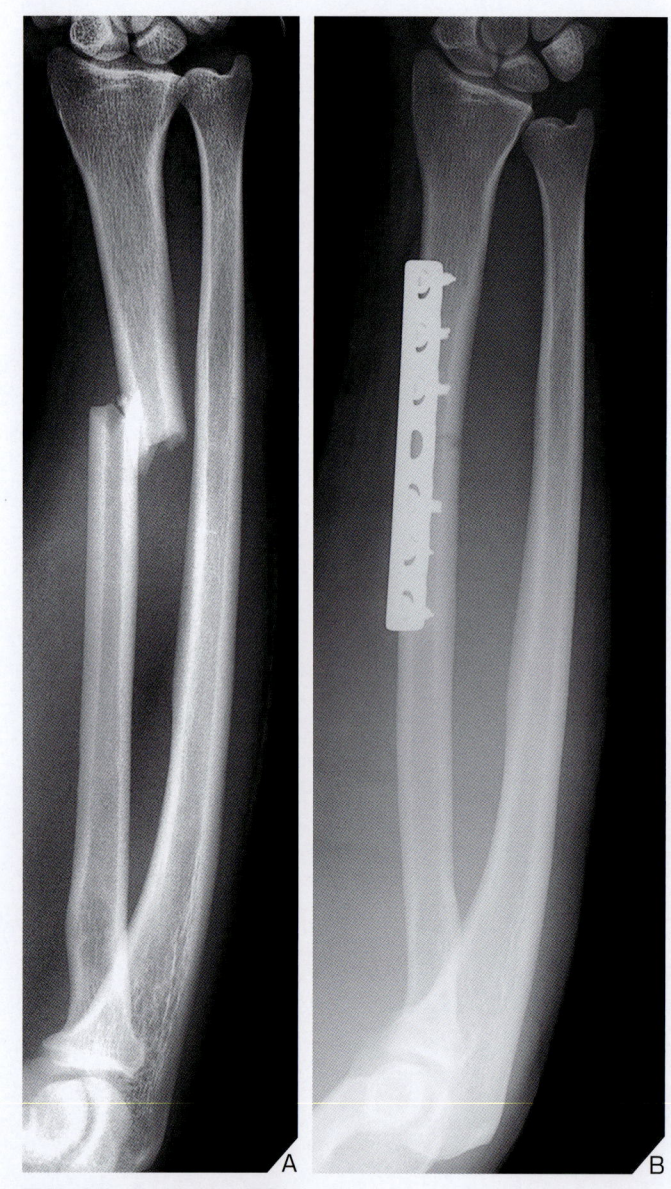

図 7-24 Piedmont 骨折
（A）前腕 X 線正面像で橈骨の中央-遠位 1/3 における単独骨折である Piedmont 骨折を認め，本骨折では観血的整復と内固定が必要となる（B）.

て骨癒合が得られても回内・回外可動域は減少する.

Essex-Lopresti 脱臼骨折

橈骨頭が骨折し，前腕骨間膜断裂と遠位橈尺関節脱臼を合併する本骨折は第6章で論じられている.

尺骨インピンジメント症候群

尺骨インピンジメント症候群は短い尺骨の遠位部が橈骨尺骨切痕の近位に衝突することによって生じる. 短い尺骨は尺骨マイナス変異のような先天的な破格であるかもしれないし，または先行する外傷に続く尺骨遠位部の成長軟骨板早期閉鎖によるものかもしれない. しかし，ほとんどの場合，尺骨インピンジメント症候群は外傷や関節リウマチ，Madelung 変形矯正に対して行われる尺骨遠位部切除を含めた手術操作が誘因となる. 尺骨インピンジメント症候群の臨床症状は手関節尺側部痛や橈骨手根関節の可動域制限であり，また前腕回内・回外時の不快感も認める. 尺骨マイナス変異や尺骨遠位部の成長軟骨板早期

癒合の症例では X 線像で短い尺骨と橈骨遠位部内側面のえぐられたような変化（scalloping）がみられ（図 7-25），尺骨遠位部切除例では橈骨の scalloping や橈尺間の収束が特徴的な変化となる. このような所見が X 線像で明らかになる前には，MRI がこの状態を早期に認識する助けになりうる.

尺骨突き上げ症候群

尺骨突き上げ症候群は "ulnar abutment syndrome や ulno-carpal loading" として知られ，手関節尺側部痛や橈骨手根関節の可動域制限を特徴とするなど臨床的によく認識されている. しばしば，尺骨プラス変異と関連する. 本症候群の病態は手関節尺側にかかる荷重伝達の変化や増加と関係し，尺骨遠位部が月状骨内側面を圧迫する. これにより両骨を覆っている軟骨の変性変化が進行する. また，しばしば三角線維軟骨複合体（TFCC）の断裂を合併することが報告されている. 過度に尺骨が長い症例では，尺骨の背側亜脱臼により前腕回外が損われ

図 7-25 尺骨インピンジメント症候群
手関節 X 線正面像で尺骨マイナス変異を認める．尺骨
遠位部は橈骨遠位部の内側骨皮質に衝突している．

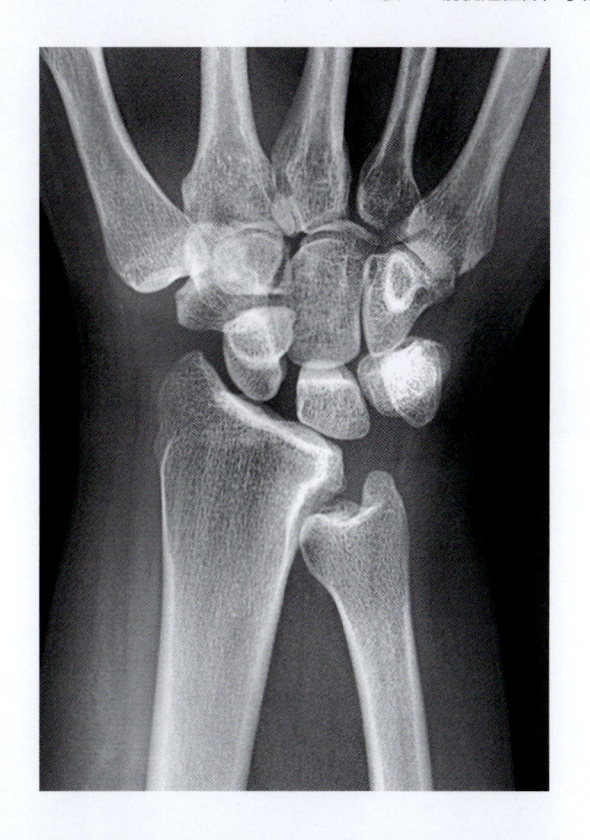

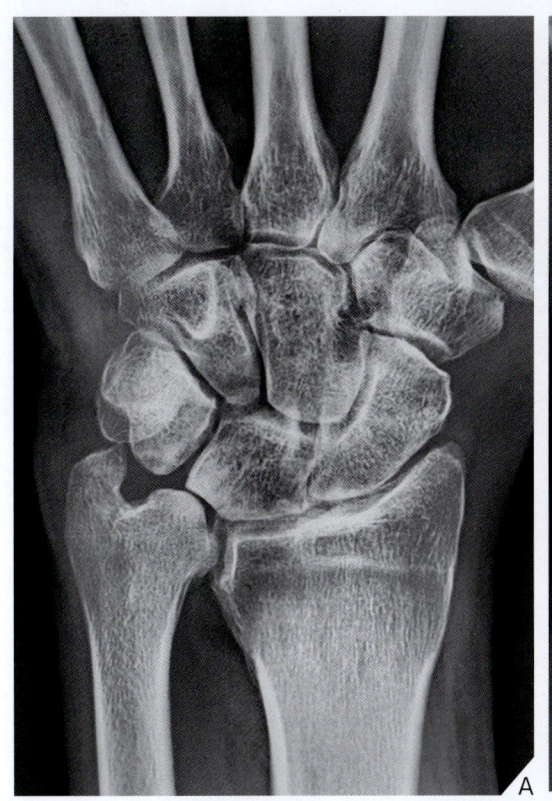
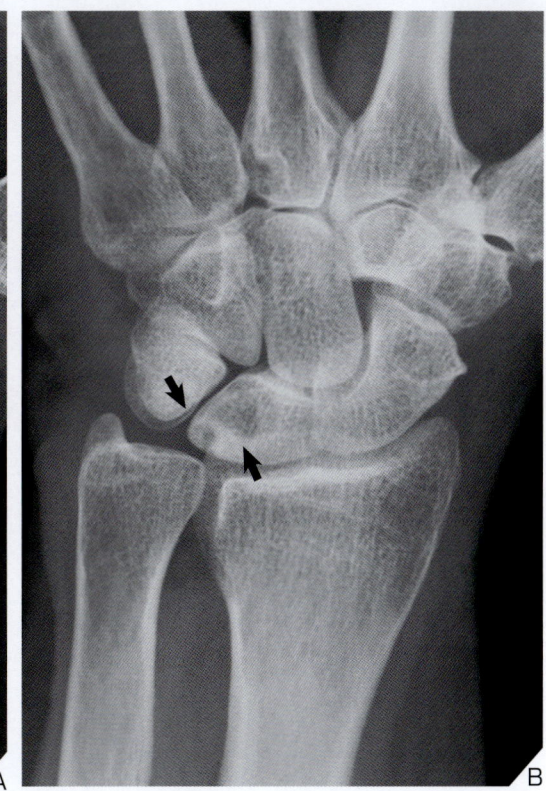

図 7-26 尺骨突き上げ症候群
（A）手関節 X 線正面像で尺骨プラス変異を認める．尺骨月状骨間の著しい減少と尺骨遠位部と月状骨内側面の硬化
もある．（B）別の患者では，月状骨内の嚢胞性変化がみられることに注意する（→）．

る．通常の X 線像では尺骨プラス変異を認め，尺骨月状骨間の
著しい狭小化，ときに月状骨内に硬化や嚢胞性変化の病巣がみ
られる（図 7-26）．MRI はこの症候群を診断するもっとも有
効な検査法であり，障害された骨や周囲軟部組織の病的変化を
描出する．MRI は尺骨遠位部や月状骨の髄内浮腫，軟骨下骨の

硬化や嚢胞形成，軟骨の破壊を明らかにする．三角線維軟骨や
月状三角骨靱帯の断裂といった合併損傷もよく写し出す（図 7-
27～29）．この病態の治療には TFCC のデブリドマンや尺骨
短縮術がある．

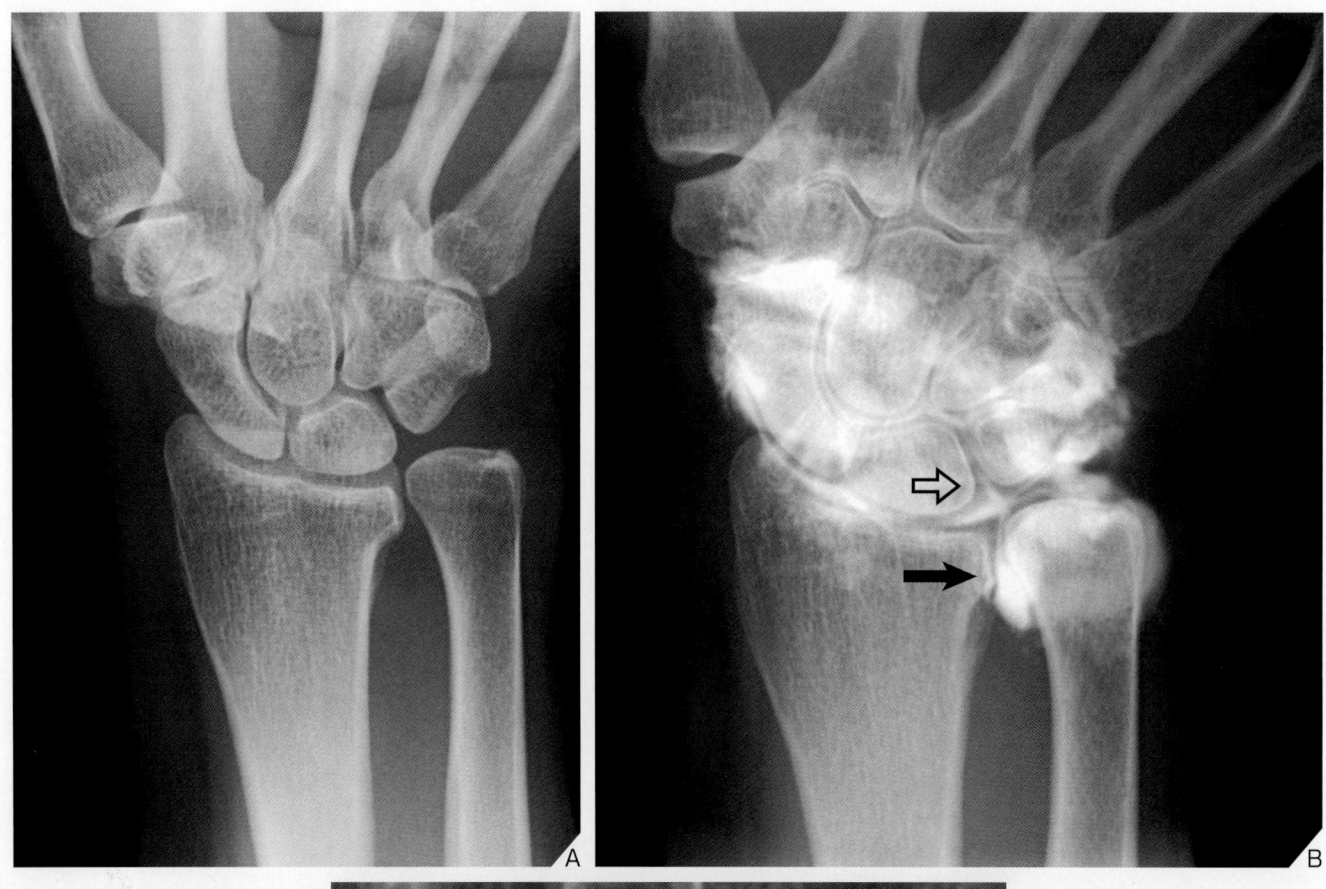

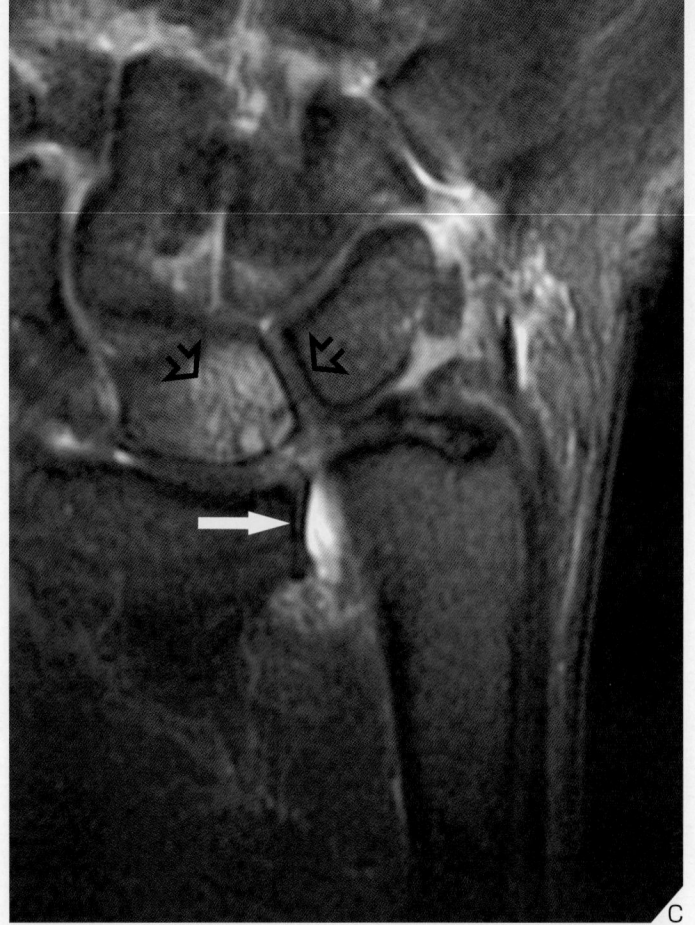

図 7-27　尺骨突き上げ症候群の関節造影と MRI 所見
　（A）通常の手関節 X 線像では尺骨プラス変異を認めるが，他の異常所見はみられない．（B）手関節造影では三角線維軟骨複合体（TFCC）（→）と月状三角骨靱帯（⇒）の断裂が認められる．（C）脂肪抑制 T2 強調冠状断 MR 関節造影では，TFCC の断裂と確定できる遠位橈尺関節内の造影剤（→）と，尺骨突き上げ症候群と確定できる月状骨の囊胞性変化や浮腫（⇒）がみられる．

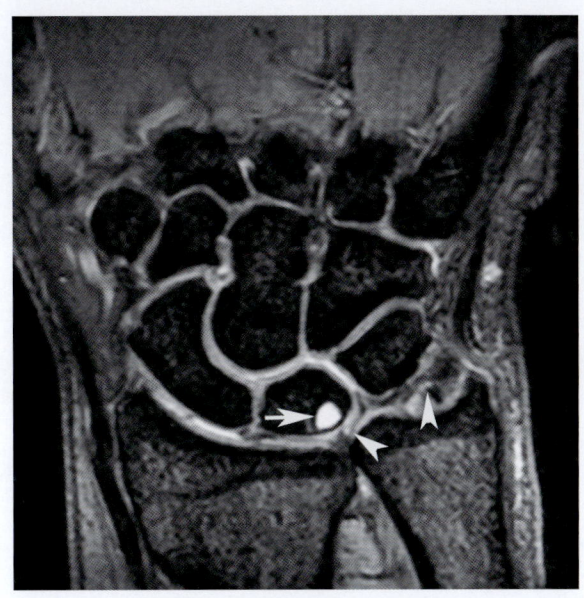

図 7-28　尺骨突き上げ症候群の MRI 所見
グラディエントエコー法冠状断像で尺骨プラス変異を認める．三角線維軟骨複合体の完全断裂（▷）と月状骨尺側面に軟骨下嚢胞（→）がある．

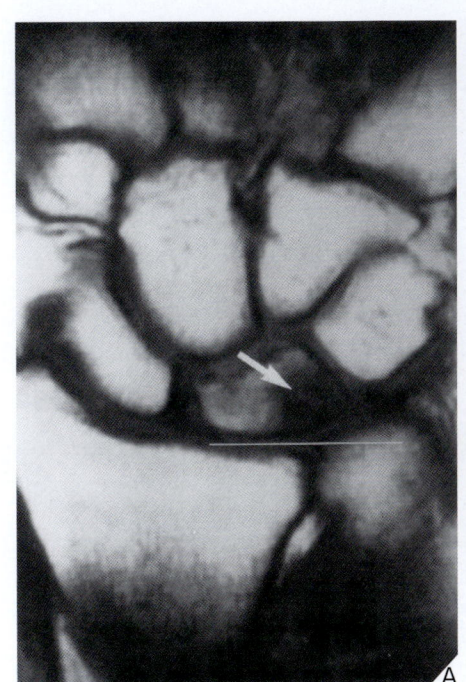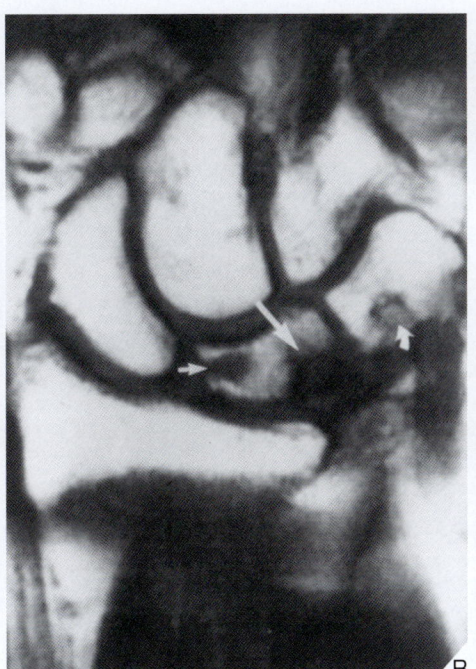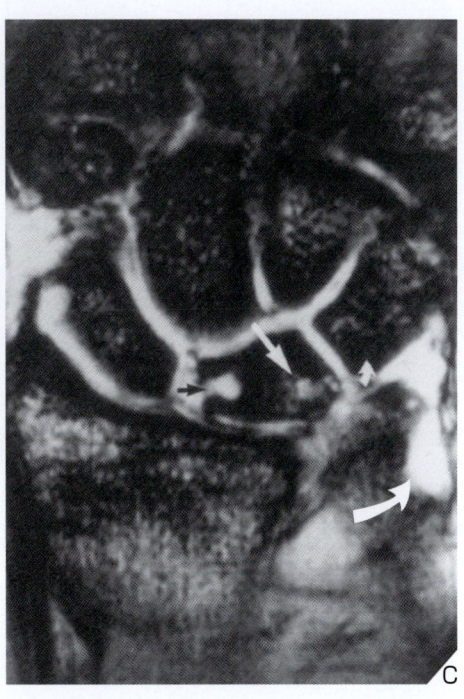

図 7-29　尺骨突き上げ症候群の MRI 所見
（A）T1 強調冠状断像で尺骨プラス変異と月状骨近位尺側面の硬化を認める（→）．（B）少し掌側よりの T1 強調冠状断像や（C）それに対応する T2* 強調像では軟骨下嚢胞（→）が月状骨内にあり，三角骨にもみられている（小さな↘）．三角線維軟骨複合体の断裂にも注意する（大きな↘）．
(Stoller DW. MRI in orthopaedics and sports medicine. Philadelphia：JB Lippincott；1993 より引用)

b　遠位橈尺関節の軟部組織損傷

遠位橈尺関節の損傷で，もっとも一般的な後遺症は三角線維軟骨複合体（TFCC）の断裂である．断裂は前項で述べたような骨折の結果として，あるいは前腕遠位や手関節の損傷後に独立して発生する．

とくに骨折や脱臼がない場合には，三角線維軟骨の状態にかかわらず正常な X 線像を呈する．そのためこの損傷が疑われる場合は，手関節の関節造影を行うことにより診断を確定でき

る．通常，造影剤は橈骨手根区画，茎状突起前陥凹と橈骨掌側陥凹，豆状三角骨間腔（**図 7-7** を参照）に充満する．遠位橈尺区画または三角線維軟骨部に造影剤がみられれば，断裂の診断がつく（**図 7-30**）．

最近まで TFCC の評価に関節造影法が用いられてきた．しかし今日では TFCC 損傷の診断において，とくに 8 チャンネルフェーズドアレイ四肢コイルを用いた MRI は正確さで関節造影と同等，またはしばしば上回る．MRI の利点は非侵襲的であ

ることと，関節造影が表面だけを描出するのに対して，MRI は線維軟骨実質を描出できることである．T1 強調冠状断像で正常な TFCC は両面に凹みをもつ均一な低信号の靱帯として描出され，尺骨遠位部，橈骨遠位部内側面と三角骨や月状骨の間に拡がる間隙に存在する（図 7-31：7-8 も参照）．TFCC の断裂は連続性の途絶，または断片化として示される．T2 強調像で断裂した線維軟骨には輪郭の不整や高信号域による途絶がみられる（図 7-32）．しかしながら，Haims らは，彼らの研究論文の 1 つにおいて TFCC 辺縁断裂を診断するうえでの MRI の感度を疑問視している．この点について，Hamis は MRI の感度は 17％でしかなく，特異度は 79％，正診率は 64％と述べている．

B 手関節と手

　1 つの機能単位として考えれば，手関節と手は骨格系のなかでもっとも損傷を受けやすい部位である．しかしながら，手根骨や手根間関節の骨折や脱臼の発生率が手関節・手部損傷の約 6％であるのに対して，中手骨や指骨の骨折ははるかに発生頻度が高い．多くの症例で，病歴と身体所見が診断をするうえで有用な情報を提供してくれる．しかし少なくとも互いに 90°に直交する二方向撮影によって得られた X 線所見は，これらの部位の損傷の確定診断に必要となる．

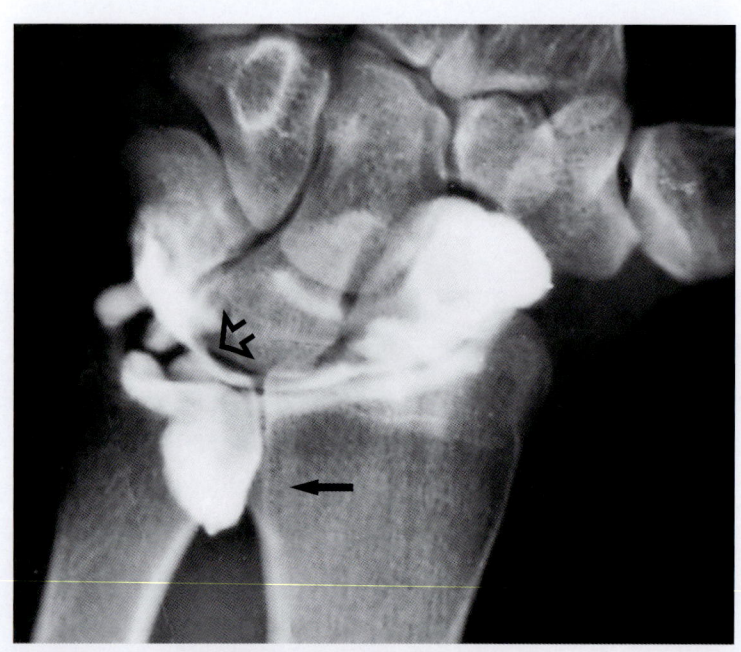

図 7-30　三角線維軟骨複合体断裂の関節造影所見
手関節造影で，造影剤は三角線維軟骨が占めている部位へ漏れている（⇒）．さらに，遠位橈尺区画における造影剤の特徴的な充満を伴い（→），三角線維軟骨複合体の断裂と確定できる（図 7-7B と比較）．

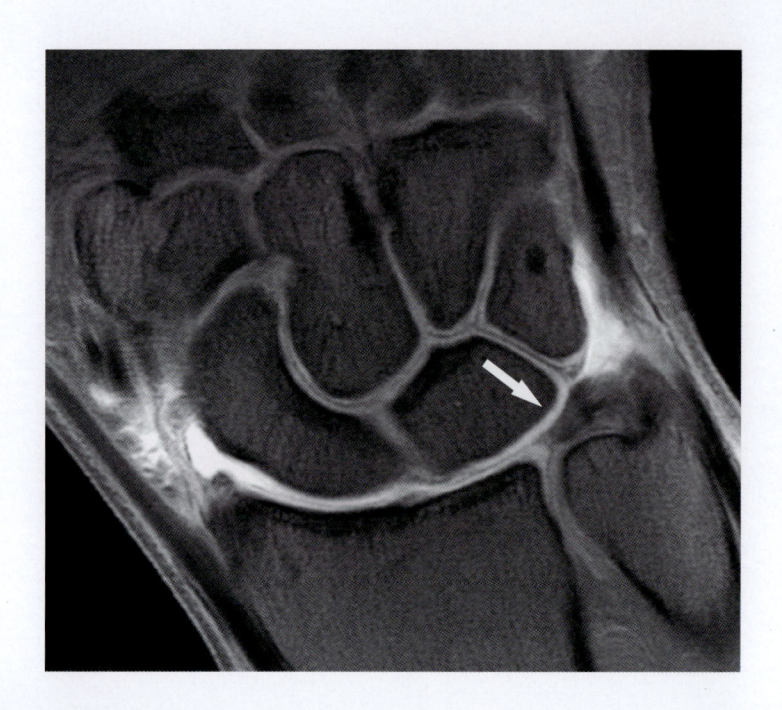

図 7-31　手関節の MR 関節造影所見
造影脂肪抑制 T1 強調冠状断像で，三角線維軟骨複合体は正常像を呈している（→）．

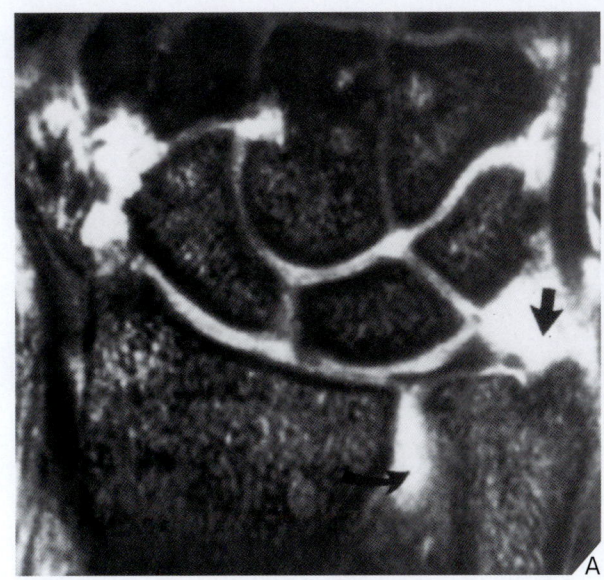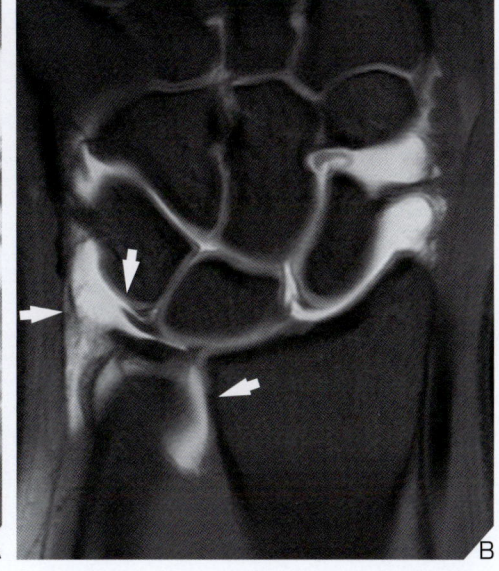

図 7-32　三角線維軟骨複合体断裂の MRI 所見
(A) 左手関節の T2*強調 GRASS 冠状断像では，三角線維軟骨複合体（TFCC）の全層断裂を認める．三角線維軟骨は断裂し，尺骨茎状突起から離れている（→）．中等度の液体貯留が遠位橈尺関節にみられる（⤸）．(B) 別の患者のプロトン密度強調脂肪抑制 MR 関節造影冠状断像でも，TFCC の断裂を認める（→）．
(A は Deutsch AL, Mink J, eds. MRI of the musculoskeletal system : a teaching file, 2nd ed. Philadelphia : Lippincott-Raven Publishers ; 1997 より引用)

1．解剖学的・X 線学的考察

　手関節や手の外傷の評価は正面撮影と側面撮影の単純 X 線像（図 7-1，2 を参照）の読影で十分行える．しかし，手関節の複雑な構造を形成する個々の手根骨への損傷の程度を正確に診断するためには，いろいろな解剖学的部位に対し特殊な補助的 X 線検査が必要となる．これらの特殊な X 線撮影は，以下のごとくである．

❶ 手関節尺屈位正面像：舟状骨は正常では掌側に屈曲しているので，結果として標準的な正面撮影では短縮しているようにみえるため，舟状骨の評価に有用となる（図 7-33）．

❷ 回外位斜位像：豆状骨と豆状三角骨関節が描出される（図 7-34）．

❸ 回内位斜位像：三角骨，舟状骨の橈掌側面および橈骨茎状突起が描出される（図 7-35）．

❹ 手根管撮影：有鉤骨鉤，豆状骨，大菱形骨の掌側面が描出される（図 7-36）．

　外傷の状態や後遺症を十分評価するには，補助的な画像診断法が必要となることもある．以前はもっとも一般的に断層撮影が thin section trispiral cuts の形で不顕性の骨折を発見するために多く用いられてきたが，最近はほとんど CT に取って代わられた．ときに，ビデオを使った透視診断は手関節の運動力学や関節の不安定性の評価に用いられる（図 7-89 参照）．関節造影，MRI や MR 関節造影（MRa）はさまざまな靱帯，関節包や腱の断裂のような軟部組織損傷を判定するためには有効である．そして，骨スキャンはとらえにくい骨折や骨折治癒の早期合併症を検出するには非常に鋭敏である．CT はさまざまな手関節の外傷の診断に適した用途の広いツールとして発展してい

る．撮影が簡単で速く，被曝量も少ないために多くの医療機関で CT が断層撮影に取って代わっている．通常の横断像を撮った後に，新たな断層面での像や三次元像を得ることができる（図 2-8A，B を参照）．CT は関節造影と血管内注入による造影と併用可能である（図 2-19 を参照）．また遠位橈尺関節の亜脱臼を診断したり，舟状骨のいわゆる円背（humpback）変形，月状骨の骨壊死（Kienböck 病），有鉤骨の鉤骨折を評価するのに非常に有用である．横断像は腹臥位で上腕を挙上した状態で撮影する．スパイラル（ヘリカル）法を用い 1〜2 mm 間隔の引き続いた像を得ることができる．冠状断像は最大掌屈位，または手関節最大背屈位で得ることができる．

　手関節造影は現在でも TFCC 損傷と手根靱帯損傷診断にとって有効な検査法である．通常は造影剤のみで撮影するが，CT で評価する場合には空気を混ぜた二重造影が用いられることもある．3 つの区画をそれぞれ造影した CT 撮影は疼痛のある手関節の診断にとって非常に有効である．3 つの区画は，手根中央区画，橈骨手根区画，遠位橈尺区画である．この区画は正常では骨間靱帯で区切られており，橈尺関節は TFCC で区切られている（図 7-37）．したがって各区画間に造影剤の交通が認められれば，損傷が示唆される．しかし，損傷部が一方通行の弁状構造になっていると，一方だけからの造影剤注入では異常を指摘できないことがある．したがって，すべての 3 つの区画を別々に造影することが勧められる．ただし，強調しておかなくてはならないことは，正常例や無症状例においても造影剤の交通が認められることである．したがって，この検査の意義についてはなお議論のあるところである．

　最近では Resnick や Manaster らが，デジタルサブトラクションによる関節造影が，わずかな所見も発見できると勧めてい

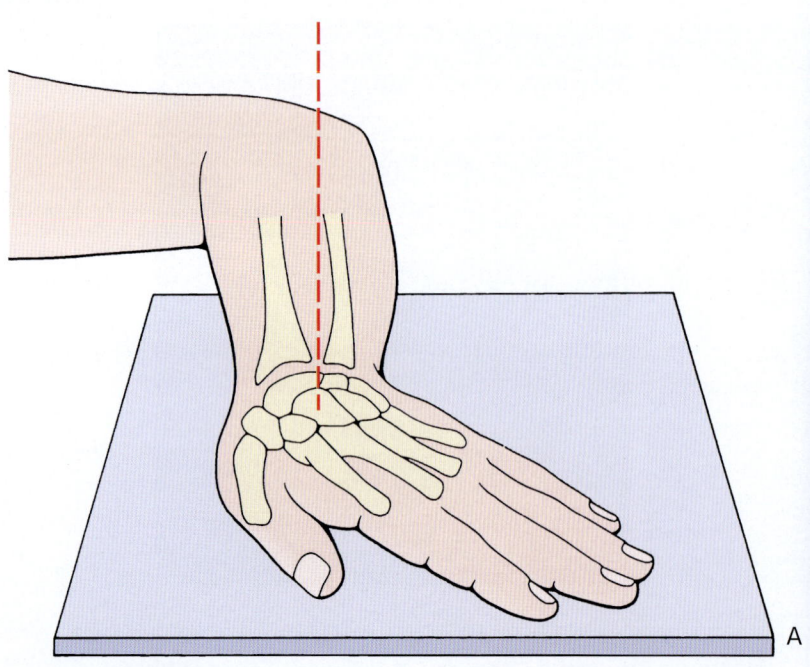
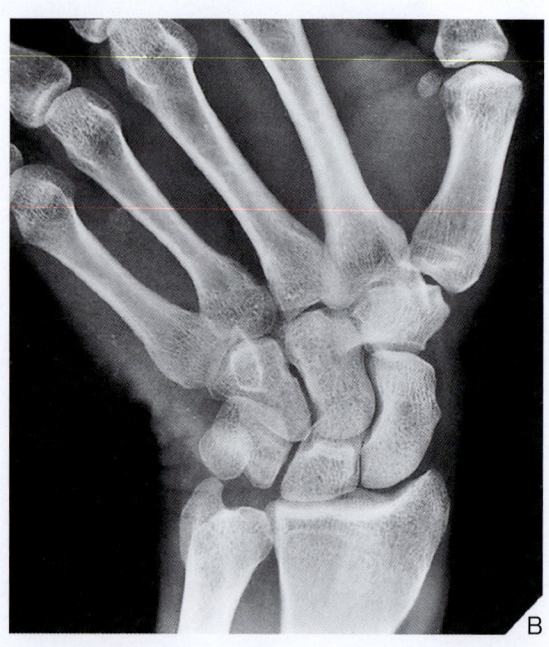

図7-33 尺屈位像

（A）手関節尺屈位における正面像は，肘90°屈曲位で，前腕は前面を下にして撮影台に平らに置く．手はフィルムカセット上に水平に尺側に偏位させる．Ｘ線照射の中心は手根骨に向ける．（B）手関節中間位において，この撮影法では手関節中間位での舟状骨の掌屈による捻転が取り除かれ，舟状骨がよく描出される．

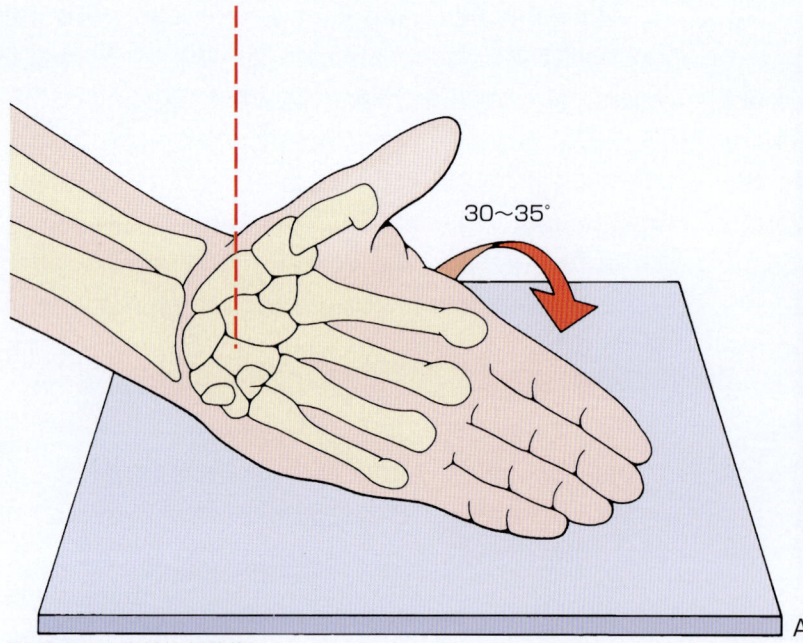
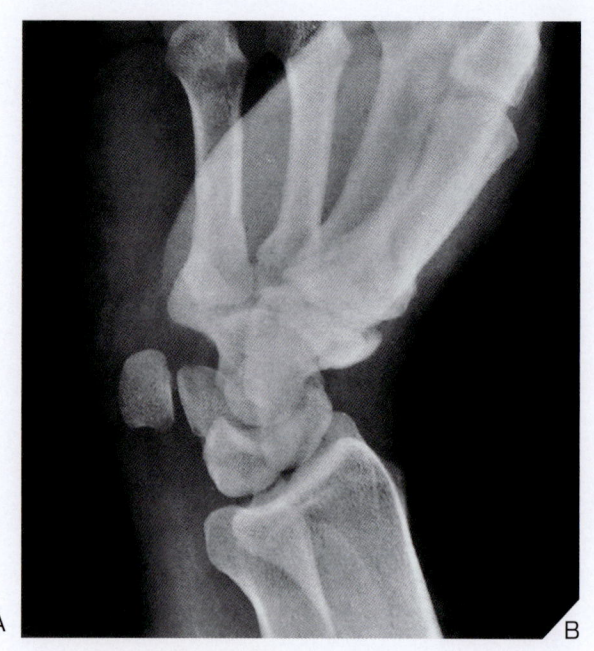
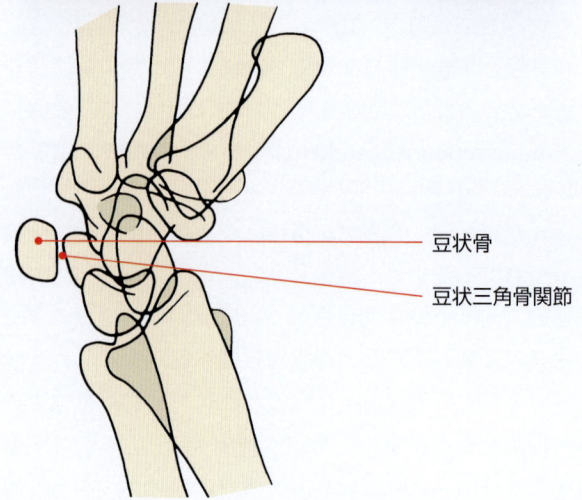

図7-34 回外位斜位像

（A）手関節の回外位斜位像は，フィルムカセット上に尺側を下にして，手背面に対し約30～35°傾斜して撮影する．母指は軽度外転し，手指はすべて伸展位にしておく．Ｘ線照射の中心は手関節の中心に向ける．（B）この撮影でのＸ線像では，豆状骨と豆状三角骨関節が描出される．

豆状骨

豆状三角骨関節

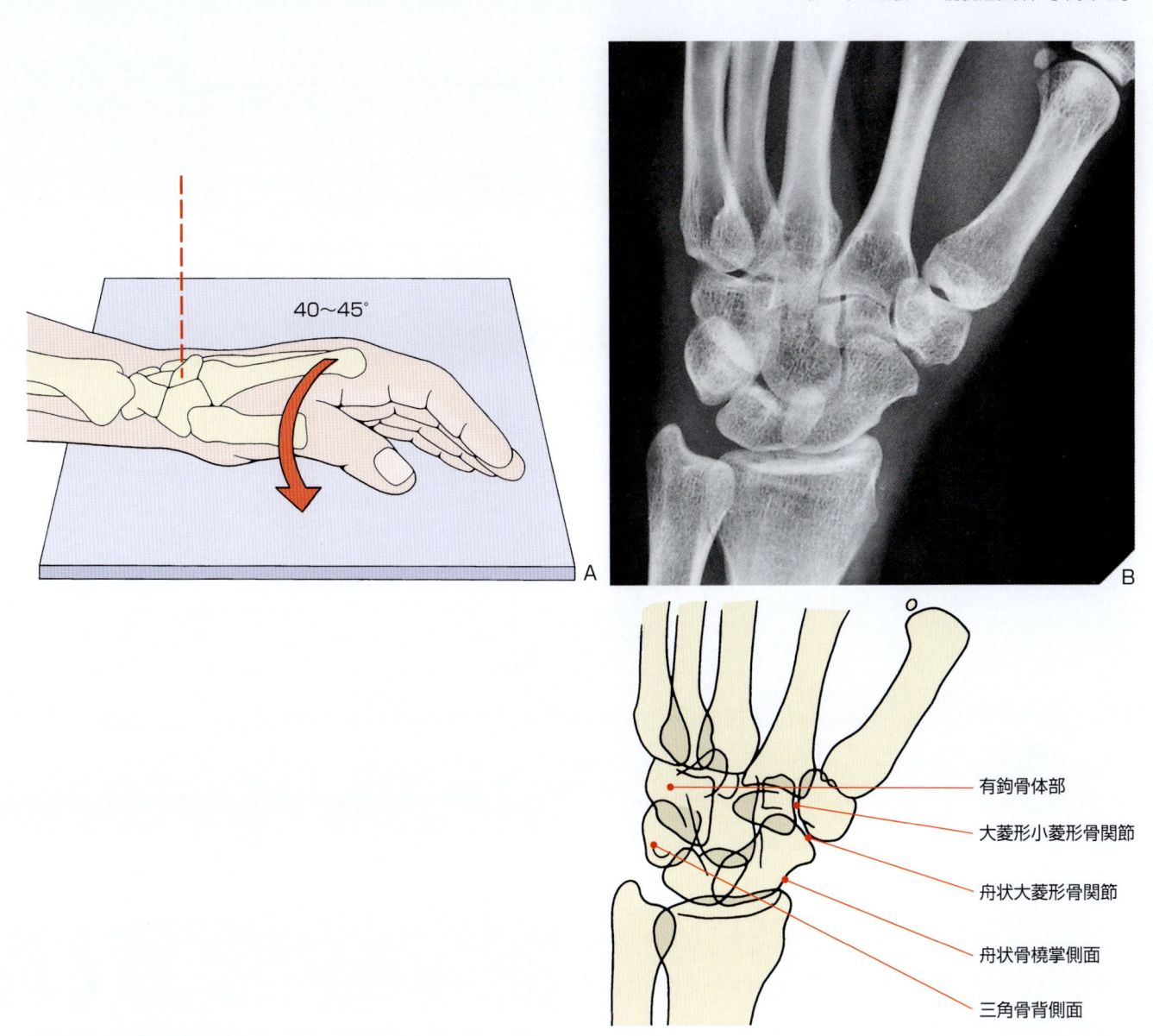

有鉤骨体部
大菱形小菱形骨関節
舟状大菱形骨関節
舟状骨橈掌側面
三角骨背側面

図 7-35　回内位斜位像
（A）手関節の回内位斜位像は，フィルムカセット上に尺側を下にして，手掌面に対し約 40〜45°傾斜して撮影する．手指はすべて軽度屈曲位とし，母指はそれらの前方におく．Ｘ線照射の中心は手根骨の中心に向ける．（B）この撮影でのＸ線像では，三角骨背側面，有鉤骨体部，舟状骨の橈掌側面，そして舟状大菱形骨関節，大菱形小菱形骨関節が描出される．

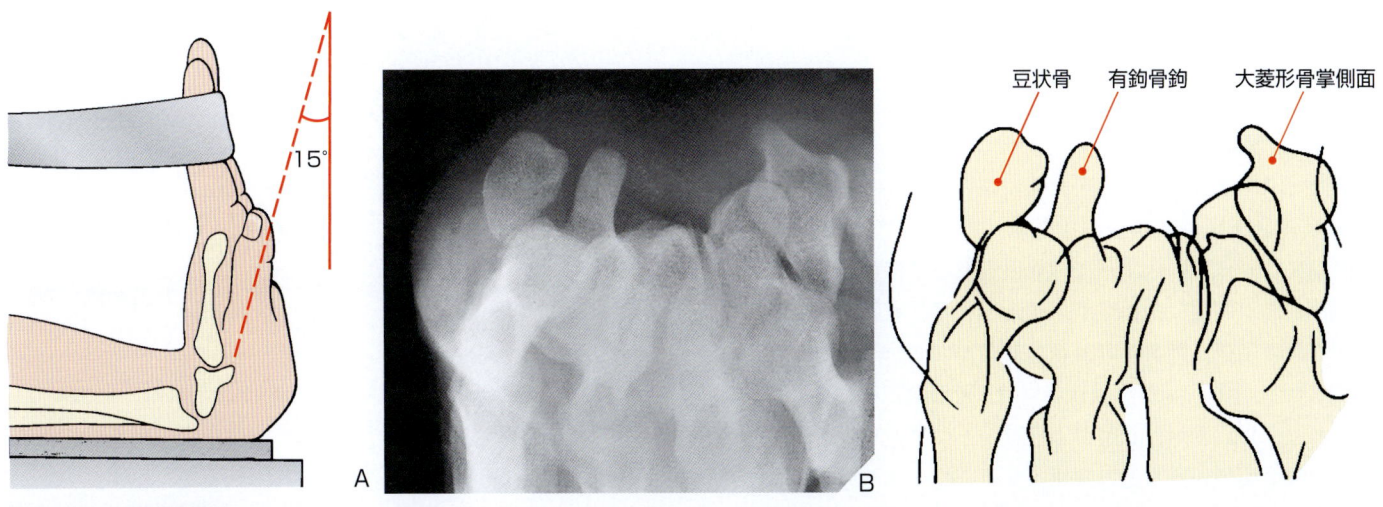

豆状骨　有鉤骨鉤　大菱形骨掌側面

図 7-36　手根管撮影
（A）手関節の手根管撮影は，フィルムカセット上に，手関節の掌側面を下にして，患者の対側の手か紐で，手を最大限背屈させる．Ｘ線照射の中心は約 15°の角度で手掌に向ける．（B）この撮影でのＸ線像は，有鉤骨鉤や豆状骨の軸写，そして大菱形骨の掌側縁を描出する．

手関節区画

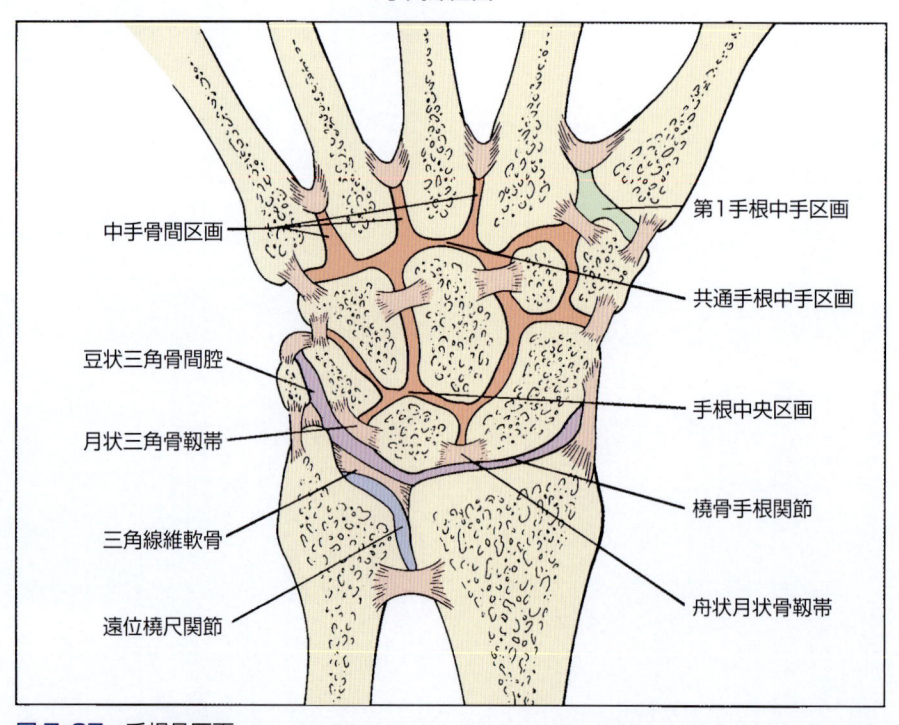

図 7-37　手根骨区画
手根間関節区画はいくつかの骨間靱帯で区分される.

ラベル（上部左から）：
中手骨間区画
豆状三角骨間腔
月状三角骨靱帯
三角線維軟骨
遠位橈尺関節

ラベル（上部右から）：
第1手根中手区画
共通手根中手区画
手根中央区画
橈骨手根関節
舟状月状骨靱帯

る. これは, 検査時間の短縮のみでなく, 造影剤も少なくでき, 正確な部位診断ができる. とくに多発病変の際に有効である（図 2-2 を参照）.

　現在, MRI は手関節と手を評価するために選択される画像モダリティとなっている（図 7-38）. よりよい画像を得るためには, 局所コイルを使用したり, 撮像範囲を限定することが推奨される. MRI は筋, 腱, 骨間靱帯や TFCC などの軟部組織だけでなく, とくに月状骨や舟状骨の潜在性骨折や早期骨壊死といった骨性の異常も描出できる. また, 手根管（図 7-39）の描出, 手根管症候群（図 7-40；図 7-115 も参照）や Guyon 管症候群（図 7-116）におけるわずかな異常の検出にも有用である. 通常, MRI は橈骨手根区画内への造影剤（希釈したガドリニウム）の関節内注入後に行われる（図 7-31）.

　近位手根列の骨間靱帯（舟状月状骨靱帯と月状三角骨靱帯）と TFCC を描出するのには冠状断像が最適である. これらの構造は T1 強調像および T2 強調像で低信号強度を示す（図 7-38 を参照）. この断面像では, 手関節のさまざまな内在および外在の背側・掌側靱帯についても観察することができる（図 7-41）. 矢状断像では, すべての屈筋腱および伸筋腱と, それぞれの停止部が明瞭に描出され, また橈骨舟状有頭骨靱帯, 橈骨月状三角骨靱帯, 背側橈骨月状骨靱帯などのいくつかの靱帯も描出される（図 7-42）. 横断像では, 断面像としてさまざまな靱帯と腱が描出され, 靱帯および腱と, 骨構造, 動脈, 神経との解剖学的関係が効果的に評価できる（図 7-43）. この断面像は Guyon 管の描出にとって最適である. この解剖学的構造は手関節掌側, 手根管の内側, 豆状骨と有鉤骨鉤の間に位置する（図 7-44）. 背側は屈筋支帯, 内側は小指球, 掌側は筋膜で境

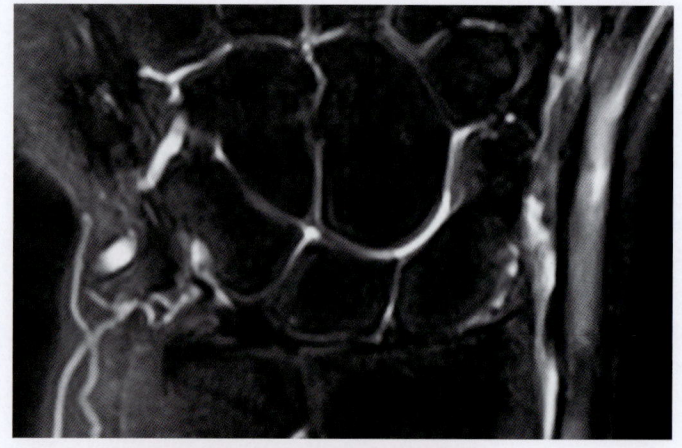

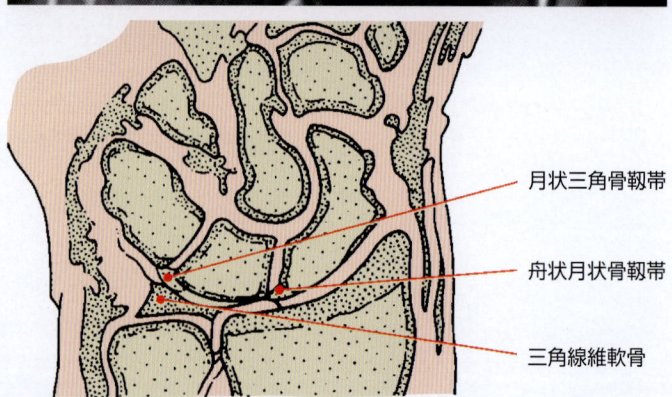

ラベル：
月状三角骨靱帯
舟状月状骨靱帯
三角線維軟骨

図 7-38　手関節の MRI
脂肪抑制 T2 強調冠状断像で橈・尺骨の遠位部と手根骨が描出されている. 近位の骨間靱帯や三角線維軟骨が明瞭に認められる.

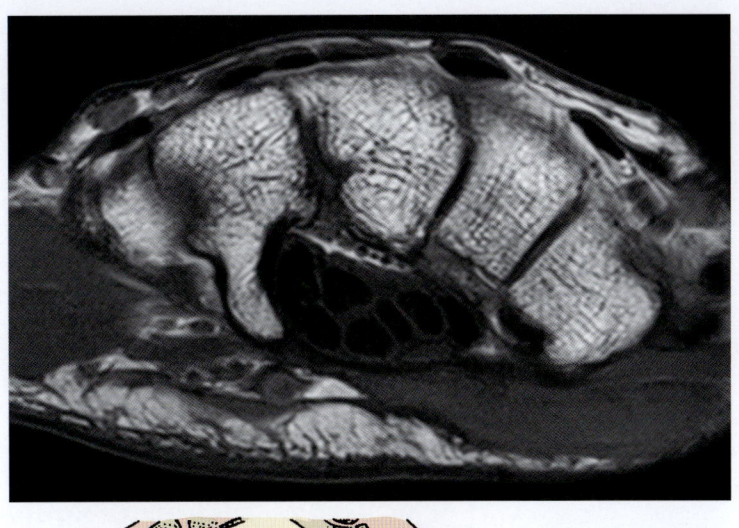

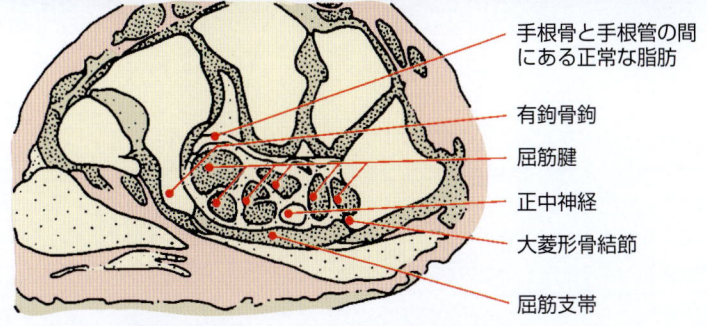

手根骨と手根管の間
にある正常な脂肪

有鉤骨鉤

屈筋腱

正中神経

大菱形骨結節

屈筋支帯

図 7-39　手関節の MRI
T1 強調横断像では手根管内のさまざまな構造物が描出されている．正中神経
は中等度の信号強度で，屈筋支帯は低信号強度で表されている．

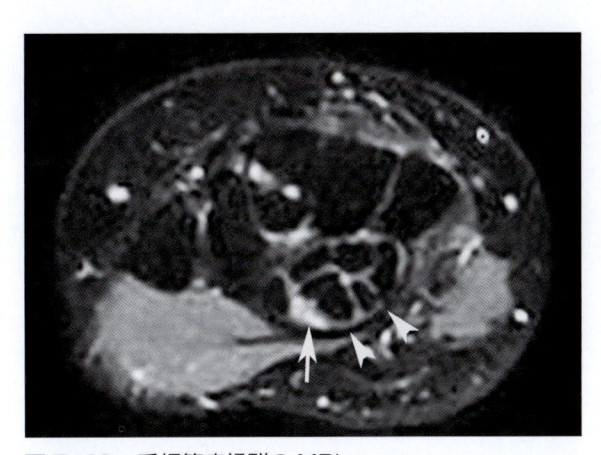

図 7-40　手根管症候群の MRI
手根管症候群患者の STIR 横断像では正中神経の高信号
（→）と屈筋支帯の弓ぞり（▷）が認められる．

A. 手関節背側の靱帯

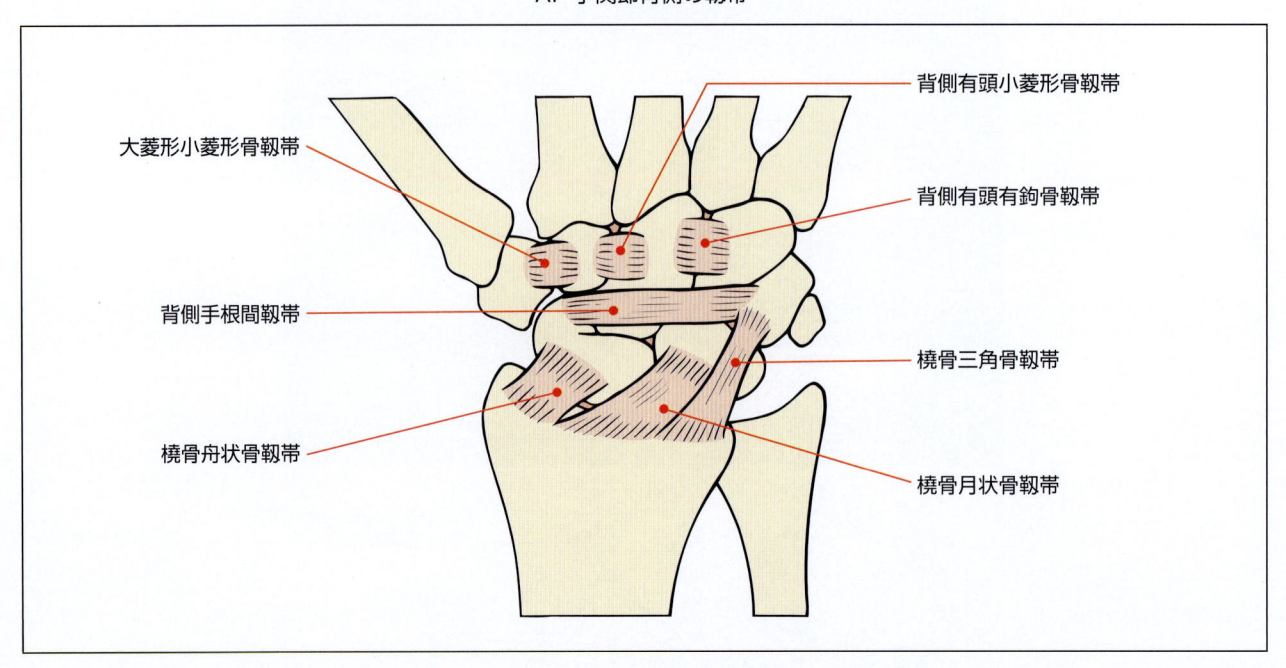

- 背側有頭小菱形骨靱帯
- 大菱形小菱形骨靱帯
- 背側有頭有鉤骨靱帯
- 背側手根間靱帯
- 橈骨三角骨靱帯
- 橈骨舟状骨靱帯
- 橈骨月状骨靱帯

B. 手関節掌側の靱帯

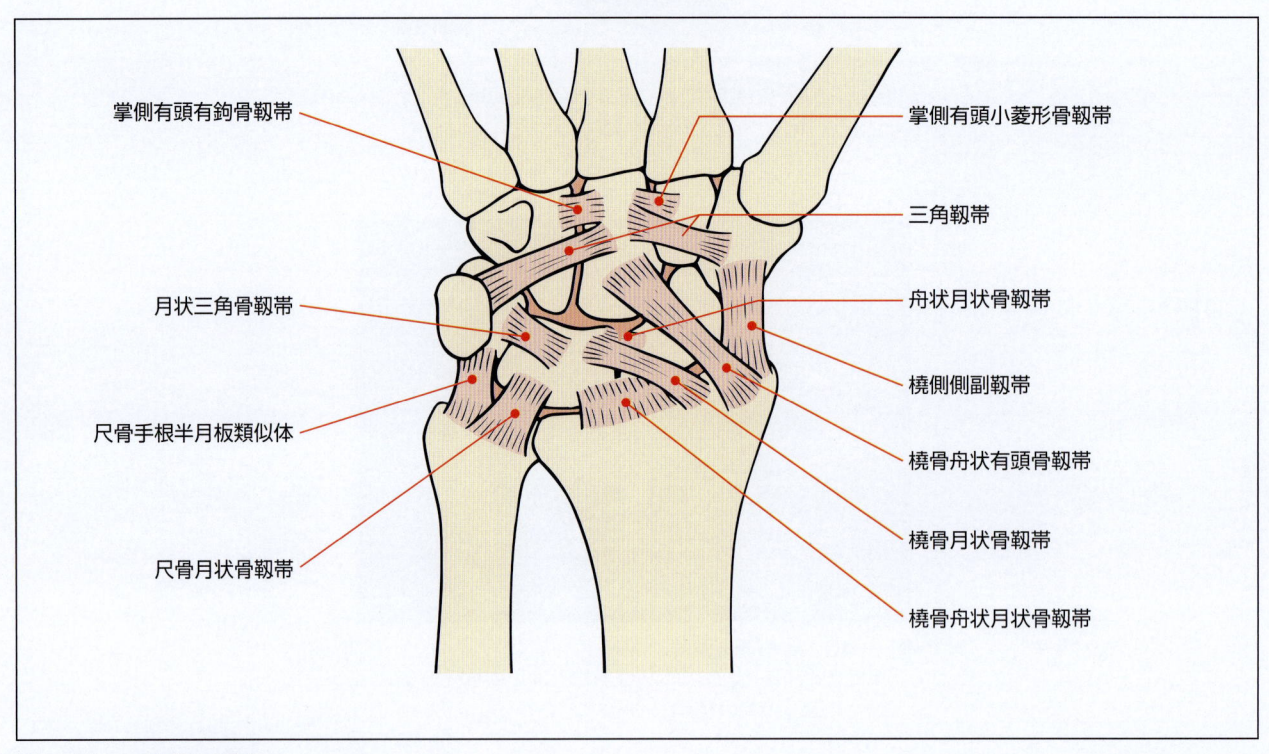

- 掌側有頭有鉤骨靱帯
- 掌側有頭小菱形骨靱帯
- 三角靱帯
- 月状三角骨靱帯
- 舟状月状骨靱帯
- 尺骨手根半月板類似体
- 橈側側副靱帯
- 橈骨舟状有頭骨靱帯
- 尺骨月状骨靱帯
- 橈骨月状骨靱帯
- 橈骨舟状月状骨靱帯

図 7-41 手関節の靱帯
手関節背側（A）と掌側（B）の靱帯のシェーマ．

界されており，内部に尺骨動・静脈と尺骨神経を含む．

手関節 MRI の評価で有用なリストを表 7-4 に提示する．

ストレス撮影や関節造影のような補助的撮影法が手の靱帯の断裂や転位の評価，とくにゲームキーパー（gamekeeper）母指では必要となる．

手関節と手の外傷を評価するための標準的な X 線撮影法と特殊な X 線撮影法を補助的な撮影法とともに一覧表にまとめた（表 7-5，6，図 7-45）．

2．手関節の損傷

a 手根骨骨折

▌ 舟状骨骨折 ▌

舟状骨（scaphoid）（ボートを意味するギリシャ語の skaphos を語源とし，ときに carpal navicular と呼ばれる）の骨折は，上肢のなかで橈骨遠位端骨折に次いで 2 番目に頻度の高い骨折であり，全骨折の 2% を占める．手根骨の骨折および脱臼のなかで，舟状骨骨折はもっともよくみられ，50〜60% を占める．15〜30 歳の若年者に多く，腕を伸ばして手掌をついて倒れたときに発生する．舟状骨骨折は骨折線の方向，骨片の安定性，骨折線の部位によって分類されている（図 7-46）．診断的観点から，より実用的な舟状骨骨折の分類は，骨折の発生部位によるものであり，結節部と遠位部は 5〜10%，近位部は 15〜20%，腰部は 70〜80% の割合でみられる（図 7-47）．結節の骨折（関節外骨折）と，遠位部の骨折は，直達外力で発生することが多いが，臨床的に問題となることはまれである．腰部の骨折で，転位や手根不安定性がまったくない場合には 90% 以上の症例で良好な骨癒合が得られる．近位部の骨折は，高率に偽関節と骨壊死を生じる．

舟状骨の骨折が疑われたら，単純 X 線正面像，尺屈位正面像，斜位像，側面像を撮影するが，通常，これらの方法によって異常を描出できる．しかし，これらで骨折が明らかでないとき，以前は断層撮影が非常に有効であった（図 7-48）．とくに経過観察の通常 X 線画像が信用できない場合，断層撮影は舟状骨骨折の治癒過程の評価や外傷後の合併症の検出に役立つ．この点では現在 CT が選択される（図 7-49〜51；図 4-66 を参照）．とくに舟状骨骨折後のいわゆる円背（humpback）変形（近位骨片が背屈，遠位骨片が掌屈し，舟状骨に背側凸の角状変形が生じる）は，CT でより詳細に評価することができる（図 7-52）．過去 10 年で MRI は手根骨の微妙な骨折の診断や骨壊死を含むさまざまな合併症を検出する検査法として選択されるようになった．とくに MRI は単純 X 線像で認められない骨折線を描出することには非常に有効である（図 7-53）．

［合併症］

診断の遅れや一連の治療開始の遅れは，偽関節，骨壊死，外傷後の関節炎のような合併症を起こすことがあり，前二者はよくみられる．ときとして，舟状骨の遠位および近位の骨片が壊死になるが，骨壊死は通常，近位骨片に起こり（図 7-55 を参

照），遠位骨片は血行がよいためまれにしか発生しない（図 7-54）．骨壊死がもっとも明らかとなるのは，受傷後 3〜6 ヵ月においてであり，骨片の X 線濃度が増加する．ときに，単純 X 線像では骨壊死の変化が明瞭に描出されないため，CT（断層撮影からほとんど完全に取って代わった）が有効な手段として推薦される．遷延治癒や偽関節の症例においては，骨壊死に発展しやすいが，ときに骨癒合を得ることがある（図 7-55）．

通常，遷延治癒や偽関節は骨移植によって外科的に治療される（図 7-56）．これが失敗した場合，舟状骨の摘出と人工挿入物による置換が行われることもある（図 7-57）．長期経過した舟状骨骨折のより重篤な合併症の 1 つに，scapholunate advanced collapse（SLAC）手関節への進展がある．この状態は舟状月状骨靱帯断裂，有頭骨の近位移動を伴った月状有頭骨間関節の不安定性からなり，ついには橈骨手根関節の関節症へ至る（図 7-58，59）．舟状骨偽関節によってもたらされる同様な状態は scaphoid nonunion advanced collapse（SNAC）手関節と呼ばれる（図 7-60）．

このような状態に対する治療には近位手根列切除や手根骨部分固定（月状骨-有頭骨-有鉤骨-三角骨を一塊に固定する，いわゆる four-corner fusion）がある（図 7-61）．通常，進行した関節症では背側プレートによる強固な固定と骨移植による手関節全固定が必要になる．

▌ 三角骨骨折 ▌

三角骨骨折はまれではないが，もし適切な X 線撮影が行われないときには，容易に見落とされる．多くの場合，三角骨骨折は手関節の側面像と回内位斜位像においてもっともよく観察できる．しかしながら，ときどきこれらの X 線像では重なり合う骨が骨折線をわかりにくくするため，確定診断のためには側面の断層撮影が必要とされてきた．骨折が疑われるが通常の画像は正常なとき，骨スキャンは外傷の局在部位を明らかにするのに有効な手段となる（図 7-62）．臨床的に三角骨骨折が強く疑われるが，単純 X 線撮影で診断できない場合，現在は CT 撮影が選択される（図 7-63）．

▌ 有鉤骨骨折 ▌

まれな手関節外傷である有鉤骨骨折は全手根骨骨折の 2% を占め，手関節掌側面への直接の強打によって起こる．とくに，この受傷機転は有鉤骨鉤骨折（有鉤骨体部骨折とともに有鉤骨損傷の 2 群を構成する）においてあてはまる．鉤骨折の大部分は，ラケット，クラブ，バットなど，手関節の掌側面に直接外力を及ぼす用具を使用するスポーツで発生する．

有鉤骨の尺側あるいは橈側へ拡がる体部骨折は，手関節の標準 X 線像で容易に示される．側面像，回内位斜位像は，とくに冠状断面での骨折の検索に用いられる（図 7-64）．

一方，有鉤骨鉤骨折は通常の X 線像でははっきりせず，結果として診断されないことがある．標準の手関節正面像で診断するために，Norman らは "eye sign" を提唱している．この徴候は正面像の有鉤骨で通常みられる濃い卵円形をした皮質骨の円形陰影から名付けられている．実際，この有鉤骨の「目」は

7

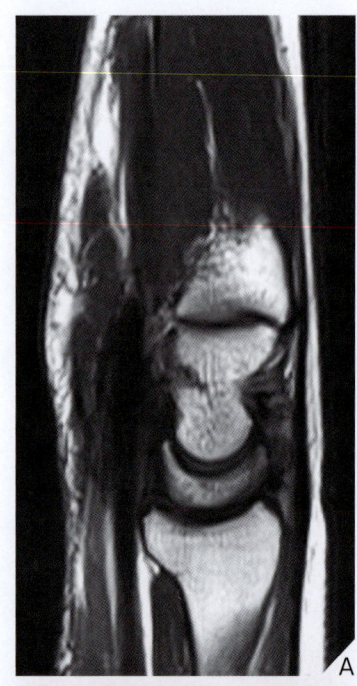

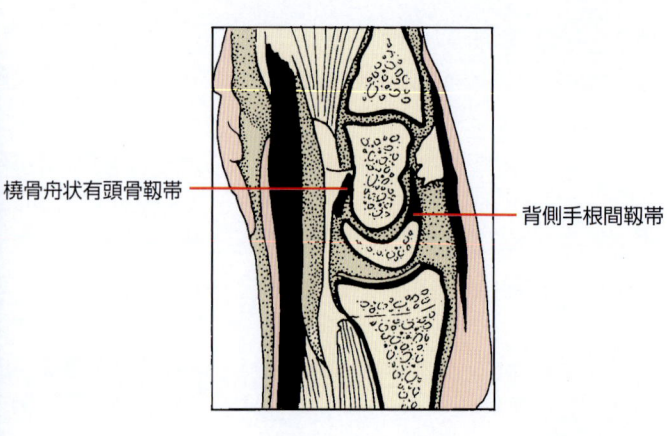

橈骨舟状有頭骨靭帯

背側手根間靭帯

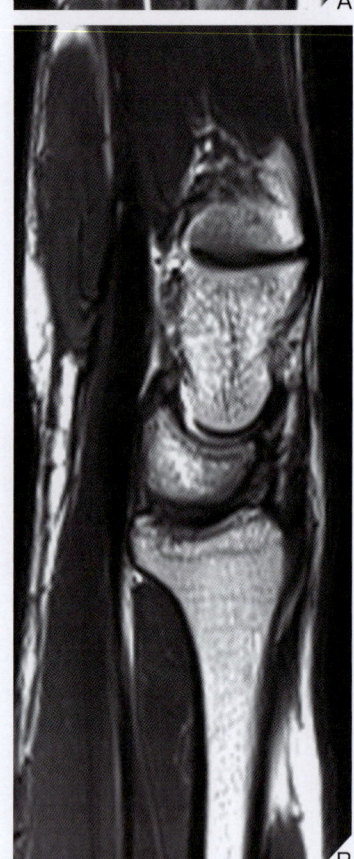

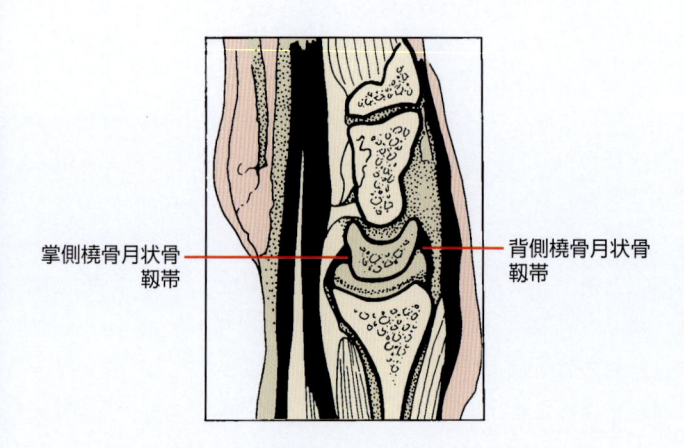

掌側橈骨月状骨
靭帯

背側橈骨月状骨
靭帯

図7-42　手関節のMRI
手関節中央（**A,B**）から尺側（**C,D**）のMRI矢状断像．橈骨舟状月状骨靭帯の掌・背側橈骨月状骨部分がよく
描写されている．橈骨月状三角骨靭帯は有頭月状骨関節の掌側にみられる．橈骨舟状有頭骨靭帯は有頭骨の掌
側近位1/3に停止していることが描写されている．（つづく）

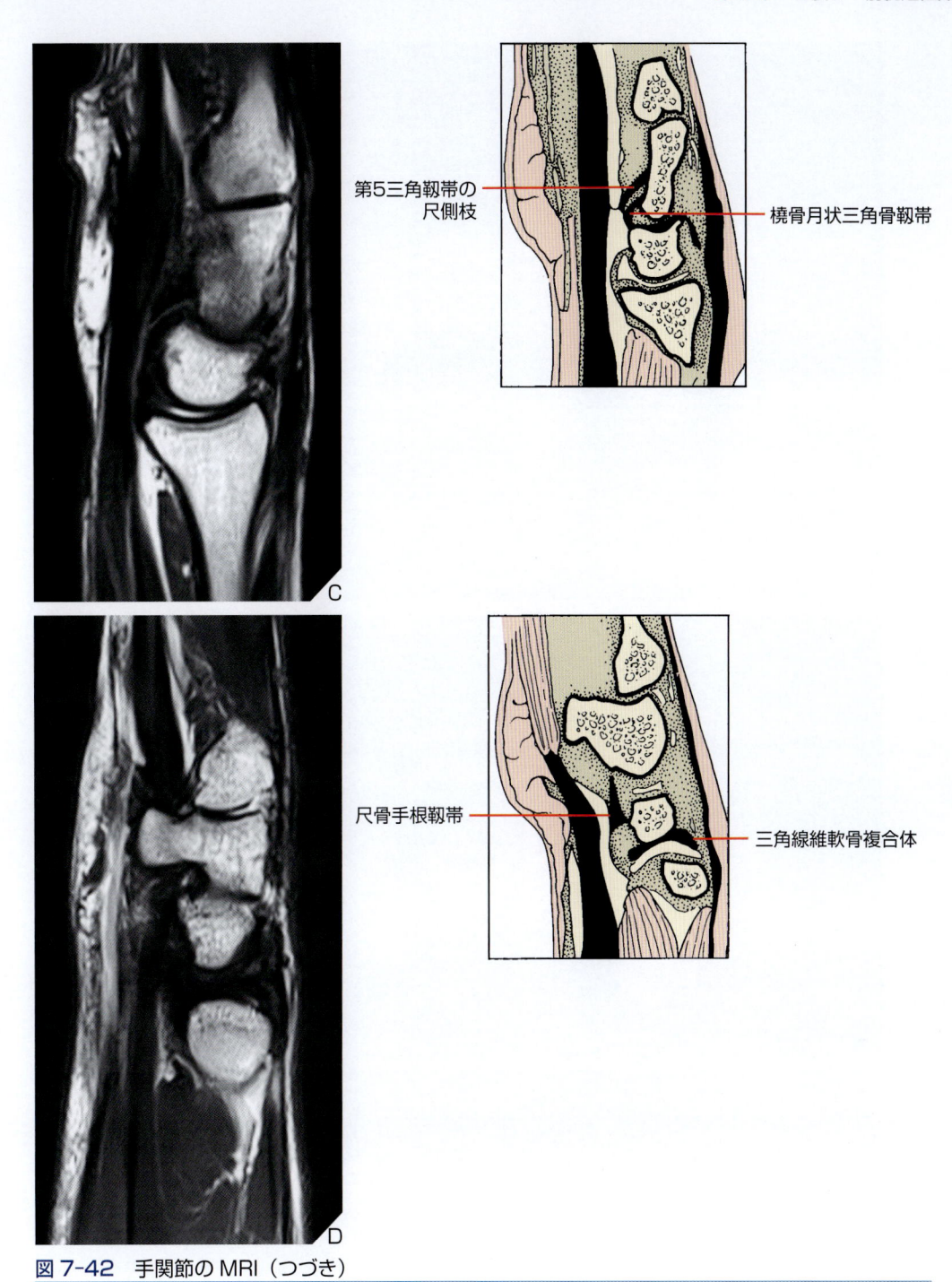

第5三角靱帯の
尺側枝

橈骨月状三角骨靱帯

尺骨手根靱帯

三角線維軟骨複合体

図 7-42　手関節の MRI（つづき）

7

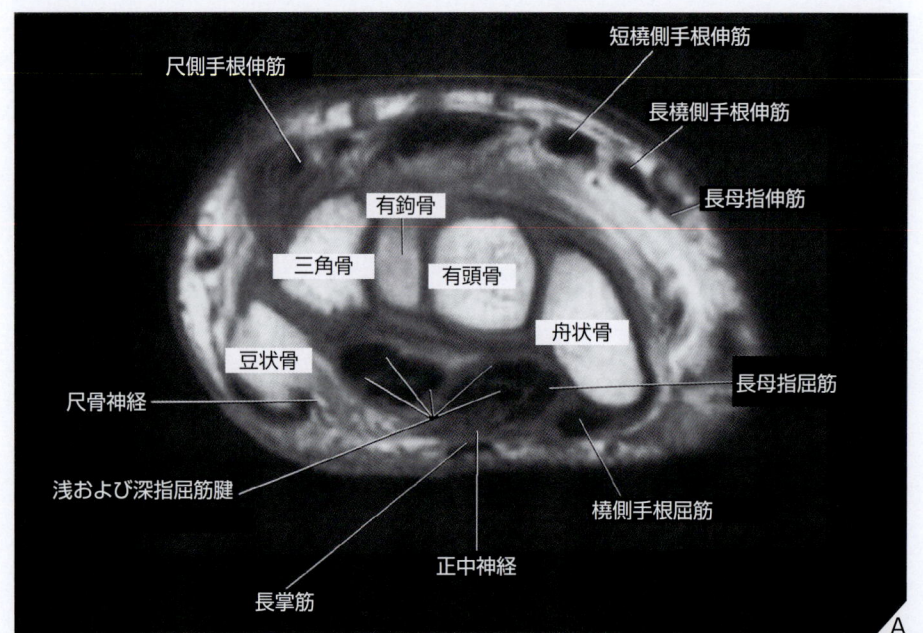

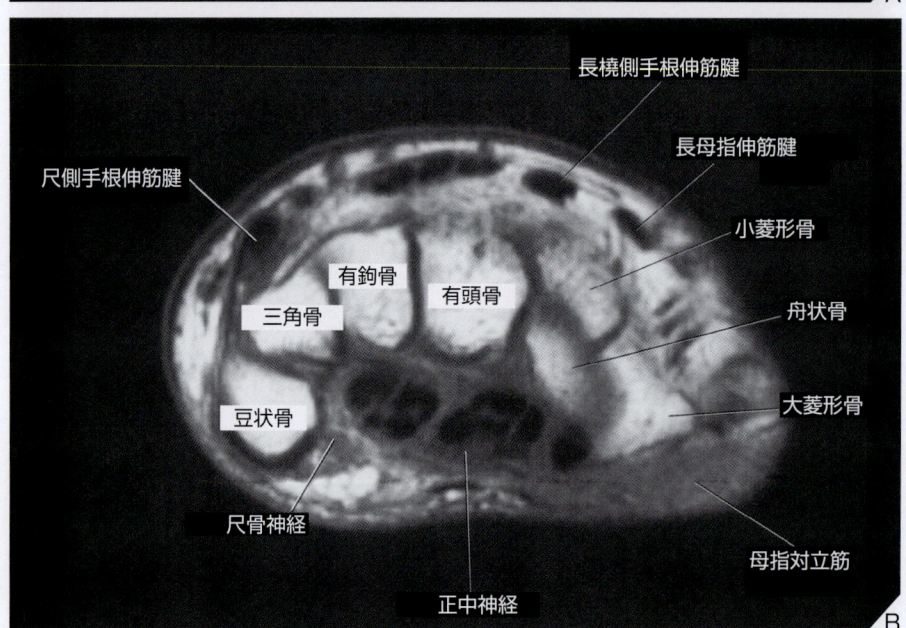

図 7-43 手関節の MRI

手根部近位（A）と遠位（B）のT1強調横断像では手関節のさまざまな解剖学的構造が効果的に
描出されている.
（Berquist TH, ed. MRI of the musculoskeletal system, 3rd ed. Philadelphia : Lippincott-Raven
Publishers ; 1997 より引用）

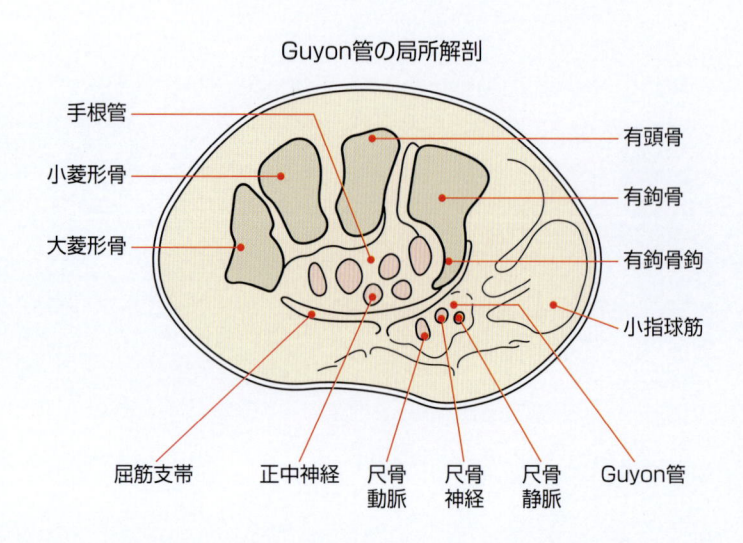

図 7-44 手関節における Guyon 管の位置

表 7-4	手関節の MRI および MR 関節造影での評価チェックリスト

骨構造
　橈骨遠位部，Lister 結節（冠状断，矢状断，横断）
　尺骨遠位部，茎状突起（冠状断，矢状断，横断）
　舟状骨（冠状断，矢状断）
　月状骨（冠状断，矢状断）
　三角骨（冠状断，矢状断）
　豆状骨（冠状断）
　有鉤骨，体部，鉤（冠状断，矢状断，横断）
　有頭骨（冠状断，矢状断）
　大菱形骨（冠状断）
　小菱形骨（冠状断）

三角線維軟骨複合体
　本来の TFC（冠状断，横断）
　背側および掌側橈尺靱帯（冠状断，横断）
　半月板類似体（冠状断）
　尺側手根伸筋腱（冠状断，横断）
　尺側側副靱帯（冠状断）

靱　帯
　内　在
　　舟状月状骨
　　　掌側（台形状）（冠状断）
　　　中央（三角形状）（冠状断）
　　　背側（索状様）（冠状断）
　　月状三角骨
　外　在
　　掌側
　　　橈骨有頭骨（冠状断，矢状断）
　　　橈骨月状三角骨（冠状断，矢状断）
　　　尺骨有頭骨（冠状断，横断）
　　　尺骨三角骨（冠状断，横断）
　　　尺骨月状骨（冠状断，横断）
　　背側
　　　橈骨舟状骨（冠状断）
　　　橈骨月状骨（冠状断）
　　　橈骨三角骨（冠状断）
　　　舟状三角骨（冠状断）
　　　手根間（冠状断）

腱
　屈筋腱（横断）
　伸筋腱（横断）

神　経
　正中，尺骨（横断）

そのほかの構造
　手根管（冠状断）
　Guyon 管（冠状断）
　（尺骨神経，尺骨動脈，尺骨静脈）

（　）内はもっともよく描出される撮影法．TFC：三角線維軟骨．

表 7-5	手関節部および手部の損傷を評価するための標準的および特殊 X 線撮影法

撮影法	得られる所見	撮影法	得られる所見
正　面	手根骨 手根部の 3 つの弧 有鉤骨の eye sign scaphoid fat stripe 橈骨手根関節 中手骨 指節骨 手根中手関節，中手指節関節，指節間関節 舟状月状骨解離 　Terry-Thomas 徴候 　舟状骨の signet-ring 徴候 骨　折 　舟状骨 　有頭骨 　月状骨 　有鉤骨（体部） 　中手骨 　指節骨 Bennett 骨折と Rolando 骨折	斜位（手）	骨　折 　中手骨 　指節骨 ボクサー骨折
		回外位斜位（手関節）	豆状三角骨関節 豆状骨骨折
		回内位斜位（手関節）	三角骨背側面と三角骨骨折 舟状骨橈掌側面 関節間 　舟状骨と大菱形骨 　大菱形骨と小菱形骨
尺屈位	舟状骨骨折	手根管	大菱形骨掌側面 骨　折 　有鉤骨鉤 　豆状骨
側　面	長軸方向の配列 　第 3 中手骨，有頭骨，月状骨，橈骨 骨　折 　三角骨 　中手骨 　指節骨 　手根骨脱臼 　月状骨 　月状骨周囲 　手根中央 　VISI 　DISI 中手骨と指節骨脱臼	外転ストレス（母指）	ゲームキーパー母指

VISI：近位手根列掌側回転型手根不安定症，DISI：近位手根列背側回転型手根不安定症．

| 表7-6 | 手関節部および手部の損傷を評価するための補助的撮影法 | | |

撮影法	得られる所見	撮影法	得られる所見
X線透視/ビデオ録画	手関節と手の運動学 手根不安定性 一次的手根骨亜脱臼	断層撮影（trispiral） （現在はCTに置き換わっている） 　投　射 　　正　面 　　側　面 　　斜　位	 手根骨骨折 　とくに舟状骨と月状骨 Roland骨折 Kienböck病 骨折治癒と合併症（例：偽関節と骨壊死） 有鉤骨鉤骨折
放射性核画像（シンチグラム，骨スキャン） 関節造影（単純造影）	微妙な軟骨，骨軟骨骨折 骨折治癒と合併症（例：感染，骨壊死） 断裂 　TFCC 　手根間靱帯 　尺側側副靱帯（ゲームキーパー母指）		
MRIとMR関節造影	関節造影と同じ所見 Guyon管とその異常 手根管症候群 AIN症候群 軟部組織損傷 微妙な骨折 骨壊死 尺骨突き上げ症候群	側　面 　手根管 屈曲-伸展 CT	 舟状骨骨折の安定性 舟状骨の円背（humpback）変形 微妙な骨折，とくに有鉤骨鉤骨折 骨折治癒と合併症

TFCC：三角線維軟骨複合体，AIN：前骨間神経.

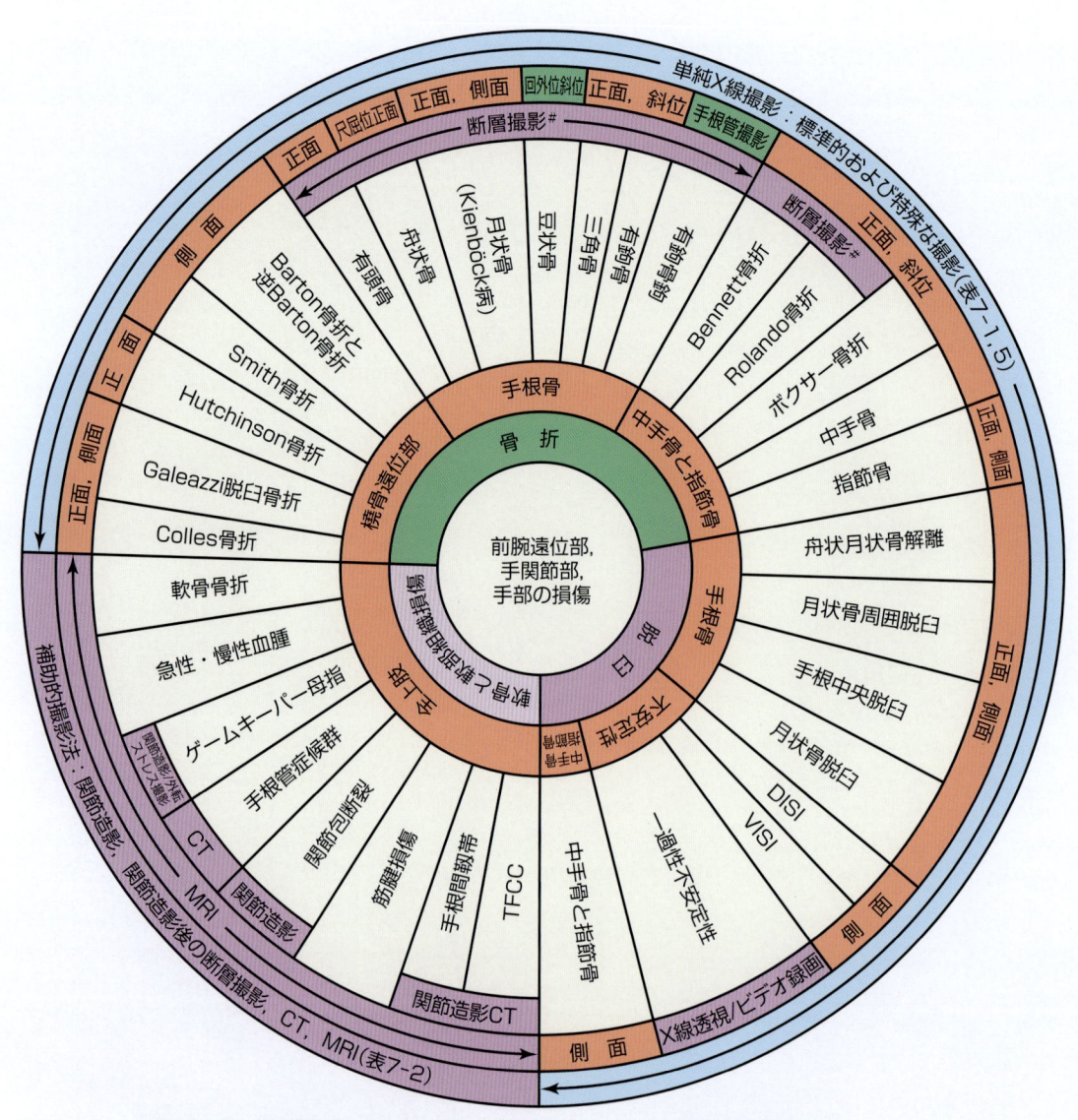

図7-45　前腕遠位部，手関節部，手部の損傷を評価するためのX線学的画像診断法
この図式に示されたX線撮影法と補助的撮影法は，それぞれの外傷による損傷状態がもっともよく描出できるものをあげている．#断層撮影はほぼ完全にCTに置き換わっている．
TFCC：三角線維軟骨複合体，DISI：近位手根列背側回転型手根不安定症，VISI：近位手根列掌側回転型手根不安定症.

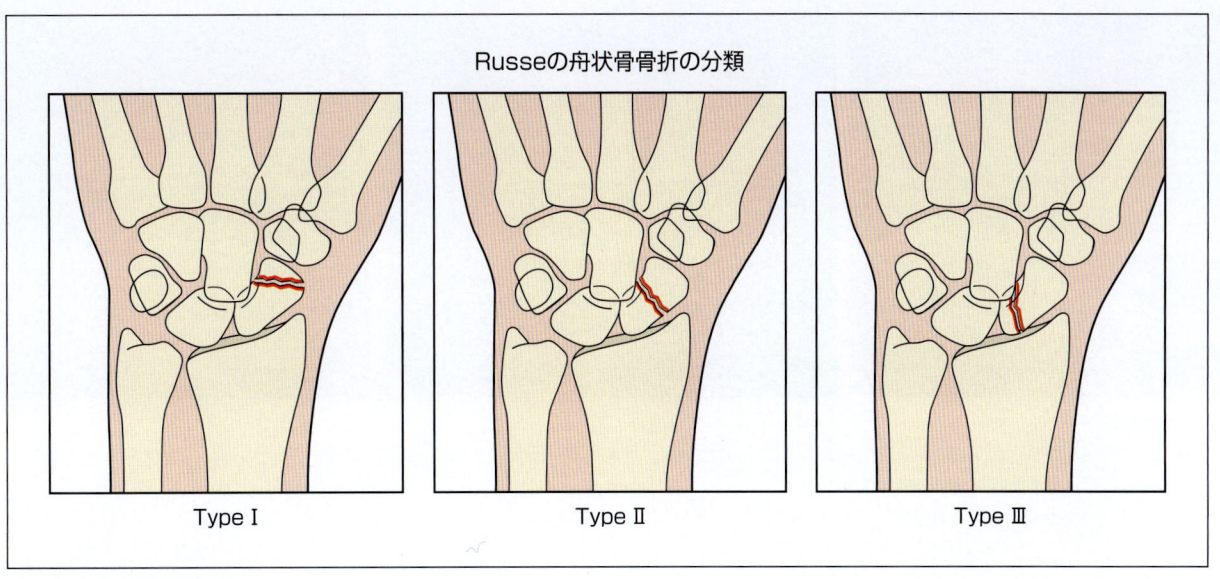

図 7-46　舟状骨骨折
骨折線の局在による Russe の舟状骨骨折の分類.

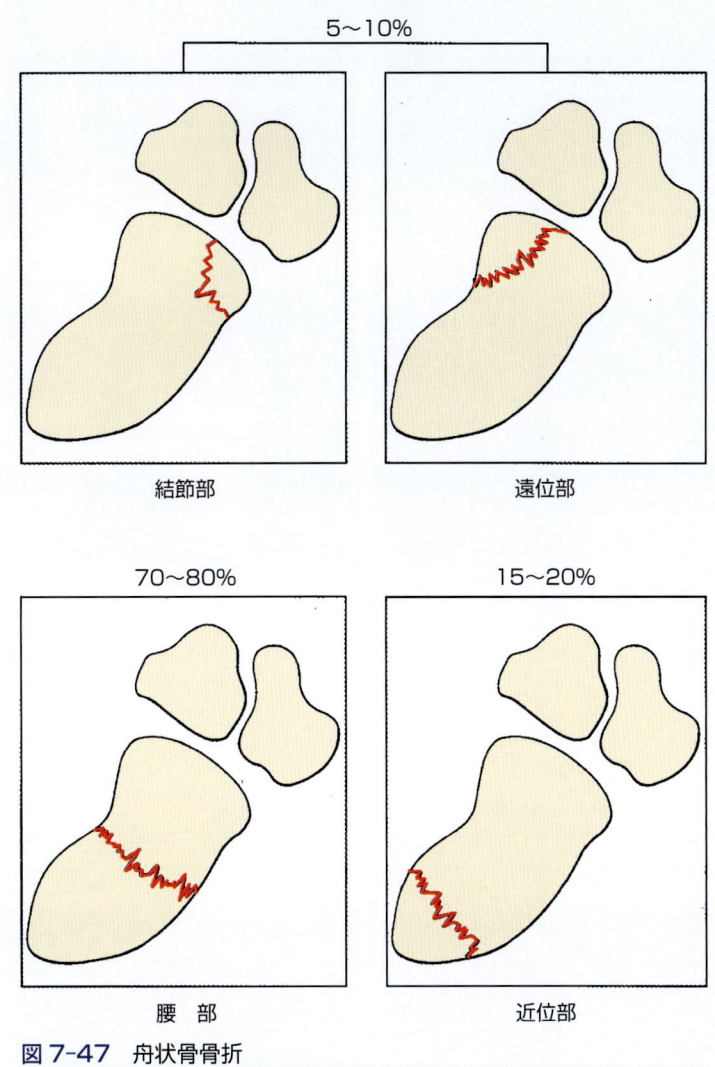

図 7-47　舟状骨骨折
骨折線の位置による舟状骨骨折の分類.

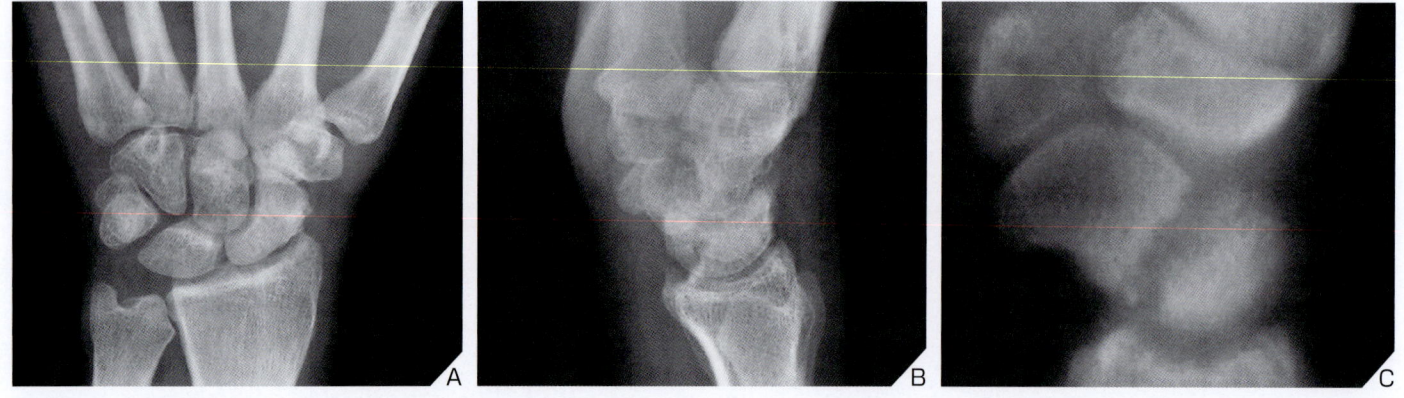

図 7-48 舟状骨骨折
28歳男性．左手関節を受傷し，疼痛が3週間持続した．正面像（A）と側面像（B）は，関節周囲の骨萎縮を認めるが，骨折線は明らかでない．断層撮影の側面像（C）で舟状骨骨折が明らかとなった．

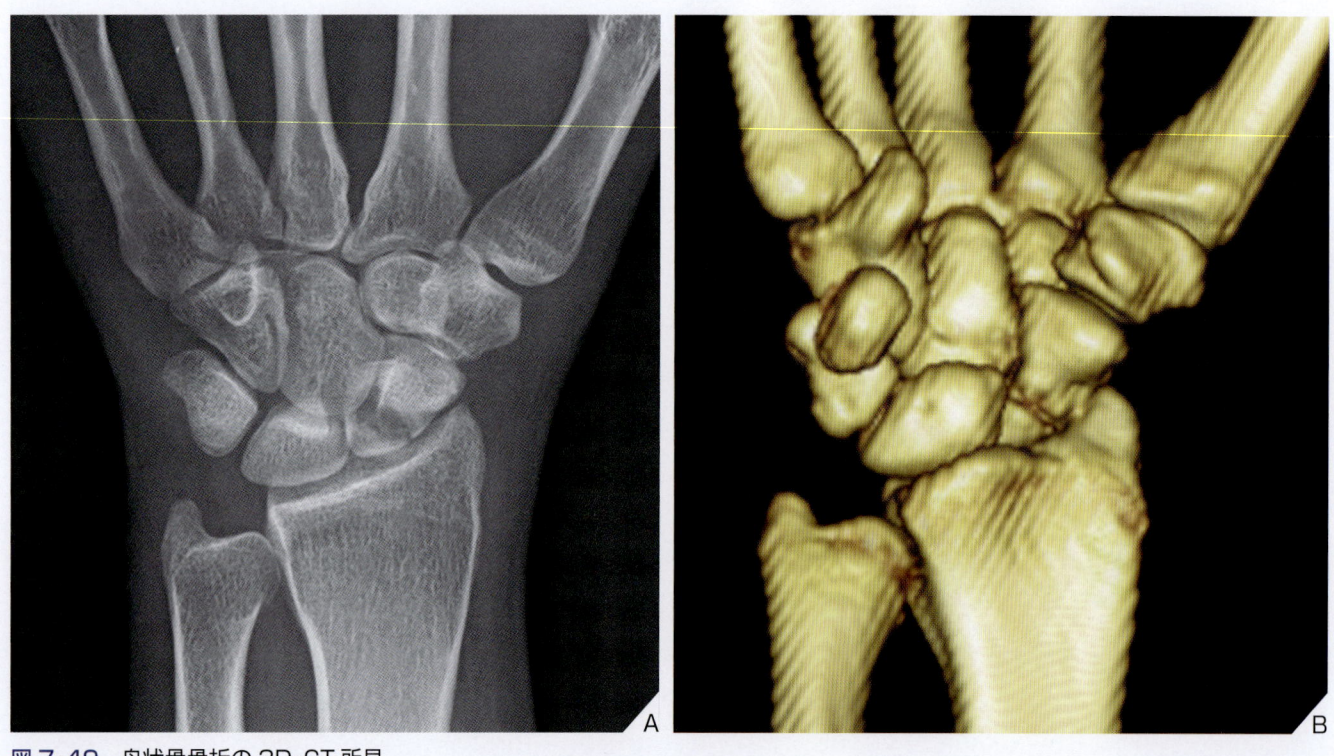

図 7-49 舟状骨骨折の 3D-CT 所見
手関節X線正面像（A）と3D-CT（B）で type Ⅲの新鮮舟状骨骨折を認める．

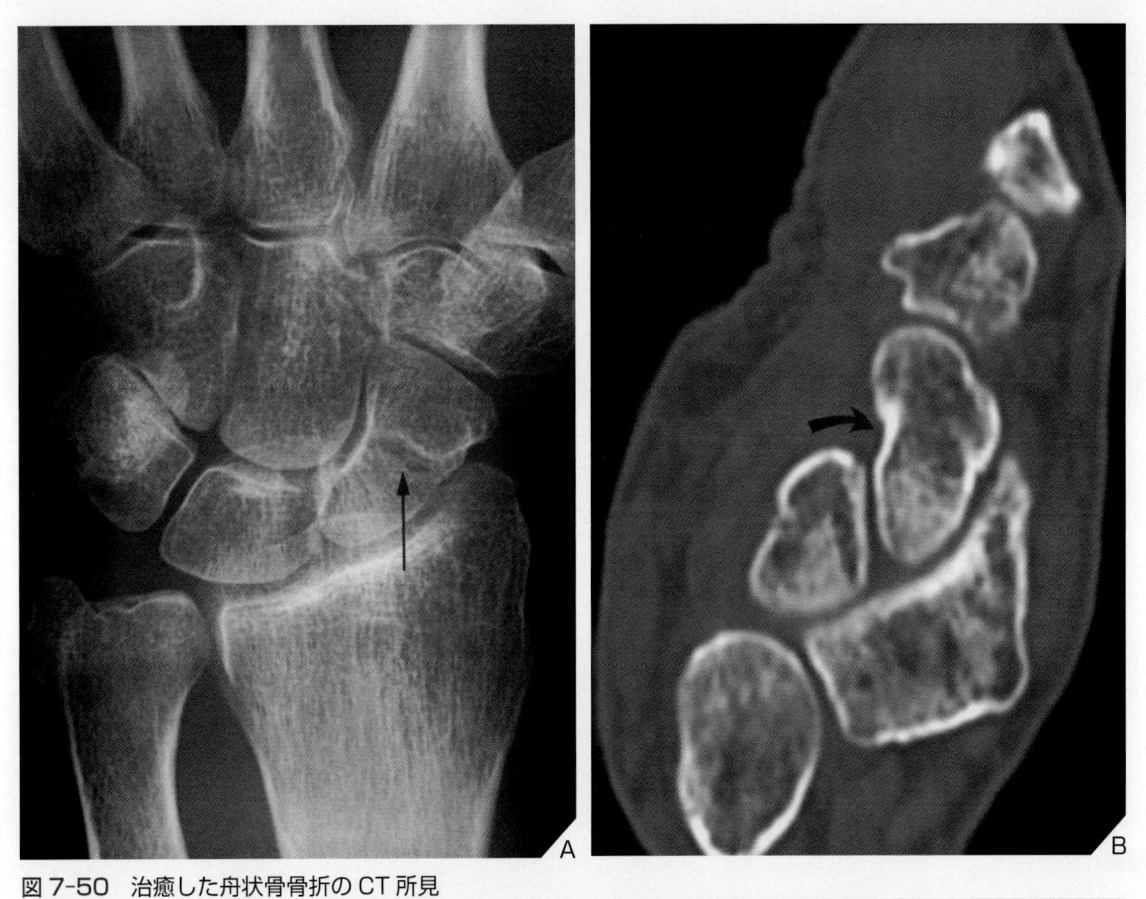

図 7-50　治癒した舟状骨骨折の CT 所見
　56 歳男性．舟状骨骨折に対して徒手整復とギプス固定による保存治療を受けた．(A) 手関節 X 線正面像で骨折線（→）
を認め，偽関節が疑われる．しかし，(B) 斜位冠状断 CT では完全癒合を認める（⤸）.

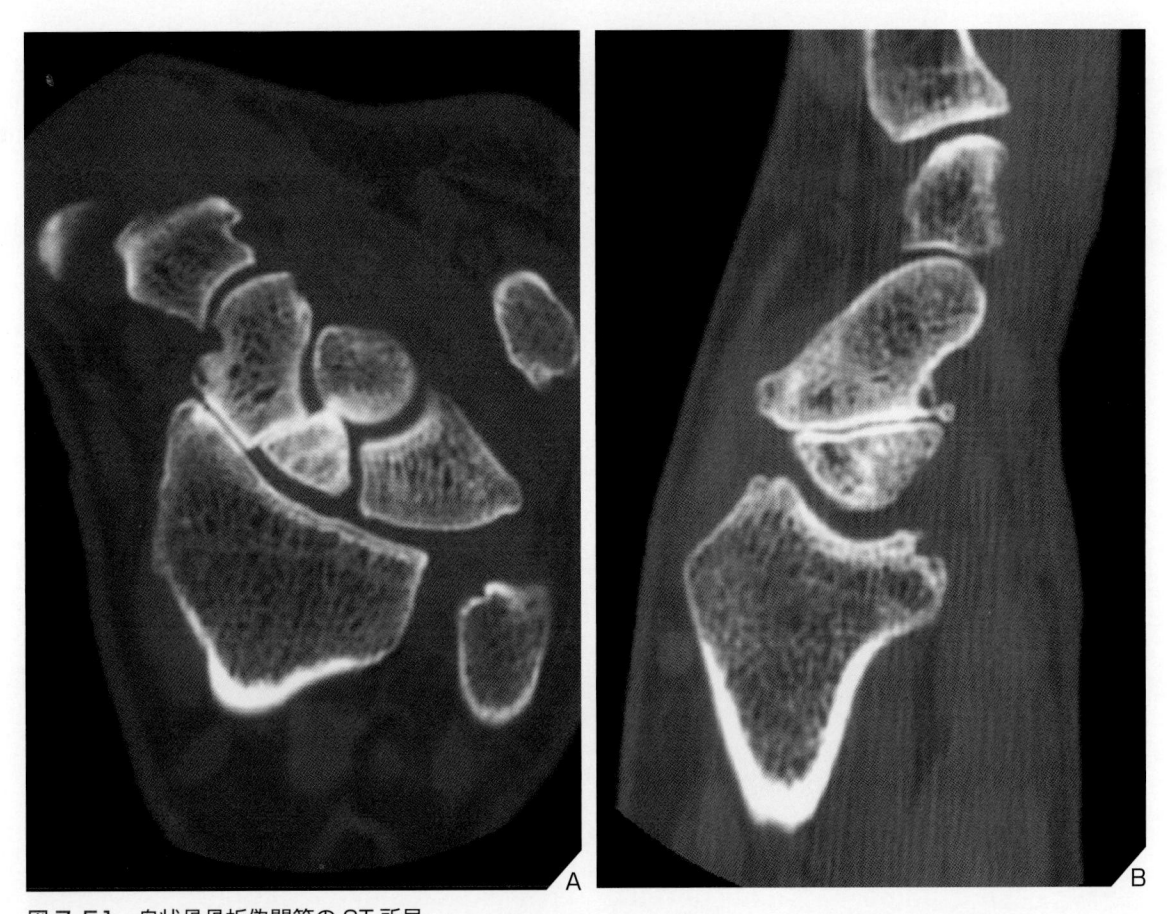

図 7-51　舟状骨骨折偽関節の CT 所見
　冠状断像（A）と矢状断像（B）の CT で舟状骨骨折偽関節を認める．硬化した辺縁と両骨片間の間隙に注意する．

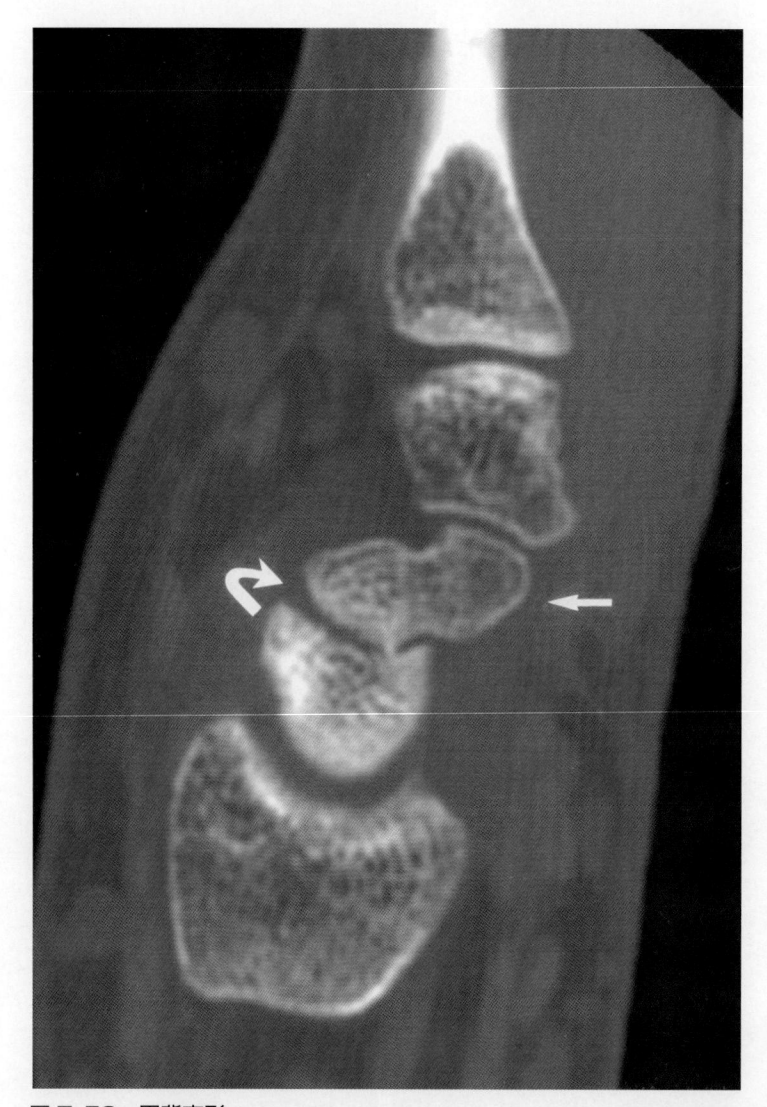

図 7-52 円背変形
矢状断 CT で骨折した舟状骨の円背変形が描出されている．遠位骨片の掌屈
（→）と舟状骨背側凸の角状変形（↻）に注目する．

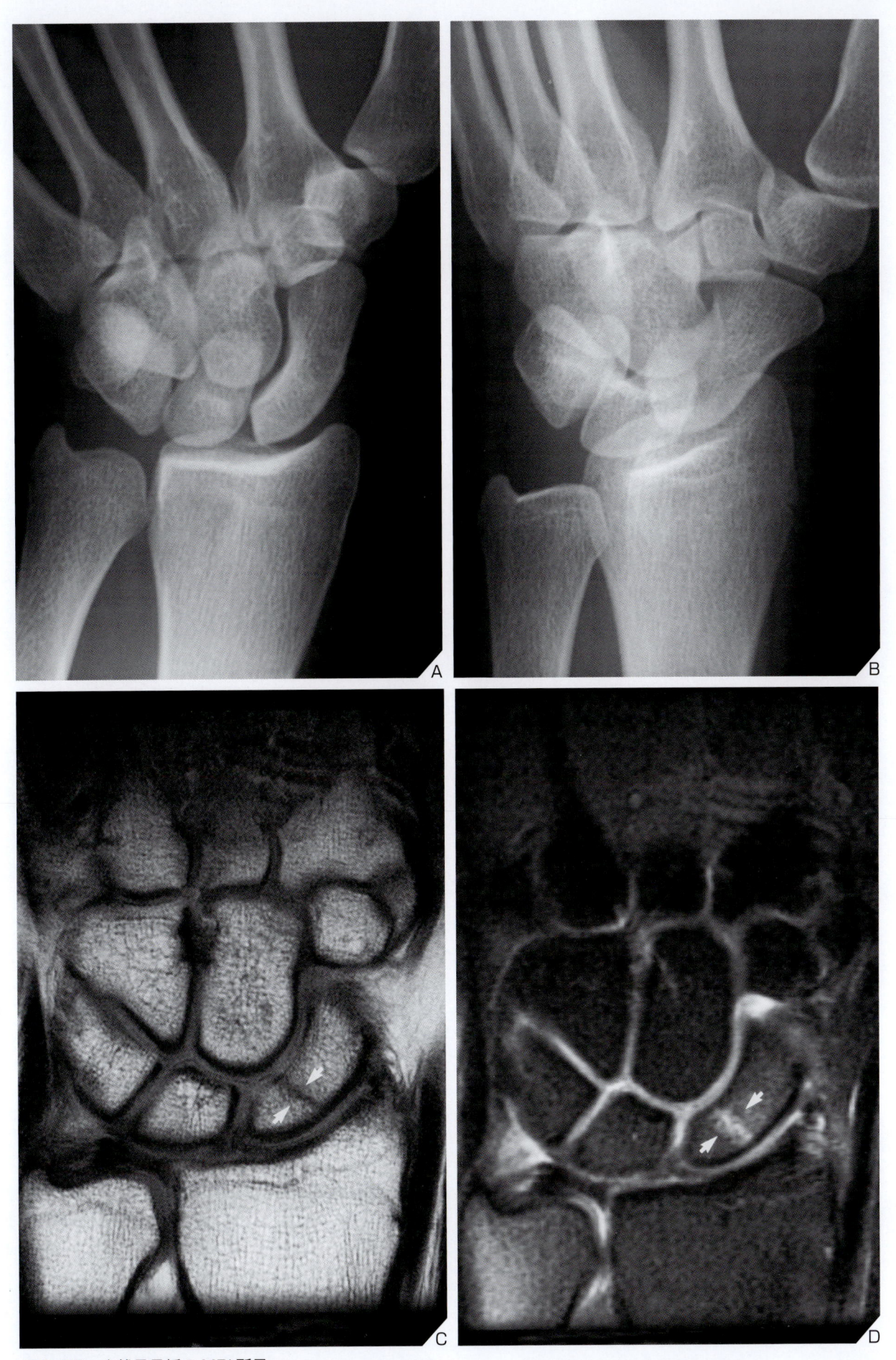

図 7-53　舟状骨骨折の MRI 所見

　27 歳男性，氷上で転倒し，解剖学的嗅ぎタバコ窩に圧痛が出現した．手関節 X 線の（**A**）尺屈位正面像と（**B**）斜位像は正常であった（ここでは提示しないが単純 X 線正面像と側面像も同様）．（**C**）T1 強調冠状断像と（**D**）脂肪抑制 T2 強調冠状断像では舟状骨近位の骨折（→）が描出されている．

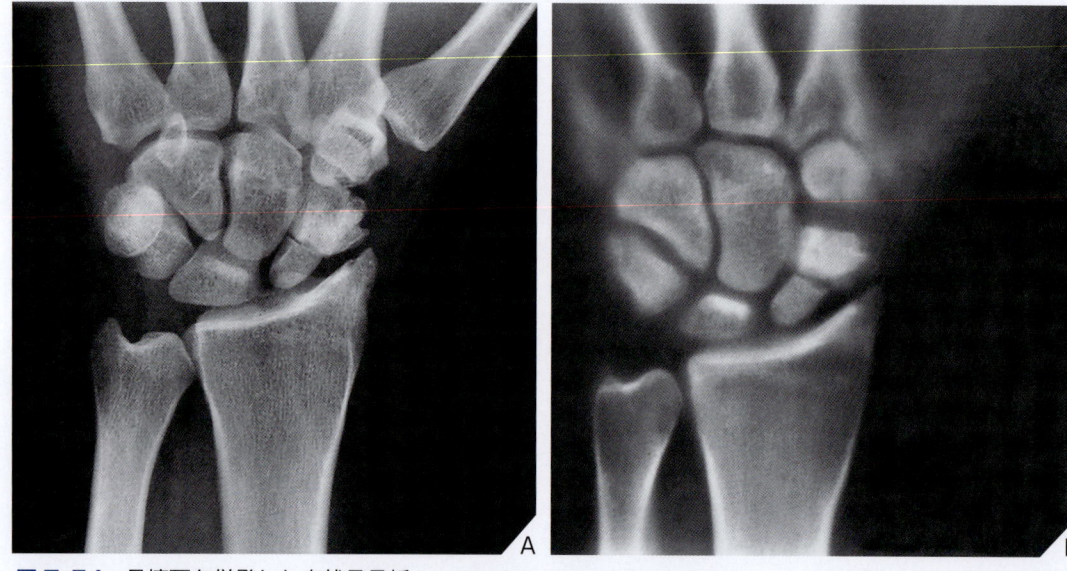

図 7-54　骨壊死を併発した舟状骨骨折
　40 歳女性．3 ヵ月間固定した舟状骨骨折．X 線正面像（**A**）で，骨折線の残存と奇異な形の舟状骨遠位部を認める．
（**B**）断層撮影がなされ，疑っていなかった遠位骨片の骨壊死が明らかとなった．
（Sherman SB, Greenspan A, Norman A. Osteonecrosis of the distal pole of the carpal scaphoid following fracture-a rare complication. Skeletal Radiol 1983；9：189-191 より引用）

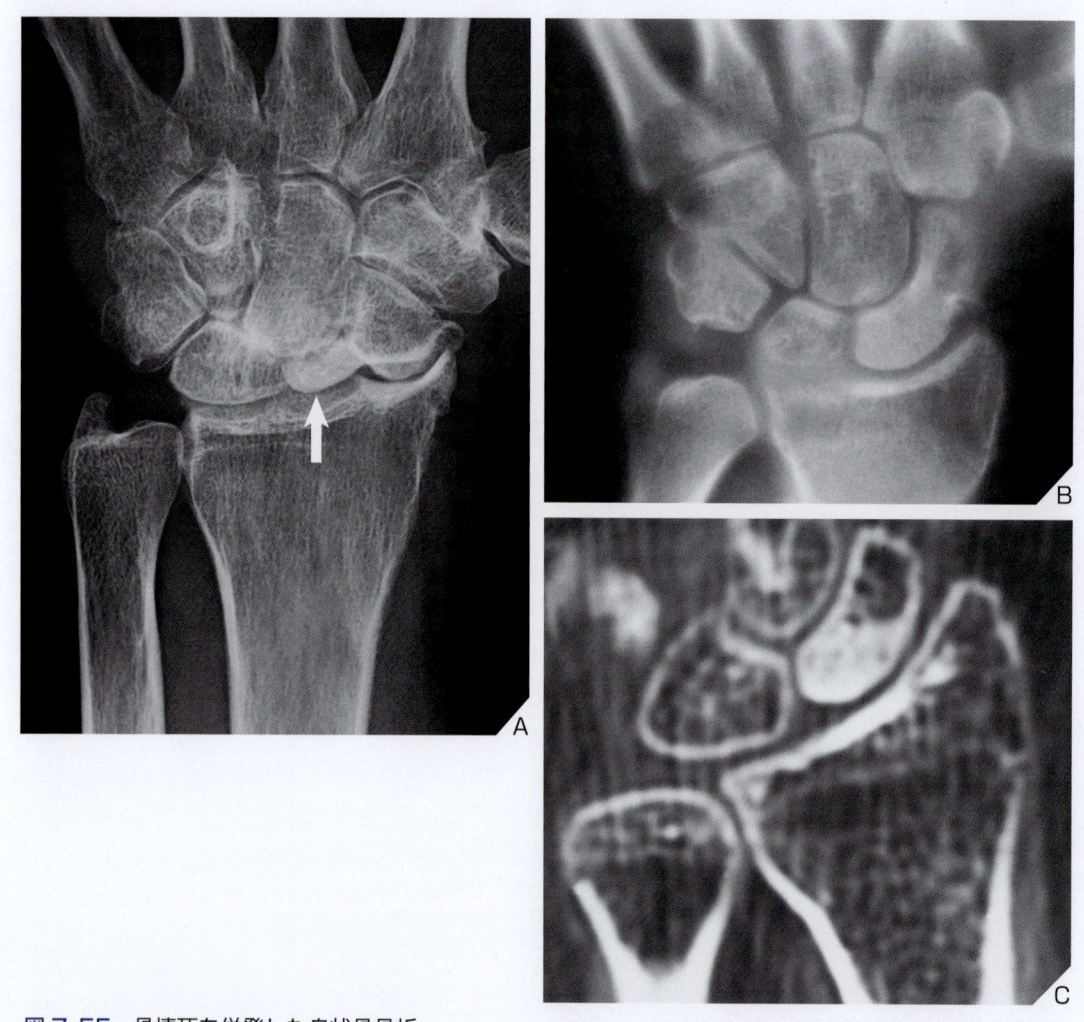

図 7-55　骨壊死を併発した舟状骨骨折
　（**A**）手関節 X 線正面像で，癒合していない舟状骨骨折と近位骨片の骨壊死を認める（→）．（**B**）4 ヵ月間保存治療
された舟状骨骨折の別の患者の断層撮影では，骨壊死を示唆する近位骨片の硬化がみられるが，骨折部は完全に癒
合している．（**C**）さらに別の患者の CT 冠状断像では，近位骨片の骨壊死を伴った舟状骨骨折の治癒を認める．

図 7-56　舟状骨骨折の外科治療

（A）手関節正面Ｘ線像で舟状骨骨折を認め，骨移植と Acu-trak screw（観血的整復と内固定）による治療が行われている（B）.

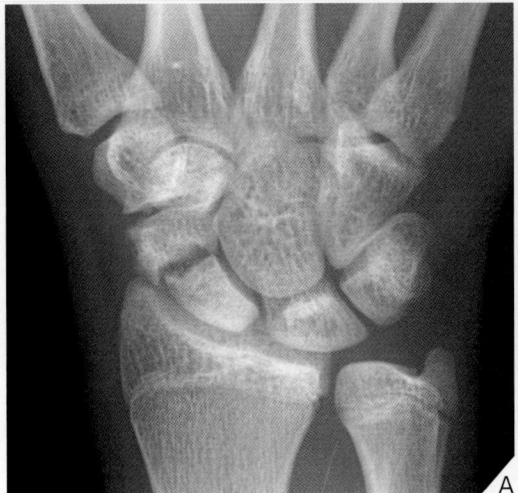
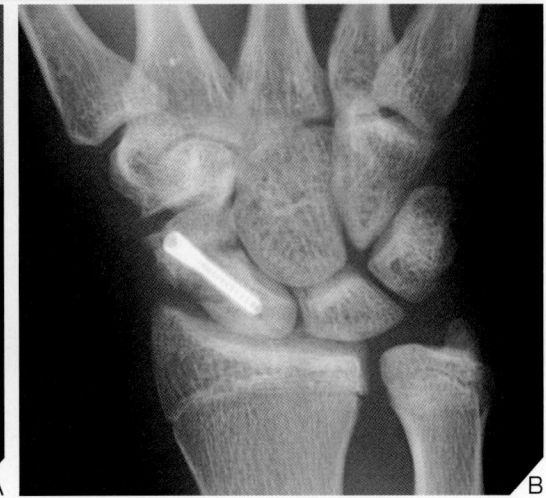

図 7-57　舟状骨の人工挿入物

35 歳男性が受傷した舟状骨骨折は骨壊死により偽関節となった. 舟状骨を摘出し，シリコン性人工物を挿入した. 挿入物は辺縁平滑，象牙様の均一濃度で，骨梁構造がないことに注目する.

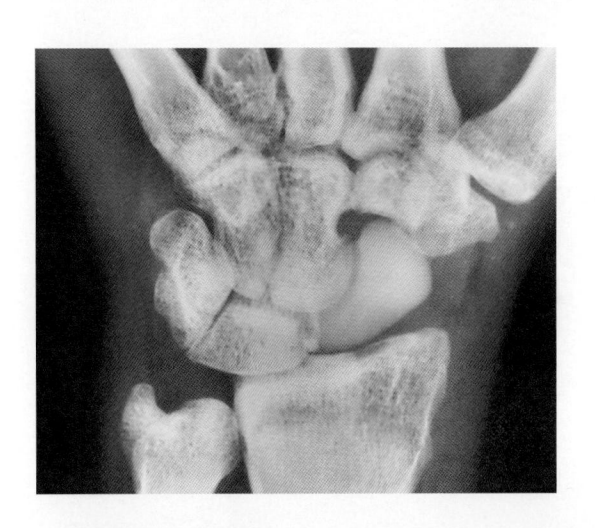

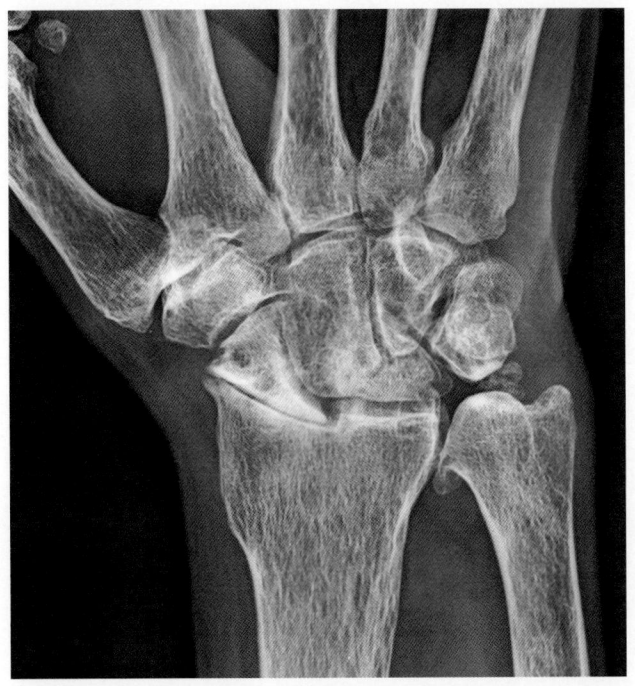

図 7-58　SLAC 手関節

70 歳男性，15 年来の慢性手関節痛がある. Ｘ線正面像で舟状骨の変形を認め，これは以前の舟状骨骨折が骨壊死を合併したことに起因する. 舟状月状骨間は広がり，有頭骨は近位へ移動している. 橈骨手根関節の関節症も存在している.

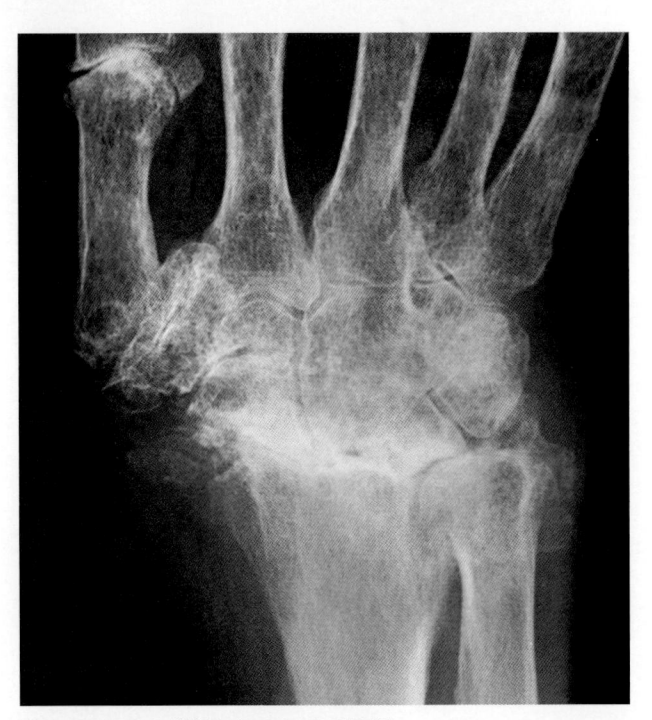

図 7-59　より進行した SLAC 手関節

72 歳女性，近位骨片が骨壊死となった未治療の舟状骨骨折がある. 有頭骨の近位移動と進行した橈骨手根関節の関節症がみられ，SLAC 手関節変形を呈している.

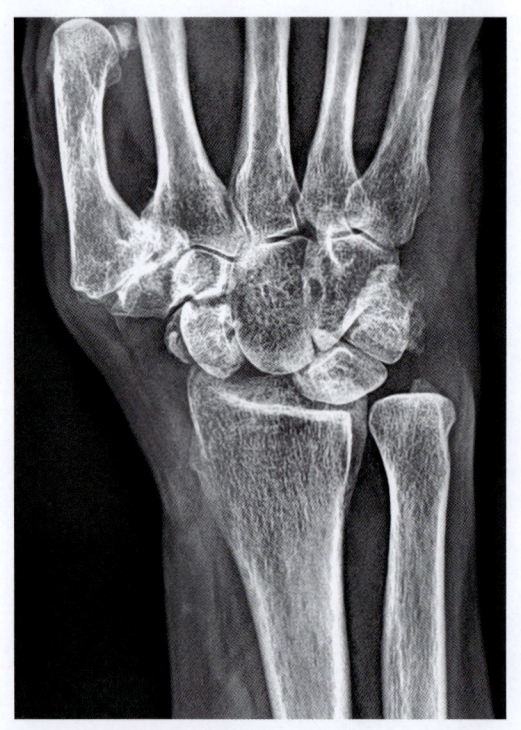

図 7-60　SNAC 手関節
63 歳女性，舟状骨骨折を受傷したが骨癒合しなかった．
月状骨は内側へ転位し，有頭骨は近位へ移動している．

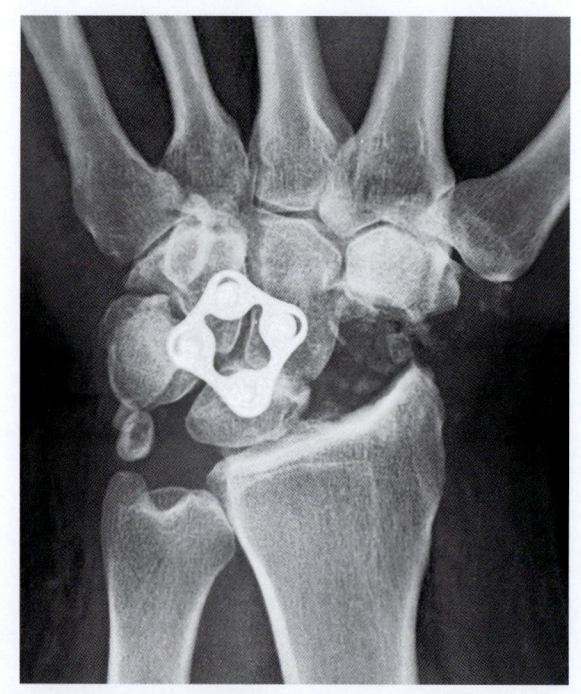

図 7-61　手根骨部分固定
58 歳男性，偽関節と骨壊死を併発した舟状骨骨折に対し
て，舟状骨切除と four-corner fusion による外科的治療
が行われた．

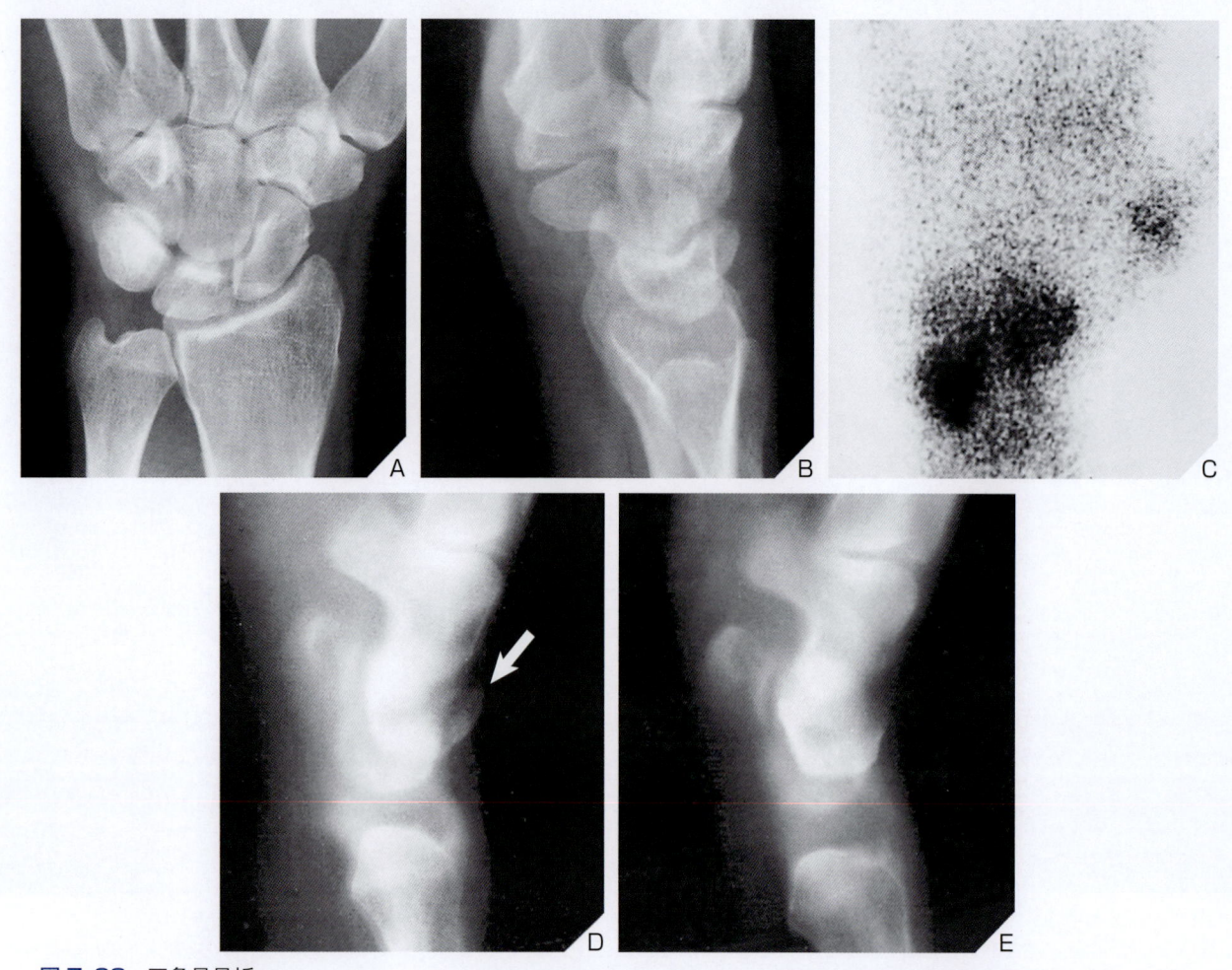

図 7-62　三角骨骨折
45 歳男性．手を広げ転落した．手関節背側に限局した圧痛を認める．手関節 X 線正面像（A）と側面像（B）は正常である．骨
スキャン（C）は患側に集積し，骨折を示唆する手根骨の尺側にアイソトープの取込みの増強が明らかであった．側面の断層撮影
像（D）で，明らかな三角骨の骨折を認める（→）．正常な三角骨の断層撮影像（E）を比較のために示す．

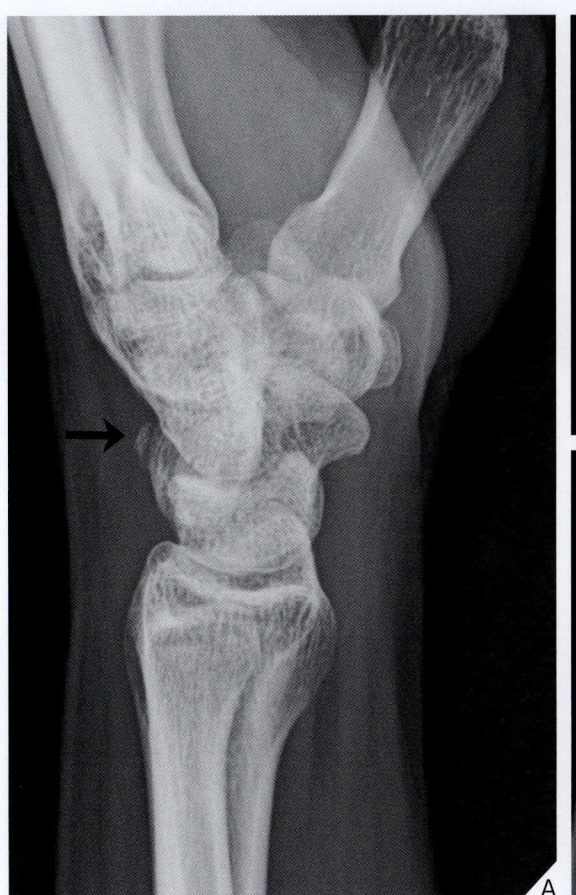

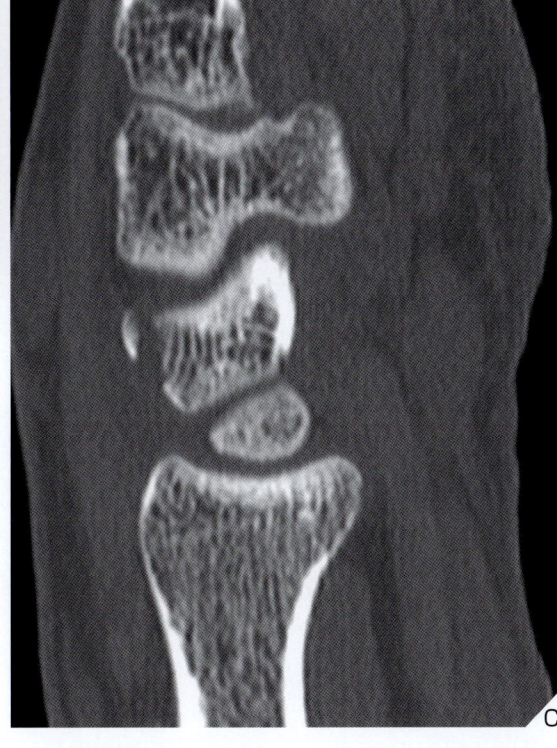

図 7-63　三角骨骨折の CT 所見
手関節 X 線側面像（A）で三角骨部に転位した骨片を認める（→）．CT 横断像（B）と再構成矢状断像（C）で三角骨骨折と診断できる．

図 7-64　有鉤骨骨折
手関節の回内位斜位像，有鉤骨体部の骨折が明らかである（→）．

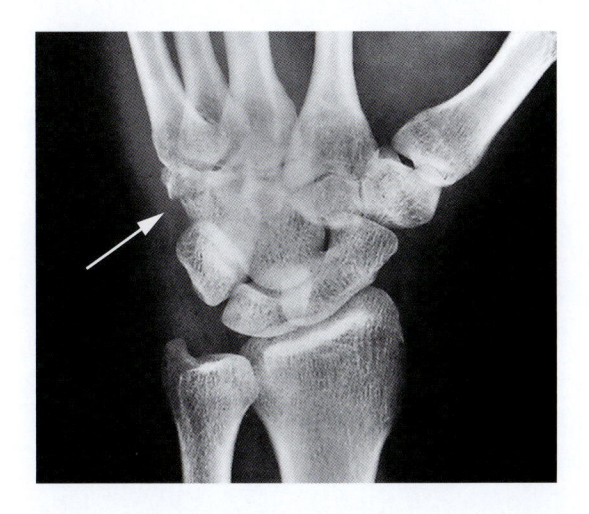

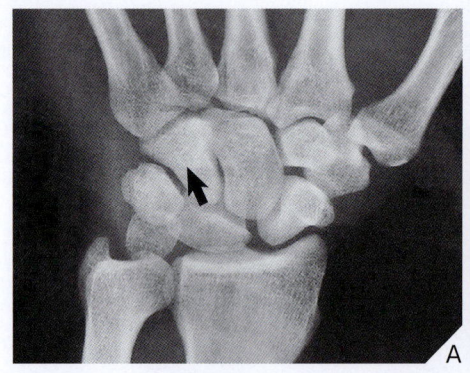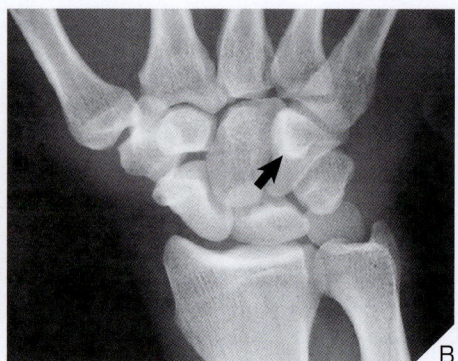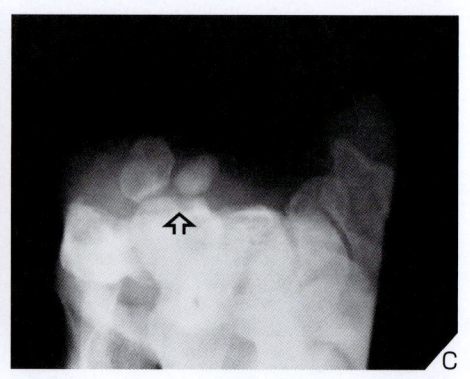

図7-65 有鉤骨鉤骨折

36歳男性．ゴルフ中に右手関節を受傷してから，手掌の圧痛，握力低下，ときどき生じる小指のしびれを訴えた．圧痛は有鉤骨の鉤上に限局していた．手関節正面像（A）では，有鉤骨上に通常みられる卵円形の皮質骨陰影がみられず（→），骨折が疑われた．比較の左手関節正面像（B）では有鉤骨の「目」（eye sign）をはっきり認める（→）．有鉤骨の皮質骨陰影が消失していたため疑われた有鉤骨鉤の骨折（⇒）は手根管撮影で確診できる（C）．

立ったようにみえる有鉤骨鉤である（図7-1を参照）．多くの症例で，この皮質骨陰影の外縁の欠損や不明瞭化，または硬化像の存在によって鉤骨折が疑われるが，健側の手関節X線写真と比較する必要がある（図7-65A, B）．診断の確定と骨折の型，部位，拡がりなどの評価は，手根管撮影で行われる（図7-65C）．鉤基部より遠位での骨折が疑われるものの，有鉤骨の「目」（eye sign）がみられる際に，この撮影法は有効である（図7-66）．しかし，単純X線での手根管撮影は，とくに急性期や亜急性期の患者では痛みのためしばしば必要な手関節背屈位が得られず，常に確定診断ができるとは限らない（図7-36を参照）．背屈制限があると有頭骨と豆状骨の前縁が重なり合い，骨折線が不明瞭になる（図7-66B）．このような症例では，側面像と手根管像の断層撮影が診断に有用であった（図7-66C, D）．現在は手関節の横断像に加えて，矢状断の再構成を含めた撮影が通常行われる（図7-67）．MRIは有鉤骨鉤骨折が疑われる患者の評価のために先行して行う必要はないが，最初に施行した単純X線撮影で本外傷が認められない場合には役立つ（図7-68）．

■ **豆状骨骨折** ■

豆状骨骨折はまれである．通常，手関節への直接外力（たとえば，手を伸ばした状態での転倒や，手をハンマー代わりに使った場合などで）により起こる．本骨折は，単独損傷として，または他の骨折に合併して起こることがある．この外傷は手関節X線正面像で認めることもあるが（図7-69），回外位斜位像や手根管撮影によるX線像で異常がもっともよく描出される（図7-70）．

■ **有頭骨骨折** ■

手根骨骨折の1～3%を占め，手根骨損傷ではまれである．通常，他の手根骨損傷，とくに舟状骨骨折や月状骨周囲脱臼に合併する．過背屈位で手を伸ばして転倒することにより橈骨遠位と衝突して起こることが多い．また手関節への直接外力によっても起こることがある．有頭骨の腰部（または頸部）にもっとも骨折が起こりやすい．手関節X線側面像は骨片の回旋や転位を決定するのに有用であるが，通常，手関節の正面像によって

異常がわかる（図7-71A）．断層撮影は骨折を詳細にみるときや，治癒過程の評価に有用であったが（図7-71B），現在はCTに置き換わっている．

■ **月状骨骨折** ■

通常，手関節背屈位で転倒したり，手の付け根を強く打ったりすることにより生じる．本骨折は全手根骨骨折の3%以下であり，手根骨損傷のなかではまれな骨折である．しばしば，月状骨周囲脱臼に合併してみられるが，Kienböck病に続発する病的骨折として発生することが多い（次項を参照）．手関節の標準的X線像，とくに正面像，側面像によっても異常は示されるが，十分な評価を行うためにはCT撮影を要することもある．

b Kienböck病

1回または繰り返される月状骨への外傷や，月状骨の脱臼により，血流が障害され月状骨は壊死に陥る．しかし，月状骨に生じる骨壊死として知られるKienböck病の進行は外傷のみでは生じない．この病態の始まりが単純な横骨折によるものか，持続的に繰り返しかかる圧迫のストレスによるものなのか，ずっと議論されている．興味ある仮説によれば，尺骨頭が橈骨に比べ中枢に存在する尺骨マイナス変異の状態と関連するという．橈・尺骨長の差違によって生み出された不整な関節面に月状骨が押しつけられるため，尺骨マイナス変異ではKienböck病に罹患しやすいのかもしれない．

いったん月状骨が壊死に陥ると持続的に進行する．この進行は月状骨の平坦化と延長化，有頭骨の近位への移動，舟状月状骨解離，そして橈骨手根関節の関節症性変化として現れる．この変化はKienböck病の分類の基本となっている（図7-72）．

臨床的にstageⅠは手関節捻挫と区別がつかない．手関節X線像は全く正常であり，CT撮影によってのみわずかな骨折を発見できることもある．骨シンチグラフィーでは月状骨に放射性薬剤トレーサーの取込み増加がみられることもある．MRIではT1強調像で常に月状骨の信号低下といった異常を認める（図7-73）．

病態が進行するにしたがい（stageⅡ），単純X線撮影や断層

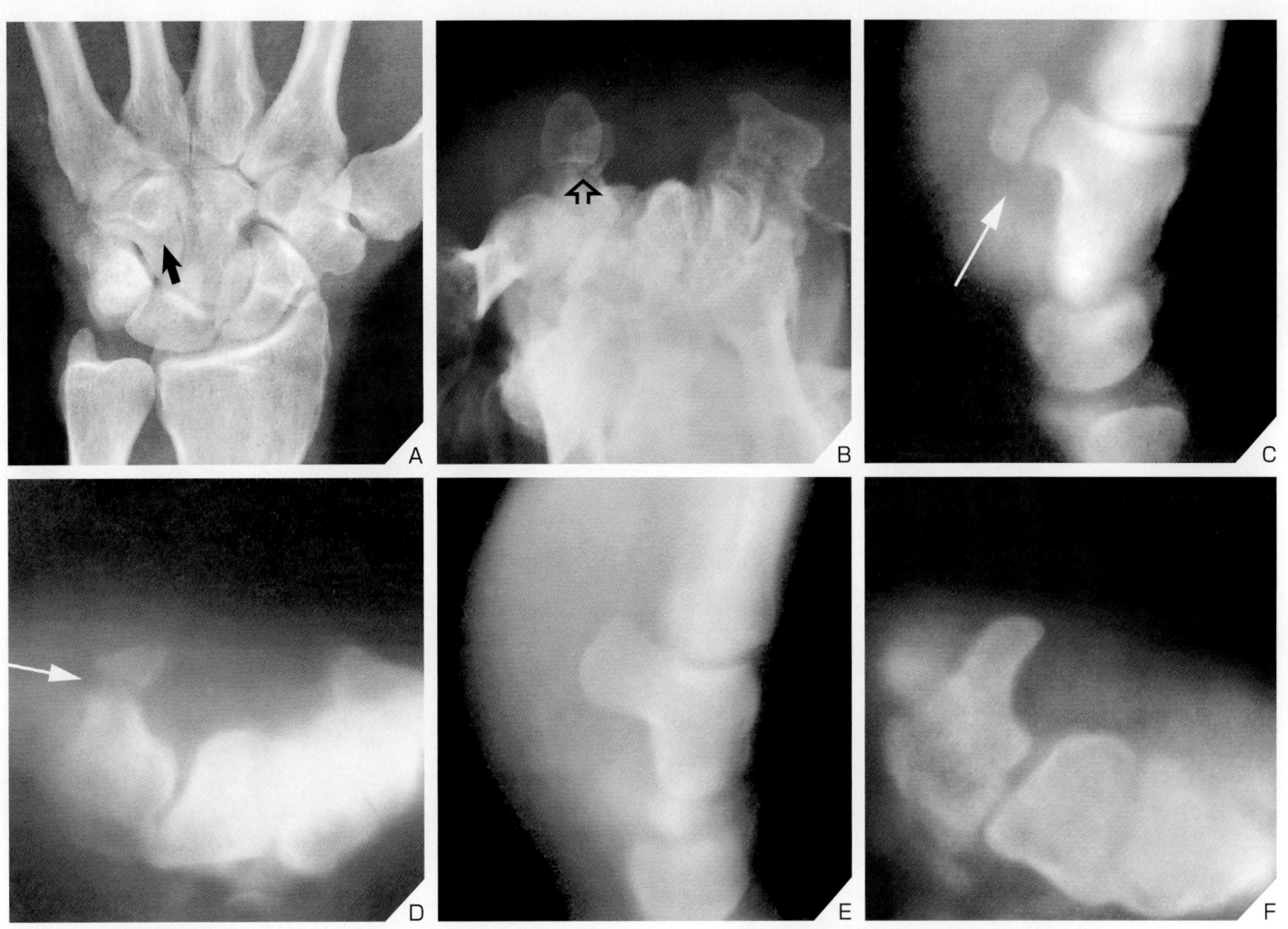

図 7-66　有鉤骨鉤骨折

　66 歳男性．落下時に右手掌をついてから，手掌の痛み，しびれ，尺骨神経支配の手指の筋力低下を訴えた．（A）手関節の正面像で明らかな異常はなく，有鉤骨の「目」は明瞭に認められる（→）．疼痛のため最大背屈位ではないものの，通常の手根管撮影（B）では，豆状骨が部分的に有鉤骨鉤に重なる．有鉤骨底部に短い骨透亮像が明らかにあるが（⇒），最終的に骨折とは診断できない．断層撮影の側面像（C）と手根管像（D）で有鉤骨鉤遠位から底部にかけての骨折が明らかである（→）．（E,F）比較のため，それぞれ同じ撮影法での有鉤骨鉤の正常像を示す．

　（A，B，D は Greenspan A, Ponser MA, Tucker M. The value of carpal tunnel trispiral tomography in the diagnosis of fracture of the hook of the hamate. Bull Hosp Joint Dis Orthop Inst 1985；45：74-79 から引用）

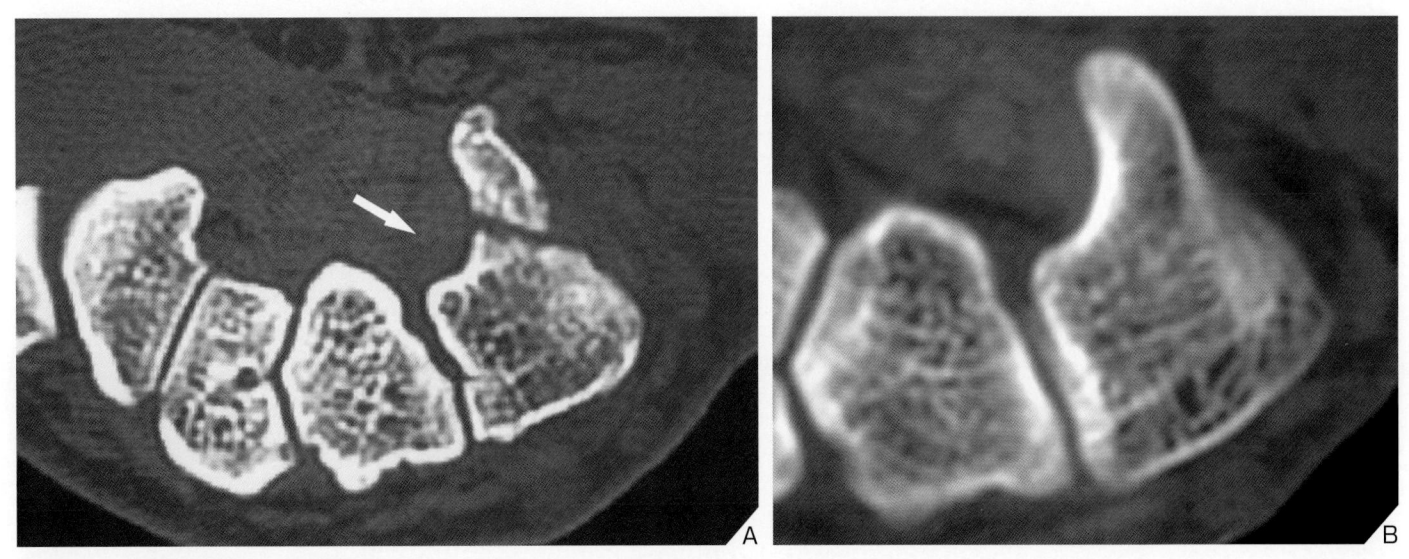

図 7-67　有鉤骨鉤骨折の CT 所見

　（A）手関節横断像で有鉤骨鉤骨折を認める（→）．（B）比較として正常の有鉤骨鉤の横断像を示す．

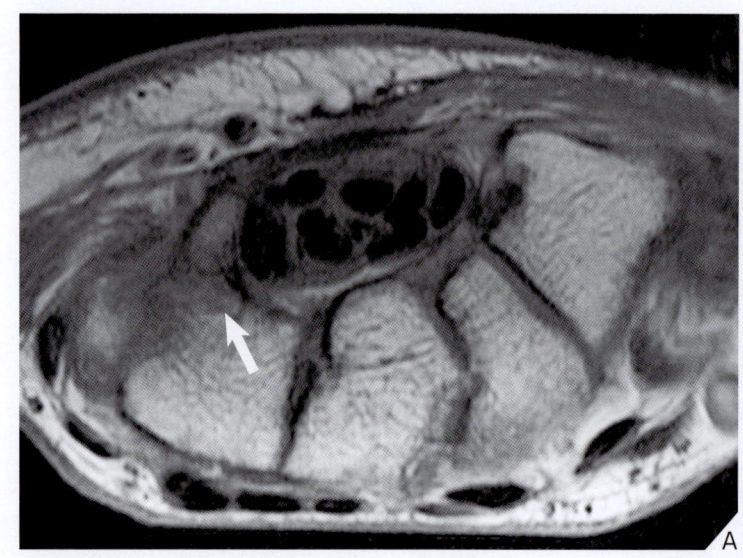
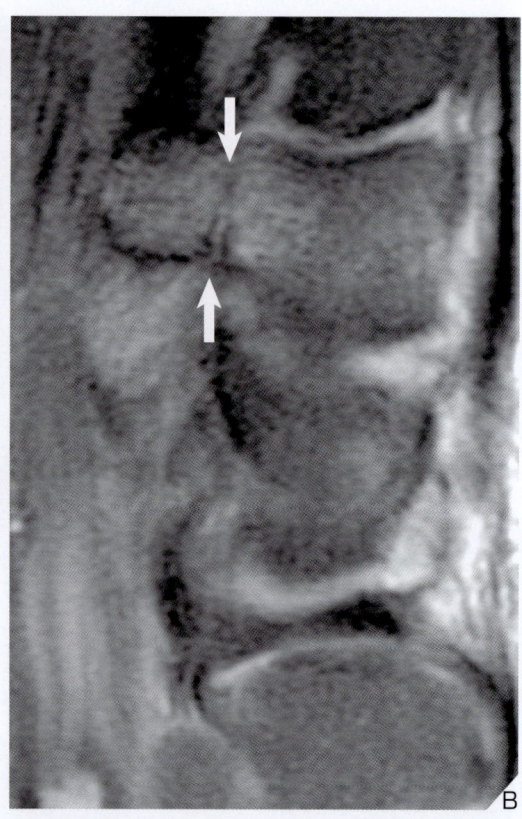

図 7-68　有鉤骨鉤骨折の MRI
手関節のプロトン密度強調脂肪抑制横断像（A）と矢状断像（B）で有鉤骨鉤骨折が描出されている（→）.

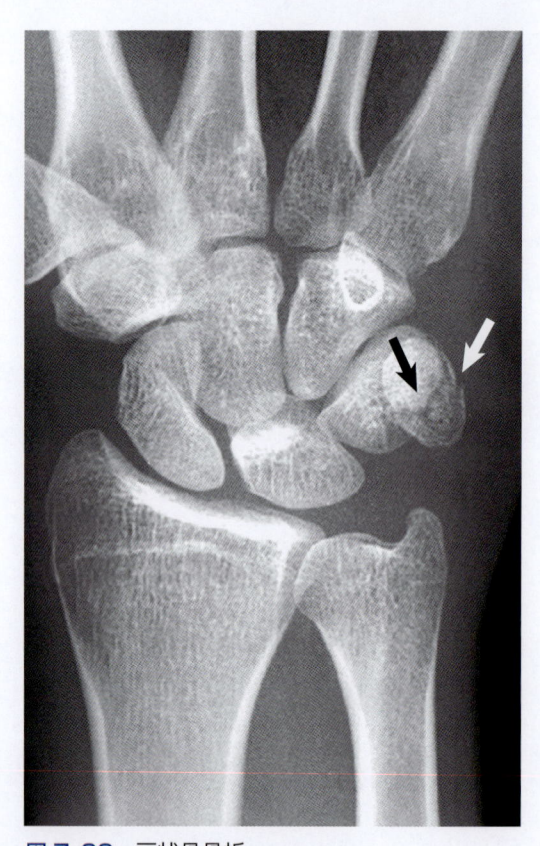

図 7-69　豆状骨骨折
手関節 X 線正面像で粉砕した豆状骨骨折を認める
（→）.

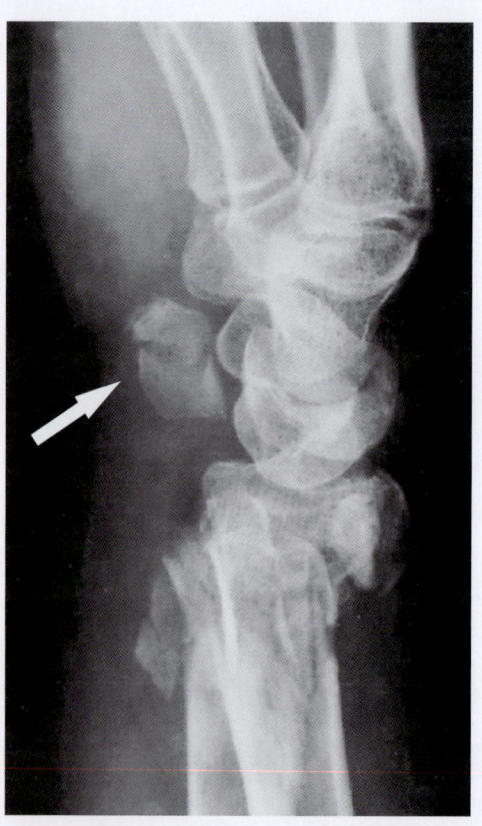

図 7-70　豆状骨骨折
66 歳女性. 自動車事故で左手関節の挫滅損傷を受傷した. 単純 X 線正面像, 側面像, 斜位像で橈・尺骨遠位部の粉砕骨折が明らかとなった（非提示）. 通常の X 線像でみられた損傷の重傷性を考慮して, とくに手根骨骨折合併の可能性を除外するために回外位斜位像が施行された. この画像でさらに豆状骨骨折も明らかとなった（→）.

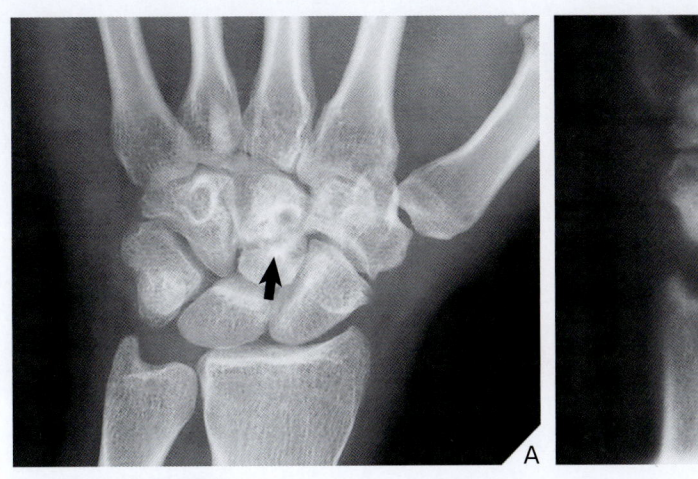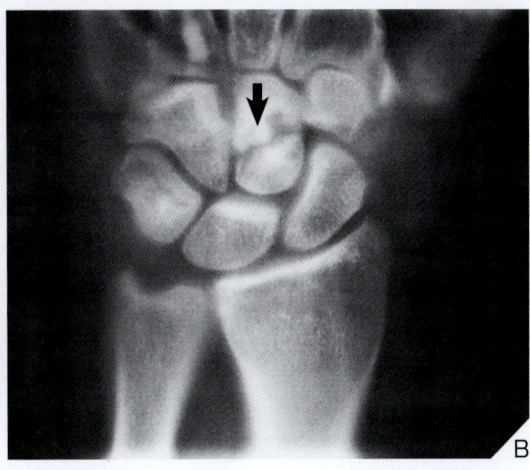

図 7-71　有頭骨骨折
23 歳男性．転落時に手を広げてついた．（**A**）手関節 X 線正面像で有頭骨頚部での骨折が明らかとなった（→）．（**B**）保存治療（ギプスによる 3 ヵ月間の固定）後，断層撮影が施行された．この画像では癒合していないことが明らかである．通常の X 線像でよく示されなかった小さな壊死骨片に注目（→）．

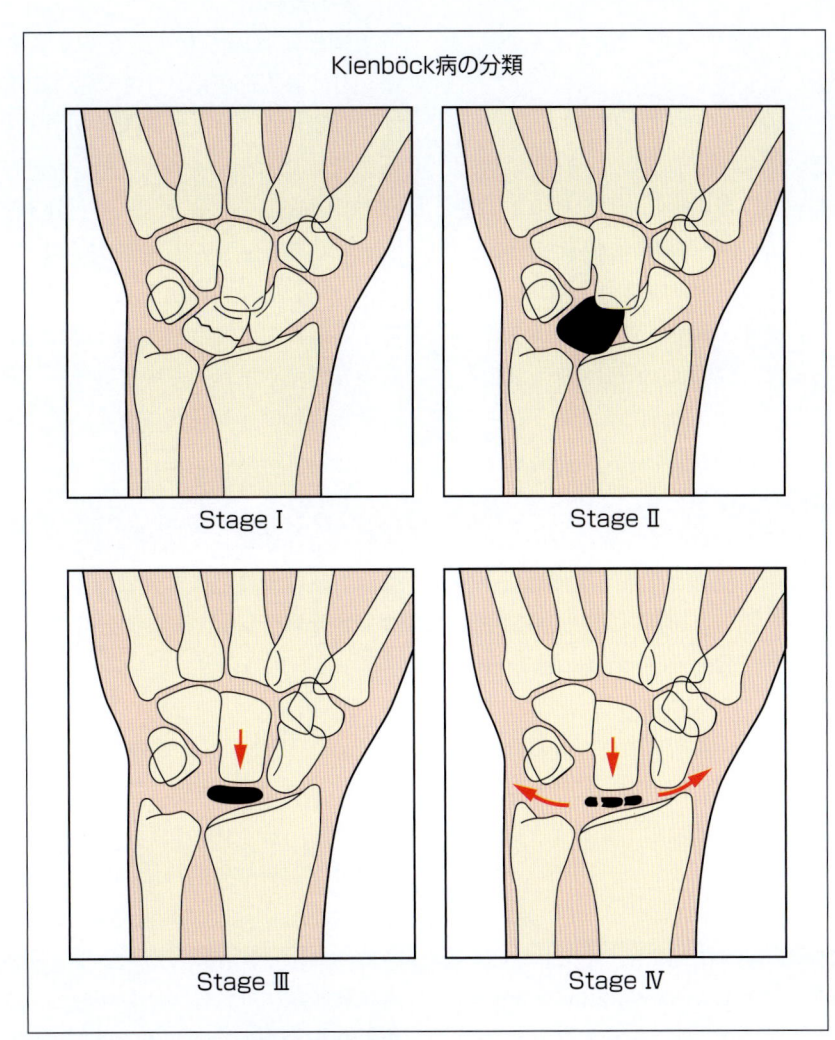

図 7-72　Kienböck 病の 4 つの病期
stage ⅢとⅣでは有頭骨の近位移動がみられる（赤↓）．Stage Ⅳでは骨折した月状骨骨片の外側と内側への移動を認める（赤⤴）．
（Gelberman RH, Szabo RM. Kienböck's disease. Orthop Clin North Am 1984；15：355-367 を改変）

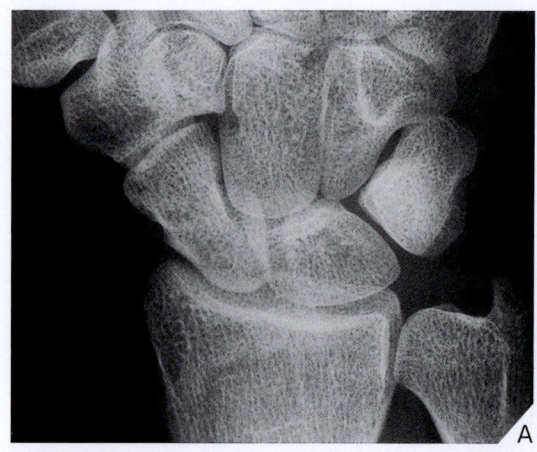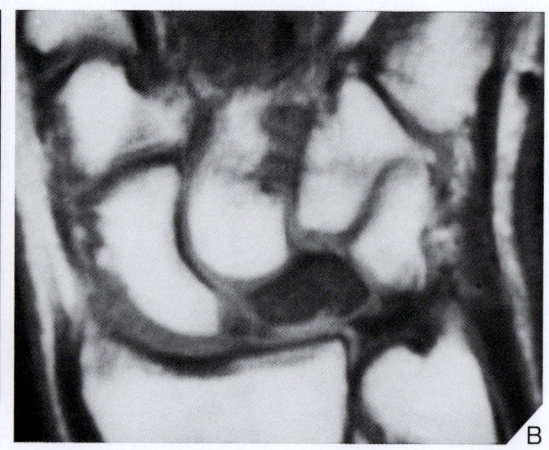

図7-73　Kienböck 病
手関節痛を訴える 35 歳男性に対して，Kienböck 病を疑って X 線撮影を行った．（A）左手関節単純 X 線正面像で
は異常所見はみられない．（B）MRI T1 強調冠状断像では骨壊死と矛盾しない月状骨の低信号を認める．
（Dr. Steinbach L, San Francisco, California のご好意による）

撮影の正面像および側面像で，月状骨は若干橈側部が平坦化
し，骨濃度の増加も認められる（図7-74）．骨スキャンは，
stage Ⅱ では常に陽性を示す．

　stage Ⅲ では，X 線像において月状骨の高さの著しい減少と
有頭骨の近位への移動が確認できる（図7-75）．壊死性，囊胞
性変化により，さらなる分節化と圧潰が生じる場合がある（図
7-76）．舟状月状骨解離は，stageⅢ での重要な特徴である．

　stage Ⅳ の特徴は，月状骨のほぼ完全な崩壊と，関節裂隙の
狭小化，骨棘形成，軟骨下骨の硬化，囊胞性変化という典型的
な変化を伴う橈骨手根関節の関節症性変化の発症である（図7-
77）．

　この状態で診断できても，整形外科医としては不満足であ
る．むしろ，放射線科医が骨折や分節のみられない段階で診断
することが必要である．なぜなら，骨折や分節化のない初期に
月状骨への血行を温存するための手段をとれば，壊死過程や圧
潰の進行を防ぐことができるからである（図7-78）．撮影でよ
く診断される月状骨の骨折（図7-79）や，分節化（図7-80）
の時期においては，血行再建術に代わる方法，たとえば silastic
関節形成術が行われ，圧潰変形のない段階においては尺骨延長
術や橈骨短縮術が考慮される．一部の症例では，尺骨ゼロ変異
に戻す後者の方法が，月状骨骨折の自然治癒をもたらすことも
ある．

c hamatolunate impaction syndrome

　最近，手関節尺側部の疼痛疾患として hamatolunate impac-
tion syndrome が記述されるようになった．本症候群は月状骨
の亜型に起因し，この月状骨は有鉤骨に対する関節面を余分に
備えている（typeⅡ の月状骨と呼ばれる）．手関節尺屈時に，
この 2 骨間（月状骨と有鉤骨）が繰り返し接触することによって
骨髄内浮腫，軟骨軟化症，そしてときに有鉤骨近位端のびらん
性変化が生じ，これらは MRI によってもっともよく描出される
（図7-81）．

d 手根骨脱臼

　手関節においてもっとも多く発生する脱臼は舟状月状骨解
離，月状骨周囲脱臼，手根中央関節脱臼，月状骨脱臼である．
手根骨脱臼をよりよく理解するために，Johnson はいわゆる易
損傷帯（通常損傷を受けやすい部位）を強調している（図7-
82）．lesser arc 損傷と greater arc 損傷の 2 つの大きな形式が知
られている．lesser arc 損傷は舟状骨の回転亜脱臼，月状骨周囲
脱臼，手根中央関節脱臼，月状骨脱臼へと続く連続的な段階を
有するのに対して，greater arc 損傷は脱臼に月状骨と隣接した
骨の骨折が合併したものである．手関節の靱帯は手根骨と橈・
尺骨遠位部間を安定化させる．橈骨有頭骨靱帯と有頭三角骨靱
帯は遠位手根列を安定化させる主要な組織である．近位手根列
は，掌側橈骨三角骨靱帯，背側橈骨手根靱帯，尺骨月状骨靱帯，
尺骨三角骨靱帯，尺側側副靱帯により安定化されている．舟状
骨は，遠位では橈骨有頭骨靱帯，橈側側副靱帯で，近位では橈
骨舟状骨靱帯，舟状月状骨靱帯により安定化されている（図7-
41 を参照）．Mayfield, Yeager, Dalinka, Gilula らは，lesser
arc 損傷の 4 つの stage について強調している（図7-83）．

　stage Ⅰ は舟状月状骨解離と舟状骨の回転亜脱臼が生じる．
stage Ⅱ は有頭骨の脱臼が生じ，これは月状骨周囲脱臼として
知られている．stage Ⅲ は月状骨と三角骨間の関節が分断され
る結果，手根中央関節脱臼が生じる．stage Ⅳ では月状骨の完
全脱臼が生じる．この様式は橈骨舟状骨靱帯，掌側橈骨有頭骨
靱帯や舟状月状骨靱帯断裂を伴った重傷度のもっとも低い舟状
月状骨解離（舟状骨の回転亜脱臼）から始まり，これに橈骨有
頭骨靱帯断裂を合併したより重傷な月状骨周囲脱臼，さらに
掌・背側の橈骨三角骨靱帯と尺骨三角骨靱帯断裂を合併して手
根中央関節脱臼（有頭骨の背側脱臼と脱臼までには至らない月
状骨の亜脱臼），ついには背側橈骨手根靱帯の橈骨月状骨束と
掌側靱帯が断裂することで月状骨から完全に靱帯の付着がなく
なり，最重傷型の月状骨脱臼へと至る．

　手関節側面像と正面像の 2 つから，手根骨の重要な正常の位

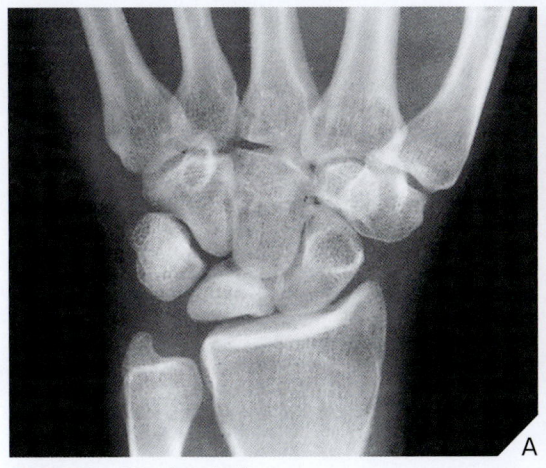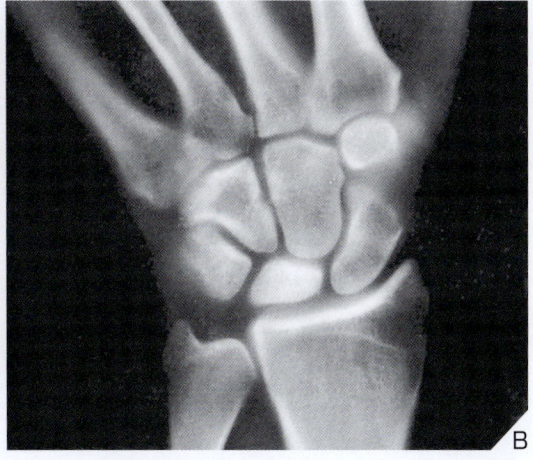

図 7-74　Kienböck 病
手関節のＸ線正面像（**A**）と断層撮影（**B**）は Kienböck 病において特徴的な月状骨の高濃度と平坦化を認める．この状態に陥らせかねない因子である尺骨マイナス変異が存在することに注目する．

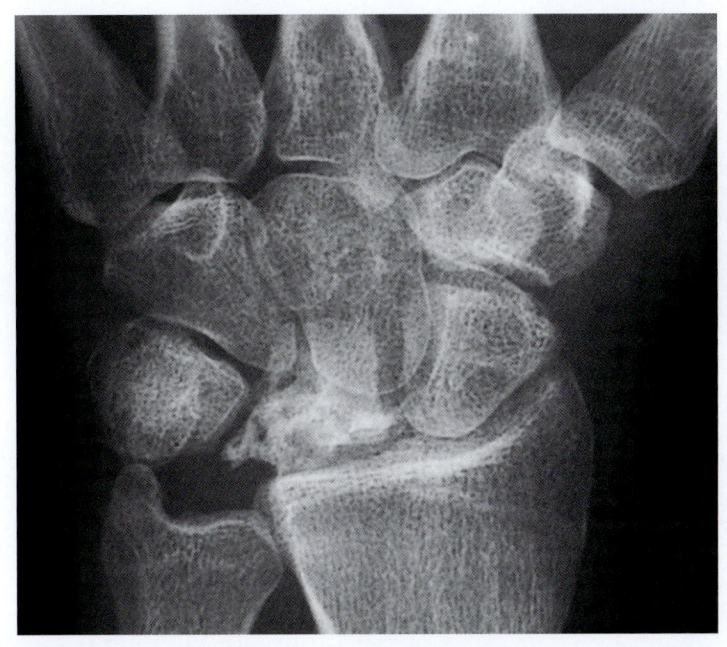

図 7-75　Kienböck 病
21 歳男性，長期にわたる手関節の疼痛のため受診した．Ｘ線正面像で stage Ⅲの Kienböck 病が明らかである．骨壊死を生じた月状骨の圧潰と有頭骨の近位への移動に注目する．

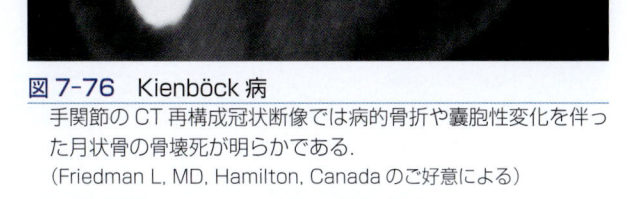

図 7-76　Kienböck 病
手関節の CT 再構成冠状断像では病的骨折や囊胞性変化を伴った月状骨の骨壊死が明らかである．
（Friedman L, MD, Hamilton, Canada のご好意による）

図 7-77　Kienböck 病
Kienböck 病の stage Ⅳの特徴は，月状骨の分節化と圧潰，有頭骨の近位への移動，舟状骨の回転亜脱臼，橈骨手根関節部の変形性関節症である．

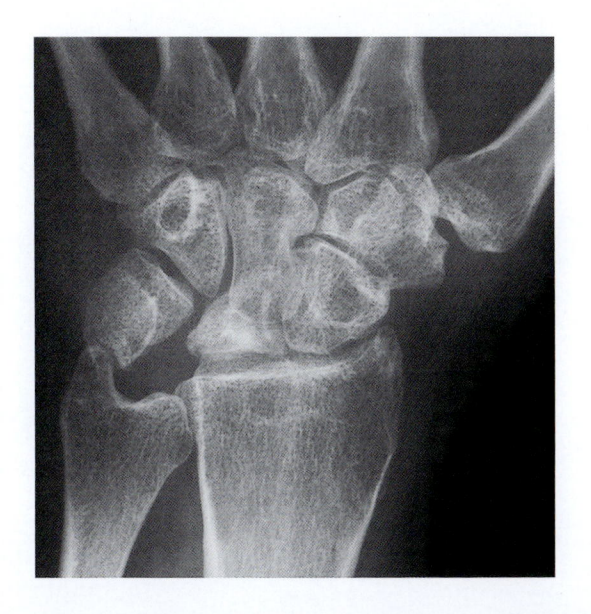

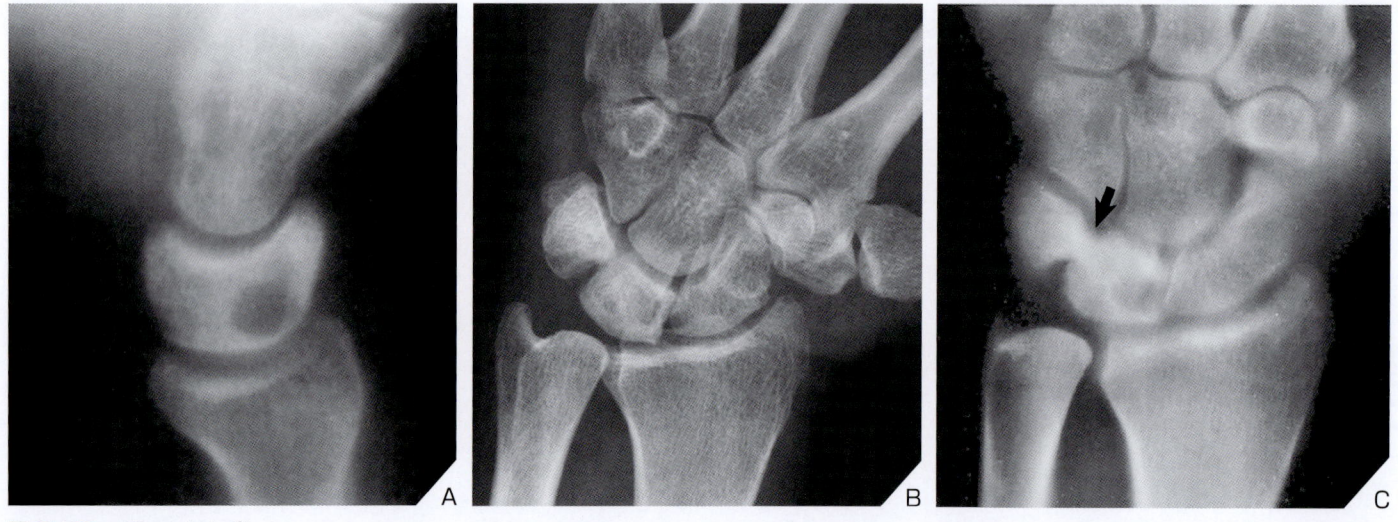

図 7-78　Kienböck 病

（A）手関節側面の断層撮影は，骨壊死に特徴的な月状骨の高濃度を認める．また，囊胞性変性の存在も明らかである．骨折線がないため，整形外科医は再血行を促す術式を選択する．三角月状骨固定術後の橈屈位手関節正面像（B）と断像撮影（C）において，三角骨と月状骨間に血行のある骨性架橋が認められる（→）.

7

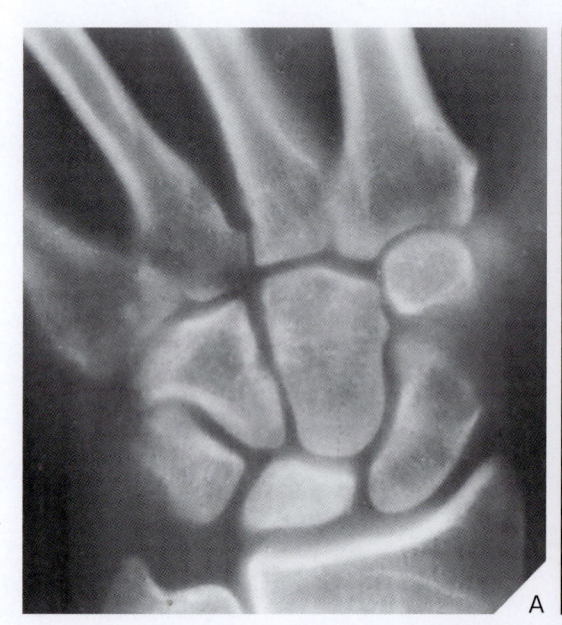

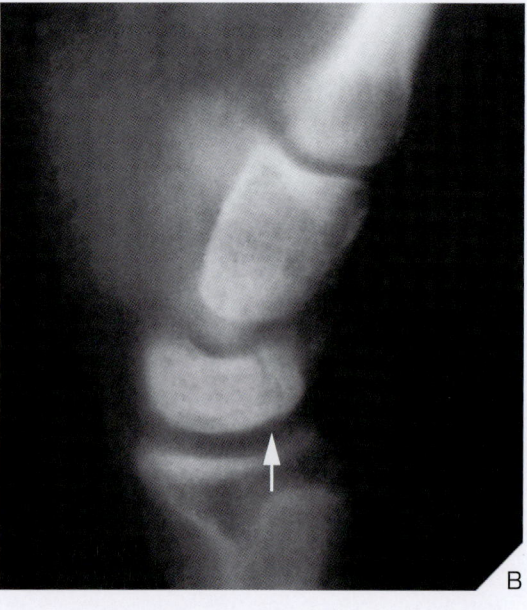

図 7-79　Kienböck 病

（A）手関節尺屈位の断層撮影正面像で，月状骨骨折は明らかでない．しかし，断層撮影側面像（B）では骨折線が明瞭に認められる（→）.

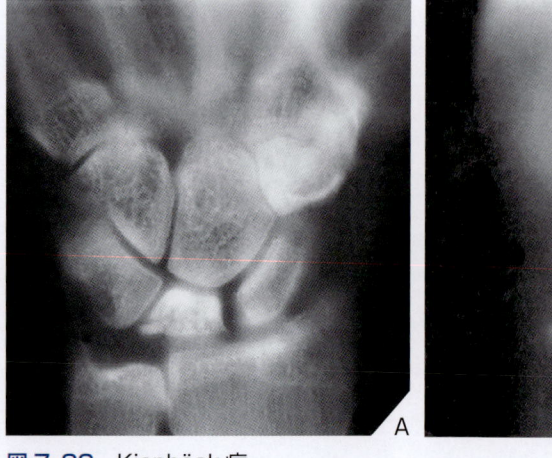

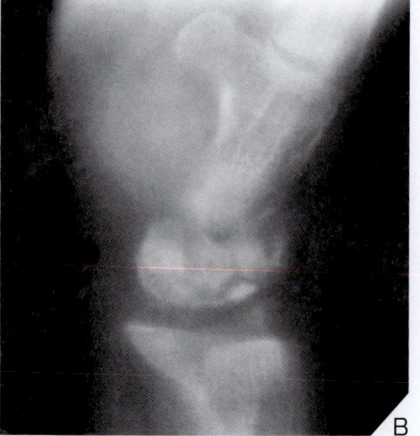

図 7-80　Kienböck 病

手関節断層撮影の正面像（A），側面像（B）．進行期 Kienböck 病において，月状骨の分節化像を示す.

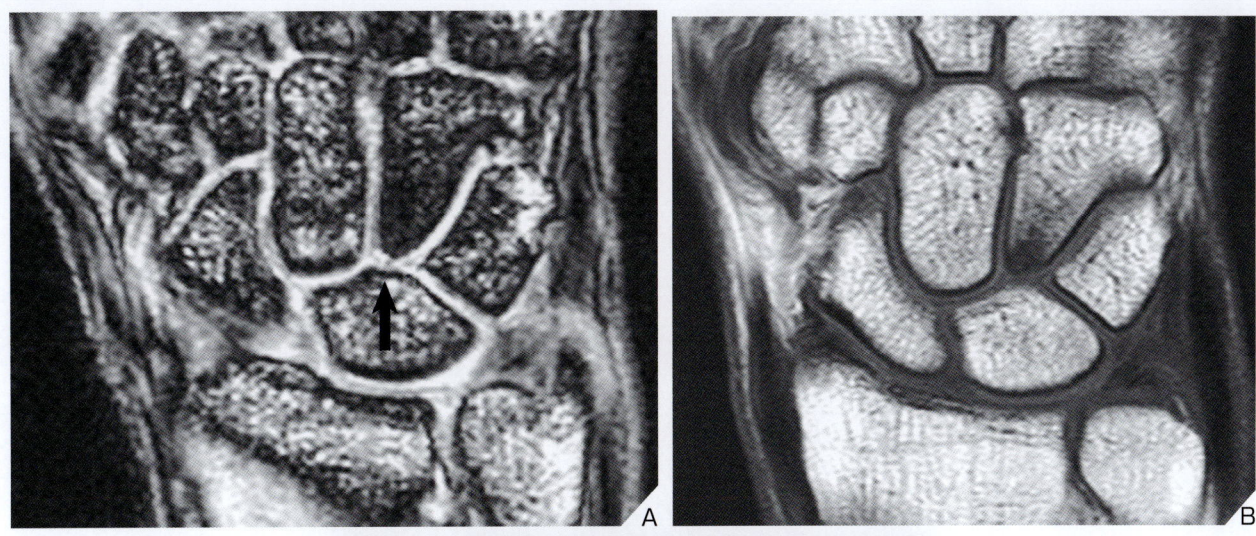

図 7-81　hamatolunate impaction syndrome の MRI 所見
（A）3D グラディエントエコー法冠状断像で，有鉤骨に対する関節面（→）を有する type Ⅱの月状骨を認める．有鉤骨最近位の骨内信号の低下に注意する．（B）T1 強調冠状断像と（C）脂肪抑制 T2 強調冠状断像で軟骨のびらん（→）と有鉤骨の浮腫状変化がみられ，hamatolunate impaction syndrome と診断される．

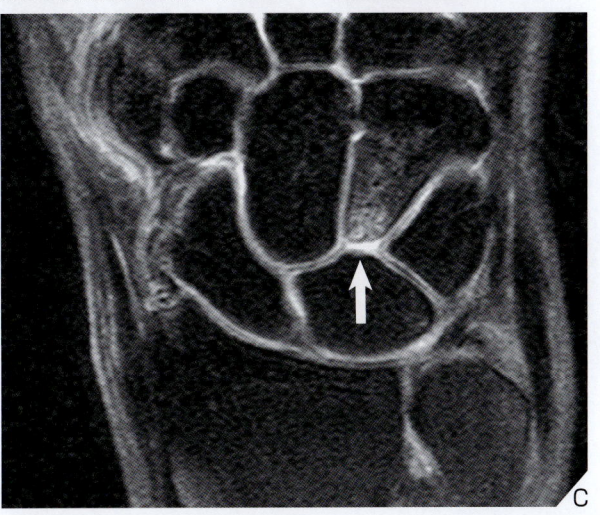

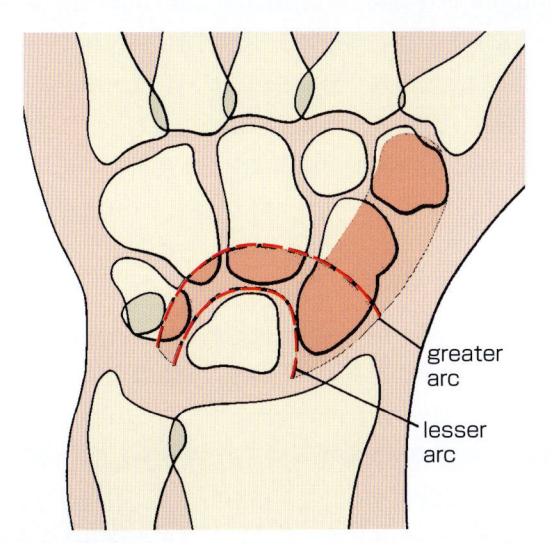

図 7-82　易損傷帯
手根骨の易損傷帯（vulnerable zone）を色付きの囲み領域として示す．手根骨の骨折や脱臼骨折，脱臼の多くはこの範囲内で発生する．lesser arc は脱臼する領域であり，greater arc は脱臼骨折となる領域である．
（Yeager BA, Dalinka MK. Radiology of trauma to the wrist：dislocations, fracture dislocations, and instability patterns. Skeletal Radiol 1985；13：120-130 を改変）

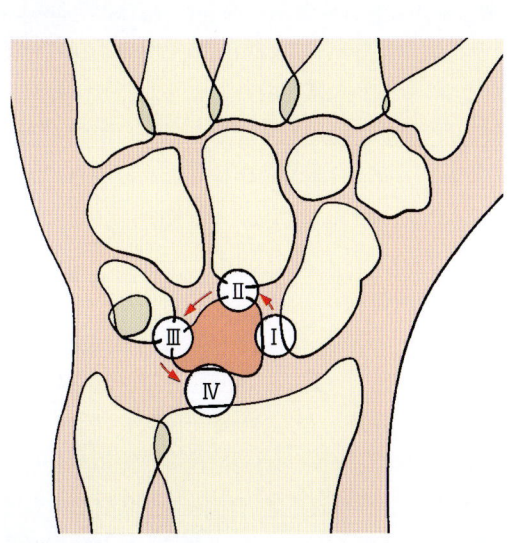

図 7-83　lesser arc 損傷
lesser arc 損傷の連続的な段階．stage Ⅰでは舟状月状骨解離による舟状月状骨の機能不全/舟状骨回転亜脱臼が生じる．stage Ⅱでは有頭骨脱臼（月状骨周囲脱臼）による有頭月状骨の機能不全が生じる．stage Ⅲでは月状三角骨関節の破綻によって，手根中央関節脱臼に至り，三角月状骨の機能不全が生じる．stage Ⅳでは背側橈骨手根靱帯の機能不全によって月状骨が完全に脱臼する．
（Yeager BA, Dalinka MK. Radiology of trauma to the wrist：dislocations, fracture dislocations, and instability patterns. Skeletal Radiol 1985；13：120-130 を改変）

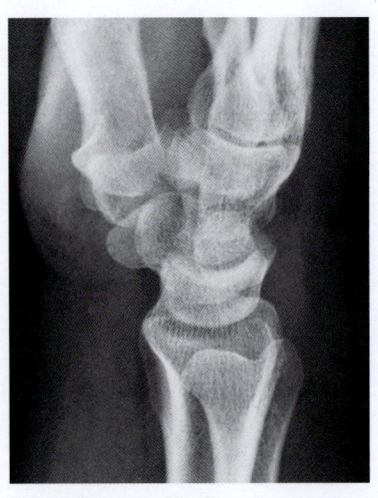

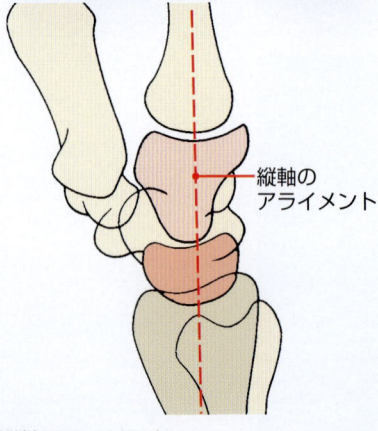

図 7-84　縦軸アライメント
手関節 X 線側面像では橈骨，月状骨，有頭骨と第 3 中手骨の中心軸が一直線上になるのが正常である．

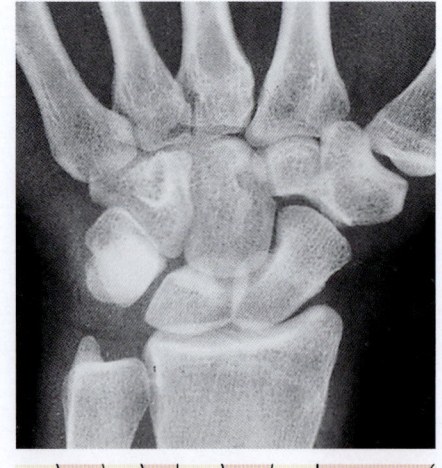

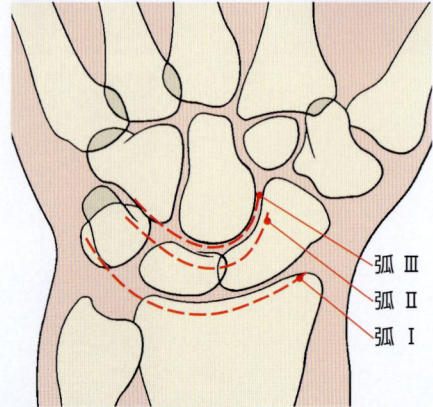

図 7-85　手根骨の円弧
近位，遠位手根列縁からなる 3 つの平滑な円弧は，正常な手関節の X 線正面像で示される．

置関係を評価することは異常の存在を認識する補助となる．

　手関節中間位での側面像において，縦軸に沿った橈骨，月状骨，有頭骨，第 3 中手骨の配列がみられる（図 7-84）．手関節中間位での正面像において，Gilula は近位および遠位手根骨列を縁取る 3 つの滑らかな弧を明らかにした．弧Ⅰは舟状骨，月状骨，三角骨の近位関節面からなり，弧Ⅱは同骨の遠位の凹側外縁からなり，弧Ⅲは有頭骨と有鉤骨の近位の凸側面からなる（図 7-85）．これらの関係が破綻した場合の診断的価値について，以下に述べる．

■ 舟状月状骨解離 ■

　舟状月状骨靱帯の損傷により手根間靱帯の不安定性が生じ，舟状骨の回転亜脱臼，つまり舟状月状骨解離が生じる．診断に有用な手関節の正面像で，以下の 2 つの徴候によって脱臼の存在が明らかとなる．

　1 つは，正常では 2〜3 mm 以下である舟状骨と月状骨の間隙が Terry-Thomas 徴候として知られているように開大することである（図 7-86）．この徴候は英国の特徴あるコメディアンで映画やテレビのタレントでもある Terry Thomas にちなんで名付けられており，彼は正面の 2 本の歯間が大きく開いていた（正面の歯の正中離開）．同じ理由から，David Letterman 徴候と呼ばれることもある．この所見は手関節中間位の正面像では明瞭でなく，手関節尺屈位で明らかとなることがある（図 7-87）．

　もう 1 つの徴候は signet-ring 徴候であり，これは手関節中間位の正面像で通常はみられない舟状骨の皮質骨リング陰影から名付けられている（図 7-1B，85 を参照）．舟状骨の回転亜脱臼では，自身の掌屈と回転により舟状骨は短縮しているようにみえ，さらに結節が端で描写されるため特徴的なリング陰影を呈する（図 7-88A）．この徴候を診断指標として信頼できるものにするためには，手関節中間位または尺屈位の正面像を撮影しなくてはならない．それは手関節橈屈位では通常舟状骨が掌屈するため，これ（signet-ring 徴候）と同様な X 線像になるためである（図 7-88B）．

　手根間靱帯損傷が疑われる症例において，単純 X 線像が正常な場合，ビデオ X 線透視は，手関節の動的な評価と手根骨不安定症または一過性の亜脱臼の診断に有用となることがある（図 7-89）．手関節の関節造影（図 7-7 を参照）は，通常の X 線像やビデオ X 線透視でも結論が出ないときに有用となる．手関節造影では舟状月状骨靱帯または月状三角骨靱帯断裂を示唆する橈骨手根区画と手根中央区画の異常な交通が明らかとなる（図 7-90，91）．

　MRI でも舟状月状骨靱帯と月状三角骨靱帯の異常の描出が可能である．舟状月状骨靱帯は，舟状骨と月状骨を，掌側縁，近位縁，背側縁で結合する．MRI では，この靱帯は低信号強度の構造として確認できる．月状三角骨靱帯は，月状骨と三角骨

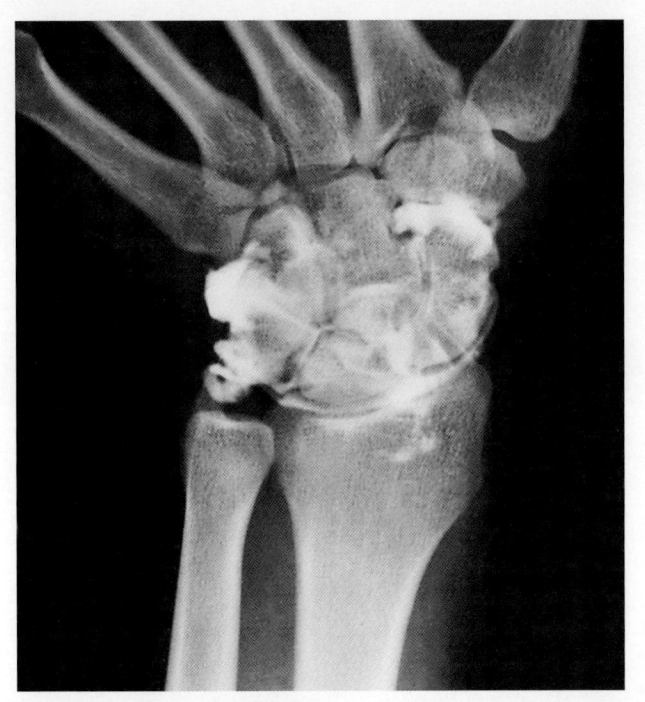

図 7-90　舟状月状骨靱帯断裂

21 歳男性．レスリング中に右手関節を受傷した．手関節尺屈位を含めた標準画像で明らかな異常はなかった．同様にビデオを用いた X 線透視画像でも重大な異常はなかった．しかし，手関節造影では舟状月状骨靱帯断裂を示唆する手根中央関節への造影剤の漏れが認められた．また，造影剤は遠位橈尺関節へ漏れておらず，TFCC は損傷されていないことにも注目する．

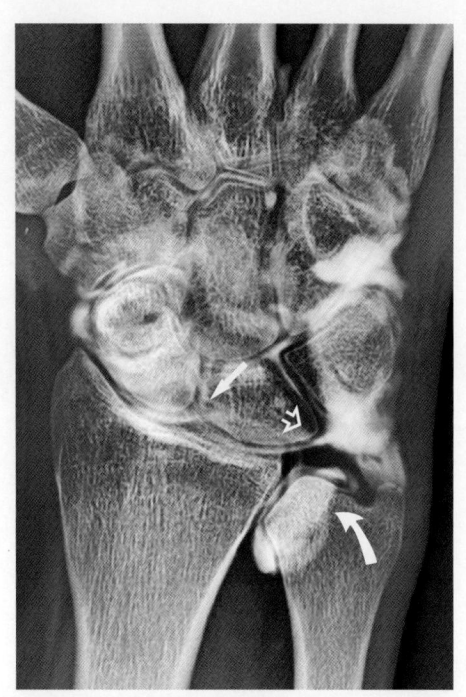

図 7-91　舟状月状骨靱帯と月状三角骨靱帯の断裂

手関節造影で舟状月状骨靱帯断裂（→）と月状三角骨靱帯断裂（⇒）を認める．また，TFCC の断裂もある（↝）．

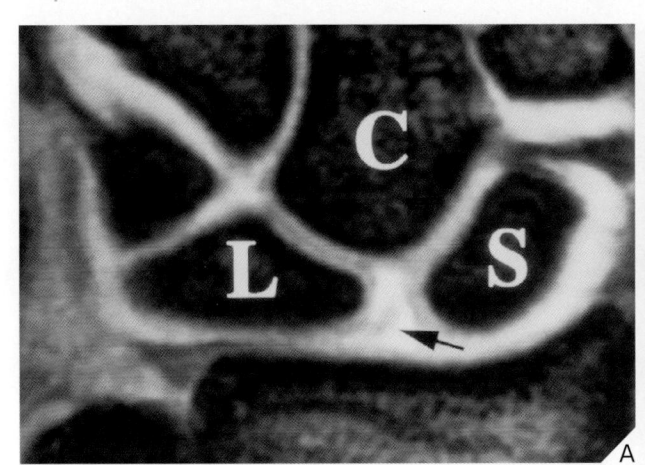

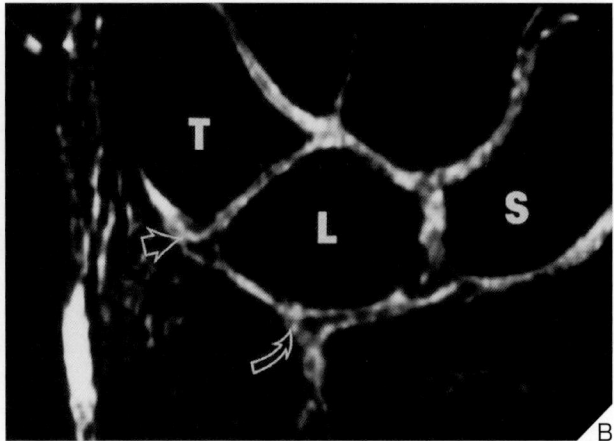

図 7-92　舟状月状骨靱帯と月状三角骨靱帯の MR 関節造影所見

（A）ガドリニウムで橈骨手根関節を造影した脂肪抑制 T1 強調冠状断像では，舟状月状骨靱帯断裂がみられる（→）．（B）グラディエントエコー法による冠状断像は月状三角骨靱帯断裂を示している（→）．また，三角線維軟骨複合体（TFCC）の断裂もある（↝）．（C）比較として，MR 関節造影における正常手関節の脂肪抑制 T1 強調冠状断像を示す．→は正常な舟状月状骨靱帯，⇒は月状三角骨靱帯，↝は TFCC を指す．

L：月状骨，C：有頭骨，S：舟状骨，T：三角骨．

（B は Higgins CB, Hricak H, Helms CA eds. Magnetic resonance imaging of the body, 3rd ed. Philadelphia：Lippincott-Raven Publishers；1997 より引用）

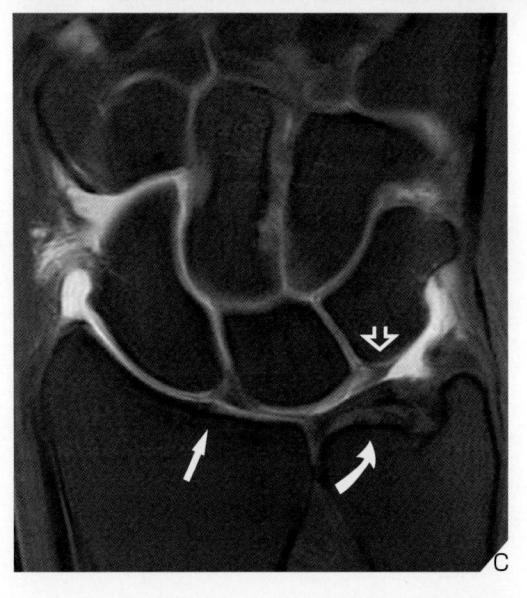

7

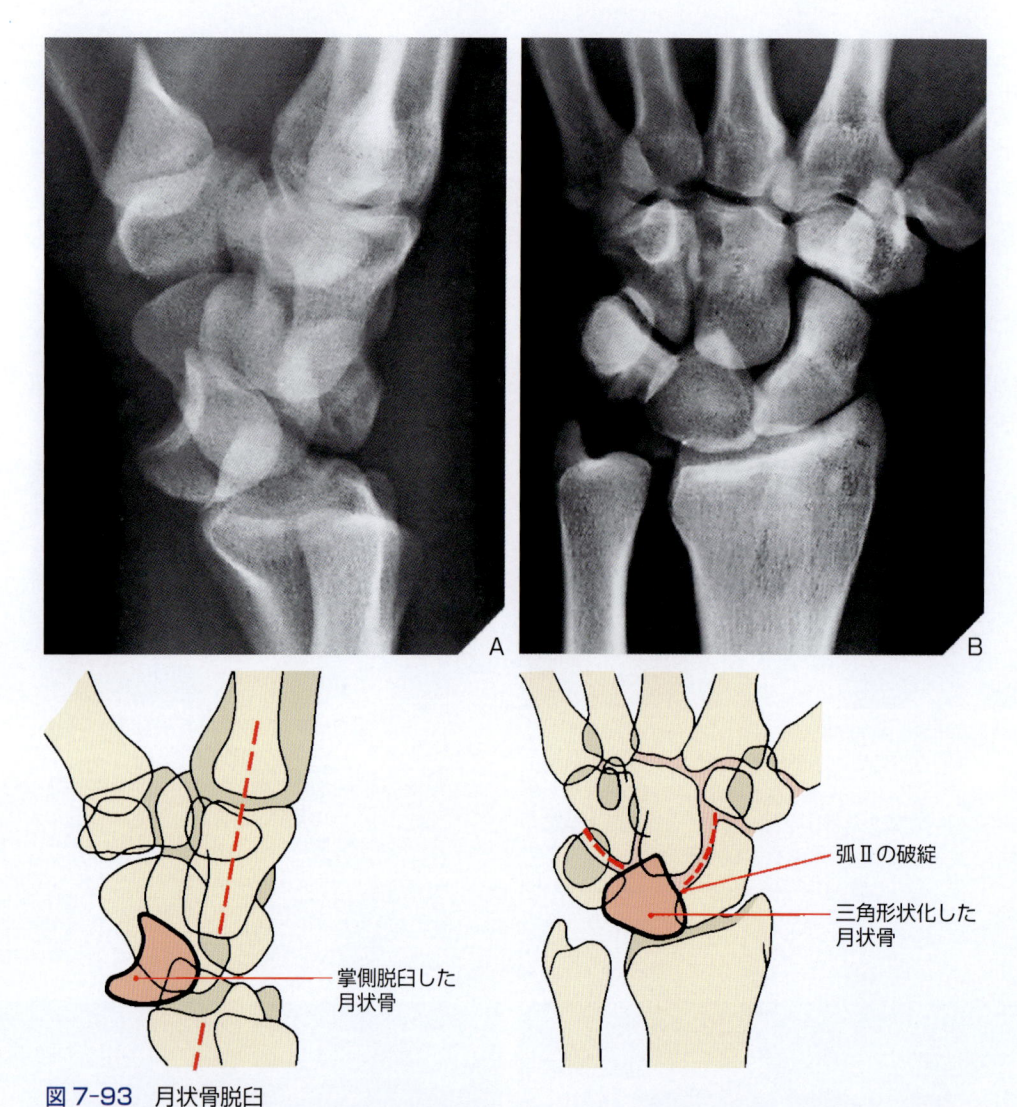

図 7-93 月状骨脱臼
(A) 手関節Ｘ線側面像で，月状骨は掌側に回転脱臼し，橈骨関節面より遠位の第３中手骨，有頭骨の縦軸アライメントが月状骨で破綻していることが明らかである．(B) 正面像では月状骨において弧Ⅱの破綻がみられ，配列の異常が示唆される．また，月状骨脱臼の特徴的所見といってよい，月状骨の三角形状化にも注目する．

掌側脱臼した月状骨

弧Ⅱの破綻
三角形状化した月状骨

も認識できる（図 7-93B）．また，月状骨脱臼はCT，とくに3D-CTで効果的に描出される（図 7-94）．

月状骨周囲脱臼は，手関節側面像において，月状骨と橈骨遠位関節面の正常配列から有頭骨長軸が，背側また掌側に転位することにより診断される．月状骨周囲脱臼では合併する亜脱臼のため月状骨に多少の傾きがみられるかもしれないが，月状骨は橈骨との関節を維持している（図 7-95A）．正面像において近位と遠位の手根骨列の重なり，有頭骨部での弧Ⅱ，Ⅲの破綻は，月状骨周囲脱臼の存在を示す（図 7-95B）．

▌手根中央関節脱臼 ▌

本外傷は掌側と背側の橈骨三角骨靱帯・尺骨三角骨靱帯の断裂，さらに橈骨月状三角骨靱帯と月状三角骨靱帯の断裂に続いて生じた月状三角骨間関節の破綻に起因する．標準的なＸ線撮影で診断できるが（図 7-96A），通常，CTは掌側へ亜脱臼している月状骨や背側へ亜脱臼している有頭骨の位置を描出することにより適している（図 7-96B）．

▌経舟状月状骨周囲脱臼 ▌

手根骨の脱臼が骨折を伴う場合，接頭語の "trans" はその骨が骨折していることを示す．手根骨脱臼に随伴する骨折は，経舟状月状骨周囲脱臼がもっとも一般的である．手根骨脱臼の前述の型のものであれば，標準の正面像，尺屈時の正面像と側面像によって十分診断を確定できる．これらのＸ線像の正常な手根骨位置関係を理解すれば，異常を認識するのは容易である．断層撮影は手根骨脱臼の評価においてあまり有用ではないが，以前は手関節Ｘ線撮影で手根骨の脱臼がはっきりしない場合に行われていた（図 7-97）．舟状骨以外の骨折を合併する月状骨周囲脱臼の型はあまりみられない（図 7-98）．

▌舟状骨脱臼 ▌

舟状骨の脱臼はまれである．単独脱臼と手根骨長軸脱臼に伴った脱臼の２型が報告されている．前者では遠位手根列は正常であるが（図 7-99），後者では遠位手根列は破綻し，橈側半分の手根骨は近位へ移動する（図 7-100）．本外傷の一般的な要因は手関節の背屈と尺屈であり，この突然の外力が手関節橈

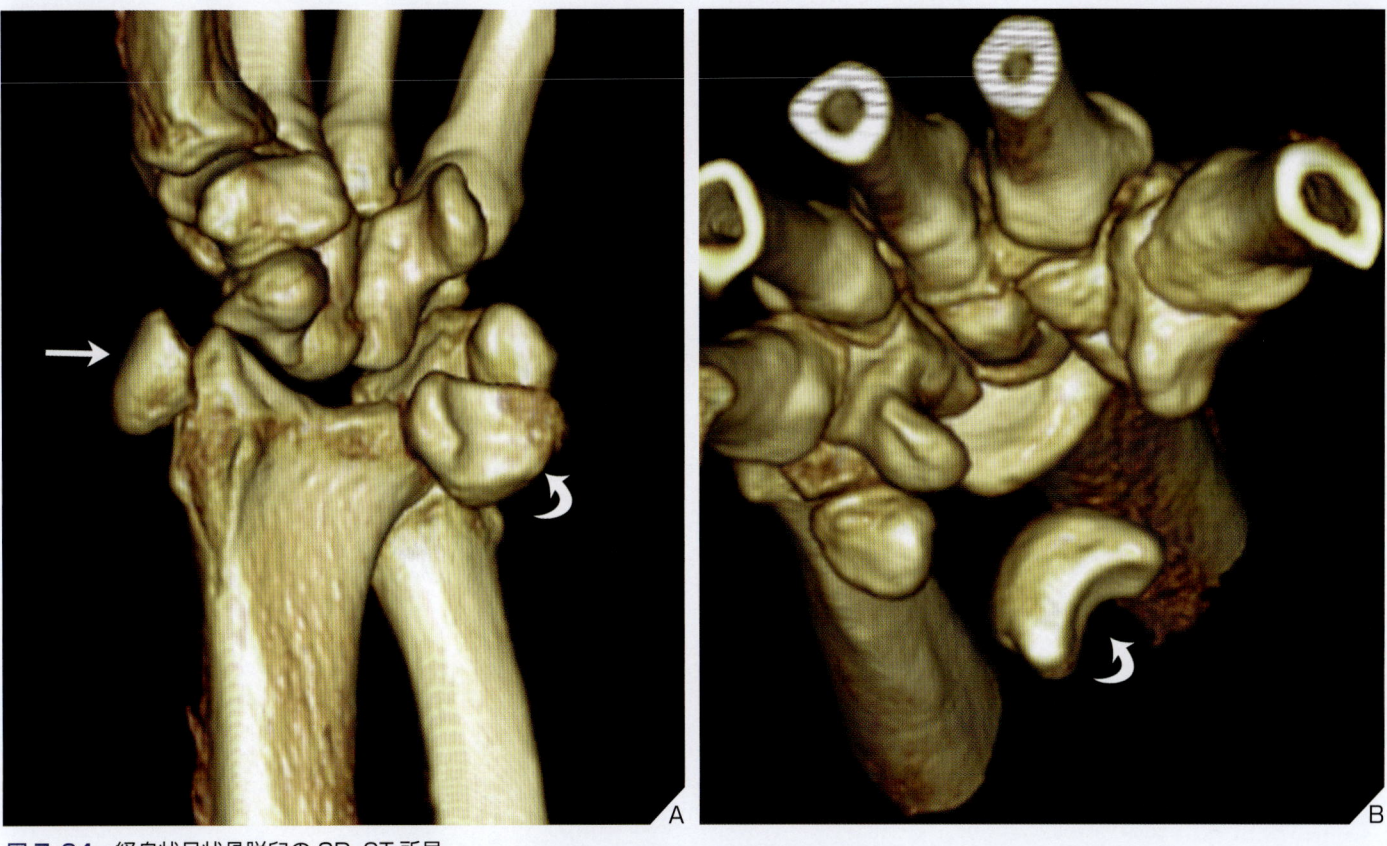

図 7-94　経舟状月状骨脱臼の 3D-CT 所見
手関節の 3D 再構成 CT 前額断像（A）と横断像（B）で舟状骨の骨折（→）と月状骨の掌側脱臼（↷）を認める.

図 7-95　月状骨周囲脱臼

（A）手関節 X 線側面像では有頭骨が月状骨の背側へ脱臼している月状骨周囲脱臼を認める. 月状骨は多少掌側へ傾斜しているが，橈骨遠位部との関節は維持されている. 縦軸アライメントは有頭骨と月状骨の（第 3 中手骨＋有頭骨と月状骨＋橈骨遠位関節面）間で破綻していることに注目する.（B）正面像では近位および遠位手根列の重なり合い，そしてその結果である弧Ⅱと弧Ⅲの破断から月状骨周囲脱臼が明らかである.

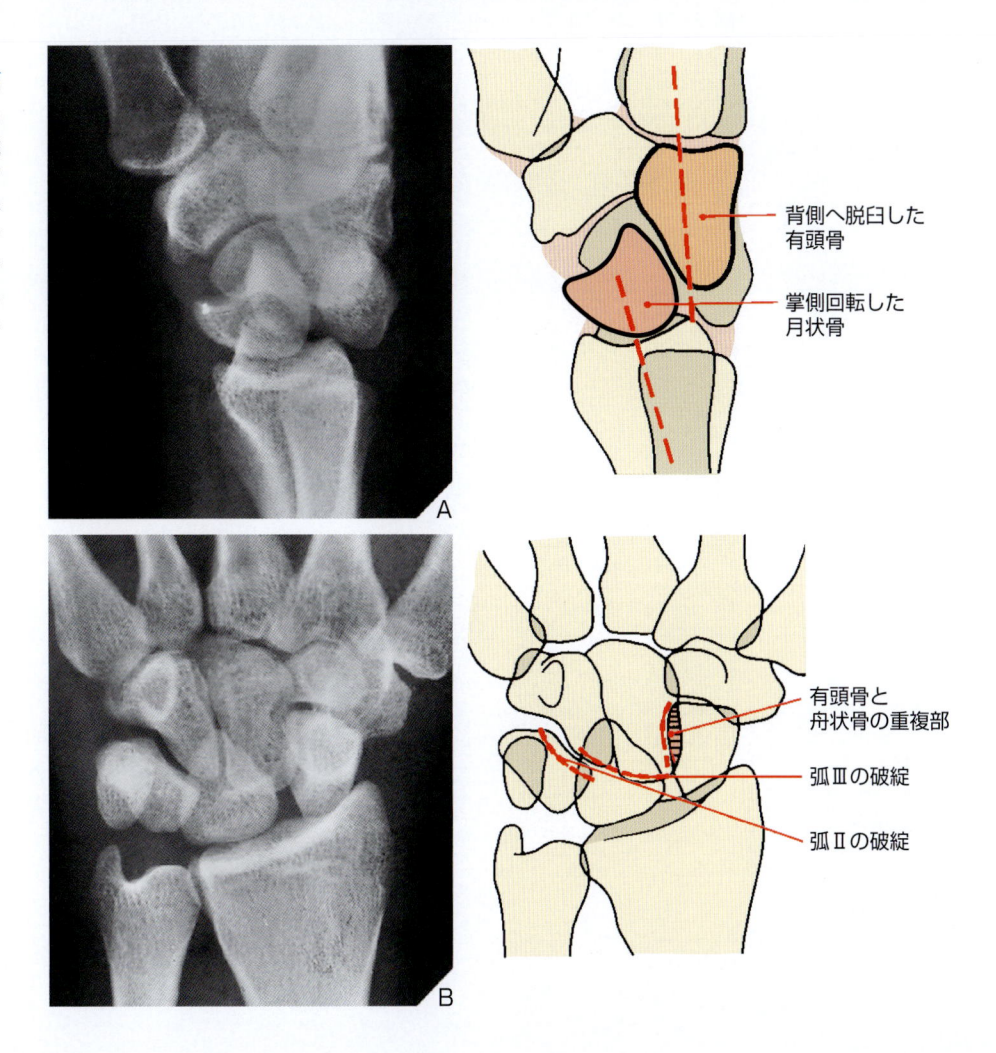

背側へ脱臼した
有頭骨

掌側回転した
月状骨

有頭骨と
舟状骨の重複部

弧Ⅲの破綻

弧Ⅱの破綻

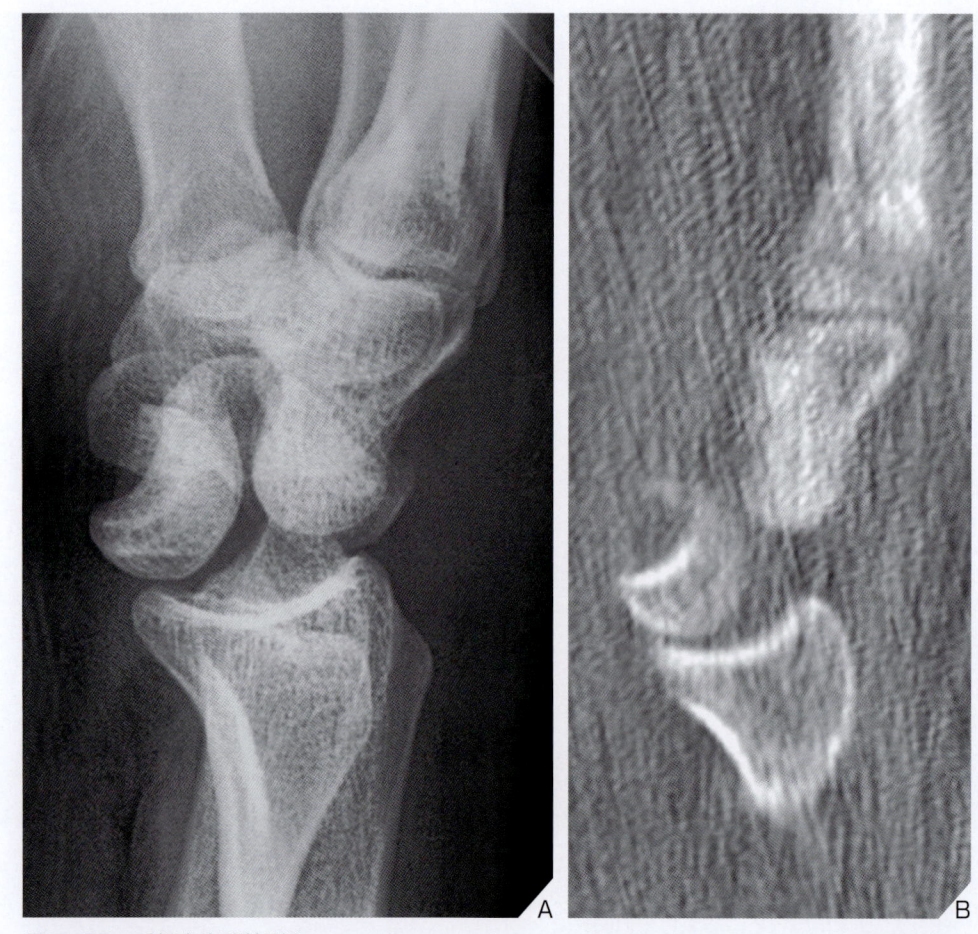

図 7-96 手根中央関節脱臼
（A）手関節 X 線側面像で，手根中央関節脱臼の特徴となる月状骨の掌側亜脱臼と有頭骨の背側亜脱臼を認める．本外傷は再構成 CT 矢状断像で確認された（B）．

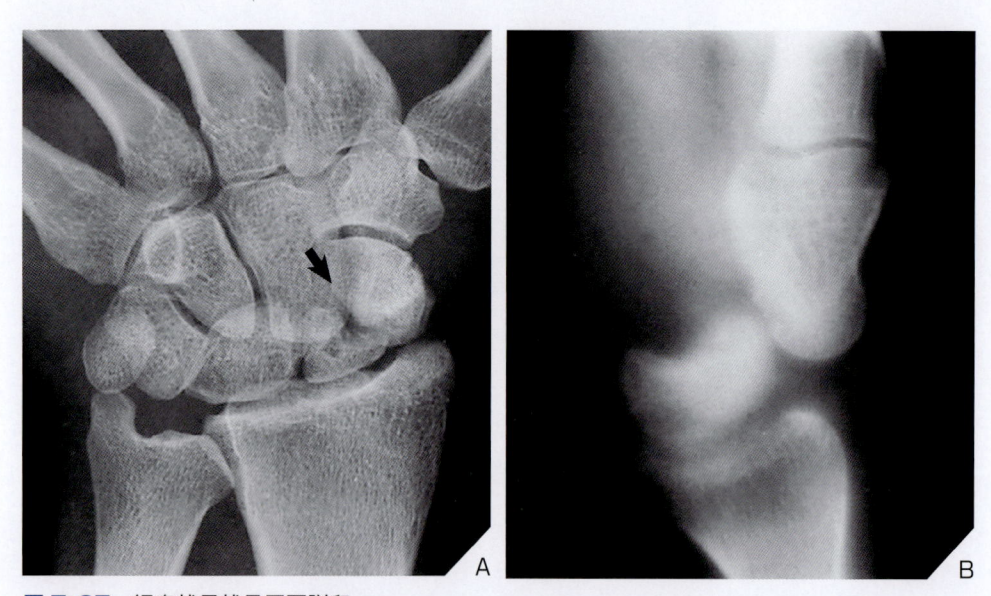

図 7-97 経舟状月状骨周囲脱臼
（A）尺屈位の手関節 X 線正面像で舟状骨骨折は明らかであるが（→），手根骨弧の破綻ははっきりせず，脱臼型に関しては不明である．側面像も決定的ではない．（B）断層撮影の側面像で，有頭骨は橈骨遠位関節面との関係を維持している月状骨に対して背側へ脱臼しており，月状骨周囲脱臼の典型である．

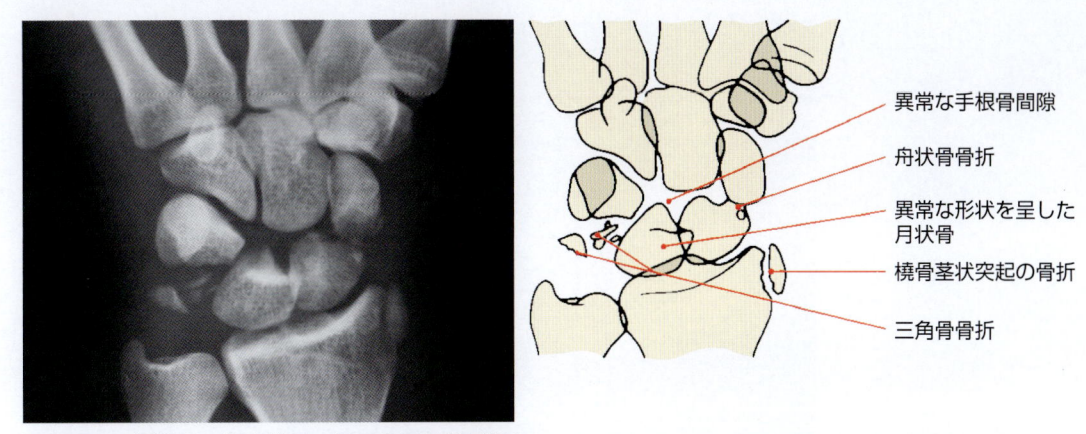

図 7-98　経橈骨，経舟状骨，経三角骨月状骨脱臼
手関節Ｘ線正面像で橈骨茎状突起，舟状骨，三角骨の骨折が明瞭に認められる．近位手根列と遠位手根列間の広い間隙や月状骨の三角形状化は月状骨脱臼の可能性を示唆する．弧Ⅰと弧Ⅱの破綻に注目する．側面像（非呈示）で月状骨の掌側脱臼と有頭骨の位置が正常であることが確認できた．この異常は経橈骨，経舟状骨，経三角骨月状骨脱臼といえる．

異常な手根骨間隙
舟状骨骨折
異常な形状を呈した月状骨
橈骨茎状突起の骨折
三角骨骨折

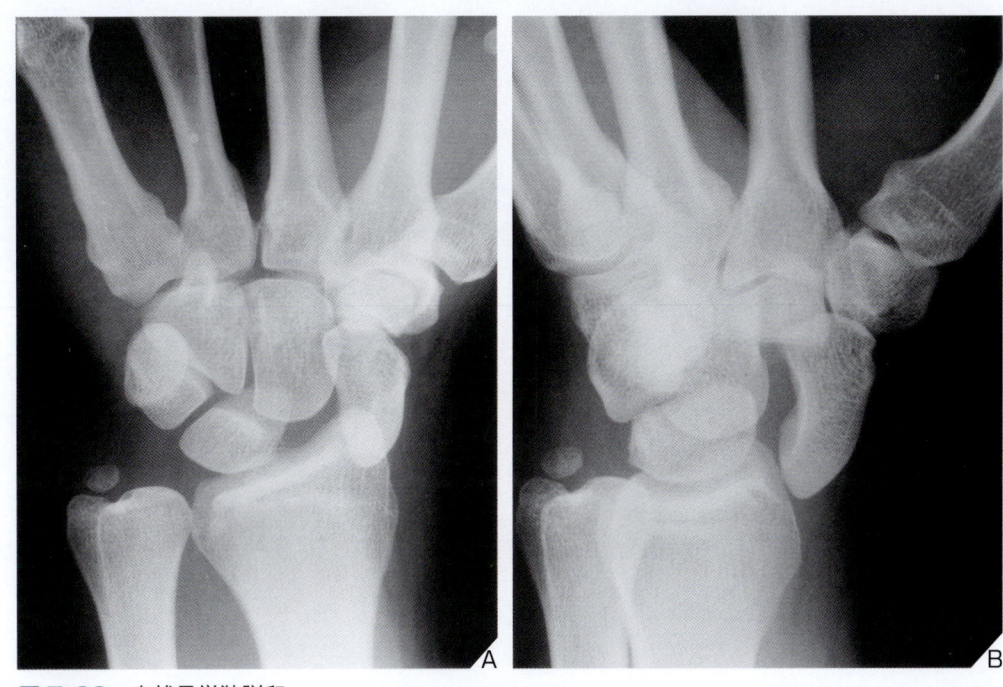

図 7-99　舟状骨単独脱臼
Ｘ線正面像（A）と斜位像（B）で舟状骨の掌側脱臼を認める．遠位手根列への影響はなく，有頭骨は解剖学的位置にある．

側面の牽引力として働き，それに続いて舟状骨が追い出される．通常，舟状骨の単独脱臼は徒手整復で治療される．手根骨長軸脱臼に伴う脱臼は手根骨を安定させるために観血的整復と内固定を必要とする．

ⓔ 手根不安定症

さまざまな手根不安定症が記載されてきた．もっとも多いのは，dorsal intercalated segment instability（DISI）と volar intercalated segment instability（VISI）である．

手根不安定症を説明するのに，Lichtman らは，手根輪理論（carpal ring theory）を唱えた．近位手根列は強力な靱帯で結合されており，1つのユニットとして運動する．舟状大菱形骨関節（radial link）と三角有鉤骨関節（ulnar link）でコントロールされた運動が行われる（図7-101）．骨性または靱帯性にこの輪が破綻すると，近位手根列はもはや1つのユニットとしては運動しなくなる．このコントロールを失った動きのために，月状骨が背屈（DISI）するか，掌屈（VISI）するような変形が生じてくる（図7-102）．DISI がもっとも多い変形である．この変形は，正確な側面像における月状骨の背屈度と舟状骨の掌屈度との間の値で評価される（有頭月状骨軸角は30°以上，舟状月状骨軸角は60°以上）（図7-102C）．骨性または靱帯性のいずれも，手根輪の橈側が破綻することによって生じる．もっとも多い原因は舟状骨骨折（偽関節のあるもの，もしくはないもの）と舟状月状骨靱帯の解離である．VISI は正確な側面像に

7

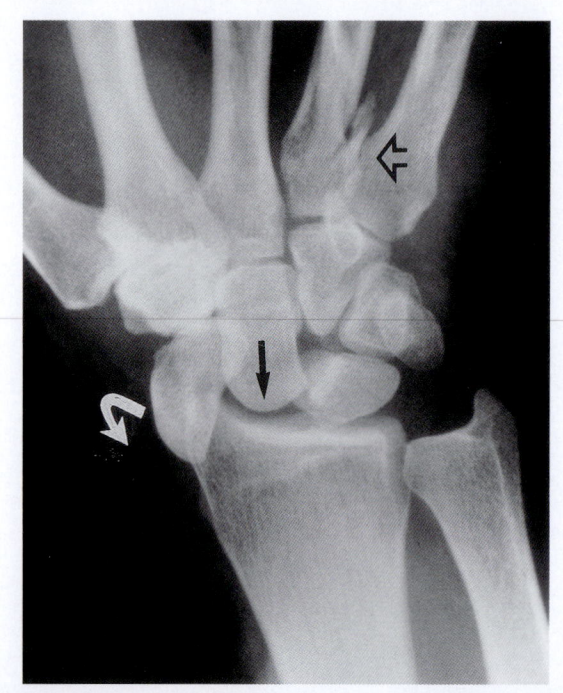

図 7-100　手根骨長軸脱臼に伴う舟状骨脱臼
手関節 X 線正面像で，有頭骨の近位移動（→）を伴った舟状骨の橈掌側への脱臼（⤵）がみられる．手根骨の弧Ⅲの破綻に注意する（図 7-85 と比較）．⇨は合併する第 4 中手骨骨折を示す．
(Dr. Szabo RM, Sacramento, California のご好意による)

手根輪理論

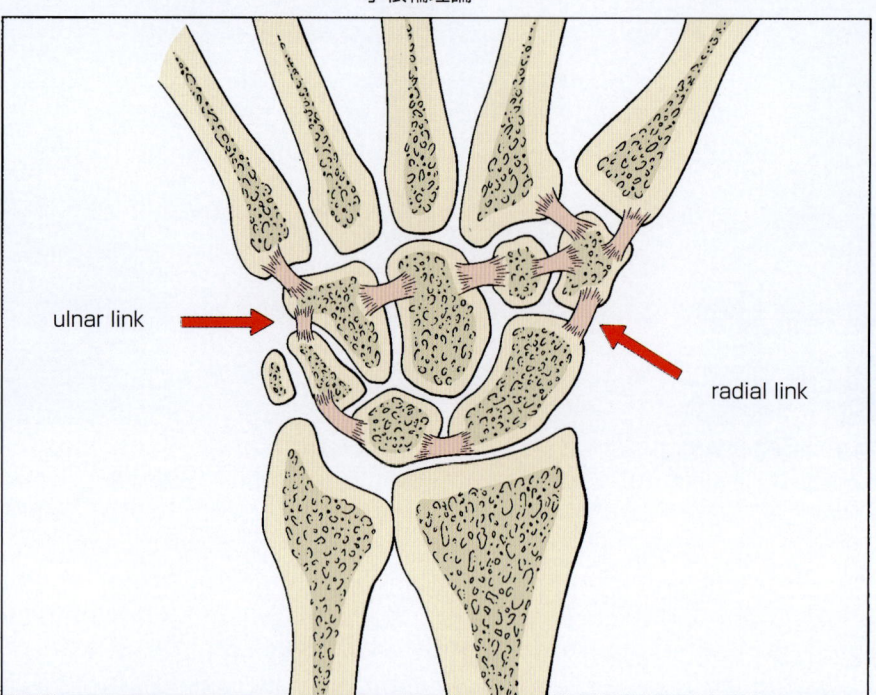

ulnar link

radial link

図 7-101　手根輪理論（carpal ring theory）
近位手根列は骨間靱帯で強固に結合され，安定化されており，1 つのユニットとして運動する．コントロールされた運動は，舟状大菱形骨関節（radial link）と三角有鉤骨関節（ulnar link）で行われる．骨性でも靱帯性でも，この輪が破綻するとコントロールできない運動となり，DISI 変形か VISI 変形を呈する．
(Lichtman DM, Schneider JR, Swafford AF, et al. Ulnar midcarpal instability-clinical and laboratory analysis. J Hand Surg 1981；6A：515-523 を改変)

おいて，しばしば有頭骨の背屈を伴った月状骨の掌屈で認識される（有頭月状骨軸角は 30°以上，舟状月状骨軸角は 30°未満）（図 7-102D）．これは，手関節の輪の尺側の破綻によって生じる．もっとも多いのは，靱帯性解離と三角有鉤骨関節の破綻によって変形が生じるものである．McNiesh によれば手根輪の橈側と尺側両方の損傷，たとえば舟状月状骨靱帯と月状三角骨靱帯の解離が，同時に起こったときには，より VISI 変形が明らかとなる（図 7-103）．

3．手の損傷

a 中手骨骨折

▌ Bennett 骨折と Rolando 骨折 ▌

　これらの骨折は，第1中手骨底部に生じる関節内骨折である．正しい整形外科治療を行ううえで，手根中手関節より少し遠位部での第1中手骨の横骨折や斜骨折である関節外骨折と，これら関節内骨折も区別することは重要である（図 7-104）．関節内中手骨骨折の診断と適切な治療が行われない場合，関節面の

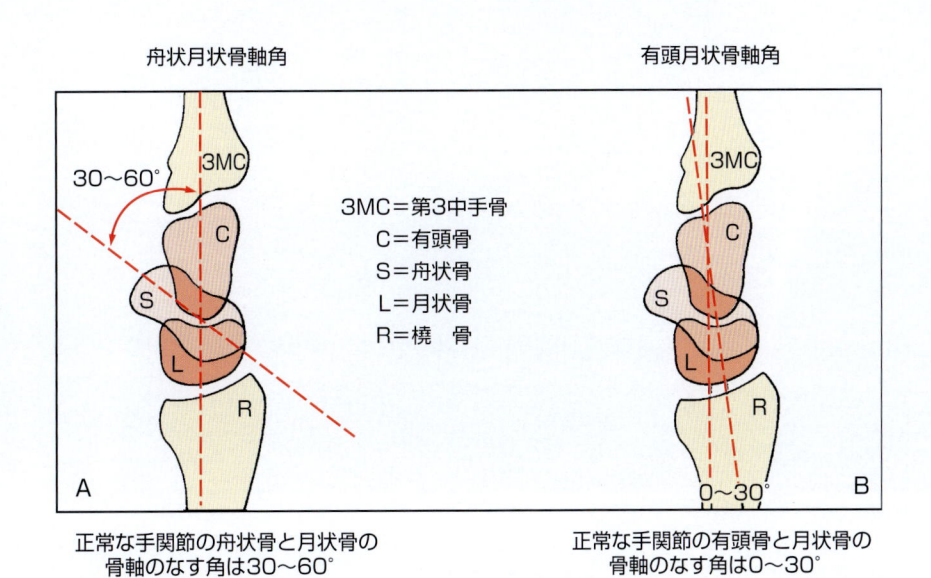

舟状月状骨軸角　　　　　　　　　有頭月状骨軸角

正常な手関節の舟状骨と月状骨の
骨軸のなす角は30〜60°

正常な手関節の有頭骨と月状骨の
骨軸のなす角は0〜30°

DISI変形とVISI変形

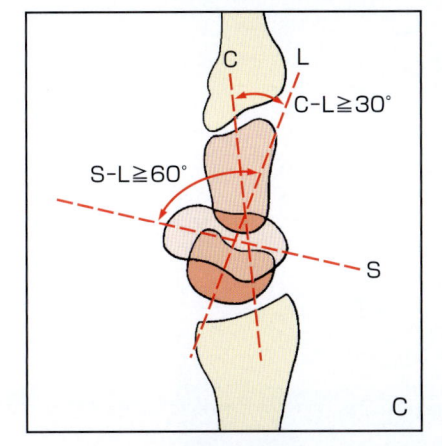

DISI
(dorsal intercalated segment instability)
近位手根列背側回転型手根不安定症

1. 月状骨の背屈
2. 舟状骨の掌屈

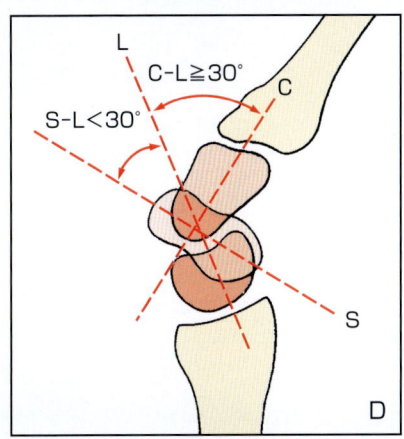

VISI
(volar intercalated segment instability)
近位手根列掌側回転型手根不安定症

1. 月状骨の掌屈
2. 有頭骨の背屈

図 7-102　DISI と VISI
　（A）正常な舟状月状骨軸角．これは舟状骨と月状骨の骨軸のなす角で，30〜60°である．
　（B）正常な有頭月状骨軸角．これは有頭骨の骨軸（有頭骨頭部の中点から遠位関節面の中央へ引いた線）と月状骨の骨軸（月状骨の遠・近位極の中心に引いた線）のなす角で，0〜30°である．（C）DISI では，舟状月状骨軸角は 60°以上で有頭月状骨軸角は 30°以上である．
　（D）VISI では舟状月状骨軸角は 30°未満で有頭月状骨軸角は 30°以上である．
（Gilula LA, Weeks PM. Post-traumatic ligamentous instability of the wrist. Radiology 1978；129：641-651 を改変）

7

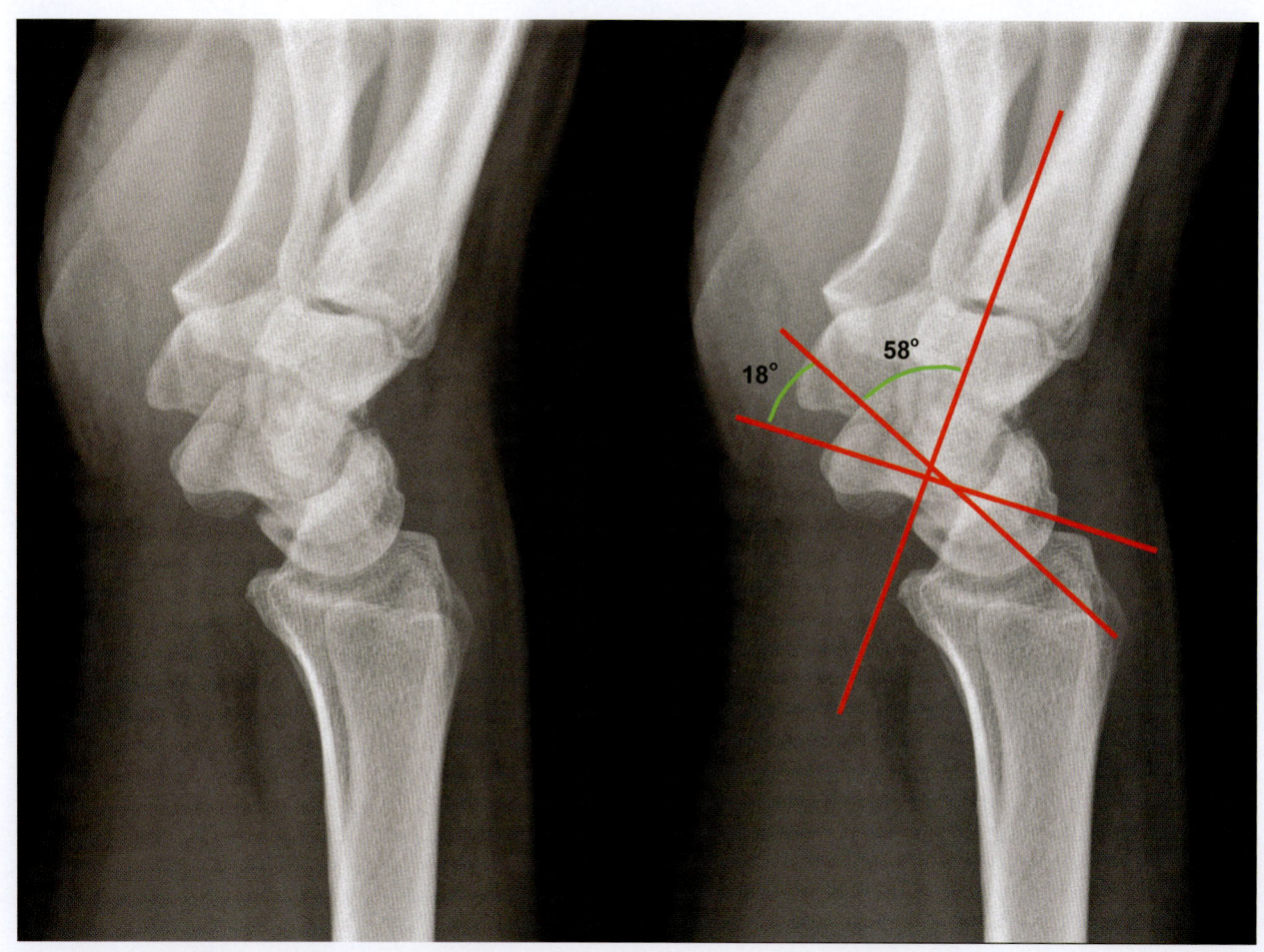

図7-103　VISI変形
42歳男性，2年間続く手関節痛を訴えていた．MRIで舟状月状骨靱帯と月状三角骨靱帯の断裂を認めた．X線側面像で舟状月状骨軸角は減少し，有頭月状骨軸角は増加しており，VISIと診断が確定される．

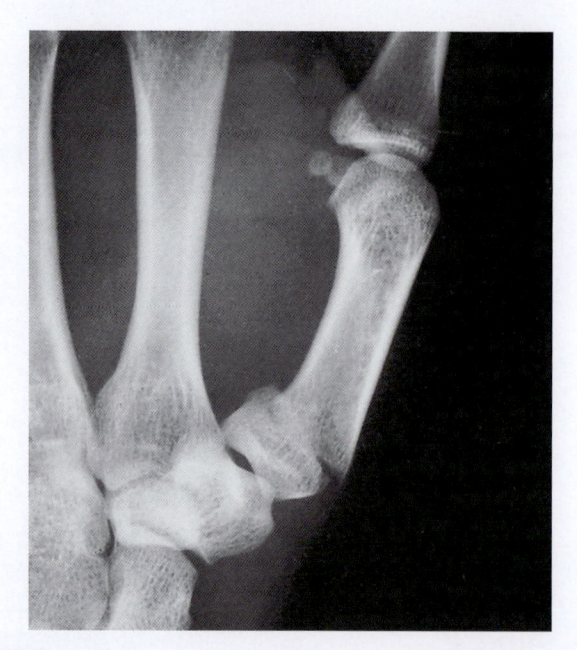

図7-104　関節外骨折
第1中手骨底部の関節外骨折は，関節内骨折であるBennett骨折とRolando骨折と混同すべきでない．

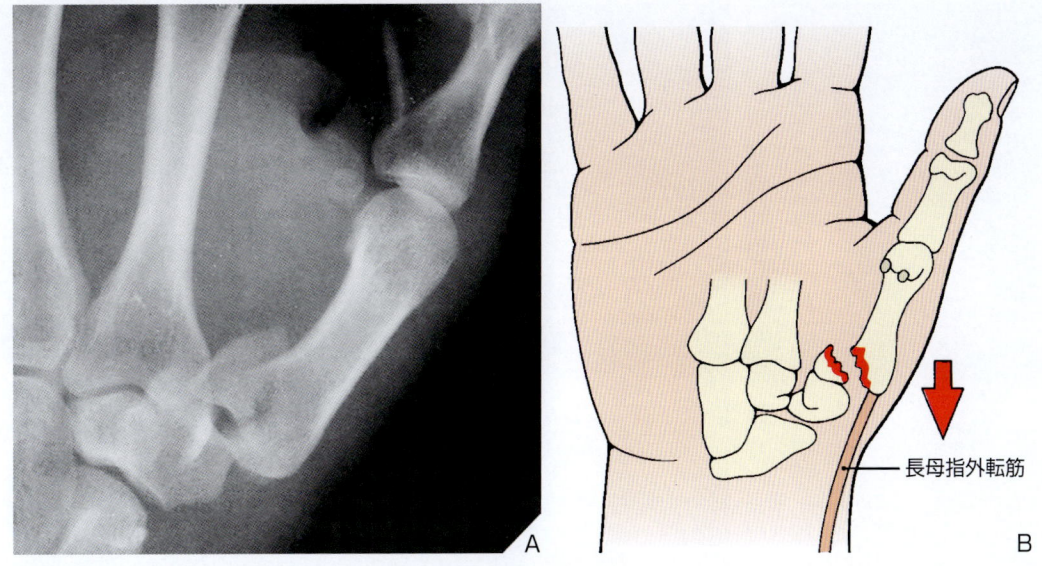

図 7-105　Bennett 骨折
27 歳男性，殴り合いによって右母指球部に限局した疼痛が生じた．手 X 線正面像（A）で典型的な Bennett 骨折を認める．第 1 中手骨底部の小骨片は大菱形骨との関節を維持しているが，遠位骨片は背・橈側へ脱臼している．併記するシェーマ（B）でこの損傷の病理機序を示す．

長母指外転筋

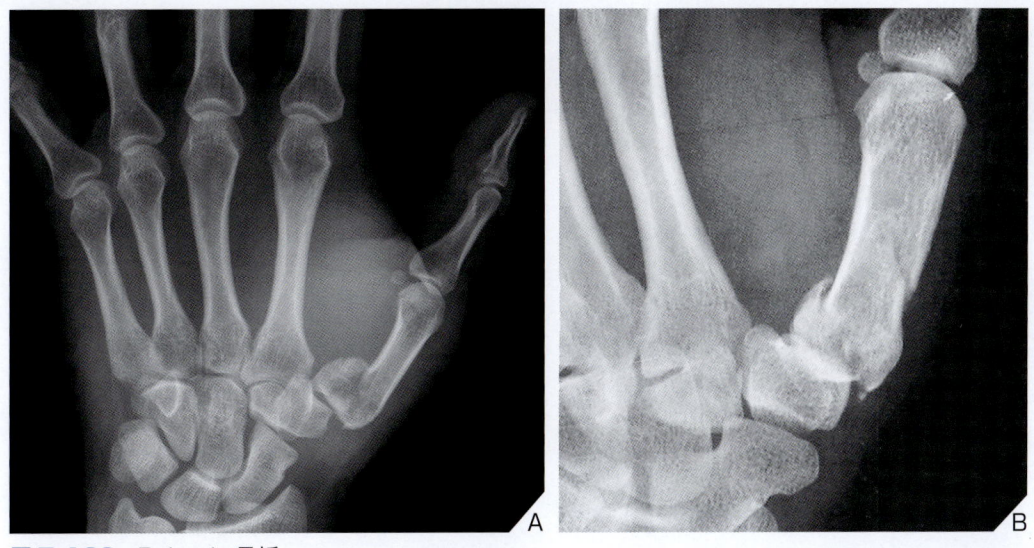

図 7-106　Rolando 骨折
（A）右手正面 X 線像で第 1 中手骨の関節内粉砕骨折を認める．（B）別の患者の照射野を縮小した右母指斜位 X 線像で本外傷の典型像がみられる．

不適合による遷延性の疼痛，拘縮，外傷性関節炎を引き起こすことがある．

Bennett 骨折は第 1 手根中手関節にまで及ぶ第 1 中手骨近位端の骨折である．通常，第 1 中手骨底部掌側の小骨片は，大菱形骨との関節面を保ち，残りの第 1 中手骨骨片は長母指外転筋の牽引により背側・橈側に脱臼する（図 7-105）．このため，本外傷は正確には脱臼骨折と呼ばれるべきである．Bennett 骨折の診断と評価は手の正面，斜位，側面の単純 X 線像で容易になされる．

Rolando 骨折は Bennett 骨折の粉砕型であり，骨折線は Y，V，T 字形を呈する（図 7-106）．多数の骨片があるため，Bennett 骨折の診断に使われるルーチンの X 線撮影のほかに，

CT 撮影を行って骨片の位置を確認したり，第 1 手根中手関節内の小さな骨片の存在の可能性を除外する必要がある．

■ ボクサー骨折 ■

ボクサー骨折は，遠位骨片が掌屈変形を起こす中手骨頚部の骨折である．いずれの中手骨にも発生しうるが，第 5 中手骨にもっともよくみられる．本骨折と変形は手の正面，斜位の単純 X 線像で十分明らかとなる（図 7-107）．本骨折はしばしば，粉砕骨折の形をとるため，その粉砕範囲を確認することが重要となる．骨折部に粉砕があると整復後に骨折部は屈曲変形に陥りやすい．通常は斜位 X 線像において，粉砕の範囲を把握できる（図 7-107B）．

7

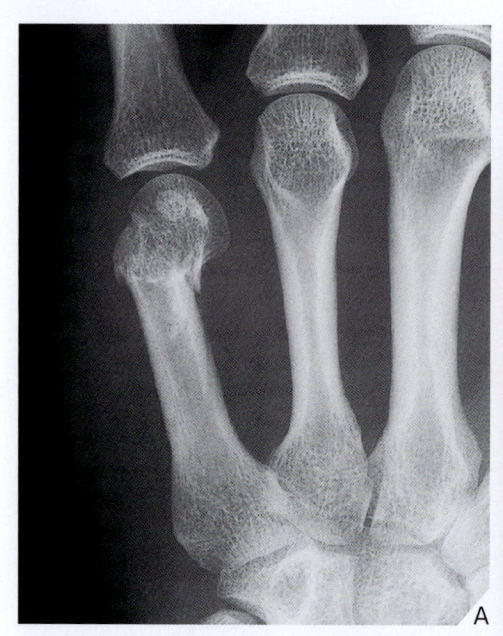
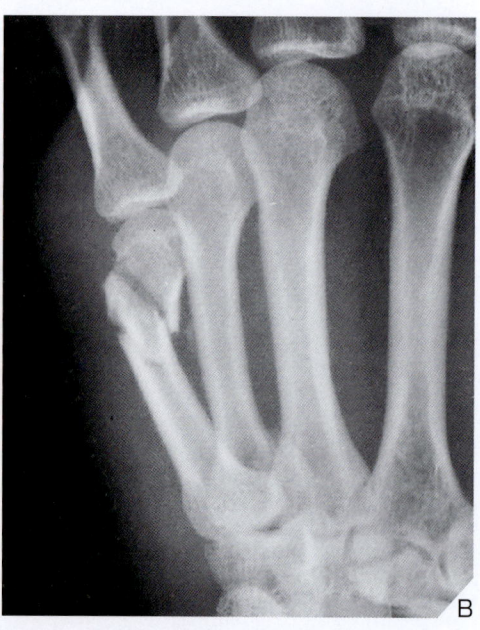

図7-107　ボクサー骨折
（A）右手正面X線像で遠位骨片の掌屈を伴った第5中手骨骨折（単純なボクサー骨折）を認める．骨折部に粉砕がみられると，骨折はしばしば不安定であるため，粉砕の範囲を明らかにすることは予後を決めるうえで重要である．
（B）斜位像は通常，粉砕の範囲を決めるのに有用である．

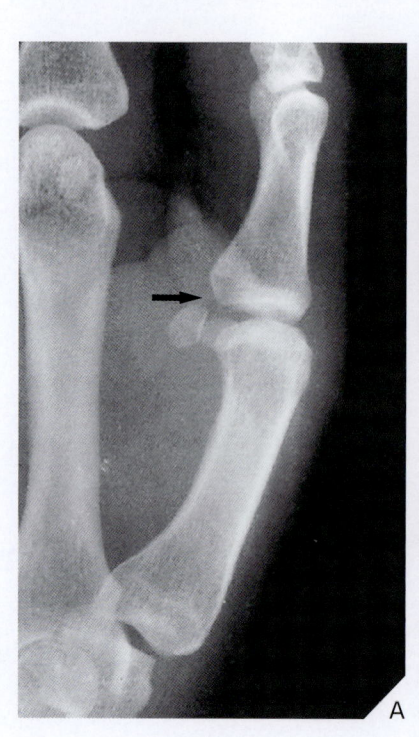
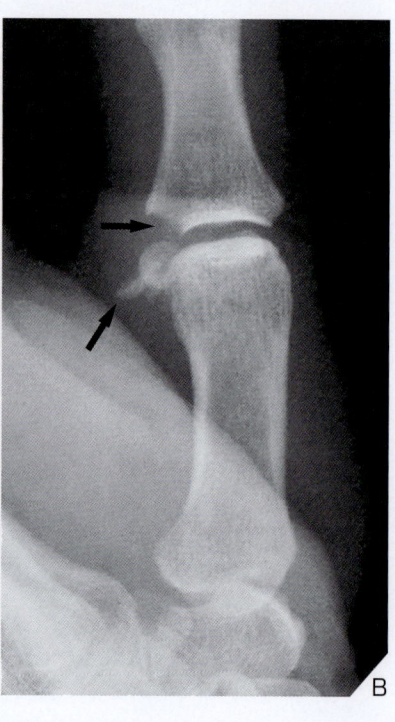

図7-108　ゲームキーパー母指
38歳男性，スキー場で転倒時に手をついてから，右母指基部に疼痛が出現した．身体所見で第1中手指節関節の不安定性が認められた．右母指X線斜位像（A）と正面像（B）で基節骨底部の骨折（→）と局所の軟部組織の腫脹がみられ，これらはゲームキーパー母指に合併する所見である．

b　手の軟部組織の損傷
■ゲームキーパー母指■

　ゲームキーパー（gamekeeper）母指は第1中手指節関節の尺側側副靱帯の断裂により生じ，しばしば基節骨底部骨折を伴う．本外傷はゲームキーパー母指と呼称され，それはウサギの屠殺法に起因して尺側側副靱帯を損傷することが多かったスコットランドの猟場管理人に由来する．現在では，スキーで受傷することが多いことからskier's thumbと呼ばれている．またブレイクダンサーにも起こり，break dancer's thumbとも呼ばれている．靱帯が断裂すると断端が母指内転筋腱膜の表面に転位することがある．これはStener損傷として知られている（図4-98，7-112，113を参照）．母指の標準的な正面，斜位X線

像で合併骨折の存在が十分わかるが（図7-108A，B），この外傷が疑われるときは母指の外転ストレス撮影を施行して十分に評価する必要がある．第1中手骨と基節骨間が30°以上開大することがゲームキーパー母指の特徴的所見であり，これは亜脱臼を示唆する（図7-109A，B）．母指の関節造影もまた尺側側副靱帯の断裂，転位，あるいは介在を評価するのに用いられる（図7-110）．

　最近では，本外傷を調べるためにMRIも選択され（図7-111），とくに断裂した尺側側副靱帯の転位程度を確認するために用いられる（図7-112，113）．同様に超音波検査もStener損傷を確認するうえで，簡便で信頼性があり，費用対効果の高い方法である．

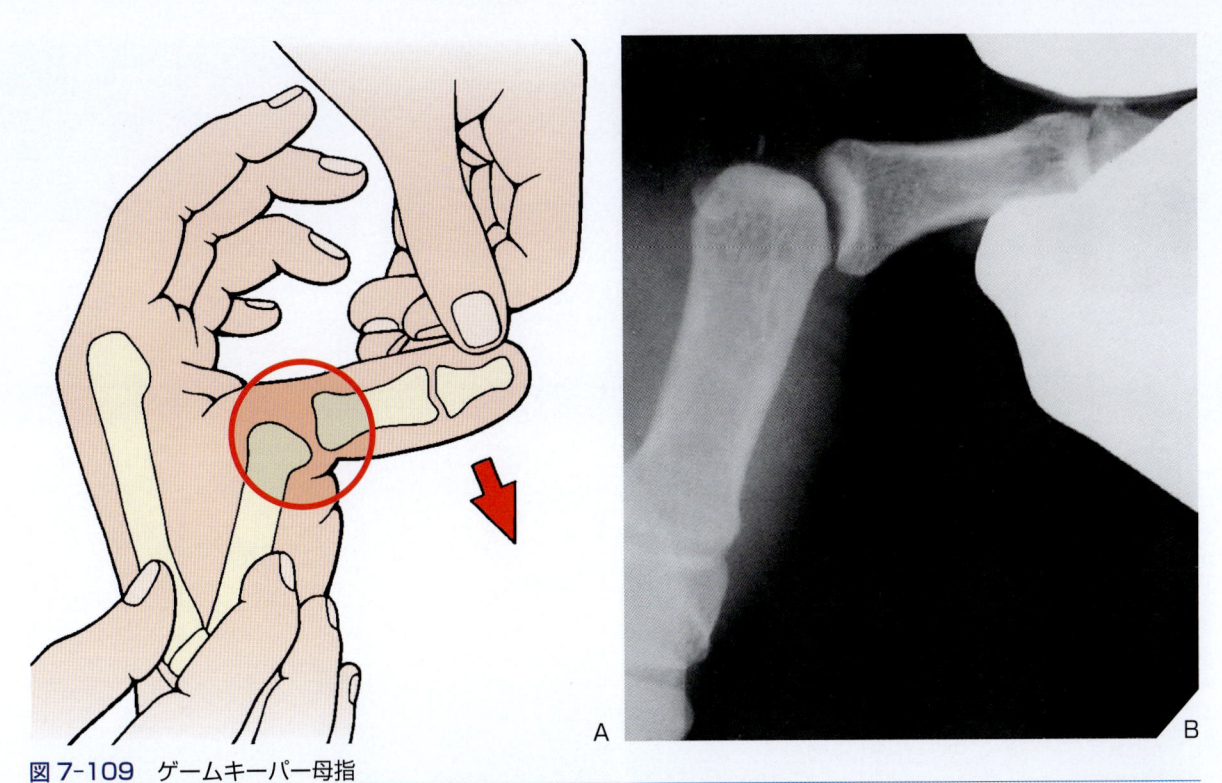

図7-109　ゲームキーパー母指
別の患者では，第1指節骨のX線正面，側面像で骨折は認められない（ここでは呈示していない）．しかし，第1中手指節関節の不安定性は理学所見で示唆され（A），これは母指の外転ストレス撮影で確認できた．ストレスX線像（B）では第1中手骨と母指基節骨の間が30°以上開大した中手指節関節の亜脱臼像がみられ，ゲームキーパー母指と診断される．

図7-110　ゲームキーパー母指
第1中手指節関節の関節造影でゲームキーパー母指に特徴的な所見が示されている．第1中手骨頭の尺側に沿った造影剤の漏れ（→）は尺側側副靱帯の断裂を示唆する．
（Resnick D, San Diego, California のご好意による）

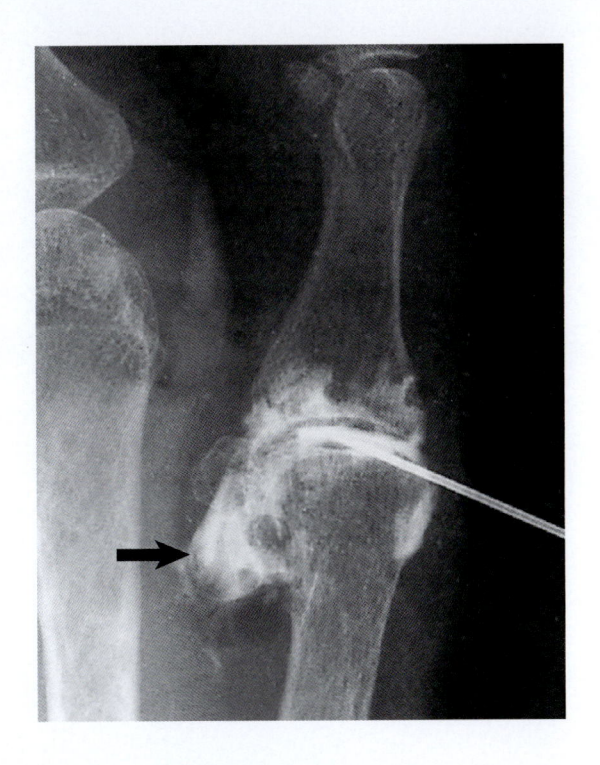

C 手根管症候群

手根管症候群は手根管における正中神経の圧迫性神経障害である．しばしば，この症候群は屈筋腱の腱鞘滑膜炎と関連しているが，ガングリオンのような腫瘤性病変，アミロイド，血管の異常なども原因として報告されている．ほとんどの症例は筋電図の変化で十分診断できる．

手根管症候群患者のもっとも一般的なMRI所見は正中神経の手根管近位での肥厚，手根管遠位での平坦化，屈筋支帯の前方への弓ぞりとT2強調像での正中神経の信号強度の増加が含まれる（**図7-114**）．そのほかの所見として，腱鞘滑膜炎患者では屈筋腱周囲の液体貯留，実質性または囊胞性腫瘤の描出などがある．また，MRIは手根管開放術後の再発症例の評価にも用いられている（**図7-115**）．

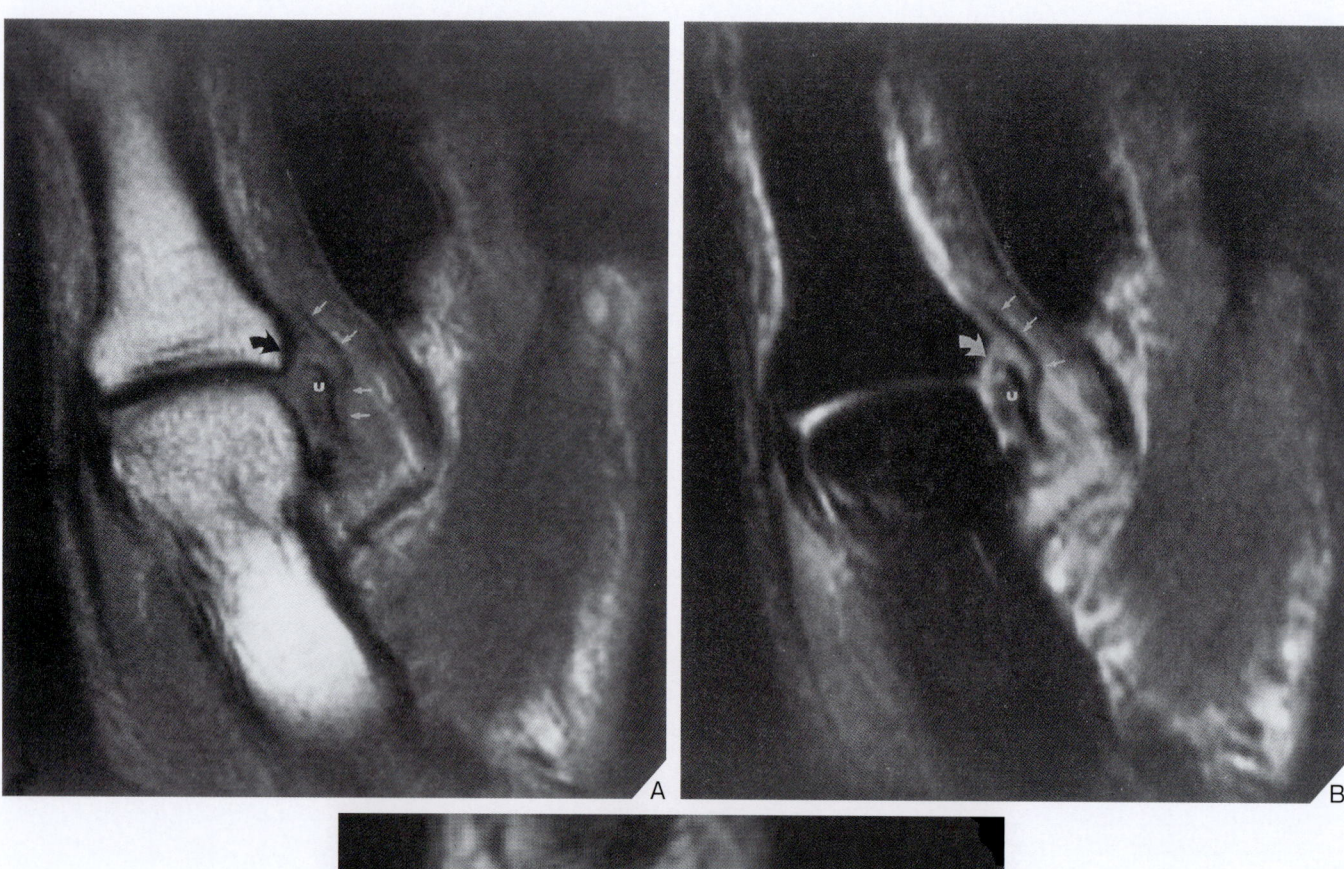

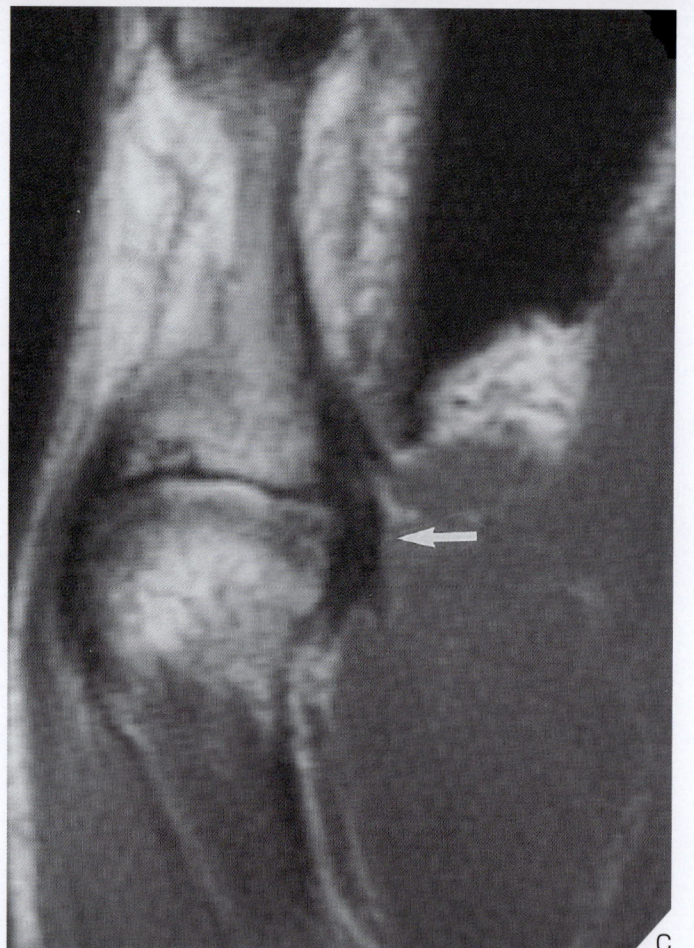

図 7-111　ゲームキーパー母指の MRI 所見

T1 強調冠状断像（A）と STIR 冠状断像（B）で第 1 中手指節関節の尺側側副靱帯（u）の断裂を認める（⤸）．断裂した靱帯は転位しておらず，長軸への配列は保たれている（小さな→）．（C）脂肪抑制 T2 強調冠状断像では損傷を免れた尺側側副靱帯（→）の正常像がみられる．

（Stoller DW. MRI in orthopaedics and sports medicine. Philadelphia：JB Lippincott；1993 より引用）

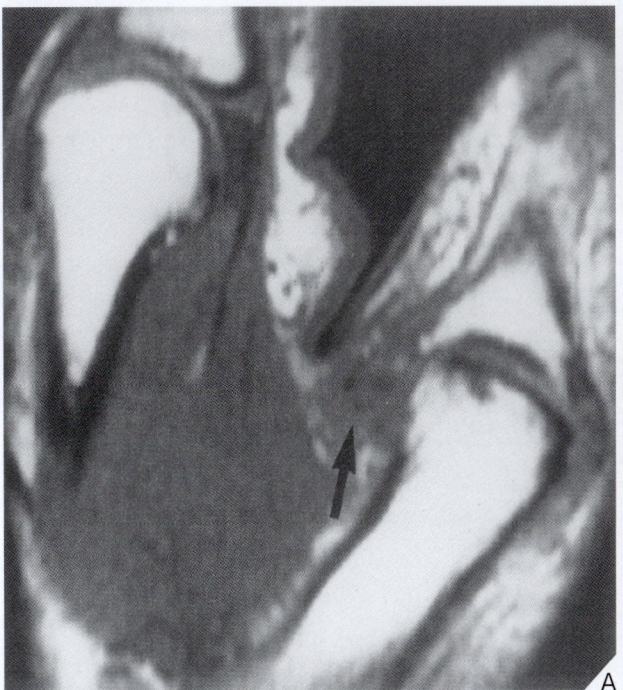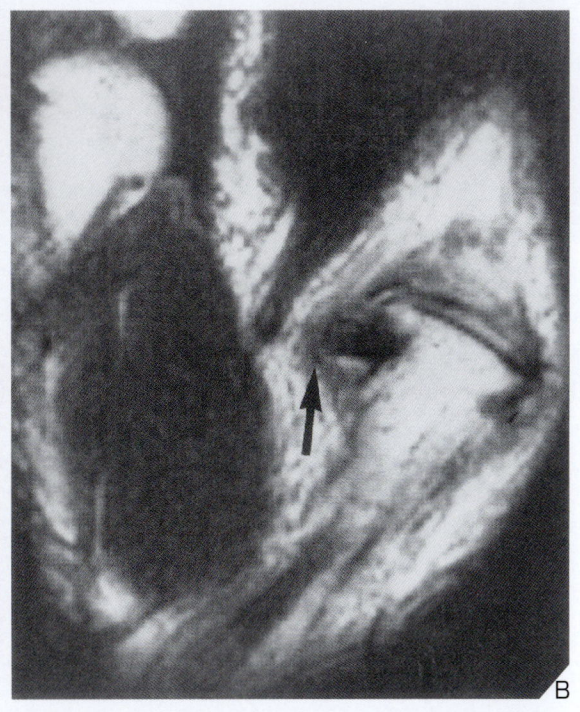

図 7-112　Stener 損傷の MRI 所見
(A) T1 強調冠状断像では尺側側副靱帯の途絶を認め（→），この構造の正常な低信号がみられない．(B) T2 強調冠状断像ではこの靱帯の近位端が関節から離れて転位し，長軸ではなく，垂直に配列していることがわかり（→），Stener 損傷の特徴といえる．
(Deutsch AL, Mink JH, eds. MRI of the musculoskeletal system : a teaching file, 2nd ed. Philadelphia : Lippincott-Raven Publishers ; 1997 より引用)

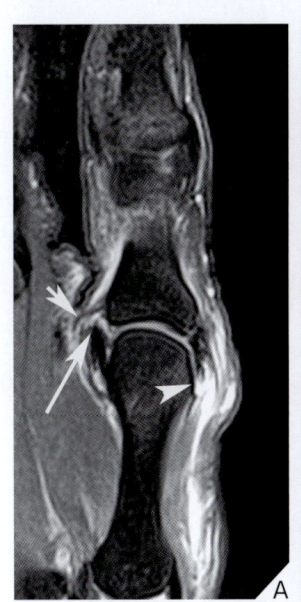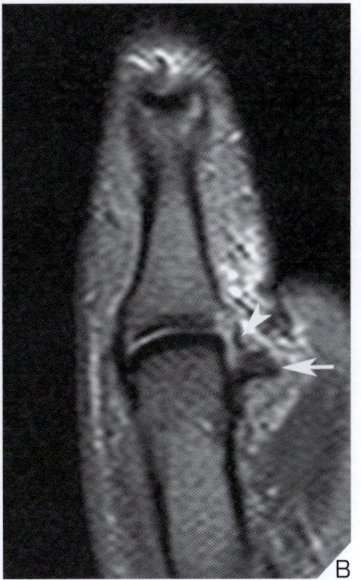

図 7-113　non-Stener 損傷と Stener 損傷の MRI 所見
(A) 非 Stener 病変．STIR 冠状断像では尺側側副靱帯の基節骨停止部の断裂を認めるが（長い→），靱帯は母指内転筋腱膜下に残っている（短い→）．また，橈側側副靱帯は中手骨停止部で断裂している（▷）．(B) Stener 損傷．尺側側副靱帯は第 1 中手骨遠位に対し垂直に配列し（→），母指内転筋腱膜下に転位していること（▷）に注意する．

d Guyon 管症候群

Guyon 管症候群は Guyon 管における尺骨神経の圧迫性神経障害である．もし，尺骨神経が分岐部よりも近位で圧迫されると，尺骨神経の支配領域に一致した知覚と運動の神経障害が臨床的に現れる．分岐部よりも遠位での圧迫であれば，圧迫された部位に応じて知覚または運動機能の欠損が生じる．

Guyon 管症候群のもっとも一般的な原因には外傷（有鉤骨鉤骨折），外因性圧迫（自転車の運転）や第 4 屈筋腱が Guyon 管を通過するなどの解剖学的変異や異常筋が含まれる．珍しいが，ガングリオン（図 7-116）や腱鞘巨細胞腫，軟部腫瘍，炎症性関節炎や軟部組織の浮腫も原因となる．

e 前骨間神経症候群

前骨間神経症候群は Kiloh-Nevin 症候群とも呼ばれ，示指の遠位指節間関節と母指の屈曲ができなくなるために指尖つまみや握りこぶしが困難になるなど，複合的な臨床症状を有する疾患である．患者はしばしば疼痛や自発性感覚異常（paresthesias）を伴っている．通常，外傷歴がある．前骨間神経は橈骨頚部のすぐ遠位，正中神経が円回内筋下に潜行する近位で正中神経から分かれる．この部位で前骨間神経の圧迫が起こると考えられている．その後に前骨間神経は骨間膜の上を骨間の脈管系を伴い，長母指屈筋と深指屈筋を神経支配しながら，その間を走行し，それから方形回内筋に入り神経支配する．

前骨間神経症候群の MRI 所見は方形回内筋内の浮腫あるいは萎縮（図 7-117），深指屈筋橈側半分の浮腫，または橈側手根屈筋の浮腫が含まれる．方形回内筋内の浮腫は前骨間神経症候群のもっとも信頼できる客観的所見である．

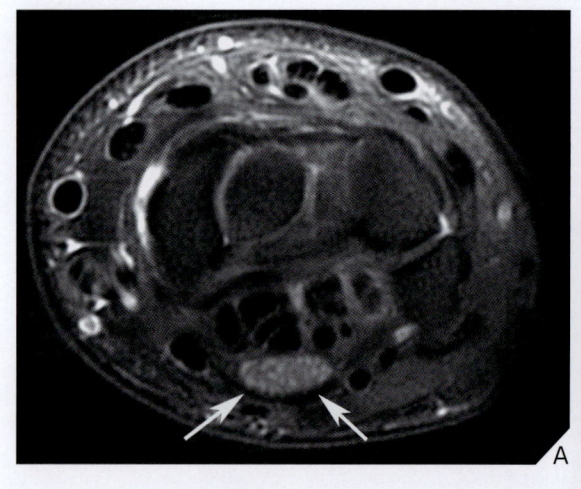 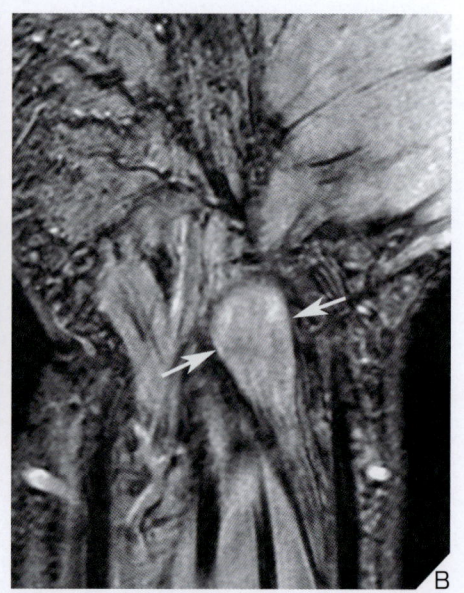

図 7-114　手根管症候群の MRI 所見
正中神経炎の徴候を呈する若い女性．**(A)** STIR 横断像では，手根管のすぐ近位で正中神経の信号強度は増加し，正中神経の顆粒状パターンと厚みの増加を認め，重度の正中神経炎や手根管症候群と一致する（→）．**(B)** グラディエントエコー法冠状断像では手根管近位で肥厚した正中神経を認める（→）．

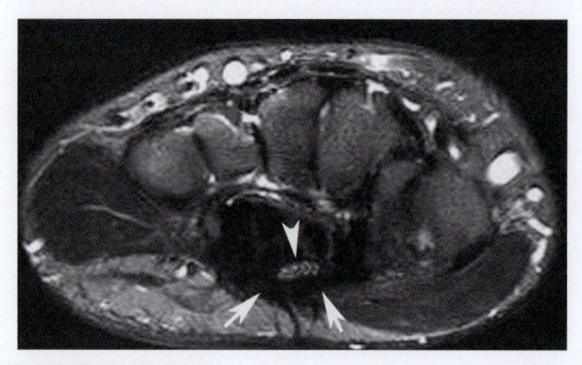

図 7-115　再発手根管症候群の MRI 所見
手根管開放術後 6 ヵ月で手根管症候群の症状が再発した中年女性．T2 強調横断像では，正中神経周囲に瘢痕組織（→）を認め，正中神経には信号強度の増加，肥厚と特徴的な顆粒状模様がみられる（▷）．

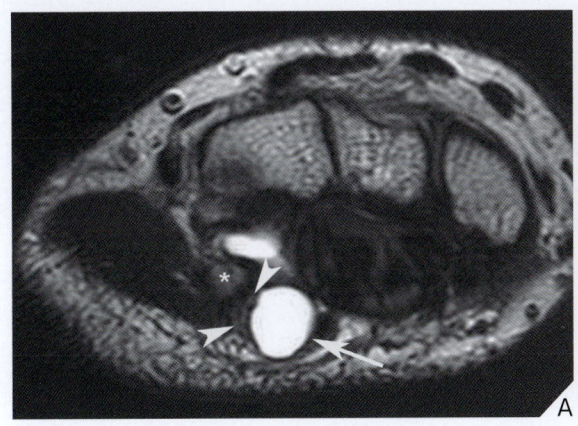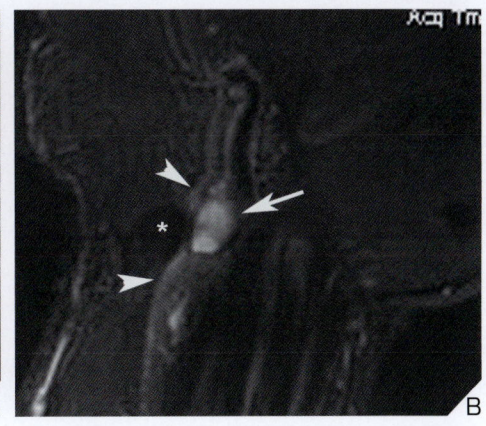

図 7-116　Guyon 管症候群の MRI 所見
尺骨神経知覚枝領域の感覚欠損を呈する 48 歳男性．**(A)** T2 強調横断像では，Guyon 管にガングリオンを認め（→），それによって尺骨神経（▷）は豆状骨（＊）へ圧排されている．**(B)** STIR 冠状断像でもガングリオン（→）によって豆状骨（＊）へ圧排された尺骨神経（▷）が描出されている．

図 7-117　前骨間神経症候群の MRI
母指と示指で小さなものをつまみ上げることができない若い女性．STIR 横断像で方形回内筋の信号強度の増加を認め（▷），前骨間神経の圧迫に続発した脱神経の初期所見として矛盾しない．外科的に圧迫が取り除かれ，患者の症状は改善した．

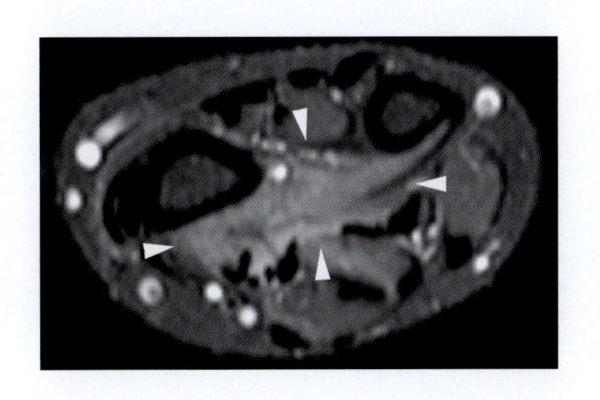

プラクティカルポイント

前腕遠位部

❶ 前腕遠位部の正面像において外傷を十分に評価するために，以下の点が重要となる：
  - 尺骨変異（ulnar variance）；尺骨ゼロ変異，尺骨マイナス変異，尺骨プラス変異
  - 橈骨角（radial angle）；正常値は 15〜25°
  - 橈骨長

❷ 前腕遠位部のX線側面像で外傷を十分に評価するために，橈骨関節面の掌側傾斜を認識することが重要であり，正常値は 10〜25° である．

❸ Colles 骨折を完全に評価するためには，以下の点が考慮されるべきである：
  - 橈骨の短縮度
  - 遠位骨片の転位方向
  - 骨折線の関節内への拡がり
  - 尺骨骨折の合併

❹ Colles 骨折との鑑別で覚える点：
  - Barton 骨折の背側型と掌側型は，側面像でもっともよく示される．
  - Hutchinson 骨折（chauffeur 骨折）は，正面像でもっともよく示される．
  - Smith 骨折は，側面像でもっともよく示される．

❺ 骨折線の局在（関節内か関節外か）と尺骨遠位部骨折の有無による橈骨遠位端骨折の Frykman 分類は，実践的な予後を評価し，整形外科的治療の指針となる．

❻ 遠位橈尺関節の脱臼を認めるとき，橈骨の骨折（Galeazzi 脱臼骨折）の合併の有無に注意する．

❼ 尺骨インピンジメント症候群と尺骨突き上げ症候群を区別することを身につける．前者は橈骨遠位部に衝突する短縮した尺骨遠位部に起因する．後者はしばしば尺骨プラス変異を伴い，これにより尺骨遠位部が月状骨内側面を圧迫する．

❽ 遠位橈尺関節への外傷の結果として通常起こる TFCC の断裂は，手関節造影，または MRI によって確定診断，除外診断ができる．

手関節

❶ 病歴と現症で舟状骨骨折が疑われ，通常のX線像が正常であれば，次に CT または MRI を行う必要がある．

❷ CT は，舟状骨のいわゆる円背（humpback）変形の評価と診断に役立つ．

❸ 舟状骨の診断や治療の遅れは，偽関節，骨壊死，外傷性関節炎を起こすことがある（SLAC 変形や SNAC 手関節変形）．

④ 三角骨骨折は，手関節の側面像と回内位斜位像でもっともよく診断できる．単純X線像が正常であるならば，CT撮影によって確定診断または除外診断できる．

⑤ 有鉤骨体部骨折は，側面像と回内位斜位像でもっともよく示される．

⑥ 有鉤骨鉤骨折が疑われるときは，手関節の正面像で有鉤骨にみられる卵円形の皮質骨リング[「目」(eye sign)]の有無に注意する．有鉤骨において，この「目」の消失，外縁の不明瞭化，硬化を認めたならば，有鉤骨鉤骨折が強く疑われる．

⑦ 豆状骨骨折は，X線撮影の回外位斜位像と手根管撮影像でもっともよく示される．

⑧ Kienböck病において，月状骨の損傷程度によって手術法が選択される．MRIは早期に骨壊死を発見できるかもしれない．

⑨ hamatolunate impaction syndromeは月状骨の亜型に起因し，この月状骨は有鉤骨に対する関節面を余分に備えている．これらの骨が繰り返し接触することによって骨髄内浮腫や軟骨軟化症が生じ，これはMRIでもっともよく描出される．

⑩ 月状骨脱臼，月状骨周囲脱臼や手根中央関節脱臼は，側面像において橈骨遠位関節面上の有頭骨と月状骨の縦軸の正常な正中配列が破綻することにより明らかとなる：
  • 月状骨脱臼において縦軸配列の破綻は，月状骨の部位で生じる．
  • 月状骨周囲脱臼においては，有頭骨で生じる．
  • 手根骨間脱臼においては，月状骨，有頭骨の両方で生じる．

⑪ 手根骨脱臼のどの型においても，骨折の合併に注意する．

⑫ 手根骨間の不安定性が疑われ，通常のX線像が正常であるならば，ビデオ付きX線透視を次の検査として行うべきである．靱帯断裂が疑われるならば，関節造影またはMRIを行うべきである．

⑬ 主要な手根不安定症はDISIとVISIの2型である．

⑭ 手根管症候群は手根管内での正中神経の圧迫性神経障害である．MRIでは正中神経の手根管近位での肥厚や手根管遠位での平坦化，屈筋支帯の前方への弓ぞりとT2強調像での正中神経の信号強度の増加がみられる．

⑮ Guyon管症候群はGuyon管における尺骨神経の圧迫性神経障害である．

⑯ 母指と示指の指尖つまみ不可や握りこぶしが困難になる複合的な臨床症状を有する前骨間神経症候群のもっとも信頼できる徴候は，MRIで方形回内筋内に浮腫や萎縮を認めることである．

手

❶ Bennett骨折，Rolando骨折（第1中手骨基部に生じる関節内骨折）と，関節外骨折を区別すること．

❷ Bennett骨折は第1中手骨の脱臼を含むため，脱臼骨折である．

❸ Rolando骨折（Bennett骨折の粉砕型）の評価において，第1手根中手関節内骨片の介在の可能性を除外する．

❹ ボクサー骨折においては，掌側骨皮質の粉砕がよくみられる．X線的にこの存在を明らかにすることが必要となる．

❺ ゲームキーパー母指が疑われたら，母指外転ストレス撮影が必要である．

❻ ゲームキーパー母指において，尺側側副靱帯の断裂，転位，介在は第1中手指節関節の関節造影によって評価することができる．

❼ 第1中手指節関節の尺側側副靱帯断裂の有無（Stener病変）を区別するにはMRIが効果的である．

引用文献・参考図書

1. Abbit PL, Riddervold HO. The carpal tunnel view: helpful adjuvant for unrecognized fractures of the carpus. *Skeletal Radiol* 1987; 16: 45-47.
2. Abrahamsson SO, Sollerman C, Lundborg G, Larson J, Egund N. Diagnosis of displaced ulnar collateral ligament of the metacarpophalangeal joint of the thumb. *J Hand Surg [Am]* 1990; 15A: 457-460.
3. Ahn JM, Sartoris DJ, Kang HS, et al. Gamekeeper thumb: comparison of MR arthrography with conventional arthrography and MR imaging in cadavers. *Radiology* 1998; 206: 737-744.
4. Alexander AH, Lichtman DM. Kienböck's disease. In: Lichtman DM, ed. *The wrist and its disorders*. Philadelphia: WB Saunders; 1988: 329-343.
5. Andersen JL, Gron P, Langhoff O. The scaphoid fat stripe in the diagnosis of carpal trauma. *Acta Radiol* 1988; 39: 97-99.
6. Andreisek G, Crook DW, Burg D, et al. Peripheral neuropathies of the median, radial, and ulnar nerves: MR imaging features. *Radiographics* 2006; 26: 1267-1287.
7. Arkless R. Cineradiography in normal and abnormal wrist. *Am J Roentgenol* 1966; 96: 837-844.
8. Aufranc OE, Jones WN, Turner RH. Anterior marginal articular fracture of distal radius. *JAMA* 1966; 196: 788-791.
9. Bado JL. The Monteggia lesion. *Clin Orthop* 1967; 50: 71-86.
10. Beckenbaugh RD, Shives TC, Dobyns JH, Linscheid RL. Kienböck's disease: the natural history of Kienböck's disease and consideration of lunate fractures. *Clin Orthop* 1980; 149: 98-106.
11. Beltran J. *MRI: musculoskeletal system*. Philadelphia: JB Lippincott; 1990.
12. Beltran J, Rosenberg ZS. Diagnosis of compressive and entrapment neuropathies of the upper extremity: value of MR imaging. *Am J Roentgenol* 1994; 163: 525-531.
13. Bencardino JT, Rosenberg ZS. Entrapment neuropathies of the upper extremity. In: Stoller DW, ed. *Magnetic resonance imaging in orthopaedics and sports medicine*, 3rd ed. Baltimore: Lippincott Williams & Wilkins; 2007: 1933-1976.
14. Bennett EH. On fracture of the metacarpal bone of the thumb. *Br Med J* 1886; 11: 12-13.
15. Berger RA, Blair WR, el-Khoury GY. Arthrotomography of the wrist: the triangular fibrocartilage complex. *Clin Orthop* 1983; 172: 257-264.
16. Berquist TH. Hand and wrist. In: Berquist TH, ed. *MRI of the musculoskeletal system*, 3rd ed. Philadelphia: Lippincott-Raven Publishers; 1996: 673-734.
17. Berquist TH. Knee. In: Berquist TH, ed. *MRI of the musculoskeletal system*, 3rd ed. Philadelphia: Lippincott-Raven Publishers; 1996: 285-409.
18. Berquist TH, ed. *MRI of the musculoskeletal system*, 3rd ed. Philadelphia: Lippincott-Raven Publishers; 1997.
19. Biondetti PR, Vannier MW, Gilula LA, Knapp R. Wrist: coronal and transaxial CT scanning. *Radiology* 1987; 163: 149-151.
20. Bishop AT, Beckenbaugh RD. Fracture of the hamate hook. *J Hand Surg [Am]* 1988; 13A: 135-139.
21. Bogumill GP. Anatomy of the wrist. In: Lichtman DM, ed. *The wrist and its disorders*. Philadelphia: WB Saunders; 1988: 14-26.
22. Bonzar M, Firrell JC, Hainer M, Mah ET, McCabe SJ. Kienböck disease and negative ulnar variance. *J Bone Joint Surg [Am]* 1998; 80A: 1154-1157.
23. Bordalo-Rodrigues M, Amin P, Rosenberg ZS. MR imaging of common entrapment neuropathies at the wrist. *Magn Reson Imaging Clin North Am* 2004; 12: 265-279.
24. Boulas HJ, Milek MA. Hook of the hamate fractures: diagnosis, treatment and complications. *Orthop Rev* 1990; 19: 518-529.

25. Bowers WH, Hurst LC. Gamekeeper's thumb: evaluation by arthrography and stress roentgenography. *J Bone Joint Surg* [*Am*] 1977; 59A: 519-524.
26. Breitenseher MJ, Metz VM, Gilula LA, et al. Radiographically occult scaphoid fractures: value of MR imaging in detection. *Radiology* 1997; 203: 245-250.
27. Brown RR, Fliszar E, Cotten A, Trudell D, Resnick D. Extrinsic and intrinsic ligaments of the wrist: normal and pathologic anatomy at MR arthrography with three-compartment enhancement. *Radiographics* 1998; 18: 667-674.
28. Buck FM, Gheno R, Nico MAC, Haghighi P, Trudell DJ, Resnick D. Ulnomeniscal homologue of the wrist: correlation of anatomic and MR imaging findings. *Radiology* 2009; 253: 771-779.
29. Campbell CS. Gamekeeper's thumb. *J Bone Joint Surg* [*Br*] 1955; 37B: 148-149.
30. Carrino JA, Smith DK, Schweitzer ME. MR arthrography of the elbow and wrist. *Semin Musculoskel Radiol* 1998; 2: 397-414.
31. Cerezal L, del Piñal F, Abascal F, Garcia-Valtuille R, Pereda T, Canga A. Imaging findings in ulnar-sided wrist impaction syndromes. *Radiographics* 2002; 22: 105-121.
32. Cohen MS. Fractures of the carpal bones. *Hand Clin* 1997; 13: 587-599.
33. Cooney WP, Dobyns JH, Linscheid RL. Complications of Colles' fractures. *J Bone Joint Surg* [*Am*] 1980; 62A; 613-619.
34. Cooney WP Ⅲ, Linscheid RL, Dobyns JH. Fractures and dislocations of the wrist. In: Rockwood CA, Green DP, Buchholz RW, eds. *Fractures in adults*, vol. 1, 3rd ed. Philadelphia: JB Lippincott; 1991: 563-678.
35. Corfitsen M, Christensen SE, Cetti R. The anatomic fat pad and the radiological "scaphoid fat stripe." *J Hand Surg* [*Br*] 1989; 14B: 326-328.
36. Crittenden JJ, Jones DM, Santarelli AG. Bilateral rotational dislocation of the carpal navicular. Case report. *Radiology* 1970; 94: 629-630.
37. Curtis DJ, Downey EF Jr. A simple first metacarpophalangeal stress test. *Radiology* 1983; 148: 855-856.
38. Dalinka MK. MR imaging of the wrist. *Am J Roentgenol* 1995; 164: 1-9.
39. Dalinka MK, Osterman AL, Kricun ME. Trauma to the carpus. *Contemp Diagn Radiol* 1982; 5: 1-6.
40. De Smet L. Ulnar variance: fact and fiction review article. *Acta Orthop Belg* 1994; 60: 1-9.
41. Deutsch AL, Mink JH, eds. *MRI of the musculoskeletal system: a teaching file*, 2nd ed. Philadelphia: Lippincott-Raven Publishers; 1997.
42. Draghi F, Bortolotto C. Intersection syndrome: ultrasound imaging. *Skeletal Radiol* 2014; 43: 283-287.
43. Ellis K. Smith's and Barton's fractures. *J Bone Joint Surg* [*Br*] 1965; 47B: 724-727.
44. Engel J, Ganel A, Ditzian R, Militeanu J. Arthrography as a method of diagnosing tear of the ulnar collateral ligament of the metacarpophalangeal joint of the thumb ("gamekeeper's thumb"). *J Trauma* 1979; 19: 106-109.
45. Epner RA, Bowers WH, Guilford WB. Ulnar variance—the effect of wrist positioning and roentgen filming technique. *J Hand Surg* [*Am*] 1982; 7A: 298-305.
46. Escobedo EM, Bergman AG, Hunter JC. MR imaging of ulnar impaction. *Skeletal Radiol* 1995; 24: 85-90.
47. Faccioli N, Foti G, Barillari M, et al. Finger fractures imaging: accuracy of cone-beam computed tomography and multislice computed tomography. *Skeletal Radiol* 2010; 39: 1087-1095.
48. Fernandez DL, Eggli S. Non-union of the scaphoid: revascularization of the proximal pole with implantation of a vascular bundle and bone-grafting. *J Bone Joint Surg* [*Am*] 1995; 77A: 883-893.
49. Fisher MR, Rogers LF, Hendrix RW. A systematic approach to the diagnosis of carpometacarpal dislocations. *Radiographics* 1982; 2: 612-627.
50. Fowler C, Sullivan B, Williams LA, McCarthy G, Savage R, Palmer A. A comparison of bone scintigraphy and MRI in the early diagnosis of the occult scaphoid waist fracture. *Skeletal Radiol* 1998; 27: 683-687.
51. Friedman L, Yong HK, Johnston GH. The use of coronal computed tomography in the evaluation of Kienböck's disease. *Clin Radiol* 1991; 44: 56-59.
52. Friedman SL, Palmer AK. The ulnar impaction syndrome. *Hand Clin* 1991; 7: 295-310.
53. Gelberman RH, Salamon PB, Jurist JM, Posch JL. Ulnar variance in Kienböck's disease. *J Bone Joint Surg* [*Am*] 1975; 57 A: 674-676.
54. Gelberman RH, Szabo RM. Kienböck's disease. *Orthop Clin North Am* 1984; 15: 355-367.
55. Gerwin M. The history of Kienböck's disease. *Hand Clin* 1993; 9: 385-390.
56. Gilula LA. Roentgenographic evaluation of the hand and wrist. In: Weeks PM, ed. *Acute bone and joint injuries of the hand and wrist*. St. Louis: Mosby; 1981: 3.
57. Gilula LA, Weeks PM. Post-traumatic ligamentous instabilities of the wrist. *Radiology* 1978; 129: 641-651.
58. Goldfarb CA, Yin Y, Gilula LA, Fisher AJ, Boyer MI. Wrist fractures: what the clinician wants to know. *Radiology* 2001; 219: 11-28.
59. Goldman AB. The wrist. In: Freiberger RH, Kaye JJ, eds. *Arthrography*. New York: Appleton-Century-Crofts; 1979: 227-290.
60. Green SM, Greenspan A. An expanded imaging approach for diagnosing tears of the triangular fibrocartilage complex. *Bull Hosp Joint Dis Orthop Inst* 1988; 48: 187-190.
61. Greenspan A, Posner MA, Tucker M. The value of carpal tunnel trispiral tomography in the diagnosis of fracture of the hook of the hamate. *Bull Hosp Joint Dis Orthop Inst* 1985; 45: 74-79.
62. Haims AH, Schweitzer ME, Morrison WB, et al. Limitations of MR imaging in the diagnosis of peripheral tears of the triangular fibrocartilage of the wrist. *Am J Roentgenol* 2002; 178: 419-422.

63. Haramati N, Hiller N, Dowdle J, et al. MRI of the Stener lesion. *Skeletal Radiol* 1995; 24: 515-518.
64. Higgins CB, Hricak H, Helms CA, eds. *Magnetic resonance imaging of the body*, 3rd ed. Philadelphia: Lippincott-Raven Publishers; 1997.
65. Howard FM. Fractures of the basal joint of the thumb. *Clin Orthop* 1987; 220: 46-57.
66. Hunter JC, Escobedo EM, Wilson AJ, Hanel DP, Zink-Brody GC, Mann FA. MR imaging of clinically suspected scaphoid fractures. *Am J Roentgenol* 1997; 168: 1287-1293.
67. Hunter TB, Peltier LF, Lund PJ. Radiologic history exhibit. Musculoskeletal eponyms: who are those guys? *Radiographics* 2000; 20: 819-836.
68. Imaeda T, Nakamura R, Miura T, Makino N. Magnetic resonance imaging in Kienböck's disease. *J Hand Surg* [*Br*] 1992; 14B: 12-19.
69. Johnson PG, Szabo RM. Angle measurements of the distal radius: a cadaver study. *Skeletal Radiol* 1993; 22: 243-246.
70. Jonsson K, Jonsson A, Sloth M, Kopylov P, Wingstrand H. CT of the wrist in suspected scaphoid fracture. *Acta Radiol* 1992; 33: 500-501.
71. Kienböck R. Über traumatische Malazie des Mondbeins, und ihre Folgezustande: Entartungsformen und Kompressionsfrakturen. *Fortschr Roentgenstr* 1910; 16: 77-103.
72. Kuszyk BS, Fishman EK. Direct coronal CT of the wrist: helical acquisition with simplified patient positioning. *Am J Roentgenol* 1996; 166: 419-420.
73. Langer AJ, Gron P, Langhoff O. The scaphoid fat stripe in the diagnosis of carpal trauma. *Acta Radiol* 1988; 29: 97-99.
74. Lee RKL, Griffith JF, Ng AWH, Wong CWY. Imaging of radial wrist pain. Part Ⅰ: Imaging modalities and anatomy. *Skeletal Radiol* 2014; 43: 713-724.
75. Lee RKL, Ng AWH, Tong CSL, et al. Intrinsic ligament and triangular fibrocartilage complex tears of the wrist: comparison of MDCT arthrography, conventional 3-T MRI, and MRI arthrography. *Skeletal Radiol* 2013; 42: 1277-1285.
76. Lees VC, Scheker LR. The radiological demonstration of dynamic ulnar impingement. *J Hand Surg* [*Br*] 1997; 22B: 448-450.
77. Levinsohn EM, Rosen ID, Palmer AK. Wrist arthrography: value of the three-compartment injection method. *Radiology* 1991; 179: 231-239.
78. Lichtman DM, Schneider JR, Swafford AF, et al. Ulnar midcarpal instability—clinical and laboratory analysis. *J Hand Surg* [*Am*] 1991; 6 A: 515-523.
79. Linkous MD, Gilula LA. Wrist arthrography today. *Radiol Clin North Am* 1998; 36: 651-672.
80. Lok RLK, Griffith JF, Ng AWH, Wong CWY. Imaging of radial wrist pain. Part Ⅱ: Pathology. *Skeletal Radiol* 2014; 43: 725-743.
81. Louis DS, Huebner J, Hankin F. Rupture and displacement of the ulnar collateral ligament of the metacarpophalangeal joint of the thumb. *J Bone Joint Surg* [*Am*] 1986; 68 A: 1320-1326.
82. Malik AM, Schweitzer ME, Culp RW, Osterman LA, Manton G. MR imaging of the type Ⅱ lunate bone: frequency, extent, and associated findings. *Am J Roentgenol* 1999; 173: 335-338.
83. Manaster BJ. Digital wrist arthrography: precision in determining the site of radio-carpal-midcarpal communication. *Am J Roentgenol* 1986; 147: 563-566.
84. Manaster BJ. The clinical efficacy of triple-injection wrist arthrography. *Radiology* 1991; 178: 267-270.
85. Mann FA, Wilson AJ, Gilula LA. Radiographic evaluation of the wrist: what does the hand surgeon want to know? *Radiology* 1992; 184: 15-24.
86. McMurtry RY, Jupiter JB. Fractures of the distal radius. In: Browner B, Jupiter J, Levine A, Trafton P, eds. *Skeletal trauma*. Philadelphia: WB Saunders; 1991: 1063-1094.
87. Metz VM. Arthrography of the wrist and hand. In: Gilula LA, Yuming Y, eds. *Imaging of the wrist and hand*. Philadelphia: WB Saunders; 1996.
88. Metz VM, Mann FA, Gilula LA. Three-compartment wrist arthrography: correlation of pain site with location of uni- and bidirectional communications. *Am J Roentgenol* 1993; 160: 819-822.
89. Milankov M, Somer T, Jovanovic A, Brankov M. Isolated dislocation of the capal scaphoid: two case reports. *J Trauma* 1994; 36: 752-754.
90. Munk PL, Lee MJ, Logan PM, et al. Scaphoid bone waist fractures, acute and chronic: imaging with different techniques. *Am J Roentgenol* 1997; 168: 779-786.
91. Munk PL, Vellet AD, Levin MR, Steinbach LS, Helms CA. Current status of magnetic resonance imaging of the wrist. *Can Assoc Radiol J* 1992; 43: 8-18.
92. Newland CC. Gamekeeper's thumb. *Orthop Clin North Am* 1992; 23: 41-48.
93. Norman A, Nelson JM, Green SM. Fractures of the hook of the hamate: radiographic signs. *Radiology* 1985; 154: 49-53.
94. O'Callaghan BI, Kohut G, Hoogewoud H-M. Gamekeeper thumb: identification of the Stener lesion with US. *Radiology* 1994; 192: 477-480.
95. Peltier LF. Eponymic fractures: John Rhea Barton and Barton's fractures. *Surgery* 1953; 34: 960-970.
96. Pittman CC, Quinn SF, Belsole R, Greene T, Rayhack J. Digital subtraction wrist arthrography: use of double contrast technique as a supplement to single contrast arthrography. *Skeletal Radiol* 1988; 17: 119-122.
97. Posner MA, Greenspan A. Trispiral tomography for the evaluation of wrist problems. *J Hand Surg* [*Am*] 1988; 13A: 175-181.
98. Protas JM, Jackson WT. Evaluating carpal instabilities with fluoroscopy. *Am J Roentgenol* 1980; 135: 137-140.
99. Pruitt DL, Gilula LA, Manske PR, Vannier MW. CT scanning with image reconstruction in the evaluation of distal radius fractures. *J Hand Surg* [*Am*] 1994; 19A: 720-727.

100. Resnick D. Arthrography and tenography of the hand and wrist. In: Dalinka MK, ed. *Arthrography*. New York: Springer-Verlag; 1980.

101. Resnick D, Danzig LA. Arthrographic evaluation of injuries of the first metacarpophalangeal joint: gamekeeper's thumb. *Am J Roentgenol* 1976; 126: 1046-1052.

102. Richards R, Bennett J, Roth J. Scaphoid dislocation with radial axial carpal disruption. *Am J Roentgenol* 1993; 160: 1075-1076.

103. Rominger MB, Bernreuter WK, Kenney PJ, Lee DH. MR imaging of anatomy and tears of wrist ligaments. *Radiographics* 1993; 15: 1233-1246.

104. Sanders WE. Evaluation of the humpback scaphoid by computed tomography in the longitudinal axial plane of the scaphoid. *J Hand Surg* 1988; 13A: 182-187.

105. Sherman SB, Greenspan A, Norman A. Osteonecrosis of the distal pole of the carpal scaphoid following fracture—a rare complication. *Skeletal Radiol* 1983; 9: 189-191.

106. Sides D, Laorr A, Greenspan A. Carpal scaphoid: radiographic pattern of dislocation. *Radiology* 1995; 195: 215-216.

107. Smith DK, Gilula LA, Amadio PC. Dorsal lunate tilt (DISI configuration): sign of scaphoid fracture displacement. *Radiology* 1990; 176: 497-499.

108. Spaeth HJ, Abrams RA, Bock GW, et al. Gamekeeper thumb: differentiation of nondisplaced and displaced tears of the ulnar collateral ligament with MR imaging. *Radiology* 1993; 188: 553-556.

109. Spence LD, Savenor A, Nwachuku I, Tilsley J, Eustace S. MRI of fractures of the distal radius: comparison with conventional radiographs. *Skeletal Radiol* 1998; 27: 244-249.

110. Stener B. Displacement of the ruptured ulnar collateral ligament of the metacarpophalangeal joint of the thumb. *J Bone Joint Surg* [Br] 1962; 44B: 869-879.

111. Stewart NR, Gilula LA. CT of the wrist: a tailored approach. *Radiology* 1992; 183: 13-20.

112. Stoller DW. *MRI in orthopaedics and sports medicine*. Philadelphia: JB Lippincott; 1993.

113. Szabo RM, Greenspan A. Diagnosis and clinical findings of Kienböck's disease. *Hand Clin* 1993; 9: 399-408.

114. Taleisnik J. Current concepts review: carpal instability. *J Bone Joint Surg* [Am] 1988; 70 A: 1262-1268.

115. Theumann NH, Pfirrmann CWA, Antonio GE, et al. Extrinsic carpal ligaments: normal MR arthrographic appearance in cadavers. *Radiology* 2003; 226: 171-179.

116. Thorpe AP, Murray AD, Smith FW, Ferguson J. Clinically suspected scaphoid fracture: a comparison of magnetic resonance imaging and bone scinitgraphy. *Br J Radiol* 1996; 69: 109-113.

117. Timins ME. Osseous anatomic variants of the wrist: findings on MR imaging. *Am J Roentgenol* 1999; 173: 339-344.

118. Timins ME, Jahnke JP, Krah SF, Erickson SJ, Carrera GF. MR imaging of the major carpal stabilizing ligaments: normal anatomy and clinical examples. *Radiographics* 1995; 15: 575-587.

119. Tirman R, Weber ER, Snyder LL, Koonce TW. Midcarpal wrist arthrography for the detection of tears of the scapholunate and lunotriquetral ligaments. *Am J Roentgenol* 1985; 144: 107-108.

120. Totterman SM, Miller RJ. MR imaging of the triangular fibrocartilage complex. *MRI Clin North Am* 1995; 3: 213-227.

121. Wilson AJ, Gilula LA, Mann FA. Unidirectional joint communications in wrist arthrography: an evaluation of 250 cases. *Am J Roentgenol* 1991; 157: 105-109.

122. Yeager BA, Dalinka MK. Radiology of trauma to the wrist: dislocations, fracture dislocations, and instability patterns. *Skeletal Radiol* 1985; 13: 120-130.

123. Zanetti M, Hodler J, Gilula LA. Assessment of dorsal or ventral intercalated segmental instability configurations of the wrist: reliability of sagittal MR images. *Radiology* 1998; 206: 339-345.

124. Zeiss J, Jakab E, Khimji T, Imbriglia J. The ulnar tunnel at the wrist (Guyon's canal): normal MR anatomy and variants. *Am J Roentgenol* 1992; 158: 1081-1085.

7

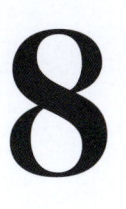

下肢Ⅰ：
骨盤輪・仙骨および大腿骨近位部

🅐 骨盤輪

　骨盤輪に関連する骨折は，自動車事故や高所からの転落で生じることが多いが，全骨折のなかで占める割合は少ない．しかしながら，骨盤骨折の重要性は，大血管，神経，下部尿路の合併損傷により重症化したり死に至る点にある．骨盤損傷の臨床症状はかならずしも明らかでないため，正確な診断には，X線学的検査が必須である．寛骨臼骨折は，全骨盤骨折の約20％を占め，股関節脱臼を伴うこともある．また，高齢者ではしばしば軽微な外傷によって大腿骨近位部骨折（股関節骨折）が起こる．大腿骨近位部骨折は男性より女性に多くみられ（1:2），とくに大腿骨頚部骨折は，高率に女性に多い（1：5）．

1．解剖学的・X線学的考察

　骨盤輪，寛骨臼，大腿骨近位部の外傷を評価するために用いる主な画像検査として，単純X線撮影と，単純CTがある．他の補助検査も，合併した軟部組織，骨盤内臓器損傷を十分に評価するために重要である．たとえば骨盤内の血管に対する血管造影法や，下部尿路に対する膀胱尿管造影法などが代表的な検査法である．一方，骨スキャンやMRIも転位のほとんどない大腿骨頚部骨折や，外傷後の大腿骨頭壊死症の初期像を診断するのに必要なこともある．

　骨盤輪と大腿骨近位の損傷を評価するのに用いられる標準的および特殊なX線撮影法には，骨盤正面像，斜位像，股関節前後像，開排位（frog-lateral）像がある．ときには，鼡径部側面（groin-lateral）像や，他の特殊な撮影法も必要になることがある．

　仙骨，腸骨，坐骨，恥骨，大腿骨頭・頚部に関係する外傷の多くは，骨盤および股関節の正面像で十分評価できる（図8-1）．この撮影法は，大腿骨頚部と骨幹部の長軸の解剖学的な位

置関係も表す．正常では，これらのなす角度（頚体角）は125〜135°である．この測定は，大腿骨頚部骨折の転位状態を評価するうえで重要である．内反位とは頚体角が減少した状態であり，逆に外反位は増加した状態を示す（図8-2）．しかしながら，正面像は，仙骨，仙腸関節，寛骨臼の十分な評価をするためには不十分なことが多い．仙腸関節の描写には，放射線管を尾側へ25〜30°角度をつけた後前撮影法，または，30〜35°頭側へ向けた前後撮影法がよい．後者の撮影法は，Ferguson撮影として知られており，仙骨，恥骨，坐骨枝の評価のうえではより有用である（図8-3）．またJudet撮影として知られている斜位撮影法は，寛骨臼を評価するのに必要である．

　前（内旋）斜位撮影法は，腸恥骨柱（前柱）と，寛骨臼の後縁の描出に役立つ（図8-4）．後（外旋）斜位撮影法は，腸坐骨柱（後柱）と，寛骨臼の前縁を描出する（図8-5）．大腿骨近位と股関節の構造を示すのに貴重なfrog-lateral撮影法は，大腿骨頭と，大・小転子の骨折を評価する場合に有用である（図8-6）．寛骨臼の前縁とともに，大腿骨頭の前後面をみるには，股関節のgroin-lateral撮影法が必要なこともあり，その撮影法は，大腿骨近位部骨折の骨片がどの程度前後に転位しているかを評価したり，大腿骨頭の回旋の程度を評価する場合に有用である．この撮影法では，大腿骨近位の真の側面像が得られ，重要な解剖学的特徴である大腿骨頚部の前捻角を表すことができる．これは正常では25〜30°である（図8-7）．

　そのほかの画像診断法を用いることで，骨盤と寛骨臼の外傷の状態の評価に重要な役割を果たしたり，またしばしば他の方法では得られない本質的な情報が得られたり，整形外科医が骨盤輪・寛骨臼骨折の治療法を決定したり，予後を評価するうえでの助けになったりする．一般的な断層撮影法は，骨盤輪・寛骨臼骨折の主な骨片の大きさ，数，位置を確かめるのにとくに有用である．しかしながら，これらの骨折の手術的治療法においては，骨折線の関節内伸長の有無や，関節内骨片の有無だけでなく，骨片の安定性があるか否かが重要であるため，CTに

8

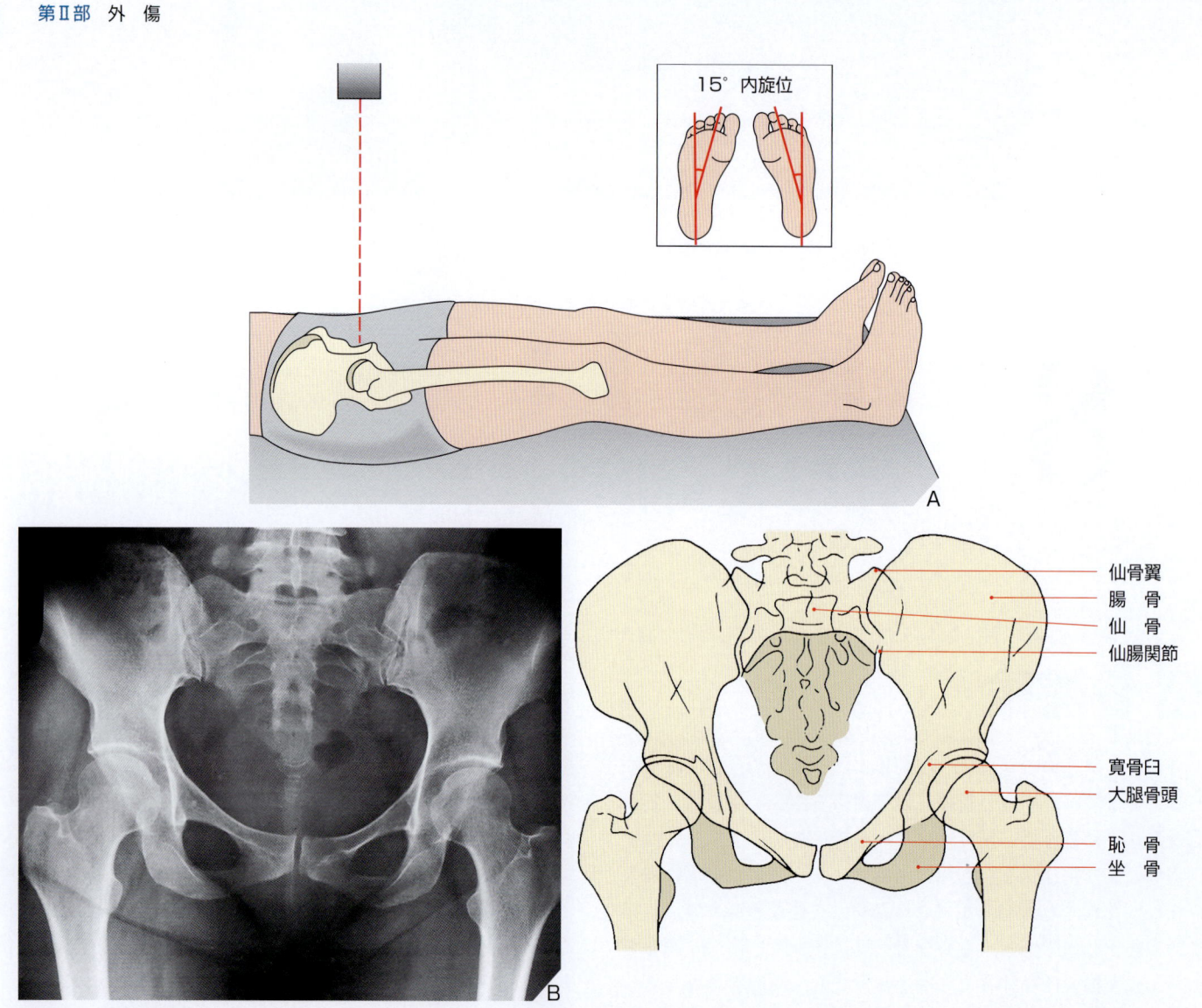

図 8-1　正面撮影
（A）骨盤と股関節の正面像を撮るには，患者は仰臥位で足を 15°内旋位（挿入図）とする．これが大腿骨頚部の前捻の影響を減らし，頚部を長く描出する（図 8-7B を参照）．完全な骨盤像を得るには，X 線照射の中心線を骨盤中心に垂直にあてる．どちらかの股関節の選択的検査をするには，目的の大腿骨頭にあてる．（B）この撮影法での X 線像は，大腿骨頭・頚部，大・小転子だけではなく，腸骨，仙骨，恥骨，坐骨も描出される．寛骨臼は大腿骨頭と重なるため一部不明瞭である．仙腸関節は正面にみえる．

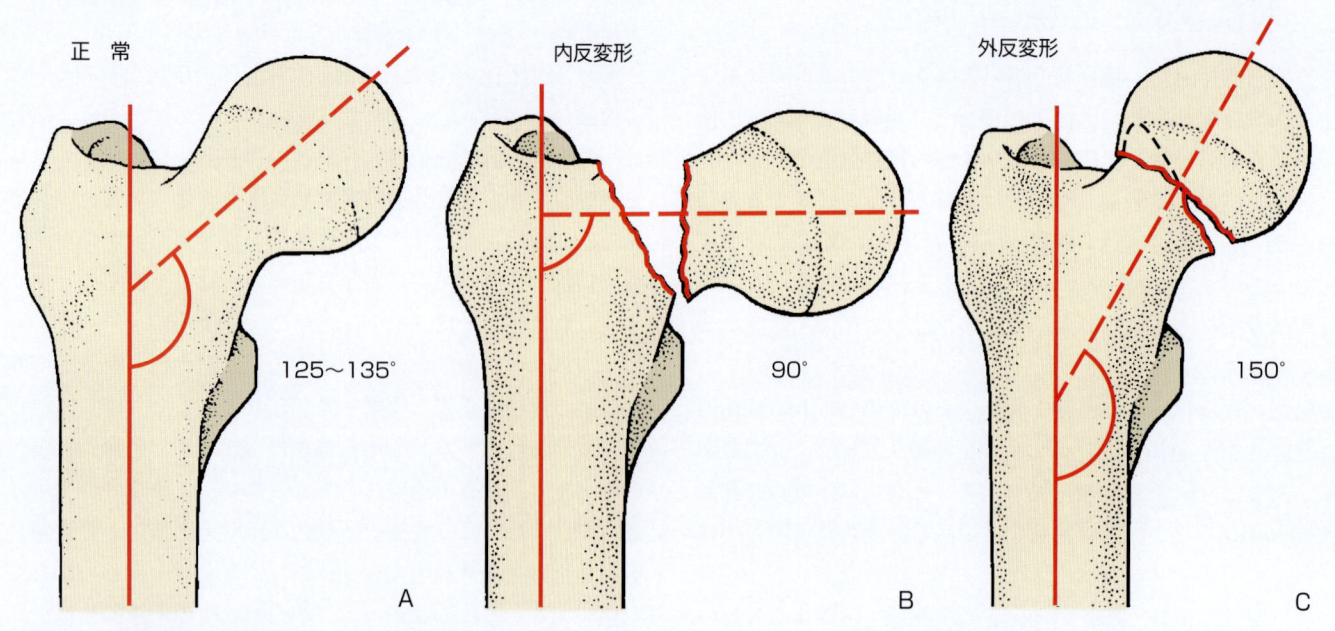

図 8-2　頚体角
（A）大腿骨頚部と骨幹長軸のなす角（頚体角）は通常 125〜135°である．大腿骨頚部骨折の転位において，この角の減少（B）は内反変形，増大（C）は外反変形を示す．

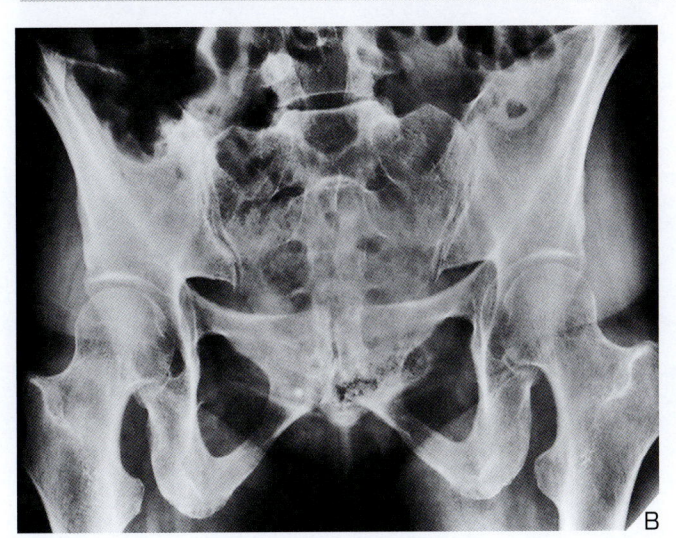

図 8-3　Ferguson 撮影
（A）骨盤に対して角度をつけた正面像を撮る（Ferguson 撮影）ためには，標準の正面撮影法と同様の肢位とし，管球を約 30〜35° 頭側へ向け，X 線照射の中心線を骨盤中心に向ける．（B）この撮影法での X 線像は，仙腸関節と仙骨の接線（tangenital）像を表す．恥骨・坐骨枝もはっきりと表される．

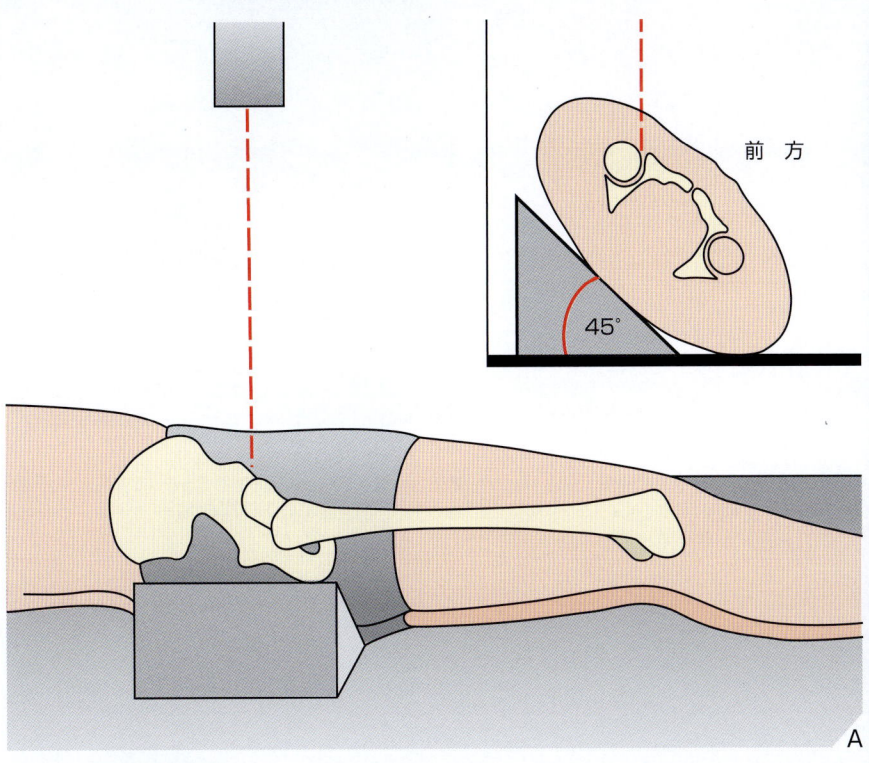

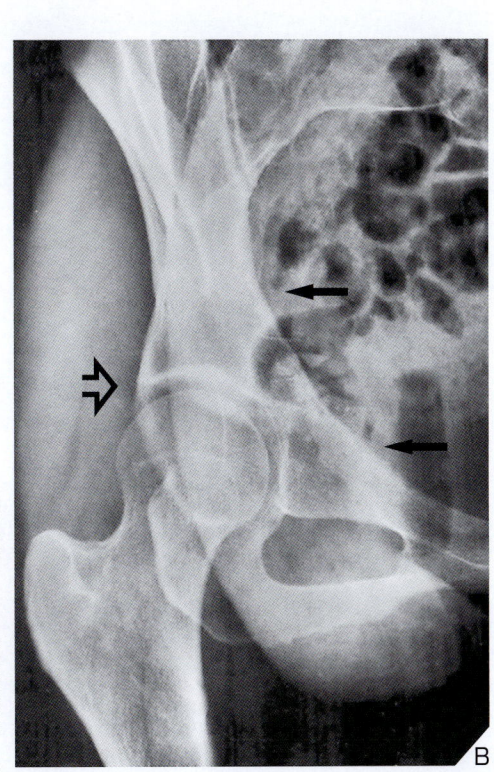

図 8-4　前斜位撮影
（A）骨盤前斜位像を撮影する（Judet 撮影）には，患者を仰臥位，目的側の股関節を 45° に挙上し，前方回旋する（挿入図）．X 線照射の中心線は目的の股関節に対して垂直となるようにする．（B）この撮影法での X 線像では，腸恥骨柱（前柱）（→）と寛骨臼後縁（⇒）が明瞭に描写される．

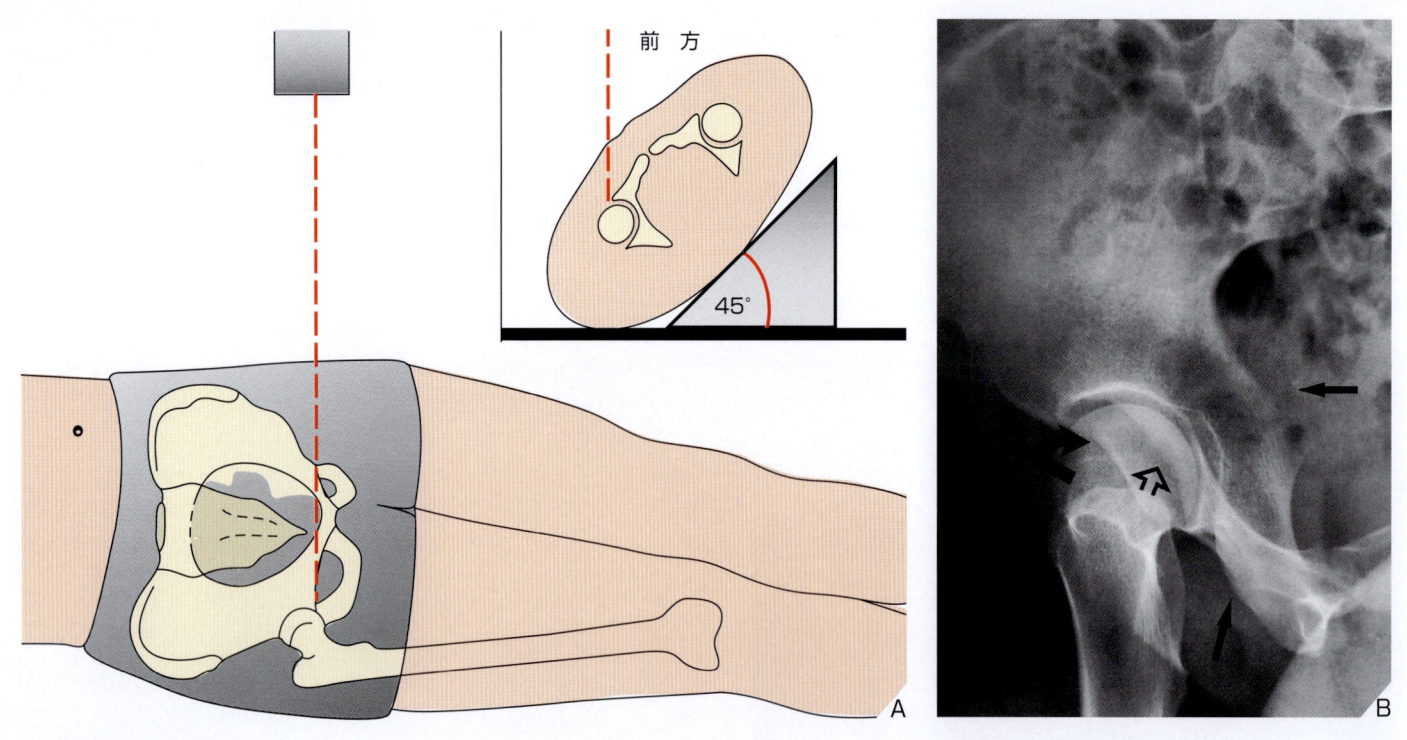

図 8-5　後斜位撮影
　（A）骨盤後斜位像を撮影する（Judet 撮影）には，患者を仰臥位，対側の股関節を 45°に挙上し，前方回旋する（挿入図）．X 線照射の中心線は目的の股関節に対して垂直となるようにする．（B）この撮影法での X 線像では，腸坐骨柱（後柱）（→）と寛骨臼後縁（⇒）および前縁（↷）が明瞭に描写される．

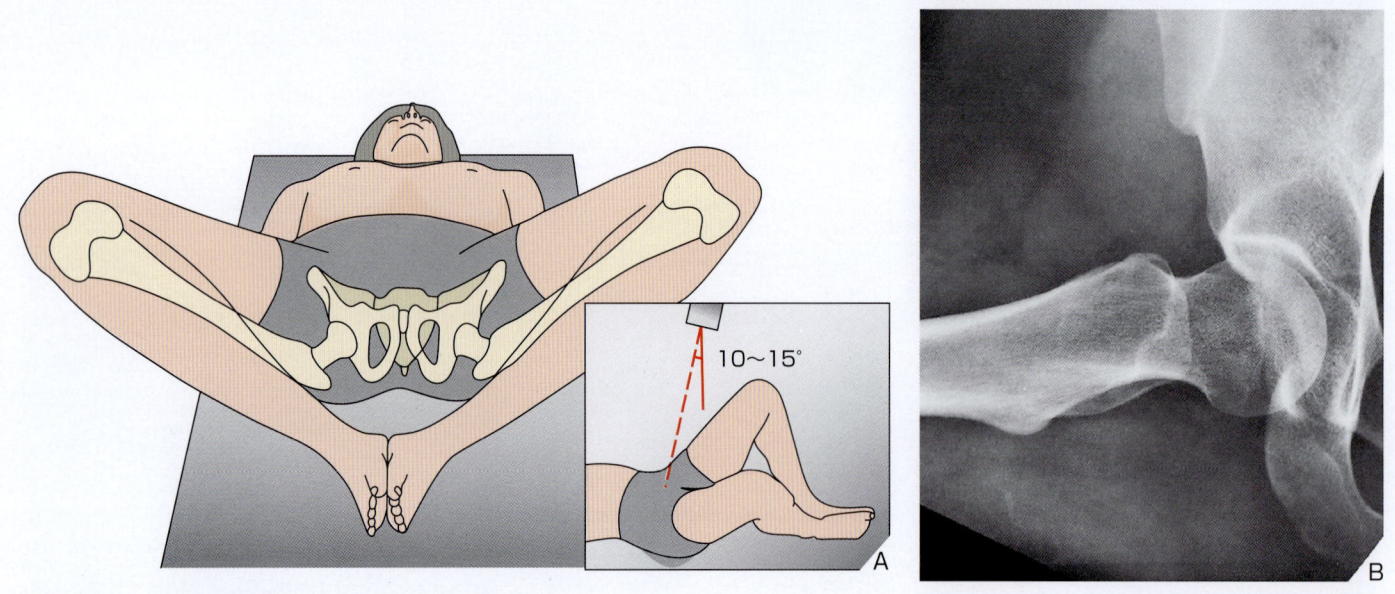

図 8-6　frog-lateral 撮影
　（A）近位大腿骨と股関節の開排位像を撮影する（frog-lateral 撮影）には，患者は仰臥位で膝を曲げ，足底をつけ，大腿を最大外転にする．両股関節同時像を撮るには，X 線照射の中心線を恥骨結合のやや上方に，垂直または 10〜15°頭側に向ける（挿入図）．一側の股関節の選択的検査には，X 線照射の中心線を目的の股関節に向ける．（B）この撮影法での像は，大腿骨頭と両転子の側面を表す．

よる検査は，単純 X 線や特殊 X 線撮影では得られない情報を得るのに必要である（図8-8；図8-22〜24 も参照）．CT は主骨片の大きさや数，位置の確認，関節荷重部の状態や，骨折の形状に関するデータに加え，軟部組織および各種器官に付随した損傷を描出することができる．しかしながら，早急な手術的治療が必要な重傷例の場合，CT を行うことは時間がかかり，実践的でないこともある．このような場合，単純 X 線像はより

早く撮影でき，損傷のタイプをより早く認識できる．CT は術後評価を行う場合に，骨片の整復状態や骨折治癒の評価に有用である．
　MRI および MR 関節造影（MRa）は股関節内外のさまざまな状態を評価するのに適している．股関節に伴うであろう病理学的変化の過程を正しく理解するために，正常の解剖知識が重要である（図8-9）．

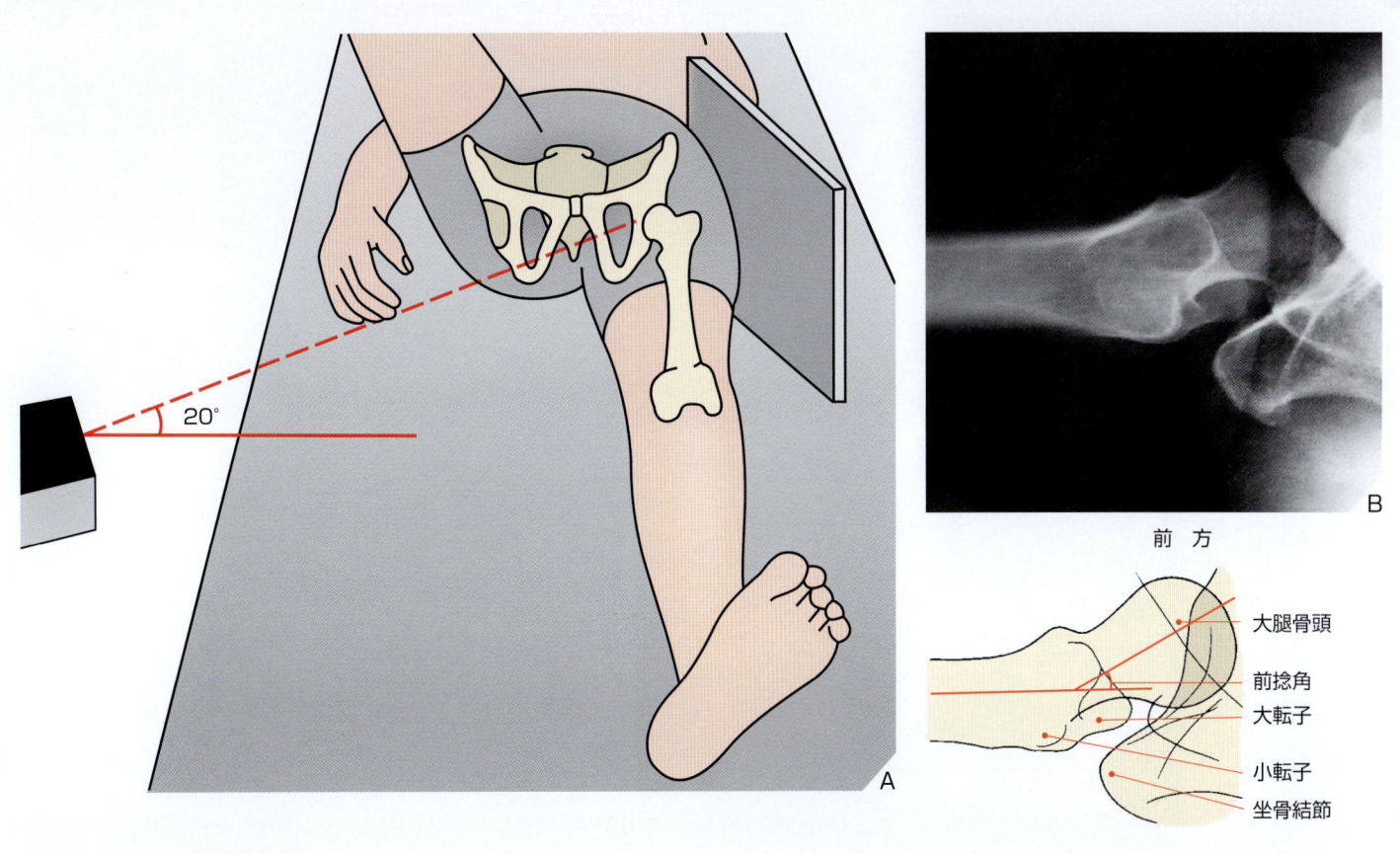

図 8-7　groin-lateral 撮影

（A）股関節の鼡径部側面像を撮る（groin-lateral 撮影）には，患者は仰臥位で，患肢を伸展し，他肢を挙上外転する．カセットを目的の股関節に対し側面に置き，X線照射の中心線を鼡径部に向け，20°頭側に水平に向ける．（B）この撮影法での像は大腿骨頭の側面像を表し，前面，後面の評価ができる．これは大腿骨頸部の前捻も表し，通常 25～30°である．

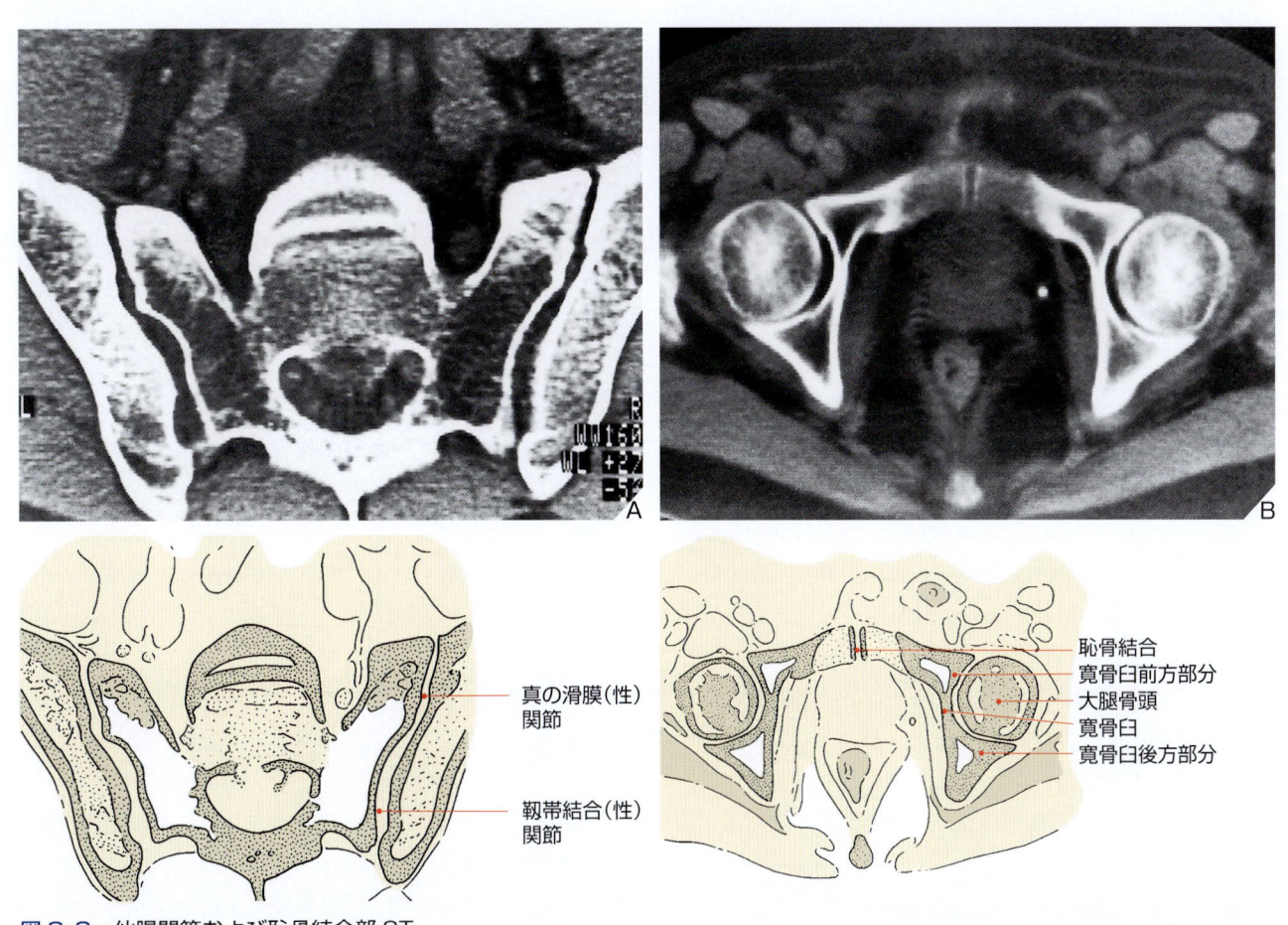

図 8-8　仙腸関節および恥骨結合部 CT

（A）S2 レベルの CT 断面像は，前方で真の（滑膜性）仙腸関節を表し，後方で同関節の靭帯結合部分を表す．（B）股関節を通るこの断面像では，大腿骨頭と寛骨臼の関係が十分評価できる．恥骨と恥骨結合も良好に描出される．

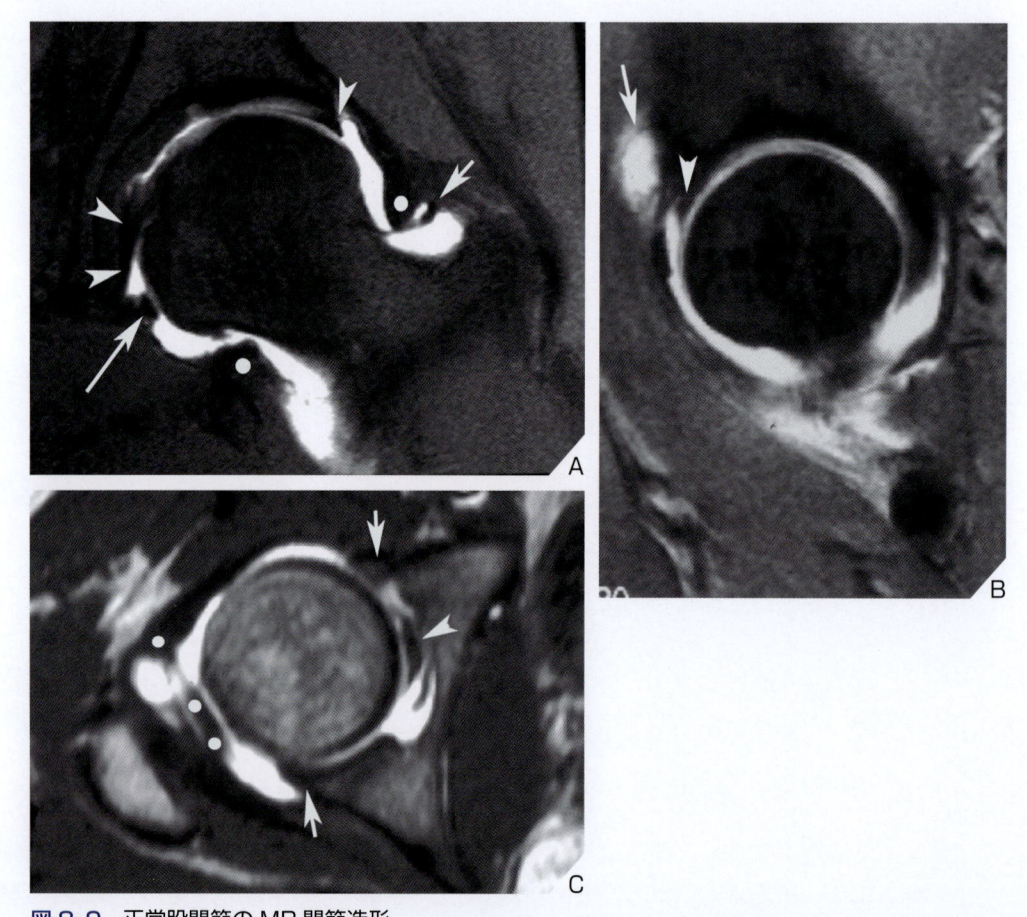

図8-9 正常股関節のMR関節造形
(A) 脂肪抑制T1強調冠状断像で，正常の関節唇（▷），円靱帯（二重▷），輪帯（点），横靱帯（長い→），
上支帯（短い→）を示す．（B）脂肪抑制T1強調矢状断像で寛骨臼上唇，腸腰筋滑液包内の少量の造影剤
（→）を示す（正常人の約15％にみられる）．（C）脂肪抑制T1強調横断像で円靱帯（▷），輪帯（点）お
よび前方・後方関節唇（→）を示す．

MRIは，股関節の外傷の程度を評価するうえで非常に有用である．とりわけX線像上で不明瞭な股関節周囲の骨折やbone contusion（骨挫傷，骨梁の微小骨折）などの外傷性病変を明らかにすることがすばやく的確に，かつ経済的に診断することが示されてきた．またMRIは，外傷性大腿骨頭壊死症の早期発見や，筋肉の損傷，股関節脱臼（前方・後方）に伴う関節液や血腫の貯留を的確に診断できる．

骨盤輪骨折では，しばしば尿路系が損傷されることがある．膀胱損傷は骨盤輪骨折の6％に，尿道損傷は10％に報告されている．これらの状態の評価には，静脈性尿路造影（intravenous urography：IVU）や，膀胱尿道造影（cystourethrography）による尿路系の造影検査が有用である．骨盤内の動脈造影や静脈造影も，血管系の損傷の評価のために必要となることがあるかもしれない．その診断的価値に加え，動脈造影は出血を調節するために，塞栓術のような手技（interventional procedure）と組み合わせることができる．

以上をまとめたものを，**表8-1,2，図8-10**に示す．

2．骨盤輪と寛骨臼の損傷

骨盤は基本的に3つの要素から構成される．つまり仙骨と，左右の外側構成要素（腸骨，坐骨，恥骨）により強固な輪がつくられる．この構造とそれら各構成要素の相互関係のために，明らかな単発骨折が証明されても，X線学的検査を終わりにしてはならない．骨盤輪の他の骨折や，仙腸関節や恥骨結合の離開がないか注意深く精査しなければならない（図4-7を参照）．

a 骨盤輪骨折の分類

骨盤損傷において，X線学的診断のためにその特徴的な形態を把握するだけでなく，整形外科的治療や予後という観点からもさまざまな分類方法が提案された．後者の意味は，骨盤輪骨折ではとくに重要である．なぜなら骨盤輪を構成する組織にはもともと不安定性があるため，靱帯による補助や仙腸関節による安定化が必要となるからである．そのため，整形外科的治療と予後を考慮して，骨盤輪の安定性が得られるかどうかによって安定型骨折（**図8-11**）と不安定型骨折（**図8-12**）に分類される．

X線学的診断と整形外科的治療のために，安定・不安定型の分類法以外にも，骨盤輪骨折を分類する方法が提案されている．PennalとTileらは，骨盤輪骨折を起こす外力の作用方向に基づいた分類を行った．彼らは，特徴あるX線像をつくる外傷のメカニズムとして，以下のように4つの外力のパターンを定

表 8-1	骨盤輪，寛骨臼，仙骨大腿骨近位の損傷を評価するための標準的および特殊 X 線撮影法
撮影法	**得られる所見**
正　面	頚角体 寛骨臼に関連した X 線学的指標（線） 　腸骨恥骨線（iliopubic（iliopectineal）） 　腸骨坐骨線（ilioischial） 　涙痕（teardrop） 　寛骨臼荷重部（acetabular roof） 　寛骨臼前縁（anterior acetabular rim） 　寛骨臼後縁（posterior acetabular rim） 内反・外反変形 裂離骨折 Malgaigne 骨折 骨　折 　腸骨（Duverney 骨折） 　坐骨 　恥骨 　仙骨（数例で） 　大腿骨頭・頚部 股関節脱臼
30～35° 頭側傾斜 （Ferguson） （または 25～30° 尾側に向けた後前像）	骨　折 　仙　骨 　恥骨枝 　坐骨枝 仙腸関節損傷
斜位（Judet） 　前方（内旋）	腸骨恥骨線 骨　折 　前柱（腸恥骨柱） 　寛骨臼後縁
後方（外旋）	quadrilateral plate 骨　折 　後柱（腸坐骨柱） 　寛骨臼前縁
frog-lateral（開排位）	骨折 　大腿骨頭・頚部 　大・小転子
groin-lateral（鼡径部側面）	大腿骨前捻角 大腿骨頚部の前後骨皮質 坐骨結節 骨頭下骨折における大腿骨頭の回旋・転位

表 8-2	骨盤輪，寛骨臼，大腿骨近位の損傷を評価するための補助的撮影法
撮影法	**得られる所見**
CT（3D-CT を含む）	複合骨折，とくに骨盤・寛骨臼骨折・仙骨における骨片の位置と骨折線の範囲 関節荷重部の骨折 仙腸関節 関節内骨片 軟部組織損傷
MRI	尿管・膀胱・尿道の付髄損傷 軟部組織損傷 外傷性壊死 不顕性骨折（occult fracture） bone contusion（骨梁微小骨折） さまざまな靱帯異常，圧迫性および絞扼性神経障害（梨状筋症候群），Morel-Lavallée 損傷
CT 血管造影	血管損傷
放射性核画像 （シンチグラフィー，骨スキャン）	不顕性骨折（occult fracture） 疲労骨折 外傷性骨壊死
経静脈性腎盂造影（IVP） 膀胱尿道造影	尿管，膀胱，尿道の付随損傷
血管造影（arteriography, venography）	血管系の損傷

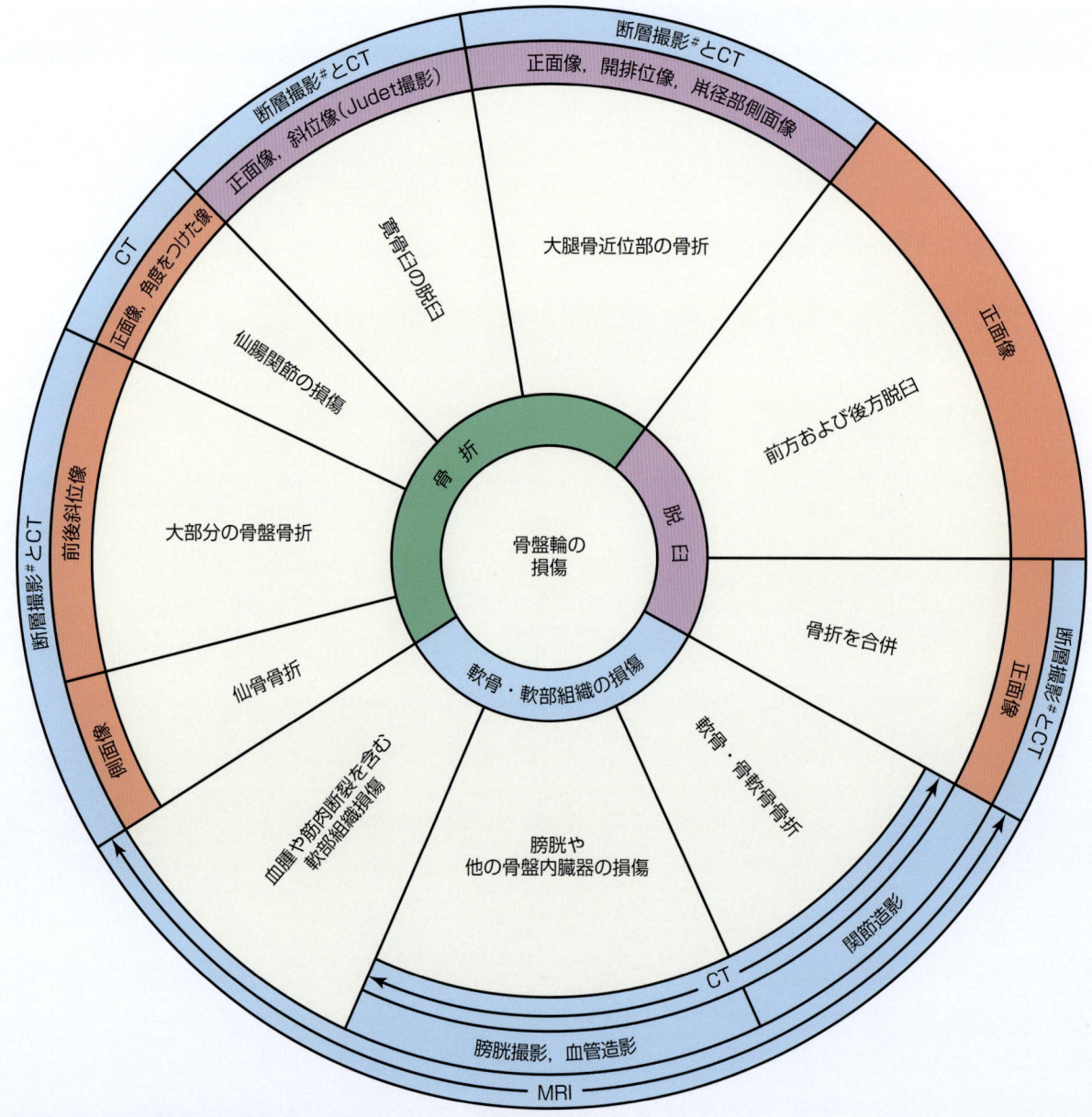

図 8-10　骨盤輪の損傷を評価するための X 線学的画像診断法
この図式に示された X 線撮影法と補助的撮影法は，それぞれの外傷による損傷状態をもっともよく描写するものをあげている．
♯断層撮影はほぼ CT に置き換わっている．

義した．

❶ **前後圧迫型**（anteroposterior compression）：前後または後前からの外力のベクトルは，恥骨枝の垂直方向の骨折と，恥骨結合・仙腸関節の解離を生じさせ，しばしば，両側の骨盤脱臼［跳躍骨盤（sprung pelvis），open book 損傷］となる．

❷ **側方圧迫型**（lateral compression）：側方からの外力のベクトルは，恥骨枝の水平・冠状骨折，仙骨の圧迫骨折，腸骨骨折，股関節の中心性脱臼を起こすと同時に，その圧迫力が前後どちらにかかるかによって，一側または両側の骨盤の転位や回旋を引き起こし，しばしばさまざまな程度の骨盤不安定性を生じさせる．

❸ **垂直剪断型**（vertical shear）：上下方向の剪断力は，高所からの転落で生じ，しばしば一側または両側の骨盤で側方から正中へ力が伝わり，高頻度に恥骨枝，仙骨，腸骨翼の垂

直方向の骨折を起こす．重要な靱帯の離断のために，このタイプの外力は重度の骨盤不安定性を引き起こす．

❹ **複合型**（complex patterns）：2 つ以上の外力のベクトルが骨盤に加わるもので，もっとも起こりやすいのは，前後・側方圧迫が加わったタイプである．

　この分類法では，骨盤輪骨折を安定・不安定型というより慣用的な範疇で行うと同時に，緊急手術を行う必要のある患者において CT 検査を行うことが困難な場合，X 線正面像のみで，骨盤輪骨折の十分な評価ができるという点において実用的な価値がある．またこの分類は，骨盤輪に伝わった外力のタイプによって，予想される靱帯・骨盤組織の傷害との相関もみられる（Young ら）．たとえば，前後圧迫型の傷害では，前仙腸靱帯，仙骨結節-仙腸靱帯複合体や，恥骨結合の靱帯が損傷される．このタイプの傷害は，尿道・膀胱破裂や，骨盤内の血管の損傷も合併する．側方圧迫型の傷害では，後仙腸靱帯や，仙骨棘-仙骨

安定型骨盤輪骨折

裂離骨折　　　　　　　　Duverney骨折　　　　　　　　仙骨骨折

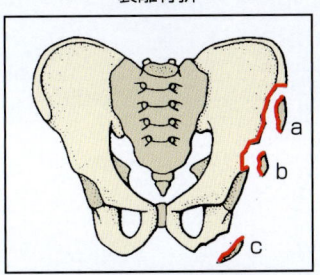
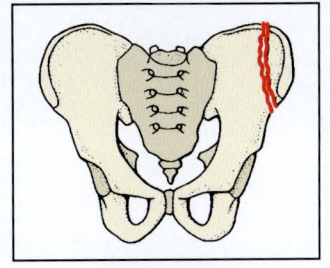

上前腸骨棘(a)，下前腸骨棘(b)，　　　　腸骨翼を含む　　　　　　　横方向
坐骨結節(c)を含む　　　　　　　　　　　　　　　　　　　(transversely oriented)

坐骨恥骨枝骨折

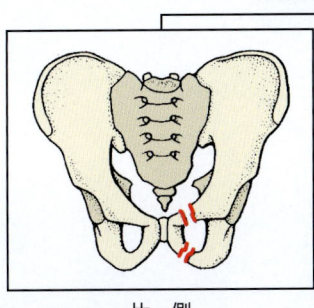
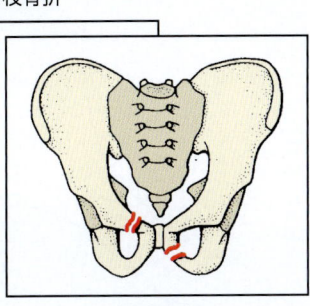

片　側　　　　　　　　　　両　側

図8-11　安定型骨盤輪骨折
(Dunn AW, Morris HD. Fractures and dislocations of the pelvis. J Bone Joint Surg [Am]
1968；50A：1639-1648 より改変).

不安定型骨盤輪骨折

Malgaigne骨折(片側の坐骨恥骨枝を含む)

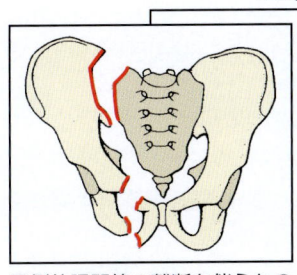
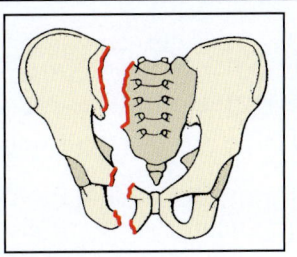
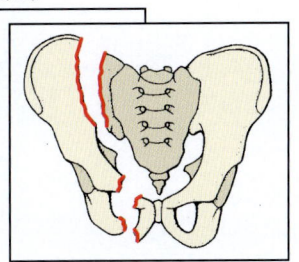

同側仙腸関節の離断を伴うもの　　仙骨翼を通る骨折を伴うもの　　腸骨を通る骨折を伴うもの

跨坐骨折(straddle fracture)　　バケツ柄状骨折　　　　　　　　骨盤脱臼

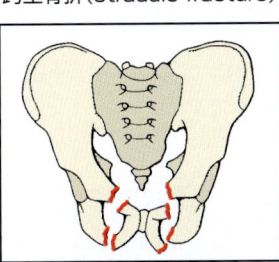
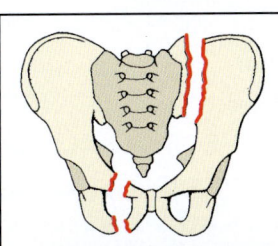
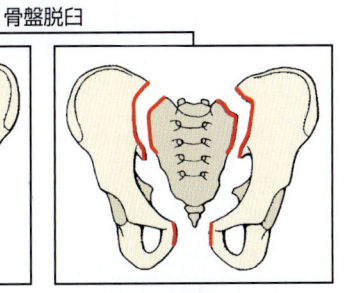

両側閉鎖孔を含む　　　　対側仙腸関節周囲の骨折　　　片　側　　　　　　両側
(しばしば粉砕骨折)　　　または離断を伴った　　　　　　　　　　　　[跳躍骨盤(sprung pelvis)]
　　　　　　　　　　　　片側の坐骨恥骨枝を含む

図8-12　不安定型骨盤輪骨折
(Dunn AW, Morris HD. Fractures and dislocations of the pelvis. J Bone Joint Surg [Am] 1968；50A：1639-
1648 より改変).

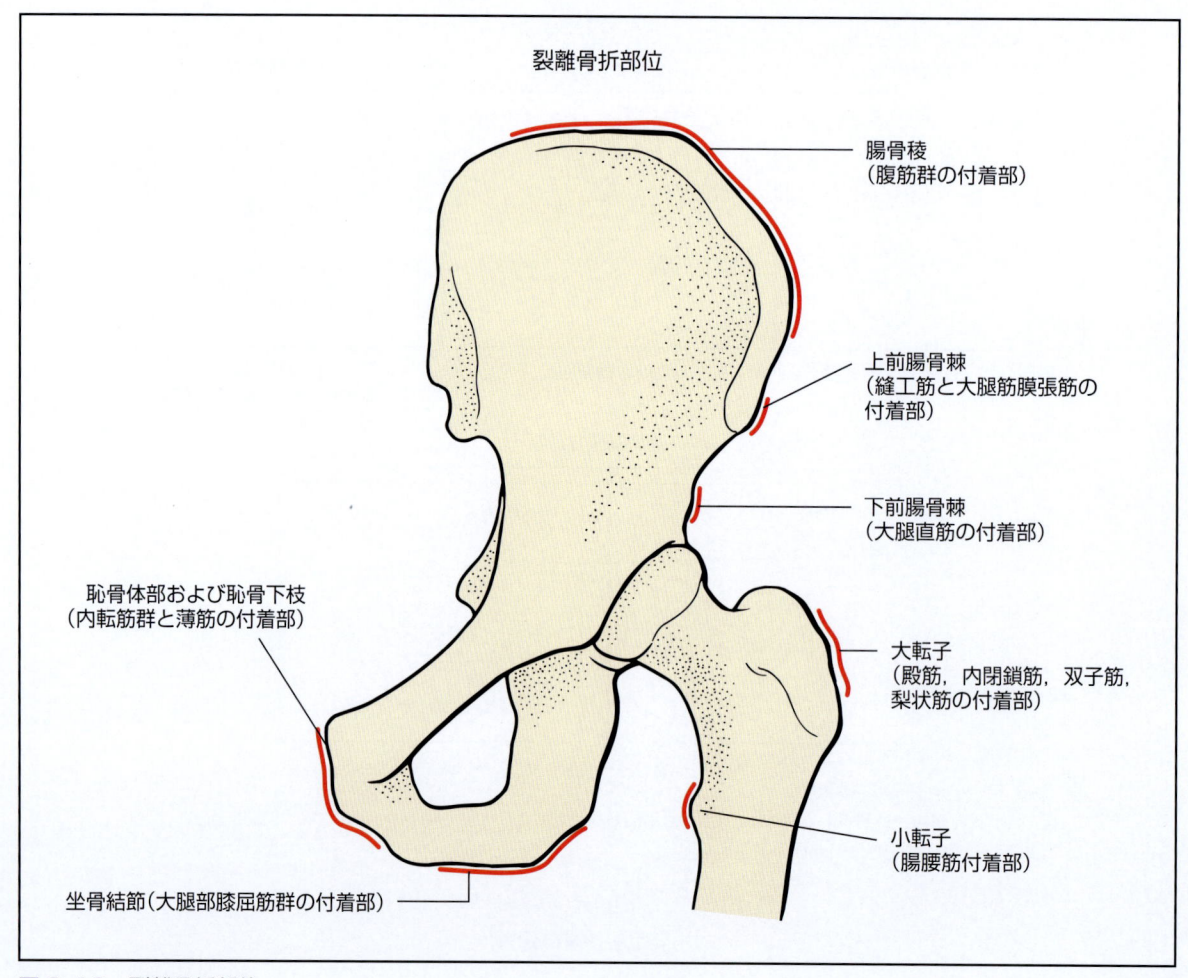

裂離骨折部位

腸骨稜
（腹筋群の付着部）

上前腸骨棘
（縫工筋と大腿筋膜張筋の
付着部）

下前腸骨棘
（大腿直筋の付着部）

大転子
（殿筋，内閉鎖筋，双子筋，
梨状筋の付着部）

小転子
（腸腰筋付着部）

恥骨体部および恥骨下枝
（内転筋群と薄筋の付着部）

坐骨結節（大腿部膝屈筋群の付着部）

図 8-13　裂離骨折部位

8

結節靱帯複合体の断裂が起こりやすい．尿路損傷は合併することもしないこともある．垂直剪断型の損傷では，一側の前後仙腸靱帯，仙骨棘-仙骨結節靱帯や，恥骨結合の靱帯が一般に断裂する．垂直剪断型損傷は，坐骨神経や骨盤の血管損傷を高頻度に合併し，しばしば大量出血を起こす．次の項では，骨盤外傷のより標準的・教育的範疇に焦点をおいて解説する．

b 骨盤輪骨折

▋ 裂離骨折（avulsion fracture）▋

通常，上前・下前腸骨棘，坐骨結節に発生し，安定型骨折と分類される（図 8-13；図 8-11 も参照）．一般的にスポーツ競技者において強力な筋肉の収縮の結果生じる．上前腸骨棘の裂離では縫工筋および大腿筋膜張筋，下前腸骨棘では大腿直筋，大転子では回旋筋群，小転子では腸腰筋，恥骨では内転筋および薄筋，坐骨結節ではハムストリングスによって生じる．これらの骨折の多くは，骨盤の正面像で明らかである（図 8-14）．しかしながら，豊富な仮骨形成による治癒期や完全な骨形成が起きた時期以降では，診断に難渋することがあり，このような骨折は腫瘍性病変と間違われやすい．また，骨盤の小さな裂離骨折とよく似た他の疾患には，いわゆる骨盤指（pelvic digit）があり，骨盤骨周囲の軟部組織の骨形成で特徴付けられる先天性奇形である（図 8-15）．

▋ Malgaigne 骨折 ▋

この不安定型骨折は，一側の骨盤内で，片側の上下恥骨枝の骨折と，同側の仙腸関節の離断で成り立つ（図 8-12 を参照）．このタイプの骨折の亜型には，片側の恥骨枝骨折に，仙腸関節近傍の仙骨翼や腸骨を貫く骨折を合併するものがある（図 8-12 を参照）．恥骨結合離開もこのような損傷と同時に発生し，骨盤の片側が頭方向や後方に転位を起こすことがある．Malgaigne 骨折は，臨床的に下肢短縮で認識され，骨盤単純 X 線正面像で容易に診断される（図 8-16）．

▋ そのほかの骨盤輪骨折 ▋

Malgaigne 骨折以外の損傷も，骨盤の標準・特殊撮影法を用いた単純 X 線像や CT 検査で容易に診断される．Duverney 骨折は，骨盤輪の断裂を伴わない腸骨翼の安定型骨折である（図 8-11 を参照）．跨坐骨折は，両側閉鎖輪（obturator ring）（すなわち坐骨恥骨枝の 4 つすべて）の粉砕骨折で成り立つ（図 8-12 を参照）．この不安定型骨折患者の 1/3 に膀胱破裂や尿道損傷を合併する．バケツ柄状または対側二重垂直骨折は，一側の上下坐骨恥骨枝と，他側の仙腸関節周囲の骨折または脱臼との合併である（図 8-12 を参照）．仙骨の骨折は，横骨折，垂直骨折（図 8-11, 27, 30 を参照）のどちらも，単独で起こることもあるが，いわゆる骨盤脱臼というような，他の骨盤輪損傷と合併することが多い．骨盤脱臼は，恥骨結合の離開を伴った，

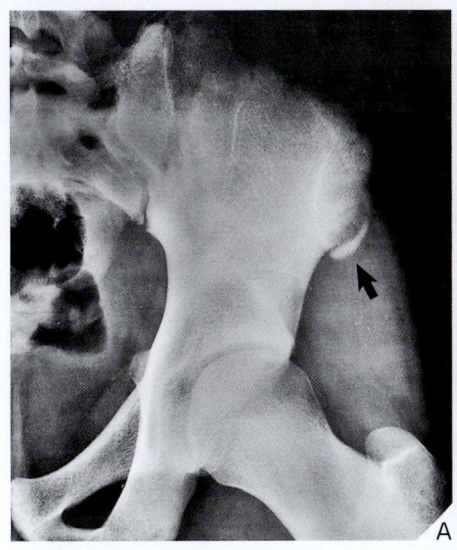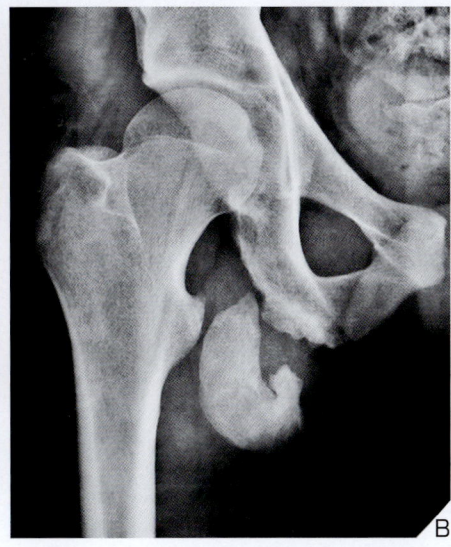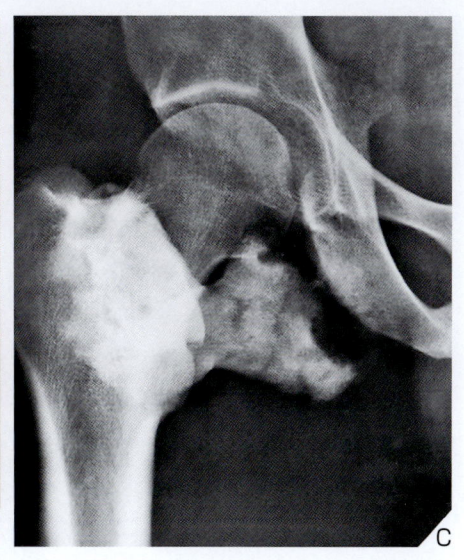

図8-14　裂離骨折
（A）16歳男性．スポーツ活動中に受傷．骨盤正面像では，腸骨翼側面に近接した三日月形の骨片がみられ（→），上前腸骨棘の裂離した骨端部（apophysis）を表す．（B）26歳スポーツランナー．股関節正面像では，坐骨結節の裂離がはっきりと認められる．（C）28歳スポーツ選手．坐骨結節の裂離と同部軟部組織の損傷の結果，外閉鎖筋の骨化を認めるようになった．

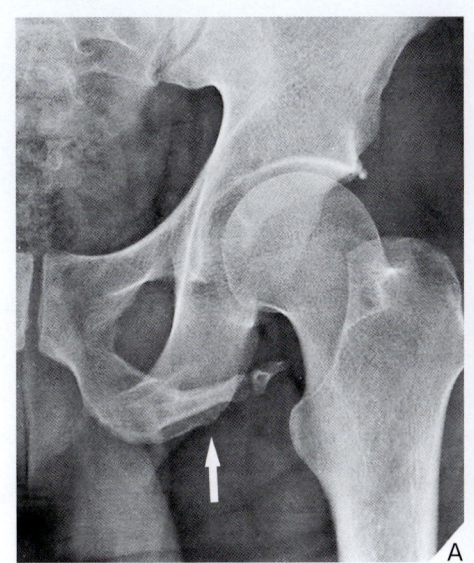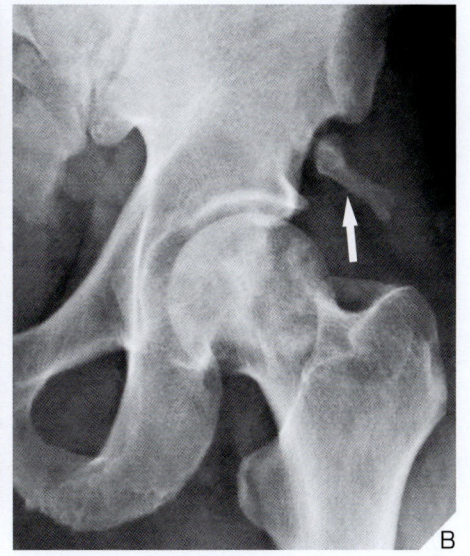

図8-15　骨盤指
まれな先天性奇形である骨盤指（pelvic digit）は，ときとして裂離骨折と間違われることがある．
（A）左股関節正面像では，左坐骨の尾側部分に付着した関節をもった指状の突起を認める（→）．
（B）55歳男性．外傷の既往はない．股関節正面像では，下前腸骨棘にはっきりと形成された骨盤指を認める（→）．
(Greenspan A, Norman A. The "pelvic digit" —an unusual developmental anomaly. Skeletal Radiol 1982；9：118-122より引用)

一側または両側仙腸関節脱臼で特徴付けられる（図8-17；図8-12も参照）．見逃されやすい仙骨骨折の診断に，30°頭側の骨盤単純X線正面像やCTが有用である．

C　寛骨臼骨折

　寛骨臼の評価は，不明瞭に重なり合う構造のため，単純X線像では困難なことが多い．もしも寛骨臼骨折が疑われたら，骨盤・股関節正面像，骨盤正面斜位像（Judet撮影）の四方向撮影を少なくとも行わなければならない．前述のごとく，単純X

線検査のほかに，CT検査も追加する必要がある．
　骨盤・股関節正面像で異常の存在を認識する補助として，JudetおよびLetournelは，寛骨臼および直接それを取り囲む構造物に関連した6つの線を定義した（図8-18）．寛骨臼骨折では，通常これらのX線学的指標が歪むため，正面像で診断されうるが，骨折を正確かつ完全に評価するには，斜位像が必要となる（図8-19）．前に述べたように，前（内旋）斜位像は，腸骨恥骨柱（前柱）と寛骨臼の後縁を示し（図8-4を参照），後（外旋）斜位像は，腸骨坐骨柱（後柱）と寛骨臼の前縁を描写す

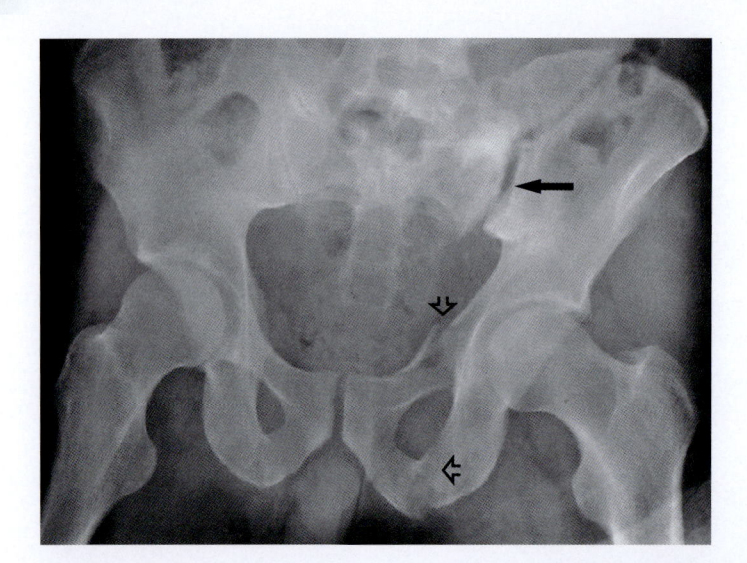

図8-16　Malgaigne 骨折
　35歳男性．交通事故で受傷．左閉鎖輪の垂直骨折（⇒）と，同側腸
骨骨折（→）を認めた．典型的な Malgaigne 骨折である．

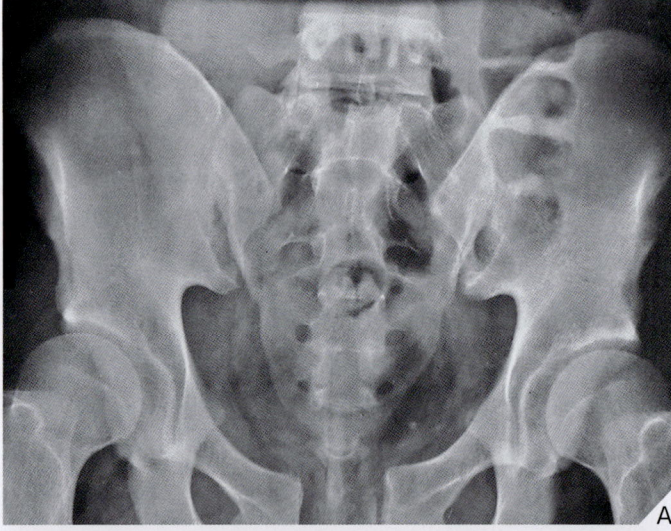

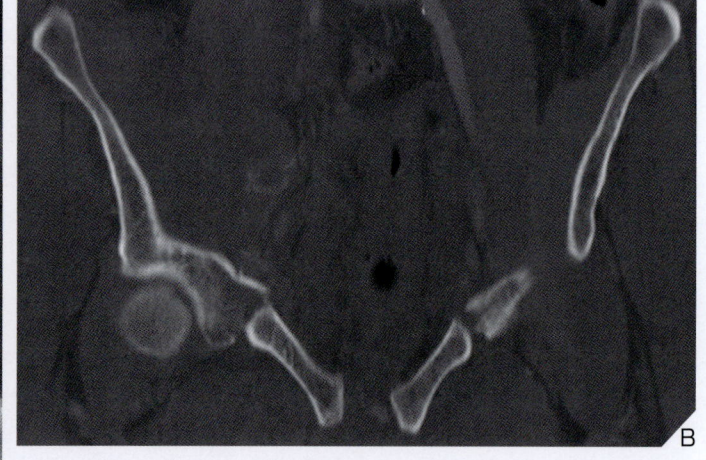

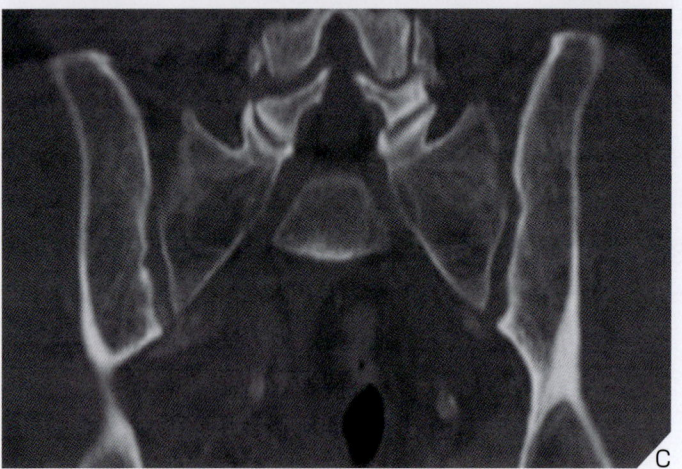

図8-17　跳躍骨盤（両側脱臼）
　（A）25歳男性．オートバイ事故で受傷．骨盤単純X線正面像にて骨
盤脱臼の特徴的所見が明らかである．恥骨結合は大きく離開し，両側
仙骨関節は開大している．（B，C）同じく跳躍骨盤の別の患者の再構
成 CT 冠状断像．恥骨結合の離開と両側仙腸関節脱臼を認める．

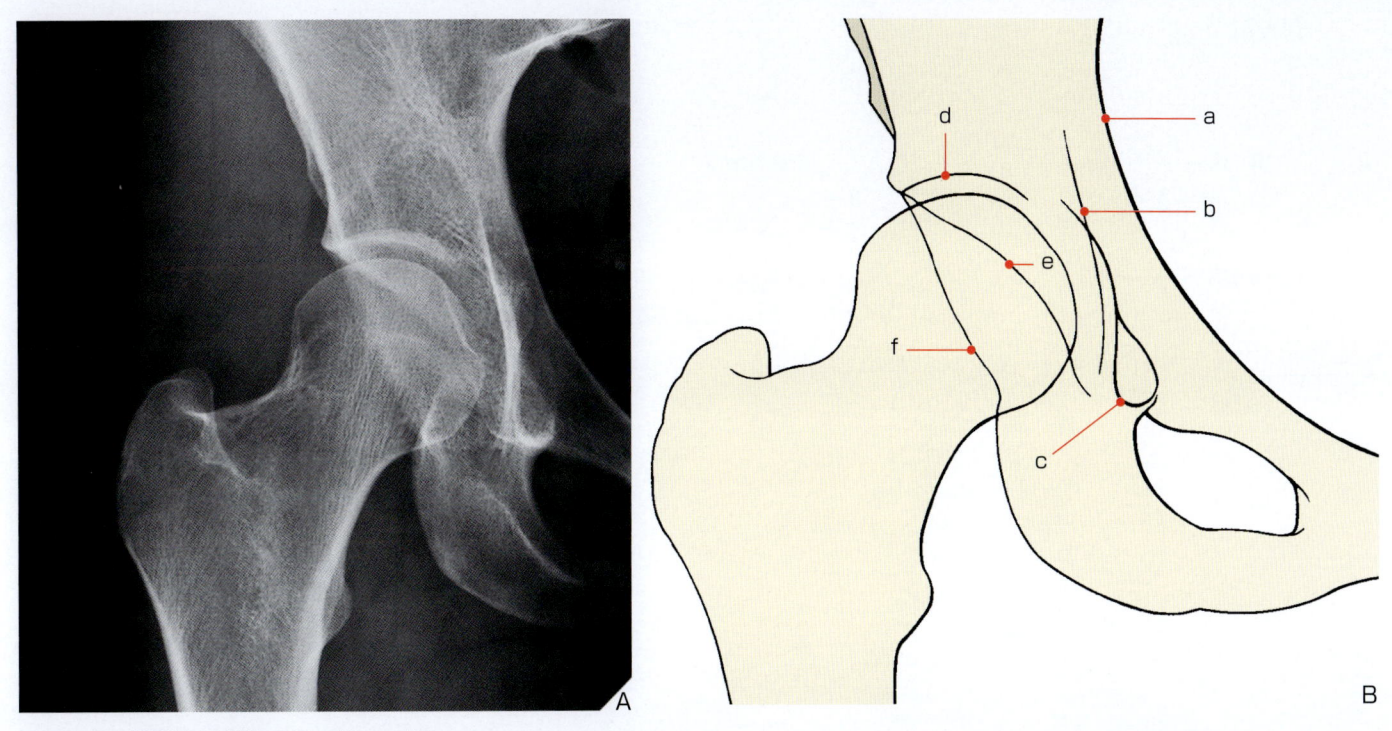

図 8-18 股関節 X 線像のランドマーク
股関節正面像では，寛骨臼とその周囲の構築物に関連した 6 つの線が区別できる：［a］腸骨恥骨（弓状）線；［b］腸骨坐骨線-腸骨の quadrilateral plate（表面）の後方部分でつくられる；［c］涙痕（teardrop）-内側寛骨臼壁，寛骨臼切痕，quadrilateral plate 前方部分でつくられる；［d］寛骨臼荷重部（roof）；［e］寛骨臼の前縁；［f］寛骨臼の後縁．これら正常な X 線学的指標のどんな歪みも異常の可能性を示唆する．

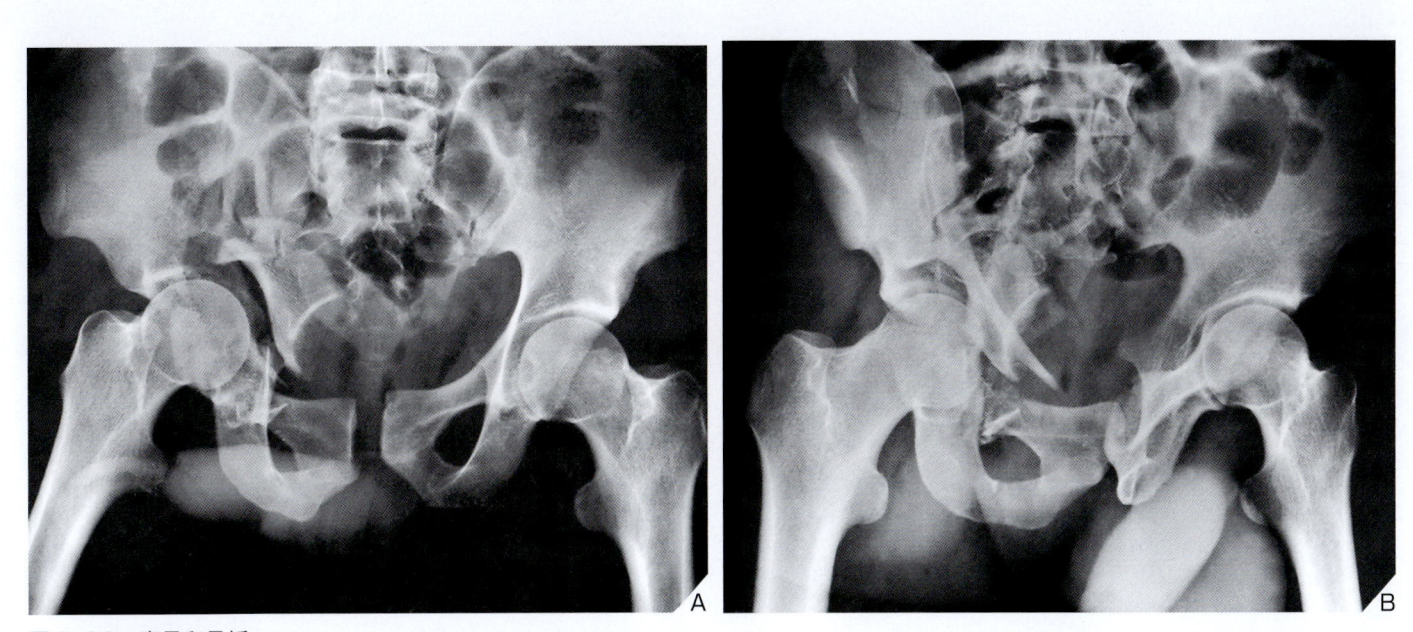

図 8-19 寛骨臼骨折
32 歳麻薬常習者．車にはねられて受傷．（A）骨盤正面像では，右寛骨臼の粉砕骨折，右腸骨骨折，恥骨結合離開を認める．左仙腸関節離開を伴った仙骨骨折も認める．（B）前斜位像では，寛骨臼骨折は主に骨盤前柱が損傷されているのがわかる．

[外側面]

腸　骨

下後腸骨棘

坐骨棘

坐　骨

坐骨結節

上前腸骨棘

下前腸骨棘

寛骨臼蓋

恥　骨

前　柱

後　柱

A

[内側面]

腸　骨

上前腸骨棘

quadrilateral
plate

恥　骨

坐骨結節

下後腸骨棘

坐骨棘

坐　骨

前　柱

後　柱

B

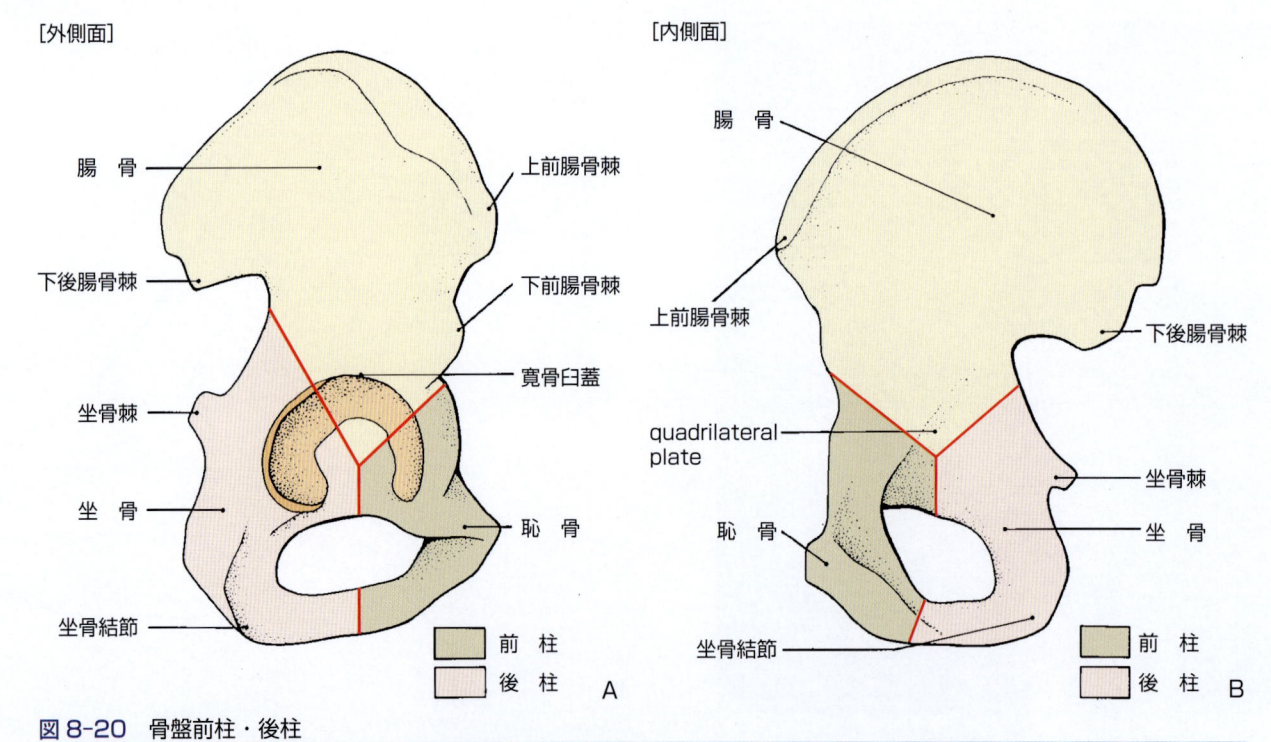

図 8-20　骨盤前柱・後柱
骨盤の外側面（A），内側面（B）で，前柱，後柱の骨分割部を示す．寛骨臼骨折の慣用的分類の基礎となる．
(Judet R, Judet J, Letournel E. Fractures of the acetabulum : classification and surgical approaches for open reduction—preliminary report. J Bone Joint Surg [Am] 1964 ; 46A : 1615-1646 より改変)

る（図 8-5 を参照）．これらの撮影法は，骨盤を前柱と後柱に分けるとともに（図 8-20），寛骨臼骨折の一般的な分類法の基礎となる．この分類は，最近 Letournel によって修正され，以下の骨折型を含んでいる（図 8-21）．

❶ 腸骨恥骨柱（前柱）骨折（まれな骨折型）
❷ 腸骨坐骨柱（後柱）骨折（一般的な骨折型）
❸ 両柱を含み寛骨臼を貫く横骨折（一般的な骨折型）
❹ 複合骨折：T字状（T-shaped），放射状（stellate）骨折を含み，寛骨臼は 3 個あるいはそれ以上の骨片に砕けている（もっとも多い骨折型）．

CT は，付随する軟部組織損傷の十分な評価はもちろん，股関節内に脱落した転位骨片の正確な位置を示すことができるため，寛骨臼・骨盤輪骨折の評価に，主要な役割を果たす（図 8-22〜24）．また CT は，単純 X 線像より患者を動かす必要が少なく，このことは，多発外傷患者にはとくに重要である．

d　股関節唇損傷

　線維軟骨である関節唇は寛骨臼骨性縁に直接付着している．寛骨臼切痕部では横靱帯と一緒になっている．関節唇は後上方で厚く，前下方で薄くなっているため，肩関節唇同様に断面は三角形である．関節唇は寛骨臼骨折や股関節脱臼のほか，軽微な外傷でも損傷されうる．軽微な外傷の場合，鼠径部前方の痛み・股関節可動域制限・強い疼痛を伴うクリック感・一過性のロッキング症状・股関節が崩れるような感覚が臨床所見として伴う．疼痛はスポーツ活動中や捻り動作，滑ったりした際の損傷に関連して発症しうる．骨折や脱臼が明らかに合併していな

い限り，単純 X 線画像は正常である．関節唇の病的変化を診断するのにもっとも有用な検査は MRa である．Czerny らによる最近の報告では，MRa を用いることで 90% の感度と 91% の正診率で関節唇断裂や剝離を検出できたとしている．正常の関節唇は横断像および冠状断像で，すべての撮像条件で低信号の三角形構造物として描出される（図 8-25）．関節唇断裂は輪郭の変形や線状の高信号域で診断される．最重傷例では関節唇は寛骨臼から剝離している（図 8-26）．Czerny は，関節唇の形態や関節唇内の信号・断裂や剝離の存在・関節唇脇の凹み（perilabral recess）の有無などの MRa 所見によって，関節唇断裂を 3 グループ（6 サブグループ）に分類した．一般的にこの分類は関節唇断裂か剝離のいずれかの存在を考慮するにすぎなかった．一方 Lage らは，股関節鏡視による関節唇の形態や断裂の機能的安定性の所見による分類を発表した．この 2 つの分類には相関がないとの指摘を受け，Blankenbaker らは以下のような MRa による関節唇の異常所見を代わりに用いることを提唱した：

❶ frayed labrum（すり切れ）：関節唇の不連続断裂を伴わない不規則な辺縁
❷ flap tear（弁状断裂）：関節唇内に伸びるもしくは貫く陰影
❸ peripberal longitudinal tear（辺縁縦断裂）：関節唇基部と寛骨臼との間に部分的もしくは完全に伸びる陰影
❹ 肥厚して歪んだ関節唇：もっとも不安定な病変の可能性
　関節唇損傷の治療は，鏡視下に損傷された関節唇の切除や断裂の縫合が行われる．

寛骨臼骨折

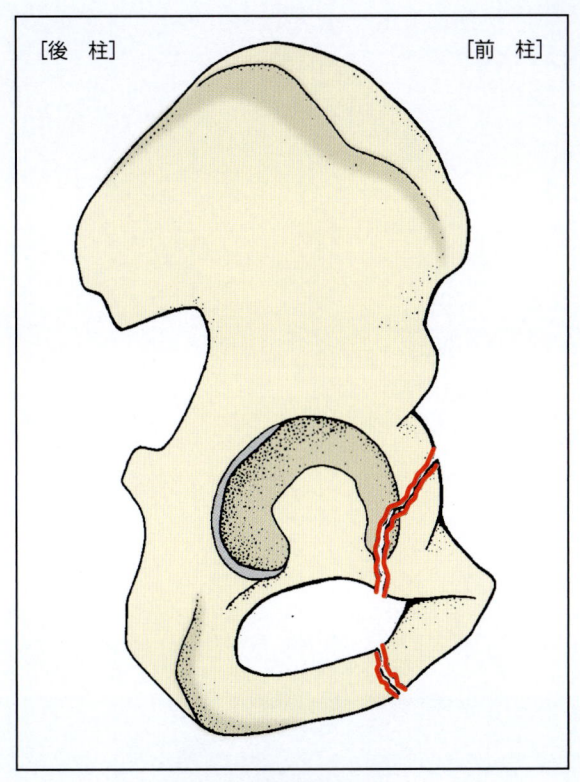

前柱（腸骨恥骨柱）を含む

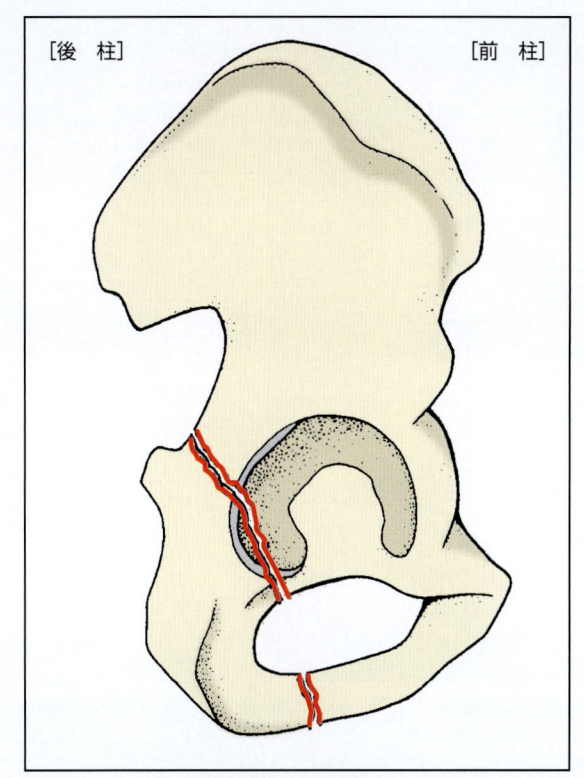

後柱（腸骨坐骨柱）を含む

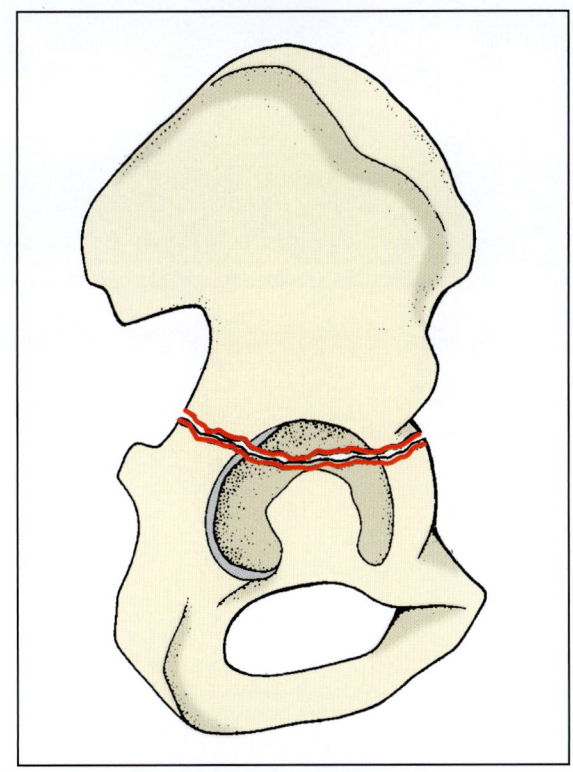

両柱を含む（横骨折）

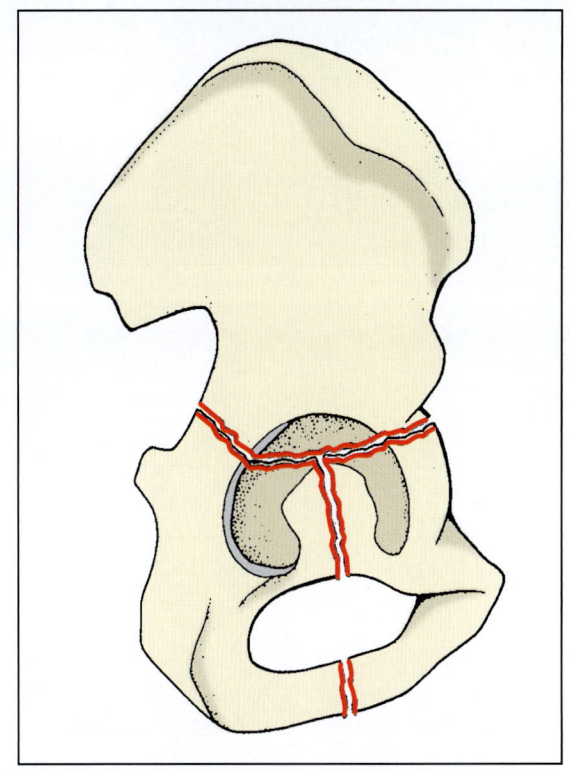

複合骨折（T字状または放射状）

図 8-21　寛骨臼骨折分類
　寛骨臼骨折の一般的分類では，骨折は前柱，後柱，または両柱を損傷する．複合骨折では両柱が損傷し，骨折線は T 字状，または放射状である．
（Letournel E. Acetabulum fractures : classification and management. Clin Orthop 1980 : 151 : 81-106 より改変）

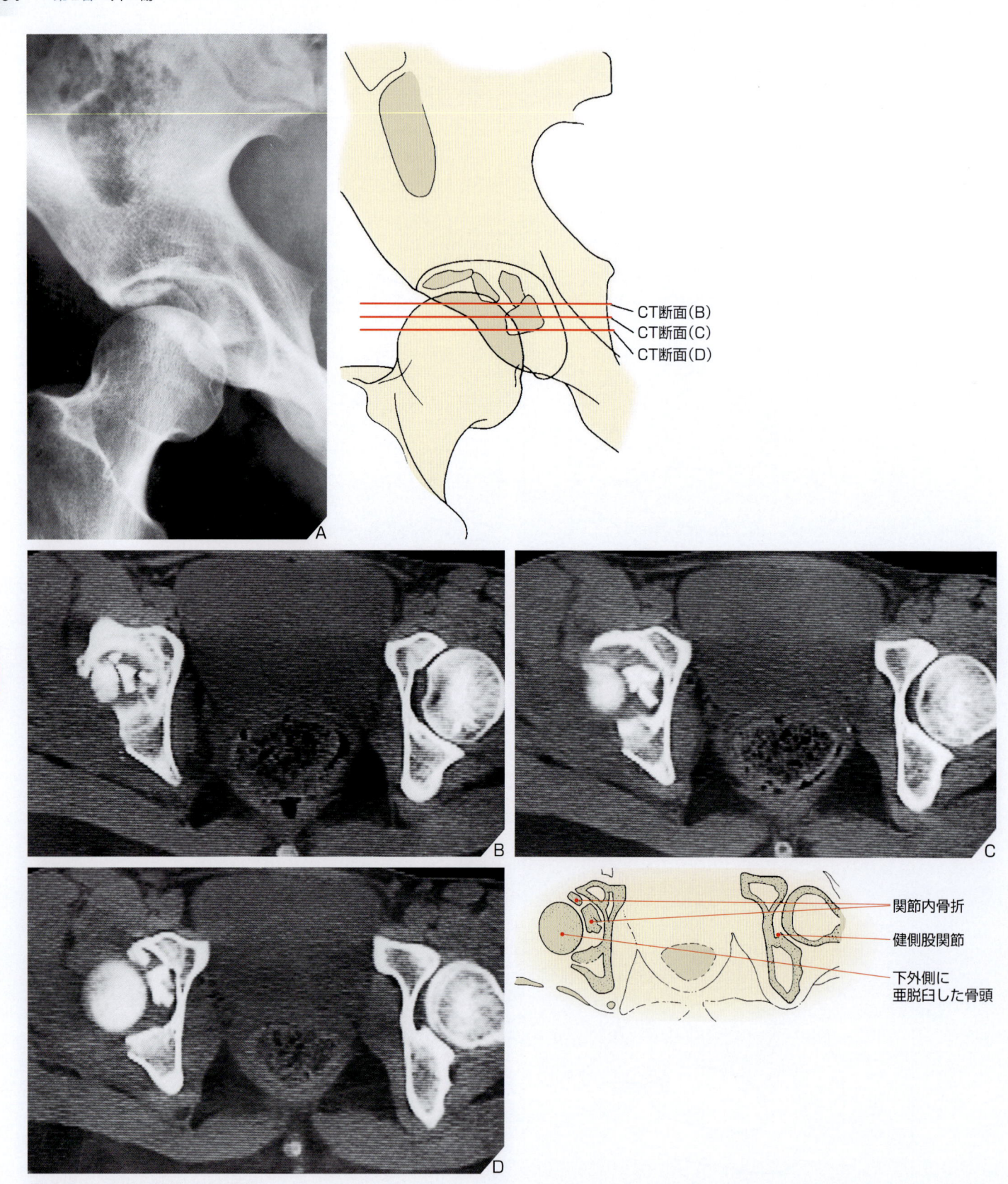

図8-22 寛骨臼骨折のCT所見
30歳女性．交通事故にて受傷．単純Ｘ線像にて寛骨臼荷重部骨折と診断された．（A）後斜位像では，骨折は粉砕型を示していた．CT検査が行われ，連続した断面像（B，C，D）では，さまざまな関節内骨片の局在分布と，大腿骨頭の下外側亜脱臼の存在が明らかである．これは単純Ｘ線像では評価できなかった重要な所見である．

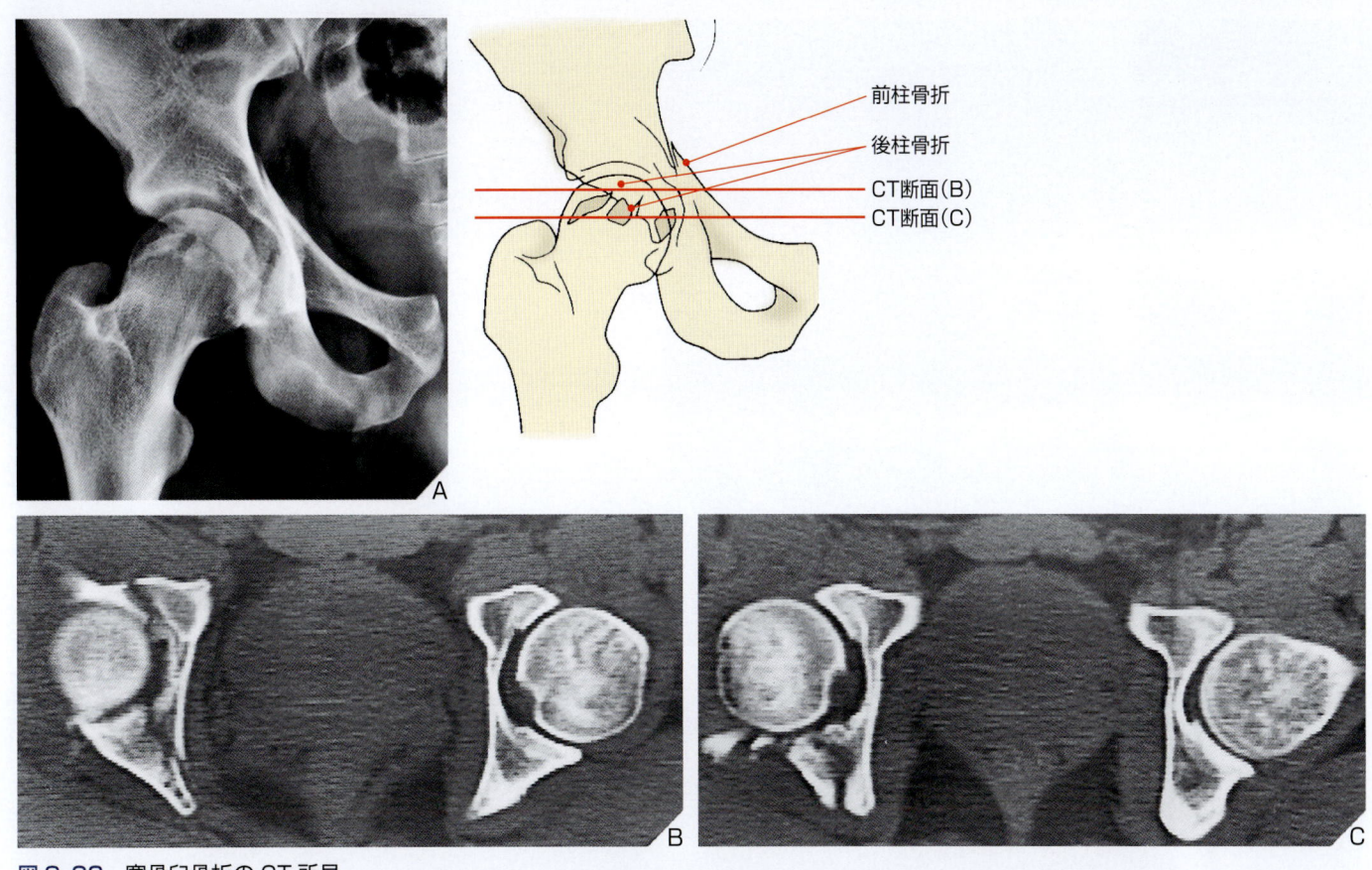

前柱骨折
後柱骨折
CT断面（B）
CT断面（C）

図 8-23　寛骨臼骨折の CT 所見
　22 歳男性．交通事故でダッシュボード損傷をきたした．（A）股関節正面像では前柱・後柱骨折がみられる．（B，C）CT 検査では，正確な骨折線の拡がりと，骨片間の空間的位置関係が示されるため，観血的整復・内固定術を計画するのに決定的情報を整形外科医に与えてくれる．

図 8-24　寛骨臼骨折の CT 所見
　63 歳男性．路上で転倒したのち歩行時の不快感を訴えた．右股関節正面像（A）では寛骨臼荷重部に線状の骨透過性陰影（→）を認めたが，他の異常所見は認めなかった．患者が拒否したため，骨盤の他の撮影像は得られなかった．翌日患者の承諾を得て，多くのCT 像（B，C，D）が得られ，寛骨臼荷重部の骨折を確認した．さらに，まったくあると思われなかった前柱（→）と腸骨（⇒）の骨折や，出血と浮腫によって二次的に著明に肥厚した内閉鎖筋（↷）も明らかになった．

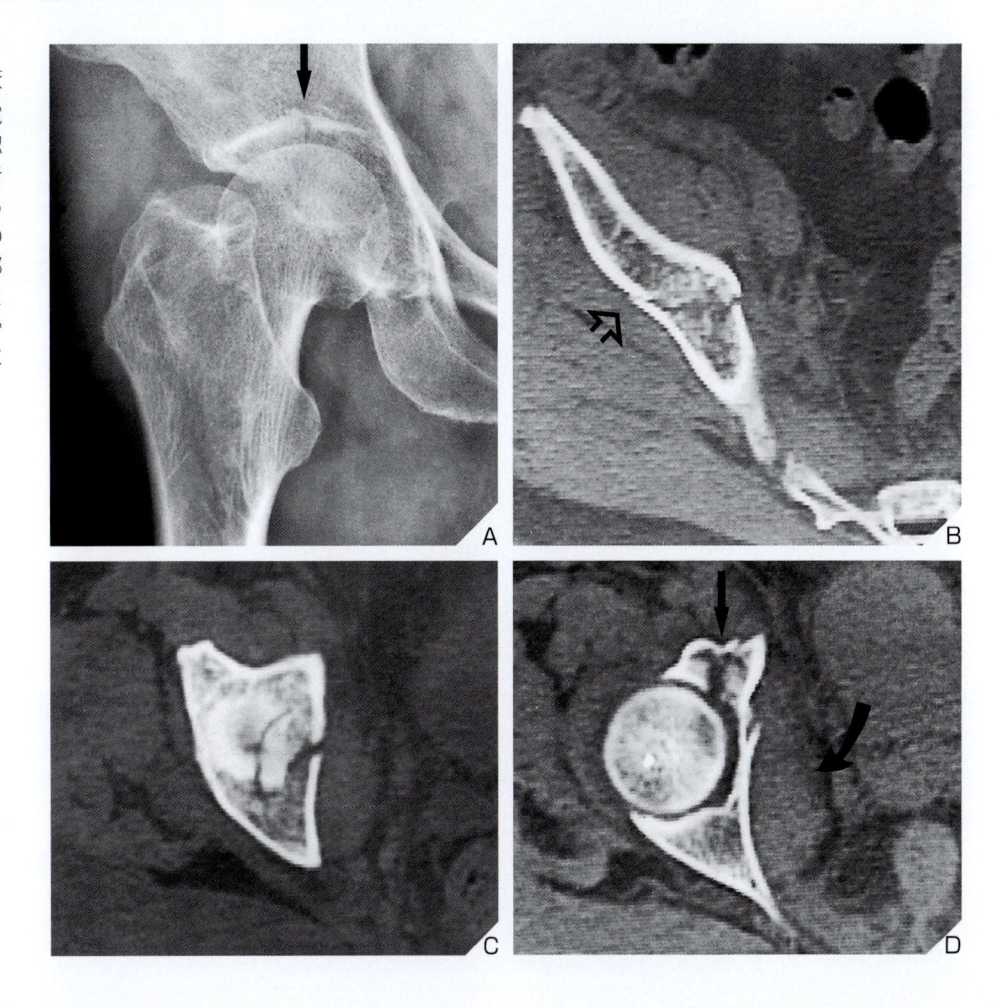

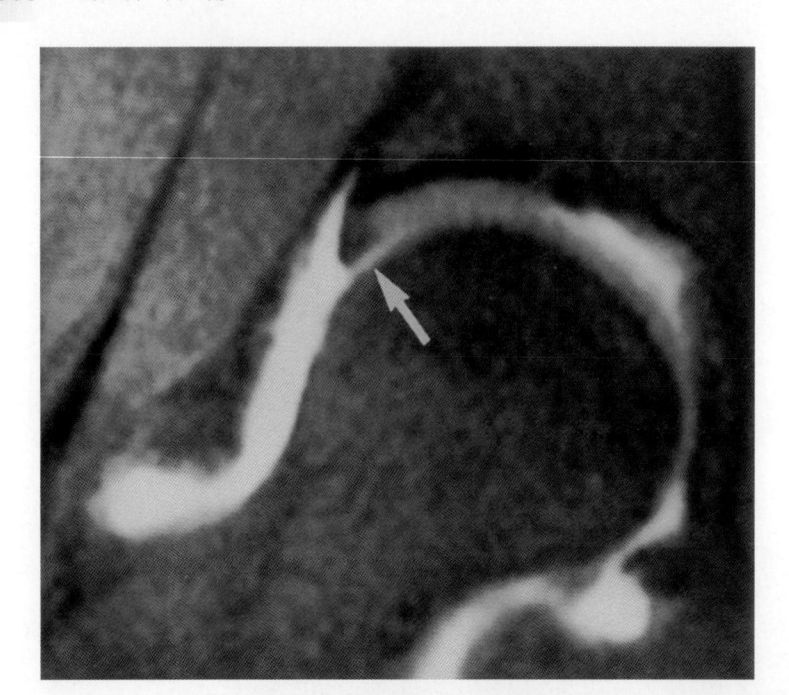

図 8-25　正常股関節唇の MRI
　右股関節 MRa 脂肪抑制 T1 強調冠状断像で，正常の関節唇を示す
（→）．滑らかな輪郭をもつ三角形の低信号域を示す構造である．

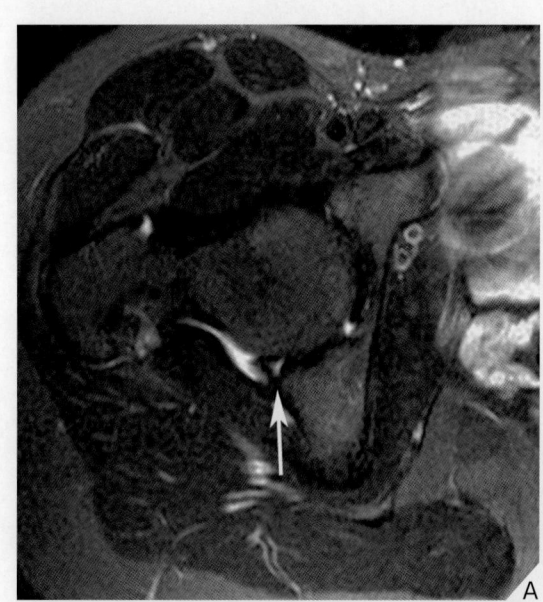

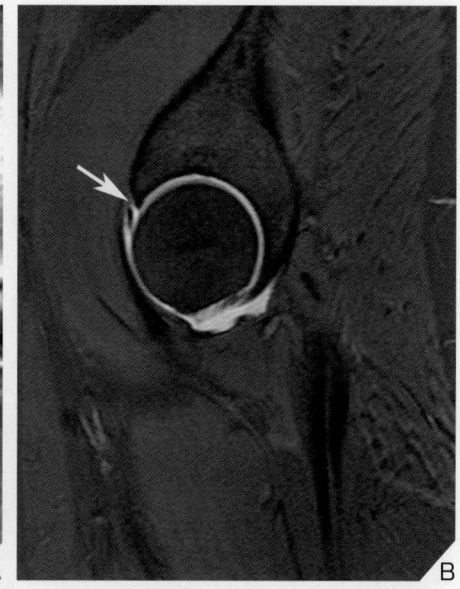

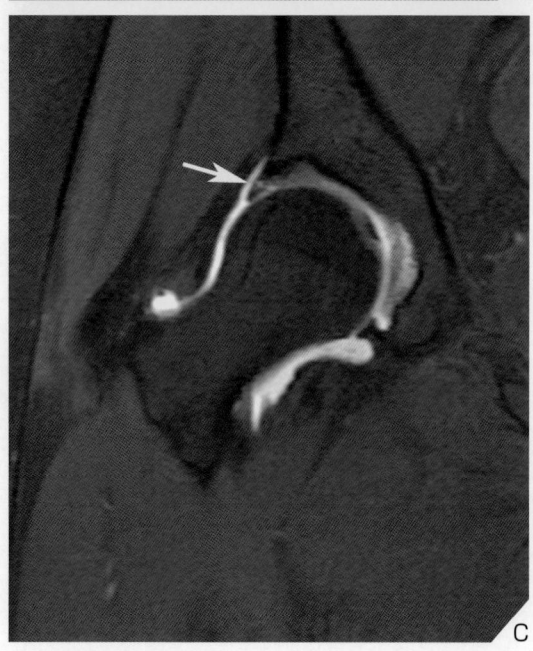

図 8-26　股関節唇断裂の MRI 所見
　（A）T2 強調横断像にて後方関節唇の断裂
を認める（→）．（B）MRa 脂肪抑制 T1 強
調矢状断像にて前上方関節唇の断裂を認め
る（→）．（C）別の患者の MRa 脂肪抑制
T1 強調冠状断像で上方関節唇の断裂を認
める（→）．

e 大腿寛骨臼インピンジメント
（femoroacetabular impingiment syndrome：FAI）

大腿骨頭と寛骨臼の不適合性が原因で，線維軟骨である関節唇の損傷が起き，その結果早期変形性股関節症が生じる．大腿寛骨臼インピンジメント（FAI）の詳細は第13章で述べる．

骨盤・股関節のMRIやMRa評価時にはチェックリスト（**表8-3**）を使用すると便利である．

3．仙骨損傷

仙骨骨折は骨盤輪損傷にもっともよく合併するが，単独でも生じうる．全骨盤輪骨折の約45％を占め，一般的に自動車事故や高所からの墜落などの高エネルギー外傷によって生じる．Denis分類によって3つに分けられる：

- zoneⅠ：骨折線が神経孔の外側，仙骨翼を通る
- zoneⅡ：骨折線が神経孔を通る
- zoneⅢ：骨折線が神経孔の内側，脊柱管を含む仙骨体部に通る

仙骨の横骨折は骨折線がすべてのzoneを横切るが，脊柱管内を抜けるためzoneⅢに分類される．zoneⅢの骨折はまれで（全仙骨骨折中5％以下），骨折線の入り方からH/U/λ/T型と表現される．

仙骨骨折は単純X線像では描出が難しくCTが選択される．2mmスライスの冠状断および矢状断再構成像に3D-CT再構成像を追加することで，最適な仙骨骨折の診断と評価が得られる（**図8-27～30**）．MRIは仙骨骨折に合併した神経障害の評価に必要となることがある．

表8-3	股関節・骨盤 MRI・MRa 評価チェックリスト		
骨構造	**筋肉，腱**		**靱帯**
大腿骨頭（冠状断，矢状断，横断） 大腿骨頚部（冠状断，横断） 大転子・小転子（冠状断，横断） 寛骨臼（冠状断，横断）	殿筋：大殿筋，中殿筋，小殿筋（冠状断，横断） 内転筋：大内転筋，長内転筋，短内転筋（冠状断，横断） 腸腰筋（冠状断，横断） 縫工筋（横断） 大腿直筋（横断） 薄筋（横断） 恥骨筋（横断） 大腿筋膜張筋（横断） 梨状筋（横断） 閉鎖筋：内閉鎖筋，外閉鎖筋（横断） 双子筋：上双子筋，下双子筋（横断） 大腿四頭筋：外側広筋，内側広筋，中間広筋（横断） 大腿二頭筋（冠状断，横断） 半膜様筋（冠状断，横断） 半腱様筋（冠状断，横断）		腸骨大腿靱帯（冠状断，横断） 恥骨大腿靱帯（冠状断，横断） 坐骨大腿靱帯（冠状断，横断） 円靱帯（横断）
軟骨構造			**滑液包**
関節軟骨（冠状断，横断） 線維軟骨関節唇（冠状断，矢状断，横断）			腸恥滑液包（冠状断，横断） 大転子滑液包（冠状断，横断）
関節			**そのほか**
股関節（冠状断，矢状断，横断） 仙腸関節（冠状断，横断）			脂肪組織（大腿骨頭と寛臼骨の間にある線維性脂肪組織）（横断） 坐骨神経（冠状断，横断） 動脈，静脈（横断）

（　）内はもっともよく描出できる撮影方向．

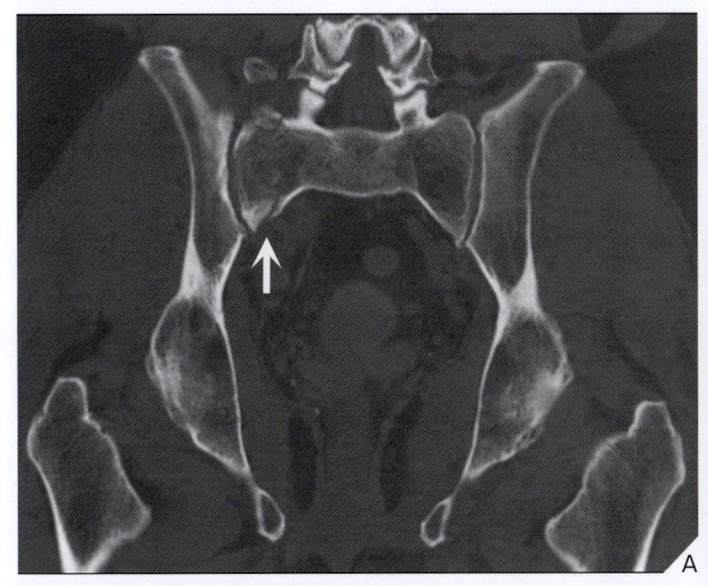
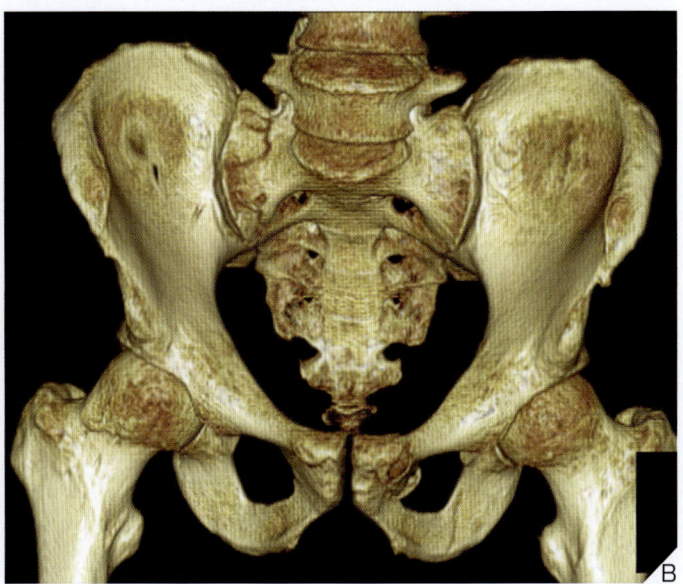

図8-27 神経孔に影響しない仙骨骨折（zoneⅠ）
62歳男性．オートバイ事故にて受傷．（A）CT冠状断像および（B）3D-CT再構成像にて神経孔には影響しない仙骨右側の骨折を認める（→）．

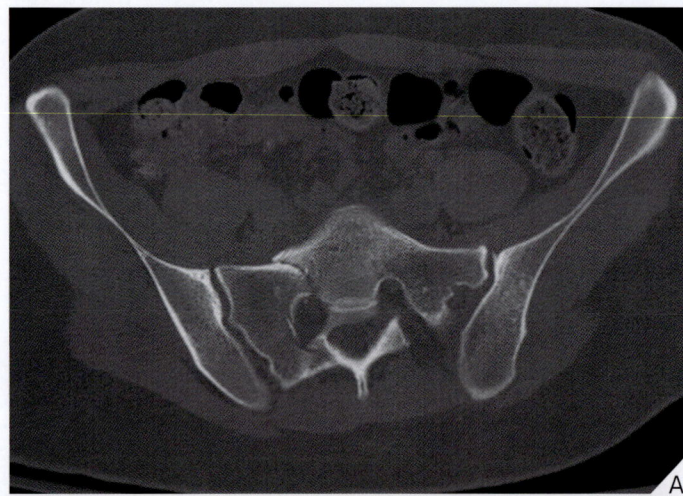

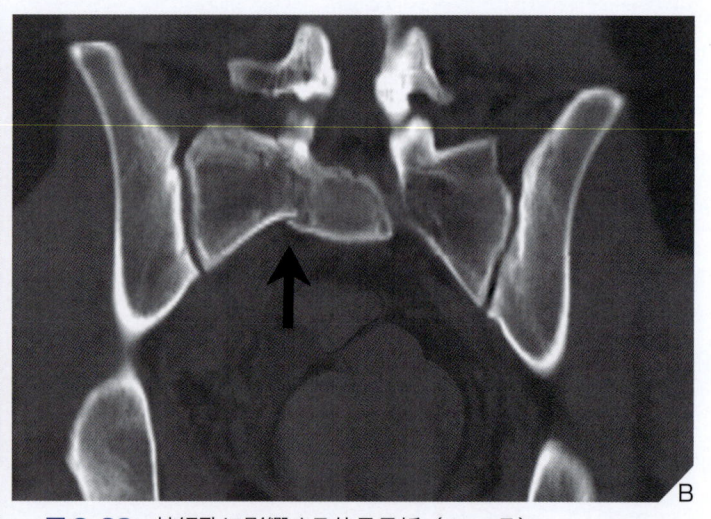

図 8-28　神経孔に影響する仙骨骨折（zoneⅡ）
（A）横断像，（B）冠状断像，（C）3D-CT 再構成像にて仙骨右側に，神経孔に達する骨折を認める（→）.

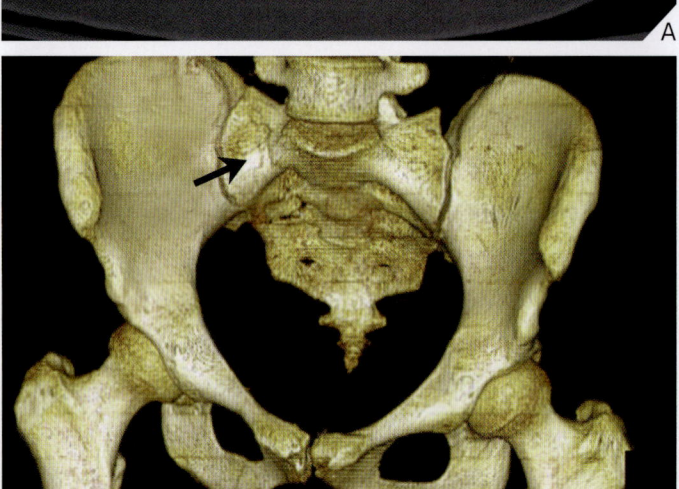

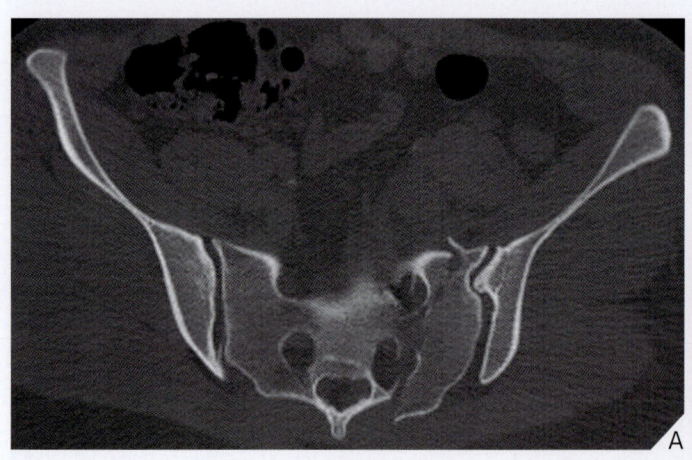

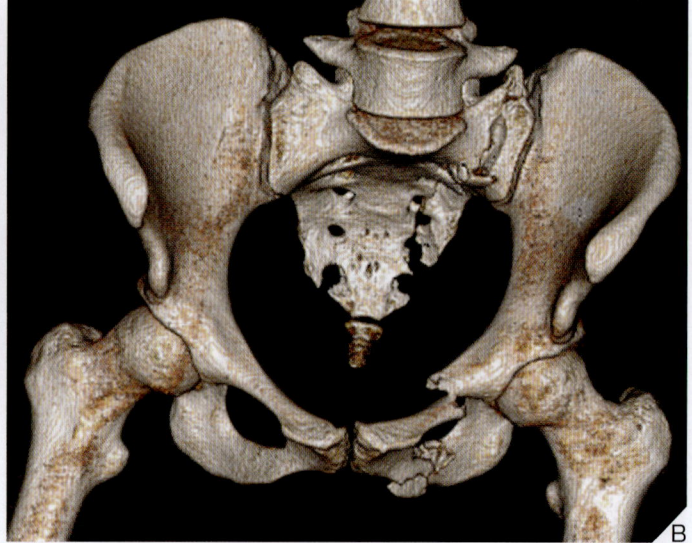

図 8-29　閉鎖孔骨折を合併する神経孔にかかる仙骨骨折（zoneⅡ）
26 歳男性．足場から転落し受傷．（A）CT 横断像および（B）3D-CT 再構成像にて神経孔に達する仙骨左側の骨折を認める．また恥骨上下枝の転位した粉砕骨折も認める.

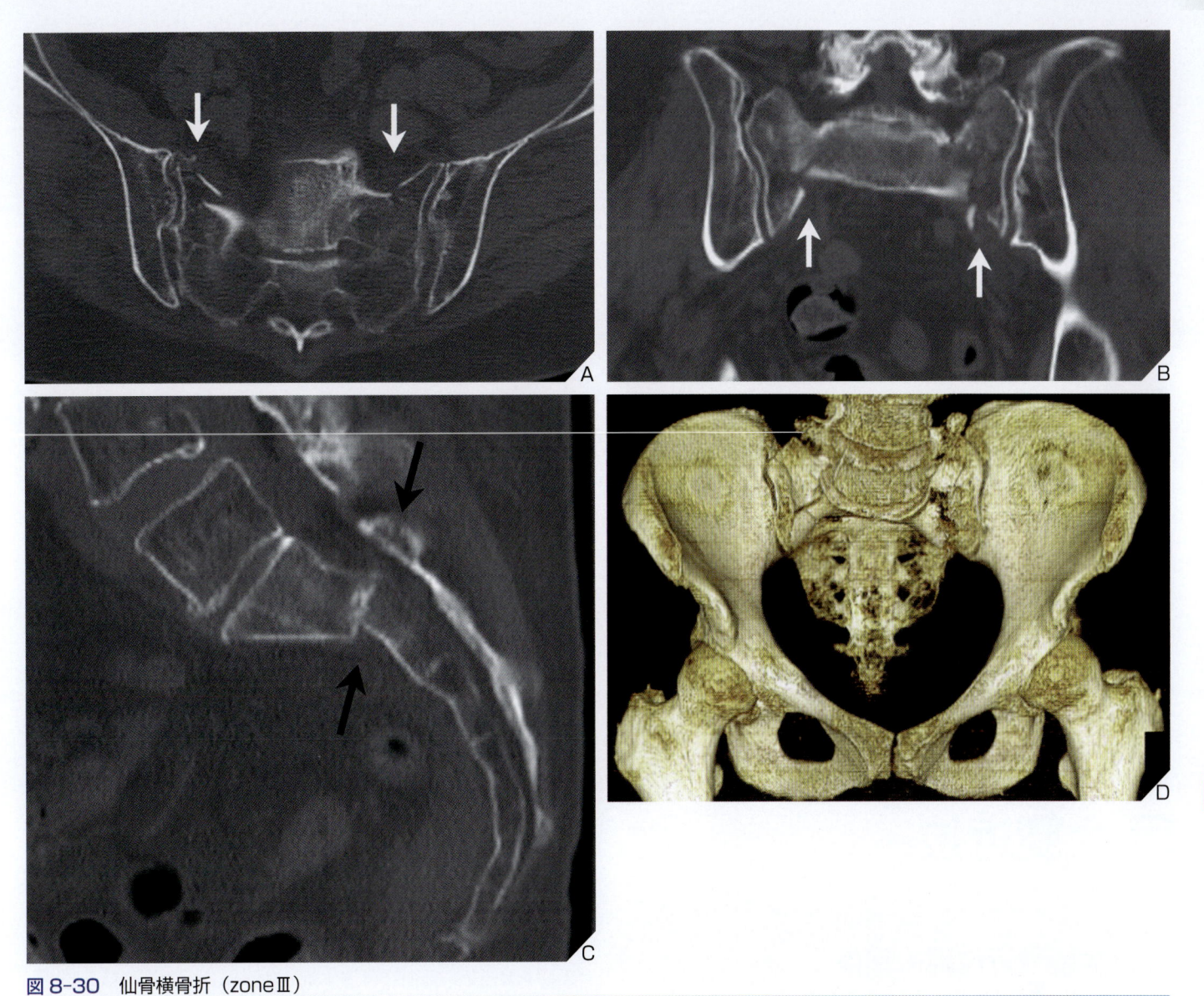

図 8-30　仙骨横骨折（zoneⅢ）
65 歳女性．横断中に車にはねられ受傷．（A）CT 横断像，（B）冠状断像，（C）矢状断像，（D）3D-CT 再構成像にて H 型の仙骨骨折を認める（白→）．脊柱管内を貫ぬく骨折線を認める（黒→）．

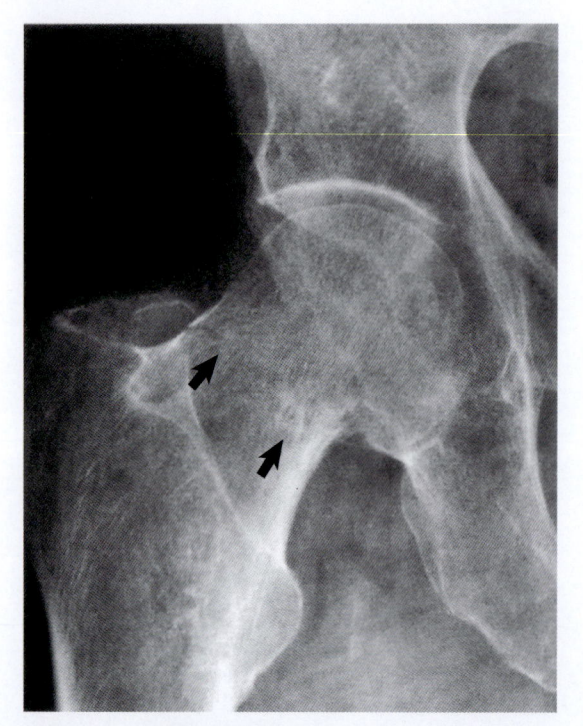

図 8-31　大腿骨頚部骨折
83歳女性．浴室で転倒し，右股関節Ｘ線正面像で示されるように典型的な転位のない大腿骨頚部中間部骨折を起こした（→）．

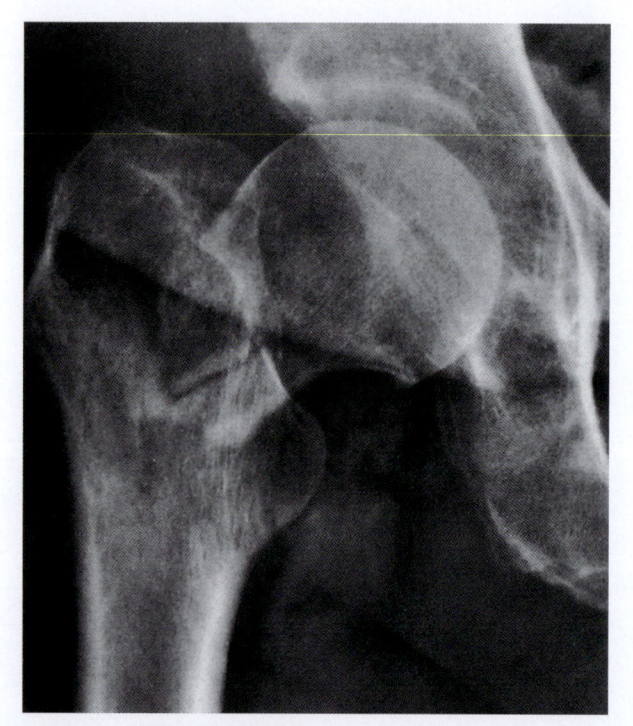

図 8-32　大腿骨頚基部骨折
37歳男性．梯子から転落し受傷．右股関節正面像で転位した大腿骨頚基部骨折が明らかである．

B　大腿近位

1．大腿骨近位部の損傷

a　大腿骨近位部骨折

　大腿骨近位部骨折が疑われたら，通常のＸ線検査は少なくとも二方向，つまり股関節の正面像と開排位（frog-lateral）像（図 8-1，6 を参照）を撮影すべきで，股関節の鼡径部側面（groin-lateral）像（図 8-7 を参照）もしばしば必要である．しかし多くの転位のない骨折および転位のある骨折においては，股関節の正面像だけで十分なこともある（図 8-31，32）．CT や MRI は骨折型や転位の程度を決めるときに必要となることがある（図 8-33～36）．骨スキャンも疑わしい症例に必要なこともある（図 4-10B を参照）．

　従来より大腿骨近位部骨折は以下の 2 つのグループに分けられている：

❶ 関節内骨折は大腿骨骨頭と頚部を含み，骨頭・骨頭下・頚部・頚基部に分けられる．

❷ 関節外骨折は転子部を含み，転子間骨折と転子下骨折に分けられる（図 8-37）．

　この区別の重要性は，大腿骨近位の関節内骨折に引き続いて起こる外傷後の合併症の頻度の差による．もっとも一般的な合併症は骨壊死（虚血性または無腐性骨壊死）で，関節内骨折の

15～35％に発生するとされているが，その頻度は報告により異なる．

　大腿骨頚部骨折に引き続いて発生する骨壊死の頻度が高い理由は，大腿骨近位部における栄養血管の特性による．股関節の関節包は寛骨から起こり，大腿骨頚部の基部にある転子間稜に沿って大腿骨の前面に付着する．後方では，関節包は大腿骨頭と頚部の近位 2/3 を被う．大腿骨頭の大部分の血流は大腿回旋動脈から供給され，この動脈は頚部の基部を環状に包むように位置し，大腿骨頚部に沿って関節包下に大腿骨頭に上行する枝を出す．大腿骨頭の非常に小さい範囲のみ円靱帯（大腿骨頭靱帯）の動脈により供給される（図 8-38）．この血流の分布により，関節内骨折は血管を断裂しやすく，血液供給が阻止され，骨壊死に陥りやすい．一方，転子部は関節外であり，大腿回旋動脈の枝や両転子部のまわりに付着する筋肉より良好な血流を受ける．このように，一般的に転子間骨折は大腿骨頭の壊死を引き起こさない．

　偽関節も大腿骨頚部骨折に引き続く一般的な合併症で，この骨折患者の 10～44％に発生する．Pauwels によると，骨折線の傾きが予後を左右するとされ，骨折線がより傾くと，より多くの偽関節が発生しやすくなる（図 8-39）．

■ 関節内骨折 ■

　大腿骨頚部骨折の分類は多く提唱されているが，Pauwels と Garden の分類は臨床の観点から有用である．なぜなら，骨折の安定性，つまり整形外科的治療と予後を考慮しているからである．

　Pauwels は，大腿骨頚部骨折を整復後の正面像で水平面と骨

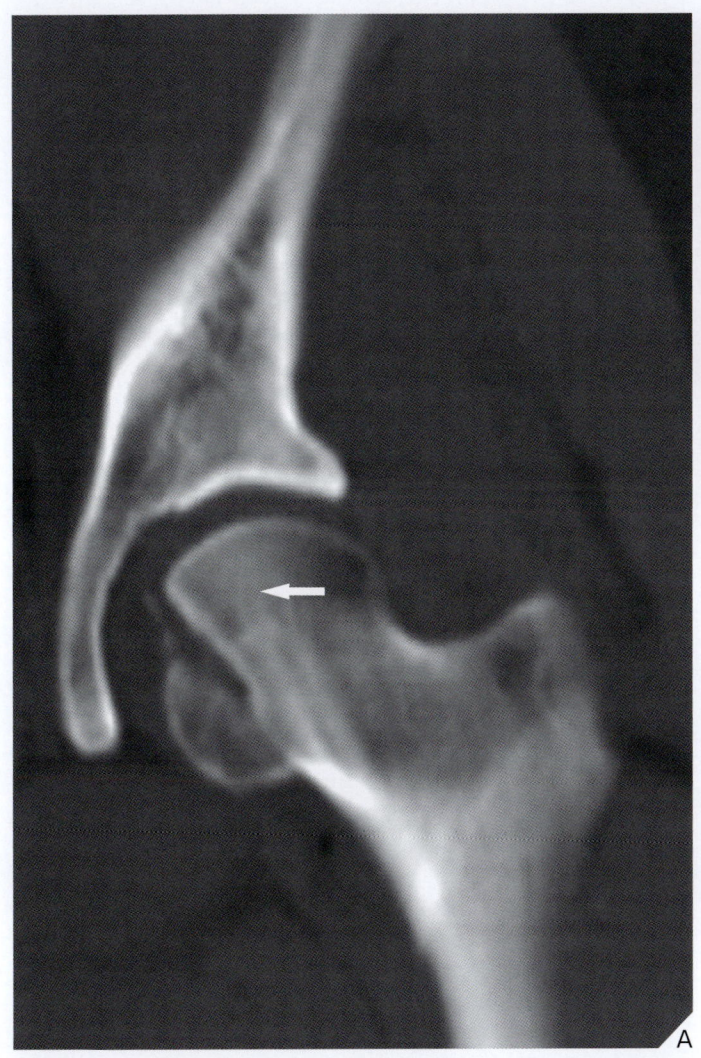

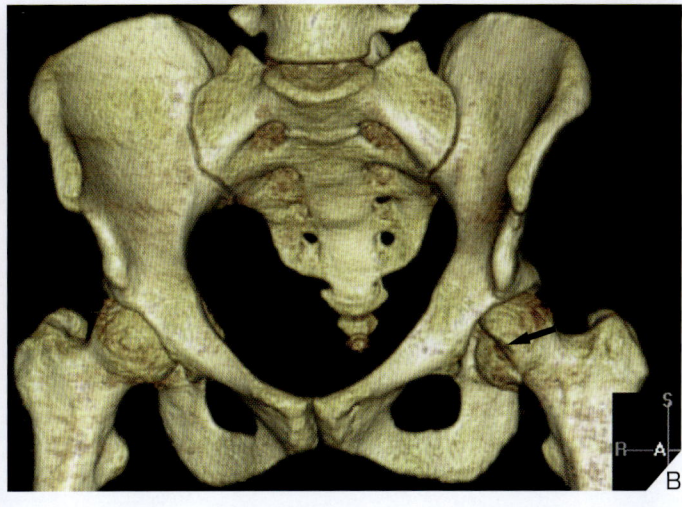

図 8-33　大腿骨頭骨折の CT・3D-CT 所見
20 歳女性．左股関節後方脱臼．脱臼は整復された．（A）左股関節冠状断 CT および（B）骨盤 3D-CT にて，股関節後方脱臼の合併症の 1 つである骨頭骨折を認める（→）．

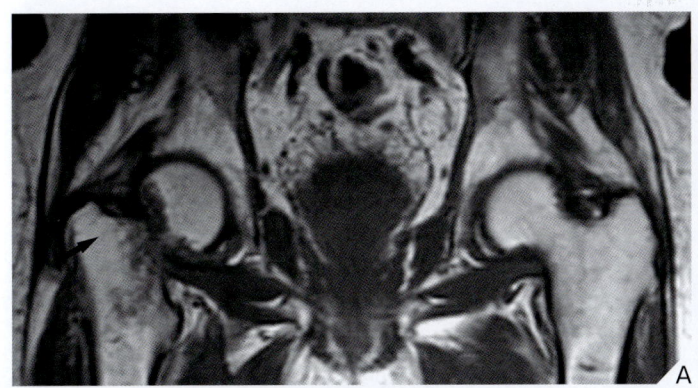

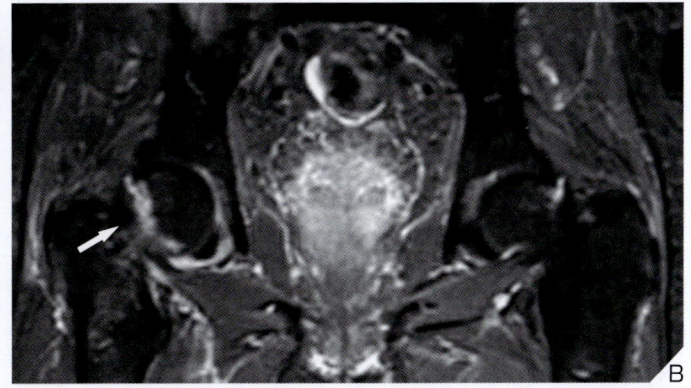

図 8-34　骨頭下骨折の MRI 所見
77 歳女性．路上で転倒し右股関節痛出現．（A）プロトン密度強調冠状断像および（B）反転回復（IR）法 MRI にて右大腿骨骨頭下骨折を認める（→）．

折線の角度の程度により分類し，骨折線が水平に近づくほどより安定し，よりよい予後が得られると強調した（図 8-39 を参照）．一方，Garden は整復前の大腿骨骨頭の転位に基づいて大腿骨頚部骨折の病期分類を提案した．Garden 分類における転位は，主（内側）圧縮骨梁の位置により分類される（図 8-40）．

この分類によれば，関節内骨折は以下の4段階に分けられる（図 8-41）．

・ stage Ⅰ：不完全骨頭下骨折．このいわゆる嵌入または外転骨折において，大腿骨骨幹部は外旋し，大腿骨頭は外反位となる．大腿骨頭と頚部の内側骨梁は 180° 以上の角度をな

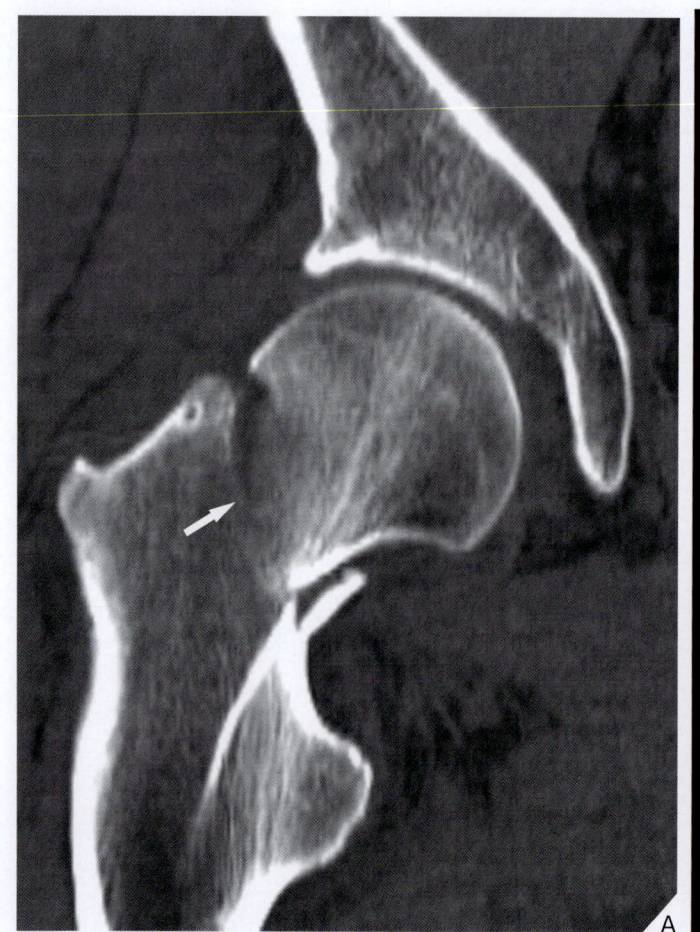

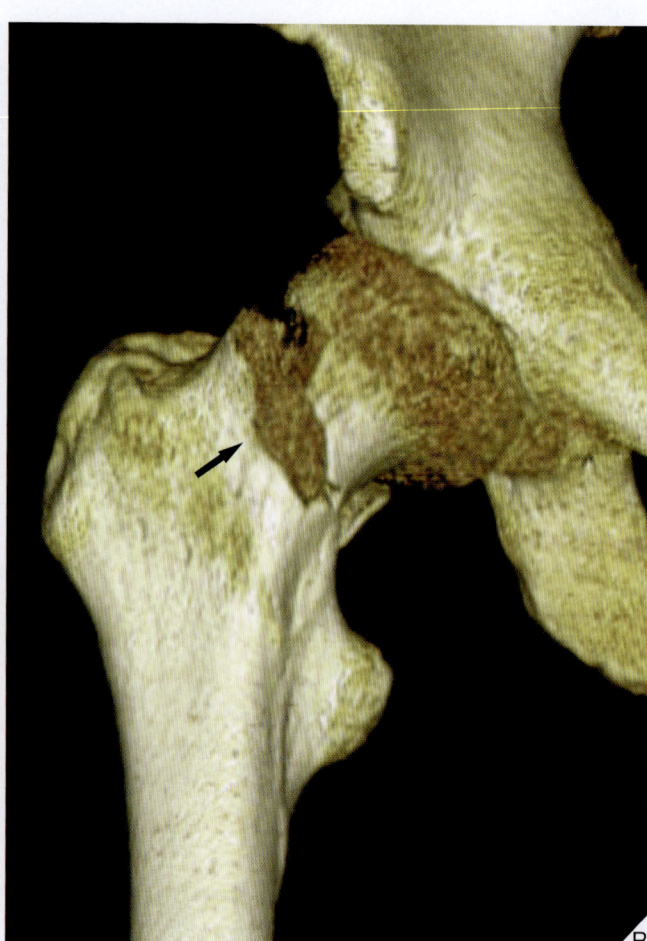

図 8-35　大腿骨頚部骨折の CT・3D-CT 所見
（A）CT 冠状断像，（B）3D-CT にて右大腿骨頚部骨折を認める（→）.

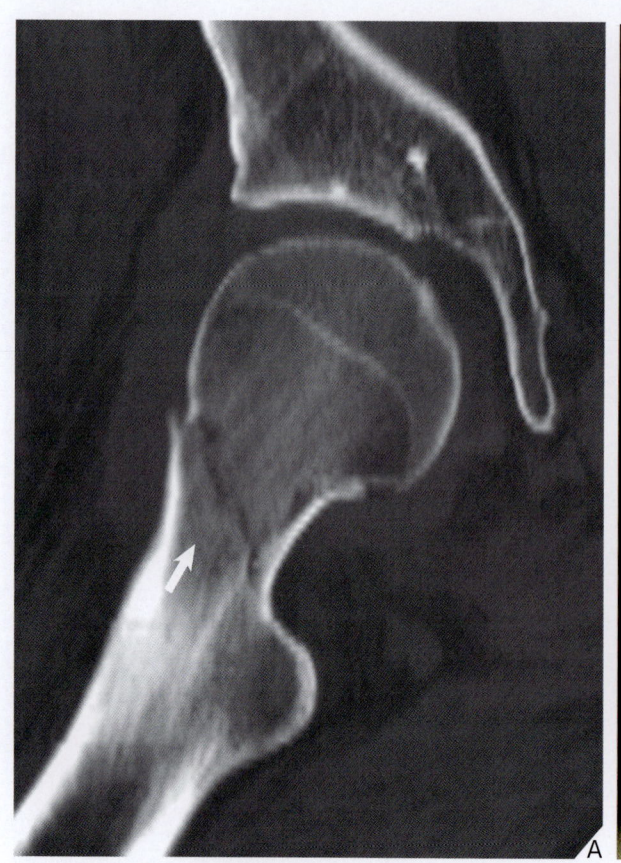

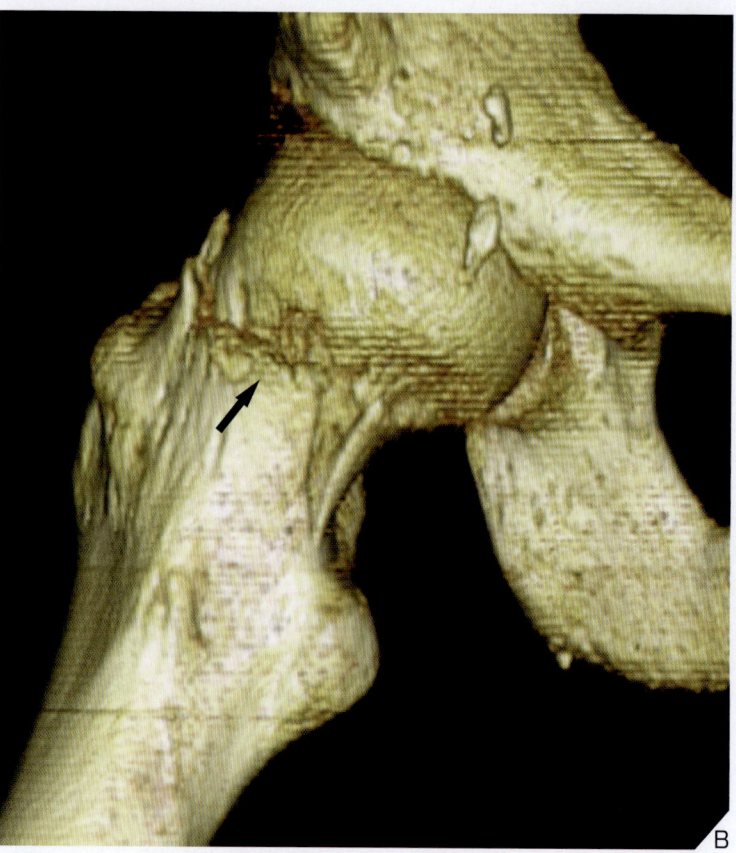

図 8-36　大腿骨頚基部骨折の CT・3 D-CT 所見
60 歳男性．階段から転落し受傷．（A）CT 冠状断像，（B）3 D-CT にて右大腿骨頚基部骨折を認める（→）.

大腿骨近位部骨折

関節内

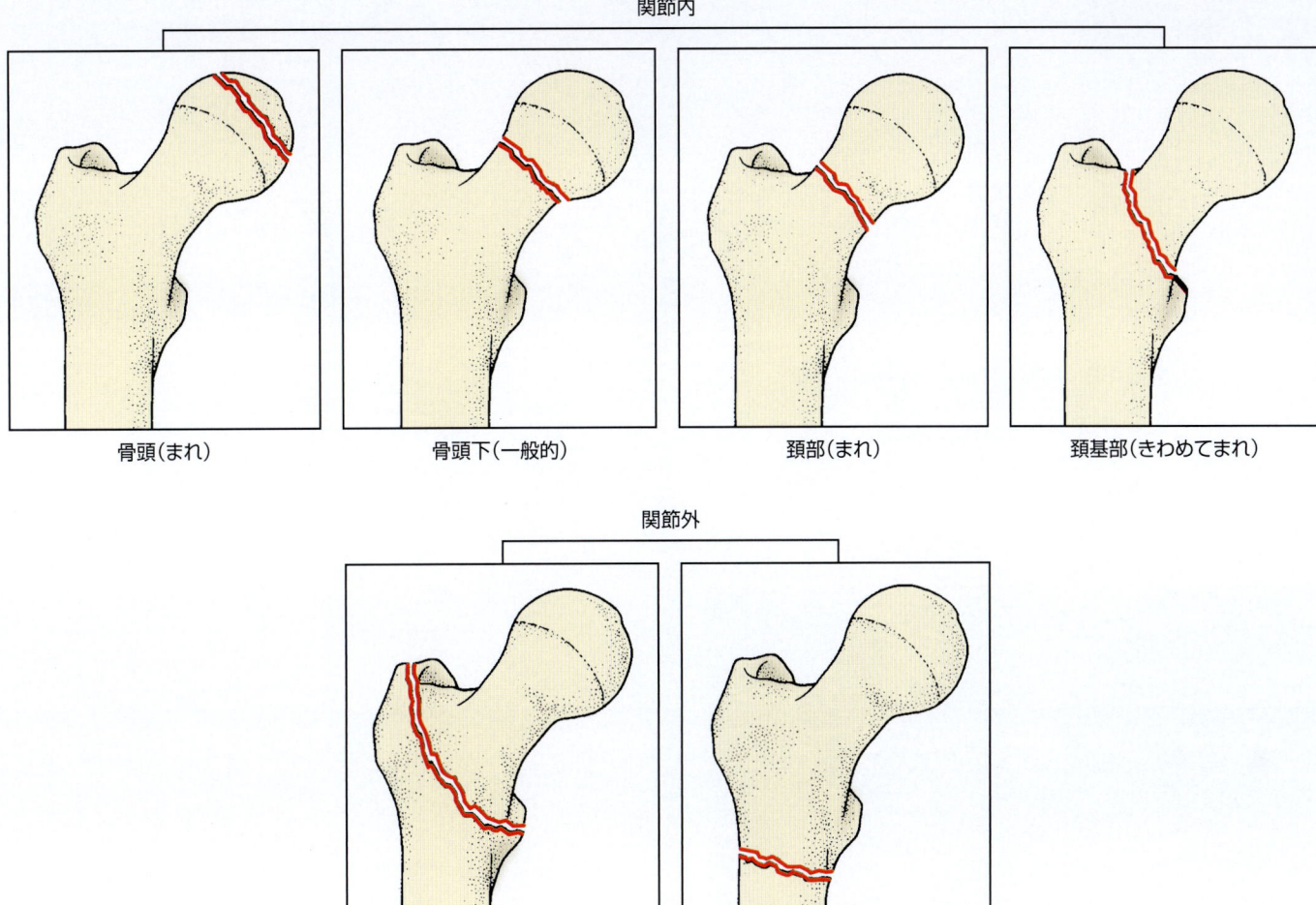

骨頭（まれ）　　骨頭下（一般的）　　頚部（まれ）　　頚基部（きわめてまれ）

関節外

転子間　　転子下

図 8-37　大腿骨近位部骨折
　大腿骨近位部骨折は，一般的に関節内，関節外に分類される．

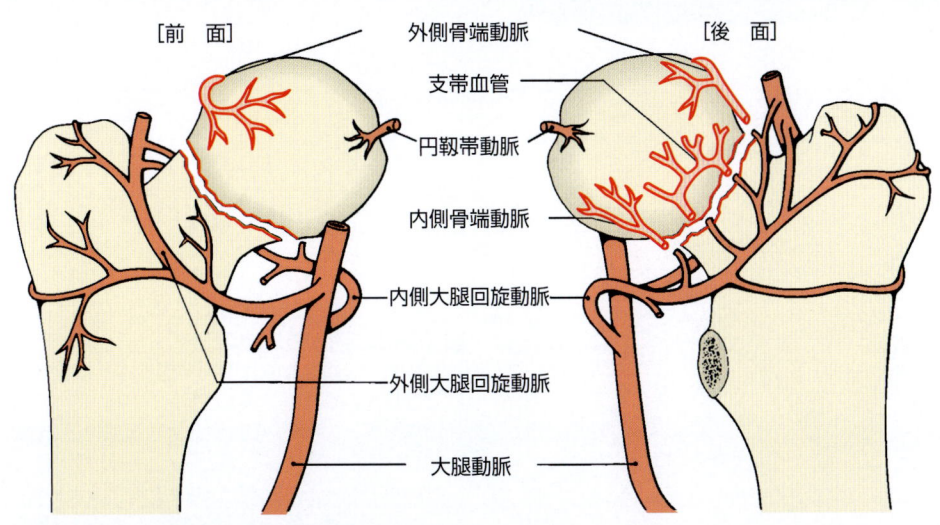

［前　面］　　外側骨端動脈　　［後　面］
支帯血管
円靱帯動脈
内側骨端動脈
内側大腿回旋動脈
外側大腿回旋動脈
大腿動脈

図 8-38　大腿骨近位部の血液供給
　大腿骨近位部は，関節包下に大腿骨頚部から大腿骨頭に向けて分岐する大腿回旋動脈の枝により血液が供給される．大腿骨近位部の関節内骨折はこの血液供給を遮断し，その結果として骨壊死が起こる．

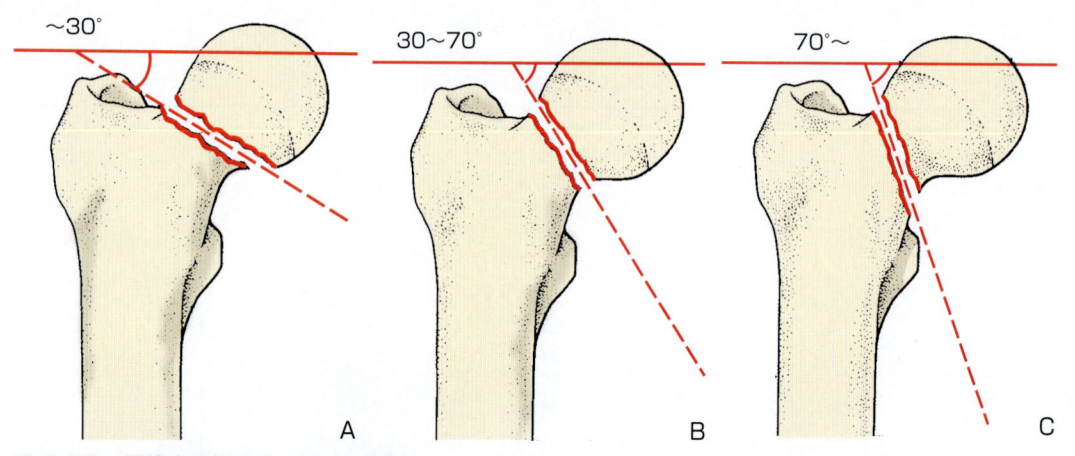

図 8-39　関節内骨折の Pauwels 分類
　関節内骨折の Pauwels の分類は骨折線の傾きによる. すなわち, 骨折線がより垂直に近づくと骨折は不安定となり, 結果的に偽関節の頻度は高くなる. (A) タイプⅠ, (B) タイプⅡ, (C) タイプⅢ.
(Pauwels F. Biomechanics of the normal and diseased hip. New York : Springer-Verlag ; 1976 より改変).

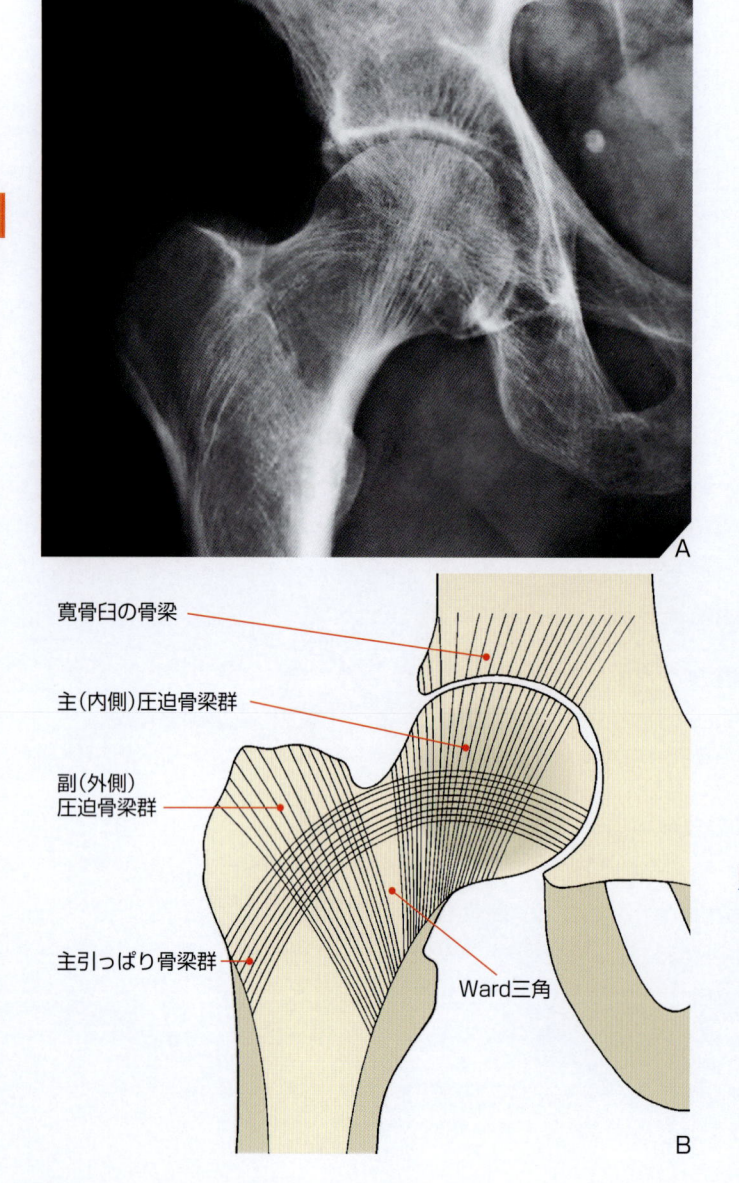

寛骨臼の骨梁

主(内側)圧迫骨梁群

副(外側)
圧迫骨梁群

主引っぱり骨梁群

Ward三角

図 8-40　股関節の骨梁
　Garden 分類は大腿骨頭と頚部における 3 つの骨梁のグループに基づいて分類される. 主引っぱり骨梁群 (principal tensile trabeculae) は弓形を形成し, 大転子の外側縁より頚部の上方の皮質を通って大腿骨頭を横切り, 関節窩の下面に終わる. 主圧迫骨梁群 (principal compressive trabeculae) は頚部の内側骨皮質から大腿骨頭に垂直に発生し, 三角形の形状をなす. その骨梁は通常寛骨臼の骨梁と一致する. 副圧迫骨梁群 (secondary compressive trabeculae) は calcar と小転子から大転子に走り, 扇形を形成する. この骨梁群に縁取られる中心の領域は Ward 三角 (Ward triangle) として知られている.

大腿骨頭下骨折のGarden分類

StageⅠ：不完全（外転または嵌入）骨折

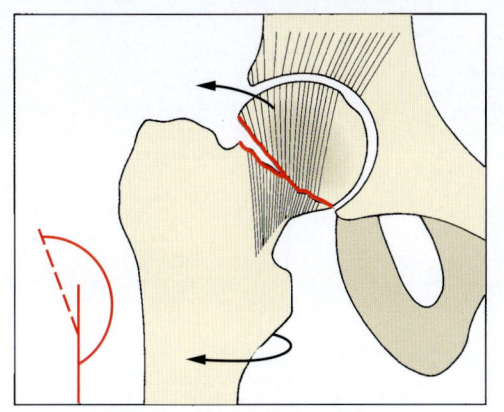

大腿骨頭と頚部の内側骨梁の角度＞180°

StageⅡ：転位のない完全骨折

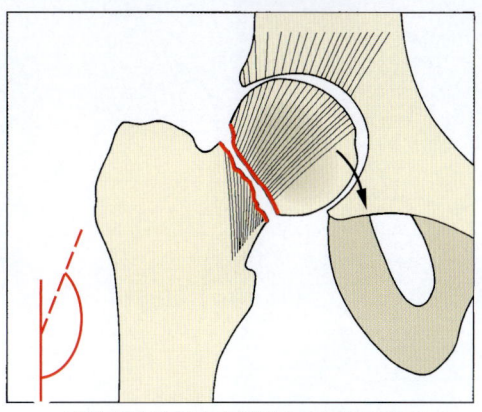

大腿骨頭と頚部の内側骨梁の角度≒160°

StageⅢ：軽度の転位を伴う完全骨折

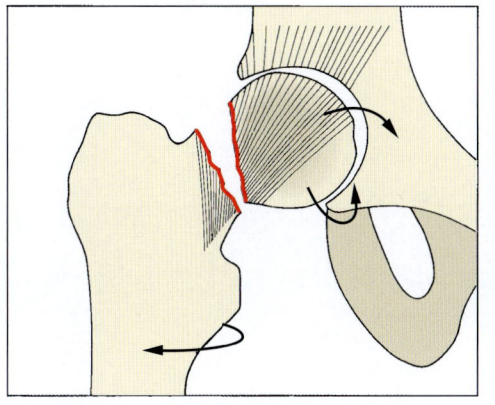

大腿骨頭の内側骨梁は骨盤骨梁と一致しない

StageⅣ：高度の転位を伴う完全骨折

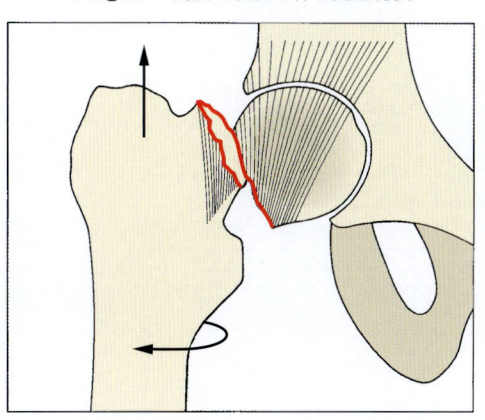

大腿骨頭の内側骨梁は骨盤骨梁と一致する

図 8-41 　骨頭下骨折のGarden分類
大腿骨骨頭下骨折のGarden分類は，整復前の骨頭の転位に基づく．転位は主（内側）圧迫骨梁群の位置によって分類される．
（Garden RS. Reduction and fixation of subcapital fractures of the femur. Orthop Clin North Am 1974；5：683-712 より改変）.

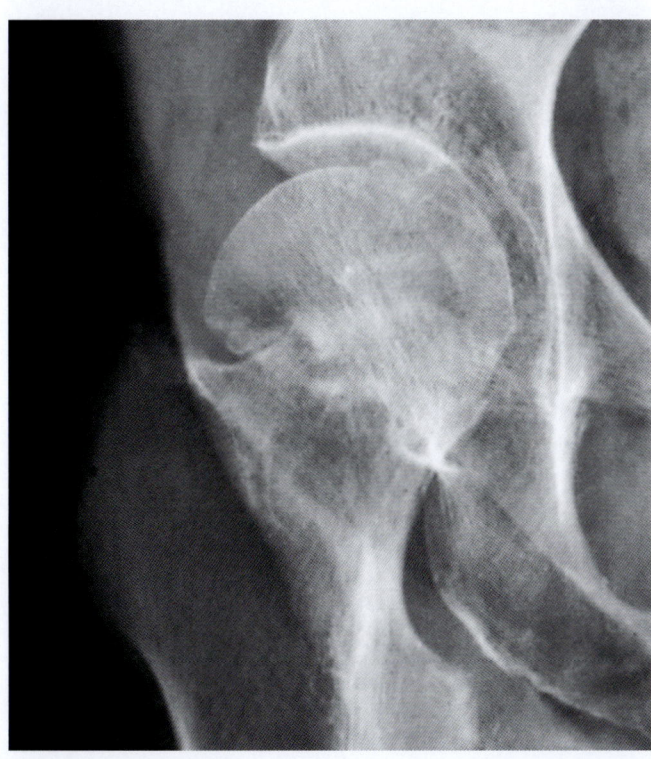

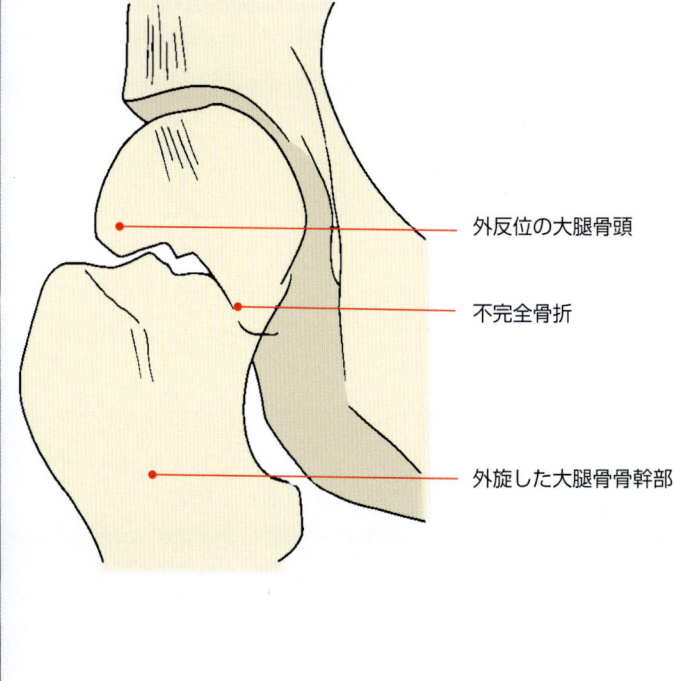

外反位の大腿骨頭

不完全骨折

外旋した大腿骨骨幹部

図 8-42 　骨頭下骨折
　72歳女性．床に転倒し，右大腿骨頚部骨折を受傷．正面像で嵌入した骨頭下骨折を認めた．大腿骨骨頭は外反位で，大腿骨骨幹部は外旋し，大腿骨頭と頚部の内側骨梁のなす角は180°以上である．これらの像は Garden 分類の stageⅠ の特徴に一致する.

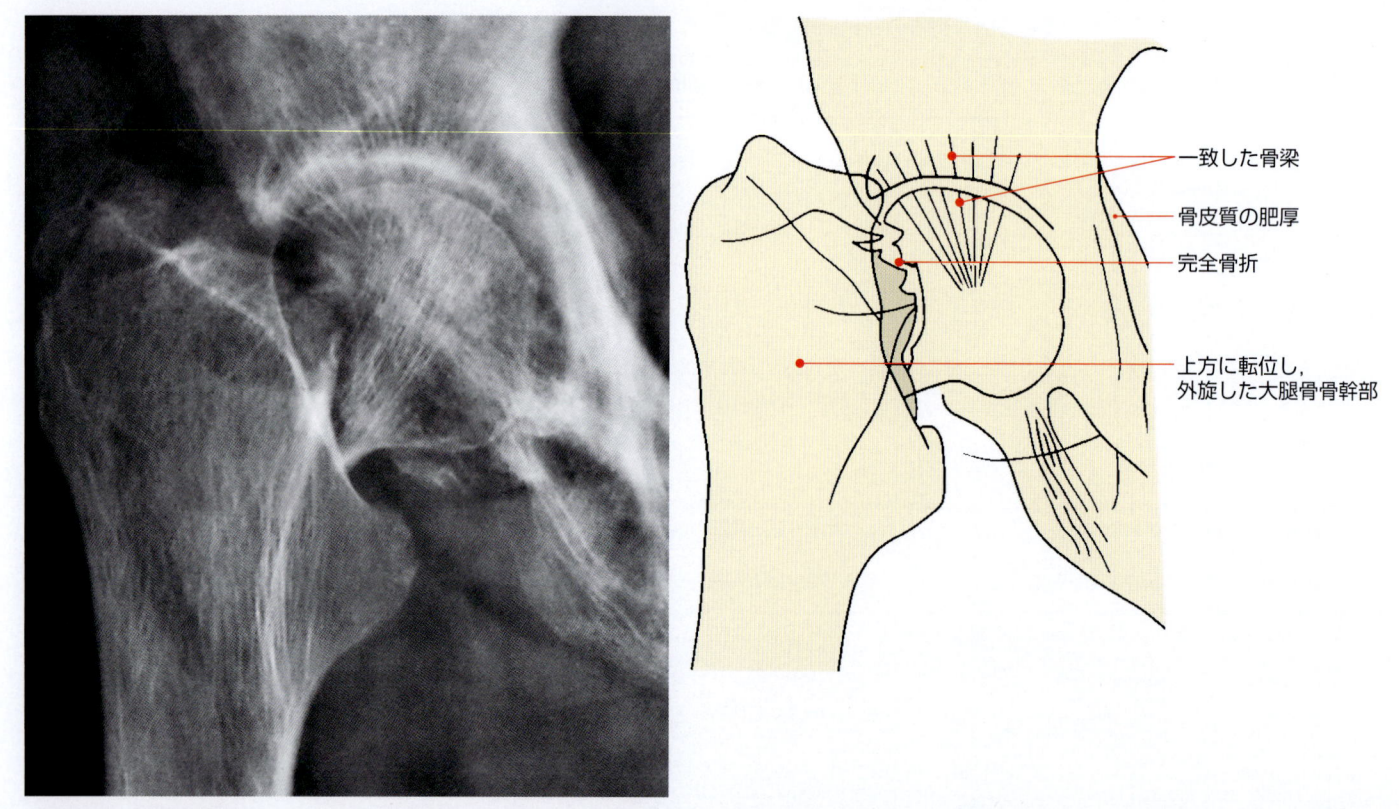

一致した骨梁

骨皮質の肥厚

完全骨折

上方に転位し,
外旋した大腿骨骨幹部

図 8-43　骨頭下骨折
　77 歳女性. 地下鉄のプラットホームで転倒し, 右大腿骨頚部骨折を受傷. 正面像で大きく転位した完全な骨頭下骨折を認める. 頚部から離れた骨頭は寛骨臼内で正常な位置にある. 骨頭と寛骨臼の骨梁の並びに注目. 大腿骨骨幹部は上方に転位し, 外旋している. この像は Garden 分類の stage Ⅳと分類される.

8

す (図 8-42). この骨折は安定型で予後はよい.
- stage Ⅱ:転位のない完全骨頭下骨折. 頚部における完全骨折において, 大腿骨骨幹部は大腿骨頭と正常なアライメントを保ち, 転位はないが, 内反変形をきたし, その結果大腿骨頭の内側骨梁は骨盤の骨梁と一致しない. 骨頭の内側骨梁は大腿骨頚部の内側骨梁と約 160°の角度を成す. この骨折は安定型で予後はよい.
- stage Ⅲ:軽度の転位を伴う完全骨頭下骨折. この骨折型において大腿骨骨幹部は外旋している. 骨頭は内旋・外転し, 内反変形をきたす. 大腿骨頭の内側骨梁は骨盤の骨梁と一致しない. 一般的に, この骨折は不安定型だが, 適切な整復により安定型骨折に変えられる. 予後は stage Ⅰや Ⅱの骨折ほどよくはない.
- stage Ⅳ:高度の転位を伴う完全骨頭下骨折. この骨折型において大腿骨骨幹部は外旋し, 上方に転位し, 大腿骨頭の前方に位置する. 骨頭は完全に骨幹部から離れているが, 寛骨臼内において正常な位置に留まる. 内側骨梁は骨盤の骨梁と一致する (図 8-43). この骨折は不安定型で予後は悪い.

　この大腿骨頚部骨折の分類は, 予後予測において重要である. Garden は 80 名の患者を 1 年以上調査した結果, stage Ⅰや Ⅱの全症例で, また stage Ⅲで 93%, stage Ⅳで 57%の骨癒合を得たと報告した. 骨壊死は転位のない stage Ⅰや Ⅱでは 8%のみであったが, 転位のある stage Ⅲや Ⅳでは 30%に発生した.

■ 関節外骨折 ■

　関節外骨折は通常転倒による直達外力で生じ, 関節内骨折よりも高い年齢で発生する. この骨折の大部分は転子間骨折で, 主な骨折線は大転子から小転子に拡がり, 通常粉砕骨折となる. 多くの場合, 診断は股関節の正面像でなされる (図 8-44). まれに, 骨折線が不明瞭で, 斜位撮影も必要とすることがある.

　前述したように, 大腿骨近位部の関節外骨折は, いくつかの分類が呈示されたが, 通常 2 つのサブグループ, すなわち転子間骨折と転子下骨折に分けられる. 転子間骨折は, 骨片の数または骨折線の進展によりさらに亜型に分類される. この骨折の簡単な分類は骨片の数を考慮にいれて提案された (図 8-45). この分類における two-part fracture は安定型であるが, four-part または multipart fracture は不安定型である. Boyd と Griffin は粉砕の有無, そして転子下領域の損傷の有無による転子間骨折の分類を提案した (図 8-46). 後方および内側の骨皮質の粉砕は予後に重要な意味をもつ. 粉砕されていれば, 骨折は不安定型であり, 転位骨切り術 (displacement osteotomy) を必要とすることがある. とくに大転子, 小転子に骨折が及ぶ four-part fracture の治療においては重要となる*. また粉砕がなければ骨折は安定型となり, 治療は compression screw を用いる.

＊訳者注:現在, 不安定型骨折に対して骨切り術を行うことは一般的ではなく, 前方および内側皮質をオーバーラップするように整復して, 髄内釘を用いた内固定が行われることが多い.

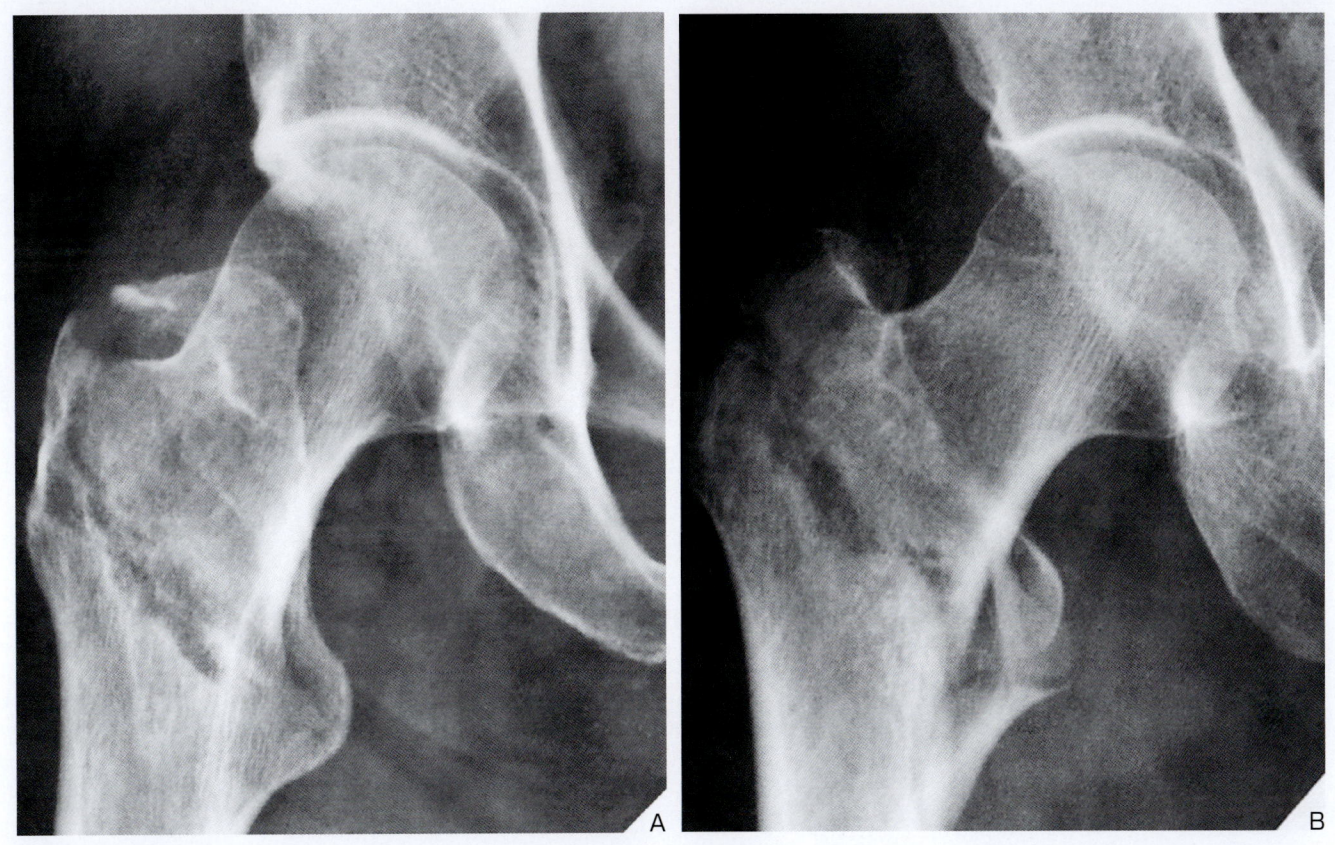

図 8-44 転子間骨折
（A）右股関節正面像で，粉砕した three-part の転子間骨折を認め，Boyd-Griffin 分類の type II と分類された．（B）右股関節正面像で，転子下骨折を合併した粉砕を伴う multipart の転子間骨折を示す．この骨折は Boyd-Griffin 分類の type III と分類された（転子間骨折の Boyd-Griffin 分類；図 8-46 を参照）．

転子間骨折の簡便な分類

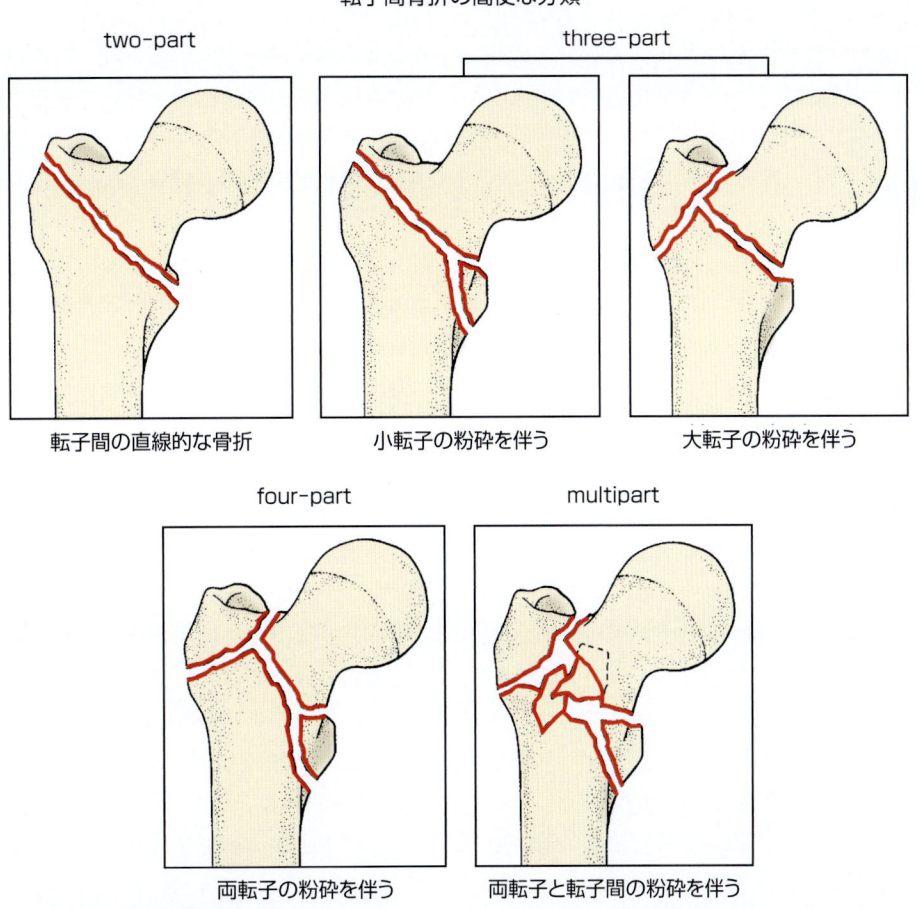

図 8-45 転子間骨折の分類
転子間骨折の簡便な分類は，骨片の数に基づく．

転子間骨折のBoyd-Griffin分類

Type Ⅰ	Type Ⅱ	Type Ⅲ	Type Ⅳ
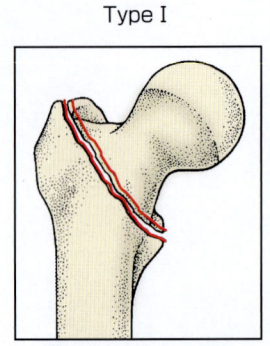	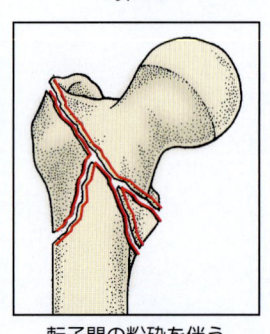	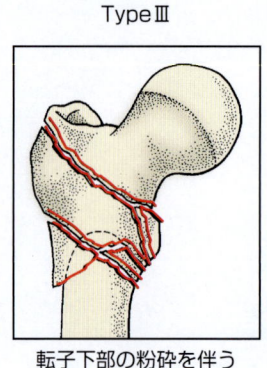	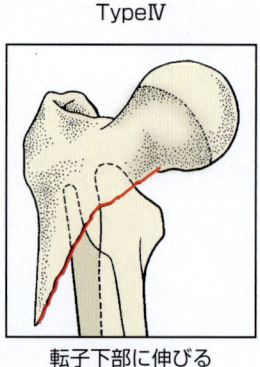
転子間の直線的な骨折	転子間の粉砕を伴う	転子下部の粉砕を伴う	転子下部に伸びる 骨幹部の斜骨折

図 8-46　転子間骨折の Boyd-Griffin 分類
転子間骨折の Boyd-Griffin 分類は，粉砕の有無と転子下部の損傷の有無を考慮している．
(Boyd HB, Griffin LL. Classification and treatment of trochanteric fractures. Arch Surg 1949 ; 58 : 853-866 より改変)

Kyle の分類は，さまざまな骨片の安定性に基づいており，実用的で非常に有用である．Type Ⅰ，Ⅱは安定型骨折，Type Ⅲ，Ⅳ，Ⅴは不安定型骨折である（図 8-47）．骨折の安定性は整形外科医にとって重要な情報であり，治療を成功させる鍵である．また，より正確な予後を予測することができる．

転子下骨折は骨折線の高さに基づき Fielding により分類され，骨折線の高さ・角度・粉砕に基づき Zickel により分類された（図 8-48）．転子下骨折について重要なことは，大腿骨のこの部位への良好な血流と十分な側副循環により，比較的良好な経過をとるということである．転子間骨折および転子下骨折の結果として，大腿骨頭壊死の発生や偽関節の頻度は非常に低く，唯一の重大な警戒すべき合併症は術後の感染症である．

2．股関節脱臼

大腿骨頭の外傷性脱臼は，強大な外力の結果として起こるが，頻度は低く，他の重篤な外傷をしばしば合併する．この外傷は交通事故において，膝関節がダッシュボードに衝突した際のような長軸方向への外力によって引き起こされる．

一般的に，股関節の脱臼は前方，後方，中心性（内側）に分類される．受傷時の股関節の肢位により脱臼方向は決まる．つまり股関節屈曲・内転・内旋位のとき後方脱臼となり，股関節外転・外旋位で前方脱臼となる．後方脱臼が大部分を占め，前方脱臼は，全股関節脱臼のわずか5〜18％である．後方脱臼は後壁骨折などを伴うことが多いが，前方脱臼では骨折を伴わないことが多い．後方脱臼を引き起こす要因としては，大腿骨頸部の前捻減少あるいは後捻などが考えられる．同様に前捻が強くなれば前方脱臼となりやすい．脱臼は股関節正面像にて容易に診断できる．前方脱臼の頻度は全股関節脱臼の13％しかなく，大腿骨頭は閉鎖孔，恥骨，腸骨の部位に転位する．正面像において，大腿骨は外転外旋して，大腿骨頭は寛骨臼の内下方に位置する（図 8-49）．後方脱臼は，もっとも一般的な脱臼で

あるが，正面像では大腿骨は内旋内転して，大腿骨頭は寛骨臼の外上方に位置する（図 8-50）．中心性脱臼（中心性突出）は常に寛骨臼骨折を合併し，大腿骨頭は骨盤腔に突出する（図 8-51,52）．

大腿骨頭の脱臼は，しばしば，骨・軟骨の損傷，関節裂隙，および股関節周囲の筋肉や靱帯に重篤な損傷を与える．CT 検査は脱臼に伴う骨折を把握するうえで不可欠であり，とりわけ皮質骨の不連続を描出するうえで最良の方法である．MRI は，画像の特殊性からきわめて特徴的な役割を果たすと考えられる．つまり，CT に比べて，海綿骨，軟骨，筋肉，靱帯，関節液などの評価に優れている．MRI は外傷性股関節脱臼に必ず合併する筋肉の損傷や関節液貯留，関節血症の同定と定量化にたいへん有効である（図 4-88，89 を参照）．また，前方脱臼，後方脱臼に好発する骨挫傷（bone contusion）の描出や，頻度の低い続発症である皮質骨の裂離骨折，骨軟骨骨折，（寛骨臼）関節唇の断裂の描出にも有効である．関節内に介在する軟部組織の描出にも有用で，とりわけ外傷性脱臼後の大腿骨頭壊死の診断には重要な役割を果たす．

外傷性股関節脱臼は，受傷後 6 時間以内に速やかな非観血的整復が望ましい．そうすることにより重篤な二大合併症の1つである大腿骨頭壊死症の発生率を低下させることが可能となる．

最近の研究によれば受傷後 6 時間以内に整復した場合の骨壊死発生率が4.8％であるのに対し，受傷後 6 時間以降の整復では58.8％に骨壊死が発生したとの報告がある．骨壊死を早期に発見することにより，骨頭ドリリング，大腿骨頭回転骨切り術，core decompression（血管柄付き骨移植術の併用を含めて）などの手術により股関節機能の温存が可能となる*．

＊訳者注：骨壊死を早期に発見することは，生活指導という面で重要であるが，必ずしも予防的手術が必要となるわけではない．原則的に無症状な時期に手術を行う必要性は低いと思われる．

脱臼後の変形性関節症の発生率は 17〜48.8％とさまざまであ

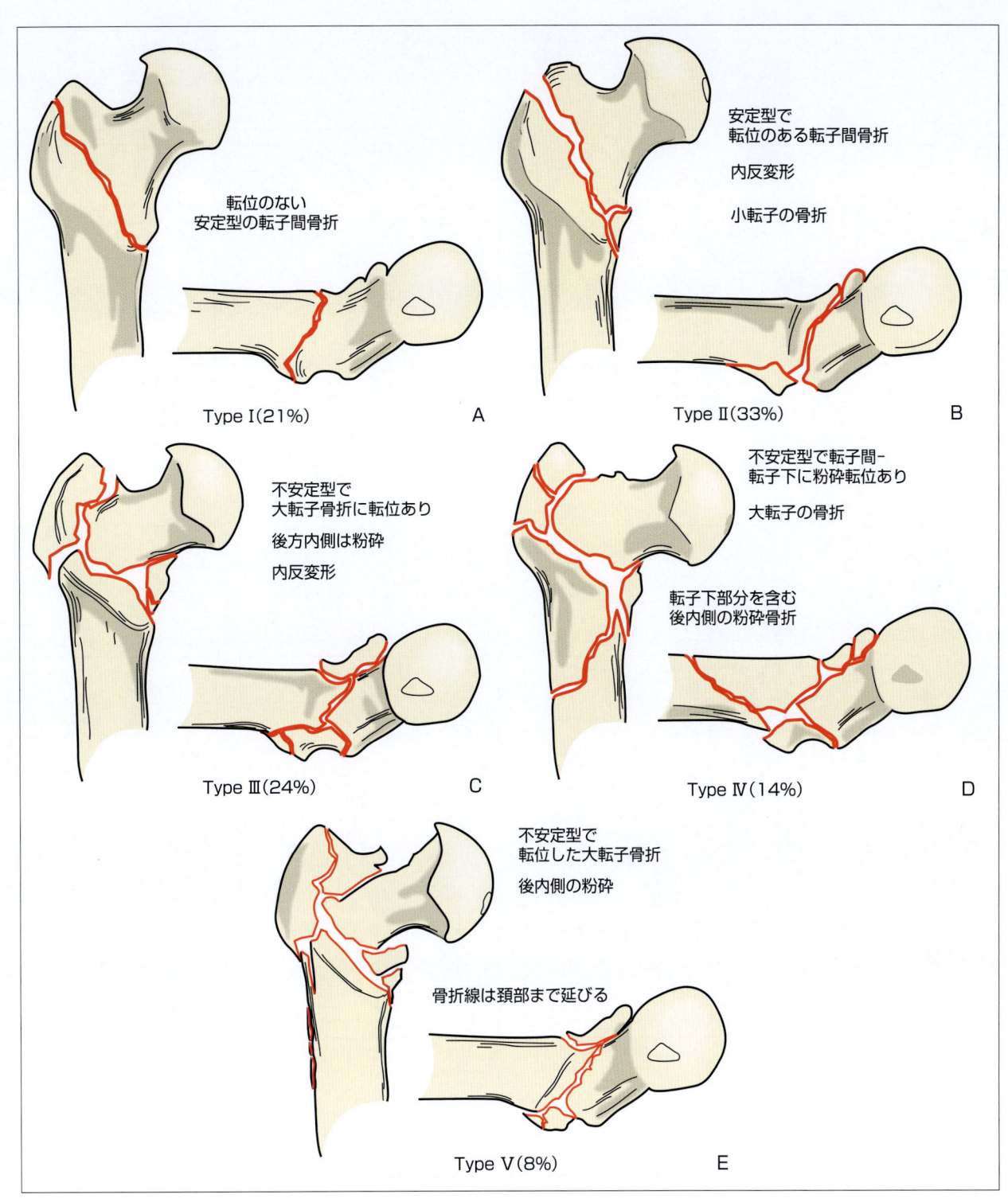

転位のない
安定型の転子間骨折

Type Ⅰ(21%)　A

安定型で
転位のある転子間骨折

内反変形

小転子の骨折

Type Ⅱ(33%)　B

不安定型で
大転子骨折に転位あり

後方内側は粉砕

内反変形

Type Ⅲ(24%)　C

不安定型で転子間－
転子下に粉砕転位あり

大転子の骨折

転子下部分を含む
後内側の粉砕骨折

Type Ⅳ(14%)　D

不安定型で
転位した大転子骨折

後内側の粉砕

骨折線は頸部まで延びる

Type Ⅴ(8%)　E

図 8-47　転子間骨折の Kyle 分類
この分類は骨片の安定性に基づいており，より正確な予後予測を可能とする．
（Moehring HD, Greenspan A, eds. Fractures-diagnosis and treatment. New York : McGraw-Hill ; 2000 : 99-105 より
改変）

転子下骨折のFielding分類とZickel分類

Fielding分類

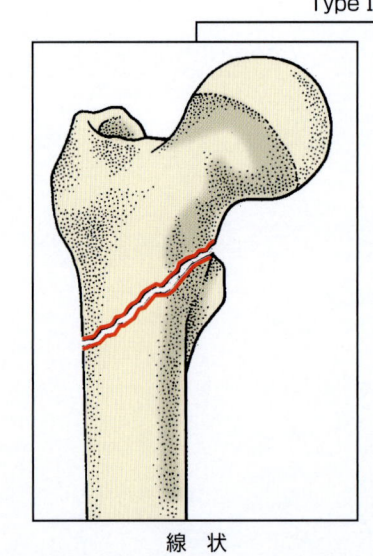

Type Ⅰ
Type Ⅱ
Type Ⅲ

Zickel分類
Type Ⅰ：短斜

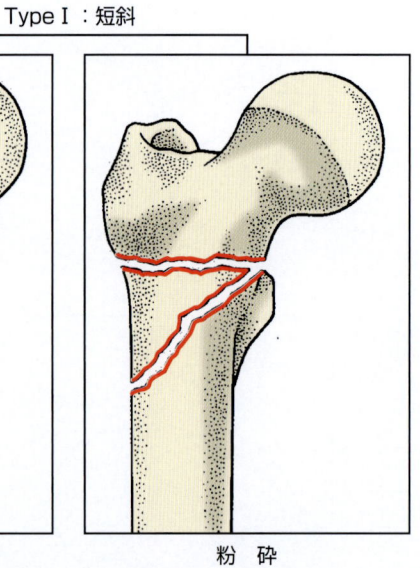

線　状　　　　　　　　粉　砕

Zickel分類（つづき）

Type Ⅱ：長斜

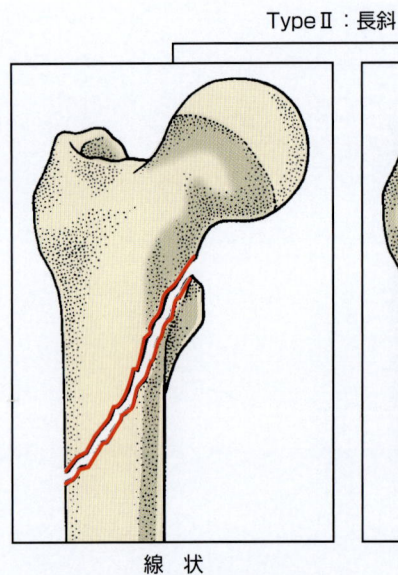
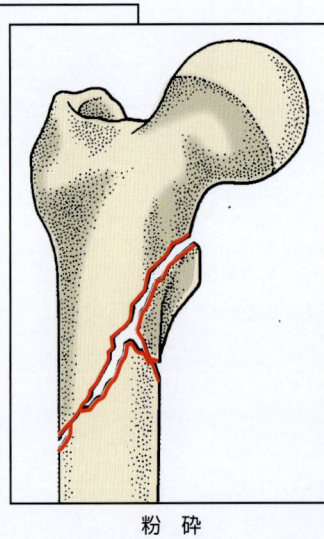

線　状　　　　　　　　粉　砕

Type Ⅲ：横断

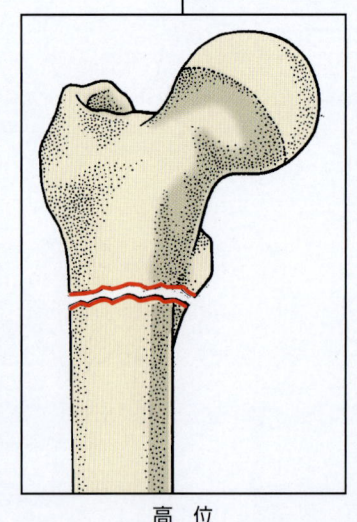
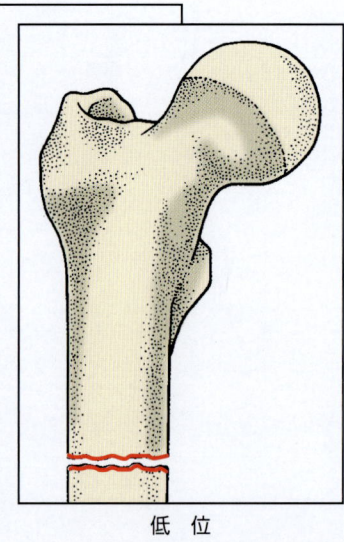

高　位　　　　　　　　低　位

図 8-48　転子下骨折の分類
転子下骨折の Fielding の分類（図の左上）は，骨折が起こっている転子下部位の高さに基づく．type Ⅰはもっとも多い型で，小転子の高さで起こり，type Ⅱは小転子の下 2.5 cm 以内で，type Ⅲはもっとも少ない型で小転子の下 2.5〜5 cm で起こる．転子下骨折の Zickel の分類は，粉砕の有無だけでなく骨折線の高さと傾斜も考慮している．
(Fielding JW. Subtrochanteric fractures. Clin Orthop 1973；92：86-99 および Zickel RE. An intramedullary fixation device for the proximal part of the femur. Nine year's experience. J Bone Joint Surg [Am] 1976；58A：866-872 より改変)

るが，これらは，受傷時の外傷の程度，関節内遊離体の有無，受傷後の重労働などに関係すると考えられる．単純な脱臼のみのほうが，複雑な骨折を伴う症例より，当然予後はよいと考えられる．

3．腱病変

　股関節周囲の腱病変は，腱および腱鞘炎や断裂，滑液包炎などによって生じる大転子部の痛みとして，高齢者の中殿筋腱・小殿筋腱にしばしば生じる（図 8-53）．これらの腱は肩関節同様に股関節の rotator cuff ともいわれる．腸腰筋の断裂は若年者のアスリートと高齢者にみられる（図 8-54）．そのほかの腱病変として，大腿直筋や縫工筋・ハムストリングスの腱損傷がしばしば若年者のアスリートにみられる（図 8-55）．

4．圧迫性および絞扼性神経障害

　骨盤・股関節周囲の圧迫性および絞扼性神経障害は以下のようなものがみられるが，比較的まれである．
・梨状筋症候群（図 8-56）：梨状筋の肥厚や外傷・解剖学的

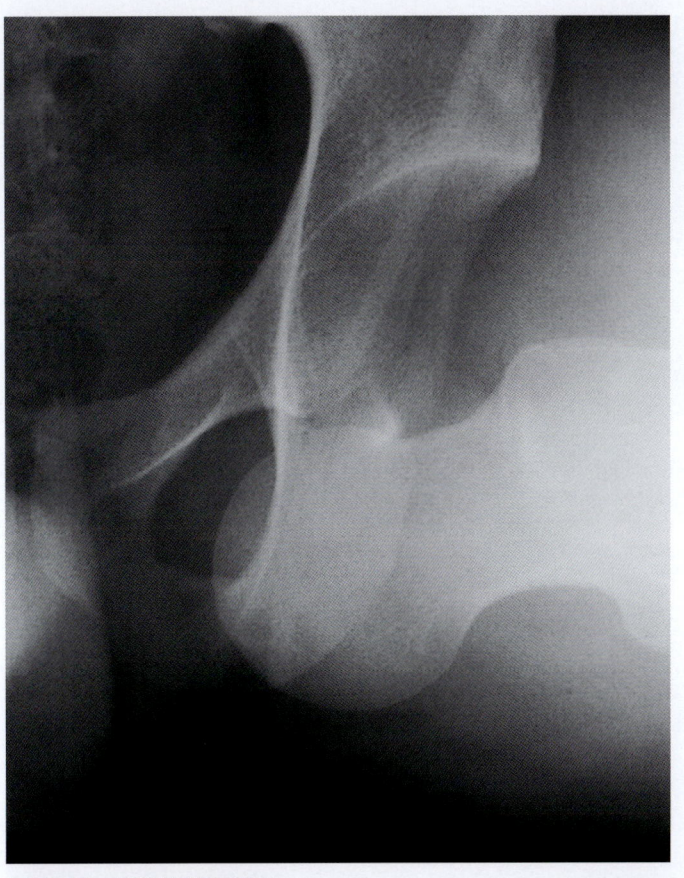

図 8-49　股関節前方脱臼
19 歳男性. 股関節前方脱臼を受傷. 正面像にて大腿骨頭は典型的な位置にあることに注目. つまり, 骨頭は寛骨臼に対し内下方に位置している.

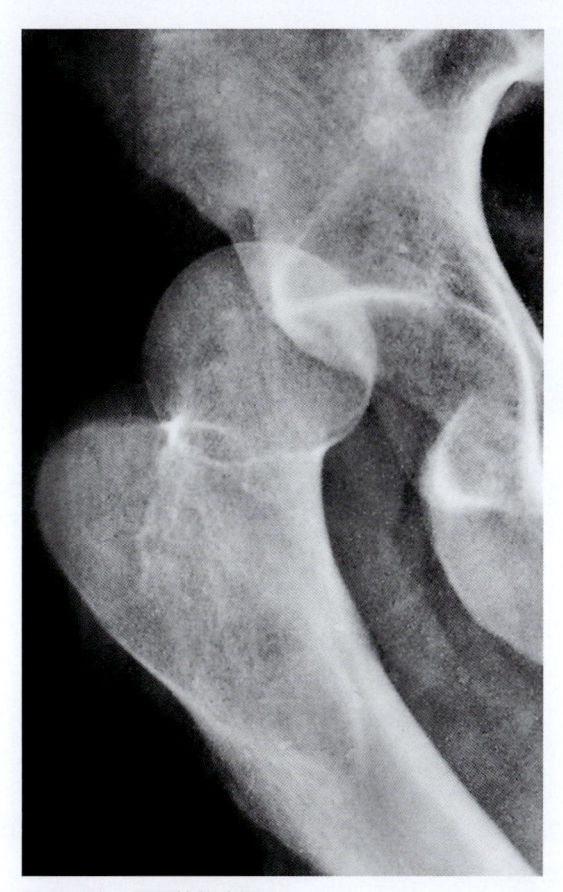

図 8-50　股関節後方脱臼
30 歳女性. 自動車事故で, 典型的な股関節後方脱臼を起こした. この正面像で下肢が内転し, 大腿骨頭が寛骨臼の後縁と重なることに注目.

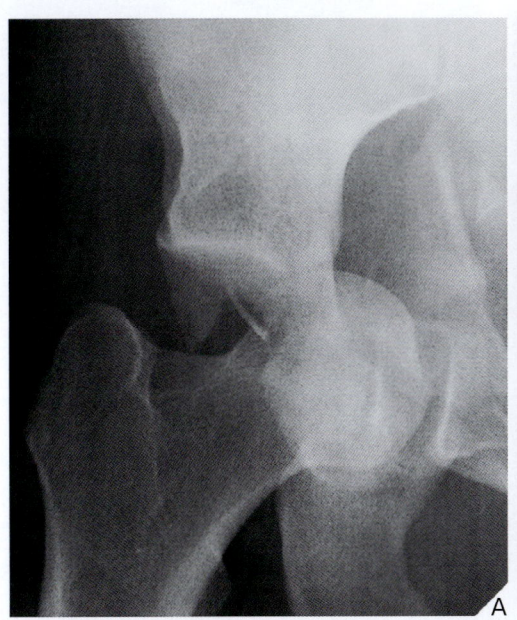

図 8-51　中心性股関節脱臼
22 歳女性. 交通事故にて受傷.（A）正面像にて, 右股関節の中心性脱臼を伴う複雑な寛骨臼骨折を認める.（B）冠状断像（CT 再構成像）にて, 中心性脱臼に伴う寛骨臼内板の内側への移動（→）が明らかになっている.

変異によって梨状筋レベルで坐骨神経が圧迫され坐骨神経痛を生じる.
- 閉鎖神経障害：外傷後・手術・骨化性筋炎・軟部腫瘍などにより閉鎖孔部分で閉鎖神経が圧迫もしくは絞扼されるこ

とで生じる大腿部の筋肉の運動障害.
- neuralgia paresthetica として知られる外側大腿皮神経障害：外側大腿皮神経が外傷・腫瘍・脚長差や側弯症などの先天性もしくは後天性異常による圧迫や絞扼により大腿前

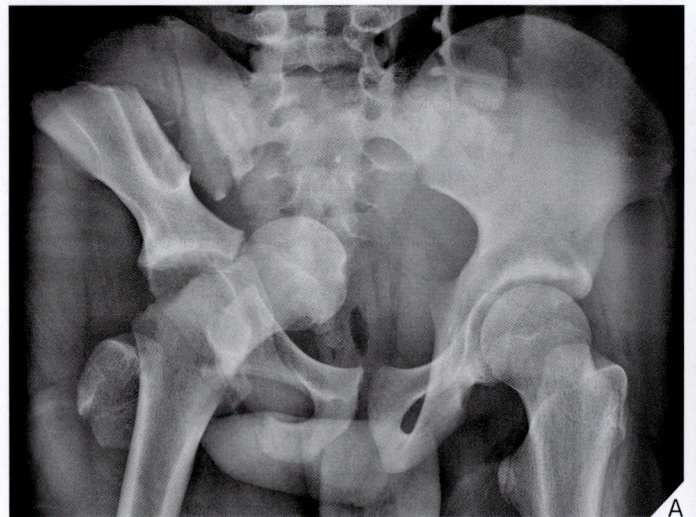

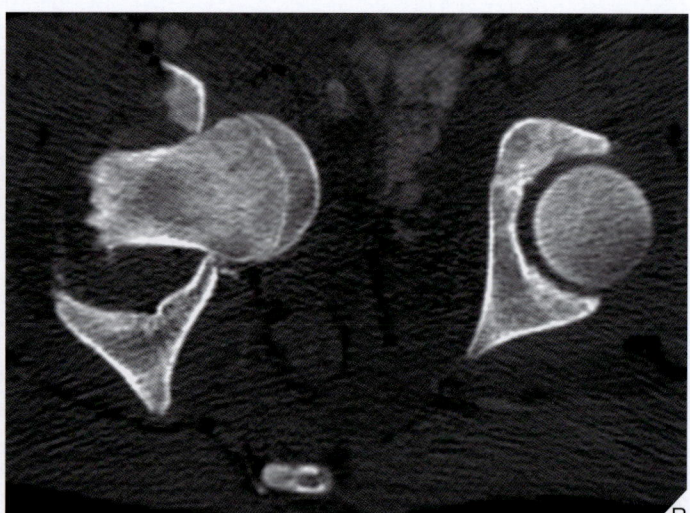

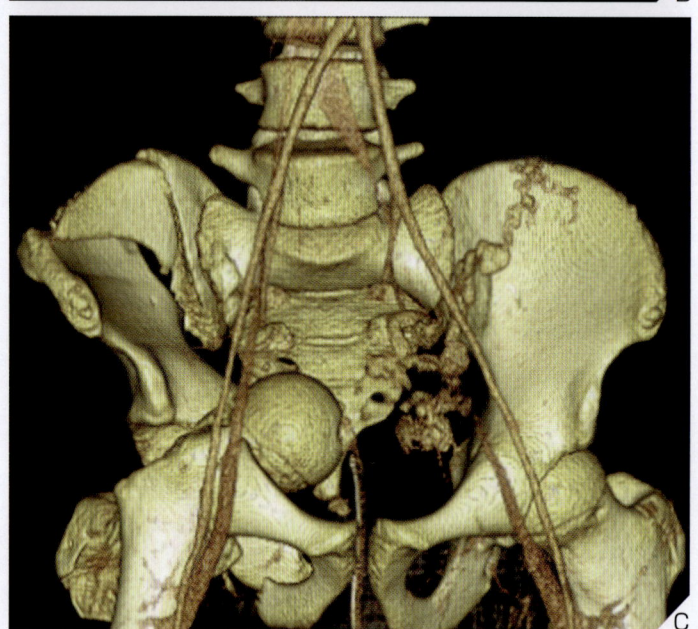

図 8-52　中心性股関節脱臼
（A）16 歳男性. 高速車両の事故. 単純 X 線正面像にて右片側骨盤輪と骨頭が中心性に脱臼した寛骨臼の複合骨折を認め, CT 横断像（B）や 3D-CT（C）ではより正確に描出されている.

面の知覚障害を生じる.

圧迫性神経障害では MRI にて圧迫病変と障害された神経部の形態変化や信号変化を検出できる.

5．Morel-Lavallée 病変（閉鎖性デグロービング損傷）

　皮下脂肪と筋膜との間に剪断力が加わって生じ, 股関節や膝周囲に比較的頻繁に生じる. バイク事故のように殿部から墜落するような損傷や, 大転子周囲の脂肪と筋膜の間に生じた血腫によって生じるのがもっとも典型的であり, MRI や超音波にてよく描出できる（図 8-57）. この液体貯留は自然と治癒することもあるが, しばしば被膜化して残存する. 損傷した脂肪組織を内在して皮下脂肪層に拡がることもある. 治療は圧迫包帯による保存療法だが, ときどき経皮的ドレナージや手術を要する.

6．スポーツヘルニア（鼠径部痛症候群）

　下腹部と骨盤部周囲が捻られて損傷することで鼠径部に特徴的な症状を生じ, MRI によってはっきりと描出される. 詳細は第 4 章を参照.

7．疲労骨折・脆弱性骨折

　疲労骨折と脆弱性骨折は骨盤や大腿骨近位に一般的にみられる. 仙骨翼や仙骨体部・寛骨臼・大腿骨頭軟骨下病変・大腿骨頚部・恥骨結合周囲に生じる. 詳細は第 4 章および第 9 章を参照.

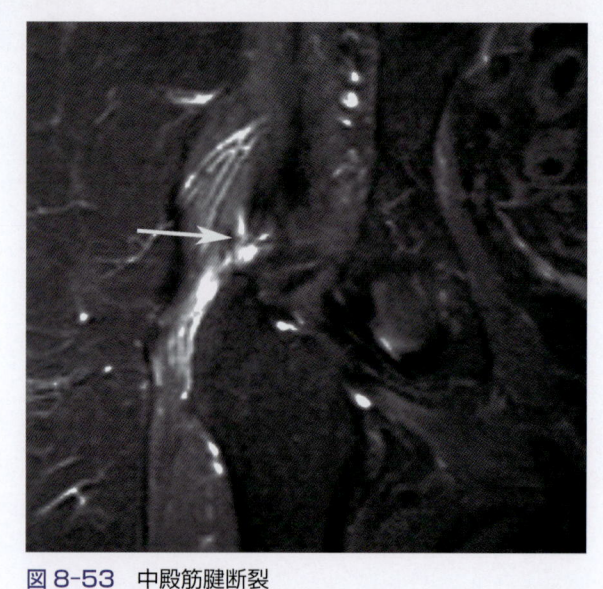

図 8-53　中殿筋腱断裂
MRI STIR 冠状断像にて, 大転子レベルで局所の浮腫を伴う右中殿筋腱の完全断裂を認める（→）.

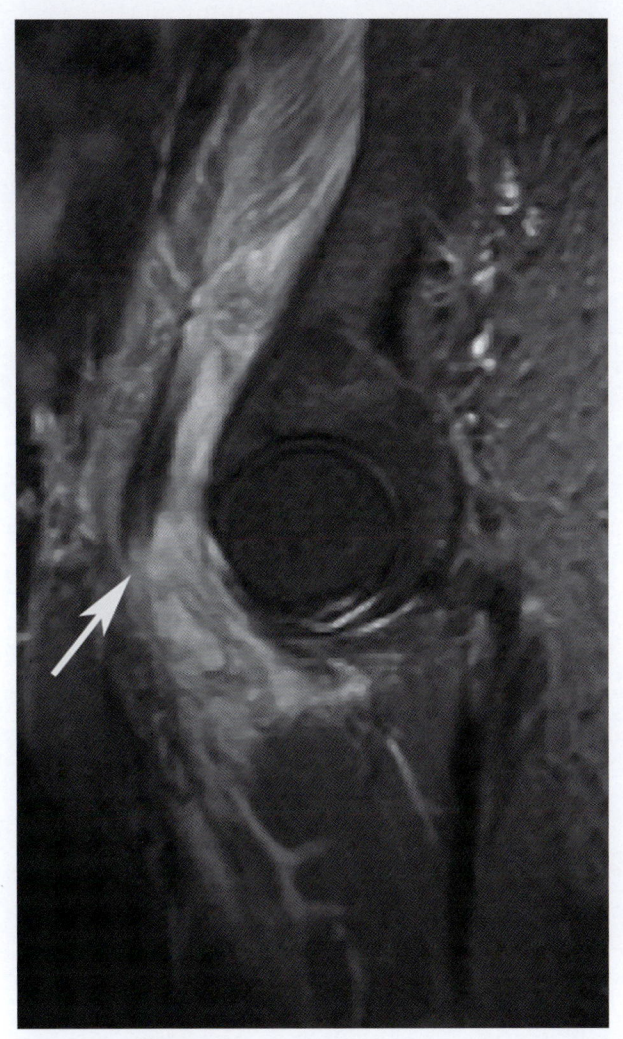

図 8-54　腸腰筋断裂
MRI STIR 矢状断像にて，腸腰筋腱が小転子付着部レベルで断裂し短縮している（→）．周囲には浮腫と血腫を認める．

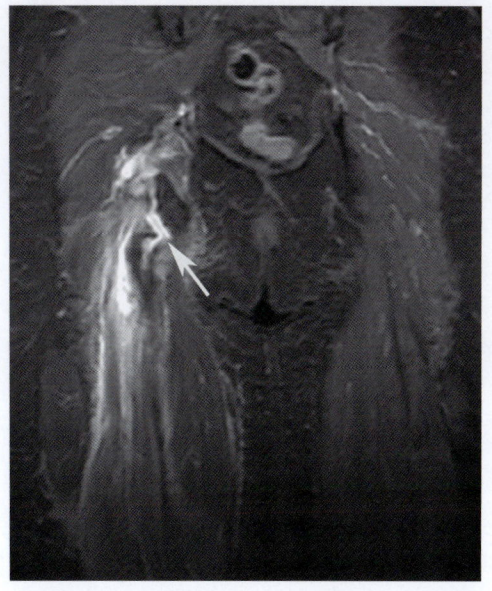

図 8-55　ハムストリングス腱断裂
MRI STIR 冠状断像にて，右ハムストリングス腱が完全断裂し，少し短縮している（→）．周囲軟部組織の浮腫と大腿後方に拡がる血腫を認める．

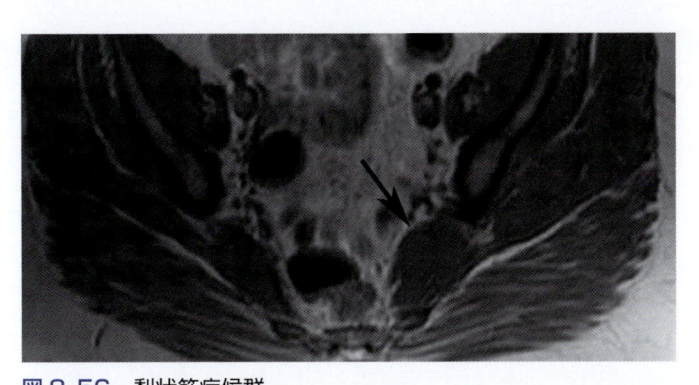

図 8-56　梨状筋症候群
MRI T1 強調横断像にて左梨状筋の肥厚を認める（→）．この患者は慢性的な坐骨神経痛を訴えていた．

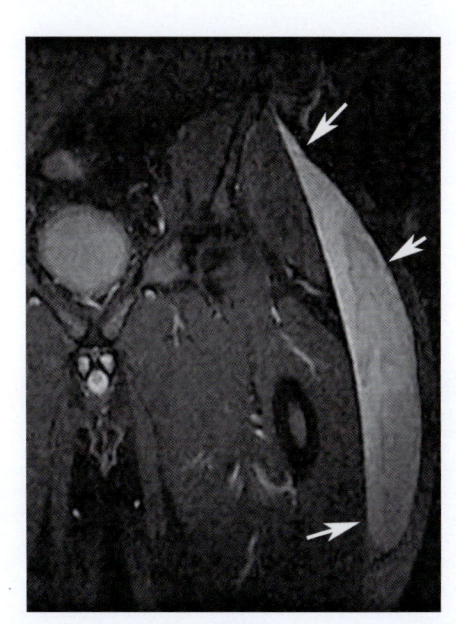

図 8-57　Morel-Lavallée 損傷
MRI STIR 冠状断像にて，皮下脂肪と筋膜の間に巨大な紡錘状の被膜化された血腫を認める（→）．この患者は数ヵ月前に落下したエピソードがあった．血腫周囲に浮腫を認めない．

覚えておくべきポイント

骨盤輪および寛骨臼

❶ 骨盤の骨折は高頻度に，次のような組織の合併損傷を起こすため重要である：
- 主要血管
- 神 経
- 下部尿路

❷ 骨盤輪骨折はX線診断および整形外科的治療の面から，次のように分類される：
- 骨片の安定性に基づく分類：安定型または不安定型損傷
- 受傷時骨盤に加わった力の方向による分類：前後圧迫型（anteroposterior compression），側方圧迫型（lateral compression），垂直剪断型（vertical shear），混合型（complex）

❸ 寛骨臼骨折は前方斜位，後方斜位撮影（Judet 撮影）でよく示される．

❹ 寛骨臼骨折において，次の二者を鑑別することが重要である：
- 前柱骨折
- 後柱骨折

❺ CT は以下の点で骨盤輪と寛骨臼の骨折の評価に重要な役割を果たす：
- 粉砕骨片の正確な位置および形状
- 関節内骨片の有無
- 軟部組織の損傷

❻ MRI は股関節の損傷の程度を評価するうえで，特に以下の点でより高度な情報を提供する：
- X 線上不明瞭な骨折や bone contusion（骨挫傷，骨梁の微小骨折）の診断
- 外傷性股関節脱臼に合併する筋損傷や関節水腫を効果的に描出し，定量化する．
- 大腿骨頭壊死のような合併症の出現を診断する．
- さまざまな圧迫性，絞扼性神経障害の診断
- 軟部組織の閉鎖性デグロービング損傷である Morel-Lavallée 損傷の診断

❼ MRa は断裂や剥離といった股関節唇損傷の評価に有用

❽ 経静脈的尿路造影および膀胱尿道造影は，下部尿路の合併損傷の評価に必要である．

仙骨

❶ 仙骨骨折の Denis 分類
- zoneⅠ：仙骨翼および神経孔の外側に伸びる骨折
- zoneⅡ：神経孔を通る骨折
- zoneⅢ：脊柱管を含む仙骨体部の横骨折

❷ CT および 3D-CT が診断と評価に最適である．

大腿骨近位部

❶ 大腿骨近位部骨折の関節内，関節外を区別をする重要性は起こりうる合併症による．大腿骨頚部の関節内骨折は偽関節や大腿骨頭壊死を高頻度に合併する．

❷ 大腿骨頚部骨折の Garden の分類は，安定性や予後を決めるうえで臨床的価値を有する．

❸ 転子間骨折の Boyd と Griffin の分類は，粉砕の有無や転子下の骨折線の有無により分類され，予後や手術治療の指標として有用である．

❹ Kyle 分類は，さまざまな骨片の安定性に基づいており，予後をより正確に判定できる点から非常に有用である．

❺ 転子下骨折は，次のように分類される：
- 骨折線の高さによる Fielding の分類
- 骨折の部位・傾斜・粉砕による Zickel の分類

❻ MRI は外傷後の大腿骨頭壊死の早期変化を発見し，評価できる理想的な装置である．

股関節脱臼

❶ 股関節脱臼は，前方脱臼，後方脱臼，中心性（内側）脱臼に分類される．

❷ 後方脱臼がもっとも頻度が多く，しばしば寛骨臼の後壁骨折を合併する．

❸ 前方脱臼はまれである．正面像では，大腿骨は外転・外旋し，大腿骨頭は寛骨臼の内下方に位置する．

引用文献・参考図書

1. Aliabadi P, Baker ND, Jaramillo D. Hip arthrography, aspiration, block, and bursography. *Radiol Clin North Am* 1998; 36: 673-690.
2. Allard JC, Porter G, Ryerson RW. Occult posttraumatic avascular necrosis of hip revealed by MRI. *Magn Reson Imaging* 1992; 10: 155-159.
3. Aly AR, Rajasekaran S, Obaid H. MRI morphometric hip comparison analysis of anterior acetabular labral tears. *Skeletal Radiol* 2013; 42: 1245-1252.
4. Bencardino JT, Mellado JM. Hamstring injuries of the hip. *Magn Reson Imaging Clin N Am* 2005; 13: 677-690.
5. Blankenbaker DG, DeSmet AA, Keene JS, Fine JP. Classification and localization of acetabular tears. *Skeletal Radiol* 2007; 36: 391-397.
6. Blundell CM, Parker MJ, Pryor GA, Hopkinson-Woolley J, Bhonsle SS. Assessment of the AO classification of intracapsular fractures of the proximal femur. *J Bone Joint Surg [Br]* 1998; 80B: 679-683.
7. Boyd HB, Griffin LL. Classification and treatment of trochanteric fractures. *Arch Surg* 1949; 58: 853-866.
8. Brandser E, Marsh JL. Acetabular fractures: easier classification with a systematic approach. *Am J Roentgenol* 1998; 171: 1217-1228.
9. Brandser EA, El-Khoury GY, Marsh JL. Acetabular fractures: a systematic approach to classification. *Emerg Radiol* 1995; 2: 18-28.
10. Bray TJ. Acetabular fractures: classification and diagnosis. In: Chapman MW, ed. *Operative orthopedics*, vol. 1, 2nd ed. Philadelphia: JB Lippincott; 1993: 539-553.
11. Bray TJ, Templeman DC. Fractures of the femoral neck. In: Chapman MW, ed. *Operative orthopaedics*, vol. 1, 2nd ed. Philadelphia: JB Lippincott; 1993: 583-594.
12. Bucholz RW. The pathological anatomy of Malgaigne fracture-dislocations of the pelvis. *J Bone Joint Surg [Am]* 1981; 63A: 400-404.
13. Burgess AR, Tile M. Fractures of the pelvis. In: Rockwood CA Jr, Green DP, Bucholz RW, eds. *Fractures in adults*, vol. 2, 3rd ed. Philadelphia: JB Lippincott; 1991: 1399-1479.
14. Burk DL, Mears DC, Kennedy WH, Cooperstein LA, Herbert DL. Three-dimensional computed tomography of acetabular fractures. *Radiology* 1985; 155: 183-186.
15. Busis NA. Femoral and obturator neuropathies. *Neurol Clin* 1999; 17: 633-653.
16. Combs JA. Hip and pelvis avulsion fractures in adolescents. *Physician Sports*

Med 1994; 22: 41-49.

17. Conway WF, Totty WG, McEnery KW. CT and MRI imaging of the hip. State of the art. *Radiology* 1996; 198: 297-307.

18. Cvitanic O, Henzie G, Skezas N, Lyons J. Minter J. MRI diagnosis of tears of the hip abductor tendons（gluteus medius and gluteus minimus）. *Am J Roentgenol* 2004; 182: 137-143.

19. Czerny C, Hofmann S, Neuhold A, et al. Lesions of the acetabular labrum: accuracy of MR imaging and MR arthrography in detection and staging. *Radiology* 1996; 200: 225-230.

20. Czerny C, Hofmann S, Urban M, et al. MR arthrography of the adult acetabular-labral complex: correlation with surgery and anatomy. *Am J Roentgenol* 1999; 173: 345-349.

21. Davies AG, Clarke AW, Gilmore J, et al. Review: imaging of groin pain in the athlete. *Skeletal Radiol* 2010; 39: 629-644.

22. DeLee JC. Fractures and dislocations of the hip. In: Rockwood CA Jr, Green DP, Bucholz RW, eds. *Fractures in adults*, vol. 2, 3rd ed. Philadelphia: JB Lippincott; 1991: 1481-1651.

23. Denis F, Davis S, Comfort T. Sacral fractures: an important problem. Retrospective analysis of 236 cases. *Clin Orthop Relat Res* 1988; 227: 67-81.

24. DeSmet AA. Magnetic resonance findings in skeletal muscle tears. *Skeletal Radiol* 1993; 22: 479-484.

25. DeSmet AA, Fisher DR, Heiner JP, Keene JS. Magnetic resonance imaging of muscle tears. *Skeletal Radiol* 1990; 19: 283-286.

26. Domb BG, Shindle MK, McArthur B, et al. Iliopsoas impingement: a newly identified cause of labral pathology in the hip. *HSSJ* 2011; 7: 145-150.

27. Dunn AW, Morris HD. Fractures and dislocations of the pelvis. *J Bone Joint Surg*［Am］1968; 50A: 1639-1648.

28. El-Khoury GY, Daniel WW, Kathol MH. Acute and chronic avulsive injuries. *Radiol Clin North Am* 1997; 35: 747-766.

29. Erb RE, Steele JR, Nance EP Jr, Edwards JR. Traumatic anterior dislocation of the hip: spectrum of plain film and CT findings. *Am J Roentgenol* 1995; 165: 1215-1219.

30. Fielding JW. Subtrochanteric fractures. *Clin Orthop* 1973; 92: 86-99.

31. Fitzgerald RH. Acetabular labrum tears: diagnosis and management. *Clin Orthop* 1995; 311: 60-68.

32. Garden RS. Low-angle fixation in fractures of the femoral neck. *J Bone Joint Surg*［Br］1961; 43B: 647-663.

33. Garden RS. Reduction and fixation of subcapital fractures of the femur. *Orthop Clin North Am* 1974; 5: 683-712.

34. Garden RS. The structure and function of the proximal end of the femur. *J Bone Joint Surg*［Br］1961; 43B: 576-589.

35. Ghelman B, Freiberger RH. The adult hip. In: Freiberger RH, Kaye JJ, eds. *Arthrography*. New York: Appleton-Century-Crofts; 1979: 189-216.

36. Greenspan A, Norman A. The "pelvic digit" —an unusual developmental anomaly. *Skeletal Radiol* 1982; 9: 118-122.

37. Greenspan A, Norman A. The pelvic digit. *Bull Hosp Joint Dis Orthop Inst* 1984; 44: 72-75.

38. Grothaus MC, Holt M, Mekhail AO, et al. Lateral femoral cutaneous nerve: an anatomic study. *Clin Orthop Relat Res* 2005;（437）: 164-168.

39. Guy RL, Butler-Manuel PA, Holder P, Brueton RN. The role of 3-D CT in the assessment of acetabular fractures. *Br J Radiol* 1992; 65: 384-389.

40. Haims A, Katz LD, Busconi B. MR arthrography of the hip. *Radiol Clin North Am* 1998; 36: 691-702.

41. Hak DJ, Baran S, Stahel P. Sacral fractures: current strategies in diagnosis and management. *Orthopedics* 2009; 32: 10.

42. Hayes CW, Balkissoon AA. Magnetic resonance imaging of the musculoskeletal system. II. The hip. *Clin Orthop* 1996; 322: 297-309.

43. Hunter JC, Brandser EA, Tran KA. Pelvic and acetabular trauma. *Radiol Clin North Am* 1997; 35: 559-590.

44. Judet R, Judet J, Letournel E. Fractures of the acetabulum: classification and surgical approaches for open reduction-preliminary report. *J Bone Joint Surg*［Am］1964; 46A: 1615-1646.

45. Kricun ME. Fractures of the pelvis. *Orthop Clin North Am* 1990; 21: 573-590.

46. Kyle RF, Campbell SJ. Intertrochanteric fractures. In: Chapman MW, ed. *Operative orthopaedics*, vol. 1, 2nd ed. Philadelphia: JB Lippincott; 1993: 595-604.

47. Lage LA, Patel JV, Viller RN. The acetabular labral tear: an arthroscopic classification. *Arthroscopy* 1996; 12: 269-272.

48. Laorr A, Greenspan A, Anderson MW, Moehring HD, McKinley T. Traumatic hip dislocation: early MRI findings. *Skeletal Radiol* 1995; 24: 239-245.

49. Letournel E. Acetabulum fractures: classification and management. *Clin Orthop* 1980; 151: 81-106.

50. Malgaigne JF. The classic-double vertical fractures of the pelvis. *Clin Orthop* 1980; 151: 8-11.

51. Martinez CR, DiPasquale TG, Helfet DL, Graham AW, Sanders RW, Ray LD. Evaluation of acetabular fractures with two- and three-dimensional CT. *Radio-*

52. Mears DC. Fracture-dislocation of the pelvic ring. In: Chapman MW, ed. *Operative orthopaedics*, vol. 1, 2nd ed. Philadelphia: Lippincott; 1993: 505-538.

53. Mehta S, Auerbach JD, Born CT, et al. Sacral fractures. *J Amer Acad Orthop Surg* 2006; 14: 656-665.

54. Mellado JM, Pérez del Palomar L, Díaz L, et al. Long-standing Morel-54. Lavallée lesions of the trochanteric region and proximal thigh: MRI features in five patients. *Am J Roentgenol* 2004; 182: 1289-1294.

55. Mitchell DG, Rao VM, Dalinka MK, et al. Femoral head avascular necrosis: correlation of MR imaging, radiographic staging, radionuclide imaging, and clinical findings. *Radiology* 1987; 162: 709-715.

56. Moehring HD. Hip dislocations and femoral head fractures. In: Chapman MW, ed. *Operative orthopaedics*, vol. 1, 2nd ed. Philadelphia: Lippincott; 1993: 571-582.

57. Moehring HD, Greenspan A, eds. *Fractures—diagnosis and treatment*. New York: McGraw-Hill; 2000: 99-105.

58. Nerubay J. Traumatic anterior dislocation of hip joint with vascular damage. *Clin Orthop* 1976; 116: 129-132.

59. Oka M, Monu JUV. Prevalence and patterns of occult hip fractures and mimics revealed by MRI. *Am J Roentgenol* 2004; 182: 283-288.

60. Olson SA, Matta JM. Surgical treatment of fractures of the acetabulum. In: Browner BD, Jupiter JB, Levine AM, Trafton PG, eds. *Skeletal trauma*, 2nd ed. Philadelphia: WB Saunders; 1990: 1181-1222.

61. Palmer WE. MR arthrography of the hip. *Semin Musculoskel Radiol* 1998; 2: 349-361.

62. Pauwels F. *Biomechanics of the normal and diseased hip*. New York: Springer-Verlag; 1976.

63. Pennal GF, Tile M, Waddell JP, Garside H. Pelvic disruption: assessment and classification. *Clin Orthop* 1980; 151: 12-21.

64. Plotz GM, Brossmann J, von Knoch M, Muhle C, Heller M, Hassenpflug J. Magnetic resonance arthrography of the acetabular labrum: value of radial reconstructions. *Arch Orthop Trauma Surg* 2001; 121: 450-457.

65. Potok PS, Hopper KD, Umlauf MJ. Fractures of the acetabulum: imaging, classification, and understanding. *Radiographics* 1995; 15: 7-23.

66. Resnik CS, Stackhouse DJ, Shanmuganathan K, Young JWR. Diagnosis of pelvic fractures in patients with acute pelvic trauma. *Am J Roentgenol* 1992; 158: 109-112.

67. Richardson P, Young JWR, Porter D. CT detection of cortical fracture of the femoral head associated with posterior hip dislocation. *Am J Roentgenol* 1990; 155: 93-94.

68. Rogers LF, Hendrix RW. *Radiology of skeletal trauma*, 2nd ed. New York: Churchill Livingstone; 1992: 991-1103.

69. Sapkas GS, Mavrogenis AF, Papagelopoulos PJ. Transverse sacral fractures with anterior displacement. *Eur Spine J*. 2008; 17: 342-347.

70. Schmid MR, Notzli HP, Zanetti M, Wyss TF, Hodler J. Cartilage lesions in the hip: diagnostic effectiveness of MR arthrography. *Radiology* 2003; 226: 382-386.

71. Schultz E, Miller TT, Boruchov SD, Schmell EB, Toledano B. Incomplete intertrochanteric fractures: *Radiology* 1999; 211: 237-240.

72. Steinbach LS, Palmer WE, Schweitzer ME. Special focus session. MR arthrography. *Radiographics* 2002; 22: 1223-1246.

73. Stevens MA, El-Khoury GY, Kathol MH, Brandser EA, Chow S. Imaging features of avulsion injuries. *Radiographics* 1999; 19: 655-672.

74. Sutter R, Zanetti M, Pfirrmann CWA. New developments in hip imaging. *Radiology* 2012; 264: 651-667.

75. Tehranzadeh J, Vanarthos W, Pais MJ. Osteochondral impaction of the femoral head associated with hip dislocation: CT study in 35 patients. *Am J Roentgenol* 1990; 155: 1049-1052.

76. Tile M. *Fractures of the pelvis and acetabulum*. Baltimore: Williams & Wilkins; 1984.

77. Windisch G, Braun E, Anderhuber F. Piriformis muscle: clinical anatomy and consideration of the piriformis syndrome. *Surg Radiol Anat* 2007; 29: 37-45.

78. Wiss DA. Subtrochanteric femur fractures. In: Chapman MW, ed. *Operative orthopaedics*, vol. 1, 2nd ed. Philadelphia: JB Lippincott; 1993: 605-620.

79. Yang R-S, Tsuang Y-H, Hang Y-S, Liu T-K. Traumatic dislocation of the hip. *Clin Orthop* 1991; 265: 218-227.

80. Yoon LS, Palmer WE, Kassarjian A. Evaluation of radial-sequence imaging in detecting acetabular labral tears at hip MR arthrography. *Skeletal Radiol* 2007; 36: 1029-1033.

81. Young JWR, Burgess AR, Brumback RJ, Poka A. Lateral compression fractures of the pelvis: the importance of plain radiographs in the diagnosis and surgical management. *Skeletal Radiol* 1986; 15: 103-109.

82. Young JWR, Resnik CS. Fracture of the pelvis: current concepts of classification. *Am J Roentgenol* 1990; 155: 1169-1175.

83. Zickel RE. An intramedullary fixation device for the proximal part of the femur. Nine year's experience. *J Bone Joint Surg*［Am］1976; 58A: 866-872.

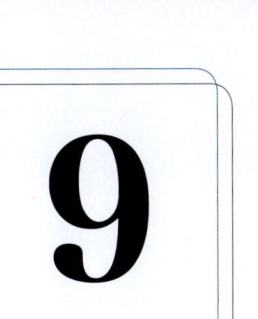

9 下肢Ⅱ：膝

Ａ 膝

　人体のなかで最大の関節である膝関節は，その脆弱性から，一生を通して直達外力によりしばしば損傷を起こす．膝の急性損傷の大部分は，思春期や青年期に，交通外傷やスポーツ活動時に発生する．脱臼に比して骨折が高頻度で，なかでも半月板や靱帯の断裂のような軟骨や軟部組織の損傷は，もっとも多いものであり，とくに思春期後半から青年期では多い．膝外傷による症状は，損傷の部位によってさまざまで，その特徴により損傷のタイプが分類される．しかし，現病歴と身体所見だけでは，確定診断には十分ではない．Ｘ線検査は，膝関節を含むいろいろな損傷状態を診断するうえで，決定的な役割を担っている．

1．解剖学的・Ｘ線学的考察

　通常の単純Ｘ線撮影は，膝関節外傷時の最初の検査であり，関節のさまざまな外傷の状態を評価するのに十分であることが多い．しかし，単独骨折または骨折に合併した軟骨や軟部組織の損傷の多くは，関節包，関節軟骨，半月板，靱帯の適切な評価をするための補助的画像診断が必要である．

　標準的なＸ線検査は，通常，正面像，側面像，顆間窩撮影，膝蓋骨軸写の四方向の撮影からなる．膝の正面像は，大腿骨遠位と脛骨近位の多くのもっとも重要な面を十分に評価ができ，大腿骨と脛骨の内外側の顆部，脛骨の内外側の高原と脛骨棘，関節の内外側部，腓骨小頭が含まれる（図 9-1）．しかし，膝蓋骨は大腿骨遠位に重なっており，この方向では明瞭には評価できない．膝蓋骨の適切な評価には，側面像が必要で，これによって膝蓋骨と大腿骨の関係が評価できる（図 9-2）．近位（上方）への膝蓋骨の転位は膝蓋骨高位（patella alta）と呼ばれ，遠位（下方）への転位は膝蓋骨低位（patella baja）と呼ばれる．

　膝蓋骨の長さは，上極（基部）から先端までを計測する．膝蓋靱帯の長さは，近位は膝蓋骨先端のすぐ上の付着部から，脛骨結節の近位縁で計測する．これら 2 つの測定値はほぼ同一で，正常では 20％以上異なることはない（図 9-3）．膝の側面像により，膝蓋骨を側面からとらえられるのに加え，大腿膝蓋領域，上膝蓋滑液包（膝蓋上嚢），大腿四頭筋腱の評価ができる．大腿骨顆部はこの方向からは重なってみえ，また，脛骨高原は側面像となる．ときに，cross-table lateral 撮影（患者を仰臥位にし，患側下肢を伸展し，Ｘ線の中心を水平方向に入れる）が関節内の脂肪を含んだ関節液の水位［脂肪血腫の fat-blood inter-face（FBI）sign；図 4-38B を参照］を知るために必要なこともある．顆間窩（notch）撮影として知られている角度をつけた後前像は，標準的なＸ線検査の 1 つである（図 9-4）．この像は，大腿骨顆部の後方部分や顆間切痕，脛骨隆起を観察するのに有用である．

　膝蓋骨軸写においては，さまざまな手技が利用される．もっともよく使用される手技は sunrise 撮影と呼ばれるものである（図 9-5）．しかし，この像のために必要な屈曲角度では，膝蓋骨がより深く顆間窩に落ち込み，その結果大腿膝蓋関節の軟骨表面は，十分に示されない．この欠点を除くために，Merchant とその共同研究者は大腿膝蓋関節がより明瞭に示される膝蓋骨の軸写の手技について報告した（図 9-6）．これによれば，とくに膝蓋骨の微細な亜脱臼の同定に効果的であり，なぜならこれは正常の膝蓋骨と大腿骨顆部の関係から得られる固有の計測が可能になるからである．通常の撮影では，その像に必要な膝屈曲角では膝蓋骨が脱臼から防止され，大腿骨と膝蓋骨の関係の微細な変化がみられない．

　Merchant の軸写像から得られる大腿膝蓋関節の計測には，sulcus angle と congruence angle とが関連している（図 9-7）．正常では，sulcus angle は，大腿骨顆部のもっとも高い点と顆間溝のもっとも低い点により表され，約 138°である．この角度を 2 つの線（膝蓋骨の頂点から溝のもっとも深い点に引いた基

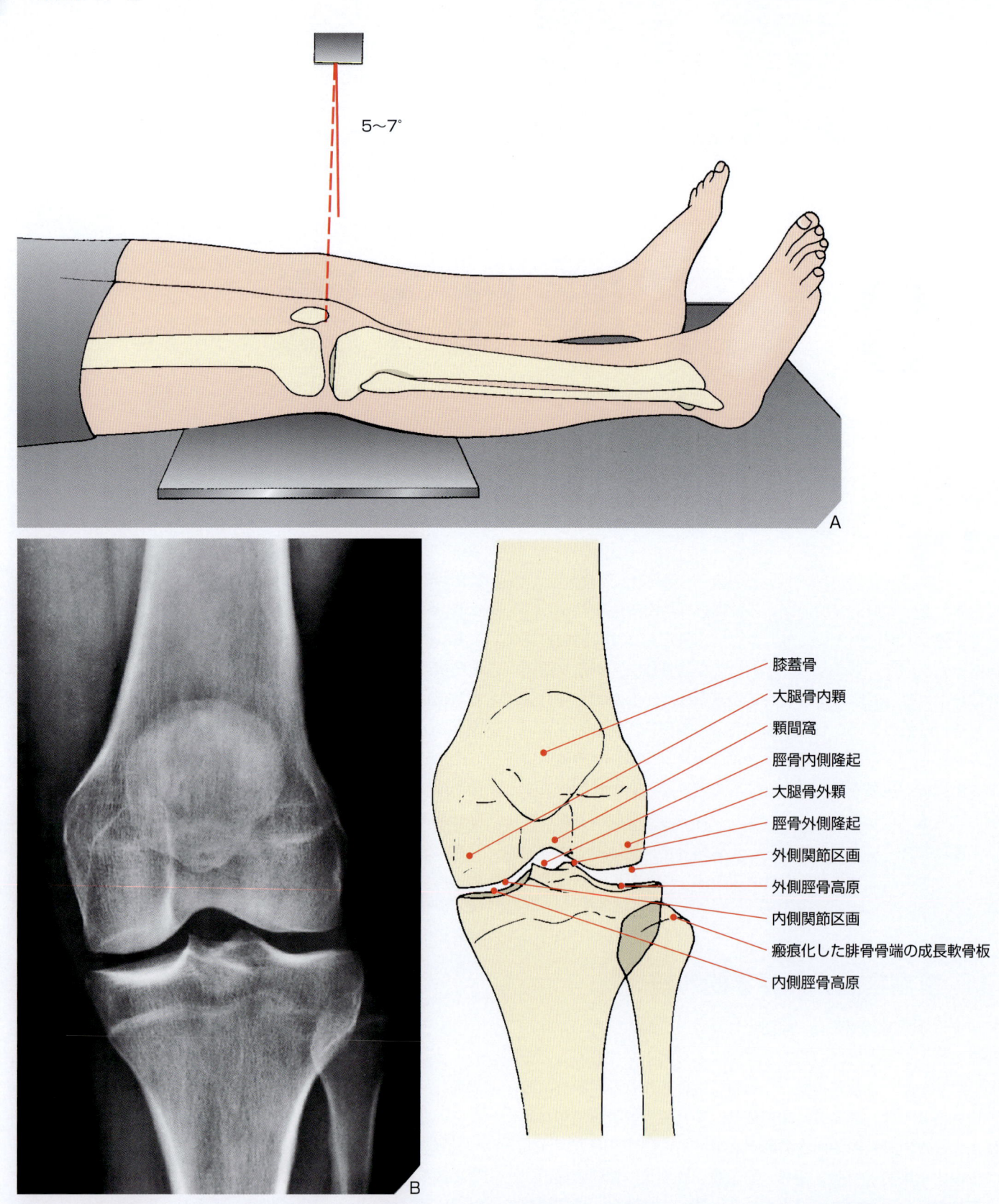

5~7°

膝蓋骨
大腿骨内顆
顆間窩
脛骨内側隆起
大腿骨外顆
脛骨外側隆起
外側関節区画
外側脛骨高原
内側関節区画
瘢痕化した腓骨骨端の成長軟骨板
内側脛骨高原

A

B

図 9-1　正面撮影

（A）膝の正面撮影においては，患者は仰臥位で膝を完全に伸ばして下腿を中間位にする．X線照射の中心線は 5~7° 頭側へ角度をつけて，直接膝に垂直にあたるようにする．（B）この方向からの像は，大腿骨と脛骨の内側と外側の顆部，脛骨高原と脛骨棘および関節の内外側部位を十分に描出し，膝蓋骨は大腿骨両顆の間に卵円形に重なってみえる．

9

図9-2　側面撮影

（A）膝の側面撮影においては，患者は患側と同側に横臥し，膝を 25～30°屈曲する．X 線照射の中心は 5～7°頭側へ角度をつけ，関節の内側部分へあてる．（B）この方向からの像では，膝蓋骨だけでなく，大腿膝蓋関節部と大腿四頭筋腱の輪郭がうっすらした側面として描出される．大腿骨顆部は重なって写り，脛骨高原は側面が描出される．脛骨高原のわずかな後方傾斜角は注意を払うべきであり，その角度は一般に約 10°である．

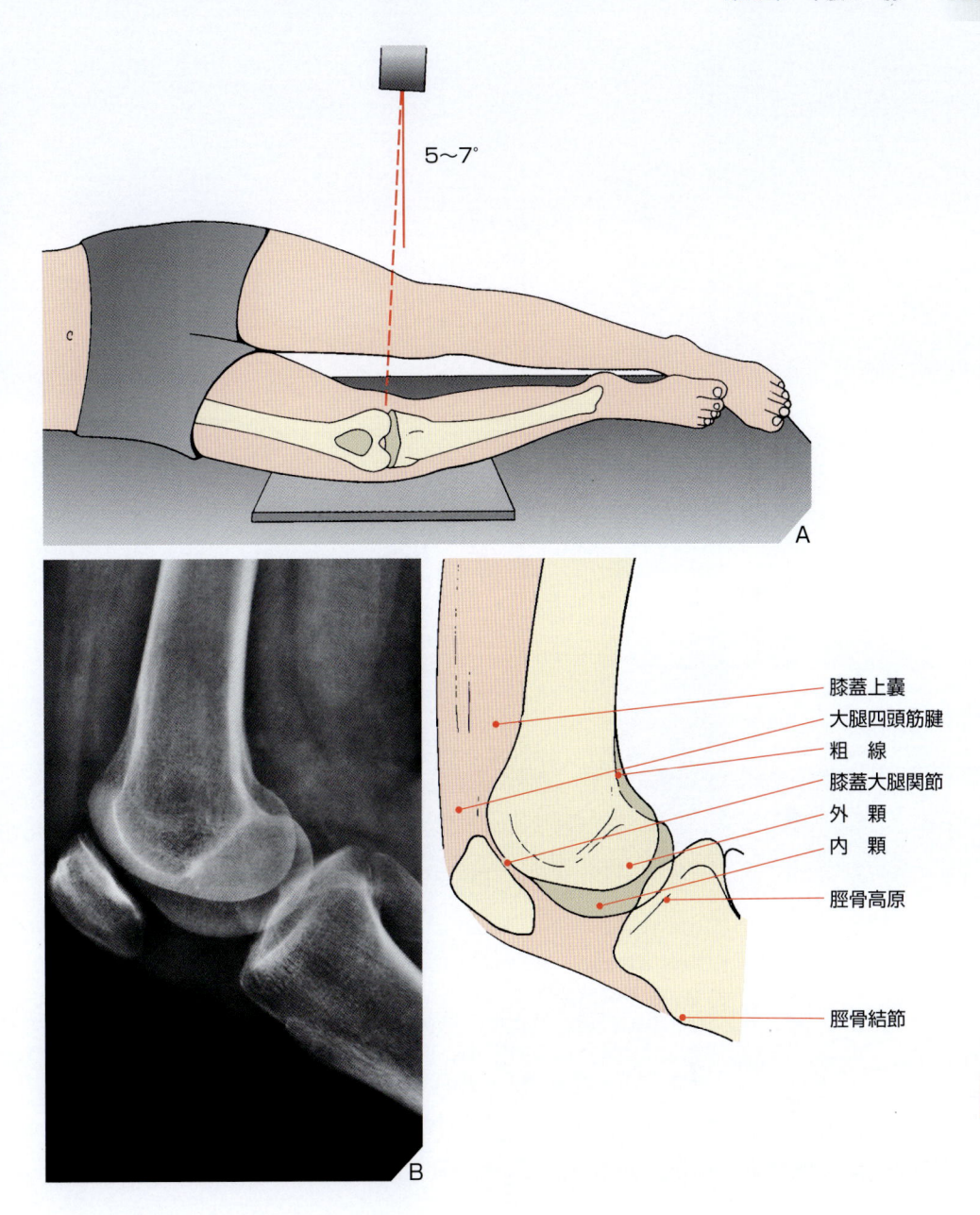

5～7°

膝蓋上嚢
大腿四頭筋腱
粗　線
膝蓋大腿関節
外　顆
内　顆
脛骨高原

脛骨結節

A

B

図9-3　大腿骨と膝蓋骨の関係

膝蓋骨の長さと膝蓋靱帯の長さはほぼ等しく，20%以上異なることはない．

大腿骨と膝蓋骨の関係

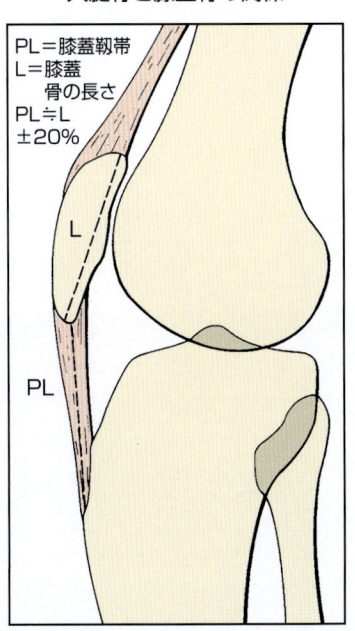

PL＝膝蓋靱帯
L＝膝蓋骨の長さ
PL≒L
±20%

L

PL

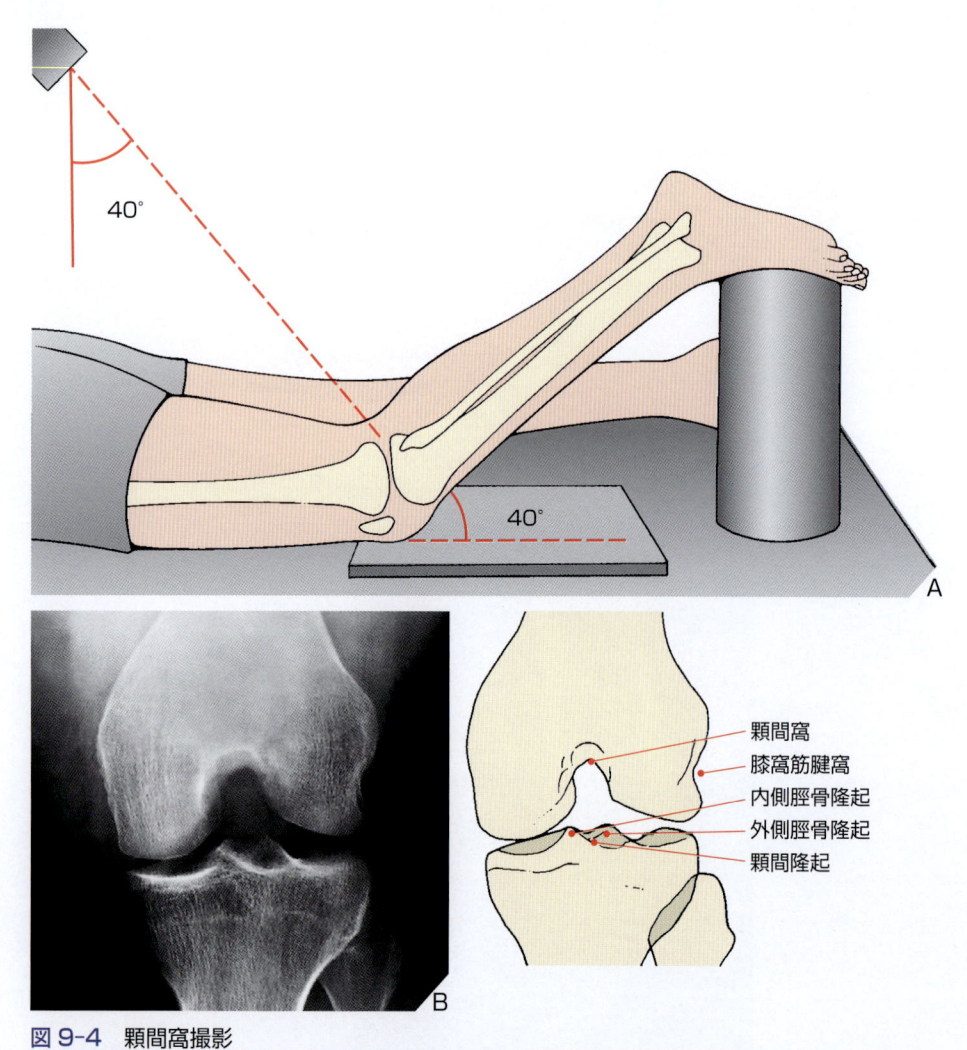

図 9-4　顆間窩撮影
（A）顆間窩撮影においては，患者は膝を約 40°屈曲して腹臥位となり，足を円柱形スポンジで支える．X 線照射の中心は膝に向けて垂直から 40°の角度をつけ，尾側へあてる．（B）この方向からの像は，大腿骨顆部の後方，顆間切痕，脛骨顆間隆起が描出される．

顆間窩
膝窩筋腱窩
内側脛骨隆起
外側脛骨隆起
顆間隆起

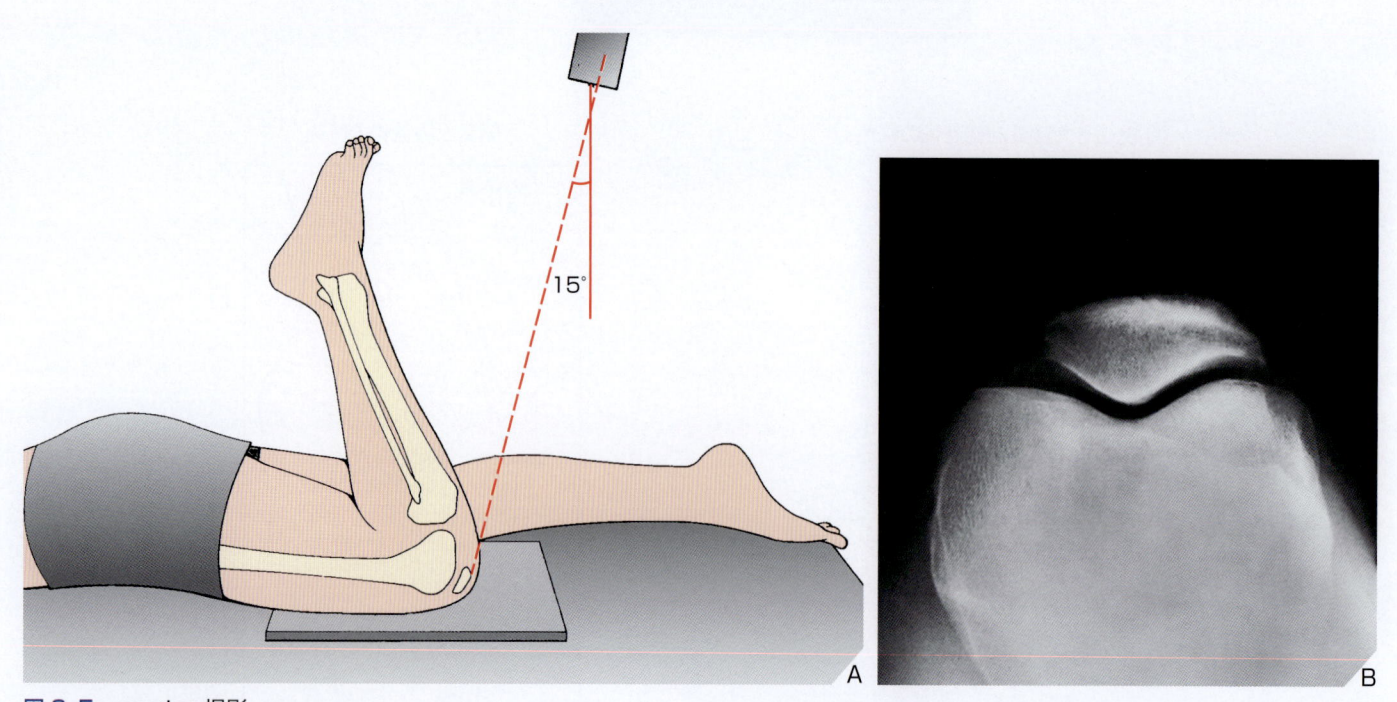

図 9-5　sunrise 撮影
（A）膝蓋骨の軸写（sunrise 撮影）では，患者は腹臥位で膝を 115°曲げる．X 線照射の中心は膝蓋骨へ向け，頭側へ 15°角度をつける．（B）この方向からの X 線像は，膝蓋骨の軸像（接線像）として描出される．顆間溝より深い部位が写っていることに注目．大腿膝蓋関節部が十分に描出されている．

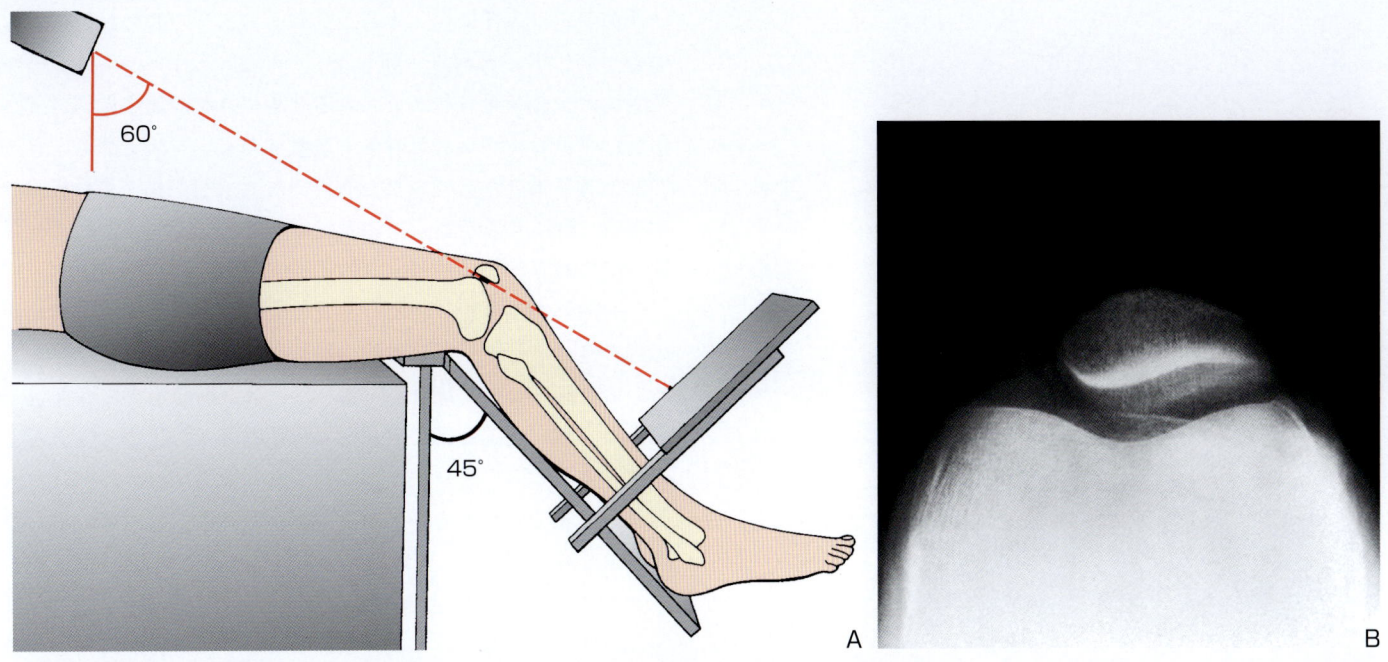

図 9-6　Merchant 撮影
（A）膝蓋骨の Merchant 軸写では，患者は台上に仰臥し，台の縁で膝を 45° 屈曲する．この角度で膝を保持する器具はフィルムカセットも支える．
X 線照射の中心は尾側へ向かって膝蓋骨を通り，垂直より 60° の角度をつけてあてる．（B）この撮影で得られる像では，膝蓋骨と大腿骨の関節面が
よく描出されている．

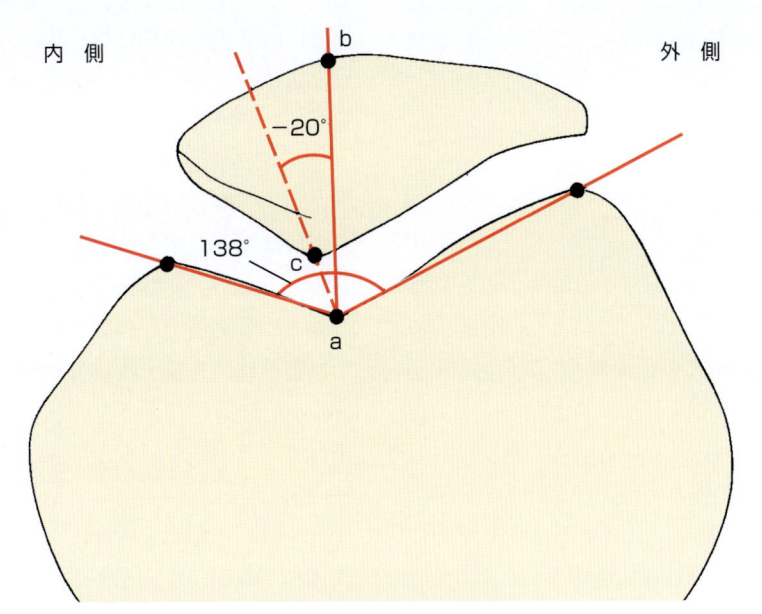

図 9-7　sulcus angle と congruence angle
Merchant 軸写からは sulcus angle と congruence angle の 2 つの特異
的な計測が得られる．顆間部のもっとも深い点（a）から内外両顆の頂点を結
んだ線でなされる sulcus angle は一般には約 138° と計測される．con-
gruence angle の決定には，sulcus angle は膝蓋骨尖端（b）と，溝のもっ
とも深い点（a）を通って引かれた基準線（ba）で二分される．健常人では
この線は垂直に近い．第 2 の線（ca）は，膝蓋骨の最下点（c）より溝のもっ
とも深い点（a）へ引いた線である．2 つの線と基準線によって成される角度
が congruence angle である．膝蓋骨の最下点が基準線より外側にあれば，
congruence angle は正の値となり，内側にあれば，図に示すようにこの角
度は負となる．Merchant の研究では，正常の congruence angle は−6°
（SD±11°）であった．
（Merchant AC, Mercer RL, Jacobsen RH, Cool CR. Roentgenographic
analysis of patello-femoral congruence. J Bone Joint Surg [Am] 1974；
56A：1391-1396 より改変）

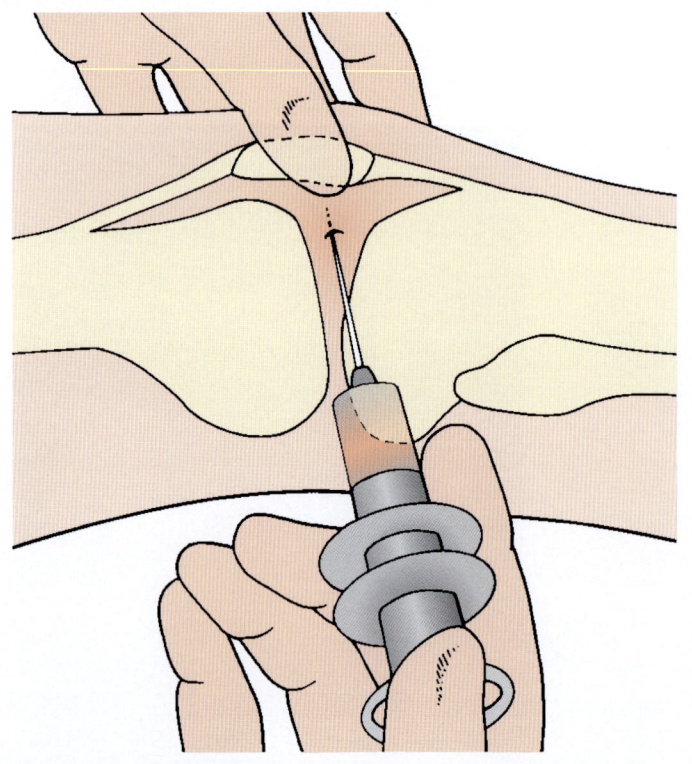

図9-8　膝の関節造影
　膝の関節造影では，患者はX線台上に仰臥位となり，両下肢を完全に伸展して中間位とする．膝蓋骨を外側に引いて前方に回転させ，膝蓋骨の中点の外側から関節へ針を刺入する．造影剤の注入前に，関節液で造影剤が希釈されるのを避けるために関節穿刺をすべきである．二重造影検査のためには，5〜7 mL の陽性造影剤（一般には造影剤の吸収を遅らせる1,000倍のエピネフリン0.3 mL を混ぜた60%アミドトリゾ酸ナトリウムメグルミン）注入の後に，40〜50 mL の空気を注入する．X線像は腹臥位でスポット撮影の技術を使って撮影する（図9-10を参照）．

9

準線と，膝蓋骨軟骨隆起のもっとも低い点から溝のもっとも深い点を結んだ第2の線）によって分けることにより，Merchantと共同研究者は大腿膝蓋関節の適合性の程度（congruence angle）を決定することができた．膝蓋骨軟骨隆起のもっとも深い点が，基準線よりも内側に落ち込んでいるとき，角度は負とし，外側にあるときは正とした．彼らの研究における100例の正常対象群において，congruence angle の平均は−6°であった．+16°以上の角度は，さまざまな膝蓋大腿障害，とくに膝蓋骨外側亜脱臼を伴うときにみられる（図9-46Bを参照）．ときに，Ficat と Hungerford が述べたように，診断がより困難な膝蓋大腿障害は，30°，60°，90°の膝屈曲位での追加撮影が必要となることもある．

　膝損傷の評価に有用な補助診断のなかで，関節造影とCTおよびMRIは重要な情報を与えてくれる．CTは，大腿骨遠位，脛骨高原，膝蓋骨の複雑な骨折の評価にとくに有用である．脛骨高原骨折においては，断層撮影は関節面の陥没の程度を決定し，十字靱帯の引き抜きによる脛骨隆起の細骨片や，関節内に入っているおそれのある小さな粉砕骨折片を同定するのに有用である．断層撮影も，その前方骨皮質の状態をよく描出できることから，脛骨高原骨折の治療の手術アプローチを計画するうえで助けになる．

　関節造影は，関節包，半月板，靱帯のような膝の軟部組織損傷の評価に用いられる（図9-8）．関節造影は，とくに微妙な軟骨または骨軟骨骨折が疑われるときや，膝関節内において，離断性骨軟骨炎が疑われ骨軟骨遊離体の有無を検索するとき，関節軟骨の検査としていまだ有用である．しかし，半月板，十字靱帯，側副靱帯の評価においては，関節造影は，ほぼMRIに取って代わられている．

　膝の内外側半月板（または半月軟骨）は，脛骨の上方関節面の内外側にそれぞれ三日月状の線維性軟骨構造物として存在している（図9-9）．通常，内側半月板は，関節造影で関節包と脛骨（内側）側副靱帯に三角形の構造物として付着しているようにみえ，その平滑な表面は陽性造影剤で被われ，周囲は注入された空気で取り囲まれている．正常な関節造影では，半月板実質やその辺縁には，空気やコントラストがない（図9-10A〜C）．外側半月板は構造的には内側半月板とよく似ているが，異なる大変重要な像を呈する．膝窩筋腱とその腱鞘が外側半月板の後角部を通り，外側半月板を関節包から分離している．この解剖学的形態は膝窩裂孔として知られており，関節造影上，外側半月板の辺縁が関節包から分離しているようにみえる．それを断裂と間違ってはならない（図9-10D，E）．重要な点は半月板のすべてが膝関節造影で十分に見出せるわけではないことである．評価可能な部位は，接線方向にみえる部分だけである．たとえば，外側半月板の後角の後方部分は，膝関節のなかで深く拡がっているため盲点となっている（図9-9を参照）．

　膝十字靱帯もまたしばしば損傷される構造である（図9-11）．十字靱帯の評価において，MRIが普及する以前は，関節造影は選択される手技であった．そして今でもなお，ときどき行われている．X線像は膝60〜80°屈曲位で，検者が近位脛骨の後方に圧を加える側面像がもっとも有用である．緊張した前十字靱帯は，正常では窩間切痕から，脛骨前方境界よりほぼ8 mm 後方の点に向かう直線状に写る．後十字靱帯は脛骨高原の後方境界部へ直線，または少し膨らんだ線としてみられる（図9-12）．

　近年膝のMRIは，外傷による異常の診断において広く受け入れられており，さまざまな膝の構成体，とくに半月板，十字靱帯，側副靱帯の評価に用いられている．ルーチンにT1強調像，T2強調像で矢状断面，冠状断面，横断面が撮影される．矢状断面は十字靱帯，半月板，膝蓋靱帯，大腿四頭筋腱の評価に最適である．冠状断面は内側・外側側副靱帯と半月板の評価に必要である．横断面は，膝蓋大腿関節の評価に最適である．横断面はまた，膝窩部の嚢腫の評価と，周囲の構成体との関係を評価するのに適している．

　MR関節造影（MRa）は半月板手術後に半月板損傷の残存，再発を評価するうえで有効である．また，関節内の遊離した軟骨片，骨軟骨片，滑膜ヒダの描出や，離断性骨軟骨炎や骨軟骨骨折など，さまざまな骨軟骨病変の安定性の評価にも価値のある手法である．膝のMRaは通常の膝関節造影と同様の手技で，最大40 mL の希釈ガドリニウム溶剤を関節内に注射して施行す

図9-9 脛骨高原

脛骨高原の局所解剖．内側半月板はＣ字形の線維軟骨構造物で，前角は顆間隆起の前方に接し，後角は後十字靱帯の付着部前方の顆間部に付着している．Ｏ字形をした外側半月板の前角は，外側顆間結節の前方に接し，後角は内側半月板の後角付着部の前方で，外側顆間結節の内側に付着している．

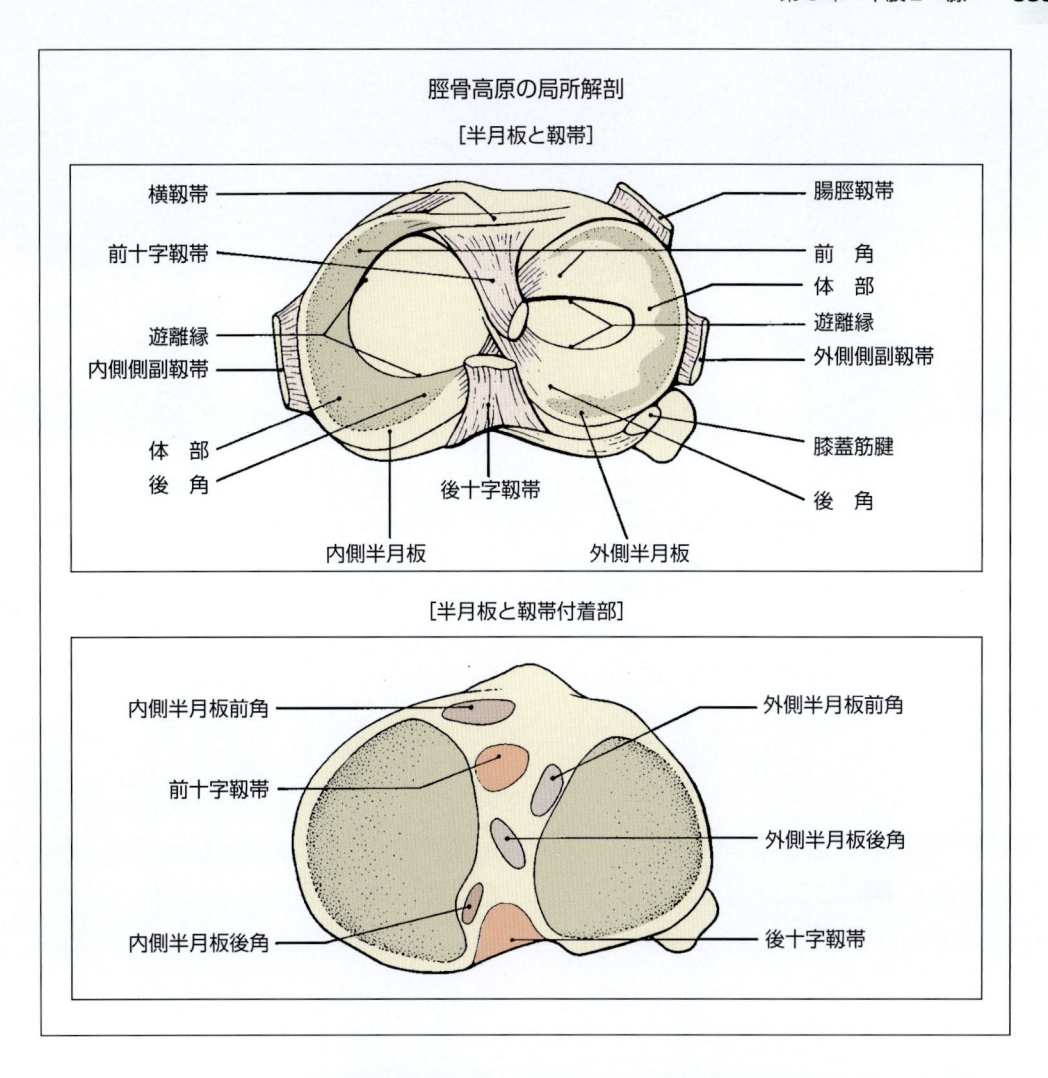

脛骨高原の局所解剖

［半月板と靱帯］

横靱帯 / 前十字靱帯 / 遊離縁 / 内側側副靱帯 / 体部 / 後角 / 内側半月板 / 後十字靱帯 / 外側半月板 / 腸脛靱帯 / 前角 / 体部 / 遊離縁 / 外側側副靱帯 / 膝蓋筋腱 / 後角

［半月板と靱帯付着部］

内側半月板前角 / 前十字靱帯 / 内側半月板後角 / 外側半月板前角 / 外側半月板後角 / 後十字靱帯

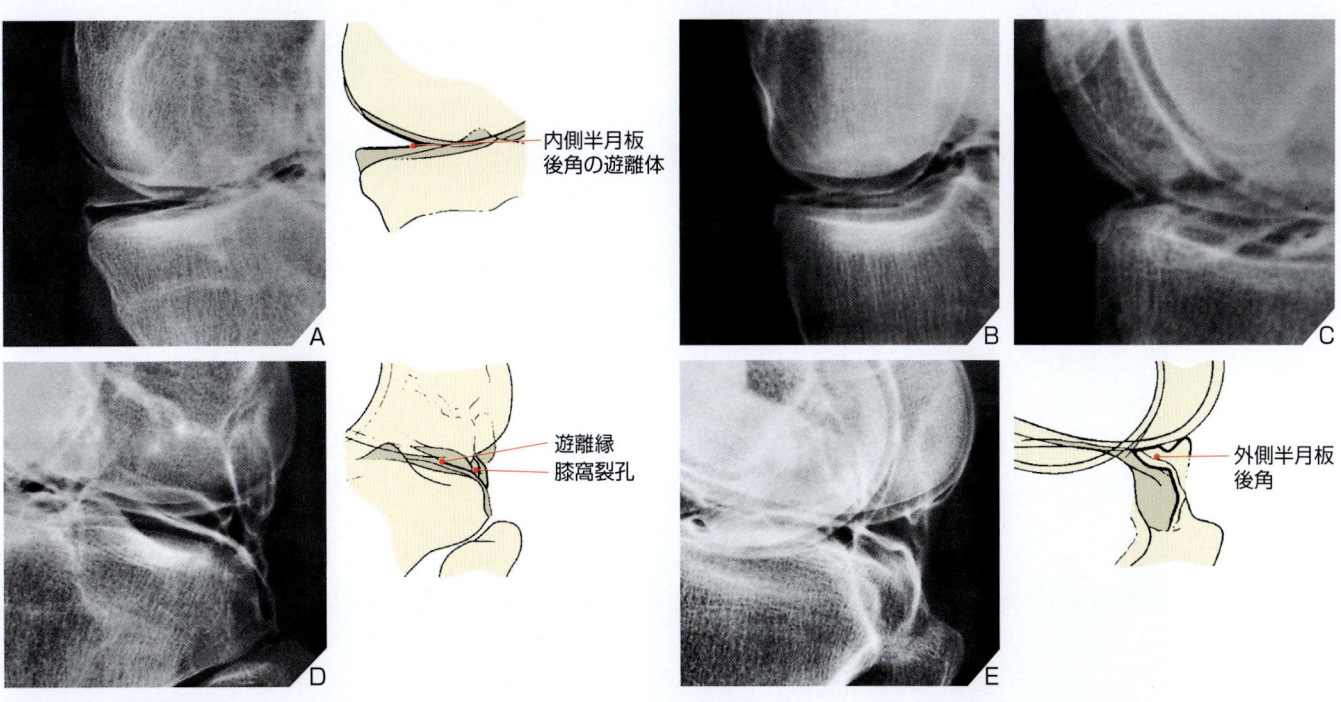

内側半月板後角の遊離体

遊離縁
膝窩裂孔

外側半月板後角

A / B / C / D / E

図9-10 膝関節造影

膝関節造影中の多くのスポット撮影像において，正常の内側（A〜C）および外側（D,E）半月軟骨を示す内側半月板の造影される輪郭は三角形を示す．後角（A）は体部（B）や前角（C）よりも長く，半月板の自由縁は鋭く示される．正常の外側半月板の形態は，関節包から半月板が離れている膝窩裂孔のギャップを含む（D）．後角はより後方の関節包に付着している（E）．この造影では，半月板のどのような部位においても，組織の内部まではみることができない．

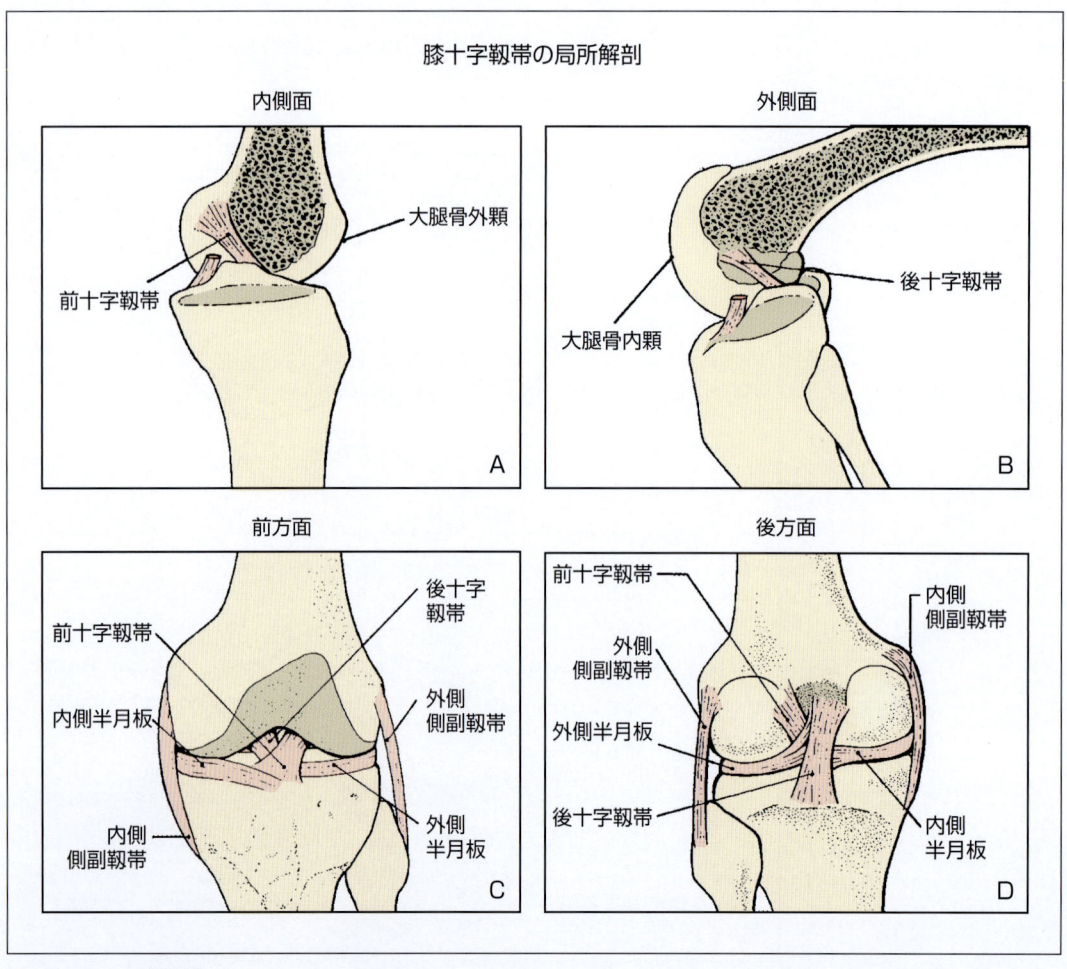

図 9-11　十字靭帯
　膝十字靭帯の局所解剖. 前十字靭帯の走行は, 顆間切痕の内側面より起始し (A), 脛骨顆間隆起前方に付着する (C) (図 9-9 も参照). 後十字靭帯の走行は, 顆間切痕内の大腿骨内側顆の外側表面より起始し (B), 顆間隆起の後方表面に付着する (D) (図 8, 9 を参照). どちらの十字靭帯も脛骨結節には付着しない.

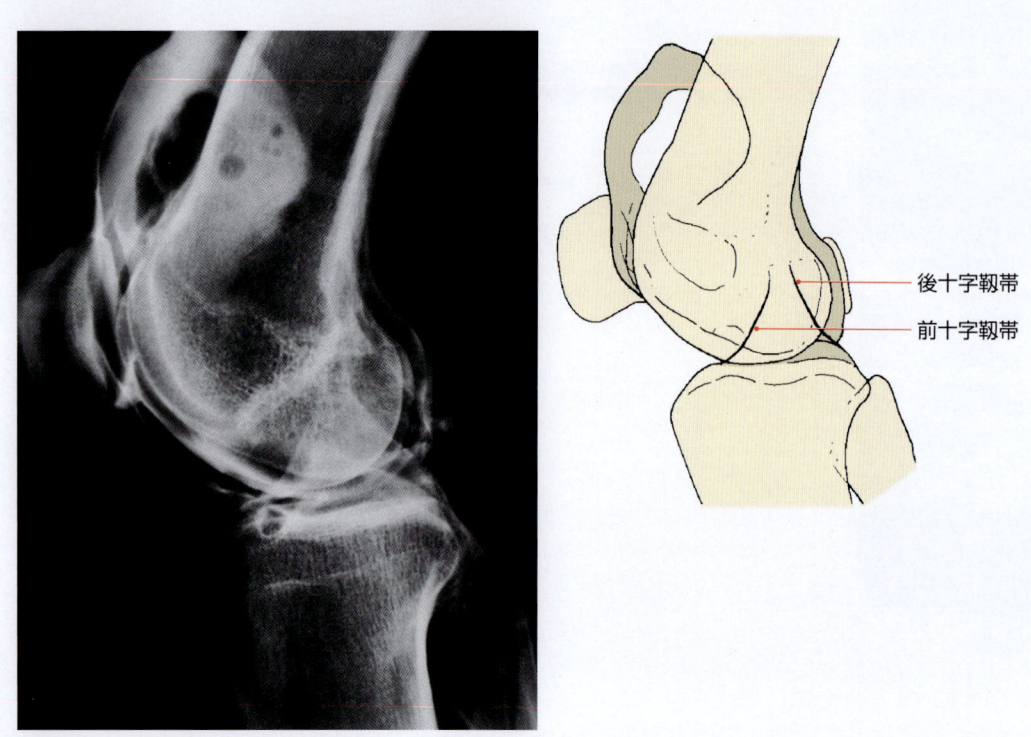

図 9-12　十字靭帯の関節造影
　膝の二重造影は, 十字靭帯の正常像を示す. これらの交差による角度と緊張が大切である. それぞれの靭帯は大腿骨の起始から脛骨の停止まで追うことができる. 十字靭帯の境界部においては, 造影剤は滑膜の反転部を被うため鋭くなっている. 十字靭帯は滑膜外の構造物で, 前十字靭帯の前面と後十字靭帯の後面だけが滑腫で被われている.

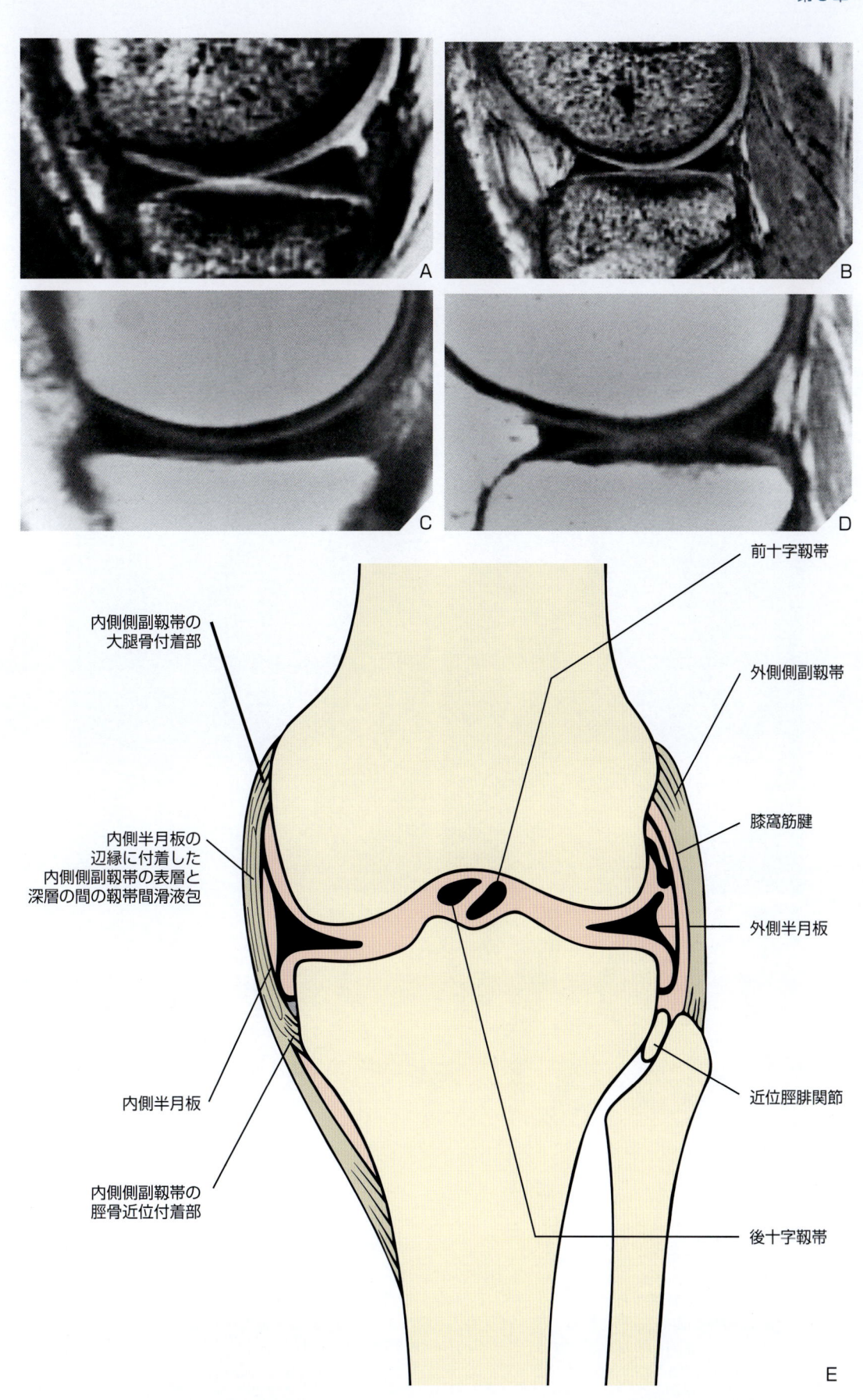

図 9-13　MRI における正常半月板像
　（A）T2*強調矢状断像（MPGR, flip angle 30°）での内側半月板前角と後角の像．（B）T2*強調矢状断像（MPGR, flip angle 30°）での外側半月板の前角と後角の像．（C）スピンエコー法による T1 強調矢状断像での内側半月板体部の像．（D）スピンエコー法による T1 強調矢状断像での外側半月板前角と後角の像．（E）内側および外側半月板とその周囲構造の MRI 冠状断面における局所解剖のシェーマ.
（Firooznia H, Golimbu C, Rafii M. MR imaging of the menisci : fundamentals of anatomy and pathology. Magn Reson Imaging Clin N Am 1994 ; 2 : 325-347 より改変）

9

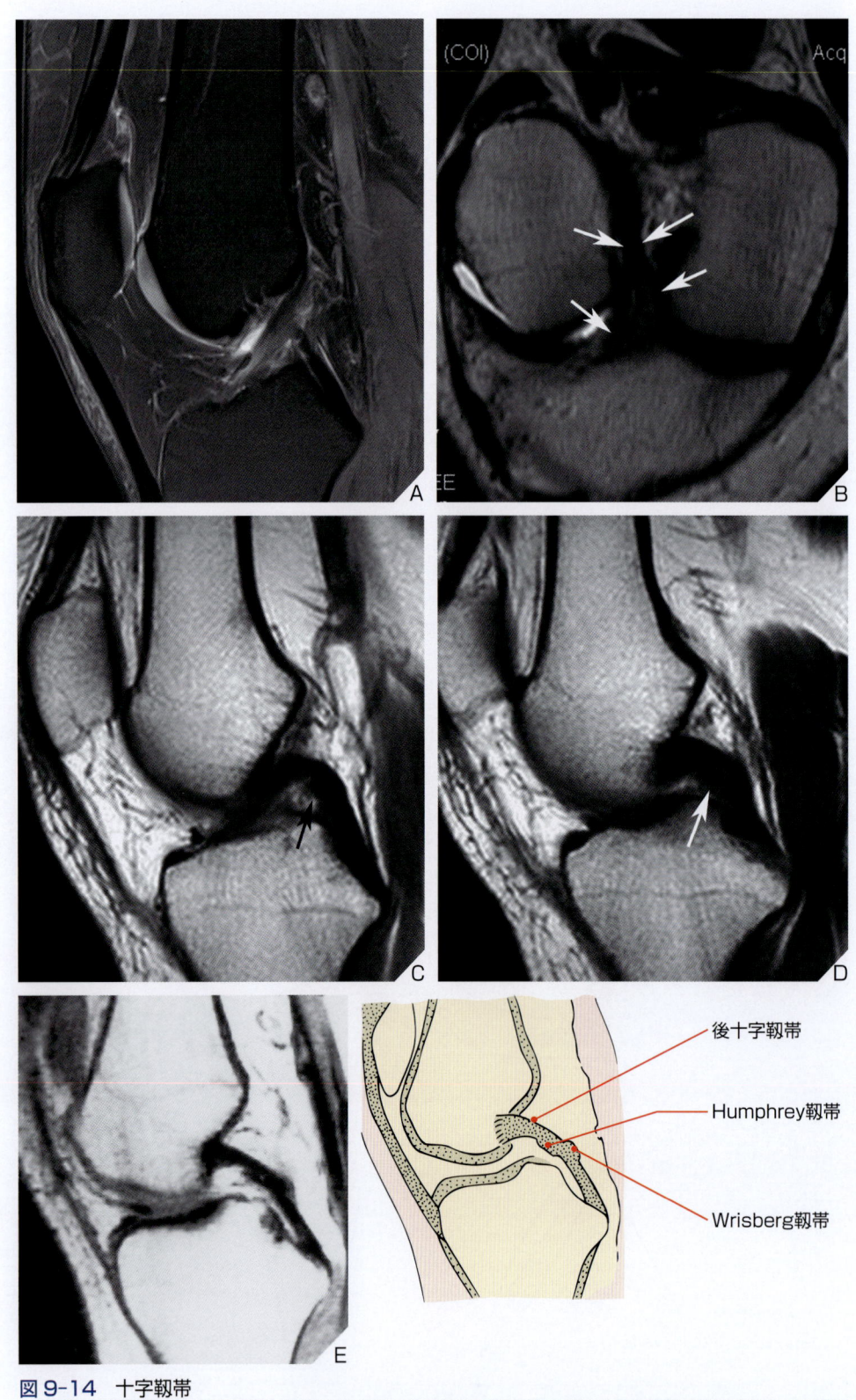

図9-14　十字靱帯
正常十字靱帯の MRI.（A）プロトン密度強調矢状断像で，前十字靱帯の前縁は直線状ではっきりとしていて，前内側線維束を示している.（B）T2 強調斜位冠状断像で前十字靱帯が大腿骨外顆の起始部から脛骨の停止部まで描出される（→）.（C）後十字靱帯は 1 つの画面で大腿骨から脛骨付着部までの全体がみえる. 前半月大腿靱帯によってできる前方の小さな出っぱりを認める（→）.（D）この矢状断像では，Humphrey 靱帯がはっきりとみえるが，遊離体や半月板断片に類似している（→）.（E）ここでは，Humphrey 靱帯と Wrisberg 靱帯の両方がみえる.

る（図9-8 を参照）. 冠状断・矢状断・横断面の T1 脂肪抑制（もしくはプロトン密度強調），T2 強調像が通常，撮影される. 半月板は，MRI ではすべてのパルスシークエンスにおいて均一な低信号の楔状，または蝶ネクタイ状の構造物としてみることができる（図9-13）. 前十字靱帯と後十字靱帯は，半月板同様にすべてのスピンエコーシークエンスにおいて，低信号強度としてみられる. 前十字靱帯は直線状で扇形をしており（大腿骨付着部で少し広くなっている），低～中間信号（図9-14A）と

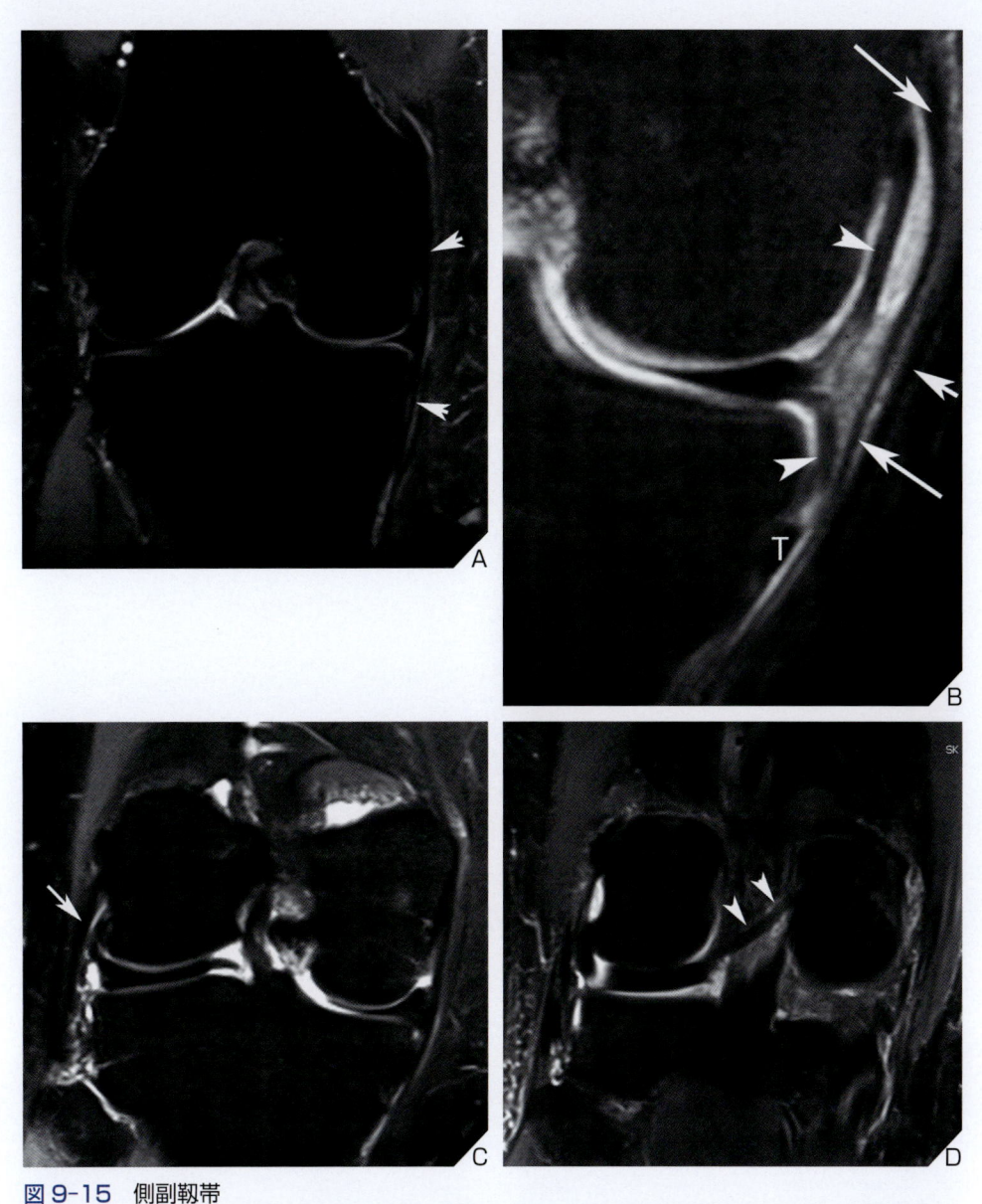

図9-15　側副靱帯
（A）脂肪抑制 T2 強調冠状断像での正常内側側副靱帯の MRI．顆間窩を通るこの断面で内側側副靱帯浅層がよくわかる（→）．大腿骨内顆部内面の後十字靱帯付着部が明瞭に認められる．半月板は低信号の小さな三角形としてみえる．（B）脂肪抑制 T2 強調冠状断像では内側側副靱帯の浅層（長い→）と深層（▷）がみえる．深部下腿筋膜（短い→）と半膜様筋脛骨部（T）がみえる．（C, D）脂肪抑制 T2 強調冠状断像での外側（腓骨）側副靱帯の MRI（→）．この後方の断面で，外側半月板後角から大腿骨内顆部内面に向かう半月大腿靱帯が明らかである（▷）．外側および内側半月板と，後十字靱帯がよくみえる．

して描出される．後十字靱帯は，膝関節伸展位または軽度屈曲位では弓状をしており，屈曲するにつれて緊張する．正常では，低信号強度として描出される（図9-14B）．後十字靱帯の前方に前半月大腿靱帯からなる小さな膨らみがある．これは，Humphrey 靱帯としても知られている（図9-14B, C）．後方には，Wrisberg 靱帯として知られている後半月大腿靱帯からできた小さな膨らみがある（図9-14D, E）．

内側側副靱帯は浅層と深層の2層から構成されている．表層成分は膝における主要な内側支持機構であり，内転筋結節のすぐ下にある大腿骨内側上顆から始まり，関節裂隙の約5cm下にある脛骨内側部へとつながっている．内側側副靱帯の深層は線維性関節包の一部であると考えられ，内側半月板の辺縁と弱く結合している．外側側副靱帯は膝窩筋腱の直上にある大腿骨外側上顆に付着している．この部分は，関節包の外側表面につながっている．ここから，外側側副靱帯は下後方へ延びて腓骨頭先端の前方部分に付着している．内側・外側側副靱帯は，冠状断面でもっともよく描写され，半月板や十字靱帯と同様低信号強度として示される（図9-15）．

膝の MRI 評価の際，表9-1 に示したチェックリストが役に立つ．

靱帯損傷による膝不安定性の評価には，ストレス撮影が必要となることもある．この検査は内側側副靱帯の損傷を疑う症例においてもっとも多く用いられる（図9-16；図9-83 も参照）．前・後十字靱帯不全の評価においてストレス撮影はあまり

表9-1	膝 MRI 評価の際のチェックリスト

骨性組織

　大腿骨顆部（冠状断，矢状断，横断）
　脛骨高原（冠状断，矢状断）
　Gerdy 結節（矢状断，横断）
　膝蓋骨（冠状断，矢状断，横断）
　腓骨近位部（冠状断，矢状断，横断）

軟骨性組織

　関節軟骨（冠状断，矢状断，横断）

関節

　大腿脛骨関節（冠状断，矢状断）
　膝蓋大腿関節（矢状断，横断）

半月板

　内側（冠状断，矢状断）
　外側（冠状断，矢状断）

靱帯

　内側側副靱帯：深層と浅層（冠状断）
　外側支持機構：大腿二頭筋腱，外側側副靱帯，腸脛靱帯（冠状断）
　前十字靱帯：前内側，後外側線維束（冠状断，矢状断）
　後十字靱帯
　大腿半月靱帯：Humphry 靱帯（前方），Wrisberg 靱帯（後方）（冠状断，矢状断）
　横靱帯（矢状断）
　膝蓋腱（矢状断）
　膝蓋支帯：内側，外側（横断）
　弓状靱帯（冠状断，横断）
　膝窩腓骨靱帯（冠状断，矢状断）
　ファベラ腓骨靱帯（冠状断）

筋肉とそれらの腱

　大腿四頭筋（矢状断，横断）
　膝窩筋（冠状断，矢状断）
　足底筋（横断）
　大腿二頭筋（冠状断）
　半膜様筋（矢状断，横断）
　半腱様筋（矢状断，横断）
　薄筋（矢状断，横断）
　縫工筋（矢状断，横断）
　腓腹筋（矢状断，横断）
　ヒラメ筋（矢状断，横断）

滑液包

　膝窩部（Baker）：腓腹筋内側頭と半膜様筋の間（矢状断，横断）
　前膝蓋部（矢状断，横断）
　膝蓋下深部（矢状断，横断）
　鵞足部（冠状断）
　半膜様筋：内側側副靱帯部（冠状断）

その他の組織

　滑膜ヒダ（冠状断，横断）
　膝蓋下滑膜ヒダ（矢状断）
　Hoffa 脂肪体（矢状断，横断）
　膝蓋筋腱裂孔（冠状断）
　膝窩動静脈（横断）
　外側膝動脈（冠状断）
　脛骨神経，腓骨神経（横断）

（　）内はもっとも適した撮像法.

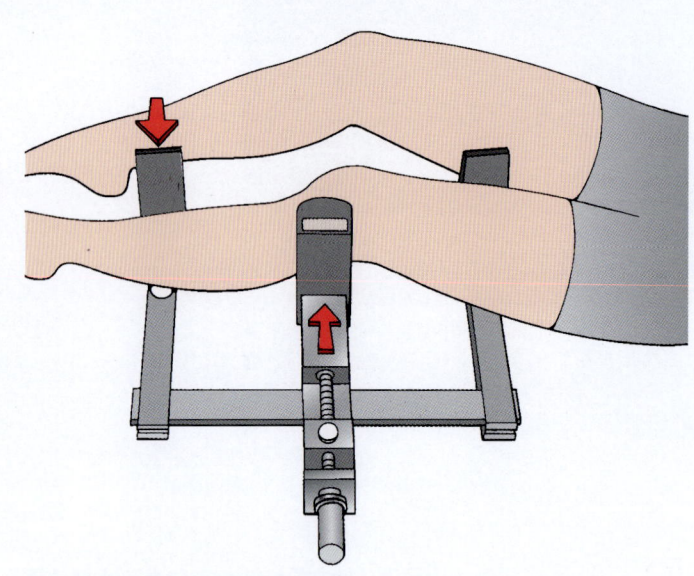

図 9-16　外反ストレス撮影
　内側側副靱帯を評価する膝のストレス撮影は，患者を仰臥位とし，膝を約 15〜20° 屈曲する．膝を器具上に置き，圧迫板を膝の外側に向かってあてる（赤矢印はストレスの方向を示す）．画像は正面像で得られる（図 9-83B を参照）.

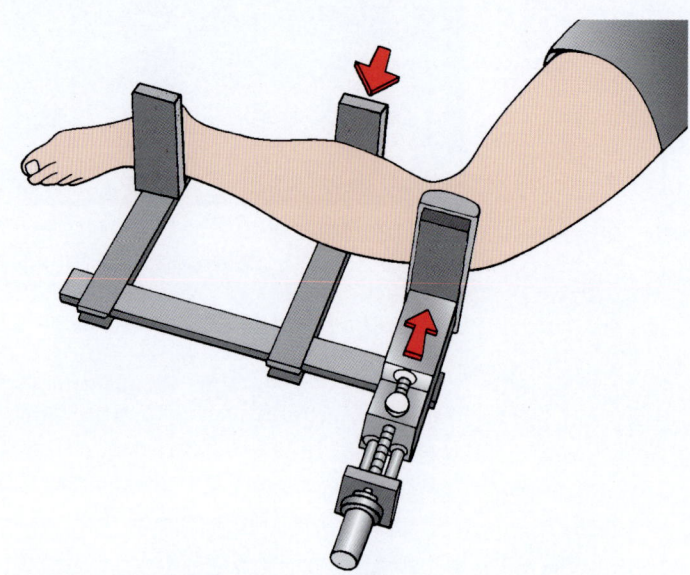

図 9-17　前方引き出しストレス撮影
　前十字靱帯を評価する膝のストレス撮影は，患者を側臥位とし，患肢の膝を 90° 屈曲して器具上に置く．圧迫板は膝の前方にあてる（赤矢印はストレスの方向を示す）．画像は側面像で得られる.

行われない（図 9-17）．このような検査は，局所麻酔下に行うべきである．
　動脈造影と静脈造影は，血管系の損傷の評価に必要になる場合がある．しかし，近年では，MR 血管造影が同目的で，しばしば施行される．CT は脛骨高原骨折の評価に有効である．そして，ときに軟骨や軟部組織，とくに半月板と十字靱帯の損傷

の評価に用いる．関節造影と一緒に撮られた CT は，離断性骨軟骨炎（図 9-60C, D を参照）および膝関節内にある X 線に写らない骨軟骨遊離体に有用である．
　前述の考察のまとめについては，表 9-2, 3，図 9-18 に示した.

表 9-2	膝の損傷を評価するための標準的および特殊 X 線撮影法

撮影法	得られる所見	撮影法	得られる所見
正面	内・外関節区領域 内反・外反変形 骨折 大腿骨内顆・外顆 内・外脛骨高原 脛骨棘 脛骨近位 骨軟骨骨折 離断性骨軟骨炎（後期） 特発性骨壊死 Pellegrini-Stieda 病変	側面（つづき）	Sinding-Larsen-Johansson 病[a] Osgood-Schlatter 病[a] 骨軟骨骨折 離断性骨軟骨炎（晩期） 特発性骨壊死 関節液貯留 損傷 大腿四頭筋腱 膝蓋靱帯
透視	二分または多分裂膝蓋骨 膝蓋骨骨折	ストレス	十字靱帯損傷
ストレス	側副靱帯損傷	cross-table	関節内脂肪血腫の FBI sign
側面	大腿膝蓋関節区画 膝蓋骨側面 膝蓋上滑液包 骨折 遠位大腿骨 近位脛骨 膝蓋骨	tunnel（後前）	大腿骨顆部後方 顆間切痕 脛骨顆間隆起
		軸写（sunrise 撮影および Merchant 撮影）	膝蓋骨関節面[b] sulcus angle[b] congruence angle[b] 膝蓋骨骨折 膝蓋骨亜脱臼および脱臼[b]

[a]これらの撮影は，低電圧の軟部組織撮影を用いると，もっともよく描出される.
[b]これらの像は，Merchant の軸写のほうがよりよく描出される.
FBI：fat-blood interface.

表 9-3	膝の損傷を評価するための補助的撮影法

撮影法	得られる所見	撮影法	得られる所見
関節造影 （一般に二重造影，ときに空気のみの造影）	半月板損傷 損傷 十字靱帯 内側側副靱帯 大腿骨四頭筋腱 膝蓋腱 関節包 軟骨および骨軟骨骨折 離断性骨軟骨炎（早期および進行期） 関節内の骨軟骨遊離体 関節軟骨の微細な異常	放射性核画像 （シンチグラフィー，骨スキャン）	標準撮影で判明しない微細な骨折 早期および晩期 離断性骨軟骨炎 特発性骨壊死
		血管造影 （動脈造影，静脈造影）	動静脈の付随損傷
		MRI	関節造影，CT，放射性核画像と同様
CT および関節造影 CT	特発性骨壊死 損傷 関節軟骨 十字靱帯 半月板 関節内骨軟骨体 離断性骨軟骨炎	MRa	残存，再発半月板損傷 半月板術後の合併症 関節内遊離体 滑膜ヒダ 骨軟骨病変の安定性 側副靱帯損傷 十字靱帯損傷
		MR 血管造影	血管造影と同様

MRI：magnetic resonance imaging，CT：computed tomography，MRa：magnetic resonance arthrography，MR：magnetic resonance.

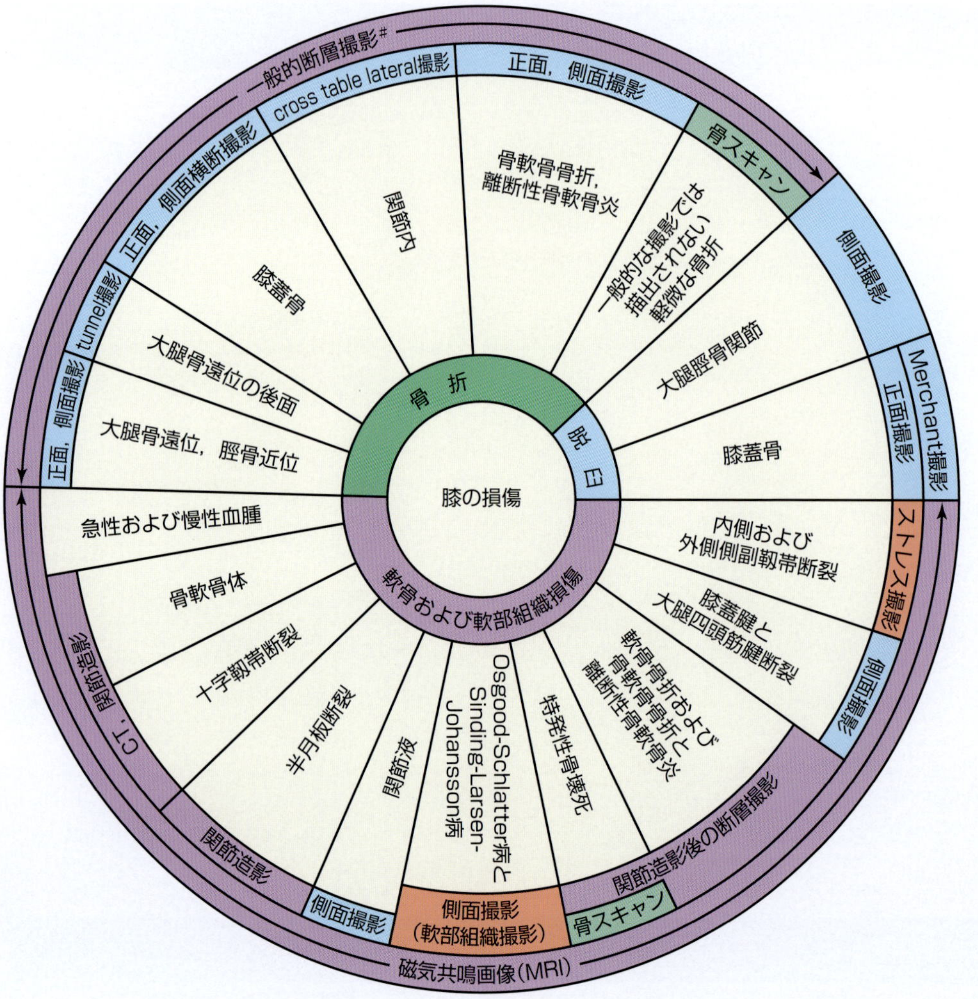

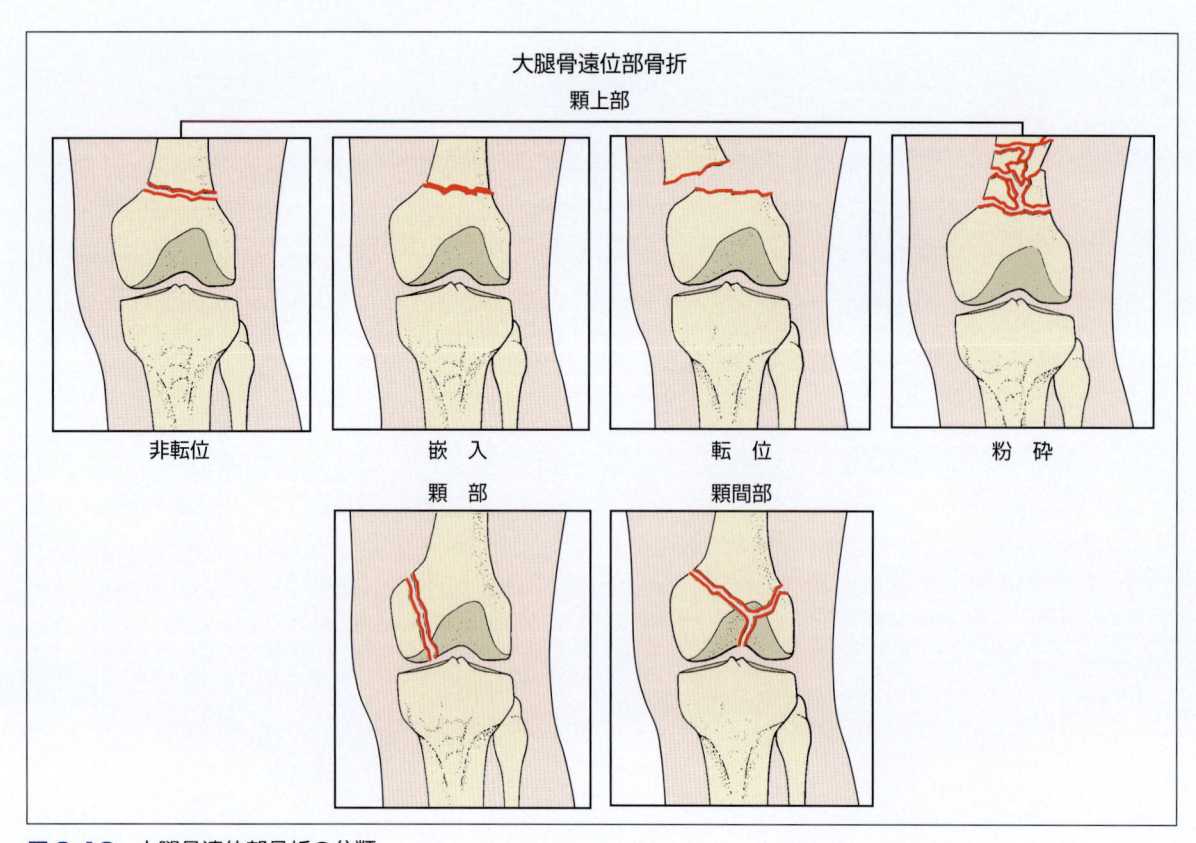

図9-18　膝の損傷を評価するための X 線学的画像診断法
この図式に示された X 線撮影法と補助的撮影法は，それぞれの外傷による損傷状態をもっともよく描写するものをあげている．
#断層撮影はほぼ完全に CT に置き換わっている．

膝の損傷

骨折
脱臼
軟骨および軟部組織損傷

正面，側面撮影
骨スキャン
側面撮影
Merchant撮影
正面撮影
ストレス撮影
側面撮影
音響撮影
骨スキャン
側面撮影（軟部組織撮影）
関節造影後の断層撮影
磁気共鳴画像（MRI）
側面撮影
関節造影
CT　関節造影
正面，側面撮影　tunnel撮影
正面　側面横断撮影
cross table lateral撮影
一般的断層撮影#

骨軟骨骨折，離断性骨軟骨炎
関節内
膝蓋骨
大腿骨遠位の後面
大腿骨遠位，脛骨近位
急性および慢性血腫
骨軟骨体
十字靱帯断裂
半月板断裂
関節液
Osgood-Schlatter病とSinding-Larsen-Johansson病
特発性骨壊死
軟骨骨折および骨軟骨骨折と離断性骨軟骨炎
膝蓋腱と大腿四頭筋腱断裂
内側および外側側副靱帯断裂
膝蓋骨
大腿脛骨関節
一般的な撮影では描出されない，軽微な骨折

大腿骨遠位部骨折

顆上部

非転位　　　嵌入　　　転位　　　粉砕

顆部　　　顆間部

図9-19　大腿骨遠位部骨折の分類
大腿骨遠位部骨折は状態や損傷の拡がりによって，顆上部骨折，顆部骨折，顆間部骨折に分類できる．

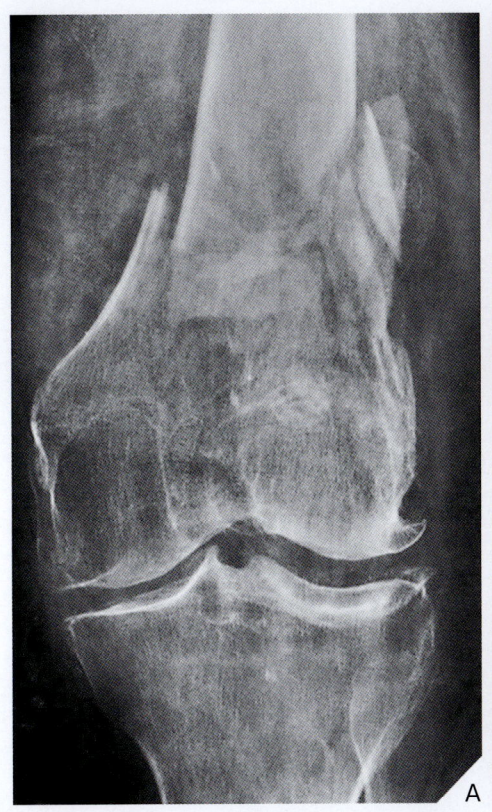
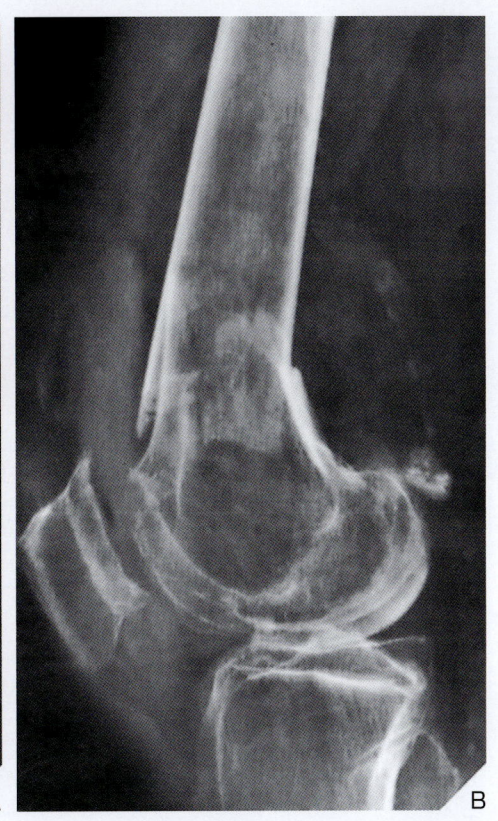

図 9-20　顆上骨折
　58 歳男性. オートバイ事故で受傷. X 線正面像 (A) および側面像 (B) は, 大腿骨遠位の粉砕型顆上骨折を示す. 骨折線の拡がりと骨片の位置は, これらの一般撮影により評価される.

２．膝の損傷

a 膝の骨折

▌ 大腿骨遠位部骨折 ▌

　交通事故や高所からの転落でもっともよく起こる遠位大腿骨骨折は, 骨折線の拡がりと状態により, 顆上部, 顆部, 顆間部と分類される. 顆上骨折はさらに, 転位のないもの, 圧迫されたもの, 転位のあるもの, 複雑なものに分類される (図 9-19). これらの損傷は, 通常膝の正面像と側面像にて十分に評価できる (図 9-20) が, まれには, 斜位撮影が斜骨折線の評価に必要となることもある. 断層撮影は, 以前は粉砕骨折などの場合において骨折線と骨片の位置の十分な評価に必要とされていた (図 9-21) が, 現在では, ヘリカル CT による多方向および, 三次元再構成画像のほうが, 従来の断層撮影法よりも優れている (図 9-22).

▌ 脛骨近位部骨折 ▌

　内側および外側の脛骨高原は, 近位脛骨においてもっとも頻繁に骨折する部位である. 膝が, 走っている車にぶつかったときに起こるので, フェンダー骨折またはバンパー骨折とも呼ばれている. Hohl の分類は脛骨高原骨折の 6 つの型を示し, 損傷のいろいろな型と, それらの原因となった外力との関係をみるのに有用である (図 9-23). Hohl の分類では, 純粋な外転損傷は外側脛骨高原の転位のない骨折を起こす (type Ⅰ) (図 9-24). 軸圧が外転力に加わった場合, 局所の中心性の陥没骨折

(type Ⅱ) および局所が陥没して亀裂が入る骨折 (type Ⅲ) が起こる (図 9-25). 内側脛骨高原においては解剖学的形態 (腓骨がない) のため頻繁にみられる全陥没骨折 (type Ⅳ) は, 関節面に粉砕がないのが特徴である. Hohl 分類の type Ⅴ骨折は, 数は少ないが, 脛骨の前方または後方部分の中心陥没のない局所の亀裂骨折である. 両側の脛骨高原の Y 字や T 字形の複雑骨折 (type Ⅵ) は, 通常, 下肢を伸展して落下したときのような垂直圧力によって起こる (図 9-26). type Ⅲと type Ⅵ は, しばしば近位の腓骨骨折を伴う. 筆者らは, 脛骨高原骨折の分類として Hohl の分類に似た, Schatzker の分類を使用している. この分類では内側ないし外側高原の骨折形態によって 6 タイプに分けられる (図 9-27).

　脛骨高原の骨折は, とくに陥没がないかぎり, 一般的な膝の X 線撮影では明らかとはならないことがある (図 9-28A, B). しかしそのような例で cross-table lateral 撮影は, しばしば関節内骨折の存在を示す明らかな FBI sign を示す (図 9-28C). 不明瞭な骨折線の描出には斜位撮影が必要となる場合がある.

　脛骨高原骨折の評価法として, CT は非常に有用である. CT は高原部の陥没, 欠損あるいは縦割れの骨片などをとらえるのに適している. また, 高原部の前縁および後縁に生じた陥没または縦割れ骨折の拡がりを評価したり, 粉砕骨折の範囲を調べたりするには, 従来の断層撮影より CT を用いたほうが正確である. Rafii らによれば, 骨折の陥没度や離開の程度は, 断層撮影などよりコンピューター処理した画像で測定したほうがより

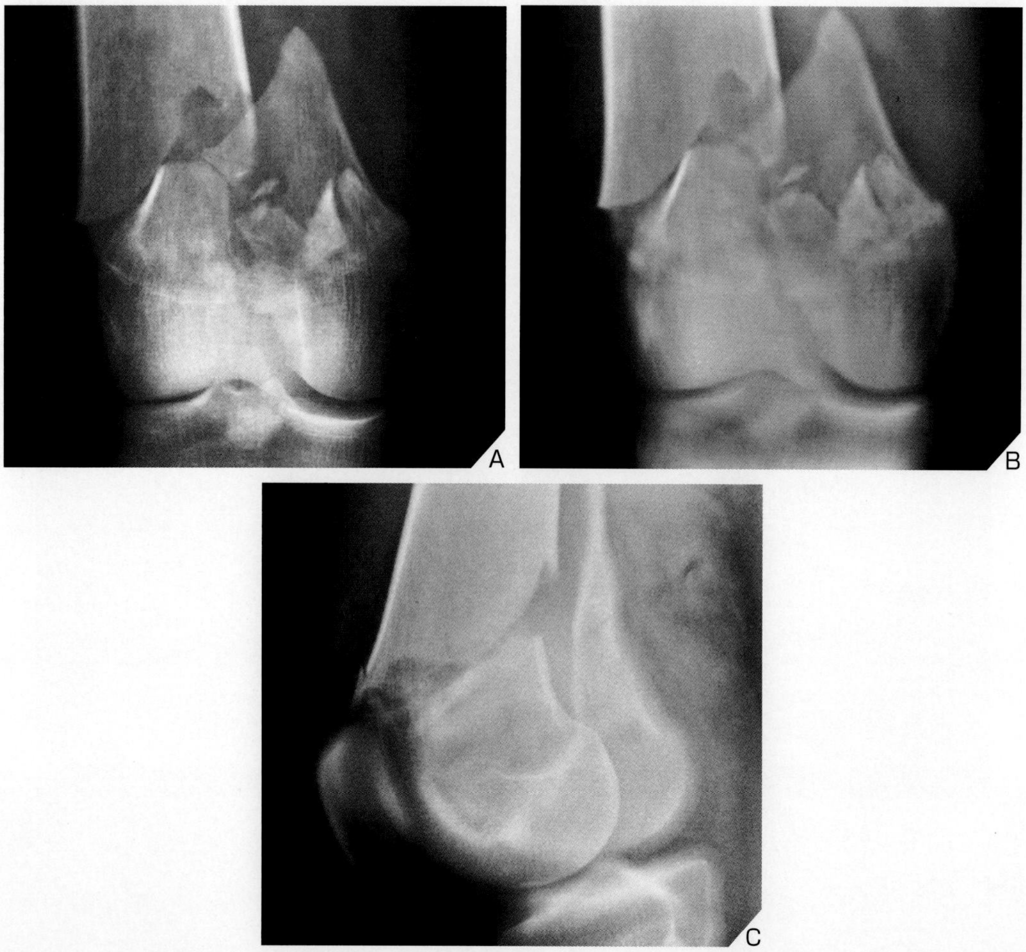

図9-21　顆上骨折
　22歳レーシングカードライバー，道路上で事故に遭遇した．（**A**）右膝のX線正面像は遠位大腿骨の粉砕骨折を示す．断層撮影では，正面（**B**）および側面（**C**）の断面像は関節内への骨折線を示し，顆部の離開と遠位骨片の後方転位を伴っている．多くの粉砕骨片が存在する．

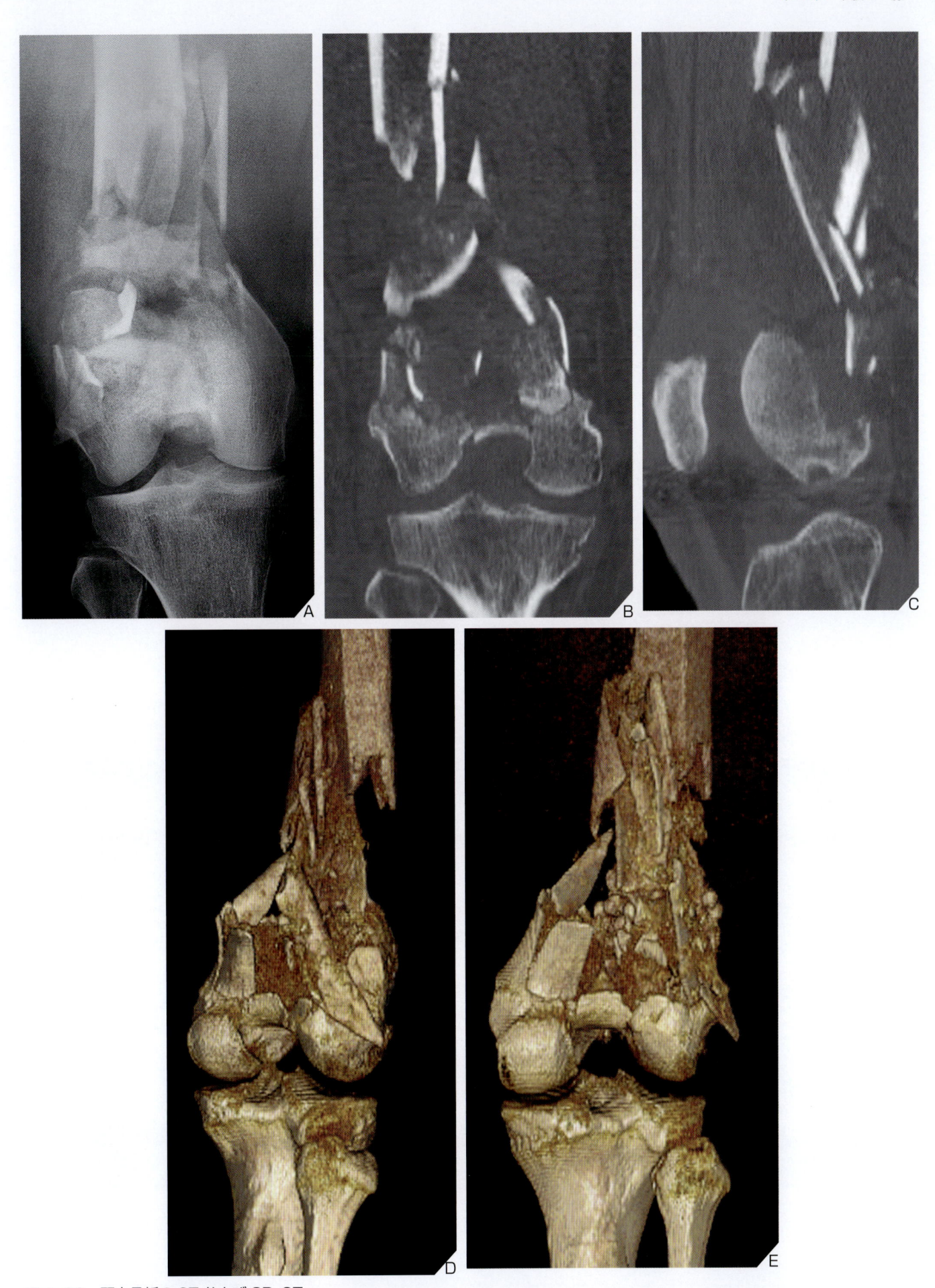

図 9-22　顆上骨折の CT および 3D-CT
　54 歳女性. 自動車事故で受傷.（A）右膝 X 線正面像は, 明らかな大腿骨顆上粉砕骨折を示す.（B,C）冠状断像および矢状断 CT 再構成像では多数の骨片の転位を示す. 3D-CT 再構成（D）斜位像そして（E）後方からの像では, 多数の骨片の位置と転位方向をよりわかりやすく描出する.

脛骨高原骨折のHohl分類

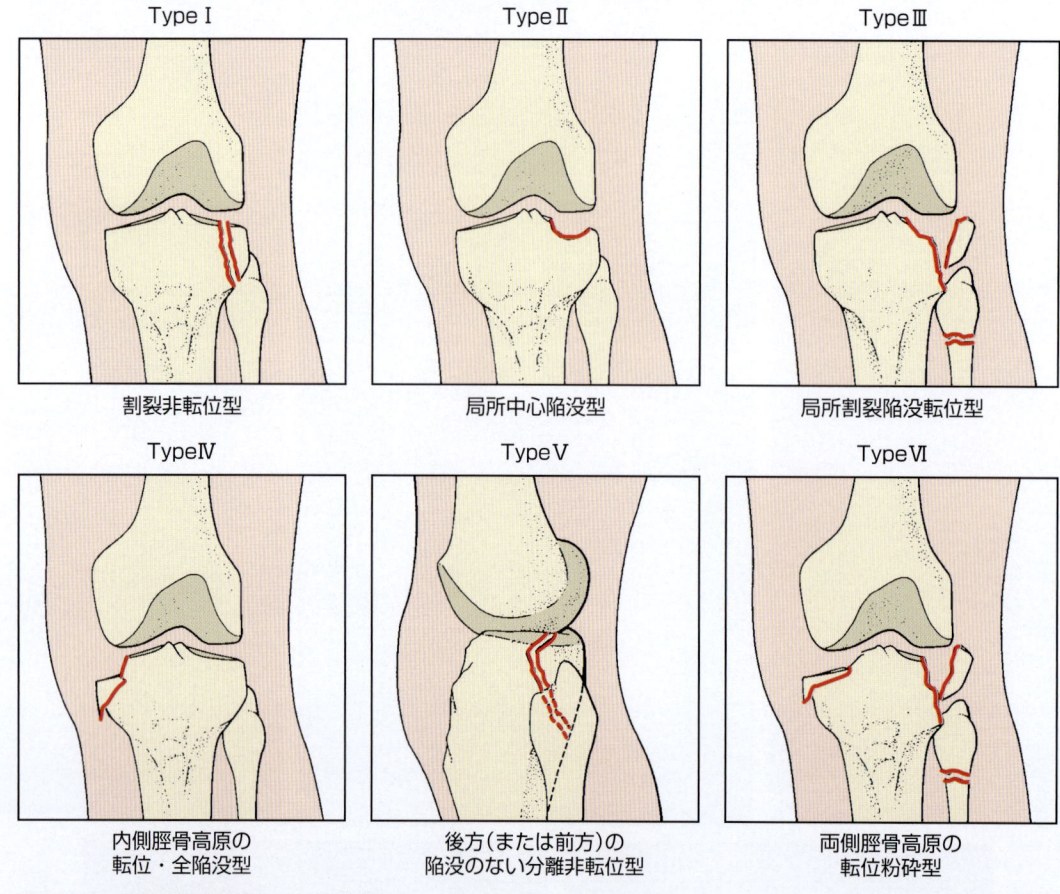

TypeⅠ	TypeⅡ	TypeⅢ
割裂非転位型	局所中心陥没型	局所割裂陥没転位型

TypeⅣ	TypeⅤ	TypeⅥ
内側脛骨高原の 転位・全陥没型	後方(または前方)の 陥没のない分離非転位型	両側脛骨高原の 転位粉砕型

図 9-23 脛骨高原骨折の Hohl 分類
(Hohl M. Tibial condylar fractures. J Bone Joint Surg [Am] 1967；49A：1455-1467 より改変)

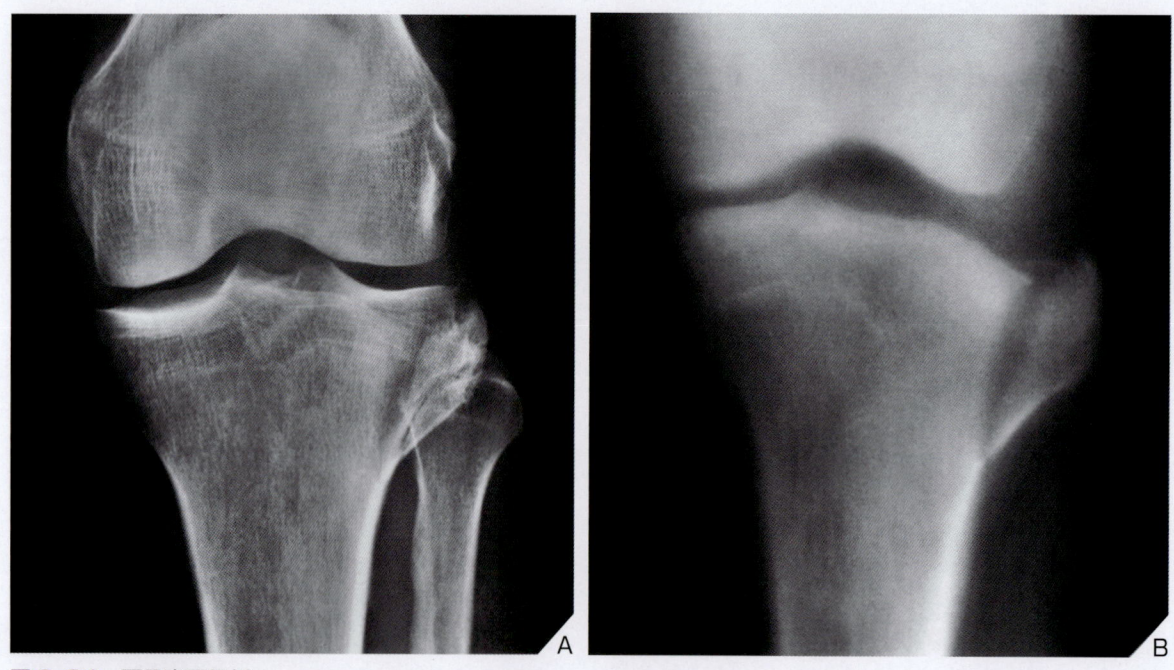

図 9-24 脛骨高原骨折
30 歳男性．道路横断中に乗用車と衝突した．X 線正面像（A）と断層撮影（B）は，外側脛骨高原の割裂骨折を示す（Hohl 分類 type Ⅰ）．

図 9-25　脛骨高原骨折
膝のＸ線正面像は，外側脛骨高原の楔状および中心性陥没骨折の合併を
示す（Hohl 分類 type Ⅲ）.

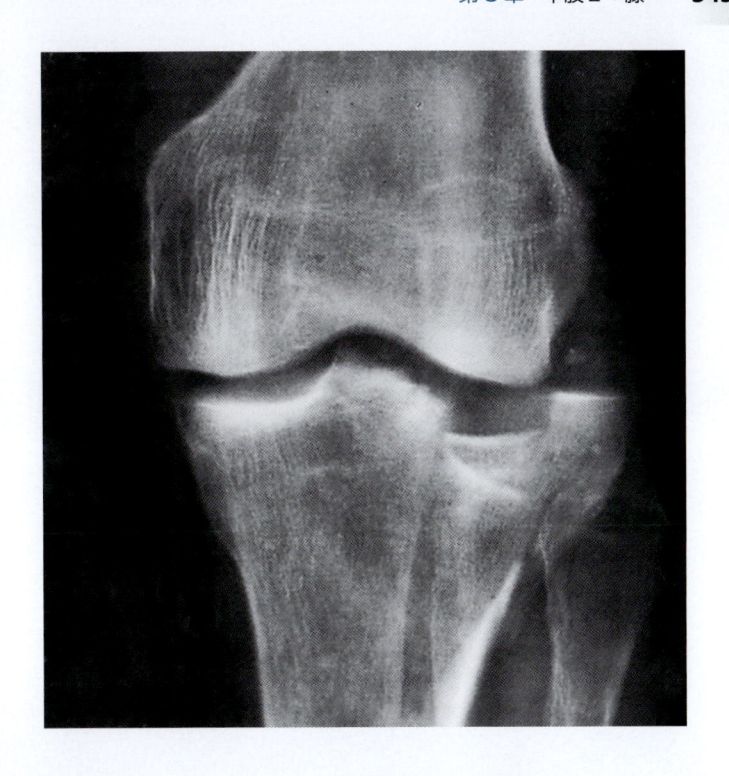

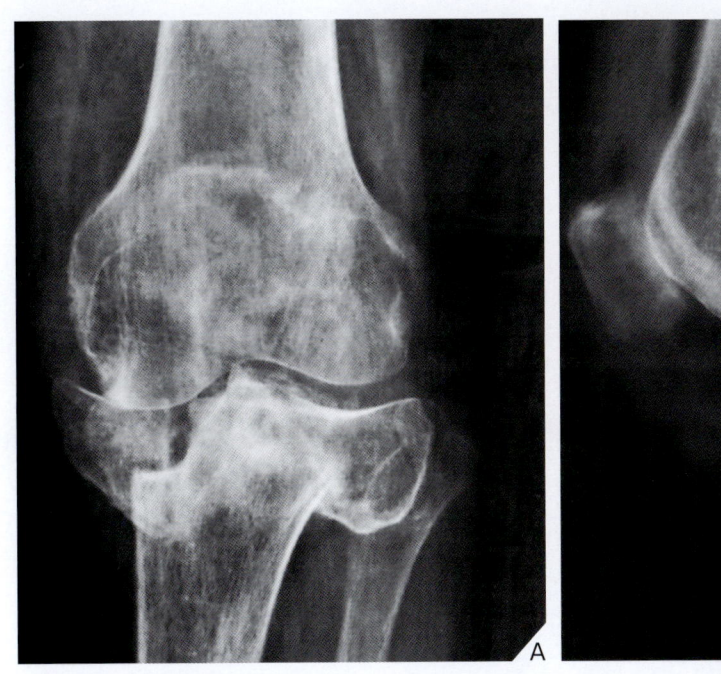

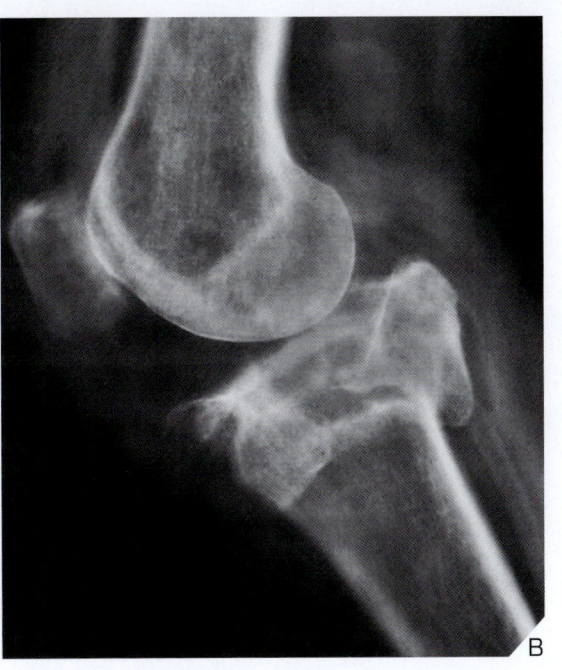

図 9-26　脛骨高原骨折
Ｘ線正面像（A）と側面の断層撮影像（B）は，特徴的な Y 字形の脛骨両顆骨折を示す（Hohl 分類 type Ⅵ）.

正確である. とくに有用なのは，いろいろな面で画像を構成し
たり，三次元画像を再構成したりできる点である（図 9-29～
31）. Kode らは最近，脛骨高原骨折の形状をとらえるには二
次元CTと比べMRIのほうが同等ないし優れていると示唆して
いる（図 9-32, 33）. MRI の多平面解析能は三次元的な画像
解像度を向上させており，さらに CT ではとらえられなかった
靱帯や半月板の損傷についても描出することができる（図 9-
34）.
　　脛骨高原骨折の重要な点は，靱帯や半月板の損傷を伴ってい

ることである. 外側脛骨高原骨折は通常外反ストレスによって
起こるため，内側側副靱帯と前十字靱帯（図 9-11 を参照）と
外側半月板（図 9-9 を参照）が構造上損傷されやすい（図 9-
35）.
　　さらに，前十字靱帯の損傷は外側脛骨棘や前顆間部隆起の裂
離を伴うこともある. ストレス撮影およびMRIはこれらの合併
した異常を明らかにする. 臨床症状と，ストレス撮影を含むＸ
線検査において，靱帯構造に明らかな異常がないとき，そして
脛骨高原の転位のない骨折は，保存的に治療することができ

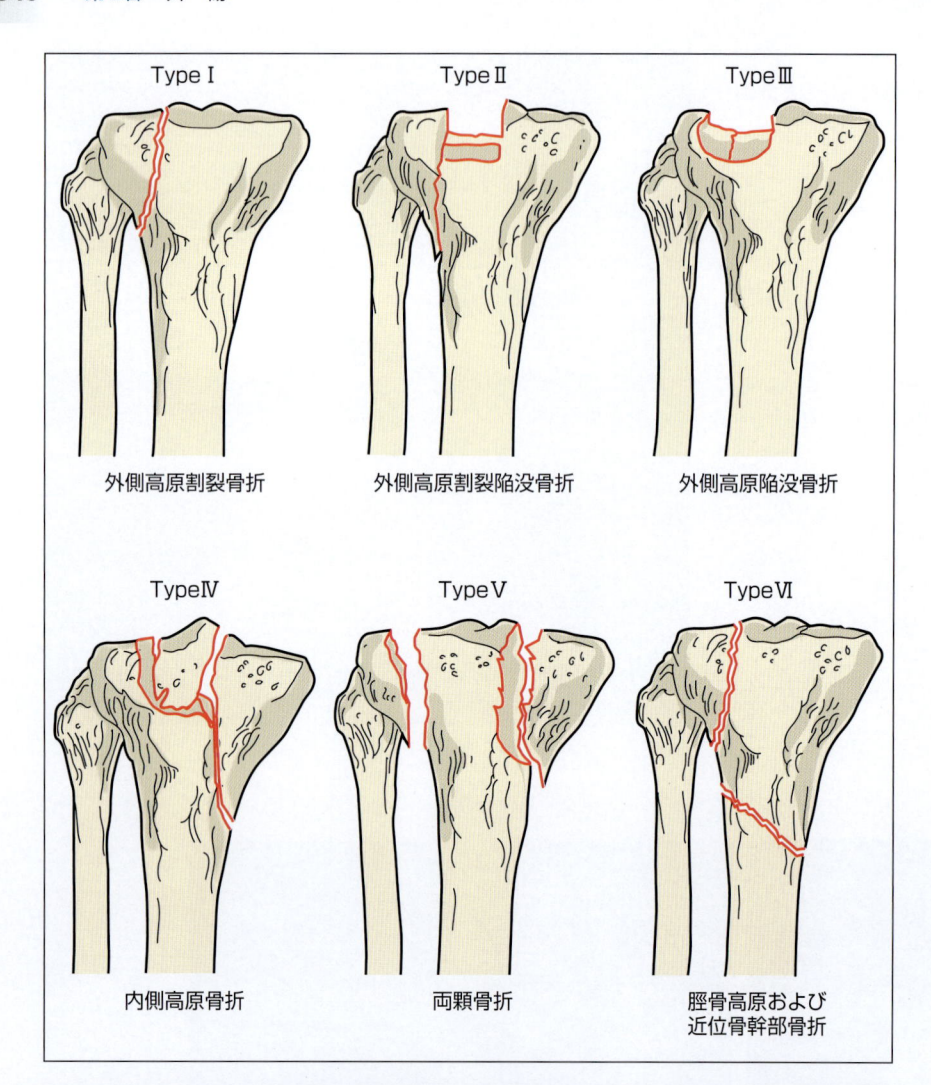

図 9-27   脛骨高原骨折の Schatzker 分類
(Koval JK, Helfet Dl. Tibial plateau fractures : evaluation and treatment. J Am Acad Orthop Surg 1995 ; 3 : 86-93 より改変)

Type Ⅰ　外側高原割裂骨折
Type Ⅱ　外側高原割裂陥没骨折
Type Ⅲ　外側高原陥没骨折
Type Ⅳ　内側高原骨折
Type Ⅴ　両顆骨折
Type Ⅵ　脛骨高原および近位骨幹部骨折

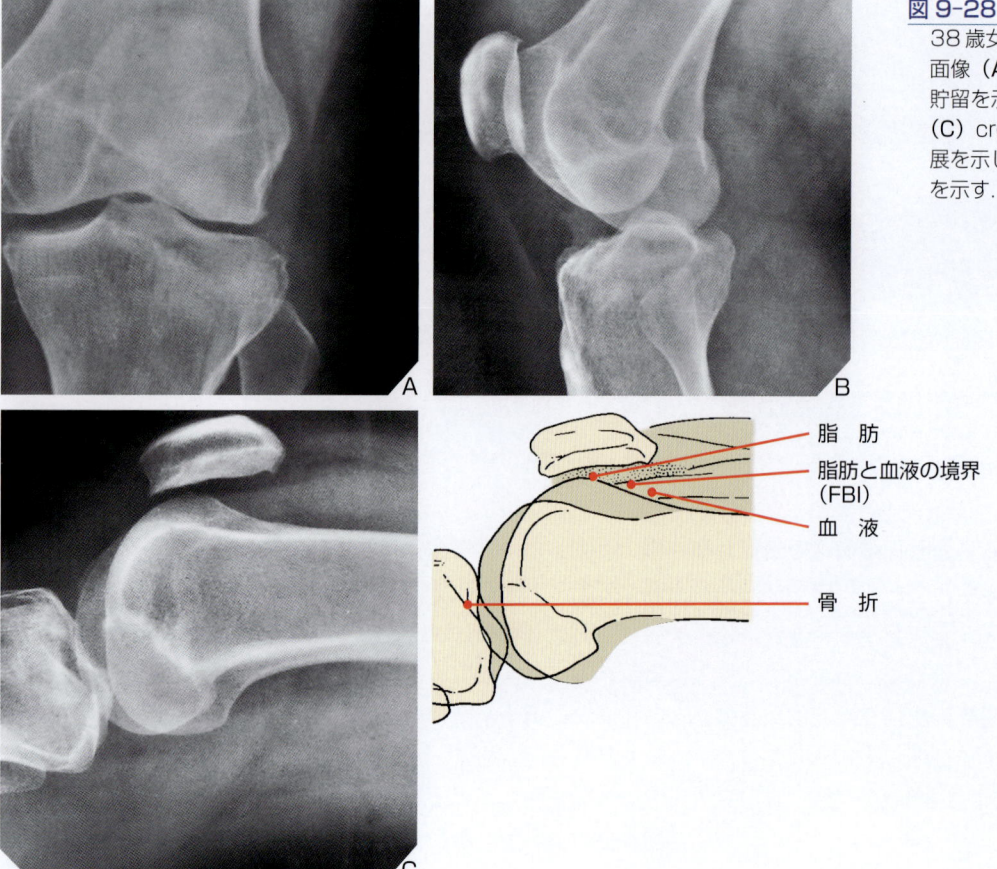

図 9-28   脛骨高原骨折
38 歳女性. 道路横断中に車にはねられた. X 線正面像（A）と側面像（B）は，ある程度の関節液の貯留を示すが，骨折線は明らかには判断できない.（C）cross-table lateral 撮影は骨折の関節内進展を示している FBI（fat blood interface）sign を示す.

脂 肪
脂肪と血液の境界（FBI）
血 液
骨 折

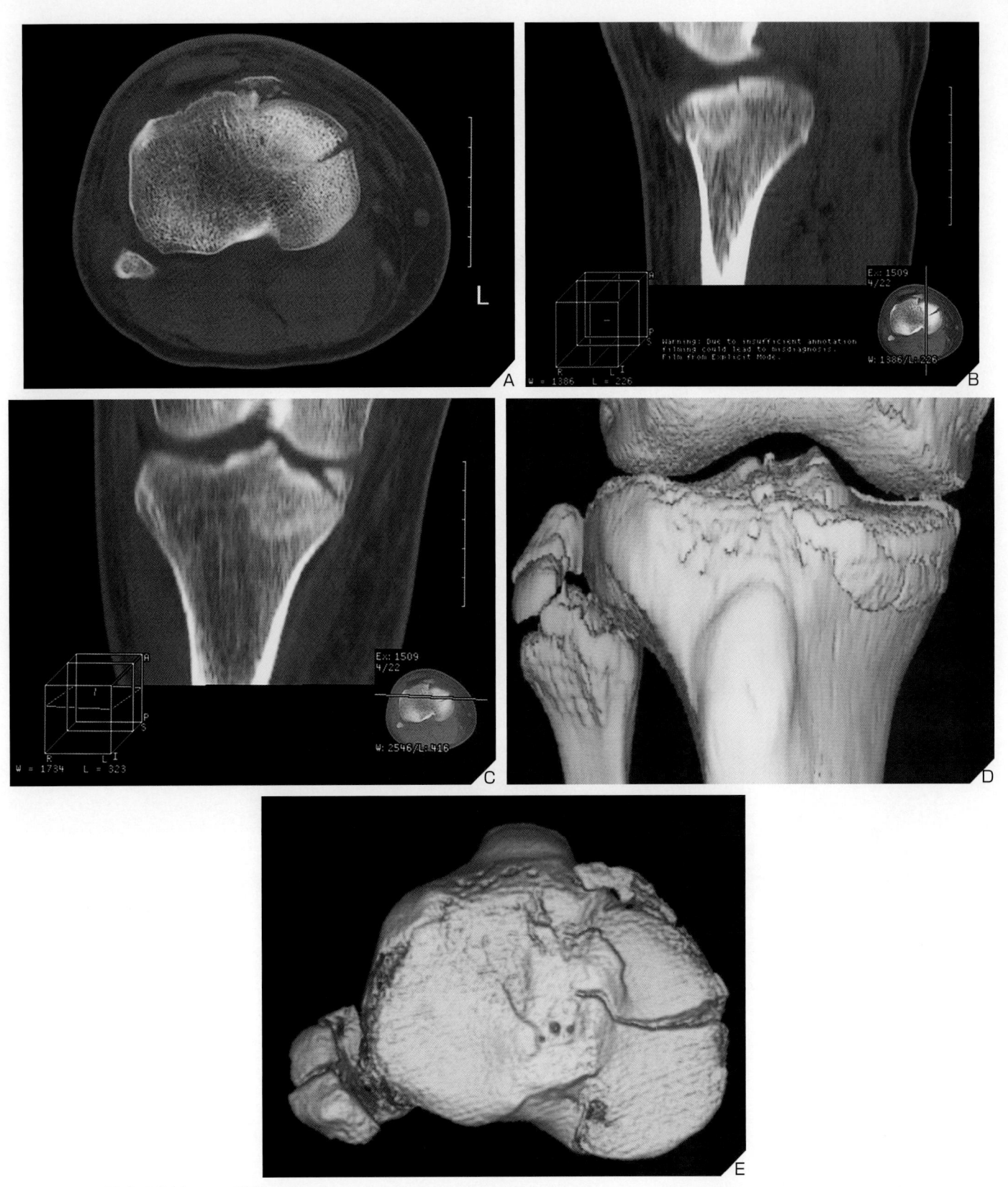

図 9-29　脛骨高原骨折の CT 所見

23 歳男性．オートバイ事故で受傷．右膝の単純 X 線像（非提示）では，脛骨高原骨折を認めた．（A）脛骨近位における CT 横断像では，脛骨内側高原の粉砕骨折を示す．（B）矢状断像では，脛骨高原の前方が主に損傷されたことを示す．（C）冠状断像では，粉砕と陥没を示す．（D）3D-CT 再構成の正面像では，脛骨高原内側前方の陥没に加えて，腓骨近位の関連骨折を認める．（E）bird's eye view の 3D-CT 再構成像では骨折線の立体的位置を示す．

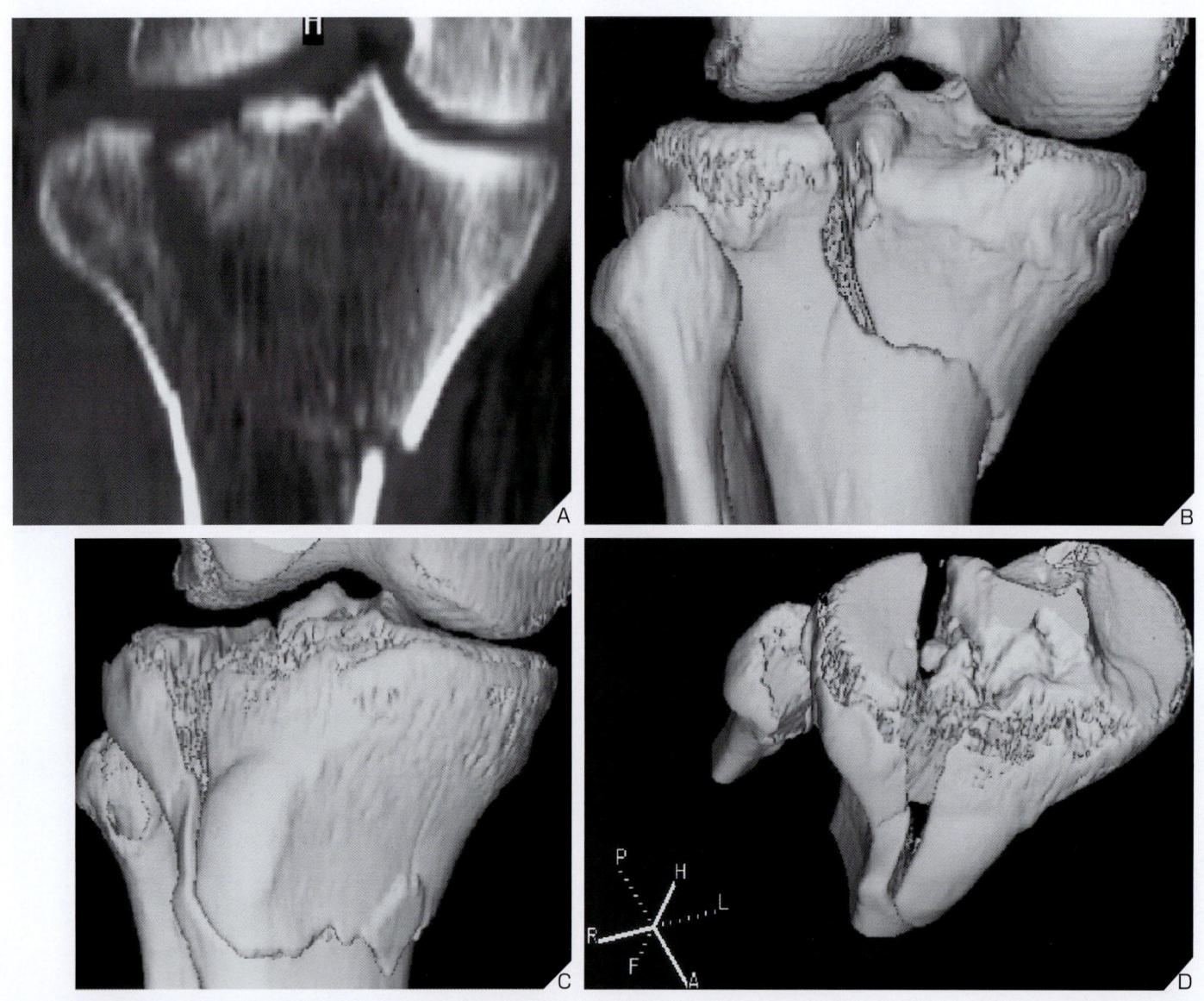

図 9-30　脛骨高原骨折の CT 所見
22 歳男性．梯子から転落し，右膝を受傷．単純 X 線像では，脛骨高原骨折を認めた．（A）CT 冠状断像では，外側脛骨高原骨折の骨幹部への延長を示す．（B）後方からの 3D 再構成 CT 像では，骨折線は示しているが，骨片間の割れ目はあまり描出されていない．（C）前方からの 3D 再構成 CT 像では割れ目がよりはっきりとみえる．（D）bird's eye view の 3D 再構成 CT では高原骨折の割れ目や粉砕が詳しくみえる．

る．しかし陥没型の骨折においては，Larson は 8 mm の関節陥没のある患者には観血的整復を勧めている．一般的に脛骨高原の陥没が 10 mm，またはそれ以上の骨折は手術適応である．

［合併症］

遠位大腿骨骨折と近位脛骨骨折のもっとも多い合併症は，変形治癒と外傷後関節炎である．

■ Segond 骨折 ■

Segond 骨折は脛骨高原の直下，脛骨近位外側部からの裂離小骨片からなり，膝 X 線正面像でもっともよく描出される（図9-36）．受傷機転は，膝屈曲・内反位で下腿が内旋したときに，外側関節包や外側関節靱帯に緊張がかかることによって生じる．これにより，脛骨高原外側の靱帯付着部に裂離骨折が生じる．この骨折は関節包の断裂，前十字靱帯および外側半月板の損傷を伴うため，慢性的な前外方不安定性の原因となる（図9-37）．

近年，Hall および Hochman は，脛骨高原内側に生じ，後十字靱帯，内側側副靱帯，および内側半月板の損傷を伴う reverse Segond 骨折について報告している（図 9-38）．受傷機転および X 線所見は，従来の Segond 骨折について認められるものとちょうど反対である．すなわち脛骨高原内側の裂離骨折は，膝屈曲・外反位で下腿を外旋することによって生じる．

■ 膝蓋骨の骨折 ■

膝蓋骨の骨折は膝の前方からの強打による直達外力または大腿四頭筋腱の牽引力による介達外力の結果起こり，全骨折の約 1% である．一般に膝蓋骨骨折は，縦（垂直）型，横型，粉砕型（図9-39）である．膝蓋骨損傷のうち最初の 60% にみられるのは，骨折線が膝蓋骨の中央部分を含んで，横またはやや斜めに走る例である．このような損傷の評価において，二分または多分裂膝蓋骨の存在を認識しておくことが重要である．この異常は，副骨化中心または膝蓋骨上外側縁の中心の発達上の異形

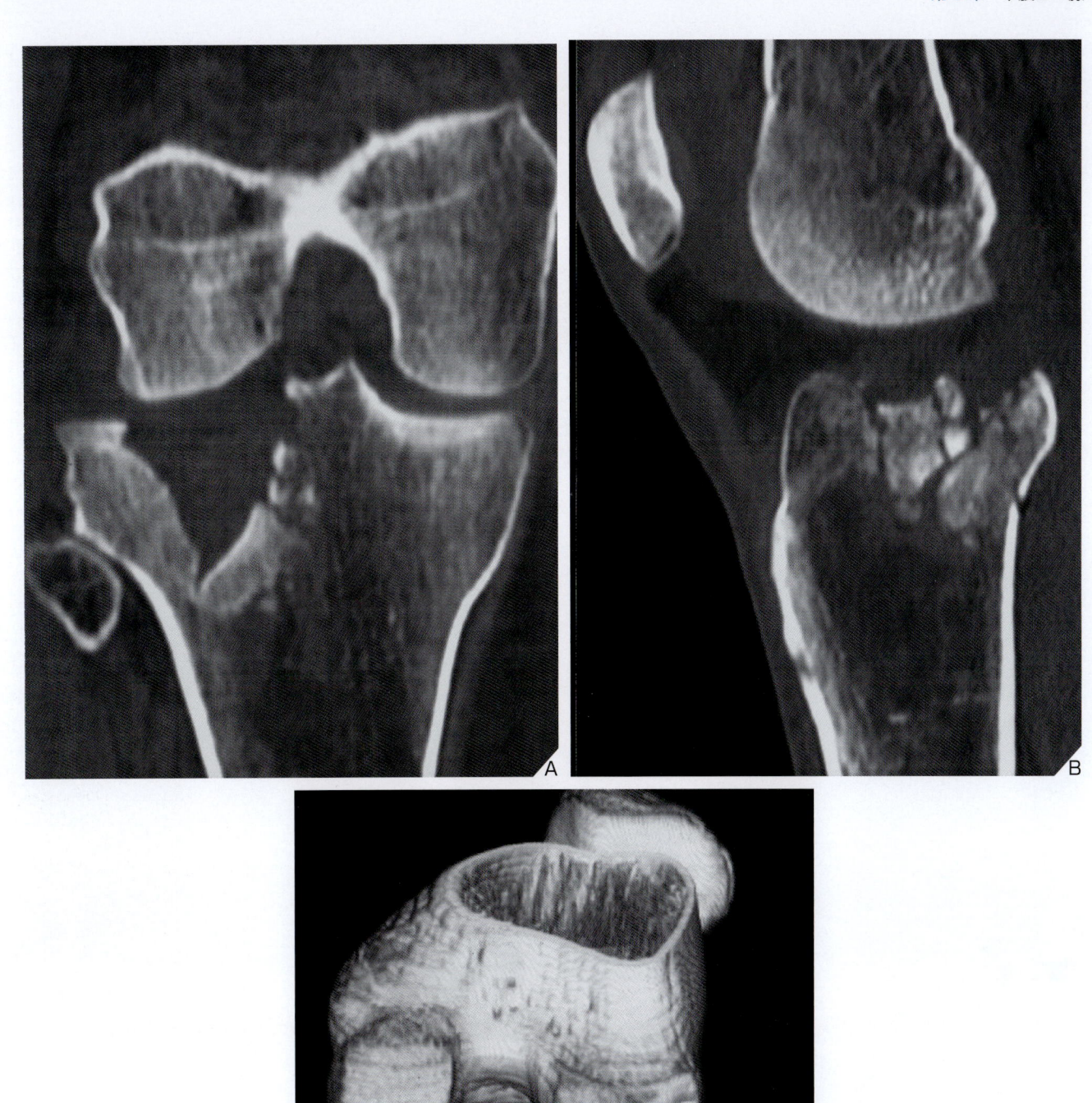

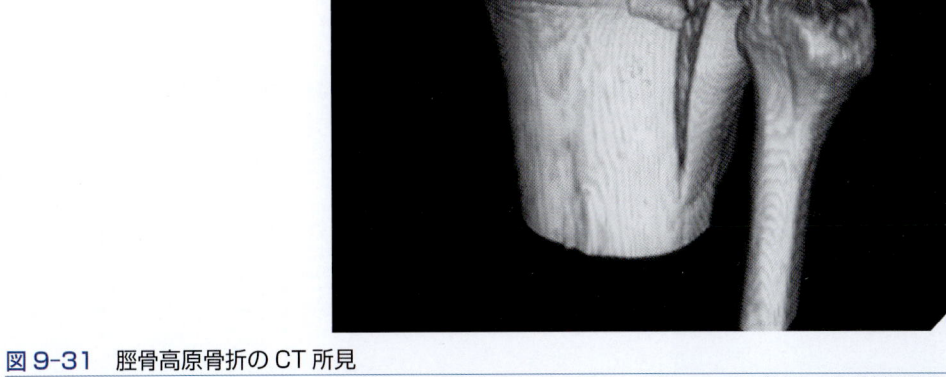

図 9-31　脛骨高原骨折の CT 所見
　冠状断像（A）および矢状断像（B）CT で，脛骨高原外側の Hohl 分類 type Ⅲ（転位，局所割裂陥没）骨折を示す．（C）3D-CT 再構成像（後方からの）はこの損傷の特徴をより鮮明に描出している．

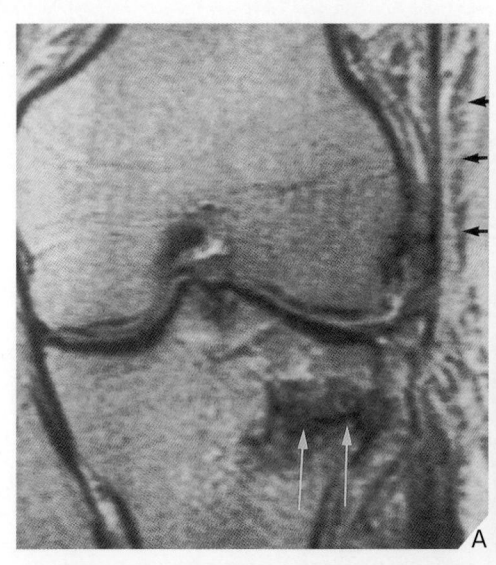
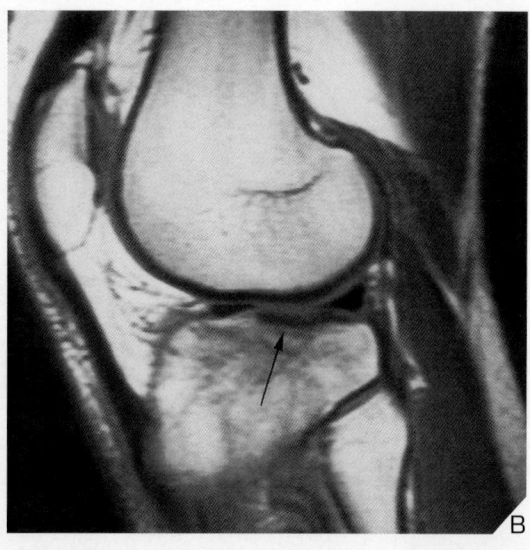

図9-32　脛骨高原骨折のMRI
　　　　所見

　（A）T2強調冠状断像（SE：TR
2,000/TE 80 msec）で，外側
脛骨高原を横断する広い低信号域
がみえる（長い→）．広範囲の軟部
組織の浮腫が腸脛靱帯表層に認め
られる（短い→）．（B）プロトン密
度強調矢状断像（SE；TR 2,000/
TE 20）で，中央部に限局した脛
骨高原の陥没がみえる（→）．粉砕
と陥没の程度がよく描出されてい
る．
（Bloem JL, Sartoris DJ, eds. MRI
and CT of the musculoskeletal
system. A text-atlas, Balti-
more：Williams Wilkins；1992）

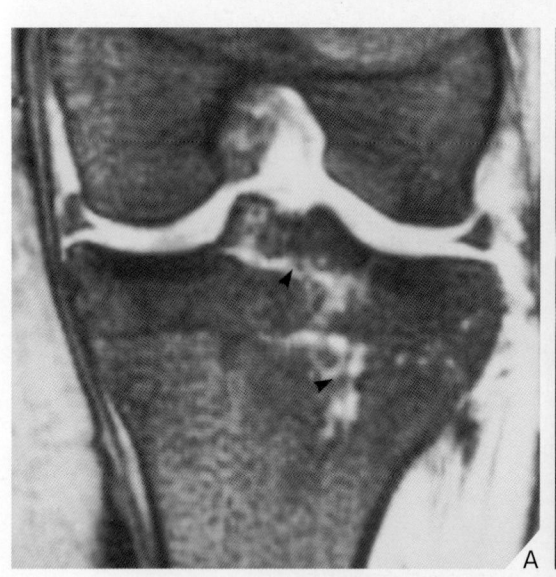
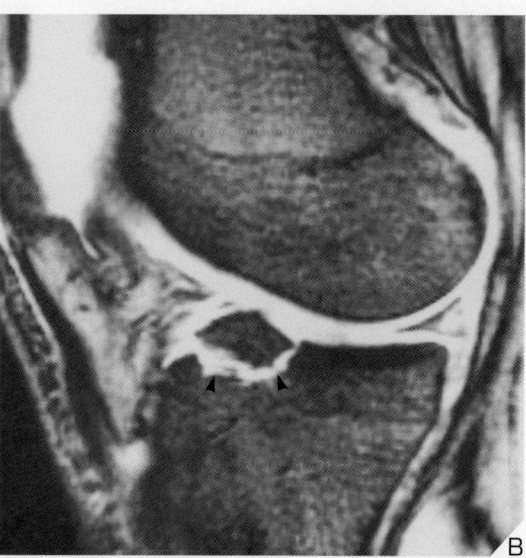

図9-33　脛骨高原骨折の
　　　　MRI所見

　（A）グラディエントエコー
法による冠状断像（MGPR）
では脛骨高原骨折を示す
（▶）．（B）矢状断像（MGPR）
では骨折の前方への拡がり
と脛骨顆間隆起の裂離骨折
を示す（▶）．
（Berquist TH, ed. MRI of
the musculoskeletal sys-
tem, 3rd ed. Philadel-
phia：Lippincott-Raven
Publishers；1997）

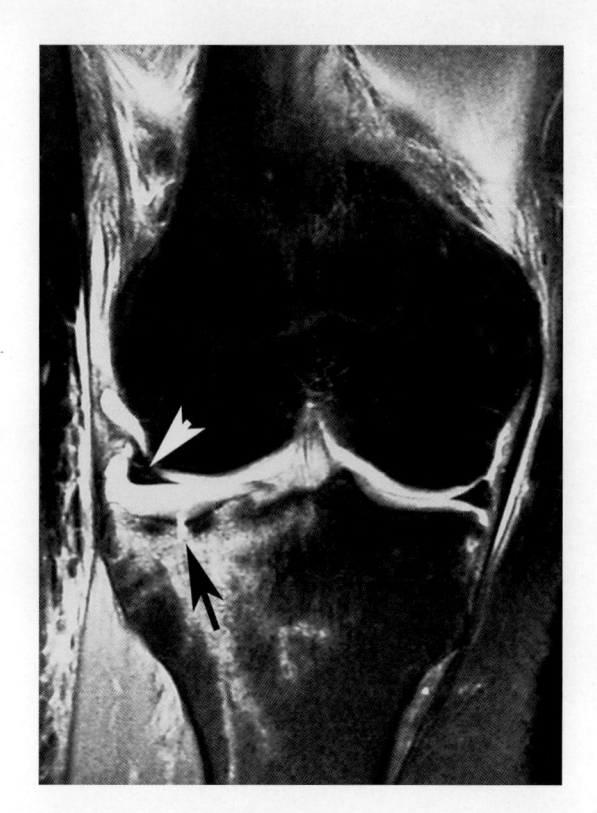

図9-34　脛骨高原骨折のMRI所見
　脂肪抑制T2強調冠状断像で，わずかに陥没した外側脛
骨高原骨折（黒→）および広範な骨挫傷を示す．半月板
下方線維束の断裂によって上方に転位した外側半月板
（短い白→）を認める（"floating meniscus"）．

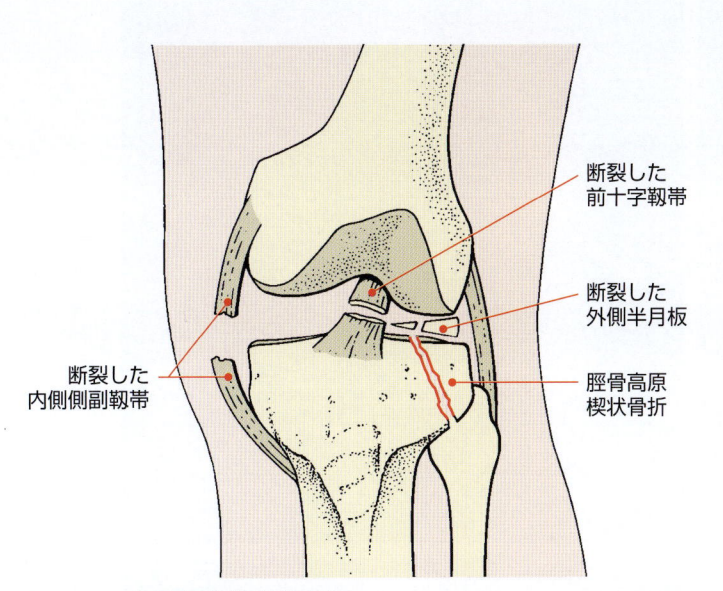

図 9-35　脛骨高原骨折関連損傷
外反ストレスによる脛骨外顆骨折は，しばしば外側半月板と内側側副靱帯と前十字靱帯の損傷を伴う．

図中のラベル：
- 断裂した前十字靱帯
- 断裂した外側半月板
- 脛骨高原楔状骨折
- 断裂した内側側副靱帯

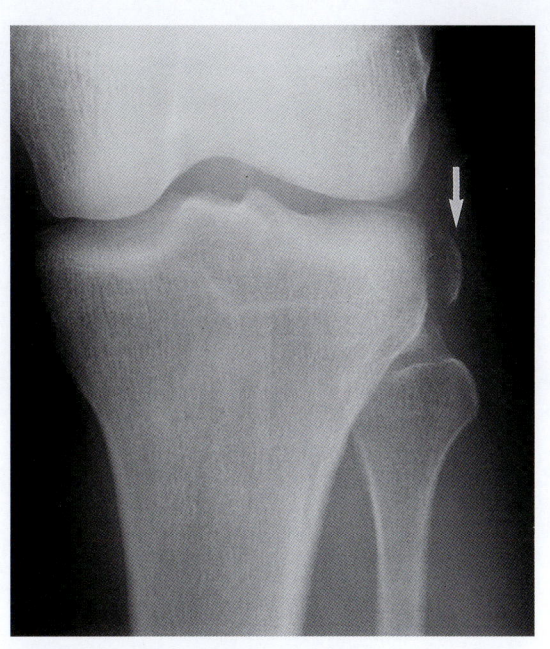

図 9-36　Segond 骨折
27 歳女性．スキー事故で左膝を受傷．X 線正面像で，Segond 骨折の特徴である脛骨外側面から裂離した小骨片を認める（→）．

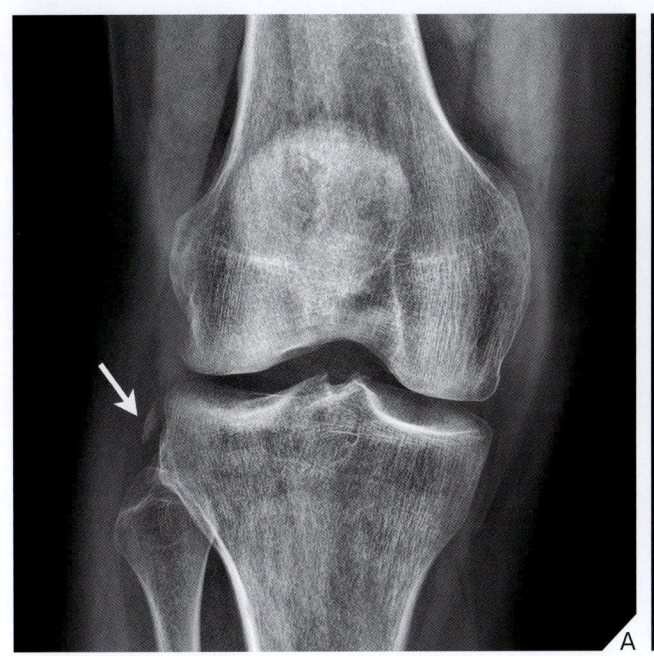

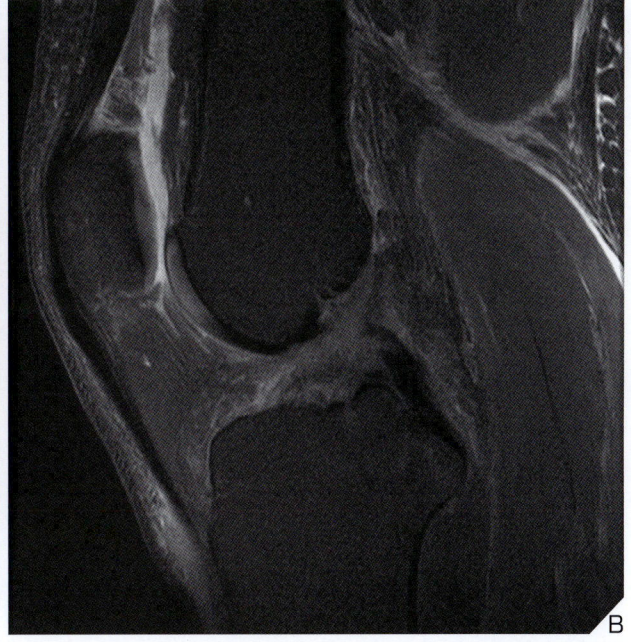

図 9-37　Segond 骨折
（A）右膝 X 線正面像は脛骨外側から分離した骨片を示す（→）．（B）MRI プロトン密度強調脂肪抑制矢状断像は前十字靱帯の断裂を示す．

により発生するが，骨折と見誤ってはならない（図9-40）．CT は，この発達上の異常と膝蓋骨骨折を区別するのに有用である．二分または多分膝蓋骨を骨折と誤診することを避けるために，副骨化中心は膝蓋骨の上外 1/4 にいつも発生することを肝に命じることが重要で，はっきりした骨片が付いていても，それらは正常な膝蓋骨を形づくらない．一方，骨折より生じた骨片は，もし整復されれば正常な膝蓋骨を形づくる．膝蓋骨の損傷は，膝の X 線正面像と側面像で十分に示される（図9-

41〜43）．

▎膝蓋骨脱臼 ▎

膝蓋骨脱臼は通常外側に起こるが，急性外傷によって起こり，一般撮影で容易に診断される．膝蓋骨脱臼が自身で整復された外傷の状態とされる，いわゆる一過性脱臼を診断するのは，より困難である．一過性脱臼は，大腿骨溝の低形成，脛骨粗面と大腿骨滑車間の距離の増大が関連していることがある．これは脛骨粗面滑車間距離（TT-TG）として知られており，MRI

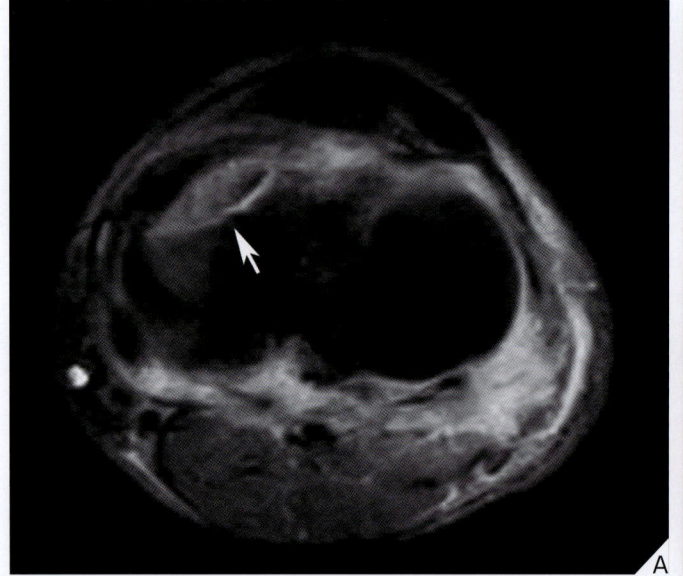
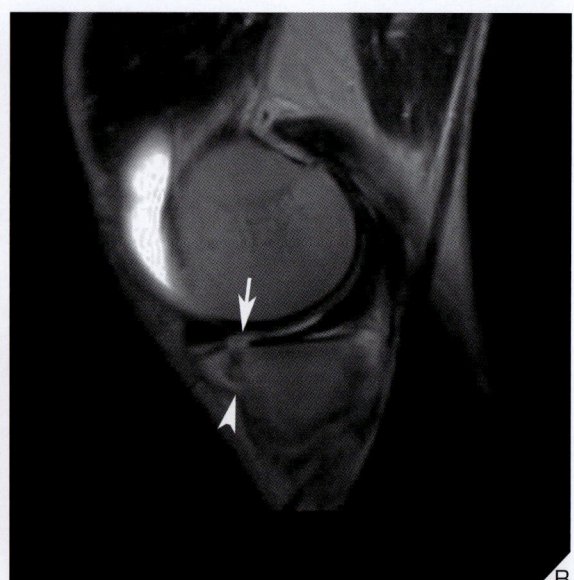
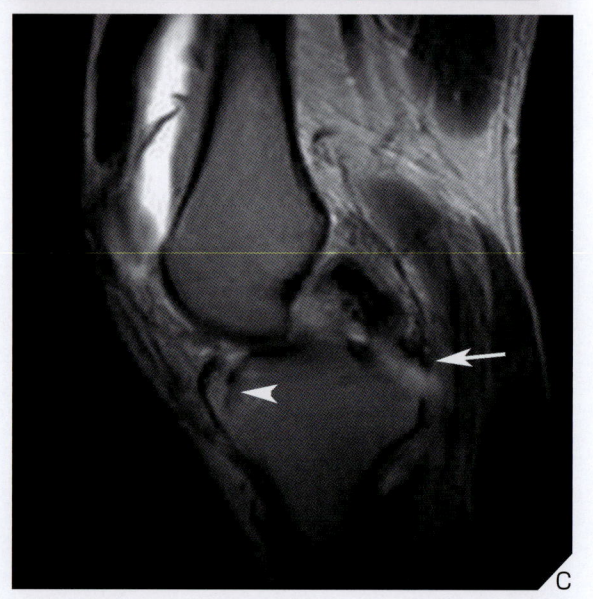

図 9-38　reverse Segond 骨折の MRI 所見

(A) STIR 法 MRI 横断像は脛骨高原前内側骨折を示す（→）. (B) T2 強調矢状断像は内側半月板の断裂（→），脛骨高原内側の骨折を示す（▷）. (C) T2 強調矢状断像は脛骨の後十字靭帯付着部裂離骨折（→），脛骨高原内側の骨折を示す（▷）.

で計測できる（図 9-44）. 臨床症状も役に立つが，もっとも正確に診断するモダリティは MRI である. MRI では膝蓋骨内側と大腿骨前外側顆に特徴的な骨挫傷を示す（図 9-44, 45）. 膝蓋骨内側の軟骨の異常を示す場合と示さない場合があるが，内側膝蓋支帯，内側膝蓋大腿靭帯は常に損傷している. 一方，膝蓋骨亜脱臼は真の脱臼よりもずっと多く慢性損傷により起こる. 膝蓋骨亜脱臼を検索するのにもっともよい X 線像は，とくに微妙な例では Merchant の軸写である（図 9-46）.

膝関節脱臼

膝関節脱臼はまれであり，通常自動車事故，高所からの転落，コンタクトスポーツなどの高エネルギー外傷の結果として起こる. これらは前方，後方，内側，外側，回旋脱臼に分類される. 脱臼の 50% 以上が前方か後方脱臼である. 常に前十字靭帯と後十字靭帯，そして内側または外側側副靭帯の断裂を伴う. よくある合併症として血管損傷（とくに膝窩動脈），腓骨神経損傷，そしてコンパートメント症候群がある. 診断には通常の X 線が有効である（図 9-47A）. しかし，靭帯や半月板損傷を描出するには MRI が必要である（図 9-47B～D）. CT 血管造影は血管系の合併症の診断に選択される（図 9-48）.

b Sinding-Larsen-Johansson 病

Sinding-Larsen-Johansson 病は主に思春期にみられる疾患で，現在では外傷が関係していると考えられている. 膝蓋骨下極に付着している膝蓋腱の近位端に起こる.

Sinding-Larsen-Johansson 病は，臨床的には，局所の疼痛，圧痛，および X 線像上軟部組織の腫脹と，時に膝蓋腱の同部の石灰化を伴う膝蓋骨下極の分離や骨片により特徴付けられる. 低電圧の軟部組織撮影による側面像は，もっとも重要な検査の 1 つで（図 9-49），陽性の臨床所見とあわせて診断を確定する.

c Osgood-Schlatter 病

Osgood-Schlatter 病は，1903 年にボストンの Robert Osgood，チューリッヒの Carl Schlatter が最初に述べた疾患で，思春期男性が思春期女性の 3 倍多く発症し，脛骨結節の骨片化と，その前方の軟部組織腫脹，膝蓋腱停止部の肥厚，そして膝蓋下滑液包の炎症が特徴である. 全報告例の 25～30% は両側例

図 9-39　膝蓋骨骨折の分類
(Hohl M, Larson RL. Fractures and dislocations of the knee. In : Rockwood CA Jr, Green DP, eds. Fractures. Philadelphia : Lipincott ; 1975 より改変).

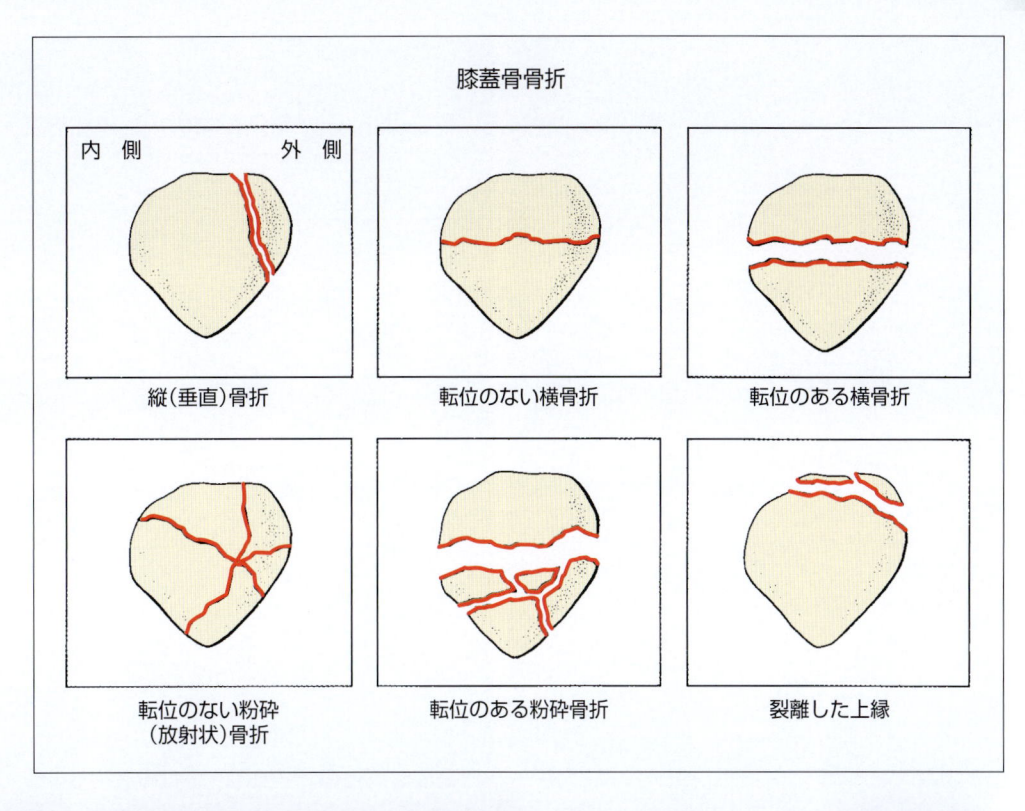

膝蓋骨骨折

内 側　　外 側		
縦（垂直）骨折	転位のない横骨折	転位のある横骨折
転位のない粉砕 （放射状）骨折	転位のある粉砕骨折	裂離した上縁

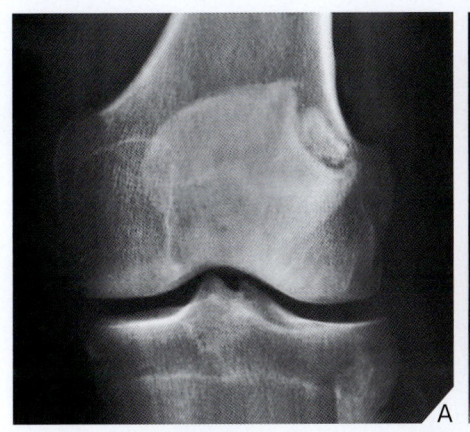
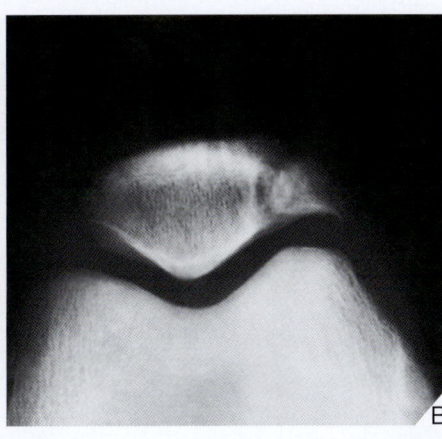
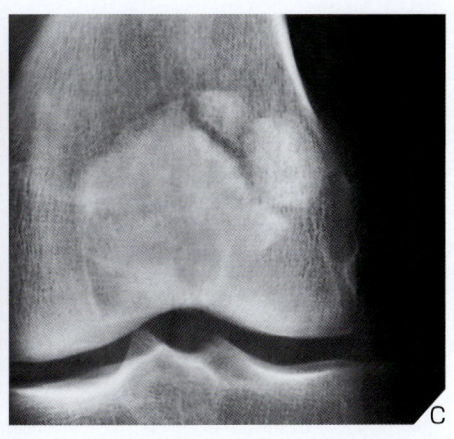

図 9-40　多分裂膝蓋骨
　Ｘ線正面像（**A**）および軸写像（**B**）は典型的な二分膝蓋骨を示す．膝蓋骨外上方の骨化中心の位置に注目．（**C**）三分膝蓋骨はこの透過してみえる正面像においてよく描出される．この像により，有痛性関節炎の可能性を除外できた．

図 9-41　膝蓋骨骨折
　63歳男性．階段から落ちた後，右膝前面の痛みを訴えた．Ｘ線正面像（**A**）および側面像（**B**）は典型的な粉砕膝蓋骨骨折を示す．

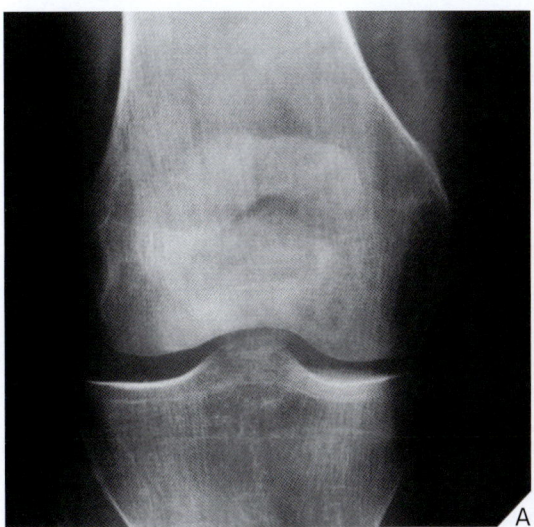
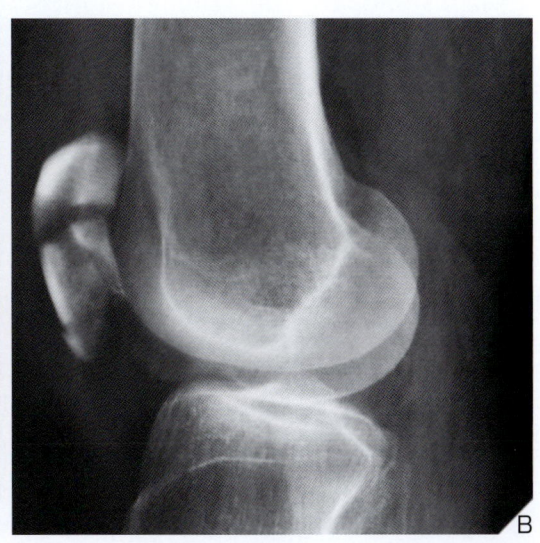

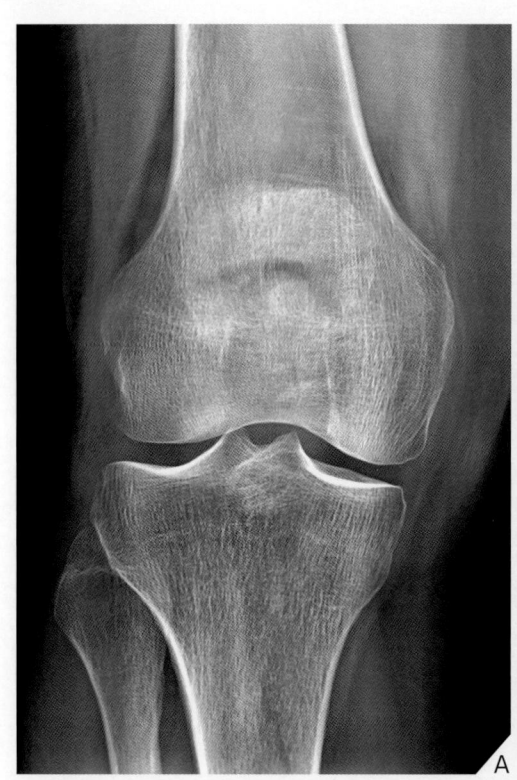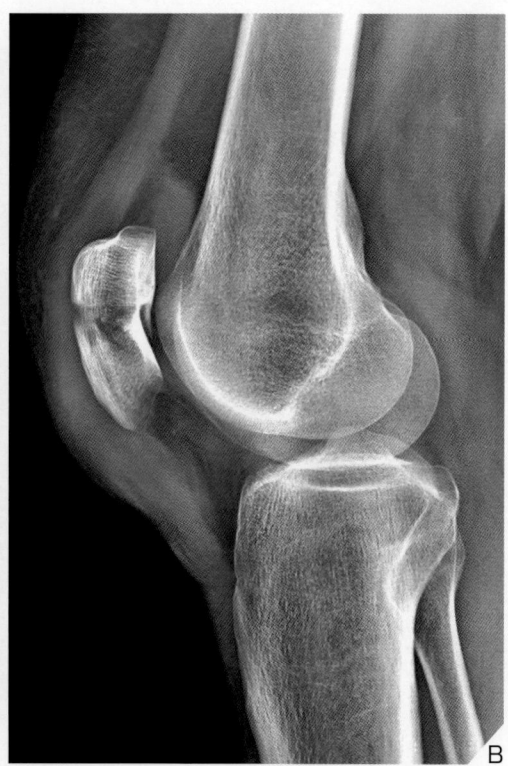

図 9-42　膝蓋骨横骨折
（A）膝Ｘ線正面像と（B）側面像は膝蓋骨横骨折を示す．膝蓋前部軟部組織の腫脹，関節液に注目．

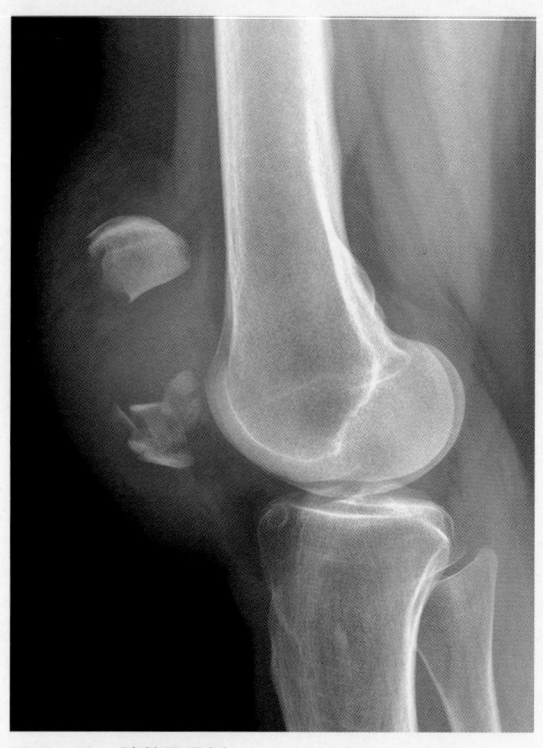

図 9-43　膝蓋骨骨折
Ｘ線側面像は明らかな転位のある粉砕膝蓋骨骨折を示す．

である．Sinding-Larsen-Johansson 病と同様に，軟部組織撮影のＸ線側面像は，この疾患を示すのにもっとも有用である（図9-50）．しかし正確な診断は，Ｘ線所見と臨床所見の両方からなされる．軟部組織の腫脹および，膝蓋下滑液包炎，そして線維化は基礎的な診断の特徴である．脛骨結節複合体部の超音波検査は，膝蓋腱の構造，浅層・深層の膝蓋下滑液包，脛骨結節の骨化核の軟骨の状態などの優れた可視化が得られるため，

Osgood-Schlatter 病のすべての特徴を描出するのに有効な方法である（図9-51）．MRI では Hayes と Conway が指摘したように，T1 強調像において膝蓋下脂肪体が正常な高信号から膝蓋腱付着部で低信号領域に置き換わる．膝蓋腱自体は，炎症の程度によっては高信号を示すこともある（図9-52,53）．
　ときに，Sinding-Larsen-Johansson 病と Osgood-Schlatter 病は併発することがある．脛骨結節と膝蓋骨下極に多くの石灰化

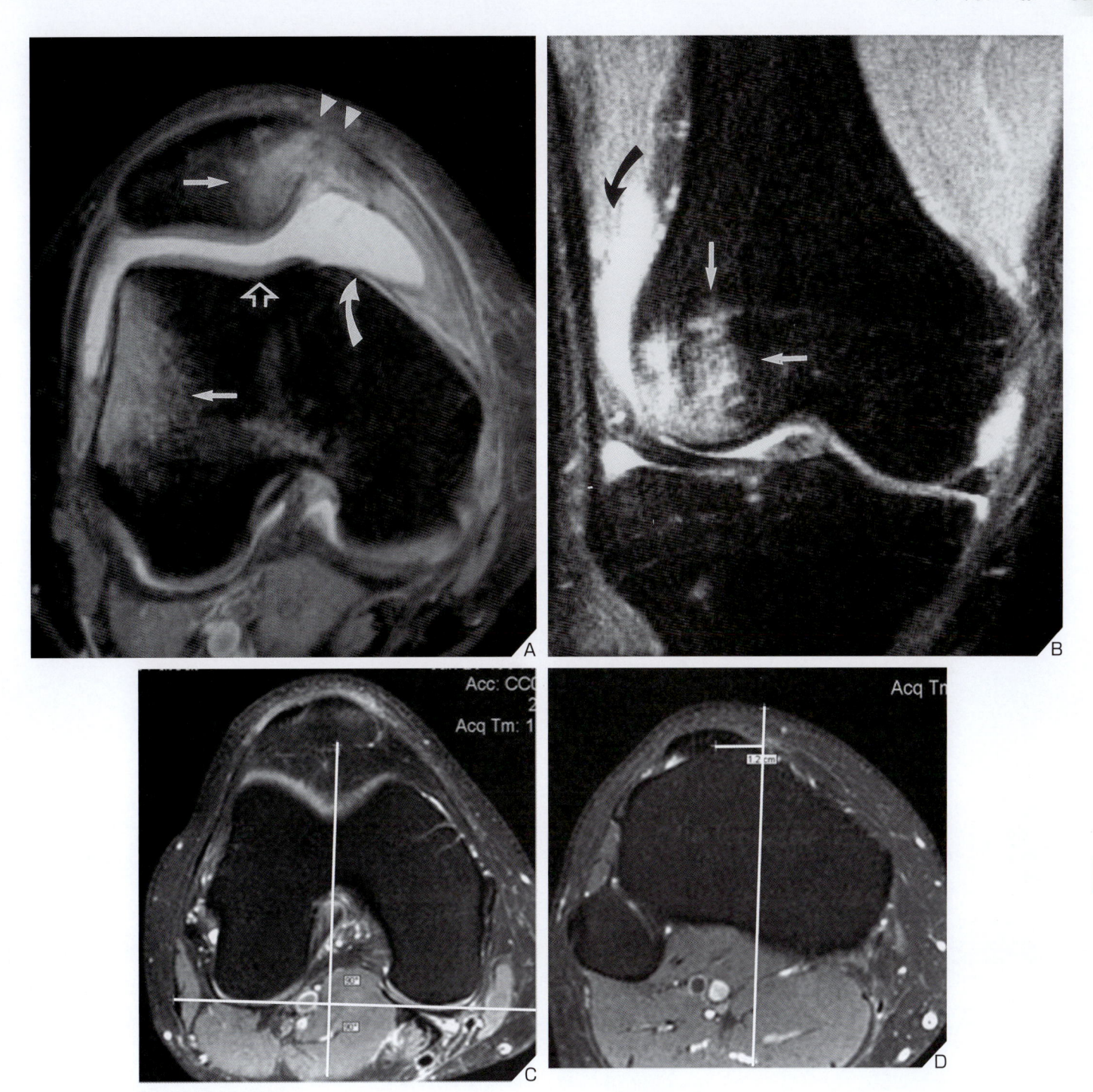

図 9-44　一過性外側膝蓋骨脱臼

38 歳女性の MRI 脂肪抑制 T2 強調横断像（**A**）と冠状断像（**B**）．この損傷に特徴的な異常である，大腿骨溝の低形成（⇨）に起因した膝蓋骨内側と大腿骨外側顆の骨挫傷（→），そして関節液貯留（↻）を示す．▷は内側支帯の断裂を示す．脛骨粗面滑車間距離（TT-TG）は以下のように計測される．まず大腿骨滑車の最深点が写っている横断面を選択して（**C**），後顆接線を引く．後顆接線に垂直で大腿骨滑車最深部を通過する直線を引く．この線を脛骨粗面を示す横断面に転写する（**D**）．この線と脛骨粗面のもっとも突出した点との距離が脛骨粗面滑車間距離（TT-TG）である．正常値は男女とも 10 mm±1 mm で，15〜20 mm が正常上限という報告もある．

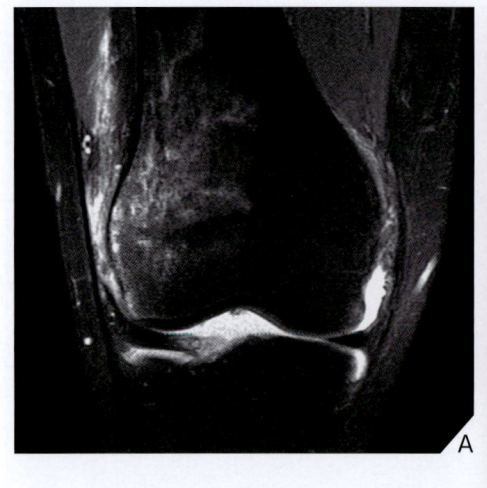
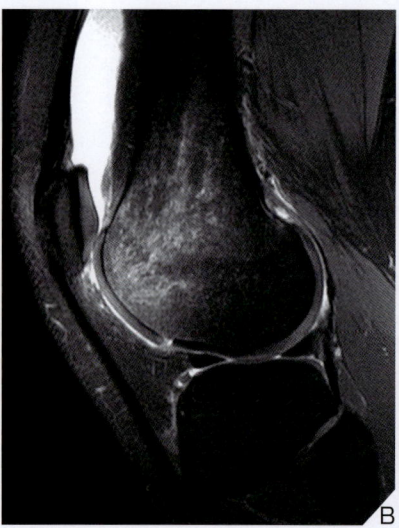
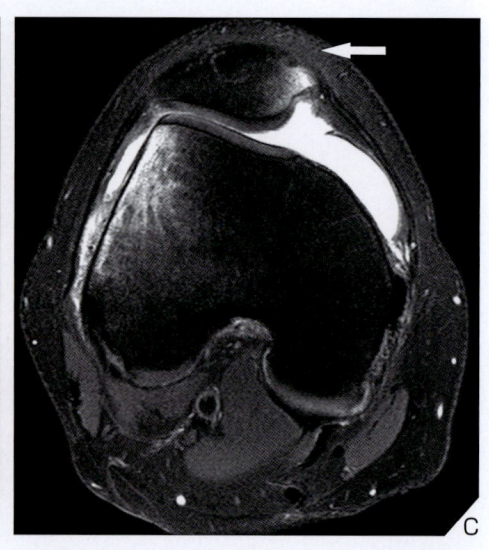

図 9-45　一過性膝蓋骨脱臼
22 歳女性の右膝 MRI プロトン密度強調脂肪抑制（A）冠状断像と（B）矢状断像は大腿骨外側顆前方の広範な高信号域を示す．多量の関節液貯留も認める．（C）MRI プロトン密度強調脂肪抑制冠状断像では，大腿骨外顆の骨髄浮腫に加えて，膝蓋骨内側に高信号域の病巣を認め（→），一過性脱臼の特徴的な所見である．

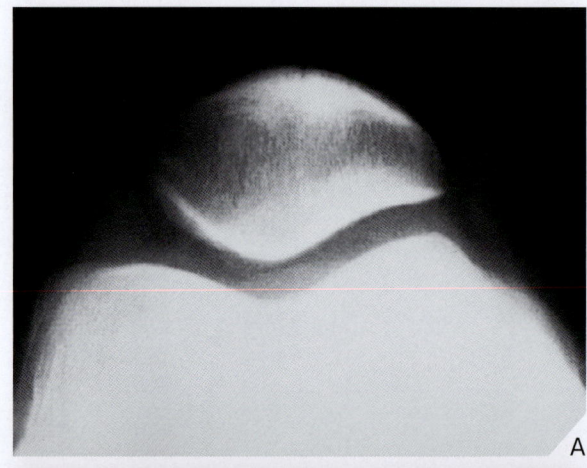
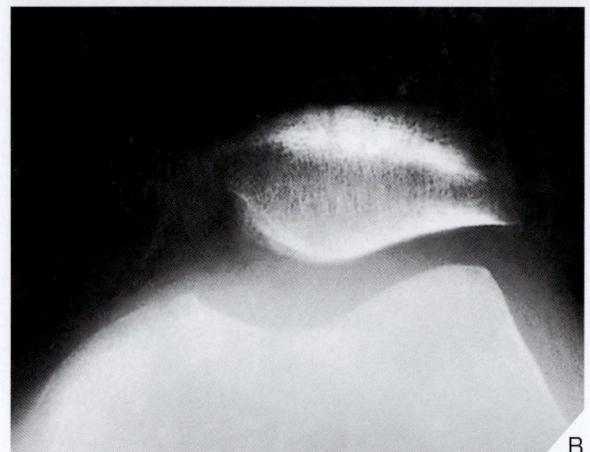

図 9-46　膝蓋骨亜脱臼
23 歳女性．ときどき，とくにジョギング中に膝痛と緩みを経験した．膝蓋骨の標準的軸写像（sunrise 軸写像）（A）では，とくに異常所見はない．しかし Merchant 軸写像（B）では，膝蓋骨の外側亜脱臼を示している．陽性適合角に注目（図 9-7 を参照）．

が存在するこれらと似た病態を記憶しておくことは重要である．しかし，このような軟部組織の腫脹のない例は，区別されるべきである．

d 膝の軟骨損傷

　骨軟骨骨折（軟骨骨折），離断性骨軟骨炎，特発性骨壊死は X 線像がよく似ている 3 つの病態である．それらは混同され，多くの場合，用語は相互に使われている．しかし，それらは 3 つの独立した整形外科疾患であり，固有の原因があり，固有の治療が要求される．一般的に，既往歴，身体所見，X 線像は，これらの病態を鑑別する助けとなる．

■ 骨軟骨骨折（軟骨骨折）■

　膝関節へ直接加えられた剪断力，回旋力，接線方向への圧力は，大腿骨関節面の急性損傷を引き起こすおそれがある．このようにして起こる骨折は，軟骨のみを含むときには軟骨骨折，そして軟骨とその下層の軟骨下骨を含むときには骨軟骨骨折（図 9-54）となる．大腿骨，脛骨，脛骨高原，膝蓋骨のいずれかに発生するこれらの骨折は，関節表面のわずかな盛り上がりから関節内の骨軟骨片の関節内の転位まで，重症度で区分されている．軟骨骨折は軟骨片のみの損傷で，関節造影か MRI のどちらかで判断できる．一方，骨軟骨骨折においては，とくに骨片が転位している場合は，単純 X 線像でよくみることができる．関節内のそのような骨片の存在は，X 線像からは離断性骨軟骨炎と区別できない（次項を参照）．しかしアメリカンフットボール，サッカー，スキーのような運動と関係し，症状に激痛，局所の圧痛，関節水症のある急性損傷の病歴は，類似した X 線像を呈するこれらの病態を鑑別する助けになる（図 9-55）．

■ 離断性骨軟骨炎 ■

　離断性骨軟骨炎は比較的よくみられる病態で思春期と青年期に多く，女性より男性に多いが，最近では，急性ではなく慢性の損傷に起因する骨軟骨骨折の 1 つの型であると考えられてい

9

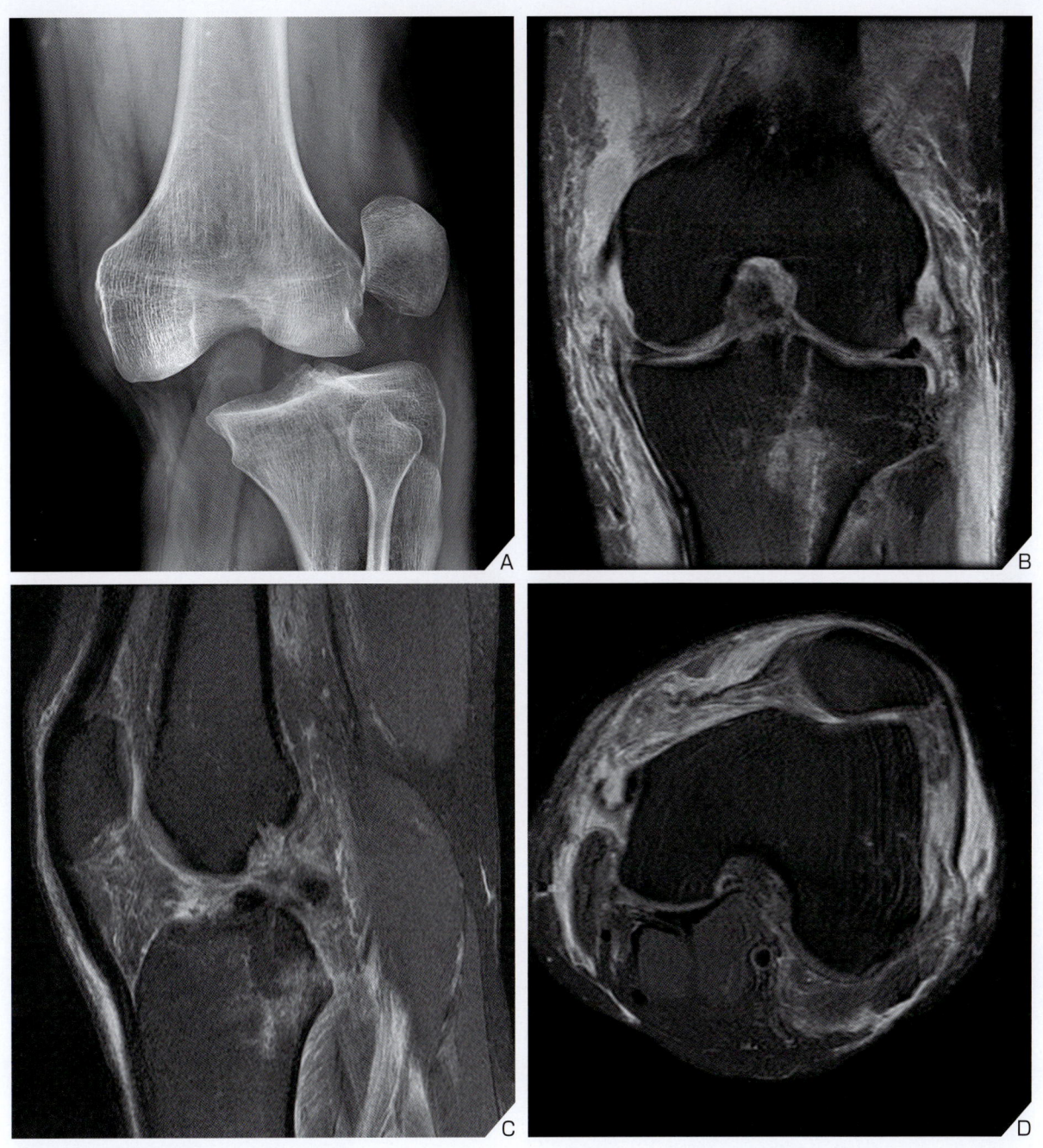

図 9-47　膝関節脱臼

46 歳男性．バイク事故で受傷．（A）左膝の X 線正面像は回旋を伴う脛骨の外側脱臼と膝蓋骨脱臼を示す．膝関節脱臼整復後に MRI が施行された．（B）プロトン密度強調脂肪抑制冠状断像は内外側側副靱帯断裂と内側半月板断裂を示す．加えて，脛骨外側の骨挫傷に注目．（C）矢状断像は前十字靱帯損傷と膝蓋骨下極骨折，脛骨後方の骨挫傷を示す．（D）横断像は内側膝蓋支帯の断裂と膝蓋骨の外側亜脱臼を示す．

Ⅱ

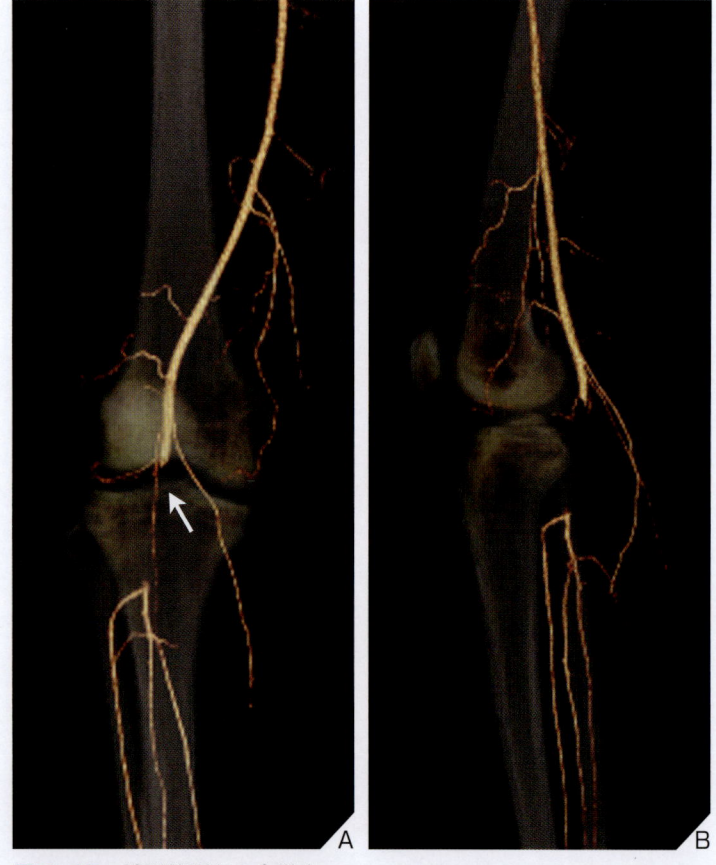

図 9-48 膝関節脱臼の合併症
32 歳男性. スキー事故で膝関節後方脱臼を受傷するも自然整復された.
3D-CT 血管造影（A）正面像と（B）側面像は膝窩動脈の閉塞（→）を示
す.

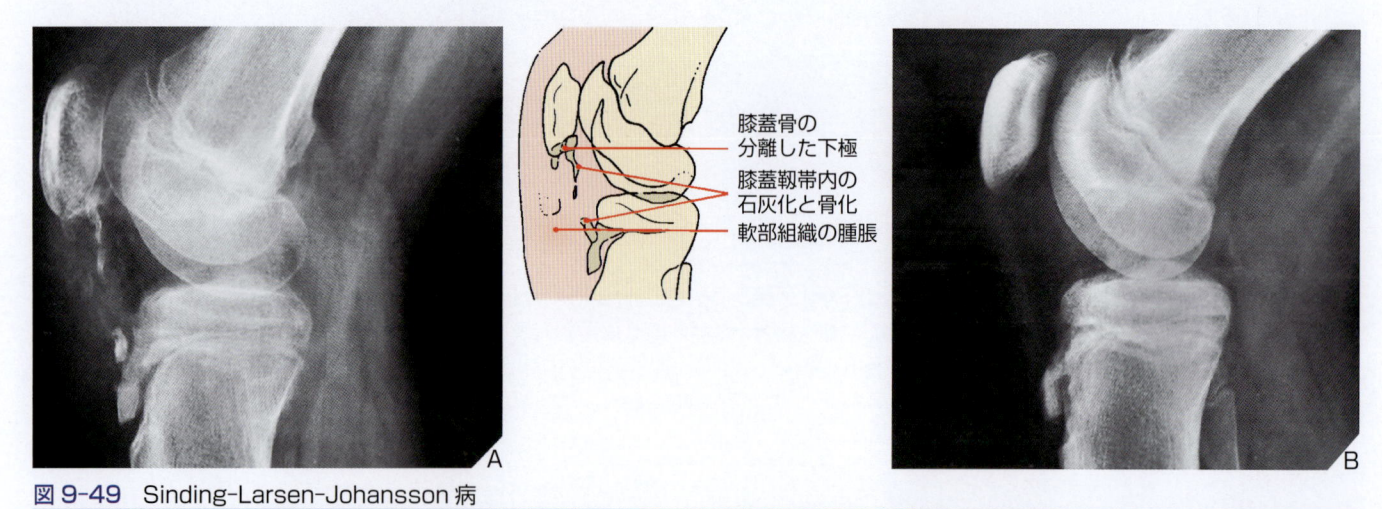

膝蓋骨の
分離した下極
膝蓋靱帯内の
石灰化と骨化
軟部組織の腫脹

図 9-49 Sinding-Larsen-Johansson 病
13 歳男児. 膝蓋靱帯の痛みと腫脹を訴えた. 急性外傷の既往はない.（A）右膝 X 線側面像で低電圧の軟部組織撮影を用いると, 膝蓋骨下極の骨
棘と, Binding-Larsen-Johansson 病の特徴である膝蓋靱帯の石灰化・骨化を伴った有意な軟部組織の腫脹がみられる.（B）正常な左膝を比較
のために示す.

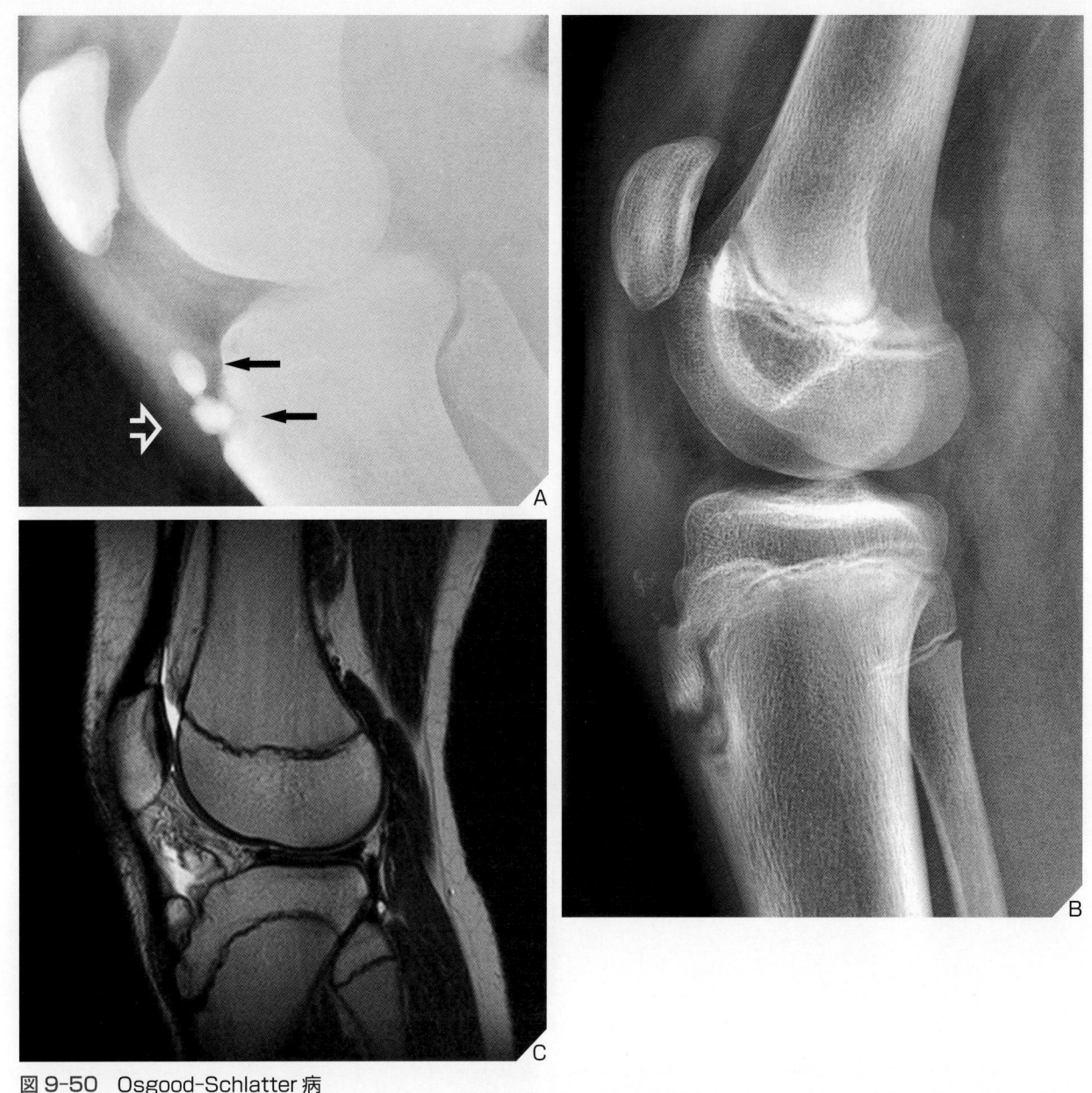

図 9-50　Osgood-Schlatter 病
(A) 12 歳男児．左脛骨結節上に強い圧痛があった．軟部組織撮影の X 線側面像では，Osgood-Schlatter 病に特異的にみられる軟部組織腫脹 (⇒) を伴った脛骨結節の骨片 (→) がみられる．(B) 他の患者で 15 歳女児．X 線側面像は脛骨結節の骨片と膝蓋腱の肥厚を認める．(C) 急性期 Osgood-Schlatter 病の別の患者．MRI T2 強調矢状断像で脛骨結節の骨片と膝蓋下滑液包炎を伴う遠位膝蓋腱症を認める．

る．急性骨軟骨骨折のように，大腿骨の軟骨面に与えられた剪断力や回旋力はしばしば軟骨下骨の一部を伴った関節軟骨の裂離をもたらす．

　Aichroth は，分離された骨片は血流がなく，この特徴は離断性骨軟骨炎を急性骨軟骨炎と区別していることを指摘した．200 人の離断性骨軟骨炎の臨床調査では，Aichroth は病変部位の分布の決定も行った．もっとも多い部位は非荷重部の大腿骨内顆の外側部で，他の部位は少ない（図 9-56）．急性骨軟骨骨折のように関節軟骨に対する損傷の程度は，軟骨表面から転位していないものから，弁状になったもの，または完全に分離した骨軟骨片まで，さまざまである（図 9-57）．

　初期病変において，通常の単純 X 線検査では異常はみられない．唯一の陽性所見は関節水症である．より進行した段階では，骨軟骨体が大腿骨顆部から分離した骨透過性のラインがみられる（図 9-58）．この病態を整形外科的に治療するには，関節軟骨の状態の評価が大切である．骨軟骨体が転位のない状態から部分的に，または完全に母床より分離している進行した状態まで区別するために用いられるのが，二重造影である（図 9-59）．骨軟骨体の分離は，手術を要する．ときに骨軟骨体の存在や分布を知るために造影剤として空気だけを用いたり，断層撮影や CT を組み合わせた関節造影（図 9-60）のような特別な検査や，MRI を行う必要がある（図 9-61）．後者において，もっとも効果的な画像診断は，MRI の冠状断および矢状断の T1 強調像，T2 強調像である．病変部は一般的に，すべての条件下で等信号で描出され，正常骨とは低信号の狭い帯状領域で区別される．関節軟骨の裂離は，T2 強調像または T2*（グラ

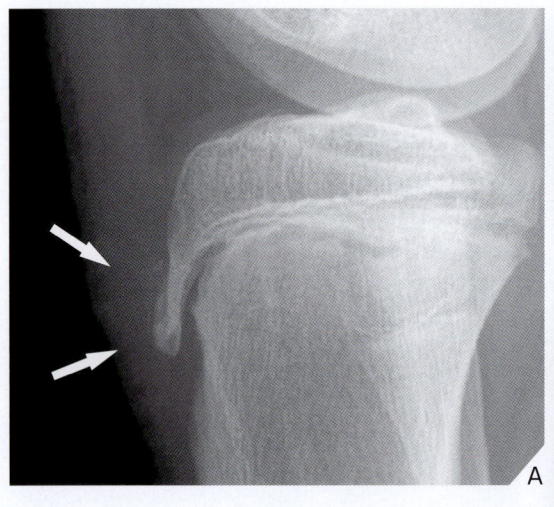
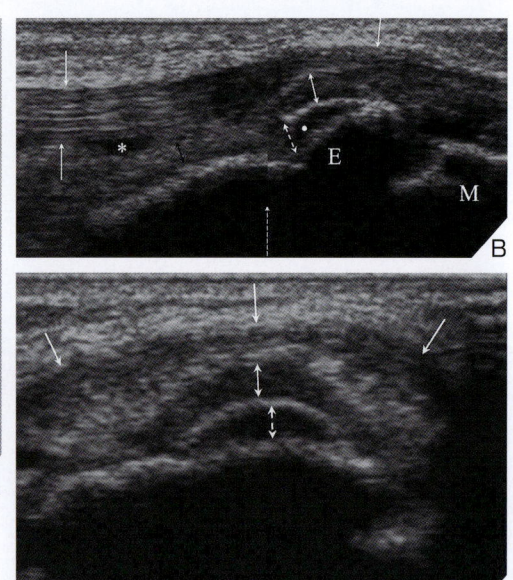

図 9-51 Osgood-Schlatter 病の超音波検査

11歳男児．数週間続く脛骨結節部の疼痛と主張を訴えた．（A）X線側面像は脛骨結節の骨化核の小さな石灰化と
軟部組織腫脹を示す（→）．超音波（B）長軸像と（C）横断像では Osgood-Schlatter 病の特徴である，脛骨結
節骨化核の軟骨性部分の骨折と層間剥離を示す．→は膝蓋腱の辺縁を指し示す．↔は骨化核と膝蓋腱停止部間の軟
骨厚を示す．点線↔は骨化核内の層間剥離厚を示す．黒↔は深部膝蓋下滑液包内の線維化を示す．＊：深部膝蓋下
滑液包内の浸出液，ドット：骨化核，E：骨端部，M：骨幹端．
(Dr. Zbigniew Czyrny, Warsaw, Poland のご好意による)

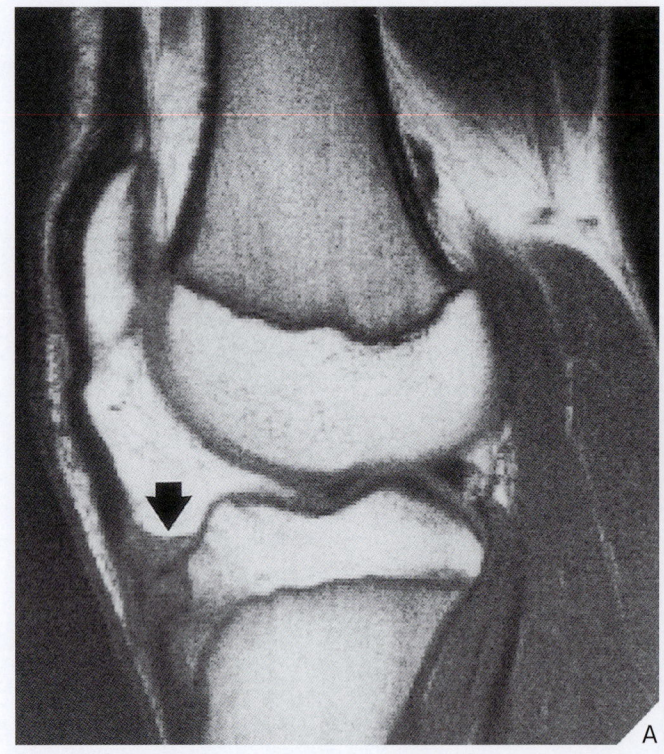
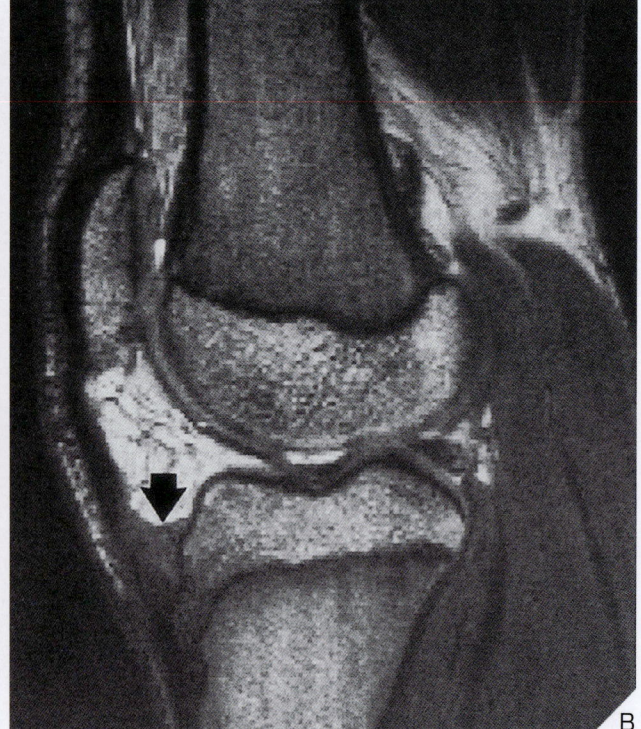

図 9-52 Osgood-Schlatter 病の MRI

T1 強調（SE：TR 700/TE 20 msec）（A）および T2*強調（B）矢状断像にて，膝蓋腱と脛骨前方から形成される V 字状の部分に低信
号領域を認める（→）．
(Bloem JL, Sartoris DJ, eds. MRI and CT of the musculoskeletal system. A text-atlas. Baltimore：Williams Wilkins；1992 より引用)

図9-53 Osgood-Schlatter病のMRI所見

14歳男児．膝のT2強調矢状断像で，膝蓋靱帯遠位部に沿って炎症性変化を認める（▶）．
(Berquist TH, ed. MRI of the musculoskeletal system, 3rd ed. Philadelphia : Lippincott-Raven Publishers ; 1997 より引用)

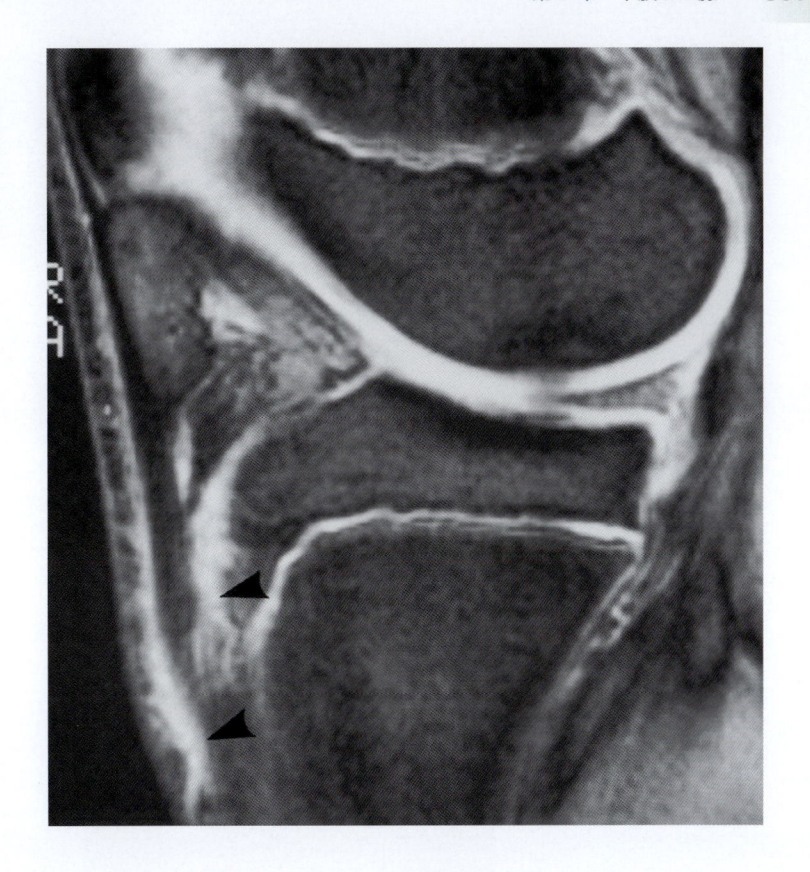

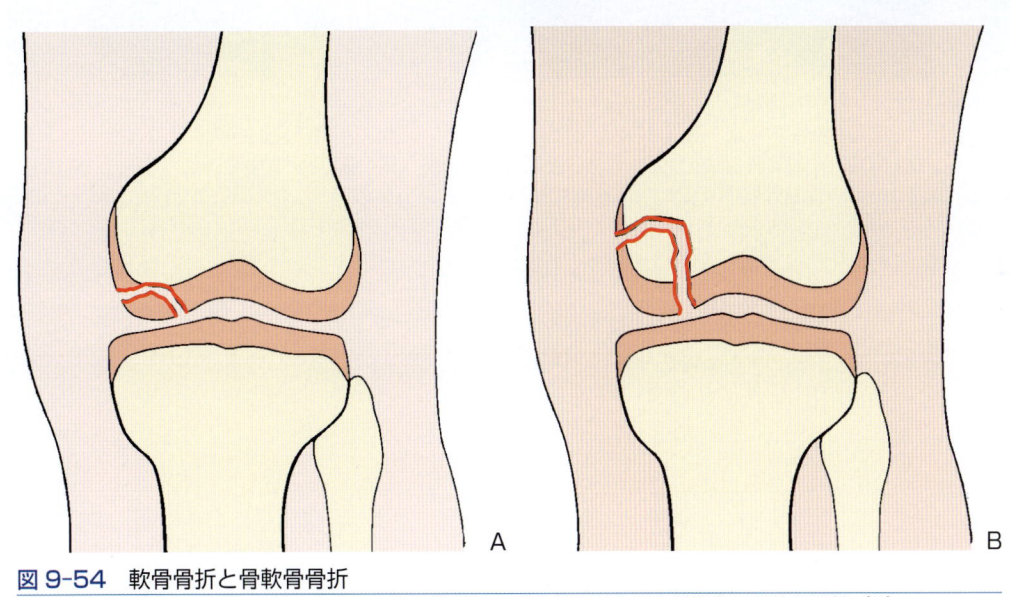

図9-54 軟骨骨折と骨軟骨骨折
軟骨のみ損傷された軟骨骨折（A）．一方，軟部および軟骨下骨まで含む損傷の骨軟骨骨折（B）．

ディエントエコー）強調像でもっともとらえやすい（図9-62）．T2強調像で辺縁が高信号に描出され，骨軟骨体が本体と分離されているときは（関節液あるいは肉芽組織の存在を表す），壊死骨片が不安定になっているかあるいは完全に遊離していることを示している（図9-63, 64）．

ときに小さな円板状の二次性骨化の集まりが大腿骨の後部にみられることがあるが，この正常範囲の変化を離断性骨軟骨炎と間違えてはならない．同様に，遠位大腿骨骨端の正常骨化の過程における変化は，顆部の辺縁に不規則な形として現れることがある．この不規則変化は通常後方にあり，このため顆間窩

撮影でよくみられるが，離断性骨軟骨炎に似ている（図9-58を参照）．この正常の変化は通常，2～12歳でみられる．

■ 膝の特発性骨壊死／軟骨下不全骨折 ■

急激な疼痛の発現で特徴付けられる膝の特発性骨壊死（SONK）は，大腿骨内顆の荷重部に偏った特定の臨床病理学的存在である．これはしばしば60歳代～70歳代の年長者に多く発生し，成人に発生する離断性骨軟骨炎と誤ってはならない．病因論ははっきりしないが，NormanとBakerが述べたように，外傷や関節内ステロイド注入や半月板断裂などの何らかの要因が，この病態の病因を担っているのだろう．彼らは，関節軟骨

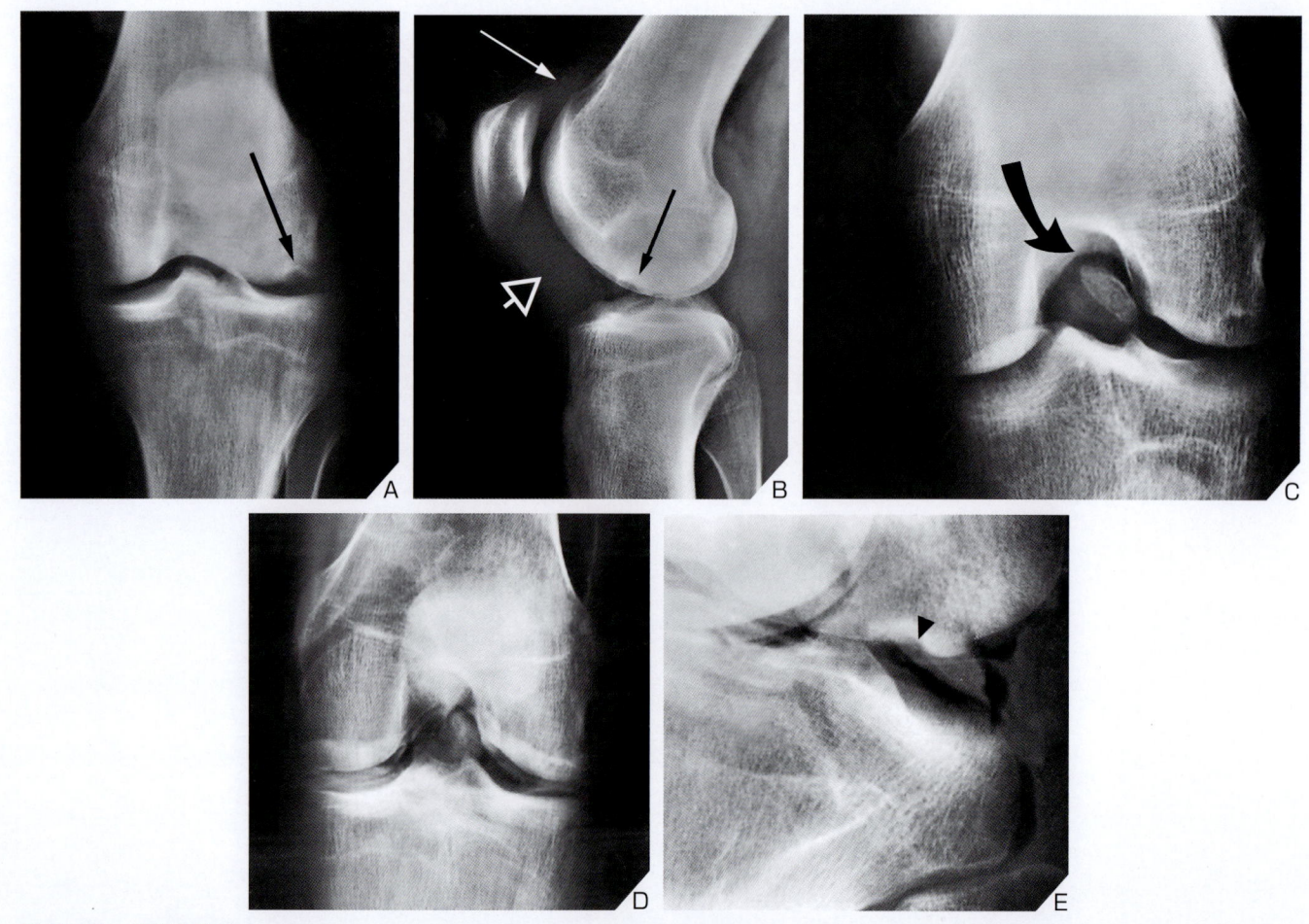

図 9-55　骨軟骨骨折

22 歳男性．スキー事故で左膝蓋骨を脱臼した．脱臼は自然に整復されたため，患者は医学的処置を受けていなかった．8 ヵ月後，患者は慢性関節水症と膝のロッキング症状のため整形外科医を受診．通常の正面（A），側面（B）撮影と，顆間窩撮影（C）で，関節液の貯留（白→），膝蓋下軟部組織の腫脹（黒抜き⇢）と大腿骨外顆の欠損（黒→），大きな骨軟骨片（↻）の存在が顆間窩にみられた．関節二重造影（D）では，関節内骨軟骨片と大腿骨外顆を被う軟骨の欠損が示された（▶）（E）．この状態は離断性骨軟骨炎に似ている（図 9-58 を参照）．

離断性骨軟骨炎の病変部位

大腿骨内顆

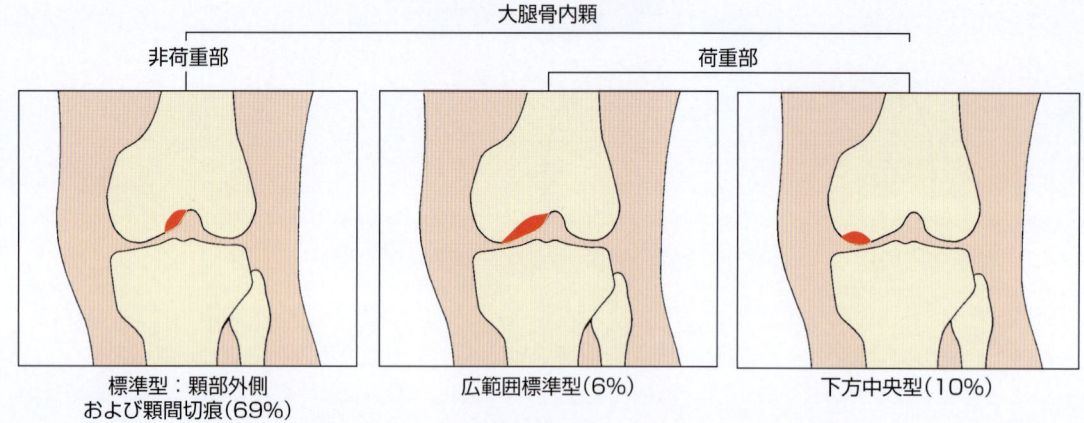

標準型：顆部外側および顆間切痕（69%）　　広範囲標準型（6%）　　下方中央型（10%）

大腿骨外顆

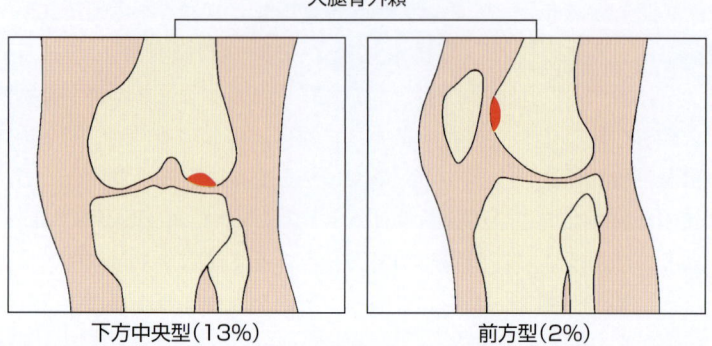

下方中央型（13%）　　前方型（2%）

図 9-56　病変部位

離断性骨軟骨炎は大腿骨内顆で，多くは非荷重部（顆部外側および顆間切痕）にもっとも頻繁にみられる．外顆はあまり多くない．(Aichroth P, Osteochondritis dissecans of the knee : a clinical survey. J Bone Joint Surg [Br] 1971 ; 53B : 440-447 より改変)

離断性骨軟骨炎の範囲

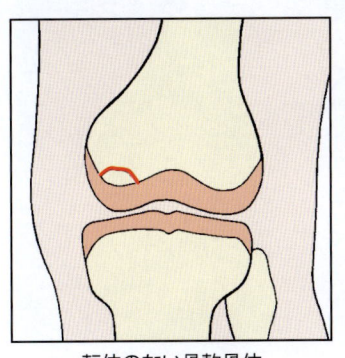
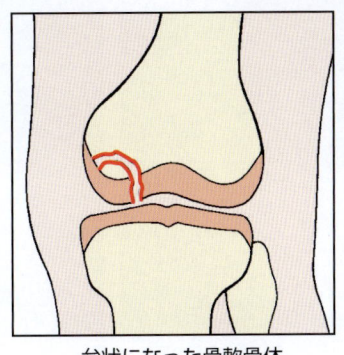
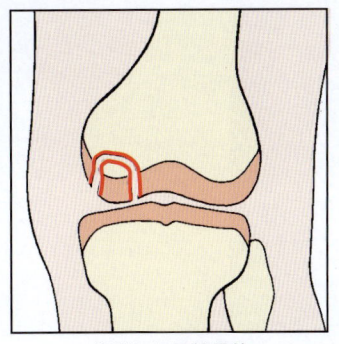
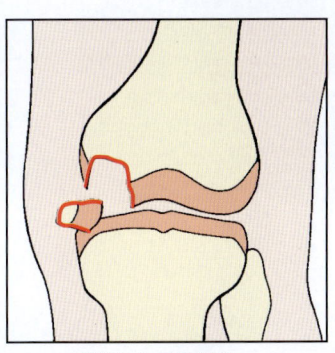

| 転位のない骨軟骨体
（関節軟骨は正常） | 弁状になった骨軟骨体 | 分離した骨軟骨体 | 転位した骨軟骨体 |

図 9-57　離断性骨軟骨炎のステージ
　大腿骨遠位関節端の慢性損傷（離断性骨軟骨炎）の範囲は，転位のないものから転位した骨軟骨体を伴う軟骨下骨の欠損までである．

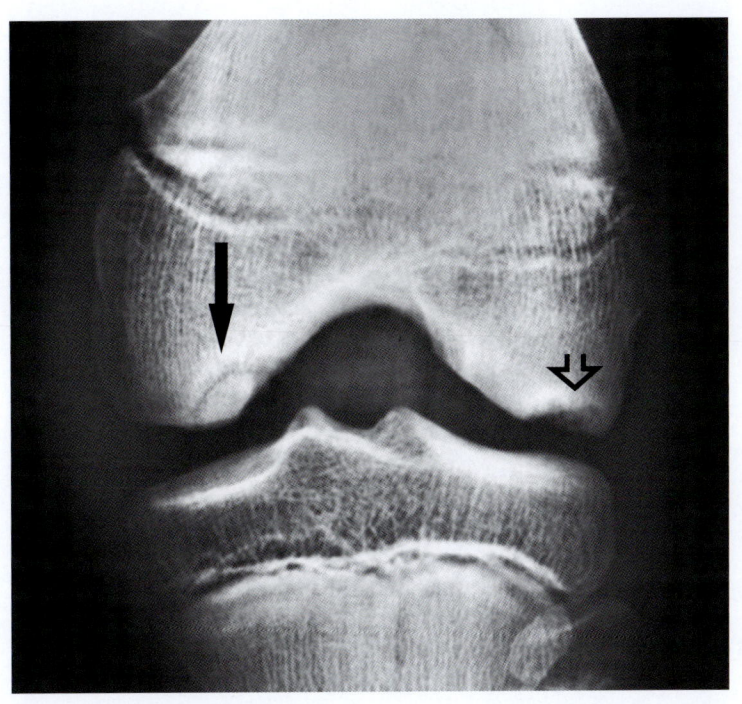

図 9-58　離断性骨軟骨炎
　11 歳男児．3 ヵ月間右膝痛を訴えていた．X 線正面像は内顆に典型的離断性骨軟骨炎を示す（→）．骨透亮線が卵形にみられ，移動のない骨片が顆部にみられる．偶然にも外顆の荷重面の不整像がみられる（⇨）．この所見は骨化機序のバリアントであり，それ以上の意義はない．

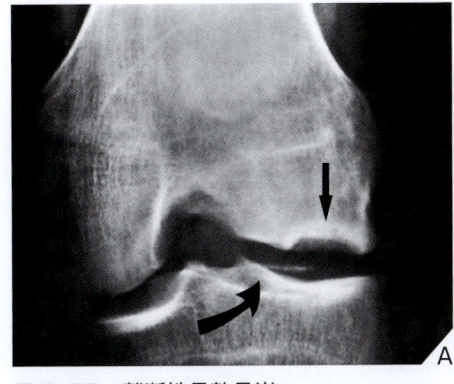
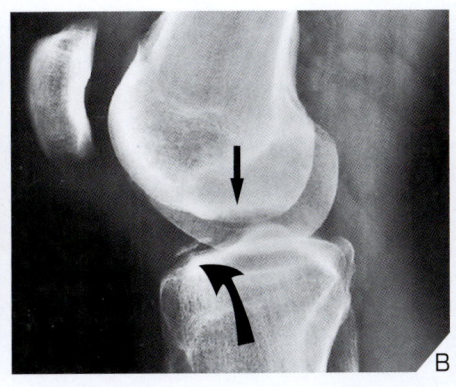
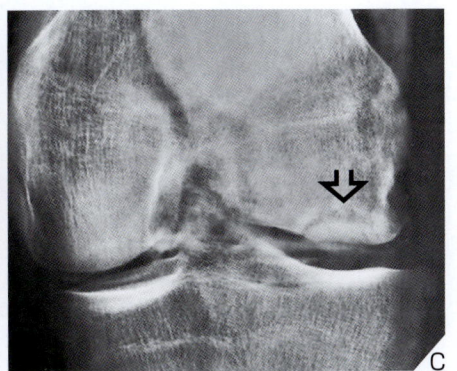

図 9-59　離断性骨軟骨炎
　23 歳男性．4 ヵ月間の慢性膝関節痛を訴えていた．最近の外傷歴はない．顆間窩撮影像（A）および側面像（B）は外顆の中央下方に軟骨下骨の欠損を示し（→），骨軟骨体が関節内へ遊離している（⤴）．軟骨面を評価する目的で関節造影がなされた．関節造影像（C）は軟骨下骨の欠損を描出し（⇨），これは関節軟骨面の損傷を示す．

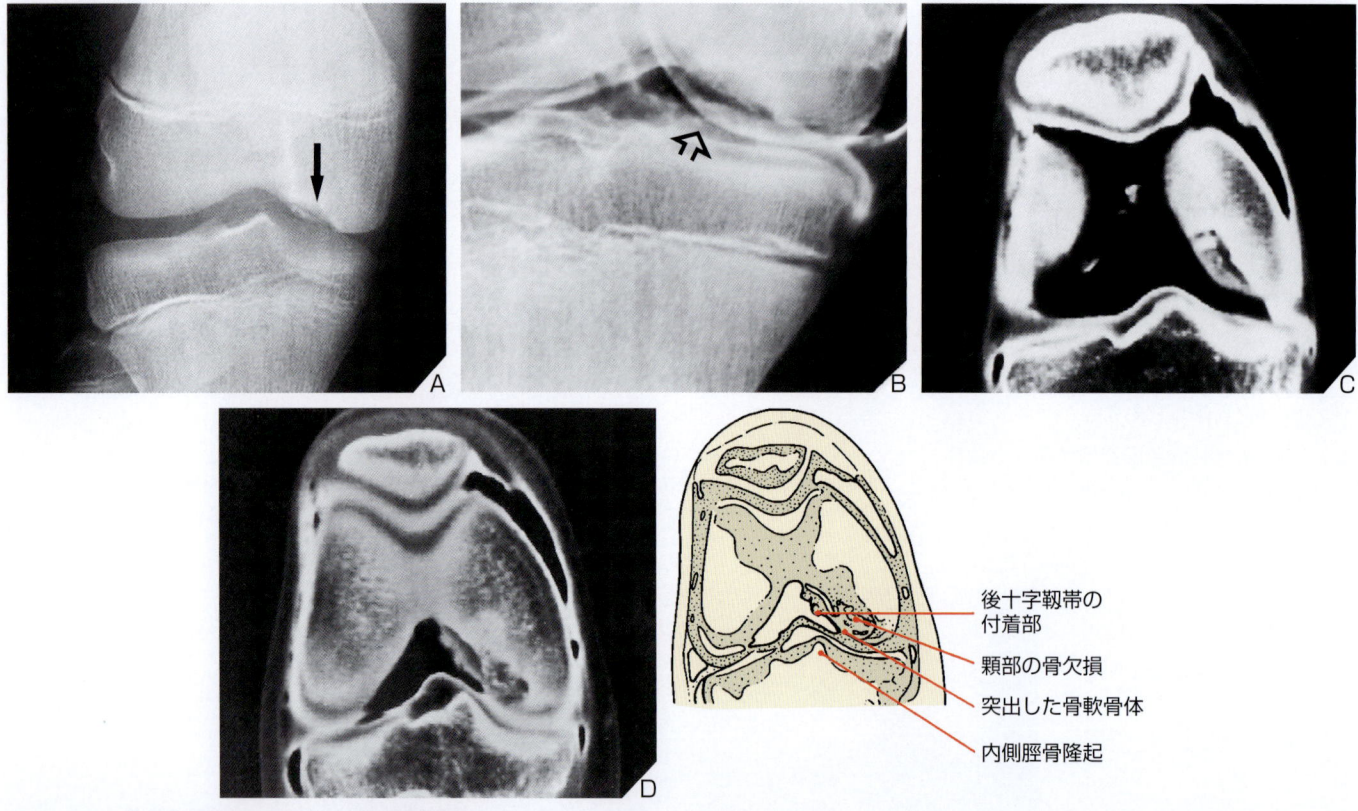

後十字靱帯の
付着部

顆部の骨欠損

突出した骨軟骨体

内側脛骨隆起

図9-60　離断性骨軟骨炎のCT関節造影所見
　13歳男児．8ヵ月間膝痛を訴えている．（**A**）X線正面像では，一般的な位置である内顆の外側面に離断性骨軟骨炎が示されている（→）．病変は
いまだ分離していない．（**B**）関節造影では，病変部は大腿骨下方から正常な軟骨で被われていることを示している（⇒）が，関節造影CT（**C,D**）
では，大腿骨顆部（関節軟骨で被われていないところ）の前外側部は後十字靱帯の付着部で，部分的に関節内へ剥離している．

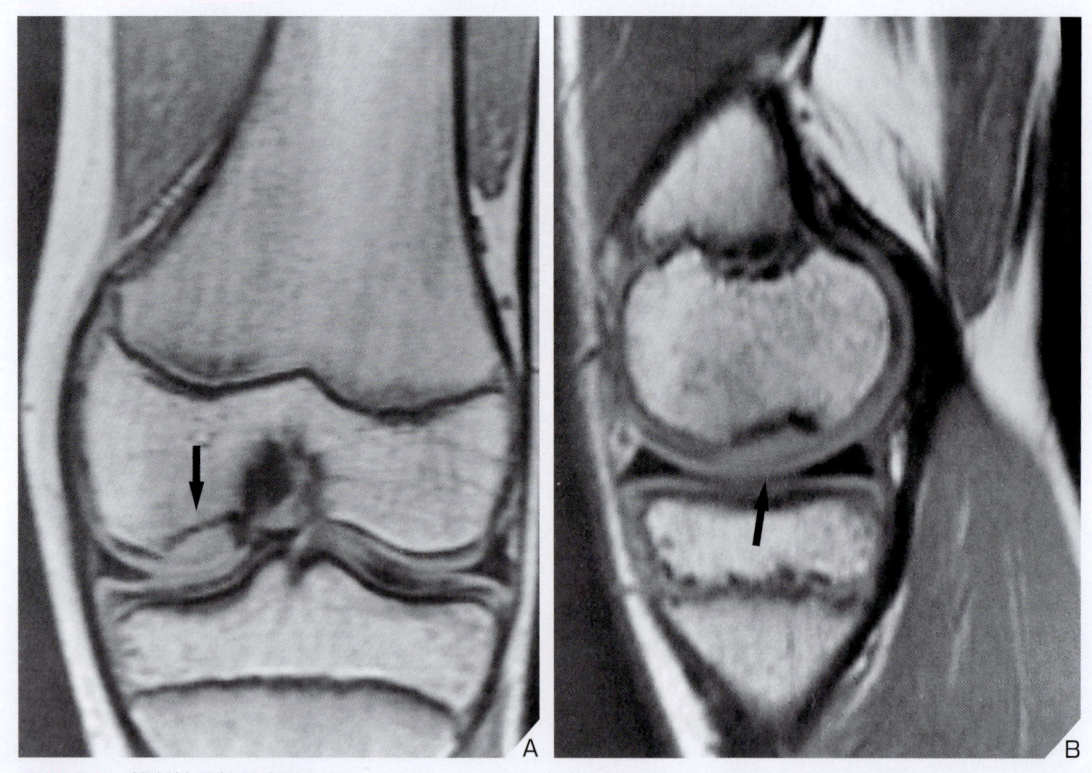

図9-61　離断性骨軟骨炎のMRI
　11歳男児．3ヵ月前より膝関節痛があった．（**A**）プロトン密度強調冠状断像（SE：TR 1,800/TR 20 msec）で
は，低信号域の線で大腿骨内顆からきれいに分かれた骨片がみえる（→）．（**B**）矢状断像（SE：TR 800/TE 20
msec）では，分離した骨片を被う軟骨は正常で（→），転位のない病変であることがわかる．

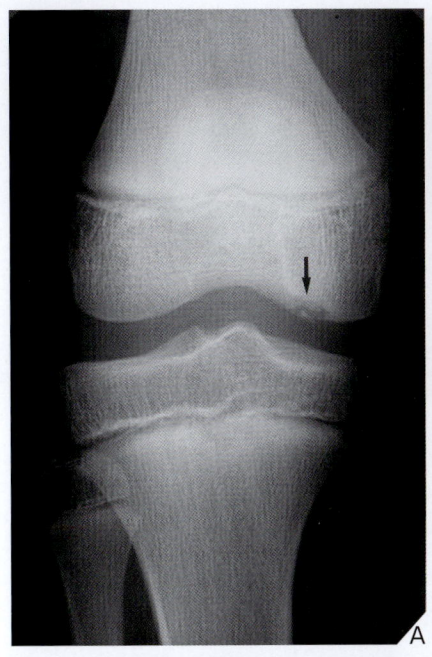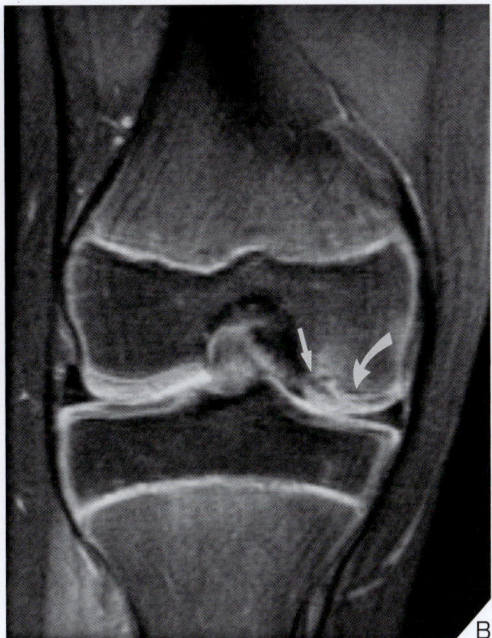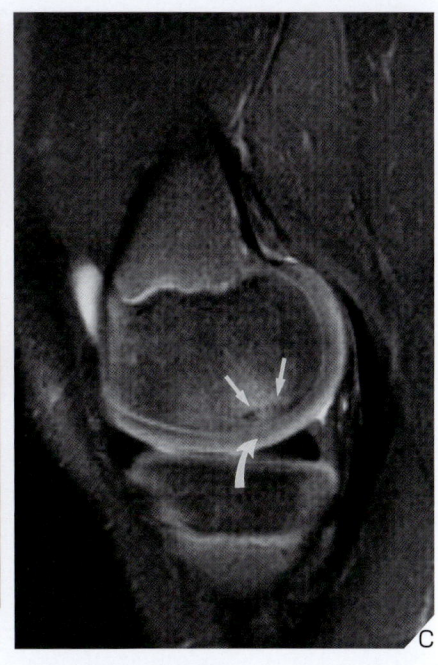

図 9-62　離断性骨軟骨炎の MRI 所見
(A) 右膝 X 線正面像は大腿骨内顆に離断性骨軟骨炎を示す（→）．脂肪抑制 T2 強調冠状断像（B）と矢状断像（C）は転位のない骨軟骨片（→）を示す．関節軟骨はすでに損傷を受けている（↘）.

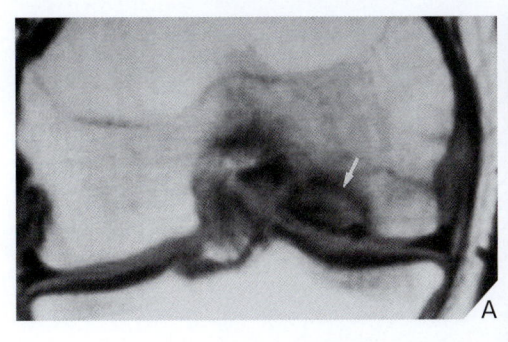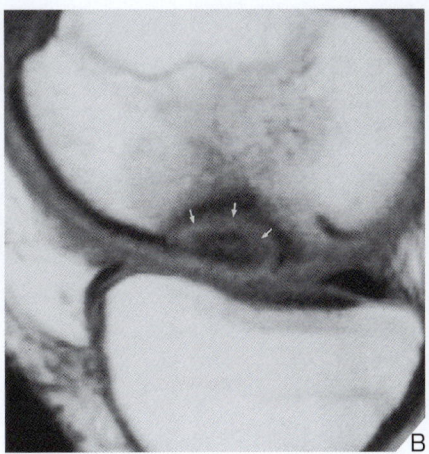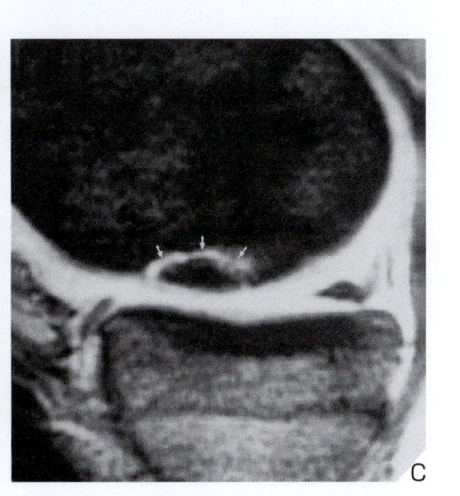

図 9-63　離断性骨軟骨炎の MRI 所見
T1 強調冠状断像（A）と矢状断像（B）で，大腿骨内顆に分離した骨軟骨体がみえる（→）．T2*強調矢状断像（C）で，高信号の液体（→）が分離した骨軟骨体と正常骨とを分けている.
(Stoller DW. MRI in orthopaedics and sports medicine, Philadelphia：JB Lippincott；1993 より引用)

に対して断裂半月板のストレス集中が局所の虚血を起こし，これが骨壊死への進展の原因となると仮定した．現在の概念は，この状態は軟骨下不全骨折が存在していることを示している.

病態のもっとも初期の放射線学上の徴候は，骨スキャン上，放射性同位元素の集積増加であり，X 線像でのもっとも初期の変化は大腿骨顆部のわずかな平坦化である（**図 9-65**）．病状の出現の 1～3 ヵ月後，X 線像では軟骨下層の骨透過性を示す．病態が進むにつれて，病変部位では X 線像上，修復像を示す硬化した辺縁によって囲まれた軟骨下の骨溶解（骨壊死）巣がみられる（**図 9-66**）．この病変はしばしば半月板断裂を伴うので，もし特発性骨壊死が疑われるならば，関節造影（**図 9-67**）かより重要な MRI を施行すべきである（**図 9-68**）．軟骨下骨が

陥没する前の初期には，MRI で骨髄浮腫を伴う軟骨下の不全骨折を描出する．膝関節が荷重から守られなければ，病変は進行し，軟骨下骨は陥没する.

🟧 膝の軟部組織の損傷
▐ 膝関節水症 ▐

正常では，膝の側面像において，膝蓋上嚢はちょうど大腿四頭筋腱の後縁の骨透過性の細長い像として認められる（**図 9-69**）．しばしば二次的に起こる膝関節水腫は，膝のどの部位の損傷においても膝蓋上嚢が液体で満たされる．滑液包の腫脹は，大腿骨骨皮質前方の脂肪腔の部分を卵形の陰影で消してしまうため，X 線像上はっきりと判断できる（**図 9-70**）．もし大

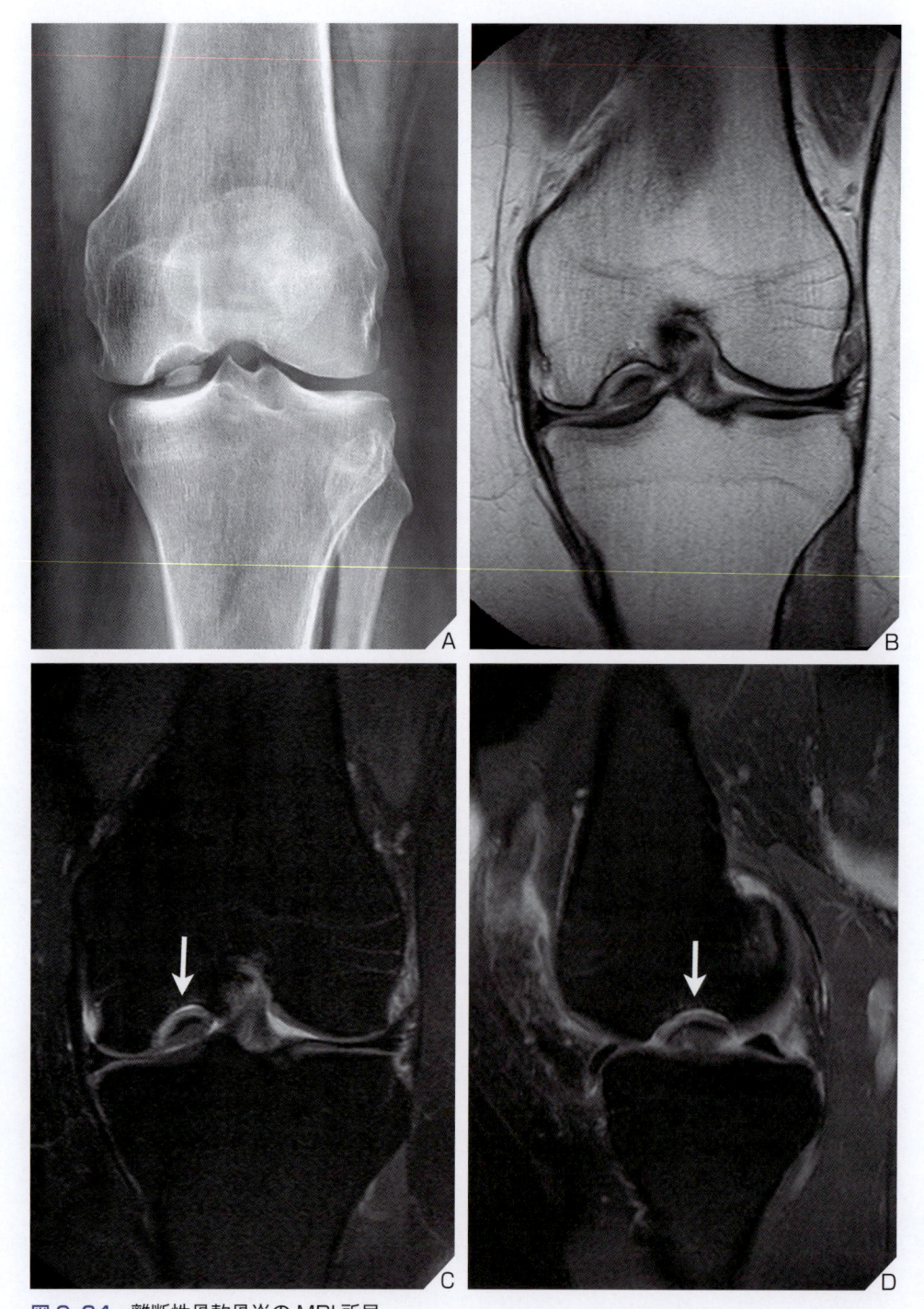

図 9-64 離断性骨軟骨炎の MRI 所見
（A）23 歳男性．左膝 X 線正面像は大腿骨内顆に軟骨下欠損，およびその内部に骨軟骨片を認める．
（B）MRI プロトン密度強調冠状断像，（C）プロトン密度強調脂肪抑制冠状断像，（D）プロトン密度強調脂肪抑制矢状断像は，骨軟骨片が母床から剥がれ関節液が入り込んでいる状態を示し（→），不安定を示唆する診断的徴候である．加えて，骨軟骨片は垂直に反転し関節軟骨が骨軟骨片の上方に位置しており，不安定性が確認できる．

腓骨遠位か脛骨近位の関節内骨折があれば，cross-table lateral 撮影は FBI sign を示す（図 9-28C を参照）．

▍半月板損傷 ▍

他の線維軟骨性の構造物同様，膝の半月板は単純 X 線像ではみることはできない（図 9-9 を参照）．最近では半月板を評価するのには，MRI が一般的な手段であるが，関節造影でも半月板を描写できる．

内側半月板損傷は物理的またはスポーツ活動に起因し，よくみられる損傷である．さまざまな型の断裂がみられる（図 9-71）．もっとも多い型は，単純な，またはバケツ柄状の縦断裂であり，水平断裂は一般に年長者群に発生する．患者は一般に膝の疼痛とロッキングを訴え，身体所見上は，内側関節裂隙に圧痛が認められ，McMurray テスト（circumduction テストとしても知られる）が陽性になる．関節造影では，X 線像上，半月板断裂は半月板のなかまたはその周辺に入り込んだ陽性造影剤または空気で認められる（図 9-72）．MRI では，半月板は

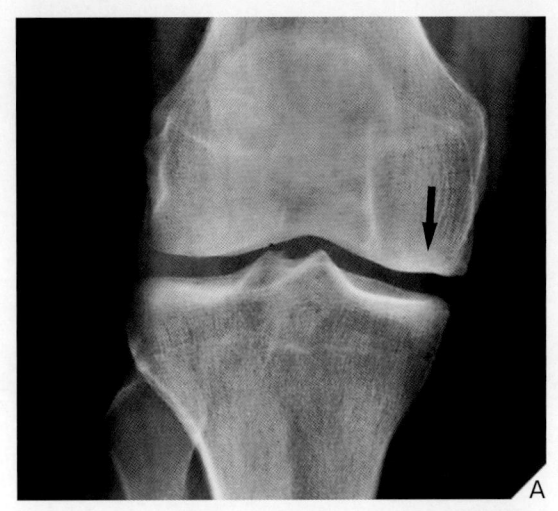
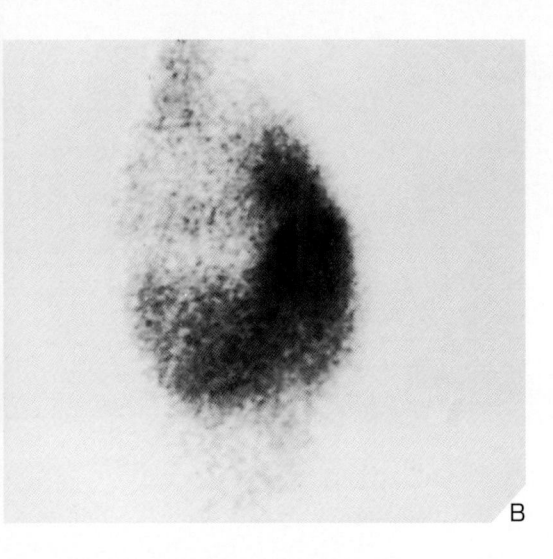

図 9-65　不全骨折として知られる特発性膝骨壊死
　58 歳男性. この X 線撮影をする 4 週間前, 歩道の縁石を踏みはずし, 右膝に鋭い痛みを感じた. 痛みは 1 週間で引いたが, 後に短期間で再発した. 正面像（A）では大腿骨内顆の平坦化がみられる（→）. 骨スキャン（B）では大腿骨内顆に集積の増加がみられる. この 2 つの像は膝の特発性骨壊死ないし不全骨折の早期に特異的にみられる.

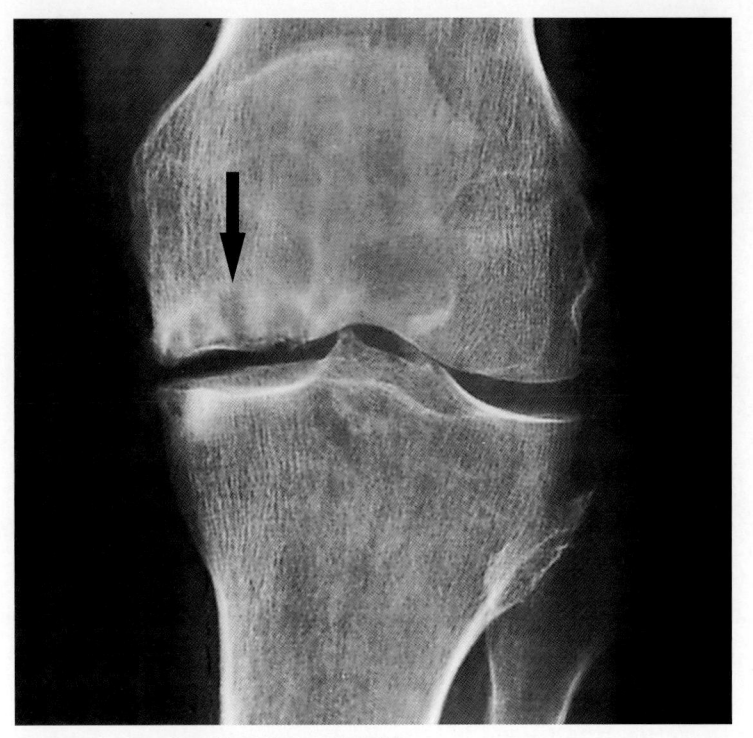

図 9-66　膝の特発性骨壊死/不全骨折
　74 歳男性. 歩道の縁石を踏みはずし, 左膝に鋭い痛みを感じた. 次の日は X 線像では正常であった. 痛みは 10 日後に引いたが, 2 ヵ月後, 膝関節水症が発生し吸引を受けた. 3 回のステロイド関節注射（ヒドロコルチゾン）を受けた後, 大部分の症状はとれた. 初回の受傷から 4 ヵ月後, 症状は再発し, このとき一般的な X 線撮影が再度とられた. 正面像では大腿骨内顆荷重面に, 骨硬化帯に囲まれた骨透過性の骨欠損部を認める（→）. この病変部は特発性骨壊死を表している.

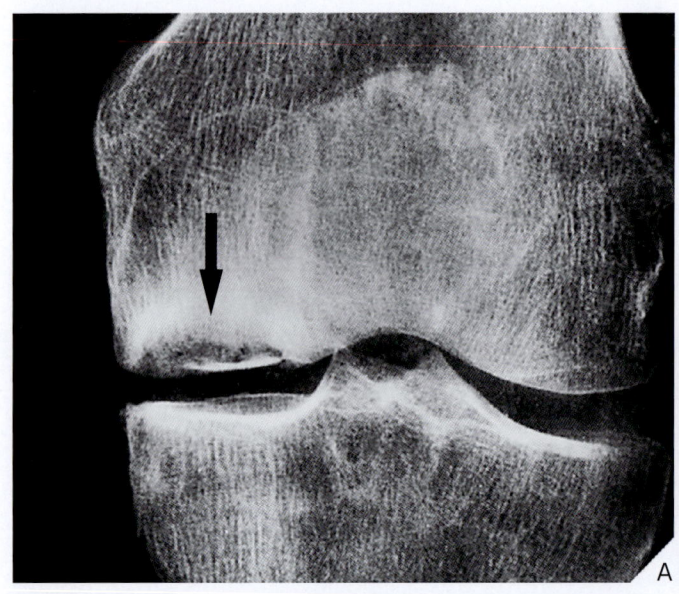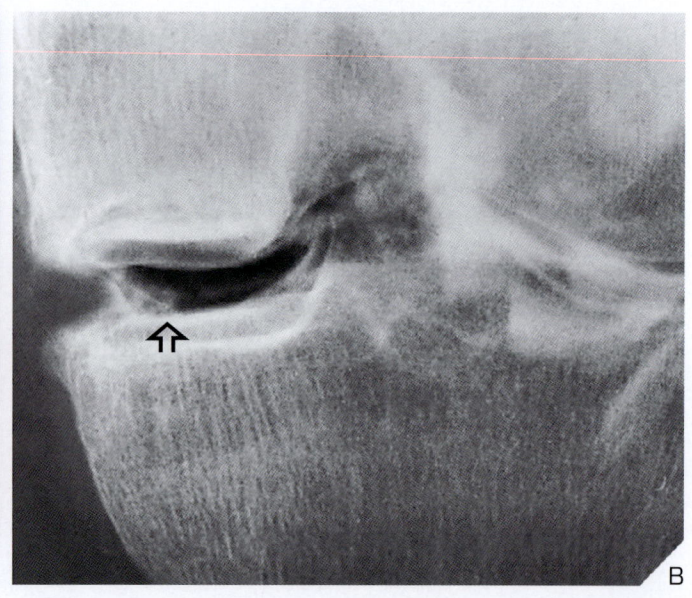

図9-67　膝の特発性骨壊死/不全骨折

　63歳女性．階段を下りるとき踏みはずし，左膝に鋭い痛みを訴えた．3日後のX線像は外傷と無関係な軽症の骨萎縮を示した．3ヵ月後，持続する痛みと関節液の貯留で再診した．膝の正面像（A）は大腿骨内顆の荷重部の特発性骨壊死を示す（→）．半月板損傷の可能性があるので，関節二重造影がなされた．関節造影（B）では骨壊死部に内側半月板の垂直断裂がみられた（⇒）．

均一な低信号の構造物としてみえる．半月板損傷は，半月板表面に拡がる半月板内の信号強度の増加として認められる（図9-73）．半月板の表面にいたらない小葉状または線状の信号強度の増加は，半月板損傷を表すものではない．この所見の意味はいまだに不明である．Stoller, Genant, Beltranは，このような所見は半月板基質における硝子様または粘液様変性の部位を表すと信じている．このような異常はtypeⅠ（round focus）とtypeⅡ（linear area）の半月板病変（図9-74A, B）として知られ，関節鏡では確認できない．真の半月板損傷は，typeⅢかtypeⅣである（図9-74C）．時折，半月板損傷は半月囊腫ないし傍半月板囊腫が関連している（図9-75）．半月板損傷の診断においてMRIの感度，特異度はともに高く，ほとんどの研究で90〜95％としている．Helmsによる最近の報告では，脂肪抑制法の使用により半月板内の信号域を増幅させ半月板断裂をより鮮明に描出できるとしている．特異的なタイプの半月板損傷に関連した数々のサインが同定されてきた．内側半月板バケツ柄断裂の最も正確な二次性のサインとして，矢状断像における半月板の連続した2スライスで通常みられる"bow-tie"（蝶ネクタイ）状の形態の欠如，そしていわゆる，double PCL signがある．正常の内側半月板は通常，9〜12 mmの幅があり，矢状断像では少なくとも2スライスでbow-tie状に描出される．1スライスのみしかbow-tie形状が存在しない場合，バケツ柄断裂半月板が膝関節の中央部に転位したことを示す．矢状断像の，より中央寄りのスライスでは，転位した半月板が後十字靱帯の前方に位置し，後十字靱帯様の形状を呈する（図9-76）．

　半月板断裂はMRI冠状断，矢状断像でもっともよく診断されるが，Leeらは脂肪抑制高速スピンエコー法横断像がいくつかの断裂を描出するのに有効であると指摘している．とくに垂直断裂，バケツ柄断裂と転位した半月片は同法で鮮明に描出され

る（図9-77, 78）．

　外側半月板断裂は多くはない（図9-77参照）．このことは滑膜への半月板辺縁の結合がかなり弛いこと，および腓骨（外側）側副靱帯との結合がないため外側半月板の可動性が大きいことが原因とされている．しかし，外側半月板断裂は一般に，いわゆる円板状半月板と呼ばれる先天性の奇形に随伴して起こる．Kaplanによれば，円板状半月板ではおそらく半月板後角部の脛骨高原への付着異常と，反復する異常運動に関連して半月板の拡大と肥厚が起こるといわれている．円板状半月板は，身体所見上，膝関節屈伸時に大きなクリック音としてとらえられ，正面像では異常に広い外側関節裂隙としてとらえられる（図9-79A）．その関節造影の陰影は，正常な三角形構造の欠落，半月板の肥厚と拡大，および関節内に突き出ることが特徴である（図9-79B）．円板状半月板は関節造影と同様に，MRIにおいても正常な三角形形状が欠落し関節下まで深く伸びている．矢状断像では，正常の外側半月板のbow-tie形状が2スライス以上で認められる（図9-80, 81）．異常な形と厚みのため，外側半月板は断裂しやすい傾向にある（図9-82）．

　半月板断裂が，直達外力による脛骨高原骨折に伴うこともある．このような例では，両側の半月板とも等しく損傷される可能性がある．

▌腱と靱帯の損傷 ▌

［内外側側副靱帯の断裂］

　膝でもっとも多い靱帯損傷は内側側副靱帯の断裂である．それは臨床的には内側関節部の不安定性があり，またX線では膝のストレス撮影で内側の大腿脛骨関節部の開大により診断される（図9-83）．内側側副靱帯の完全または部分断裂には，ほぼ必ず関節包の断裂を伴っていることを銘記しておくべきである．これらの2つの構造物は互いに密に接しているからである．

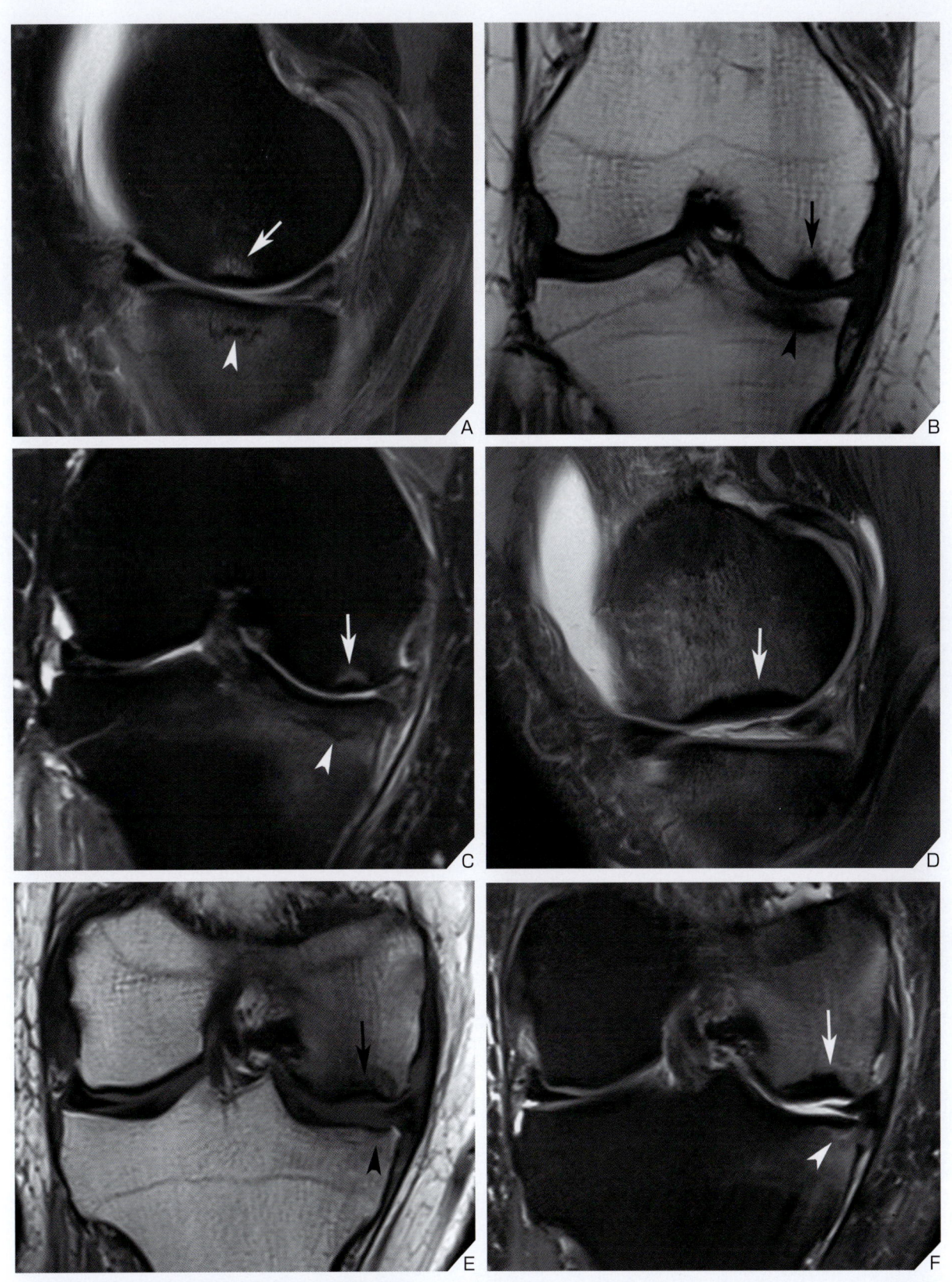

図 9-68 膝の特発性骨壊死/不全骨折の MRI 所見
（A〜C）陥没のない軟骨下不全骨折．膝関節痛急性発症の 85 歳男性．プロトン密度強調脂肪抑制矢状断像（A），T1 強調冠状断像（B），プロトン密度強調脂肪抑制冠状断像（C）は，大腿骨内側顆に輪状の骨髄浮腫を伴う陥没のない軟骨下不全骨折を認める（→）．また，骨髄浮腫を伴う二次的な不全骨折を脛骨近位内側に認める（▷）．内側半月板後角の水平断裂にも注目．（D〜F）陥没を伴う軟骨下不全骨折．膝関節痛急性発症の 63 歳男性．プロトン強調脂肪抑制矢状断像（D），T1 強調冠状断像（E），プロトン密度強調脂肪抑制冠状断像（F）は，大腿骨内側顆に広範な骨髄浮腫を伴う陥没した軟骨下不全骨折を認める（→）．微小な陥没を伴う小さな不全骨折を脛骨高原内側に認める（▷）．加えて，内側半月板後角の水平断裂に注目．

図9-69 膝蓋上嚢の正常像
膝蓋上嚢は，正常では膝のⅩ線側面像において大腿
四頭筋腱（⇒）のすぐ後方に骨透過性の帯（→）とし
てみられる．

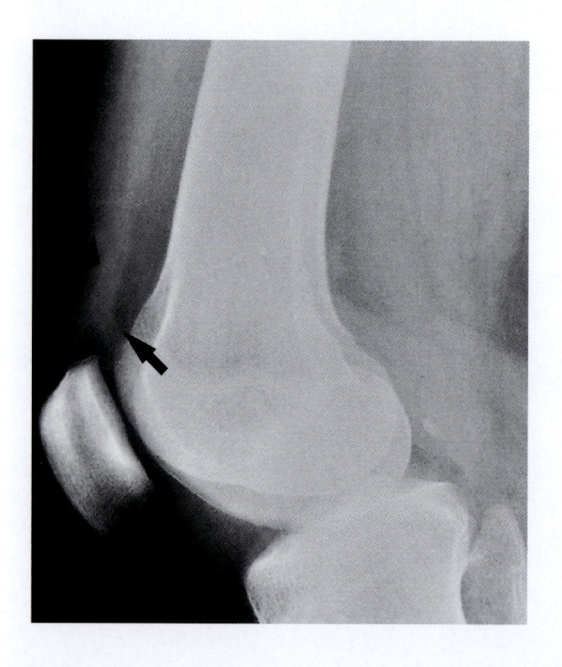

9

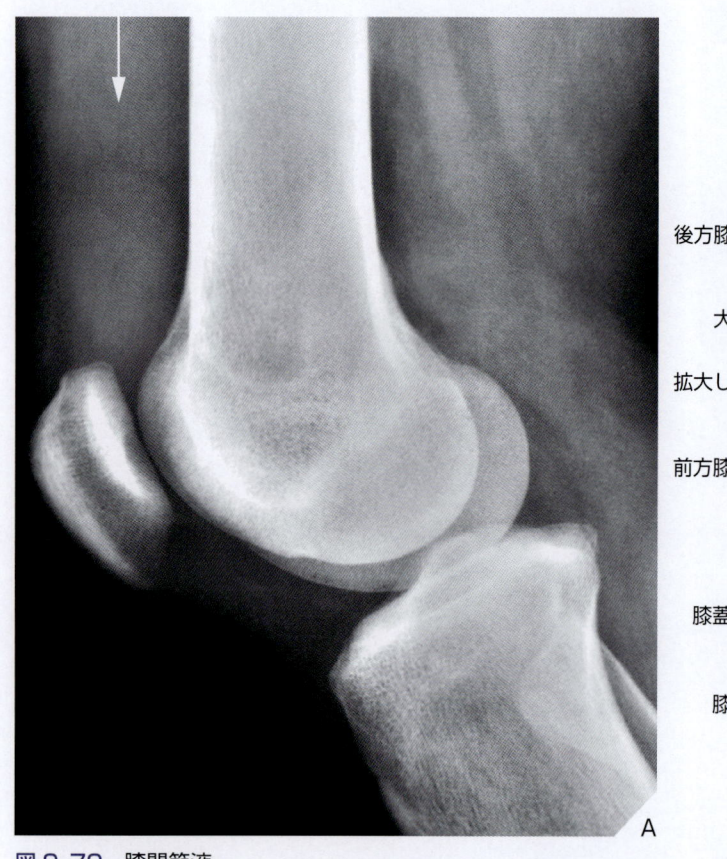

A

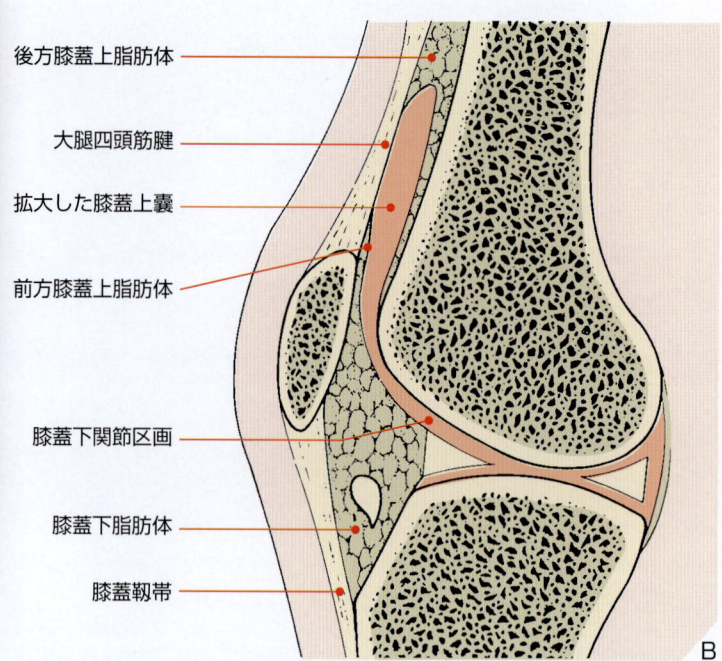

後方膝蓋上脂肪体

大腿四頭筋腱

拡大した膝蓋上嚢

前方膝蓋上脂肪体

膝蓋下関節区画

膝蓋下脂肪体

膝蓋靱帯

B

図9-70 膝関節液
（A，B）膝関節腫脹において，膝蓋上嚢は関節液を伴って膨張しており，大腿四頭筋腱の後方にある脂肪組織は消失している（→）．
（Hall FM. Radiographic diagnosis and accuracy in knee joint effusions. Radiology 1975；115：49-54 より改変）

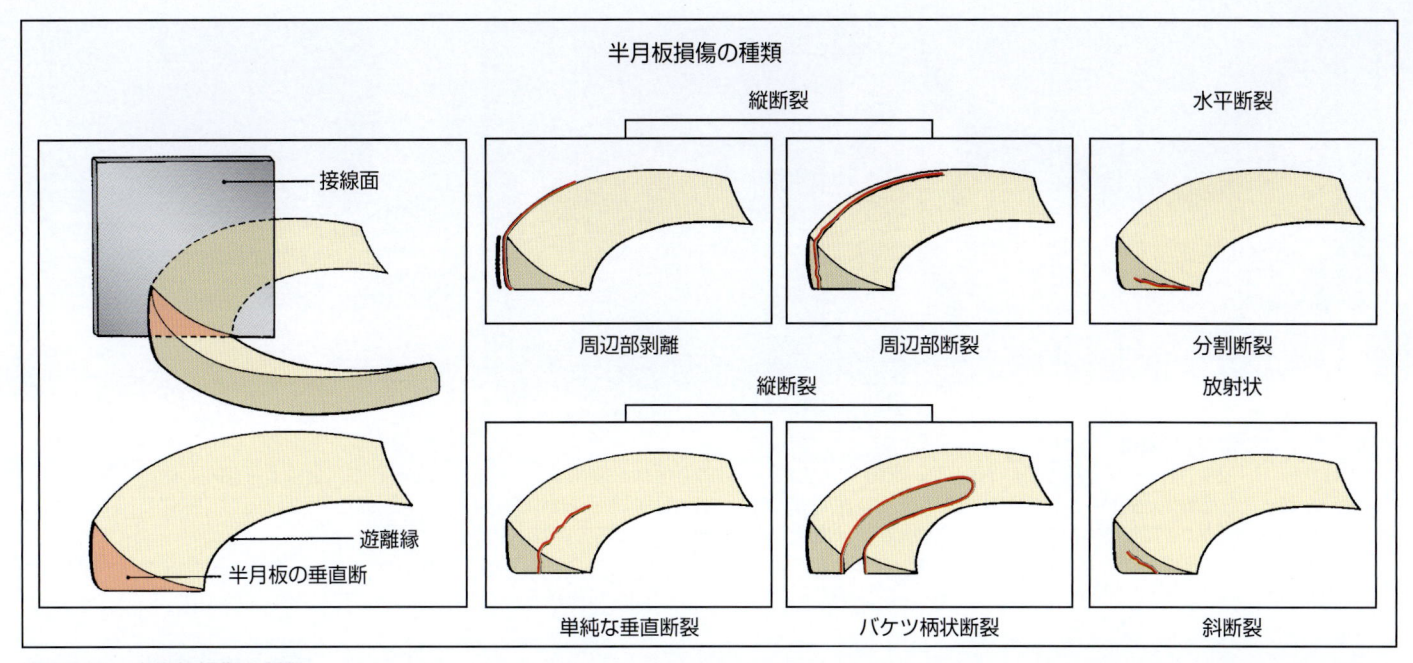

図 9-71　半月板損傷の種類
半月板損傷はその断裂の起きている面からみて，大きく縦断裂と水平断裂に分類される．左の図は半月板のＸ線上の像を，右の図はさまざまな断裂像を示す．

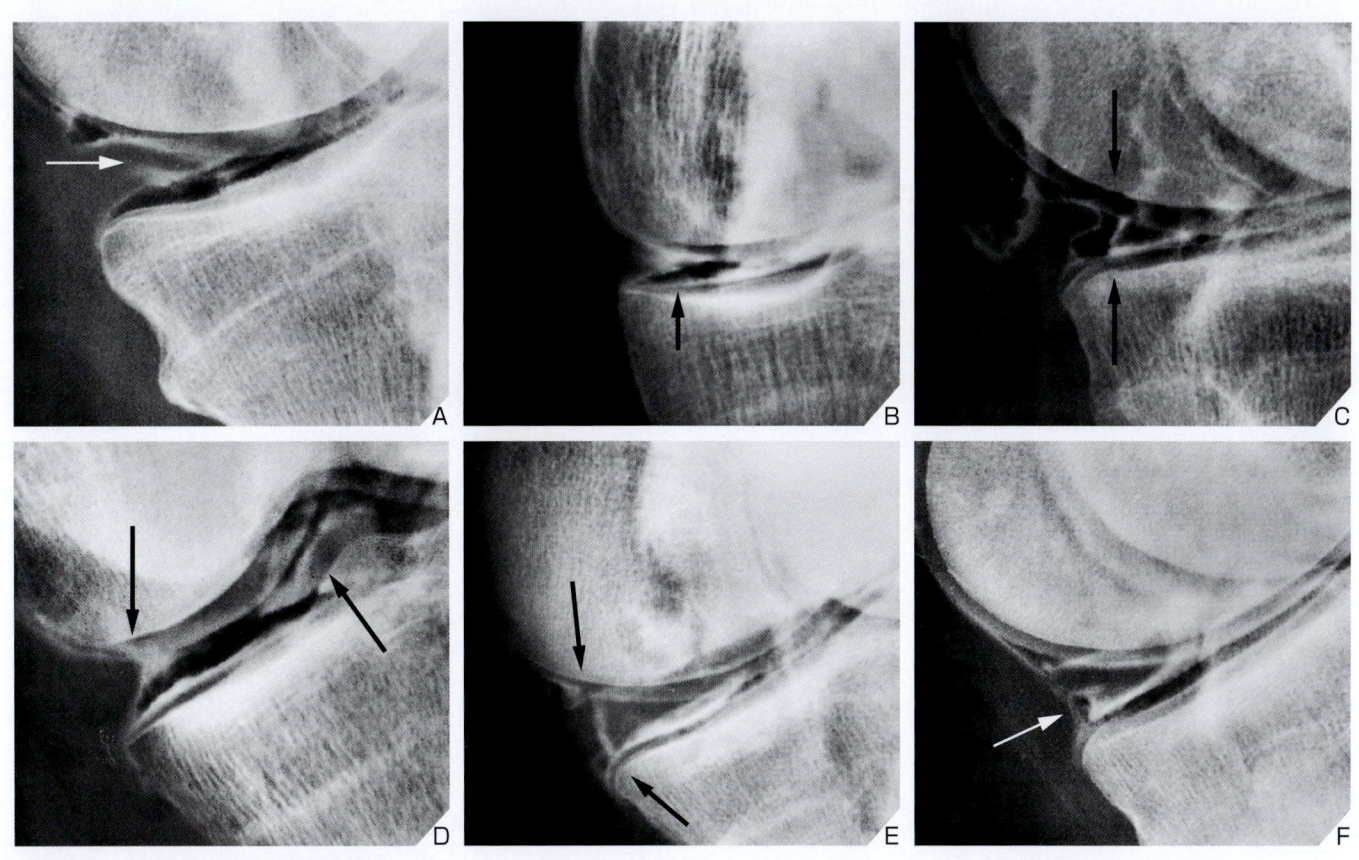

図 9-72　半月板損傷の関節造影所見
関節造影上，造影剤や空気が関節内の構造物の周囲に入り込むことにより，半月板断裂が確認される（→）．以下のスポット撮影像は内側半月板の種々の損傷のタイプを示す：（A）後角の斜断裂，（B）体部の水平断裂，（C）後角のバケツ柄状断裂，（D）顆間切痕に転位した後角のバケツ柄状断裂，（E）後角の辺縁断裂，（F）後角の辺縁剥離．

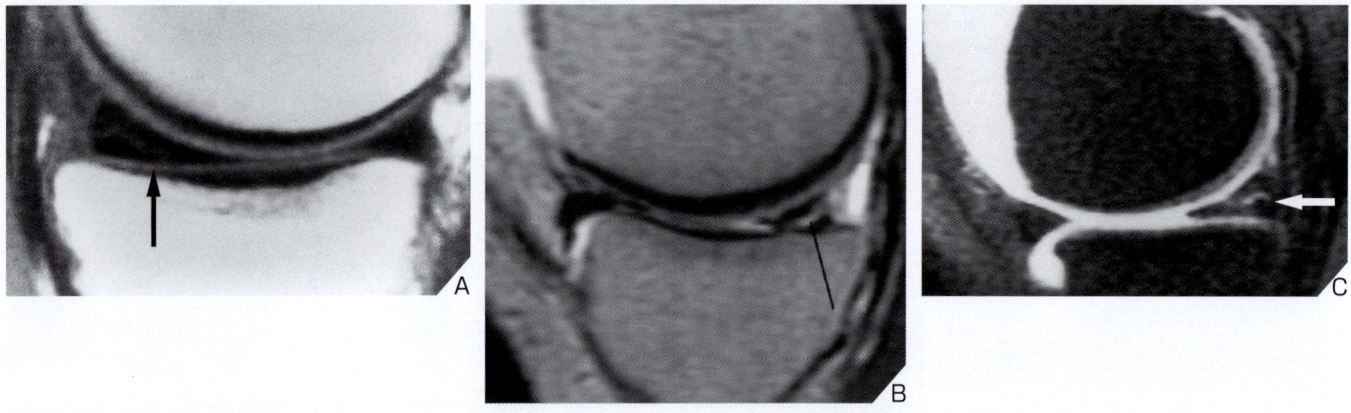

図 9-73　内側半月板損傷
（A）MRI T1 強調矢状断像（SE：TR 700/TE 20 msec）では，内側半月板の損傷がみられる．損傷部の高信号は半月板の下面に続いている（→）．（B）T2 強調矢状断像（SE：TR 2,300/TE 80 msec）では，内側半月板後角の損傷がみられ（→），脛骨の軟骨表面まで続いている．（C）Gd-DTPA 希釈液の関節内注射後に撮影した脂肪抑制矢状断像では，内側半月板後角の損傷がみられる（→）．
（Deutsch AL, Mink JH, eds. MRI of the musculoskeletal system：a teaching file, 2nd ed. Philadelphia：Lippincott-Raven Publishers；1997 より引用）

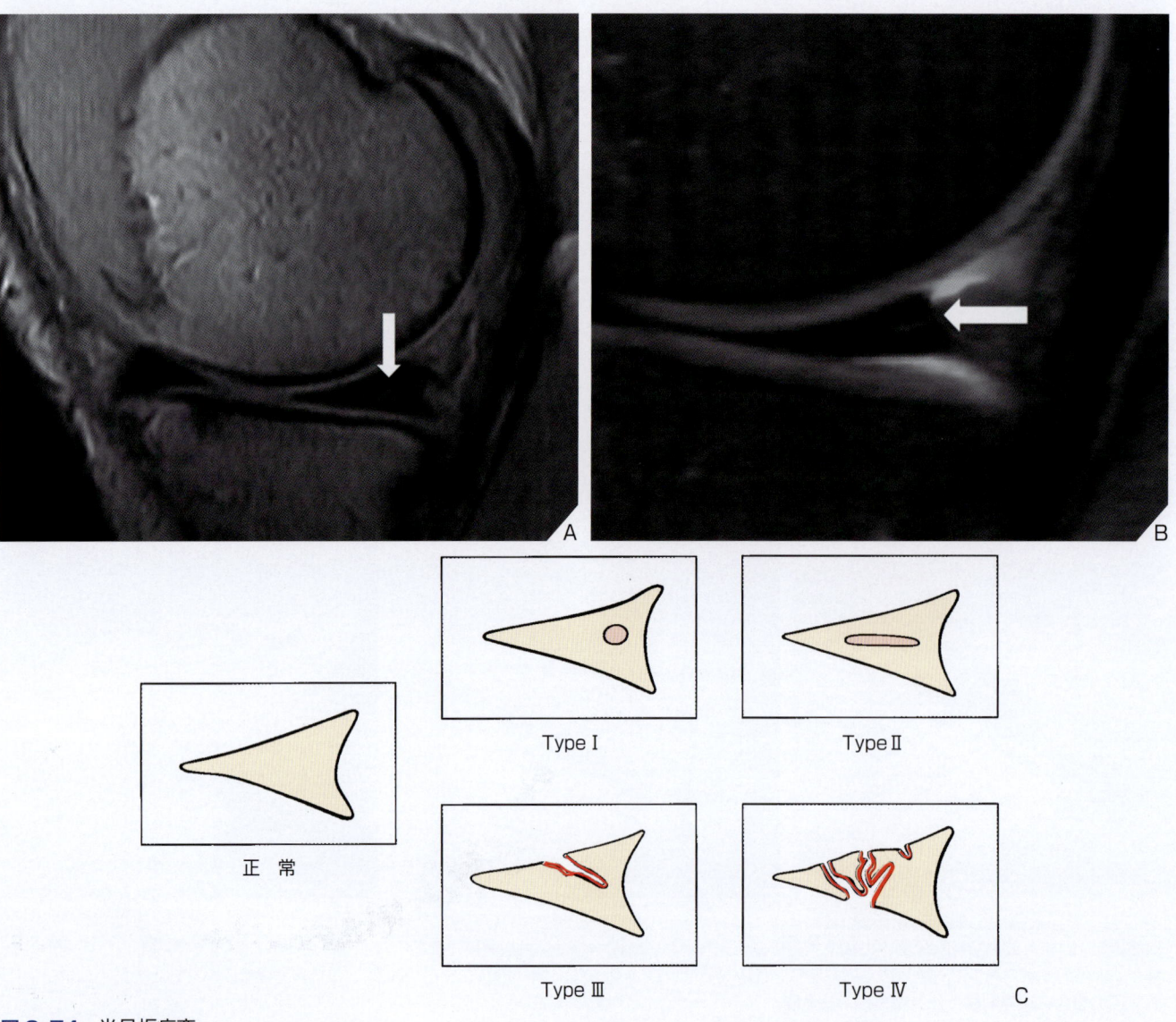

図 9-74　半月板病変
（A）MRI 矢状断像（SE：TR 2,000/TE 20 msec）で，内側半月板後角の type Ⅰ病変が示されている（→）．半月板内の丸い病変は関節面と連続していない．（B）内側半月板後角の type Ⅱの病変（→）で，形態は線状だが，type Ⅰ同様関節面に続いていない．（C）さまざまな型の半月板病変を図で示す．

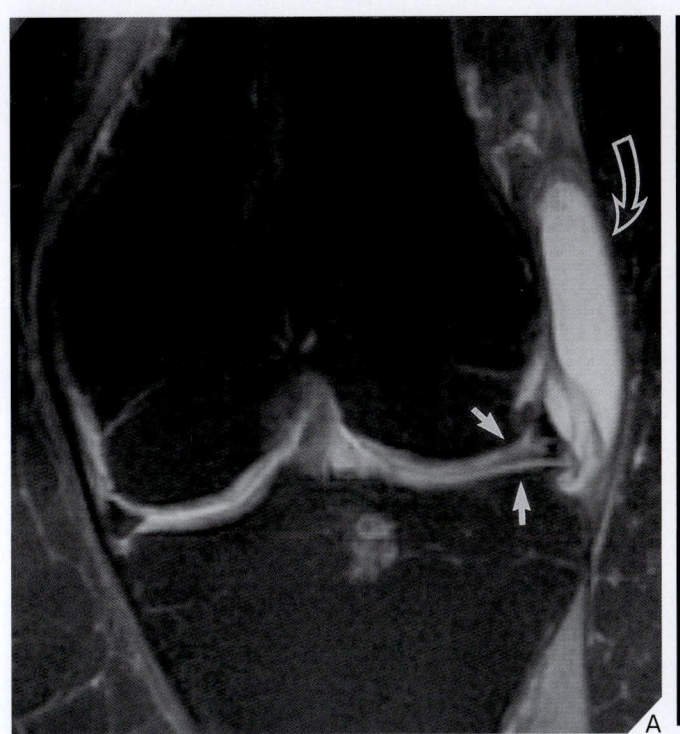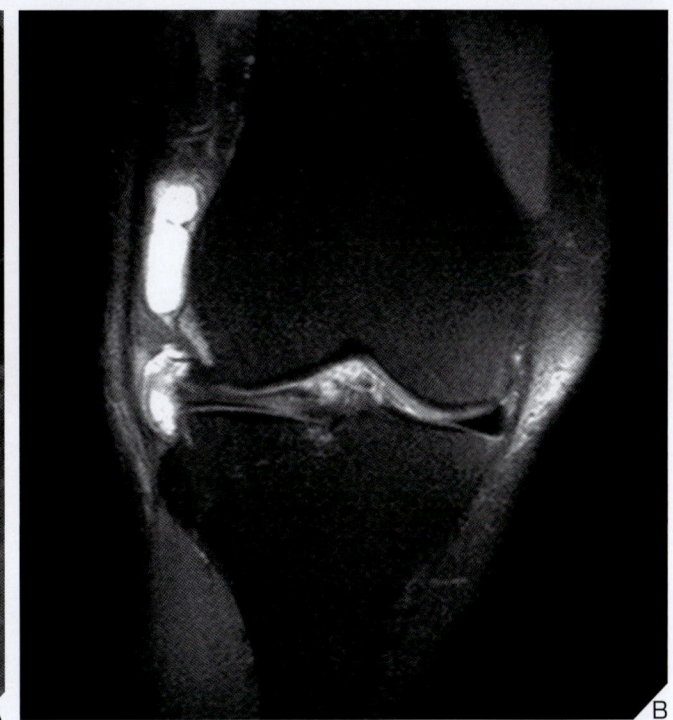

図9-75　傍半月板嚢腫
（A）脂肪抑制T2強調冠状断像は，内側半月板断裂（→）と大きな傍半月板嚢腫（↷）を示す．（B）別の患者のプロトン密度強調脂肪抑制冠状断像は，外側半月板損傷と大きな傍半月板嚢腫を示す．

　関節造影上，内側側副靱帯の断裂は，関節の内側から造影剤の漏出が認められることが特徴である（図9-84）．しかし，陳旧性の靱帯損傷では，靱帯が断裂していても，関節包が癒着しているために造影剤の漏出はみられない．こうした靱帯が治癒するときは，膝の正面像でPellegrini-Stieda病変として知られる特徴的な線維組織の石灰化がみられ，後に骨化する．この異常により，以前に内側側副靱帯損傷があったことを診断できる（図9-85；図4-84Aも参照）．MendesらはPellegrini-Stieda病の石灰化/骨化の特徴をX線，MRIをもとに調べる研究を施行してきた．彼らは特色ある以下の4パターンについて述べた：①嘴様の形状で大腿骨に平行かつ下向きのもの；②雫様の形状で大腿骨に平行かつ下向きのもの；③伸張した形状で大腿骨に平行かつ上向きのもの；④嘴様の形状で上下方向に伸びて大腿骨に付着するもの．骨化は内側側副靱帯ないし大内転筋内もしくはその両者内に存在していた．近年，McAnallyらが，これまで報告されてきた骨化部位に加えて，この異常は，内側側副靱帯大腿骨付着部の近位で大腿骨内上顆の骨膜剥離に関連しており，さらにはこの状況は後十字靱帯の完全断裂に関連しているであろうと主張した．

　内側および外側側副靱帯の異常を把握するには，MRIのT2強調冠状断像がもっとも有効である．これらの靱帯損傷は一般的に3段階に分類される．gradeⅠは一部の線維が損傷されたもの，gradeⅡは50%以上の靱帯線維が損傷されたものを示す．gradeⅢは完全断裂した場合である．内側側副靱帯の挫傷はMRIでは肥厚した状態としてとらえられるが，これは靱帯内に生じた浮腫および出血によって，信号強度がわずかに増加した

ためである．液体成分は靱帯の両側に描出される．部分断裂は靱帯内の信号強度の異常増加としてとらえられ，場合によっては表面にまで波及している．完全断裂では，正常な低信号像が途絶している．一般的に靱帯部分は著明に肥厚し，蛇行した像として現れる（図9-86,87）．外側側副靱帯損傷は後方冠状断像でもっともよく描出される．浮腫および出血は，T2強調像またはT2*強調像で信号強度の増加を伴う靱帯の肥厚として現れる．完全断裂は靱帯が連続性を失い，波打った像としてとらえられる（図9-88）．

［十字靱帯の断裂］

　過伸展を伴った下腿の内旋による十字靱帯単独損傷は多くない．十字靱帯の断裂は，通常他の靱帯損傷（一般には内側側副靱帯）と半月板断裂（一般には内側半月板）が多く合併する．この合併損傷は"unhappy O'Donoghue triad"と呼ばれている．膝関節の外反ストレスは関節内側部を拡げ，後十字靱帯または前十字靱帯と後方の関節包の断裂をもたらす．このストレスは内側半月板と内側側副靱帯の断裂の原因にもなっている（図9-89）．

　十字靱帯損傷については，X線検査の正確性は，完全には調査されていない．通常の正面像と側面像では，十字靱帯が付着している部位の顆間隆起の裂離骨片がわかる（図9-90）．ときに損傷は関節造影で診断できる．関節造影で後十字靱帯は評価できるが，前十字靱帯は単に所見が異常とみなされ，断裂と診断できない．この損傷は，造影断層撮影やCTを用いても画像検査でしばしば誤診される．このような状況からMRIが選択される．

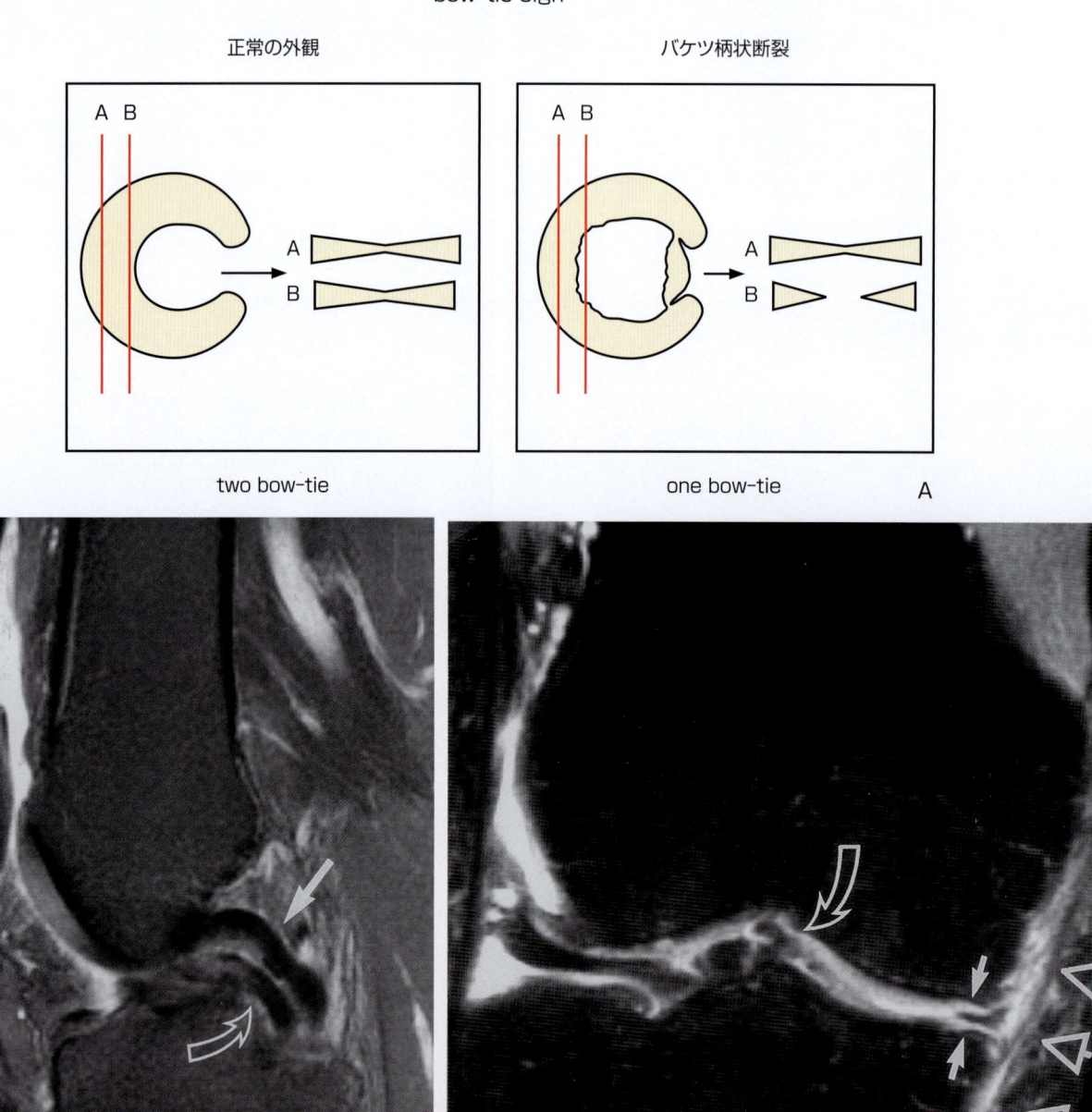

bow-tie sign

正常の外観   バケツ柄状断裂

two bow-tie   one bow-tie

図 9-76　内側半月板のバケツ柄断裂
　(A) 転位した半月板による 2 スライス目の bow-tie sign の欠如の説明．(B) 脂肪抑制 T2 強調矢状断像は "double PCL sign" を示す．→は正常の後十字靱帯を指し，↰は転位した内側半月板であり，後十字靱帯様の形状を呈する．(C) 脂肪抑制 T2 強調冠状断像では内側半月板のバケツ柄断裂を認める（→）．↰は中心部に転位した半月板を指す．内側側副靱帯の断裂にも注目（▷）．
　(A は Helms CA. The meniscus：recent advances in MR imaging of the knee. Am J Roentgenol 2002；179：1115-1122 より引用)

　前十字靱帯の MRI の際には，Stoller らがいうように矢状断像で靱帯を描出するためには，膝を 10〜15° 外旋させる必要がある．3 mm もしくは 5 mm スライスの連続面が横断，矢状断，冠状断について通常得られる．前十字靱帯損傷は MRI で欠損，異常な走行（図 9-91），靱帯実質内の異常信号（図 9-92）または浮腫状部位の存在（図 9-93）としてとらえられる．後十字靱帯の buckling は前十字靱帯損傷の間接的な徴候である．このような所見は矢状断でもっともよく証明でき，もっともよいパルスシークエンスは T2 強調スピンエコー，または T2* 強調グ

ラディエントエコー［multiplanar gradient-recalled（MPGR）］である．
　後十字靱帯の損傷は，T1 強調矢状断像で，靱帯の断裂または異常な形として認められる．T2 強調像では，断裂は靱帯内の高信号として認められ，これは断裂部の液体を表している（図 9-94）．Basset らが指摘したように，MRI で後十字靱帯の脛骨付着部の評価は，脛骨高原後方の骨折と，靱帯のたわみによって確認できる．

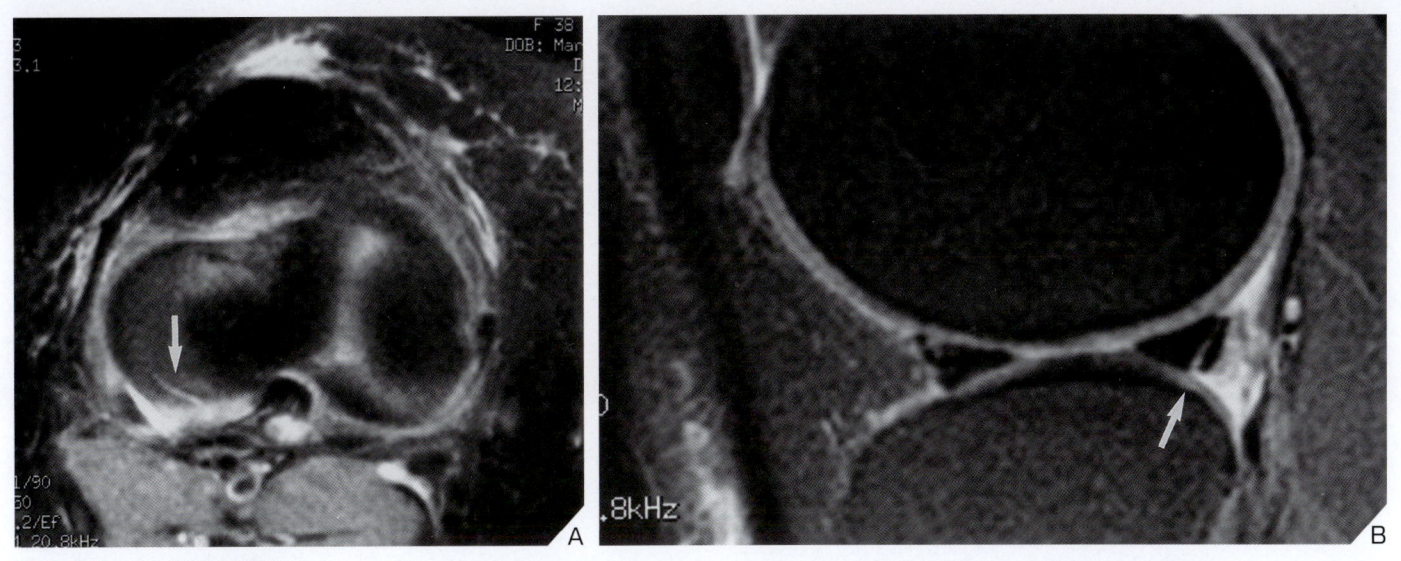

図 9-77　外側半月板断裂
（A）38 歳女性．MRI 高速スピンエコー法横断像は，外側半月板後角の断裂を示す（→）．（B）MRI 矢状断像では断裂の存在が確認できる（→）．

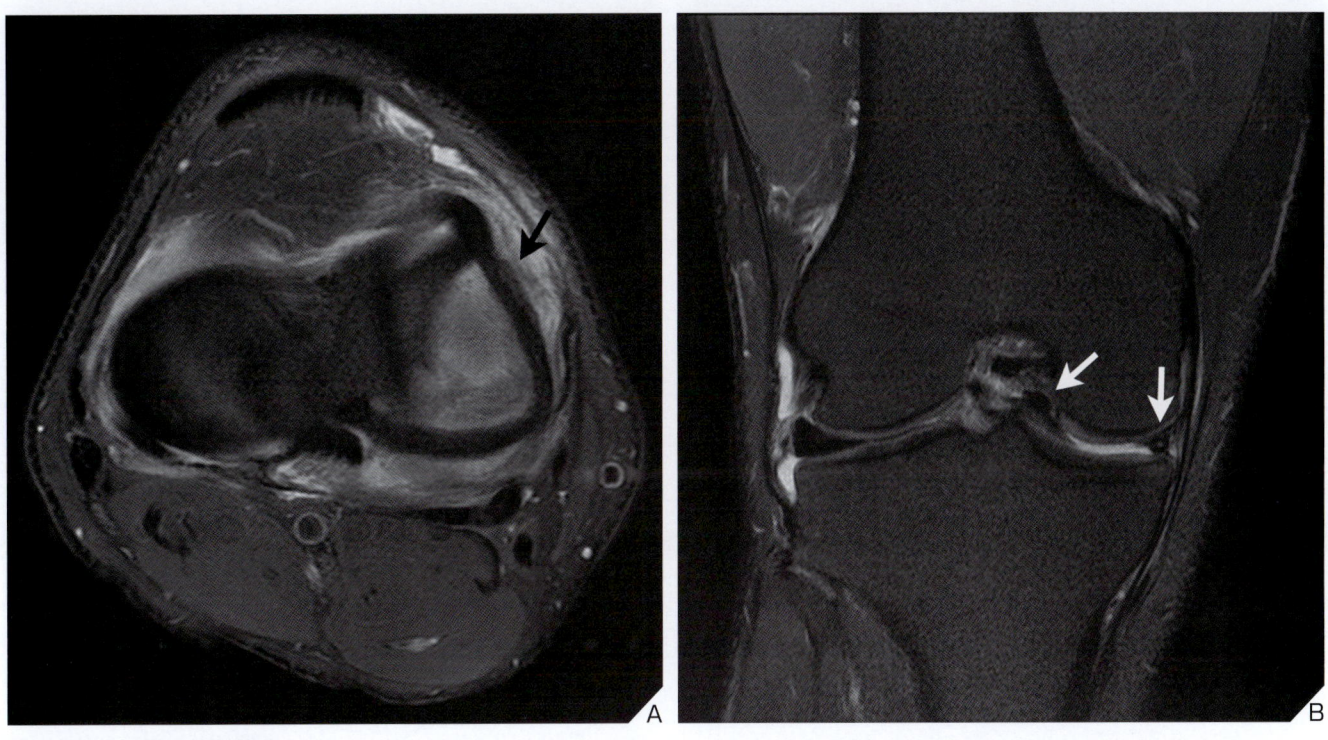

図 9-78　外側半月板断裂
（A）MRI プロトン密度強調脂肪抑制横断像は，内側半月板のバケツ柄断裂を示し（→），冠状断像でも確認できる（B）．

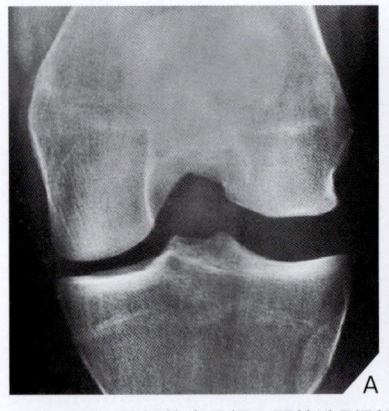
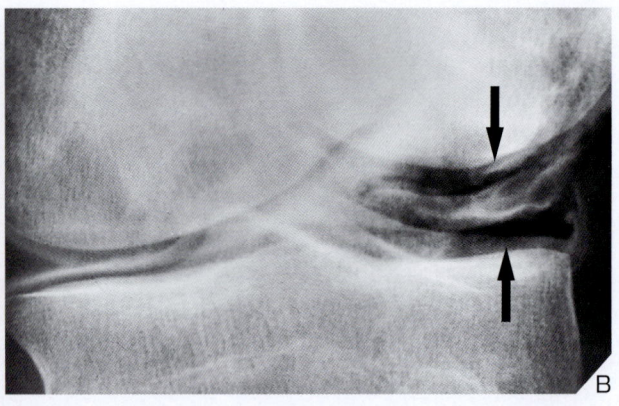

図9-79　円板状半月板の関節造影所見
20歳女性．アイススケート選手．左膝を受傷．身体所見では膝関節運動時に大きなクリック音を認めた．
X線正面像（**A**）では，外側関節裂隙の拡大を示す．関節二重造影（**B**）では，円板状半月板を示す（→）．
この画像では正常な三角形の像が得られておらず，関節中央までその像が伸びていることに注目．断裂はみられない．

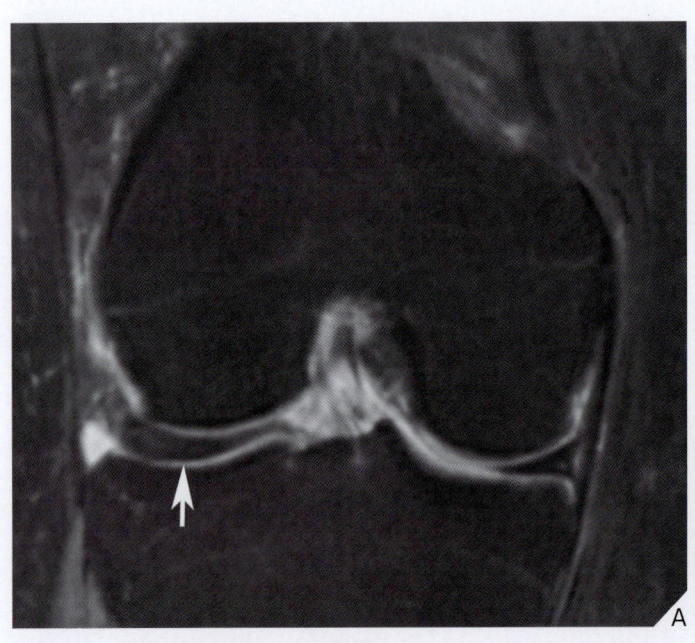
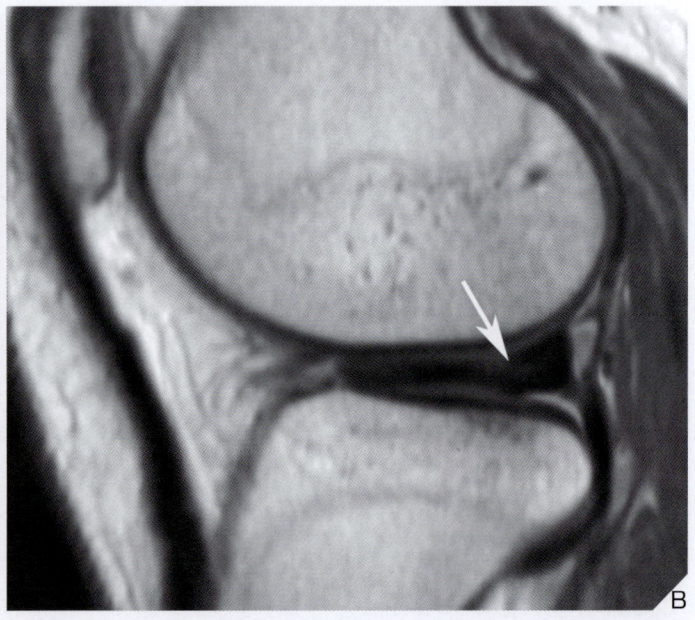

図9-80　円板状半月板のMRI所見
（**A,B**）脂肪抑制T2強調冠状断像とプロトン密度強調矢状断像は，後節の断裂を伴う分厚い外側半月板を認める（→）．正常な三角形形状の欠落に注目．

［後外側支持機構損傷］

　膝の後外側支持機構（PLC）は，膝関節の安定化を担ういくつかの解剖学的構造物からなる複合体である．それらには，膝窩筋腱，外側側副靱帯，膝窩腓骨靱帯そして後外側関節包が含まれ，弓状靱帯とファベラ腓骨靱帯によって補強されている．もっともよくあるPLCの受傷メカニズムは過伸展（接触および非接触）損傷，膝の前内側への直達外力による外旋，非接触性の膝への内反ストレスによるものである．PLCの外傷は前述したような構造物の損傷に加えて，通常，十字靱帯，内外側半月板，内側側副靱帯損傷を合併する．PLC損傷が臨床的に疑われた場合，MRIが選択される診断手技である．膝窩腓骨靱帯は膝後外側部の安定性に重要で，PLC損傷の徴候がある患者に対しては，膝窩腓骨靱帯の状態をMRIで評価するべきである．正常

の膝窩腓骨靱帯はMRIでは膝窩筋腱から腓骨頭に伸びる低信号の線状ないし曲線状の構造物としてみえ，冠状断像，矢状断像でよくみえる（図9-95参照）．

［大腿四頭筋腱と膝蓋靱帯の断裂］

　大腿四頭筋腱の断裂はしばしば年長者に発症するが，ときにはスポーツ選手にも発症する．側面像は，大腿四頭筋腱が不明瞭となり，出血や腫脹により，二次的に大腿四頭筋腱の前後径が拡大する（図9-96）．膝蓋靱帯が付着しているため，力の不均衡が二次的に生じ，側面像では膝蓋骨が正常の位置よりも下がっていることがときどきある（図9-97）．膝蓋靱帯の断裂においてはこれと反対のことが起こる（図9-98,99）．MRIは，この2つのタイプの外傷を評価するのによい方法である（図9-100〜104）．

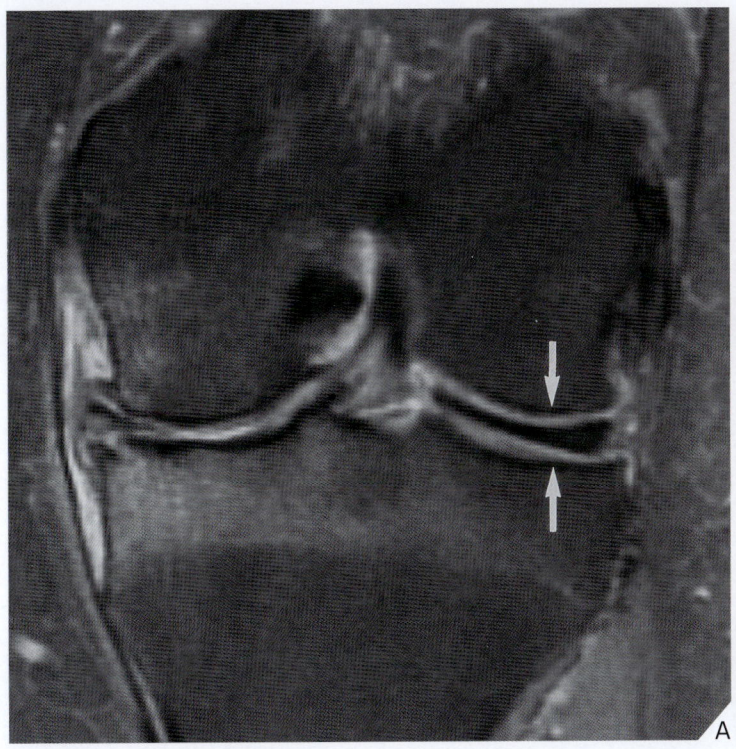
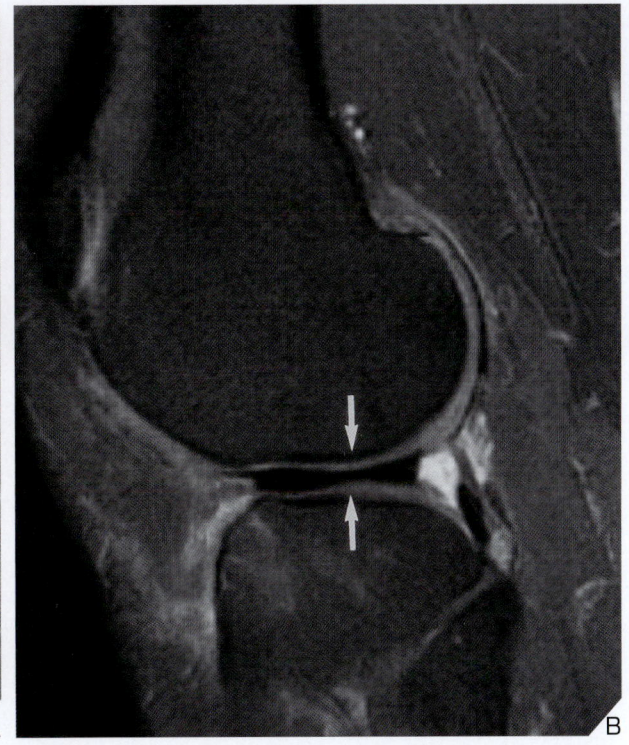

図 9-81　円板状半月板の MRI
　18 歳女性．脂肪抑制 T2 強調冠状断像（A）と矢状断像（B）は，円板状外側半月板を示す（→）．

図 9-82　円板状半月板断裂
　10 歳男児．遊んでいる最中に右膝を捻り，強い痛みを経験した．身体所見では屈伸時に大きなクリック音を認めた．関節二重造影では円板状外側半月板に断裂を認めている（→）．

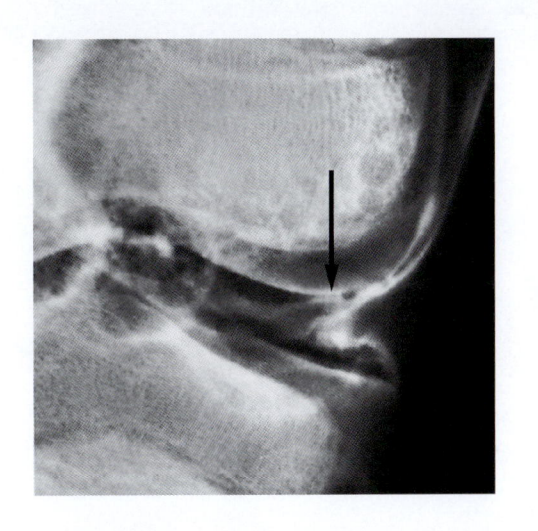

図 9-83　内側側副靱帯損傷
　24 歳男性．スポーツ選手．円盤投げの競技中に膝を捻った．身体所見は膝関節内側の圧痛と内側動揺性を示した．（A）X 線正面像では内外側の関節裂隙は正常である．（B）外反ストレスを加えた同じ撮影では，内側側副靱帯損傷の身体所見に一致した内側部の開大を示した．ときに前十字靱帯損傷に合併する外側脛骨隆起の裂離骨折にも注目（→）．

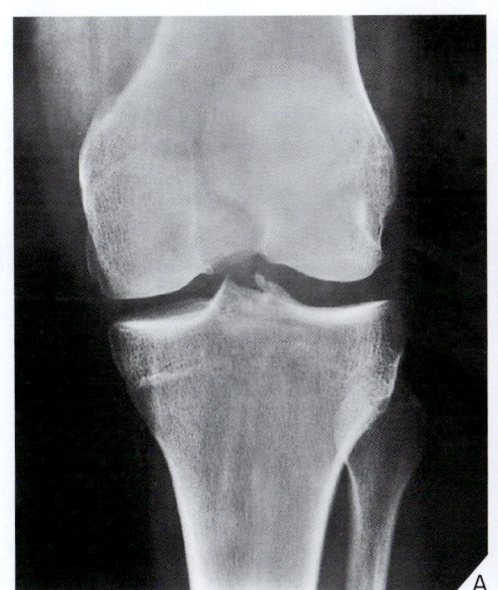
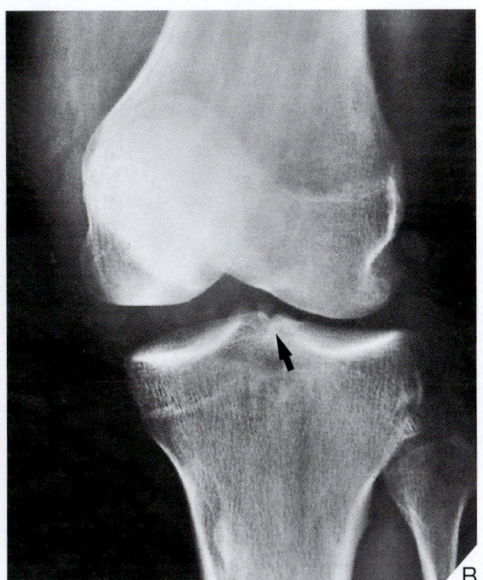

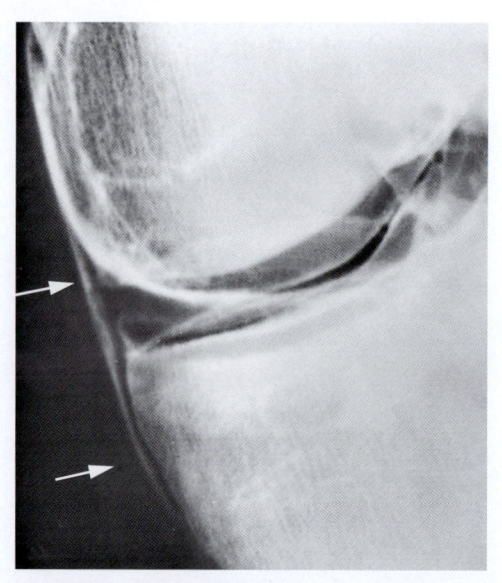

図 9-84　内側側副靱帯損傷
32 歳男性．自動車事故で膝を損傷．単純 X 線像
では明らかな所見はない．関節二重造影では，内
側半月板は正常である．しかし，造影剤が関節の
内縁に沿って軟部組織へ漏れ出ている（→）．この
像は内側側副靱帯損傷と診断される．

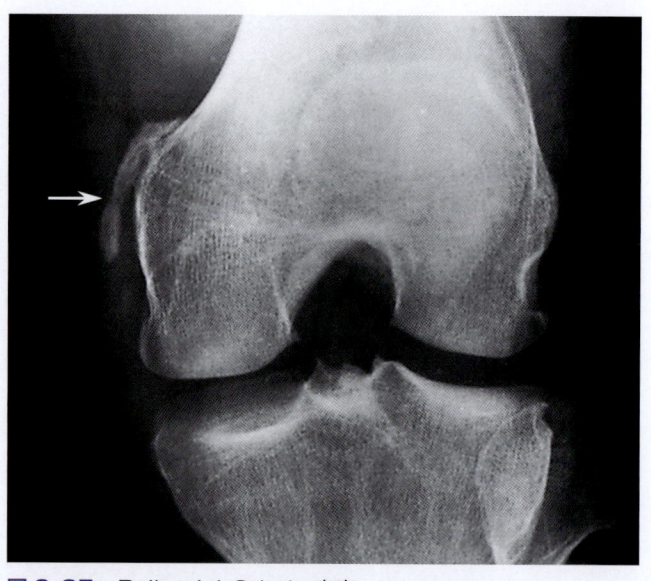

図 9-85　Pellegrini-Stieda 病変
50 歳男性．3 年前，内側側副靱帯損傷を含む膝損傷の既往歴があ
る．顆間窩撮影では内側側副靱帯の大腿骨付着部の石灰化と骨化で
ある Pellegrini-Stieda 病変を示す（→）（図 4-84B を参照）．

図 9-86　grade Ⅰ の内側側副靱帯損傷
グラディエントエコー法 MRI 冠状断像では，内側側副靱帯浅層
周囲の液体貯留を示すが，靱帯は正常構造を保っている．

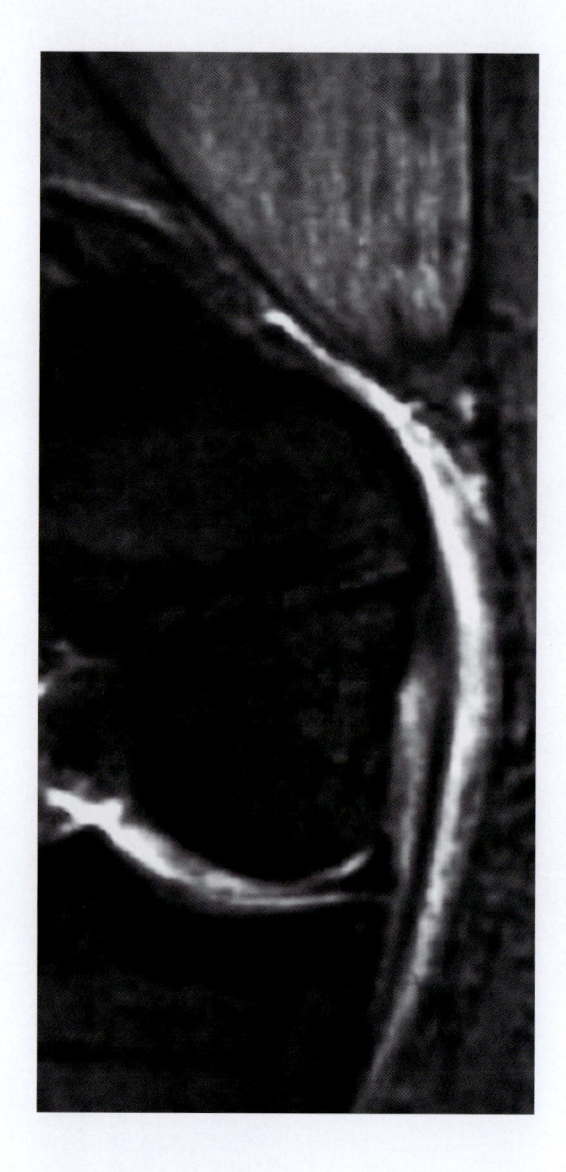

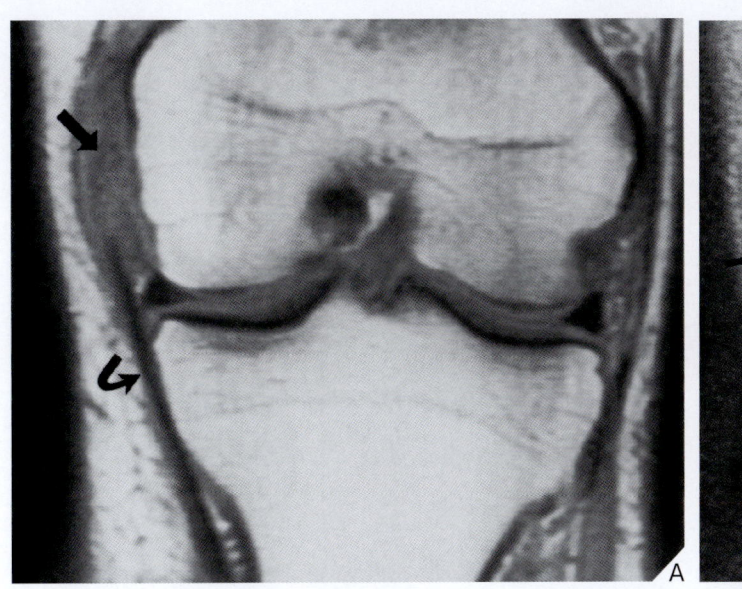
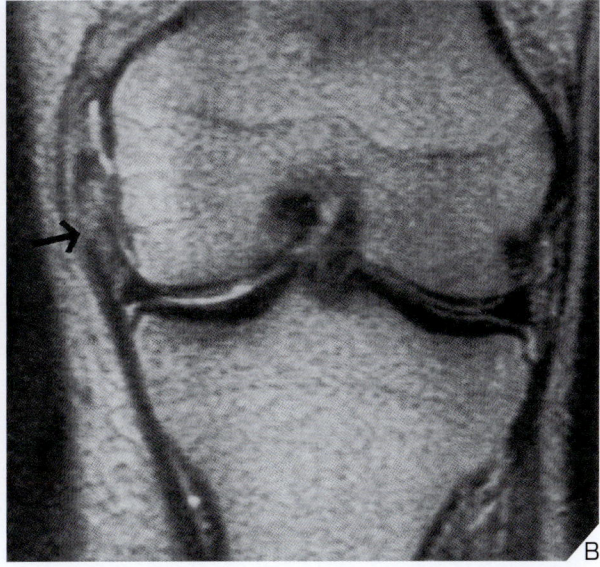

図 9-87　grade Ⅲの内側側副靱帯損傷
（A）MRI プロトン密度強調冠状断像（SE：TR 2,000/TE 20 msec）で，内側側副靱帯の近位付着部に中等度信号の組織のない構造（→）
が認められる．内側側副靱帯遠位部は正常である（↘）．（B）T2 強調冠状断像（SE：TR 2,000/TE 80 msec）で，内側側副靱帯の近位
部の中に軽度な高信号領域（→）がみられ，浮腫と出血を示している．靱帯の走行は同定できない．
（Bloem JL, Sartoris DJ, eds. MRI and CT of the musculoskeletal system. A text-atlas. Baltimore：Williams Wilkins；1992 より引用）

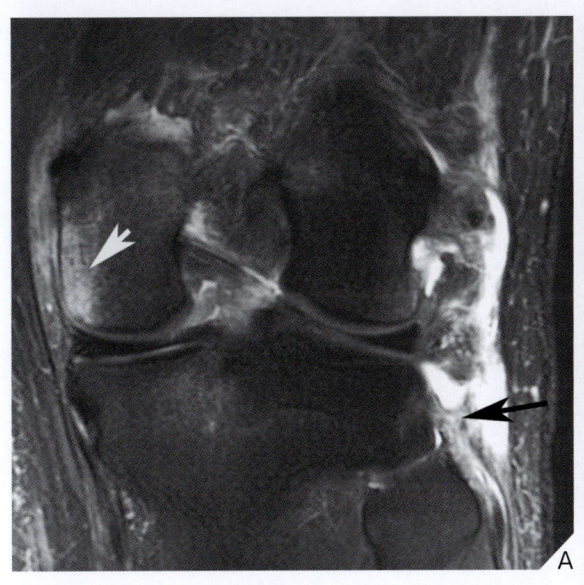
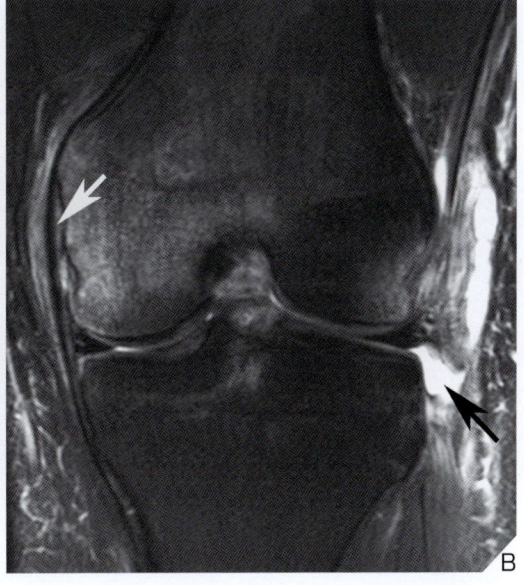

図 9-88　外側側副靱帯損傷
23 歳男性，急性発症の重度スポーツ外傷．（A）左膝 MRI 脂肪抑制プロトン密度強調冠状断像で，後外側に限局した
血腫を伴う外側側副靱帯の完全断裂を示す（黒→）．関連した半月板損傷は認めない．大腿骨内顆の骨挫傷に注目（短
い白→）．また，顆間窩での十字靱帯の欠如は，前十字靱帯，後十字靱帯断裂を示唆する．（B）より前方の MRI 冠状断
像では腸脛靱帯の断裂（黒→）と内側側副靱帯 1 度損傷（白→）を認める．再度，顆間窩において前十字靱帯，後十字
靱帯が欠如していることに注目．

図 9-89 半月靱帯損傷の triad
"unhappy O'Donoghue triad" は，内側領域が開く外反
ストレスの結果である．この三徴は，内側半月板，前十字
靱帯，内側側副靱帯の損傷からなる．
(O'Donoghue DH. Treatment of injuries to athletes, 4th
ed. Philadelphia：Saunders；1984 より改変)

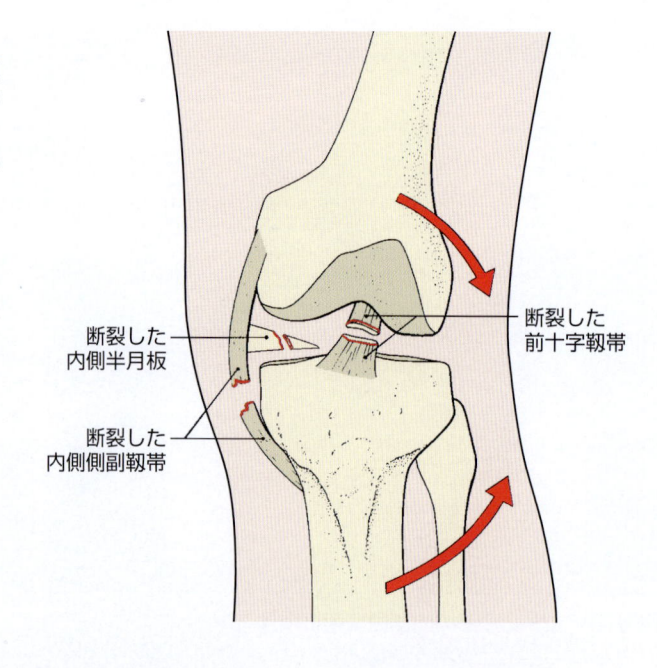

断裂した
内側半月板

断裂した
内側側副靱帯

断裂した
前十字靱帯

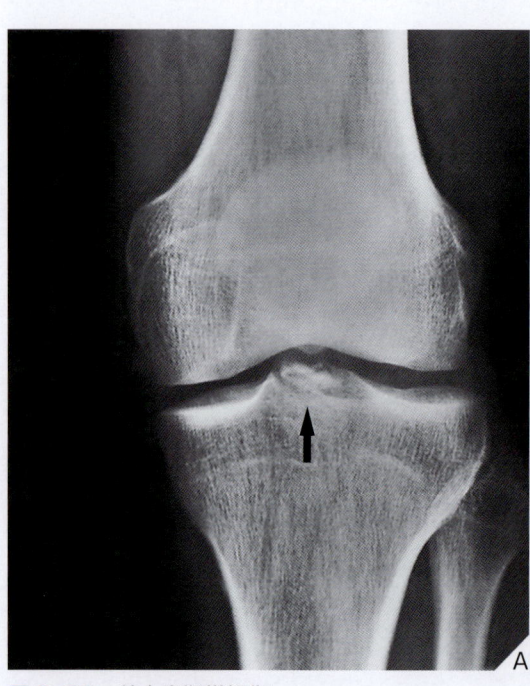

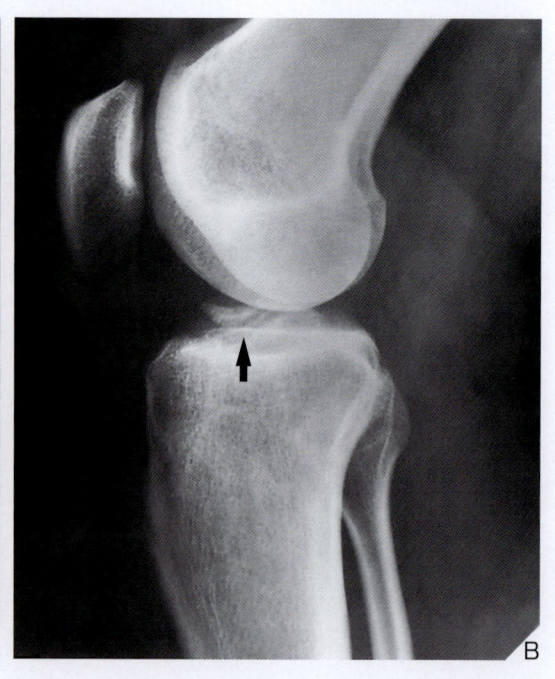

図 9-90 前十字靱帯損傷
38 歳サッカー選手．膝の X 線正面像（A）および側面像（B）は，前十字靱帯損傷を思わせる脛骨顆間隆起の裂離
骨折を示す（→）．この診断は関節鏡で確かめられた．

図 9-91　前十字靱帯損傷の MRI 所見
　56 歳女性．岩場から転落して右膝を捻って受傷．脂肪抑制プロトン密度強調矢状断像は転位した前十字靱帯損傷を示す（→）．

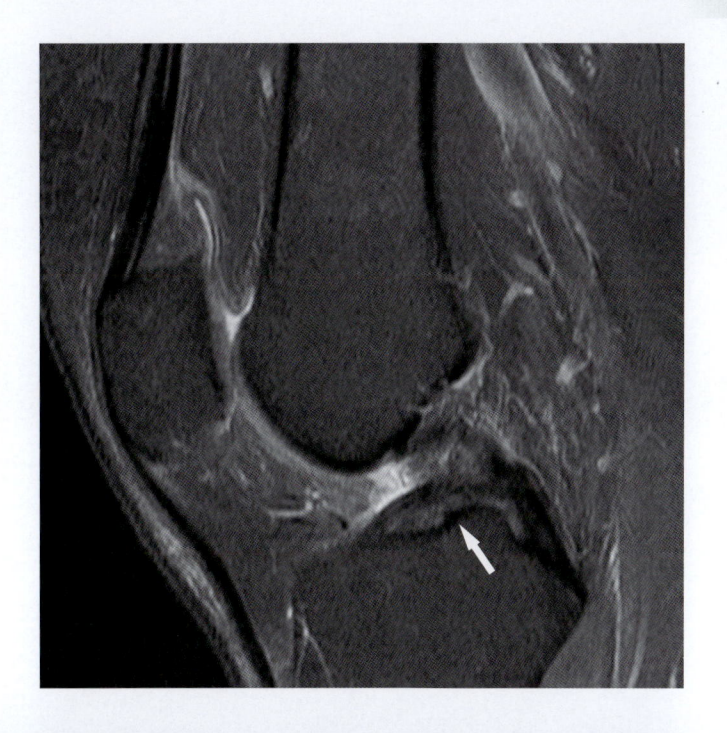

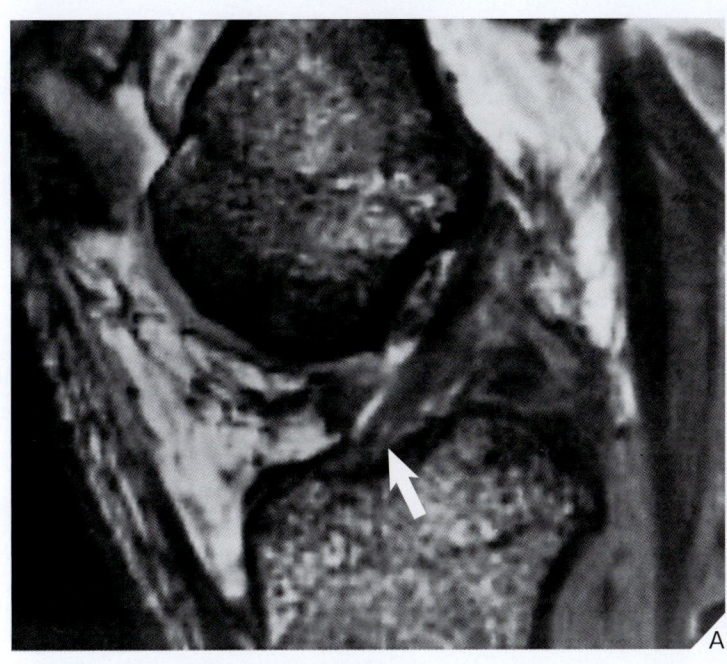

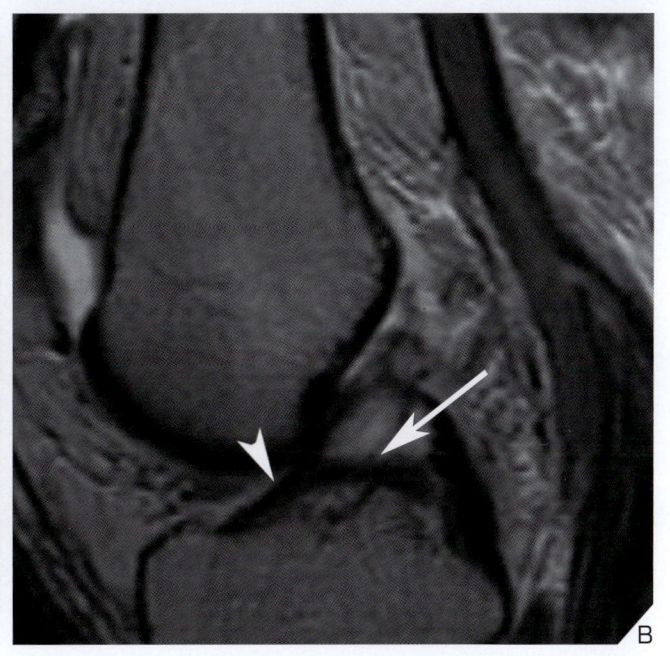

図 9-92　前十字靱帯損傷の MRI 所見
　（A）T2 強調スピンエコー法矢状断像（SE：TR 2,000/TE 80 msec）は前十字靱帯損傷を示す．大腿骨付着部の靱帯近位部分のみがよくみえる．遠位半分は，腫脹と浮腫によって（図 9-14A と比較），正常の低信号が欠如している（→）．関節鏡では，前十字靱帯の脛骨付着部での新鮮断裂を認めた．（B）別の患者の T2 強調矢状断像では，脛骨隆起上に転位した前十字靱帯後外側線維の部分断裂を認める（→）．正常な前内側線維に注目（▷）．

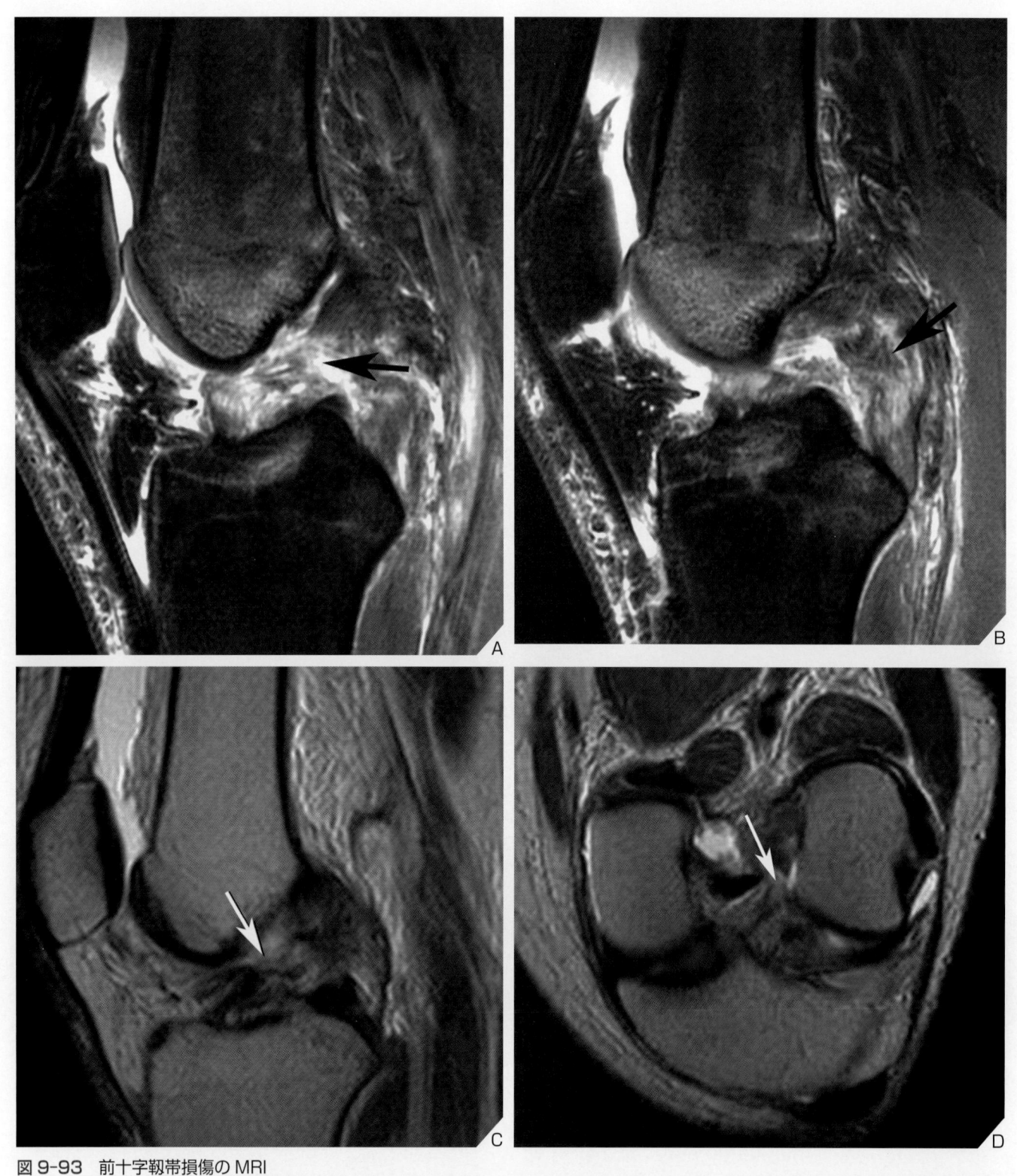

図 9-93　前十字靱帯損傷の MRI
（A）脂肪抑制 T2 強調矢状断像は顆間窩内に浮腫と血腫を伴う前十字靱帯の新鮮完全断裂を示す（→）．大腿骨顆部と脛骨高原の骨挫傷に注目．
（B）脂肪抑制 T2 強調矢状断像は合併した後十字靱帯の完全断裂を示す（→）．（C）別の患者の T2 強調矢状断像は局所の浮腫を伴う前十字靱帯線維の完全途絶を示す（→）．（D）同じ患者の T2 強調斜位冠状断像は顆間窩内の前十字靱帯の欠如を示す（→）．

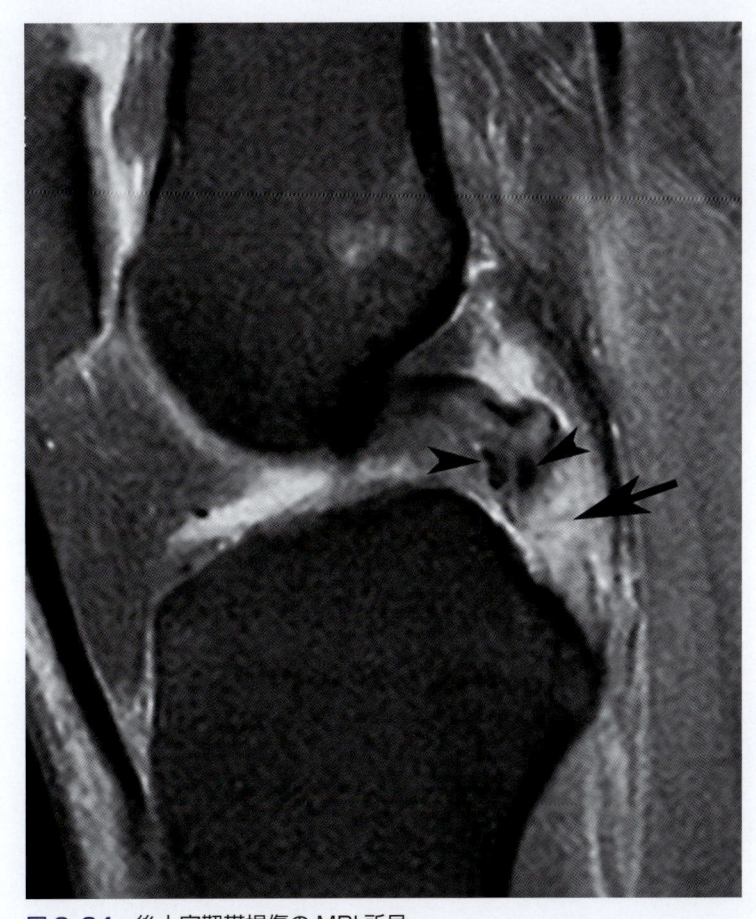

図9-94 後十字靱帯損傷のMRI所見
T2強調矢状断像は後十字靱帯遠位線維の局所浮腫と血腫を伴う完全断裂を示す（→）．温存された前後大腿半月靱帯が，断裂した後十字靱帯線維内に巻き込まれている（▷）．

3．術後の膝

膝でもっとも多く施行されている手術として，半月板や前十字靱帯などの靱帯手術，そして軟骨修復などが含まれる．今日ではこれらの手術は関節鏡視下に施行されている．MRIは，半月板，靱帯の再断裂もしくは術後合併症の可能性が疑われた患者を評価する際に選択される方法である．

a 半月板損傷の手術的管理

半月板断裂の修復には3つの術式が施行されている．①半月板部分切除術：この術式は，半月板断裂部を切除し，形状を再形成させる（図9-105）．②半月板修復術：この術式は，断裂部がいわゆるred zoneといわれる毛細血管からの血液供給が存在する半月板の辺縁部や半月板関節包結合部に位置する場合に施行される．半月板を切除することなく，半月板と関節包間を関節鏡視下に縫合し，半月板の安定化を得て，治癒を促す（図9-106）．③半月板移植：この術式は，断裂半月板は完全に切除され，屍体半月板の他家同種移植をする（図9-107）．半月板移植で使用されるグラフトは半月板とその脛骨付着部からなる．脛骨付着部は半月板前角，後角の脛骨停止部を小プラグないし半月板と連結された骨柱として屍体膝から採取される．プラグや骨柱は半月板ごと，縫合ないし脛骨高原にドリリングし

て溝を掘って固定される．

これらの術式の合併症として半月板の再断裂，早期変形性関節症の進行などがある．

b 前十字靱帯再建術

前十字靱帯損傷は一般的には自家再建術で治療され，膝蓋腱（bone-tendon-bone：BTB腱）ないし遠位ハムストリングス腱が用いられる（図9-108）．合併症としては再断裂，不完全な手術によるグラフトインピンジメント，インターフェレンススクリューの転位，前方の関節線維性癒着（"cyclops"），そして脛骨ないしまれに大腿骨骨孔内の囊胞形成などがある（図9-109）．

c 軟骨修復

限局した軟骨損傷の修復に対しては，損傷軟骨のデブリドマン，マイクロフラクチャー，自家骨軟骨柱移植（OATSないしモザイクプラスティとして知られている）（図9-110），自家軟骨細胞移植など多くの関節鏡手術が発達してきた．マイクロフラクチャーは軟骨欠損部に微小な骨折を作り局所の出血，多能性間葉系細胞を有した血塊の形成を促して，線維軟骨の再生を促し欠損部を埋めることを目的とした関節鏡手術である．モザイクプラスティは円柱状の骨軟骨プラグを膝の非荷重部，典

9

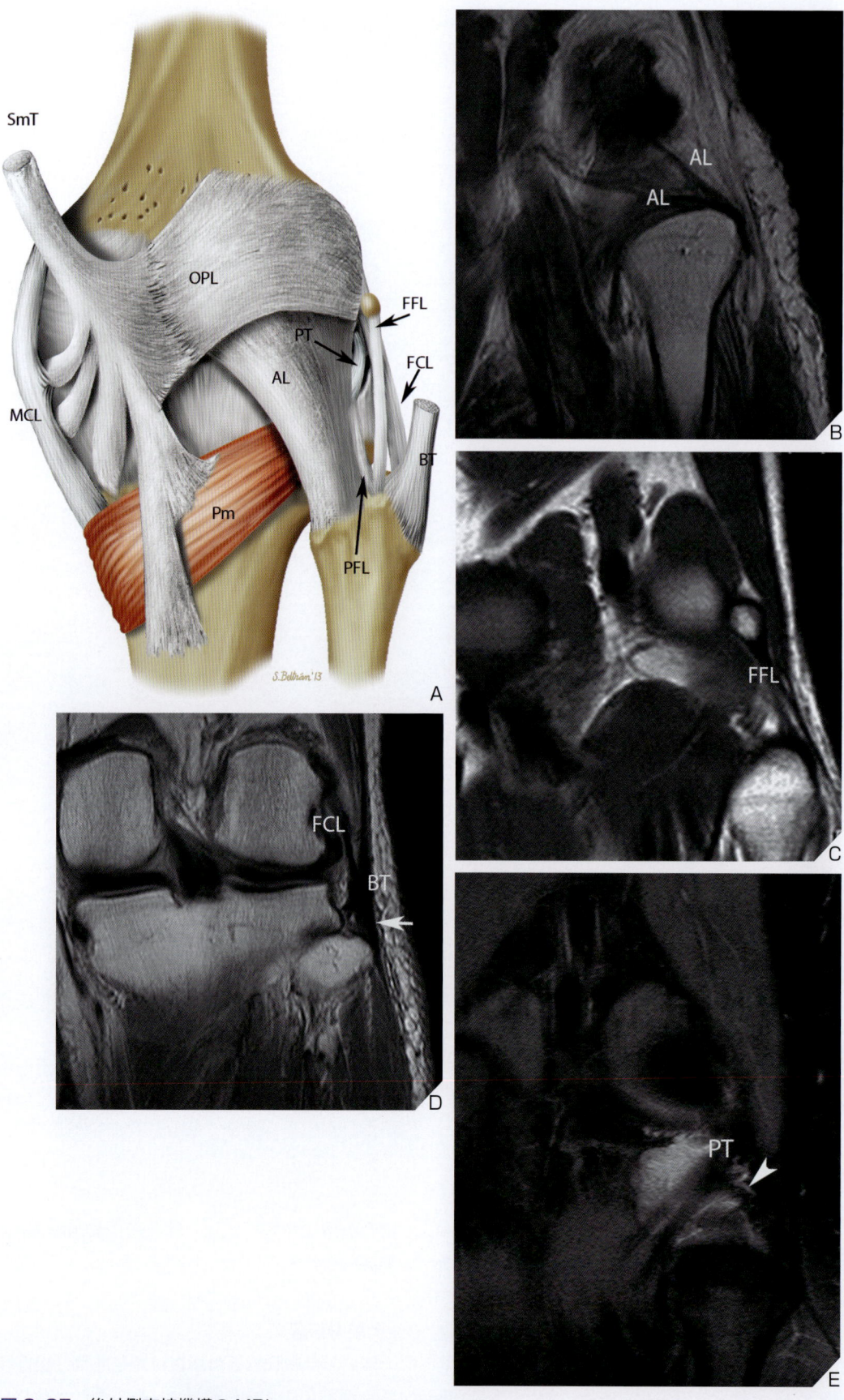

図 9-95 後外側支持機構の MRI

（A～F）正常解剖．（A）膝の後方の描画．半膜様筋とその遠位束（SmT），膝の後外側面を横切る斜膝窩靱帯（OPL）とその線維に合流する弓状靱帯（AL）が描かれている．弓状靱帯（AL）の内外側線維束，ファベラ腓骨靱帯（FFL），外側側副靱帯（FCL），大腿二頭筋腱（BT），膝窩腓骨靱帯（PFL），膝窩筋（Pm），そして内側側副靱帯（MCL）に注目．（B）プロトン密度強調冠状断像は弓状靱帯の内外側線維束（AL）を示す．（C）プロトン密度強調冠状断像はファベラ腓骨靱帯（FFL）を示す．（D）プロトン密度強調冠状断像は外側側副靱帯と大腿二頭筋腱の共通腱の停止部を腓骨頭の外側部に認める（→）．（E）T2 強調冠状断像は膝窩筋腱（PT）に直行する膝窩腓骨靱帯を示す（▷）．
（つづく）

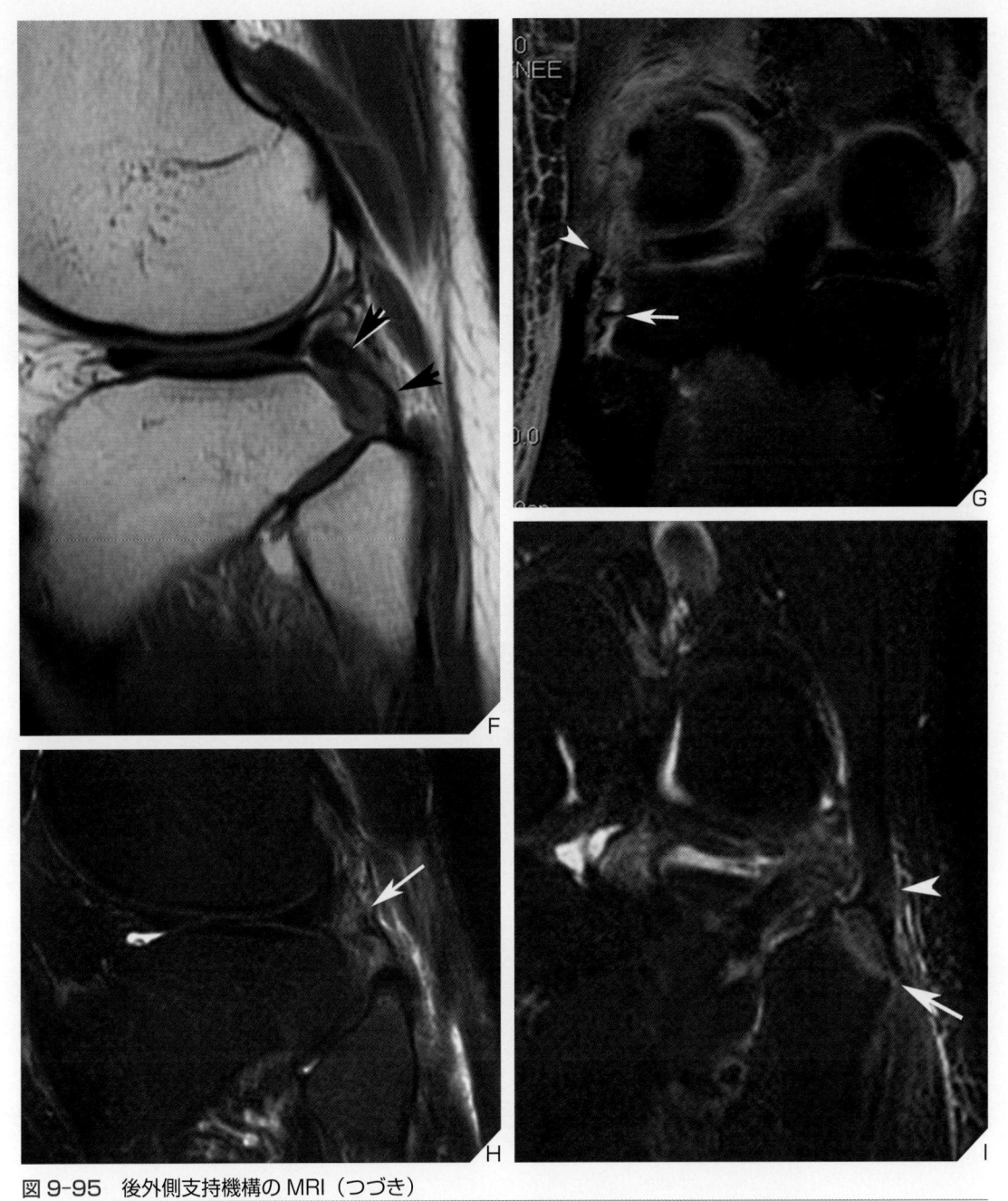

図 9-95　後外側支持機構の MRI（つづき）
（F）T1 強調矢状断像は膝窩筋腱，膝窩腓骨靱帯に一致した彗星状の構造物（→）を描出する．（G～I）PLC 損傷．
（G）STIR 冠状断像は膝窩腓骨靱帯の断裂（→）と外側側副靱帯の断裂（▷）を示す．（H）別の患者の脂肪抑制 T2
強調矢状断像は膝窩腓骨靱帯の断裂を示す（→）．（I）STIR 冠状断像は "arcuate sign" が描出されている．これは
腓骨頭外側部の剥離骨折（→）で外側側副靱帯と大腿二頭筋腱の結合腱の停止部にあたる（▷）．

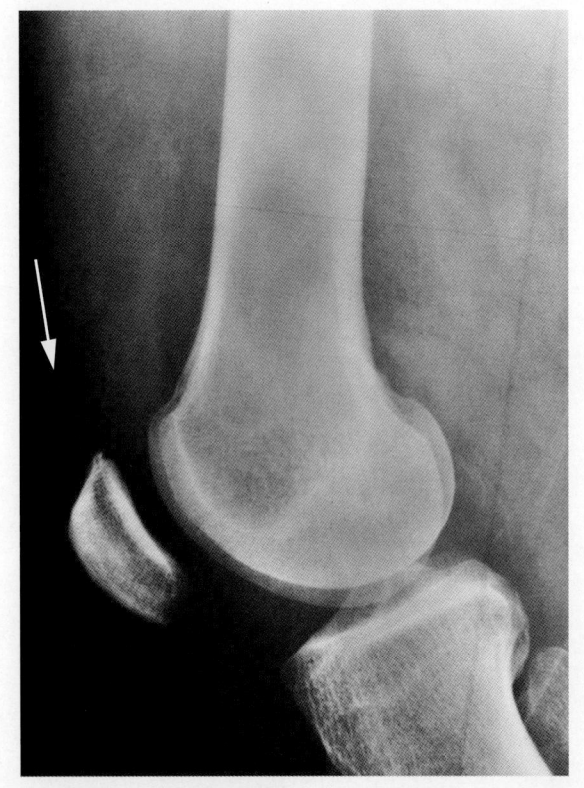

図 9-96　大腿四頭筋腱断裂
　30 歳男性．アメリカンフットボールの試合中に外傷を
負った．膝のＸ線側面像では，大腿四頭筋腱（→）の欠損
および膝蓋上嚢の軟部組織塊がみられた．これは大腿四頭
筋腱断裂に特異的な所見である．

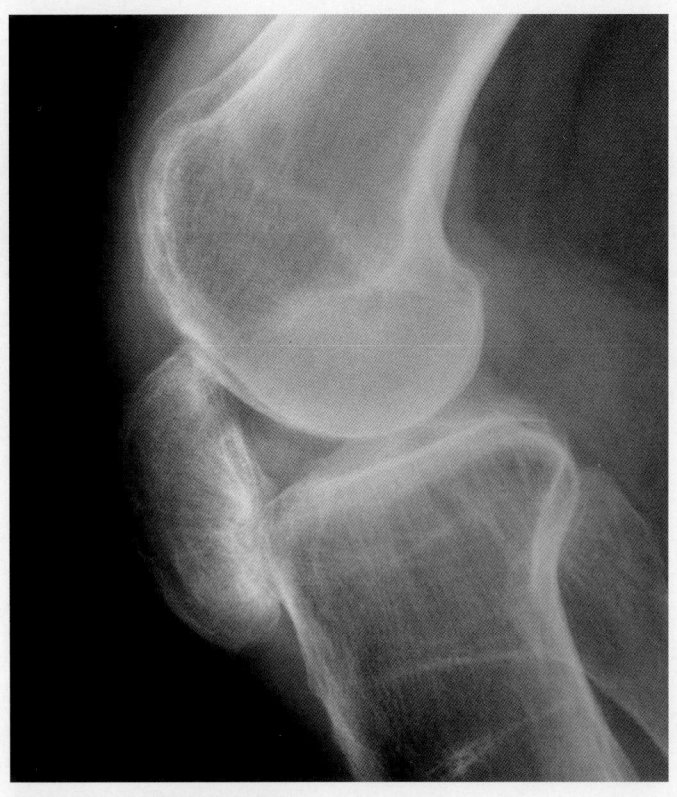

図 9-97　大腿四頭筋腱断裂
　膝のＸ線側面像では，慢性大腿四頭筋腱断裂の二次性変化としての膝
蓋骨低位（patella infera, patella baja）を認める．

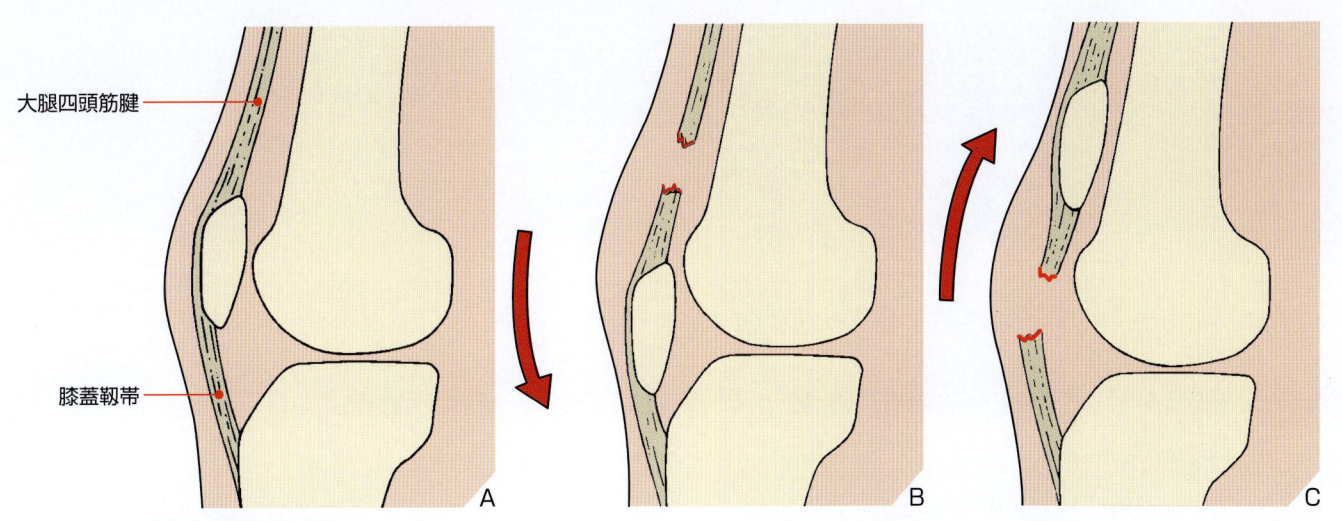

大腿四頭筋腱

膝蓋靱帯

図 9-98　膝蓋骨の靱帯-腱付着部
（A）正常では，膝蓋靱帯と腱の力のバランスは膝蓋骨を良好な位置に保っている．（B）大腿四頭筋腱断裂は膝蓋骨の下方への転位をもたらす．
（C）膝蓋靱帯の断裂では逆のことが起こる（図 9-3 を参照）．

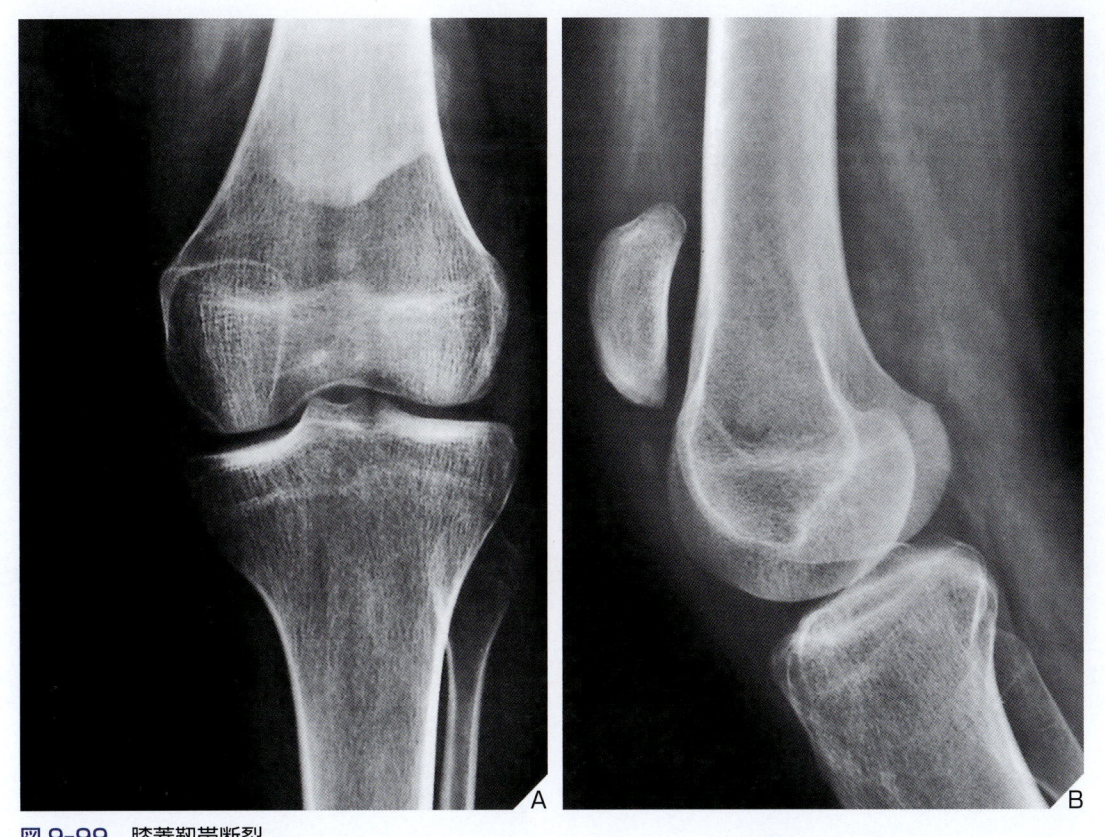

図 9-99　膝蓋靱帯断裂
38 歳女性．徒競走中に受傷．Ｘ線正面像（A）および側面像（B）では，膝蓋靱帯の断裂を示唆する膝蓋骨高位
（patella alta）を示した．この診断は手術中に確かめられた．

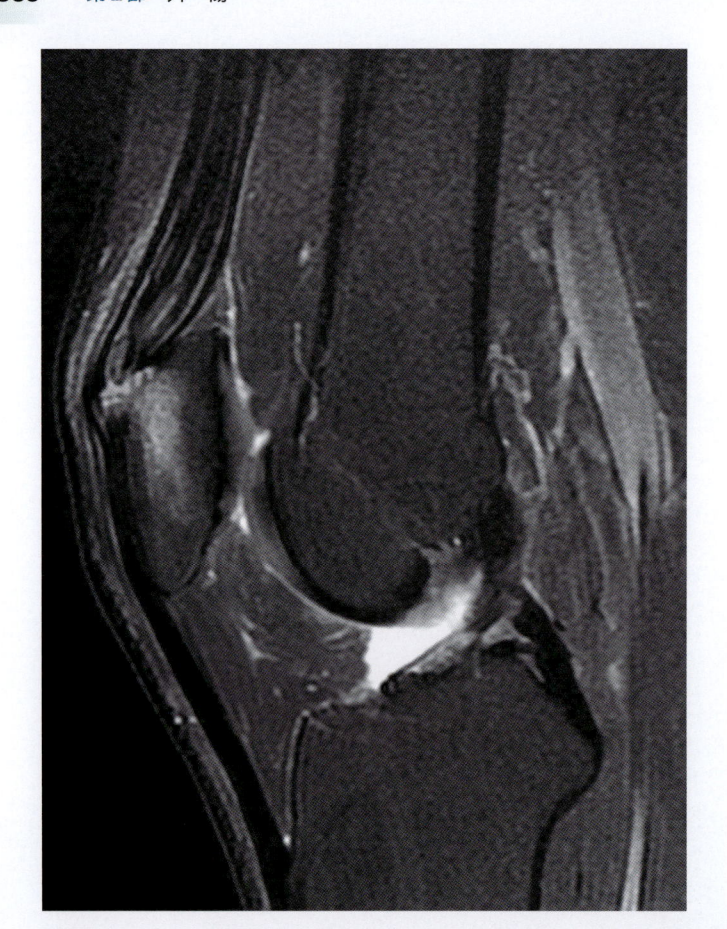

図 9-100　大腿四頭筋腱断裂の MRI 所見
　38 歳男性，スキーで左膝受傷．脂肪抑制 T2 強調矢状断像で，大腿四頭
筋腱の膝蓋骨付着部での高度部分断裂を認める．

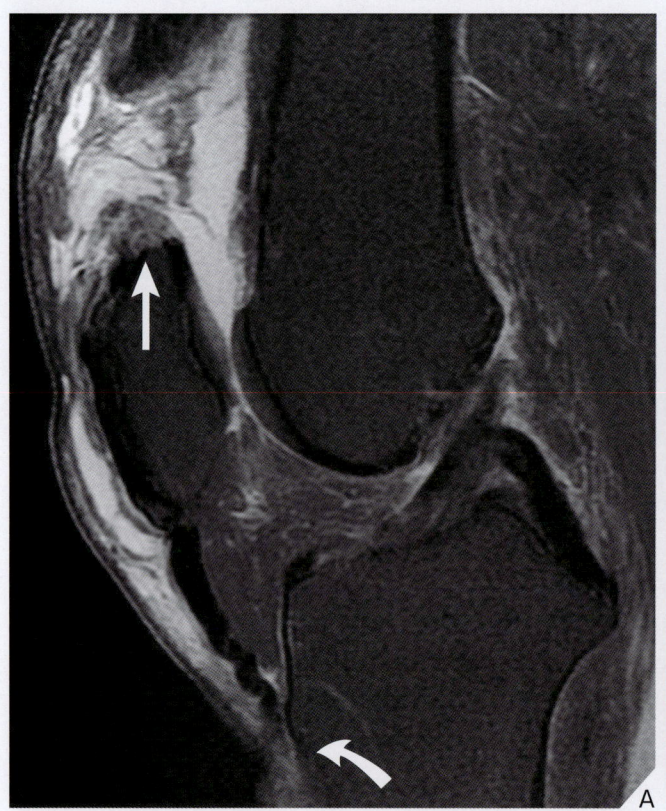

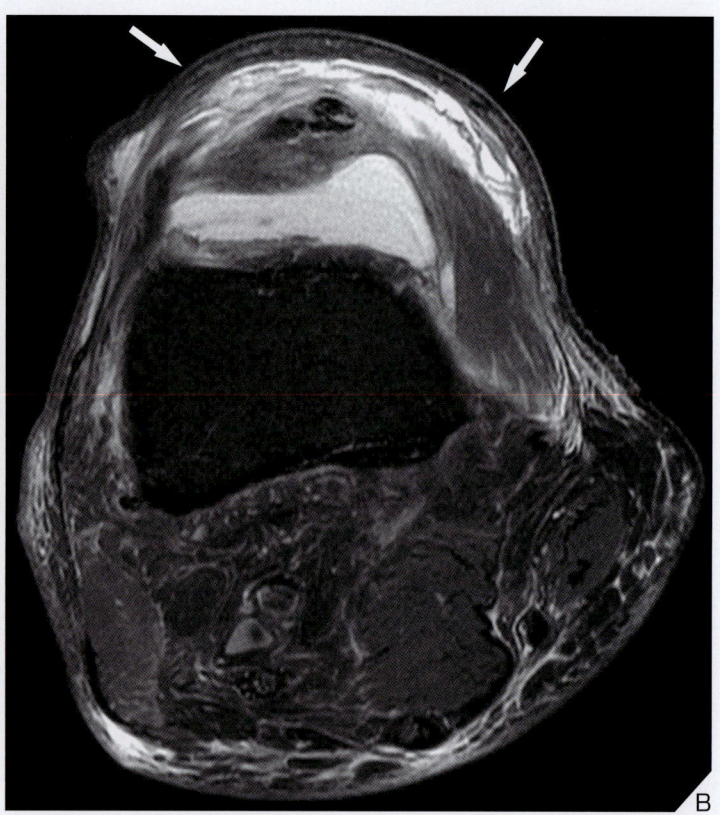

図 9-101　大腿四頭筋腱断裂の MRI 所見
　（A）膝の T2 強調矢状断像と（B）脂肪抑制プロトン密度強調横断像で，大腿四頭筋腱の完全全層断裂を認める（→）．⤺は膝蓋靱帯断裂の合併を指
し示している．

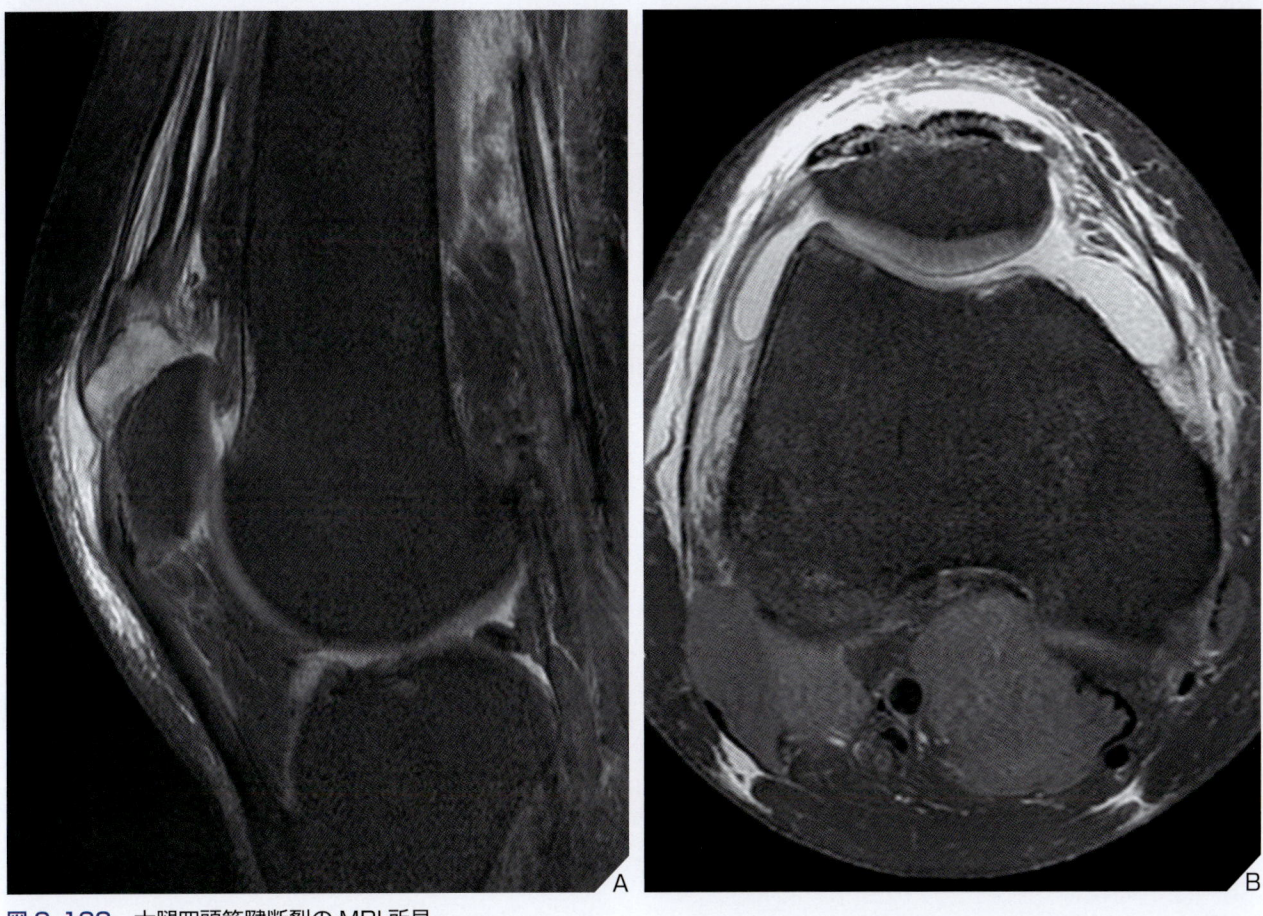

図 9-102　大腿四頭筋腱断裂の MRI 所見
27 歳男性，労働災害．脂肪抑制プロトン密度強調（A）冠状断像と（B）横断像で，大腿四頭筋腱の完全断裂を認める．

図 9-103　膝蓋靱帯断裂の MRI 所見
T2 強調矢状断像で，膝蓋靱帯の脛骨結節付着部からの剥離を認める
（→）．

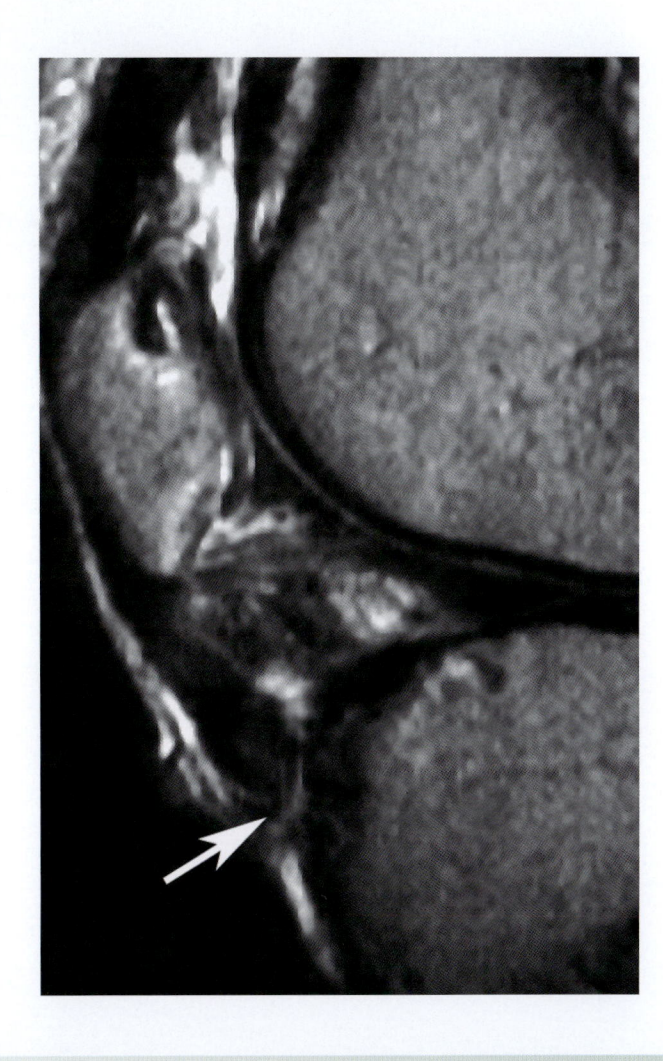

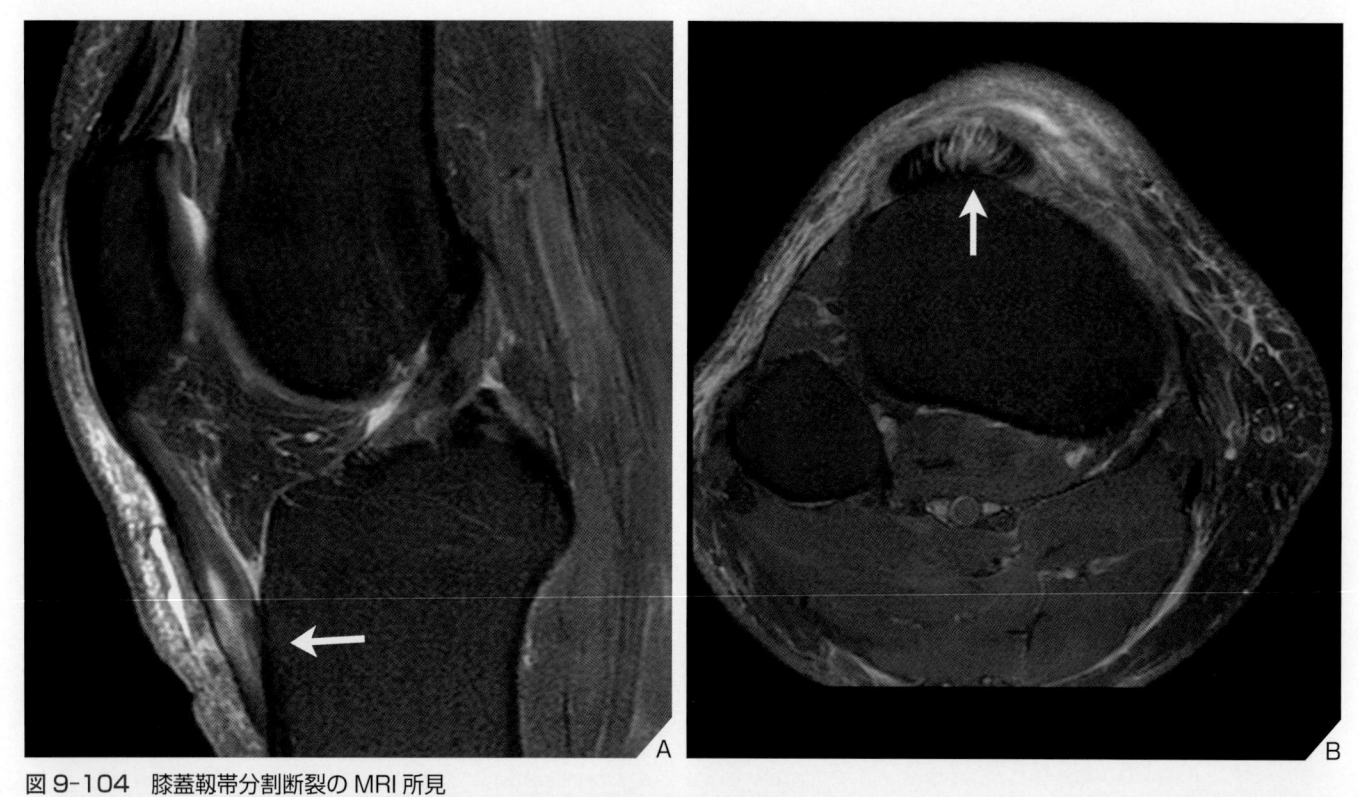

図9-104 膝蓋靱帯分割断裂のMRI所見
脂肪抑制プロトン密度強調（A）矢状断像と（B）横断像で，膝蓋靱帯の分割断裂を認める（→）.

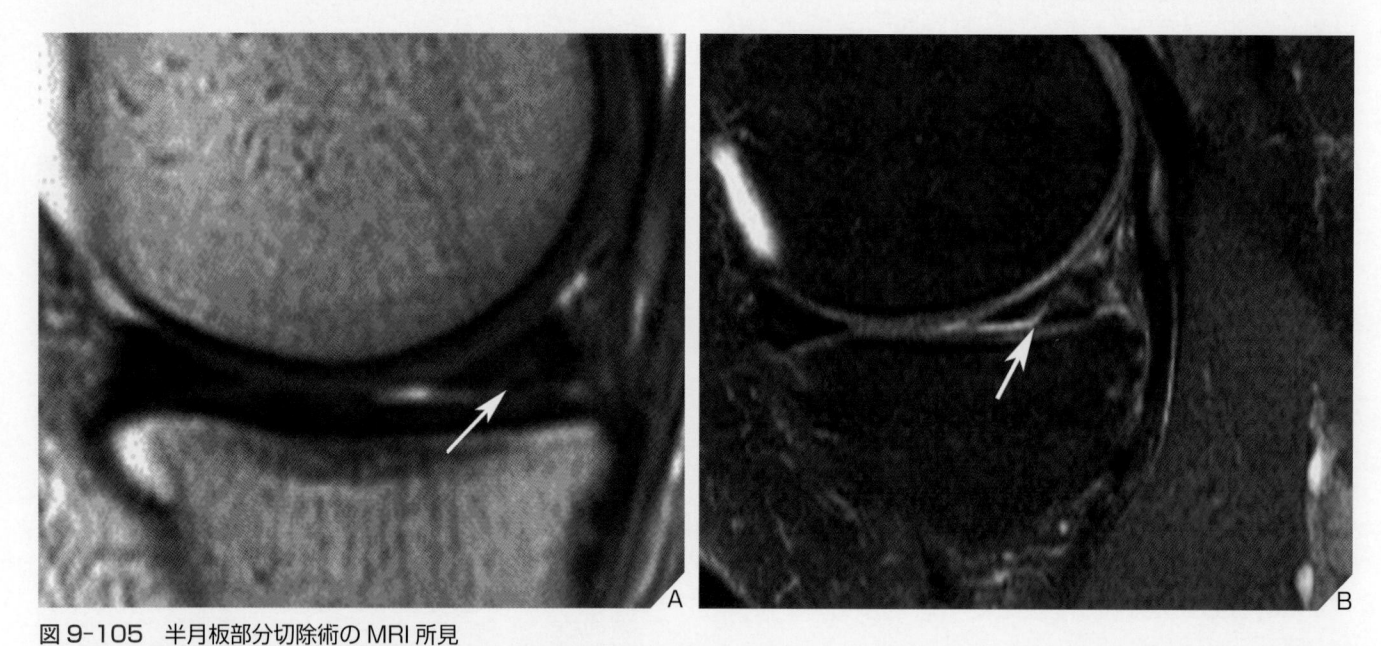

図9-105 半月板部分切除術のMRI所見
（A）T2強調矢状断像は，内側半月板後角の線状の異常信号を伴う不整像を認める（→）. 半月板内の信号強度は関節内の正常関節液の信号強度と比較して中間の信号であることに注目. この所見は再断裂の所見ではなく半月板切除術後変化によるものである.（B）内側半月板切除術の既往のある患者のT2強調矢状断像は，内側半月板後角内に侵入する液体と等信号の線状信号を示し，（→）半月板再断裂として矛盾しない.

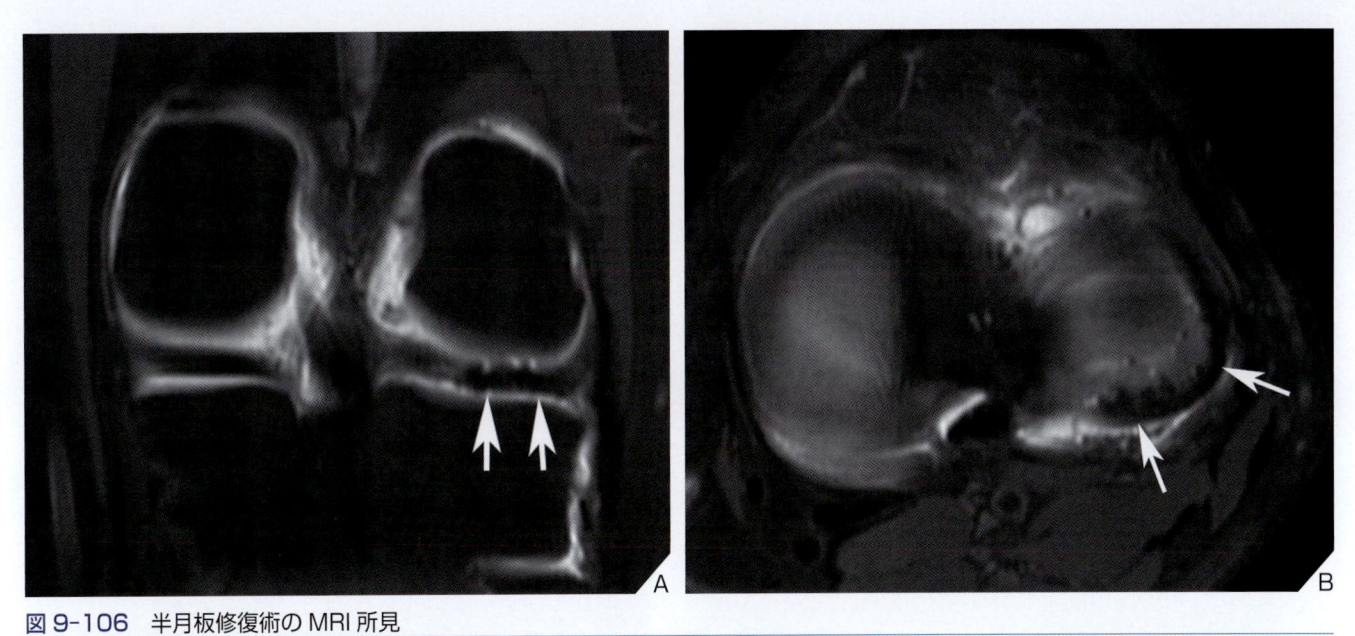

図 9-106　半月板修復術の MRI 所見
T2 強調脂肪抑制（A）冠状断像と（B）横断像は，内側半月板後角，後節部の辺縁部の縫合糸によるアーチファクトを描出している（→）．

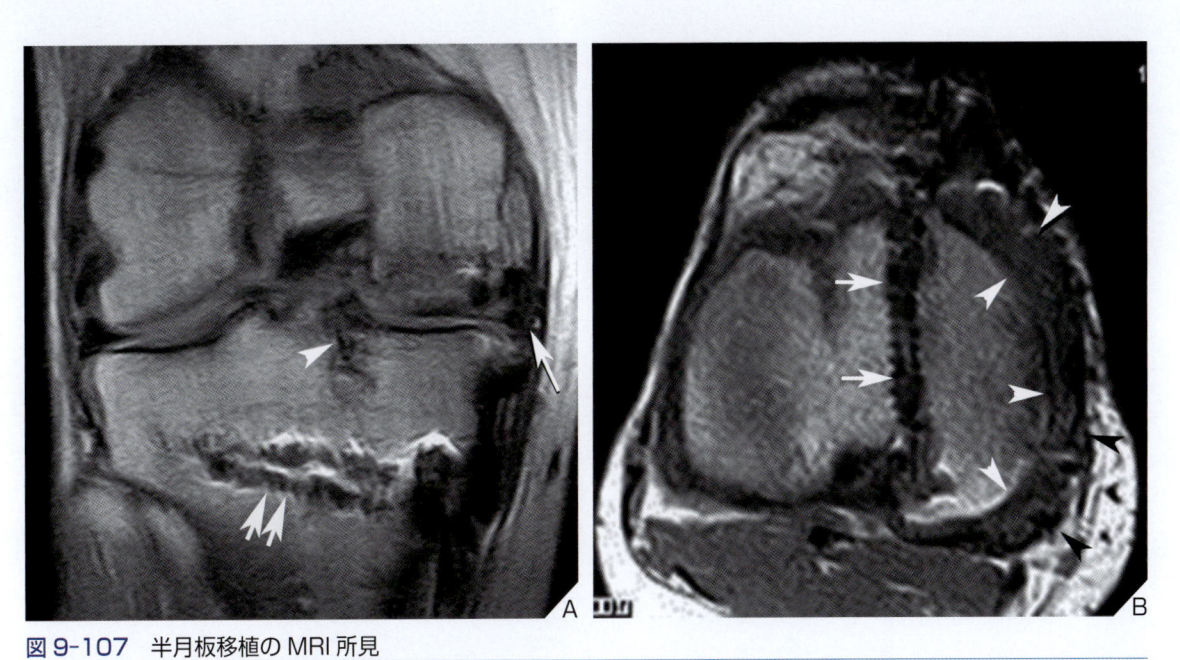

図 9-107　半月板移植の MRI 所見
（A）プロトン密度強調冠状断像は移植された半月板を示す（→）．移植片は変性，逸脱し内側コンパートメントには変性変化を認める．脛骨隆起に近接して溝が掘られ，骨性ブリッジが置かれている（▷）．この患者は内反変形を矯正するために高位脛骨骨切り術も施行されている（二重→）（B）T1 強調横断像では脛骨内の溝にある骨性ブリッジを描出している（→）．逸脱した半月板に注目（▷）．

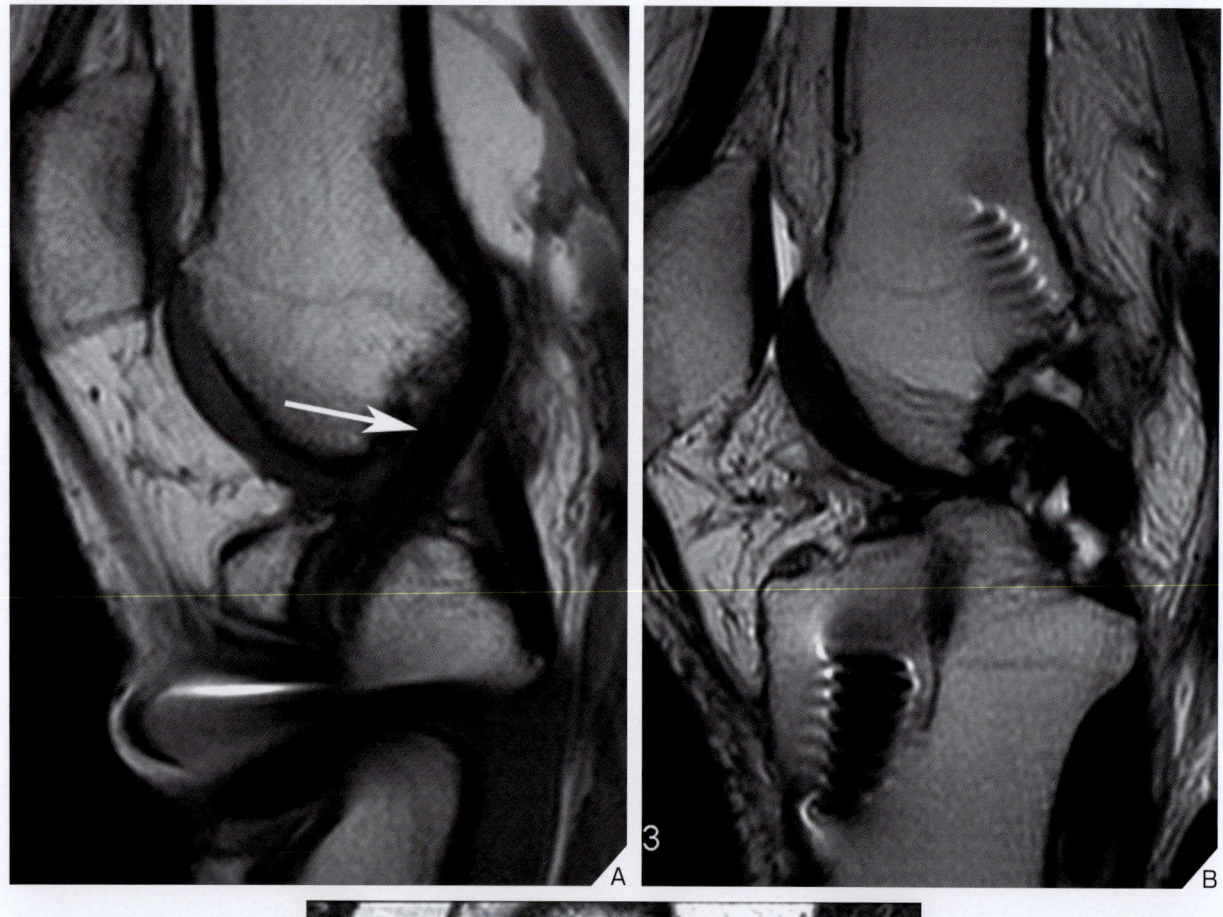

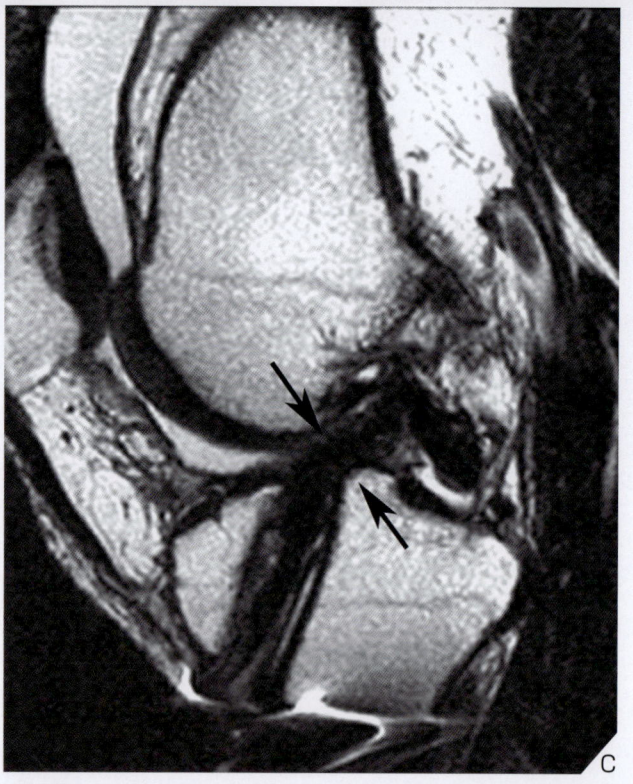

図 9-108 前十字靱帯再建術の MRI
（A）T2 強調矢状断像は正常の前十字靱帯を示す（→）．脛骨内の金属のアーチファクトはグラフトの固定材料によるものである．
（B）別の患者の T2 強調矢状断像ではグラフトの再断裂を認める．脛骨近位と大腿骨遠位のインターフェレンススクリューに注目．
（C）別の患者の T2 強調矢状断像で顆間部と脛骨隆起間でのグラフトのインピンジを認める（→）．グラフトはまだ無傷である．
（つづく）

型的には大腿骨滑車部の外側縁から採取して軟骨欠損部に移植する術式である．自家軟骨細胞移植もまた，正常軟骨細胞を患者の膝の非荷重部軟骨から採取して，培養した後に移植する関節鏡手技である．培養された物質は，硝子軟骨の再生能を有している多数の軟骨細胞を含んでいる．この培養物は軟骨欠損部の母床に注射され自家骨膜パッチで覆われる．MRI はこれらの手技の術後成績や合併症を評価するうえでもっとも有効な手法である（図 9-111）．

あまり頻繁に施行されるわけではない膝の再建的手術としては後十字靭帯修復，内側側副靭帯修復，膝蓋骨リアライメント手術などがある．

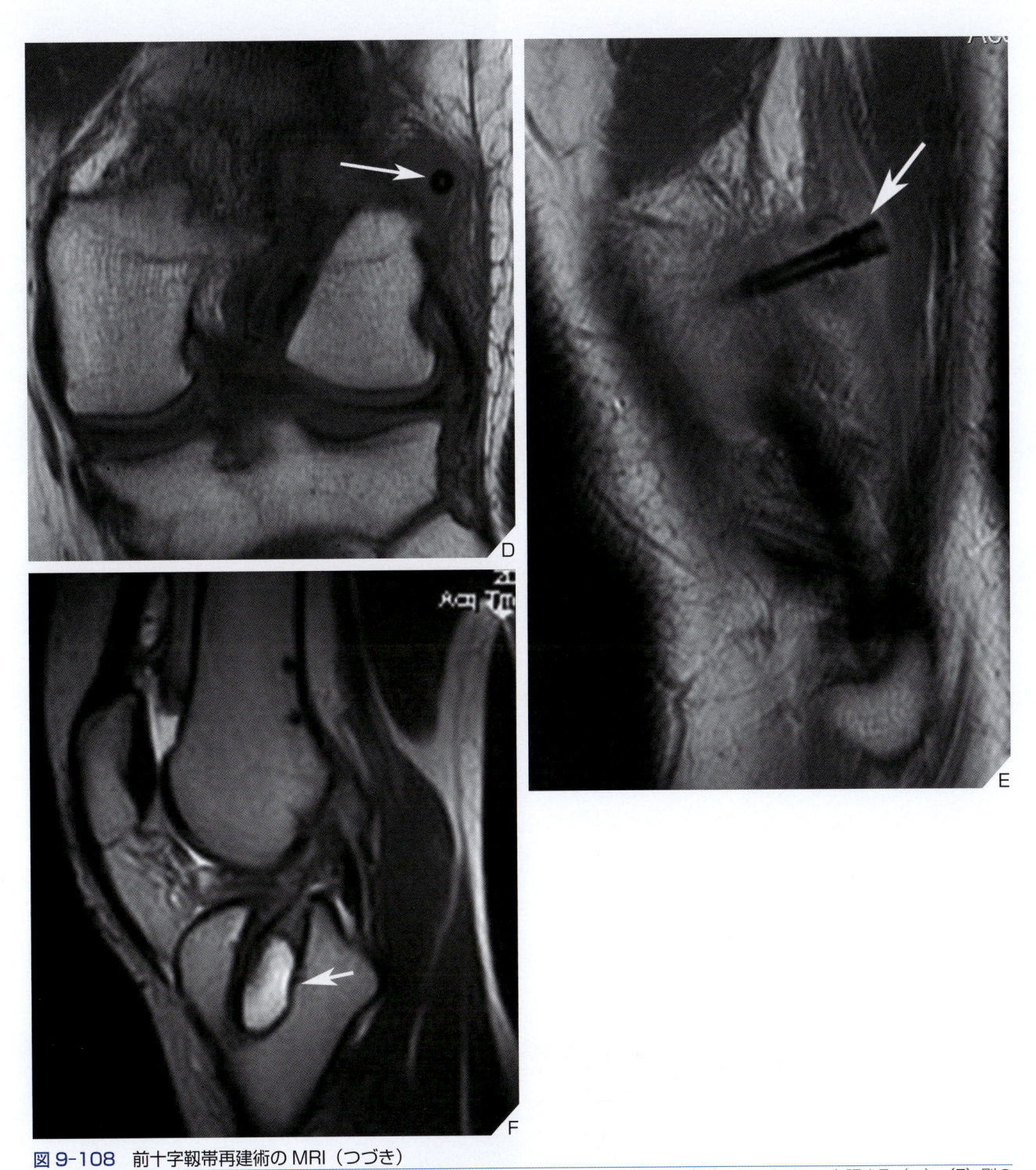

図 9-108　前十字靭帯再建術の MRI（つづき）
(D,E) 別の患者の T1 強調冠状断像と T2 強調矢状断像では膝関節外側部の軟部組織内に転位したスクリューを認める（→）．(F) 別の患者の T2 強調矢状断像では拡大した脛骨骨孔内の嚢腫の存在を認める（→）．

図 9-109 関節線維性癒着の MRI 所見
プロトン密度強調矢状断像では，ジョイントラインレベル
で関節の前方に低信号の結節状領域を認め，限局性の線維
症の位置と一致しており，いわゆる "cyclops sign" であ
る．この病変が膝伸展時の疼痛の原因になりうるため，外
科的切除が必要になる場合がある．

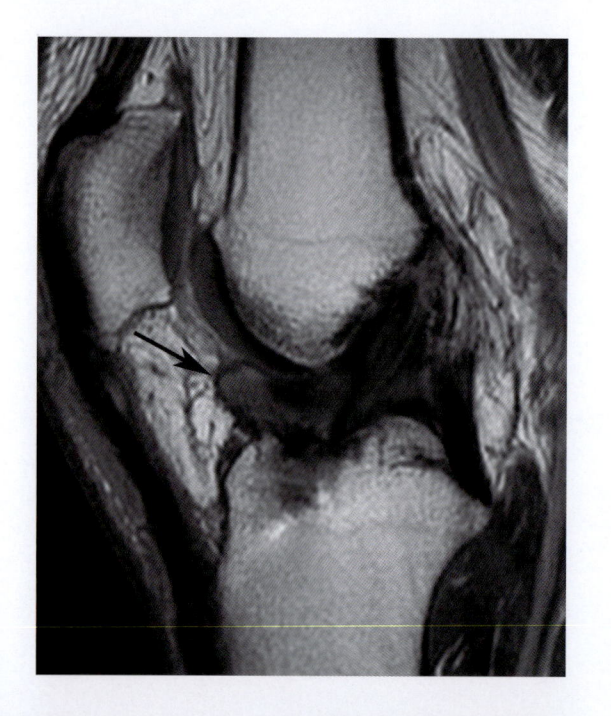

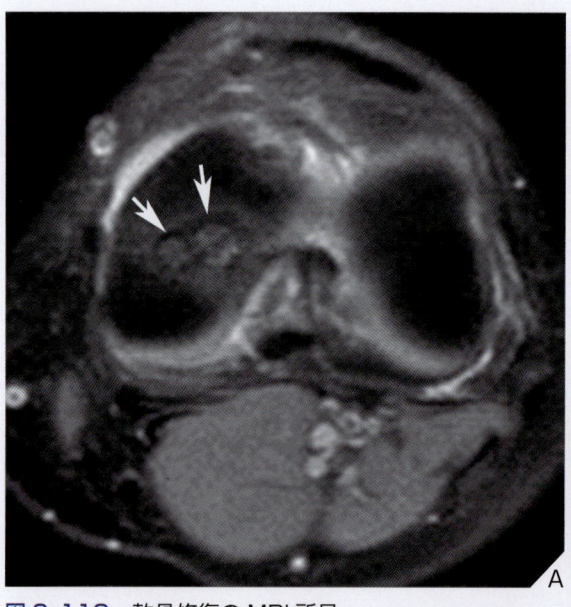

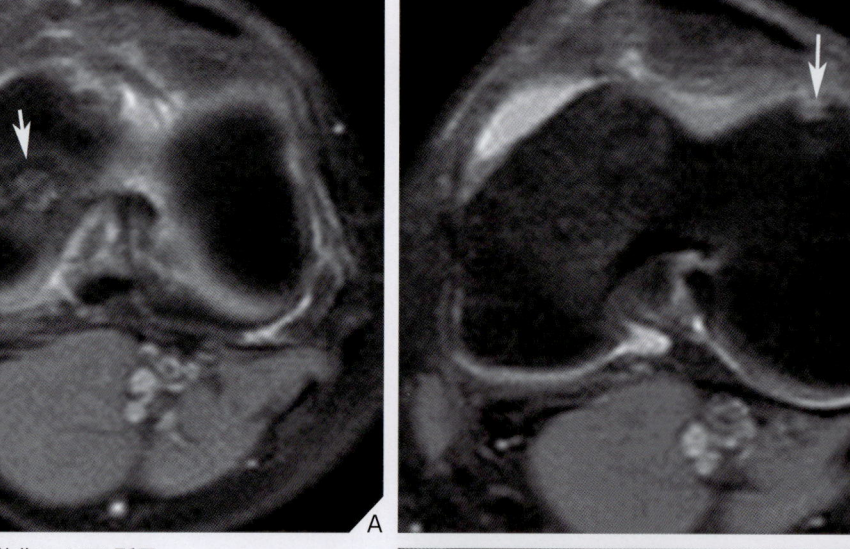

図 9-110 軟骨修復の MRI 所見
（A）T2 強調横断像で大腿骨内顆荷重部の 2 本の骨軟骨
柱を認める（→）．この骨軟骨柱の分布がモザイクに似て
いるためにモザイクプラスティという名称がある．（B）
T2 強調横断像は，非荷重部である大腿骨外顆前方の，骨
軟骨柱のドナーサイトを示す（→）．（C）プロトン密度
強調矢状断像は，同患者の移植骨軟骨柱の 1 本が部分的
に逸脱しているのを示す（→）．

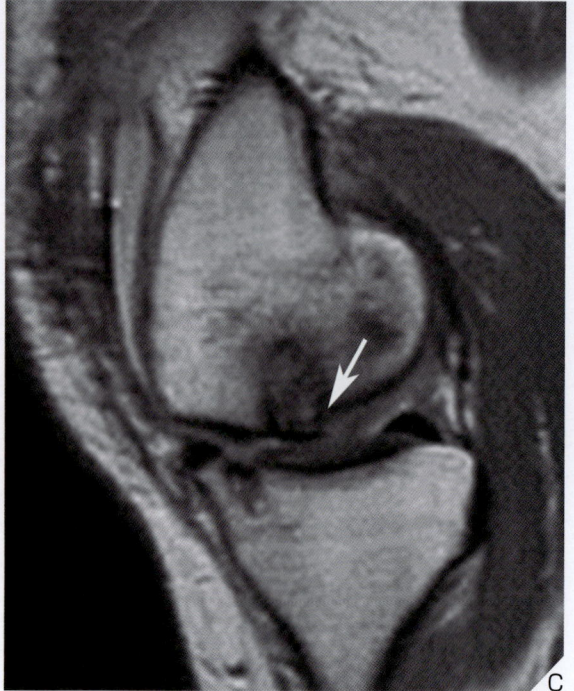

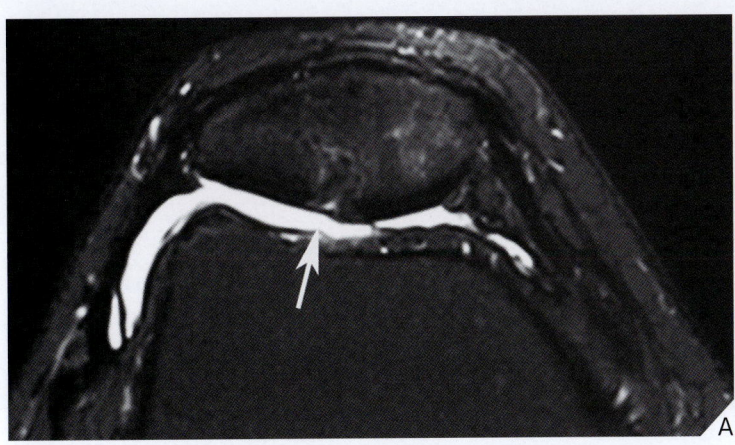 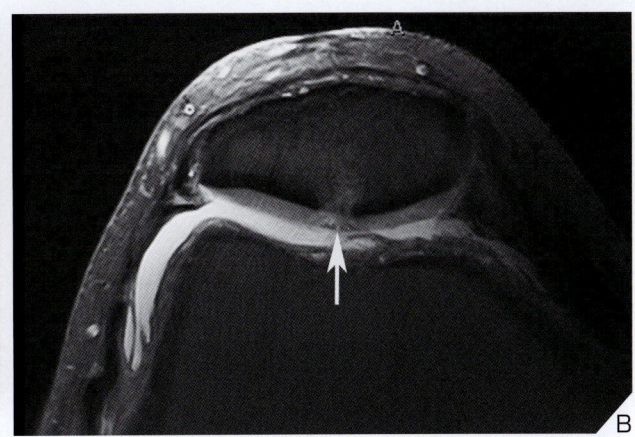

図 9-111　自家軟骨細胞移植の MRI 所見
(A) 術前の T2 強調横断像で，膝蓋骨の中央部の骨軟骨病変を認める（→）．(B) 術後 1 年経過した T2 強調横断像では，軟骨欠損部が硝子軟骨で埋まっている（→）．この画像は研究用 7 テスラ MRI で獲得された．
(Greg Chang, MD, and Jenny Bencardino, MD, New York University Hospital for Joint Diseases, New York のご好意による)

覚えておくべきポイント

❶ 大腿骨顆部と顆間部の後面は，膝の顆間窩撮影でもっともよく示される．

❷ 膝蓋大腿関節の関節面や潜在性の膝蓋骨亜脱臼を評価するには，一般的な sunrise 撮影より Merchant の軸写撮影のほうが優れている．

❸ 半月板の関節造影検査においては，以下のことに注意すべきである：
- 外側半月板の後角における膝窩裂孔を断裂と見誤りやすい．
- 外側半月板後角の後方部の断裂は見逃されやすい部分である．

❹ CT は脛骨高原の陥没，縦割れの評価や骨折部の粉砕の程度の描出に非常に有用である．

❺ MRI は膝周囲の軟部組織損傷，とくに半月板や十字靱帯，側副靱帯の損傷を評価するのに選択すべき方法である．また，外傷後の関節水症や急性・慢性血腫，さらに筋肉や靱帯・腱組織の異常を評価するのにもっとも優れている．

❻ 脛骨高原骨折は半月板損傷や靱帯損傷をしばしば合併する．

❼ Segond 骨折は脛骨高原の外側に生じる裂離骨折であり，しばしば関節包の断裂，前十字靱帯損傷および外側半月板損傷に伴う．

❽ reverse Segond 骨折は脛骨高原の内側に生じる裂離骨折であり，しばしば後十字靱帯損傷に伴う．

❾ 二分膝蓋骨や多分裂膝蓋骨は骨折ではない．これらの発生学的異常を骨折と見誤ることを避けるため，以下のことを覚えておく：
- 二分膝蓋骨や多分裂膝蓋骨は膝蓋骨の上外側縁でみられる．
- 粉砕骨折の場合には，骨片は全体として 1 つの形をなさない．

❿ 膝関節脱臼は通常，靱帯や半月板断裂を合併し，血管損傷，とくに膝窩動脈損傷を併発することがある．

⓫ Sinding-Larsen-Johansson 病は，臨床的には膝蓋骨下部の局所疼痛と圧痛を認め，X 線学的には膝蓋靱帯近位付着部の骨片化，石灰化が特徴的である．

⓬ Osgood-Schlatter 病は外傷に関連した病態である．臨床検査における疼痛と軟部組織の腫脹，画像検査（通常の X 線，超音波，MRI）での脛骨結節の骨化核の骨片化，線維化，深部膝蓋下滑液包の液体貯留が基本的な診断的特徴である．

⓭ X 線像上，非常によく似た像を示す以下の 3 つの病態を区別するために以下のことを覚えておく：
- 骨軟骨（軟骨）骨折は，関節軟骨と軟骨下骨の急性の損傷である．
- 離断性骨軟骨炎は，慢性損傷の結果である．
- 特発性骨壊死は，現在では軟骨下不全骨折とみなされており，急激な疼痛の出現を特徴とし，外傷やステロイドの注射や半月板断裂に関連する．
  関節造影や CT，さらに MRI は，これらの病変の関節軟骨の状態を評価するのに有用な手段である．

⓮ 膝の半月板や靱帯の断裂を診断するには，MRI がもっともよい．内側半月板断裂は外側半月板断裂より多くみられる．外側の円板状半月板は損傷を受けやすい．

⓯ バケツ柄断裂の特徴的な MRI 所見は
- 内側半月板中節部を通る矢状面で bow-tie sign が 1 スライスだけである．
- 顆間部の矢状面で double PCL sign がみえることがある．

⓰ 円板状半月板の特徴的な MRI 所見は
- 冠状面での正常三角形構造の欠如，内側まで深く伸びる半月板がある．
- 外側半月板中節部を通る矢状面で bow-tie sign が 2 スライス以上ある．

⑰ 膝関節の外反損傷で生じる "unhappy O'Donoghue triad" は，以下の3つの部分の損傷からなる：
- 内側半月板
- 内側側副靱帯
- 前十字靱帯

⑱ 後外側支持機構損傷は，手術緊急性があると考えられており，遅れることなく手術的に修復することが必要である．この損傷の解剖学的構造物には，膝窩筋腱，外側側副靱帯，後外側関節包，弓状靱帯，ファベラ腓骨靱帯，膝窩腓骨靱帯がある．

⑲ 一過性膝蓋骨外側脱臼の特徴的な MRI 所見はプロトン密度強調脂肪抑制もしくは T2/IR 横断像での膝蓋骨内側面の高信号，矢状断像，冠状断像での大腿骨外顆前方部の高信号である．常に内側膝蓋支帯の断裂を伴う．

⑳ 膝蓋骨高位（patella alta）は膝蓋靱帯の断裂を示唆し，膝蓋骨低位（patella baja）は大腿四頭筋腱の断裂を示唆する．しかし MRI がこれらの損傷の診断をするために選択される手法である．

㉑ 半月板手術（半月板部分切除術，半月板修復術，半月板移植），靱帯手術（多くは前十字靱帯），そして軟骨修復術（損傷軟骨のデブリドマン，自家骨軟骨柱移植術，自家軟骨細胞移植術）やそのほかのよく施行される膝手術の成績や可能性のある合併症の評価は MRI が有効である．

引用文献・参考図書

1. Ahlback S, Bauer GCH, Bohne WH. Spontaneous osteonecrosis of the knee. *Arthritis Rheum* 1968; 11: 705-733.
2. Aichroth P. Osteochondral fractures and their relationship to osteochondritis dissecans of the knee. *J Bone Joint Surg [Br]* 1971; 53B: 448-454.
3. Aichroth P. Osteochondritis dissecans of the knee: a clinical survey. *J Bone Joint Surg [Br]* 1971; 53B: 440-447.
4. Anderson MW, Raghavan N, Seidenwurm DJ, Greenspan A, Drake C. Evaluation of meniscal tears: fast spin-echo versus conventional spin-echo magnetic resonance imaging. *Acad Radiol* 1995; 2: 209-214.
5. Apley AG. Fractures of the tibial plateau. *Orthop Clin North Am* 1979; 10: 61-74.
6. Applegate GR, Flannigan BD, Tolin BS, Fox JM, Del Pizzo W. MR diagnosis of recurrent tears in the knee: value of intraarticular contrast material. *Am J Roentgenol* 1993; 161: 821-825.
7. Araki Y, Yamamoto H, Nakamura H, Tsukaguchi I. MR diagnosis of discoid lateral menisci of the knee. *Eur J Radiol* 1994; 18: 92-95.
8. Arger PH, Oberkircher PE, Miller WT. Lipohemarthrosis. *Am J Roentgenol* 1974; 121: 97-100.
9. Bassett LW, Grover JS, Seeger LL. Magnetic resonance imaging of knee trauma. *Skeletal Radiol* 1990; 19: 401-405.
10. Beltran J. *MRI: musculoskeletal system.* Philadelphia: JB Lippincott, 1990.
11. Berlin RC, Levinsohn EM, Chrisman H. The wrinkled patellar tendon: an indication of abnormality in the extensor mechanism of the knee. *Skeletal Radiol* 1991; 20: 181-185.
12. Berquist TH. *Imaging of orthopedic trauma,* 2nd ed. New York: Raven Press; 1991.
13. Berquist TH. *Magnetic resonance imaging of the musculoskeletal system.* New York: Raven Press; 1990.
14. Berquist TH, ed. *MRI of the musculoskeletal system,* 3rd ed. Philadelphia: Lippincott-Raven Publishers; 1997.
15. Blackburne JS, Peel TE. A new method of measuring patellar height. *J Bone Joint Surg [Br]* 1977; 59B: 241-242.
16. Blankenbaker DG, De Smet AA, Smith JD. Usefulness of two indirect MR imaging signs to diagnose lateral meniscal tears. *Am J Roentgenol* 2002; 178: 579-582.
17. Bloem JL, Sartoris DJ, eds. *MRI and CT of the musculoskeletal system. A text-atlas.* Baltimore: Williams Wilkins; 1992.
18. Bolog N, Hodler J. MR imaging of the posterolateral corner of the knee. *Skeletal Radiol* 2007; 36: 715-728.
19. Brandser EA, Riley MA, Berbaum KS, El-Khoury GY, Bennet DL. MR imaging of anterior cruciate ligament injury: independent value of primary and secondary signs. *Am J Roentgenol* 1996; 167: 121-126.
20. Brantigan OC, Voshell AF. Ligaments of the knee joint: the relationship of the ligament of Humphry to the ligament of Wrisberg. *J Bone Joint Surg [Br]* 1946B; 28: 66-67.
21. Brown WE, Potter HG, Marx RG, et al. Magnetic resonance imaging appearance of cartilage repair in the knee. *Clin Orthop Relat Research* 2004; 422: 214-223.
22. Burk DL Jr, Mitchell DG, Rifkin MD, Vinitski S. Recent advances in magnetic resonance imaging of the knee. *Radiol Clin North Am* 1990; 28: 379-393.
23. Campos JC, Chung CB, Lektrakul N, et al. Pathogenesis of the Segond fracture: anatomic and MR imaging evidence of an iliotibial tract or anterior band avulsion. *Radiology* 2001; 219: 381-386.
24. Capps GW, Hayes CW. Easily missed injuries around the knee. *Radiographics* 1994; 14: 1191-1210.
25. Chan WP, Peterfy C, Fritz RC, Genant HK. MR Diagnosis of complete tears of the anterior cruciate ligament of the knee: importance of anterior subluxation of the tibia. *Am J Roentgenol* 1994; 162: 355-360.
26. Cheung LP, Li KCP, Hollett MD, Bergman AG, Herfkens RJ. Meniscal tears of the knee: accuracy of detection with fast spin-echo MR imaging and arthroscopic correlation in 293 patients. *Radiology* 1997; 203: 508-512.
27. Connolly B, Babyn PS, Wright JG, Thorner PS. Discoid meniscus in children: magnetic resonance imaging characteristics. *Can Assoc Radiol J* 1996; 47: 347-354.
28. Coumas JM, Palmer WE. Knee arthrography. Evolution and current status. *Radiol Clin North Am* 1998; 36: 703-728.
29. Corea JR, Moussa M, al Othman A. McMurray's test tested. *Knee Surg Sports Traumatol Arthrosc* 1994; 2: 70-72.
30. Cross MJ, Waldrop J. The patella index as a guide to the understanding and diagnosis of patello-femoral instability. *Clin Orthop* 1975; 110: 174-176.
31. Crues JV Ⅲ, Stoller DW. The menisci. In: Mink J, Reicher MA, Crues JV Ⅲ, Deutsch L, eds. *MR imaging of the knee,* 2nd ed. New York: Raven; 1993: 91-140.
32. Daffner RH, Riemer BL, Lupetin AR, Dash N. Magnetic resonance imaging in acute tendon rupture. *Skeletal Radiol* 1986; 15: 619-621.
33. Dalinka MK. Knee arthrography. In: Dalinka MK, ed. *Arthrography.* New York: Springer-Verlag; 1980: 1-88.
34. De Abreu MR, Chung CB, Trudell D, Resnick D. Meniscofemoral ligaments: patterns of tears and pseudotears of the menisci using cadaveric and clinical material. *Skeletal Radiol* 2007; 36: 729-735.
35. DeFlaviis L, Nessi R, Scaglione P, Balconi G, Albisetti W, Derchi LE. Ultrasonic diagnosis of Osgood-Schlatter and Sinding-Larson-Johansson disease of the knee. *Skeletal Radiol* 1989; 18: 193-197.
36. Delamarter RB, Hohl M, Hopp E. Ligament injuries associated with tibial plateau fractures. *Clin Orthop* 1990; 250: 226-233.
37. De Smet AA, Fisher DR, Graf BK, Lange RH. Osteochondritis dissecans of the knee: value of MR imaging in determining lesion stabilization and presence of articular cartilage defects. *Am J Roentgenol* 1990; 155: 549-553.
38. De Smet AA, Ilahi OA, Graf BK. Reassessment of the MR criteria for stability of osteochondritis dissecans in the knee and ankle. *Skeletal Radiol* 1996; 25: 159-163.
39. Deutsch AL, Mink JH, eds. *MRI of the musculoskeletal system: a teaching file,* 2nd ed. Philadelphia: Lippincott-Raven Publishers; 1997.
40. Dhanda S, Sanghvi D, Pardivala D. Case series: cyclops lesion—extension loss after ACL reconstruction. *Indian J Radiol Imag* 2010; 20: 206-210.
41. Eqund N. The axial view of the patellofemoral joint. *Acta Radiol Diagn* 1986; 27: 101-104.
42. Escobedo EM, Mills WJ, Hunter JC. The "reverse Segond" fracture: association with a tear of the posterior cruciate ligament and medial meniscus. *Am J Roentgenol* 2002; 178: 979-983.
43. Ficat RP, Hungerford DS. Disorders of the patellofemoral joint. Baltimore: Williams & Wilkins; 1977.
44. Firooznia H, Golimbu C, Rafii M. MR imaging of the menisci: fundamentals of anatomy and pathology. *Magn Reson Imaging Clin N Am* 1994; 2: 325-347.
45. Freiberger RH. Meniscal abnormalities. In: Freiberger RH, Kaye JJ, eds. *Arthrography.* New York: Appleton-Century-Crofts; 1979: 55-91.
46. Freiberger RH. Technique of knee arthrography. In: Freiberger RH, Kaye JJ, eds. *Arthrography.* New York: Appleton-Century-Crofts; 1979: 5-30.
47. Freiberger RH, Pavlov H. Knee arthrography. *Radiology* 1988; 166: 489-492.
48. Friedman RL, Jackson DW. Magnetic resonance imaging of the anterior cruciate ligament: current concepts. *Orthopedics* 1996; 19: 525-532.
49. Fulkerson JP, Hungerford DS. *Disorders of the patellofemoral joint,* 2nd ed. Baltimore: Williams & Wilkins; 1990.
50. Gentili A, Seeger LL, Yao L, Do HM. Anterior cruciate ligament tear: indirect signs at MR imaging. *Radiology* 1994; 193: 835-840.
51. Goldman AB, Pavlov H, Rubinstein D. The Segond fracture of the proximal tibia: a small avulsion fracture that reflects ligamentous damage. *Am J Roentgenol* 1988; 151: 1163-1167.
52. Graf BK, Cook DA, De Smet AA, Keene JS. "Bone bruises" on magnetic resonance imaging evaluation of anterior cruciate ligament injuries. *Am J Sports Med* 1993; 21: 220-223.
53. Grelsamer RP, Meadows S. The modified Insall-Salvati ratio for assessment of

patellar height. *Clin Orthop* 1992; 282: 170-176.

54. Grelsamer RP, Proctor CS, Bazos AN. Evaluation of patellar shape in the sagittal plane: a clinical analysis. *Am J Sports Med* 1994; 22: 61-66.

55. Haims AH, Katz LD, Ruwe PA. MR arthrography of the knee. *Semin Musculoskel Radiol* 1998; 2: 385-395.

56. Haims AH, Medvecky MJ, Pavlovich R Jr, Katz LD. MR imaging of the anatomy of and injuries to the lateral and posterolateral aspects of the knee. *Am J Roentgenol* 2003; 180: 647-653.

57. Hall FJ. Arthrography of the discoid lateral meniscus. *Am J Roentgenol* 1977; 128: 993-1002.

58. Hall FM. Radiographic diagnosis and accuracy in knee joint effusions. *Radiology* 1975; 115: 49-54.

59. Hall FM, Hochman MG. Medial Segond-type fracture: cortical avulsion of the medial tibial plateau associated with tears of the posterior cruciate ligament and medial meniscus. *Skeletal Radiol* 1997; 26: 553-555.

60. Hall M. Tibial condylar fractures. *J Bone Joint Surg [Am]* 1967; 49A: 1455-1567.

61. Hangody L, Fules P. Autologous osteochondral mosaicplasty for the treatment of full-thickness defects of weight-bearing joints: ten years of experimental and c linical experience. *J Bone Joint Surg Am* 2003; 85-A（suppl 2）: 25-32.

62. Harris RD, Hecht HL. Suprapatellar effusions: a new diagnostic sign. *Radiology* 1970; 97: 1-4.

63. Heller L, Langman J. The meniscofemoral ligaments of the human knee. *J Bone Joint Surg [Br]* 1964; 46B: 307-313.

64. Helms CA. The meniscus: recent advances in MR imaging of the knee. *Am J Roentgenol* 2002; 179: 1115-1122.

65. Helms CA, Laorr A, Cannon WD Jr. The absent bow tie sign in bucket-handle tears of the menisci in the knee. *Am J Roentgenol* 1998; 170: 57-61.

66. Henrichs A. Review of knee dislocations. *J Athl Train* 2004; 39: 365-369.

67. Hohl M. Tibial condylar fractures. *J Bone Joint Surg [Am]* 1967; 49A: 1455-1467.

68. Hohl M, Larson RL. Fractures and dislocations of the knee. In: Rockwood CA Jr, Green DP, eds. *Fractures*. Philadelphia: Lippincott; 1975.

69. Hughston JC, Hergenroeder PT, Courtenay BG. Osteochondritis dissecans of the femoral condyles. *J Bone Joint Surg [Am]* 1984; 66A: 1340-1348.

70. Inaba K, Potzman J, Munera F, et al. Multi-slice CT angiography for arterial evaluation in the injured lower extremity. *J Trauma* 2006; 60: 502-506.

71. Insall J, Salvatti E. Patella position in the normal knee joint. *Radiology* 1971; 101: 101-104.

72. Jee W-H, McCauley TR, Kim J-M, et al. Meniscal tear configurations: categorization with MR imaging. *Am J Roentgenol* 2003; 180: 93-97.

73. Kaplan PA, Nelson NL, Garvin KL, Brown DE. MR of the knee: the significance of high signal in the meniscus that does not clearly extend to the surface. *Am J Roentgenol* 1991; 156: 333-336.

74. Kaye JJ. Anatomy and arthrography of the normal menisci. In: Freiberger RH, Kaye JJ, eds. *Arthrography*. New York: Appleton-Century-Crofts; 1979: 31-53.

75. Kirsch MD, Fitzgerald SW, Friedman H, Rogers LF. Transient patellar dislocation: diagnosis with MR imaging. *Am J Roentgenol* 1993; 161: 109-113.

76. Klineberg EO, Crites BM, Flinn WR, et al. The role of arteriography in assessing popliteal artery injury in knee dislocations. *J Trauma* 2004; 56: 786-790.

77. Koval JK, Helfet DI. Tibial plateau fractures: evaluation and treatment. *J Am Acad Orthop Surg* 1995; 3: 86-93.

78. Krause BL, Williams JP, Catterall A. Natural history of Osgood-Schlatter disease. *J Pediatr Orthop* 1990; 10: 65-68.

79. Lancourt JE, Cristini JA. Patella alta and patella infera: their etiological role in patellar dislocation, chondromalacia, and apophysitis of the tibial tubercle. *J Bone Joint Surg [Am]* 1975; 57A: 1112-1115.

80. Laurin CA, Levesque HP, Dussault R, Labille H, Peides JP. The abnormal lateral patellofemoral angle. *J Bone Joint Surg [Am]* 1978; 60A: 55-60.

81. Lee J, Papakonstantinou O, Brookenthal KR, Trudell D, Resnick DL. Arcuate sign of posterolateral knee injuries: anatomic, radiographic, and MR imaging data related to patterns of injury. *Skeletal Radiol* 2003; 32: 619-627.

82. Lee J, Weissman B, Nikpoor N, Aliabodi P, Sosman JL. Lipohemarthrosis of the knee: a review of recent experiences. *Radiology* 1989; 173: 189-191.

83. Lee JHE, Singh TT, Bolton G. Axial fat-saturated FSE imaging of the knee: appearance of meniscal tears. *Skeletal Radiol* 2002; 31: 384-395.

84. Linden B. The incidence of osteochondritis dissecans in the condyles of the femur. *Acta Orthop Scand* 1976; 47: 6640-667.

85. Lugo-Olivieri CH, Scott WW Jr, Zerhouni EA. Fluid-fluid levels in injured knees: do they always represent lipohemarthrosis? *Radiology* 1996; 198: 499-502.

86. McAnally JL, Southam SL, Mlady GW. New thoughts on the origin of Pellegrini-Stieda: the association of PCL injury and medial femoral epicondylar periosteal stripping. *Skeletal Radiol* 2009; 38: 193-198.

87. McKnight A, Southgate J, Price A, Ostlere S. Meniscal tears with displaced fragments: common patterns on magnetic resonance imaging. *Skeletal Radiol* 2010; 39: 279-283.

88. Medlar RC, Lynce ED. Sinding-Larsen-Johansson disease. Its etiology and natural history. *J Bone Joint Surg [Am]* 1978; 60A: 1113-1116.

89. Mendes LFA, Pretterklieber ML, Cho JH. Pellegrini-Stieda disease: a heterogeneous disorder not synonymous with ossification/calcification of the tibial collateral ligament—anatomic and imaging investigation. *Skeletal Radiol* 2006; 35: 916-922.

90. Merchant AC, Mercer RL, Jacobsen RH, Cool CR. Roentgenographic analysis of patello-femoral congruence. *J Bone Joint Surg [Am]* 1974; 56A: 1391-1396.

91. Middleton WD, Lawson TL. *Anatomy and MRI of the joints: a multiplanar atlas*. New York: Raven Press; 1989.

92. Mink JH, Deutsch AL. The knee. In: Mink JH, Deutsch AL, eds. *MRI of the musculoskeletal system: a teaching file*. New York: Raven Press; 1990: 251-387.

93. Nachlas IW, Olpp JL. Para-articular calcification (Pellegrini-Stieda) in affections of the knee. *Surg Gynecol Obstet* 1945; 81: 206-212.

94. Nance EP Jr, Kaye JJ. Injuries of the quadriceps mechanism. *Radiology* 1982; 142: 301-307.

95. Newberg AH, Seligson D. Patellofemoral joint: 30 degrees, 60 degrees, and 90 degrees views. *Radiology* 1980; 137: 57-61.

96. Norman A, Baker ND. Spontaneous osteonecrosis of the knee and medial meniscal tears. *Radiology* 1978; 129: 653-660.

97. O'Donoghue DH. Chondral and osteochondral fractures. *J Trauma* 1966; 6: 469-481.

98. O'Donoghue DH. Surgical treatment of injuries to ligaments of the knee. *JAMA* 1959; 169: 1423-1431.

99. O'Donoghue DH. *Treatment of injuries to athletes*, 4th ed. Philadelphia: Saunders; 1984.

100. Ogden JA, Southwick WO. Osgood-Schlatter's disease and tibial tuberosity development. *Clin Orthop* 1976; 116: 180-189.

101. Osgood RB. Lesions of the tibial tubercle occurring during adolescence. *Boston Med Surg J* 1903; 148: 114-117.

102. Pandit S, Frampton C, Stoddart J, et al. Magnetic resonance imaging assessment of tibial tuberosity-trochlear groove distance: normal values for males and females. *Int Orthop* 2011; 35: 1799-1803.

103. Pavlov H. The cruciate ligaments. In: Freiberger RH, Kaye JJ, eds. *Arthrography*. New York: Appleton-Century-Crofts; 1979: 93-107.

104. Pavlov H, Freiberger RH. An easy method to demonstrate the cruciate ligaments by double-contrast arthrography. *Radiology* 1978; 126: 817-818.

105. Pope TL Jr. MR imaging of knee ligaments. In: Weissman BN, ed. *Syllabus: a categorical course in musculoskeletal radiology*. Oak Brook, IL: Radiological Society of North America; 1993: 197-210.

106. Rand JA, Berquist TH. The knee. In: Berquist TH, ed. *Imaging of orthopedic trauma*, 2nd ed. New York: Raven Press; 1991: 333-432.

107. Rao N, Patel Y, Opsha O, et al. Use of the V-sign in the diagnosis of bucket-handle meniscal tear of the knee. *Skeletal Radiol* 2012; 41: 293-297.

108. Recht MP, Goodwin DW, Winalski CS, et al. MRI of articular cartilage: Revisiting current status and future directions. *Am J Roentgenol* 2005; 185: 899-914.

109. Recht MP, Kramer J. MRI Imaging of the postoperative knee: A pictorial essay. *Radiographics* 2002; 22: 765-774.

110. Recht MP, Piraino DW, Cohen MA, et al. Localized anterior arthrofibrosis（cyclops lesion）after reconstruction of the anterior cruciate ligament: MR imaging findings. *Am J Roentgenol* 1995; 165: 383-385.

111. Recondo JA, Salvador E, Villanúa JA, Barrera MC, Gervás C, Alústiza JM. Lateral stabilizing structures of the knee: functional anatomy and injuries assessed with MR imaging. *Radiographics* 2000; 20: 91-102.

112. Redmond JM, Levy BA, Dajani KA, et al. Detecting vascular injury in lower-extremity orthopedic trauma: the role of CT angiography. *Orthopedics* 2008; 31: 761-767.

113. Resnick D. Internal derangements of joints. In: Resnick D, ed. *Diagnosis of bone and joint disorders*, 3rd ed. Philadelphia: WB Saunders; 1995: 2899-3228.

114. Robertson A, Nutton RW, Keating JF. Dislocation of the knee. *J Bone Joint Surg Br* 2006; 88: 706-711.

115. Rogers LF. *Radiology of skeletal trauma*, 2nd ed. New York: Churchill Livingstone; 1992: 1199-1317.

116. Rosenberg ZS, Kawelblum M, Cheung YY, Beltran J, Lehman WB, Grant AD. Osgood-Schlatter lesion: fracture or tendinitis? Scintigraphic, CT, and MR imaging features. *Radiology* 1992; 185: 853-858.

117. Ruwe PA, McCarthy S. Cost-effectiveness of magnetic resonance imaging. In: Mink JH, Reicher MA, Crues JW, Deutsch AL, ed. *MR imaging of the knee*, 2nd ed. New York: Raven Press; 1993: 463-466.

118. Ryu KN, Kim IS, Kim EJ, et al. MR imaging of tears of discoid lateral menisci. *Am J Roentgenol* 1998; 171: 963-967.

119. Sartoris DJ, Kursunoglu S, Pineda C, Kerr R, Pate D, Resnick D. Detection of intra-articular osteochondral bodies in the knee using computed arthrotomography. *Radiology* 1985; 155: 447-450.

120. Schatzker J, McBroom R. The tibial plateau fracture: the Toronto experience 1968-1975. *Clin Orthop* 1979; 138: 94-104.

121. Schlatter C. Verletzungen des schnabelförmigen Fortsatzes der oberen Tibiaepiphyse. *Beitr Klin Chir* 1903; 38: 874-887.

122. Shybut T, Strauss EJ. Surgical management of meniscal tears. *Bull NYU Hosp Jt Dis* 2011; 69: 56-62.

123. Sinding-Larsen MF. A hitherto unknown affection of the patella in children. *Acta Radiol* 1921; 1: 171-173.

124. Singson RD, Feldman F, Staron R, Kiernan H. MR imaging of displaced bucket-handle tear of the medial meniscus. *Am J Roentgenol* 1991; 156: 121-124.

125. Smillie IS. The congenital discoid meniscus. *J Bone Joint Surg [Br]* 1948; 30B: 671-682.

126. Sonin AH, Fitzgerald SW, Friedman H, Hoff FL, Hendrix RW, Rogers LF. Posterior cruciate ligament injury: MR imaging diagnosis and patterns of injury. *Radiology* 1994; 190: 455-458.

127. Sonin AH, Fitzgerald SW, Hoff FL, Friedman H, Bresler ME. MR imaging of the posterior cruciate ligament: normal, abnormal, and associated injury patterns. *Radiographics* 1995; 15: 551-561.

128. Stark JE, Siegel MJ, Weinberger E, Shaw DW. Discoid menisci in children: MR features. *J Comput Assist Tomogr* 1995; 19: 608-611.

129. Steadman JR, Briggs KK, Rodrigo J, et al. Outcomes of microfracture for traumatic chondral defects of the knee: average 11-year follow-up. *Arthroscopy* 2003; 19: 477-484.

130. Stoller DW. *Magnetic resonance imaging in orthopaedics and sports medicine.* Philadelphia: JB Lippincott; 1993.

131. Tokarsky G, Drescher M. Bilateral popliteal artery thrombosis from traumatic knee dislocation. *Israeli J Emer Med* 2006; 6: 37-39.

132. Tung GA, Davis LM, Wiggins ME, Fadale PD. Tears of the anterior cruciate ligament: primary and secondary signs at MR imaging. *Radiology* 1993; 188: 661-667.

133. Twaddle BC, Hunter JC, Chapman JR, Simoniah PT, Escobedo EM. MRI in acute knee dislocation: a prospective study of clinical, MRI and surgical findings. *J Bone Joint Surg* [*Br*] 1996; 78B: 573-579.

134. Umans H, Wimpfheimer O, Haramati N, Applbaum YH, Adler M, Bosco J. Diagnosis of partial tears of the anterior cruciate ligament of the knee: value of MR imaging. *Am J Roentgenol* 1995; 165: 893-897.

135. Venkatanarasimha N, Kamath A, Mukherjee K, Kamath S. Potential pitfalls of a double PCL sign. *Skeletal Radiol* 2009; 38: 735-739.

136. Vinson EN, Major NM, Helms CA. The posterolateral corner of the knee. *Am J Roentgenol* 2008; 190: 449-458.

137. Weber WN, Neumann CH, Barakos JA, Peterson SA, Steinbach LS, Genant HK. Lateral tibial rim (Segond) fractures: MR imaging characteristics. *Radiology* 1991; 180: 731-734.

138. Weiss KL, Morehouse HT, Levy IM. Sagittal MR images of the knee: a low-signal band parallel to the posterior cruciate ligament caused by a displaced bucket-handle tear. *Am J Roentgenol* 1991; 156: 117-119.

139. Wilcox JJ, Snow BJ, Aoki SK, et al. Does landmark selection affect the reliability of tibial tubercle-trochlear groove measurements using MRI? *Clin Orthop Relat Res* 2012; 470: 2253-2260.

140. Williams JL, Cliff MM, Bonakdarpour A. Spontaneous osteonecrosis of the knee. *Radiology* 1973; 107: 15-19.

141. Wright DH, De Smet AA, Norris M. Bucket-handle tears of the medial and lateral menisci of the knee: value of MR imaging in detecting displaced fragments. *Am J Roentgenol* 1995; 165: 621-625.

142. Yao L, Gai N, Boutin RD. Original research. Axial scan orientation and the tibial tubercle-trochlear groove distance: error analysis and correction. *Am J Roentgenol* 2014; 202: 1291-1296.

143. Yu JS, Salonen DC, Hodler J, Haghighi P, Trudell D, Resnick D. Posterolateral aspect of the knee: improved MR imaging with a coronal oblique technique. *Radiology* 1996; 198: 199-204.

9

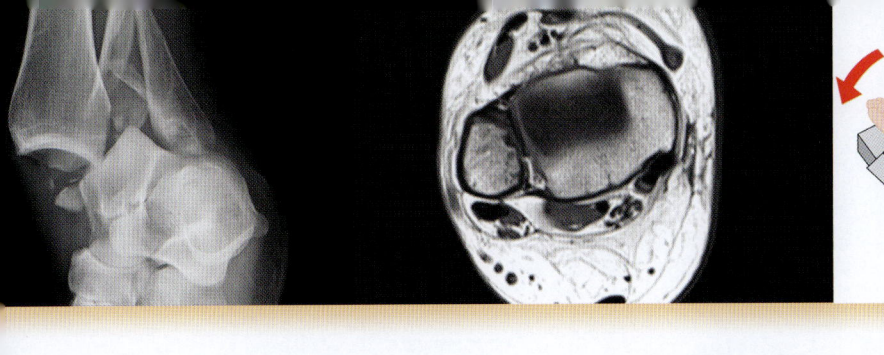

10 下肢Ⅲ：足関節と足部

A 足関節と足部

　足関節は主要な荷重関節のなかでもっとも損傷を受けやすい関節である．青年にもっとも多く，ランニング，スキー，サッカーのようなスポーツに参加しているときに起こりやすい．損傷を受けやすい足関節の構成組織は，骨，靱帯，腱，靱帯結合などであり，骨折のない場合でも靱帯は損傷される．このような場合，単純X線像では靱帯損傷が見過ごされ，その結果患者は適切に治療されないこともありうる．

　Kleigerが述べたように，骨折の型をみることにより，外傷時の足の向き，加わった外力の方向と強さ，関節構成組織がどのように抵抗したかなどの受傷機転がわかる．逆に受傷機転を知ることによってどの靱帯が損傷を受けたのかを知る指標として役立つことがある．

　詳細な病歴の聴取と臨床所見をもとに，受傷機転を確定し損傷部位を予測できるかもしれないが，X線検査は損傷の部位と範囲を確実に評価できる，信頼の置ける検査法である．一般的に足関節の外傷には2つの基本的な受傷機転，すなわち内がえし損傷と外がえし損傷がある．しかし，内旋，外旋や過屈曲，過伸展や垂直方向の圧迫力が，この2つの基本形に合併することもある．

　足部損傷も頻度が高く，通常は強打や高所からの転落のような直達外力により起こる．しかしまれには，筋，腱の異常な負荷や緊張などの介達外力により起こることもある．足部の骨折は全骨折の10%を占め，脱臼よりも頻度は高い．脱臼は通常骨折を伴って，足根間関節，足根中足関節（Lisfranc関節），中足趾関節に起こる．

1．解剖学的・X線学的考察

　足関節は距腿関節，遠位脛腓関節からなり，後者は真の不動関節というより靱帯結合性関節である．しかし，損傷の際には足関節は他の足部の関節，とくに距踵（距骨下）関節と1つの構成単位として働くと考えなければならない．それらの部分にストレスが加わることにより，足部外傷時には強大な衝撃になる．

　足関節は3つの骨（遠位脛骨と腓骨，距骨）と，3つの主な靱帯構成体［内側側副靱帯（三角靱帯），外側側副靱帯，遠位脛腓靱帯結合］から構成されている．外側側副靱帯は前距腓・後距腓・踵腓靱帯から構成され，遠位脛腓靱帯結合は脛骨と腓骨との間の線維性の関節である（図10-1）．遠位脛腓靱帯結合複合体は，足関節の統合性と安定性を維持するもっとも重要な解剖学的構造物の1つであり，遠位前脛腓靱帯，遠位後脛腓靱帯，骨間膜の3つの要素からなっている．

　解剖学的，動力学的見地からすると，足部は後足部，中足部，前足部の3つの部位に分けられる．後足部は側横足根関節（Chopart関節）で中足部と分けられ，距骨と踵骨を含む．中足部は足根中足関節（Lisfranc関節）で前足部と分けられ，舟状骨，立方骨，3つの楔状骨からなる．前足部は中足骨と指節骨からなる（図10-2）．脛骨あるいは腓骨に付着する筋は足関節の近位や足関節あたりで腱に移行する．これらの腱は足部に停止する（図10-3）．

　足関節と足部の運動を表現する用語が統一されていないため，足関節と足部の損傷機転に混乱が生じている．しばしば，内転，内がえし，内反，回外などの用語が誤って混同して使われている．また，逆の外転，外がえし，外反，回内なども同様である．しかし，回内，回外はもっとも正しくは複合運動を表しており，回外は前足部の内転と内がえし（足根中足関節と横足根関節の運動）からなり，外見上は内反の形をとり（距骨下関節の運動），足関節（距腿関節）の軽度の底屈を伴う．回内における複合運動は前足部の外転と外がえし（足根中足関節と横足根関節の運動）からなり，踵部の外がえしは外見上外反の形をとり（距骨下関節の運動），足関節の軽度の背屈（背側への伸

足部靱帯の基本群

内側側副靱帯（三角靱帯）

外側側副靱帯

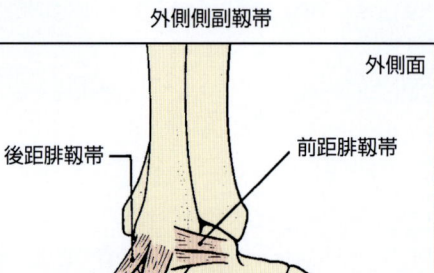

内側面

外側面

脛距靱帯

脛腓靱帯

後距腓靱帯

前距腓靱帯

脛踵靱帯

踵腓靱帯

遠位脛腓靱帯結合

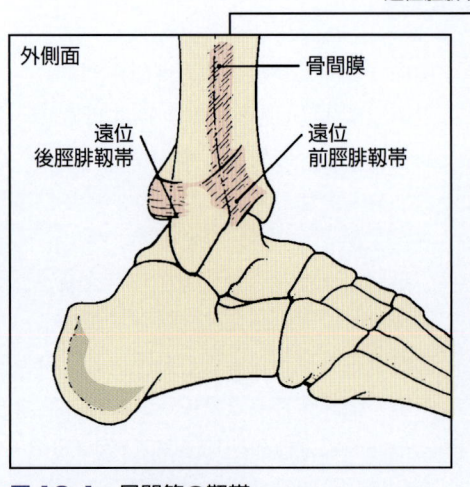

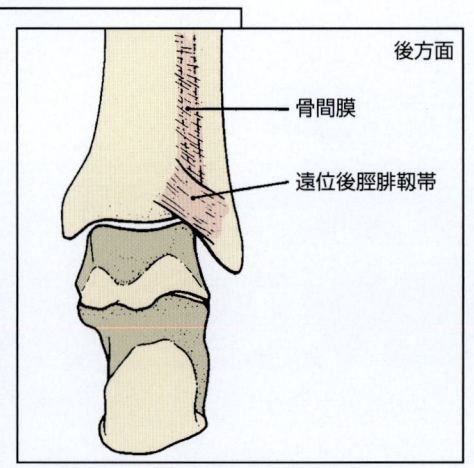

外側面

後方面

骨間膜

遠位
後脛腓靱帯

遠位
前脛腓靱帯

骨間膜

遠位後脛腓靱帯

図 10-1　足関節の靱帯
足関節の 3 つの基本的靱帯構造：内側側副靱帯（三角靱帯），外側側副靱帯，遠位脛腓靱帯結合. これらは足関節の統合性と安定性を維持するのに重要である.

足根中足
（Lisfranc）
関節

指節骨

中足骨

第1楔状骨

第2楔状骨

第3楔状骨

立方骨

舟状骨

横足根
（Chopart）
関節

距　骨

踵　骨

☐ 前足部　　☐ 中足部　　☐ 後足部

図 10-2　足部の解剖学的区分
足部は，解剖学的に後足部，中足部，前足部の 3 つの部位からなっており，それらは横足根関節（Chopart 関節）および足根中足関節（Lisfranc 関節）によって分けられる.

足関節と足部の腱

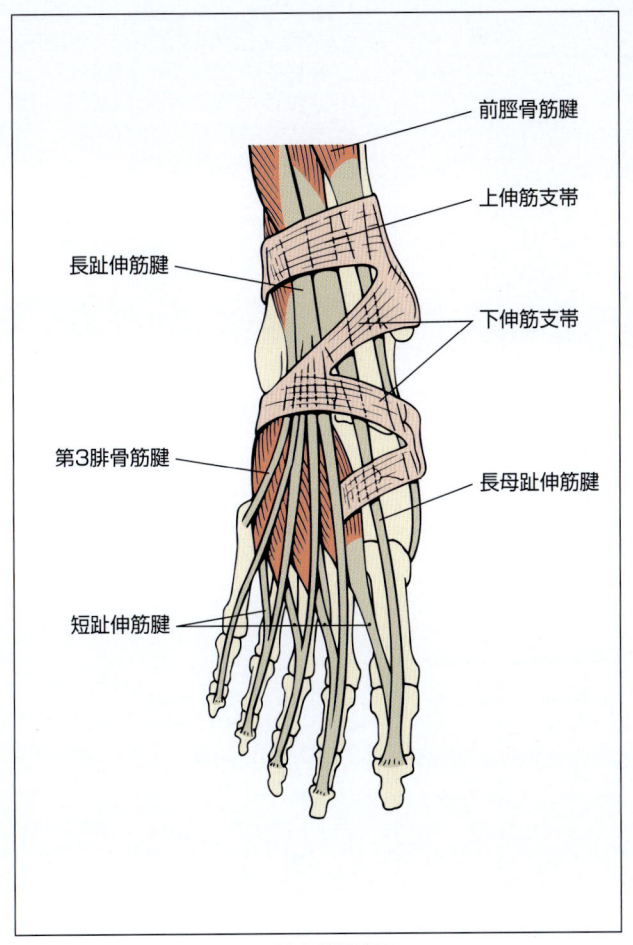

前脛骨筋腱
上伸筋支帯
長趾伸筋腱
下伸筋支帯
第3腓骨筋腱
長母趾伸筋腱
短趾伸筋腱

A. 前方（背側）面

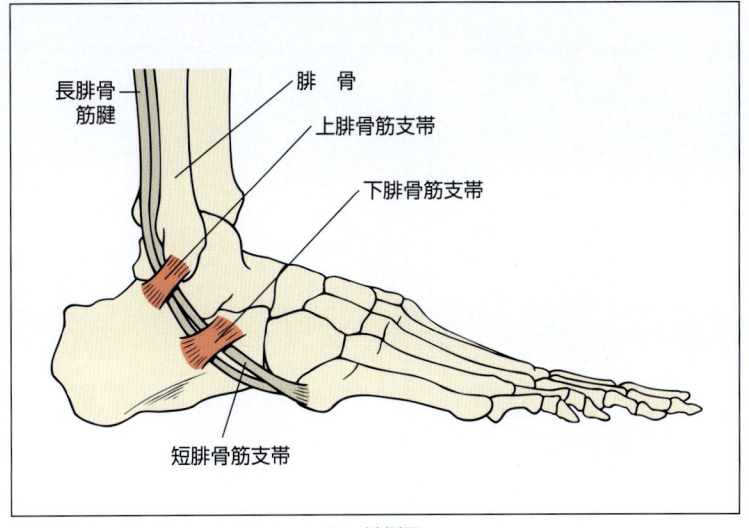

長腓骨筋腱
腓　骨
上腓骨筋支帯
下腓骨筋支帯
短腓骨筋支帯

B. 外側面

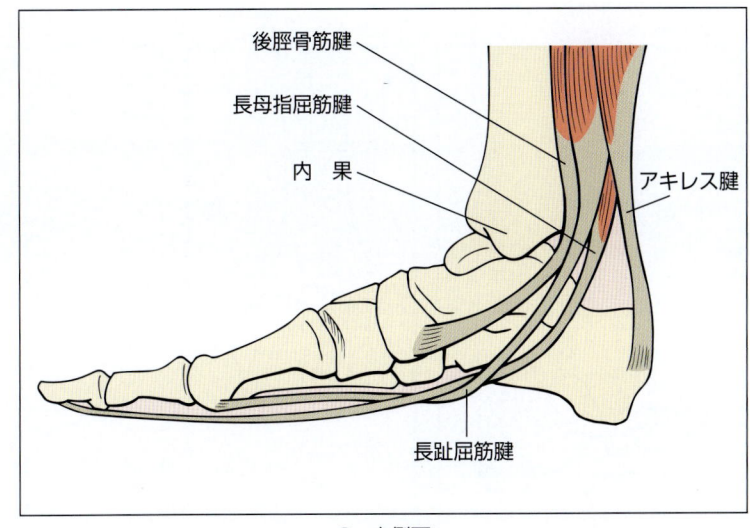

後脛骨筋腱
長母指屈筋腱
内　果
アキレス腱
長趾屈筋腱

C. 内側面

図10-3　足関節と足部の腱
足関節と足部における各腱の付着部を示す．前方（背側）面（A），外側面（B），内側面（C）．

Ⅱ

展）を伴う（図10-4）．

　正しくは，内転は前足部の内側への偏位，外転は外側への偏位として用いられ，これらの運動は足根中足関節で起こる．踵部の内転は踵骨の内がえし，踵部の外転は踵骨の外がえしを表し，両者は距骨下関節で起こる．底屈は足部の尾側（下方）への運動，背屈は頭側（上方）への運動を表し，足関節（距腿関節）で起こる運動である．内反，外反は運動を示すときには用いるべきではなく，変形の場合での足関節や足部の位置を示すために用いるべきである．内反と外反はしばしば加えられた圧力を示す内がえしや外がえしと混同して使われる．

*訳者注：足部の運動方向の表現については米国と日本では用語の混乱があり，とくに米国での"inversion/eversion"は日本でいうところの「回外/回内」に該当し，また"supination/pronation"は日本での「内がえし/外がえし」に該当する．しかし，本書では原書の"inversion/eversion"→「外がえし/

内がえし」および原書の"supination/pronation"→「回外/回内」と逐語的な訳で統一している．

a 足関節と足部のイメージング
▌足関節▐

　標準的な足関節のX線検査法は，通常，正面像（果間関節窩撮影を含む），側面像，斜位像を含む．ストレス撮影もしばしば足関節損傷の評価に行われている．さらにまた特殊な撮影の追加が必要な場合もある．

　正面像においては，内・外果を含む遠位脛骨，腓骨がよく示される（図10-5）．この撮影法において腓骨果（外果）が脛骨果（内果）より長いことに注意することが重要である．この解剖学的特徴は足関節の安定性を維持するのに重要であり，足関節部骨折の再建の際にも重要である．外果のわずかな転位や短縮でさえ距骨の外側偏位を起こし，足関節の不適合性が生じて

足関節と足部の複合運動

回 外

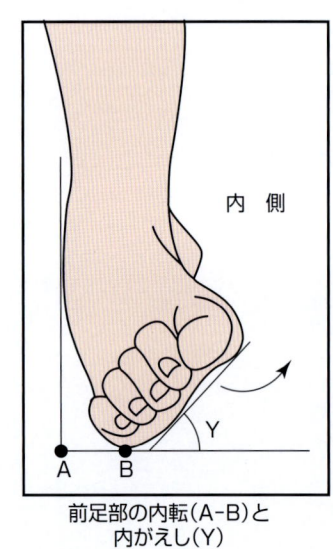

前足部の内転(A-B)と
内がえし(Y)

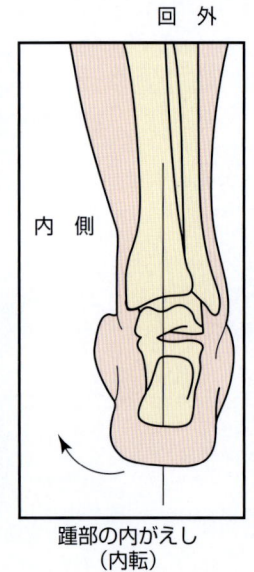

踵部の内がえし
(内転)

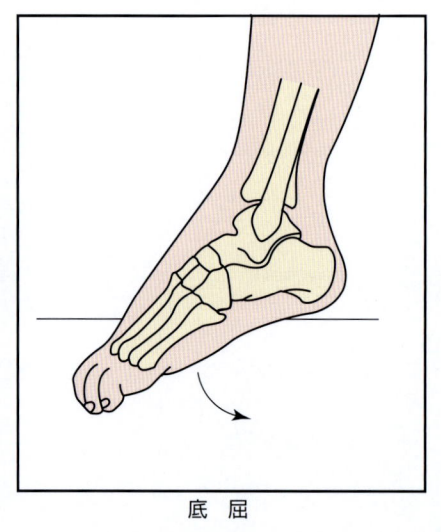

底 屈

回 内

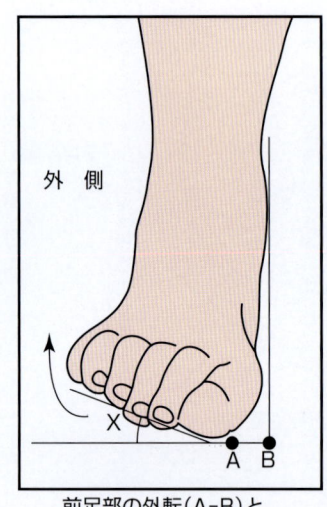
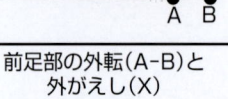

前足部の外転(A-B)と
外がえし(X)

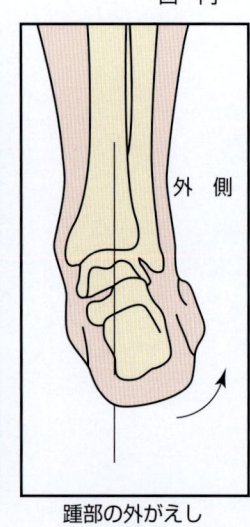

踵部の外がえし
(外転)

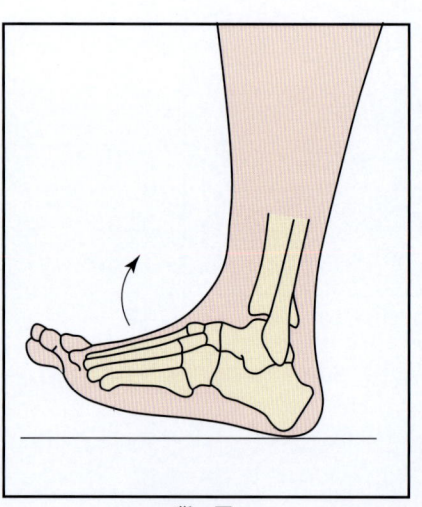

背 屈

図 10-4　足関節と足部の動き
回外は前足部の内転と内がえしと同時に，踵部の内がえしと足関節の軽い底屈を伴う複合運動である．回内は前足部の外転と外がえしに踵部の外がえしと，足関節の軽い背屈を伴う複合運動である．

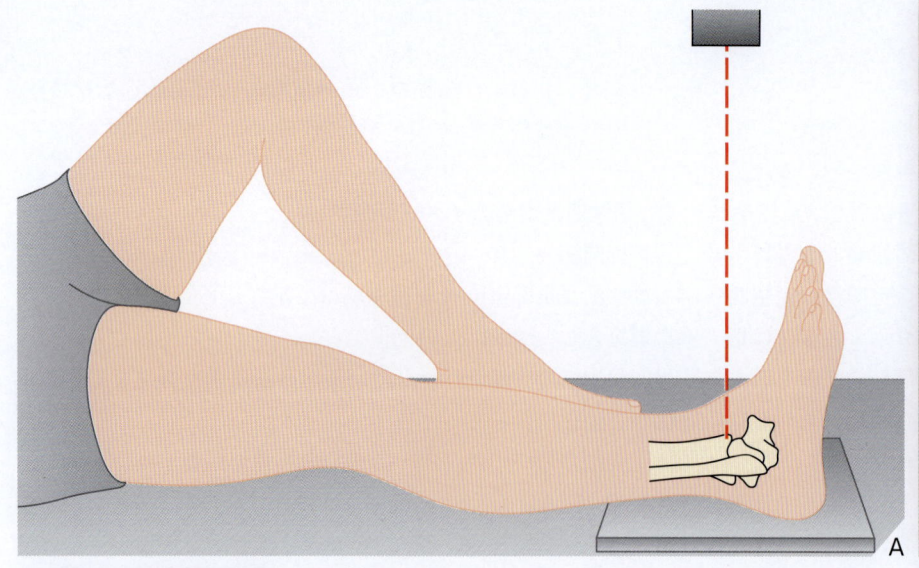
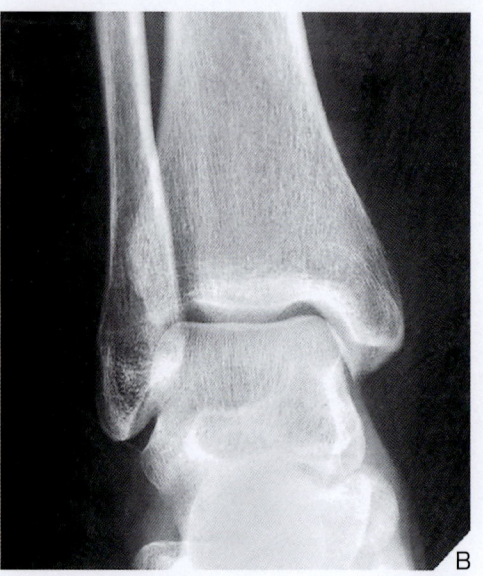

図 10-5　足関節正面撮影
（A）足関節正面撮影では，X線台上に仰臥位にてフィルムカセットの上に踵部を置く．足部は足底が下肢とカセットに垂直の中間位に置く．X線照射の中心（赤破線）は両果間の中心に垂直に向ける．（B）この撮影法により遠位脛骨，とくに内果，距骨体部，距腿関節が示される．遠位腓骨と脛骨外側面が重なり合うことにも注目．脛腓靱帯結合ははっきりと示されない．

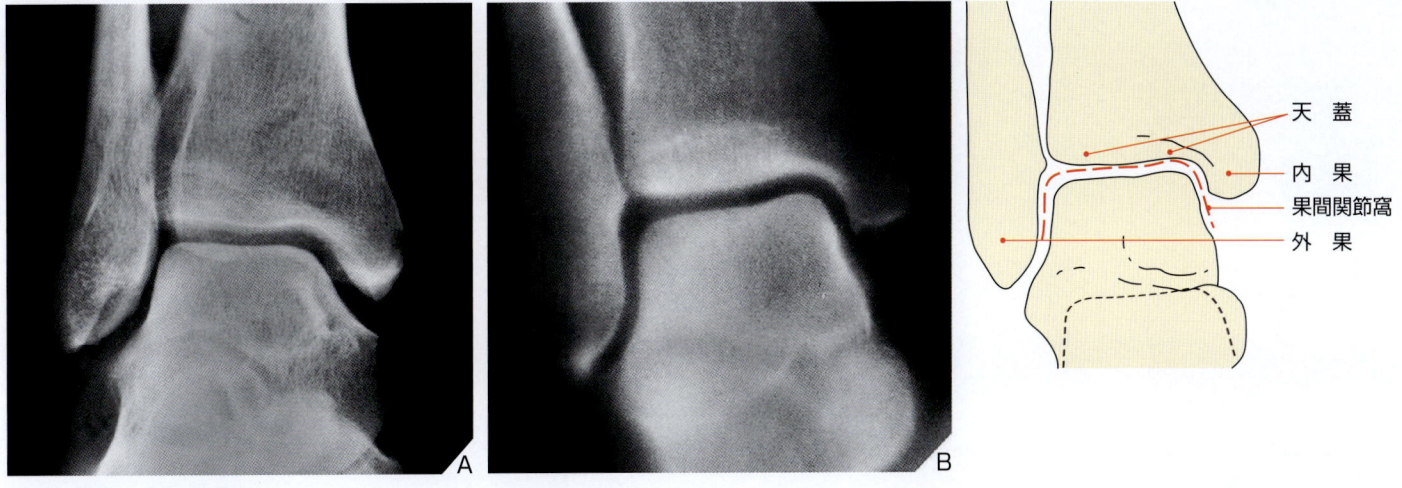

図 10-6　mortise 撮影
（A）果間関節窩像は足関節を 10°内旋して得られた正面像の亜形で，遠位腓骨内側面と距骨外側面の重なりをなくし，この間の空間をよく示す．（B）ここに示した足関節を通る断層面では，果間関節窩は，内果，脛骨遠位関節面（天井あるいは天蓋と呼ばれる），外果によって構成された逆 U 字形をしている．

図 10-7　足関節側面撮影
（A）足関節の側面撮影では，フィルムカセット上に腓骨側を置き，足部は中間位とする．X 線照射の中心は内果に垂直に向ける（側面像は足関節内側をカセットに向けて行うことも可能である）．（B）この撮影法では遠位脛骨，距骨，踵骨は側面でみられ，腓骨は脛骨後面と距骨後面に重なる．距腿関節と距骨下関節がよく描出される．第三果部としても知られる脛骨の後縁もよく示される．

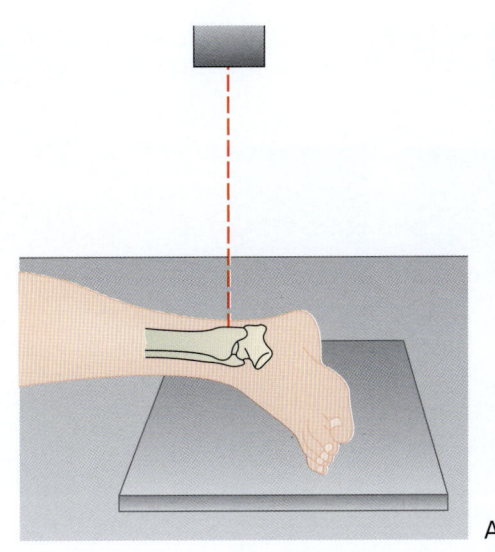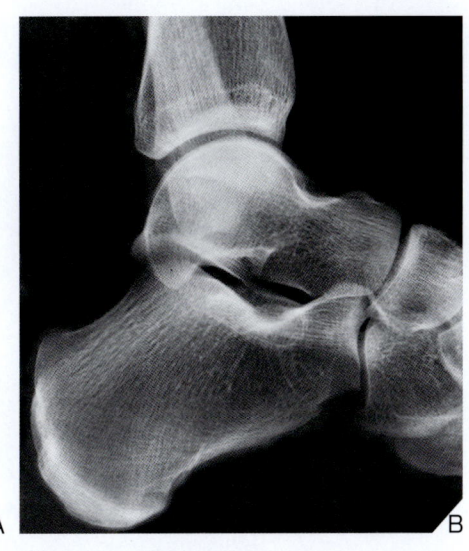

外傷後変形性関節症になる可能性がある．正面像のほかの撮影法として，足関節を 10°内旋したものは ankle mortise（果間関節窩）がよく示されるため，mortise 撮影（果間関節窩撮影）と呼ばれる（図 10-6）．

　側面像は遠位脛骨の前面と脛骨の後縁（いわゆる第三果部）の評価に用いられる（図 10-7）．冠状断面に拡がる骨折はこの撮影法でよくとらえられる．足関節の関節液貯留はこの撮影で評価できる（図 10-65 を参照）．

　斜位像は足部を約 30～35°内旋すると，うまくとらえられるが，脛腓靱帯結合や距腓関節をみるのに有用である（図 10-8）．外旋位斜位像はまた，外果部と前脛骨結節の評価に用いられる（図 10-9）．

　大部分の足関節靱帯損傷は，それを証明し十分に評価するためにはストレス撮影や関節造影，CT や MRI（後述）を必要とする．しかし，標準的な単純 X 線検査で骨折の部位と範囲から推測できる靱帯損傷もある．足関節の骨および軟部組織の解剖を十分に理解し，同時に足関節損傷の際の運動とメカニズムを理解しておけば，放射線科医は外傷の状態を正しく診断し靱帯損傷を予測することができるようになる．そのような知識があると，種々の構成要素のうちどの組織が損傷を受けたかについても診断可能である．

　靱帯損傷は果間関節窩の破壊と距骨の転位をもとに診断される場合もあれば，骨折した骨の状態から推定される場合もある．たとえば足関節の高さよりも上の腓骨骨折は，遠位前脛腓靱帯が断裂していることを示す．前結節よりも上の腓骨骨折は脛腓靱帯結合が完全に断裂したことを強く示唆する．内果骨折を伴わない足関節の高さより上の腓骨骨折は三角靱帯の断裂を示す．内果の水平骨折は三角靱帯が損傷されていないことを示す．腓骨の高位骨折，いわゆる Maisonneuve 骨折は骨折部位までの骨間膜の断裂を示す．

　一方，足関節の単純 X 線像が正常のとき，ストレス像が靱帯損傷の評価に非常に重要である（図 4-5 を参照）．内がえし（内転）と前方引き出しのストレス撮影は靱帯損傷の評価にもっとも重要で，まれに外がえし（外転）ストレス検査が行われる．

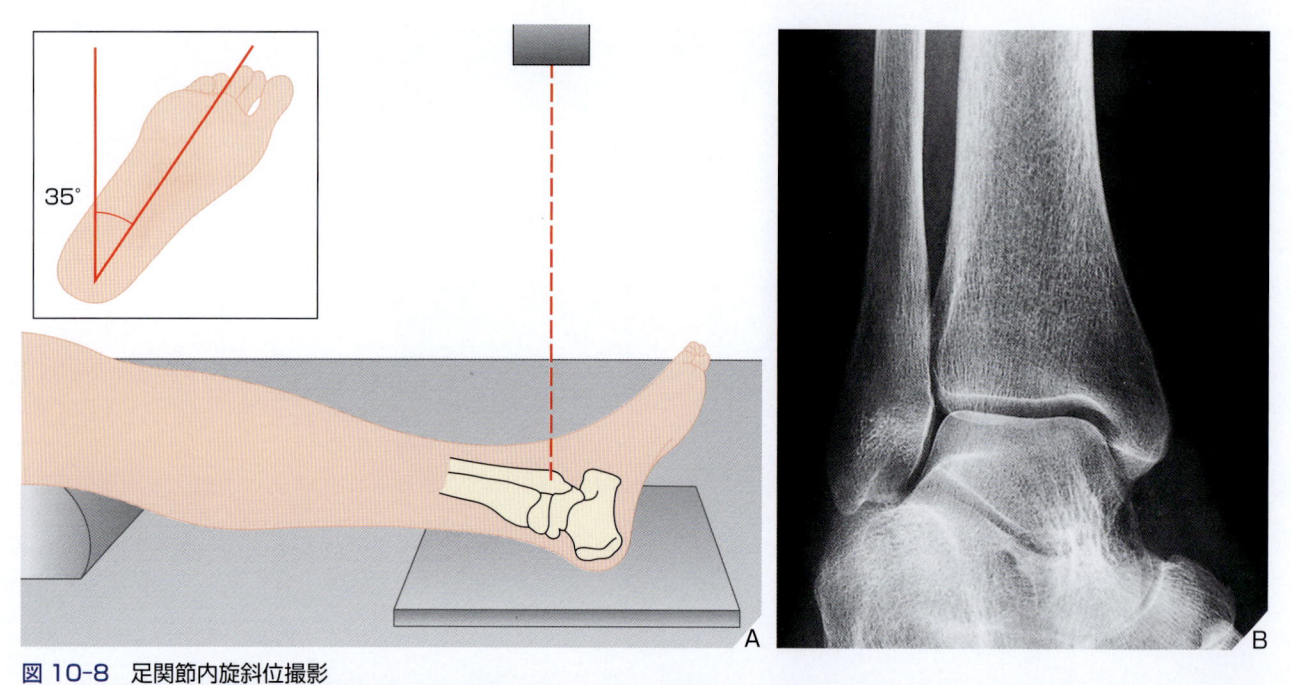

図 10-8　足関節内旋斜位撮影
（A）足関節の内旋斜位撮影では，仰臥位で下腿と足を約 35°内側に回旋する．足部を下腿となす角が 90°の中間位とする．X 線照射の中心は外果に垂直に向ける．（B）X 線像上，内外果，脛骨関節面，距骨滑車面，脛腓靱帯結合がよく示される．

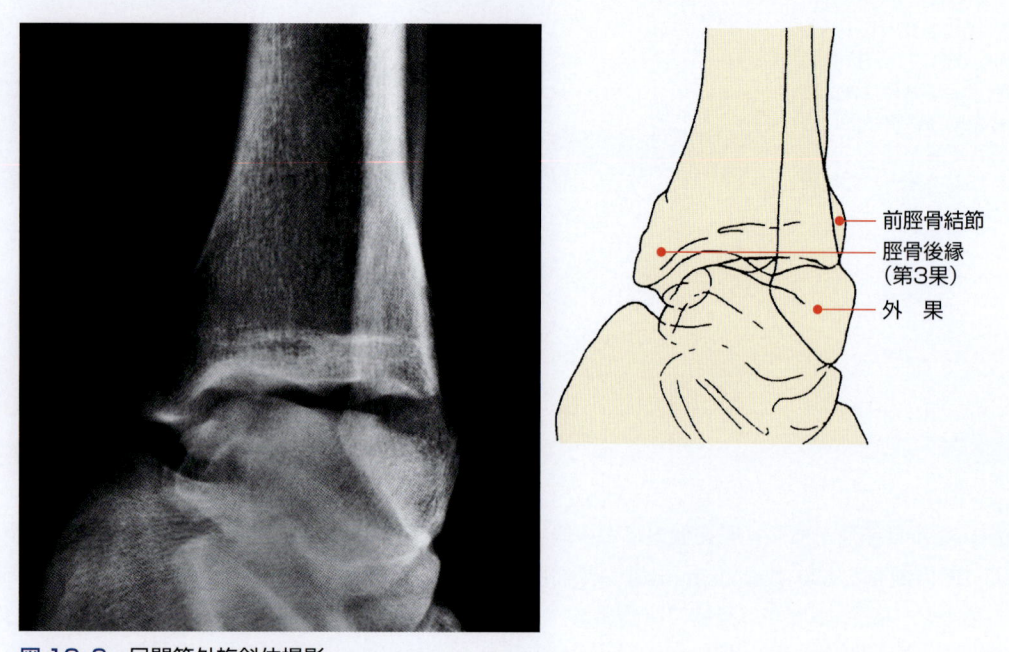

前脛骨結節
脛骨後縁
（第3果）
外 果

図 10-9　足関節外旋斜位撮影
外旋斜位撮影では，内旋斜位撮影と同様な肢位で下肢を 40〜45°外旋させる．外果と前脛骨結節がよく示される．

　正面像で得られた内がえしストレス像において，距骨の傾きの角度は脛骨天蓋と距骨滑車面のなす角で測定される（図 10-10）．この角度は外側側副靱帯損傷の診断に役立つ．しかし，正常値の範囲が広いためその判断が難しく，したがって反対側の足関節との比較が必要である．この方法でさえ必ずしも正確ではなく，距骨傾斜角が 25°までは足関節外傷の既往のない人にもみられるという報告があり，ときとして患者の足部は計測上ばらつきを示す．多くの専門家は，内がえしストレスにて距骨傾斜角が 5°未満は正常，5°以上 15°未満は正常または異常を示し，15°以上 25°未満は靱帯損傷を強く示唆し，25°を越える

場合は異常であると述べている．外がえしストレスにて，距骨傾斜角が 10°以上の場合はおそらく病的であろう．

　側面像で得られる前方引き出しストレス撮影は，前距腓靱帯損傷の決定に有用な検査法である（図 10-11）．距骨と脛骨遠位の離開が 5 mm までは正常とみなされ，5 mm 以上 10 mm 未満の場合は正常な場合も異常な場合もあり，比較のため反対側のストレス撮影が必要である．10 mm を越える場合は異常である．

　補助的な撮影法は多くの足関節損傷の診断や評価に必須である．CT は，たとえば脛骨遠位や距骨あるいは踵骨などの複雑

10

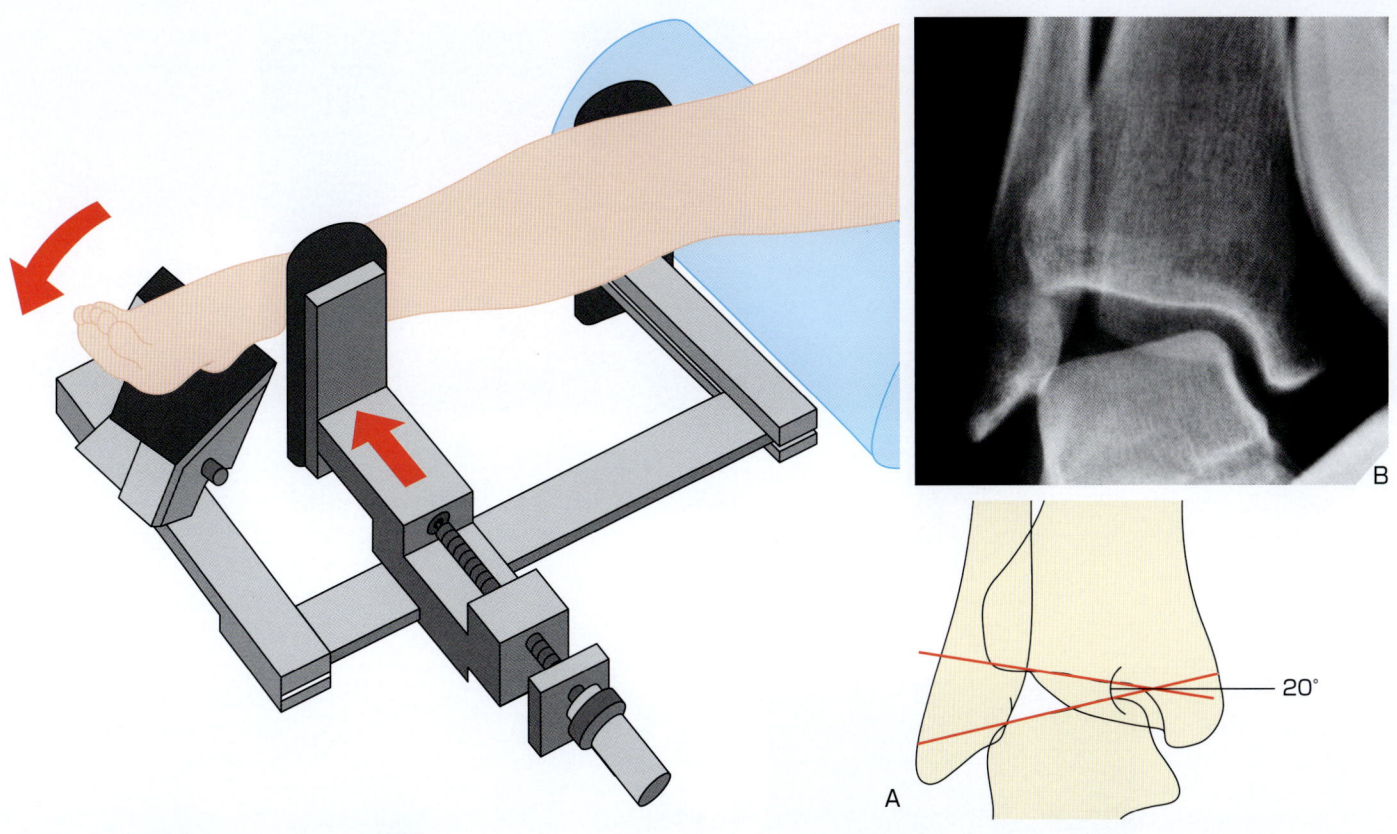

図 10-10　足関節内がえしストレス撮影
（A）足関節の内がえし（内転）ストレス検査では，仰臥位で足部を装置に固定し，圧迫板を足関節より約 2 cm 上方に設置し，踵部を内転しながら内がえしストレスを加える（赤矢印）（検査の際に痛みがあれば，もっとも痛い部位に 5〜10 mL の 1%リドカインまたは同様の局所麻酔剤を注射する）．
（B）正面像において，距骨傾斜角は脛骨関節面と距骨滑車面に沿って引かれた線で作られた角度で計測される．

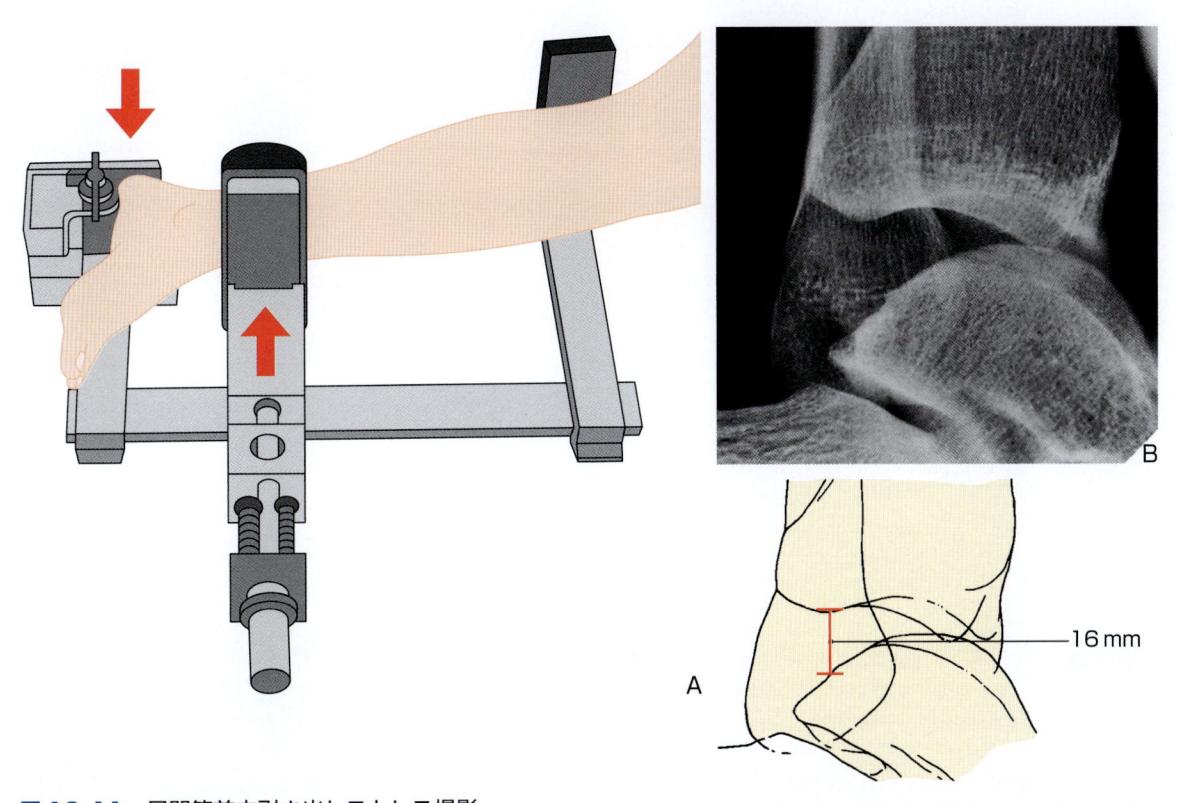

図 10-11　足関節前方引き出しストレス撮影
（A）前方引き出しストレス検査では，側臥位で，足を装置に固定する．圧迫板を足関節より約 2 cm 上方に設置し，踵部に後方よりストレスを加える（赤矢印）．検査中圧力をデジタルリーダーで監視する．（B）側面ストレス像では，脛骨遠位に対する距骨の転位の程度が決定される．

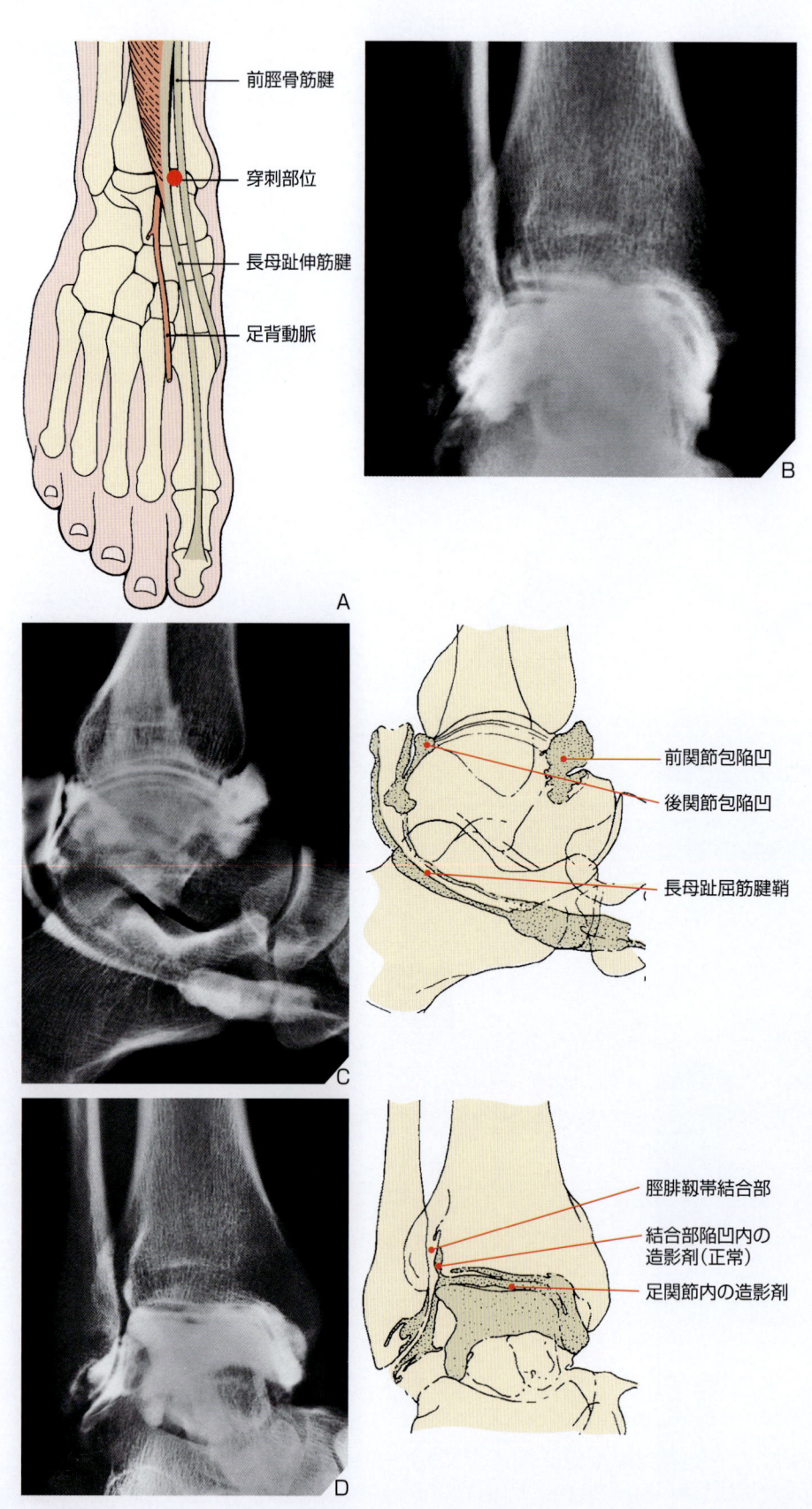

図 10-12　足関節造影

（A）関節造影検査においては，足部を中間位にして，仰臥位にて行う（図 10-5A を参照）．イメージ透視下に，前脛骨筋腱と長母趾伸筋腱の間の刺入部に印を付ける．足背動脈の部位を触診で確かめ，皮膚に印を付け，動脈に刺さないように注意する．針（21G 針が好んで用いられる）は，被いかぶさっている脛骨の前縁を避けるようにわずかに頭側に向ける．関節内に達したら 60％アミドトリゾ酸ナトリウムメグルミン，または同様の造影剤を約 5〜7 mL 注入する．二重造影としては，陽性造影剤を 1〜2 mL，空気を 6〜8 mL 注入する．その後，標準的な正面，側面，斜位像撮影を行う．（B）正常の正面像では，造影剤は足関節の輪郭を示し，距骨の関節表面を被い，靱帯結合の陥凹部（正常では 2.5 cm を越えない）に拡がる．（C）側面像では，前後の関節包の陥凹部が縁取られる．距骨下関節の後関節に造影剤が充満しても正常であり，約 10％の症例でこの所見がみられる（図 10-69C を参照）．約 20％の症例では，長母趾屈筋腱と長趾屈筋腱の腱鞘が足関節の内側面に造影される．この際には，長母趾屈筋腱は最大伸展時に，近位では距骨結節溝を通り，載距突起下の溝に入る．正常状態においては，足関節外側部では腱鞘は造影されない．（D）斜位像では，脛腓靱帯結合部を示す．造影剤は靱帯結合の陥凹部が正常に造影される以外は，この部位に造影剤はみられない．

図 10-13　足関節での腱鞘造影

腱造影の斜位像（A），側面像（B）にて，長母趾屈筋腱の正常像を示す．斜位像にて針を刺す際，遠位方向に向けることに注目．正常では長母趾屈筋腱は Lisfranc 関節を越えて造影されない．（C）長・短腓骨筋腱の正常の腱造影では，ここに示すように，側面像でこれらの腱は長母趾屈筋腱より下に位置することに注目．短腓骨筋腱は正常では造影され，長腓骨筋腱はその下を通り，交差して足底面に入り，第 1 中足骨基部に停止する．

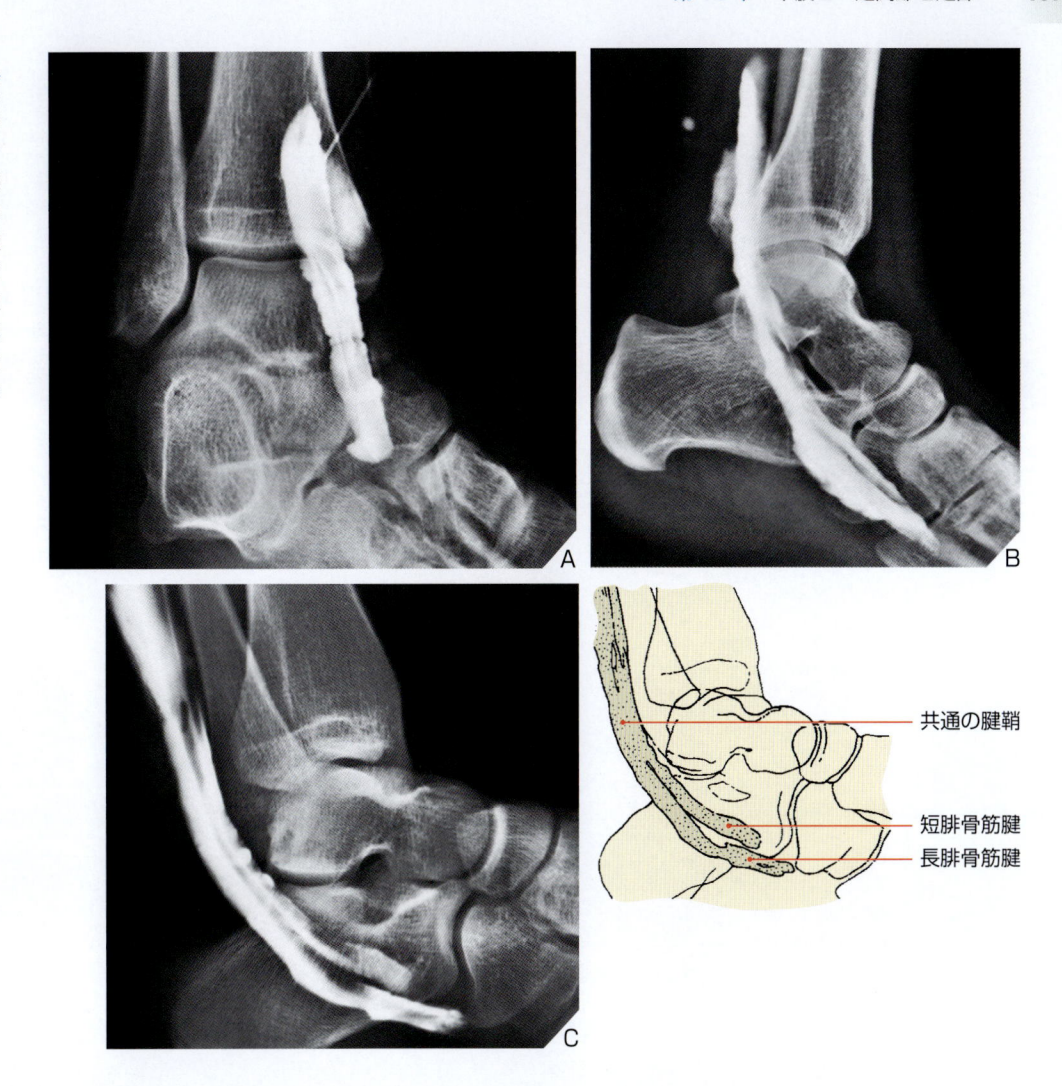

共通の腱鞘

短腓骨筋腱
長腓骨筋腱

な骨折において粉砕された骨片の位置を決定するのに必要とされる．関節造影（図 10-12）は最近では MRI に主役をほぼ完全にうばわれたが，今日でも急性外傷の際に靱帯構造が完全であるかどうかの評価，あるいは関節軟骨の評価や骨軟骨遊離体の検索や部位の決定に有用な手技としてときに使用される．断層撮影の併用（arthrotomography）は，軟骨骨折や骨軟骨骨折，あるいは距骨滑車面に生じやすい離断性骨軟骨炎の評価に役立ち，陽性造影剤と空気による二重造影法は，関節軟骨を評価するのにより有効となるため，しばしば断層撮影と組み合わせて用いられる．

足関節の腱造影は腱断裂，とくにアキレス腱断裂，長・短腓骨筋腱，後脛骨筋腱，長距屈筋腱，長母指屈筋腱の断裂の評価に有用な方法である．Bleichrodt らによれば，とくに腱造影は踵腓靱帯損傷の診断において感度 88％，特異度 87〜94％であり，有用であることが証明された．足関節造影と同様の手技で 22G 針を針の先端を遠位方向に向けて腱鞘内に刺入し，15〜20 mL の造影剤をイメージ透視下に注入する．その後，X 線像は標準的撮影法にて撮影する（図 10-13）．断裂は腱鞘からの造影剤の流出や，造影剤で満たされた腱鞘が急に途絶したり，隣接する関節内に造影剤が漏出することによってわかる（図 10-68〜70 を参照）．近年では完全に MRI に取って代わられている（図 10-71 を参照）．

CT はさまざまな腱を評価するのに有用なモダリティである．というのは，CT では軟部組織の濃度分解能により，容易にこれらの構造物と周囲の脂肪とを区別することができるからである．とくに，腱炎，腱滑膜炎や腱の断裂，脱臼などを効果的に診断できる．CT によって腱の病的な状態を評価するうえでの大きな制約は，腱を冠状断・矢状断面で描出できないことであった．影像の再構成が有用な一方で，空間分解能が不足するので，検査時間を追加する必要がある．

満足しうる足関節や足部の CT を得るためには，ガントリーのなかで足の位置を適切に設定することが基本である．それに加えて，足の撮影平面の呼称が問題になることがあるので，足関節や足部においても冠状断面，矢状断面，横断面は，体幹を撮影するときと同様に定義されることを認識すべきである（図 10-14A）．冠状断面を撮るときには，膝を曲げて足をガントリー台に平らに載せる．そして，足背にビームを向けて撮影する．しばしば変法冠状断像を撮ることがあるが，その際には，ガントリーの角度を変えるか，足の下に楔状の台を置く（図 10-14B）．側面走査像によりガントリーをどのくらい傾ける必要があるかがわかる．横断像は膝を伸ばした状態で，足部と母趾を台に垂直に設定して撮影する．このとき照射の方向は足底と平行になる．矢状断像は患者を側臥位にして直接撮ることもできるが，通常は再構成法を用いて撮影する．これらの像は

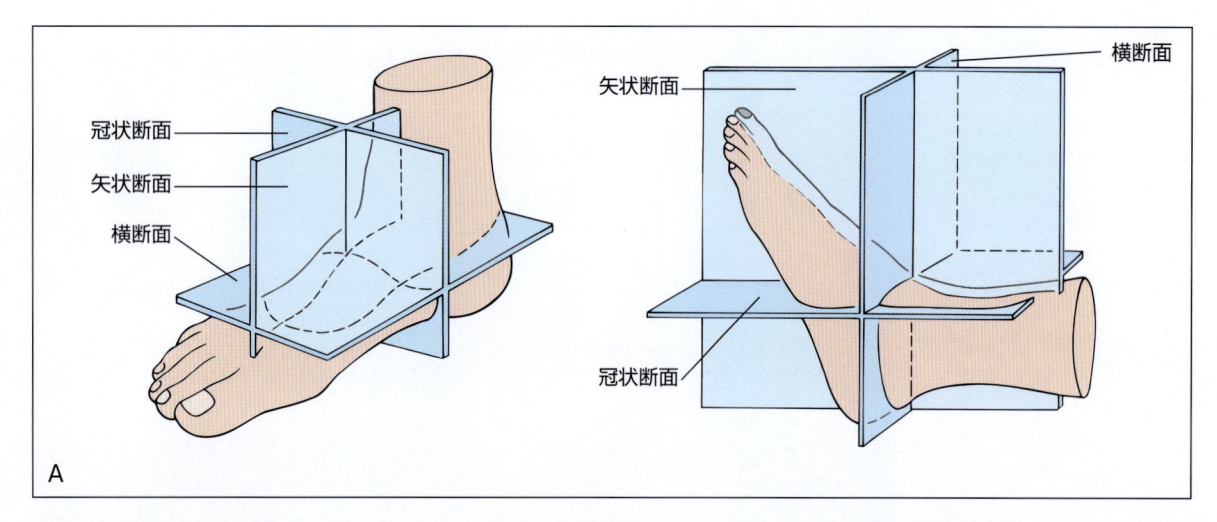

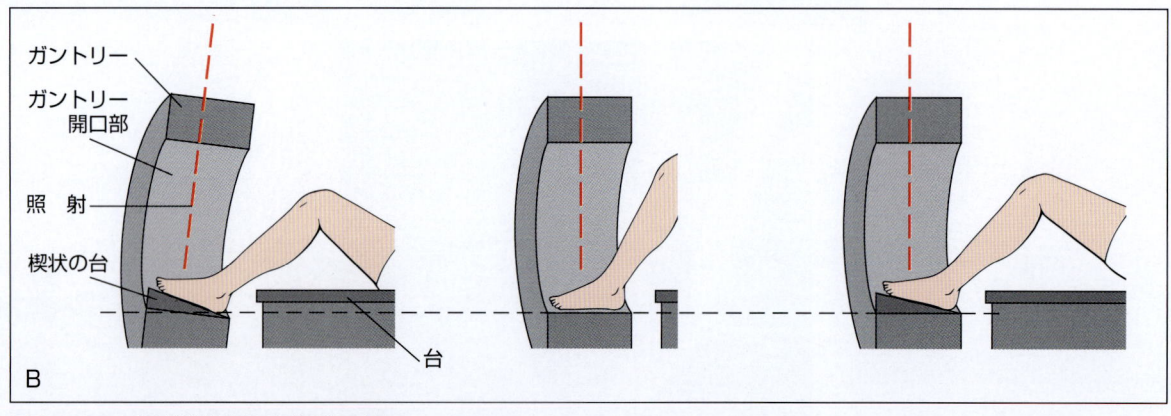

図 10-14　解剖学的断面と撮影面表記
（A）足関節と足部の解剖学的平面．（B）CT の平面．
（B は Berquist TH, ed. Radiology of the foot and ankle. New York；Raven Press；1989 より改変）

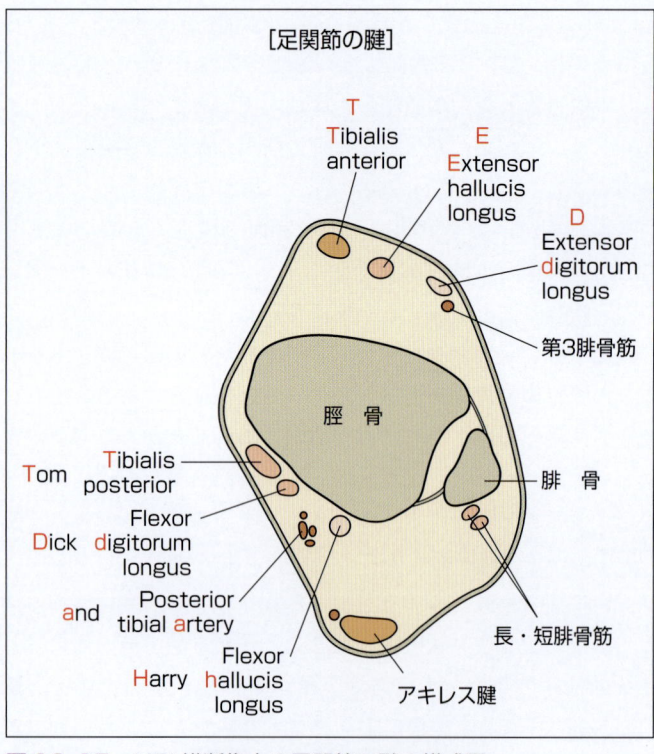

図 10-15　MRI 横断像上の足関節の腱の模式図
（Helms CA, Major NM, Anderson MW, et al. Musculoskeletal MRI, 2nd ed. Philadelphia：Saunders/Elsevier；2009：384-429 より改変）

通常 3〜5 mm 厚に連続して撮る．三次元（3D）の再構成には，1.5〜2 mm 厚の連続撮影が必要であるが，5 mm 厚と 3 mm 厚を併用する方法も用いられる．

　MRI は直接，多平面の像が得られ，すぐれた軟部組織の濃度分解能をもっていることで，足関節周辺の腱や靱帯の評価には CT より勝っていることがわかった．腱はアキレス腱と後脛骨筋腱を除いて，あらゆる描出条件で均一な低信号強度を呈する．これらの 2 つの腱は，繰り返し時間（TR）を長くした条件下で，とくに踵骨結節や舟状骨への付着部付近では，腱内に中間の信号強度をもった小さな焦点として写ることがある．足関節の MRI 横断像にてさまざまな腱の位置と関係を覚える実用的な方法として，後内側では "Tom, Dick, and Harry"，前外側では "TED" が用いられる（図 10-15）．同様に，足関節の腱は，後距腓靱帯を除いて，MRI では低信号強度を呈する．それは，膝の前十字靱帯に似て，しばしば不均一な像となる．前後距腓靱帯は足部を中間位の状態（図 10-16）の断面像で全長をみることができる．なぜならそれらはだいたい同じ断面にあるからである．踵腓靱帯も同様に，足部を 40° 底屈するとみることができる．前後脛腓靱帯は，さらに近位の横断像でみることができる（図 10-17）．

　矢状断面では，後脛骨筋腱や長趾屈筋，長母趾屈筋は内側の断面で認められる．長短腓骨筋腱は外側の断面で認められる

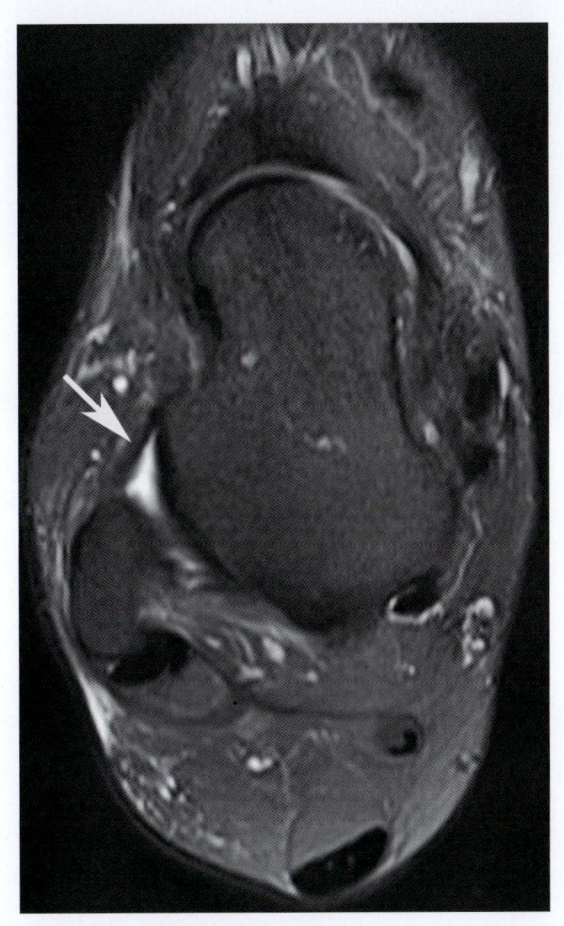

図 10-16　前距腓靱帯の MRI
T2 強調横断像で，外果と距骨の間を通る，正常な前距腓靱帯（→）がみられる．

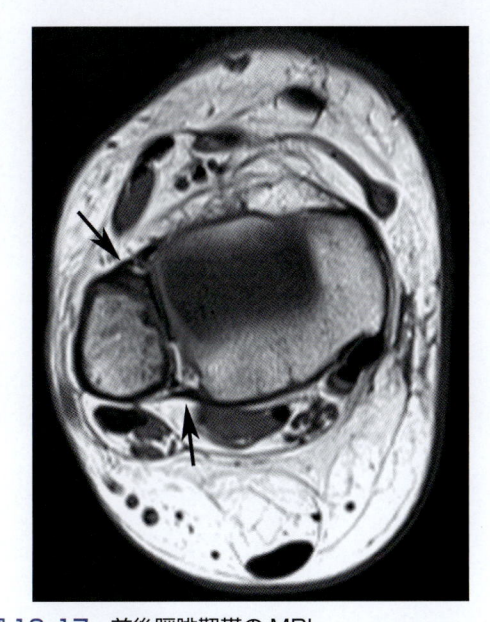

図 10-17　前後脛腓靱帯の MRI
T1 強調横断像で，正常な前後脛腓靱帯（→）がみられる．

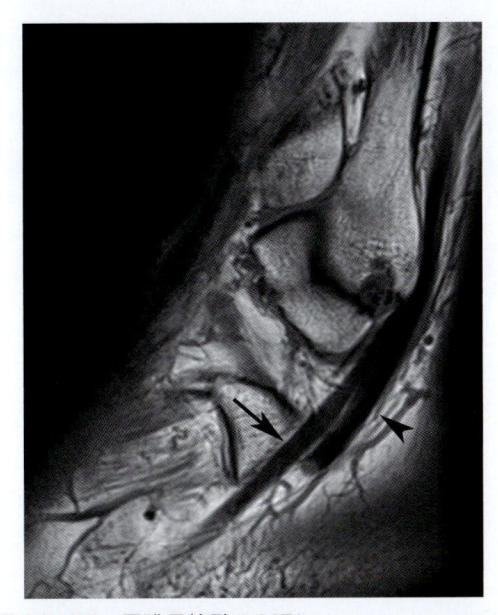

図 10-18　長腓骨筋腱の MRI
T1 強調矢状断像で，外果を通る正常な短腓骨筋腱（→），正常な長腓骨筋腱（▶）がみられ，外果を回り込んで走行している．

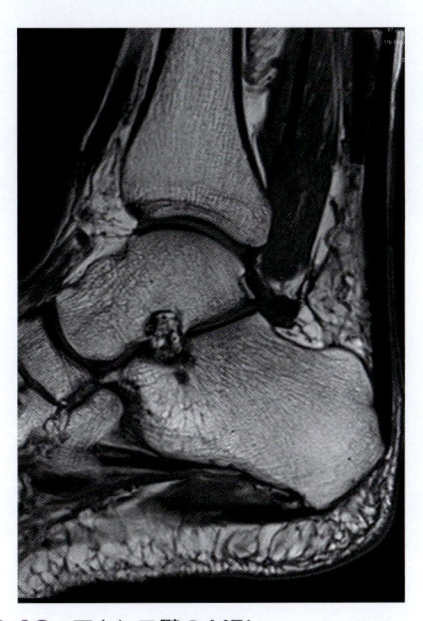

図 10-19　アキレス腱の MRI
T1 強調正中矢状断像で，正常のアキレス腱を示す．前方の脂肪組織の高信号強度と対比をなす腱の均一な低信号強度に注目．

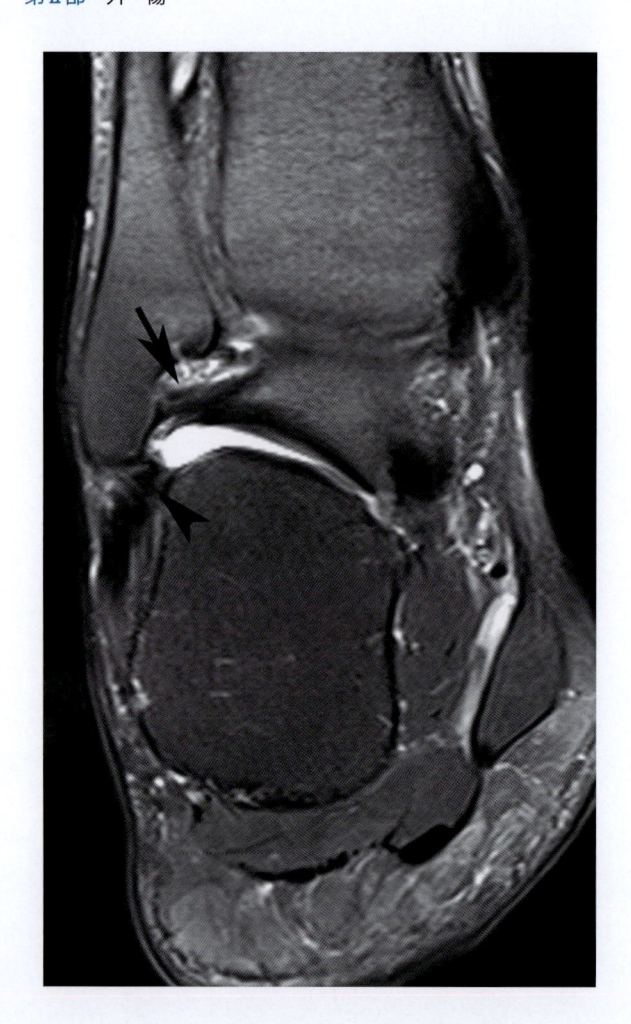

図 10-20　後距腓靱帯および踵腓靱帯の MRI
T2 強調冠状断像で，正常の後距腓靱帯（→），踵腓靱帯（▶）を示す．

（図 10-18）．アキレス腱は正中の矢状断面でもっともよくみえる（図 10-19）．冠状断面も，各種の靱帯や腱を描出するのに有効である（図 10-20）．

　腱や靱帯の病的な状態は解剖学的構造の不連続性や T2 強調像において腱実質内の高信号強度の存在，正常信号強度の変化となって現れる腱内部または周囲の炎症性変化によって示される．

▌足　部▐

　足部の大部分の損傷は正面，側面，斜位像の標準的 X 線撮影で十分に評価できる．まれに特殊な接線撮影法を必要とする．

　足部の正面像は中足骨と趾骨を十分に描出する（図 10-21）．この像は第 1 中足骨間角として知られる重要な解剖学的形態を描出でき，その正常値は 5〜10° である（図 10-21C）．この角度は前足部変形の評価に重要な因子である．なぜなら外反母趾に関連した第 1 中足骨の内反の程度を測る方法となるからである．側面像においては（図 10-22A, B），Böhler 角（tuber 角ともいわれる）として知られる距骨と踵骨の重要な解剖学的関係が正しく評価される（図 10-22C）．この角度は正常で 20〜40° であるが，踵骨骨折の際には踵骨上面が圧迫を受けるために角度が減少する（図 10-81 を参照）．この測定法はまた後距骨下関節面の陥没の評価にも役立つ．この像では踵骨の高さも評価できる．この計測法は足部の高さの指標となり，通常は 20〜30° である（図 10-22D）．高い値は凹足変形を示

す（pes cavus：凹足），低い値は扁平足変形を示す（pes planus：扁平足）．このほか，足部側面像で重要な計測としては，Gissane 角（critical angle としても知られる）があり，踵骨背側面の前後方向の傾斜によって形作られる角（図 10-23）で，正常は 125〜140° とされる．大きな値は後距踵関節面の骨折を示す．足部の斜位像もまた標準的な撮影法の 1 つとして用いられる（図 10-24）．距骨下の損傷の際は，ときに後方接線（Harris-Beath）撮影（図 10-25）や Broden 撮影（図 10-26）のような特殊な接線撮影を必要とする．母趾の種子骨の場合にも接線撮影（図 10-27）が必要である．

　足部損傷の X 線評価には多くの副小骨である二次性骨化中心や種子骨［それらが骨折のようにみえることもある（図 10-28A, B）］の存在により複雑である．逆に小骨折は単なる小骨として誤って読影される可能性があるので（図 10-28C, D），単純 X 線像でこれらの構造を認識する必要がある．

　単純 X 線撮影に加えて，補助的な撮影法が足部損傷の評価に必要とされることもある．放射性同位元素による画像診断法（骨スキャン）は，疲労骨折や標準的撮影法では必ずしも明らかでない足部損傷に有用な方法である．CT は複雑な骨折，とくに踵骨骨折の評価に有効である．腱造影もまた足部の腱の損傷の評価に用いられる（前述および図 10-13, 10-80 を参照）．現在では MRI が足部の外傷を評価するのにしばしば用いられる．足関節および足部の MRI 評価においては，表 10-1 に示

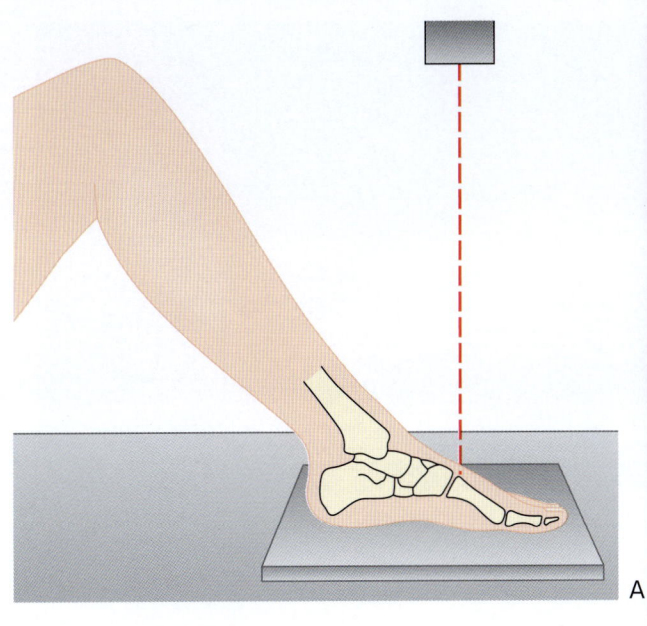
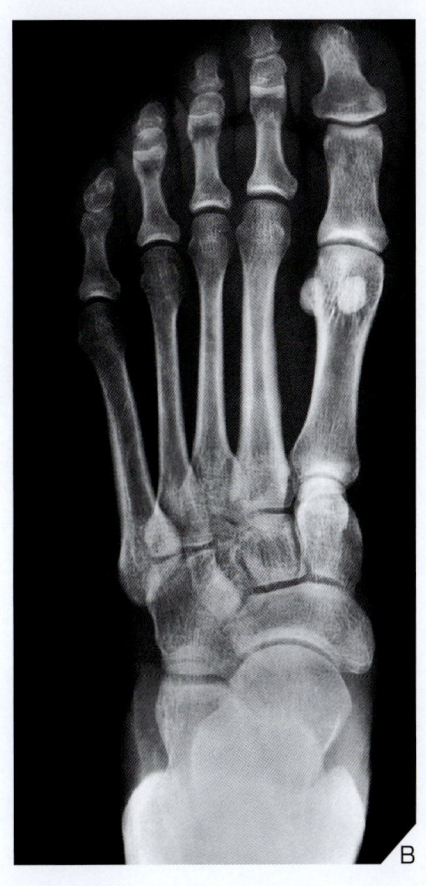
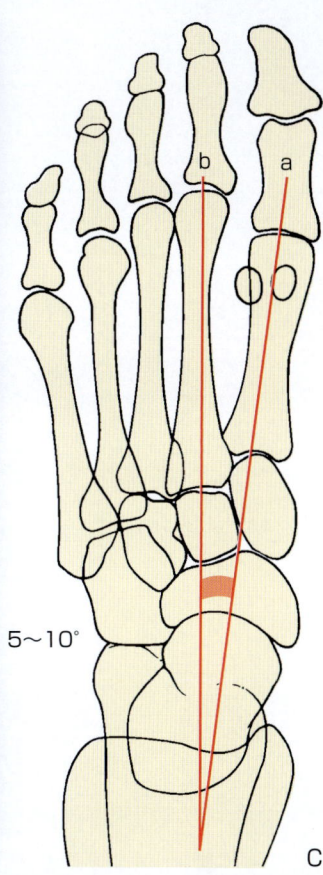

5～10°

図 10-21　足部正面撮影
（A）足部の正面（背底）撮影では，仰臥位で膝を屈曲させ，足底をしっかりとフィルムカセットの上に置く．X 線照射の中心は，第 1 中足骨基部に垂直に向ける．（B）この撮影法では中足骨と趾骨の損傷は適切に評価される．距骨頭の 75% が舟状骨と関節でつながれていることに注目（足部の骨の確認は図 10-2 を参照）．（C）第 1 中足骨間角は第 1 中足骨の中線（a）と第 2 中足骨の中線（b）とのなす角度で形成される．

すチェックリストが有効である．

　これまで述べてきたことを，一覧表として，**表 10-2, 3**，**図 10-29** に示す．

2．足関節の損傷

　すべての足関節外傷は受傷機転，すなわち内がえし外力（**図 10-30**）と外がえし外力（**図 10-31**）により分類することができる．内がえし損傷はもっとも一般的で，全体の 85% である．この分類は骨折および靱帯損傷のいずれにも適応される．外がえし外力による靱帯損傷の特別なタイプ，とくに骨折を伴っているタイプを診断したり評価する際に，この分類はとくに有用である．

a 足関節周囲の骨折

　足関節周囲の骨折は，受傷機転による分類のほかに解剖学的構造により分類することができる（**図 10-32**）：
❶ 単果骨折：骨折が内果あるいは外果のみの場合（**図 10-33, 34**）
❷ 両果骨折：骨折が両果の場合（**図 10-35**）
❸ 三果骨折：骨折が両果と脛骨遠位の後方縁（結節，いわゆる第三果）を含んだ場合（**図 10-36**）

❹ 複合骨折：脛骨・腓骨遠位の粉砕骨折の場合（**図 10-37**）
❺ 骨折／脱臼（**図 10-38, 39**）

　これらの骨折は病理力学的立場からみれば，内がえし損傷または外がえし損傷，あるいはその両方により生じる．外がえしによる骨折は種々のタイプがあり，その冠名者により，Pott 骨折，Maisonneuve 骨折，Dupuytren 骨折，Tillaux 骨折（後述参照）として知られている．

　脛骨・腓骨遠位を含むすべての足関節部の骨折は，単純 X 線撮影で診断できる．しかしながら，CT も骨折線の範囲を知るうえで有用であり，とくに若年性 Tillaux 骨折の外側転位を評価するうえで有効である．合併した靱帯損傷を評価するためには MRI が有用である．

▌脛骨遠位骨折▌

［ピロン（pilon, pylon）骨折］

　脛骨遠位骨折で粉砕骨折線が距腿関節に及んでいる場合，ピロン骨折といわれている（**図 10-40**：**図 10-37** も参照）．これらの損傷は下肢全骨折の約 5% を占める．ピロン骨折の多くは高所からの転落，交通事故，スキー事故により，または平地において足部が固定された状態で前方へ転倒した際に起こる．本損傷の病態は複雑なことが多いが，主たる外力は垂直方向の圧迫力である．腓骨遠位や距骨の骨折，足関節亜脱臼（**図 10-41**），下腿遠位の軟部組織の重度損傷の合併もまれではない．

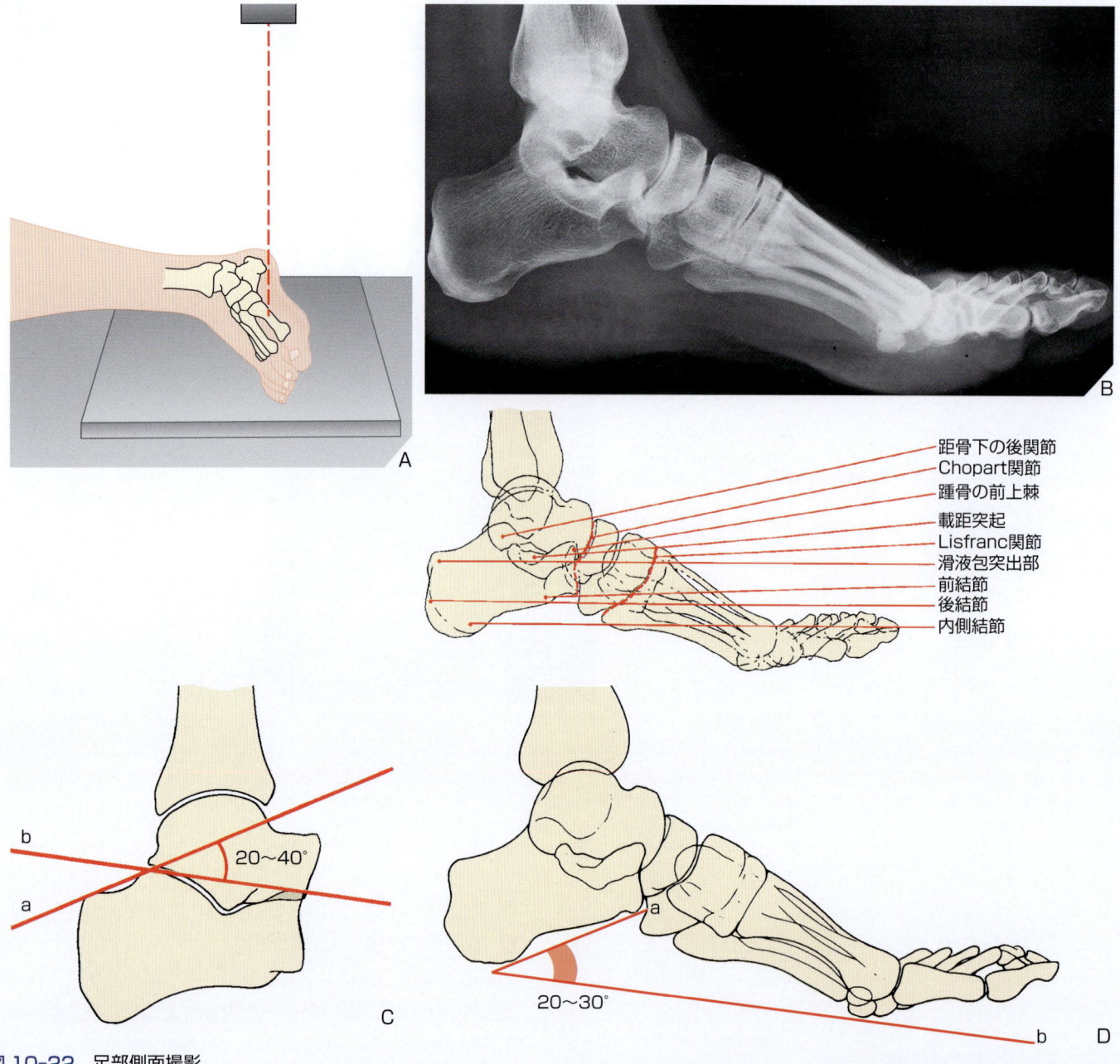

距骨下の後関節
Chopart関節
踵骨の前上棘
載距突起
Lisfranc関節
滑液包突出部
前結節
後結節
内側結節

図 10-22 足部側面撮影

（A）足部の側面撮影では側臥位で膝を軽度屈曲させ，足部の外側をカセット側にする．Ｘ線照射の中心は，足根骨中央に垂直に向ける．（B）側面像では滑液包突出部，踵骨の後面のもっとも突出した部位，アキレス腱の停止部である後方隆起，足底筋膜が停止する足底面の内側隆起，前方隆起，踵骨の前上棘，距骨下の後関節，載距突起，そして距舟関節と踵立方骨関節面が示される．Chopart 関節と Lisfranc 関節もよくみえる．（C）側面像ではまた，距骨と踵骨の角度の関係である Böhler 角の評価がなされる．この角度は，踵骨隆起の後上縁（bursal projection）から距骨下関節後関節の先端に引いた線（a）と距骨下関節後関節の先端から踵骨前方突起の上縁に引いた 2 番目の線（b）の交差により決定される．正常では，この角度は 20 〜 40°の間である．（D）踵骨の高さ（calcaneal pitch）は踵骨の下面に引いた接線（a）と足底面に沿って引いた線（b）とがなす角である．

図 10-23 Gissane 角

本計測は後足部側面像において，踵骨背側面の前後方向の傾斜によって作られる角で，正常は 125 〜 140°である．

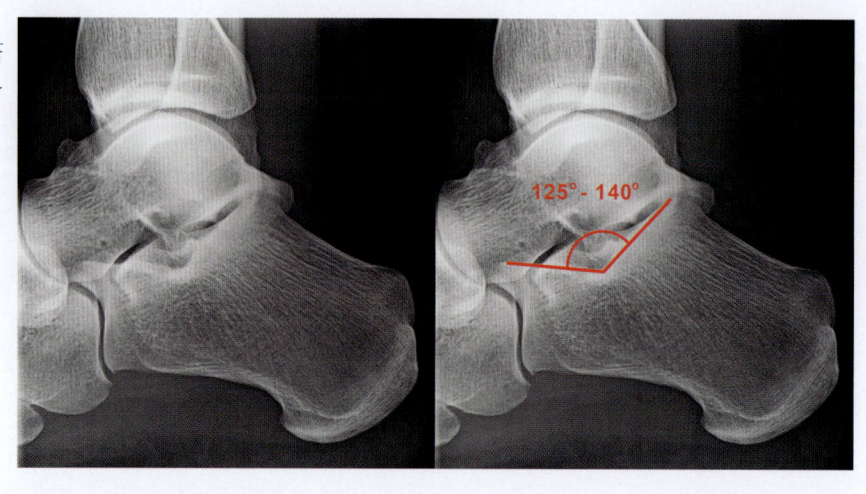

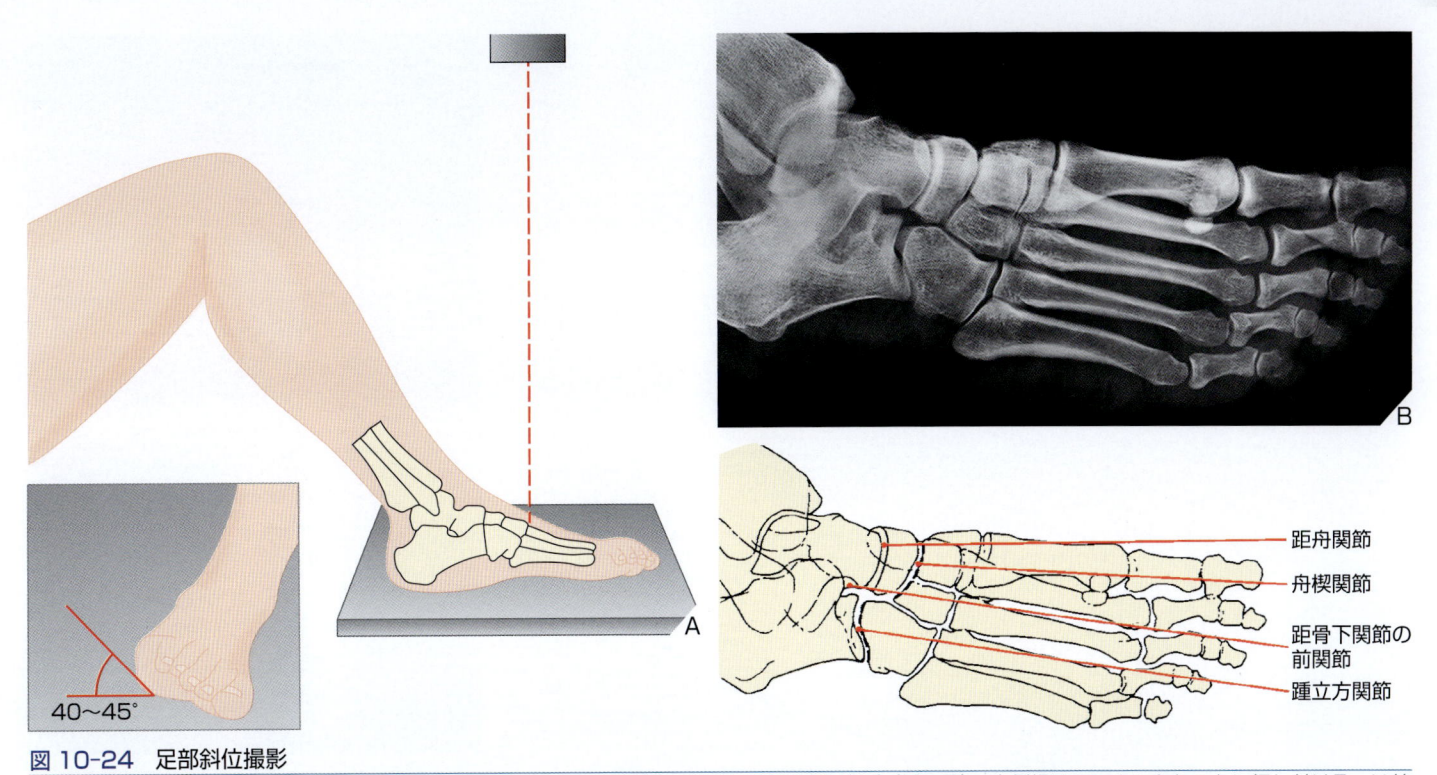

図 10-24　足部斜位撮影
(A) 足部の斜位撮影では，仰臥位にて膝を屈曲させる．足の外足縁を約 40〜45° 持ち上げ（挿入図），内側縁はフィルムカセットに押し付ける．X 線照射の中心は第 3 中足骨基部に垂直に向ける．(B) 足の斜位像では，距骨下関節の前関節，距舟関節，舟楔関節，踵立方関節，同様に趾骨と中足骨がよく示される．

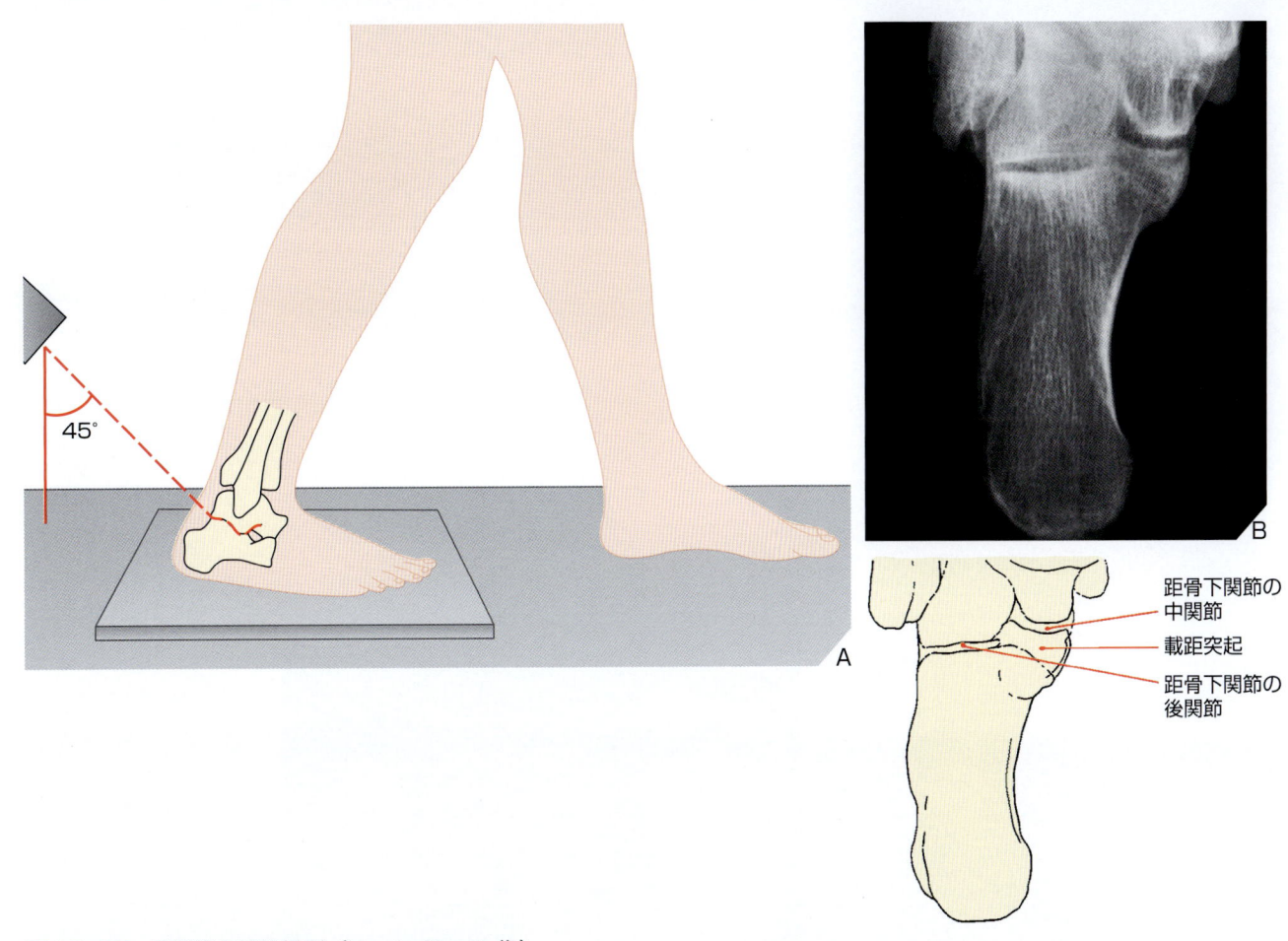

図 10-25　足部後方接線撮影（Harris-Beath 像）
(A) 足部の後接線（Harris-Beath）撮影では，起立し，足底をカセット上に水平に置く．X 線照射の中心は，通常踵部の中心線に対して 45° 傾斜させるが，35° や 55° も用いられる．(B) この撮影法では，距骨下関節の中関節は水平面でみえ，載距突起は内側に写される．後関節は外側に写され，中関節に平行である．踵骨体部がよく示される．

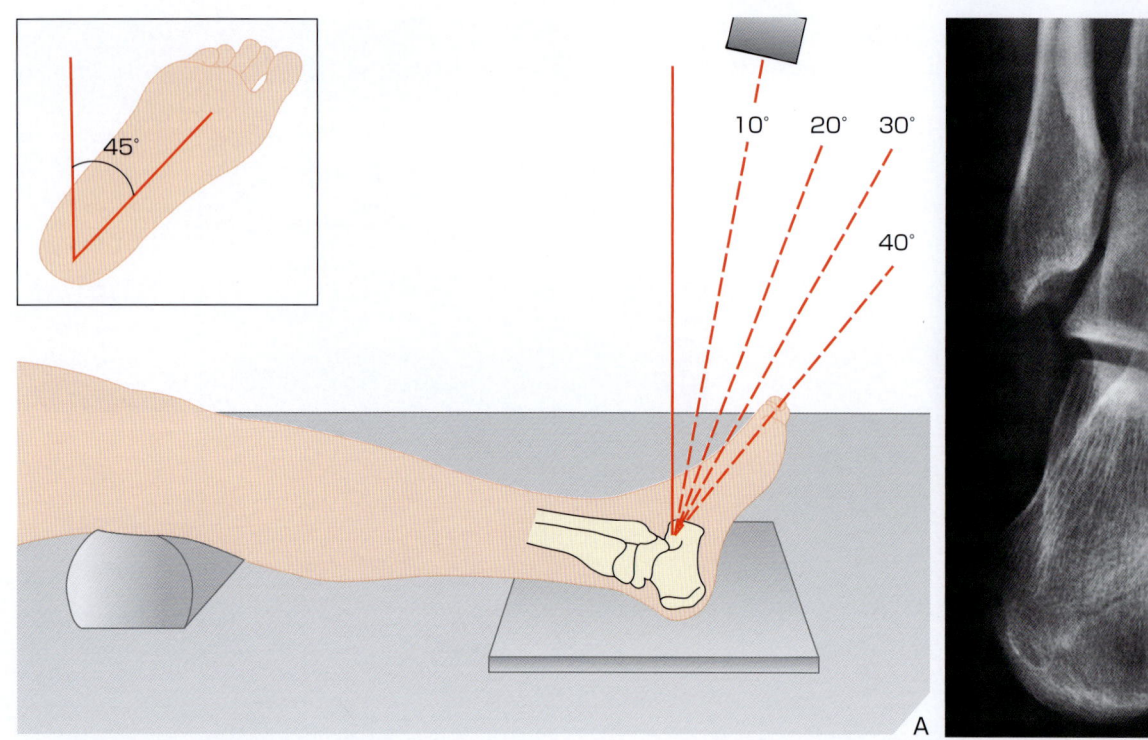

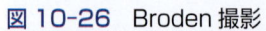

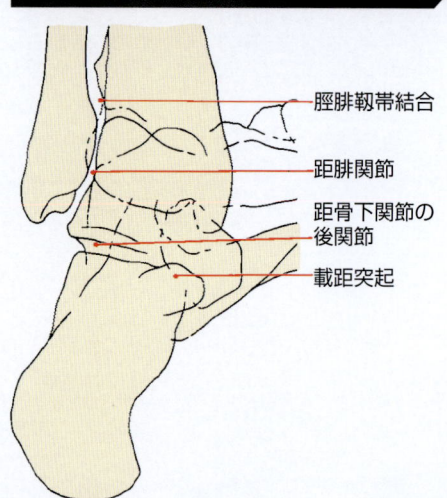

図 10-26　Broden 撮影
（A）足部の Broden 撮影では，仰臥位にて膝を軽度屈曲し，小さな砂袋で支える．足をカセット上に置き，90°に背屈させ，下腿と一緒に約 45°内旋する（挿入図）．X 線照射の中心は外果に向ける．撮像は X 線管を頭側に 10°，20°，30°，40°傾けて得られる．（B）頭側に 30°傾けた X 線像では，距骨下関節の後関節が示される．載距突起がよく示されることと，距腓関節と脛腓靱帯結合が非常によく写し出されることにも注目．

脛腓靱帯結合

距腓関節

距骨下関節の
後関節

載距突起

**図 10-27　足部種子骨の
　　　　　接線撮影**
（A）種子骨の接線撮影では，撮影台に腰を掛け，足を背屈位でカセット上に置き，包帯などで足趾を背屈位に保持する．照射の中心は第 1 中足骨頭に垂直に向ける．（B）この種子骨撮影では，中足骨頭と第 1 中足骨の種子骨が示される．

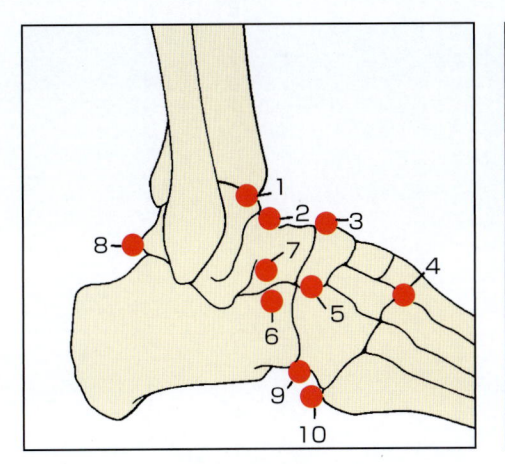
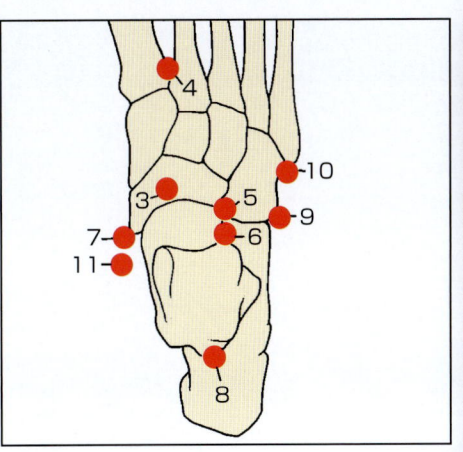
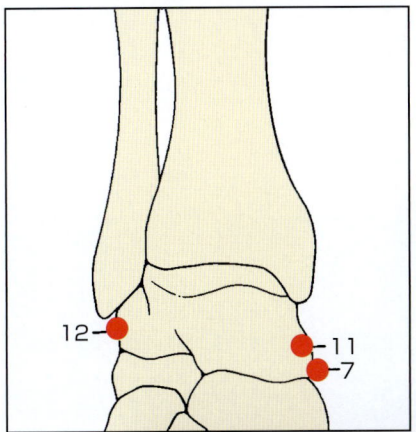
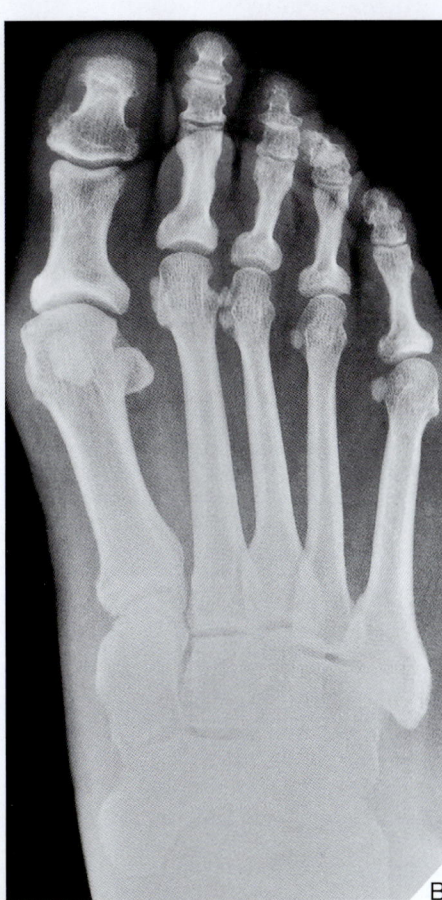

1. 距脛骨　os talotibiale
2. 距骨上骨　os supratalare
3. 舟状骨上骨　os supranaviculare
4. 中足骨間骨　os intermetatarsale
5. 第2立方骨　cuboides secundarium
6. 第2踵骨　calcaneus secundarius
7. 外脛骨　os tibiale externum
8. 三角骨　os trigonum
9. 腓骨小骨　os peroneum
10. ヴェサリウス骨　os vesalianum
11. 副距骨　talus accessories
12. 第2距骨　talus secundarius

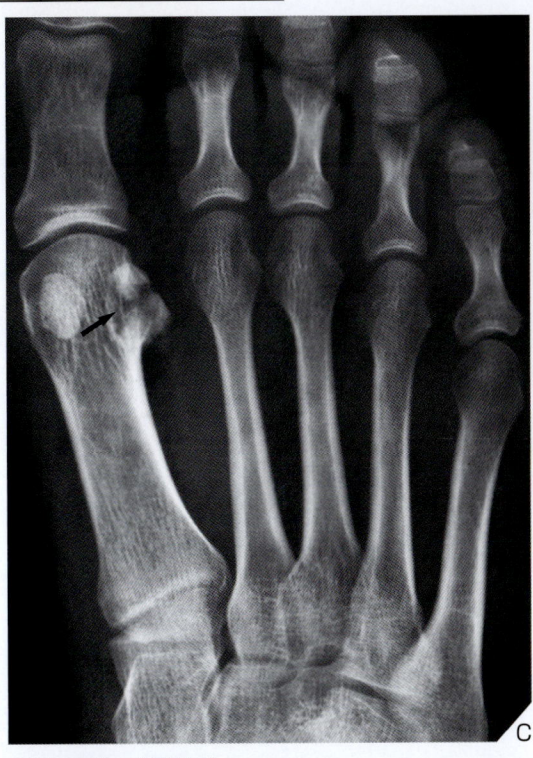
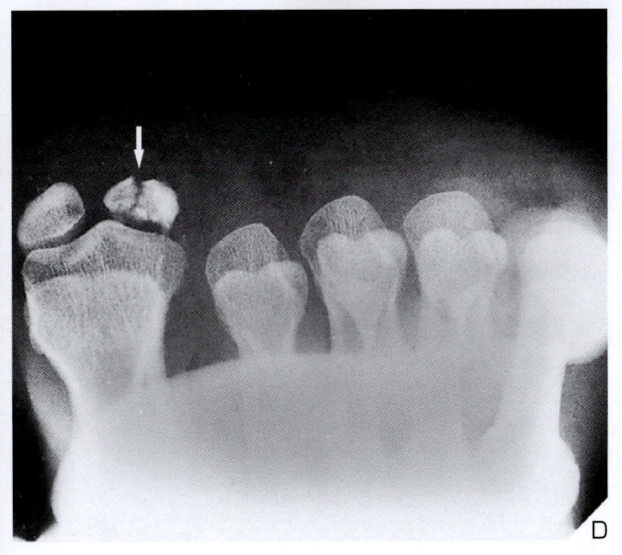

図 10-28　足部の副骨（過剰骨）
（A，B）足部と足関節の多くの副骨は，骨折像に似ているため，足部損傷の評価を複雑にしている．逆に，正面像（C），種子骨撮影像（D）にて，ここに示す外側（腓骨側）種子骨骨折（→）（図 10-27B と比較）のような骨折の場合には，単なる種子骨として骨折が見逃されることもある．

表 10-1	足部・足関節の MRI 評価のチェックリスト

骨性構造
  脛骨遠位（冠状断，矢状断）
  腓骨遠位（冠状断，矢状断）
  距骨（冠状断，矢状断，横断）
  踵骨（冠状断，矢状断，横断）
  立方骨（矢状断，横断）
  舟状骨（矢状断，横断）
  楔状骨：内側，中間，外側（冠状断，横断）
  種子骨（冠状断，横断）
  os naviculare（外脛骨）（横断）
  腓骨筋腱に関連する小骨（冠状断，矢状断）

関節および関節軟骨
  距腿関節（冠状断，矢状断）
  Chopart 関節（矢状断）
  Lisfranc 関節（矢状断）
  距骨下関節（冠状断，矢状断）

筋肉と腱
  アキレス腱（矢状断，横断）
  前脛骨筋（横断）
  後脛骨筋（横断）
  腓骨筋：長，短，第三（横断）
  長母趾屈筋（矢状断，横断）
  短母趾屈筋（矢状断，横断）
  長母趾伸筋（矢状断，横断）
  短母趾伸筋（矢状断，横断）
  趾屈筋：長，短（矢状断，横断）
  趾伸筋：長，短（矢状断，横断）
  足底筋（横断）
  母趾外転筋（横断）
  母趾内転筋（横断）

靱 帯
  三角靱帯
    脛踵線維束（冠状断）
    脛距線維束：前方，後方（冠状断，横断）
    脛舟線維束（矢状断，横断）
    ばね靱帯（脛骨-ばね）（冠状断，横断）
  外側靱帯
    後距腓（横断）
    前距腓（横断）
    踵腓（冠状断）
  遠位脛腓靱帯結合
    骨間膜（冠状断，横断）
    後脛腓（冠状断，横断）
    前脛腓（冠状断，横断）
    下横脛腓（横断）
  Lisfranc 関節（横断）

滑液包
  踵骨後（矢状断）
  アキレス腱後（矢状断，横断）

そのほかの構造
  足底腱膜（矢状断）
  蹠側板（矢状断）
  足根洞（冠状断，矢状断，横断）
  足根管（冠状断，矢状断，横断）
  anterolateral gutter（横断）
  Kager fat pad（矢状断）
  後脛骨動・静脈・神経（横断）
  大伏在静脈（横断）

（　）内はもっとも適した撮影法.

表 10-2	足関節と足部の損傷を評価するための標準的および特殊 X 線撮影法

撮影法	得られる所見	撮影法	得られる所見
正 面 （足関節）	骨 折 　遠位脛骨 　遠位腓骨 　内 果 　外 果 　ピロン骨折（距腿関節に及ぶ骨折）	側面（足関節，足部）	腿関節 　距骨（とくに頸部） 　踵骨（とくに冠状断面） 　距骨下関節後関節 　載距突起 　種子骨 　立方骨
（足部）	骨 折 　距骨（とくにドーム） 　舟状骨，楔状骨，立方骨 　中足骨，趾骨（疲労骨折，種子骨 　骨折も含む） 脱 臼 　距骨下関節 　　距骨周囲（前方・後方型） 　　全距骨 　足根中足（Lisfranc）関節		脱 臼 　足関節 　　距骨下関節 　　距骨周囲（前方・後方型） 　足根中足（Lisfranc）関節 足関節内の液体貯留 前距腓靱帯断裂
足関節 10°内旋（mortise）	正面像と同様の所見に加えて，脛 骨関節面（plafond）の把握 外側側副靱帯断裂 三角靱帯損傷 足関節の不安定性	ストレス（前方引き出し）	足関節の不安定性 骨 折
ストレス （内がえし，外がえし）	Böhler 角 Gissane 角	斜 位 　内 旋 　外 旋	内 果 　距 骨 　踵骨結節 　中足骨 　趾 骨
側面（足関節，足部）	骨 折 　遠位脛骨 　　前面 　　後縁（第 3 果部）	後方接線（Harris-Beath）	骨 折 　距骨下関節の中・後関節 　踵骨（軸面）
		Broden	骨 折 　距骨下関節の後関節 　踵骨 　載距突起
		接線（種子骨）	種子骨骨折

表 10-3		足関節と足部の損傷を評価するための補助的撮影法	
撮影法	得られる所見	撮影法	得られる所見
放射性核画像 　（シンチグラフィー，骨スキャン） 関節造影 　（単純造影） 　（二重造影，通常断層またはCT 　を併用） 腱造影	疲労骨折 治癒過程 靱帯断裂 足関節の構造 骨軟骨骨折 距骨骨軟骨損傷 関節内骨軟骨遊離体 断　裂 　アキレス腱 　後脛骨筋腱 　腓骨筋腱 　長趾筋腱	CT MRI 超音波	複雑な骨折（とくに踵骨） 骨折線が関節内に及ぶ骨折 腱の損傷（とくに腓骨筋，脛骨筋， 　アキレス腱） 関節造影，腱造影，CTに同じ 足根管症候群 足根洞症候群 腱・靱帯の外傷 軟部における外傷後の血腫または 　液体貯留 足根管症候群 足根洞症候群

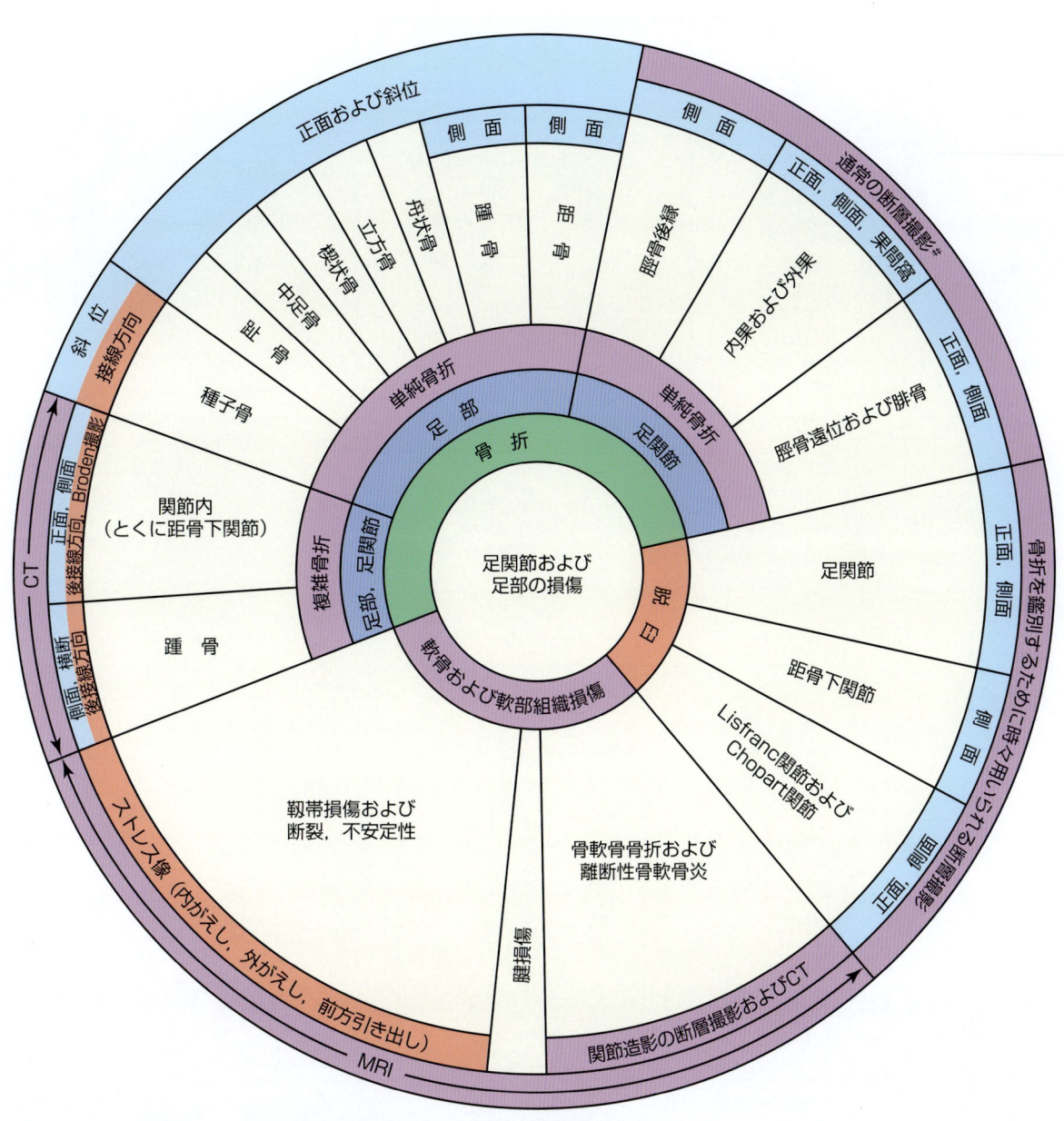

図 10-29　足関節および足部外傷の評価における各種画像診断法
ここに示した標準的 X 線撮影法と補助的撮影法は，それぞれの外傷による損傷状態をもっともよく描出するもののみをあげて
いる.
♯断層撮影ほぼ完全に CT に置き換っている.

足関節についての内がえし損傷の様子

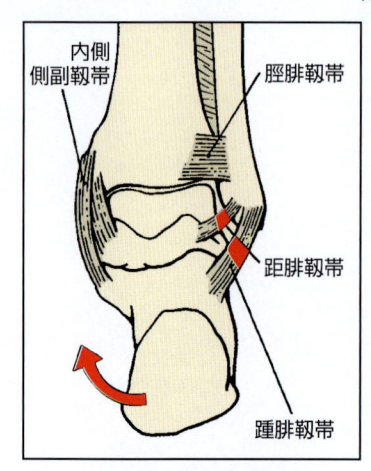
内側
側副靱帯　　脛腓靱帯

距腓靱帯

踵腓靱帯

外側側副靱帯の捻挫

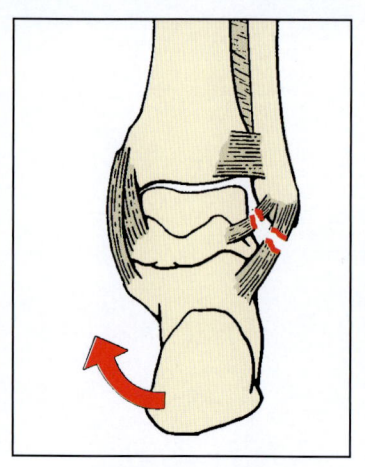
外側側副靱帯の断裂

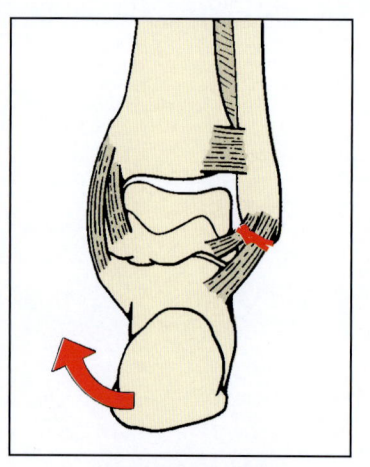
外側側副靱帯の裂離

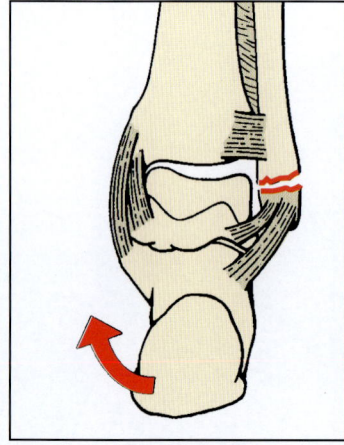
外果の横骨折

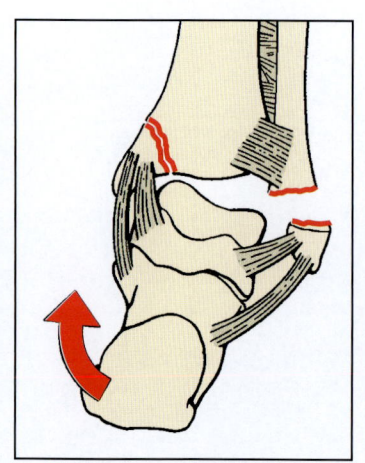
内果および外果の骨折

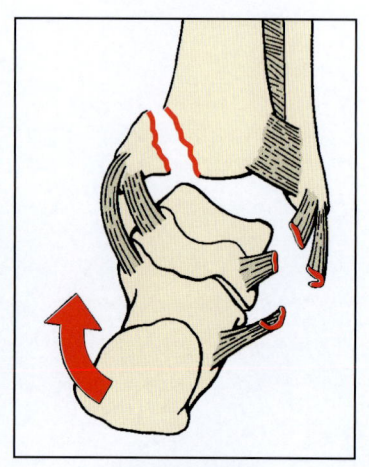
外側側副靱帯断裂
を伴った内果骨折

図 10-30　内がえし損傷
足関節外側支持機構に及ぼす内がえし外力（赤矢印）の程度により，外側側副靱帯および内外果損傷の程度は決まる．しかし内がえし外力は，後脛腓靱帯，内側側副靱帯には影響を及ぼさないことにも注目．
(Edeiken J, Colter JM. Ankle trauma. Semin Roentgenol 1978；13：145-155 より改変)

足関節についての外がえし損傷の様子

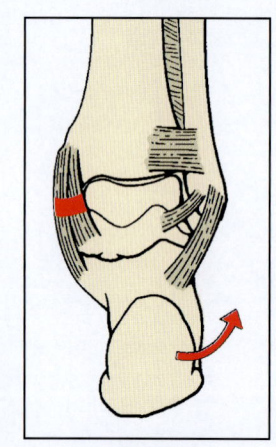
三角靱帯の捻挫

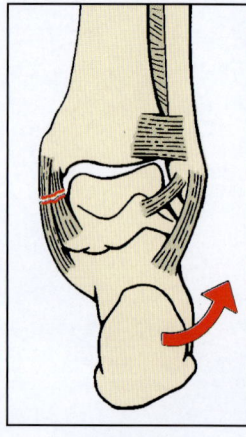
三角靱帯の断裂

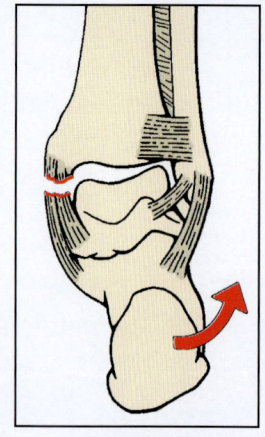
三角靱帯の裂離

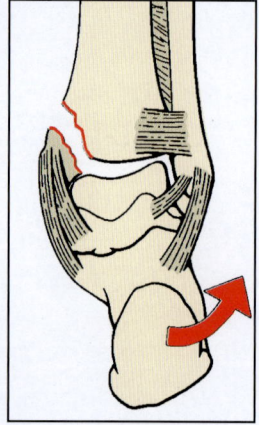
内果の骨折

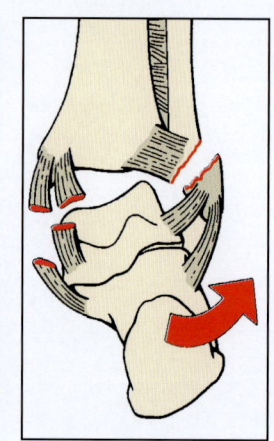
三角靱帯の断裂を伴った
外果骨折

図 10-31　外がえし損傷
足関節内側支持機構に及ぼす外がえし外力の程度により，内側側副靱帯（三角靱帯）および内外果損傷の程度は決まる．しかし外がえし外力は，後脛腓靱帯および外側側副靱帯には影響を及ぼさないことにも注目．
(Edeiken J, Colter JM. Ankle trauma. Semin Roentgenol 1978；13：145-155 より改変)

解剖学的構造による足関節骨折の分類

単　果

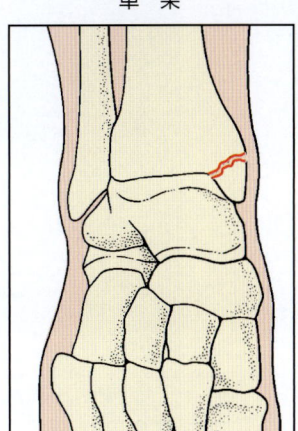

内果（あるいは外果）損傷

両　果

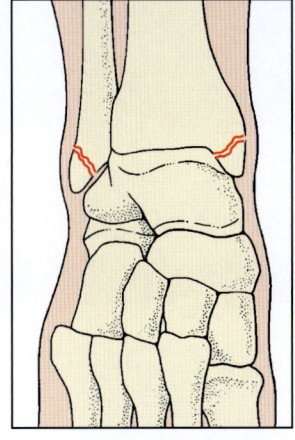

内果および外果損傷

三　果

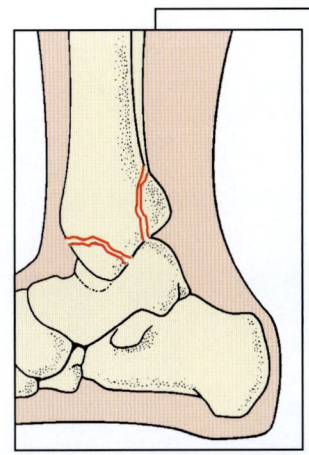

内外果および遠位脛骨の後結節（第3果）損傷

複　合

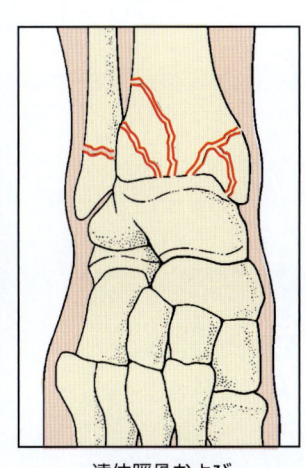

遠位脛骨および
腓骨の粉砕骨折

図 10-32　足関節骨折の分類
足関節骨折は解剖学的構造により，単果，両果，三果，複合に分類できる．

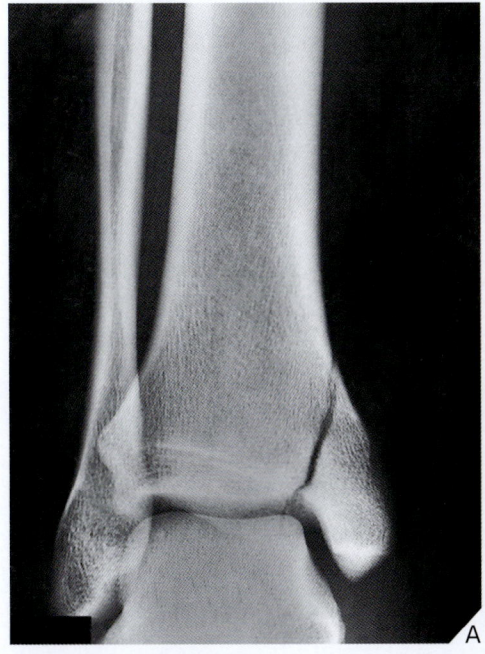

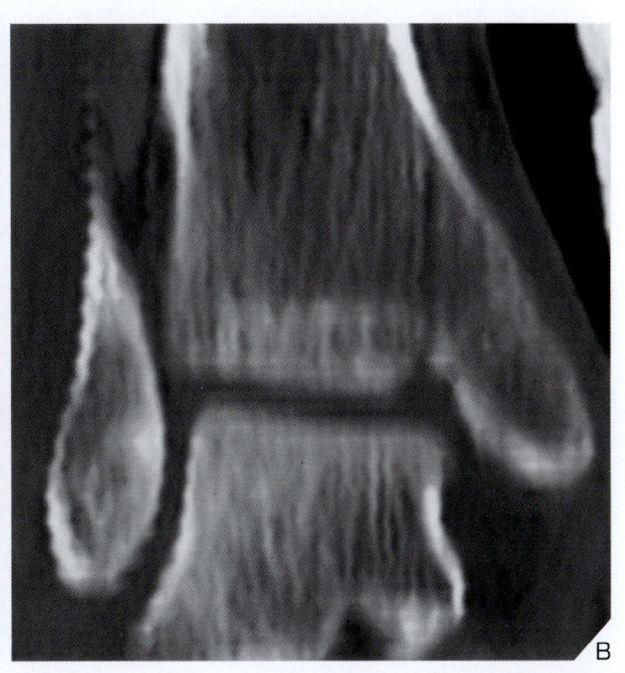

図 10-33　単果骨折
足関節の X 線正面像（A）と再構成 CT 冠状断像（B）において，内果の典型的単果骨折がみられる．

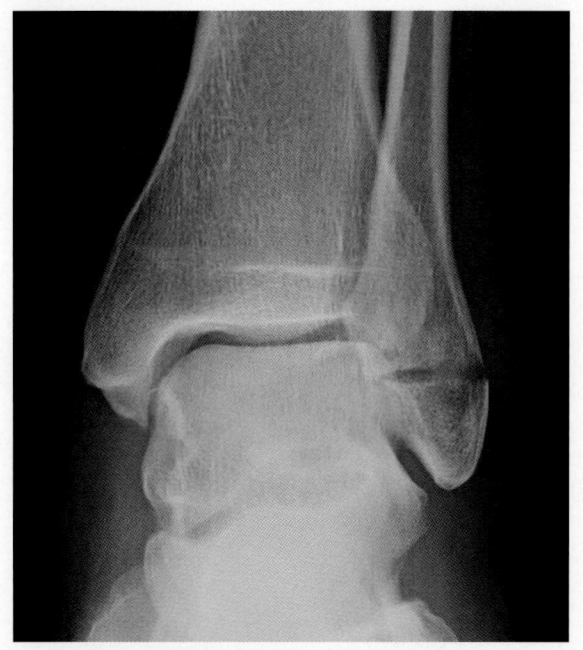

図 10-34　単果骨折
　左足関節X線正面像にて外果の横骨折がみられる.

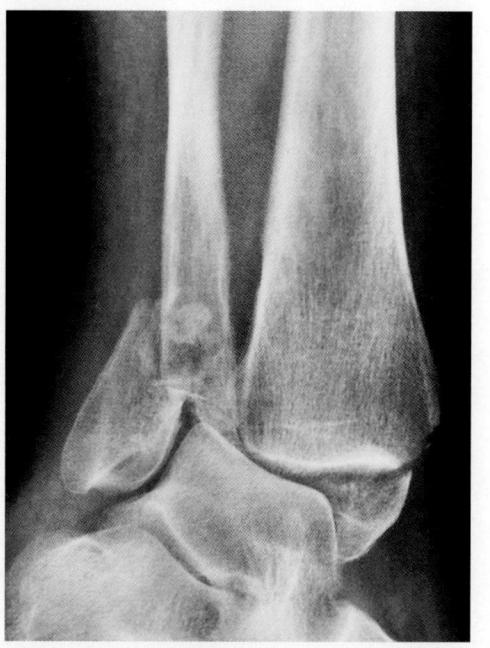

図 10-35　足関節両果骨折
　足関節のX線斜位像において，内外果を含む両果
骨折がみられる.

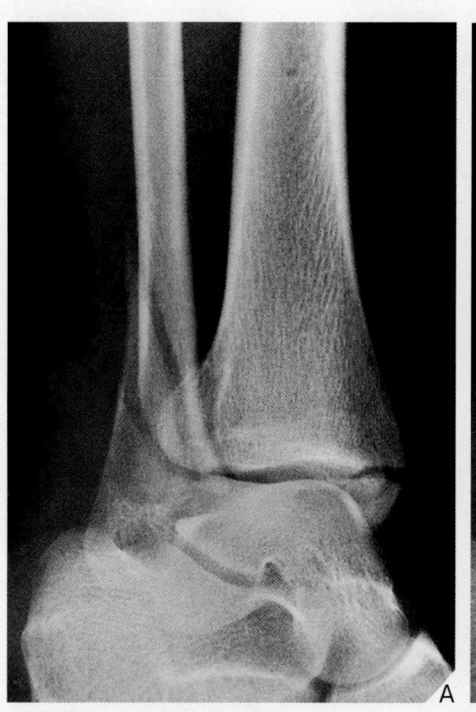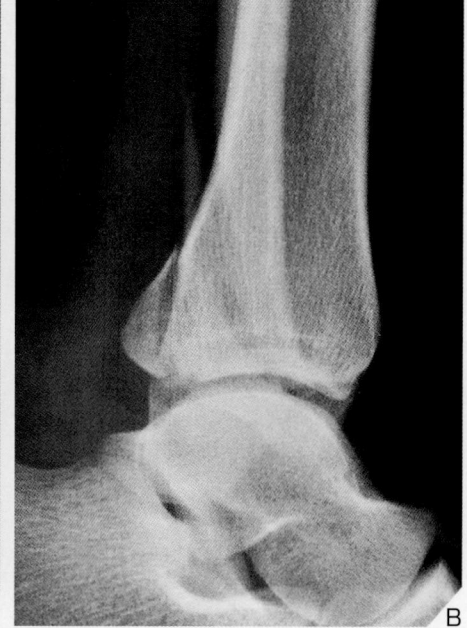

図 10-36　足関節三果骨折
　X線斜位像（A）と側面像（B）において，遠位脛骨後縁と両果の三果骨折がみられる．遠位脛骨後
縁は側面像でよくみえる.

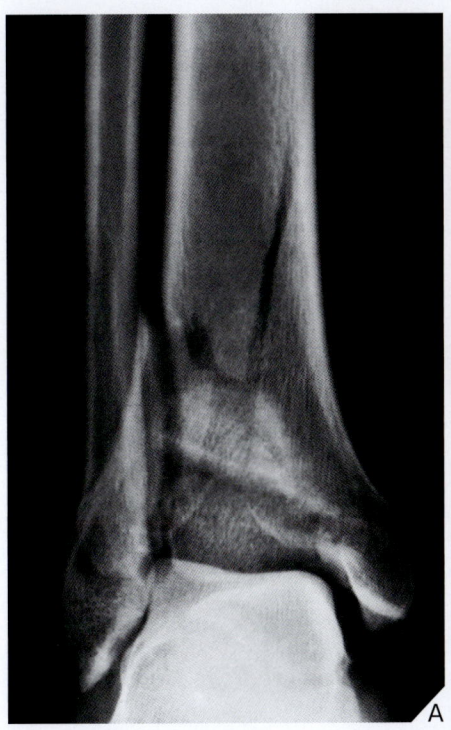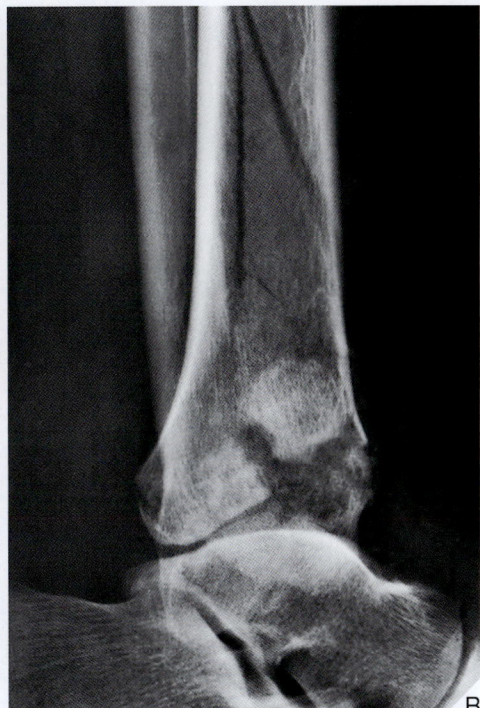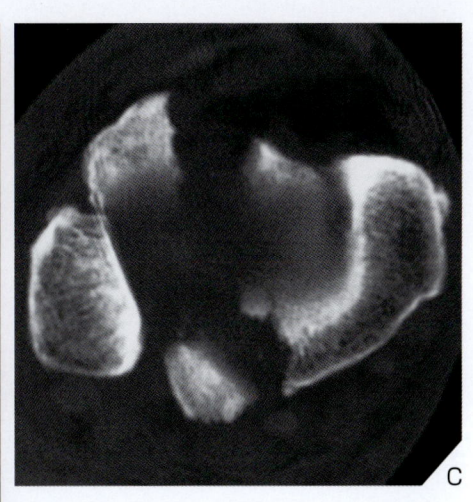

図 10-37　ピロン骨折
30 歳男性．3 階窓から転落して受傷．X 線正面像（A）と側面像（B）において，脛骨・腓骨遠位の粉砕骨折である複合型がみられる．脛骨天蓋高位でのCT 横断像（C）では典型的なピロン骨折を呈している．

図 10-38　足関節脱臼骨折
28 歳女性．スキーによる右足関節外傷．腓骨遠位の粉砕骨折と内果の骨折を伴った後方脱臼を示す．

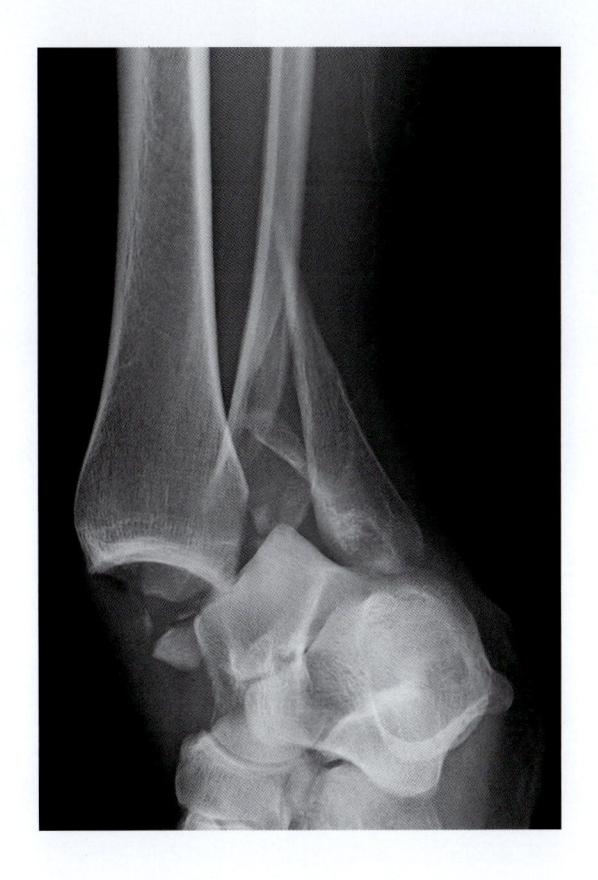

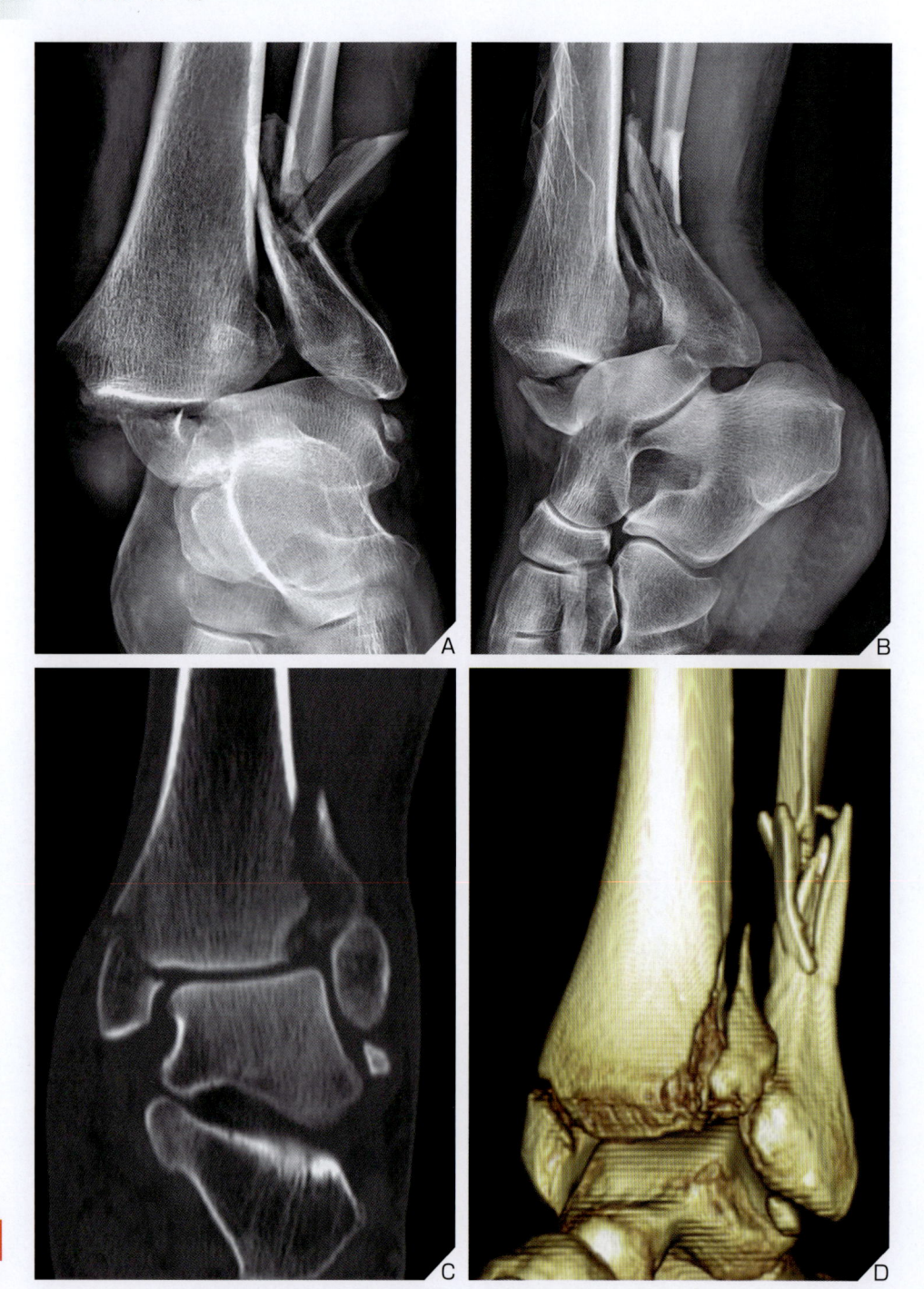

図 10-39 足関節脱臼骨折の 3D-CT
左足関節の X 線正面像（A）および側面像（B）にて三果骨折および後方脱臼を認める．脱臼整復後の再構成 CT 冠状断像（C）および 3D-CT（D）.

ピロン骨折は三果骨折と混同してはならない．三果骨折との違いは，脛骨遠位が著しく粉砕され，脛骨天蓋を含んだ関節内骨折であり，また距骨骨折を伴うことがあり，通常は脛腓結合が保たれていることである．この骨折では骨折線が関節内に及んでいるため，合併症として外傷後変形性関節症や癒合不全，変形治癒を招くことがある．

ピロン骨折に対する Müller 分類は一般によく知られており，骨折の転位，関節の変形により 3 つのグループに分けられている（図 10-42）.

[Tillaux 骨折]

1872 年，Tillaux は外転外旋による外傷で脛骨外側端の裂離骨折を報告した．骨折線は垂直で脛骨の関節面から外側骨皮質に向かって上方に伸びている（図 10-43, 44）．小児でも同様

な骨折があり，若年性 Tillaux 骨折ともいわれ，Salter-Harris Ⅲ型の骨端線損傷である（図 10-45；図 4-32 も参照）．骨端線閉鎖は内側から外側に向かって進行するため，内側が外側より強くなることがおそらくこの骨折の原因と思われる．

Tillaux 骨折の X 線評価は，手術の適応を決定するうえで重要である．骨片が 2 mm を越えて外側に転位していたり，遠位脛骨関節面が不整である場合，保存的治療よりむしろ外科的治療の適応である．この骨折の情報を得るには，CT が最適である（図 10-46, 47）.

脛骨外側縁の裂離骨折の代わりに腓骨内側部が裂離し，前脛腓靱帯付着部が温存されている場合，Wagstaffe-LeFort 骨折といわれている（図 10-48, 49）.

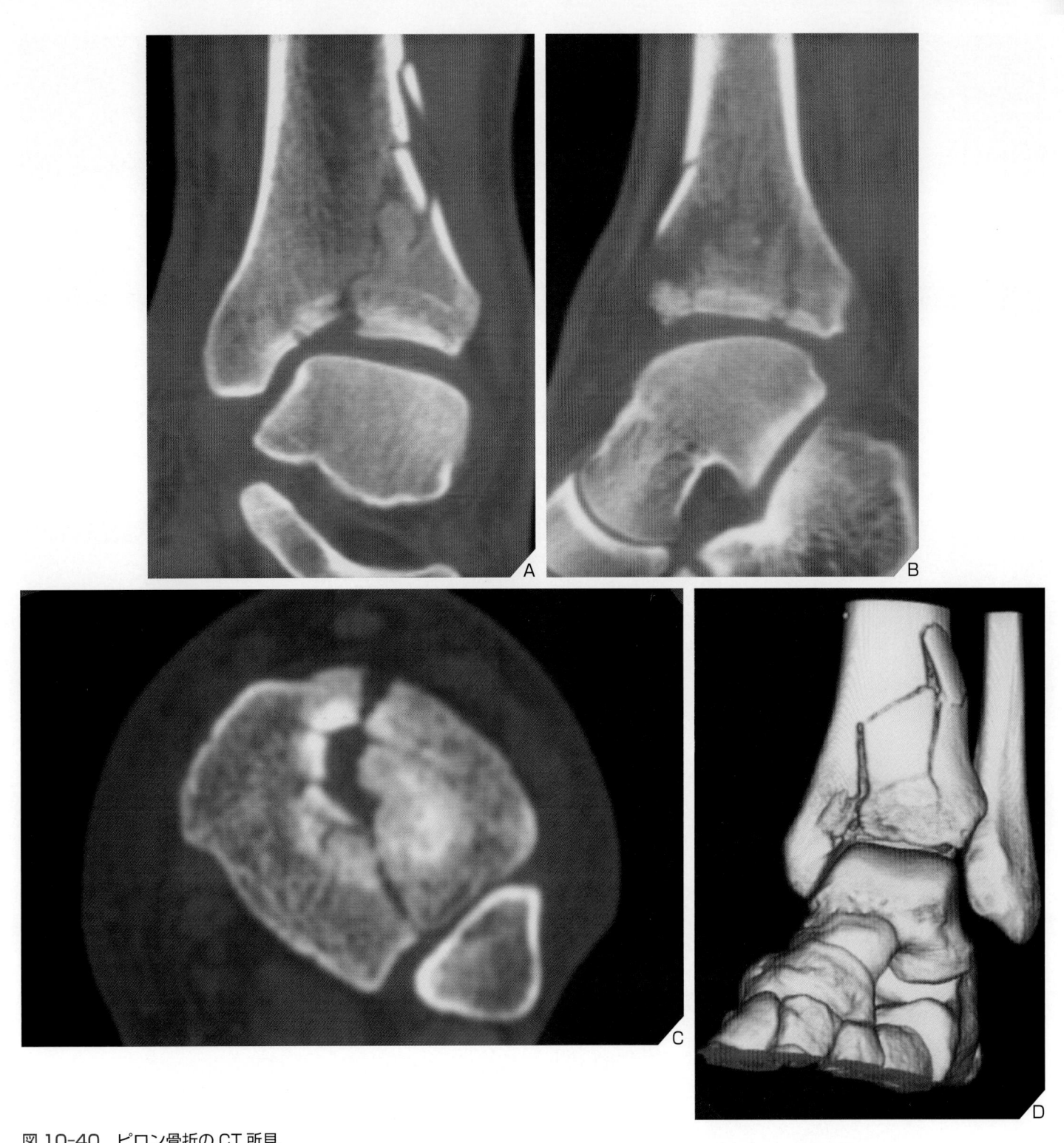

図 10-40　ピロン骨折の CT 所見
30 歳男性．オートバイによる事故での典型的なピロン骨折．（A）冠状断像，（B）矢状断像，（C）横断像，（D）3D-CT.

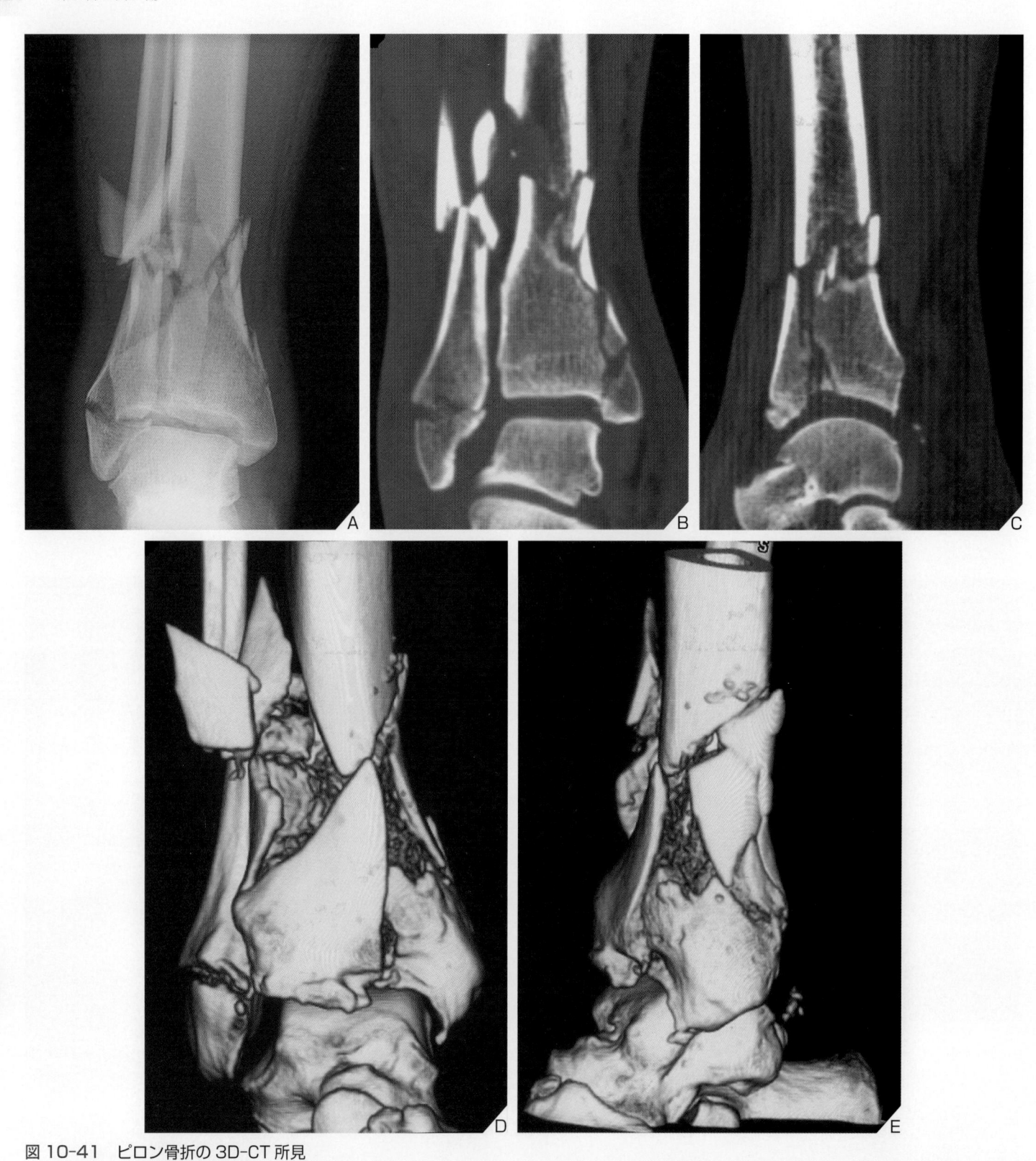

図 10-41　ピロン骨折の 3D-CT 所見
36 歳男性の交通事故での遠位脛腓骨の複雑骨折．（A）単純 X 線では明らかに粉砕した脛骨の関節内骨折と腓骨の分節状骨折を認める．再構成 CT（B）冠状断像および（C）矢状断像では複数の骨片が明らかである．（D, E）3D-CT によりいくつもの骨折骨片の方向がよくわかり，整形外科医に対して複雑な骨折の観血的整復内固定を成功に導く"ロードマップ"を提示できる

ピロン骨折のMüller分類

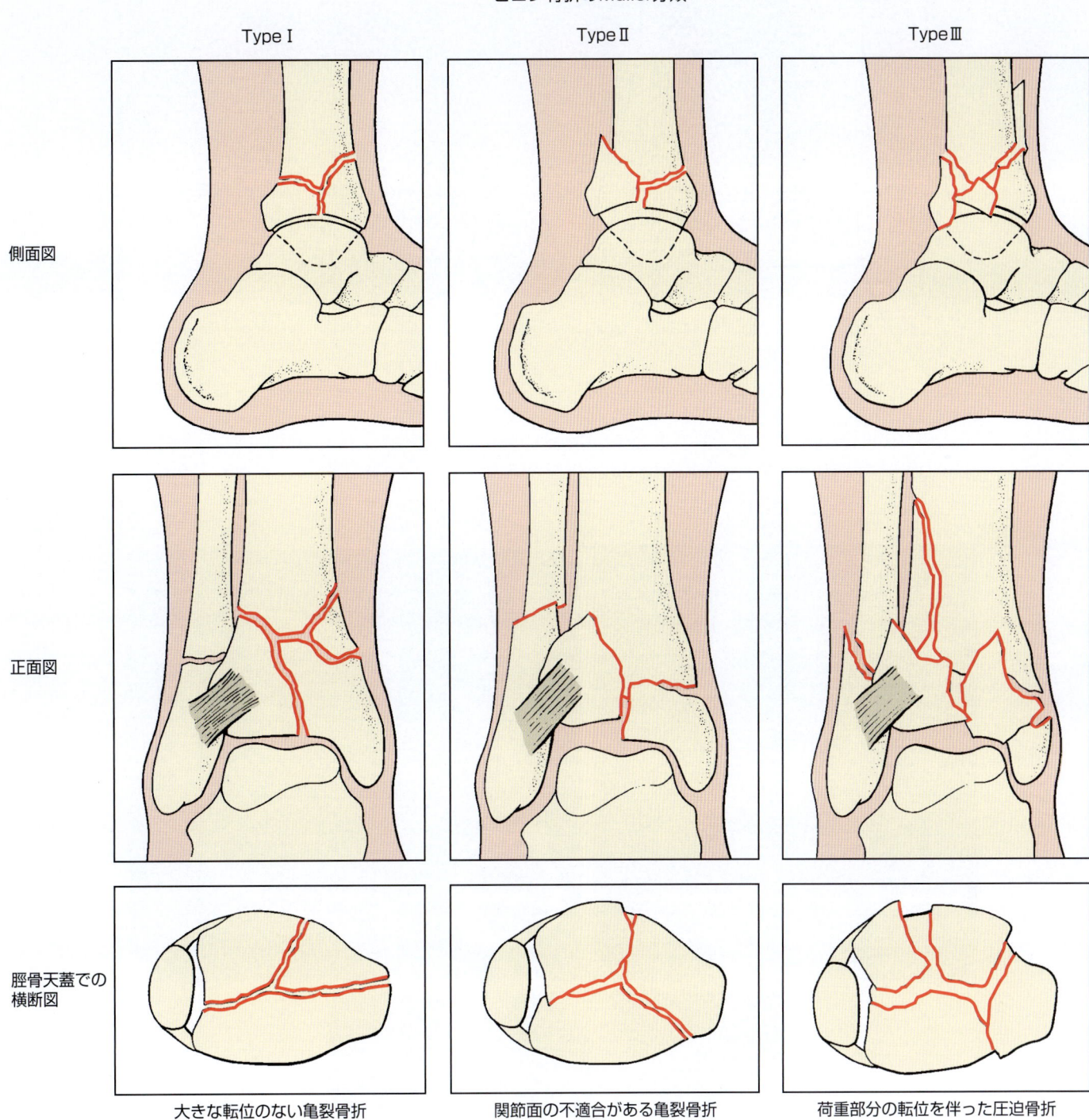

	Type Ⅰ	Type Ⅱ	Type Ⅲ
側面図			
正面図			
脛骨天蓋での横断図	大きな転位のない亀裂骨折	関節面の不適合がある亀裂骨折	荷重部分の転位を伴った圧迫骨折

図 10-42　ピロン骨折の分類
　Müller 分類は脛骨遠位の関節内骨折（ピロン骨折）の分類で，骨片の転位と関節の適合性の程度に基づいたものである．
（Müller ME, Nazarian S, Koch P. The AO classification of fractures. New York：Springer-Verlag；1979 より改変）

[triplane（Marmor-Lynn）骨折]

　脛骨遠位骨端線の外側面を含んだ骨折で，他の2面にまで骨折線が及んだ場合，triplane 骨折という．受傷機転は一般に底屈と外旋である．3つの面とは，骨端線を通過する垂直骨折を示す矢状断面，成長軟骨板の外側面に伸びる水平骨折を示す横断面，そして骨端から骨幹にかけて成長軟骨板の前面から脛骨後方骨皮質に及ぶ斜骨折を示す冠状断面である（図 10-50）．

　この骨端線領域は正面像でもっともよくわかり，横断面領域は正面像，側面像いずれでもわかる．また骨幹領域は側面像で

よくわかる．典型的 triplane 骨折は，若年性 Tillaux 骨折と Salter-Harris Ⅱ型損傷の複合型である（図 10-51，52；図 10-45A，B，図 4-32 も参照）．決して Salter-Harris Ⅳ型損傷と間違えてはならない（図 10-53）．ときに triplane 骨折における骨幹端部分の骨折線がそのまま成長軟骨板を越えて骨端へ通過することがあり，Salter-Harris Ⅳ型の骨端線損傷との鑑別が難しいことがある（図 10-54）．CT は本骨折の細部を描出するのに有効である（図 10-55，56）．

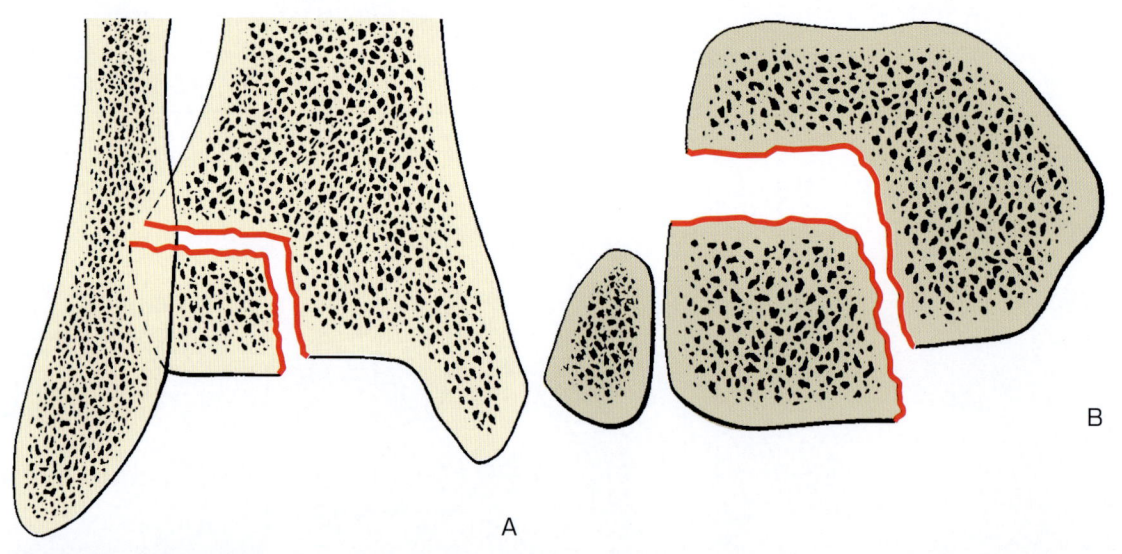

図 10-43 Tillaux 骨折
　古典的 Tillaux 骨折をシェーマで示すと，脛骨遠位の冠状断面（A）と横断面（B）において骨折線は遠位脛骨関節面から外側骨皮質まで及んでいる.

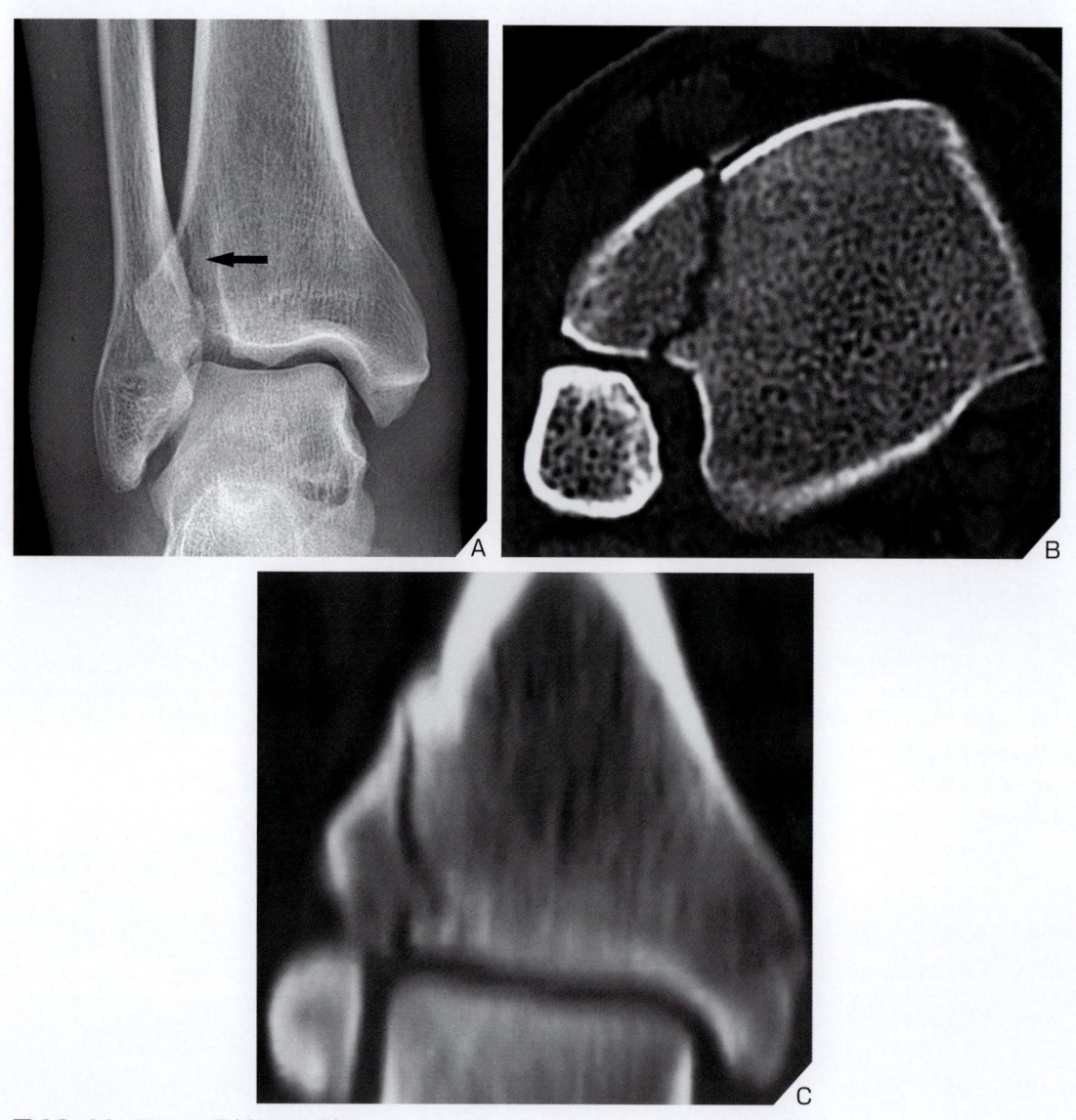

図 10-44 Tillaux 骨折の CT 所見
　39 歳男性. 転位のない Tillaux 骨折.（A）足関節 X 線正面像（→）.（B）CT 横断像.（C）冠状断面での CT 再構成像.

10

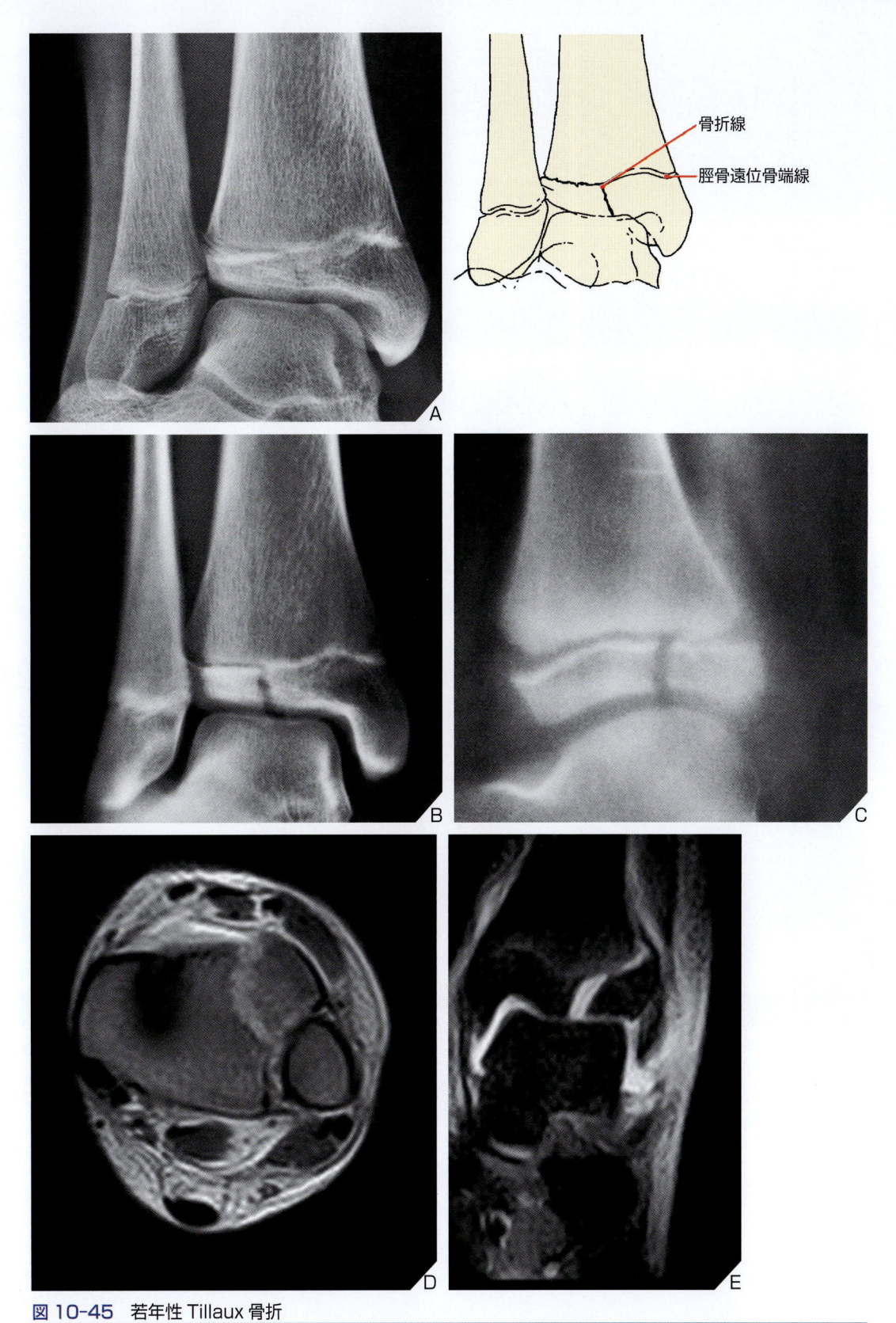

骨折線

脛骨遠位骨端線

図 10-45　若年性 Tillaux 骨折
　13 歳女児．バスケットボールにて受傷．X 線斜位像（A）とその断層撮影像（B）および側面像（C）において，典型的 Salter-Harris Ⅲ型の成長軟骨板損傷がみられ，若年性 Tillaux 骨折ともいわれている．別の 12 歳患児の MRI T2 強調横断像（D）および STIR 冠状断像（E）で，遠位脛骨骨端の前外側に骨折を認め，本損傷に典型的である．

Ⅱ

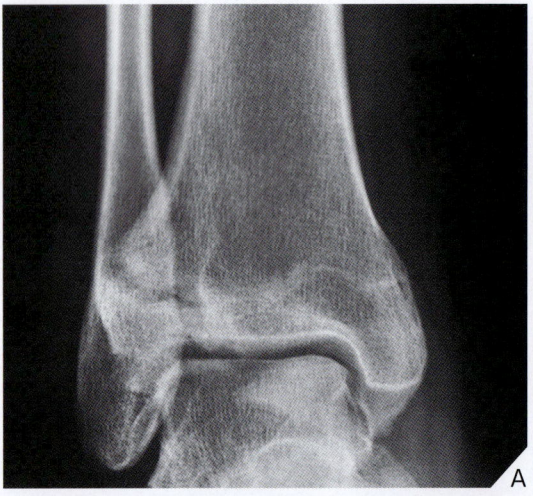
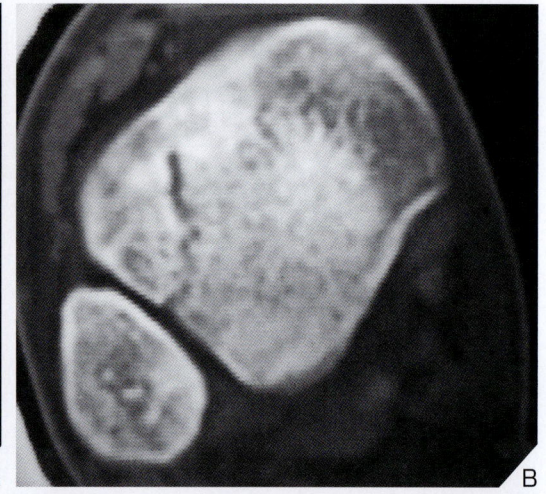

図 10-46　Tillaux 骨折の CT 所見

アイススケートにて足関節を捻った 24 歳女性．単純 X 線正面像（A）および CT（B）にて脛骨外側の辺縁骨折を認め，本損傷に典型的である．転位は小さいため保存的治療が適応となる．

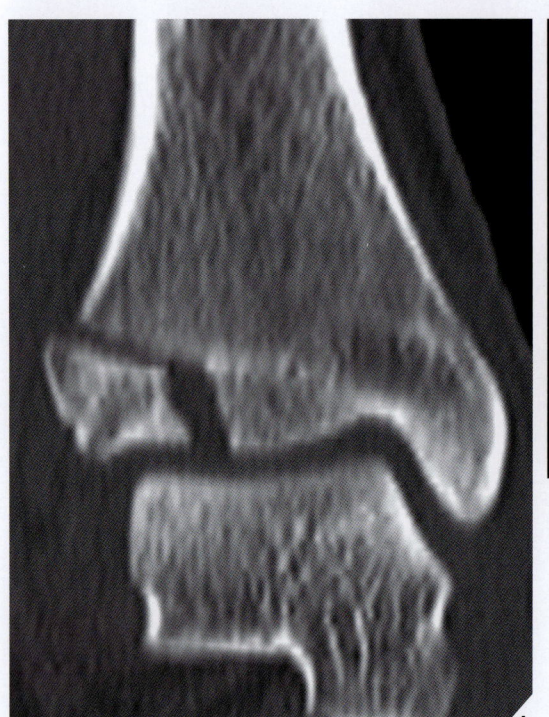
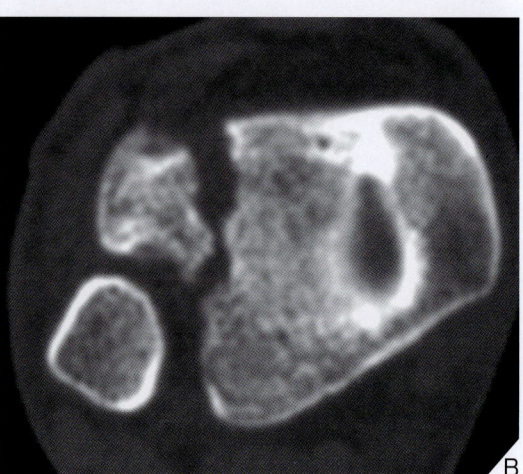

図 10-47　Tillaux 骨折の CT 所見

スキー大会にて右足関節を損傷した 28 歳女性．再構成 CT（A）冠状断像および（B）横断像にて転位した Tillaux 骨折を認め，後日観血的整復内固定を受けた．

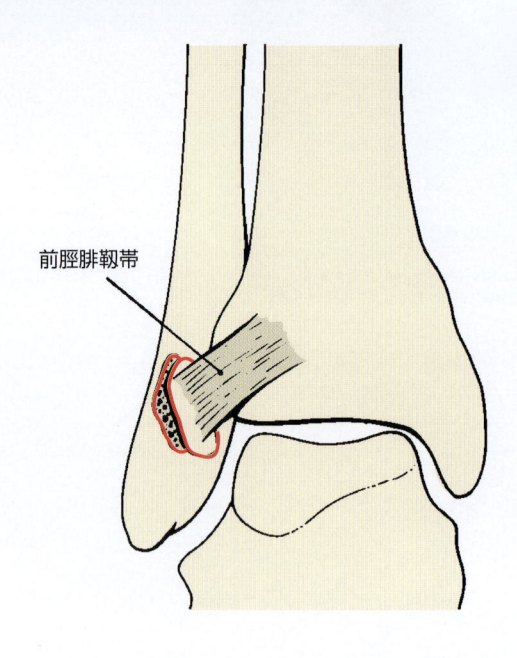

前脛腓靱帯

図 10-48　Wagstaffe-LeFort 骨折

正面像をシェーマで示すが，腓骨の内側部が前脛腓靱帯の付着部で裂離している．前脛腓靱帯は温存されている．

10

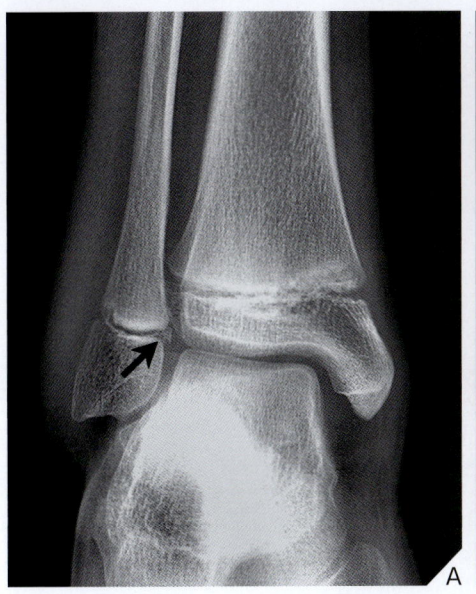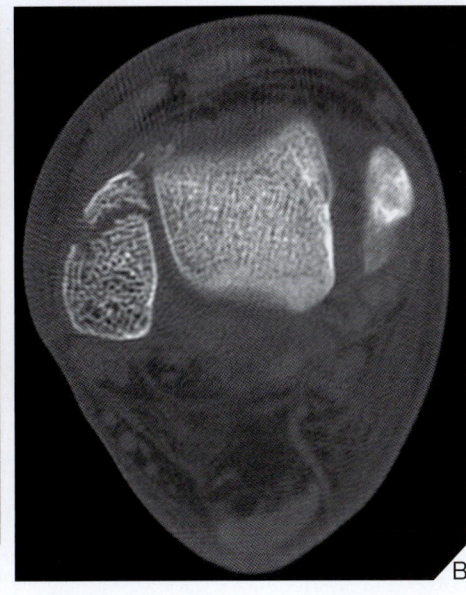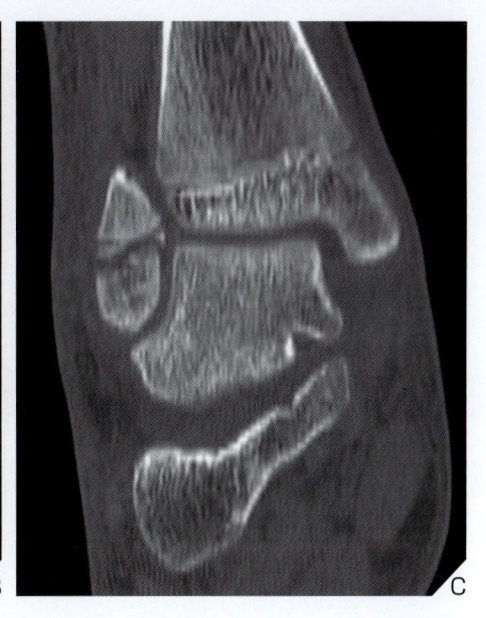

図 10-49　Wagstaffe-LeFort 骨折
（**A**）右足関節単純 X 線正面像にて前脛腓靱帯付着部の腓骨からの剝離骨片（→）を認め，CT 横断像（**B**）および再構成冠状断像（**C**）にて明瞭である．

図 10-50　triplane 骨折
triplane（Marmor-Lynn）骨折は，矢状断面で骨端線の垂直骨折がみられ，成長軟骨板の外側面を通る横断面では水平骨折が起こり，冠状断面では骨端から骨幹にかけて成長軟骨板の前面から脛骨の後方骨皮質までの斜骨折がみられる．

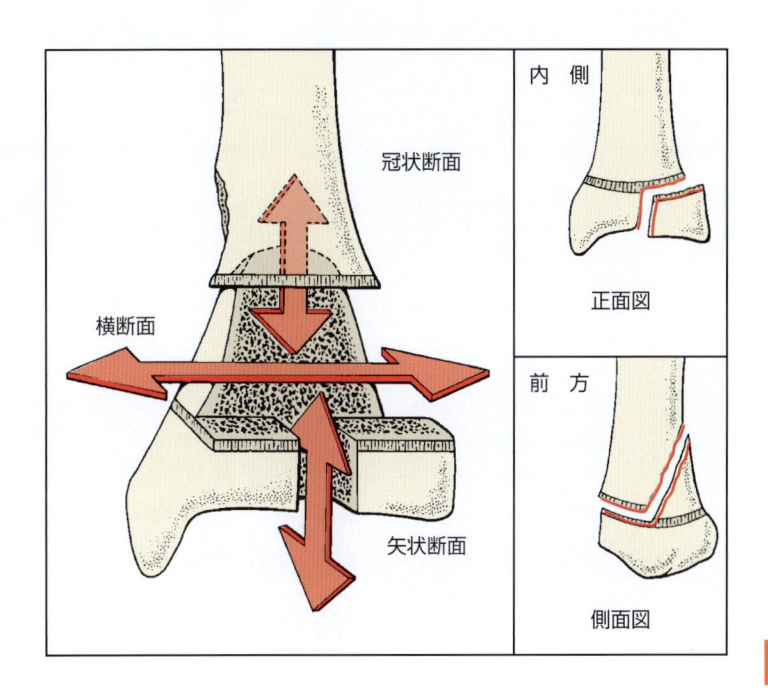

腓骨骨折

[Pott 骨折]

Percivall Pott 卿は自らの骨折の経験で，1769 年，足関節骨折のもっとも一般的なタイプは腓骨遠位 1/3 の骨折であると報告した（図 10-57）．現在このタイプは一般的に脛腓靱帯結合断裂の結果発生すると考えられている．実際，多くの報告者によると，Pott の記載した骨折のタイプは，単に骨折だけで存在することはあり得ないと考えられている．

[Dupuytren 骨折]

Dupuytren 骨折とは遠位脛腓靱帯結合から 2〜7 cm 上方の腓骨骨折と付随する内側側副靱帯損傷につけられた名称である（図 10-58）．靱帯結合断裂は，足関節の不安定性を招く．

[Maisonneuve 骨折]

Dupuytren 骨折と同様に，Maisonneuve 骨折は腓骨の外がえし損傷である．しかし，骨折は腓骨の近位 1/2，一般的には骨幹の近位 1/3 と中 1/3 の間で起こる（図 10-59）．腓骨骨折が下 1/2 に存在する場合は low Maisonneuve 骨折と称する（図 10-60）．脛腓靱帯結合は断裂し，脛腓靱帯の断裂あるいは内果骨折がみられる（図 10-61）．腓骨骨折が近位にあればあるほど，脛骨と腓骨の間の骨間膜の損傷が大きく，また，常に腓骨骨折の部位まで骨間膜の断裂が伸びている．

b 足関節および足部の軟部組織損傷

前にも述べたが，足関節外傷は内がえしあるいは外がえし外力によって大きく分類することができる（図 10-30,31 を参照）．しかし足関節にかかる力は純粋な内がえし，外がえしはめったにない．一般にはこれらの合力が働き，靱帯および腱の損傷が起こる．これらの損傷は骨折に合併することもあり，単

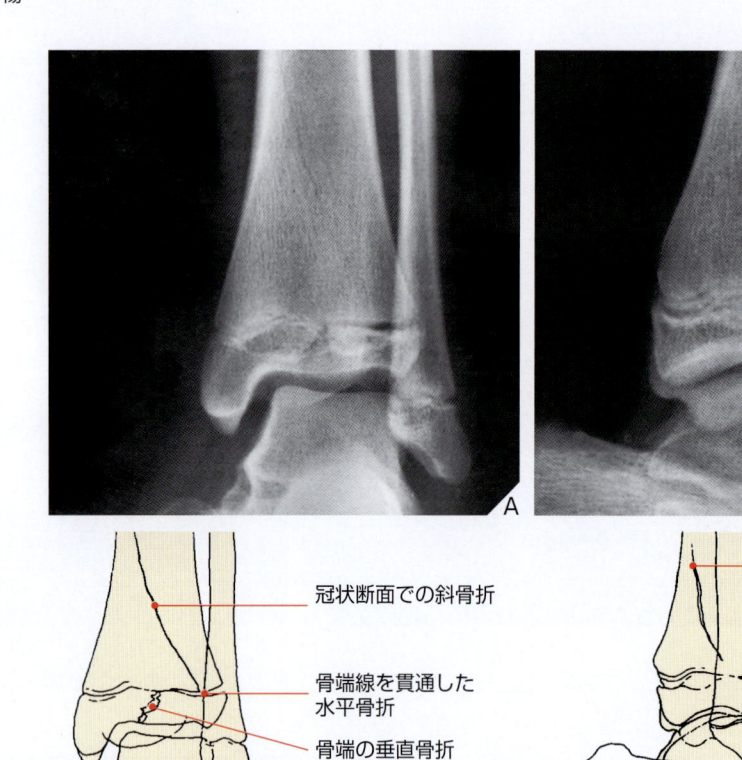

図 10-51　triplane 骨折
12 歳女児．氷上で転倒して受傷．典型的 triplane 骨折である．（A）X 線正面像では，骨端の垂直骨折
と成長軟骨板の外側部の水平骨折を認める．骨幹端と骨幹の骨折はわずかに認める．（B）側面像では，
骨折の第三面である冠状断面において，後方の骨折線がはっきりとみえる．

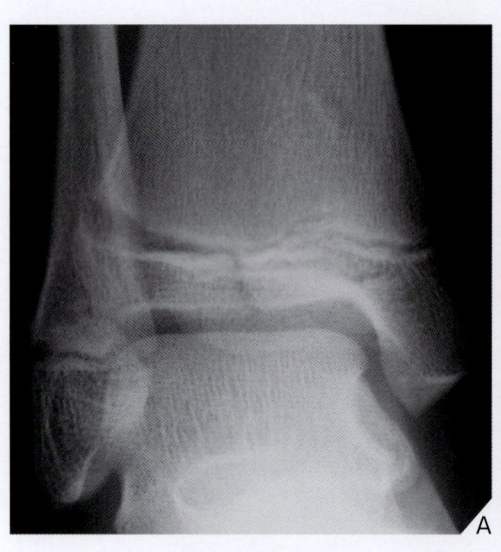
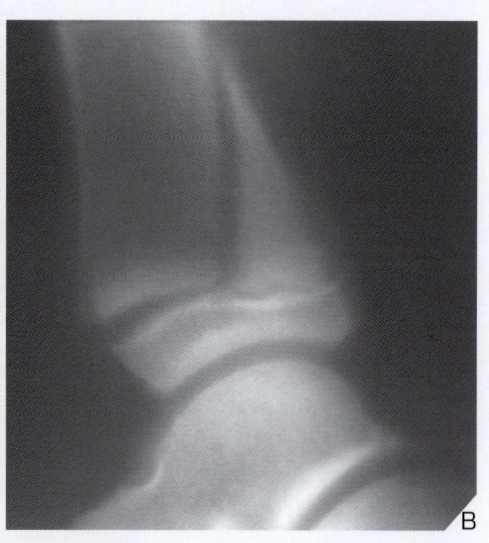

図 10-52　triplane 骨折
13 歳男児．（A）X 線正面像では，骨
折の水平成分と垂直成分のみが描出さ
れている．（B）側面の断層撮影像で
は，骨折の水平部分と斜成分が描出さ
れている．

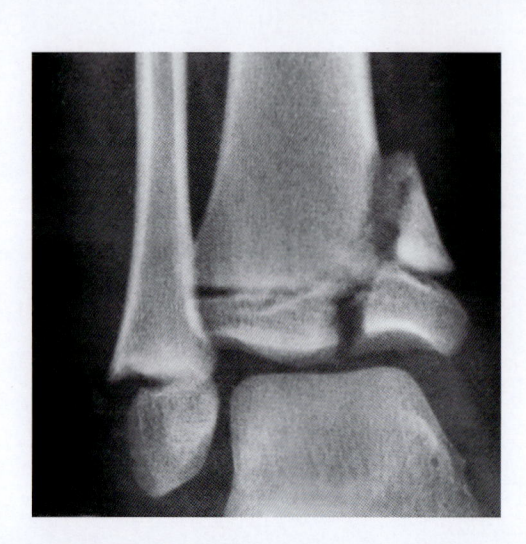

図 10-53　Salter-Harris Ⅳ型骨折
8 歳男児．脛骨遠位の Salter-Harris Ⅳ型損傷．足関節 X
線正面像において，骨折線は骨端から脛骨遠位の骨幹に及
んでいる．しかし成長軟骨板に一致した水平骨折はみられ
ない．また，腓骨遠位に Salter-Harris Ⅰ型損傷を合併し
ている（図 4-52 を参照）．

10

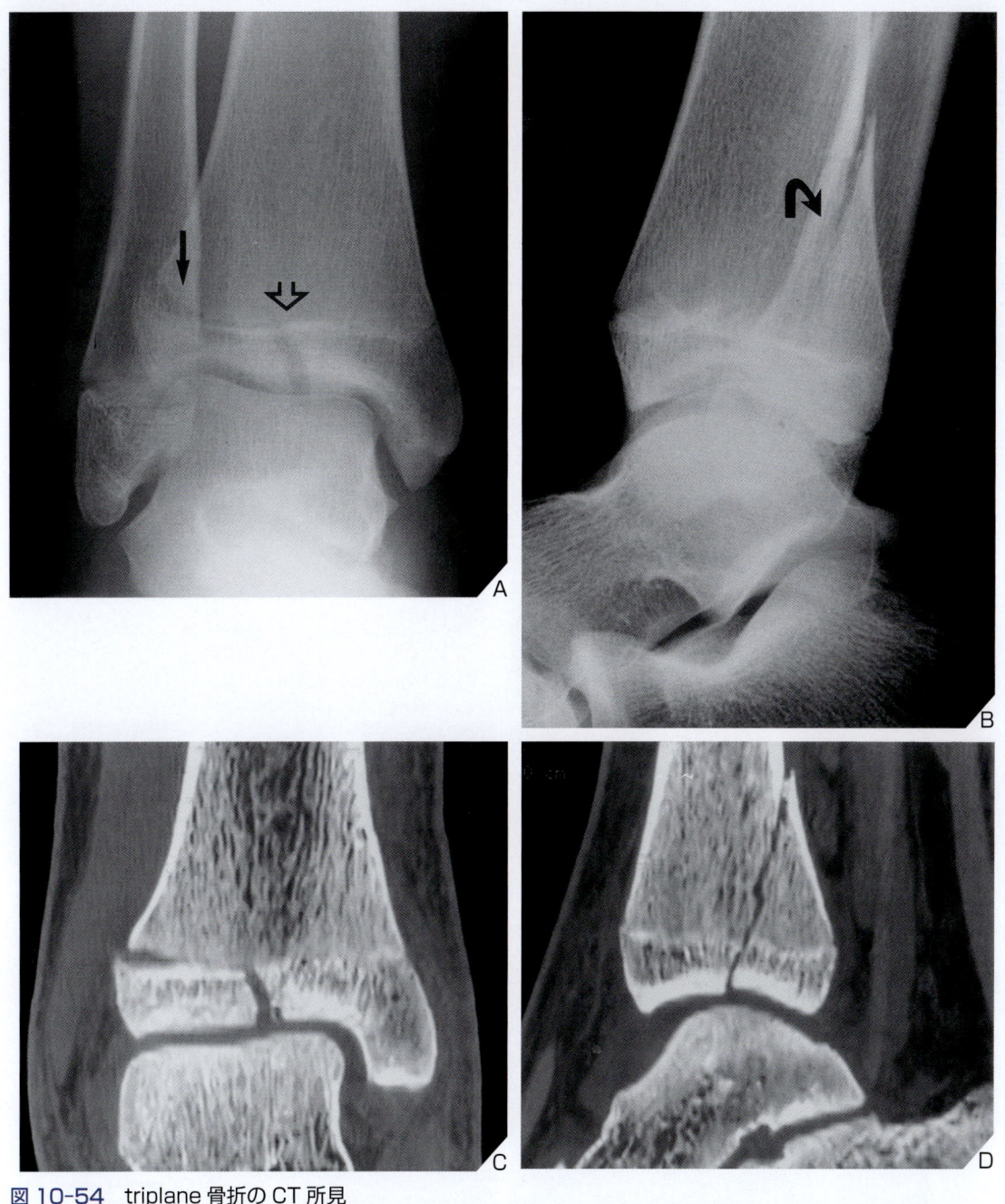

図 10-54　triplane 骨折の CT 所見
（A）X 線正面像で水平方向（→）と垂直方向（⇒）の骨折を認める．（B）X 線側面像で斜方向（⤷）の骨折を認める．
再構成 CT 冠状断像（C）および矢状断像（D）にて triplane 骨折と診断される．斜方向の骨折線が骨端にまで到達し
ていることがわかる．

独のこともある．これらの合力に基づいたいくつかの分類があ
る．Lauge-Hansen は足部の肢位（回内，回外）と加わった力
の方向（外旋，内転，外転）により分類した（表 10-4）．彼は
骨折と靱帯損傷は密接な関係があると強調したが，彼の分類は
複雑すぎて治療面での価値は少ない．

　実地整形外科の観点から，Weber 分類は腓骨骨折の高さおよ
び靱帯結合損傷のタイプに基づいているので非常に有用である
（図 10-62）．

　Type A：腓骨骨折が足関節の高さ，あるいはその遠位で水平
　　裂離骨折を示すもの．内果骨折を伴ってもよい．腓骨は正
　　常で外側側副靱帯が破綻している場合も含む．いずれの場
　　合も脛腓靱帯結合，骨間膜，三角靱帯は損傷されていない．

　Type B：腓骨遠位のらせん骨折で，脛腓靱帯結合の高さで始
　　まり主に後脛腓靱帯の部分断裂がみられる．内果が足関節
　　の高さで裂離骨折を伴うこともある（図 10-63）．あるい
　　はまた，内果は正常で三角靱帯が損傷されていることもあ
　　る．

　Type C：腓骨骨折は足関節の高さより高いレベルでみられ，
　　後脛腓靱帯の断裂を合併し，距骨の外側不安定性がみられ
　　る．腓骨骨折が高いレベルであれば（Maisonneuve type），
　　骨間膜は骨折部まで断裂している．内果骨折を伴う場合は
　　三角靱帯は正常である．あるいはまた，内果が正常ならば
　　三角靱帯は断裂している（図 10-64）．

遠位脛腓靱帯損傷の有無は，腓骨骨折の状態と高さにより推

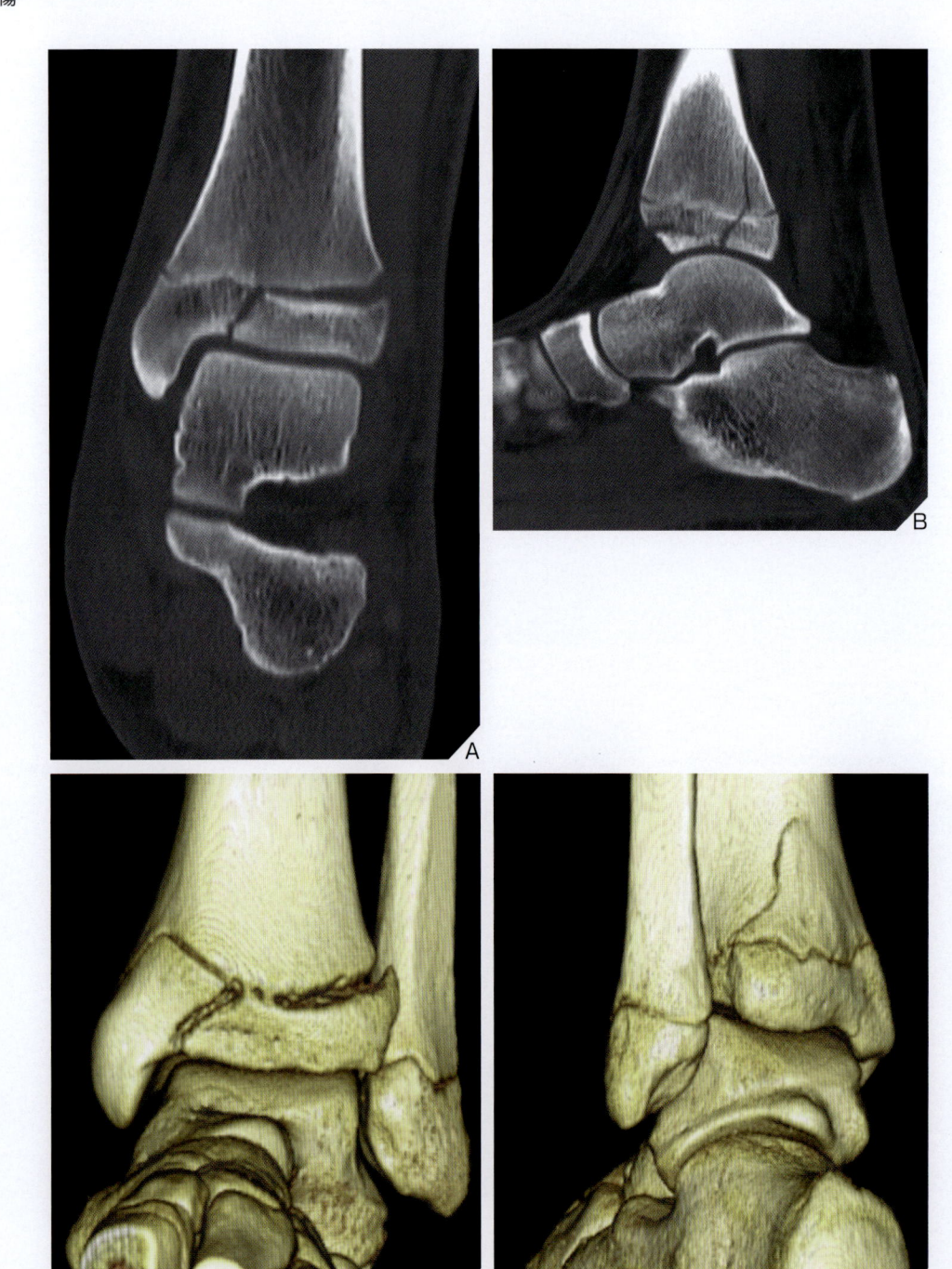

図 10-55 triplane 骨折の CT 所見
再構成 CT 冠状断像（A）および矢状断像（B）にて本骨折の 3 つの骨折を確認できる．3D-CT（C，D）では骨折線が空間的に確認できる．

測することができる．腓骨骨折が高ければ脛腓靱帯損傷も大きく，足関節の不安定性の危険も大きい．この分類の最大の利点は，外側側副靱帯結合と外果が足関節の適合性と安定性にとって重要な要素であると強調していることである．

▌外傷後の関節内液体貯留▐

X 線側面像にて，足関節前方の軟部組織陰影の違いや，後方では Kager 三角（前方は長母趾屈筋・腱，後方はアキレス腱，下方は踵骨によってできる三角）への侵食により，足関節内の液体貯留を評価できる（図 10-65）．

▌内側側副靱帯断裂▐

外がえし外力の程度によって内側側副靱帯の損傷は，捻挫から完全断裂までさまざまな範囲で起こる（図 10-31 を参照）．断裂は靱帯の体部あるいは内果付着部で起こる．内側側副靱帯断裂の典型例は，脛腓靱帯断裂と距骨の外側亜脱臼を伴っている．臨床上，軟部組織の腫脹は内果先端より遠位にみられる．足関節部において X 線像上，腓骨のらせん骨折を伴わずに距骨が外側に偏位していれば，脛腓靱帯と内側側副靱帯の断裂と考えなければならない．関節造影では内果下方に，造影剤の漏出がみられる（図 10-66）．

足関節の靱帯断裂は CT によっても描出されるが，通常は MRI によって評価される．内側側副靱帯損傷の急性期では，周囲の浮腫や出血のために，低信号の靱帯線維が連続性を失った

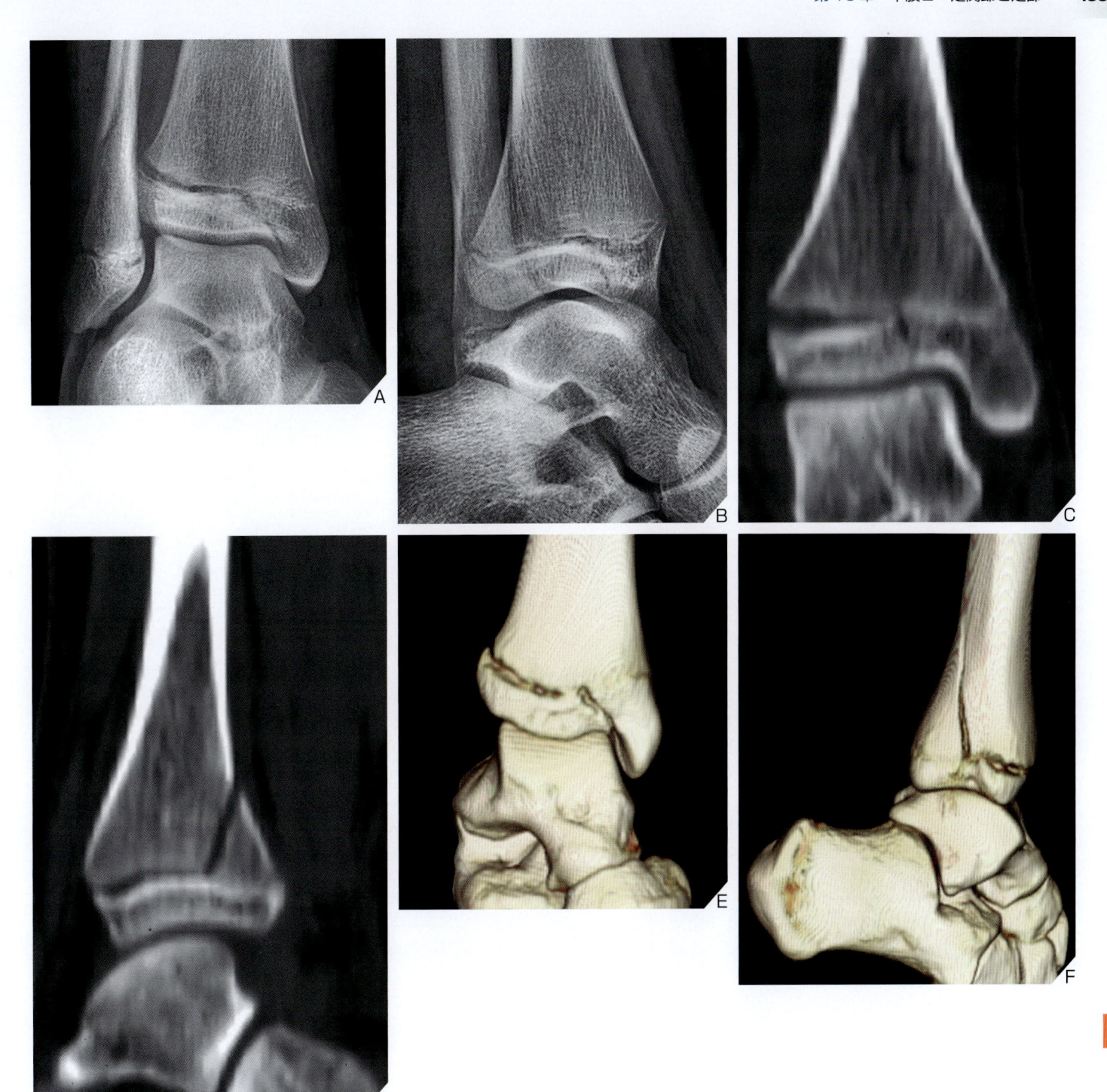

図 10-56　triplane 骨折の CT および 3D-CT 所見
　右足関節の単純 X 線正面像（A）および側面像（B）にて本骨折の 3 つの骨折を確認できるが，再構成 CT 冠状断像（C）および矢状断像（D），さらには 3D-CT（E，F）にて明瞭に確認される．

り，欠損したりしている（図 10-67）．靱帯損傷の慢性期や治癒した場合には，通常太くなった靱帯が描出される．

■ 外側側副靱帯断裂 ■

足関節外側支持機構にかかる内がえし外力による外側側副靱帯損傷の程度は，捻挫から完全断裂までさまざまな範囲に及んでいる（図 10-30 を参照）．靱帯の体部あるいは外果付着部が損傷される．X 線像上，外果骨折がなく，内がえしストレス撮影で距骨傾斜角が 15° 以上あれば，靱帯断裂と診断することができる（図 10-10B を参照）．さらに，関節造影は常に診断に

役立つ．

　この靱帯の構成成分は，それぞれ単独で損傷されることもある．前距腓靱帯はもっとも頻繁に損傷され，内がえしストレス撮影で診断することが可能である（図 10-10 を参照）．しかし確定診断のために関節造影が必要となることもある（図 10-68）．関節造影の特徴は外果前方への造影剤の漏出と靱帯に沿って外側にみえる流出である（図 10-69）．後距腓靱帯断裂は側面像でよくわかる．踵腓靱帯断裂は前距腓靱帯断裂を常に伴っている（図 10-70）．関節造影の特徴は，腓骨筋腱腱鞘へ

Ⅱ

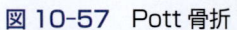

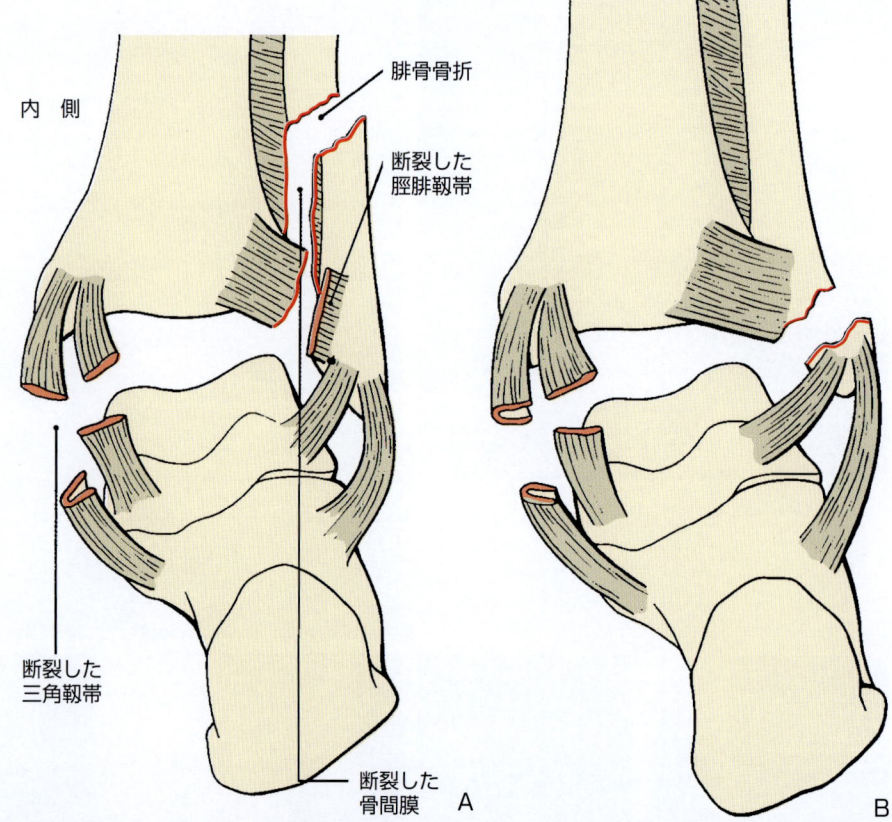

図 10-57 Pott 骨折
　本損傷では，腓骨は正常な遠位脛腓靱帯の上で骨折し，三角靱帯断裂を伴い，距骨は外側に亜脱臼している．

図 10-58 Dupuytren 骨折
　（A）この骨折は通常遠位脛腓靱帯結合部より 2〜7 cm 上で起こり，内側側副靱帯断裂を伴う．そして典型例では，靱帯結合断裂により足関節の不安定性を招く．（B）亜型では，骨折はさらに遠位で起こり脛腓靱帯は正常である．

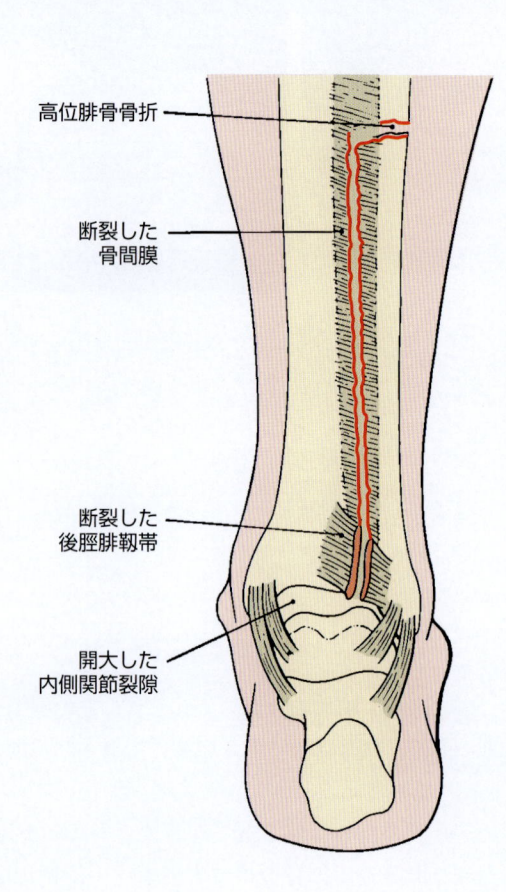

図 10-59 Maisonneuve 骨折
　古典的 Maisonneuve 骨折は，一般に腓骨中 1/3 と遠位 1/3 の間で起こる．脛腓靱帯は破綻し，骨間膜は骨折の高さまで裂けている．距腿関節（内側）は，距骨の外側亜脱臼のため開大している．

図 10-60　Maisonneuve 骨折（下方の亜型）
X 線正面像にて，足関節の脱臼と三角靱帯の損傷，および腓骨遠位 1/3 での骨折を認める．

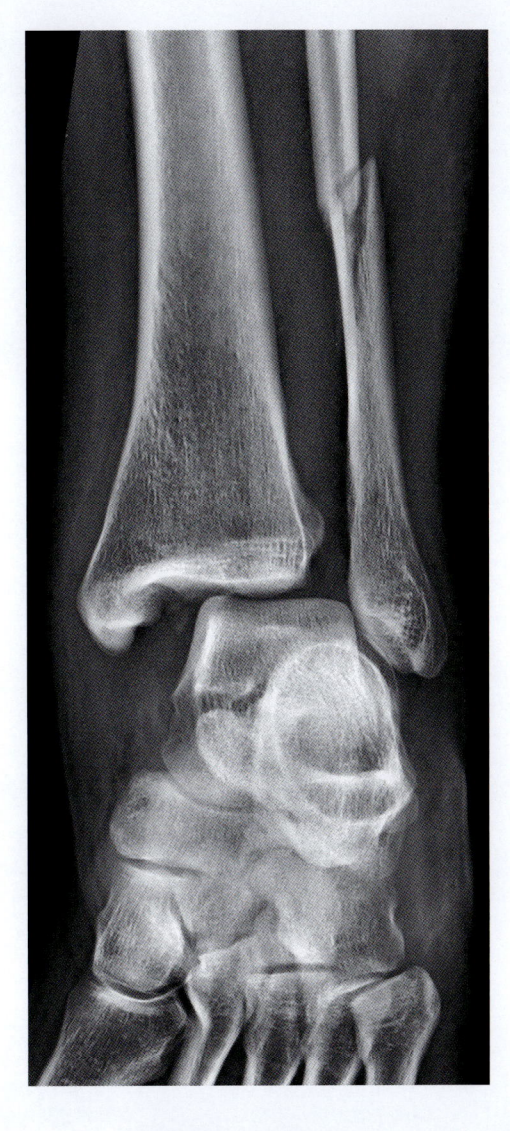

図 10-61　Maisonneuve 骨折
22 歳男性．スキー事故にて受傷．（A）X 線斜位像にて，内果粉砕骨折があり，脛骨の前縁まで及んでいる．（B）側面像では，腓骨の粉砕骨折がみられる．

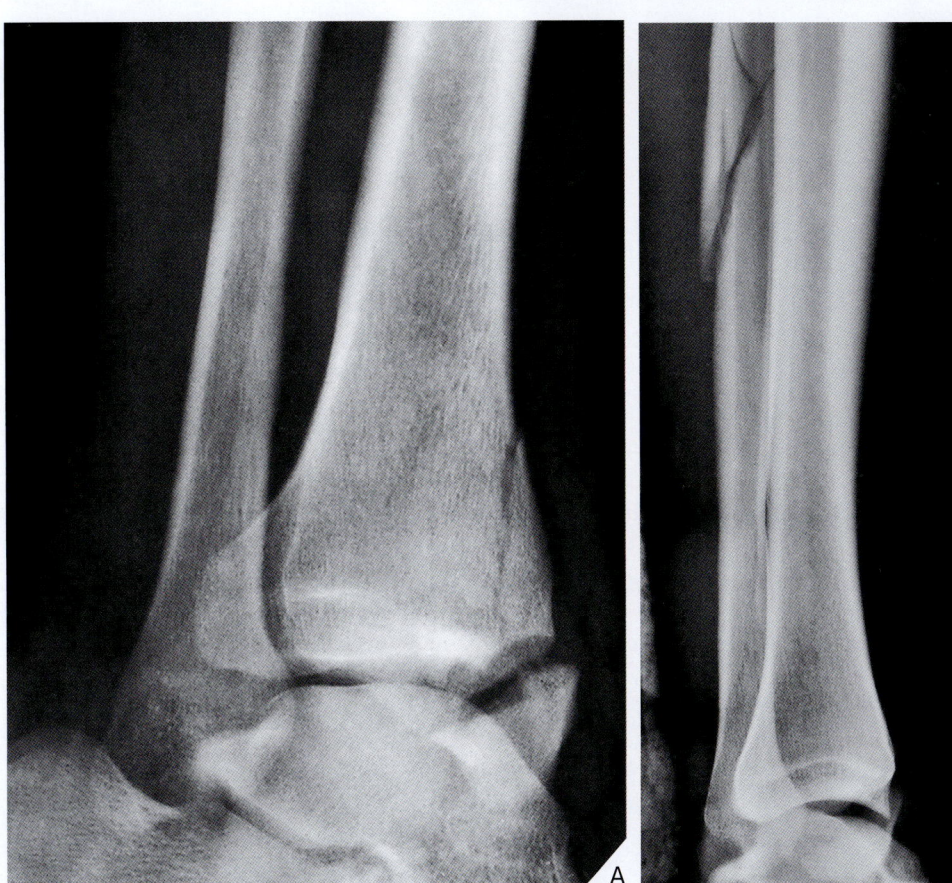

表10-4	足関節損傷の Lauge-Hansen 分類

回内―外転
Stage Ⅰ　三角靱帯断裂あるいは内果水平骨折
Stage Ⅱ　遠位前後脛腓靱帯断裂
Stage Ⅲ　足関節の高さでの腓骨の斜骨折（正面像でよくみえる）*

回内―外旋
Stage Ⅰ　三角靱帯断裂あるいは内果水平骨折
Stage Ⅱ　前脛腓靱帯と骨間膜断裂
Stage Ⅲ　足関節より 6 cm 以上近位での腓骨骨折*
Stage Ⅳ　脛骨後方縁骨折あるいは後脛腓靱帯断裂

回外―内転
Stage Ⅰ　外側側副靱帯断裂あるいは足関節の高さより遠位での外果水平骨折*
Stage Ⅱ　内果の急峻な斜骨折

回外―外旋
Stage Ⅰ　前脛腓靱帯断裂
Stage Ⅱ　関節近傍の腓骨遠位らせん骨折（側面像でよくみえる）*
Stage Ⅲ　後脛腓靱帯断裂
Stage Ⅳ　内果水平骨折

*腓骨骨折の状態は，受傷メカニズムのキーポイントである．
（Lange-Hansen N, 1950 より許諾を得て改変）

足関節損傷のWeber分類

Type A

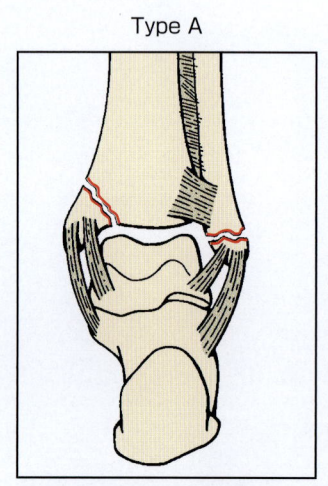

内果骨折を伴った関節骨折，
あるいはそれ以下での
腓骨裂離骨折．または，

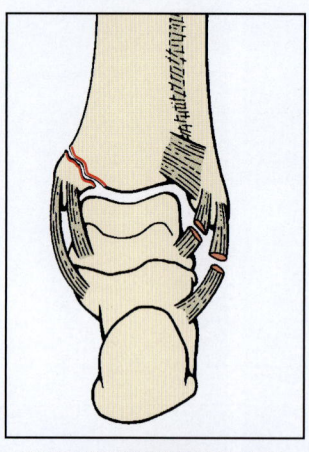

外側側副靱帯の断裂があるが，
正常な腓骨

Type B

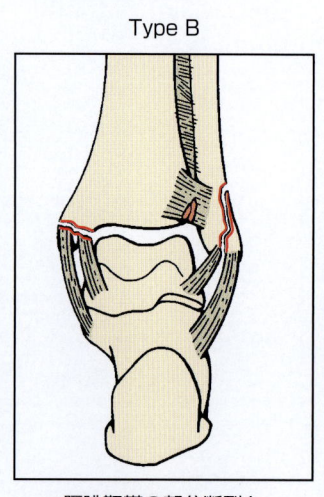

脛腓靱帯の部分断裂と
内果の裂離骨折を伴った
腓骨らせん骨折．または，

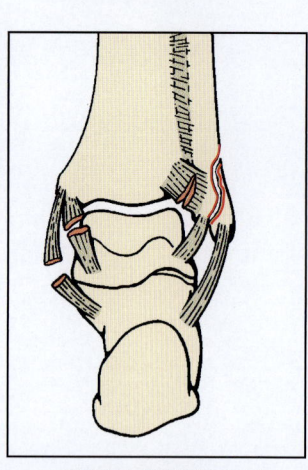

三角靱帯の断裂があるが，
正常な内果

Type C

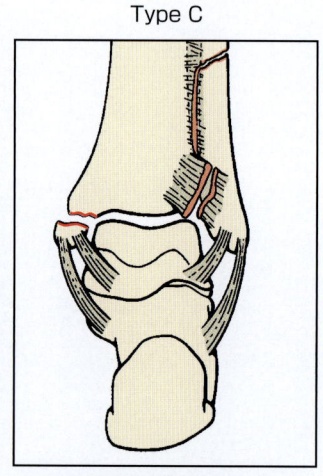

脛腓靱帯および骨間膜の断裂と
内果裂離骨折を伴った
高位腓骨骨折．または，

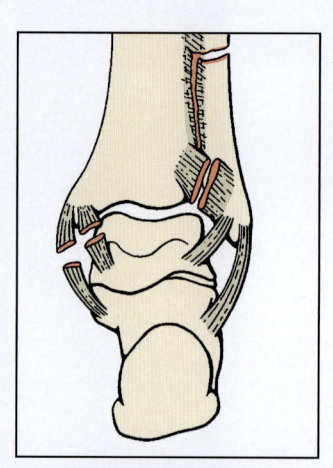

三角靱帯の断裂があるが，
正常な内果

図 10-62 足関節損傷の Weber 分類
Weber 分類は，内果骨折の有無にかかわらず腓骨骨折の高さを基準にしている．内外側靱帯の損傷は，内果骨折と腓骨骨折の高さから推測できる．
（Weber BG. Die Verletzungen das Oberen Sprunggelenkes. Stuttgart : Verlag Hans Huber ; 1972 より改変）

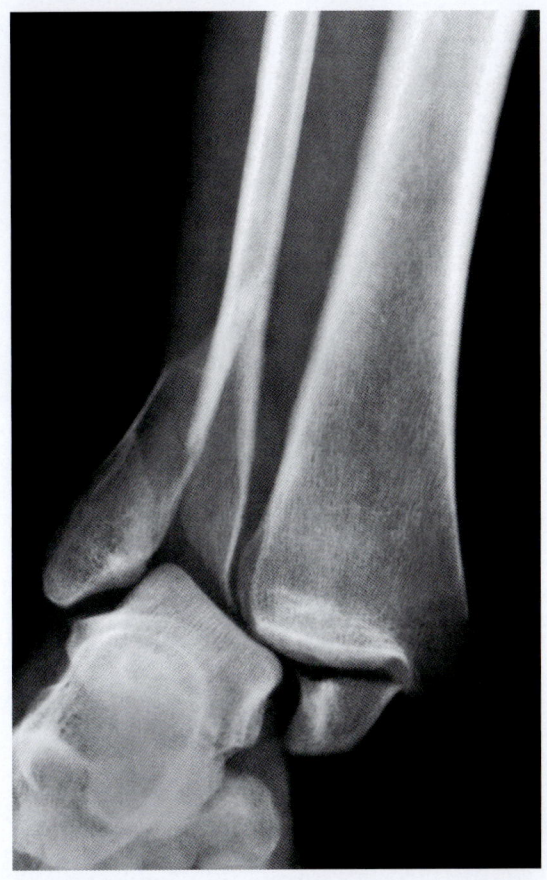

図 10-63　Weber type B 骨折
24 歳女性．スキー事故にて受傷．X 線正面像では，腓骨らせん骨折が脛腓靱帯の高さから始まり，靱帯結合の下後方部の断裂を伴っている．骨間膜は正常である．内果骨折の状況から，三角靱帯は正常である．Weber 分類の type B である．

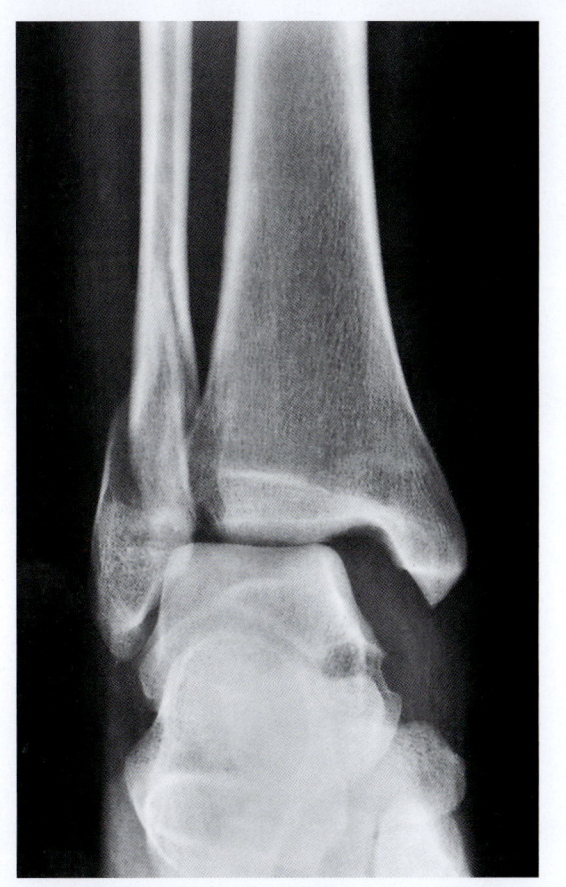

図 10-64　Weber type C 骨折
32 歳女性．道路でつまずき受傷．X 線正面像では，腓骨は足関節の高さで骨折しており，骨間膜の破綻がみられる．内果は正常であることから，三角靱帯断裂が考えられる．Weber 分類の type C である．内外果の破綻のため，果間関節窩の不安定性の危険があり，type A，B に比べて予後が悪い．

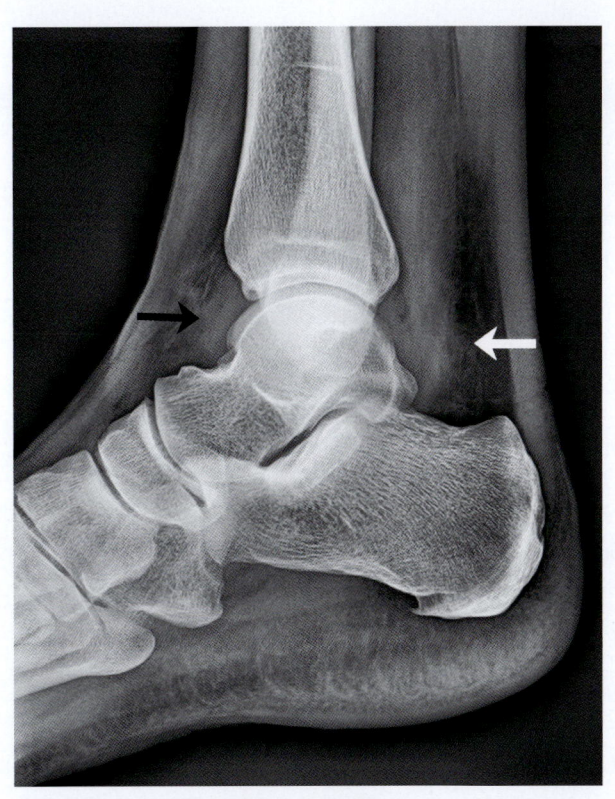

図 10-65　外傷後の関節内液体貯留
X 線側面像にて，足関節前方の軟部組織陰影の上昇（黒→），後方の Kager 三角への侵食（白→）により判断される．

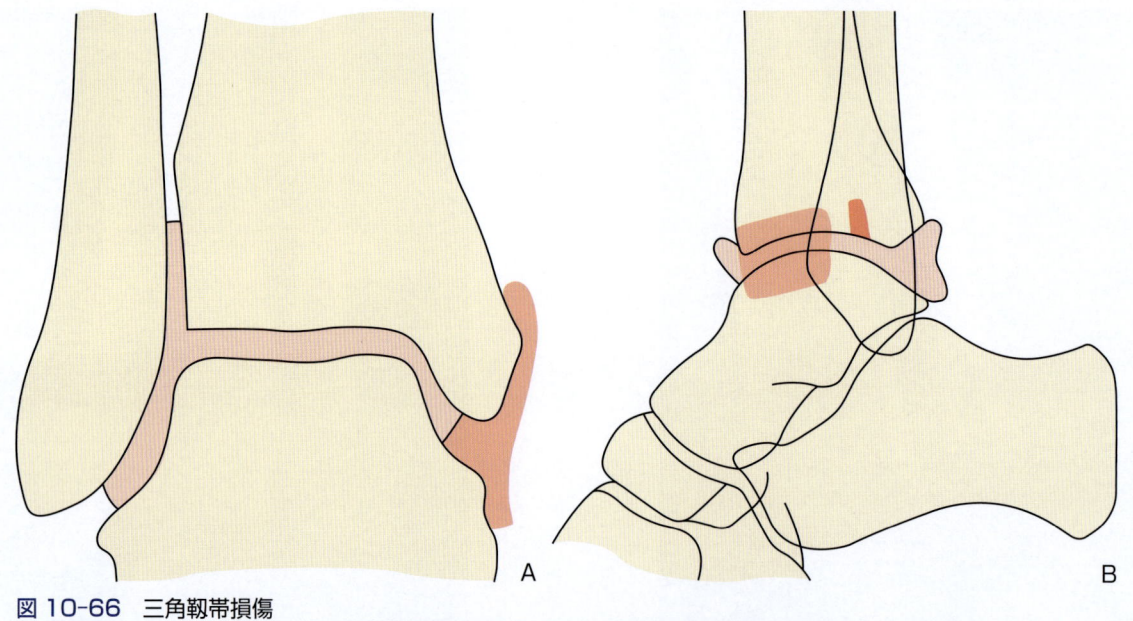

図 10-66　三角靱帯損傷
骨折を伴わない三角靱帯断裂は，関節造影では内果下方の造影剤漏出が特徴である（図 10-12 と比較）.

の流出である（図 10-71）.

　同様に MRI は，外側側副靱帯の評価に有用である．1 つ以上の靱帯成分が欠損してみえない場合に，断裂と診断する．踵腓靱帯の断裂は冠状断像でもっともよく描出され（図 10-71C），一方，前・後距腓靱帯の断裂は，横断像でよく観察できる（図 10-72）．前距腓靱帯損傷を伴った繰り返しの足関節捻挫は，足関節前外側に滑膜の局所的な肥厚を生じ，Wolin 病変またはメニスコイド病変と称される．足関節背屈にて前外側に痛みを生じ，前外側インピンジメント症候群または anterolateral gutter 症候群として知られる.

遠位前脛腓靱帯断裂

　一般にほかの靱帯損傷に合併して前脛腓靱帯断裂がみられるが，単独損傷として発生することもある（図 10-73）．関節造影の特徴は，靱帯結合部への造影剤の漏出である（図 10-74）.

腱症と腱断裂

　腱断裂の大半は病歴と診察で診断できる．たとえばアキレス腱断裂は足部の軟部損傷の一般的なものであるが，腱付着部に強い圧痛がみられ底屈が制限される．この腱の踵骨よりの裂離（図 10-75）は，低電圧軟部組織撮影の足部側面像（図 10-76）でみることもできるが，腱造影（図 10-77）または MRI（図 10-78, 79；図 10-19 も参照）で確定診断できる．腱鞘造影は，近年行われなくなっているが，各種の腱断裂の確認にも有用である（図 10-80）．腱症は腱断裂の引き金になる．腱鞘の画像所見は，腱の肥厚，局所的または線状の内部変性であり，それらは超音波や MRI にて確認可能である（図 10-78C を参照）．アキレス腱症は踵骨付着の近位にある watershed zone での腱の肥厚が頻繁に確認される．しかし，なかには腱症や部分または完全断裂が踵骨付着部にみられることもある（腱付着部症）（図 10-78D を参照）．腱付着部症は Haglund 変形（踵骨後上隆起の突出），踵骨後滑液包炎，腱周囲炎，炎症性関

節炎などに関連する.

3．足部の外傷

a 足部の骨折

踵骨骨折

　一般に高所からの転落により発生することから，ときに恋人骨折（lover's fracture）とも呼ばれ，10％は両側性である．Cave によると，踵骨骨折は足根骨外傷全体の 60％を占めるといわれている.

　この外傷の評価において骨折線が距骨下関節に及んでいるか否か，また及んでいるなら後距骨関節面の陥没の程度を把握することが重要である．Böhler 角（図 10-22C を参照）と Gissane 角（図 10-23 を参照）は陥没の評価に役立つが，CT は不可欠である（図 10-81）．CT 検査では，冠状断像と横断像を撮るべきである．矢状断像や三次元の再構成像では踵骨骨折の特徴を明瞭に描くことができ（図 10-82～84），そして術後に整復の正確さを評価するのに役立つ．高所からの転落による踵骨骨折の場合，胸腰椎の圧迫骨折を合併することがあるので胸腰椎の X 線撮影が必要である（図 10-85）.

　Essex-Lopresti は，距骨下関節を含むもの（75％）と含まないもの（25％）の 2 つに分類した．さらに関節を含むものは，陥没型と舌状型に細分した．Rowe らは，踵骨骨折を以下の 5 型に分類した（図 10-86）.

　Type Ⅰ：粗面，載距突起，前方突起の骨折（21％）
　Type Ⅱ：アキレス腱付着部の嘴状骨折あるいは裂離骨折（3.8％）
　Type Ⅲ：距骨下関節を含まない斜骨折（19.5％）
　Type Ⅳ：距骨下関節を含む骨折（24.7％）

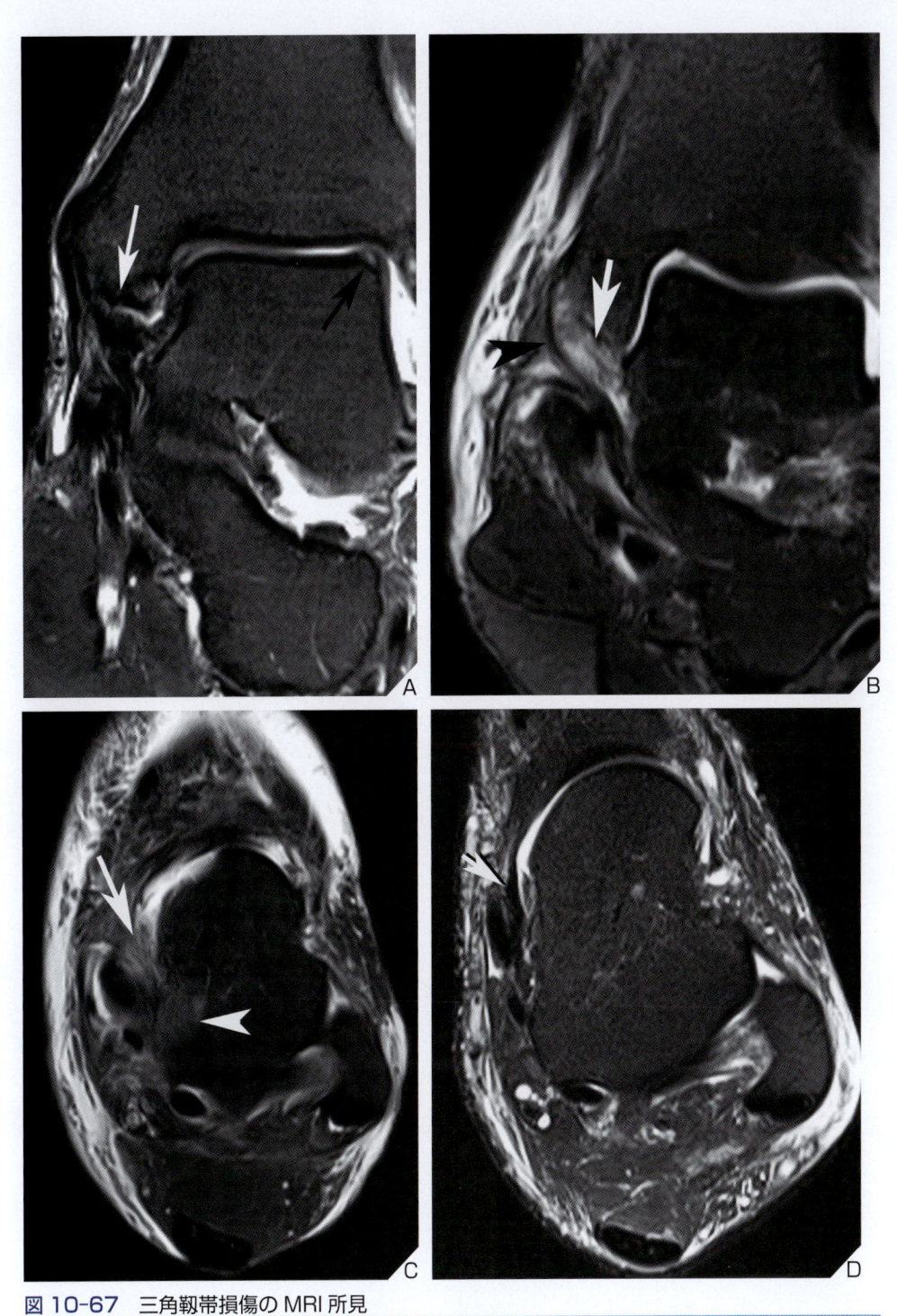

図 10-67　三角靱帯損傷の MRI 所見

（A）T2 強調冠状断像にて三角靱帯の脛骨付着部の損傷を認める（白→）．距骨ドーム外側に軟骨損傷が確認される（黒→）．（B）他の患者の T2 強調冠状断像で，出血による高信号を伴った三角靱帯（脛距靱帯）の深部線維の部分断裂を認める（→）．脛踵靱帯は保たれる（▶）．（C）T2 強調横断像にて三角靱帯の深部線維の断裂を認める（→）．距骨内側に骨挫傷を認める（▷）．（D）比較のために提示した T2 強調横断像での正常な三角靱帯は低信号である（→）．

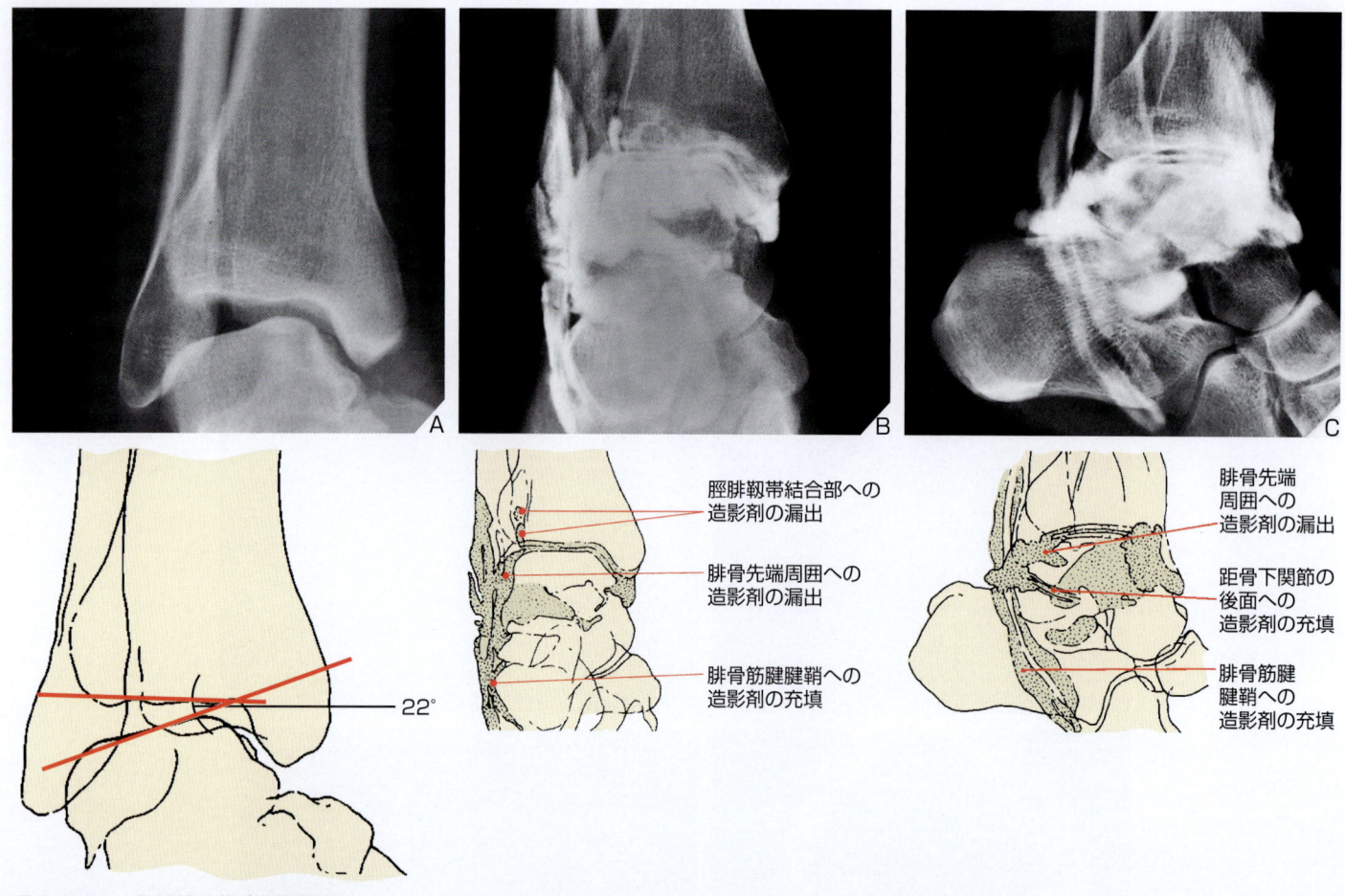

図 10-68　足関節の複合靱帯損傷

28 歳女性．スキー事故にて受傷．（A）内がえしストレス像にて，距骨傾斜角は 22°であり，外側側副靱帯断裂が疑われる．単純関節造影の正面像（B）と側面像（C）でいくつかの靱帯断裂がみられる．腓骨下端周囲の造影剤漏出は前脛腓靱帯断裂を示し，腓骨筋腱腱鞘への流入は踵腓靱帯断裂を，また脛腓靱帯結合部への漏出は遠位前脛腓靱帯断裂を示す．距骨下関節の後距骨関節面の描出は後距腓靱帯断裂を示す．

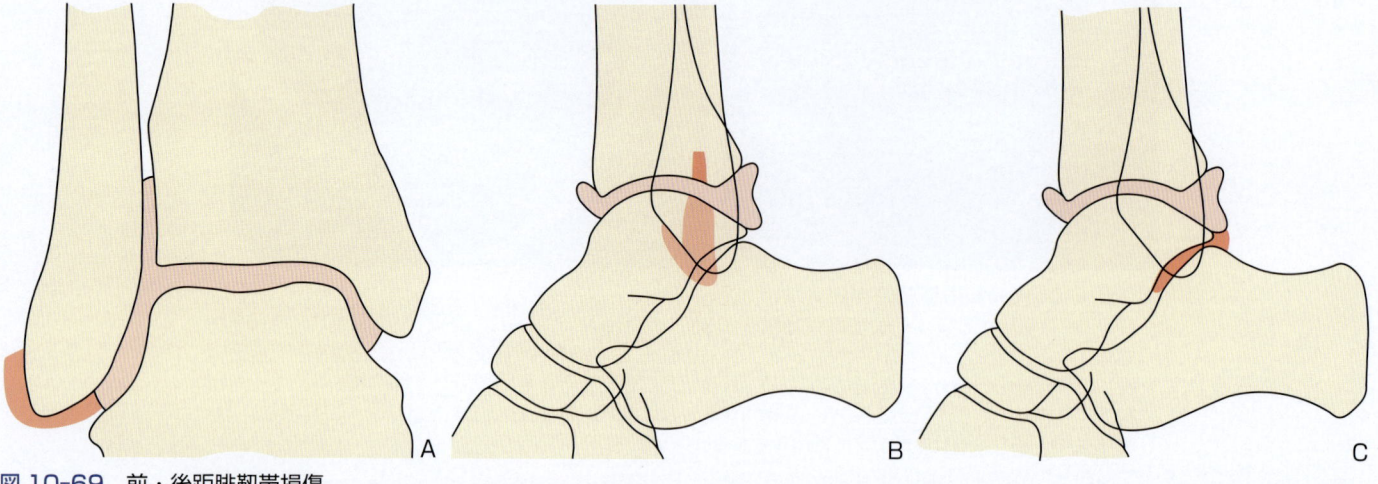

図 10-69　前・後距腓靱帯損傷

（A，B）関節造影において，外果下端周囲の造影剤漏出は前距腓靱帯断裂に特徴的である．（C）後距腓靱帯断裂は，側面像において距骨下関節の後距骨関節面への流入としてみられる．しかしこの所見は健常人にも 10%に認められる．

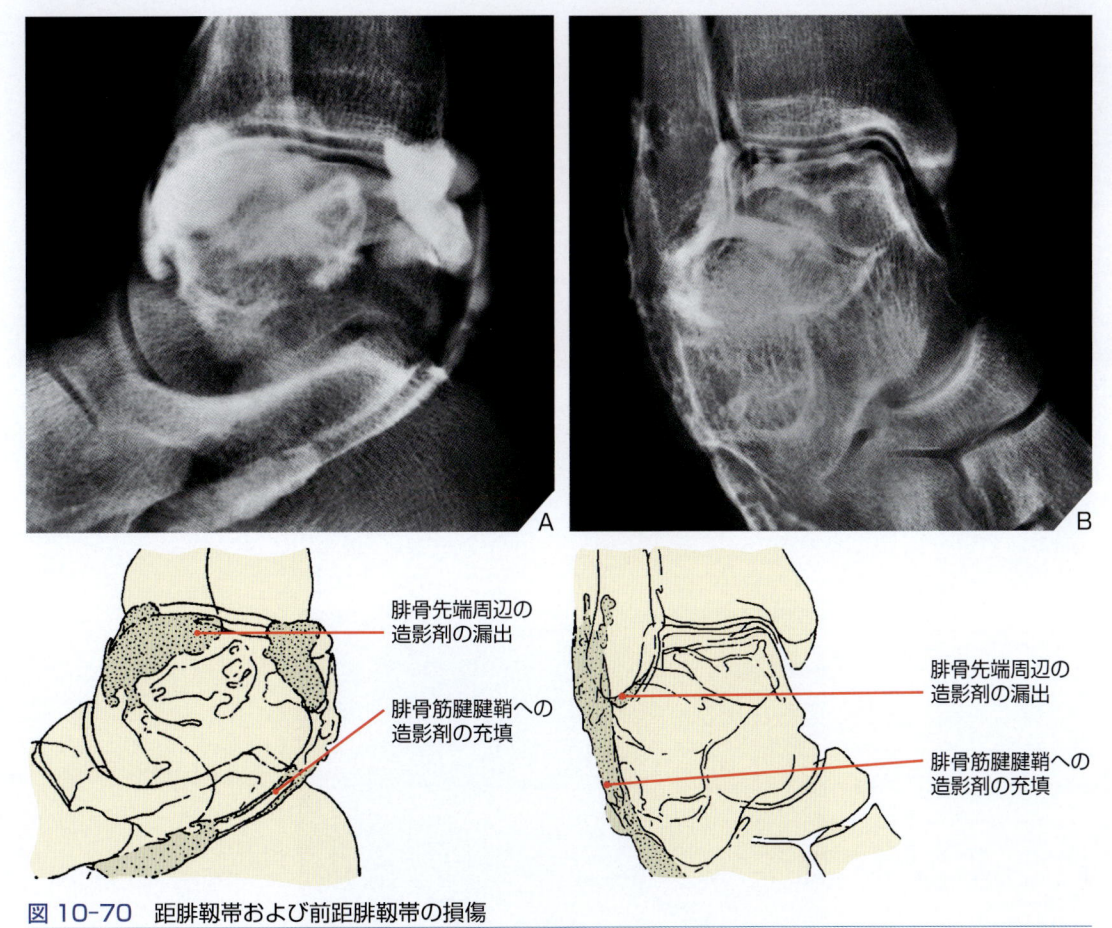

図 10-70　距腓靱帯および前距腓靱帯の損傷
27 歳男性．スポーツ中の受傷．単純 X 線撮影では正常で，ストレス撮影でもはっきりしない．二重造影の側面像
（A）と斜位像（B）において，踵腓靱帯断裂に特徴的な腓骨筋腱腱鞘の描出がみられる．外果に沿っての造影剤の漏
出は，正面像，側面像ともにみられ，前距腓靱帯断裂が示唆される．

　Type Ⅴ：中央陥没を伴う骨折および種々の粉砕骨折（31%）
　踵骨の疲労骨折は走者やジョギングをする人に発生するが，骨粗鬆症で骨が脆弱になっている高齢者にも起こる（図 10-87）．長管骨の疲労骨折と同様に発症後すぐにははっきりせず，約 10〜14 日後に明らかになることが多い．X 線像上硬化帯の出現がみられ，内骨膜性仮骨の形成がみられる．骨折線は通常，踵骨後方辺縁に対して垂直か平行にみられる．もし疲労骨折が疑われても X 線像上正常の場合，骨スキャンが診断に有用であり，MRI 検査も推奨される（図 10-88）．

　距骨骨折
　距骨骨折は，足根骨骨折のなかでは踵骨骨折に次いで 2 番目に多い．骨折は距骨頭，距骨頚部，距骨体部，後突起に生じる．距骨頚部はもっとも骨折を生じやすく，垂直骨折となることが多い．Hawkins は距骨頚部の垂直骨折を 3 型に分類している（図 10-89）．この分類は，距骨の血流を配慮したもので，骨折治癒の予後，骨壊死の頻度，あるいは手術的整復の適応などに対する指針として役に立つ．最近 Canale と Kelly がこの分類を改変して，距骨下関節・距腿関節の脱臼や距舟関節の亜脱臼・脱臼を伴った転位骨折など，頻度の低い骨折型をも含んだ分類を提唱している．
　距骨骨折は垂直骨折（典型的には距骨頚部を含む），粉砕骨折のいずれも足部の背屈力によることが多く，自動車事故による

ことが多い．距骨下および距舟関節の脱臼を伴うのが一般である．距骨骨折は，一般に単純 X 線撮影で明らかになるが，転位の程度を把握するのには通常 CT が用いられる（図 10-90，91）．MRI は種々の合併症を発見するのに有用である（図 10-92）．

　距骨の離断性骨軟骨炎
　距骨の離断性骨軟骨炎（osteochondritis dissecans：OCD）は，距骨のドームに発生し比較的よくみられる．当初は，OCD は軟骨下骨の虚血性壊死によって発生して，骨軟骨の剥離に至ると考えられた．最近の考えではその多くは外傷に関連するとされ，80% 以上の例で外傷歴がある．しかし，全く外傷歴がない患者もおり，一次性の虚血による可能性は完全には否定できない．さらに，家族性に発生する可能性もある．同一の患者に複数発生することもあり，双子の距骨内側発生例も報告されており，軟骨や軟骨下骨における先天的な発生素因も示唆されている．
　OCD の病巣は距骨ドームの前外側か後内側に多いとされる．前外側病変は，内がえしと背屈によって起こる．後内側は，内がえしに背屈と外旋が加わるとされる（図 10-93）．内がえし損傷は好発し，しばしば外側靱帯損傷，とくに前距腓靱帯損傷を合併する．
　MRI は距骨の OCD の診断と分類に広く用いられる．MRI は

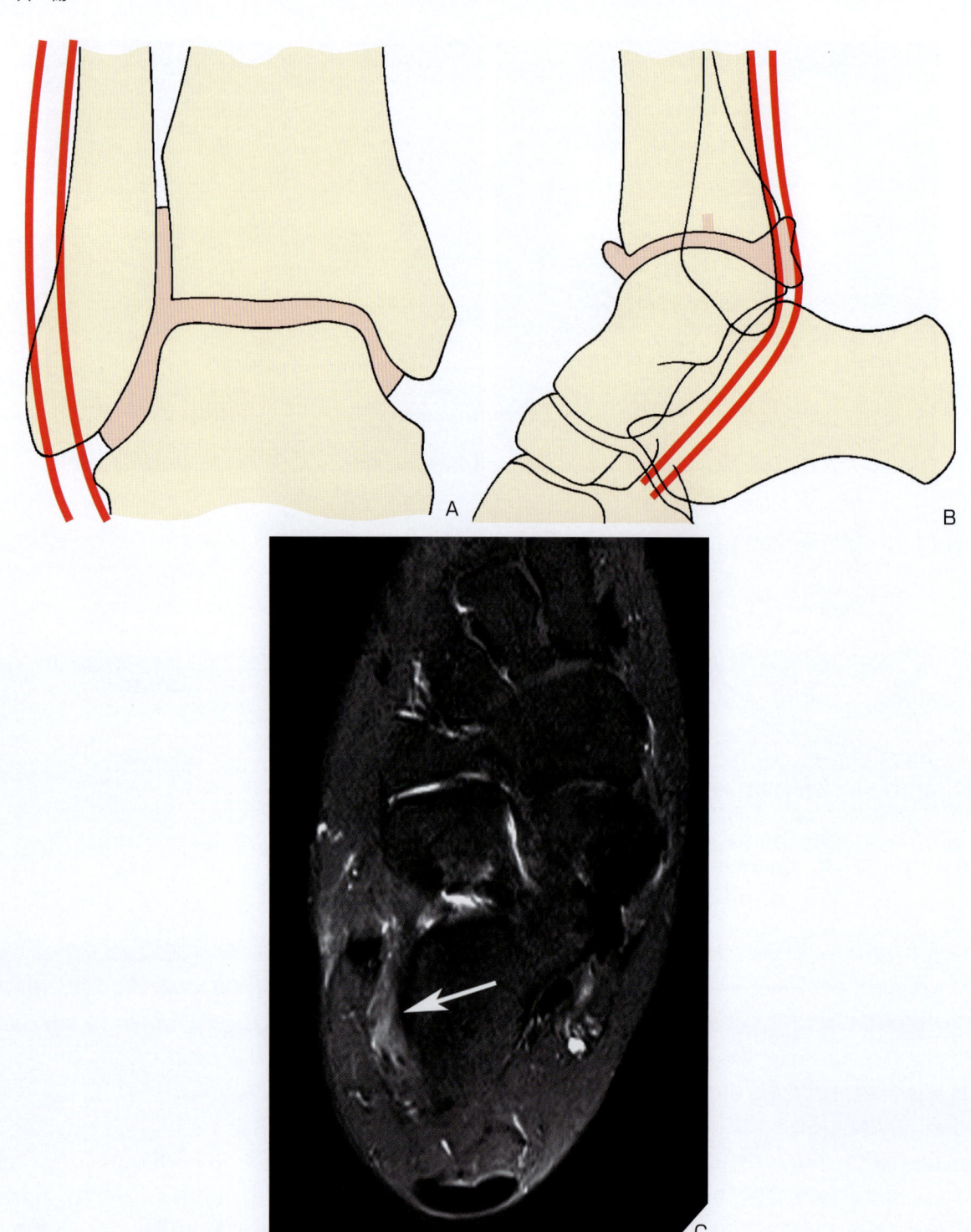

図 10-71 踵腓靱帯損傷
（A，B）踵腓靱帯断裂の特徴は，腓骨筋腱腱鞘の描出である．（C）MRI T2 強調横断像にて踵腓靱帯の急性損傷を示す（→）．

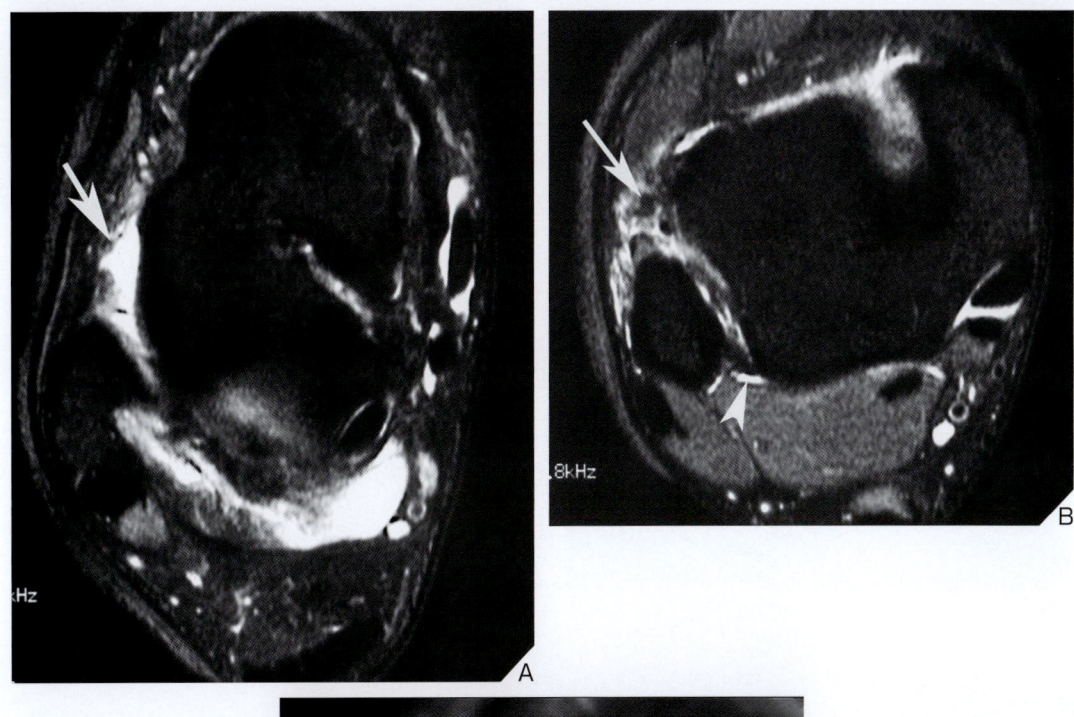

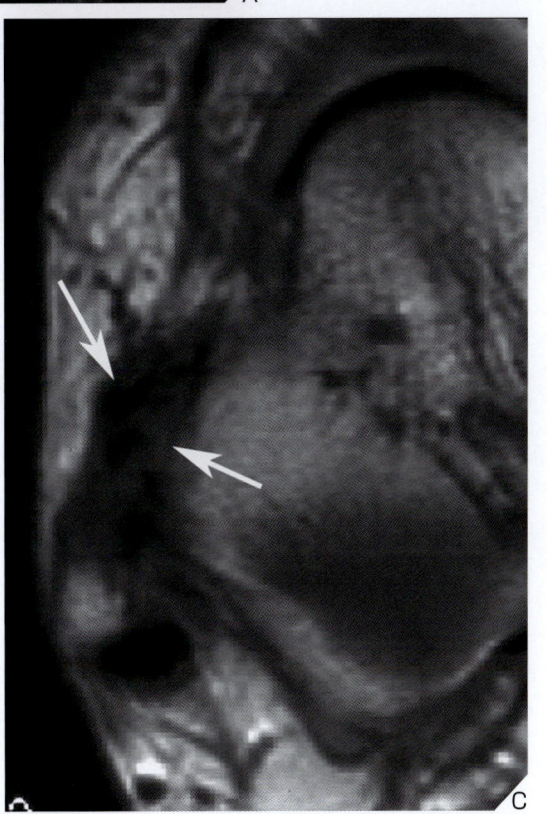

図 10-72　前距腓靱帯損傷の MRI 所見

（A）T2 強調横断像にて前距腓靱帯損傷を示し，同部位に高信号の液体貯留を認める（→）．（B）同一患者の T2 強調横断像の遠位脛腓間結合のレベルでは前脛腓靱帯損傷を認める（→）．後脛腓靱帯は正常（▷）．（C）T2 強調横断像で，前距腓靱帯は著しい肥厚を示し，外果と距骨との空間（外側溝）を占拠している．前距腓靱帯に対する繰り返しの損傷の結果，肥厚を認めるが，その一部は靱帯の瘢痕であり，一部は滑膜増殖である（Wolin 病変）．これは前外側インピンジメント症候群として知られる．

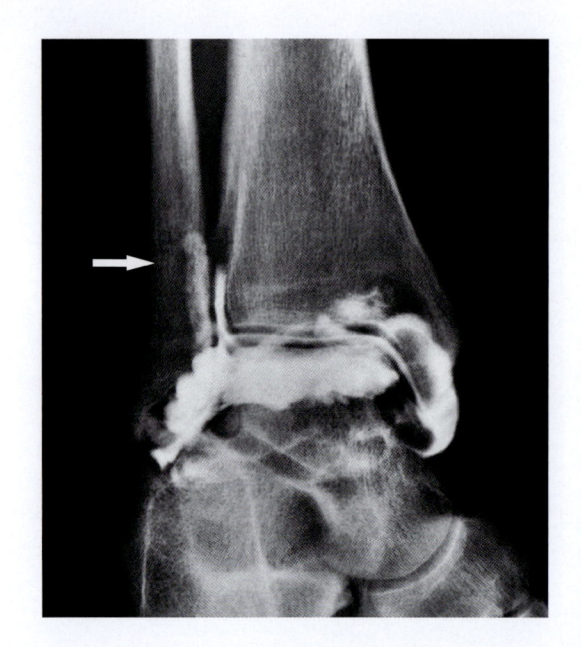

図 10-73　遠位脛腓靱帯損傷
29 歳男性. バスケットボールにて受傷. 標準的な X 線撮影やストレス撮影では異常所見はみられない. 関節造影において脛腓靱帯結合部への漏出がみられ(→), 遠位前脛腓靱帯断裂であるとわかった(図 10-12B, D と比較).

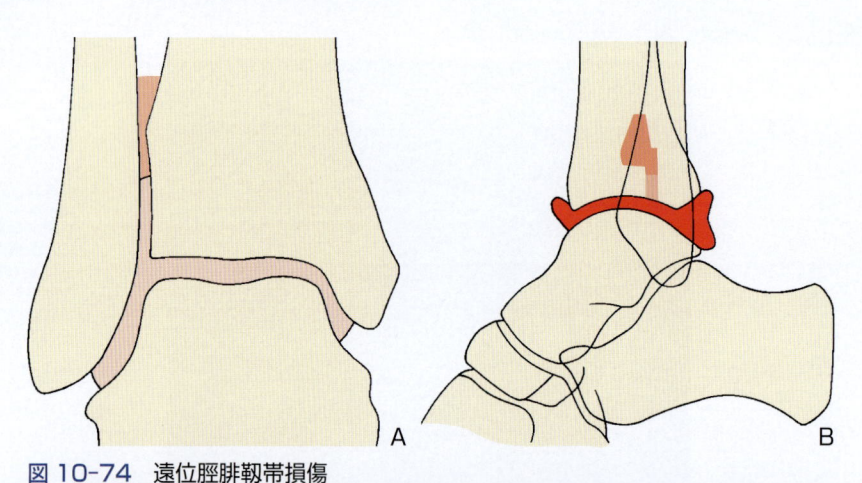

A　　　　　　　　　　　　　　　　　　B

図 10-74　遠位脛腓靱帯損傷
本損傷の特徴は, 靱帯結合部上部への造影剤漏出である. 正常では, 造影剤の漏出は 2.5 cm 以下である.

アキレス腱損傷の種類

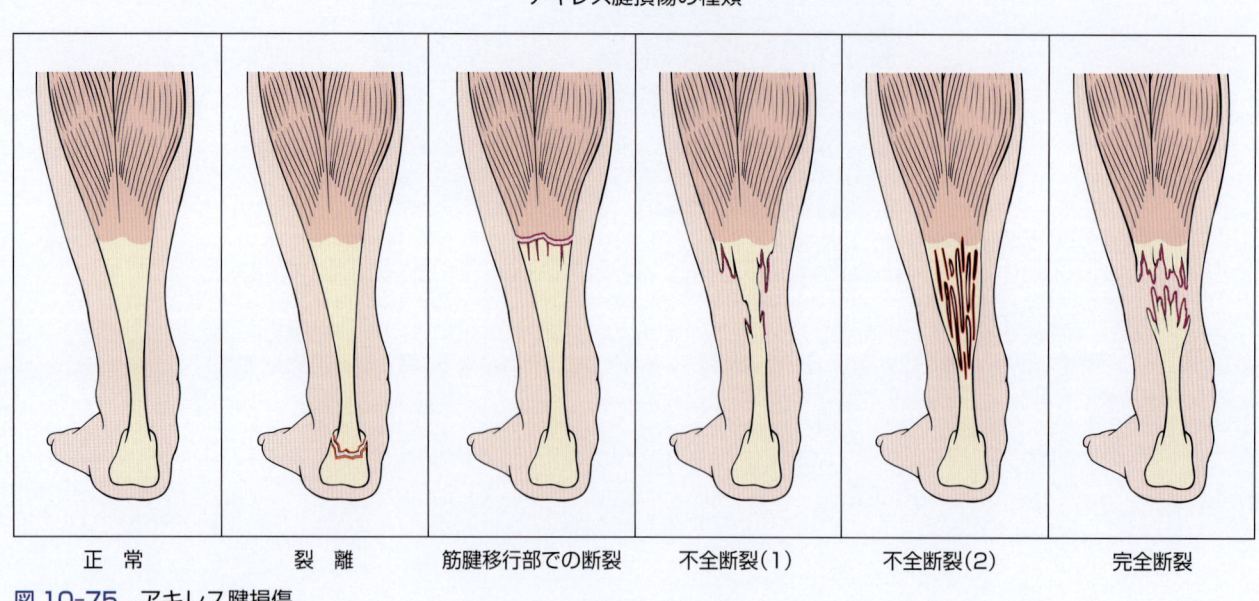

正 常　　　　裂 離　　　筋腱移行部での断裂　　不全断裂(1)　　　不全断裂(2)　　　完全断裂

図 10-75　アキレス腱損傷

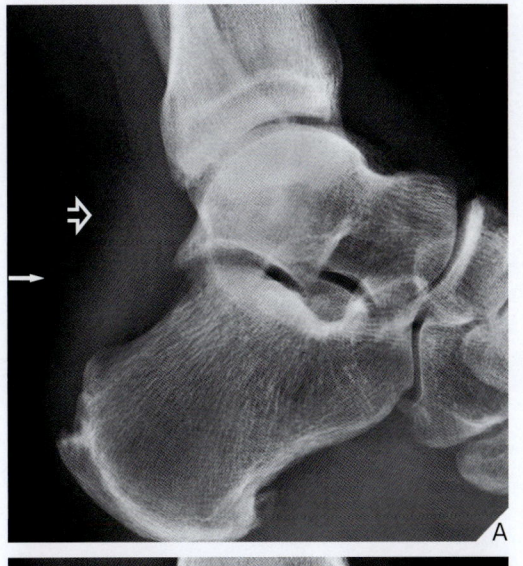

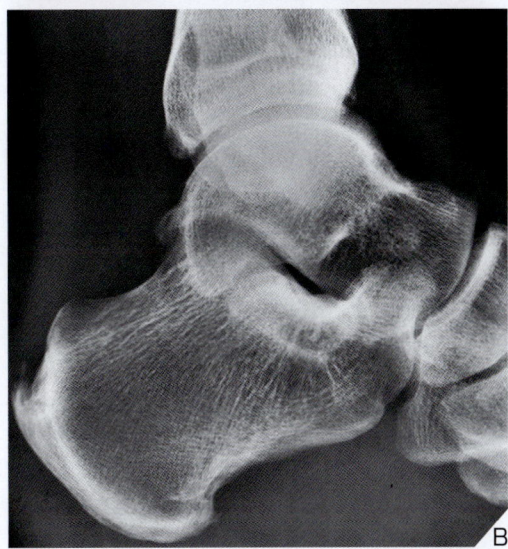

図 10-76　アキレス腱断裂
54 歳男性．道路の凹みにつまずいて受傷．臨床所見ではアキレス腱付着部に強い圧痛がみられ，底屈がかなり制限されている．（A）低電圧軟部組織撮影の側面像で腱陰影の欠如と軟部組織の塊（→），損傷した腱内のわずかな石灰化も認める（⇒）．（B）比較のために健側を示す．

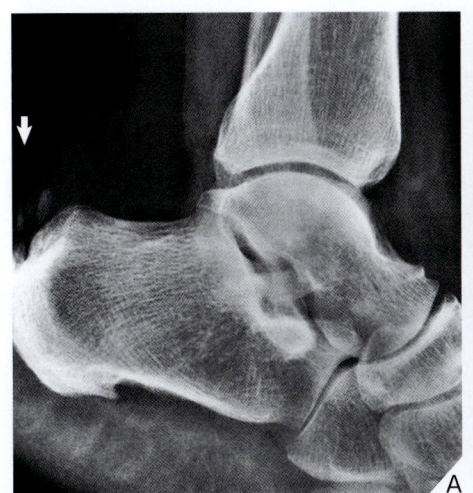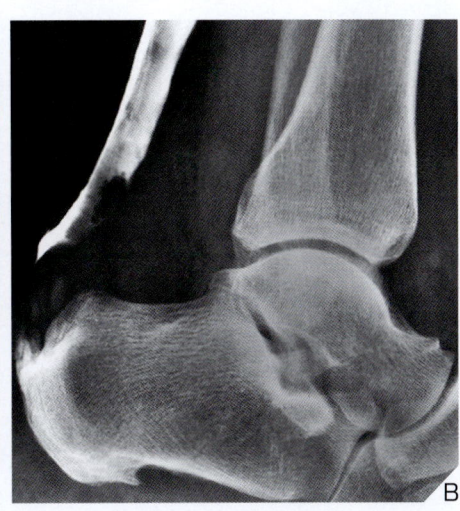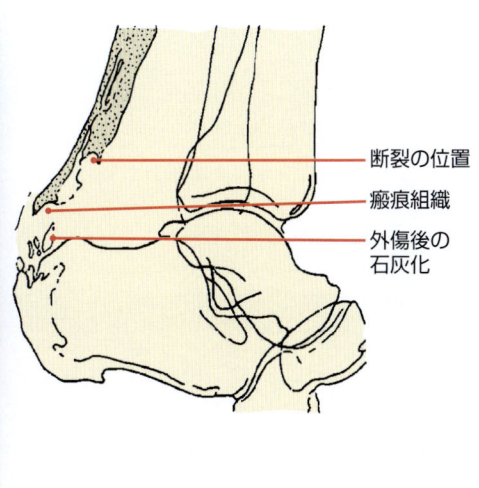

断裂の位置
瘢痕組織
外傷後の石灰化

図 10-77　アキレス腱断裂
（A）X 線側面像において，踵骨後面のアキレス腱付着部の陰影欠損と軟部組織腫脹がみられ，多数の石灰化が腱付着部でみられる（→）．（B）腱造影にて腱鞘の造影欠損がみられ，付着部から約 5 cm 近位部での腱断裂がわかる．

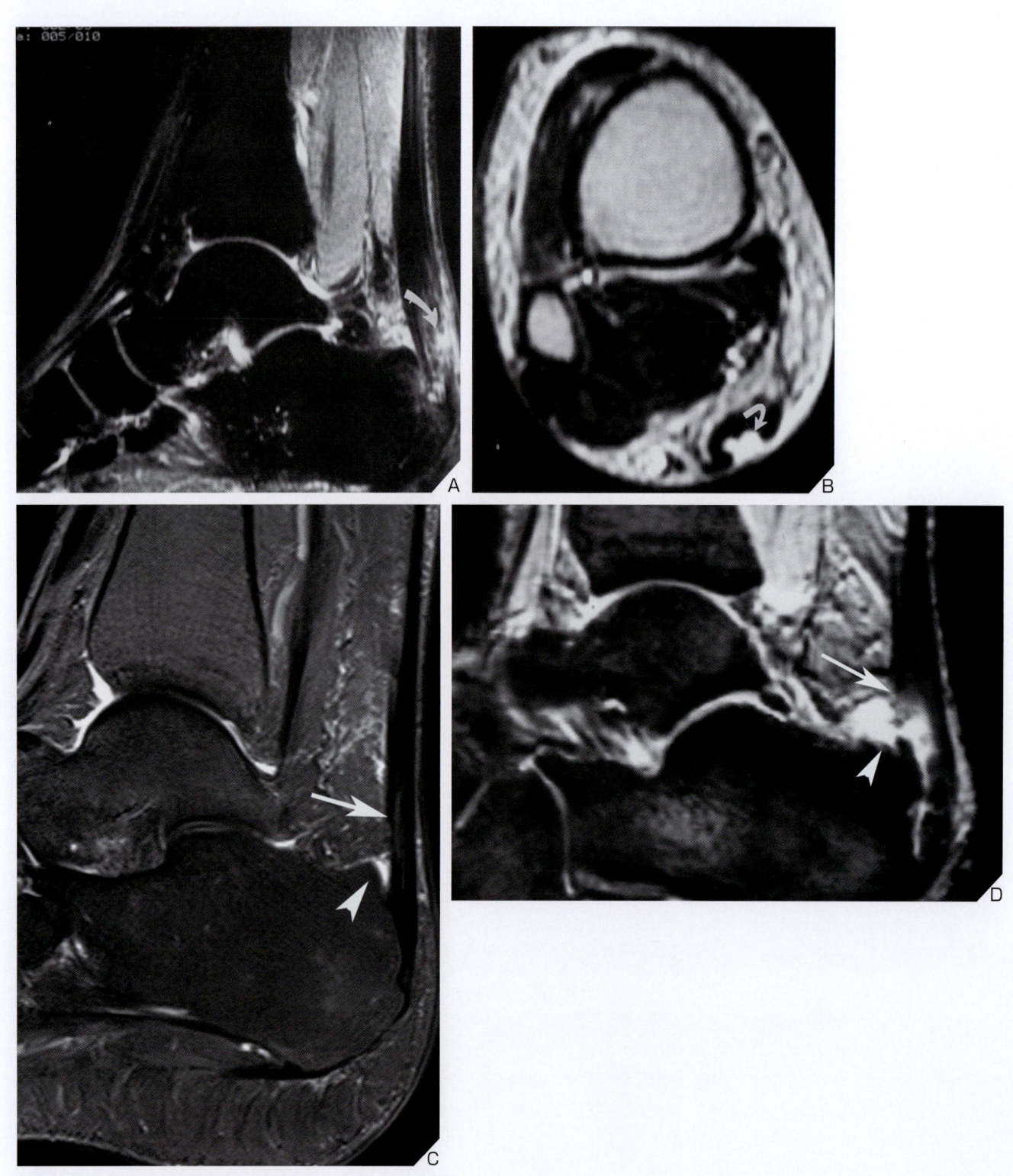

図 10-78 アキレス腱断裂の MRI 所見
STIR 矢状断像（**A**）と T2 強調横断像（**B**）．アキレス腱の後方部分に高信号の部分（⤵）を認め，急性期の部分断裂を示唆する．脂肪組織と皮下組織に浮腫がみられる．アキレス腱断裂近位の肥厚は慢性的な腱症があったことを示す．（**C**）別の患者の T2 強調矢状断像にて，線状の高信号を伴ったアキレス腱遠位の肥厚（→）を認め，アキレス腱付着部症の所見である．軽度の踵骨後滑液包炎も認める（▷）．（**D**）別の患者の T2 強調矢状断像にて，アキレス腱の部分断裂を伴った付着部症（→）と踵骨後滑液包炎を認める（▷）．
（**A**，**B** は Deutsch AL, Mink JH, Kerr R, eds. MRI of the foot and ankle. New York：Raven Press；1992 より引用）

図 10-79　アキレス腱断裂の MRI

（A）T1 強調矢状断像にて，アキレス腱の筋腱移行部付近での完全断裂を認める（→）.
（B）他の患者の STIR 矢状断にて，3 cm のギャップを伴ったアキレス腱完全断裂（→）を認める. 広範な浮腫と出血を皮下およびアキレス腱の深部に認める. さらに他の患者でSTIR 矢状断像（C）および脂肪抑制 T2 強調横断像（D）にてアキレス腱の完全断裂を認める（→）.
（A は Deutsch AL, Mink JH, Kerr R, eds. MRI of the foot and ankle. New York：Raven Press；1992 より引用）

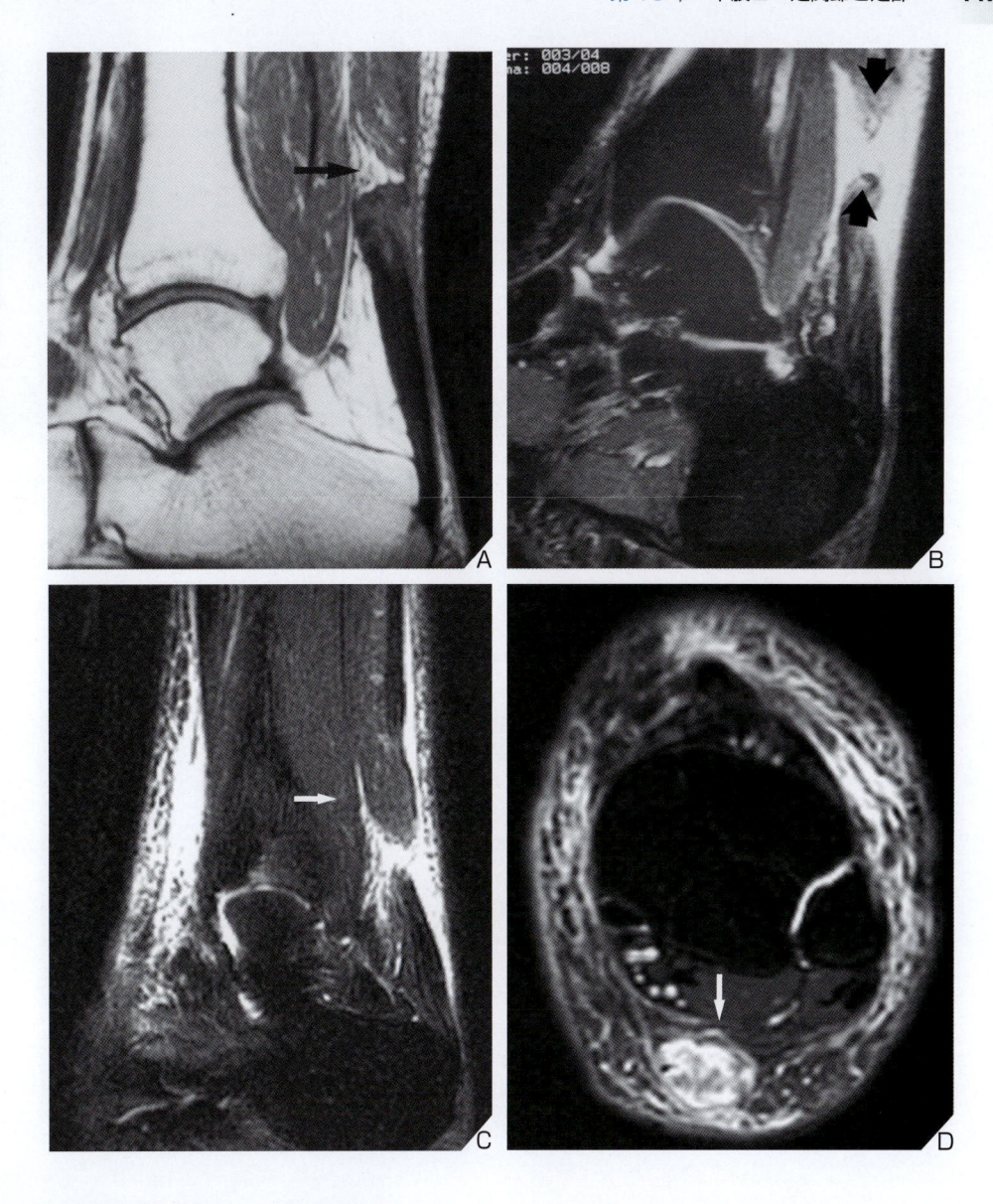

図 10-80　後脛骨筋腱断裂の腱鞘造影

57 歳男性. テニス中に外がえし受傷. 臨床所見では後脛骨筋腱断裂と診断された. 腱造影は臨床所見と一致した. 距骨下関節, Chopart 関節, 舟楔関節の異常描出がある.

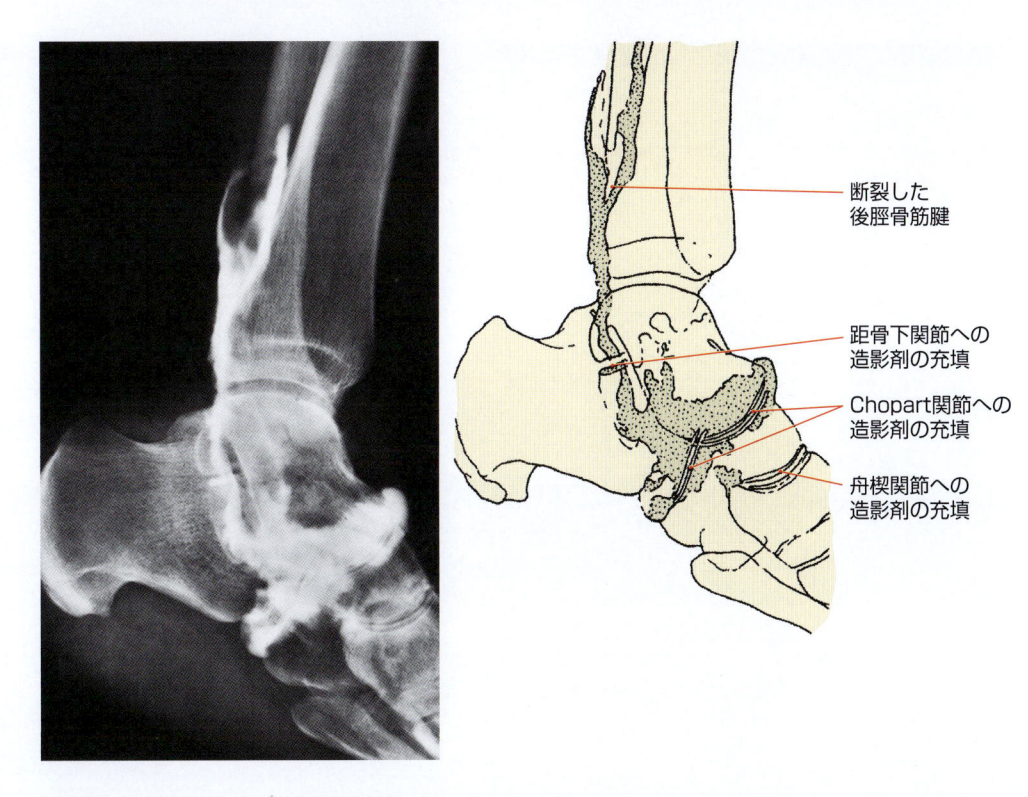

断裂した
後脛骨筋腱

距骨下関節への
造影剤の充填

Chopart関節への
造影剤の充填

舟楔関節への
造影剤の充填

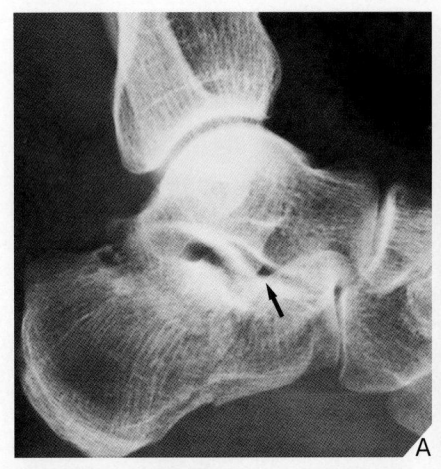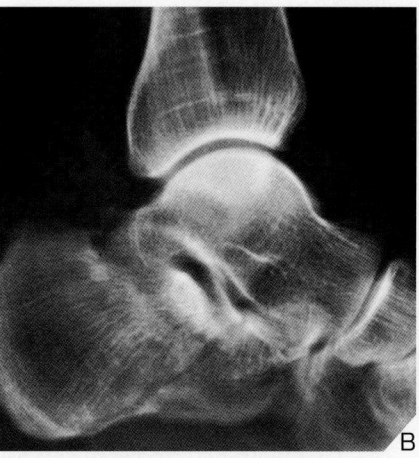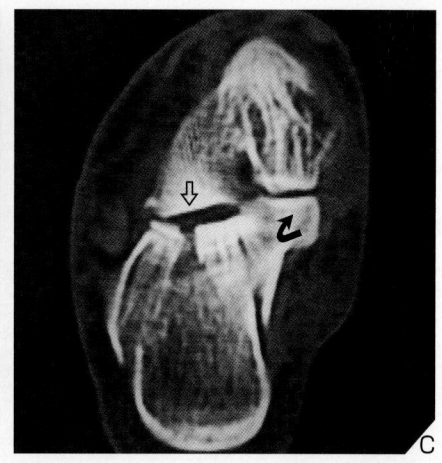

図 10-81 踵骨骨折

54 歳男性. 足場から転落して左踵骨骨折. （A）X 線側面像で踵骨の粉砕骨折がみられる. 距骨下関節内に骨折線が及んでいるようにみえる（→）.（B）側面の断層撮影において，その骨折線が関節内に及んでいるのがはっきりわかる. しかし，関節面の陥没の程度ははっきりしない.（C）CT では，粉砕骨折の位置と距骨下関節の後距骨関節面の陥没がわかる（⇒）. また，中距骨関節面は正常であることもわかり（↶），単純 X 線撮影や断層撮影では判明しなかった重要な情報が得られる.

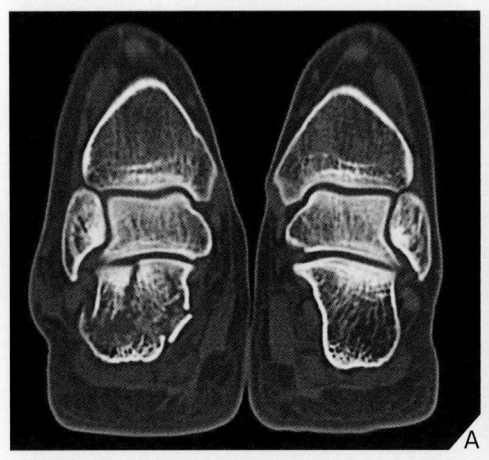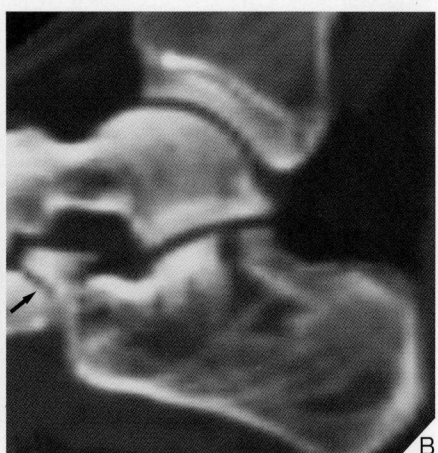

図 10-82 踵骨骨折の CT 所見

34 歳男性. 右踵骨粉砕骨折.（A）CT 冠状断像. 骨折線は距骨下関節面に及んでいる.（B）矢状断再構成像. 踵骨の前方突起骨折が加わり，前距骨関節に及んでいる（→）.

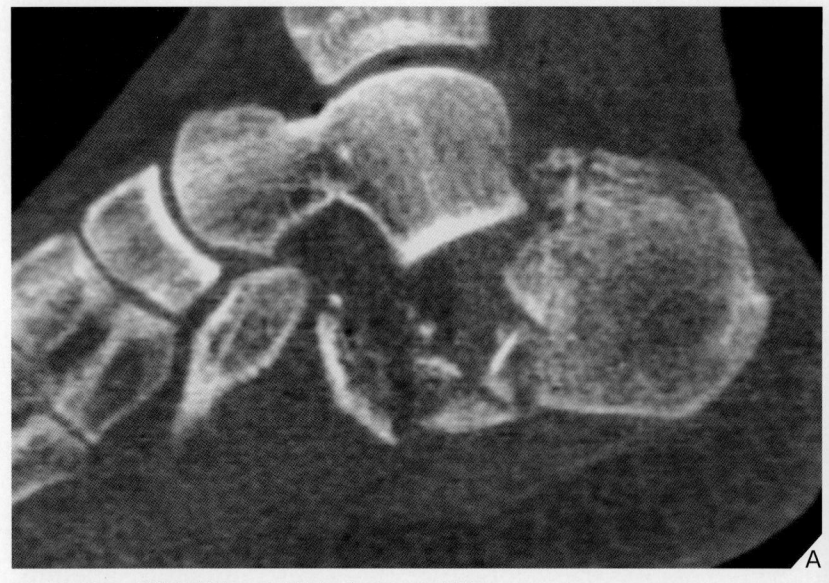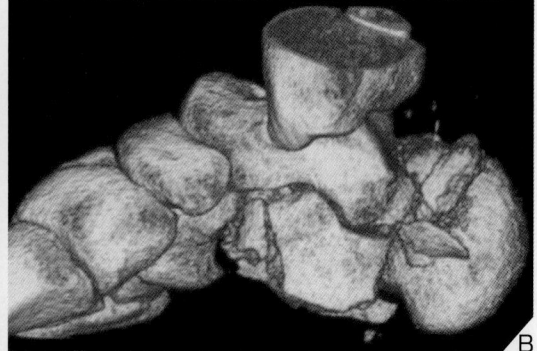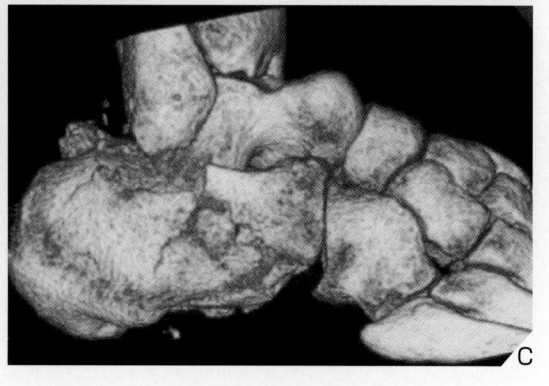

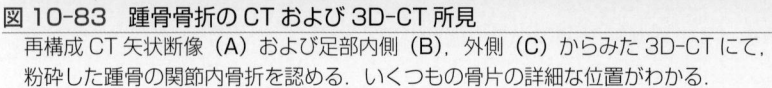

図 10-83 踵骨骨折の CT および 3D-CT 所見

再構成 CT 矢状断像（A）および足部内側（B），外側（C）からみた 3D-CT にて，粉砕した踵骨の関節内骨折を認める. いくつもの骨片の詳細な位置がわかる.

10

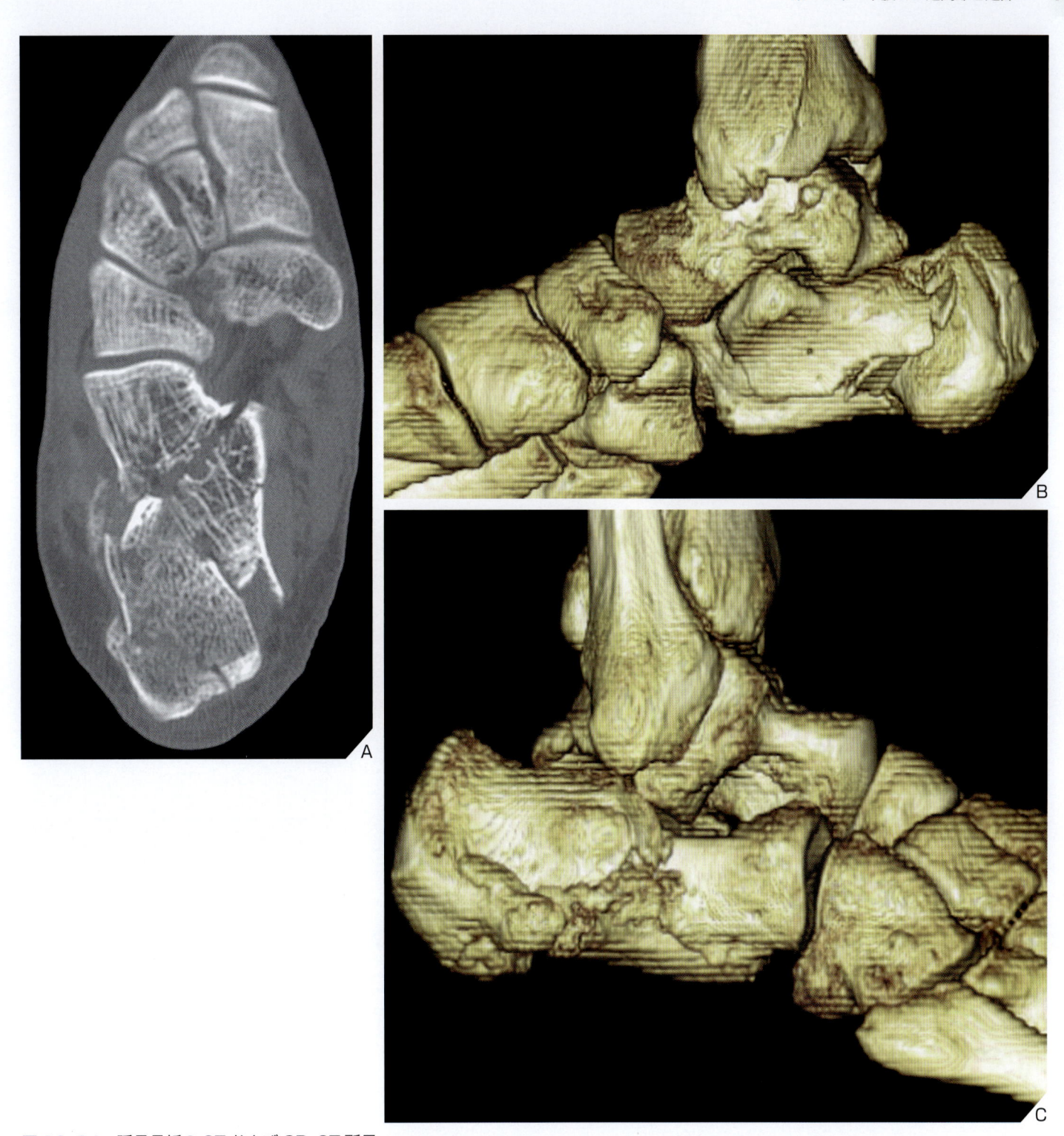

図 10-84　踵骨骨折の CT および 3D-CT 所見
（A）再構成 CT 横断像にて踵骨の粉砕骨折を認める．足部内側（B），外側（C）からみた 3D-CT にて，いくつかの骨折線が関節内に及んでいることがさらによくわかる．

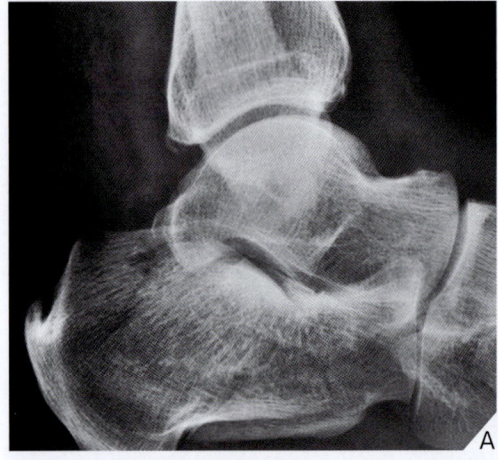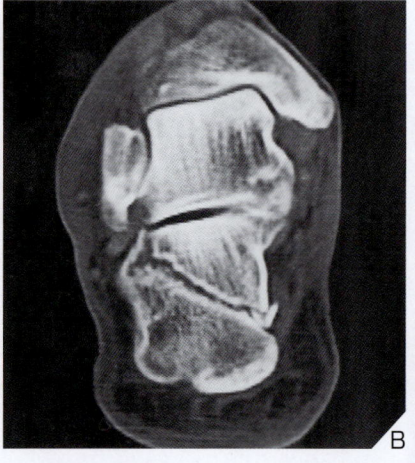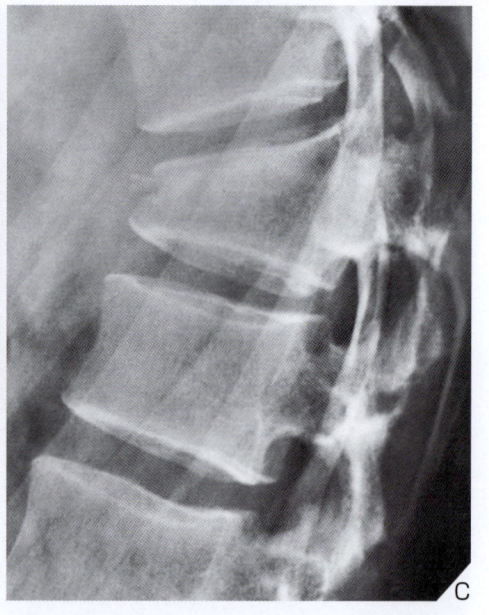

図 10-85　踵骨と胸椎の骨折
　48 歳男性．2 階窓から転落して受傷．**（A）** X 線側面像で踵骨の粉砕骨折がみられる．**（B）** CT
冠状断像では，小さな粉砕骨片の位置と載距突起を含んでいることもわかる．**（C）** 胸腰椎の X
線側面像で，T12 椎体の圧迫骨折がみられる．

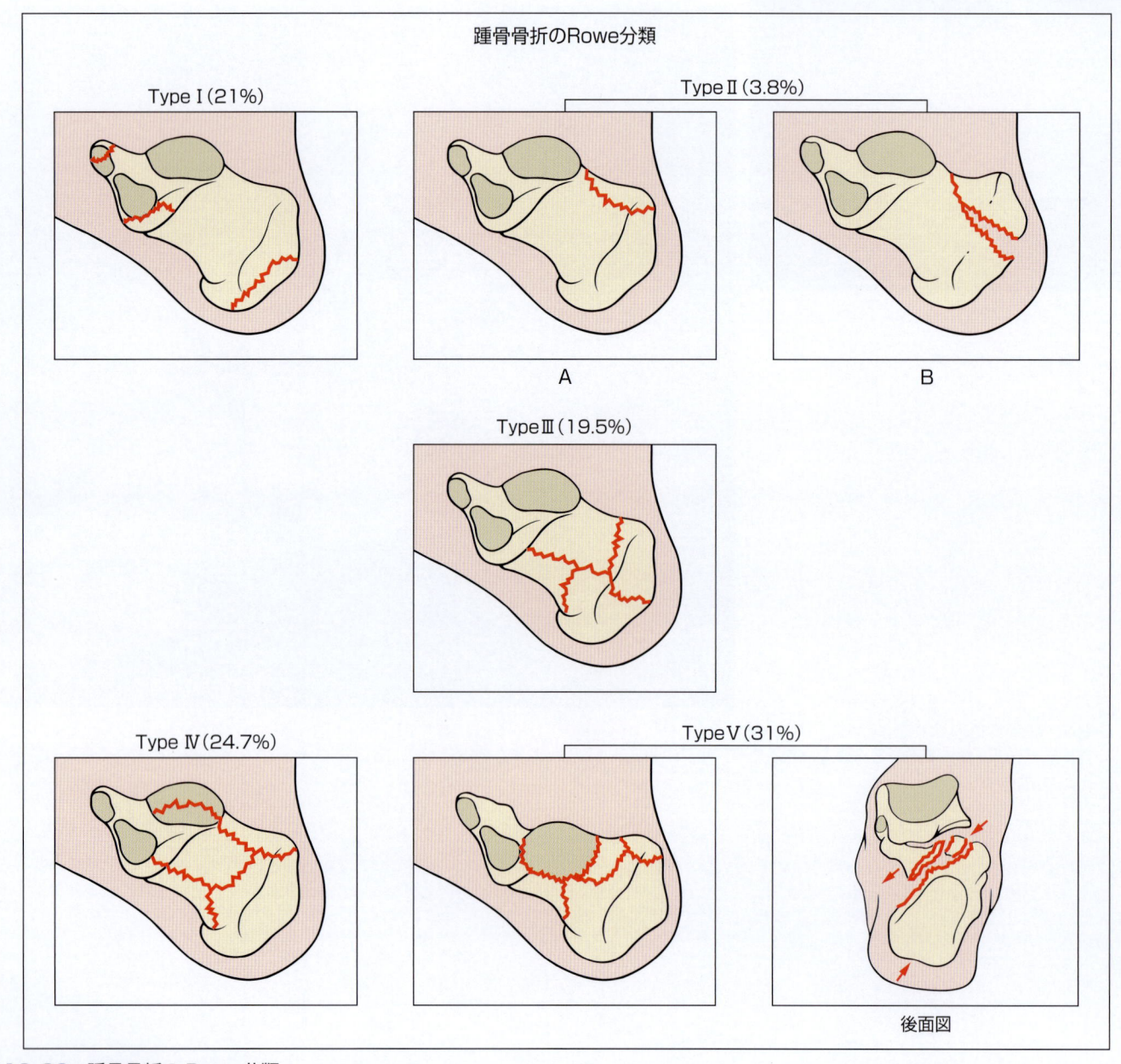

図 10-86　踵骨骨折の Rowe 分類
　type Ⅰ（21%）：粗面，載距突起，前方突起の骨折．type Ⅱ（3.8%）：アキレス腱付着部の嘴状骨折（**A**）と裂離骨折（**B**）．type Ⅲ（19.5%）：距骨
下関節を含まない斜骨折．type Ⅳ（24.7%）：距骨下関節を含む骨折．type Ⅴ（31%）：中央陥没を伴う骨折および種々の粉砕骨折．
（Rowe CR, Sakellarides HT, Freeman PA, Sorbie C. Fracture of the os calcis：a long-term follow-up study of 146 patients. JAMA.
1963；184：920 より改変）

病巣の検出だけでなく，その大きさ，局在，安定性などを評価するのに使われる．Stage Ⅲの病変で，骨軟骨片と母床の間に液体が介在する場合には，不安定性ありと判断し手術による固定を必要とすることがある．

囊腫形成の存在は病巣の慢性化を意味する．MRI の全シークエンスにおける骨片の信号の低下は骨片の状態がよくないことを示す．

距骨 OCD 病変は Berndt と Harty により以下のように分類される（図 10-94）．

Stage Ⅰ：軟骨下骨の変化を認めるが，軟骨下骨板や軟骨には変化を認めない．

Stage Ⅱ：病巣の一部が骨に連続している部分的な骨軟骨病変

Stage Ⅲ：完全に周囲から分離した骨軟骨病変だが，その部位にとどまっている．

Stage Ⅳ：完全に周囲から分離した骨軟骨病変で，転位しているもの．

■ 舟状骨骨折 ■

舟状骨骨折はまれであり，通常は足部の他の骨折に伴って認められる．ときに高所からの転落により発生することがある．Sangeorzan らは，舟状骨骨折をその骨折線の方向と粉砕の程度から 3 つに分類している．type Ⅰは骨折線が舟状骨の冠状面を通過するもので，前足部の角状変形を伴わないものを指す．type Ⅱは前足部の角状変形を伴い，骨折線は舟状骨の背外側から底内側へ通過する．type Ⅲは複雑骨折で前足部は外側へ偏位する．

Eichenholtz と Levine は皮質の剝離骨折（47%），結節部の剝離骨折（24%），体部の骨折（29%）に分類した．

舟状骨骨折は単純 X 線では見落とされやすいため，骨折を疑った場合には再構成を含む CT が推奨される（図 10-95）．

■ Jones 骨折 ■

第 5 中足骨基部の裂離骨折は，第 5 中足骨に付着している短腓骨筋腱の内がえしストレスにより発生する（図 10-96；図 4-33A も参照）．しかし，歴史的には Jones 骨折という用語は誤って使われてきた．

1902 年に Robert Jones によって報告された本来の Jones 骨折は，第 5 中足骨基部より約 3/4 インチ（約 1.9 cm）遠位にある（図 10-97）．真の Jones 骨折と第 5 中足骨基部の裂離骨折との違いはその予後にある．裂離骨折は一般に早く治るが，中足骨骨幹部近位の骨折は血行が乏しいため遷延治癒や線維性癒合になりやすい．小児において，この骨折と（しばしば存在する）第 5 中足骨の二次骨化中心を混同してはならない（図 4-33B を参照）．骨折線は横走し，第 5 中足骨の骨化中心との間隙は斜めに走る．

b 合併症

足関節・足部骨折のもっとも多い合併症は，偽関節と外傷後

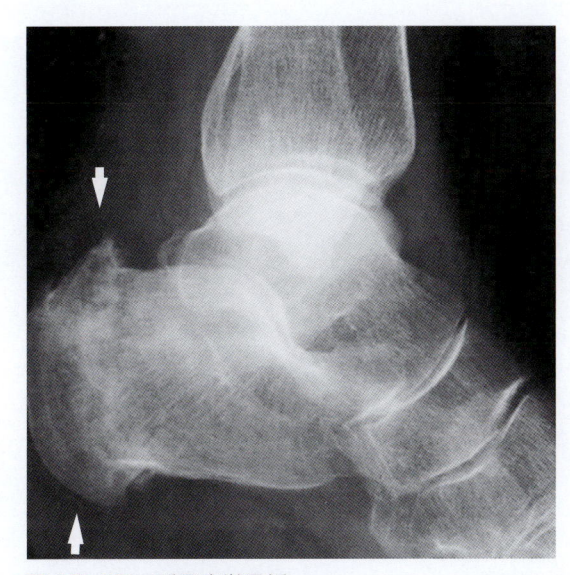

図 10-87　踵骨疲労骨折
75 歳女性．左踵部痛を訴えていた．外傷の既往はない．毎日，スーパーマーケットまで 1 マイル歩いていた．足部 X 線側面像で踵骨の典型的な疲労骨折（→）がみられる．

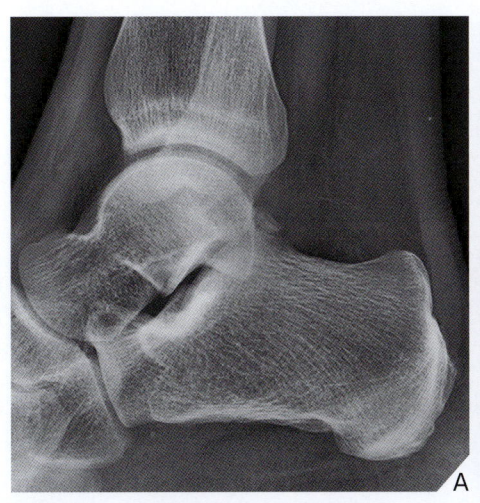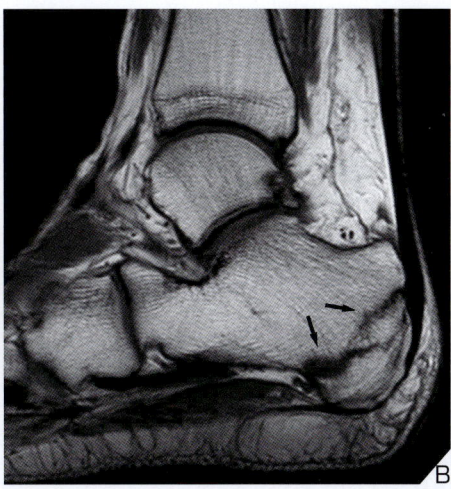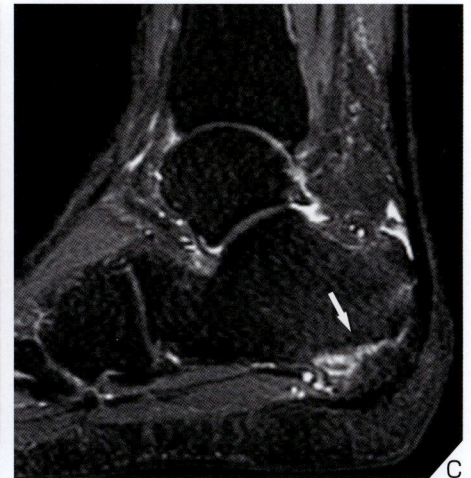

図 10-88　踵骨疲労骨折の MRI 所見
30 歳女性，マラソンランナーの踵部痛．（A）足関節 X 線側面像では，踵骨疲労骨折が疑われるが確定できない．プロトン密度強調矢状断像（B）および T2 強調矢状断像（C）にて確定診断となる（→）．

距骨頚部骨折のHawkins分類

Type Ⅰ
(11～21%)

Type Ⅱ
(40～42%)

Type Ⅲ
(23～47%)

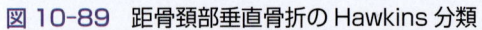

図 10-89　距骨頚部垂直骨折の Hawkins 分類
type Ⅰ 骨折は，距骨下関節に対して距骨の転位がないもの．type Ⅱ 骨折は，距骨下関節に対して距骨の亜脱臼や脱臼があるもの．type Ⅲ 骨折は，距骨体部が転位して載距突起の後ろに固定され，骨折面が側方を向くもの．

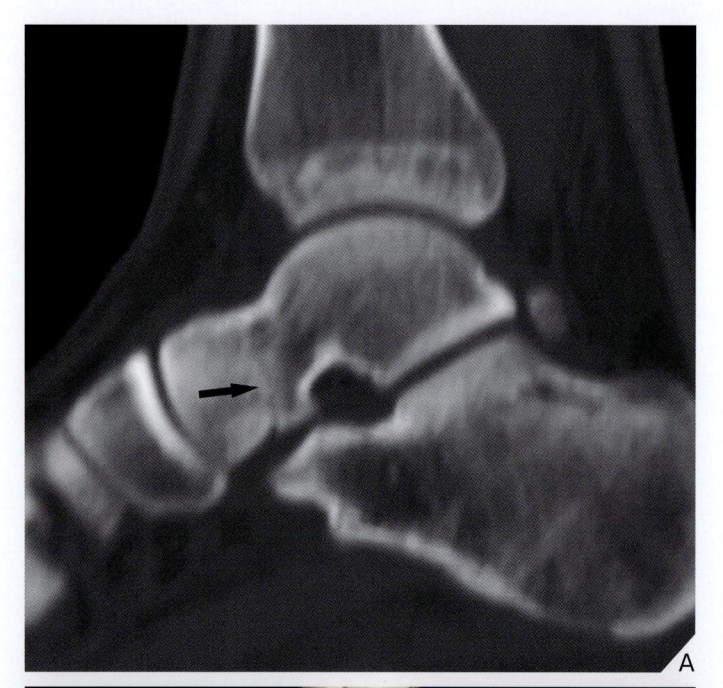

A

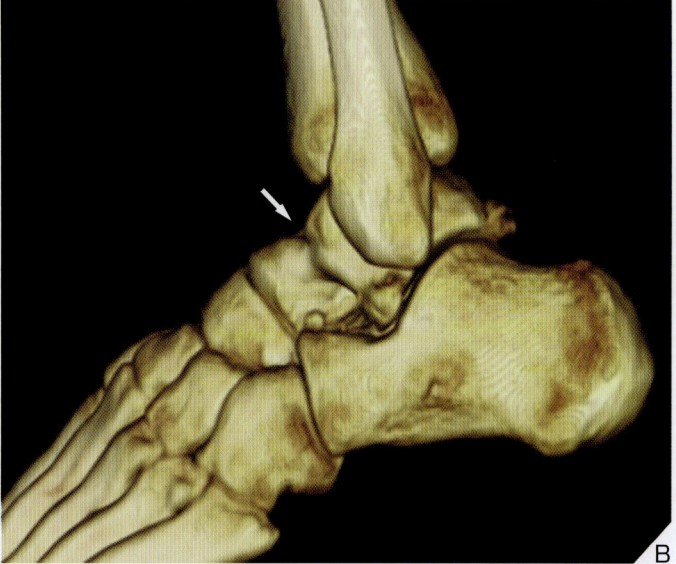

B

図 10-90　距骨骨折の CT 所見
足関節再構成 CT 矢状断像（A）および 3D-CT 表面処理画像（B）で転位のない距骨骨折を認める（→）．

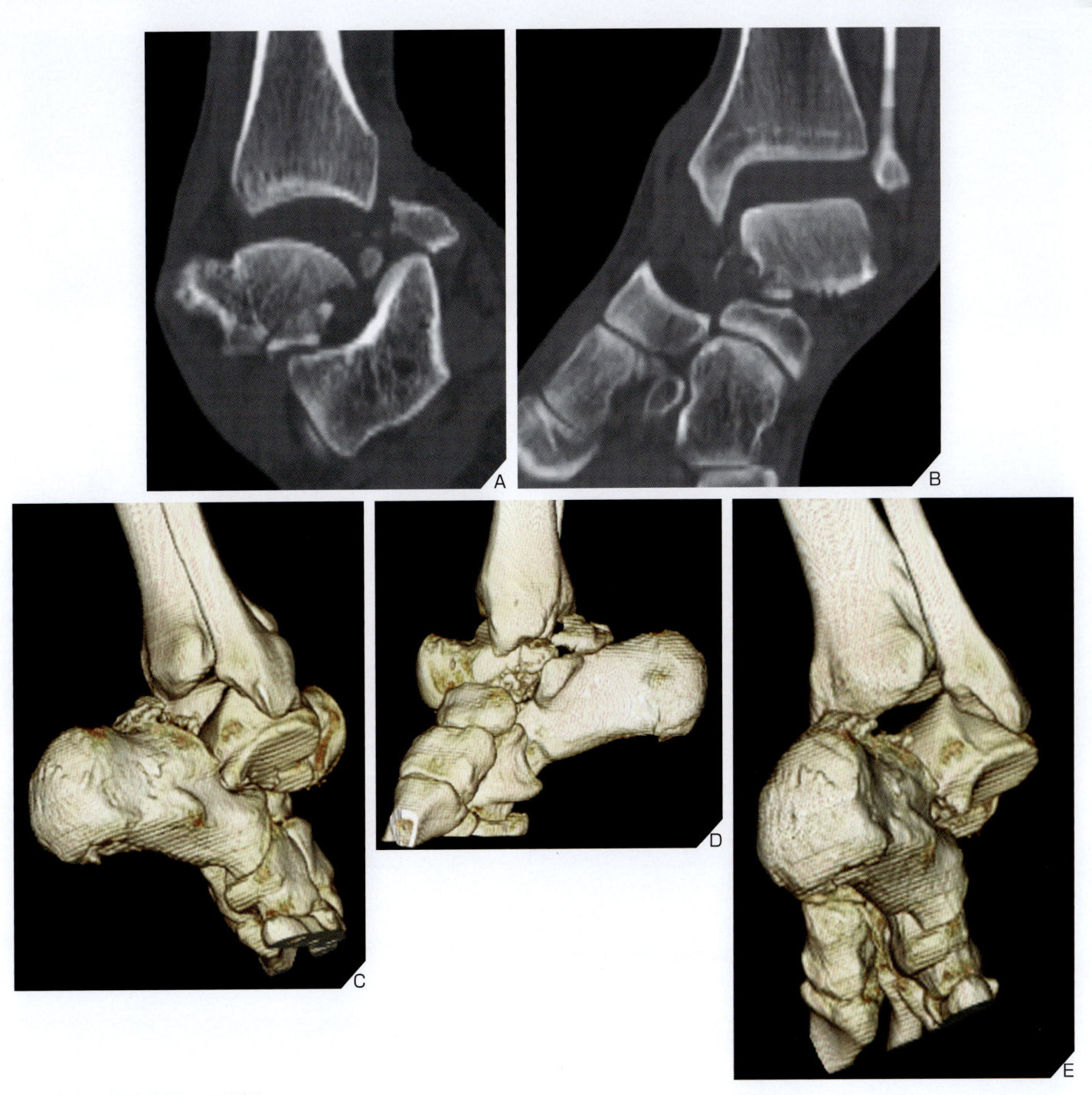

図 10-91　距骨骨折の CT 所見
足関節再構成 CT 冠状断像（A）および矢状断像（B）で，粉砕し転位した距骨骨折を認める．（C〜E）3D-CT にて種々の角度から本骨折の詳細を確認できる．

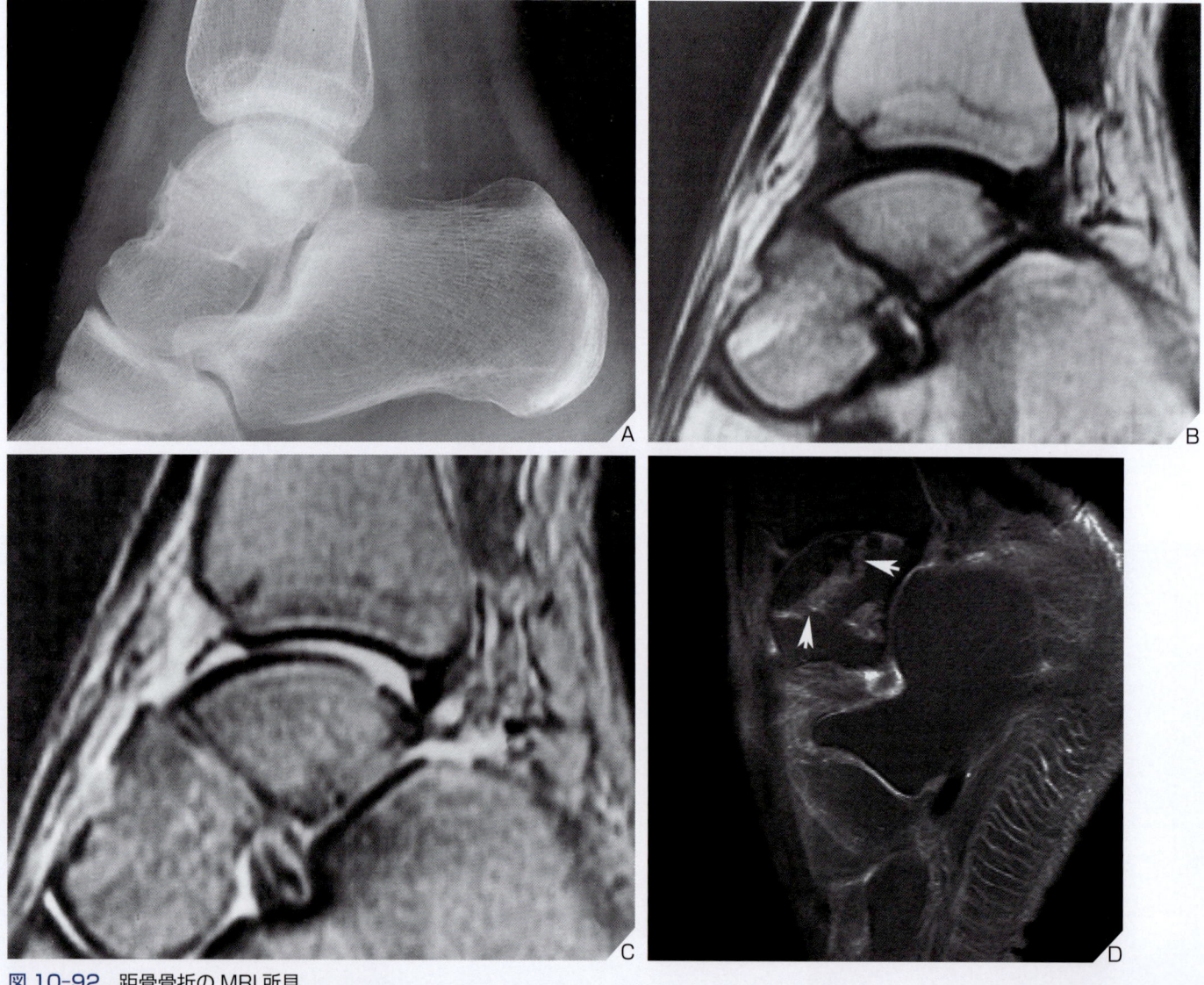

図 10-92　距骨骨折の MRI 所見
自動車事故で右足を受傷した 41 歳女性.（A）足関節単純 X 線側面像にて，距骨の垂直方向の骨折を認める．T1 強調矢状断像（B）および T2 強調矢状断像（C）にて，骨癒合不全と関節液貯留を認める．他の患者の距骨頚部骨折で，造影 T1 強調矢状断像（D）にて距骨体部の骨壊死を認める（→）．壊死部の低信号領域と反応性の境界部の肉芽組織による辺縁増強が確認される．

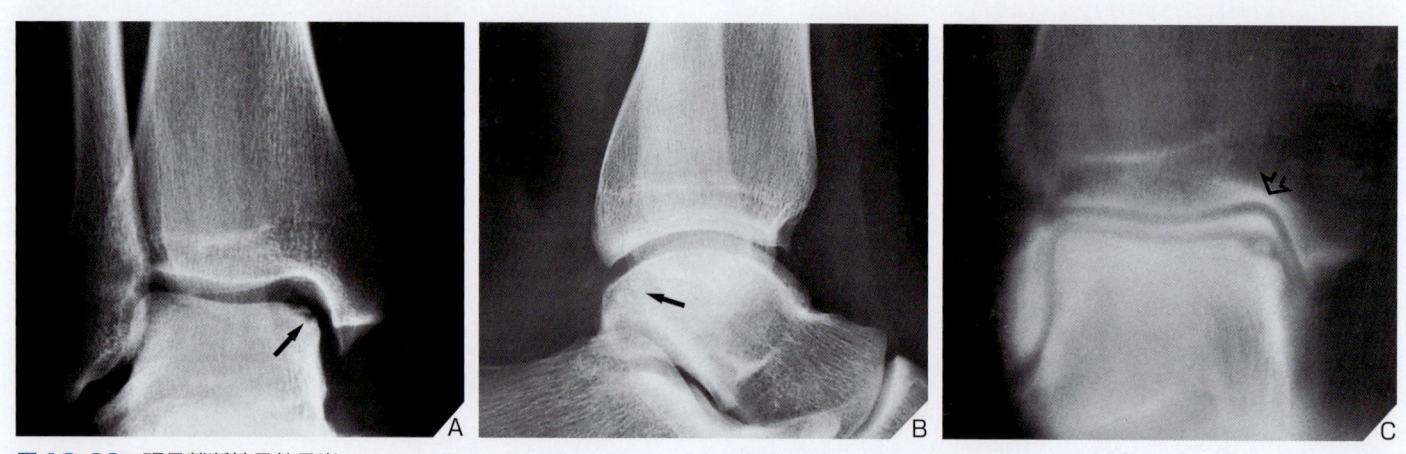

図 10-93　距骨離断性骨軟骨炎
29 歳男性．バレエダンサー．8 ヵ月前から足関節の痛みを訴えていた．X 線正面像（A）と側面像（B）において，距骨ドームの内側面に骨透亮像と透亮像内の小さな骨軟骨体がみられ（→），離断性骨軟骨炎の特徴的所見である．（C）関節造影後の断層撮影では，同部の軟骨は正常で in situ 病変であることがわかる（⇒）．

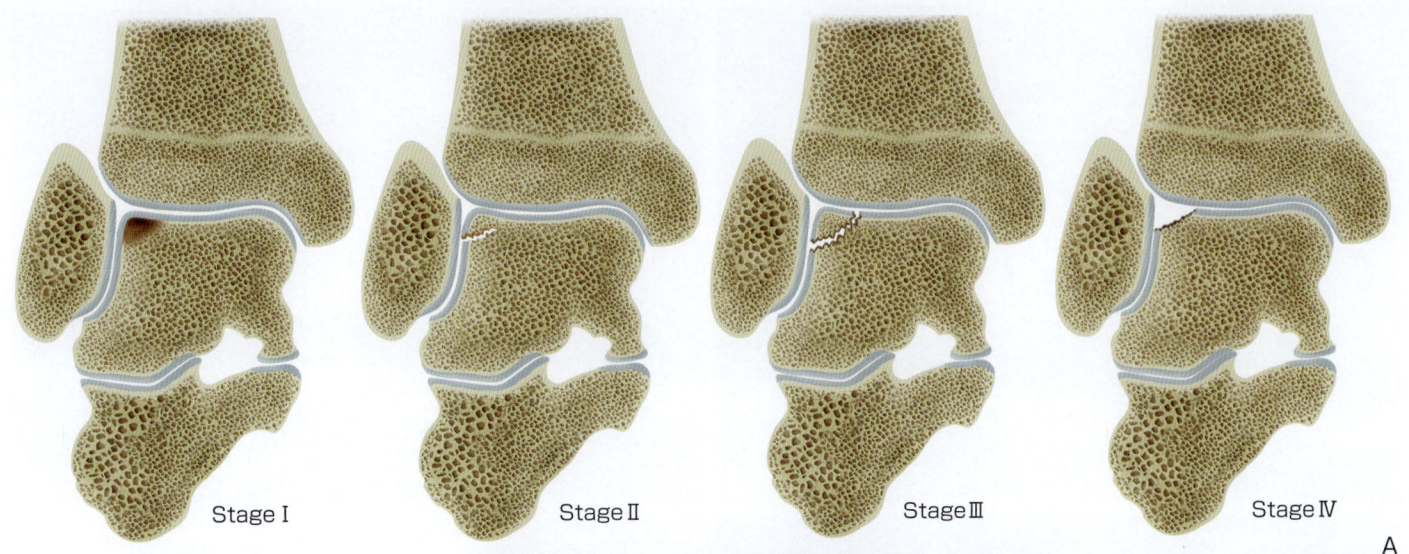

Stage Ⅰ 　　　 Stage Ⅱ 　　　 Stage Ⅲ 　　　 Stage Ⅳ

A

図 10-94　距骨離断性骨軟骨炎（OCD）のMRI

（A）Berndt と Harty による距骨 OCD の分類．（B）T2 強調冠状断像で，距骨ドーム内側に stage Ⅰ の軟骨下骨の変化を認める（→）．（C）T1 強調冠状断像で，距骨ドーム内側に stage Ⅱ の骨軟骨の変化を認める．骨片の一部が距骨ドーム内側に連続している（→）．（D）T2 強調冠状断像で，距骨ドーム内側に stage Ⅲ の骨軟骨病変を認めるが，その部位にとどまっている（→）．（E）T1 強調冠状断像で，距骨ドーム内側に stage Ⅳ の病巣を認める．病巣骨軟骨片は完全に転位し，距骨ドームには骨軟骨欠損を認める（→）．

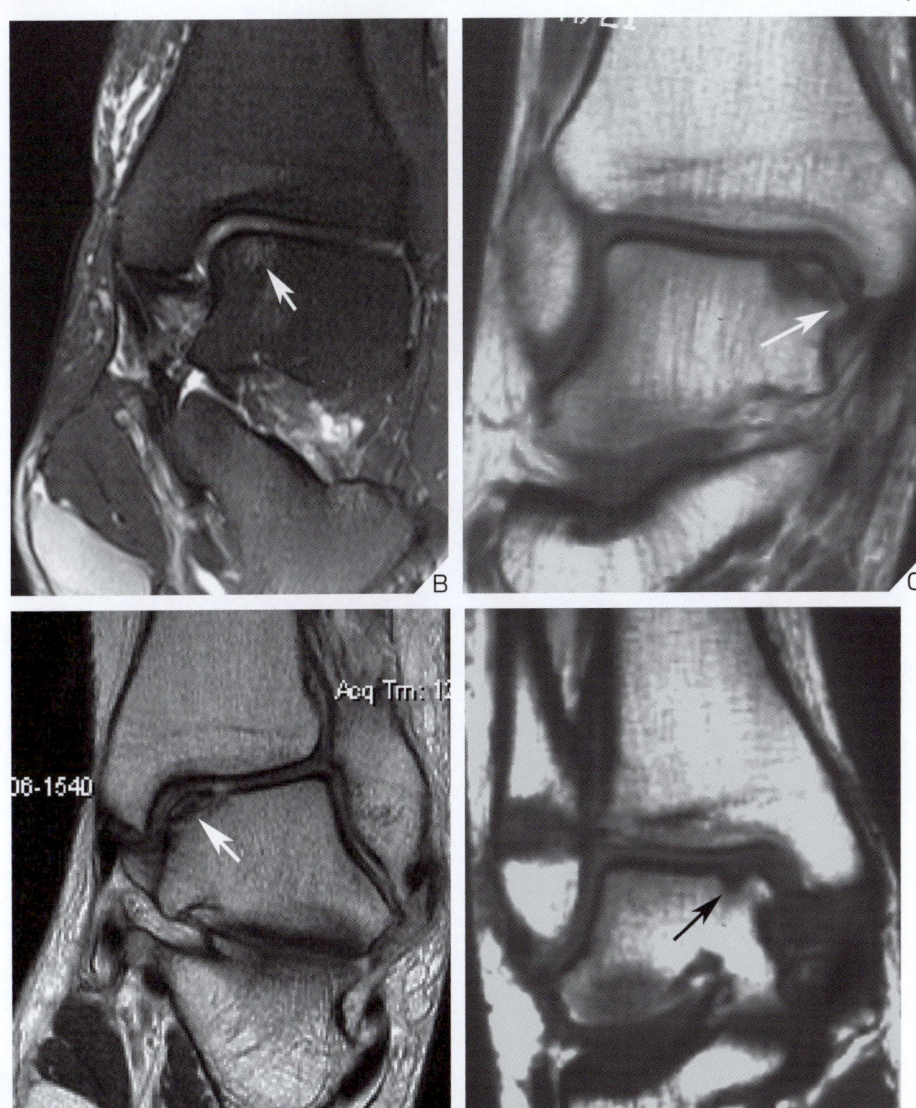

B

C

D

E

Ⅱ

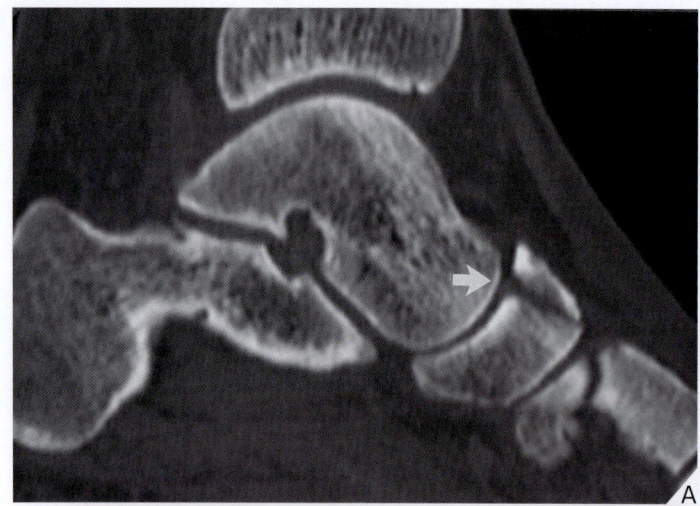

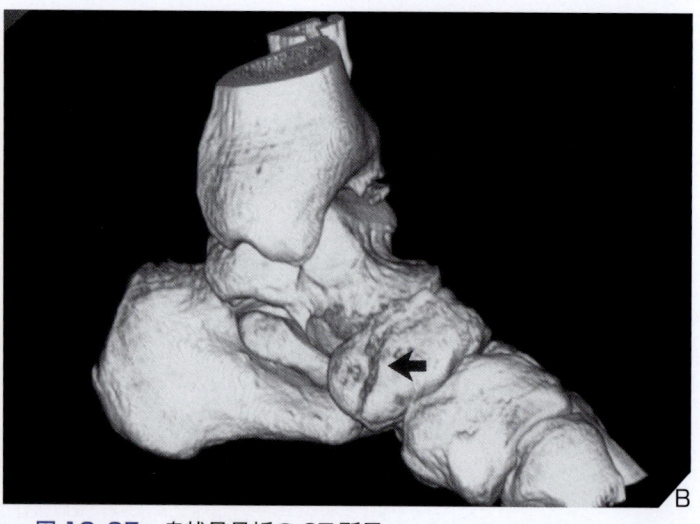

図 10-95　舟状骨骨折の CT 所見
再構成 CT 矢状断像（A）および 3D-CT（B）にて舟状骨骨折を認める（→）．（C）別の患者の MRI プロトン密度強調短軸像にて，舟状骨上方の骨折（→）を認める．

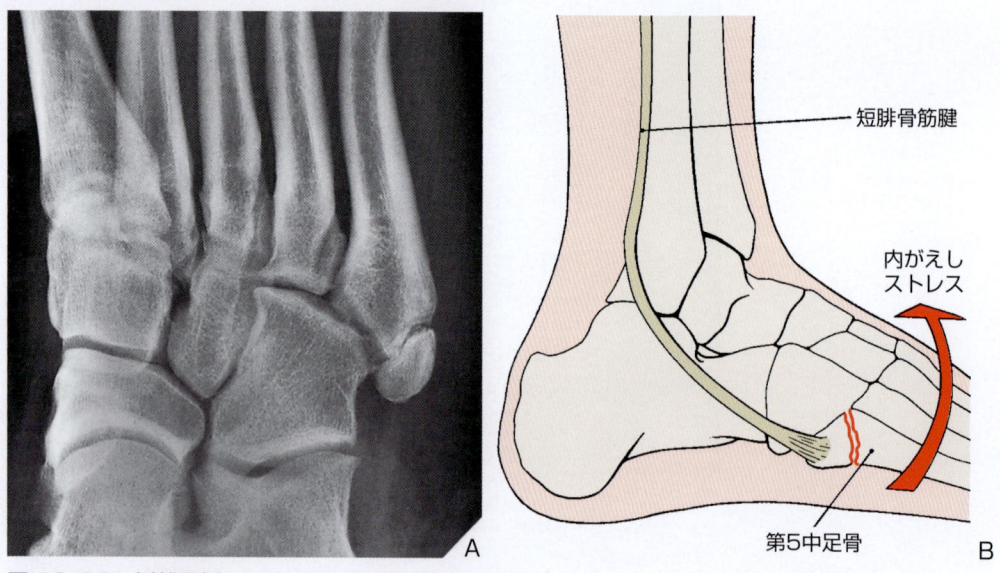

図 10-96　剥離骨折
28 歳男性．歩道でつまずき，右足を内がえし受傷．（A）X 線斜位像において，第 5 中足骨基部骨折（しばしば不正確に Jones 骨折とされる）がみられる．（B）短腓骨筋腱に対する内がえしストレスにより，第 5 中足骨基部の骨折が起こる本骨折のメカニズムに関連する．

Jones骨折

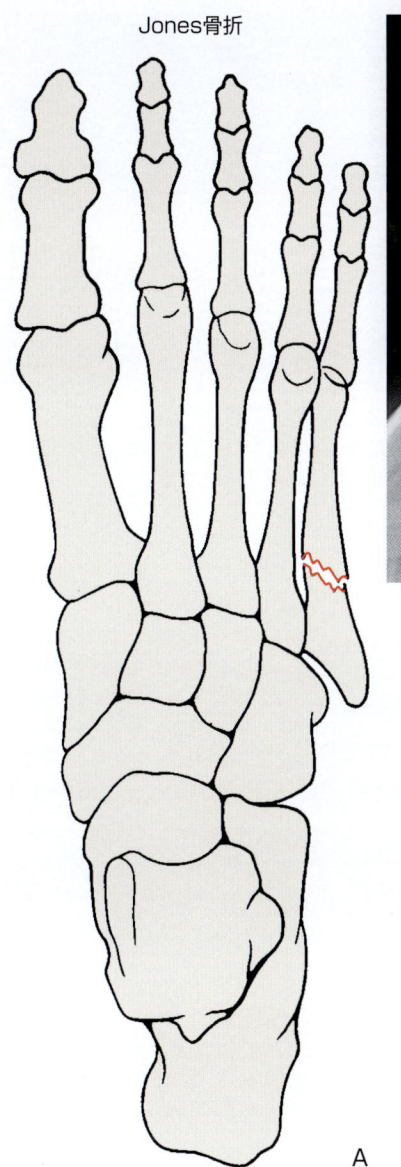

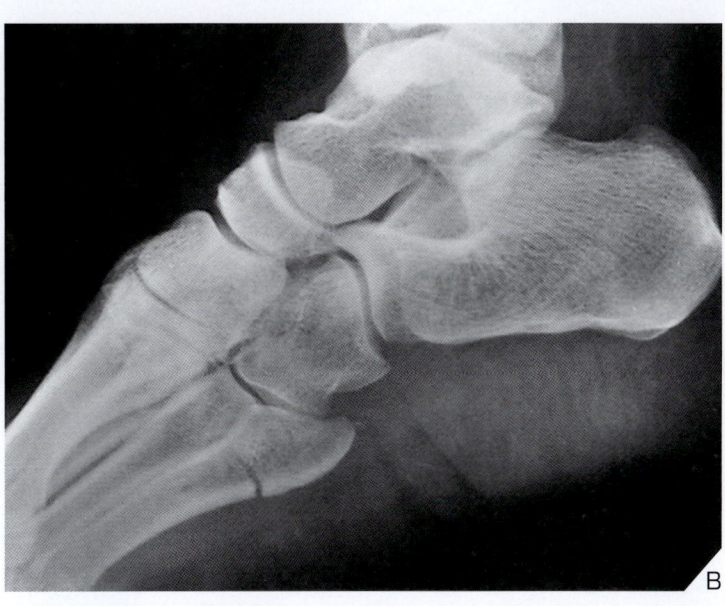

図 10-97　Jones 骨折
（A）真の Jones 骨折は第 5 中足骨基部より約 1 インチ（約 2.5 cm）遠位でみられる．（B）43 歳女性．ダンス中に左足を捻って受傷．第 5 中足骨に真の Jones 骨折がみられる．

変形性関節症である．これらの合併症は，単純 X 線撮影でもわかるが，CT が詳細な描出にはもっとも優れている．

C　足部の脱臼

　足部の脱臼でもっとも多いのは，中足足根（Lisfranc）関節である．しかし一般に脱臼は，足関節および足部の骨折ほど多くない．この脱臼は自動車事故や飛行機事故にしばしばみられ，距骨の脱臼，いわゆる飛行家距骨（aviator's astragalus）といわれている．Shelton と Pedowitz は，距骨外傷の 43％が飛行機事故によると報告している．

■ 距骨下関節脱臼 ■

　この脱臼は距骨周囲脱臼と距骨完全脱臼の 2 つに大きく分けられる．

［距骨周囲脱臼］

　この脱臼は距腿関節は正常で，距舟・距踵関節がともに脱臼しているものである．距骨下脱臼として知られている距骨周囲脱臼は，Pennal の報告では全距骨外傷の約 15％，全脱臼の約 1％を占める．年齢は 10〜60 歳以上と幅広く，男性が女性の 3〜

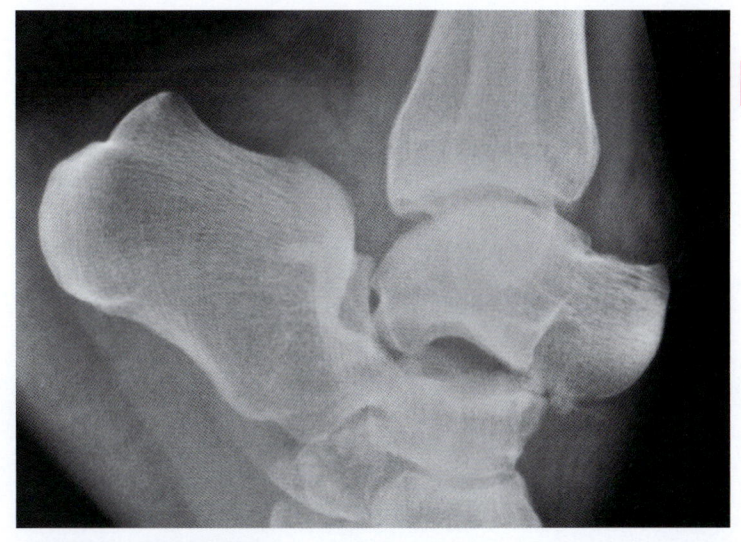

図 10-98　距骨周囲脱臼
25 歳男性．梯子から転落し，左足部底屈位にて受傷．X 線側面像において後方距骨周囲脱臼がみられる．距腿関節面は正常であるが，距踵関節，距舟関節の脱臼がみられる．距骨を除いた足部全体が後方に脱臼している．舟状骨と立方骨の骨折が合併している．

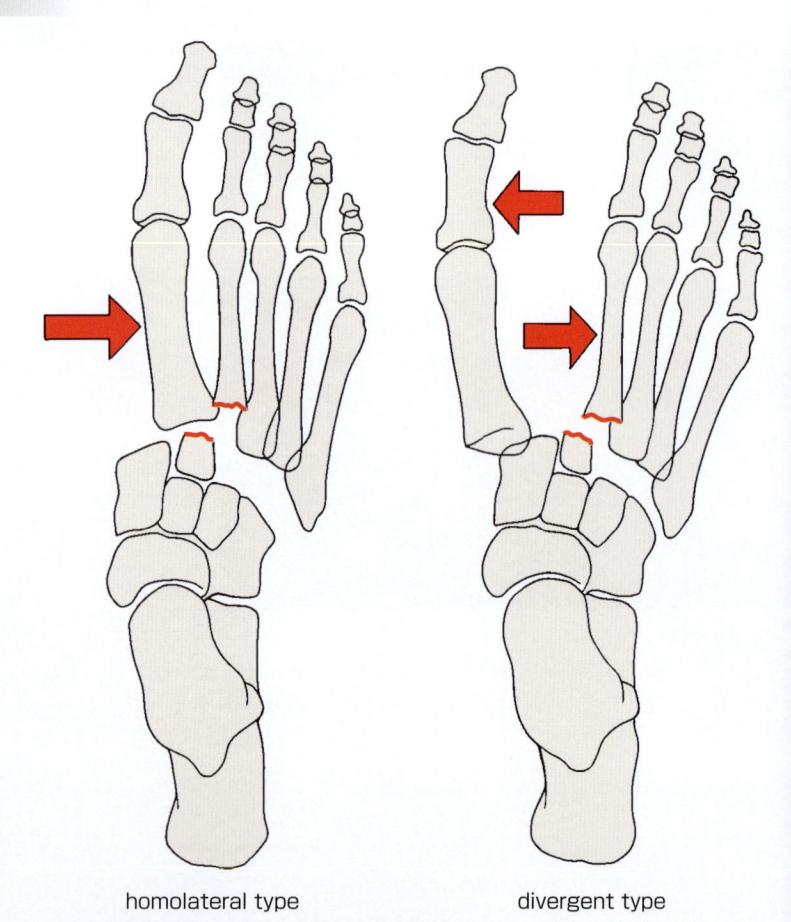

homolateral type　　　　　divergent type

図 10-99　Lisfranc 関節脱臼骨折のタイプ
Lisfranc 関節脱臼には 2 つのタイプがある．homolateral type は第 1〜第 5 中足骨が外側に脱臼しているものである．divergent type は第 1 中足骨が内側に脱臼しているものである．両タイプとも第 2 中足骨基部の骨折をしばしば合併する．

10 倍多い．

　距骨周囲脱臼には 4 つのタイプがあり，それぞれの内側，外側，後方，前方である．内側脱臼はもっとも多いタイプで，載距突起を支点として内がえし外力が働き，距舟関節の脱臼がまず起こり，そして距踵関節の回旋亜脱臼がみられるものである．さらに強い力が働くと，完全脱臼となる．足部の背底（正面）像にてこの異常は認められる．合併する骨折，とくに両果，距骨関節縁，舟状骨，第 5 中足骨の骨折を見落とさないように，X 線像をみなければならない．

　外側脱臼は次に多いタイプであり，全距骨周囲脱臼の約 20 %を占める．受傷時に足部が外がえしされることにより，前踵骨突起を支点として距骨頭部が距舟関節より外側に外れ，踵骨が外側に脱臼する．内側脱臼と同様に，足部の正面像にて診断がつく．

　後方および前方脱臼は非常にまれなタイプであり，高所から転落した際に足部が底屈位（後方脱臼）あるいは背屈位（前方脱臼）で起こる．いずれの場合も，足部と足関節の X 線側面像においてその異常がよくわかる（図 10-98）．

［距骨完全脱臼］
　足関節（距腿関節）と距骨下関節の完全な断裂が特徴で，距骨完全脱臼は全距骨外傷の中でもっとも重症であり，しばしば

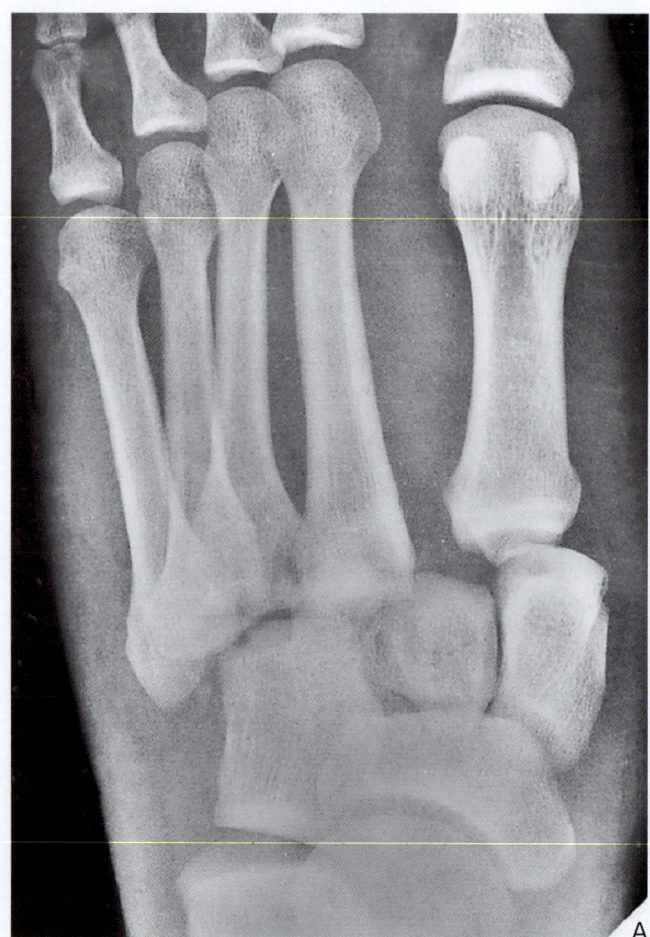

A

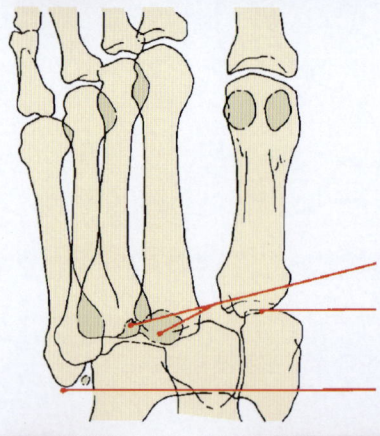

第 2，第 3 中足骨基部の骨折
中足楔状関節の脱臼
第 2〜第 5 中足骨の外側転位

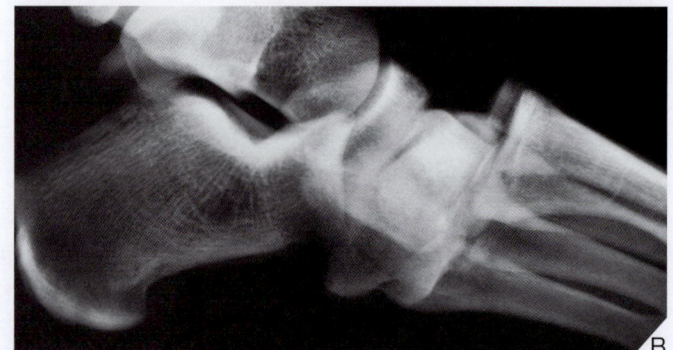

B

図 10-100　divergent type の Lisfranc 関節脱臼骨折
39 歳男性．階段より転落して受傷．X 線正面像（A）と側面像（B）において Lisfranc 関節脱臼骨折の divergent type がみられる．第 2〜第 5 中足骨は，脱臼すると同時に外側に転位し，第 1 中足楔状関節にて背側転位がみられる．これは側面像でより明らかである．第 2，第 3 中足骨基部に骨折がみられる．

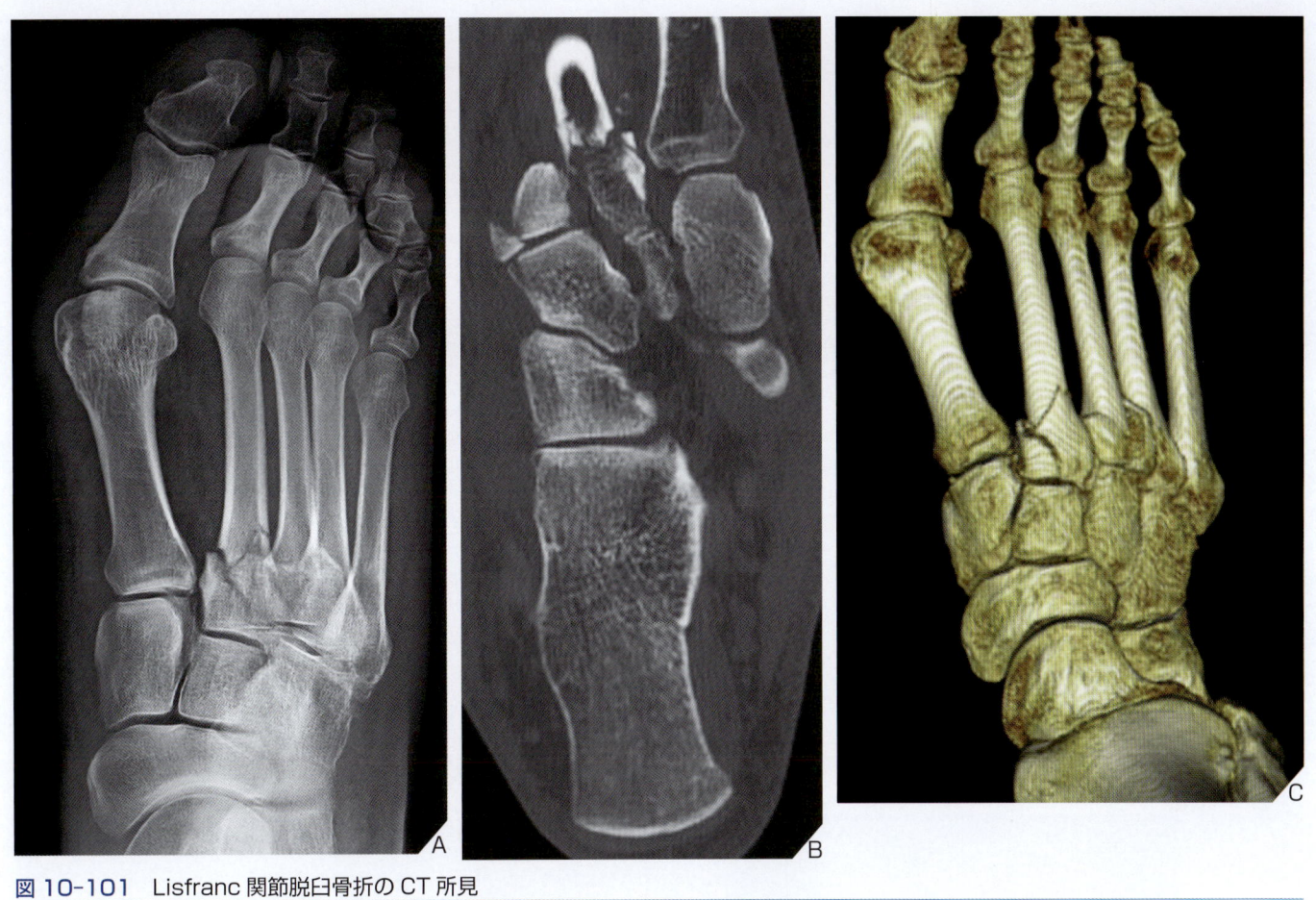

図 10-101　Lisfranc 関節脱臼骨折の CT 所見
（A）左足単純 X 線正面像で典型的な Lisfranc 関節の外傷を認め，CT 横断像（B）および 3D-CT（C）にてより明瞭に描出される．

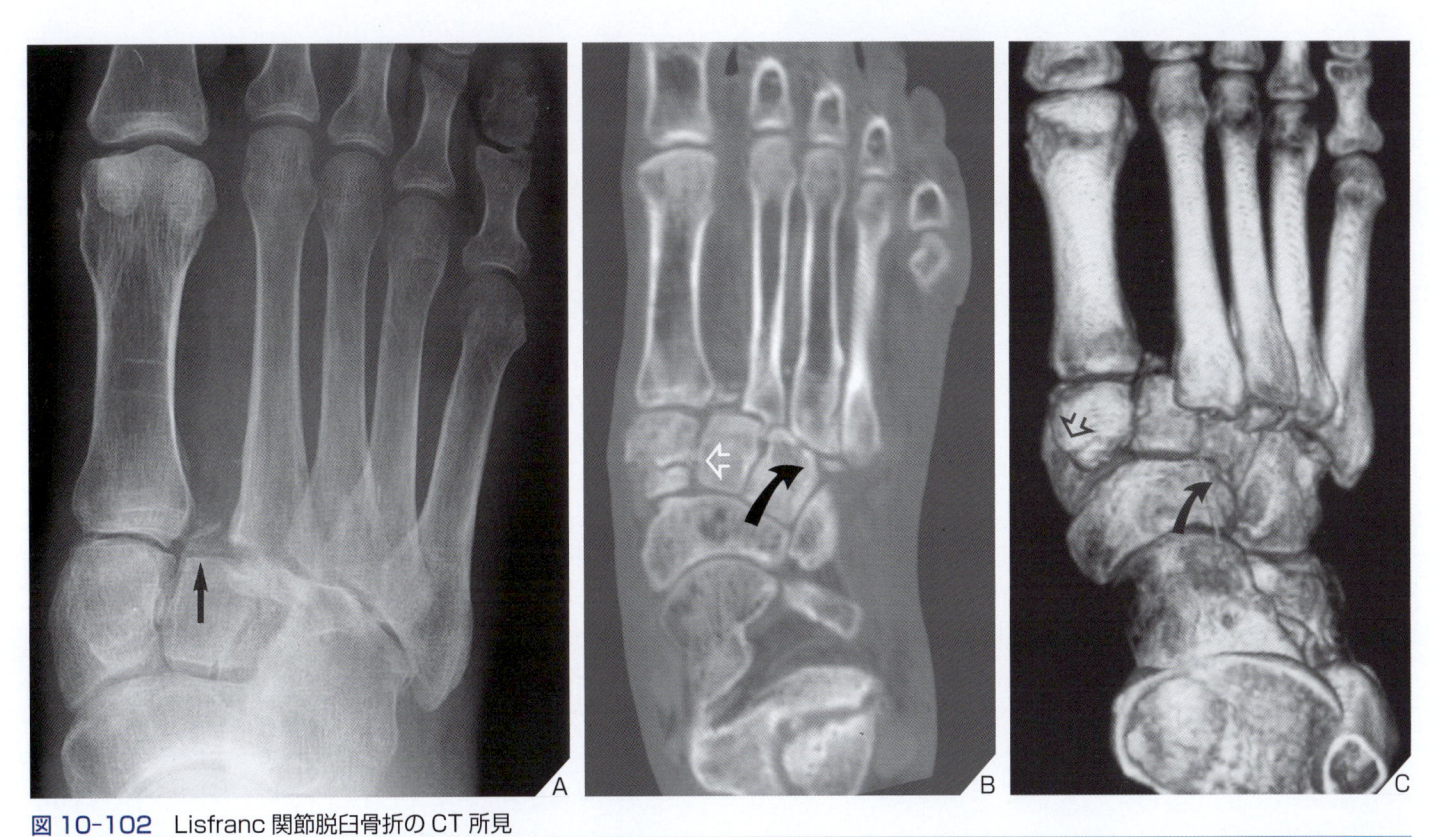

図 10-102　Lisfranc 関節脱臼骨折の CT 所見
階段から転落し左足をケガした 54 歳男性．（A）足部 X 線正面像にて divergent type の Lisfranc 脱臼骨折を認める．第 2 中足骨基部からの小骨片が明瞭に認められる（→）．再構成 CT 横断像（B）および 3D-CT（C）にて内側（⇒）・外側（↘）楔状骨のわかりにくかった骨折が明らかになっている．

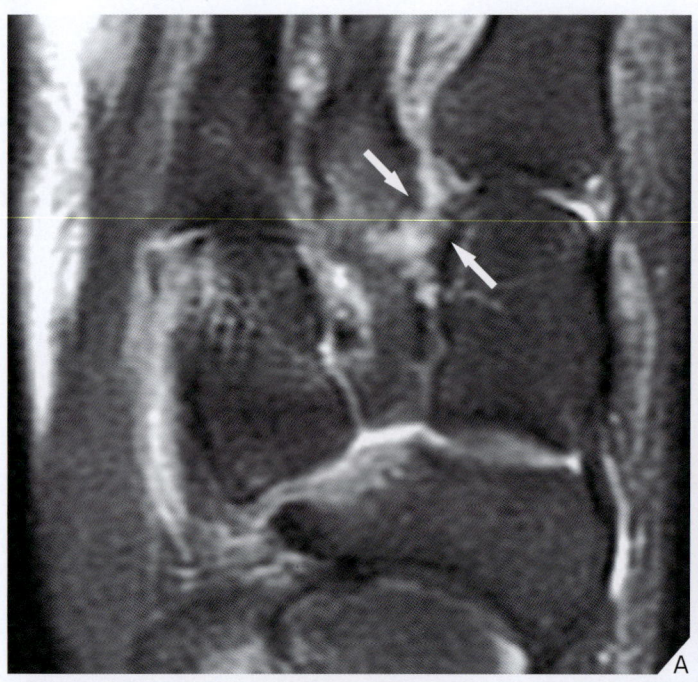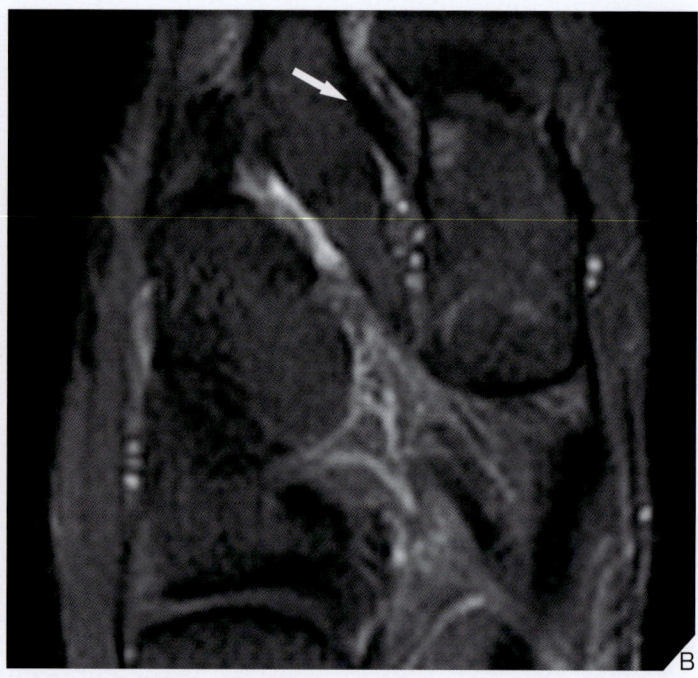

図 10-103　Lisfranc 靱帯損傷の MRI 所見
（A）脂肪抑制プロトン密度強調横断像にて，Lisfranc 靱帯損傷を認める（→）．（B）正常な Lisfranc 靱帯（→）を比較として示す．

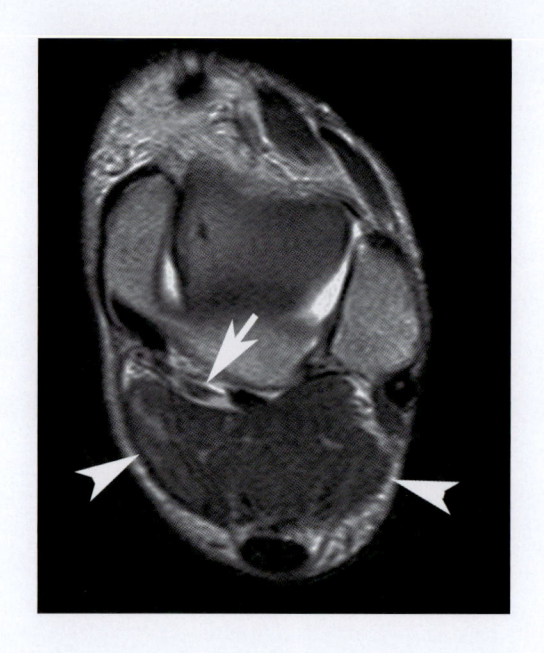

図 10-104　足根管症候群の MRI 所見
足関節の T2 強調横断像にて，足根管内の脛骨神経（→）を圧迫するヒラメ筋の副筋（▷）を認める．

距骨壊死を合併することがある．

▮ 中足足根関節脱臼 ▮

　この脱臼は Lisfranc 関節脱臼骨折と呼ばれ（ナポレオン時代の軍医である Lisfranc にちなむ），足部でもっとも多い脱臼である．この脱臼は種々の骨折を合併することが多い．基本的には背側脱臼で，高所からの転落，階段からの転落，あるいは縁石の踏みはずしが原因となることが多い．基本的に以下の 2 つのタイプがある：homolateral type（第 1～第 5 中足骨すべての脱臼）と divergent type（第 2～第 5 中足骨が外側に脱臼し，第 1 中足骨が内側あるいは背側に転位したもの）（図 10-99）である．第 2 中足骨基部に骨折を合併することが多く，また第 3

中足骨，第 1，第 2 楔状骨，舟状骨にも骨折がみられることがある．Lisfranc 関節脱臼の divergent type はこのような骨折を伴うことが多い．足部の単純 X 線撮影でよくわかる（図 10-100, 102A）が，補助的画像検査もしばしば必要となる．

　CT により本損傷の詳細と他の骨折を明らかにすることができ（図 10-101, 102），MRI により他の手法では確認できない Lisfranc 靱帯損傷を確認できる（図 10-103）．足関節および足部の外傷において，もっともよく起こる合併症は癒合不全と外傷性関節症である．通常の X 線検査でもこれらの合併症を確認することは可能だが，CT はさらに正確な情報を得ることが可能である．

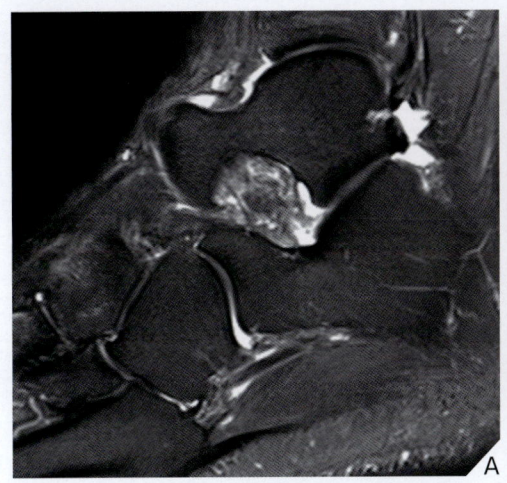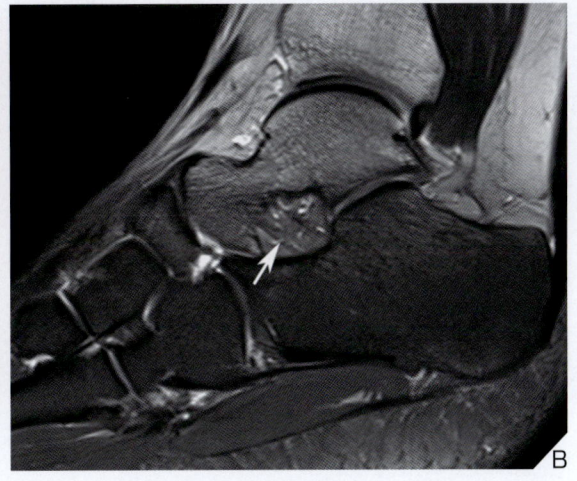

図10-105　足根洞症候群のMRI所見
（A）T2強調矢状断像にて，足根洞領域に正常な距踵靱帯像の消失を伴う浮腫様の変化を認め，本症候群に特徴的である．（B）T2強調矢状断像にて，脂肪の信号強度を伴う正常な足根洞を示す．距骨と踵骨の間の頸靱帯（→）に注目．

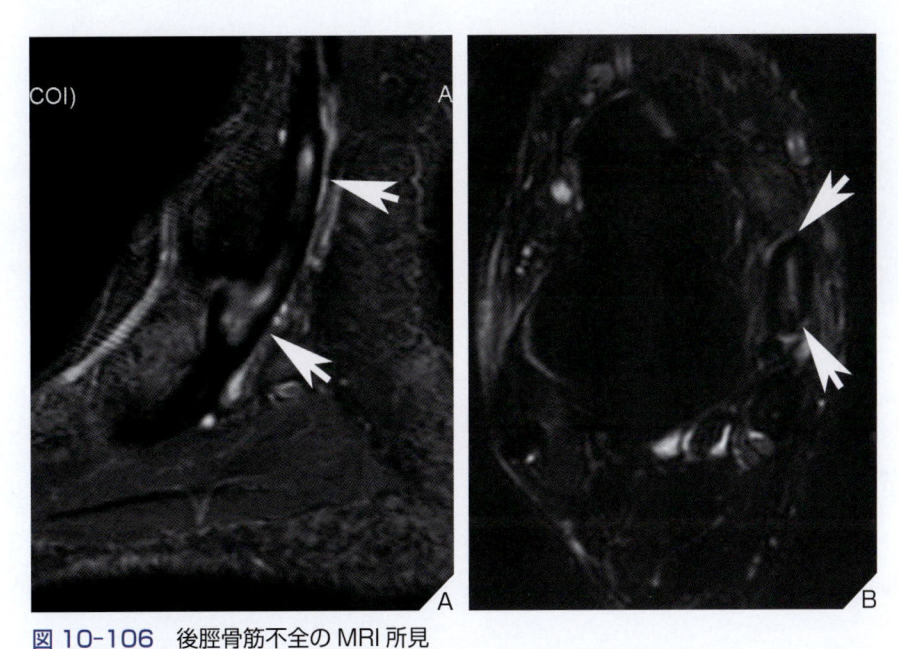

図10-106　後脛骨筋不全のMRI所見
（A）脂肪抑制T2強調矢状断像および（B）同横断像にて後脛骨筋腱の肥厚および内部の異常信号（→）を認め，腱症および腱内断裂を示す所見である．

４．足関節・足部において疼痛をきたす さまざまな軟部組織の異常

a 足根管症候群

　足根管は足関節および後足部の内側に位置する線維組織と骨に囲まれた構造で，内果から舟状骨に達している．足根管の屋根は屈筋支帯，外側は距骨内側と載距突起，内側は屈筋支帯と母趾外転筋および踵骨内側壁で構成される．足根管内には後脛骨神経，後脛骨動静脈，後脛骨筋腱，長趾屈筋腱，長母趾屈筋腱が存在する．足根管症候群という用語は1962年にKeckとLamによりそれぞれ別々に提唱された．本症候群は，後脛骨神経およびその分枝が，屈筋支帯の奥を通過するところで占拠性病変や外傷性線維化により圧迫を受けることにより発生する．臨床症状には疼痛，灼熱感，足底および足趾の異常知覚がある．

MRIは神経の圧迫の原因を確認するのに大変有用である（図10-104）．

b 足根洞症候群

　足根洞は，距骨頸部と踵骨の前後面の間で足部外側に位置するコーン状の空間である．足根洞は，脂肪組織，距踵靱帯，骨間靱帯，後距骨下関節包の一部，および神経血管構造にて構成される．足根洞症候群は足根洞内部の構造の1つまたは複数に異常をきたすことにより発生し，足部外側の疼痛と後足部の不安定性を示す．足根洞への麻酔薬注入により疼痛改善を得ることができる．70％の例で主に足部の内がえしによる外傷が契機となっているとされる．MRIでは足根洞内部の脂肪組織の閉塞や，踵腓靱帯や前距腓靱帯の損傷，後脛骨筋腱損傷などを確認できることがある（図10-105）．

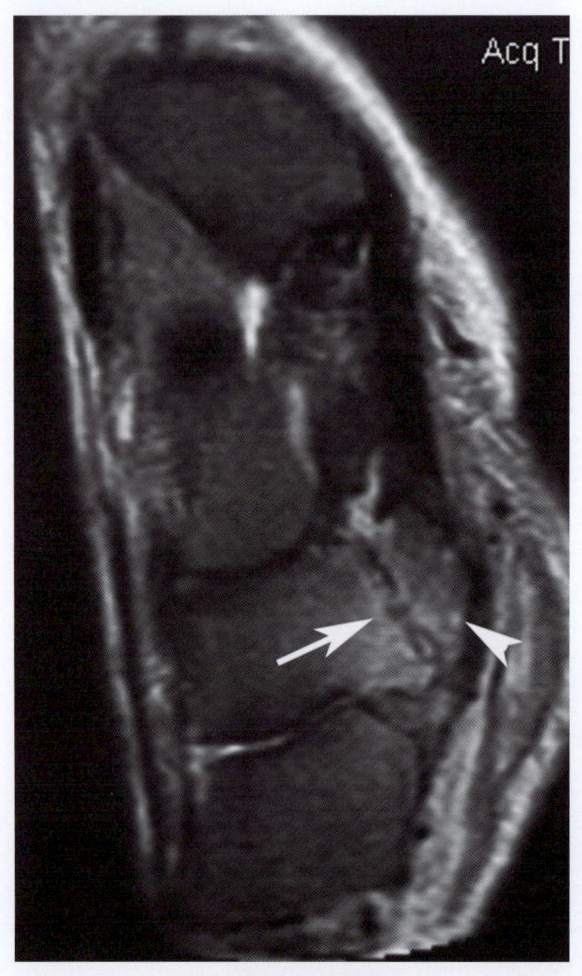

図 10-107　有痛性外脛骨の MRI 所見
T2 強調矢状断像にて typeⅡの舟状骨の副骨（外脛骨）を認め（▷），副骨内と舟状骨内側の骨髄浮腫を認める（→）．後脛骨筋の遠位部分が副骨に付着していることがわかる．

c 後脛骨筋機能不全

後脛骨筋腱の慢性腱症

本病態は腱の断裂と足部アーチの低下を引き起こし，成人発症の扁平足ならびに後足部外反を呈する．これは中年女性にもっとも多くみられる．肥満，糖尿病，高血圧が関連要因とされる．

後脛骨筋腱断裂

本病態は，運動選手において急激な外傷または繰り返し外傷によって発生する．足部の内側，とくに舟状骨内側の腱の付着部に痛みを生じる．MRI では初期には後脛骨筋腱の広範な肥厚や部分損傷を認め，進行期には断裂が明らかである（図 10-106）．

有痛性外脛骨

大きな，三角形をした舟状骨の副骨（外脛骨として知られる）は通常でも約 10％の例に認める．外脛骨は舟状骨内側に軟骨結合している．外脛骨が存在する場合には後脛骨筋が同部付着している．運動により外脛骨に炎症を起こしたり，後脛骨筋腱症を引き起こすことがある．MRI は骨の信号変化や後脛骨筋腱の形態学的変化を確認できる画像診断である（図 10-107）．

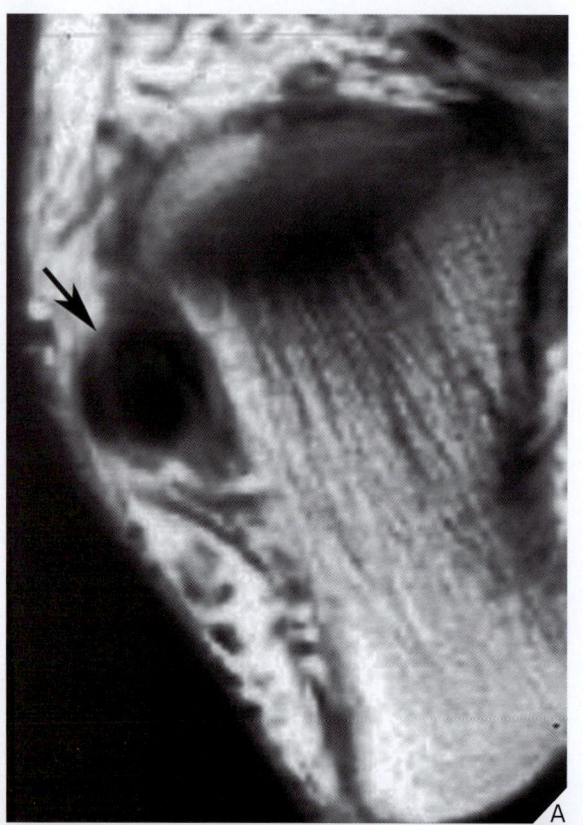

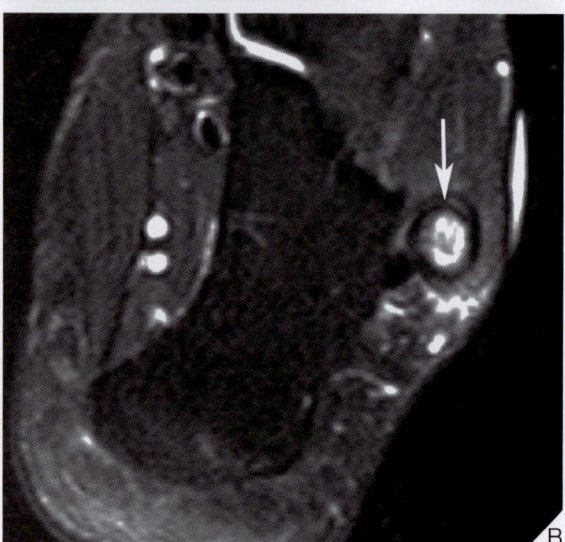

図 10-108　短腓骨筋腱断裂の MRI 所見
（A）T1 強調横断像にて短腓骨筋腱の縦断裂を認める（→）．
（B）他の患者の T2 強調横断像にて短腓骨筋腱の完全断裂を認める．腱鞘は空虚になり，液体貯留により膨らんでいる（→）．

d 腓骨筋腱障害

長・短腓骨筋の病変は，足関節や足部の後外側や外側に生じる痛みの原因としてしばしば発生する．MRI や超音波検査にてよくみられる病変は以下の通りである．

短腓骨筋腱の縦断裂

内がえし損傷に伴う足関節外側靱帯の不安定性に伴ってしばしばみられる．しかしながら，ときに無症状であったり，外傷歴がないことがあり，完全断裂につながることがある（図 10-108）．

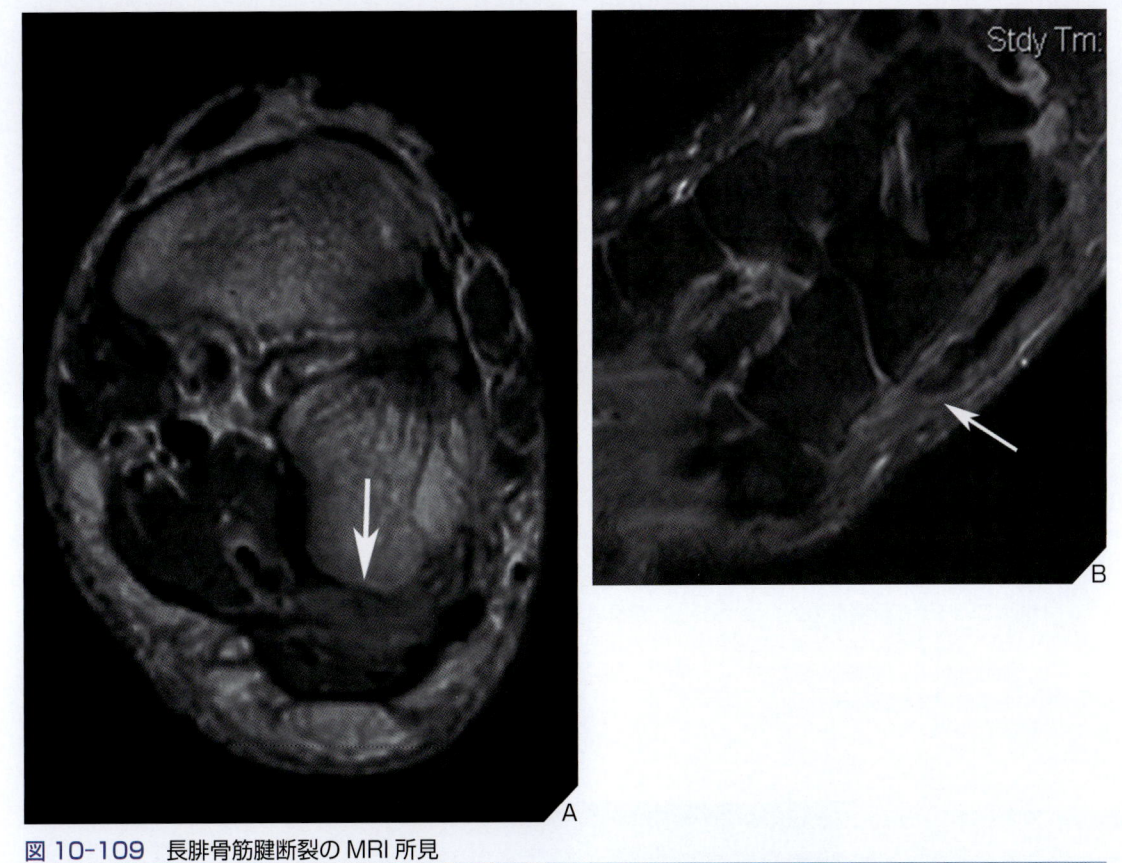

図 10-109　長腓骨筋腱断裂の MRI 所見
　（A）T2 強調短軸像および（B）同矢状断像にて，立方骨トンネル部分での長腓骨筋腱の完全断裂を認め，腱は近位へ
退縮している（→）．

図 10-110　腓骨筋腱脱臼の MRI 所見
　足関節外側に急な痛みを発生した症例．T2 強調横断像にて腓骨筋腱
支帯の断裂と腱の脱臼を認め（→），周囲軟部組織に浮腫を伴ってい
る．

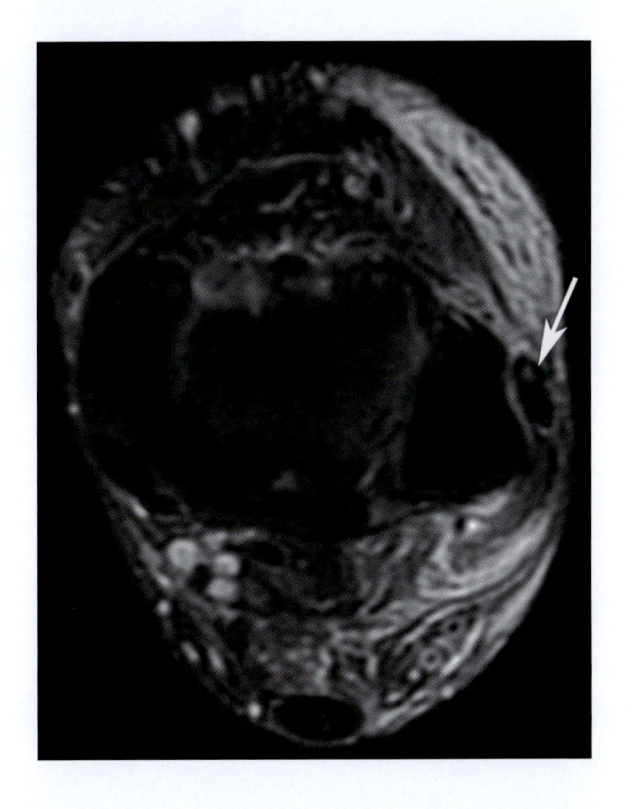

■ 長腓骨筋腱の腱症と断裂 ■
　急激な足部外側の痛みを伴うが，慢性的な腱症が存在してい
ることがあり，部分断裂や完全断裂につながることがある．長
腓骨筋腱の断裂は立方骨トンネル部分への入り口で発生するこ

とが典型的で，MRI や超音波検査にて断裂の程度が確認できる
（図 10-109）．

■ 腓骨筋腱脱臼 ■
　通常は運動中の外傷で発生する．足部が内がえしの状態で急

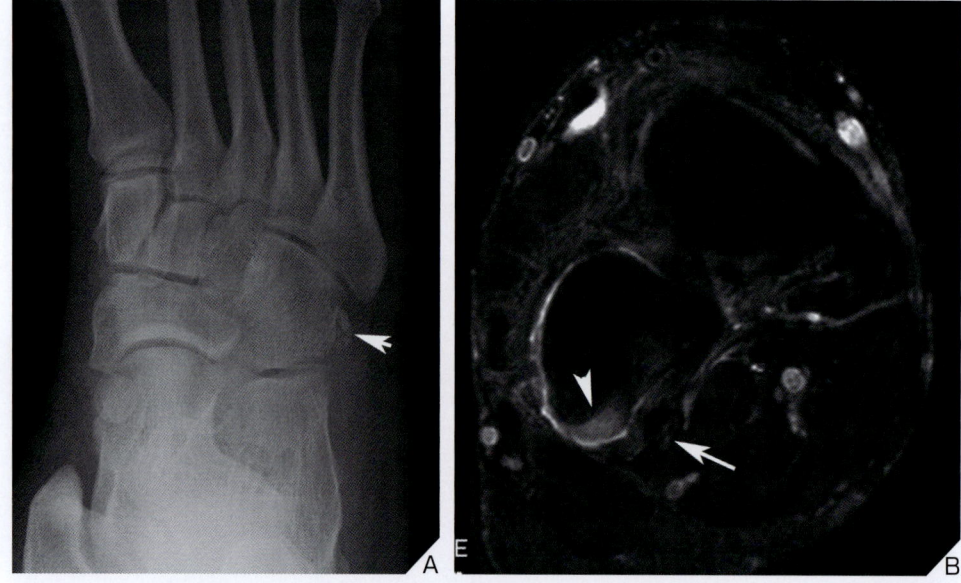

図 10-111　有痛性の os peroneum 症候群
（A）足部外側の痛みを訴えた若年者の X 線像にて，os peroneum の分節化を認める（→）．（B）MRI 脂肪抑制 T2 強調短軸像にて，立方骨トンネル内での長腓骨筋腱の腱症を認め（→），反応性に立方骨内の骨髄浮腫を認める（▷）．

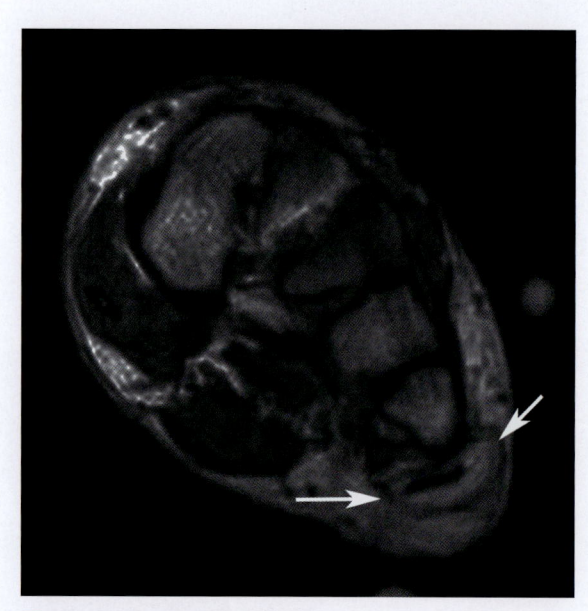

図 10-112　Baxter 踵部痛
MRI T1 強調短軸像にて，小趾外転筋の著しい脂肪変性を認める（→）．

な背屈を強制され，腓骨筋の急激な収縮を伴うことが典型的である．しばしば腱症や腱の縦断裂や上腓骨筋腱支帯の断裂を認める．MRI や超音波検査にて腱の脱臼や腱の損傷を確認できる（図 10-110）．

os peroneum 症候群

os peroneum は長腓骨筋腱が立方骨トンネルに入るすぐ近位のところに存在する種子骨であり，単純 X 線検査でもよく確認できる．急性または慢性の骨折や二分種子骨，または長腓骨筋腱の腱症や断裂，踵骨外側にある大きな腓骨筋結節部での腱の絞扼や os peroneum などを含めて，足部外側の痛みに関連することがある．MRI にて os peroneum の分節化や浮腫，関連する長腓骨筋腱の病態が確認できる（図 10-111）．

e Baxter 踵部痛

下踵部神経（Baxter 神経）の圧迫により発生する．とくにランナーにおいて肥大した母趾外転筋による絞扼，付着部骨棘・肥厚した足底腱膜による圧迫，さらには可動性の大きい回内足による牽引などにより本神経への圧迫が起こる．MRI により小趾外転筋の脱神経による浮腫や脂肪変性を認めることがある（図 10-112）．

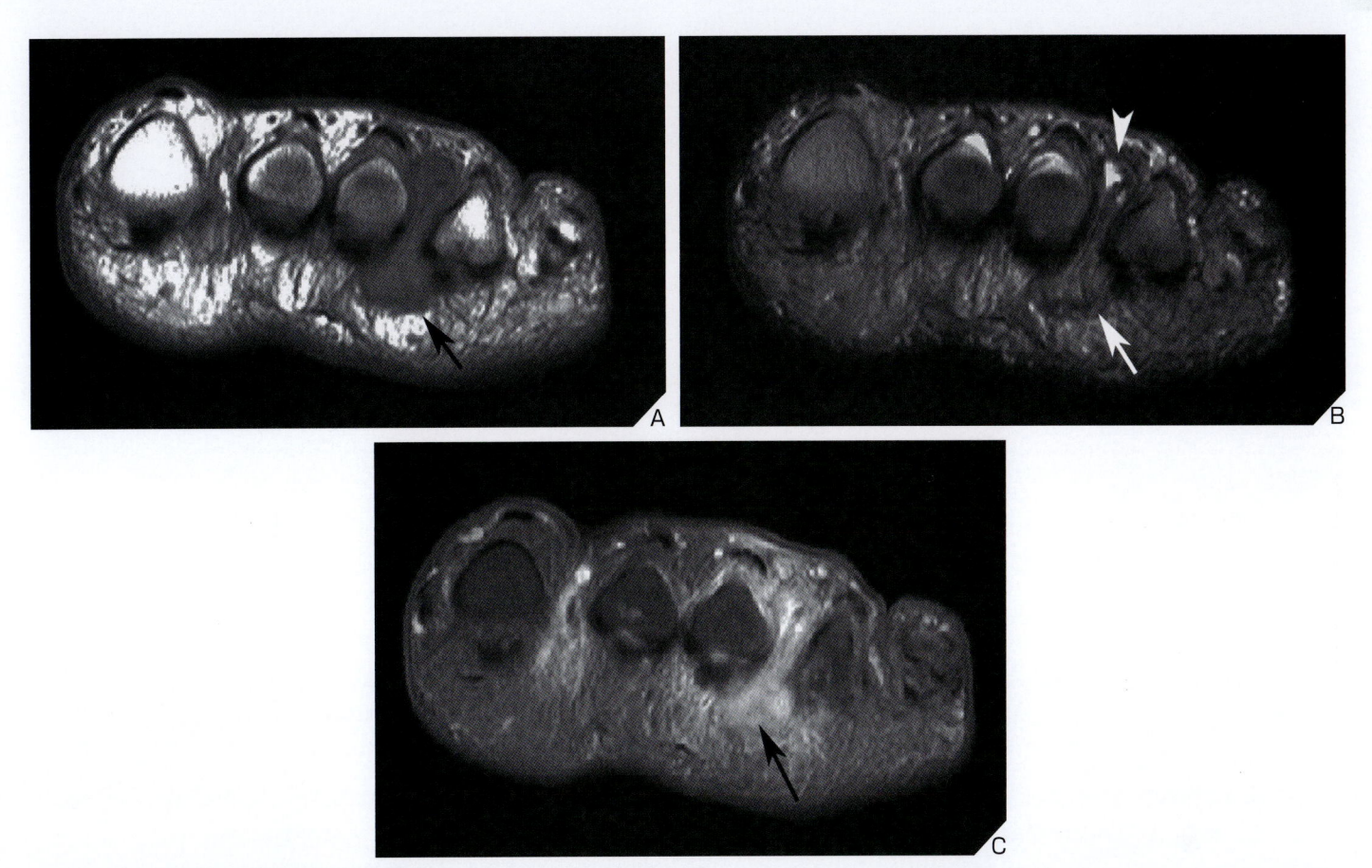

図 10-113　Morton 神経腫の MRI 所見
　(A) 足部 T1 強調短軸像にて, 第 3 中足骨頭間の足底に低信号の腫瘤を認める（→）.（B）T2 強調短軸像にて, 脂肪と等信号の腫瘤として神経腫を認め, T1 強調像よりわかりにくい（→）.（C）脂肪抑制 T1 強調短軸像の同一部位の造影にて, 神経腫の信号増強を認める.

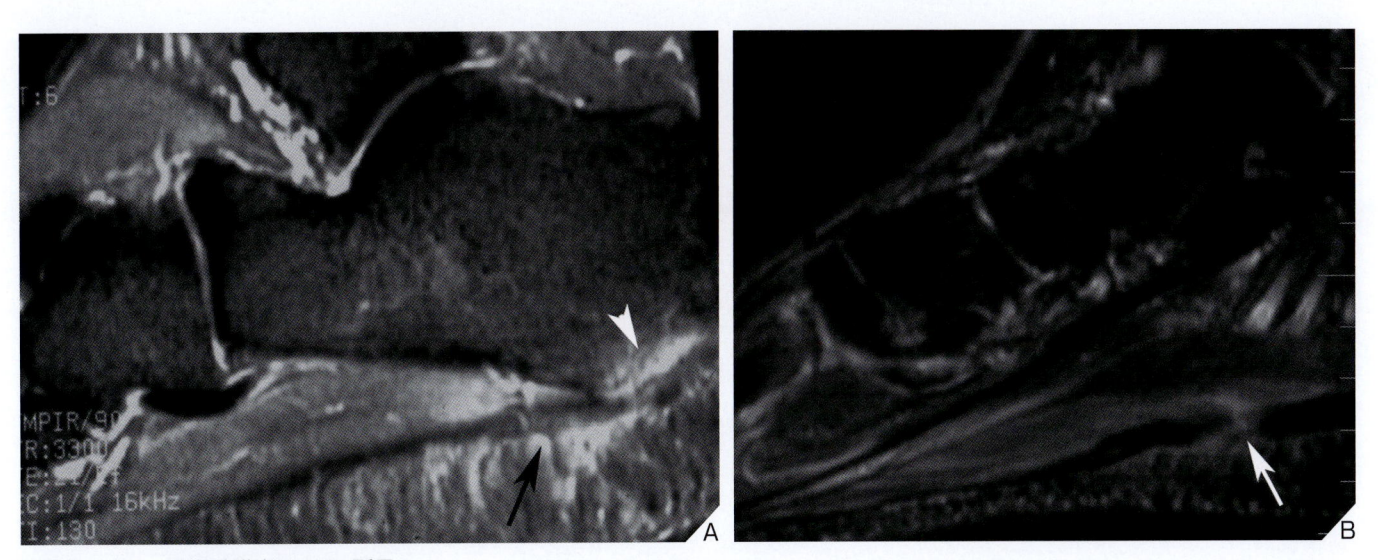

図 10-114　足底腱膜炎の MRI 所見
　(A) 前足部 T2 強調矢状断像にて, 足底腱膜の中央索の肥厚と腱膜周囲の肥厚を認める（→）. 踵骨の反応性の骨髄浮腫を認める（▷）.（B）急性の踵部痛を呈した他の患者の T2 強調矢状断像にて, 足底腱膜の中央索の断裂（→）と周囲の軟部組織の浮腫を認める.

f Morton 神経腫

　Morton 神経腫は足底の趾間神経における慢性の絞扼性障害により発生し, 第 2 または第 3 趾間に発生することが多い. 中足骨頭間に痛みやしびれを発症し, 歩行や立位で増悪, 休息や靴を脱ぐことで改善する. MRI では中足骨頭間の足底に涙型の軟部腫瘤を示す. 腫瘤は T1 強調像および T2 強調像で低信号を示し, 造影効果を示す（図 10-113）.

g 足底腱膜炎

　足底腱膜は踵骨の足底から起始し, 足部内在筋, 小趾外転筋（外側索）, 短小趾屈筋（中央索）, および母趾外転筋（内側索）へと広がる. 足底腱膜に発生する一番多い病態は足底腱膜炎で

ある．ほかに，まれにみられるものとしては，感染（とくに糖尿病足において）や足底線維腫がある．足底腱膜炎は急性でも慢性でも起こりえ，踵骨部に荷重により痛みを生じる．起こりやすい要因として，肥満，付着部症，凹足，全身性疾患（炎症性関節炎），使いすぎ，歩容異常，そして外傷である．MRIでは腱膜の肥厚や周囲の浮腫，ときに踵骨骨棘や踵骨の浮腫と関連することがある．ときに，足底腱膜の断裂をみることがある（図 10-114）.

覚えておくべきポイント

足関節

❶ 足関節周囲には，3 つの基本的靱帯成分がある：
- 内側側副靱帯（三角靱帯）
- 外側側副靱帯
- 遠位脛腓靱帯結合

❷ 足関節外傷は，受傷のメカニズムによって評価すべきである：
- 内がえし外力
- 外がえし外力
- 回外あるいは回内に，回旋，外転，内転を伴った複合外力

❸ 内がえし外力は外側側副靱帯損傷を招くが，腓骨遠位端骨折や内果骨折を合併することもある．

❹ 外がえし外力は，さまざまな程度の内側側副靱帯（三角靱帯）を招くが，同様に内果骨折もみられる．Pott 骨折，Maisonneuve 骨折，Dupuytren 骨折は，すべて外がえし損傷である．

❺ ピロン骨折は，距腿関節に及ぶ脛骨遠位の粉砕骨折である．

❻ Tillaux 骨折は，外転・外旋損傷の結果，脛骨の遠位端外側縁が裂離することによって生じる．

❼ 若年型 Tillaux 骨折は，脛骨遠位の成長軟骨板に生じた Salter-Harris Ⅲ型の損傷である．

❽ triplane（Marmor-Lynn）骨折は，（矢状断面では）脛骨遠位端の垂直骨折，（横断面では）脛骨遠位の成長軟骨板外側面を通る水平骨折，そして（冠状断面では）骨幹端部から骨幹部にいたる斜骨折から構成される．

❾ 足関節部の外傷は，軟部組織損傷だけの場合，単純 X 線撮影ではっきりしないことがある．軟部組織損傷を正しく診断することは，単なる骨折だけを診断することより整形外科の治療上重要である．このためにはストレス撮影と関節造影および，MRI は関節周囲支持組織損傷の程度を評価するうえで非常に重要である．

❿ 足関節の適合性と安定性にもっとも重要なのは遠位脛腓靱帯である．

⓫ 足関節外傷の Lauge-Hansen 分類は，足部の肢位と加わった力の方向による分類である．

⓬ 足関節骨折の Weber 分類は，外側靱帯結合つまり外果部が，足関節の安定性に大変重要であるので，脛骨骨折の高さを基準にしており，足関節の不安定性を評価するのに実用的である．

⓭ 関節造影による足関節および足部の靱帯損傷の検討において，
- 外果先端周囲の造影剤漏出は前距腓靱帯断裂を示す．
- 脛腓筋腱腱鞘の描出は踵腓靱帯断裂を示す．
- 脛腓靱帯結合部への 2.5 cm 以上の漏出は，遠位前脛腓靱帯断裂を示す．
- 内果直下の造影剤漏出は三角靱帯断裂を示す．

⓮ 腱造影はアキレス腱，後脛骨筋腱，腓骨筋腱のような腱断裂の評価に有用な方法である．

⓯ MRI は非侵襲的で，腱や靱帯の解剖学的構造の不連続性や，そのなかの異常信号の存在，および炎症性変化の存在を描出し，病理形態を評価するのに有用である．

足　部

❶ 足部の副骨を把握することは重要である：
- 二次骨化中心の陰影と骨折はよく似ている．
- また逆に裂離骨折を正常な小骨陰影と間違えることがある．

❷ Harris-Beath 撮影，Broden 撮影などの接線撮影は，距骨下関節の外傷を評価するのに重要な方法である．

❸ Böhler 角は，踵骨と距骨下関節の重要な解剖学的関係を示す．これは踵骨の圧迫骨折，とくに距骨下に及んでいる骨折の評価に有用である．

❹ Gissane 角は後距踵関節に及ぶ踵骨背側の骨折の診断に有用である．

❺ 踵骨骨折（lover's fracture ともいわれる）においては，胸腰椎圧迫骨折の合併を検索すべきである．

❻ 距骨頚部骨折の Hawkins 分類は，距骨の血流障害を配慮した分類であり，骨折治療，骨壊死の頻度あるいは手術的整復の適応などを判断する診断的指針となりうる．

❼ Lisfranc 関節（中足足根関節）脱臼骨折では，合併する以下の骨折を検討すること：
- 中足骨基部
- 楔状骨

❽ 足関節および足部におけるいくつかの有痛性病変の診断に MRI と超音波検査が有用である．それらは，後脛骨筋腱の慢性腱症，有痛性外脛骨，長腓骨筋腱症および断裂，腓骨筋腱脱臼，os peroneum 症候群，Baxter 踵部痛，Morton 神経腫，足底腱膜炎などである．

引用文献・参考図書

1. Ala-Ketola L, Puranen J, Koivisto E, Puupera M. Arthrography in the diagnosis of ligament injuries and classification of ankle injuries. *Radiology* 1977; 125: 63-68.
2. Arimoto HK, Forrester DM. Classification of ankle fractures: an algorithm. *Am J Roentgenol* 1980; 135: 1057-1063.
3. Baker K, Gilula L. The current role of tenography and bursography. *Am J Roentgenol* 1990; 154: 129-133.
4. Beltran J. MRI techniques and practical applications: magnetic resonance imaging of the ankle and foot. *Orthopedics* 1994; 17: 1075-1082.
5. Beltran J, Munchow AM, Khabiri H, Magee DG, McGhee RB, Grossman SB. Ligaments of the lateral aspect of the ankle and sinus tarsi: an MR imaging study. *Radiology* 1990; 177: 455-458.
6. Bencardino J, Rosenberg ZS. MR imaging and CT in the assessment of osseous abnormalities of the ankle and foot. *Magn Reson Imaging Clin N Am* 2001; 9: 567-577.
7. Berndt AL, Harty M. Transchondral fractures（osteochondritis dissecans）of the talus. *J Bone Joint Surg* 1959; 41A: 988-1020.
8. Berquist TH, ed. *Radiology of the foot and ankle.* New York: Raven Press; 1989.
9. Berquist TM. Foot, ankle, and calf. In: Berquist TM, ed. *MRI of the musculoskeletal system.* New York: Raven Press; 1990: 253-311.
10. Bleichrodt RP, Kingma LM, Binnendijk B, Klein J-P. Injuries to the lateral ankle ligaments: classification with tenography and arthrography. *Radiology* 1989; 173: 347-349.
11. Bone LB. Fractures of the tibial plafond. The pilon fracture. *Orthop Clin North Am* 1987; 18: 95-104.
12. Boruta PM, Bishop JO, Braly WG, Tullos HS. Acute lateral ankle ligament injuries: a literature review. *Foot Ankle Int* 1990; 11: 107-113.
13. Brown KW, Morrison WB, Schweitzer ME, Parellada JA, Nothnagel H. MRI findings associated with distal tibiofibular syndesmosis injury. *Am J Roentgenol* 2004; 182: 131-136.
14. Canale ST, Belding RH. Osteochondral lesions of the talus. *J Bone Joint Surg Am* 1980; 62 A: 97-102.
15. Canale ST, Kelly FB. Fractures of the neck of the talus. *J Bone Joint Surg Am* 197860A: 143-156.
16. Cave EF. Fracture of the calcis: the problem in general. *Clin Orthop Relat Res* 1963; 30: 64-66.
17. Cheung Y, Rosenberg ZS, Magee T, Chinitz L. Normal anatomy and pathologic conditions of ankle tendons: current imaging techniques. *Radiographics* 1992; 12: 429-444.
18. Chundru U, Liebeskind A, Seidelmann F, et al. Plantar fasciitis and calcaneal spur formation are associated with abductor digiti minimi atrophy on MRI of the foot. *Skeletal Radiol* 2008; 37: 505-510.
19. Clarke HD, Kitaoka HB, Ehman RL. Peroneal tendon injuries. *Foot Ankle Int* 1998; 19: 280-288.
20. Cone RO Ⅲ, Nguyen V, Flournoy JG, Guerra J Jr. Triplane fracture of the distal tibial epiphysis: radiographic and CT studies. *Radiology* 1984; 153: 763-767.
21. Corbett M, Levy A, Abramowitz AJ, Whitelaw GP. A computer tomographic classification system for the displaced intraarticular fracture of the os calcis. *Orthopedics* 1995; 18: 705-710.
22. Daffner RH. Ankle trauma. *Radiol Clin North Am* 1990; 28: 395-421.
23. DeLee JC. Fractures and dislocations of the foot. In: Mann RA, Coughlin MJ, eds. *Surgery of the foot and ankle,* 6th ed. St. Louis: CV Mosby; 1993: 1550-1551.
24. De Smet AA, Fisher DR, Burnstein MI, Graf BK, Lange RH. Value of MR imaging in staging osteochondral lesions of the talus（osteochondritis dissecans）: results in 14 patients. *Am J Roentgenol* 1990; 154: 555-558.
25. Deutsch AL, Mink JH, Kerr R, eds. *MRI of the foot and ankle.* New York: Raven Press; 1992.
26. Dias LS, Giegerich CR. Fractures of the distal tibial epiphysis in adolescence. *J Bone Joint Surg Am* 1983; 65A: 438-444.
27. Dias LS, Tachdjian MO. Physeal injuries in the ankle in children: classification. *Clin Orthop* 1978; 136: 230-233.
28. Donnelly EF. The Hawkins sign. *Radiology* 1999; 210: 195-196.
29. Donovan A, Rosenberg ZS. MRI of ankle and lateral hindfoot impingement syndromes. *Am J Roentgenol* 2010; 195: 595-604.
30. Doyle T, Napier RJ, Wong-Chung J. Recognition and management of Müller-Weiss disease. *Foot Ankle Int* 2012; 33: 275-281.
31. Edeiken J, Cotler JM. Ankle. In: Felson B, ed. *Fractures.* New York: Grune & Stratton; 1978.
32. Edeiken J, Cotler JM. Ankle. In: Felson B, ed. *Roentgenology of fractures and dislocations.* New York: Grune & Stratton; 1978: 151.
33. Edeiken J, Cotler JM. Ankle trauma. *Semin Roentgenol* 1978; 13: 145-155.
34. Eichenholtz S, Levine DB. Fractures of the tarsal navicular bone. *Clin Orthop* 1964; 34: 142.
35. Erickson SJ, Quinn SF, Kneeland JB, et al. MR imaging of the tarsal tunnel and related spaces: normal and abnormal findings with anatomic correlation. *Am J Roentgenol* 1990; 155: 323-328.
36. Essex-Lopresti P. The mechanism, reduction technique and results in fracture of the os calcis. *Br J Surg* 1982; 39: 395-419.
37. Faciszewski T, Burks RT, Manaster BJ. Subtle injuries of the Lisfranc joint. *J Bone Joint Surg Am* 1990; 72A: 1519-1522.
38. Farooki S, Yao L, Seeger LL. Anterolateral impingement of the ankle: effectiveness of MR imaging. *Radiology* 1998; 207: 357-360.
39. Feldman F, Singson RD, Rosenberg ZS, Berdon WE, Amodio J, Abramson SJ. Distal tibial triplane fractures: diagnosis with CT. *Radiology* 1987; 164: 429-435.
40. Finkel JE. Tarsal tunnel syndrome. *Radiol Clin North Am* 1994; 2: 67-78.
41. Fordyce AJW, Horn CV. Arthrography in recent injuries of the ligaments of the ankle. *J Bone Joint Surg Br* 1972; 54B: 116-121.
42. Freiberger RH. Introducing arthrography. In: Freiberger RH, Kaye JJ, eds. *Arthrography.* New York: Appleton-Century-Crofts; 1979: 1-4.
43. Frost HM, Hanson CA. Technique for testing the drawer sign in the ankle. *Clin Orthop* 1977; 123: 49-51.
44. Gallo RA, Kolman BH, Daffner RH, Sciulli RL, Roberts CC, DeMeo PJ. MRI of tibialis anterior tendon rupture. *Skeletal Radiol* 2004; 33: 102-106.
45. Geissler WB, Tsao AK, Hughes JL. Fractures and injuries of the ankle. In: Rockwood CA, Green DP, Bucholz RW, Heckman JD, eds. *Rockwood and Green's fractures in adults,* 4th ed. Philadelphia: Lippincott-Raven Publishers; 1996: 2236-2242.
46. Giannestras NJ. *Foot disorders. Medical and surgical management,* 2nd ed. Philadelphia: Lea & Febiger; 1973.
47. Giannestras NJ, Sammarco GL. Fractures and dislocations of the foot. In: Rockwood CA Jr, Green DP, eds. *Fractures,* vol. 2. Philadelphia: JB Lippincott; 1975.
48. Goldman AB. *Procedures in skeletal radiology.* New York: Grune & Stratton; 1984: 181.
49. Goss CM, Gray H, eds. *Anatomy of the human body,* 29th ed. Philadelphia: Lea & Febiger; 1973: 355-359.
50. Greenspan A. Imaging of the foot and ankle. *Curr Opin Orthop* 1996; 7: 61-68.
51. Greenspan A, Anderson MW. Imaging of the foot and ankle. *Curr Opin Orthop* 1993; 4: 68-75.
52. Gross RH. Fractures and dislocations of the foot. In: Rockwood CA, Wilkins KE, Kuig RE, eds. *Fractures in children,* vol. 3. Philadelphia: JB Lippincott; 1984: 1043-1103.
53. Hansen ST. Foot injuries. In: Browner BD, Jupiter JB, Levine AM, Trafton PG, eds. *Skeletal trauma: fractures—dislocations—ligamentous injuries.* Philadelphia: WB Saunders; 1992: 1960-1961.
54. Hawkins LG. Fractures of the lateral process of the talus. *J Bone Joint Surg Am* 1965;
55. 47 A: 1170-1175.
56. Hawkins LG. Fractures of the neck of the talus. *J Bone Joint Surg Am* 1970; 52 A: 991-1002.
57. Heckman JD. Fractures and dislocations of the foot. In: Rockwood CA Jr, Green DP, Bucholz RW, Heckman JD, eds. *Rockwood and Green's fractures in adults,* 4th ed. Philadelphia: Lippincott-Raven; 1996: 2295-2308.
58. Helgason JW, Chandnani VP. MR arthrography of the ankle. *Radiol Clin North Am* 1998; 36: 729-738.
59. Helms CA, Major NM, Anderson MW, et al. *Musculoskeletal MRI,* 2nd ed. Philadelphia: Saunders/Elsevier; 2009: 384-429.
60. Herring C. Nomenclature for imaging planes of the feet［Letter］. *Am J Roentgenol* 1997; 168: 277.
61. Higashiyama I, Kumai T, Takakura Y. Follow-up study of MRI for osteochondral lesion of the talus. *Foot Ankle Int* 2000; 21: 127-133.
62. Jahss MH. *Disorders of the foot and ankle,* vol. 2, 2nd ed. Philadelphia: WB Saunders; 1991.
63. Jeong MS, Choi YS, Kim YJ, et al. Deltoid ligament in acute ankle injury: MR imaging analysis. *Skeletal Radiol* 2014; 43: 655-663.
64. Jones R. Fracture of the base of the fifth metatarsal by direct violence. *Ann Surg.* 1902; 35: 697.
65. Kalia V, Fishman EK, Carrino JA, et al. Epidemiology, imaging, and treatment of Lisfranc fracture-dislocation revisited. *Skeletal Radiol* 2012; 41: 129-136.
66. Kaye JJ. The ankle. In: Freiberger RH, Kaye JJ, eds. *Arthrography.* New York: Appleton-Century-Crofts; 1979: 237-256.
67. Keck C. The tarsal-tunnel syndrome. *J Bone Joint Surg Am* 1962; 44A: 180-182.
68. Khoury NJ, El-Khoury GY, Saltzman CL, Kathol MH. Peroneus longus and brevis tendon tears: MR imaging evaluation. *Radiology* 1996; 200: 833-841.
69. Kirch MD, Erickson SJ. Normal magnetic resonance imaging of the ankle and foot. *Radiol Clin North Am* 1994; 2: 1-22.
70. Kleiger B. A review of ankle fractures due to lateral strains. *Bull Hosp Joint Dis Orthop Inst* 1968; 29: 138-186.
71. Kleiger B. Mechanisms of ankle injury. *Orthop Clin North Am* 1974; 5: 127-146.
72. Kleiger B, Mankin HJ. Fracture of the lateral portion of the distal tibial epiphysis. *J Bone Joint Surg Am* 1964; 46A: 25-32.
73. Klein MA, Spreitzer AM. MR imaging of the tarsal sinus and canal: normal anatomy, pathologic findings and features of the sinus tarsi syndrome. *Radiology* 1993; 226: 169-173.
74. Lau JTC, Daniels TR. Tarsal tunnel syndrome: a review of the literature. *Foot Ankle Int* 1999; 20: 201-209.
75. Lauge-Hansen N. Fractures of the ankle. Analytical survey as the basis of new experimental, roentgenological, and clinical investigations. *Arch Surg* 1948; 56: 259-317.
76. Lauge-Hansen N. Fractures of the ankle. Ⅱ. Combined experimental-surgical and experimental-roentgenologic investigations. *Arch Surg* 1950; 60: 957-985.
77. Lauge-Hansen N. "Ligamentous" ankle fractures: diagnosis and treatment. *Acta Chir Scand* 1949; 97: 544-550.

78. Lee SH, Jacobson J, Trudell D, Resnick D. Ligaments of the ankle: normal anatomy with MR arthrography. *J Comput Assist Tomogr* 1998; 22: 807-813.

79. Lee SJ, Jacobson JA, Kim S-M, et al. Ultrasound and MRI of the peroneal tendons and associated pathology. *Skeletal Radiol* 2013; 42: 1191-1200.

80. Leitch JM, Cundy PJ, Paterson DC. Three-dimensional imaging of a juvenile Tillaux fracture. *J Pediatr Orthop* 1989; 9: 602-603.

81. Lowery RBW. Fractures of the talus and os calcis. *Curr Opin Orthop* 1995; 6: 25-34.

82. Lynn MD. The triplane distal tibial epiphyseal fracture. *Clin Orthop* 1972; 86: 187-190.

83. Magid D, Michelson JD, Ney DR, Fishman EK. Adult ankle fractures: comparison of plain films and interactive two- and three-dimensional CT scans. *Am J Roentgenol* 1990; 154: 1017-1023.

84. Mainwaring BL, Daffner RH, Riemer BL. Pylon fractures of the ankle: a distinct clinical and radiologic entity. *Radiology* 1988; 168: 215-218.

85. Marmor L. An unusual fracture of the tibial epiphysis. *Clin Orthop* 1970; 73: 132-135.

86. Mast J. Pilon fractures of the tibia. In: Chapman MW, ed. *Operative orthopaedics*, 2nd ed. Philadelphia: JB Lippincott; 1993: 711-729.

87. Mehlhorn AT, Zwingmann J, Hirschmüller A, Südkamp NP, Schmal H. Radiographic classification for fractures of the fifth metatarsal base. *Skeletal Radiol* 2014; 43: 467-474.

88. Meschan I. *Synopsis of roentgen signs*. Philadelphia: WB Saunders; 1962.

89. Michelson JD. Current concepts review: fractures about the ankle. *J Bone Joint Surg Am* 1995; 77A: 142-152.

90. Mink JH. Tendons. In: Deutsch AL, Mink JH, Kerr R, eds. *MRI of the foot and ankle* Philadelphia: Lippincott-Raven Publishers; 1992: 135-172.

91. Morrey BF, Cass JR, Johnson KA, Berquist TH. Foot and ankle. In: Berquist TH, ed. *Imaging of orthopedic trauma and surgery*. Philadelphia: WB Saunders; 1986: 407-498.

92. Müller ME, Allgower M, Schneider R, Willenegger H. *Manual of internal fixation techniques recommended by AO Group*, 2nd ed. New York: Springer-Verlag; 1979.

93. Müller ME, Nazarian S, Koch P. *The AO classification of fractures*. New York: Springer-Verlag; 1979.

94. Narváez JA, Naráez J, Ortega R, et al. Painful heel: MR imaging findings. *Radioraphics* 2000; 20: 333-352.

95. Newburg AH. Osteochondral fractures of the dome of the talus. *Br J Radiol* 1979; 52: 105-109.

96. Norman A, Kleiger B, Greenspan A, Finkel JE. Roentgenographic examination of the normal foot and ankle. In: Jahss MM, ed. *Disorders of the foot and ankle. Medical and surgical management*, vol. 1, 2nd ed. Philadelphia: WB Saunders; 1991: 64-90.

97. Oae K, Takao M, Naito K, et al. Injury of the tibiofibular syndesmosis: value of MR imaging for diagnosis. *Radiology* 2003; 227: 155-161.

98. Pavlov H. Talo-calcaneonavicular arthrography. In: Freiberger RH, Kaye JJ, eds. *Arthrography*. New York: Appleton-Century-Crofts; 1979: 257-260.

99. Peltier LF. Eponymic fractures: Robert Jones and Jones' fracture. *Surgery* 1972; 71: 522-526.

100. Peltier LF. Guillaume Dupuytren and Dupuytren's fracture. *Surgery* 1958; 43: 868-874.

101. Peltier LF. Percival Pott and Pott's fracture. *Surgery* 1962; 51: 280-286.

102. Pennal GF. Fractures of the talus. *Clin Orthop* 1963; 30: 53-63.

103. Protas JM, Kornblatt BA. Fractures of the lateral margin of the distal tibia. The Tillaux fracture. *Radiology* 1981; 138: 55-57.

104. Rademaker J, Rosenber Z, Delfaut EM, et al. Tear of the peroneus longus tendon: MR imaging features in nine patients. *Radiology* 2000; 214: 700-704.

105. Rijke AM, Jones B, Vierhovt PAM. Stress examination of traumatized lateral ligaments of the ankle. *Clin Orthop* 1986; 210: 143-151.

106. Robbins MI, Wilson MG, Sella EJ. MR imaging of the anterior calcaneal process fractures. *Am J Roentgenol* 1999: 172: 475-479.

107. Robinson P, White LM. Soft-tissue and osseous impingement syndromes of the ankle: role of imaging in diagnosis and management. *Radiographics* 2002; 22: 1457-1471.

108. Rogers LF. *Radiology of skeletal trauma*. New York: Churchill Livingstone; 1992: 1319-1385.

109. Rosenberg ZS. Normal anatomy of ankle tendons and ligaments: computed tomography and magnetic resonance imaging. In: Taveras JM, Ferrucci JT, eds. *Radiology*, vol. 5. Hagerstown: JB Lippincott; 1989: 1-6.

110. Rosenberg ZS, Beltran J, Bencardino JT. MR imaging of the ankle and foot. *Radiographics* 2000; 20: S153-S179.

111. Rosenberg ZS, Beltran J, Cheung YY, et al. MR features of longitudinal tears of the peroneus brevis tendon. *Am J Roentgenol* 1997; 168: 141-147.

112. Rosenberg ZS, Bencardino J, Astion D, et al. MRI features of chronic injuries of the superior peroneal retinaculum. *Am J Roentgenol.* 2003; 181: 1551-1557.

113. Rowe CR, Sakellarides HT, Freeman PA, Sorbie C. Fracture of the os calcis: a long-term follow-up study of 146 patients. *JAMA* 1963; 184: 920.

114. Sangeorzan BJ, Benirschke SK, Mosca V, et al. Displaced intra-articular fractures of the tarsal navicular. *J Bone Joint Surg Am* 1989; 71A: 1504-1510.

115. Sarrafian S. *Anatomy of the foot and ankle*, 2nd ed. Philadelphia: JB Lippincott; 1993.

116. Sartoris DJ, Mink JH, Kerr R. The foot and ankle. In: Mink JH, Deutsch AL, eds. *MRI of the musculoskeletal system: a teaching file*. New York: Raven Press; 1990: 389-450.

117. Schneck CD, Mesgarzadeh M, Bonakdarpour A. MR imaging of the most commonly injured ankle ligaments. Part Ⅱ. Ligament injuries. *Radiology* 1992; 184: 507-512.

118. Schneck CD, Mesgarzadeh M, Bonakdarpour A, Ross GJ. MR imaging of the most commonly injured ankle ligaments. Part Ⅰ. Normal anatomy. *Radiology* 1992; 184: 499-506.

119. Schreibman KL, Gilula LA. Ankle tenography. A therapeutic imaging modality. *Radiol Clin North Am* 1998; 36: 739-756.

120. Schweitzer ME, Karasick D. MR imaging of disorders of the Achilles tendon. *Am J Roentgenol* 2000; 175: 613-625.

121. Schweitzer ME, Karasick D. MR imaging of disorders of the posterior tibialis tendon. *Am J Roentgenol* 2000; 175: 627-635.

122. Shelton ML, Pedowitz WJ. Injuries to the talus and midfoot. In: Jahs MH, ed, *Disorders of the foot & ankle*, vol. 2. Philadelphia, WB Saunders, 1982: 1463.

123. Staples OS. Ligamentous injuries of the ankle joint. *Clin Orthop* 1965; 42: 21-35.

124. Stewart I. Jones' fracture: fracture of the base of the fifth metatarsal. *Clin Orthop* 1960; 16: 190-198.

125. Swanson TV. Fractures and dislocations of the talus. In: Chapman MW, ed. *Operative orthopaedics*, 2nd ed. Philadelphia: JB Lippincott; 1993: 2143-2145.

126. Tehranzadeh J, Stuffman E, Ross SDK. Partial Hawkins sign in fractures of the talus: a report of three cases. *Am J Roentgenol* 2003; 181: 1559-1563.

127. Teng MMH, Destovet JM, Gilula LA, Resnick D, Hembree JL, Oloff LM. Ankle tenography: a key to unexplained symptomatology. Part Ⅰ: Normal tenographic anatomy. *Radiology* 1984; 151: 575-580.

128. Theodorou DJ, Theodorou SJ, Kakitsubata Y, Botte MJ, Resnick D. Fractures of proximal portion of fifth metatarsal bone: anatomic and imaging evidence of a pathogenesis of avulsion of the plantar aponeurosis and the short peroneal muscle tendon. *Radiology* 2003; 226: 857-865.

129. Theodorou DJ, Theodorou SJ, Resnick D. Proximal fifth metatarsal bone: not everything is a Jones' fracture [abstract]. *Radiology* 2001; 221(P): 667.

130. Vuori JP, Aro HT. Lisfranc joint injuries: trauma mechanisms and associated injuries. *J Trauma* 1993; 35: 40-45.

131. Watson-Jones R. *Fractures and joint injuries*, vols. Ⅰ, Ⅱ. St. Louis: Mosby; 1952, 1955.

132. Weber BG. *Die Verletzungen des Oberen Sprunggelenkes*. Stuttgart: Verlag Hans Huber; 1972.

133. Weber MJ. Ankle fractures and dislocations. In: Chapman MW, ed. *Operative orthopaedics*, 2nd ed. Philadelphia: JB Lippincott; 1993: 731-745.

134. Wechsler RJ, Schweitzer ME, Karasick D, Deely DM, Glaser JB. Helical CT of talar fractures. *Skeletal Radiol* 1997; 26: 137-142.

135. Wolin I, Glassman F, Sideman S. Internal derangement of the talofibular component of the ankle. *Surg Gynecol Obstet* 1950; 91: 193-197.

136. Wright PR, Fox MG, Alford B, et al. An alternative injection technique for performing MR ankle arthrography: the lateral mortise approach. *Skeletal Radiol* 2014; 43: 27-33.

137. Yablon CM. Ultrasound-guided interventions of the foot and ankle. *Semin Musculoskeletal Radiol* 2013; 17: 60-68.

138. Zanetti M, Weishaupt D. MR imaging of the forefoot: Morton neuroma and differential diagnoses. *Sem Musculoskeletal Radiol* 2005; 3: 175-186.

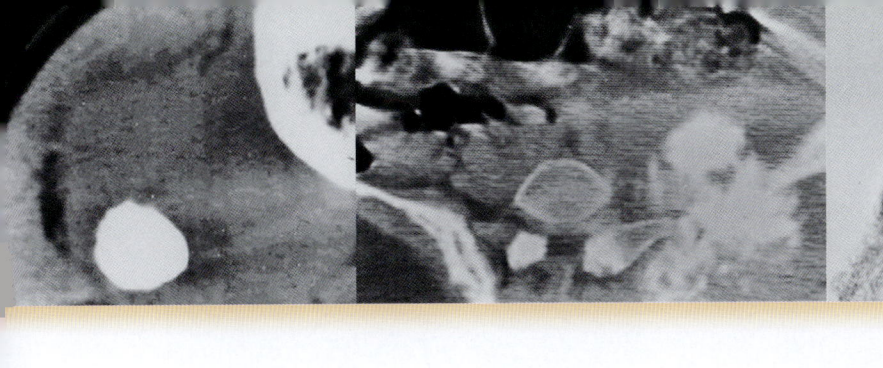

11 脊 椎

脊柱の骨折は，損傷されている構造のみならず，脊髄損傷という合併症のため重要である．脊柱の骨折は骨格系の外傷の約3〜6％を占め，年齢は20〜50歳で，その大部分（80％）は男性に起こる．ほとんどの脊椎骨折は胸椎と腰椎に起こるが，頸椎部の外傷は脊髄損傷の危険性が大きい．自動車事故，スポーツ外傷（たとえばダイビング，スキー），および高所からの転落が脊椎外傷の原因であることが多い．

脊柱は33の椎骨からなる．7個の頸椎，12個の胸椎，5個の腰椎，全体が癒合した5個の仙椎および同じく癒合した4個の尾椎である．第1，第2頸椎（C1，C2）を除いて，すべての椎体は椎間板によってそれぞれ隔てられている．

A 頸 椎

1．解剖学的・X線学的考察

構造的に第1と第2頸椎は他の5個の頸椎とは異なる解剖学的特徴をもつ（図11-1）．第1頸椎，C1すなわち環椎は，2つの外側塊により連結された前弓および後弓からなる骨性の環である．環椎には椎体はなく，荷重を支えるのは外側塊であり，articular pillars とも呼ばれる．第2頸椎，C2すなわち軸椎は，より複雑な構造をしている．椎体の前面より頭側に突出した歯突起（dens）がその特徴である．歯突起と椎椎の前弓との間隙は atlantal-dens interval と呼ばれ，成人においては，頭部を屈曲，伸展しても3mmを超えない．8歳以下の小児では，靱帯が弛いために，とくに屈曲時に4mmまで拡がると報告されている．

C3〜7までは同一の解剖学的特徴を示し，外見も一様である．椎体と後方の椎弓からなり，後者は左右の椎弓根と椎弓板で形成され，それらが椎体の後方とともに脊柱管を形成する（図11-2）．両側の椎弓根と椎弓板の結合部から，頭側と尾側へ上および下関節突起が伸びており，隣接する脊椎と椎間関節

を形成している．両側の椎弓根から側方へ横突起が伸び，後部では正中の椎弓板結合部から棘突起が出ている．ちなみにC7はその長い棘突起と大きな横突起によって区別される．

頸椎損傷患者のX線検査は困難であり，通常は，1方向か2方向の撮影に限られる．なぜならば，患者はしばしば意識がなく，合併損傷があり，不必要な動きは頸髄への損傷の危険があるからである．このような場合，有用な写真を1枚撮るには側面撮影がもっともよく，患者の状態により標準的方法または仰臥位で撮影する（図11-3）．この撮影はC1の前弓，後弓や歯突起と前方の環椎歯突起間距離（atlantal-dens interval）を含めた頸椎の損傷をもっともよく示してくれる．C2〜7までの椎体と棘突起が十分にみえ，椎間板腔および椎体前部の軟部組織が適切に評価できる．頸部屈曲位での側面像は，環椎歯突起間距離を評価することによりC1/2の不安定性の有無の指標として有用である．この距離が3mmを越えていれば，環軸椎亜脱臼を示唆する．頸椎側面撮影においてはC7がみえるかどうかがもっとも大事なことである．なぜならC7の損傷はもっとも見逃されやすいからである．

頭蓋骨の下部を含む頸椎の側面像は，環軸関節の垂直方面への亜脱臼や，歯突起の大後頭孔内への移動を評価するのに非常に有用である．いくつかの測定法が，環軸椎の嵌頓や歯突起の上方への移動による頭蓋底嵌入の診断に有用である（図11-4〜7）．

頸椎の正面撮影（図11-8）で，C3〜7の椎体が（若年者ではときにC1，C2まで）十分に描出される．また，鉤椎関節（Luschka関節）や椎間板腔もよく検討できる．棘突起はほぼ縦列に並び，teardrop（涙滴）に似た卵円形に投影される．正面撮影の変法である開口位撮影（図11-9）は標準検査の一部として行われることがある．この撮影でC1，C2の構造をよくみることができる．C2椎体，環軸関節，歯突起そして歯突起とC1のarticular pillarとの外側間隙がはっきりと写る．もし開口位撮影が困難な場合や，歯突起（とくに上半分）が明瞭でない

C1，C2椎骨の局所解剖

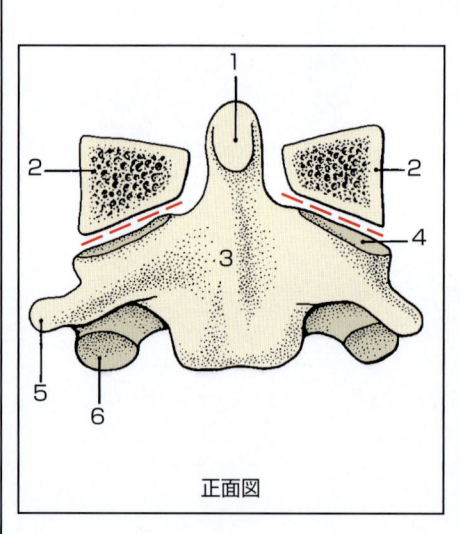

正面図

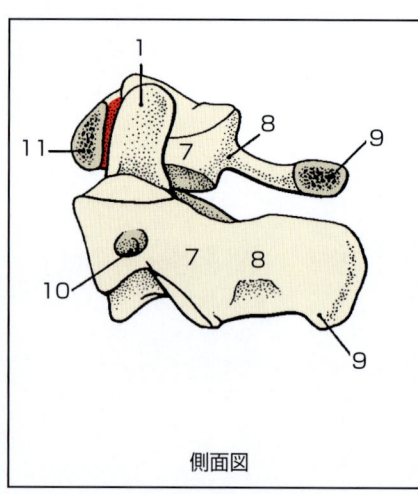

側面図

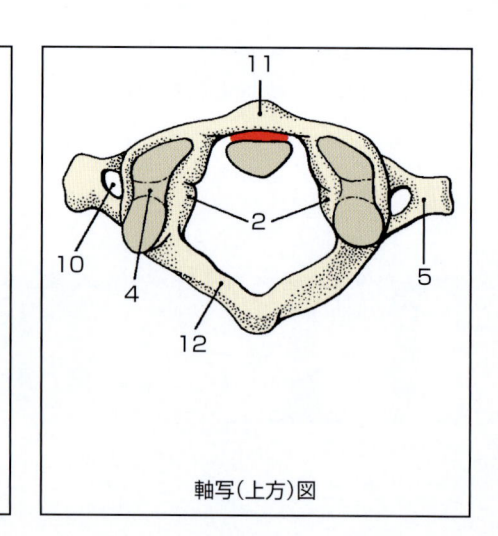

軸写（上方）図

- 環軸関節
- 環椎歯突起間距離

1. 軸椎の歯突起(dens)
2. 環椎外側塊
3. 軸椎の椎体
4. 上関節面
5. 横突起
6. 下関節面

7. 椎弓根
8. 椎　弓
9. 棘突起
10. 横突孔
11. 環椎の前弓
12. 環椎の後弓

図 11-1　C1，C2 椎骨の局所解剖

C4，C5椎骨の局所解剖

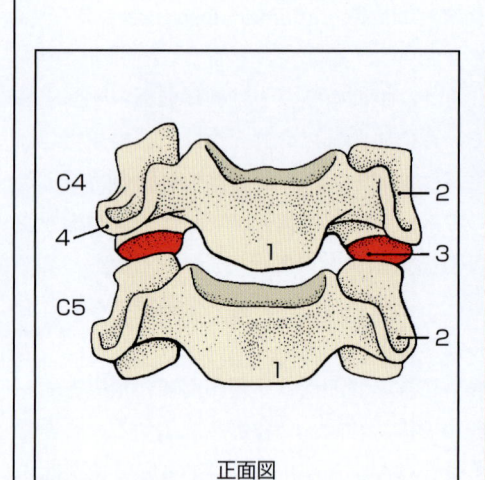

正面図

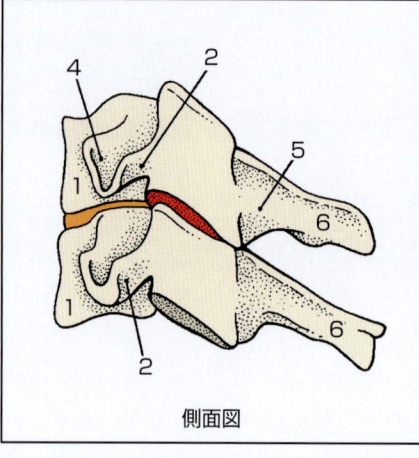

側面図

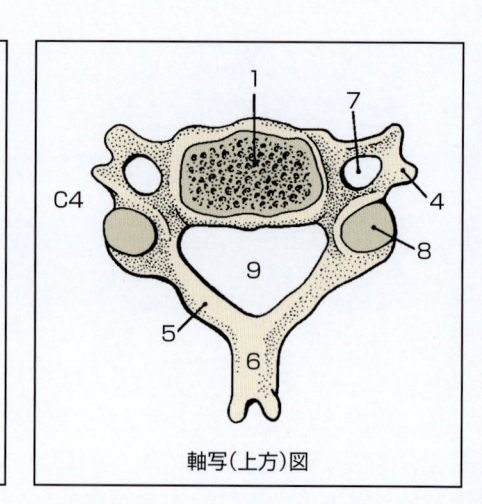

軸写（上方）図

- 椎間板
- 椎間関節

1. 椎　体
2. 椎弓根
3. 下関節突起
4. 横突起
5. 椎　弓

6. 棘突起
7. 横突孔
8. 上関節突起
9. 脊柱管

図 11-2　中下位頸椎を代表して C4，C5 椎骨の局所解剖

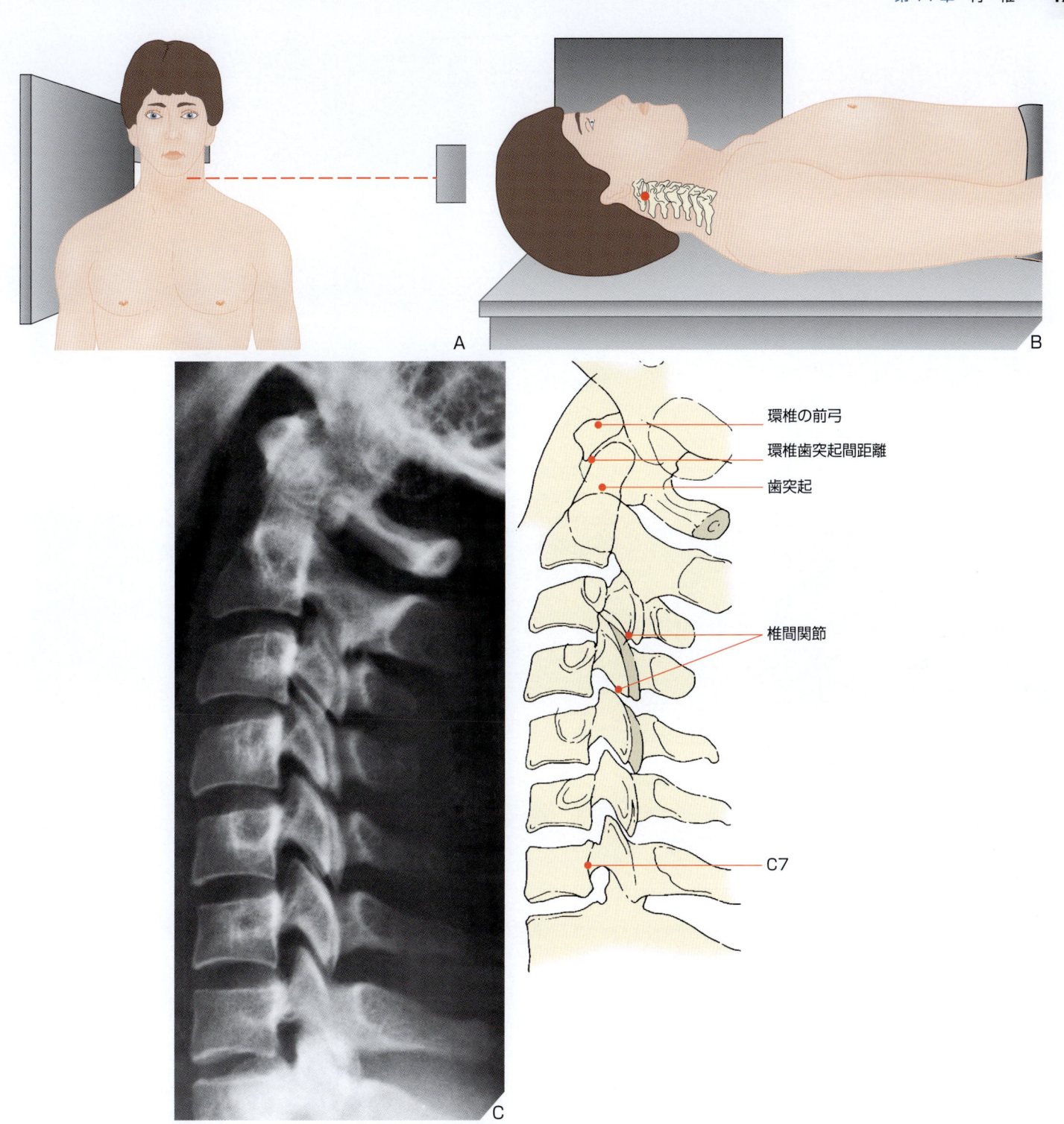

環椎の前弓
環椎歯突起間距離
歯突起
椎間関節
C7

図 11-3 頚椎側面撮影
（A）頚椎の正側面像を撮るために，患者は頭部をまっすぐ中間位として立位か坐位とする．Ｘ線（赤破線）はC4の中心（顎のレベル）へ水平に向ける．（B）台上での側面像を撮るため，患者は撮影台の上で仰臥位をとる．撮影カセット（より鮮明に撮るためグリッドを付けて）を頚部の側面にあて，Ｘ線を乳様突起の約2.5〜3 cm尾側（赤い点）へ水平にあてる．（C）こうして撮ったＸ線像では，椎体，椎間関節，棘突起，椎間板腔が鮮明に写る．C7椎骨まで含めることが必須である．（つづく）

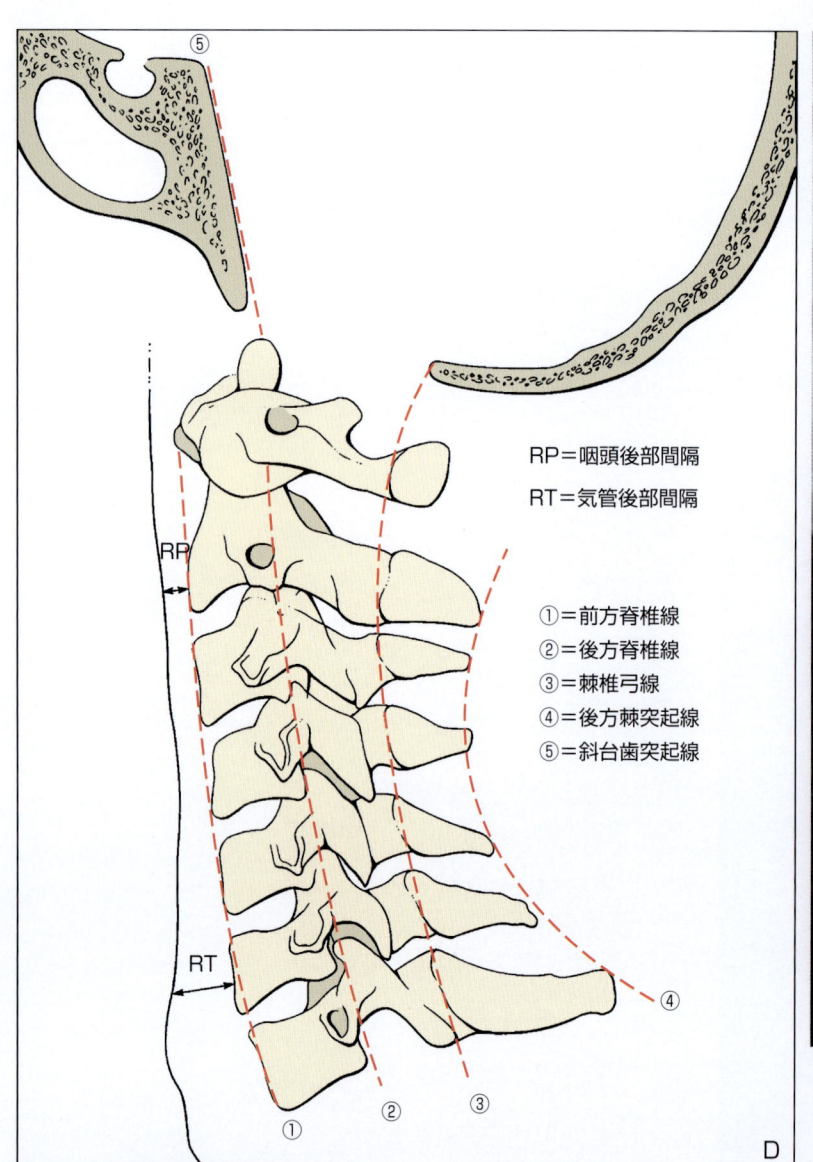

RP＝咽頭後部間隔
RT＝気管後部間隔

①＝前方脊椎線
②＝後方脊椎線
③＝棘椎弓線
④＝後方棘突起線
⑤＝斜台歯突起線

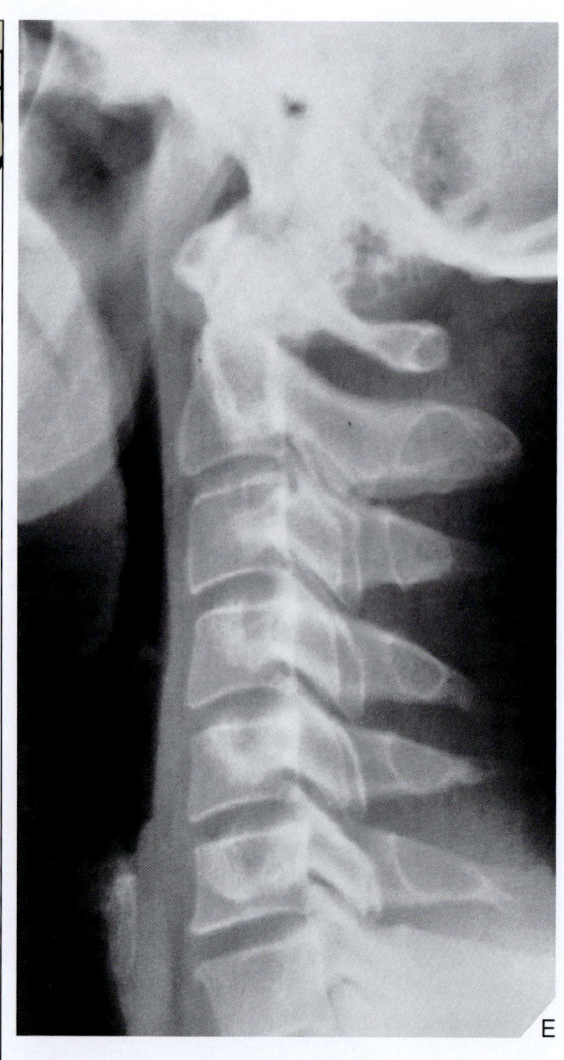

図11-3　頚椎側面撮影（つづき）
（D）この撮影では以下の5つの正常頚椎の輪郭を描くことができる．①椎体の前縁に沿って描くことができる前方脊椎線；②椎体の後縁に沿う後方脊椎線（脊柱管の前縁の輪郭）；③棘突起の基部の前縁に沿う棘椎弓線（脊柱管の後縁の輪郭）；④C2〜7の棘突起の先端に沿う後方棘突起線．これらの輪郭の線は滑らかに走行しているはずである；⑤トルコ鞍から斜台に沿って大後頭孔の前縁にいたる斜台歯突起線は歯突起の先端にこなければならない．咽頭後部間隔（RP；後方咽頭壁からC2の前下方部までの距離）は7mm以下である．気管後部間隔（RT；気管の後壁からC6の前下方部までの距離）は成人では22mm，小児では14mmである．（E）低電圧撮影では，脊椎前方の軟部組織がよく描出される．

場合は，Fuchs撮影が有用なことがある（図11-10）．頚椎の斜位撮影（図11-11）はルーチンに撮ることはないが，椎弓の不明瞭な骨折や神経孔，椎間関節の異常をみる際にときに役立つことがある．特殊撮影が頚椎構造の十分な評価に必要なことがある．pillar view（図10-12）は正面もしくは斜位で得られるが，頚椎の外側塊をみるのに役立つ．そしてswimmer's view（図11-13）はC7，T1，T2をよりよく撮るために用いられる．標準的な側面や斜位撮影では鎖骨や肩甲帯の軟部組織と重なってしまうからである．X線透視やビデオ録画は疼痛のため体位を取ることができないので，急性損傷においては通常あまり役立たない．

従来の頚椎X線検査で異常を見落とさないために，画像検索の系統だったアプローチがもっとも重要である．図11-14に示すような"JOB LIST"が各種解剖学的組織の順序だった解析

に役立つことがある．

補助的撮影法は，脊椎外傷が疑われる際に重要な役割を演じる．CTがよく使われている（図11-15）．たとえば歯突起骨折の評価にはCTがとくに有効である．一般に軟部組織損傷を含めた頚椎損傷の範囲を決定する際にCTは有効で，脊柱管の損傷の有無や骨折片の脊柱管内での局在について他の方法では得られない情報を与えてくれる．ここ10年の間にMRIは，その良好な画像の質と，外傷急性期の患者を動かすことなく多くの断面での画像が得られることより，脊椎外傷を評価するのにもっとも有効な検査法となってきた．骨折を評価する際，MRIは骨片の脊柱管内への転位を評価するだけでなく，損傷の拡がり，とくに軟部組織と脊髄を描出することができ有用である．脊髄への外傷の影響が直接的に表され，脊髄圧迫を診断できる．MRIの優れた軟部組織解像能は脊髄内の小さな浮腫や出血

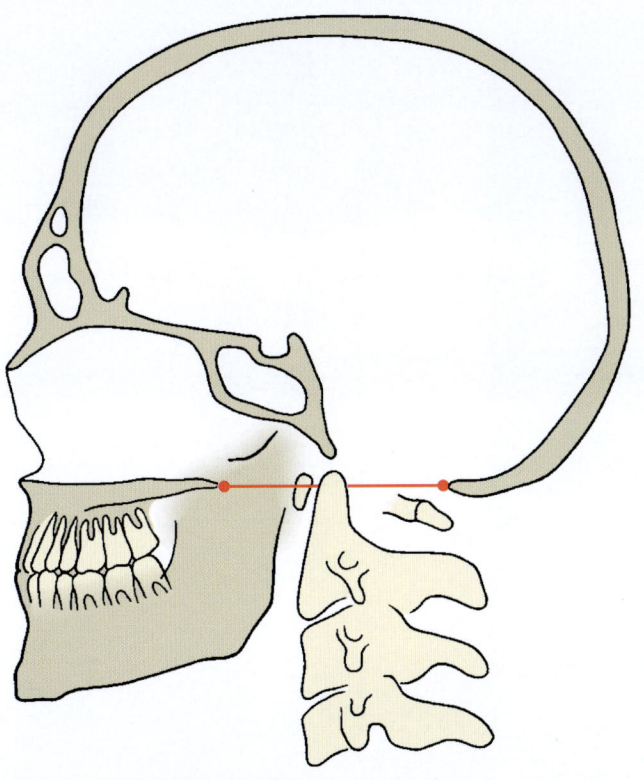

図 11-4　Chamberlain 線

　これは，大後頭孔後縁（opisthion）と硬口蓋後縁を結ぶ線である．歯突起はこの線より 3 mm 以上上方には写らない．6.6 mm（±2 mm SD）以上では頭蓋底嵌入を強く示唆する．

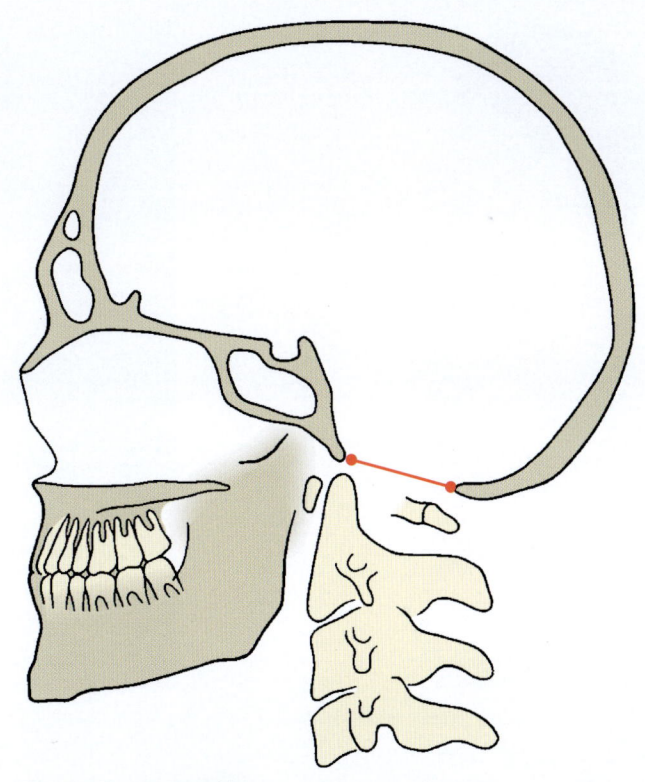

図 11-5　McRae 線

　これは，大後頭孔の前縁（basion）と後縁（opisthion）をつなぐ線である．歯突起の先端はこの線の直下，またはわずかに交差する程度である．さらに歯突起の先端からこの線への垂線は，前方 1/4 の部位で交差しなければならない．

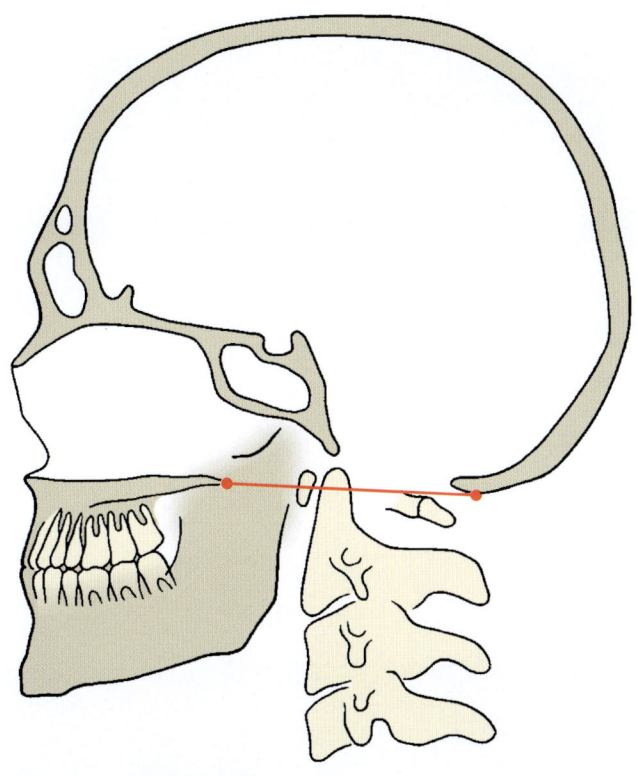

図 11-6　McGregor 線

　これは，硬口蓋後上方縁から後頭骨のもっとも尾側の部位を結ぶ線である．歯突起の先端は正常では，この線より 4.5 mm を越えない．

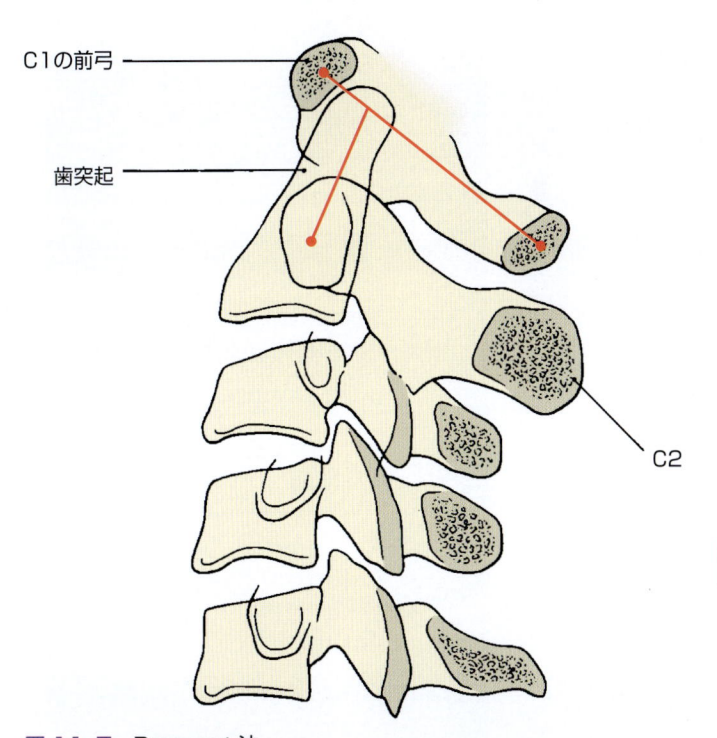

C1の前弓

歯突起

C2

図 11-7　Ranawat 法

　Ranawat らは歯突起の上縁の変位を決定する方法を考案した．それはしばしば硬口蓋を頚椎のX線像の中で同定しにくいからである．C1 の冠状軸は前弓の中心と後弓の中心を結ぶ線で決定される．C2 のなかの硬化像のリング（椎弓根を示す）の中心から，歯突起の軸に沿って線を引き，最初の線までの距離を測定する．この距離の正常値は，男性では平均 17 mm（±2 mm SD），女性では 15 mm（±2 mm）である．この距離の減少は C2 の頭側への移動を示す．

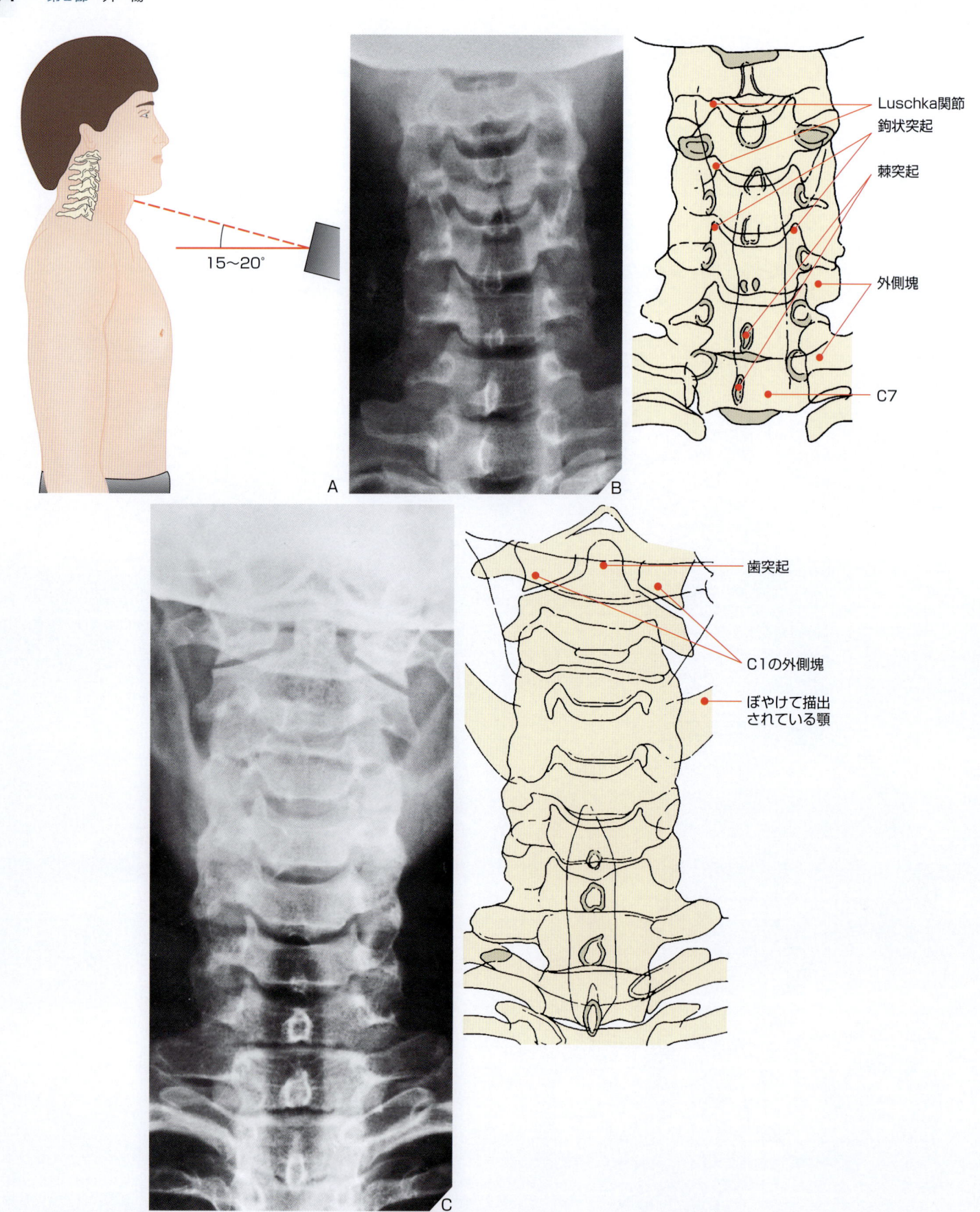

図 11-8　X 線正面撮影
（A）頸椎の正面像を撮るため，患者は直立位か仰臥位をとる．X 線は 15～20° 頭側へ向け，C4 椎骨（のどぼとけ）にあてる．（B）この撮影で C3～7 までの椎体と椎間板腔が写る．棘突起は椎体と重なって涙滴（teardrop）状に写る．C1，C2 は十分に写らない．それらをみるためには，患者に口を素早く開け閉めしてもらうようにする．（C）下顎が運動によりぼやけて，C1，C2 がみえるようになる．

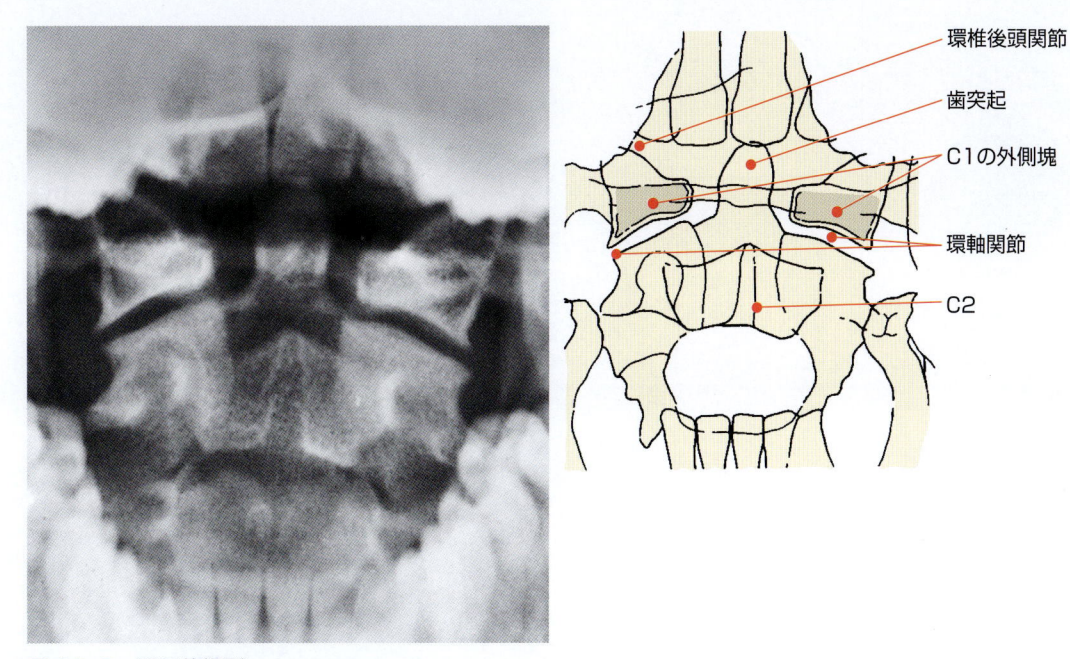

図11-9　開口位撮影
開口位を撮るためには，患者は仰臥位正面撮影と同じ体位（頭部をまっすぐ中間位で）をとる．患者の口をできる
だけ大きく開けさせ，開けた口の中心にX線を垂直にあてる．撮影の間，舌をC1，C2に重ならないように口腔
底に固定するため，患者に「アー」と言ってもらう．この撮影で歯突起，C2椎体，環椎の外側塊がよくみえる．
もっともよくみえるのは環軸関節である．

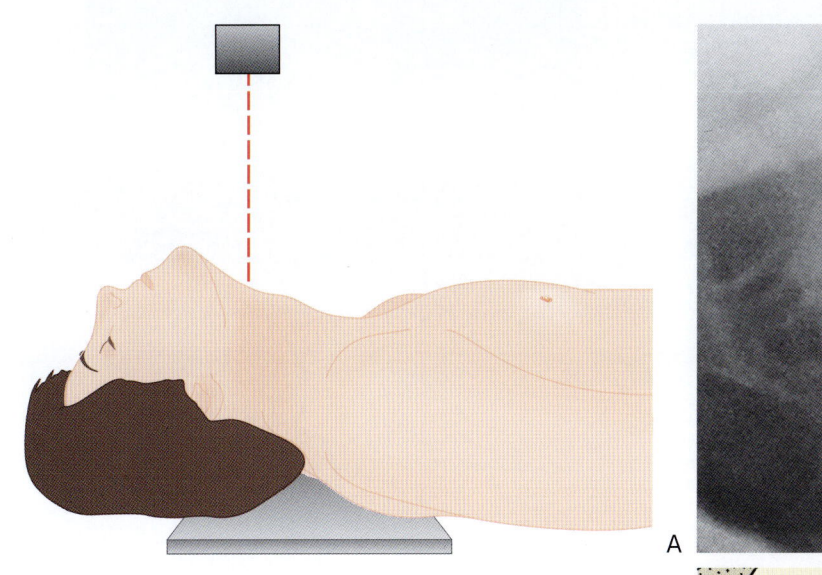

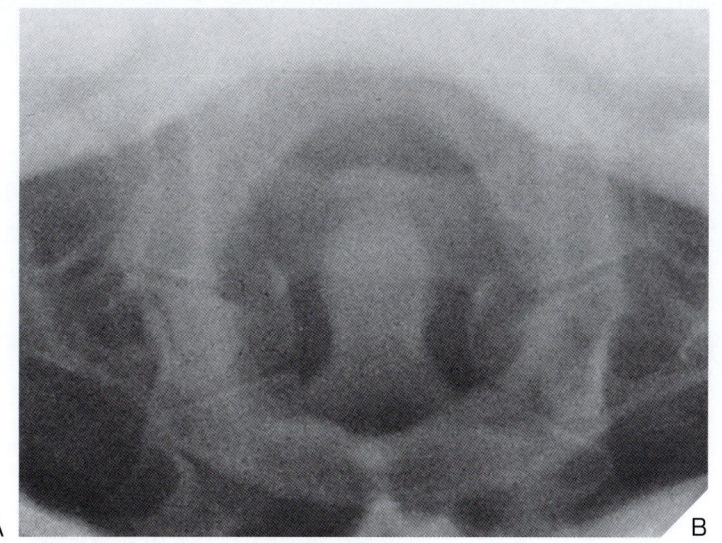

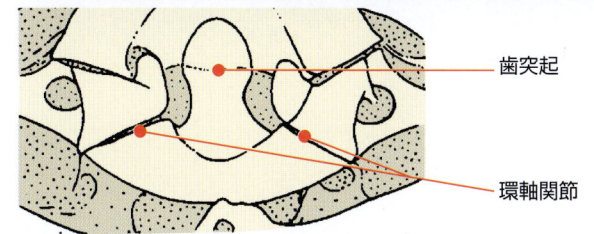

図11-10　Fuchs撮影
（A）歯突起のFuchs撮影のためには，患者をテーブルの上に仰臥
位にして頚椎を過伸展させる．X線照射の中心は，頚椎に垂直に顎
の先端の直下にする．（B）この撮影で得られた像では歯突起（とく
に上半分）が鮮明に観察できる．

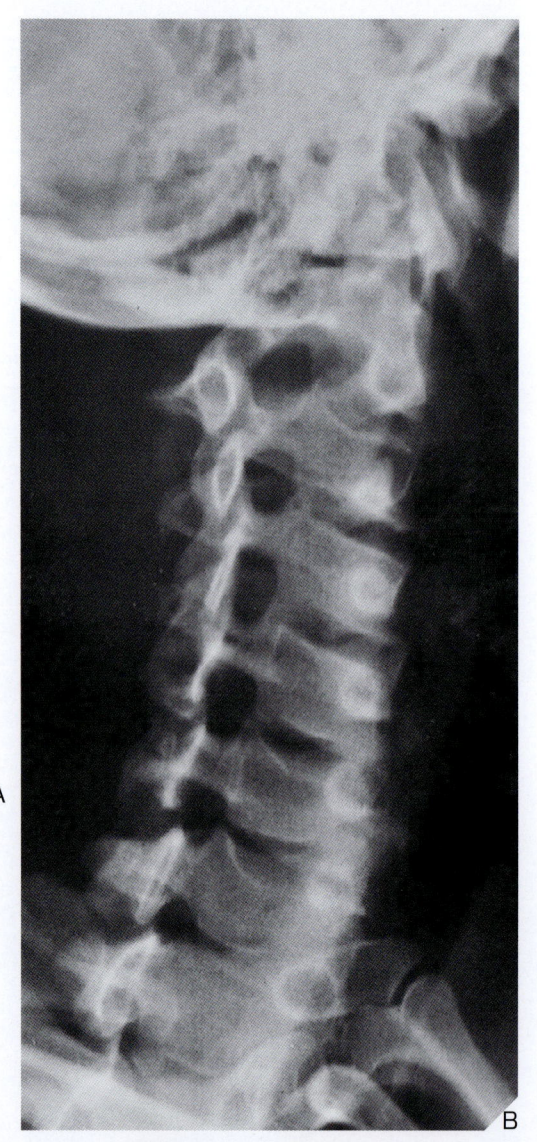

A

図 11-11　X 線斜位撮影

（A）頚椎の斜位像は，前後方向（ここで示す）でも，その逆の後前方向で
も得られる．患者は直立でも臥位でもよいが，直立のほうが（坐位でも立位
でも）より楽である．患者は 45° 回旋する．この図のように左を向けば右
側の神経孔がみえ，右を向けば左側の神経孔がみえる．X 線は 15〜20° 頭
側へ向け，C4 椎骨にあてる．（B）この撮影は，椎間神経孔をみるのに有効
である．

B

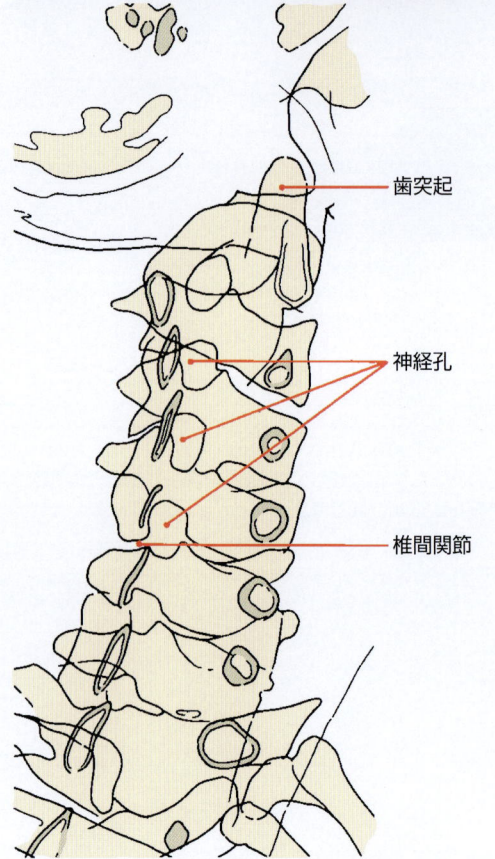

歯突起

神経孔

椎間関節

11

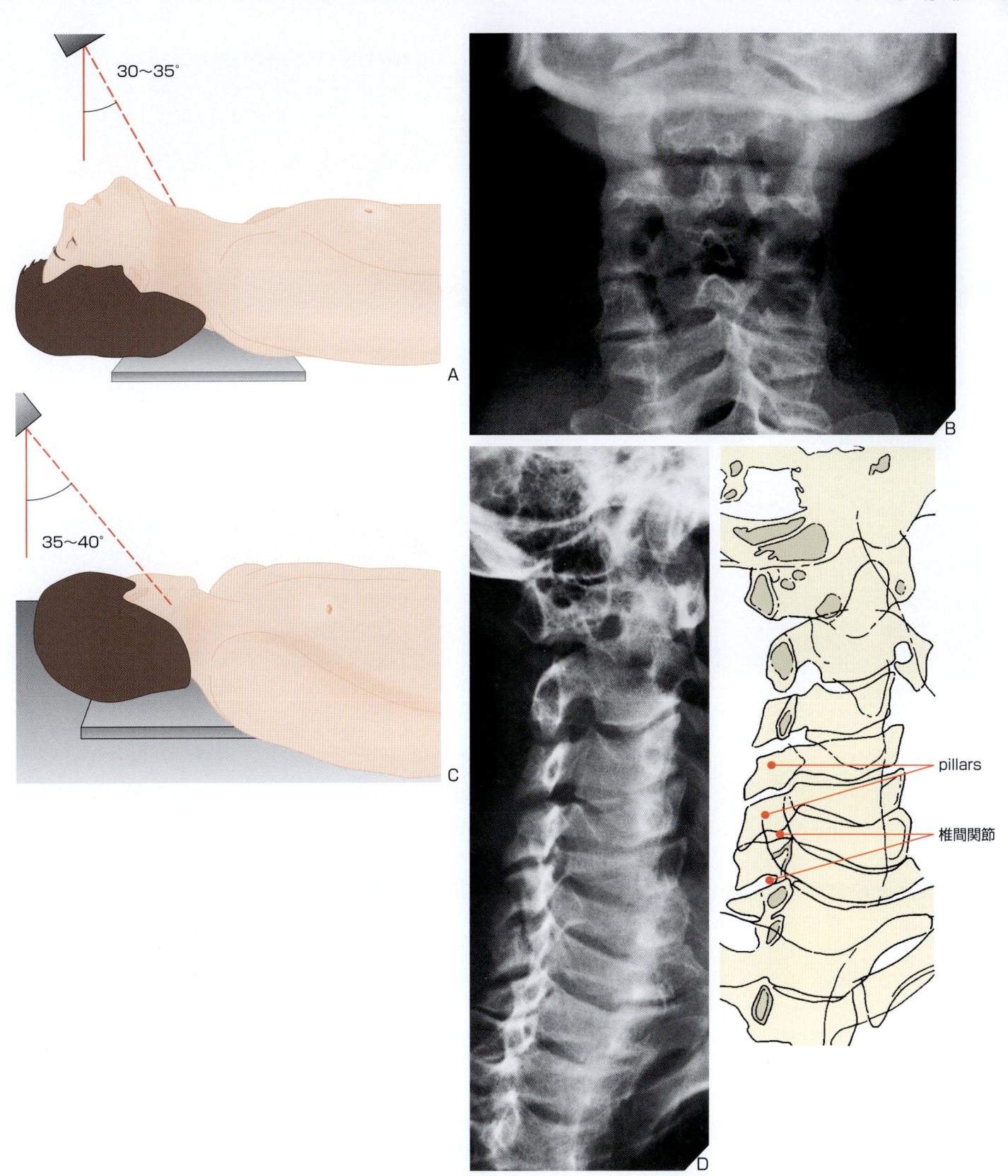

図 11-12　pillar 像

（A）頚椎の pillar view を撮るためには，患者を台上で仰臥位として頚を過伸展させる．X 線は 30〜35° 尾側へ向け，甲状軟骨近辺の頚部中心へあてる．（B）この撮影で頚椎の外側塊（pillars）がよく写る．（C）pillar view は斜位でも撮れる．患者を台上で仰臥位として頚部を過伸展し，頭部を健側へ 45° 回旋する．X 線は 35〜40° 尾側へ向け，耳朶の下約 3 cm の頚部側面にあてる．（D）頭部を左へ回旋して撮った X 線像では，右の pillars がみえる．

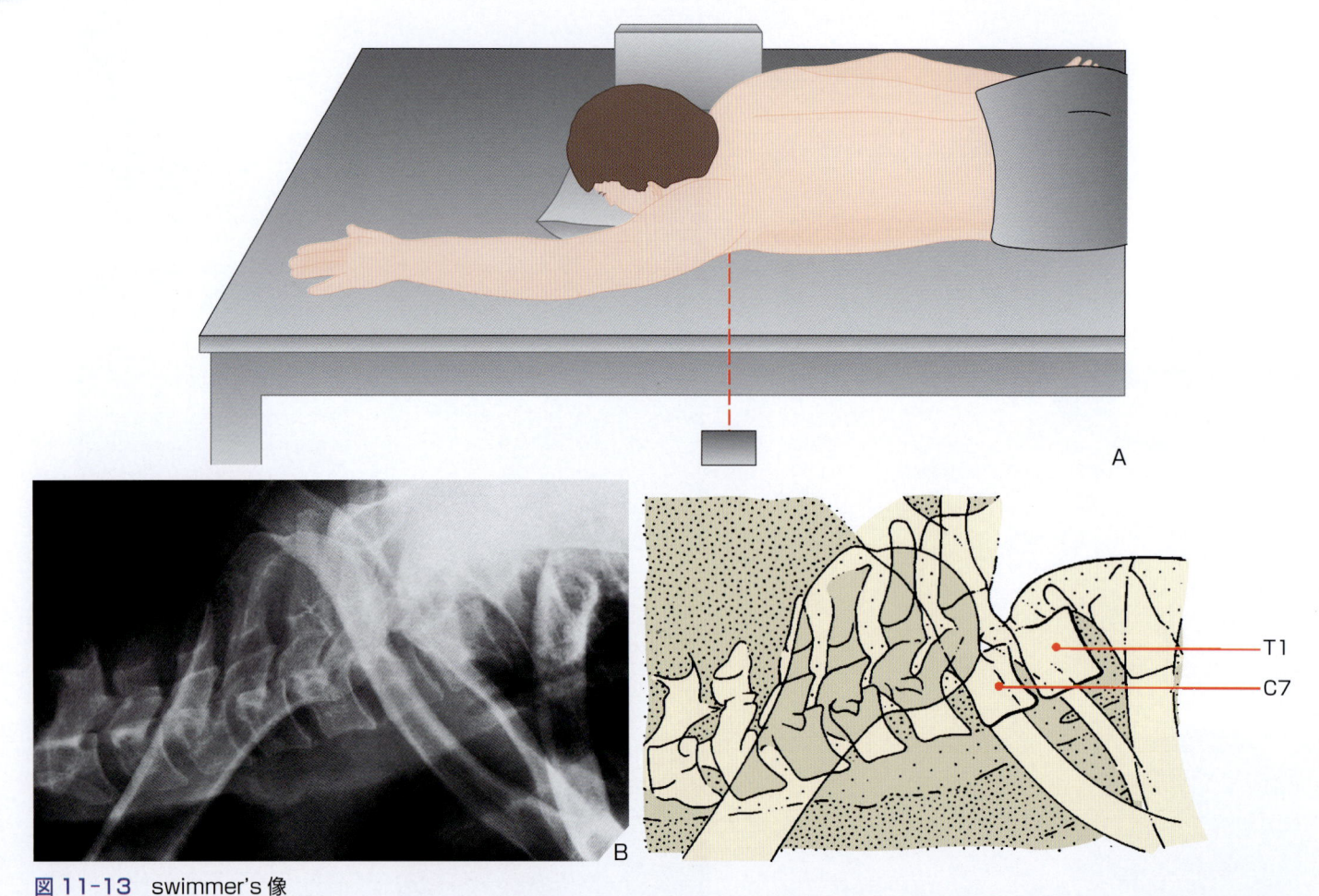

A

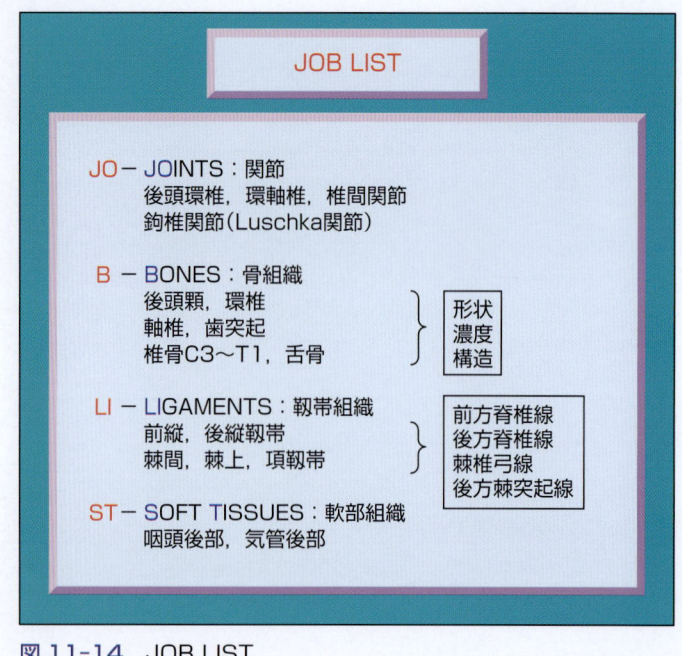

T1
C7

B

図 11-13 swimmer's 像
（A）頚椎の swimmer's view では，患者を X 線台上で腹臥位とし，クロールで泳ぐように左腕を 180°外転し，右腕を脇に付ける．X 線は左の腋窩に水平にあてる．カセットは側面撮影と同様に頚部の右側面にあてる．（B）他の方法では肩のためにみえにくい C7，T1，T2 が，この撮影でよくわかる．

も明らかにすることができる．また靱帯構造や硬膜外の損傷も容易に確認できる．頚椎では 3 mm 厚の矢状断面と 5 mm 厚の横断面が通常撮像される．矢状断でのスピンエコー法による T1 および T2 強調像がもっとも有用である．矢状断像では脊柱管の広さに加えて，椎体の配列と損傷の有無を評価できる（図 11-16A）．傍矢状断像では椎間関節がよく描出される（図 11-16B）．さらに最近では fast scan（高速スピンエコー［FSE］）の横断像が損傷の診断に有用といわれている．これらの高速グラディエントエコー像はスピンエコー法による T2 強調像に追加されたり，また取って代わるようになってきた．グラディエントエコー像は，短い撮像時間，適当な分解能，さらに脳脊髄液と隣接する構造物を区別する myelographic effects を有している（図 11-16C, D）．

　頚椎の T1 強調矢状断像では，脂肪髄を含む椎体は高信号となる（図 11-16A）．椎間板や脊髄は中間の信号，一方，脳脊髄液は低信号を示す．

　T2 強調矢状断像では椎体は低信号，椎間板と脳脊髄液は高信号，脊髄は中間～低信号を示す．

　T1 強調横断像では椎間板は中間の信号，脊髄液は低信号，脊髄は高～中間の信号を示す．

　T2*強調横断像（MPGR）では椎間板と脊髄液は高信号，一

JOB LIST

JO － JOINTS：関節
　　　後頭環椎，環軸椎，椎間関節
　　　鉤椎関節（Luschka関節）

B － BONES：骨組織
　　　後頭顆，環椎
　　　軸椎，歯突起　　　｝形状
　　　椎骨C3～T1，舌骨　　濃度
　　　　　　　　　　　　　　構造

LI － LIGAMENTS：靱帯組織
　　　前縦，後縦靱帯　　　　｝前方脊椎線
　　　棘間，棘上，項靱帯　　　後方脊椎線
　　　　　　　　　　　　　　棘椎弓線
　　　　　　　　　　　　　　後方棘突起線

ST － SOFT TISSUES：軟部組織
　　　咽頭後部，気管後部

図 11-14 JOB LIST

11

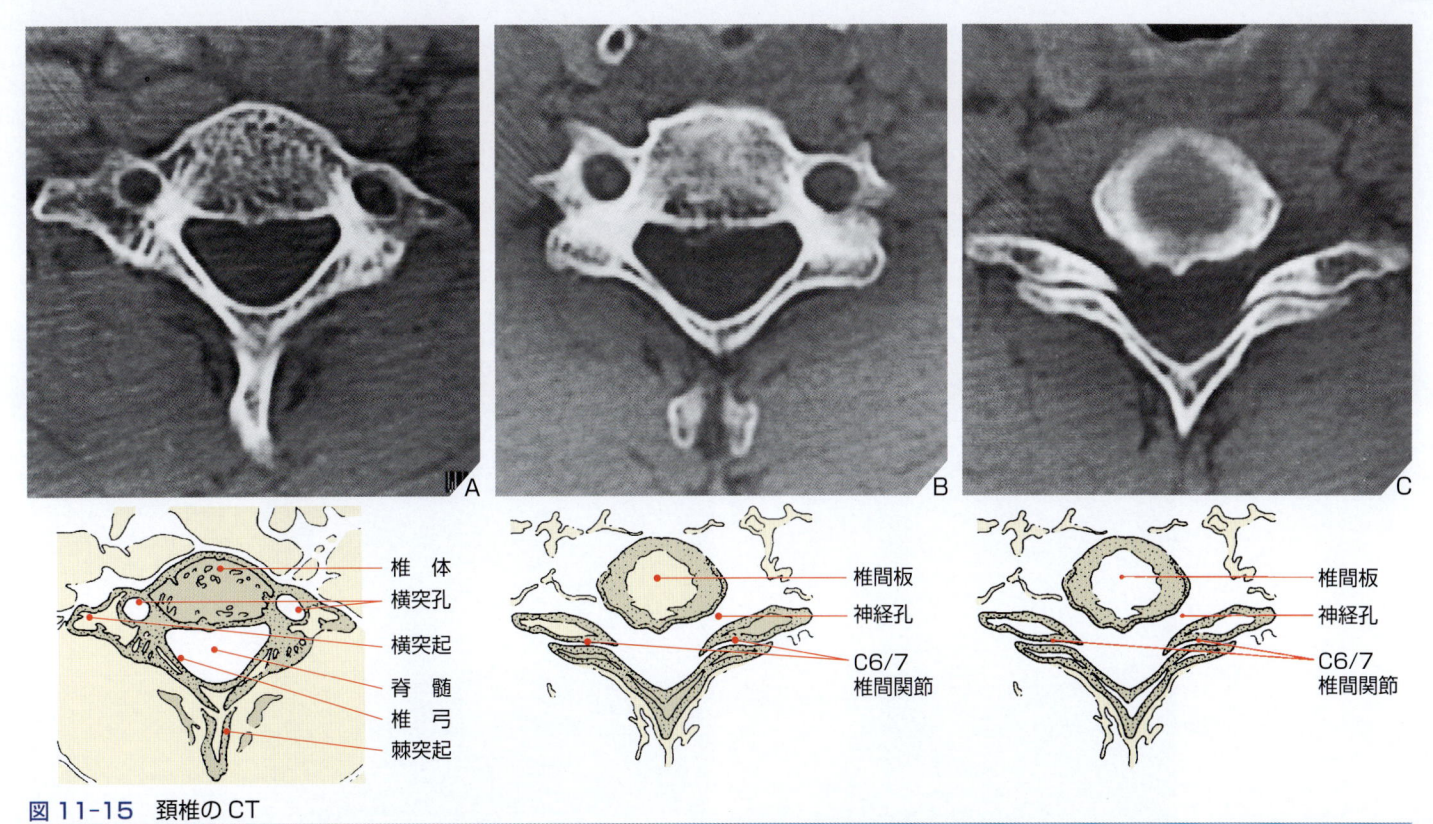

図11-15　頚椎のCT
C7（A），C6（B），C6/7椎間板腔（C）の正常CT像.

方脊髄は中間信号である. 骨は低信号を示す（図11-16C, D）.
　MRIはその画像描出能力に加えて, 何人かの研究者による
と, 外傷後の神経の回復程度を予測するときの予後判定機能も
もっている.
　しかしながら, 単純CTまたは脊髄造影後のCTは椎体骨折,
とくに転位のない場合や後方要素（外側塊, 椎間関節, 椎弓,
棘突起）を含んだ場合の評価には, 解像能に限界があるMRIよ
りも, 優れた検査法になりうることを強調しなければならな
い. さらにMRIは急性期患者の撮影が困難である. 患者は不安
定な状態であるため, 磁気環境に不適なハローや牽引装置で固
定されているからである. このような理由により単純X線,
CT, 脊髄造影は今でも急性脊椎外傷の診断に重要な役割を
もっている. 一方, HymanとGoreyは, 脊髄の慢性損傷では
MRIがもっとも正確に評価できると報告している.
　今日ではCTやMRIの進歩により脊髄造影単独の施行（図
11-17A～C）は頚椎損傷の診断にほとんど行われなくなっ
た. 脊髄造影が必要な場合にはCTとともに行われる（図11-
17D）.
　以上を表にまとめると, 表11-1～3のようになる.

2．頚椎の損傷

　頚椎の外傷はたいていの場合, 頭頚部外傷からの間接的な負
荷のため起こる. 衝撃時の体位が損傷部位とタイプを決める.
Daffnerが強調するように, 脊椎骨折は脊柱にかかった力のタ
イプに関連して, 予測および再現可能な様式で起こる. 同じ力

が頚椎, 胸椎, 腰椎にかかれば, 軽度の軟部組織損傷から重度
の骨傷や靱帯断裂にいたるまで, まったく同様な損傷が起こる
であろう. Daffnerはこれらのタイプを脊椎損傷の "finger-
print" と名付けており, 屈曲, 伸展, 回旋, 垂直圧迫, 剪断,
牽引やそれらを組み合わせた方向のいずれであっても, 過剰な
動きによる損傷機転で決まってくる.
　頚椎損傷が疑われるとき, もっとも重要なことは骨折・脱臼
の安定性である（表11-4）. 脊柱の安定性は, 椎骨, 椎間板,
椎間関節, 靱帯の保全性で決まる. 脊椎の靱帯の保全性はもっ
とも重要な因子の1つである. 棘上靱帯, 棘間靱帯, 後縦靱帯
と黄色靱帯は, 椎間関節包とともに, いわゆるHoldsworthの
後方靱帯複合体を構成する（図11-18）. 損傷は靱帯構造が無
傷であれば安定している. 靱帯構造へのダメージが強くなるほ
ど転位を起こしやすくなり, 脊髄をも含めた続発症の危険が増
す. Daffnerによると不安定性を示すX線学的所見は, 椎体の
転位, 棘間や椎弓間の開大, 椎間関節の開大, 横断面や矢状断
面での椎弓根間距離の開大のような脊柱管の開大や拡張, 椎体
後方線の途絶などである. X線学的に不安定損傷と診断するに
は, それら所見の1つだけあればよい. またこれらの不安定性
に関する所見は, 胸椎や腰椎部での損傷にもあてはめることが
できる.
　近年, DaffnerらはCT所見を基に頚椎損傷の分類を改変し,
"major injury" と "minor injury" の概念を導入した. 前者は,
X線またはCT上での不安定性の存在と, 関連する神経根ある
いは脊髄症状の有無によって定義されている. 後者は, X線ま
たはCT上での不安定性を認めず, 神経症状がない, または神

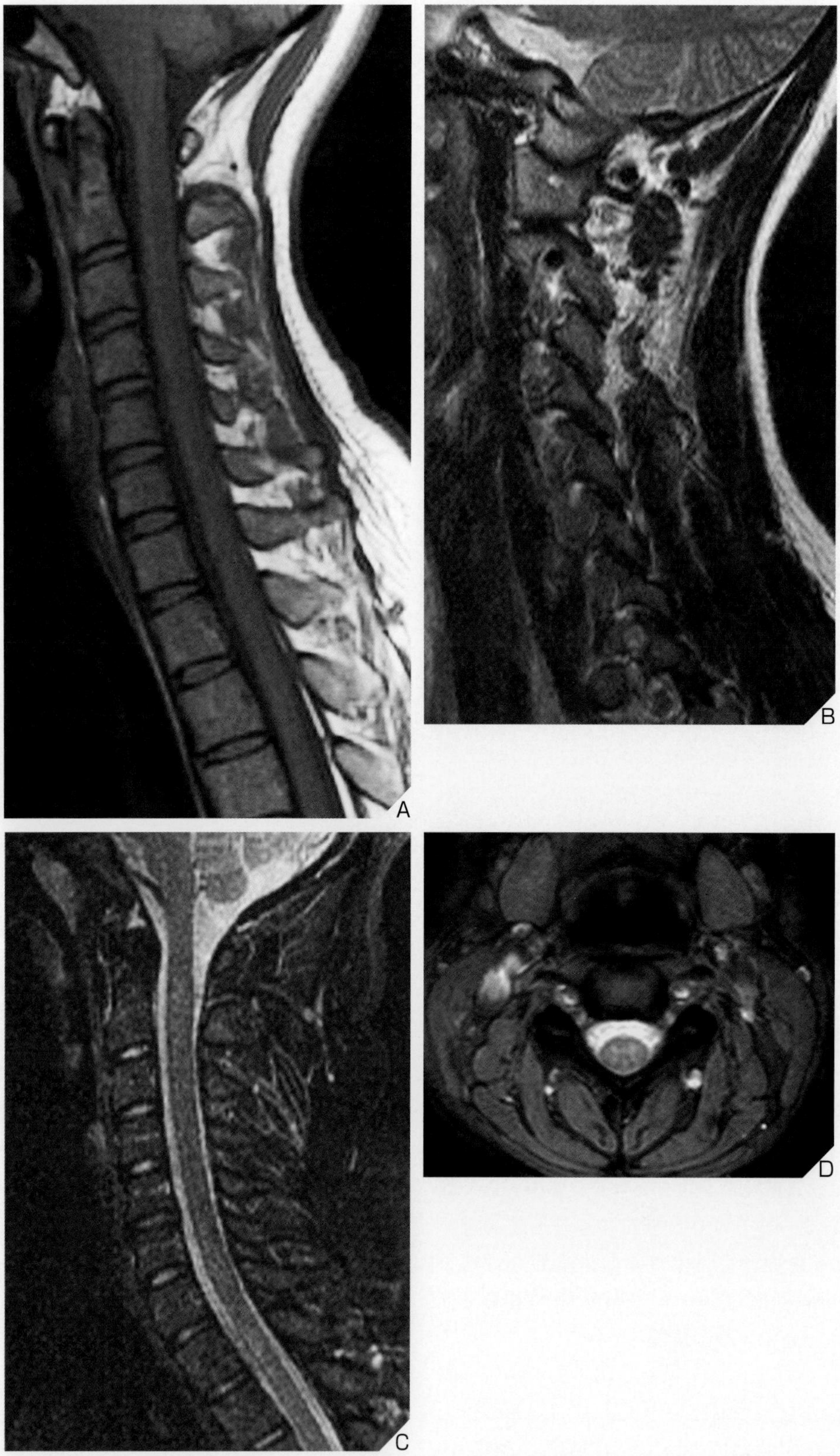

図 11-16 正常頚椎の MRI

（A）スピンエコー法 T1 強調正中矢状断像では，骨と軟部組織の解剖を詳細に示す．頭頚移行部が良好に描出されている．大後頭孔は後頭骨と斜台内の脂肪によって明瞭に示されている．C1 の前弓と後弓は，上位頚椎部の小さな卵円形の，骨髄を含んだ構造物として認められる．脊髄は低信号の脳脊髄液で囲まれた中間信号の像で示される．椎間板は低信号である．（B）T2 強調傍矢状断像では椎間関節が描出される．（C）short time inversion recovery（STIR）像では椎体と棘突起は低信号で示される．水分含有量の高い椎間板は，脳脊髄液と同様に高信号で認められる．脊髄は中間信号の像として示される．（D）クラディエントエコー法横断面では椎間孔と神経根を示し，頚髄の輪郭が明瞭である．

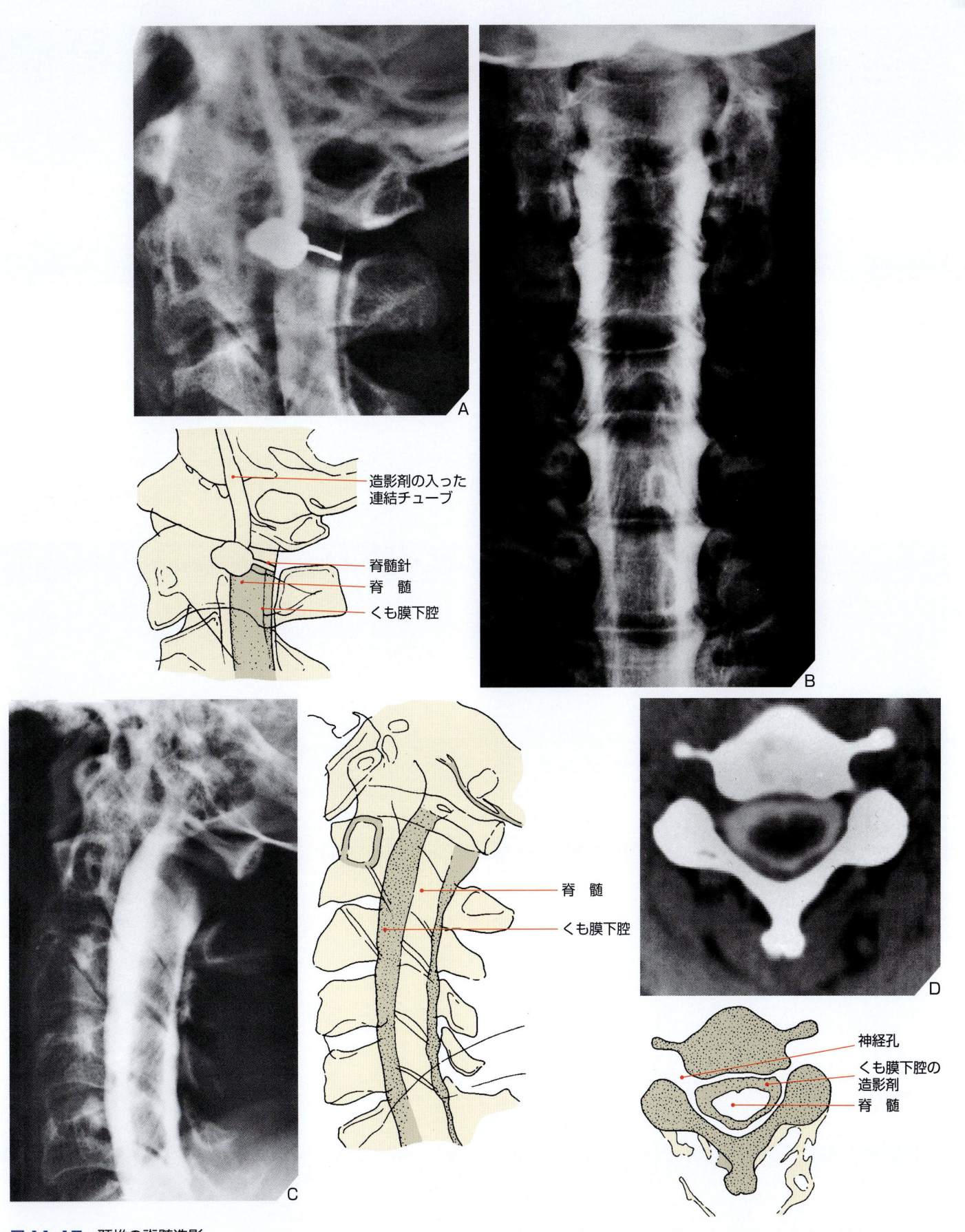

図 11-17　頚椎の脊髄造影

患者は台上で左下側臥位となる．透視下に C1/2 レベルで針の刺入点をマークする．22 G の針を垂直に入れ，先端を C2 椎弓の上で背側のくも膜下腔へ向ける．脊髄液の逆流があれば針の位置は正しいことになる．(A) 水溶性非イオン性のヨード性造影剤イオヘキソールまたはイオパミドールのヨード 240 mg/mL を約 10 mL ゆっくりと注入する．正面 (B)，側面 (C)，斜位で撮影する（ただし斜位では患者ではなく X 線を 45°傾けて行う）．下位頚椎が十分みえないときや上位胸椎をみる必要があるときは swimmer's view を使う．脊髄造影では造影剤で満たされた硬膜，正常神経根や神経根嚢像が描出される．(D) 脊髄造影後の C3/4 レベルの CT で，くも膜下腔の正常像が示されている．

表11-1	組織の MRI 信号特性		
信号強度	**T1 強調**	**T2 強調**	**グラディエントエコー（T2*）**
低信号	皮質骨 椎体終板 変性椎間板 骨棘 脊椎血管 脳脊髄液	皮質骨 椎体終板 靱帯 変性椎間板 骨棘 脊椎血管 神経根	骨髄 椎体 椎体終板 靱帯 骨棘
中等度信号	脊髄 脊椎周辺軟部組織 椎間板 神経根 骨棘	脊椎周辺軟部組織 骨棘 脊髄 椎間関節軟骨 骨髄 椎体	線維輪 骨髄 神経根
高信号	硬膜外静脈叢 硝子軟骨 硬膜外および脊椎周辺の脂肪 骨髄 椎体	椎間板 脳脊髄液	椎間板 脳脊髄液 椎間関節軟骨 硬膜外静脈叢 動脈

(Kaiser MC, Ramos L MRI of the spine. A guide to clinical applications. Stuttgart : Thieme Verlag ; 1990 より改変)

表11-2	頚椎の損傷を評価するための標準的および特殊 X 線撮影法
撮影法	**得られる所見**
正　面	C3〜7 椎体骨折 椎間板腔，鉤椎（Luschka）関節の異常
開口位	骨折 　C1 の外側塊 　歯突起 　C2 椎体 Jefferson 骨折 環軸関節の異常
Fuchs	歯突起の骨折
側　面	後頭骨頚椎間脱臼 骨折 　C1 の前弓後弓 　歯突起 　C2〜7 椎体 　棘突起 ハングマン骨折 破裂骨折 teardrop（涙滴）骨折 シャベル作業者骨折 単純楔状（圧迫）骨折 片側または両側ファセットロッキング 異常 　椎間板腔 　脊椎の前の軟部組織 　環椎歯突起間隙
屈曲位	環軸椎亜脱臼
斜　位 pillar（前後あるいは斜位） swimmer's	椎間（神経）孔，椎間関節の異常 外側塊（pillars）の骨折 C7，T1，T2 の骨折

表11-3	頚椎，胸椎，腰椎の損傷を評価するための補助的撮影法
撮影法	**得られる所見**
断層撮影 （ほぼ完全に CT で代用）	骨折（とくに歯突起） 転位した骨折片の局在 骨折の治癒，脊椎固定の進み具合
脊髄造影	硬膜囊の閉塞，圧迫 脊髄の転位，圧迫 脊髄神経根，くも膜下腔の異常 椎間板ヘルニア
椎間板造影	limbus vertebra Schmorl 結節 椎間板ヘルニア
CT （単独または脊髄造影，椎間板造影とともに）	後頭顆の骨折 lateral recess，神経孔，脊髄の異常 脊椎の複合骨折 脊柱管内に転位した骨片の局在 脊椎分離症 椎間板ヘルニア 傍脊椎部の軟部組織損傷（血腫など） 骨折の治癒，脊椎固定の進み具合
放射性核画像 （シンチグラフィー，骨スキャン）	不明瞭な骨折 骨折が新鮮か陳旧性か 骨折の治癒
MRI	脊髄造影と CT を組み合わせたものと同じ 線維輪断裂

経症状をきたす危険性のないものと定義されている．これらの分類によると，頚椎損傷を major injury と分類すべきものとして，以下の X 線と CT 所見の基準をあげている；いずれの断面でも椎体の 2 mm を越える転位，いずれの断面でも椎体の拡大，棘間または椎弓間の開大，椎間関節裂隙の開大，椎体後方線の途絶，椎間板腔の開大，椎体の粉砕，片側または両側の椎間関節のロッキングと perched facet，C2 のハングマン骨折，歯突起骨折，タイプⅢ後頭顆骨折．上記以外の骨折は minor injury と分類される．

a　後頭顆骨折

　後頭顆の骨折はまれである．この損傷はしばしば見逃される

表11-4	損傷メカニズムと安定性からみた頚椎損傷の分類
状 態	**安定性**
屈曲損傷	
後頭骨頚椎間脱臼	不安定
亜脱臼	安 定
椎間関節脱臼（ファセットロッキング）	
片 側	安 定
両 側	不安定
歯突起骨折	
type Ⅰ	安 定
type Ⅱ	不安定
type Ⅲ	安 定
楔状（圧迫）骨折	安 定
シャベル作業者骨折	安 定
teardrop（涙滴）骨折	不安定
破裂骨折	安定あるいは不安定
伸展損傷	
後頭骨頚椎間脱臼	不安定
C1 の後弓骨折	安 定
ハングマン骨折	不安定
伸展型 teardrop 骨折	安 定
過伸展位脱臼骨折	不安定
圧迫損傷	
後頭顆骨折（type Ⅰ，type Ⅱ）	安 定
Jefferson 骨折	不安定
破裂骨折	安定あるいは不安定
椎弓骨折	安 定
圧迫骨折	安 定
剪断損傷	
椎体外側の圧迫	安 定
側方脱臼	不安定
横突起骨折	安 定
外側塊骨折	安 定
回旋損傷	
後頭顆骨折（type Ⅲ）	不安定
環軸椎回旋亜脱臼	安 定
脱臼骨折	不安定
椎間関節と外側塊骨折	安定あるいは不安定
横突起骨折	安 定
伸延損傷	
後頭骨頚椎間脱臼	不安定
ハングマン骨折	不安定
環軸椎亜脱臼	安定あるいは不安定

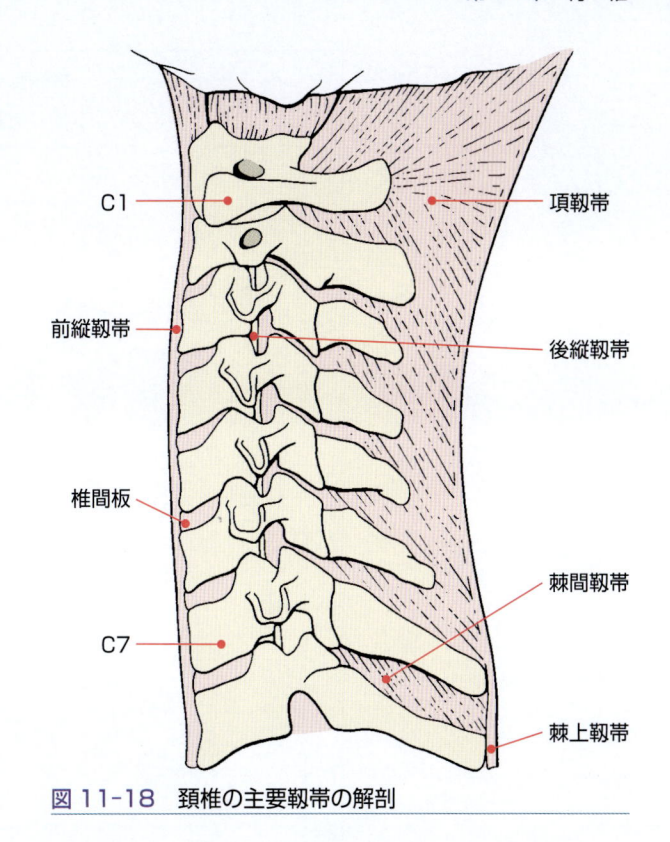

図 11-18　頚椎の主要靱帯の解剖

（図中のラベル：C1、前縦靱帯、椎間板、C7、項靱帯、後縦靱帯、棘間靱帯、棘上靱帯）

後頭顆の小骨片が歯突起の先端に向かって転位している（図11-21,22）．翼状靱帯は後頭骨頚椎間の回旋と側屈に対する基本的な制御機構である．このため，この型の損傷機転は回旋，側屈あるいは両者が複合したものである．後頭顆の裂離が起こると，対側の翼状靱帯と蓋膜が荷重を受ける．ゆえにこの型の後頭顆骨折は潜在的には不安定損傷である．

b 後頭骨頚椎間脱臼

　外傷による後頭骨頚椎間脱臼は通常致命的であり，臨床的に問題となることはまれである．早期の病院への搬送と事故現場での挿管，緊急蘇生法などの外傷に対する処置が改善されるにつれて，本損傷患者の治療機会がより増えてきている．しかし，X線診断は頭蓋底と乳様突起の影が重なるためにいまだにやや難しい．Traynelis らは後頭骨頚椎間脱臼を後頭骨の転位方向によって分類した．すなわち前方，垂直あるいは後方である．Anderson と Montesano はこの分類を次のように改変した．

　Type Ⅰ 損傷は，両側の後頭顆が，対応する環椎上関節窩上を前方に転位するのが特徴である（図11-23A）．バイオメカニクス的研究結果によれば，この損傷を生じるには後頭骨と頚椎接合部を連結するすべての主要な構造物（翼状靱帯，蓋膜および後頭骨環椎関節関節包）が切断されねばならない．このタイプの損傷は病院への搬送後まで生存した患者に，より多くみられる．

　Type Ⅱ 損傷では，後頭骨頚椎間のすべての靱帯の断裂に続発して，後頭骨が頚椎に対して垂直に上方転位している．type ⅡA では後頭骨と C1 との間が解離しており，C1 に対する後頭骨の垂直方向の上方転位は通常 2 mm 未満である．これ以上の上

ことがあり，通常の X 線撮影では不明瞭である．したがって，診断には疑いをもつことが必要であり，疑いさえすれば CT 冠状断像の再構成にて容易に確認できる．後頭顆骨折の分類法は 1988 年 Anderson と Montesano により，骨折形態と関連する解剖やバイオメカニクスに基づいて考案された（図11-19）．

　Type Ⅰ は，頭蓋骨に体軸方向の荷重がかかった結果生じる嵌入骨折であり，Jefferson 骨折のメカニズムに類似している．CT では後頭顆の粉砕骨折がみられるが，骨片は大後頭孔にわずかに転位するかあるいはまったく転位していない（図11-20）．同側の翼状靱帯は機能的に不十分な可能性があるが，脊柱の安定性は健常な蓋膜と反対側の翼状靱帯により確保される．

　Type Ⅱ の後頭顆骨折は，頭蓋底骨折の一部として生じる．頭蓋骨底部の CT 横断像では，骨折線が後頭顆から出て大後頭孔に入るようにみえる．損傷機転は頭蓋骨に対する直達外力である．健常な翼状靱帯と蓋膜によって安定性は維持される．

　Type Ⅲ は，翼状靱帯による後頭顆内側面の裂離骨折である．

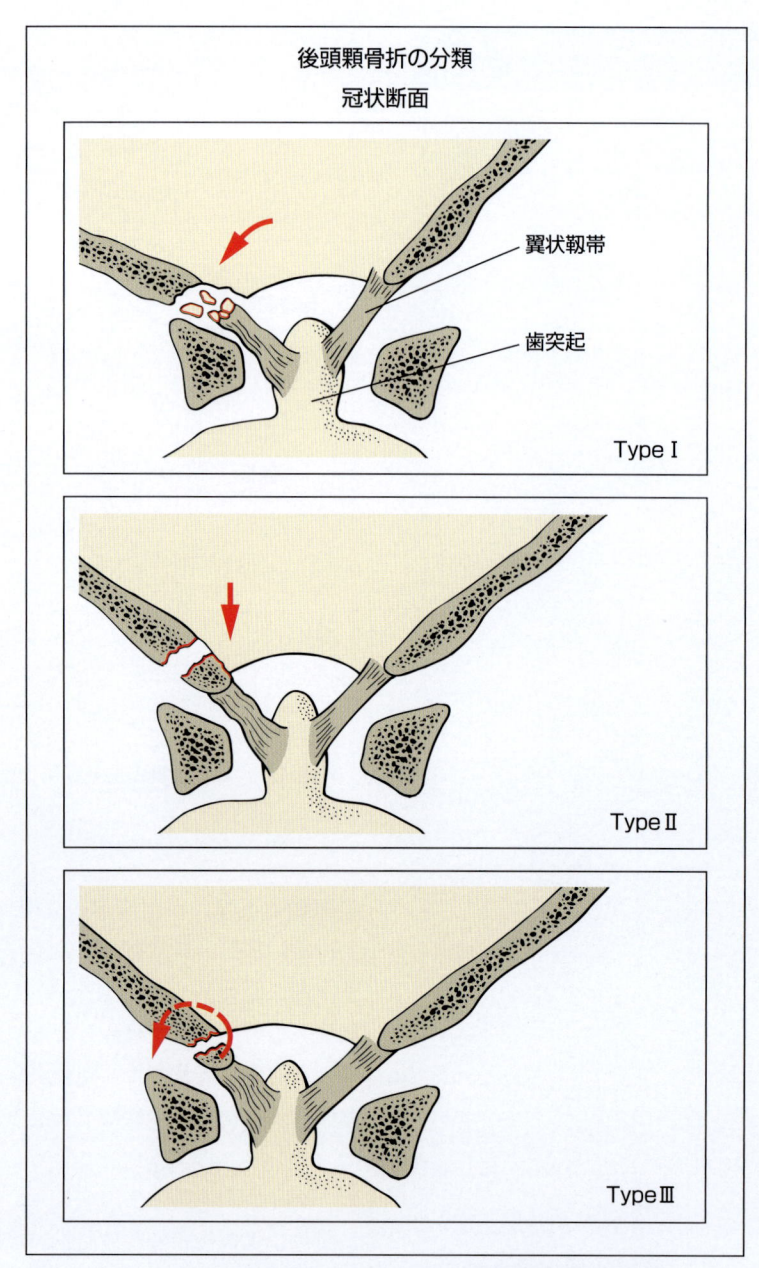

後頭顆骨折の分類
冠状断面

翼状靱帯

歯突起

Type Ⅰ

Type Ⅱ

Type Ⅲ

図 11-19　Anderson と Montesano による後頭顆骨折の分類
(Anderson PA, Montesano PX. Morphology and treatment of occipital condyle fractures. Spine 1988 : 13 : 731-736 より改変)

方転位がみられた場合，蓋膜，翼状靱帯および後頭骨環椎関節関節包が破綻していることを示す（図 11-23B）．もし逆に後頭骨環椎関節関節包が健常なままで，蓋膜のより遠位部（すなわち環軸椎関節レベルで）で損傷が起こると，Type Ⅱ B となる．この型でも脊柱の垂直方向の転位が起こるが，環椎後頭骨レベルではなく C1 と C2 間で生じる．

　Type Ⅲ 損傷は，後頭骨が環椎に対して後方に転位する．

　どの型の後頭骨頚椎不安定症であっても，環椎横靱帯の合併損傷と C1-2 の不安定性を疑うべきである．X 線検査には，後頭骨から頚胸移行部までを描出する標準的な頚椎側面像を含めるべきである．後頭顆と環椎外側塊との関節は常に含めねばならず，斜台もはっきりみえるようにしなければならない．Type Ⅲ 損傷では，正常では歯突起の先端を指し示す（図 11-3D を参照）斜台歯突起線が歯突起後方を指す．頚椎側面像における

他の参考所見は，歯突起に乳様突起の影が重ならないことと咽頭後部の軟部組織が腫脹していることである．CT は後頭骨頚椎接合部を評価するにはさらに有効性が高い．各種断面で再構成したスライス厚 1 mm の連続撮影画像を用いることにより，後頭骨-C1 と C1-2 間の関節の配列が容易に識別可能である．

C C1，C2 の骨折

▌Jefferson 骨折▐

　この骨折は頭頂部への打撃により起こる．軸圧が頭蓋と後頭顆を通じて環椎の外側塊の上面へ対称的に伝わり，外側塊を外方へ押しやり，C1 の前弓，後弓の両側対称的な骨折を起こす．この場合常に横靱帯の断裂を伴う（図 11-24）．頚部痛と片側の後頭部痛が Jefferson 骨折の臨床像の特徴である．

　この骨折に対しては，開口位正面像と側面像がもっとも有用

図11-20 後頭顆骨折

23歳女性. オートバイ事故にて受傷. (A) CT冠状断像で, 右後頭顆の粉砕骨折 (→) と, 環椎の右外側塊骨折を認める (↳). (B) 3D-CT (bird's eye view) で, 大後頭孔への骨片転位を認めず (→), この損傷はtype Iと分類された.

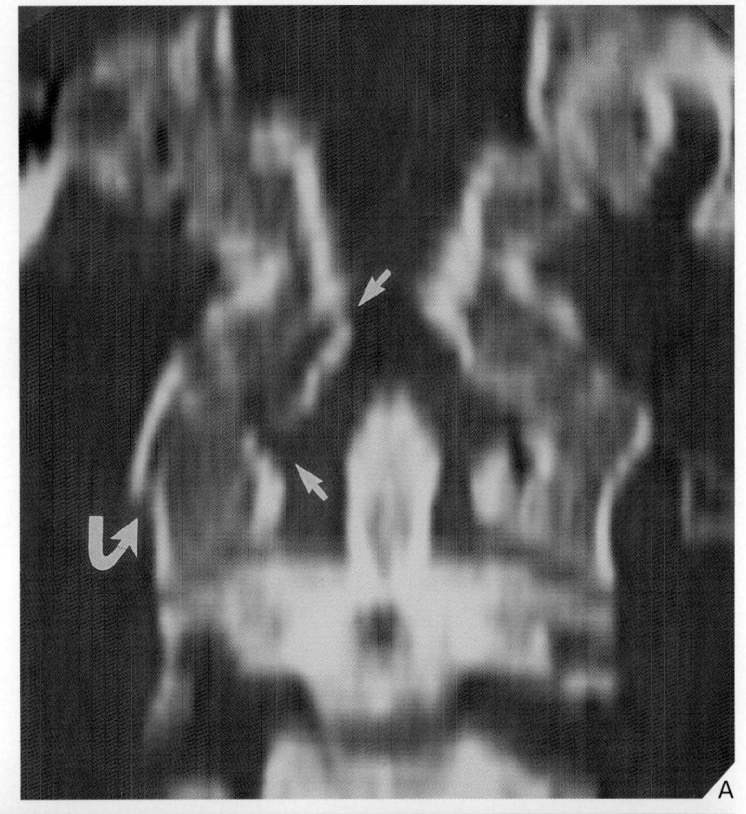

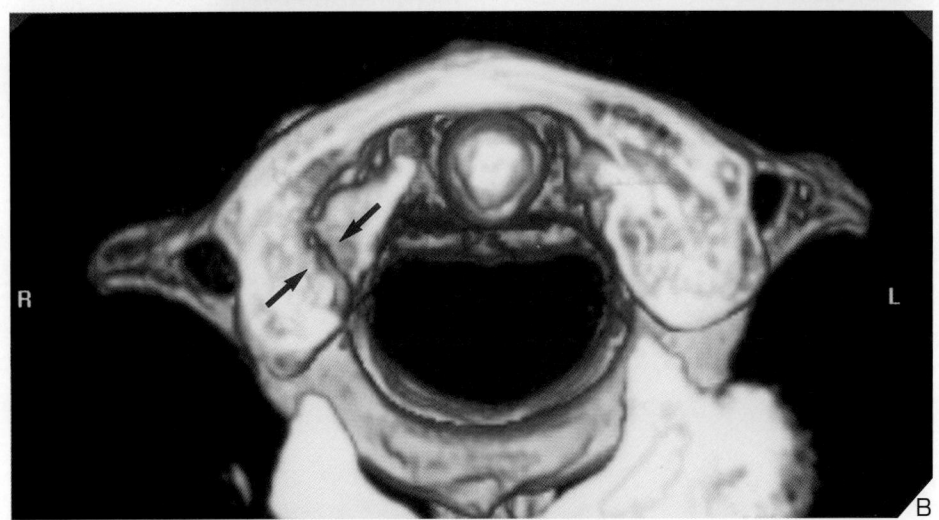

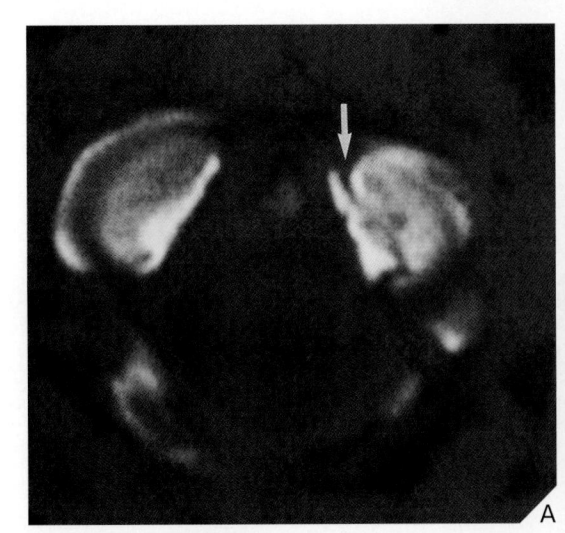
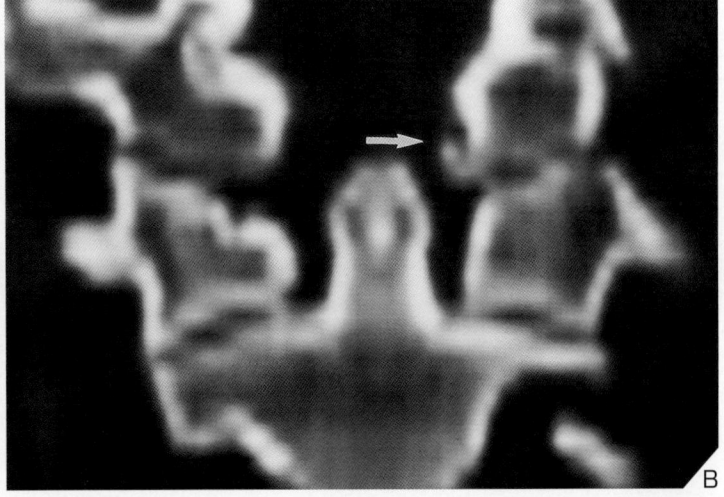

図11-21 後頭顆骨折

16歳女児. 暴行を受け, 頭部を強打された. 頭蓋骨と上位頚椎の通常のX線像では正常と判断された. (A) 頭蓋骨底部のCT横断像では, 後頭顆のtype III骨折がみられる (→). (B) 冠状断面でのCT再構成像では裂離骨折の存在が確認される (→).

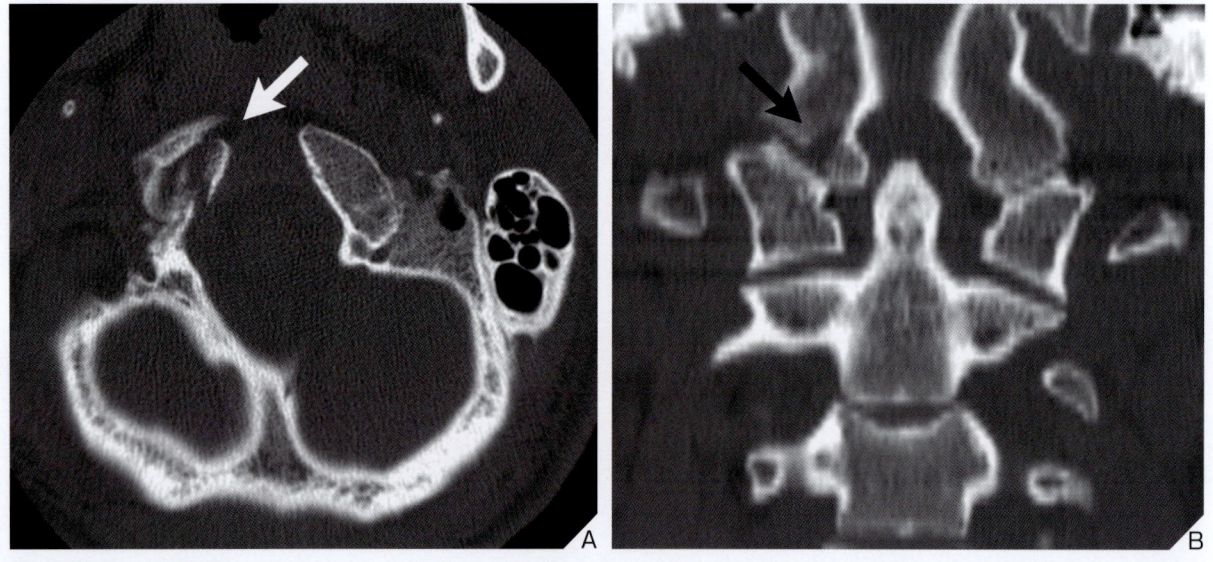

図 11-22 後頭顆骨折
18 歳男性. 事故時にオープンカーから外に投げ出され受傷.（A）頭蓋底部の CT 横断像と,（B）CT 冠状断像では type Ⅲ の右後頭顆骨折を認める（→）. 歯突起方向に転位する後頭顆の転位骨片を認める.

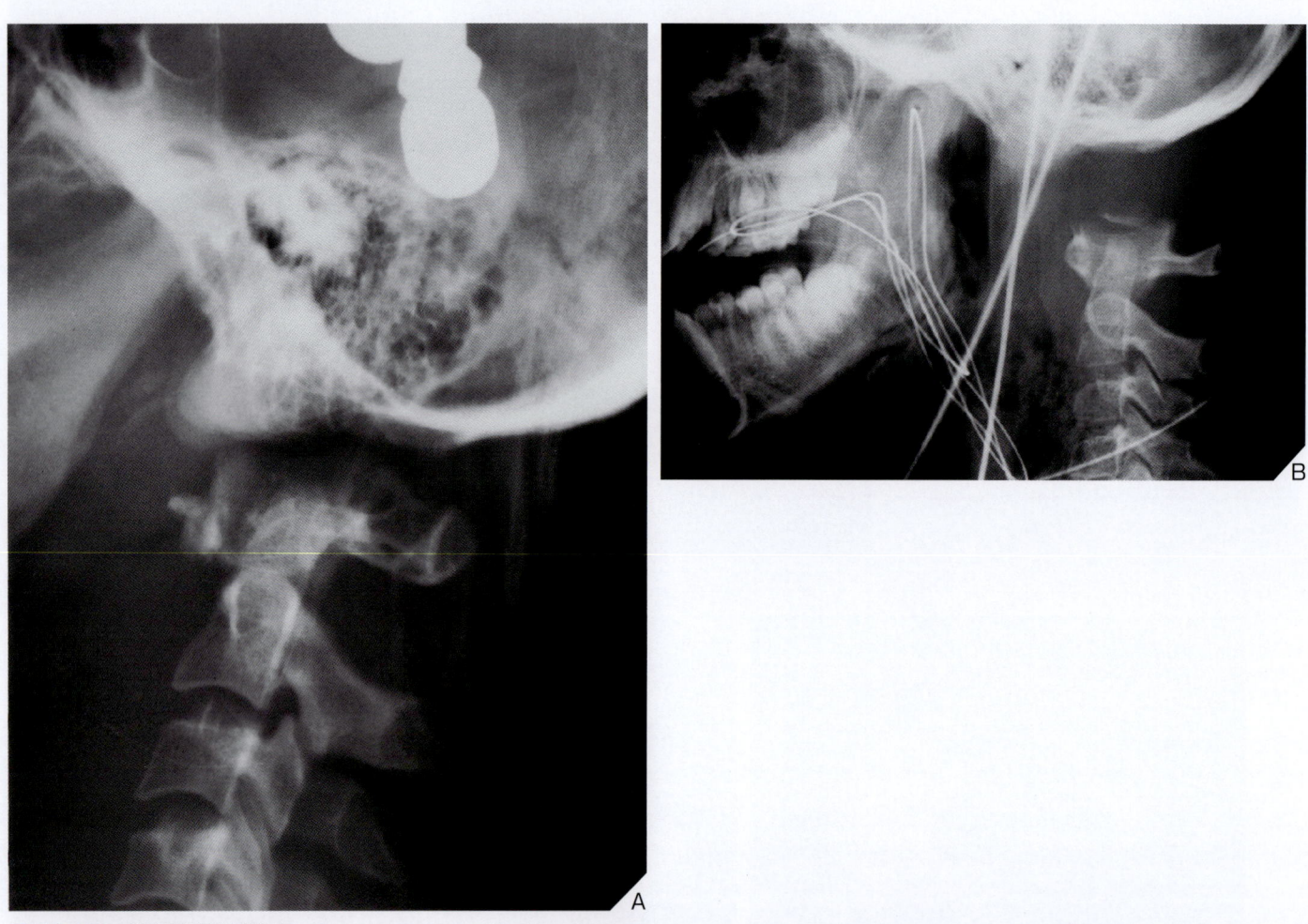

図 11-23 後頭骨頚椎間脱臼
24 歳男性. オートバイ事故にて頭部と頚部に損傷を受け, 完全四肢麻痺となった.（A）頚椎 X 線側面像では type Ⅰ の後頭骨頚椎間脱臼がみられる. 後頭顆は C1 椎体に対して前方に転位している.（B）別の患者の側面像では type Ⅱ A の垂直方向の後頭骨頚椎間脱臼がみられる.
（A は Greenspan A, Montesano PX. Imaging of the spine in clinical practice. London, UK : Wolfe-Mosby-Gower Publishers ; 1993, p.2.19, Fig. 2.23 を引用. B は Anderson PA, Montesano PX. Injuries to the occipitocervical articulation. In : Chapman MW, ed. Operative orthopaedics, vol. 4, 2nd ed. Philadelphia : JB Lippincott ; 1993 : 2631-2640 より引用）

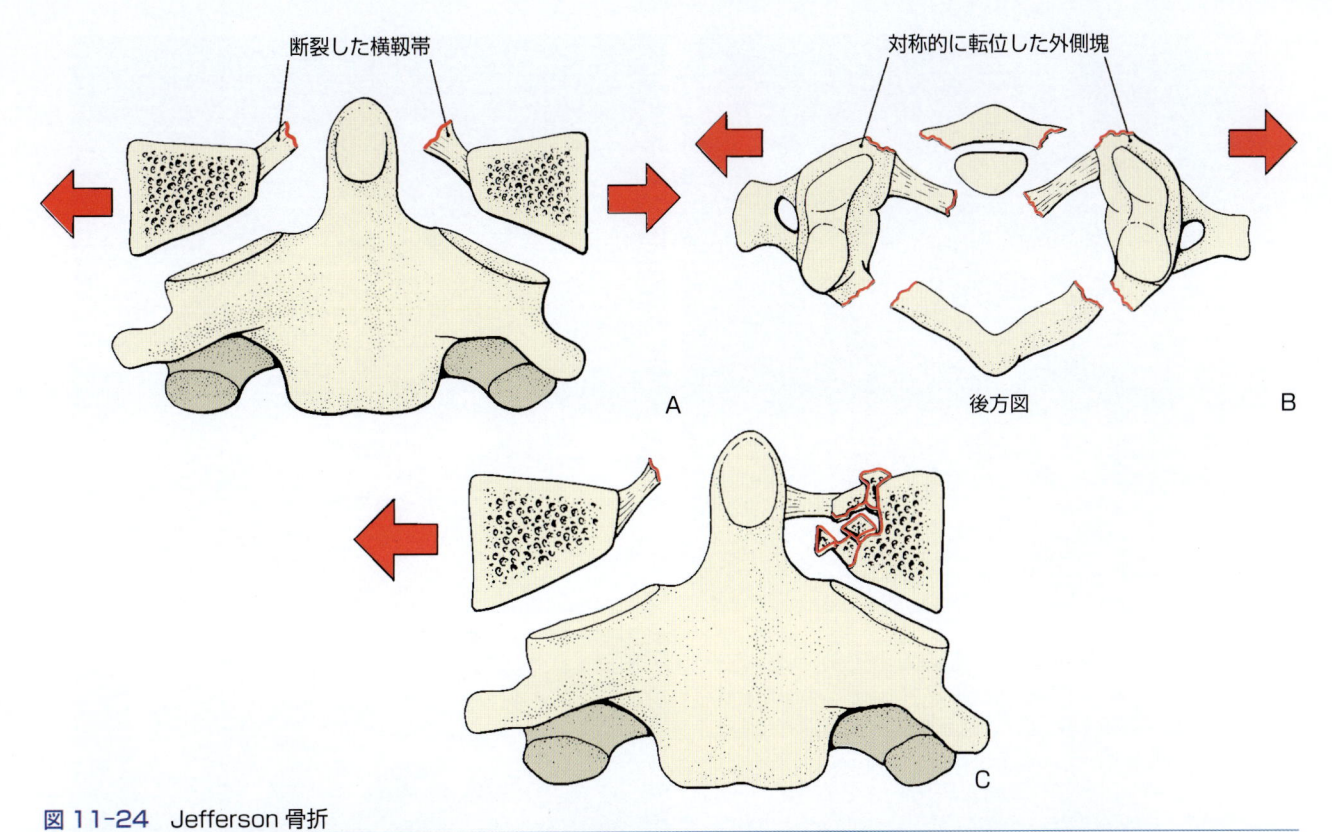

図 11-24　Jefferson 骨折
古典的 Jefferson 骨折を図式的に正面図（A），横断図（B）で示した．C1 の外側塊の C2 上への対称的で特徴的な突出が示される．articular pillar の側方転位により，横靱帯の断裂が起こる．（C）ときに articular pillar の片側性の側方転位が起こることがある．

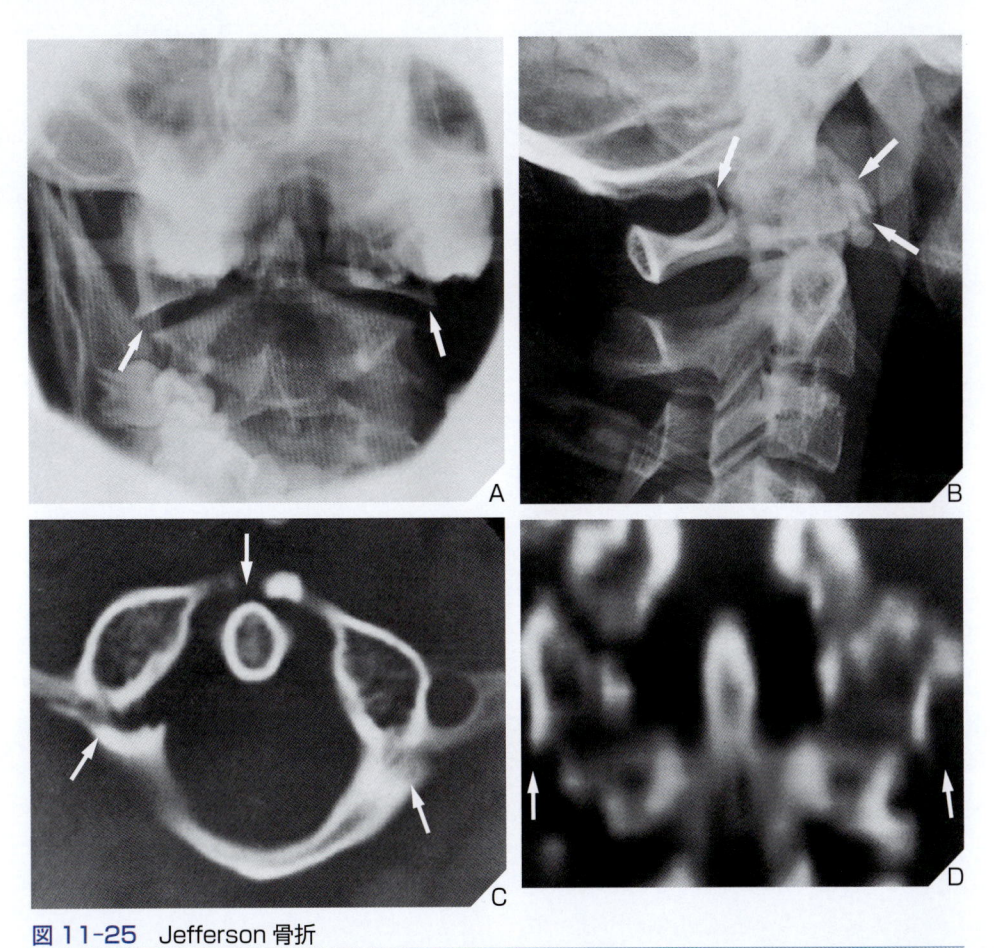

図 11-25　Jefferson 骨折
19 歳男性．強盗に襲われ頚椎損傷を受傷．（A）頚椎の X 線開口位正面像では環椎側方塊の外側への転位を示し（→），C1 の輪状骨折が示唆される．（B）側面像では C1 の後弓と前弓に骨折線を認める（→）．（C）CT では後弓の 2 ヵ所の骨折と前弓の骨折が示されている（→）．（D）冠状断 CT の再構成像では側方塊の外側への転位が確認できる（→）．

Ⅱ

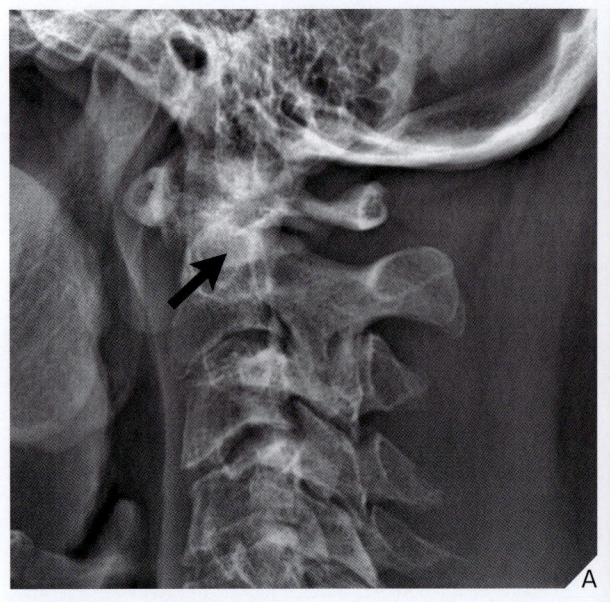

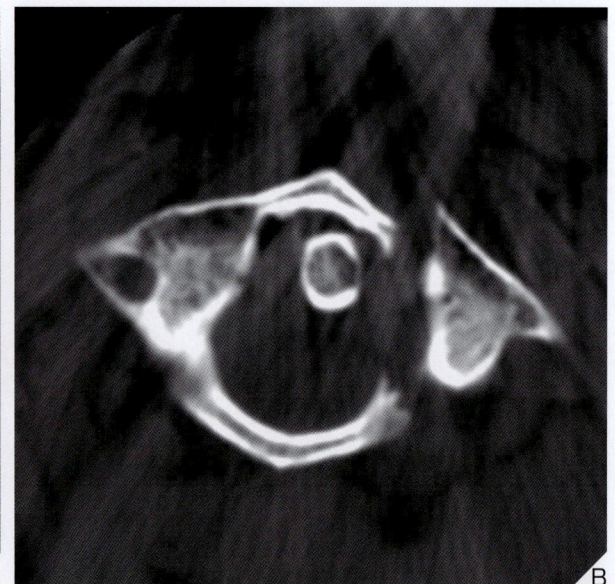

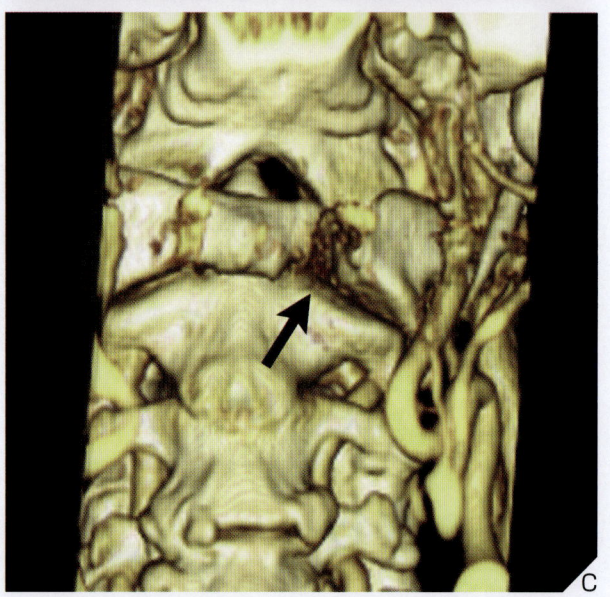

図 11-26　Jefferson 骨折
56 歳男性．労働中の事故にて頭頂部を打撃され受傷．(A)
Ｘ線頚椎側面像で C1 の骨折を認める（→）．(B) CT 横断
像と，(C) 3D-CT 像では C1 の左側の前弓と後弓の片側骨
折を認める（→）．

である（図 11-25A, B）．CT も複雑骨折の評価に必要である（図 11-25C, D）．MRI もときに施行される（図 11-26）．

■ 歯突起骨折 ■

歯突起骨折は屈曲損傷に分類されるが，まれに頚椎の過伸展が歯突起を損傷することがある．過屈曲損傷においては，歯突起は前方へ転位し，C1 または C2 の前方亜脱臼を伴う．これに対して過伸展損傷では，歯突起は後方へ転位し，C1 か C2 の後方亜脱臼を伴う．

骨折の部位と転位の程度によって数種の分類が提唱されている．だが Anderson と D'Alonzo による分類は実用的で，これらの骨折のもっとも重要な特徴である安定性について強調しているために広く受け入れられている（図 11-27）．

Type Ⅰ：基部よりも頭側での歯突起体部の骨折．大部分が斜骨折で安定しているとされる．保存的に治療が可能である．type Ⅰの骨折を認めず，これらの「損傷」は，実際には癒合不全の二次骨化中心（Bergman の "ossiculmm terminale"）あるいは歯突起骨であるとする文献もある．

Type Ⅱ：基部を通った横骨折は不安定である（図 11-28 を参照）．保存的治療の場合，約 35％に偽関節が認められるため，通常外科的治療が行われる．

Type Ⅲ：歯突起の基部を通り軸椎の椎体に及ぶ骨折は安定している（図 11-29, 30）．通常は保存的治療で十分である．

歯突起骨折に対しては開口位を含めた正面像，または Fuchs 撮影像，そして側面像がもっとも有用である．細くスライスした断層撮影像（最近使われることはまれ）は骨折が不明瞭なときに有用である（図 11-28C, D と 11-29C）．

横断像が通常水平方向である骨折線に平行に撮られた場合，CT による歯突起骨折の同定はとくに type Ⅱでは困難である．このため，いつも冠状断面および矢状断面の再構成像を得ることが大切である（図 11-30）．

■ ハングマン骨折（hangman fracture）■

1912 年，Wood-Jones は絞首刑に伴う病理学的メカニズムについて述べている．彼は過伸展と伸延が，軸椎の椎体前方脱臼

歯突起骨折の分類

Type I

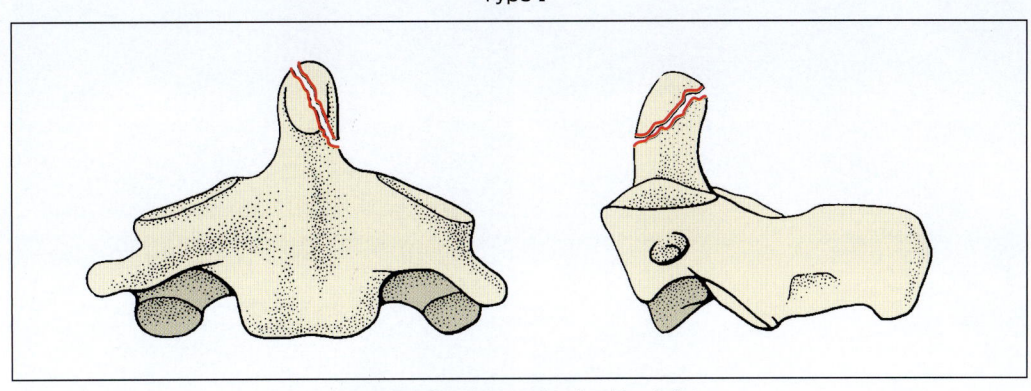

歯突起上部の（通常は斜め）骨折：安定

Type II

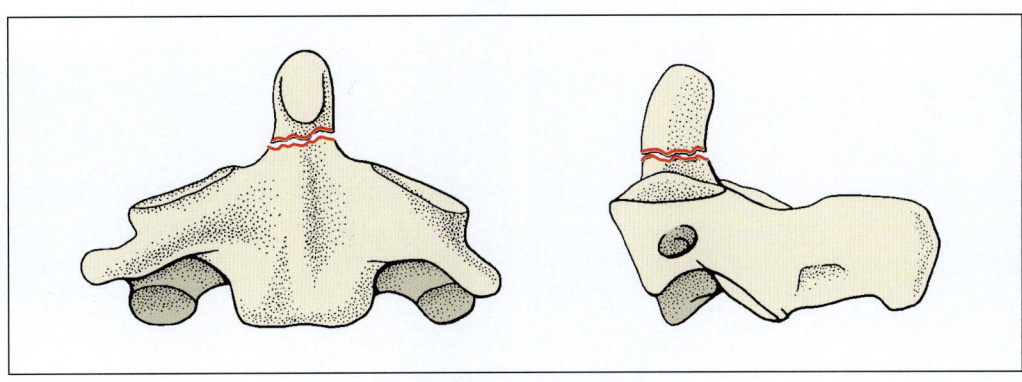

歯突起基部の横骨折：不安定

Type III

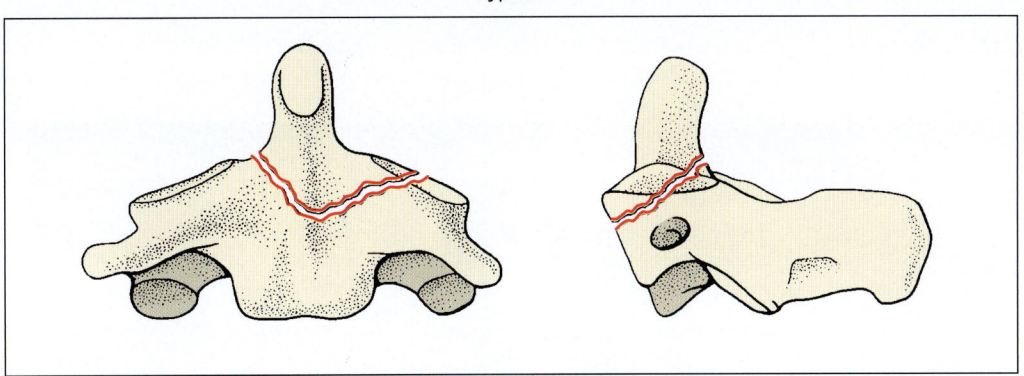

歯突起基部から軸椎椎体に及ぶ骨折：安定

図 11-27 歯突起骨折の分類
（Anderson LD, D'Alonzo RT. Fractures of the odontoid process of the axis. J Bone Joint Surg [Am] 1974；56A：1663-1674 より改変）

II

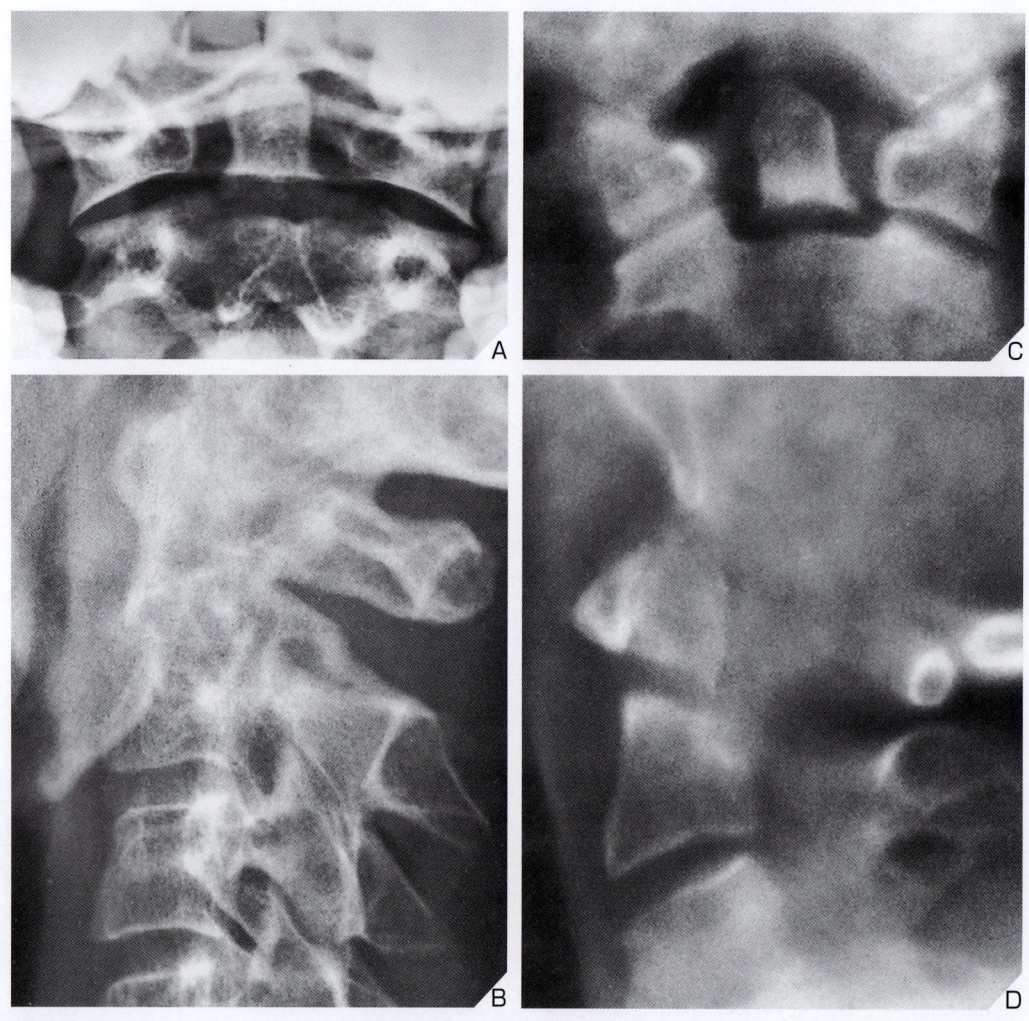

図11-28 歯突起骨折

　62歳男性. 自動車事故で頚椎の屈曲損傷を受傷. Ｘ線開口位正面像（**A**）と側面像（**B**）で歯突起基部の骨折線が示されているが, 詳細は不明である. この正面（**C**）と側面（**D**）の断層撮影で, 歯突起基部の骨折が確定した. typeⅡの不安定型骨折である.

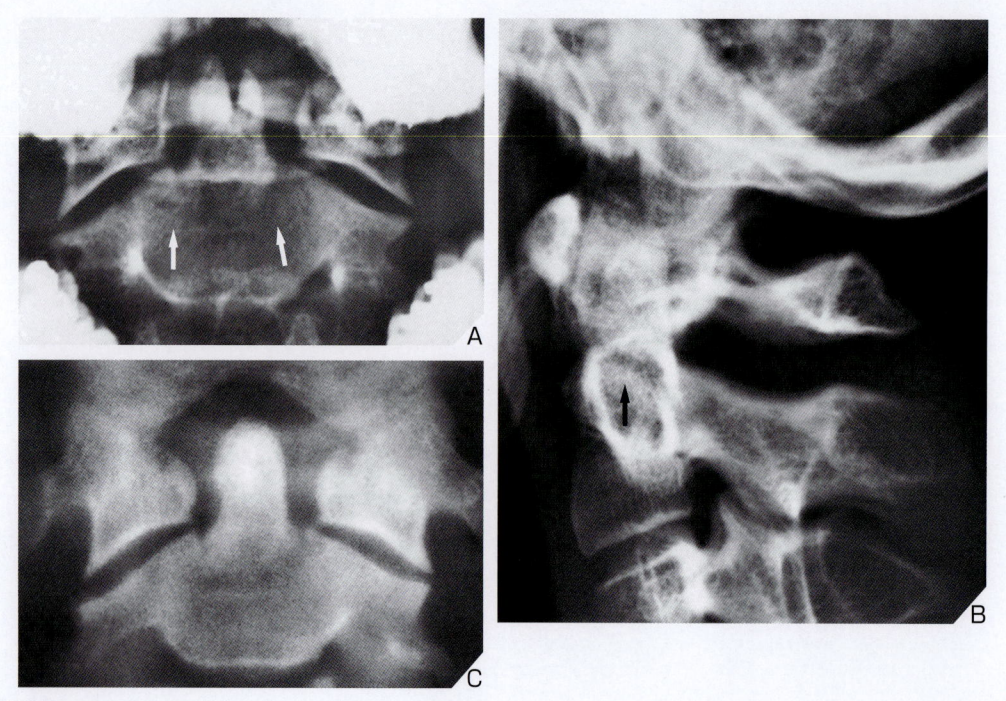

図11-29 歯突起骨折

　24歳男性. スキー事故で頭部から転落した. 頚椎のＸ線開口位正面像（**A**）と側面像（**B**）により, C2椎体に及ぶ歯突起骨折が認められた（→）. typeⅢの安定型骨折である. 診断は前後の断層撮影（**C**）により確定された.

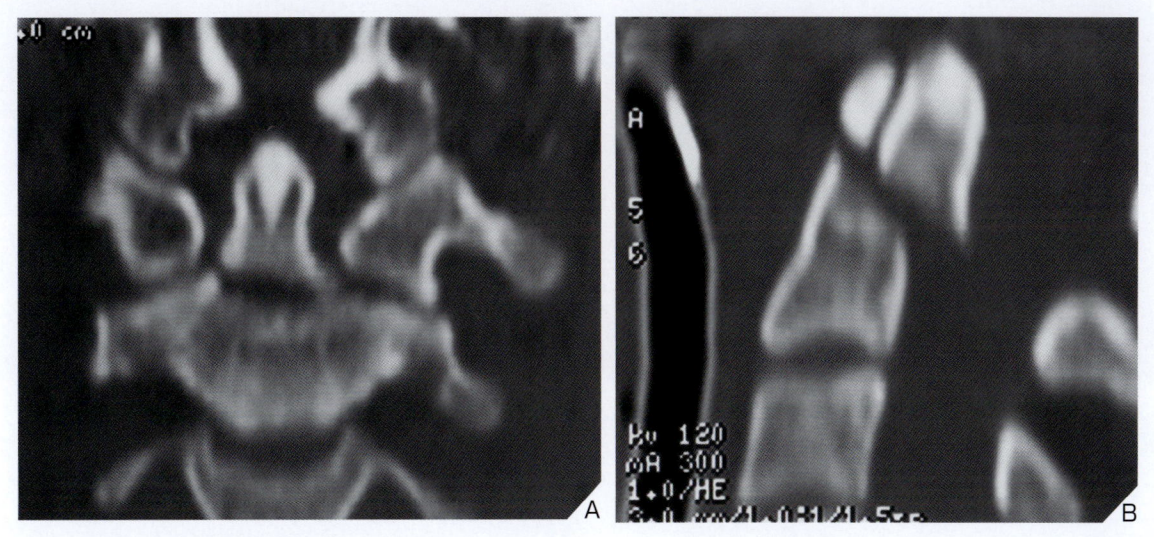

図 11-30　歯突起骨折の CT 像
50 歳男性. オートバイ事故にて頚椎の屈曲損傷を受けた. 通常の頚椎 X 線像では歯突起骨折が示唆されたが確定はできなかった. 冠状断面（A）および矢状断面（B）での再構成 CT では, type Ⅱ の歯突起骨折が明瞭に示された.

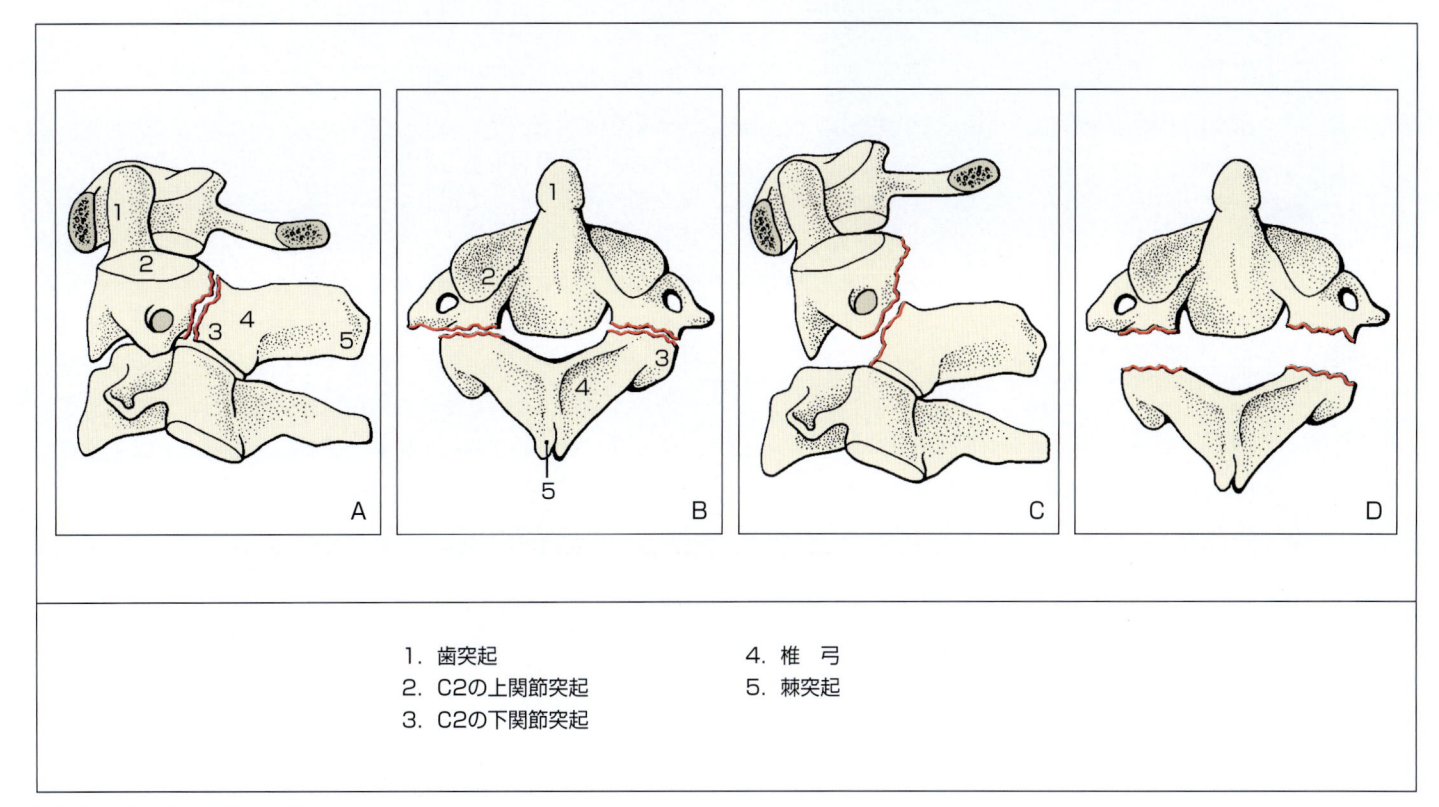

1. 歯突起
2. C2の上関節突起
3. C2の下関節突起
4. 椎　弓
5. 棘突起

図 11-31　ハングマン骨折
この骨折は, ここに側面（A）, 横断面（B）で図式的に示したように, C2 椎弓根部の転位のない骨折か, 靱帯と椎間板または椎間関節の断裂を伴った前傾した転位骨折（C, D）として示される.

と脊髄の断裂を伴う両側椎弓骨折を起こすことを見出した. 同様の骨折が（実際は C2 の外傷性脊椎すべり症）自動車事故の際によく起こる. この場合, 前額部で顔面がフロントガラスにあたると頚部は過伸展を強いられるのである. この損傷はすべての頚部の骨折や脱臼の 4〜7% を占め, 軸椎の椎弓根を貫く転位のない骨折か, 前方亜脱臼と C2 と C3 間の角状変形を伴った椎弓部骨折として示される（図 11-31）. 骨折線はどちらのタイプでも C2 下関節突起の前方に位置する. だが転位のあるものでは靱帯の断裂と椎間板損傷を伴うことが多い. この損傷に対しては側面撮影がもっとも有用である（図 11-32）.

ハングマン骨折（本来は hangedman fracture と呼ぶべきなのだろうが）は 3 型に分類されてきた（図 11-33）. type Ⅰ は, 上関節突起と下関節突起との間での C2 椎弓根の骨折が特徴である. type Ⅱ は, type Ⅰ の骨折に C2/3 椎間板損傷が加わったものである. type Ⅲ は, type Ⅱ の骨折に C2/3 の椎間関節脱臼が加わったものである.

■ C2 椎体の骨折 ■
C2 椎体の骨折（図 11-34）はまれであり, 通常安定した

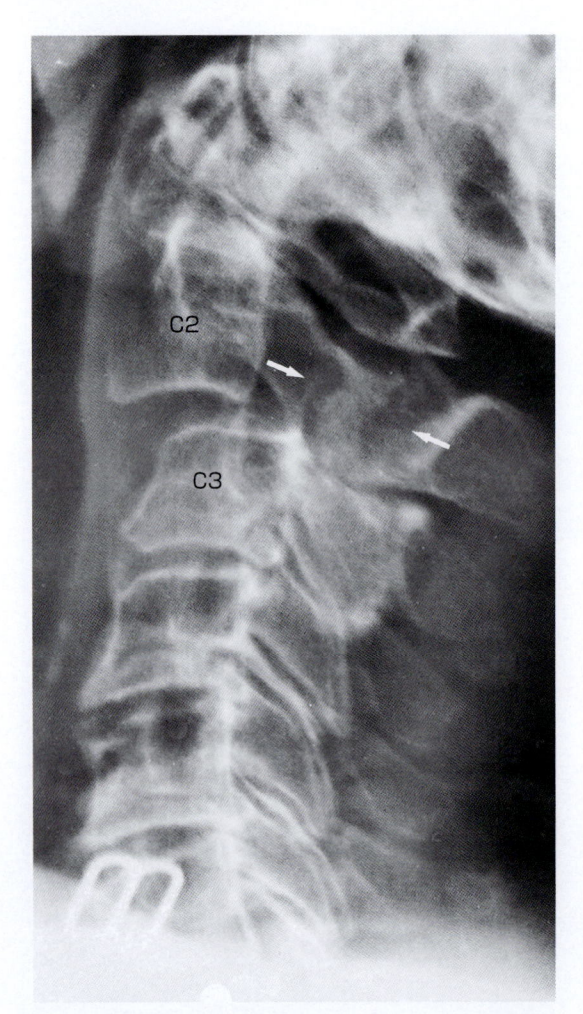

C2

C3

図 11-32　ハングマン骨折
62 歳男性．自動車事故で頚椎の重度の過伸展損傷を受けた．側面像は C2/3 の亜脱臼を伴った C2 椎弓根の骨折（→）を示しており，典型的なハングマン骨折の X 線像である．

"extension teardrop" 損傷として認められる（後述）．これはときに血管損傷を合併することがある．

d 中位下位頚椎の骨折

■ 破裂（圧迫）骨折 ■

この骨折のメカニズムは，C1 を含んだ Jefferson 骨折と同一である．しかし破裂骨折は下位頚椎（C3〜7）でみられる．ふつうは椎間板内にある髄核が，骨折した終板を通って椎体内に追いやられると，椎体は内部から破裂し，粉砕骨折となる．典型的な場合，後方骨片は後方へ転位し脊髄損傷を起こす．後方の靱帯複合体は断裂しない場合は，破裂骨折は安定している．しかし靱帯が断裂すると不安定になる．X 線学的には前後像での椎体の圧迫像が特徴だが，側面の単純撮影と断層撮影のほうが破裂と後方転位の程度をよく示す（図 11-35A）．しかし，破裂骨折例では CT がもっとも優れたモダリティである．これは横断面において椎体後方部分の骨折を詳細に描出するからである（図 11-35B）．

■ teardrop（涙滴）骨折 ■

頚椎損傷のなかでもっとも重症であり，もっとも不安定な teardrop 骨折の特徴は，損傷椎の脊柱管内への後方亜脱臼，後方要素の骨折，そして損傷レベルでの黄色靱帯と脊髄を含めた軟部組織の損傷である．さらに前縦靱帯へのストレスが靱帯の断裂もしくは椎体からの裂離を引き起こし，椎体前面の一部がともに剝がれる．この小さな三角形の涙滴状の骨片は通常前下方へ転位する（図 11-36）．付随する脊髄損傷は急性前頚髄症候群を起こす．これは突然の四肢麻痺と痛覚・温度覚の脱失を起こすが，後索の感覚（位置覚，振動覚，運動覚）は通常保た

ハングマン骨折の分類

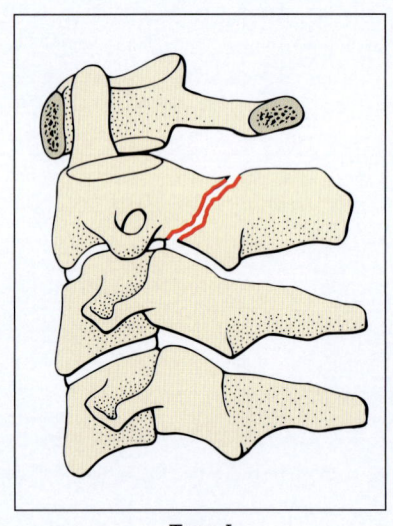

Type Ⅰ

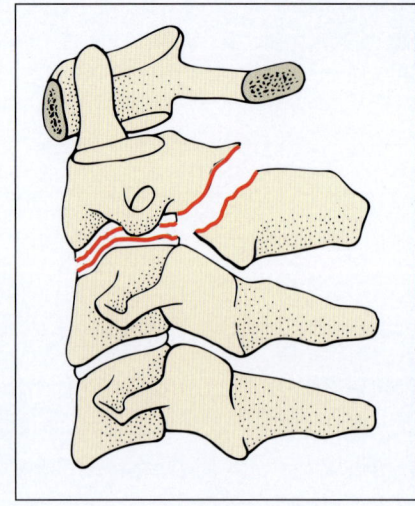

Type Ⅱ

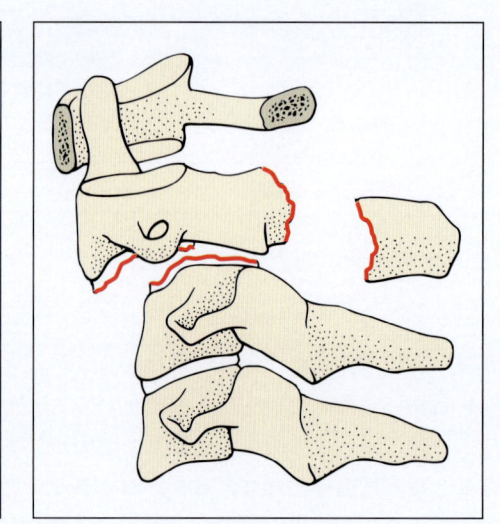

Type Ⅲ

図 11-33　ハングマン骨折の分類
(Levine AM, Edwards CC, The management of traumatic spondylolisthesis of the axis. J Bone Joint Surg [AM] 1985 ; 67A : 217-226 より改変)

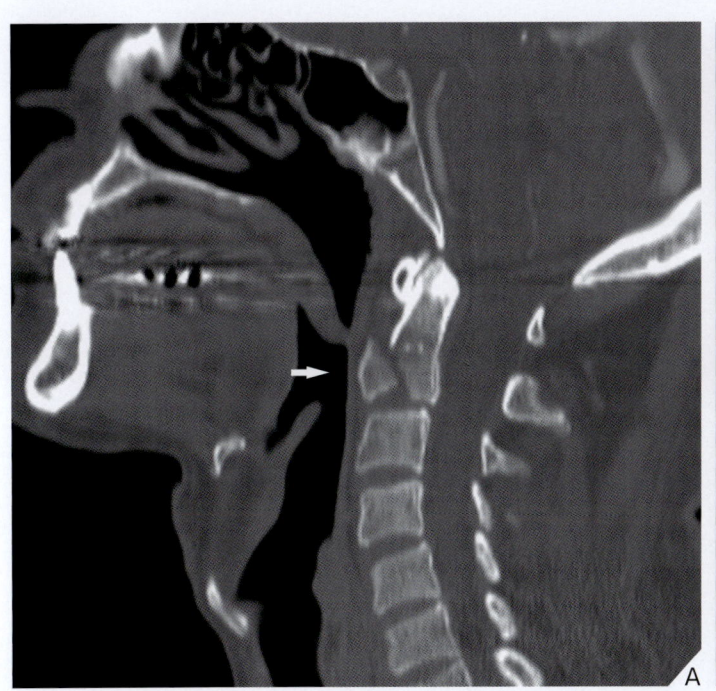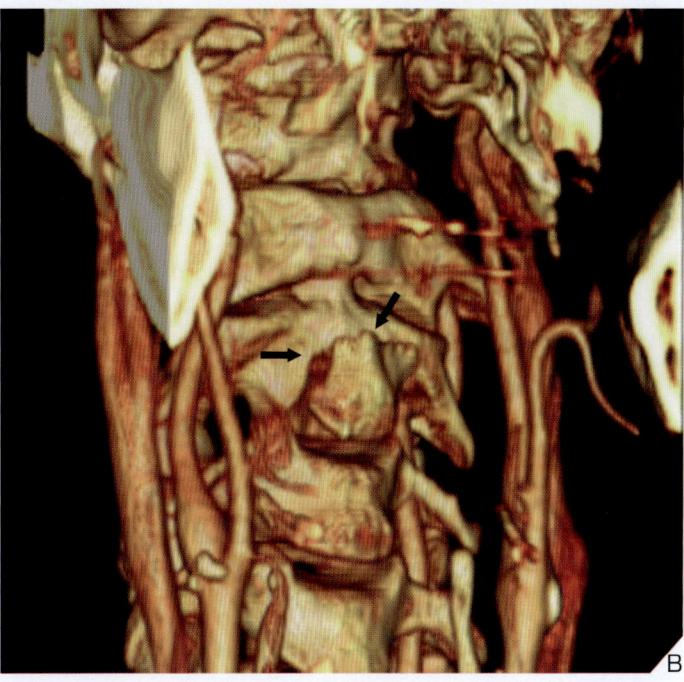

A

B

図 11-34 C2 椎体骨折の CT 所見
（A）CT 矢状断再構築画像で，C2 椎体の骨折を認める（→）．頚部の血管損傷が疑われたため，3D-CT 血管造影検査を施行した．（B）3D 再構成像では骨折部が確認できるが（→），頚部の動脈群は損傷を認めなかった．

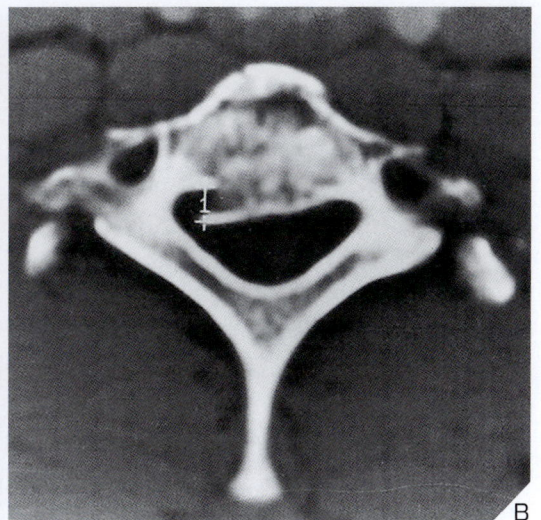

B

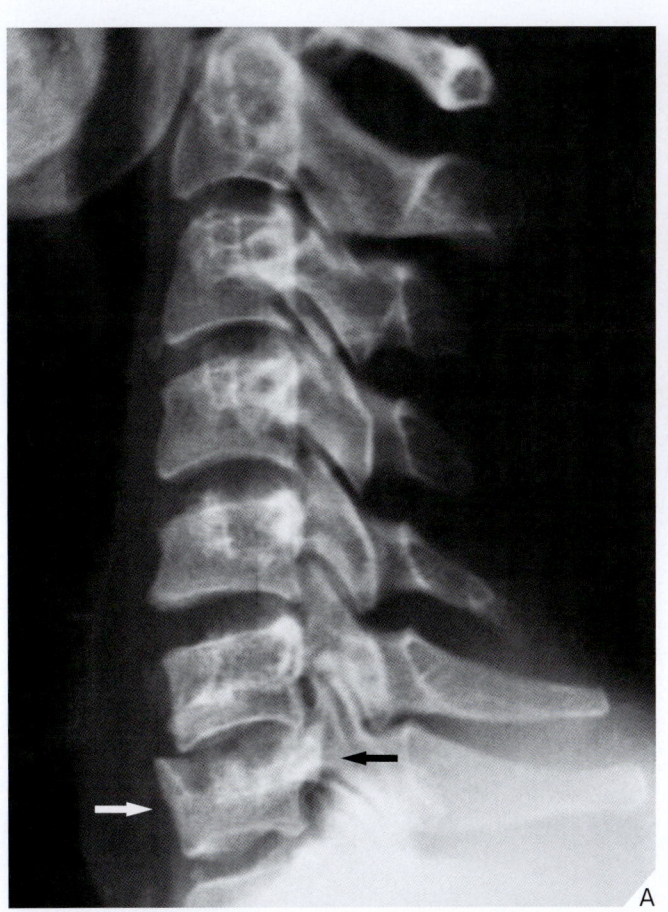

A

図 11-35 破裂骨折
40 歳男性．オートバイから放り出され，頭頂部を舗装道路で打撲．（A）頚椎 X 線側面像では，C7 椎体の anterior column と middle column を含めて粉砕骨折しているのが示されている（→）．（B）CT では破裂骨折であることを確認でき，椎体後方の一部が脊柱管内に転位している．

II

図 11-36　涙滴骨折

teardrop（涙滴）骨折は，ここでは下位頚椎の矢状断面が図示されているが，頚椎損傷の中でもっとも重篤で不安定な骨折である．前縦靱帯の断裂がC5椎体前面の涙滴状裂離骨折を起こす．この骨折は罹患脊椎の後方転位と後方要素の骨折によっても特徴付けられる．損傷の程度により脊髄のダメージの大きさは異なる．

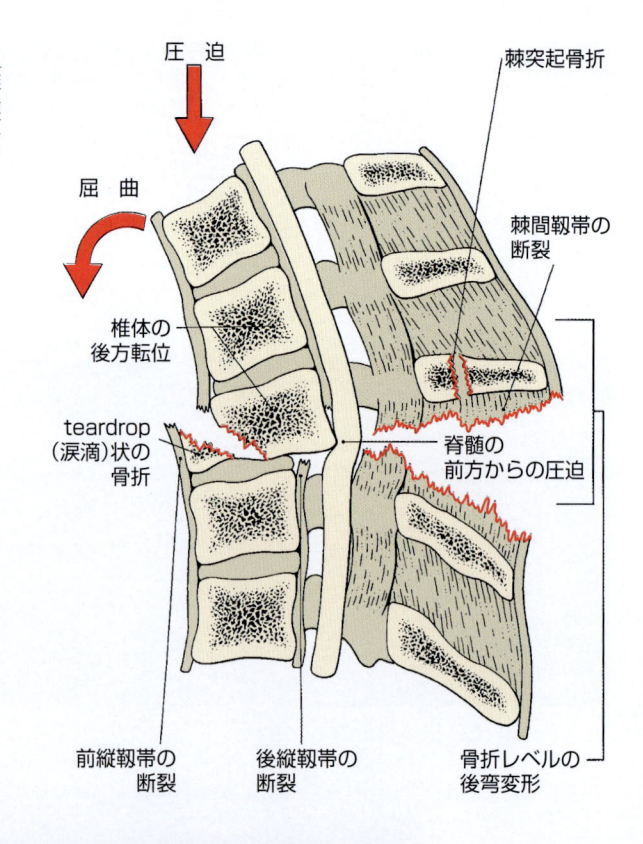

図中ラベル：
圧迫
屈曲
椎体の後方転位
teardrop（涙滴）状の骨折
前縦靱帯の断裂
後縦靱帯の断裂
棘突起骨折
棘間靱帯の断裂
脊髄の前方からの圧迫
骨折レベルの後弯変形

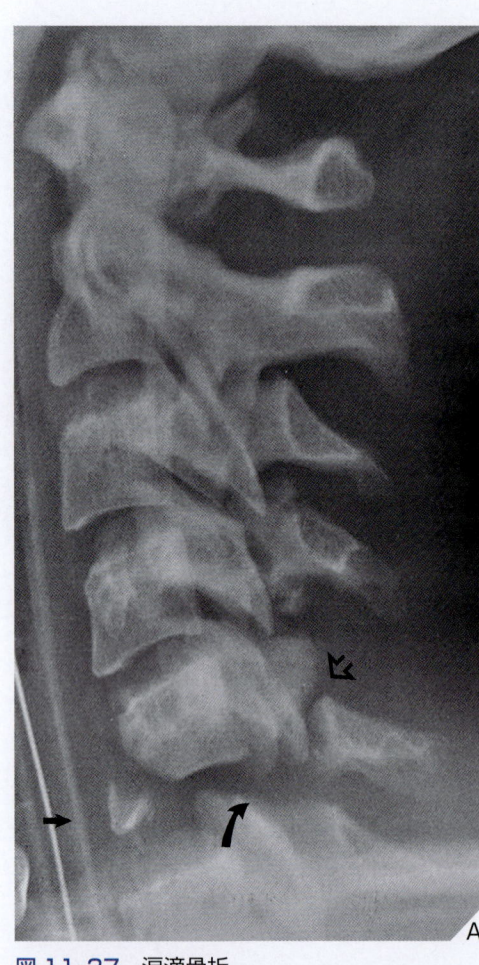

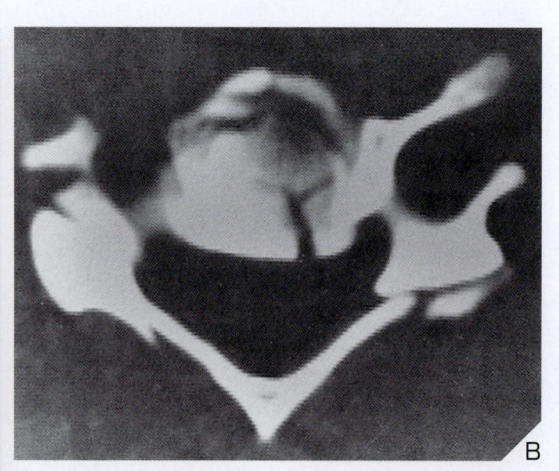

図 11-37　涙滴骨折

38歳男性．オートバイ事故により頚椎を損傷．（A）頚椎X線側面像ではC5椎体前下方の裂離骨折（→）と棘突起骨折（⇒）が認められる．C4の椎弓も骨折している．C5/6レベルで椎間関節は分裂し開大している（⤵）．C5以上のすべての頚椎は後方に転位している．（B）CT横断像では，さらにC5椎体の粉砕骨折が示されている．

11

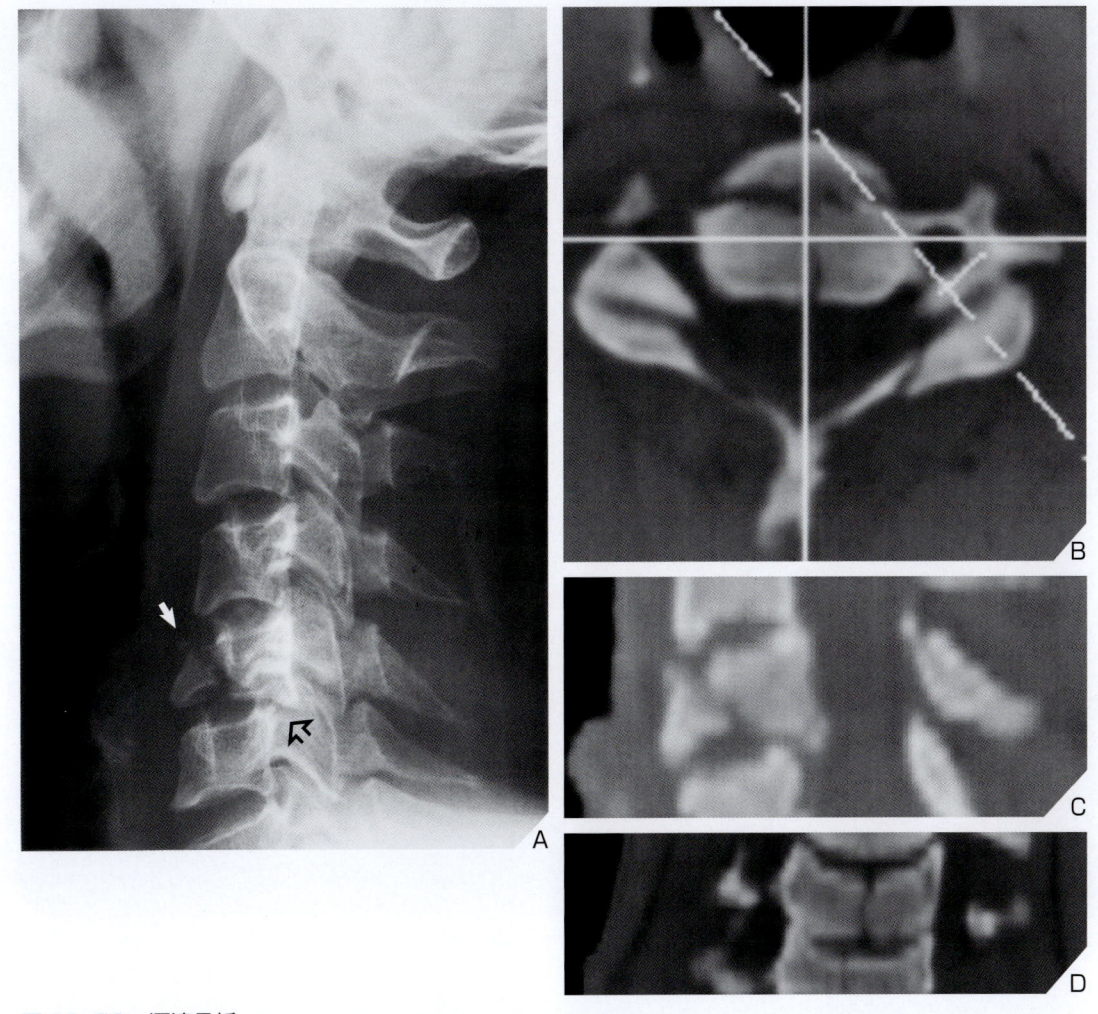

図11-38　涙滴骨折
36歳男性. オートバイ事故にて頚椎を損傷した. 頚椎X線側面像（A）では, C5/6亜脱臼（⇒）を伴った典型的なC5涙滴骨折（→）を認める. CT像（B）および矢状断面再構成像（C）では, 損傷の細部がよくわかる. CTの再構成冠状断像（D）では, C5椎体の矢状断面方向の垂直な骨折がみられる.

れる.

　この損傷を示すにはX線検査では側面撮影がもっともよいが, CTはより描出に優れる（図11-37, 38）. 脊髄圧迫の評価にはMRIを必要とする（図11-39）.

　この骨折を評価する際には, 典型的な涙滴骨折と形状も位置も同じような三角骨片が, ときに伸展損傷でみられることを心に留めておかねばならない. この伸展型の涙滴骨折はまったく異なる. これは屈曲損傷のような危険な合併症のない安定な骨折であり, 通常C2かC3レベルで起こる（図11-40；図11-34も参照）.

■ **シャベル作業者骨折（clay-shoveler's fracture）** ■

　このC6かC7の棘突起の斜骨折または垂直骨折は, シャベルですくう際のような急激で強力な屈曲により起こる. 1930年代オーストラリアの坑夫によく起こったことにより命名されたこの骨折は, ドイツでも同時期に同じ名称を付けられている. ドイツでは高速道路の建設時に労働者にみられた. 自動車事故の際の頚椎への直接打撃か頚部への間接的外傷により同様な損傷を起こしうる.

　シャベル作業者骨折は後方の靱帯複合体が保たれるので安定

しており, 神経損傷は伴わない. この骨折をとらえるには頚椎の側面撮影が最良である（図11-41A）. たとえば頚部が短くて太いか肩幅が広いため, よい体位や技術をもってしてもC7が写らないときは, swimmer's viewを用いればよい. この骨折は折れて転位した棘突起によりできるいわゆるghost signを探せば, 正面像でも確認できる（図11-41B）. CTやMRIを施行する機会は限られている（図11-42, 43）.

■ **単純楔状（圧迫）骨折** ■

　単純楔状骨折は頚椎の過屈曲に起因して通常中下位頚椎に起こる. ここでは, 椎体の前方圧潰（楔状化）が起こる. 後方の靱帯複合体は伸展されるが無傷であり, 安定型骨折である. 頚椎の側面撮影がこの骨折をよく写し出す（図11-44）が, CT撮影も通常必要となる（図11-45）.

e facetロッキング

■ **片側facetロッキング** ■

　この型の損傷は屈曲-回旋力により, 片側の椎間関節包と後方靱帯の断裂を伴って起こる. 椎間板の開大や亜脱臼がない場合, 片側facetロッキングは比較的安定した損傷である. しか

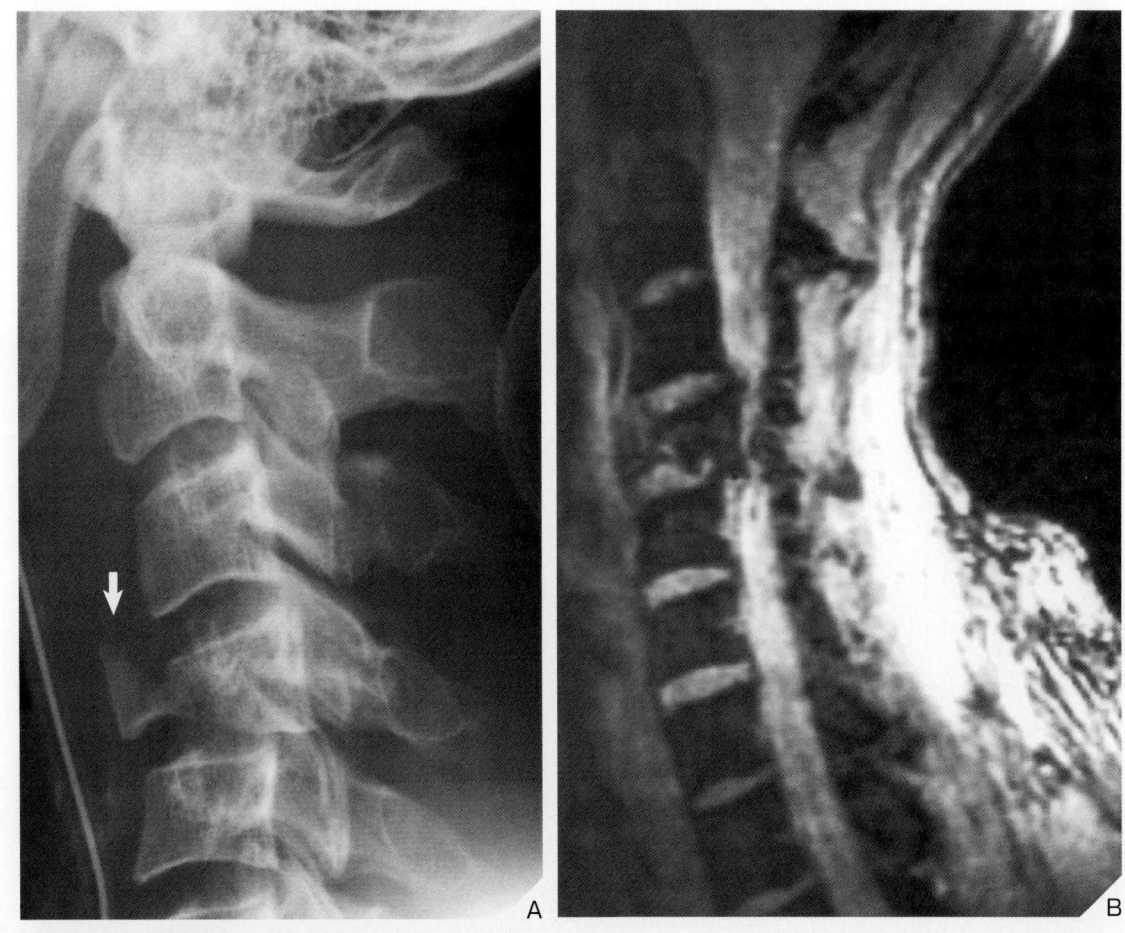

図11-39　涙滴骨折のMRI所見
　38歳男性．歩行中に自動車事故にて受傷．（A）頚椎X線側面像ではC4の涙滴骨折（→）を認める．（B）グラディエ
ントエコー法による矢状断面のMRIでは，C4椎体が後方へ転位して脊柱管を損傷し，頚髄はほとんど完全断裂となっ
ている．広範に高信号に描出される軟部組織の浮腫と出血が明らかである．

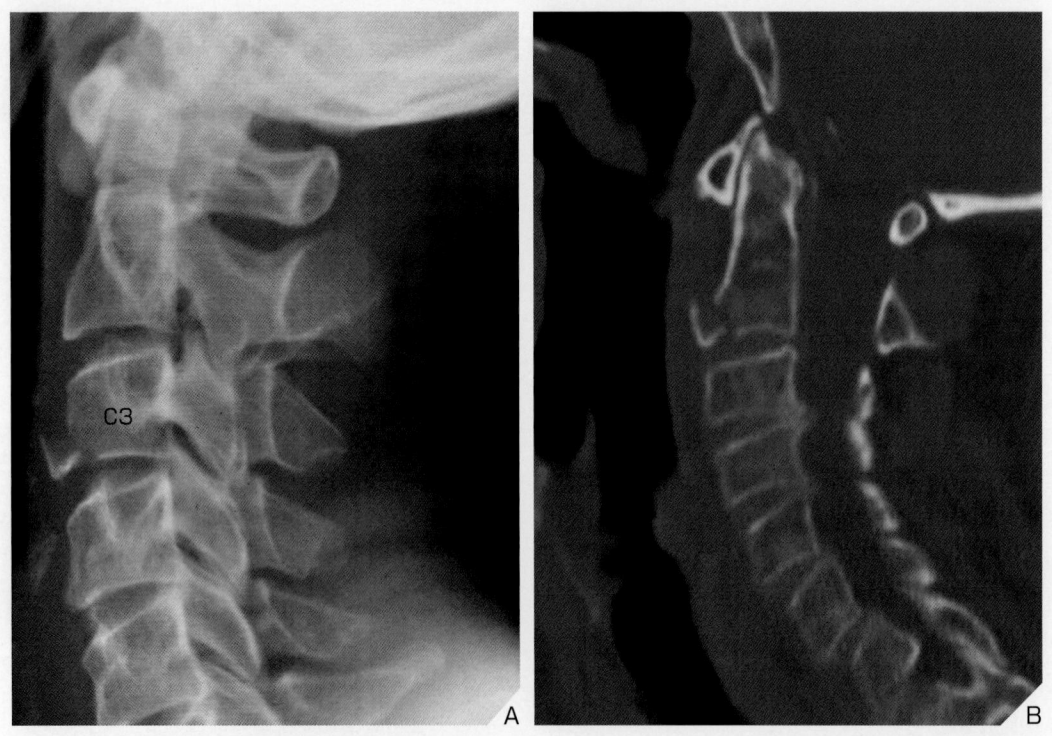

図11-40　伸展型涙滴骨折
　37歳男性．転落により頚椎を過伸展損傷した（A）．頚椎X線側面像ではC3椎体の伸展型涙滴骨折が認められ
る．屈曲損傷と対照的に亜脱臼がなく，椎体後方と椎弓棘線は乱れていないことに注目．（B）別の63歳男性．
3週間前の交通事故にて受傷し頚部痛あり，CT再構成矢状断像ではC2椎体の涙滴骨折がみられる．（つづく）

しながら約25%に前方亜脱臼を起こす．これらの患者は神経根損傷を起こす危険があり，まれに Brown-Sequard 型の脊髄損傷を起こすこともある．

▌両側の perched facet ▌

この型の椎骨の亜脱臼は屈曲損傷の結果生じる．後方の靱帯複合体の断裂があり，当該の2つの椎骨の下関節突起と上関節突起とは並置された状態にある．屋根板のように重なった椎間関節の配置が，椎弓の皮質骨と上関節突起が1点で交差したような配置に変わる（図11-46, 47A）．この損傷は頸椎側面像，斜位像，あるいは CT の矢状断像と斜位再構成像にてもっともよく診断できる．

▌両側 facet ロッキング ▌

頸椎椎間関節の両側脱臼は頭頸部の過大な屈曲により起こる．後方の靱帯複合体の広範な断裂のため不安定な状態にある．椎間関節のインターロッキングは，下位脊椎の上関節突起を乗り越えて上位脊椎の下関節突起が前方へ転位することにより起こる（図11-47）．これにより隣接する2つの脊椎の椎弓と棘突起は開大し，椎体は亜脱臼する．脱臼が続くと，上位椎の下関節突起は下位脊椎の上関節突起の前でロックされ，完全な前方脱臼となる．この配置により，後方の靱帯複合体，後縦靱帯，線維輪，そしてしばしば前縦靱帯も完全に断裂する．そして高率に頸髄損傷を合併する．

この損傷をとらえるには頸椎の側面撮影（なるべく台上で）を撮れば十分である．正確な診断へのカギは，罹患椎体の配置がみだれ，側面像でのすべてのランドマークがずれていることである（図11-3D を参照）．また脱臼した下位椎の椎間関節

が上位椎の椎間関節に対し，後方および頭側に位置することである（図11-47C）．

靱帯断裂による硬膜外血腫のような外傷後の頸椎非骨性病変の描出には MRI を選択する（図11-48）．

B 胸腰椎

1．解剖学的・X 線学的考察

胸椎損傷評価のための標準的撮影は，正面像（図11-49）と側面像（図11-50）である．側面像は autotomography と呼ばれる方法で撮る．呼吸運動に関わる臓器をぼかし，胸部脊椎を鮮明に写し出すために患者に浅い呼吸をさせるのである．

頸椎損傷と同様に CT，MRI が胸椎骨折の評価，とくに損傷範囲の決定の際に重要な役割を任っている．CT 横断像は骨組織の損傷だけでなく軟部組織損傷もよく評価できる．矢状断・冠状断の再構成像と 3D 再構成像は，横断像で見逃されることがありうる水平方向の骨折線を描出することが可能である．放射線被曝も比較的少ない．MRI は軟部組織の損傷，とくに脊髄と硬膜の評価に理想的である．

腰椎損傷評価の標準的撮影は正面・側面・斜位で，さらに腰仙部（L5/S1）の側面スポット撮影を加える．正面像は椎体・横突起の外傷の状態を十分に評価できる．もっとも下位の L5/S1 を除けば椎間板腔もみえる（図11-51）．だが，涙滴状にみえる棘突起や椎間関節はこの方法では十分にはみえない．L3〜5 椎体の終板の特徴的形状は正面像でよくわかる．正常な

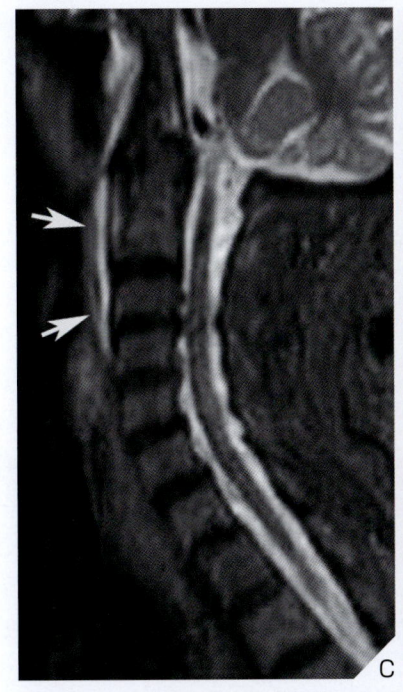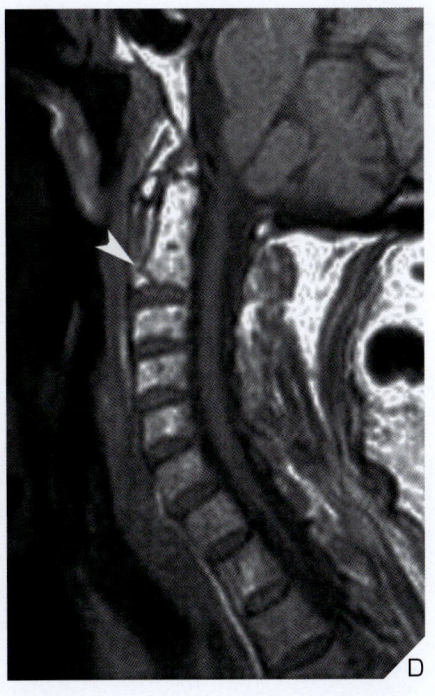

図11-40　伸展型涙滴骨折（つづき）
(C) T2強調矢状断像では椎体前方の軟部組織腫脹がみられる（→）．C2 椎体の骨折はよく確認できない．(D) T1強調矢状断像では椎体の骨折がよく描出されている（▷）．
（図B〜D は Dr. Evan Stein, Brooklyn, NY のご好意による）

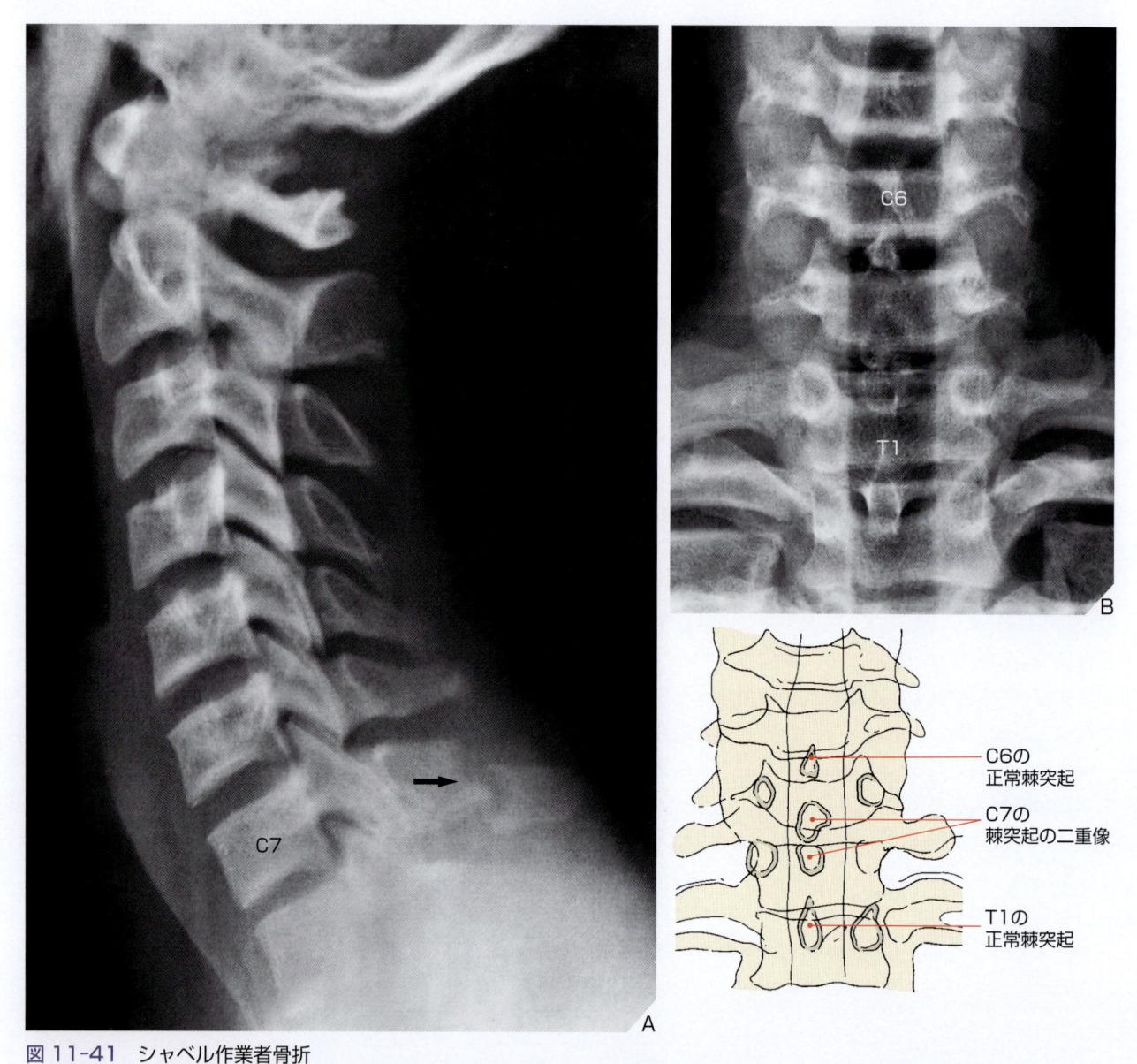

図11-41　シャベル作業者骨折
22歳男性．自動車事故で頚椎を損傷．（A）頚椎のX線側面像でC7の棘突起骨折を認め（→），シャベル作業者骨折と判断した．（B）正面像では本骨折はC7棘突起の二重像により判断できる．このghost signは，折れた棘突起片が少し尾側へ転位するために起こる．

場合，これら椎体の下面は天使の弓（cupid's bow）と呼ばれ（図11-52），脊柱のこの部を含んだ圧迫骨折では消えてしまう．

　腰椎の側面像では椎体の輪郭がわかり，上下の終板がよくみえる（図11-53）．棘突起骨折がこの撮影でよくわかり，L5/S1を含めた椎間板腔も評価できる．頚椎と同様，腰椎の斜位像は仰臥位または腹臥位で得られるが，後者のほうが望ましい（図11-54）．この撮影はとくに椎間関節をみるときに有効であり，隣接した脊椎要素はLachapeleにより初めて“スコッチテリア像”（図11-54C, D）と名付けられた形状を示す．

　腰椎の外傷を評価するため補助的な撮影法がしばしば用いられる．頚胸椎と同じくCTが有用で，ほかでは得られない情報が得られる．CTは椎体骨折の損傷程度や椎間板も含めた異常の評価に有用である（図11-55）．さらに脊髄造影（図11-56）と椎間板造影（図11-57）がときに必要となり，しばし

ばCTとともに行われる（図11-58）．

　MRIは現在頻繁に胸椎，腰椎の損傷の評価に使われている．一般に像は脊椎の長軸に平行な表面コイルを用いて得られる．胸椎と腰椎の矢状断面，横断面の像は通常5mmのスライス厚が用いられ，また隣接するスライスからのアーチファクトを減らすためスライス間は1mmとる．胸椎と腰椎の矢状断像はT1およびT2強調が使用される．横断面ではT1，T2*グラディエントエコー（MPGRまたはgradient-recalled acquisition in the steady state：GRASS）が通常用いられる．頚椎と同様に脳脊髄液はT1強調の矢状断像で低信号，脊髄は中間の信号となる．椎体内の骨髄は高信号，また椎間板は中間の信号でみられる（図11-59A）．

　T2強調像では脳脊髄液が高信号になるのに対して，胸髄は低から中間の信号を呈する．椎間板はT2およびT2*強調像（MPGR）で高信号を示す．椎体骨髄はT2強調では中間の信

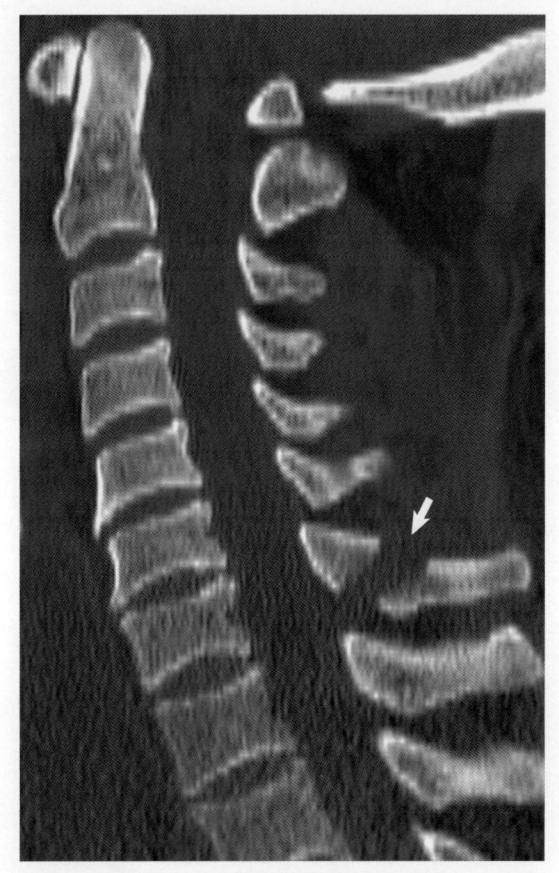

図 11-42　シャベル作業者骨折の CT 所見
　33 歳男性．レスリング大会にて受傷．通常の X 線像で
は頚部の発達した筋組織のため診断できなかった．頚椎
の CT 再構成矢状断像では転位した C7 棘突起骨折を認
める（→）．

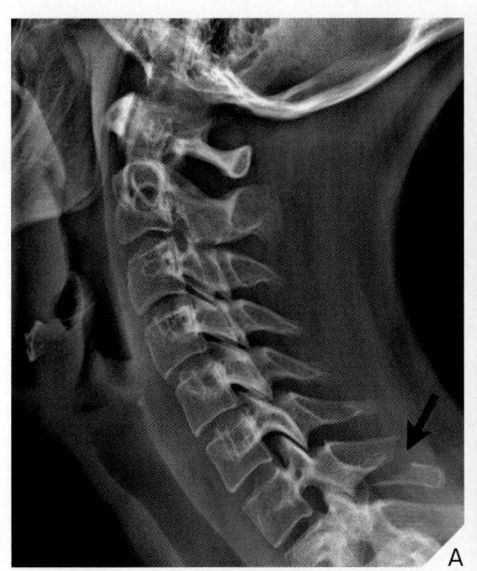
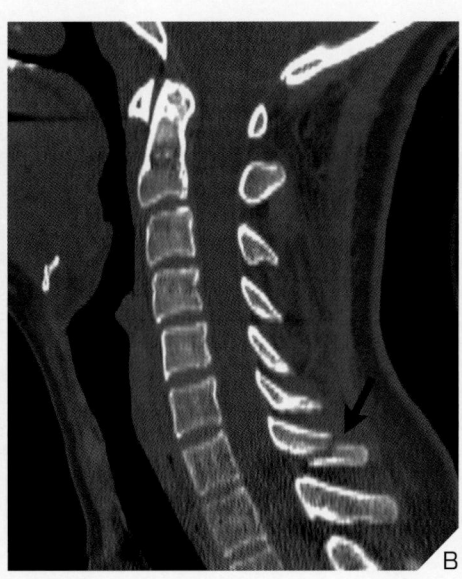
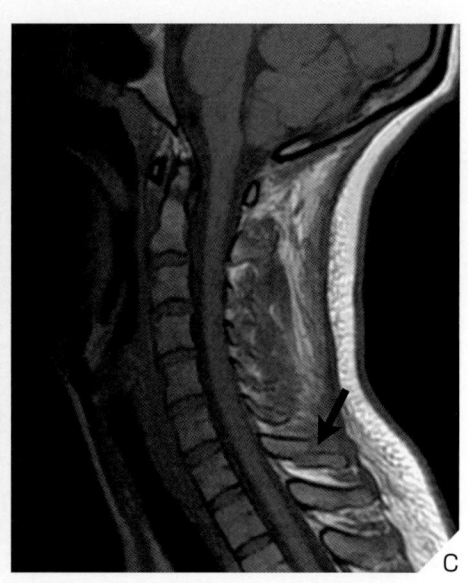

図 11-43　シャベル作業者骨折の CT と MRI
　22 歳男性．ダイビング事故にて受傷．（**A**）X 線側面像，（**B**）CT 再構成矢状断像，（**C**）プロトン密度強調 MRI 矢状断像では，尾側に軽度転位する C7
棘突起骨折が認められる（→）．

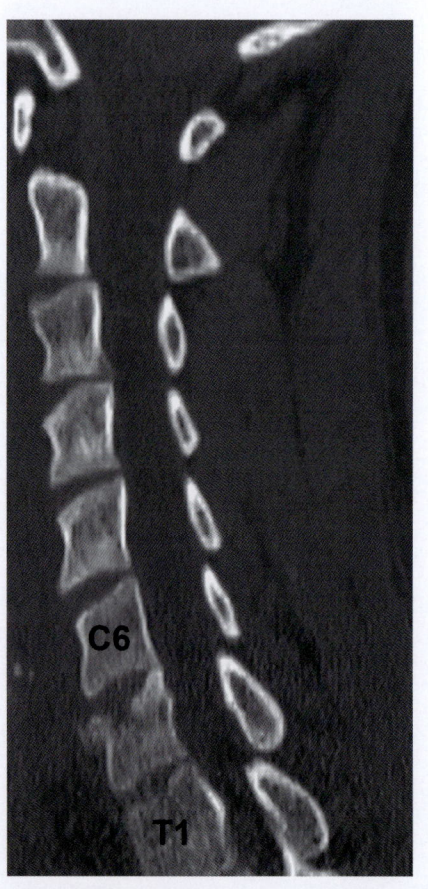

図 11-44 圧迫（楔状）骨折
　30 歳女性．自動車事故で頸部を損傷．頸椎の側面像で C5 の単純楔状骨折がわかる．

図 11-45 圧迫骨折の CT
　18 歳男性．ダイビング事故にて受傷．再構成矢状断像では C7 椎体の圧迫骨折を認める．C7 椎体後面の解剖学的配列と椎体後壁線が保たれていることにも注目．

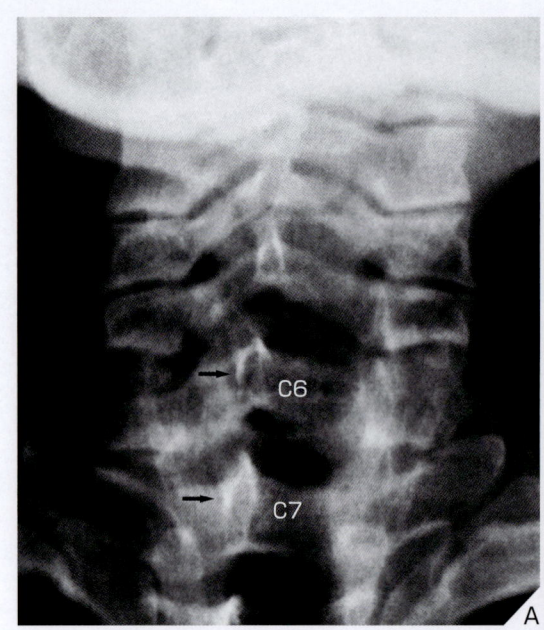

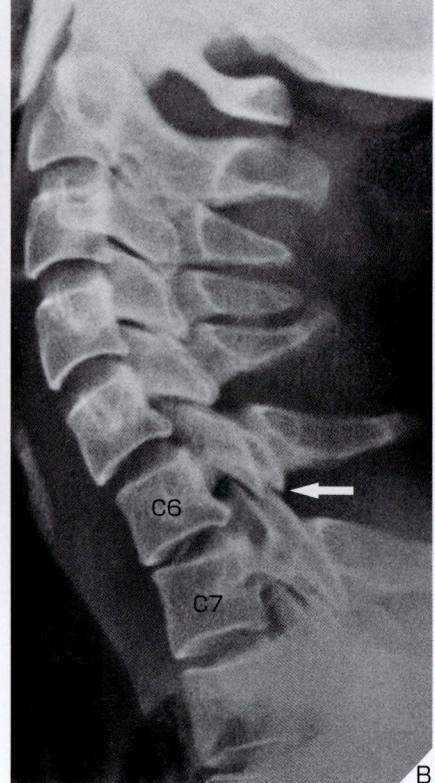

図 11-46 perched facet
　34 歳女性．スキー事故で頸部を損傷．（A）頸椎の pillar view が両側の C6/7 椎間関節の閉鎖を示している．上部の関節は正常である．棘突起の右への転位は回旋のためである（→）．（B）側面像では回旋のほかに C7 上への C6 の亜脱臼を認める（→）．

11

[ロッキングのメカニズム]　　　　　　　　　　[ロッキングした椎間関節]

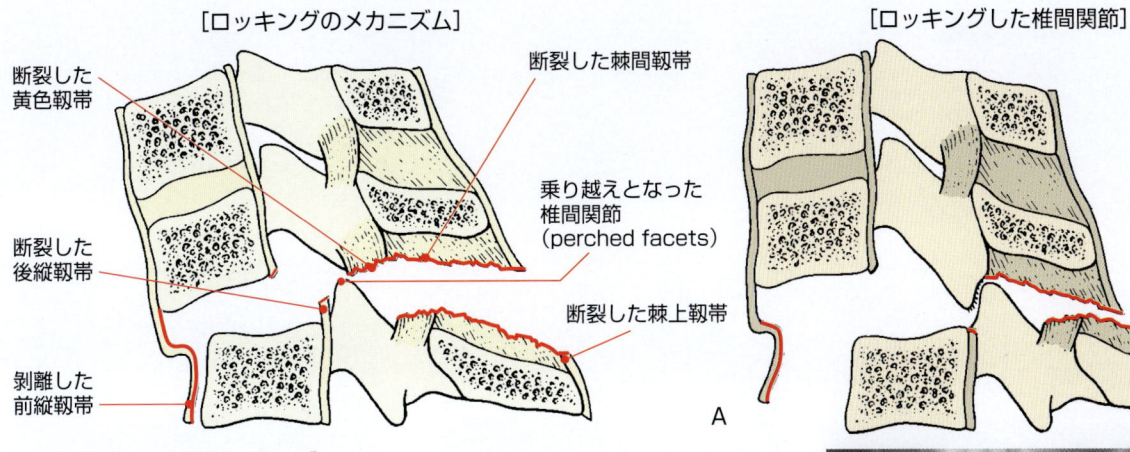

断裂した黄色靱帯

断裂した後縦靱帯

剥離した前縦靱帯

断裂した棘間靱帯

乗り越えとなった椎間関節（perched facets）

断裂した棘上靱帯

A　　B

図11-47　facetロッキング
（A, B）両側のfacetロッキングは，罹患椎体の完全前方脱臼が特徴の過屈曲骨折である．常に靱帯の伸展断裂を伴い，大きな頸髄損傷の危険をはらんでいる．（C）39歳男性．自動車事故にて四肢麻痺となった．頸椎側面像ではC5, 6レベルの両側のロッキングした椎間関節がみられる．

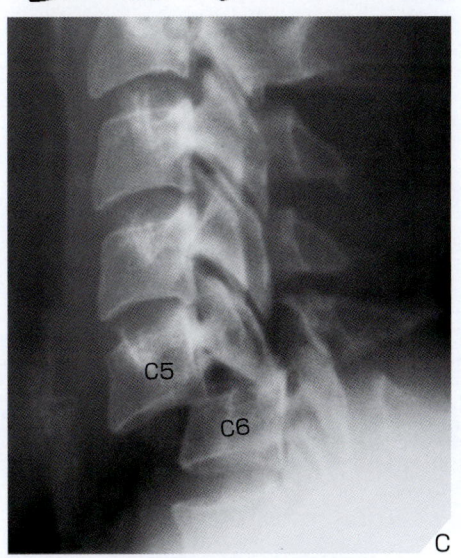

C5

C6

C

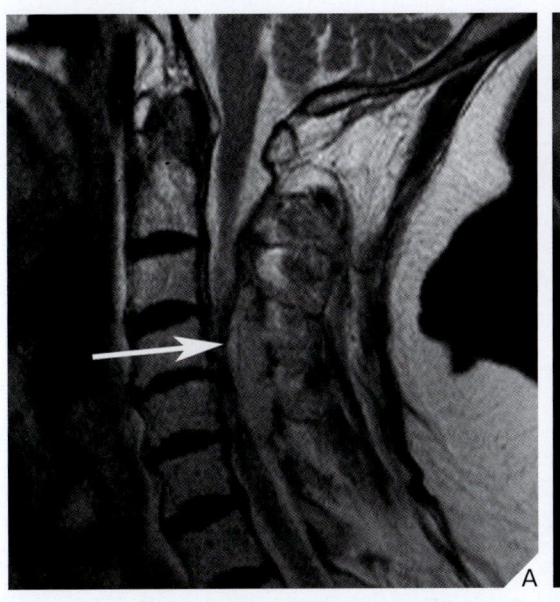

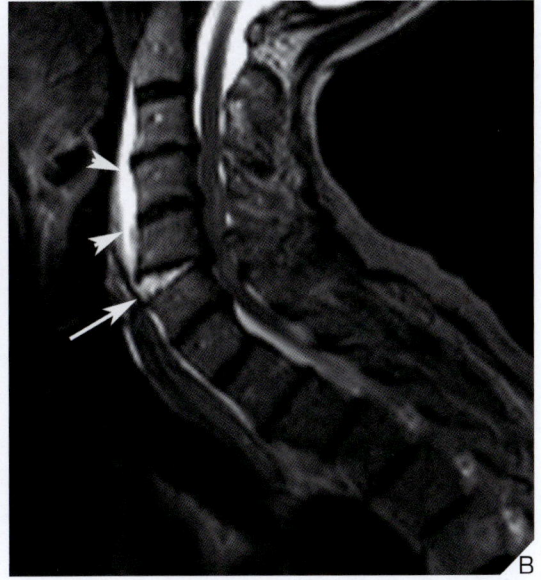

A　　B

図11-48　頸椎の軟部組織損傷のMRI所見
（A）53歳男性．外傷後の急性四肢麻痺．T2強調矢状断像では，C4, C5レベルの後方に硬膜外血腫と脊髄圧迫を認める（→）．（B）70歳男性．過伸展損傷後の神経症状を伴わない激しい頸部痛．T2強調矢状断像では，前縦靱帯の断裂とC5-6椎間板腔の開大と（→），椎体前方の血腫を認める（▷）．
（Dr. Evan Stein, Brooklyn, NYのご好意による）

II

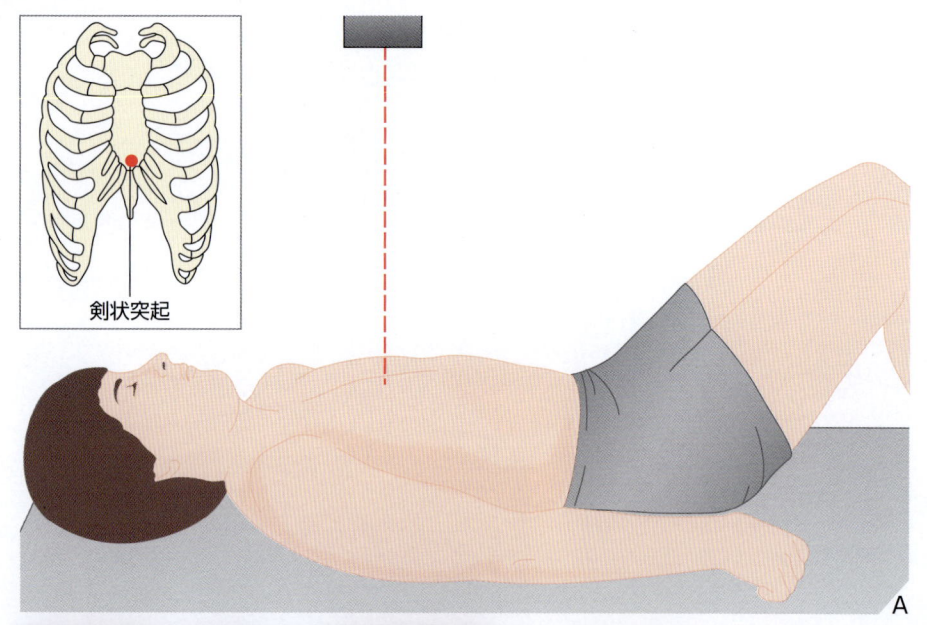

剣状突起

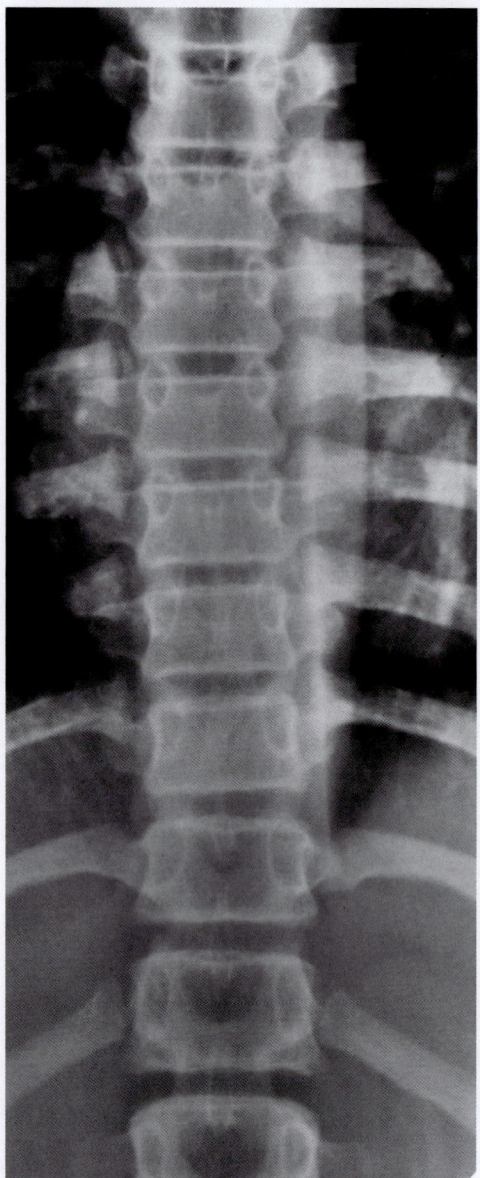

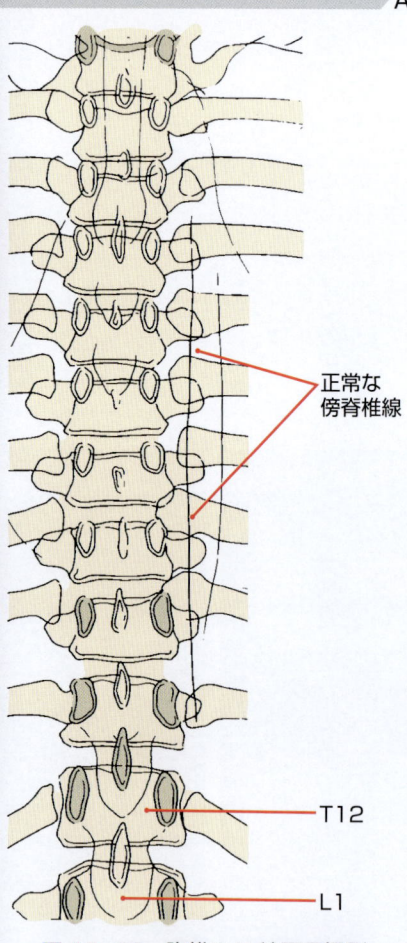

正常な
傍脊椎線

T12

L1

図 11-49　胸椎の X 線正面撮影
（A）胸椎の正面像を撮るためには，患者は台上で仰臥位となり，正常な胸椎後弯を直すため膝を屈曲する．X 線は剣状突起の上約 3 cm へ垂直にあてる．（B）この撮影で終板，椎弓根，椎間板腔がみえる．椎体の高さを決めることができ，傍脊椎線の変化も評価できる．

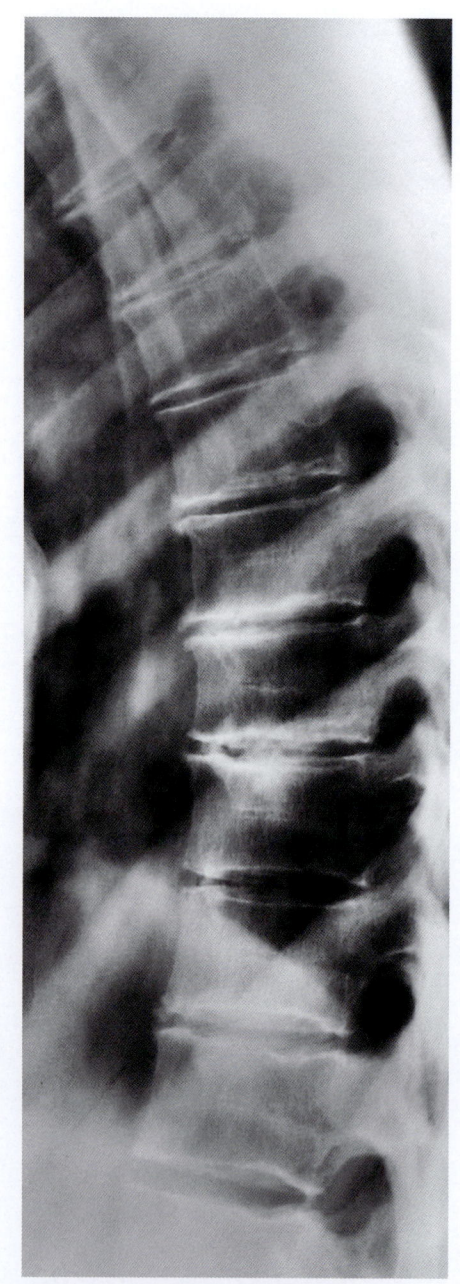

図 11-50　胸椎の X 線側面撮影
胸椎の側面像を撮るためには，患者は腕を挙上して立ち上がる．胸椎の骨要素をぼやけさせてしまう構造物を除去するため，患者に撮影中浅く呼吸するよう指示する．X 線は約 10° 頭側へ向け，T6 レベルから撮影する．この撮影で椎体と椎間板腔の側面像が得られる．

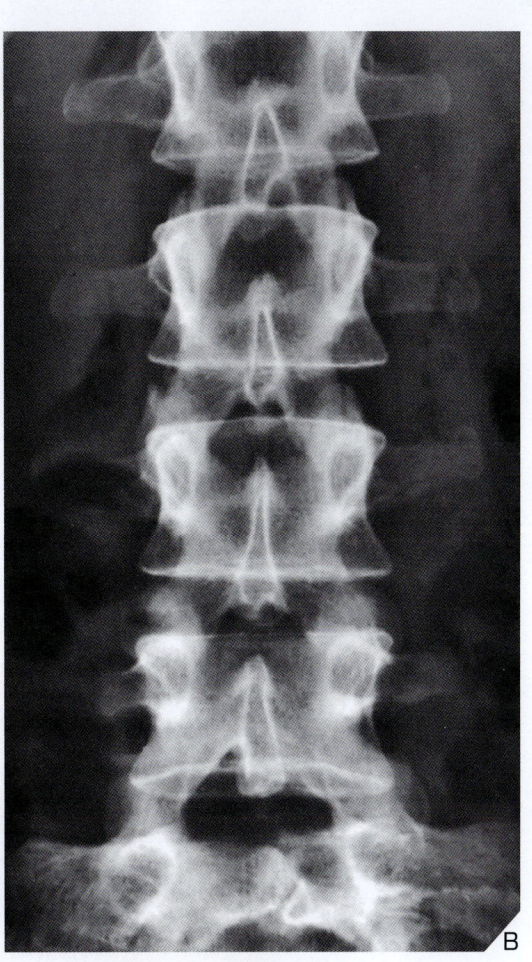

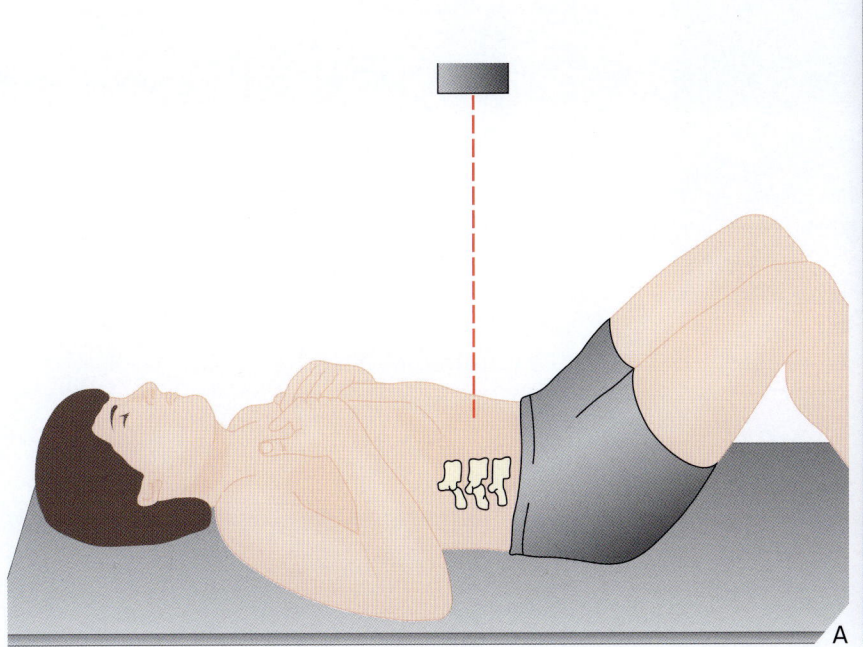

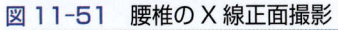

図 11-51 腰椎の X 線正面撮影

（A）腰椎正面像の撮影には，患者は台上で仰臥位とし，生理的腰椎前弯を抑えるため膝を屈曲させる．X 線は腸骨稜のレベルで腹部の中心へ垂直にあてる．（B）この正面像で椎体，終板，横突起がみえ，椎間板腔もよくわかる．棘突起は正面像では涙滴様である．椎弓根も正面像では，椎体の両側で卵円形にみえる．

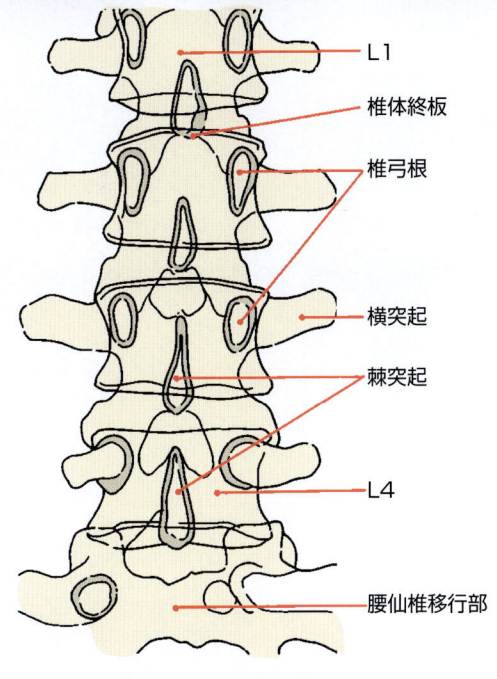

- L1
- 椎体終板
- 椎弓根
- 横突起
- 棘突起
- L4
- 腰仙椎移行部

II

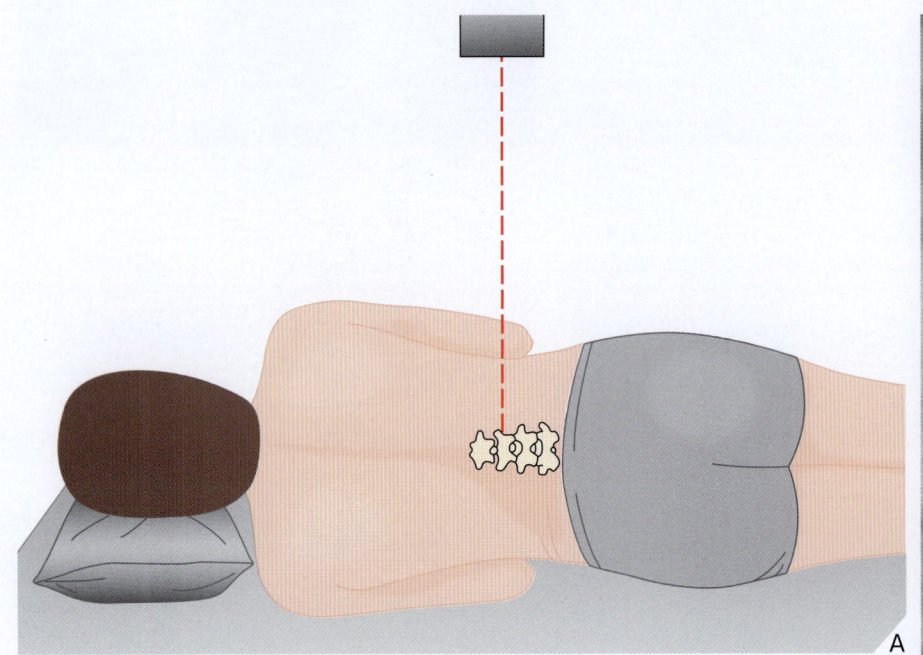

図11-52　cupid's bow（天使の弓）sign
腰椎正面のスポット像でL3, L4下面の特徴像がわかる．この天使の弓（cupid's bow）所見は圧迫骨折では消失する．

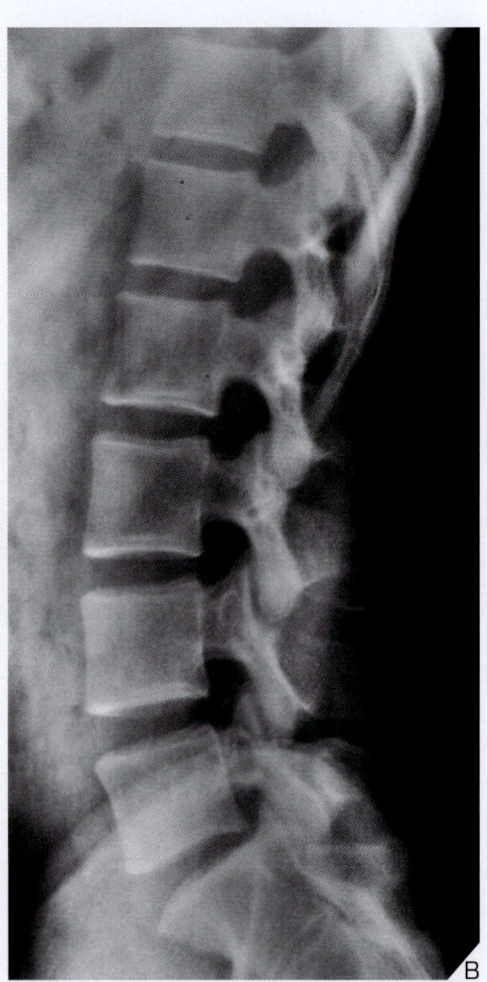

図11-53　腰椎のX線側面撮影
（A）腰椎の側面撮影のため，患者は台上で（右下でも左下でも）側臥位となる．前弯を抑えるため膝と股を屈曲させる．X線はウエストのレベルでL3椎体へ垂直に向ける．（B)腰椎の側面像で椎体，椎弓根，棘突起が十分に写り，椎間孔や椎間板腔もよくわかる．

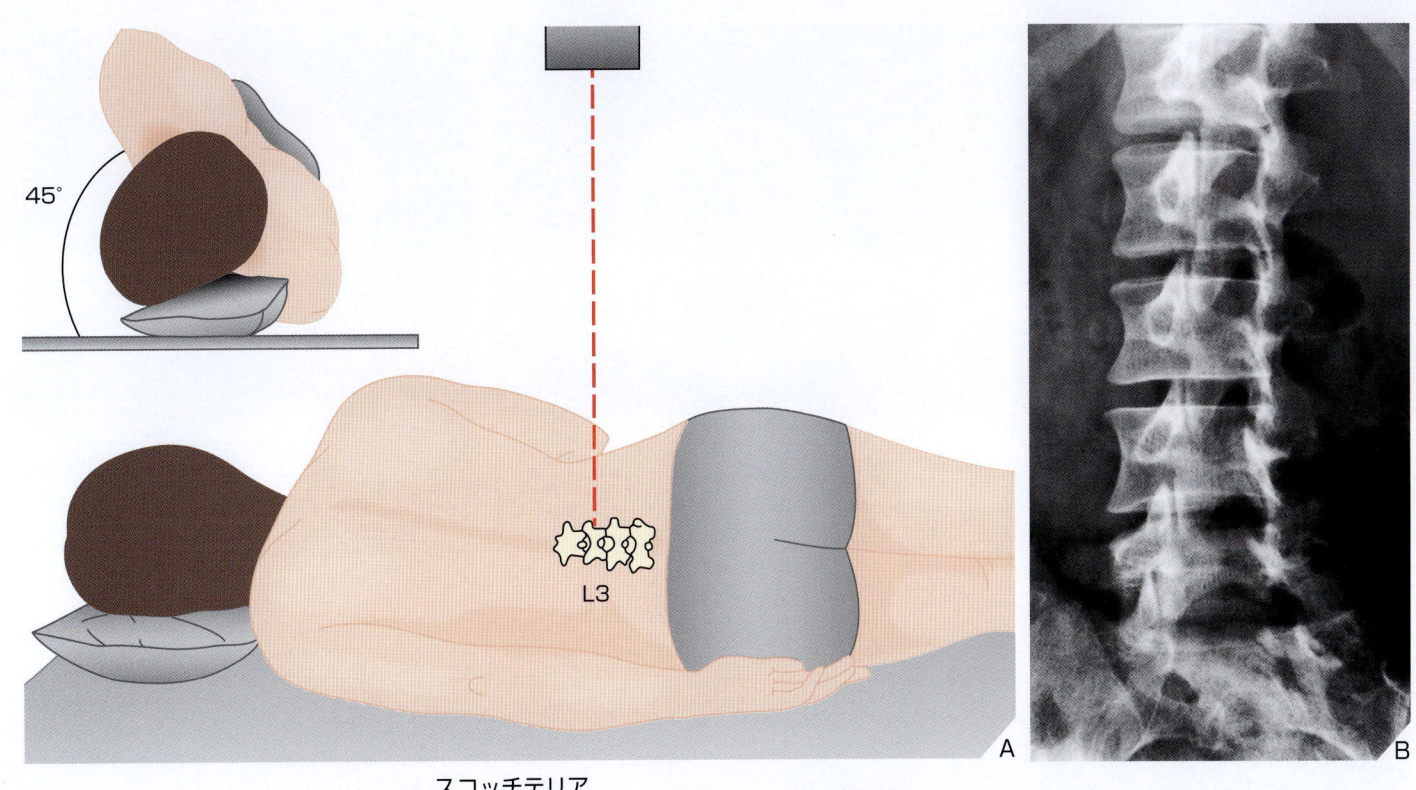

スコッチテリア

鼻：横突起
耳：上関節突起
目：椎弓根
尾：対側の上関節突起
首：関節間部（峡部）
体部：椎弓と棘突起
前肢：下関節突起
後肢：対側の下関節突起

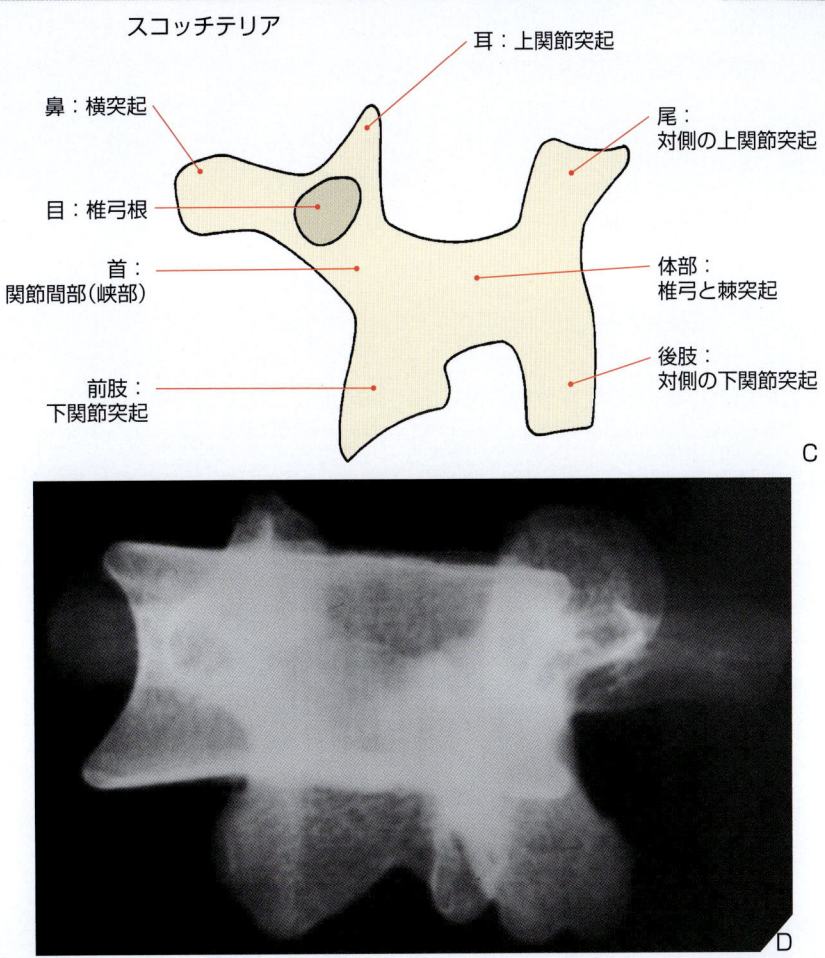

図 11-54　腰椎の X 線斜位撮影
（A）腰椎の後前斜位撮影の際，患者は台上腹臥位で，右の椎間関節を写すときは右へ 45°回旋する（左の椎間関節のときは左へ回旋する）．X 線は L3 中心へ垂直にあてる．（B）後前斜位撮影で椎間関節，上下関節突起，椎弓根，そして関節間部がみえる．（C，D）斜位像では，さらにスコッチテリア像として知られる脊椎各要素の特徴像がわかる．

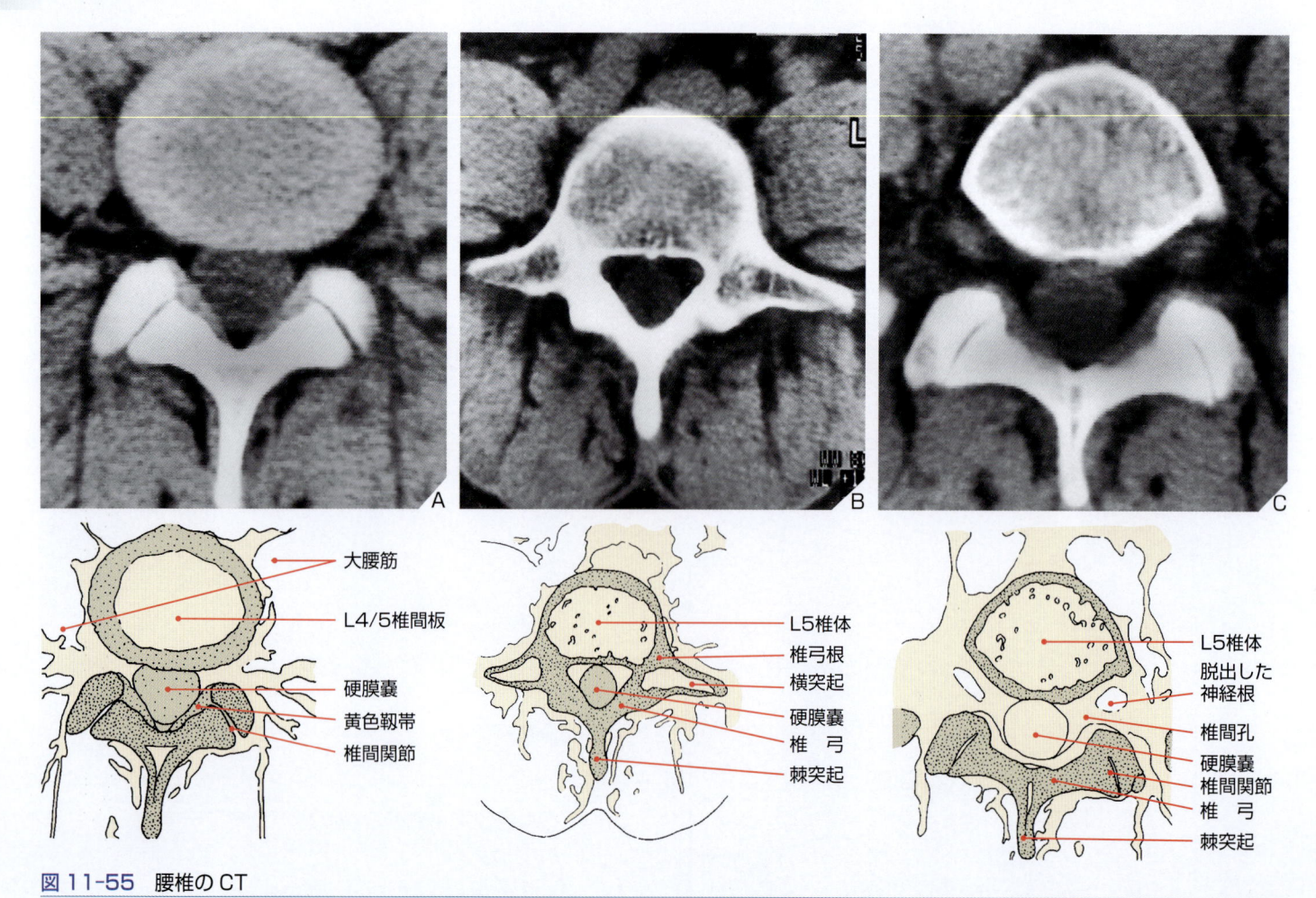

図 11-55　腰椎の CT
（A）L4/5 レベルでは椎間関節が十分にみえ，棘突起と L4 の椎弓もみえてくる．黄色靭帯がみえることにも注目．（B）頭側の L5 椎体レベルでの CT で椎弓根，横突起，椎弓の軸写像がみえ，硬膜嚢や棘突起の上方部分もわかる．（C）尾側の L5 椎体レベルでのスライスでは椎体尾側部と棘突起の尾側がみえる．L5/S1 の椎間関節に注目．

号，T2*強調（MPGR または GRASS）では低信号像として得られる（図 11-59B）．

横断像は椎間板腔と硬膜の関係を効果的に示すことができる．T1 強調像では椎体，椎弓根，椎弓，横突起，棘突起は高信号，一方，髄核は中間の信号，さらに線維輪は低信号を示す．神経根はその周囲の脂肪が高信号であるのに対して低～中間の信号を示す（図 11-59C）．T2 強調像では髄核は高信号，線維輪は低信号を示し，神経根は低信号として示される（図 11-59D）．

最新の高磁場脊椎 MRI（頸椎，胸椎，腰椎）の進歩，とくに 3 テスラ MRI fast スピンエコー法の 3D 多断面再構成像の導入により，検査時間の短縮，患者の不快感と体動によるアーチファクトの軽減をもたらすとともに，ルーチンな 2 方向（横断像，矢状断像）撮影は不要となった．

ここまでのまとめは，表 11-1,3,5，図 11-60 を参照．

2．胸腰椎の損傷

a 胸腰椎の骨折

▌分　類▌

胸腰椎骨折には椎体，椎弓部のほかに，横突起，棘突起，関節突起も含む．損傷はそのメカニズムにより圧迫骨折，破裂骨折，伸展（distraction）骨折（Chance 骨折とそれ以外のシートベルト損傷），そして脱臼骨折に分類される．

胸腰椎骨折に関しては，さまざまな分類が使用されてきたため，個々の骨折についての安定性の有無に関する報告は一様でない．1983 年 Denis は胸腰椎の急性損傷の分類に three-column の概念を導入した（図 11-61）．このシステムの重要な点は，損傷部位が 1 つかまたはそれ以上の column や脊椎要素に及んでいるかでさまざまな骨折の安定性を決定するところにある．

anterior column は線維輪・椎体の前方 2/3 と前縦靭帯で構成される．middle column は後縦靭帯および線維輪・椎体の後方 1/3 からなる．posterior column は椎弓の後方部分に加え，後方の靭帯複合体からなる．後者は Holdsworth により定義され，棘上・棘下靭帯，椎間関節包，そして黄色靭帯（椎間靭帯）を含む．一般に 1 つの column の骨折は安定で，3 つのものは不安定である．2 つの column の骨折は，損傷の程度により安定性は異なる（表 11-6）．

▌圧迫骨折▌

圧迫骨折とは，通常前屈または側屈による圧迫力の下での anterior column の破損であり，posterior column までも部分損傷を起こす重篤な場合でも middle column は蝶番として働き

図 11-56　腰椎の脊髄造影

腰椎の脊髄造影のため，患者は台上で腹臥位となる．刺入部位（通常 L3/4 か L2/3 レベル）は透視下にマークしておく．22 G の針をくも膜下に入れて脊髄液の逆流があれば，針の位置は正しいということになる．180 mg/mL ヨード造影剤のイオヘキソールあるいはイオパミドール 15 mL をゆっくりと注入し，後前（**A**），右左斜位（**B**），側面（**C**）で撮影を行う．正常像では造影剤がくも膜下腔の輪郭を描き出し，盲嚢，すなわちくも膜下腔の最尾側までみえる．神経根は造影柱の両側に対称性にみえる．根嚢部（sleeve）における線形の陰影欠損は神経根を表している．造影根（root pocket）の長さは患者によって異なるが，同一患者の根の長さはほぼ同じである．腰椎の脊髄造影の間にT10～12 レベルの X 線像（**D**）を 1 枚撮っておくことが肝要である．脊髄円錐部の腫瘍が腰椎椎間板ヘルニアとよく似た臨床症状を呈するからである．

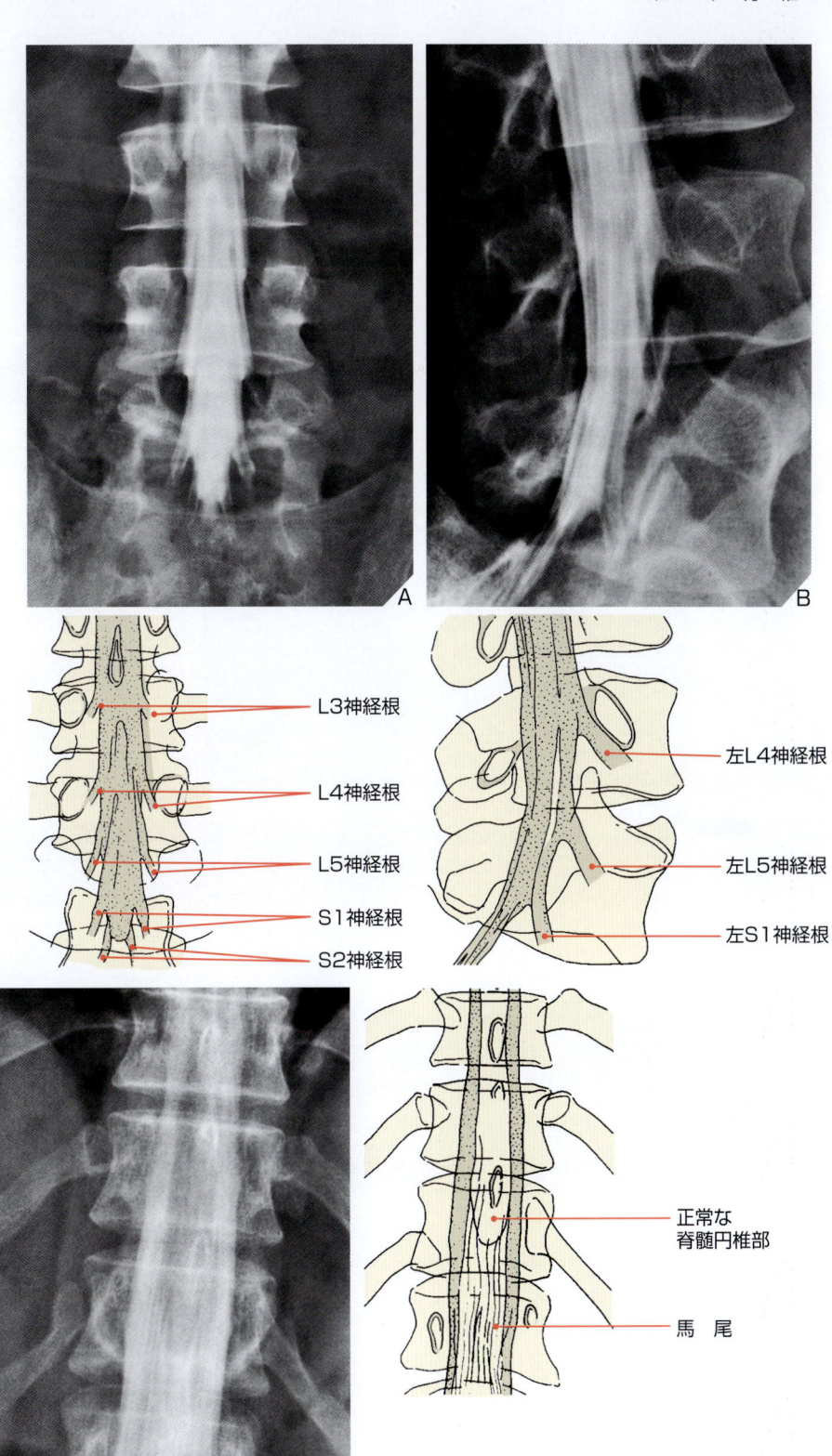

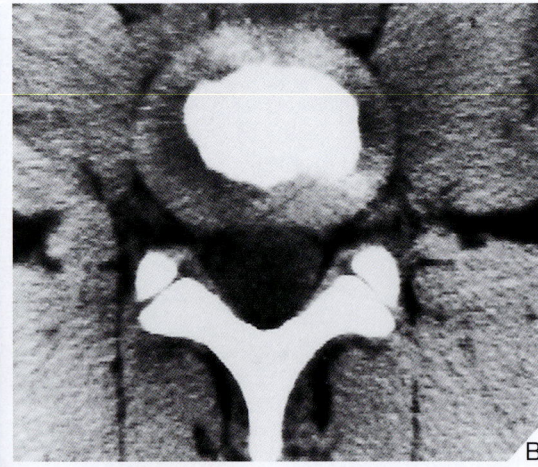

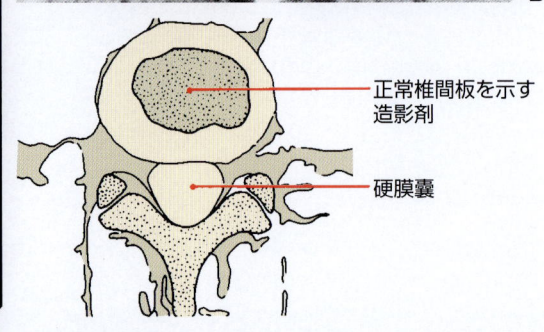

図 11-57　腰椎の椎間板造影
腰椎椎間板造影検査のため，患者は台上で腹臥位となる．それぞれの適応により刺入部位をマークする．針を髄核の中央部に刺し，約 2〜3 mL のメトリザミドを注入する．（A）正常の側面像では髄核内に造影剤がみられ，針が入っている間は漏れは認めない．（B）L3/4 レベルでの造影後の CT は，これらの構造物の正常像を示している．

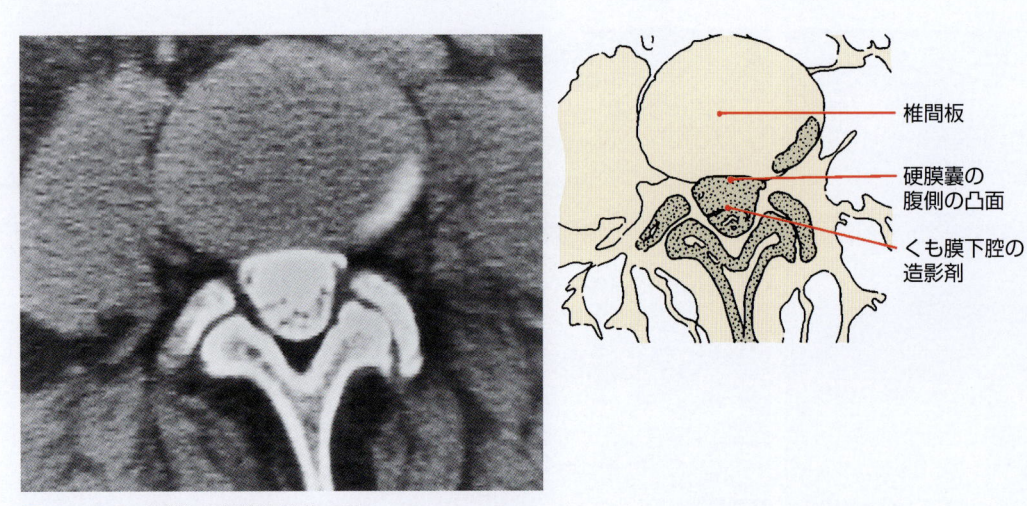

図 11-58　腰椎の脊髄造影後 CT
脊髄造影後の CT が，くも膜下腔の造影剤の正常像を表している．椎間板が硬膜嚢の腹側を圧排していないことに注目．

無傷である．この損傷をとらえるには通常は胸腰椎の標準撮影で十分である（図 11-62）が，骨折の程度を知ったり，骨折がはっきりしないときは，CT や MRI が必要なことがある（図 11-63〜65）．正面像で椎体の高さの減少とともに，損傷した終板近くの椎体の側面皮質の突出を認める．側屈損傷では圧迫力は椎体の楔状変形を起こす．微妙な場合の診断への手掛かりは，出血や浮腫による傍脊椎線（paraspinal line）の局所的膨隆である．だが，この所見は癌の脊椎転移による病的骨折で

もみられるということを心に留めておくべきである（図 22-53 を参照）．側面像では単純な脊椎圧迫骨折は椎体前面の高さの減少によってわかる．しかし後方部と後方皮質の高さは変わらない．

■ 破裂骨折 ■
破裂骨折は，軸圧力，または軸圧力と回旋か前屈・側屈との組み合わせにより，anterior と middle column が損傷されて起こる．この骨折をとらえるには通常は胸腰椎正面像と側面像で

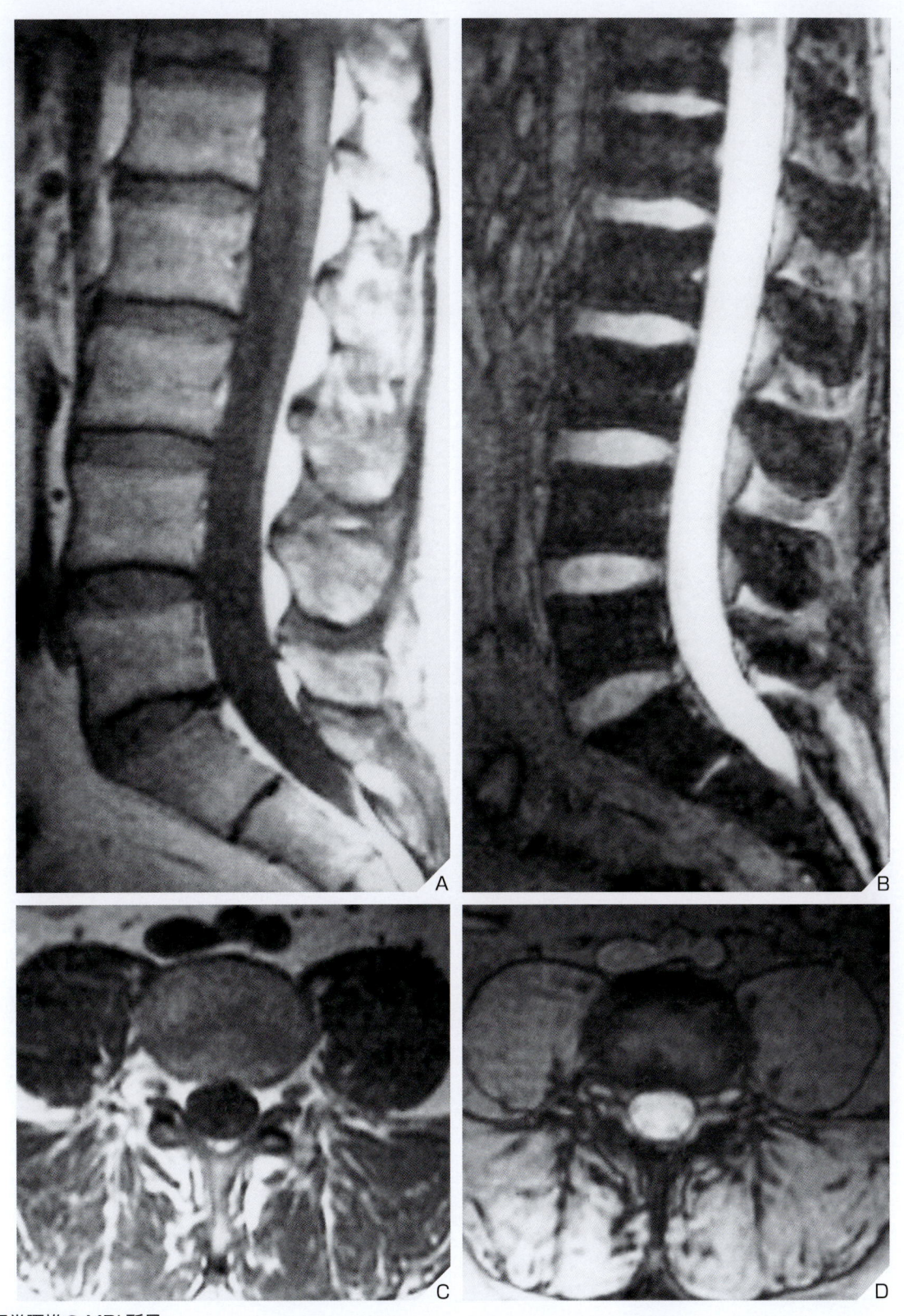

図 11-59　正常腰椎の MRI 所見

(A) T1 強調正中矢状断像（SE：TR 800/TE 20 msec）において，低信号の脳脊髄液で囲まれた脊髄円錐の先端が T12/L1 レベルで認められる．硬膜外脂肪は高信号である．それは後方でもっとも明らかにみられるが，腰仙移行部では前方にも存在する．椎間板はその水分含有のために中間の信号である．椎体の前方と後方に沿う低信号の線は，前および後縦靱帯さらに椎体の皮質骨に関連している．それらの靱帯はまた椎間板の前方と後方も被っている．下部椎体終板に沿う細く黒い線と，椎体上部の明るい線は化学的変動によるアーチファクトである．（B）グラディエントエコー法による T2 強調正中矢状断像（MPGR：TR 1,000/TE 12 msec, flip angle 22.5°）は，コントラストが強く脊髄造影と同様の像をもたらす．高信号の脳脊髄液で満たされた硬膜嚢の輪郭は鮮明である．後縦靱帯と硬膜は，高信号の脳脊髄液と椎間板に挟まれて輪郭をみせている．硬膜外脂肪は中間～低信号であり，椎体は低信号である．椎体正中後方の高信号は椎体静脈に関連している．（C）T1 強調横断像（SE：TR 800/TE 20 msec）では，神経根は椎間孔部では高信号の脂肪で被われている．椎間板レベルでの硬膜嚢の前縁は前方に凸で，脊柱管は広くなっている．椎間関節は低信号の 2 本の皮質骨の弓として認められる．（D）グラディエントエコー法による T2 強調横断像（MPGR：TR 1,000/TE 12 msec, flip angle 22.5°），高信号の脳脊髄液で囲まれた馬尾が認められる．硬膜嚢の前縁は境界鮮明である．椎間孔部での個々の神経根鞘はやや高信号である．

表 11-5		胸腰椎の損傷を評価するための標準的および特殊 X 線撮影法*		
撮影法	得られる所見		撮影法	得られる所見
正　面	椎体，終板，椎弓根，横突起の骨折 　脱臼骨折 　椎間板腔の異常 　傍脊椎線の膨隆 　逆ナポレオン帽徴候		側　面	limbus vertebra Schmorl 結節 脊椎すべり症 棘突起サイン
側　面	椎体，終板，椎弓根，棘突起の骨折 Chance 骨折（シートベルト骨折） 椎間孔，椎間板腔の異常		斜　位	椎間関節，関節間部の異常 　脊椎分離症 　スコッチテリア像

*補助的撮影法については表 11-3 を参照.

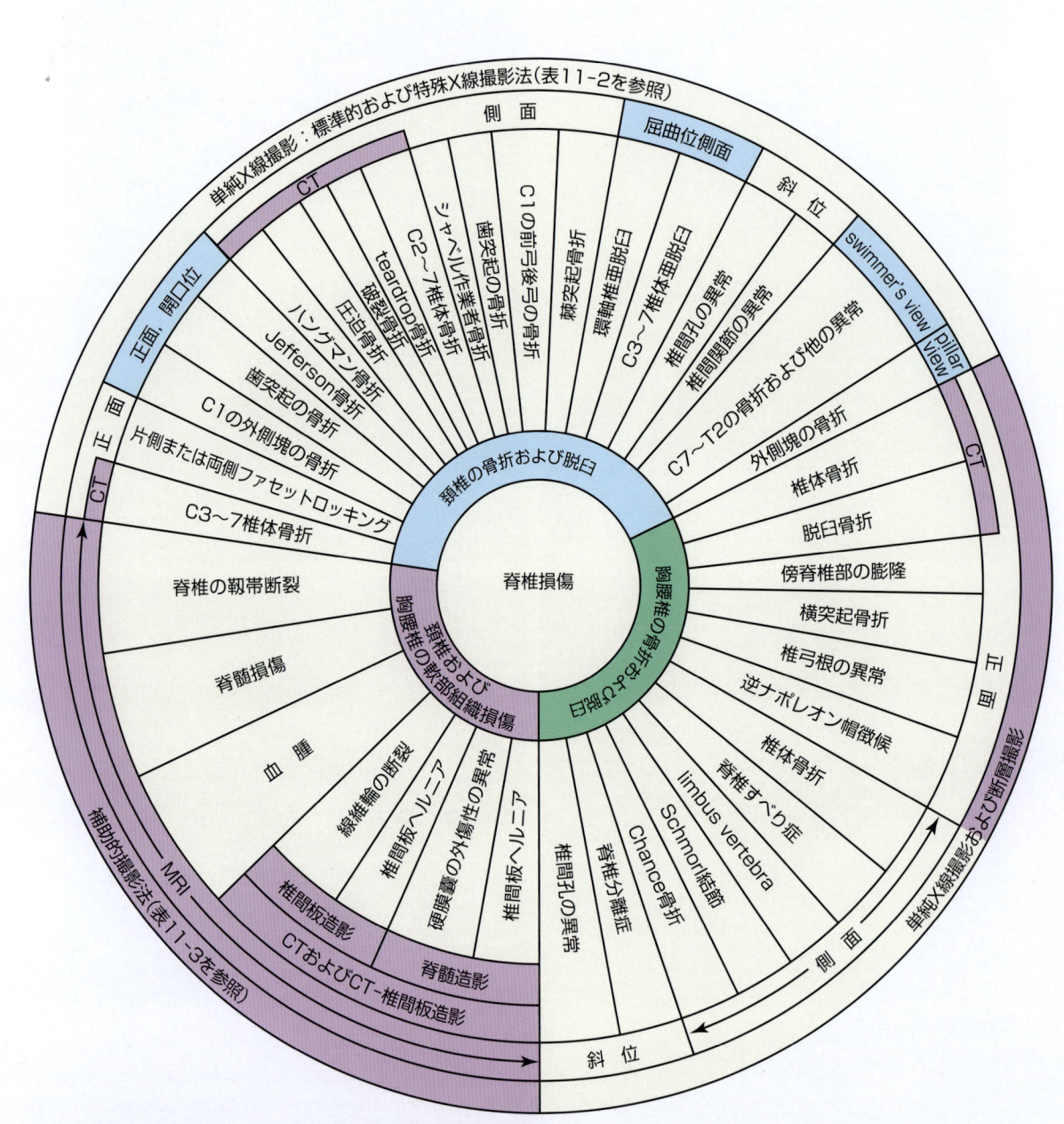

図 11-60　脊椎の損傷の評価のための X 線学的画像診断法
＊この図式に示された X 線撮影法と補助的撮影法は，それぞれの外傷による損傷状態をもっともよく描出するものをあげている.
＃断層撮影は現在ほぼ完全に CT に置き換っている.

十分である．正面像では椎弓根間距離の増大と後方椎間関節の外への拡がりのほかに椎弓の垂直骨折を認める（図11-66A）．側面では椎体後方部の骨折によりその部位の高さの減少が起こる．しばしば粉砕が起こり，骨片が脊柱管内へ侵入し硬膜を圧迫する（図11-66B）．このためCTが破裂骨折の評価の際の必須の検査となり（図11-66C，67A〜C），MRI（図11-68，69E）または脊髄造影（図11-70）が部位の特定や硬膜の圧迫の程度をみるために必要となる．

■ Chance 骨折 ■

腰椎のこのタイプの伸展損傷は，最初 G. Q. Chance により述べられたのだが，またの名をシートベルト骨折とも呼ばれるようになった．それは自動車事故でシートベルトを着けている人に高頻度に起こったからである．突然の減速によりシートベルトでの脊椎の急激な前屈が起き，ベルトより上の脊椎が前方へ押し出され，下位の固定された脊椎との間に伸展が生ずる．古典的な Chance 骨折は棘突起か椎弓に始まり椎弓根・椎体にいたる靱帯損傷のない脊椎の水平骨折である．この骨折の特徴は脱臼・亜脱臼のない横骨折である（図11-71，72）．横突起も水平に折れ，ときに椎体前面の圧迫が起こる．椎弓上半分は上部脊椎に強固に付き，下半分は下部脊椎に付いているため，本骨折は安定する傾向にある．本骨折の最初の記述以来，さらに3つのタイプのシートベルト骨折が報告されており，さまざまな程度の靱帯・椎間板断裂を含んでいる（図11-73，74）．Denis の three-column の概念に従うと，後者の骨折は本質的に posterior と middle column の損傷であり，無傷な anterior が蝶番として働いている．これらの損傷はその範囲と重症度により安定か不安定かが決まる．

■ 脱臼骨折 ■

屈曲，回旋，伸展，前後方向の剪断力などの力が胸腰椎部に単独あるいは組み合わさって作用した結果，脱臼骨折は three-column すべての破綻を起こす（図11-75）．このためこの損傷は不安定であり，通常は重度の神経合併症を伴っている．

屈曲-回旋型では posterior と middle column が完全に断裂し，側面像では anterior column の楔状変形を起こす．側面像で棘間距離の増大とともに，亜脱臼または脱臼も認める（図11-76）．椎体の後壁は脱臼が椎間板レベルで起こった場合には無傷なこともある．正面像はあまり診断に役立たないが，ときに一側の上関節突起の転位骨折を認めることがある．これは回旋による posterior column の損傷である．

脱臼骨折の剪断型では3つの column すべてが前縦靱帯を含めて断裂を起こす．後前方向の剪断では力がかかった部位より上の脊椎の前方転位を起こし，椎体は高さの減少を起こさない．しかし，脱臼した脊椎の後方要素は椎弓，椎間関節棘突起を含めていくつかのレベルで骨折を起こしている（図11-

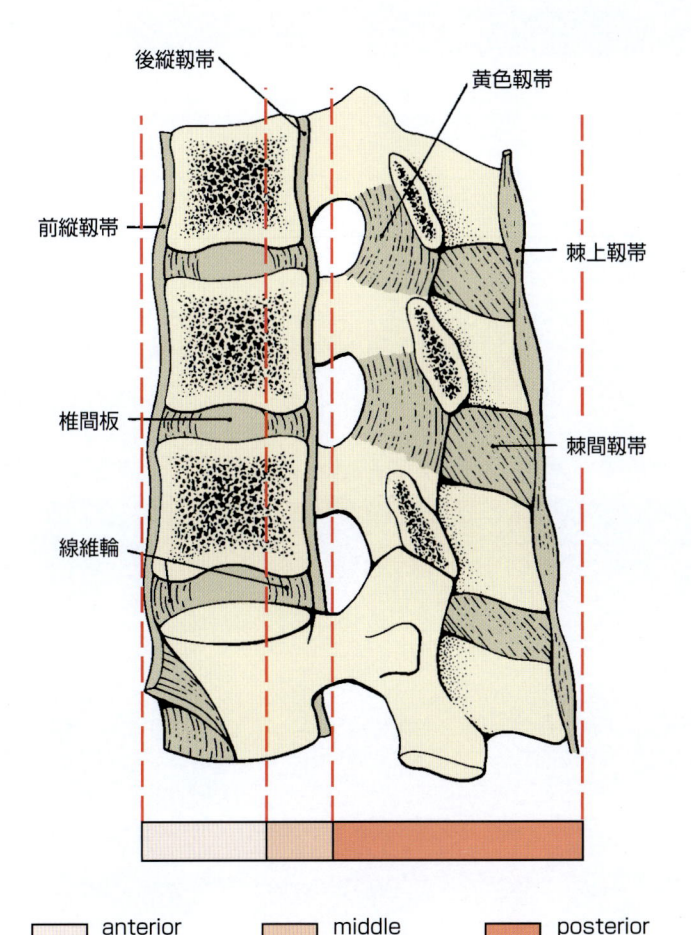

後縦靱帯　黄色靱帯
前縦靱帯　棘上靱帯
椎間板　棘間靱帯
線維輪

anterior column　middle column　posterior column

図11-61　脊椎の three-column の区分
胸腰椎をみる際の three-column の概念がさまざまな損傷の安定性を決めるのに役立つ．three-column すべてを含む骨折は不安定で，one-column のみの骨折は安定している．
(Denis F. Three column spine and its significance in the classification of acute thoracolumbar spinal injuries. Spine 1983；8：817-831 より改変)

表11-6	脊椎骨折の基本型とそれぞれの型で損傷される column		
骨折の型	損傷された column		
	anterior	middle	posterior
圧迫骨折	圧迫	なし	なし，あるいは伸展（重症例）
破裂骨折	圧迫	圧迫	なし，あるいは伸展
シートベルト骨折	なし，あるいは圧迫	伸展	伸展
脱臼骨折	圧迫および/あるいは回旋，剪断	伸展および/あるいは回旋，剪断	伸展および/あるいは回旋，剪断

(Montesano PX, Benson DR. The thoracocolumbar spine. In：Rockwood CA, Green DP, Bucholz RW, eds. Rockwood and Green's fractures in adults, 3rd ed. Philladelphia：JB Lippincott；1991：1359-1397 より引用)

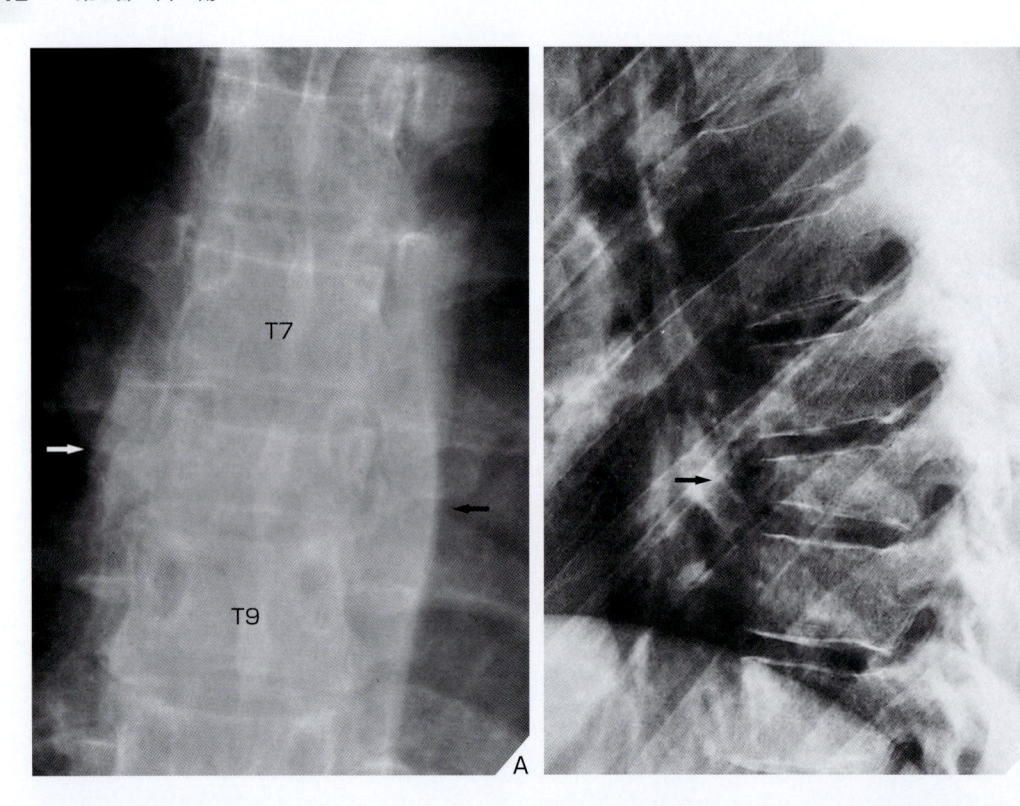

図 11-62　圧迫骨折
48 歳女性. 梯子より転落して背中を痛めた.（A）胸椎の X 線正面像で, 圧迫骨折による T8 椎体の高さの減少を認める. 出血・浮腫による傍脊椎線の局所拡大にも注目（→）.（B）側面像では T8 椎体前方部の楔状変形があるが, 後方部は正常である（→）. これらの像は椎体前方のみ損傷される単純圧迫骨折を示している.

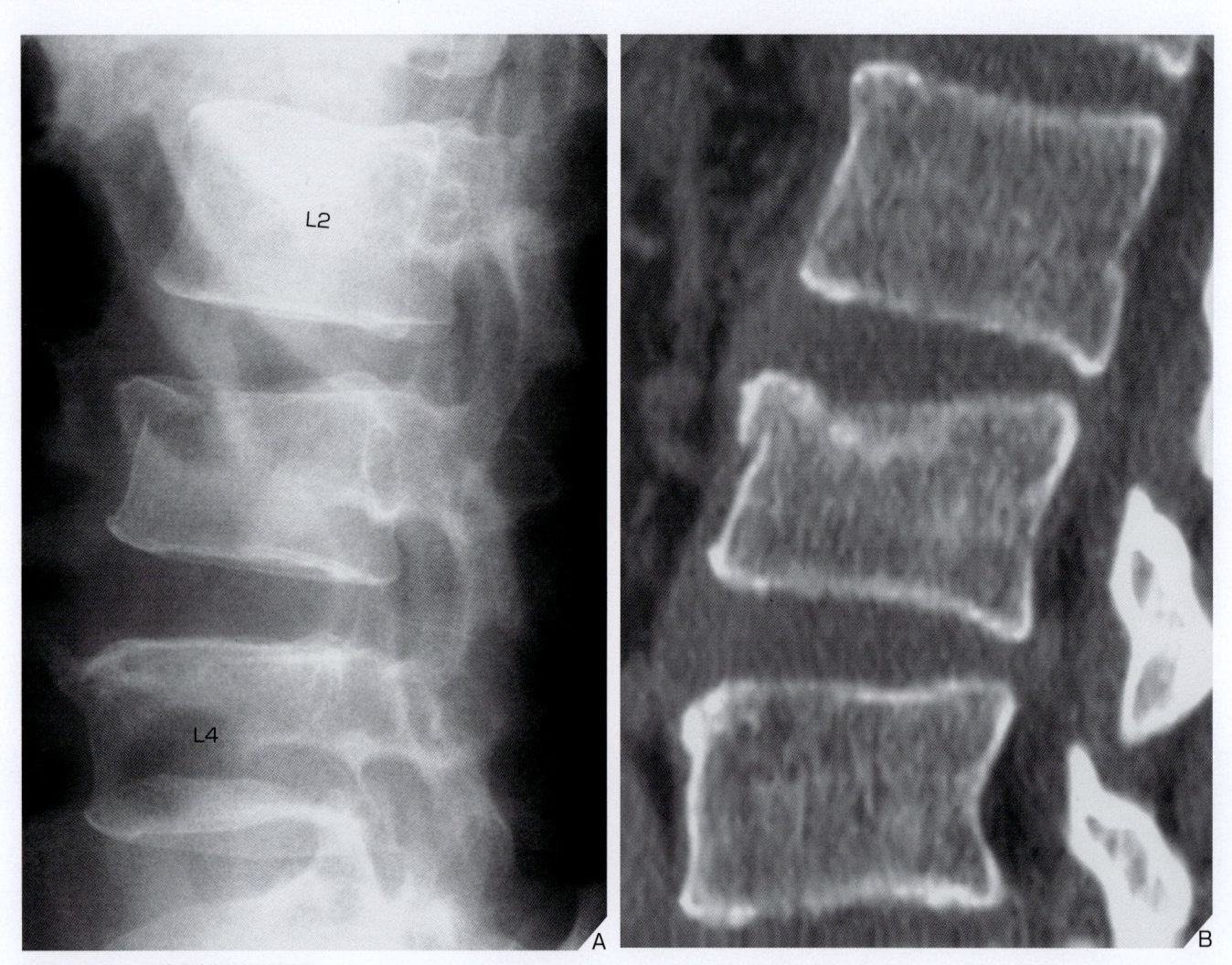

図 11-63　圧迫骨折の CT 所見
（A）腰椎の X 線側面像では L3 椎体前方部分の圧潰を認めるが, 後方部分はよく描出されていない.（B）CT 再構成矢状断像では明瞭に正常な middle column が描出され, 破裂骨折ではなく圧迫骨折と診断できる.

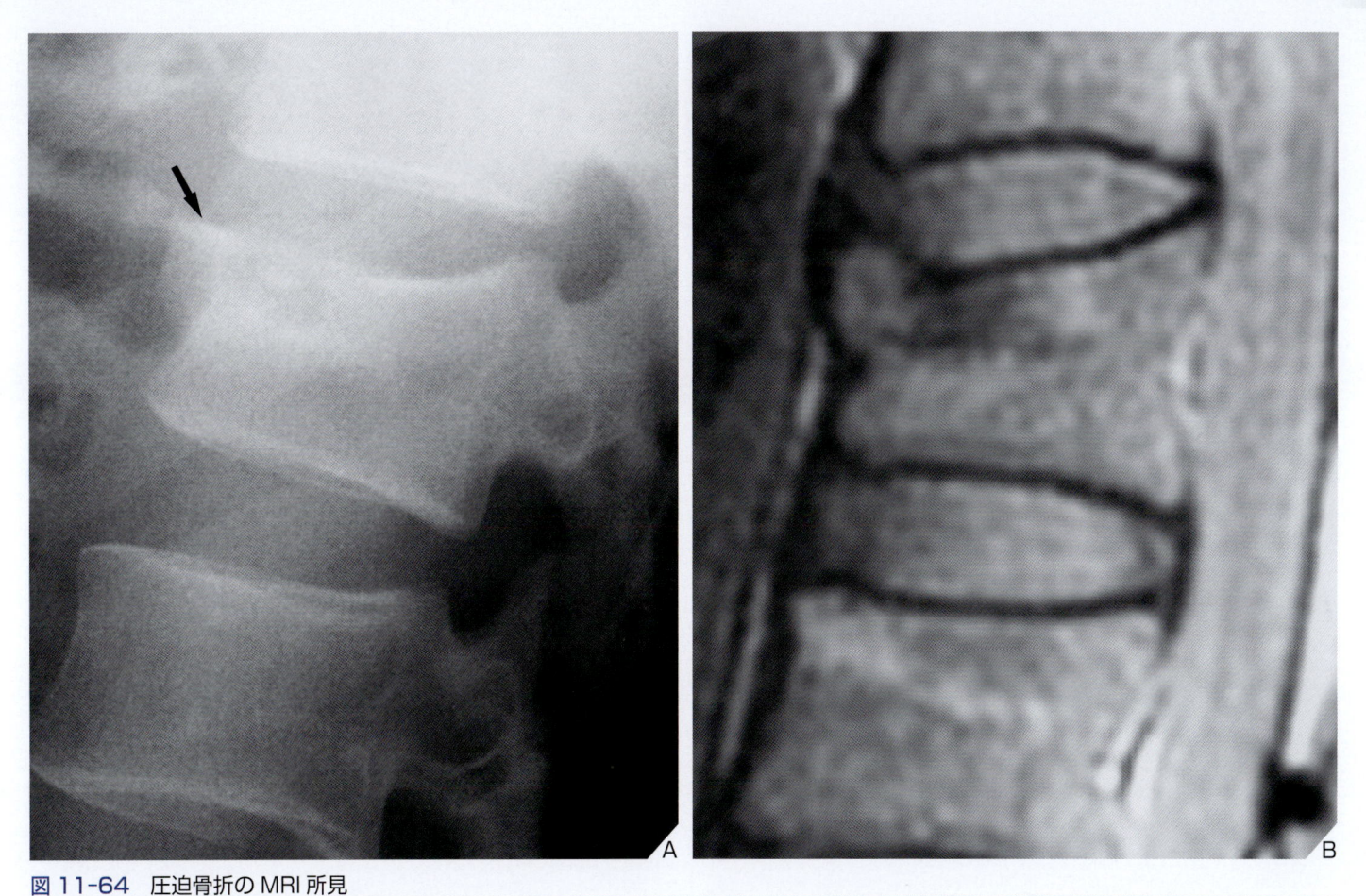

図 11-64　圧迫骨折の MRI 所見
（A）腰椎の X 線側面像では L1 椎体前上方部分の圧潰を認める（→）．（B）プロトン密度強調矢状断像では anterior column に限局した骨折を認め，圧迫骨折と診断できる．

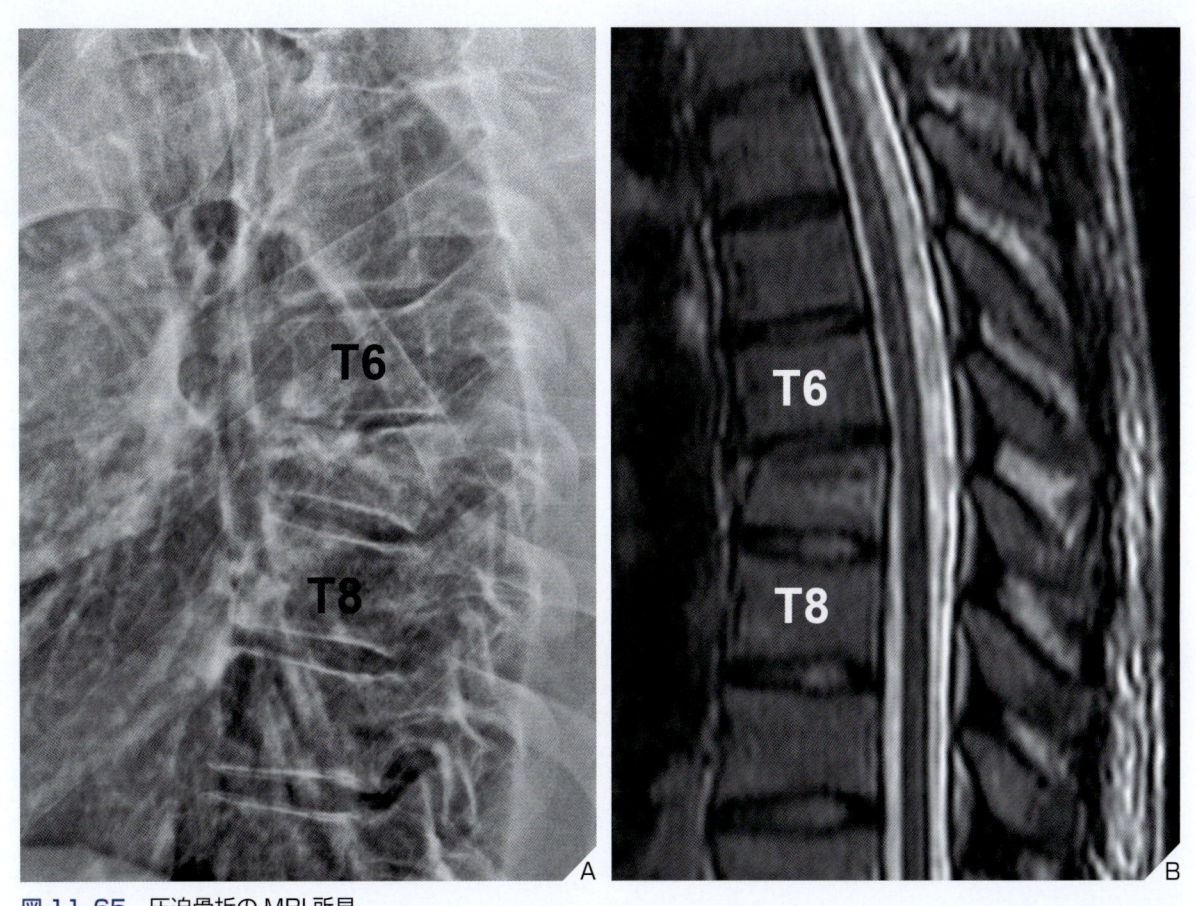

図 11-65　圧迫骨折の MRI 所見
　44 歳男性．自動車事故にて受傷．（A）胸椎の X 線側面像では T7 の圧迫骨折を認める．（B）T2 強調矢状断像では骨折椎体のレベルで正常の middle column，後縦靱帯，くも膜下腔が描出されている．

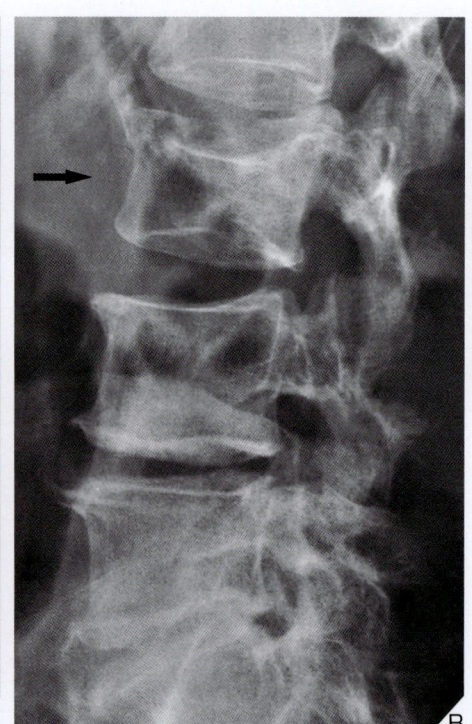
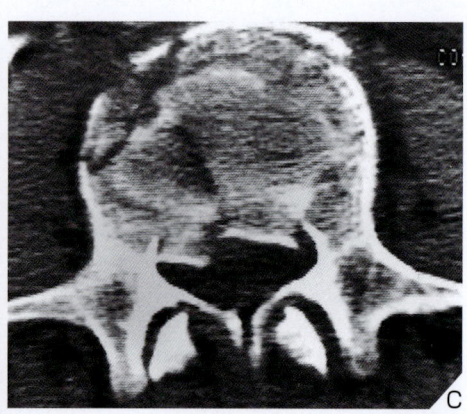

図 11-66　破裂骨折
　56 歳男性．商船員．船上で 60 フィート（約 18 m）の高さの梯子から転落した．腰椎のＸ線正面像（**A**）と側面像（**B**）では L3 椎体の破裂骨折がわかる（→）．正面像では破裂骨折の証明となる椎弓根間距離の開大が認められる．だが，損傷の程度は L3 レベルの CT（**C**）でよくわかる．椎体の粉砕骨折および 2 つの骨片が脊柱管内へ転位し，硬膜を圧迫しているのがわかる．これは anterior column と middle column の損傷を示す所見である．

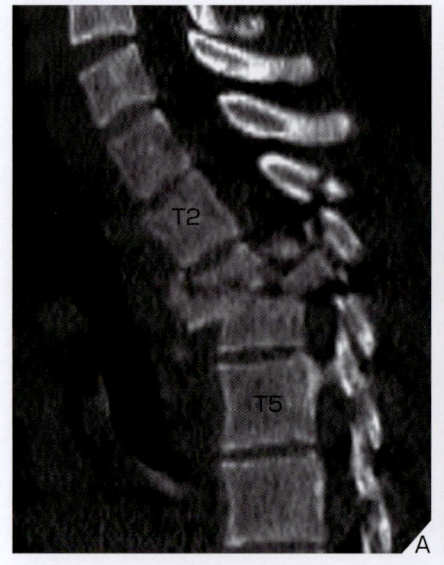
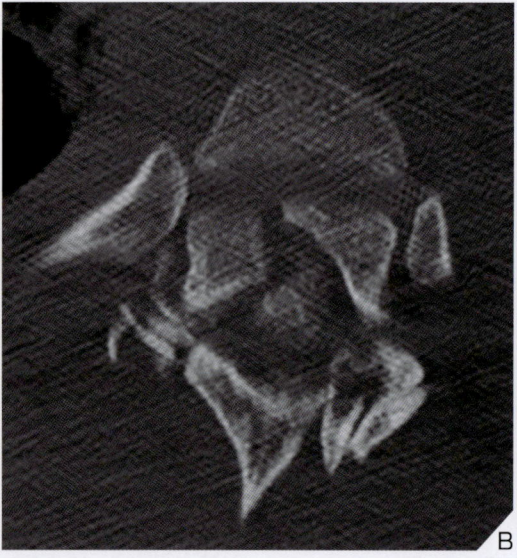
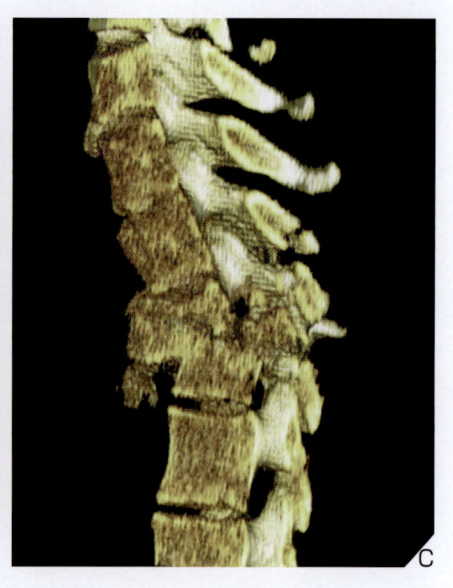

図 11-67　破裂骨折の単純 CT と 3D-CT 所見
　（**A**）再構成 CT 矢状断像では T3, T4 の破裂骨折を認める．（**B**）T3 の CT 横断像では，粉砕して脊柱管内に転位している骨片を認める．（**C**）3D-CT 再構成像では，本外傷のより包括的な画像が描出できる．

11

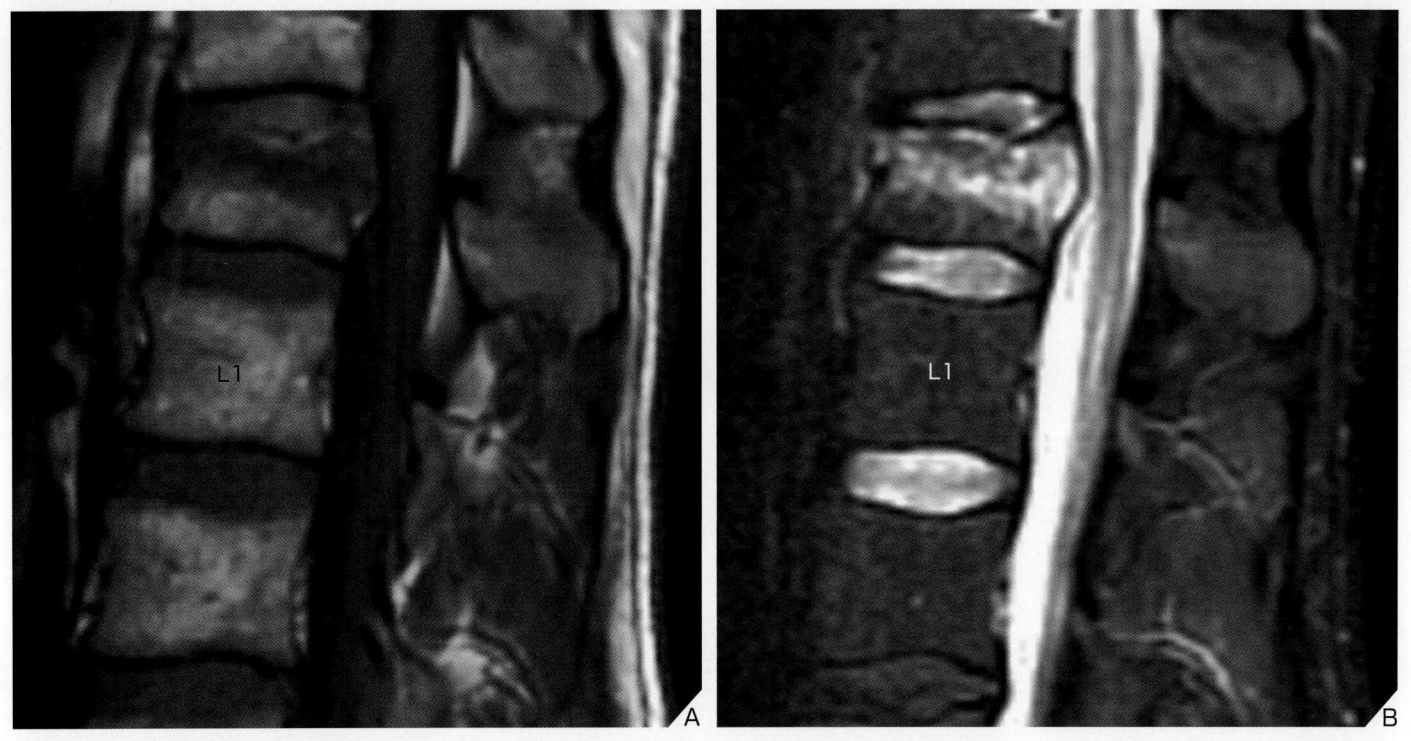

図 11-68　破裂骨折の MRI 所見
　T1 強調矢状断像（**A**）と T2 強調矢状断像（**B**）では T12 の破裂骨折が確認できる．硬膜管前方の圧迫を認めるが，後縦靱帯は正常に保たれていることにも注目．

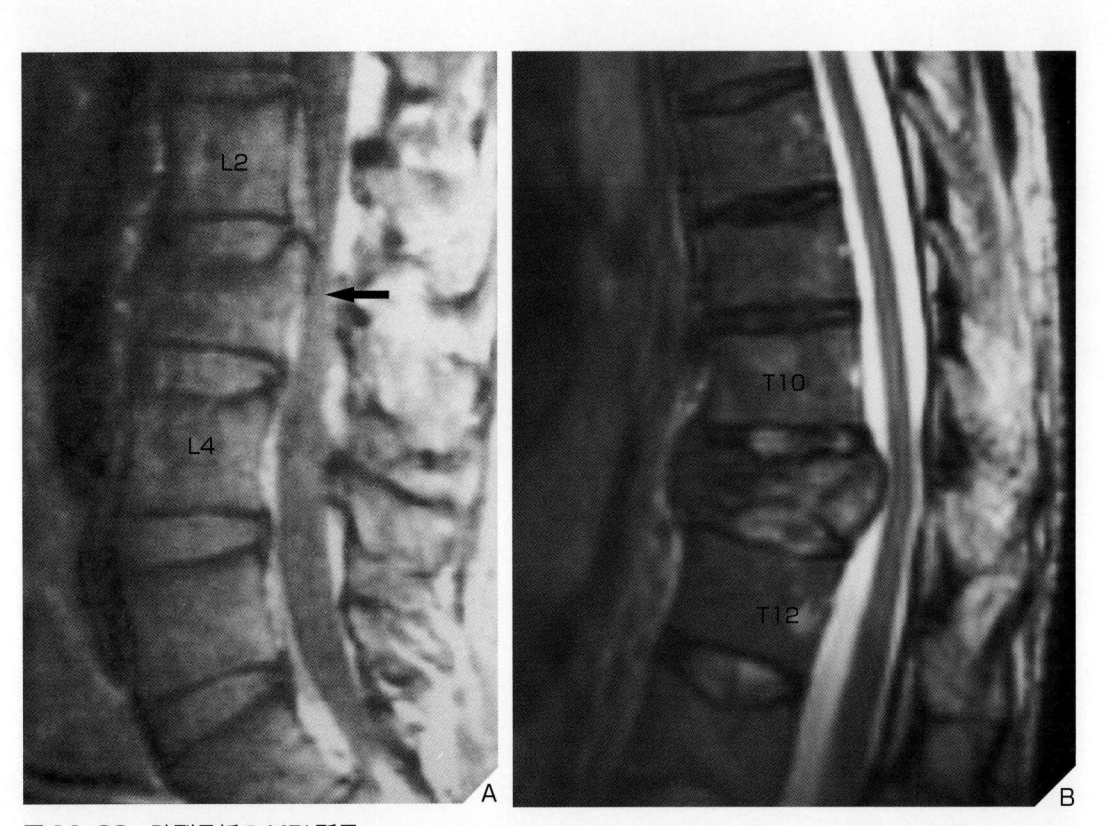

図 11-69　破裂骨折の MRI 所見
　（**A**）26 歳男性．L3 破裂骨折を起こした．T1 強調矢状断像（SE：TR 800/TE 20 msec）である．middle column の後方転位があり，硬膜嚢を圧迫しているのが示されている（→）．（**B**）58 歳男性．3 階建てのビルの屋上から転落した．T2 強調矢状断像で，T11 破裂骨折の典型的な像を示している．硬膜管の圧迫にも注目．

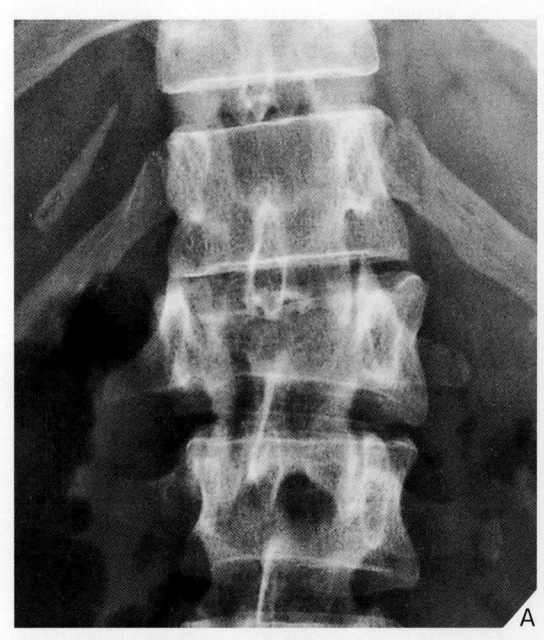
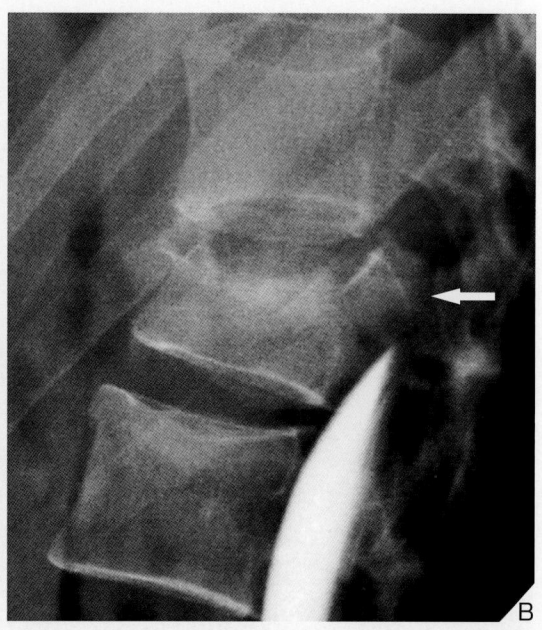

図 11-70　破裂骨折の脊髄造影
　28 歳女性. パラシュート降下し, 背中で着地, 片麻痺で尿失禁となった. **(A)** 腰椎の前後像で L1 の破裂骨折を認める. **(B)** 脊髄造影の側面像で, 小骨片の硬膜への衝突による骨折レベルでの造影剤の流出の完全閉塞をみる (→).

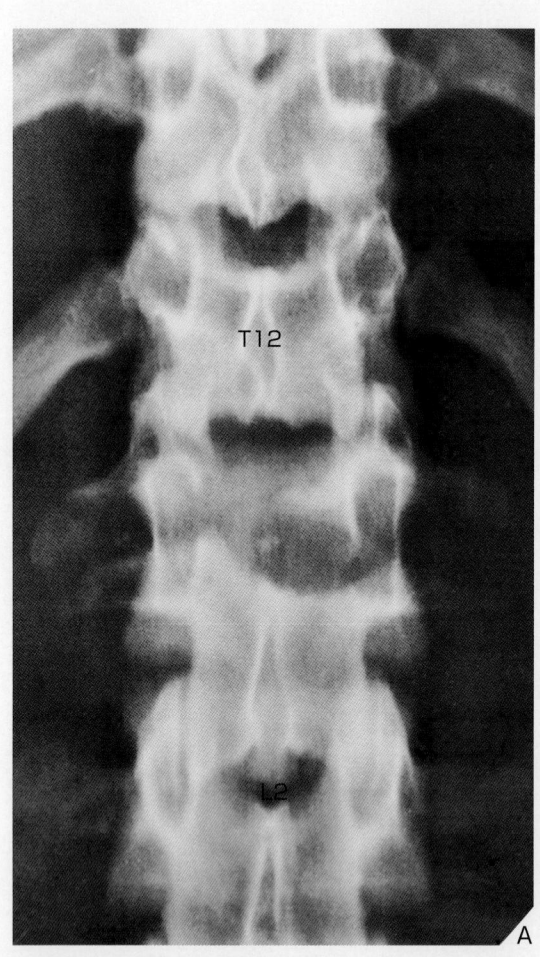
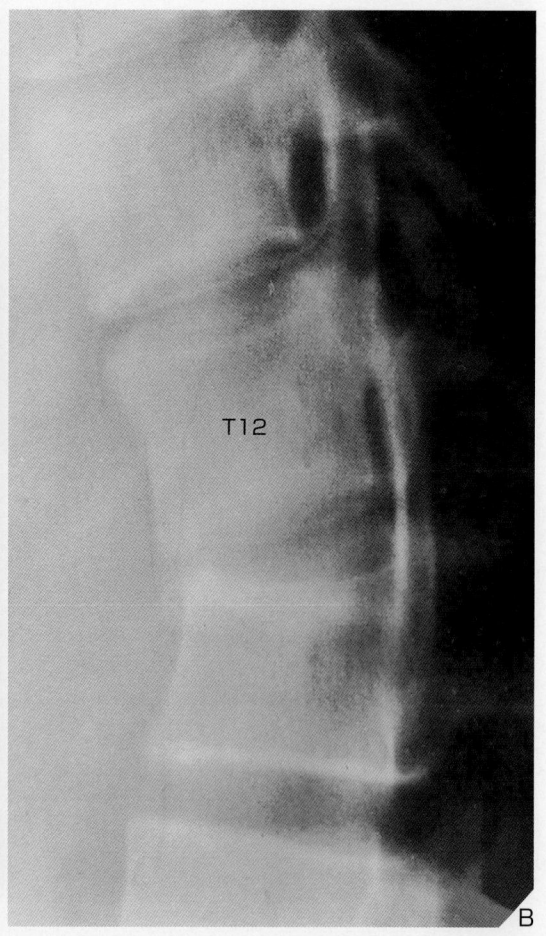

図 11-71　Chance 骨折
　30 歳女性. 自動車の衝突で下背部を損傷した. 彼女はシートベルトを着けていた. 腰椎の正面 **(A)** と側面 **(B)** の断層撮影で, 椎弓・棘突起にいたる L1 椎体の骨折を認める.
　(Dr. D. Faegenburg, Mineola, NY のご好意による)

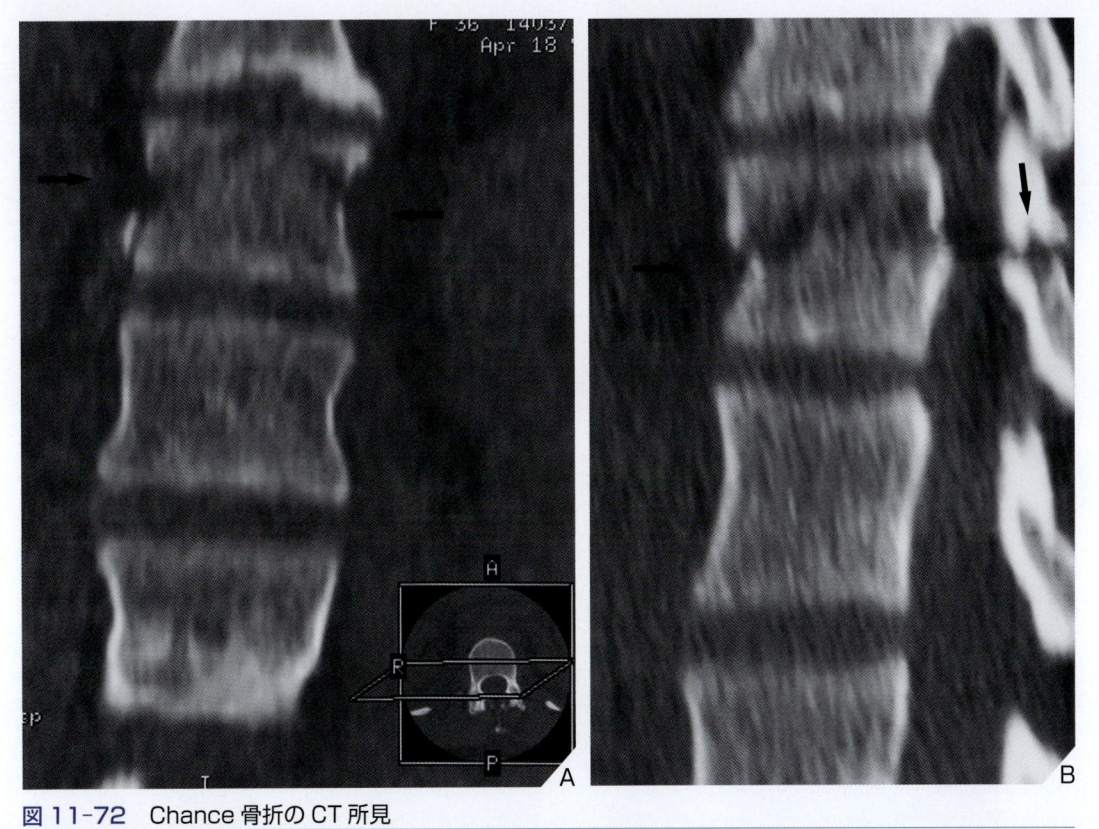

図 11-72　Chance 骨折の CT 所見
36 歳女性. 自動車事故で受傷した. シートベルトをしていたが肩掛けのベルトはしていなかった. 冠状断面（A）
および矢状断面（B）での CT 再構成像は, L2 椎体の典型的な 1 レベルの Chance 骨折を示している（→）.

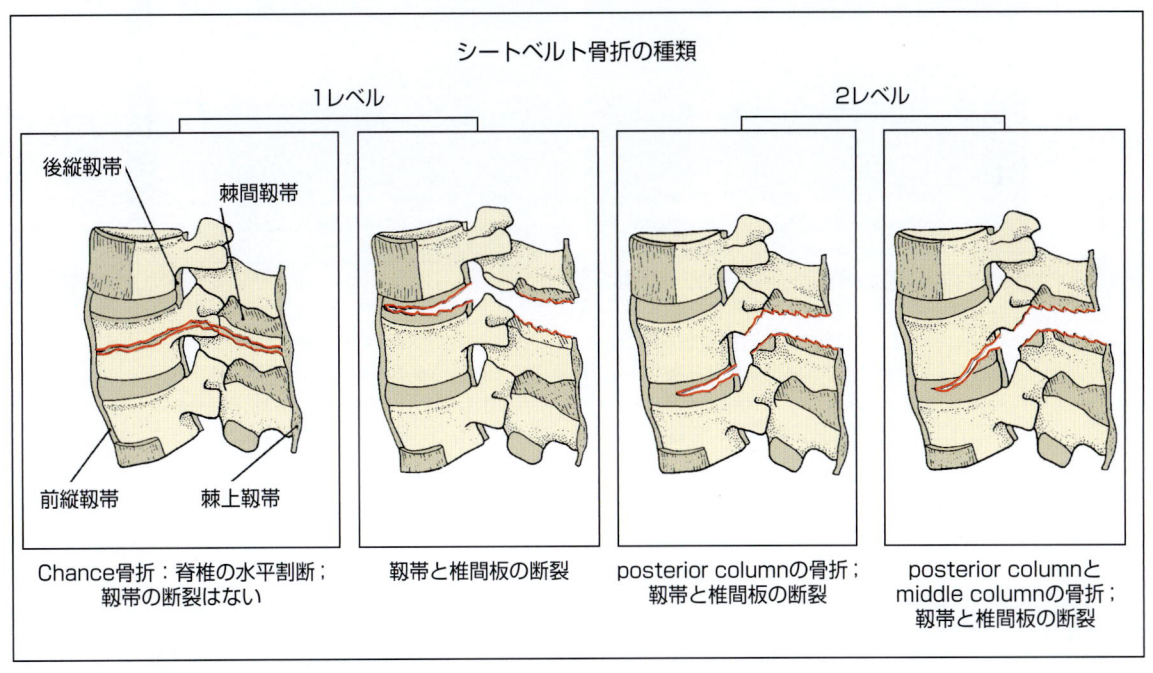

図 11-73　腰椎のシートベルト骨折の種類

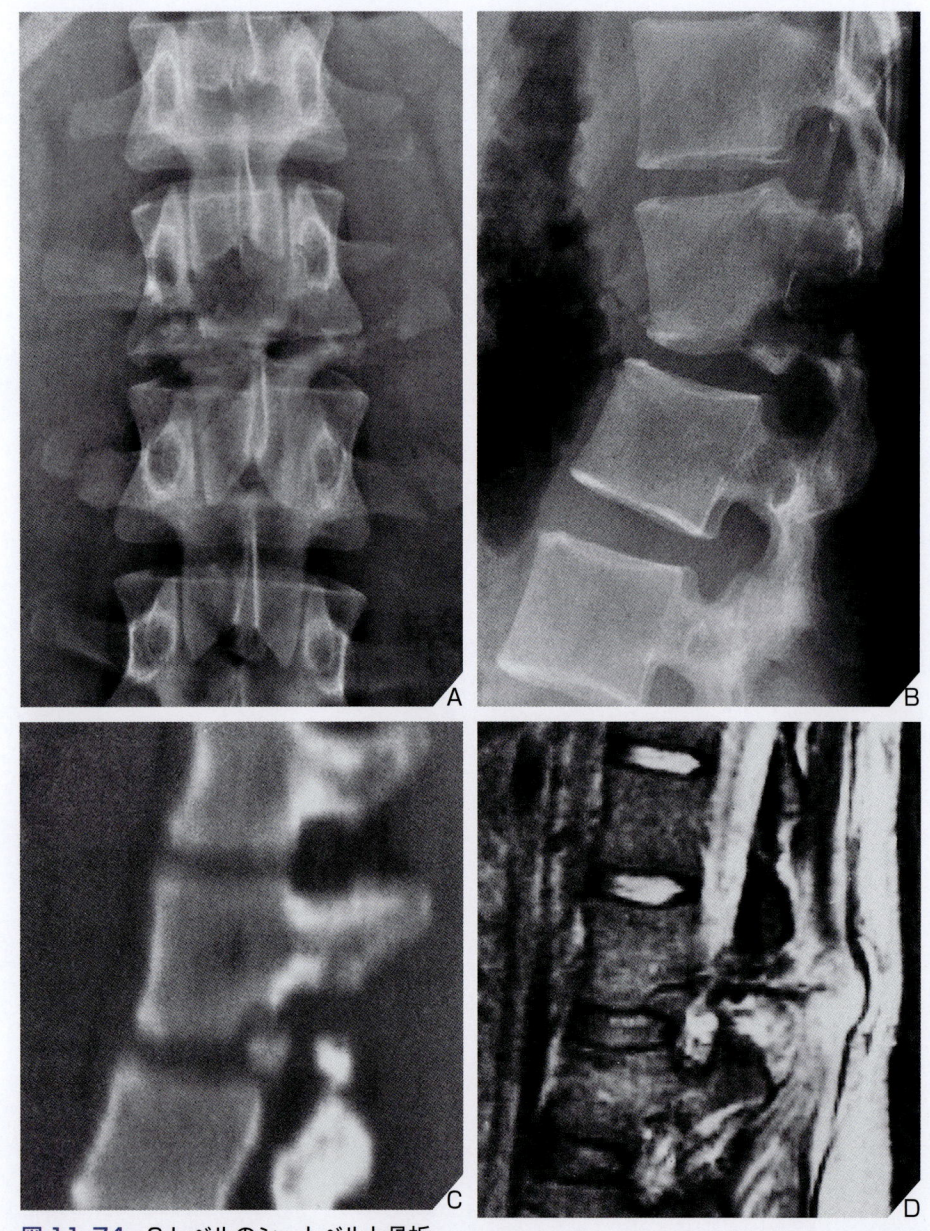

図11-74　2レベルのシートベルト骨折
　21歳女性．自動車事故で腰椎を損傷した．(A) 腰椎のX線像でL2椎体に水平の裂け目を認める．さらにL2/3間の椎弓根の距離が増加し，いくつかの横突起骨折も認める．(B) 側面像ではL2/3レベルで後方への角状変形があり，L2椎体の後下方から椎体と後方要素への斜骨折を認める．(C) 矢状断面でのCT再構成像では後方部の骨折がより明らかである．(D) 傍矢状断面でのMRIでは，後方の靱帯の断裂と大きな血腫が認められる．これらの像は典型的な2レベルのシートベルト損傷である．

77)．前後方向の剪断では逆に後方転位を起こし（図11-78），棘突起骨折を伴うことがある．

　屈曲-伸展型の脱臼骨折は posterior, middle column の損傷したシートベルト骨折に似ている（図11-79；図11-72も参照）．だが，シートベルト骨折と異なり，全線維輪が裂けて椎体の亜脱臼・脱臼を起こす．

3．脊椎分離症と脊椎すべり症

　脊椎分離症は脊椎の関節間部（椎弓根，椎間関節，椎弓の結合部）の欠損（スコッチテリアの首）であり，急性骨折による後天性異常である．あるいはより一般的には，慢性的な力学的ストレスにより起こることがある（ストレス骨折）．峡部の先天

脱臼骨折

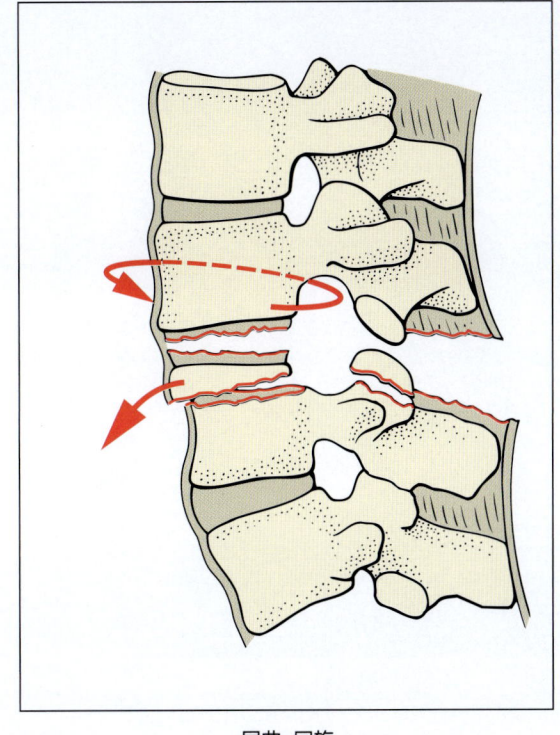

屈曲-回旋

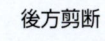

後方剪断

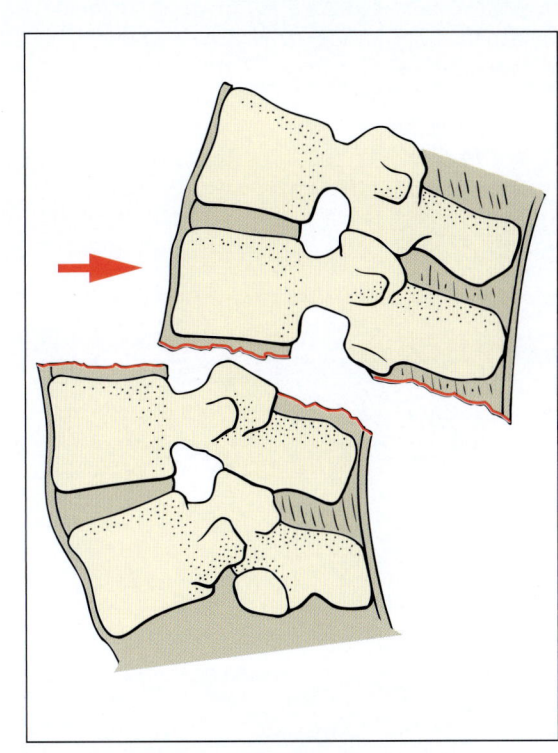

前方剪断

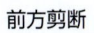
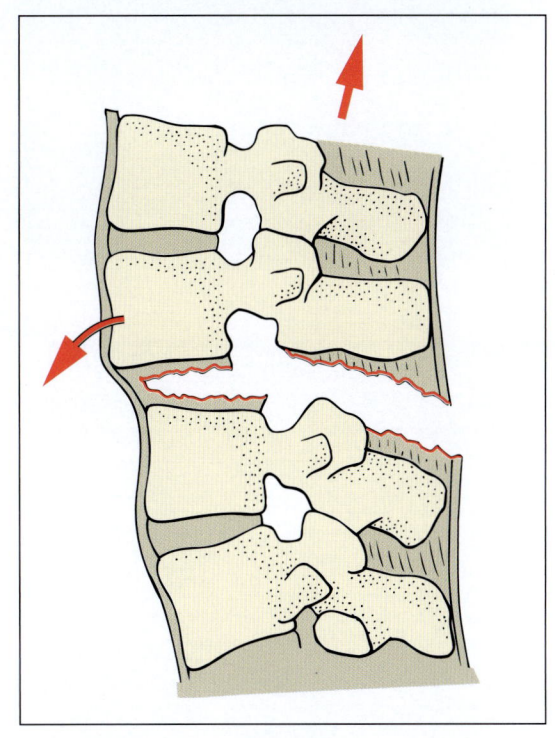

屈曲-伸展

図 11-75　脱臼骨折の分類
胸腰椎脱臼骨折の各種型の模式図（赤矢印は作用応力の方向を示す）.

Ⅱ

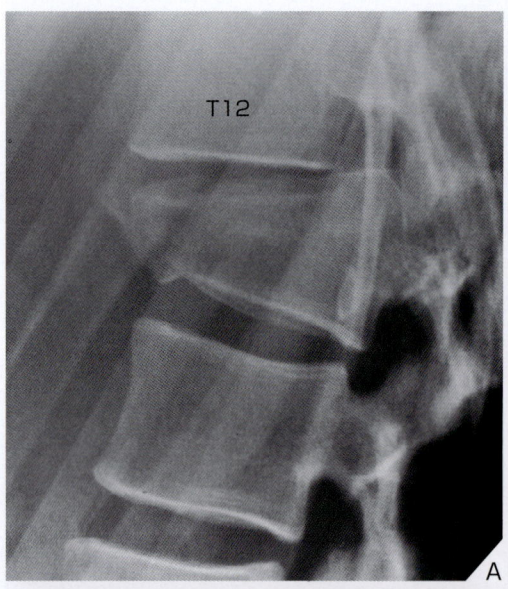

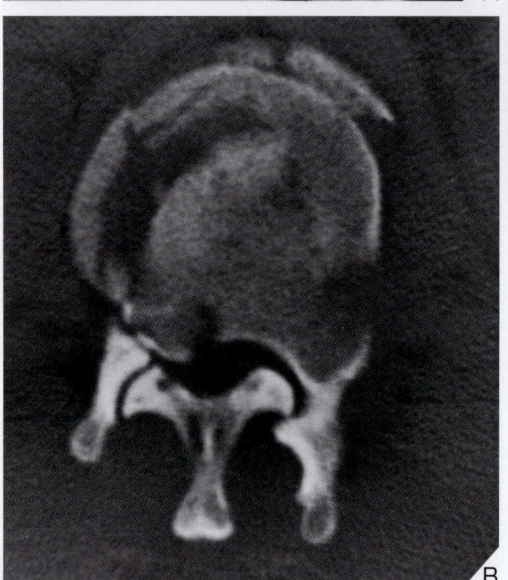

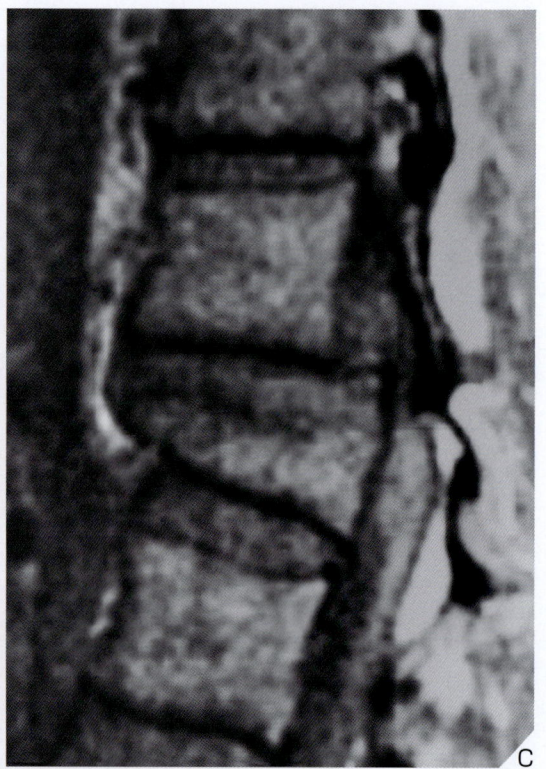

図 11-76　脱臼骨折
27歳男性．オートバイ事故にて受傷し，T12/L1 レベルの屈曲-回旋型の脱臼骨折が生じた．（A）X線側面像ではL1椎体の前方楔状化を認め，middle column の断裂を認める．T12椎体のわずかな前方移動もある．（B）L1椎体のCTでは，骨折片の脊柱管内後方突出を伴った middle column の骨折を認め，これは破裂骨折に類似している．（C）MRI T2強調矢状断像では，さらに posterior column の断裂と硬膜囊の圧迫がみられる．

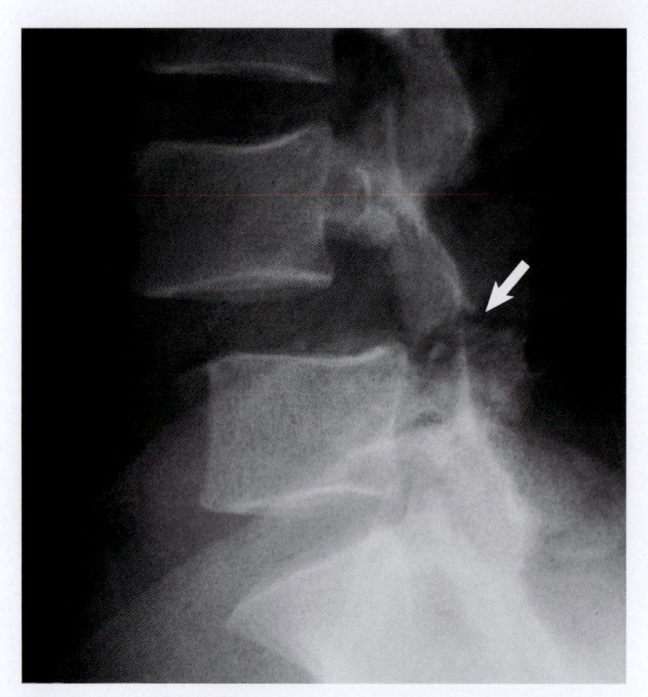

図 11-77　脱臼骨折
腰椎X線側面像ではL4/5レベルの後前剪断型脱臼骨折を示す．椎体には損傷がないが，損傷椎の後方要素に骨折がある（→）．

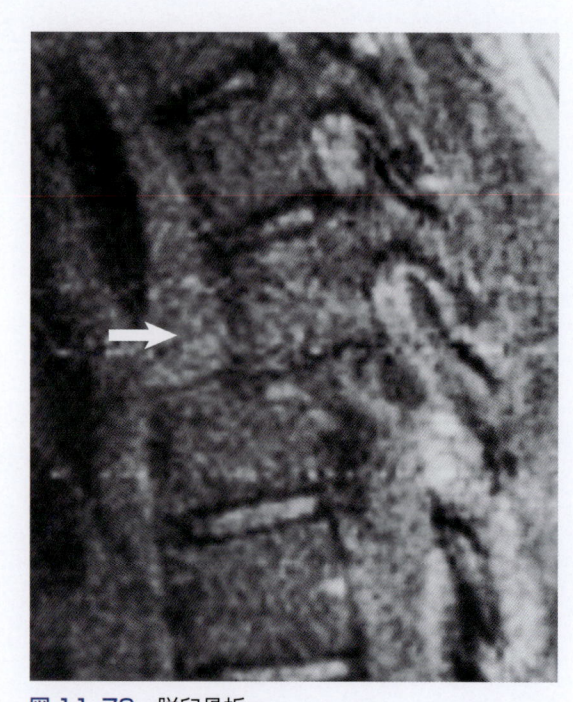

図 11-78　脱臼骨折
MRI T2強調矢状断像では，下位胸椎レベルに前後剪断型脱臼骨折を示す（→）．

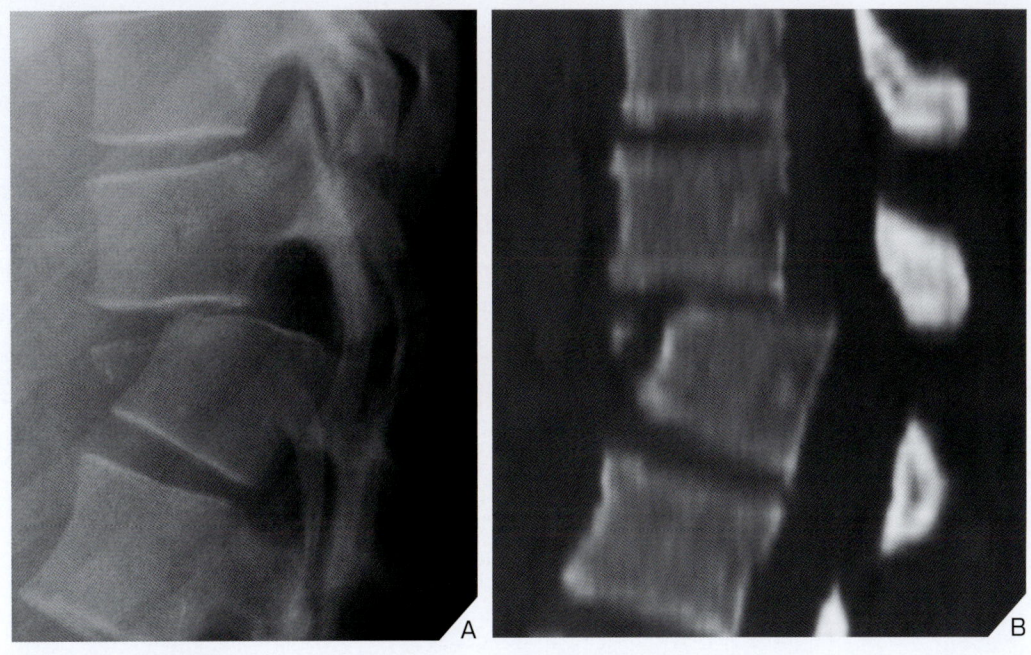

図 11-79　脱臼骨折
（A）胸腰椎 X 線側面像と（B）矢状断 CT の再構成像は屈曲-伸展型脱臼骨折の特徴を示す.

脊椎すべり症

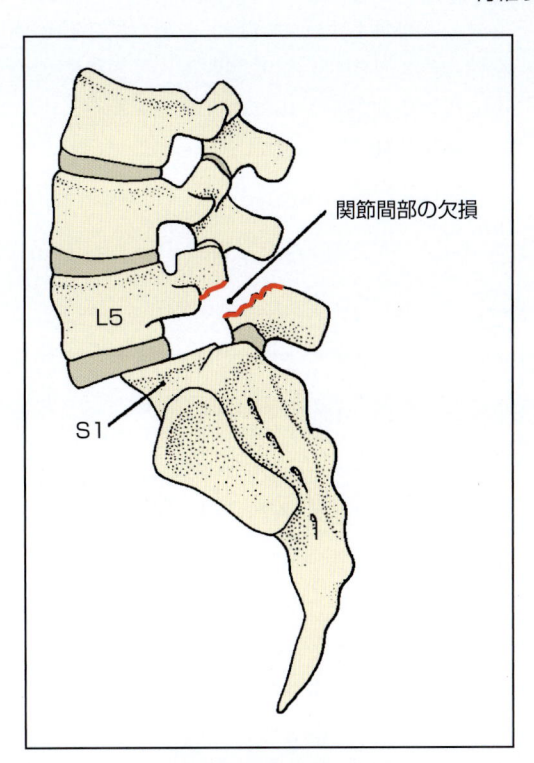

関節間部の欠損

L5

S1

脊椎分離症に伴うもの
（真性脊椎すべり症）

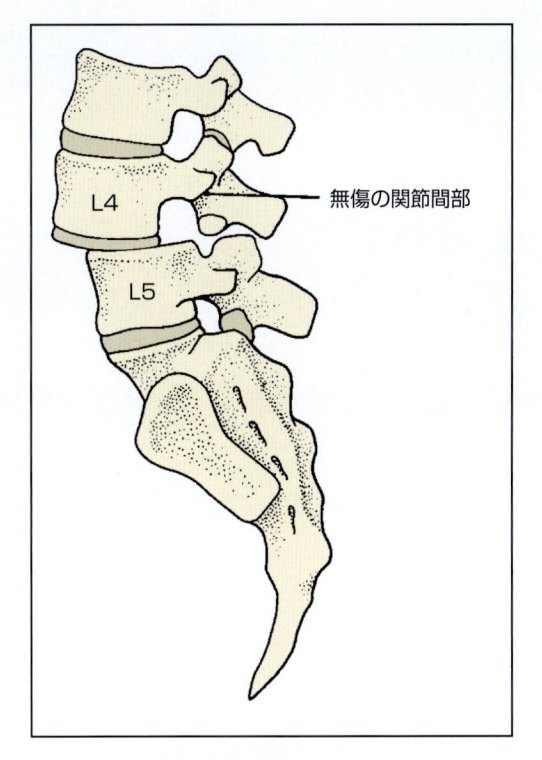

無傷の関節間部

L4

L5

脊椎分離症を伴わないもの
（偽性または変性脊椎すべり症）

図 11-80　脊椎すべり症の分類
脊椎すべり症は，関節間部の欠損から起こる脊椎分離症に伴って起こったり，椎間板の変性疾患や椎間関節の変性・亜脱臼に続いて（偽性脊椎すべり症）起こる.

性欠損ということもまれにある．この用語は spondylos（椎骨）と lysis（欠損）というギリシャ語に由来している．

　分離症は通常下位腰椎に発生し，アスリートには高頻度に認められる．

　脊椎すべり症（spondylolisthesis）は 1854 年 Killian により取り入れられた用語だが，1 つの椎骨の全部または一部が下位固定椎に対して前方へのすべった状態（slipping，gliding）と定義される．この異常は主に腰椎にみられ（90％），L4/5，L5/S1 レベルに多い．

　分離症に伴うすべり症と関節間部の欠損なしに起こるすべり症とを判別することは重要である（図 11-80）．後者は 1931 年 Junghanns により「偽性脊椎すべり症」と名付けられたが，一般に椎間板の変化と椎間関節の変性・亜脱臼を伴い，変性脊椎すべり症と呼ばれる（第 13 章を参照）．関節間部の欠損は通常の撮影では必ずしもわかるとは限らないが，Bryk と Rosenkranz による棘突起サインで真性と偽性を鑑別できる（図 11-81）．このサインは両疾患の異なった病態に基づく論理的帰結である．真性のすべりでは両側の関節間部の欠損が椎体，椎弓根，上関節突起の前方すべりを起こし，一方棘突起，椎弓，下関節突起は正常位置にある．したがって棘突起の背側面を調べていくとすべりレベルの上で段差を認める（図 11-82A）．これに対して偽性では棘突起も含めて椎骨全体が前方へ移動する．この場合，棘突起の背側面はすべりレベルの下で段差を示す（図 11-82B）．このサインを使えば 1 枚の側面像で正確な診断ができる．斜位像は必要ない．だが，撮影の際は露出過度

にならないようにするのが重要で，そうしないと棘突起の後縁が不明瞭となる．

　すべり症を引き起こす関節間部の欠損は通常の腰椎斜位撮影でわかり，以前は断層撮影，現在では CT を追加することもある（図 11-83A，84A〜C）．脊髄造影の側面像で，椎間板ヘルニアによるものに似た硬膜の前方よりの圧排をみることがある（図 11-84D）．L5/S1 レベルでの高度な脊椎すべり症は L5 が前下方へ転位して仙骨と重なるため X 線正面像でもわかる．これは逆ナポレオン帽徴候（inverted Napoleon's hat）と呼ばれる曲線を形成する（図 11-85，86）．Meyerding により提唱されたすべり症の簡潔な分類は，前方すべりの程度に基づいている（図 11-87）．

4．椎間板脊椎結合部の損傷

　椎間板脊椎結合部でもっともよく起こる損傷の 1 つは椎間板ヘルニアである．隣接する椎体間の主要構成単位である椎間板は次のものからなる．軟らかな中心部分である髄核は，膠原線維とムコ蛋白ゲルからなり，偏心性にやや後方に位置する．硬い線維軟骨である線維輪は髄核を囲み，前後縦靱帯で補強されている．椎間板とその脊椎との結合部への損傷は急性外傷か潜在性の内因性損傷により起こる．椎間板物質の突出方向により椎間板と隣接脊椎の損傷のスペクトルがみられる（図 11-88）．

■ 前方椎間板ヘルニア ■

　Sharpey 線維による椎体縁と前縦靱帯への線維輪の健常な付

棘突起サイン

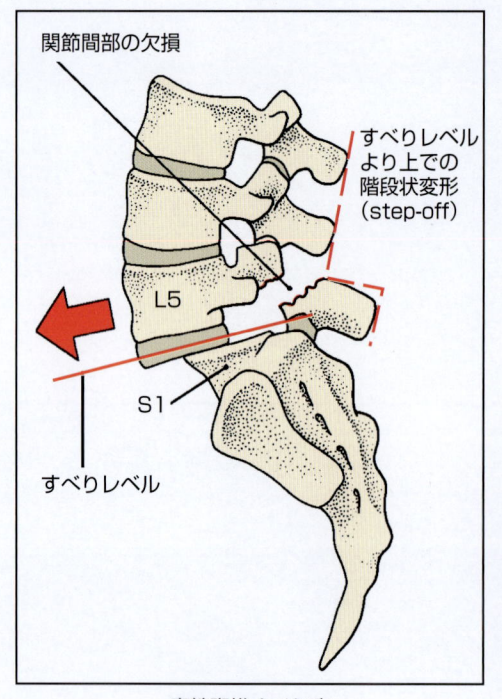

真性脊椎すべり症

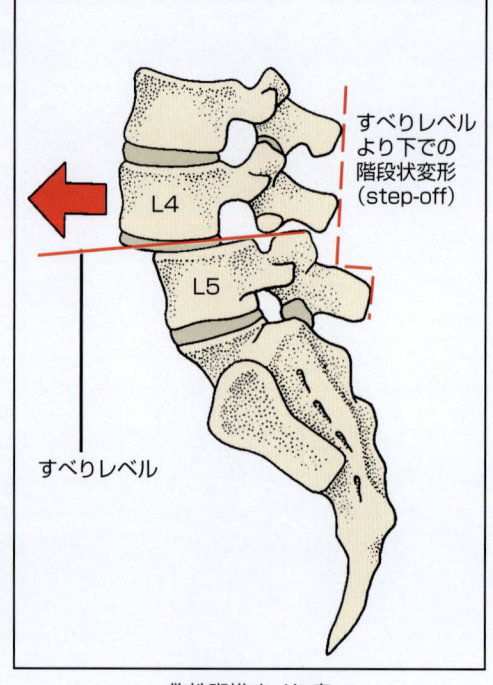

偽性脊椎すべり症

図 11-81　棘突起サイン
棘突起サインは，真性と偽性の脊椎すべり症を鑑別するのに有用である．すべりレベルより上で階段状変形があれば真性で，下で変形があれば偽性である（赤矢印はすべりの方向を示す）．

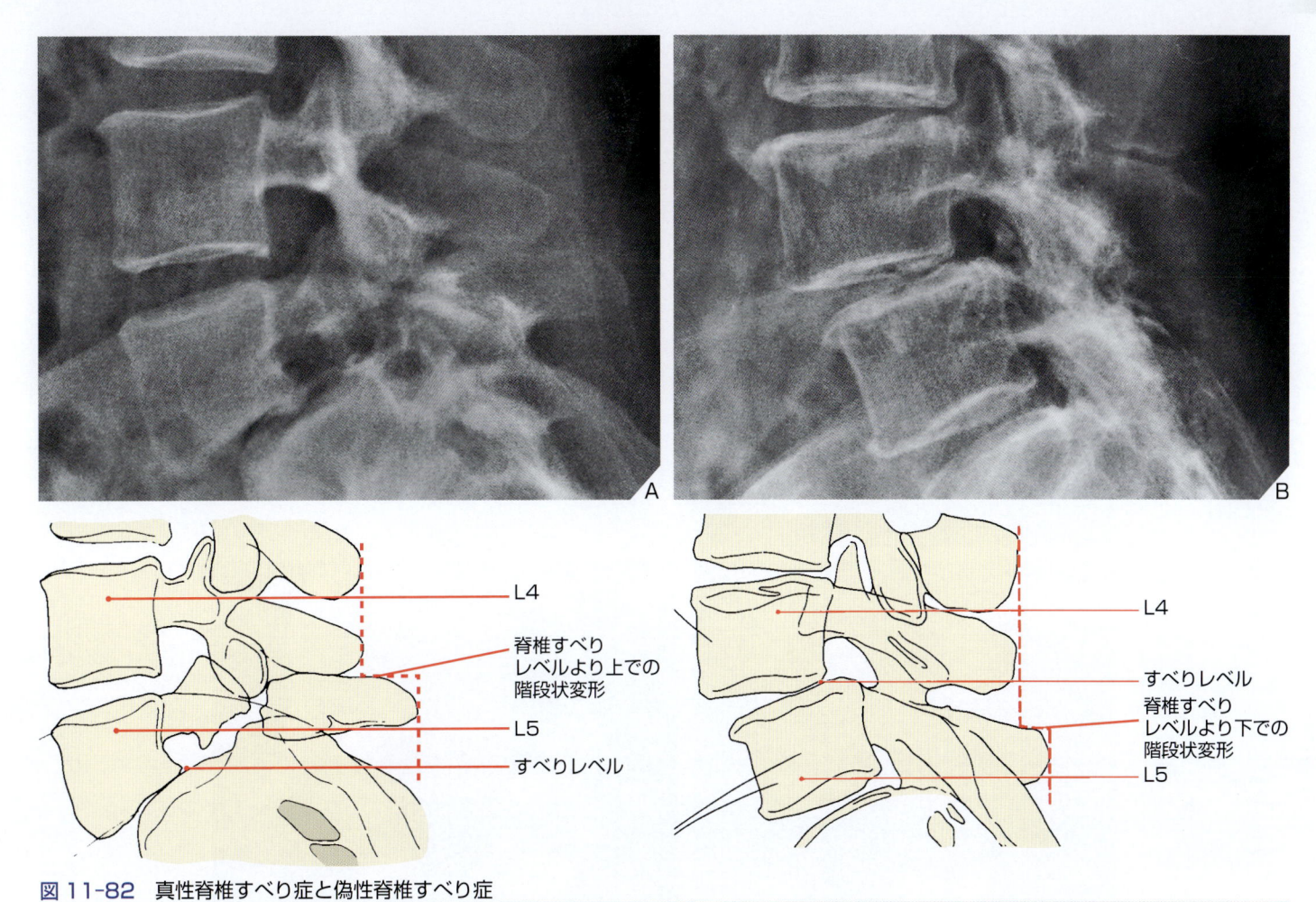

図 11-82　真性脊椎すべり症と偽性脊椎すべり症
　（A）腰椎 X 線側面像で，関節間部の欠損に続発した典型的脊椎すべり症を示す．L5 棘突起の背側面が，L5 すべりレベルより上で L4 と階段形成をしていることに注目．（B）分離症を伴わない脊椎すべり症（変性脊椎すべり症）では，すべりレベルより下での棘突起の階段状変形が特徴である．

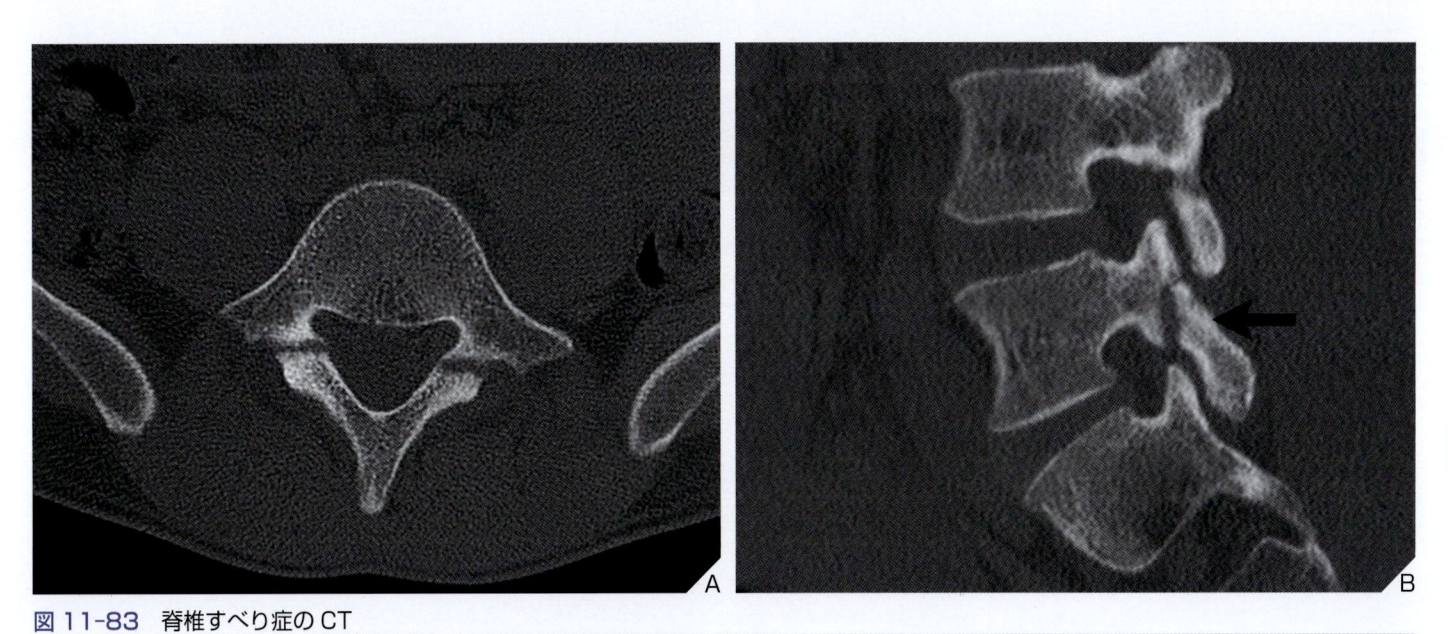

図 11-83　脊椎すべり症の CT
　（A）横断像と（B）矢状断再構成像で両側の欠損を L5 の関節間部に認める（→）.

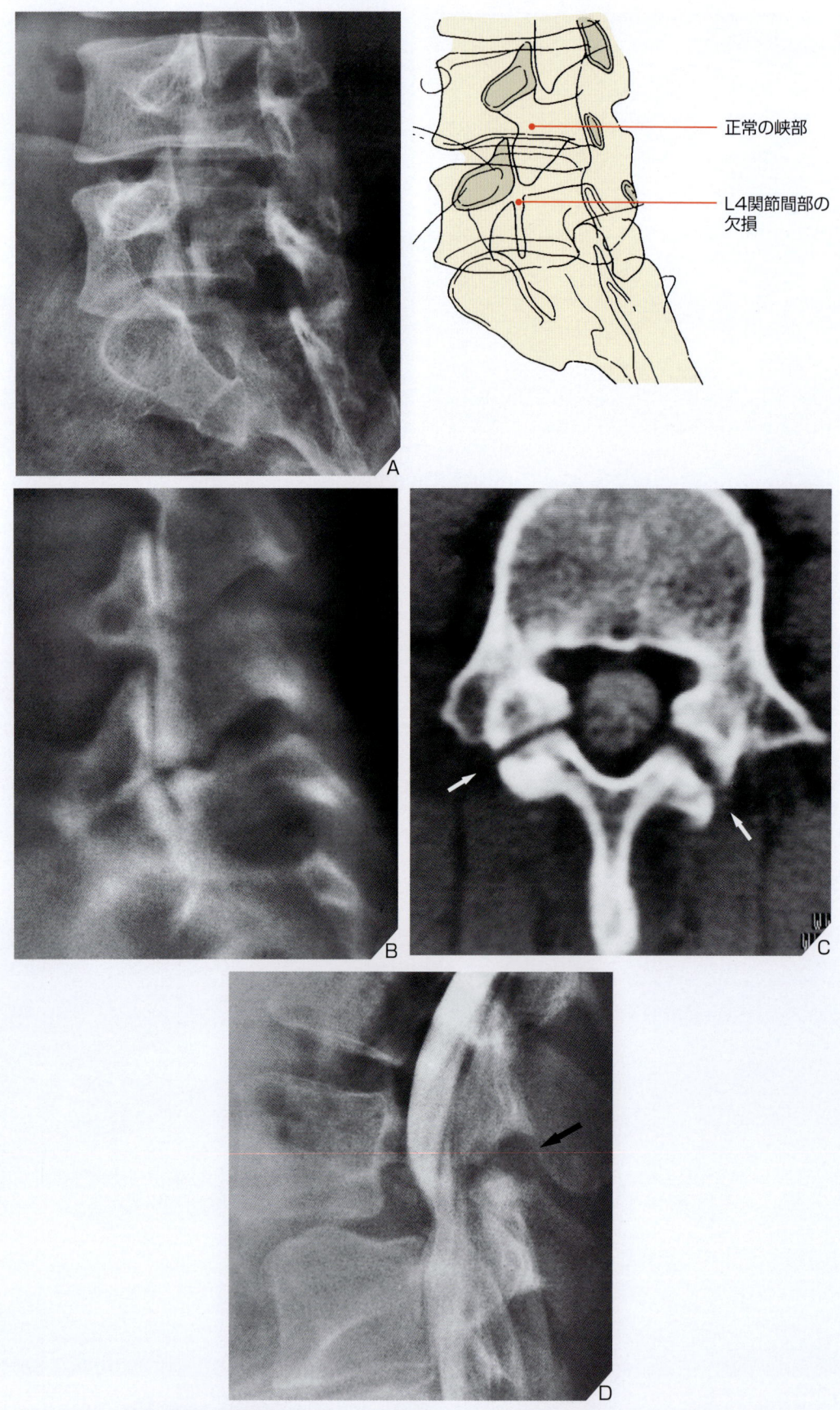

正常の峡部

L4関節間部の
欠損

図 11-84　脊椎分離症と脊椎すべり症
　28 歳男性．腰椎の単純 X 線斜位像（**A**）と断層撮影像（**B**）が，L4 の典型的脊椎分離症における関節間部
（スコッチテリアの首）の欠損を示している．（**C**）椎体レベルでの CT で，左右の関節間部の欠損がわかる
（→）．（**D**）脊髄造影の側面像で，ヘルニア像に似た L4/5 レベルでの grade 2 の脊椎すべり症による硬膜前
方よりの圧排をみる．関節間部の欠損もはっきりわかる（→）．

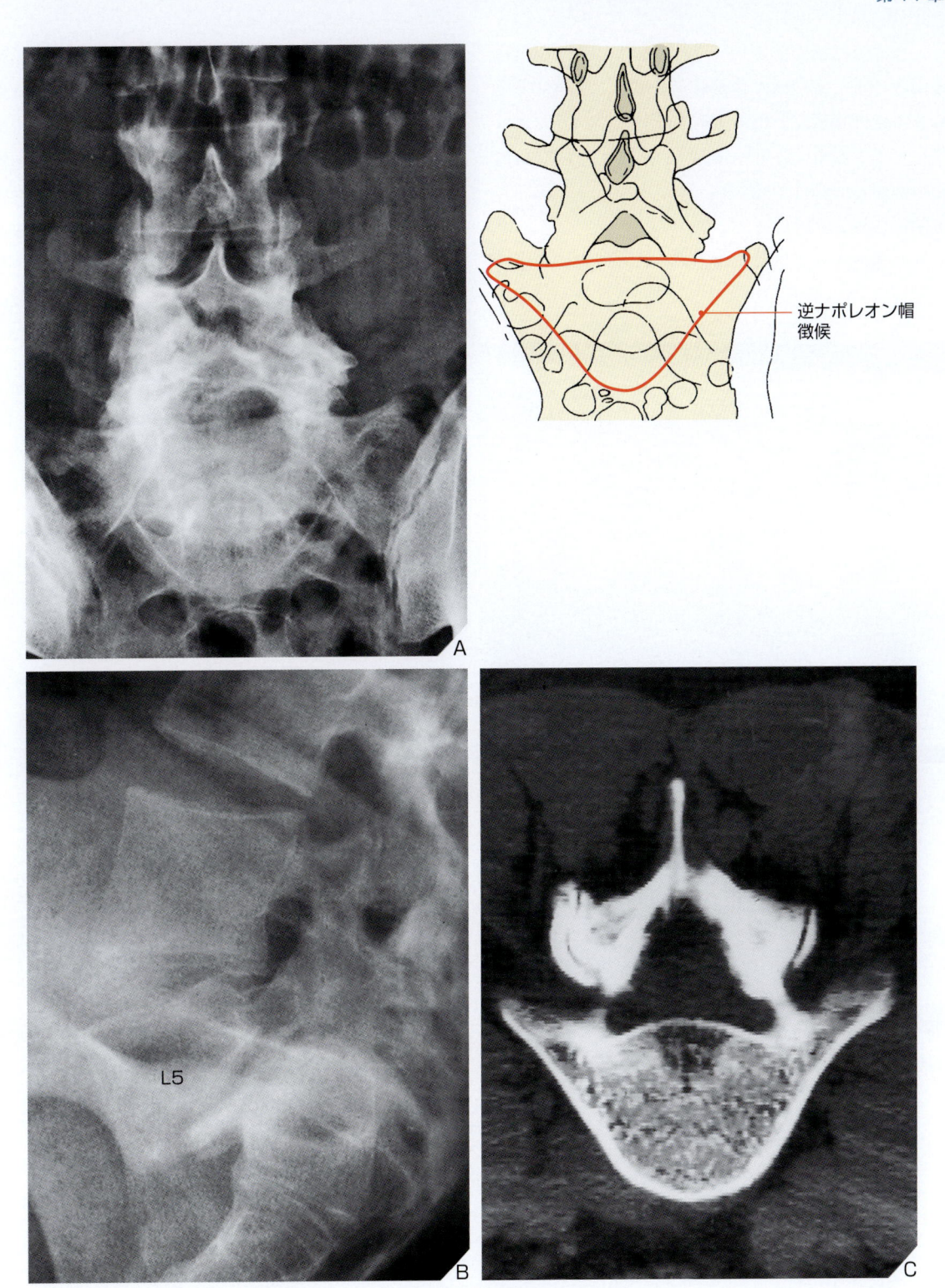

逆ナポレオン帽
徴候

図11-85 逆ナポレオン帽徴候
21歳男性.（A）高度（grade 4）な脊椎すべり症の腰仙椎X線正面像は, 逆ナポレオン帽（inverted Napoleon's hat）徴候を呈する仙椎部の曲線を示している. この曲線は側面像（B）でわかるようにL5/S1レベルでの高度のすべりによるものである.（C）このサインは椎体の横断像でみられ, 正常脊椎のCTで得られる像とよく似ている.

Ⅱ

着部が弛むと，椎間板髄核は前方へヘルニアを生じる．突出物質による前縦靱帯の挙上が辺縁の骨棘形成を促し，変形性脊椎症として知られる変性状態にいたる（第13章を参照）．これは腰椎の側面像にて示される（図11-89A）．椎間板造影やMRIでも前方突出はわかる（図11-89B）．

■ 椎体内椎間板ヘルニア ■

腹尾側への椎間板ヘルニアは腹頭側へのそれと同様に頻度は

かなり低いが，limbus vertebra として知られる異常を生み出す．線維輪の椎体縁への付着部位での椎間板の椎体内突出により，小さな三角骨片が生じる．これは急性骨折や感染性脊椎炎とよく間違われる．だが，欠損部に隣接して反応性の骨硬化があれば慢性のものである．隣接の椎間板腔は必ず狭小化しており，真空現象（vacuum phenomenon）として知られる骨透過性の裂け目が椎間板腔にみられ，これは椎間板の変性を表して

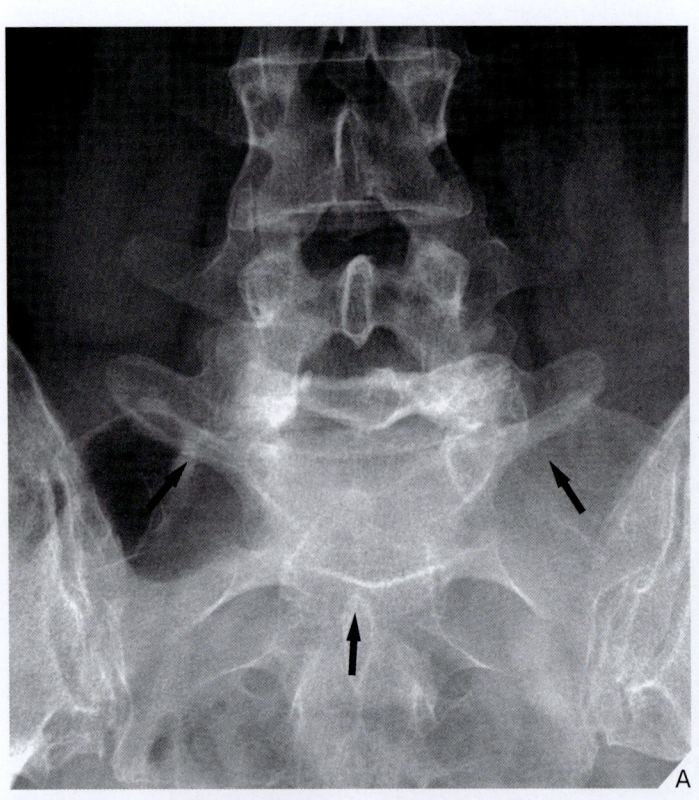
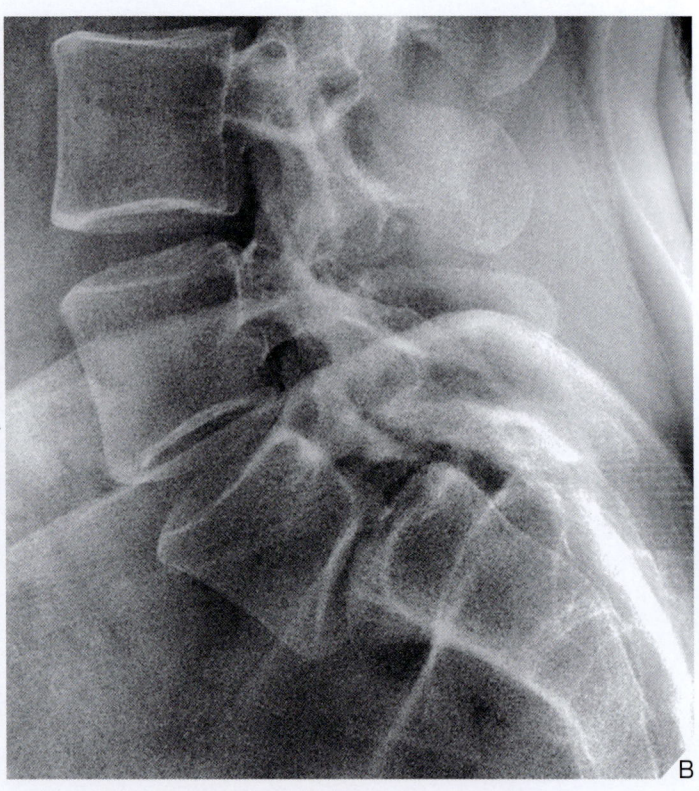

図11-86 逆ナポレオン帽徴候
（A）X線正面像では逆ナポレオン帽徴候を認める（→）．（B）側面像ではL5-S1レベルでの脊椎すべり症を認める．

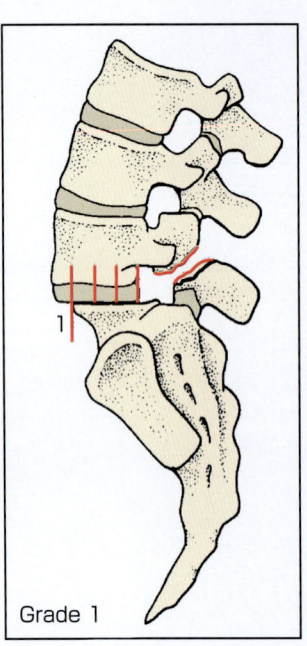
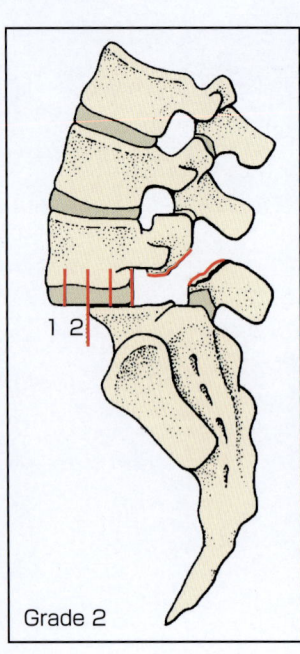
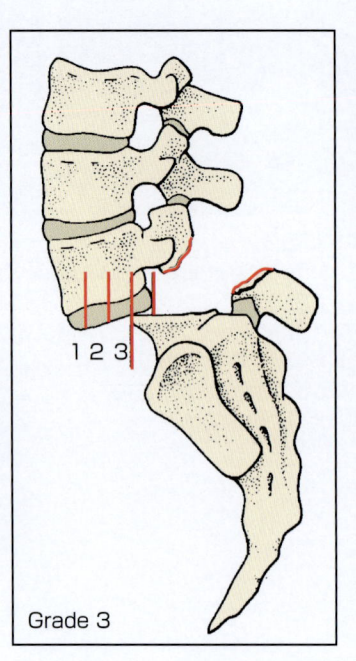
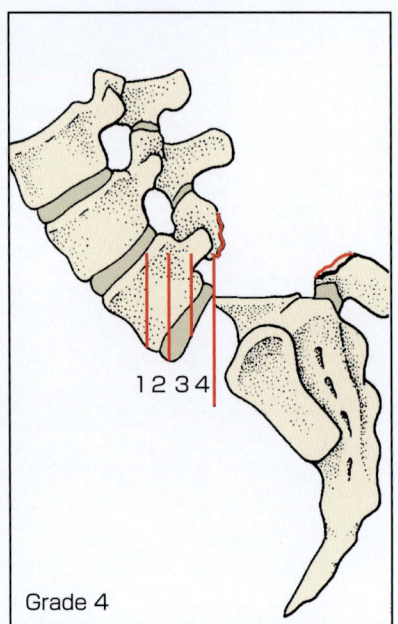

Grade 1　Grade 2　Grade 3　Grade 4

図11-87 脊椎すべり症の分類
Meyerding により提唱された脊椎すべり症の分類は，L5のS1に対する前方転位の程度に基づいている．

椎間板ヘルニアの分類

正　常　　　　　　　　　　　　　前方椎間板ヘルニア

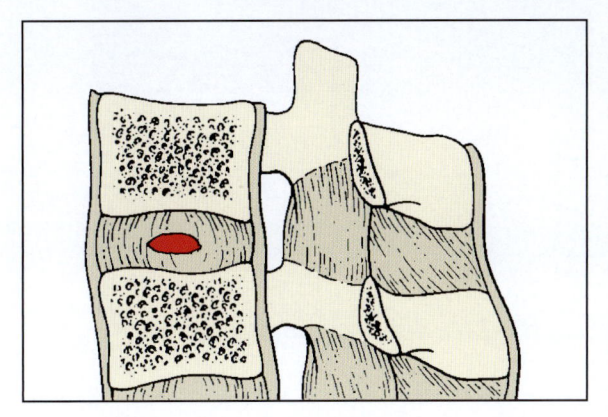
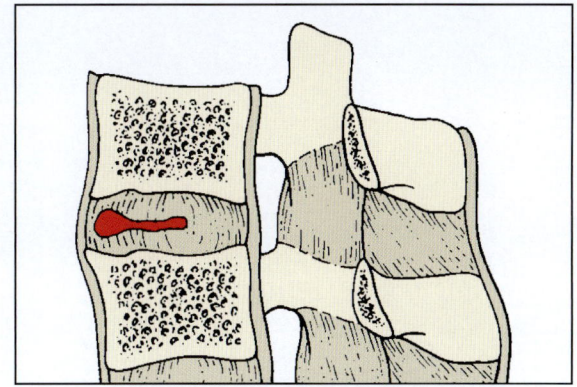

腹側突出により前縦靱帯が挙上され,
骨棘を形成する：変形性脊椎症

椎体内椎間板ヘルニア

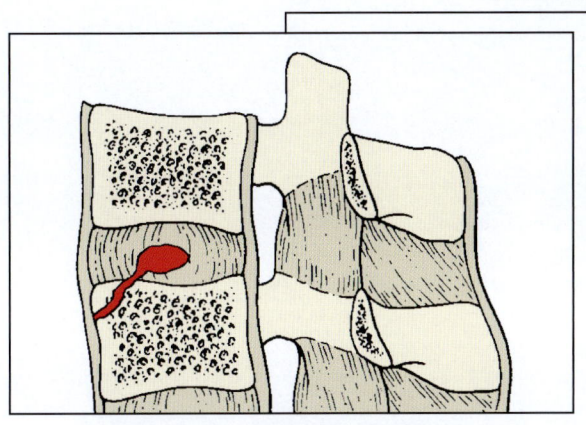
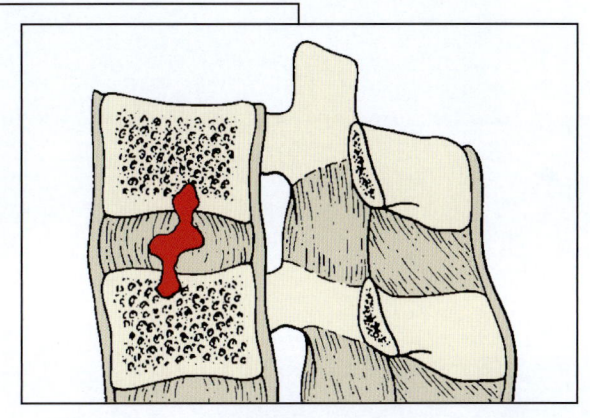

前尾側突出により隣接脊椎から三角骨折が
分離する：limbus vertebra

終板を通っての頭側または尾側突出：Schmorl結節

脊柱管内椎間板ヘルニア

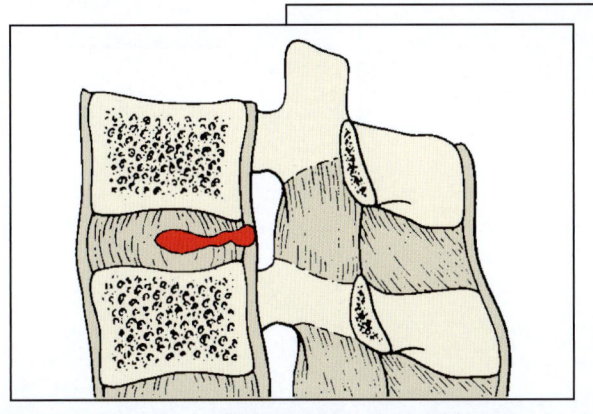
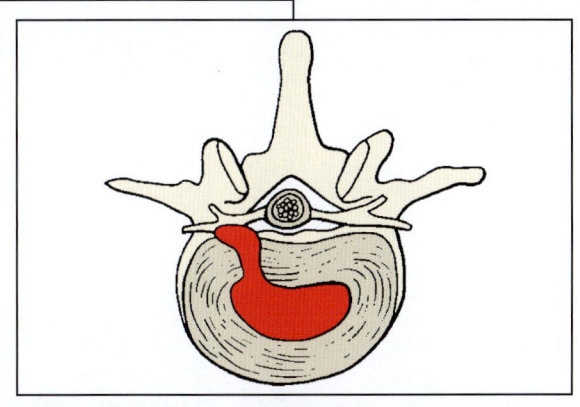

脊柱管内への後方または後側方突出：いわゆる「椎間板ヘルニア」(herniated disk)

図 11-88　椎間板ヘルニアの分類

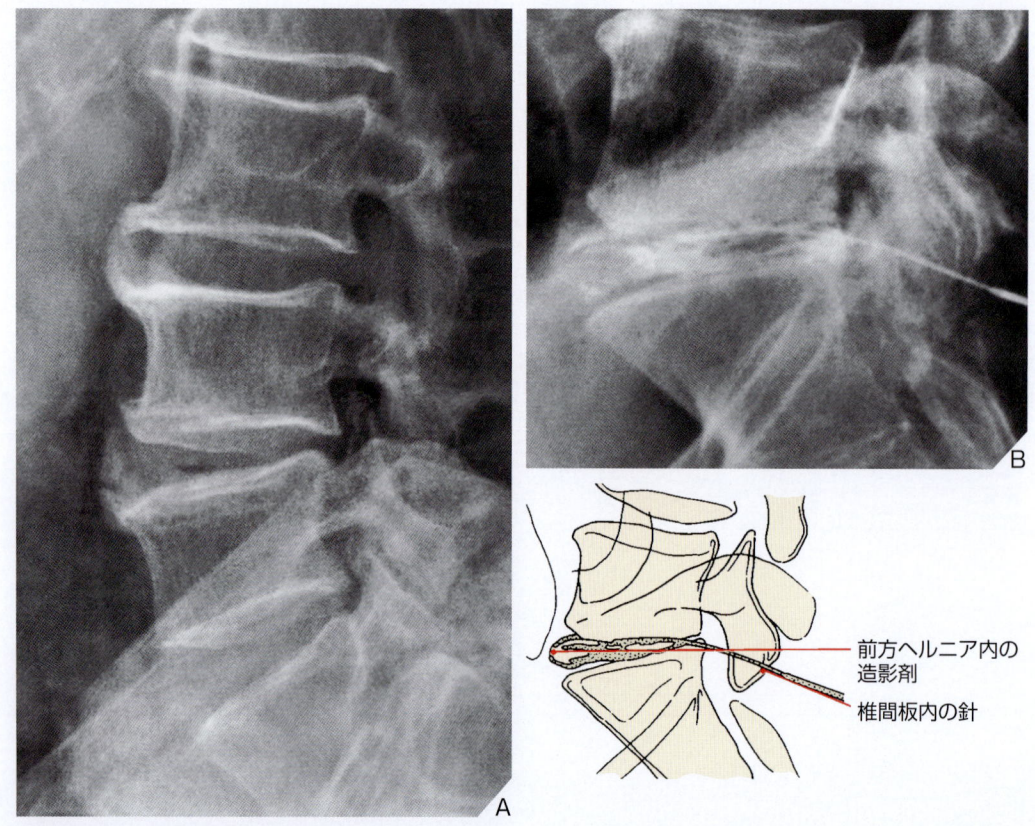

図 11-89　変形性脊椎症と前方椎間板ヘルニア
(A) 腰椎 X 線側面像で L2/3, L3/4, L4/5 レベルの後期変形性脊椎症が示されている. 前方ヘルニアによる椎体前面の大きな骨棘形成が特徴である. (B) 前方ヘルニアは椎間板造影でも同定される. ここでは L5/S1 レベルで突出物が造影されている.

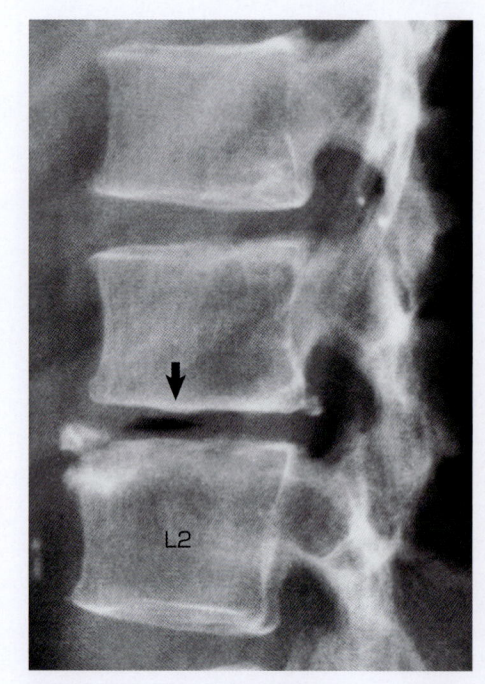

図 11-90　limbus vertebra
55 歳女性. 乳癌の骨転移を除外するため X 線検査を受けた. 腰椎側面像で, L2 椎体への前方ヘルニアが示されている（limbus vertebra）. 椎間板変性を示す真空現象（vacuum phenomenon）（→）に注目.

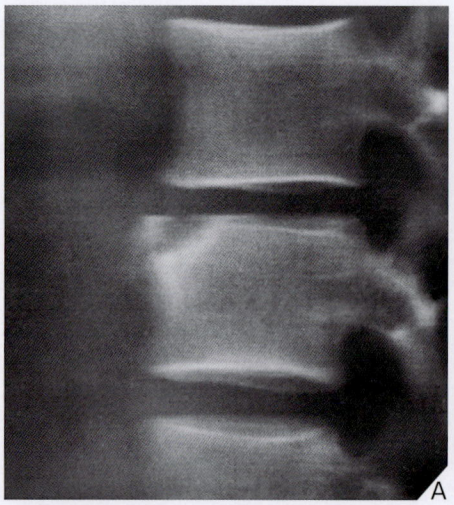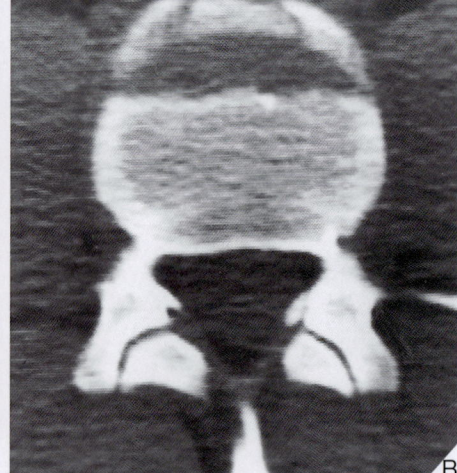

図 11-91　limbus vertebra
18 歳男性. 自動車事故で腰部を損傷した. 標準的な X 線撮影では骨折は不明瞭であった. (A) 側面の断層撮影像で, 髄核の前方ヘルニアに続く limbus vertebra の典型像をみる. 小三角骨片が L4 椎体から分離し, 縁は反応性の硬化を示しており, 慢性の経過をうかがわせる. 特徴的な椎間板腔の狭小化に注目. (B) 脊柱管内ヘルニアの合併の可能性を調べるため, CT 検査を行った. 後方ヘルニアは否定的だが, より近位での L4 椎体断面で椎体内への前方ヘルニアが確認された.

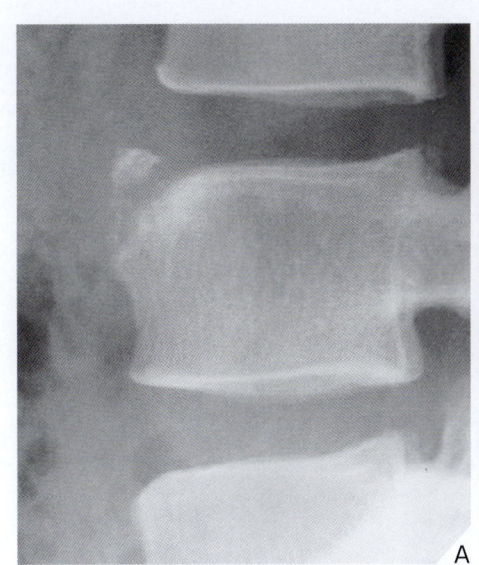
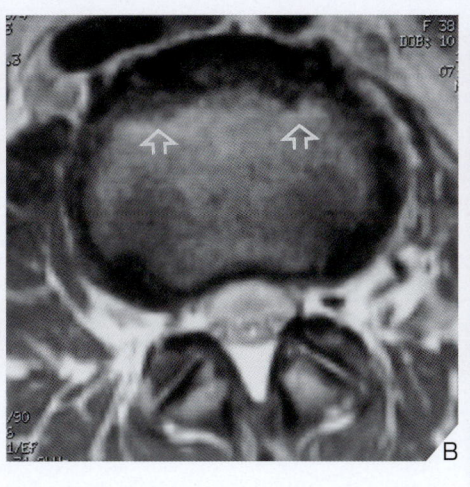
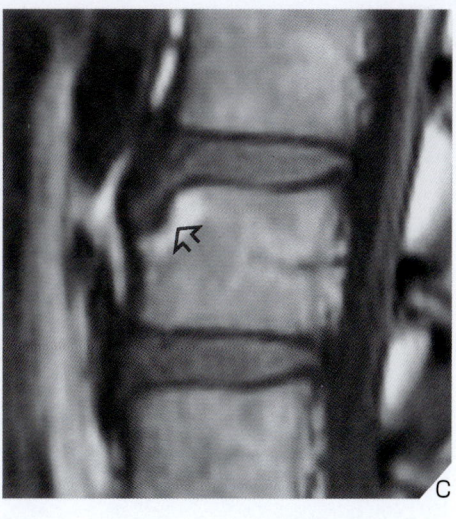

図11-92　前方椎間板ヘルニア（limbus vertebra）のMRI
　39歳女性．重量物を持ち上げた後に根性疼痛が出現した．（A）X線側面像では典型的なlimbus vertebraを認める．MRI横断像（B）と矢状断像（C）では前方椎間板ヘルニアを認めるが（⇒），後方椎間板ヘルニアは明らかではない．

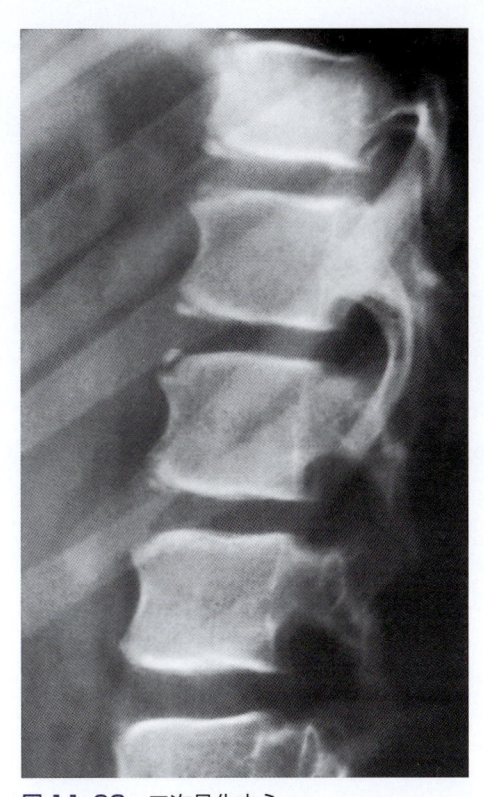

図11-93　二次骨化中心
　5歳女児．このX線像にみられるように，成長期の環状骨端（ring apophysis）の二次骨化中心をlimbus vertebraと間違えてはならない．

いる（図11-90）．この異常は慢性的，内因的外傷によるものであるので無症候性である．この特徴的なX線上の変化は腰椎の側面像でもっともよくわかる（図11-90）．真の脊椎骨折を除外するため，ごくまれに断層撮影やCTが行われる（図11-91）．MRIは同時に発生した後方椎間板ヘルニアを確認あるいは除外するために行うこともある（図11-92；図11-103も参照）．ときに1つ以上の椎骨が罹患し，通常は腰椎でみられるlimbus vertebraが胸椎でみられることもある．

　limbus vertebraを椎体輪骨端の二次骨化中心と混同してはならない．後者は主に成長期にみられる（図11-93）．骨格の成熟にしたがい，これらの中心は椎体と完全に癒合する．

　椎体内突出は，髄核が終板を破り椎体内へ脱出したときにも起こる．この異常は頚椎の破裂骨折のような急性外傷でも起こるが，一般には骨粗鬆症のような椎体の脆弱化に続いて起こることが多い．後者はSchmorl結節として知られている．それは大きくびまん性なことも（balooned diskと呼ばれる），小さく局在していることもある（図11-94）．

▌ Scheuermann病 ▌

　若年性胸椎後弯としても知られるScheuermann病は，1921年にScheuermannによって初めて報告された．潜在する異常は椎間板組織の椎体内ヘルニア（Schmol結節）に加え，連続する3椎体以上の椎体の前方楔状化（5°よりも大きい）を特徴とする．椎体終板の波状変形と椎間板腔の狭小化もみられる．胸椎の後弯変形はしばしば認められる（図11-95）．この状態は，通常思春期の男児と青年にみられる．臨床症状はさまざまである．一部の患者は完全に無症候性である，しかし他方では背部の疲労感や運動により悪化する疼痛を体験することもある．神経症状の出現はまれである．大部分は胸椎に罹患するが（図11-96），腰椎に発生することも報告されている．この状態は，Scheuermann病type 2と呼ばれるが（上位胸椎に発生す

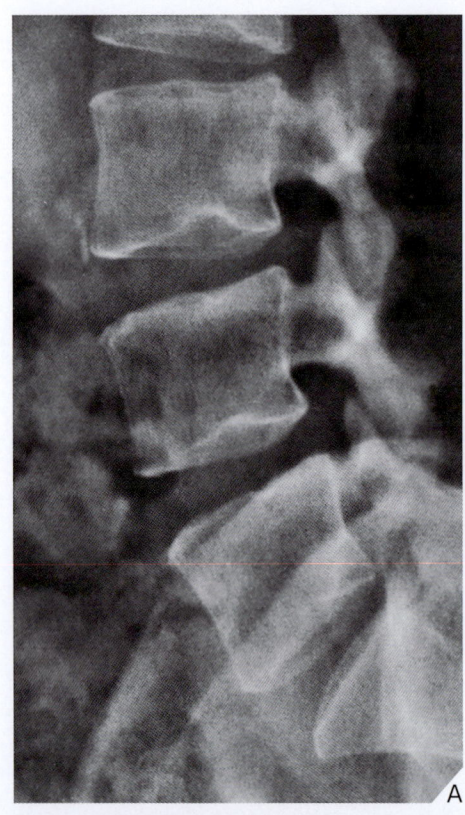
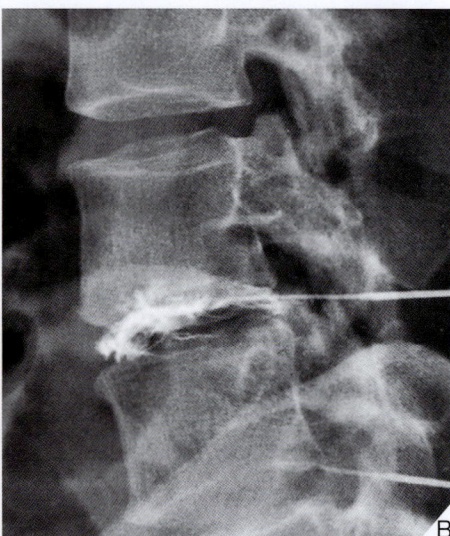
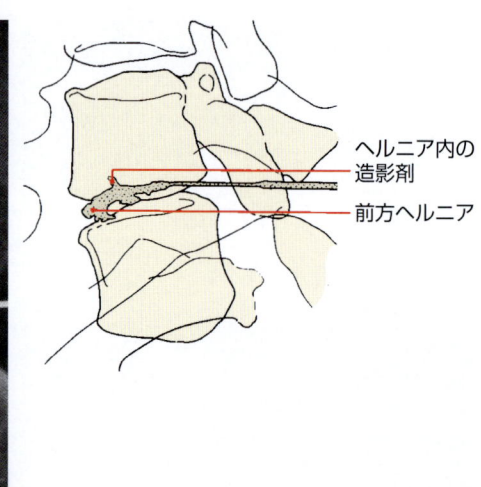

ヘルニア内の
造影剤
前方ヘルニア

図 11-94 Schmorl 結節
（A）77 歳女性．無症状の脊椎骨粗鬆症の腰椎側面像で，L2〜5 のとくに下方の終板の多発性陥没を認める．これは Schmorl 結節で，終板の脆弱化
による椎体内ヘルニアのため起こる．（B）他の患者．小さな Schmorl 結節が椎間板造影にて示されている．L4 椎体内の突出椎間板が写っている．前
方ヘルニアもわかる．

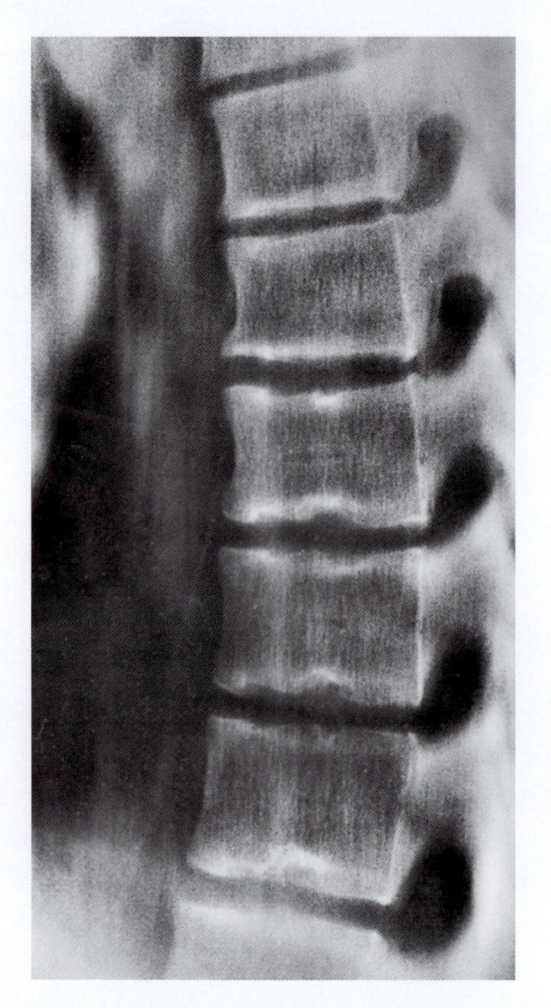

図 11-95 Scheuermann 病
23 歳男性．胸椎側面の断層撮影像で T5〜8 に数個の
Schmorl 結節を認め，椎体に軽度の前方楔状変形を認め
る．上下の終板の波状変形と，若年性胸椎後弯と呼ばれる
軽度の胸椎後弯変形に注目．

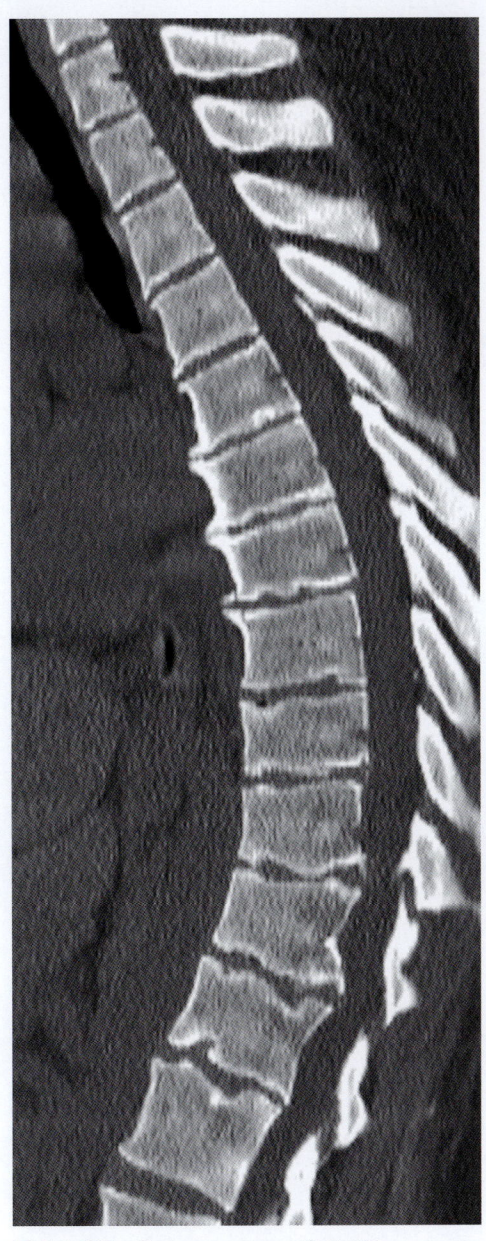

図 11-96　Scheuermann 病の CT
24 歳男性．胸椎の CT 矢状断再構成像では下位胸椎の後弯変形と Scheuermann 病 type 1 の典型的な所見を認める．

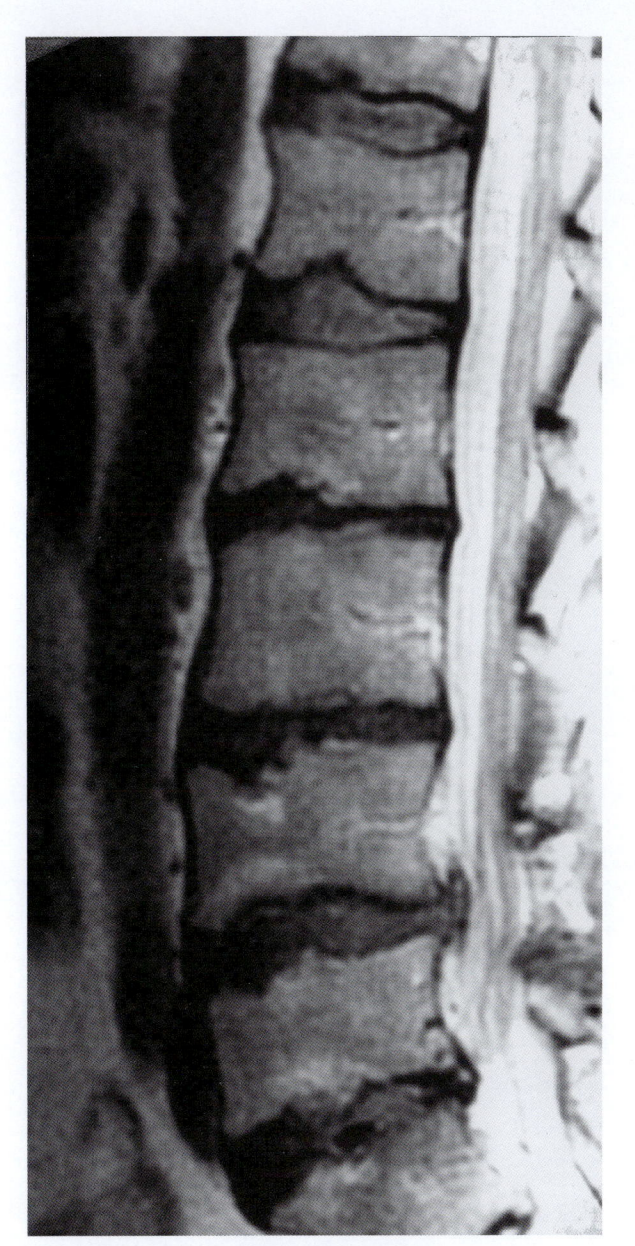

図 11-97　Scheuermann 病の MRI
28 歳男性．数ヵ月間持続する腰痛を認めた．腰椎の MRI 矢状断像では，Scheuermann 病 type 2 の特徴的所見を認める．5 椎体すべてに認める突出した Schmol 結節，椎体高の減少，椎間板高の狭小化に注目．

る type 1 と対比して），一部の研究者は若年性腰椎骨端症という呼び名を選ぶ．画像所見は，突出した Schmol 結節，椎体終板の不整，椎間板腔の狭小化など type 1 の Scheuermann 病の所見とほぼ不変である（図 11-97）．しかし，椎体の前方楔状化は，この異型で常にみられる特徴ではない．

■ 後方または後側方椎間板ヘルニア（脊柱管内ヘルニア）■

3 種の椎間板脊椎結合部損傷のなかで脊柱管内ヘルニア，すなわちいわゆる「椎間板ヘルニア」（herniated disk）がもっとも重症である．腰椎，とくに L4/5，L5/S1 でよくみられるが，頸椎にも起こる．とくに腰部のヘルニアが神経根や硬膜を圧迫すると，通常坐骨神経痛や下肢の脱力といった臨床症状を伴う．患者の発症要因の 1 つは，変性による線維輪の弾性の喪失であり，続いて線維輪や後縦靱帯の断裂を起こし，髄核が脊柱管内へ突出する．典型的には，患者は若い男性で，重量物を持ち上げて腰を痛めた経験をもつ．腰部の痛みが大腿後面，殿部，下腿側面へと放散し，咳やくしゃみで増悪する．そしてときに足部の異常知覚やしびれを伴う．診察で筋の痙縮，前屈制限，患側の下肢伸展挙上制限を認める．損傷レベルと程度によりさまざまな徴候や身体所見がみられる．

椎間板ヘルニアは標準的 X 線検査では正常であり，脊髄造影や CT，単独であるいは組み合わせでの使用，椎間板造影，そして現在では MRI にて診断を下す．したがって，椎間板造影だけが唯一の検査手段ではないことを指摘しておく．おそらくこの手技のもっと有効な適応は，いわゆる誘発椎間板造影であり，造影剤の注入により椎間板内圧が上昇した場合に，強い不快感を引き起こし，そしてその不快感が患者の典型的な背部痛

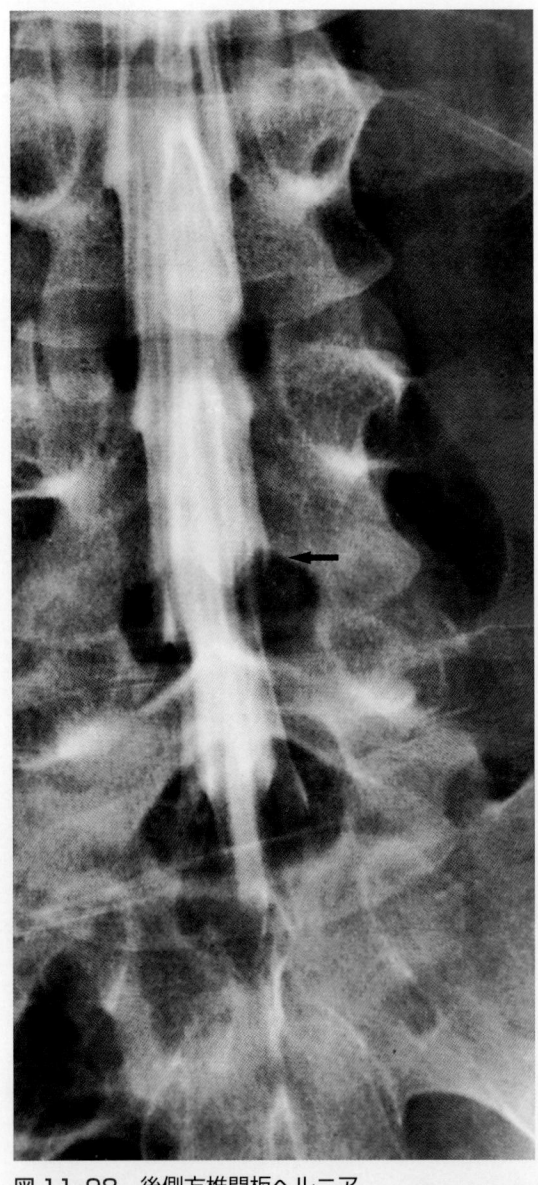

図11-98　後側方椎間板ヘルニア
　27歳男性．重量物を持ち上げた際に，左下肢へ放散する急激な腰痛に見舞われた．腰仙椎の標準撮影は正常であった．脊髄造影の前後像で左L5神経根鞘の陰影欠損を認め（→），手術時にL4/5椎間板の後側方ヘルニアによる圧迫があった．

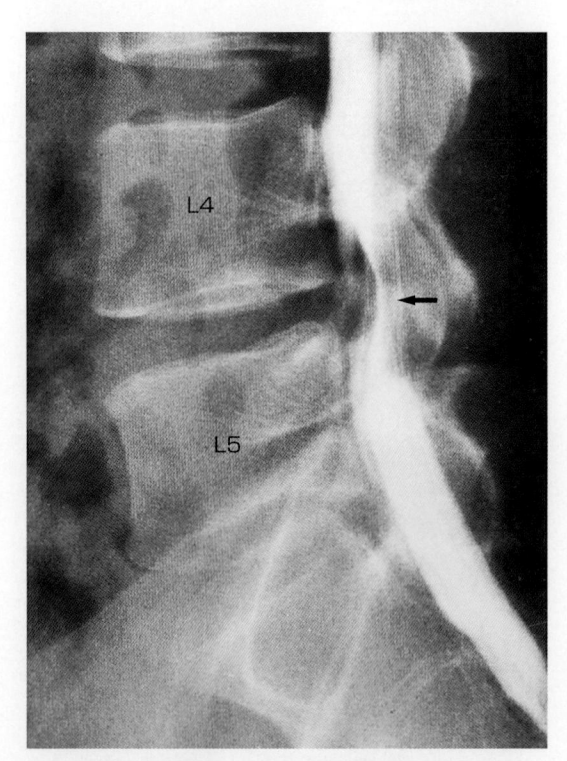

図11-99　椎間板ヘルニアの脊髄造影
　38歳男性，脊髄造影側面像で，L4/5椎間板の巨大な後方ヘルニアを認める（→）．L4/5椎間板腔の狭小化にも注目．

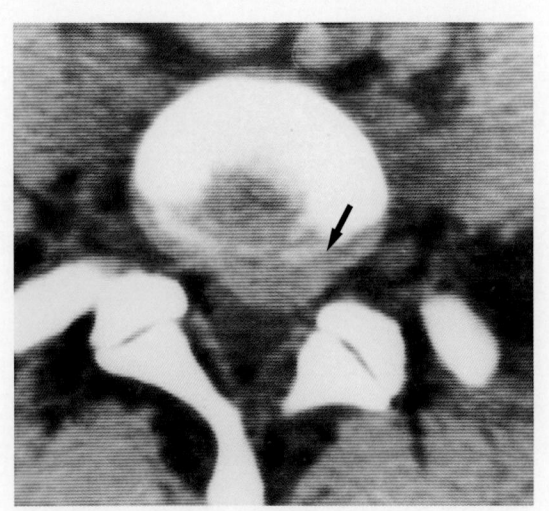

図11-100　椎間板ヘルニアのCT
　L5/S1レベルでのCT横断像で，中心から外側の大きなヘルニアが左椎間孔を狭窄しているのがわかる（→）．

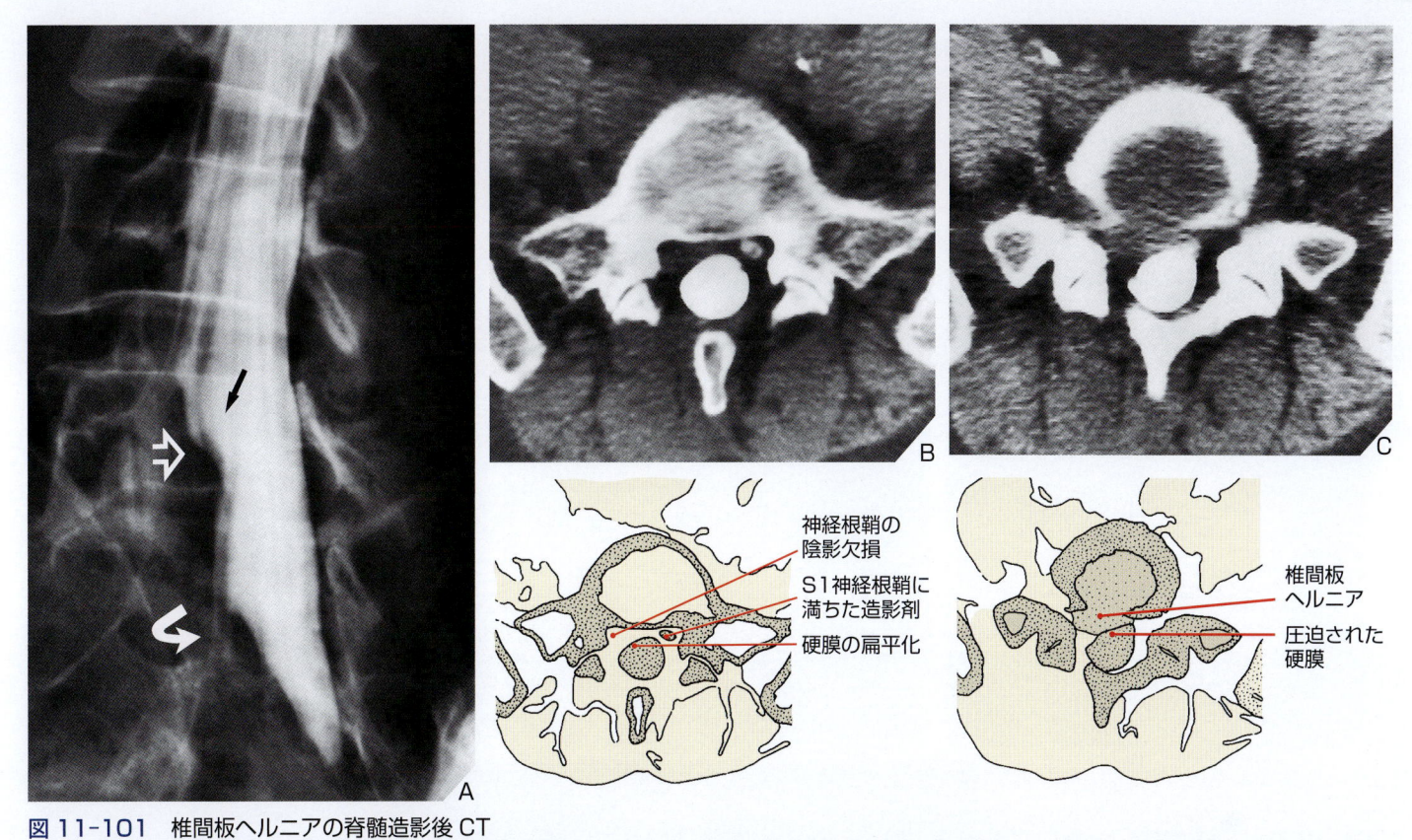

図 11-101　椎間板ヘルニアの脊髄造影後 CT
　47 歳男性. 右の殿部と下肢に放散する激しい背部痛を呈していた. **(A)** 脊髄造影斜位像で L5/S1 椎間板レベルでの右 S1 神経根（⇒）を含めた硬膜嚢の右側の圧迫を認める（→）. L5, S2 神経根は正常である（↶）. **(B, C)** CT では右 S1 神経根の陰影欠損と, 右から硬膜嚢を圧迫する大きな L5/S1 椎間板ヘルニアを認める.

神経根鞘の陰影欠損
S1 神経根鞘に満ちた造影剤
硬膜の扁平化

椎間板ヘルニア
圧迫された硬膜

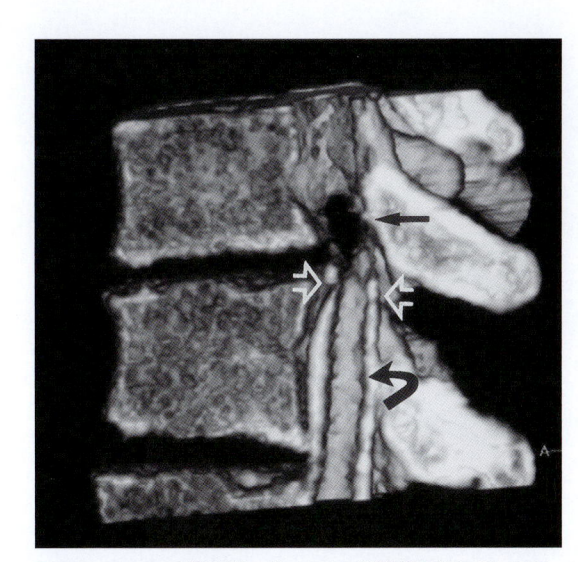

図 11-102　椎間板ヘルニアの脊髄造影後 3D-CT
　下位胸椎の最大値投影法（MIP）での 3D-CT 再構成像を脊髄造影後に作成した（脊髄造影後 CT）. T7-8 レベルに椎間板ヘルニアを認め（→）, 造影剤の流れの完全閉塞を伴う（⇒）. ↶は脊髄を指し示している.

の性質や局在を正確に再現されるかを, 検査中に患者は質問される. この機能的な情報は, 手術を行うべき椎間板レベルの選択に関して重要な診断的手がかりを整形外科医に与える. 椎間板ヘルニアでの脊髄造影所見は, 神経根鞘の陰影欠損のようにわずかなこともあれば（図 11-98）, 造影剤で満たされた硬膜嚢の外からの圧迫のように明瞭なこともある（図 11-99）. 椎間板ヘルニアは単純 CT（図 11-100）, 脊髄造影（図 11-101, 102）や椎間板造影（図 11-103）後の CT（ミエロ CT, ディスコ CT）にて診断できる. しかし, もっとも有用なのは MRI である（図 11-104）.

　急性腰痛や坐骨神経痛の診断に, MRI が使用されることが増加してきている. 椎間板ヘルニアや脊柱管狭窄の診断に関する MRI の感受性は, CT さらにミエロ CT やディスコ CT と同等ないしそれ以上である.

　神経根症状は, 脊椎の MRI 検査を行うもっとも多い理由の 1 つである. MRI は椎間板の内部の形態を直接的に評価できるため, とくに感度が高い検査として椎間板ヘルニアの診断に使用される. 矢状断像は椎間板ヘルニアが硬膜を圧迫しているのを明らかにし, また脱出したヘルニア塊を証明したり, さらに椎体と椎間板腔との関係を示すのにより効果的である（図 11-104A）. 横断像は神経根と硬膜嚢への椎間板ヘルニアの影響を示すことができる（図 11-104B）. 横断像はまた, 側方ないし後側方椎間板ヘルニア症例での椎間孔や神経根障害の評価に重要である. 脱出したヘルニア塊は容易に同定できる（図 11-105）.

　T1 強調の横断像では高信号の脂肪と低信号の硬膜, 神経根, 椎間板片とのコントラストがよい. fast-scan 技術は脳脊髄液の信号強度を増加させることにより, ヘルニア塊と脳脊髄液との差異をより鮮明に出せる. 腰椎椎間板障害においては脊髄造影や CT より MRI にいくつかの利点があることは明らかである.

II

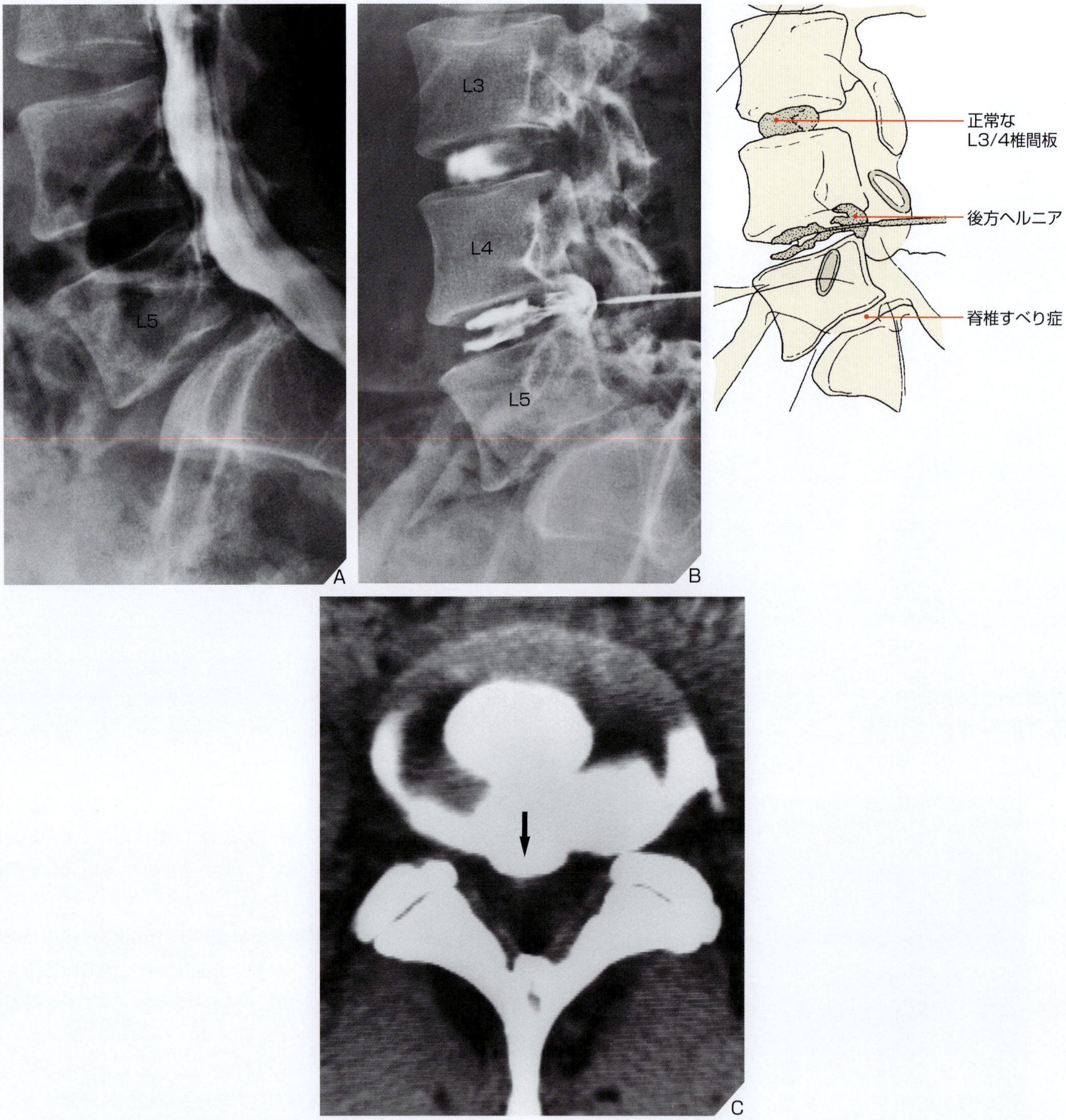

図 11-103 椎間板ヘルニアの椎間板造影後 CT

30 歳建築業の男性. 仕事中に腰を痛め, 激しい坐骨神経痛で入院した.（A）脊髄造影の側面像で grade 1 の脊椎すべり症による L5 背側面と硬膜囊腹側面の軽度の離開を認めた. さらに L4/5 レベルでの硬膜の圧迫と L3/4 でのより小さな圧迫像をみる.（B）メトリザミドを使った椎間板造影を L3/4, L4/5 レベルで行い, 後者で後方ヘルニアを認めた.（C）椎間板造影後の L4/5 レベルの CT で後方ヘルニアが明らかである（→）.

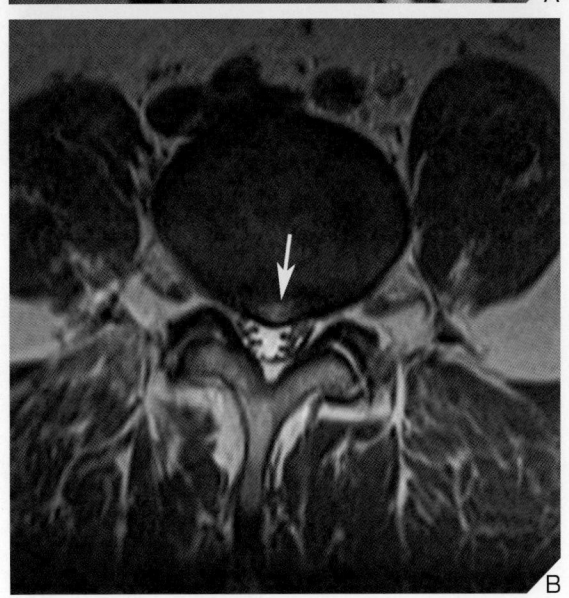

図 11-104　椎間板膨隆の MRI
　腰痛を訴える 59 歳男性．（A）T2 強調矢状断像では L4-
5 椎間板に膨隆型の後方ヘルニアを認める．（B）T2 強調
横断像では後方への椎間板膨隆を明らかな硬膜囊の圧迫と
ともに認める（→）．

MRIは髄核の水分含有量に対して敏感である．老化や変性により髄核の水分含有量が減るにつれて，とくにT2強調像で信号強度が低下する．さらにT2強調像とfast-scan技術によって提供された脊髄造影効果により硬膜嚢内の神経根も観察できる．CTではヘルニアと鑑別しがたい分岐異常のある神経根のような先天異常も，MRIで直接観察することができる．しかしながら，神経根症や椎間板ヘルニアの患者の評価にはMRIとCTが互いに補い合う部分があることを強調しなければならない．硬膜管の欠損がMRIで観察された場合，それが椎間板ヘルニアか骨棘であるかを確かめるのは困難なことがある．このような場合，CTでは骨棘内の骨硬化を同定することにより，容易に鑑別することができる．ヘルニア塊が椎間板と連続して同じ信号強度であれば，診断はMRIのみでつけられる．

近年MRスペクトロスコピー（MRS）により，疼痛の起源についてヘルニア以外の非器質的なものか，脱出した椎間板由来であるかの鑑別が試みられているが，その結論はまだ確定していない．

■ 線維輪断裂 ■

腰椎の椎間板線維輪の断裂あるいは亀裂は，外傷に続発したり，通常の加齢現象に関連する変性により発生する可能性がある．Munterらによると，これらの断裂は，輪状線維間での裂け目，線維輪の椎体付着部での裂け目，またはあらゆる位置でのこれら輪状線維の破裂が，一層あるいは多層性に輪状層板を巻き込んで発生すると記述されている．線維輪の断裂は，個人

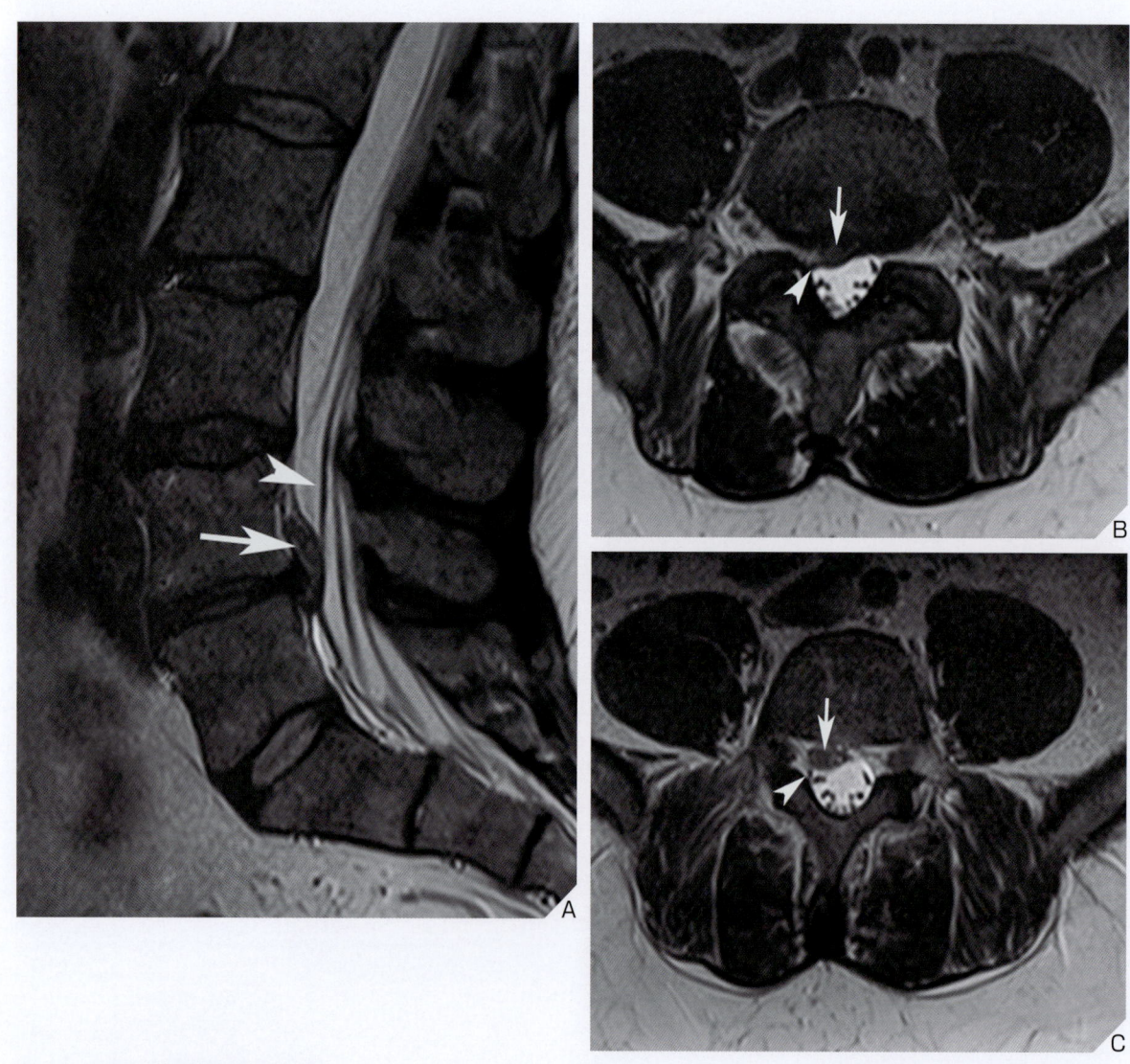

図11-105　椎間板脱出のMRI
右神経根障害を訴える46歳男性．（A）T2強調矢状断像ではL4-5レベルに正中および傍正中部に脱出型の後方ヘルニアを認め，頭側に伸展し（→），右L5神経根を侵害している（▷）．（B）L4-5椎間板レベルのT2強調横断像では，脱出した椎間板組織（→）と後方に転位したL5神経根（▷）を認める．（C）L4-5椎間板頭側のL4椎体レベルのT2強調横断像では，上方に脱出した椎間板組織（→）と硬膜嚢右側の圧迫とインピンジメントを認める（▷）．

によって症候性のことも，無症候性のこともある．剖検例では，Yu らが 3 つのタイプの線維輪の断裂を確認した．タイプ 1 は，同心円上の断裂であり，隣接する層板を連結する横断線維の断裂で，縦断線維の分裂がない特徴をもつ．タイプ 2 は，完全な断裂であり，線維輪の外側から髄核におよぶ断裂で，縦断線維

の分裂を伴っている．タイプ 3 は線維輪外側部でのシャーピー線維の分裂による横断裂である．タイプ 2 と 3 の断裂は MRI T2 強調像で線維輪内の高信号域としてみることができる．これらの断裂はときに椎間板造影後の CT でも確認することもできる．

覚えておくべきポイント

頚 椎

❶ 頚椎の X 線学的検査でもっとも重要な撮影は，側面撮影である（立位でも臥位でもよい）．

❷ 頚椎損傷評価の際に，もっとも見逃されやすい部位である C7 を写すことが必須である．側面で撮れないときは swimmer's view を試みるべきである．

❸ CT と MRI は，脊柱の外傷やそれに伴う軟部組織と脊髄損傷の評価に役立つ．

❹ 頚椎骨折の安定性は，この部の損傷の評価においてもっとも重要で実際的な因子である．

❺ 後頭顆骨折は，CT の冠状断再構成像でもっともよく描出される．

❻ Anderson と Montesano による後頭顆骨折の 3 型の分類は，骨折形態，関連する解剖，およびバイオメカニクスに基づいている．

❼ 後頭骨頚椎間脱臼は，頚椎側面像でよく示され，CT 再構成像で補足的に描出される．

❽ C1 の前弓と後弓の対称性骨折である Jefferson 骨折は，X 線開口位前後像での外側塊の側方転位により診断される．

❾ 歯突起骨折の評価の際，次のことに注意すること：
- type I（基部より頭側の斜骨折）と type III（基部を通って椎体へといたる骨折）は安定している．
- type II（基部を通る横骨折）は不安定である．

❿ 屈曲損傷である涙滴骨折は，頚椎骨折の中でもっとも重篤で不安定なもので，しばしば脊髄損傷を伴う．

⓫ C2 あるいは C3 レベルによく起こる伸展型 teardrop 骨折は，屈曲型 teardrop 骨折に伴うような危険な合併症はなく，安定損傷である．

⓬ シャベル作業者骨折は C6 または C7 棘突起を含むが，頚椎の前後撮影では，折れた棘突起の尾側転位による ghost sign でわかる．

⓭ 両側ファセットロッキングの X 線評価の際，側面像での脱臼した articular pillar による蝶ネクタイまたはコウモリの翼状外観が特徴的である．

⓮ MRI は，外傷後の靭帯断裂，硬膜外血腫，頚髄損傷などの骨外の異常を検出する手段である．

胸腰椎

❶ 胸腰椎の急性損傷における three-column 分類は，さまざまな骨折の安定性を判断する際に実際的に役立つ．

❷ 胸椎の不明瞭な骨折は，浮腫や出血による傍脊椎線の局所膨隆により診断できる．

❸ シートベルト骨折としても知られる Chance 骨折は，腰椎椎体より椎弓・棘突起にまでいたる水平骨折である．

❹ 不安定損傷である胸椎および腰椎の脱臼骨折は以下の 4 型に分類される：
- 屈曲-回旋損傷
- 後前剪断損傷
- 前後剪断損傷
- 屈曲-伸展損傷

❺ 関節間部（スコッチテリアの首）の欠損である脊椎分離症は，脊椎の腹側すべり（脊椎すべり症）にいたる．

❻ 脊椎すべり症は，
- 真性すべり症と呼ばれる関節間部の欠損に伴うもの
- 偽性または変性すべり症と呼ばれる峡部の欠損のないもの（椎間板と椎間関節の変性に伴うもの）

がある．

❼ 2 種の脊椎すべり症を鑑別する X 線での簡単なテストは，棘突起サイン（spinous-process sign）である．

❽ L5/S1 レベルの高度な脊椎すべり症は，前後撮影で逆ナポレオン帽（inverted Napoleon's hat）徴候としてみられる．

❾ 椎間板は前方，前側方，後方，後側方のどちらへも突出しうる．椎体内へのヘルニアは尾側，腹尾側，頭側，腹頭側のどちらへも突出しうる．

❿ 腹尾側または腹頭側への椎体内ヘルニアにより，椎体から小さな三角骨片の分離が起こる．この limbus vertebra を骨折と間違えてはならない．

⓫ 後方椎間板ヘルニアは，
- CT
- 脊髄造影
- 椎間板造影
- MRI
- これらの組み合わせ

により証明される．

⓬ 一般に，CT，脊髄造影と MRI の結果がはっきりしないときに，椎間板造影が行われる．

⓭ 椎間板造影は，手術を行うべき椎間板レベルに関して重要な診断的手がかりを整形外科医に与える．

引用文献・参考図書

1. Amundsen P, Skalpe IO. Cervical myelography with a watersoluble contrast medium (metrizamide). *Neuroradiology* 1975; 8: 209-212.
2. Anderson LD, D'Alonzo RT. Fractures of the odontoid process of the axis. *J Bone Joint Surg* [*Am*] 1974; 56 A: 1663-1674.
3. Anderson PA, Montesano PX. Injuries to the occipitocervical articulation. In: Chapman MW, ed. *Operative orthopaedics*, vol. 4, 2nd ed. Philadelphia: JB Lippincott; 1993: 2631-2640.
4. Anderson PA, Montesano PX. Morphology and treatment of occipital condyle fractures. *Spine* 1988; 13: 731-736.
5. Anderson PA, Montesano PX. Treatment of sacral fractures and lumbosacral injuries. In: Chapman MW, ed. *Operative orthopaedics*, vol. 4, 2nd ed. Philadelphia: JB Lippincott; 1993: 2699-2710.
6. Beltran J. *MRI: musculoskeletal system*. Philadelphia: JB Lippincott; 1990.
7. Bierry G, Venkatasamy A, Kremer S, et al. Dual-energy CT in vertebral compression fractures: performance of visual and quantitative analysis for bone marrow edema demonstration with comparison to MRI. *Skeletal Radiol* 2014; 43: 485-492.
8. Blacksin MF, Lee HJ. Frequency and significance of fractures of the upper cervical spine detected by CT in patients with severe neck trauma. *Am J Roentgenol.* 1995; 165: 1201-1204.
9. Boyd WR, Gardiner GA Jr. Metrizamide myelography. *Am J Roentgenol* 1977; 129: 481-484.
10. Brandser EA, El-Khoury GY. Thoracic and lumbar spine trauma. *Radiol Clin North Am* 1997; 35: 533-557.
11. Brodsky AE, Binder WF. Lumbar discography. Its value in diagnosis and treatment of lumbar disc lesions. *Spine* 1979; 4: 110-120.
12. Brown RC, Evans ET. What causes the "eye in the Scotty dog" in the oblique projection of the lumbar spine? *Am J Roentgenol* 1973; 118: 435-437.
13. Bryk D, Rosenkranz W. True spondylolisthesis and pseudospondylolisthesis—the spinous process sign. *J Can Assoc Radiol* 1969; 20: 53-56.
14. Bucholz RW. Unstable hangman's fractures. *Clin Orthop* 1981; 154: 119-124.
15. Bucholz RW, Burkhead WZ. The pathologic anatomy of fatal atlanto-occipital dislocations. *J Bone Joint Surg* [*Am*] 1979; 61A: 248-250.
16. Burke JT, Harris JH. Acute injuries of the axis vertebra. *Skeletal Radiol* 1989; 18: 335-346.
17. Cancelmo JJ Jr. Clay shoveler's fracture: a helpful diagnostic sign. *Am J Roentgenol* 1972; 115: 540-543.
18. Chance CQ. Note on a type of flexion fracture of the spine. *Br J Radiol* 1948; 21: 452-453.
19. Christenson PC. The radiologic study of the normal spine: cervical, thoracic, lumbar, and sacral. *Radiol Clin North Am* 1977; 15: 133-154.
20. Clark WM, Gehweiler JA Jr, Laib R. Twelve significant signs of cervical spine trauma. *Skeletal Radiol* 1979; 3: 201-205.
21. Collis JS Jr, Gardner WJ. Lumbar discography. An analysis of one thousand cases. *J Neurosurg* 1962; 19: 452-461.
22. Daffner RH. Helical CT of the cervical spine for trauma patients: a time study. *Am J Roentgenol* 2001; 177: 677-679.
23. Daffner RH. *Imaging of vertebral trauma*, 2nd ed. Philadelphia: Lippincott-Raven; 1996.
24. Daffner RH. Injuries of the thoracolumbar vertebral column. In: Dalinka MK, Kaye JJ, eds. *Radiology in emergency room medicine*. New York: Churchill Livingstone; 1984: 317-341.
25. Daffner RH, Brown RR, Goldberg AL. A new classification of cervical vertebral injuries: influence of CT. *Skeletal Radiol* 2000; 29: 125-132.
26. Daffner RH, Deeb ZL, Rothfus WE. "Fingerprints" of vertebral trauma—a unifying concept based on mechanisms. *Skeletal Radiol* 1986; 15: 518-525.
27. Denis F. Spinal instability as defined by the three-column spine concept in acute spinal trauma. *Clin Orthop* 1984; 189: 65-76.
28. Denis F. Three column spine and its significance in the classification of acute thoracolumbar spinal injuries. *Spine* 1983; 8: 817-831.
29. Dietz GW, Christensen EE. Normal "Cupid's bow" contour of the lower lumbar vertebrae. *Radiology* 1976; 121: 577-579.
30. Dullerud R, Johansen JG. CT-discography in patients with sciatica. Comparison with plain CT and MR imaging. *Acta Radiol* 1995; 36: 497-504.
31. Epstein BS, Epstein JA, Jones MD. Lumbar spondylolisthesis with isthmic defects. *Radiol Clin North Am* 1977; 15: 261-273.
32. Ferguson RL, Allen BL Jr. A mechanistic classification of thoracolumbar spine fractures. *Clin Orthop* 1984; 189: 77-88.
33. Firooznia H, Benjamin V, Kricheff II, Rafii M, Golimbu C. CT of lumbar spine disc herniation: correlation with surgical findings. *Am J Roentgenol* 1984; 142: 587-592.
34. Freyschmidt J, Brossmann J, Wiens J, Sternberg A. *Freyschmidt's "Koehler/Zimmer" Borderlands of normal and early pathological findings in skeletal radiography*, 5th ed, Stuttgart: Thieme; 2003: 671-730.
35. Fuchs AW. Cervical vertebrae (Part Ⅰ). *Radiogr Clin Photogr* 1940; 16: 2-17.
36. Gabrielsen TO, Maxwell JA. Traumatic atlanto-occipital dislocation. *Am J Roentgenol* 1966; 97: 624-629.
37. Gerlock AJ Jr, Kirchner SG, Heller RM, Kaye JJ. *The cervical spine in trauma*. Philadelphia: WB Saunders; 1978.
38. Gerlock AJ Jr, Mirfakhraee M. Computed tomography and hangman's fractures.

39. *South Med J* 1983; 76: 727-728.
39. Greenspan A. CT-discography vs. MRI in intervertebral disk herniation. *Appl Radiol* 1993; 22: 34-40.
40. Greenspan A, Amparo EG, Gorczyca D, Montesano PX. Is there a role for diskography in the era of magnetic resonance imaging? Prospective correlation and quantitative analysis of computed tomography-diskography, magnetic resonance imaging, and surgical findings. *J Spinal Disord* 1992; 5: 26-31.
41. Greenspan A, Montesano PX. *Imaging of the spine in clinical practice*. London, UK: Wolfe-Mosby-Gower Publishers; 1993.
42. Guerra J Jr, Garfin SR, Resnick D. Vertebral burst fractures: CT analysis of the retropulsed fragment. *Radiology* 1984; 153: 769-772.
43. Gumley G, Taylor TK, Ryan MD. Distraction fractures of the lumbar spine. *J Bone Joint Surg* [*Br*] 1982; 64B: 520-525.
44. Han SY, Witten DM, Mussleman JP. Jefferson fracture of the atlas. Report of six cases. *J Neurosurg* 1976; 44: 368-371.
45. Haughton VM. MR imaging of the spine. *Radiology* 1988; 166: 297-301.
46. Hayes CW, Conway WF, Walsh JW, Coppage L, Gervin AS. Seat belt injuries: radiologic findings and clinical correlation. *Radiographics* 1991; 11: 23-36.
47. Hecht ST, Greenspan A. Digital subtraction lumbar diskography: technical note. *J Spinal Disord* 1993; 6: 68-70.
48. Holdsworth F, Chir M. Fractures, dislocations and fracture-dislocations of the spine. *J Bone Joint Surg* [*Am*] 1970; 52A: 1534-1551.
49. Holt EP Jr. The question of lumbar discography. *J Bone Joint Surg* [*Am*] 1968; 50A: 720-726.
50. Hyman RA, Gorey MT. Imaging strategies for MR of the spine. *Radiol Clin North Am* 1988; 26: 505-533.
51. Jefferson G. Fractures of the atlas vertebra. Report of four cases, and a review of those previously recorded. *Br J Surg* 1920; 7: 407-422.
52. Johansen JG, Orrison WW, Amundsen P. Lateral C1-2 puncture for cervical myelography. Part Ⅰ: report of a complication. *Radiology* 1983; 146: 391-393.
53. Kaiser MC, Ramos L. *MRI of the spine. A guide to clinical applications*. Stuttgart: Thieme Verlag; 1990.
54. Kathol MH. Cervical spine trauma. What is new? *Radiol Clin North Am* 1997; 35: 507-532.
55. Killian HF. *De spondylolisthesi gravissimae pelvangustiae caussa nuper detecta. Commentatio anatomica-obstetrica*. Bonn: Lit. C. Georgii; 1853.
56. Kim KS, Chen HH, Russell EJ, Rogers LF. Flexion teardrop fracture of the cervical spine: radiographic characteristics. *Am J Roentgenol* 1989; 152: 319-326.
57. Kornberg M. Discography and magnetic resonance imaging in the diagnosis of lumbar disc disruption. *Spine* 1989; 14: 1368-1372.
58. Kricun R, Kricun ME, Dalinka MK. Advances in spinal imaging. *Radiol Clin North Am* 1990; 28: 321-339.
59. Lee C, Woodring JH. Unstable Jefferson variant atlas fractures: an unrecognized cervical injury. *Am J Roentgenol* 1992; 158: 113-118.
60. Leone A, Cianfoni A, Cerase A, et al. Lumbar spondylolysis: a review. *Skeletal Radiol* 2011; 40: 683-700.
61. Levine AM, Edwards CC. The management of traumatic spondylolisthesis of the axis. *J Bone Joint Surg* [*Am*] 1985; 67A: 217-226.
62. MacDonald RL, Schwartz ML, Mirich D, Sharkey PW, Nelson WR. Diagnosis of cervical spine injury in motor vehicle crash victims: how many X-rays are enough? *J Trauma* 1990; 30: 392-397.
63. Mirvis SE, Young JW, Lim C, Greenberg J. Hangman's fracture: radiologic assessment in 27 cases. *Radiology* 1987; 163: 713-717.
64. Modic MT. Degenerative disorders of the spine. In: Modic MT, Masaryk TJ, Ross JS, eds. *Magnetic resonance imaging of the spine*. Chicago: Year Book Medical Publishers; 1989.
65. Modic MT. Magnetic resonance imaging of the spine. In: Modic MT, Masaryk TJ, Ross JS, eds. *Magnetic resonance imaging of the spine*. Chicago: Year Book Medical Publishers; 1989.
66. Montesano PX, Benson DR. The thoracocolumbar spine. In: Rockwood CA, Green DP, Bucholz RW, eds. *Rockwood and Green's fractures in adults*, 3rd ed. Philadelphia: JB Lippincott; 1991: 1359-1397.
67. Montesano PX, Benson DR. Thoracolumbar spine fractures. In: Chapman MW, ed. *Operative orthopaedics*, vol. 4, 2nd ed. Philadelphia: JB Lippincott; 1993: 2665-2697.
68. Munter FM, Wasserman BA, Wu H-M, Yousem DM. Serial MR imaging of annular tears in lumbar intervertebral disks. *Am J Neuroradiol* 2002; 23: 1105-1109.
69. Myerding HW. Spondylolisthesis. *Surg Gynecol Obstet* 1932; 34: 371-377.
70. Newman PH. The etiology of spondylolisthesis. *J Bone Joint Surg* [*Br*] 1963; 45B: 39-59.
71. Nuñez DB Jr, Quencer RM. The role of helical CT in the assessment of cervical spine injuries. *Am J Roentgenol* 1998; 171: 951-957.
72. Nuñez DB Jr, Zuluaga A, Fuentes-Bernardo DA, Rivas LA, Becerra JL. Cervical spine trauma: how much more do we learn by routinely using helical CT? *Radiographics* 1996; 16: 1307-1318.
73. Orrison WW, Eldevik OP, Sackett JF. Lateral C1-2 puncture for cervical myelography. Part Ⅲ: historical, anatomic and technical considerations. *Radiology* 1983; 146: 401-408.
74. Peh WCG. Provocative discography: current status. *Biomed Imaging Interv J* 2005; 1: e2.
75. Raila FA, Aitken AT, Vickers GN. Computed tomography and three-dimensional reconstruction in the evaluation of occipital condyle fracture. *Skeletal Radiol* 1993;

11

22: 269-271.

76. Ranawat CS, O'Leary P, Pellecci P, et al. Cervical spine fusion in rheumatoid arthritis. *J Bone Joint Surg* [Am] 1979; 61A: 1003-1010.

77. Rogers LF. The roentgenographic appearance of transverse or Chance fractures of the spine: the seat belt fracture. *Am J Roentgenol* 1971; 111: 844-849.

78. Rogers LF, Lee C. Cervical spine trauma. In: Dalinka MK, Kaye JJ, eds. *Radiology in emergency room medicine*. New York: Churchill Livingstone; 1984.

79. Scher AT. "Tear-drop" fractures of the cervical spine—radiologic features. *S Afr Med J* 1982; 61: 355-356.

80. Scher AT. Unilateral locked facet in cervical spine injuries. *Am J Roentgenol* 1977; 129: 45-48.

81. Schneider RC, Livingston KE, Cave AJE, Hamilton G. "Hangman's fracture" of the cervical spine. *J Neurosurg* 1965; 22: 141-154.

82. Slone RM, MacMillan M, Montgomery WJ. Spinal fixation. Part 1. Principles, basic hardware, and fixation techniques for the cervical spine. *Radiographics* 1993; 13: 341-356.

83. Slone RM, MacMillan M, Montgomery WJ, Heare M. Spinal fixation. Part 2. Fixation techniques and hardware for the thoracic and lumbosacral spine. *Radiographics* 1993; 13: 521-543.

84. Smith GR, Northrop CH, Loop JW. Jumper's fractures: patterns of thoracocolumbar spine injuries associated with vertical plunges. A review of 38 cases. *Radiology* 1977; 122: 657-663.

85. Spencer JA, Yeakley JW, Kaufman HH. Fracture of the occipitale condyle. *Neurosurgery* 1984; 15: 101-103.

86. Spengler DM. Lumbar disc herniation. In: Chapman MW, ed. *Operative orthopaedics*, vol. 4, 2nd ed. Philadelphia: JB Lippincott; 1993: 2735-2744.

87. Stewart TD. Spondylolisthesis without separate neural arch defect (pseudospondylolisthesis of Junghanns). *J Bone Joint Surg* [Am] 1935; 17(3) : 640-648.

88. Taber KH, Herrick RC, Weathers SW, Kumar AJ, Schomer DF, Hayman LA. Pitfalls and artifacts encountered in clinical MR imaging of the spine. *Radiographics* 1998; 18: 1499-1521.

89. Tehranzadeh J. Discography 2000. *Radiol Clin North Am* 1998; 36: 463-495.

90. Traynelis VC, Marano GD, Dunker RO, et al. Traumatic atlanto-occipital dislocation. Case report. *J Neurosurg* 1986; 65: 863-870.

91. Wiltse LL. Spondylolisthesis: classification and etiology. In: *AAOS Symposium on the Spine*. American Academy of Orthopedic Surgeons. St. Louis: Mosby; 1969: 143-167.

92. Wiltse LL, Winter RB. Terminology and measurement of spondylolisthesis. *J Bone Joint Surg* [Am] 1983; 65A: 768-772.

93. Whitley JE, Forsyth HF. Classification of cervical spine injuries. *Am J Roentgenol* 1958; 83: 633-644.

94. Wood-Jones F. The ideal lesion produced by judicial hanging. *Lancet* 1913; 1: 53-55.

95. Woodring JF, Lee C. Limitations of cervical radiography in the evaluation of acute cervical trauma. *J Trauma* 1993; 34: 32-39.

96. Yu S, Sether IA, Ho PS, Wagner M, Haughton VM. Tears of the annulus fibrosus: correlation between MR and pathologic findings in cadavers. *Am J Neuroradiol* 1988; 9: 367-370.

97. Zanca P, Lodmell EA. Fracture of spinous processes: new sign for the recognition of fractures of cervical and upper dorsal spinous processes. *Radiology* 1951; 56: 427-429.

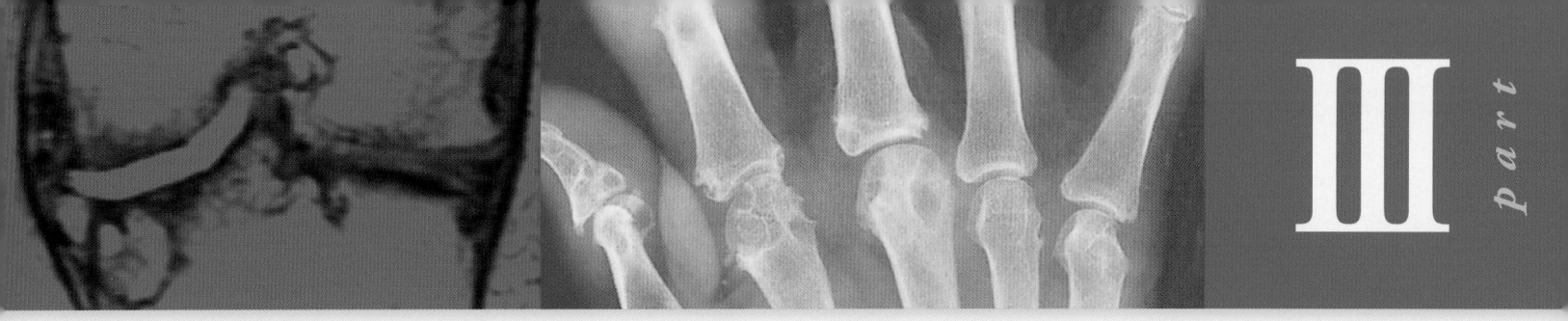

第Ⅲ部　関節症

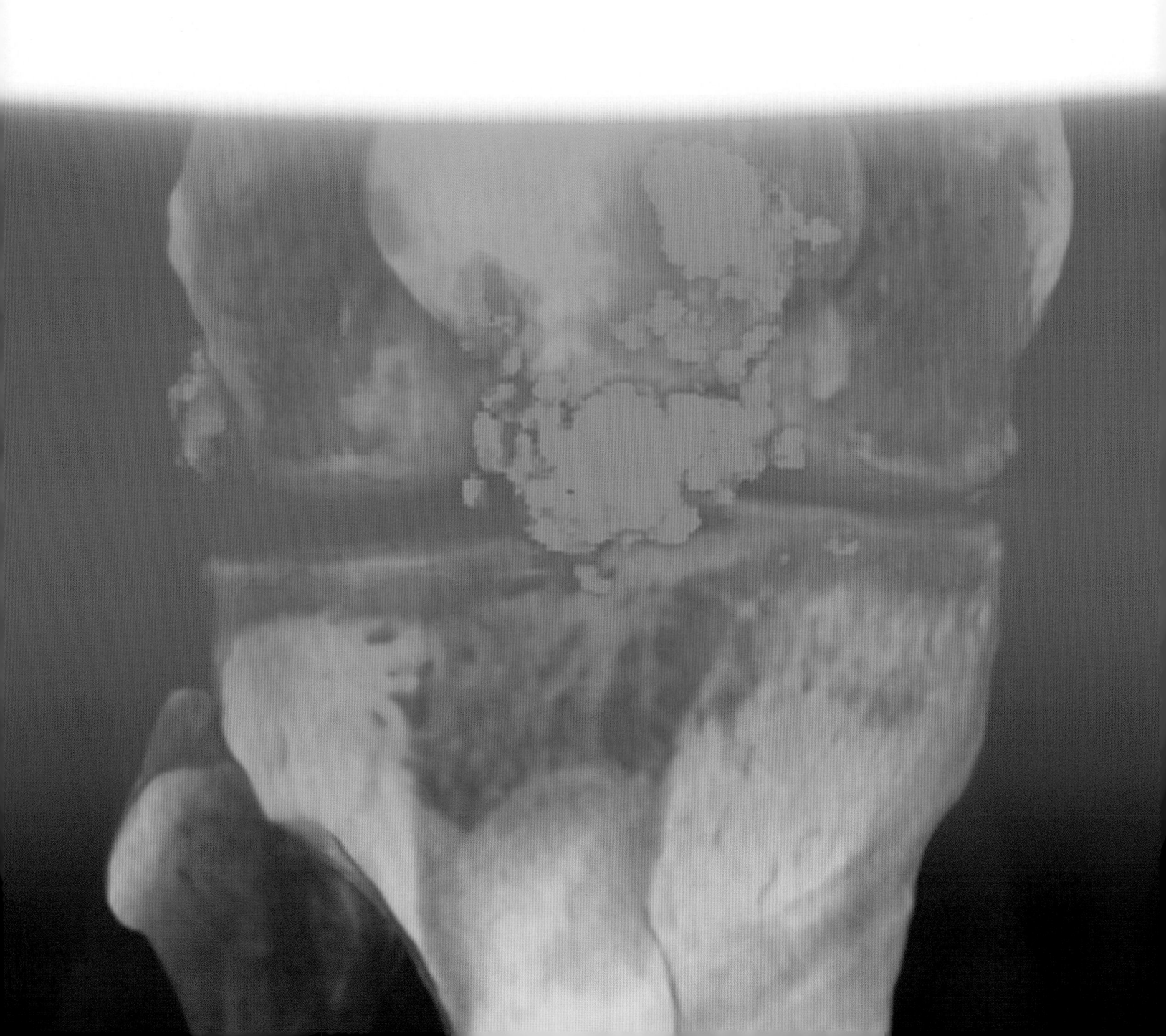

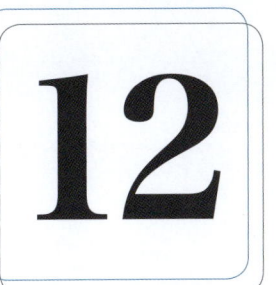

12 関節症に対する X 線学的評価

関節症*という用語は，一般的には，変性，炎症，感染，代謝などの過程の結果生じた関節の異常を表す．したがってこれら種々の疾患に対してこの用語が用いられる（図 12-1）．そのほか，全身性エリテマトーデス（SLE），強皮症などにみられる結合組織性の関節障害にも用いられる．

*訳者注：arthritides を関節症としたが，これは退行性疾患，炎症性疾患，他の関節疾患を含む広い概念である．

A X 線診断モダリティ

a 標準的な X 線撮影

関節症の診断に用いられる X 線検査は，骨，関節の外傷に対して用いられるものとほぼ同様である（第 4 章を参照）．そのなかでももっとも重要なのが標準的な X 線撮影である．外傷の際の検査と同様，少なくとも互いに直交する二方向からの撮影が必要である（図 12-2；図 4-1 も参照）．立位での撮影が有用なこともある．とくに，わずかな関節裂隙狭小化を評価するためには，荷重下での撮影は有用である（図 12-3）．ときには関節破壊の程度をより詳しく知るために，特殊な撮影が必要な場合がある．橈骨頭小頭（radial head-capitellum）撮影（第 6 章参照）は，橈骨頭と鉤状突起の重なりを除くことにより，また腕橈関節，腕尺関節をより明瞭にすることにより肘関節の炎症性変化をより詳しく評価できる（図 12-4）．手および手関節の半回外位斜位撮影（いわゆる Allstate 撮影あるいは ball-catcher's view）は 1965 年に Norgaard により紹介された．これは中手骨頭と基節骨底部の橈側および豆状骨，三角骨が効果的に抽出される（図 12-5）．炎症性関節炎のごく早期のびらん性変化は，これらの部位に生ずることがあるので，Norgaard の撮影法は関節炎の早期診断に重要なことがある（図 12-6）．また，SLE ではしばしばみられることであるが，中手指節関節におけるわずかな亜脱臼をとらえるのにも優れている．

b 拡大撮影法

拡大撮影は通常の X 線撮影ではよくわからないようなごく初期の関節炎の診断に用いられる．この撮影には特殊スクリーンフィルムおよび幾何学的な拡大技術が用いられる．これらにより，骨や関節のより鮮明で詳細な拡大像が得られる．拡大撮影法は，現在，完全にデジタル X 線撮影および PACS（picture archive and communication system）と呼ばれる最新鋭の技術に取って代わられている．PACS は，X 線フィルムを要さず，高解像度のイメージを表示することができる．

c 断層撮影，CT，関節造影

関節症に対する補助的な撮影法のなかで，断層撮影は，特定の診断を下す目的にはあまり用いられないが，関節破壊の程度を示すことに利用される．現在，断層撮影は，CT 撮影に取って代わられてきている．CT は，さまざまな関節の変性および炎症性変化を評価するのに有用である（図 12-7A～C）．また，脊椎において脊柱管狭窄を描出するのに有用である（図 12-7D）．変性に伴う脊柱管狭窄症の検査では，脊髄造影後に CT を行うこともあるが（図 12-8），通常は脊髄造影だけで十分である（図 12-9）．現在，二重エネルギー CT は，さらに広汎に用いられるようなモダリティとして有用であり，痛風結節の同定あるいは除外診断に用いられている（図 12-10, 11；図 2-16，図 15-28 も参照）．加えて，すでに痛風結節のある症例において，二重エネルギー CT は，連続する断層での痛風結節の定量評価や，治療に対する効果判定目的で使用することも可能である．関節造影は，関節の変性（図 12-12），炎症，感染（図 23-15B を参照）の状態の評価にいくらか限定的にその適応がある．

d シンチグラフィー（骨スキャン）

放射線核種による骨スキャンは，主に関節症のさまざまな関節への拡がりを調べる目的で他の撮影法よりも広く用いられて

12

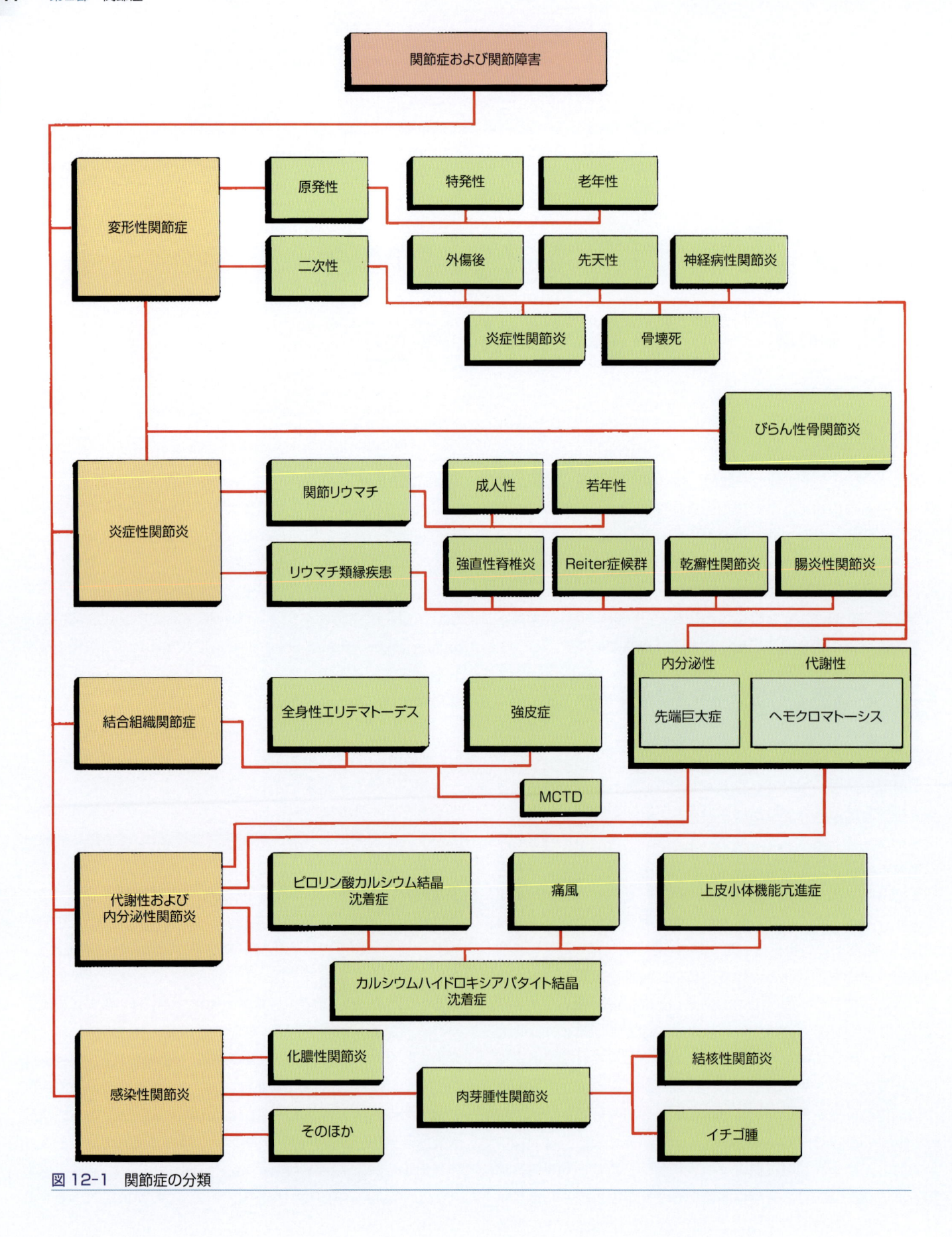

図 12-1　関節症の分類

図 12-2　変形性関節症

58 歳女性．主訴は左膝痛である．（A）X 線
正面像では，内側大腿脛骨関節の関節裂隙狭
小化と大腿骨内外両側顆に骨棘形成が認めら
れる．これらは変形性関節症の典型的所見で
ある．（B）側面像では，正面像ではわからな
かった脛骨関節面の前後部に骨棘形成が認め
られる．膝蓋大腿関節症および膝上嚢の関節
液の貯留から滑膜炎の存在も明らかである．

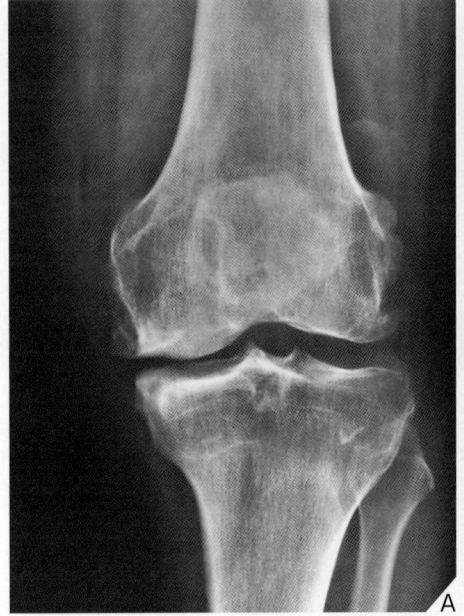
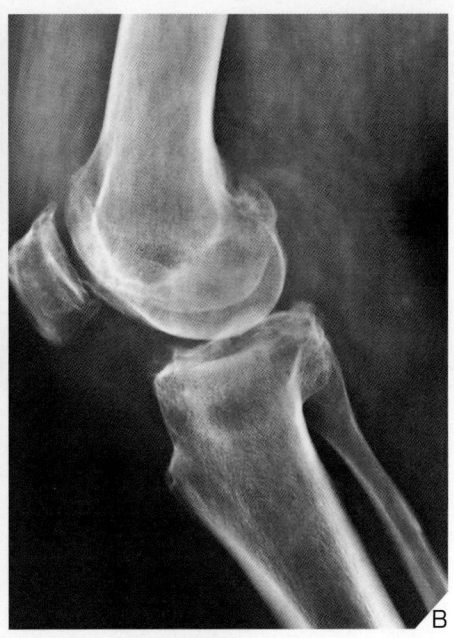

図 12-3　変形性関節症

図 12-2 と同一患者の左膝立位の正面像である
が，荷重により内側大腿脛骨関節裂隙の消失とそ
の結果生じた内反膝がみられる．

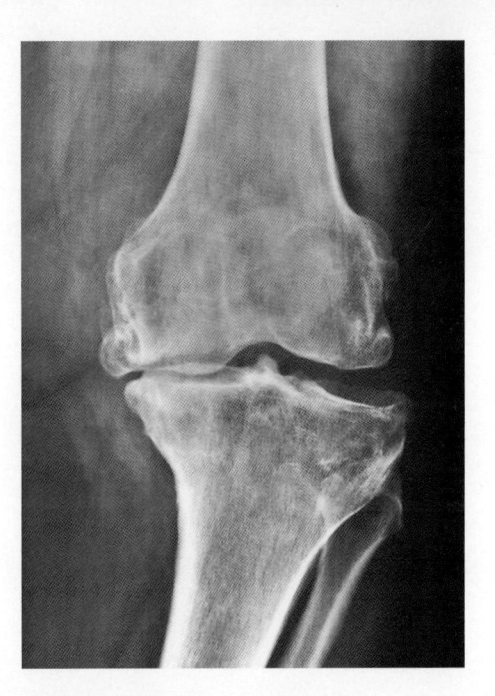

図 12-4　関節リウマチ

（A）48 歳女性．関節リウマチに罹患して数
年経過している．肘関節の X 線側面像である
が，炎症性関節症による典型的な破壊像がみ
られる．（B）radial head-capitellum 撮影
は（図 6-14 を参照），腕橈関節，腕尺関節
の関節炎の進行がより詳細にわかる利点が
ある．
（Greenspan A, Norman A. Radial head-
capitellum view in elbow trauma［Let-
ter］. Am J Roentgenol. 1983；140：
1273-1275 より引用）

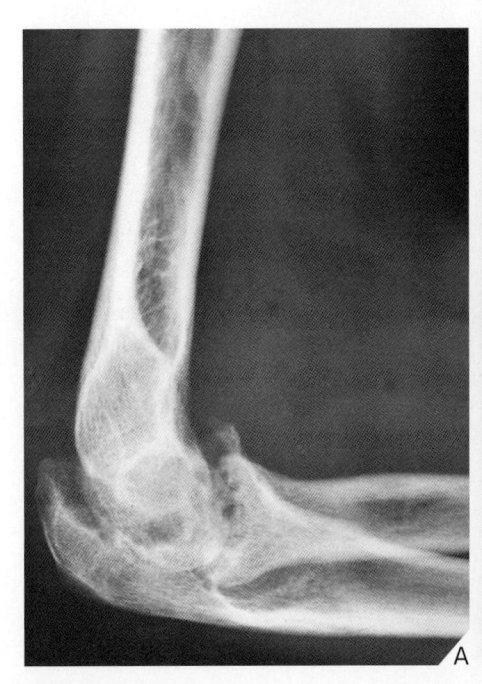
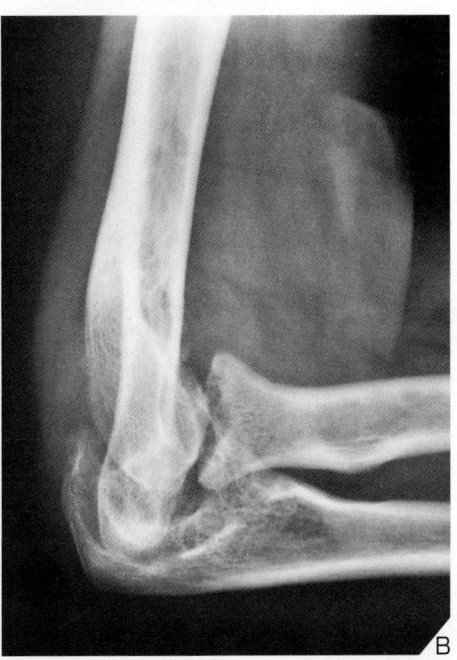

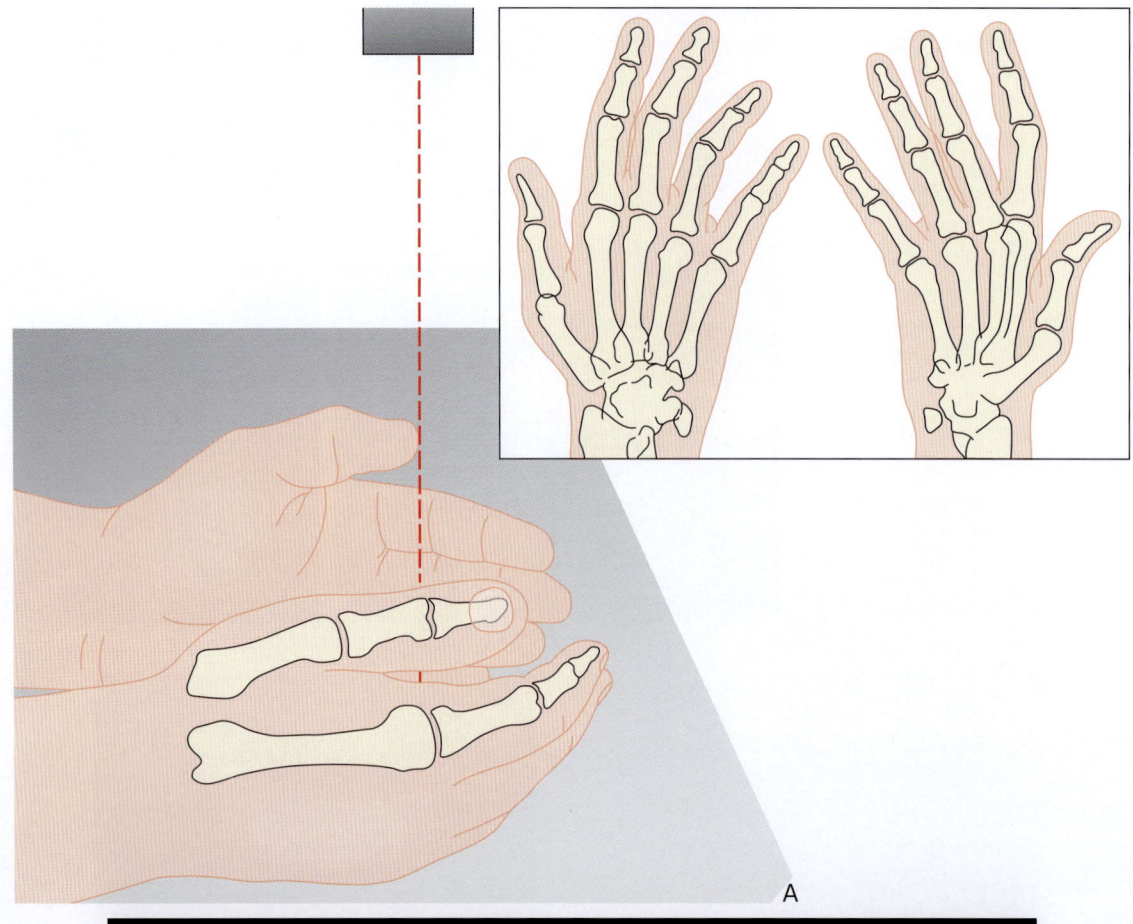

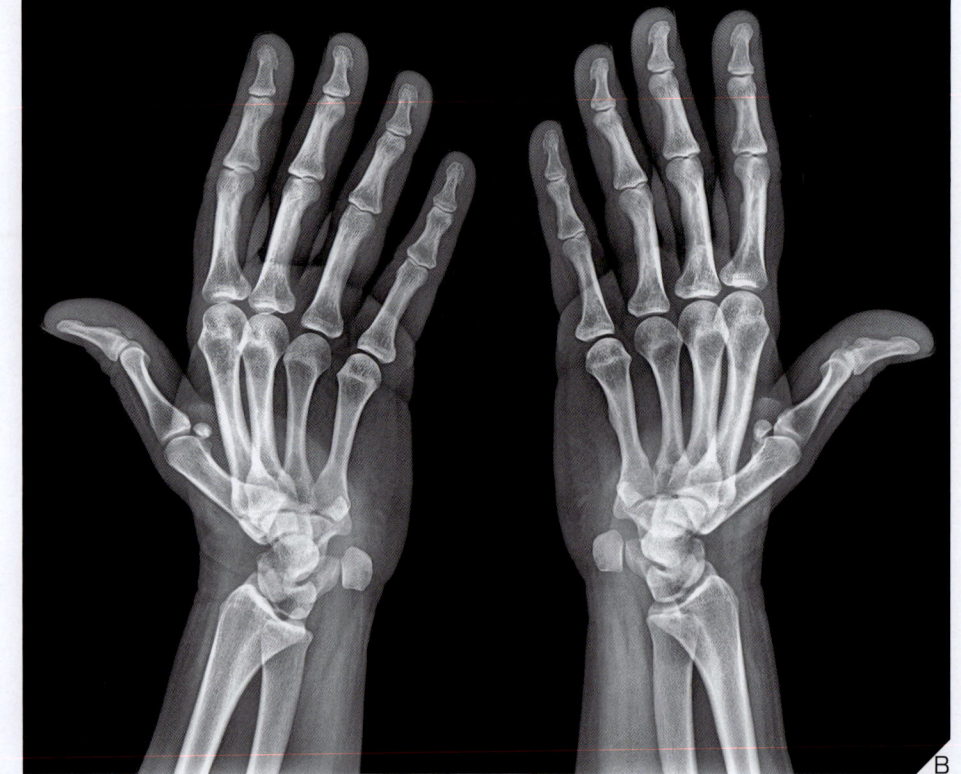

図 12-5 ball-catcher's view
（A）手および手関節の Allstate（Norgaard）撮影．患者の腕は完全伸展位で尺側をフィルムに接する．手指は伸展させる．手は軽度回内位でボールを受けとめるような肢位である．X 線照射の中心は中手骨頭を通過する．（B）X 線像であるが，基節骨底部の橈側および三角骨，豆状骨がよく描出される．

図 12-6　関節リウマチ

62 歳女性．関節リウマチの手および手関節の Nor-gaard 撮影である．橈骨手根関節，手根間関節，手根中手関節の両側性に骨びらんの所見がある（⇒）．加えて左の第 1，3，4，5 中手骨頭および右の第 2 中手骨頭にわずかなびらん像がみられる（→）．左環指中節骨底部にも小さなびらん像を認める（▶）．右の三角豆状関節の骨びらんもよく描出される（↷）．

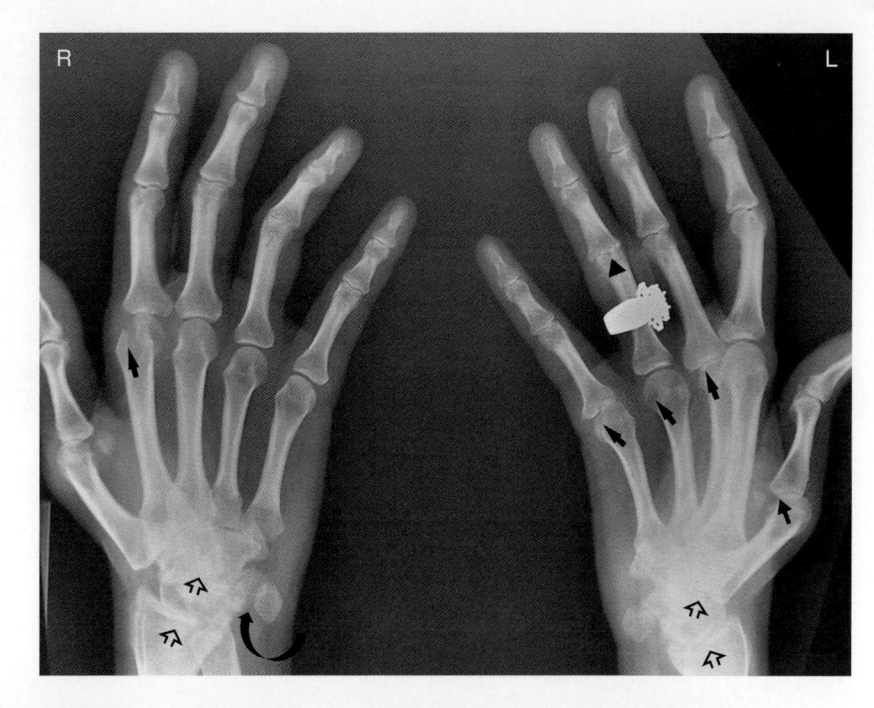

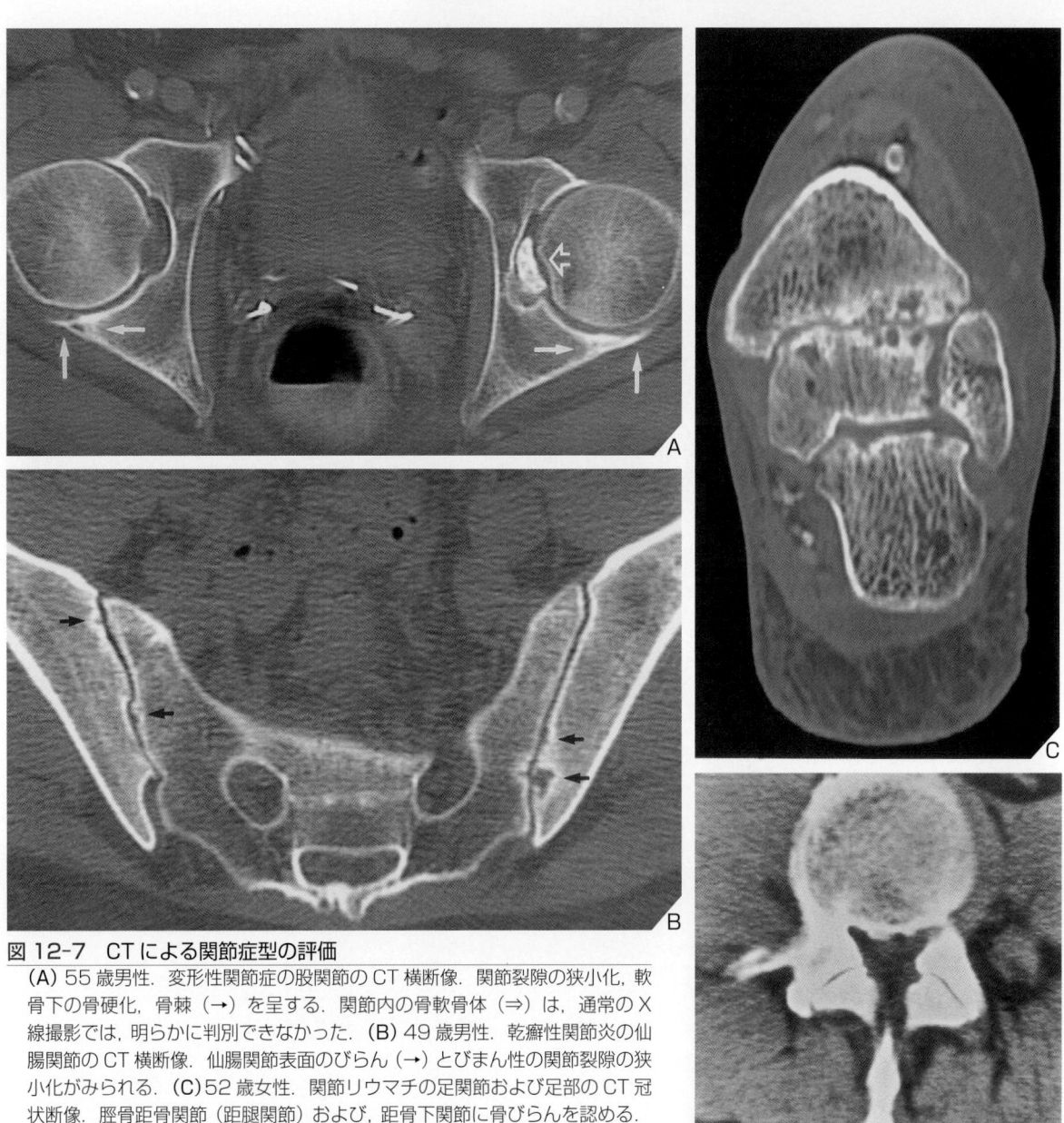

図 12-7　CT による関節症型の評価

（A）55 歳男性．変形性関節症の股関節の CT 横断像．関節裂隙の狭小化，軟骨下の骨硬化，骨棘（→）を呈する．関節内の骨軟骨体（⇒）は，通常の X 線撮影では，明らかに判別できなかった．（B）49 歳男性．乾癬性関節炎の仙腸関節の CT 横断像．仙腸関節表面のびらん（→）とびまん性の関節裂隙の狭小化がみられる．（C）52 歳女性．関節リウマチの足関節および足部の CT 冠状断像．脛骨距骨関節（距腿関節）および，距骨下関節に骨びらんを認める．（D）66 歳女性．腰椎 CT．椎間関節の進行性の変形性関節症を呈し，変性に伴う著しい脊柱管狭窄を認める．脊柱管横径は 8 mm で，正常値以下である．

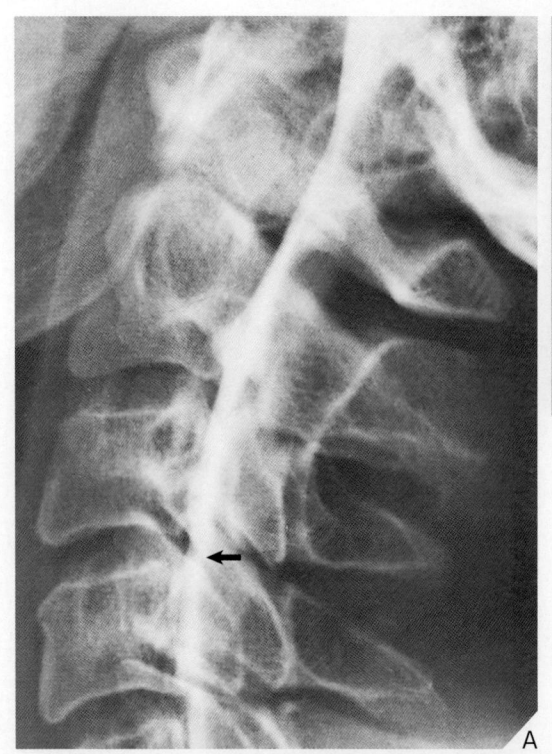
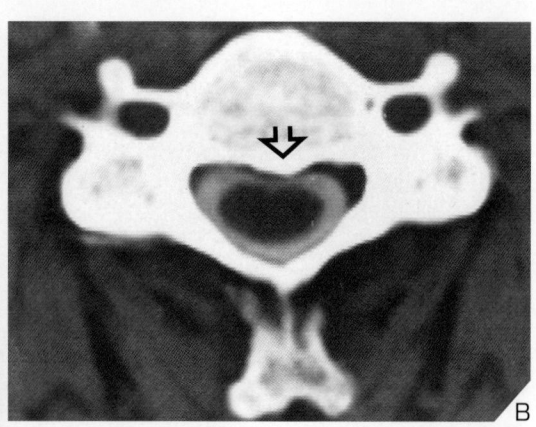

図 12-8　CT 脊髄造影で描出される硬膜管の圧迫

　56 歳男性．左上肢に放散する持続性の頚部痛を主訴とし，左手に筋力低下，しびれ感があった．（A）頚椎側面の脊髄造影では，C3/4 高位の硬膜腹側に硬膜の小さな欠損像がみられる（→）．（B）脊髄造影後の CT 像では，脊髄造影の所見と一致した部位に椎体後方の骨棘による硬膜の圧迫がみられた（⇒）．

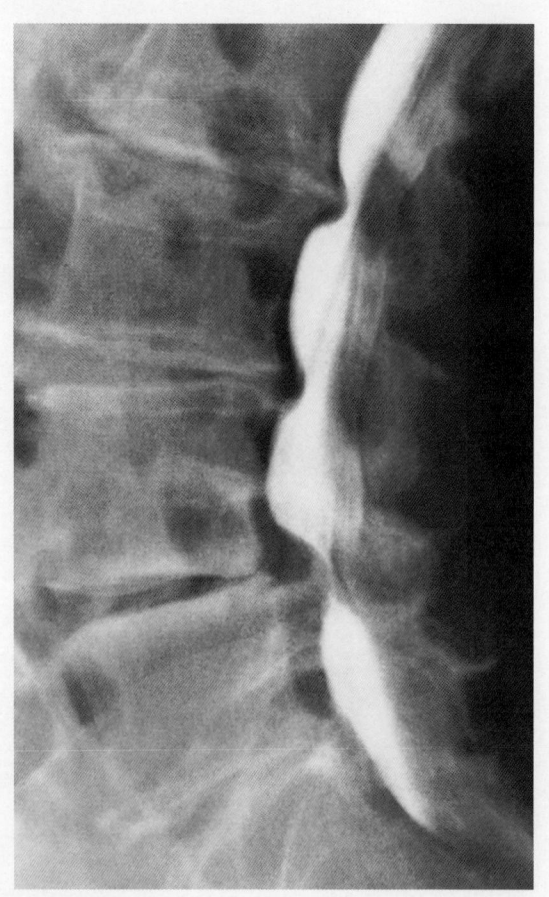

図 12-9　脊柱管狭窄を呈する脊髄造影像

　くも膜下腔へのメトリザミド注入後の腰仙椎部側面像では，硬膜管の造影剤による砂時計様の輪郭がみられる．これは，脊柱管狭窄に特徴的な所見である．この像は椎間関節の肥厚と椎間板の後方への突出とが合わさった結果生じるものである．

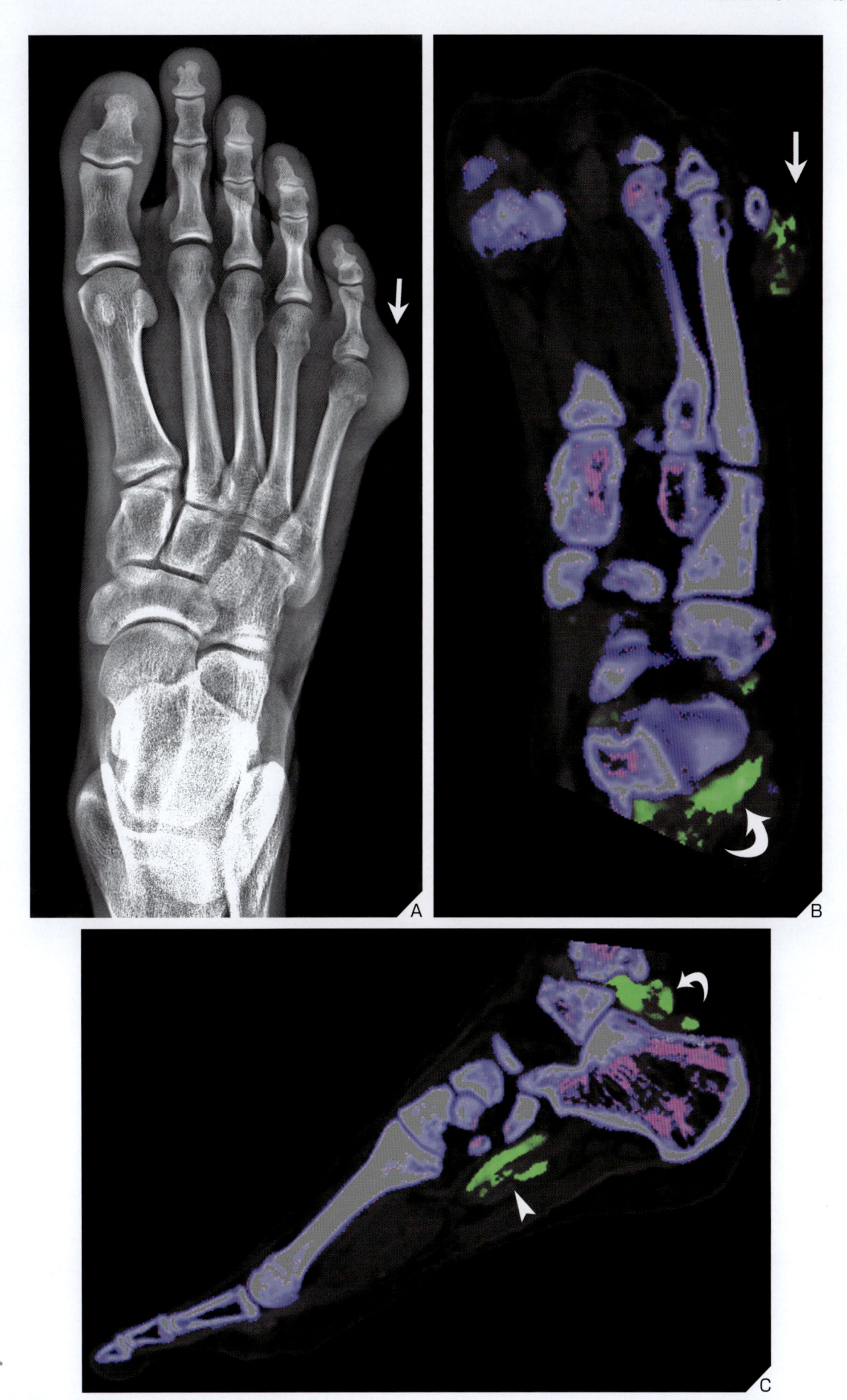

図 12-10　二重エネルギー CT で評価した痛風結節
　45 歳男性．4 ヵ月にわたり持続する左足小趾の疼痛性腫脹を自覚していた．（**A**）足部正面像では，第 5 趾 MTP 関節（中足趾節間関節）の外側面に，軟部腫瘤を認める（→）．骨性構造は異常なし．骨びらんも認めない．再構成カラーコード化二重エネルギー CT 冠状断（**B**）および矢状断像（**C**）．小趾の腫瘤（→）に加えて，足底（▶）や後足部後方（↷）にも予想外の腫瘤（緑色調の領域）が描出された．臨床的には明らかでない痛風結節内の尿酸結晶の沈着と一致した．

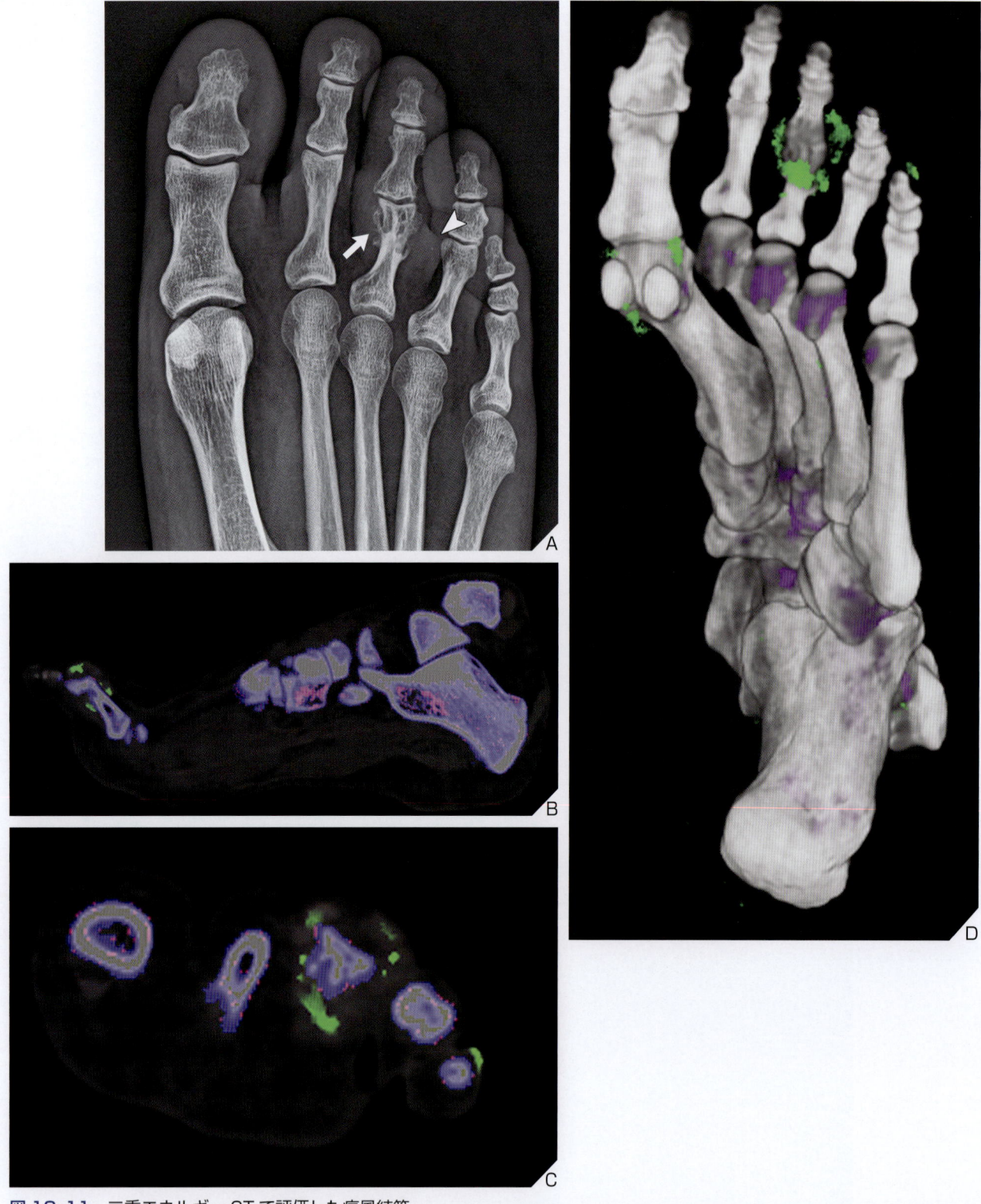

図 12-11　二重エネルギー CT で評価した痛風結節
50 歳男性．左第 3 趾の疼痛を伴う腫脹．（**A**）足部単純 X 線像では，第 3 趾基節骨の傍関節性骨びらん（→）で，近傍に紡錘状の腫瘤
（▷）を伴う．再構成カラーコード化二重エネルギー CT 矢状断（**B**）および横断（**C**）像，および 3D-CT（足底面からみる）では，いく
つかの部位に痛風結節の局在を診断できる．

いる（第 2 章を参照）．骨スキャンに用いられる放射性薬剤は，
一般に有機性の diphosphonates ［ethylene diphosphonate
（EHDP）または methylen diphosphonate（MDP）］を ^{99m}Tc（テ
クネチウム）で標識したものである．これは 6 時間の半減期を
もち，純粋なガンマ線を放出する．両者のうち MDP のほうが
よく用いられ，1 回量が 15 mCi（555 MBq）の ^{99m}TC で標識さ

れることが多い．この薬剤は静注後約 50％が骨内に留まり，残
りは体内を自由に循環して，最後には腎より分泌される．これ
らをガンマカメラでとらえたのが，いわゆる三相アイソトープ
骨スキャンである．このスキャニングは全身にみられる大小関
節の関節症性変化を描出することができる（図 12-13）．感染
を起こした関節と感染した関節周囲組織とを区別することがで

きる（図24-9を参照）.

　感染性関節炎と感染以外の関節症とを鑑別するために，近年[111]Inで標識した白血球や[67]Gaスキャンが用いられている（第2章のシンチグラフィーの項を参照）.

　BrowerとFlemmingが指摘したように，骨スキャンによる経時的な変化をみることは，ある時点での関節炎の活動性を評価するのに有用である．こうした検査は活動期と寛解期を鑑別する.

　近年，関節リウマチの早期の骨変化や，びらん性の変形性関節症を同定するために，高解像度の単一光子放射断層撮影（SPECT）が試験的に用いられてきている.

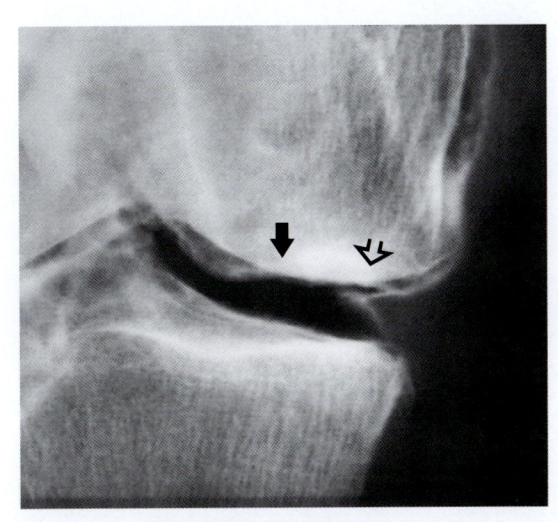

図12-12　変形性関節症の関節造影
62歳男性．内側大腿脛骨関節に進行性の疼痛を訴える．二重関節造影像で，変形性膝関節症でみられる進行した関節軟骨の変性を認める（→）．また，内側半月板の自由縁の変形も認める（⇒）.

e 超音波検査

　超音波検査法は関節病変の評価にときに用いられる．リウマチ患者の膝窩部の腫瘍性病変が，関節炎の合併症としてみられる膝窩嚢胞や滑膜の増生と，膝窩動脈瘤のような関節炎と関連していない状態とを鑑別する場合の一助となる（図2-22, 25を参照）．ときにリウマチ患者でみられる深部静脈血栓症の診断に役立つこともある（図2-23を参照）．この検査法は骨びらんや炎症性パンヌスを描出しうる．近年では，関節リウマチの滑膜炎の評価にパワードプラ法を探求している研究者もいる.

f MRI

　関節のMRIでは軟部組織と骨組織にコントラスト（濃度差）がみられる．関節軟骨，線維軟骨，皮質骨，海綿骨はおのおのの特異的な信号強度で区別することができる．またリウマチ患者のリウマトイド結節と滑膜病変をとらえるうえで優れている．MRIの威力は他の軟部組織から滑膜関節を区別し描出する場合に発揮され，かつて関節造影法か関節鏡検査によってのみ証明できたような，滑膜炎に随伴する滑膜肥厚の程度を非侵襲的に描写する．滑膜炎は関節水症を伴うことが多いので，同様に効果的にMRIによって描出することができる（図12-14）．とくにMRIが，ガドリニウムジエチレントリアミン五酢酸（Gd-DTPA）静注造影法と組み合わせると，滑液貯留の関節と腱鞘とを滑膜炎から区別するのに非常に効果を発揮する．滑液と関節内の滑膜は，T1強調像で中等度の信号を生じ，T2強調像では高信号となる．しかし，ガドリニウム造影により，炎症性パンヌスおよび滑膜は，T1強調像で高信号となり，一方で滑液は高信号とはならない（図12-15, 16）．MRIはBaker嚢腫の診断にもきわめて有用である（図12-17）．MRIは関節液の存在を鋭敏にとらえるが，炎症性か，非炎症性かの相違を見分けるまでにはいたっていない．ときにMRIは変形性関節症

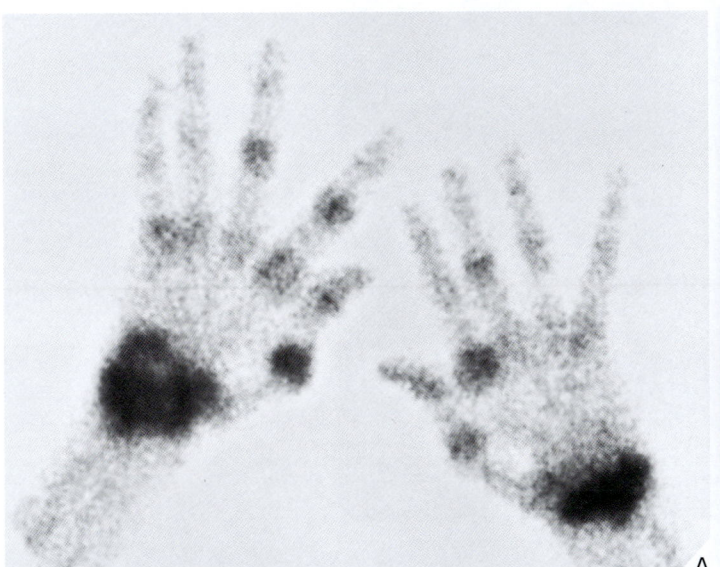

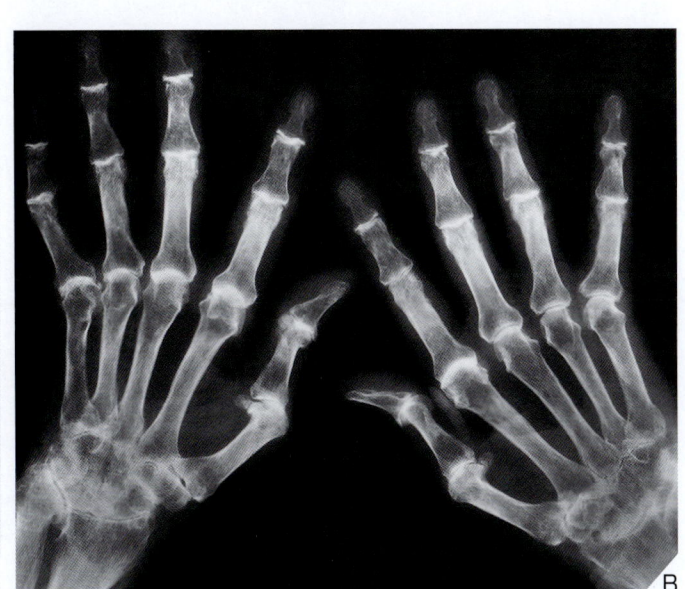

図12-13　乾癬性関節炎の骨シンチグラム
（A）骨スキャン像．[99m]Tc-MDP 15 mCi（555 MBq）静注後の2時間後の像．手および手関節にいくつかの集積がみられる．（B）同じ患者のX線像であるが，進行した乾癬性関節炎の変化がみられる.

12

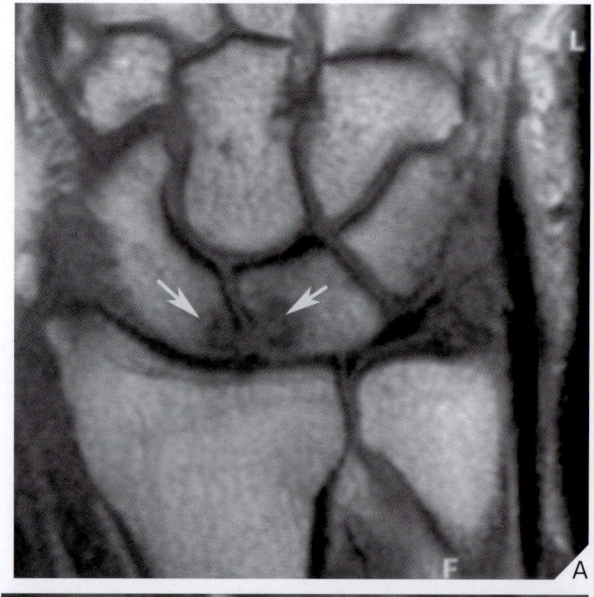

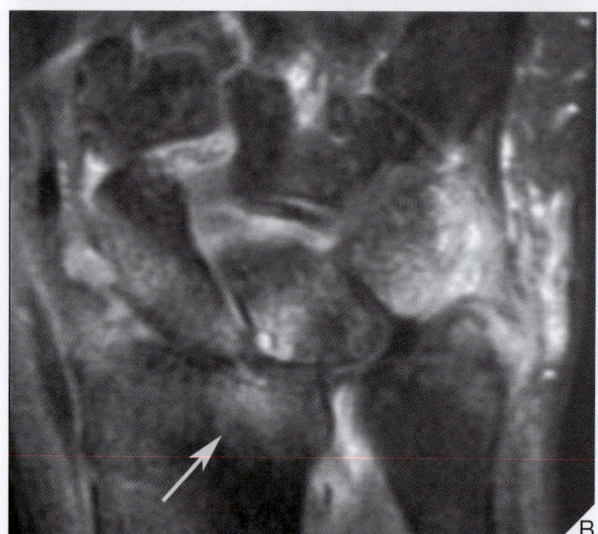

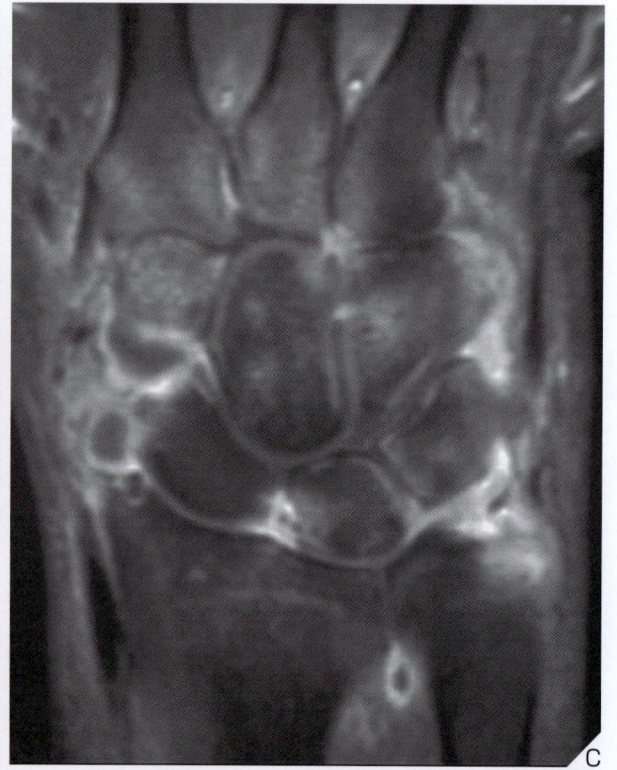

図 12-14　関節リウマチの MRI 所見

単純 X 線像（非提示）では，舟状骨，月状骨に骨びらんが疑われた．（A）手関節 T1 強調冠状断像．舟状骨と月状骨の骨びらんが同定された（→）．（B）STIR 冠状断像．近位手根列は全体に及び，尺骨茎状突起，橈骨遠位（→）に拡大する骨髄浮腫（びらん前の浮腫）を呈する．（C）脂肪抑制T1 強調冠状断像．ガドリニウム静注後，滑膜がより強く描出される．また，手根骨，中手骨近位部，尺骨茎状突起など多部位に炎症が波及している．
（Dr. Luis Cerezal, MD, Santander, Spain のご好意による）

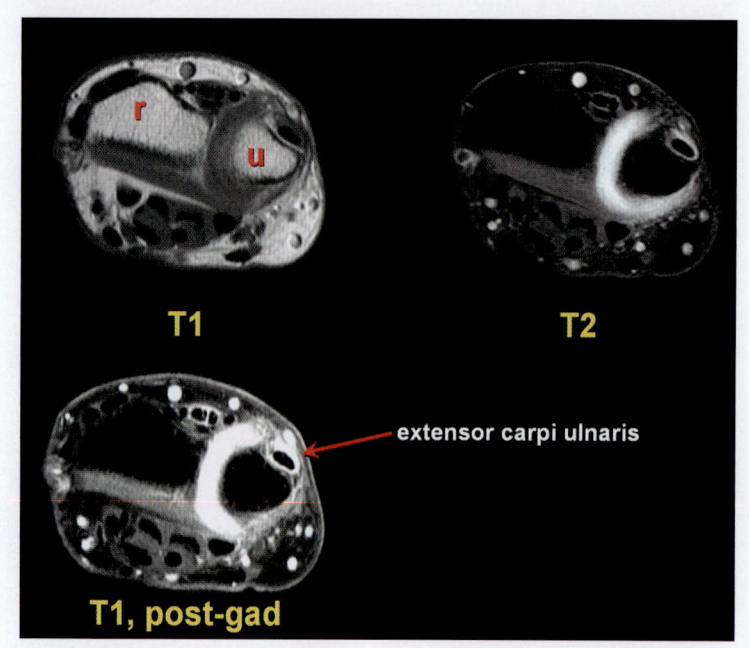

図 12-15　関節リウマチの MR 関節造影（MRa）所見

28 歳女性．関節リウマチ手関節の T1 強調，T2 強調，および造影 T1 強調横断像．遠位橈尺関節炎，尺側手根伸筋（extensor carpi ulnaris）の滑膜炎の診断に，ガドリニウム造影後の撮影が有用であった．T2 強調像での高信号病変は，液体か炎症性パンヌスのいずれかを示唆するが，ガドリニウム造影後に増強効果がみられたことにより，炎症性パンヌスであると判定した（液体は増強されない）．
r：橈骨，u：尺骨．

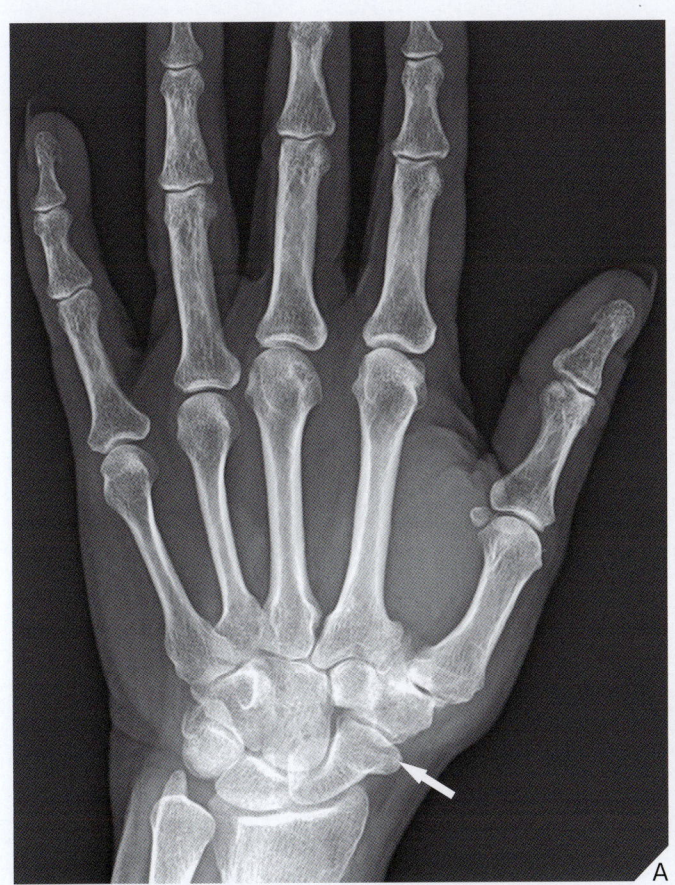
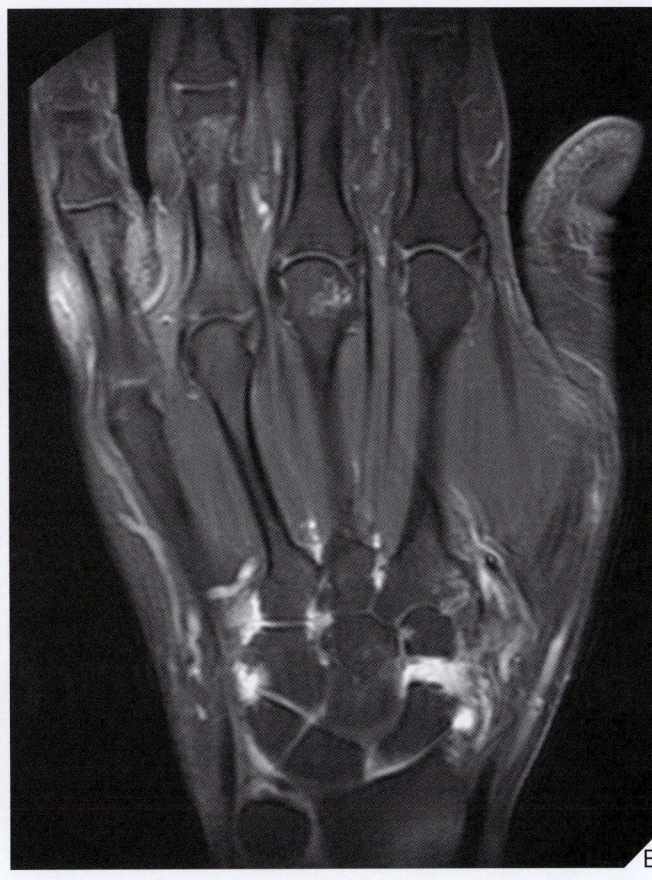

図 12-16　乾癬性関節炎の MR 関節造影（MRa）所見

　42 歳男性．乾癬．4 ヵ月持続する右手関節痛．（A）手関節 X 線正面像では，舟状骨遠位に小さな囊胞性病変（→）を認めるが，他部位の炎症性関節炎は認めない．（B）ガドリニウム造影脂肪抑制 T1 強調像．第 3 中手骨頭，舟状骨，三角骨，有鈎骨に骨びらんを認める．また，手根骨間の関節に炎症性滑膜炎を認める．

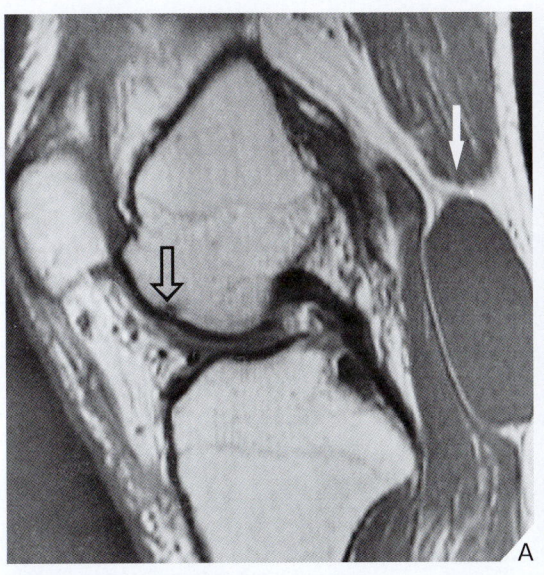
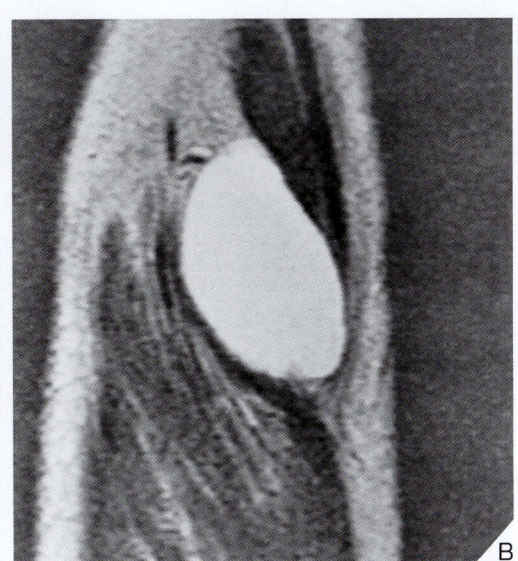

図 12-17　Baker 囊腫の MRI 所見

　68 歳女性．膝窩部の疼痛を主訴とする関節リウマチ．血栓性静脈炎の疑いであった．（A）MRI 矢状断像［スピンエコー（SE）：TR 900/TE 20 msec］で中等度信号強度の卵円形構造物を認める（→）．大腿骨内顆前方に軟骨下のびらんを認めることに注目（⇒）．（B）MRI 冠状断像（SE：TR 1,800/TE 80 msec）．膝窩部レベルで滑液貯留のために高信号を呈する巨大 Baker 囊腫を認める．

（図 12-18, 19）や血友病性関節症（図 12-20, 21）におい
て付随的情報を与えることがある．変形性関節症に対する軟骨
組織修復は，軟骨細胞移植，骨軟骨移植，軟骨成長刺激因子な
ど，その技術がより洗練されてきている．その発展とともに，
変形性関節症における診断や治療計画を立てるうえで，MRI の
撮影条件を最適化することが必要不可欠である．サブトラク
ション法（減算法）を用いたコントラスト強調 MRI が，活動性
の仙腸関節炎の早期診断に有用であることが近年の研究により
明らかにされている．

　しかしながら，もっとも将来性ある MRI の役割は脊椎の分野
である．矢状断の MRI は脊髄の前後径を測定したり，脊柱管狭
窄症の程度を分類したり，黄色靱帯の肥厚や椎間関節の肥厚か
を明らかにするうえで役立つ．MRI の横断像は椎間関節の詳細
な分析と黄色靱帯の肥厚をよりいっそう明らかにし，脊柱管径
の正確な測定を可能にする．MRI の有用性は関節リウマチの頚
椎病変や，強い変性を伴った脊柱管狭窄症の診断には他のどの

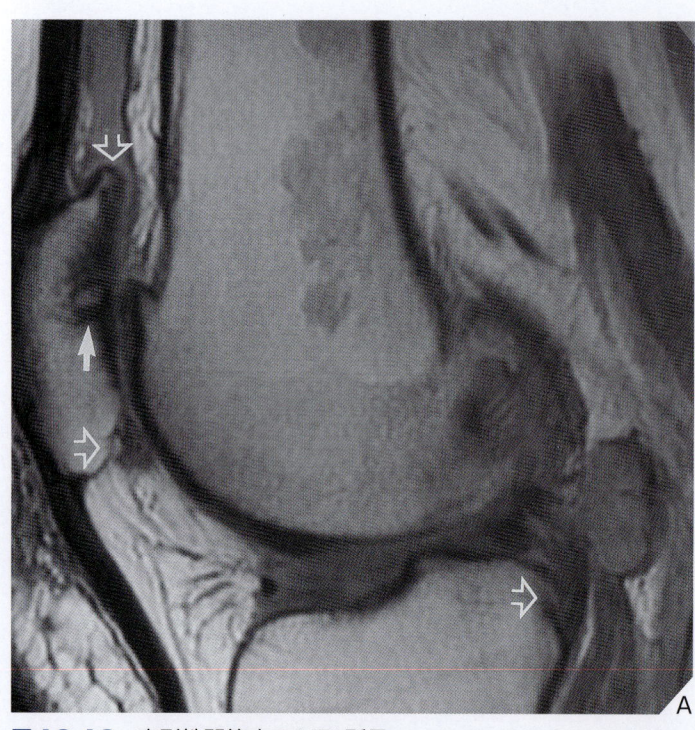
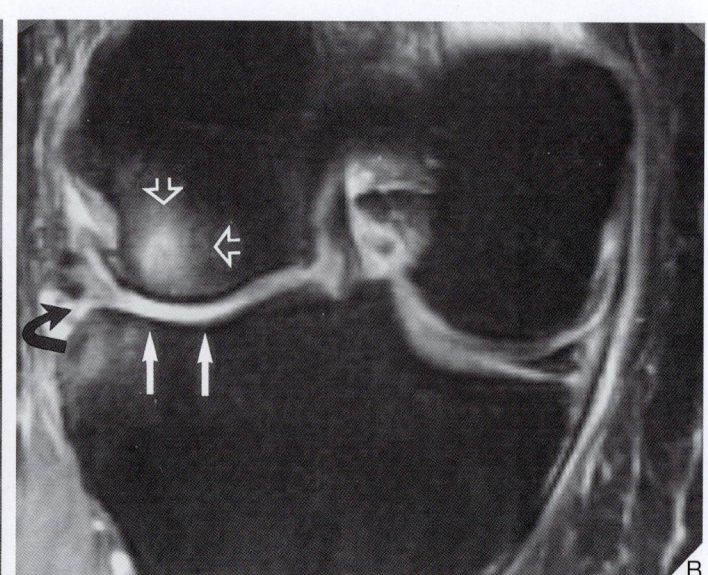

図 12-18　変形性関節症の MRI 所見
　（A）62 歳女性．右変形性膝関節症．プロトン密度強調矢状断像．大腿膝蓋コンパートメントに関節裂隙の狭小化，軟骨下嚢胞（→），骨棘（⇒）を認める．（B）脂肪抑制 T2 強調冠状断像．外側関節裂隙の関節軟骨の完全破壊（→），軟骨下浮腫（⇒），および外側半月板の変性断裂（↷）を認める．

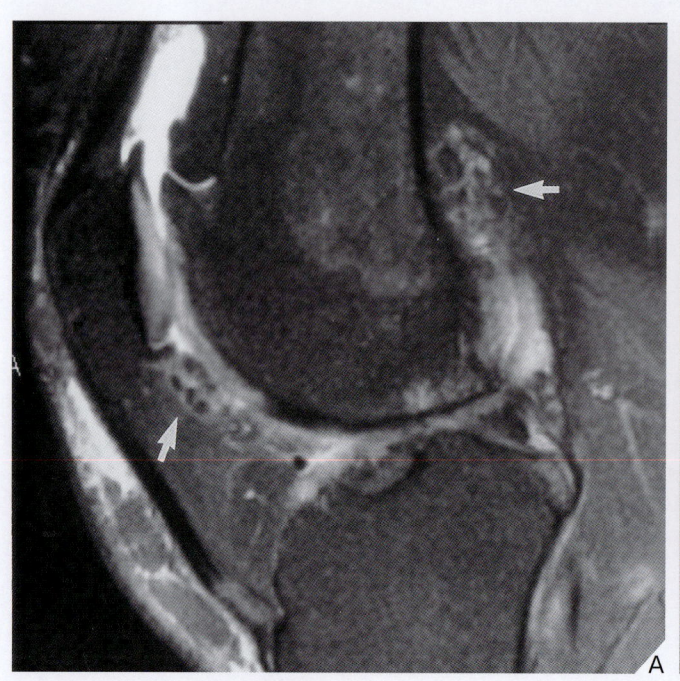
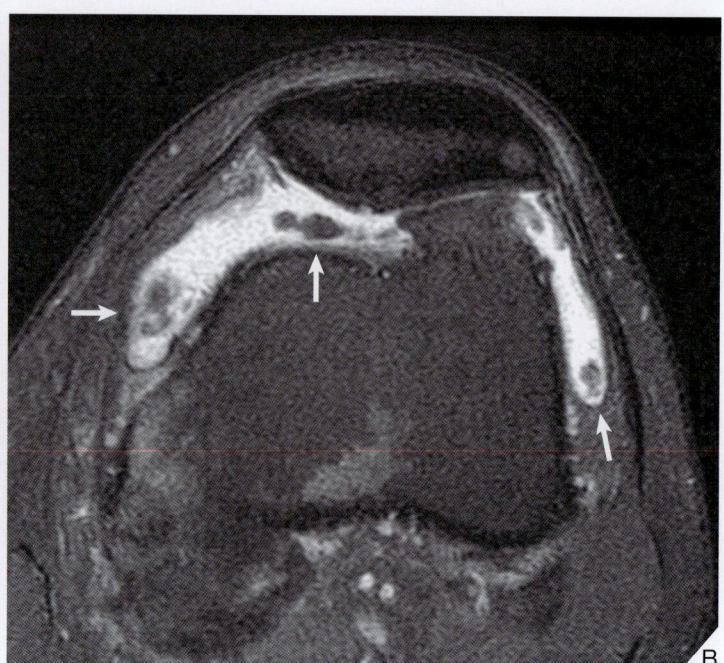

図 12-19　変形性関節症の MRI
　60 歳男性．脂肪抑制 T2 強調（A）矢状断像，（B）横断像．変形性関節症と合併する多発の骨軟骨体（→）を認める．

III

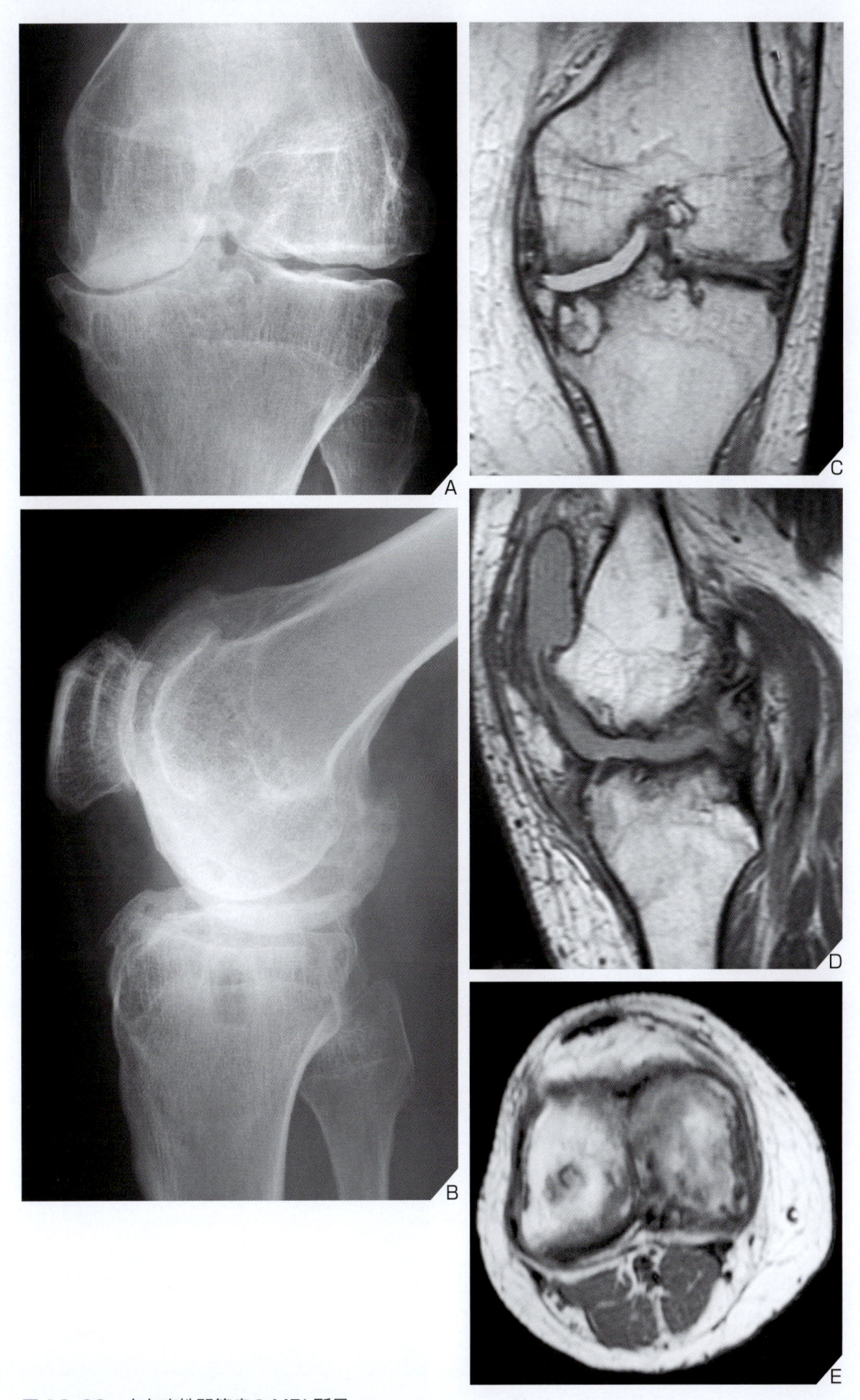

図 12-20　血友病性関節症の MRI 所見

　29 歳男性．左膝関節．頻回に関節血症を繰り返す血友病．（A, B）血友病性関節症の進行期であることが膝の
X 線正面像，側面像でわかる．異常所見として関節周辺の骨粗鬆症，脛骨高原，大腿骨顆部の軟骨下骨の不整，
関節裂隙の狭小化，軟骨下骨のびらんを認める．（C）冠状断像（SE：TR 1,900/TE 20 msec）では，内側
コンパートメントの軟骨の完全破壊，脛骨近位部の軟骨下囊胞を認める．いずれも単純 X 線像では明らかではな
ない．（D）矢状断像（SE：TR 800/TE 20 msec）では，中間の信号強度を示す膝蓋上囊および膝蓋骨下滑
液包の関節内血腫が明らかである．（E）横断像（SE：TR 400/TE 20 mesc）では，大腿骨顆部の関節軟骨
のびらん性変化を認める．

12

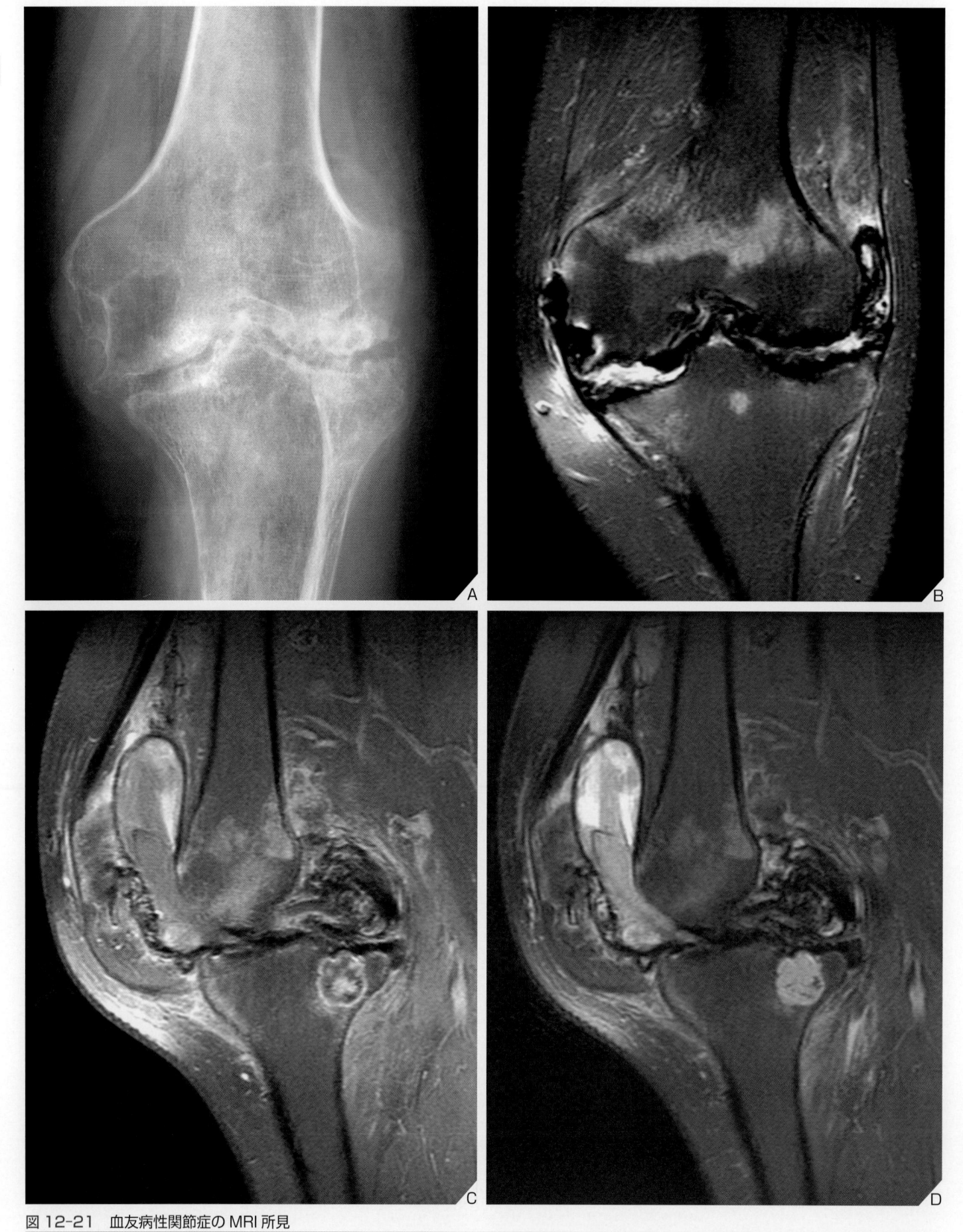

図 12-21　血友病性関節症の MRI 所見
　（A）左膝関節単純 X 線正面像．（B）脂肪抑制プロトン密度強調冠状断像．（C）脂肪抑制 T1 強調矢状断像．（D）脂肪抑制プロトン密度強調矢状断像．
34 歳男性で，すべての膝関節コンパートメントに破壊性変化を認める．関節内および膝蓋上嚢の血液貯留（不均一な信号変化）に注目すべきである．

ような方法にも勝るものである．MRIは非侵襲的に椎間板が正常か変性を起こしているか，またはヘルニアになっているかを区別することができるので，椎間板の病変による疼痛の検索に役立つ（第11章を参照）．実際に，従来のX線検査，CTによって椎間板の変性がとらえられる前に，MRIによってその変化がとらえられる．

B 関節症

1. 診　断

a 臨床所見

特異的な関節炎に対する正確な診断は多くの因子によるが，もっとも重要なことは症状パターンと疾病の機序を理解することである．

画像所見と，臨床症状および検査データとを比較検討することは関節疾患の診断に大いに役立つ．たとえば，いくつかの関節疾患のなかで性別によりその発生頻度が異なるものもある．関節リウマチは女性に多い疾患で，中年の女性にびらん性の骨関節炎が多くみられる．一方，乾癬性関節炎，Reiter症候群（現在は反応性関節炎として知られている），痛風性関節炎などは男性に多い疾患である．臨床症状は，診断のより一層の助けとなる．たとえば反応性関節炎では通常，尿道炎，結膜炎，粘膜病変が合併し，乾癬性関節炎では，皮膚および手の爪の変化や，ソーセージ指と呼ばれる指の腫脹がみられる．痛風性関節炎では，慢性期となると痛風結節と呼ばれる軟部組織の腫瘤が，手背，または足背にみられることがある．

検査所見もまた重要である．痛風性関節炎では，血清尿酸値の上昇を伴い，関節液中の白血球には，尿酸塩結晶が証明される．一方，偽痛風の患者の関節液中では，ピロリン酸カルシウムの結晶が認められる．自己抗体の存在が示されることは，診断を確定するうえでもう1つの重要な助けとなる．関節リウマチでは，リウマトイド因子が典型的な所見である．リウマトイド因子などの特異的な抗体をもたない患者の疾患は血清反応陰性関節炎と呼ばれる．ループス関節炎では，LE細胞テストが陽性である．最後に組織適合性抗原としてヒト白血球（HLA）抗原があり，HLA-B27とHLA-DR4の検出は，近年関節疾患の診断に決定的な検査となった．強直性脊椎炎の95%，反応性関節炎の86%，そして乾癬性脊椎炎の60%にHLA-B27抗原が陽性であり，関節リウマチ患者の大多数がHLA-DR4陽性であることなどが報告されている．このことは，X線所見が非常に似通っている場合に，乾癬性関節炎と関節リウマチを鑑別するなど，関節炎を鑑別する場合に有用である．

b 画像所見の特徴

可動関節は，関節を形成する両骨端を被う軟骨，靱帯により補強された関節包，そして滑膜に被われた腔内に関節液を満たした関節裂隙の3つより成り立っている（図12-22）．関節軟骨はその組成ゆえにX線をわずかしか吸収しないため，X線透過性が高い．X線透過性を示す関節軟骨と関節液を含む関節腔とをあわせて「X線像上の関節裂隙」と呼んでいる．

関節炎は，通常関節軟骨の破壊を伴う．それはX線像上の関節裂隙の狭小化として認められ，軟骨下骨のびらんを伴うことが多い．関節裂隙の狭小化は，関節炎の主要所見である（図12-23）．しかし，ある種の関節炎では，その進行過程において，関節裂隙が狭小化せずに，むしろわずかに開大する場合が

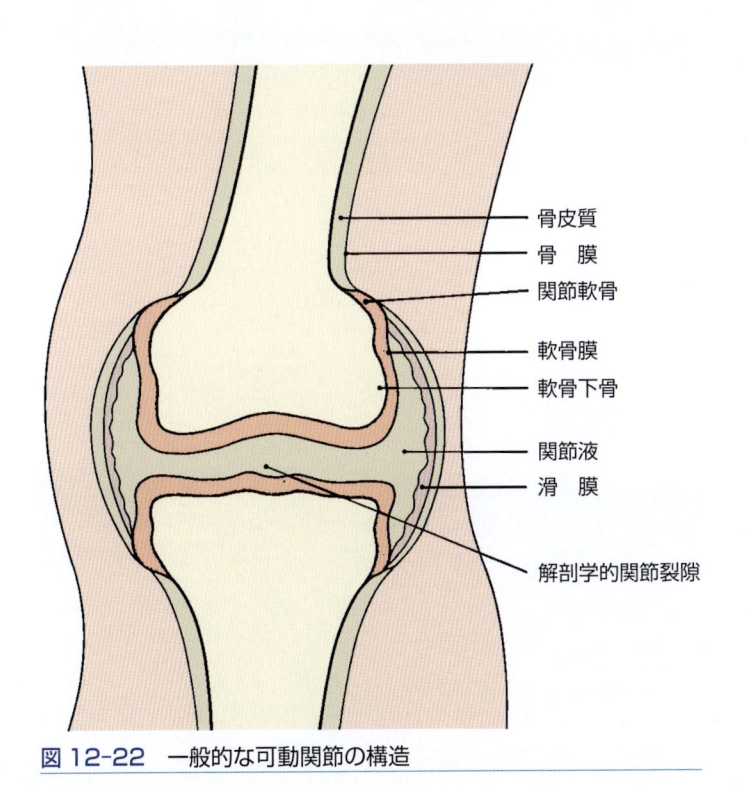

骨皮質
骨　膜
関節軟骨
軟骨膜
軟骨下骨
関節液
滑　膜
解剖学的関節裂隙

図12-22　一般的な可動関節の構造

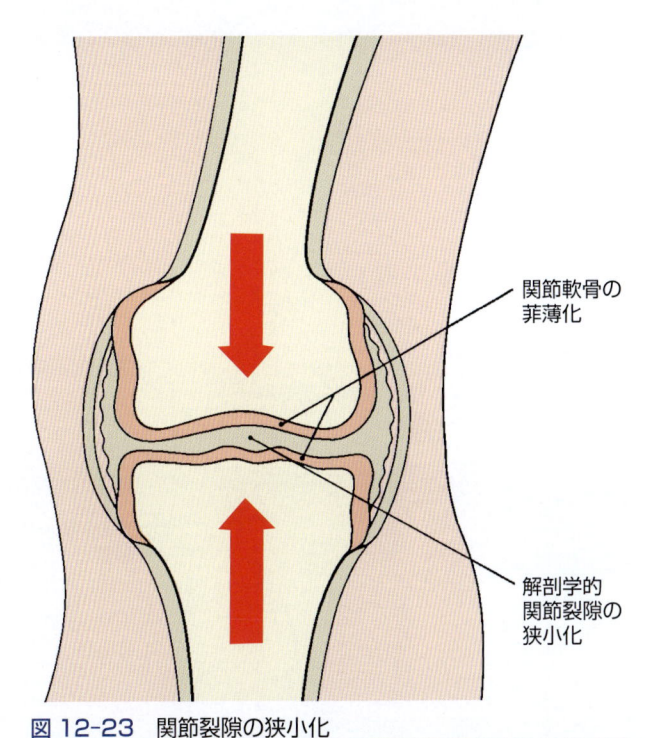

関節軟骨の菲薄化
解剖学的関節裂隙の狭小化

図12-23　関節裂隙の狭小化
関節炎の進行の主な所見はX線像上の関節裂隙の狭小化である．関節軟骨の菲薄化が裂隙を物理的に減少させる．

12

あるということを銘記すべきである．これはある種の関節炎の初期では，関節の浸出液と靱帯の弛みにより，関節腔は液体で拡張しているが，関節軟骨の破壊がまだ起こっていない状態があるからである．肉芽（パンヌス）が関節軟骨を破壊することなく軟骨下骨組織を破壊するというまれなケースでも同様の状態がみられる（図 12-24）．

ほかに疾患を鑑別するために参考となる X 線所見としては関

節周囲軟部組織の腫脹や関節周囲の骨粗鬆症があり，より進行期のものでは，関節の亜脱臼や変位を伴う完全な関節の破壊像と強直（関節癒合）もみられる（図 12-25）．

関節炎の X 線所見は，関節炎のタイプや病期によって異なり，それぞれの関節炎特有の障害部位を有する（図 12-26）．たとえば，変形性関節症なら関節軟骨（図 12-2，12-30 を参照），炎症性関節症なら滑膜（図 12-27A），感染性関節炎なら

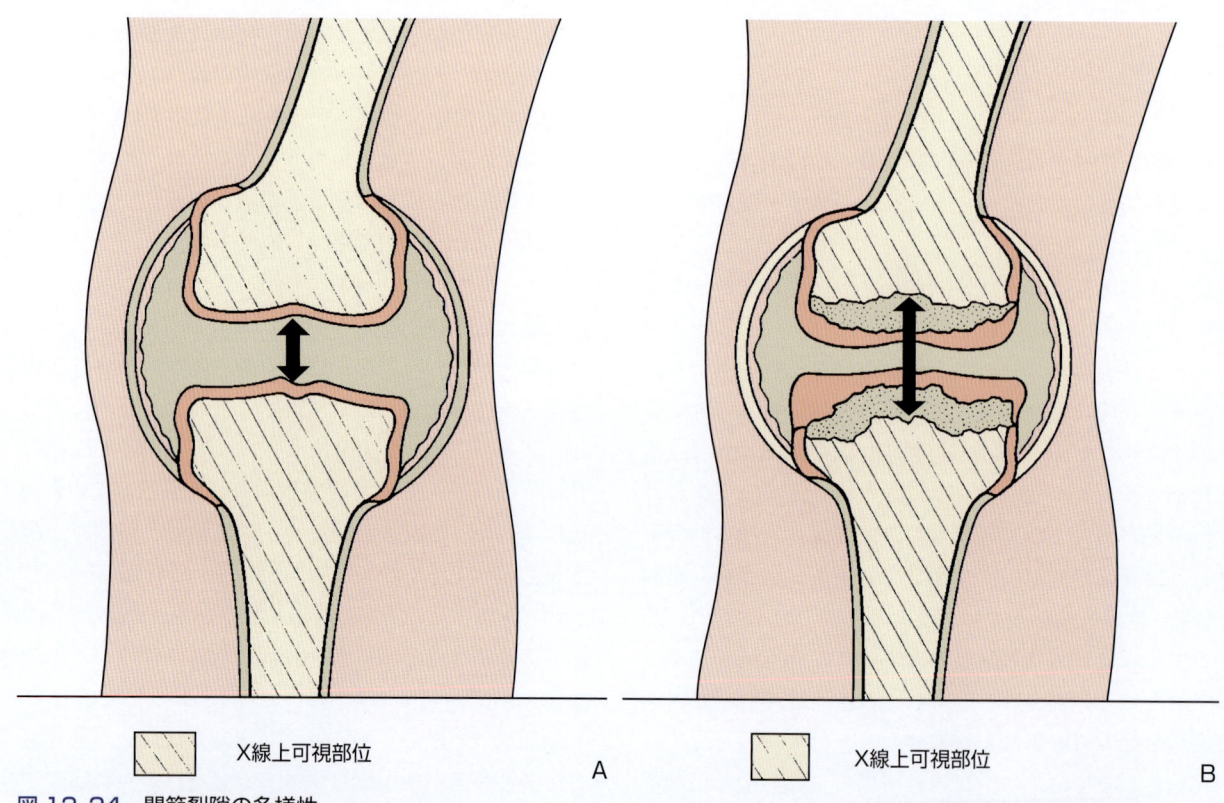

X線上可視部位　A　　　　X線上可視部位　B

図 12-24　関節裂隙の多様性
ある種の関節炎の早期では X 線上，関節裂隙が狭小化よりむしろ拡大する．これは関節の液体による膨張（A）か，関節軟骨が保存されているが，パンヌスによる軟骨下骨のびらん（B）が生じることによるものである．

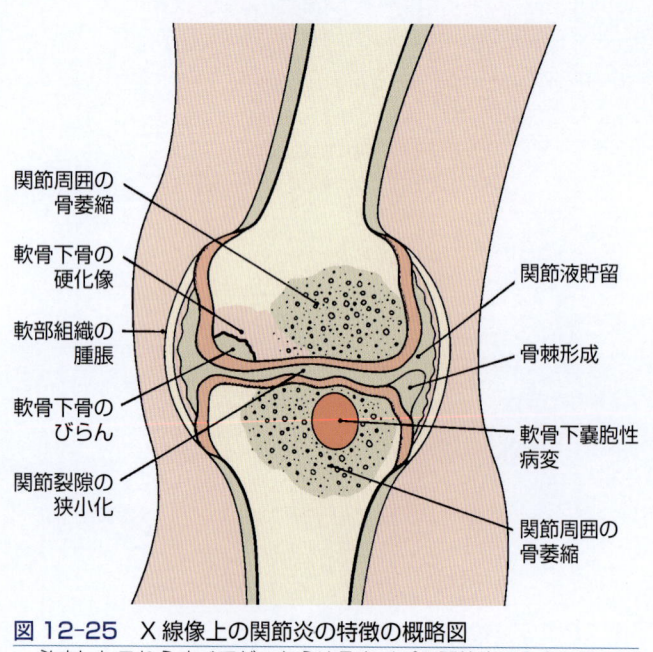

関節周囲の骨萎縮／軟骨下骨の硬化像／軟部組織の腫脹／軟骨下骨のびらん／関節裂隙の狭小化／関節液貯留／骨棘形成／軟骨下囊胞性病変／関節周囲の骨萎縮

図 12-25　X 線像上の関節炎の特徴の概略図
必ずしもこれらすべてが，あらゆるタイプの関節炎でみられるわけではない．

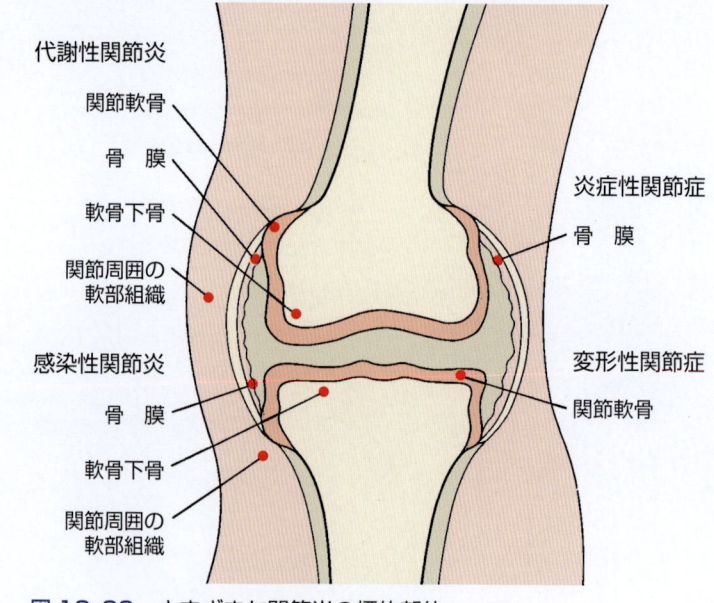

代謝性関節炎：関節軟骨／骨膜／軟骨下骨／関節周囲の軟部組織／炎症性関節症：骨膜／感染性関節炎：骨膜／軟骨下骨／関節周囲の軟部組織／変形性関節症：関節軟骨

図 12-26　さまざまな関節炎の標的部位

III

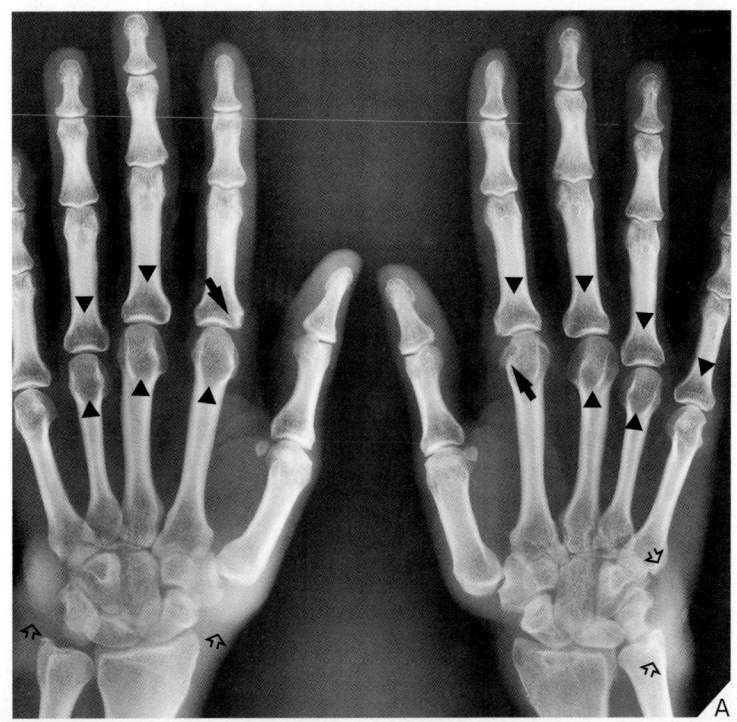

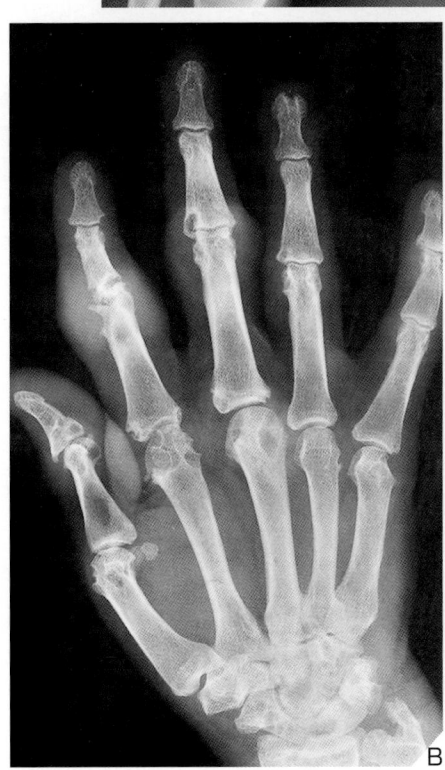

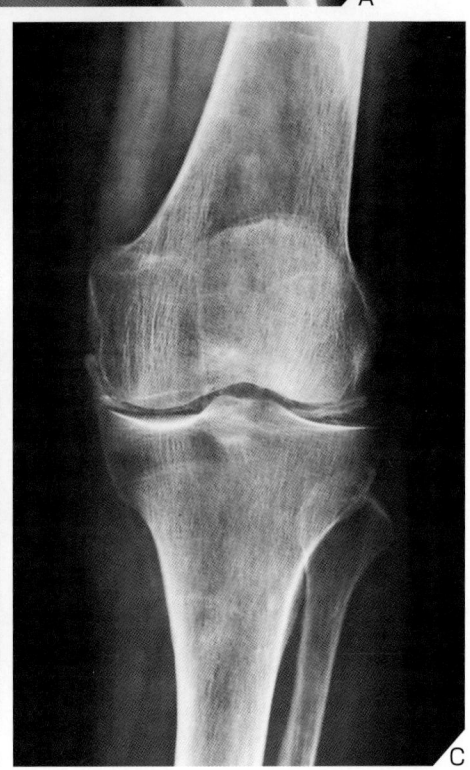

図 12-27　さまざまな関節型の X 線所見

（A）40 歳女性．手にみられる関節リウマチの早期の変化である．bare area と呼ばれる滑膜の付着部近くの骨びらん（→）がみられる．関節周囲の骨粗鬆症（▶）や，両手関節に特徴的な軟部組織の腫脹もまた注目すべきものである（⇒）．（B）38 歳男性．痛風結節を認める．手のおのおのの関節を侵している非対称性の周辺部のびらんは，軟骨下骨を巻き込んだ代謝性病変によるものである．関節の一部が保たれていることや，関節裂隙から離れた位置のびらんは注目すべきである．（C）45 歳女性．偽痛風に罹患した膝で，結晶沈着関節症を呈しており，線維軟骨（半月板）と硝子軟骨（関節軟骨）の石灰化と，大腿脛骨関節の内側部の狭小化がみられる．関節液からはピロリン酸カルシウム結晶が検出された．

滑膜，軟骨下骨，周囲軟部組織（図 25-21 を参照），代謝性関節炎なら，滑膜，関節軟骨，軟骨下骨，関節周囲軟部組織（図 12-27B, C）となる.

Resnick が行った関節炎の X 線診断は，関節病変の形態と罹患関節の分布との 2 つの基本的な要素に基づいている. もしこれらの所見が病歴，身体所見や，適切な検査所見と合致すれば，その症例の診断は確実性が増す.

■ 関節病変の形態 ■

種々の関節症は，X 線像上，大関節では図 12-28 のような，小関節では図 12-29 のような形態学的な特徴を有する. 変形

大関節における関節症のX線像上の形態

変形性関節症

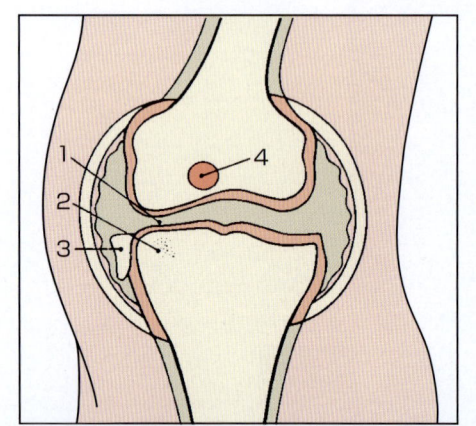

1. 局所的な関節裂隙狭小化
2. 軟骨下骨の硬化像
3. 骨　棘
4. 嚢胞または偽嚢胞

炎症性関節症（関節リウマチ）

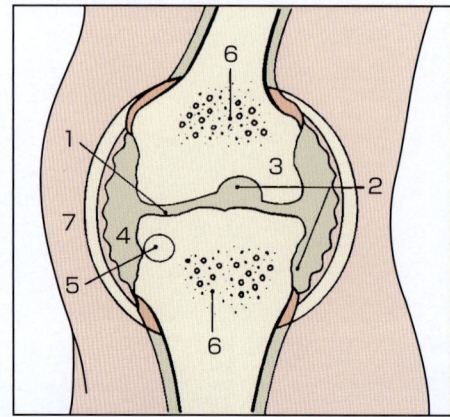

1. びまん性関節裂隙狭小化
2. 辺縁部および中心部のびらん
3. 軟骨下骨の硬化像は欠落もしくはわずか
4. 骨棘の欠如
5. 嚢胞病変
6. 骨粗鬆症
7. 関節周囲の軟部組織腫脹
　（対称性，通常紡錘状）

代謝性関節炎（痛風）

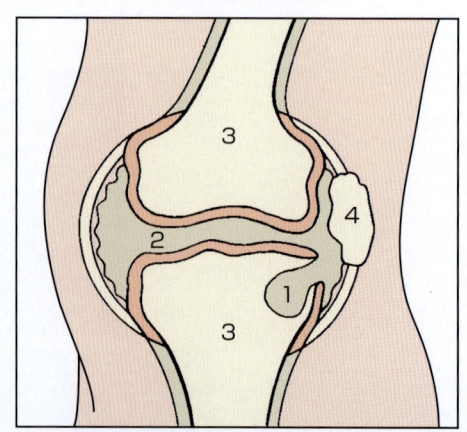

1. overhanging edgeを伴う辺縁部びらん
2. 部分的に保たれた関節裂隙
3. 骨粗鬆症の欠如
4. 分葉状の非対称性の軟部組織腫瘤

感染性関節炎

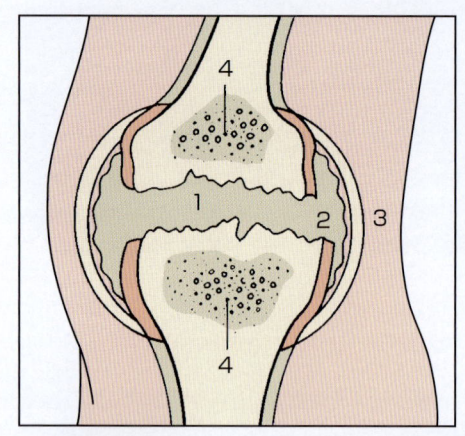

1. 関節裂隙の破壊
2. 関節液貯留
3. 軟部組織腫脹
4. 骨粗鬆症

神経病変性関節症

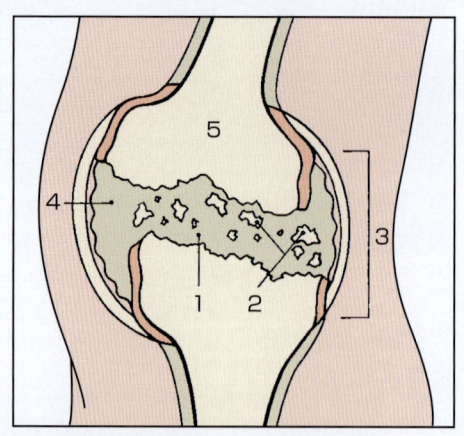

1. 広範な組織の破壊を伴う関節破壊像
2. 骨　片
3. 関節動揺性
4. 関節液貯留
5. （通常は）骨粗鬆症の欠如

図 12-28　大関節におけるさまざまな関節症を鑑別するための形態学的特徴

手における関節症のX線像上の形態

変形性関節症

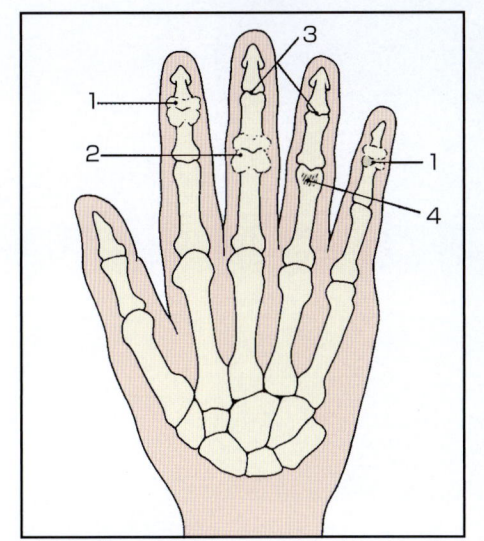

1. Heberden結節
2. Bouchard結節
3. 関節裂隙の狭小化
4. 軟骨下骨の硬化

びらん性変形性関節症

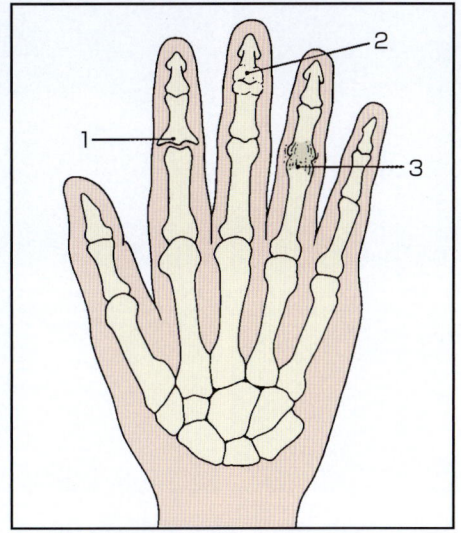

1. かもめの翼(gull-wing)状びらん
2. Heberden結節(ときに)
3. 指節間関節の強直

関節リウマチ

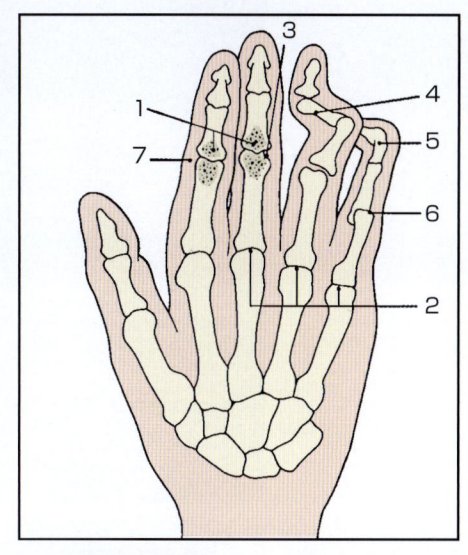

1. 関節周囲の骨萎縮
2. 関節裂隙の狭小化
3. 辺縁部のびらん
4. ボタン穴変形
5. スワンネック変形
6. 亜脱臼および脱臼
7. 軟部組織腫脹(対称性，紡錘状)

痛風性関節炎

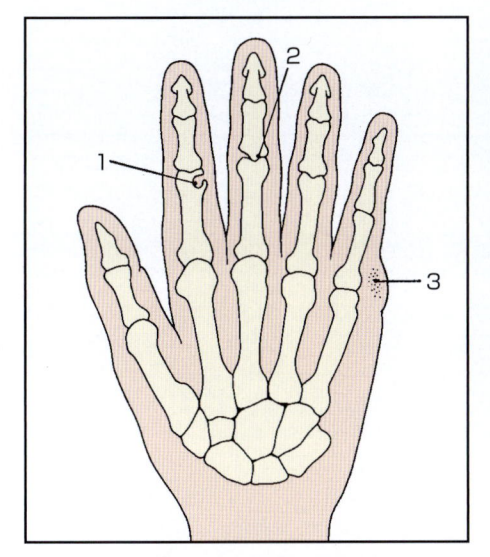

1. overhanging edgeを伴う非対称性びらん
2. 部分的に保たれる関節裂隙
3. 石灰化を伴う，もしくは伴わない，
   非対称性の軟部組織腫脹(痛風結節)
   (通常，背側にみられる)

乾癬性関節炎

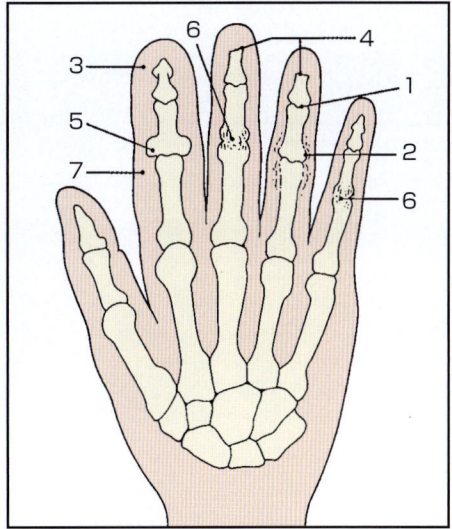

1. 関節裂隙の狭小化
2. 綿毛様骨膜炎
3. ソーセージ指(単指における軟部組織腫脹)
4. 末端部のびらん
5. ネズミの耳様の関節部のびらん
6. 指節間関節の強直
7. 軟部組織腫脹

ループス関節炎

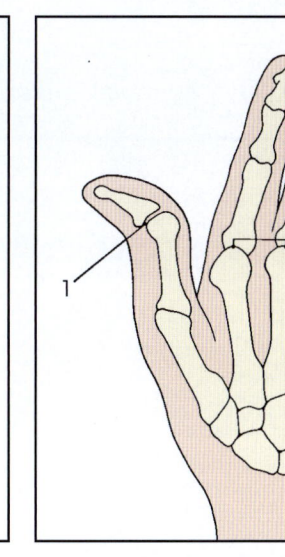

1. 母指のヒッチハイカー変形
2. 可橈性のある変形(亜脱臼)

図 12-29　手の小関節における種々の関節症を鑑別するための形態学的特徴

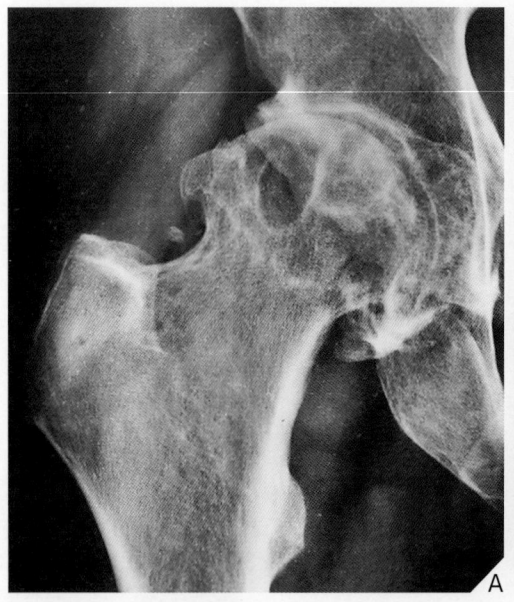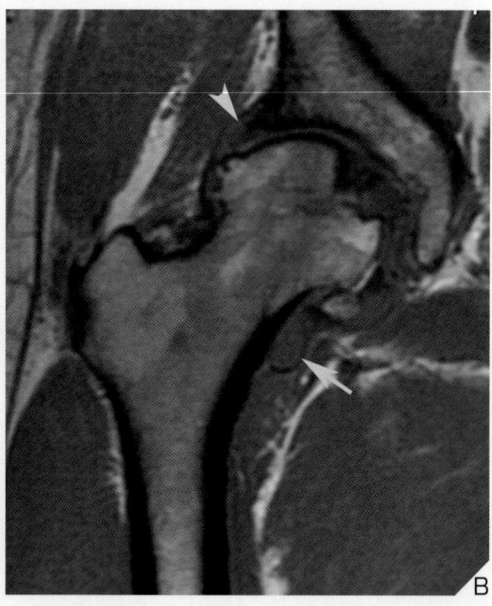

図 12-30　変形性関節症
(A) 典型的な形態学的変化を示した股関節単純 X 線像（変形性関節症）．限局した関節裂隙の狭小化（荷重部），軟骨下骨の硬化像，嚢胞様病変，辺縁部の骨棘形成を認める．骨粗鬆症はみられない．(B) MRI T1 強調冠状断像．関節軟骨消失に伴う上方関節裂隙の狭小化．骨頭窩周囲および大腿骨頭から頚部にかけての辺縁骨棘形成，関節液貯留（→）および上方関節唇の断裂（▷）を認める．

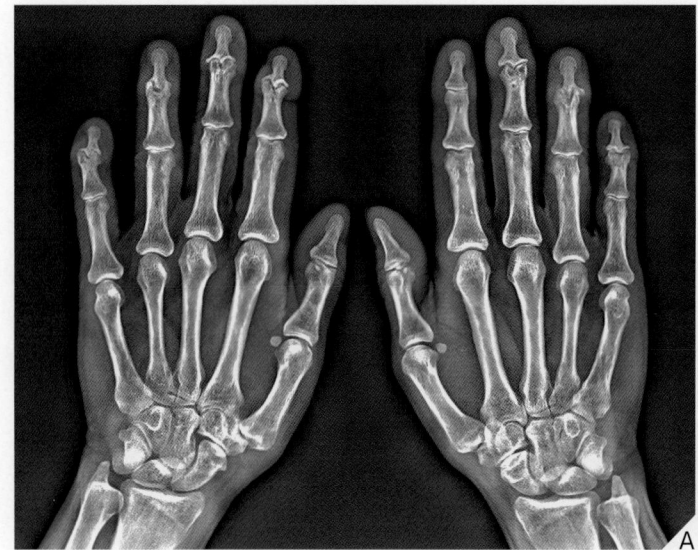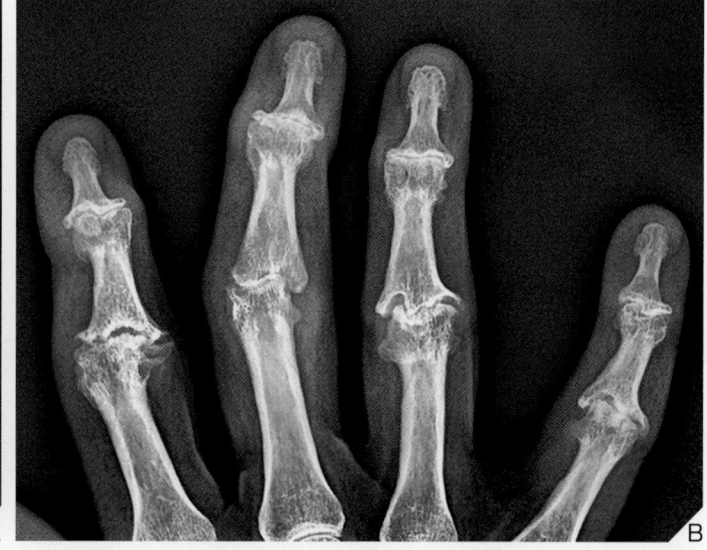

図 12-31　びらん性変形性関節症
(A) 59 歳女性．長期に持続する手指関節痛．遠位指節間（DIP）関節の "かもめの翼状"（gull-wing）変形を呈する．これは中心性の骨びらんと，関節周囲の骨増殖性変化によって生じる変形である．(B) 63 歳女性．特徴的なかもめの翼状びらんが，近位指節間（PIP）関節および DIP 関節にみられる．

性関節症のような変性疾患では関節軟骨が菲薄化して関節裂隙の局部的狭小化を招く．軟骨下骨の硬化，骨棘および嚢胞の形成を認めるが，一般的に骨粗鬆症はみられない（図 12-30）．びらん性変形性関節症は，関節の中心性にみられる骨びらんと，いわゆる "かもめの翼（gull-wing）状変形" といわれる骨増殖性変化が特徴的である（図 12-31）．関節リウマチのような炎症性関節症は，びまん性で，通常複数のコンパートメントに及ぶ関節裂隙の狭小化によって特徴付けられ，辺縁部もしくは中心部のびらん，関節周囲の骨萎縮，関節周囲軟部組織の対称性の腫脹を伴う．軟骨下骨の硬化はごく一部もしくは存在

せず，骨棘も形成しない（図 12-32）．痛風のような代謝性関節炎では，境界明瞭な骨びらんにより辺縁が突出した変形（overhanging edge）が形成される．一部の関節裂隙が温存され，局部的で非対称性の軟部組織の結節を伴う．骨棘形成，骨粗鬆症はみられない（図 12-33）．感染性関節炎では，関節を形成する 2 つの骨端や関節軟骨の完全な破壊像が特徴であり，関節区画には，かならず，びまん性骨粗鬆症，関節液の貯留，関節周囲軟部組織の腫脹などがみられる（図 12-34；図 25-22A も参照）．神経病性関節症は，関節表面の破壊，それによる骨片（bony debris），多量の関節からの浸出液などがみられ，

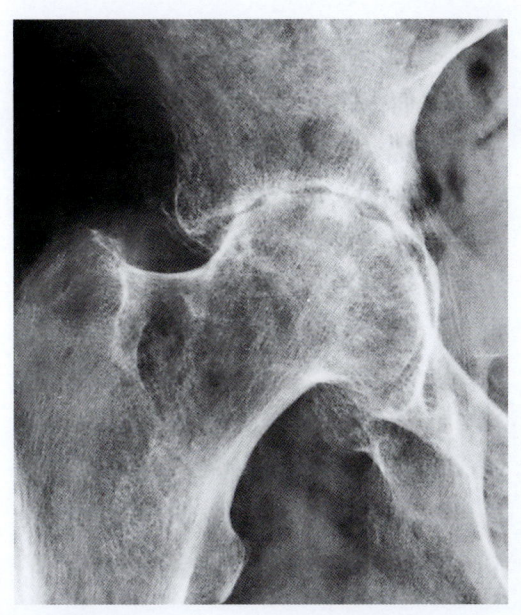

図 12-32　関節リウマチ
炎症性の関節症では，びまん性で一様な関節裂隙の狭小化，寛骨臼底突出症，辺縁および中心部の軟骨下骨のびらん，そして関節周囲の高度な骨粗鬆症を認める．反応性の軟骨下骨の硬化像や骨棘形成がほとんどみられない．

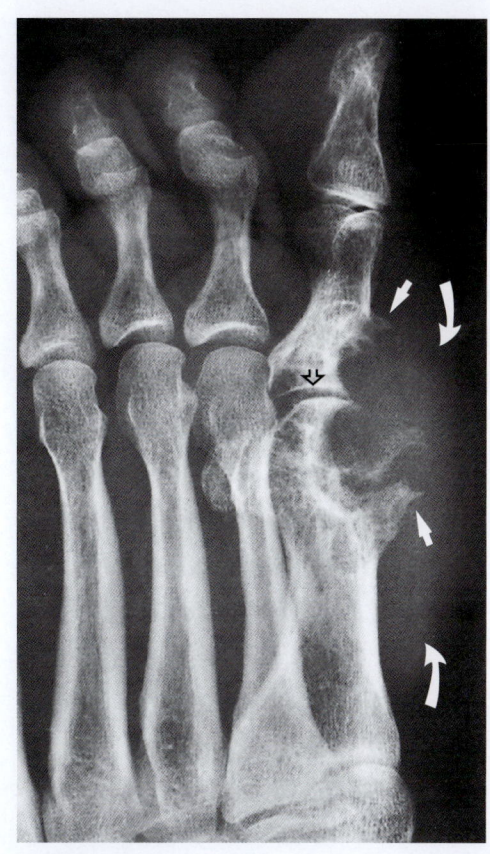

図 12-33　痛風性関節炎
関節の一部のみを侵す．非対称性の関節周囲のびらんは痛風性関節炎に典型的であり，X 線像では，右足の第 1 中足趾節関節にみられる．びらんの部位にみられる特徴的な overhanging edge（→）と，痛風結節に相当する軟部組織腫脹（↷）に注目．骨棘および骨粗鬆症の像はみられず，部分的には当該関節は保たれている（⇒）．

骨粗鬆症の像はみられない．そして破壊の程度により関節の不安定性が存在する（図 12-35）．

　関節外病変の部位の形態学的特徴を分析すれば，多くの関節炎を分類したり，正確な診断をつけるのに大いに役立つ．踵部（図 12-36）と脊椎がその代表的部位である．踵部での関節症性変化は，通常踵骨の後方部および足底部での牽引による骨棘の形成である（図 12-37A）．関節リウマチでは，炎症性のリウマチ性滑液包炎によってもたらされた踵骨後部の滑液包のびらん性変化がみられる（図 12-37B）．乾癬性関節炎（図 12-37C），反応性関節炎（図 12-37D），強直性脊椎炎は，それぞれ特徴的な綿毛様（fluffy）の骨膜炎を呈し，それは踵骨足底面の足底筋膜付着部に，広汎な骨棘を形成し，踵骨の足底面および後面のびらんを伴う．

　同様に，脊椎病変の形態学的変化も疾患の状態に関する重要な情報を提供する（図 12-38）．炎症性関節症のなかで，たとえば関節リウマチは，歯突起のびらんが特徴的である（図 12-39）．軸椎と環椎の前弓間の横靱帯の炎症性パンヌスおよびびらんは，環軸椎関節亜脱臼を引き起こすことがある．これは頚椎の屈曲位側面の X 線像で，環椎と歯突起との距離が 3 mm 以上あることより示される（図 12-40）．頚椎の椎間関節のびらんはしばしば癒合を起こし，若年性関節リウマチに高率に見受けられる（図 12-41）．

　脊椎の病変は，他の高位の病変を含め，疾患に応じて特徴的な所見を呈する．頚椎，胸椎および腰椎（図 12-42）の変性変化は，辺縁の骨棘，椎間関節の狭小化や骨硬化，椎間板の狭小化により示される．強直性脊椎炎では，早期において椎体が四角くみえる方形化（squaring）がみられる．骨炎による前十字靱帯における前面の骨硬化（anterior spondylitis）および，これに続発する反応性の骨形成が関係している．同様に骨硬化の内部において椎体終板の隅角に小さな骨びらんを認める．これは，いわゆる "shiny corner"（輝角化）あるいは Romanus 病変と呼ばれる（図 12-43）．椎体前縁にわずかな靱帯棘（syndesmophyte）が生じる（図 12-44）．syndesmophyte は形態学的に変形症性骨棘とは異なるものである．病期が進行すると，椎間関節の炎症および癒合の結果，いわゆる竹様脊柱（bamboo spine）を形成する．仙腸関節もまた，必ず侵される（図 12-45）．乾癬性関節炎および反応性関節炎では，ときに大きな骨棘が孤立性にみられ，傍脊椎部骨化のみならず，それは時々近接する椎体間を橋渡しする．また仙腸関節の炎症性変化をも伴う（図 12-46）．

■ 関節病変の分布 ■

　変形性関節症は骨格系のなかで特徴的な分布を呈することが多い．股関節や膝関節のような大関節と，手や手関節などの小関節が侵されるのが特徴で，肩関節，肘関節や足関節では少な

12

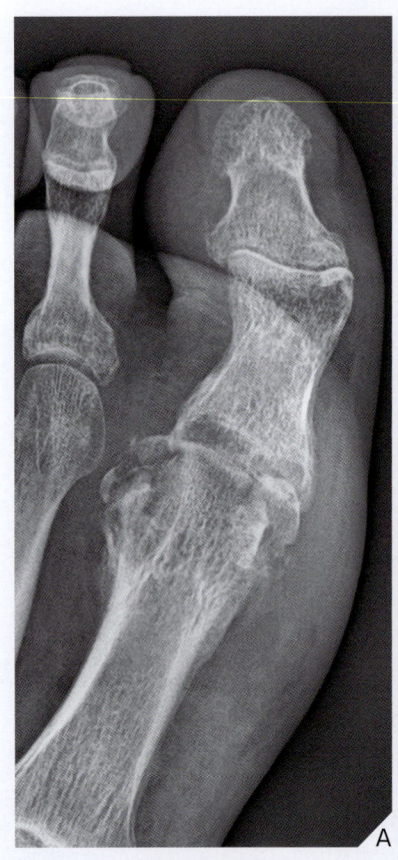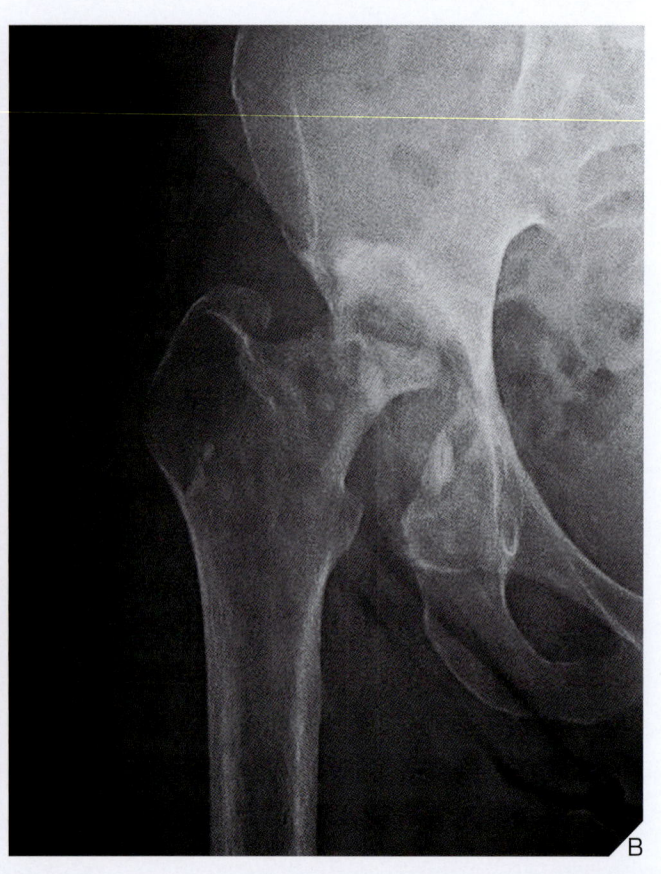

図 12-34　感染性関節炎
（A）48 歳男性．糖尿病．3 ヵ月間持続する右母趾の疼痛および軟部組織の腫脹．X 線正面像では，第 1 中足趾
節関節の破壊，軟部の腫脹および浮腫を認め，敗血症性関節炎に典型的な像である．（B）45 歳男性．数ヵ月間
続く右股関節部痛．股関節単純 X 線正面像では，寛骨臼と大腿骨頭および頚部の破壊を認め，敗血症性関節炎に
一致した．股関節より吸引された滑液の細菌培養によりメチシリン耐性黄色ブドウ球菌（MRSA）感染と判明し
た．

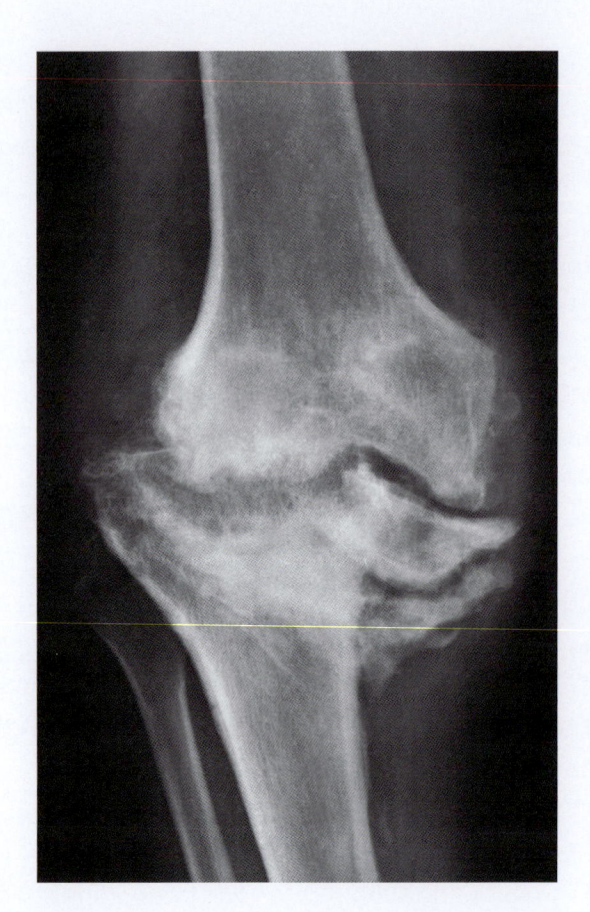

図 12-35　神経病性関節症
神経病性関節症では，この X 線像にみられるように，形態学的に
は，広範な関節組織の破壊像や多数の bony debris や関節液貯留
により鑑別される．骨粗鬆症がみられないことが特徴．この症例で
は関節破壊の程度が強く，高度な不安定性を示している．

踵部における関節症のX線像上の形態

変形性関節症

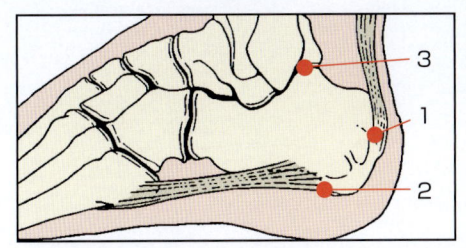

1. 踵骨後方部（アキレス腱付着部）
2. 踵骨足底部（足底筋膜付着部）
3. 距骨下関節後部の骨棘

関節リウマチ

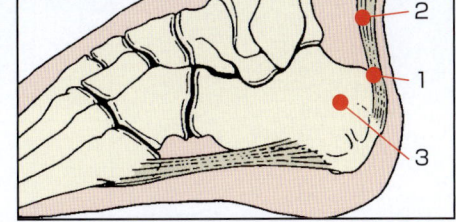

1. 踵骨後上部のびらん
　　（後踵骨滑液包炎による二次的な病変）
2. アキレス腱の肥厚
3. 局所の骨萎縮像

乾癬性関節炎，強直性脊椎炎，Reiter症候群

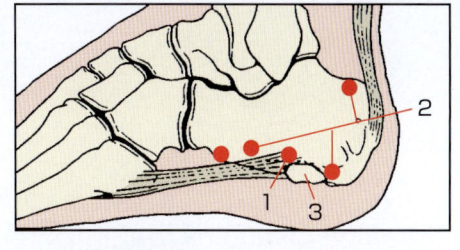

1. 綿毛様の骨膜炎
2. アキレス腱付着部上方の踵骨後面，
　　足底筋膜付着部，筋膜付着部より前方の
　　踵骨足底面のそれぞれにみられるびらん
3. 幅広い骨棘

図 12-36　踵部の関節症性変化
踵部におけるさまざまな関節症を鑑別するための形態学的特徴.

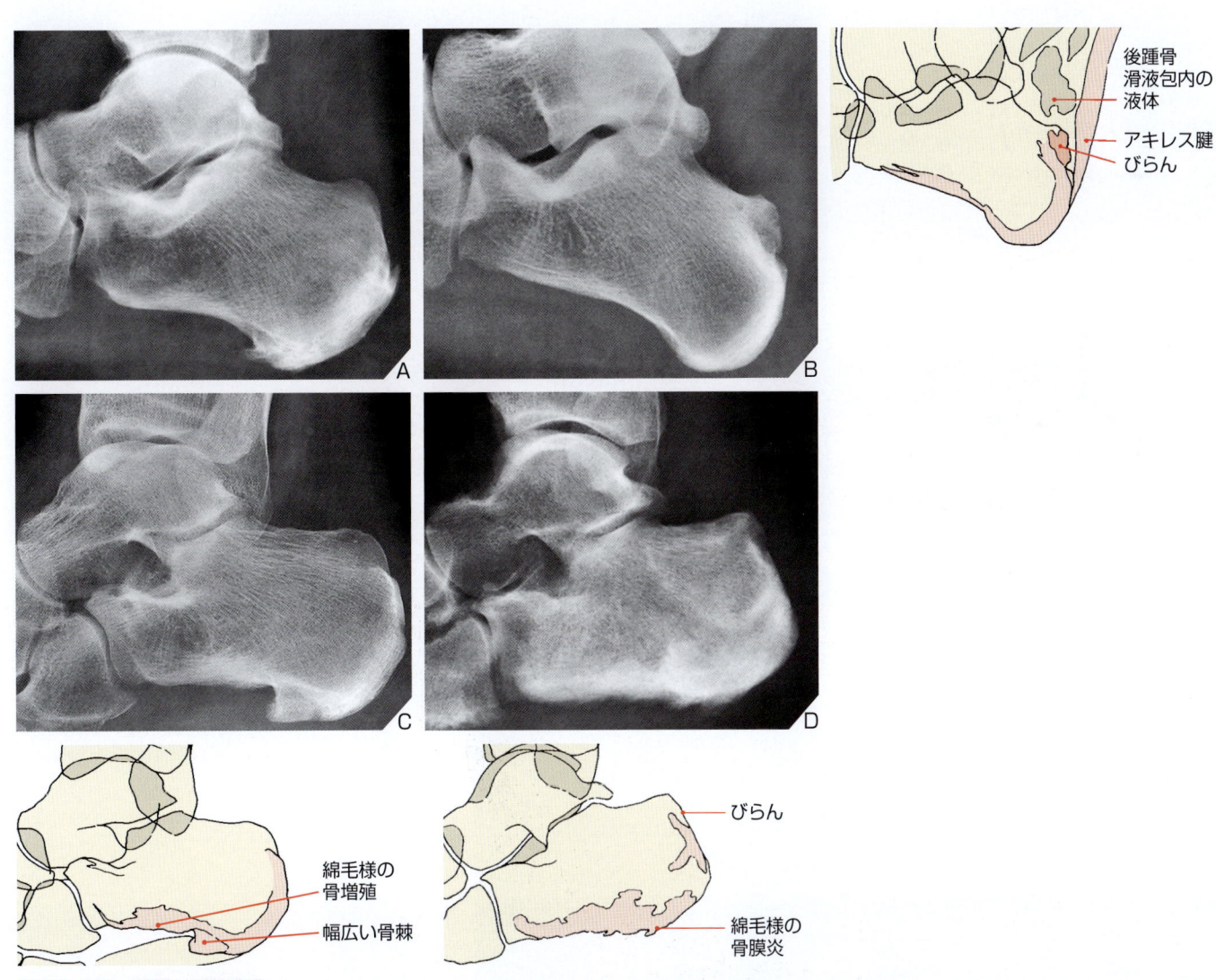

図 12-37　踵部の関節変化
踵部の関節外病変の形態は，さまざまな関節炎を鑑別する際に有用である．（A）変性疾患では，アキレス腱の付着部である踵骨の後方および足底筋膜の付着部である足底面の骨棘が著明である．（B）関節リウマチでは，踵骨後方の滑液包炎と踵骨上後面の滑液包に接する部位のびらんが典型的である．液体で満たされた踵骨後方の滑液包がアキレス腱の前方での三角形の脂肪組織を圧迫する像がみられる．（C）乾癬性関節炎の踵骨は，足底筋膜付着部から足底面に，特徴的な粗く幅広い骨棘を形成する．綿毛様（flutty）の輪郭と踵骨足底面に沿った骨の増殖が特徴である．（D）反応性関節炎の本症例では，踵骨後面のびらんと，骨硬化および足底面に沿った綿毛様の骨膜炎がみられる．

脊椎における関節症のX線像上の形態

図 12-38　脊椎における
　　　　　　　関節症
脊椎におけるさまざまな関節症を鑑別するための形態学的特徴.

関節リウマチ

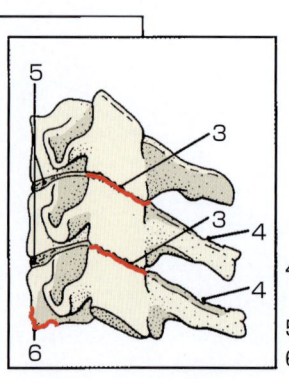

1. 歯突起前面のびらん
2. 環軸椎の亜脱臼と軸椎の頭側への移動
3. 椎間関節のびらんおよび癒合

4. 棘突起のびらんおよび先細り
5. 椎間板の破壊
6. 椎体のびらん

脊椎変性疾患

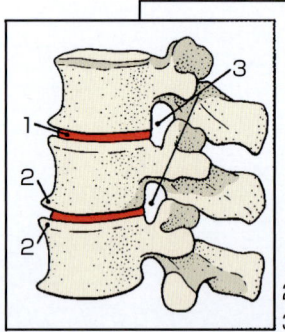
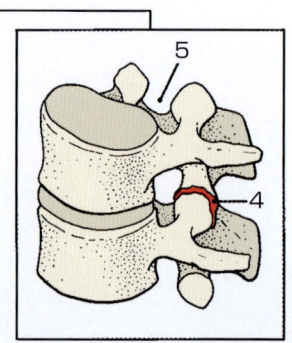

1. 椎間板腔狭小化
2. 骨　棘
3. 椎間孔狭小化

4. 椎間関節裂隙狭小化と象牙質化
5. 脊柱管狭窄

強直性脊椎炎

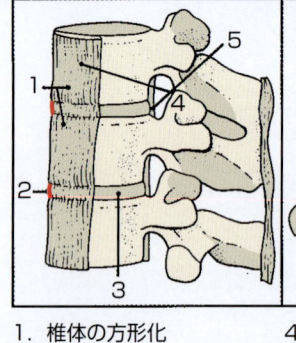

1. 椎体の方形化
2. 薄い靱帯棘（syndesmophytes）
3. 椎間板腔は保たれている
4. 椎間関節の骨化
5. 傍脊椎靱帯の骨化
6. 竹様脊柱（bamboo spine）

乾癬性関節炎, 反応性関節炎

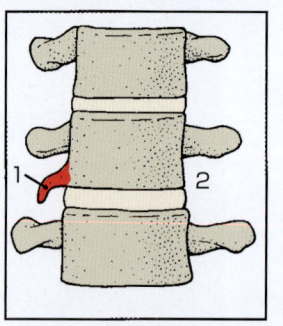

1. 単一で幅広く粗い靱帯棘
2. 傍椎体の石灰化

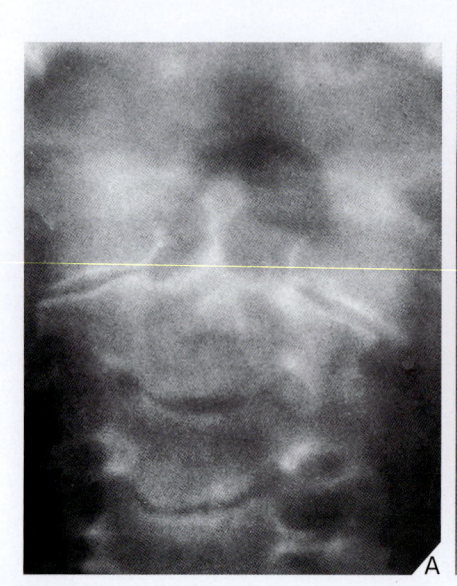
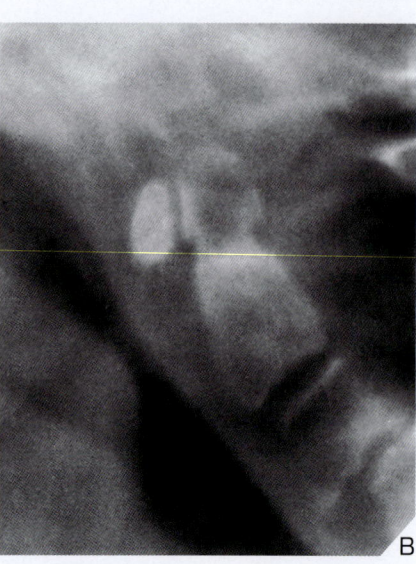

図 12-39　関節リウマチ
55 歳女性. 15 年にわたる関節リウマチの既往がある. 頚椎の正面（**A**）と側面（**B**）の断層撮影像. このような病態に典型的な歯突起のびらんがみられる.

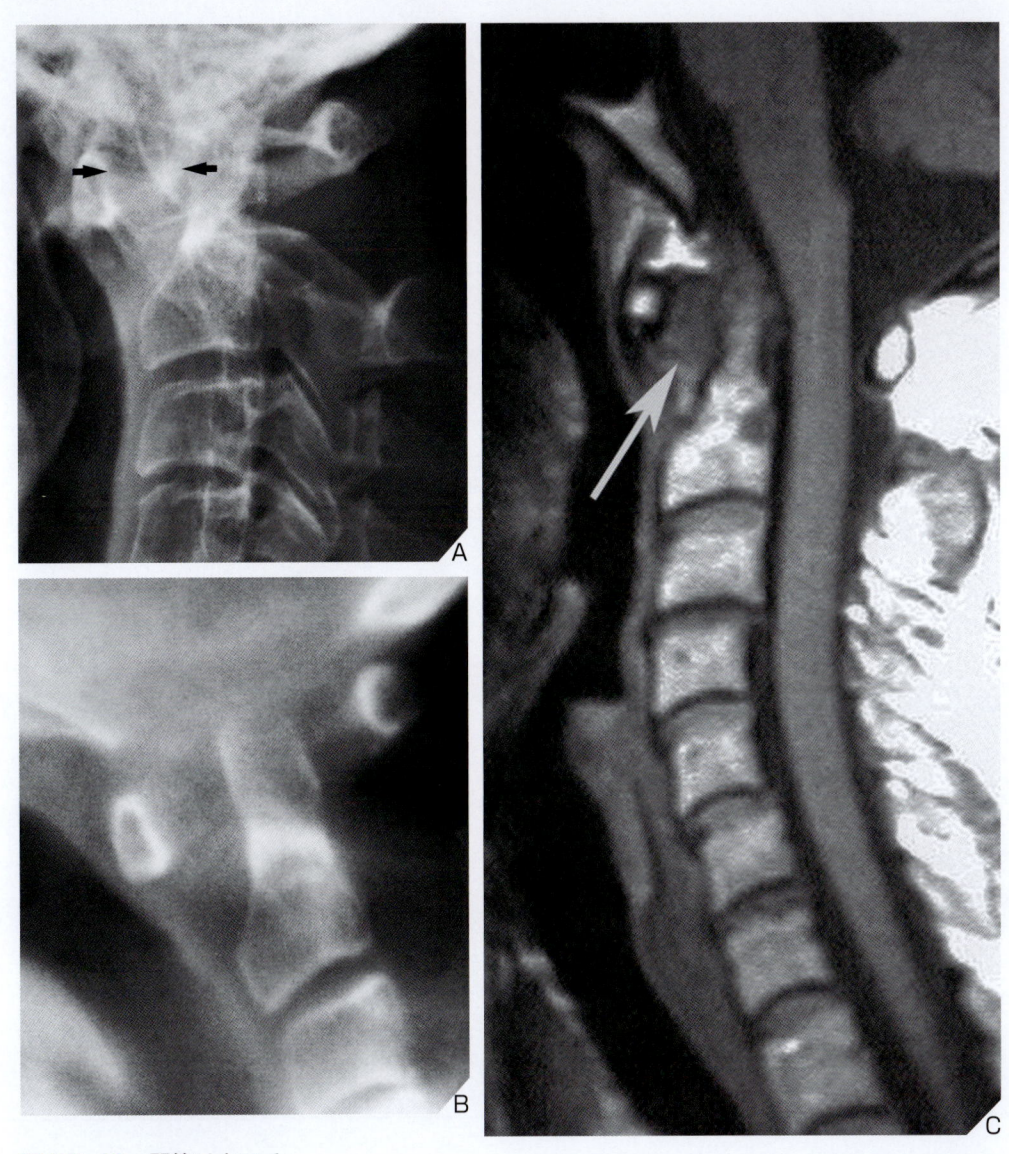

図 12-40　関節リウマチ

（A）68 歳女性．関節リウマチ長期罹患．頚椎前屈位で環椎前弓と歯突起との距離（→）が 12 mm と著しく増大している．正常では 3 mm 以内である．（B）断層撮影では，環軸椎亜脱臼がより明確に示される．（C）別の患者．頚椎の T1 強調矢状断像．環軸椎間距離の増大と歯突起の骨びらんもみられる．信号強度の低い炎症性パンヌス（→）にも注目すべきである．

図 12-41　若年性関節リウマチ

34 歳女性．20 歳より発症．頚椎側面像で，典型的な椎間関節の病変がみられる．この症例では椎間関節の完全な癒合がみられる．

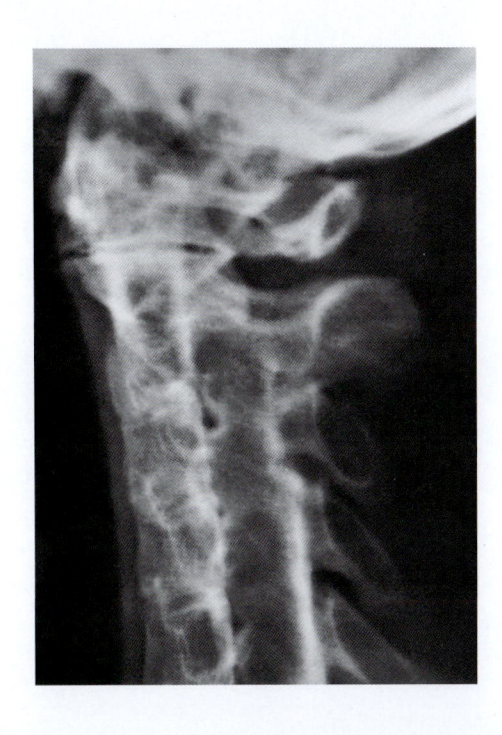

12

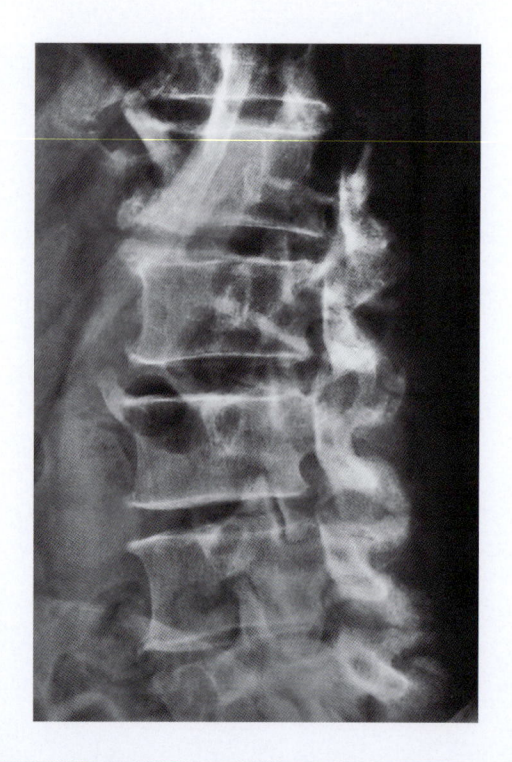

図 12-42 脊椎変性疾患
72 歳女性．腰椎 X 線斜位像で，椎間関節の狭小化および関節辺縁の象牙質化，骨棘形成，椎間板腔の狭小化がみられ，これらは椎間関節炎や変形性脊椎症や椎間板変性疾患が合併した像である．

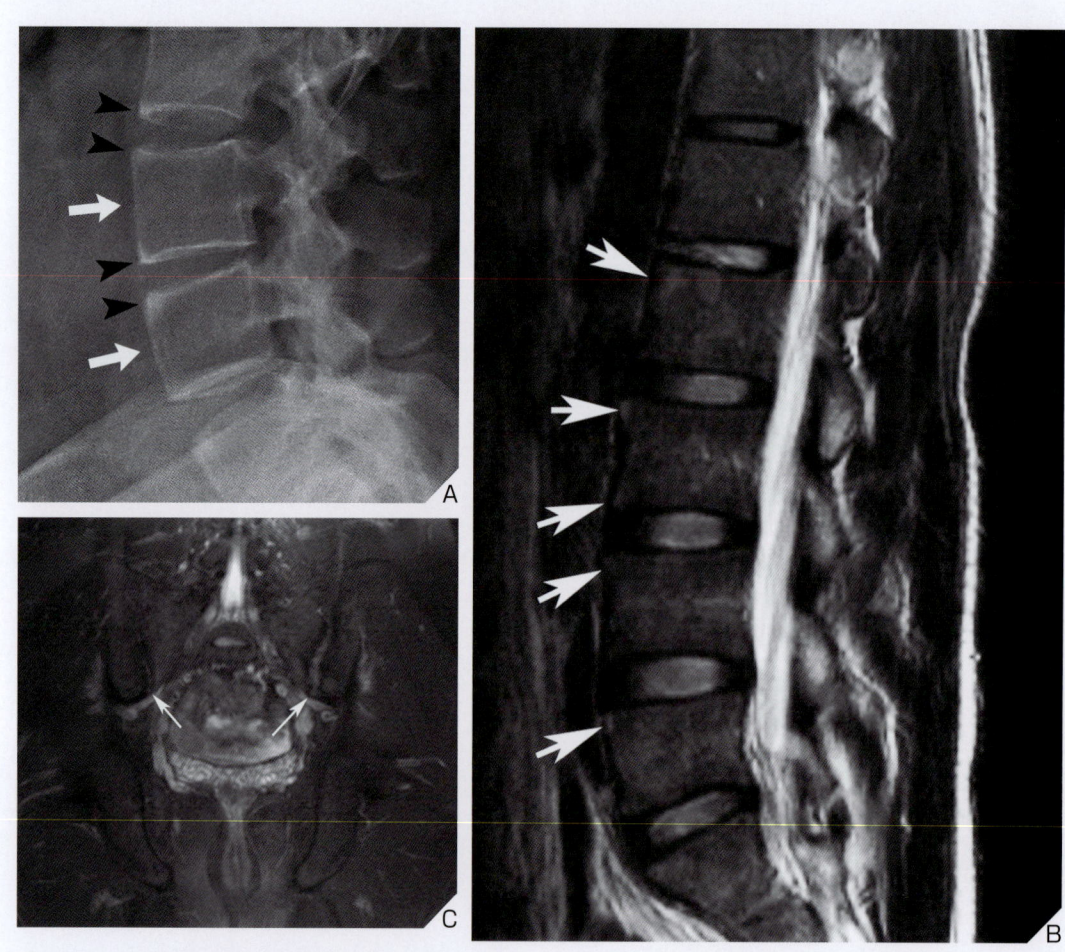

図 12-43 強直性脊椎炎の早期変化
（A）33 歳男性．下位腰椎 X 線側面像にて，椎体のいわゆる"shiny corner"（輝角化）（Romanus 病変）（▶）や，椎体の方形化（squaring）（→）によって，早期の炎症変化が明らかである．（B）26 歳男性．MRI T2 強調像．腰椎の輝角化（→）が示される．強直性脊椎炎の早期病変である．（C）B と同一患者の T2 強調像．仙腸関節近傍の骨髄浮腫と両側性のびらん性変化（左でより明らか）が描出される（→）．
（Luis Beltran, MD, New York のご好意による）

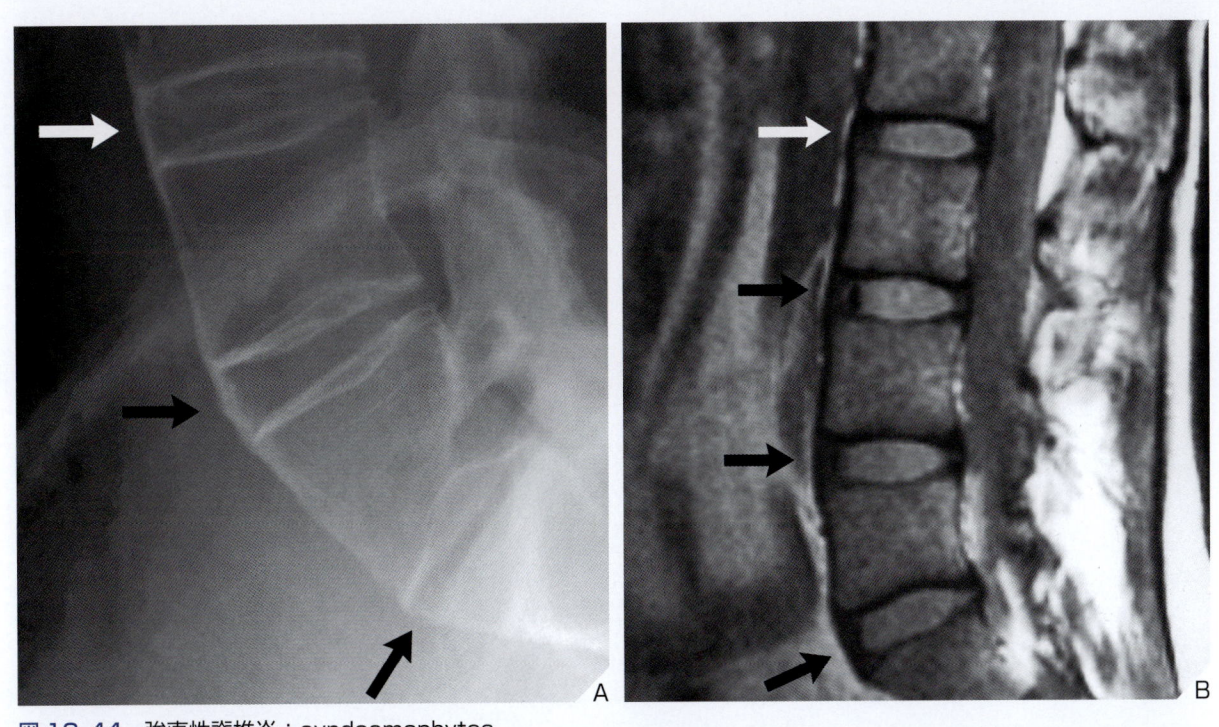

図 12-44　強直性脊椎炎：syndesmophytes
（A）腰椎 X 線側面像．（B）MRI T1 強調矢状断像．腰椎に対して垂直方向を向いている．syndesmophytes（→）．図 12-42 の変形症による粗い骨棘と比較すると異なってみえる．

い（図 12-47）．一方，炎症性関節症は，疾患によってそれぞれ好発部位が異なる．たとえば関節リウマチでは，股，膝，肘，肩関節などほとんどの大関節が侵され，手では遠位指節間（DIP）関節が侵されにくいのが特徴的である．そして頚椎では，環軸椎関節および椎間関節がよく侵される．若年性関節リウマチでは，DIP 関節までも侵されることを除けば，関節リウマチと類似した分布を示す．乾癬性関節炎では，関節リウマチとは対照的に，DIP 関節や仙腸関節が好発部位で，この点において反応性関節炎と類似している（図 12-46 を参照）．変形性関節症の亜型と提唱している研究者もいる．びらん性変形性関節症は関節リウマチの亜型あるいは異なるタイプの関節炎とも考えられるが，手の近位指節間（PIP）および DIP 関節を侵す傾向がある（図 12-31 を参照）．

2．マネジメント

a 治療の経過観察

　関節炎に対する内科的・外科的な治療効果のモニタリングには同様のモダリティが用いられている．大関節が侵されている場合にもっとも効果的な治療法は，矯正や再建を目的とした大腿骨や脛骨の骨切り術，股関節，あるいは膝肩関節の関節置換術が必要となる．したがって，整形外科医は X 線像を用いて患者の術後経過を観察する．変形性股関節症の場合には，関節面の適合性を改善し，荷重面を移動させてストレスを再配分するために，矯正手術として大腿骨近位部の内反・外反骨切り術がもっともよく用いられる．同様に膝の内反・外反変形に対しては，高位脛骨骨切り術が用いられる．とくに内側あるいは外側

コンパートメントの一方の障害の場合がよい適応である．これらの術式の治療効果判定には X 線撮影が用いられる．それらは実のところ治療を目的に作成した骨折であるから，外傷性の骨折を X 線像で評価するのと同じようなものである．また外傷性の骨折と同じように癒合，偽関節，遷延治癒などに気を配らなければならない（第 4 章参照）．高齢の患者では膝や股関節の関節置換術が施行されるが，同様に X 線像による精査が不可欠である．

　現在，整形外科領域では 2 つの基本的な型の股関節置換術が用いられている．すなわち，バイポーラー（双極性）片側置換術と人工股関節全置換術である．前者は主に大腿骨頭および頚部の骨折，および進行性の大腿骨頭壊死症の患者に用いられる．人工股関節全置換術は，主に進行性の股関節変形症に用いる．人工物はコバルトクロム合金あるいはチタンからなる．セメントレス固定が汎用されつつあるが，メチルメタクリレート（MMA）とともに，骨とセメント固定されている．セメントレステクニックの場合は，骨をより付着させる（ingrowth）ために粗な，あるいは多孔性の表面を使用することに基づいている．ハイドロキシアパタイトなどの生体活性のあるコーティング（表面加工）もまた同様の目的で使用されている．ポリエチレンライナーを含む寛骨臼コンポーネントは通常，カップの表面全体にわたり多孔性の表面加工（porous coating）されている．一方で，大腿骨コンポーネントは，部分的なことも全面にわたることもありうる．セメントレスの寛骨臼コンポーネントは，スクリューなどで補強されることもある．ときに，いわゆるハイブリッド型人工関節置換術が行われることがある．その場合，寛骨臼コンポーネントはセメントレス，大腿骨コンポー

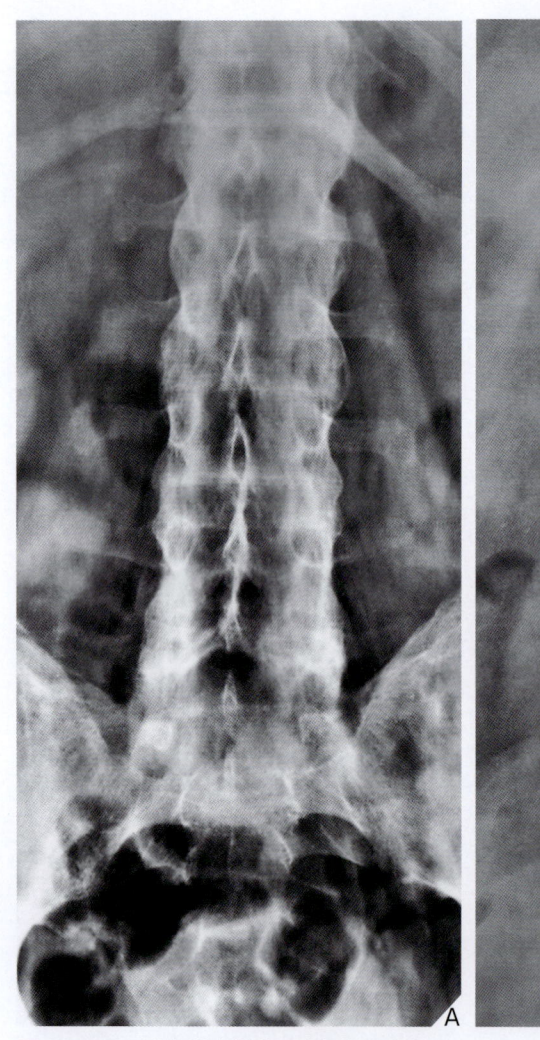
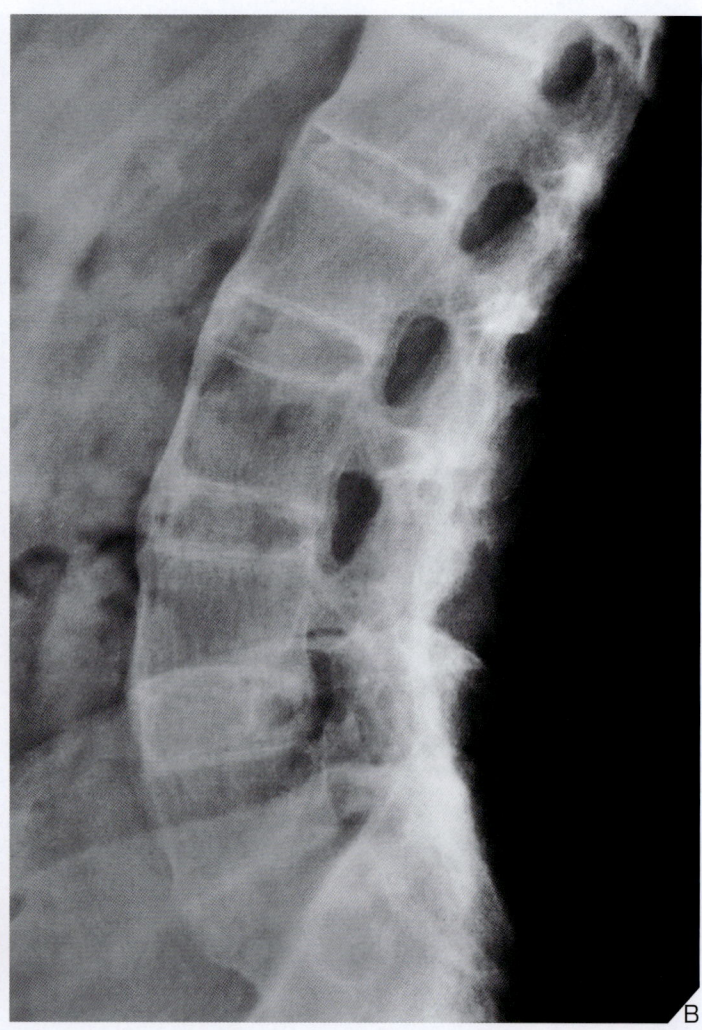

図 12-45　強直性脊椎炎：進行期の変化

31 歳男性. 進行した強直性脊椎炎の腰椎 X 線正面像（A）および側面像（B）であり, 典型的な竹様脊柱（bamboo spine）を呈する. これは椎間関節の炎症による二次性の骨化および癒合によるもので, 前縦靱帯および後縦靱帯や棘上靱帯, 棘間靱帯の骨化を伴う. 仙腸関節の癒合もみられる.

ネントはセメント固定となる. セメント固定した人工股関節置換術（THA）施行例では, 術後に寛骨臼コンポーネントの傾きの程度やステム人工物の設置位置（外反か, 内反か, あるいは中間位か）および切り離され再接合された大転子の状態などを評価することが重要である（図 12-48）. 等しく重要であるのは, セメントと骨の境界面（interface）に, 人工物の弛みを示唆する放射線透過性の像を同定することである（図 12-54 参照）. セメントレスの THA 後は, 人工物と骨の境界面に骨吸収像（局所的骨融解）があるか否かを確かめるべきである（図12-49, 50）. Condylar 型の人工膝関節置換術には, 脛骨に対する脛骨コンポーネントの位置や骨軸に対するアライメント, 骨セメントの状態が重要である（図 12-51）. 人工肩関節置換術後は, 通常型（図 12-52）あるいは, リバースデルタ型（図12-53）であっても, 人工物のアライメントおよび金属-セメントあるいはセメント-骨の境界面（interface）が評価されなくてはならない. リバースデルタ型人工肩関節においては, 肩甲骨内に挿入されたアンカリングスクリューの位置に加え, 肩甲骨に対する上腕コンポーネントとの関係や, 支持する骨組織の評価も, 画像上含まれることになる.「人工足関節置換術」にお

いては, 人工物の設置位置とアライメントを評価することに加えて, 脛腓間の癒合や周囲の骨構造の評価もなされるべきである.

b 外科的治療の合併症

関節疾患の外科的治療効果の評価とともに, とくに骨切り術や関節置換術において起こりうる合併症を評価することもまた重要である. 合併症のなかには血栓性静脈炎, 血腫, 異所性骨化, 骨セメントの骨盤内漏出, 感染, 人工関節の弛み, 人工関節の脱臼や亜脱臼, 人工関節の折損が含まれる.

■ 血栓性静脈炎 ■

術後早期の合併症として比較的多いものである. とくに明らかな循環障害をもつ患者に多く認められる. 術後患肢を固定し, 静脈血をうっ滞させることと関係している. 通常, 突然の痛みと腫脹を伴って発症する. 下腿の静脈叢が好発部位である. この合併症は放射線学的には静脈造影, RI スキャン, 超音波検査によって診断される. RI スキャンでは, ^{125}I でラベルしたフィブリノゲンの下肢への集積をガンマ線の測定によって診断する.

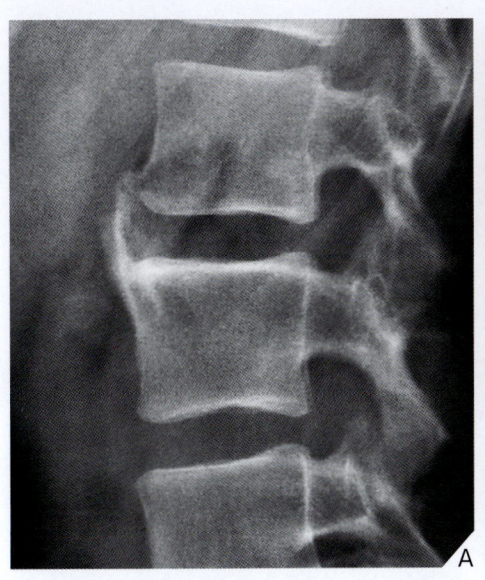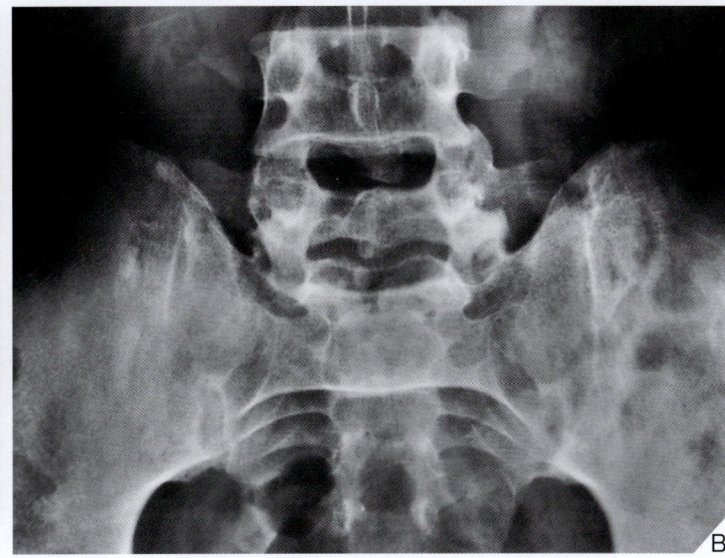

図 12-46　反応性関節炎（Reiter 症候群）
27 歳男性.（**A**）腰椎の側面像で，L1/2 を橋渡ししている大きな骨棘（単一で粗い）がみられる.（**B**）腰仙部位の正面像で，仙腸関節の炎症過程の影響（仙腸関節炎）がみられる.

図 12-47　種々の関節症の関節病変の分布

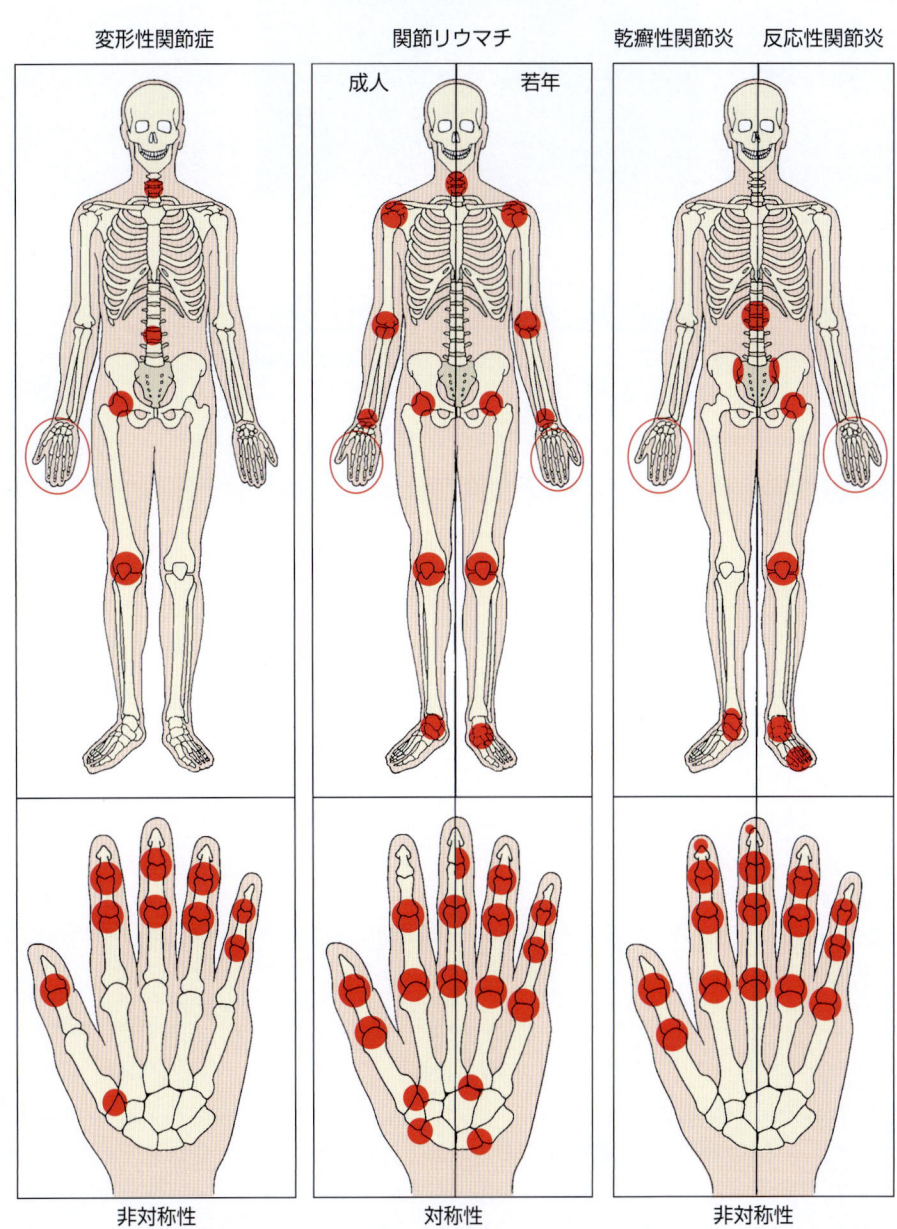

種々の関節症の病変分布

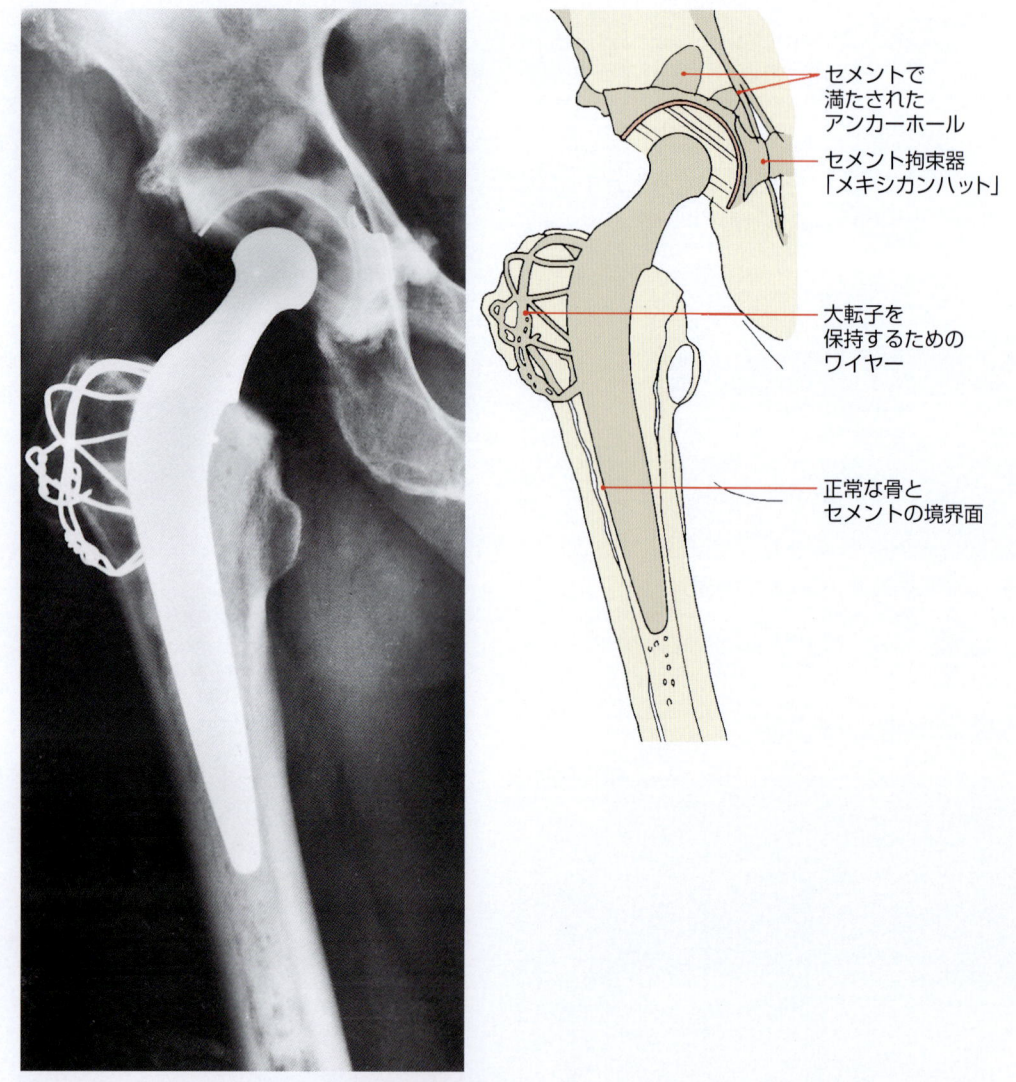

セメントで
満たされた
アンカーホール

セメント拘束器
「メキシカンハット」

大転子を
保持するための
ワイヤー

正常な骨と
セメントの境界面

図 12-48　セメントタイプの人工股関節置換術
　69 歳男性．進行した変形性関節症に対し Charnley の低摩擦型人工股関節を用いた関節形成術を施行され
た．右股関節の前後撮影により人工関節のすべての部位の評価が可能となっている．寛骨臼側の構成成分
が，水平から 45°の角度で X 線像上で観察できるように，あらかじめ硫酸バリウムを混入したメチルメタ
クリレートによりセメント固定されていることに注目．「メキシカンハット」と呼ばれるワイヤーメッシュ
製のセメント拘束器が骨盤内へのメチルメタクリレートの過剰な漏出を防いでいる．人工関節のステムは，
大腿骨髄腔の中心に位置している．アンカリングの目的で，セメントが人工関節の遠位端より下まで達して
いる．関節を容易に展開するために骨切りされた大転子は，固定性が得られるように少し遠位で外側に金属
のワイヤーにより再び取り付けられている．骨とセメントの接触面が正常な外観を呈していることに注目．

　超音波検査は圧迫法（compression technique）を用いて血栓
性静脈炎を同定することができる．静脈が圧迫可能かどうかで
血栓と正常静脈を鑑別できる．すなわち，圧迫不能であること
が単一のもっとも信頼性の高い所見である．また，血栓性静脈
炎の他の有用な診断基準は，血管内に echogenic な病変の存在，
および静脈の拡張である．

▌血　腫▌

　血腫形成は関節疾患の外科治療の合併症として一般的なもの
である．しかしながら感染を起こさないかぎり，通常すぐに消
失する．血腫は MRI によって簡単に同定できる．

▌骨セメントの漏出▌

　骨セメントの骨盤内への漏出は，セメントの場合，熱によっ
て血管，神経の損傷，腹腔内臓器の壊死，尿路障害を引き起こ
すことがある．このような事故を防ぐためにワイヤーメッシュ

の保護物（「メキシカンハット」）を寛骨臼コンポーネントのア
ンカーホールの周囲に設置する（図 12-48 を参照）．

▌異所性骨化▌

　股関節疾患の術後に比較的よくみられる合併症である．隣接
する軟部組織のなかにできる新しい骨の量はさまざまで，範囲
が大きければ股関節の機能を障害することもある．単純 X 線
像，あるいはときに CT にて十分に同定される．

▌感　染▌

　感染は術後いかなる時期にも起こりうるが，通常関節置換術
後の早期にみられる．臨床的には，痛み，発熱，創よりの浸出
液漏出によって明らかになる．軟部組織を含む感染の場合，X
線像上の所見は軟部組織の腫脹，骨の菲薄化などで，しばしば
骨膜反応がみられる．[111]In でラベルした白血球を用いたシンチ
グラフィーが診断に有用とされている．

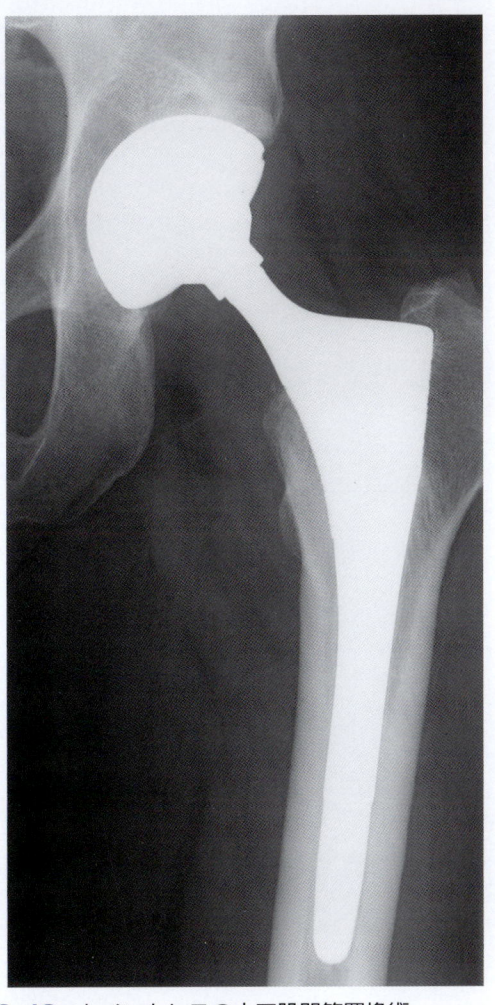

図 12-49　セメントレスの人工股関節置換術

　48 歳女性．進行性の変形性股関節症に対し，人工股関節置換術を施行．多孔質に表面加工された寛骨臼コンポーネントと部分的に表面加工された大腿骨ステムに注目．いずれも解剖学的にアライメント良好に設置され，とくにステムは中間位である．内骨膜は異常なく，弛みは認めない．

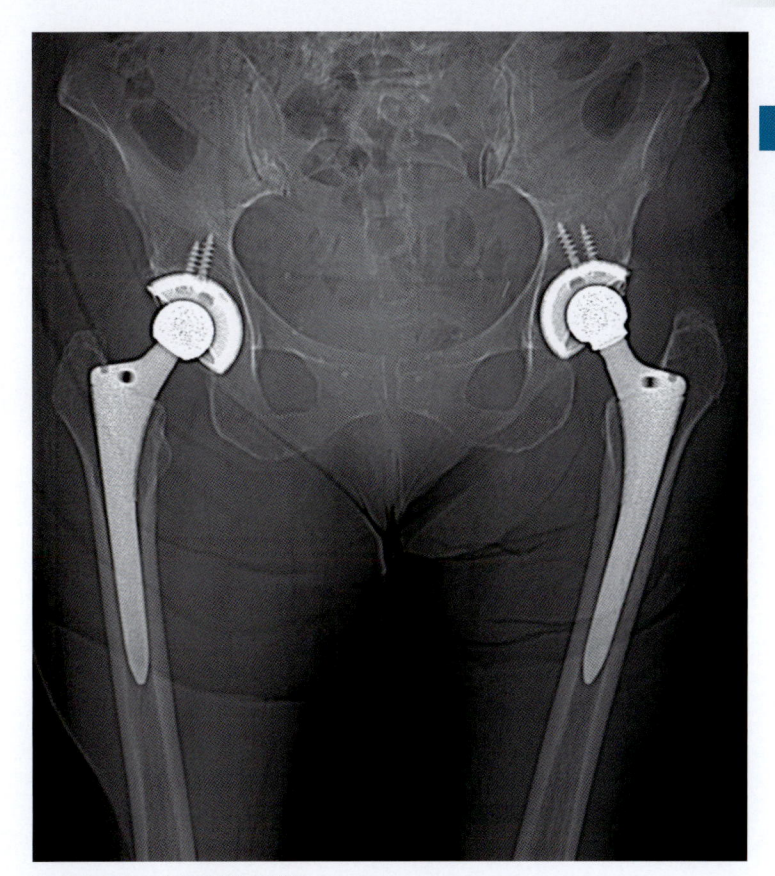

図 12-50　人工関節の CT

　骨盤部スカウト像．セメントレス人工股関節置換術後，寛骨臼のコンポーネントはスクリューによって固定されている．

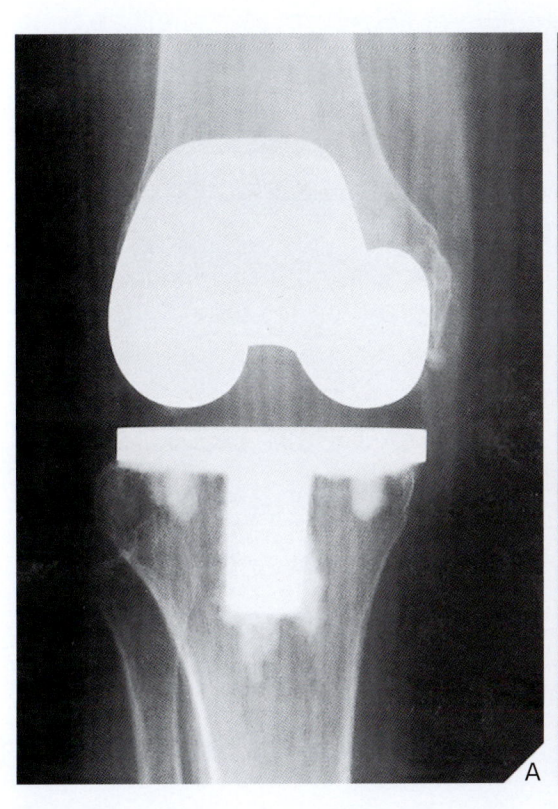

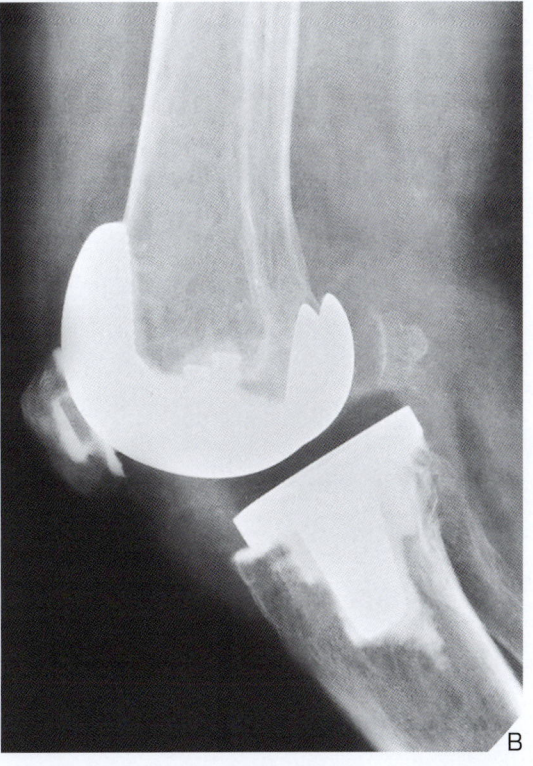

図 12-51　セメントタイプの人工膝関節置換術

　62 歳女性．非拘束型人工膝関節置換術が施行されている．（A）X 線正面像では，脛骨コンポーネントは脛骨長軸に対し 90°に入っている．骨とセメントの境界面には骨透亮像は認めない．軽度外反傾向（約 7°）だが問題とはならない．（B）側面像では，大腿骨前方および後方のコンポーネントと骨の接合性のよいことがわかる．

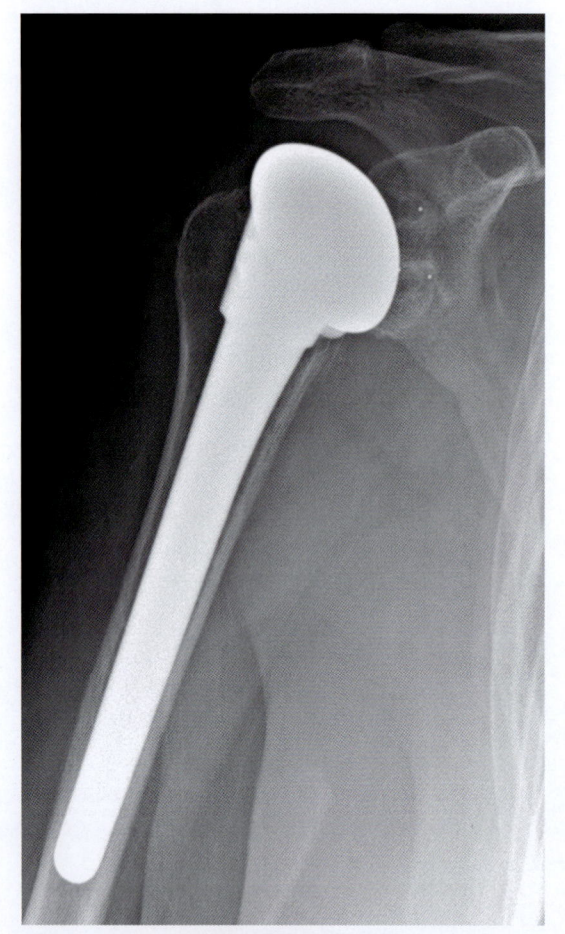

図 12-52　人工肩関節置換術
右肩関節 X 線正面像．解剖学的アライメントにて通常の
人工肩関節が挿入されている．

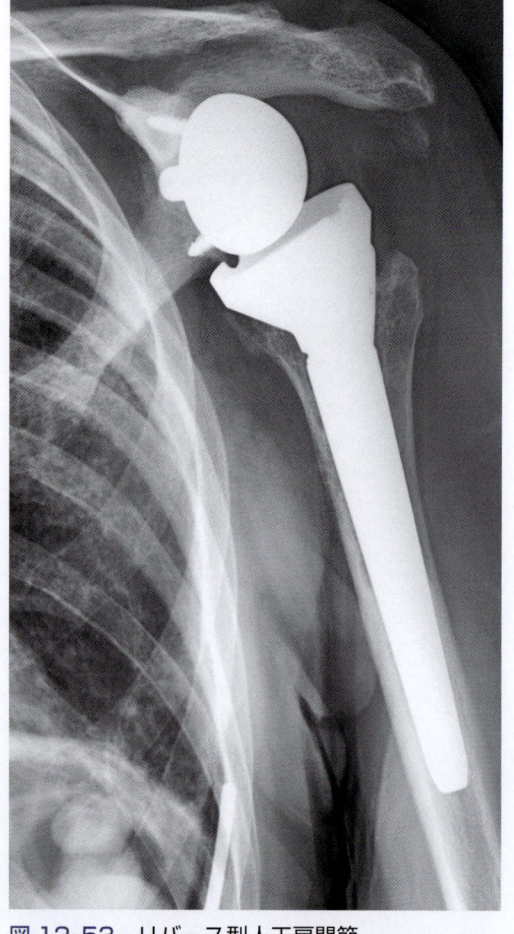

図 12-53　リバース型人工肩関節
左肩関節 X 線正面像．デルタリバース肩システムを
用いた人工肩関節が挿入されている．

▋ 人工関節の弛み ▋

関節置換術後の感染は，ときに人工関節の弛みを生じるが，弛みは機械的な要因からくる晩期合併症としてもみられる．単純 X 線検査はこの変化をとらえるのに十分である（図 12-54, 55）．より有用な検査は関節造影である．サブトラクション法は，一般的に弛みの重要なサイン（骨とセメント表面の間に生じた間隙の中に入った造影剤の拡大）を示すために用いられる（図 12-56B, C）．関節造影で弛みを証明できなくても下肢を牽引することにより，わずかな弛みを発見できることがある．骨スキャンは，ときに感染による弛みと機械的な要因による弛みとの鑑別に有用である．局所的にアイソトープの集積が増加している場合は機械的な弛みの存在を，びまん性に集積が増加している場合は感染を示唆する．

▋ 人工関節の脱臼 ▋

この合併症は，膝の側面像または股関節および肩関節の正面像で容易に診断できる．脱臼の整復が困難な場合には，ときに断層撮影が必要である（図 12-57, 58）．

▋ 人工コンポーネントの摩耗 ▋

もっとも一般的には，この合併症は寛骨臼コンポーネントのポリエチレンライナーの上外側部での摩耗と関係している．寛骨臼コンポーネントのなかで人工骨頭の位置が非対称になっていることから判明する（図 12-59）．

▋ 摩耗粉性疾患（メタローシス）▋

この合併症は人工物のミクロンあるいはそれ以下のサイズで，脱粒が生じ，続いて炎症および骨溶解が生じるもので，particle inclusion disease，giant cell granulomatosis あるいは aggressive granulomatosis としても知られている．通常，セメントレスの人工物置換術後 1～5 年の経過で生じる．骨そのものに異常が生じるまで無症状であり，症状としては疼痛と可動域制限である．X 線撮影が通常診断に用いられ，金属と骨との境界面（interface）に放射線透過像を示す．また，反応性の骨硬化を呈することはなく，内軟骨性の骨溶解（scalloping）を認める．ときに，金属摩耗粉がステム近傍にみられることがある（図 12-60）．

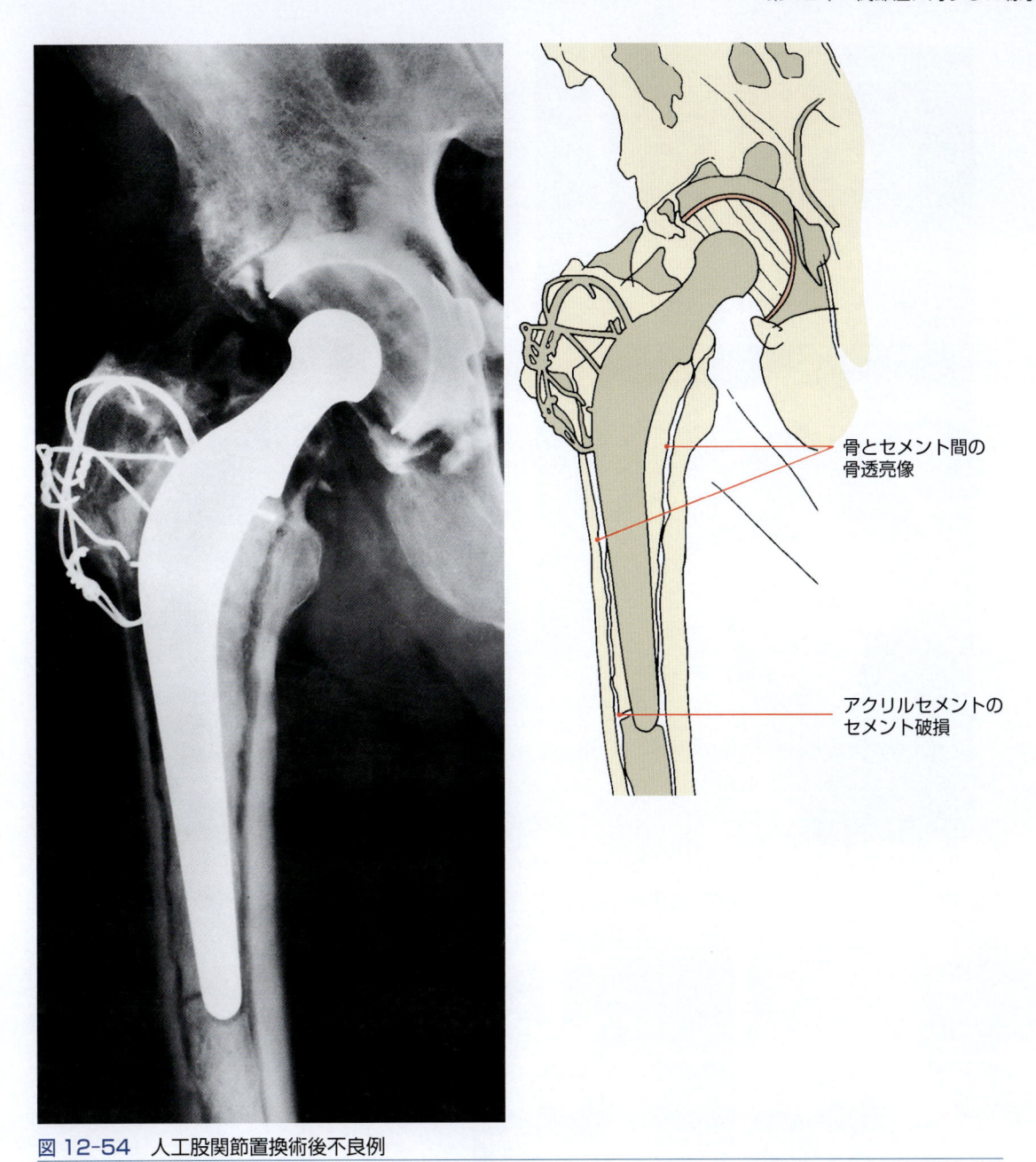

図 12-54　人工股関節置換術後不良例

　69 歳女性．右股関節 X 線正面像．Charnley 型人工股関節の弛み例．骨とセメントの境界面に広く放射性透過像が認められる．ステムの遠位部ではアクリルセメントの破損がみられる．

12

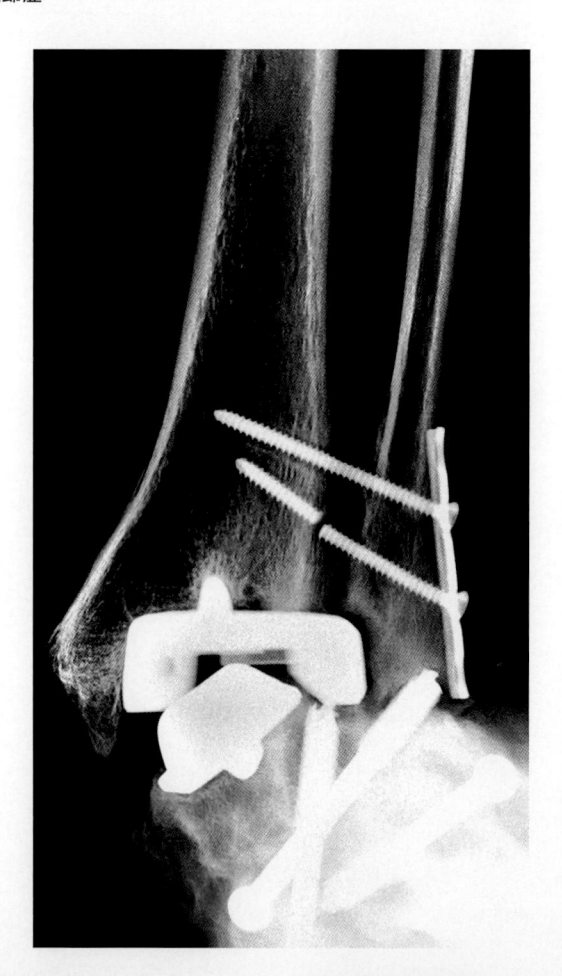

図 12-55　人工足関節置換術後不良例
　左足関節Ｘ線斜位像．Agility 型人工足関節置換術
後の折損を示す．脛骨および距骨コンポーネントの
アライメント不良と遠位脛腓間関節スクリューの
折損に注目すべきである．

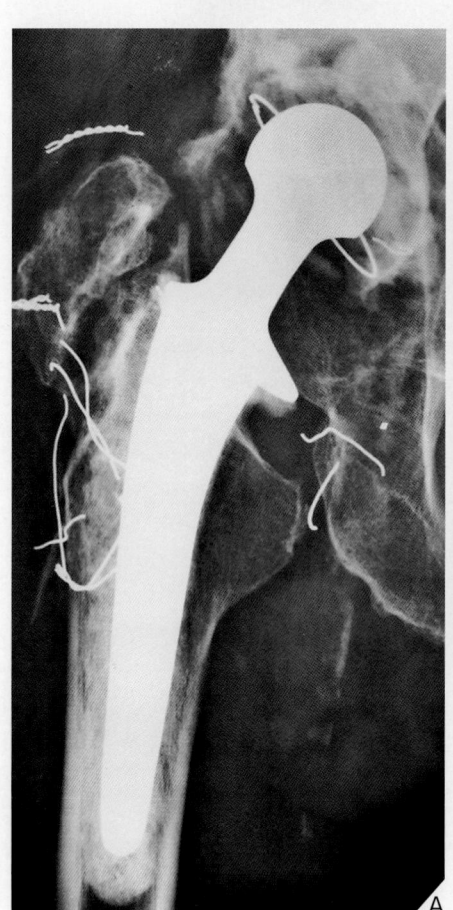

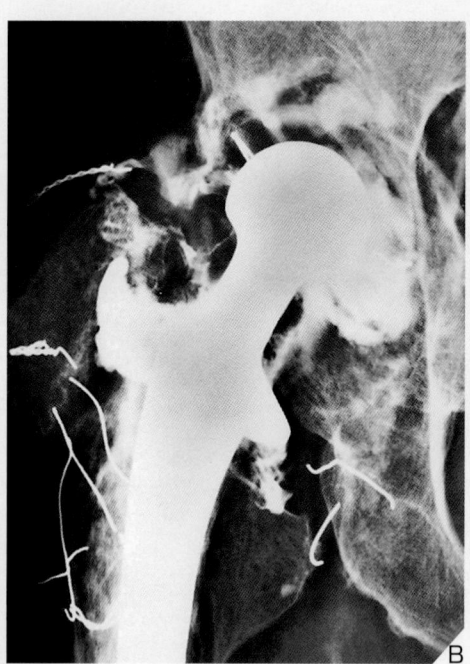

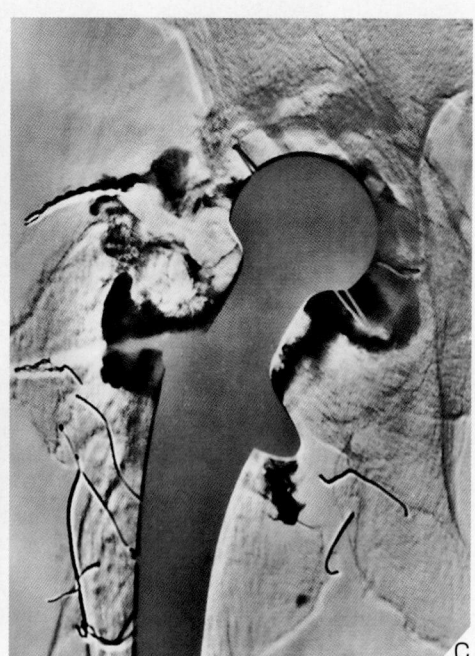

図 12-56　人工股関節置換術後不良例：サブトラクション法の有用性
　80 歳男性．8 年前に右人工股関節置換術を受けた．（A）Ｘ線正面像は大転子部の偽関節，ワイヤーの切損，Charnley-Müller 型人工関節の寛骨臼コ
ンポーネントと骨セメントとの間に骨透亮像を示している．引き続き実施した（B）関節造影と（C）サブトラクション法を用いた関節造影では，骨と
骨セメントの間隙や，人工関節の頚部から内外側に漏れが認められることより，人工関節の弛みが明らかである．大腿骨と切り離された大転子との間隙
も造影された．

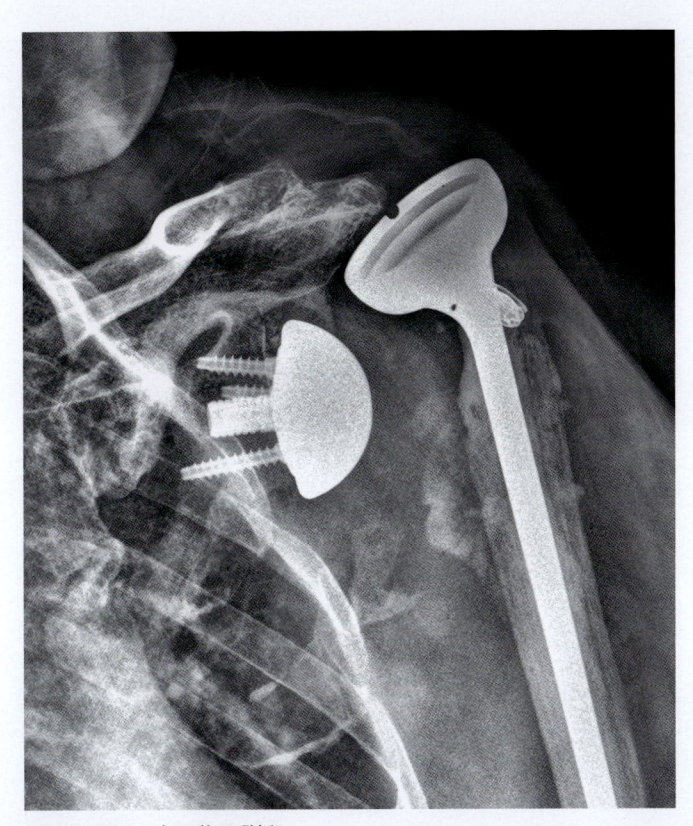

図 12-57　人工物の脱臼
左肩関節 X 線正面像．リバース型人工肩関節の脱臼を認める．

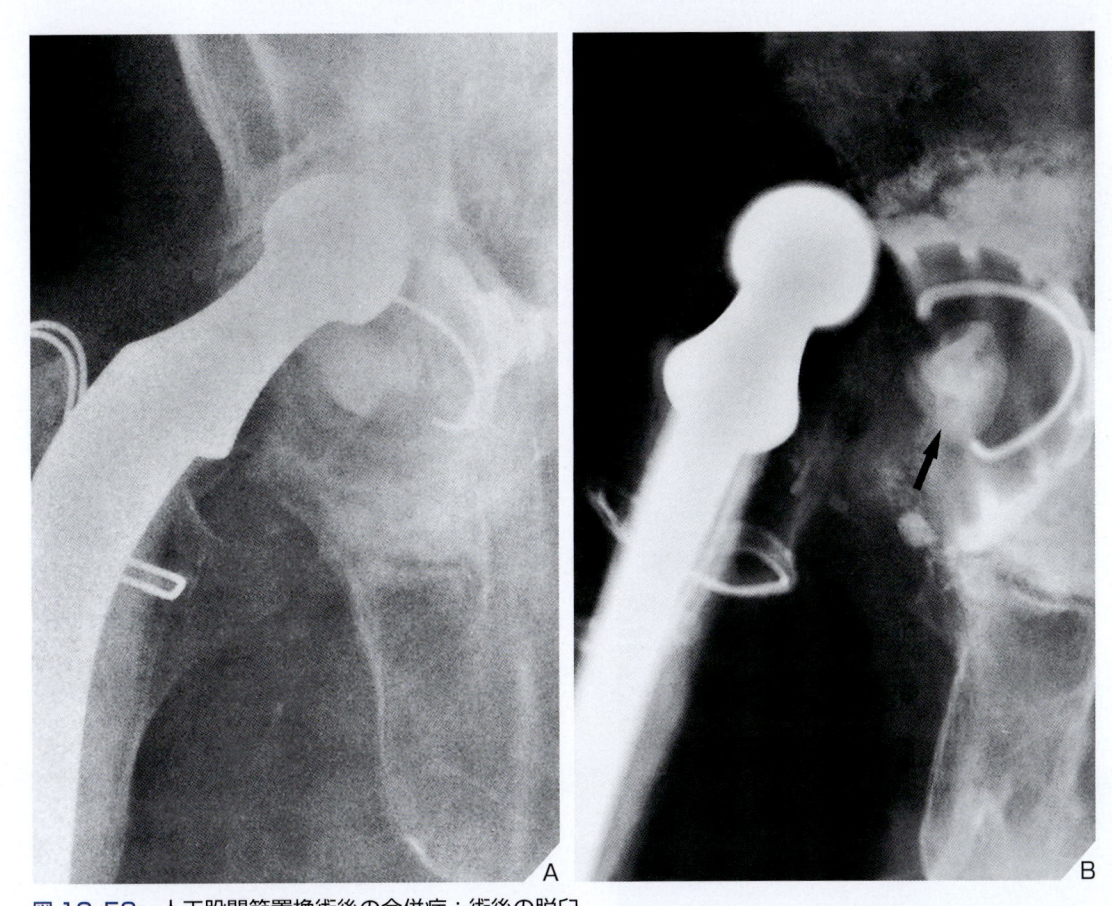

図 12-58　人工股関節置換術後の合併症：術後の脱臼
77 歳男性．右変形性股関節症のため，10 年前に低摩擦型の Charnley 型人工股関節置換術を受けた．転倒により，この正面像に示されるように人工関節が脱臼した（**A**）．脱臼の整復を何度か試みた．麻酔下でも試みたが整復できなかった．（**B**）断層撮影像では人工関節の寛骨臼コンポーネントの中に小さなセメント片（→）が認められ，これが整復を妨げていた．

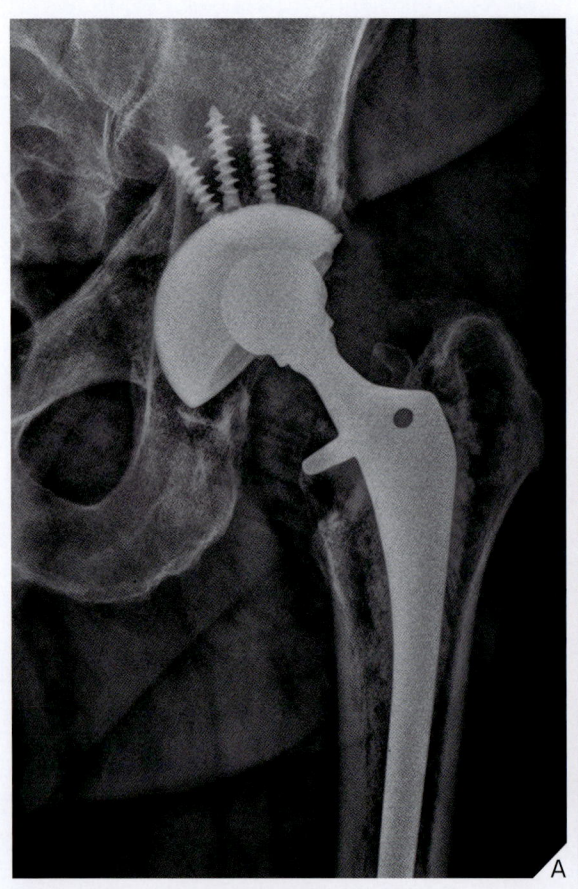
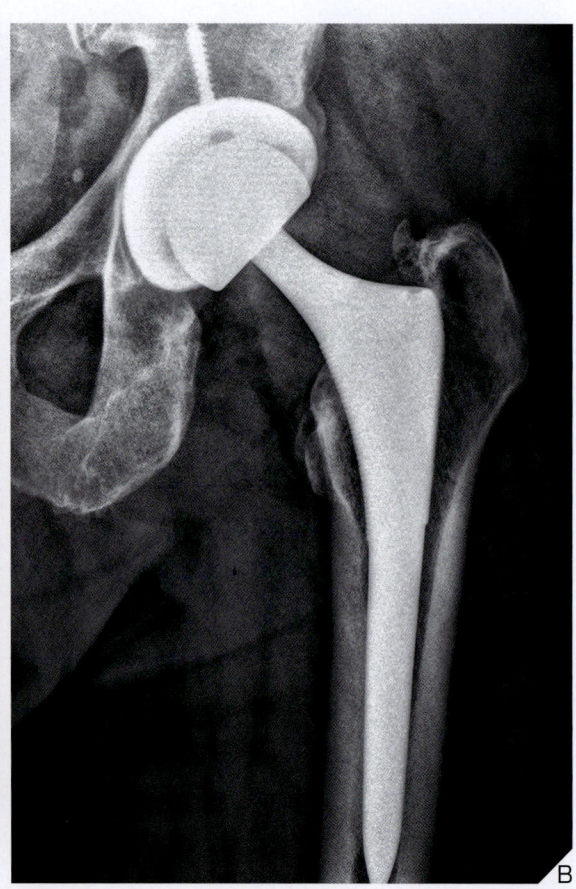

図 12-59　人工股関節置換術後の合併症：ポリエチレンの摩耗
　72 歳男性．人工股関節置換術後，4 年経過．左股関節痛を自覚．（A）X 線正面像では寛骨臼コンポーネント内の人工骨頭がポリエチレンの摩耗により偏心性に位置している．また，寛骨臼側に挿入したスクリューの周囲に骨吸収像を認める．（B）再置換術後，寛骨臼コンポーネント内の人工骨頭の偏心性は消失し，アライメントも良好である．

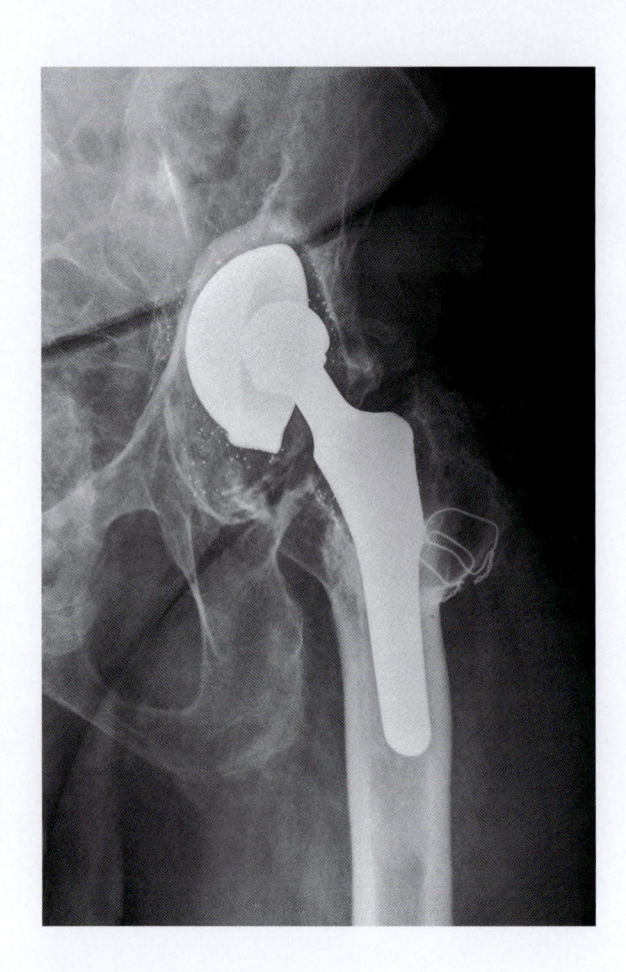

図 12-60　摩耗粉性疾患（メタローシス）
　60 歳男性．5 年前にセメントレスの人工股関節置換術を受けた．giant cell granulomatosis に特徴的な寛骨臼コンポーネント周囲の進行性の骨破壊が認められる．インプラント周囲に金属摩耗粉が多数認められることも注目すべきである．

覚えておくべきポイント

❶ 病因に関係なく関節症の X 線像上の特徴は，
- 関節裂隙の狭小化
- 関節炎のタイプにより異なるさまざまな特徴的な骨びらん

❷ 関節炎の評価には，単純 X 線像がもっとも重要であるが，補助的な方法を使用頻度の順にあげると次のようになる：
- 骨スキャン
- 拡大撮影
- MRI
- 関節造影
- CT

❸ 骨スキャンは以下のものに有用である：
- 関節症変化の拡がりを決定する
- 関節症と周囲軟部組織の感染症との鑑別
- 感染性の関節炎と他の関節疾患との鑑別
- 関節置換術後のさまざまな合併症の観察

❹ CT は脊柱管狭窄などの脊椎変性疾患の合併症を描出するのに有用である.

❺ MRI は関節軟骨の異常，滑膜の異常，炎症性パンヌス，関節液貯留，リウマチ結節，早期の軟骨下骨のびらん，そして骨髄浮腫を描出するのに有用である.

❻ 関節症の X 線学的診断は，以下のものに基づいている：
- 関節病変の形態変化
- 障害された関節の分布

❼ 関節症によってそれぞれいくつかの特徴的な変化を示す部位があり，手，踵，脊椎がそれに含まれる. また，全身における関節病変の分布は特徴的であり，臨床症状，検査データとともに診断の大きな助けとなる.

❽ 手にはさまざまな関節症が特徴的な部位に現れる：
- 変形性関節症とびらん性変形性関節症；近位，遠位指節間関節（PIP，DIP）
- 乾癬性関節炎；遠位指節間関節（DIP）
- 関節リウマチ；中手指節関節，近位指節間関節（MP，PIP）
- 多中心性細網組織球症；遠位，近位指節間関節（DIP，PIP）
- 痛風性関節炎；中手指節関節，指節間関節（MP，IP）
- 上皮小体機能亢進症性関節症；遠位，近位指節間関節，および中手指節関節（DIP，PIP，MP）
- ピロリン酸カルシウム（CPPD）結晶沈着症；中手指節関節（MP）
- 強皮症；遠位指節間関節（DIP）

❾ 寛骨臼内への大腿骨頭の偏位の様式は，股関節症の病因を示唆しうる.
- 変形性関節症：上方，上外側，上内側，内側への偏位
- 炎症性関節症：臼底突出（骨盤内へ移動）

❿ 脊椎はさまざまな関節症が特徴的な形態を示す：
- 退行性病変；骨棘形成，椎間板腔の狭小化
- 関節リウマチ；環軸関節の亜脱臼，歯突起のびらん
- 若年性関節リウマチ；頚椎の癒合
- 乾癬性関節炎，反応性関節炎；粗大な非対称性の骨棘
- 強直性脊椎炎；丸みを帯びた靭帯骨形成

⓫ 関節症によっては，傍関節性骨粗鬆症を呈さない：変形性関節症，痛風性関節炎，CPPD 結晶沈着症，多中心性細網組織球症

⓬ 仙腸関節炎は主に強直性脊椎炎では両側対称性に，乾癬性脊椎炎や反応性関節炎（Reiter 症候群）では，片側性あるいは両側でも非対称性に認められる.

⓭ 関節症の経過観察にはさまざまな骨切り術後や，関節置換術後に起こる合併症を発見することも含まれる：
- 血栓性静脈炎
- 骨セメントの骨盤内漏出
- 異所性骨化
- 感　染
- 人工関節の弛み，脱臼，折損
- 人工股関節の寛骨臼コンポーネントのポリエチレンライナーの摩耗
- 摩耗粉性疾患（メタローシス）

⓮ シンチグラフィーやサブトラクション法を用いた関節造影は，人工関節の弛みの同定に有用である.

引用文献・参考図書

1. Alazraki NP, Fierer J, Resnick D. The role of gallium and bone scanning in monitoring response to therapy in chronic osteomyelitis. *J Nucl Med* 1978; 19: 696-697.
2. Algin O, Gokalp G, Baran B, et al. Evaluation of sacroiliitis: contrast-enhanced MRI with subtraction technique. *Skeletal Radiol* 2009; 38: 983-988.
3. Allen AM, Ward WG, Pope Jr TL. Imaging of the total knee arthroplasty. *Radiol Clin North Am* 1995; 33: 289-303.
4. Anderson LS, Staple TW. Arthrography of total hip replacement using substraction technique. *Radiology* 1973; 109: 470-472.
5. Ash Z, Marzo-Ortega H. Ankylosing spondylitis—the changing role of imaging. *Skeletal Radiol* 2012; 41: 1031-1034.
6. Aufdermaur M. Pathogenesis of square bodies in ankylosing spondylitis. *Annals Rheum Dis* 1989; 48: 628-631.
7. Beabout JW. Radiology of total hip arthroplasty. *Radiol Clin North Am* 1975; 13: 3-19.
8. Beltran J. *MRI: musculoskeletal system.* Philadelphia: JB Lippincott; 1990.
9. Beltran J, Caudill JL, Herman LA, et al. Rheumatoid arthritis: MR imaging manifestations. *Radiology* 1987; 165: 153-157.
10. Bianchi S, Martinoli C, Abdelwahab, IF. High-frequency ultrasound examination of the wrist and hand. *Skeletal Radiol* 1999; 28: 121-129.
11. Boutry N, Morel M, Flipo R-M, Demondion X, Cotton A. Early rheumatoid arthritis: a review of MRI and sonographic findings. *Am J Roetgenol* 2007; 189: 1502-1509.
12. Brower AC, Flemming DJ. *Arthritis in black and white,* 2nd ed. Philadelphia: WB Saunders; 1997.
13. Datz FL, Morton KA. New radiopharmaceuticals for detecting infection. *Invest Radiol* 1993; 28: 356-365.
14. De Smet AA, Martin NL, Fritz SL, et al. Radiographic projections for the diagnosis of arthritis of the hands and wrists. *Radiology* 1981; 139: 577-581.
15. Desai MA, Peterson JJ, Warren Garner H, et al. Clinical utility of dual-energy CT for evaluation of tophaceous gout. *Radiographics* 2011; 31: 1365-1375.
16. Erickson SJ. High-resolution imaging of the musculoskeletal system. *Radiology* 1997; 205: 593-618.
17. Farrant JM, Grainger AJ, O'Connor PJ. Advanced imaging in rheumatoid arthritis. Part 2: erosions. *Skeletal Radiol* 2007; 36: 381-389.
18. Farrant JM, O'Connor PJ, Grainger AJ. Advanced imaging in rheumatoid arthritis. Part 1: synovitis. *Skeletal Radiol* 2007; 36: 269-279.
19. Forrant DM. Imaging of the sacroiliac joints. *Radiol Clin North Am* 1990; 28: 1055-1072.
20. Forrester DM, Brown JC. *The radiology of joint disease,* 3rd ed. Philadelphia: WB Saunders; 1987.
21. Freiberger RH. Evaluation of hip prostheses by imaging methods. *Semin Roentgenol* 1986; 21: 20-28.
22. Gallo J, Kaminek P, Ticha V, et al. Particle disease. A comprehensive theory of periprosthetic osteolysis: a review. *Biomed Papers* 2002; 146: 21-28.
23. Gee R, Munk PL, Keogh C, et al. Radiography of the PROSTALAC (prosthesis with antibiotic-loaded acrylic cement) orthopedic implant. *Am J Roentgenol* 2003; 180: 1701-1706.
24. Gelman MI, Coleman RE, Stevens PM, Davey BW. Radiography, radionuclide imaging, and arthrography in the evaluation of total hip and knee replacement. *Radiology* 1978; 128: 677-682.
25. Genant HK, Doi K, Mall JC, Sickles EA. Direct radiographic magnification for skeletal radiology. *Radiology* 1977; 123: 47-55.
26. Grammont PM, Baulot E. Delta shoulder prosthesis for rotator cuff rupture. *Orthopedics* 1993; 16: 65-68.
27. Greenspan A, Norman A. Gross hematuria: a complication of intrapelvic cement intrusion in total hip replacement. *Am J Roentgenol* 1978; 130: 327-329.
28. Greenspan A, Norman A. Radial head-capitellum view: an expanded imaging approach to elbow injury. *Radiology* 1987; 164: 272-274.
29. Greenspan A, Norman A. Radial head-capitellum view in elbow trauma [Letter]. *Am J Roentgenol* 1983; 140: 1273-1275.
30. Griffiths HJ, Priest D, Kushner D. Total hip replacement and other orthopedic hip procedures. *Radiol Clin North Am* 1995; 33: 267-287.
31. Habermann ET. Total joint replacement: an overview. *Semin Roentgenol* 1986; 21: 7-19.
32. Harris WH. Osteolysis and particle disease in hip replacement. A review. *Acta Ortho-Scand* 1994; 65: 113-123.
33. Insall J, Tria AJ, Scott WN. The total condylar knee prosthesis: the first 5 years. *Clin Orthop* 1979; 145: 68-77.
34. Kamishima T, Tanimura K, Henmi M, et al. Power Doppler ultrasound of rheumatoid synovitis: quantification of vascular signal and analysis of intraobserver vari-

35. Kim NR, Choi J-Y, Hong SH, et al. "MR corner sign": value for predicting presence of ankylosing spondylitis. *Am J Roentgenol* 2008; 191: 124-128.
36. Kim S-H, Chung S-K, Bahk Y-W, Park Y-H, Lee S-Y, Son H-S. Whole-body and pinhole bone scintigraphic manifestations of Reiter's syndrome: distribution patterns and early and characteristic signs. *Eur J Nucl Med* 1999; 26: 163-170.
37. Kursunoglu-Brahme S, Riccio T, Weissman MH, et al. Rheumatoid knee: role of gadopentetate-enhanced MR imaging. *Radiology* 1990; 176: 831-835.
38. Lund PJ, Heikal A, Maricic MJ, Krupinski EA, Williams CS. Ultrasonographic imaging of the hand and wrist in rheumatoid arthritis. *Skeletal Radiol* 1995; 24: 591-596.
39. Manaster BJ. Total hip arthroplasty: radiographic evaluation. *Radiographics* 1996; 16: 645-660.
40. McAfee JG. Update on radiopharmaceuticals for medical imaging. *Radiology* 1989; 171: 593-601.
41. McCauley TR, Disler DG. State of the art. MR imaging of articular cartilage. *Radiology* 1998; 209: 629-640.
42. McFarland EG, Sanguanjit P, Tasaki A, Keyurapan E, Fishman EK, Fayad LM. The reverse shoulder prosthesis: a review of imaging features and complications. *Skeletal Radiol* 2006; 35: 488-496.
43. McGonagle D. The history of erosions in rheumatoid arthritis: are erosions history? *Arthritis Rheum* 2010; 62: 312-315.
44. Ostendorf B, Mattes-Gyorgy K, Reichelt DC, et al. Early detection of bony alterations in rheumatoid and erosive arthritis of finger joints with high-resolution single photon emission computed tomography, and differentiation between them. *Skeletal Radiol* 2010; 39: 55-61.
45. Ostergaard M, Ejbjerg B, Szkudlarek M. Imaging in early rheumatoid arthritis: roles of magnetic resonance imaging, ultrasonography, conventional radiography and computed tomography. *Best Pract Res Clin Rheumatol* 2005; 19: 91-116.
46. Oudjhane K, Azouz EM, Hughes S, Paquin JD. Computed tomography of the sacroiliac joints in children. *Can Assoc Radiol J* 1993; 44: 313-314.
47. Peterfy CG, Genant HK. Emerging applications of magnetic resonance imaging in the evaluation of articular cartilage. *Radiol Clin North Am* 1996; 34: 195-213.
48. Peterfy CG, Majumdar S, Lang P, van Dijke CF, Sack K, Genant HK. MR imaging of the arthritic knee: improved discrimination of cartilage, synovia, and effusion with pulsed saturation transfer and fat-suppressed T1-weighted sequences. *Radiology* 1994; 191: 413-419.
49. Recht MP, Resnick D. MR imaging of articular cartilage: current status and future directions. *Am J Roentgenol* 1994; 163: 283-290.
50. Resnick D. Common disorders of synovium-lined joints. Pathogenesis, imaging abnormalities, and complications. *Am J Roentgenol* 1988; 151: 1079-1088.
51. Reynolds PPM, Heron C, Pilcher J, Kiely PDW. Prediction of erosion progression using ultrasound in established rheumatoid arthritis: a 2-year follow-up study. *Skeletal Radiol* 2009; 38: 473-478.
52. Roberts CC, Ekelund AL, Renfree KJ, Liu PT, Chew FS. Radiologic assessment of reverse shoulder arthroplasty. *Radiographics* 2007; 27: 223-235.
53. Salvati EA, Ghelman B, McLaren T, Wilson PD Jr. Subtraction technique in arthrography for loosening of total hip replacement fixed with radiopaque cement. *Clin Orthop* 1974; 101: 105-109.
54. Schneider R, Hood RW, Ranawat CS. Radiologic evaluation of knee arthroplasty. *Orthop Clin North Am* 1982; 13: 225-244.
55. Schumacher TM, Genant HK, Kellet MJ, Mall JC, Fye KM. HLA-B27 associated arthropathies. *Radiology* 1978; 126: 289-297.
56. Sebes JI, Nasrallah NS, Rabinowitz JG, Masi AT. The relationship between HLA-B27 positive peripheral arthritis and sacroiliitis. *Radiology* 1978; 126: 299-302.
57. Steinbach L, Hellman D, Petri M, Sims R, Gillespy T, Genant H. Magnetic resonance imaging: a review of rheumatologic applications. *Semin Arthritis Rheum* 1986; 16: 79-91.
58. Subramanian G, McAfee JG. A new complex of 99m-Tc for skeletal imaging. *Radiology* 1971; 99: 192-196.
59. Taljanovic MS, Jones MD, Hunter TB, et al. Joint arthroplasties and prostheses. *Radiographics* 2003; 23: 1295-1314.
60. Tehranzadeh J, Ashikyan O, Anavim A, Tramma S. Enhanced MR imaging of tenosynovitis of hand and wrist in inflammatory arthritis. *Skeletal Radiol* 2006; 35: 814-822.
61. Tehranzadeh J, Ashikyan O, Dascalos J. Advanced imaging of early rheumatoid arthritis. *Radiol Clin North Am* 2004; 42: 89-107.
62. Weber U, Ostergaard M, Lambert RGW, et al. The impact of MRI on the clinical management of inflammatory arthritides. *Skeletal Radiol* 2011; 40: 1153-1173.
63. Weissman BN. Spondyloarthropathies. *Radiol Clin North Am* 1987; 25: 1235-1262.
64. Winalski CS, Palmer WE, Rosenthal DI, Weissman BN. Magnetic resonance imaging of rheumatoid arthritis. *Radiol Clin North Am* 1996; 34: 243-258.

12

13 変性関節疾患

A 変形性関節症

変形性関節疾患（osteoarthritis, osteoarthrosis）は，関節症のなかでもっとも一般的な疾患である．一次性（特発性）の変形性関節症は50歳以上に発症するが，二次性の変形性関節症はより若い年代の骨にみられる．二次性変形性関節症の患者は，変性関節疾患に到る潜在的条件を有していると定義される（図12-1を参照）．

ある専門家は一次性変形性関節症に2つの型があるとした．第1の型とは老化の過程（磨耗と断裂）と密接に関係し，本来の関節炎というよりは関節の老齢化の過程を示している．それは，軟骨の部分的破壊，緩徐な進行，著明な関節変形がないこと，関節機能の制限がないことと特徴付けられる．この老化の過程は性別や人種に影響されない．第2の型とは真の関節症であるが，これは老齢とともに増加する傾向にはあるが，老化の過程とは関係ない．遺伝的要素がこの変性様式に強く関係しているとわかってきている．しかし遺伝的な影響は一部推測であるが，軟骨または骨代謝に関連した構造的欠陥（コラーゲンの欠陥）か，もしくは肥満，スポーツや外傷のような環境的要素における遺伝的影響のどちらかに関係しているかもしれない．ある研究は，変形性関節症における 2q，9q，11q，16q 染色体の関与を示唆している．関係が示唆されている遺伝子には，VDR，AGC1，IGF-1，ER-α，TGF-β，cartilidge matrix protein（CRTM），cartilage link protein（CRTL），コラーゲンⅡ・Ⅸ・Ⅺがある．もっとも最近の研究でも，軟骨由来の morphogenetic protein 1 として知られている GDF-5 遺伝子の突然変異株もまた，股関節や膝関節の変形性関節症の発生原因に関与していると報告している．ある研究者たちは，ある家族における変形性関節症は，ほとんど軟骨において発生する1つのタンパク質としてコードするコラーゲン2型遺伝子 COL2A1 における突然変異によって引き起こると報告している．軟骨の進行性の著明な破壊，修復過程と考えられる骨棘形成や軟骨下骨の硬化が

特徴的で，真の関節症は急速に進行し，著明な関節変形をきたす．この型は性差，人種，肥満と同様に遺伝的要因と関係している．関節症は男性より女性に多く発症する傾向がみられ，とくに手の近位指節間（PIP）関節，遠位指節間（DIP）関節や母指の手根中手（CM）関節において著明である．65歳以上の年齢層においては，アフリカ系アメリカ人より白人に発症しやすい．肥満は膝関節症の発症率と相関が高いが，これは過度の荷重が膝関節に加わることと関係しているのであろう．

一般に，変形性関節症は大きな可動関節である股関節および膝関節や手の指節間関節などの小関節に好発する．同様に，脊椎にもしばしば変性の過程が生じる（図13-1）．肩，肘，手関節および足関節には通常一次性関節症は非定型で，これらの部位に退行性の変化が生じていれば二次性の関節症を考えなければならない．しかし，通常起こりにくい部位の変形性関節症においては，ある特殊な職業との関係で生じることがあることを銘記しておかなければならない．たとえば，炭坑夫の腰椎，膝，肘にみられる関節症や気圧式ドリルを用いる作業員の手関節，肘，肩にみられる関節症は，一次的な骨関節症性の所見であっても非常に早く進行する．また，バレエダンサーの足関節や足部，自転車愛好家の膝蓋大腿関節にも変性の所見がよくみられる．

変性関節疾患の臨床およびX線像上の特徴の概略を表13-1に示す．

1. 大関節の骨関節症

股関節および膝関節は骨関節症の好発部位である．臨床症状は拘縮や疼痛から著しい変形や関節機能の制限とさまざまだが，著明なX線像上の所見が必ずしも臨床症状と一致するとは限らない．

a 変形性股関節症

股関節における変形性関節症の主要な4つのX線学的特徴を

13

【一次性骨関節症の特徴】

[形態]

大関節

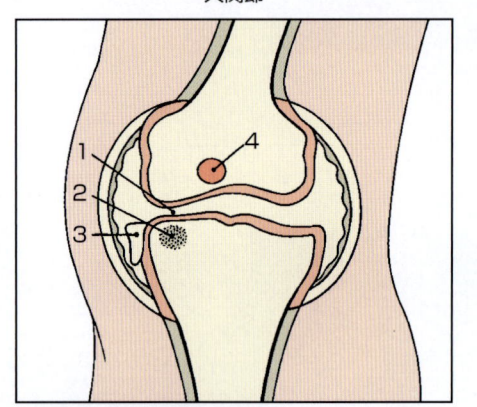

1. 限局した関節裂隙の狭小化
2. 軟骨下骨の硬化
3. 骨棘
4. 嚢胞あるいは偽嚢胞

小関節

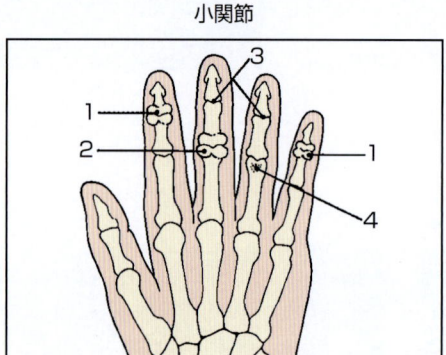

1. Heberden結節
2. Bouchard結節
3. 関節裂隙の狭小化
4. 軟骨下骨の硬化

脊椎

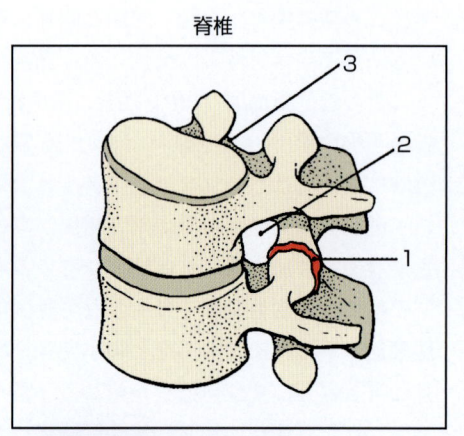

1. 椎間関節の狭小化と象牙質化
2. 椎間孔の狭窄
3. 脊柱管狭窄

[分布]

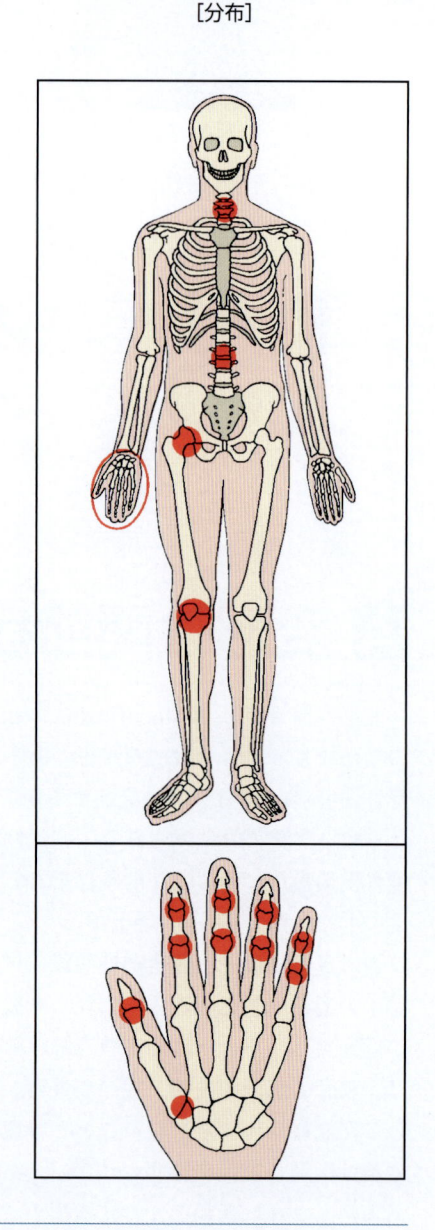

図13-1　一次性骨関節症の形態および分布の特徴

下記に示す.

❶ 関節軟骨の菲薄化による関節裂隙の狭小化

❷ 修復過程［骨改変（リモデリング）］による軟骨下骨の硬化（象牙質化）

❸ ストレスを受けない部位における修復過程の結果としての骨棘の形成（骨棘形成症）．これは通常，辺縁（末梢）に生じる．

❹ 骨の挫傷により微小骨折が生じ，滑液が変性した海綿骨内に侵入する結果生じる嚢胞や偽嚢胞．寛骨臼のこれらの軟骨下骨の嚢胞様変化はEggers嚢胞として報告されている．

変形性関節症のこれらの特徴は股関節の単純X線像により容易に示される（図13-2）．過去には，断層撮影はより詳細に変性の過程を示すため用いられた．この断層撮影は特別な診断をつけるためではなく，むしろ合併症を診断あるいは除外するために用いられる．CTは変形性関節症の特徴をより描出できる

ことがある（図13-3）．関節軟骨では破壊と修復性の変化が進行するため，骨頭側には寛骨臼と関連して移動（migration）として知られている所見が出現してくる．大腿骨頭のmigrationには3つのパターンがみられる．上方（上外方あるいは上内方），内方，軸方向へのmigrationである（図13-4）．もっともよくみられるパターンは上外方へのmigrationであり，内方へのものは少なく，軸方向へのmigrationはまれである．しかし，リウマチのような炎症性の関節炎では大腿骨頭の軸方向あるいは内方へのmigrationが臼蓋底の突出とともによくみられ，変形性の変化は炎症過程の合併症として進行する．このように，二次性の関節症に内方あるいは軸方向へのmigrationがみられる（図13-5）．

ときに，股関節における変性過程が急速に進行することがある．このような股関節の破壊的な関節症は，Postelの股関節症（Postel coxarthropathy）として知られ，急速な軟骨融解が特徴

表 13-1	変形性関節疾患の臨床上および X 線像上の特徴		
関節症の型	**部　位**	**重要な異常所見**	**撮影法/方向**
一次性の骨関節症 （女性＞男性：50 歳以上）	手	PIP 関節の変形性変化（Bouchard 結節） DIP 関節の変形性変化（Heberden 結節）	正面像
	股関節	関節腔の狭小化 軟骨下骨の硬化 辺縁の骨棘 嚢胞および偽性嚢胞 外上方への亜脱臼	正面像
	膝関節	股関節と同様の変化 内反あるいは外反変形 膝蓋大腿関節の変性変化 膝蓋骨の変性変化（tooth sign）	正面像 立位正面像 側面像 膝蓋骨の軸写像
	脊　椎	椎間板変性 　椎間板腔の狭小化 　変性脊椎すべり症 　骨棘形成 変形性脊椎症 椎間関節の退行性変化 椎間孔の狭窄 脊柱管狭窄	側面像 側面前屈，後屈像 正面像および側面像 正面像および側面像 斜位像（頚椎，腰椎） CT，脊髄造影，MRI
二次性の骨関節症			
外傷性	股関節 膝関節 肩，肘，手関節，足関節 （通常，生じにくい部位）	一次性変形性関節症と類似の変化 外傷歴 若年者	標準的な X 線撮影 断層撮影
大腿寛骨臼インピンジメント 　（femoroacetabular impingement）	股関節	ヘッドーネックジャンクションの骨形態 異常 寛骨臼後捻	MRI/MR 関節造影
大腿骨頭すべり症	股関節	Herndon hump 関節裂隙の狭小化 骨棘形成	正面像および frog-lateral 撮影像
発育性股関節形成不全（女性＞男性）	股関節	寛骨臼の低形成	正面像および frog-lateral 撮影像
Perthes 病（男性＞女性）	股関節	片側あるいは両側大腿骨頭壊死 巨大骨頭 外方亜脱臼	正面像および frog-lateral 撮影像
炎症性関節症	股関節 膝関節	大腿骨頭の内方および軸方向への偏位 関節周囲の骨減少 限局性の骨棘形成	標準的な X 線撮影
骨壊死	股関節 肩関節	骨密度の増加 関節裂隙は通常保たれるかわずかに狭小 化する crescent sign（股関節，肩関節）	正面像（股関節，肩関節） Grashey 撮影像（肩関節） frog-lateral 撮影像（股関節）
Paget 病（40 歳以上）	股関節 膝関節 肩関節	骨梁の粗糙化 骨皮質の肥厚	標準的な X 線撮影 骨シンチグラフィー*
multiple epiphyseal dysplasia	長管骨の骨端	低形成の所見 関節裂隙の狭小化 骨棘形成	標準的な X 線撮影
ヘモクロマトーシス	手	嘴状骨棘を伴った示指，中指 MP 関節に おける変性変化 軟骨石灰化	正面像 標準的な X 線撮影
先端巨大症	大関節 手	関節裂隙の開大や一部の狭小化 末節部の巨大化 中手骨頭の嘴状骨棘	正面像

*骨シンチグラフィーは全身の関節症の分布を決定するため用いられる.

であり，股関節は急速かつ完全に破壊された状態となる．もともとは Lequesne によって報告されたものであるが，1970 年にも Postel と Kerboull によって報告されたが，この特徴的な股関節疾患は，主に 60～70 歳の女性に発生する．すべての症例で，股関節痛が急速に増強し，疼痛が一貫して存在する臨床症状である．組織学的所見は関節軟骨における大きな変性変化をもった従来の関節症の所見である．しかし，骨棘形成はないか，あっても少ない．軟骨下骨での豊富な血流がよくみられる．海綿骨は，非典型的に厚いか薄いかのどちらかである．ときに，

骨髄腔には，線維化，間質性浮腫，出血が，限局した骨髄脂肪線維化や局所的な骨吸収がみられる．薬剤の毒性や NSAIDs の鎮痛効果が原因として指摘されているが，この病態は正確には不明である．ハイドロキシアパタイトの関節内貯留が関節破壊をもたらしているとの報告をしている研究者がいる．他の研究者は，この関節炎の原因として，骨頭の軟骨下骨の不全骨折であると報告している．その進行過程は急速であるため，この疾患の X 線像を示すことは難しく，できたとしても，修復性の変化と，感染性関節炎あるいは神経病性関節症（Charcot 関節）の

13

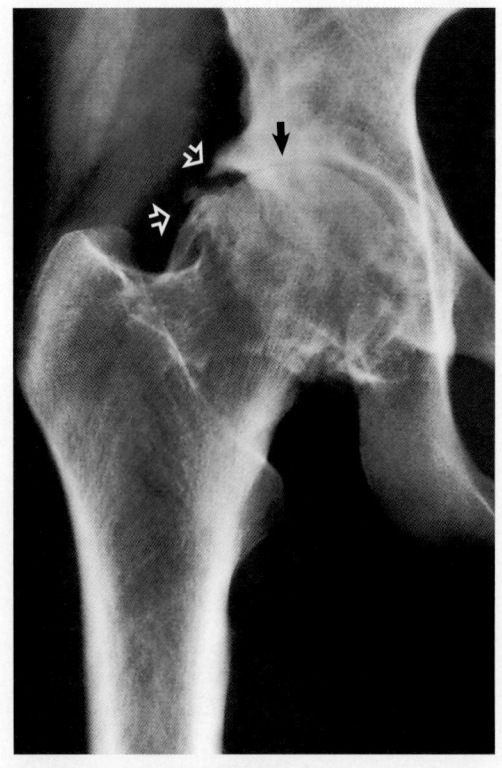

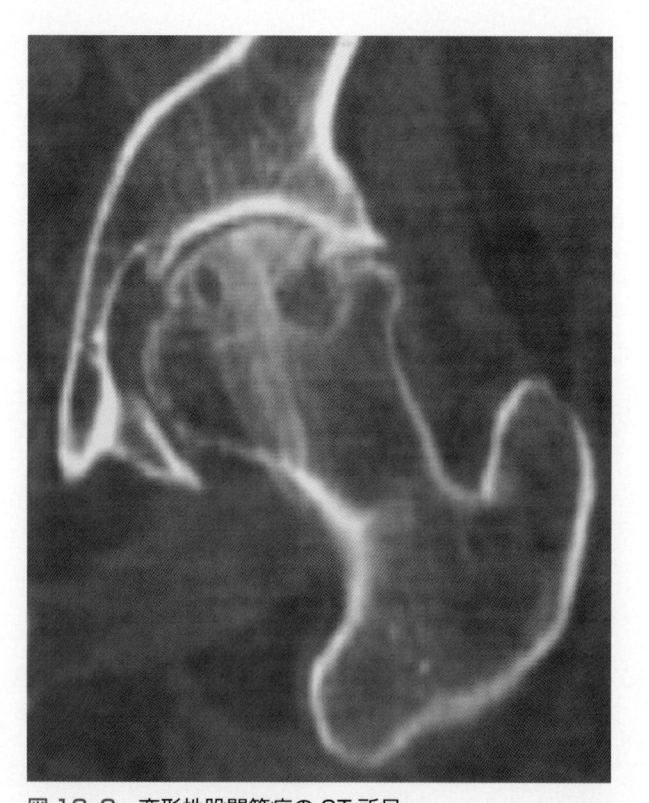

図 13-2　変形性股関節症
　51 歳女性．10 年来，右股関節部痛を有する．変形性関節症の原因となりうる既往歴はない．股関節の正面像で，変形性関節症のＸ線学的特徴がみられる．とくに，荷重部における関節裂隙の狭小化（→），辺縁での骨棘形成（⇒），軟骨下骨の硬化．骨粗鬆症がみられない点に注目．

図 13-3　変形性股関節症の CT 所見
　再構成冠状断像において，関節裂隙の狭小化，骨棘，大腿骨頭内に骨囊胞が認められる．

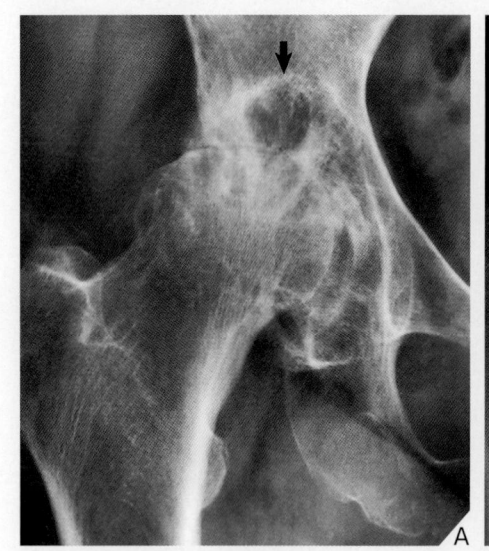

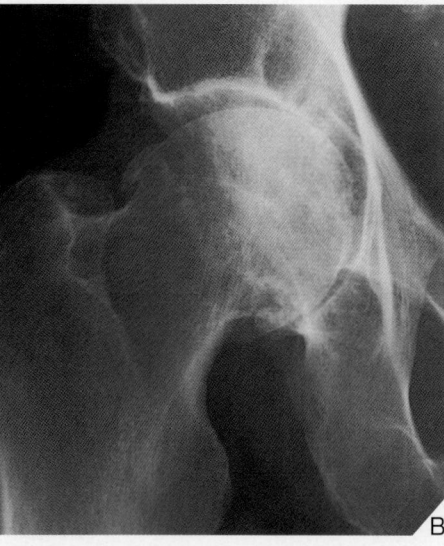

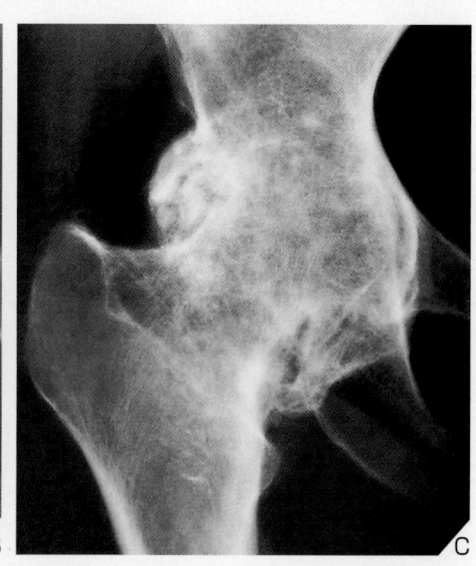

図 13-4　大腿骨頭の移動
（A）65 歳女性．長年両股関節の変形性疾患に罹患しており，右股関節の正面像で大腿骨頭の外上方への移動（migration）がみられる．股関節の変形性関節症にもっとも多いパターンである．寛骨臼の典型的な Eggers 囊胞に注目．（B）48 歳女性．大腿骨頭の内方への migration がみられる．（C）57 歳女性．大腿骨頭の軸方向への migration が明らかであり，炎症性関節症の罹患が疑われる．しかし，臨床および検査所見から一次性の変形性股関節症と診断し，人工股関節置換術後に行った病理組織学的検査により確定診断された．

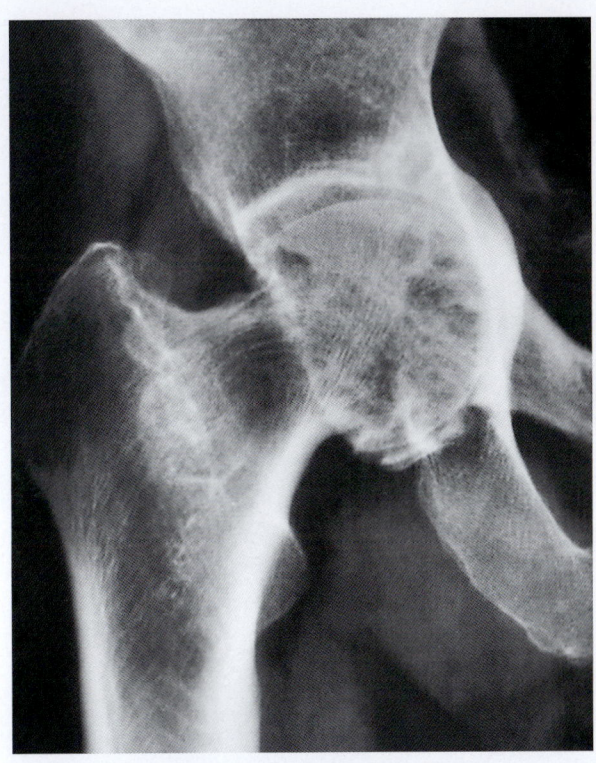

図 13-5 さまざまな変形を呈する関節リウマチ
42 歳女性．長年関節リウマチに罹患しており，右股関節の X 線正面像で，大腿骨頭の内方への偏位および臼底突出症などの炎症性関節症の典型的変化がみられる．軟骨下骨の硬化および辺縁の骨棘もみられ，二次性の変形性股関節症も明らかにみられる．

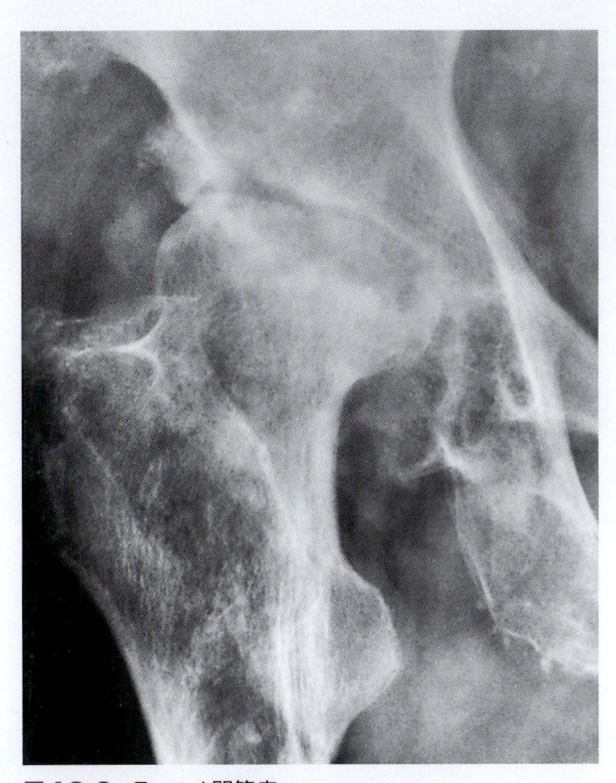

図 13-6 Postel 関節症
72 歳男性．4 ヵ月間，右股関節部の疼痛を有する．右股関節の X 線正面像で，典型的な Postel coxarthropathy の像を示している．この疾患はしばしば Charcot 関節や感染性関節炎と似ている．大腿骨頭は外方へ亜脱臼し，関節面が破壊されている．同様の破壊は寛骨臼にもあり，寛骨臼が拡張している．

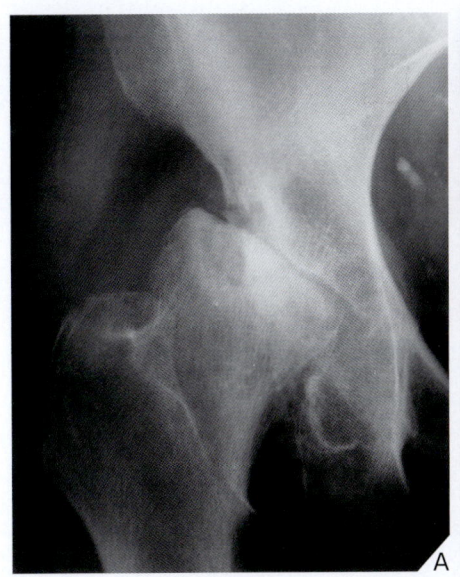 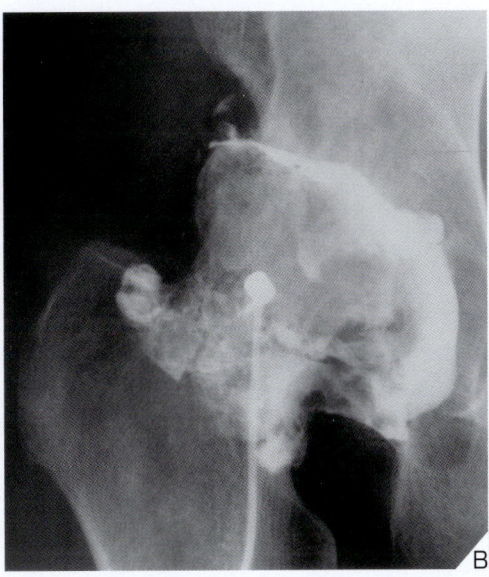 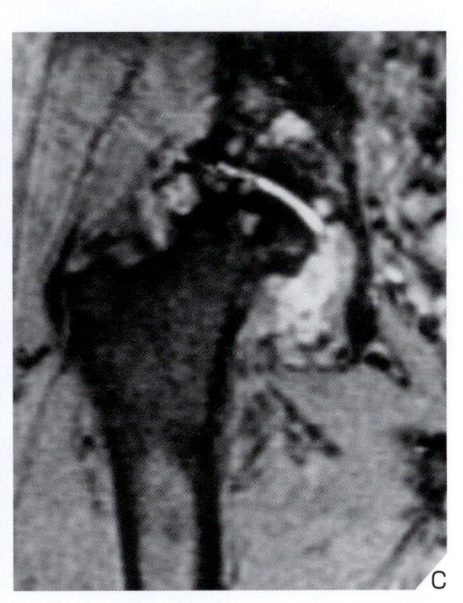

図 13-7 Postel 関節症
（A）44 歳男性．右股関節 X 線正面像で，大腿骨頭，寛骨臼の破壊がみられる．（B）感染を除外するために行った関節造影．肥大した関節炎を示している．（C）MRI T2 強調像（グラディエントエコー法）．関節内水腫を認める．

13

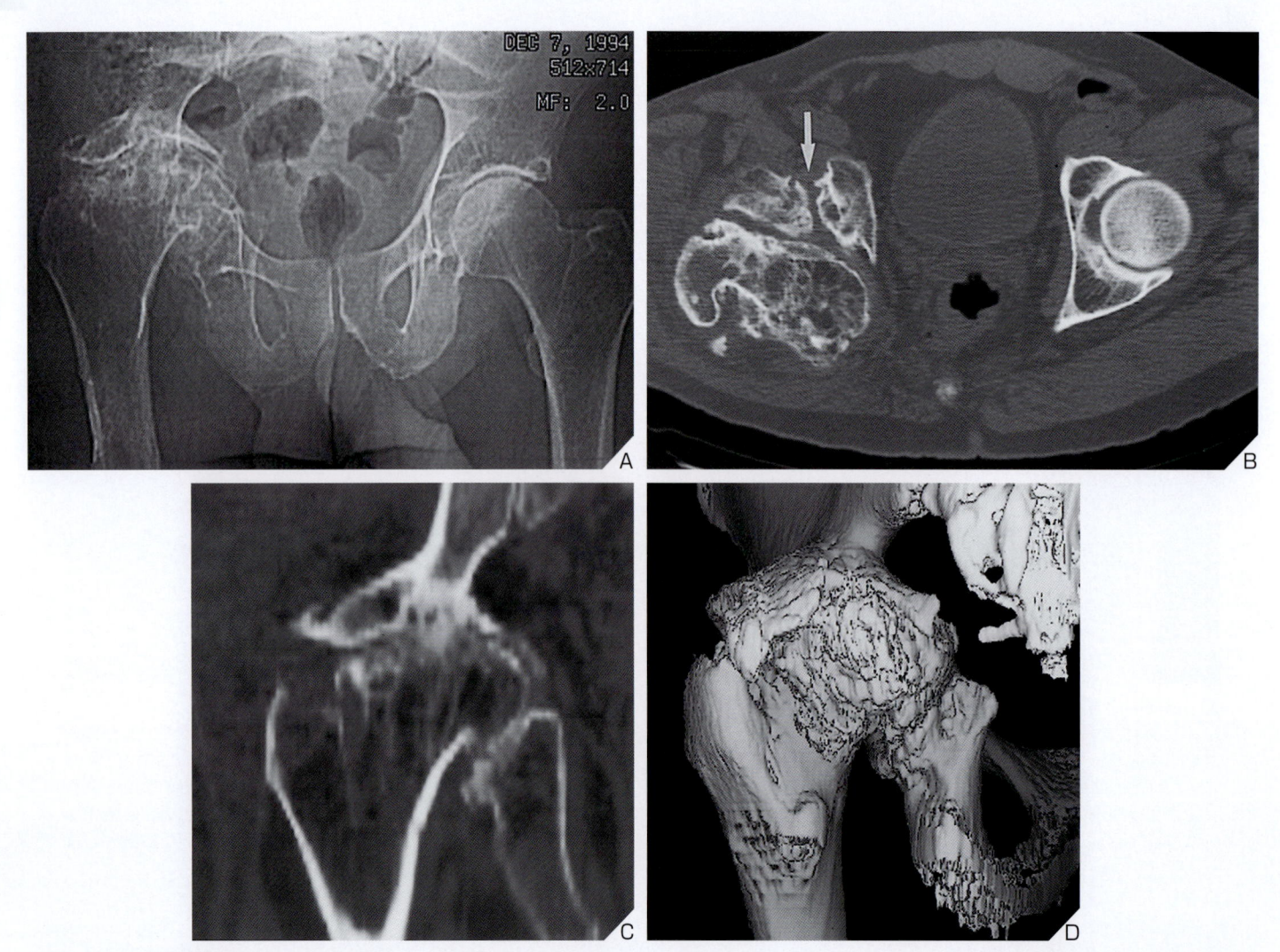

図 13-8　外傷後関節症
64 歳男性．右寛骨臼および大腿骨骨折後の二次性の変形性股関節症である．（A）CT スカウト撮影にて寛骨臼および大腿骨頭の外傷後の変形と臼蓋底突出を認める．（B）CT 股関節高位の横断像にて右大腿骨頭の変形性関節症と，前方の偽関節（→）を認める．（C）冠状断再構成像にて，関節裂隙の著明な狭小化，大腿骨頭の変形，関節周囲の骨硬化を認める．（D）再構成 3D-CT では，股関節はほとんど消失し，臼蓋底突出と骨棘形成を認める．CT 所見はすべて外傷後の二次性変形性股関節症と合致する．

鑑別は難しい（図 13-6）．Boutry らは，この関節症形式の MRI 所見を報告した．これらの所見として，関節内水腫，大腿骨頭・頚部・寛骨臼の骨髄浮腫様変化，骨頭の扁平化，囊胞様の軟骨下骨欠損を認めた（図 13-7）．

二次性の関節症は，外傷（図 13-8），大腿寛骨臼インピンジメント（FAI）（以降の解説を参照），骨頭すべり症，発育性股関節形成不全，Perthes 病，骨頭壊死，Paget 病，炎症性関節炎後などによくみられる．X 線所見は一次性関節症とほぼ同様であるが，原疾患の特徴がときに鑑別できる．これらの変化を示すには単純 X 線像で十分であるが，関節軟骨の状態のより正確な評価には，CT や関節造影や MRI が必要となることもある．

b 大腿寛骨臼インピンジメント（femoroacetaular impingement：FAI）

FAI は大腿骨頭と寛骨臼の適合性不良により起こり，股関節を早期に変性に導く原因の 1 つである．大腿骨頭または寛骨臼のいずれかの解剖学的な異常に基づいて，FAI には 2 つのタイプがある．cam type では，骨頭と頚部の境界での過度な骨形成に続発する大腿骨頭の非球形の形状が，寛骨臼縁との衝突を引き起こす．pincer type では，深い寛骨臼，突出した寛骨臼や寛骨臼の後捻による寛骨臼の被覆が大きいために，可動域が制限され，寛骨臼縁に異常なストレスが起こる．FAI の両方のタイプにおいて，異常な機械的ストレスが関節唇損傷を引き起こし，二次的な変性をもたらす．FAI の診断は，①患者の慢性的な疼痛の臨床経過，②股関節，特に屈曲，内旋可動域の低下という身体所見，③通常の X 線，CT，MRI における画像所見によってなされる．cam type において，通常の X 線では，大腿骨頭頚部境界での通常存在する解剖学的な "くびれ" がない過度な骨形成や（図 13-9A），ときに，滑らかなピストルの持ち手に似た像がみられる（"pistol grip 変形" もしくは "cam effect"）（図 13-9B）；軟骨性の関節唇の骨性化生，または損傷した寛骨臼縁の骨片を示す os acetabulum；以前は滑膜性 herniation pit，現在では線維性病変として表現される骨頭頚部境界における放射線透過性病変が示される．CT はこれらの病変をより示

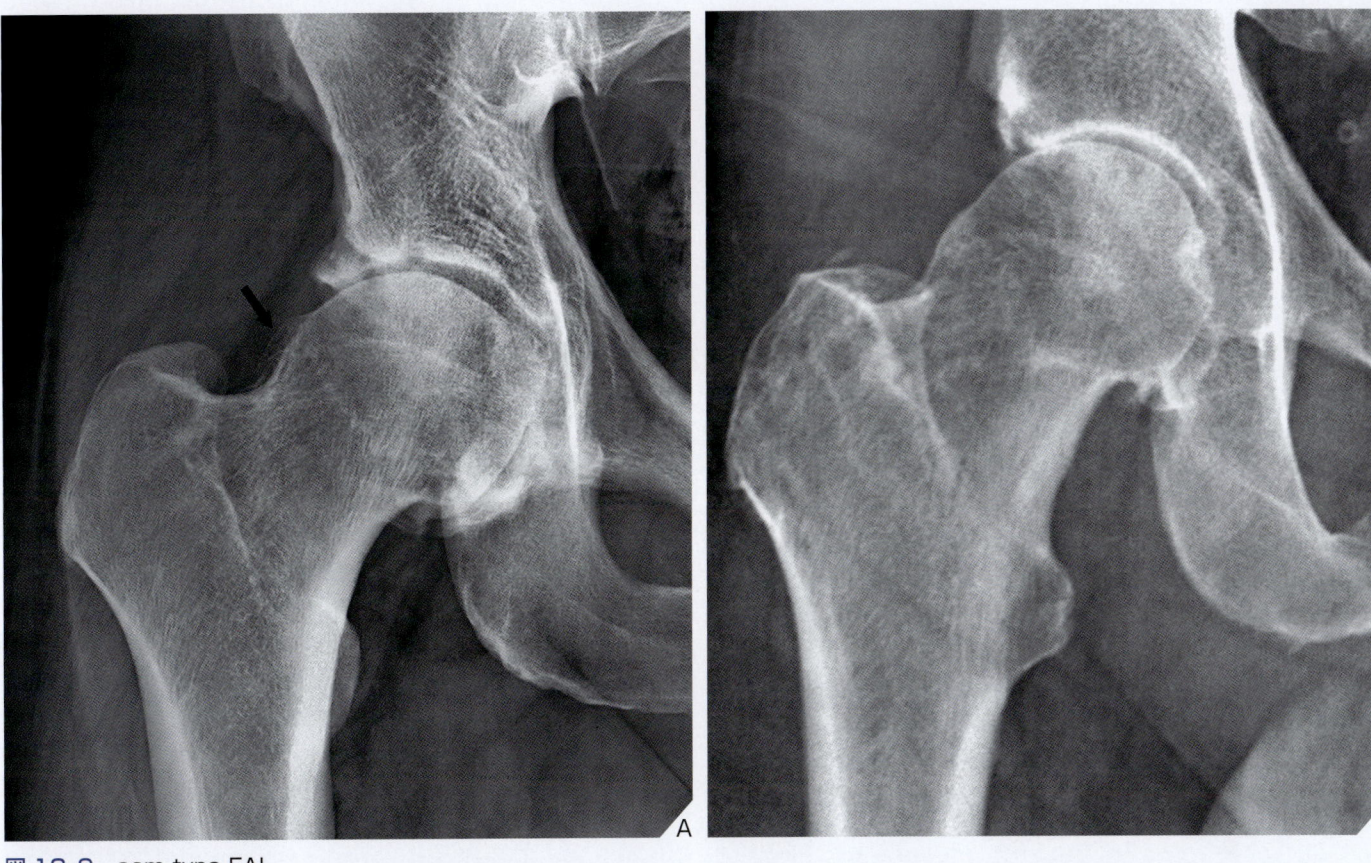

図 13-9　cam type FAI
（A）39 歳女性，右股関節正面 X 線像は骨頭頚部境界（ヘッド-ネックジャンクション）での過度な骨形成を示している（→）．二次性の股関節症．（B）41 歳男性，近位大腿骨のくびれのない，骨頭頚部境界の骨性隆起は "pistol grip 変形" を想定させる．関節症が明らかである．

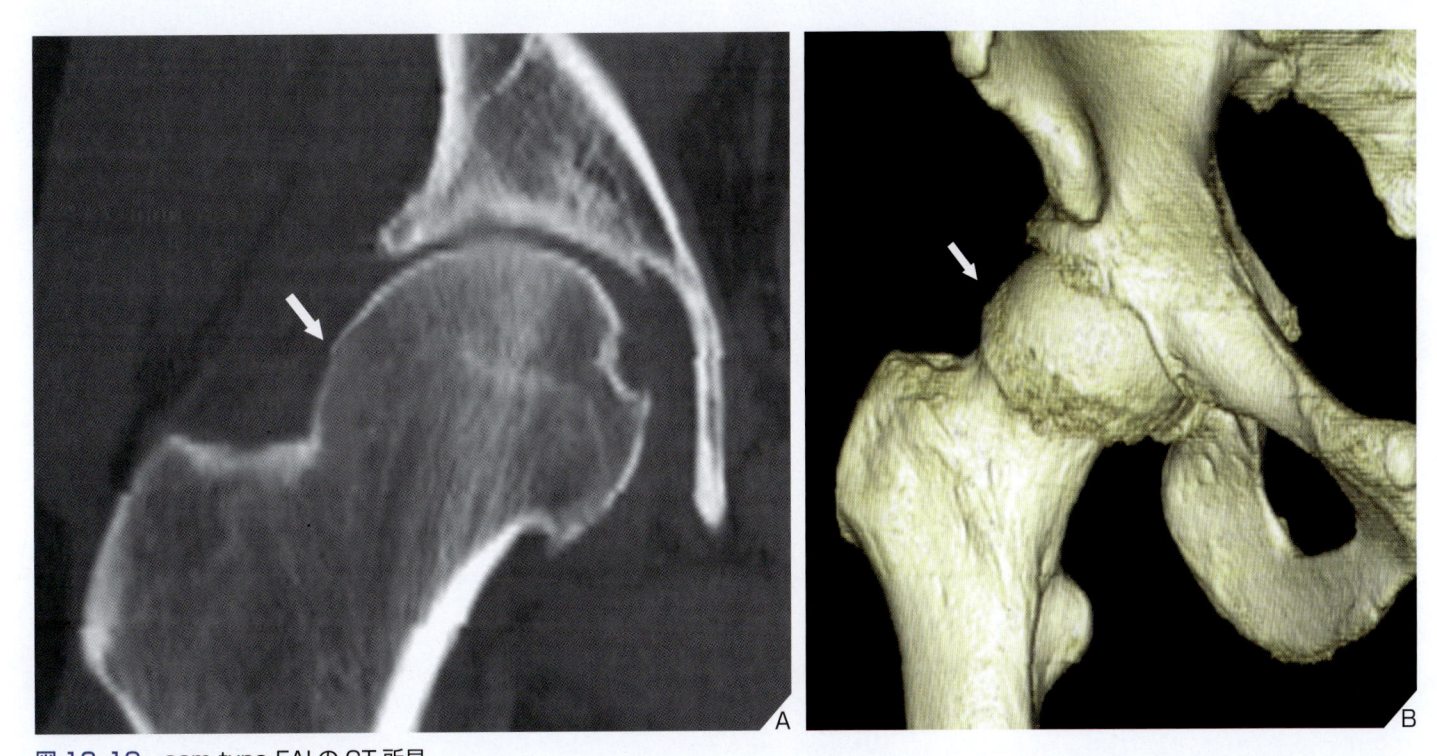

図 13-10　cam type FAI の CT 所見
34 歳男性における（A）再構成冠状断像と（B）3D-CT は，骨頭頚部境界の骨増生を示している．

13

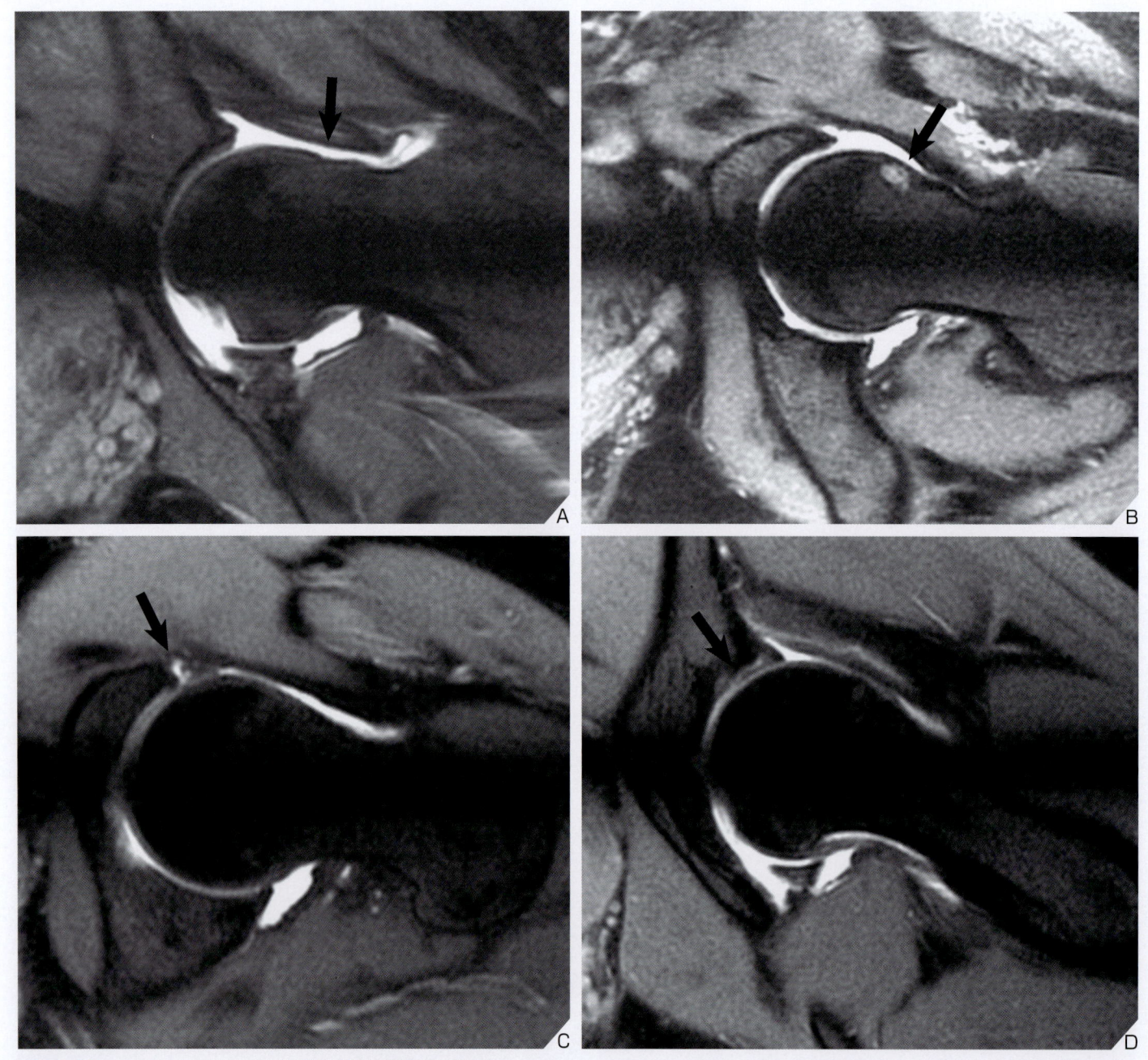

図 13-11 cam type FAI の MR 関節造影（MRa）所見
　股関節放射状 MRa はこの変形のさまざまな特徴を示している．（A）32 歳女性．肥大した骨化に関係した骨頭頚部境界のオフセットの減少（→）．（B）32 歳女性．骨頭頚部境界の前外側における線維性領域（→）．（C）38 歳男性．上前方の軟骨性関節唇（→）．（D）30 歳女性．寛骨臼軟骨の層板剥離（→）．

してくれる（図 13-10）．MR 関節造影（MRa），とくに放射状に再構成したものでは，前述した所見に加えて寛骨臼前外側における線維性軟骨である関節唇の異常をはっきり示してくれる（図 13-11：図 2-43 も参照）．pincer type，とくに寛骨臼後捻の場合では，通常の X 線は，通常後方寛骨臼縁より内側に存在する前方寛骨臼縁が後方より外側にあり，後方寛骨臼縁と交差する "cross over" sign を示す（図 13-12）．MRI は寛骨臼の前捻や骨頭被覆の深さを示す（図 13-13）．骨頭の球形度や骨頭頚部境界の前方隆起を評価するために，α 角が頚部軸の CT 横断像または MRI で計測される（図 13-14）．放射状 MRI は，α 角がもっとも大きくなるような骨頭頚部境界上前方を適切に描出してくれるので，とくに有効である（図 13-

14B）．α 角は通常 50° 以下である．これより大きな α 角である場合，骨頭が球形でなく，より前方での寛骨臼-大腿骨の衝突をもたらす．

治　療

　初期の関節症，とくに FAI の患者である場合，寛骨臼縁や骨頭頚部のトリミングが観血的もしくは関節鏡下に行われることがある．若い患者では，関節唇縫合や骨頭頚部境界の形成術が満足する成績をもたらす．ときに，大腿骨外反屈曲骨切り術が症状を改善させることもある．periacetabular osteotomy は寛骨臼後捻を有する若い FAI 患者には寛骨臼を前捻にする有効な方法である．進行した関節症は，一次性・二次性いずれも外科的に治療されることが多い．通常，人工股関節置換術が行われ

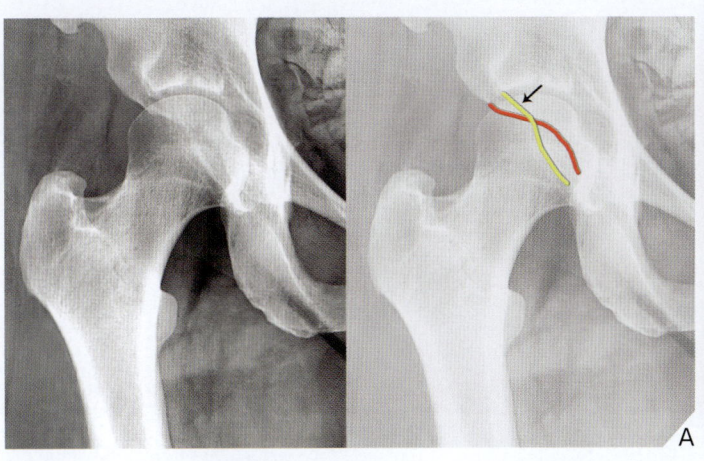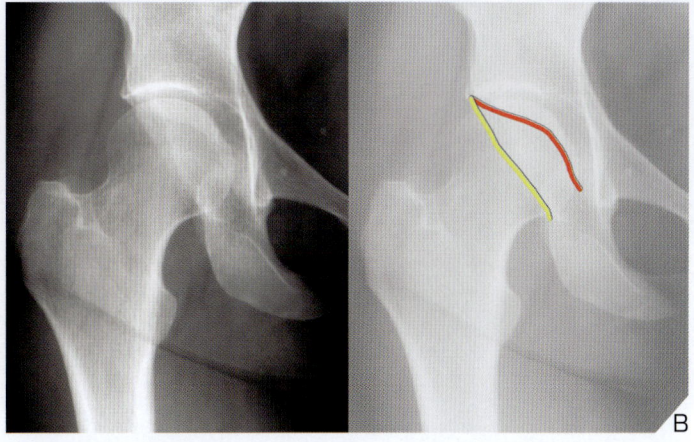

図 13-12　pincer type FAI
(A) 29 歳女性．左股関節正面 X 線像は cross over sign を示している．前方寛骨臼縁（赤いライン）との関係で，後方寛骨臼縁が内側に投影され（黄色いライン），寛骨臼後捻を示唆する．(B) 正常な股関節では，後方寛骨臼縁は前方寛骨臼縁の外側に投影される．

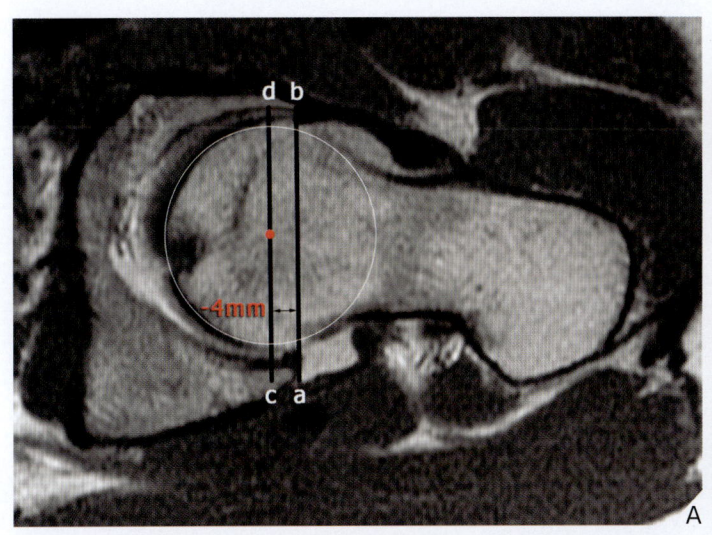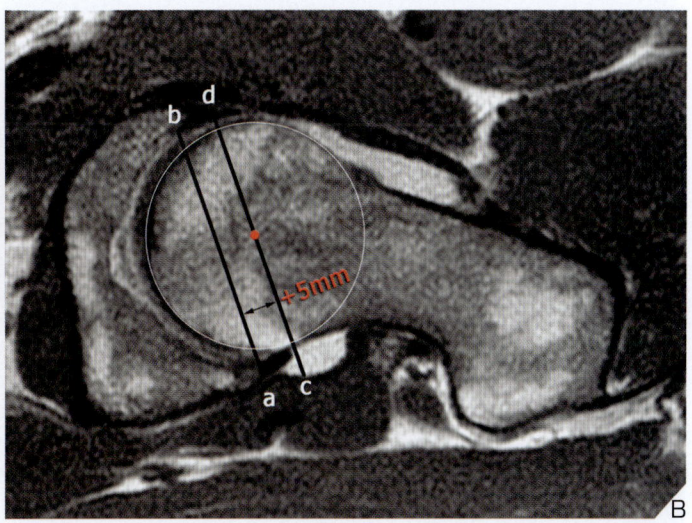

図 13-13　pincer type FAI の MRI 所見
(A) 頚部軸横断面の T1 強調像．寛骨臼後捻に伴い骨頭が深く覆われているのを示している．寛骨臼の深さは寛骨臼後縁と前縁を結んだ線（ab）と骨頭中心を通り ab と平行な線（cd）によって定量化される．この 2 直線の距離で寛骨臼の深さを定義する．骨頭中心が寛骨臼縁を結んだ線（ab）より外側にある場合をプラスとし，マイナスである場合寛骨臼の深い位置に骨頭が存在する．(B) 正常股関節が比較として示されている．寛骨臼縁を結んだ線（ab）より＋5 mm の位置に骨頭中心を通る線（cd）が示されている．

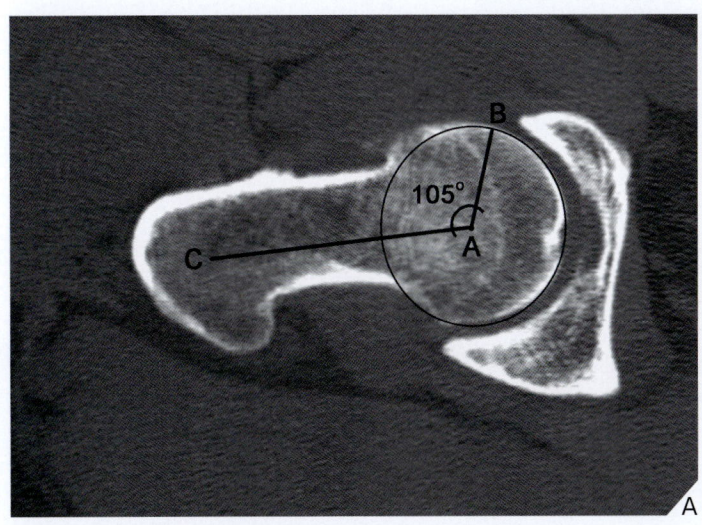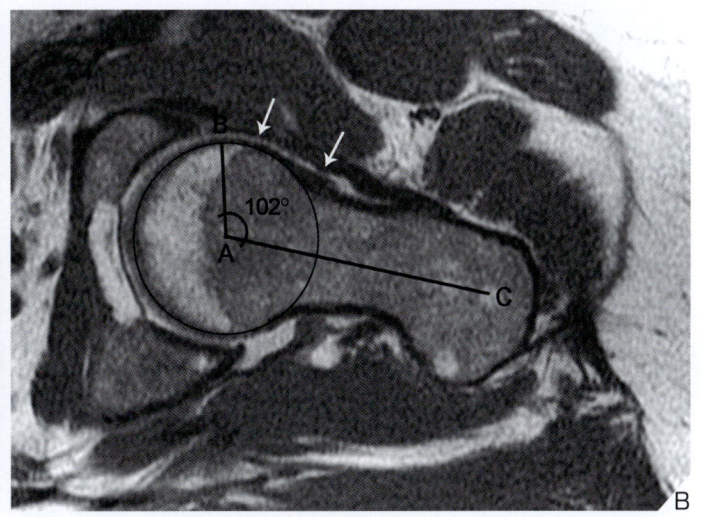

図 13-14　FAI：α角の計測
α角は線 AB と線 AC からなる角度である．線 AB は骨頭中心（A）から骨頭を球近似した円と骨頭前方の骨隆起との交点へ引いた線，もう 1 つの線 AC は骨頭中心（A）から引いた頚部軸（C）と通る線．正常なα角は 50° 未満である．
(A) cam type FAI 患者の右股関節 CT 軸斜像におけるα角計測．(B) cam type FAI 患者の左股関節 MRI 軸斜像におけるα角計測．→は骨頭頚部境界前上方面の過剰な骨形成．

13

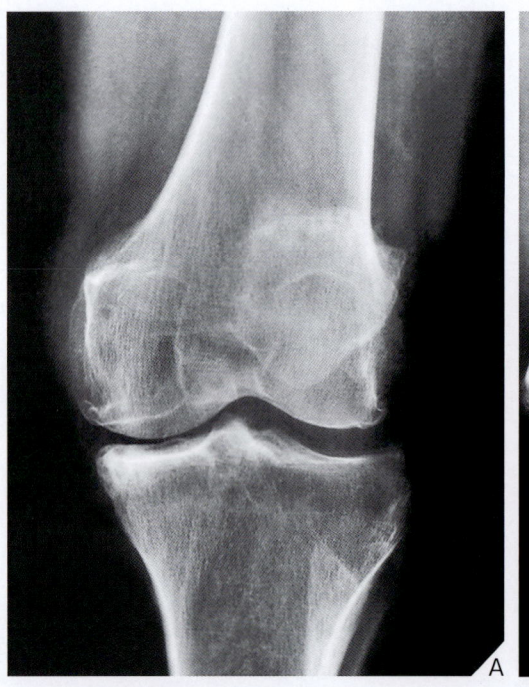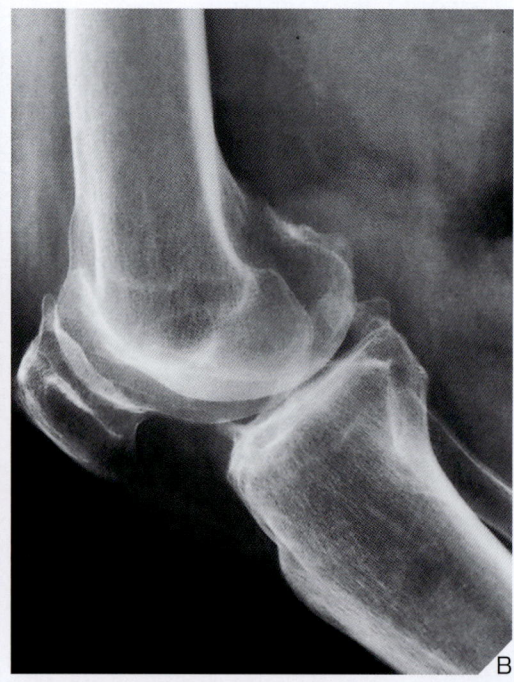

図 13-15　関節症
57 歳女性．膝関節 X 線正面像（A）および側面像（B）で，内側大腿脛骨関節および膝蓋大腿関節において関節裂隙の狭小化，軟骨下骨の硬化および骨棘形成などの典型的な変形性関節症の像がみられる．正面像で骨棘は明らかでなく，側面像においてよく示されている．

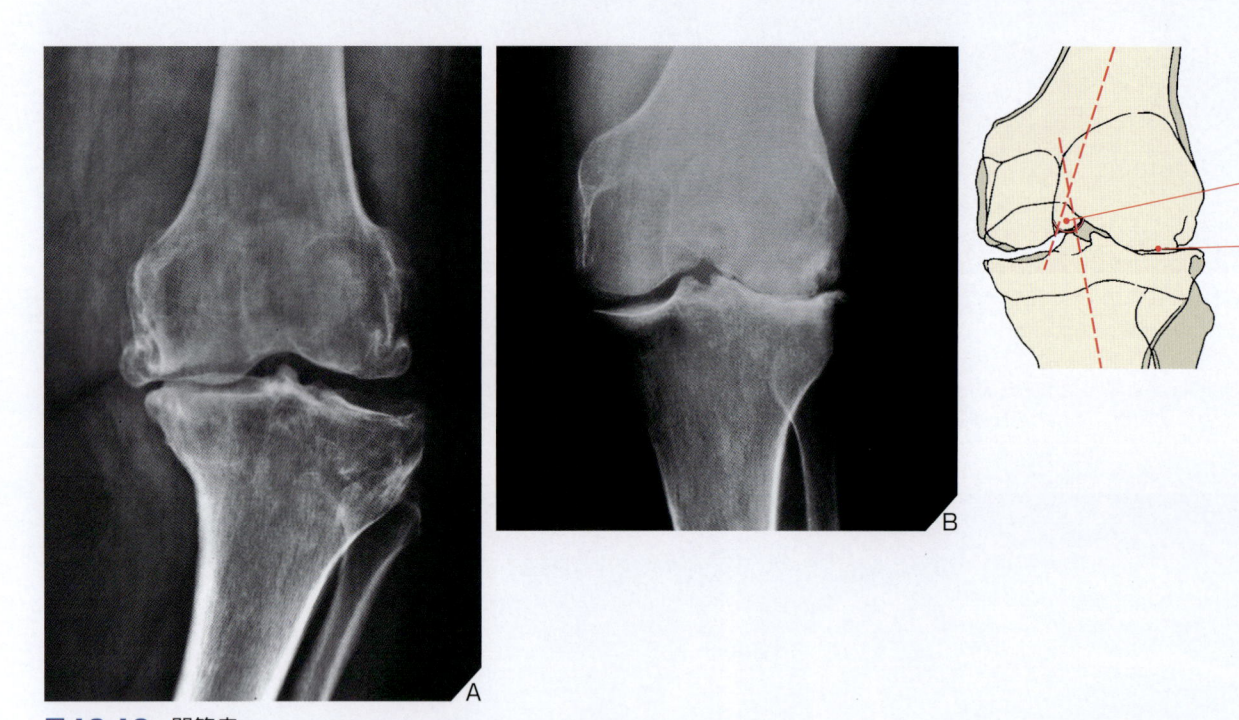

外反（30°）

圧潰した
外側コンパート
メント

図 13-16　関節症
（A）58 歳女性．膝関節立位 X 線正面像で，内側の大腿脛骨関節に進行した変形性関節症がみられ，内反変形をきたしている．（B）別の患者の立位正面像．外側の大腿脛骨関節の変形性関節症が進行しており，外反変形がみられる．

るが，セメント使用タイプ，あるいはセメント不使用タイプなど，各種のタイプのものが使用される（治療に関しては第 12 章を参照）．

C　変形性膝関節症

　膝関節は，内側・外側大腿脛骨関節および膝蓋大腿関節の 3 つのコンパートメントからなり，それぞれ変形性関節症に罹患

することがある．これらの X 線所見は変形性股関節症におけるものと類似している．関節裂隙の狭小化（通常は 1 つあるいは 2 つのコンパートメント），軟骨下骨の硬化像，骨増殖性変化，軟骨下の囊胞（あるいは偽囊胞）形成などである．正面像および側面像でこれらの所見は十分に示される（図 13-15）．内側のコンパートメントに変形性の変化が進むと，膝は内反の傾向を示し，これは立位の正面像でもっともよく表される（図 13-

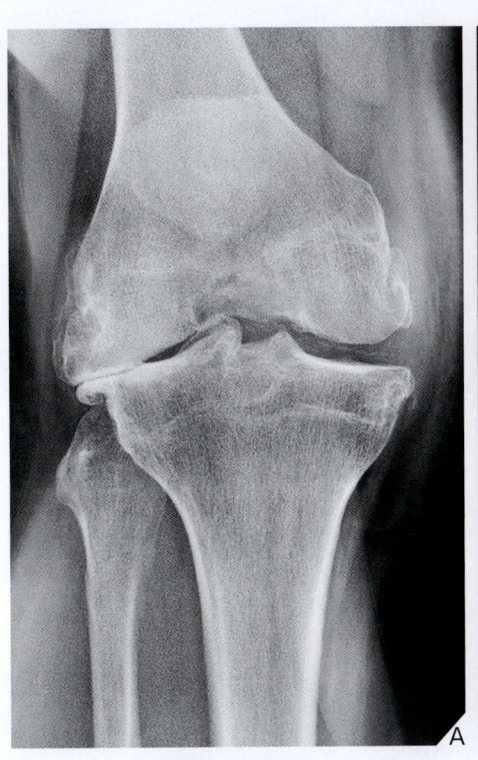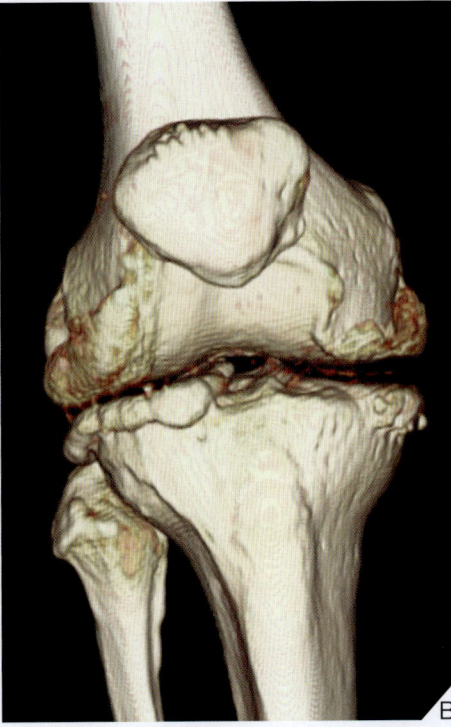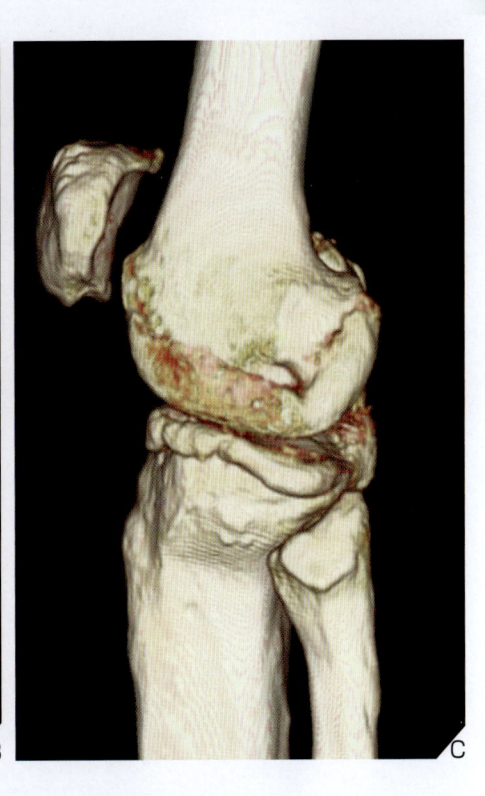

図 13-17　関節症の 3D-CT
（A）58 歳男性，進行期変形性関節症の右膝 X 線像と，（B, C）3 つのコンパートメントにおける 3D-CT 骨モデル．

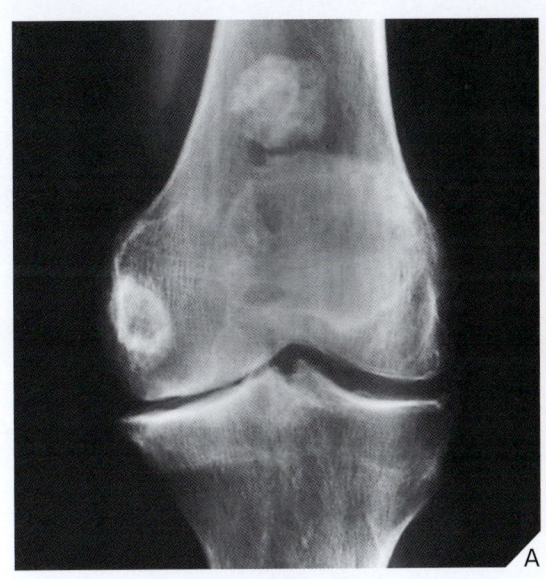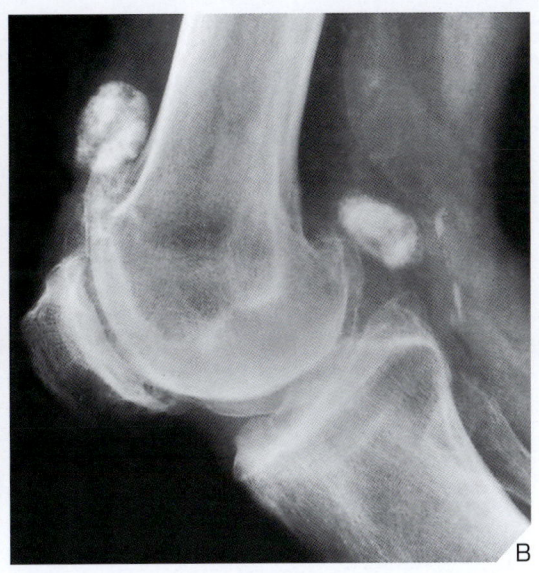

図 13-18　骨軟骨遊離体による関節症
66 歳男性．進行した膝関節症の患者の X 線正面像（A）および側面像（B）で，主に内側大腿脛骨関節および膝蓋大腿関節に変形性関節症の所見がみられ，2 つの大きな骨軟骨遊離体の形成を伴う．

16A）．また，外側コンパートメントに生じれば外反となる（図 13-16B）．CT と 3D-CT は，関節症進行の程度について，さらなる情報を与えてくれるだろう（図 13-17）．変形性膝関節症によくみられる合併症には骨軟骨遊離体の形成がある．これは単純 X 線像でみられるが（図 13-18, 19），ときに関節造影を必要とすることもあり，MRI が有効なこともある（図 13-20～22）．膝蓋大腿関節にも，しばしば一次性の関節症が生じる．膝の側面像および膝蓋骨の軸写像は，膝蓋大腿関節の変形性変化をみるのに有効な方法である（図 13-23）．

とくに 40 歳代を過ぎた人に，しばしば膝蓋大腿関節の変形性骨関節症とは関連のない変形性変化が大腿四頭筋腱の膝蓋骨付着部にみられる．この変化は膝蓋骨の横断像において歯牙に似た垂直方向の隆起としてみられ，Greenspan らにより "tooth sign" と名付けられた（図 13-24A）．この歯のような構造は大腿四頭筋の付着部に加わるストレスのための腱付着部炎を示すものであり，この所見は側面像においてはっきりわかる（図 13-24B）．ときに，正面像において同様に確認されることもある（図 13-24C）．MRI もまた，これらの変化を描出するの

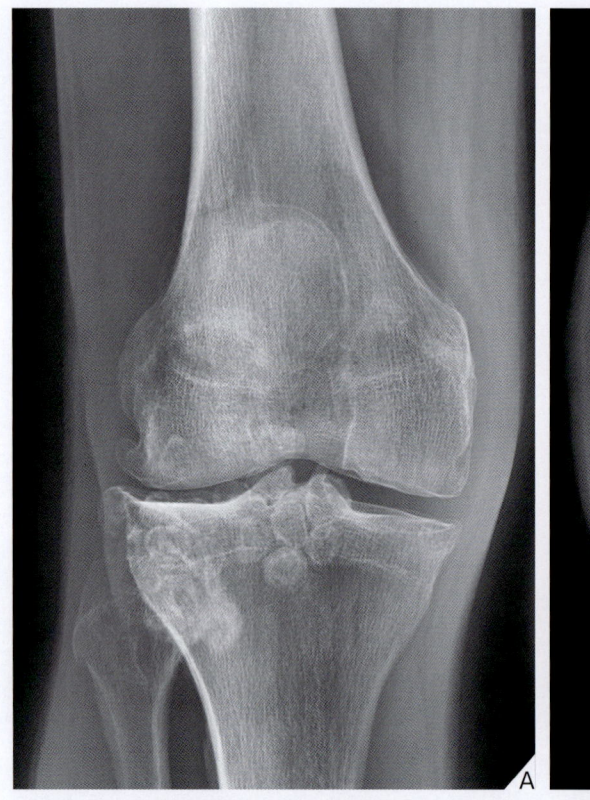
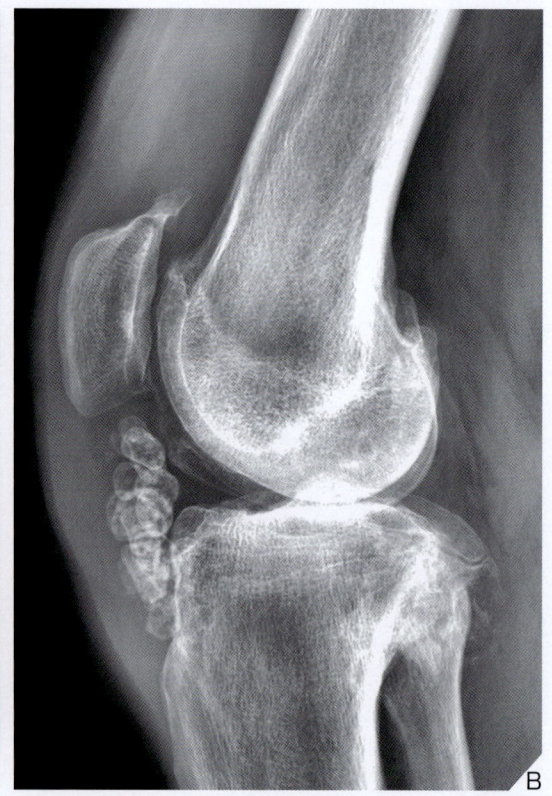

図 13-19 骨軟骨遊離体による関節症
右膝関節のX線正面像（A）と側面像（B）は，多数の骨軟骨遊離体による関節症を示している．

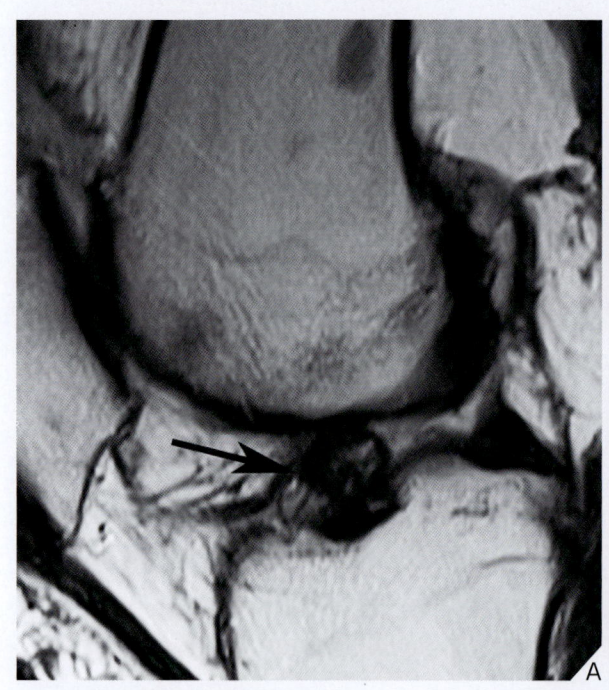
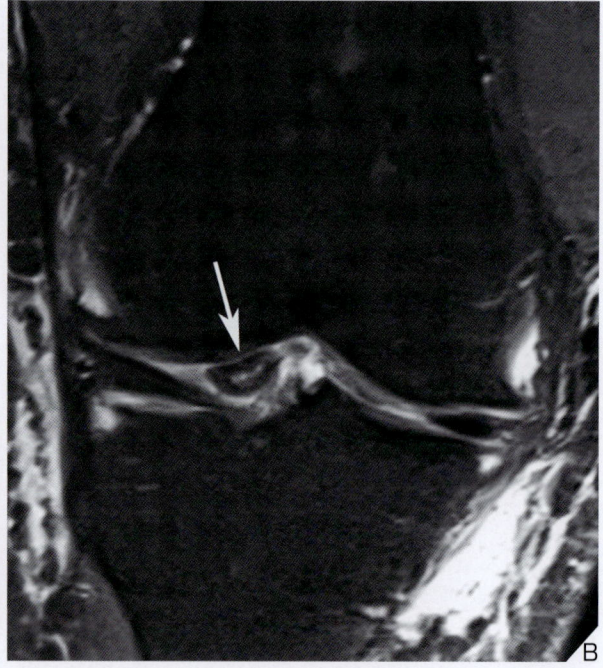

図 13-20 骨軟骨遊離体のMRI
T1強調矢状断像（A）およびT2強調矢状断像（B）で，低信号の骨関節遊離体（→）が膝上嚢にみられる．

に有用である（図 13-25）．

　股関節と同様に膝においても，二次性の関節症をみかけることがある．概して，それらは過去の外傷あるいは外科的手術に起因するものである．

d 他の大関節の骨関節症

　肩関節や足関節などの他の大関節にも骨関節症が生じることがあるが（図 13-26），特発性の関節症の頻度は股関節や膝に比べずっと少ない．実際に，これらの部位に変形性の変化がみられた場合は（図 13-27），特発性よりもむしろ二次性の関節症を考慮すべきである（表 13-1 を参照）．

図 13-21　骨軟骨遊離体の MRI 所見
67 歳女性，膝関節の矢状面 T2 強調脂肪抑制像は，関節内のいくつかの骨軟骨遊離体を示している．

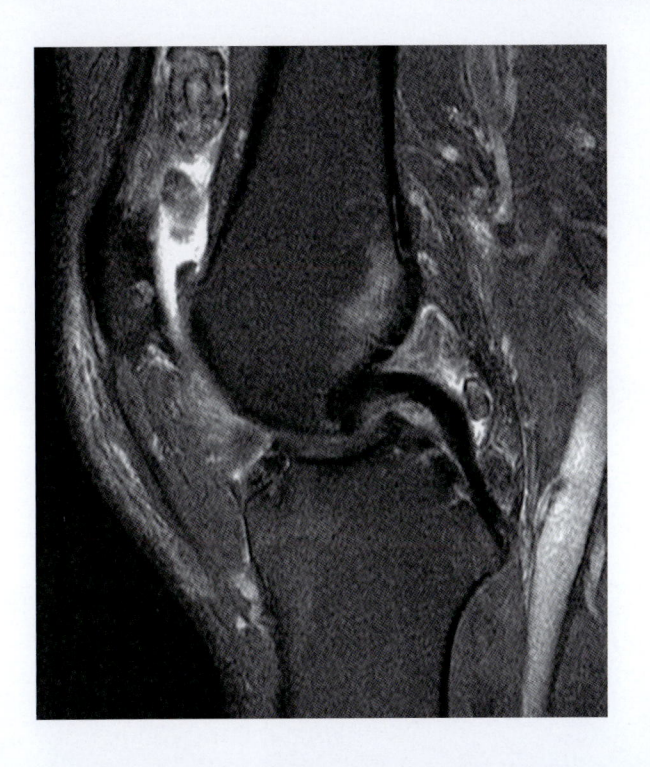

図 13-22　骨軟骨遊離体を伴った Baker 嚢腫
T1 強調（A）および T2*強調（B）の矢状断像にて，腓腹筋内側頭に隣接して膝窩嚢腫（Baker 嚢腫）があり，そのなかに多発性の骨軟骨遊離体（→）がある．
(Stoller DW. MRI in orthopaedics and sports medicine. Philadelphia：JB Lippincott；1993 より引用)

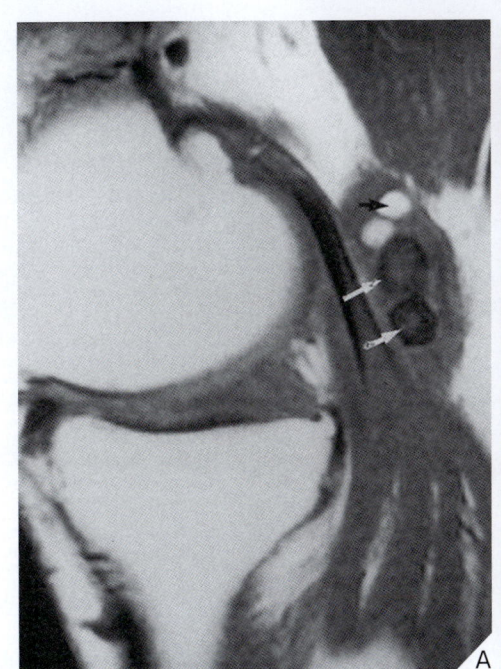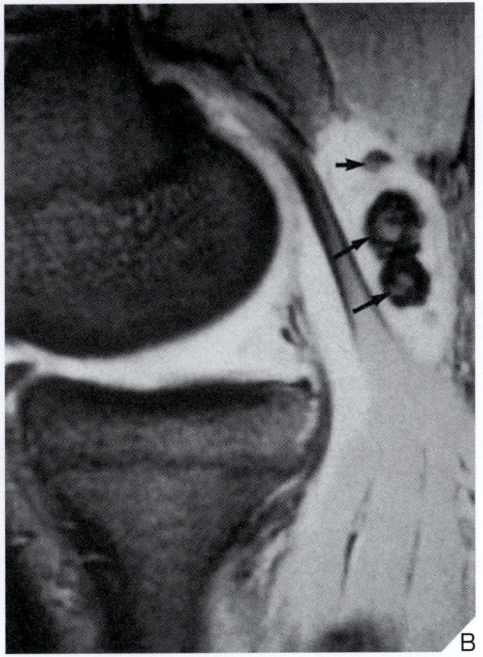

図 13-23　膝蓋大腿関節症
72 歳女性．膝関節 X 線側面像（A）および膝蓋骨 X 線軸写像（B）で，内側膝蓋大腿関節の関節裂隙の狭小化および内側に骨棘形成がみられる．

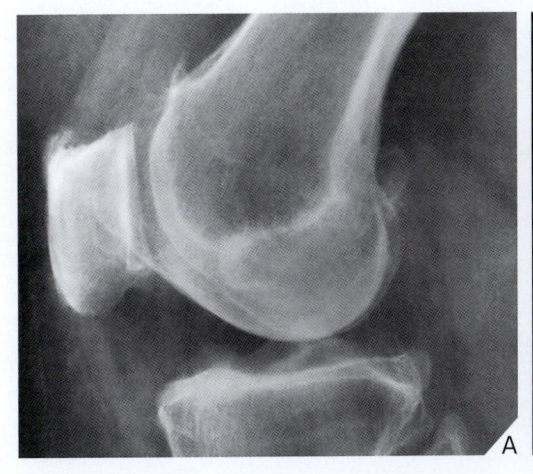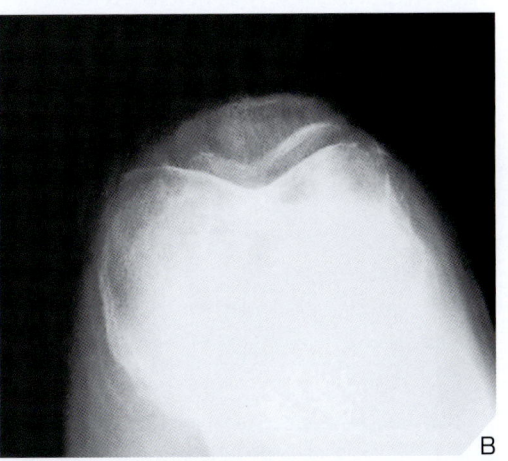

２．小関節の変形性関節症

a 手の一次性変形性関節症

手の小関節はもっとも罹患する部位であり，とくに DIP 関節，PIP 関節および母指 CM 関節に多い（図 12-29，13-1を参照）．DIP 関節において，肥大および骨棘形成が顕著であれば，変形性の変化は Heberden 結節に伴うものである．PIP 関節における類似の変形は Bouchard 結節と呼ばれている（図 13-28）．変形性の変化が母指 CM 関節に起これば，母指は特徴的な形の変形をきたす（図 13-29）．手根中央関節，とくに舟状骨と大菱形骨および小菱形骨との関節にも生じることがある．

b 手の二次性変形性関節症
▮ 先端巨大症（acromegaly）▮

小関節におけるもっとも特徴的な二次性の関節症性変化は，先端巨大症の患者にみられる．先端巨大症における変性の過程は脊椎のみならず股関節，膝，肩などの大関節にもみられるが，手においてもっとも典型的な特徴がみられる．軟部組織の隆起，末節部および末節骨基部の巨大化がみられる．また，ある関節では関節裂隙の拡大がみられたり，他の部位では狭小化がみられたりする．中手骨頭における嘴状骨棘も特徴的所見である（図 13-30）．先端巨大症における変形性関節症の変化は関節軟骨の巨大化の結果であるが，その異常な厚みのため滑液に

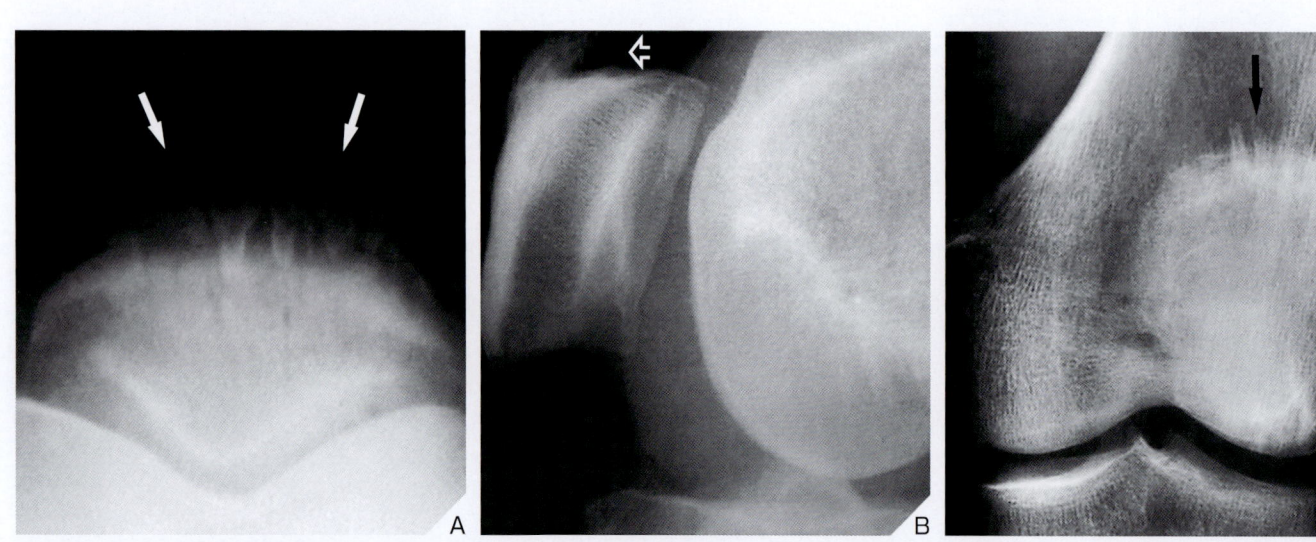

図 13-24 膝蓋骨腱付着部症
55 歳男性．（A）膝蓋骨の軸写像で，歯のような構造（tooth sign）がみられる（→）．これは，側面像（B）でみられるように，大腿四頭筋腱が膝蓋骨基部へ付着する部位における変性性骨化（enthesopathy）を示す（⇒）．（C）54 歳女性．この症例のように，ときに tooth sign（→）は膝関節の正面像でもみられることがある．
（A は Greenspan A, Norman A, Tchang FKM. "Tooth" sign in patellar degenerative disease. J Bone Joint Surg [Am] 1977；59A：483-485 より引用）

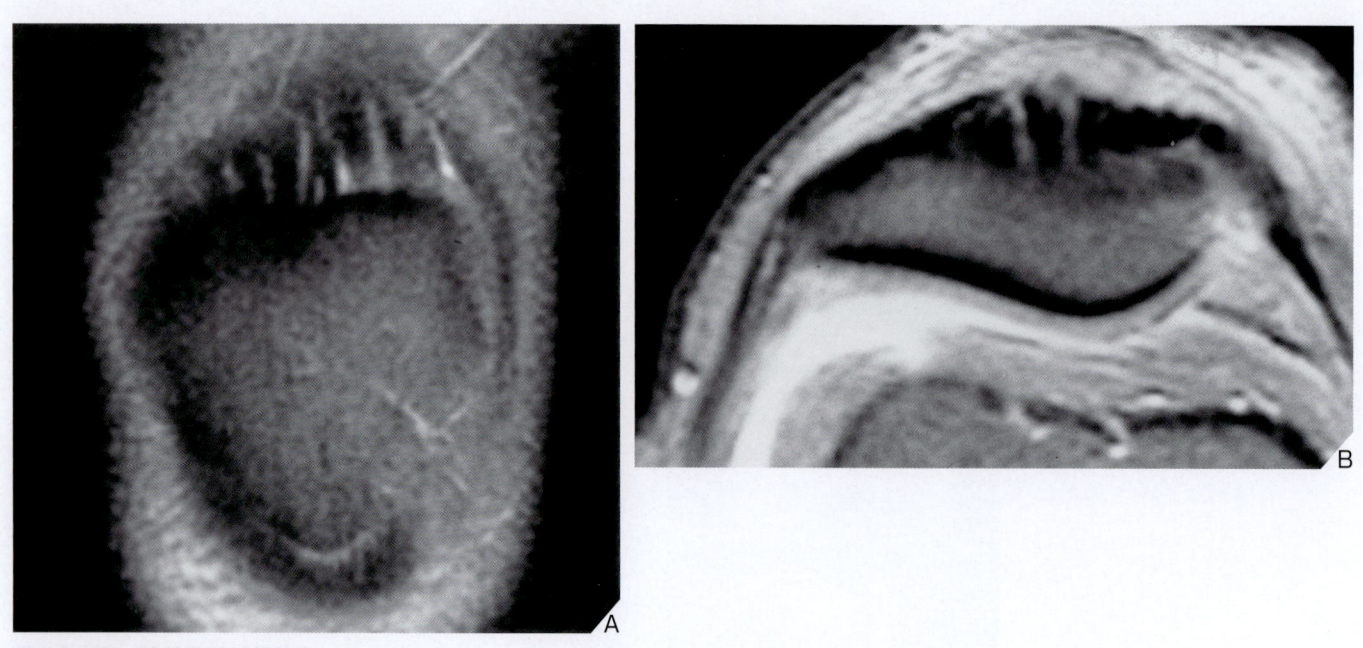

図 13-25 膝蓋骨腱付着部症
T1 強調冠状断像（A）と T2 強調横断像（B）で，膝蓋骨の tooth sign がみられる．

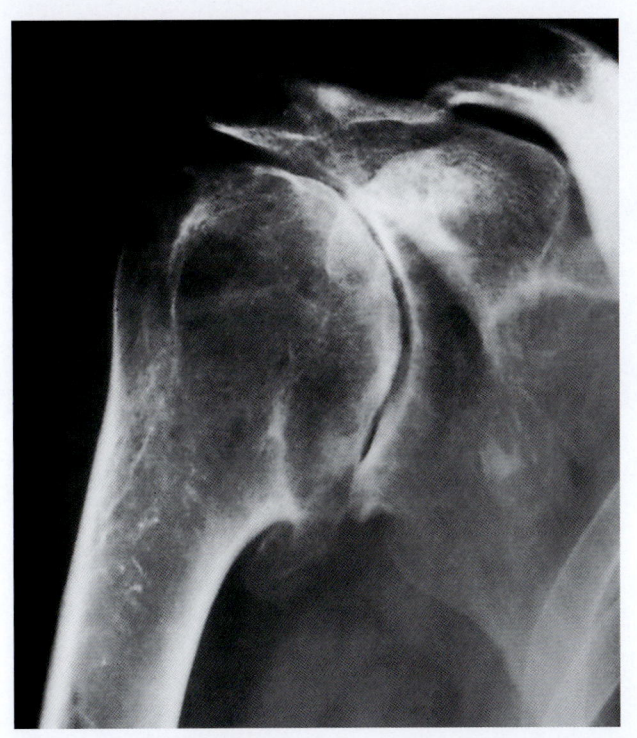

図 13-26　変形性肩関節症
58 歳男性．右肩関節の X 線正面像で，骨関節症の典型像がみられる．両側の肩関節が罹患している．患者に外傷の既往や，そのほかの二次性の関節症を生じさせるような基礎疾患はない．

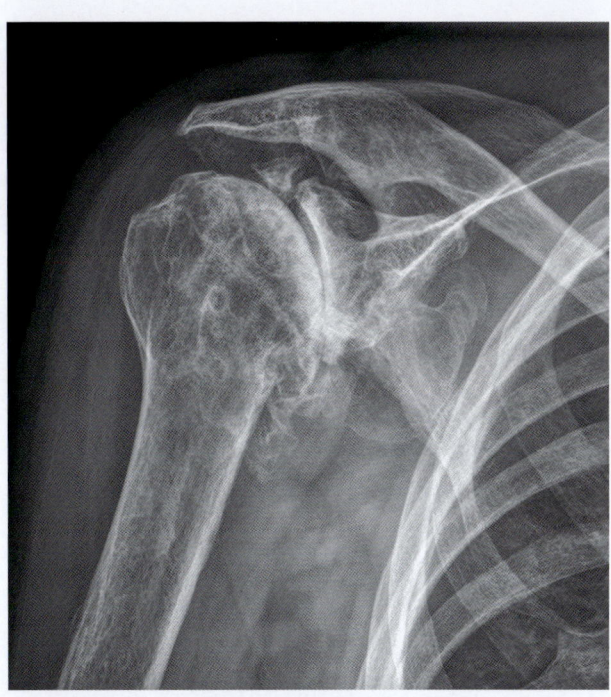

図 13-27　二次性の変形性肩関節症
数回の右肩関節脱臼を経験した 70 歳女性．肩甲上腕関節の進行期関節症に注目．

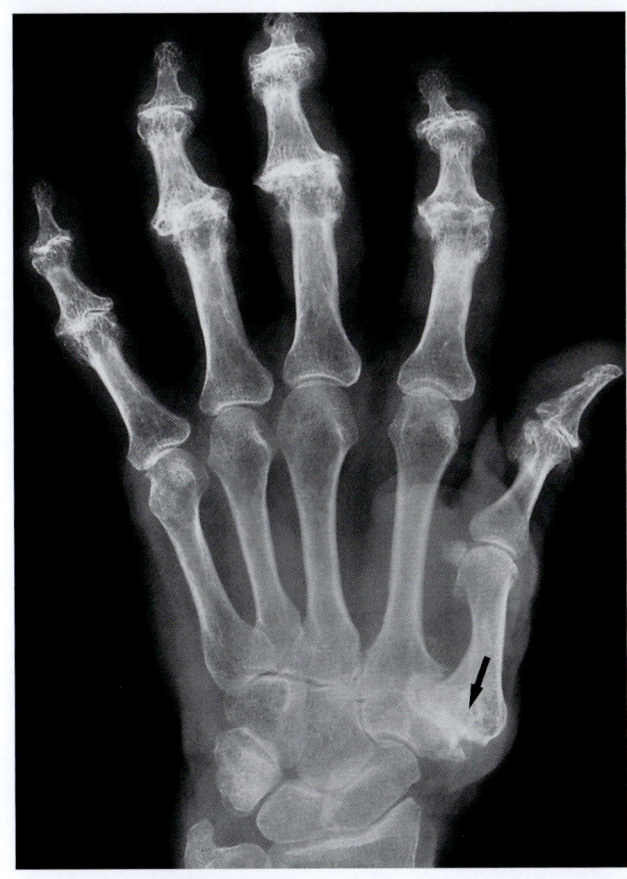

図 13-28　指節間関節症
74 歳女性．右手の X 線正面像で，Heberden 結節として知られている DIP 関節の変形性変化，Bouchard 結節として知られている PIP 関節の変形性変化がみられる．変形性変化は母指 CM 関節にもみられる（→）．

より十分に栄養されない（第 15 章および第 30 章の「先端巨大症」の項を参照）．

ヘモクロマトーシス（hemochromatosis）

ヘモクロマトーシス（鉄貯蔵病）は内臓器，関節軟骨および滑膜に鉄が沈着する特徴をもつまれな疾患であるが，小関節に二次性の変形性関節症をよく合併する．ヘモクロマトーシスにみられる関節症は典型的な変性関節疾患のものとは異なるため，代謝性関節炎のグループに分類するのが正しいと考えている研究者もいる（第 15 章を参照）．

手においては，示指，中指の MP 関節が侵されることが特徴的であるが（図 13-31），IP 関節や手根骨の関節など他の小関節に発生することもある．変形性の変化は肩，膝，股関節および足関節にもみられることもある．関節裂隙の消失，象牙質化，軟骨下囊胞の形成および骨増殖がヘモクロマトーシスにおけるもっとも顕著な X 線学的特徴である．似たような変化は，ときにピロリン酸カルシウム（calcium pyrophosphate dihydrate deposition：CPPD）結晶沈着症やリウマチ性関節炎にみられることがある．

C　足部の変形性関節症

足部においては母趾の MP 関節が骨関節症の好発部位である．この状態は強剛母趾（hallux rigidus）または制限母趾（hallux limitus）として知られている（図 13-32, 33）．

13

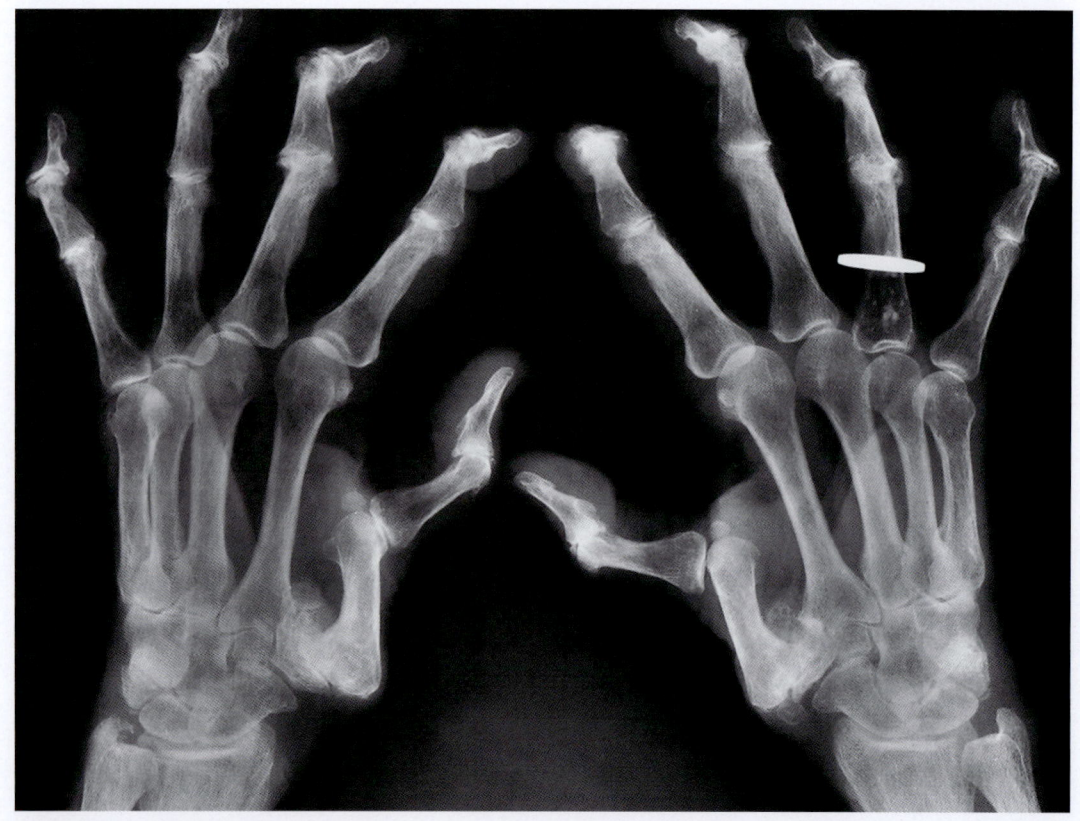

図 13-29 指節間と手根中手関節症
52 歳女性. 両手の X 線正面像で, 著明な変形性関節症がみられ, 典型的な Heberden 結節および Bouchard 結節に加え, 母指 CM 関節には変形がみられ, その結果, 両側母指は特徴的な変形を呈している.

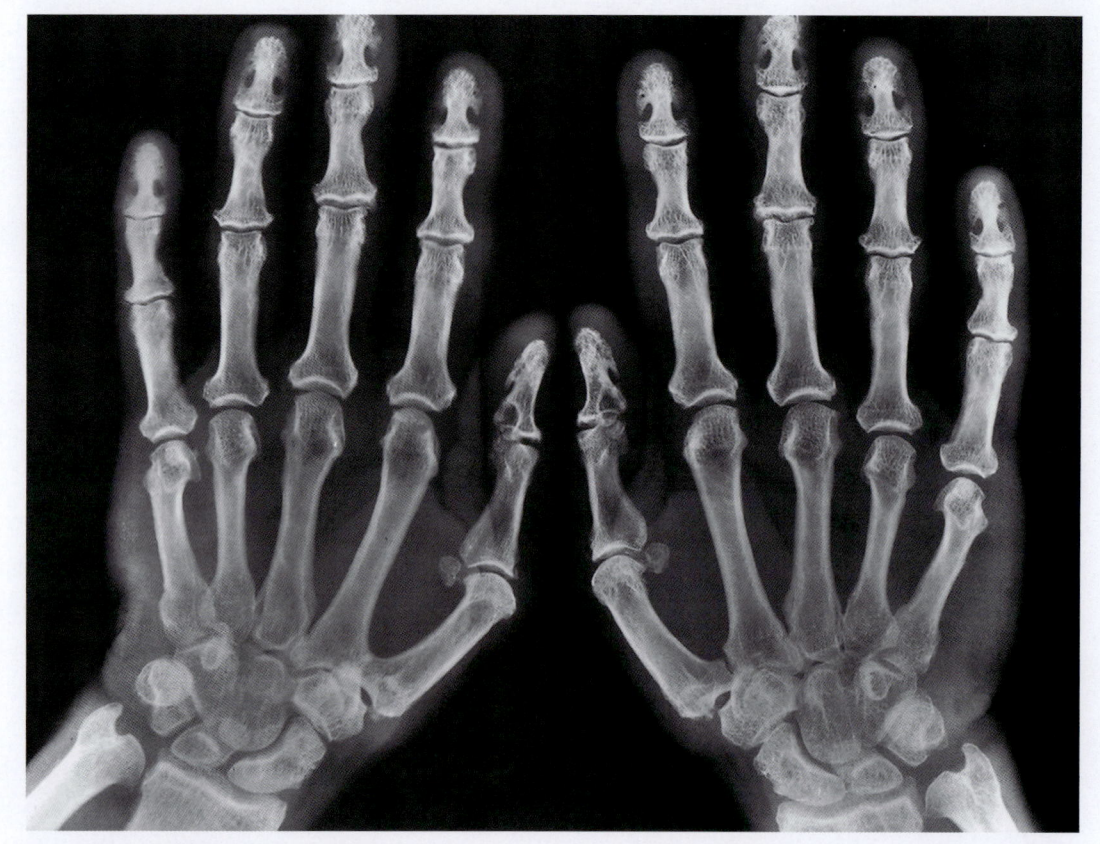

図 13-30 先端巨大症による関節症
42 歳男性. 先端巨大症の両手正面像で, 関節裂隙の拡大がみられる関節や, また狭小化がみられる関節もある. また, 末節部や末節骨基部の肥大, とくに中手骨骨頭の嘴状骨棘がみられる. 軟部組織の肥大と母指 MP 関節の大きな種子骨に注目. この症例の種子骨指数 (種子骨の垂直および水平方向の径を掛け合わせることにより得られる) は 48 である. 正常では 20~25 を超えない.

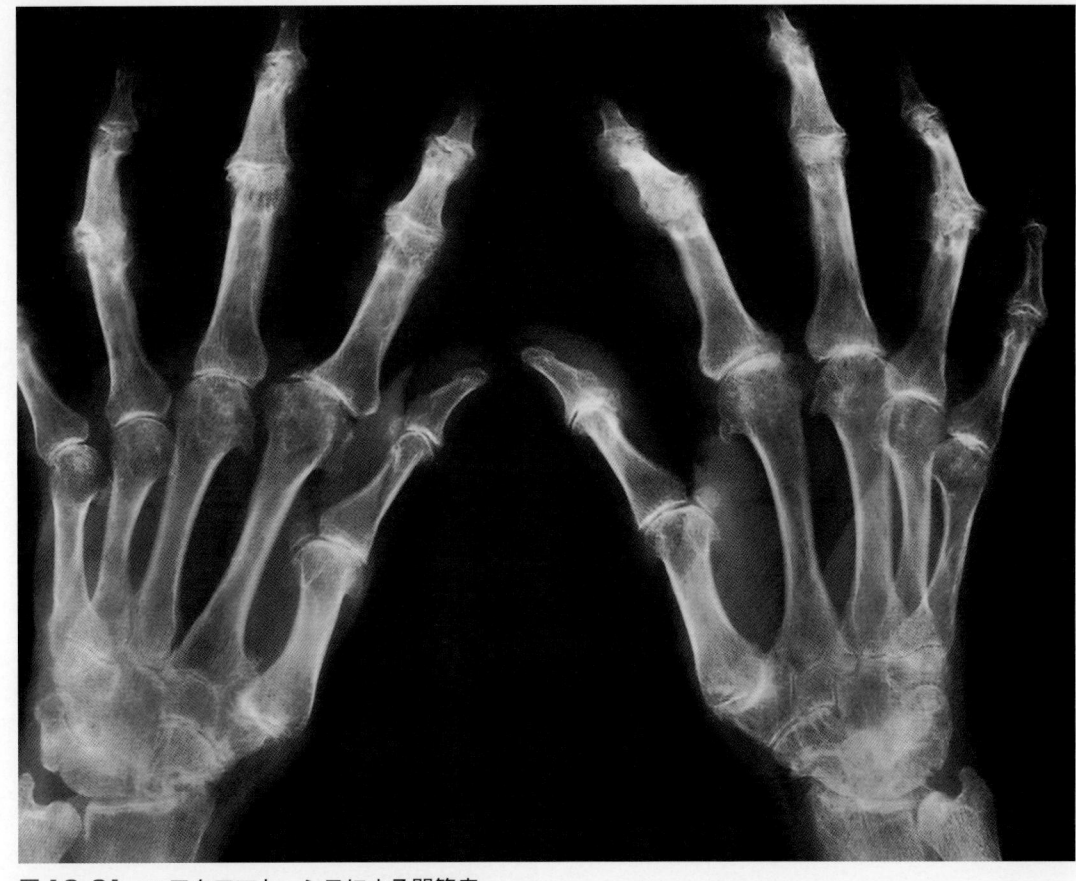

図 13-31　ヘモクロマトーシスによる関節症
　53 歳女性．ヘモクロマトーシス関節症の両手斜位像で，両手の示指，中指中手骨頭の橈側に嘴状の骨棘形成がみられる．IP 関節，MP 関節および手関節もまた罹患している．

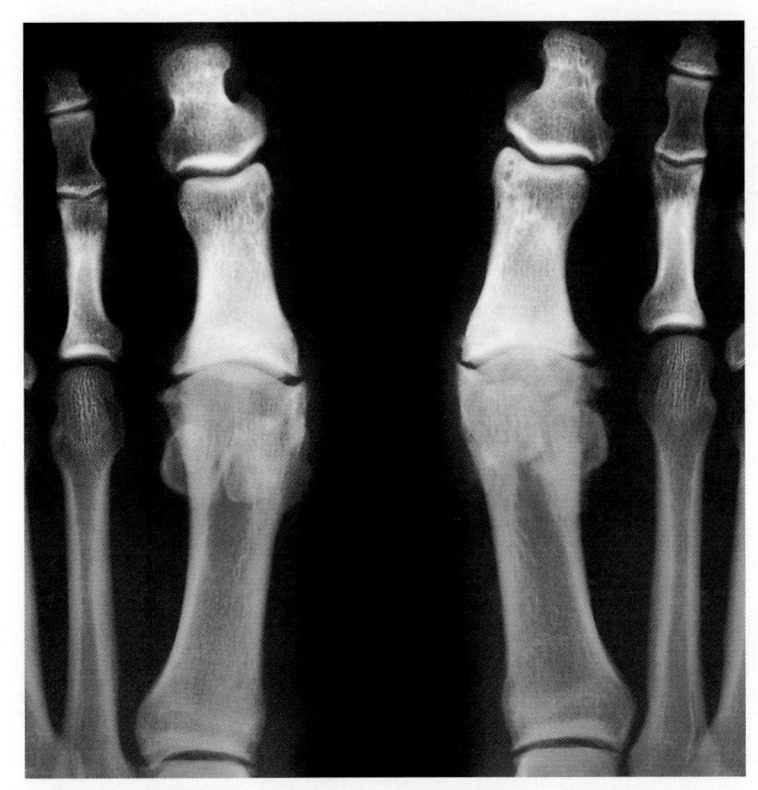

図 13-32　強剛母趾
　33 歳男性．第 1，第 2 趾指節骨の正面像で，強剛母趾（hallux rigidus）または制限母趾（hallux limitus）として知られている母趾 MP 関節の変形性変化が両側性にみられる．関節裂隙の狭小化，軟骨下骨の硬化および辺縁の骨棘に注目．

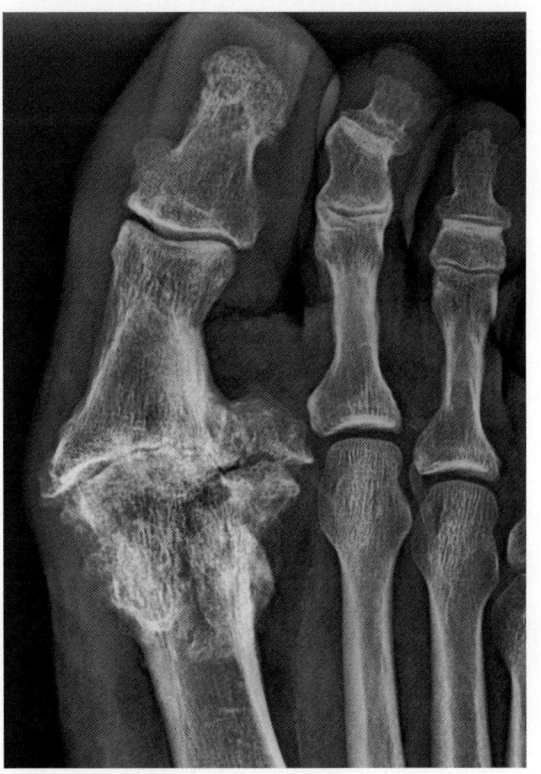

図 13-33　強剛母趾
　72 歳女性．第 1 中足趾節関節の進行期関節症を示している．

B 脊椎の変性疾患

変性の変化は，下記のごとく脊椎にも起こりうる．

❶ 滑膜性関節（環軸関節，椎間関節，肋椎関節，仙腸関節）：これらの構造に骨関節症が生じる．

❷ 椎間板は椎間板変性症として知られている状態となる．

❸ 椎体および線維輪の変性により変形性脊椎症として知られる状態になる．

❹ 線維性関節，靱帯あるいは靱帯の骨への付着部の変性により，汎発性特発性骨格骨増殖症（diffuse idiopathic skeletal hyperostosis：DISH）として知られる状態になる．

これら4つの状態は同一の症例に混在することが多い．

1．滑膜性関節における変性関節疾患

椎間関節における変形性の変化は非常に多く，とくに中下位頚椎および下位腰椎において頻繁にみられる．他の滑膜性関節と同様に，特徴的なX線像は関節裂隙の狭小化，軟骨下骨の象牙質化および骨棘形成であり，これらの所見は脊椎の斜位像でもっともよく示される（図13-34）．頚椎において，椎体後方

の骨棘は神経孔あるいは硬膜嚢を狭小化し，種々の神経症状の原因となりうる．斜位像（図13-35）に加え，断層撮影（過去には）あるいはCT（現在では）も通常これらの変化を示すのに必要とされる（図13-36）．一方，椎体前方の骨棘は，それほど顕著でなければ，概して無症状のことが多い．椎間関節の病変に vacuum phenomenon（真空現象）（図13-37）がみられることがあり，これは関節内にガスが存在することを表している．この所見は変性過程の特徴的所見である．

他の可動関節と同様に，仙腸関節における変形性の変化は関節裂隙の狭小化，軟骨下骨の硬化および骨増殖により証明される（図13-38）．仙腸関節の評価では，仙腸関節の関節裂隙の下半分のみに滑膜が存在し，上半分は線維性結合の関節となっていることに注意することが重要である（図13-39）．

2．椎間板変性症

椎間板腔の vacuum phenomenon（真空現象）は椎間板変性疾患の椎間板に認められる所見である．これらガス（主に窒素）による骨透亮像は病的な関節あるいは椎間板によりつくられる

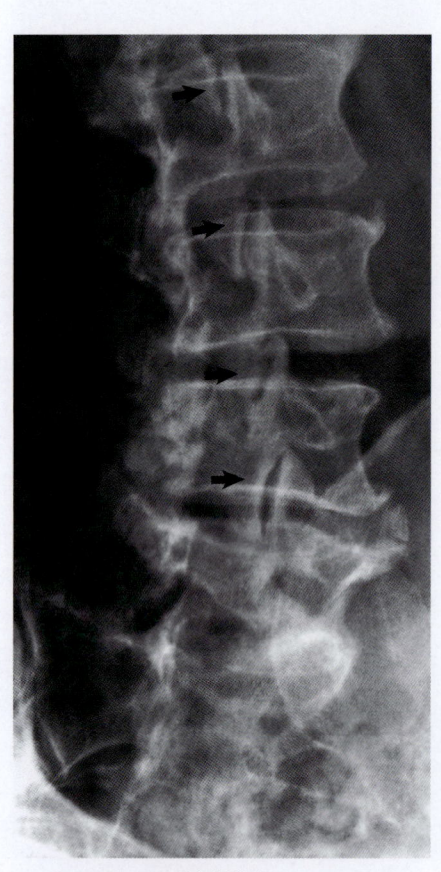

図 13-34　変形性脊椎症
68歳男性．腰椎斜位像で，椎間関節には進行した骨関節症がみられる．関節裂隙の狭小化，関節辺縁の象牙質化および小さな骨棘（→）など，大きな滑膜関節の変形性関節症にみられる変化と類似している．

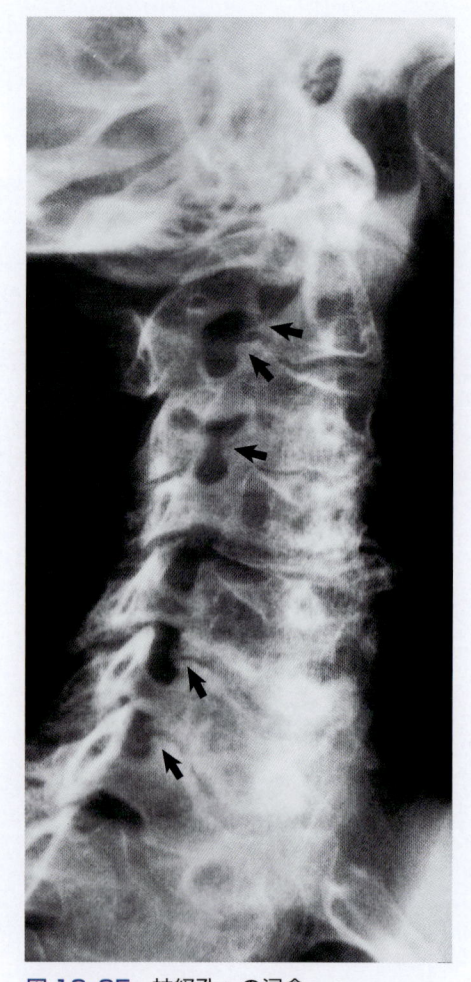

図 13-35　神経孔への浸食
72歳女性．両肩に放散する頚部痛を訴える患者の頚椎斜位像で，複数の神経孔が椎体後方の骨棘により狭小化しているのがみられる（→）．

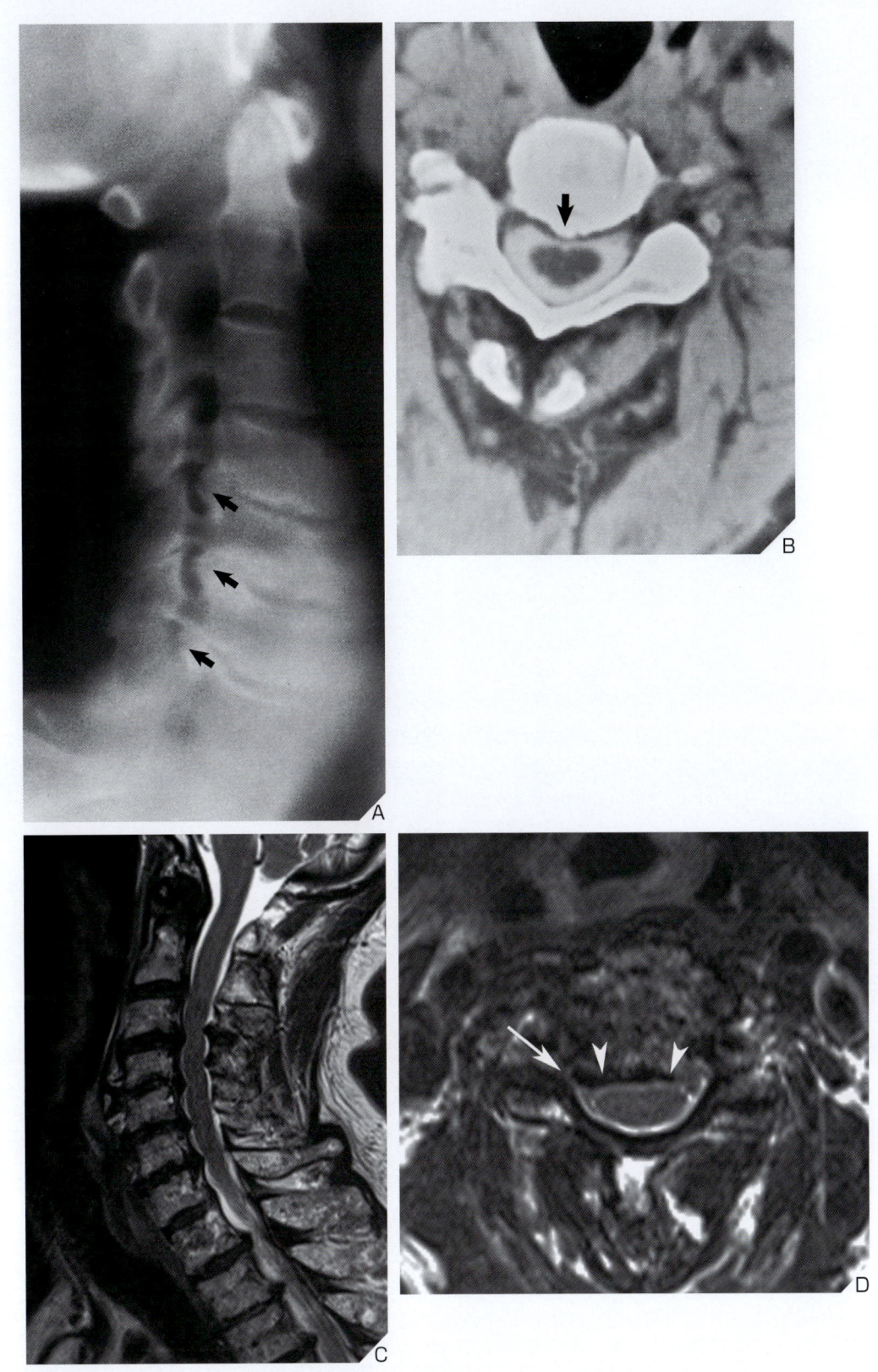

図 13-36　神経孔と脊柱管の狭窄
56 歳男性．（A）頚椎側面の断層撮影像で，椎体後方の骨棘による神経孔の狭小化がみられる（→）．（B）脊髄造影後 CT の C3 レベルで，大きな後方の骨棘が硬膜および造影剤で満たされたくも膜下腔を圧迫しているのがみられる（→）．（C）73 歳男性．MRI T2 強調矢状断像で，神経孔狭窄や神経根への圧迫をもたらす重度な椎間変性を伴った進行期椎間板症を示している．（D）L4/5 レベルでの T2 強調横断像で，脊髄腹側を変形させる後方骨棘（▷）と右神経根孔の狭小化（→）を認める．

陰圧に関係している．

　椎間板変性症のそのほかの X 線所見は，椎間板の狭小化と隣接椎体の骨棘形成である（**図 13-40**）．椎間関節の変性を伴う椎間板変性症は脊椎変性すべり症に移行していく可能性がある（**図 13-40**：**図 11-90**，**91B** も参照）．

13

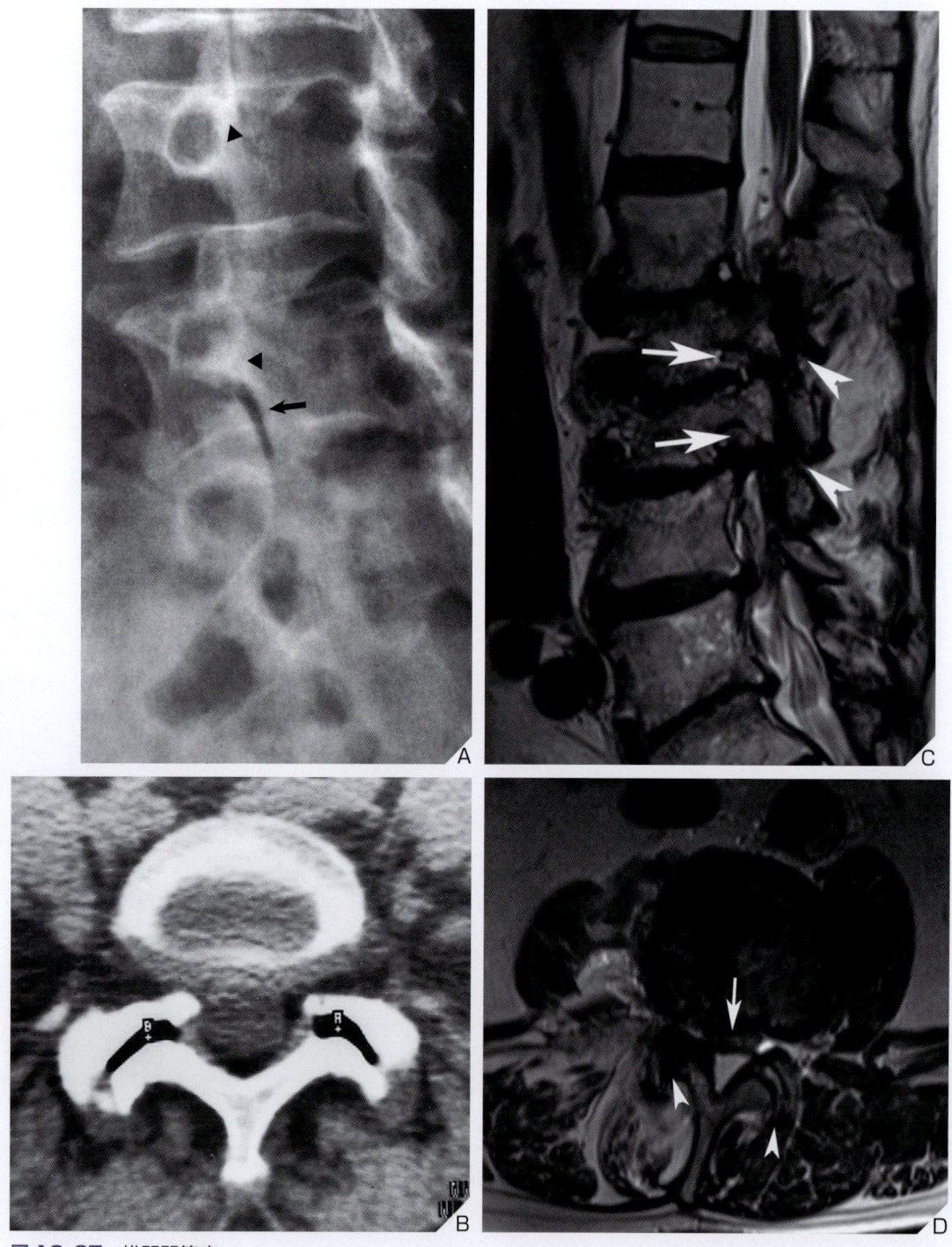

図 13-37　椎間関節症
56 歳男性．（A）腰仙椎部の斜位像で，L5/S1 椎間関節の真空現象（→）および軟骨下骨の象牙質化がみられる
（▶）．（B）CT にて両側の椎間関節を通る断面に，Hounsfield 単位により確認したが，明らかにガスの存在が認め
られた．これらの単位は，体内の種々の組織の X 線減衰の度合いと関連し，組織濃度と直接的に関連する吸収値を表
す．右の椎間関節から生じた肥大した骨棘が，脊柱管内を狭窄していることにも注目．（C）側弯症のある 84 歳女性
の MRI T2 強調矢状断像で，神経孔狭窄と神経根の圧迫（→）に関連する重度椎間関節症（▷）を伴う進行期椎間板
変性症を示している．（D）T2 強調横断像では，両側椎間関節症，神経根が集まり（→）に関連する両側椎間関節症
（▷），両側椎間孔狭窄に伴う環状の隆起を右優位に認める．

　近年，急速に進行する関節症に似た腰椎の破壊的な椎間板変
性が報告されているが，それは椎体のアライメント不良，重度
の椎間板吸収，椎体間の真空現象，椎体断片化に伴う "bone
sand" 形成の特徴がある．
　MRI は，椎間板変性を描出するのに優れている．髄核の水分
含量の低下は T2 強調像にて信号強度の低下としてとらえられ
る（図 13-41）．また，しばしば変性した椎間板に隣接した終

板の信号変化もみられる．これらは局所的骨髄の T1 強調像に
て低信号変化，さらに T2 あるいは T2*強調像において高信号
変化としてとらえられる（図 13-42）．Modic によると，こう
した変化は終板の亀裂や破壊に合併した軟骨下骨内の内芽組織
（type Ⅰ）であり，進行すると脂肪髄化（type Ⅱ）（図 13-43），
骨硬化（type Ⅲ）へと変化していく．

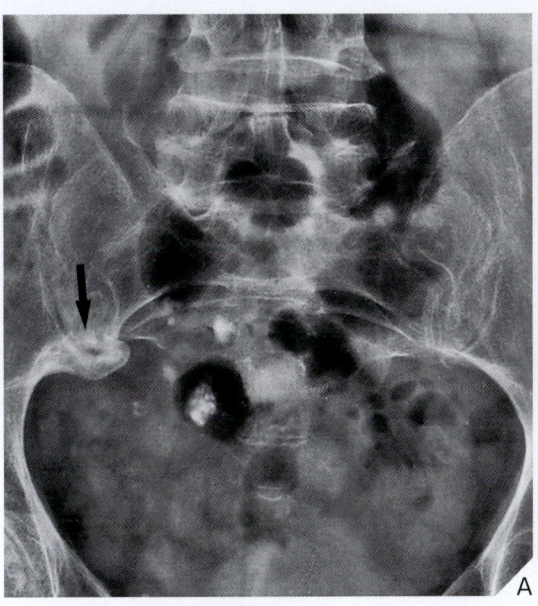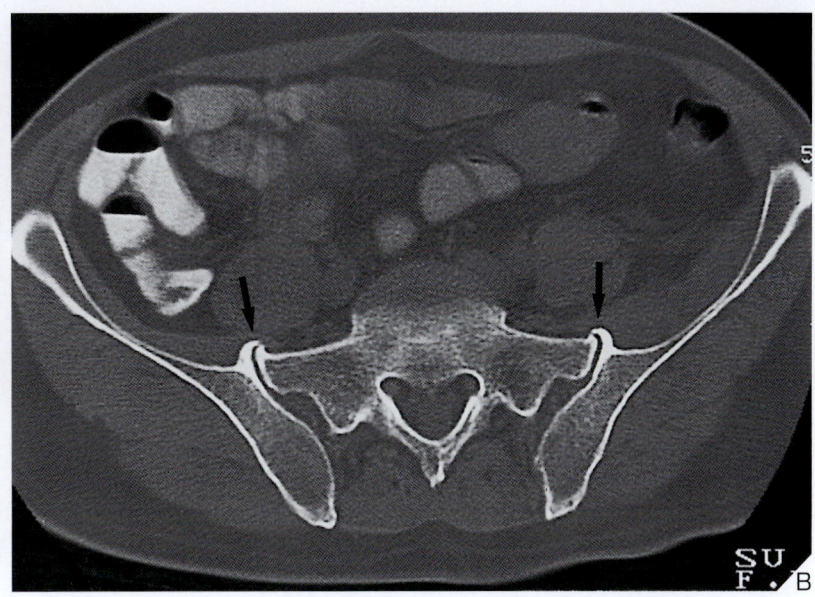

図 13-38　変形性仙腸関節症

（A）82 歳女性．仙腸関節の変形性変化がみられる．主に，右の仙腸関節（→）において関節裂隙の狭小化および骨棘が明らかである．（B）68 歳男性．CT にて両側の仙腸関節（→）の関節症性変化が明らかである．

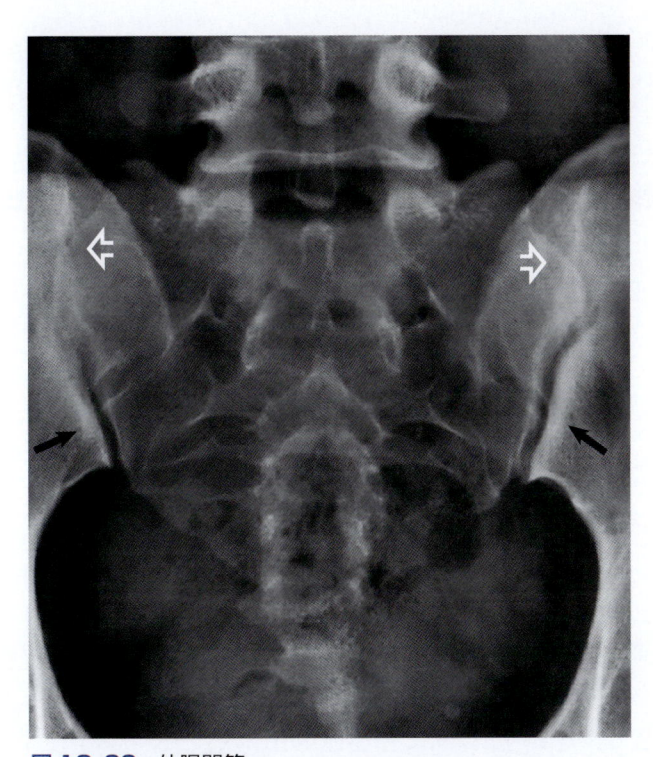

図 13-39　仙腸関節

仙腸関節の真の可動関節は X 線像上の関節裂隙（→）の 50％にすぎない．上方の部分は線維性結合の関節（⇒）である．

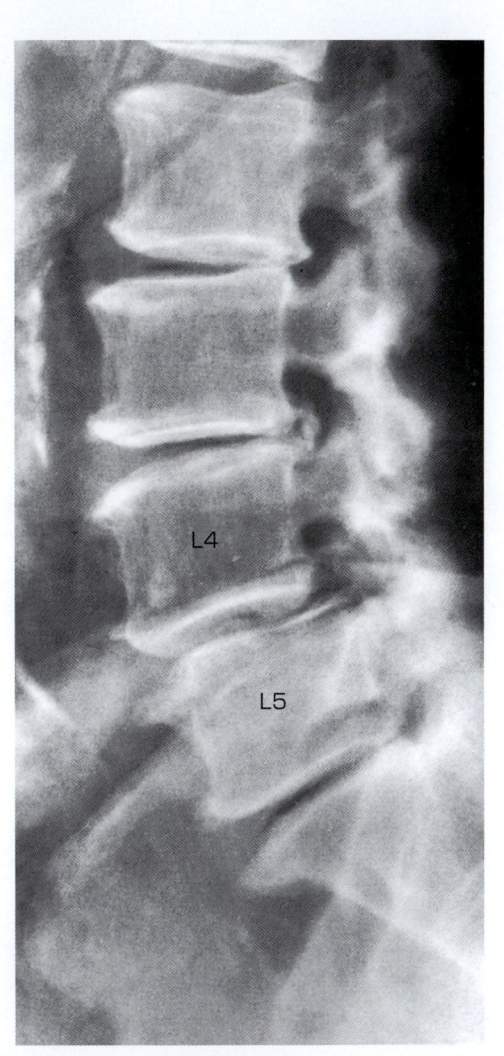

図 13-40　椎間板変性症

66 歳男性．腰仙椎部の側面像で，多椎間にわたり進行した変性椎間板疾患がみられる．椎間板腔の狭小化や辺縁の骨棘のみならず，いくつかの椎間板に骨透過性の亢進（vaccum phenomenon）がみられることに注目．grade 1 の変性脊椎すべり症が L4/5 椎間レベルにみられる．

13

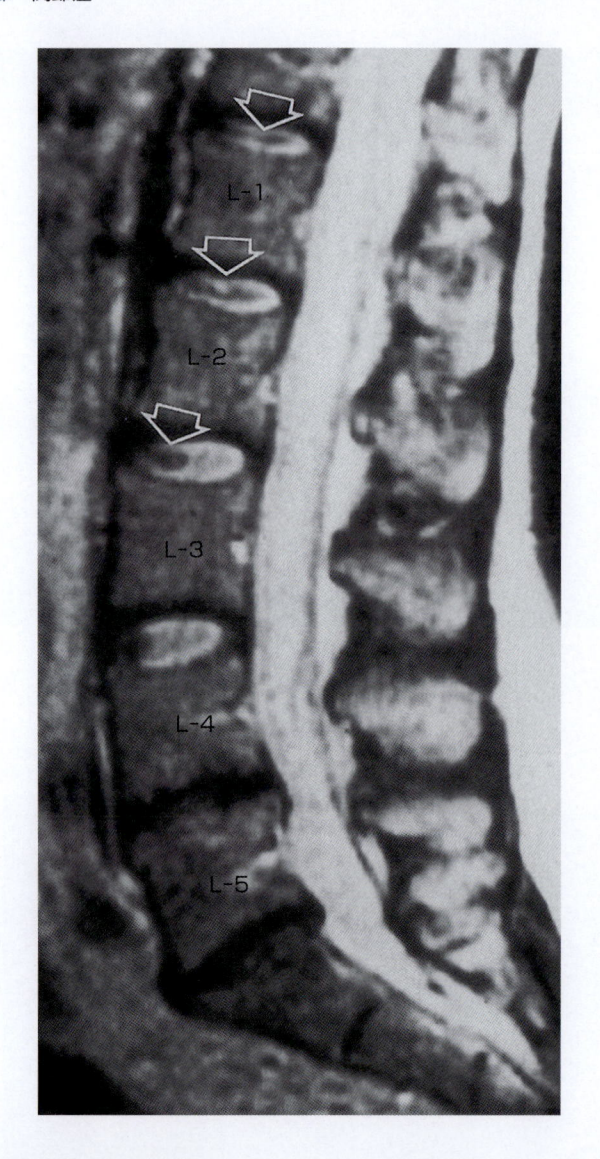

図 13-41　椎間板変性症の MRI 所見
MRI T2 強調矢状断像にて，初期の椎間板変性像が T12/
L1，L1/2，L2/3 にみられる（⇒）．中等度の変性が L3/
4 にあり，L4/5 および L5/S1 では強い変性を呈してい
る．L4/5 および L5/S1 では椎間腔も減少しており，椎
間板は低信号を示している．
(Bloem JL, Sartoris DJ, eds. MRI and CT of the
musculoskeletal system. A text-atlas. Baltimore：
Williams Wilkins；1992 より引用)

3．変形性脊椎症

　変形性脊椎症は前方や前外側の椎間板ヘルニアの結果として
の前方や外側の骨棘形成を特徴とする変性状態である（図 11-
89 を参照）．Schmorl らはこの状態を起こす要因は，椎体縁の
Sharpey 線維付着部での椎体と椎間板の固定の減弱化による線
維輪の末梢線維の異常であると指摘している．椎間板変性症と
は異なり変形性脊椎症の初期の X 線学的特徴は骨棘形成であ
り，椎間板腔は比較的よく保たれている（図 13-44）．これら
の骨棘は，強直性脊椎炎の繊細な靱帯付着部骨棘（syndesmo-
phytes），乾癬性関節炎や Reiter 症候群（反応性関節炎）の椎
体外側にみられる大きく非対称な骨の突出，あるいは DISH 症
候群の通常は前方にあるなだらかな骨増殖症とは異なっている．

4．びまん性特発性骨増殖症
　（diffuse idiopathic skeletal
　hyperostosis：DISH）

　Forestier により最初に報告され，Resnick により広められた
DISH，非炎症性脊椎関節症は，椎間板を広く横切り，椎体の前
方に沿ったなだらかな骨化を特徴としている．脊椎の前方にろ
うがたれたようにみえ，メロレオストーシス（流ろう骨症）に
似ている．腱や靱帯と骨との付着部での骨増殖症，靱帯骨化症，
脊椎と四肢骨格の骨棘形成を合併する．脊椎の側面像にてこれ
らの変化をもっともよく証明できる．変形性脊椎症と同様に椎
間板は一般によく保たれている（図 13-45）．この病態と強直
性脊椎炎でみられる竹様脊柱（bamboo spine）との鑑別が重要
である（図 14-37 を参照）．

5．脊椎変性疾患の合併症

ａ　変性脊椎すべり症

　脊椎変性疾患のもっとも一般的な合併症の 1 つである変性脊
椎すべり症は，椎間板と椎間関節の変性の結果であり，脊椎が
1 椎下の椎体上を前方移動する状態である．これは通常，脊椎
の側面像上の spinous-process sign により容易に認められる
（図 13-46；図 11-90 も参照）．しかし，すべりは側面像で
は必ずしも明らかとはならない．すなわち，脊椎の最大伸展，
最大屈曲の X 線像が必要な場合もある（図 13-47）．Milgram
は，脊椎の前屈後屈運動により加えられたストレス撮影が，他
の撮影では見落とすような不安定性（脊椎すべり症）を明らか
にすると指摘した．

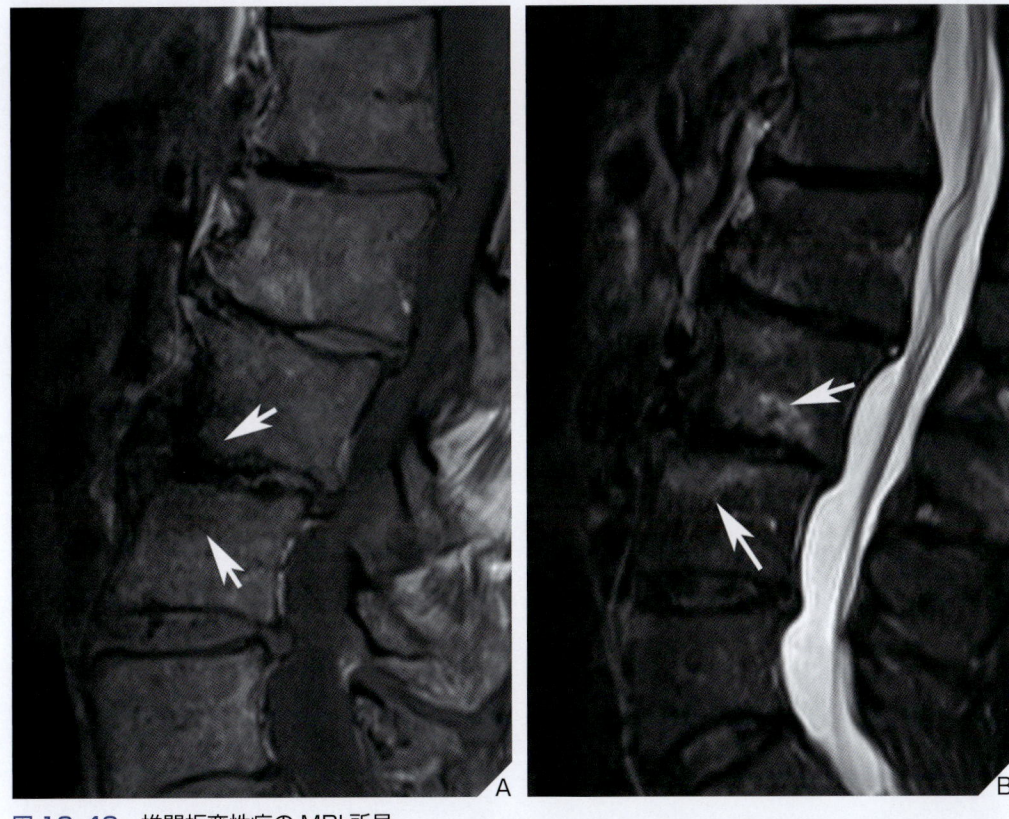

図 13-42　椎間板変性症の MRI 所見
　終板にみられる Modic typeⅠの変化（→）．軟骨下の骨髄が，T1 強調像にて低信号（**A**），short time inversion recovery（STIR）像にて高信号（**B**）に描出されている．

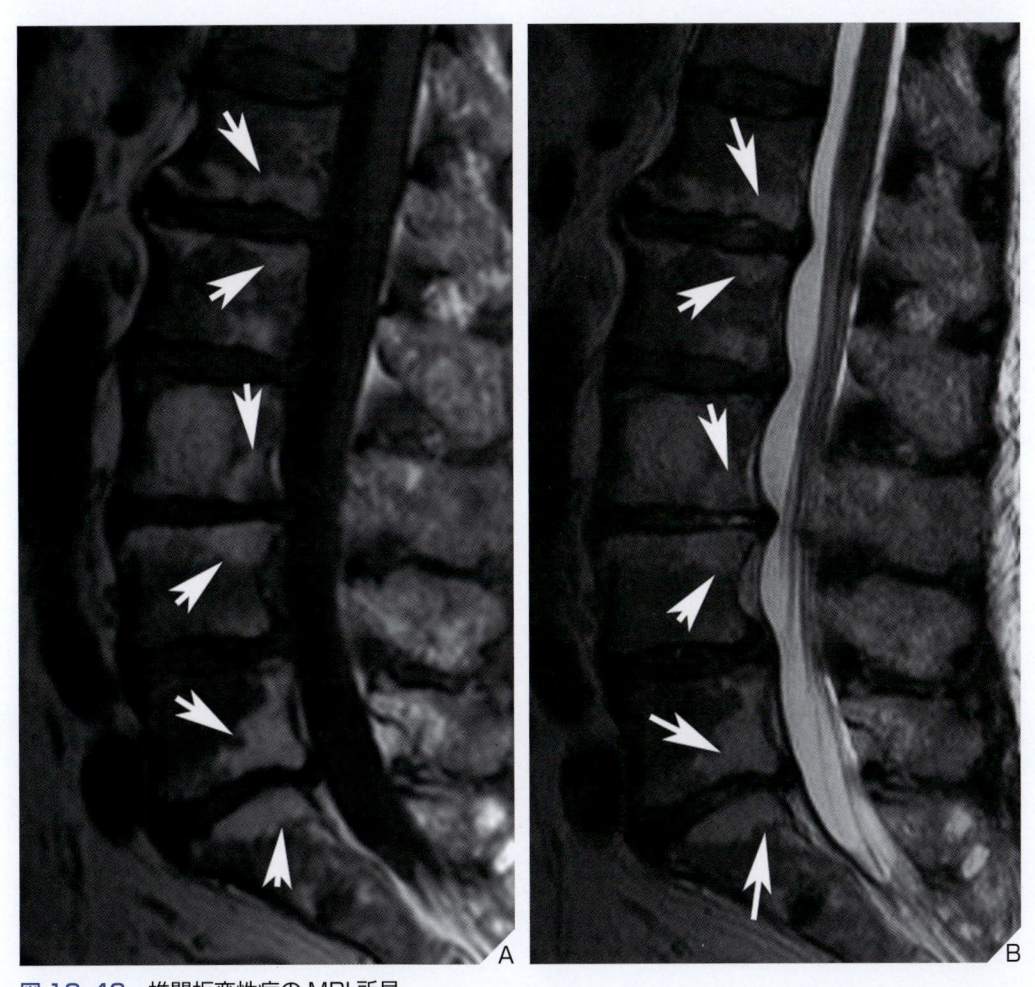

図 13-43　椎間板変性症の MRI 所見
　終板にみられる typeⅡの変化．脂肪髄化（→）が T1 強調矢状断像（**A**）および T2 強調矢状断像（**B**）にて
描出されている．

13

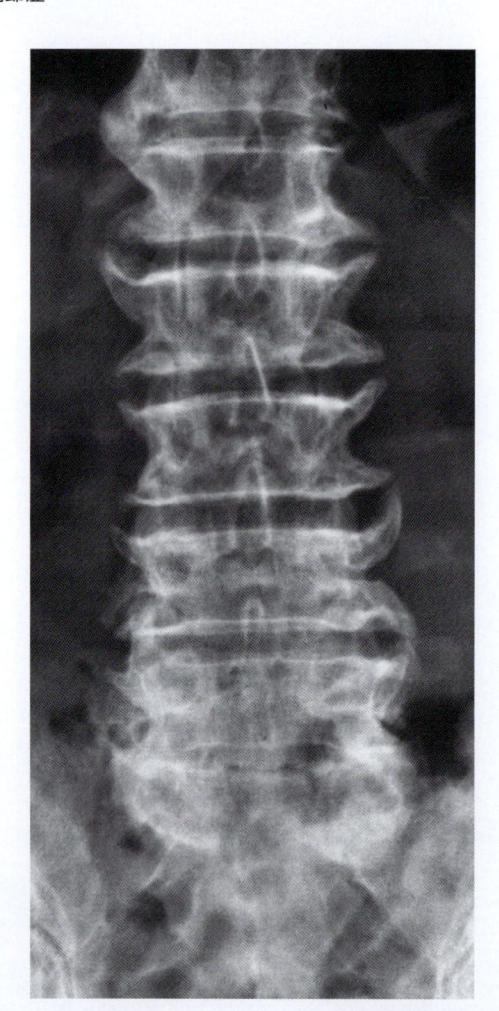

図13-44 変形性脊椎症
68歳女性. 腰仙椎部の正面像で, 変形性脊椎症の典型的な変化がみられる. 広範な棘形成および比較的よく保たれた椎間板腔に注目.

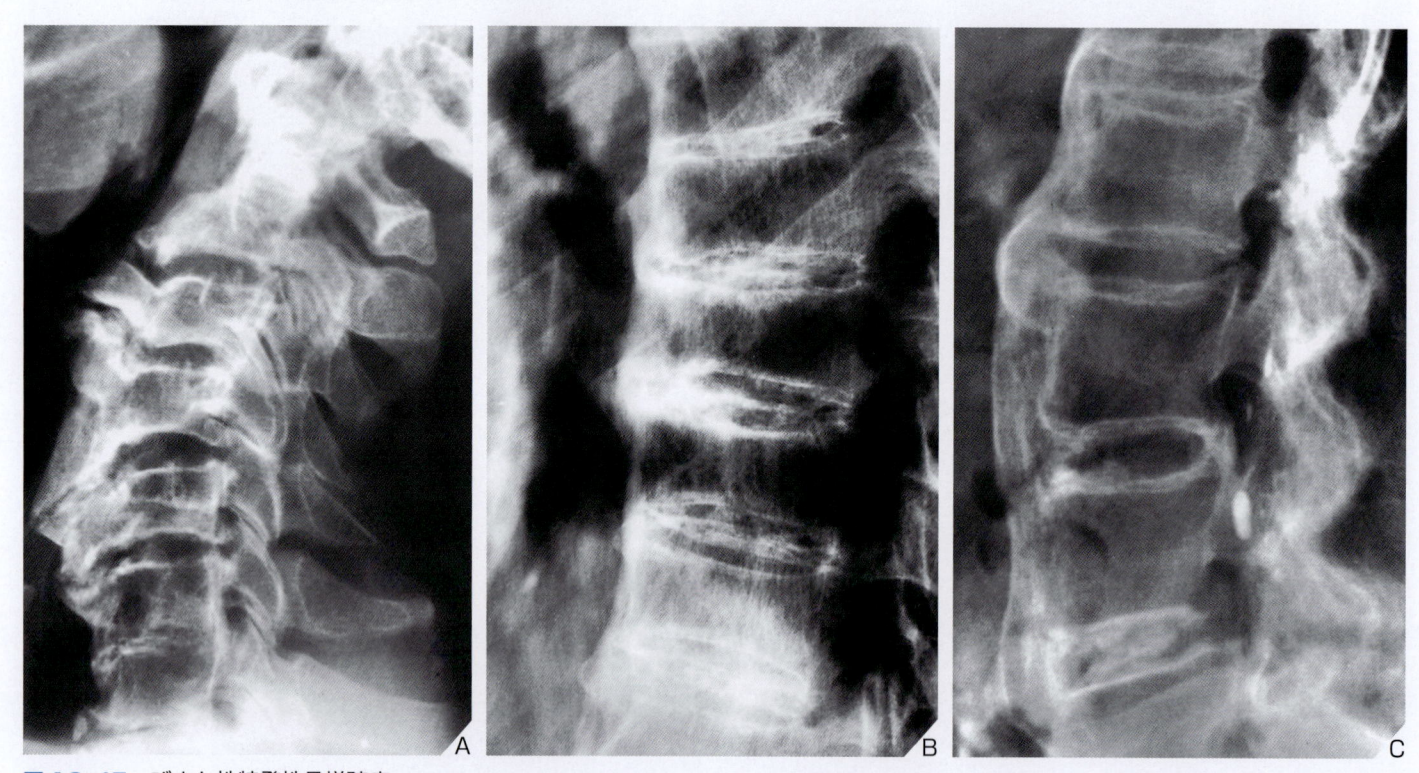

図13-45 びまん性特発性骨増殖症
72歳男性. Forestier病（DISH）.（A）頸椎,（B）胸椎,（C）腰椎の側面像で, 比較的保たれた椎間板を橋渡しする, なだらかで特徴的な骨増殖症を示す.

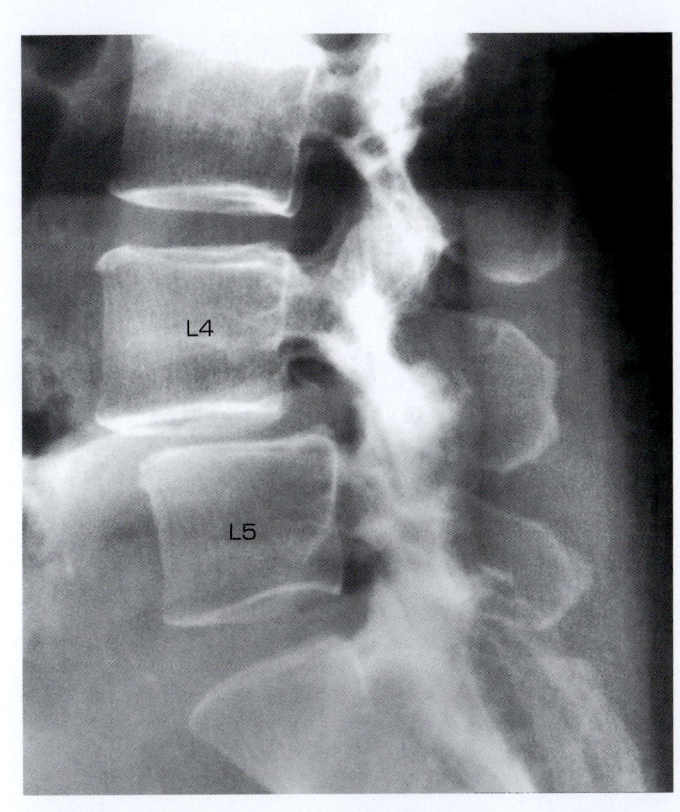

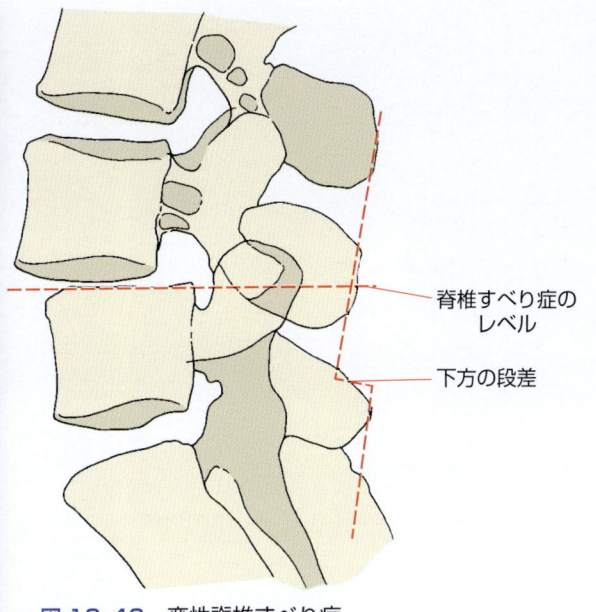

脊椎すべり症の
レベル

下方の段差

図 13-46　変性脊椎すべり症
55 歳女性. 脊椎変性疾患の一般的合併症である腰椎すべり症を合併した L4/5 の椎間板変性症と椎間関節の関節症をもつ症例である. 腰仙椎側面像ではこのすべり症と分離すべり症が, 椎間の下方に生じている椎体棘突起の段差にて十分区別できる（図 11-90 を参照）.

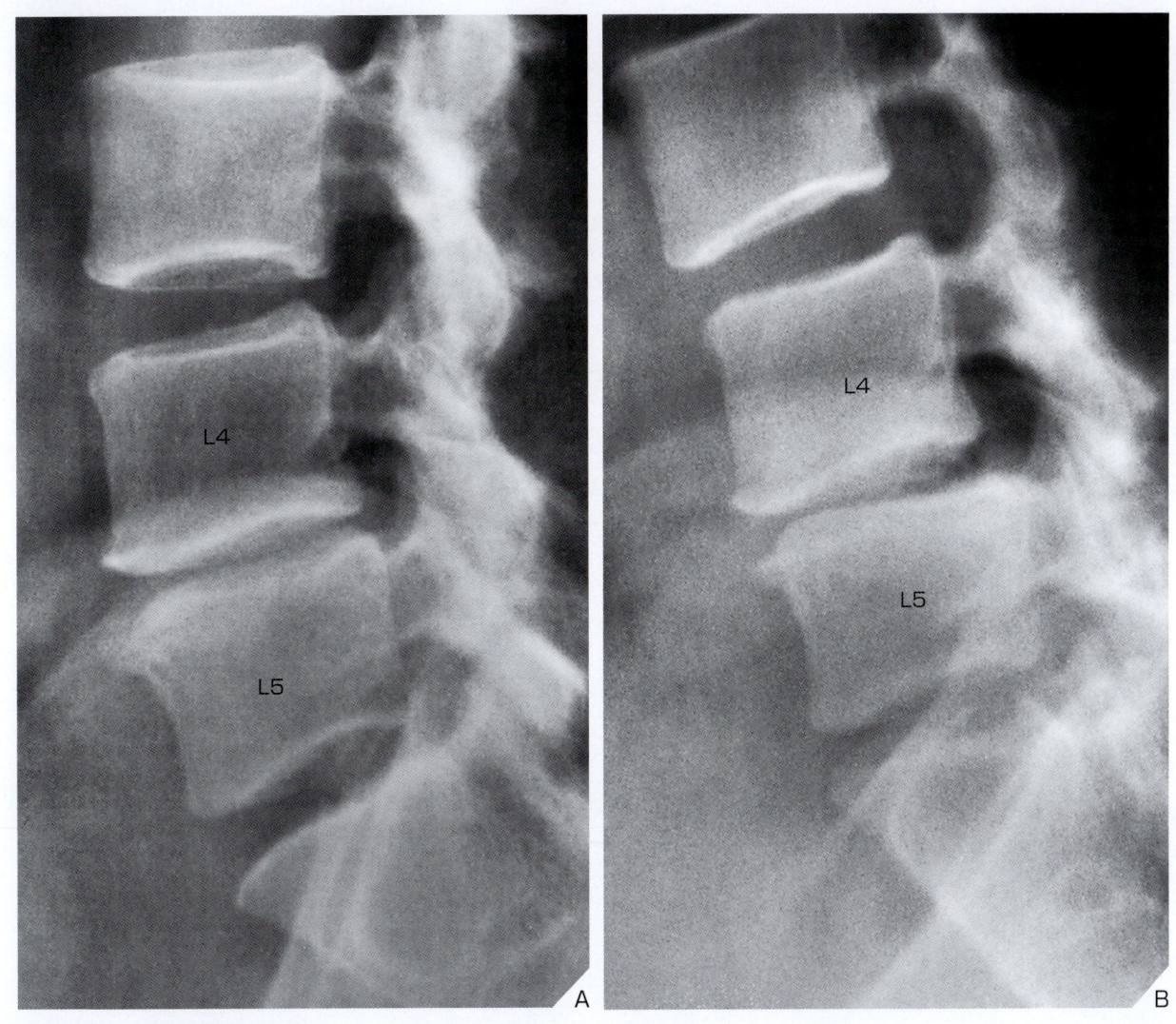

図 13-47　変性脊椎すべり症
50 歳男性. 慢性腰痛症.（**A**）中間位腰仙椎の側面像は, 椎間板の変性を示唆する L4/5 椎間板腔の狭小化を示す. 椎体のすべりはない.（**B**）しかし前屈時の側面像は, L4/5 レベルでの grade 1 の脊椎すべり症を示している.

13

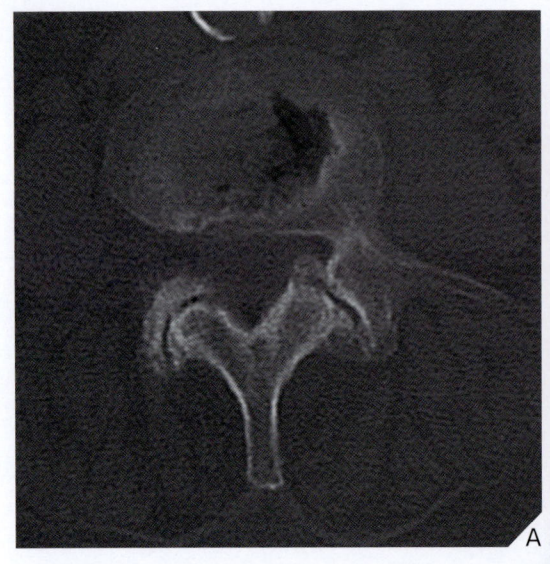

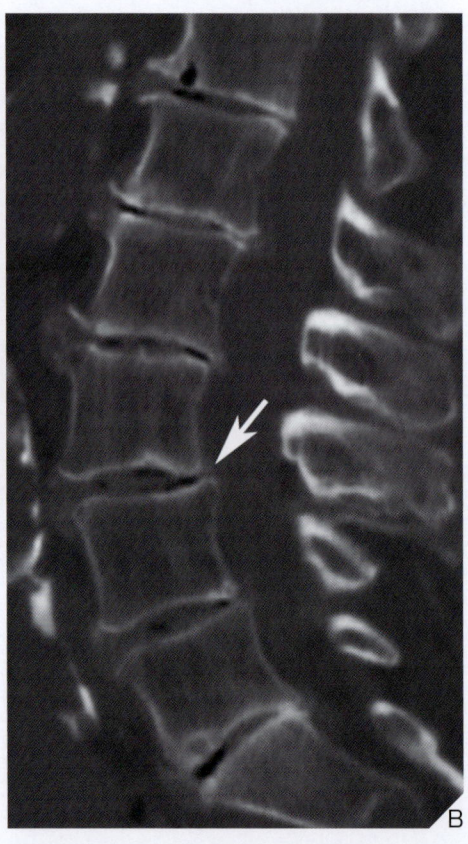

図 13-48　変性脊椎すべり症と狭窄症
（A）慢性腰痛のある 70 歳女性の CT 横断像で，vacuum phenomenon（真空現象）のある椎間板変性と両側椎間関節症を示している．
（B）CT 矢状断像で，真空現象と L3/4 の変性すべり症を示している（→）．

　変性脊椎すべり症は，椎間板変性症の患者の約 4％に生じ，男性よりも女性に多い．L4/5 に好発する．このレベルに起こりやすいのは発育性あるいは二次的に生じた椎間関節の異常によるものであり，その異常が不安定性や異常なストレスにつながるために好発することになる．脊椎に加わるストレスは，靱帯の機能不全や異常可動性や不安定性や隣接椎間関節の骨関節症をもたらす．

　変性脊椎すべり症の臨床症状は腰痛であり，下肢への放散痛や神経根圧迫のサインを認める坐骨神経痛や馬尾症状の間欠跛行を伴うこともあれば伴わないこともある．しかし，変性脊椎すべり症の多くは無症状であることは念頭におかねばならない．

　X 線所見は椎間関節の変性変化（関節の狭小化，辺縁の象牙質化，骨増殖変化）や下位椎体に対する上位椎体の前方へのすべりであり，多くの例で椎間の真空現象を認める（図 13-40，48B を参照）．常に椎間板腔は狭小化する．CT によってもすべりをとらえることが可能である（図 13-48）．

　椎間板変性に伴う椎体間の vacuum phenomenon（現象）と椎体内のバキュームクレフト兆候（vacuum cleft sign）を混同してはならない．この兆候は X 線で，椎体内に限局した，横走する線状もしくは半月状の骨透亮像としてみえる．最近の報告によれば，この兆候は椎体の骨折線におけるガス（主に窒素）である．この過程の原因は完全には明らかではないが，骨の虚血性壊死をもっとも表している．この現象は，外傷後椎体圧壊である Kümmell 病と関連しているとも報告されてきている．

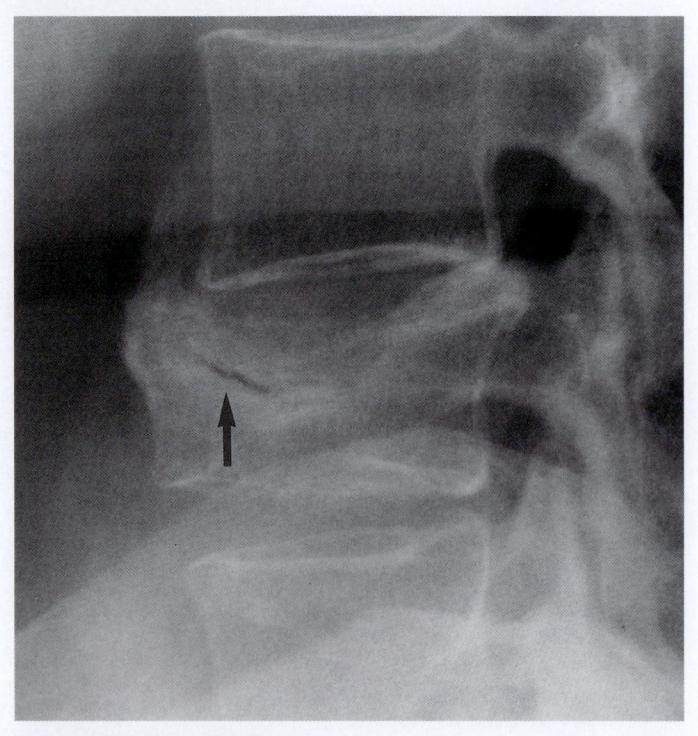

図 13-49　Kümmell 病
腰椎側面像．椎体内バキュームクレフト兆候（vacuum cleft sign）に関連する L4 椎体の外傷後圧壊を示している．

b 脊柱管狭窄症

　脊柱管狭窄症は脊椎変性疾患のより重篤な合併症である．末期像では，椎弓根，椎弓，関節突起，椎体の後方部そして黄色靱帯のような脊柱管周囲の構造の肥大化がみられる．このような変化は一般に標準的な X 線像で明らかとなる．しかし，脊柱

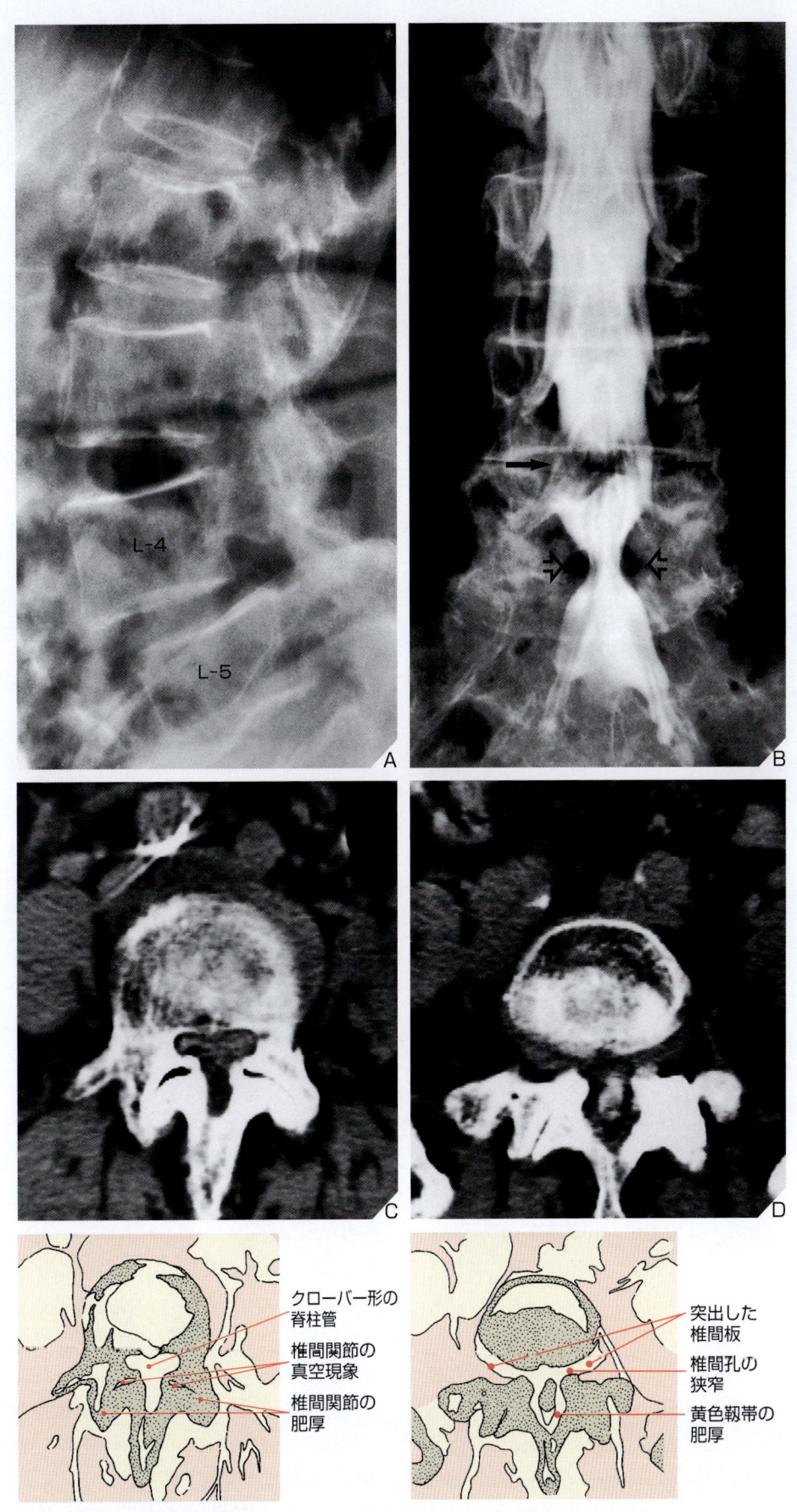

図13-50 脊柱管狭窄症

71歳女性．強い腰痛が主訴である．(A)腰椎の通常のX線側面像はL4/5レベルでの変性脊椎すべり症を示している．椎弓根が短いのに注目．(B)脊髄造影の正面像では硬膜嚢の部分的狭窄が明らかである．上部の欠損は脊椎すべり症（→）に，下部の欠損は脊柱管狭窄（⇒）によるものである．(C, D) CTは，強い脊柱管と椎間孔の狭窄，黄色靱帯の肥厚，椎間板の後方突出などの異常を詳細に明らかにしている．椎間関節の肥厚による脊柱管がクローバー形であることに注目．椎間関節の vacuum phenomenon（真空現象）がはっきりしている．

13

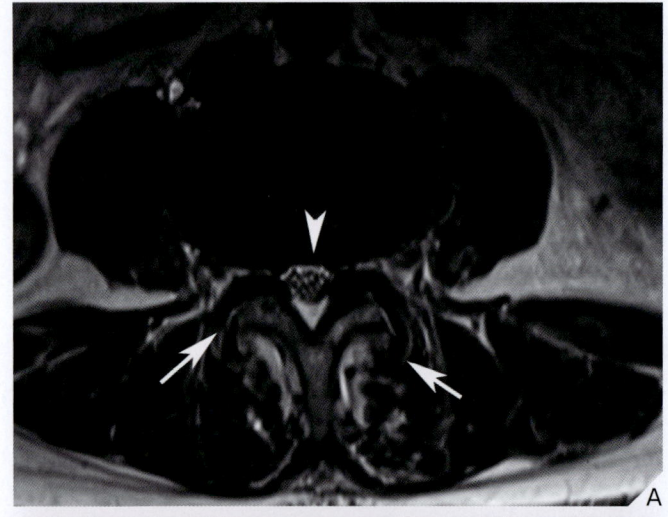

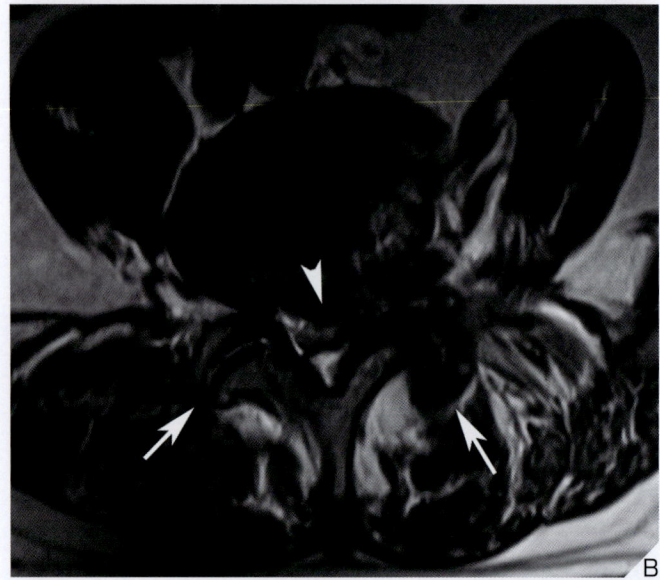

図 13-51　脊柱管狭窄症の MRI
(A) T2*強調横断像を示す．椎間関節の変性と L4/5 椎間板の突出により，脊柱管の狭窄をきたしている．(B) 86 歳女性の重度脊柱管狭窄．T2 強調横断像で，中央の椎間板ヘルニア (▷) と重度椎間関節変性 (→) が環状に突出しており，L4/5 レベルでの硬膜管がほとんど圧排されている．

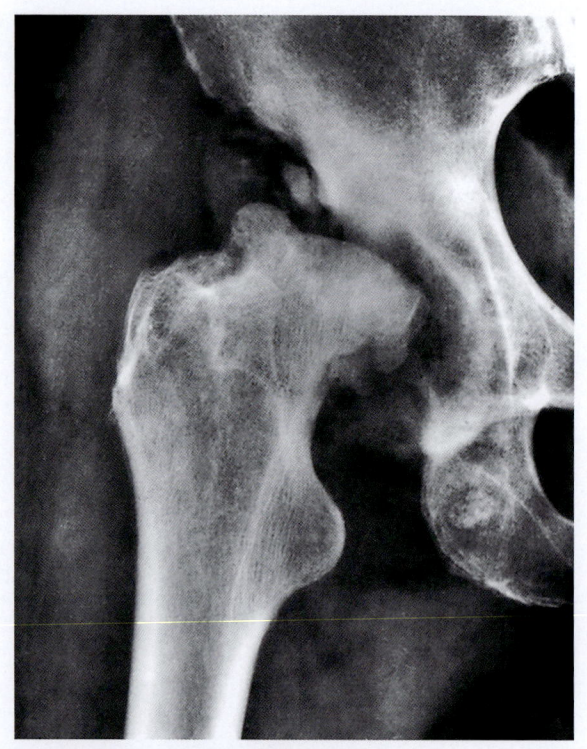

図 13-52　神経病性関節症
57 歳女性．神経梅毒（脊髄癆）．右股関節の正面像で神経病性関節症（Charcot 関節）の典型的な特徴を示している．関節の完全破壊，細片化そして亜脱臼がある．骨粗鬆症がないことが神経病性関節症の特徴である．変性関節疾患のもっとも重度の状態を表している．

管狭窄症は他の画像検査によってさらに明白にすることができる．脊髄造影は硬膜管が椎体の後方部位の骨増殖変化や椎間板の膨隆によって圧迫された像を明らかにできる．しかし詳細をみるには CT が最適である（図 13-50）．この点では MRI も有効である（図 13-51）．

腰部脊椎管狭窄症は解剖学的部位により脊柱管の狭窄，関節下または lateral recess の狭窄，神経孔の狭窄の 3 グループに分けることができる．脊柱管中央の狭窄は椎間関節症としての骨増殖変化や，黄色靱帯の肥厚や椎体の骨棘により生じる．椎間関節の骨増殖が関節下や lateral recess の狭窄の主な原因であり，この部位での神経障害を引き起こす．lateral recess syndrome の臨床症状は片側か両側の下肢痛であり，長時間の立位や歩行により生じたり，増強する．このような症状は，一般には坐位やしゃがみ込みにより完全に消失する．

神経孔の狭窄は，椎体や関節突起の骨増殖変化や骨棘により

生じる．さらに変性脊椎すべり症は椎間孔のねじれと関係しており，神経孔を通る神経を圧迫することとなる．

C　神経病性関節症

Charcot 関節として知られている，急性あるいは慢性破壊性関節炎はそのほかの変性関節疾患と一緒に扱われている．それは，関節軟骨の破壊，軟骨下骨の硬化，辺縁の骨棘形成など，他の骨関節炎にみられる所見と似た所見を示すためだが，これらのなかでもっとも激しい病態を示す．神経病性関節症（neuropathic arthropathy）は，神経感覚障害に関連する関節に破壊的なプロセスをもたらす．特徴的病態は，関節内に組織挫滅片として排出された骨と軟骨の細片，さまざまな量の関節液の貯留を伴う慢性滑膜炎，そして亜脱臼あるいは脱臼による関節不安定性である（図 13-52）．神経病性関節症をもたらす基礎疾患には，糖尿病，梅毒，Hansen 病，脊髄空洞症，先天性無痛覚症，脊髄髄膜瘤を合併する二分脊椎などがある（表 13-2）．糖尿病の患者では足部と足関節に好発する（図 13-53）．脊髄空洞症の患者では，上肢の関節が主に侵される（図 13-54）．Charcot 関節という用語は，脊髄癆を合併した梅毒患者の，神経病性関節症に初めて使われた（図 13-55）．現在では，この用語は原因によらず，神経病性関節症の特徴を示す関節に使われている．

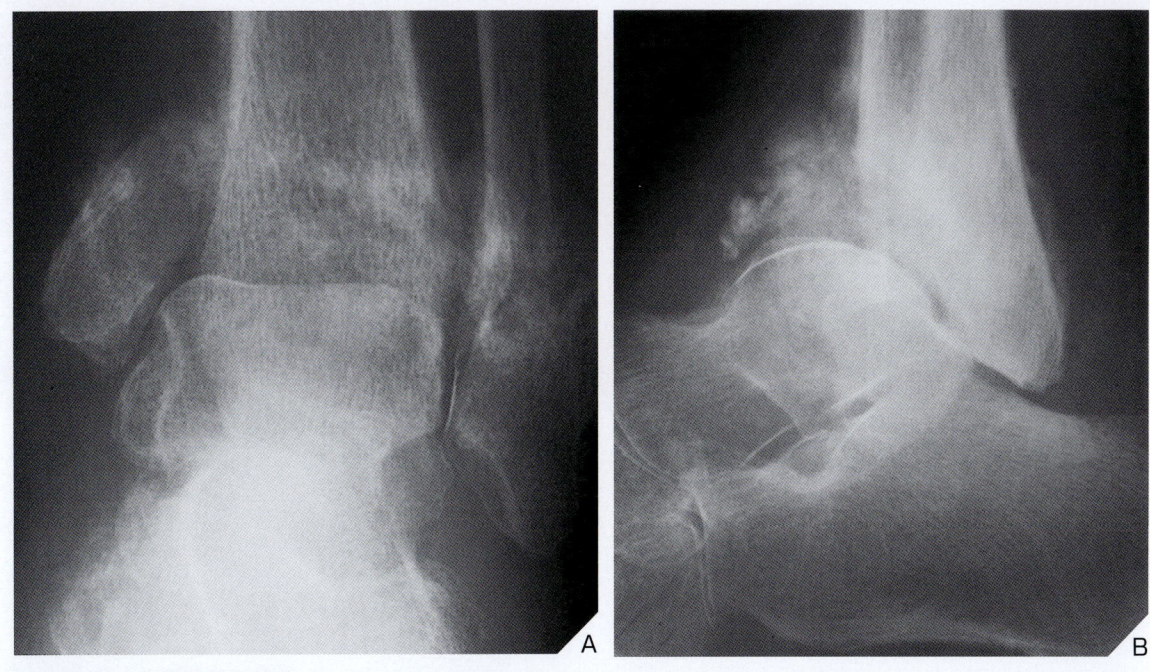

図 15-53　神経病性関節症
59 歳女性．糖尿病に長期罹患している．左足関節の単純 X 線像だが，正面像（A），側面像（B）にて神経病性関節症の所見が明らかである．

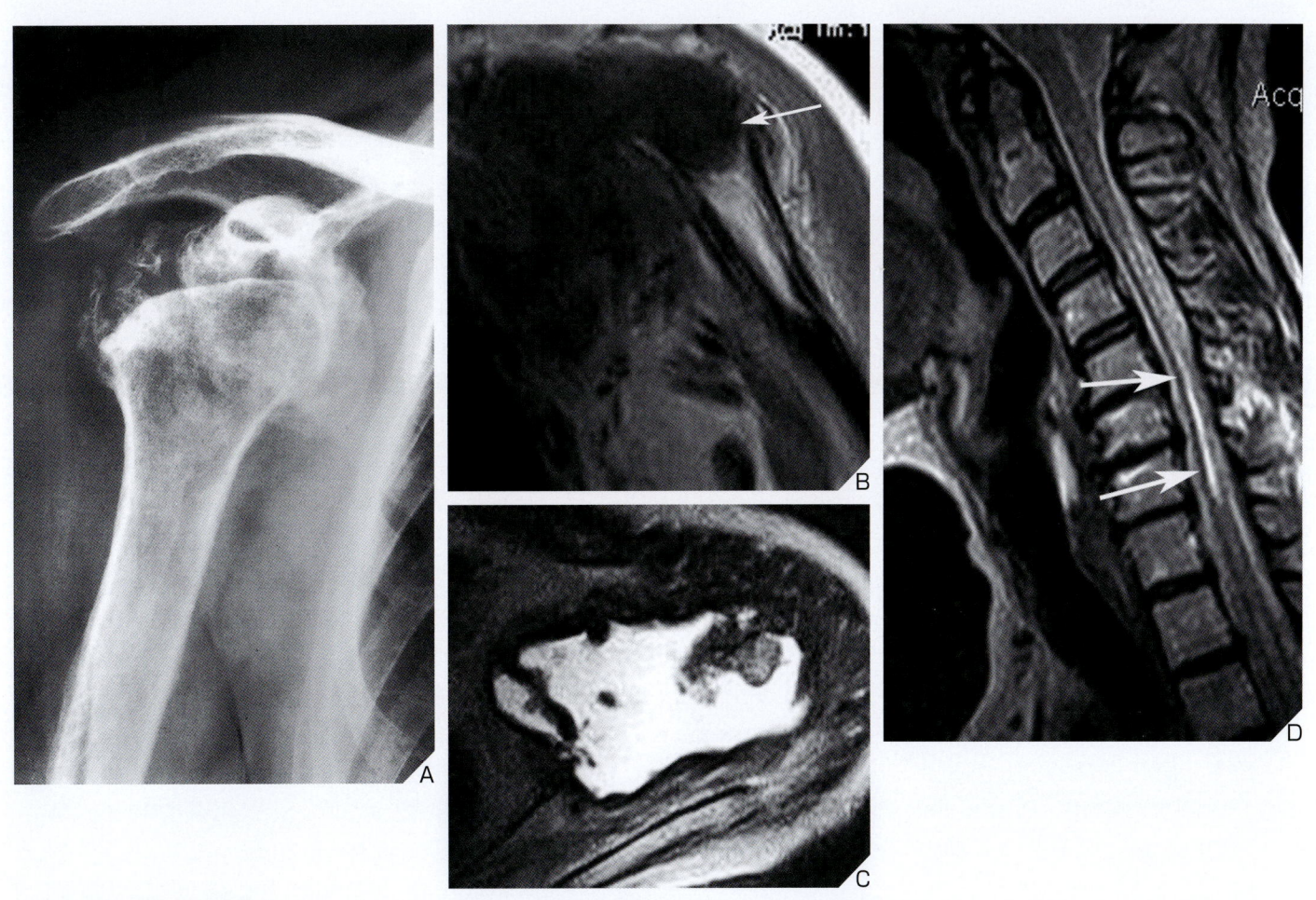

図 13-54　神経病性関節症
（A）59 歳女性．脊髄空洞症で神経病性肩関節症．X 線正面像は，関節破壊，骨性挫滅片，上腕骨頭の亜脱臼を示す．（B）別の患者の左肩関節の T1 強調 MRI 冠状断像．上腕骨頭の完全破壊（→）を伴う肩甲上腕関節の神経病性関節症を示している．（C）T2 強調横断像．肩甲上腕関節の破壊された神経病性関節における水腫を示している．（D）T2 強調矢状断像．脊髄の空洞を示している（→）．

13

表13-2	神経病性関節症の原因
アルコール	
アミロイドーシス	
Charcot-Marie-Tooth 病	
先天的痛覚障害	
糖尿病	
脊髄外因性圧縮	
家族性自律神経障害（Riley-Day 症候群）	
Hansen 病	
髄膜腔	
多発性硬化症	
末梢神経腫瘍	
ポリオ	
脊髄腫瘍	
ステロイド（全身性または関節内）	
脊髄空洞症	
脊椎結核	
尿毒症	

(Jones EA, Manaster BJ, May DA, Disler DG. Neuropathic osteoarthropathy：diagnostic dilemmas and differential diagnosis. Radiographics 2000；20：S279-S293 を改変)

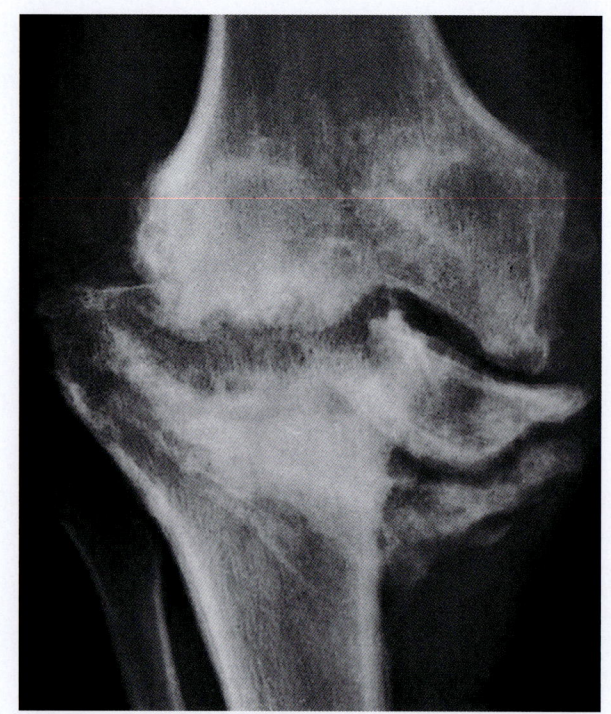

図13-55　神経病性関節症
62 歳男性．脊髄癆の膝関節だが，神経病性関節症（Charcot 関節）の典型像である．

覚えておくべきポイント

骨関節症

❶ 退行性関節疾患（骨関節症，変形性関節症）は一次性（特発性）と二次性に分けられる．後者には基礎疾患がある．

❷ 骨関節炎の X 線学的特徴：
- 関節裂隙の消失（狭小化）
- 軟骨下骨の硬化
- 骨棘形成
- 囊胞や偽囊胞形成
- 著しい骨粗鬆症のないこと

大関節の変形性関節症

❶ 股関節では，変性の経過において，一般に上外側方向への大腿骨頭の移動（migration）が生じる．

❷ 股関節の二次性関節症をもたらすもっとも一般的な原因の 1 つに FAI がある．2 つのタイプが存在する：cam type は骨頭頚部境界での異形成であり，pincer type は通常，寬骨臼後捻が原因となる．

❸ Postel の股関節症（Postel coxarthropathy）は，股関節の急速破壊性関節症で，X 線学的に感染や神経病性関節症に似ている．

❹ 膝関節の内側大腿脛骨関節と膝蓋大腿関節が退行性関節症でよく侵される．立位 X 線撮影にて膝の内反変形が明らかになる．

❺ 軸写撮影にて，膝蓋骨基部で大腿四頭筋腱の付着部に垂直方向の隆起としてみられる膝蓋骨の tooth sign は，変形性変化（腱付着部症）を表し，これは膝蓋大腿骨関節症とは無関係である．この変化は，40 歳以上の人によくみられる．

❻ 肩，肘，足関節に変性関節疾患がみられた場合は，一次性よりもむしろ二次性の変形性関節症を考慮すべきである．

小関節の骨関節症

❶ 手における一次性変性関節疾患の特徴は，
- DIP 関節に好発する Heberden 結節
- PIP 関節に好発する Bouchard 結節

❷ 母指 CM 関節には，一次性退変性関節疾患が好発する．

脊椎の変性疾患

❶ 脊椎の退行性変化には 4 つの大きな形がある：
- 環軸関節，椎間関節，肋椎関節，仙腸関節を含めた滑膜関節の変形性関節症
- 椎間板腔の温存（少なくとも初期には）と，前方と外側の骨棘形成により示される変形性脊椎症
- 一次性に椎間板を侵し，椎間板構造の破壊，真空現象，椎間板の狭小化により明らかとなる変性椎間板疾患
- 椎間板を横切り，椎体の前方に沿ったなだらかな骨化と椎間板腔の温存，腱や靱帯と骨との付着部での広範な骨化症（脊椎部腱付着部症）にて特徴付けられた DISH 症候群（Forestier 病）

❷ 退行性脊椎疾患を複雑にしている 2 つの主な疾患：
- 変性脊椎すべり症
- 脊柱管狭窄症

❸ 変性脊椎すべり症は下位椎体に対する椎体の前方への偏位であり，側面像での spinous process sign でわかる.

❹ 脊柱管狭窄症は，CT または MRI にて容易に診断される.

神経病性関節症

❶ 神経病性関節症（Charcot 関節）は，退行性関節症のようないくつかの変形性変化を伴っているが，もっとも重度の変化がみられる. 加えて，この疾患は以下のことで特徴付けられている：

- 骨，軟骨が細片化し，デブリスとして関節内に存在すること
- 関節液を伴う慢性滑膜炎
- 亜脱臼あるいは脱臼を伴う関節不安定性

❷ 神経病性関節症の原因疾患として，糖尿病，梅毒，Hansen 病，脊髄空洞症，先天性無痛覚症がある.

引用文献・参考図書

1. Adamson TC Ⅲ, Resnik CS, Guerra Jr J, Vint VC, Weisman MH, Resnick D. Hand and wrist arthropathies of hemochromatosis and calcium pyrophosphate deposition disease: distinct radiographic features. *Radiology* 1983; 147: 377-381.
2. Audenaert EA, Baelde N, Huysse W, et al. Development of three-dimentional detection method of cam deformities in femoroacetabular impingement. *Skeletal Radiol* 2011; 40: 921-927.
3. Bennett GL, Leeson MC, Michael A. Extensive hemosiderin deposition in the medial meniscus of a knee. Its possible relationship to degenerative joint disease. *Clin Orthop* 1988; 230: 182-185.
4. Bhalla S, Reinus WR. The linear intravertebral vacuum: a sign of benign vertebral collapse. *Am J Roentgenol* 1998; 170: 1563-1569.
5. Bittersohl B, Hosalkar HS, Apprich S, et al. Comparison of pre-operative dGEM-RIC imaging with intra-operative findings in femoroacetabular impingement: preliminary findings. *Skeletal Radiol* 2011; 40: 553-561.
6. Blackburn WD Jr, Chivers S, Bernreuter W. Cartilage imaging in osteoarthritis. *Semin Arthritis Rheum* 1996; 25: 273-281.
7. Bloem JL, Sartoris DJ, eds. *MRI and CT of the musculoskeletal system. A text-atlas.* Baltimore: Williams & Wilkins; 1992.
8. Bock GW, Garcia A, Weisman MH, et al. Rapidly destructive hip disease: clinical and imaging abnormalities. *Radiology* 1993; 186: 461-466.
9. Bora FW Jr, Miller G. Joint physiology, cartilage metabolism, and the etiology of osteoarthritis. *Hand Clin* 1987; 3: 325-336.
10. Boutry N, Paul C, Leroy X, Fredoux D, Migaud H, Cotten A. Rapidly destructive osteoarthritis of the hip: MR imaging findings. *Am J Roentgenol* 2002; 179: 657-663.
11. Broderick LS, Turner DA, Renfrew DL, Schnitzer TJ, Huff JP, Harris C. Severity of articular cartilage abnormality in patients with osteoarthritis: evaluation with fast spin-echo MR vs arthroscopy. *Am J Roentgenol* 1994; 162: 99-103.
12. Brower AC, Downey EF. Kümmell disease: report of a case with serial radiographs. *Radiology* 1981; 141: 363-364.
13. Buckwalter JA, Mankin HG. Articular cartilage. Ⅱ. Degeneration and osteoarthritis, repair, regeneration, and transplantation. *J Bone Joint Surg [Am]* 1997; 79A: 612-632.
14. Buckwalter JA, Mow VC. Cartilage repair in osteoarthritis. In: Moskowitz RW, Howell DS, Goldberg VM, Mankin HJ, eds. *Osteoarthritis*, 2nd ed. Philadelphia: WB Saunders; 1992: 71-107.
15. Bullough PG. The pathology of osteoarthritis. In: Moskowitz RW, Howell DS, Goldberg VM, Mankin HJ, eds. *Osteoarthritis*, 2nd ed. Philadelphia: WB Saunders; 1992: 39-69.
16. Bullough PG, Bansal M. The differential diagnosis of geodes. *Radiol Clin North Am* 1988; 26: 1165-1184.
17. Chan WP, Lang P, Stevens MP, et al. Osteoarthritis of the knee: comparison of radiography, CT, and MR imaging to assess extent and severity. *Am J Roentgenol* 1991; 157: 799-806.
18. Charcot JM. Sur quelques arthropathies qui paraissent dépendre d'une lesion du cervean ou de la moëlle épindère. *Arch Physiol Norm Pathol* 1868; 1: 161-178.
19. Charran AK, Tony G, Lalam R, et al. Destructive discovertebral degenerative disease of the lumbar spine. *Skeletal Radiol* 2012; 41: 1213-1221.
20. Chen L, Boonthathip M, Cardoso F, Clopton P, Resnick D. Acetabulum protrusio and center edge angle: new MR-imaging measurement criteria―a correlative study with measurement derived from conventional radiography. *Skeletal Radiol* 2009; 38: 123-129.
21. Chou L, Knight R. Idiopathic avascular necrosis of a vertebral body: a case report and literature review. *Spine* 1997; 22: 1928-1932.
22. Cicuttini FM, Spector TD. Genetics of osteoarthritis. *Ann Rheum Dis* 1996; 55: 665-667.
23. Cohn EL, Maurer EJ, Keats TE, Dussault RG, Kaplan PA. Plain film evaluation of degenerative disk disease at the lumbosacral junction. *Skeletal Radiol* 1997; 26: 161-166.
24. Dandachli W, Najefi A, Iranpour F, et al. Quantifying the contribution of pincer deformity to femoro-acetabular impingement using 3D computerized tomography. *Skeletal Radiol* 2012; 41: 1295-1300.
25. Davis MA. Epidemiology of osteoarthritis. *Clin Geriatr Med* 1988; 4: 241-255.
26. Della Torre P, Picuti G, Di Filippo P. Rapidly progressive osteoarthritis of the hip. *Ital J Orthop Traumatol* 1987; 13: 187-200.
27. Dieppe P, Cushnaghan J. The natural course and prognosis of osteoarthritis. In: Moskowitz RW, Howell DS, Goldberg VM, Mankin HJ, eds. *Osteoarthritis*, 2nd ed. Philadelphia: WB Saunders; 1992: 399-412.
28. Epstein BS, Epstein JA, Jones MD. Lumbar spinal stenosis. *Radiol Clin North Am* 1977; 15: 227-239.
29. Erkintalo MO, Salminen JJ, Alanen AM, Paajanen HEK, Kormano MJ. Development of degenerative changes in the lumbar intervertebral disk: results of a prospective MR imaging study in adolescents with and without low-back pain. *Radiology* 1995; 196: 529-533.
30. Fairbank TJ. Knee joint changes after meniscectomy. *J Bone Joint Surg [Br]* 1948; 30B: 664-670.
31. Felson DT. The course of osteoarthritis and factors that affect it. *Rheum Dis Clin North Am* 1993; 19: 607-615.
32. Forestier J, Rotes Querol J. Senile ankylosing hyperostosis of the spine. *Ann Rheum Dis* 1950; 9: 321-330.
33. Ganz R, Parvizi J, Beck M, Leunig M, Notzli H, Siebenrock KA. Femoroacetabular impingement: a cause for osteoarthritis of the hip. *Clin Orthop Relat Res* 2003; 417: 112-120.
34. Giori NJ, Trousdale RT. Acetabular retroversion is associated with osteoarthritis of the hip. *Clin Orthop Relat Res* 2003; 417: 263-269.
35. Golimbu C, Firooznia H, Rafii M. The intravertebral vacuum sign. *Spine* 1986; 11: 1040-1043.
36. Greenspan A, Norman A, Tchang FKM. "Tooth" sign in patellar degenerative disease. *J Bone Joint Surg [Am]* 1977; 59A: 483-485.
37. Harrison MH, Schajowicz F, Trueta J. Osteoarthritis of the hip: a study of the nature and evolution of the disease. *J Bone Joint Surg [Br]* 1953; 35B: 598-629.
38. Hayward I, Bjorkengren AG, Pathria MN, Zlatkin MB, Sartoris DJ, Resnick D. Patterns of femoral head migration in osteoarthritis of the hip: a reappraisal with CT and pathologic correlation. *Radiology* 1988; 166: 857-860.
39. Hill CL, Gale DG, Chaisson CE, et al. Knee effusions, popliteal cysts, and synovial thickening: association with knee pain in osteoarthritis. *J Rheumatol* 2001; 28: 1330-1337.
40. Jacobson JA, Girish G, Jiang Y, Sabb BJ. Radiographic evaluation of arthritis: degenerative joint disease and variations. *Radiology* 2008; 248: 737-747.
41. Jones EA, Manaster BJ, May DA, Disler DG. Neuropathic osteoarthropathy: diagnostic dilemmas and differential diagnosis. *Radiographics* 2000; 20: S279-S293.
42. Jungmann PM, Liu F, Link TM. What has imaging contributed to the epidemiological understanding of osteoarthritis? *Skeletal Radiol* 2014; 43: 271-275.
43. Kassarjian A, Yoon LS, Belzile E, Connolly SA, Millis MB, Palmer WE. Triad of MR arthrographic findings in patients with cam-type femoroacetabular impingement. *Radiology* 2005; 236: 588-592.
44. Kellgren JH, Moore R. Generalized osteoarthritis and Heberden's nodes. *Br Med J* 1952; 1: 181-187.
45. Kerr R, Resnick D, Pineda C, Haghighi P. Osteoarthritis of the glenohumeral joint: a radiologic-pathologic study. *Am J Roentgenol* 1985; 144: 967-972.
46. Kim JA, Park JS, Jin W, et al. Herniation pits in the femoral neck: a radiographic indicator of femoroacetabular impingement? *Skeletal Radiol* 2011; 40: 167-172.
47. Kirkaldy-Willis WH, Farfan HF. Instability of the lumbar spine. *Clin Orthop* 1982; 165: 110-123.
48. Knutsson F. The vacuum phenomenon in the intervertebral discs. *Acta Radiol* 1942; 23: 173-175.
49. Kumpan W, Salomonowitz E, Seidl G, Wittich GR. The intervertebral vacuum phenomenon. *Skeletal Radiol* 1986; 15: 444-447.
50. Laborie LB, Lehmann TG, Engesaeter IO, et al. Prevalence of radiographic findings thought to be associated with femoroacetabular impingement in a population-based cohort of 2081 healthy young adults. *Radiology* 2011; 260: 494-502.
51. Lawrance JAL, Athanasou NA. Rapidly destructive hip disease. *Skeletal Radiol* 1995; 24: 639-641.
52. Leach RE, Gregg T, Siber FJ. Weight-bearing radiography in osteoarthritis of the knee. *Radiology* 1970; 97: 265-268.
53. Lefkowitz DM, Quencer RM. Vacuum facet phenomenon: a computed tomographic sign of degenerative spondylolisthesis. *Radiology* 1982; 144: 562.
54. Leone A, Cassar-Pullicino VN, Guglielmi G, Bonomo L. Degenerative lumbar intervertebral instability: what is it and how does imaging contribute? *Skeletal Radiol* 2009; 38: 529-533.

55. Lequesne M. La coxarthrose destructrice rapide. *Rhumatologie* 1970; 22: 51-63.

56. Lequesne MG, Laredo J-D. The faux profil (oblique view) of the hip in the standing position. Contribution to the evaluation of osteoarthritis of the adult hip. *Ann Rheum Dis* 1998; 57: 676-681.

57. Maldague BE, Noel HM, Malghem JJ. The intravertebral vacuum cleft: a sign of ischemic vertebral collapse. *Radiology* 1978; 129: 23-29.

58. Mankin HJ, Brandt KD. Biochemistry and metabolism of articular cartilage in osteoarthritis. In: Moskowitz RW, Howell DS, Goldberg VM. Mankin HJ, eds. *Osteoarthritis*, 2nd ed. Philadelphia: WB Saunders; 1992: 109-154.

59. Martel W, Snarr JW, Horn JR. The metacarpophalangeal joints in interphalangeal osteoarthritis. *Radiology* 1973; 108: 1-7.

60. McAfee PC, Ullrich CG, Yuan HA, Cacayorill ED, Lockwood RC. Computed tomography in degenerative lumbar spinal stenosis: the value of multiplanar reconstruction. *Radiographics* 1982; 2: 529537.

61. McCauley TR, Disler DG. Magnetic resonance imaging of articular cartilage of the knee. *J Am Acad Orthop Surg* 2001; 9: 2-8.

62. Milgram JE. Recurrent articular spondylolisthesis: common cause of vertebral instabilities, root pain, sciatica, and ultimately spinal stenosis. Early detection and blocking of specific dislocations. *Bull Hosp Joint Dis Orthop Inst* 1986; 46: 47-51.

63. Modic MT, Masaryk TJ, Ross JS, Carter JR. Imaging of degenerative disk disease. *Radiology* 1988; 168: 177-186.

64. Modic MT, Steinberg PM, Ross JS, Masaryk TJ, Carter JR. Degenerative disk disease: assessment of changes in vertebral body marrow with MR imaging. *Radiology* 1988; 166: 193-199.

65. Norman A, Robbins H, Milgram JE. The acute neuropathic arthropathy—a rapid severely disorganizing form of arthritis. *Radiology* 1968; 90: 1159-1164.

66. Notzli HP, Wyss TF, Stoecklin CH, Schmid MR, Treiber K, Hodler J. The contour of the femoral head-neck junction as a predictor for the risk of anterior impingement. *J Bone Joint Surg [Br]* 2002; 84B: 556-560.

67. Pepper HW, Noonan CD. Radiographic evaluation of total hip arthroplasty. *Radiology* 1973; 108: 23-29.

68. Peyron JG. Epidemiologic and etiologic approach of osteoarthritis. *Semin Arthritis Rheum* 1979; 8: 288-306.

69. Peyron JG, Altman RD. The epidemiology of osteoarthritis. In: Moskowitz RW, Howell DS, Goldberg VM, Mankin HJ, eds. *Osteoarthritis*, 2nd ed. Philadelphia: WB Saunders; 1992: 15-37.

70. Pfirrmann CWA, Mengiardi B, Dora C, Kalberer F, Zanetti M, Hodler J. Cam and pincer femoroacetabular impingement: characteristic MR arthrographic findings in 50 patients. *Radiology* 2006; 240: 778-785.

71. Pollard TCB. A perspective on femoroacetabular impingement. *Skeletal Radiol* 2011; 40: 815-818.

72. Postel M, Kerboull M. Total prosthetic replacement in rapidly destructive arthrosis of the hip joint. *Clin Orthop* 1970; 72: 138-144.

73. Ranawat AS, Schulz B, Baumbach SF, et al. Radiographic predictors of hip pain in femoroacetabular impingement. *HSSJ* 2011; 7: 115-119.

74. Reichenbach S, Juni P, Werlen S, et al. Prevalence of cam-type deformity on hip magnetic resonance imaging in young males: a cross-sectional study. *Arthritis Care Res* 2010; 62: 1319-1327.

75. Resnick D. Degenerative diseases of the vertebral column. *Radiology* 1985; 156: 3-14.

76. Resnick D. Patterns of migration of the femoral head in osteoarthritis of the hip. Roentgenographic-pathologic correlation and comparison with rheumatoid arthritis. *Am J Roentgenol* 1975; 124: 62-74.

77. Resnick D, Niwayama G. Degenerative disease of extraspinal locations. In: Resnick D, ed. *Diagnosis of bone and joint disorders*, 3rd ed. Philadelphia: WB Saunders; 1995: 1263-1371.

78. Resnick D, Niwayama G. Diffuse idiopathic skeletal hyperostosis (DISH): ankylosing hyperostosis of Forestier and Rotes-Querol. In: Resnick D, ed. *Diagnosis of bone and joint disorders*, 3rd ed. Philadelphia: WB Saunders; 1995: 1463-1495.

79. Resnick D, Niwayama G. Entheses and enthesopathy. Anatomical, pathological and radiological correlation. *Radiology* 1983; 146: 1-9.

80. Resnick D, Niwayama G, Coutts RD. Subchondral cysts (geodes) in arthritic disorders: pathologic and radiographic appearance of the hip joint. *Am J Roentgenol* 1977; 128: 799-806.

81. Resnick D, Niwayama G, Goergen TG. Degenerative disease of the sacroiliac joint. *Invest Radiol* 1975; 10: 608-621.

82. Resnick D, Shaul SR, Robins JM. Diffuse idiopathic skeletal hyperostosis (DISH). Forestier's disease with extraspinal manifestations. *Radiology* 1975; 115: 513-524.

83. Rosenberg ZS, Shankman S, Steiner GC, Kastenbaum DK, Norman A, Lazansky MG. Rapid destructive osteoarthritis: clinical, radiographic, and pathologic features. *Radiology* 1992; 182: 213-216.

84. Ross JS, Modic MT, Masaryk TJ, Carter J, Marcus RE, Bohlman H. Assessment of extradural degenerative disease with Gd DTPA-enhanced MR imaging: correlation with surgical and pathologic findings. *Am J Neuroradiol* 1989; 10: 1243-1249.

85. Sandell LJ. Etiology of osteoarthritis: genetics and synovial joint involvement. *Nature Rev Rheum* 2012; 8: 77-89.

86. Schiebler ML, Grenier N, Fallon M, Camerino V, Zlatkin M, Kressel HY. Normal and degenerated intervertebral disk: in vivo and in vitro MR imaging with histopathologic correlation. *Am J Roentgenol* 1991; 157: 93-97.

87. Schmorl G, Junghanns H. *The human spine in health and disease*, 2nd ed. New York: Grune & Stratton; 1971.

88. Schumacher HR. Articular cartilage in the degenerative arthropathy of hemochromatosis. *Arthritis Rheum* 1982; 25: 1460-1468.

89. Sienbenrock KA, Schoeniger R, Ganz R. Anterior femoroacetabular impingement due to acetabular retroversion: treatment with periacetabular osteotomy. *J Bone J Surg [Am]* 2003; 85-A: 278-286.

90. Sokoloff L. Pathology and pathogenesis of osteoarthritis. In: Hollander JL, McCarty DJ, eds. *Arthritis and allied conditions*, 8th ed. Philadelphia: Lea & Febiger; 1972: 1009-1031.

91. Spector TD, MacGregor AJ. Risk factors for osteoarthritis: genetics. *Osteoarthritis Cartilage* 2004; 12: Suppl A: S39-S44.

92. Stoller DW. *MRI in orthopaedics and sports medicine*. Philadelphia: JB Lippincott; 1993.

93. Stoller DW, Cannon WD Jr, Anderson LJ. The knee. In: *Magnetic resonance imaging in orthopaedics and sports medicine*. Philadelphia: JB Lippincott; 1993: 139-372.

94. Theodorou DJ. The intravertebral vacuum cleft sign. *Radiology* 2001; 221: 787-788.

95. Waldschmidt JG, Braunstein EM, Buckwalter KA. Magnetic resonance imaging of osteoarthritis. *Rheum Dis Clin North Am* 1999; 25: 451-465.

96. Watt I. Osteoarthritis revisited-again! *Skeletal Radiol* 2009; 38: 419-423.

97. Watt I, Dieppe P. Osteoarthritis revisited. *Skeletal Radiol* 1990; 19: 1-3.

98. Weber BG. Total hip replacement: rotating versus fixed and metal versus ceramic heads. In: Salvati EA, ed. *The hip. Proceedings of the Ninth Open Scientific Meeting of the Hip Society, 1981*. St. Louis: CV Mosby; 1981: 264-275.

99. Werner CML, Copeland CE, Stromberg J, et al. Correlation of the cross-over ratio of the cross-over sign on conventional pelvic radiographs with computed tomography retroversion measurements. *Skeletal Radiol* 2010; 39: 655-660.

100. Xu L, Hayashi D, Guermazi A, et al. The diagnostic performance of radiography for detection of osteoarthritis-associated features compared with MRI in hip joints with chronic pain. *Skeletal Radiol* 2013; 42: 1421-1428.

14 炎症性関節症

炎症性関節疾患は，さまざまな疾患群から構成され，その多くは全身性疾患である（図 12-1 を参照）．関節軟骨および骨を侵す炎症性パンヌスが重要かつ共通の特徴である（図 14-1）．種々の炎症性関節疾患の臨床および X 線上の特徴の概略を表 14-1 に示す．

A びらん性骨関節炎

びらん性骨関節炎（びらん性変形性関節症）は，1952 年に Kellgren と Moore によって最初に報告され，1961 年に Crain が指節間関節炎として再び報告した．彼はこの疾患を指関節に罹患し，断続する炎症の経過を辿り関節の変形や強直に至ることを特徴とする骨関節炎の局在性亜型と定義した．1966 年，Peter と Pearson がびらん性骨関節炎と表現し，1972 年，Ehrlich は腫脹，圧痛，発赤，熱感といった臨床所見を伴うものを炎症性骨関節炎と呼んだ．関節の退行性変化に加え，著明な滑膜炎を伴う指節間関節の進行性障害と定義付けられた．その原因として，ホルモンの影響，代謝異常，自己免疫異常や遺伝の関与が

炎症性関節疾患の特徴

【形態】

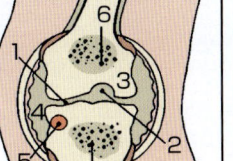

大関節
1. 広範な関節裂隙狭小化
2. 近縁および中央のびらん
3. 軟骨下骨の硬化はないか，わずか
4. 骨棘の欠如
5. 嚢胞形成
6. 骨粗鬆
7. 傍関節部の軟部組織腫脹

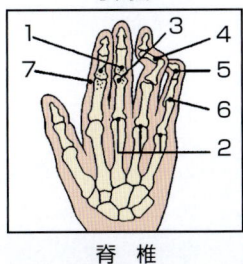

小関節
1. 傍関節部の骨粗鬆
2. 関節裂隙狭小化
3. 近縁びらん
4. ボタン穴変形
5. スワンネック変形
6. 亜脱臼と脱臼
7. 軟部組織腫脹（対称性，紡錘状）

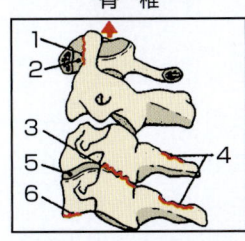

脊椎
1. 歯突起前面のびらん
2. C2 の頭側移動を伴う亜脱臼
3. 椎間関節のびらんと癒合
4. 棘突起のびらんと先細り
5. 椎間板の破壊
6. 椎体のびらん

分布

関節リウマチ
乾癬性関節炎，Reiter 症候群*
強直性脊椎炎**

*Reiter 症候群では股関節と下肢がよく罹患する

**強直性脊椎炎では股関節や肩関節などの大関節もよく罹患する

びらん性骨関節炎

成人　　若年
関節リウマチ

乾癬性関節炎　　Reiter 症候群

図 14-1　炎症性関節疾患
炎症性関節疾患における形態学的特徴および罹患部位の概要．

表14-1　炎症性関節疾患の臨床上，X線像上の特徴

関節炎の型	部位	重要な異常所見	撮影法[a]/方向
びらん性骨関節炎 （女性；中年）	手	近位および遠位指節間関節が侵される びらんによるかもめの翼（gull-wing）変形 Heberden結節 関節強直	正面像
関節リウマチ （女性＞男性；リウマトイド因子とDRW4）	手および手関節	中手指節関節，近位指節間関節が侵される 中心および辺縁部びらん 関節周囲骨萎縮 関節変形：ボタン穴変形，スワンネック変形，オペラグラス手，ヒッチハイカー母指 滑膜炎 pre-erosive edema	正面像 正面像，斜位像，MRI 正面像 MRI
	股関節	関節裂隙狭小化 びらん像 股臼底突出症	正面像，側面像 MRI，正面像
	膝関節	関節裂隙狭小化 びらん像 滑膜囊胞	正面像，側面像 MRI
	足および足関節	距骨下関節の罹患 踵骨びらん像	側面像，Broden撮影 踵骨側面像
若年性関節リウマチ（JIA）	手	関節強直 骨膜反応 成長異常	正面像（手関節，手）
	膝関節	成長異常	正面像，側面像
	頚椎	椎間関節癒合	正面像，側面像 斜位像
その他リウマチ性疾患 強直性脊椎炎 （男性＞女性；青年；HLA-B27陽性95%）	脊椎	C1/2亜脱臼 椎体方形化 靱帯付着部骨化 竹様脊柱（bamboo spine） 傍脊椎骨化 shiny corner sign	屈曲位側面像 正面像，側面像
	仙腸関節	炎症性変化 癒合	側面像 正面像（後→前方） Ferguson撮影
	骨盤	腸骨稜，坐骨結節のほおひげ状の骨新生	正面像
反応性関節炎（Reiter症候群） （男性＞女性）	足	母趾関節を侵す 踵骨びらん像	正面像，側面像
	脊椎	単一の疎な靱帯付着部骨化	正面像，側面像
	仙腸関節	片側性または両側性だが非対称性	正面像（後→前方） Ferguson撮影，CT，MRI
乾癬性関節炎 （男性≧女性；皮膚病変；HLA-B27陽性）	手	遠位指節間関節の罹患 末節部のびらん像 ネズミの耳様びらん像 pencil-in-cup変形 ソーセージ指 関節強直 綿毛様骨膜反応	正面像
	足	遠位指節間関節を侵す 末節部，踵骨のびらん像	正面像，側面像（足関節，足）
	脊椎	単一の疎な靱帯付着部骨化	正面像，側面像
	仙腸関節	片側性または両側性だが非対称性	正面像（後→前方） Ferguson撮影，MRI
腸疾患性関節症	仙腸関節	対称性罹患	正面像（後→前方） Ferguson撮影，CT，MRI

[a]骨シンチグラフィーは関節疾患の分布を調べるために用いられる
MRI：magnetic resonance imaging，JIA：juvenile idiopathic arthritis.

示唆されているがいまだ不明である．

びらん性骨関節炎は，中年女性に多い進行性の炎症性関節炎である．男性の罹患はまれで，男女比はおおよそ1：12とされる．罹患患者の年齢は36〜83歳であり，平均発症年齢は50.5歳である．この病態は退行性関節疾患のX線像と関節リウマチの臨床的特徴を兼ね備えている．病変部位は手に限られ，近位および遠位指節間関節に好発する．股関節，肩関節などの大関節の罹患はまれである．関節炎は通常，急に発症し手指の小関節に疼痛，腫脹，圧痛を呈する．また，指尖部には拍動性の感覚異常や朝のこわばりを伴う．

早期の主な特徴は指節間関節の対称性滑膜炎である．その後，関節びらんがみられる．これは，Martelにより"かもめの翼"（gull-wing）と名付けられた特徴的なX線像を呈する．この形態は，中心部のびらんおよび辺縁部の骨増殖の結果として生じる（図14-2）．Heberden結節もみられる場合がある．罹患関節近傍の皮質骨において線状あるいは綿毛様の骨添加を示す骨膜反応がしばしば観察される．罹患関節周囲の腫脹が存在するが（図14-2C），関節周囲の骨萎縮は通常伴わない．さらに経過中，指関節の骨性強直に進行することもある．びらん性骨関節炎患者のうち約15%は，臨床上，検査所見上，およ

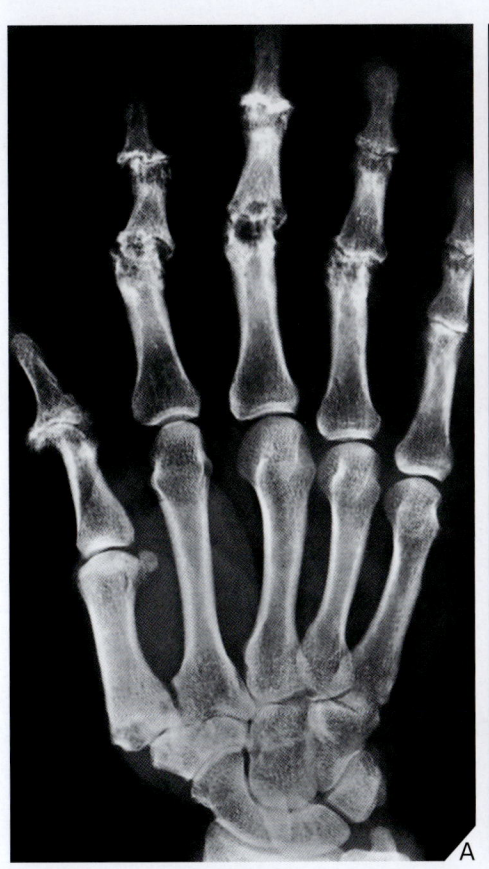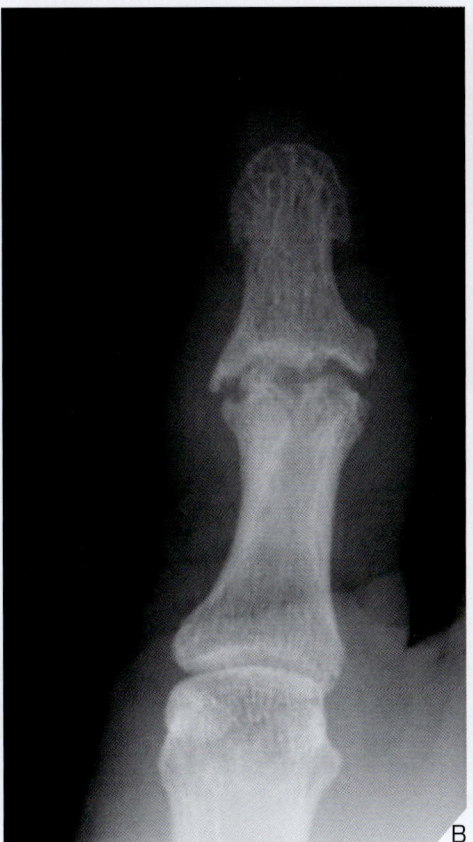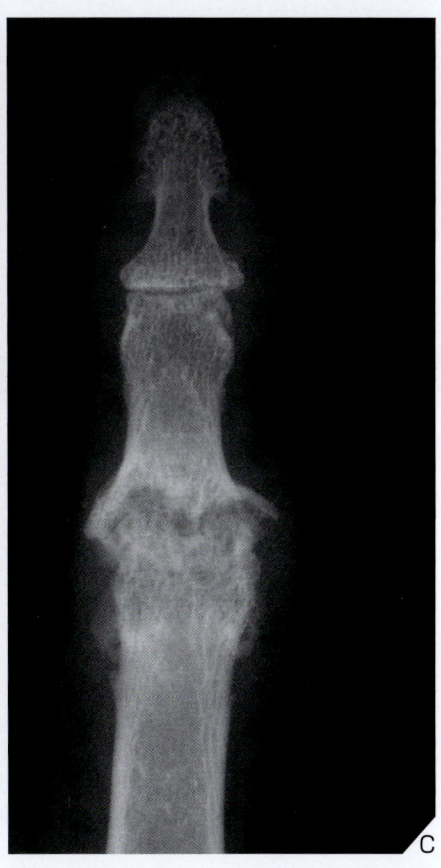

図 14-2　びらん性骨関節炎
（A）48 歳女性．左手 X 線正面像．びらん性関節炎．近位および遠位指節間関節が典型的に侵されている．関節遠位側ではびらんが，近位側では中央部のびらんと近縁の骨増殖がみられ，かもめの翼（gull-wing）状パターンを呈する．（B）51 歳女性．左母指正面像．特徴的なびらんを伴う gull-wing 変形を指節間関節に認める．（C）50 歳女性．乾癬性関節炎に類似した骨膜反応と紡錘状の軟部組織腫脹を伴う gull-wing 変形を認める．

び X 線像上も関節リウマチの特微像を示すようになる（図 14-3）．これら 2 つの病態の厳密な関連性についてはいまだ明らかにされていない．びらん性骨関節炎は，非典型的な部位より発症し，その後典型的な部位に進行する関節リウマチであるとする説や，また逆に，関節リウマチ患者とびらん性骨関節炎患者の関節液が類似していないこと，関節リウマチ患者に一般にみられる免疫学的異常がびらん性骨関節炎患者にはみられないこと，およびリウマトイド因子が陰性であることより，この 2 つを異なる疾患であるとする説もある．

　びらん性骨関節炎は非びらん性骨関節炎と画像上よく似ている．しかしミエロペルオキシダーゼ，CRP，Coll2-1NO2 などの血清学的バイオマーカーがびらん性骨関節炎で上昇することからこれら 2 つの病態の鑑別として期待されている．ときに，びらん性骨関節炎の亜型は Cronkhite-Canada 症候群の症状としてみられることがある．さらに，このまれな全身性疾患は消化管ポリポーシス，皮膚色素沈着，爪甲萎縮を伴う．

■ 治　療 ■

炎症性びらん性骨関節炎の主要な治療目的は，除痛と関節機能の回復である．非薬物療法には理学療法，作業療法が含まれ，関節可動域訓練やパラフィンバスでの温熱療法が有用である．薬物療法は NSAIDs やステロイド，症例によりメトトレキサート，経口金製剤が選択されるが，近年 NSAIDs 無効例に対するヒドロキシクロロキンの有効性や，アダリムマブ皮下注射ある

いはインフリキシマブ関節内注射などの有効性も報告されつつある．持続する疼痛の除去および重度の関節変形の矯正のため，外科的治療が通常必要となる．もっとも効果的な方法の 1 つにシリコンラバーを用いた関節置換術がある（図 14-3B を参照）．このタイプの手術適応には，関節裂隙の消失，関節破壊を伴った滑膜増殖，正常なアライメントの破綻，および耐えがたい疼痛がある場合である．

B 関節リウマチ

1. 成人の関節リウマチ

　関節リウマチ（rheumatoid arthritis）は進行性，慢性の全身性炎症性疾患であり，滑膜関節に原発し，女性が男性に比べ 3 倍多く罹患する．疾患の経過は患者ごとに異なり，寛解と増悪を繰り返す．現在，関節リウマチは病態発現に遺伝子が関与する種々の自己免疫疾患と考えられている．*HLA-DRB1* や *PTPN22* 遺伝子の関連がもっともよく知られているが，そのほか，染色体 18q21 に座位する receptor activator of nuclear factor κB をコードする TNFRSR11A を含む non-*HLA* 遺伝子との関連性や，抗 CCP 抗体陽性の関節リウマチにおける染色体 9 番に座位する *TRAF1-C5* 遺伝子座での遺伝子変異の関与が明らかとなってきた．患者血清からのリウマトイド因子の検出や，特異

14

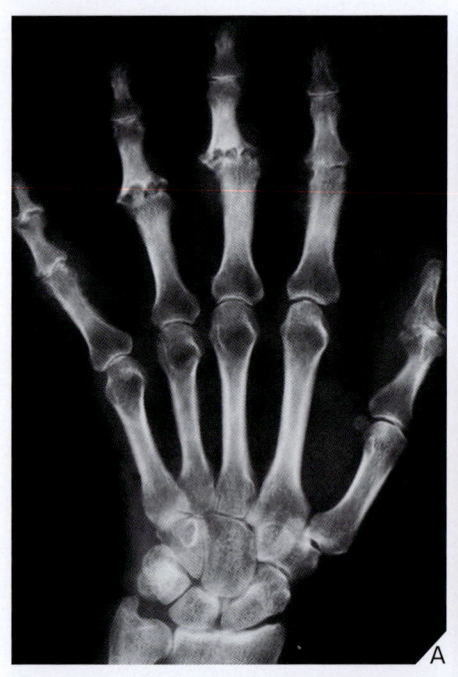
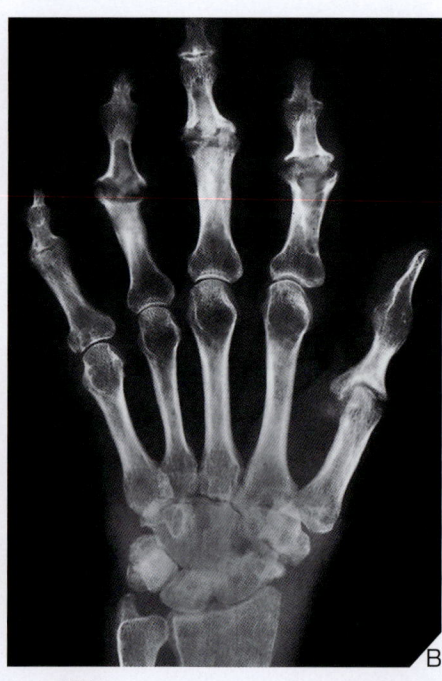
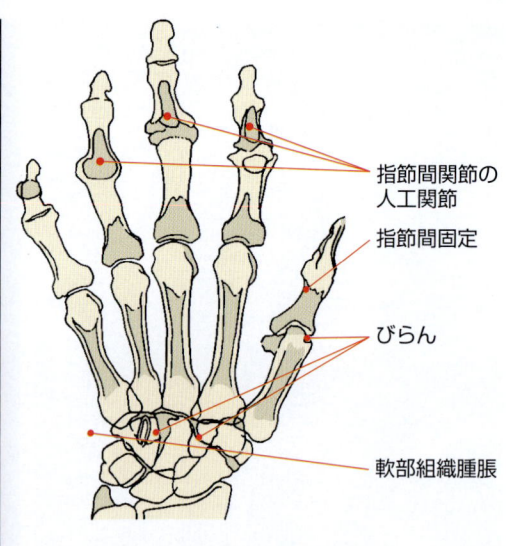

指節間関節の
人工関節

指節間固定

びらん

軟部組織腫脹

図 14-3　びらん性骨関節炎から関節リウマチへの進行
58 歳女性．（A）X 線正面像．かもめの翼（gull-wing）といわれるびらん性変化が，近位指節間関節，小指遠位指節間関節にみられる．持続する疼痛
があり，また保存的治療に抵抗したため，関節切除を行い，示指，中指，環指の近位指節間関節にはシリコンラバーを用いた関節置換を，母指指節間
関節，小指遠位指節間関節には関節固定を行った．（B）術後 5 年では，手関節，肘，肩，股関節および頚椎に関節リウマチの典型的な X 線像を呈して
いる．示指，環指の遠位指節間関節は自然に癒合し，母指，小指の指節間関節に外科手術による癒合がみられる．

抗体の証明は診断に重要な所見である．まだ議論のあるところ
であるが，リウマトイド因子は陰性であるが，臨床上，X 線像
上は関節リウマチである血清学的陰性の関節リウマチ（後述）
をこの項目に入れる専門家もいる．

a　リウマトイド因子

　臨床医に広く用いられているリウマトイド因子は，リウマチ
に侵された一部の滑膜により産生される抗ガンマグロブリン抗
体である．関節液中のリウマトイド因子は IgG または IgM であ
り，抗原（IgG）と結合し，免疫複合体を形成する．この免疫
複合体は補体系を賦活させ，炎症を惹起するメディエーターを
放出させる．リウマトイド因子はリウマチ以外の関節液中にも
みられるため，これのみで関節リウマチの診断を下すことはで
きない．しかし抗体価が高い場合には関節リウマチが強く疑わ
れる．この疾患の初期段階では血清中にみられる以前に，関節
液中にリウマトイド因子が陽性となり，早期診断が可能となる
ことがある．

　リウマトイド因子は局所および全身を循環する抗原抗体複合
体を形成することによりリウマチの発症に関与している．関節
液中において，IgG または IgM 型リウマトイド因子は抗原
（IgG）と結合し免疫複合体を形成する．補体系が活性化を受
け，その結果多核白血球が関節内に誘導される．それらより放
出される親水性酵素により関節が破壊される．この進行過程は
十分理解されているわけではない．

　しかし，リウマトイド因子で関節リウマチと完全に診断でき
るわけではなく，臨床的に関節リウマチと診断された患者の関
節液や血清中で約 70〜80％ に認められる．関節リウマチ発症早

期の関節液や血清では，最初リウマトイド因子検査が陰性で，
後に陽性化する．発症当初よりリウマトイド因子が陽性の患者
は，しばしば疾患活動性が高く，ADL は低下していく．皮下に
リウマトイド結節のある患者のほとんどは凝集反応は陽性で，
高値を示す．

b　画像所見

　関節リウマチは，びまん性かつ対称性の関節裂隙の狭小化を
呈し，辺縁部または中心部のびらん，傍関節周辺部の骨粗鬆症，
軟部組織の腫脹がみられることが特徴であり，軟骨下骨の硬化
像はあってもごくわずかであり，骨棘形成がみられない．

c　大関節罹患

　いかなる荷重および非荷重の大関節も，関節リウマチに罹患
しうる．罹患関節の大きさ，部位にかかわらず，この炎症性疾
患に特徴的な画像所見がみられる．

▋ 骨粗鬆症 ▋

　関節リウマチにおいては，変形性関節症と異なり，骨粗鬆症
は特徴的な所見である．初期には骨粗鬆症は傍関節辺縁部に限
られるが，進行するにつれて全身にみられるようになる．

▋ 関節裂隙の狭小化 ▋

　関節裂隙の狭小化は，一般に対称性にみられる．膝において
は，3 つの関節区画すべてが障害される（図 14-4）．股関節で
は，同心円状の関節裂隙の狭小化は，大腿骨頭の軸方向で移動
し，さらに進行した病期には，股臼底突出症となる（図 14-
5）．上腕骨頭の頭側への移動は，肩関節の破壊的変化と肩板断
裂の二次的変化としてみられる（図 14-6）．鉛筆様と例えられ

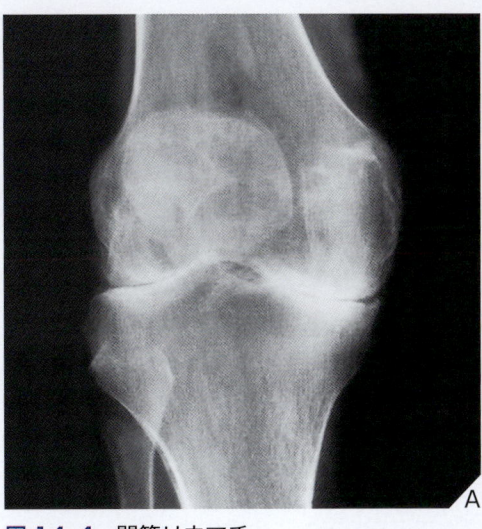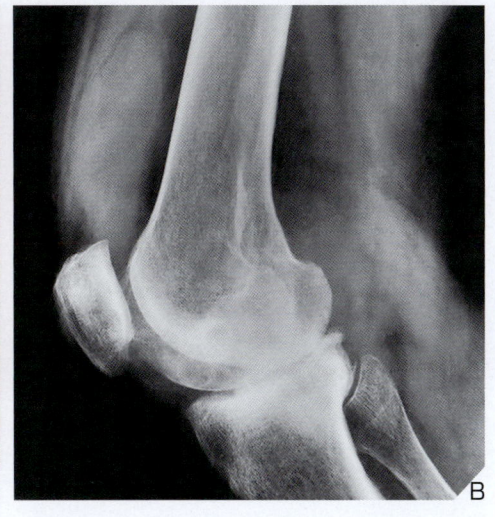

図 14-4　関節リウマチ

52 歳女性．X 線正面像（A），側面像（B）．多関節罹患の関節リウマチで膝関節の 3 つの区画が侵されている．関節周囲の骨粗鬆症，関節液の貯留と骨棘形成の欠如に注目する．

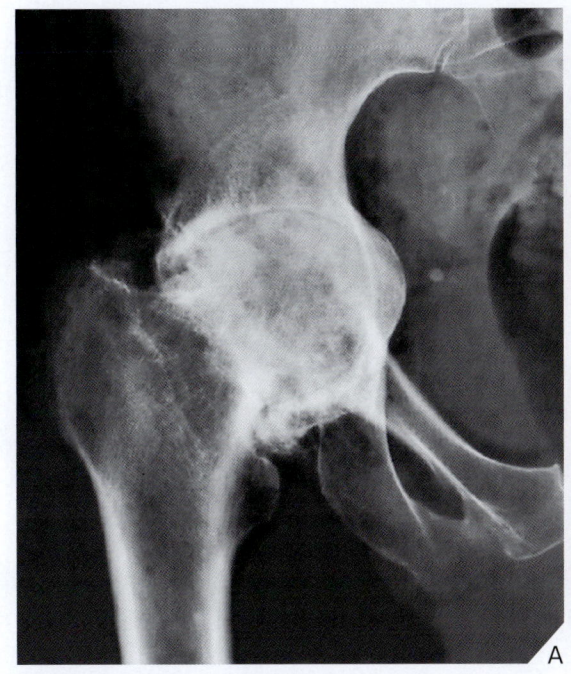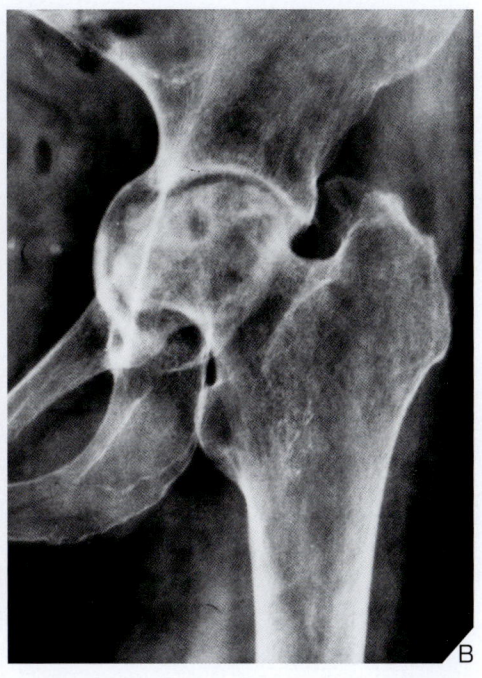

図 14-5　関節リウマチ

（A）60 歳女性．右股関節 X 線正面像．進行期関節リウマチ．全周にわたり関節裂隙狭小化，大腿骨頭の軸方向への移動により股臼底突出症がみられる．（B）64 歳女性．左股関節正面像．大腿骨頭および寛骨臼のびらんを認め，股関節の関節裂隙狭小化と股臼底突出症を認める．

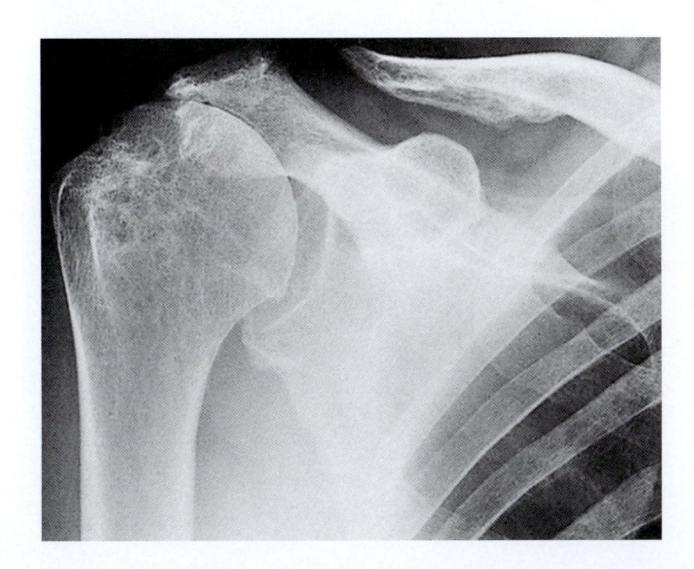

図 14-6　関節リウマチ

72 歳男性．右肩関節正面像．進行期関節リウマチ．関節リウマチに合併することが多い腱板断裂により，上腕骨頭の上方移動がみられる．関節周囲の骨粗鬆症，上腕骨頭のびらん，鎖骨遠位端の特徴的な先細りびらん像がみられる．

14

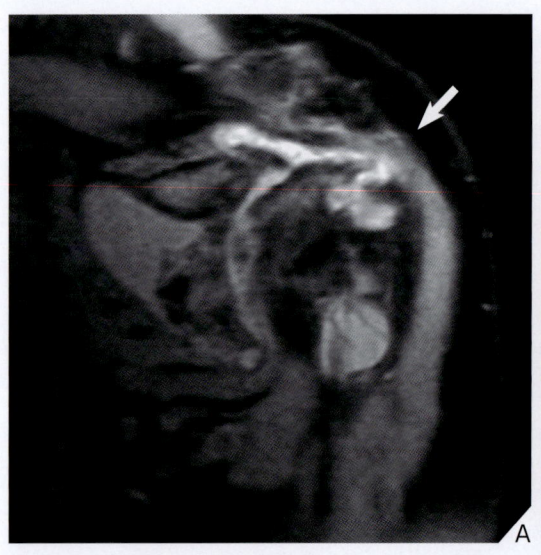

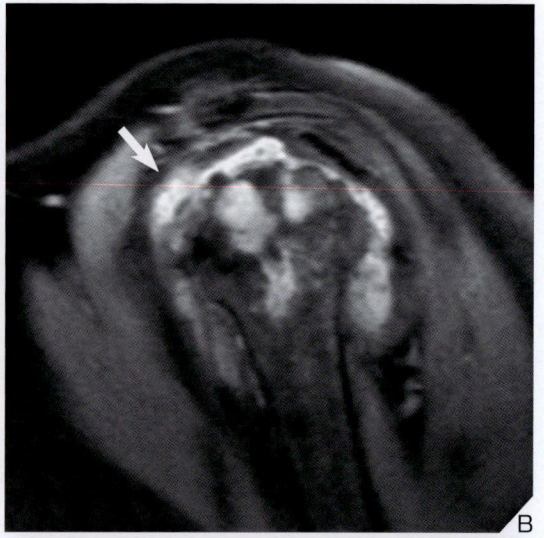

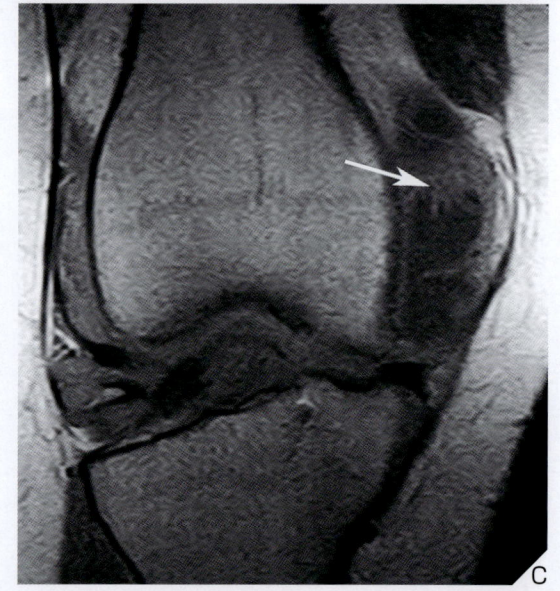

図 14-7　関節リウマチの MRI
64歳女性．（A）脂肪抑制プロトン密度強調斜位冠状断像，（B）矢状断像．左肩関節に進行期関節リウマチでみられる関節および関節近傍に巨大なびらん，関節裂隙狭小化，関節液貯留，棘上筋の断裂（→）を認める．（C）T1強調冠状断像．右膝に炎症性のパンヌス（→）を伴う関節液の貯留を認める．パンヌスの信号がわずかに高いのに対して，液体の信号は低いことに着目．

る鎖骨遠位端の吸収像がみられる．この病態における腱板断裂（図14-7）は，この異常の慢性外傷による形状と鑑別されなければならない（図5-65を参照）．

■ 関節びらん ■

関節のびらん性破壊の部位は，中心部または辺縁部である．一般に，修復性変化はないか，あっても非常に少なく，軟骨下骨の硬化，骨棘形成は認められない（図14-8）．二次性変化が加わった場合にのみ，軟骨下骨の硬化，骨棘形成がみられる（図13-5を参照）．

■ 骨びらん ■

踵骨後上縁とアキレス腱の間にみられるX線透過性の三角領域の消失は，踵骨後部滑液包内に炎症性の液体貯留を示唆する所見であり，通常踵骨の骨びらんを伴う（図14-9）．

■ 滑膜嚢胞，偽嚢胞 ■

これらの骨透過性の欠損像は，関節に近接してよくみられ（図14-10），それらのほとんどは関節と連絡している．

■ 関節液 ■

関節液は膝関節の側面像でもっともよく描出される（図14-4Bを参照）．肩，肘，股関節などの他の大関節の関節液は，

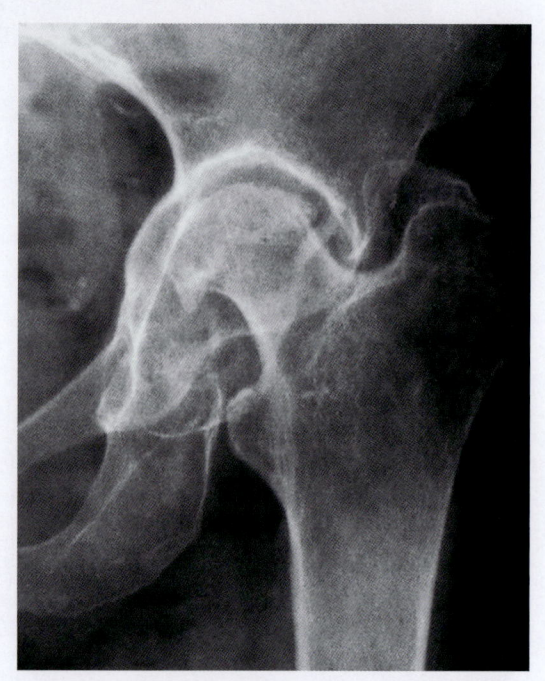

図 14-8　関節リウマチ
59歳女性．左股関節正面像．進行期関節リウマチ．大腿骨頭，寛骨臼の典型的なびらん像．骨棘が欠如し，ごくわずかな反応性骨硬化がみられる．

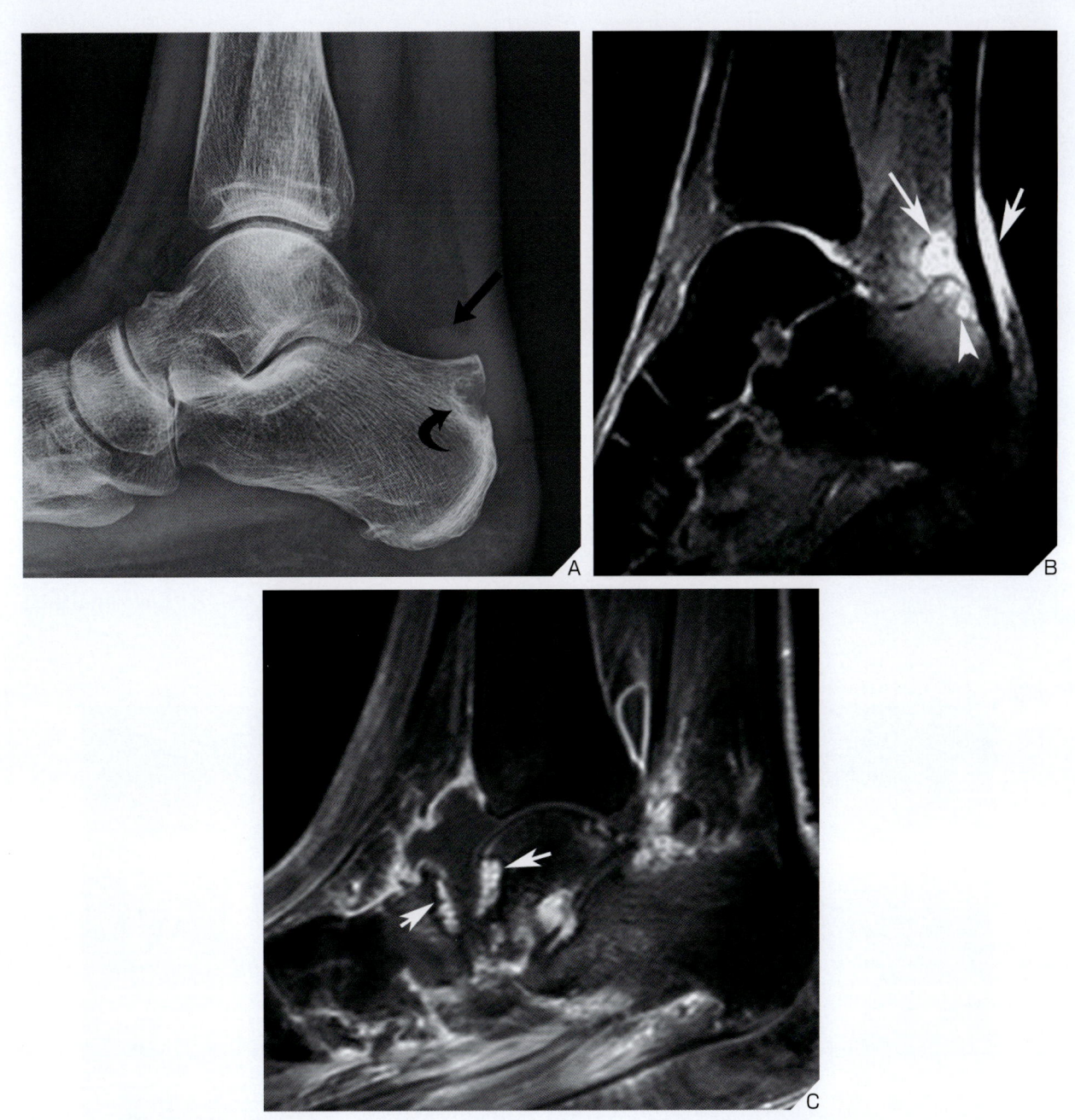

図14-9　関節リウマチ：骨びらん
踵部の疼痛を愁訴とする55歳女性．（A）X線側面像．踵骨後部滑液包内（→）に液体貯留と，踵骨の骨びらんを認める（↻）.（B）STIR矢状断像．広範な骨髄浮腫と踵骨後部滑液包炎とアキレス腱滑液包炎（→）を伴い踵骨後方突起に骨びらん（▷）を認める．（C）足関節脂肪抑制T1強調矢状断像．距腿関節に造影される滑膜/パンヌスと著明な関節液貯留を認める．距骨および舟状骨の造影される炎症性のパンヌスを含む骨びらんに着目（→）.

MRIによってもっともよく描出される．

▌米粒体▐

外観上は磨かれた米粒に類似し，関節内や滑液包内に一様な大きさの小さな遊離体として存在する．通常，関節リウマチでみられ，慢性炎症の経過に伴ったものと考えられている．ときに血清学的陰性の関節リウマチや結核性関節炎でもみられることがある．コラーゲン，フィブリノゲン，フィブリン，レチクリン，エラスチン，単球，血球などを含む．X線上（図14-11），ときに滑膜軟骨腫症と誤診される（第23章を参照）．MRI上，T2強調像では筋肉よりやや高信号域として観察されるのに対して，T1強調像では中等度の信号域として観察される（図14-12）.

d 小関節罹患

関節リウマチは，手足の中手（足）指節関節，近位指節間関節と同じように手関節部の小関節を特異的に侵す（図14-13）.手の遠位指節間関節は，かなり進行した場合侵されることがあるが，一般には侵されない．進行した場合，遠位指節間関節が侵されるかどうかという点については，いまだ論議のあるところであるが，遠位指節間関節が侵される場合は，典型的な関節リウマチではなく他の異なる多関節炎とする説もある．

大関節にみられる特異的な変化に加え，小関節にもその部位に特異的なX線像がみられる．

▌軟部組織の腫脹▐

この関節リウマチの初期徴候は，通常，紡錘形で対称性であ

14

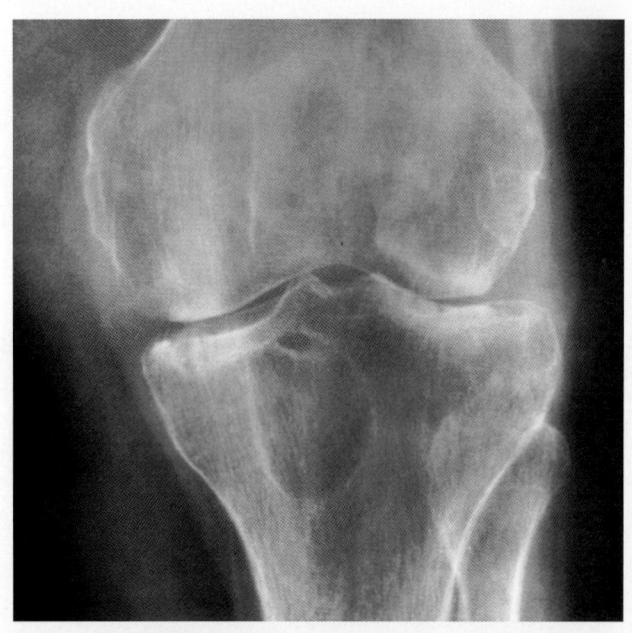

図 14-10　関節リウマチ
　35 歳女性．左膝関節正面像．関節リウマチ．脛骨近位部に大きな滑膜嚢胞を認める．関節びらんと関節周囲の骨粗鬆症にも着目．

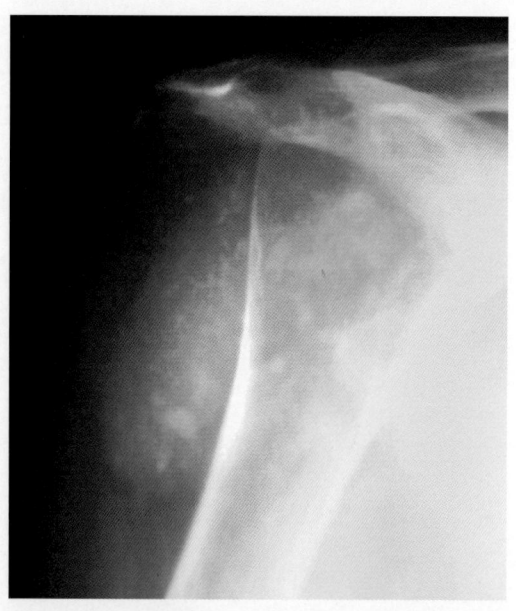

図 14-11　米粒体
　60 歳女性．右肩関節 X 線正面像．進行期関節リウマチ．肩峰下-三角筋下滑液包複合体に多数の米粒体を認める．

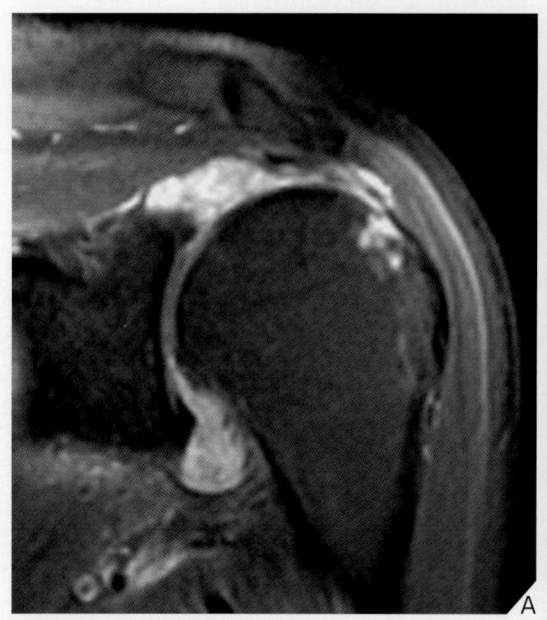

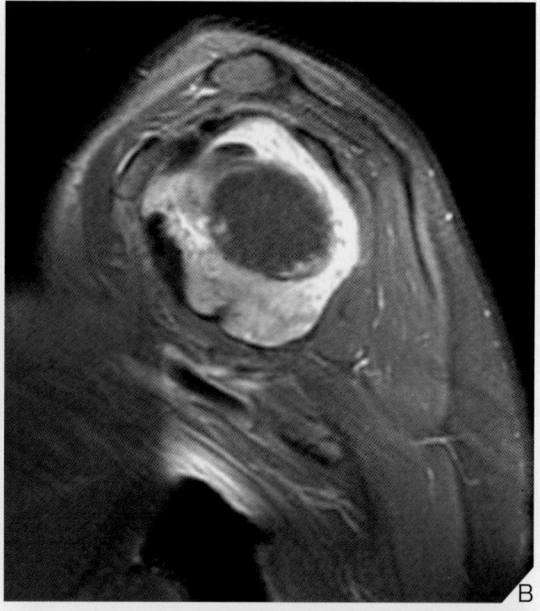

図 14-12　米粒体の MRI
　66 歳関節リウマチ女性．左肩関節内に多数の米粒体を認める．プロトン密度強調（A）斜位冠状断像，(B)矢状断像．(C)脂肪抑制 T2 強調斜位冠状断像．

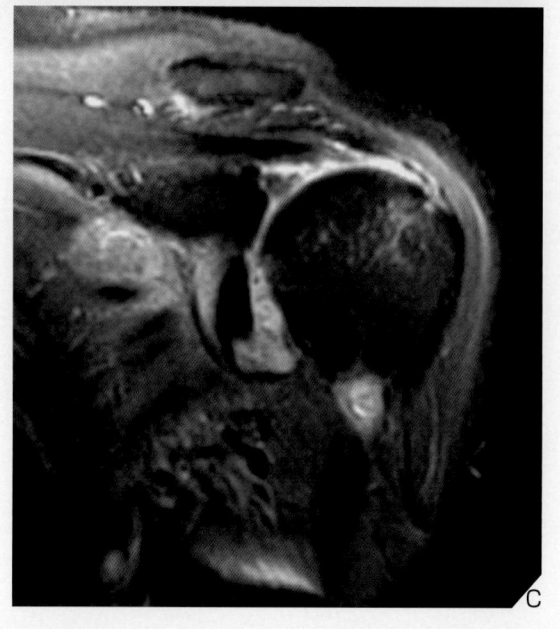

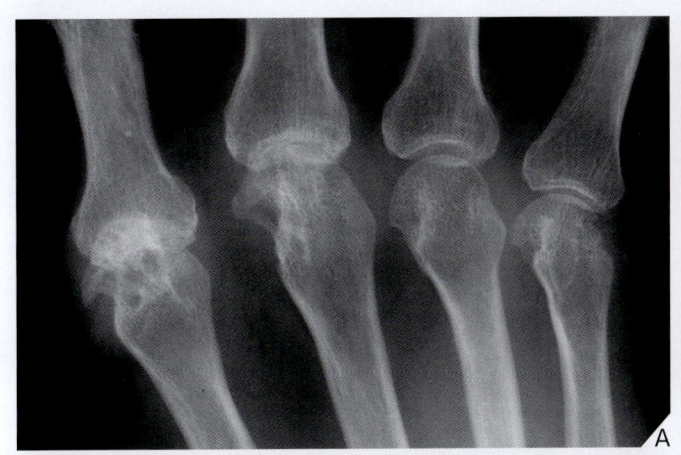

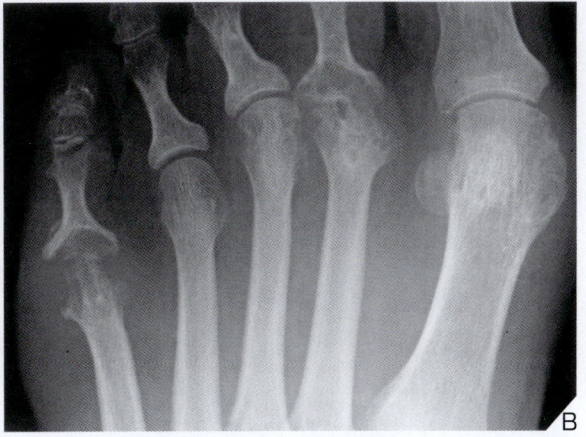

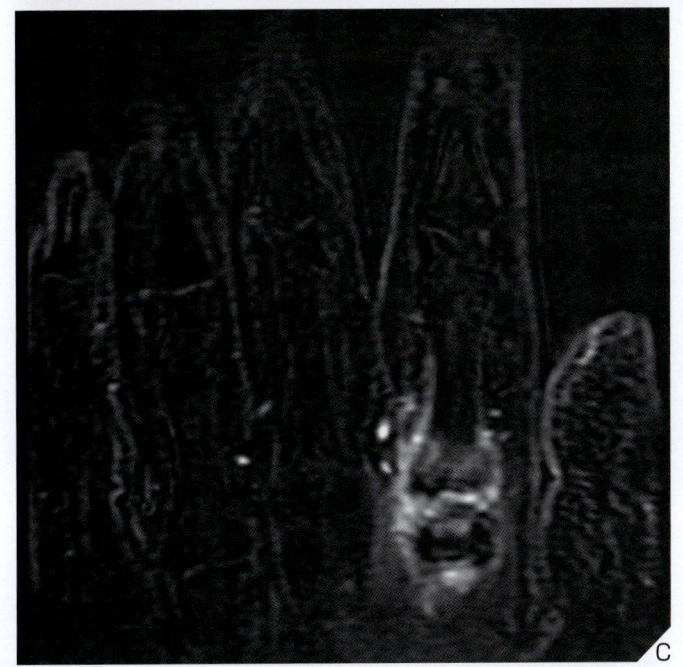

図 14-13　関節リウマチの小関節
51 歳女性．典型的なびらんを小関節に認める．（A）手，
（B）足の X 線像．（C）STIR 冠状断像．第 2 中手指節間
関節に骨髄浮腫と関節近傍に著明な軟部組織浮腫を認め
る．MRI での骨髄浮腫は X 線像での骨びらんに先行して
認められる（pre-erosive edema）．この所見により MRI
は関節リウマチの早期診断，治療開始の判断に有用である．
（Luis Cerezal, MD, Santander, Spain のご好意によ
る）．

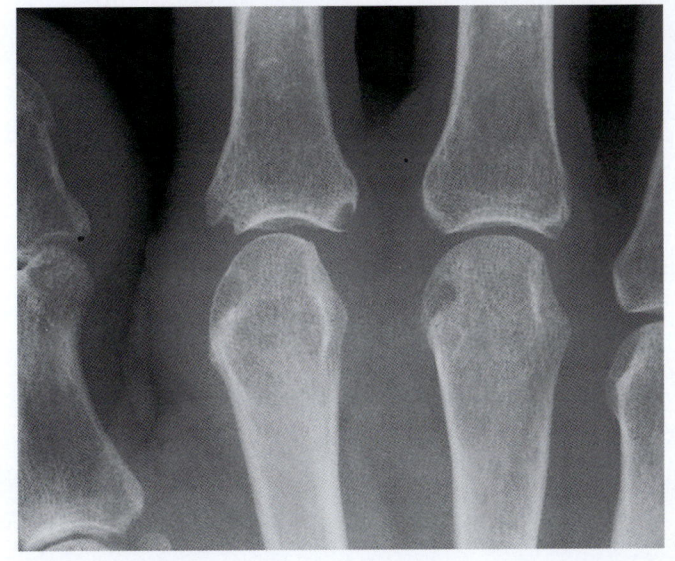

図 14-14　関節リウマチ
55 歳女性．弯入部（bare area）に典型的なびらん像を認める．関節
周囲の骨粗鬆変化と，軟部組織の腫脹がみられる．

る．それは関節周囲にみられ，関節液，浮腫，腱鞘炎が組み合
わさった結果である．

▌辺縁部びらん▐

　早期の関節の変化は，いわゆる弯入部（bare area）での辺縁
部びらんである．これは関節軟骨に被われていない小関節内で
始まる．このびらんは第 2，3 中手骨頭橈側と，基節骨基部の
橈・尺側によく認められる（図 14-14）．Resnick が指摘して
いるように，橈骨手根関節や茎状突起基部に生じた炎症が，茎
状突起にびらんを起こす．

▌関節変形▐

　関節リウマチに特異的ではないが，他の炎症性関節疾患と比
較すると，スワンネック変形，ボタン穴変形（boutonniére
deformity）がこの型の炎症性関節炎にみられることが多い．前
者の変形は，近位指節間関節の過伸展，遠位指節間関節の屈曲
によりみられ，白鳥の首に形が似ているためにそういわれてい
る（図 14-15）．ボタン穴変形は，ちょうど逆の形であり，近
位指節間関節は屈曲し，遠位指節間関節は伸展している（図
14-16）．boutonniére は，フランス語で「ボタン穴」の意味
であり，襟に花をさすときの指の形にその語源がある．母指の
同様の変形はヒッチハイカー母指と呼ばれている．

　さらに，関節リウマチの進行期には，指のアライメント異常を伴った亜脱臼，脱臼がよくみられる．とくに，中手指節関節部での指の尺側偏位，および橈骨手根関節部での手関節の橈側偏位は特徴的である（図 14-17）．さらに進行した場合には，

　中手指節関節の脱臼を伴った関節の破壊性変化に引き続いて，指節部の短縮が起こる．この変形は，指が伸縮しているようにみえることから，フランス語で「伸縮性のあるオペラグラス」の意味である main en lorgnette（オペラグラス手）と呼ばれている（図 14-18）．月状骨と舟状骨と間隙の異常な拡がりは舟状月状骨靱帯のびらんにより靱帯が断裂した進行期の状態を示す（図 14-19）．これは，外傷例にみられる Terry-Thomas 徴候に似ている（図 7-86 を参照）．関節変形は足にもみられ，距骨下関節がよく侵され，中足指節関節の亜脱臼は外反母趾，槌趾をきたす．

▎関節強直▎

　関節リウマチの進行期にまれにみられる関節強直は，手根中央関節が好発部位である（図 14-17, 18 を参照）．手関節の強直性変化は，若年性関節リウマチ，血清学的陰性の関節リウマチによくみられる．

ⓔ 脊椎病変

　胸椎，腰椎が関節リウマチによって侵されることはまれであるが，頸椎は関節リウマチ患者の約 50％が侵される（表 14-2）．関節リウマチの脊椎病変でもっとも特徴的な X 線像は，歯突起，環軸関節，および椎間関節にみられる．びらん性の変化は，歯突起（図 12-39 を参照），椎間関節にみられる（図 14-20）．また亜脱臼は環軸関節によくみられ（図 12-40 を参照），しばしば歯突起の垂直脱臼［頭蓋沈下（cranial settling），環軸椎圧潰（atlantotaxial impaction）ともいう］がみられる（図 14-21, 22）．もっともよくみられる X 線像の異常は，歯

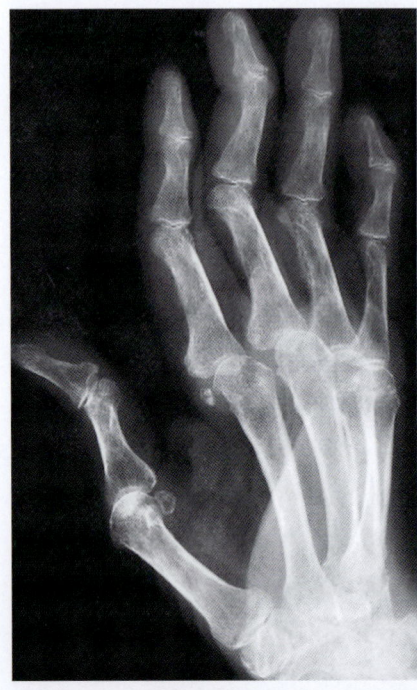

図 14-15　関節リウマチ
59 歳女性．手の斜位像．第 2〜第 5 指のスワンネック変形を示す．変形の特徴である遠位指節間関節の屈曲，近位指節間関節の伸展がみられる．

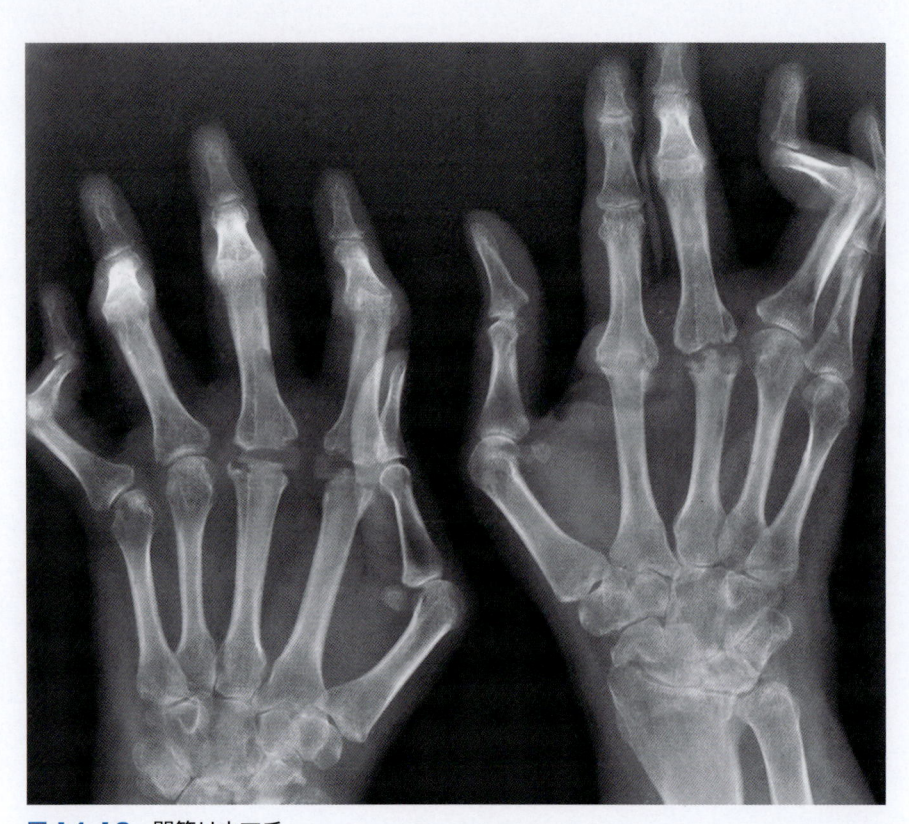

図 14-16　関節リウマチ
48 歳女性．手の正面像．右手小指，環指および左手環指にボタン穴変形がみられる．

Ⅲ

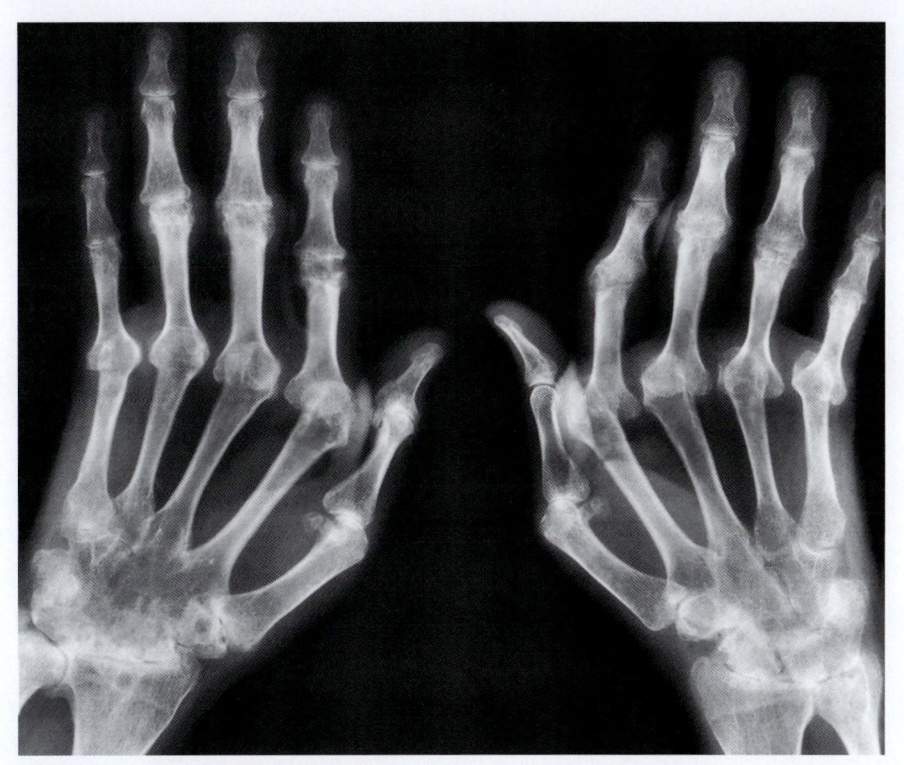

図 14-17　関節リウマチ
51 歳女性. 両手正面像. 中手指節関節が亜脱臼し, 指の尺側偏位, および手関節の橈側偏位がみられる. 右手根中央関節の強直に注目.

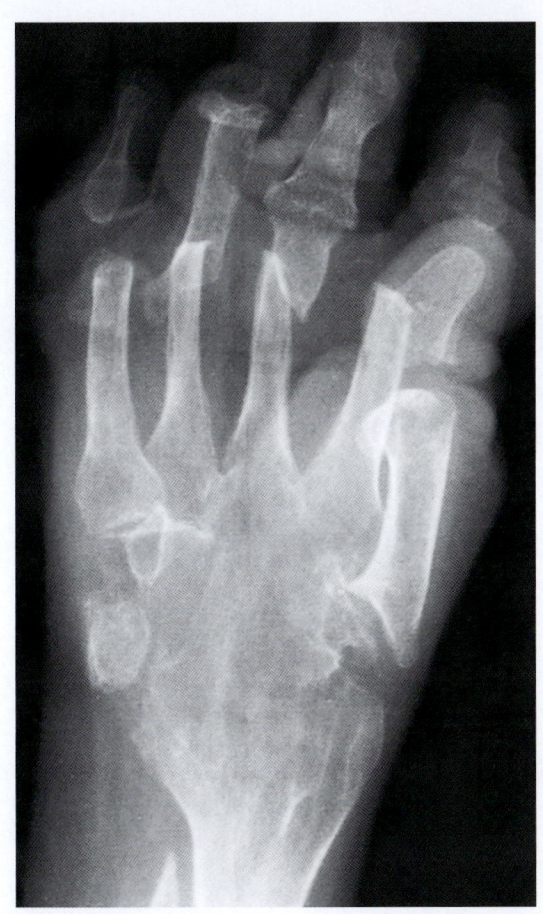

図 14-18　関節リウマチ
54 歳女性. 右手正面像. 長期罹患の進行期関節リウマチにおけるオペラグラス手を示す. 中手指節関節の破壊性変化と脱臼に引き続いて指の伸縮がみられる. また, 橈骨手根骨関節, 手根骨間関節の強直, 尺骨遠位部の鉛筆様変化もみられる.

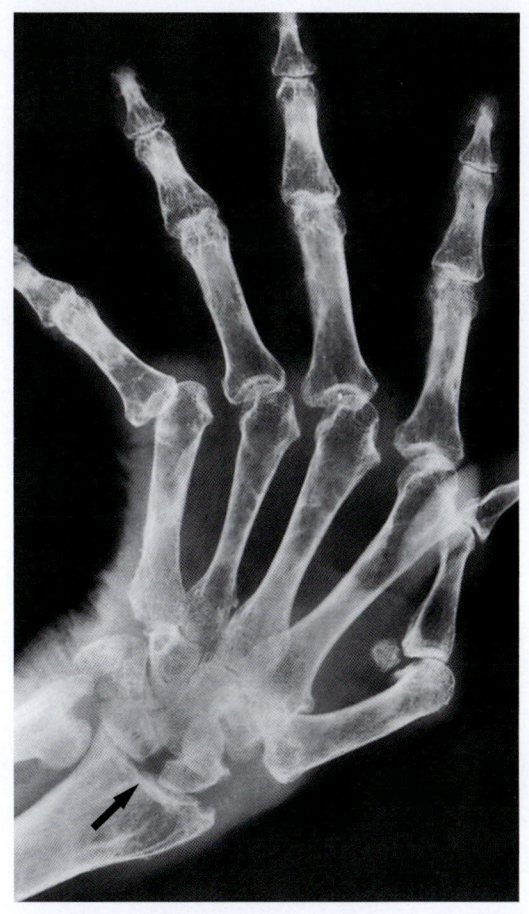

図 14-19　関節リウマチ
60 歳女性. 月状骨と舟状骨との間隙の開大 (→) は, 舟状月状骨靱帯の断裂を示している. また, 中手指節関節の亜脱臼の結果による指の尺側偏位もみられる.

表 14-2	関節リウマチにおける頚椎の異常

骨粗鬆症
歯突起のびらん
環軸椎（C1/2）の亜脱臼
軸椎の垂直脱臼（頭蓋沈下）
椎間関節のびらん
椎間関節の癒合
Luschka 関節のびらん
椎間板腔の狭小化
椎体辺縁のびらんと硬化
棘突起のびらん
椎体の亜脱臼（側面像で梯子または doorstep 様）

(Resnick D, NiwayamaG. Rheumatoid arthritis and the seronegative spondyloarthropathies : radiographic and pathologic concepts. In : Resnick D, ed. Diagnosis of bone and joint disorders, 3rd ed Philadelphia. WB Saunders ; 1995 : 807-865 より改変)

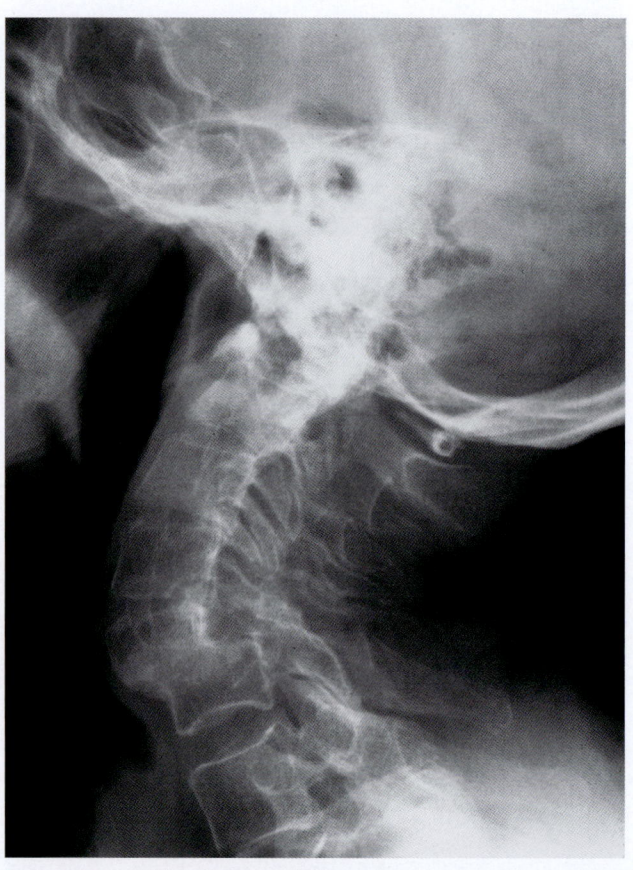

図 14-20　関節リウマチの頚椎
52 歳女性. 進行期関節リウマチ. 椎間関節のびらん・骨粗鬆, 歯突起のびらん, びらんによる棘突起の先細りがみられる.

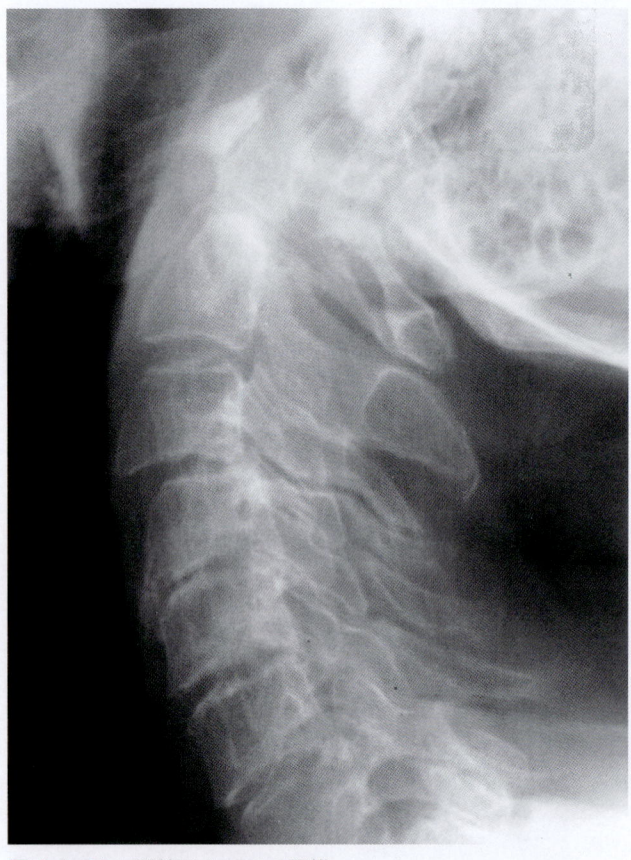

図 14-21　関節リウマチの頚椎
41 歳女性の頚椎 X 線側面像. 歯突起の垂直脱臼（cranial settling）, 椎間板-椎体移行部のびらん性変化, 椎間関節のびらんと棘突起の先細り（whittling）を認める.

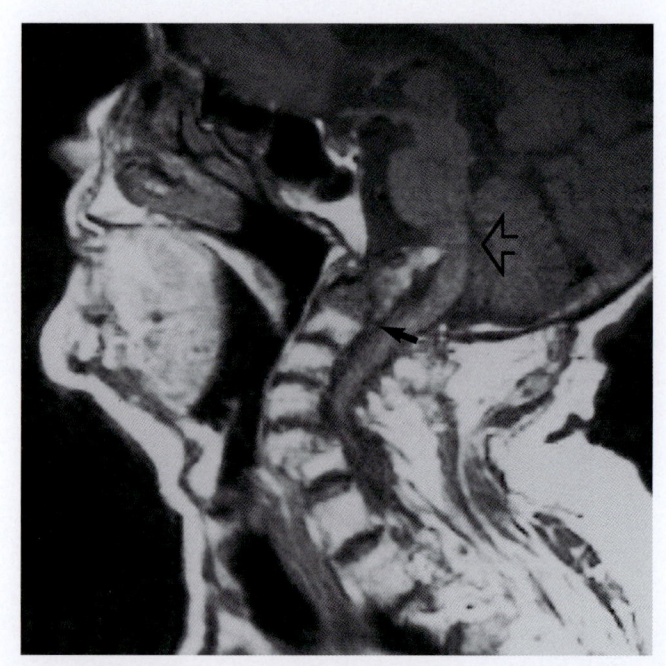

図 14-22　関節リウマチの頚椎 MRI 所見
52 歳女性. 関節リウマチ進行例. 慢性的な頚部痛, 上肢の筋力低下, 両手のしびれ, そして一時的な呼吸困難, 不整脈を呈していた. スピンエコー法による T1 強調矢状断像. 炎症性パンヌス（黒→）が歯突起を侵食し, 頭蓋内に陥入した C2 が橋膨大部を圧迫する頭蓋沈下（cranial settling）が認められる（⇒）.

突起を環椎に固定している横靱帯の弛緩である. この所見は頚椎前屈位側面像で明らかとなり, 環軸椎亜脱臼（図 14-23）と表現され, 歯突起の上方移動を伴う. この合併症は外科的治療が必要であり, 後方固定がもっともよく行われる.

　著明な椎間関節病変は亜脱臼をきたす. 非常にまれではあるが, 若年性関節リウマチと同様に椎間関節の強直を呈する例がある.

　椎間板およびその近傍の椎体が関節リウマチによって侵されることがあるが, これは Luschka 関節からの滑膜炎の波及によ

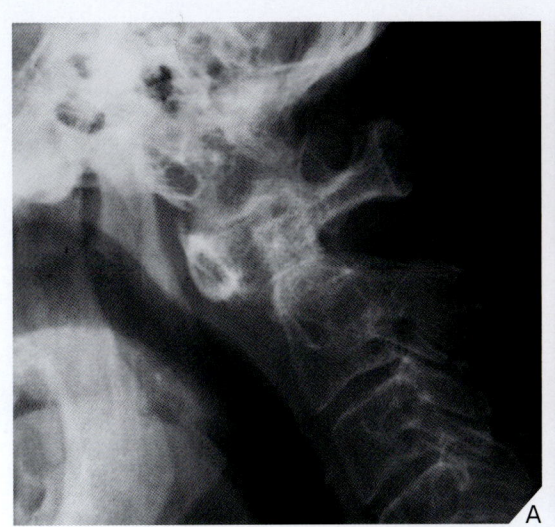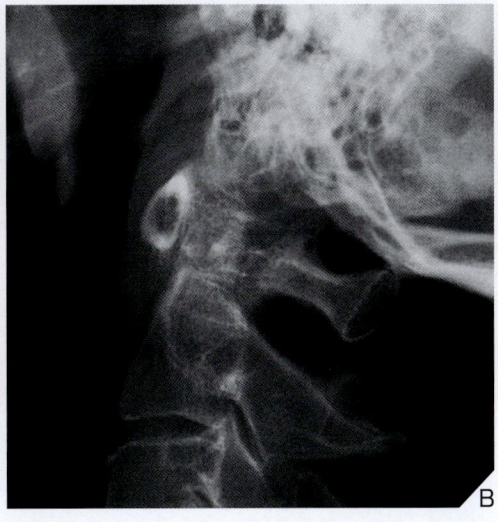

図14-23　関節リウマチ：環軸椎亜脱臼

66歳女性．頚椎屈曲（A），伸展（B）の側面像でC1/2の亜脱臼がみられる．

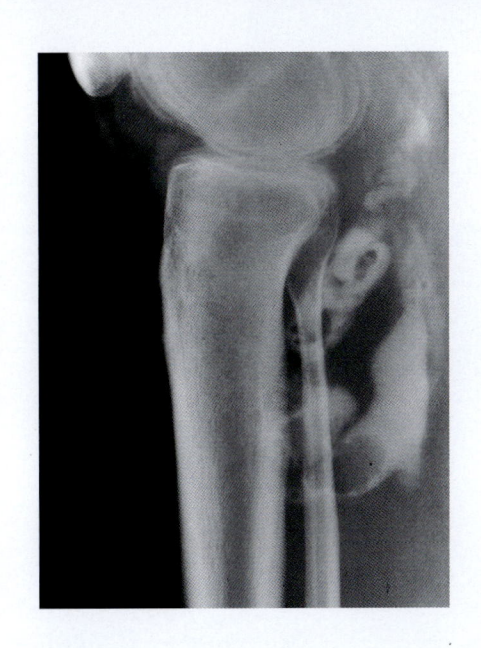

図14-24　Baker囊腫を合併した関節リウマチ

31歳女性．血清学的陰性関節炎に2年間罹患している．腓腹上部の腫脹，膝窩部の圧痛を認める．血栓性静脈炎の診断が下されていたが，静脈造影では証明されなかった．この関節造影の側面像では，腓腹部の内側へ入り込んでいく大きな囊腫（Baker囊腫）を認める．これは，関節リウマチの合併症としてよくみられる．
(Greenspan A, Baker ND, Norman A. Rheumatoid arthritis simulating other lesions. Bull Hosp Joint Dis Orthop Inst 1983；43：70-77より引用)．

るものである．しかし，これらの脊椎病変より脊髄症を呈することはまれである．MRIは脊髄病変の評価に優れている（図14-22）．

f 関節リウマチの合併症

　関節リウマチの合併症は，炎症によるものだけでなく，その治療の結果みられるものもある（第12章での外科的治療の合併症の考察を参照）．一般に治療で処方されるステロイドの大量投与は，全身性の骨粗鬆症を引き起こす．重度の骨粗鬆症，大きな骨びらんは，関節リウマチの病的骨折を招来する．腱板断裂は，肩関節の炎症性パンヌスによるびらんのため発生する（図14-6を参照）．膝では大きな膝窩部囊腫（Baker囊腫）が関節リウマチに合併する（図14-24～26）．これを血栓性静脈炎と誤診することがある（図2-22を参照）．

2．リウマトイド結節症

　関節リウマチの亜型であるリウマトイド結節症は男性に多く

みられる．全身性ではなく，多発性の皮下結節（図14-27）と，リウマトイド因子の抗体価の異常高値を示すことが特徴である．一般に関節変形はみられない．ときに，種々の骨に小さい囊腫病変がみられる．結節の大きさ，硬さはさまざまで，その好発部位は肘，手背，足背，その他の圧迫を受けやすい部位である．もっとも特徴的な点は関節リウマチにみられる全身性の変化を欠くことである．

　その病理組織像は典型的なリウマチ性変化を呈し，柵状配列を示す組織球，線維芽細胞により囲まれ，中心部は壊死を呈し，結合組織，炎症細胞よりなる外層がみられる．まれに非典型的な組織像がみられるが，それらは豊富なコレステロール片，脂肪を含むマクロファージを認め，黄色腫または多発性細網組織球腫症を示唆している．

　治療は通常，NSAIDsの随時服用に限られる．神経圧迫により局所の痛みを呈する結節は外科的に切除される．ペニシラミンにより結節が縮小したとの報告があるが，リウマトイド結節は自然に消褪または消失することがあり，これらの報告については議論のあるところである．

14

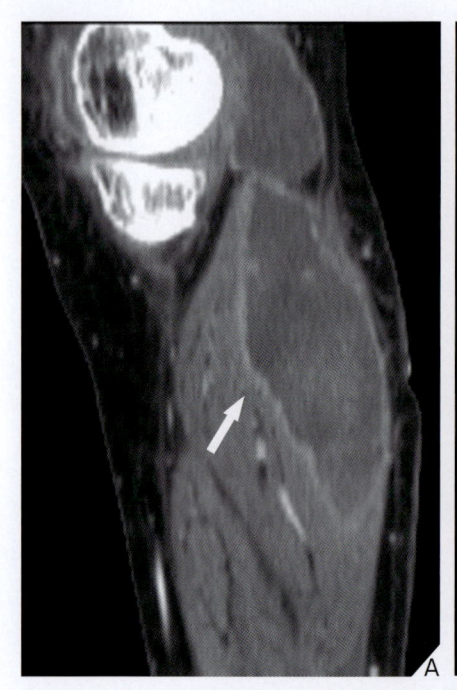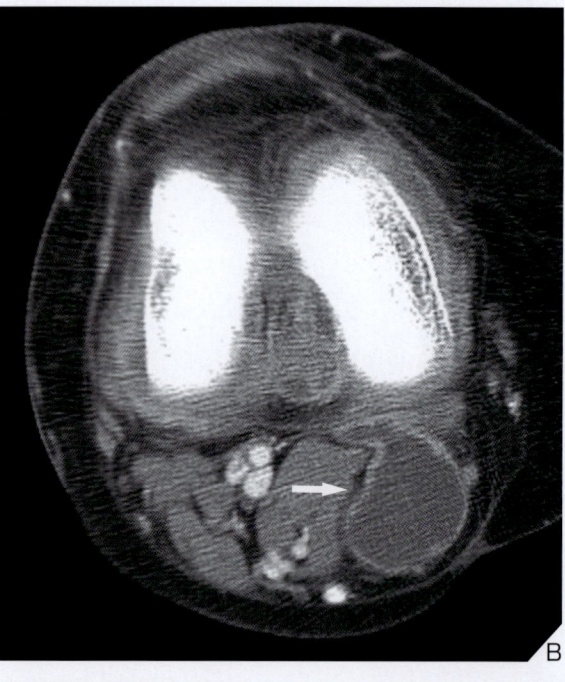

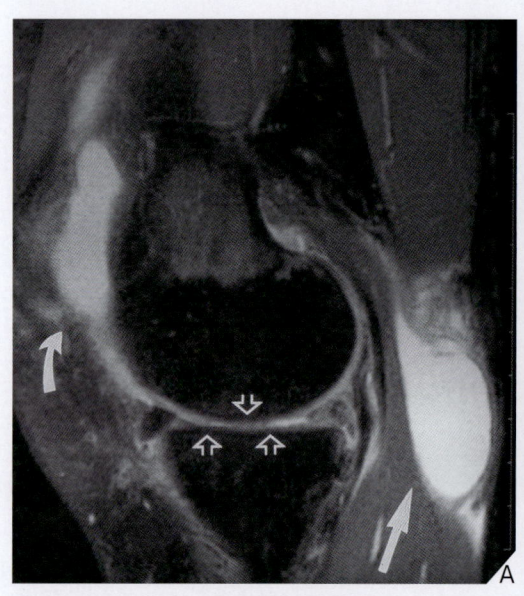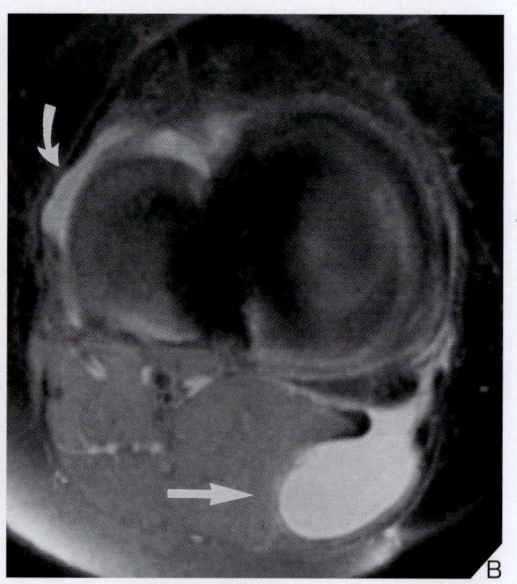

図 14-26　Baker嚢腫を合併の関節リウマチ
膝窩部に嚢腫を呈した 60 歳関節リウマチ女性．MRI 脂肪抑制 T2 強調（A）矢状断像，（B）冠状断像．巨大
な Baker 嚢胞（→），関節軟骨のびらん性変化（⇒），関節液（↷）を認める．

　典型的な関節リウマチにおいては，結節病変の本態は小血管
の血管炎であり，循環する免疫複合体は血管炎，多発性漿膜炎，
結節などの関節外病変の原因となる．リウマトイド結節症は関
節疾患を認めることはない．また，その病因については依然不
明である．

　リウマトイド結節症の患者のなかに，関節リウマチの家族歴
を有する者がいることや，家族性にリウマトイド結節症がみら
れるということは，遺伝的素因が影響していることを示唆して
いる．組織適合型，とくに DW4/DRW4 抗原の検索は，リウマ
トイド亜型の病因を明らかにする可能性がある．圧倒的に男性
に多くみられることから，男性ホルモンがこの病態に関与して
いる可能性がある．リウマトイド結節症は，しばしば痛風また

は黄色腫と誤診される．典型的関節リウマチの約 20％は，リウ
マトイド結節を認めるようになるということを覚えておく必要
がある．その場合，圧やストレスのかかりやすい手や，前腕の
伸側に多く認められる（図 14-28）．結節性関節リウマチの関
節病変は，リウマトイド結節症の関節病変と鑑別される．後者
は当然予後がよい．

3．若年の関節リウマチ（若年性特発性 関節炎）

　若年の関節リウマチ，現在は若年性特発性関節炎（juvenile
idiopathic arthritis：JIA）と呼ばれ，小児を侵す（女児罹患が

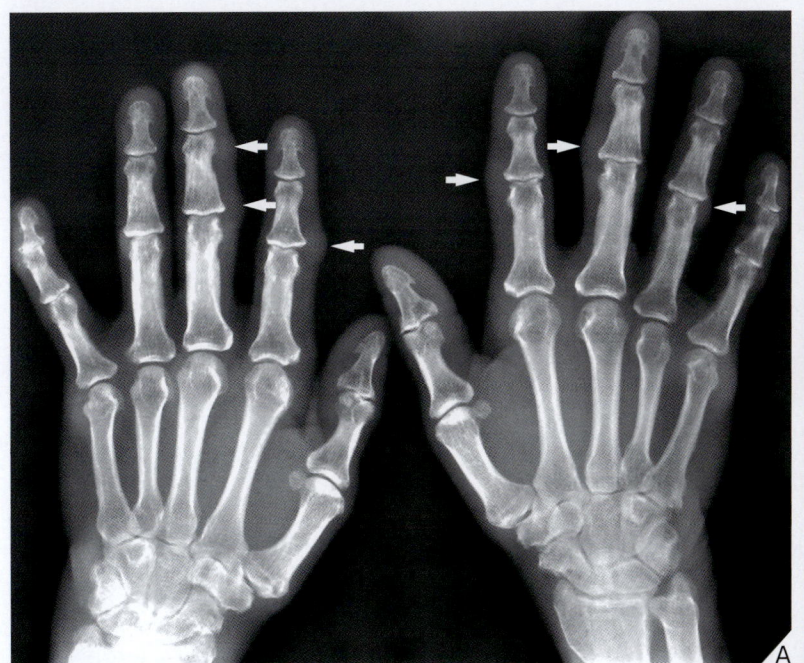

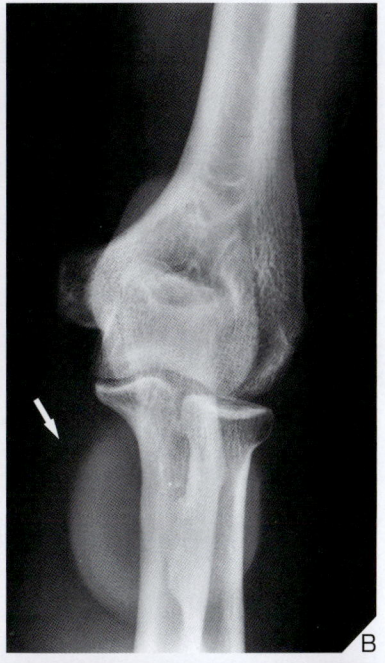

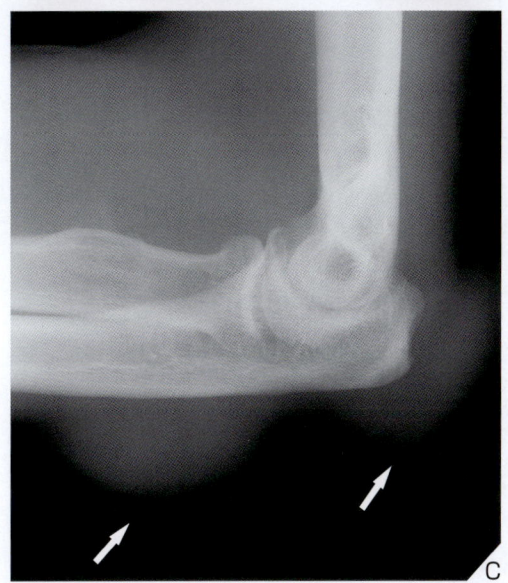

図14-27 リウマトイド結節
52歳男性. 15年間多関節炎に罹患している. 手, 肘の背側に,
大きな, 液体の貯留がある結節を認める. 血清中のリウマトイド因
子は1,280と高値である. (A)両手X線正面像. 関節付近にいく
つかの軟部組織結節を認める (→). 関節変形はない. 左肘の正面
像 (B), 側面像 (C). 前腕近位部に同様の軟部組織腫瘤を認める
(→). 肘関節には異常を認めない.
(Greenspan A, Baker ND, Norman A. Rheumatoid arthritis
simulating other lesions. Bull Hosp Joint Dis Orthop Inst
1983 ; 43 : 70-77 より引用)

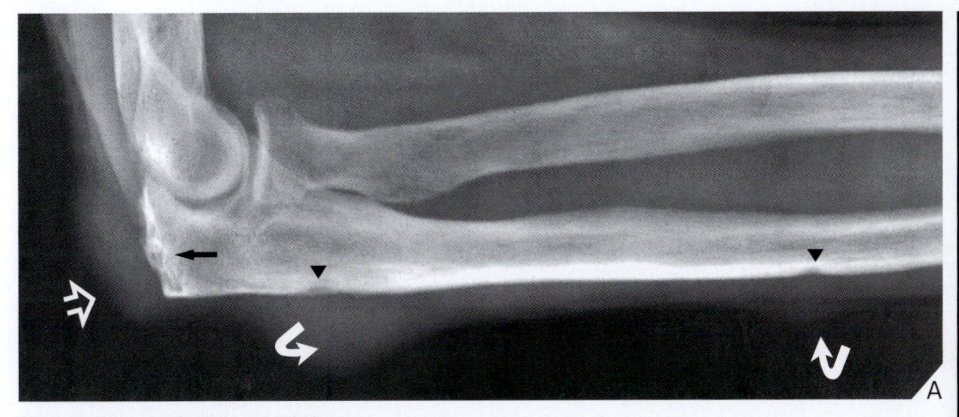

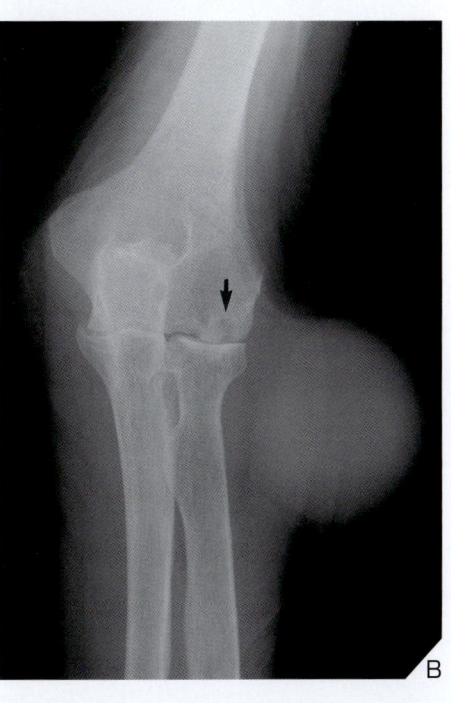

図14-28 リウマトイド結節
(A) 39歳男性. 最初, 痛風と誤診されていた関節リウマチ. 右肘側面像で肘頭突起のびらん像
(→), 肘頭滑液包炎 (⇒), 前腕背側部にはリウマトイド結節 (↷) を認める. リウマトイド結節
部に特徴的な凹んだ皮質びらん像 (▶) がみられる. このタイプの関節リウマチは, リウマトイ
ド結節症と間違わないようにしなければならない. (B) 68歳女性. 関節リウマチ. 肘関節側方
に巨大なリウマトイド結節を認める. 腕橈関節にびらんを認める (→).

男児に比して多い），少なくとも３つの慢性の炎症性滑膜疾患よりなる疾患群である．その３つの亜型は Still 病，多関節型関節炎，少関節型関節炎であり，この分類に腱付着部炎関連関節炎や乾癬性関節炎が含まれることもある．それぞれ異なる臨床検査所見，自然経過を示す．その疾患の病因を示す検査法はなく，診断はその患者の臨床症状と経過によって下される．原因は不明であり，遺伝性の関与も示唆されるが，複雑に関連しあっていてこの亜形の鑑別は困難である．病理学的に腫瘍壊死因子（tumor necrosis factor：TNF）とその受容体の関与が多数の研究から報告されている．MHC 領域内 non-*HLA* 遺伝子，サイトカインや T 細胞関連遺伝子はこの関節炎への関与が示唆されている．最近では MHC をコードする遺伝子 *LMP7* と少関節型の早期発症，Tapasin のコード遺伝子と全身型の発症との関連性が確認された．

a Still 病

spike fever，リンパ節炎，一過性の紅斑を急性発症することが知られている．また，患者は肝脾腫，胸膜炎，心膜炎，易疲労感，食欲不振，体重減少を示すこともある．患者の多くは慢性・再発性の関節痛を有し，その多くが進行に伴い多関節炎を認めるようになる．成人における発熱と関節炎を伴った Still 病類似の疾患についてはほとんど分かっていない．

b 多関節型

多関節型は発症６ヵ月以内に５つ以上の関節に炎症が認められ，食欲不振，体重減少，易疲労感，腺疾患を伴う．また，発育遅延がよくみられ，結果として下顎の形成不全，骨端早期閉鎖による中手骨，中足骨の短縮を呈する．逆に，膝，股，肩の骨端の過成長が認められる場合もある．リウマトイド因子陽性例は予後不良である．

c 少関節型

少関節型は発症から６ヵ月間では４つ以下の関節に炎症が認められる．JIA の約 40％の患者はこの亜型に属する．このタイプにはリウマトイド因子が陰性で，HLA-B27 が陽性である場合がある．小児関節リウマチの分野では，仙腸関節炎を有する HLA-B27 陽性例を除き，さらに少関節型 JIA を虹彩毛様体炎のような特徴的な臨床所見によって亜型を定義しようとする試みがなされている．仙腸関節罹患は JIA の特徴ではなく，現在ではむしろ強直性脊椎炎の若年発症と考えられている．同様に，少関節型 JIA でとくに HLA-B27 陽性例では，強直性脊椎炎や脊椎関節疾患などの関節リウマチに非典型的な例であるとする研究者もいる．

d 腱付着部炎を伴う関節炎

６歳以上の男児が罹患することが多く，アキレス腱や足底腱膜の腱付着部症（腱付着部炎）を呈し，下肢，股関節で非対称性の関節炎を呈する．

e 他の若年の関節リウマチ

小児期の関節症の診断における若年性慢性関節炎と若年性関節炎は同義ではなく，特徴的な X 線像を欠き，また典型的な若年の関節リウマチとも異なっていることに注意すべきである．若年の関節リウマチを十分理解し，いくつかの異なる疾患から構成されていることが明らかになるには，さらなる研究が必要である．

f 画像所見

このタイプの炎症性関節炎は，成人の関節リウマチにみられる多くの特徴を示す．しかし，この疾患の診断に有効な特徴的な所見もいくつか認められる．

▮ 骨膜反応 ▮

これは，基節骨と中手骨の骨幹部に沿ってよくみられる（図14-29）．

▮ 関節強直 ▮

関節強直は，発症後３〜５年で生じるとされる．手関節だけではなく（図 14-30），指節間関節にも起こる（図 14-31）．頚椎の椎間関節の癒合は，特徴的な所見である（図 14-32）．

▮ 成長異常 ▮

若年の関節リウマチは，骨成長の終了する以前に発生するため，骨成長の変化はよくみられる．骨端部が侵された場合には，成長軟骨板の癒合がしばしばみられ，骨成長の遅延を生じる（図 14-33）．また，血液のうっ滞により成長軟骨板が刺激を受け，成長が促進される場合もある．大腿骨遠位骨端部の拡大は，顆間窩の拡大と膝蓋骨の方形化を伴う膝顆部の過成長をきたす（図 14-34）．

▮ 仙腸関節炎 ▮

この所見は JIA の亜型である腱付着部炎関連関節炎の約 30％にみられる．仙腸関節の炎症性変化に比し，臨床症状は比較的後になって出現するため，画像所見での確認は大切である．

g 関節リウマチの治療

▮ 薬物療法 ▮

ここ数年で，抗リウマチ薬の劇的な進歩により，高い治療効果が期待できるようになった．なかでも早期の抗リウマチ薬と生物学的製剤の併用療法は推奨される．疾患修飾性抗リウマチ薬（DMARDs）には，メトトレキサート，スルファサラジン，レフルノミド，ヒドロキシクロロキン，アザチオプリン，シクロスポリン，ミノサイクリン，金製剤が含まれる．通常，DMARDs とプレドニゾロンの併用は，１つの薬剤に有効でない場合に考慮される．生物学的製剤には，TNF 阻害薬（インフリキシマブ，エタネルセプト，アダリムマブ），リツキシマブ（抗 CD20 モノクローナル抗体），アバタセプト（CTLA4-Ig 融合蛋白質），トシリズマブ（抗 IL-6 レセプター抗体）が含まれる．

▮ 手術療法 ▮

主に人工関節全置換術が股，膝，肩，肘関節などの大関節のみならず手や足などの小関節にも適応とされる．

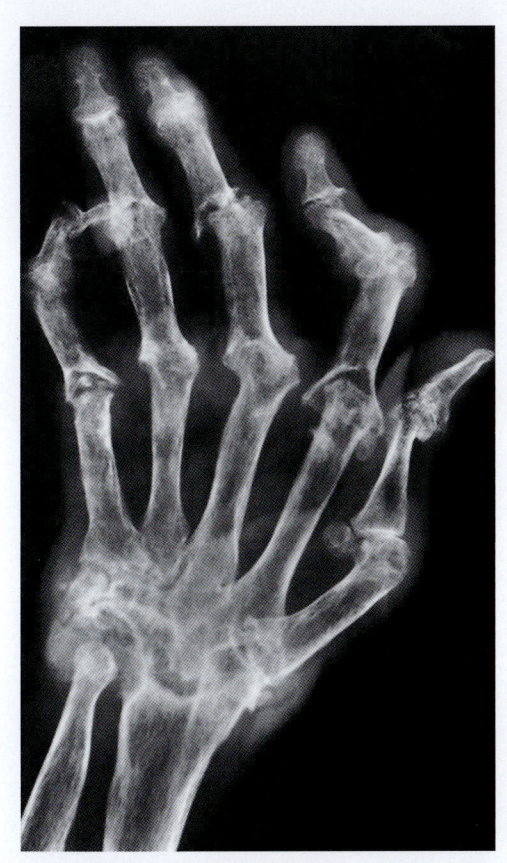

図 14-29　若年性特発性関節炎（JIA）
　26 歳女性．手・手関節 X 線正面像．14 年間の関節炎罹患歴を有する．手関節，中手指節関節，近位指節間関節に著明な破壊性変化を認める．第 3，第 4 中手指節間関節の強直，近位指節骨，中手骨の骨膜炎がみられる．

C 血清反応陰性脊椎関節疾患

1．強直性脊椎炎

a 臨床像

　ヨーロッパで Bechterev 病または Marie-Strümpell 病として知られる強直性脊椎炎は，炎症性関節炎の亜型である血清反応陰性脊椎関節症（SpA）に属する．主に仙腸関節と同様に，主に脊椎の滑膜関節や，近接する軟部組織を侵す慢性，進行性の炎症性関節炎である．しかし，股関節，肩関節，膝関節のような，末梢部の関節も侵されることがある．頻度は，女性に比べ男性が 7 倍多く，若年者に好発する．強直性脊椎炎の患者は，虹彩炎，肺線維症，心伝導障害，大動脈弁閉鎖不全，脊髄圧迫，アミロイドーシスなどの関節外病変を呈する．また，軽度の発熱，食欲不振，体重減少，易疲労感を呈する場合がある．心血管障害の罹患率が高いことから，予後不良であることが知られている．

　SpA の代表である強直性脊椎炎患者は，リウマトイド因子は陰性であるが，大多数の患者（95％）は HLA-B27 陽性である．病理学的には，強直性脊椎炎は，関節リウマチでみられる像と同様で，可動関節のびまん性増殖性滑膜炎である．

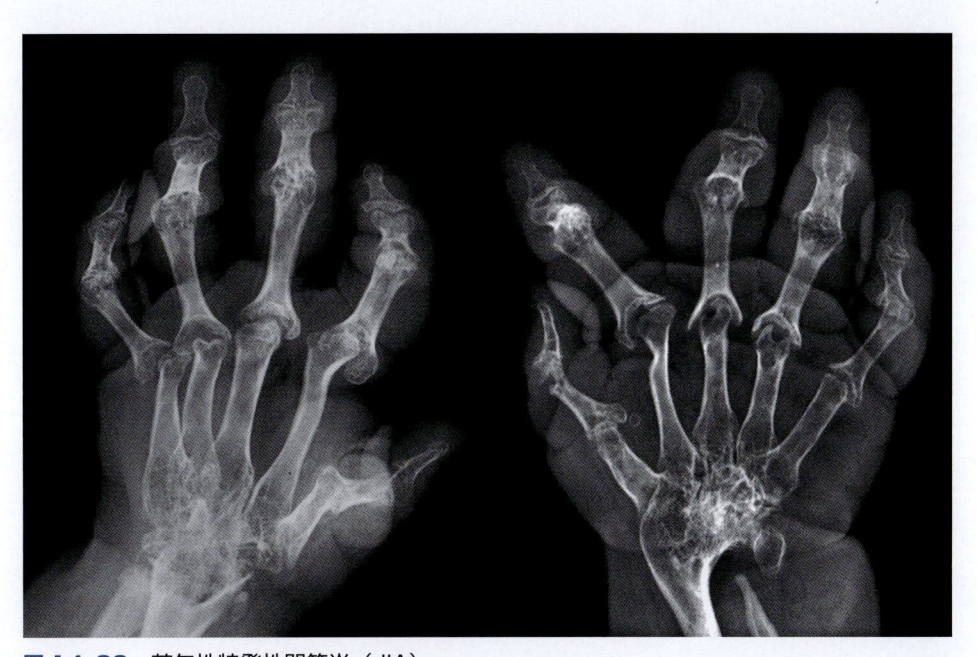

図 14-30　若年性特発性関節炎（JIA）
　42 歳女性，27 年間の多発する関節炎の既往をもつ．両手正面像．中手指節関節，指節間関節に破壊性変化を認める．両手関節は関節強直となっている．

14

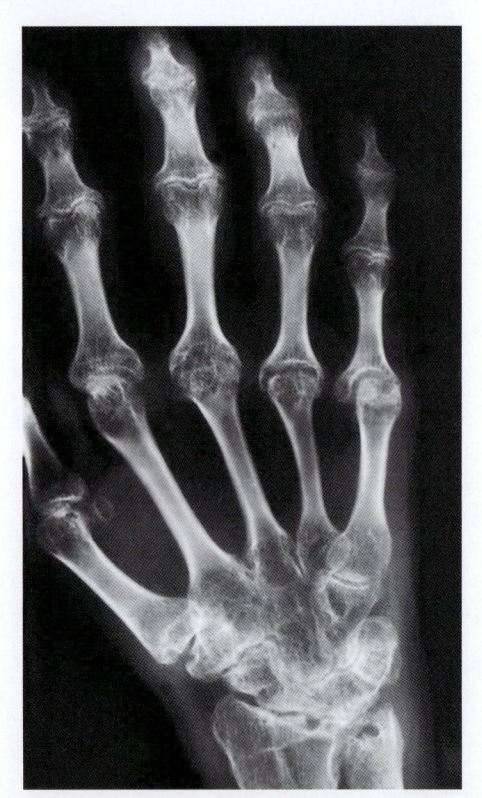

図 14-31　若年性特発性関節炎（JIA）
　25 歳女性．左手Ｘ線正面像．10 年間の罹患歴を有する．手，手関節の多関節に進行した破壊性変化がみられる．いくつかの関節に強直がみられる．

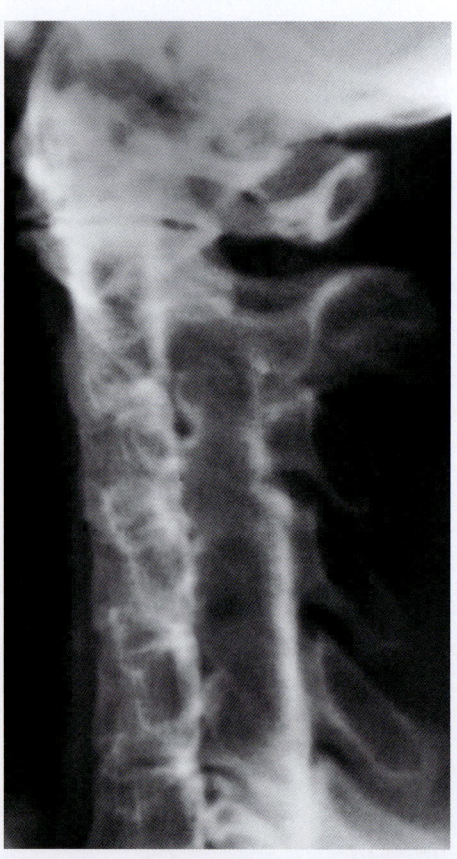

図 14-32　若年性特発性関節炎（JIA）
　25 歳女性．頚椎Ｘ線側面像．15 年間多関節炎に罹患している．若年性関節リウマチによくみられる椎間関節の癒合がみられる．

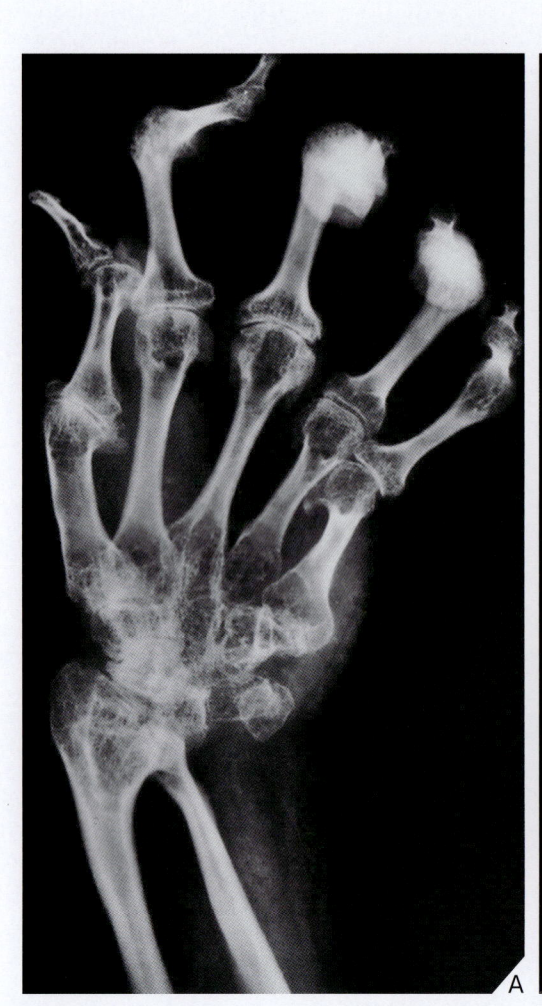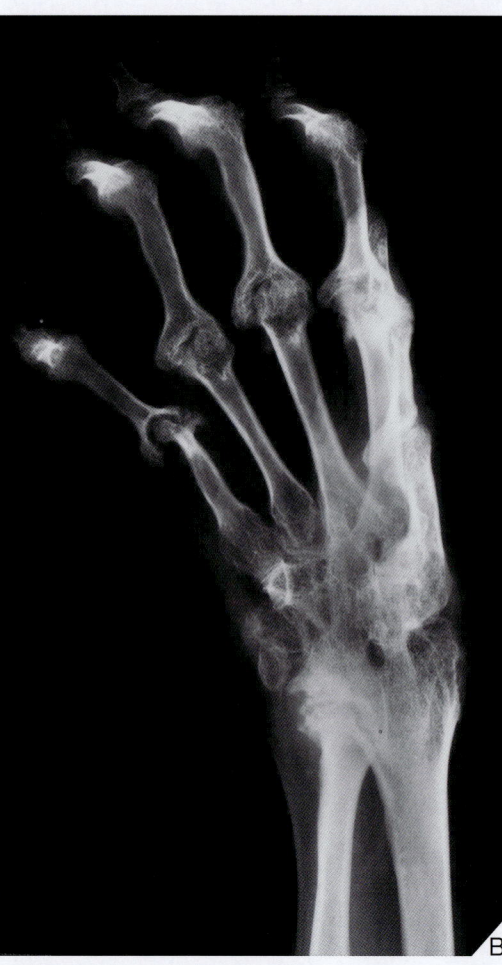

図 14-33　若年性特発性関節炎（JIA）
　24 歳女性．手の正面像．7 歳時に診断された若年性関節リウマチ．成長軟骨板の早期癒合のため，骨成長遅延がみられる．ヒッチハイカー母指，示指のボタン穴変形を含め，多関節の変形がみられる．

A　　　　　B

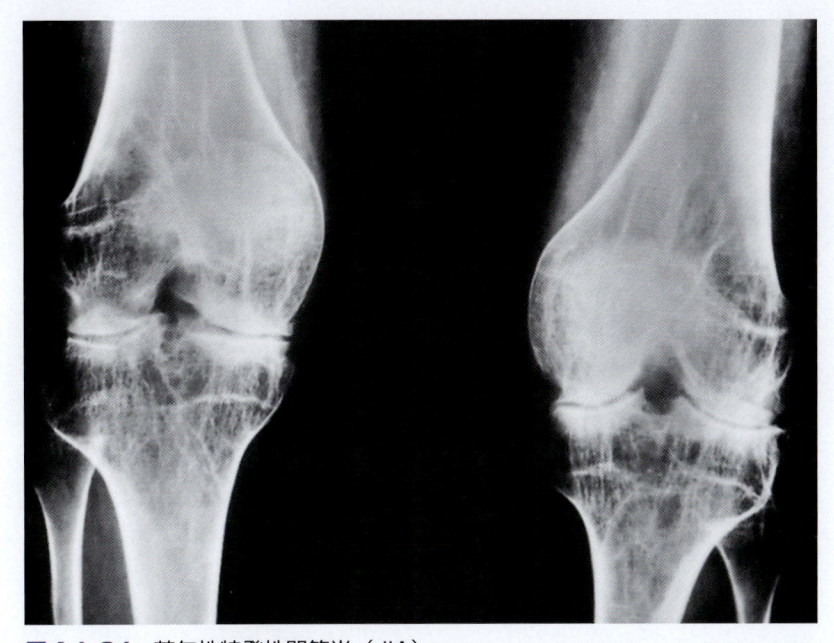

図 14-34　若年性特発性関節炎（JIA）
20 歳女性．両膝 X 線前後像．この疾患の特徴の 1 つである内顆の過成長がみられる．

b 画像所見

　下位胸椎，腰椎の前縁の方形化といわゆる "shiny corner sign" は，強直性脊椎炎のもっとも初期にみられる X 線像であり，側面像でよく描出される（図 14-35；図 12-43 を参照）．病勢が進行するにつれて，椎体間が架橋して靱帯付着部骨棘を形成する（図 14-36；図 12-44 を参照）．隆起物の鋭い形や，また伸びる方向が水平方向ではなく垂直方向であることで，退行性脊椎疾患の骨棘と鑑別される．傍脊椎骨化は，強直性脊椎炎ではよくみられる．晩期にみられる椎間関節および椎体の癒合，つまりこの疾患の X 線像上の特徴像である竹様脊柱（bamboo spine）がみられる場合には，常に仙腸関節が侵されている（図 14-37B；図 12-45 を参照）．強直性脊椎炎と誤診されてならないものに，Copenhagen 症候群と呼ばれる進行性で非感染性の椎体前方の癒合がある．通常，早期幼時期から青年期に発症し，椎間板腔の消失と錐体癒合による前方の骨性強直が特徴である（図 14-38）．

　末梢部の関節における炎症性変化は，関節リウマチにみられるもの（図 14-37B を参照）と区別するのは困難である．足部のびらん性変化は特異的に腱の付着部に起こり，とくに踵骨に多くみられる（図 12-36, 37 を参照）．また，坐骨結節，腸骨稜の病変には，whiskering（ほおひげ）と呼ばれるレース状の骨新生を認める．

2．Reiter 症候群（反応性関節炎）

a 臨床像

　Reiter 症候群は，体内での他の部位における感染に対して生じる反応性の自己免疫性疾患である．男性が女性の 5 倍の罹患率を示し，関節炎，結膜炎，尿道炎により特徴付けられる感染症類似疾患である．1916 年にドイツの軍医 Hans Conrad Julius Reiter（後年，ブーヘンヴァルト強制収容所での人体実験に関与にてニュルンベルクで起訴）によって初めて報告され，同年フランス人医師 Fiessinger と LeRoy によって記載された．また，反応性関節炎は粘膜皮膚紅斑，膿漏性角皮症を呈することもよく知られている．強直性脊椎炎と同様に結膜炎，虹彩炎，ぶどう膜炎，上強膜炎などの眼の障害もみられる．男性の 20～40％に連環状亀頭炎を合併する．約 60～80％の患者に第 6 染色体に存在する HLA-B27 遺伝子が陽性であるが，陽性率は人種によって異なる．強直性脊椎炎と異なり，片側性に仙腸関節が侵される．

　この症候群には 2 つのタイプがあり，米国でよくみられる散発性または風土性のものは，近年は，*Chlamydia trachomatis* や *Neisseria gonorrhoeae* による性感染症の関与が報告されているが，非淋菌性の尿道炎，前立腺炎，出血性膀胱炎を随伴し，ほとんどが男性に発症する．また，ヨーロッパでよくみられる風土性のものは，桿菌性の赤痢を伴い，女性に多くみられる．北米よりスカンジナビアで流行の多い *Yersinia enterocolitica* の発病性についての研究がかなり行われている．

b 画像所見

　X 線学的には，Reiter 症候群は末梢の，通常非対称性の関節炎であり，下肢関節に好発する（図 14-39）．足はもっともよく侵され，とくに中足指節関節，踵部が多い（図 14-39B；図 12-36B, 37D も参照）．骨膜性の骨新生は珍しいことではない．仙腸関節は，しばしば侵されるが，非対称性（片側性）また対称性（両側性）のこともある（図 14-40）．胸腰椎においては，疎な靱帯付着部骨棘がみられることがあり，隣接椎体の架橋形成は特徴的である（図 14-41）．

14

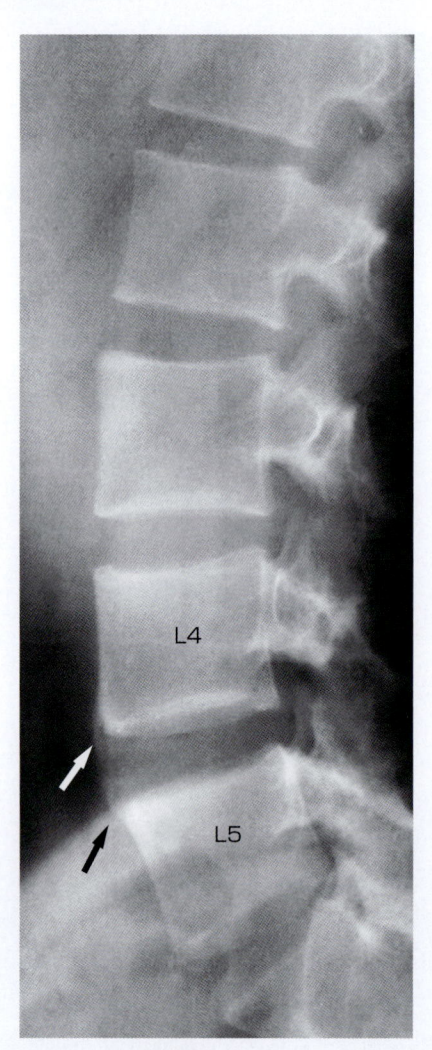

図 14-35　強直性脊椎炎
28 歳男性．腰椎側面像．隅角の小さい骨びらんにより椎体の方形化を示す．この所見は強直性脊椎炎の初期 X 線像である．L4/5 椎間板腔に靱帯付着部骨棘がみられる（→）．

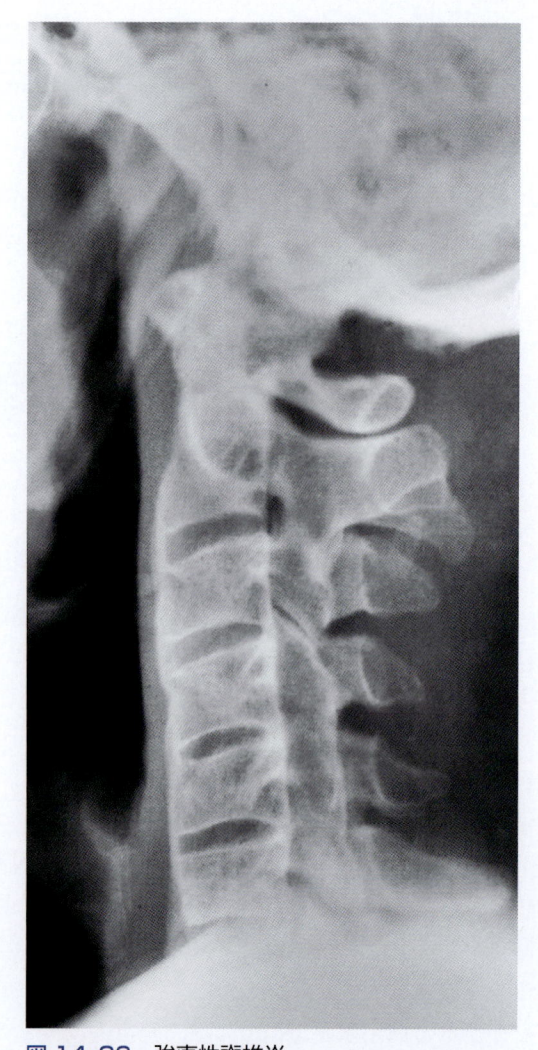

図 14-36　強直性脊椎炎
31 歳男性．頚椎 X 線側面像．強直性脊椎炎によくみられる椎体を架橋する繊細な靱帯付着部骨棘がみられる．いくつかの椎間関節に癒合がみられる．

3．乾癬性関節炎

a 臨床像

　乾癬は皮膚疾患で，その罹病率は人口の約 1〜2% とされる．銀白色の鱗屑を伴う境界鮮明な紅斑，丘疹が四肢に多発する．変色，粗糙化，点状陥凹，爪甲剥離などの爪病変が早期診断の鍵となることがある．乾癬の 10〜15% の患者が炎症性関節炎を発症する．中等度以上の皮膚異常症状を有する患者に多く，Wright は，多発する重度の関節症は広範な剥奪性の皮膚症状に関連することが多いと述べている．

　乾癬性関節炎の原因は不明で，関節リウマチや脊椎関節症との関連についてもいまだ定まっていない．*CARD14*，*HLA-B*，*HLA-C*，*HLA-DRB1*，*IL12B*，*IL13*，*IL23R* や *TRAF3IP2* などの遺伝子変異がこの関節炎に関連していると推定されている．関節炎は主に手，足の遠位指・趾節間関節に好発するが，近位指・趾節間関節，股関節，膝関節，足関節，肩関節，脊椎なども罹患する．

　乾癬性関節炎といわれるもののなかには，以下の 5 つの特徴

的な亜型（subgroup）がある．

　Subgroup 1，または典型的乾癬性関節炎は，先端骨溶解と呼ばれる末節骨のびらんを伴う爪の病変を含む（図 14-42）．しかしながら，先端骨溶解を生じる他の疾患を覚えておく必要もある（表 14-3）．手や足の遠位指・趾節間関節が好発部位で，ときに近位指・趾節間関節も侵される（図 14-43, 44）．

　Subgroup 2 は，オペラグラス様変形で有名であり，pencil-in-cup 変形（図 14-45）を含む指節，中手関節の著明な破壊のためムチランス型関節炎といわれており，肘や股関節にも好発する（図 14-46）．ムチランス型関節炎患者は，仙腸関節炎も生じることが多い．

　Subgroup 3 は，対称性の多発性関節炎が特徴的であり（図 14-47, 48），遠位指節間関節，近位指節間関節が強直を呈する場合がある．関節リウマチとの鑑別がしばしば困難となる（図 14-49）．

　Subgroup 4 は，少数関節罹患であり，subgroup 3 とは対照的に非対称性で，一般に遠位指節間関節，近位指節間関節，中手指節関節を侵す（図 14-50）．少数関節罹患は乾癬性関節炎の

Ⅲ

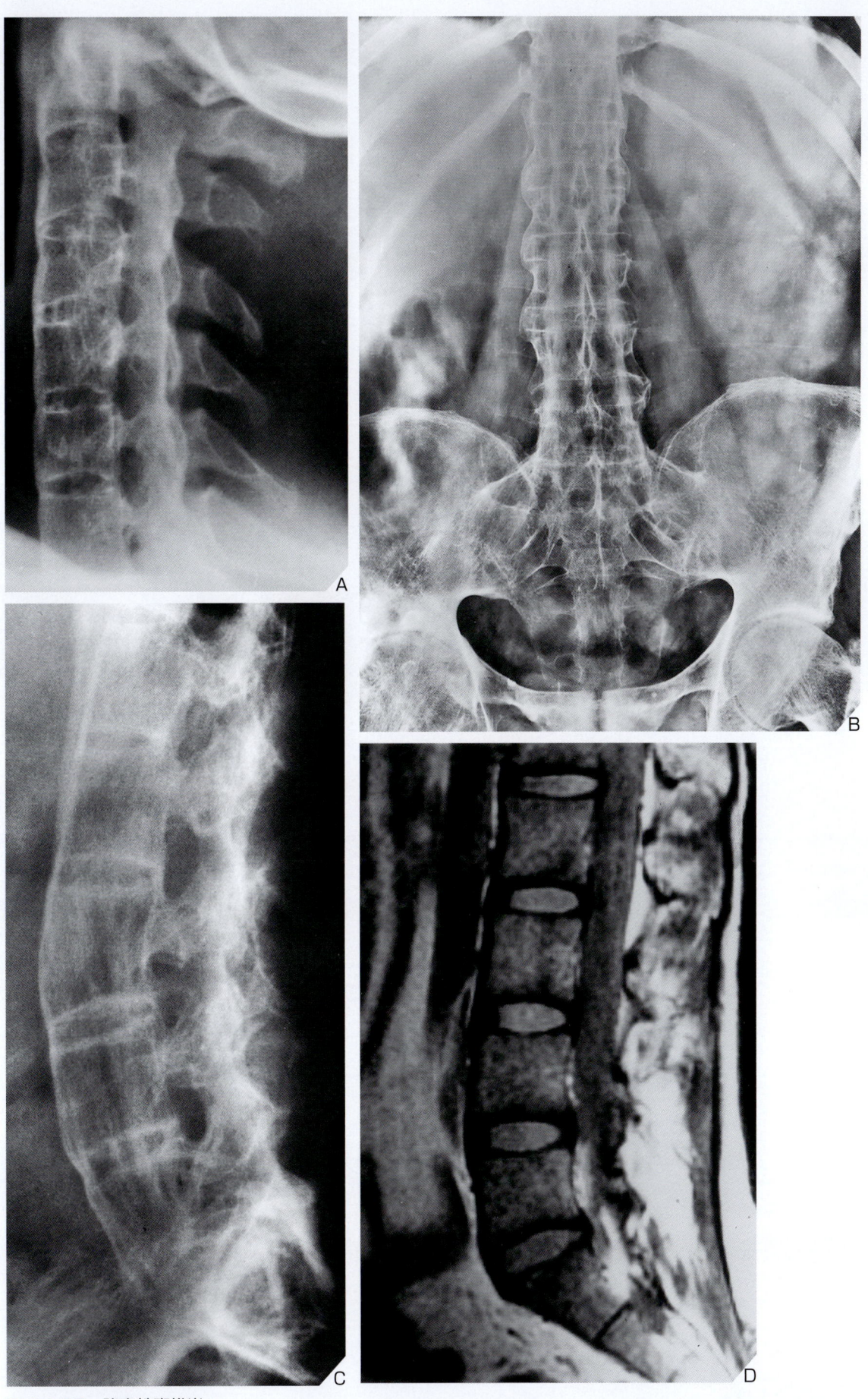

図 14-37　強直性脊椎炎

53 歳男性．（A）頚椎 X 線側面像．進行期の強直性脊椎炎．椎体を架橋する前方の靱帯付着部骨棘，後方の椎間関節癒合，および傍脊椎骨化による竹様脊柱（bamboo spine）を形成している．同様の所見が，腰椎正面像（B），側面像（C）においてもみられる．正面像にて，仙腸関節癒合と関節リウマチでもみられる骨頭の central migration がみられる．（D）MRI プロトン密度強調矢状断像．前方の靱帯付着部骨棘，後縦靱帯の石灰化と椎間板の維持を認める．

14

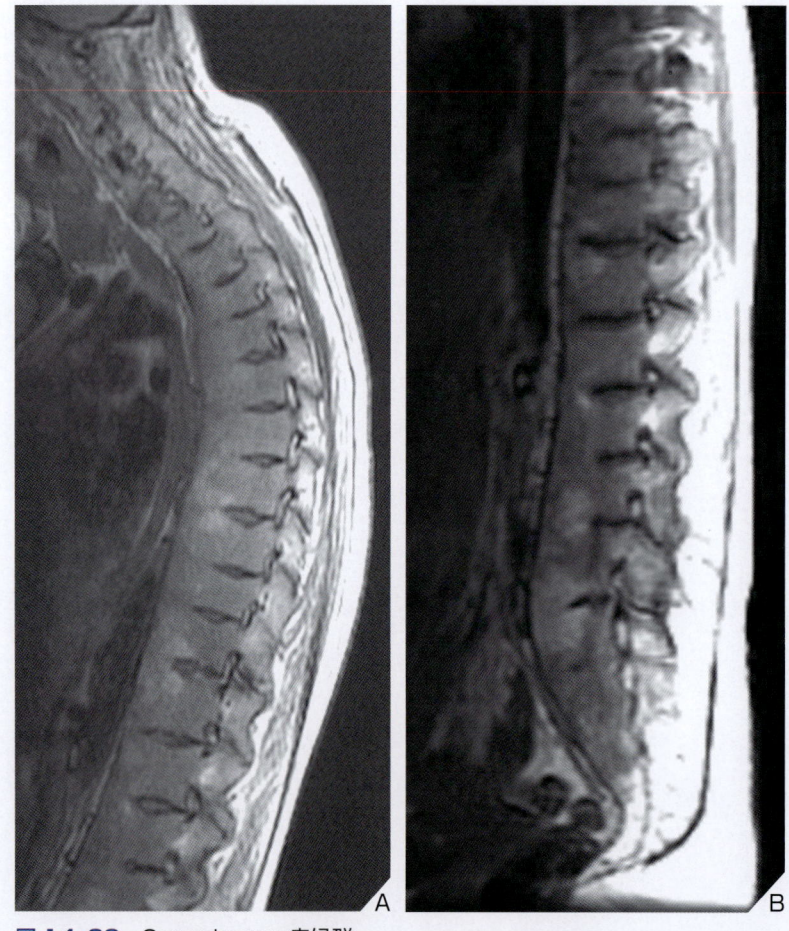

図 14-38 Copenhagen 症候群
MRI T1 強調矢状断像. 16 歳女性.（A）胸椎,（B）腰椎. 錐体前方の強直を認める. 強直性脊椎炎と異なり, 椎間関節は正常である.

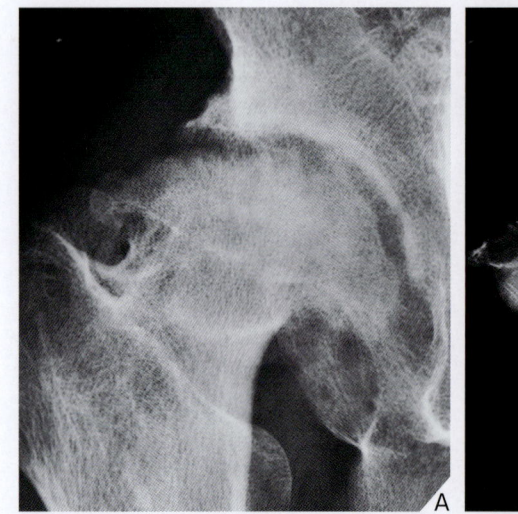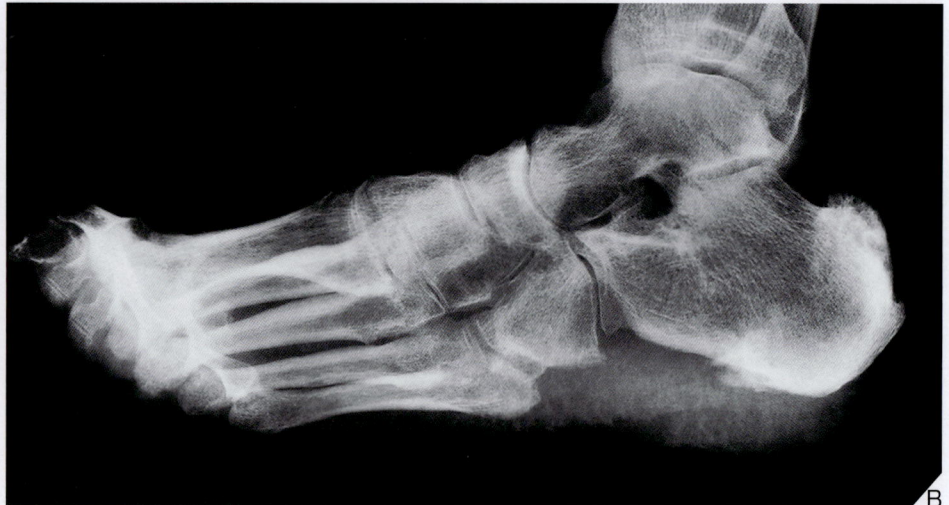

図 14-39 Reiter 症候群
（A）39 歳男性. 右股関節 X 線正面像. Reiter 症候群. 特徴的な炎症性関節炎像.（B）28 歳男性. 足の X 線側面像. Reiter 症候群. 踵骨の綿毛様骨膜炎, およびこの疾患に典型的な中足指節関節の炎症性変化がみられる.

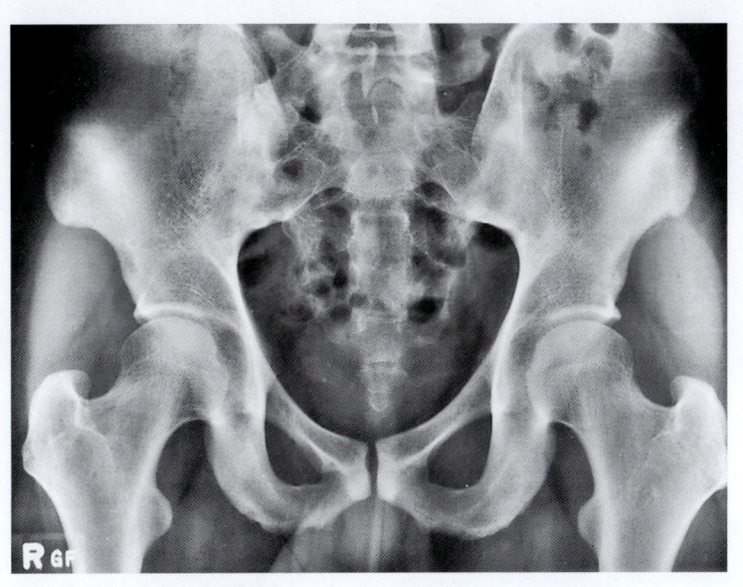

図 14-40 Reiter 症候群
骨盤 X 線正面像. 図 14-37 と同一症例. 両側の仙腸関節が対称性に侵されている.

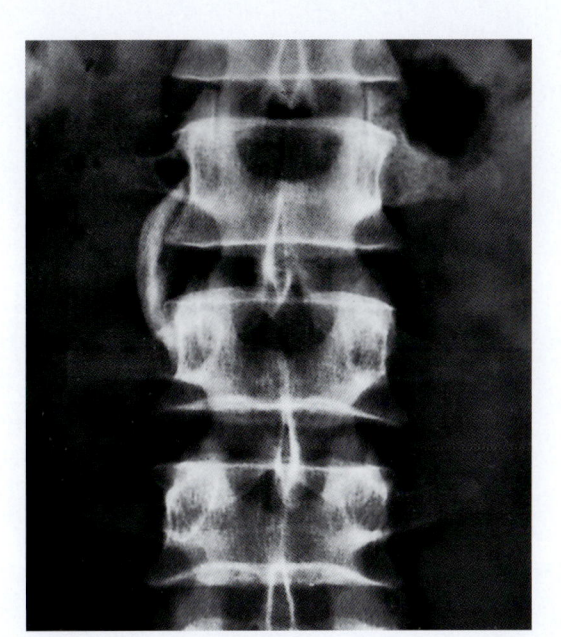

図 14-41 Reiter 症候群
23 歳男性. 腰椎 X 線正面像. 反応性関節炎. L2 と L3 椎体を架橋する傍脊椎骨化がみられる.

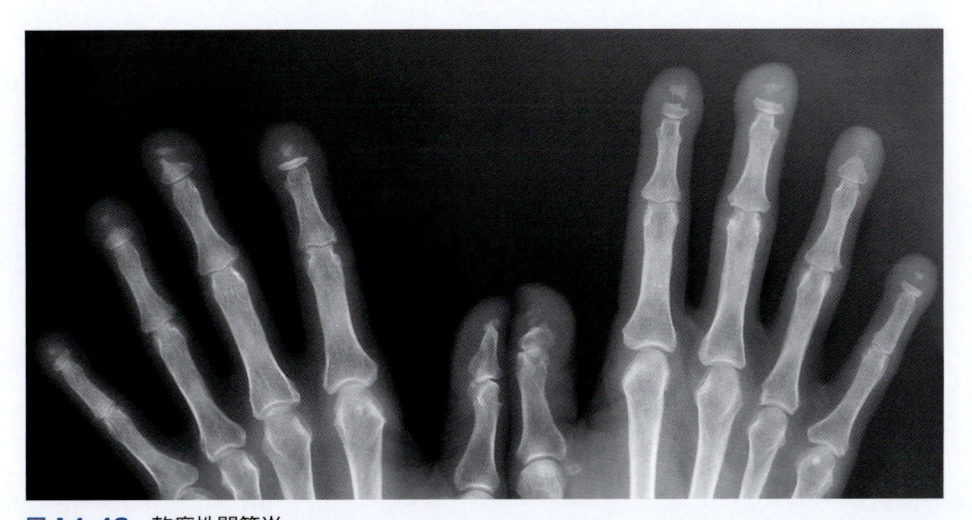

図 14-42 乾癬性関節炎
57 歳女性. 両手末節骨の吸収像（先端骨溶解）を示し，乾癬長期罹患の典型例である.

なかでもっとも頻度が高く，ソーセージ様の腫脹を呈することで有名である（図 14-51）．

Subgroup 5 は，脊椎関節症で，強直性関節炎に類似している．

乾癬性関節炎の原因は解明されておらず，関節リウマチ，強直性関節炎との関連についてもいまだ明らかにされていない．乾癬性関節炎は，乾癬患者の 5～7％にみられ，主に手足の遠位指節間関節を侵すが，近位指節間関節，股関節，膝関節，足関節，肩関節，脊椎も侵される場合がある．

表 14-3	先端骨溶解症の主たる原因
外　傷	
糖尿病性壊疽	
乾　癬	
強皮症	
皮膚筋炎	
関節リウマチ	
Raynaud 病	
上皮小体機能亢進症（原発性，二次性）	
凍　傷	
熱傷（温熱，電気）	
先天性（Hajdu-Cheney 症候群）	
Hansen 病	
痛　風	
濃化異骨症	
サルコイドーシス	
Sjögren 症候群	
ポリ塩化ビニール	
強皮骨膜症	
閉塞性血栓脈管炎	
脊髄空洞症	

(Reeder MM, Felson B. Gamuts in radiology. Cincinnati, OH. Audiovisual Radiology of Cincinnati, Inc, 1975：D87-89 より改変)

b 画像所見

一般には，正確な診断を下すのに有用な特徴的な X 線所見は少ない．手，足の指節部では，綿毛様の骨新生である骨膜反応がしばしばみられる（図 14-52；図 14-50 も参照）．この骨新生が，関節周囲に起こり，指節間関節のびらんを伴った場合はネズミの耳様の形状を示す（図 14-53）．乾癬による手指の関節症は先端巨大症と同様の母指種子骨の巨大化を呈するとの報告も散見される（第 30 章を参照）．進行期には，pencil-in-cup 形のムチランス型といわれる著明な変形（図 14-45 を参照）や，指節間関節の強直がみられる．踵部では，晩期の変化である広い基部をもった骨棘形成や，びらん，綿毛様の骨膜反応がみられる（図 12-36，37C を参照）．

脊椎の乾癬性関節炎は，仙腸関節をとくに高頻度に侵し，一般に両側性で対称性である（図 14-54）．反応性関節炎のように，疎な非対称の靱帯付着部骨棘と傍脊椎骨化が形成されることもある（図 14-55，56）．Resnick は，この変化が疾患の初期診断に有用であると述べている．

4．腸疾患性関節症

この群の疾患には，潰瘍性大腸炎，局所性腸炎（Crohn 病），30～40 歳代の男性に多くみられる腸性脂肪異栄養症（Whipple 病）などの炎症性腸疾患に随伴する関節炎が含まれる．腸疾患性関節症患者の多くは，HLA-B27 が陽性である．これら 3 つの疾患では，脊椎，仙腸関節，末梢関節が侵されることがある．脊椎においては，椎体の方形化，靱帯付着部骨棘がよくみられる．一般に，両側性で対称性である仙腸関節炎は，強直性脊椎炎と，X 線像上鑑別することは困難である（図 14-57）．

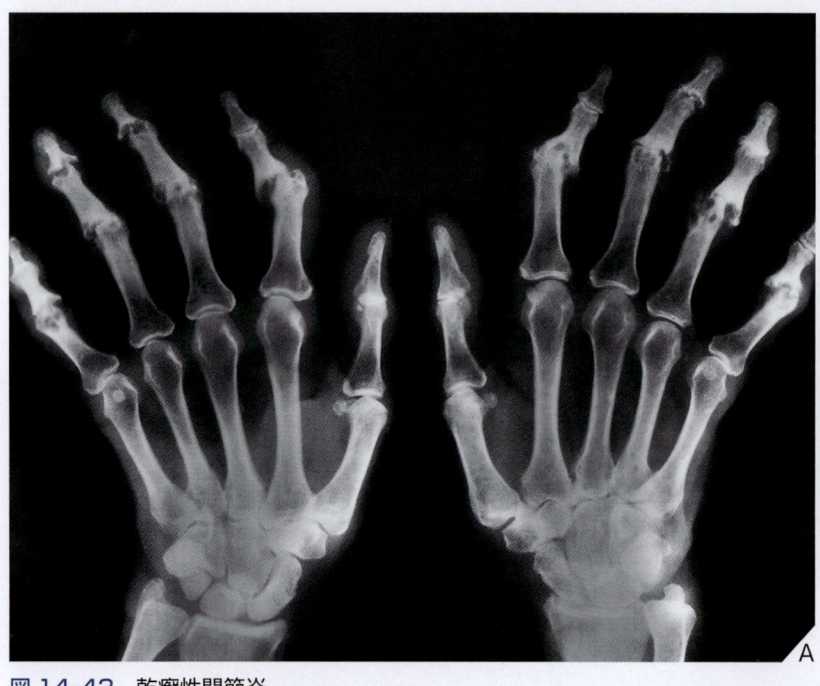
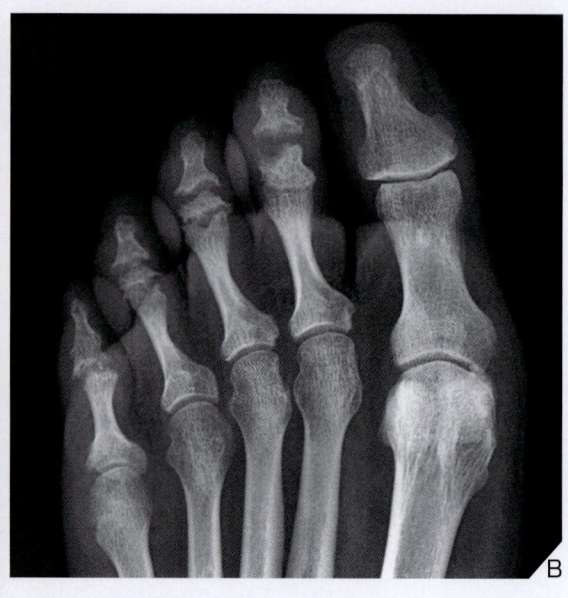

図 14-43　乾癬性関節炎
　55 歳女性．（A）両手 X 線正面像．乾癬の典型的な皮膚病変を有する．近位・遠位指節間関節に破壊性変化を認める．（B）左足正面像．左足趾節間関節に骨びらんを認める．

図 14-44　乾癬性関節炎
46 歳女性．両足 X 線正面像．複数の遠位趾節間関節に典型的なびらんと左第 5 中足骨頭のびらんを認める．右第 2 趾近位趾節間関節の強直を認める．

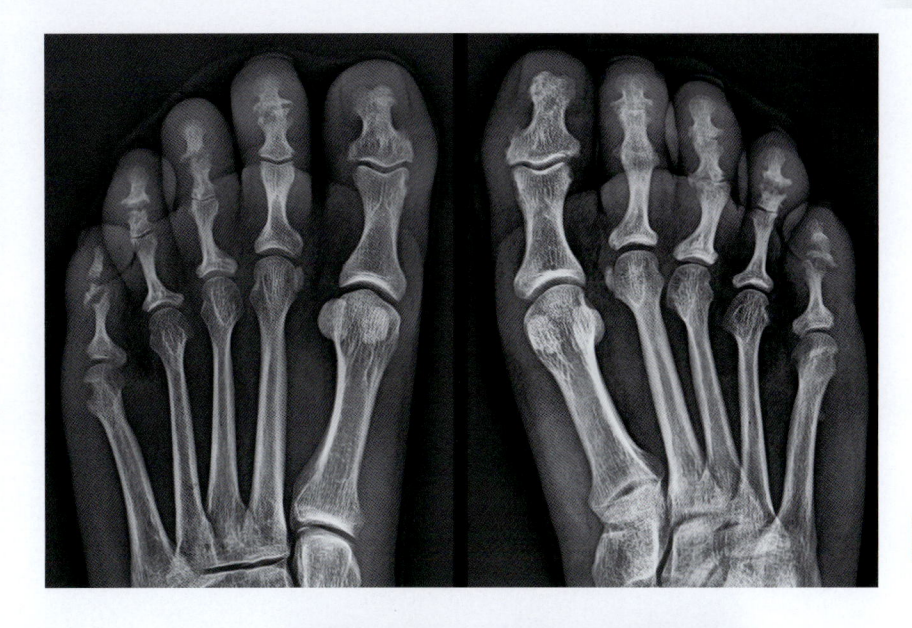

図 14-45　乾癬性関節炎
57 歳女性．手の X 線正面像．典型的な乾癬性多関節炎を呈している．母指の指節間関節にみられる pencil-in-cup 変形は，乾癬のこの型の特徴像である．

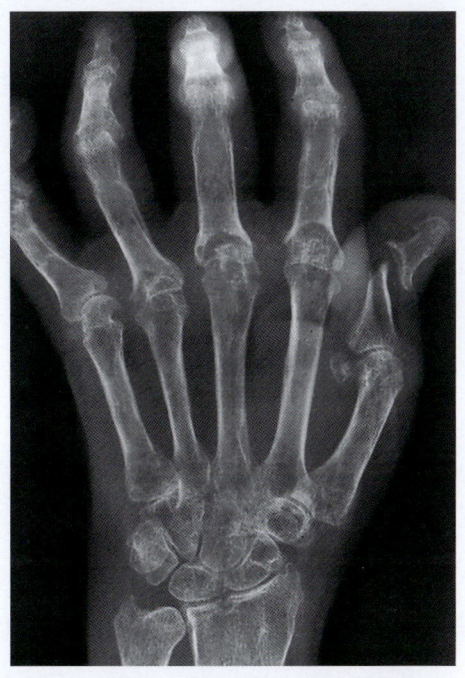

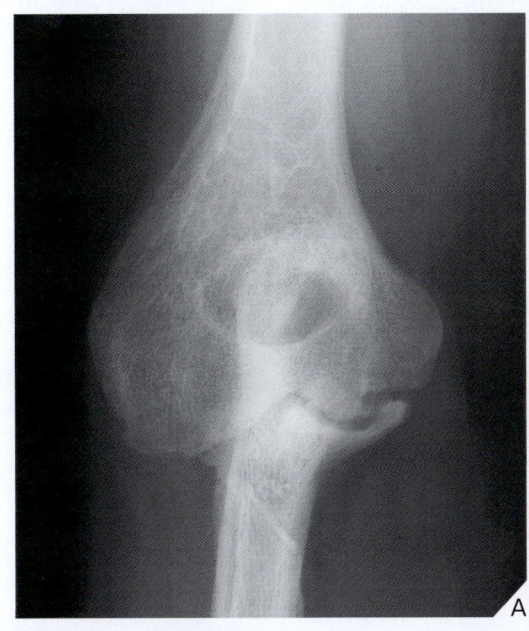

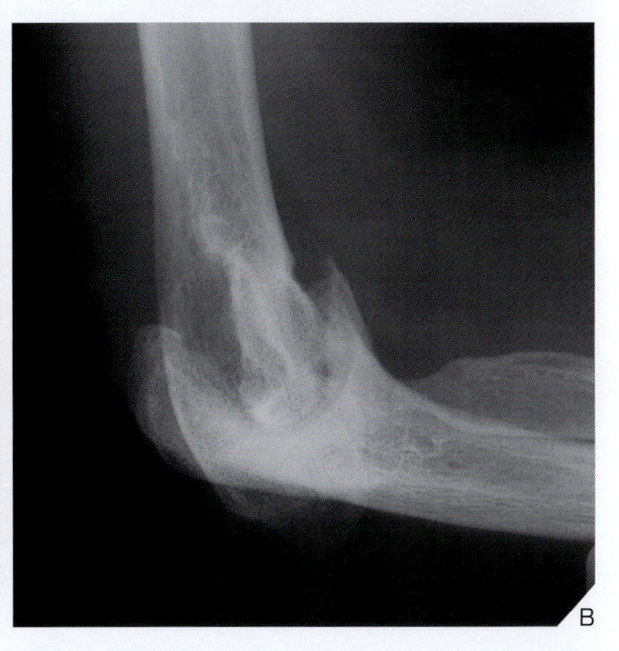

図 14-46　乾癬性関節炎
49 歳男性．乾癬性ムチランス型関節炎．右肘の X 線正面像（A），側面像（B）では，広範な関節のびらんがみられる．前方の盛り上がった fat pad は関節液の貯留があることを示している．

14

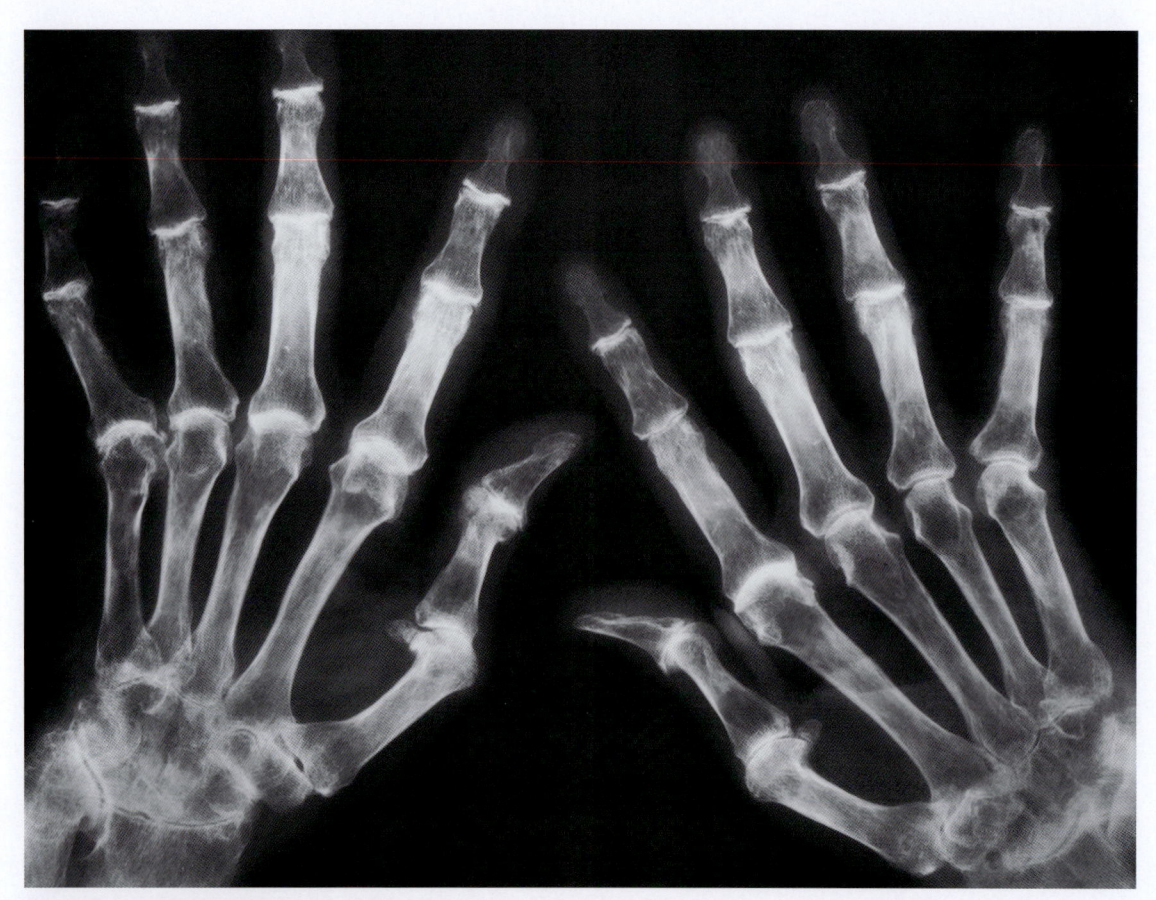

図 14-47　乾癬性関節炎
　75 歳女性．対称性の乾癬性関節炎を呈し，手のすべての関節が罹患している．成人発症の関節リウマチと違って遠位指節間関節も罹患している．

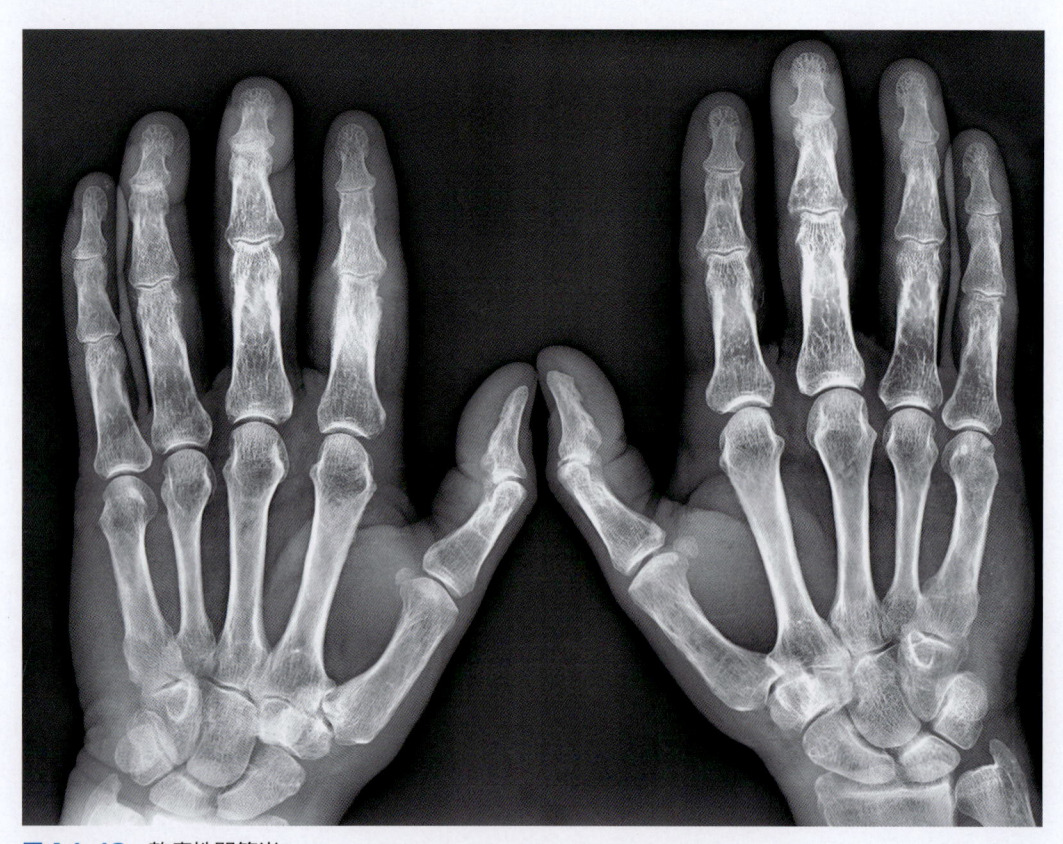

図 14-48　乾癬性関節炎
　65 歳男性．両手対称性の軟部組織腫脹，関節びらんと骨膜反応を認める．

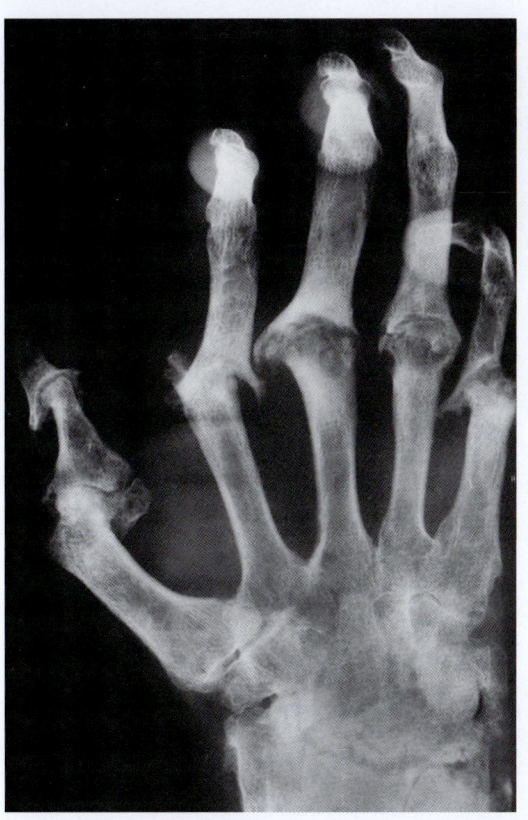

図 14-49　乾癬性関節炎
　67 歳男性．左手 X 線正面像．乾癬性多関節炎．多関節の癒合がみられる．右手小指のスワンネック変形は，関節リウマチにみられるものと類似している．

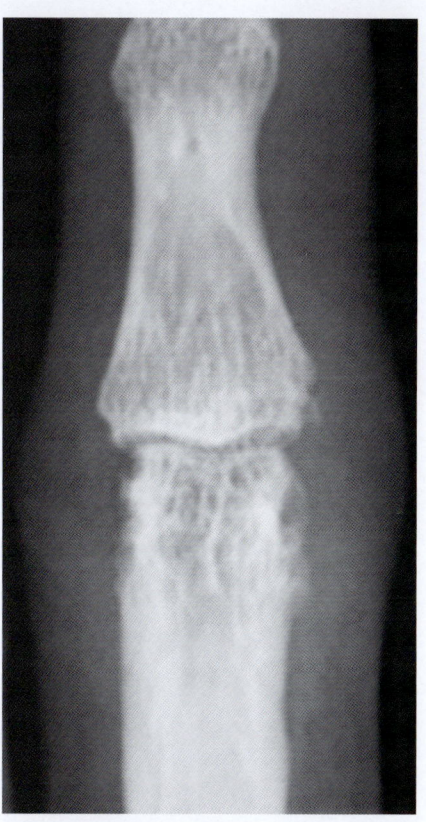

図 14-50　乾癬性関節炎
　39 歳乾癬の男性．右中指の疼痛，腫脹を呈する．関節近傍に軽度のびらん，綿毛様の骨膜反応，軟部組織腫脹を認め，少数関節罹患の乾癬性関節炎に典型である．

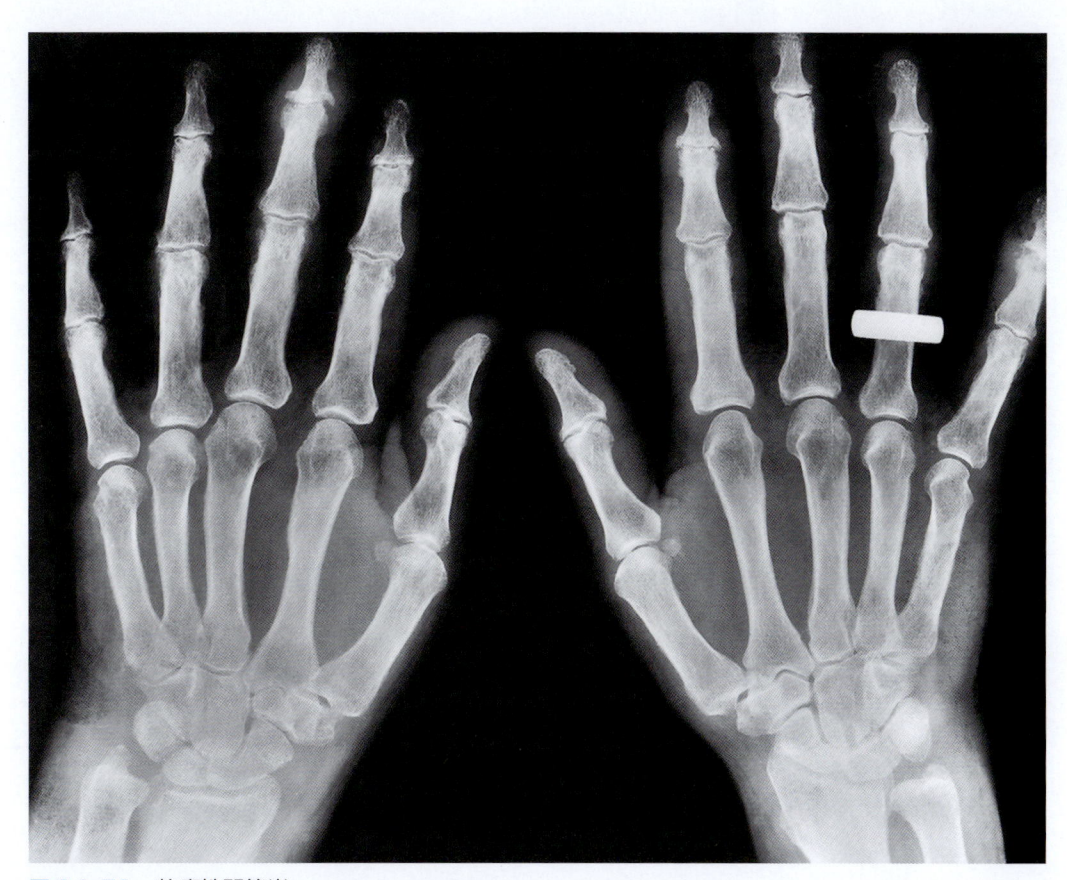

図 14-51　乾癬性関節炎
　33 歳の乾癬男性．手の X 線正面像．少数関節罹患例．右中指，左示指，小指の遠位指節間関節に破壊性変化がみられる．右中指，左示指はソーセージ指を呈している．

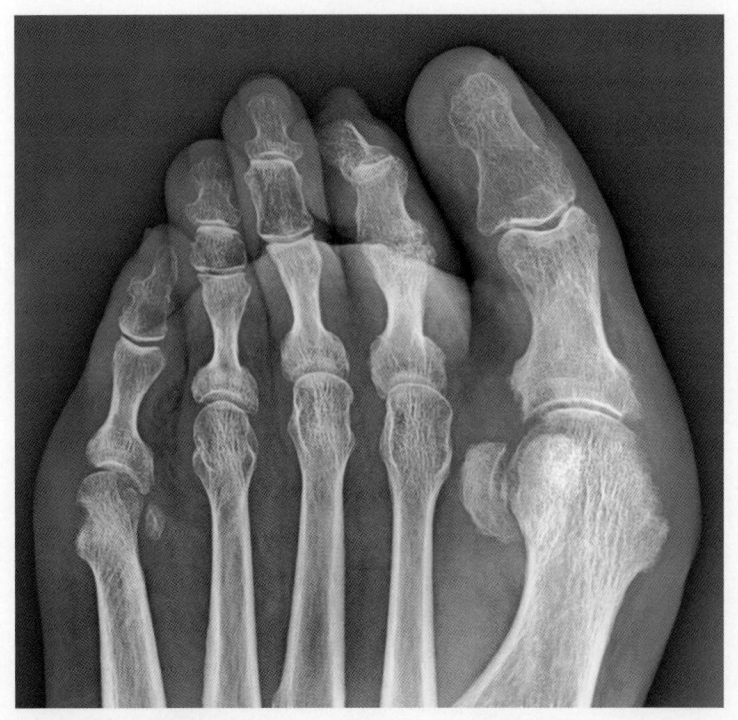

図 14-52　乾癬性関節炎
第1中足趾節間関節と第2近位趾節間関節の近傍に綿毛様の骨膜反応を伴う
びらんを認める.

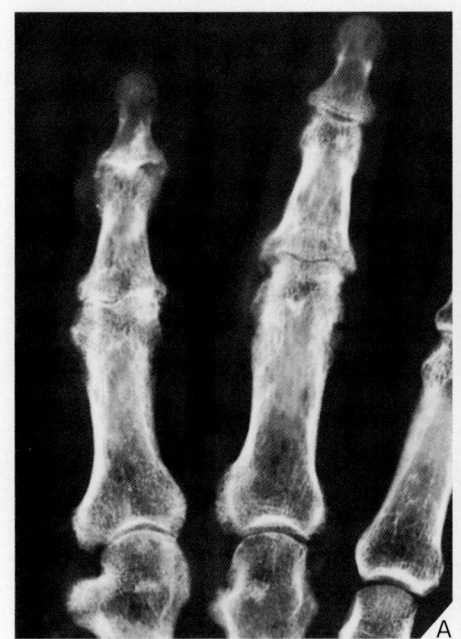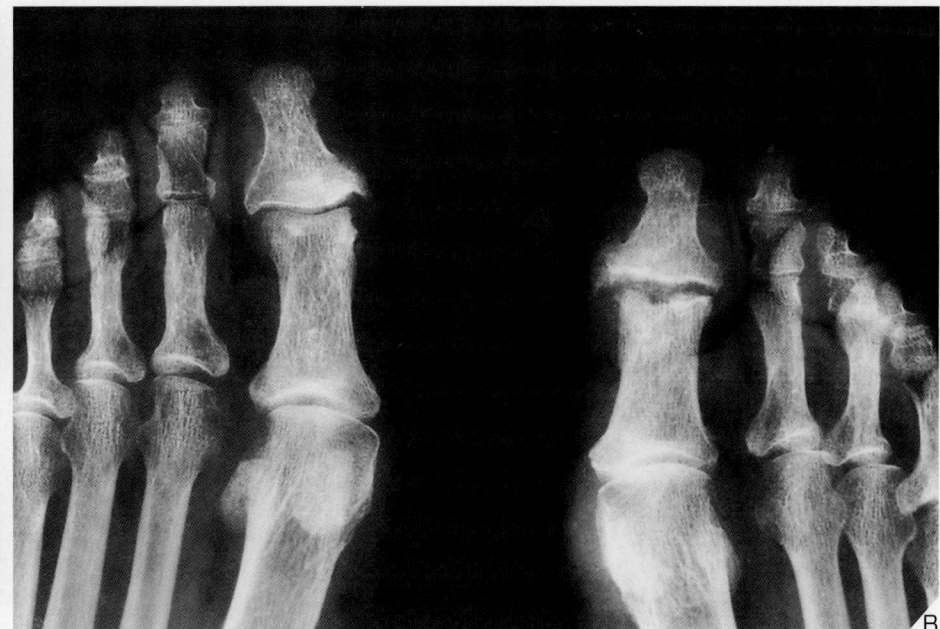

図 14-53　乾癬性関節炎
48歳男性. 乾癬例.（A）環・小指正面像近位・遠位指節間関節に辺縁部のびらんと骨新生がみられ, その形はネズミの耳に類似している. 指節間の
関節周囲, 中手骨遠位に綿毛様骨膜炎がみられる.（B）足では同様の経過で, 母趾にネズミの耳様の変化がみられる.

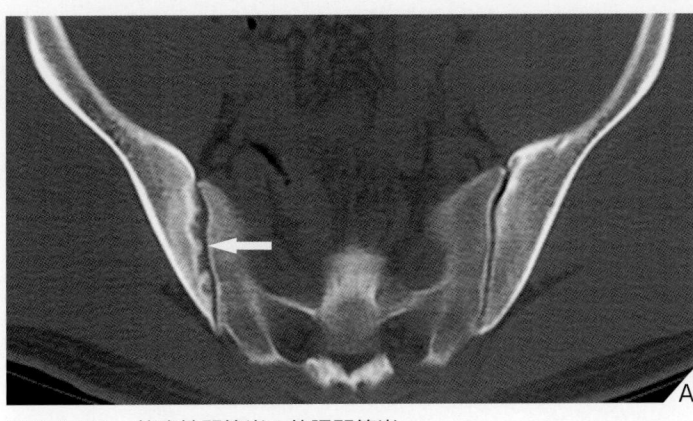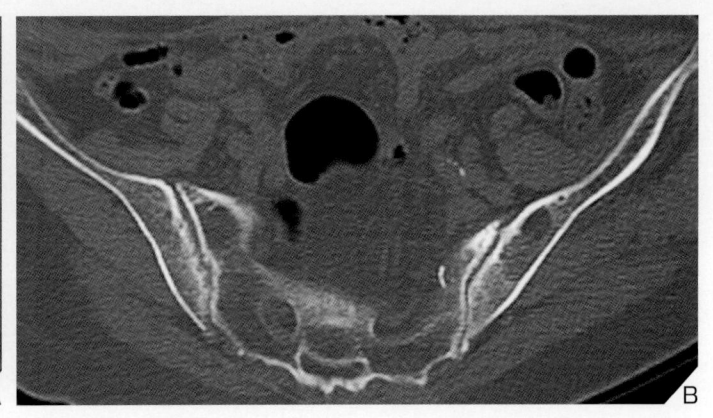

図 14-54　乾癬性関節炎の仙腸関節炎
（A）CT 冠状断像．28 歳男性．乾癬．右仙腸関節に片側性の罹患を認める（→）．（B）CT 冠状断像．61 歳女性．乾癬性関節炎．両側に非対称性の罹患を認める.

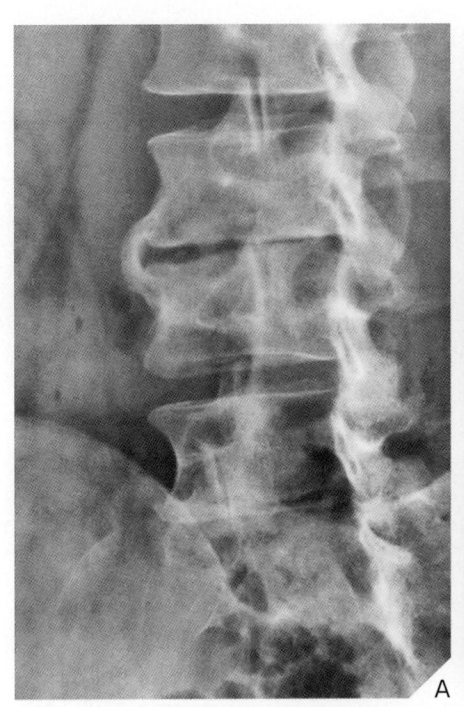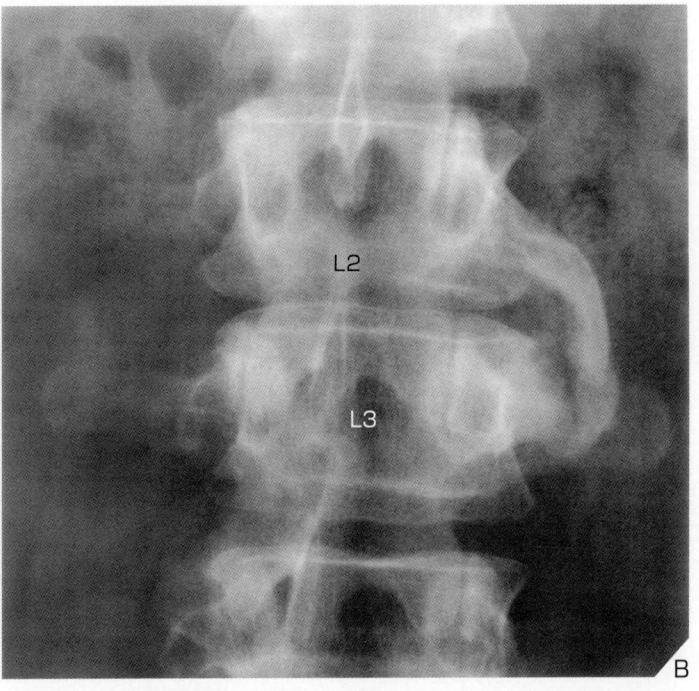

図 14-55　乾癬性関節炎の脊椎病変
（A）30 歳男性．腰椎 X 線斜位像．乾癬例．L3 と L4 椎体を架橋する特徴的な単一の靱帯付着部骨棘がみられる．右仙腸関節も侵されている．（B）45 歳乾癬の男性．腰椎正面像．L2-3 に傍脊椎骨化を認める.

図 14-56　乾癬性関節炎の脊椎病変
48 歳男性．乾癬例．脊髄造影後の CT で，傍脊椎骨化（→）がみられる.

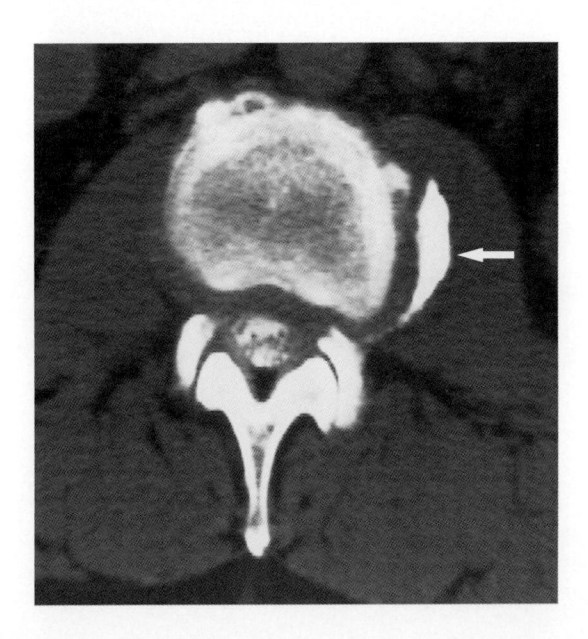

さらに，腸疾患の活動性に対応するように末梢関節炎がみられるようになる．最後に，関節炎が腸管のバイパス手術に引き続いて発症することはよく知られている．滑膜炎は多関節で対称性であるが，X線像上は非びらん性である．

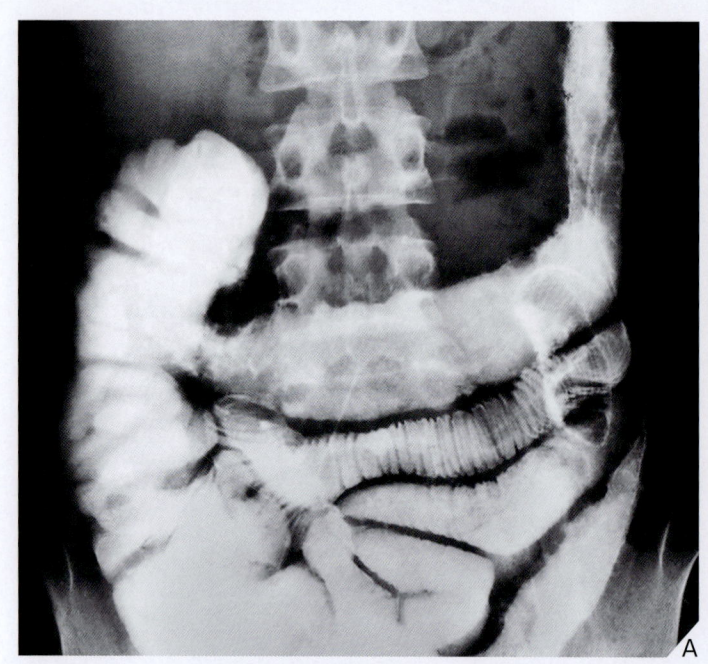 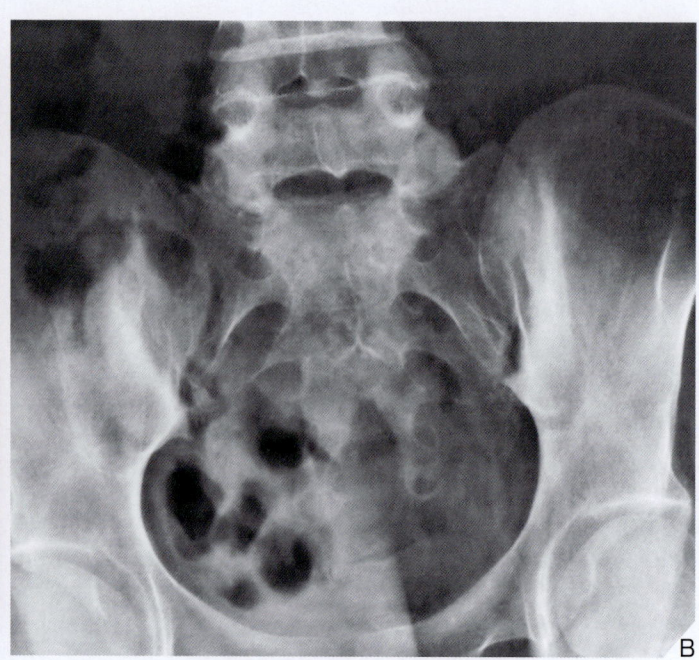

図 14-57 仙腸関節炎を合併した潰瘍性大腸炎
　20歳女性．潰瘍性大腸炎例で仙腸関節に局在する著明な腰痛を認めている．（A）注腸造影では，潰瘍性大腸炎にみられる横行結腸の広範な病変がみられる．（B）骨盤正面像（後→前方），強直性脊椎炎にみられるものと同様に対称性および両側性の仙腸関節炎がみられる．

覚えておくべきポイント

びらん性骨関節炎

❶ びらん性骨関節炎は関節リウマチの臨床像と変形性関節症のX線像を兼ね備えている.

❷ 中年女性に多くみられるびらん性骨関節炎は,

- 近位および遠位指節間関節の罹患
- かもめの翼（gull-wing）状の特徴的な関節びらん像が特徴的である.
  指節間関節の自然癒合（強直）がみられることがある.

関節リウマチ

❶ 関節リウマチの好発部位:

- 大関節（膝, 股関節）
- 手の小関節（中手指節関節, 近位指節間関節）
- 手根関節
  遠位指節間関節は一般には侵されない.

❷ X線像上の特徴像:

- 広く, 対称性の関節裂隙の狭小化
- 関節周囲骨粗鬆症
- 紡錘形の軟部組織腫脹
- 辺縁および中心部のびらん
- 関節周囲の滑膜囊胞
- 亜脱臼および関節変形;スワンネック変形, ボタン穴変形, ヒッチハイカー母指

❸ 頚椎での特徴像:

- 環軸関節の亜脱臼, C2の頭側脱臼を伴う歯突起のびらん
- 椎間関節障害
- 椎体のびらん
- 椎間板の破壊
- 棘突起のびらん

❹ 関節リウマチでは,

- 大腿骨頭の軸方向および内側への移動と股臼底突出症は, 股関節に特徴的である.
- 腱板断裂は, しばしばみられる肩関節の合併症である.
- 距骨下関節は足部でよく罹患する関節であり, 外反母趾でも観察される.

❺ リウマトイド結節症は, 男性に多くみられる関節リウマチの亜型である. それは,

- 特徴的な関節変形がみられない.
- 多発性の皮下結節
- リウマトイド因子の高い抗体価

という特徴を示す.

❻ 若年性特発性関節炎（JIA）は, 成人発症型関節リウマチにはまれ, あるいはみられない, いくつかの特徴像を示す:

- 骨膜反応
- 関節強直, とくに頚椎の椎間関節がよく侵される.
- 成長異常. 骨端部が侵された場合, 二次的にみられる.

その他の炎症性関節炎

❶ 脊椎関節炎は, 強直性脊椎炎, 乾癬性関節炎, Reiter症候群（反応性関節炎）, 腸疾患性関節症の4疾患からなる.

❷ 強直性脊椎炎（Bechterev病, Marie-Strümpell病）は若い男性に多くみられ, 脊椎, 仙腸関節を特徴的に侵す.
HLA-B27は95%の患者に陽性である.
この疾患に特徴的なX線像:

- 椎体の方形化
- 骨硬化所見（shiny corner sign）
- 繊細な靱帯付着部骨棘
- 晩期では椎間関節および椎体の完全癒合によりみられる竹様脊柱（bamboo spine）

❸ Reiter症候群（反応性関節炎）は, 炎症性関節症, 尿道炎, 結膜炎, 粘膜皮膚疹よりなる.
X線像上, 以下のような特徴を有する:

- 末梢性の非対称性関節炎であり, 下肢関節に好発し, 足部がもっともよく侵される.
- 隣接椎体を架橋する疎な靱帯付着部骨棘または傍脊椎骨化
- 非対称性の仙腸関節炎

❹ 乾癬性関節炎は, 主に手足の遠位指節間関節を侵す. 少数関節罹患の場合, ソーセージ指として知られる徴候を呈する.
X線像上, 以下のような特徴を有する:

- 綿毛様骨膜炎
- pencil-in-cup状関節変形（ムチランス型関節炎）
- Reiter症候群の場合と鑑別不能な疎な靱帯付着部骨棘
- 仙腸関節罹患

❺ 腸疾患性関節症は,

- 潰瘍性大腸炎
- 局所性腸炎（Crohn病）
- 腸性脂肪異栄養症（Whipple病）
- 腸管バイパス手術
  と関連があり, 特徴的に仙腸関節を対称性に侵す.

引用文献・参考図書

1. Adam G, Dammer M, Bohndorf K, Christoph R, Fenke F, Günther RW. Rheumatoid arthritis of the knee: value of gadopentetate dimeglumine-enhanced MR imaging. *Am J Roentgenol* 1991; 156: 125-129.
2. Algin O, Gokalp G, Baran B, Ocakoglu G, Yazici Z. Evaluation of sacroiliitis: contrast-enhanced MRI with subtraction technique. *Skeletal Radiol* 2009; 38: 983-988.
3. Ansell BM, Wigley RA. Arthritic manifestations in regional enteritis. *Ann Rheum Dis* 1964; 23: 64-72.
4. Arnett FC, Bias WB, Stevens MB. Juvenile-onset chronic arthritis. Clinical and roentgenographic features of a unique HLA-B27 subset. *Am J Med* 1980; 69: 369-376.
5. Arnett FC, Edworthy SM, Bloch DA, et al. The American Rheumatism Association 1987 revised criteria for the classification of rheumatoid arthritis. *Arthritis Rheum* 1988; 31: 315-324.
6. Ash Z, Marzo-Ortega H. Ankylosing spondylitis—the changing role of imaging. *Skeletal Radiol* 2012; 41: 1031-1034.
7. Azouz EM, Duffy CM. Juvenile spondyloarthropathies: clinical manifestations and medical imaging. *Skeletal Radiol* 1995; 24: 399-408.
8. Belhorn LR, Hess EV. Erosive osteoarthritis. *Semin Arthritis Rheum* 1993; 22: 298-306.
9. Berens DL. Roentgen features of ankylosing spondylitis. *Clin Orthop* 1971; 74: 20-33.
10. Björkengren AG, Geborek P, Rydholm U, Holtas S, Petterson H. MR imaging of the knee in acute rheumatoid arthritis: synovial uptake of gadolinium-DOTA. *Am J Roentgenol* 1990; 155: 329-332.
11. Björkengren AG, Pathria MN, Sartosis DJ, et al. Carpal alterations in adult-onset Still disease, juvenile chronic arthritis, and adult-onset rheumatoid arthritis: comparative study. *Radiology* 1987; 165: 545-548.
12. Bland JH, Brown EW. Seronegative and seropositive rheumatoid arthritis: clinical, radiological and biochemical differences. *Ann Intern Med* 1964; 60: 88-94.
13. Boden SD, Dodge LD, Bohlman HH, Rechtine GR. Rheumatoid arthritis of the cervical spine. *J Bone J Surg [Am]* 1993; 75 A: 1282-1297.
14. Bollow M, Braun J, Biedermann T, et al. Use of contrast-enhanced MR imaging to detect sacroiliitis in children. *Skeletal Radiol* 1998; 27: 606-616.
15. Boutin RD, Resnick D. The SAPHO syndrome: an evolving concept for unifying several idiopathic disorders of bone and skin. *Am J Roentgenol* 1998; 170: 585-591.
16. Breedveld FC, Algra PR, Vielvoye CJ, Cats A. Magnetic resonance imaging in the evaluation of patients with rheumatoid arthritis and subluxations of the cervical spine. *Arthritis Rheum* 1987; 30: 624-629.
17. Brower AC, Allman RM. Pencil pointing: a vascular pattern of deossification. *Radiographics* 1983; 3: 315-325.
18. Burgos-Vargas R. Juvenile ankylosing spondylitis. *Rheum Dis Clin North Am* 1992; 18: 123-142.
19. Burgos-Vargas R, Vazquez-Mellado J. The early clinical recognition of juvenile-onset ankylosing spondylitis and its differentiation from juvenile rheumatoid arthritis. *Arthritis Rheum* 1995; 38: 835-844.
20. Calabro JJ, Gordon RD, Miller KI. Bechterew's syndrome in children: diagnostic criteria. *Scand J Rheumatol* 1980; 32 (suppl): 45-48.
21. Cassidy JT, Levinson JE, Bass JC, et al. A study of classification criteria for a diagnosis of juvenile rheumatoid arthritis. *Arthritis Rheum* 1986; 29: 274-281.
22. Cassidy JT, Petty RE. Spondyloarthropathies. In: Cassidy JT, Petty RE, eds. *Text book of pediatric rheumatology*, 2nd ed. New York: Churchill Livingstone; 1990: 221-259.
23. Chung C, Coley BD, Martin LC. Rice bodies in juvenile rheumatoid arthritis. *Am J Roentgenol* 1998; 170: 698-700.
24. Clark RL, Muhletaler CA, Margulies SI. Colitic arthritis: clinical and radiographic manifestations. *Radiology* 1971; 101: 585-594.
25. Cobby M, Cushnaghan J, Creamer P, Dieppe P, Watt I. Erosive osteoarthritis: is it a separate disease entity? *Clin Radiol* 1990; 42: 258-263.
26. Dale K, Paus AC, Laires K. A radiographic classification in juvenile rheumatoid arthritis applied to the knee. *Eur Radiol* 1994; 4: 27-32.
27. Dihlmann W. Current radiodiagnostic concept of ankylosing spondylitis. *Skeletal Radiol* 1979; 4: 179-188.
28. Dixon AS. "Rheumatoid arthritis" with negative serological reaction. *Ann Rheum Dis* 1960; 19: 209-228.
29. Eastmond CJ, Woodrow JC. The HLA system and the arthropathies associated with psoriasis. *Ann Rheum Dis* 1977; 36: 112-121.
30. Ehrlich GE. Erosive osteoarthritis: presentation, clinical pearls, and therapy. *Curr Rheum Rep* 2001; 3: 484-488.
31. Ehrlich GE. Inflammatory osteoarthritis. Ⅱ. The superimposition of rheumatoid arthritis. *J Chronic Dis* 1972; 25: 635-643.
32. El-Khoury GY, Larson RK, Kathol MH, Berbaum KS, Furst DE. Seronegative and seropositive rheumatoid arthritis: radiographic differences. *Radiology* 1988; 168: 517-520.
33. el-Noueam KI, Giuliano V, Schweitzer ME, O'Hara BJ. Rheumatoid nodules: MR/pathological correlation. *J Comput Assist Tomogr* 1997; 21: 796-799.
34. Fezoulidis I, Neuhold A, Wicke L, Seidl G, Eydokimidis B. Diagnostic imaging of the occipito-cervical junction in patients with rheumatoid arthritis. *Eur J Radiol* 1989; 9: 5-11.
35. Forrester DM. Imaging of the sacroiliac joints. *Radiol Clin North Am* 1990; 28: 1055-1072.
36. Galvez J, Sola J, Ortuno G, et al. Microscopic rice bodies in rheumatoid synovial fluid sediments. *J Rheum* 1992; 19: 1851-1858.
37. Ginsberg MH, Genant HK, Yü TF, McCarty D. Rheumatoid nodulosis: an unusual variant of rheumatoid disease. *Arthritis Rheum* 1975; 18: 49-58.
38. Giovagnoni A, Grassi W, Terilli F, et al. MRI of the hand in psoriatic and rheumatic arthritis. *Eur Radiol* 1995; 5: 590-595.
39. Gordon DA, Hastings DE. Rheumatoid arthritis: clinical features—early, progressive and late disease. In: Klippel JH, Dieppe PA, eds. *Rheumatology*. St. Louis: CV Mosby; 1994: 3.4.1-3.4.14.
40. Gran JT, Husby G. The epidemiology of ankylosing spondylitis. *Semin Arthritis Rheum* 1993; 22: 319-334.
41. Graudal NA, Jurik AG, de Carvalho A, Graudal HK. Radiographic progression in rheumatoid arthritis: a long-term prospective study of 109 patients. *Arthritis Rheum* 1998; 41: 1470-1480.
42. Green L, Meyers OL, Gordon W, Briggs B. Arthritis in psoriasis. *Ann Rheum Dis* 1981; 40: 366-369.
43. Greenspan A. Erosive osteoarthritis. *Semin Musculoskel Radiol* 2003; 7: 155-159.
44. Greenspan A, Baker ND, Norman A. Rheumatoid arthritis simulating other lesions. *Bull Hosp Joint Dis Orthop Inst* 1983; 43: 70-77.
45. Hazes JMW, Dijkmans BAC, Hoevers JM, et al. R4 prevalence related to the age at disease onset in female patients with rheumatoid arthritis. *Ann Rheum Dis* 1989; 48: 406-408.
46. Helliwell PS, Wright V. Clinical features of psoriatic arthritis. In: Klippel JH, Dieppe PA, eds. *Practical rheumatology*. London, UK: Mosby; 1995: 235-242.
47. Herve-Somma CMP, Sebag GH, Prieur AM, Bonnerot V, Lallemand DP. Juvenile rheumatoid arthritis of the knee: MR evaluation with Gd-DOTA. *Radiology* 1992; 182: 93-98.
48. Hoffman GS. Polyarthritis: the differential diagnosis of rheumatoid arthritis. *Semin Arthritis Rheum* 1978; 8: 115-141.
49. Hughes RJ, Saifuddin A. Progressive non-infectious anterior vertebral fusion (Copenhagen Syndrome) in three children: features on radiographs and MR imaging. *Skeletal Radiol* 2006; 35: 397-401.
50. Kahn MF. Why the "SAPHO" syndrome? *J Rheumatol* 1995; 22: 2017-2019.
51. Kamishima T, Tanimura K, Shimizu M, et al. Monitoring anti-interleukin 6 receptor antibody treatment for rheumatoid arthritis by quantitative magnetic resonance imaging of the hand and power Doppler ultrasonography of the finger. *Skeletal Radiol* 2011; 40: 745-755.
52. Kapasi OA, Ruby LK, Calney K. The psoriatic hand. *J Hand Surg [Am]* 1982; 7A: 492-497.
53. Kaye BR, Kaye RL, Bobrove A. Rheumatoid nodules. *Am J Med* 1984; 76: 279-292.
54. Keat A. Reiter's syndrome and reactive arthritis in perspective. *N Engl J Med* 1983; 309: 1606-1615.
55. Kelly JJ Ⅲ, Weisiger BB. The arthritis of Whipple's disease. *Arthritis Rheum* 1963; 25: 615-632.
56. Kettering JM, Towers JD, Rubin DA. The seronegative spondyloarthropathies. *Semin-Roentgenol* 1996; 31: 220-228.
57. Khan MA, van der Linden SM. A wider spectrum of spondyloarthropathies. *Semin Arthritis Rheum* 1990; 20: 107-113.
58. Klecker R, Weissman BN. Imaging features of psoriatic arthritis and Reiter's syndrome. *Semin Musculoskel Radiol* 2003; 7: 115-126.
59. Klenerman L. The foot and ankle in rheumatoid arthritis. *Br J Rheum* 1995; 34: 443-448.
60. König H, Sieper J, Wolf K-J. Rheumatoid arthritis: evaluation of hypervascular and fibrous pannus with dynamic MR imaging enhanced with Gd-DTPA. *Radiology* 1990; 176: 473-477.
61. Küster W, Lenz W. Morbus Crohn und Colitis ulcerosa. Häufigkeit, familiäres Vorkommen und Schwangerschaftsverlauf. *Ergeb Inn Med Kinderheilkd* 1984; 53: 103-132.
62. Larbi A, Viala P, Molinari N, et al. Assessment of MRI abnormalities of the sacroiliac joints and their ability to predict axial spondyloarthritis: a retrospective pilot study on 110 patients. *Skeletal Radiol* 2014; 43: 351-358.
63. Laxer RM, Babyn P, Liu P, Silverman ED, Shore A. Magnetic resonance studies of the sacroiliac joints in children with HLA-B27 associated seronegative arthropathies. *J Rheumatol* 1992; 19 (suppl 33): 123.
64. Leirisalo M, Skylv G, Kousa M, et al. Follow-up study on patients with Reiter's disease and reactive arthritis with special reference to HLA-B27. *Arthritis Rheum* 1982; 25: 249-259.
65. Lindsley CB, Schaller JG. Arthritis associated with inflammatory bowel disease in children. *J Pediatr* 1974; 84: 16-20.
66. Lund PJ, Heikal A, Maricic MJ, Krupinski EA, Williams CS. Ultrasonographic imaging of the hand and wrist in rheumatoid arthritis. *Skeletal Radiol* 1995; 24: 591-596.
67. Mak W, Hunter JC. MRI of early diagnosis of inflammatory arthritis. *J Musculoskeletal Med* 2009; 26: 478-486.
68. Maksymowych WP, Crowther SM, Dhillon SS, et al. Systemic assessment of inflammation by magnetic resonance imaging in the posterior elements of the spine in ankylosing spondylitis. *Arthritis Care Research* 2010; 62: 4-10.
69. Marsal L, Winblad S, Wollheim FA. *Yersinia enterocolitica* arthritis in Southern

Sweden: a four-year follow-up study. *Br Med J* 1981; 283: 101-103.

70. Martel W, Braunstein EM, Borlaza G, Good AE, Griffin PE. Radiologic features of Reiter disease. *Radiology* 1979; 132: 1-10.

71. Martel W, Holt JF, Cassidy JT. The roentgenologic manifestations of juvenile rheumatoid arthritis. *Am J Roentgenol* 1962; 88: 400-423.

72. Martel W, Snarr JW, Horn JR. Metacarpophalangeal joints in interphalangeal osteoarthritis. *Radiology* 1973; 108: 1-7.

73. Martel W, Stuck KJ, Dworin AM, Hylland RG. Erosive osteoarthritis and psoriatic arthritis: a radiologic comparison in the hand, wrist and foot. *Am J Roentgenol* 1980; 134: 125-135.

74. Martini A. It is time to rethink juvenile idiopathic arthritis classification and nomenclature. *Ann Rheum Dis* 2012; 71: 1437-1439.

75. McGonagle D. The history of erosions in rheumatoid arthritis: are erosions history? *Arthritis Rheum* 2010; 62: 312-315.

76. Mutlu H, Silit E, Pekkafali Z, et al. Multiple rice body formation in the subacromial-subdeltoid bursa and knee joint. *Skeletal Radiol* 2004; 33: 531-533.

77. Nance EP, Kaye JJ. The rheumatoid variants. *Semin Roentgenol* 1982; 17: 16-24.

78. Navalho M, Resende C, Rodrigues AM, et al. Bilateral MR imaging of the hand and wrist in early and very early inflammatory arthritis: tenosynovitis is associated with progression to rheumatoid arthritis. *Radiology* 2012; 264: 823-833.

79. Oloff-Solomon J, Oloff LM, Jacobs AM. Rheumatoid nodulosis in the foot: a variant of rheumatoid disease. *J Foot Surg* 1984; 23: 382-385.

80. Ostendorf B, Mattes-Gyorgy K, Reichelt DC, et al. Early detection of bony alterations in rheumatoid and erosive arthritis of finger joints with high-resolution single photon emission computed tomography, and differentiation between them. *Skeletal Radiol* 2010; 39: 55-61.

81. Paimela L. The radiographic criterion in the 1987 revised criteria for rheumatoid arthritis. *Arthritis Rheum* 1992; 35: 255-258.

82. Pattrick M, Manhire A, Ward AM, et al. HLA-A, B antigens and a_1-antitrypsin phenotypes in nodal generalized osteoarthritis and erosive osteoarthritis. *Ann Rheum Dis* 1989; 48: 470-475.

83. Peter JB, Pearson CM, Marmor L. Erosive osteoarthritis of the hands. *Arthritis Rheum* 1966; 9: 365-388.

84. Peterson CC Jr, Silbiger ML. Reiter's syndrome and psoriatic arthritis. Their roentgen spectra and some interesting similarities. *Am J Roentgenol* 1967; 101: 860-871.

85. Petty RE, Southwood TR, Baum J, et al. Revision of the proposed classification criteria for juvenile idiopathic arthritis: Durban, 1997. *J Rheumatol* 1998; 25: 1991-1994.

86. Plenge RM, Seielstad M, Padyukov L, et al. TRAF1-C5 as a risk locus for rheumatoid arthritis—a genomewide study. *N Engl J Med* 2007; 357: 1199-1209.

87. Polster JM, Winalski CS, Sundaram M, et al. Rheumatoid arthritis: evaluation with contrast-enhanced CT with digital bone masking. *Radiology* 2009; 252: 225-231.

88. Punzi L, Ramonda R, Deberg M, et al. Coll2-1, Coll2-1NO2, and myeloperoxidase serum levels in erosive and non-erosive osteoarthritis of the hands. *Osteoarthritis Cartilage* 2012; 20: 557-561.

89. Reiter H. Ueber eine bisher unerkannte Spirochaeteninfektion (Spirochaetosis arthritica). *Dtsch Med Wochenschr* 1916; 42: 1535-1536.

90. Resnick D. Common disorders of synovium-lined joints: pathogenesis, imaging abnormalities, and complications. *Am J Roentgenol* 1988; 151: 1079-1093.

91. Resnick D. Rheumatoid arthritis of the wrist: why the ulnar styloid? *Radiology* 1974; 112: 29-35.

92. Resnick D, Niwayama G. On the nature and significance of bony proliferation in "rheumatoid variant" disorders. *Am J Roentgenol* 1977; 129: 275-278.

93. Resnick D, Niwayama G. Rheumatoid arthritis and the seronegative spondyloarthropathies: radiographic and pathologic concepts. In: Resnick D, ed. *Diagnosis of bone and joint disorders*, 3rd ed. Philadelphia: WB Saunders; 1995: 807-865.

94. Reynolds H, Carter SW, Murtagh FR, Silbiger M, Rechtine GR. Cervical rheumatoid arthritis: value of flexion and extension views in imaging. *Radiology* 1987; 164: 215-218.

95. Rominger MB, Bernreuter WK, Kenney PJ, Morgan SL, Blackburn WD, Alarcon GS. MR imaging of the hands in early rheumatoid arthritis: preliminary results. *Radiographics* 1993; 13: 37-46.

96. Sanders KM, Resnik CS, Owen DS. Erosive arthritis in Cronkhite-Canada syndrome. *Radiology* 1985; 156: 309-310.

97. Sheybani EF, Khanna G, White AJ, et al. Imaging of juvenile idiopathic arthritis: a multimodality approach. *Radiographics* 2013; 33: 1253-1273.

98. Solomon G, Winchester R. Immunogenetic aspects of inflammatory arthritis. In: Taveras JM, Ferrucci JT, eds. *Radiology—diagnosis, imaging, intervention*, vol. 5. Philadelphia: JB Lippincott; 1986: 1-4.

99. Sommer OJ, Kladosek A, Weiler V, Czembirek H, Boeck M, Stiskal M. Rheumatoid arthritis: a practical guide to state-of-the-art imaging, image interpretation, and clinical implications. *Radiographics* 2005; 25: 381-398.

100. Stiskal MA, Neuhold A, Szolar DH, et al. Rheumatoid arthritis of the craniocervical region by MR imaging: detection and characterization. *Am J Roentgenol* 1995; 165: 585-592.

101. Sundaram M, Patton JT. Paravertebral ossification in psoriasis and Reiter's disease. *Br J Radiol* 1975; 48: 628-633.

102. Swett HA, Jaffe RB, McIff EB. Popliteal cysts: presentation as thrombophlebitis. *Radiology* 1975; 115: 613-615.

103. Tehranzadeh J, Ashikyan O, Dascalos J. Magnetic resonance imaging in early detection of rheumatoid arthritis. *Semin Musculoskel Radiol* 2003; 7: 79-94.

104. Thompson W, Donn R. Juvenile idiopathic arthritis genetics—What's new? What's next? *Arthritis Res* 2002; 4: 302-306.

105. Turesson C, Matteson EL. Genetics of rheumatoid arthritis. *Mayo Clin Proc* 2006; 81: 94-101.

106. Uhl M, Allmann KH, Ihling C, Hauer MP, Conca W, Langer M. Cartilage destruction in small joints by rheumatoid arthritis: assessment of fat-suppressed three-dimensional gradient-echo MR pulse sequences in vitro. *Skeletal Radiol* 1998; 27: 677-682.

107. Van der Kooij SM, Allaart CF, Dijkmans BA, Breedveld FC. Innovative treatment strategies for patients with rheumatoid arthritis. *Curr Opin Rheumatol* 2008; 20: 287-294.

108. Villeneuve E, Emery P. Rheumatoid arthritis: what has changed? *Skeletal Radiol* 2009; 38: 109-112.

109. Vinson EN, Major NM. MR imaging of ankylosing spondylitis. *Semin Musculoskel Radiol* 2003; 7: 103-113.

110. Weber U, Ostergaard M, Lambert RGW, et al. The impact of MRI on the clinical management of inflammatory arthritides. *Skeletal Radiol* 2011; 40: 1153-1173.

111. Weissman BN. Imaging techniques in rheumatoid arthritis. *J Rheumatol Suppl* 1994; 42: 14-19.

112. Weissman BN. Spondyloarthropathies. *Radiol Clin North Am* 1987; 25: 1235-1262.

113. Whitehouse RW, Aslam R, Bukhari M, Groves C, Cassar-Pullicino V. The sesamoid index in psoriatic arthropathy. *Skeletal Radiol* 2005; 34: 217-220.

114. Wisnieski JJ, Askari AD. Rheumatoid nodulosis. A relatively benign rheumatoid variant. *Arch Intern Med* 1981; 141: 615-619.

115. Wright V. Seronegative polyarthritis: a unified concept. *Arthritis Rheum* 1978; 21: 619-633.

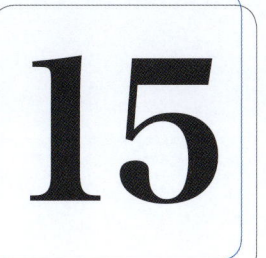

Part III

15 種々の関節炎・関節疾患

A 結合組織疾患に伴った関節炎

　結合組織疾患に関連した関節炎の臨床およびX線像上の特徴の概略を表15-1に示す.

1. 全身性エリテマトーデス（SLE）

　SLE（systemic lupus erythematosus）は原因不明の慢性炎症性結合組織疾患であり, 著しい免疫異常と多臓器疾患を特徴としている. 症状増悪のリスク因子として, 一部は遺伝的要因があるが, しかしそれは家族性に発現するものの, メンデルの法則には合致しない複合的な遺伝子異常である. SLEに遺伝的に関連すると最初に記載されたのは, 第6染色体の主要組織適合抗原（MHC）で, ヒト白血球抗原（HLA）-DRを含んでいる. 最近のさらなる研究によると, programmed cell death 1（PD-1）遺伝子が2q34染色体にあり, ループス腎炎に関連しているとされている. 女性はとくに青壮年期において男性の9倍の頻度で罹患する. そしてこの性差はTLR7遺伝子との関連の可能性がある. SLEの臨床症状は組織病変の生じる部位と進展により異なる. もっとも一般的な症状は倦怠感, 脱力感, 発熱, 食欲不振と体重減少である. この疾患に一貫してみられる特徴は血清学的異常である. いろいろな自己抗体が血清中に認められ, LE細胞, 封入体をもつ好中球はこの疾患に特有な所見である.

　抗核抗体はSLEの鑑別診断に有用であり, また抗DNA抗体の力価は疾患の活動性の評価に有用である. 抗核抗体とは, 多数の高核分子蛋白に対する抗体群のヘテロ集合体である. すべての有核細胞に通常みられる構成体に対する抗体であるため, 「自己抗体」（autoanti-body）と古典的には呼ばれている. 抗核抗体は一般的に組織および種特異性を欠き, それゆえ異なった種の核に対しても交差反応を起こす. この抗核抗体の最初の研究対象はSLE, および関連の全身性リウマチ性疾患に罹患した患者であった. この抗核抗体の特異性をつきとめ, さらに結合組織疾患の免疫病理学的役割を解明するために多くの研究が行われている.

　筋・骨格系はSLE病変の好発部位であり, 関節症状は疾患の経過を通して90％にみられ, 臨床およびX線像上特徴的な所見を呈する. 関節症状は対称性であり, 固定性の関節拘縮を伴わない関節変形がこの疾患の特徴である. とくに手は好発部位である. 典型的には指の中手指節関節（MP）関節, 近位指節間関節（PIP）関節と母指の手根中手関節（CM）関節, MP関節, 指節間関節（IP）関節によくみられるアライメント異常は通常のX線像で明らかとなる（図15-1）. このアライメント異常は柔軟で, X線カセットに手を圧迫することにより矯正されるため, 正面（掌背）像では明らかでないことが多い（図15-2）. これらの特徴的変形はたいてい関節周囲の靱帯や関節包による支持性の消失後, 二次性に起きるため, 少なくとも初期では, 完全に元に戻すことができる. これらの変形が固定してしまうことや関節びらんを伴うことはまれである（図15-3）.

　末節骨の硬化（末端硬化）（図15-4）や, terminal tuftsの吸収（先端骨溶解）を認めることがある. しばしば認められる骨壊死はステロイド治療の合併症である（図15-5）. しかし, 最近の研究ではこの合併症の進行に炎症性過程（血管炎）が大きく関与していると報告されている.

　SLEの治療には非ステロイド性抗炎症薬（NSAIDs）, 抗マラリア薬（例：ヒドロキシクロロキンなど）, 副腎皮質ステロイド（例：プレドニゾロンなど）, 免疫抑制薬（例：シクロホスファミド, アザチオプリン, ミコフェノール酸, レフルノミド, メトトレキサートなど）などが用いられる.

表 15-1	結合組織疾患に関連した関節炎の臨床および X 線像上の特徴		
関節炎のタイプ	部 位	重要な異常所見	撮影法/方向
SLE （女性＞男性；青壮年期；黒人＞白人；皮膚変化―紅斑）	手 股関節，足関節，肩関節	可撓性の関節拘縮 骨壊死	側面像 罹患関節の標準撮影 骨シンチグラフィー MRI
強皮症 （女性＞男性；皮膚変化―浮腫，肥厚）	手 消化管	軟部組織の石灰化 先端骨溶解 末節骨の先細り IP 関節の破壊性変化 食道の拡張 蠕動の低下 十二指腸と小腸の拡張 大腸の偽憩室	正面像，側面像 食道造影 食道機能撮影（透視かビデオ撮影法） 上部消化管と小腸検査 バリウム浣腸
多発性筋炎/皮膚筋炎	上・下肢（近位） 手	軟部組織の石灰化 関節周囲の骨萎縮 DIP 関節のびらんおよび破壊性変化	デジタル X 線撮影 正面像，側面像
混合性結合組織病（MCTD） （SLE，強皮症，皮膚筋炎，関節リウマチとの臨床的特徴の重複）	手，手関節 胸 部	関節裂隙の狭小化を伴う PIP 関節，MP 関節，橈骨手根関節，手根中央関節の，びらんおよび破壊性変化 軟部組織の対称性腫脹 軟部組織の萎縮と石灰化 胸水と心嚢水	正面像，側面像 MRI 正面像，側面像 超音波

15

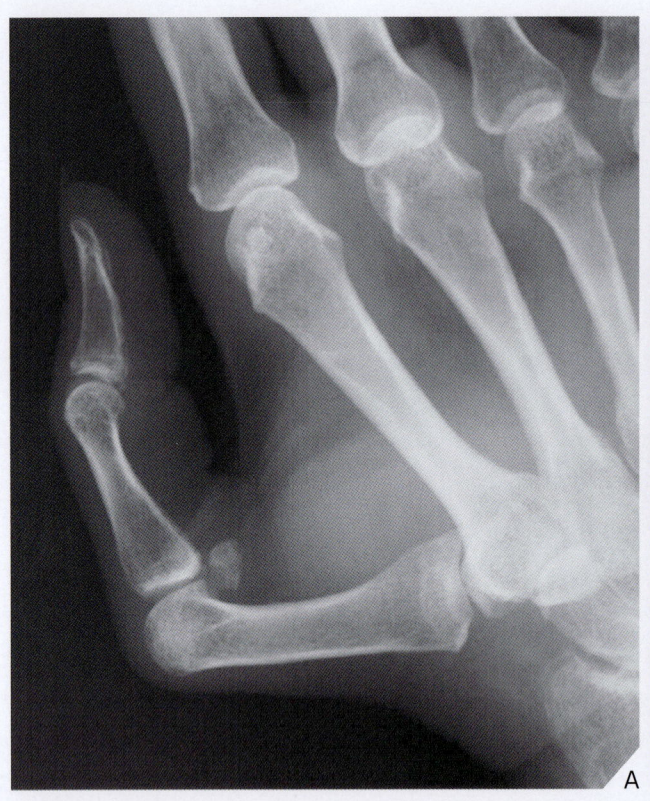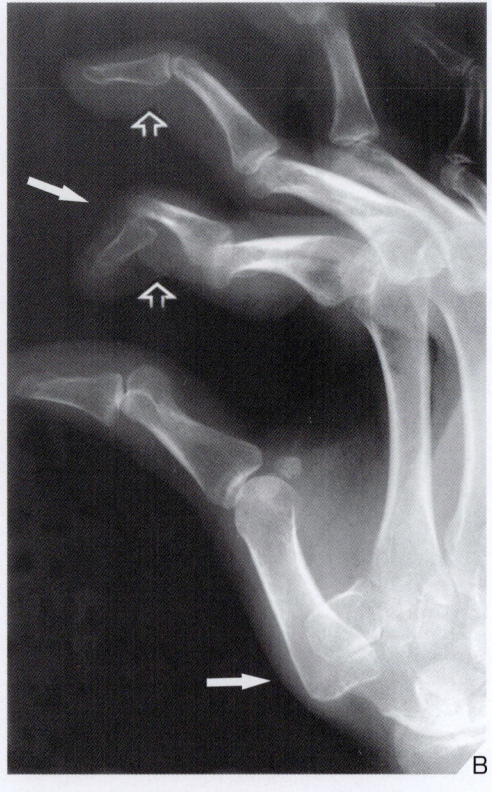

図 15-1　SLE
（A）43 歳女性．SLE．母指変形の典型的所見．第 1CM，MP 関節にびらんのない亜脱臼を認める．（B）別の患者．32 歳女性．左手斜位像で第 1 CM 関節，示指 DIP 関節の脱臼を認める（→）．また，示指，中指 MP 関節の亜脱臼と，それに伴ってスワンネック変形を認める（⇒）．

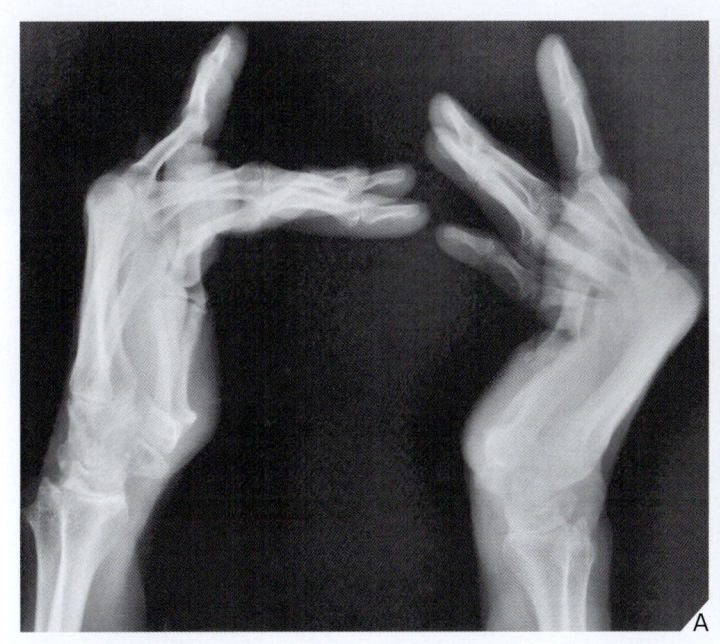
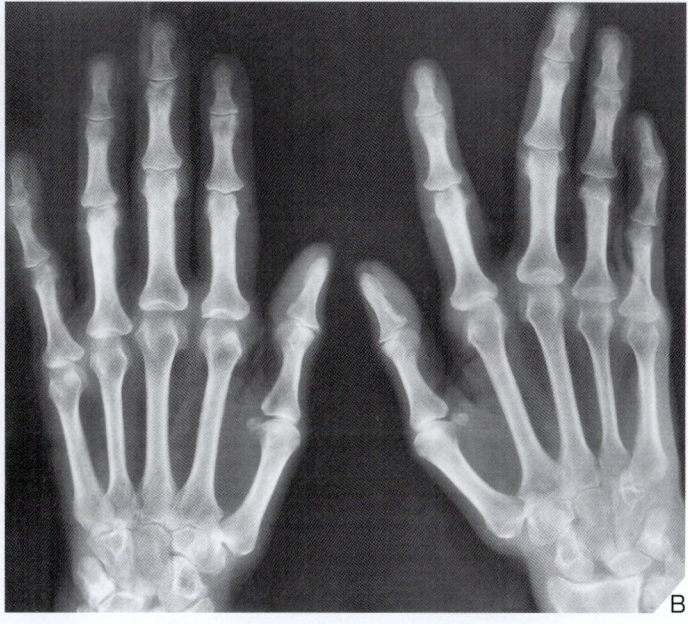

図 15-2　SLE

42 歳女性．4 年前 SLE を発症した．（A）両手 X 線側面像で，MP 関節の屈曲変形がみられる．（B）正面像では，屈曲変形は X 線カセットに手を圧迫したため，矯正された．

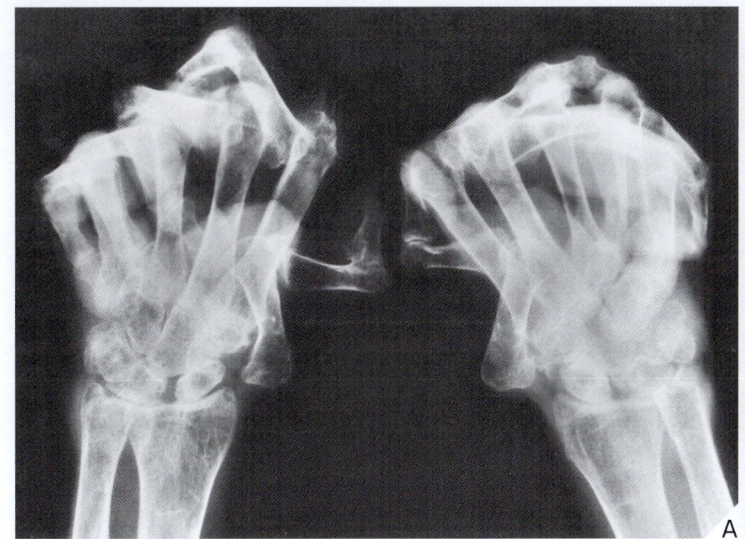
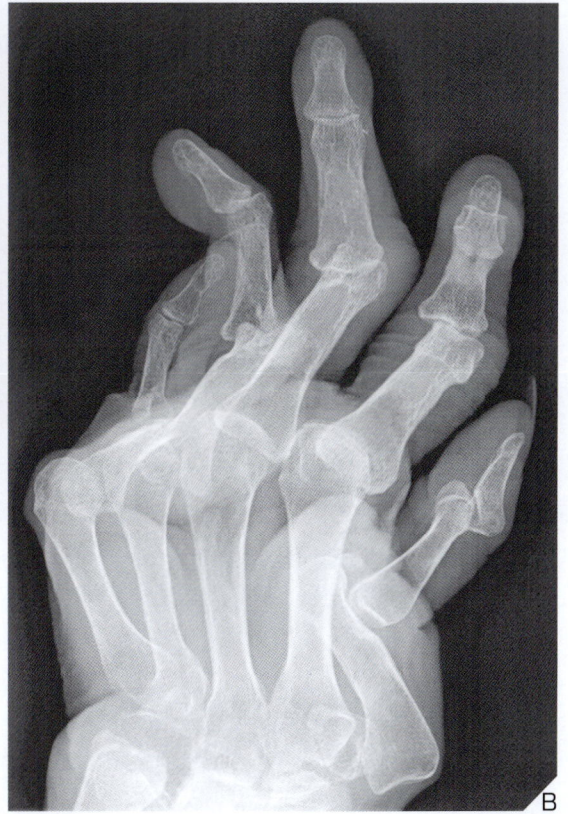

図 15-3　SLE

（A）62 歳女性．15 年前より SLE に罹患している．両手 X 線正面像で，強い変形，亜脱臼と関節びらんがみられる．廃用性およびステロイド治療による進行した骨粗鬆症が認められる．（B）51 歳女性．右手の多関節に屈曲拘縮，亜脱臼，脱臼がみられる．

15

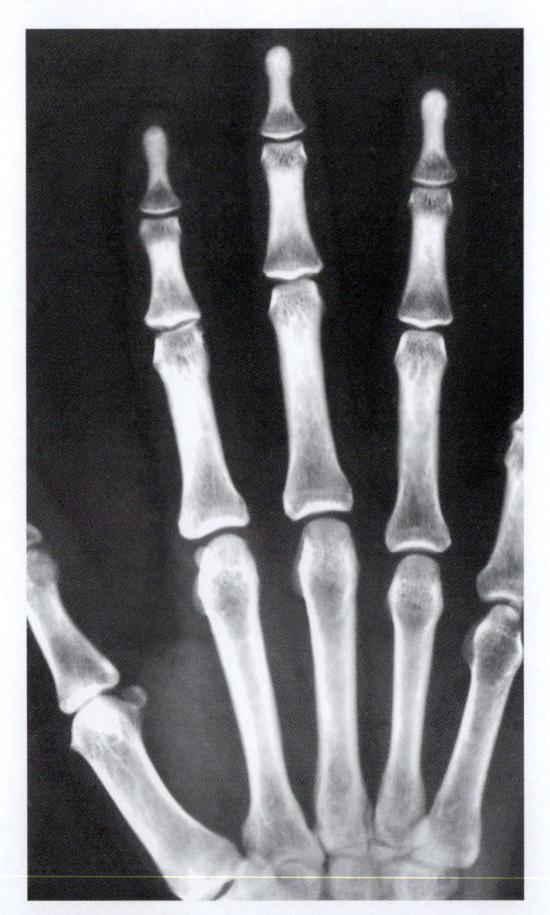

図 15-4　SLE
　29 歳女性．SLE．手の X 線正面像で末節骨の硬化を
認める（四肢硬化）．同様の硬化はときに関節リウマ
チと強皮症でもみられる．

2．強皮症（scleroderma）

　強皮症（進行性全身性硬化症）は原因不明の全身疾患である．
この疾患は，若い女性に好発し，通常 20〜30 歳で発症する．こ
の疾患は，本来，皮膚や内臓器へのコラーゲンや他の細胞外基
質の沈着による結合組織疾患であり，皮膚，皮下組織の肥厚と
線維化や，しばしば筋骨格系の合併症を伴うのが特徴である．
最近，新しい強皮症関連遺伝子として，以前から知られている
MHC，IRF5，STAT4 遺伝子（これらは免疫機構に重要な調節
蛋白をエンコードしている）に加えて，CD247 ゲノム（T 細胞
受容体ゼータサブユニット．T 細胞活性化を調整している）を
含む感受性遺伝子座が発見された．臨床的には，多くの症例で
関節痛，関節炎から手指の屈曲拘縮をきたす関節病変を示す．
患者の大半は，石灰沈着，Raynaud 現象（寒冷にて小血管が収
縮することにより手指や足が蒼白になること），食道の異常（拡
張と蠕動低下），強指症（sclerodactyly）と末梢血管拡張症な
ど，いわゆる CREST 症候群の症状を示す．患者の 30〜40％は
リウマチ因子と抗核抗体が陽性である．

　X 線学的に，強皮症は骨と軟部組織に特徴的な異常がみられ
る．手では一般に指尖の軟部組織の萎縮（図 15-6），末節骨の
吸収（先端骨溶解症），骨減少，皮下と関節周囲の石灰沈着（図
15-7，8A）がみられる．そして小関節，とくに IP 関節の破壊

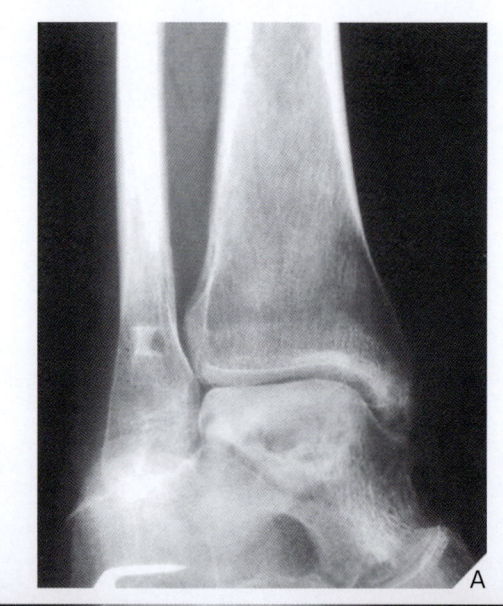

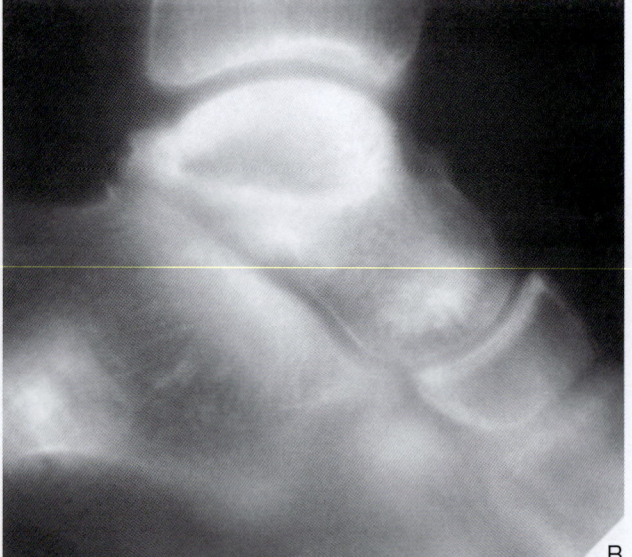

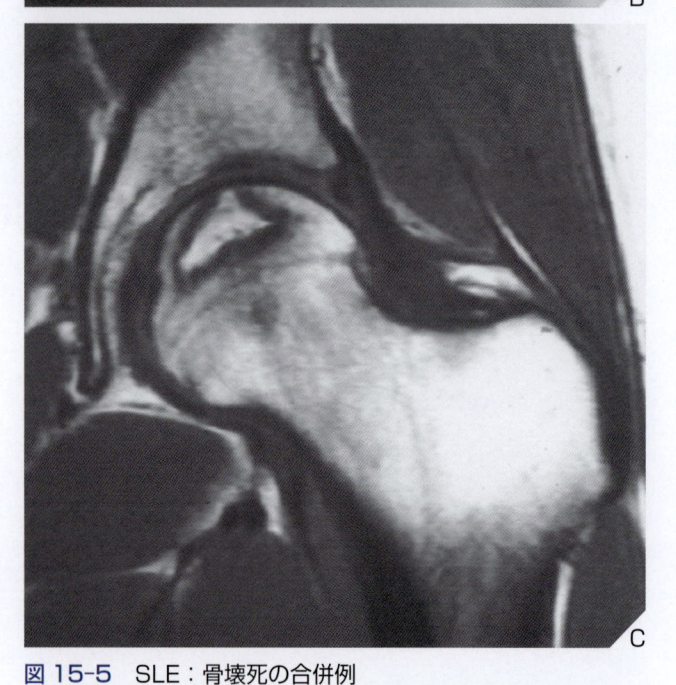

図 15-5　SLE：骨壊死の合併例
　26 歳女性．SLE でステロイドの大量療法を受けた．足関節の X 線
斜位像（A）と側面の断層撮影像（B）で距骨の壊死を認める．（C）
18 歳女性．SLE．MRI T2 強調冠状断像で大腿骨頭の骨壊死像を
認める．

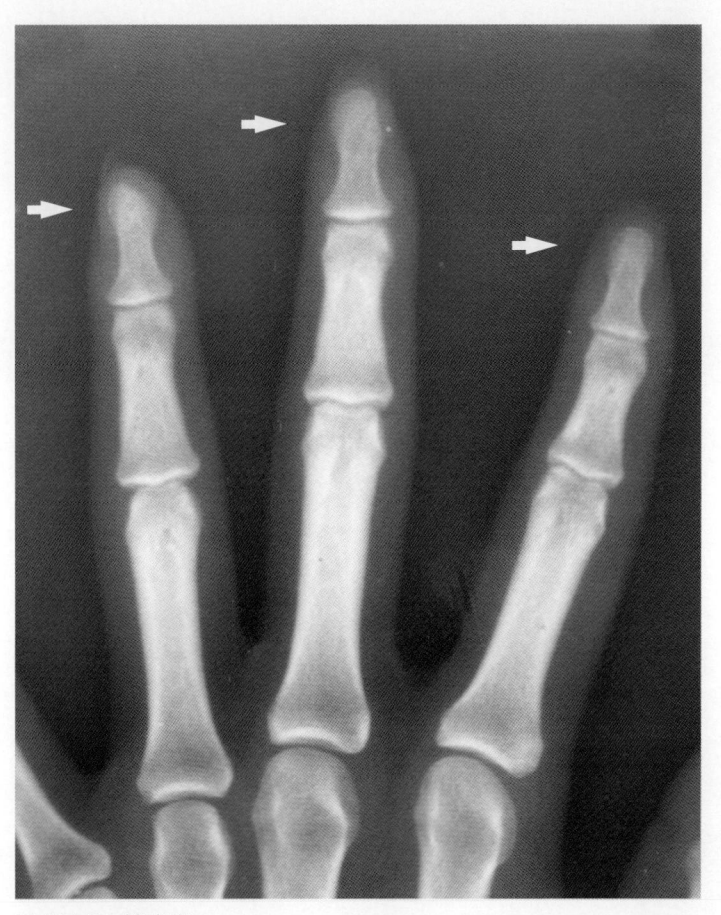

図 15-6　強皮症
24 歳女性．示指，中指，環指末節骨部の軟部組織の萎縮がみられる（→）．

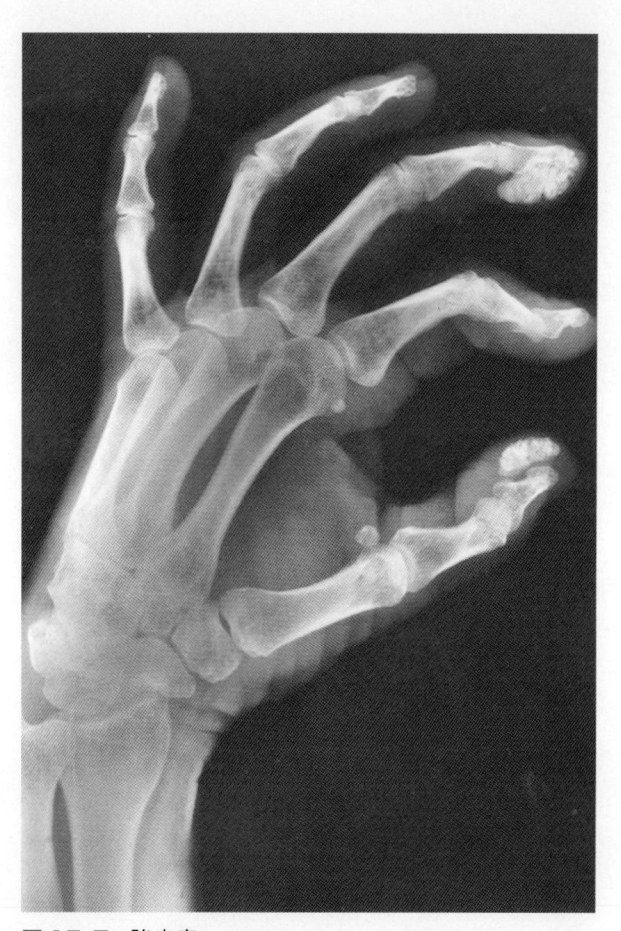

図 15-7　強皮症
32 歳女性．進行性全身性硬化症．右手の末節部に，この疾患に特徴的な軟部組織の石灰沈着を認める（→）．

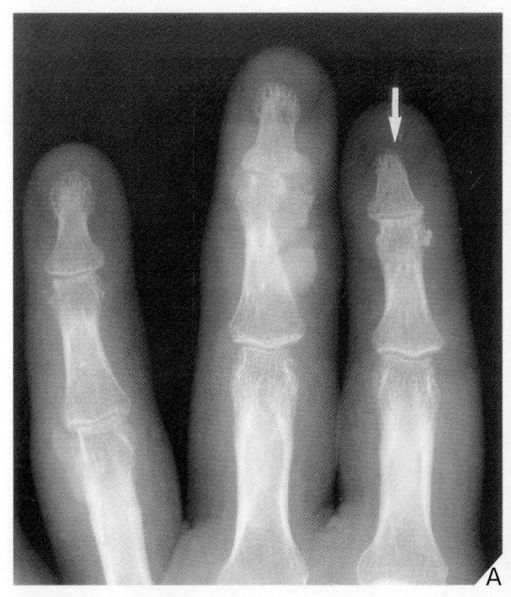
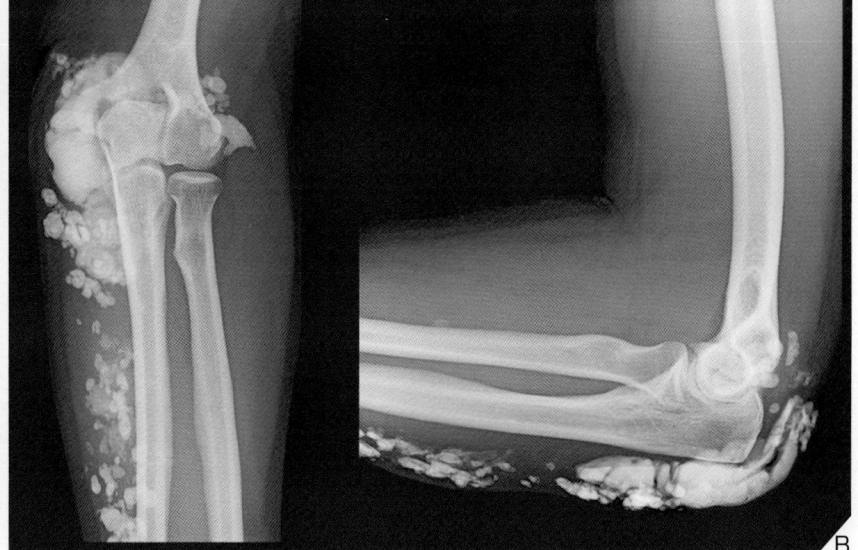

図 15-8　強皮症
（A）44 歳女性．手指正面像で，末端骨溶解症（→），中指 DIP 関節に軟部組織の石灰化，破壊性変化がみられる．（B）46 歳女性．肘関節，前腕周囲に，広範囲に軟部組織の石灰化がみられる．

性変化（図 15-9）を認める．上肢に限局した軟部組織の石灰化がときに顕著となる（図 15-8B を参照）．特徴的所見は消化管にもみられ，偽閉塞を伴う食道や小腸の拡張がある（図 15-10）．大腸の偽憩室もよく認められる．

　強皮症の治療には，NSAIDs などの抗炎症薬，プレドニゾロンなどの副腎皮質ステロイド，高用量シクロホスファミドなどの免疫抑制薬，sifalimumab などの抗インターフェロン製剤，リツキシマブなどの抗 B 細胞製剤などが用いられている．最近，自家骨髄移植の良好な成績が報告されている．

３．多発性筋炎（polymyositis）と皮膚筋炎（dermatomyositis）

　多発性筋炎と皮膚筋炎は横紋筋と皮膚に起こるびまん性の非化膿性炎症および変性を特徴とする疾患である．多発性筋炎，

皮膚筋炎を含む種々の筋疾患の初期診断および治療には適切な検査所見が有用である．とくに以下の４つの検査がその評価に有用である．（1）血清酵素，（2）尿中クレアチン，クレアチニン排出量，（3）筋電図，（4）筋生検．

　血清酵素には種々のものがあるがもっとも診断に有用なのは，血清クレアチニンホスホキナーゼ（CPK），血清アルドラーゼ（ALD），血清乳酸脱水素酸素（LDH），血清グルタミンオキサル酢酸トランスアミナーゼ（SGOT），血清グルタミンピルビン酸トランスアミナーゼ（SGPT）である．さらに血清酵素レベルと尿中のクレアチニンの値は，（単独で用いるよりも）その両者を同時に評価することで，多発性筋炎，皮膚筋炎の治療により役立つ．

　筋生検は，神経原性の運動ニューロン疾患を除外し，筋由来であることを示すだけでなく，その筋疾患が臨床所見から考えるよりも病理学的に重症であるかを見分けるために重要であ

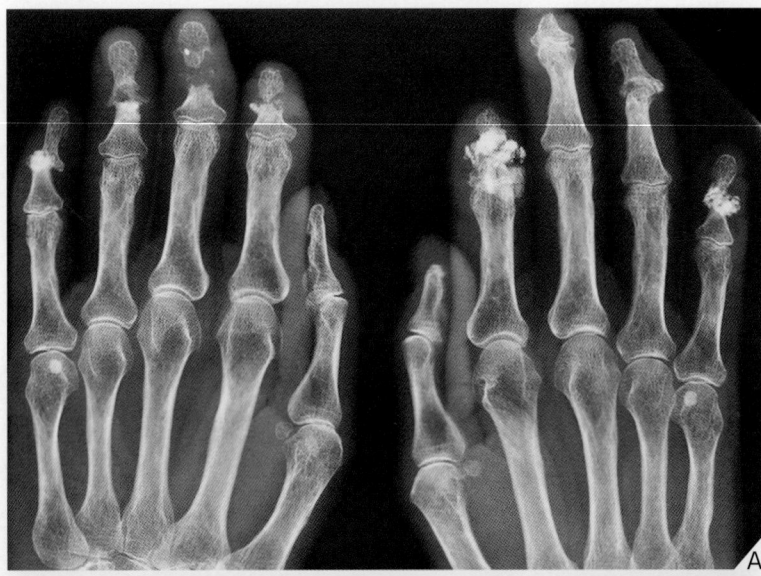

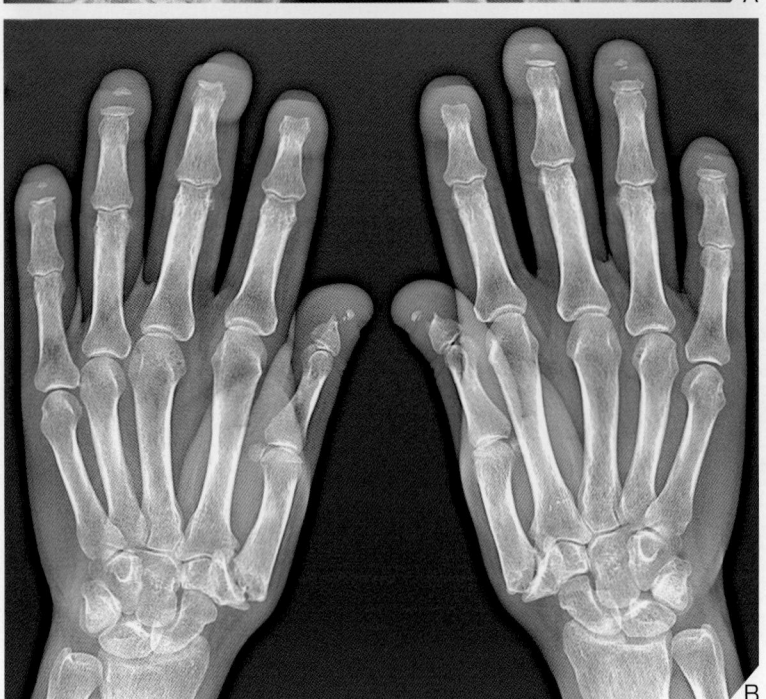

図 15-9　強皮症
（A）50 歳女性．全身性硬化症．手の X 線正面像で，DIP 関節の破壊性変化，軟部組織の石灰沈着と左中指の末節骨先端の吸収像がみられる．（B）53 歳女性．全身性硬化症長期罹患例．両手正面像ですべての末節骨に末端骨溶解症がみられる．両第 1 CM 関節に骨びらんもみられる．

る．これは予後予測に有用である．筋生検を組織学的，電子顕微鏡的に評価することで，サルコイド筋症，中心核病，ミトコンドリア異常に伴う筋疾患のようなまれな疾患と多発性筋炎を鑑別することが可能となった．

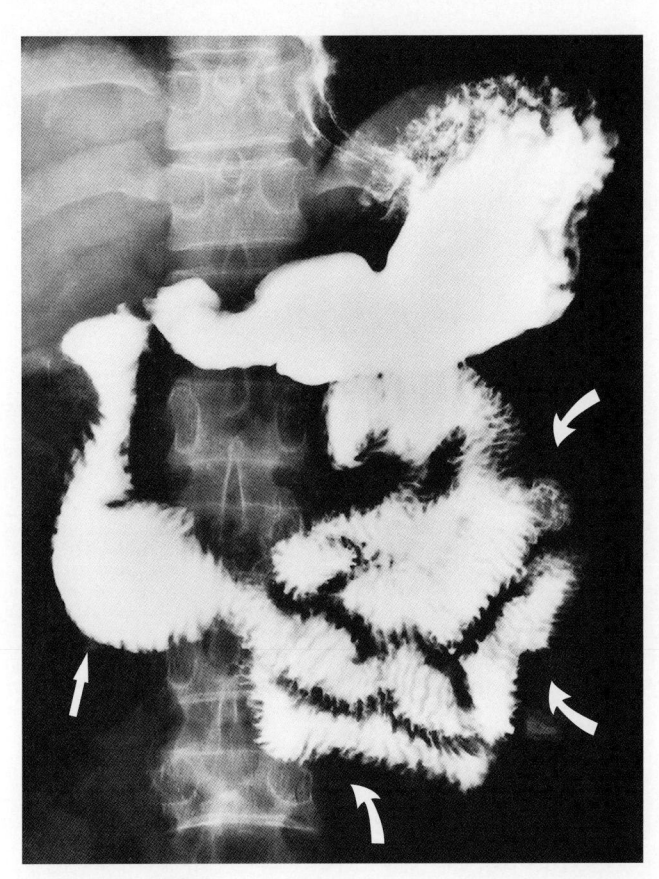

図 15-10　強皮症
図 15-9A の患者の上部消化管造影では，偽性閉塞パターンを伴う拡張を十二指腸の第 2 部，第 3 部（→）と空腸（↷）に認める．

多発性筋炎の筋生検の病理所見は，詳細に報告されている．同程度の臨床症状でも，病理所見の程度は，筋線維のわずかな変化から広範囲の壊死と線維化までさまざまである．この病理所見の多種多様性は，おそらく典型的な多発性筋炎患者からの正常組織の筋生検が影響しているのであろう．多発性筋炎患者で筋生検の陽性率は 55〜80% である．

多発性筋炎と皮膚筋炎の画像上の異常所見は，2 つのタイプに分けられる．1 つは軟部組織の，もう 1 つは関節の所見である．両者に共通のもっとも特徴的な所見は，軟部組織の石灰化である．筋肉内の石灰化の好発部位は上下肢近位の大きな筋である．皮下組織の石灰化は強皮症に類似している（図 15-11）．

関節の異常はまれであるが，関節周囲の骨粗鬆症はよく報告されている．関節の破壊性変化の報告はわずかであるが，手指の遠位指節間（DIP）関節での報告がある．

4．混合性結合組織病（MCTD）

MCTD（mixed connective tissue disease）は，1972 年 Sharp らによって初めて提唱された疾患群であり，SLE，強皮症，皮膚筋炎，関節リウマチの臨床所見が重複して認められることが特徴である．血清中の抗 RNP（ribonucleoprotein）抗体陽性も鑑別点の 1 つである．MCTD の臨床的特徴は，Raynaud 現象，多発関節痛，手の腫脹，食道運動障害，炎症性筋炎，肺疾患があげられる．女性が 80% を占める．MCTD 患者は，典型的には手，手関節，足といった小関節に異常をきたすが，膝，肘，肩といった大関節も障害されることがある．関節変形は関節リウマチに類似しているが，SLE のようにびらんを伴わない関節の亜脱臼を呈するものもある．強皮症を疑うような軟部組織の異常も認められる（図 15-12〜14）．

図 15-11　皮膚筋炎
64 歳女性．左肘関節の(A) X 線外側斜位像，(B) 側面像を示す．この疾患に特徴的な広範囲の軟部組織の石灰化がみられる．また顕著な関節周囲の骨粗鬆症もみられる．

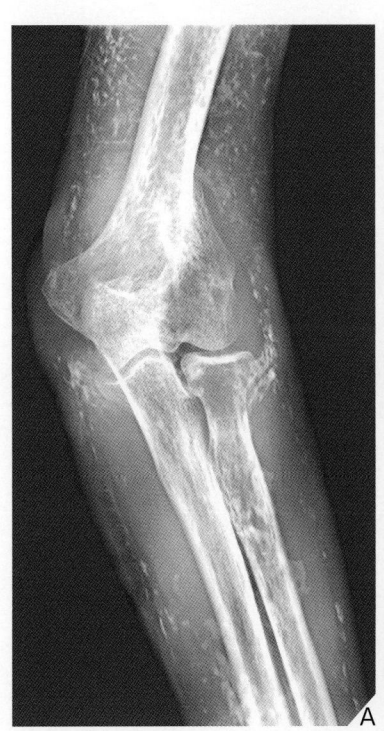

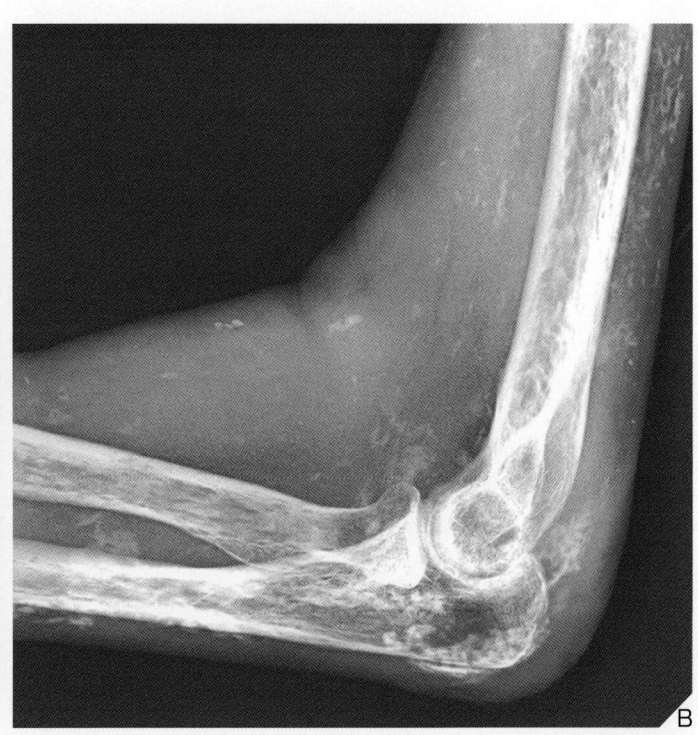

15

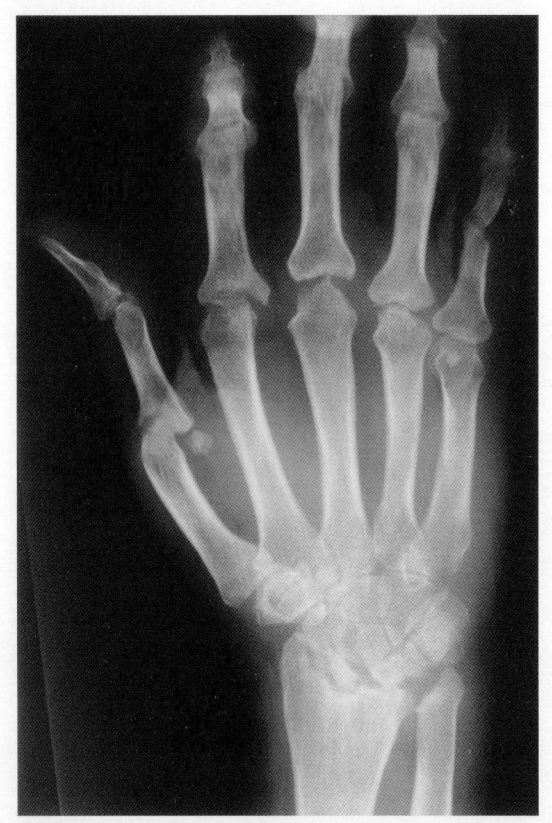

図 15-12　混合性結合組織病（MCTD）
　44 歳女性．臨床・画像所見で関節リウマチの特徴を示していた．さらに皮膚筋炎の臨床症状もみられた．左手 X 線正面像では，関節リウマチに特徴的な橈骨手根関節，MP 関節，PIP 関節の高度の骨びらんがみられる．筋生検の結果は多発性筋炎の所見であった．

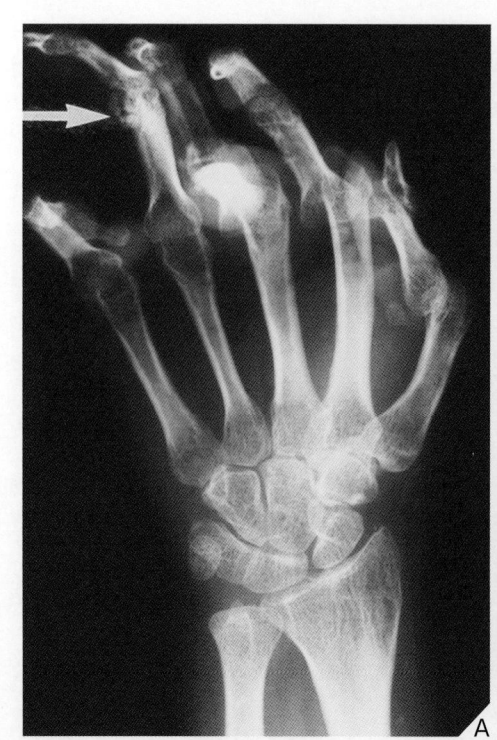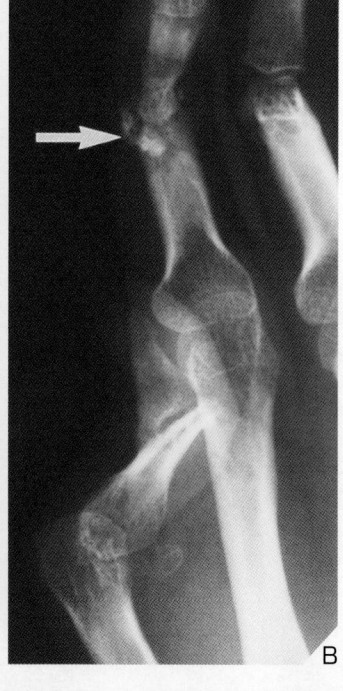

図 15-13　混合性結合組織症（MCTD）
　26 歳女性．両手の腫脹，多関節痛，Raynaud 現象を呈する．リウマトイド因子，抗核抗体は陽性で，SLE と強皮症の臨床所見がみられる．（A）右手の X 線斜位像と（B）左手母・示指の接近拡大像で，多関節にわたり屈曲変形と亜脱臼がみられる．両側母指の変形は SLE に特徴的であり，軟部組織の石灰化（→）は強皮症で典型的である．診断は MCTD であった．

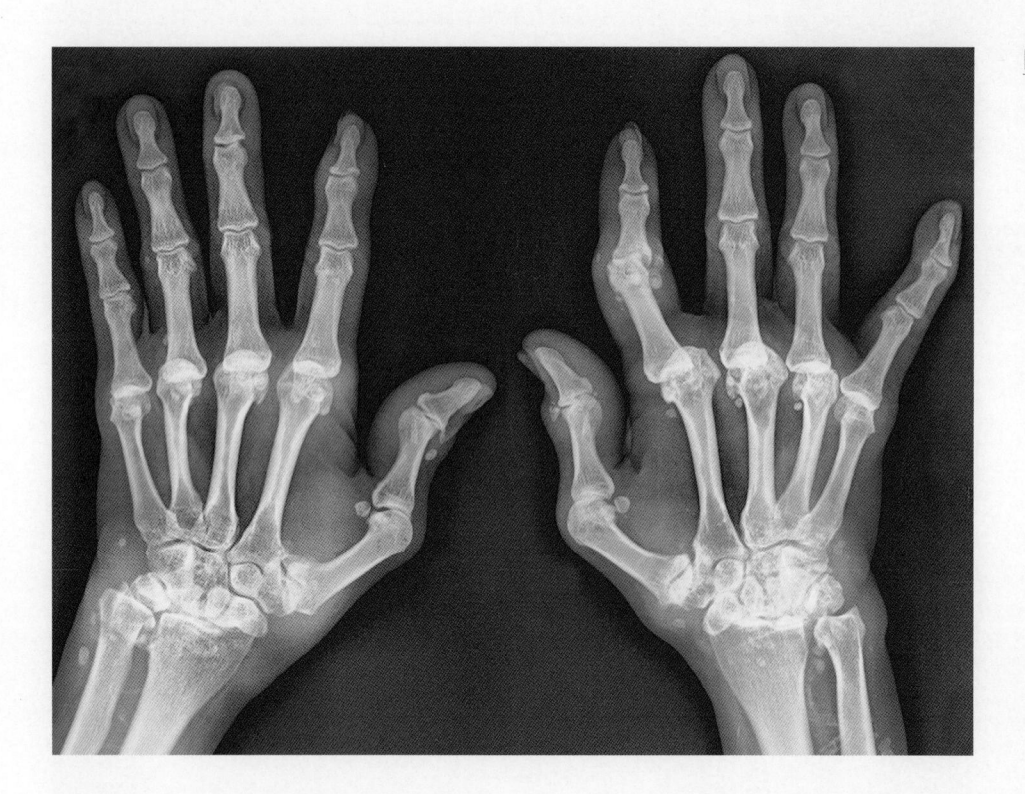

図 15-14　混合性結合組織病（MCTD）
　55 歳女性．関節リウマチ，SLE，強皮症の長期罹患例の両手 X 線正面像．両手関節の骨びらん，MP 関節の亜脱臼，軟部組織の石灰化がみられる．

5．血管炎（vasculitis）

　系統的壊死性血管炎，過敏性血管炎，多発血管炎性肉芽腫症（Wegener 肉芽腫症），リンパ腫性肉芽腫症，巨細胞性動脈炎，およびさまざまな症候群（たとえば川崎病，Behçet 病，その他）を含んだ多種の血管炎が存在する．これらの互いに関連しあった疾患群の説明はこの章では書き尽くせないが，読者はこの章の末尾の参考文献を参照してもらいたい．血管造影による血管炎の所見は，罹患した血管の動脈瘤様の拡張としてしばしば認められる．一般的に血管造影は，組織生検にて診断が確定できないときに行われる．

B 代謝性および内分泌性関節炎

　代謝性および内分泌性異常に関連した関節炎の臨床および X 線像上の特徴を**表 15-2** に示す．

1．痛風（gout）

　痛風は関節液中の白血球中に尿酸ナトリウム塩結晶がみられる再発する関節炎で，再発のエピソードを特徴とする代謝性疾患である．多くの症例で関節周囲軟部組織内の尿酸塩の著しい

表 15-2	代謝性および内分泌性関節炎の臨床および X 線像上の特徴		
関節炎のタイプ	**部　位**	**重要な異常所見**	**撮影法/方向**
痛　風 （男性＞女性）	母　趾 大関節（膝，肘） 手	びらんを伴うが，関節の一部は温存 overhanging edge of erosion（皮質骨より薄く張り出した骨の辺縁） 骨粗鬆症の欠如 関節周囲の腫脹 痛風結節	罹患関節の標準撮影 二重エネルギーカラーコード化 CT
CPPD 結晶沈着症 （男性＝女性）	種々の関節 膝蓋大腿関節 手関節，肘，肩，足関節	軟骨石灰化症（関節軟骨と半月板の石灰化） 腱，靱帯，関節包の石灰化 関節裂隙狭小化 軟骨下骨の硬化 骨棘形成 軟骨石灰化を伴った変性	障害関節の標準撮影 側面（膝）と軸写撮影（膝蓋骨） 罹患関節の標準撮影
CHA 結晶沈着症 （女性＞男性）	種々の関節，ただし肩関節（棘上筋腱）に多い	関節包周囲の石灰化 腱の石灰化	罹患関節の標準撮影
ヘモクロマトーシス （男性＞女性）	手 大関節	嘴状の骨棘を伴う示指，中指 MP 関節の病変 軟骨石灰化	正面像 罹患関節の標準撮影
アルカプトン尿症（組織黒変症） （男性＝女性）	椎間板，仙腸関節，恥骨結合，大関節（膝，股）	椎間板の石灰化と骨化，狭小化，骨萎縮，関節裂隙の狭小化，関節周囲の骨硬化	脊椎の正面，側面像，罹患関節の標準撮影
上皮小体機能亢進症 （女性＞男性）	手 骨に多発 頭蓋骨 脊　椎	指節関節の破壊性変化 骨膜下吸収 骨嚢腫（brown tumor） 胡椒塩（salt-and-pepper）像 ラガージャージ像	正面像 正面像と斜位像 部位特有の標準撮影 側面像 側面像
先端巨大症 （男性＞女性）	手 頭蓋骨 顔面骨 踵　部 脊　椎	関節裂隙拡大 大きな種子骨 変性変化（嘴状骨棘） 大きな洞 大きな下顎骨（上顎前方突出） 厚い heel pad（＞25 mm） 胸椎後弯	正面像 側面像 側面像 側面像 側面像（胸椎）
アミロイドーシス （男性＞女性）	大関節（股，膝，肩，肘）	関節および関節周囲のびらん，骨粗鬆症（関節周囲），亜脱臼，病的骨折	罹患関節の標準撮影 骨スキャン（シンチグラフィー）
多中心性網状組織球症 （女性＞男性）	手（DIP および PIP 関節），足	軟部組織の腫脹，関節のびらん，骨粗鬆症なし	正面像 Norgaard（ball-cather's）撮影 足部正面像，斜位像
血友病 （男性＞女性）	大関節（股，膝，肩） 肘，足関節	関節液貯留，骨粗鬆症，対称性の関節裂隙の狭小化，関節のびらん，顆間部の開大，膝蓋骨の方形化 若年の関節リウマチときわめて類似	罹患関節の標準撮影 MRI

15

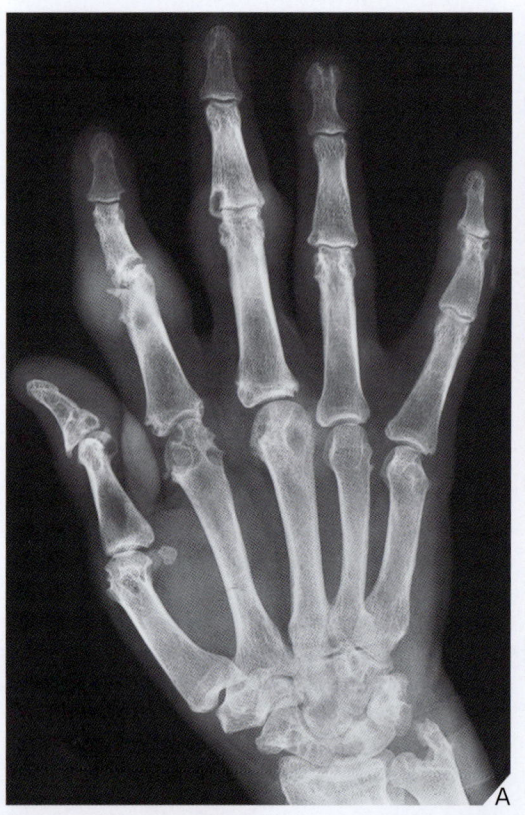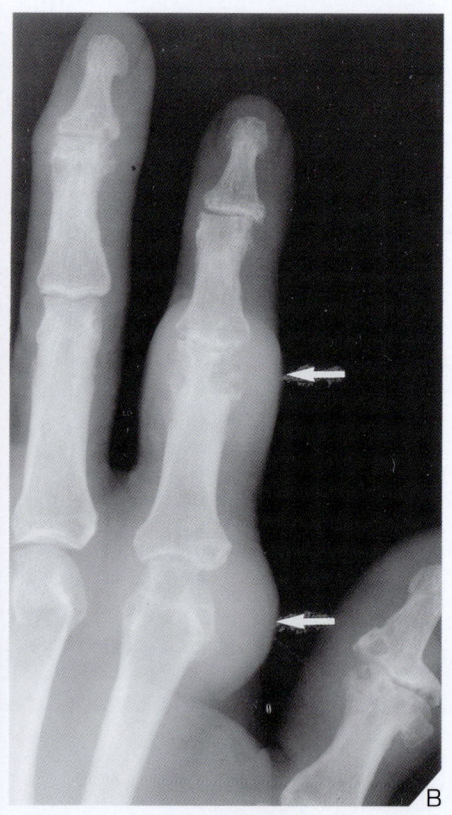

図 15-15　痛風性関節炎

(A) 43 歳男性. 結節性痛風. 左手正面像で多数の関節内, 関節近傍に辺縁明瞭な骨びらんが, また示指, 中指の PIP 関節に軟部組織肥厚（痛風結節）がみられる.（B）70 歳男性. 痛風性関節炎. 手指正面像で大きな痛風結節を伴った関節内, 関節近傍の骨びらんが多数みられる（→）.

沈着（痛風結節）を認める. 血清尿酸値が上昇している.

　母趾が痛風関節炎の好発部位であり, 母趾 MP 関節は足部痛風（podagra）として知られており, 患者の 75% にみられる. そのほか, しばしば足関節, 膝関節, 肘関節そして手関節がおかされる. 患者の大多数は男性であるが閉経後の女性にも同様にみられる. 最近のゲノムワイド関連解析（GWAS）において, *SLC2A9/GLUT9* の遺伝子変異体が低尿酸値（血清）に関連し, その値は女性で高いこと, 反対に, ABCG2 蛋白の遺伝子変異体は高尿酸値に関連し, その値は男性で高いことが示された. これらの研究は, *GLUT9* と *ABCG2* が尿酸値の重要な調節遺伝子で, 痛風発症に重要な役割を担っていることを示している.

a 高尿酸血症（hyperuricemia）

　高尿酸血症を引き起こす尿酸プールの増加は, 2 つのルートで発生する. 1 つ目は尿酸産生の増大であり, 排泄量が正常でその過剰を処理できない場合, 2 つ目は尿酸排泄量の低下により, 正常量の尿酸を十分排泄できない場合である.

　痛風患者の 25〜30% は, プリン生合成過程の先天的欠損による尿酸の過剰生産であり, 患者がプリンなしの食事をしたとしても, 過剰の尿中尿酸排泄（600 mg/日以上）となる. 生産過剰は, 骨髄増殖性疾患の細胞崩壊の増加, 核酸崩壊の増加による二次性痛風でもみられる. 排泄の低下は, 慢性腎不全の患者や, 尿細管からの尿酸の排泄が障害された原発性痛風の患者でみられる. しかし, ほとんどの患者では, 尿酸の生産過剰と継続排泄低下の両方がみられる.

　高尿酸血症からの痛風性関節炎の発症は, 高尿酸血症の継続期間とさらにその程度に比例して増加する. しかしながら, 尿酸塩は, 比較的安定な, 過飽和融解を形成する傾向をもち, 実際に高尿酸血症の患者のなかでは痛風性関節炎を起こす割合は少ない. 臨床的に痛風性関節炎の発症には, 高尿酸血症以外に他の要素, 血清蛋白と尿酸の結合や結晶化のプロモーターまたはインヒビターの存在が関係する.

b 滑液の検査

　新鮮な滑液の湿潤標本は, 結晶の分析にもっともよい. 結晶は通常の光学顕微鏡でみることもできるが, 確実なのは偏光顕微鏡である. 痛風と偽痛風の鑑別で, 尿酸塩とピロリン酸塩を見分けるためには, 偏光顕微鏡が有効である. 両者は複屈折性を示すので, 偏光を反射する. 複屈折現象は, 結晶の軸が光に対して平行か垂直かによって決まり, 色は複屈折が正か負かということが決め手となる. 尿酸塩は, 強い複屈折を示すため, 偏光顕微鏡下で偏光し針のようにみえる. 急性痛風発作のときには, 多くの白血球内の結晶がみられる. 尿酸塩は負の複屈折を呈し, 偏光顕微鏡では, 結晶の長軸が平行のときは黄色を呈し, 垂直のときは青色を呈する.

　発症から検査までの時間によって見つかる率は違ってくるが, 急性痛風発作の場合, 尿酸塩結晶は 2〜10 μm の大きさで, 滑液の白血球内および細胞外に認める. 痛風結節からの結晶は

図 15-16　痛風性関節炎
　58 歳男性．3 ヵ月前に痛風発症．（A）右母趾 X 線正面像，（B）斜位像で，第 1 MTP 関節の典型的な所見を示している．関節内側には特徴的な骨びらんの overhanging edge（→），大きな痛風結節（▷）がみられるが，関節外縁は保たれている（⇒）．

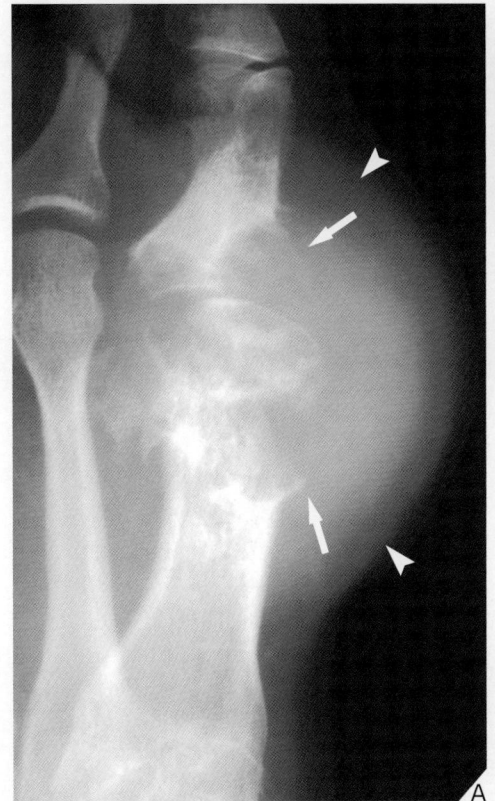
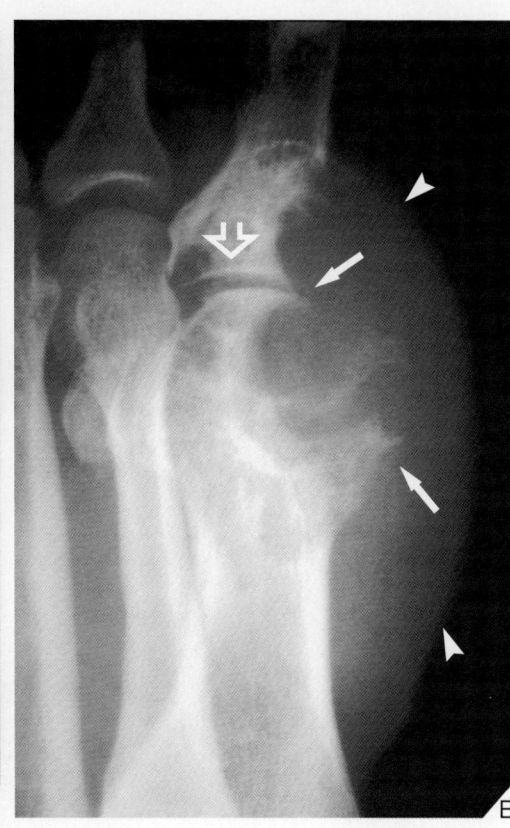

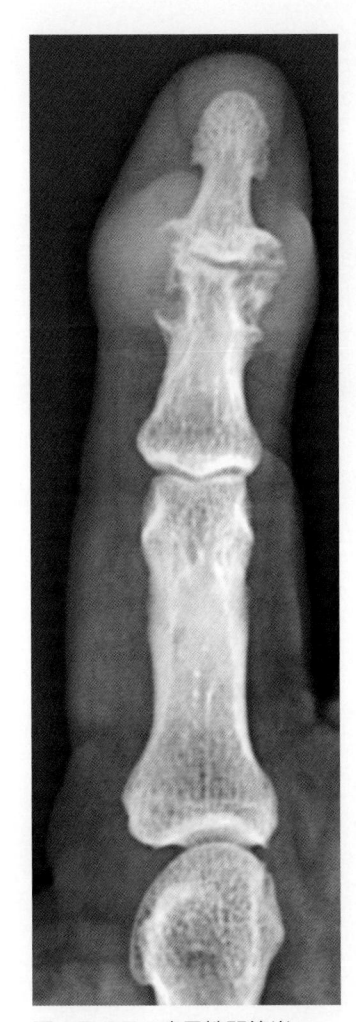

図 15-17　痛風性関節炎
　示指 DIP 関節に典型的 overhanging edge を示す骨びらんと，大きな痛風結節がみられる．

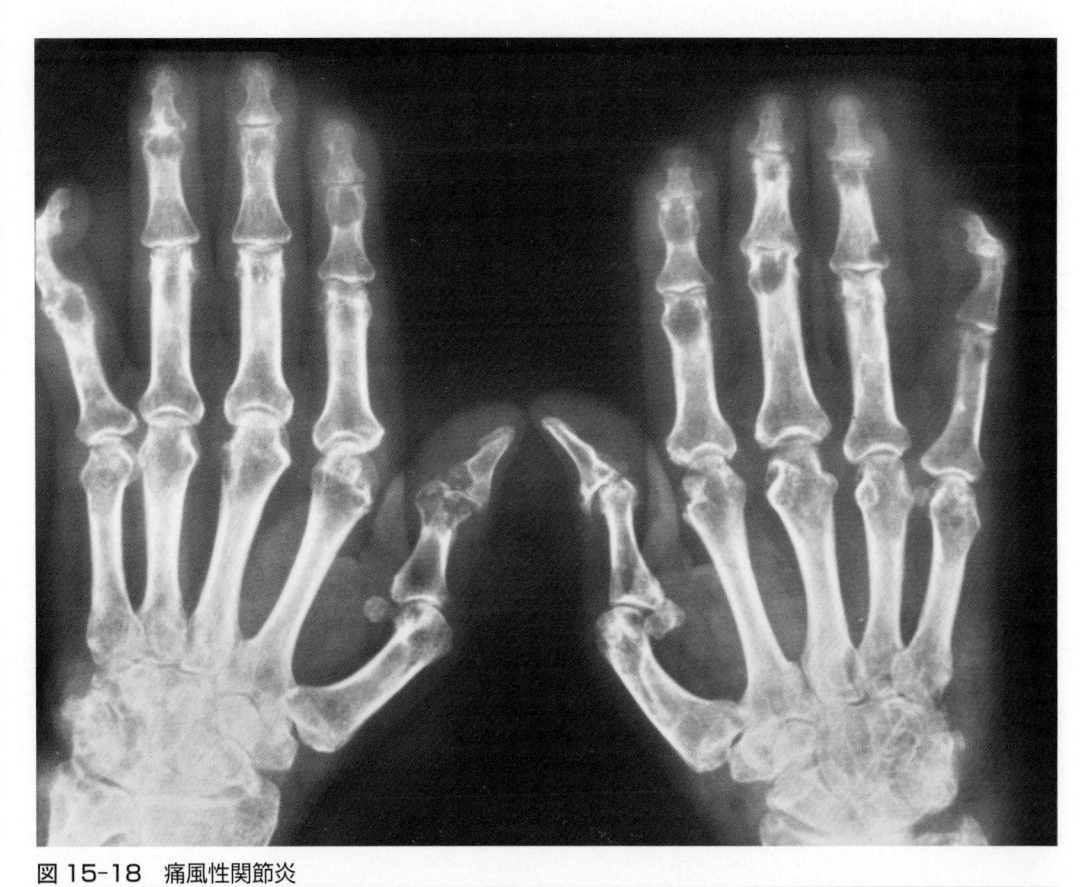

図 15-18　痛風性関節炎
　60 歳男性．両手 X 線正面像で関節内，関節周囲の骨びらんがみられる．加えて，指節骨に骨内痛風結節を伴う骨欠損がみられる．

さらに大きい.

C 画像所見上の特徴

痛風性関節炎にはいくつかの画像所見上の特徴がある. はっきりとした辺縁のびらんは最初は関節周囲にみられ, 後に関節内に拡がる (図15-15). びらんの overhanging edge は, し

ばしばみられる鑑別すべき特徴である (図15-16, 17). ときに, 骨欠損が骨内痛風結節の形成に引き続いて現れることがある (図15-18, 19). 通常, 関節リウマチとの鑑別に役立つ特徴は骨粗鬆症の著しい欠如である. その理由は発作が急性で短期間であり, 関節リウマチのような廃用性骨粗鬆症にはいたらないためである. びらんが関節の無軟骨部から生じ関節内に拡

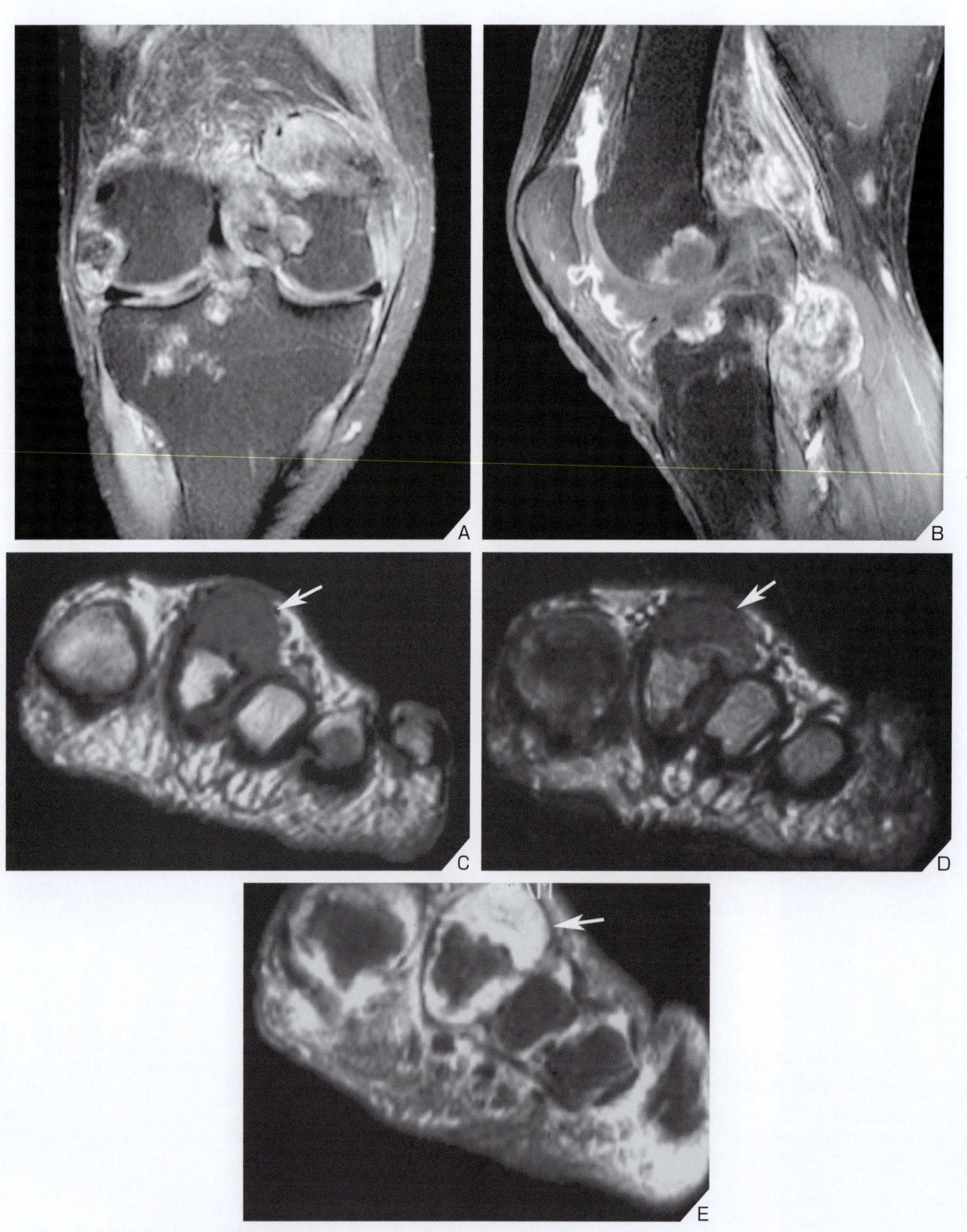

図 15-19　痛風性関節炎の MRI
(A, B) 53 歳男性の右膝関節 MRI. 脂肪抑制プロトン密度強調冠状断像 (A), 造影脂肪抑制 T1 強調矢状断像 (B) とも, 関節内, 関節近傍の骨びらん, 骨内, 軟部組織の痛風結節が多数みられる. (C〜E) 別の患者の足部 MRI 短軸像. T1 強調像 (C), T2 強調像 (D) とも, 第 2 中足骨背側に低信号を示す結節性沈着がみられる (→). (E) 同部は造影脂肪飽和 T1 強調像で強く造影される (→).

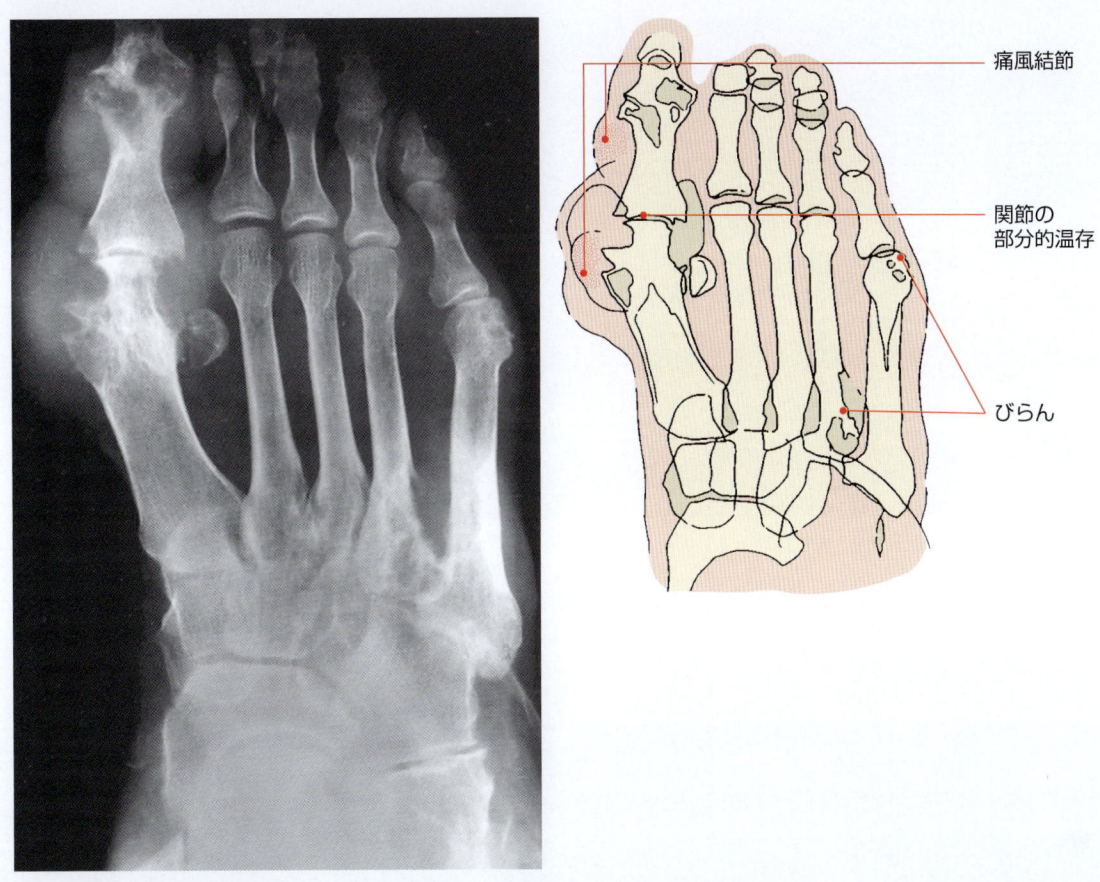

痛風結節

関節の
部分的温存

びらん

図 15-20　痛風性関節炎
　62 歳男性．痛風の長い既往があり，痛風結節がみられる．X 線左足正面像は，母趾，小趾と第 4，第 5 中足骨の基部
を侵している多発性びらんを示している．第 1 MTP 関節は部分的に温存されており，これは痛風関節炎の特異的所見
である．母趾の大きな軟部組織肥厚は痛風結節を表している．

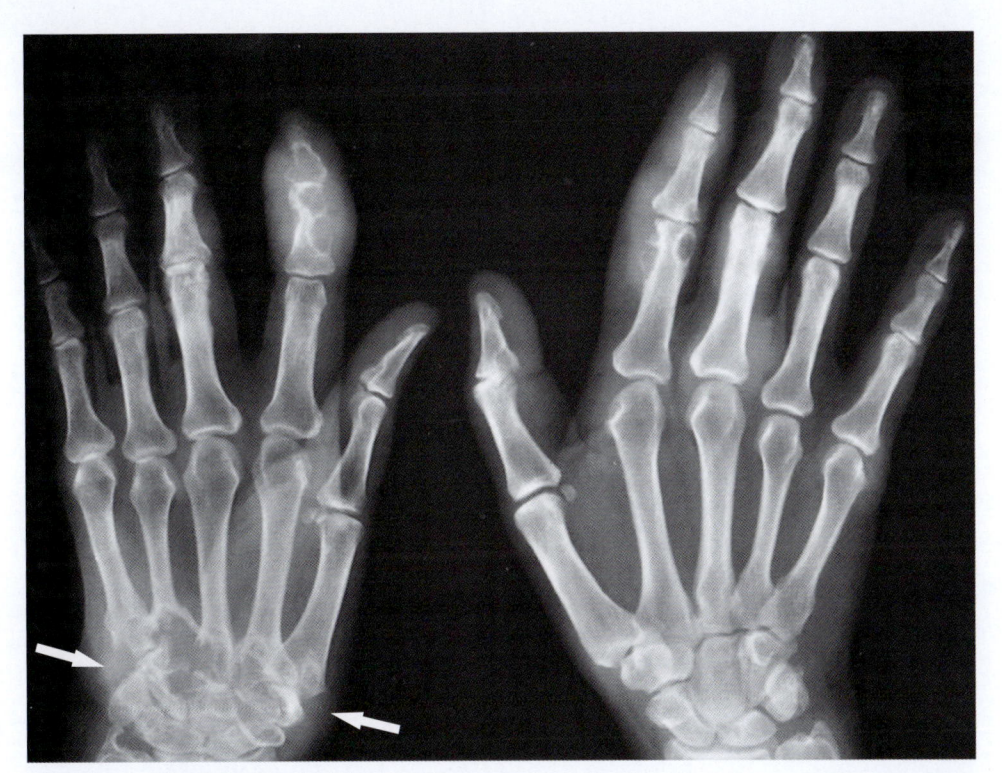

図 15-21　痛風性関節炎
　64 歳女性．痛風．手の X 線正面像は，典型的な非対称性の関節および関節周囲のびらんを示す．左手
指 CM 関節に注目（→）．痛風性関節炎の好発部位である．

15

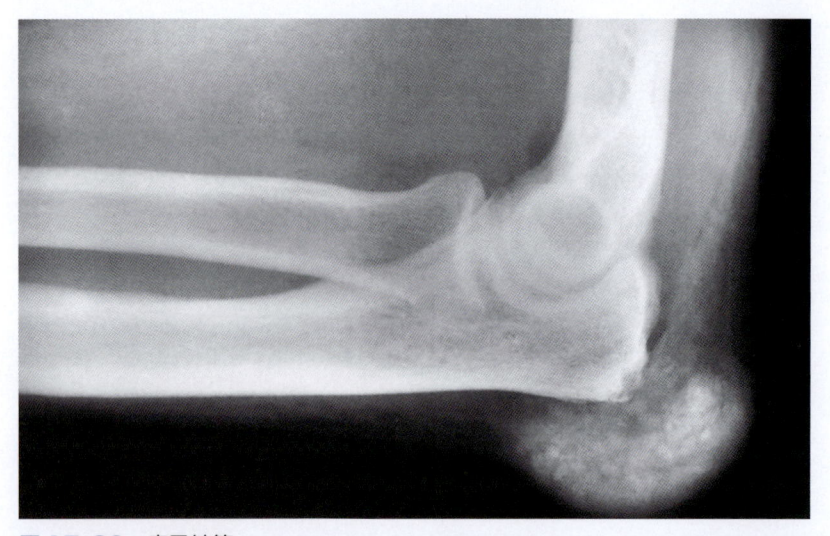

図 15-22　痛風結節
73 歳男性．30 年間の痛風の既往をもつ．肘関節側面像では，肘頭に小さなびらんが
みられ，それに隣接して石灰沈着した痛風結節が存在する．

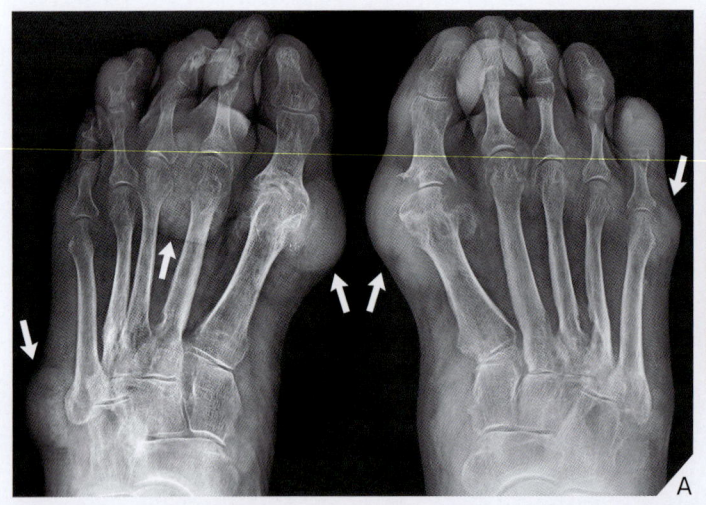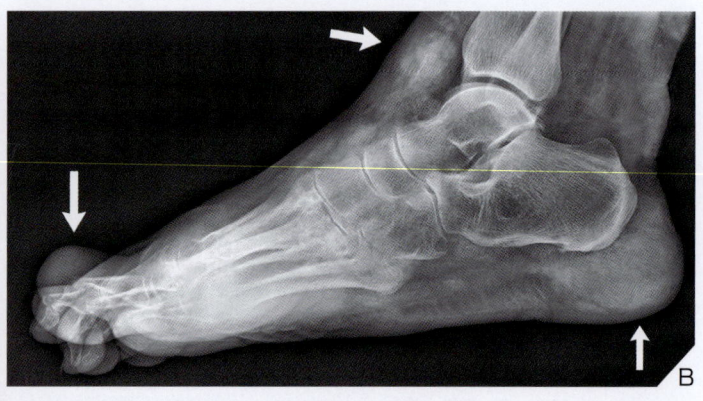

図 15-23　結節性痛風
69 歳男性．（A）両足 X 線正面像と，（B）左足側面像において，多数の痛風結節（→）がみられる．右足第 1 MTP 関節に，この関節炎に典型的な所
見である張り出した端（overhanging edge）の骨びらんがみられる．

がっても，関節の一部は通常温存される（**図 15-20**；**図 15-16** も参照）．関節リウマチと異なり，関節周囲と関節のびらんは分布が非対称である（**図 15-21**）．慢性結節性痛風では，しばしば関節内と関節周囲に尿酸ナトリウムの沈着がみられ，石灰化を示す痛風結節と呼ばれる軟部組織内の高濃度の塊をつくる．（**図 15-22〜24**；**図 15-15, 16** も参照）．痛風結節はさまざまな部位にみられ，通常非対称性であることが特徴的である．手や足部に生じる場合は，背側により高頻度にみられる（**図 15-25**）．近年，二重エネルギーカラーコード化 CT を用いて痛風結節が正確に描出可能になった（**図 15-26, 27**；**図 2-10**，**図 12-10, 11** も参照）．その描出感度は 78〜100％，特異度は 89〜100％と報告されている．結節性痛風沈着は，MRIでは，単純ではすべての条件で低信号に描出され，ガドリニウム造影では強く造影される（**図 15-19C, D** を参照）．
　痛風の治療は病期による．急性痛風発作時には，コルヒチン

と，イブプロフェン，ナプロセン，インドメタシンといった NSAIDs が奏効する．慢性期には，副腎皮質ステロイドで炎症と疼痛をコントロールする．加えて，キサンチン酸化阻害薬（アロプリノール，フェブキソスタット）のような尿酸産生阻害薬や，体内からの尿酸の排出を促進する製剤（プロベネシド）が，痛風の合併症を防ぐために用いられる．最近，pegloticaze を用いた尿酸塩低減療法が皮下や関節内の痛風結節を縮小化させたという報告がみられる．

2．CPPD（二水和ピロリン酸カルシウム）結晶沈着症

a 臨床的特徴

　calcium pyrophosphate dihydrate（CPPD）結晶が関節内に存在して起こる CPPD 結晶沈着症は男女差なく発症し，ほとん

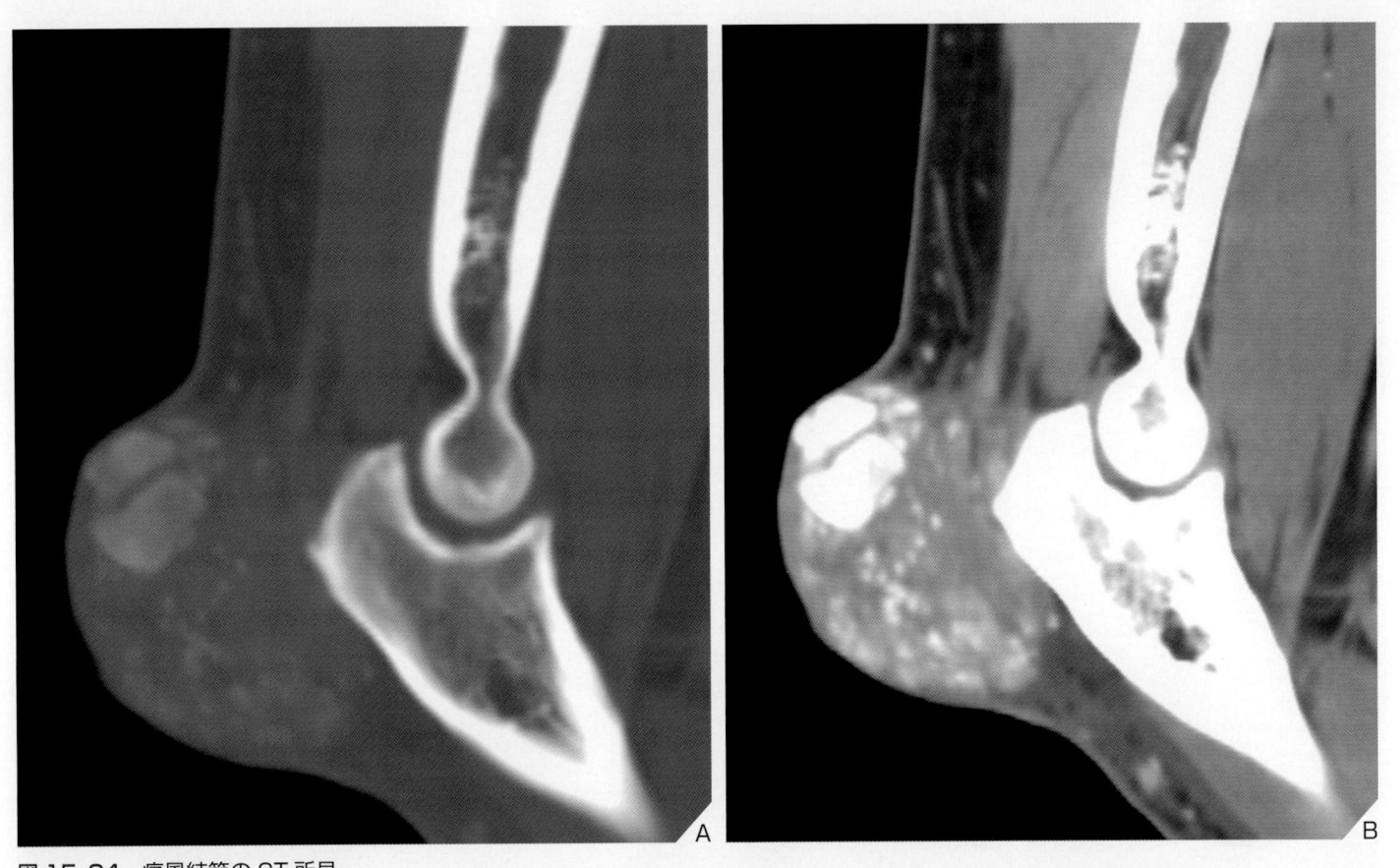

図 15-24　痛風結節の CT 所見
肘関節 CT 再構成矢状断像. 骨条件（A）と軟部組織条件（B）. 尺骨肘頭突起に隣接して, 多数の石灰化を伴う大きな軟部腫瘤がみられる.

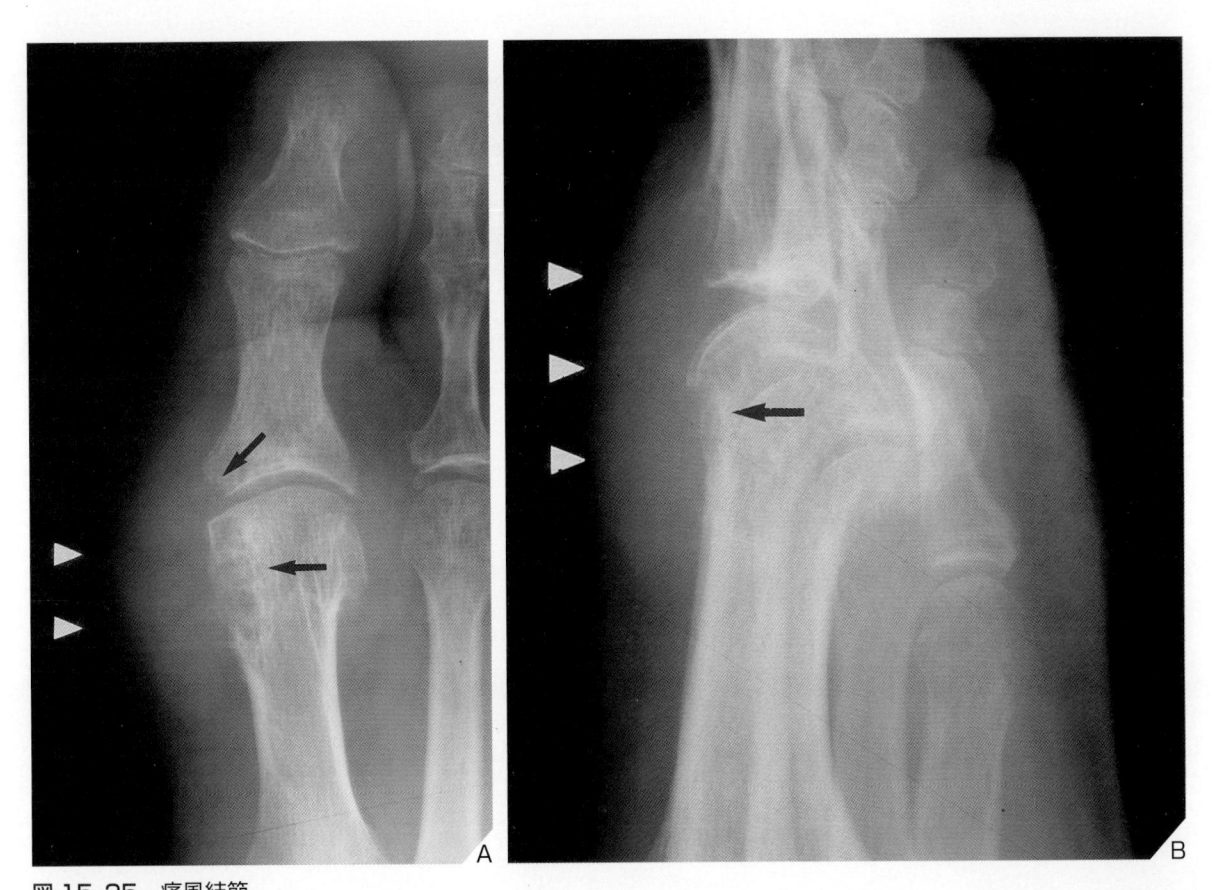

図 15-25　痛風結節
母趾の X 線正面像（A）と側面像（B）において, 関節内, 関節近傍の骨びらん（→）と, 第 1 MTP 関節背側の大きな痛風結節（▷）を認める.

15

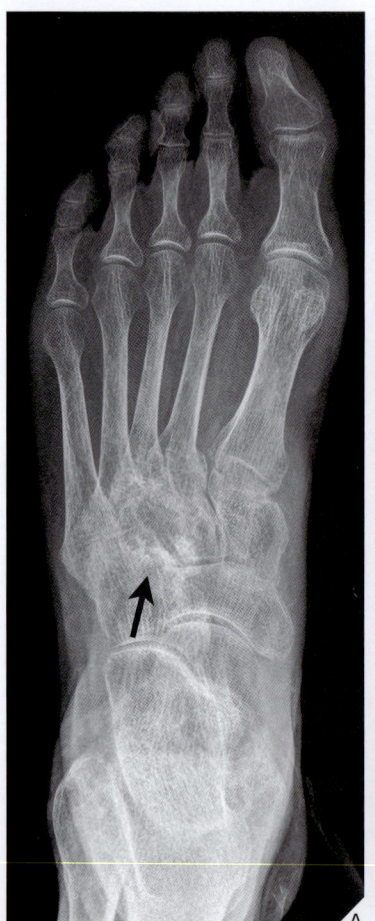

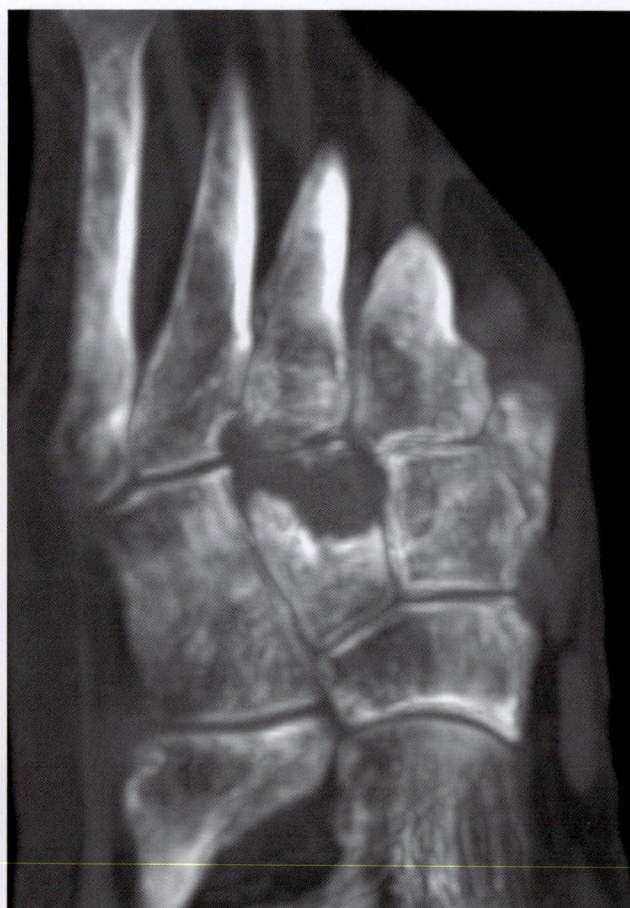

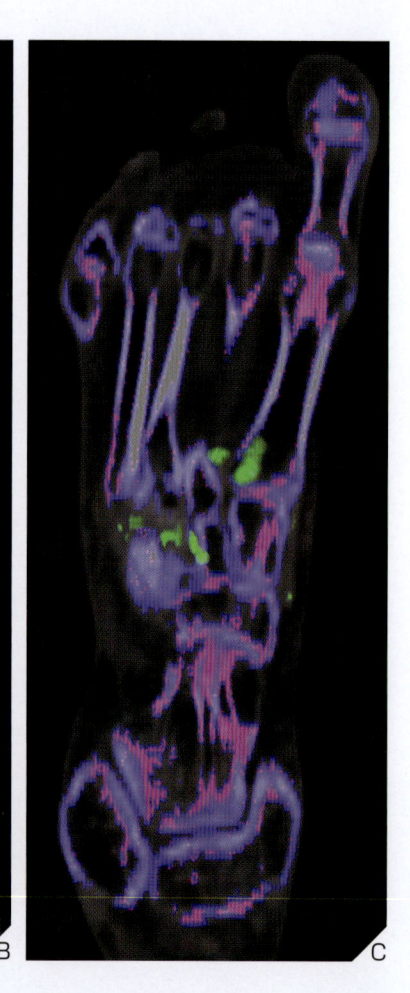

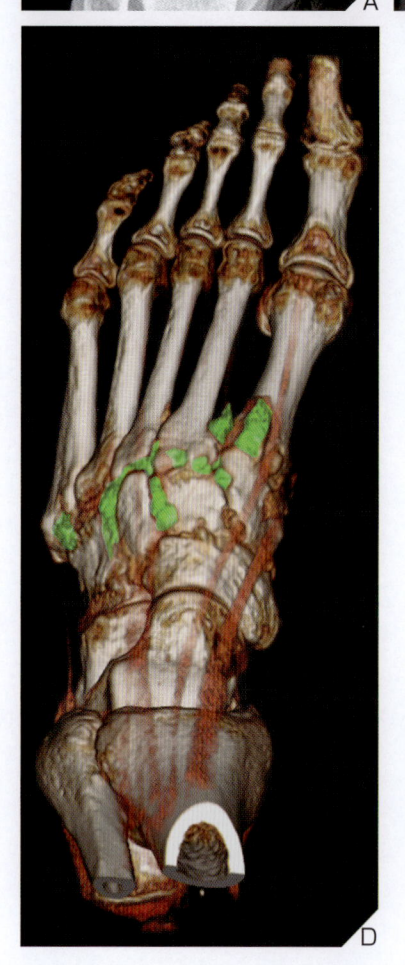

図 15-26 結節性痛風の二重エネルギー CT 所見

48 歳男性．右足 X 線正面像（**A**）では第 3 足根中足関節に非特異的びらん（→）がみられ，CT 再構成冠状断像（**B**）でも同様の所見を認める．二重エネルギー CT 像（**C**）と，二重エネルギーカラーコード化 CT 3 次元再構成像（**D**）では，**A**，**B** の所見に加えて，いくつかの痛風結節内の尿酸結晶を反映する腫瘤（緑色の部分）がみられる．

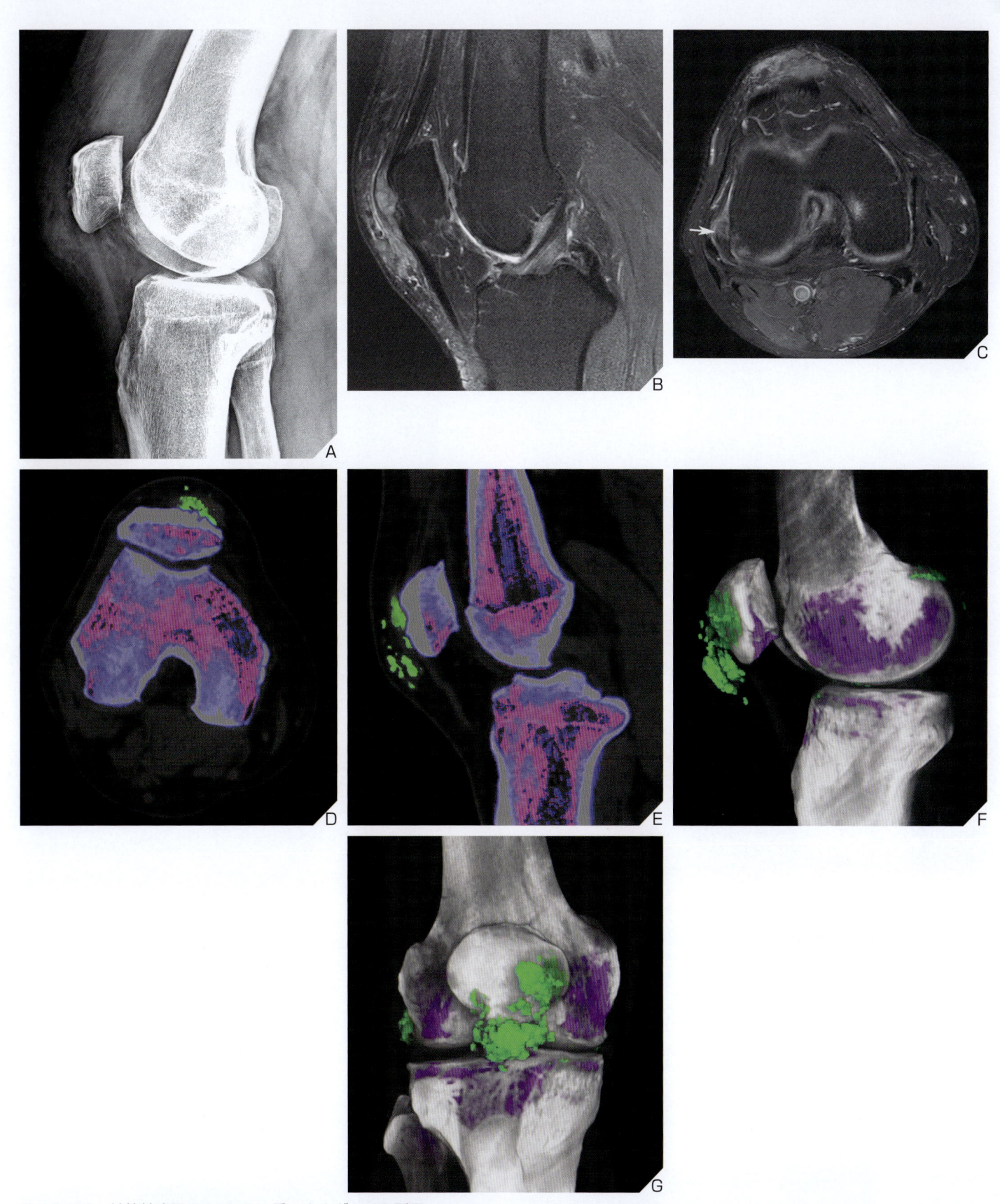

図 15-27　結節性痛風の MRI と二重エネルギー CT 所見
　右膝痛を訴える 65 歳男性．膝関節 X 線側面像（A）では，膝蓋骨前面に軟部腫瘤があり，皮質骨の前面を浸食している．MRI 脂肪抑制プロトン強調密度矢状断像（B）と横断像（C）では，膝蓋骨に隣接した不均一な信号の腫瘤と，大腿骨外顆に浸潤するより小さな腫瘤（→）を認める．二重エネルギーカラーコード化 CT 横断像（D）と矢状断像（E）では，尿酸ナトリウム結晶を含む痛風結節（緑色の部分）の存在が指摘でき，診断に役立つ．3 次元再構成 CT 膝関節側面像（F）と正面像（G）では，より正確に痛風結節が描出されている．

どが中高年者である．無症状の場合を軟骨石灰化症（chondro-calcinosis），症状がある場合を偽痛風（pseudogout）という．しかし，これらの用語には大きな混乱があり，しばしば誤って使われる．

　軟骨石灰化症とピロリン酸関節症の偽痛風症候群の関係を，Resnick は CPPD 結晶沈着症として統合しようとした．硝子軟骨（関節内）や線維軟骨（半月板）の石灰化をきたす軟骨石灰化症は，痛風，上皮小体機能亢進症，ヘモクロマトーシス，肝レンズ核変性症（Wilson 病），そして変性関節疾患など他の病態にもみられる（表 15-3）．ピロリン酸カルシウム関節症は，関節を侵し関節軟骨に構造上の障害を与える CPPD 結晶沈着症であり，変形性関節症と同様に関節裂隙の狭小化，軟骨下骨の硬化および骨棘形成のような特徴的 X 線学的異常を示す．急性疼痛を示す偽痛風症候群は痛風性関節炎と類似しているが，痛風に対する治療（コルヒチン）には反応しない．

　偽痛風の原因であるピロリン酸カルシウム結晶は約 10 μm 以下である．急性痛風発作のときに，多くの細胞内結晶がみられる．色は尿酸塩ほど強くなく，弱い複屈折を呈する．ピロリン酸結晶は一般的に，丸太状で正中に線が入る．ピロリン酸カル

シウム結晶のもっとも一般的な形は，台形である．ピロリン酸結晶は偏光顕微鏡下で正の複屈折を呈し，結晶長軸が平行のときは青色を呈し，垂直のときは黄色を呈する．

b 画像所見上の特徴

　X 線像上の変化は変形性関節症に似ているが，手関節（図 15-28），肘関節（図 15-29），肩関節，足関節および膝蓋大腿関節（図 15-30）が特徴的に障害される．先に述べたように CPPD 結晶沈着症は関節軟骨と線維軟骨の石灰化に特徴がある．腱，靱帯および関節包もまた石灰化を示す場合がある（図 15-31，32）．

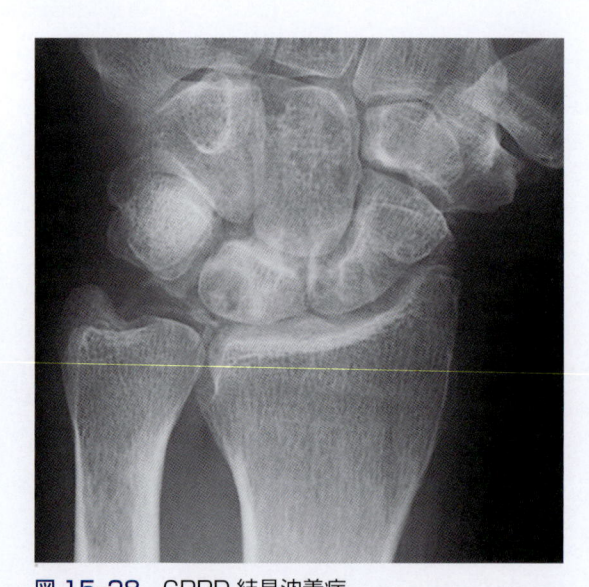

図 15-28　CPPD 結晶沈着症
　63 歳男性．手関節の急激な痛みで発症した CPPD 結晶沈着症．X 線正面像で，三角線維軟骨の石灰化，舟状骨と月状骨の嚢胞性変化，橈骨手根関節の狭小化を認める．

表 15-3	軟骨石灰化症の主たる原因
老齢（加齢）	上皮小体機能亢進症
変形性関節症	低リン酸血症
外傷後	オクロノーシス
ピロリン酸カルシウム関節症	シュウ酸症
（CPPD 結晶沈着症）	Wilson 病
痛　風	先端巨大症
ヘモクロマトーシス	特発性

(Reeder MM, Felson B. Gamuts in radiology. Cincinnati : Audiovisual Radiology of Cincinnati ; 1975 : D142-143 より改変)

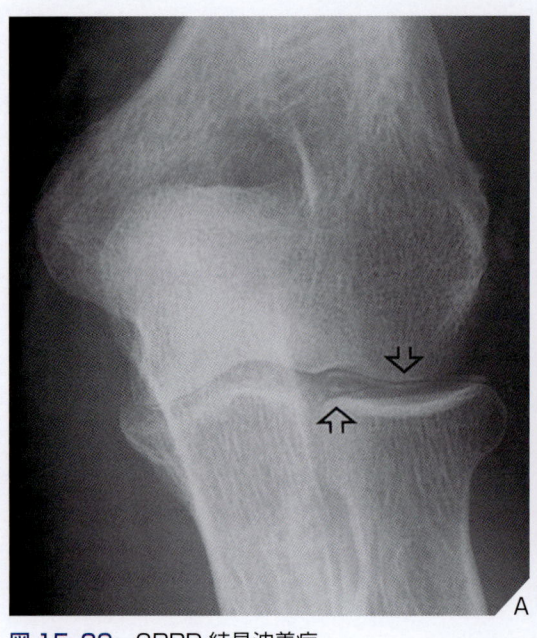
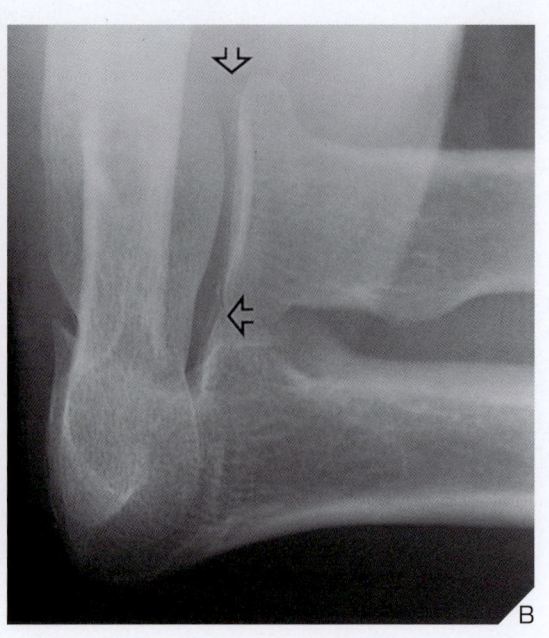

図 15-29　CPPD 結晶沈着症
　52 歳女性．偽痛風．（A）X 線正面像，（B）radial head-capitellum 撮影像．⇒に軟骨石灰化を認めるが，その他の部位に変化はない．

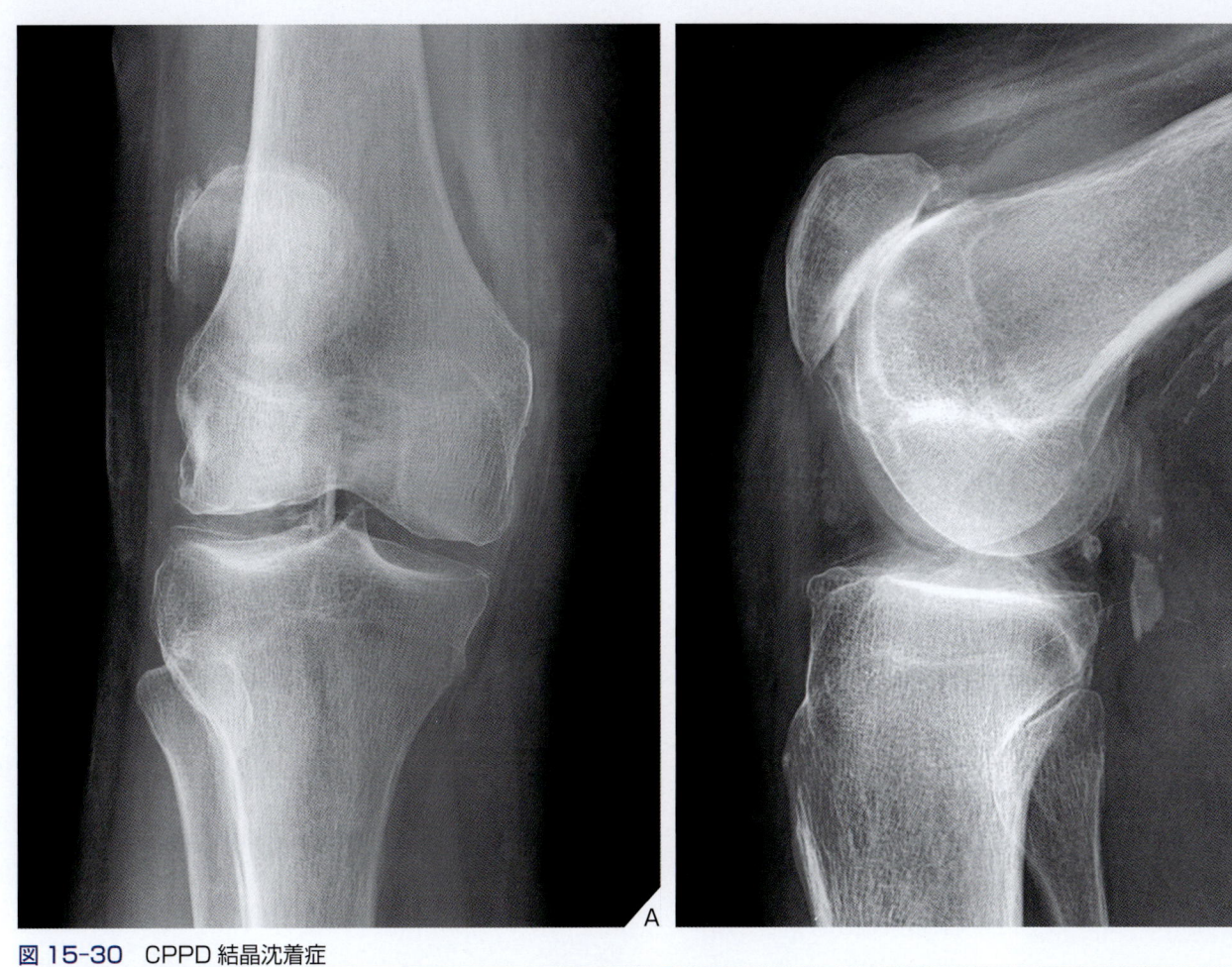

図 15-30　CPPD 結晶沈着症
58 歳女性．膝関節穿刺で CPPD 結晶が証明された．右膝関節 X 線正面像（A）と側面像（B）では，軟骨石灰化症と膝蓋大腿関節の著明な狭小化がみられる．

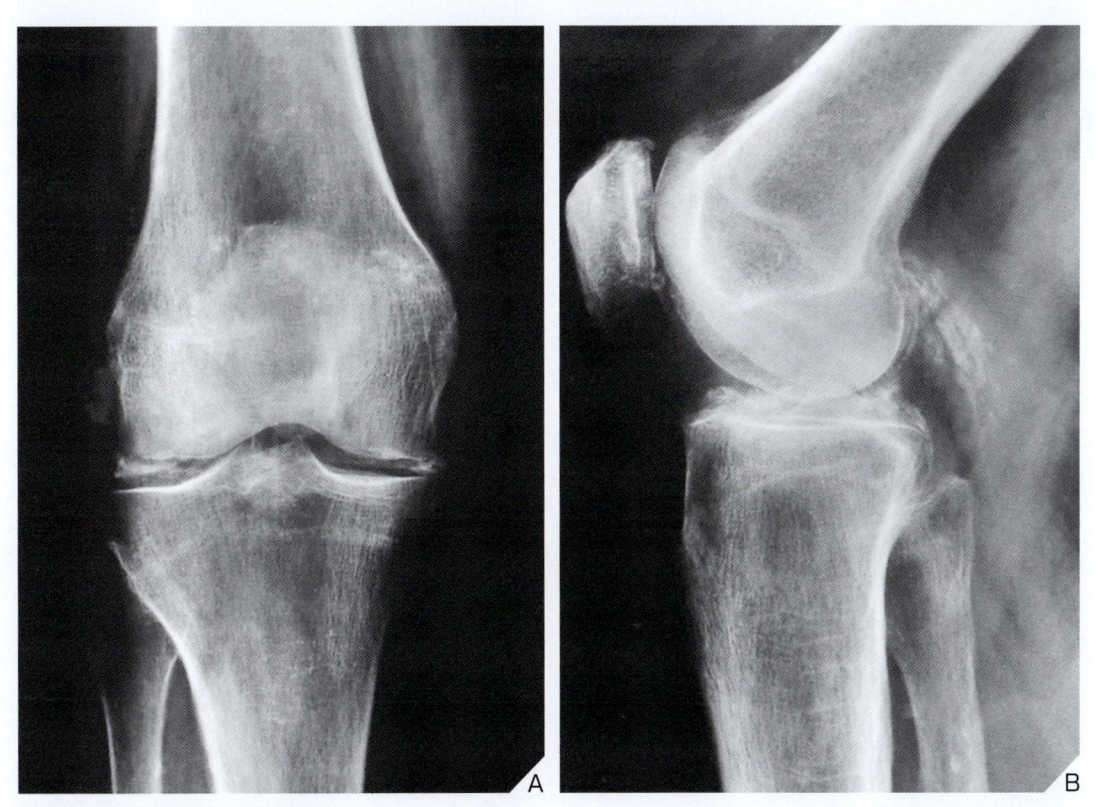

図 15-31　CPPD 結晶沈着症
70 歳女性．右膝の急性疼痛を示し，急性痛風性関節炎としてコルヒチンによる治療を受けたが，疼痛の改善はみられなかった．関節液から，CPPD 結晶を検出した．膝の X 線正面像（A），側面像（B）は，硝子軟骨と線維軟骨の石灰化を示している．関節包の石灰化と，膝蓋大腿関節の狭小化を認め，CPPD 結晶沈着症の特徴的な像を示している．

15

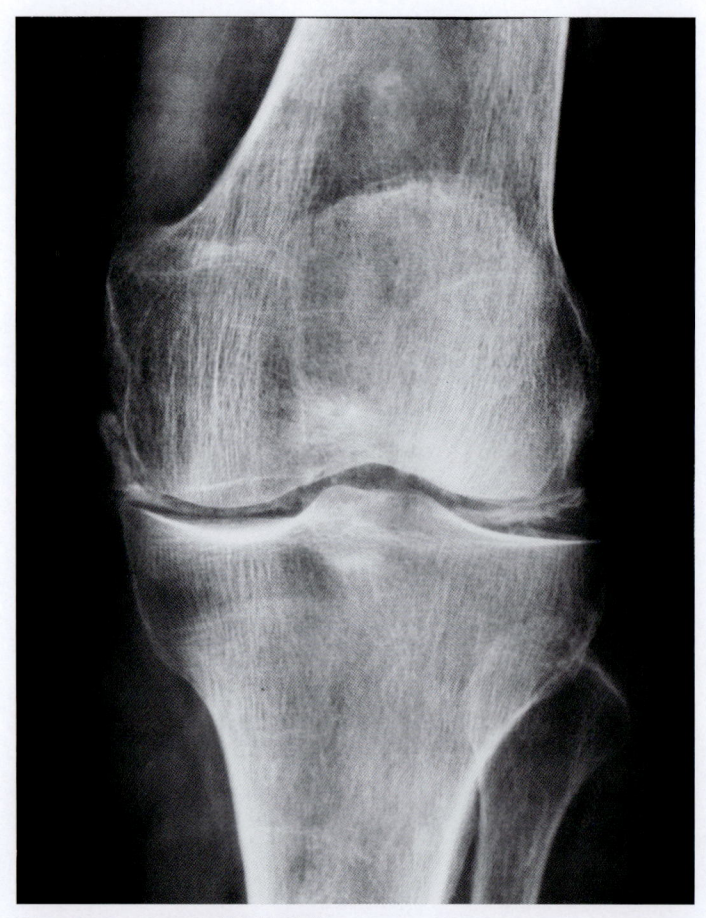

図15-32　CPPD 結晶沈着症
左膝痛のある 51 歳男性. X 線正面像では半月板と関節軟骨の石灰化を認める. 関節穿刺では CPPD 結晶がみられた.

まれに CPPD 沈着は, 関節内あるいは関節周囲軟部組織に限局した, 腫瘍様の形態を呈することがある. この場合, CPPD 沈着のこの形態は悪性腫瘍に類似しており, Sissors らによって「腫瘍性 CPPD 沈着症」と名付けられていた. 鉱質沈着は, 組織球および多核巨細胞の存在を特徴とする組織反応や, ときには, 骨および軟骨形成と関連している. 鑑別診断には, 腫瘍性石灰症を含める必要がある. これはカルシウムリン酸, カルシウム炭酸塩, あるいはハイドロキシアパタイトからなるチョーク状の物質であり, 通常は大関節近くの軟部組織内に単房性あるいは多房性の嚢胞性の腫瘤としてみられる. 石灰沈着は偏光顕微鏡による検査で結晶を証明することはできない. この状態では痛みはなく, 通常小児, 若年者に生じ, アフリカ系に多い.

3. カルシウムハイドロキシアパタイト（CHA）結晶沈着症

本症は CHA（calcium hydroxyapatite）が関節内あるいはその周囲に異常沈着することによる. CHA 結晶沈着症は女性に多く発症し, またしばしば痛風あるいは偽痛風に類似する. 急性症状として, 自発痛, 圧痛, 局所の腫脹および浮腫がある. この症候群は他の疾患, たとえば強皮症, 皮膚筋炎, MCTD や慢性腎不全, とくに透析患者に合併することがある. 最近の研究では, 遺伝性の素因が示唆されている. Amor らは, 本疾患の罹患者において, HLA-A2 や HLA-BW35 の組織適合抗原の優位の増加を根拠に, 本疾患の原因として, 遺伝的欠損の可能性を主張している.

CHA 結晶は, 腱や関節包や滑液包といった関節周囲にもっとも沈着する. これは CPPD 結晶沈着症の初期には, 硝子軟骨や線維軟骨に沈着することと区別できる特徴である.

X 線学的特徴は, 沈着する部位によって異なるが, 一般的には, 雲状あるいは密で一様な石灰沈着が関節や腱の周囲にみられる. もっとも一般的な部位は肩関節の棘上筋腱である（図15-33）. この部位に生じたものは, 一般に石灰化腱周囲炎あるいは腱炎（腱症, 腱障害）と表される. 石灰化腱周囲炎の MRI 所見は, 腱に接して低信号の沈着と著明な炎症反応がみられる（図 15-33C, D）. 石灰沈着は, 隣接する骨や滑液包, 筋腱移行部を越えて腱へ浸潤することがある（図 15-33E, F）.

治療としては, （音波を用いる）衝撃波治療の応用, 酢酸イオン導入法, 副腎皮質ステロイドやシメチジンなどの薬物療法がある. ときに石灰沈着除去のため, 鏡視下あるいは観血的手術を要することがある.

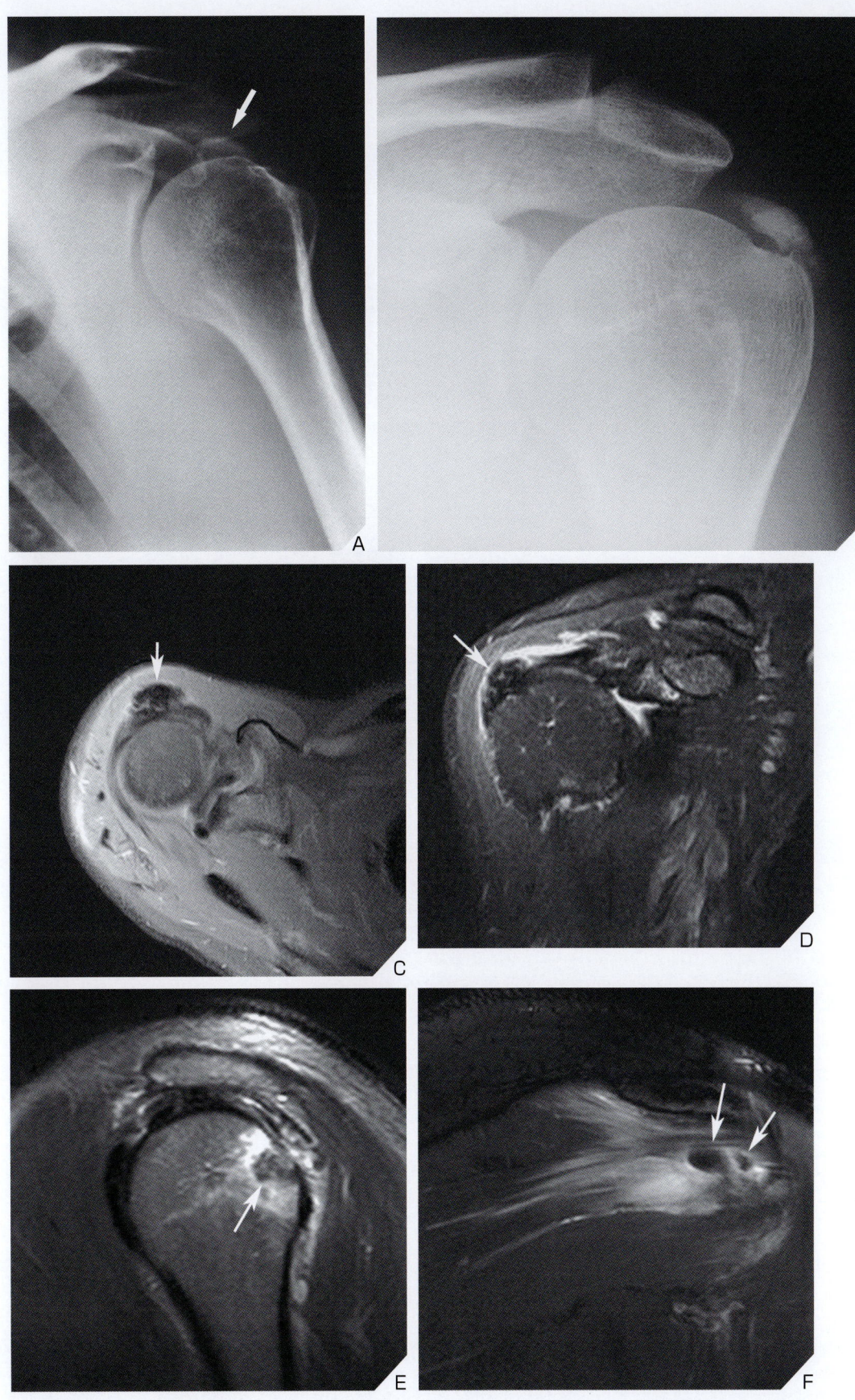

図 15-33　CHA 結晶沈着症

（A）50 歳女性．数ヵ月間の左肩関節痛の既往がある．左肩の X 線正面像は，棘上筋腱部軟部組織への無定形で一様な石灰沈着を示している（→）．この所見は CHA 結晶沈着症に典型的である．（B）左肩関節痛を呈する 38 歳女性．棘上筋の起始部から上腕骨大結節にかけて石灰沈着を認める．（C）別の患者の MRI 脂肪飽和プロトン密度強調横断像では，棘上筋腱に接して低信号の石灰化沈着がみられる（→）．（D）同じ患者の T2 強調斜位冠状断像では，低信号の石灰化沈着（→）と周囲の炎症性変化，そして肩峰下，三角筋下滑液包炎がみられる．（E）別の患者の肩関節 T2 強調斜位矢状断像では，石灰沈着の骨内浸潤（→）を認める．（F）同じ患者の肩関節 T2 強調斜位冠状断像では，石灰沈着の筋への浸潤を認める．筋の激しい炎症反応もみられる．

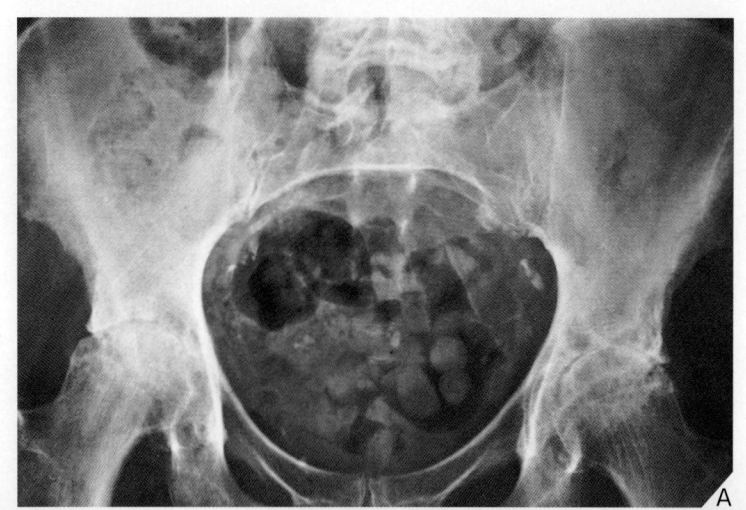

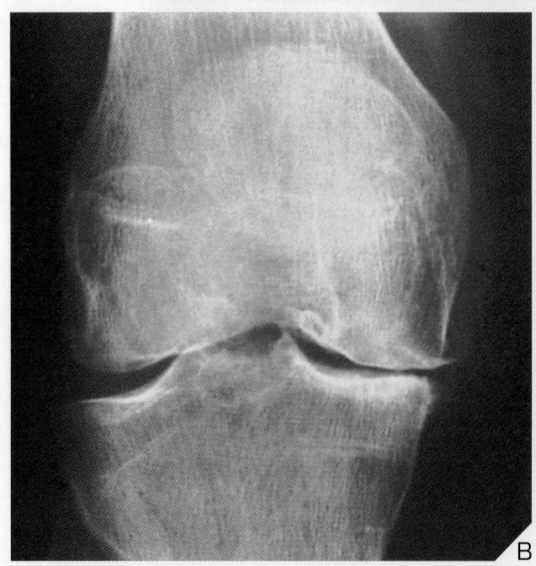
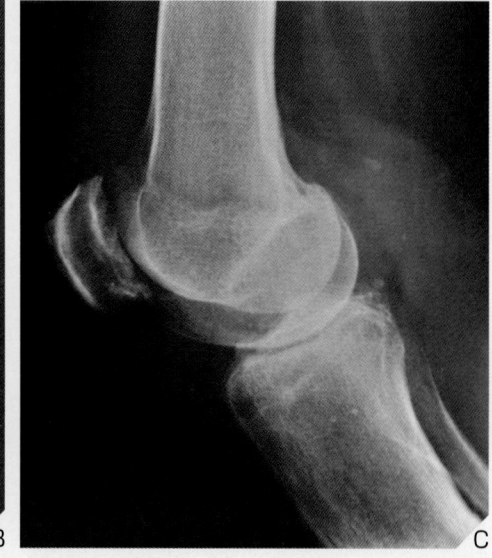

図 15-34 ヘモクロマトーシス
67 歳女性．ヘモクロマトーシス関節症．**(A)** 骨盤の X 線正面像で，両股関節の進行した関節炎を示す．高度の関節裂隙の狭小化，軟骨下骨の硬化および周囲の骨嚢腫はヘモクロマトーシスに典型的である．右膝の正面像 **(B)**，側面像 **(C)** では，内側および大腿膝蓋関節に関節裂隙の狭小化と，小さな骨棘形成を伴った軟骨下骨の硬化がみられ，ヘモクロマトーシスに特徴的である．
(Baker ND. Hemochromatosis. In：Taveras JM, Ferrucci JT, eds. Radiology—diagnosis, imaging, intervention. Philadelphia：JB Lippincott；1986：1-6 より引用)

4．ヘモクロマトーシス (hemochromatosis)

ヘモクロマトーシス（鉄貯蔵病）は，種々の器官，とくに肝臓，皮膚，膵臓に鉄が沈着するまれな疾患である．一次性（内因性・特発性）では，鉄代謝の障害により起こり，また二次性では，鉄の過剰投与により起こる．特発性ヘモクロマトーシスは家族性で，HLA-A3（第 6 染色体短腕にある），HLA-B7，HLA-B14 といった組織適合抗原と関連がある．ポジションクローニング法による最新の研究において，新しい MHC class 1 の，もともと *HLA-H* と呼ばれている遺伝子と *HFE* と名付けられた遺伝子が，C282Y と H63D の 2 つのミスセンス突然変異を含んでいることが発見された．二次性のものは，鉄の過剰投与（たとえば輸血や食事）で起こり，また，アルコール中毒にも関係する．ヘモクロマトーシスは男性に多く，女性の 10 倍であ

る．一般的に 40～60 歳代で，血清鉄の著明な上昇にて診断される．確定診断には，肝または滑膜の生検が行われる．ヘモクロマトーシスの 50％が徐々に進行する関節炎を合併し，それは手の小関節に始まり，次第に頚腰椎の椎間板や大関節（図 15-34）も徐々に侵される．本疾患の関節症は，一般的な変形性関節症とは異なり，代謝性関節症のグループのなかに分類すべきであると主張する研究者もいる．

手では，示指または中指の MP 関節が侵される（図 15-35；図 13-31 も参照）のが特徴である（IP 関節や手根関節にもみられる）．退行性変化は，肩，膝，股，足関節にもみられる．関節裂隙の狭小化，象牙質化，軟骨下骨の囊腫，骨棘がもっとも特徴的な X 線所見である．この変化は，CPPD 結晶沈着症や関節リウマチのそれと類似している例もある．ヘモクロマトーシスの治療には定期的な瀉血が行われる．

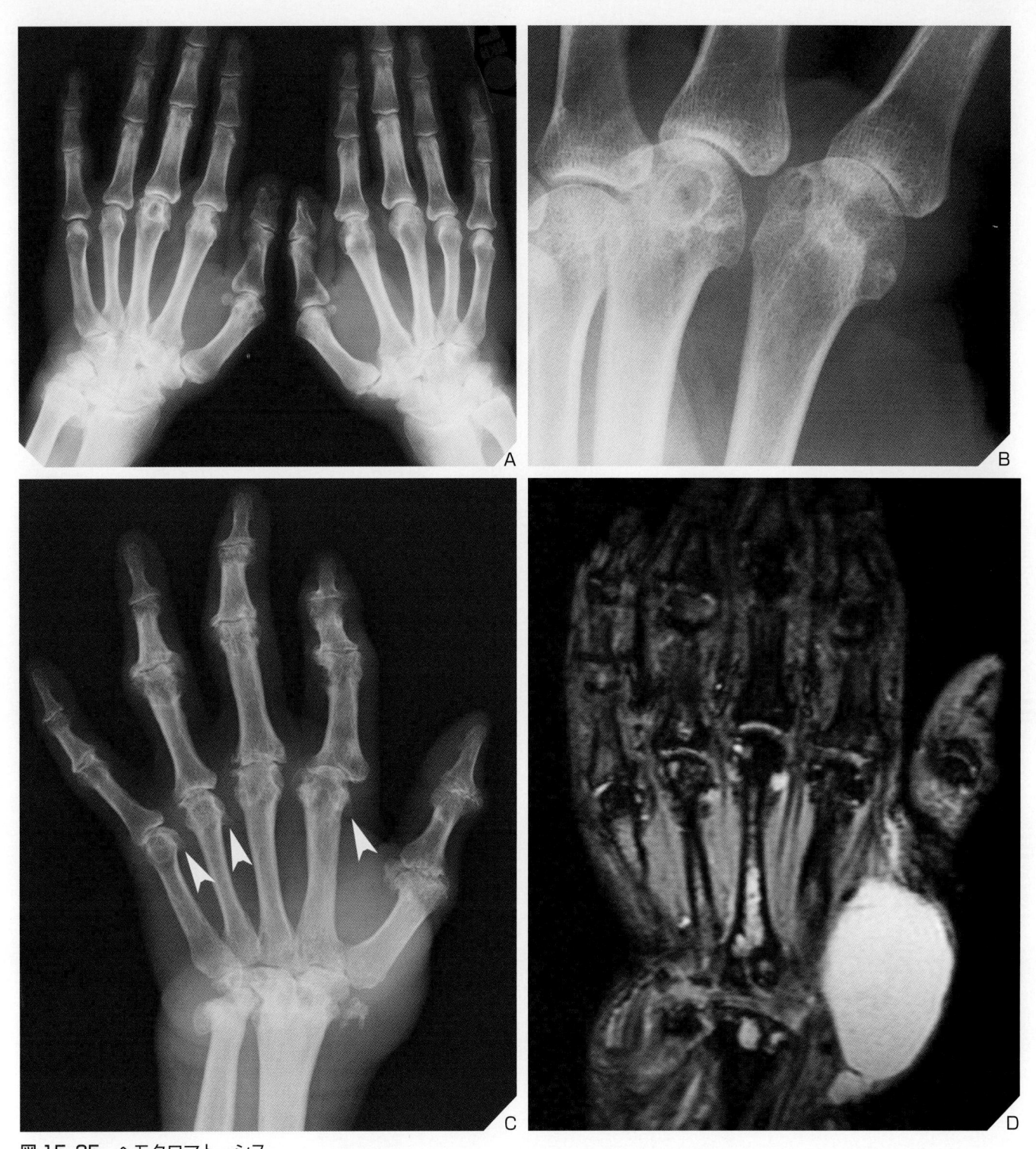

図 15-35　ヘモクロマトーシス
45 歳男性. ヘモクロマトーシス.（**A**）両手 X 線正面像. 手関節と MP 関節に異常を認める. ヘモクロマトーシスに特徴的な所見である.（**B**）
右手の示指, 中指 MP 関節の拡大像. 中手骨頭が罹患している.（**C**）ヘモクロマトーシスによる進行した関節症のある別の患者の手の正面像.
特徴的な中手骨頭の「鉤」（▷）に注目.（**D**）同じ患者の MRI グラディエントエコー（GRE）法冠状断像では, 橈骨遠位, 中手骨, 手指骨の多
数の骨びらんと二次性の進行した変形性関節症を認める. また手関節橈側に大きなガングリオンがみられる.

５．アルカプトン尿症（組織黒変症） [alkaptonuria（ochronosis）]

　アルカプトン尿症は, 酸化すると黒変するホモゲンチジン酸
の尿中存在を特徴とする. まれな常染色体劣性遺伝疾患であ
る. この代謝異常はチロジン, フェニルアラニンの代謝過程に
おけるホモゲンチジン酸オキシダーゼの欠如によるものであ

る. そのために, 大量のホモゲンチジン酸が種々の組織, とく
に結合組織に多く集積する. 第 3 染色体 3q1 にある *HGO* 遺伝
子に欠損がみられる. 椎間板や関節軟骨へのホモゲンチジン酸
のポリマーである暗黒色の色素沈着に対して組織黒変症
（ochronosis）と命名されている. この沈着によって, 脊椎症や
末梢の関節症が引き起こされる. したがって組織黒変症性関節
症は, 長期アルカプトン尿症の特徴である. 本疾患は性差はな

15

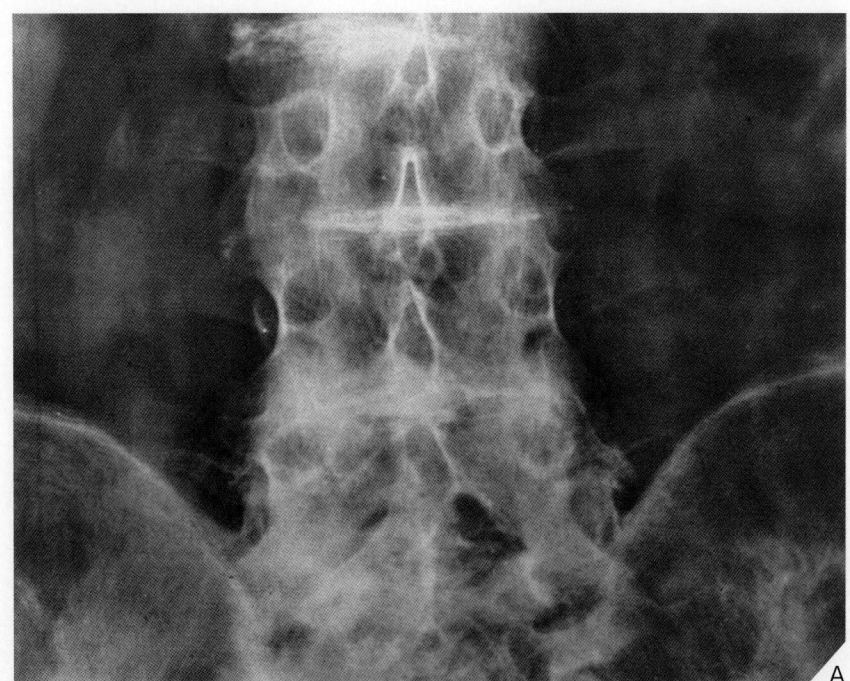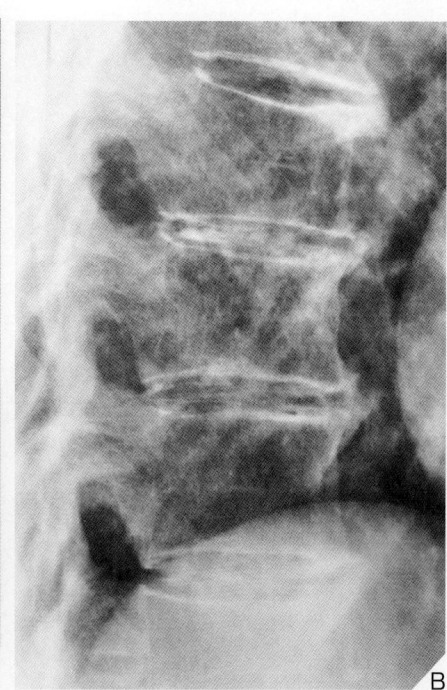

図 15-36 組織黒変症
　64 歳女性．アルカプトン尿症．正面（A），側面（B）の腰椎 X 線像．典型的な前方の骨棘と中等度の骨粗鬆症を伴った椎間板腔の狭小化を認める．椎間板の石灰化は本疾患に特徴的である．
（Dr. J. Tehranzadeh, Orange, Califolnia のご好意による）

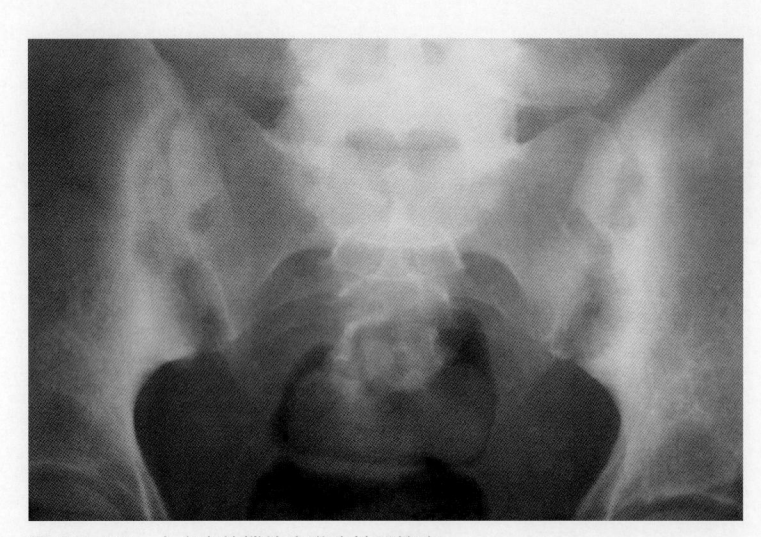

図 15-37 上皮小体機能亢進症性関節症
　上皮小体機能亢進症患者で，軟骨下骨の吸収による仙腸関節の開大がみられる．

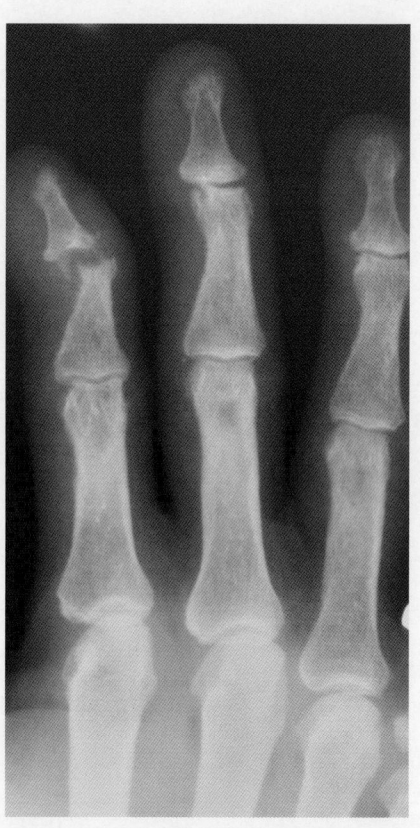

図 15-38 上皮小体機能亢進症性関節症
　この症例の示指，中指 DIP 関節にみられる関節症は，この疾患の典型的な異常所見である．末節骨先端の吸収像（先端骨溶解症，acroosteolysis）がはじまっている．

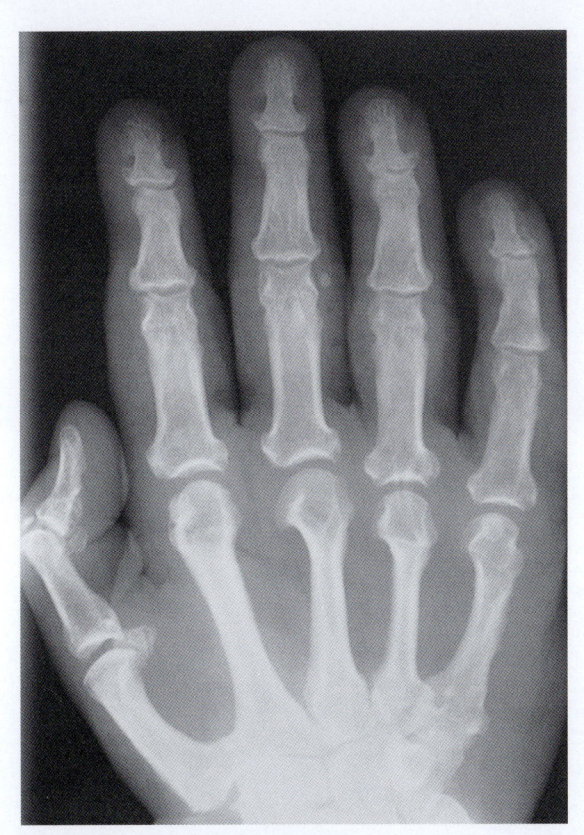

図 15-39　先端巨大症性関節症
先端巨大症に特徴的な所見. 軟部組織の増大, 末節骨の基部と先端の拡大. MP 関節裂隙の開大と中手骨頭橈側の嘴状骨棘, 第 1MP 関節で種子骨の拡大がみられる.

く, そしてスロバキアとドミニカ共和国で多く報告されている. 臨床症状としては種々の関節の軽度の疼痛と可動域制限がある. X 線学的特徴は, 萎縮性の石灰化が椎間板や関節軟骨, 腱, 靱帯に多くみられる (図 15-36). 骨粗鬆症も一般に認められる. 椎間板腔はしばしば真空現象 (vacuum phenomenon) を伴って狭小化する. 脊椎外の病変では, 仙腸関節, 恥骨結合, その他, 大関節で認められ, 関節腔の狭小化, 骨硬化像や骨棘がみられる. 腱の石灰化や骨化もときに認められ, 腱断裂を起こすことがある. X 線学的特徴は, 変形性関節症あるいは CPPD のそれと類似している. 治療には, 高用量のアスコルビン酸 (ビタミン C), ニチシノン, 4-ヒドロキシフェニルピルビン酸ジオキシゲナーゼ阻害薬 (4-ヒドロキシフェニルピルビン酸からのホモゲンチジン酸の生成を調節) などを用いる. 手術療法としては, 半月板切除術, 脊椎固定術, 罹患関節の人工関節置換術などがある.

6. 上皮小体 (副甲状腺) 機能亢進症 (hyperparathyroidism)

　上皮小体機能亢進症は, 上皮小体の機能亢進が原因で上皮小体ホルモンの過剰により惹起される疾患である. 上皮小体ホルモンの過剰は, 上皮小体の過形成, あるいは腺腫により二次的に起こり, 癌腫が原因であることは非常にまれである. 上皮小

体ホルモンの過剰分泌は, 腎や骨に作用し, カルシウム, リン代謝を障害し, 結果として高カルシウム血症, 高リン尿症, 低リン血症を引き起こす. 腎でのカルシウムとリンの排出が増加し, 血清のカルシウム値が上昇し, リン値は減少する. 血清アルカリホスファターゼ値も上昇する. 骨膜下骨および軟骨下骨吸収像は, 本症に特有ともいわれ, それは上皮小体機能亢進症の関節変化の証明となる. 好発部位としては, 肩鎖関節, 胸鎖関節, 仙腸関節 (図 15-37), および恥骨結合であり, ときに MP 関節, IP 関節にも認められる. びらんは, 関節リウマチに類似し, 一般には無症状であるが, DIP 関節に好発し, 本疾患に典型的な骨膜下骨吸収像を伴っている (図 15-38).

　本疾患の関節症の他の特徴は, 関節軟骨や線維軟骨にカルシウムが沈着して起こる軟骨石灰化である. これは, 変形性関節症や CPPD 結晶沈着性関節症と類似しているが, 前者とは関節症変化がないこと, 後者とは骨減少をはじめ, その他の本疾患に特徴的な所見にて鑑別できる. 詳細は, 第Ⅵ部「代謝性および内分泌性疾患」で述べる.

7. 先端巨大症 (acromegaly)

　先端巨大症 (acromegaly：語源はギリシャ語の akros：末端, もしくは四肢, と megalos：大きい, からなる) は, 成長線閉鎖後の下垂体前葉からの成長ホルモン (ソマトトロピンまたは HGH：ヒト成長ホルモン) の過剰分泌による症候群である.

　先端巨大症の関節症性変化は, 関節軟骨が肥厚し, そのために関節液によって十分に栄養できず, 軟骨変性が起こるために発症する. 最初は, 軟骨の過成長のため, 手, とくに MP 関節 (図 15-39) で X 線像上の関節裂隙が開大し, その後この疾患の特徴である関節軟骨の菲薄化と, 骨棘形成が二次性に起こる. 疼痛, こわばりなどの関節炎症状も伴い, 関節の可動域制限も出現する. 手だけでなく, 股, 膝さらに肩, 肘も侵される. とくに特徴的な嘴状骨棘が, 上腕骨頭の下縁, 寛骨臼外側縁, 恥骨結合上縁, および中手骨頭橈側にみられる (図 13-30 を参照).

C 種々の関節疾患

1. アミロイドーシス (amyloidosis)

　アミロイドーシスとは, ムコ多糖類の基質に蛋白線維を含んだ均一な好酸性の物質が種々の器官に沈着するのを特徴とする全身疾患である. 全身性アミロイドーシスは大きく 3 つのタイプに分かれる. ①原発性アミロイドーシスはもっともよくみられるタイプで, 骨髄において抗体蛋白のいくつかの断片が過剰に産生されている. それらは血流内で融合し体内組織に沈着する. ②家族性 (遺伝性) アミロイドーシスは遺伝性で, TTR 遺伝子の変異が原因であり, 常染色体優性遺伝である. ③二次性アミロイドーシスは, 結核や関節リウマチなどの慢性疾患で二

15

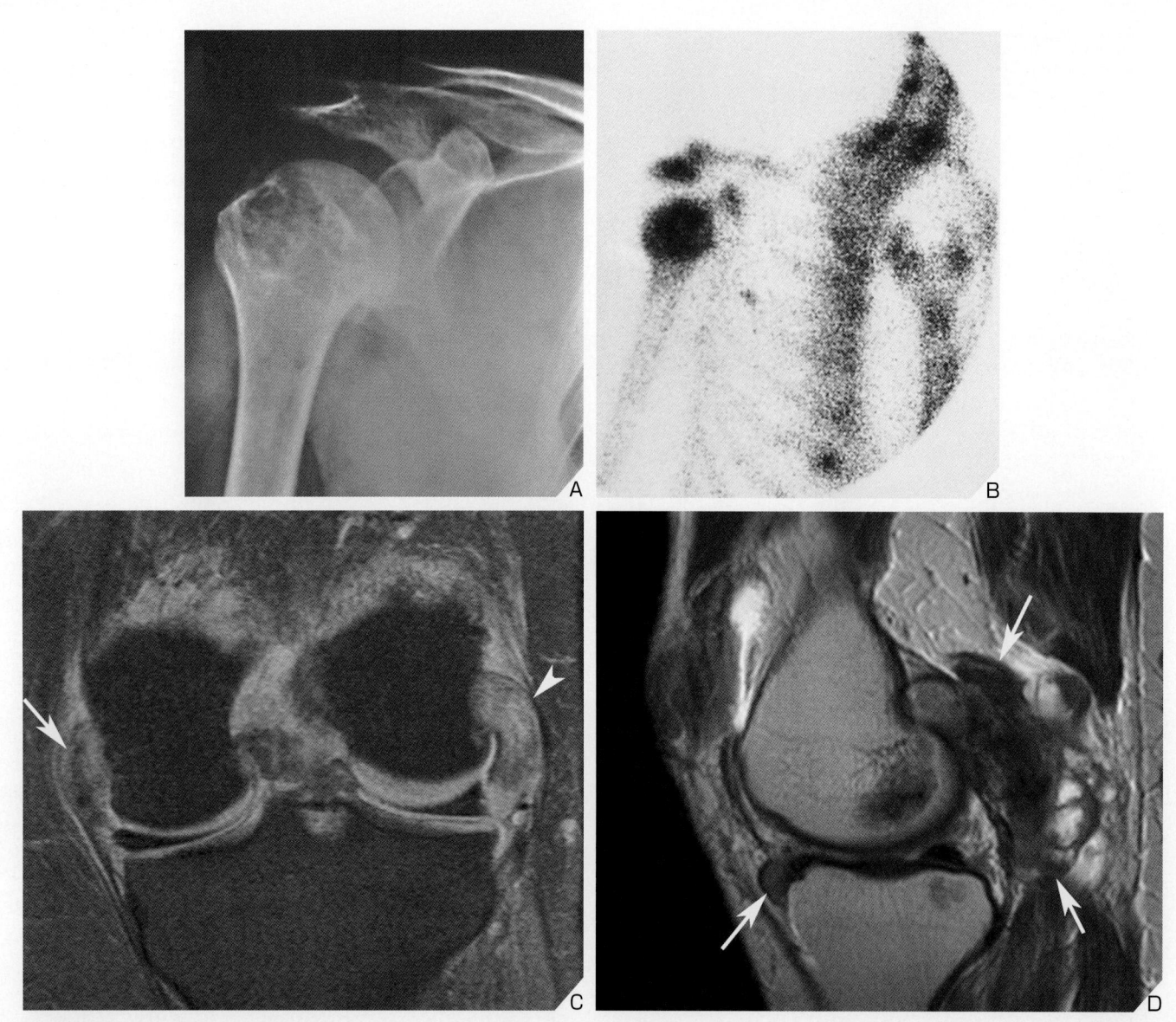

図15-40　アミロイドーシス

80歳男性. 右肩のX線正面像（A）は, 関節近位の中等度骨粗鬆症, 軟部組織の腫脹, そして上腕骨頭の広範な骨溶解像を示している. 肩甲上腕関節裂隙は比較的よく保たれている. 骨スキャン（B）では, 肩周囲にテクネチウムでラベルされたメチレンジホスホン酸（MDP）の集積の増加を認める.（C）他の患者. 原発性アミロイドーシスの膝関節MRI脂肪抑制T2強調冠状断像では, 中間信号を示すアミロイド組織の広範囲の沈着による膝窩筋腱（▷）と内側側副靭帯の近位浅層線維（→）の肥厚がみられる. 顆間窩にもアミロイド沈着がみられる.（D）同じ症例の膝関節MRI T2強調矢状断像では, 低信号を示すアミロイド組織の滑膜への沈着（→）がみられる.
（BはDr. A. Norman, New Yorkのご好意による）.

次的に発症する. アミロイド関節症は, 特発性全身性アミロイドーシスに伴い, 非炎症性関節症である. 臨床的には, 関節のこわばり, 疼痛, 両側全身性発症と, 関節リウマチにきわめて類似している. 大関節である股, 膝, 肩, 肘を侵しやすい. 皮下腫瘤が前腕伸側や, 手背に認められ, 関節リウマトイド結節としばしば似ている. 他の特徴として, 広範囲の軟部組織腫脹がみられ, 「肩パッドサイン」, 「（アメリカン）フットボールプレーヤー肩」として知られている. 手根管症候群がしばしば合併する.

β_2ミクログロブリン（β_2MG）アミロイド沈着を伴う骨異常や関節症は, 長期透析や慢性腎不全の合併症としてしばしばみられる. 低分子血清蛋白であるβ_2MGは, 通常の透析膜では濾過されない. したがって骨, 関節, 軟部組織に蓄積する. 臨床

的には, 肩関節, 股関節, 膝関節に特徴的な疼痛と可動域制限が生じる.

病因にかかわらず, 画像上は, 関節周囲にアミロイドの異常集積がみられ, 関節周囲組織, 関節包や関節へと進展する. また沈着は, 滑膜にもみられる. 骨の関節末端は破壊され, 亜脱臼または病的骨折がしばしば起こる. 加えて局所的な骨溶解像が, とくに上肢骨や大腿骨近位端でみられる（図15-40A, B）. MRIにおけるアミロイドーシスの所見では, 中間から低信号のアミロイド物質の沈着が, 滑膜, 靭帯, 腱にみられる. 浸潤は伴うことも, 伴わないこともある（図15-40C, D）.

アミロイドーシスに治癒はないが, 症状を和らげたり, アミロイド蛋白のそれ以上の産生をおさえることを目指して, 治療法が考案されている. 治療としては, メルファランやシクロホ

スファミドなどの化学療法，デキサメタゾンなどの副腎皮質ステロイド治療がある．近年，サリドマイド誘導体であるボルテゾミブ，サリドマイド，レナリドミドなどの薬剤にある程度の効果があるといわれており，試みられている．最重症例では，高用量化学療法と幹細胞輸血を併用する自家末梢血幹細胞移植が提唱されている．

２．多中心性網状組織球症（multicentric reticulohistiocytosis）

本疾患は，成人でみられ，原因不明のまれな全身疾患で，皮膚，粘膜，皮下滑膜組織への組織球マクロファージの増殖を特徴とする．Goltz と Lymon は，病因が多病巣性であることと全身性の病態から 1954 年にこの病名を提唱した．この疾患は，脂質皮膚関節炎，網内系組織球腫，脂質リウマチ，巨細胞網内系組織球症，巨細胞組織球腫，巨細胞組織球症とも呼ばれている．この疾患は通常 30 歳代に発症し，女性に多く，男女比は 3：1 である．約 60〜70％の患者は，多関節痛で発症する．臨床症状は，関節リウマチと類似しており，軟部組織の腫脹，こわばり，圧痛である．しかしながら，関節リウマチと異なるのは，DIP 関節がしばしば侵されることである．PIP 関節，MP 関節，肩関節，肘関節にも起こることがある．ときには，関節リウマチのムチランス型や乾癬性関節炎に類似した高度の破壊を呈することもある（図 15-41，42）．関節周囲の骨粗鬆症はないことが炎症性関節炎と鑑別点であり，また骨膜性の新生骨形成がないことは乾癬や若年の関節リウマチの関節炎と鑑別点である．骨棘と指節関節の強直の欠如，軟部組織結節と環軸椎亜脱臼と歯突起の骨びらんなどの環軸椎異常の存在は，びらん性の変形性関節症との鑑別点である．ときに，周囲の骨硬化像と overhanging edge を伴う骨びらんは，痛風と類似している（図 15-43）が，手足の対称性病変と軟部組織結節内の石灰化の欠如によって鑑別できる．

病理学的には，好酸性すりガラス細胞質をもつ多核巨細胞の真皮への浸潤が特徴である．免疫組織学的には，酒石酸抵抗性酸ホスファターゼ（TRAP），CD68，ライソゾーム，ヒト肺胞マクロファージ-56（HAM-56）が陽性であるが，S100 蛋白，CD1a，第Ⅷa 因子は明らかに陰性である．

治療は，副腎皮質ステロイドの全身投与や，シクロホスファミド，クロラムブシル，メトトレキサート，インフリキシマブなどの細胞毒性を示す薬剤を用いる．アレンドロネート，ゾレドロネートなどのビスホスホネート製剤が，皮膚病変や関節炎を改善させることが報告された．

３．血友病（hemophilia）

血友病 A は，血液凝固第Ⅷ因子の欠乏によって起こる凝固異常を特徴とする遺伝性疾患である．本疾患は，X 染色体性劣性遺伝であり，男性にのみ発症する．女性は保因者として異常遺伝子を運搬する．血友病 B は「クリスマス病」ともいわれ，プラスマトロンボプラスチン因子，第Ⅸ因子の欠乏で発症し，女性にも発症する．

血友病の関節変化は，ほとんどが 0〜10 歳代に起こり，慢性の繰り返された関節および骨の出血による二次性のものである．関節内の出血と炎症の繰り返しは，滑膜の増殖と，軟骨と軟骨下骨のびらんを生じる．一般的には，臨床診断は問題ないが，血友病性関節症の X 線学的変化は，関節リウマチ，とくに若年の関節リウマチと類似している（図 15-44）．軟骨破壊，関節裂隙の狭小化，関節面のびらんは関節リウマチでも認められるものである（図 15-45；図 12-19，20 も参照）．膝，足，肘関節はもっとも侵されやすい部位であり，またこれらは通常両側性である．膝の場合，X 線像上の特徴は，関節周囲の骨粗鬆症，関節液の貯留（関節血症），大腿骨顆部の拡大（顆間部の開大を伴った），膝蓋骨の四角形化，しばしば，多発性の軟骨下骨の骨嚢胞や関節のびらんもみられる．末期には一様の関節裂隙の狭小化と，二次性の変形性関節症変化が認められる．若年の関節リウマチとの鑑別は，骨性強直，発育障害がなく，しばしば偽腫瘍が認められることである．

血友病患者の関節の繰り返す関節内血腫により，慢性の滑膜炎と，滑膜と関節包にヘモシデリンの色素沈着が起こる．これらの特徴は MRI でよく描出される（図 15-44E を参照）．

４．Jaccoud 関節炎

Jaccoud 関節炎は繰り返すリウマチ熱と移動性の関節痛に関連している．通常には完全に回復する．しかし，MP 関節の拘縮の残存は繰り返す発作で進行することがある．関節内よりも関節周囲に病変があり，MP 関節のとくに第 4，第 5 指（どの指でも侵されるが）に軽度屈曲，尺側偏位がみられる．関節の変化はびらんはなく，とくに初期においては患者自身で変形を矯正できる．この症候群はまれで，米国ではほとんど認知されていない．

５．後天性免疫不全症候群（AIDS）に伴う関節炎

AIDS は HIV 感染により引き起こされ，免疫不全と多臓器にわたる病的異常を呈する．最近，HIV 感染者において関節リウマチ様の障害が多く報告されている．Berman らは HIV 感染者の 71％に関節痛，反応性関節炎，乾癬性関節炎，筋炎，血管炎，分類できない脊椎関節症を含む関節リウマチ様の症状があると報告している．Solomon らは，HIV 感染者に一般に比べ 144 倍の反応性関節炎の発症と，10〜40 倍の乾癬性関節炎の発症を報告している．興味深いことに，関節炎は HIV 感染のどの時期にもみられ，AIDS の臨床的特徴に先行することもしばしばある．関節炎はより重症で，NSAIDs 治療には反応しない．炎症性関節炎と HIV 感染症との関連を説明するいくつかの仮

説がある．1番目の仮説は，反応性関節炎は遺伝的素因（たとえば HLA-B27）と環境因子（ほとんどが性交感染）の相互作用であるという説である．免疫系もまた，反応性関節炎の病因の1つの役割を果たしている．同様に乾癬性関節炎の病因も，遺伝的素因（HLA-B27，HLA-B38）の可能性がある．HIV 感

染は，通常免疫不全を引き起こすために，AIDS 患者にみられる変化した免疫機構が遺伝的素因をもつ反応性関節炎や乾癬性関節炎を引き起こすのかもしれない．2番目の仮説は，HIV に関連した免疫不全が種々の細菌性，ウイルス性感染を引き起こし，さらにそれが，素因をもった人々に関節炎を引き起こすと

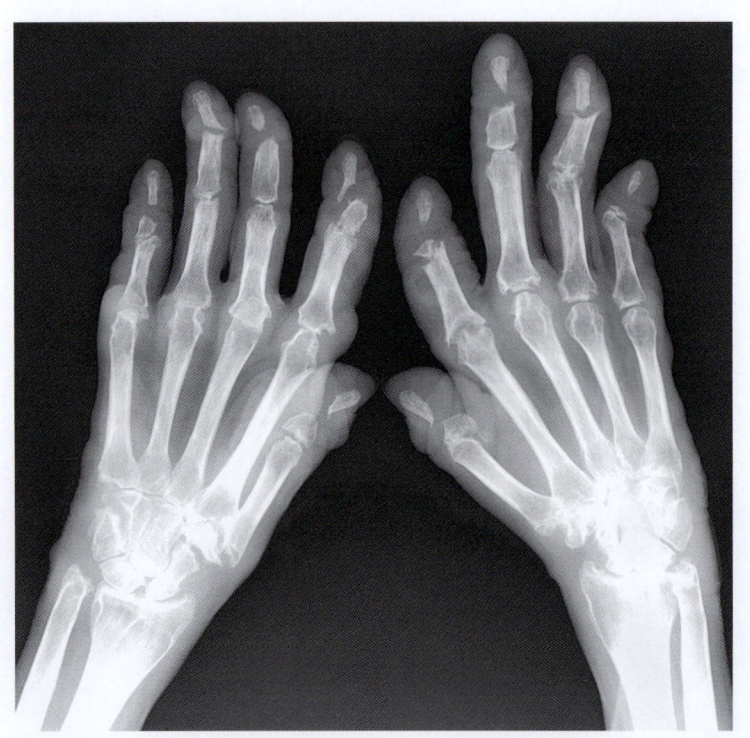

図 15-41　多中心性網状組織球症
　57 歳女性．長年にわたり多発関節痛があり，軟部組織の腫脹と手指の変形がみられる．両手 X 線正面像では，関節リウマチや乾癬性関節炎でみられるような CM，MP 関節，指節関節の高度破壊がみられる．

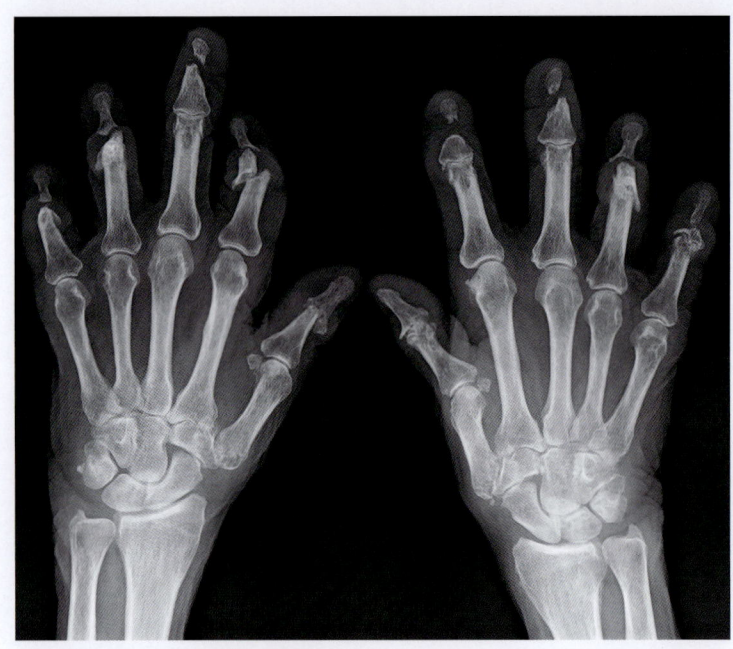

図 15-42　多中心性網状組織球症
　63 歳男性．両手 X 線正面像で，主に DIP 関節にムチランス変形を認める．

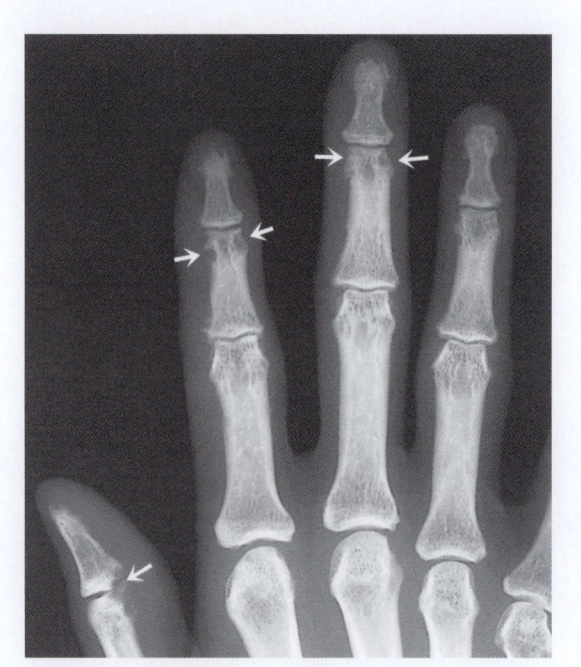

図 15-43　多中心性網状組織球症
　46 歳女性．DIP 関節痛と軟部組織の腫脹がみられる．DIP 関節で辺縁のはっきりした骨びらんを認め（→），痛風に類似している．

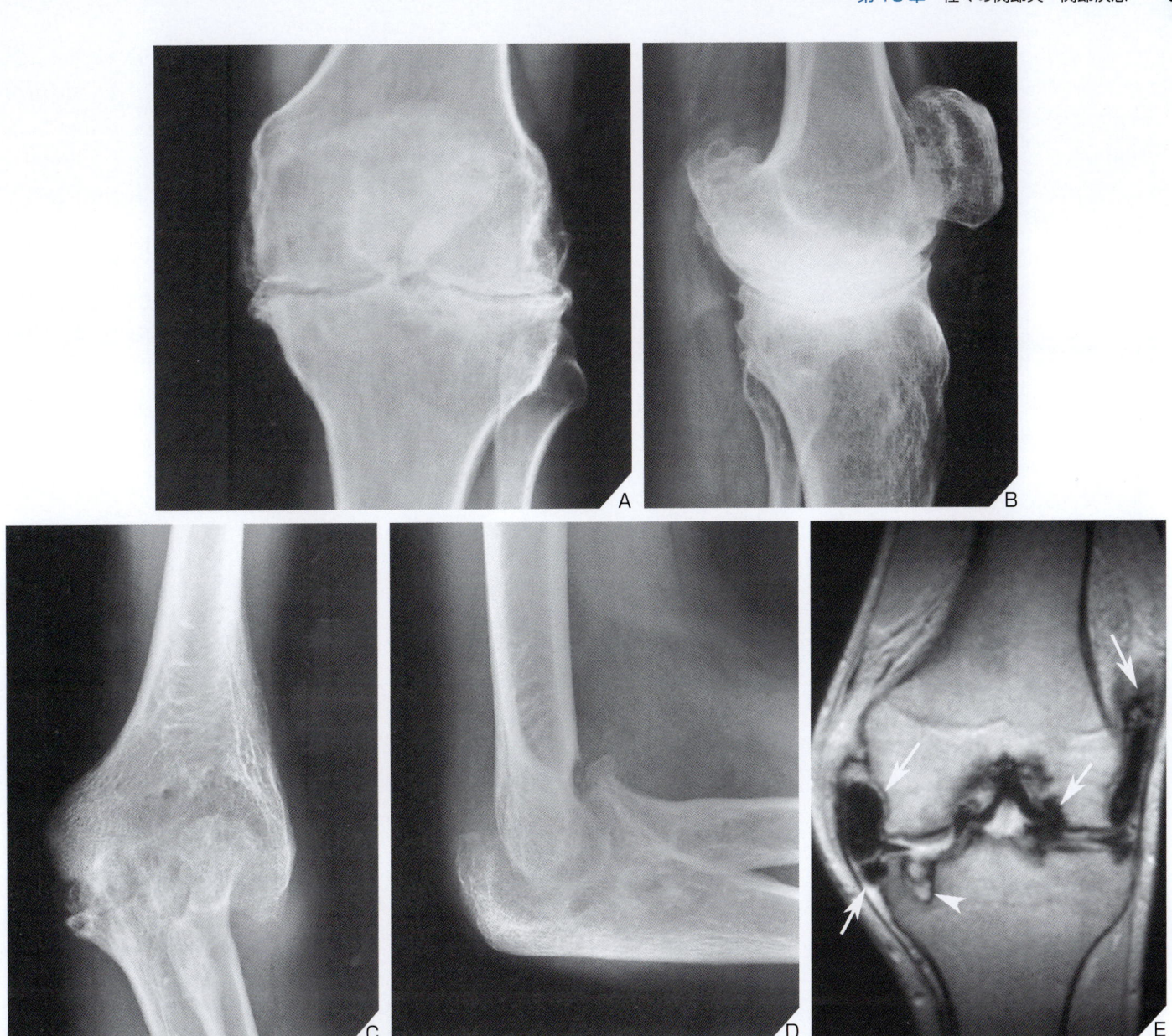

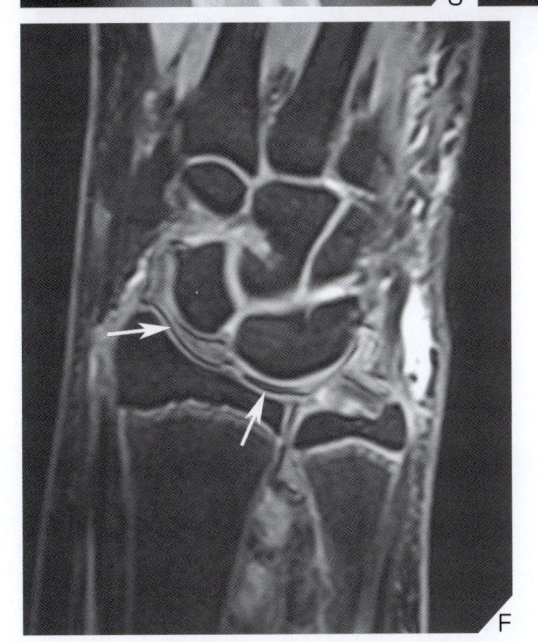

図 15-44　血友病性関節症
42 歳男性．血友病にて，頻回の関節内出血のエピソードがある．左膝の X 線正面像（**A**），側面像（**B**）は進行した血友病性関節症を示している．3 つのコンパートメントすべてが侵されている．同様の所見が，左肘の正面像（**C**），側面像（**D**）で認められる．（**E**）別の若年の血友病症例の膝関節 MRI T2 強調冠状断像では，繰り返す関節内血腫の既往に関連した関節内のヘモシデリン沈着がみられる（→）．脛骨内側関節面の軟骨表面のびらん（▷）と関節窩の拡大がみられる．（**F**）早期血友病の 10 歳の患者の MRI 脂肪抑制 T2 強調冠状断像．橈骨手根関節内の滑膜に沿った低信号のヘモジデリン沈着（→）と，軟骨損傷，骨びらんがみられないことに注目．

いうものである．3番目の仮説は，HIV 感染により，何らかの
まだわかっていない因子が，関節炎の発症を促すものであると
いう説である．最後に，関節炎は滑膜に対する HIV 感染の直接
の作用である，とする仮説である．Rosenberg らが指摘したよ
うに，血清反応陰性の関節炎患者の X 線像を読影する場合，とく
に HIV 感染のリスクがある患者では，鑑別診断として HIV
に関連した関節炎の可能性を考える必要がある．

6．感染性関節炎

　ほとんどの感染性関節炎は，とくにインジウムでラベルされ

た白血球をトレーサーとしたとき骨スキャンで陽性となる（第
2章参照）．またこれらは，とても類似した X 線像，つまり関
節液貯留，軟骨および軟骨下骨の破壊，そしてその結果である
関節裂隙の狭小化を示す（図 25-22A 参照）．しかしながら，
感染部位や感染プロセスによって，臨床的，X 線学的に特徴が
ある．一般的に，感染性関節炎は，完全な関節末端骨の破壊を
示し，びまん性の骨粗鬆症，関節液貯留，周囲軟部組織の腫脹
を伴ってすべての関節のコンパートメントを侵す（図 12-34
参照）．化膿性関節炎，結核性関節炎，真菌性関節炎や他の感染
性関節炎（ウイルスやスピロヘータ）などの詳細述は，第Ⅴ部
「感染症」の項で述べる．

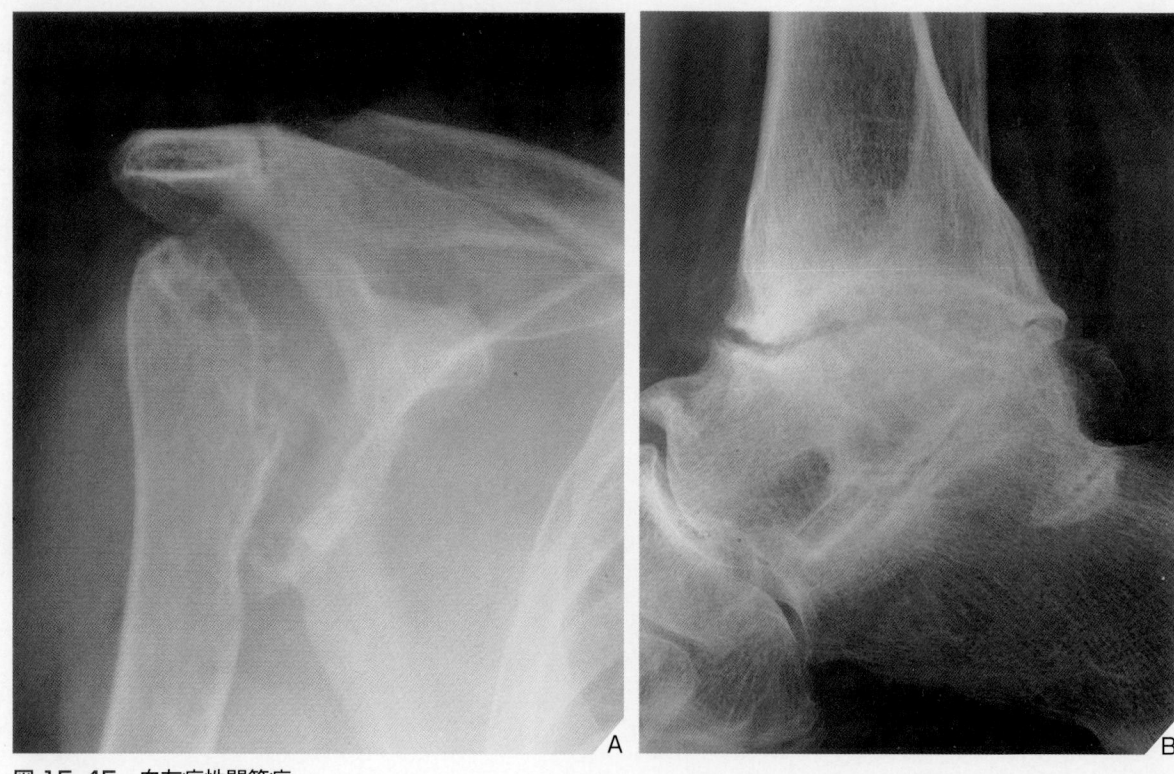

図 15-45　血友病性関節症
　血友病Ａの49歳男性．右肩関節Ｘ線正面像（**A**）と左足関節側面像（**B**）において，肩関節，足関節，距骨下関節の破壊性関節症がみられる．

覚えておくべきポイント

結合組織疾患に伴った関節炎

❶ SLE の特徴は，手指の MP 関節と IP 関節の可動性が保たれた拘縮とアライメント不良である．これらの異常は正面像では，撮影肢位により容易に矯正されてしまうため，側面像のほうがよりわかりやすい．

❷ 骨壊死は，しばしば SLE に合併する．

❸ X 線像上，強皮症に認められる筋骨格系の異常は，
- 軟部組織の萎縮，とくに指尖部
- 末節骨の吸収像（acroosteolysis）
- 皮下および関節周囲の石灰化像
- 指節関節の破壊性変化

❹ 強皮症では，消化管に特徴的所見がある：
- 食道の拡張と，運動性の低下
- 十二指腸の拡張と，小さな腸管，偽閉塞タイプ
- 大腸の偽憩室

❺ MCTD は，臨床的・X 線学的に，SLE，強皮症，皮膚筋炎および関節リウマチの混在が特徴である．

代謝性および内分泌性関節炎

❶ 痛風は滑液内に，尿酸塩の単一結晶を認め，発症を繰り返すことを特徴とする．

❷ 高尿酸血症とは，尿酸の産生増加か，腎排泄量の減少によって起こる．

❸ 痛風性関節炎は X 線像上，以下の所見が認められる：
- 区画のはっきりした関節周囲および関節のびらん；overhanging edge 現象
- 関節裂隙の部分的温存
- 非対称性の関節罹患
- 非対称性の痛風結節の分布
- 骨粗鬆症の欠如

❹ 最近，二重エネルギーカラーコード化 CT が尿酸ナトリウム含有痛風結節同定法の選択肢の 1 つとなっている．

❺ CPPD 結晶沈着症は，次の 3 つの病態よりなる：
- 軟骨石灰化症
- ピロリン酸カルシウム関節症
- 偽痛風症候群

❻ CPPD 結晶沈着症の特徴は，関節内の結晶と硝子および線維軟骨の石灰化と，痛風に類似した疼痛発作の存在である．

❼ 軟骨石灰化症は，痛風，上皮小体機能亢進症やヘモクロマトーシス，組織黒変症，Wilson 病や，先端巨大症，変形性関節症でも認められる．

❽ CHA 結晶沈着症は，関節内，関節周囲への石灰結晶の異常沈着によるもので，好発部位は肩関節周囲，とくに棘上筋腱である．

❾ ヘモクロマトーシスは，鉄代謝異常あるいは鉄過剰投与によって起こり，その関節症は手の小関節，とくに示指，中指の中手骨の骨頭に初発する．

❿ アルカプトン尿症は，椎間板腔の狭小化，椎間板の石灰化や骨化，仙腸関節や恥骨結合の関節周囲の骨硬化を伴った関節裂隙の狭小化を特徴とする．X 線学的にはしばしば変形性関節症や CPPD 結晶沈着症に類似する．

⓫ 上皮小体機能亢進症の関節症は，手の小関節の骨膜下および軟骨下骨の骨吸収により発症する．これが本疾患の関節所見の特徴である．

⓬ 先端巨大症性関節症は，関節軟骨の過成長と二次性の変性変化（二次性変形性関節症）であり，以下の所見が特徴的である：
- 中手骨橈側の嘴状骨棘
- 上腕骨頭下面の嘴状骨棘
- 関節裂隙の拡大

種々の関節症

❶ アミロイド関節症は，非炎症性，対称性の多関節炎である．それは，長期透析や慢性腎不全に合併することがある．関節末端の骨は破壊され，亜脱臼や病的骨折を起こす．巣状の骨溶解像が，とくに上肢骨および大腿骨近位にみられる．

❷ 多中心性網状組織球症（multicentric reticulohistiocytosis）は，皮膚，粘膜，皮下組織，滑膜への組織球の増殖を特徴とする．これは重度の関節破壊を生じるが，骨粗鬆症や骨膜周囲の骨形成は認められない．X 線所見は痛風性関節炎，関節リウマチ，乾癬性関節炎に類似している．

❸ 血友病の関節変化は，繰り返される関節および骨の出血による．X 線学的特徴は若年性関節リウマチと類似している．骨では偽腫瘍がしばしばみられる．

❹ Jaccoud 関節炎は，リウマチ熱の発作を頻回に繰り返した患者にみられる関節周囲の拘縮であるが，その実態はよくわかっていない．関節にびらん状の変化はみられない．

❺ AIDS 患者において，反応性関節炎や，乾癬性関節炎や血管炎といった関節リウマチ様の障害の増加が報告されている．

❻ 感染性関節炎は，関節を形成する関節末端骨の完全な破壊を特徴とする．びまん性骨粗鬆症，関節液貯留，関節周囲組織の腫脹を伴い，関節構造はすべて障害される．

Ⅲ

引用文献・参考図書

1. Adamson TC Ⅲ, Resnik CS, Guerra J Jr, Vint VC, Weisman MH, Resnick D. Hand and wrist arthropathies of hemochromatosis and calcium pyrophosphate deposition disease: distinct radiographic features. *Radiology* 1983; 147: 377-381.
2. Ali S, Huebner S. Multicentric reticulohistiocytosis. *Skeletal Radiol* 2013; 42: 1483-1484.
3. Amor B, Cherot A, Delbarre F, Nunez Roldan A, Hors J. Hydroxyapatite rheumatism and HLA markers. *J Rheumatol* 1977; 4(Suppl 3): 101-104.
4. Arnett FC, Reveille JD, Duvic M. Psoriasis and psoriatic arthritis associated with human immunodeficiency virus infection. *Rheum Dis Clin North Am* 1991; 17: 59-78.
5. Assassi S, Radstake T, Mayes MD, et al. Genetics of scleroderma: implications for personalized medicine? *BMC Medicine* 2013; 11: 9-16.
6. Baker ND. Hemochromatosis. In: Taveras JM, Ferrucci JT, eds. *Radiology—diagnosis, imaging, intervention*. Philadelphia: JB Lippincott; 1986: 1-6.
7. Baker ND, Jahss MH, Leventhal GH. Unusual involvement of the feet in hemochromatosis. *Foot Ankle* 1984; 4: 212-215.
8. Barrow MV, Holubar K. Multicentric reticulohistiocytosis. A review of 33 patients. *Medicine* 1969; 48: 287-305.
9. Barthelemy CR, Nakayama DA, Carrera GF, Lightfoot RW Jr, Wortmann RL. Gouty arthritis: a prospective radiographic evaluation of sixty patients. *Skeletal Radiol* 1984; 11: 1-8.
10. Beltran J, Marty-Delfaut E, Bencardino J, et al. Chondrocalcinosis of the hyaline cartilage of the knee: MRI manifestations. *Skeletal Radiol* 1998; 27: 369-374.
11. Benson MD. The hereditary amyloidoses. In: Picken M, Dogan A, Herrera G, eds. *Amyloid and related disorders: surgical pathology and clinical correlations*. New York: Springer; 2012: 53.
12. Berman A, Espinoza LR, Diaz JD, et al. Rheumatic manifestations of human immunodeficiency virus infections. *Am J Med* 1988; 85: 59-64.
13. Berman MA, Sandborg CI, Calabia BS, et al. Interleukin 1 inhibitor masks high interleukin 1 production in acquired immunodeficiency syndrome (AIDS). *Clin Immunol Immunopathol* 1987; 42: 133-140.
14. Bonavita JA, Dalinka MK, Schumacher HR Jr. Hydroxyapatite deposition disease. *Radiology* 1980; 134: 621-625.
15. Booth TC, Chhaya NC, Bell JRG, et al. Update on imaging of non-infectious musculoskeletal complications of HIV infection. *Skeletal Radiol* 2012; 41: 1349-1363.
16. Boskey AL, Vigorita VJ, Sencer O, Stuchin SA, Lane JM. Chemical, microscopic, and ultrastructural characterization of the mineral deposits in tumoral calcinosis. *Clin Orthop* 1983; 178: 258-269.
17. Brandi ML, Falchetti A. Genetics of primary hyperparathyroidism. *Urol Int* 2004; 72 (suppl 1): 11-16.
18. Brower AC, Resnick D, Karlin C, Piper S. Unusual articular changes of the hand in scleroderma. *Skeletal Radiol* 1979; 4: 119-123.
19. Burke BJ, Escobedo EM, Wilson AJ, Hunter JC. Chondrocalcinosis mimicking a meniscal tear on MR imaging. *Am J Roentgenol* 1998; 170: 69-70.
20. Buzbaum JN, Tagoe CE. The genetics of the amyloidoses. *Ann Rev Med* 2000; 51: 543-569.
21. Bywaters EGL, Dixon ASJ, Scott JT. Joint lesions of hyperparathyroidism. *Ann Rheum Dis* 1963; 22: 171-187.
22. Calabrese LH. The rheumatic manifestations of infection with human immunodeficiency virus. *Semin Arthritis Rheum* 1989; 18: 225-239.
23. Campbell SM. Gout: how presentation, diagnosis, and treatment differ in the elderly. *Geriatrics* 1988; 43: 71-77.
24. Chen C, Chandnani VP, Kang HS, Resnick D, Sartoris DJ, Haller J. Scapholunate advanced collapse: a common wrist abnormality in calcium pyrophosphate dihydrate crystal deposition disease. *Radiology* 1990; 177: 459-461.
25. Chen CKH, Yeh LR, Pan H-B, Yang CF, Lu YC, Resnick D. Intra-articular gouty tophi of the knee: CT and MR imaging in 12 patients. *Skeletal Radiol* 1999; 28: 75-80.
26. Choi HK, Burns LC, Shojania K, et al. Dual energy CT in gout: a prospective validation study. *Ann Rheum Dis* 2012; 71: 1466-471.
27. Choi HK, Zhu Y, Mount DB. Genetics of gout. *Curr Opin Rheumatol* 2010; 22: 144-151.
28. Chung CB, Mohana-Borges A, Pathria M. Tophaceous gout in an amputation stump in a patient with chronic myelogenous leukemia. *Skeletal Radiol* 2003; 32: 429-431.
29. Dalbeth N, Doyle AJ, McQueen FM, et al. Exploratory study of radiographic change in patients with tophaceous gout treated with intensive urate-lowering therapy. *Arthritis Care Res* 2014; 66: 82-85.
30. Dalinka MK, Reginato AJ, Golden DA. Calcium deposition diseases. *Semin Roentgenol* 1982; 17: 39-48.
31. Desai MA, Peterson JJ, Garner HW, et al. Clinical utility of dual-energy CT for evaluation of tophaceous gout. *Radiographics* 2011; 31: 1365-1375.
32. Dhanda S, Jagmohan P, Quck ST. A re-look at an old disease: a multimodality review on gout. *Clin Radiol* 2011; 66: 984-992.
33. Ebenbichler GR, Erdogmus CB, Resch KL, et al. Ultrasound therapy for calcific tendinitis of the shoulder. *N Engl J Med* 1999; 340: 1533-1538.
34. Escobedo EM, Hunter JC, Zink-Brody GC, Andress DL. Magnetic resonance imaging of dialysis-related amyloidosis of the shoulder and hip. *Skeletal Radiol*

1996; 25: 41-48.
35. Fam AG, Topp JR, Stein HB, Little AH. Clinical and roentgenographic aspects of pseudogout: a study of 50 cases and a review. *Can Med Assoc J* 1981; 124: 545-551.
36. Gaary E, Gorlin JB, Jaramillo D. Pseudotumor and arthropathy in the knees of a hemophiliac. *Skeletal Radiol* 1996; 25: 85-87.
37. Girish G, Glazebrook KN, Jacobson JA. Advanced imaging in gout. *Am J Roentgenol* 2013; 201: 515-525.
38. Glazebrook KN, Guimaraes LS, Murthy NS, et al. Identification of intraarticular and periarticular uric acid crystals with dual-energy CT: initial evaluation. *Radiology* 2011; 261: 516-524.
39. Goldman AB, Pavlov H, Bullough P. Case report 137. Primary amyloidosis involving the skeletal system. *Skeletal Radiol* 1981; 6: 69-74.
40. Grossman RE, Hensley GT. Bone lesions in primary amyloidosis. *Am J Roentgenol* 1967; 101: 872-875.
41. Guerra SG, Vyse TJ, Cunninghame Graham DS. The genetics of lupus: a functional prospective. *Arthritis Res Ther* 2012; 14: 211.
42. Hayes CW, Conway WF. Calcium hydroxyapatite deposition disease. *Radiographics* 1990; 10: 1031-1048.
43. Hirsch JH, Killien FC, Troupin RH. The arthropathy of hemochromatosis. *Radiology* 1976; 118: 591-596.
44. Jensen PS. Chondrocalcinosis and other calcifications. *Radiol Clin North Am* 1988; 26: 1315-1325.
45. Johansson M, Arlestig L, Moller B, et al. Association of a PDCD1 polymorphism with renal manifestations in systemic lupus erythematosus. *Arthritis Rheum* 2005; 52: 1665-1669.
46. Justesen P, Andersen PE Jr. Radiologic manifestations in alkaptonuria. *Skeletal Radiol* 1984; 11: 204-208.
47. Laborde JM, Green DL, Ascari AD, Muir A. Arthritis in hemochromatosis. *J Bone Joint Surg [Am]* 1977; 59A: 1103-1107.
48. La Montagna G, Sodano A, Capurro V, Malesci D, Valentini G. The arthropathy of systemic sclerosis: a 12 month prospective clinical and imaging study. *Skeletal Radiol* 2005; 34: 35-41.
49. Lawson JP, Steere AC. Lyme arthritis: radiologic findings. *Radiology* 1985; 154: 37-43.
50. Lee DJ, Sartoris DJ. Musculoskeletal manifestations of human immunodeficiency virus infection: review of imaging characteristics. *Radiol Clin North Am* 1994; 32: 399-411.
51. Maclachlan J, Gough-Palmer A, Hargunani R, Farrant J, Holloway B. Hemophilia imaging: a review. *Skeletal Radiol* 2009; 38: 949-957.
52. Major NM, Tehranzadeh J. Musculoskeletal manifestations of AIDS. *Radiol Clin North Am* 1997; 35: 1167-1189.
53. Mallinson PI, Reagan AC, Coupal T, et al. The distribution of urate deposition within the extremities in gout: a review of 148 dual-energy CT cases. *Skeletal Radiol* 2014; 43: 277-281.
54. Mannoni A, Selvi E, Lorenzini S, et al. Alkaptonuria, ochronosis, and ochronotic arthropathy. *Sem Arthritis Rheum* 2004; 33: 239-248.
55. Martel W. The overhanging margin of bone: a roentgenologic manifestation of gout. *Radiology* 1968; 91: 755-756.
56. Martel W, McCarter DK, Solsky MA, et al. Further observation of the arthropathy of calcium pyrophosphate dihydrate crystal deposition disease. *Radiology* 1981; 141: 1-15.
57. Martin J, Fonseca C. The genetics of scleroderma. *Curr Rheumatol Rep* 2011; 13: 13-20.
58. Martin JE, Bossini-Castillo L, Martin J. Unraveling the genetic component of systemic sclerosis. *Hum Genet* 2012; 131: 1023-1037.
59. McCarty DJ. Calcium pyrophosphate dihydrate crystal deposition disease: pseudogout—articular chondrocalcinosis. In: McCarty DJ, ed. *Arthritis and allied conditions: a textbook of rheumatology*, 11th ed. Philadelphia: Lea & Febiger; 1989: 1714-1720.
60. McCarty DJ Jr, Haskin ME. The roentgenographic aspects of pseudogout (articular chondrocalcinosis). An analysis of 20 cases. *Am J Roentgenol* 1963; 90: 1248-1257.
61. Melton JW 3rd, Irby R. Multicentric reticulohistiocytosis. *Arthritis Rheum* 1972; 15: 221-226.
62. Misra R, Darton K, Jewkes RF, Black CM, Maini RN. Arthritis in scleroderma. *Br J Rheumatol* 1995; 34: 831-837.
63. Nicolaou S, Yong-Hing CJ, Galea-Soler S, et al. Dual-energy CT as a potential new diagnostic tool in the management of gout in the acute setting. *Am J Roentgenol* 2010; 66: 984-992.
64. Phornphutkul C, Introne WJ, Perry MB, et al. Natural history of alkaptonuria. *N Engl J Med* 2002; 347: 2111-2121.
65. Reeder MM, Felson B. *Gamuts in radiology*. Cincinnati: Audiovisual Radiology of Cincinnati; 1975: D142-143.
66. Resnick D. Alkaptonuria. In: Resnick D, ed. *Diagnosis of bone and joint disorders*, 3rd ed. Philadelphia: WB Saunders; 1995: 1670-1685.
67. Resnick D. Bleeding disorders. In: Resnick D, ed. *Diagnosis of bone and joint disorders*, 4th ed. Philadelphia: WB Saunders; 2002; 2346-2373.
68. Resnick D. Calcium hydroxyapatite crystal deposition disease. In: Resnick D, ed. *Diagnosis of bone and joint disorders*, 3rd ed. Philadelphia: WB Saunders; 1995: 1615-1648.
69. Resnick D. Hemochromatosis and Wilson's disease. In: Resnick D, ed. *Diagnosis of*

bone and joint disorders, 3rd ed. Philadelphia: WB Saunders; 1995: 1649-1669.

70. Resnick D, Niwayama G. Calcium pyrophosphate dihydrate (CPPD) crystal deposition disease. In: Resnick D, ed. Diagnosis of bone and joint disorders, 3rd ed. Philadelphia: WB Saunders; 1995: 1556-1614.

71. Resnick D, Niwayama G. Gouty arthritis. In: Resnick D, ed. Diagnosis of bone and joint disorders, 3rd ed. Philadelphia: WB Saunders; 1995: 1511-1555.

72. Resnick D, Niwayama G, Goergen TC, et al. Clinical, radiographic and pathologic abnormalities in calcium pyrophosphate dihydrate crystal deposition disease (CPPD): pseudogout. Radiology 1977; 122: 1-15.

73. Resnik CS, Resnick D. Crystal deposition disease. Semin Arthritis Rheum 1983; 12: 390-403.

74. Robledo G, vila-Fajardo CL, Marquez A, et al. Association between 174 Interleukin-6 gene polymorphism and biological response to rituximab in several systemic autoimmune diseases. DNA Cell Biol 2012; 31: 1486-1491.

75. Rosenberg ZS, Norman A, Solomon G. Arthritis associated with HIV infection: radiographic manifestations. Radiology 1989; 173: 171-176.

76. Ross LV, Ross GJ, Mesgarzadeh M, Edmonds PR, Bonakdarpur A. Hemodialysis-related amyloidomas of bone. Radiology 1991; 178: 263-265.

77. Schanz S, Fierlbeck G, Ulmer A, et al. Localized scleroderma: MR findings and clinical features. Radiology 2011; 260: 817-824.

78. Scofield RH, Bruner GR, Namjou B, et al. Klinefelter's syndrome (47,XXY) in male systemic lupus erythematosus patients: support for the notion of a gene-dose effect from the X chromosome. Arthritis Rheum 2008; 58: 2511-2517.

79. Sestak AL, Nath SK, Sawalha AH, Harley JB. Current status of lupus genetics. Arthritis Res Ther 2007; 9: 210-224.

80. Shah SP, Shah AM, Prajapati SM, et al. Multicentric reticulohistiocytosis. Indian Dermatol Online J 2011; 2: 85-87.

81. Sharp GC, Irvin WS, Tan EM, Gould RG, Holman HR. Mixed connective tissue disease—an apparently distinct rheumatic disease syndrome associated with a specific antibody to an extractable nuclear antigen (ENA). Am J Med 1972; 52: 148-159.

82. Sissons HA, Steiner GC, Bonar F, May F, Rosenberg ZS, Samuels H, Present D. Tumoral calcium pyrophosphate deposition disease. Skeletal Radiol 1989; 18: 79-87.

83. Steinbach LS, Resnick D. Calcium pyrophosphate dihydrate crystal deposition disease revisited. Radiology 1996; 200: 1-9.

84. Steinbach LS, Tehranzadeh J, Fleckenstein J, Vanarthos WJ, Pais MJ. Human immunodeficiency virus infection: musculoskeletal manifestations. Radiology 1993; 186: 833-838.

85. Stoker DJ, Murray RO. Skeletal changes in hemophilia and other bleeding disorders. Semin Roentgenol 1974; 9: 185-193.

86. Tehranzadeh J, Steinbach LS. Musculoskeletal manifestations of AIDS. St. Louis: Warren H. Green; 1994.

87. Udoff EJ, Genant HK, Kozin F, Ginsberg M. Mixed connective tissue disease: the spectrum of radiographic manifestations. Radiology 1977; 124: 613-618.

88. Yamada T, Kurohori YN, Kashiwazaki S, Fujibayashi M, Ohkawa T. MRI of multicentric reticulohistiocytosis. J Comput Assist Tomogr 1996; 20: 838-840.

89. Yang BY, Sartoris DJ, Djukic S, Resnick D, Clopton P. Distribution of calcification in the triangular fibrocartilage region in 181 patients with calcium pyrophosphate dihydrate crystal deposition disease. Radiology 1995; 196: 547-550.

90. Yokoyama M, Aono H, Takeda A, et al. Cimetidine for chronic calcifying tendinitis of the shoulder. Reg Anesth Pain Med 2003; 28: 248-252.

91. Yu JS, Chung CB, Recht M, Dailiana T, Jurdi R. MR imaging of tophaceous gout. Am J Roentgenol 1997; 168: 523-527.

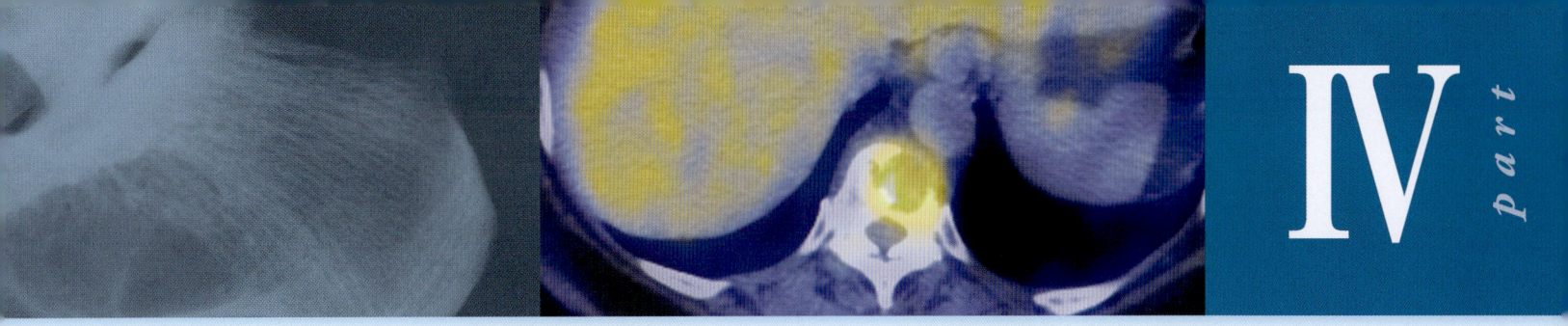

第Ⅳ部　腫瘍と腫瘍類似病変

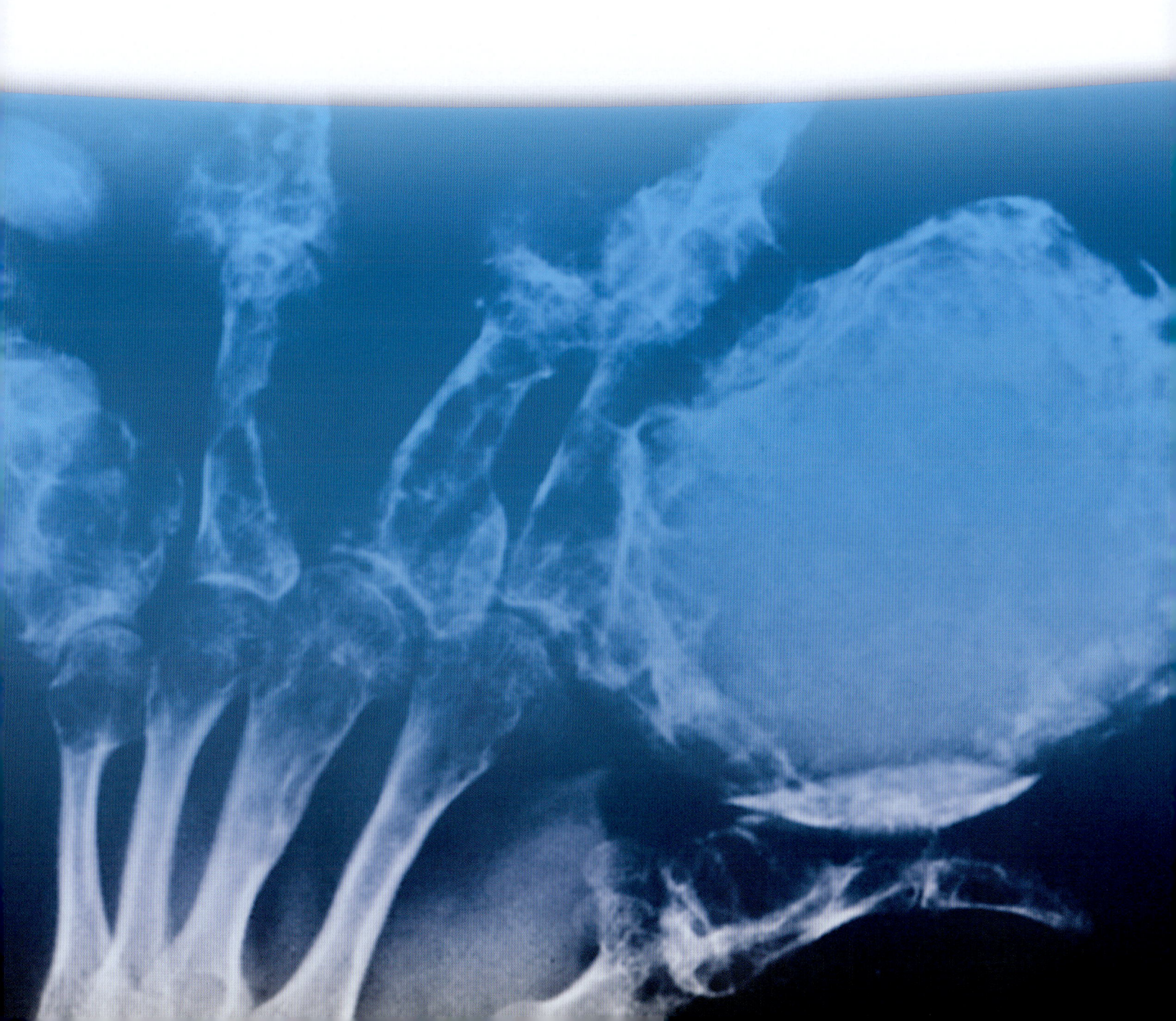

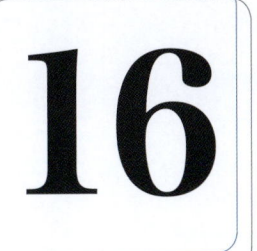

16 腫瘍と腫瘍類似病変の X 線学的評価

A 腫瘍と腫瘍類似病変の分類

腫瘍は腫瘍類似病変も含めて一般に良性と悪性の2つのグループに分けられる．後者のグループはさらに原発性悪性腫瘍，二次性悪性腫瘍（良性病変の悪性転化によるもの），転移性悪性腫瘍に分類される（図16-1）．これらの病変はすべてその起源となる組織に応じて分類される（表16-1）．表16-2には，悪性転化する可能性のある良性病変をあげておく．

腫瘍や腫瘍類似病変に使われる用語を理解する手はじめとして重要なことは，骨病変とその部位に適したいくつかの用語を再定義することである．腫瘍（tumor）という用語は一般に，放射線科や，整形外科での日常診療で用いられる言葉としては腫瘤（mass）を意味しているが，それは新生物（neoplasm）と同等に扱われている．定義によれば新生物というものは細胞学的あるいは形態的機構が異常を起こし，秩序を失った状態となり，自律して成長できるものであり，さらにもしそれが局所，あるいは遠隔転移を生じれば，悪性新生物あるいは悪性腫瘍と定義される．この章では取り扱わないけれども，このこと以外にも腫瘍が悪性か良性かを決定する特異的な病理組織学的基準がある．しかし特記すべきことは，ある骨巨細胞腫では，良性の病理組織にもかかわらず遠隔転移を生じ，また，ある軟骨腫瘍では良性の病理組織形態をとるにもかかわらず，たとえX線的にのみ描出されるとしても，局所で悪性新生物のように振る舞うことがあるということである．さらにここで述べる腫瘍類似病変と呼ばれる疾患は真の新生物ではなく，どちらかというと増殖性の，あるいは炎症性の性質をもったものである．それらは真の新生物とほとんど区別がつかないようなX線像を示すため，この章に含めた．その病態のなかにはいまだ議論中のものもある．

同様に骨病変の局在に適した用語を再定義することもまた，重要なことである．成長過程にある骨では骨端，成長軟骨板，骨幹端，骨幹を明瞭に区別でき（図16-2A），これらの部位に病変が限局しているときは，それにしたがって名付けられる．もっとも混乱するのは骨幹端（metaphysis）という用語を用いるときである．骨幹端は成長軟骨帯（成長軟骨板）に近接して，活発に骨成長している，組織学的に非常に狭い場所である．したがって骨幹端と呼ばれる部位に存在する病変では，成長軟骨板のなかに伸びているか近接しているに違いない．ところが間違ったことに，骨が成熟したあとにも同じ用語を使用するのが習慣となっている．成熟期には成長軟骨板は痕跡となり，骨端も骨幹端も残ってはいない．閉鎖した成長軟骨板や消失した骨幹端の病変部位に対しては，骨の関節端（articular end of the bone）と骨幹（shaft）という用語（図16-2B）のほうがより適切で混乱がないであろう．骨病変の部位を表すほかの用語を図16-3に示す．

B X 線学的画像モダリティ

一般的に骨軟部腫瘍の画像は3つの観点から検討される．腫瘍の発見，診断（鑑別診断），そしてステージングである（図16-4）．骨軟部腫瘍の発見は放射線科医の診断をいつも必要とするわけではない．病歴や身体診察のみで腫瘍を疑うのに十分なときも多い．腫瘍と腫瘍類似疾患を診断するときによく用いられる放射線画像の種類には，次のものがある：（a）通常のX線撮影，（b）血管造影（通常は動脈造影），（c）コンピューター断層撮影（CT），（d）MRI，（e）シンチグラフィー（骨シンチ），（f）PET および PET-CT，（g）イメージガイド下またはCT ガイド下骨軟部生検．

16

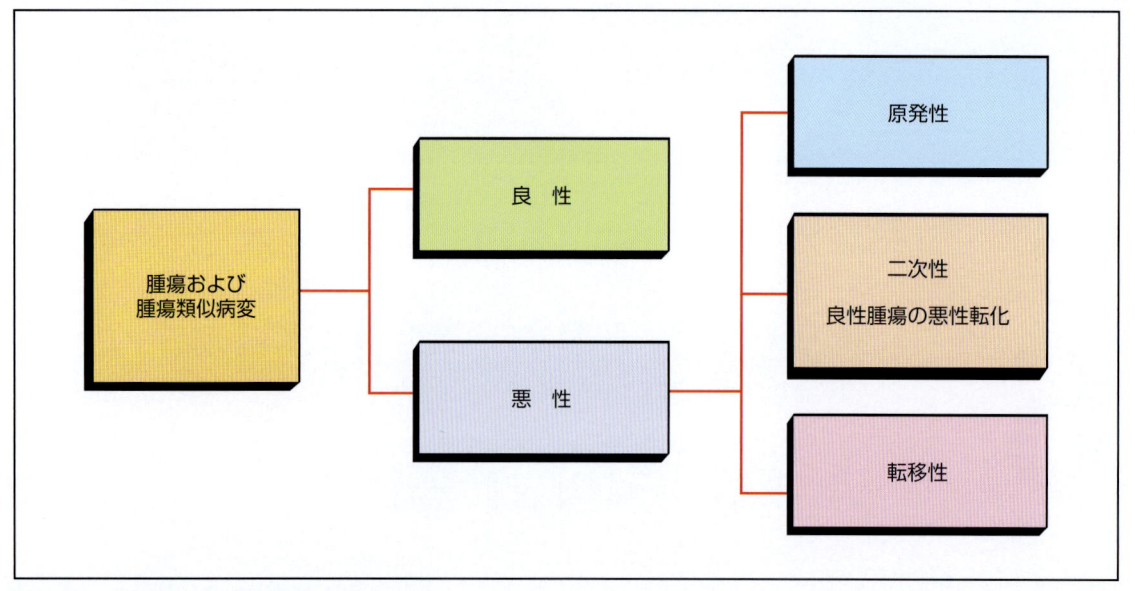

図 16-1　腫瘍および腫瘍類似疾患の分類

表 16-1	組織起源による腫瘍および腫瘍類似病変の分類	
組織起源	**良性病変**	**悪性病変**
骨形成性（骨原性）	骨腫 類骨骨腫 骨芽細胞腫	骨肉腫（その亜型） 傍骨性骨肉腫（その亜型）
軟骨形成性（軟骨原性）	内軟骨腫（軟骨腫） 骨膜性（傍骨性）軟骨腫 内軟骨腫症（Ollier 病） 骨軟骨腫症（骨軟骨性外骨腫，単発または多発） 軟骨芽細胞腫 軟骨粘液性線維腫 線維軟骨性間葉腫	軟骨肉腫（中心性） 　定型的 　間葉性 　明細胞 　脱分化型 軟骨肉腫（辺縁性） 　骨膜性（傍骨性）
線維性および線維組織球症（線維原性）	線維性骨皮質欠損（骨幹部線維性欠損） 非骨化性線維腫 良性線維性組織球症 線維性骨異形成（単，多骨性） 線維軟骨性異形成 長管骨における線維軟骨性異形成病巣 骨膜性類腱腫 類腱線維腫 骨線維性異形成（Kempson-Campanacci 病変） 骨化性線維腫（Sisson 病変）	線維肉腫 悪性線維性組織球腫
血管性	血管腫 グロムス腫瘍 嚢胞性血管腫症	血管肉腫 悪性血管内皮腫 悪性血管上皮腫
骨髄性（造血性），網内系性，およびリンパ性	巨細胞腫（破骨細胞腫） Langerhans 細胞組織球症 リンパ管腫	悪性巨細胞腫 組織球性リンパ腫 Hodgkin リンパ腫 白血病 骨髄腫（形質細胞腫） Ewing 肉腫
神経性（神経原性）	神経線維腫 神経鞘腫 Morton 神経腫	悪性神経鞘腫 神経芽細胞腫 未熟神経外胚葉腫（PNET）
脊索性		脊索腫
脂肪（脂肪原性）	脂肪腫	脂肪肉腫
不　明	単発性骨嚢腫 動脈瘤様骨嚢腫 骨内ガングリオン	アダンチノーマ

表 16-2	悪性転化する可能性のある良性病変
良性病変	その悪性転化した病変
内軟骨腫（長管骨，または扁平骨内発生のもの[a]；短管骨では Maffucci 症候群，または Ollier 病の一症状として発生）	軟骨肉腫
骨軟骨腫（多発性軟骨性外骨腫の一病変）	辺縁型軟骨肉腫
滑膜軟骨腫症	軟骨肉腫
線維性骨異形成（多くは多骨型や，放射線治療後の二次的なもの）	線維肉腫 悪性線維性組織球腫 骨肉腫 アダマンチノーマ
骨線維性異形成[b] （Kempson-Campanacci 病変）	
神経線維腫 （多型性の神経線維腫症において）	悪性神経鞘腫 脂肪肉腫 悪性間葉腫 線維肉腫 悪性線維性組織球腫
骨梗塞	扁平上皮癌 線維肉腫 骨肉腫
慢性的に瘻孔を形成している骨髄炎 （多くは 15～20 年以上の期間）	軟骨肉腫 線維肉腫
Paget 病	悪性線維性組織球腫

[a]少なくとも内軟骨腫から軟骨肉腫への悪性転化は，もともと悪性病変であるが初期には良性病変と診断されていたものであると主張している専門家もいる.
[b]悪性転化の結果ではなく，むしろ良性病変内に潜在していた真の悪性物が成長してきたものと主張している専門家もいる.

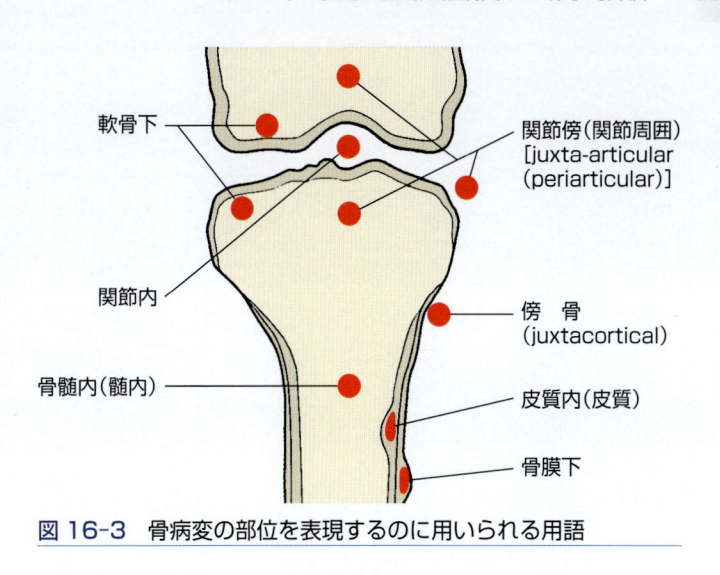

図 16-3　骨病変の部位を表現するのに用いられる用語

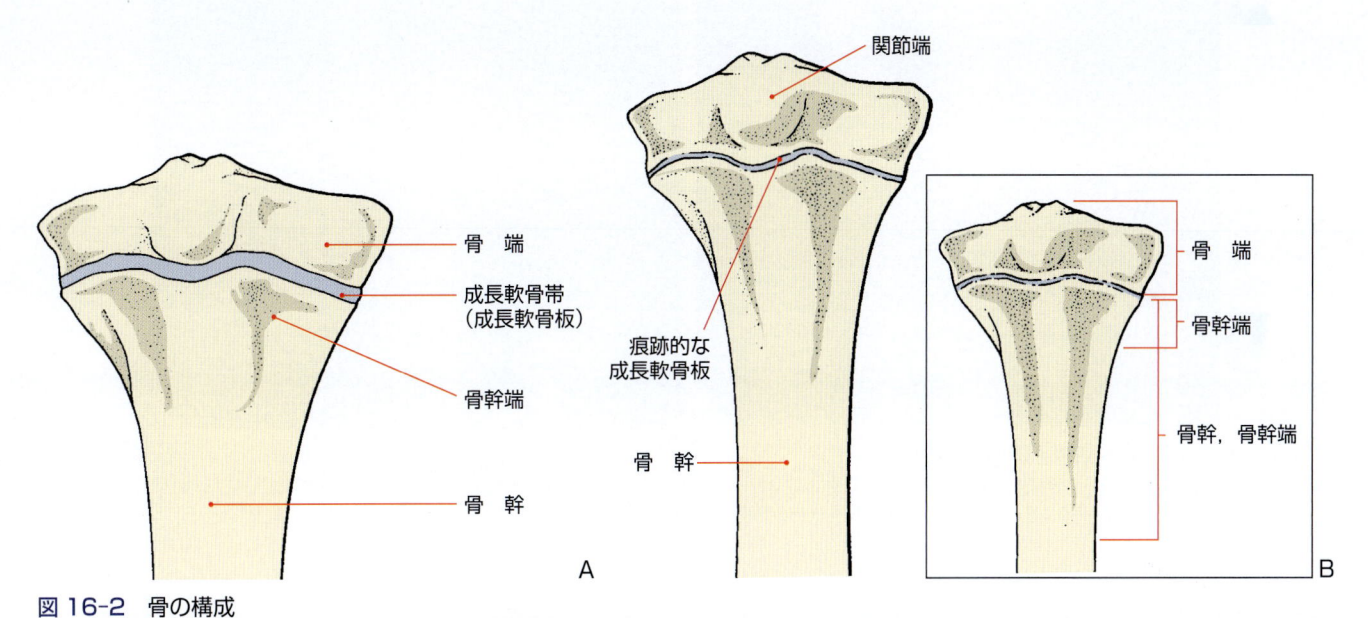

図 16-2　骨の構成

（A）成長期にある骨では，骨端，成長軟骨板，骨幹端，骨幹が明瞭に区別できる.（B）成長終了した骨では，明瞭に骨端と骨幹端を区別できる場所は存在しなくなる.したがって病変部位を表現する用語は変えていかなければならない.挿入図ではそれに対応して使われる用語を示した.

16

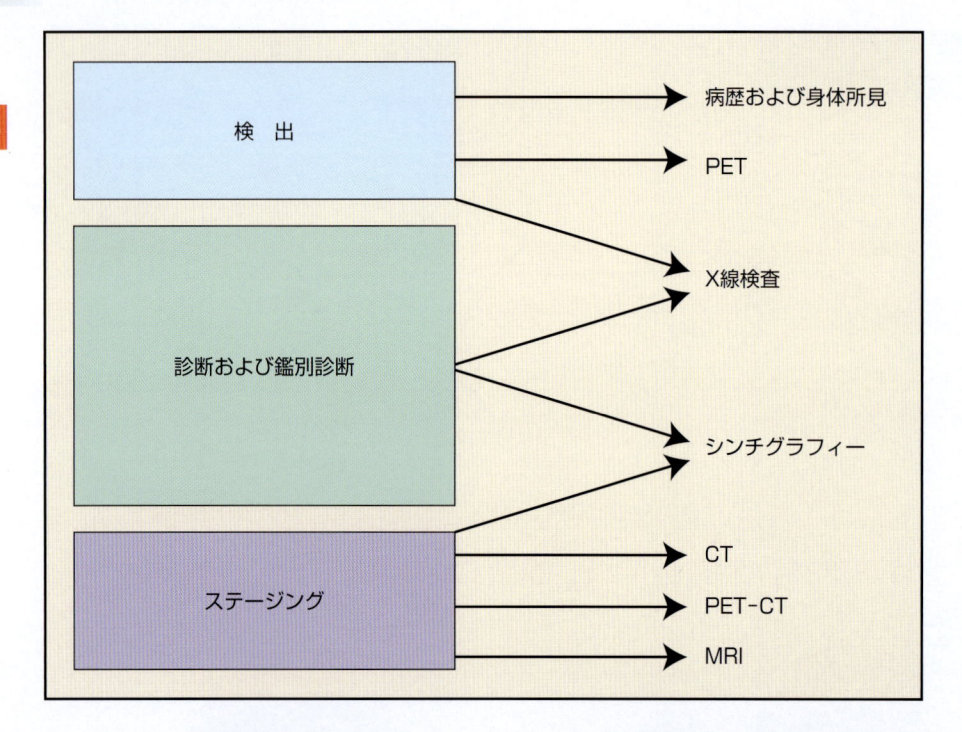

図 16-4　腫瘍のイメージング

筋骨格系の新生物の画像評価は，3点からなる：検出，診断および鑑別診断，ステージング．
(Greenspan A, Jundt G, Remagen W. Differential diagnosis in orthopaedic oncology, 2nd ed. Philadelphia : Lippincott Williams & Wilkins ; 2007 を改変)

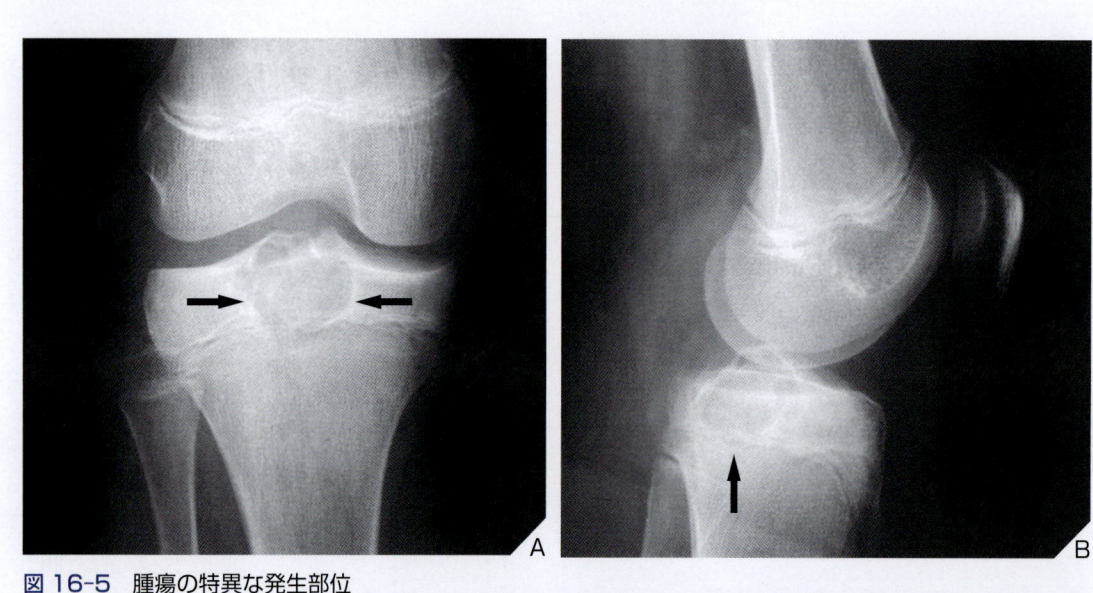

図 16-5　腫瘍の特異な発生部位

13歳女児．右膝のX線正面像（A），側面像（B）では，脛骨近位骨端部中央に境界鮮明で辺縁骨硬化を有する骨透過性の病変が認められる（→）．病変の位置と外観から，通常の撮影方法で軟骨芽細胞腫と診断することができる．

1．標準的X線撮影

　検査に際して，その解剖学的部位を考慮したX線像により，ほとんどの例で十分正しい診断ができる（図16-5）．さらに生検と病理組織学的検査によって確定診断される．通常のX線撮影は病変の位置や形態，とくに骨破壊，石灰化，骨化，骨膜反応に関する有用な情報をもたらす．さらには古い画像と最近の画像の比較も重要であり，この点は強調されるべきである．以前の画像との比較は骨病変の性質を表す（図16-6）だけでなく，腫瘍の活動性を示し診断において重要な因子となる．悪性腫瘍のなかでもっとも多い合併症である転移が疑われたときには，胸部X線像も必要となる．多くの骨悪性腫瘍は肺に転移しやすいので，悪性骨原発性腫瘍においては治療を行う前に胸部X線撮影を行うべきである．

2．コンピューター断層撮影（CT）

　CTそのものは腫瘍診断にはあまり役立たないが，骨病変の拡がりの程度を詳細に評価することができ，皮質骨の破壊や周囲の軟部組織への進展の程度を描出してくれる（図16-7）．さらにCTは複雑な内部構造をもつ骨腫瘍の描出に有益な情報をもたらす．たとえば肩甲骨（図16-8），骨盤（図16-9），仙骨は通常のX線技術では十分に描出することは困難である．現在では3次元CT（3D-CT）がより良質かつ包括的に腫瘍を描出する．3D-CTでは骨軟骨腫（図16-10），傍骨性骨肉腫，傍皮質性軟骨肉腫などの皮質性の病変を描出するのに有利であ

図 16-6　X 線像の比較：単発性骨嚢腫

（A）26 歳女性．2 ヵ月間の左肩痛があり，X 線で上腕骨内外側の骨膜反応と近位部髄内の石灰化像がみられる．軟骨肉腫などの病変の可能性があるが，17 年前に撮影された X 線（B）では単発性骨嚢腫であることがわかり，掻爬と骨移植が施行されていた．この画像から治癒した骨嚢腫であることがわかり，痛みの原因は筋緊張に由来すると判断された．

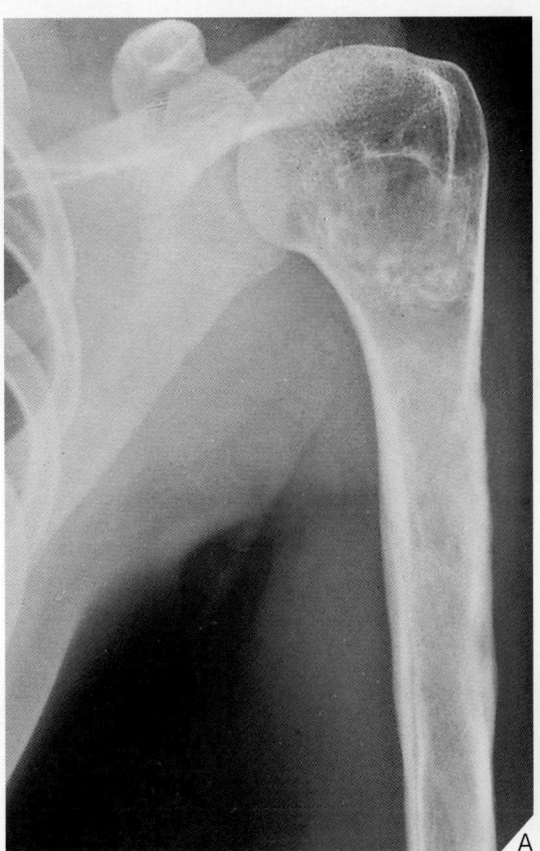
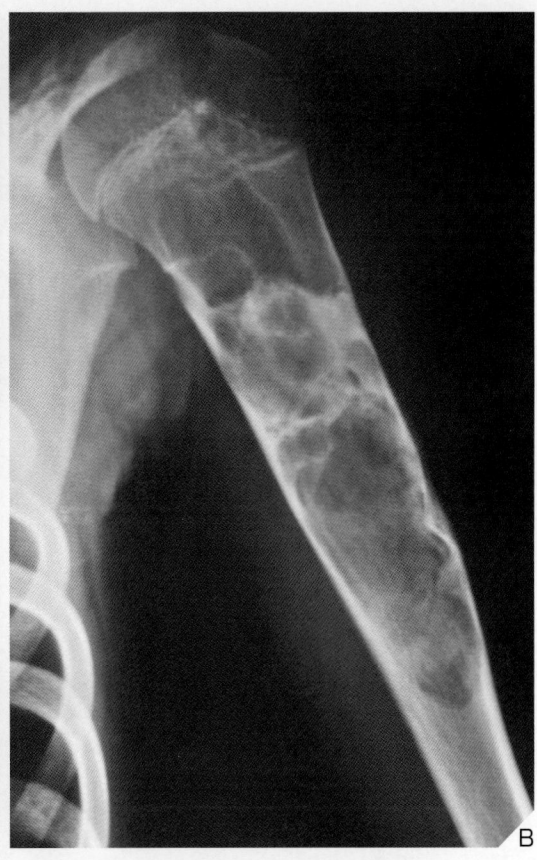

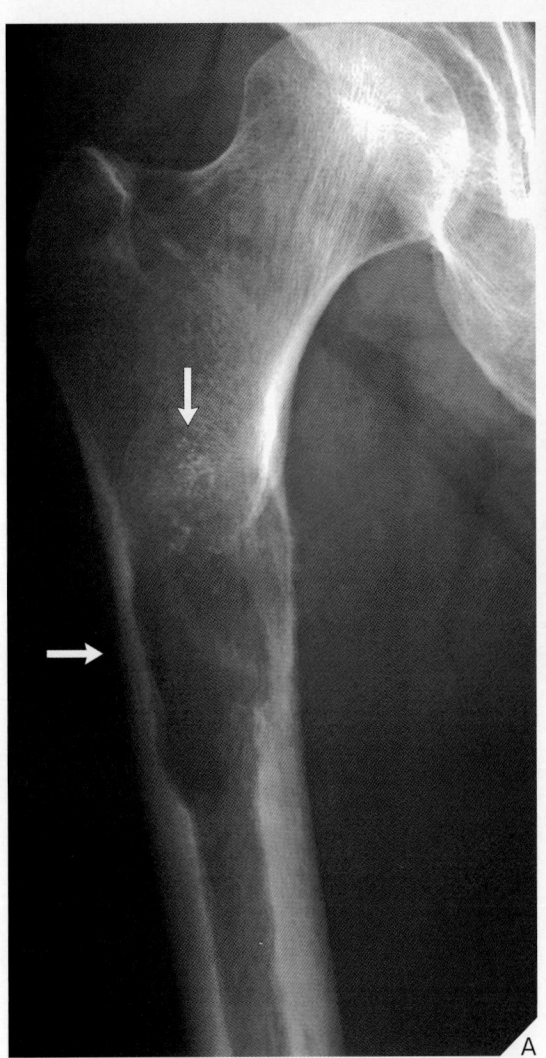

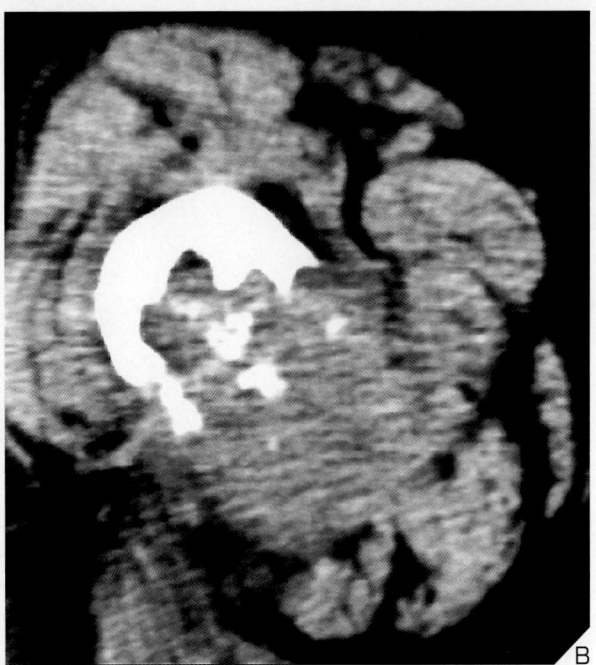

図 16-7　悪性腫瘍の軟部進展：CT の有用性

（A）70 歳男性．右大腿骨近位部の X 線像では部分的な石灰化を伴う髄内病変（→）がみられる．軟部進展は評価できない．（B）CT では大きな軟部腫瘤が確認され，生検で軟骨肉腫と判明した．

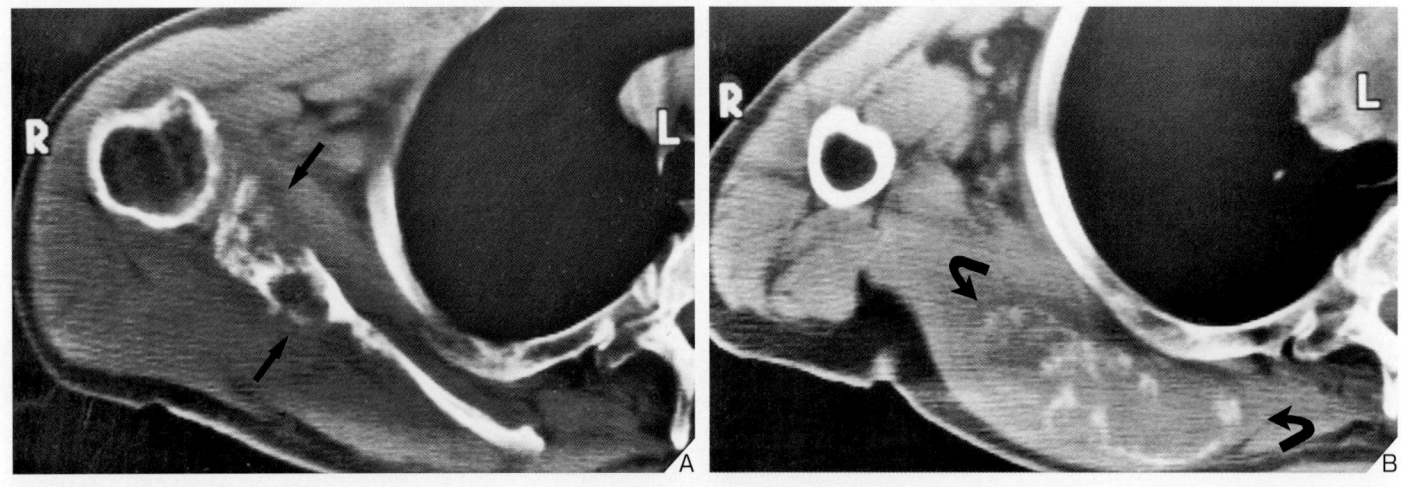

図 16-8　軟骨肉腫の CT 所見
70 歳男性．肩甲骨の上に触れる腫瘍には，単純 X 線像でははっきりしなかった．（**A**）しかし 2 つの CT スライス面により肩甲骨の関節窩と体部の破壊性病変が認められる（→）．（**B**）胸郭方向に進展し，石灰化を伴う大きな軟部腫瘤である（↷）．

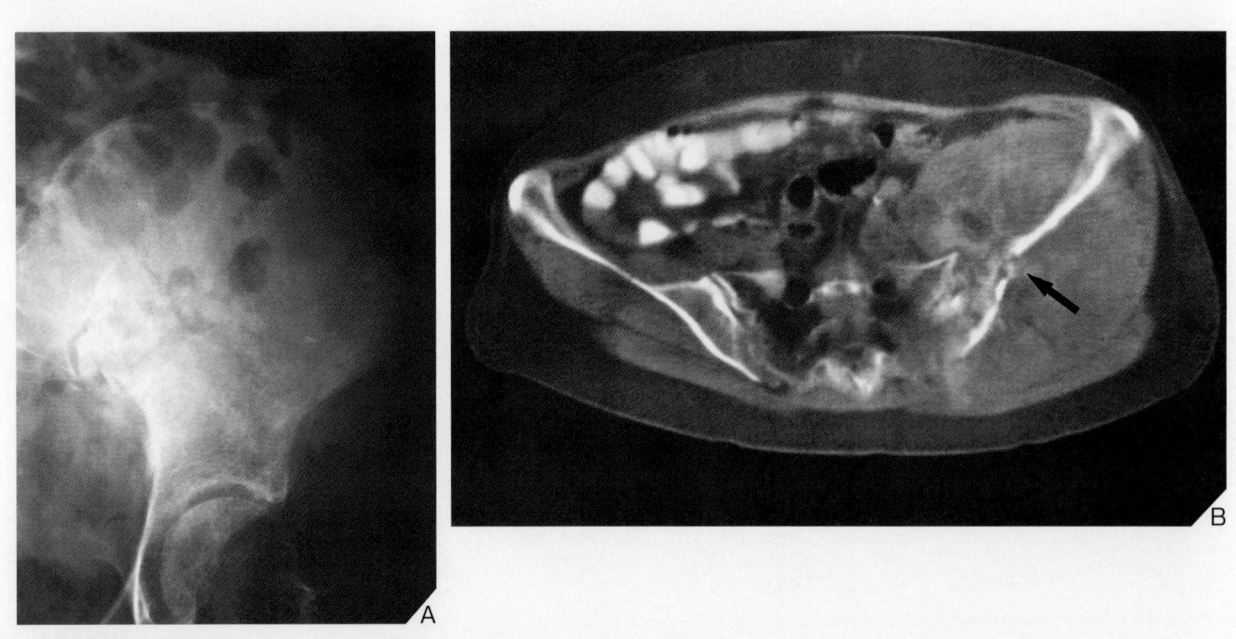

図 16-9　骨肉腫の CT 所見
66 歳女性．（**A**）骨盤の X 線像では，腸骨の破壊性病変の拡がりは十分には描出されていなかった．（**B**）しかし CT では，腸骨の病的骨折（→）と軟部組織浸潤の拡がりが描出された．軟部組織内に散在する高い CT 値からは骨形成が疑われた．造影 CT では血管に富んだ病変であることが示された．以上の CT 所見から骨肉腫の診断が示唆された．これは年齢からはまれであったが，生検により確定された．

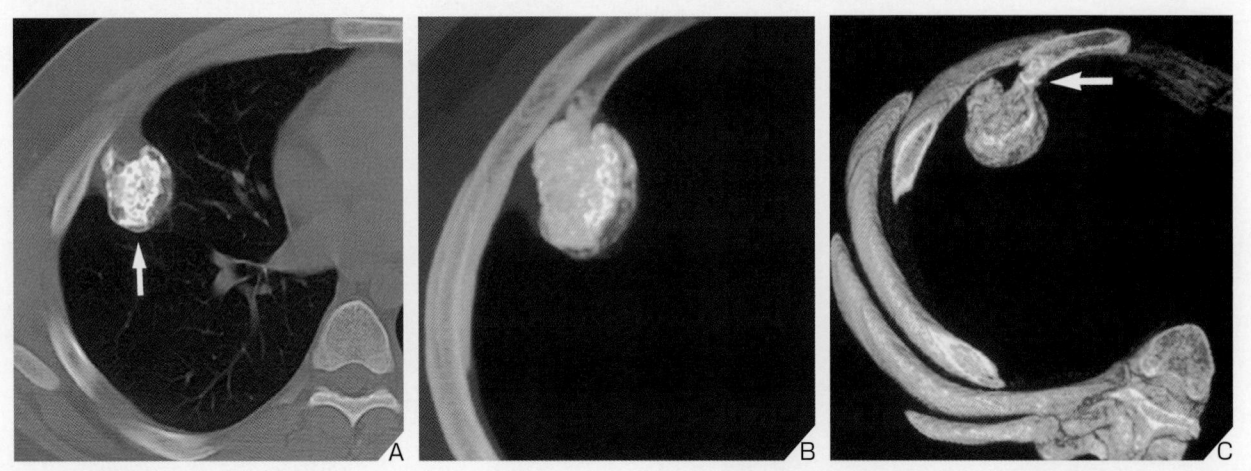

図 16-10　骨軟骨腫：3D-CT の有用性
（**A**）通常の CT では右第 4 肋骨の前内側に骨軟骨腫が描出される（→）．この病変が有茎性か無茎性か判断が難しい．（**B**）3D-CT の最大濃度描出像（MIP）内部の軟骨基質が描出されている．（**C**）3D-CT の表面陰影画像（shaded surface display：SSD）でより病変が目立ちやすく描出されている．骨軟骨腫の茎（→）が明瞭になっている．

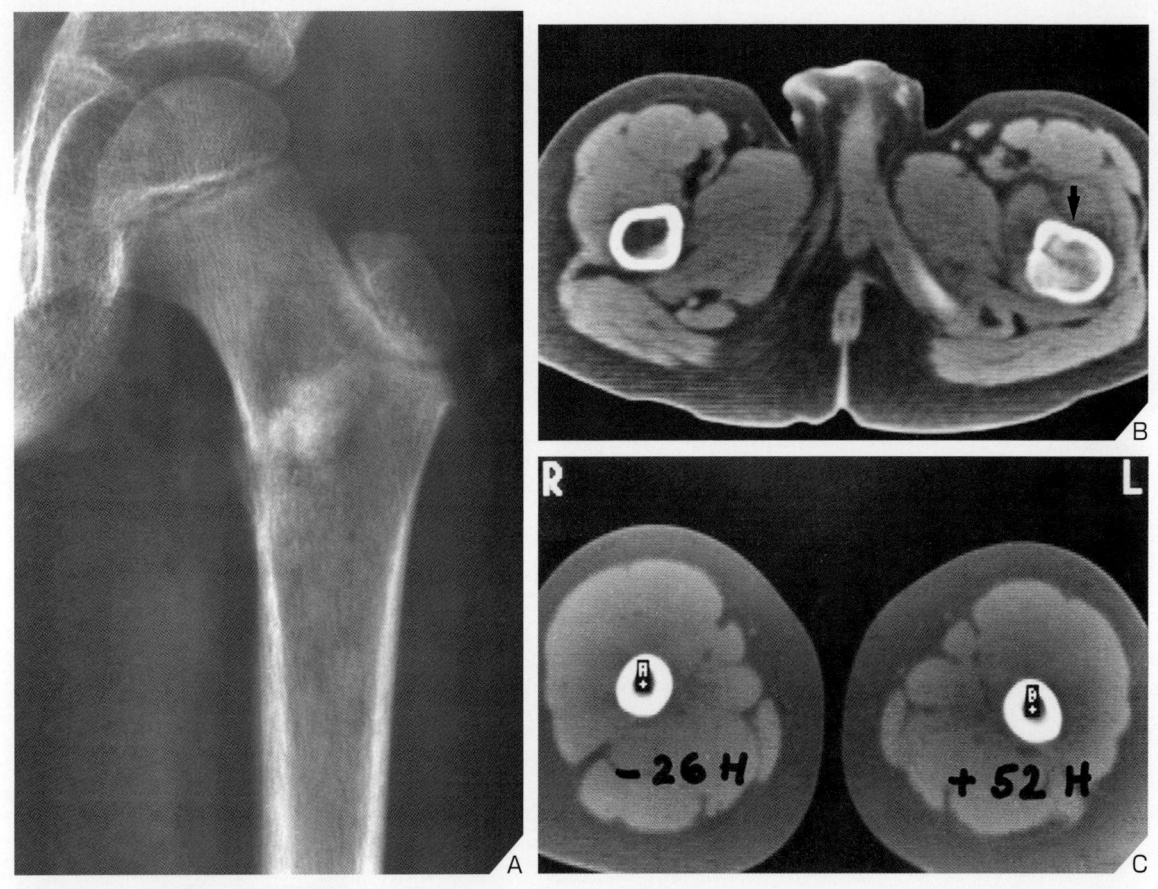

図 16-11　骨肉腫：CT の有用性
12 歳男児.（**A**）股関節の X 線正面像で，左大腿骨の転子間領域に骨溶解性病変が示されており，これは辺縁がはっきりせず，中心部に非定型的な濃度の部分をもち，内側に骨膜反応を伴っていた．骨肉腫が疑われ，生検により確認された．患肢温存手術が考えられたため，CT を行い，骨髄内の浸潤の拡がりと必要な骨切除高位を決定した.（**B**）もっとも近位の画像では，腫瘍により左大腿骨の骨髄腔が明らかに侵襲されているのがわかる（→）.（**C**）さらに遠位の画像では，明らかな骨髄の異常はみられなかったが，CT 値 52 を示したことから，単純 X 線像では認められない腫瘍による骨髄への浸潤が考えられた．右大腿骨の画像は−26 という正常骨髄 CT 値を示している．

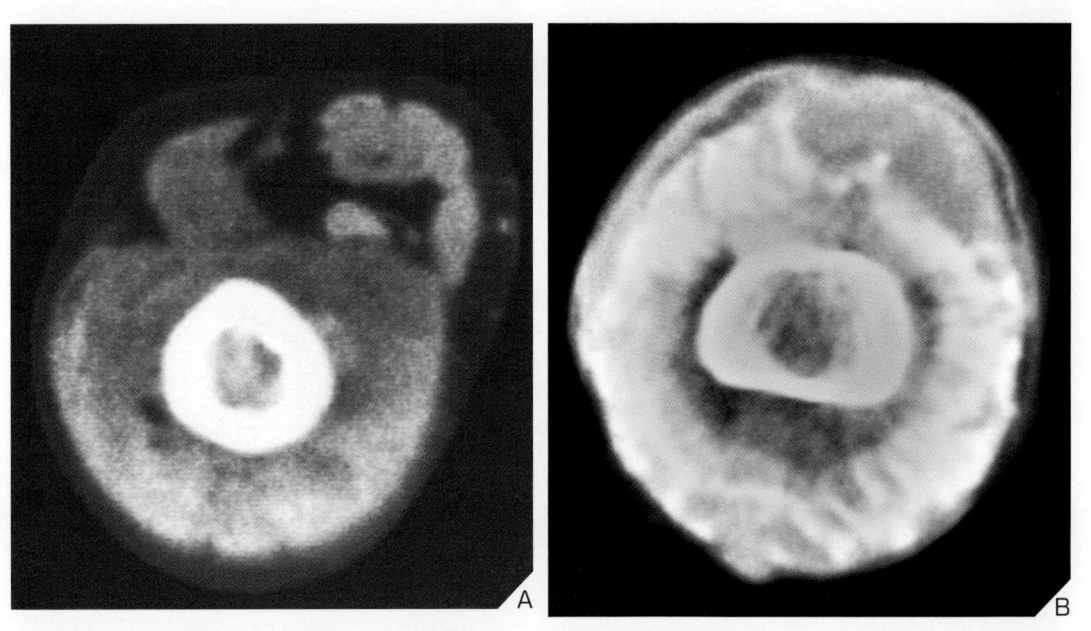

図 16-12　化学療法後の骨肉腫：CT の有用性
14 歳女児．左大腿骨骨肉腫に対して，手術に先立ち十分な化学療法を行った.（**A**）治療を始める前の CT では，腫瘍による骨と骨髄への浸潤が認められた.（**B**）不均一で非定型的な腫瘍性骨形成を伴う，腫瘍の軟部組織への進展に注目．ドキソルビシン，ビンクリスチン，メトトレキサート，シスプラチンによる併用療法後の CT 再検では，腫瘍骨というよりもむしろ反応性の石灰化，あるいは骨化が病変の周辺にみられ，化学療法が有効であったことを示している．大腿骨の根治的切除とその後の病理組織学的検査では，悪性の細胞はほとんど完全に根絶されており，CT 所見で証明された．

る．もし患肢温存が考えられるなら，CT検査が骨腫瘍の拡がりの程度について最終的に決定するものであり，それにより安全な切除縁が計画できる（図16-11）．CTは腫瘍の骨内の拡がりや，筋肉，神経血管束のような軟部組織への骨外浸潤の描出に優れており，また腫瘍の術後再発の評価や，放射線療法や化学療法のような非外科的治療の治療結果のモニタリングに役立つ（図16-12）．軟部腫瘍は，通常のX線像では周囲の正常組織と区別がつかないので（低濃度像として描出される脂肪腫は除くが），CTはこの評価には欠くことができないものである（図16-13）．

造影CTは，大きな神経血管束や血管に富む病変の同定に役立つ．腫瘍と周囲の軟部組織や神経血管束との関係の評価は，患肢温存手術の計画にとくに重要である．

3．PETおよびPET-CT

近年では$^{F-18}$FDG PETとPET-CTが代謝学的—解剖学的なイメージテクニックとして多様性腫瘍性病変の評価に用いられている．代謝学的および生化学的な活性と，正確な解剖学的な局在を示すPET-CTを用いることによって放射線科医は正常と病的状態を判別するのみならず，さまざまな病的疾患の鑑別が可能になる．PET-CTは筋骨格系腫瘍のステージング，治療反応性，再発の評価に頻用されるが，転移病変（図16-14；図2-29B，32も参照）や原発腫瘍の評価（図16-15；図2-30，31も参照）にも有用である．腫瘍の良悪性の鑑別にも期待がもたれている．

4．動脈造影

動脈造影は，主に腫瘍の局在や病変の悪性度の評価に有用である．また動脈造影でもっとも血管が豊富な領域はその病変のもっとも細胞密度の高い部分を含んでいるため，生検に適切な

場所を見出すことができると同時に，腫瘍の栄養血管や，術前動注化学療法に適切な血管の同定に有用であり，ときに単純X線の所見を確認する目的で，異常な腫瘍血管を描出するために用いられる（図16-16）．患肢温存手術を計画する場合には，動脈造影がしばしば有用であり，すなわち切除縁を決定する際にその計画が可能であるかどうかを決める局所の血管解剖を示してくれる．また良性腫瘍を切除する際に，大血管のおおよその位置を把握するためにも有用であり（図16-17），手術治療に先立って行われる血管の豊富な腫瘍の塞栓術のような血管内治療とも組み合わせることができる（図16-18）．症例によっては，類骨骨腫と骨膿瘍といったような疾患の鑑別診断の助けともなる．

5．脊髄造影

脊髄造影は脊柱管や硬膜に浸潤する腫瘍を扱うときには有用であるが，最近ではMRIに完全にとって代わられている（図16-19）．

6．MRI

MRIは骨軟部腫瘍の評価に不可欠であり，とくに軟部腫瘍においてMRIはCTよりも一層有用である．たとえば，病変の周囲組織がより明瞭となり，また，血管造影を行わなくても神経血管束への浸潤が評価可能である．

腫瘍の骨内および骨外への進展の評価において，MRIは軟部組織への腫瘍浸潤の有無の決定に高い精度を示す（図16-20）．MRIは，腫瘍の骨外や髄内への進展や，周囲組織との関係の描出においてCTよりも優れていることが多い（図16-21）．またMRIは正常組織と病変の境界がCTよりも明瞭に描出されるので，とくに四肢において腫瘍の境界（図16-22）や，大きな神経血管束の圧迫や転位，関節への浸潤を確認する

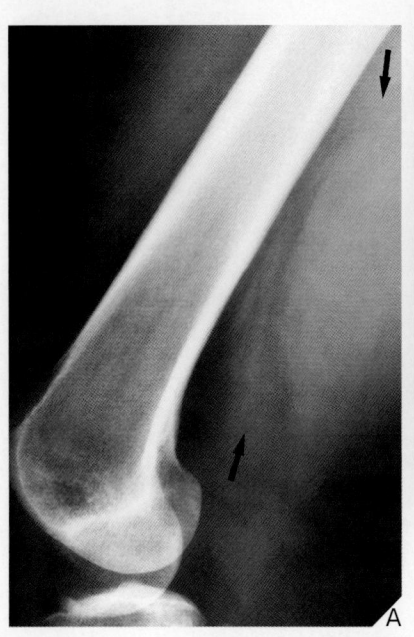
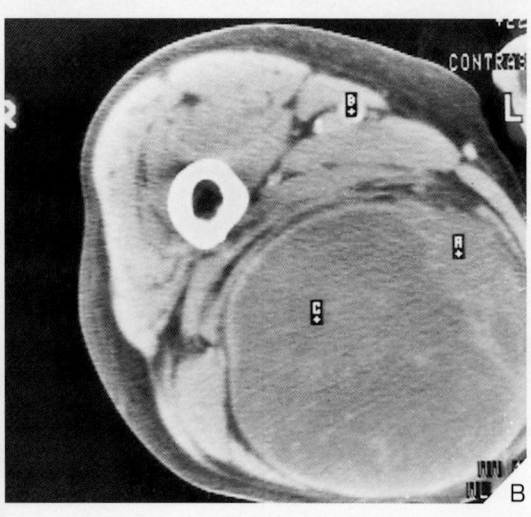

図16-13　軟部悪性線維性組織球腫（MFH）のCT所見

56歳女性．右大腿の後内側部に軟部腫瘍を認めた．（A）大腿骨のX線側面像では後方に軟部組織の突出を認めるのみである（→）．（B）腫瘍のCT横断像では，線維性の被膜に被われている．その上を被っている皮膚には浸潤がない．以上より良性の所見であったが，生検では悪性線維性組織球腫と判明した．

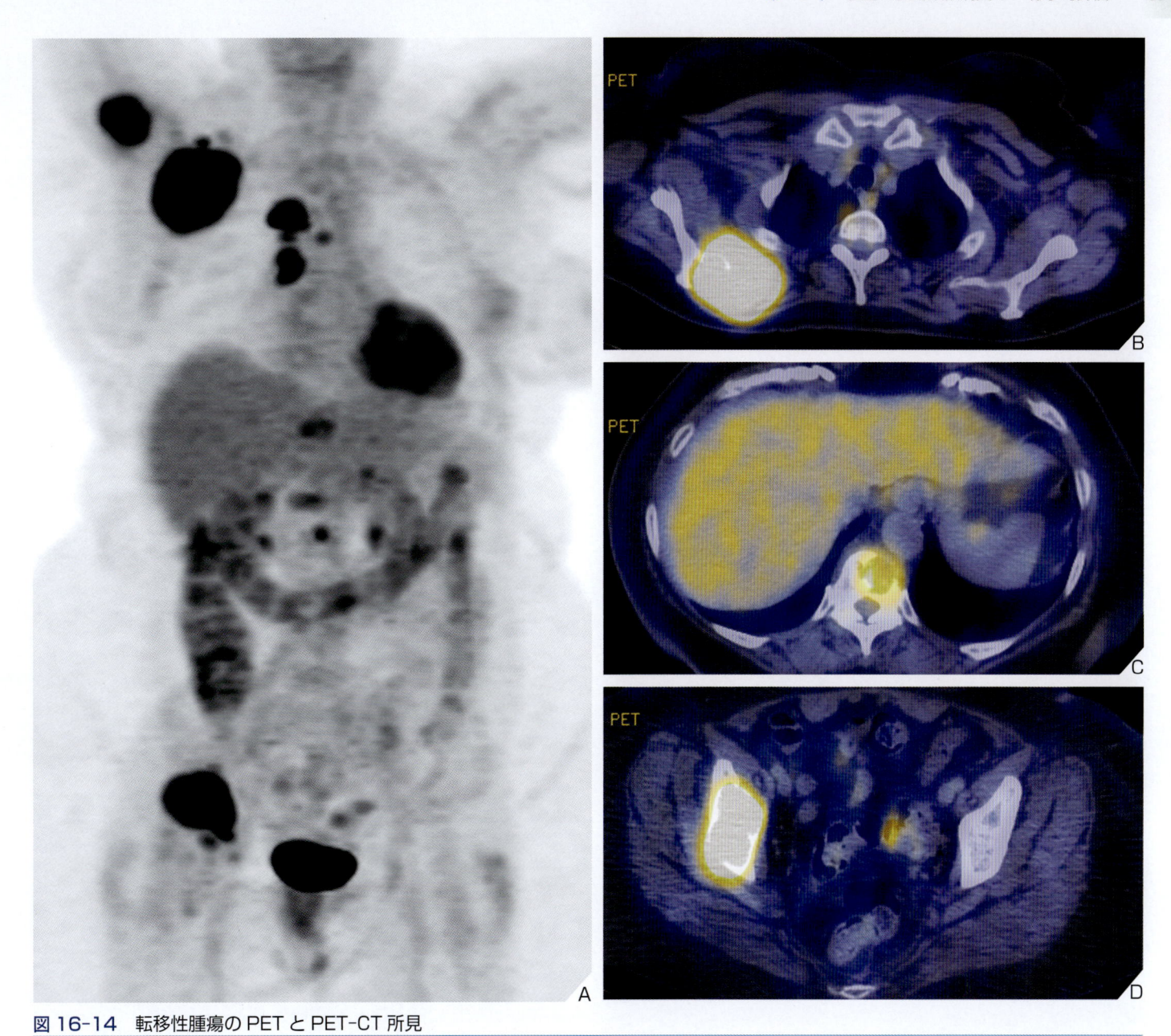

図 16-14　転移性腫瘍の PET と PET-CT 所見
61 歳女性．肺癌．（A）全身 PET では内臓器，リンパ節，骨の転移病変の高代謝病巣が描出されている．PET-CT 融合画像では右肩甲骨（B），胸椎椎体（C），右腸骨（D）の骨転移が描出されている．

16

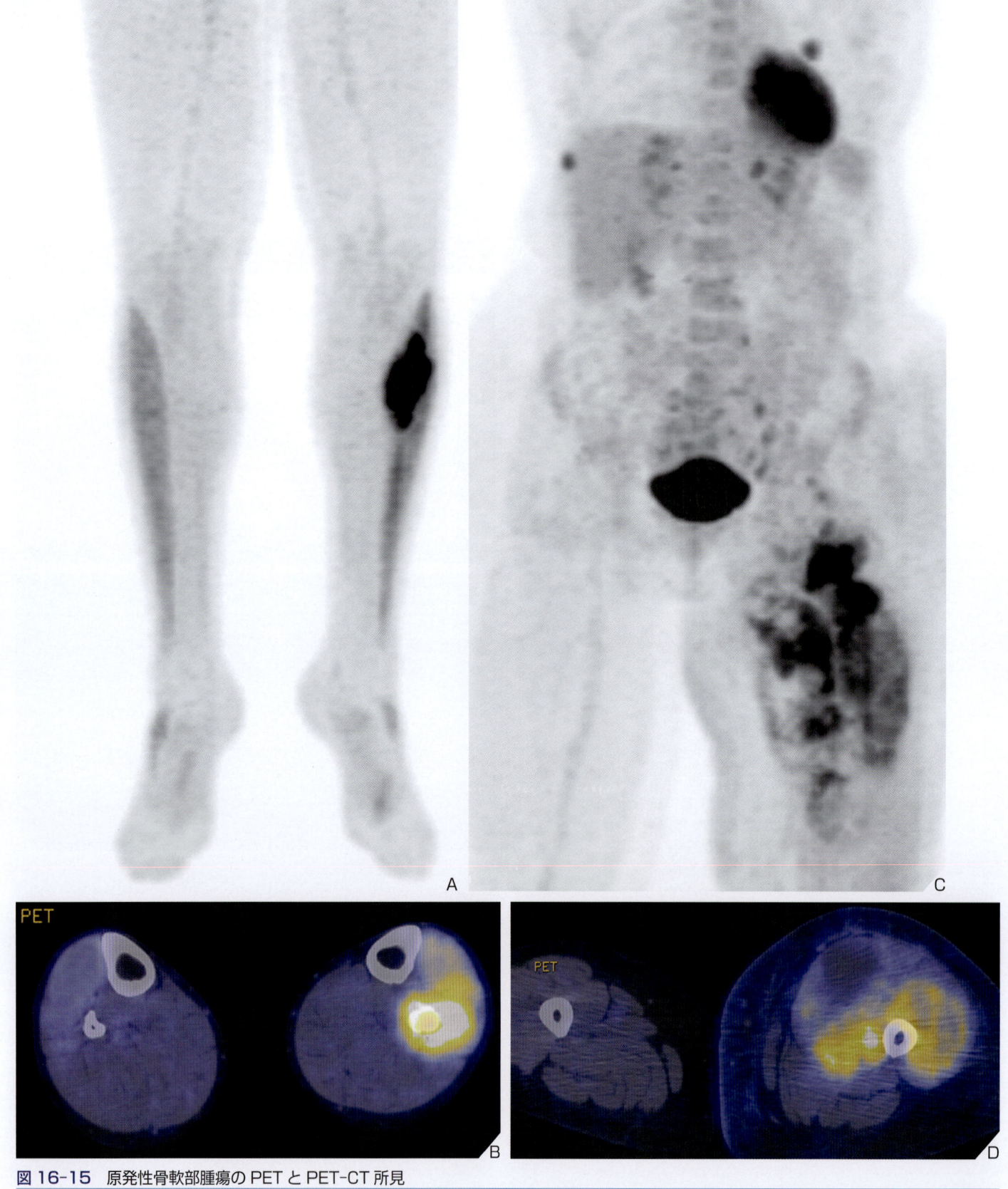

図 16-15　原発性骨軟部腫瘍の PET と PET-CT 所見
　（A，B）23 歳男性の左腓骨高代謝病変．Ewing 肉腫である．（C，D）58 歳女性の左大腿外側広筋と内側広筋と内側広筋内の高代謝病変．軟部組織 MFH である．

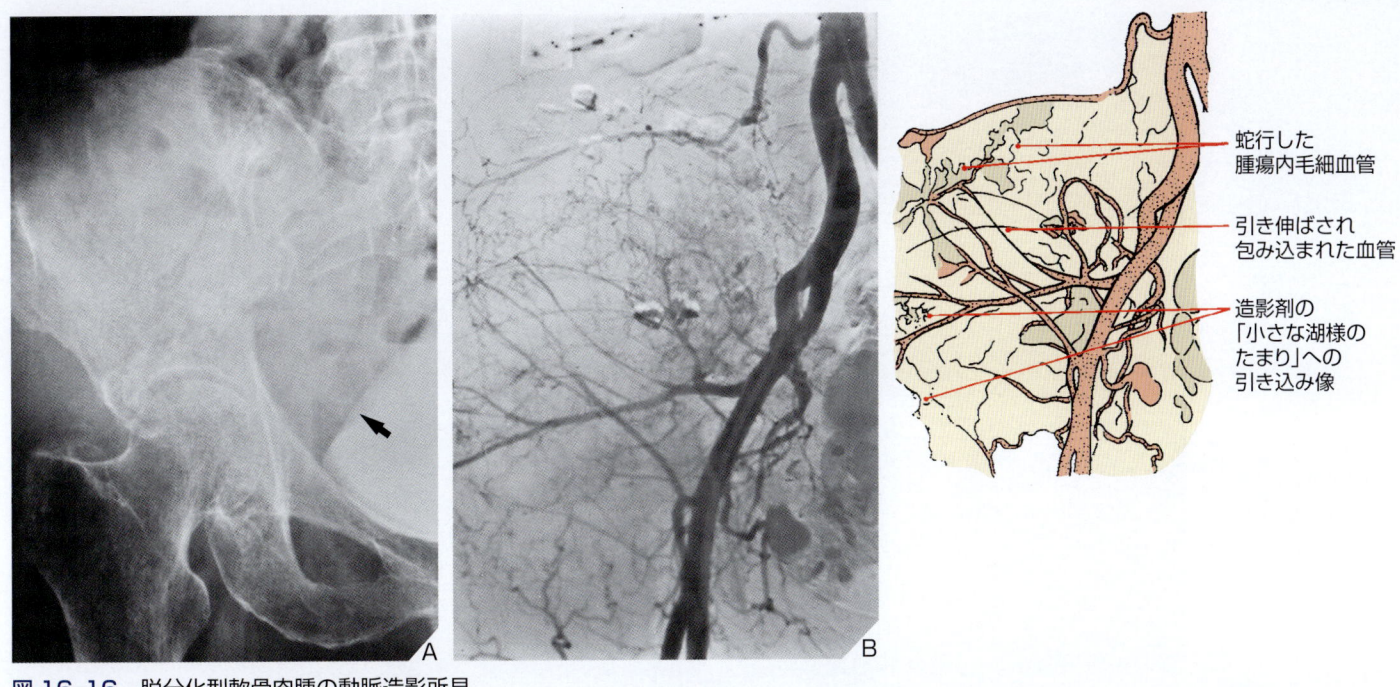

蛇行した
腫瘍内毛細血管

引き伸ばされ
包み込まれた血管

造影剤の
「小さな湖様の
たまり」への
引き込み像

図 16-16 脱分化型軟骨肉腫の動脈造影所見
　79 歳女性．8 ヵ月間右殿部の疼痛と体重減少を認めていた．（A）骨盤の正面像では右腸骨に辺縁不整の破壊性病変が認められ，多発性の小さな石灰化があり，骨盤内に軟部腫瘍が拡がっているのが認められる．腫瘍が造影剤で充満した膀胱を圧排していることに注目（→）．（B）軟骨肉腫が疑われ，大腿動脈造影が行われた．動脈造影のサブトラクション像では，腫瘍に一致して血管増生が認められた．異常な腫瘍血管，引き伸ばされ包み込まれた血管，「小さな湖（lake）様のたまり」への造影剤の引き込み像などの悪性病変の特徴的な所見である．生検では悪性度の高い脱分化型軟骨肉腫とわかった．この例では血管造影が単純 X 線像での悪性骨腫瘍所見を証明した．

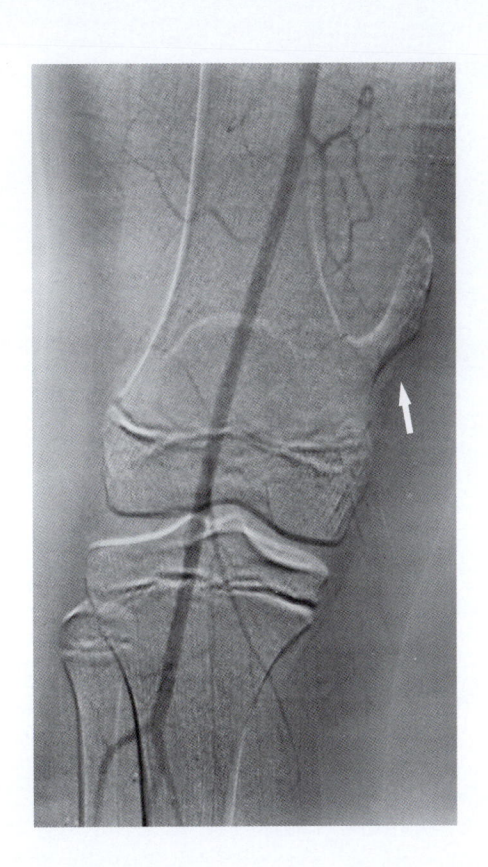

図 16-17 骨軟骨腫の動脈造影所見
　12 歳男児．大腿骨遠位の骨軟骨腫（→）に対して，病変と遠位の浅大腿動脈の関係を明らかにするために血管造影が行われた．このサブトラクション像では，切除予定の病変基部の近くには大血管は認められなかった．これは手術計画上，重要な情報である．

16

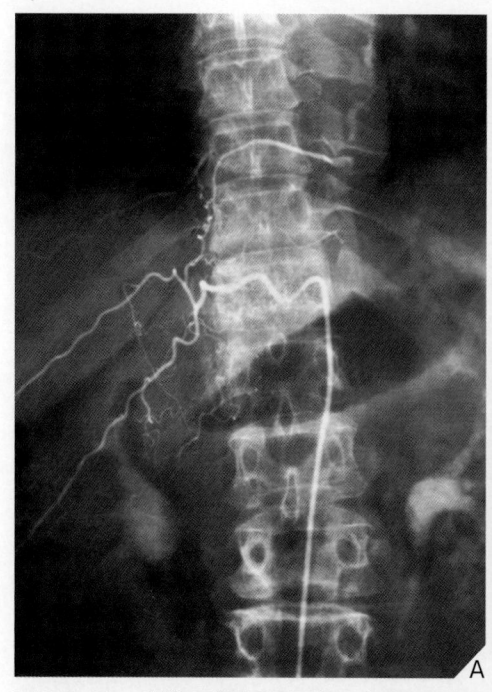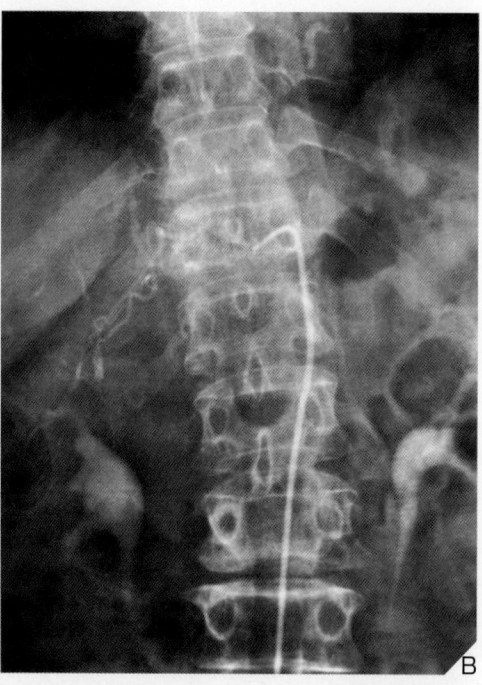

図 16-18　脊椎の動脈造影画像と血管腫の塞栓術
　73 歳女性．T11 の圧潰を呈する．コーデュロイ（corduroy）様のパターンを呈し，血管腫が疑われた
ため，椎体血管造影が行われた．**（A）**右第 11 肋間動脈の造影では，血管腫に伴う血管性の傍脊椎腫瘍が
示され，軟部組織への病変の拡がりがみられた．**（B）**塞栓後，病変部の血管は減少した．引き続いて，除
圧手術として椎弓切除術と T10/11 の腓骨移植による前方固定が行われた．

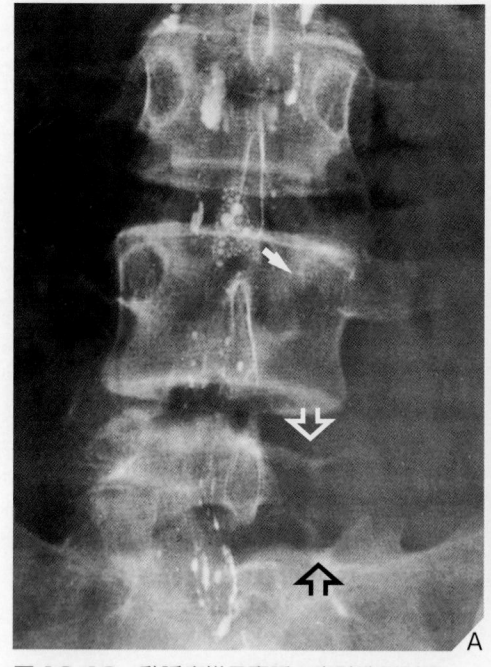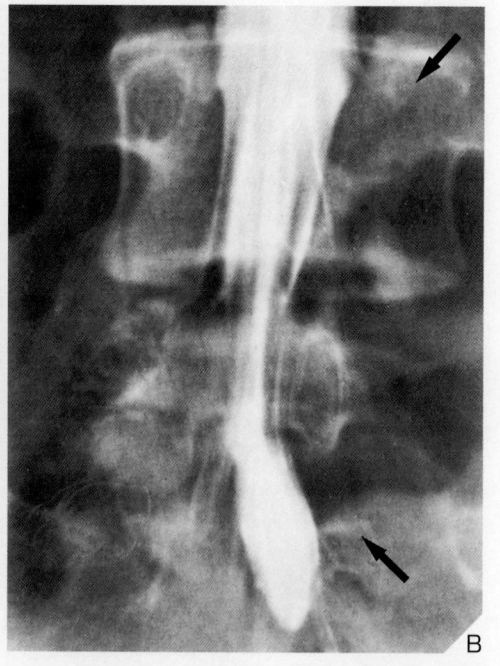

図 16-19　動脈瘤様骨嚢腫の脊髄造影所見
　14 歳女児．18 ヵ月間腰痛と左下肢の坐骨神経痛の病歴があるが，初期の腰椎の X 線検査ではとくに異
常は認められなかった．腰椎椎間板ヘルニアが疑われたため脊髄造影が行われたが，結論は出なかった．
3 ヵ月後さらに症状がひどくなったため再検査が行われた．**（A）**腰仙椎の単純 X 線像では，L4 の左の椎
弓根（→）と L5 の椎体（⇒）の左半分の破壊がみられた（くも膜下腔の造影剤の残存に注目）．**（B）**水
溶性造影剤（メトリザミド）を用いた脊髄造影の再検では，正面像で左側の硬膜外からの圧迫と神経根の
偏位がみられた（→）．生検により動脈瘤様骨嚢腫の X 線診断が確定された．

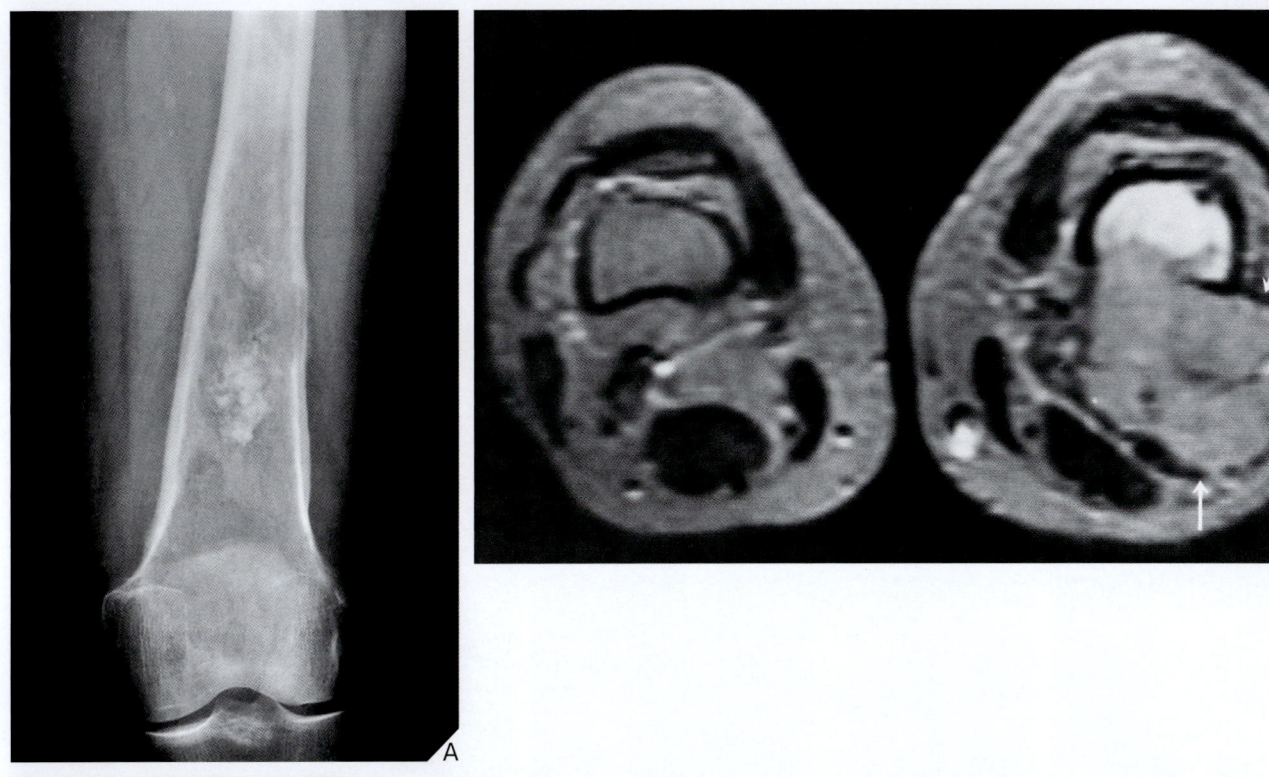

図 16-20　軟骨肉腫の MRI 所見

67 歳女性．右大腿骨軟骨肉腫．（A）X 線正面像では大腿骨遠位の腫瘍が骨髄を破壊し，外側骨皮質を穿孔しているが，軟部組織への浸潤は明らかでない．（B）T2 強調横断像（SE；TR 2,500/TE 70 msec）では，腫瘍の骨髄への浸潤，後外側骨皮質の破壊，そして軟部組織への大きな浸潤が示されている（→）．健側と対比されたい．

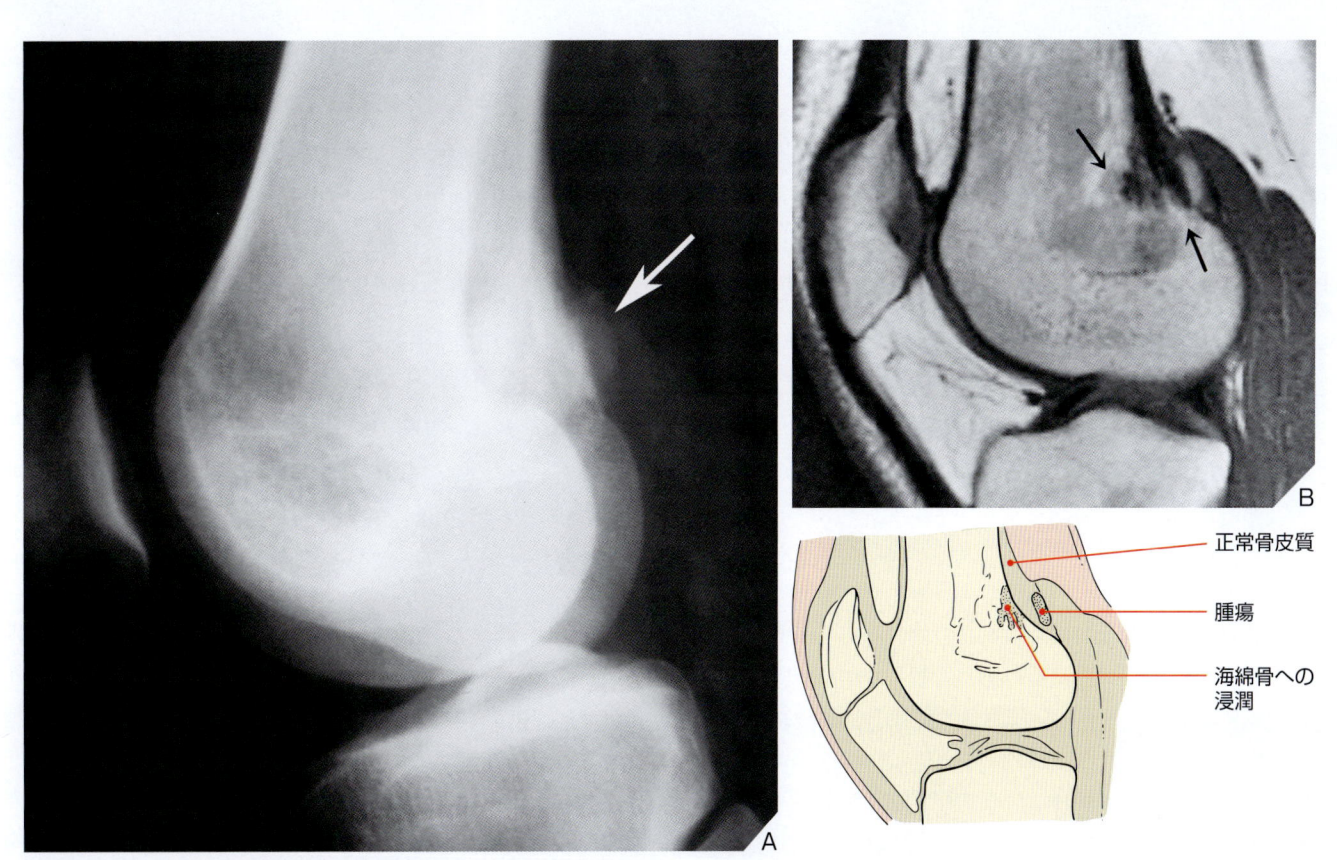

正常骨皮質

腫瘍

海綿骨への
浸潤

図 16-21　傍骨性骨肉腫の MRI 所見

22 歳女性．傍骨性骨肉腫．（A）大腿骨遠位の X 線側面像では腫瘍が骨表面に留まっているのか，あるいはすでに骨皮質を貫いて浸潤しているのかを評価するのは困難である（→）．（B）T1 強調矢状断像（SE；TR 500/TE 20 msec）では，低信号で示されるように海綿骨への浸潤が明らかである（→）．

16

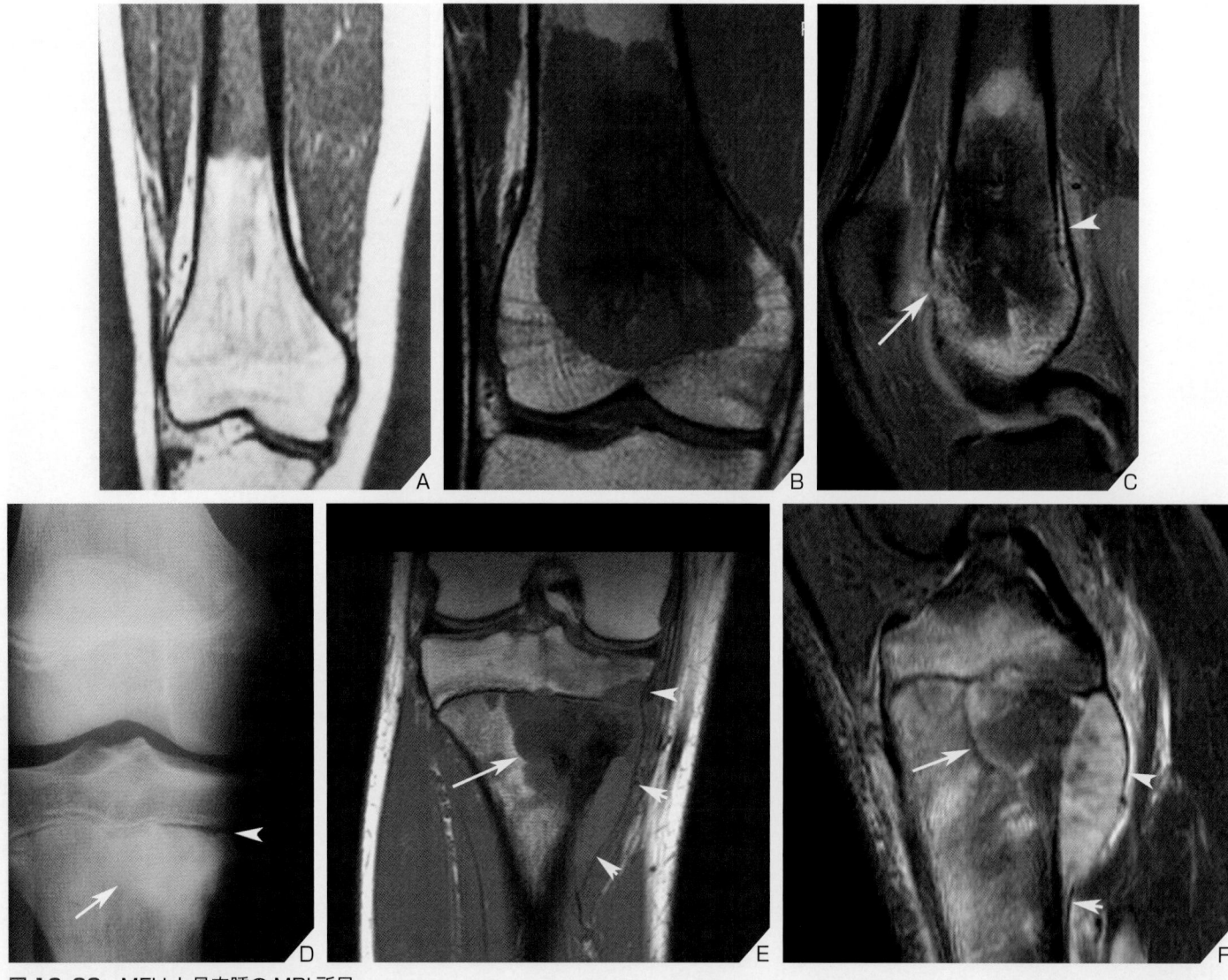

図16-22　MFHと骨肉腫のMRI所見
(A) T1強調冠状断像（SE：TR 500/TE 20 msec）は16歳女性の右大腿骨髄内のMFH（病変全体は描出されていない）．正常骨の高信号部位と腫瘍の中間信号部位の境界が明瞭に描出されている．(B)大腿骨遠位部骨肉腫症例のT1強調冠状断像．腫瘍と正常骨の境界が明瞭に描出されている．(C) T2強調矢状断像では前方皮質の破綻（→）と後方皮質の挙上（▷）がみられる．(D)別症例の脛骨近位部骨硬化性病変（→）．内側骨端線のわずかな拡大がみられ（▷），骨端線を超えた腫瘍の進展が疑われる．(E) T1強調冠状断像では髄内の進展（長い→）と骨外腫瘤（→）および骨端部への腫瘍の進展（▷）が確認される．(F) T2強調矢状断像．髄内病変（長い→）と骨外進展（▷），Codman三角（→），骨内外の浮腫にも注目．

ことができる．スピンエコー法でのT1強調像では，腫瘍と骨や骨髄，脂肪とのコントラストが明らかとなり，またT2強調像では腫瘍と筋肉の境界，あるいは腫瘍周囲の浮腫との境界のコントラストも強調される．MRIでは横断像や冠状断像は重要な血管の軟部組織への進展検索に役立つが，一方でCTと比べて腫瘍実質の石灰化が不明瞭であり，実際，大きな石灰化や骨化は描出困難である．さらに，皮質骨の破壊の描出についてはCTより劣っている．CTやMRIにはそれぞれ利点，欠点があり，優先して行う検査と補助のために行う検査があることを認識することが重要で，実際に検査を行い，読影する放射線科医に必要な情報を与えておくことがさらに重要である．

いくつかの研究でGd-DTPA（gadolinium diethylenetri-amine-penta-acetic acid）静注を用いた造影MRIにより，優れたコントラストが得られることが強調されている．造影により腫瘍内血管に富む部分や腫瘍周囲組織の輪郭がより明瞭に描出

される．これにより，関節内に浸潤した腫瘍と関節液が識別され，また，Erlemannが指摘しているように，さまざまな悪性腫瘍の壊死部と生存している部位の鑑別に，より有用となっている．

近年MRIは放射線治療や化学療法に対する腫瘍の反応性や局所再発の評価にも有用であることが報告されている．Gd造影のT1強調像では腫瘍の虚血部や壊死部において信号強度が低下し，生きている組織では信号強度の増大として描出される．Erlemannによると，通常のMRIでは治療効果の判定が困難であるが，Gdを用いたdynamic MRIではとくに動注化学療法を受けた患者でシンチグラフィーより優れた診断価値がある．一般に術前化学療法後には，薬剤感受性がある腫瘍は感受性のない腫瘍に比して，Gd-DTPAの取込みが遅くなる．Vau-pelによると，悪性腫瘍におけるGd-DTPAの急速な取込みは，血管増生と拡大した組織間隙からの造影剤の拡散の早さによる

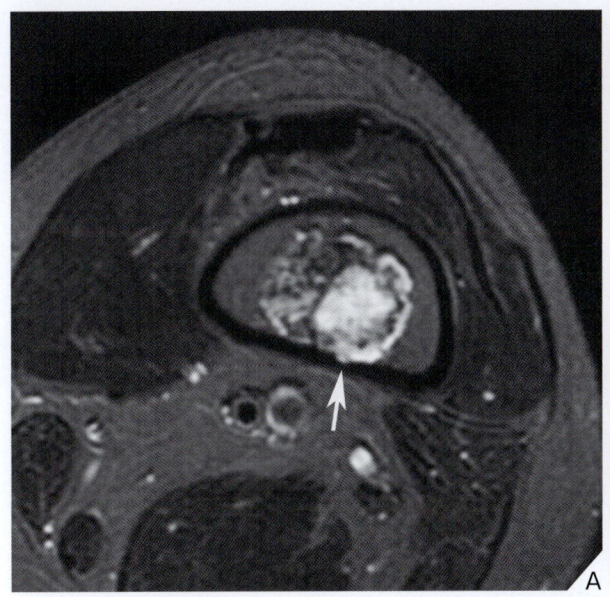
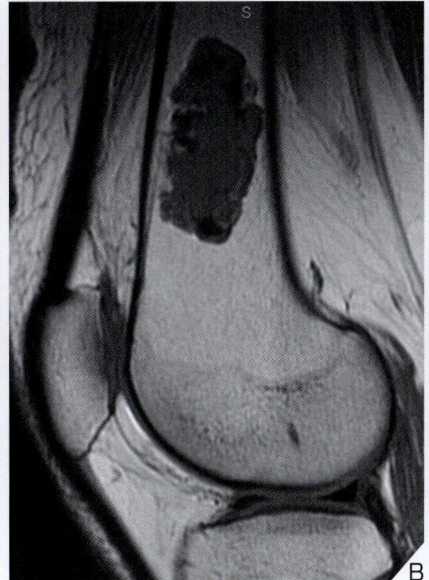
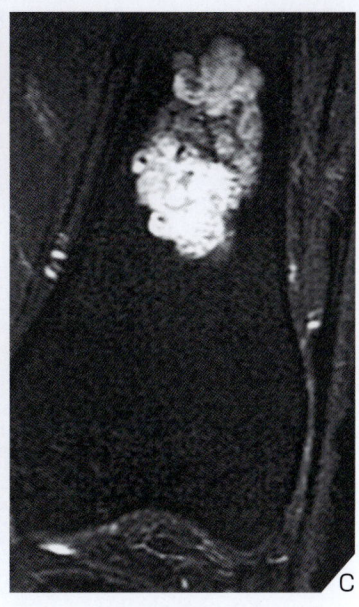

図 16-23　軟骨基質の MRI 所見
（A）T2 強調像，（B）矢状断 T1 強調画像，（C）STIR 冠状断像．大腿骨遠位部，髄内の典型的なポップコーン様所見．横断像において内骨膜びらん（endosteal scalloping）も観察される（→）．

ものとされている．Dewhirst らは，化学療法を行っている患者の評価に MR スペクトロスコピーが有用であると述べている．

しかしながら多くの場合，MRI は骨腫瘍の本来の性質を決定するのには適していないことを強調しておく必要がある．とくに悪性病変と良性病変の鑑別の手段として，MRI に対する信頼度があまりにも高すぎる．従来から良性と悪性の特徴については，しばしば重複する部分がある．悪性骨腫瘍のあるものは，MRI で誤って良性に診断されるかもしれないし，また逆に良性病変のあるものは，誤って悪性所見として示される可能性がある．病理診断に基づく MRI 所見の正確な基準をつくる試みは，あまりうまくいってない．というのは，MRI の信号強度に基づいた組織診断はいまだ信頼性が乏しいからである．

MRI と P-31 MR スペクトロスコピーを組み合わせた方法を用いた試みも，多くの場合，良性病変と悪性腫瘍を鑑別することは困難であった．多くの診断基準を用いたにもかかわらず組織診断に対する MRI の応用では満足できる結果が得られなかった．というのは，一般に石灰化した構成物のなかには MRI に描出されるプロトンの数が少ないため，骨病変の診断には効果的ではなく，腫瘍の実質が産生されているという価値ある事実が MRI に現れてこないためである．さらに，いくつかの研究で明らかにされているように，MRI は特異性を示す性質が低い画像法なのである．T1 と T2 の測定は一般に筋骨格系腫瘍の組織学的性格を示すことには限界がある．しかしながら例外も存在する．いくつかの骨腫瘍は診断に特異的な画像所見を示す．たとえば，軟骨性基質のポップコーン様所見（図 16-23）や，血管拡張型骨肉腫（図 20-19 を参照）や動脈瘤様骨嚢腫（図 16-24）の液面形成（fluid-fluid level）である．緩和時間の量的決定はさまざまな腫瘍のタイプを同定するうえで臨床的には価値があるとは思われないが，Sundaram が述べるように骨肉腫と軟骨肉腫のステージングにおける重要な手法であることは証明されている．とくに T2 強調像は主要な神経血管束への浸潤を評価するだけでなく，腫瘍の骨外進展と腫瘍周囲の浮腫を描写する重要な因子となる．壊死領域は T1 強調像で低信号，T2 強調像では高信号に変化し，活動性の高い硬い腫瘍組織との鑑別が可能である．MRI は Sundaram が指摘しているように，骨腫瘍の組織型を予測することはできないが，正常な X 線像で症状を有する患者において疲労骨折や骨梗塞と円形細胞腫瘍や転移を鑑別する有用な手段であり，またしばしば病的骨折を鑑別しうるとされている．

7．骨シンチグラフィー

骨スキャンは骨塩の代謝を示すものである．これは骨親和性の放射性薬品の沈着が骨の改変や，修復が行われている領域に増加することから，骨腫瘍，および腫瘍類似疾患，とくに線維性骨異形成，Langerhans 細胞組織球症，転移性腫瘍など複数の病変がある場合の局在を示すのに有用である（図 16-25）．また骨スキャンは類骨骨腫のような，単純 X 線像ではかならずしもみつかるとは限らない小さな病変を見出す際にも，重要な役割を果たす（図 17-11B を参照）．放射性同位元素の集積の増大や骨芽細胞活性の増大をもたらす血流の増加は，良性・悪性病変の両者に起こっているため，骨スキャンでは多くの場合，良性・悪性の鑑別は困難である．しかし，まれに放射性同位元素を吸収しない良性病変では鑑別診断も可能となる（図 16-26）．また骨スキャンは，多発性骨髄腫では明らかな放射性同位元素の集積が少なく，転移癌では通常，集積が増大するので，ときに両者の鑑別に有用となることがある．

RI 検査では骨軟部腫瘍の検索や病期判定には，通常，^{99m}Tc-

16

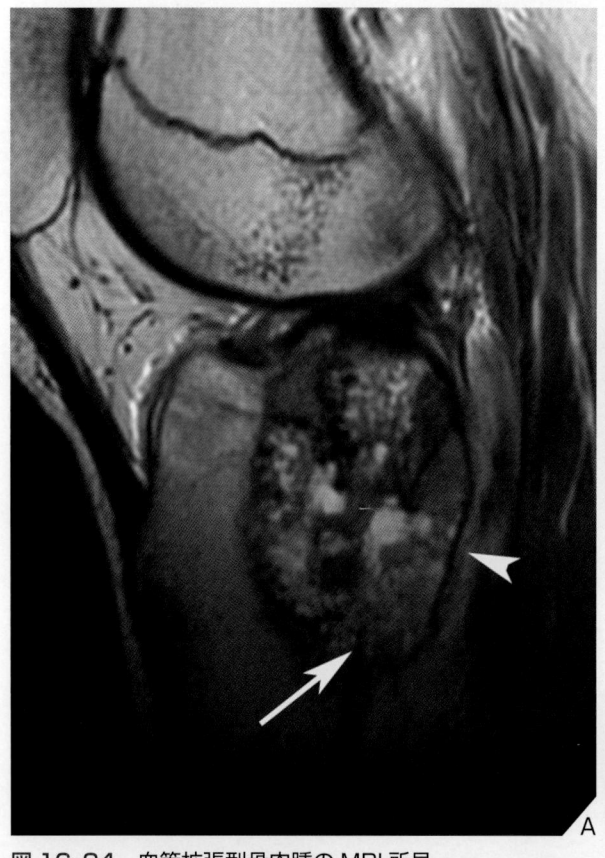
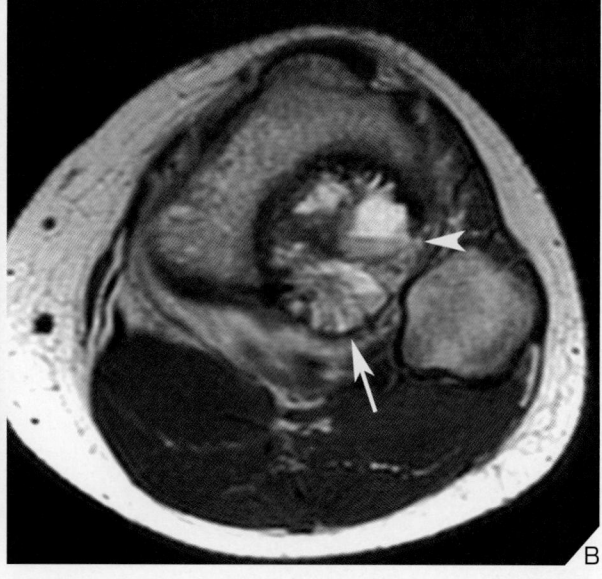

図 16-24　血管拡張型骨肉腫の MRI 所見
　（A）T2 強調矢状断像．髄内の腫瘍進展（→）と軟部浸潤（▷）がみられる．（B）T2 強調横断像では腫瘍の後方進展（→）と典型的な液面形成（fluid-fluid level）（▷）がみられる．

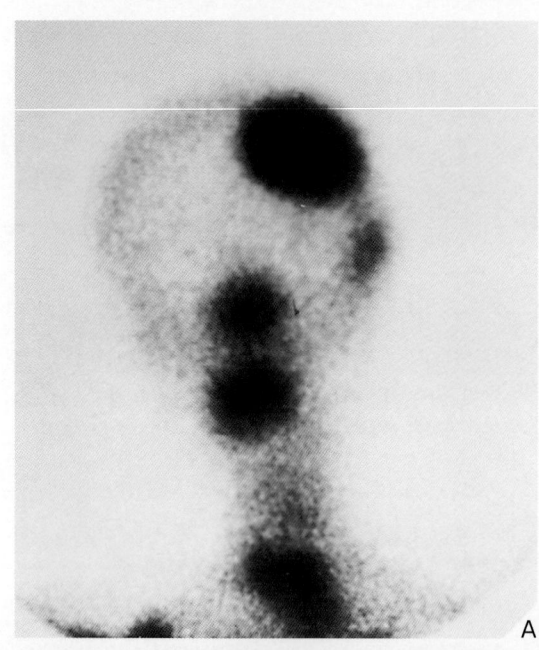
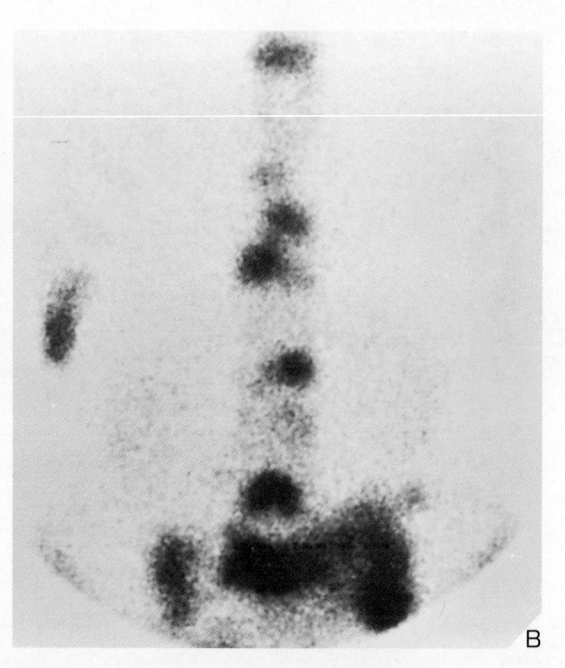

図 16-25　転移性骨腫瘍の骨シンチグラム所見
　68 歳女性．乳癌の骨転移．転移の分布を明らかにするために骨スキャンが行われた．^{99m}TC-MDP 15 mCi（555 MBq）を静脈内注射したところ，（A）頭蓋骨，頸椎，および（B）腰椎，骨盤で放射線核種の取り込みが増加し，多発性転移を示していた．

リン酸化合物が用いられるが，これとは別に，ときには ^{67}Ga が用いられることもある．ガリウム（Ga）の体内動態は鉄と同様にトランスフェリン蛋白によって血漿中を移送され，ラクトフェリンのような血管外鉄結合蛋白とも競合している．成人での使用量は 1 回につき 3 mCi（111 MBq）～10 mCi（370 MBq）である．腫瘍への Ga の集積機序はいまだに不明であり，腫瘍の種類により集積の程度が異なっている．とくに Hodgkin リンパ腫や組織球性リンパ腫では，Ga の有意な集積を示す傾向がある．

IV

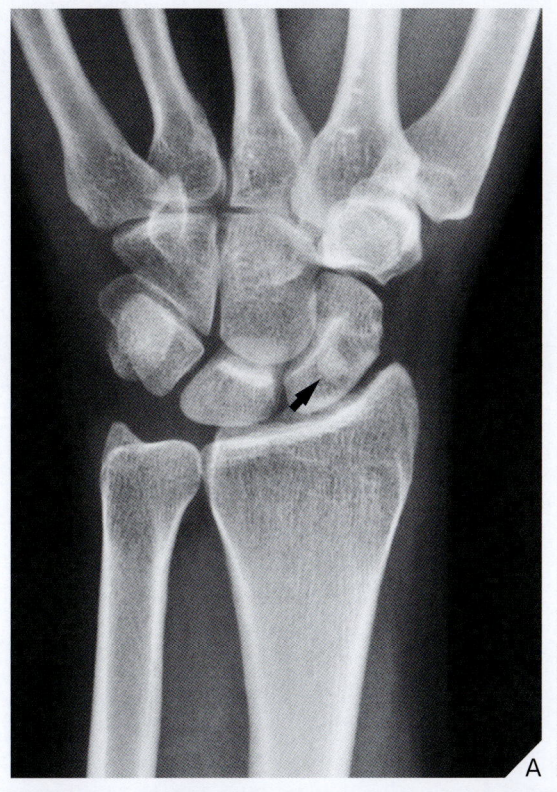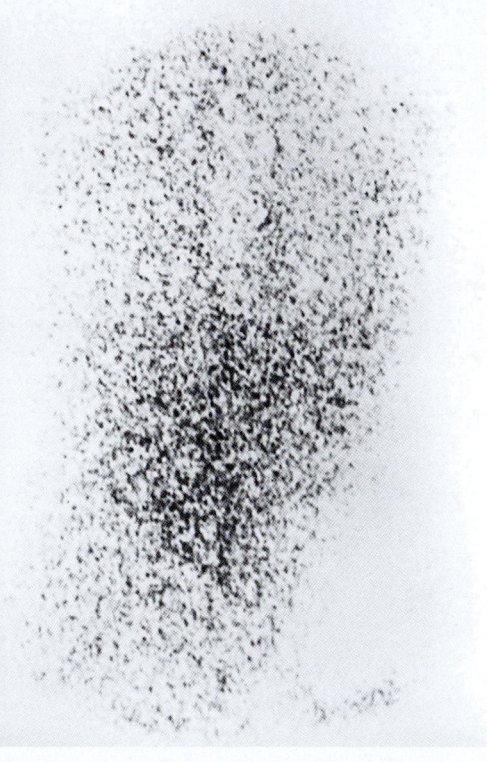

図 16-26　内骨症（enostosis）のシンチグラム所見
32 歳女性. 手関節に限局した疼痛を訴えた.（A）手関節の X 線正面像では舟状骨に円形の骨硬化像を認め（→），類骨骨腫の診断が考えられた.（B）骨スキャンでは同位元素の取込みは正常であり，通常放射線核種の取込みの増加が認められる類骨骨腫は除外される. この病変は骨島（内骨症）とわかった. これは内軟骨骨化が，成長途中に無症候性に異常を起こしたもので，その後も患者には何も起こらないものである. 疼痛は骨島には関係せず腱滑膜炎からのものであり，腱鞘炎治療後, 症状は消失した.

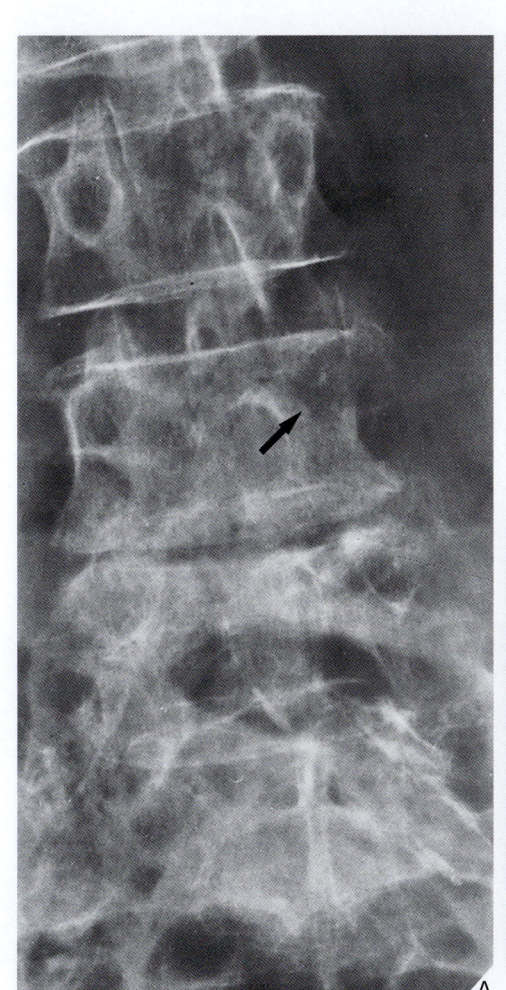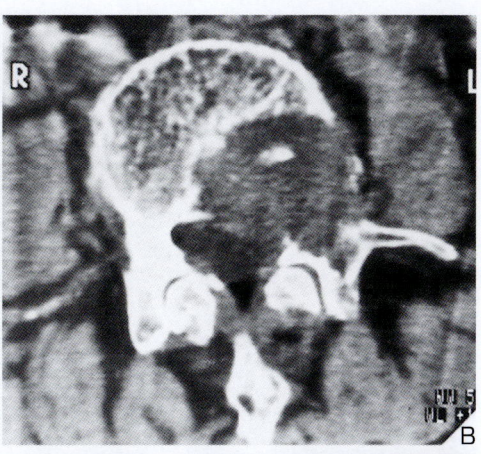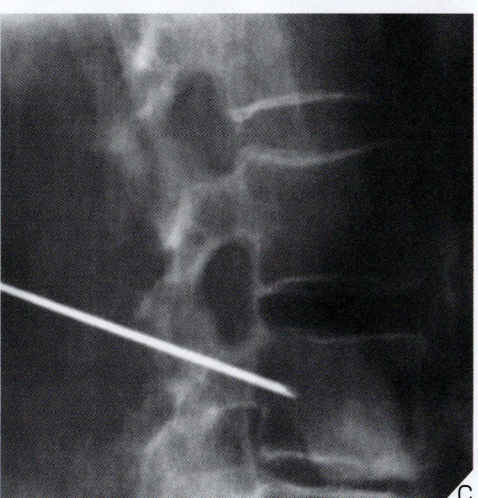

図 16-27　経皮的骨生検
67 歳女性. 4 ヵ月間腰痛を訴えている.（A）腰椎の正面像では L4 の左椎弓根の破壊がみられた（→）.（B）CT では椎体内への腫瘍浸潤が認められる.（C）迅速組織診断のために放射線室で経皮的生検が行われ，大腸癌の転移と診断された.

8．インターベンション

放射線科における経皮的な骨および軟部組織の生検は，近年骨腫瘍を含むさまざまな腫瘍疾患の診断をつけるうえで重要性を増している．この経皮的な生検は原発性骨腫瘍患者において，迅速な組織的診断が得られるため，とくに患肢温存を計画する場合，有用な診断および評価の手法となる．これはまた化学療法，放射線療法の効果判定や，転移性腫瘍の場合では原発巣の部位を知るのに役立つ（図16-27）．さらに放射線室で経皮的に骨・軟部組織の生検を行うほうが，手術室で行うより簡単で費用もかからない．

C 骨の腫瘍および腫瘍類似病変

1．診 断

骨腫瘍の診断におけるアプローチは，患者の年齢，および病変が単発性であるか多発性であるかを知ることから始まる（図16-28）．

a 臨床情報

腫瘍のX線診断において，患者の年齢はおそらくもっとも重要な臨床データとなる（図16-29）．ある種の腫瘍は特定の年齢に好発し，たとえば動脈瘤様骨嚢腫は20歳以上に発生することはまれであり，骨巨細胞腫は通常成長軟骨板閉鎖後に発生す

る．他の疾患では，発生した年齢によって異なったX線所見を示したり，異なった部位に発生したりする．単発性骨嚢腫は，骨成熟終了前ではほとんどの場合，長管骨（たとえば上腕骨近位，大腿骨近位，踵骨）に発生するが，高齢になれば他の部位（骨盤，肩甲骨，踵骨など）にみられ，非定型的なX線所見を呈する（図16-30）．

類似したX線所見を示す病変，たとえばLangerhans細胞組織球症（以前の好酸球性肉芽腫），骨髄炎，Ewing肉腫のような疾患を臨床的に鑑別するためには患者の自覚症状の持続期間もまた重要である．たとえばLangerhans細胞組織球症において，症状発現後1週の骨破壊の程度は，通常骨髄炎の症状発現後4〜6週，Ewing肉腫の症状発現後3〜4ヵ月とほぼ同一である．

ときには，人種もまた重要な鑑別診断の要因となる．なぜなら腫瘍性石灰症や骨梗塞のような疾患は通常白人よりも黒人に多く，またEwing肉腫は黒人にはほとんどみられない．

腫瘍の発育速度も悪性と良性の鑑別に重要であり，悪性では一般に発育が速く，良性では一般に遅い．

赤沈値やアルカリホスファターゼ，酸ホスファターゼ活性の上昇などの検査所見も診断の一助となる．

b 画像診断の進め方

骨腫瘍の診断と特徴づけることに有用な画像診断技術で，放射線科医や臨床医は，与えられた症例に対してどのように診断を進めていくか，特定の問題に対してどのような手法を用いるか，どのような方法が行いやすいか，いつやめるか，など当惑することがしばしばあるものである．画像診断の選択において考えなければならないことは，臨床上の必要性や診断効果だけ

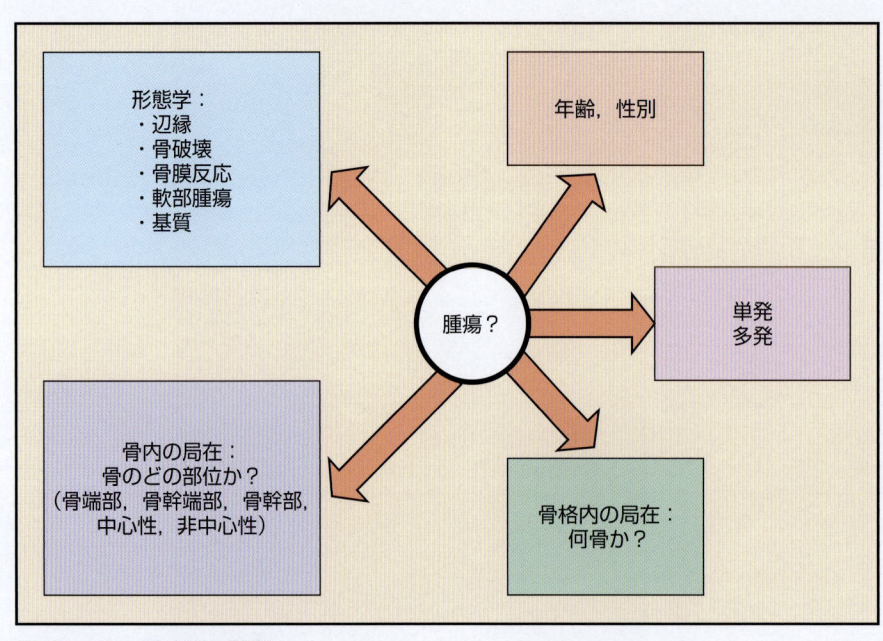

図 16-28 骨病変の診断
骨の新生物を評価するための分解的アプローチは，患者の年齢，病変の多様性，特異的な骨での局在，放射線的形態学を含まねばならない．
(Greenspan A, Remagen W. Differential diagnosis of tumors and tumor-like lesions. Philadelphia : Lippincott-Raven Publishers ; 1998 より引用)

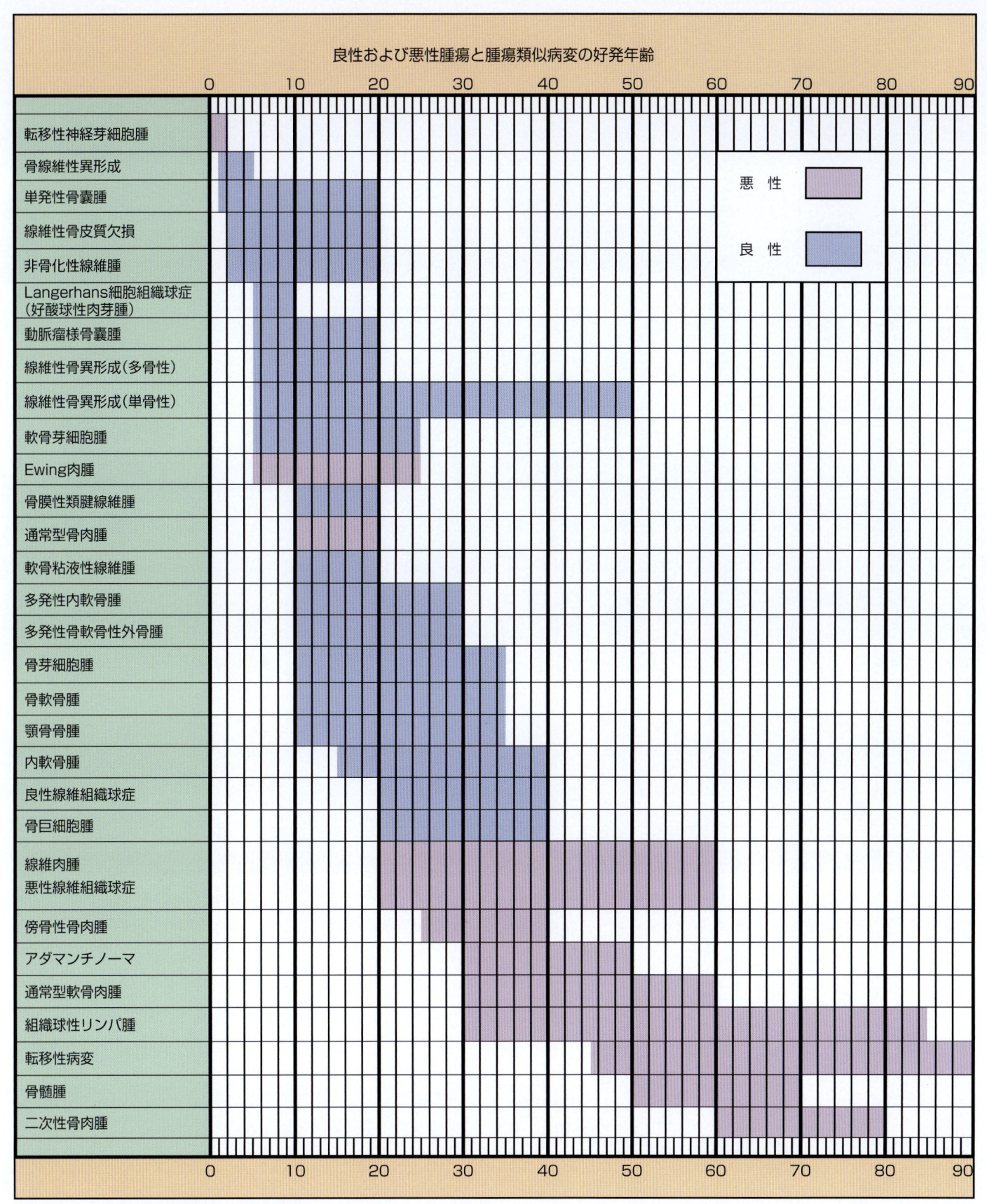

図 16-29　骨腫瘍と腫瘍病変の好発年齢
（Dahlin DC, 1986；Dorfman HD, Czerniak B, 1998；Fechner RE, Mills SE, 1993；Huvos AG, 1979；Jaffe HL, 1968；Mirra JM, 1989；Moser RP, 1990；Schajowicz F, 1994；Unni KK, 1988；Wilner D, 1982 を基に作成）

16

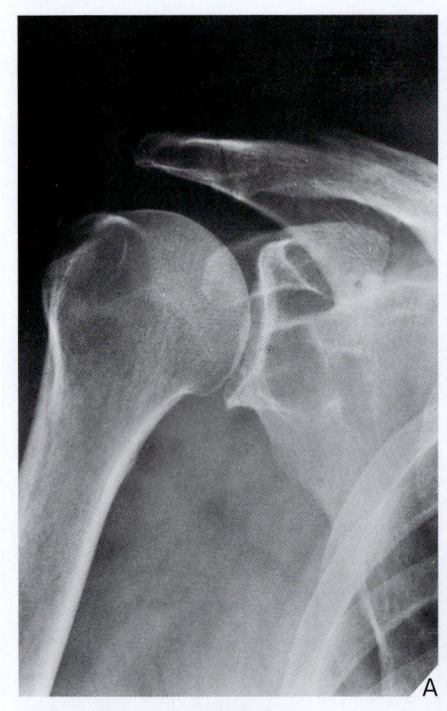
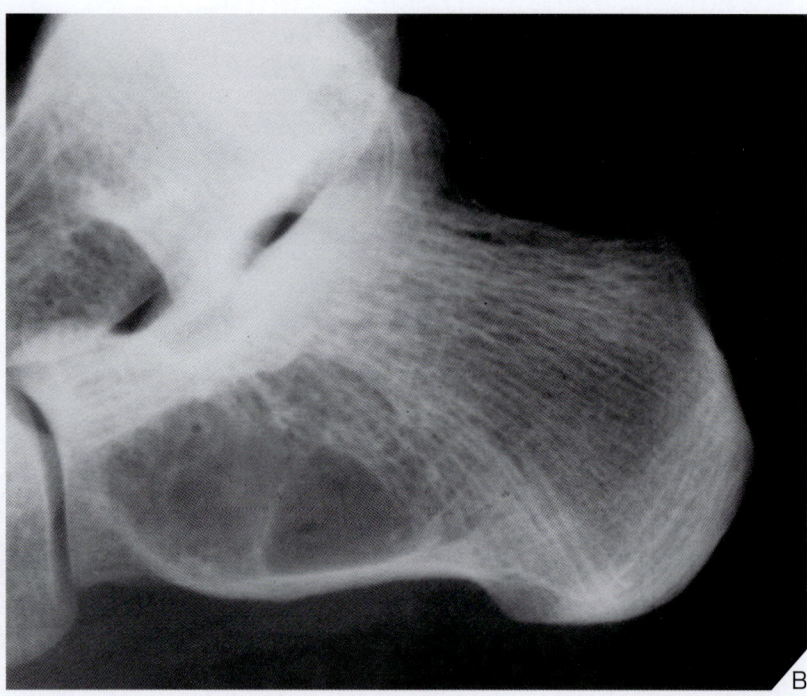

図 16-30　単発性骨嚢腫
69 歳男性．8 ヵ月間の肩関節痛がある．(A) 右肩関節の X 線正面像で，肩甲骨の関節面に接した部分に辺縁骨硬化像を伴う骨透亮像が認められる．患者は痛風の既往歴をもっていたため，第 1 に骨内痛風結節が疑われた．鑑別診断として骨内ガングリオン，軟骨性腫瘍も考えられた．しかし，切除生検（excisional biopsy）では肩甲骨の関節面にできた非常にまれな単発性骨嚢腫であった．(B) 50 歳女性．左後足部の X 線側面像で，踵骨に骨透亮病変がみられる．切除生検では骨嚢腫であった．

でなく，設備や専門性，費用および患者の問題（たとえばヨードに対するアレルギーがあれば関節造影は禁忌であり，ペースメーカーを埋め込んでいれば MRI は行えないし，妊婦には X 線より超音波検査が好ましい）をも考慮に入れなければならない．これらの問題のいくつかは第 1 章と第 2 章で述べられている．

　ここでは骨軟部腫瘍の診断と評価のための効果的な画像診断の進め方を示す．骨腫瘍の評価において単純 X 線撮影はいまだに基本である．多くの場合，予想される腫瘍の種類によって次の検査が決まってくる．たとえば臨床所見から類骨骨腫が疑われる場合（図 1-5 を参照），単純 X 線撮影の次に骨スキャンを行い，病変が特定の骨に限局していることを確認して，CT を行い大きさを確認する．一方，軟部腫瘍が疑われた場合，局在の同定と質的診断が可能なのは MRI だけである．また，もし単純 X 線像で悪性骨腫瘍が疑われたら，骨内および骨外病変の検索のために MRI か CT を行うべきである．

　CT を行うか MRI を行うかは単純 X 線像に基づいている．軟部組織への進展が明らかでない場合は，CT のほうが MRI よりも骨内病変の描出のみならず，骨皮質のわずかなびらんや骨膜反応の描出に優れている．しかしながら，単純 X 線像で骨皮質の破壊や軟部腫瘤が認められる場合には，MRI のほうが，CT よりも軟部組織のコントラストや骨外への進展の描出に優れている．

　悪性腫瘍の放射線療法や化学療法の効果判定には．Gd-DTPA を用いた dynamic MRI が，骨スキャンや CT，および単純 MRI よりもはるかに優れている．

　図 16-31 は単純 X 線像でみつかった骨病変に対する画像診断の進め方を示している．画像診断の正しい進め方は，次の 2 つの要因に基づいている．すなわち，①単純 X 線像で腫瘍と特定できるかどうか，②骨スキャンの集積の程度である．したがって，骨スキャンはさらに診断を進めるうえで重要な役割を果たしている．

Ⓒ 骨病変の X 線学的特徴

　骨腫瘍および骨腫瘍類似病変に対して正確な診断を下すにあたり放射線科医の手助けとなる X 線学的特徴は，①病変の部位（骨格系の局在，およびそれぞれの骨における部位），②病変の境界（いわゆる移行帯），③病変の基質のタイプ（腫瘍組織の構成），④骨破壊のタイプ，⑤病変に対する骨膜反応のタイプ（骨膜反応），⑥軟部組織浸潤の特徴と拡がりの程度，⑦病変が単発であるか多発であるか，である（図 16-32）．

▮ 病変の部位 ▮

　骨腫瘍は骨によって特異性があったり（図 16-33），骨のなかの特定の部位に好発することがあるため，骨病変の発生部位は重要な特徴となる（表 16-3，図 16-34）．傍骨性骨肉腫（parosteal osteosarcoma）（図 16-35），軟骨芽細胞腫（図 16-5 を参照）の例のように発生部位が非常に特徴的である病変は，部位のみで診断できる．またある種の腫瘍では病変部位の基本原則により除外診断が可能である．たとえば骨巨細胞腫は関節から離れて存在することがほとんどないため，骨端部に病巣が到達していない場合は，そのように診断すべきではない．

▮ 病変の境界 ▮

　病変の境界や辺縁を評価することは，その腫瘍が緩徐な発育

IV

単純X線像で発見された骨病変の評価

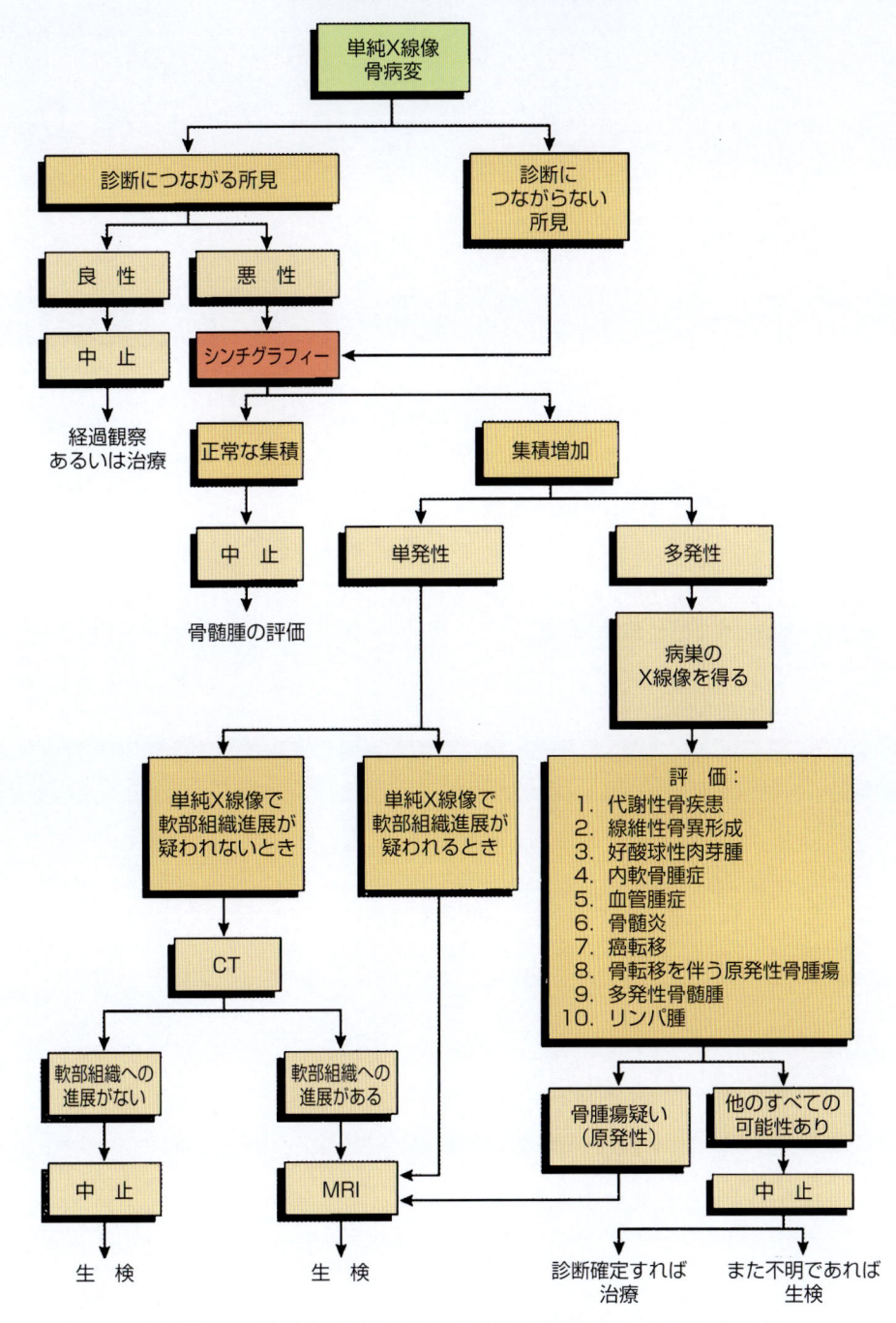

図6-31　標準的なX線検査で発見された骨病変の評価と扱いのアルゴリズム

（slow growing）か，急速な発育（rapid growing）かを評価する決め手である（図16-36）．病変の辺縁部の評価には次の3つのタイプがあり，①腫瘍の表面と隣接した正常骨との間にはっきりとした骨硬化像で分画されているタイプ（1A margin），②病変部周囲に骨硬化像はないが，はっきりと分画されているタイプ（1B margin）．③病変部と正常骨の間に不鮮明な部分（全周性か，一部のみかのどちらか）を有するタイプ（1C margin）である（図16-37）．緩徐に発育する病変は，通常良性腫瘍であるが，辺縁骨硬化像（狭い移行帯）にてはっきり描出され（図16-38A），一方，悪性あるいは活動性の病変は境界不鮮明（幅広い移行帯）を示すのが典型像で，反応性硬化像はごくわずかあるか，まったくないものもある（図16-38B）．実際に，辺

縁骨硬化像を欠いている病変もある（表16-4）が，通常辺縁骨硬化像を示す病変もある（表16-5）．強調しなければならないことは，治療により悪性骨腫瘍の様相が変わることである．つまり放射線療法，化学療法によって，狭い移行帯と同様の明らかな硬化像を呈するようになるのである（図16-39）．

▌基質のタイプ▐

　すべての骨腫瘍は特徴的な組織の構成要素，いわゆる腫瘍基質から成り立っている．骨形成性と軟骨性組織の2つはX線上明白に示される．もし腫瘍のなかに骨か軟骨を見出すことができるならば，その腫瘍の起源が骨性であるか，軟骨性の腫瘍であると推測することができる（図16-40）．破壊性病変のなかや隣接した組織内に腫瘍性の骨を認めたら，放射線科医は骨肉

16

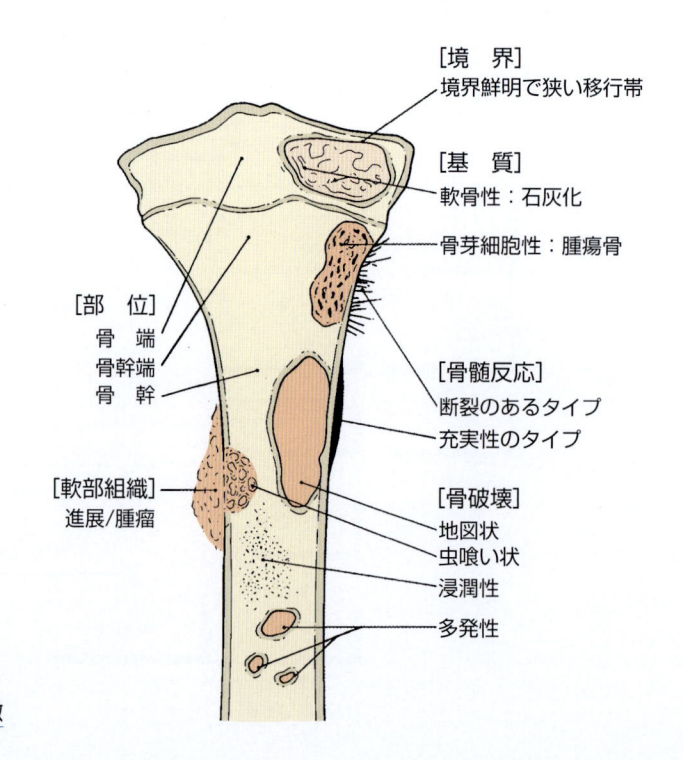

［境　界］
境界鮮明で狭い移行帯

［基　質］
軟骨性：石灰化
骨芽細胞性：腫瘍骨

［部　位］
骨　端
骨幹端
骨　幹

［骨髄反応］
断裂のあるタイプ
充実性のタイプ

［軟部組織］
進展/腫瘤

［骨破壊］
地図状
虫喰い状
浸潤性
多発性

図 16-32　骨腫瘍・腫瘍様病変の X 線学的特徴

表16-3	骨の特定の部位に好発する腫瘍の種類	
	良性骨腫瘍・腫瘍様病変の好発部位	悪性骨腫瘍の好発部位
中軸性	頭蓋骨および顔面骨：骨腫，骨芽細胞腫，Langerhans 細胞組織球症，線維性骨異形成，単発性血管腫，周辺骨粗鬆症（Paget 病の溶解期） 顎：巨細胞修復性肉芽腫，粘液腫，骨化性線維腫，類腱線維腫 脊椎：動脈瘤様骨嚢腫，骨芽細胞腫，Langerhans 細胞組織球症，血管腫	頭蓋骨および顔面骨：間葉系軟骨肉腫，脊索腫，多発性骨髄腫，転移性神経芽腫，転移性腫瘍 下顎骨：骨肉腫 脊椎：脊索腫，骨髄腫，転移性腫瘍
附属性骨格	長管骨：類骨骨腫，単発性骨嚢腫，動脈瘤様骨嚢腫，骨軟骨腫，内軟骨腫，骨膜性軟骨腫，軟骨芽細胞腫，軟骨粘液性線維腫，非骨化性線維腫，骨巨細胞腫，線維性骨異形成，類腱線維腫，骨内ガングリオン 手および足：巨細胞修復性肉芽腫，内軟骨腫，グロムス腫瘍，表皮様嚢腫，爪下外骨腫，骨軟骨腫様病変	長管骨：骨肉腫（すべてのタイプ），アダマンチノーマ，悪性線維性組織球症（MHF），原発性リンパ腫，軟骨肉腫，血管肉腫，線維肉腫 手および足：なし
好発部位	単発性骨嚢腫：上腕骨近位部，大腿骨近位部 線維性骨異形成：脛骨，腓骨（前方骨皮質） 類骨骨腫：大腿骨，脛骨 軟骨粘液性線維腫：脛骨，骨幹端部 軟骨芽細胞腫：骨端部 骨巨細胞腫：大腿骨，脛骨，橈骨の関節端 liposclerosing myxofibrous tumor：大腿骨の転子間病変	アダマンチノーマ：脛骨，腓骨 傍骨性骨肉腫：大腿骨遠位部（後方骨皮質） 骨膜性骨肉腫：脛骨 淡明細胞軟骨肉腫：大腿骨，上腕骨近位部 脊索腫：仙骨，斜台，C2 多発性骨髄腫：骨盤，脊椎，頭蓋

（Fechner RE, Mills SE, 1993 より許諾を得て改変し転載）

腫の可能性に注意を払わなければならない．しかし新生骨の形成は悪性細胞により形成された類骨や骨よりも，骨破壊に続く修復反応の結果（いわゆる反応性骨硬化）であることがある．この腫瘍性の新生骨はしばしばX線上で反応性骨形成と鑑別し難いが，しかし髄腔内や隣接した軟部組織内の，ふわふわした綿毛様の，または雲様の陰影は腫瘍性骨形成の存在を疑わせ，診断は骨肉腫となる（図 16-41，図 16-22D も参照）．

軟骨は典型的にはポップコーン状，点状，輪状，コンマ状の形態をとる石灰化の存在によって確認される（図 16-42，図 16-23 も参照）．軟骨は通常小葉を形成して発育するため，軟

骨由来の腫瘍は小葉状の形態をとることにより同定される．単発性骨嚢腫，骨内ガングリオンのような腫瘍類似疾患により形成される空虚な構造も骨透亮像として描出されることもあるが，完全な骨透亮像を示すものは線維性あるいは軟骨由来の病変である（表 16-6）．骨硬化病変を示す骨腫瘍・偽腫瘍を表 16-7 にあげた．

■ 骨破壊のタイプ ■

腫瘍による骨破壊のタイプは第 1 に腫瘍の増殖速度と関連がある．いくつかの特殊な腫瘍にとっては診断的価値はないが，地図状，虫喰い状（図 16-43），浸潤性と表現される骨破壊の

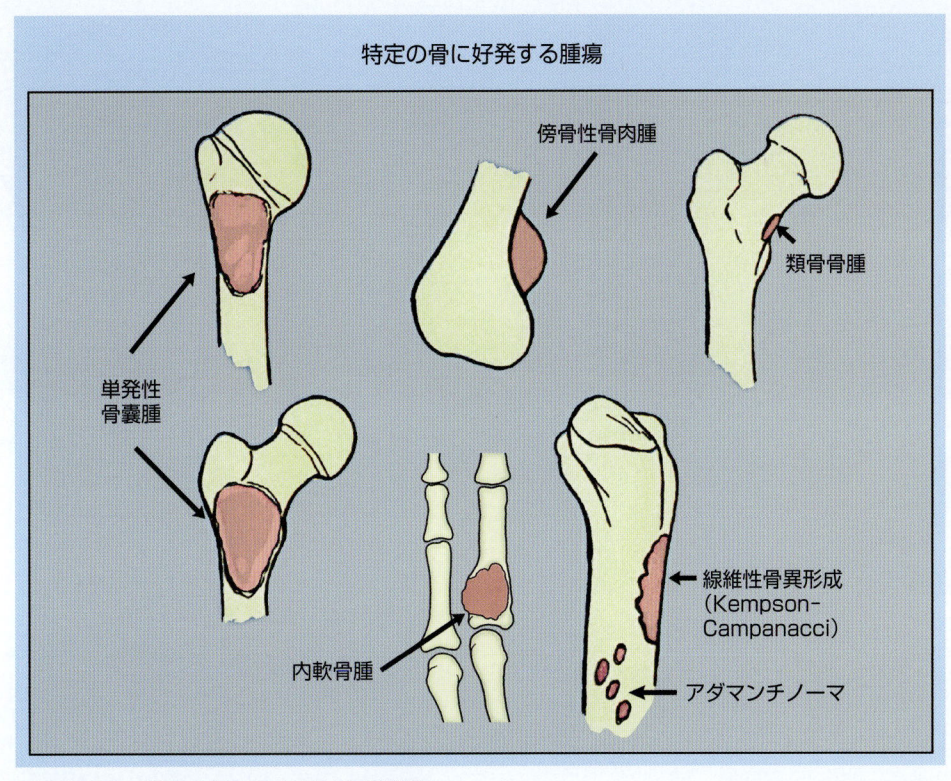

図 16-33　特定の骨にみられる好発腫瘍

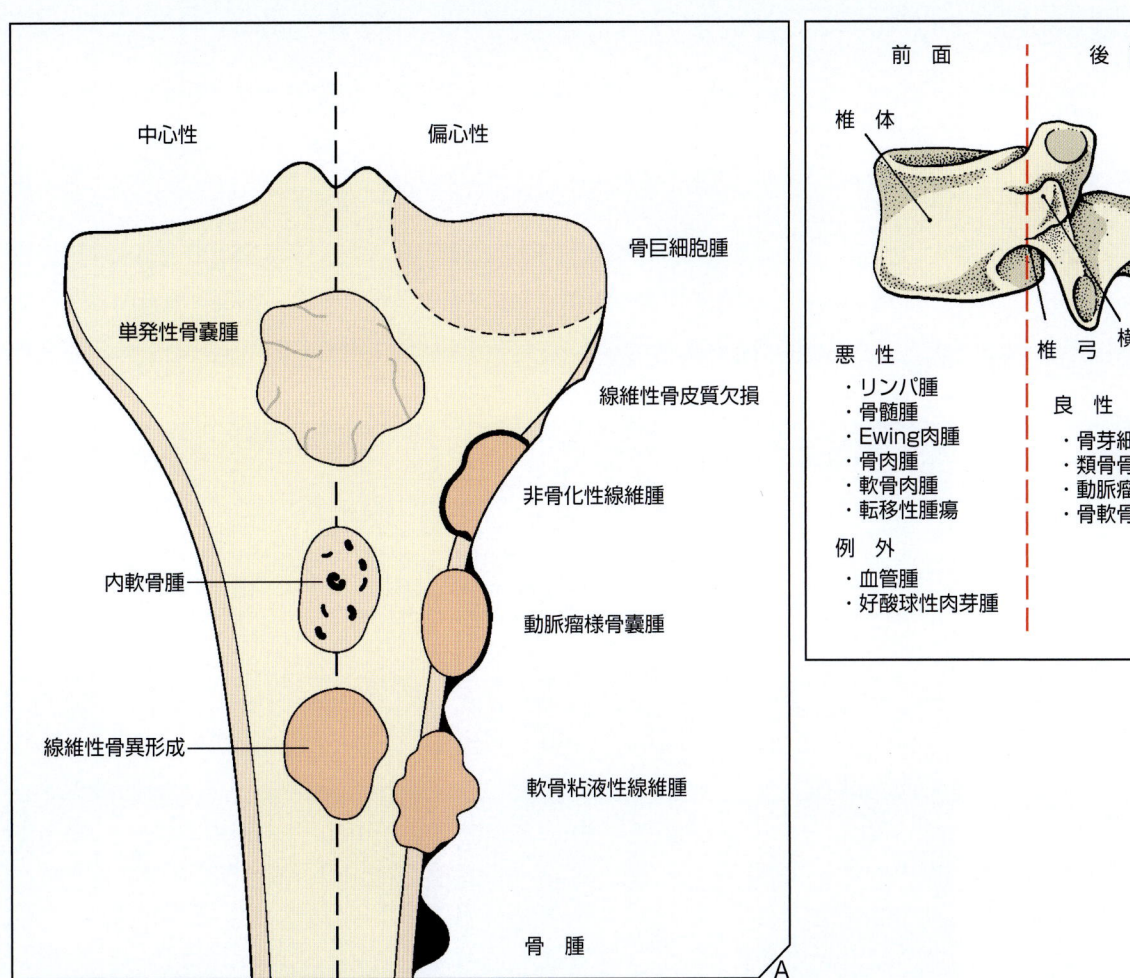

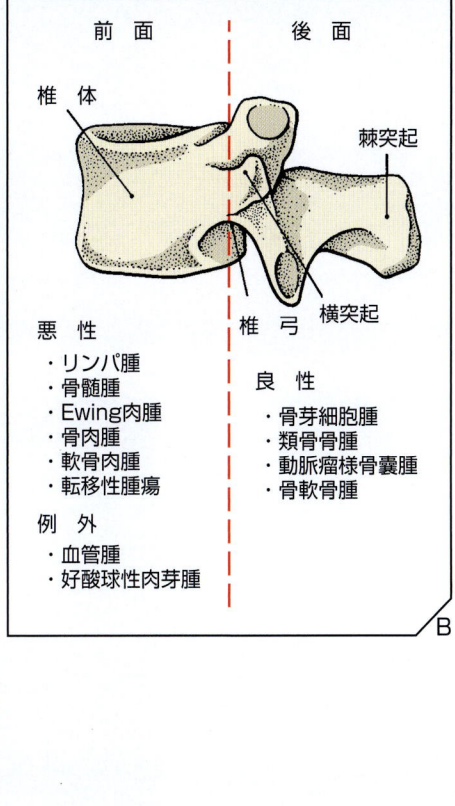

図 16-34　好発腫瘍
（A）鑑別診断に有用となる類似所見を呈する病変の，局在における中心性か非中心性であるかの違い．（B）脊椎における腫瘍および腫瘍類似疾患の発生部位の分布．悪性腫瘍は主にその前方部分（椎体部），一方，良性腫瘍はその後方部分（椎弓部）に優位にみられる．

16

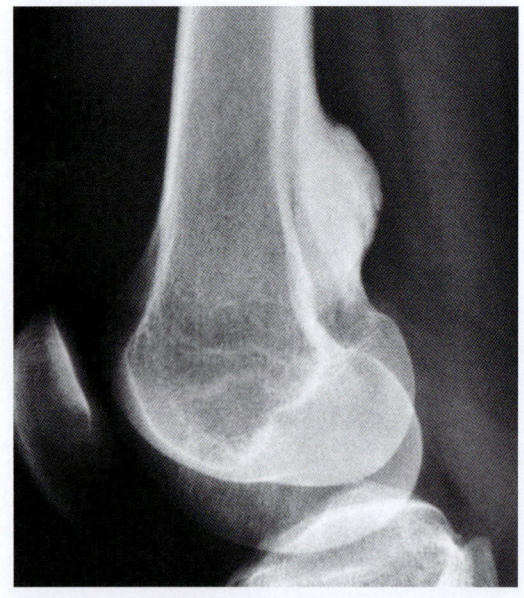

図 16-35 傍骨性骨肉腫（parosteal osteosar-coma）
大腿骨遠位部後方に好発する.

図 16-36 病変の境界
病変の辺縁部の X 線所見は，緩徐な発育（多くは良性）か急速な発育（多くは悪性）かを特徴付けている.

緩徐な発育
境界鮮明，辺縁骨硬化
（移行帯が狭い）:
良性経過

急速な発育
境界不鮮明
（移行帯が広い）:
急速進行性/悪性経過

図 16-37 病変の境界
病変の境界は腫瘍の増大速度を意味する.
（Madewell JE, Ragsdale BD, Sweet DE. Radiologic and pathologic analysis of solitary bone lesions. Part Ⅰ : internal margins. Radiol Clin North Am 1981 ; 19 : 715-748 を基に作成）

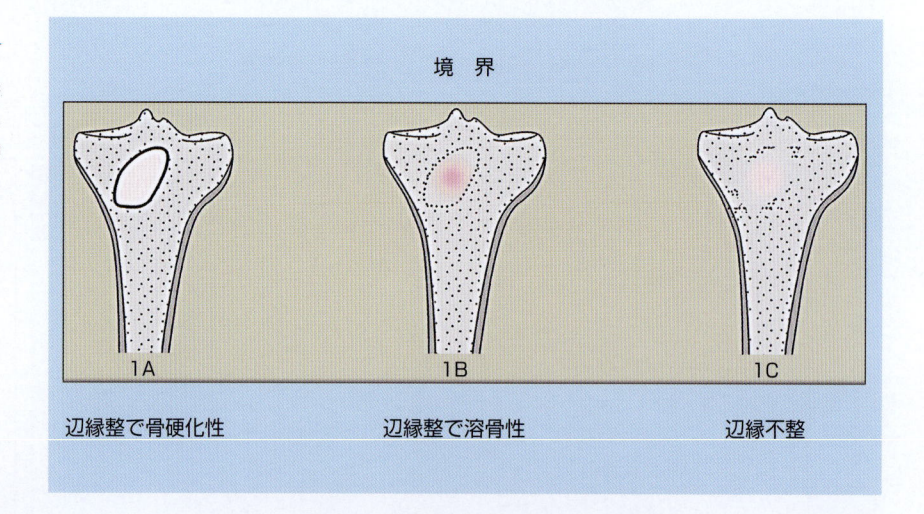

境　界

1A 辺縁整で骨硬化性

1B 辺縁整で溶骨性

1C 辺縁不整

図 16-38 腫瘍の境界：良性と悪性の比較
（A）辺縁骨硬化および正常部から異常部への狭い移行帯を有していることは，この例の非骨化性線維腫に示されるように良性腫瘍の典型像である（→）.（B）幅広い移行帯を有していることは活動的な悪性病変の典型像であり，この症例は恥骨および右腸骨の寛骨臼上部の単発性形質細胞腫である（→）.

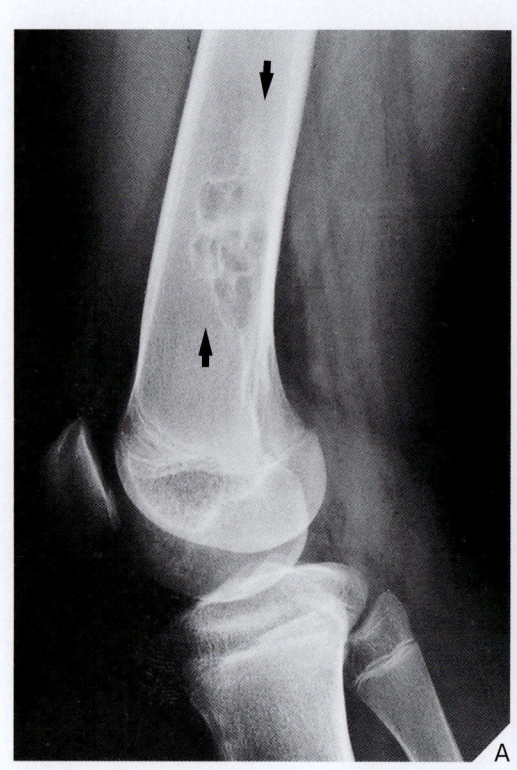

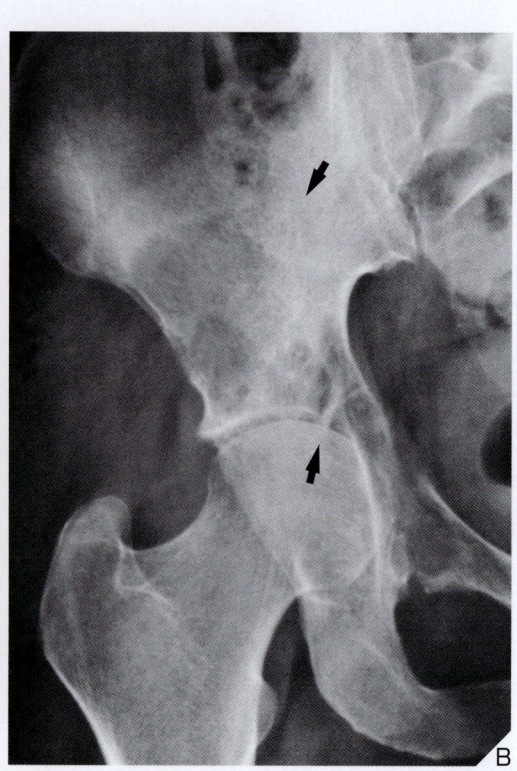

A

B

表 16-4	通常辺縁硬化を示さない骨病変
良　性	悪　性
急性骨髄炎 上皮小体機能亢進症の褐色腫 　（brown tumor） 短管骨の内軟骨腫 線維軟骨性間葉腫瘍 骨巨細胞腫 Langerhans 細胞組織球腫（ときに） Paget 病の骨溶解期	血管肉腫 線維肉腫 骨平滑筋肉腫 白血病 リンパ腫 悪性線維性組織球腫 肺，消化器，腎臓，乳房，甲状腺 　の原発腫瘍の骨転移 骨髄腫（形質細胞腫） 血管拡張性骨肉腫

表 16-5	通常辺縁硬化を示す骨病変
良　性	悪　性
動脈瘤様骨嚢腫 良性線維性組織球腫 骨膿瘍 軟骨芽細胞腫 軟骨粘液線維腫 類上皮嚢腫 線維性骨皮質欠損 線維性骨異形成 巨細胞性肉芽腫 骨内ガングリオン 骨内脂肪腫 髄内骨梗塞 非骨化性線維腫 骨芽細胞腫 骨線維性異形成 骨膜性軟骨腫 単発性骨嚢腫	脊索腫 淡明細胞型軟骨肉腫 通常型軟骨肉腫（ときに） 低悪性骨内骨肉腫 照射後，化学療法後の悪性腫瘍の 　一部

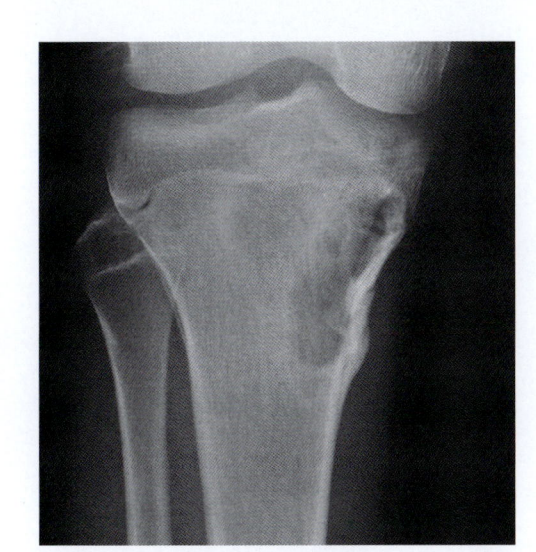

図 16-39　化学療法後の骨肉腫
　16歳男児．右脛骨の骨肉腫患者にメトトレキサート，ドキソルビシン，ビンクリスチンの併用療法を行った 3 ヵ月後の正面像であるが，腫瘍の辺縁に反応性の硬化像があり，移行帯も狭く，非常にしばしば良性病変にみられる．この患者には患肢温存手術が施行された．

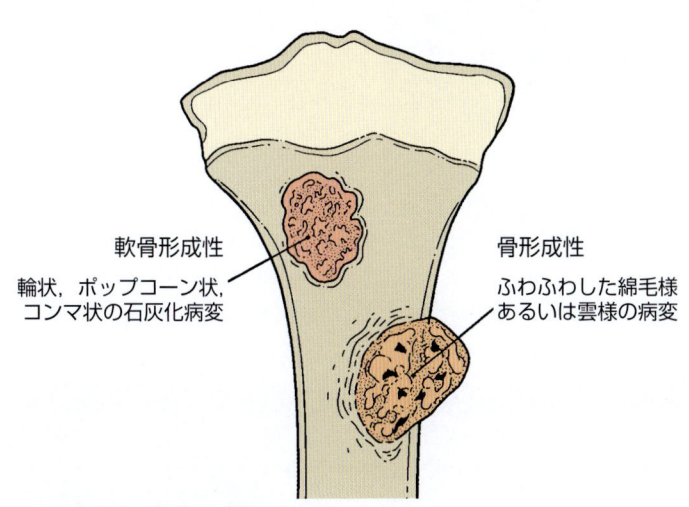

図 16-40　腫瘍の基質
　軟骨形成性および骨形成性病変により特徴付けられる腫瘍および腫瘍類似疾患の基質の X 線学的特徴．

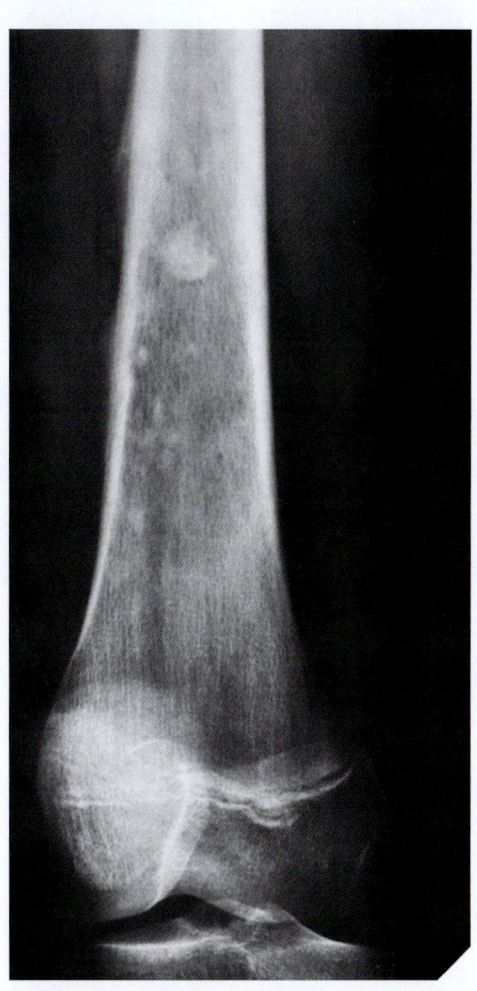

図 16-41　骨芽基質
　この骨肉腫の症例における典型的な骨形成性病変を伴う基質は，大腿骨遠位の髄腔内におけるふわふわした綿毛様陰影により特徴付けられる．

16

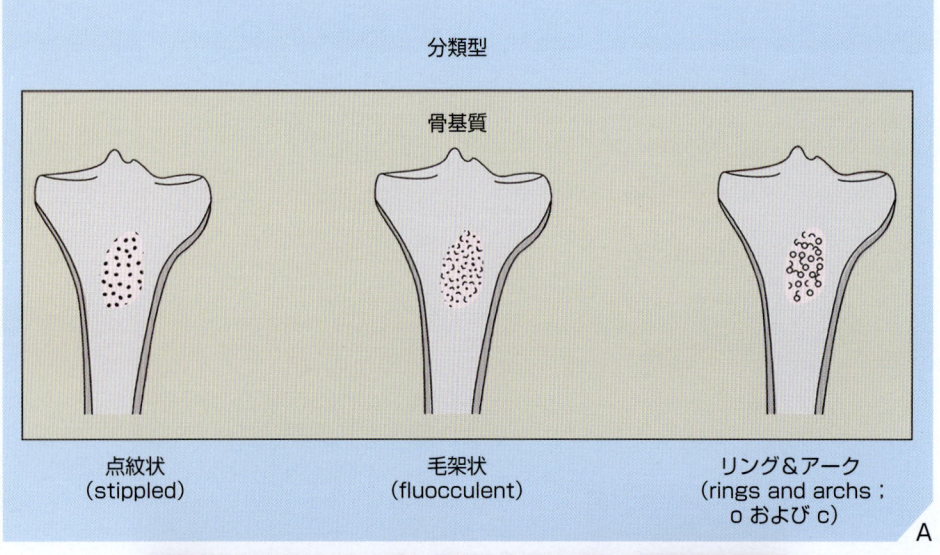

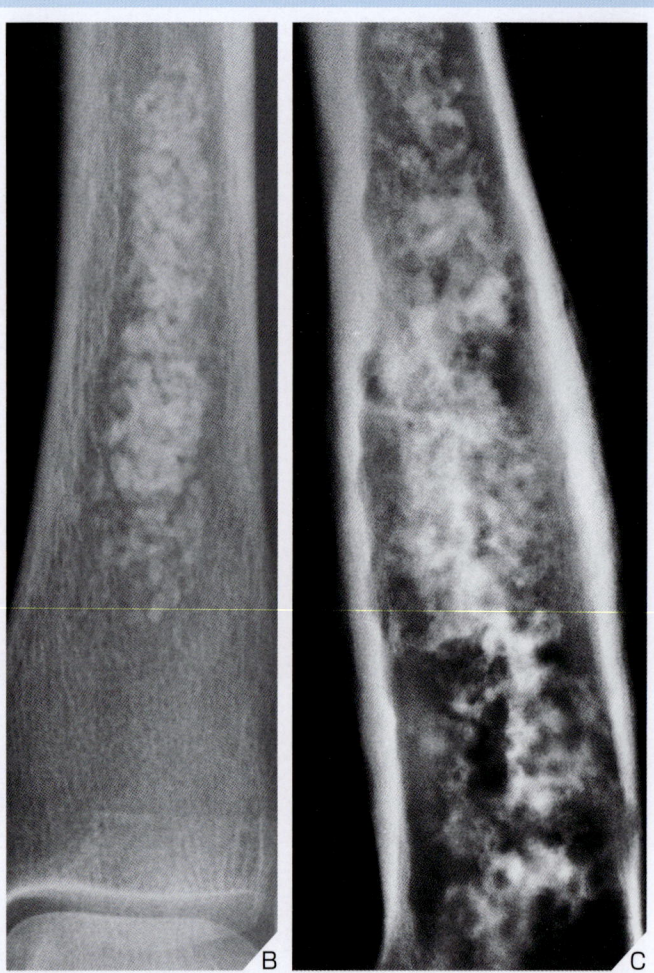

図 16-42 軟骨基質

典型的な軟骨様腫瘍の基質は，骨透亮像内の点状，輪状，ポップコーン状の石灰化により特徴付けられる．（**A**）軟骨基質石灰化の模式図：点紋状（stippled），毛架状（floculent），リング&アーク（rings and arcs）．（**B**）内軟骨腫の基質．（**C**）軟骨肉腫の基質.

（**A** は Sweet DE, Madewell JE, Ragsdale BD. Radiologic and pathologic analysis of solitary bone lesions. Part Ⅲ：matrix patterns. Radiol Clin North Am 1981；19：785-814 より改変；**B** は Greenspan A, Remagen W. Differential diagnosis of tumors and tumor-like lesions. Philadelphia：Lippincott-Raven Publishers；1998 より引用）

表 16-6	骨透亮像を呈する腫瘍および腫瘍類似病変

充実性	嚢腫状
軟骨形成性（内軟骨腫，軟骨芽細胞腫，軟骨粘液性線維腫，軟骨肉腫）	動脈瘤様骨嚢腫
Ewing 肉腫	骨腫瘍
線維性および組織球性（非骨化性線維腫，線維性骨異形成，線維性骨形成，類腱線維腫，線維肉腫，悪性線維性組織球腫）	上皮小体（副甲状腺）機能亢進症の褐色腫（brown tumor）
巨細胞腫性肉芽腫	嚢腫状血管腫症
巨細胞腫	血友病性偽腫瘍
Langerhans 細胞組織球症	包虫嚢
リンパ腫	骨内ガングリオン
腫瘍転移（肺，乳房，消化管，腎臓，甲状腺）	骨内脂肪腫
骨髄腫（形質細胞）	単発性骨嚢腫
骨芽細胞性（類骨骨腫，骨芽細胞腫，末梢血管拡張性骨肉腫）	他の嚢腫（滑膜性，変性性）
Paget 病（骨溶解期；周辺性骨粗鬆症）	血管病変

表 16-7	骨硬化病変を示す骨腫瘍・偽腫瘍

良 性	悪 性
骨 島	アダマンチノーマ
Caffey 病	軟骨肉腫
石灰化性内軟骨腫	化学療法後の Ewing 肉腫
椎間板性椎体硬化	リンパ腫
治癒した線維性骨皮質欠損	骨硬化性転移性腫瘍
治癒した非骨化性線維腫	通常型骨肉腫
治癒した，または治癒傾向にある骨折	傍骨性骨肉腫
liposclerosing myxofibrous tumor	
肥満細胞腫	
髄内骨梗塞	
メロレオストーシス（流ろう骨症）	
骨芽細胞腫	
線維性骨異形成	
類骨骨腫	
骨 腫	
骨壊死	
骨斑紋症	
硬化性血管腫	

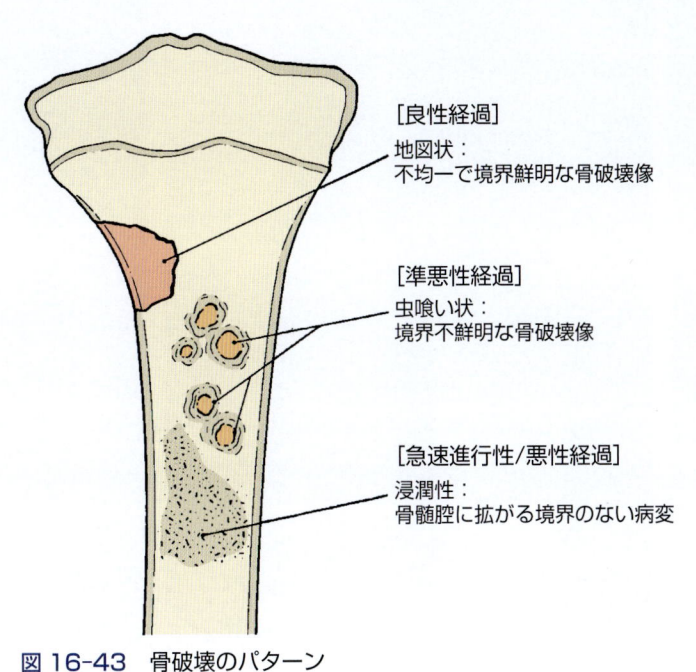

［良性経過］
地図状：
不均一で境界鮮明な骨破壊像

［準悪性経過］
虫喰い状：
境界不鮮明な骨破壊像

［急速進行性/悪性経過］
浸潤性：
骨髄腔に拡がる境界のない病変

図 16-43　骨破壊のパターン
骨破壊の各タイプの X 線所見．良性および悪性腫瘍の発育経過が示唆される．

タイプは良性あるいは悪性新生物の発育過程を推測させてくれるだけではなく（図 16-44A, B），ときには腫瘍の組織型まで推定させてくれる．すなわち浸潤性の骨破壊は Ewing 肉腫（図 16-44D）やリンパ腫など，いわゆる円形細胞腫瘍によって生じる特徴的なものである．

16

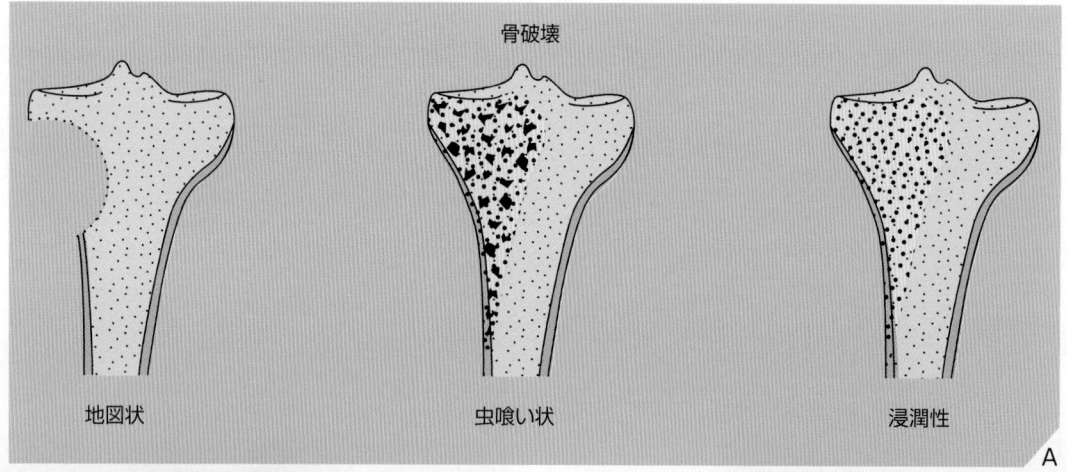

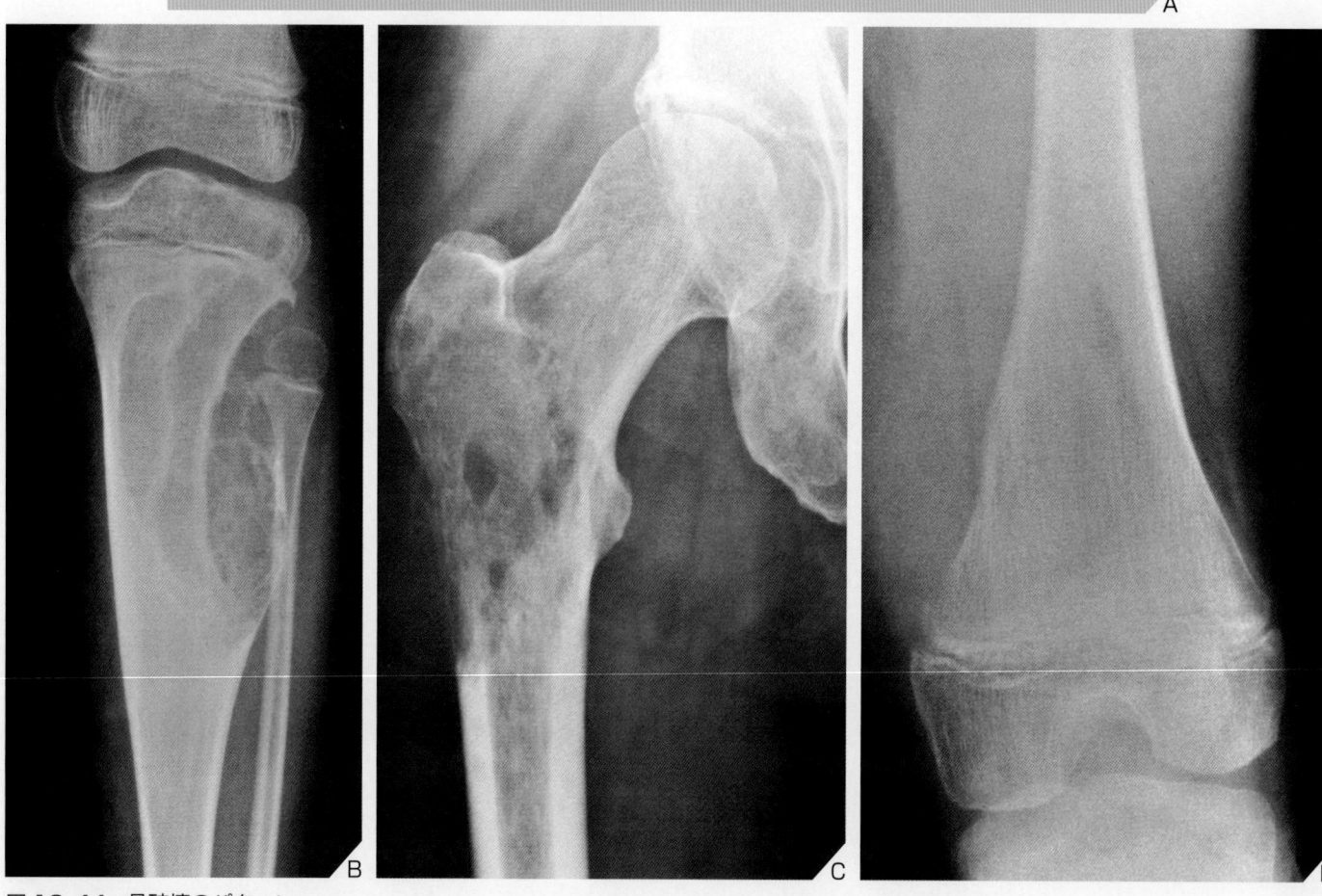

図 16-44　骨破壊のパターン
（A）病変の増殖速度を決定する骨破壊の 3 型．（B）一様に境界鮮明な辺縁を有する地図状タイプの骨破壊像は，緩徐に発育する良性病変に特徴的である．この症例は軟骨粘液線維腫である．（C）虫喰い状タイプの骨破壊像は，急速発育，浸潤性病変に特徴的である．この症例は骨髄腫である．（D）浸潤性タイプの骨破壊像は，円形細胞腫瘍に特徴的である．この症例は Ewing 肉腫である．腫瘍は髄腔内および骨皮質に浸潤し，周囲の軟部組織に巨大な腫瘍塊を形成している．大腿骨の骨幹端部はほとんどわからないような骨破壊であることに注意すべきである．
（A は Madewell JE, Ragsdale BD, Sweet DE. Radiologic and pathologic analysis of solitary bone lesions. Part Ⅰ : internal margins. Radiol Clin North Am 1981 ; 19 : 715-748 より改変．B は Lewis MM, Sissons HA, Norman A, Greenspan A. Benign and malignant cartilage tumors. In : Griffin PP, ed. Instructional course lectures. Chicago : American Academy of Orthopaedic Surgeons ; 1987 : 87-114 より引用）

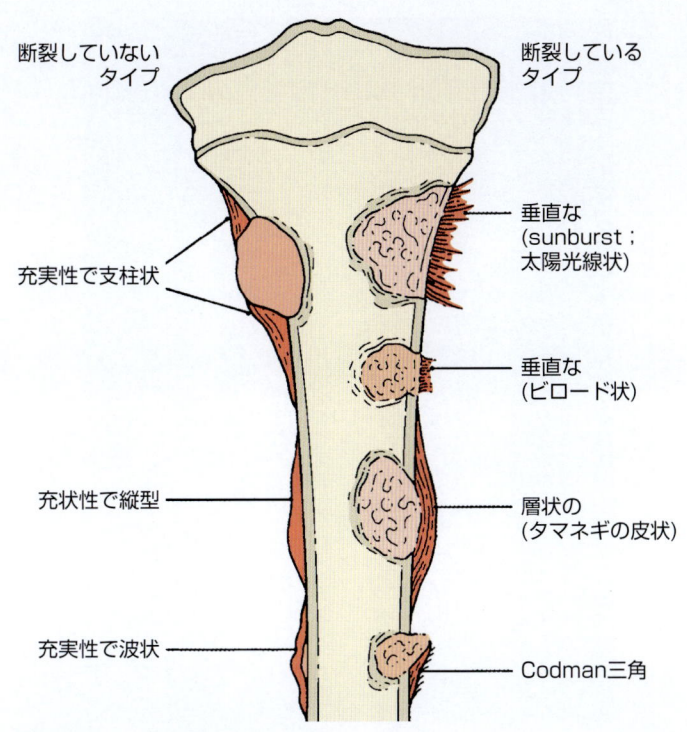

断裂していない
タイプ

断裂している
タイプ

充実性で支柱状

垂直な
(sunburst；
太陽光線状)

垂直な
(ビロード状)

充状性で縦型

層状の
(タマネギの皮状)

充実性で波状

Codman三角

図16-45　骨膜反応のタイプ
骨膜反応の断裂していないタイプと断裂しているタイプのX線学的特徴．断裂していない骨膜反応は良性を示し，断裂している骨膜反応は悪性または急速進行を呈する非悪性腫瘍を示している．

表16-8	骨膜反応のタイプで分類した腫瘍および非腫瘍性疾患
連続した骨膜反応	
良性腫瘍および腫瘍類似疾患	**非腫瘍性疾患**
類骨骨腫 骨芽細胞腫 動脈瘤様骨嚢腫 軟骨粘液線維腫 骨膜性軟骨腫 軟骨芽細胞腫 **悪性腫瘍** 軟骨肉腫（まれ） 放射線治療・化学療法後の悪性腫瘍	骨髄炎，骨膿瘍 Langerhans細胞組織球症 骨折治癒 傍骨性骨化性筋炎 肥厚性肺性骨関節症 血友病（骨膜下出血） 静脈瘤，末梢静脈不全 Caffey病 甲状腺末端肥厚症 治療された壊血病 皮膚骨膜肥厚症 Gaucher病
断裂している骨膜反応	
悪性腫瘍	**非腫瘍性疾患**
骨肉腫 Ewing肉腫 軟骨肉腫 リンパ腫（まれ） 線維肉腫（まれ） 悪性線維性組織球腫（まれ） 転移性腫瘍	急性骨髄炎 Langerhans細胞組織球症 （ときに） 骨膜下出血（ときに） 血友病（まれ）

骨膜反応

　骨の新生物発生過程に対する骨膜反応は，通常断裂していないタイプ（uninterrupted）と断裂しているタイプ（interrupted）に分類される（図16-45，表16-8）．前者のような骨膜反応のタイプは類骨骨腫（図16-46）や骨芽細胞腫（図17-33を参照）にみられるように，長期間存在した良性過程を意味する骨膜陰影の硬い層により形成されている．断裂していないタイプの骨膜反応は，Langerhans細胞組織球症，骨髄炎，骨膿瘍（図16-47），骨折治癒過程での皮膚骨膜肥厚症，肥厚性肺性骨関節症（図16-48）などの非新生物でもみられる．断裂しているタイプの骨膜反応は悪性や高活動性の良性腫瘍にみられる．それはsunburst（太陽光線状），層状（タマネギの皮状），ビロード状，またはCodman三角（Codman triangle）として表現され，通常骨肉腫やEwing肉腫のような悪性原発性腫瘍にみられる（図16-49）．

軟部組織への進展

　骨巨細胞腫や動脈瘤様骨嚢腫，骨芽細胞腫，類腱線維腫のような例外を除き，ほとんどの良性腫瘍や腫瘍類似病変は通常軟部組織への進展は示さない．それゆえ腫瘤の軟部組織への進展は活動性病変または多くの場合，悪性を意味する（図16-50）．しかしながら，骨髄炎のような非腫瘍性病変も軟部組織に進展することを心しておかねばならないが，その軟部組織進展は通常脂肪組織層の消失を伴い，非常に不明瞭である．一方，悪性の場合，腫瘍塊は明瞭に区別され，軟部組織との境界を保持しながら骨皮質を破壊して進展している（図16-51）．

　軟部組織に腫瘍塊をもつ骨病変では，骨原発腫瘍の軟部組織進展なのか，それ自体が軟部組織原発で骨に浸潤したのかということが問題となる．常にあてはまるとは限らないが，このX線所見の基準はこの問題の解決に有用である（図16-52）．多くの場合，たとえば大きな軟部組織の腫瘍塊と小さな骨病変は二次性の骨浸潤を意味する．しかしEwing肉腫はこの原則から外れ，破壊性の骨病変は小さいが，大きな軟部組織の腫瘍塊を形成する．骨膜反応を欠いた骨破壊性病変とこれに隣接した軟部組織の腫瘍塊は，近接した骨膜を常に破壊している原発性軟部腫瘍の二次性浸潤を意味する．これとは反対に原発性骨病変では，腫瘍が骨皮質を破壊し，隣接した軟部組織に拡がる際に即座に骨膜反応を形成するのが通常である．しかしこれらの特徴は普遍的に当てはまるものではなく，診断基準として用いるよりは1つの指標として応用すべきである．

病変の多発性

　悪性腫瘍の多発病変は通常転移性腫瘍および多発性骨髄腫あるいはリンパ腫を意味する（図16-53）．骨肉腫やEwing肉腫のような原発性悪性病変が多発することはきわめてまれである．一方，良性病変では多発性線維性骨異形成（図16-54），多発性骨軟骨腫（図18-39を参照），内軟骨腫症（図18-21を参照），Langerhans細胞組織球症，血管腫症，線維腫症などのように，多発性に発生する傾向がある．

16

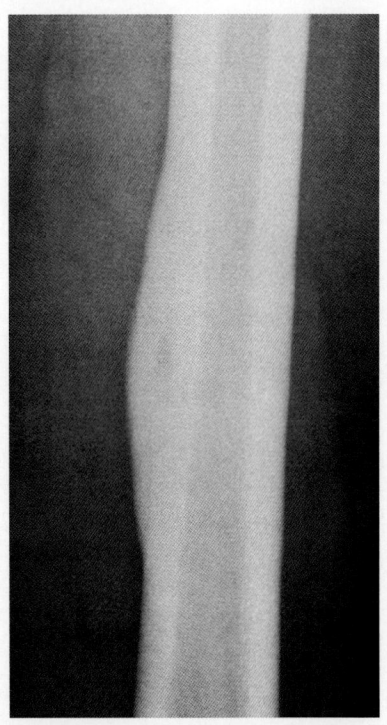

図 16-46 硬化性骨膜反応：類骨骨腫
この症例は皮質骨の類骨骨腫であり，断裂していない硬い骨膜反応は良性腫瘍に特徴的である．

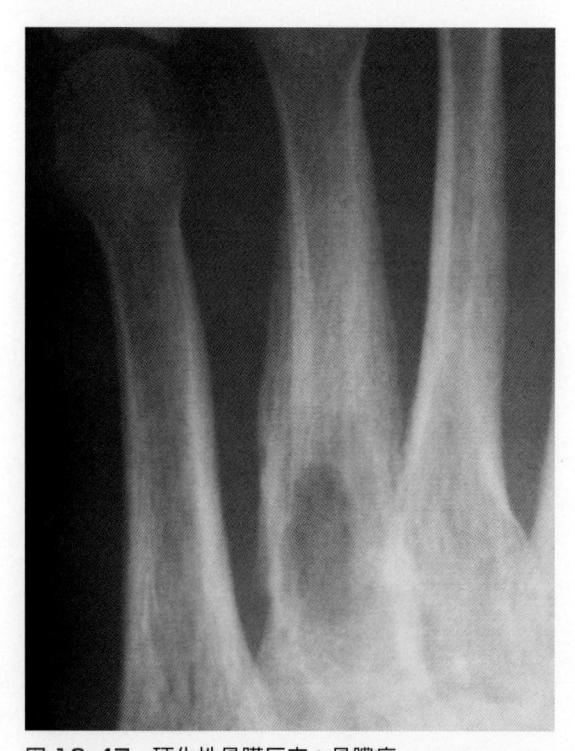

図 16-47 硬化性骨膜反応：骨膿瘍
第4中足骨の基部に位置する骨膿瘍．硬化型の骨膜反応を呈している．

図 16-48 硬化性骨膜反応：肺性骨関節症
肺癌患者の前腕遠位部および手にみられる，肥厚性肺性骨関節症の断裂していない骨膜反応は，典型的な変化である．

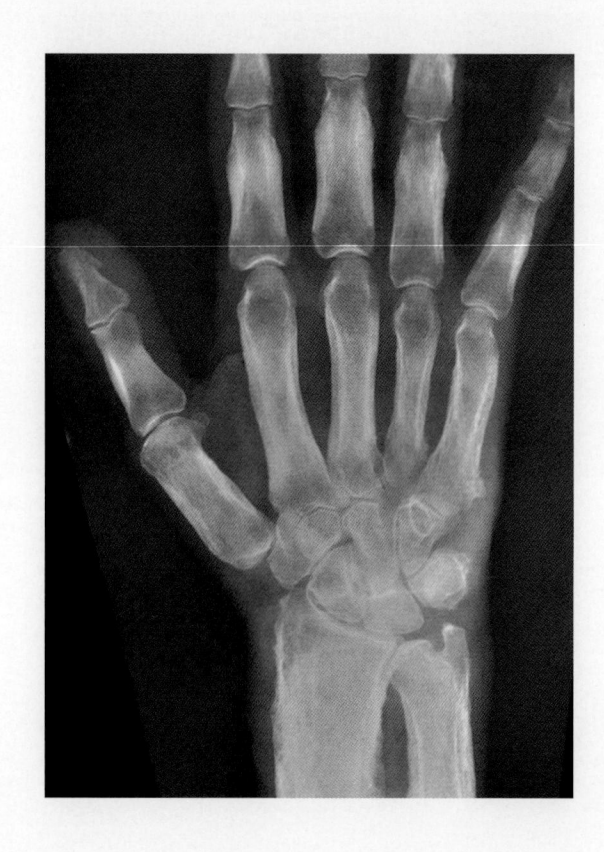

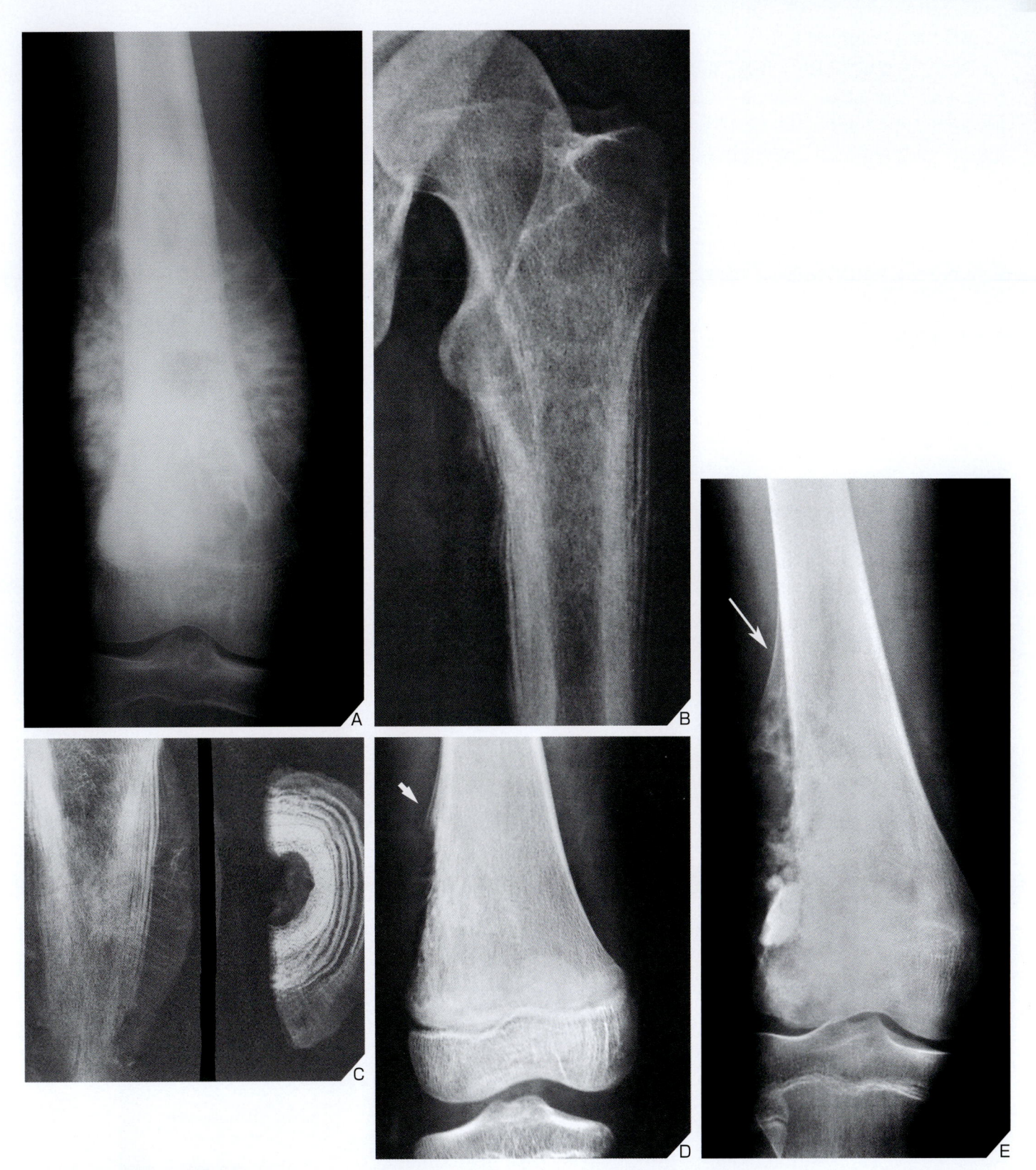

図 16-49　断裂した骨膜反応

（A）この骨肉腫例にみられるような急速進行性および悪性病変では，X 線像上，太陽光線状の骨膜反応を示している．（B）もう 1 つの断裂しているタイプの骨膜反応は，この左大腿骨近位の Ewing 肉腫にみられる層状あるいはタマネギの皮状の骨膜反応である．（C）層状のタイプを呈した Ewing 肉腫から採取した標本の X 線解析像である（左は冠状断面，右は横断面）．Codman 三角（→）もまた，急速進行を示す悪性タイプの骨膜反応であり，（D）は Ewing 肉腫，（E）は骨肉腫の症例である．

（C は Greenspan A, Remagen W. Differential diagnosis of tumors and tumor-like lesions. Philadelphia：Lippincott-Raven Publishers；1998 より引用）

16

▌良性と悪性の性質の対比▌

X線所見のみで悪性と良性を鑑別することが非常に困難なことがあるが，特徴的なある所見に限っては，どちらか一方の可能性を強く支持するものとなる（図16-55）．良性の病変は，通常はっきりと境界され，辺縁骨硬化像をもち，骨破壊は地図状であり，断裂のない厚い骨膜反応を示し，軟部組織の腫瘍塊をもたない（図16-30，38，44B，46を参照）．一方，悪性腫瘍は移行帯が広く境が不明瞭な，骨破壊は虫喰い状または浸潤性のパターンを示し，sunbrust（太陽光線状）およびタマネギの皮状と表現される断裂した骨膜反応を示し，隣接する軟部組織の腫瘍塊を示す（図16-38B，44C・D，49，51を参照）．

しかし良性病変でも活動的な特徴を示すものがあることは心に留めておく必要がある（表16-9）．

2．治療

骨腫瘍の患者の臨床的，X線所見を分析したとき，診断上もっとも重要な事項は，まったくの良性で，生検の必要がなく，むしろ無視すべき病変（いわゆる"don't touch" lesion；図16-56，表16-10）で経過観察すべきであるのか，あるいは活動的な病変ではっきりしない所見を示しており，経皮的生検または切開生検をしてさらに詳しく調べるべきものかどうかを決定することである（図16-57）．病理組織学的検査の結果により患者への次なる処置，すなわち手術をすべきか，化学療法をすべきか，放射線療法をすべきか，あるいはそれらを組み合わせるべきかどうかが決定される．

a　治療結果のモニタリング

骨腫瘍の治療結果のモニタリングには通常，単純X線，CT，MRI，シンチグラフィー，血管造影の5つの方法が使用される．5つのうち単純X線が骨軟骨腫や類骨骨腫（図16-58）のような良性病変の手術的切除の結果，良性腫瘍や腫瘍類似病変の搔爬後の経過観察，骨移植の適合（図16-59）を観察するのに主に使われている．悪性腫瘍の患者の場合は単純X線は患肢温存手術の際の人工挿入物の位置（図16-60）や骨移植の位置（図16-61）を示すのに用いられている．化学療法の効果判定は単純X線，血管造影（図16-62），CT（図16-12を

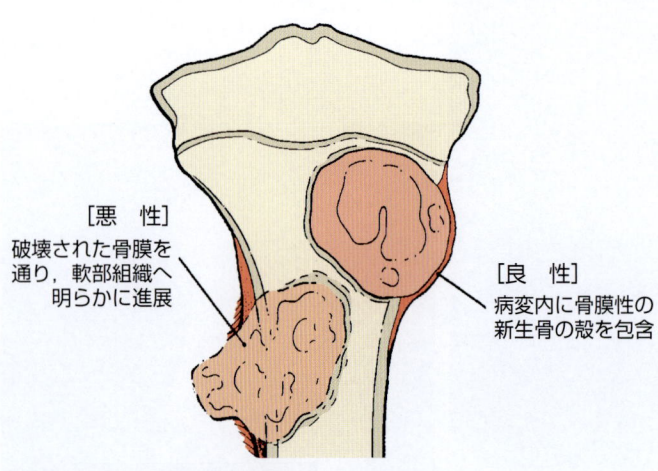

図16-50　軟部組織の腫瘍塊
悪性および急速進行性骨腫瘍，あるいは良性腫瘍にみられる軟部組織への進展のX線学的特徴．

［悪性］破壊された骨膜を通り，軟部組織へ明らかに進展

［良性］病変内に骨膜性の新生骨の殻を包含

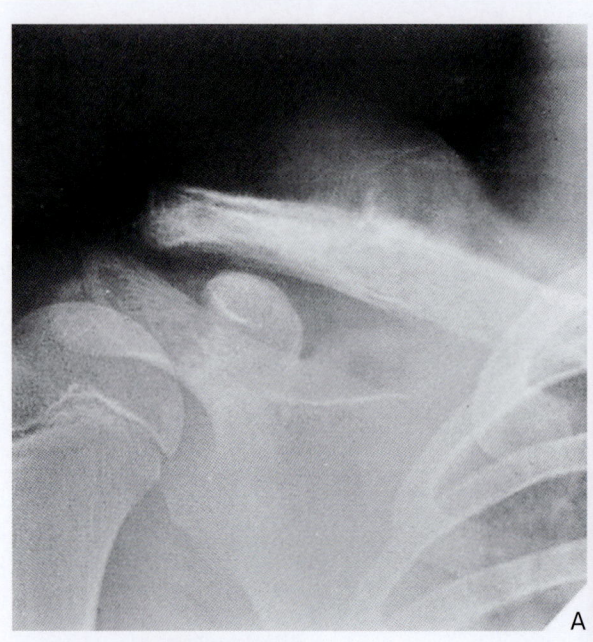

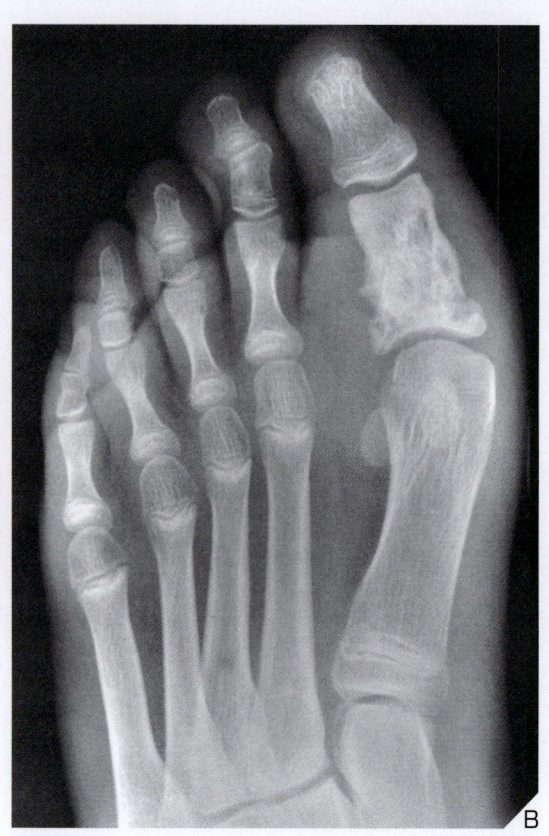

A

B

図16-51　軟部組織の腫瘍塊
（A）鎖骨の悪性腫瘍で，Ewing肉腫では輪郭明瞭な軟部組織の腫瘍塊が認められる．（B）骨髄炎では，この症例では母趾の基節骨に病変が及んでおり，軟部組織の腫瘍塊は組織層を消失し，辺縁不明瞭である．

鑑別診断：原発性軟部腫瘍と原発性骨腫瘍

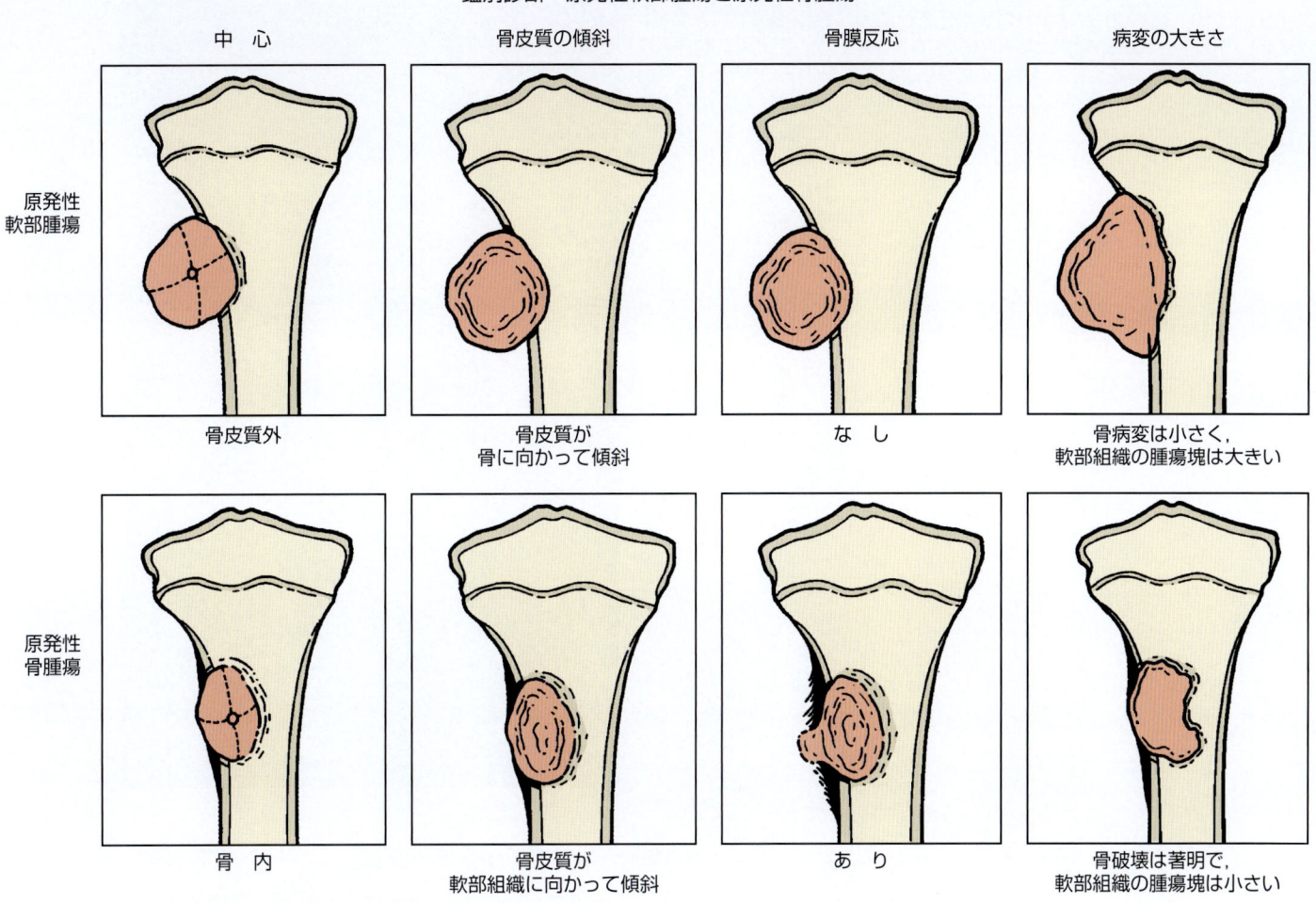

| | 中　心 | 骨皮質の傾斜 | 骨膜反応 | 病変の大きさ |

原発性軟部腫瘍

骨皮質外　｜　骨皮質が骨に向かって傾斜　｜　な　し　｜　骨病変は小さく，軟部組織の腫瘍塊は大きい

原発性骨腫瘍

骨　内　｜　骨皮質が軟部組織に向かって傾斜　｜　あ　り　｜　骨破壊は著明で，軟部組織の腫瘍塊は小さい

図16-52　原発性骨腫瘍と原発性軟部腫瘍の比較
骨・軟部病変のX線所見は，軟部腫瘍の骨浸潤と原発性骨腫瘍の軟部組織浸潤の鑑別の際に有用となることがある．

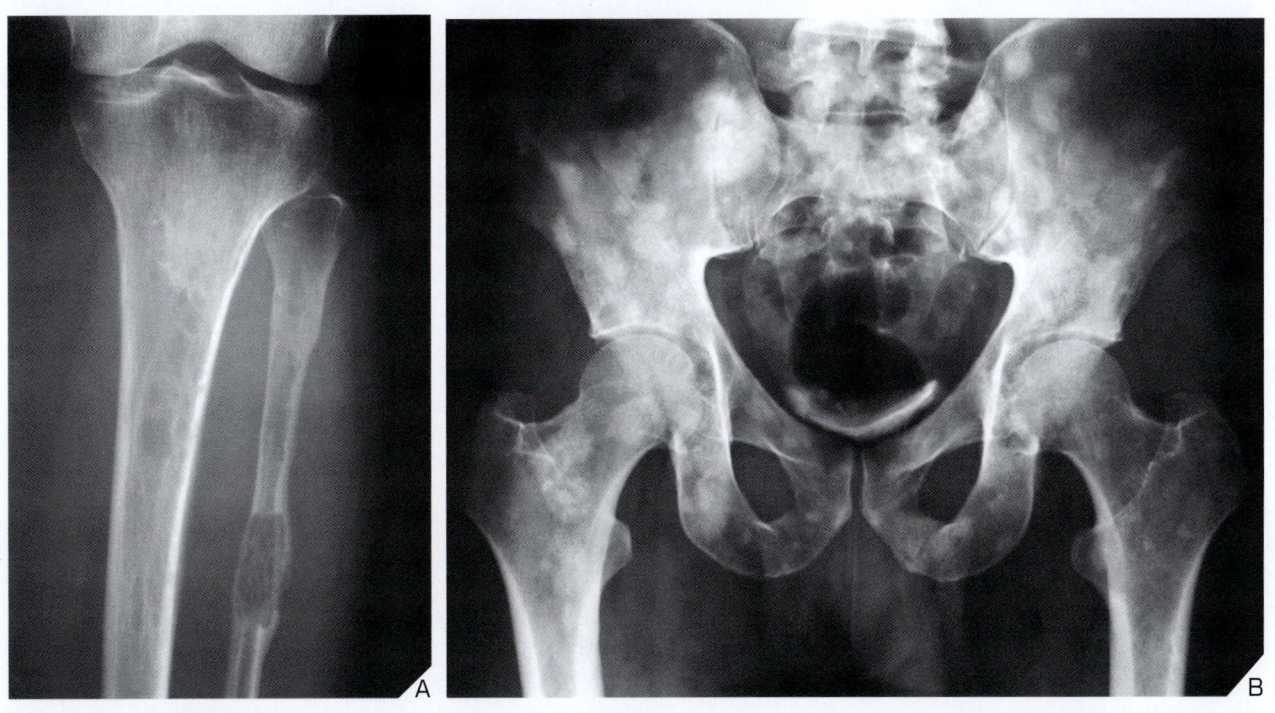

図16-53　多発性病変
（A）多発性骨髄腫は多数の溶骨性病変が特徴である．（B）66歳男性．転移性病変もまた多発性病変を示す．前立腺癌の症例であり，骨盤から両大腿骨に散在する骨形成性多発性転移病変が認められる．

16

図 16-54　多発性病変：骨線維性異形成
10歳男児．多発性線維性骨異形成の股関節正面像であるが，左大腿骨および腸骨に多数の病変を認める．骨シンチグラム（非提示）では他の部位にも多数の病変を示した．

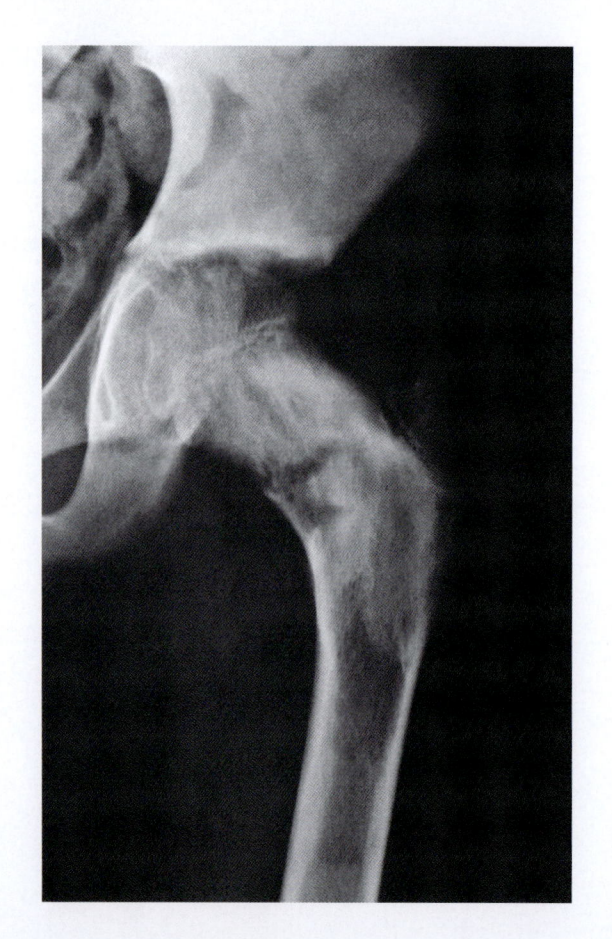

図 16-55　悪性と良性の比較
良性病変と悪性病変の鑑別に役立つ X 線学的特徴．

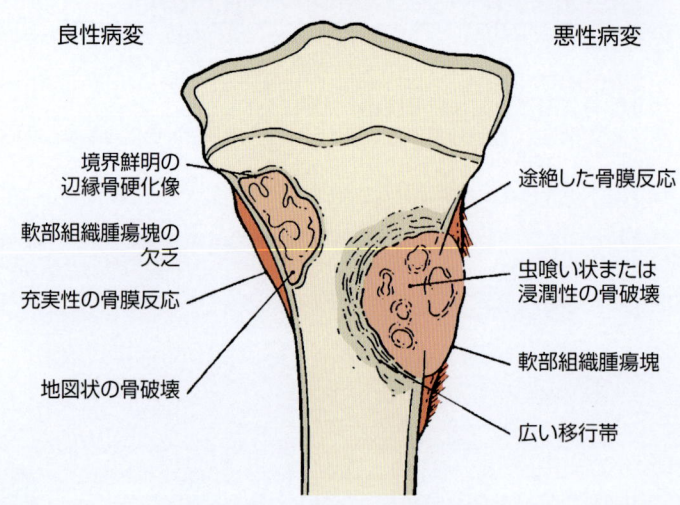

良性病変　　　　　　　　　　　　　　　　　　　悪性病変

境界鮮明の辺縁骨硬化像　　　　　　　途絶した骨膜反応

軟部組織腫瘍塊の欠乏　　　　　　　　虫喰い状または浸潤性の骨破壊

充実性の骨膜反応　　　　　　　　　　軟部組織腫瘍塊

地図状の骨破壊　　　　　　　　　　　広い移行帯

表 16-9	活動的な特徴を示す良性病変
病　変	**X 線所見**
骨芽細胞腫（急速進行性）	骨肉腫に類似する骨破壊および軟部組織進展を示す．
類腱線維腫	しばしば骨梁形成を伴った骨破壊や膨張性の病変を示す．
骨膜性類腱腫	骨肉腫や Ewing 肉腫に類似した不整な骨皮質を示す．
巨細胞腫	ときに骨溶解性骨破壊，骨皮質貫通や軟部組織進展など，侵襲的な像を示す．
動脈瘤様骨嚢腫	ときに悪性腫瘍に類似する軟部組織進展を示す（血管拡張型骨肉腫など）．
骨髄炎	骨破壊や侵襲的な骨膜反応を示し，ときに骨肉腫や Ewing 肉腫，リンパ腫に似る．
Langerhans 細胞組織球症	骨破壊や侵襲的な骨膜反応を示し，ときに Ewing 肉腫に似る．
血友病性偽腫瘍	ときに悪性腫瘍に類似した骨破壊や骨膜反応を示す．
骨化性筋炎	傍骨性骨肉腫，骨膜性骨肉腫，軟部骨肉腫や脂肪肉腫に似る．
上皮小体（副甲状腺）機能亢進症の褐色腫（brown tumor）	悪性腫瘍に類似した溶骨性病変を示す．

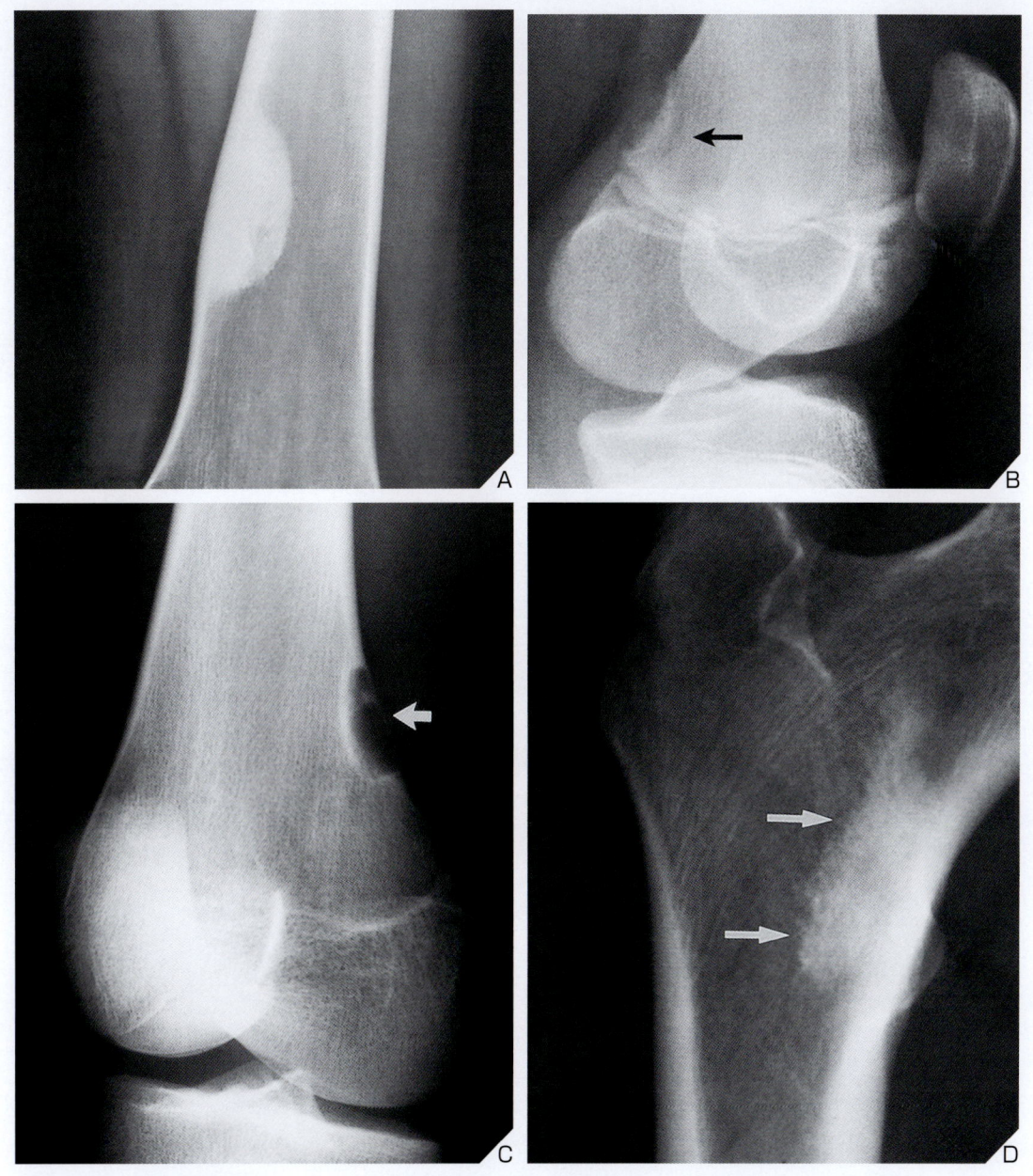

図 16-56　骨内脂肪腫

（A）典型的な良性病変を示す "don't touch" lesion を悪性腫瘍と間違えてはならない．この症例は非骨化性線維腫の治癒期である．（B）もう 1 つの "don't touch" lesion は大腿骨骨幹端部内側の典型的な部位に認められる骨膜性（骨皮質性）デスモイド（→）である．（C）線維性骨皮質欠損（→）は生検の必要性がまったくない危険性のない線維性病変である．（D）骨島（→）は辺縁がブラシ様であるのが特徴であり，骨硬化性新生物と間違ってはならない．

表 16-10	生検してはならない "don't touch" lesion
腫瘍および腫瘍類似病変	**非腫瘍性疾患**
線維性骨皮質欠損	疲労骨折
非骨化性線維腫（治癒期）	裂離骨折（治癒期）
骨膜性類腱腫	骨梗塞
小さな単発性線維性異形成	骨島（内骨腫）
骨内ガングリオン	骨化性筋炎
短管骨の内軟骨腫	変性性または外傷後嚢腫
骨内血管腫	上皮小体（副甲状腺）機能亢進症の褐色腫 （brown tumor）
	椎間板性骨硬化

16

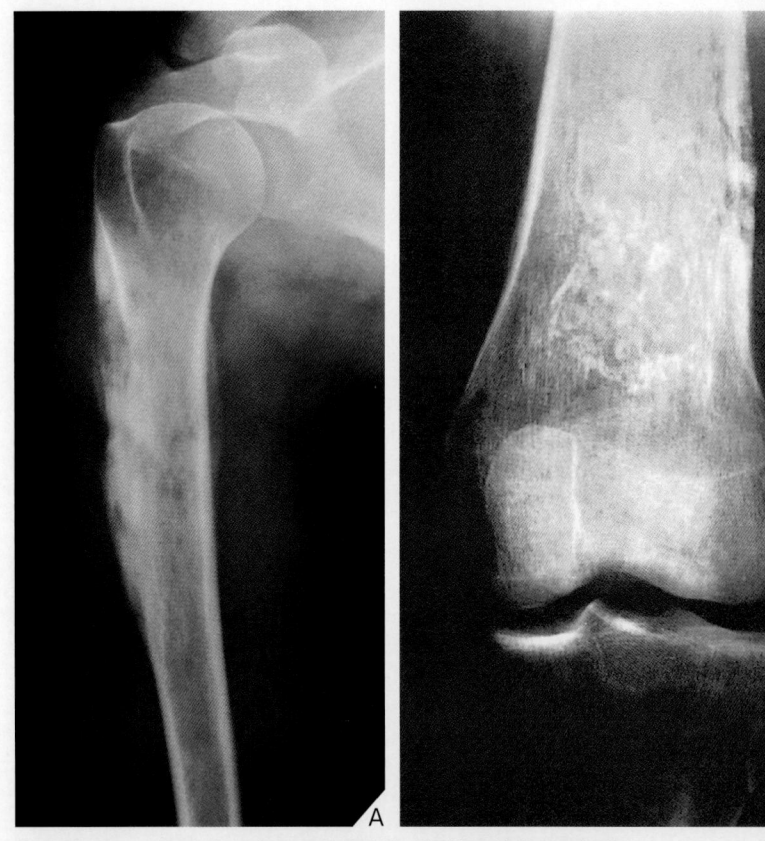

図 16-57　どちらとも考えられる病変：慢性骨髄炎と骨梗塞
　（A）急速進行の特徴を示すあいまいな病変は生検を必要とする．この症例のＸ線学的鑑別診断
は，骨肉腫，Ewing 肉腫，リンパ腫，骨の感染症が考えられた．生検にて慢性骨髄炎と診断さ
れた．（B）大腿骨遠位部の病変は骨梗塞の所見を示すが，骨膜反応（→）や浸透像がみられ，
これらは通常良性病変にはみられない．生検の結果骨梗塞に発生した MFH と判明した．

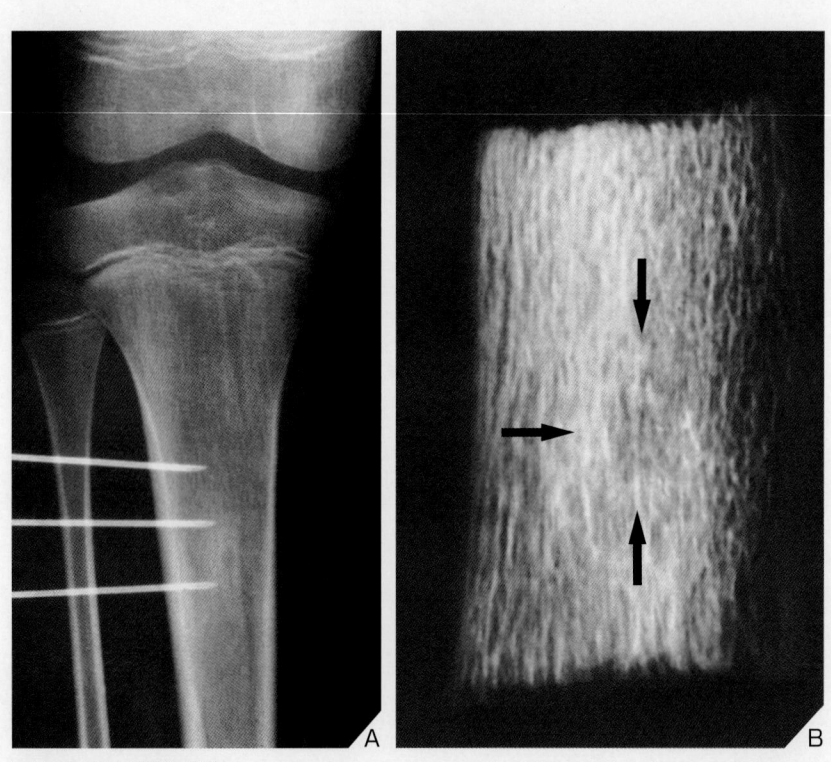

図 16-58　類骨骨腫
　10 歳男児．脛骨近位骨幹部の類骨骨腫．（A）病巣切除術に際して，nidus の位置を確
認するため経皮的に針を刺入してある．（B）切除標本のＸ線解析は病変が完全切除され
ていることを示している（→）．

IV

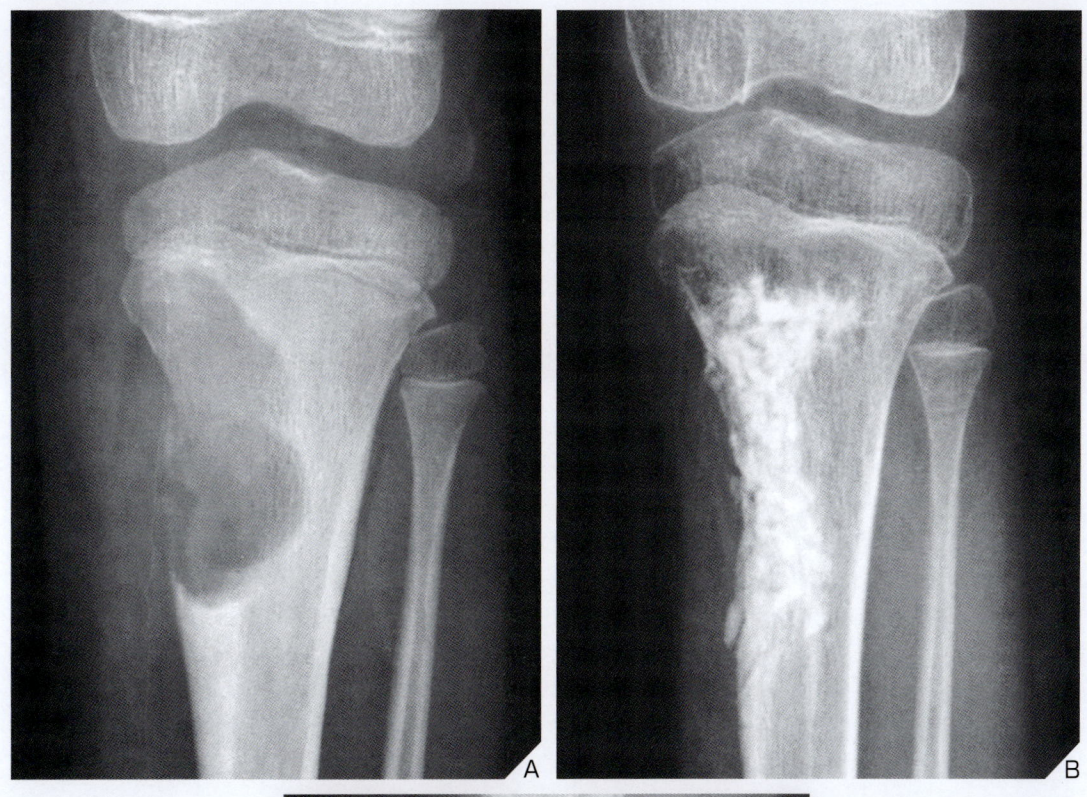

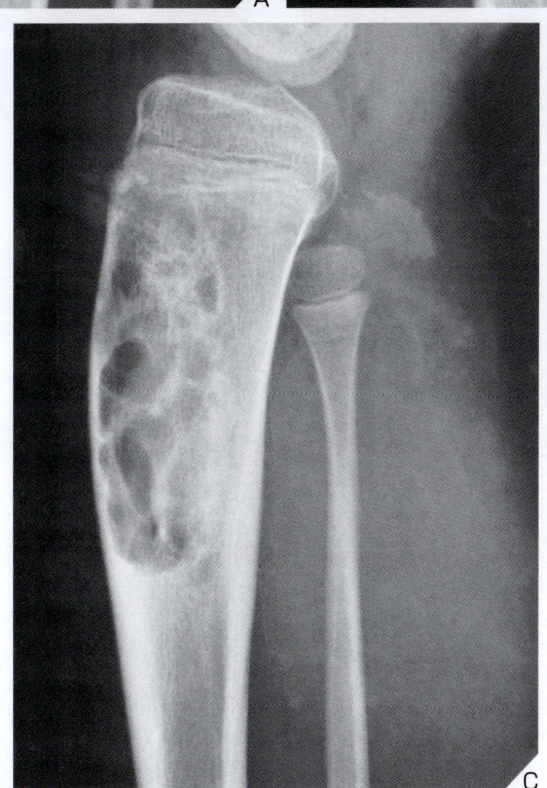

図 16-59　再発性軟骨粘液線維腫
９歳男児．左脛骨近位部の軟骨性粘液性線維腫に対して，良性軟骨性病変として治療された．（A）術前 X 線像では内骨性波状変形や地図状骨破壊像，病巣部遠位の骨膜性骨形成による硬い支持組織を伴う薄い辺縁骨硬化像が認められる．（B）術後 X 線像では病巣搔爬ののち，骨片が十分詰められていることがわかる．（C）２年後腫瘍は再発した．

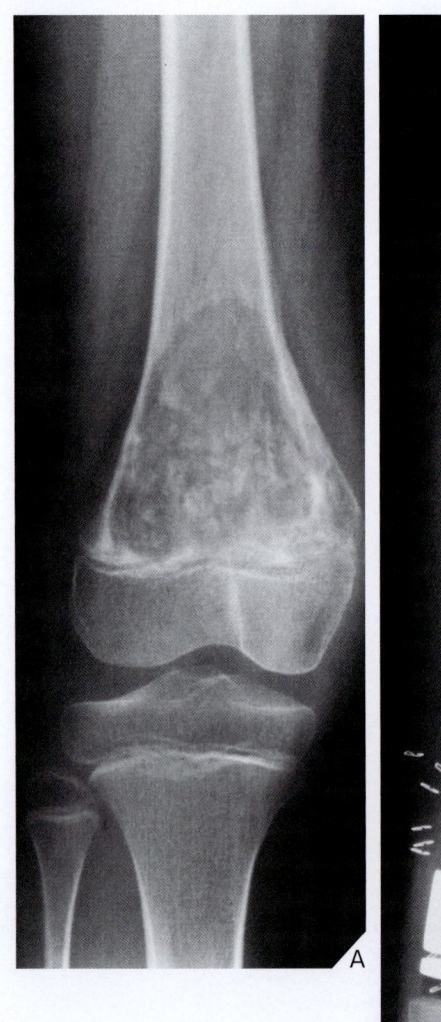
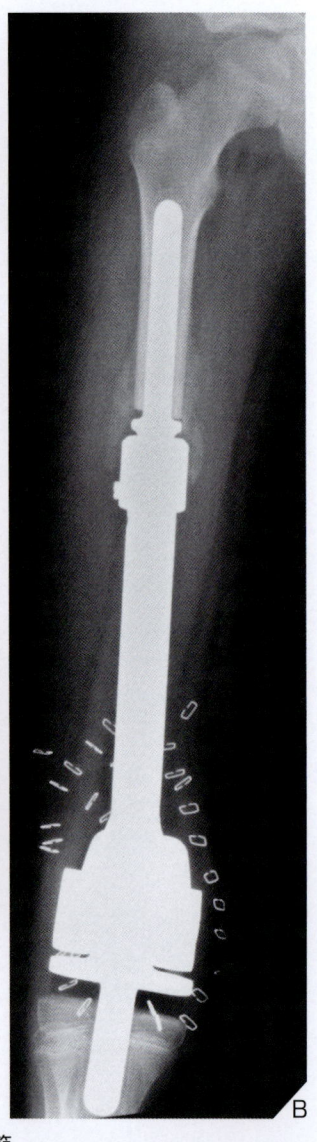

図 16-60　骨腫瘍と腫瘍用人工関節
　8 歳女児．右大腿骨の骨肉腫に対して化学療法ののち，（A）大腿骨遠位 3/4 の根治切除後に延長型人工関節（Lewis 延長型人工関節［LEAP］）が挿入された．（B）延長可能型人工挿入物は，患児の成長にしたがって延長できる（図 21-12 も参照）．
（Dr. M. M. Lewis, Santa Barbara, California のご好意による）．

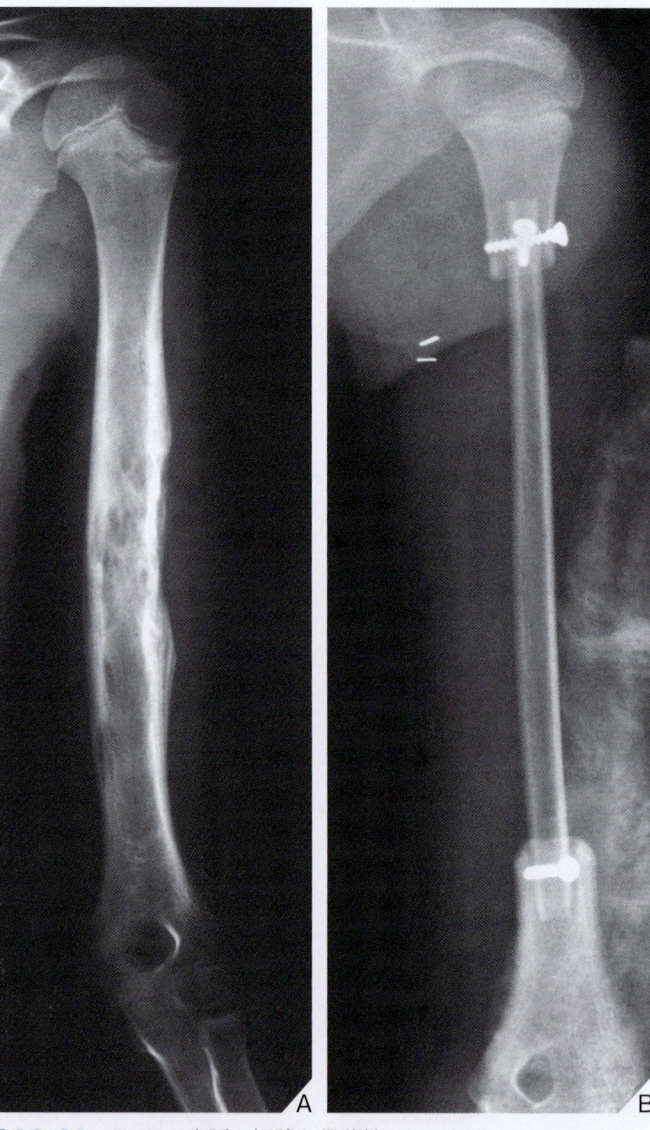

図 16-61　Ewing 肉腫：切除と骨移植
　9 歳女児．左上腕骨骨幹部の Ewing 肉腫（A）に対して，放射線療法と化学療法の後，上腕骨中央の根治切除を受けた．（B）再建は腓骨移植を用いて行った．

参照），MRI の組み合わせでもっともよくモニターできる．腫瘍の再発や転移はシンチグラフィーや CT，PET-CT，MRI で早期に，より効果的に発見することが可能である．

b 腫瘍と腫瘍性病変の合併症

　骨の悪性腫瘍のもっとも多い直接的な合併症は肺への転移であるが，良性病変のなかでもっとも重大な合併症は悪性転化を起こす可能性があることである（図 16-63；表 16-2 も参照）．さらに多発性外骨腫（図 16-64）や，内軟骨腫（図 18-22B を参照）のような良性病変のなかには，著しい成長障害の原因となるものもある．しかし一般には腫瘍や腫瘍類似疾患のもっとも多い合併症は病的骨折である．診断上特徴的な所見はないが，これは良性および悪性病変の共通の合併症である．病的骨折の高い危険性を有しているものは，単発性骨嚢腫，巨大な非骨化性線維腫（図 16-65），線維性骨異形成，内軟骨腫

（図 18-4 を参照）である．ときに病的骨折は腫瘍の最初に現れる症状となる．その他の合併症として，隣接した骨への圧迫によるびらん（図 16-66），隣接する神経や血管への圧迫（図 18-32 を参照）のような合併症は，病変が骨皮質に向かって発育する際に生じることがある．

D 軟部腫瘍

　骨腫瘍や骨の腫瘍類似病変と違って，多くの軟部腫瘍は診断の助けとなるような X 線上の特徴をもっていない（表 16-11）．しかしある種の所見は特定の病変を示唆することがある．たとえば軟部腫瘍内の石灰化した静脈結石は血管腫，血管腫症を（図 16-67），腫瘍内の骨透亮像は脂肪腫を（図 16-68），骨形成を示す密度の濃い腫瘍内の斑点状の骨透亮像は脂肪肉腫を（図 16-69），ポップコーン状の石灰化は軟部組織の

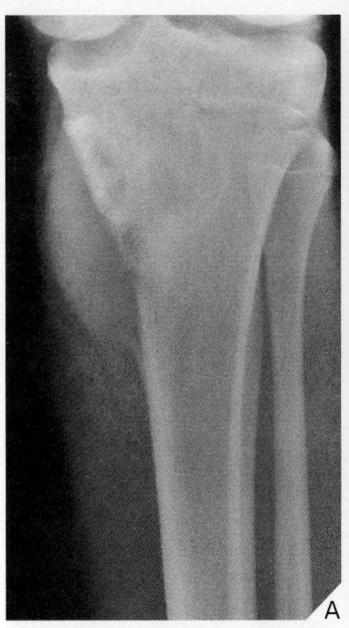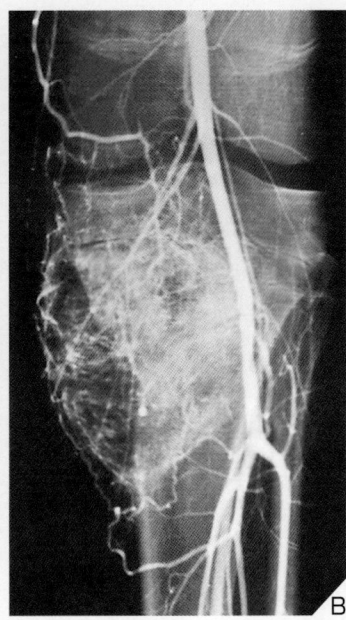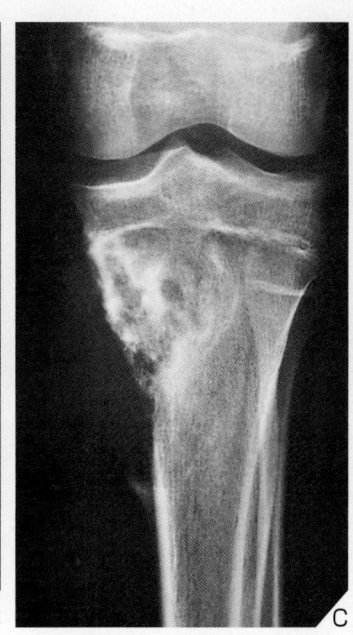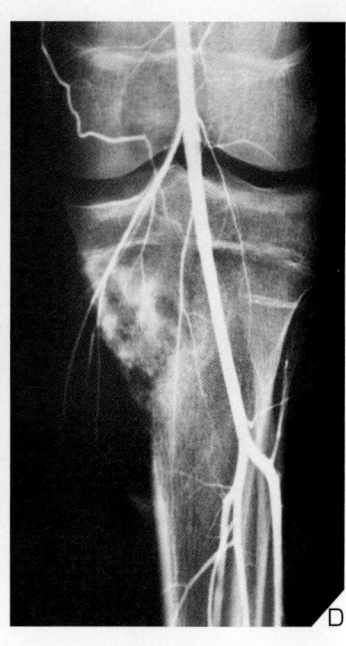

図 16-62　化学療法後の骨肉腫
　15 歳男児.（**A**）左脛骨近位部の X 線像は, 巨大な軟部組織腫瘍塊をもつ骨幹端部の骨肉腫を示している.（**B**）治療開始前の血管造影では血管増生旺盛な軟部組織腫瘍塊を認めている. メトトレキサート, ビンクリスチン, ドキソルビシン, シスプラチンの多剤併用化学療法の後, 2 回目の単純 X 線像（**C**）と血管造影像（**D**）は著明な腫瘍塊の縮小を示している. 引き続いて脛骨近位部の広範切除を行い, 図 16-60 と同様の金属スペーサーにて再建した.

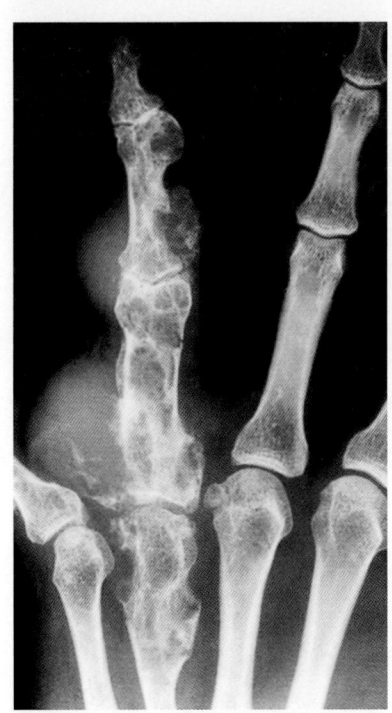

図 16-63　軟骨肉腫への悪性転化
　32 歳男性. 多発性内軟骨腫で, 環指基部の内軟骨腫は軟骨肉腫への肉腫転化を起こした.

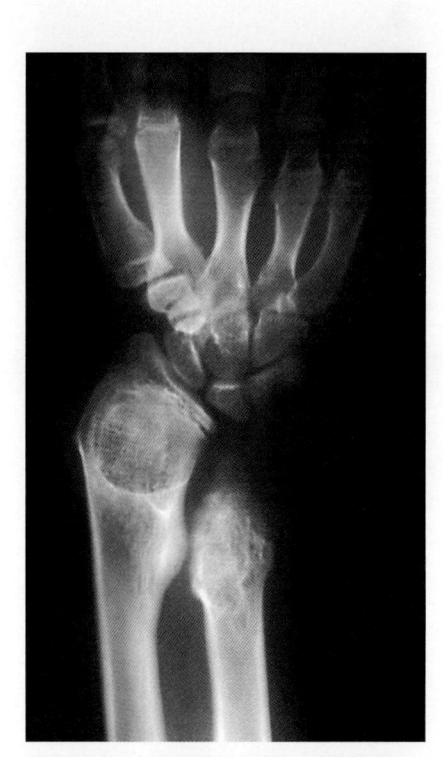

図 16-64　多発性外骨腫：成長障害
　14 歳男児. 多発性外骨腫（骨軟骨腫）の前腕部 X 線像であるが, 遠位橈・尺骨の成長障害を認める.

16

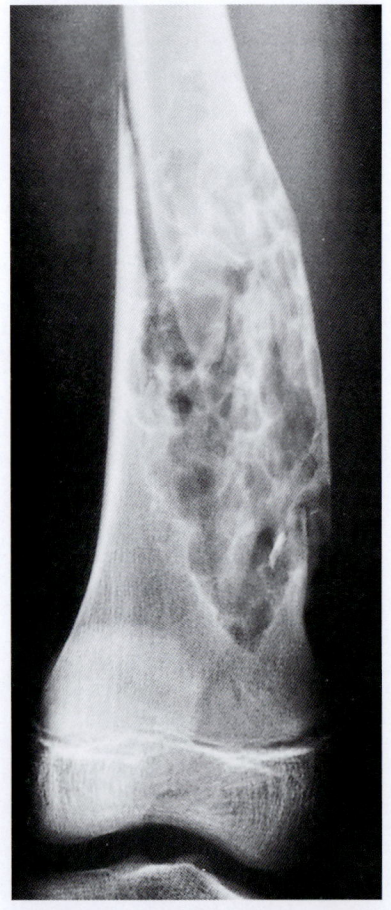

図 16-65　非骨化性線維腫の病的骨折
9 歳男児. 右大腿骨骨幹部の巨大な非骨化性線維腫が病的骨折を起こした症例である. この病変によくみられる合併症である.

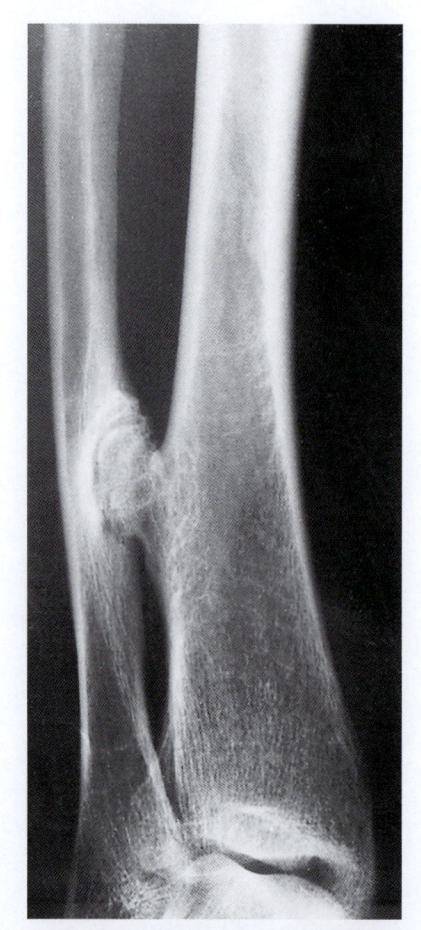

図 16-66　骨軟骨腫による骨侵食
24 歳男性. 骨軟骨腫において, 脛骨遠位の後外側面より発生した病変が, 隣接する腓骨を侵食している.

表 16-11	代表的な良性および悪性軟部腫瘍
良 性	**悪 性**
ガングリオン	横紋筋肉腫
脂肪腫	平滑筋肉腫
筋腫, 平滑筋腫	悪性線維性組織球腫
線維腫	線維肉腫
線維腫	粘液線維肉腫
粘液腫	悪性神経鞘腫
血管腫, 血管腫症	紡錘細胞型血管肉腫
リンパ管腫	脂肪肉腫
軟骨腫	滑膜肉腫
神経線維腫	骨外骨肉腫
デスモイド	骨外軟骨肉腫
腱鞘の巨細胞腫	血管内皮腫
Morton 神経腫	Kaposi 肉腫
血 腫	血管肉腫

軟骨腫あるいは軟骨肉腫を, 関節の近傍でとくに骨破壊を伴った同様の石灰化は滑膜肉腫を, そして軟部組織腫瘤内の輪郭のはっきりしない不均一なしみ（smudgy）状の骨は軟部組織の骨肉腫を示唆するものである（図 16-70）. MRI は軟部腫瘍の特徴をとらえることや評価に際して, 有効であることは多くの研究者が指摘するところである. MRI が CT よりも優れている

ところは, 放射線の被曝がなく, 多方向や多平面の画像をつくることができ, コントラスト解像度が高く, 腫瘍の解剖学的な同定が可能なことである. 軟部腫瘍の多くは T1 強調像では低～中等度の信号強度であり, T2 強調像では高い信号強度を示している. しかし, たとえば脂肪腫や血管腫, 慢性血腫のように内容物が血液や脂肪のために T1 強調像で高信号となるものもある. 脂肪性腫瘍で T1 強調像で高信号とならないものの 1 つに粘液性脂肪肉腫がある. しかしながら Sundaram が指摘しているように, 現在はまだ視覚的特徴や信号強度によって軟部腫瘍の組織型を区別したり予想することは不可能である. そのなかでも良性腫瘍か悪性腫瘍かを予測しうる診断基準として有用なものがあり, 良性の傾向の高いものとして辺縁がはっきりとしていて一様であることが, 一方悪性が示唆されるものとして腫瘍周囲の浮腫や壊死が明らかであることがあげられる.

近年, カラードプラ法, パワードプラ法, スペクトル波解析を含む高分解能超音波検査を, 良・悪性不明瞭な軟部組織の腫瘤の初期評価および超音波ガイド下コア生検に用いることが提唱されている.

放射線科医の主要な役割は診断を確定することではなく, むしろ病変の拡がりを示すことや, 腫瘍か偽腫瘍か（**表 16-12**）,

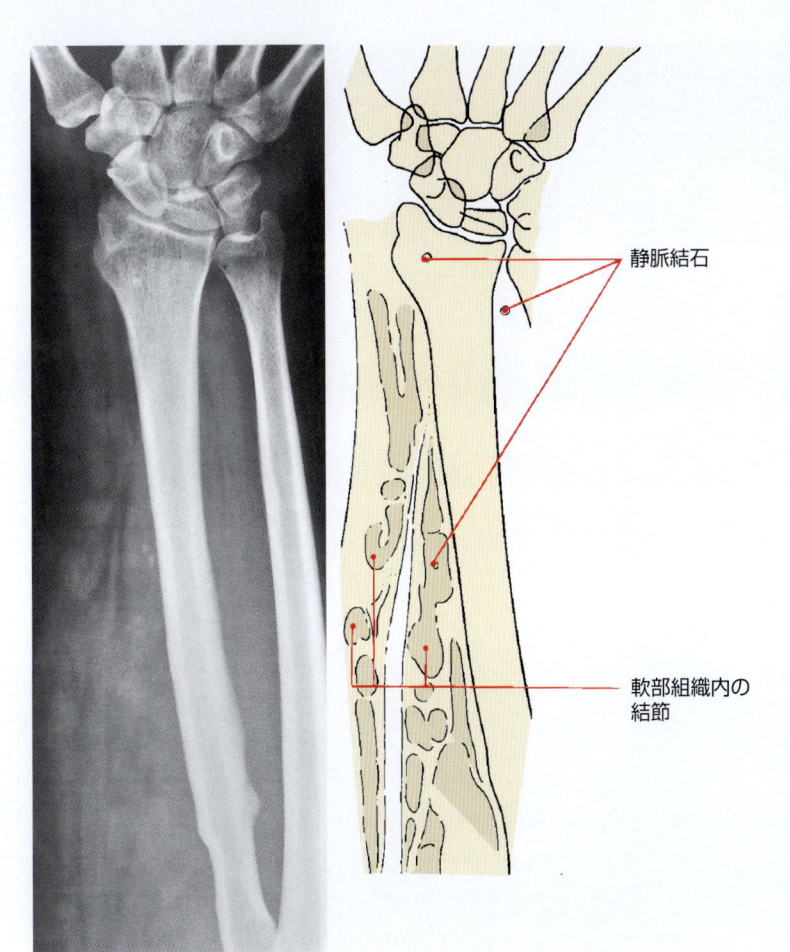

図 16-67　軟部組織の血管腫症
　39 歳女性．左前腕に結節状の腫脹がある．単純 X 線像で，血管腫症を示唆する多発性の小さな石灰化した静脈結石が認められる．

静脈結石

軟部組織内の
結節

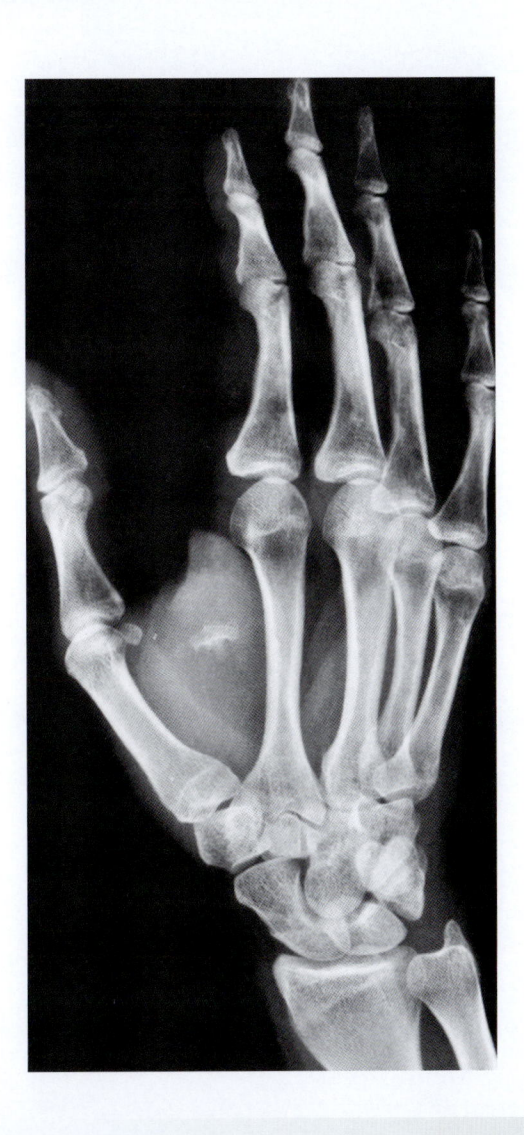

図 16-68　軟部組織の脂肪腫
　27 歳女性．手背に軟部組織腫瘤がある．手の X 線斜位像で，第 2 中手骨の橈骨側に接して軟部組織内に骨透亮像が認められる．骨透亮像のなかには骨形成の所見がある．

16

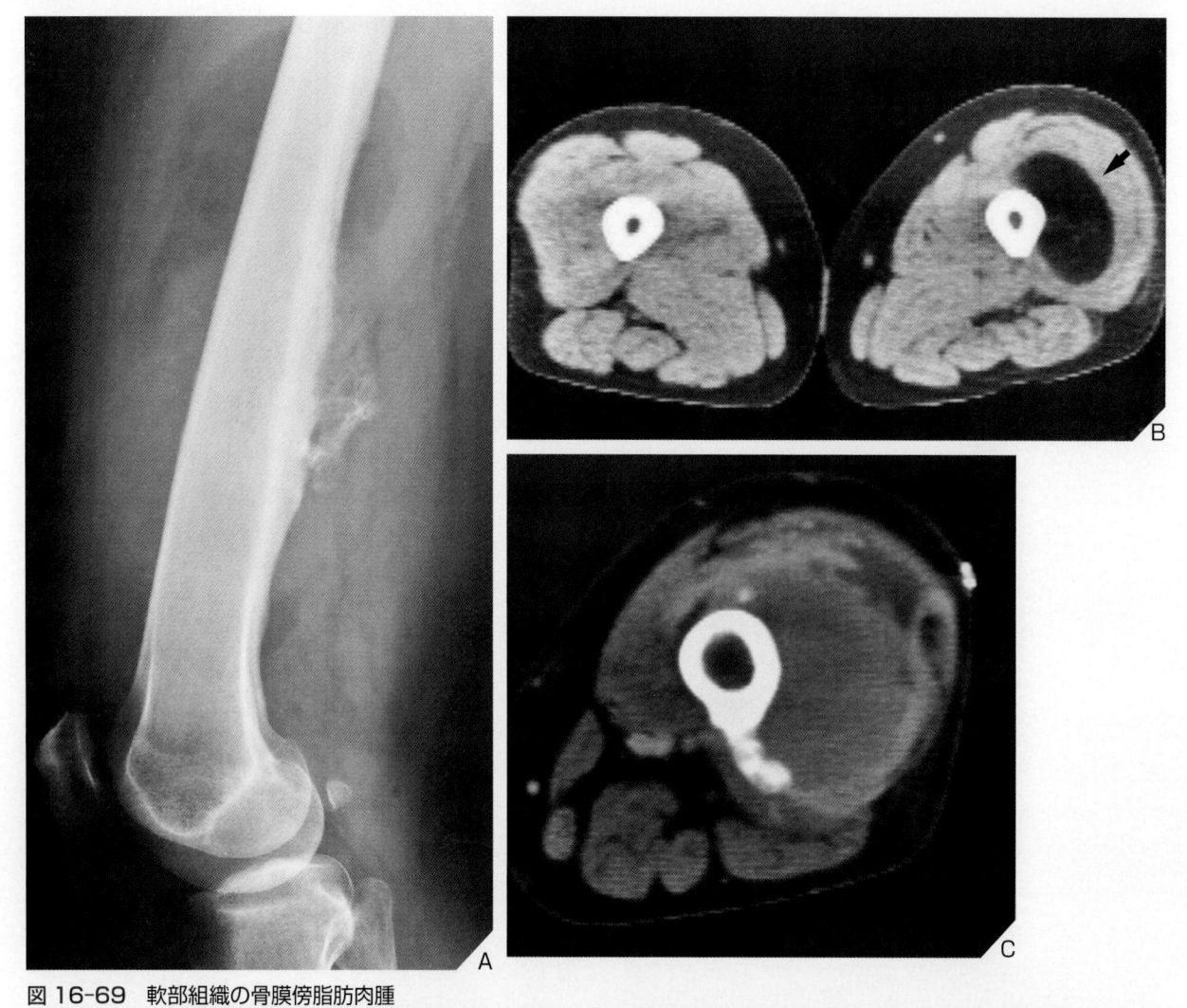

図16-69　軟部組織の骨膜傍脂肪肉腫
54歳男性．大腿後面に緩徐に増大する腫瘤を認める．（A）X線側面像で，大腿骨後方の皮質骨に骨透亮像と骨形成像を伴う辺縁の不明瞭な軟部組織腫瘤が認められる．（B）骨透過レベルのCTにより脂肪組織の存在が確かめられる（→）．（C）骨形成部のスライスでは，周囲の筋肉構造に浸潤しているより陰影の濃い腫瘤が認められる．

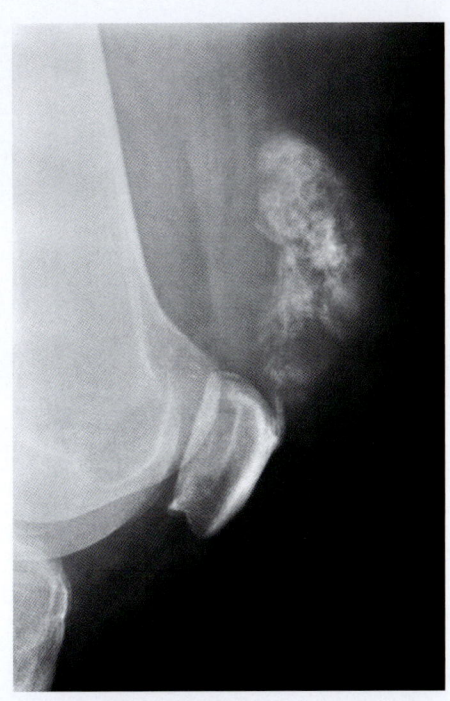

図 16-70　軟部組織の骨肉腫
51 歳女性. 膝蓋上嚢に大きな軟部組織腫瘤を認める. 側面像では病変の中心に輪郭のはっきりしない, 不均一な骨形成を有する腫瘤が認められる.
(Steiner G, Norman A, Lewis MM, Matlen J. Osteosarcoma of the soft tissues of the distal end of the thigh. Skeletal Radiol 1987 ; 16 : 489-492 より引用).

表 16-12	腫瘍に類似した軟部病変
膿　瘍	骨化性筋炎
アミロイドーシス	結節性筋膜炎
石灰化筋壊死	色素性絨毛結節性滑膜炎
嚢　腫	偽性動脈瘤
反応性骨膜炎	反応性リンパ節炎
異物肉芽腫	リウマチ結節
ガングリオン	漿液嚢腫
痛風結節	滑膜嚢腫
血　腫	腫瘍様石灰化症

悪性腫瘍の場合は軟部原発腫瘍が骨に浸潤しているのか, 骨原発腫瘍の骨外進展なのかを決定することにある (図 16-52 を参照). しばしば, この問題は血管造影 (図 16-71) や CT (図 16-72), MRI (図 16-73) によって解決される. これらが行われた後, 放射線科医の役割は透視下や CT ガイド下に病変部の生検を行うことを含んだ, より積極的な取り組みである. この点では, 生検前の血管造影は, 病変部のなかのもっとも血管に富んだ部位から標本を採取するために, 生検時に適切な部位を選ぶのに有用となる (図 16-74).

いくつかの軟部腫瘍は特徴的な画像所見を示す. 毛細血管腫は特徴的な筋肉内筋入り像 (intramuscular striation) を (図 16-71 を参照), 海綿状血管腫は液面形成 (fluid-fluid level) 像を示す (図 16-75). 良性脂肪性腫瘍は内部均一あるいは薄い隔壁をもった脂肪性信号を示す (図 16-76). 低悪性脂肪肉腫または異型脂肪腫様腫瘍は脂肪性内容に内部に厚い隔壁とある程度の造影効果がみられる (図 16-77). 高悪性の脂肪肉腫では脂肪成分はごくわずかしか認められない. 粘液型脂肪肉腫では強い造影効果と液体状の信号強度が確認される (図 16-78). 線維脂肪性過誤腫は神経 (とくに正中神経に多い) に接したスパゲッティ様あるいは同軸ケーブル様の所見がみられる (図 16-79). 末梢神経発生腫瘍はしばしば神経からの発生が認められる (tail like fashion) (図 16-80). 神経線維腫は中心部が低信号を示す「雄牛の目」(bull's eye) と呼ばれる MRI 所見を示す (図 16-81). ほとんどの神経原性腫瘍は強い造影効果がみられる. 線維性腫瘍にはしばしば境界不明瞭な低信号領域がみられ (図 16-82), 弾性線維腫は肩甲骨と胸壁の間の線維性腫瘍である (図 16-83). いくつかの腫瘍では T1 強調, T2 強調いずれでも高信号を示し, それらは明細胞肉腫, 胞巣状軟部肉腫, 黒色腫である. 色素性絨毛結節性滑膜炎や腱鞘巨細胞腫は腫瘍内部のヘモジデリン沈着から低信号部位がみられる (図 16-84).

16

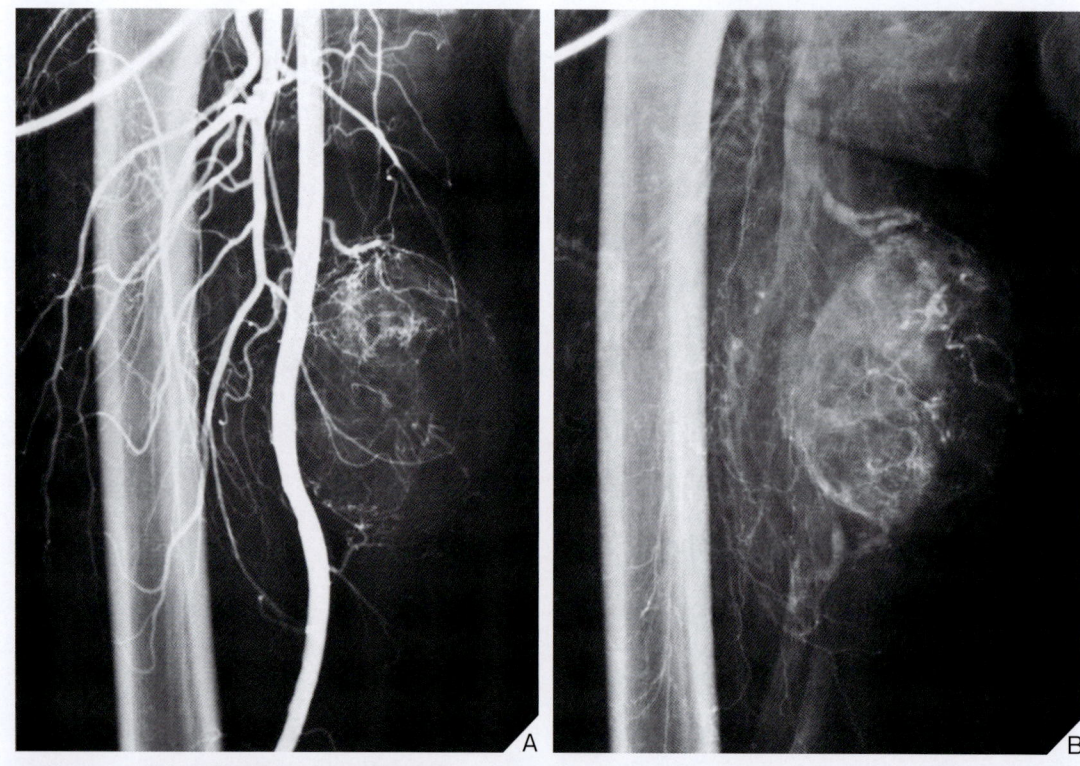

図 16-71　軟部組織の悪性線維性組織球腫
　56 歳女性. 右大腿の内側に腫瘤があり, 大腿動脈造影が行われた. この腫瘤は軟部の悪性線維性組織球腫であった.
(A) 動脈相では, 浅大腿動脈が腫瘍により転位していること, 腫瘍の拡がりと, 新生血管域, そして腫瘍内への造影
剤の集積が認められる. (B)静脈相では, 異常血管への造影剤の集積と静脈構造の形態と同様に, 腫瘍の濃染（stain）
像がみられる.

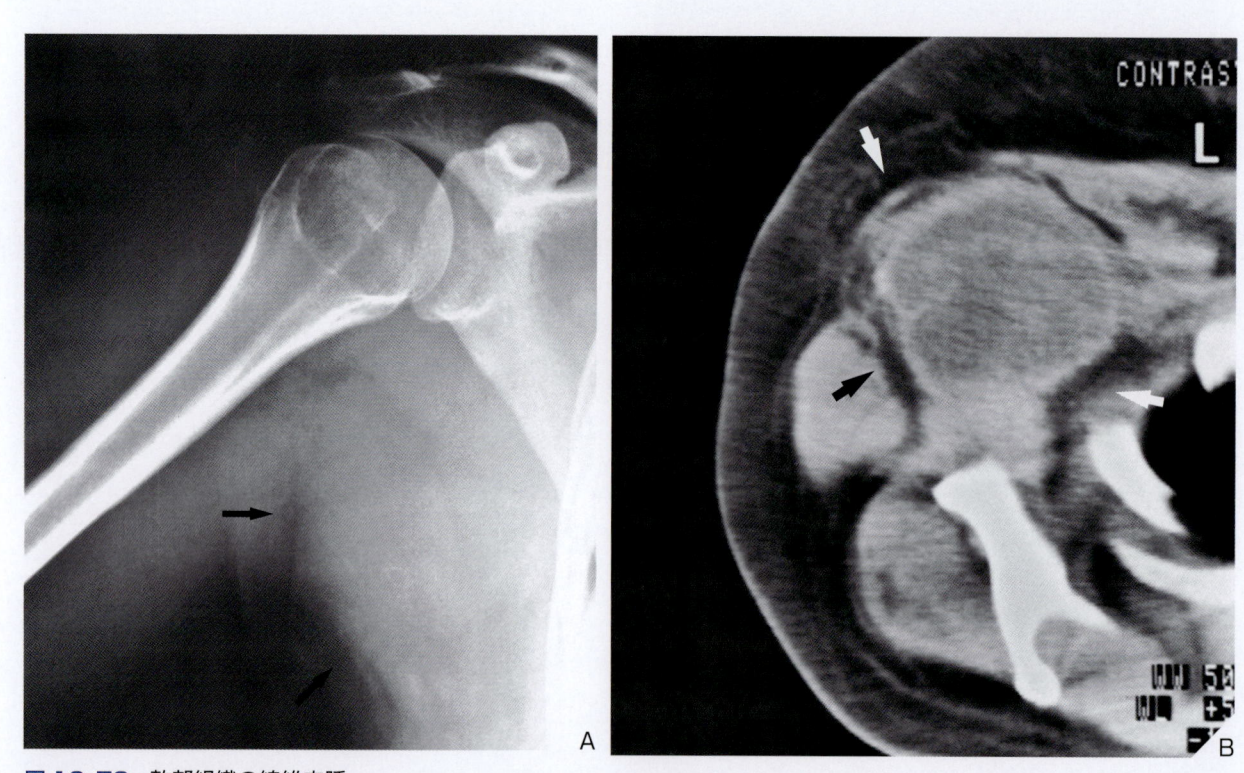

図 16-72　軟部組織の線維肉腫
　40 歳女性. 右腋窩部に増大する腫瘤を認める. (A) 肩関節の X 線正面像で, 肩甲骨の外側縁に接して輪郭のはっきりしない腫瘤が
みられる（→）. (B) 造影 CT では腫瘤の拡がり（→）と, 骨へ侵襲していないことがわかる.

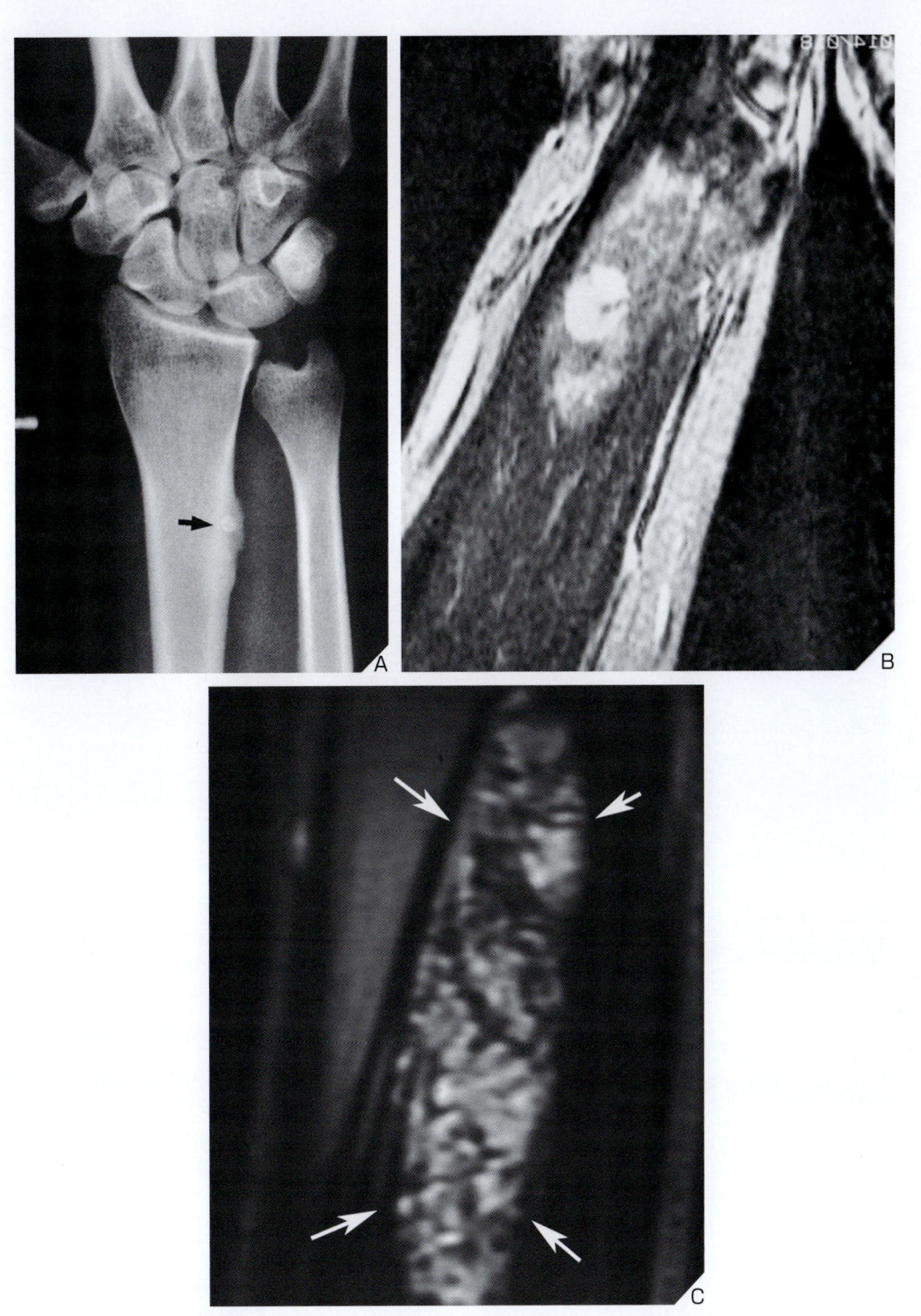

図16-73　筋肉内血管腫

34歳女性．左前腕遠位部痛を訴える．（**A**）単純X線像では，橈骨遠位尺側像に骨膜反応と静脈結石（→）を認める．（**B**）MRI T2強調冠状断像（SE：TR 2,000/TE 80 msec）では，前腕遠位部の方形回内筋内に中等度～高信号で不均一な大きな腫瘤を認める．（**C**）筋肉内血管腫（→）を伴う別の患者の腓腹部のT2強調冠状断像では，病変に縞状のパターンがみられる．

（**A**，**B**はGreenspan A, McGahan JP, Vogelsang P, Szabo RM. Imaging strategies in the evaluation of soft-tissue hemangiomas of the extremities：correlation of the findings of plain radiography, angiography, CT, MRI, and ultrasonography in 12 histologically proven cases. Skeletal Radiol 1992；21：11-18より引用）．

16

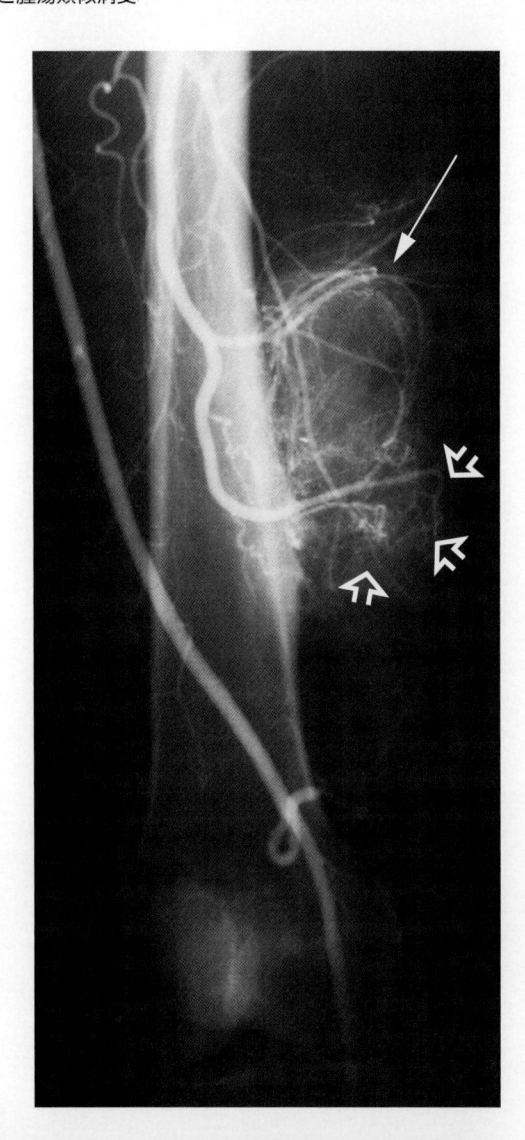

図16-74　傍骨性脂肪肉腫

図16-69に示した患者の血管造影所見では，病変が2つの部分からなっており，近位部はより骨透過性が強く血管に乏しい（→）が，遠位部はより密度の濃い陰影で血管が豊富である（⇒）．脂肪肉腫の診断がなされた生検材料は，腫瘍のより血管の豊富な部分より採取された．根治切除後に材料のすべてを検討した結果，より骨透過性が強く血管の乏しい部位は，ほとんど悪性部分がないことがわかった．もし生検が腫瘍のこの部位より採取されたら，結果はおそらく最終診断とは一致しないものとなっただろう．

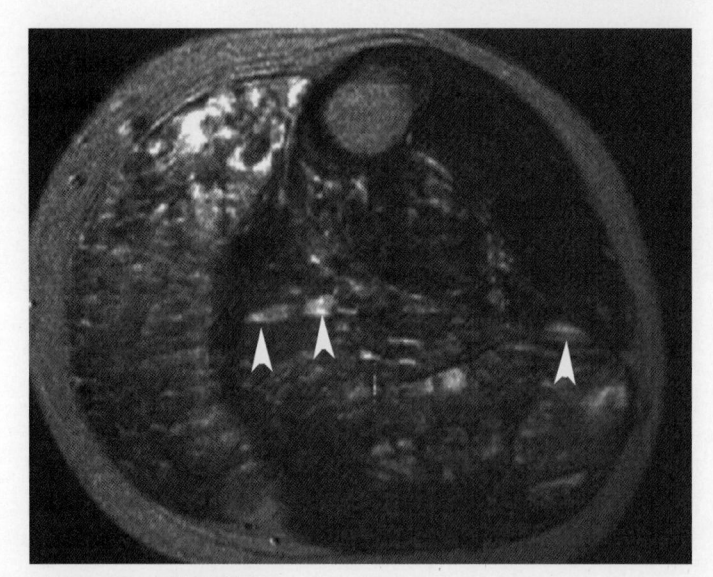

図16-75　毛細血管腫

T2強調横断像での腓腹部の毛細血管腫．多数の液面形成（fluid-fluid level）が認められる（▷）．

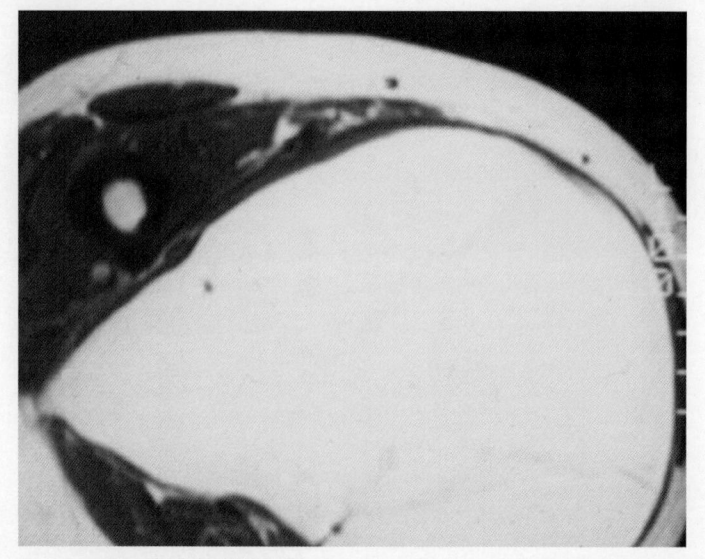

図16-76　良性脂肪性腫瘍

T1強調横断像で大腿後面の大きな脂肪腫を認める．薄い皮膜がみられ内部に隔壁はない．

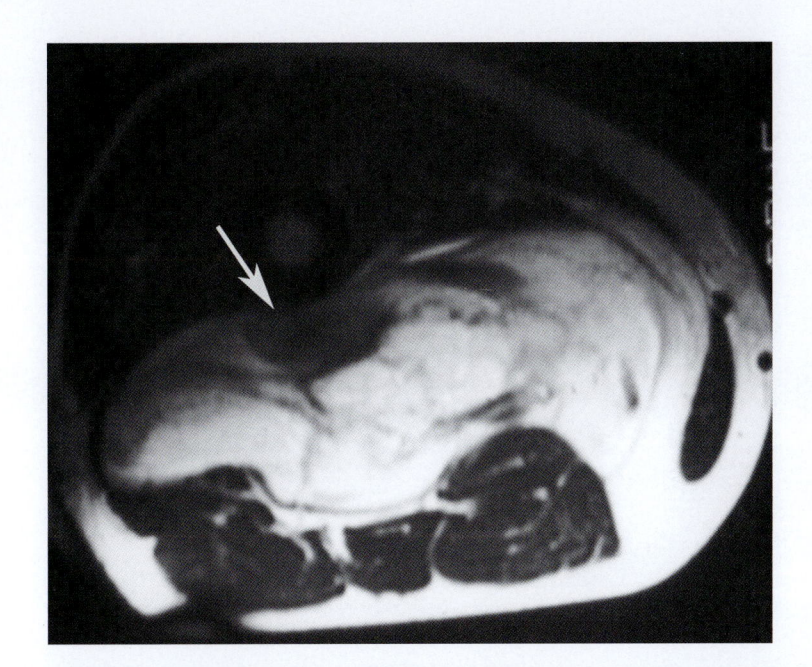

図 16-77　異型脂肪腫様腫瘍（低悪性脂肪肉腫）
T1 強調横断像による大腿後面の脂肪性腫瘍．一部に非脂肪性の部分がみられる（→）．

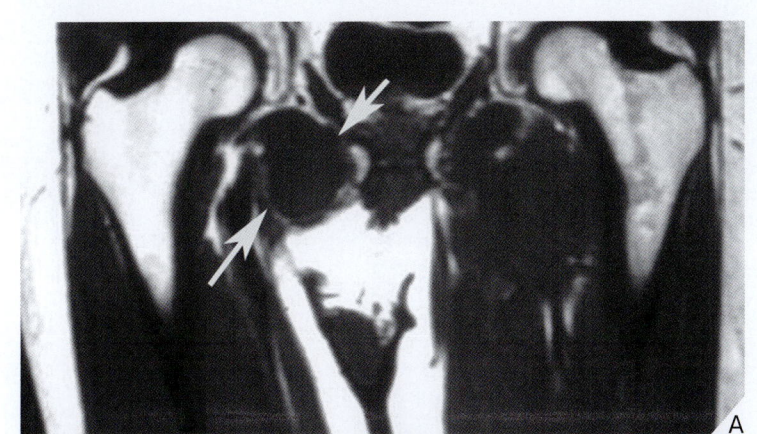

図 16-78　粘液型脂肪肉腫
（A）T1 強調冠状断像では，右鼡径部の液体様の病変がみられる（→）．（B）T2 強調横断像では，均一な高信号病変がみられる（→）．

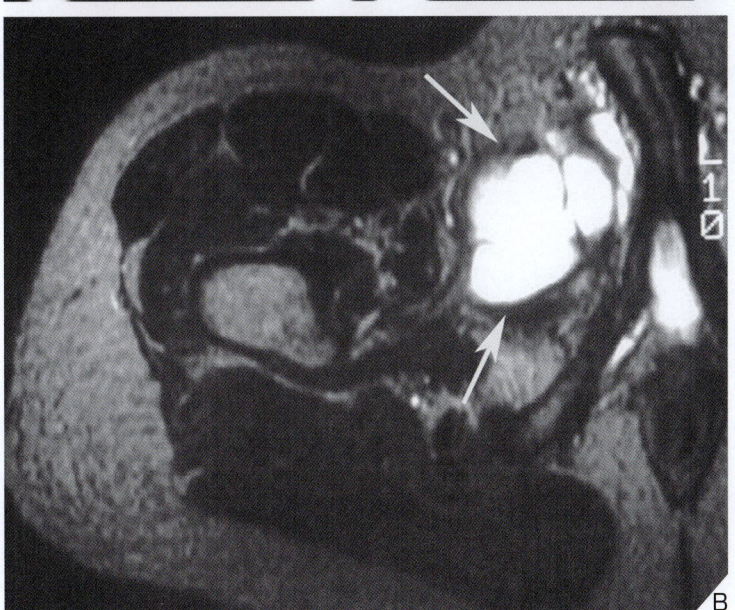

16

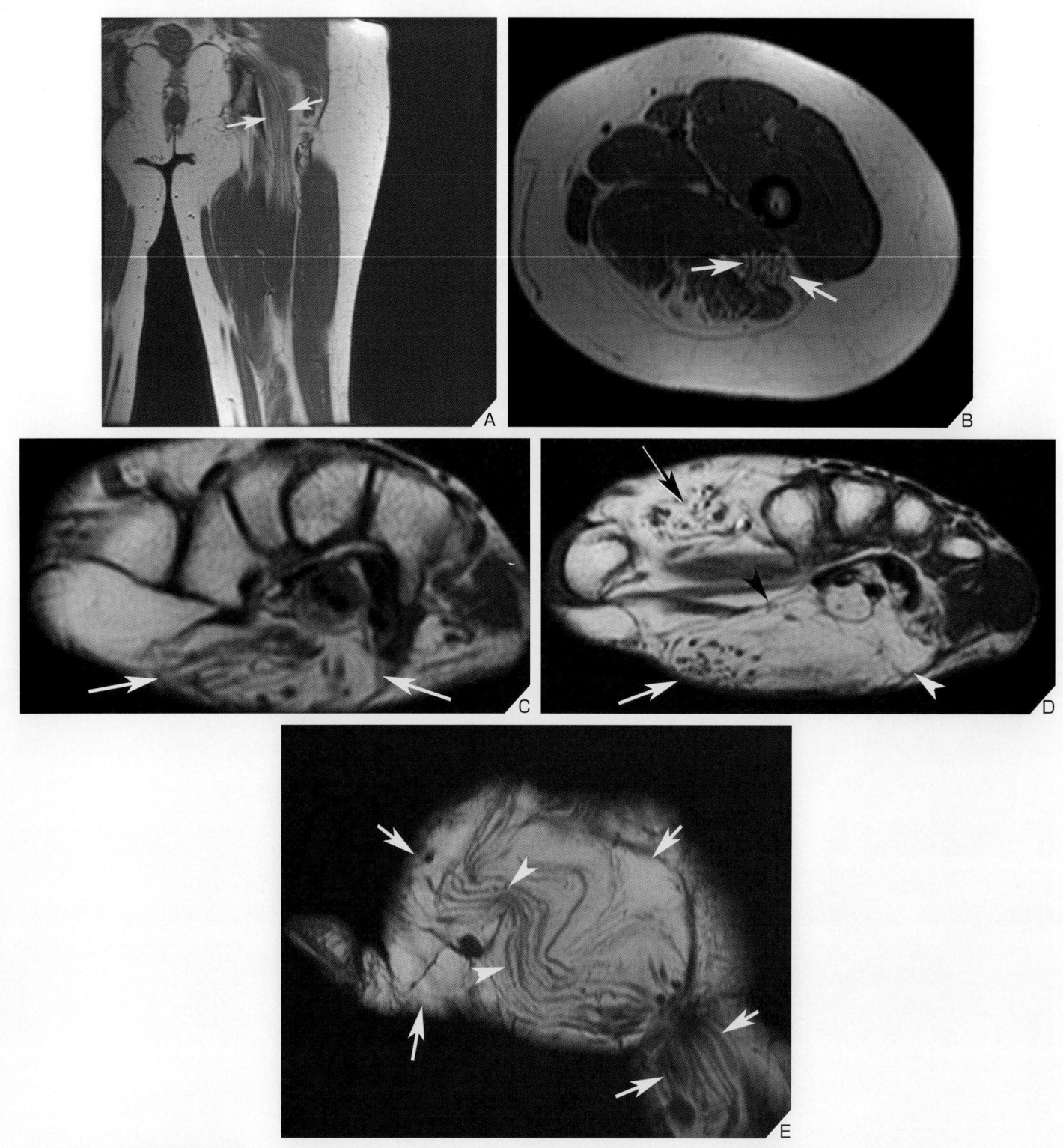

図 16-79　線維脂肪性過誤腫

（A）T1 強調冠状断像では，坐骨神経のスパゲッティ様像がみられる（→）．（B）T1 強調横断像では，坐骨神経の同軸ケーブル様像がみられる（→）．
（C）別の患者の T1 強調横断像．大きな手根管内の正中神経発生の線維脂肪性過誤腫（→）．（D）T1 強調横断像．同じ患者の腫瘍が手掌から母指，示指へと進展した腫瘍に同軸ケーブル様像がみられる（→）．（E）同じ患者の T1 強調冠状断像．手根管内の正中神経から各指に進展する腫瘍（→）．正中神経から各指に伸びるスパゲッティ様像構造を認める（▷）．

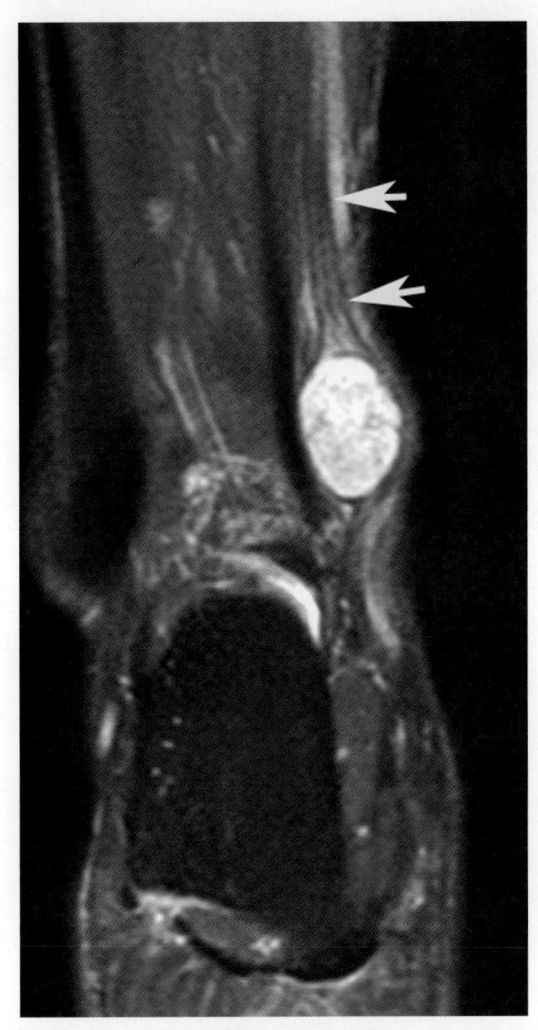

図 16-80　脛骨神経発生神経線維腫
　右足関節 STIR 冠状断像．足関節の足根管レベル後内
側に，上方に"tail"様に伸びる（→）腫瘤がみられ，
神経発生に矛盾しない．

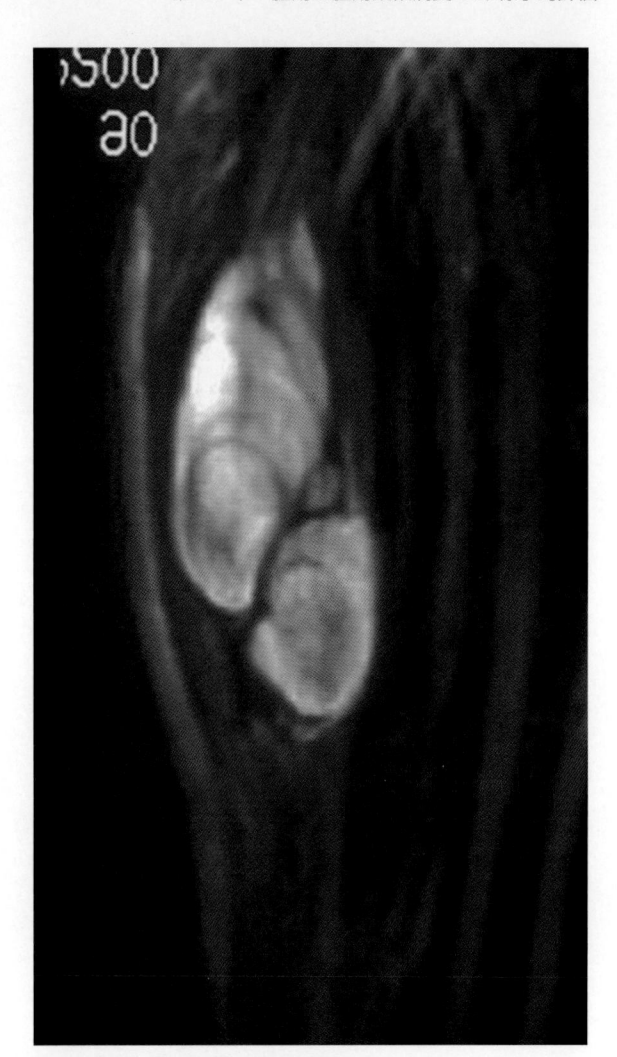

図 16-81　大腿の神経線維腫
　T2 強調矢状断像では，神経線維腫に特徴的な中心部に低信
号領域をもつ大きな腫瘤がみられる．

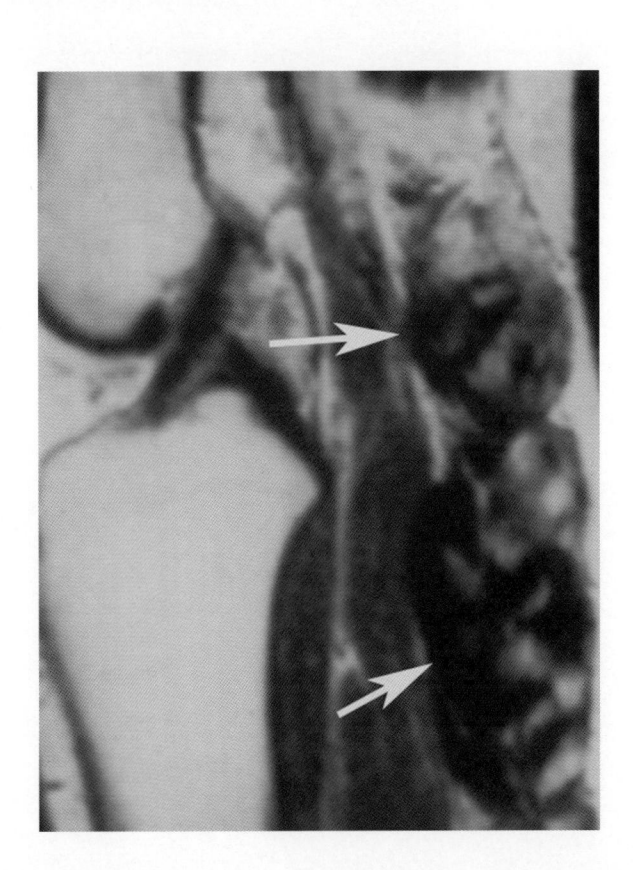

図 16-82　膝窩部の線維腫症
　T1 強調矢状断像では，低信号の部分の目立つ膝窩部
腫瘤がみられる（→）．

16

図16-83 弾性線維腫
右胸壁のT1強調横断像. 肩甲骨と胸壁の間に低信号腫瘍がみられる（→）.

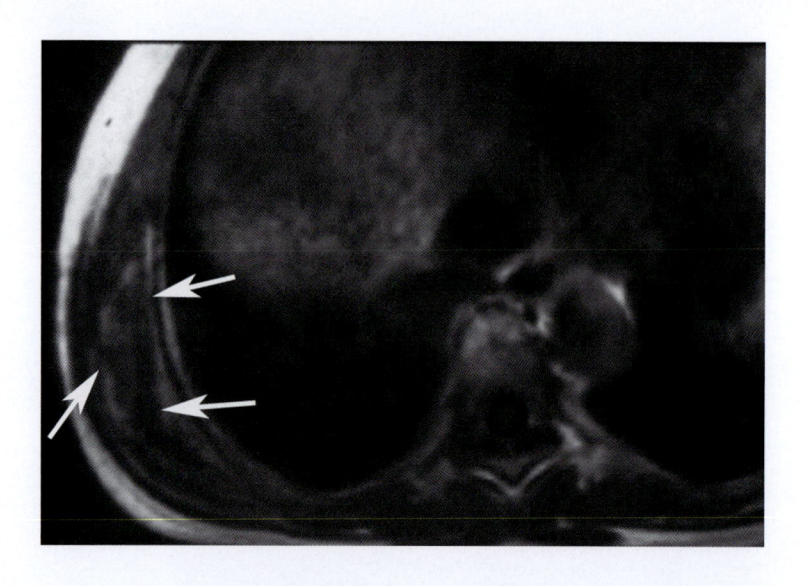

図16-84 色素性絨毛結節性滑膜炎
膝のT2強調矢状断像で, 膝前面の低信号腫瘤がみられる（→）. ヘモジデリンが部分的に沈着した色素性絨毛結節性滑膜炎（PVNS）に一致した所見である（**図23-12, 13**も参照）.

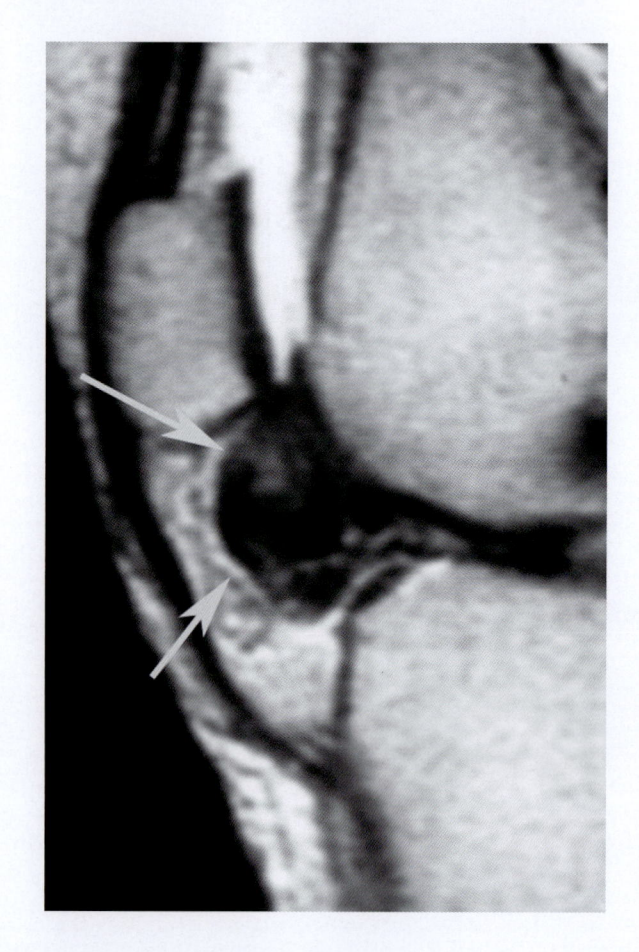

覚えておくべきポイント

❶ 骨・軟部腫瘍が疑われる患者に関してもっとも有用な臨床データ：
- 患者の年齢
- 症状の期間
- 腫瘍の成長速度

❷ 骨の腫瘍および腫瘍類似疾患の評価に際しては，次のようないくつかのキーポイントとなる X 線所見を観察しなければならない：
- 病変の部位（発見部位が特異的な骨であるか，骨の中で特異的な部位であるか）
- 病変辺縁の特徴（移行部が狭いか広いか）
- 基質の型（石灰化，骨化あるいは中空）
- 骨破壊の型［地図状，虫喰い状，浸潤性（permeative）］
- 骨膜反応［骨硬化非断裂型または断裂型；太陽光線状（sunburst），ビロード状（velvet），層状（タマネギの皮状），Codman 三角］
- 軟部組織への進展の有無

❸ 骨端にみられる溶骨性（骨透過性）病変像で狭い移行帯を示すものは，軟骨芽細胞腫がもっとも考えられる．

❹ 骨端線閉鎖後で，辺縁に硬化像がない溶骨性病変で骨の関節端に拡がるものは，骨巨細胞腫がもっとも考えられる．骨の関節端への進展がないものは，事実上，骨巨細胞腫は除外される．

❺ 中心性に存在する病変で，上腕骨近位部や大腿骨近位部の骨端線に近接してみられる辺縁骨硬化像を示すものは，単発性骨嚢腫がもっとも考えられる．

❻ 踵骨の外側面にみられる骨透亮性病変は，単発性骨嚢腫がもっとも考えられる．

❼ 骨皮質から風船状に拡がる偏在性の病変で，20 歳以下の患者にみられるものは，動脈瘤様骨嚢腫もしくは軟骨粘液性線維腫がもっとも考えられる．もし患者が 30 歳代ないしそれ以上であれば，この可能性は薄くなる．

❽ 短管骨の骨透過性病変は，内軟骨腫がもっとも考えられる．

❾ 小児の脛骨前面にみられる辺縁に骨硬化像をもった病変は，骨線維性骨異形成［osteofibrous dysplasia（Kempson-Campanacci 病変）］がもっとも考えられる．成人の脛骨の同様な病変や多発性の溶骨性病変は，アダマンチノーマがもっとも考えられる．

❿ 大腿骨遠位の粗線に接してみられ，皮質の不整像を呈するのは骨膜性類腱腫がもっとも考えられる．

⓫ 大腿骨遠位の後面にある，波状で辺縁骨硬化を有する病変は，非骨化性線維腫がもっとも考えられる．

⓬ 大腿骨遠位の後面表層にある骨硬化性，小葉状構造の病変は傍骨性骨肉腫を考えるべきである．

⓭ 脛骨前面の境界不鮮明で散在した石灰化陰影を有する病変は，傍骨性骨肉腫の可能性が高い．

⓮ 椎体の病変は，転移，骨髄腫，リンパ腫，血管腫，Langerhans 細胞組織球症がもっともしばしばみられる．

⓯ 後方の椎弓にみられる病変は，動脈瘤様骨嚢腫，骨芽細胞腫，類骨骨腫がもっとも考えられる．

⓰ 次の所見を示すときは，病変は良性腫瘍が考えられる：
- 地図状の骨破壊像
- 辺縁骨硬化像
- 充実性で断裂のない骨膜反応があるか，骨膜反応がない．
- 軟部組織腫瘤がない．

⓱ 次の所見を示すときは，病変は悪性腫瘍が考えられる：
- 不明瞭な辺縁（幅広い移行帯）
- 虫喰い状ないし浸潤性の骨破壊
- 断裂した骨膜反応
- 軟部組織腫瘤

⓲ 次の所見を示すときは軟骨性腫瘍（たとえば内軟骨腫や軟骨肉腫）が考えられる：
- 分葉化（内骨膜の scalloping）
- 基質の点状，輪状，コンマ状の石灰化

⓳ 硬い支柱型の骨膜反応を示す偏在性の病変は，動脈瘤様骨嚢腫，軟骨粘液性線維腫，ないしは傍骨性軟骨腫がもっとも考えられる．

⓴ 虫喰い状ないし浸潤性の骨破壊像を示し，骨化や石灰化のない大きな軟部腫瘤のみられる病変は，Ewing 肉腫がもっとも考えられる．しかし，患者が 5 歳以下もしくは黒人の場合には，Ewing 肉腫は考えにくい．

㉑ 軟部組織腫瘍と骨破壊像が両方存在するときは，軟部組織原発の腫瘤が骨に浸潤したのか，原発性骨腫瘍が軟部組織に浸潤したのかを区別するうえで，ある種の X 線所見が有用である：
- 病変の中央が骨外にあればおそらく軟部組織原発であり，骨内にあればおそらく骨原発である：
- 骨皮質破壊の斜角面が骨に向かっていればおそらく軟部組織原発であり，軟部組織に向かっていればおそらく骨原発である．
- 骨膜反応が存在しなければおそらく軟部組織原発である．
- 軟部腫瘤が大きく骨病変が小さければおそらく軟部組織原発である（Ewing 肉腫は例外である）．

㉒ 線維性骨異形成，非骨化性線維腫，Langerhans 細胞組織球症，血管腫，外骨腫，内軟骨腫のような良性病変は多発する傾向がある．一方，多発性の悪性病変は転移性腫瘍，多発性骨髄腫，リンパ腫の可能性が高い．

㉓ 軟部組織病変の評価の際には，いくつかの X 線所見が診断を示唆していることがある．それらのなかには次のものがある：
- 静脈結石（血管腫）
- 腫瘍内の骨透亮像（脂肪腫）
- 骨透亮像と骨化像が散在した密度の濃い陰影（脂肪肉

腫)
- 密度の濃い腫瘍の中の境界不鮮明の骨化像（骨肉腫）
- 関節近傍の石灰化を伴った腫瘤（滑膜肉腫）
- ポップコーン状の石灰化（軟骨腫または軟骨肉腫）

❷ MRI所見として腫瘍の輪郭が鮮明で，内部が一様である所見は，良性軟部腫瘍を示唆し，一方，腫瘍周囲の浮腫や壊死の所見が顕著である場合は，悪性病変を示唆する．ある種の軟部病変は術前診断が可能なMRI所見を示す：
- 著明な液面形成像（fluid-fluid level）をもつ血管領域

（海綿状血管腫）
- 脂肪性腫瘤内の厚い腫瘤内隔壁（低悪性脂肪肉腫）
- 非脂肪性腫瘤のなかのわずかな脂肪性領域（高悪性脂肪肉腫）
- 液体状の信号強度と強い造影効果（粘液型脂肪肉腫）
- 腫瘍からのtail様の進展（神経原生腫瘍）
- T1強調像，T2強調像両方における高信号領域（明細胞肉腫，胞巣状軟部肉腫，黒色腫）

引用文献・参考図書

1. Aoki J, Wanatabe H, Shinozaki T, et al. FDG PET of primary benign and malignant bone tumors: standardized uptake value in 52 lesions. *Radiology* 2001; 219: 774-777.
2. Arata MA, Peterson HA, Dahlin DC. Pathological fractures through nonossifying fibromas: review of the Mayo Clinic experience. *J Bone Joint Surg [Am]* 1981; 63A: 890-988.
3. Ayala AG, Zornosa J. Primary bone tumors: percutaneous needle biopsy. *Radiology* 1983; 149: 675-679.
4. Barnes G, Gwinn J. Distal irregularities of the femur simulating malignancy. *Am J Roentgenol* 1974; 122: 180-185.
5. Berquist TH. Magnetic resonance imaging of musculoskeletal neoplasms. *Clin Orthop* 1989; 244: 101-118.
6. Berquist TH. Magnetic resonance imaging of primary skeletal neoplasms. *Radiol Clin North Am* 1993; 31: 411-424.
7. Bloem JL. *Radiological staging of primary malignant musculoskeletal tumors. A correlative study of CT, MRI, ^{99m}Tc scintigraphy and angiography*. The Hague, the Netherlands: A. Jongbloed; 1988.
8. Bloem JL, Reiser MF, Vanel D. Magnetic resonance contrast agents in evaluation of the musculoskeletal system. *Magn Res Q* 1990; 6: 136-163.
9. Bloem JL, Taminiau AHM, Eulderink F, Hermans J, Pauwels EK. Radiologic staging of primary bone sarcoma: MR imaging, scintigraphy, angiography, and CT correlated with pathologic examination. *Radiology* 1988; 169: 805-810.
10. Bodner G, Schocke MFH, Rachbauer F, et al. Differentiation of malignant and benign musculoskeletal tumors: combined color and power Doppler US and spectral wave analysis. *Radiology* 2002; 223: 410-416.
11. Brown KT, Kattapuram SV, Rosenthal DI. Computed tomography analysis of bone tumors: patterns of cortical destruction and soft tissue extension. *Skeletal Radiol* 1986; 15: 448-451.
12. Calleja M, Dimigen M, Saifuddin A. MRI of superficial soft tissue masses: analysis of features useful in distinguishing between benign and malignant lesions. *Skeletal Radiol* 2012; 41: 1517-1524.
13. Conrad EU Ⅲ, Enneking WF. Common soft tissue tumors. *Clin Symp* 1990; 42: 2-32.
14. Crim JR, Seeger LL, Yao L, Chandnani V, Eckardt JJ. Diagnosis of soft-tissue masses with MR imaging: can benign masses be differentiated from malignant ones? *Radiology* 1992; 185: 581-586.
15. Dahlin DC, Unni KK. *Bone tumors: general aspects and data on 8542 cases*, 4th ed. Springfield: Charles C. Thomas; 1986.
16. Davies MA, Wellings RM. Imaging of bone tumors. *Curr Opin Radiol* 1992; 4: 32-38.
17. Dewhirst MW, Sostman HD, Leopold KA, et al. Soft-tissue sarcomas: MR imaging and MR spectroscopy for prognosis and therapy monitoring. Work in progress. *Radiology* 1990; 174: 847-853.
18. Dinauer PA, Brixey CJ, Moncur JT, Fanburg-Smith JC, Murphey MD. Pathologic and MR imaging features of benign fibrous soft-tissue tumors in adults. *Radiographics* 2007; 27: 173-187.
19. Dorfman HD, Czerniak B. *Bone tumors*. St. Louis: Mosby; 1998: 1-33.
20. Edeiken J, Hodes PJ, Caplan LH. New bone production and periosteal reaction. *Am J Roentgenol* 1966; 97: 708-718.
21. Elias DA, White LM, Simpson DJ, et al. Osseous invasion by soft-tissue sarcoma: assessment with MR imaging. *Radiology* 2003; 229: 145-152.
22. Enneking WF. Staging of musculoskeletal neoplasms. *Skeletal Radiol* 1985; 13: 183-194.
23. Enneking WF, Spanier SS, Goodman MA. A system for the surgical staging of musculoskeletal sarcoma. *Clin Orthop* 1980; 153: 106-120.
24. Enzinger FM, Weiss SW. *Soft tissue tumors*, 3rd ed. St. Louis: Mosby; 1995: 3-56.
25. Erlemann R, Reiser MF, Peters PE, et al. Musculoskeletal neoplasms: static and dynamic Gd-DTPA-enhanced MR imaging. *Radiology* 1989; 171: 767-773.
26. Erlemann R, Sciuk J, Bosse A, et al. Response of osteosarcoma and Ewing sarcoma to preoperative chemotherapy: assessment with dynamic and static MR imaging and skeletal scintigraphy. *Radiology* 1990; 175: 791-796.
27. Ewing J. A review and classification of bone sarcomas. *Arch Surg* 1922; 4: 485-533.
28. Fayad LM, Bluemke DA, Weber KL, Fishman EK. Characterization of pediatric skeletal tumors and tumor-like conditions: specific cross-sectional imaging signs. *Skeletal Radiol* 2006; 35: 259-268.
29. Fechner RE, Mills SE. *Tumors of the bones and joints*. Washington, DC: Armed Forces Institute of Pathology; 1993: 1-16.
30. Fletcher DM, Unni KK, Mertens F, eds. *World Health Organization classification of tumors: pathology and genetics of tumors of soft tissue and bones*. Lyon, France: IARC Press; 2002.
31. Frank JA, Ling A, Patronas NJ, et al. Detection of malignant bone tumors: MR imaging vs. scintigraphy. *Am J Roentgenol* 1990; 155: 1043-1048.
32. Galasko CS. The pathological basis for skeletal scintigraphy. *J Bone Joint Surg [Br]* 1975; 57B: 353-359.
33. Gartner L, Pearce CJ, Saifuddin A. The role of the plain radiographs in the characterisation of soft tissue tumours. *Skeletal Radiol* 2009; 38: 549-558.
34. Gaskin CM, Helms CA. Lipomas, lipoma variants, and well-differentiated liposarcomas (atypical lipomas): results of MRI evaluations of 126 consecutive fatty masses. *Am J Roentgenol* 2004; 182: 733-739.
35. Gatenby RA, Mulhern CB, Moldofsky PJ. Computed tomography guided thin needle biopsy of small lytic bone lesions. *Skeletal Radiol* 1984; 11: 289-291.
36. Gillespy T Ⅲ, Manfrini M, Ruggieri P, Spanier SS, Pettersson H, Springfield DS. Staging of intraosseous extent of osteosarcoma: correlation of pre-operative CT and MR imaging with pathologic macroslides. *Radiology* 1988; 167: 765-767.
37. Gold RH, Bassett LW. Radionuclide evaluation of skeletal metastases: practical considerations. *Skeletal Radiol* 1986; 15: 1-9.
38. Golfieri R, Baddeley H, Pringle JS, et al. Primary bone tumors. MR morphologic appearance correlated with pathologic examinations. *Acta Radiol* 1991; 32: 290-298.
39. Greenfield GB, Warren DL, Clark RA. MR imaging of periosteal and cortical changes of bone. *Radiographics* 1991; 11: 611-623.
40. Greenspan A. Bone island (enostosis): current concept—a review. *Skeletal Radiol* 1995; 24: 111-115.
41. Greenspan A. Pragmatic approach to bone tumors. *Semin Orthop* 1991; 6: 125-133.
42. Greenspan A, Jundt G, Remagen W. *Differential diagnosis in orthopaedic oncology*, 2nd ed. Philadelphia: Lippincott Williams & Wilkins; 2007.
43. Greenspan A, Klein MJ. Radiology and pathology of bone tumors. In: Lewis MM, ed. *Musculoskeletal oncology. A multidisciplinary approach*. Philadelphia: WB Saunders; 1992: 13-72.
44. Greenspan A, McGahan JP, Vogelsang P, Szabo RM. Imaging strategies in the evaluation of soft-tissue hemangiomas of the extremities: correlation of the findings of plain radiography, angiography, CT, MRI, and ultrasonography in 12 histologically proven cases. *Skeletal Radiol* 1992; 21: 11-18.
45. Greenspan A, Remagen W. *Differential diagnosis of tumors and tumor-like lesions*. Philadelphia: Lippincott-Raven Publishers; 1998.
46. Greenspan A, Stadalnik RC. Bone island: scintigraphic findings and their clinical application. *Can Assoc Radiol J* 1995; 46: 368-379.
47. Greenspan A, Stadalnik RC. Central versus eccentric lesions of long tubular bones. *Semin Nucl Med* 1996; 26: 201-206.
48. Greenspan A, Steiner G, Norman A, Lewis MM, Matlen J. Osteosarcoma of the soft tissues of the distal end of the thigh. *Skeletal Radiol* 1987; 16: 489-492.
49. Griffin N, Khan N, Thomas JM, Fisher C, Moskovic EC. The radiological manifestations of intramuscular haemangiomas in adults: magnetic resonance imaging, computed tomography and ultrasound appearances. *Skeletal Radiol* 2007; 36: 1051-1059.
50. Hamada K, Ueda T, Tomita Y, et al. False positive 18F-FDG PET in an ischial chondroblastoma; an analysis of glucose transporter 1 and hexokinase Ⅱ expression. *Skeletal Radiol* 2006; 35: 306-310.
51. Hanna SL, Fletcher BD, Parham DM, Bugg MR. Muscle edema in musculoskeletal tumors: MR imaging characteristics and clinical significance. *J Magn Reson Imaging* 1991; 1: 441-449.
52. Hanna SL, Langston JW, Gronemeyer SA, Fletcher BD. Subtraction technique for contrast-enhanced MR images of musculoskeletal tumors. *Magn Reson Imaging* 1990; 8: 213-215.
53. Hayes CW, Conway WF, Sundaram M. Misleading aggressive MR imaging

appearance of some benign musculoskeletal lesions. *Radiographics* 1992; 12: 1119-1134.

54. Helms CA. Skeletal "don't touch" lesions. In: Brant WE, Helms CA, eds. *Fundamentals of diagnostic radiology*. Baltimore: Williams & Wilkins; 1994: 963-975.

55. Helms C, Munk P. Pseudopermeative skeletal lesions. *Br J Radiol* 1990; 63: 461-467.

56. Hermann G, Abdelwahab IF, Miller TT, Klein MJ, Lewis MM. Tumor and tumor-like conditions of the soft tissue: magnetic resonance imaging features differentiating benign from malignant masses. *Br J Radiol* 1992; 65: 14-20.

57. Hong S-p, Lee SE, Choi Y-L, et al. Prognostic value of 18F-FDG PET/CT in patients with soft tissue sarcoma: comparison between metabolic parameters. *Skeletal Radiol* 2014; 43: 641-648.

58. Hudson TM. *Radiologic-pathologic correlation of musculoskeletal lesions*. Baltimore: Williams & Wilkins; 1987.

59. Huvos AG. *Bone tumors. Diagnosis, treatment and prognosis*. Philadelphia: WB Saunders; 1979.

60. Jaffe HL. *Tumors and tumorous conditions of the bones and joints*. Philadelphia: Lea & Febiger; 1968.

61. Jelinek JS, Murphey MD, Welker JA, et al. Diagnosis of primary bone tumors with image-guided percutaneous biopsy: experience with 110 tumors. *Radiology* 2002; 223: 731-737.

62. Johnson LC. A general theory of bone tumors. *Bull NY Acad Med* 1953; 29: 164-171.

63. Khashper A, Zheng J, Nahal A, et al. Imaging characteristics of spindle cell lipoma and its variants. *Skeletal Radiol* 2014; 43: 591-597.

64. Kirwadi A, Abdul-Halim R, Fernando M, et al. MR imaging features of spindle cell lipoma. *Skeletal Radiol* 2014; 43: 191-196.

65. Kloiber R: Scintigraphy of bone tumors. In: *Current concepts of diagnosis and treatment of bone and soft tissue tumors*. Berlin: Springer-Verlag; 1984: 55-60.

66. Kransdorf MJ. Magnetic resonance imaging of musculoskeletal tumors. *Orthopedics* 1994; 17: 1003-1016.

67. Kransdorf MJ. Malignant soft-tissue tumors in a large referral population: distribution of diagnoses by age, sex, and location. *Am J Roentgenol* 1995; 164: 129-134.

68. Kransdorf MJ, Bancroft LW, Peterson JJ, Murphey MD, Foster WC, Temple HT. Imaging of fatty tumors: distinction of lipoma and well-differentiated liposarcoma. *Radiology* 2002; 224: 99-104.

69. Kransdorf M, Jelinek J, Moser RP Jr, et al. Soft-tissue masses. Diagnosis using MR imaging. *Am J Roentgenol* 1989; 153: 541-547.

70. Kransdorf MJ, Murphey MD. *Imaging of soft tissue tumors*. Philadelphia: WB Saunders; 1997.

71. Kransdorf MJ, Murphey MD. Radiologic evaluation of soft-tissue masses: a current perspective. *Am J Roentgenol* 2000; 175: 575-587.

72. Kransdorf MJ, Murphey MD, Sweet DE. Liposclerosing myxofibrous tumor: a radiologic-pathologic-distinct fibro-osseous lesion of bone with a marked predilection for the intertrochanteric region of the femur. *Radiology* 1999; 212: 693-698.

73. Kricun ME. Radiographic evaluation of solitary bone lesions. *Orthop Clin North Am* 1983; 14: 39-64.

74. Lang P, Honda G, Roberts T, et al. Musculoskeletal neoplasm: perineoplastic edema versus tumor on dynamic postcontrast MR images with spatial mapping of instantaneous enhancement rates. *Radiology* 1995; 197: 831-839.

75. Larsson SE, Lorentzon R. The incidence of malignant primary bone tumors in relation to age, sex and site. A study of osteogenic sarcoma, chondrosarcoma, and Ewing's sarcoma diagnosed in Sweden from 1958-1968. *J Bone Joint Surg* [Br] 1974; 56B: 534-540.

76. Lewis MM. The use of an expandable and adjustable prosthesis in the treatment of childhood malignant bone tumors of the extremity. *Cancer* 1986; 57: 499-502.

77. Lewis MM, Sissons HA, Norman A, Greenspan A. Benign and malignant cartilage tumors. In: Griffin PP, ed. *Instructional course lectures*. Chicago: American Academy of Orthopaedic Surgeons; 1987: 87-114.

78. Lichtenstein L. *Bone tumors*, 5th ed. St. Louis: Mosby; 1977.

79. Lodwick GS. A systematic approach to the roentgen diagnosis of bone tumors. In: *M. D. Anderson Hospital and Tumor Institute—clinical conference on cancer. tumors of bone and soft tissue*. Chicago: Year Book; 1965: 49-68.

80. Lodwick GS. Solitary malignant tumors of bone: the application of predictor variables in diagnosis. *Semin Roentgenol* 1966; 1: 293-313.

81. Lodwick GS, Wilson AJ, Farrell C, Virtama P, Dittrich F. Determining growth rates of focal lesions of bone from radiographs. *Radiology* 1980; 134: 577-583.

82. Lodwick GS, Wilson AJ, Farrell C, Virtama P, Smeltzer FM, Dittrich F. Estimating rate of growth in bone lesions. Observer performance and error. *Radiology* 1980; 134: 585-590.

83. Ma LD, Frassica FJ, McCarthy EF, Bluemke DA, Zerhouni EA. Benign and malignant musculoskeletal masses: MR imaging differentiation with rim-to-center differential enhancement ratios. *Radiology* 1997; 202: 739-744.

84. Ma LD, Frassica FJ, Scott WW Jr, Fishman EK, Zerhouni EA. Differentiation of benign and malignant musculoskeletal tumors: potential pitfalls with MR imaging. *Radiographics* 1995; 15: 349-366.

85. Madewell JE, Ragsdale BD, Sweet DE. Radiologic and pathologic analysis of solitary bone lesions. Part I : internal margins. *Radiol Clin North Am* 1981; 19: 715-748.

86. Magid D. Two-dimensional and three-dimensional computed tomographic imaging in musculoskeletal tumors. *Radiol Clin North Am* 1993; 31: 425-447.

87. McCarthy EF. CT-guided needle biopsies of bone and soft tissue tumors: a pathologist's perspective. *Skeletal Radiol* 2007; 36: 181-182.

88. McCarthy EF. Histological grading of primary bone tumors. *Skeletal Radiol* 2009; 38: 947-948.

89. McCarville B. The role of positron emission tomography in pediatric musculoskeletal oncology. *Skeletal Radiol* 2006; 35: 553-554.

90. McNeil BJ. Value of bone scanning in neoplastic disease. *Semin Nucl Med* 1984; 14: 277-286.

91. Miller TT. Bone tumors and tumorlike conditions: analysis with conventional radiography. *Radiology* 2008; 246: 662-674.

92. Mink J. Percutaneous bone biopsy in the patient with known or suspected osseous metastases. *Radiology* 1986; 161: 191-194.

93. Mirowitz SA. Fast scanning and fat-suppression MR imaging of musculoskeletal disorders. *Am J Roentgenol* 1993; 161: 1147-1157.

94. Mirra JM, Picci P, Gold RH. *Bone tumors. clinical, radiologic and pathologic correlations*. Philadelphia: Lea & Febiger; 1989.

95. Moore SG, Bisset GS, Siegel MJ, Donaldson JS. Pediatric musculoskeletal MR imaging. *Radiology* 1991; 179: 345-360.

96. Moser RP. Cartilaginous tumors of the skeleton. In: *AFIP atlas of radiologic-pathologic correlations*. Fascicle II . St. Louis: Mosby-Year Book; 1990.

97. Moser RP, Madewell JE. An approach to primary bone tumors. *Radiol Clin North Am* 1987; 25: 1049-1093.

98. Moulton JS, Blebea JS, Dunco DM, Braley SE, Bisset GS, Emery KH. MR imaging of soft tissue masses: diagnostic efficacy and value of distinguishing between benign and malignant lesions. *Am J Roentgenol* 1995; 164: 1191-1199.

99. Mulder JD, Kroon HM, Schütte HE, Taconis WK. *Radiologic atlas of bone tumors*. Amsterdam, the Netherlands: Elsevier; 1993: 9-46.

100. Mulligan ME, Badros AZ. PET/CT and MR imaging in myeloma. *Skeletal Radiol* 2007; 36: 5-16.

101. Munk PL, Lee MJ, Janzen DL, et al. Lipoma and liposarcoma: evaluation using CT and MR imaging. *Am J Roentgenol* 1997; 169: 589-594.

102. Murray RO, Jacobson HG. *The radiology of bone diseases*, 2nd ed. New York: Churchill Livingstone; 1977.

103. Negendank WG, Crowley MG, Ryan JR, Keller NA, Evelhoch JL. Bone and soft-tissue lesions: diagnosis with combined H-1 MR imaging and P-31 MR spectroscopy. *Radiology* 1989; 173: 181-188.

104. Nelson MC, Stull MA, Teitelbaum GP, et al. Magnetic resonance imaging of peripheral soft tissue hemangiomas. *Skeletal Radiol* 1990; 19: 477-482.

105. Nelson SW. Some fundamentals in the radiologic differential diagnosis of solitary bone lesions. *Semin Roentgenol* 1966; 1: 244-267.

106. Norman A, Dorfman HD. Juxtacortical circumscribed myositis ossificans: evolution and radiographic features. *Radiology* 1970; 96: 301-306.

107. Norman A, Schiffman M. Simple bone cyst: factors of age dependency. *Radiology* 1977; 124: 779-782.

108. Nuovo MA, Norman A, Chumas J, Ackerman LV. Myositis ossificans with atypical clinical, radiographic, or pathologic findings: a review of 23 cases. *Skeletal Radiol* 1992; 27: 87-101.

109. Oliveira AM, Nascimento AG. Grading in soft tissue tumors: principles and problems. *Skeletal Radiol* 2001; 30: 543-559.

110. Olson P, Everson LI, Griffith HJ. Staging of musculoskeletal tumors. *Radiol Clin North Am* 1994; 32: 151-162.

111. Panicek DM, Gatsonis C, Rosenthal DI, et al. CT and MR imaging in the local staging of primary malignant musculoskeletal neoplasms: report of the Radiology Diagnostic Oncology Group. *Radiology* 1997; 202: 237-246.

112. Peterson JJ, Kransdorf MJ, Bancroft LW, O'Connor MI. Malignant fatty tumors: classification, clinical course, imaging appearance and treatment. *Skeletal Radiol* 2003; 32: 493-503.

113. Pettersson H, Eliasson J, Egund N, et al. Gadolinium-DTPA enhancement of soft tissue tumors in magnetic resonance imaging—preliminary clinical experience in five patients. *Skeletal Radiol* 1988; 14: 319-323.

114. Ragsdale BD, Madewell JE, Sweet DE. Radiologic and pathologic analysis of solitary bone lesions. Part II : Periosteal reactions. *Radiol Clin North Am* 1981; 19: 749-783.

115. Reinus WR, Wilson AJ. Quantitative analysis of solitary lesions of bone. *Invest Radiol* 1995; 30: 427-432.

116. Schajowicz F. *Tumors and tumorlike lesions of bone. Pathology, radiology, and treatment*, 2nd ed. Berlin, Germany: Springer-Verlag; 1994: 1-21.

117. Seeger LL, Widoff BE, Bassett LW, Rosen G, Eckardt JJ. Preoperative evaluation of osteosarcoma: value of gadopentetate dimeglumine-enhanced MR imaging. *Am J Roentgenol* 1991; 157: 347-351.

118. Selby S. Metaphyseal cortical defects in the tubular bones of growing children. *J Bone Joint Surg* 1961; 43: 395-400.

119. Shin DS, Shon OJ, Han DS, Choi JH, Chun KA, Cho IH. The clinical efficacy of 18F-FDG-PET/CT in benign and malignant musculoskeletal tumors. *Ann Nucl Med* 2008; 22: 603-609.

120. Shuman WP, Patten RM, Baron RL, Liddell RM, Conrad EU, Richardson ML. Comparison of STIR and spin-echo MR imaging at 1.5 T in 45 suspected extremity tumors: lesion conspicuity and extent. *Radiology* 1991; 179: 247-252.

121. Sostman HD, Charles HC, Rockwell S, et al. Soft-tissue sarcomas: detection of metabolic heterogeneity with P-31 MR spectroscopy. *Radiology* 1990; 176: 837-843.

16

122. Spjut HJ, Dorfman HD, Fechner RE, Ackerman LV. Tumors of bone and cartilage. In: *Atlas of tumor pathology*, Fasicle 5. Washington, DC: Armed Forces Institute of Pathology; 1971.

123. Subhawong TK, Durand DJ, Thawait GK, et al. Characterization of soft tissue masses: can quantitative diffusion weighted imaging reliably distinguish cysts from solid masses? *Skeletal Radiol* 2013; 42: 1583-1592.

124. Sundaram M, McLeod R. MR imaging of tumor and tumorlike lesions of bone and soft tissue. *Am J Roentgenol* 1990; 155: 817-824.

125. Sweet DE, Madewell JE, Ragsdale BD. Radiologic and pathologic analysis of solitary bone lesions. Part Ⅲ: matrix patterns. *Radiol Clin North Am* 1981; 19: 785-814.

126. Tateishi U, Yamaguchi U, Seki K, Terauchi T, Arai Y, Kim EE. Bone and soft-tissue sarcoma: preoperative staging with Fluorine 18 fluorodeoxyglucose PET/CT and conventional imaging. *Radiology* 2007; 245: 839-847.

127. Trian R, Su M, Trian Y, et al. Dual-time point PET/CT with F-18 FDG for differentiation of malignant and benign bone lesions. *Skeletal Radiol* 2009; 38: 451-458.

128. Unni KK, ed. *Bone tumors*. New York: Churchill Livingstone; 1988.

129. Vanel D, Verstraete KL, Shapeero LG. Primary tumors of the musculoskeletal system. *Radiol Clin North Am* 1997; 35: 213-237.

130. Vaupel P, Kalinowski P, Okunieff P. Blood flow, oxygen and nutrient supply, and metabolic microenvironment of human tumors: a review. *Cancer Res* 1989; 49: 6449-6465.

131. Verstraete KL, De Deene Y, Roels H, Dierick A, Uyttendaele D, Kunnen M. Benign and malignant musculoskeletal lesions: dynamic contrast-enhanced MR imaging—parametric "first-pass" images depict tissue vascularization and perfusion. *Radiology* 1994; 192: 835-843.

132. Volberg FM Jr, Whalen JP, Krook L, Winchester P. Lamellated periosteal reactions: a radiologic and histologic investigation. *Am J Roentgenol* 1977; 128: 85-87.

133. Widmann G, Riedl QA, Schoepf D, et al. State-of-the-art HR-US imaging findings of the most frequent musculoskeletal soft-tissue tumors. *Skeletal Radiol* 2009; 38: 637-649.

134. Wilner D. *Radiology of bone tumors and allied disorders*. Philadelphia: Lea & Febiger; 1982.

135. Zhao F, Ahlawat S, Farahani SJ, et al. Can MR imaging be used to predict tumor grade in soft-tissue sarcoma? *Radiology* 2014; 272: 192-201.

17 良性腫瘍と腫瘍類似病変
I：骨形成性病変

A 良性骨形成（骨芽細胞）病変

骨形成がみられる腫瘍は，腫瘍細胞により直接，類骨や成熟骨が形成される特徴を有している．骨腫，類骨骨腫，骨芽細胞腫がある．

1．骨腫（osteoma）

骨腫はゆっくりと発育する骨形成性の病変で，頭蓋冠の外板や前頭洞，篩骨洞に好発する．ときに傍骨性骨腫（parosteal osteoma）として知られているが，長管骨や短管骨にも発生する．病変は骨の外表面に発育し，X線像は辺縁の明瞭な骨皮質に接した非常に陰影の濃い象牙様の硬化を示す腫瘤として描出される（図17-1）．骨腫は，10〜79歳の患者の報告があるが，30〜40歳に好発し，男女差はない（図17-2）．組織学的には，骨腫は主として緻密骨にみられる同心円輪，あるいはごく一般的に海綿骨にみられる平行板よりなる成熟した層板構造をもった骨組織により構成されている．骨腫は無症状の病変で手術的に切除すれば再発しない．骨腫の臨床的意義はより悪性度の高い傍骨性骨肉腫とX線所見が類似していること（図16-35を参照），Gardner症候群として知られている疾患の皮膚，皮下腫瘤や腸管ポリープと関連してよくみられることである（図17-3）．腸管とくに結腸の腺腫様ポリープは癌腫へ悪性転化することもある．この症候群は家族性で，常染色体優性遺伝病であり，ユタ州のモルモン教徒にしばしばみられる．この症候群は5q21染色体上のAPC遺伝子の変異と関連がある．

▍鑑別診断▍

孤立性傍骨性骨腫の鑑別として傍骨性骨肉腫，無茎の骨軟骨腫，皮質骨近傍の骨化性筋炎，骨膜性骨芽細胞腫，骨化した傍骨性脂肪腫，病巣のメロレオストーシス（流ろう骨症）（表17-1，図17-4）があげられる．これらの間で，傍骨性骨肉腫は，もっとも重要な疾患である．これは，両者とも骨表面に接した象牙様の腫瘤としてみえるため，X線所見では難しいかもしれないが，除外されなければならない．しかしながら，骨腫と診断されるキーポイントは，通常のX線で，一般的には辺縁が平滑で境界が明瞭な一様の硬化性陰影がみられることである．これに比して傍骨性骨肉腫は骨硬化の程度や一様性が骨腫より乏しく，周辺で密度の減少した層がみられる．

無茎の骨軟骨腫は，一般的に特異的なX線像によって認められる．すなわち病変部の骨皮質は，母床の骨皮質と途絶することなく連続しており，骨髄部では，隣接する骨幹端や骨幹部の骨髄腔に連続している（図18-28Bを参照）．

骨化性筋炎の十分成熟した病変部は，しばしば骨膜性の骨腫と見間違えることがある．骨化性筋炎のX線学的確証はいわゆる層状現象であり，病変中心部の未成熟の骨化形成を示す骨透亮像と，病変辺縁部の成熟した骨化を示す硬化性陰影で特徴付けられる．多くは，薄い骨透亮像の裂隙により，周囲の皮質とは骨化病巣が分離している．しかしながら，同時に成熟した骨化病変では骨皮質に付着したり癒合していることがあり，傍骨性骨腫と見間違えることがある．これらの例では，コンピューター断層撮影法（CT）で典型的な帯状現象がみられる（図4-59B，60Bを参照）．

骨膜性骨芽細胞腫や骨化性傍骨性脂肪腫は，めったに傍骨性骨腫と間違われることはない．硬化性異形成の混在するまれな形であるメロレオストーシスはX線上，しばしばろうが一側に流れ落ちるような形に似ている部分的な骨皮質の肥厚として特徴付けられる．単発性のメロレオストーシスの典型的な病巣は，通常，傍骨性と骨内膜性疾患の両方の要素を呈しており，傍骨性骨腫にはみられない関節端にまで進展していることが多い（図33-57〜59を参照）．

17

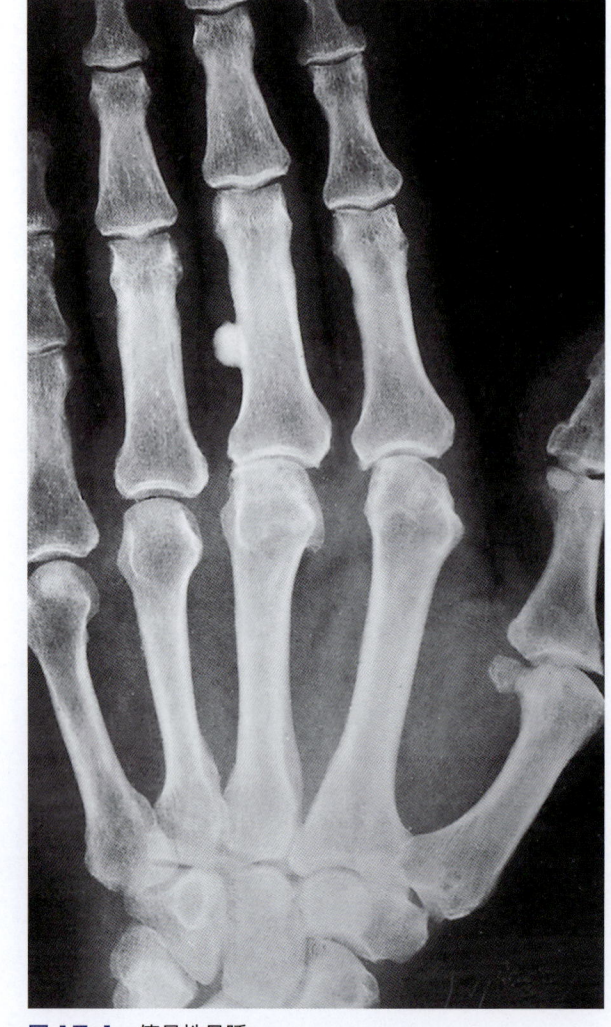

図 17-1 傍骨性骨腫
手の正面像で，中指基節骨の傍骨性骨腫が描出されている．典型的な象牙様の腫瘤が骨皮質に付着して認められる．

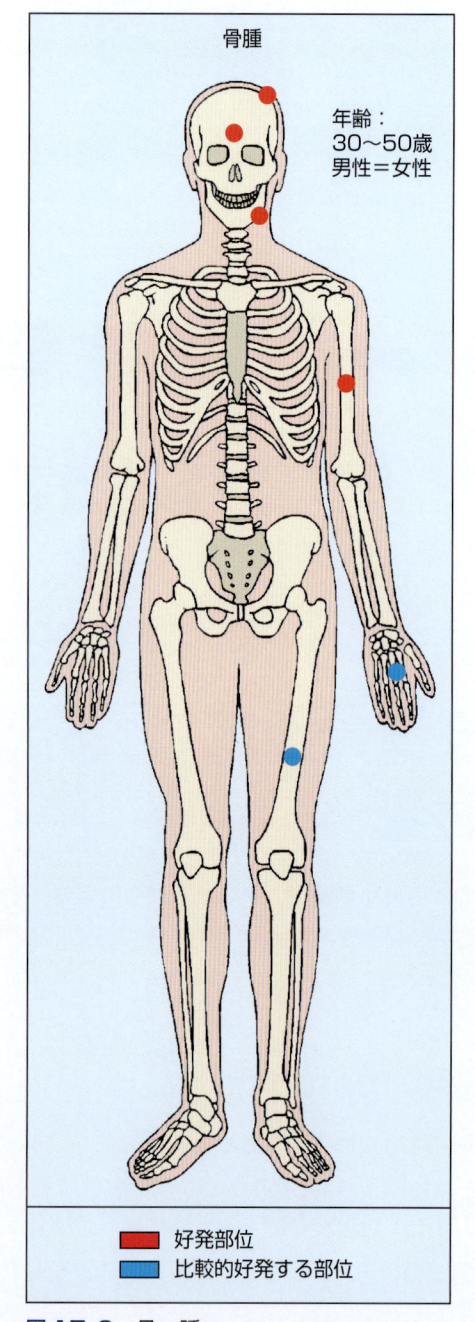

骨腫

年齢：
30〜50歳
男性＝女性

🔴 好発部位
🔵 比較的好発する部位

図 17-2 骨 腫
好発部位，好発年齢および性差．

2．類骨骨腫（osteoid osteoma）

　類骨骨腫は良性の骨芽細胞性の腫瘍であるが，周囲を反応性骨新生により取り囲まれ，nidus の成育能には限界があるため通常直径 1 cm 以下で完全な骨透亮像，あるいは中心部に骨硬化像を呈する類骨組織からなる nidus により特徴付けられる（図 17-5）．きわめてまれに 1 つ以上の多数の nidus をもつ類骨骨腫があり，このような症例は多中心性，多病巣性類骨骨腫と呼ばれる（図 17-6）．類骨骨腫は存在部位の特異性によって cortical（骨皮質型），medullary（髄内型，海綿骨型），subperiosteal（骨膜下型）に分類され，さらに関節包内（関節内）型と関節包外型に亜分類されている（図 17-7）．これらの病変は通常 10〜35 歳の間の若年に好発し，好発部位は大腿骨や脛骨な

どの長管骨である（図 17-8）．細胞遺伝学的分析では，いくつかの症例で 22 番染色体を含む遺伝子変異［del（22）（q13.1）］が明らかになっている．

　類骨骨腫のもっとも重要な臨床所見は夜間に増強する疼痛であり，それはサリチル酸塩（アスピリン）によって 20〜25 分以内に劇的に改善する．このような典型的な病歴は 75％以上の症例から聞き出すことができ，診断に重要な手がかりとなる．

　単純 X 線撮影でも病変は描出されるが，nidus と骨内の正確な位置の描出には CT（図 17-9）が必要である．CT は，加えて nidus の大きさを正確に測定することができるという利点もある（図 17-10A-C）．そのうえ，近年の研究で CT での類骨骨腫の新たな徴候として，いわゆる血管溝徴候（vascular groove sign）が特異度が高い所見とされている．この徴候は，

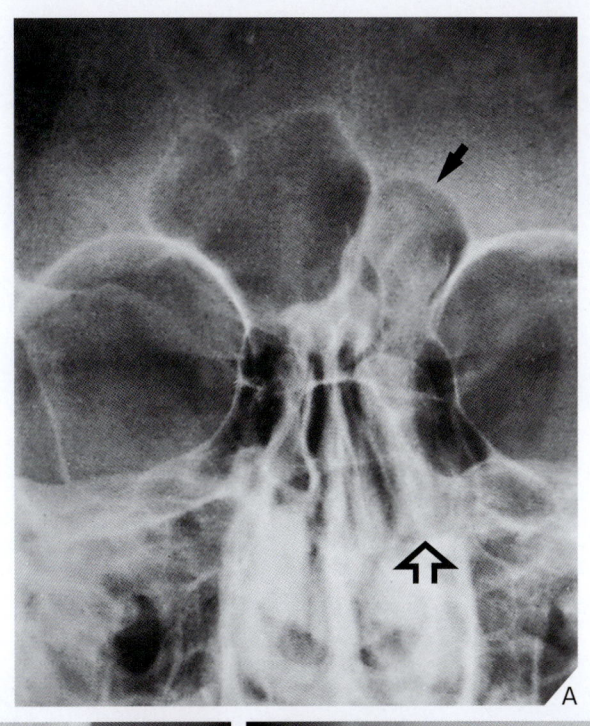

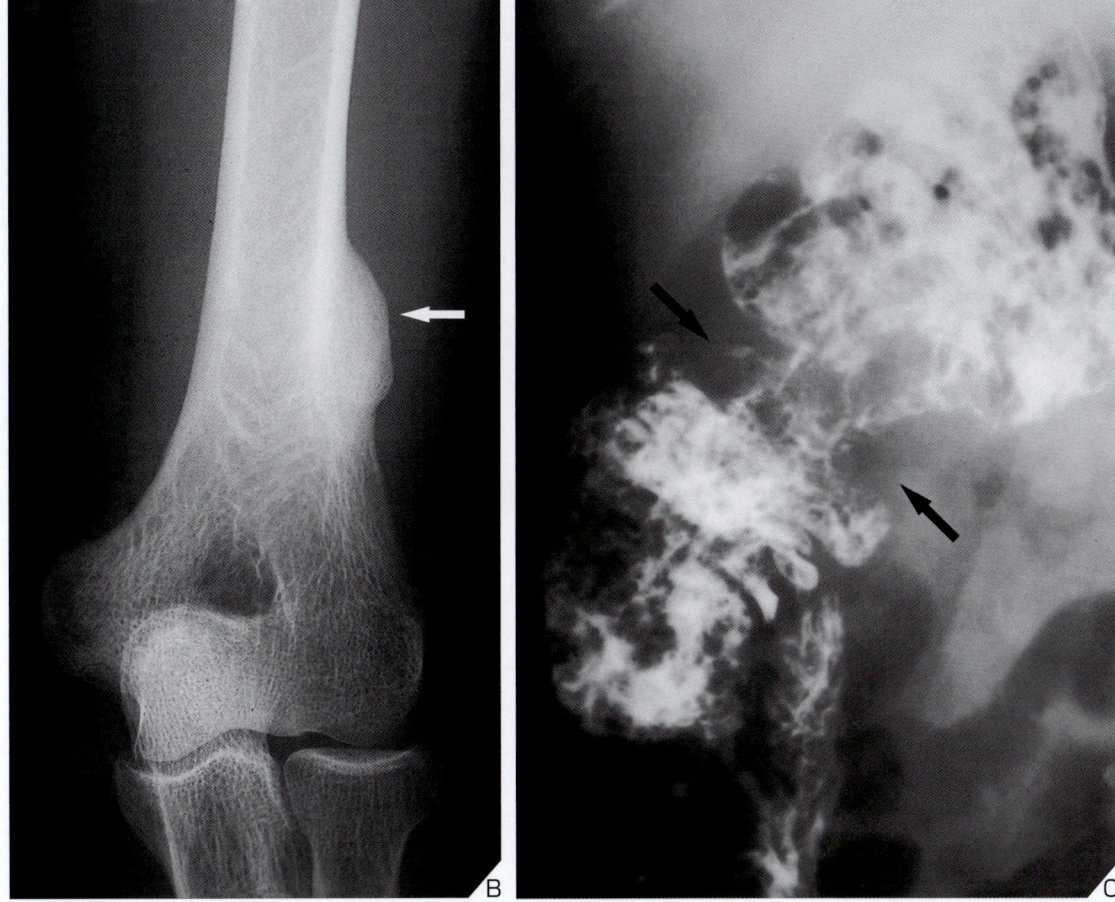

図 17-3　Gardner 症候群

　36 歳男性．（A）頭蓋骨の正面像で左の前頭洞（→）と篩骨洞（⇒）に典型的な骨腫の所見がみられる．濃い陰影の骨硬化性腫瘤が周囲の構造より空気によって明瞭に分画されている．（B）この患者はまた，左上腕骨遠位（→）に傍骨性骨腫と，結腸の多発性のポリープ，皮下腫瘤があり，Gardner 症候群の像である．（C）バリウム注腸では盲腸にいくつかのポリープと，リンゴの芯病変（→）を認める．後に組織学的に腺癌が証明された．

骨腫のＸ線学的診断

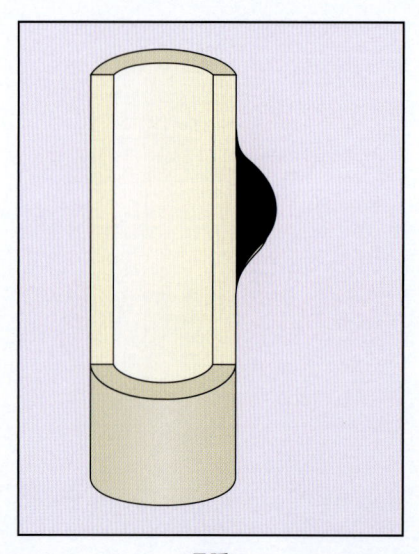

骨腫

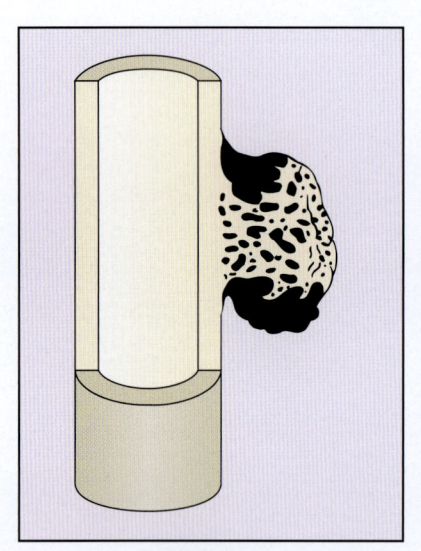

傍骨性骨肉腫

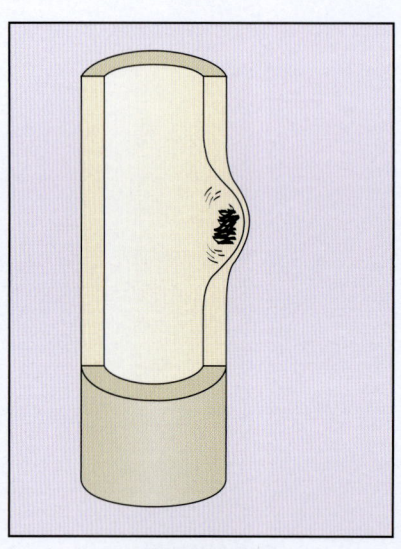

無茎の骨軟骨腫

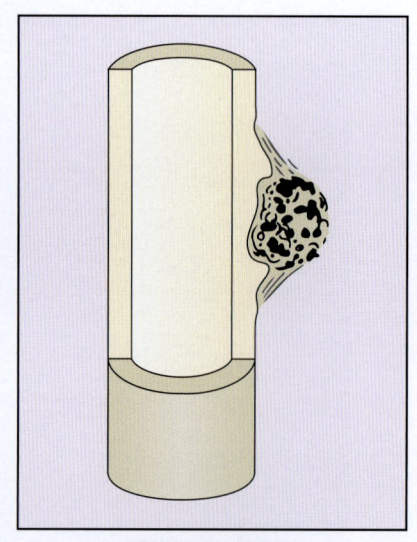

骨膜性骨芽細胞腫

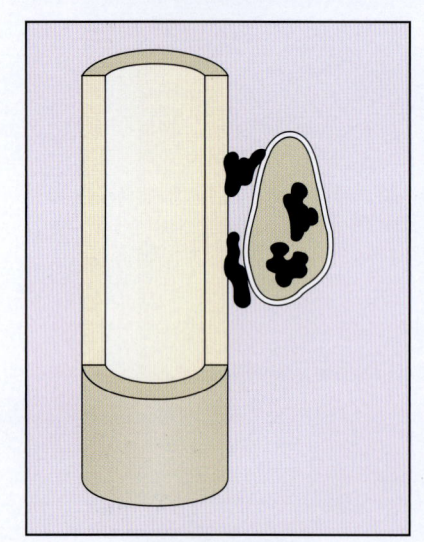

骨化性傍骨性脂肪腫

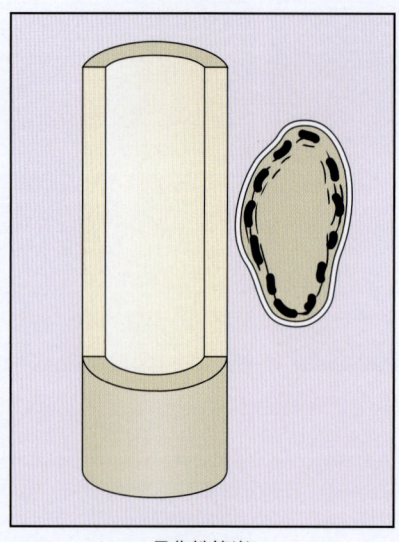

骨化性筋炎

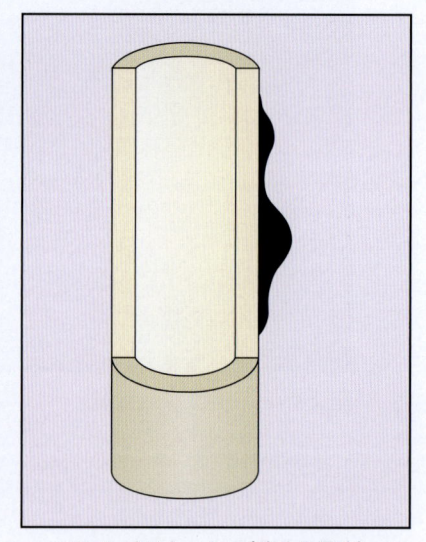

メロレオストーシス（流ろう骨症）

図 17-4　傍骨性骨腫の鑑別診断
骨腫に類似した外観を示すさまざまな骨皮質および骨皮質近傍の病変.

表17-1	傍骨性骨腫の鑑別診断
病名（病変）	**画像所見**
傍骨性骨腫	象牙様で一様に密度の濃い骨硬化を呈する腫瘍．病変部辺縁の輪郭が鮮明で，骨皮質に密着して病変部の間に間隙がない．
傍骨性骨肉腫	象牙様でしばしば分葉状の骨硬化を呈する腫瘍で，周辺で骨透亮像が強く，一様な部分とまばらな部分が混在した陰影を呈している．病変と隣接する骨皮質の間に不完全な間隙がある．
無茎の骨軟骨腫	病変の骨皮質は母床の骨皮質と途切れることなく連続しており，それぞれに隣接する海綿骨部分と骨軟骨腫はつながっている．
骨皮質近傍の骨化性筋炎	帯状現象：病変中心部での骨透過性領域と，病変周辺部での成熟した骨化の密度の濃い領域；しばしば薄い骨透過性の裂隙で，隣接する皮質と骨化性腫瘍が分離している．
骨膜性骨芽細胞腫	骨皮質に付着した円形または卵円形の不均一な濃度を呈する腫瘍．
骨化性傍骨性（骨膜性）脂肪腫	不整な骨化と脂肪による骨透過性のある部分を伴う分葉化した腫瘍．しばしば，隣接した骨皮質の増殖がみられる．
メロレオストーシス（単発性）	ろうが一側に流れ落ちるような形に似ている．骨皮質の肥厚．

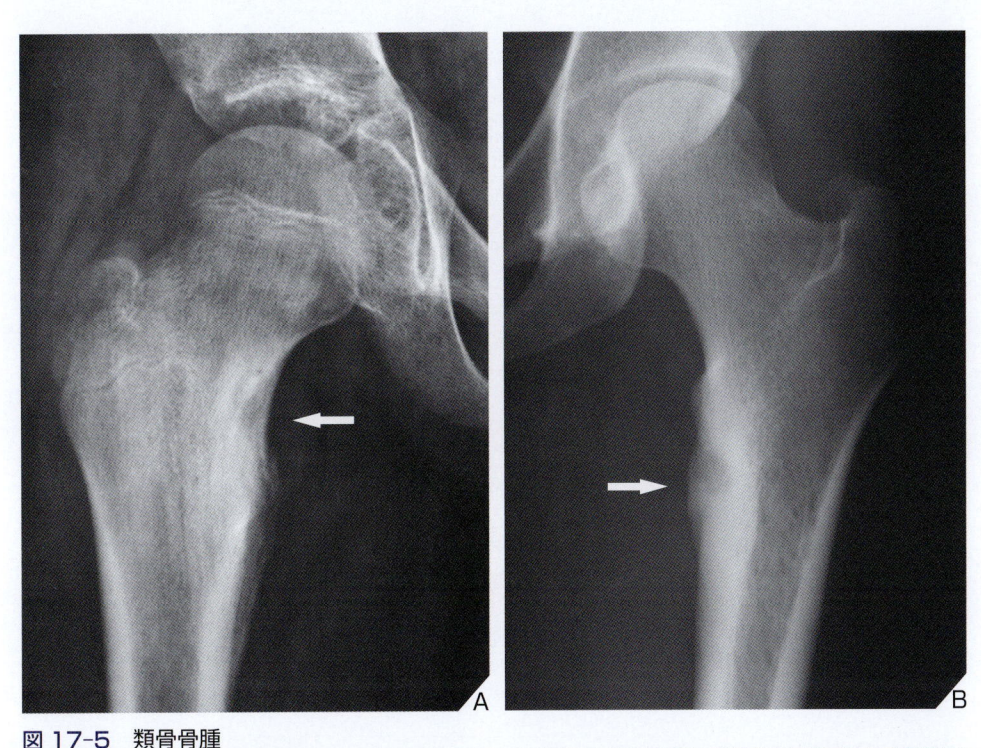

図17-5　類骨骨腫
（A）12歳男児．夜間に増強しアスピリンでただちに軽快する右の鼡径部痛の病歴がある．右股関節の正面像は類骨骨腫の典型的な所見と局在を示している（→）．大腿骨頚部内側面にある骨透過性のnidusは，直径が1cmで反応性の骨硬化によって囲まれている．この病変によく付随する関節周囲の骨粗鬆症に注目．（B）18歳女性．大腿骨内側骨皮質の骨透過性のnidusは，反応性の骨硬化によって囲まれている（→）．

類骨骨腫のnidusを栄養する小動脈によって形成される脈管を反映している（図17-10D）．病変がX線上描出されないときは，しばしば骨シンチグラフィーが有用である．なぜなら，類骨骨腫では常にアイソトープの集積があるからである（図17-11）．この検査法は症候が非典型的であったり，初期のX線像で異常がみられない場合にとくに有用である．三相層法が推奨される．核種集積については，注入早期と後期両方の像を検索すべきである（図17-12）．もしX線にてnidusが描出されるのであれば通常，診断は確定されるといってよく，病変が非典型像を呈するときのみ，診断は困難となる（図17-13）．

類骨骨腫の診断に対するMRIの有用性は不明であり，文献的にはさまざまである．Goldmanらは，病変を骨シンチグラフィー，CT，MRIにて診断された大腿骨頚部の骨膜内の類骨骨腫の4例の報告をしている．これらのすべての症例でMRIに明らかな異常所見がみられたが，nidusについてはMRI単独では診断できなかった．Ewing肉腫や骨壊死，疲労骨折と若年性関節炎を含んだ二次性骨髄浮腫や滑膜炎においては，MRI診断は不正確であった．これらの症例では，X線やマルチスライスCTの診断手法によって正確な診断がなされていることは注目に値する．またWoodsらは，反応性の軟部腫瘍をもった類骨骨腫の3例を報告している．これらの例では，MRI検査で類骨骨腫と骨髄炎や悪性腫瘍との混同を招いたのかも知れない．さらに3例すべてでnidusの信号強度が異なっていた．1例目は，すべてのパルスで信号強度は低信号であり，ガドリニウム造影にて中程度の造影効果があった．2例目は，等信号であり，ガドリニウム造影にてnidusの不均一な造影効果がみられた．3例目

17

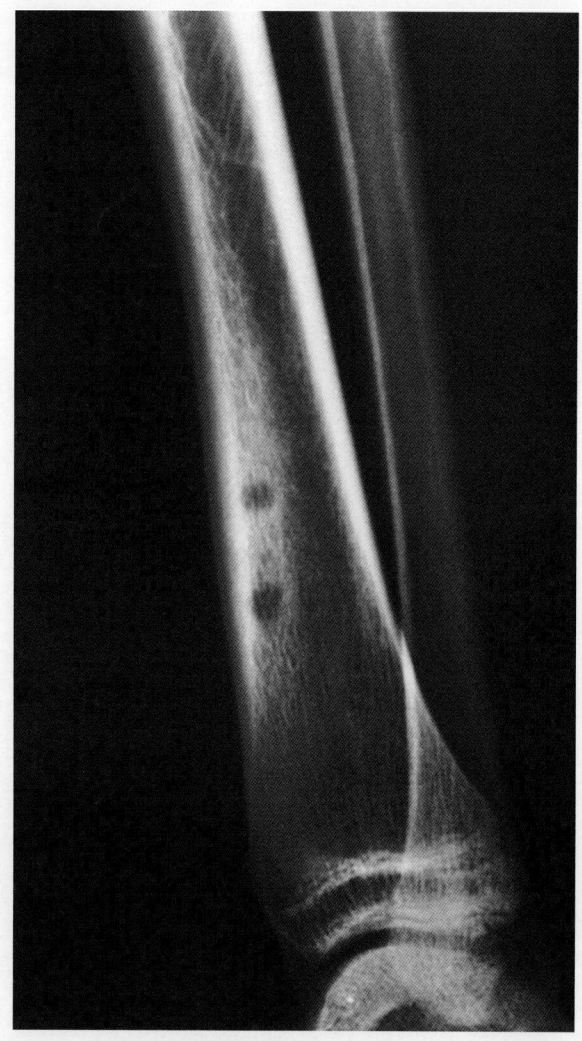

図17-6　多病巣性類骨骨腫
17歳男性．3ヵ月持続する左下肢痛があり，アスピリンによってただちに軽快する．下腿の側面像では，脛骨遠位前面の硬化像のなかに2つの輪郭明瞭な骨透亮像がみられる．切除標本では類骨骨腫の3つのnidusが認められた．もっとも遠位の2つは非常に近接していて，X線像では1つの骨透亮像を形成していた．
(Greenspan A, Elguezabel A, Bryk D. Multifocal osteoid osteoma. A case report and review of the literature. Am J Roentgenol 1974 ; 121 : 103-106より引用)

は，X線でnidusが骨皮質内に描出されたが，MRIではnidusを同定できなかった．

しかしながら，いくつかの報告は，類骨骨腫のnidusの描出に対するMRIの有用性を強く示唆している（図17-14, 15）．Bellらは，シンチグラフィーや血管造影やCTで見つけられなかった骨皮質内のnidusを明瞭に描出しえたとしている．とくに，ガドリニウム造影ダイナミックMRI法を行うと，非造影MRIで指摘可能な病変よりも顕著に描出される．

近年，Ebrahimらは関節内類骨骨腫症例の超音波所見を報告している．超音波画像では関節内病変の位置に病巣の骨皮質の不整像と隣接する低エコーの滑膜炎を認めたとしている．nidusは後方音響増強を伴う低エコー病変であり，カラードプラ像では類骨骨腫の焦点部に侵入する血管を描出したと報告し

ている．しかし，特筆すべきは，Ebrahimらは超音波画像での関節内類骨骨腫の診断は確定的なものではないと結論付けたことである．他の関節病変，たとえば炎症性滑膜炎も類似した所見を呈することがあるためである．それゆえ，CT, MRIなどの他の画像診断法を併用し確証を得るべきである．

組織学的にはnidusは類骨あるいはいくぶん石灰化した未熟な骨組織よりなる．それは小さくてきわめて限局しており，ある程度以上には大きくならない病変である．この微小な骨梁と不規則な小島は，類骨に基質と血管に富んだ線維性の間質により取り囲まれた骨組織からなり，骨形成性と骨破壊性の活動が顕著となっている．病変周囲の骨硬化はさまざまな成熟過程がみられる緻密骨よりなっている．

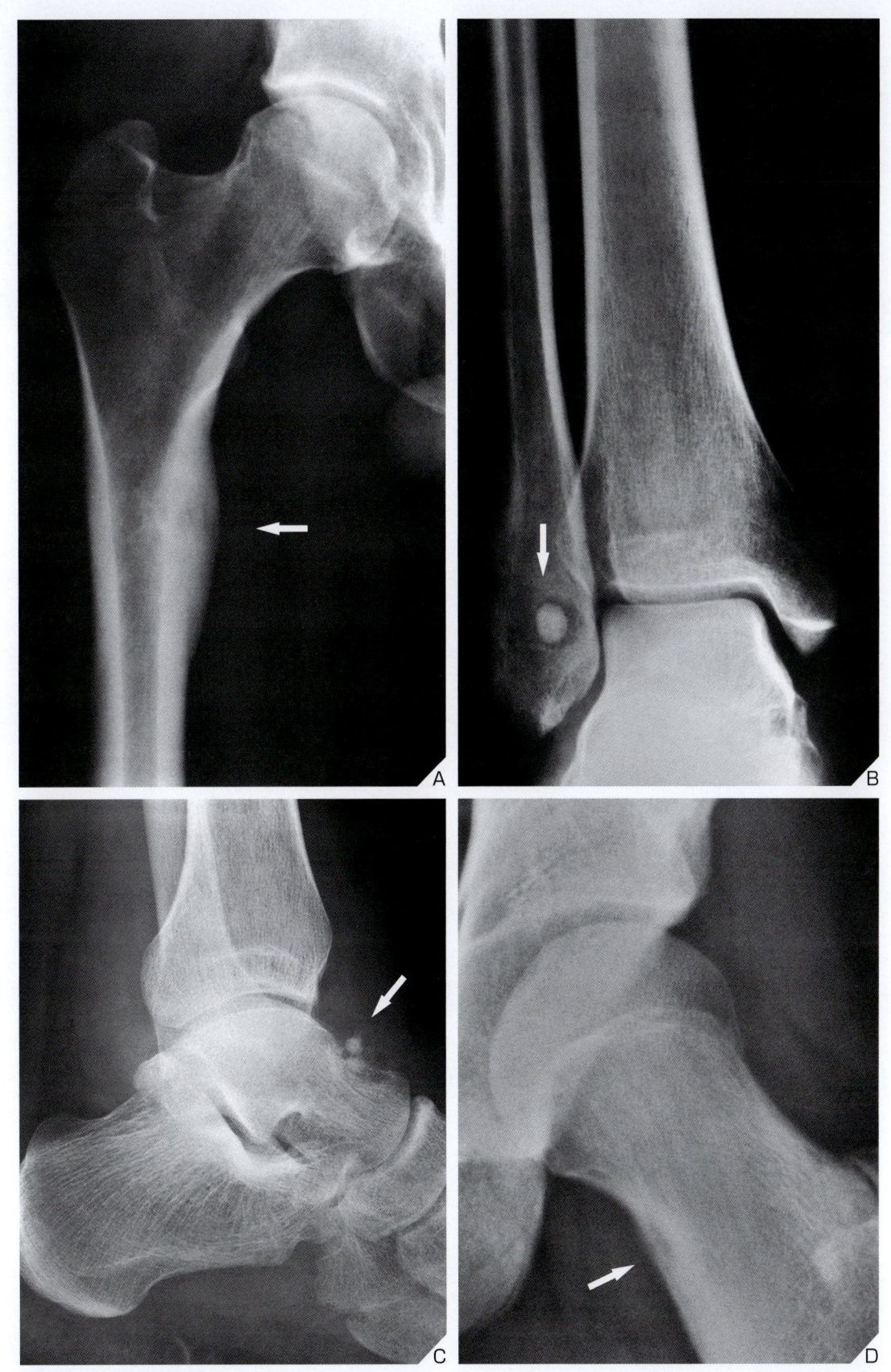

図 17-7　類骨骨腫の分類

類骨骨腫のX線所見は骨内の局在によっても分類される．**（A）** 骨皮質（cortical）型では，この大腿骨の内側骨皮質にみられるように nidus 周囲の強い反応性骨硬化がある（→）．**（B）** 髄内（medullary）型では，この腓骨遠位にみられるように骨透過性の類骨組織のハロー（halo）により囲まれた濃い陰影の骨硬化性の nidus を示す（→）．ほとんど反応性の骨硬化がないことに注目．**（C）** 骨膜下（subperiosteal）型では，この距骨の表面にみられるように（→），骨膜反応は最小で反応性骨硬化はまったく認められない．**（D）** 関節包内（intracapsular）型では，この大腿骨頚部近位内側面にみられるように（→）骨透過性の病巣は反応性骨硬化をわずかに示すのみである．

17

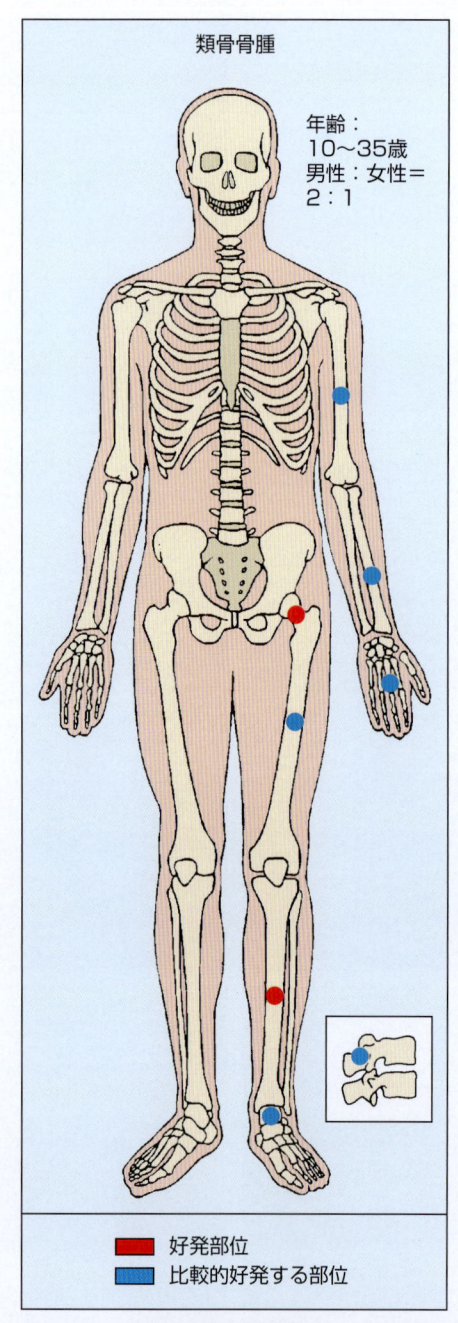

図17-8 類骨骨腫の好発部位，好発年齢，性差

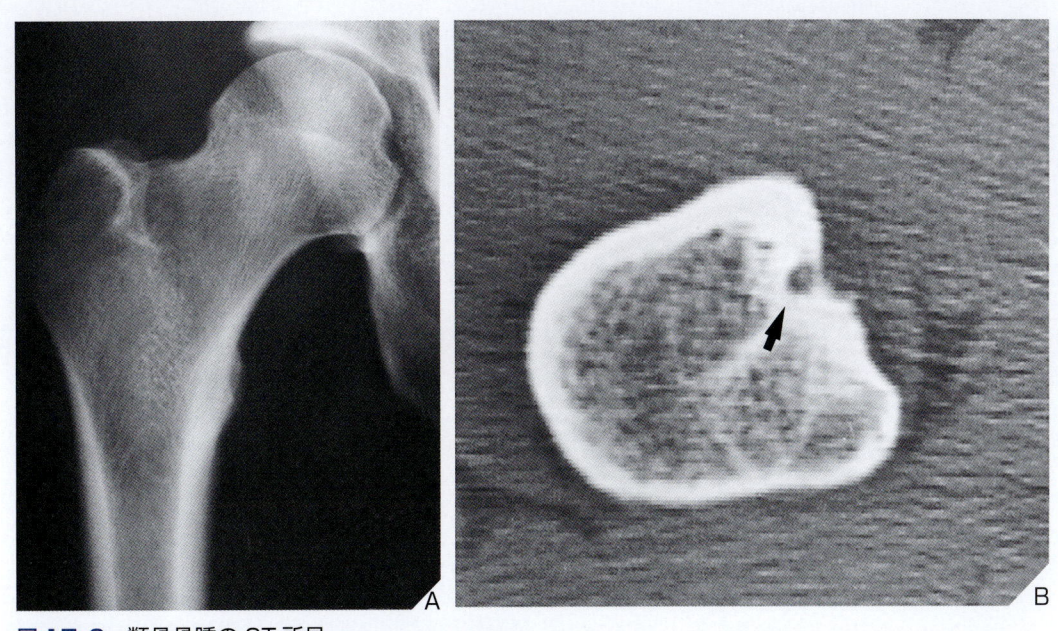

図 17-9　類骨骨腫の CT 所見
24 歳女性．右大腿上部に疼痛がある．（**A**）股関節の X 線正面像では，小転子部に病変がみられるが類骨骨腫の診断には至らない．（**B**）しかし，CT では病巣が明瞭に描出された（→）．

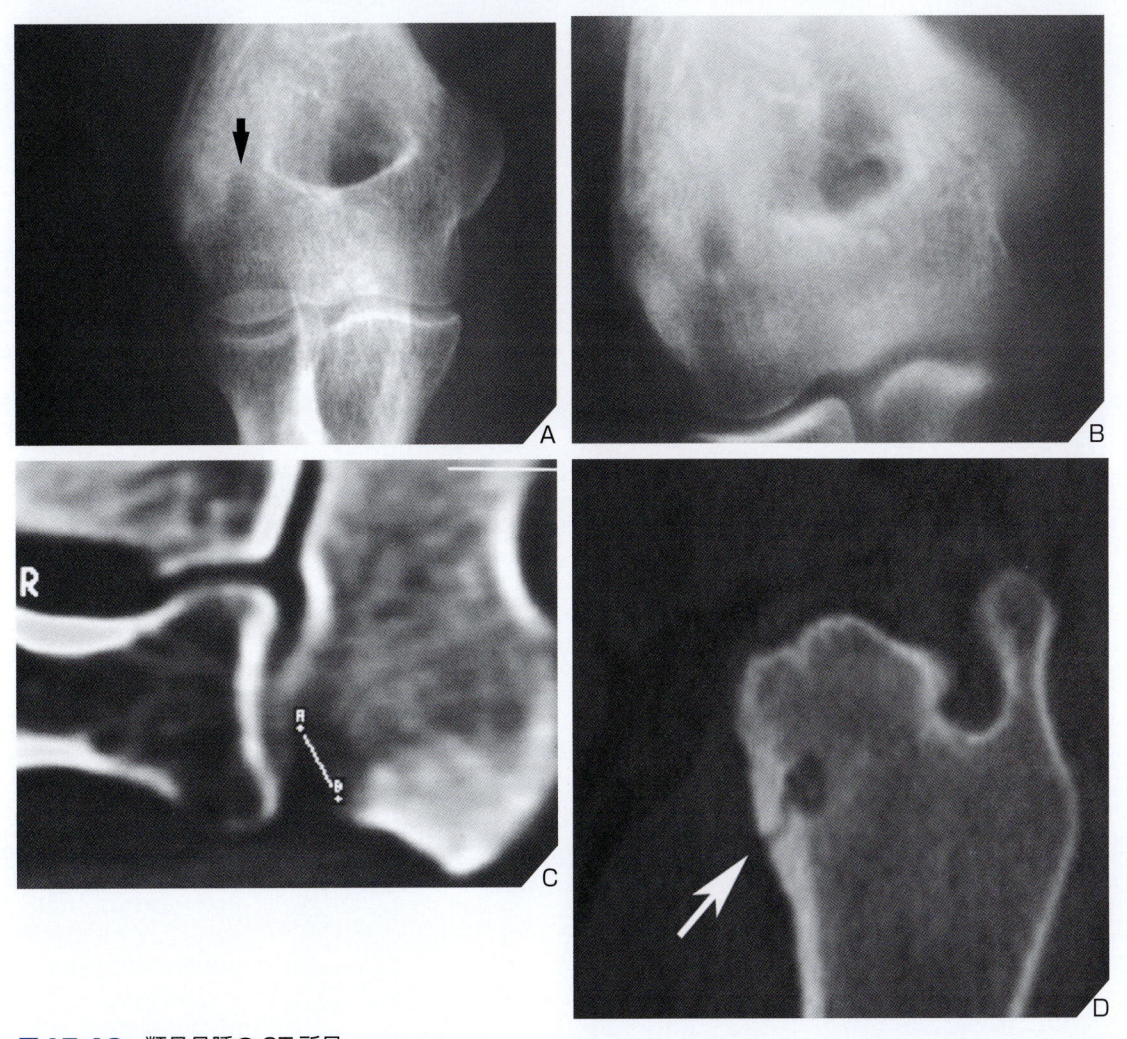

図 17-10　類骨骨腫の CT 所見
31 歳男性．類骨骨腫の典型的な臨床症状がある．（**A**）左肘関節の X 線正面像では，関節周囲の骨粗鬆症が描出されている．上腕骨小頭に病変があることが示唆される（→）．（**B**）断層撮影では反応性骨硬化に囲まれた骨透亮像が認められる．（**C**）CT では 6.5 mm の大きさの関節下の nidus が明瞭に描出されている．（**D**）別の患者の左大腿骨 CT 矢状断再構成像．血管溝徴候（vascular groove sign）（→）を認める．

17

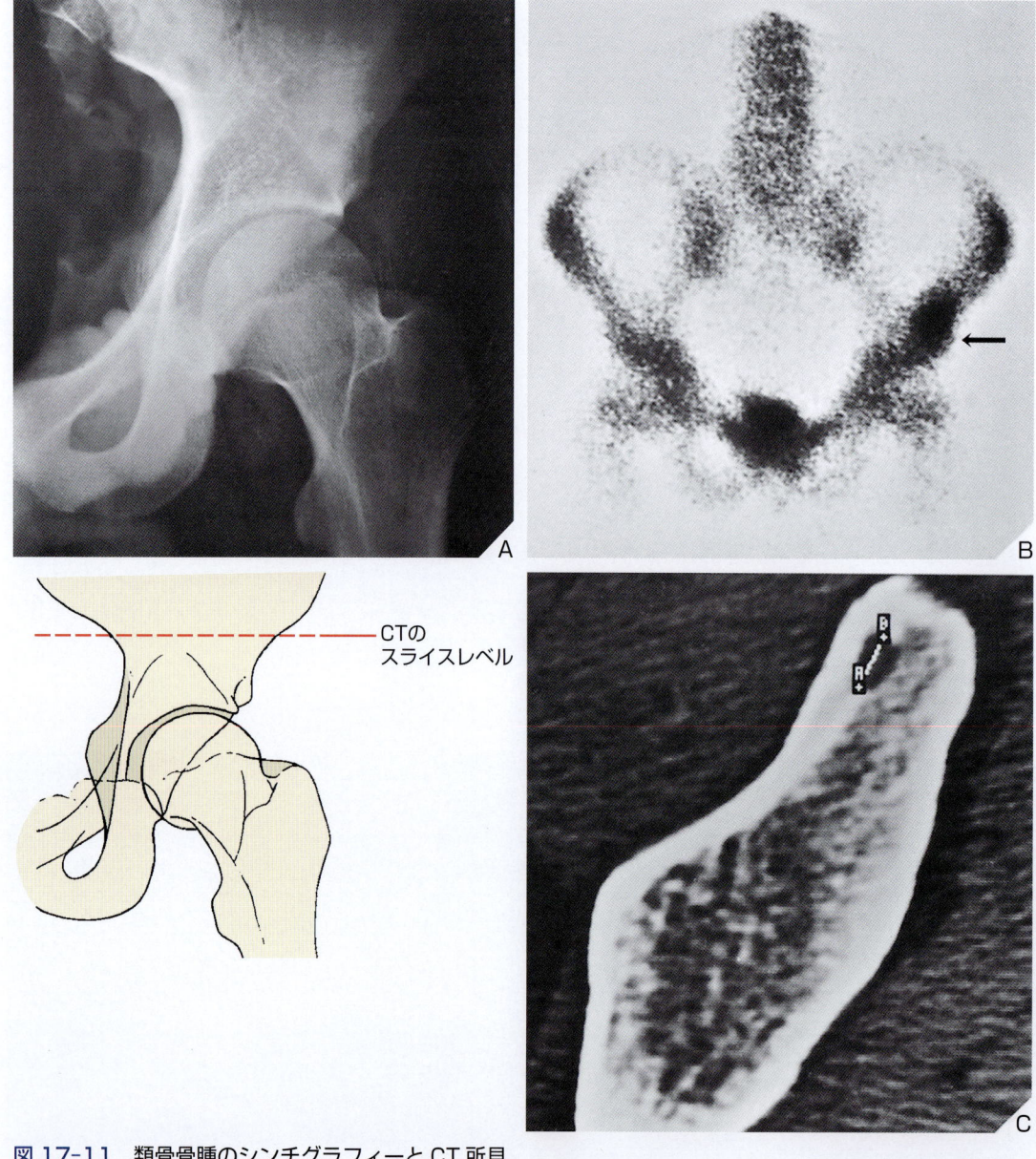

図 17-11　類骨骨腫のシンチグラフィーと CT 所見
16 歳男児.（A）左股関節の X 線正面像で腸骨の寛骨臼上部に骨透亮像が示唆される所見があるが, 類骨骨腫の典型的な病歴ではなかった.（B）骨スキャンでは左腸骨の寛骨臼上部にアイソトープの取込みの増加を認める（→）.（C）続いて行われた CT では病変が描出されているのみならず, その大きさを測定（6.8 mm）することもできる.

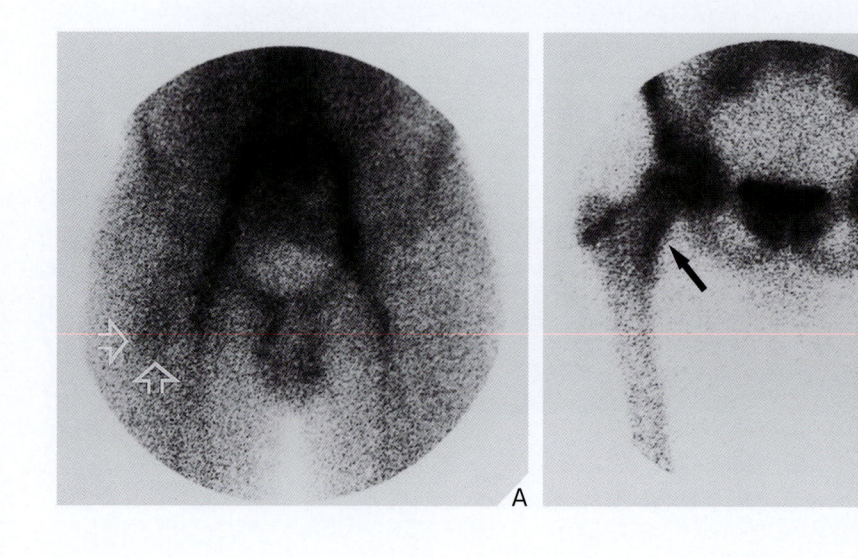

図 17-12　類骨骨腫の骨シンチグラム
（A）三相の骨シンチグラフィーの第一相. ^{99m}Tc-メチレンジホスホン酸（MDP）15 mCi（555 MBq）を静脈に注入後 1 分で, 腸骨動脈や大腿動脈で取込みの増加がみられる. 内側の大腿骨頚部領域の非連続性取込み像（⇒）は, 類骨骨腫の病巣と関与している.（B）注入 2 時間後の第三相で, 大腿骨頚部の領域で集積がみられた（→）.
（Greenspan A. Benign bone-forming lesions : osteoma, osteoid osteoma, and osteoblastoma. Skeletal Radiol 1993 ; 22 : 485-500 より引用）

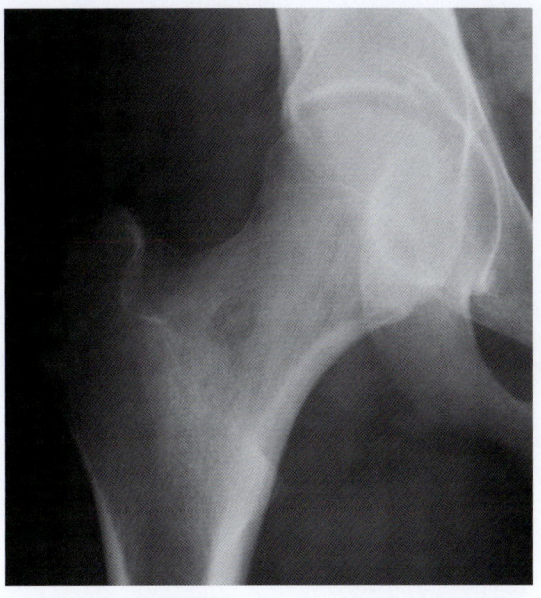

図 17-13　類骨骨腫
右股関節の X 線正面像は，中心部をかすかに囲む大腿骨
頚部の骨透過性病変が示されている．周囲の骨硬化はみ
られない．

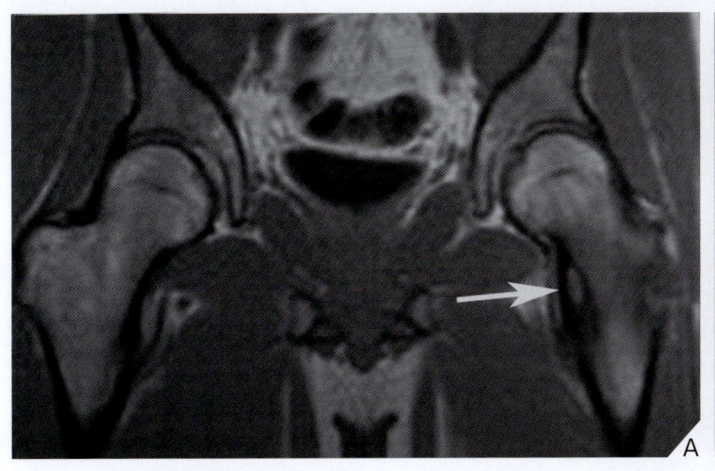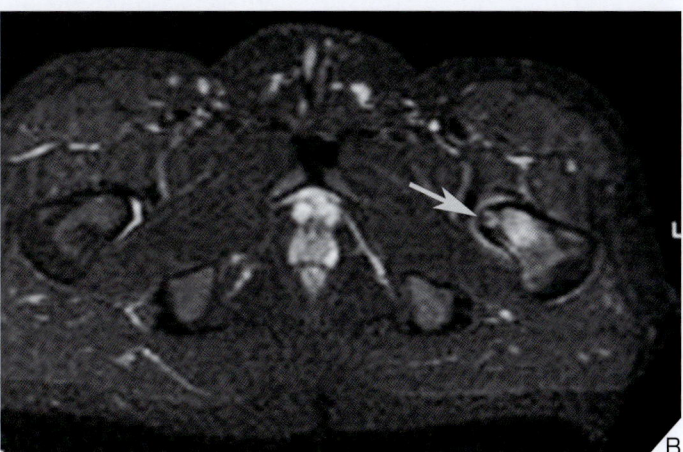

図 17-14　類骨骨腫の MRI
（A）T1 強調冠状断像．大腿骨頚部内側部類骨骨腫の nidus（→）と骨皮質の肥厚を認める．（B）同じ患者の STIR 横断像．大腿骨頚部に増強した信
号を呈する病巣を nidus として認める（→）．骨皮質の肥厚と周囲の骨髄，軟部組織の浮腫性変化も認める．

17

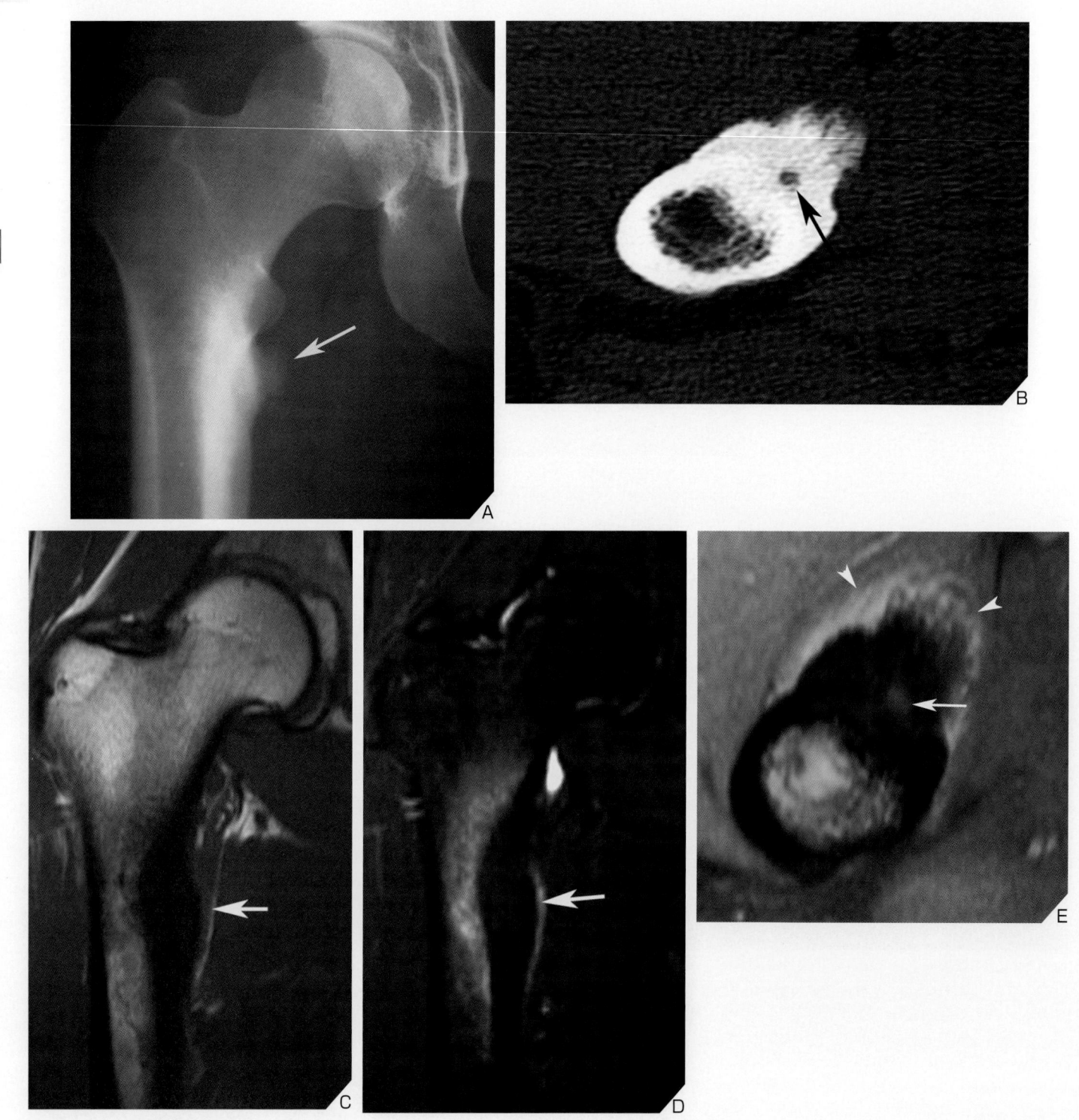

図 17-15　類骨骨腫の MRI
(A) 右大腿骨 X 線正面像. 突出した形状の骨膜反応を伴った著しい骨皮質の肥厚を近位大腿骨内側部に認める（→）. (B) CT 横断像. 骨皮質の肥厚と骨膜反応を伴う nidus を認める（→）. (C) T1 強調冠状断像. 同様に骨皮質の肥厚（→）を認めるが, nidus は明らかでない. (D) T2 強調冠状断像. 骨皮質の肥厚（→）, 広範囲に骨髄浮腫, 軟部に軽度の浮腫を認めるが, nidus は認めない. (E) T2 強調横断像. nidus をはっきりと認め（→）, 骨膜反応を伴う骨皮質の肥厚（▷）, 周囲軟部組織の浮腫性変化も認める.
(Steve Shankman, MD, Brooklin, New York のご好意による)

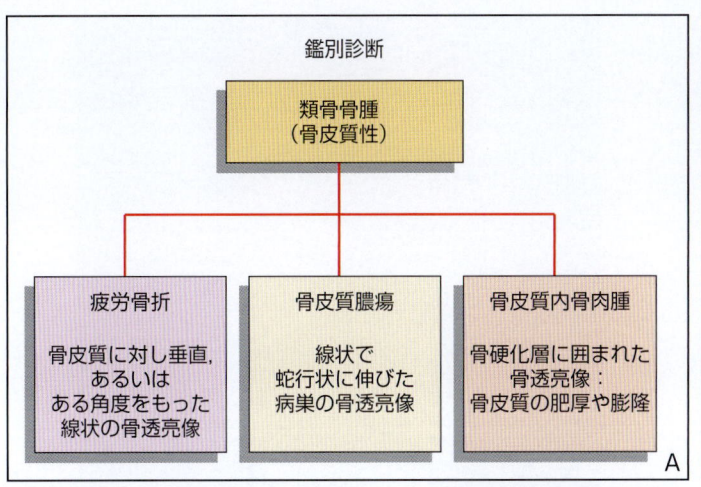
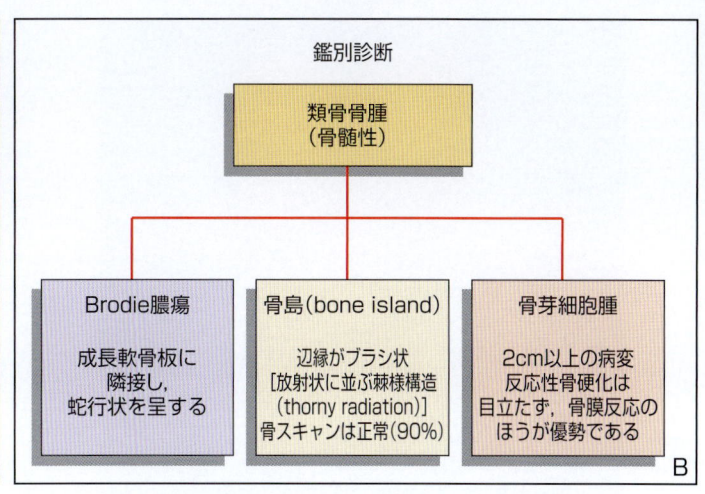

図 17-16　（A）骨皮質性類骨骨腫，（B）骨髄性類骨骨腫の鑑別診断

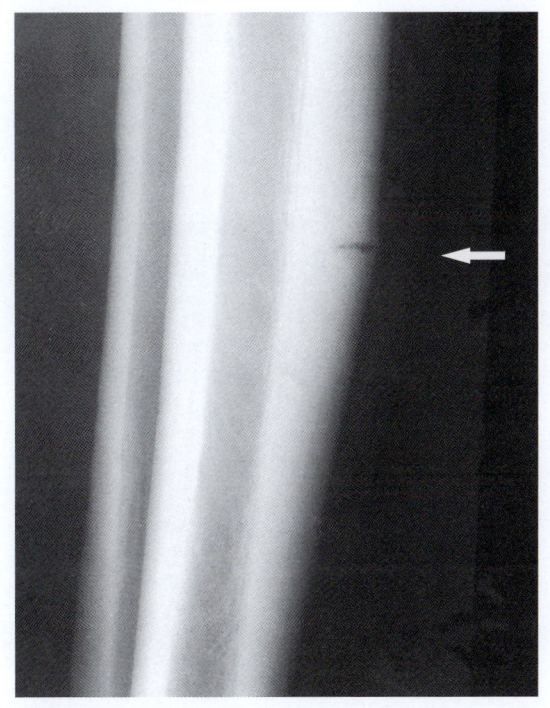

図 17-17　疲労骨折
側面のＸ線像で脛骨の疲労骨折が描出されている（→）．骨透亮像が脛骨骨皮質長軸と直角方向であることに注目．類骨骨腫では骨透過性の病巣は皮質とは平行にみられる．

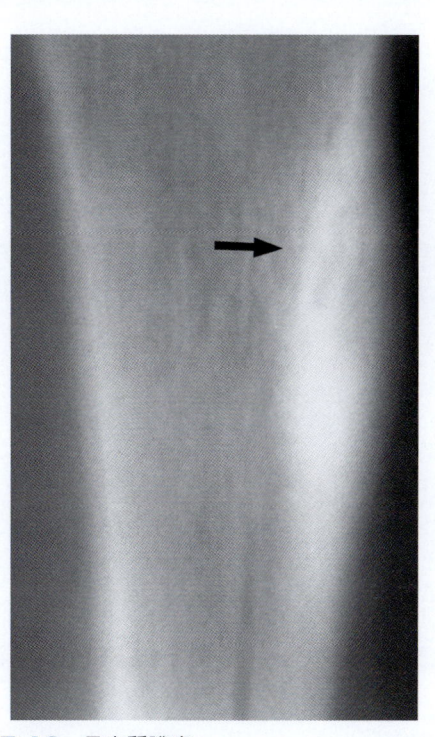

図 17-18　骨皮質膿瘍
脛骨側面の断層撮影で，骨皮質膿瘍における骨透過性の蛇行した径路が示されている（→）．これは当初，類骨骨腫と誤診された．
(Greenspan A, Jundt G, Remagen W. Differential diagnosis in orthopaedic oncology, 2nd ed. Philadelphia : Lippincott Williams & Wilkins ; 2007, Fig. 2-44, p.70 より引用)

▌鑑別診断▐

　Ｘ線所見から骨皮質類骨骨腫が明白であっても，鑑別診断として疲労骨折，骨膿瘍，骨肉腫をあげておくべきことを強調する（図 17-16）．疲労骨折では骨透亮像は通常類骨骨腫より線状で，骨皮質に対し平行ではなく，むしろ垂直，またはある角度をもって走行する（図 17-17）．骨皮質膿瘍は類骨骨腫と同様のＸ線所見を示すが，膿瘍腔から伸びる線状，蛇行した径路によって鑑別することができる（図 17-18）．骨皮質内骨肉腫はまれではあるが，骨形成を示す悪性腫瘍で，骨皮質内に限

局して発生し，骨髄腔や軟部組織内のどちらにも大きくは浸潤しない悪性腫瘍である．Ｘ線像では骨硬化層に囲まれた骨皮質（大腿骨，脛骨）内の骨透亮像として描出される．これらの大きさは 1.0～4.2 cm とさまざまな報告がみられている．病変部の骨皮質はわずかに腫大して，一部肥厚しており，骨膜反応はみられるものとみられないものがある．

　骨髄性病変で，鑑別診断としては骨膿瘍（Brodie 膿瘍），石灰化した nidus をもつ病変，骨島（bone island，内骨症）を考えなければならない．そして，大きな病変は骨芽細胞腫と鑑別

17

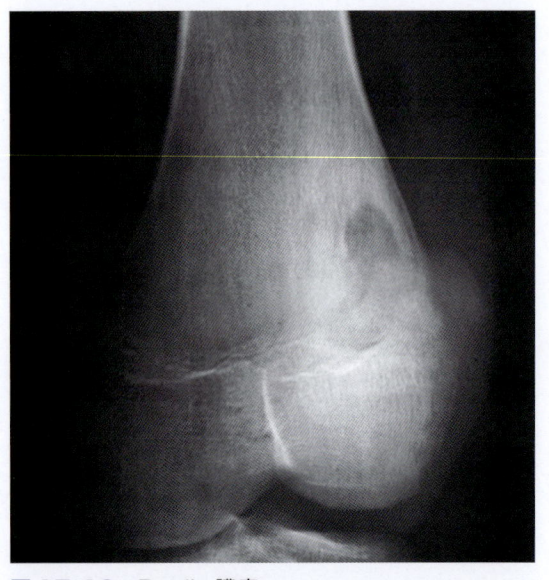

図 17-19 Brodie 膿瘍
大腿骨遠位骨幹部の骨膿瘍で，膿瘍腔から成長軟骨板に向かって蛇行した径路が拡がるのがみられる．この像によってこの病変は類骨骨腫と区別される．

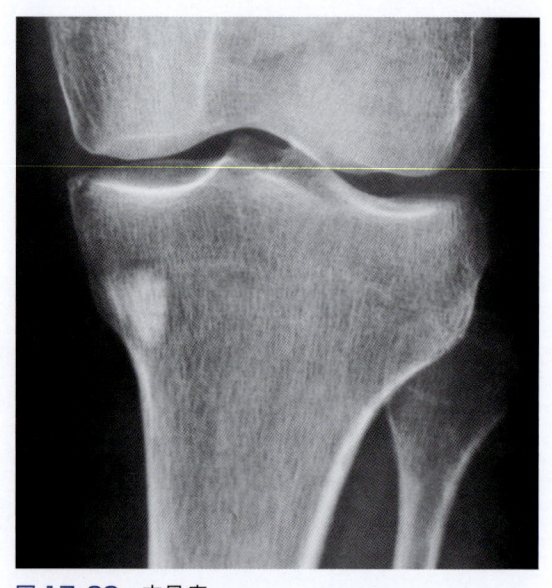

図 17-20 内骨症
脛骨近位内側にある骨島．特徴である nidus が示されている．

表 17-2	類骨骨腫の鑑別診断
病名（病変）	**画像所見**
骨皮質型類骨骨腫	反応性の骨硬化像に取り囲まれた円形や楕円形の骨透過性の nidus．充実性あるいは層状構造を呈する（途中で途切れることはない）骨膜反応．シンチグラムで単に集積が増強する．double-density sign.
髄内型類骨骨腫	骨透過性の nidus（場合によっては中心部石灰化を伴う）．nidus 周囲の骨硬化はあってもわずか．通常骨膜反応はなく，あってもわずか．シンチグラム：上記と同様．
骨膜下型類骨骨腫	反応性の骨硬化を伴う場合と伴わない場合がある骨透過性，あるいは骨硬化性の nidus．ときに毛状で三日月形の骨膜反応．シンチグラム：集積増強．
関節包内型（関節周囲型）類骨骨腫	関節周囲の骨粗鬆症，関節炎の発症初期．nidus がみられる場合とみられない場合がある．シンチグラム：上記と同様．
骨芽細胞腫	しばしば中心部に不透明な部分を有する 2 cm 以上の骨透亮像．類骨骨腫より周辺骨硬化の程度は軽い．骨膜反応は旺盛．シンチグラム：上記と同様．
病的骨折（骨皮質）	骨皮質に垂直あるいはある角度をもって走行する線状の骨透亮像．シンチグラム：集積増強．
骨膿瘍（Brodie 膿瘍）	辺縁骨硬化を伴う輪郭が不明瞭な骨透亮像．通常直線状あるいは蛇行した径路を有する．長管骨の骨幹端部や骨端部に好発する．シンチグラム：上記と同様．MRI：T1 強調像では周囲を低信号像で縁取られた低～等信号の輪郭鮮明な像を呈する．T2 強調像では周辺低信号像で縁取られた一様に高信号の像を呈す．
骨島（bone island）	海綿骨内で，健常部の骨梁に交じって放射状に走行（放射状に並ぶ棘様構造）する，一様に密度の濃い骨硬化像．シンチグラム：通常集積は増強しない．MRI：T1 強調像，T2 強調像ともに低信号像．
骨皮質内骨肉腫	帯状の骨硬化により囲まれた骨皮質内の骨透亮像．ときに中心性の暗い陰影．皮質の肥厚や膨大．シンチグラム：集積増強．

しなければならない（図 17-16B を参照）．骨膿瘍は類似した X 線所見をもつが，一般に線状，あるいは蛇行した径路が腫瘍から隣接した成長軟骨板に伸びている所見がみられる（図 17-19）．骨島は，放射状に並んだ棘状あるいは偽足状の骨梁にて，取り囲むようにして混在した刷毛縁様の境界（brush borders）をもつ病変によって X 線学的に特徴付けられる（図 17-20）．加えて，骨島は通常，骨シンチグラフィーの取込みの増加はみられない．骨芽細胞腫と類骨骨腫を鑑別することは不可能ではないが大変難しく，概して，骨芽細胞腫は類骨骨腫より

大きく（通常 2 cm 以上），反応性の硬化像は少ないが，骨膜反応はより顕著にみえる．

類骨骨腫の鑑別診断の詳細は，表 17-2 を参照．

■ 合併症 ■

類骨骨腫には，2，3 の合併症が伴う．とくに小児の例で nidus が成長軟骨板の近くに存在するときの骨の過成長が起こることがある（図 17-21）．nidus が脊柱とくに椎弓にある場合，罹患側が凹側となる疼痛性の側弯症を引き起こす（図 17-22）．病変が関節内にある場合には早期の関節症が生じる（図

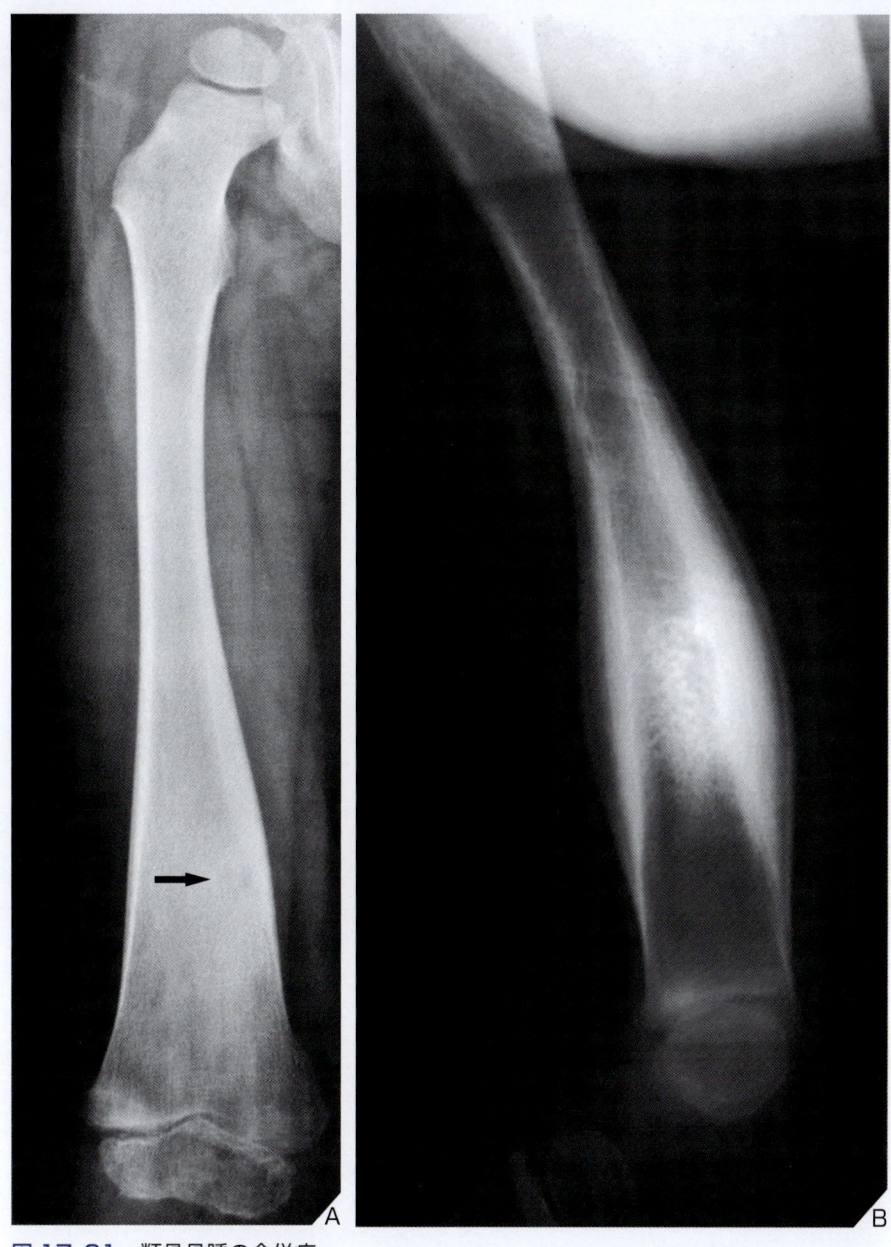

図 17-21　類骨骨腫の合併症
（A）2 歳男児．大腿骨遠位骨幹部の類骨骨腫と診断された（→）．成長軟骨板に nidus が隣接しているので骨の過成長が起こっており，大腿骨遠位骨幹部の著明な拡大を伴っている．（B）他の患者で，7 歳女児，遠位大腿骨に局在する病変である．大腿骨骨幹部の著しい拡張と前方骨皮質の肥厚を認める．

17-23）．Norman らが指摘するように，この後者の合併症は nidus が X 線上認められないときでも，患者から典型的な病歴が聞き出された場合には，類骨骨腫の診断に重要な手掛かりとなる（図 17-24）．

■ **治　療** ■

類骨骨腫の治療は nidus を完全に一塊（en bloc）で切除することである．切除材料と骨はただちに X 線撮影しなければならない（図 17-25）．これは再発につながる不完全な切除の可能性を除外するためである（図 17-26）．

一塊での切除以外にさまざまな手技が試みられている．病巣掻爬や手術で露出した後にトレパンで切除する方法，透視下や CT ガイド下での経皮的摘出術や経皮的ラジオ波熱凝固療法（RFTA）などがある．後者の方法は Rosenthal らにより，適応を選んで手術に代わる方法として紹介された．これは CT ガイド下に，生検を行った経路を通して電極を挿入し，直径約 1 cm の焼灼壊死を作る方法である（図 17-27）．近年いくつかの報告で髄腔内類骨骨腫に対する RFTA の良好な結果が示されており，非侵襲的治療として効果的な手法であることを述べている．

図 17-22　類骨骨腫の合併症
　12歳男児．脊椎のX線正面像でL1の左の椎弓根に類骨骨腫を認める（→）．病変部が凹側となる軽い側弯に注目．

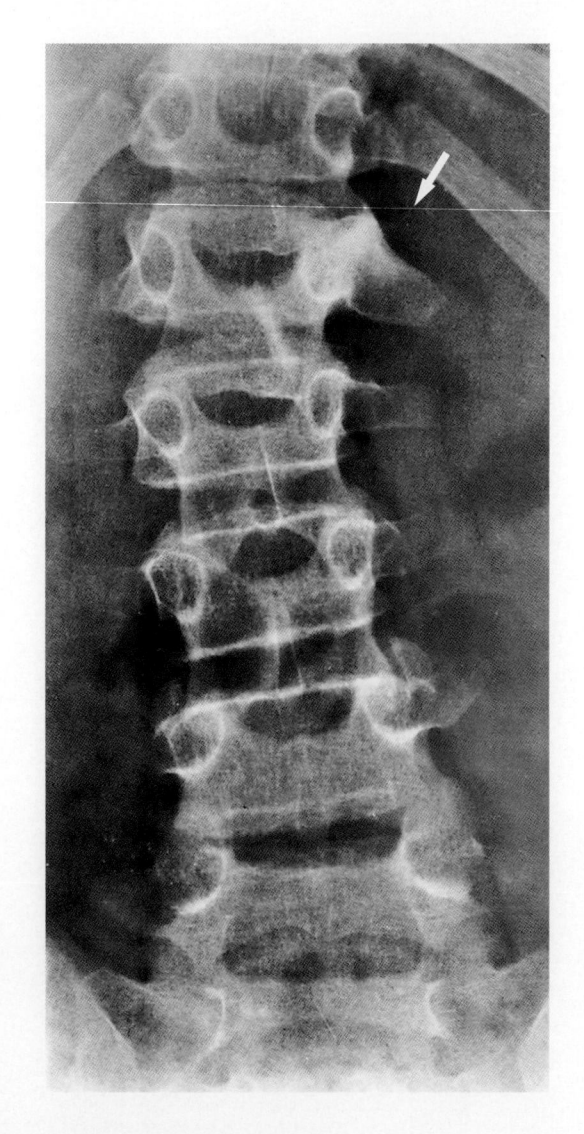

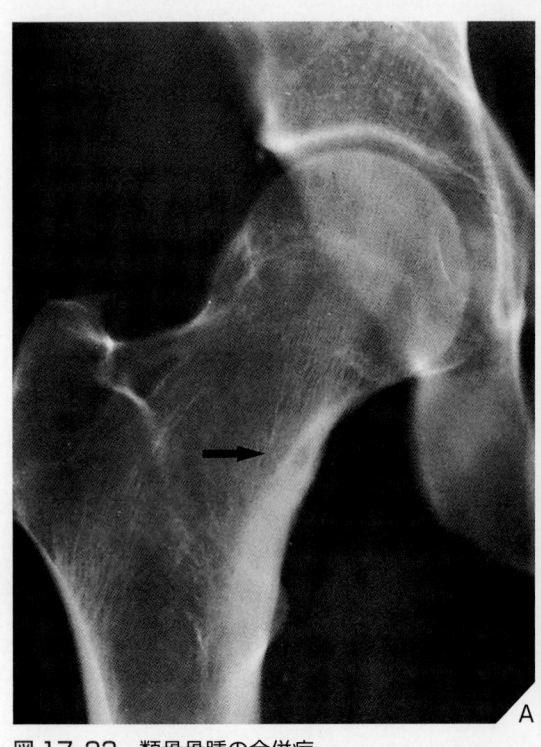

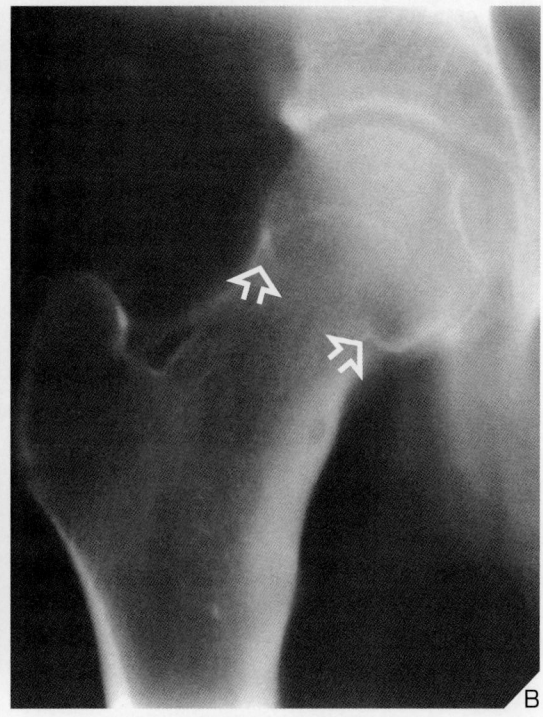

図 17-23　類骨骨腫の合併症
　28歳男性．（A）右股関節のX線正面像で，右大腿骨頚部内側にある関節包内類骨骨腫が描出されている（→）．（B）断層撮影では関節症の初期変化が認められる．辺縁の骨棘（⇒）と股関節荷重部の軽度の狭小化に注目．骨シンチグラムでは病変部だけでなく，関節症の結果として反応性骨形成の部位にも集積を認める．

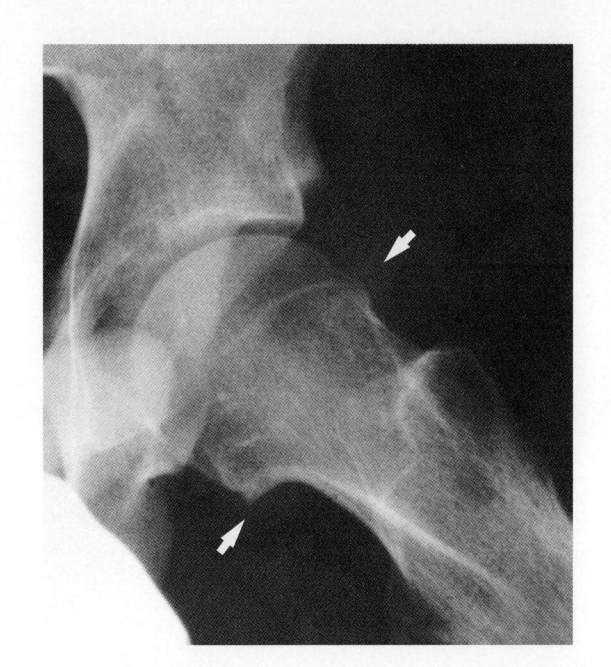

図 17-24　類骨骨腫の合併症
　14 歳男児．左股関節に 8 ヵ月持続する疼痛がある．疼
痛は夜間により強く，アスピリンで 15〜20 分で軽快
する．断層撮影や CT を含めた X 線検査が以前に数回行
われたが，nidus を描出することはできなかった．開排
位側面像（frog-lateral view）で関節周囲の骨粗鬆症と
早期の変性変化の所見（→）がみられ，両者とも類骨骨
腫を推定させる像である．

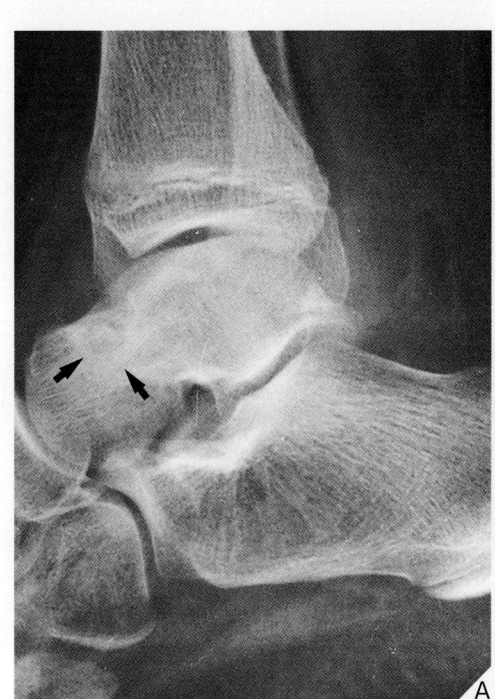
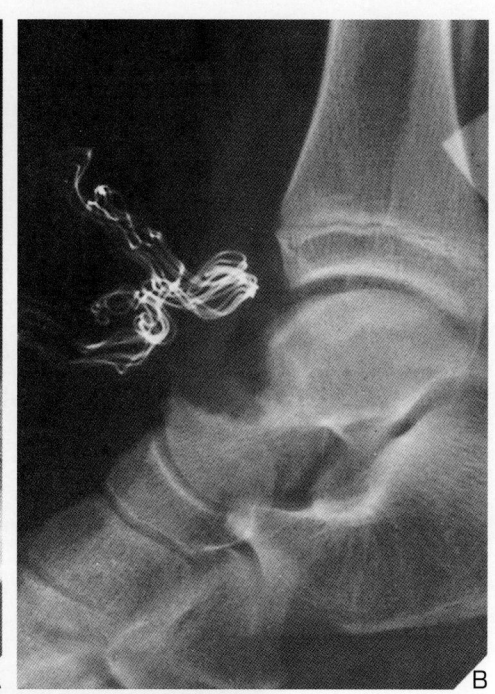
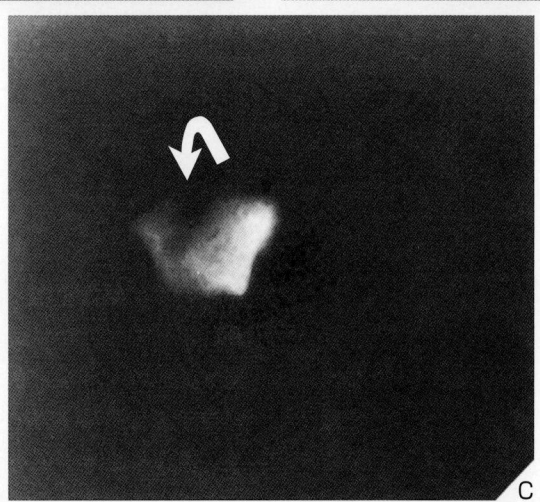

図 17-25　類骨骨腫の外科的治療
　13 歳男児．（A）足関節の術前側面像で距骨内に類骨骨腫の nidus が描出されている（→）．術中 X 線像
では切除範囲（B）と切除材料（C）が示されており，病変が完全に摘出されたことが確認された（↷）．

17

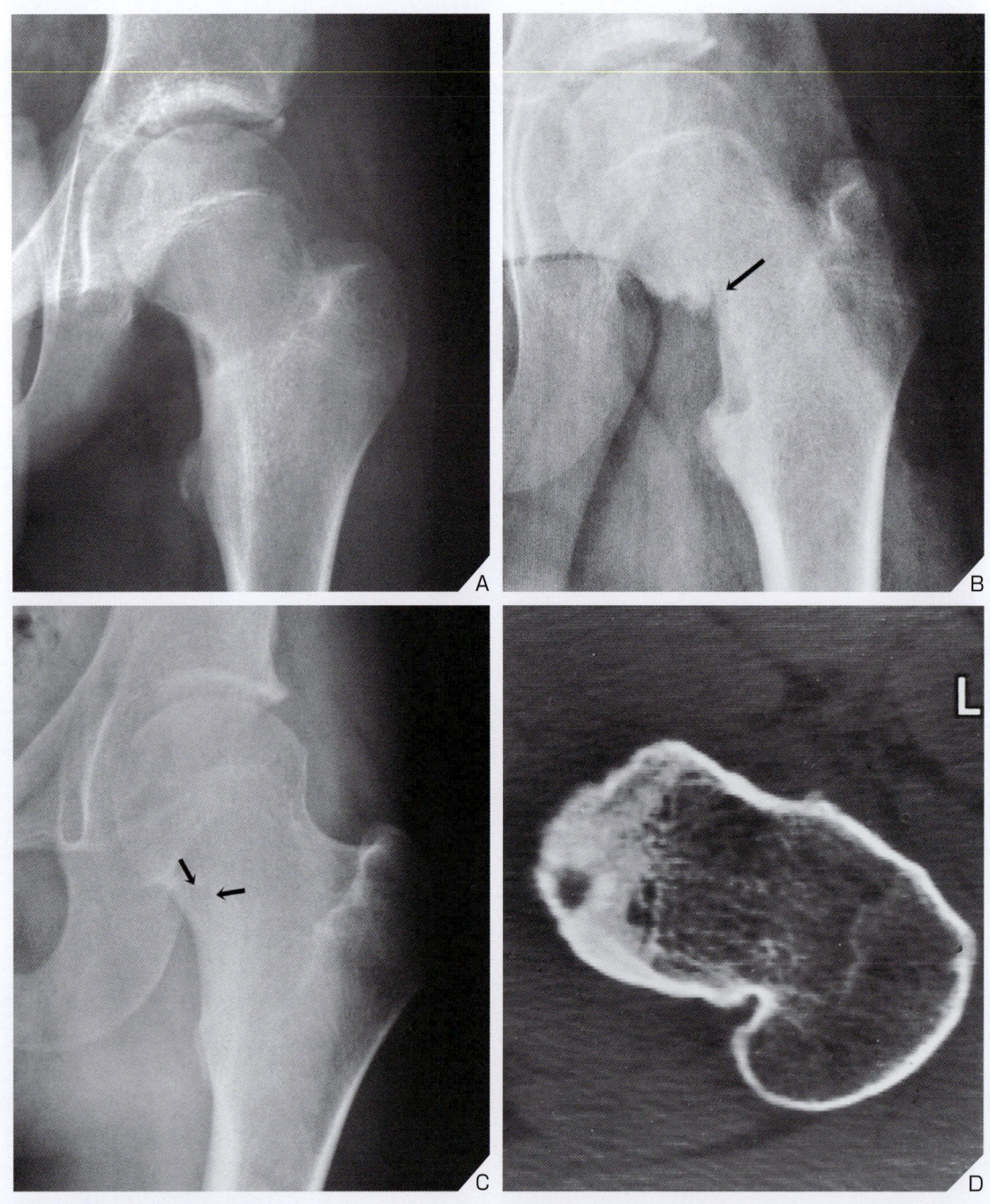

図 17-26 類骨骨腫再発例
17 歳男性．サリチル酸塩製剤でただちに軽快する左鼡径部痛がある．（A）左股関節のX線像では，大腿骨頚部内側骨皮質に類骨骨腫の nidus が描出されている．（B）病変は不完全に切除された．取り残しに注目（→）．2 年後症状が再発した．（C）左股関節のX線像では骨頭と頚部の接合部の大腿骨内側骨皮質に骨透亮像が描出されている（→）．（D）CT では nidus が描出されている．

3．骨芽細胞腫（osteoblastoma）

　骨芽細胞腫は全骨腫瘍の約 1％，全良性骨腫瘍の 3％を数え，組織学的には類骨骨腫とほとんど同様であるが，大きさの面でより大きいこと（直径 1.5 cm 以上，通常 2 cm 以上）に特徴がある．好発年齢も類骨骨腫と同様であり，骨芽細胞腫の 75％は 10 歳未満，10 歳代，20 歳代に発見される．しばしば長管骨が罹患するが，脊柱に発生する例もある（図 17-28）．臨床症状

においては類骨骨腫とは違っており，まったく症状のない患者がいる一方で，サリチル酸塩製剤では容易に軽快しない疼痛を呈するものもある．また自然経過も異なっており，類骨骨腫は軽快する傾向がある一方で，骨芽細胞腫は増悪する傾向があり，議論の余地があるところではあるが，悪性転化することさえある．多病巣性骨芽細胞腫も報告されている．そのうえ，この腫瘍のまれな亜型として，中毒性骨芽細胞腫も近年報告されている．多数の骨のびまん性骨膜炎，発熱，体重減少などの全

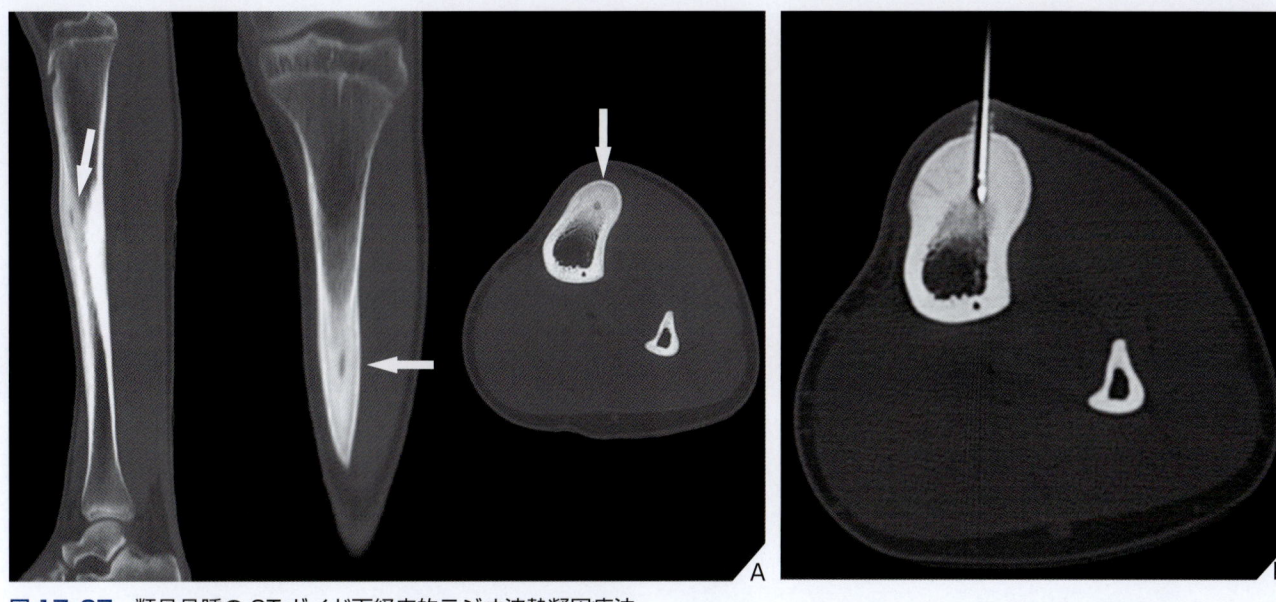

図 17-27　類骨骨腫の CT ガイド下経皮的ラジオ波熱凝固療法
（A）脛骨骨皮質前方の CT 矢状断，冠状断，横断像（→）．（B）CT 体軸断像の画像下手技により，類骨骨腫の nidus の適切な位置にプローブが挿入されていることが確認できる．

図 17-28　骨芽細胞腫の好発部位，好発年齢および性差

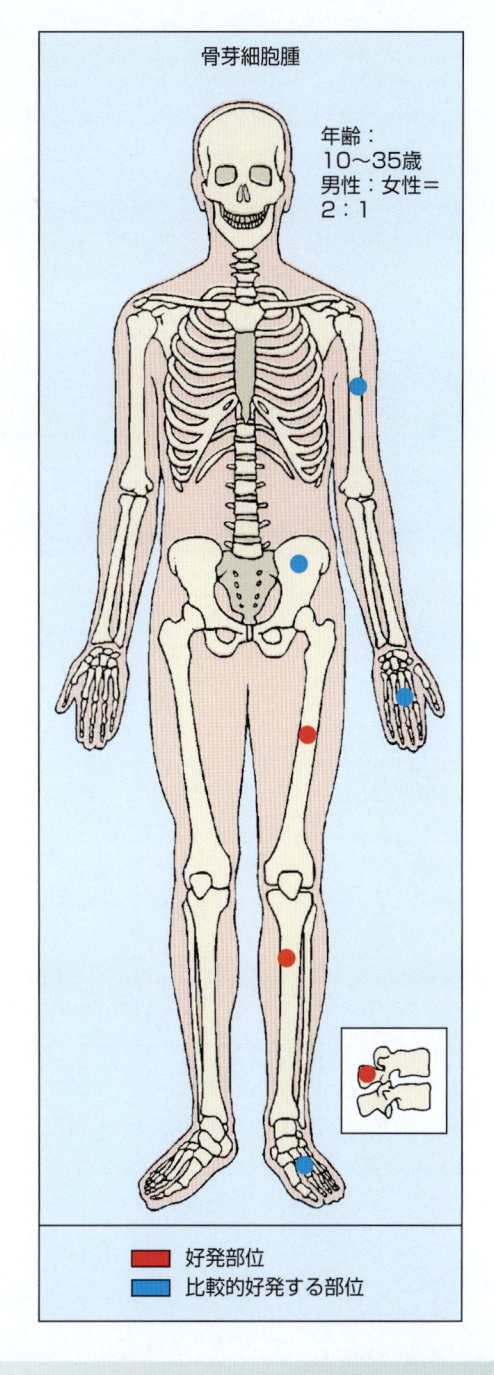

17

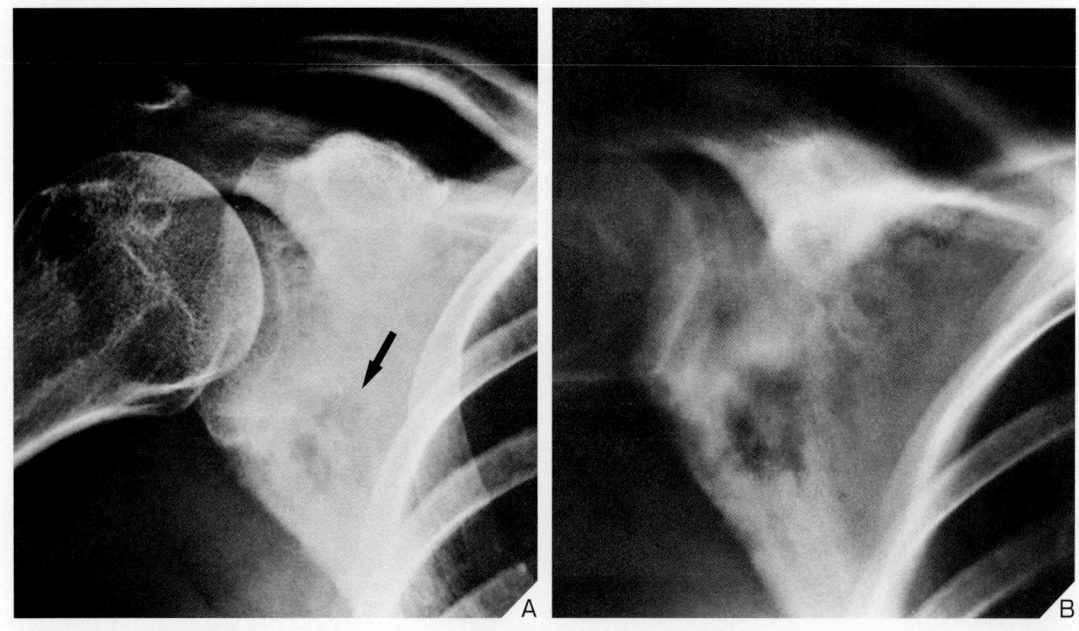

図 17-29　骨芽細胞腫
28 歳女性．（A）右肩関節の正面像では，肩甲骨腋下縁に粗な骨膜反応を伴う，骨硬化像にて取り囲まれたわずかな骨透過性領域を認める（→）．（B）断層撮影では，類骨骨腫に類似した辺縁骨硬化をもつ骨透過性の nidus が描出されている．しかしながらこの病変の大きさは 3×3 cm と大きく，骨芽細胞腫と診断され，切除標本でも確定診断された．

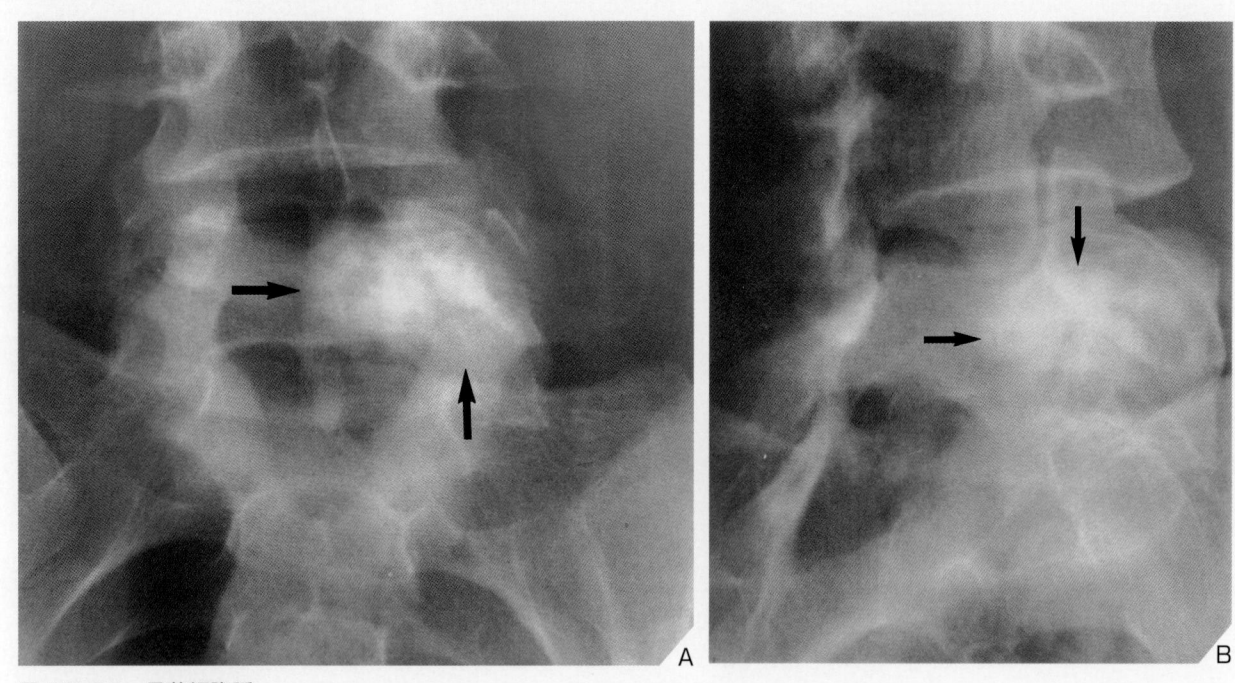

図 17-30　骨芽細胞腫
18 歳男性．腰仙椎の（A）X 線正面像，（B）斜位像．L5 左椎弓根と椎弓板に膨隆性病変を認める（→）．

身性の症状を呈する．通常，病巣の描出や診断を示唆するには単純 X 線撮影と CT で十分である（図 17-29～31）．腫瘍が骨皮質を貫通し，軟部組織に拡がるようなまれな場合は，MRI がこれらの状態を描出しうる（図 17-32）．

骨芽細胞腫には，以下の 4 つの特徴的な X 線所見がある．

❶ 巨大類骨骨腫．この病変は通常の類骨骨腫より直径 2 cm 以上で大きく，反応性の骨硬化は少なく，骨膜反応がより

顕著なことがある（図 17-33）．

❷ 中心部に小さな X 線不透過な部分をもつ，動脈瘤様骨嚢腫と類似した風船状の膨張を示すもの．この型はとくに脊椎に罹患する場合によくみられる（図 17-34, 35）．

❸ 悪性腫瘍を疑わせる活動的な病変（図 17-36）．

❹ 骨膜病変にて，病巣周囲の骨硬化がなく，薄い殻状の骨膜性新生骨を示すもの（図 17-37）．

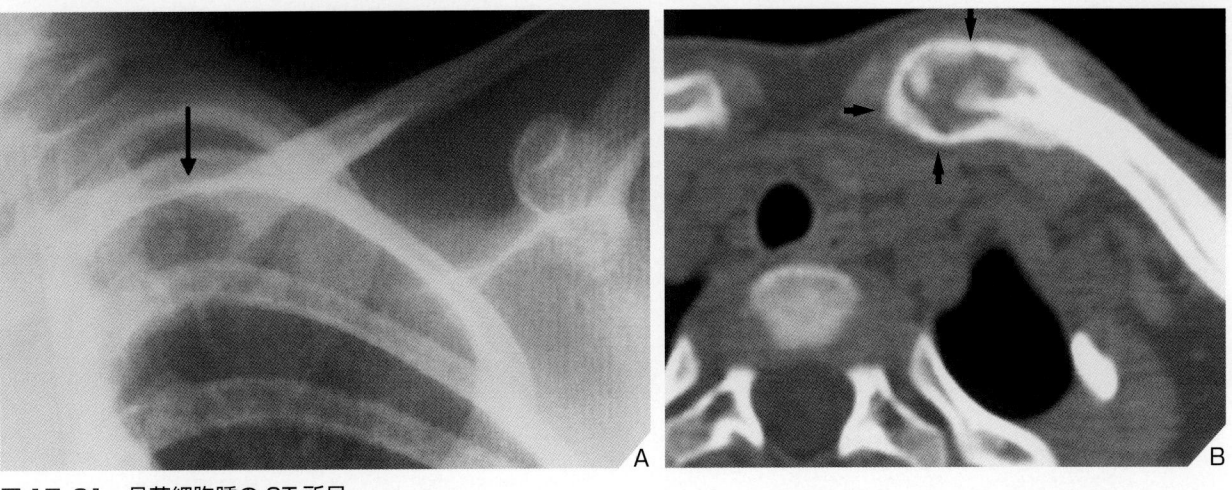

図 17-31　骨芽細胞腫の CT 所見
（A）X 線像では左鎖骨の胸骨側端に溶骨性病変を認める（→）．（B）CT 横断像では新生骨の形成に伴う高吸収域を含む低吸収域の膨隆性腫瘍を認める（→）．
(Greenspan A, Jundt G, Remagen W. Differential diagnosis in orthopaedic oncology, 2nd ed. Philadelphia：Lippincott Williams & Wilkins；2007：59-74 より引用)

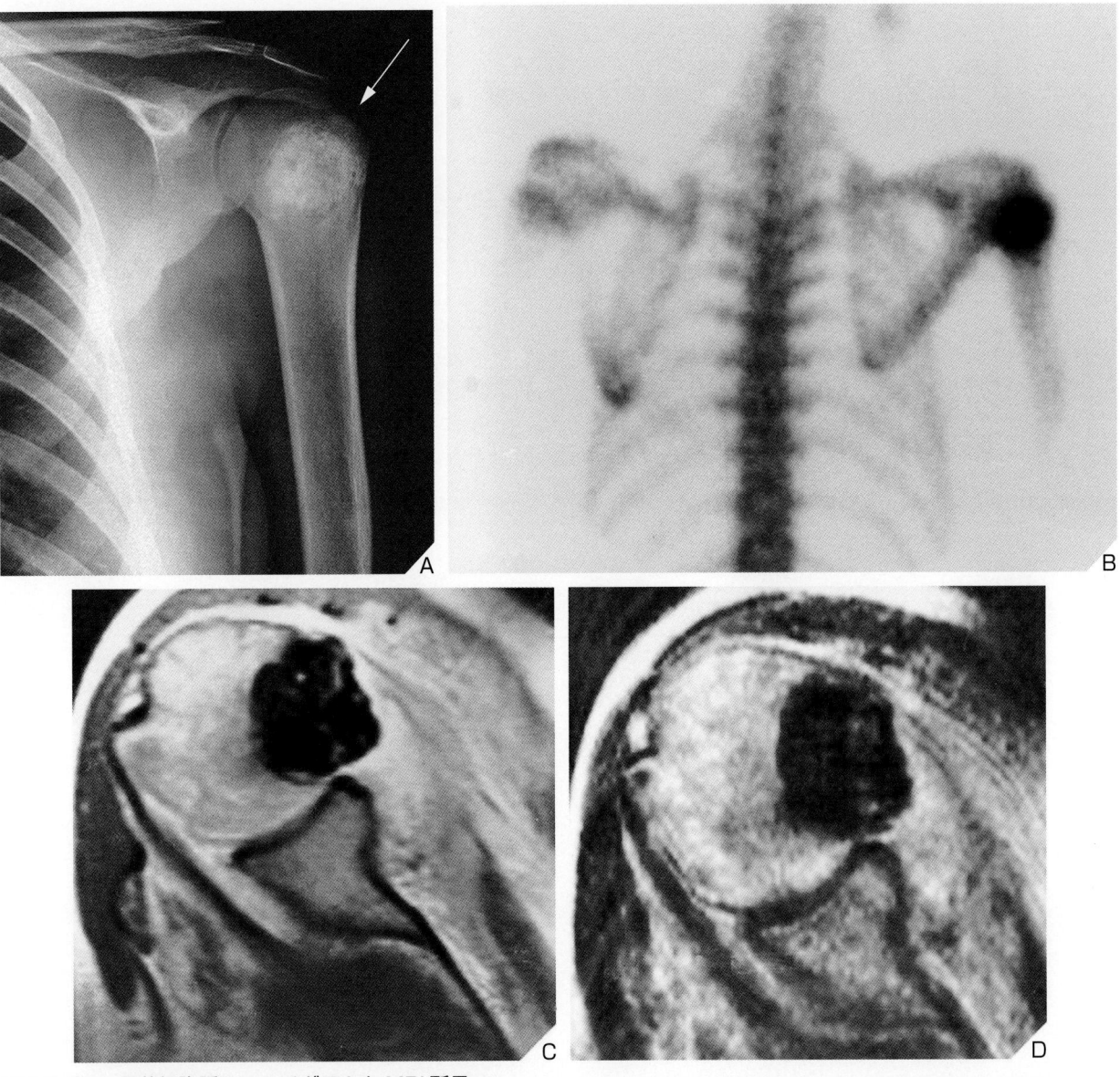

図 17-32　骨芽細胞腫のシンチグラムと MRI 所見
15 歳女児．左肩に疼痛がある．（A）左上腕骨の X 線像で，成長軟骨板に接する近位骨幹端に境界の明瞭な骨硬化性病変を認める（→）．（B）99mTc-MDP 15 mci（555 MBq）を注入した後得られた骨スキャンでは，病変部位にトレーサーの取込み増加を認める．（C）T1 強調横断像［SE：繰り返し時間（TR）700/エコー時間（TE）20］では，病変が上腕骨頭後内側に局在している．骨皮質は破壊され，腫瘍は軟部組織に及んでいる．（D）T2 強調横断像（SE：TR 2,200/TE 60）では，病変が骨基質を示す低信号を呈する．腫瘍の後外側縁に接する高信号域の辺縁は腫瘍周囲の浮腫を反映している．生検にて骨芽細胞腫の診断が確定した．

17

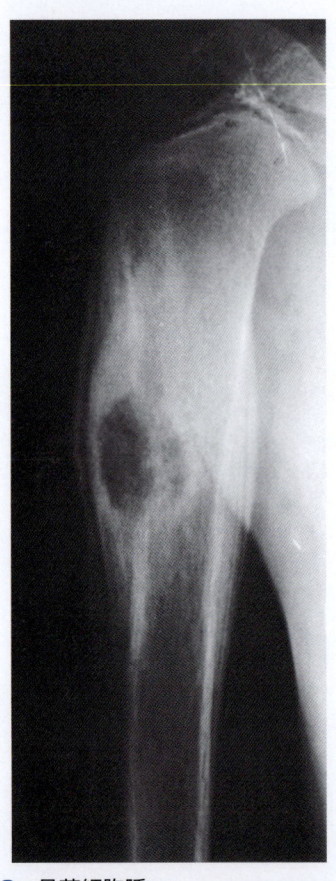

図 17-33　骨芽細胞腫
8歳男児．上腕骨近位の骨芽細胞腫は，類骨骨腫の病変と類似している．しかしこの病変はより大きく（最大径で2.5 cm），そして上腕骨の内側と外側の骨皮質には著明な骨膜反応が認められる．他方，骨透過性の病巣を囲む反応性の骨の拡がりは，類骨骨腫で通常みられるものよりも少ない．骨芽細胞腫のこの型は，しばしば巨大類骨骨腫（giant osteoid osteoma）と呼ばれる．

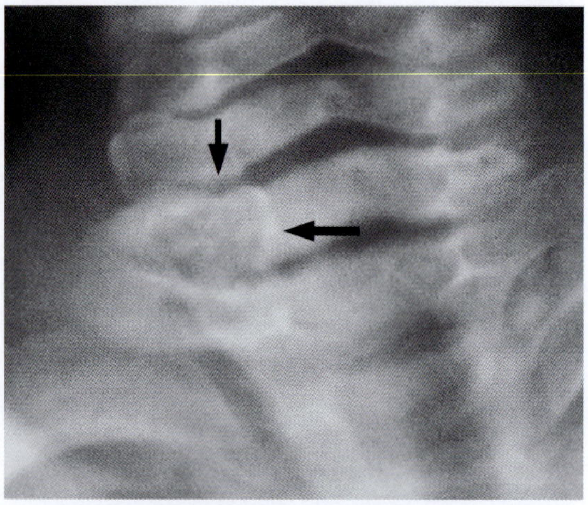

図 17-34　骨芽細胞腫の断層撮影所見
頚椎の断層撮影像で，C6椎弓に骨芽細胞腫による膨張した風船状の病変と，中心部に数個の小さな混濁した像も描出されている（→）．

鑑別診断

組織学的に類骨骨腫と骨芽細胞腫を鑑別することは非常に困難であり，多くの患者において不可能である．両者とも類骨産生病変であるが，典型的な骨芽細胞腫では類骨骨腫に比べて骨梁が広く長いが，あまり密集しておらず，まばらとなっている．報告者によっては類骨骨腫と骨芽細胞腫の組織学的な類似性があまりにも高いため，組織学的には同一で臨床所見での異型と扱うものもいる．

骨芽細胞腫のX線学的な鑑別診断には，類骨骨腫，骨膿瘍，動脈瘤様骨嚢腫，内軟骨腫と骨肉腫をあげなければならない（表17-3）．骨膿瘍は，蛇行した径路が顕著であり（図17-19を参照），成長軟骨板を横切ってみられるが（図17-38），通常，骨芽細胞腫ではほとんどみられない現象である．動脈瘤様骨嚢腫はまれに，骨芽細胞腫に似た様相を呈することがある

が，中心部の骨透亮像所見は欠けている．内軟骨腫は通常，点状，輪状，弓状の形態をとる石灰化した基質がみられる．さらにもし病的骨折がないならば，内軟骨腫（図18-6を参照）は骨膜反応を引き起こすことはなく，相違点となる（図17-39）．

侵襲性骨芽細胞腫（aggressive osteoblastoma）は骨肉腫と鑑別しなければならず，このような症例ではCTが有用である．CTはまた脊椎のような複雑な解剖の部位に発生したこの病変の鑑別診断に有用である（図17-40）．腫瘍の硬膜内への拡がりがある場合にはMRIが必要となる．

治療

骨芽細胞腫の治療は類骨骨腫のそれと同様であり，一塊（en bloc）で切除しなければならない．大きな病変ではそれに加えて骨移植と内固定を必要とする．

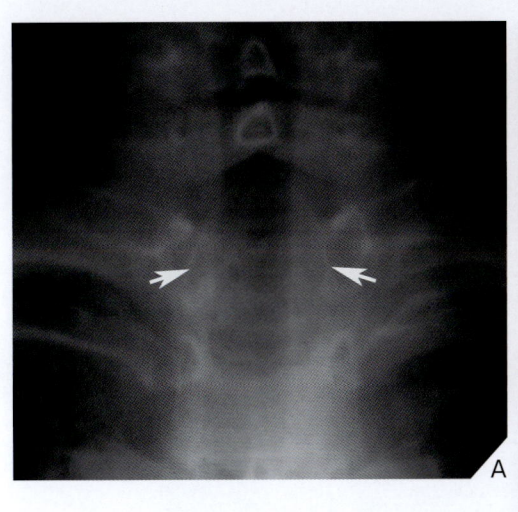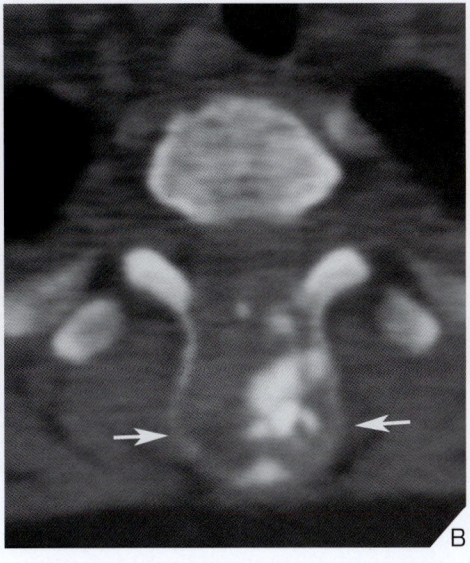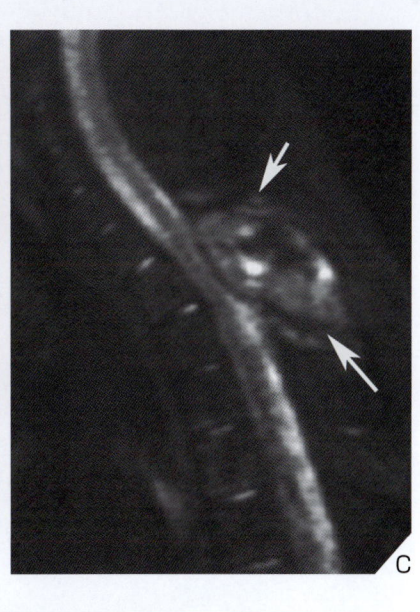

図 17-35　脊椎骨芽細胞腫の MRI

（A）19 歳女性の上位胸椎 X 線正面像．T1 棘突起の膨隆を認める（→）．（B）CT 横断像で T1 棘突起の膨隆が明瞭に描出され（→），さらに腫瘍内の石灰化も認める（→）．（C）T2 強調 MRI 矢状断像でも棘突起の膨隆を認め（→），CT で認めた石灰化した器質を反映し低信号域を腫瘍内に認める．腫瘍による脊髄後方の圧迫に注目．

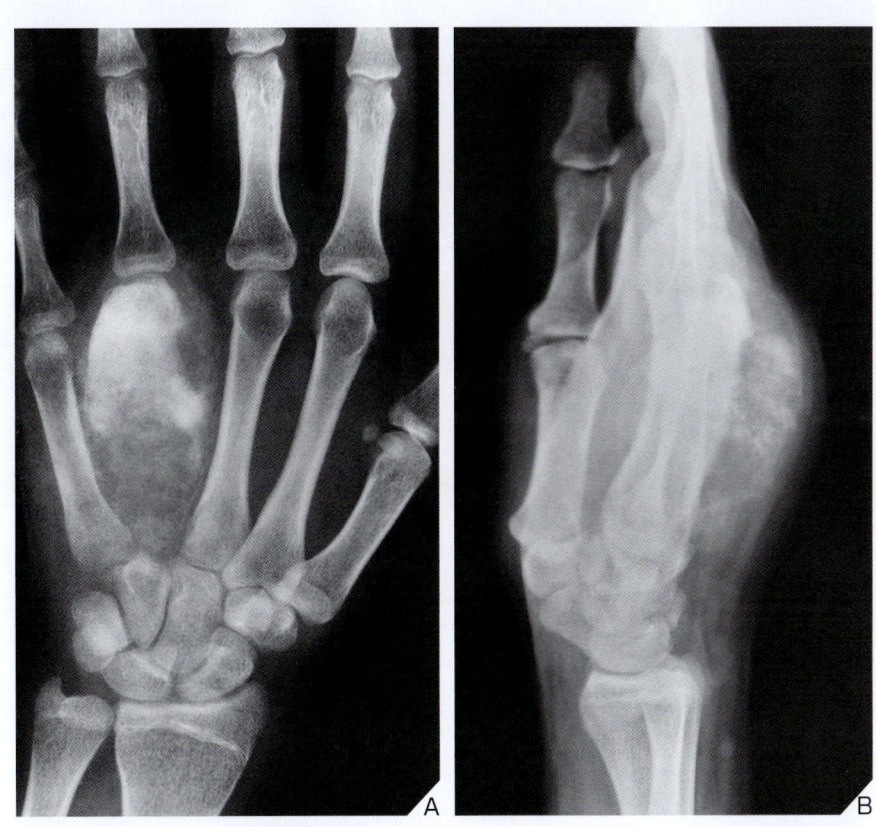

図 17-36　進行性骨芽細胞腫

手の X 線正面像（A）と側面像（B）では，進行性骨芽細胞腫（aggressive osteoblastoma）が示されている．とくに遠位の大量の骨形成を伴った第 4 中手骨全体の破壊像に注目．非常に類似した所見が骨肉腫でもみられるが，この例はまだ骨膜性の新生骨の殻に包まれているのがみられる．

17

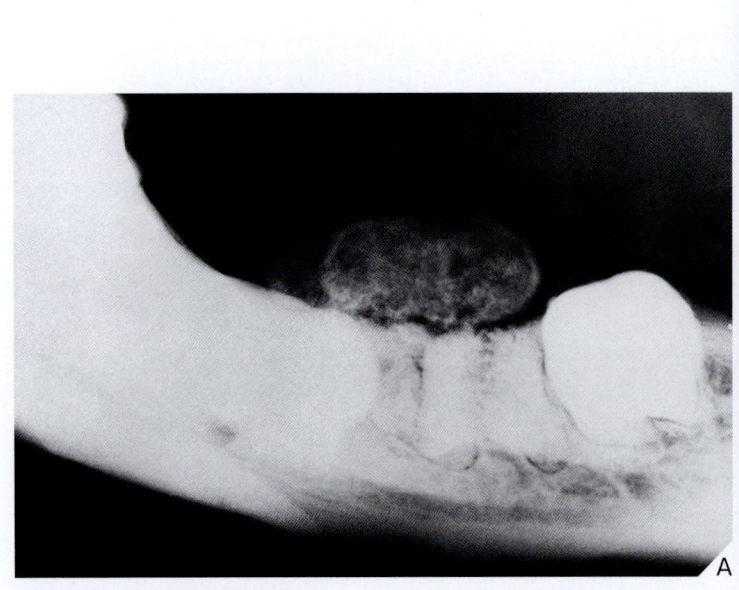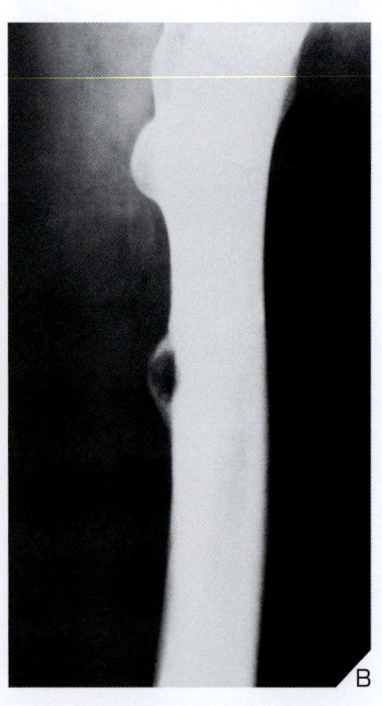

図 17-37　骨膜性骨芽細胞腫
（A）下顎骨の骨膜性骨芽細胞腫と（B）大腿骨の骨膜性骨芽細胞腫で，薄い殻状の骨膜性新生骨によって被われている．
（Prof. Dr. Wolfgang Remagen, Cologne, Germany のご好意による）

表 17-3	骨芽細胞腫の鑑別診断

病名（病変）	画像所見
皮質骨型と髄内型の類骨骨腫様骨芽細胞腫（巨大類骨骨腫）	辺縁の輪郭明瞭な球形あるいは卵円形の骨透過性病変．病変周囲の骨硬化像．旺盛な骨膜反応．2 cm 以上の nidus.
動脈瘤様骨嚢腫様の膨張性骨芽細胞腫	動脈瘤様骨嚢腫に類似した膨張性病変．しかし，中心部の X 線不透過な部分を伴う．
侵襲性骨芽細胞腫（aggressive osteoblastoma）（悪性新生物様）	辺縁不明瞭で，骨皮質の破壊がみられる．活動的な骨膜反応．ときに軟部組織へ進展．
骨膜性骨芽細胞腫	骨膜性の新生骨の殻によって被われた骨皮質に付着した円形あるいは卵円形の不均一な濃度を呈する腫瘍．
類骨骨腫	ときに中心部に骨硬化を伴う．1.5 cm 以下の骨透過性の nidus.
動脈瘤様骨嚢腫	風船状に膨張した病変．長管骨の中の骨膜反応病変．反応性の骨新生の薄い殻によって被われているが，急速に拡大する所見はみられない．軟部組織への進展はみられるかもしれない．
内軟骨腫	辺縁骨硬化を伴う（ときに伴わないこともある）骨透過性病変を呈し，しばしば点状，輪状，弓状の形態をとる中心部石灰化の像として描出される．
骨肉腫	浸潤性あるいは虫喰い状の骨破壊像．幅広い移行帯．雲様の不透明像を呈する腫瘍骨．活発な骨膜反応．軟部組織の腫瘤．

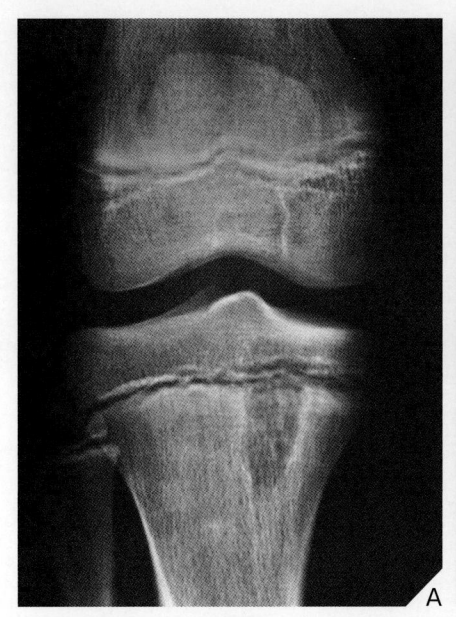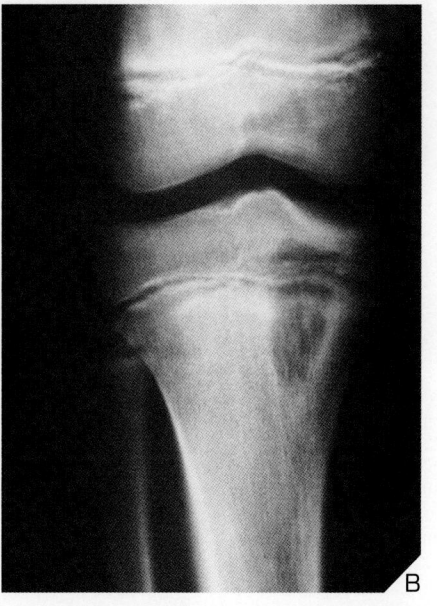

図 17-38　Brodie 膿瘍
10 歳男児．（A）右膝関節のX線正面像で脛骨近位部の成長軟骨板に近接し，それを横切る卵円形の骨透亮像が描出されている．断層撮影の正面像で病変が骨端部にまで拡がっているのが確かめられた．（B）病変は骨膿瘍であることが証明された．

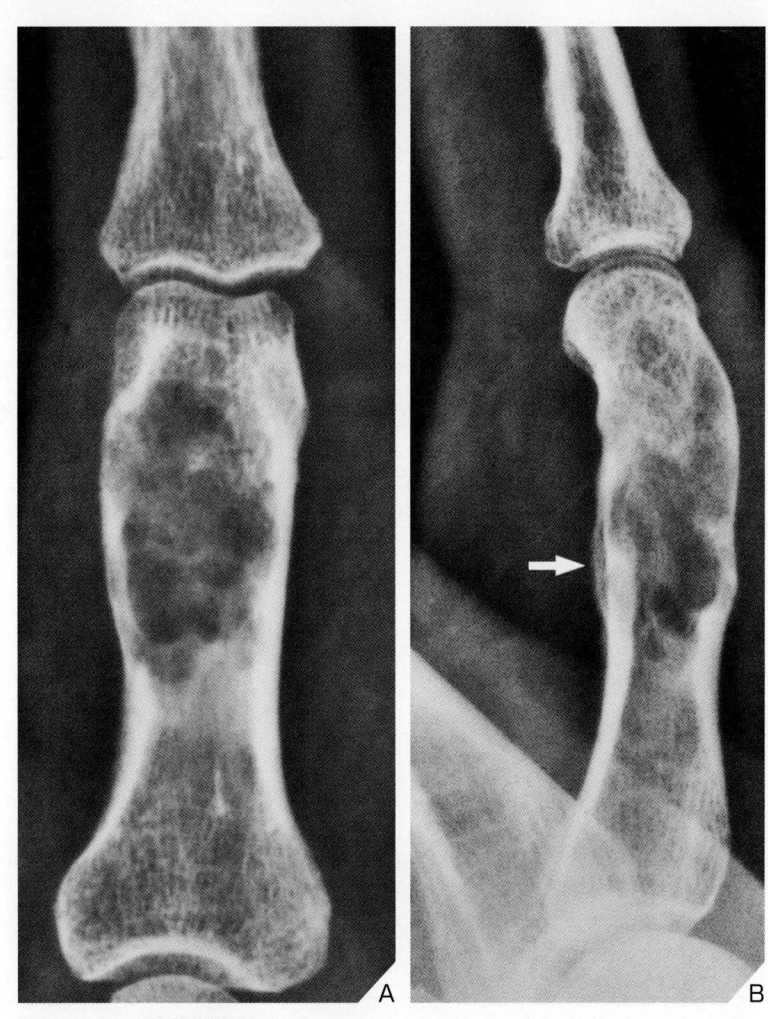

図 17-39　骨芽細胞腫
小指のX線正面像（A）と側面像（B）で内軟骨腫様骨芽細胞腫が示されている．骨膜反応（→）がみられ，内軟骨腫の典型像である軟骨基質はみられない．病変中央の小さなX線不透過部分は骨形成を示し，骨芽細胞腫に特徴的な所見である．

17

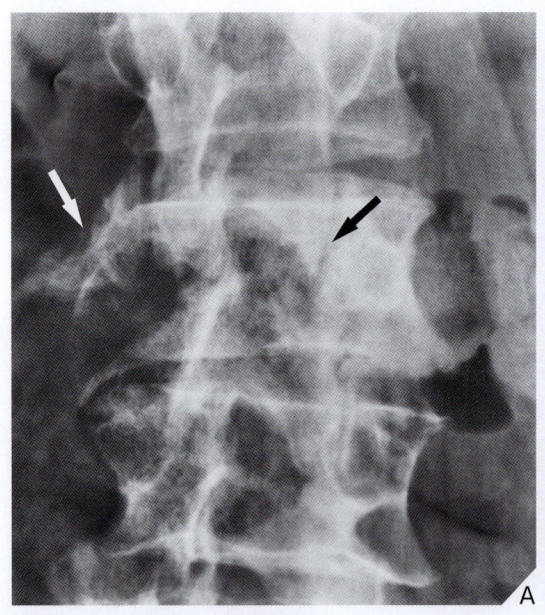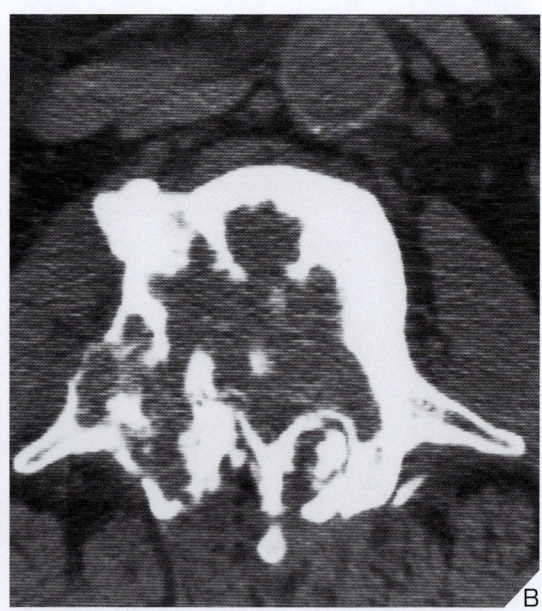

図 17-40　侵襲性骨芽細胞腫
65 歳男性. 右下肢に放散する腰痛がある.（A）腰椎 X 線正面像で，L3 椎体右半分に破壊性の骨溶解像が示されている（→）.（B）CT では病変部の骨形成と骨皮質への浸潤が示されている. 生検では侵襲性骨芽細胞腫と診断された.
(Ibrahim F. Abdelwahab, M. D., New York, NY のご好意による)

覚えておくべきポイント

❶ 傍骨性骨腫は，非対称性の骨形成病変があり，皮脂嚢胞，皮膚線維腫，類上皮腫と腸管ポリープによって特徴付けられる Gardner 症候群の部分症状であるかもしれない.

❷ 傍骨性骨腫の鑑別で，除外診断としてもっとも重要な疾患は傍骨性骨肉腫である.

❸ 類骨骨腫のもっとも特徴的な臨床的な症状は，夜間の激しい痛みであり，サリチル酸塩製剤（アスピリン）によって急速に消退する.

❹ 類骨骨腫の X 線学的評価：
- 小さな骨透亮像を呈する部分で，ときに中心に骨硬化像を有する nidus があり，nidus 周囲は腫瘍ではなく，反応性骨硬化像と表現される密度の濃い層によって取り囲まれている.
- X 線学的な特徴は，病変の局在による. 骨皮質内，骨髄内，骨膜下，関節周囲（関節内）
- 類骨骨腫の鑑別診断には，骨芽細胞腫，疲労骨折，骨膿瘍（Brodie 膿瘍），骨島，骨皮質内骨肉腫を含める必要がある.

❺ 類骨骨腫の合併症：
- 病変の再発（完全に切除されていない場合）
- 過成長（病変が成長軟骨板に接している場合）
- 側弯症
- 早期の関節炎発症（nidus が関節内型である場合）

❻ 類骨骨腫切除に際して，手術的アプローチのために必要な準備：
- 画像診断での病変の局在（シンチグラフィー，X 線撮影，断層撮影，CT を用いて）
- 病巣が完全切除できているかの確認. in vivo で近接した骨を，in vitro で切除標本を検索する.

❼ 類骨骨腫は一塊での切除以外にも，病巣掻爬，手術で露出した後にトレパンで切除，経皮的摘出術（通常 CT ガイド下），RFTA などが利用できる.

❽ 類骨骨腫の CT ガイド下 RFTA は有望な手法であり，特定の患者には手術に代わる手技となる. 直径約 1 cm の焼却壊死を作る方法で，経皮的に電極を挿入し施行される.

❾ 骨芽細胞腫は，類骨骨腫と組織学的にほとんど同一であるが，明瞭な臨床疾患（型）として扱われる.
　X 線学的特徴は，
- 巨大類骨骨腫に類似した病変である.
- 動脈瘤様骨嚢腫に類似し，中心に小さな X 線不透過な部分をもつ blowout タイプの膨張性病変
- 悪性腫瘍（骨肉腫）に類似した活動的な病変

❿ 骨芽細胞腫の鑑別診断には，類骨骨腫，骨腫，骨膿瘍，動脈瘤様骨嚢腫，内軟骨腫，骨肉腫があがる.

⓫ 非典型的な骨芽細胞腫の所見として，びまん性骨膜炎と全身性の症状を呈するもの（いわゆる中毒性骨芽細胞腫），多中心性病変（いわゆる多病巣性骨芽細胞腫）がある.

引用文献・参考図書

1. Adler C-P. Multifocal osteoblastoma of the hand. *Skeletal Radiol* 2000; 29: 601-604.
2. Anderson RB, McAlister JA Jr, Wrenn RN. Case report 585. Intracortical osteosarcoma of tibia. *Skeletal Radiol* 1989; 18: 627-630.
3. Assoun J, Railhac JJ, Bonnevialle P, et al. Osteoid osteoma: percutaneous resection with CT guidance. *Radiology* 1993; 188: 541-547.
4. Assoun J, Richardi G, Railhac JJ, et al. Osteoid osteoma: MR imaging versus CT. *Radiology* 1994; 191: 217-223.
5. Atar D, Lehman WB, Grant AD. Tips of the trade: computerized tomography—guided excision of osteoid osteoma. *Orthop Rev* 1992; 21: 1457-1458.
6. Azouz EM, Kozlowski K, Marton D, Sprague P, Zerhouni A, Assalah F. Osteoid osteoma and osteoblastoma of the spine in children. Report of 22 cases with brief literature review. *Pediatr Radiol* 1986; 16: 25-31.
7. Baruffi MR, Volpon JB, Neto JB, et al. Osteoid osteoma with chromosome alteration involving 22q. *Cancer Genet Cytogenet* 2001; 124: 127-131.
8. Bauer TW, Zehr RJ, Belhobek GH, Marks KE. Juxta-articular osteoid osteoma. *Am J Surg Pathol* 1991; 15: 381-387.
9. Bell RS, O'Conner GD, Waddell JP. Importance of magnetic resonance imaging in osteoid osteoma: a case report. *Can J Surg* 1989; 32: 276-278.
10. Bertoni F, Unni KK, Beabout JW, Sim FH. Parosteal osteoma of bones other than of the skull and face. *Cancer* 1995; 75: 2466-2473.
11. Bertoni F, Unni KK, McLeod RA, Dahlin DC. Osteosarcoma resembling osteoblastoma. *Cancer* 1985; 55: 416-426.
12. Bettelli G, Tigani D, Picci P. Recurring osteoblastoma initially presenting as a typical osteoid osteoma. Report of two cases. *Skeletal Radiol* 1991; 20: 1-4.
13. Biebuyck JC, Katz LD, McCauley T. Soft tissue edema in osteoid osteoma. *Skeletal Radiol* 1993; 22: 37-41.
14. Bullough PG. *Atlas orthopedic pathology with clinical and radiologic correlations*, 2nd ed. New York: Gower Medical Publishing; 1992.
15. Byers PD. Solitary benign osteoblastic lesions of bone. Osteoid osteoma and benign osteoblastoma. *Cancer* 1968; 22: 43-57.
16. Campanacci M. *Bone and soft tissue tumors*. New York: Springer-Verlag; 1990: 355-373.
17. Campbell CJ, Papademetriou T, Bonfiglio M. Melorheostosis. A report of the clinical, roentgenographic, and pathological findings in fourteen cases. *J Bone Joint Surg [Am]* 1968; 50 A: 1281-1304.
18. Carter TR. Osteoid osteoma of the hip: an alternate method of excision. *Orthop Rev* 1990; 19: 903-905.
19. Cassar-Pullicino VN, McCall IW, Wan S. Intra-articular osteoid osteoma. *Clin Radiol* 1992; 45: 153-160.
20. Chang CH, Piatt ED, Thomas KE, Watne AL. Bone abnormalities in Gardner's syndrome. *Am J Roentgenol* 1968; 103: 645-652.
21. Corbett JM, Wilde AH, McCormack LJ, Evarts CM. Intra-articular osteoid osteoma: a diagnostic problem. *Clin Orthop* 1974; 98: 225-230.
22. Crim JR, Mirra JM, Eckardt JJ, Seeger LL. Widespread inflammatory response to osteoblastoma: the flare phenomenon. *Radiology* 1990; 177: 835-836.
23. Dahlin DC. Osteoma. In: *Bone tumors. General aspects on 8,542 cases*, 4th ed. Springfield: Charles C. Thomas; 1986: 84-87, 308-321.
24. Dahlin DC, Johnson EW Jr. Giant osteoid osteoma. *J Bone Joint Surg [Am]* 1954; 36 A: 559-572.
25. Dahlin DC, Unni KK. *Bone tumors: general aspects and data on 8,542 cases*, 4th ed. Springfield: Charles C. Thomas; 1987: 88-101.
26. Dale S, Breidahl WH, Baker D, Robbins PD, Sundaram M. Severe toxic osteoblastoma of the humerus associated with diffuse periostitis of multiple bones. *Skeletal Radiol* 2001; 30: 464-468.
27. Della Rocca C, Huvos AG. Osteoblastoma: varied histological presentations with a benign clinical course. 55 cases. *Am J Surg Pathol* 1996; 20: 841-850.
28. Denis F, Armstrong GW. Scoliogenic osteoblastoma of the posterior end of the rib: a case report. *Spine* 1984; 9: 74-76.
29. DeSouza Diaz L, Frost HM. Osteoid osteoma—osteoblastoma. *Cancer* 1974; 33: 1075-1081.
30. Dockerty MB, Ghormley RK, Jackson AE. Osteoid osteoma: clinicopathologic study of 20 cases. *Ann Surg* 1951; 133: 77-89.
31. Dolan K, Seibert J, Seibert R. Gardner's syndrome. *Am J Roentgenol* 1973; 119: 359-364.
32. Dorfman HD, Weiss SW. Borderline osteoblastic tumors: problems in the differential diagnosis of aggressive osteoblastoma and low-grade osteosarcoma. *Semin Diagn Pathol* 1984; 1: 215-234.
33. Doyle T, King K. Percutaneous removal of osteoid osteomas using CT control. *Clin Radiol* 1989; 40: 515-517.
34. Ebrahim FS, Jacobson JA, Lin J, Housner JA, Hayes CW, Resnick D. Intraarticular osteoid osteoma: sonographic findings in three patients with radiographic, CT, and MR imaging correlation. *Am J Roentgenol* 2001; 177: 1391-1395.
35. Ehara S, Rosenthal DI, Aoki J, et al. Peritumoral edema in osteoid osteoma on magnetic resonance imaging. *Skeletal Radiol* 1999; 28: 265-270.
36. Falappa P, Garganese MC, Crocoli A, et al. Particular imaging features and customized thermal ablation treatment for intramedullary osteoid osteoma in pediatric patients. *Skeletal Radiol* 2011; 40: 1523-1530.
37. Fechner RE, Mills SE. *Tumors of the bones and joints*. Washington, DC: Armed Forces Institute of Pathology; 1993: 25-38.
38. Fleming RJ, Alpert M, Garcia A. Parosteal lipoma. *Am J Roentgenol* 1962; 87: 1075-1084.
39. Freiberger RH, Loitman BS, Helpern M, Thompson TC. Osteoid osteoma: a report of 80 cases. *Am J Roentgenol* 1959; 82: 194-205.
40. Gardner EJ, Plenk HP. Hereditary pattern for multiple osteomas in a family group. *Am J Hum Genet* 1952; 4: 31-36.
41. Gardner EJ, Richards RC. Multiple cutaneous and subcutaneous lesions occurring simultaneously with hereditary polyposis and osteomatosis. *Am J Hum Genet* 1953; 5: 139-147.
42. Gentry JF, Schechter JJ, Mirra JM. Case report 574. Periosteal osteoblastoma of rib. *Skeletal Radiol* 1989; 18: 551-555.
43. Geschickter CF, Copeland MM. Parosteal osteoma of bone: a new entity. *Ann Surg* 1951; 133: 790-807.
44. Gil S, Marco SF, Arenas J, et al. Doppler duplex color localization of osteoid osteoma. *Skeletal Radiol* 1999; 28: 107-110.
45. Gitelis S, Schajowicz F. Osteoid osteoma and osteoblastoma. *Orthop Clin North Am* 1989; 20: 313-325.
46. Glass RB, Poznanski AK, Fisher MR, Shkolnik A, Dias L. MR imaging of osteoid osteoma. *J Comput Assist Tomogr* 1986; 10: 1065-1067.
47. Goldberg VM, Jacobs B. Osteoid osteoma of the hip in children. *Clin Orthop* 1975; 106: 41-47.
48. Goldman AB, Schneider R, Pavlov H. Osteoid osteomas of the femoral neck: report of four cases evaluated with isotopic bone scanning, CT, and MR imaging. *Radiology* 1993; 186: 227-232.
49. Graham HK, Laverick MD, Cosgrove AP, Crone MD. Minimally invasive surgery for osteoid osteoma of the proximal femur. *J Bone Joint Surg [Br]* 1993; 75B: 115-118.
50. Greenspan A. Benign bone-forming lesions: osteoma, osteoid osteoma, and osteoblastoma. *Skeletal Radiol* 1993; 22: 485-500.
51. Greenspan A. Bone island (enostosis): current concept. *Skeletal Radiol* 1995; 24: 111-115.
52. Greenspan A. Sclerosing bone dysplasias—a target-site approach. *Skeletal Radiol* 1991; 20: 561-583.
53. Greenspan A, Elguezabel A, Bryk D. Multifocal osteoid osteoma. A case report and review of the literature. *Am J Roentgenol* 1974; 121: 103-106.
54. Greenspan A, Jundt G, Remagen W. *Differential diagnosis in orthopaedic oncology*, 2nd ed. Philadelphia: Lippincott Williams & Wilkins; 2007: 59-74.
55. Greenspan A, Stadalnik RC. Bone island: scintigraphic findings and their clinical application. *Can Assoc Radiol J* 1995; 46: 368-379.
56. Greenspan A, Steiner G, Knutzon R. Bone island (enostosis): clinical significance and radiologic and pathologic correlations. *Skeletal Radiol* 1991; 20: 85-90.
57. Griffith JF, Kumta SM, Chow LTC, Leung PC, Metreweli C. Intracortical osteosarcoma. *Skeletal Radiol* 1998; 27: 228-232.
58. Haibach H, Farrell C, Gaines RW. Osteoid osteoma of the spine: surgically correctable cause of painful scoliosis. *Can Med Assoc J* 1986; 135: 895-899.
59. Helms CA. Osteoid osteoma: the double density sign. *Clin Orthop* 1987; 222: 167-173.
60. Helms CA, Hattner RS, Vogler JB III. Osteoid osteoma: radionuclide diagnosis. *Radiology* 1984; 151: 779-784.
61. Jackson RP, Reckling FW, Mants FA. Osteoid osteoma and osteoblastoma. Similar histologic lesions with different natural histories. *Clin Orthop* 1977; 128: 303-313.
62. Jacobs P. Parosteal lipoma with hyperostosis. *Clin Radiol* 1972; 23: 196-198.
63. Jacobson HG. Dense bone—too much bone: radiological considerations and differential diagnosis. Part I. *Skeletal Radiol* 1985; 13: 1-20.
64. Jacobson HG. Dense bone—too much bone: radiological considerations and differential diagnosis. Part II. *Skeletal Radiol* 1985; 13: 97-113.
65. Jaffe HL. Benign osteoblastoma. *Bull Hosp Joint Dis* 1956; 17: 141-151.
66. Jaffe HL. Osteoid osteoma: a benign osteoblastic tumor composed of osteoid and atypical bone. *Arch Surg* 1935; 31: 709-728.
67. Jaffe HL. Osteoid osteoma of bone. *Radiology* 1945; 45: 319-334.
68. Jaffe HL, Mayer L. An osteoblastic osteoid tissue-forming tumor of a metacarpal bone. *Arch Surg* 1932; 24: 550-564.
69. Keim HA, Reina EG. Osteoid osteoma as a cause of scoliosis. *J Bone Joint Surg [Am]* 1975; 57-A: 159-163.
70. Kenan S, Floman Y, Robin GC, Laufer A. Aggressive osteoblastoma. A case report and review of the literature. *Clin Orthop* 1985; 195: 294-298.
71. Klein MH, Shankman S. Osteoid osteoma: radiologic and pathologic correlation. *Skeletal Radiol* 1992; 21: 23-31.
72. Kneisl JS, Simon MA. Medical management compared with operative treatment for osteoid osteoma. *J Bone Joint Surg [Am]* 1992; 74A: 179-185.
73. Kransdorf MJ, Stull MA, Gilkey FW, Moser RP Jr. Osteoid osteoma. *Radiographics* 1991; 11: 671-696.
74. Kricun ME. *Imaging of bone tumors*. Philadelphia: WB Saunders; 1993: 121-125, 114-116.
75. Kroon HM, Schurmans J. Osteoblastoma: clinical and radiologic findings in 98 new cases. *Radiology* 1990; 175: 783-790.
76. Kyriakos M. Intracortical osteosarcoma. *Cancer* 1980; 46: 2525-2533.
77. Kyriakos M, El-Khoury GY, McDonald DJ, et al. Osteoblastomatosis of bone. A benign, multifocal osteoblastic lesion, distinct from osteoid osteoma and osteoblastoma, radiologically simulating a vascular tumor. *Skeletal Radiol* 2007; 36:

237-247.

78. Lawrie TR, Aterman K, Sinclair AM. Painless osteoid osteoma: a report of two cases. *J Bone Joint Surg* [*Am*] 1970; 52A: 1357-1363.

79. Lee DH, Malawer MM. Staging and treatment of primary and persistent (recurrent) osteoid osteoma: evaluation of intraoperative nuclear scanning, tetracycline fluorescence, and tomography. *Clin Orthop* 1992; 281: 229-238.

80. Lichtenstein L. Benign osteoblastoma. A category of osteoid- and bone-forming tumors other than classical osteoid osteoma, which may be mistaken for giant-cell tumor or osteogenic sarcoma. *Cancer* 1956; 9: 1044-1052.

81. Lichtenstein L. *Bone tumors*, 5th ed. St. Louis: Mosby; 1977: 11.

82. Lichtenstein L, Sawyer WR. Benign osteoblastoma: further observations and report of twenty additional cases. *J Bone Joint Surg* [*Am*] 1964; 46A: 755-765.

83. Liu PT, Chivers FS, Roberts CC, Schultz CJ, Beauchamp CP. Imaging of osteoid osteoma with dynamic gadolinium-enhanced MR imaging. *Radiology* 2003; 227: 691-700.

84. Liu TL, Kujak JL, Roberts CC, et al. The vascular groove sign: a new CT finding associated with osteoid osteomas. *Am J Roentgenol* 2012; 96: 168-173.

85. Lucas DR, Unni KK, McLeod RA, O'Connor MI, Sim FH. Osteoblastoma: clinicopathologic study of 306 cases. *Hum Pathol* 1994; 25: 117-134.

86. Marinelli A, Giacomini S, Bianchi G, Pellacani A, Bertoni F, Mercuri M. Osteoid osteoma simulating an osteocartilaginous exostosis. *Skeletal Radiol* 2004; 33: 181-185.

87. Marsh BW, Bonfiglio M, Brady LP, Enneking WF. Benign osteoblastoma: range of manifestations. *J Bone Joint Surg* [*Am*] 1975; 57A: 1-9.

88. Mazoyer JF, Kohler R, Bossard D. Osteoid osteoma: CT-guided percutaneous treatment. *Radiology* 1991; 181: 269-271.

89. McLeod RA, Dahlin DC, Beabout JW. The spectrum of osteoblastoma. *Am J Roentgenol* 1976; 126: 321-325.

90. Mirra JM, Dodd L, Johnston W, Frost DB. Case report 700. Primary intracortical osteosarcoma of femur, sclerosing variant, grade 1 to 2 anaplasia. *Skeletal Radiol* 1991; 20: 613-616.

91. Mirra JM, Picci P, Gold RH. *Bone tumors: clinical, pathologic, and radiologic correlations.* Philadelphia: Lea & Febiger; 1989: 226-248.

92. Mitchell ML, Ackerman LV. Metastatic and pseudomalignant osteoblastoma: a report of two unusual cases. *Skeletal Radiol* 1986; 15: 213-218.

93. Murphey MD, Andrews CL, Flemming DJ, Temple HT, Smith WS, Smirniotopoulos JG. Primary tumors of the spine: radiologic-pathologic correlation. *Radiographics* 1996; 16: 1131-1158.

94. Mylona S, Patsoura S, Galani P, et al. Osteoid osteoma in common and in technically challenging locations treated with computed tomography-guided percutaneous radiofrequency ablation. *Skeletal Radiol* 2010; 39: 443-449.

95. Nogues P, Marti-Bonmati L, Aparisi F, Saborido MC, Garci J, Dosda R. MR imaging assessment of juxtacortical edema in osteoid osteoma in 28 patients. *Eur Radiol* 1998; 8: 236-238.

96. Norman A. Persistence or recurrence of pain: a sign of surgical failure in osteoid osteoma. *Clin Orthop* 1978; 130: 263-266.

97. Norman A, Abdelwahab IF, Buyon J, Matzkin E. Osteoid osteoma of the hip stimulating an early onset of osteoarthritis. *Radiology* 1986; 158: 417-420.

98. O'Connell JX, Rosenthal DI, Mankin HJ, Rosenberg AE. Solitary osteoma of a long bone. *J Bone Joint Surg* [*Am*] 1993; 75A: 1830-1834.

99. Pettine KA, Klassen RA. Osteoid osteoma and osteoblastoma of the spine. *J Bone Joint Surg* [*Am*] 1986; 68A: 354-361.

100. Picci P, Campanacci M, Mirra JM. Osteoid osteoma. Differential clinicopathologic diagnosis. In: Mirra JM, ed. *Bone tumors: clinical, radiologic, and pathologic correlations.* Philadelphia: Lea & Febiger; 1989: 411-414.

101. Pinto CH, Taminiau AHM, Vanderschueren GM, Hogendoorn PCW, Bloem JL, Obermann WR. Technical considerations in CT-guided radiofrequency thermal ablation of osteoid osteoma: tricks of the trade. *Am J Roentgenol* 2002; 179: 1633-1642.

102. Resnick D, Kyriakos M, Greenway G. Tumors and tumor-like lesions of bone: imaging and pathology of specific lesions. In: Resnick D, ed. *Diagnosis of bone and joint disorders*, 3rd ed. Philadelphia: WB Saunders; 1995: 3629-3647.

103. Roger B, Bellin M-F, Wioland M, Grenier P. Osteoid osteoma: CT-guided percutaneous excision confirmed with immediate follow-up scintigraphy in 16 outpatients. *Radiology* 1996; 201: 239-242.

104. Rosenthal DI. Percutaneous radiofrequency treatment of osteoid osteomas. *Semin Musculoskelet Radiol* 1997; 1: 265-272.

105. Rosenthal DI, Alexander A, Rosenberg AE, Springfield D. Ablation of osteoid osteomas with a percutaneously placed electrode: a new procedure. *Radiology* 1992; 183: 29-33.

106. Rosenthal DI, Hornicek FJ, Wolfe MW, Jennings LC, Gebhardt MC, Mankin HJ. Percutaneous radiofrequency coagulation of osteoid osteoma compared with operative treatment. *J Bone Joint Surg* [*Am*] 1998; 80A: 815-821.

107. Rosenthal DI, Springfield DS, Gebhardt MC, Rosenberg AE, Mankin HJ. Osteoid osteoma: percutaneous radiofrequency ablation. *Radiology* 1995; 197: 451-454.

108. Sadry F, Hessler C, Garcia J. The potential aggressiveness of sinus osteomas. A report of two cases. *Skeletal Radiol* 1988; 17: 427-430.

109. Schai P, Friederich NB, Krüger A, Jundt G, Herbe E, Buess P. Discrete synchronous multifocal osteoid osteoma of the humerus. *Skeletal Radiol* 1996; 25: 667-670.

110. Schajowicz F. *Tumors and tumorlike lesions of bone: pathology, radiology and treatment*, 2nd ed. Berlin: Springer-Verlag; 1994: 30-32, 48-56, 406-411.

111. Schajowicz F, Lemos C. Malignant osteoblastoma. *J Bone Joint Surg* [*Br*] 1976; 58B: 202-211.

112. Schajowicz F, Lemos C. Osteoid osteoma and osteoblastoma. Closely related entities of osteoblastic derivation. *Acta Orthop Scand* 1970; 41: 272-291.

113. Shaikh MI, Saifuddin A, Pringle J, Natali C, Sherazi Z. Spinal osteoblastoma: CT and MR imaging with pathological correlation. *Skeletal Radiol* 1999; 28: 33-40.

114. Sherazi Z, Saifuddin A, Shaikh MI, Natali C, Pringle JAS. Unusual imaging findings in association with spinal osteoblastoma. *Clin Radiol* 1996; 51: 644-648.

115. Shukla S, Clarke AW, Saifuddin A. Imaging features of foot osteoid osteoma. *Skeletal Radiol* 2010; 39: 683-689.

116. Sim FH, Dahlin DC, Beabout JW. Osteoid-osteoma: diagnostic problems. *J Bone Joint Surg* [*Am*] 1975; 57A: 154-159.

117. Smith FW, Gilday DL. Scintigraphic appearances of osteoid osteoma. *Radiology* 1980; 137: 191-195.

118. Spencer MG, Mitchell DB. Growth of a frontal sinus osteoma. *J Laryngol Otol* 1987; 101: 726-728.

119. Spjut HJ, Dorfman HD, Fechner RE, Ackerman LV. Tumors of bone and cartilage. In: Firminger HI, ed. *Atlas of tumor pathology*, 2nd series, fascicle 5. Washington, DC: Armed Forces Institute of Pathology; 1971: 117-119.

120. Steinberg GG, Coumas JM, Breen T. Preoperative localization of osteoid osteoma: a new technique that uses CT. *Am J Roentgenol* 1990; 155: 883-885.

121. Sundaram M, Falbo S, McDonald D, Janney C. Surface osteomas of the appendicular skeleton. *Am J Roentgenol* 1996; 167: 1529-1533.

122. Theologis T, Ostlere S, Gibbons CLMH, Athanasou NA. Toxic osteoblastoma of the scapula. *Skeletal Radiol* 2007; 36: 253-257.

123. Thompson GH, Wong KM, Konsens RM, Vibhakars S. Magnetic resonance imaging of an osteoid osteoma of the proximal femur: a potentially confusing appearance. *J Pediatr Orthop* 1990; 10: 800-804.

124. Towbin R, Kaye R, Meza MP, Pollock AN, Yaw K, Moreland M. Osteoid osteoma: percutaneous excision using a CT-guided coaxial technique. *Am J Roentgenol* 1995; 164: 945-949.

125. Unni KK. *Dahlin's bone tumors: general aspects and data on 11,087 cases*, 5th ed. Philadelphia: Lippincott-Raven Publishers; 1996.

126. Unni KK, Dahlin DC, Beabout JW, Ivins JC. Parosteal osteogenic sarcoma. *Cancer* 1976; 37: 2644-2675.

127. Vanderschueren GM, Taminiau AHM, Obermann WR, Bloem JL. Osteoid osteoma: clinical results with thermocoagulation. *Radiology* 2002; 224: 82-86.

128. Verstraete KL, Van der Woude HJ, Hogendoorn PC, De-Deene Y, Kunnen M, Bloem JL. Dynamic contrast-enhanced MR imaging of musculoskeletal tumors: basic principles and clinical applications. *J Magn Reson Imaging* 1996; 6: 311-321.

129. Wilner D. *Radiology of bone tumors and allied disorders*. Philadelphia: WB Saunders; 1982: 629-638.

130. Woods ER, Martel W, Mandell SH, Crabbe JP. Reactive soft-tissue mass associated with osteoid osteoma: correlation of MR imaging features with pathologic findings. *Radiology* 1993; 186: 221-225.

131. Worland AL, Ryder CT, Johnson AD. Recurrent osteoid osteoma. *J Bone Joint Surg* [*Am*] 1975; 57A: 277-278.

132. Yaniv G, Shabshin N, Sharon M, et al. Osteoid osteoma—the CT vessel sign. *Skeletal Radiol* 2011; 40: 1311-1314.

133. Youssef BA, Haddad MC, Zahrani A, et al. Osteoid osteoma and osteoblastoma: MRI appearances and the significance of ring enhancement. *Eur Radiol* 1996; 6: 291-296.

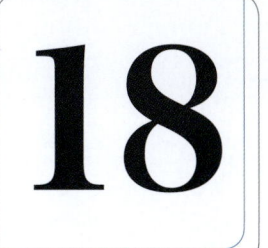

18 良性腫瘍と腫瘍類似病変
II：軟骨由来病変

A 良性軟骨芽細胞性病変

　軟骨に発生起源をもつ骨病変の診断は，放射線科医にとって比較的容易である．病変部基質の骨透亮像，辺縁部の骨侵食像（scalloping），輪状，コンマ状あるいは点状の石灰化像などの所見は，軟骨細胞由来病変の確定診断に必要十分である．しかし軟骨腫瘍が良性か悪性かの診断は，ときとして放射線科医にとって非常に困難となる場合がある．

1．内軟骨腫（軟骨腫）
［enchondroma（chondroma）］

　内軟骨腫は手指短管骨のなかでもっとも多い腫瘍であり，良性骨腫瘍の10%を占め，2番目に多い腫瘍である．この良性病変は分化した硝子様軟骨形成が特徴で，病変が骨の内側に位置する場合に内軟骨腫と呼ばれ（図18-1），病変が骨皮質の外（骨膜性）に存在する場合は軟骨腫（骨膜性軟骨腫あるいは傍骨性軟骨腫）と呼ばれる（図18-10,11を参照）．発生部位にかかわらず，内軟骨腫は，胎生期の遺残軟骨の骨端軟骨板から骨幹端への転位により発生すると広く推測されている．しかし，このような推論に対して，近年になって，何人かの研究者らにより実証が試みられたが，失敗に終わっている．さらに，Amaryらにより，多くの中心性の低悪性度の軟骨性腫瘍において，イソクエン酸脱水素酵素IとII（IDH1とIDH2）の体細胞性の変異が同定され，内軟骨腫が真の腫瘍性疾患であることが支持されている．さらに，ほとんどの軟骨腫は染色体または染色体の一部である4q，5，7，11，14q，16q22-q24，20を含んだクローナルな染色体異常を示し，とくに6，12q12-q15に再構成を認める．

　内軟骨腫は各年齢層にみられるが，10〜30歳代までに好発し，性差はない．好発部位は手の短管骨（指節骨，中手骨）で

あるが（図18-2），長管骨にもみられることがある（図18-3）．肋骨，鎖骨，立方骨や手根骨には孤発例が報告されている．内軟骨腫は無症状であることが多く，病的骨折（図18-4,5）にて病変に気付くことがある．

　まれな病型である突出型の内軟骨腫は長管骨骨髄腔から発生し，骨皮質表面から骨棘状に突出する腫瘤を形成する．この病変は，骨皮質を貫通して傍骨性に腫瘤を形成する骨軟骨腫や中心性軟骨肉腫との鑑別が重要である．

　多くの例では単純X線にて病変の描出が可能である．短管骨では全体的に骨透過性病変を呈するのに対し（図18-6），長管骨では明らかな石灰化を示す．もし石灰化病変が広範に存在する場合には，calcifying enchondromaと呼ばれる（図18-7）．この場合，軟骨が分葉構造をとって増殖することから，骨皮質内縁を骨内膜性にわずかに侵食する像もみられる（図18-1を参照）．

　CTやMRIは腫瘍をよく描出でき，骨内での腫瘍の局在をより正確に示すことができる．MRI T1強調像では内軟骨腫は低信号を呈し，一方でT2強調像では高信号を呈す．腫瘍内の石灰化は低信号像として示される（図18-8,9）．しかし軟骨病変の正確な質的評価にはCTでもMRIでも十分ではなく，良性・悪性の鑑別をすることも容易でないことを念頭に置くべきである．さまざまな基準をもってしても，軟骨病変に対するMRIによる組織診断はかならずしも満足できるものではない．

　近年の先行研究により，造影MRIの脂肪抑制像が軟骨性腫瘍の良性・悪性の鑑別に有効であるとの報告もあるが，骨シンチグラムでは，通常の内軟骨腫は低〜中程度の集積を認めることが多いが，病的骨折や悪性化が生じた場合には，とくに強い集積が認められる．

　骨皮質内軟骨腫は内軟骨腫の非常にまれな病型である．病変は骨皮質内に局在し，硬化した骨髄骨と骨膜反応によって囲まれている．Abdelwahabらが報告したように，非典型的な画像所見により，骨膜性軟骨腫に似通った病変を呈することもあ

18

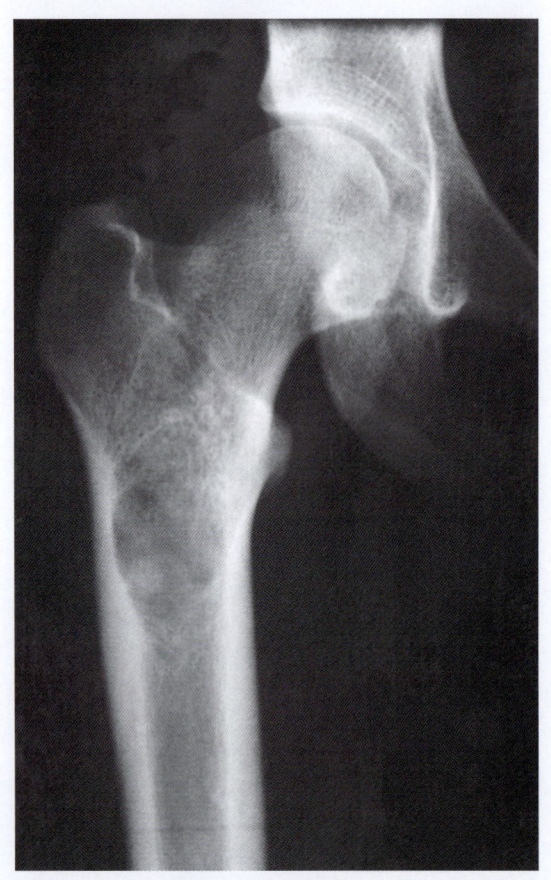

図 18-1 内軟骨腫
22 歳男性．大腿骨近位の骨髄腔内における骨透過性病
変で，外側骨皮質の内縁に骨侵食像を認める．

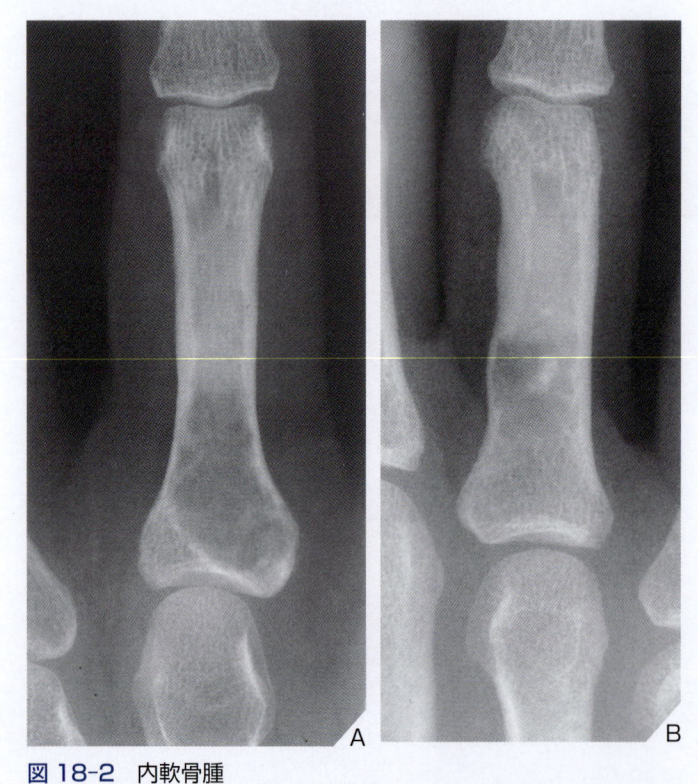

図 18-2 内軟骨腫
（A）40 歳女性の中指基節骨の骨透過性病変と（B）42 歳男性の環指
基節骨の中心に石灰化を伴った同様の病変は短管骨発生の内軟骨腫の
典型例．

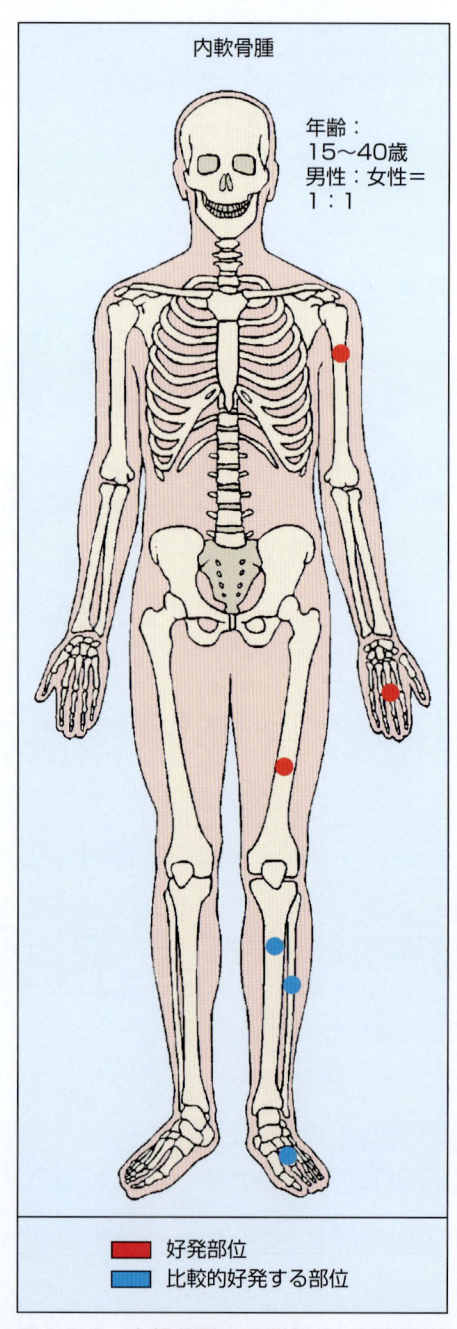

内軟骨腫

年齢：
15〜40 歳
男性：女性＝
1：1

■ 好発部位
■ 比較的好発する部位

**図 18-3 内軟骨腫の好発部位，好発年齢
および性差**

る．骨皮質内軟骨腫は，場合によっては類骨骨腫に類似するこ
ともある．

骨膜性軟骨腫は成長が遅く，骨膜下あるいは骨膜内にできる
良性軟骨性病変である．成人同様小児にもみられ，性差はない．
しばしば腫脹を伴う局所の疼痛・圧痛の既往があることが多
く，上腕骨近位に好発する．腫瘍の増大に伴って，骨膜性新生
骨による強固な支柱を形成する一方で皿状に骨皮質が侵食され
る像がみられる（図 18-10）．この病変は骨膜性新生骨の支柱
とは区別される，はっきりとした骨硬化像による内縁を有して
おり，病変内にはしばしば石灰化が点在している所見がみられ
る（図 18-11）．

CT は骨皮質の侵食像や基質の石灰化の描出により優れてい
る（図 18-12）．また骨軟骨腫との重要な鑑別点である，腫瘍

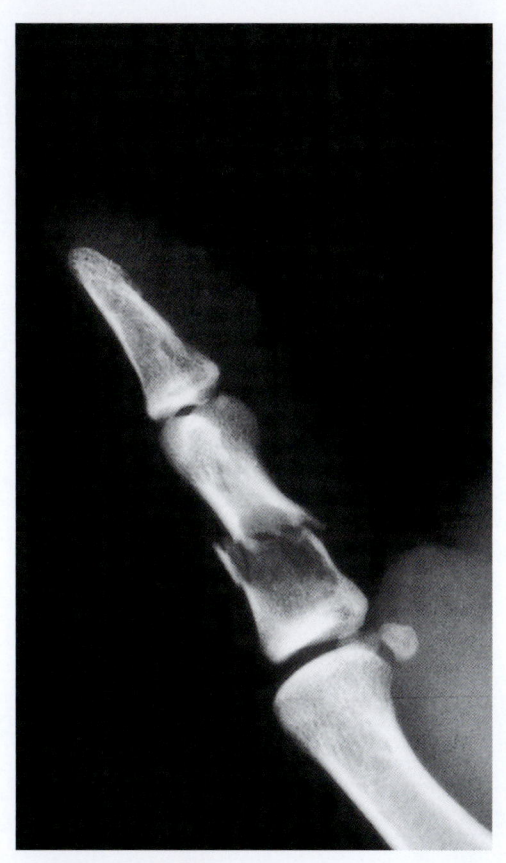

図 18-4　内軟骨腫
31 歳男性．左母指外傷後の X 線像で，無症状の病変に伴う病的骨折を認める．

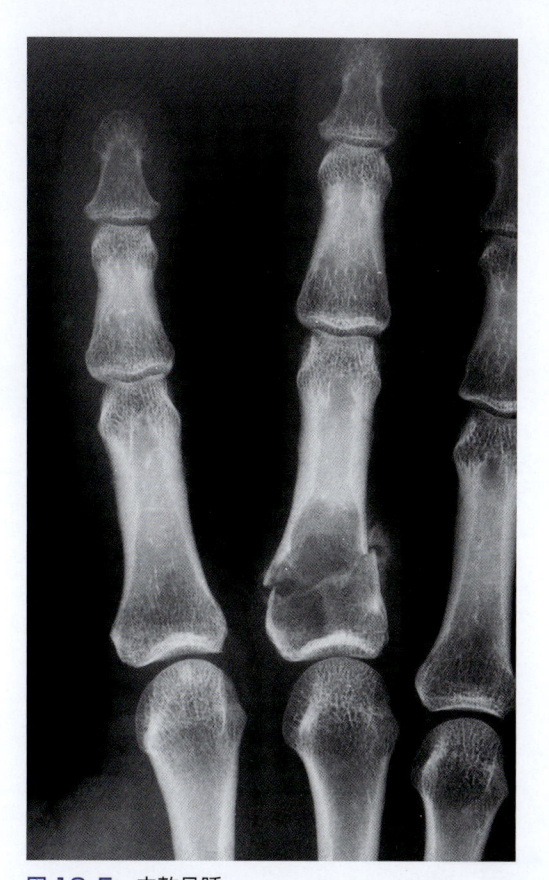

図 18-5　内軟骨腫
中指基節骨の大きな内軟骨腫に伴う病的骨折．

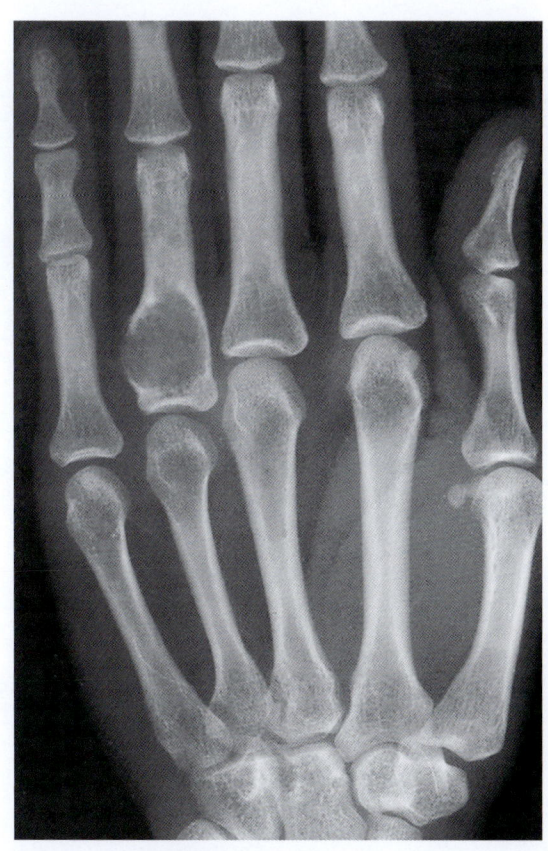

図 18-6　内軟骨腫
37 歳女性．環指基節骨基部内軟骨腫の典型的かつ明らかな骨透過性病変である．尺側骨皮質の菲薄化が顕著である．

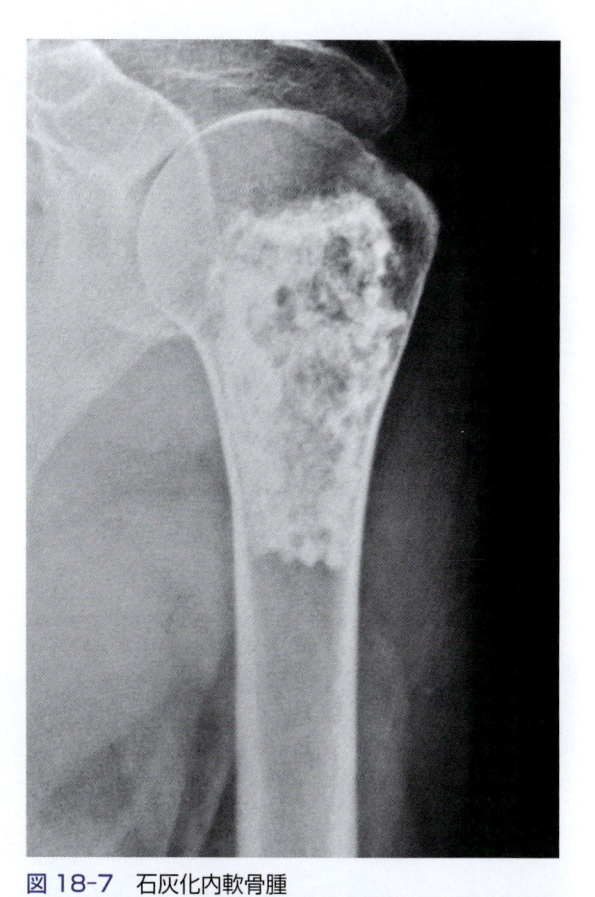

図 18-7　石灰化内軟骨腫
58 歳女性．上腕骨近位部に顕著な石灰化病変を伴った内軟骨腫（calcifying enchondroma）であり，病変部の分葉構造および骨皮質外側のわずかな骨侵食像に注目．

18

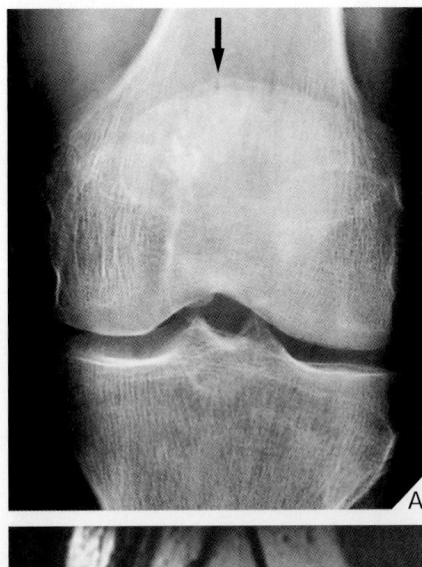
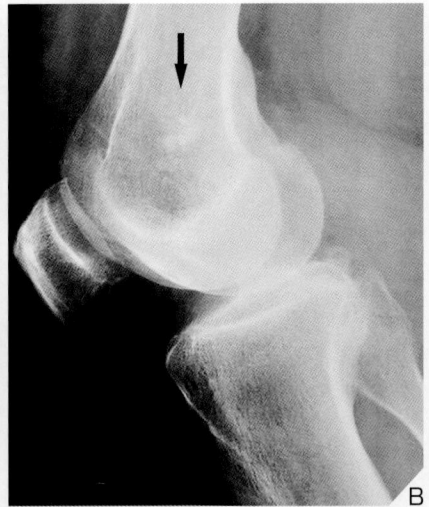
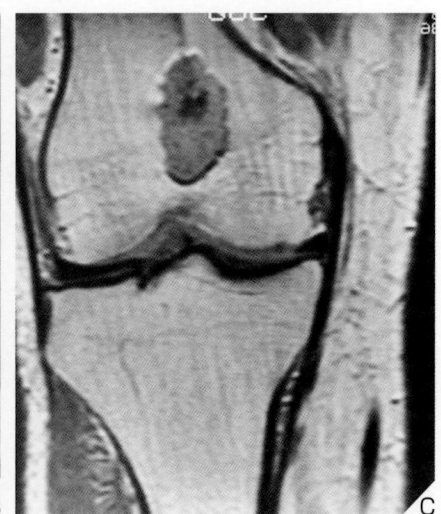

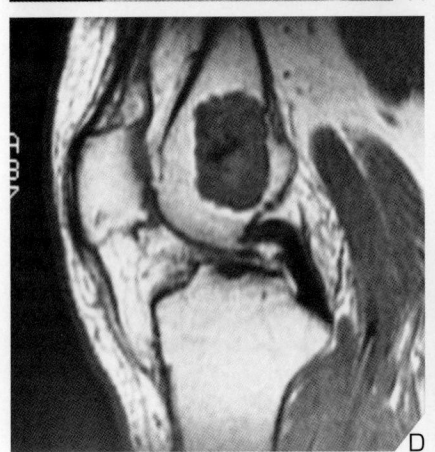
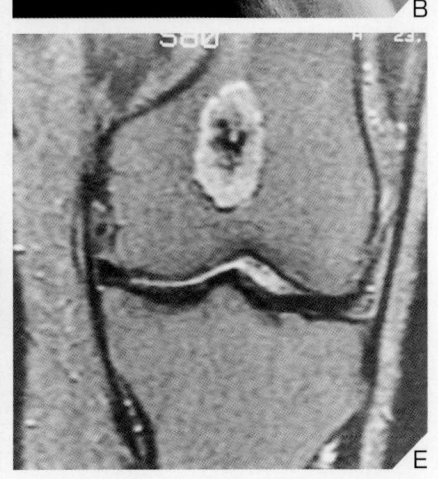

図 18-8　内軟骨腫の MRI 所見
61歳男性. 左膝関節に外傷の既往があ
る. X線正面像（A）, 側面像（B）で,
大腿骨遠位部に唯一石灰化像の所見が
みられる（→）. 病変部の範囲は不明であ
る. T1 強調冠状断像（C）, 矢状断像
（D）では, 輪郭が明瞭であり, 分葉構造
をもつ病変部が等信号像として描出さ
れている.（E）T2 強調冠状断像では,
病変部は高信号と低信号の混在した信
号強度として描出されており, 軟骨性腫
瘍部分は高信号に, 石灰化部分は低信号
を呈している.

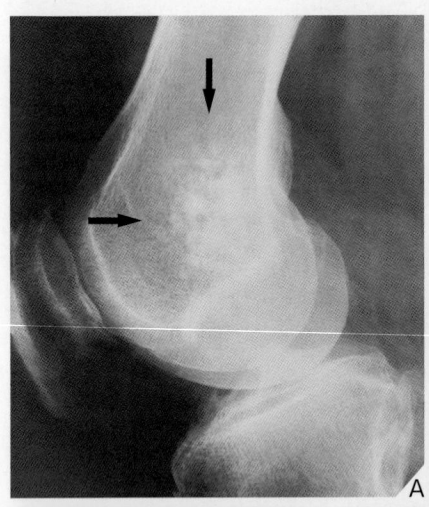
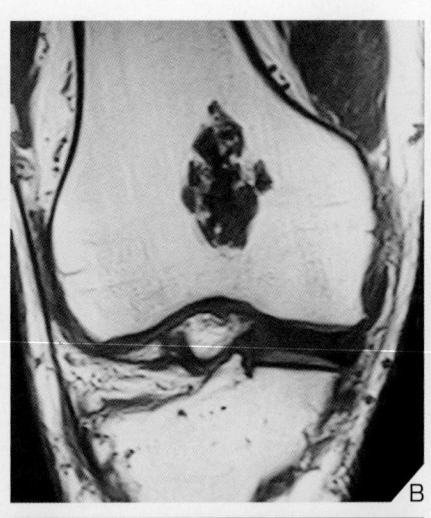
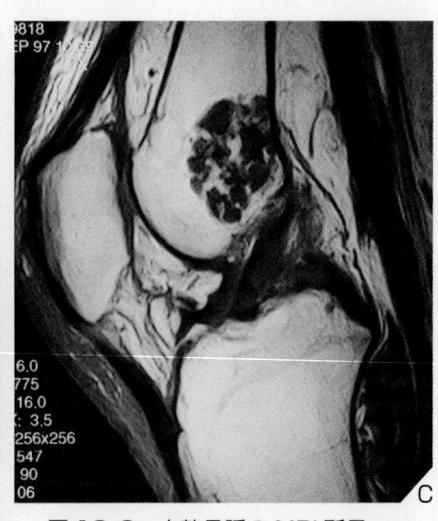

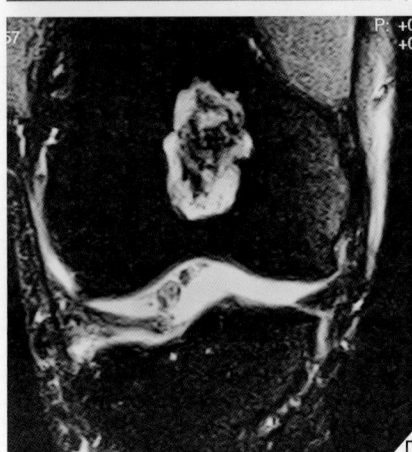
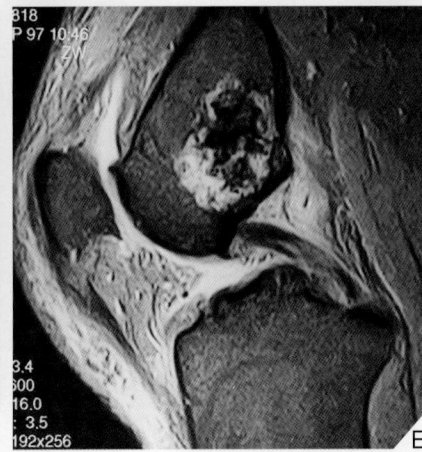

図 18-9　内軟骨腫の MRI 所見
（A）膝関節の X 線側面像で大腿骨遠位
部に軟骨石灰化巣を認める（→）. T1 強
調冠状断像（B）, 矢状断像（C）では,
病変部は低信号に描出されている. T2
強調冠状断像（D）, 矢状断像（E）では,
内軟骨腫の全貌が描出されている. 石灰
化は低信号として示されている.

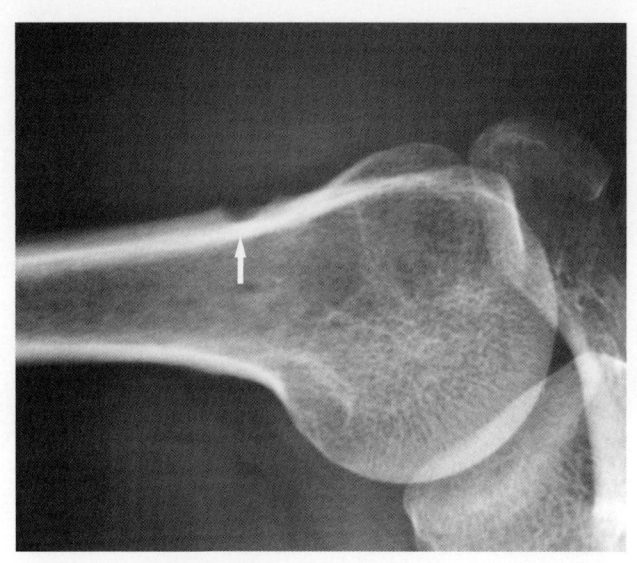

図 18-10　骨膜性軟骨腫
24歳男性．上腕骨近位に骨皮質外面を侵食する骨透過性病変が
みられた（→）．

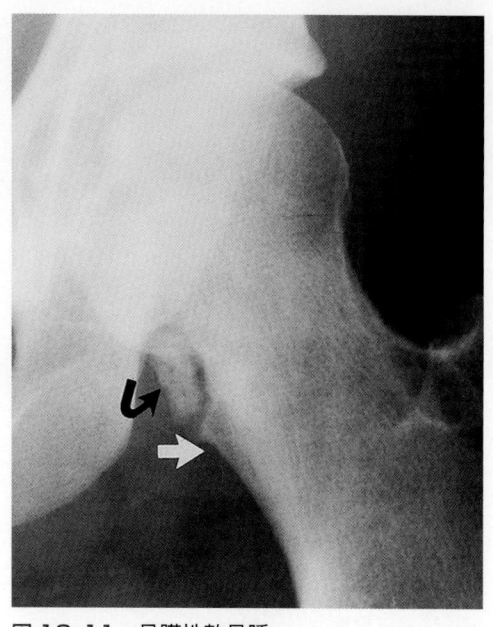

図 18-11　骨膜性軟骨腫
左大腿骨頚部内側の骨膜性軟骨腫であり，骨皮質
に皿状骨侵食像が認められる．特徴的な骨膜反応
が病変部下縁（白→）に認められる．軟部組織の
石灰化の塊にも注意を要する（黒↘）．

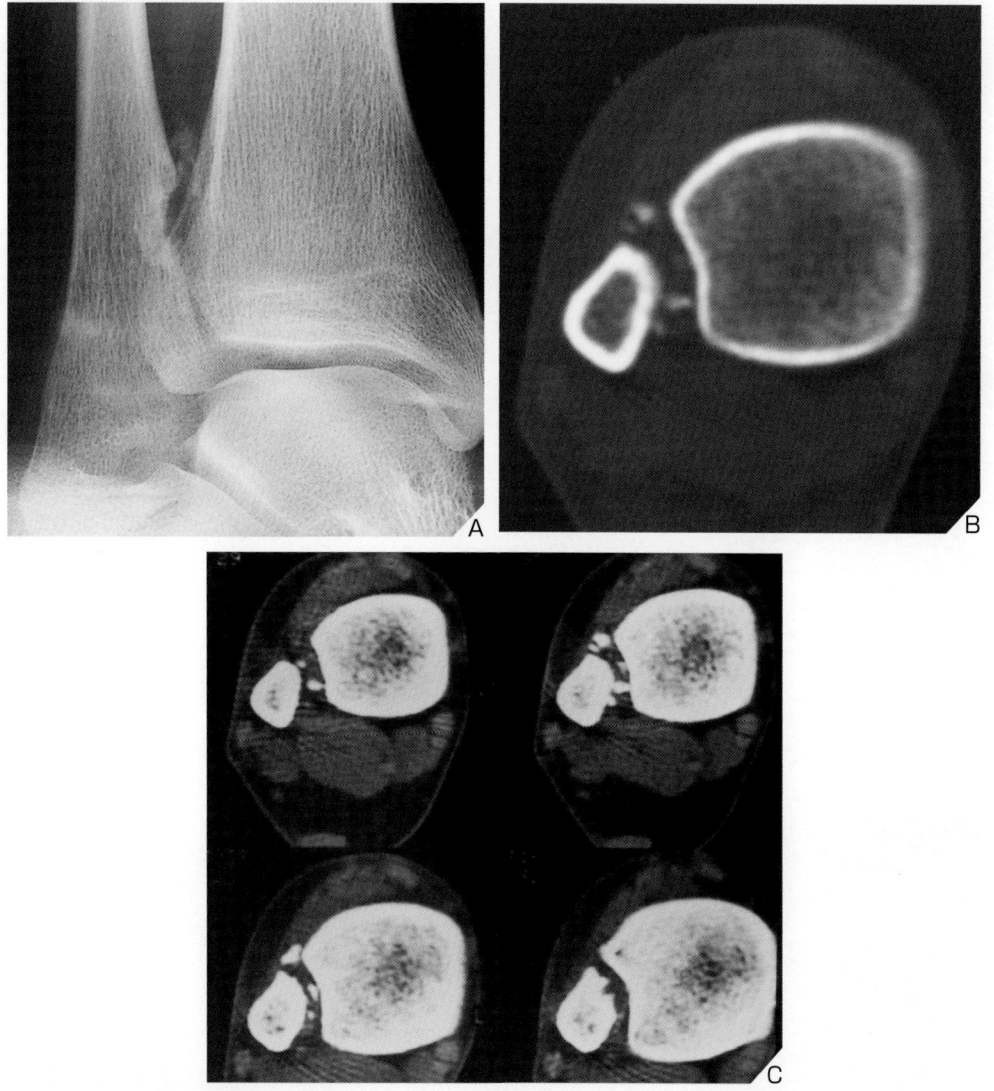

図 18-12　骨膜性軟骨腫の CT
（A）右足関節Ｘ線斜位像で，腓骨遠位内側骨皮質の石灰化を伴った侵食像が描出されている．CT 骨条件
（B），CT 軟部条件（C）の撮像条件では，病変の局在と石灰化の拡がりがより明確に示されている．

18

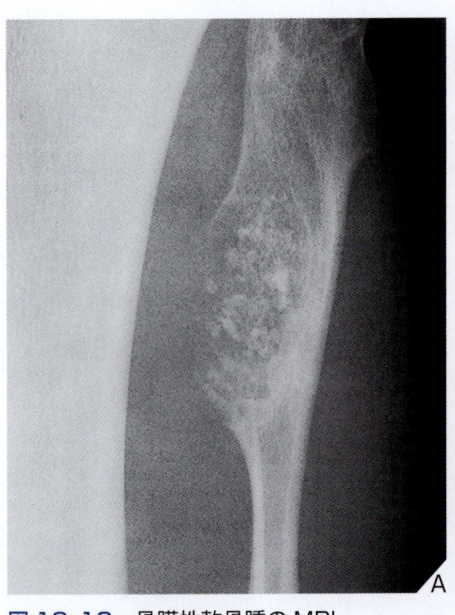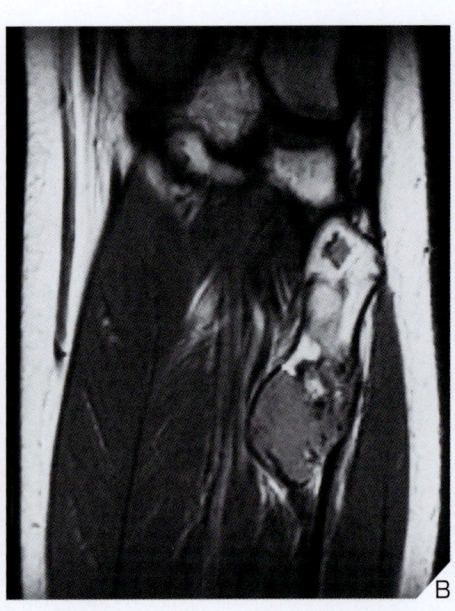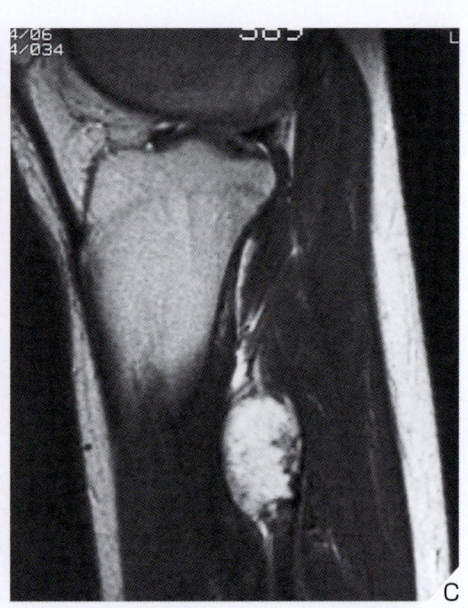

図 18-13 骨膜性軟骨腫の MRI
(A)巨大骨膜性軟骨腫であり, 腓骨近位部の骨皮質侵食像および骨髄腔内での進展を認める. (B)プロトン密度強調冠状断像 [スピンエコー法 (SE): 繰り返し時間 (TR) 2,000/エコー時間 (TE) 19 msec], (C) T2 強調矢状断像 (SE: TR 2,000/TE 70 msec) では, 病変の骨髄腔への拡がりが示されている.

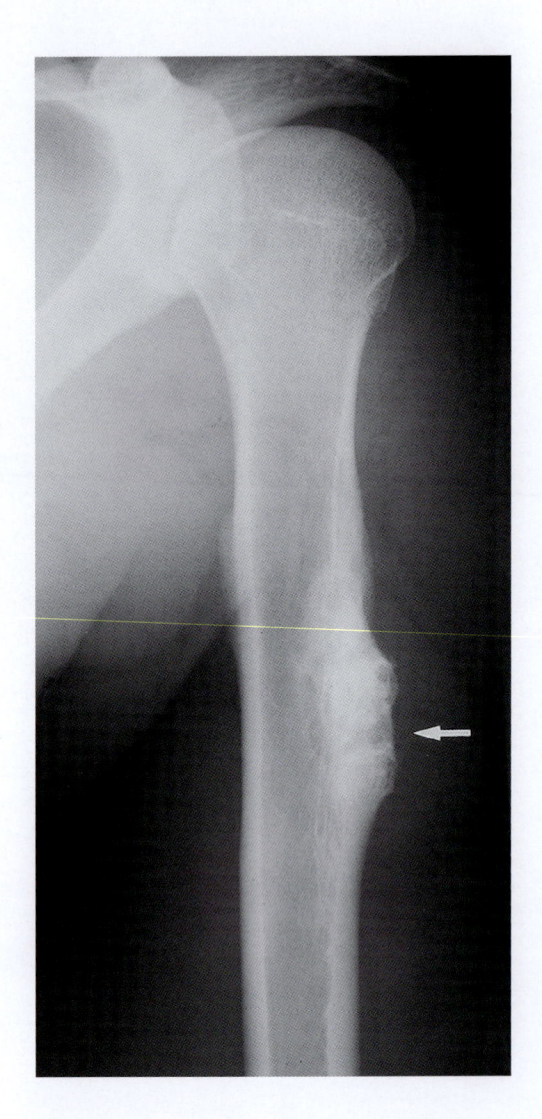

図 18-14 骨軟骨腫に類似した骨膜性軟骨腫
骨軟骨腫と間違いやすい大きな骨膜性軟骨腫(→)である. 骨軟骨腫との鑑別に有用な骨膜反応や, 腫瘍と骨髄腔が骨皮質によって分離されている所見に注目.
(Dr. K. K. Unni, Rochester, Minesota のご好意による)

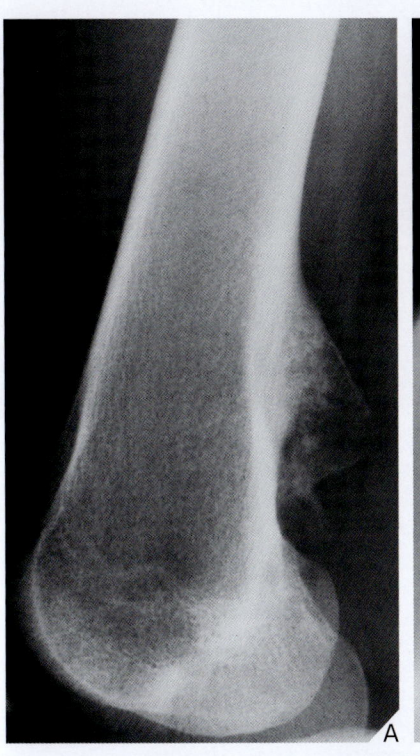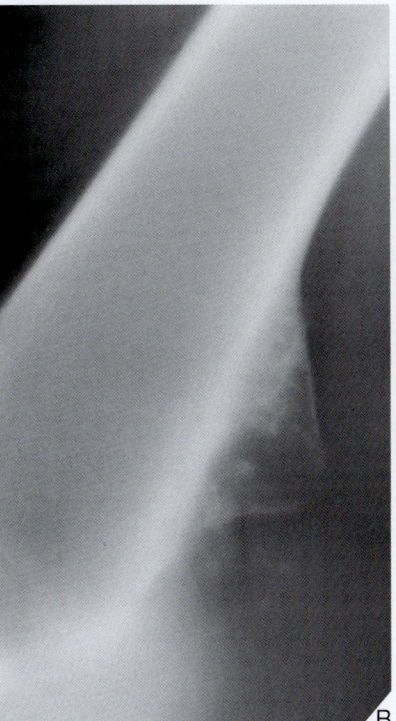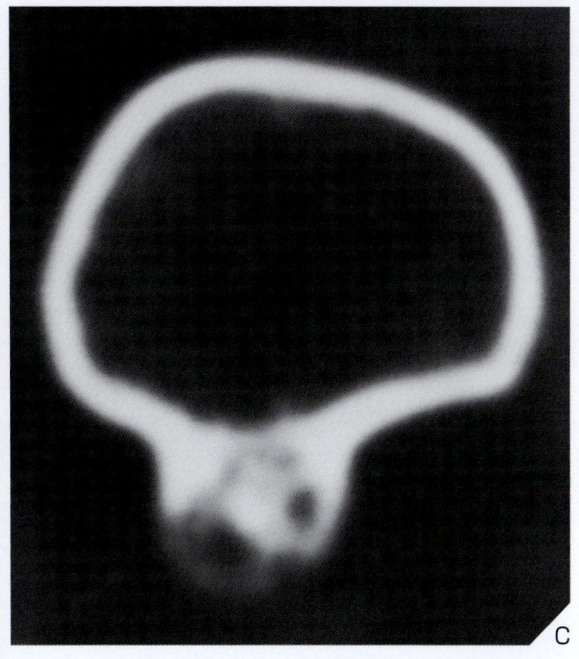

図 18-15 骨軟骨腫に類似した骨膜性軟骨腫
（A）大腿骨遠位部のＸ線側面像で，後方骨皮質から発生した骨軟骨腫に似た病変を認める．（B）断層撮影では病変部の基部に石灰化がみられ，大腿骨後方の骨皮質に連続している所見がみられる．（C）CT では大腿骨の骨髄腔と病巣の間に連続性がないことが示されており，骨軟骨腫が鑑別診断される．
（A，C は Greenspan A, Unni KK, Matthews J II. Periosteal chondroma masquerading as osteochondroma. Can Assoc Radiol J 1993；44：205-210 より引用）

と髄腔の境界が明らかとなる．MRI は軟骨性の軟部組織を描出して，Ｘ線所見と一致する．骨膜性軟骨腫が骨髄腔にまで波及している場合，MRI はその程度を描出するのに有用となる（図18-13）．脂肪抑制画像，あるいは造影 MRI は，腫瘍と髄腔の境界をより明瞭にする．MRI の落とし穴は骨髄の浮腫を腫瘍浸潤と，あるいはその逆に見間違えることである．骨膜性軟骨腫は内軟骨腫や骨軟骨腫とは異なり，骨成熟後も成長し続けることがあり，症例によっては6 cm まで大きくなり，骨軟骨腫に似てくる場合がある（図 18-14, 15）．また症例によっては動脈瘤様骨囊腫と間違える例もある．非常にまれであるが，他の骨内病変（骨皮質内血管腫，骨皮質内線維性骨異形成あるいは骨皮質内骨膿瘍など）と見間違えてしまうような，骨皮質内に病変が留まっている例がある．

組織学的には内軟骨腫はさまざまな細胞成分をもった分葉状の硝子様軟骨からなっており，コラーゲンをほとんど含まない，均一で半透明の細胞間質の形態により診断される．細胞はまばらで，小さく，暗く染まる核をもっている．腫瘍細胞はラクナとして知られている円形の間隙に局在している．骨膜性軟骨腫の組織学的所見は内軟骨腫とほぼ同様であるが，まれに非定型細胞をまじえた細胞密度の高い症例がみられることもある．

鑑別診断

内軟骨腫のもっとも鑑別すべきものは，とくに長管骨では骨髄内骨梗塞である（図 18-16）．これら両者は腫瘍が小さい場合，似たような石灰化の形態をとるため，鑑別は困難となる．鑑別診断に有用なＸ線所見は内軟骨腫の骨皮質内縁での分葉構造，基質の輪状，点状，コンマ状の石灰化であり，さらに骨梗塞によくみられる辺縁骨硬化像が欠如している点である（図18-17）．

放射線科医にとってもっとも困難なのは，巨大な単発性内軟骨腫と発育が緩徐で悪性度の低い軟骨肉腫との鑑別診断である．軟骨肉腫でもっとも有意な所見の１つは，発症初期に骨皮質の局所的な肥厚と深い骨内膜性の浸食がみられることである（図 18-18）．腫瘍の大きさは鑑別診断の際に考慮に入れる必要があり，4 cm を越える（別の報告では7 cm）の病巣では悪性が予測される．さらに進行した腫瘍では，骨皮質の破壊像や骨外への腫瘍形成が悪性腫瘍の典型像となる．

合併症

内軟骨腫のもっとも重要な合併症は，病的骨折（図 18-4 を参照）を除くと軟骨肉腫への悪性転化である．単発性内軟骨腫では悪性転化はほとんどが長管骨や扁平骨であり，短管骨ではほとんどみられない．悪性転化を示唆するＸ線所見は，骨皮質の肥厚・破壊像，骨外への腫瘍形成である．また臨床症状としての重要な所見は，局所に骨折がないにもかかわらず，疼痛が増強する点である．

治療

もっとも一般的な治療は，病巣搔爬と骨移植である．

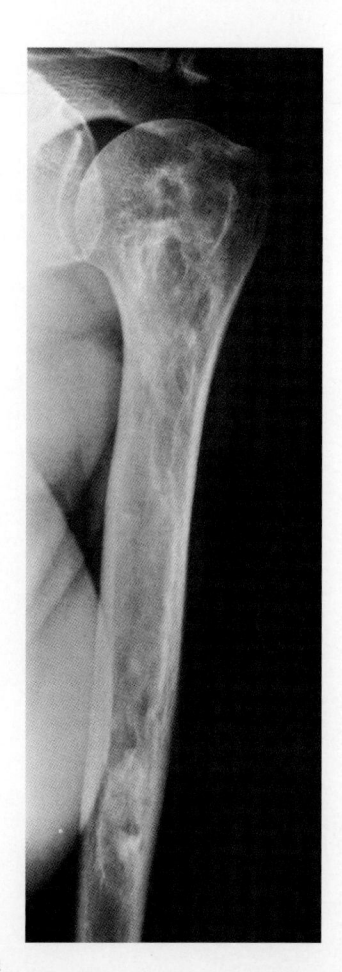

図 18-16 骨梗塞

36 歳男性. 鎌状赤血球症を有する上腕骨近位部骨梗塞であり, これは骨皮質内
縁からの骨侵食像はなく, 菲薄で密集した辺縁骨硬化像が石灰化部分を取り巻
いている, 骨梗塞の特徴的所見を認める.

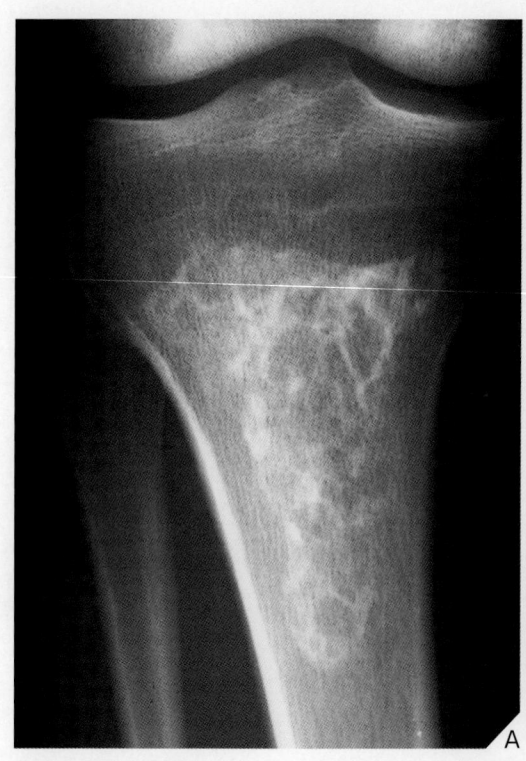
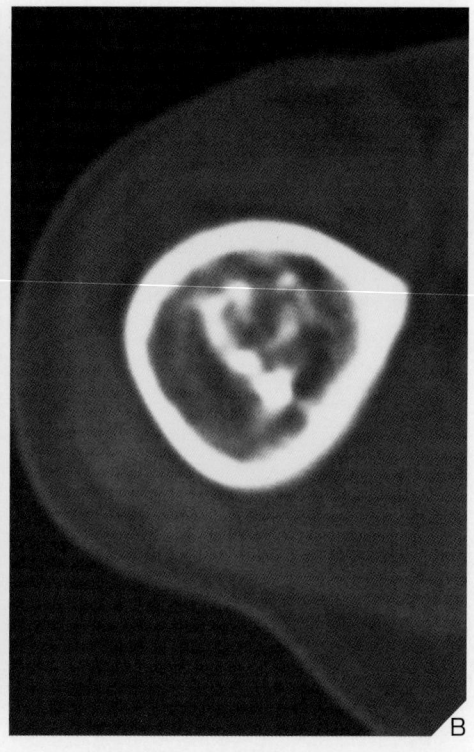

図 18-17 骨梗塞

(A) 脛骨近位部の X 線像ではまばらな石灰化を示す. 典型的な骨髄内骨梗塞の所見がみられる. 壊死骨と
新生骨を分離する境界が明瞭に描出されている点に注目すべきであるが, この例では軟骨腫瘍の特徴であ
る輪状, コンマ状の石灰化の所見はみられていない. (B) 別の患者の大腿骨遠位骨梗塞であり, CT では骨
皮質侵食像はみられないが, 中心部のまばらな石灰化がみられる.

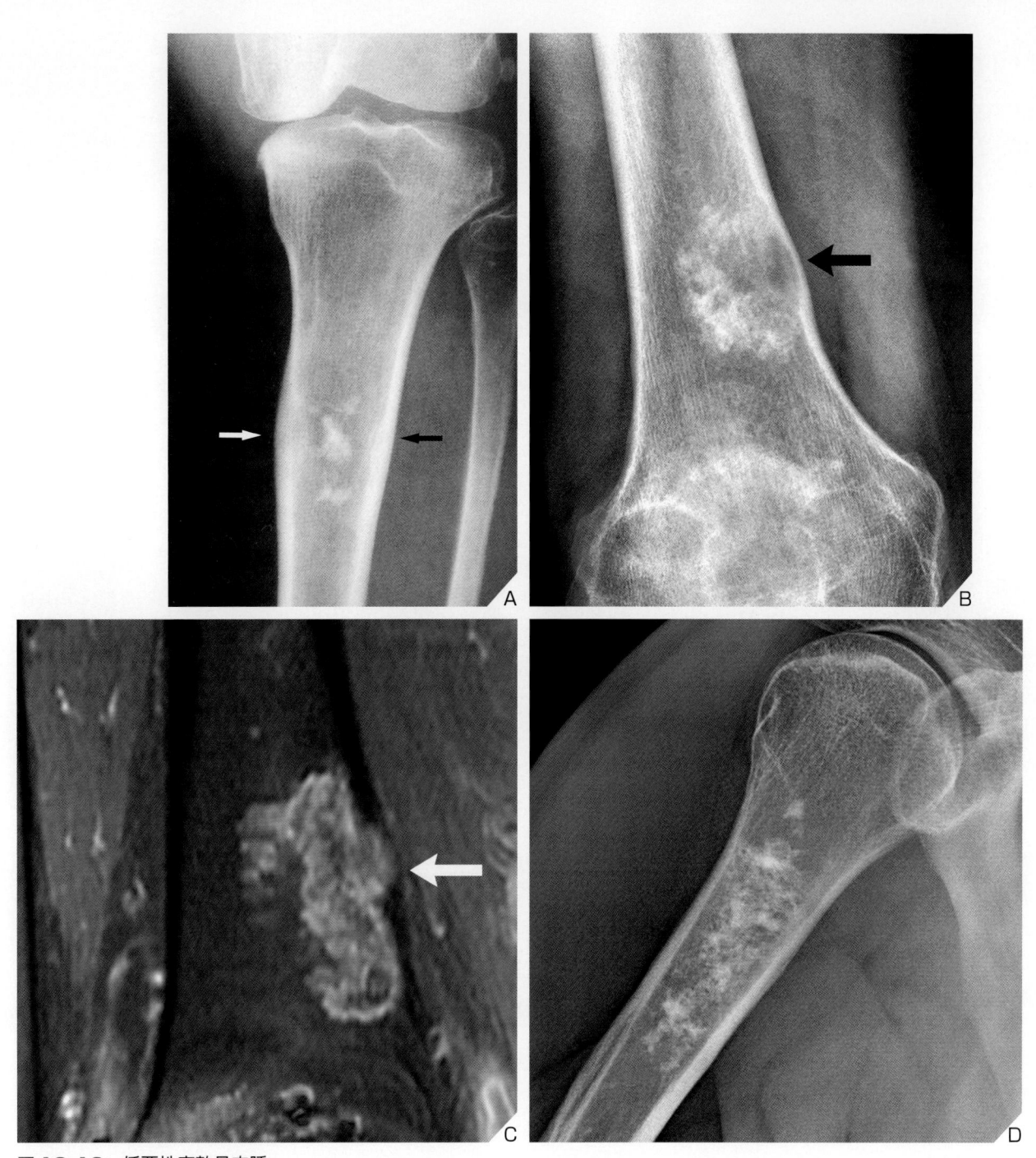

図 18-18　低悪性度軟骨肉腫
（A）48 歳女性．下肢痛があり，X 線所見として，脛骨近位部に中心部石灰化像に移行する骨透亮像がみられる．内軟骨腫と酷似した軟骨肉腫との鑑別で重要な所見となる骨皮質の肥厚に注意を要する（→）．生検では低悪性度の軟骨肉腫であった．57 歳女性．（B）大腿骨遠位部の X 線像，（C）ガドリニウム造影脂肪抑制 T1 強調冠状断像では深い骨内膜からの侵食像を示す（→）．切除生検の結果，低悪性度の軟骨肉腫であった．（D）比較として典型的な内軟骨腫を示す．皮質の肥厚はなく，皮質の内壁に接するほどの病変の大きさにもかかわらず，骨内膜の侵食像がみられないことに注意．

2．内軟骨腫症

　内軟骨腫症（Ollier 病，Maffucci 症候群）は一般に骨幹端部と骨幹部に多発性に発生する軟骨腫と位置付けられている（図18-19）．片側優位に広範な病変を有する場合，Ollier 病と呼ばれている．多発性内軟骨腫は体幹の片側優位に発生することがきわめて多い疾患であり，臨床症状は手指の結節性腫脹や前腕，下腿の著しい脚長不等のような徴候があり，小児期や青年期に好発する．この疾患は遺伝や家族発生の傾向はなく，報告者によっては腫瘍よりはむしろ骨異形成の進化したものとする説もある．Maffucci 症候群は，内軟骨腫症と軟部組織の血管腫を合併する先天性の非遺伝性疾患である．血管腫は皮膚および皮下組織のどこにでも発生しうる．通常，海綿状の血管腫であり，片側性または両側性に生じる．Maffucci 症候群の内軟骨腫は管骨にできやすく，Ollier 病と同様に大半の例で身体の片側に発生し，中手骨や指節骨にもっとも好発する．

　Ollier 病，Maffucci 症候群の病因は不明とされている．しかし，最近の研究から，これらは，*IDH1* と *IDH2* 遺伝子の体細胞性のモザイク変異により，多発する内軟骨腫症を生じるとともに，中胚葉性または非中胚葉性の悪性腫瘍を生じうる危険性ももつという，2 つの病態をもち合わせた疾患ととらえられている．

　内軟骨腫症/Ollier 病では通常の X 線撮影のみで典型的な所見を得るのに十分である．特徴的な所見としては成長軟骨板の病変が成長を阻害して，四肢の短縮を引き起こすことである．骨の変形が，石灰化を伴った軟骨の骨透過性腫瘤により起こることがあり，しばしばそれは手足に起こる（図 18-20）．この部の内軟骨腫は骨皮質内や骨膜下にみられるものであり，短管骨や長管骨の骨幹部から突出する骨軟骨腫と似た形態をとるものもある（図 18-21）．骨透亮像からなる軟骨が直線状に配列して，成長軟骨板から骨幹部に拡がっており，腸骨では通常扇状の形態を呈する（図 18-22）．MRI T1 強調像では低～中等度の信号，T2 強調像では高信号の輪郭で覆われた分葉状の腫瘤を示す（図 18-23）．ガドリニウムによる造影効果はさまざまである．Maffuci 症候群では，典型的な内軟骨腫内の石灰化に加え，X 線にて多発する静脈石が認められる（図 18-24）．

　組織学的に内軟骨腫症ではより細胞成分が多い傾向を示すことがあるが，本質的には単発性内軟骨腫と区別することは困難である．

▌合併症▐

　Ollier 病にもっとも多い，重篤な合併症は軟骨肉腫への悪性転化である．単発性内軟骨腫とは異なり，短管骨に生じたものでも，肉腫への転化が起こりうる（図 18-25）．このことは，Maffucci 症候群の患者にもみられる（図 18-26）．

3．骨軟骨腫（osteochondroma）

　骨軟骨性外骨腫としても知られているが，軟骨帽をもった骨

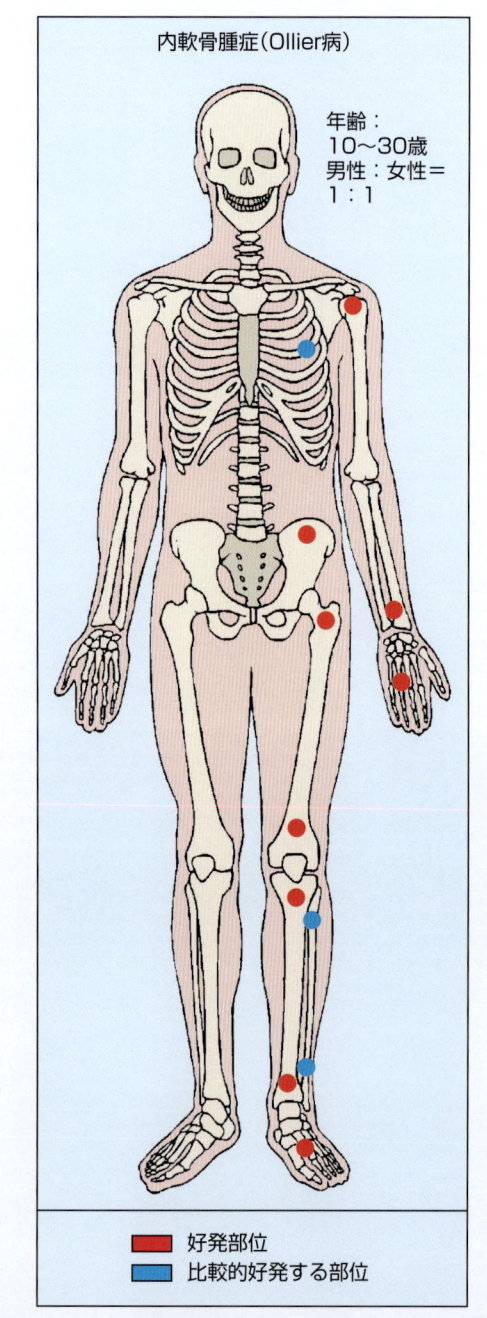

図 18-19　内軟骨腫症（Ollier 病）における好発部位，好発年齢および性差

外表面への骨性突出に特徴がある．本腫瘍はほとんどが良性病変であり，全良性骨腫瘍中の約 20～50％を占める．通常 20 歳代以前に発症する．孤発性の骨軟骨腫は発育性の形態異常による疾患と考えられてきたが，近年の細胞遺伝学的な研究により，exostosin 1 をコードする *EXT1* 遺伝子の変異が証明されたことにより，真の腫瘍性疾患であると考えられている．これらの遺伝子異常により軟骨細胞の細胞質において，ヘパラン硫酸プロテオグリカン（HSPG）の異常な合成や蓄積が引き起こされていることが明らかとなった．このために骨端軟骨板における極性が失われ，軟骨細胞が異常な方向へ成長するという結果を招いている．この軟骨細胞が軟骨内骨化を伴いつつ成長することにより，海綿骨と皮質骨の外側への膨隆が起こり，軟骨帽を形成し，外骨腫となる．腫瘍自体に成長軟骨板をもつ骨軟骨

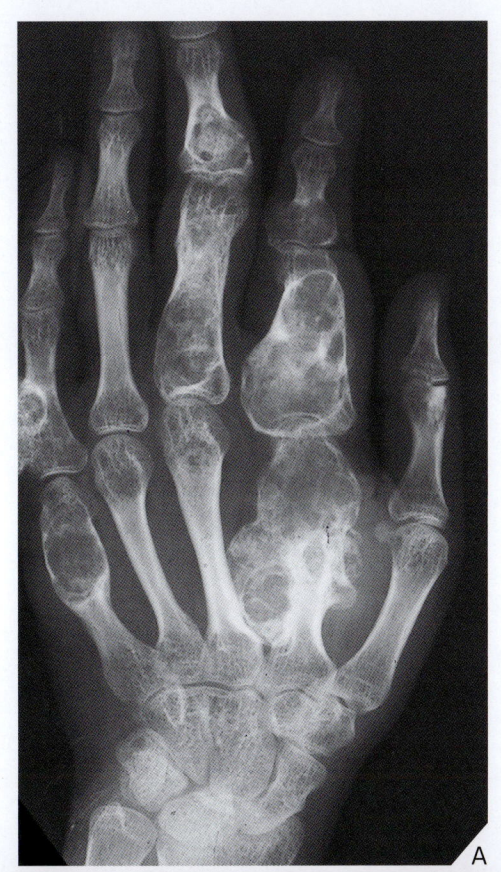

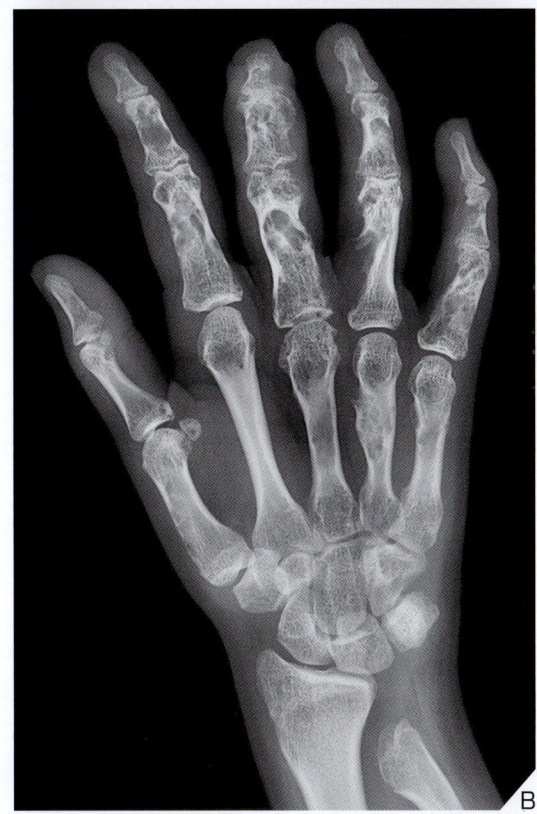

図 18-20　Ollier 病
（A）20 歳男性．分葉構造をもつ巨大軟骨腫瘤により，手指骨の変形が顕著である．（B）29 歳女性．指節骨と中手骨に多発する内軟骨腫症を認める．尺骨遠位部の成長障害もみられる．

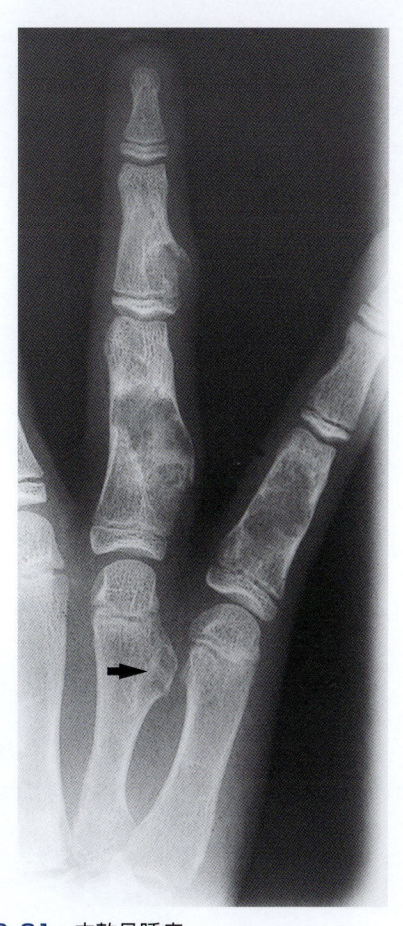

図 18-21　内軟骨腫症
12 歳男児．内軟骨腫症で環指の中手骨骨端部が骨外に突出する骨軟骨腫に類似した病変を呈している．

腫瘍は通常，骨成熟終了にて発育は停止する．もっとも好発する部位は長管骨の骨幹端部で，とくに膝周囲や上腕骨近位部に多く発生する（図 18-27）．骨軟骨腫の亜型として，爪下外骨腫，turret 外骨腫，traction 外骨腫，傍骨性骨軟骨異型増生（BPOP），反応性骨膜炎や片肢性骨端異形成症（関節内骨軟骨腫または Trevor-Fairbank 病）があげられる．

　骨軟骨腫の X 線所見の特徴は成長軟骨板近傍から通常離れていく方向に細長い茎をもって突出するか（図 18-28A），あるいは無茎で骨皮質に幅広い基部をもつもののどちらかである（図 18-28B, C）．どちらのタイプでももっとも重要な所見は，母床となる正常骨の骨皮質と骨軟骨腫の骨皮質の間に境界がみられないことであり，病変部の骨髄腔は隣接する骨の骨髄腔に移行している．CT では正常の母床骨と腫瘍との骨皮質間に切れ目がなく，さらに海綿骨部分の連続性が認められることが明瞭に確認される（図 18-29）．これらのことは骨腫，骨膜性軟骨腫，BPOP，傍骨性骨肉腫，軟部骨肉腫，傍骨性骨化性筋炎のような，骨軟骨腫と似た骨腫瘍がみられた場合，その鑑別に重要な所見となる（図 18-30）．骨軟骨腫の他の特徴的な所見としては，茎を有する軟骨と骨の境界部に石灰化を認めること，および軟骨帽を有することである（図 18-28 を参照）．軟骨帽の厚さは 1～3 mm であり，まれに 1 cm を超えるものもある．MRI では軟骨帽は T2 強調像で高信号像を呈し，軟骨帽を

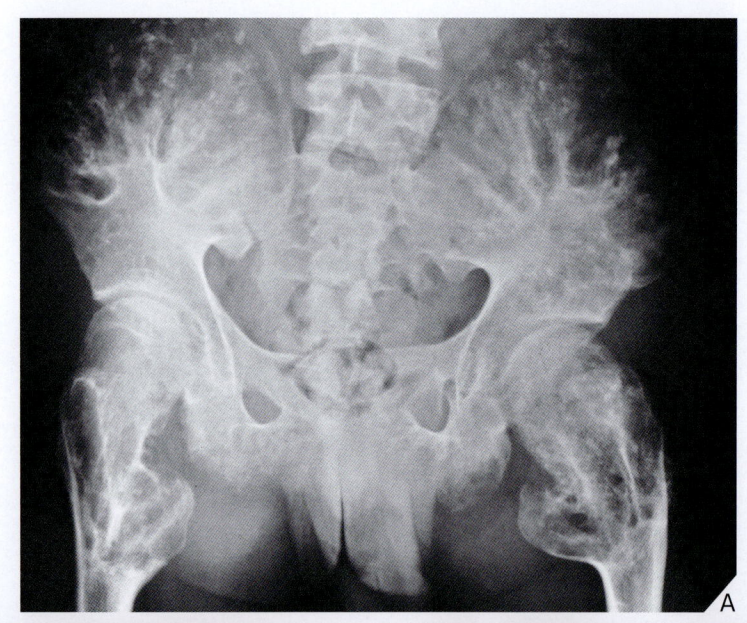

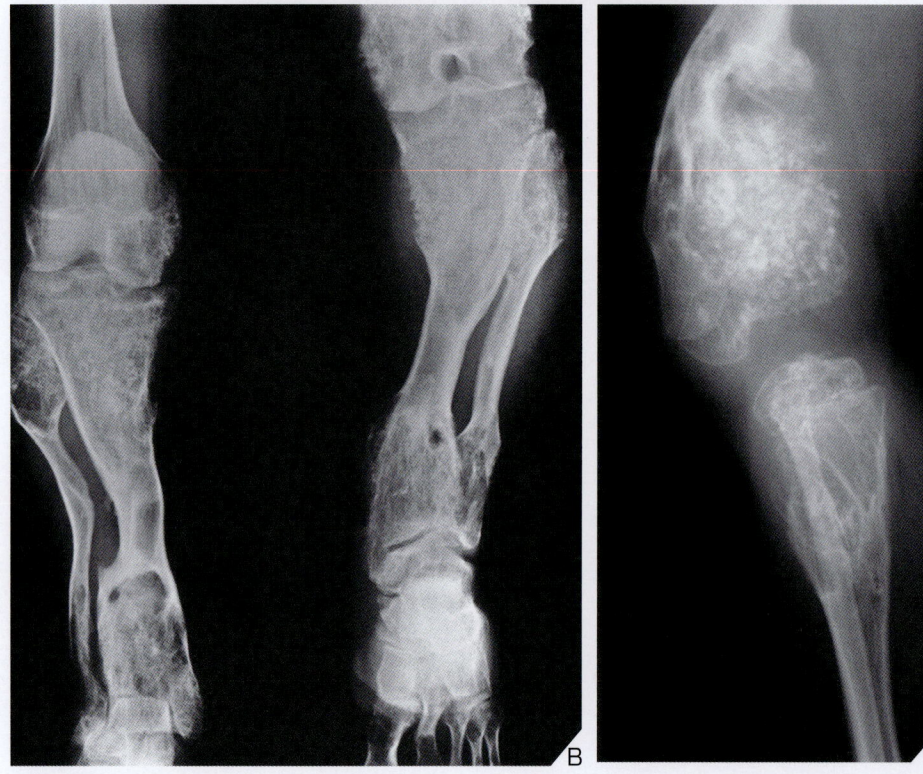

図18-22　Ollier病
17歳男性．広範な多発性骨病変を呈する典型的なOllier病である．（A）骨盤のX線正面像で，腸骨
稜から大腿骨近位に拡がる舌状の軟骨内に，半月状や輪状の石灰化がみられる．（B）両下腿のX線像
では，脛骨，腓骨の成長障害や変形がみられる．（C）6歳男児．脛骨と大腿骨遠位にも病変の拡がり
を認める．

取り巻く，狭い低信号のバンドは軟骨膜を描出している（図
18-31）．
　組織学的には骨軟骨腫の軟骨帽は成長軟骨板と類似した配列
をもつ硝子様軟骨からなっている．茎の骨軟骨部分の石灰化層
は成長軟骨板の一時的な石灰化層と同一である．この石灰化層
の下層では血管新生が起こり，石灰化軟骨は新生骨に置換さ
れ，成熟により母床正常骨の海綿骨と一体化する．

　■ **合併症** ■
骨軟骨腫は神経や血管への圧迫（図18-32），しばしば骨折

（図18-34）を伴う隣接骨への圧迫（図18-33：図16-66
も参照），病変部そのものの病的骨折，軟骨帽を被っている外骨
腫様滑液包の炎症性変化など，多くの二次的な異常が認められ
る（図18-35）．
　骨軟骨腫の合併症のなかで軟骨肉腫への悪性転化はもっとも
少ない合併症であり，単発性病変の1％未満とされる．しかし
初期にはこの合併症を認識しておくことが重要である．悪性転
化を示唆する主な臨床所見は，疼痛（骨折や滑液包炎，神経圧
迫がないにもかかわらず）があることであり，腫瘍の急激な増

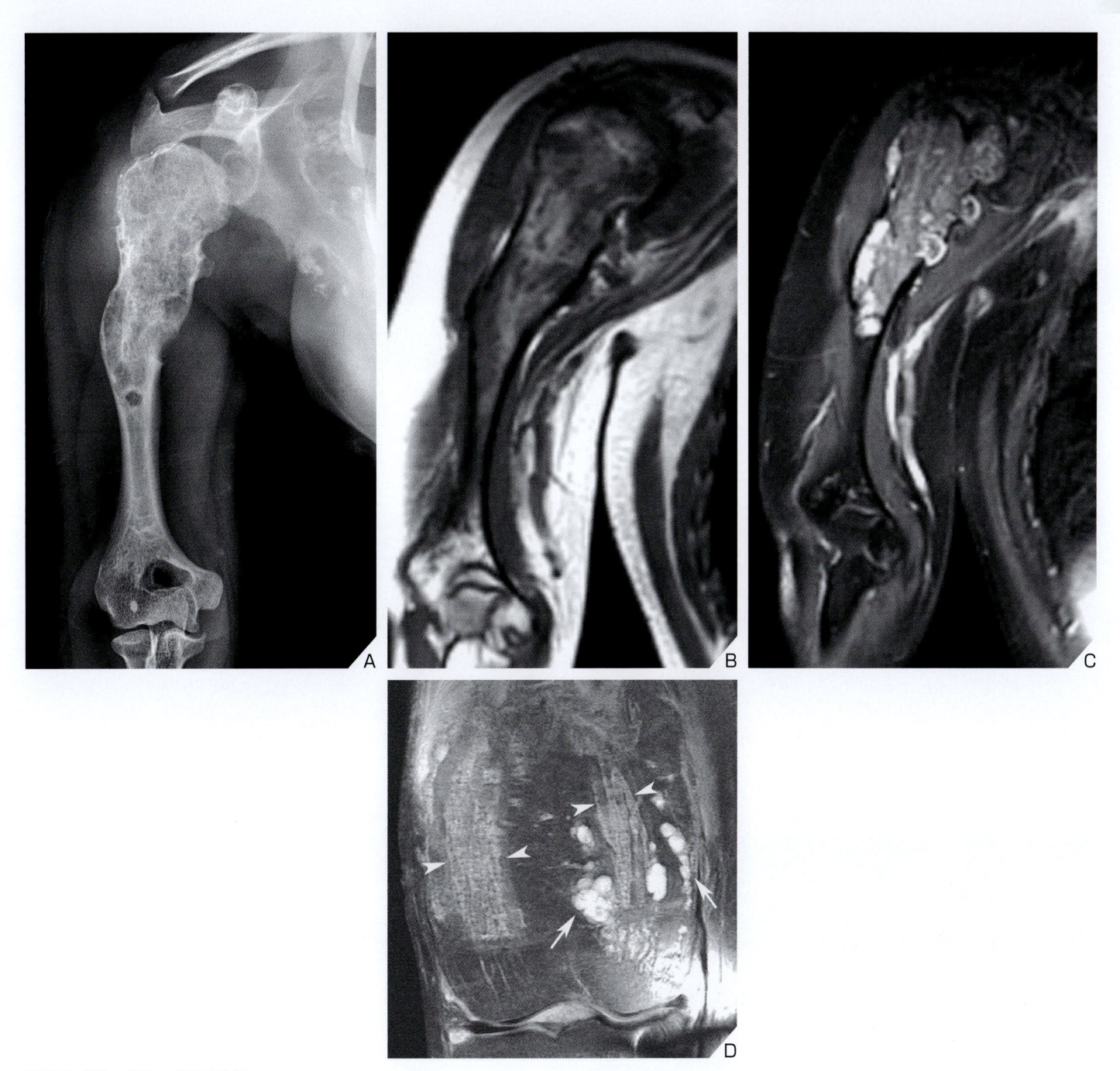

図 18-23　Ollier 病の MRI
（A）23 歳女性，右上腕骨 X 線前後像．近位半分を占めるおびただしい内軟骨腫を認める．肩甲骨にも病変を認める．（B）T1 強調冠状断像で，病変部は不均一な信号変化を認める．（C）ガドリニウム造影 T1 強調脂肪抑制冠状断像では，病変の辺縁部の強い造影効果を認める．（D）別の患者の大腿骨遠位部の脂肪抑制 T2 強調冠状断像では，大腿骨遠位骨幹端部の線，円柱状の軟骨（▷）と，より球形の軟骨腫瘍（→）を示している．注目すべきことは，骨端部にまで病変が及んでいることである．

大，あるいは骨成熟終了後も腫瘍が発育し続けることである．画像所見ではその所見が悪性腫瘍の確定診断に有用とされる所見に一致していることである（表 18-1）．

骨軟骨腫の悪性転化を評価するもっとも有用な画像診断法は，単純 X 線撮影，断層撮影，CT，MRI であり，骨シンチグラムの核医学診断では放射性薬品の病変部への取込みの増加はかならずしも信頼のおけるものではない．通常，X 線撮影では良性腫瘍の明確な所見といえる骨軟骨腫の茎のなかに石灰化の存在（図 18-28 を参照）があるか否かを読影する．同様に CT

では，Norman と Sissons らが指摘するように悪性化の重要な徴候である軟骨帽内の散在性石灰化と軟骨帽の厚さの増大を証明することができる（図 18-36）．

核医学的診断に信頼が乏しいのは，良性外骨腫でさえ内軟骨性骨化による放射性同位元素の取込みが増大するという事実があるためである．外骨腫性軟骨肉腫もまたアイソトープの取込みの増大が顕著となり，これは腫瘍内の茎部や軟骨のなかの活発な骨化，骨芽細胞の活性化，血流増大と関連している．外骨腫性軟骨肉腫は良性の外骨腫よりも取込みが顕著であるが，多

18

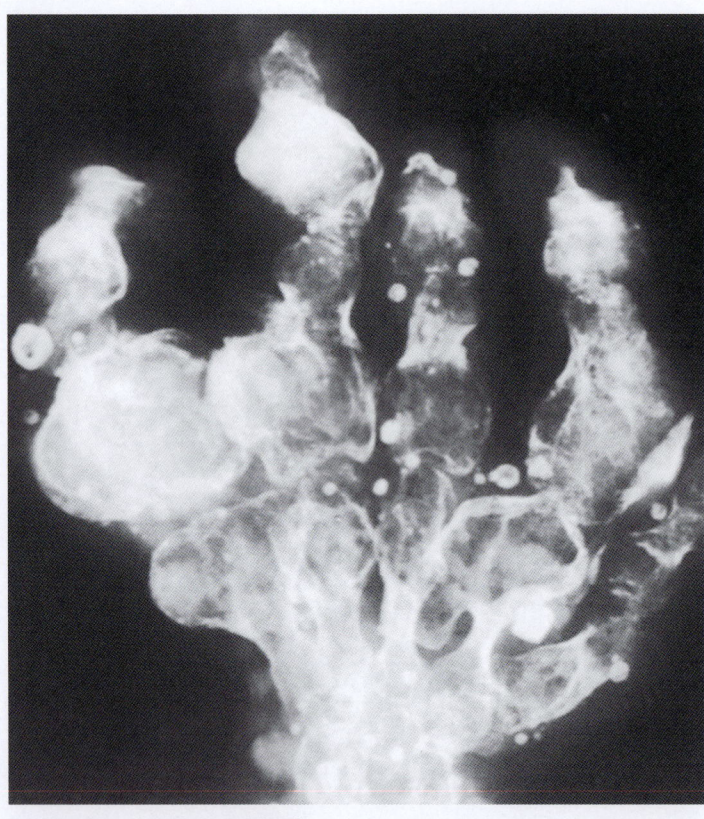

図 18-24　Maffucci 症候群
手のＸ線像であり，軟部血管腫内の石灰沈着性静脈結石を伴った典型的な
内軟骨腫症の所見が示されている．
（Bullough PG. Atlas of orthopedic pathology, 2nd ed. New York：
Gower；1992：14.9 より引用）

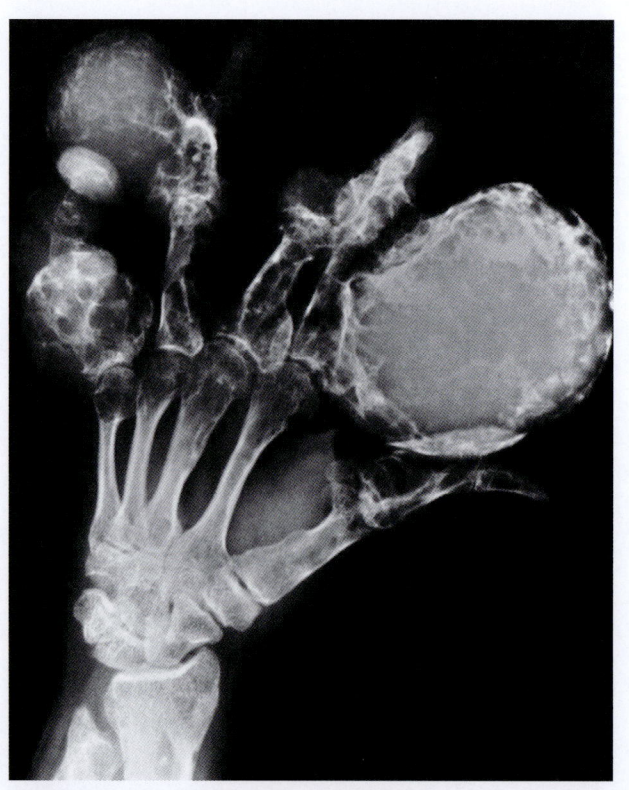

図 18-25　Ollier 病に発生した軟骨肉腫
Ollier 病患者の手に発生した内軟骨腫が肉腫への悪性転化を示し
た例である．すべての指にみられ，大きく，分葉形成のある軟骨
腫瘤に注目．環指中節骨では軟部組織まで進展し，骨皮質が破壊
された像がみられる．

図 18-26　Maffucci 症候群に発生した軟骨肉腫
26 歳女性．数年前に Maffucci 症候群と診断され，右手環指に徐々に増
大する腫瘤が出現（→）．切除生検により軟骨肉腫の診断となった．

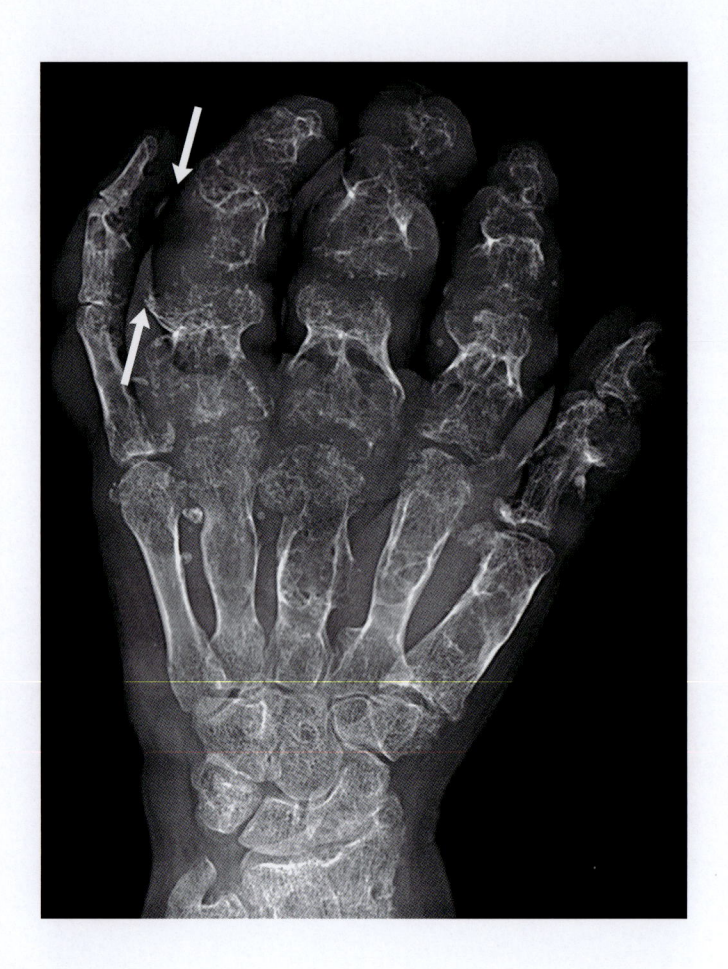

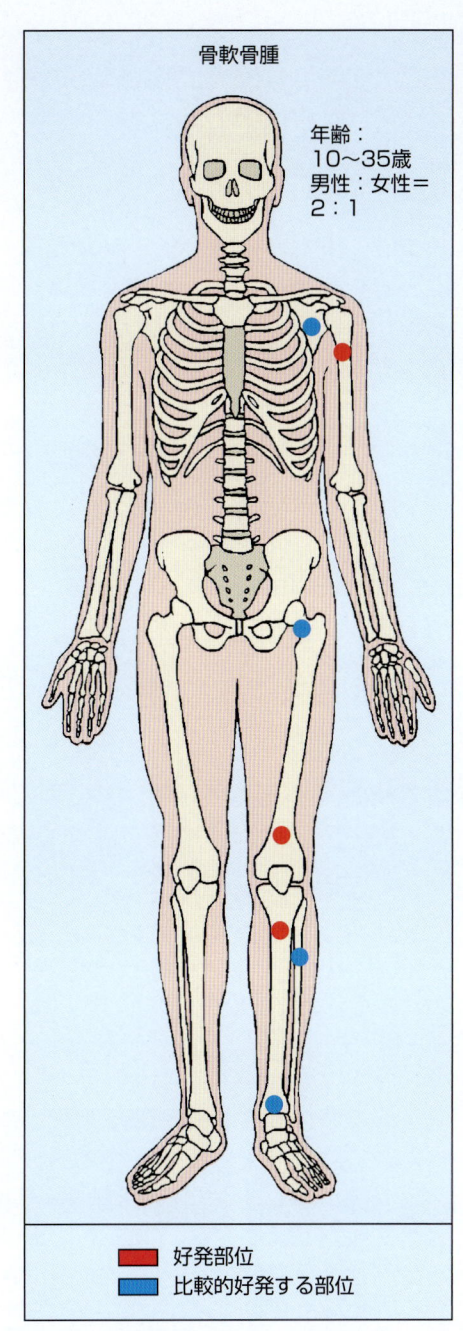

骨軟骨腫

年齢：
10～35歳
男性：女性＝
2：1

■ 好発部位
■ 比較的好発する部位

図 18-27　骨軟骨腫（骨軟骨性外骨腫）の好発部位，好発年齢および性差

くの研究者が報告しているように，これらの病変を鑑別するのにかならずしも信頼のおけるものとはいえない．

■ 治　療 ■

単発性骨軟骨腫は，臨床的に問題がなければ経過観察のみで

よい．外科手術は，疼痛がある場合，隣接した神経・血管を巻き込んでいる場合，病的骨折を起こしている場合，診断を確定する場合に適応となる．

18

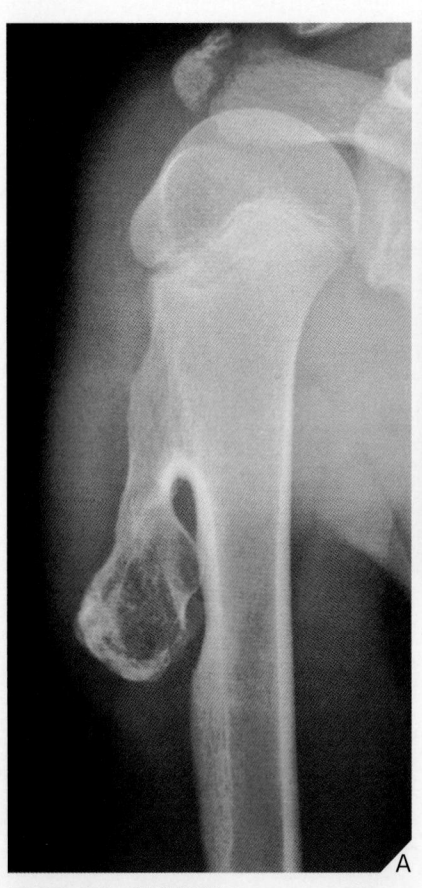
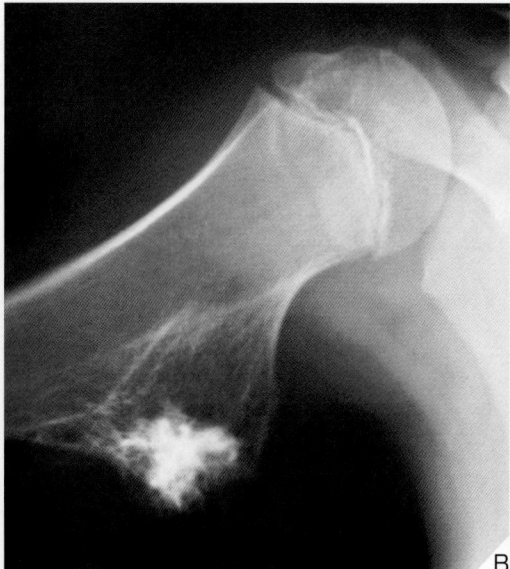
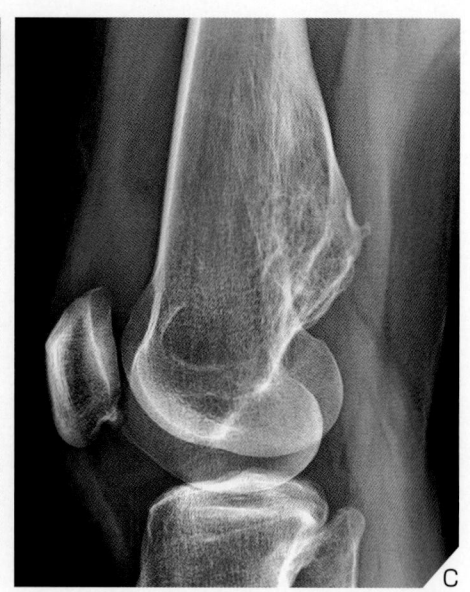

図 18-28 骨軟骨腫
（A）13 歳男児．右上腕骨近位の成長軟骨板近傍から発生した，有茎の典型的な骨軟骨腫の像である．（B）14 歳男児．右上腕骨近位の骨幹部内側骨皮質から発生した幅広い基部をもつ，無茎の典型的な骨軟骨腫であり，正常骨の骨皮質から腫瘍の骨皮質に切れ目なく移行しているのがみられる．単純 X 線像では軟骨帽はみることができないが，茎の部分に密度の濃い石灰化をみることができる．（C）28 歳男性．大腿骨遠位の石灰化を伴わない無茎の骨軟骨腫．

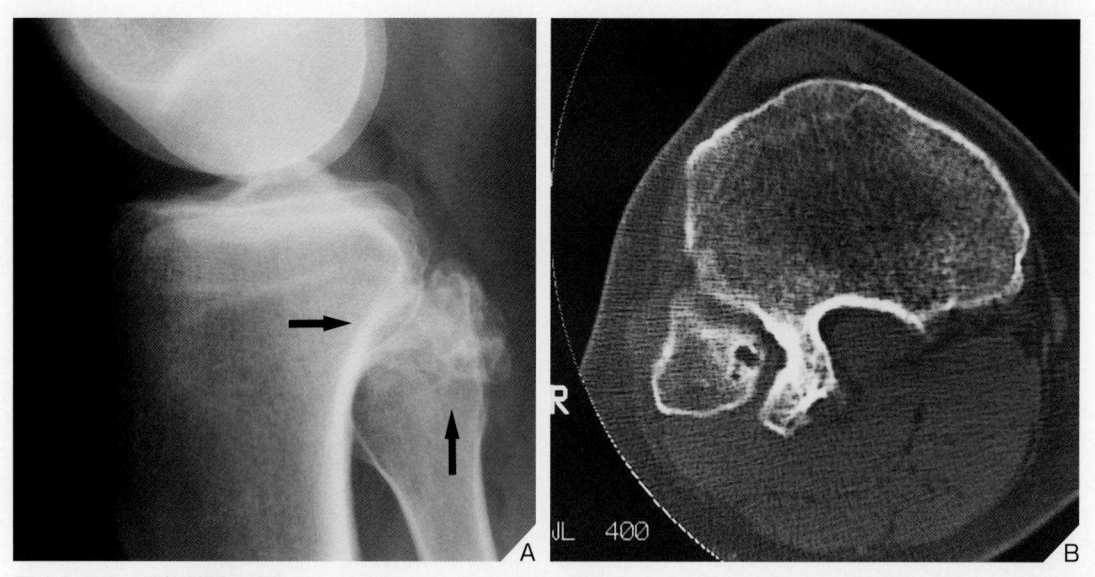

図 18-29 骨軟骨腫の CT
（A）膝関節の X 線側面像で，脛骨近位後面に石灰化病変がみられる（→）．この病変の正確な病名は確定診断されていない．（B）CT では骨軟骨腫から脛骨へ途切れることなく拡がっており，皮質の連続性が保たれている．病変部と脛骨の髄腔部分の連続性にも注目．

骨軟骨腫と類似した病変

骨軟骨腫

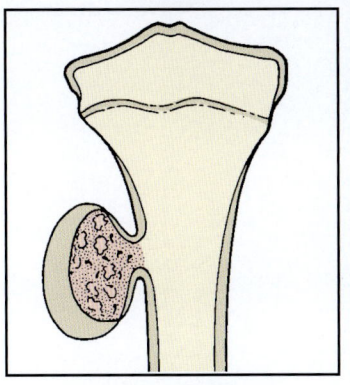

病変部の骨皮質と
正常骨の骨皮質の乱れがない

骨化性筋炎

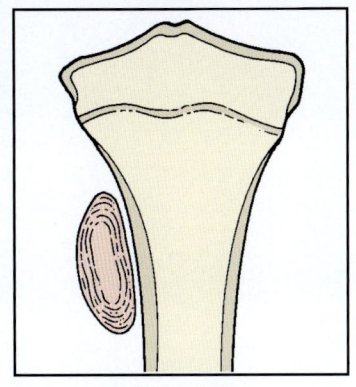

骨皮質と分離し,
中心部は骨透過性で辺縁が濃い病変

傍骨性骨肉腫

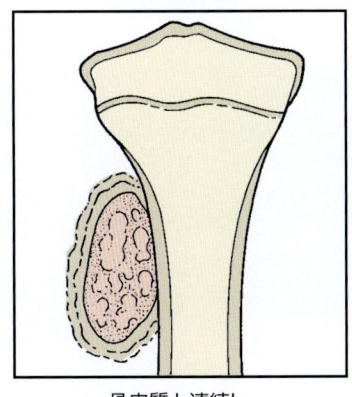

骨皮質と連続し,
中心部は濃く辺縁は骨透過性の病変

軟部骨肉腫

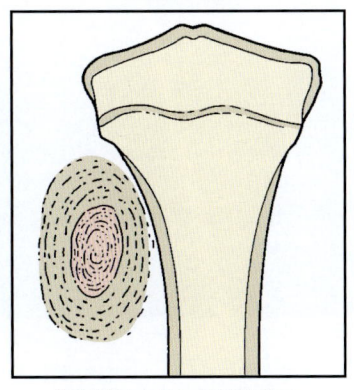

辺縁部はさらに骨透過性で,
中心部に不透明な影をもつ病変

傍骨性骨腫

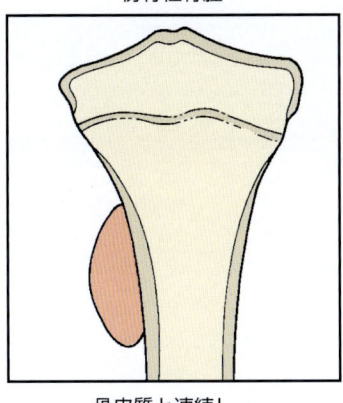

骨皮質と連続し,
均一な影 (象牙様) の病変

骨膜性軟骨腫

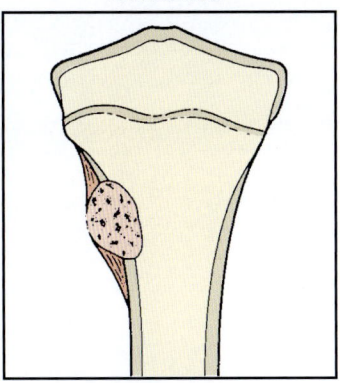

骨膜反応の強固な支柱と
病変中央部の石灰化

図 18-30　骨軟骨腫の鑑別診断
骨軟骨腫と類似した特徴的な所見を呈する X 線学的特徴.

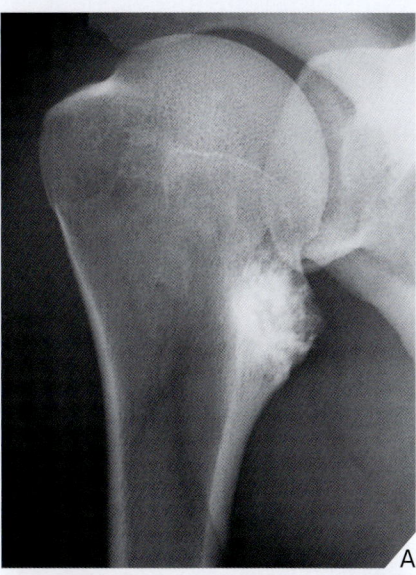

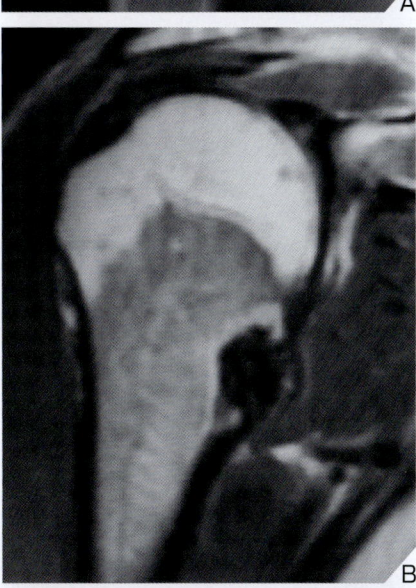

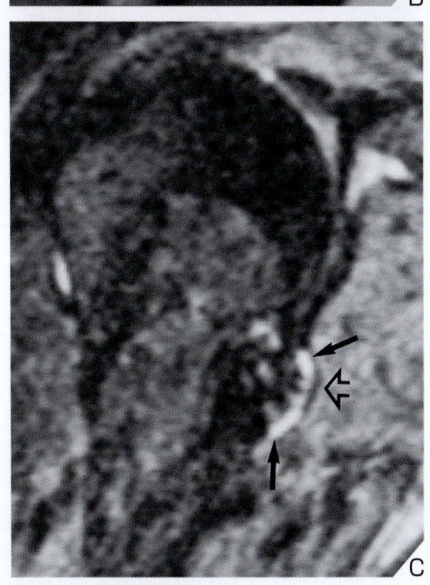

図 18-31　骨軟骨腫の MRI
（A）右上腕骨近位の X 線像で,骨幹端部内側から発生
した無茎の骨軟骨腫がみられる.（B）T1 強調冠状断
像で,過度の石灰化のため,病変部は低信号を呈して
いる.（C）T2 強調像では,軟骨膜を示す線状の低信
号像（⇒）に被われた,高信号のバンド（→）として
示される薄い軟骨帽を認める.

18

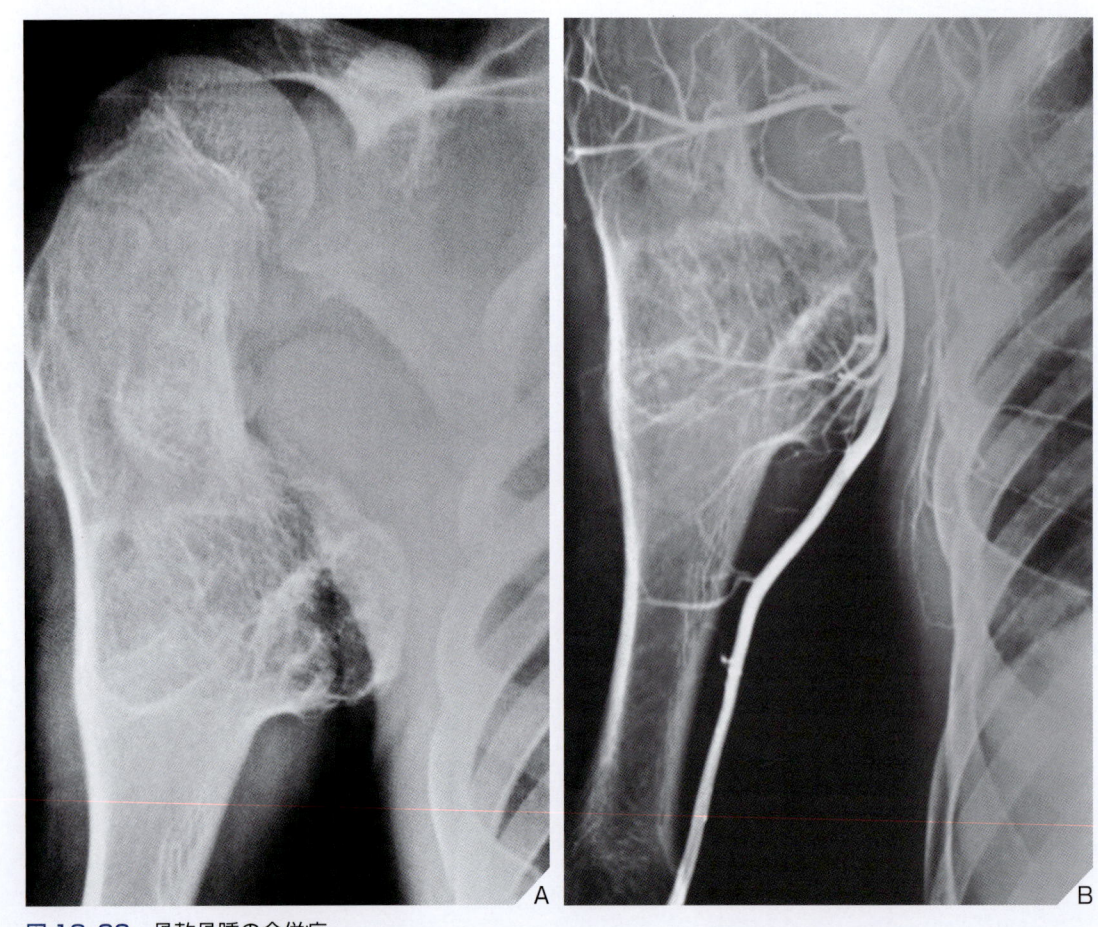

図 18-32　骨軟骨腫の合併症
14 歳男児. 右上腕骨の骨軟骨腫で手指の疼痛としびれ感を訴えていた. (A) 右肩関節の X 線像では, 上腕骨近位骨幹部の内側に生じた無茎の骨軟骨腫がみられる. (B) 血管造影では, 上腕動脈の圧迫と転位を認める.

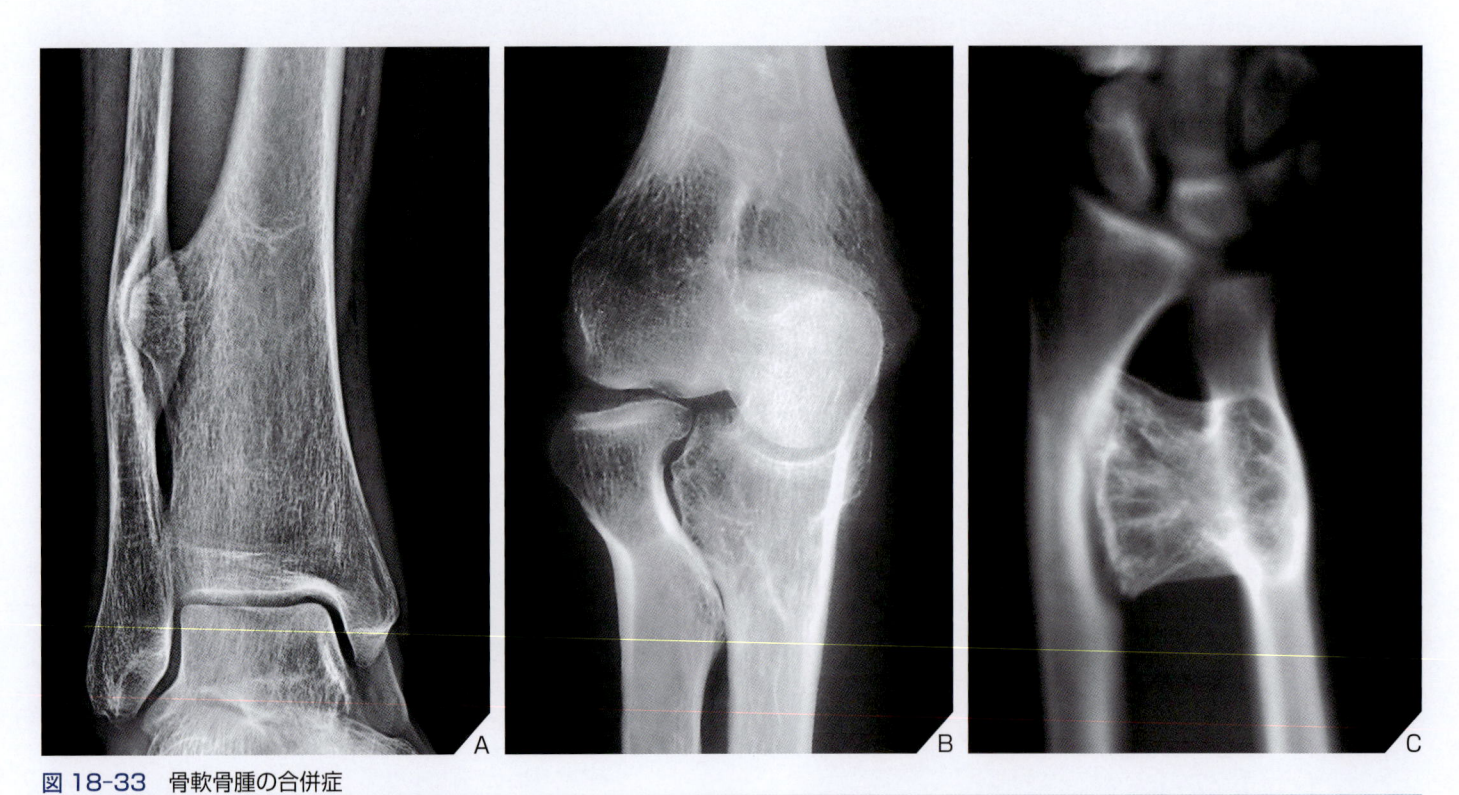

図 18-33　骨軟骨腫の合併症
(A) 脛骨遠位の無茎病変による腓骨内側の骨びらん. (B) 尺骨近位の無茎の骨軟骨腫の増大に伴う圧力により生じた, 橈骨頭, 頚部の骨びらん. (C) 尺骨遠位の有茎の骨軟骨腫は橈骨骨幹部内側を侵食している.

図 18-34　骨軟骨腫の合併症
9 歳男児．脛骨遠位の無茎の骨軟骨腫で，腫瘍の圧迫による腓骨の骨侵食，さらに弯曲と菲薄化をきたし，骨折を併発している．

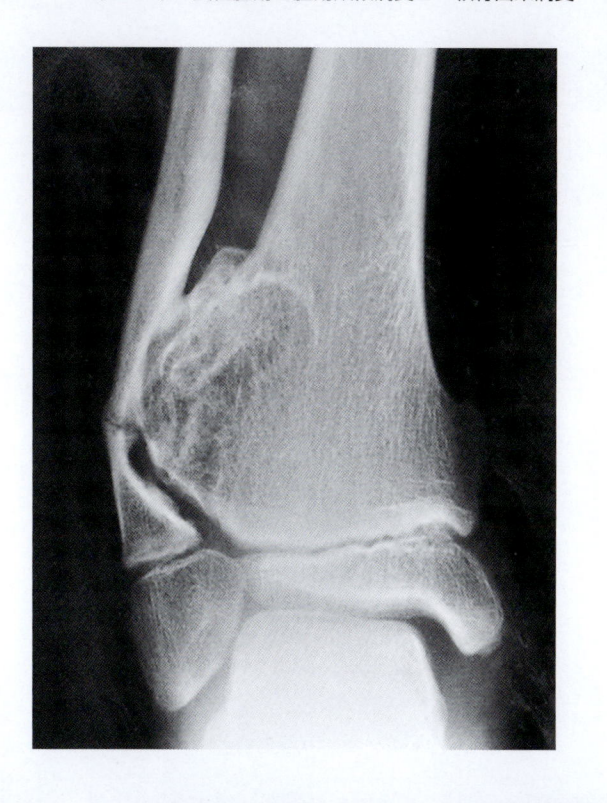

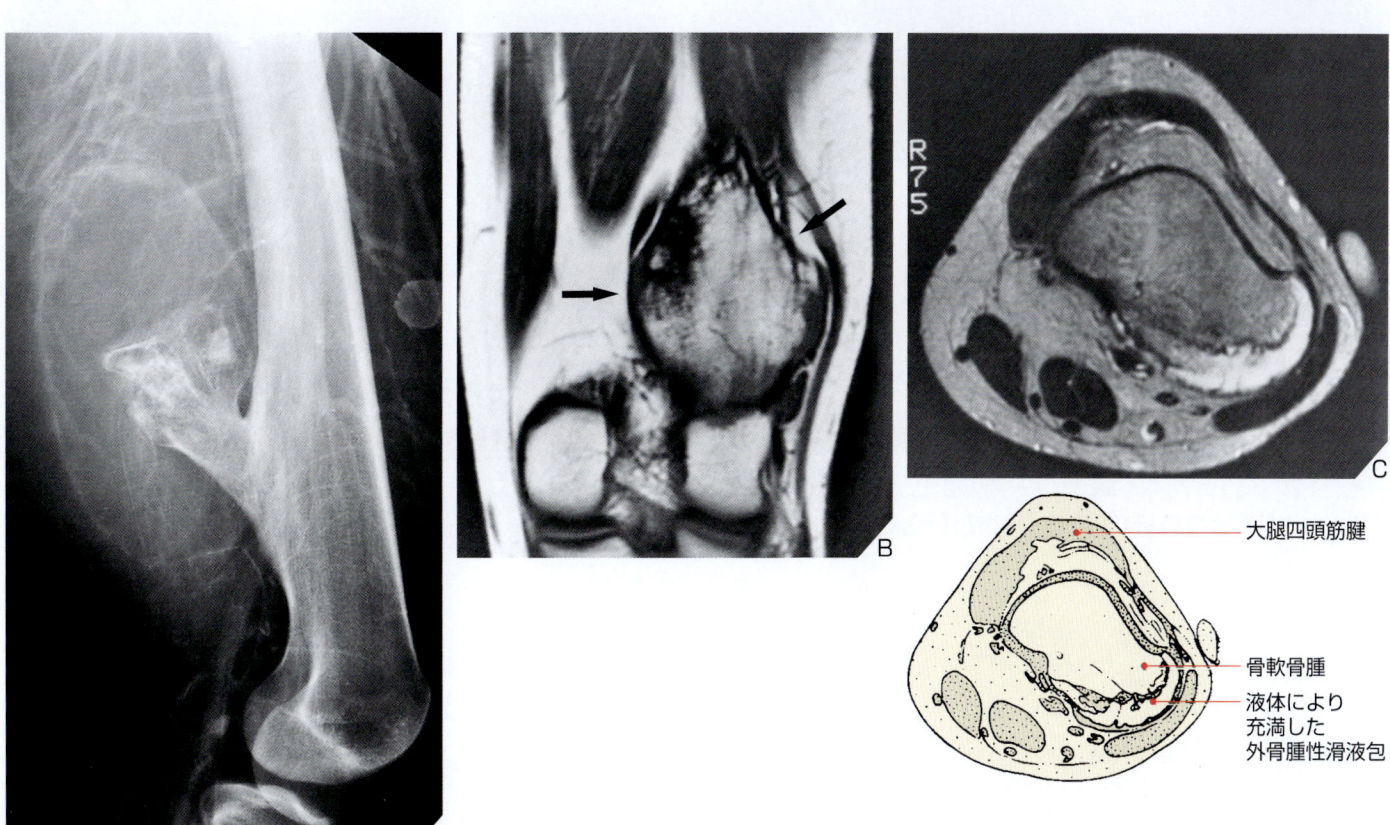

大腿四頭筋腱

骨軟骨腫

液体により
充満した
外骨腫性滑液包

図 18-35　軟骨腫様滑液包
（A）25 歳男性．徐々に増強する疼痛を訴える大腿骨遠位の単発性骨軟骨腫である．動脈造影の毛細血管相では巨大な外骨腫性滑液包が描出されている．多量の液体貯留を含んだ滑液包の炎症（滑液包炎）が症状の原因となっている．（B）12 歳女児．膝窩部の疼痛を訴える．MRI T1 強調冠状断像（SE：TR 650/TE 25 msec）で，大腿骨遠位後側方から発生した大きな骨軟骨腫を認める（→）．（C）T2 強調横断像（SE：TR 2,200/TE 70 msec）であり，液体を含んで拡大した外骨腫性滑液包を認める．

表18-1	骨軟骨腫の悪性転化を示唆する臨床所見と画像所見	
臨床所見	**X線学的所見**	**画像診断法**
疼痛（骨折，滑液包炎，神経圧迫欠如） 急成長（骨成熟終了後）	腫瘍の拡大 軟骨帽の拡大，通常2～3cm厚になる 軟骨帽内の散在性石灰化巣がみられる 石灰化の有無にかかわらず軟部腫瘤が増大 骨端線閉鎖後放射性同位元素の集積増大（信頼性に欠ける）	X線撮影（以前の像との比較） CT，MRI X線撮影，CT，MRI X線撮影，CT，MRI シンチグラフィー

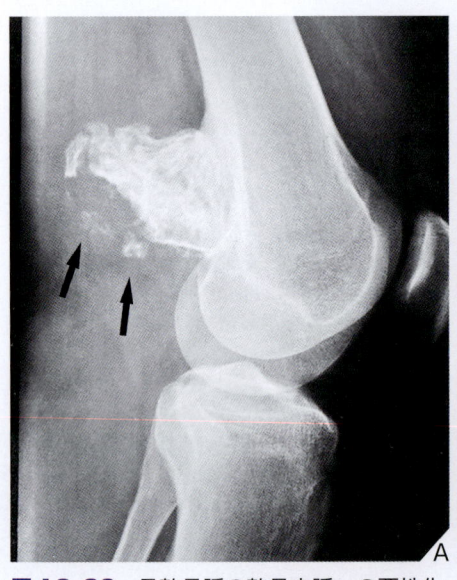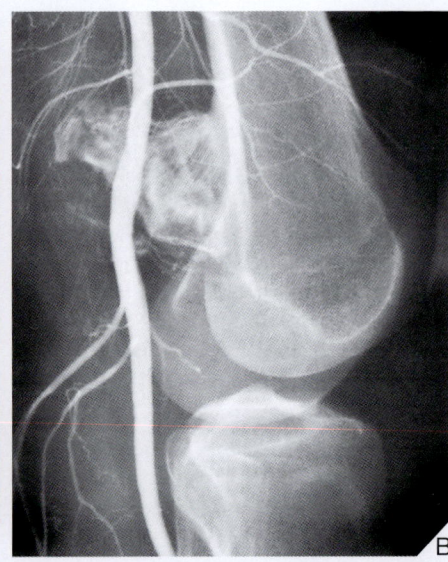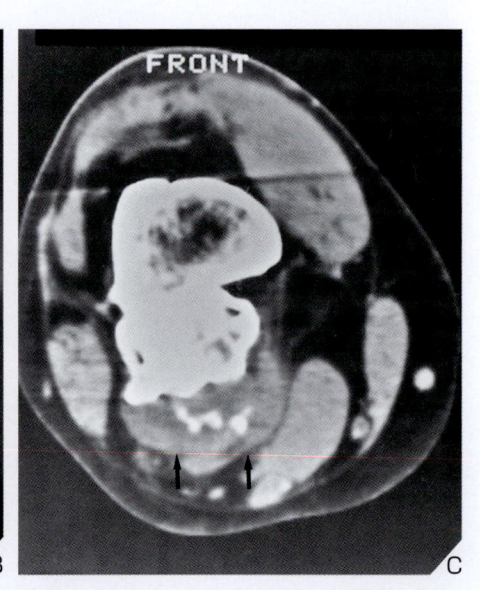

図18-36　骨軟骨腫の軟骨肉腫への悪性化
28歳男性．膝窩部の疼痛の増強，および15年前から気付いていた腫瘍の増大を認めた．これは重要な臨床所見であり，骨軟骨腫の悪性転化を除外診断するためにはさらなる精査が必要となる．（A）膝関節のX線側面像で，大腿骨遠位後方の骨皮質から生じた茎のないタイプの骨軟骨腫が描出されている．石灰化が茎のなかだけでなく，軟骨帽にも分散していることに注目（→）．（B）血管造影ではみえない軟骨帽を包む，小血管が転位している像が示されている．（C）CTでは肥厚した軟骨帽（2.5cm）および軟骨帽内に散在した石灰化が確認される（→）．これらの画像所見は病理組織検査で確定した軟骨肉腫への悪性転化の診断と一致している．

4. 多発性骨軟骨性外骨腫症（multiple osteocartilaginous exostoses）

　本疾患は多発性遺伝性骨軟骨腫症，家族性骨軟骨腫症，あるいはdiaphyseal aclasisとも呼ばれ，骨異形成症の範疇に分類される．女性において浸透率の低い常染色体優性遺伝の疾患である．約2/3の症例で家族歴を認める．近年，特異的な遺伝子異常として，染色体の8q24.1に位置するEXT1，11p13に位置するEXT2，19番染色体短腕に位置するEXT3の遺伝子変異が見出された．男性に2倍多く発生するとされており，膝，足，肩が多発性骨軟骨腫の好発部位である（図18-37）．X線所見では単発性骨軟骨腫と同様であるが（図18-28を参照），無茎のタイプがより多い傾向がある（図18-38～40）．CTや3D-CTは病変の空間的な拡がりを提示する．多発性骨軟骨腫の組織学的所見は単発性病変と同一である（図18-41）．
　多発性骨軟骨腫症に関連し，Langer-Giedion症候群とPotocki-Shaffer症候群の2疾患が報告された．前者は，毛髪鼻指節骨症候群II型（TRPS2）またはLanger-Giedion染色体領域（LGCR）としても知られ，EXT2とおそらくALX4の常染色体優性の遺伝子異常によって生じる．近年の研究ではジンクフィンガー蛋白質をコードする毛髪鼻指節骨症候群I型遺伝子と染色体8q23.2-q24.1に位置するEXT1遺伝子の機能的な複製の損失が指摘されている．臨床的には，低身長，関節弛緩症，短指症，小頭症，頭蓋顔面異形症，精神発達遅滞と多発性骨軟骨腫症という病態を特徴とするPotocki-Shaffer症候群は染色体11p11.2-p12の欠失により生じ，臨床的には頭頂孔の拡大，多発性骨軟骨腫症や，ときに頭蓋顔面異形症や精神発達遅滞の病態により診断される．

■ 合併症 ■
　多発性骨軟骨性外骨腫症では単発性骨軟骨腫に比して成長障害の頻度が高い．成長異常は主として前腕（図18-42；図16-64も参照），下腿にみられる．軟骨肉腫への悪性転化も頻度が高い合併症で，5～15％の症例にみられる．とくに肩甲帯や骨盤周囲ではそのリスクが高い．合併症の臨床的，X線学的徴候は単発性骨軟骨腫の悪性転化と同一である（図18-43；図18-36，表18-1も参照）．

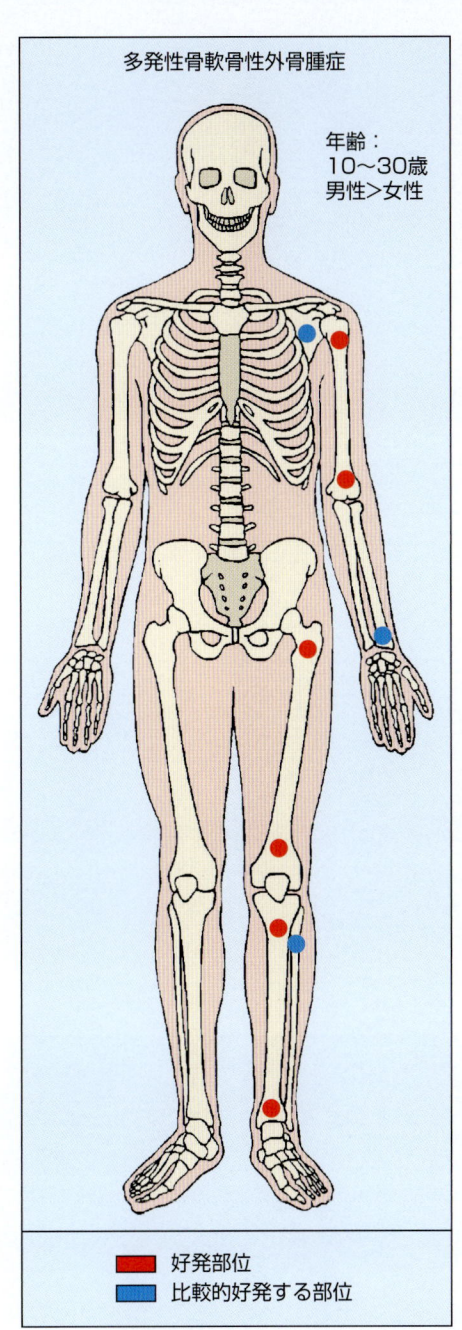

多発性骨軟骨性外骨腫症

年齢：
10〜30歳
男性＞女性

■ 好発部位
■ 比較的好発する部位

図 18-37 多発性骨軟骨性外骨腫症（多発性骨軟骨腫症，diaphyseal aclasis）の好発部位，好発年齢および性差

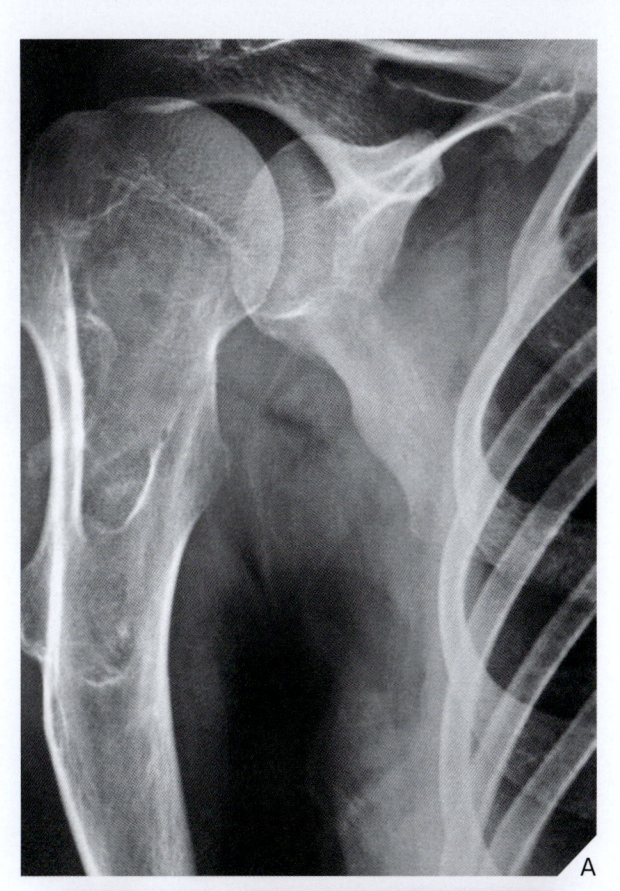

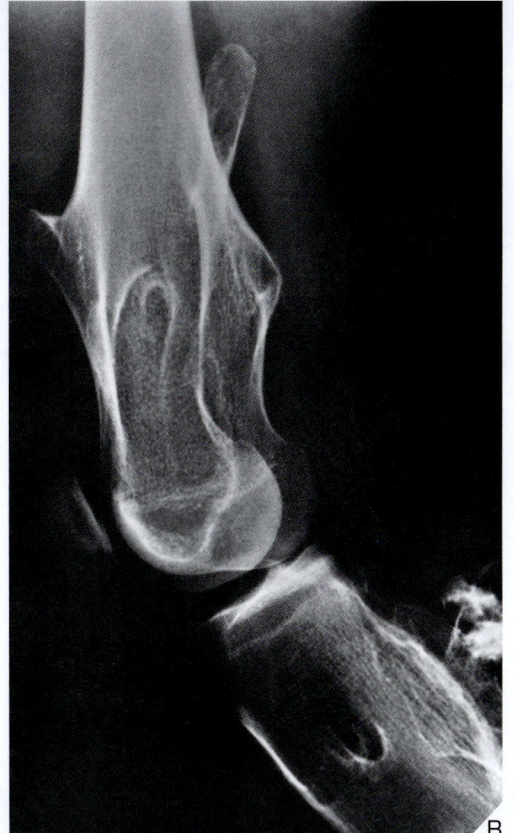

図 18-38 多発性遺伝性外骨腫症
22歳男性．家族性多発性骨軟骨腫症．（A）X線正面像で上腕骨近位部，肩甲骨，肋骨に無茎の多発性骨軟骨腫を認める．（B）大腿骨遠位部，脛骨近位部にも特徴的な所見がみられている．

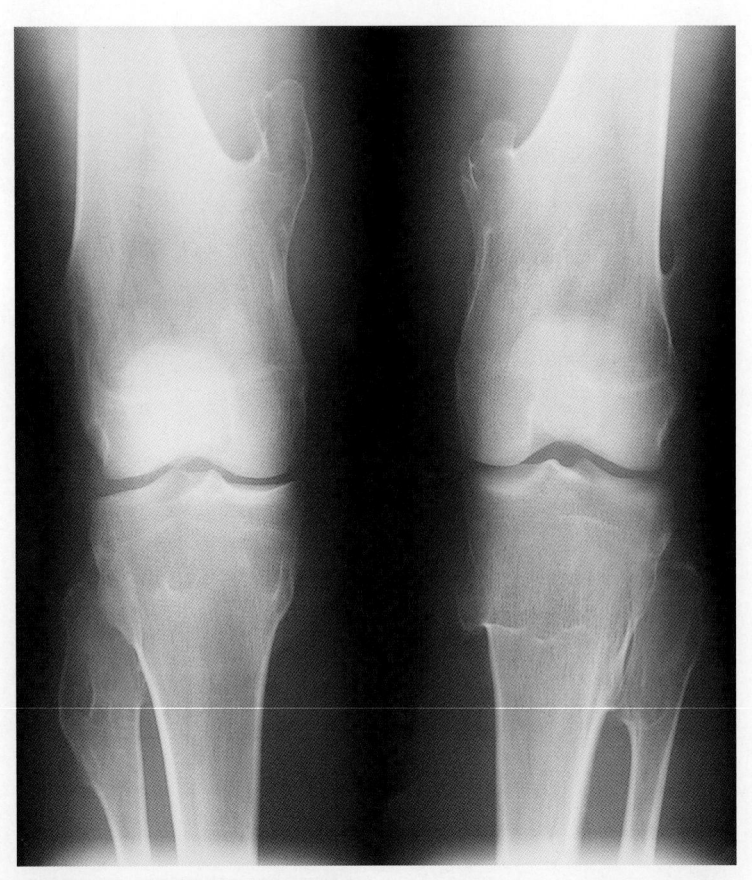

図 18-39　多発性遺伝性外骨腫症
　17 歳男性．両膝関節の X 線正面像で，無茎，有茎のさまざまな骨軟骨腫が認められる．

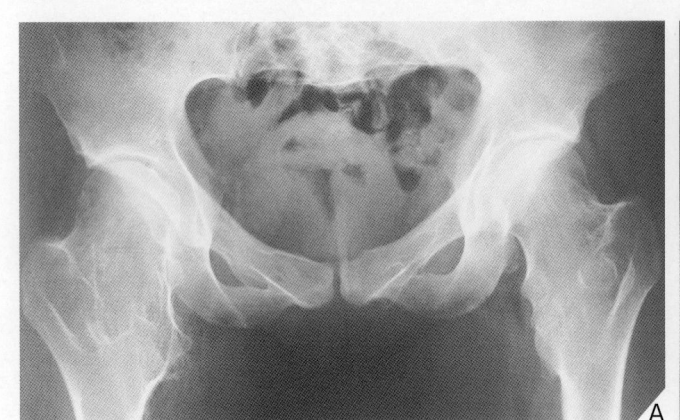

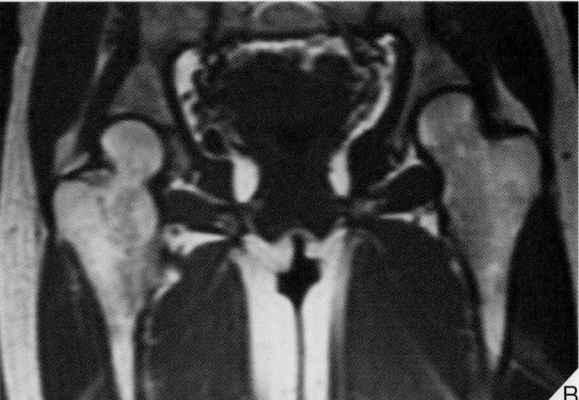

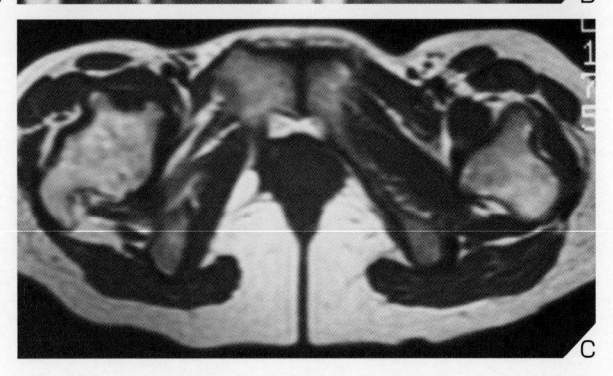

図 18-40　多発性遺伝性外骨腫症の MRI 所見
　（A）股関節の X 線正面像で，大腿骨近位部に多く認められる無茎の多発性骨軟骨腫である．一部は恥骨にも認められる．T1 強調冠状断像（SE：TR 600/TE 20 msec）（B），横断像（C）で，病変は大腿骨髄腔に連続している所見が認められる．骨の細小化を伴った低形成変化にも注目．

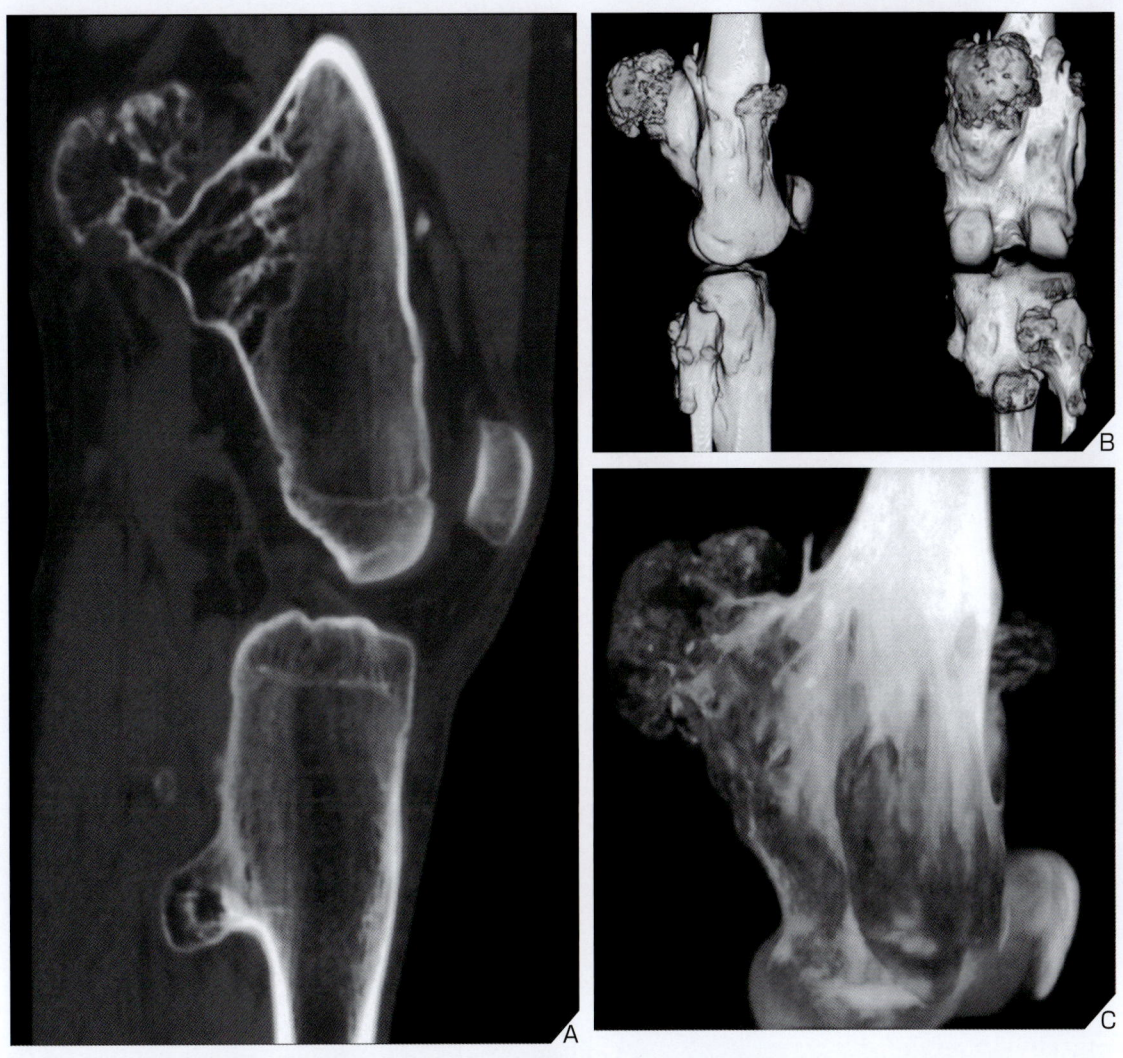

図 18-41　遺伝性多発性外骨腫症の CT と 3D-CT 所見
（A）大腿骨遠位と脛骨近位の多発性骨軟骨腫症の CT 矢状断再構成像．（B）3 次元画像作成法（SSD）により提示された，3D-CT による骨軟骨腫の空間的な拡がり．（C）maximum intensity projection（MIP）法による 3D-CT により提示された病変部の内部構造．
（Greenspan A, Jundt G, Remagen W. Differential diagnosis in orthopaedic oncology, 2nd ed. Philadelphia：Lippincott Williams & Wilkins；2007 より引用）

■ 治　療 ■

多発性骨軟骨腫の治療はおのおのの病変に対して行われる．単発性病変と同じく，若年者では再発傾向があり，外科手術はできるだけ遅らせたほうがよい．

5. 傍骨性骨軟骨異型増生（bizarre parosteal osteochondromatous proliferation：BPOP）

BPOP は，Mayo Clinic の病理医である，F. E. Nora により 1983 年にはじめて良性の傍骨性の病変として報告，命名され，Nora 病変とも呼ばれ，手の中手骨や指節骨に発生することが多い．長管骨の発生は 25％程度との報告がある．20～30 歳代にみられ，性差はない．硬く，ゆっくりと増大する，圧痛のない腫瘤を呈する．原因は不明で，外傷に関連するともいわれているが，Zambrano らの細胞遺伝学的な異常についての報告は，

非腫瘍性疾患であるという考え方に疑問を投じている．画像所見は，骨皮質に接するマッシュルームのような形の骨化，または石灰化した病変である（図 18-44）．腫瘤の辺縁はなめらかなことが多いが，わずかに分葉状なこともある．病変が隣接した骨の骨髄と連続していないことが骨軟骨腫との相違点である．似たような画像所見である他の鑑別診断として，傍骨性の骨化性筋炎，骨膜性軟骨腫，turret 外骨腫，反応性骨膜炎や傍骨性または骨膜性骨肉腫があげられる．BPOP の特徴的な組織所見は，blue bone と呼ばれる HE 染色で青く染まる不整な石灰化基質である．骨芽細胞の細胞異型や線維組織はなく，層板骨でしっかり構築された構造により骨肉腫とは鑑別できる．BPOP の治療は手術的な切除であるが，再発率は高い．

6. 軟骨芽細胞腫（chondroblastoma）

軟骨芽細胞腫は Codman 腫瘍としても知られている．骨成熟

18

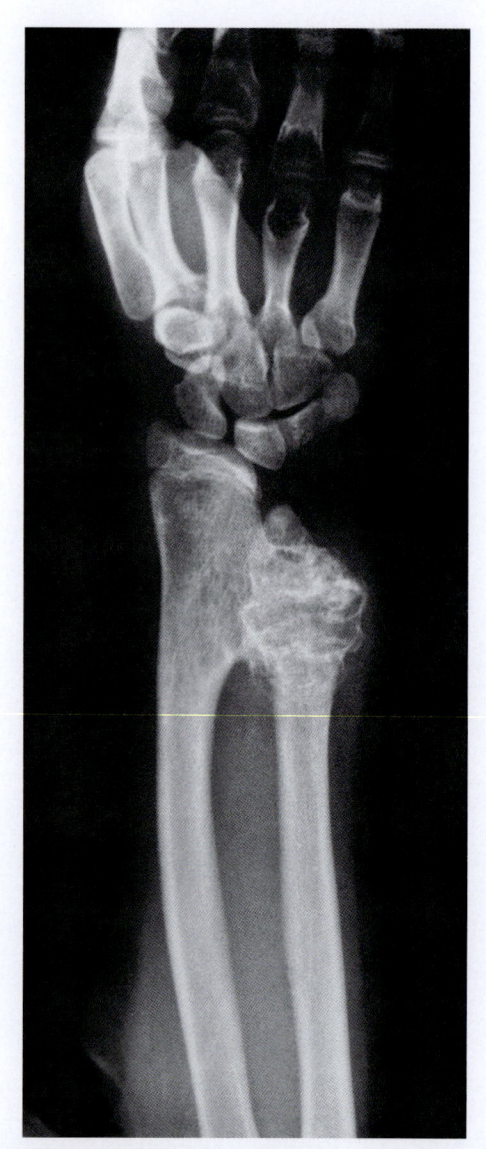

図 18-42 遺伝性多発性外骨腫症：成長障害
8 歳男児．多発性骨軟骨腫の X 線正面像であり，本疾患の合併症としてしばしば認められる橈尺骨遠位の成長障害が認められる．

以前に発生する良性腫瘍であり，その発生頻度は全原発性骨腫瘍の 1％以下で，とくに上腕骨，脛骨，大腿骨のような長管骨の骨端部に発生する（図 18-45）．骨成熟後に二次的に骨幹端に病変が及ぶことはあるが，骨幹端や骨幹を主体にして生じることは非常にまれである．同様に，椎骨や長管骨の皮質骨内に発生することもまれである．まれに骨端部と同等と考えられている膝蓋骨に発生することもある．軟骨芽細胞腫の 10％は手や足の短管骨に発生し，距骨や踵骨は好発部位である．通常成長期にみられるが，まれに成長軟骨板閉鎖後に発生した報告例もある．軟骨芽細胞腫は通常辺縁骨硬化像を伴い偏心性に発生し，しばしば基質に散在性の石灰化を伴っている（症例の 25％程度）（図 18-46）．Brower らは長管骨の軟骨芽細胞腫の 57％の症例で，病変部遠位に独特の，硬くて厚い骨膜反応を認めるとしている（図 18-47）．これは腫瘍に伴った炎症反応である可能性が高い．多くの例では X 線撮影や断層撮影で病変部を描出するのに十分であるが（図 18-48），CT は通常の X 線像で

はみえないような石灰化を描出するのに有用である（図 18-49）．MRI は通常 X 線像以上に，骨や軟部組織の浮腫を含め，周囲までより大きい範囲を描出する（図 18-50）．

組織学的に軟骨芽細胞腫は卵円形の核とはっきりした細胞質をもつ，大きな円形細胞を含んだ，細胞成分の多い組織に囲まれた，かなり成熟した軟骨基質の結節からなっている．破骨細胞様の多核巨細胞はよくみられる所見である．基質は六角形構造をもつ chicken wire に似た配列をした，軟骨芽細胞に囲まれた石灰化の特徴的な格子様の所見を示している．

軟骨芽細胞腫においては，5 番と 8q21 染色体バンドの再構成を伴った 8 番染色体の反復性の構造変化と 2q35，3q21-q23 と 18q21 の反復する切断点を含むクローナルな染色体異常が報告されている．

■ 治療と合併症 ■

軟骨芽細胞腫の治療は通常掻爬と骨移植が行われ，ごくまれに再発がみられる．わずか数例，ラジオ波焼灼療法で治療され

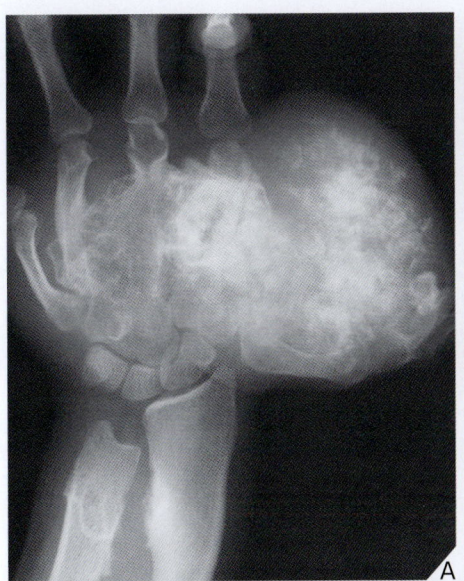
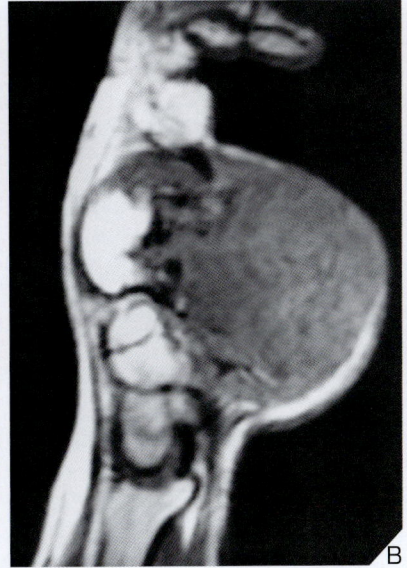
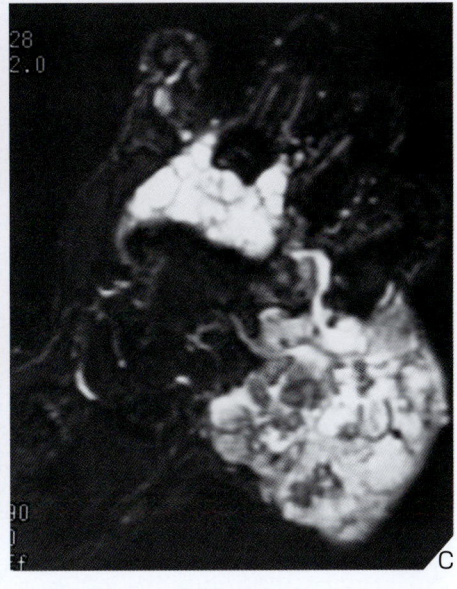
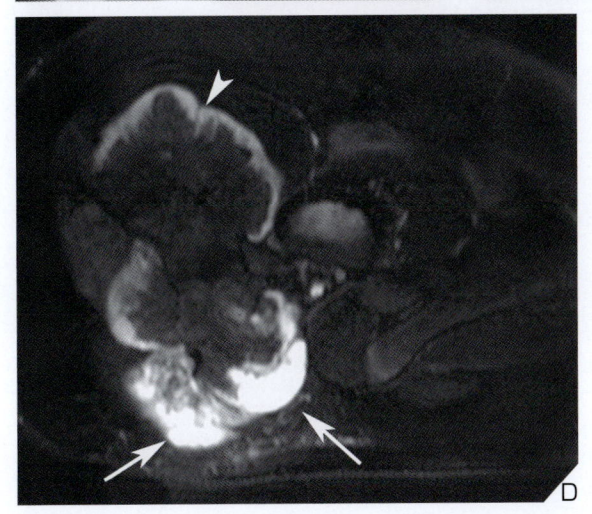

図 18-43　悪性化

22 歳男性．（A）右手 X 線斜位像で多発性骨軟骨腫を認める．母指と示指の間の大きな軟部腫瘤がみられており，そのなかに類軟骨様石灰化巣が含まれている所見は軟骨肉腫への悪性転化が示唆される．（B）MRI T1 強調矢状断像（SE：TR 600/TE 16 msec）では，大きな軟部腫瘤の手掌への拡がりが認められる．（C）反復回復法（IR）冠状断像 [（FMPIR）/90：TR 4,000/TE 64 msec/Ef）]では，悪性所見となる手の骨および軟部組織に浸潤した分葉構造をもつ軟骨組織が認められる．（D）骨盤の巨大な骨軟骨腫が悪性化した脂肪抑制 T2 強調横断像．病変の前方には薄い，高信号の軟骨帽が観察される（▷）一方で，後方の軟骨肉腫へ悪性転化している部分では，厚い軟骨帽が観察される（→）．後方の軟骨帽から生検したところ，悪性化した軟骨細胞が確認された．

図 18-44　傍骨性骨軟骨異型増生

8 歳男児．小指基節骨の背内側の皮質に接する石灰化腫瘤の X 線正面像（A）と側面像（B）．病変部は切除され，組織学的には典型的な Nora 病変であった．（Greenspan A, Jundt G, Remagen W. Differenciated diagnosis in orthopaedic pathology, 2nd ed. Philadelphia：Lippincott Williams & Wilkins；2007, Fig. 2-131A,B, p.140 より引用）

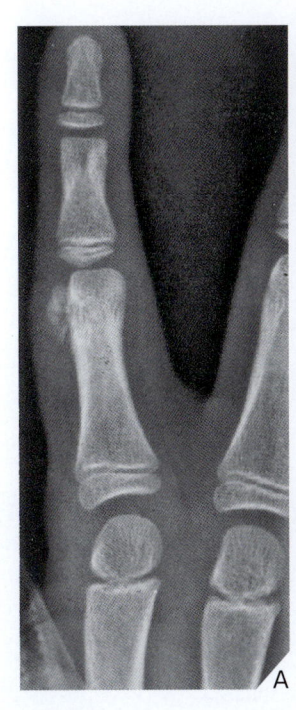
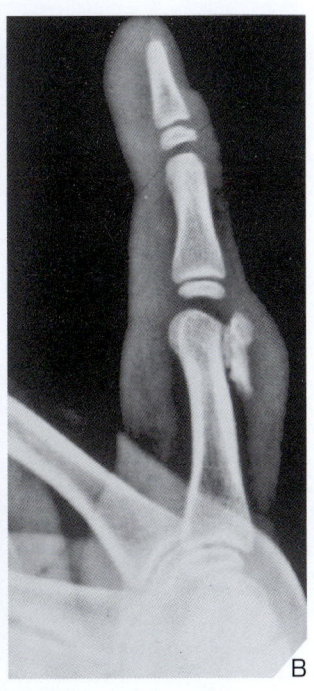

18

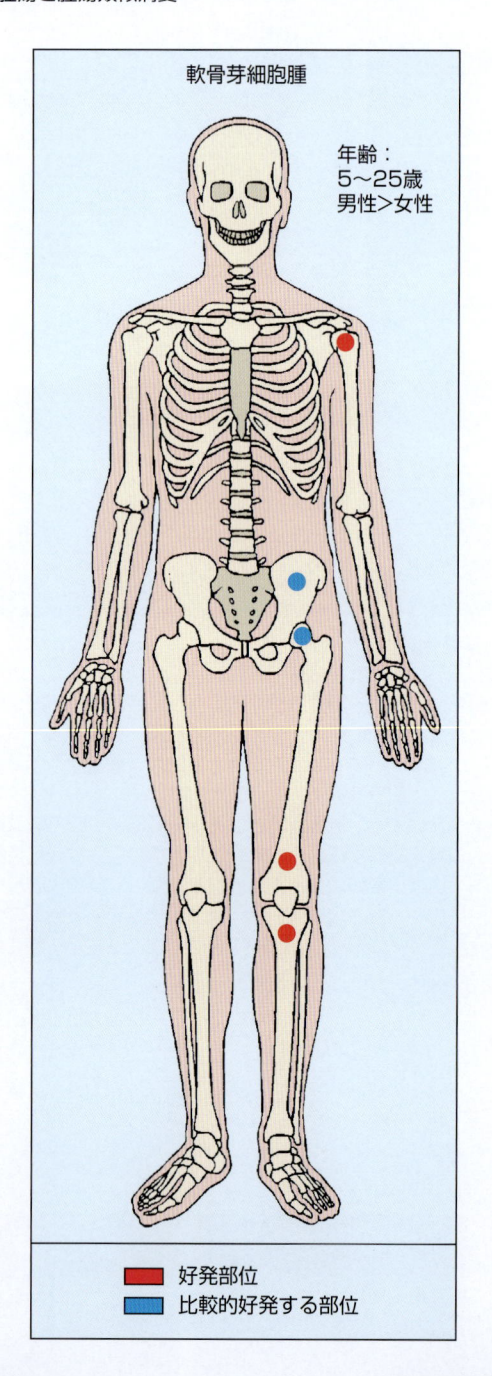

軟骨芽細胞腫

年齢：
5〜25歳
男性＞女性

■ 好発部位
■ 比較的好発する部位

図 18-45　軟骨芽細胞腫の好発部位，好発年齢および性差

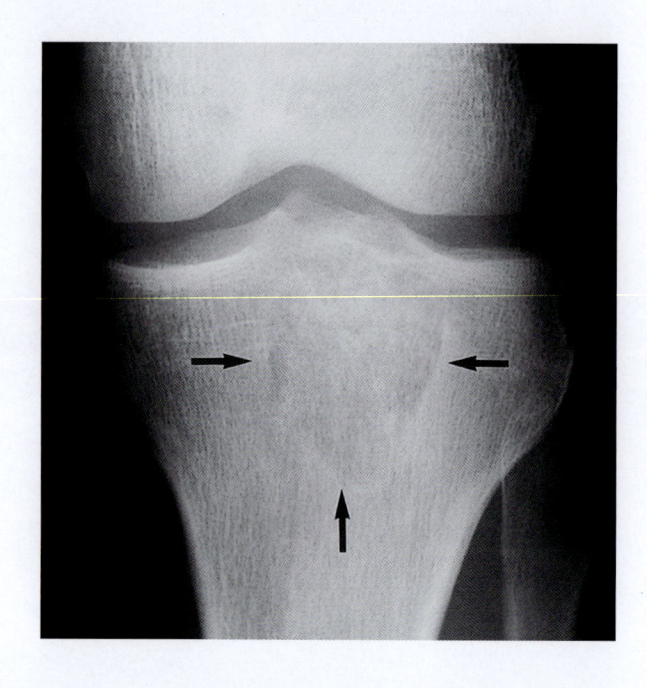

図 18-46　軟骨芽細胞腫
17 歳男性．脛骨近位部（→）の軟骨芽細胞腫で，病変中心部の石灰化と辺縁部の軽度骨硬化像がみられる．

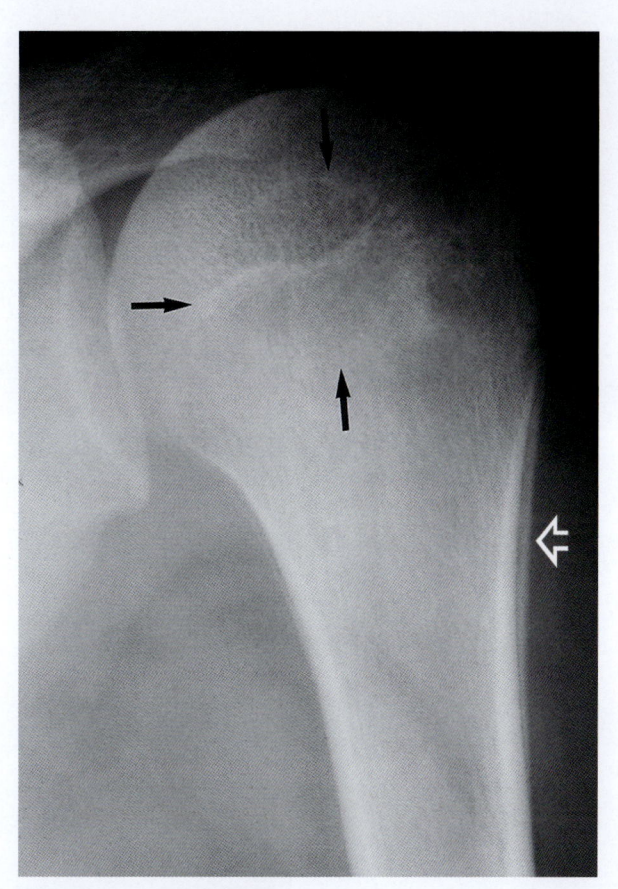

図18-47　軟骨芽細胞腫
上腕骨近位部（→）の軟骨芽細胞腫であり，外側骨皮質に沿っ
て骨膜反応（⇒）がみられる．

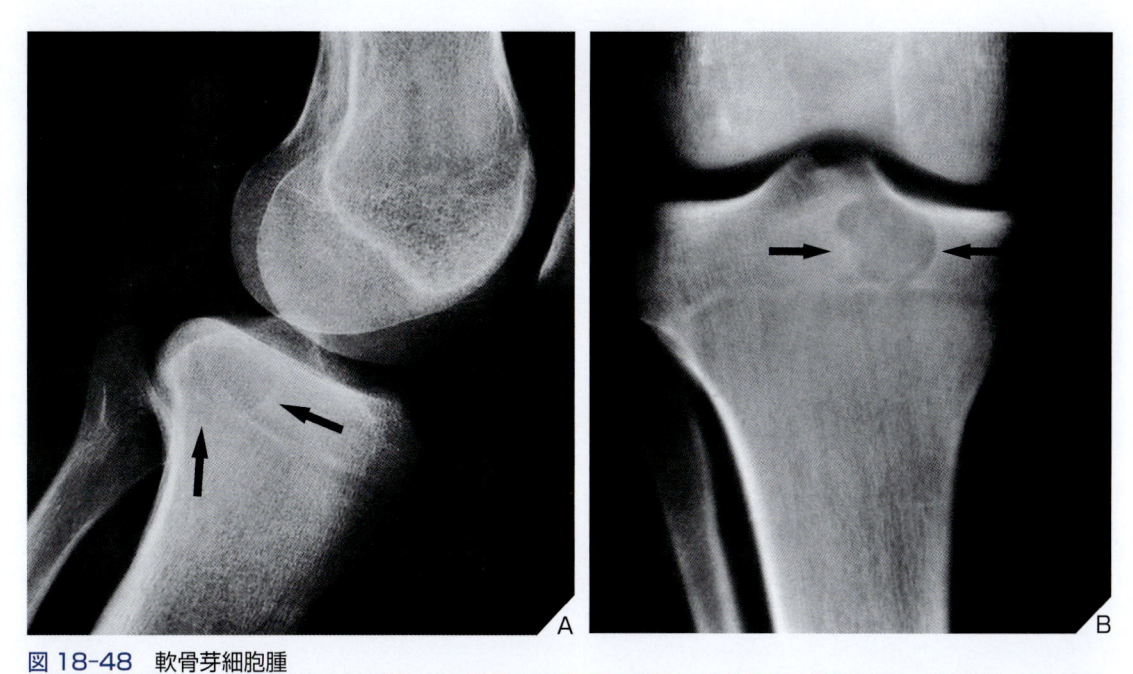

図18-48　軟骨芽細胞腫
（A）膝関節のX線側面像と（B）断層撮影の正面像．脛骨近位骨端部の典型的な軟骨芽細胞腫である．薄い辺縁骨硬化
像をもつ偏在性の骨透過性病変に注目（→）．病変部の中心には小さく，散在性の石灰化がみられており，断層撮影で
より明瞭に描出されている．

18

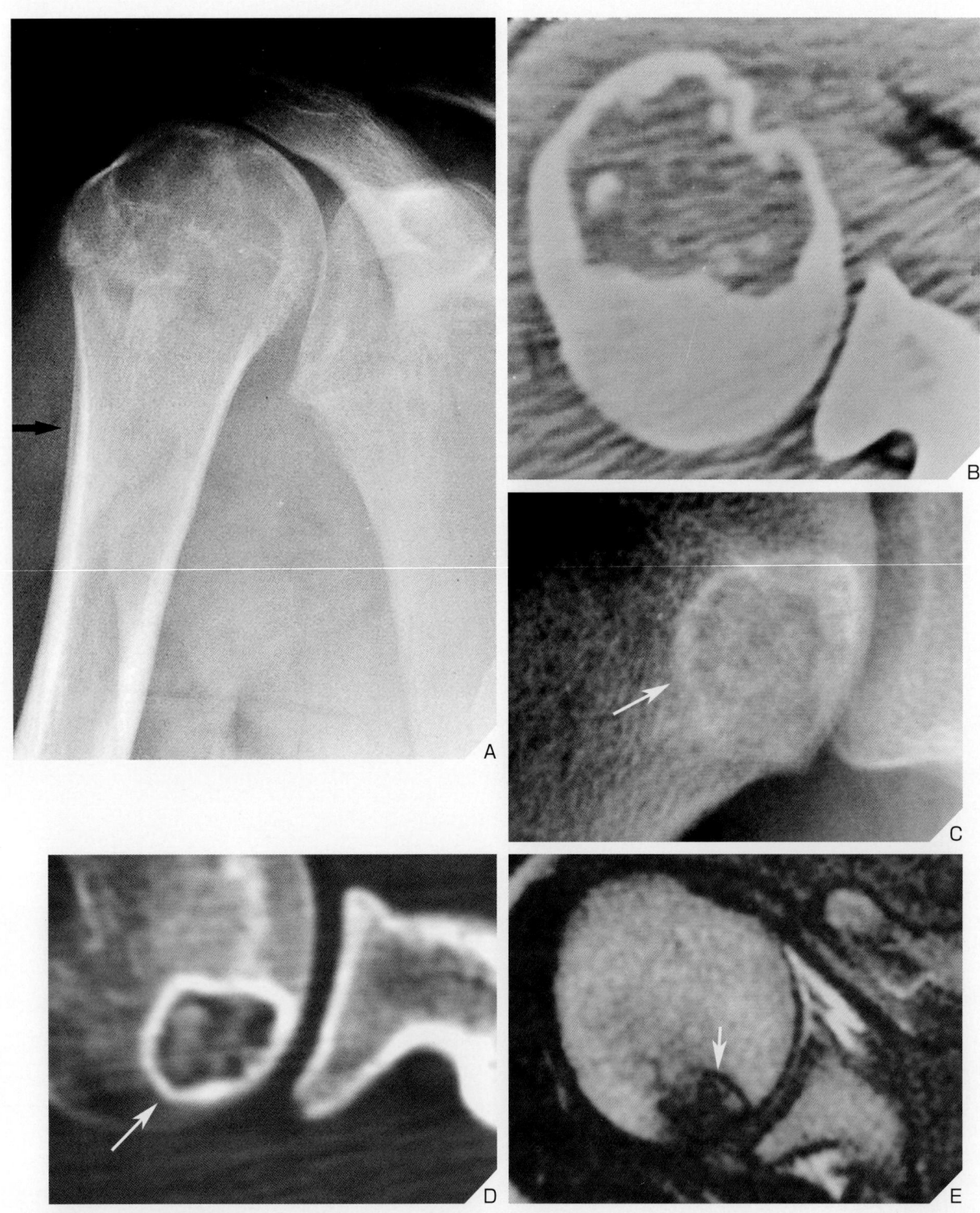

図 18-49　軟骨芽細胞腫の CT と MRI 所見
　16 歳男児．（A）右肩関節の X 線正面像で，上腕骨近位骨端部に病変があるが，石灰化所見はあまり明瞭ではない．外側骨皮質の
骨膜反応に注目．（B）CT では石灰化が明らかとなり，腫瘍は病巣掻爬にて切除され，組織学的検査にて軟骨芽細胞腫の画像診断
と一致した．（C）別の患者の肩 X 線正面像．辺縁硬化像（→）と内部の石灰化を伴った上腕骨骨端部の境界明瞭な病変．（D）CT
横断像．辺縁硬化（→）と病変内部の軟骨石灰化を認める．（E）MRI T2 強調横断像で，石灰化した軟骨基質による低信号領域
（→）を認める．

た報告がある．
　また，まれに原発巣や呼吸器に悪性の徴候なしに，肺転移が
起こることがある．ごく例外的なケースとして，肺や広範な転
移により死に至ることがある．

7. 軟骨粘液線維腫 (chondromyxoid fibroma)

　軟骨粘液線維腫は，さまざまな割合で軟骨様組織，線維性組
織，粘液性組織を産生することに特徴がある軟骨由来のまれな
腫瘍であり，全原発性骨腫瘍の 0.5%，全良性腫瘍の 2% にあた

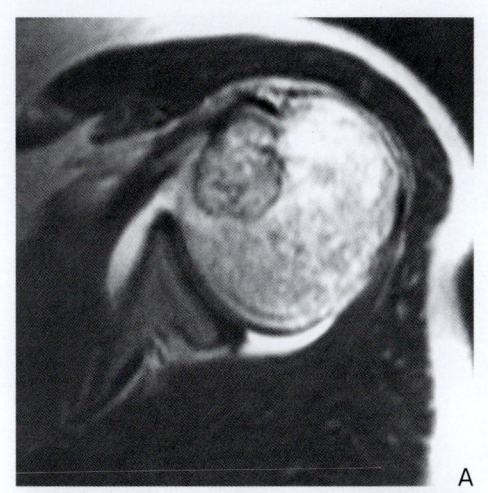

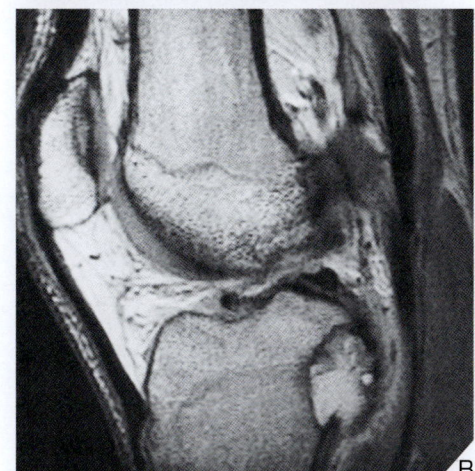

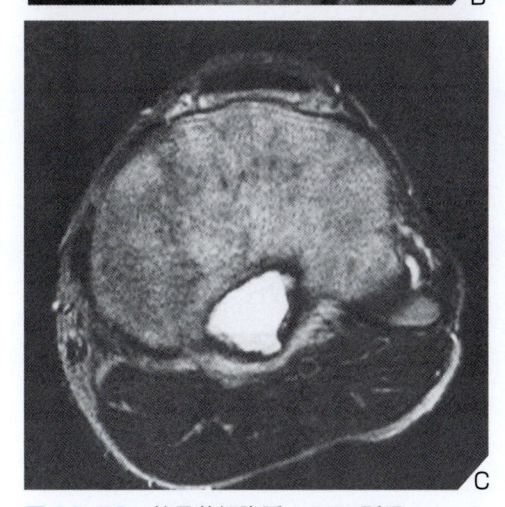

図 18-50　軟骨芽細胞腫の MRI 所見
（A）18 歳男性．肩の T2 強調横断像（SE：TR 2,000/TE 80 msec）．辺縁部骨硬化と中心部石灰化により，病変部が明瞭に描出される左上腕骨頭の軟骨芽細胞腫である．腫瘍周辺浮腫と少量の関節液に注目すべきである．（B）プロトン密度強調矢状断像（SE：TR 2,000/TE 28 msec），および（C）T2 強調横断像（SE：TR 2,000/TE 80 msec）は，別の患者の膝関節 MRI であり，脛骨近位部後面において軟骨芽細胞腫の軟部組織への進展を示している．

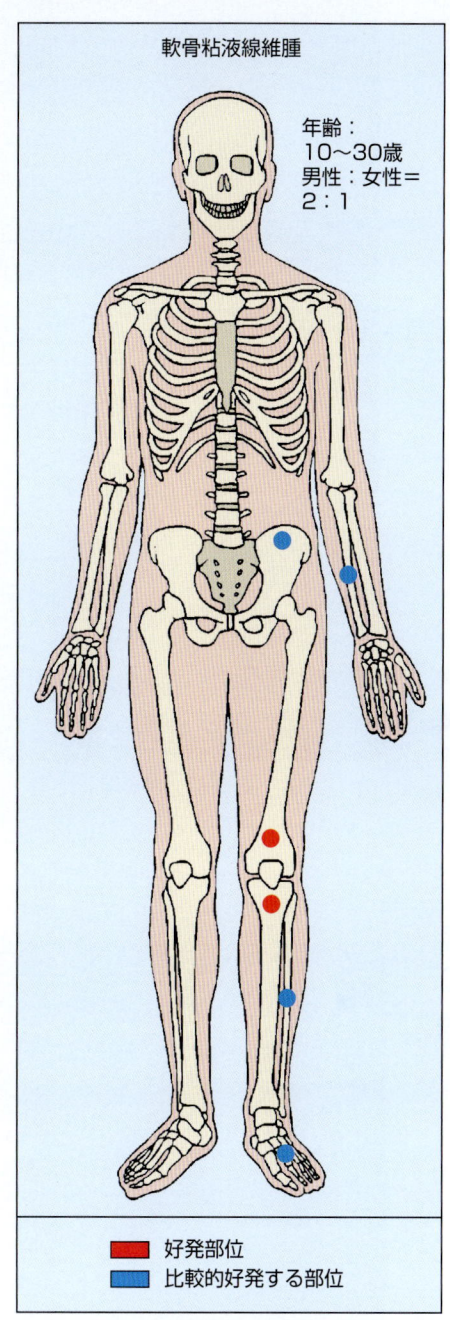

図 18-51　軟骨粘液線維腫の好発部位，好発年齢および性差

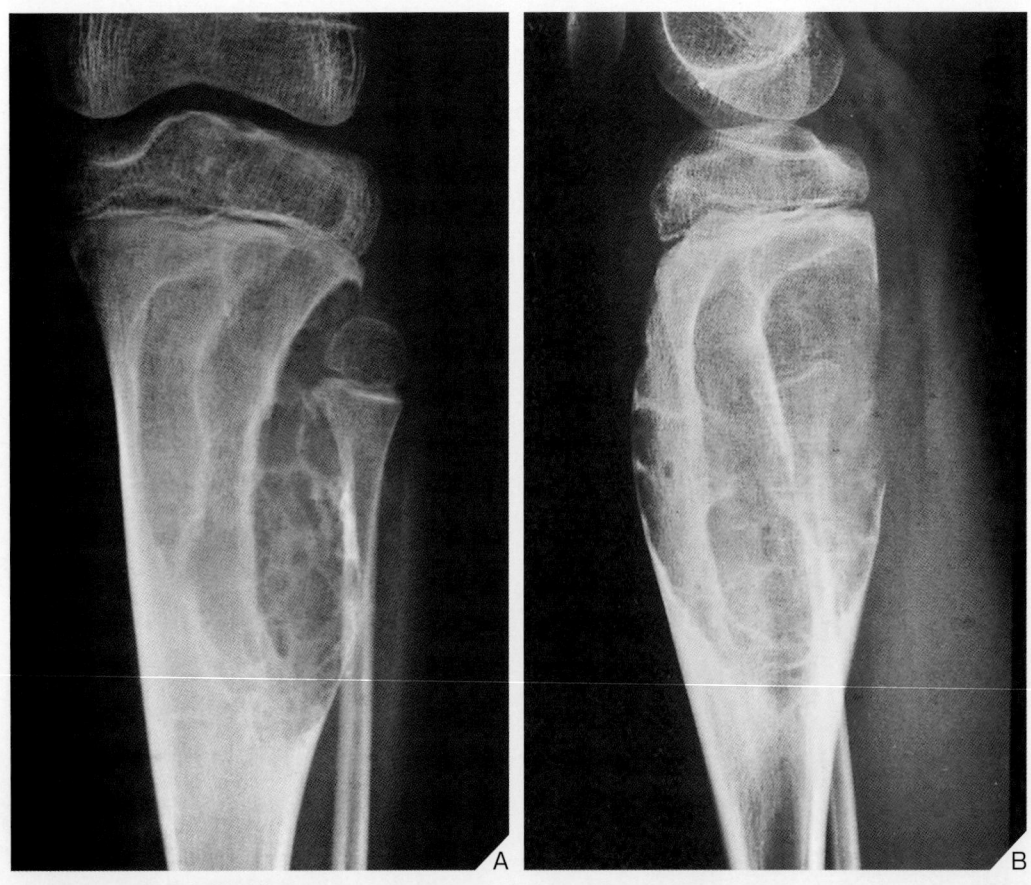

図 18-52　軟骨粘液線維腫
　8歳女児．左下腿軟骨粘液線維腫のX線正面像（A），側面像（B）で，脛骨骨幹端部から骨幹部にかけて拡がる，地図状骨破壊像と波状に侵食された辺縁骨硬化を伴った骨透過性病変がみられている．

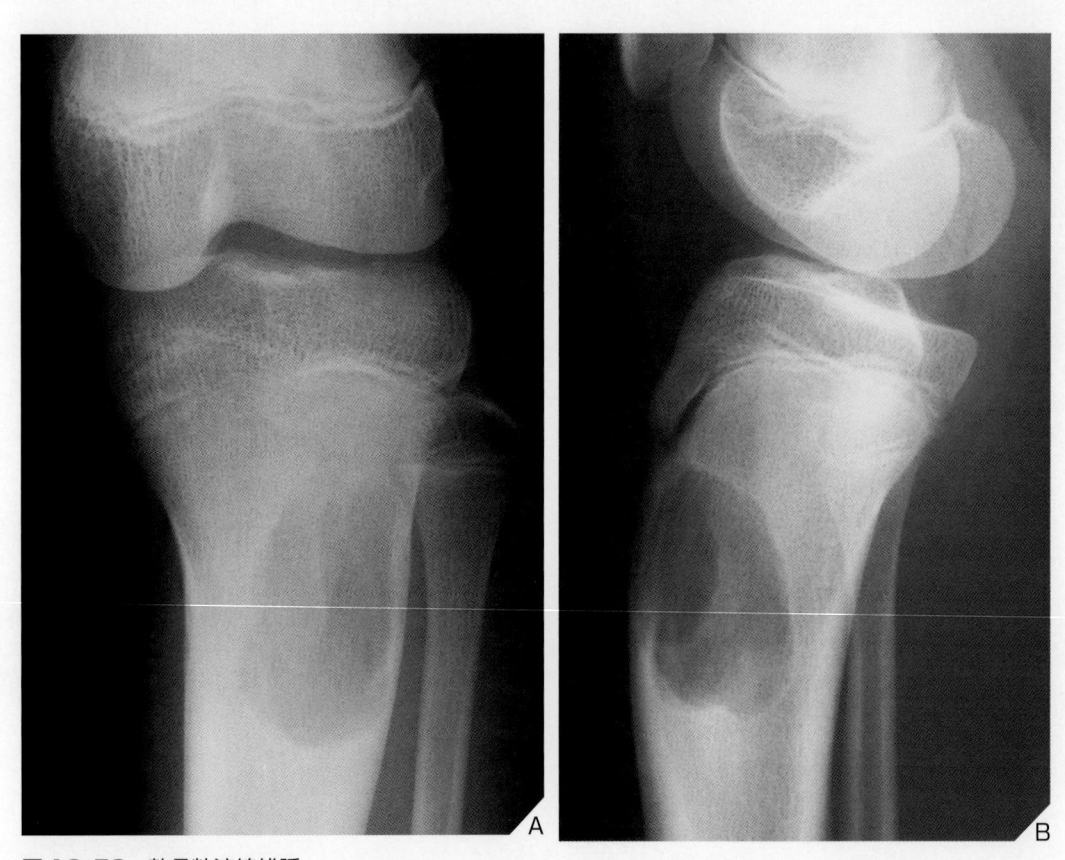

図 18-53　軟骨粘液線維腫
　12歳女児．左膝関節のX線正面像（A），側面像（B）で，脛骨近位骨幹部に辺縁骨硬化を伴った，わずかに分葉構造を呈する骨透過性病変が描出されている．明らかな石灰化がないことに注目．

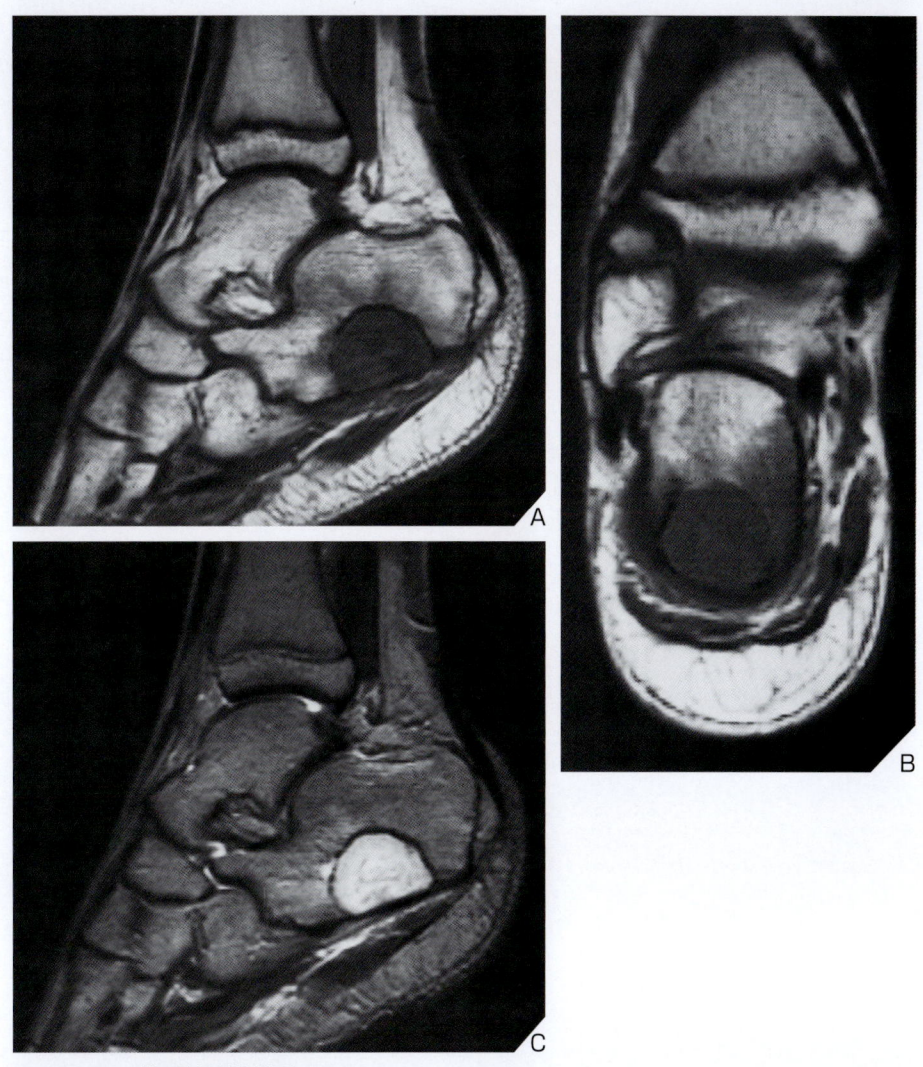

図 18-54　軟骨粘液線維腫

　10歳女児．（**A**）MRI T1強調像（SE：TR 600/TE 19 msec）で，踵骨足底面に辺縁明瞭な低信号を呈する病変が認められる．（**B**）T1強調横断像（SE：TR 600/TE 17 msec）では腫瘍周囲の浮腫が，（**C**）T2強調矢状断像（SE：TR 2,000/TE 80 msec）では病変部が高信号を呈している．腫瘍辺縁の骨硬化部は低信号を呈している．

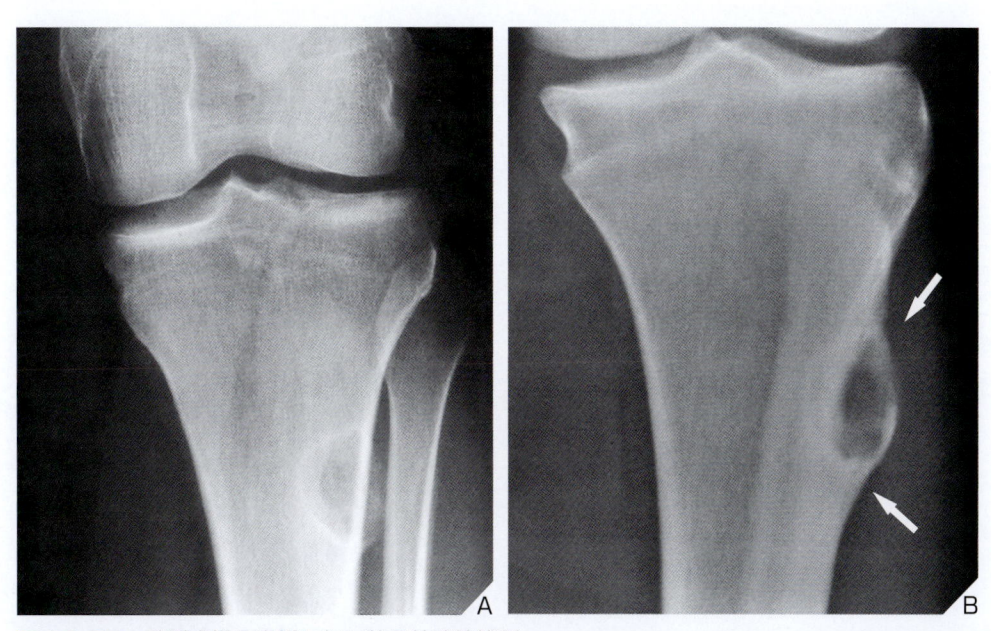

図 18-55　動脈瘤様骨嚢腫に似た軟骨粘液線維腫

　18歳女性．（**A**）膝関節のX線正面像で，脛骨近位部外側に軟骨粘液線維腫を認める．病変部は動脈瘤様骨嚢腫にみられるように骨皮質が風船状に膨大し，周囲を硬い骨膜性支柱にて支えられている所見がみられる．（**B**）断層撮影像で，骨膜性支柱はより明瞭に描出されている（→）．

る．本腫瘍は青年期（女性より男性に多い）に好発し，10歳代〜20歳代がもっとも多い．また好発部位は下肢の骨であり，とくに脛骨近位（32%），大腿骨遠位（17%）に好発する（図18-51）．脊椎に発生することは非常にまれである．軟骨粘液線維腫が傍骨性に発生したという報告はわずか数例ある．臨床症状は局所の腫脹と，ときに腫瘍が周囲の末梢神経束を圧迫することによる疼痛である．

X線所見の特徴は波状に侵食された辺縁骨硬化像を伴う，骨皮質の侵食像や風船状膨隆による偏在性の骨透過性の骨病変がみられることである（図18-52, 53）．この病変は大きさ1〜10cm，平均3〜4cmである．石灰化はX線像上明らかではないが，27%の症例で組織学的に認められることが報告されている．また，しばしば骨膜性の骨新生が認められる．MRIは軟骨性腫瘍の特徴を示しており，すなわちT1強調像では等〜低信号，T2強調像では高信号を呈している（図18-54）．

組織学的にはもっとも重要な所見はさまざまな細胞成分からなる層が分葉構造，あるいは偽分葉構造をもった配列を呈することである．分葉構造の中心は細胞成分が疎である．基質内の細胞は疎に配列し，伸びた突起をもった紡錘形や星形の細胞がみられる．分葉構造の周辺には細胞成分が密集しており，多数の多核巨細胞を含んだ単核の紡錘形細胞や polyhedral stroma 細胞が混在している．

最近，軟骨粘液線維腫に特異的な遺伝子異常として，6番染色体の挟動原体逆位［inv (6)(p25q13)］が提唱され，他に6番染色体長腕（q25）の切断点が報告された．加えて，t(1；5)(p13；p13) のクローナルな転座が，本腫瘍における新規の唯一で単一の染色体異常として提案された．

▌鑑別診断▌

一般的に軟骨粘液線維腫はX線像上，動脈瘤様骨嚢腫と鑑別困難となる場合があるが，骨新生を伴った骨膜性支柱（図18-55）が本症の特徴的な所見としてみられることがある．短管骨や扁平骨のような，あまり発生しない部位では骨巨細胞腫や類腱線維腫と間違えることがある．

▌治　療▌

本症の治療は通常掻爬，骨移植が行われる．再発はしばしば起こり，20〜80%と報告されている（図16-59を参照）．

覚えておくべきポイント

❶ 内軟骨腫は成熟した硝子様軟骨形成に特徴があり，次の所見がみられる：
- 多くは手の短管骨に発生し，常に骨透過性病変を呈する．
- 長管骨の場合には散在性の石灰化を呈し，骨髄内の骨梗塞と類似する．

❷ 内軟骨腫のX線学的特徴：
- ポップコーン状，輪状または点状の石灰化
- 分葉状の成長パターンを示し，しばしば骨皮質内面の骨侵食性変化を伴う．

❸ 内軟骨腫の悪性転化を示す重要な臨床的，X線学的所見：
- 以前無症状であった病変部における，骨折の既往のない疼痛の増強
- 骨皮質の肥厚，あるいは破壊像
- 軟部組織への腫瘍の進展

❹ 内軟骨腫症は一般に骨幹端や骨幹に発生する多発性の内軟骨腫を示す．もし，広範な骨や片側性の骨に病変を認める場合には，Ollier病と呼ぶ．

❺ Ollier病とMaffucci症候群（軟部組織血管腫を伴ったOllier病と関連）では，軟骨肉腫への悪性転化のリスクが増大する．

❻ 骨軟骨腫のX線評価にてもっとも典型的な良性骨病変の所見は以下のようなものである：
- 有茎あるいは無茎（幅広い基部をもつ）のタイプが混在してみられる．
- 2つの重要なX線所見があり，病変部骨皮質と正常骨骨皮質が途絶することなくつながることと，病変部の海綿骨部分と正常骨髄腔が連続性であることである．

❼ 骨軟骨腫が疑われた場合のもっとも重要な鑑別診断：
- 傍骨性骨腫
- 傍骨性骨軟骨腫
- 軟部骨肉腫
- 傍骨性骨化性筋炎

❽ 骨軟骨腫の合併症：
- 隣接した神経・血管の圧迫
- 隣接した骨への圧迫，しばしば骨折を伴う．
- 外骨腫性滑液包炎
- 軟骨肉腫への悪性転化

❾ 軟骨肉腫への悪性転化のX線所見：
- 病変部の増大
- 軟骨帽の著しい肥厚
- 軟骨帽内の散在性石灰化
- 軟部組織内への腫瘤形成
- 骨成熟終了後の放射性同位元素の取込み増大

❿ 骨軟骨腫の亜型として，爪下外骨腫，turret外骨腫，traction外骨腫，BPOP，反応性骨膜炎や片肢性骨端異形成症（Trevor-Fairbank病）がある．

⓫ 多発性骨軟骨性外骨腫症や家族性遺伝性疾患は，骨軟骨腫の軟骨肉腫への悪性転化のリスクが高く，とくに肩甲帯や骨盤では顕著である．

⓬ 軟骨芽細胞腫のX線学的特徴：
- 骨端部に病変があり，偏在性
- 辺縁骨硬化像
- 散在性石灰化
- 骨膜反応（50%以上の例に）

⓭ 軟骨粘液線維腫のX線学的特徴：
- 成長軟骨板近傍に発生

- 辺縁骨侵食（scalloping）を伴う骨硬化像
- 骨膜性新生骨の支柱

- 明らかな石灰化所見の欠如

以上の所見は動脈瘤様骨嚢腫と間違いやすい.

引用文献・参考図書

1. Abdelwahab IF, Hermann G, Lewis MM, et al. Case report 588: intracortical chondroma of the left femur. *Skeletal Radiol* 1990; 19: 59-61.

2. Abdelwahab IF, Klein MJ. Surface chondromyxoid fibroma of the distal ulna: unusual tumor, site, and age. *Skeletal Radiol* 2014; 43: 243-246.

3. Amary MF, Bacsi K, Maggiani F, et al. IDH1 and IDH2 mutations are frequent events in central chondrosarcoma and central and periosteal chondromas but not in other mesenchymal tumors. *J Pathol* 2011; 224: 334-343.

4. Amary MF, Damato S, Halai D, et al. Ollier disease and Maffucci syndrome are caused by somatic mosaic mutations of IDH1 and IDH2. *Nature Genet* 2011; 43: 1262-1265.

5. Aoki JA, Sone S, Fujioka F, et al. MR of enchondroma and chondrosarcoma: rings and arcs of Gd-DTPA enhancement. *J Comput Assist Tomogr* 1991; 15: 1011-1016.

6. Armah HB, McGough RL, Goodman MA, et al. Chondromyxoid fibroma of rib with a novel chromosomal translocation: a report of four additional cases at unusual sites. *Diagnostic Pathol* 2007; 2: 44-47.

7. Azouz EM, Greenspan A, Marton D. CT evaluation of primary epiphyseal bone abscesses. *Skeletal Radiol* 1993; 22: 17-23.

8. Bandiera S, Bacchini P, Bertoni F. Bizarre parosteal osteochondromatous proliferation of bone. *Skeletal Radiol* 1998; 27: 154-156.

9. Bansal M, Goldman AB, DiCarlo EF, McCormack R. Soft tissue chondromas: diagnosis and differential diagnosis. *Skeletal Radiol* 1993; 22: 309-315.

10. Bartsch O, Wuyts W, Van Hul W, et al. Delineation of a contiguous gene syndrome with multiple exostoses, enlarged parietal foramina, craniofacial dysostosis, and mental retardation, caused by deletion in the short arm of chromosome 11. *Am J Hum Genet* 1996; 58: 734-742.

11. Beggs IG, Stoker DJ. Chondromyxoid fibroma of bone. *Clin Radiol* 1982; 33: 671-679.

12. Berquist TH. Magnetic resonance imaging of primary skeletal neoplasms. *Radiol Clin North Am* 1993; 31: 411-424.

13. Bierry G, Kerr DA, Nielsen GP, et al. Enchondromas in children: imaging appearance with pathological correlation. *Skeletal Radiol* 2012; 41: 1223-1229.

14. Bird JE, Wang W-L, Deavers MT, et al. Enchondroma with secondary aneurysmal bone cyst. *Skeletal Radiol* 2012; 41: 1475-1478.

15. Björnsson J, Unni KK, Dahlin DC, Beabout JW, Sim FH. Clear-cell chondrosarcoma of bone: observation in 47 cases. *Am J Surg Pathol* 1984; 8: 223-230.

16. Bloem JL, Mulder JD. Chondroblastoma: a clinical and radiological study of 104 cases. *Skeletal Radiol* 1985; 14: 1-9.

17. Borges AM, Huvos AG, Smith J. Bursa formation and synovial chondrometaplasia associated with osteochondromas. *Am J Clin Pathol* 1981; 75: 648-653.

18. Boriani S, Bacchini P, Bertoni F, Campanacci M. Periosteal chondroma. A review of twenty cases. *J Bone Joint Surg [Am]* 1983; 65A: 205-212.

19. Braunstein E, Martel W, Weatherbee L. Periosteal bone apposition in chondroblastoma. *Skeletal Radiol* 1979; 4: 34-36.

20. Brien EW, Mirra JM, Luck JV Jr. Benign and malignant cartilage tumors of bone and joint: their anatomic and theoretical basis with an emphasis on radiology, pathology, and clinical biology. Ⅱ. Juxtacortical cartilage tumors. *Skeletal Radiol* 1999; 28: 1-20.

21. Brower AC, Moser RP, Gilkey FW, Kransdorf MJ. Chondroblastoma. In: Moser RP, ed. *Cartilaginous tumors of the skeleton. AFIP atlas of radiologic-pathologic correlation*, Fascicle Ⅱ. Philadelphia: Hanley & Belfus; 1990: 74-113.

22. Brower AC, Moser RP, Kransdorf MJ. The frequency and diagnostic significance of periostitis in chondroblastoma. *Am J Roentgenol* 1990; 154: 309-314.

23. Bruder E, Zanetti M, Boos N, von Hochstetter AR. Chondromyxoid fibroma of two thoracic vertebrae. *Skeletal Radiol* 1999; 28: 286-289.

24. Buddingh EP, Naumann S, Nelson M, et al. Cytogenetic findings in benign cartilaginous neoplasms. *Cancer Genet Cytogenet* 2003; 141: 164-168.

25. Bui KL, Ilaslan H, Bauer TW, Lietman SA, Joyce MJ, Sundaram M. Cortical scalloping and cortical penetration by small eccentric chondroid lesions in the long tubular bones: not a sign of malignancy? *Skeletal Radiol* 2009; 38: 791-796.

26. Bullough PG. *Atlas of orthopedic pathology*, 2nd ed. New York: Gower; 1992: 14.9.

27. Cannon CP, Nelson SD, Seeger L, Eckardt JJ. Clear cell chondrosarcoma mimicking chondroblastoma in a skeletally immature patient. *Skeletal Radiol* 2002; 31: 369-372.

28. Chung EB, Enzinger FM. Chondromas of soft parts. *Cancer* 1978; 41: 1414-1424.

29. Codman EA. Epiphyseal chondromatous giant cell tumors of the upper end of the humerus. *Surg Gynecol Obstet* 1931; 52: 543-548.

30. Cohen EK, Kressel HY, Frank TS, et al. Hyaline cartilage-origin bone and soft-tissue neoplasms: MR appearance and histologic correlation. *Radiology* 1988; 167: 477-481.

31. Collins PS, Han W, Williams LR, Rich N, Lee JF, Villavicencio JL. Maffucci's syndrome (hemangiomatosis osteolytica): a report of four cases. *J Vasc Surg* 1992;

16: 364-371.

32. Dahlin DC. Chondromyxoid fibroma of bone, with emphasis on its morphological relationship to benign chondroblastoma. *Cancer* 1956; 9: 195-203.

33. Dahlin DC, Ivins JC. Benign chondroblastoma: a study of 125 cases. *Cancer* 1972; 30: 401-413.

34. Dahlin DC, Unni KK. *Bone tumors: general aspects and data on 8,542 cases*, 4th ed. Springfield, IL: Charles C. Thomas; 1986: 18, 33-51, 227-259.

35. Davids JR, Glancy GL, Eilert RE. Fracture through the stalk of pedunculated osteochondromas. A report of three cases. *Clin Orthop* 1991; 271: 258-264.

36. De Beuckeleer LHL, De Schepper AMA, Ramon F. Magnetic resonance imaging of cartilaginous tumors: is it useful or necessary? *Skeletal Radiol* 1996; 25: 137-141.

37. De Beuckeleer LHL, De Schepper AMA, Ramon F. Magnetic resonance imaging of cartilaginous tumors: retrospective study of 79 patients. *Eur J Radiol* 1995; 21: 34-40.

38. deSantos LA, Spjut HJ. Periosteal chondroma: a radiographic spectrum. *Skeletal Radiol* 1981; 6: 15-20.

39. Devidayal A, Marvaha RK. Langer-Giedion syndrome. *Indian Pediatr* 2006; 43: 174-175.

40. Dhondt E, Oudenhoven L, Khan S, et al. Nora's lesion, a distinct radiological entity? *Skeletal Radiol* 2006; 35: 497-502.

41. Douis H, Davies AM, James SL, et al. Can MR imaging challenge the commonly accepted theory of the pathogenesis of solitary enchondroma of long bone? *Skeletal Radiol* 2012; 41: 1537-1542.

42. Douis H, Saifuddin A. The imaging of cartilaginous bone tumours. I. Benign lesions. *Skeletal Radiol* 2012; 41: 1195-1212.

43. El-Khoury GY, Bassett GS. Symptomatic bursa formation with osteochondromas. *Am J Roentgenol* 1979; 133: 895-898.

44. Enzinger FM, Weiss SW. Cartilaginous tumors and tumor-like lesions of soft tissue. In: *Soft tissue tumors*, 2nd ed. St. Louis: Mosby; 1988: 861.

45. Epstein DA, Levin EJ. Bone scintigraphy in hereditary multiple exostoses. *Am J Roentgenol* 1978; 130: 331-333.

46. Erickson JK, Rosenthal DI, Zaleske DJ, Gebhardt MC, Cates JM. Primary treatment of chondroblastoma with percutaneous radiofrequency heat ablation: report of three cases. *Radiology* 2001; 221: 463-468.

47. Fairbank TJ. Dysplasia epiphysealis hemimelica (tarso-epiphyseal aclasis). *J Bone Joint Surg [Br]* 1956; 38B: 237-257.

48. Fechner RE, Mills SE. *Tumors of the bones and joint*. Washington, DC: Armed Forces Institute of Pathology; 1993.

49. Feldman F, Hecht HL, Johnston AD. Chondromyxoid fibroma of bone. *Radiology* 1970; 94: 249-260.

50. Flach HZ, Ginai AZ, Oosterhuis JW. Best cases from the AFIP. Maffucci syndrome: radiologic and pathologic findings. *Radiographics* 2001; 21: 1311-1316.

51. Flemming DJ, Murphey MD. Enchondroma and chondrosarcoma. *Semin Musculoskelet Radiol* 2000; 4: 59-71.

52. Garcia RA, Inward CY, Unni KK. Benign bone tumors—recent developments. *Semin Diagn Pathol* 2011; 28: 73-85.

53. Garrison RC, Unni KK, McLeod RA, Pritchard DJ, Dahlin DC. Chondrosarcoma arising in osteochondroma. *Cancer* 1982; 49: 1890-1897.

54. Geirnaerdt MJA, Bloem JL, Eulderink F, Hogendoorn PCW, Taminiau AH. Cartilaginous tumors: correlation of gadolinium-enhanced MR imaging and histopathologic findings. *Radiology* 1993; 186: 813-817.

55. Geirnaerdt MJA, Hogendoorn PCW, Bloem JJ, Taminiau AHM, van der Woude H-J. Cartilaginous tumors: fast contrast-enhanced MR imaging. *Radiology* 2000; 214: 539-546.

56. Giudici MA, Moser RP Jr, Kransdorf MJ. Cartilaginous bone tumors. *Radiol Clin North Am* 1993; 31: 237-259.

57. Gohel VK, Dalinka MK, Edeiken J. Ischemic necrosis of the femoral head simulating chondroblastoma. *Radiology* 1973; 107: 545-546.

58. González-Lois C, Garcia-de-la-Torre JP, SantosBriz-Terrón A, Vila J, Manrique-Chico J, Martinez-Tello FJ. Intracapsular and para-articular chondroma adjacent to large joints: report of three cases and review of the literature. *Skeletal Radiol* 2001; 30: 672-676.

59. Goodman SB, Bell RS, Fornasier VS, De Demeter D, Bateman JE. Ollier's disease with multiple sarcomatous transformation. *Hum Pathol* 1984; 15: 91-93.

60. Green P, Wittaker RP. Benign chondroblastoma. Case report with pulmonary metastasis. *J Bone Joint Surg [Am]* 1975; 57A: 418-420.

61. Greenfield GB, Arrington JA. *Imaging of bone tumors. A multimodality approach*. Philadelphia: JB Lippincott; 1995.

62. Greenspan A. Tumors of cartilage origin. *Orthop Clin North Am* 1989; 20: 347-366.

63. Greenspan A, Jundt G, Remagen W. *Differential diagnosis in orthopaedic oncology*, 2nd ed. Philadelphia: Lippincott Williams & Wilkins; 2007.

64. Greenspan A, Klein MJ. Radiology and pathology of bone tumors. In: Lewis MM, ed. *Musculoskeletal oncology. A multidisciplinary approach*. Philadelphia: WB Saunders; 1992: 13-72.

65. Greenspan A, Unni KK, Matthews JⅡ. Periosteal chondroma masquerading as osteochondroma. *Can Assoc Radiol J* 1993; 44: 205-210.

66. Griffiths HJ, Thompson RC Jr, Galloway HR, Everson LI, Suh J-S. Bursitis in association with solitary osteochondromas presenting as mass lesions. *Skeletal Radiol* 1991; 20: 513-516.

67. Hameetman L, Szuhai K, Yavas A, et al. The role of EXT1 in nonhereditary osteochondroma: identification of homozygous deletions. *J Natl Cancer Inst* 2007; 99: 396-406.

68. Hau MA, Fox EJ, Rosenberg AE, Mankin HJ. Chondromyxoid fibroma of the metacarpal. *Skeletal Radiol* 2001; 30: 719-721.

69. Hayes CW, Conway WF, Sundaram M. Misleading aggressive MR imaging: appearance of some benign musculoskeletal lesions. *Radiographics* 1992; 12: 1119-1134.

70. Helliwell TR, O'Connor MA, Ritchie DA, Feldberg L, Stilwell JH, Jane MJ. Bizarre parosteal osteochondromatous proliferation with cortical invasion. *Skeletal Radiol* 2001; 30: 282-285.

71. Helms C. Pseudocyst of the humerus. *Am J Roentgenol* 1979; 131: 287-292.

72. Hensinger RN, Cowell HR, Ramsey PL, Leopold RG. Familial dysplasia epiphysealis hemimelica associated with chondromas and osteochondromas. Report of a kindred with variable presentations. *J Bone Joint Surg* [*Am*] 1974; 56A: 1513-1516.

73. Hudson TM, Chew FS, Manaster BJ. Scintigraphy of benign exostoses and exostotic chondrosarcoma. *Am J Roentgenol* 1983; 140: 581-586.

74. Hudson TM, Spriengfield DS, Spanier SS, Enneking WF, Hamlin DJ. Benign exostoses and exostotic chondrosarcomas: evaluation of cartilage thickness by CT. *Radiology* 1984; 152: 595-599.

75. Huvos AG. Chondroblastoma and clear cell chondrosarcoma: In: Huvos AG, ed. *Bone tumors. Diagnosis, treatment and prognosis*, 2nd ed. Philadelphia: WB Saunders; 1991: 295-318.

76. Huvos AG, Higinbotham NL, Marcove RC, O'Leary P. Aggressive chondroblastoma: review of the literature on aggressive behavior and metastases with a report of one new case. *Clin Orthop* 1977; 126: 266-272.

77. Ilaslan H, Sundaram M, Unni KK. Vertebral chondroblastoma. *Skeletal Radiol* 2003; 32: 66-71.

78. Jaffe HL. Juxtacortical chondroma. *Bull Hosp Joint Dis* 1956; 17: 20-29.

79. Jaffe HL, Lichtenstein L. Benign chondroblastoma of bone: reinterpretation of socalled calcifying or chondromatous giant cell tumor. *Am J Pathol* 1942; 18: 969-991.

80. Jaffe HL, Lichtenstein L. Chondromyxoid fibroma of bone: a distinctive benign tumor likely to be mistaken especially for chondrosarcoma. *Arch Pathol* 1948; 45: 541-551.

81. Janzen L, Logan PM, O'Connell JX, Connel DG, Munk PL. Intramedullary chondroid tumors of bone: correlation of abnormal peritumoral marrow and soft-tissue MRI signal with tumor type. *Skeletal Radiol* 1997; 26: 100-106.

82. Kahn S, Taljanovic MS, Speer DP, Graham AR, Dennis PD. Kissing periosteal chondroma and chondrosarcoma. *Skeletal Radiol* 2002; 31: 235-239.

83. Kaim AH, Hügli R, Bonél HM, Jundt G. Chondroblastoma and clear cell chondrosarcoma: radiological and MRI characteristics with histopathological correlation. *Skeletal Radiol* 2002; 31: 88-95.

84. Keating RB, Wright PW, Staple TW. Enchondroma protuberans of the rib. *Skeletal Radiol* 1985; 13: 55-58.

85. Kettelkamp DB, Campbell CJ, Bonfiglio M. Dysplasia epiphysealis hemimelica. A report of fifteen cases and a review of the literature. *J Bone Joint Surg* [*Am*] 1966; 48A: 746-766.

86. Kricun ME. *Imaging of bone tumors*. Philadelphia: WB Saunders; 1993.

87. Kricun ME, Kricun R, Haskin ME. Chondroblastoma of the calcaneus: radiographic features with emphasis on location. *Am J Roentgenol* 1977; 128: 613-616.

88. Kroon HM, Bloem JL, Holscher HC, van der Woude HJ, Reijnierse M, Taminiau AHM. MR imaging of edema accompanying benign and malignant bone tumors. *Skeletal-Radiol* 1994; 23: 261-269.

89. Kurt AM, Unni KK, Sim FH, McLeod RA. Chondroblastoma of bone. *Hum Pathol* 1989; 20: 965-976.

90. Lalam RK, Cribb GL, Tins BJ, et al. Image guided radiofrequency thermo-ablation therapy of chondroblastomas: should it replace surgery? *Skeletal Radiol* 2014; 43: 513-522.

91. Lang IM, Azouz EM. MRI appearances of dysplasia epiphysealis hemimelica of the knee. *Skeletal Radiol* 1997; 26: 226-229.

92. Lee KC, Davies AM, Cassar-Pullicino VN. Imaging the complications of osteochondroma. *Clin Radiol* 2002; 57: 18-28.

93. Leffler SG, Chew FS. CT-guided percutaneous biopsy of sclerotic bone lesions: diagnostic yield and accuracy. *Am J Roentgenol* 1999; 172: 1389-1392.

94. Lichtenstein L, Hall JE. Periosteal chondroma: a distinctive benign cartilage tumor. *J Bone Joint Surg* [*Am*] 1952; 34A: 691-697.

95. Liu J, Hudkins PG, Swee RG, Unni KK. Bone sarcomas associated with Ollier's disease. *Cancer* 1987; 59: 1376-1385.

96. Ly JQ, Beall DP. A rare case of infantile Ollier's disease demonstrating bilaterally symmetric extremity involvement. *Skeletal Radiol* 2003; 32: 227-230.

97. Ly JQ, LaGatta LM, Beall DP. Calcaneal chondroblastoma with secondary aneurysmal bone cyst. *Am J Roentgenol* 2004; 182: 130.

98. Maffucci A. Di un caso di encondroma el antioma multiplo. Contribuzone alla genesi embrionale dei tumori. *Movimento Med Chir Napoli* 1881; 3: 399-412.

99. Maheshwari AV, Jelinek JS, Song AJ, et al. Metaphyseal and diaphyseal chondro-blastomas. *Skeletal Radiol* 2011; 40: 1563-1573.

100. McBrien J, Crolla JA, Huang S, et al. Further case of microdeletion of 8q24 with phenotype overlapping Langer-Giedion without TRPS1 deletion. *Am J Med Genet* 2008; 146A: 1587-1592.

101. Mellon CD, Carter JE, Owen DB. Ollier's disease and Maffucci's syndrome: distinct entities or a continuum? *J Neurol* 1988; 235: 376-378.

102. Meneses MF, Unni KK, Swee RG. Bizarre parosteal osteochondromatous proliferation of bone (Nora's lesion). *Am J Surg Pathol* 1993; 17: 691-697.

103. Michelsen H, Abramovici L, Steiner G, et al. Bizarre parosteal osteochondromatous proliferation (Nora's lesion) in the hand. *J Hand Surg* 2004; 29A: 520-525.

104. Mirra JM, Gold R, Downs J, Eckardt JJ. A new histologic approach to the differentiation of enchondroma and chondrosarcoma of the bones: a clinicopathologic analysis of 51 cases. *Clin Orthop* 1987; 2: 89-107.

105. Mirra JM, Picci P, Gold RH. *Bone tumors. Clinical, radiologic and pathologic correlations*. Philadelphia: Lea & Febiger; 1989.

106. Mirra JM, Ulich TR, Eckardt JJ, Bhuta S. "Aggressive" chondroblastoma. Light and ultramicroscopic findings after *en bloc* resection. *Clin Orthop* 1983; 178: 276-284.

107. Momeni P, Glockner G, Schmidt G, et al. Mutations in a new gene, encoding a zinc-finger protein, cause tricho-rhino-phalangeal syndrome typeⅠ. *Nat Genet* 2000; 24: 71-74.

108. Monda L, Wick MR. S-100 protein immunostaining in the differential diagnosis of chondroblastoma. *Hum Pathol* 1985; 16: 287-293.

109. Moser RP, Brockmole DM, Vinh TN, Kransdorf MJ, Aoki J. Chondroblastoma of the patella. *Skeletal Radiol* 1988; 17: 413-419.

110. Moser RP, Gilkey FW, Madewell JE. Enchondroma. In: Moser RP, ed. *Cartilaginous tumors of the skeleton. AFIP atlas of radiologic-pathologic correlation*, FascicleⅡ. Philadelphia: Hanley & Belfus; 1990: 8-34.

111. Mulder JD, Schütte HE, Kroon HM, Taconis WK. *Radiologic atlas of bone tumors*. Amsterdam, the Netherlands: Elsevier; 1993.

112. Murphey MD, Choi JJ, Kransdorf MJ, Flemming DJ, Gannon FH. Imaging of osteochondroma: variants and complications with radiologic-pathologic correlation. *Radiographics* 2000; 20: 1407-1434.

113. Murphey MD, Flemming DJ, Boyea SR, Bojescul JA, Sweet DE, Temple HT. From the archives of the AFIP. Enchondroma versus chondrosarcoma in the appendicular skeleton: differentiation features. *Radiographics* 1998; 18: 1213-1237.

114. Nora FE, Dahlin DC, Beabout JW. Bizarre parosteal osteochondromatous proliferation of the hands and feet. *Am J Surg Pathol* 1983; 7: 245-250.

115. Norman A, Sissons HA. Radiographic hallmarks of peripheral chondrosarcoma. *Radiology* 1984; 151: 589-596.

116. O'Connor PJ, Gibbon WW, Hardy G, et al. Chondromyxoid fibroma of the foot. *Skeletal Radiol* 1996; 25: 143-148.

117. Ollier L. De la dyschondroplasie. *Bull Soc Lyon Med* 1899; 93: 23-24.

118. Ozkoc G, Gonlusen G, Ozalay M, Kayaselcuk F, Pourbagher A, Tandogan RN. Giant chondroblastoma and clear cell chondrosarcoma of the scapula with pulmonary metastases. *Skeletal Radiol* 2006; 35: 42-48.

119. Pösl M, Werner M, Amling M, Ritzel H, Delling G. Malignant transformation of chondroblastoma. *Histopathology* 1996; 29: 477-480.

120. Ragsdale BD, Sweet DE, Vinh TN. Radiology as gross pathology in evaluating chondroid tumors. *Hum Pathol* 1989; 20: 930-951.

121. Rahimi A, Beabout JW, Ivins JC, Dahlin DC. Chondromyxoid fibroma: clinicopathologic study of 75 cases. *Cancer* 1972; 30: 726-736.

122. Resnick D, Cone ROⅢ. The nature of humeral pseudocyst. *Radiology* 1984; 150: 27-28.

123. Resnik CS, Levine AM, Aisner SC, Young JW, Dorfman HD. Case report 522. Concurrent adjacent osteochondroma and enchondroma. *Skeletal Radiol* 1989; 18: 66-69.

124. Safar A, Nelson M, Neff JR, et al. Recurrent anomalies of 6q25 in chondromyxoid fibroma. *Hum Pathol* 2000; 31: 306-311.

125. Schajowicz F. Cartilage-forming tumors. In: Schajowicz F, ed., *Tumors and tumorlike conditions of bone*. New York: Springer-Verlag; 1994: 141-256.

126. Schajowicz F, Gallardo H. Chondromyxoid fibroma (fibromyxoid chondroma) of bone. *J Bone Joint Surg* [*Br*] 1971; 53B: 198-216.

127. Schajowicz F, McGuire M. Diagnostic difficulties in skeletal pathology. *Clin Orthop* 1989; 240: 281-308.

128. Schajowicz F, Sissons HA, Sobin LH. The World Health Organization's histologic classification of bone tumors. A commentary on the second edition. *Cancer* 1995; 75: 1208-1214.

129. Sjogren H, Orndal C, Tingby O, et al. Cytogenetic and spectral karyotype analyses of benign and malignant cartilage tumours. *Int J Oncol* 2004; 24: 1385-1391.

130. Spjut HJ, Dorfman HD, Fechner RE, Ackerman LV. Tumors of bone and cartilage. In: *Atlas of tumor pathology*, Second Series, Fascicle 5. Washington, DC: Armed Forces Institute of Pathology; 1971.

131. Sun TC, Swee RG, Shives TC, Unni KK. Chondrosarcoma in Maffucci's syndrome. *J Bone Joint Surg* [*Am*] 1985; 67A: 1214-1219.

132. Unger EC, Kessler HB, Kowalyshyn MJ, Lackman RD, Morea GT. MR imaging of Maffucci syndrome. *Am J Roentgenol* 1988; 150: 351-353.

133. Unni KK. Chondroma. In: Unni KK, ed. *Dahlin's bone tumors. General aspect and data on 11,087 cases*, 5th ed. Philadelphia: Lippincott-Raven Publishers; 1996

25-45.

134. Uri DS, Dalinka MK, Kneeland JB. Muscle impingement: MR imaging of a painful complication of osteochondromas. *Skeletal Radiol* 1996; 25: 689-692.

135. Varma DGK, Kumar R, Carrasco CH, Guo S-Q, Richli WR. MR imaging of periosteal chondroma. *J Comput Assist Tomogr* 1991; 15: 1008-1010.

136. Viala P, Vanel D, Larbi A, et al. Bilateral ischiofemoral impingement in a patient with hereditary multiple exostoses. *Skeletal Radiol* 2012; 41: 1637-1640.

137. Weatherall PT, Maale GE, Mendelsohn DB, Sherry CS, Erdman WE, Pascoe HR. Chondroblastoma: classic and confusing appearance at MR imaging. *Radiology* 1994; 190: 467-474.

138. White PG, Saunders L, Orr W, Friedman L. Chondromyxoid fibroma. *Skeletal Radiol* 1996; 25: 79-81.

139. Wilson AJ, Kyriakos M, Ackerman LV. Chondromyxoid fibroma: radiographic appearance in 38 cases and in a review of the literature. *Radiology* 1991; 179: 513-518. [Erratum, *Radiology* 1991; 180: 586.]

140. Wuyts W, Van Hul W. Molecular basis of multiple exostoses: mutations in the EXT1 and EXT2 genes. *Hum Mutat* 2000; 15: 220-227.

141. Yamaguchi T, Dorfman HD. Radiologic and histologic patterns of calcification in chondromyxoid fibroma. *Skeletal Radiol* 1998; 27: 559-564.

142. Yamamura S, Sato K, Sugiura H, Iwata H. Inflammatory reaction in chondroblastoma. *Skeletal Radiol* 1996; 25: 371-376.

143. Zambrano E, Nose V, Perez-Atayde AR, et al. Distinct chromosomal rearrangement in subungual (Dupuytren) exostosis and bizarre parosteal osteochondromatous proliferation (Nora lesion). *Am J Surg Pathol* 2004; 28: 1033-1039.

IV

19 良性腫瘍と腫瘍類似病変

Ⅲ：線維性病変，骨化性線維性病変と線維性組織球病変

1．線維性骨皮質欠損と非骨化性線維腫

線維性骨皮質欠損（fibrous cortical defect）と非骨化性線維腫（nonossifying fibroma）はもっともよく遭遇する骨の線維性病変であり，青少年期に多くみられる．性差は女児より男児に多く，長管骨，ことに大腿骨と脛骨に好発する（図 19-1）．両方の病変に対し，線維性黄色腫（fibroxanthoma）という表現を用いる研究者もいるが，Schajowicz は，組織球性黄色肉芽腫（histiocytic xanthogranuloma）という表現を用いた．多くの研究者は，これらの病変は真の腫瘍性病変ではなく，成長に伴う欠損と考えている．

線維性骨皮質欠損（骨幹端部線維性欠損）は小さな無症候性病変で，0〜9歳と10歳代の健常人の30%にみられる．X線上楕円形の骨透亮像を呈し，成長軟骨板近傍の長管骨皮質に限局している．そして，辺縁は薄い骨硬化層を伴っている（図 19-2, 3）．この病変の多くは自然消褪するが，まれに増大を続け，骨髄まで侵食し非骨化性線維腫となる（図 19-4）．骨内偏在性の病巣がさらに増大を続けると特徴的な貝殻状の骨硬化縁（scalloped sclerotic border）を示す（図 19-5）．

ときに，非骨化性線維腫は複数の骨に発生し，「播種型非骨化性線維腫」と呼ばれる．この患者のなかには神経線維腫症で見られるような，色素沈着の境界が滑らかな縁をした（カルフォルニア州の海岸線と呼ばれる）カフェオレ斑を呈する例がある．さらに，この患者は種々の神経に神経線維腫を生じることもある．この病態の合併例は Jaffe-Campanacci 症候群として知られている（図 19-6）．

骨スキャンでは，その活動性によって，ごく軽度〜中等度の集積を認める．修復期においては，血液貯留像（blood pool image）において，充血がみられることがあり，遅延スキャン陽性（positive delayed scan）は，骨形成能を反映している．CT では，より明瞭に骨皮質の菲薄化および骨髄内への進展を描出し（図 19-7），また早期の病的骨折をより正確にとらえる

ことが可能となる．非骨化性線維腫の CT 値（Hounsfield 単位）は，正常の骨髄よりも高い．MRI は，この疾患では診断目的で撮影されることは少ないが，T1 強調像では等〜低信号，T2 強調像では等〜高信号に描出される（図 19-8）．ガドリニウムで造影（gadolinium-diethylenetriamine-pentaacetic acid：DTPA）すると，線維性骨皮質欠損も非骨化性線維腫も，辺縁が造影されて，高信号に描出される（図 19-9）．修復期に病変のミネラル化が進むと，MRI 上明らかに低信号となっていく．

線維性骨皮質欠損と非骨化線維腫の病理組織所見は，病変の大きさにかかわらずまったく同一であり，透明で泡沫状の細胞質をもつ組織球と紡錘形の細胞からなる．それに加えて，破骨細胞様の多核巨細胞があり，多数の炎症性細胞（リンパ球）と形質細胞が散在している．これらの細胞は，しばしば線維組織球病変に特徴的な花むしろ状配列（storiform pattern）を呈する．なかには泡沫細胞内に大量の脂肪を含んだものもあり，このような場合には黄色腫または線維性黄色腫とも呼ばれる．

▋ 合併症と治療 ▋

多くの病変は骨硬化（sclerosis）や骨改変（リモデリング）により自然退縮（治癒）する（図 19-10）．大きな病変は病的骨折を起こす可能性もある（図 19-11）．したがって病変が大きく髄腔の50%以上に拡大している場合は，掻爬骨移植術の適応となる．

2．良性線維性組織球腫

良性の線維性組織球腫（fibrous histiocytoma）は，議論の余地はあるものの病理組織像が似ていることから非骨化性線維腫の亜型としてとらえられているが，非典型的な臨床像と X 線像を呈する．良性線維性組織球腫の X 線像は非骨化性線維腫とよく似ている．境界明瞭でしばしば周囲は骨硬化を伴う骨透亮像であるが，けっして基質のミネラル化を伴わない（図 19-12, 13）．病理組織像がほとんど同一であるから，非骨化線維腫と

19

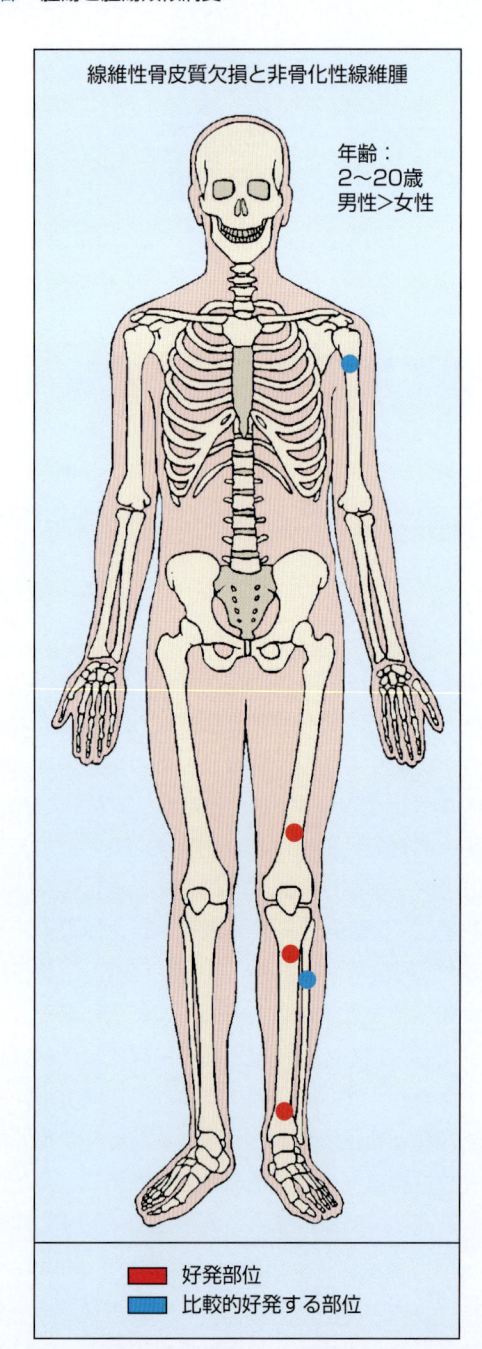

図 19-1　線維性骨皮質欠損と非骨化性線維腫の好発
　　　　 部位，好発年齢および性差

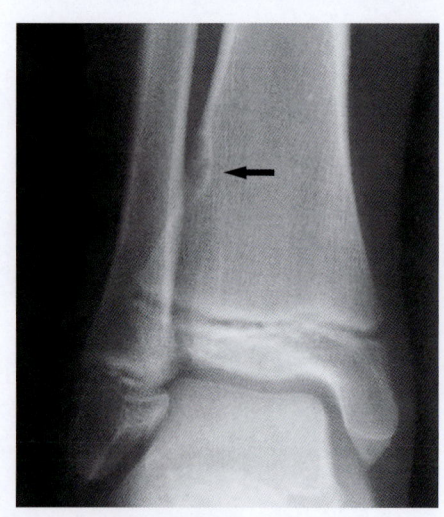

図 19-2　線維性骨皮質欠損
　　13歳男児．脛骨遠位外側骨皮質の線維性骨皮質欠損を示
　す（→）．薄い骨硬化縁をもつ骨透亮像を呈する．

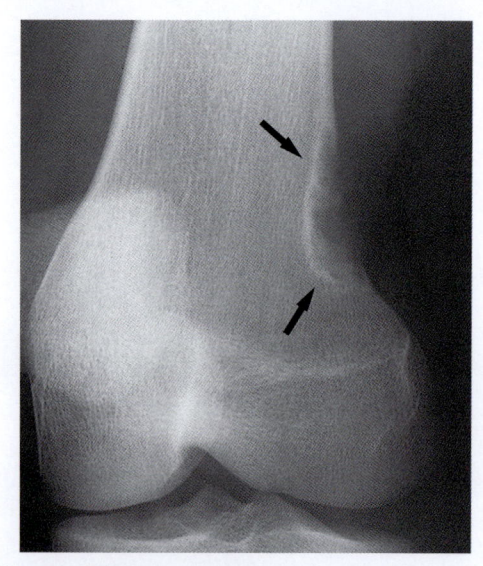

図 19-3　線維性骨皮質欠損
　　21歳女性．大腿骨遠位内側骨皮質に発生した線維性骨皮
　質欠損を示す（→）．

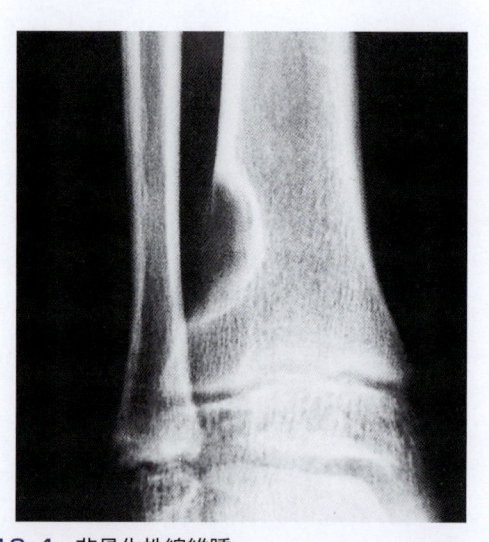

図 19-4　非骨化性線維腫
　　病変が増大し続け，骨髄にまで侵食すると，非骨化性線維
　腫と呼ばれる．図 19-2 の病変との類似性に注目．線維腫
　のほうが大きく，病巣が皮質を越えて拡がっている．

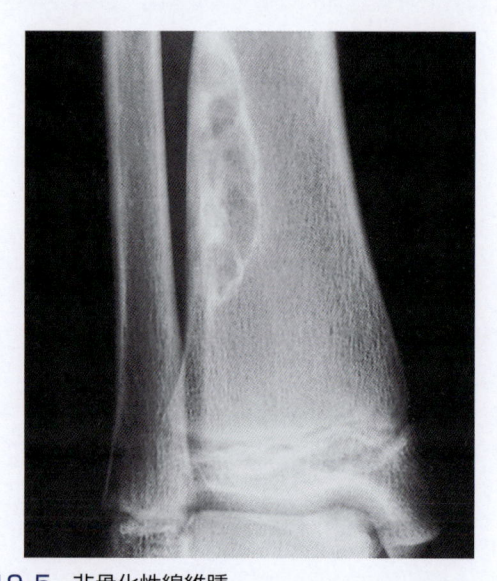

図 19-5　非骨化性線維腫
　　15歳男児．脛骨遠位に無症候性の非骨化性線維腫を示す．骨
　内に偏心性に存在し，貝殻状（scallop）の骨硬化縁がある．

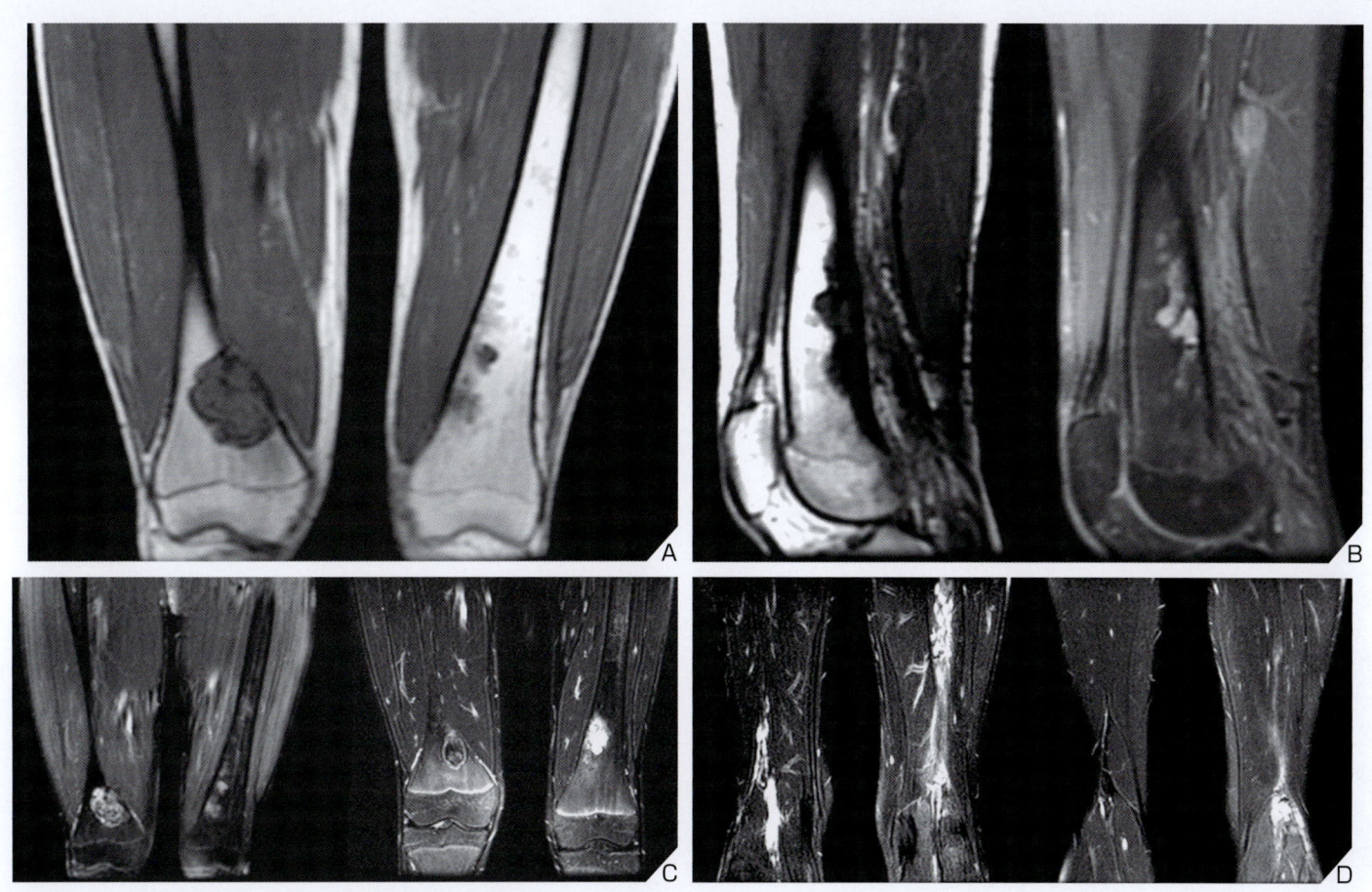

図 19-6　Jaffe-Campanacci 症候群の MRI 所見
15 歳男児．（A）両側大腿骨の T1 強調冠状断像，および（B）T1 強調像と脂肪抑制プロトン密度強調矢状断像で多発性の非骨化性線維腫がみられる．（C）反復回復（inversion recovery）法 MRI 冠状断像（左側）では，ガドリニウム造影後の脂肪抑制 T1 強調像（右側）と同じように病変部は高信号を呈する．（D）脂肪抑制 T2 強調冠状断像で，坐骨神経，脛骨神経，腓骨神経に多発性の神経線維腫を認める．

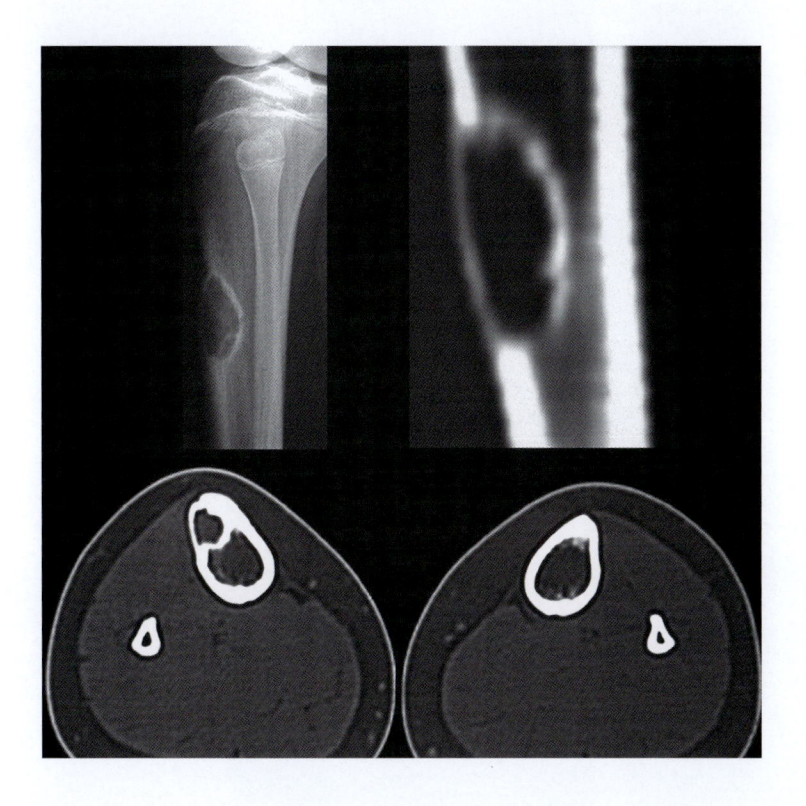

図 19-7　非骨化性線維腫の CT 所見
14 歳女児．右脛骨の X 線斜位像で，辺縁が硬化した楕円形の骨透亮像がみられる．CT 横断像と再構成冠状断像で，辺縁が貝殻状の高濃度吸収域で内部が低吸収域を呈する病変（scallop）が描出されている．

19

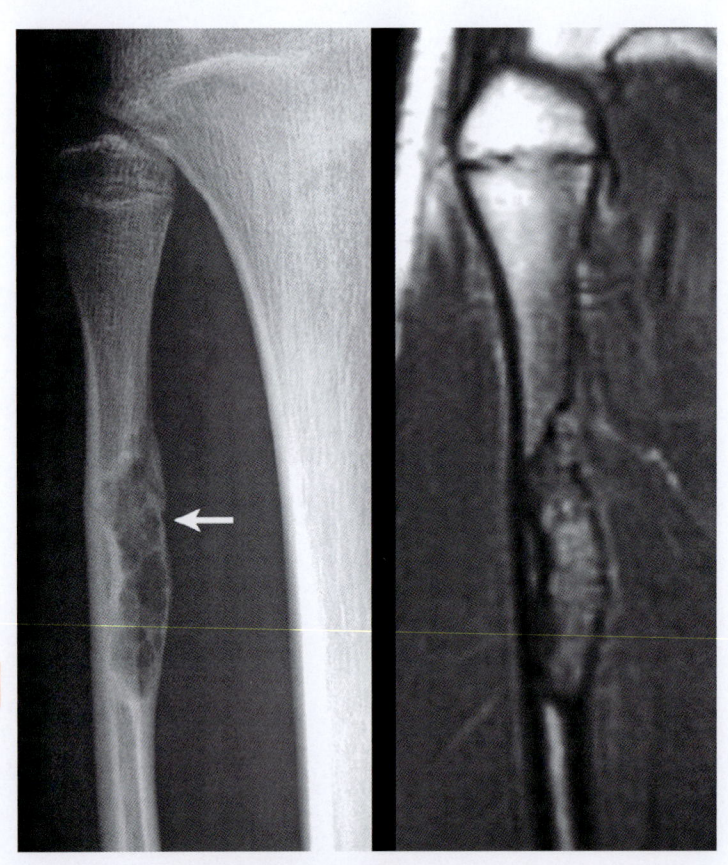

図 19-8 非骨化性線維腫の MRI 所見

14 歳女児の右腓骨の X 線正面像では，偏在性の境界明瞭な辺縁硬化像を伴う透亮像がみられる．内側骨皮質の非薄化と病的骨折に注目（→）．T1 強調冠状断像で病変は等信号を呈している．

(Greenapan A, Jundt G, Remagen W. Differential diagnosis in orthopaedic oncology, 2nd ed. Philadelphia : Lipincott Williams & Wilkins；2007 より引用)

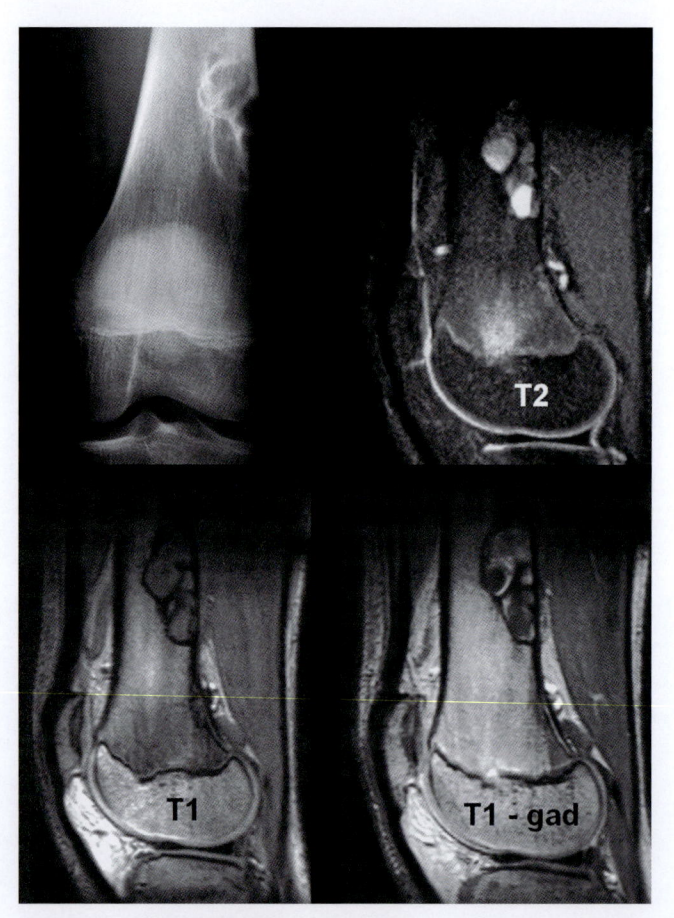

図 19-9 非骨化性線維腫の MRI 所見

X 線正面像で，右大腿骨の内側後方の骨皮質に接する辺縁硬化像を伴う透亮像がみられる．T1 強調矢状断像では等信号の病変が目立つ．辺縁硬化部は低信号を示す．T2 強調矢状断像では，病変部は不均一であるが大部分は高信号である．ガドリニウム造影剤の静注後の T1 強調矢状断像で，非骨化性線維腫の軽度の不均一な造影効果を認める．

(Greenapan A, Jundt G, Remagen W. Differential diagnosis in orthopaedic oncology, 2nd ed. Philadelphia : Lipincott Williams & Wilkins；2007 より引用)

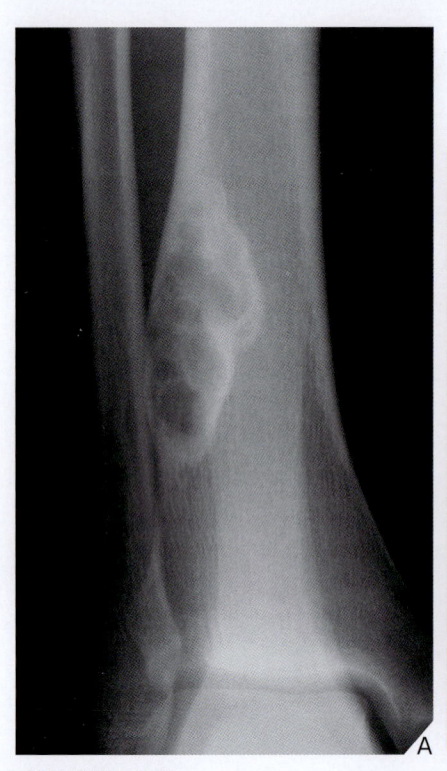

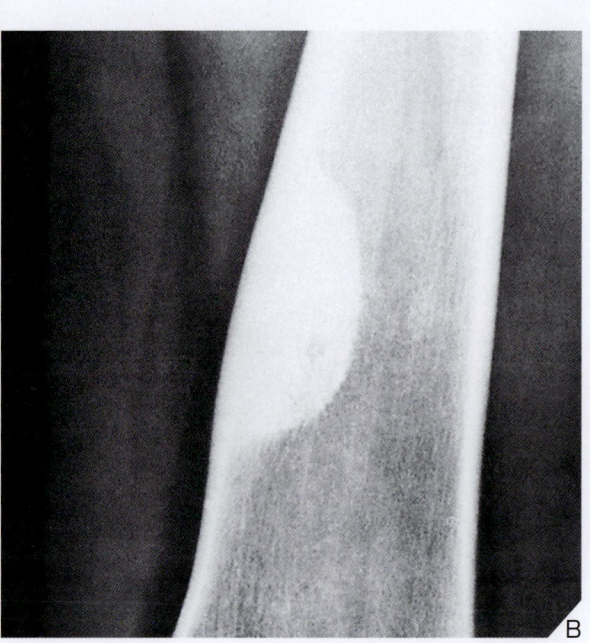

図 19-10 非骨化性線維腫の治癒

（A）脛骨遠位部の非骨化性線維腫の自然退縮は，病変は辺縁部からの進行性の硬化像を示すという特徴をもつ．（B）この病変は非骨化性線維腫の骨硬化期を示す．自然治癒し，硬化性斑点として残っている．この時期の非骨化性線維腫を骨形成性腫瘍や硬化性骨異形成症と誤ってはならない．

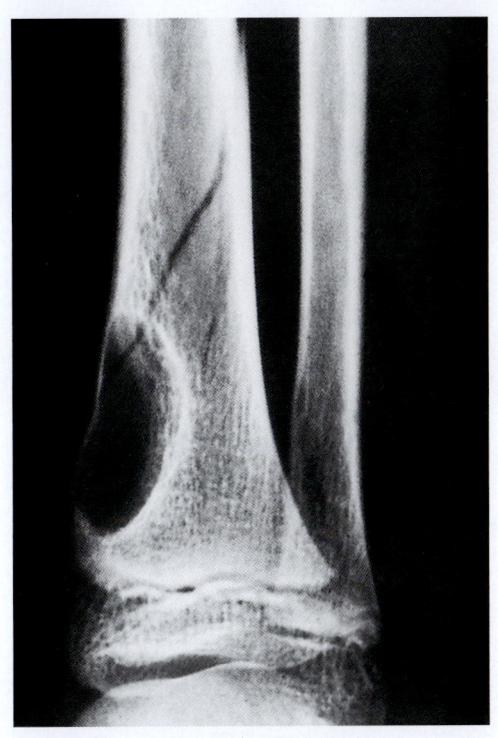

図 19-11　非骨化性線維腫の合併症
　10 歳男児．脛骨遠位の病的骨折を示す．非骨化性線維腫が大きな病変となった場合に，よくみられる合併症は病的骨折である．

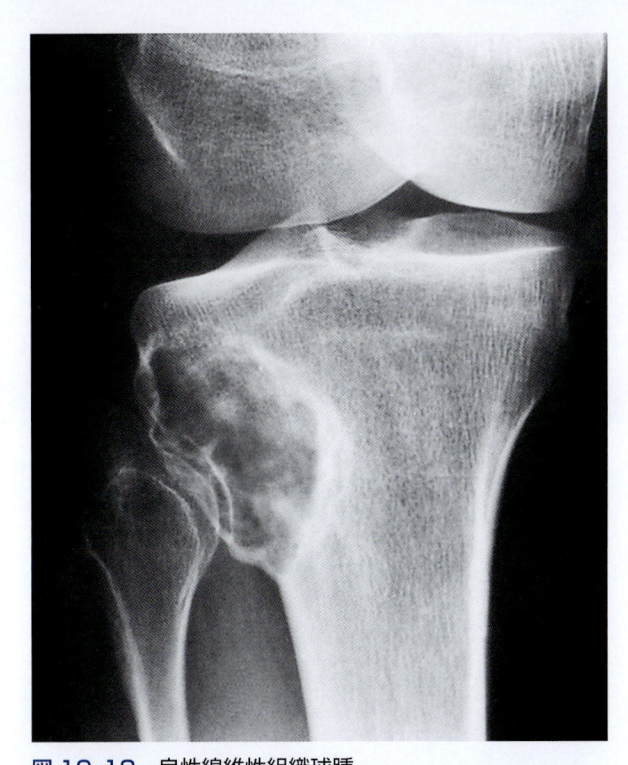

図 19-12　良性線維性組織球腫
　37 歳男性．時折右膝痛を自覚．膝の X 線斜位像では，脛骨近位で偏在性に位置し，周囲に硬化を伴う境界明瞭な分葉状の骨透亮像がみられる．生検で良性線維性組織球腫と診断された．診断は生検によって確認された．

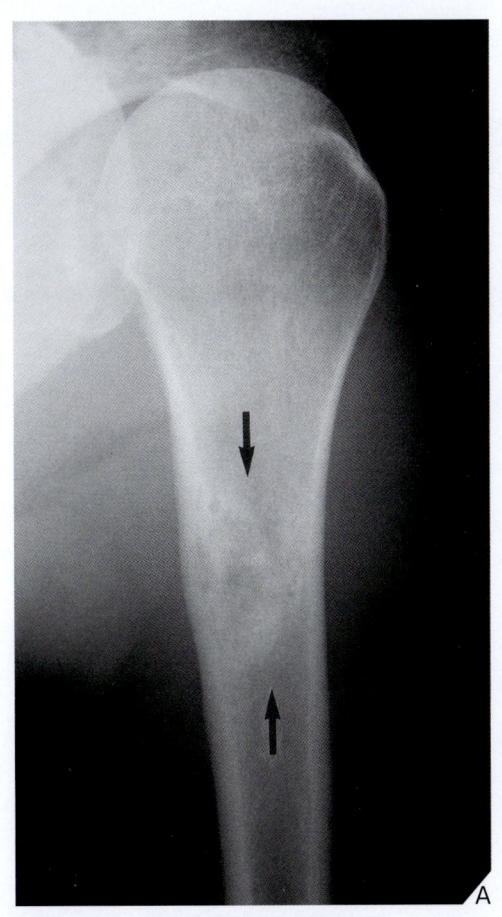

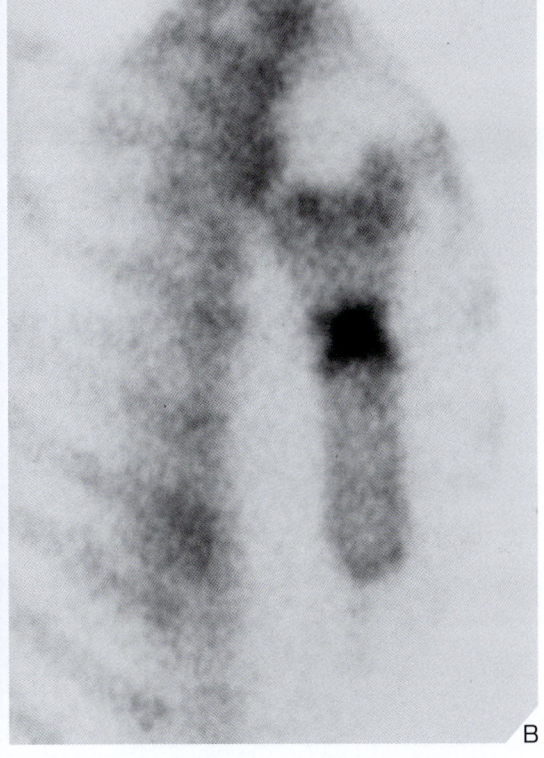

図 19-13　良性線維性組織球腫
　(A) 慢性的な上腕痛のある 26 歳女性．左上腕骨近位部の X 線正面像で，偏在性で境界明瞭な一部に辺縁硬化を伴う病変を認める（→）．(B) 骨シンチグラフィーでは限局した，均一な放射性同位元素の集積を示している．切除生検では，治癒しつつある良性線維性組織球腫に矛盾しない所見を認めた．骨シンチグラフィーは，通常は正常であるが，ときに，限局した集積を示すことがある．

の鑑別は純粋に臨床像で行われる．良性線維性組織球腫では患者の年齢は非骨化性線維腫よりも高く（通常25歳以上），罹患骨に痛みや不快感の症状を起こすことがあり，非骨化性線維腫とは異なる．臨床経過も侵襲性が高く，掻爬骨移植術の後も再発することがある．

3．骨膜性類腱腫 (periosteal desmoid)

骨膜性類腱腫は腫瘍類似病変で骨膜の線維性増殖である．

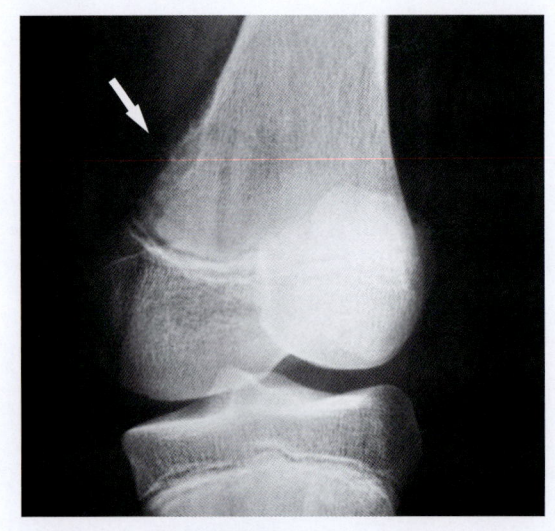

図 19-14　骨膜性類腱腫
　12歳男児．左膝の斜位像を示す．骨膜性類腱腫の典型像であり，大腿骨粗線部に皿状の骨透亮像が，遠位大腿骨骨幹と骨幹端の内側を侵し，皮質を不整にしている（→）．この病変を骨悪性腫瘍と誤ってはならない．

12～20歳に発生し，発生部位は大腿骨内顆の後内側皮質である場合が圧倒的に多い．患者の多くに外傷の既往歴があるが，外傷歴が必要不可欠というわけではない．この病変は発生部位に特徴がある以外は，線維性骨皮質欠損に似ている．ときに侵襲的病変や悪性腫瘍に似ていることがある．典型的な骨膜性類腱腫のX線像は皿状の骨透亮像で，基部に骨硬化像を伴い皮質を侵食したり，皮質の不整像を示す（図19-14）．放射性核種の骨スキャンでは通常正常所見を示すが，ときに局所性の活動性亢進を認めることもある．CT所見では，明瞭な病変を認め，しばしば骨硬化性の境界を伴う（図19-15）．MRIではT1強調像で低信号，T2強調像で高信号に描出され，腓腹筋内側頭付着部近傍では，T1，T2強調像で辺縁が低信号となっている．骨膜性類腱腫はいわゆる"don't touch"lesionに属し（表16-10を参照），生検を行うべきではない．多くの病変は20歳までに自然消失する．

　病理組織学的には，膠原線維の豊富な線維芽細胞様の紡錘形細胞を呈する．線維性組織のなかに，大きな硝子軟骨・線維軟骨部分と小さな骨片が散在しているような像を呈することもある．

▌鑑別診断▌

　骨膜性類腱腫は大腿骨遠位端の皮質不整と区別されるべきであるという専門家もいる．大腿骨遠位端の皮質不整は，大腿骨粗線の拡がりのまさしく遠位に皮質の凹凸がみられるもので，10～15歳の男児によくみられる．その原因ははっきりしていない．大内転筋腱膜の牽引力による離裂障害と考えられていたが，Browerらにより，この領域にはいかなる筋肉や靱帯付着がなくても，この病変が起こることが示された．骨膜性類腱腫と

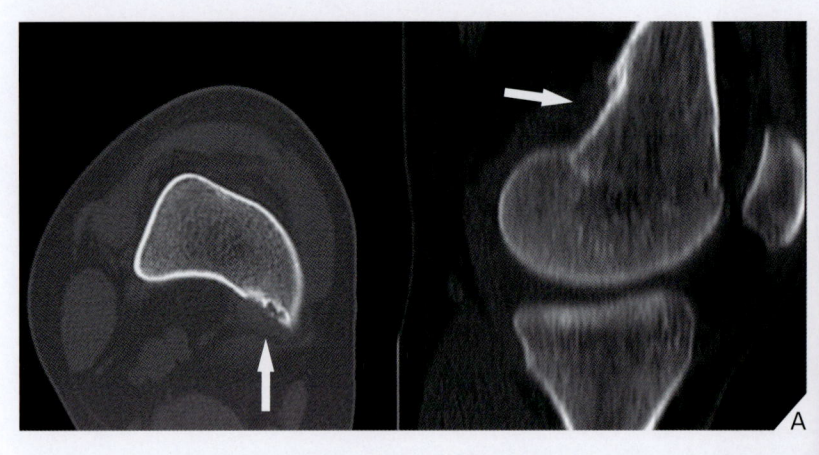
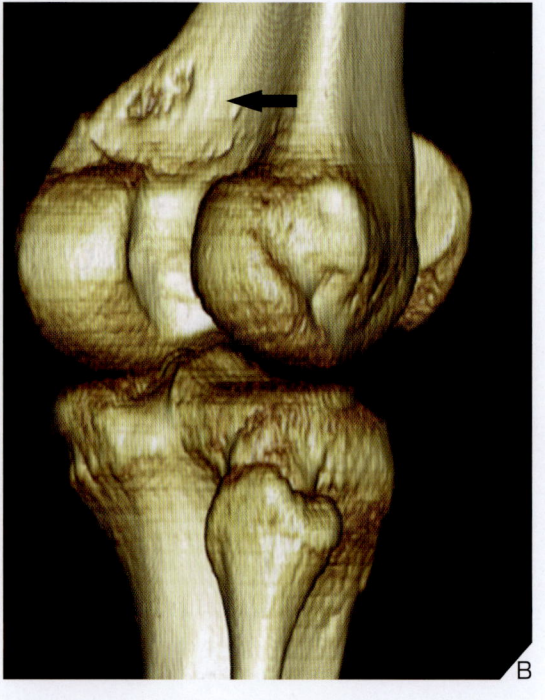

図 19-15　骨膜性類腱腫の CT 所見
　(A) 17歳男性のCT横断像と再構成矢状断像，および (B) 3D再構成CT像は，大腿骨遠位部の後方内側に境界明瞭な骨皮質の欠損を認める（→）．

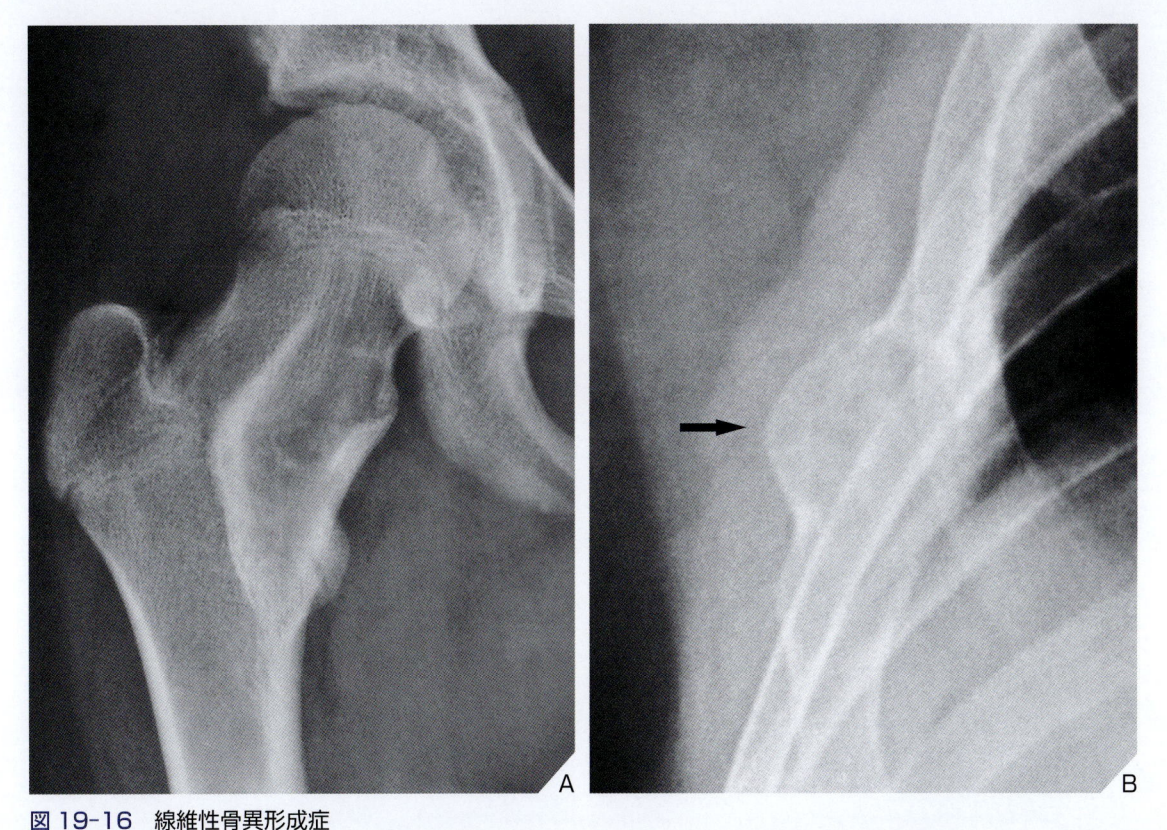

図 19-16　線維性骨異形成症
　13 歳女児．大腿骨頚部に発生した線維性骨異形成症の典型例である．（A）病変を取り囲む特徴的な硬化像（rind sign）を呈している．（B）肋骨は，線維性骨異形成症の好発部位である．すりガラス状の膨隆した病変を示す（→）．

大腿骨遠位端の皮質不整は同じものであると考える人々もいる．Dahlin は骨膜性類腱腫を非骨化性線維腫の細胞数の少ない変異型（少細胞変異型）であるとし，Schajowicz は類腱線維腫の骨膜性病変と分類した．他の専門家は広い意味で骨膜性類腱腫ととらえ，根本的には線維性骨皮質欠損の少細胞変異型として扱っている．いずれにしても，治療を要しない自己修復性病変である．その特徴的な画像所見と発生部位が正しい診断への鍵となる．

4. 線維性骨異形成症 (fibrous dysplasia)

　線維性骨異形成症は，ときに，線維性骨ジストロフィー，線維性骨形成異常，播種性線維性骨炎と呼ばれることもある骨化性線維性病変で，研究者らは発育に伴う異形成病変群の 1 つに分類している．

　線維性骨異形成症という名称は 1938 年に Lichtenstein によってつくられたもので，異常な線維性骨組織が正常の海綿骨を置換して発育している状態を表現したものである．現在では，GNAS1 遺伝子の散発的な変異により，骨芽細胞が正常な層板骨を形成することが阻害されるという，遺伝子異常を背景とした病態と考えられている．この GNAS1 遺伝子の変異には主に2 種類あり，1 つはコドン 201 のアルギニンがシステインに置換されたもの，もう 1 つは同じくコドン 201 のアルギニンがヒスチジンに置換されたものである．最近では，第 3 の GNAS1 遺伝子異常（Q227L）が報告され，これは線維性骨異形成における GNAS1 遺伝子異常のわずかに 5% 程度を占める変異であるとされている．染色体変異については 12 番染色体（12p13）に再現性のある構造異常が報告されている．

　線維性骨異形成症は，1 つの骨のみであったり（単骨性），いくつかの骨に発生したり（多骨性）する．線維性骨異形成症は，線維性間質の化生により形成された未成熟な化骨（woven bone）により構築される異常な骨梁を含む異常線維性組織により，層状海綿骨が置き換わることによって引き起こされる．

a 単骨性線維性骨異形成症(monostotic fibrous dysplasia)
　単骨性線維性骨異形成症は脛骨や肋骨と同様に大腿骨（とくに大腿骨頚部）にみられる（図 19-16）．病変は骨幹部に発生し，小児の場合，通常骨端にはみられない．成人例でまれに骨端部に病変がみられることがある（図 19-17）．病巣が大きくなると髄腔が拡大する．一方で単骨性線維性骨異形成症の X 線像は骨成分と線維成分の割合にしたがい多様である．骨成分の多い病変では緻密で硬く，線維成分の多い病変ではすりガラス状の骨透亮像を示す（図 19-18, 19；図 19-16B も参照）．線維性骨異形成と類似した腫瘍の 1 つが，liposclerosing myxofibrous tumor（図 19-20）であり，とくに大腿骨の転子間部に発生した場合に顕著な類似性を示す．この良性の線維骨性の病変は，脂肪腫，線維性黄色腫，粘液腫，粘液線維腫，脂肪壊死，骨，軟骨などの成分が複雑に混在するという特徴をもつ．
　骨スキャンは，線維性骨異形成症の活動性（図 19-21）と

19

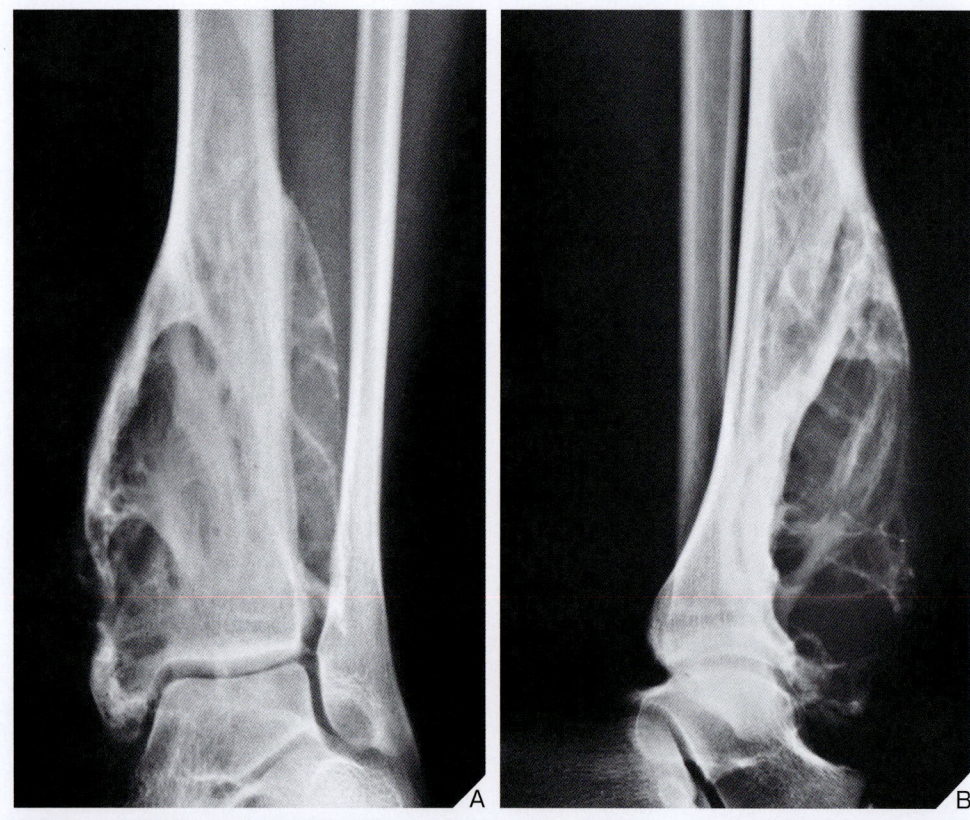

図 19-17　単骨性線維性骨異形成症
32 歳女性．左足の X 線斜位像（**A**）と側面像（**B**）である．脛骨遠位端に隔壁様構造を伴う骨透亮像が
みられる．病変の活動性の高さから，類腱線維腫と考えられたが，生検では線維性骨異形成症であった．
成人例でのこの部位の発生はまれである．

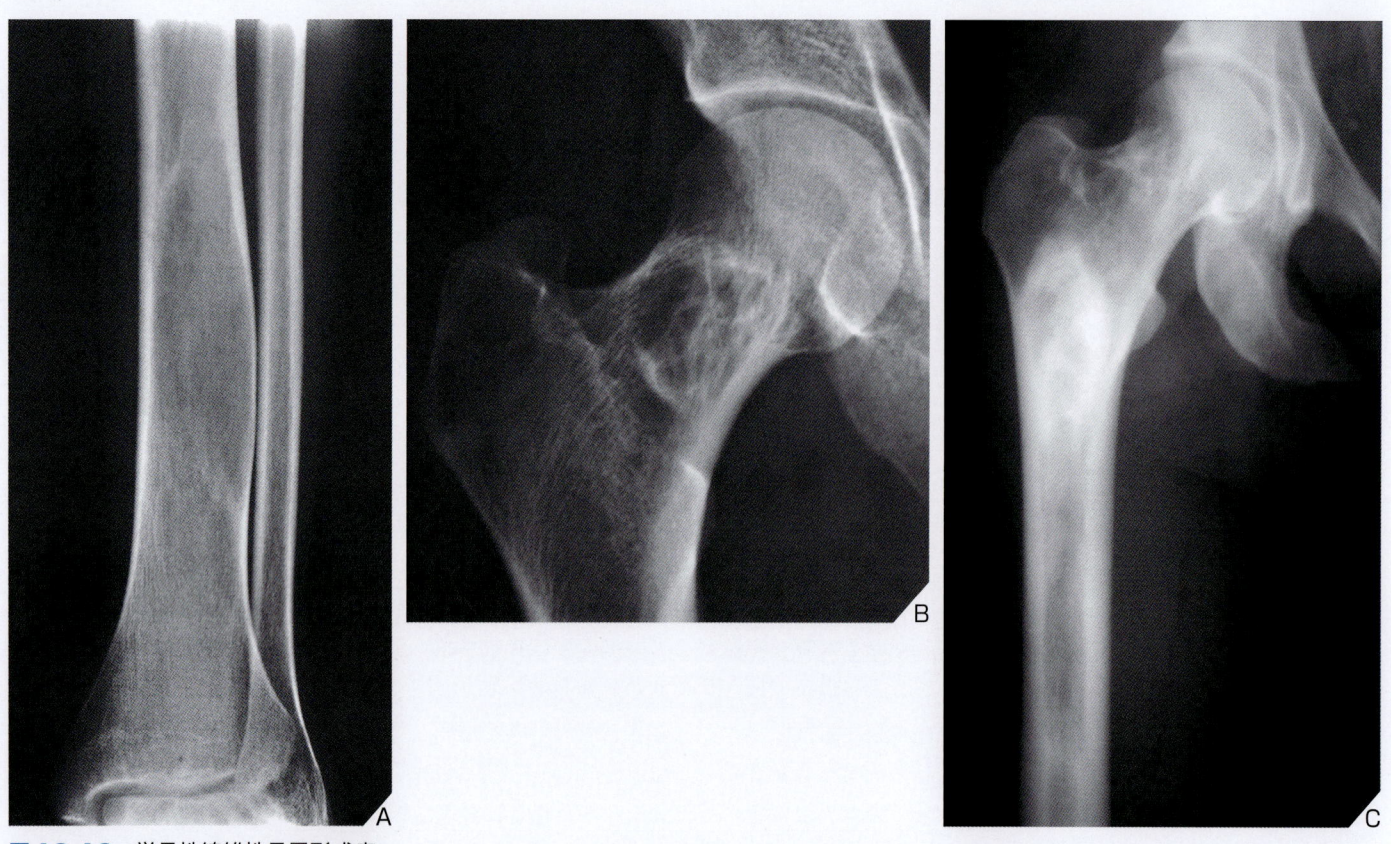

図 19-18　単骨性線維性骨異形成症
（**A**）17 歳女性．下腿の X 線正面像では，脛骨の骨幹に線維性骨異形成症の単骨性病変が認められる．皮質が薄くなりわずかに膨らんでいる．海綿骨
の骨梁構造が部分的に消失している．これがすりガラス状または煙のようにみえる．（**B**）25 歳男性．大腿骨頚部に線維性骨異形成症がみられる．A 図
より硬化した病変がわかる．（**C**）30 歳女性．右大腿骨近位部に線維性骨異形成症による著明な骨硬化性病変を認める．

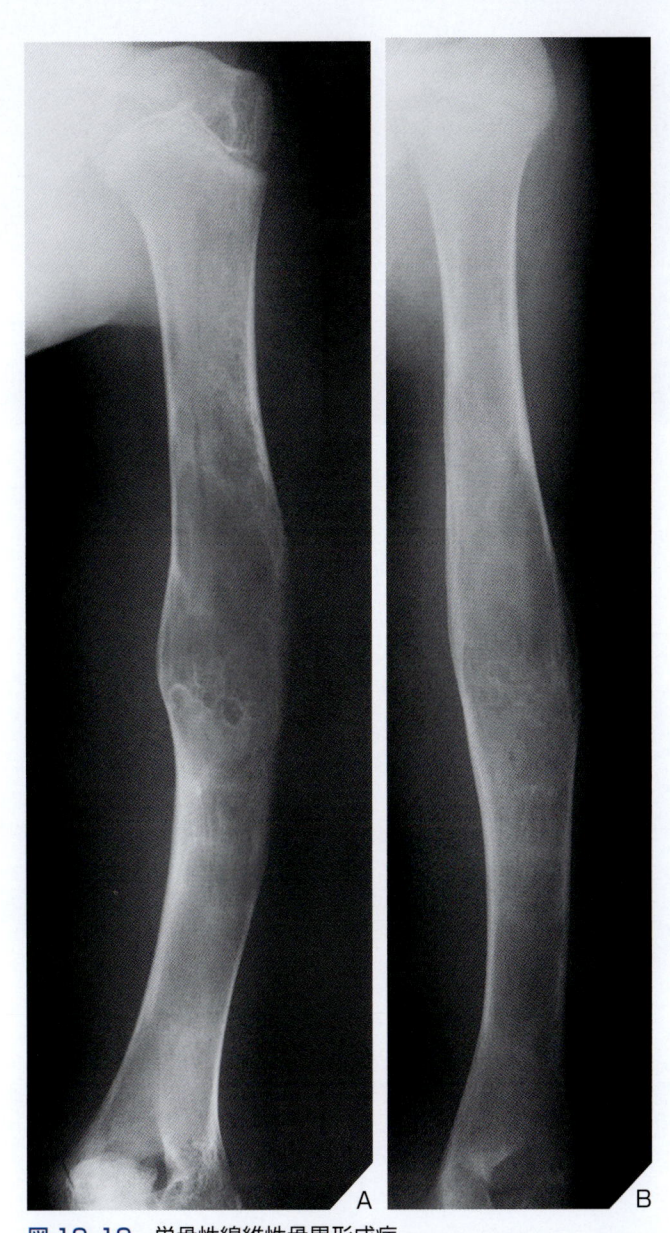

図 19-19　単骨性線維性骨異形成症
13 歳男児．上腕骨のＸ線正面像（A）と外旋位像（B）を示す．
骨幹部に発生した線維性骨異形成症の骨透過性病変を示す．

多発病変の有無を検索するうえで有用である．Machida らは，59 例の線維性骨異形性症において高率に骨スキャンで集積を認めたが，X 線像上，すりガラス状を呈した病変の 10％では，このような集積を認めなかったと報告している．CT は，通常のＸ線所見と同様の所見を示す．CT 画像では，より骨硬化の強い部分は高吸収域，線維成分が多い部分は無構造なすりガラス状の低吸収域を示す（図 19-22, 23）．

MRI では線維性骨異形成症は，病変部の組織学的な構成要素によりさまざまな所見を呈する．ある病変は T1，T2 強調像で低信号を呈し，ある病変は T1 強調像で等信号または低信号，T2 強調像で不均一または高信号を呈する．ある病変は，T1，T2 強調像で高信号を呈し，ある病変は，T1 強調像で低信号，T2 強調像で等信号あるいは高信号を呈する．骨硬化した辺縁（rind sign）は，T1 および T2 強調像で低信号の帯として必ず描出される．

単骨性線維性骨異形成症によくみられる合併症は，構造的に弱くなった骨の病的骨折である．

組織学的には緻密な線維性結合組織の集まった像を呈している．そのなかには，通常の海綿骨のような圧力に応じた配置ではなく，ばらばらに存在する骨梁構造がみられる．骨梁は曲がったり，分枝を出したり，互いの連絡がまばらになっている．低倍率の顕微写真では "alphabet soup" か「漢字」のようにみえる．これらは未熟な骨で，骨形成能はもっていない［はだかの骨梁（naked trabeculae）］．ときに病巣内に軟骨形成をみることがある．

b 多骨性線維性骨異形成症
（polyostotic fibrous dysplasia）

多骨性線維性骨異形成症のＸ線像は単骨性線維性骨異形成症によく似ているが，より激しい病変である．骨格上の分布は異なっていて一側優位にみられ（図 19-24），この傾向は 90％以上の症例に認められる．発生部位別では，骨盤，次に長管骨，頭蓋骨，肋骨が多い．大腿骨の近位端にも多く発生する（図 19-25）．病変は徐々にその数と大きさを増し，成長期を終えると停止する．しかし 5％の症例は増大し続ける．

典型的な多骨性線維性骨異形成症の場合，Ｘ線像上の変化は限局した部分や長管骨のほぼ全域に認める場合がある．しかし，単骨性線維性骨異形成症の場合と同様に骨端に病変が拡がることはまれである．一般的に皮質は損なわれないが，病変の増大によりしばしば菲薄化し，内側の皮質縁はホタテ貝様（scalloping）となる．病変の境界は明瞭である．ときに単骨性線維性骨異形成症と同じように髄質が線維性組織で置換されると，隔壁様構造（trabecular pattern）が失われ，すりガラス状，ミルク様（milky）あるいは煙のような（smoky）骨透亮像を示し（図 19-18A を参照），骨成分が多くなれば，緻密な像を呈する．骨格上の病変をもっとも早くみつけるには骨スキャンが有用で，これを用いれば，ときに気付かなかった病変をも明らかにすることができる（図 19-26）．骨シンチグラフィーは線維性骨異形成症の活動性を測るうえでも有用である（図 19-27）．

CT は，正確に病変の輪郭を描出できる（図 19-28, 29）．組織の CT 値（Hounsfield 単位：HU）は，おおむね 70〜400 HU で，これは異常組織のなかに含まれるカルシウムや顕微鏡的な骨化を反映したものと考えられる．Daffner らが指摘したように，CT は眼窩部でのインピンジなど，頭蓋顔面骨の病変の拡がりを検索するために有用である（図 19-30）．MRI では，線維性骨異形成症は，T1 強調像で均質なやや低信号，T2 強調像で均質な等信号〜やや高信号の像を呈する．ガドリニウムで造影すると中心部が造影され，一部辺縁が造影されて描出される（図 19-31, 32）．一般的に MRI の所見は骨梁，コラーゲン，囊腫状変化，出血性変化の量によりどのような像を呈するかが決まってくる．

多骨性線維性骨異形成症の組織学的所見は，単骨性の病変と

19

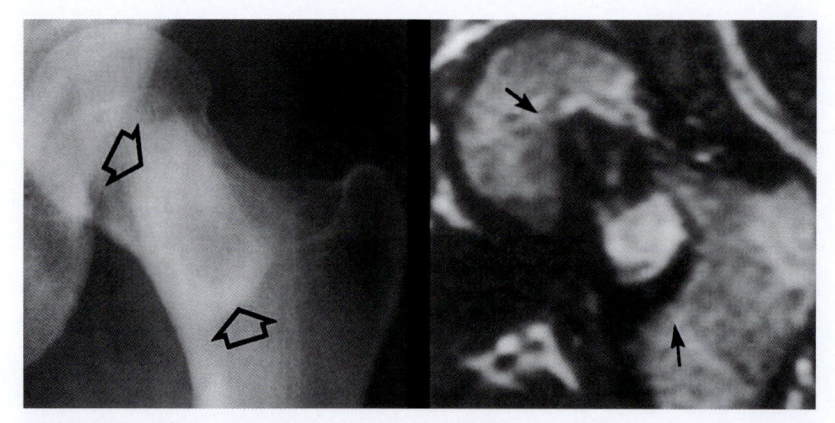

図 19-20　liposclerosing myxofibrous tumor
漠然とした股関節痛を主訴とする 38 歳女性．左股関節の X 線正面像は大腿骨転子間部に境界明瞭な硬化像に取り囲まれた骨透亮像を示す（⇒）．T2 強調冠状断像では病変（→）は不均一な信号変化を示す．辺縁硬化した rind（外皮）は，無信号化（signal void）を示す．
(Kransdorf MJ, Murphy MD, Sweet DE. Loposclerosing myxofibrous tumor：a radiologic-pathologic-distinct fibroosseous lesion of bone with a marked predilection for intertrochanteric region of the femur. Radiology 1999；212：693-698 より引用)

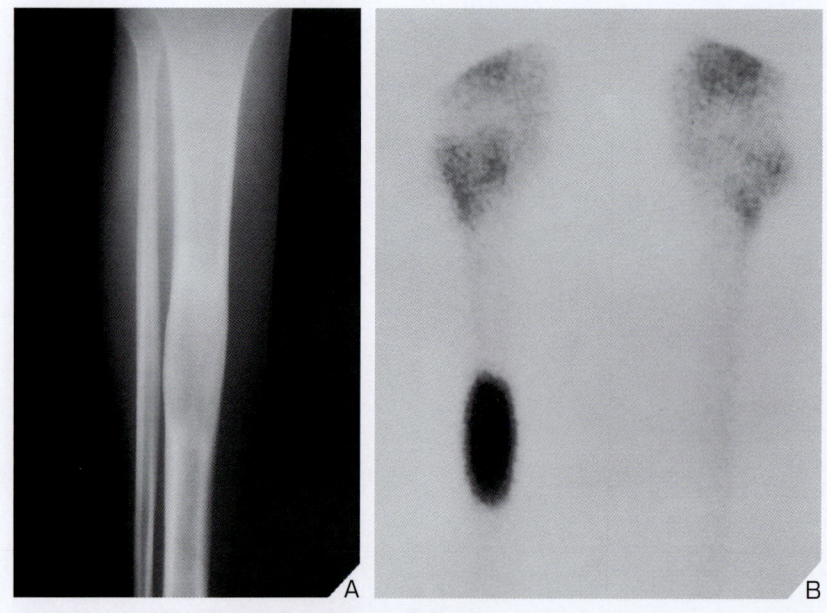

図 19-21　線維性骨異形成症の骨シンチグラム
24 歳女性．右下腿に軽い違和感を自覚．（A）X 線正面像において，骨皮質の菲薄化を伴い，やや膨化した煙のような骨透亮像を脛骨骨幹部に認める．線維性骨異形成症の典型像である．（B）骨スキャンでは活動性の高い病変部で著しい集積を認める．

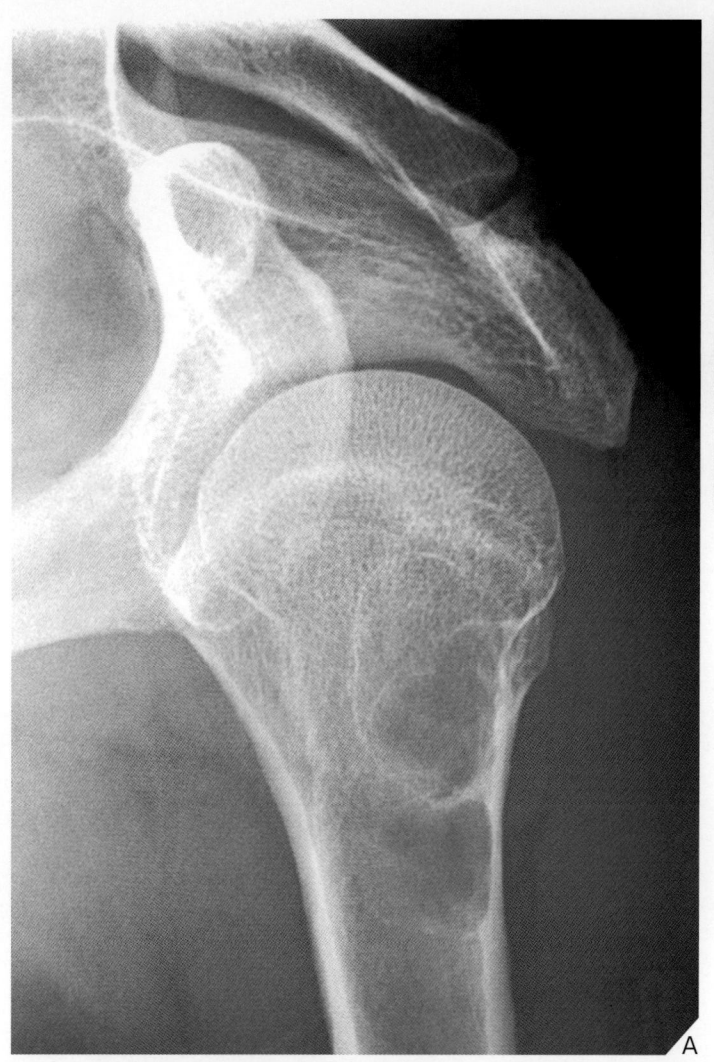
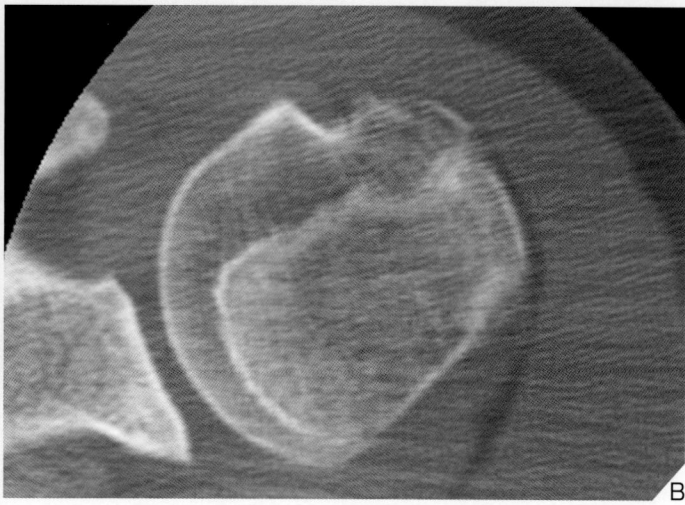

図 19-22　線維性骨異形成症の CT 所見
（A）左上腕骨骨頭から頚部に X 線で単骨性の病変を認める．（B）CT では，すりガラス状の病変とそれを取り囲む硬化性の高吸収域を認める．

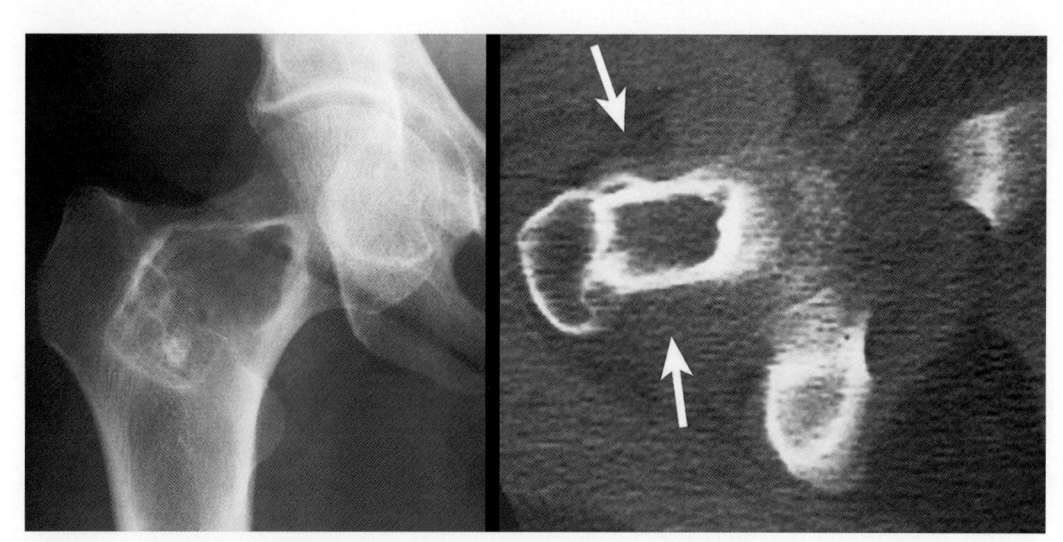

図 19-23　単骨性線維性骨異形成症
右大腿骨の X 線正面像と CT 像は，大腿骨頚部の線維性骨異形成の病巣を示す．この病巣では典型的な "rind sign" である厚い辺縁硬化像に囲まれた骨透亮性/低度吸収域（→）を認める．

19

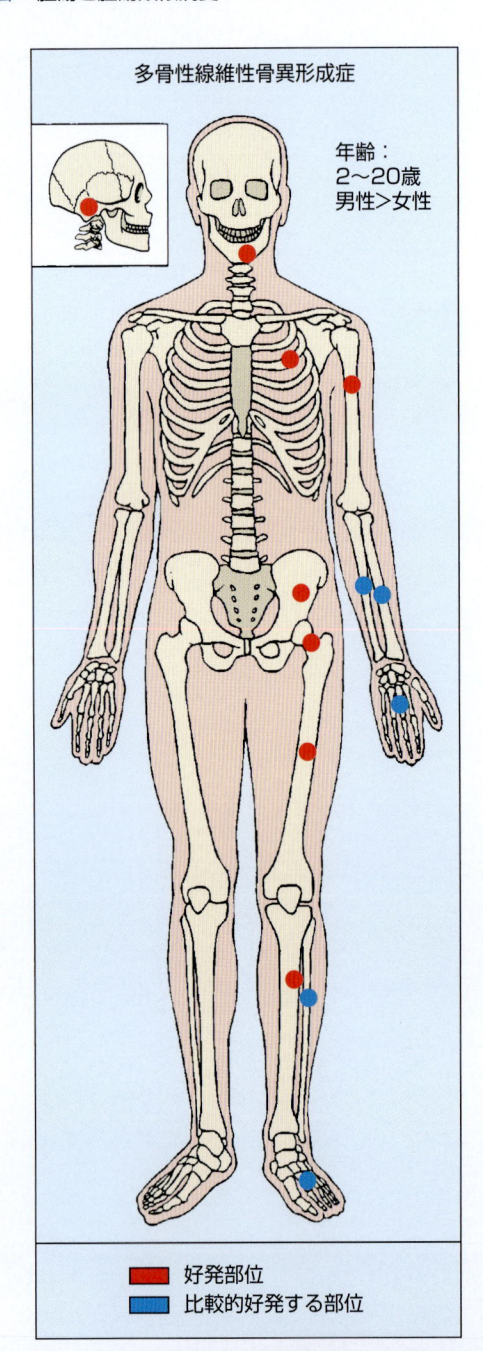

多骨性線維性骨異形成症

年齢：
2〜20歳
男性＞女性

■ 好発部位
■ 比較的好発する部位

図 19-24　多骨性線維性骨異形成症の好
　　　　　　　発部位，好発年齢および性差
通常，骨格の一側にみられる．

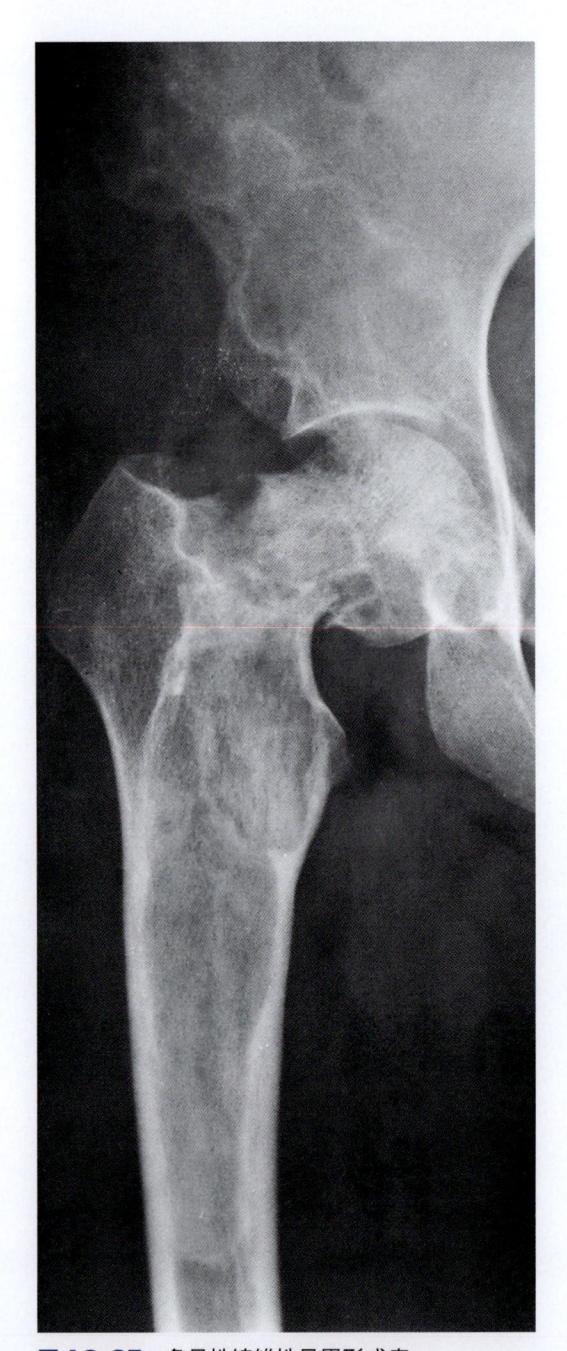

図 19-25　多骨性線維性骨異形成症
　18歳女性．股関節のX線正面像．多骨性線維性骨異
形成症が一側の腸骨と大腿骨を侵している．大腿骨
頚部に病的骨折と内反変形を認める．

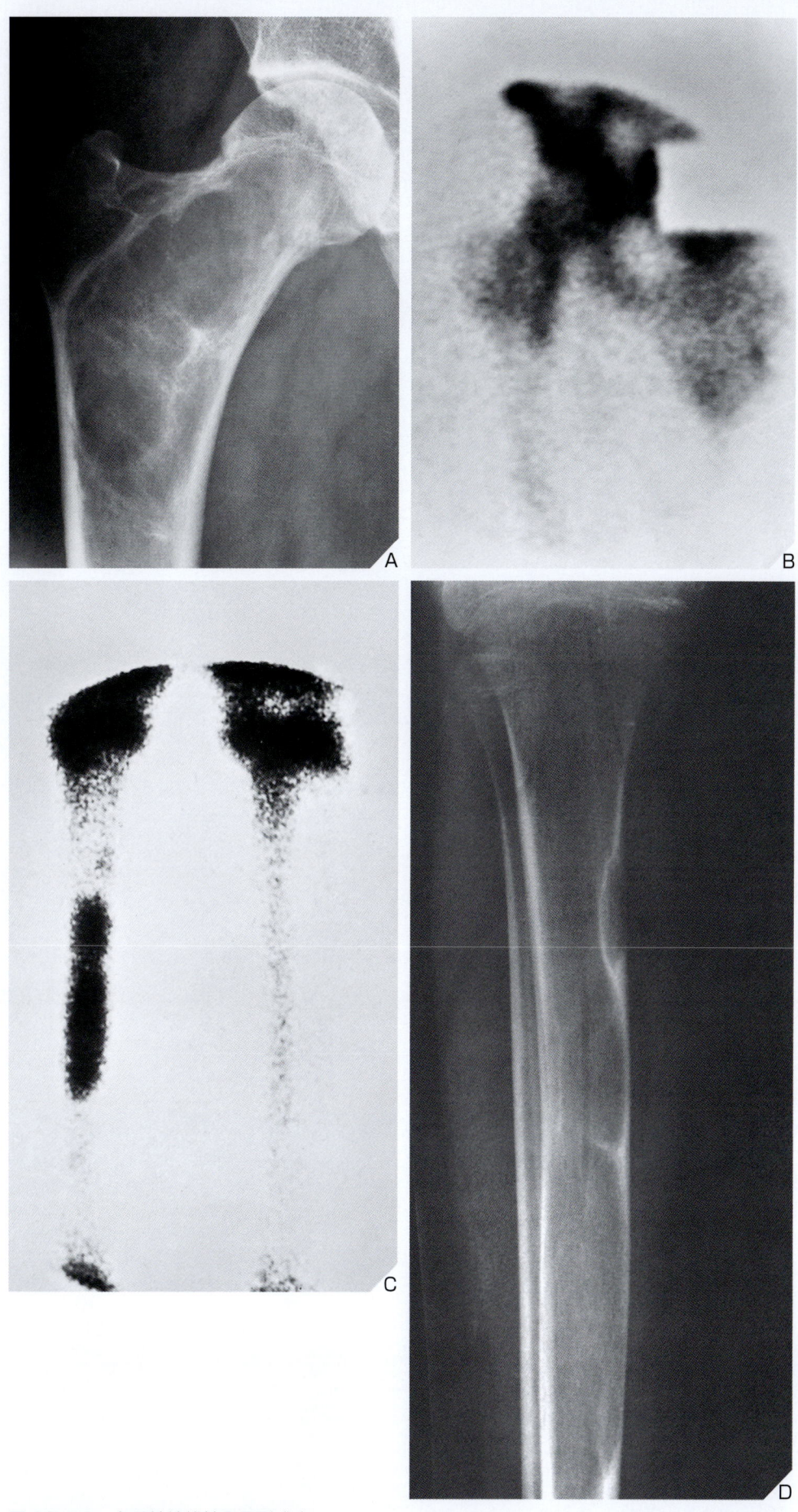

図 19-26　多骨性線維性骨異形成症
右股関節に外傷を負った 13 歳女児．（**A**）骨折を除外するために撮影した X 線正面像で，大腿骨頚部に無症候性の線維性骨異形成症の病巣を認めた．大腿骨頚部（**B**）に加え，さまざまな部位に異常集積が認められた．しかし，右下肢に優位であった（**C**）．さらに右下腿骨の正面像（**D**）で多骨性線維性骨異形成症の多発病巣の存在が確認された．

19

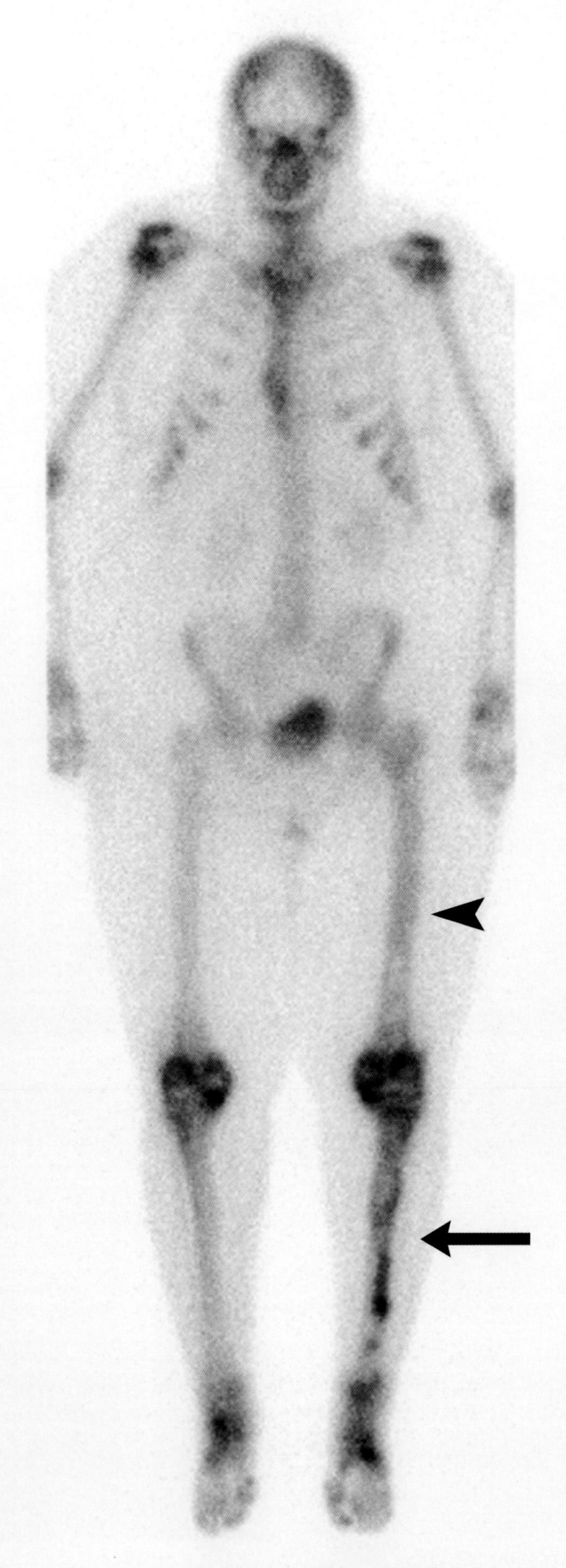

図 19-27　多骨性線維性骨異形成症の骨シンチグラム
15 mCi の ^{99m}Tc 標識メチレンジホスホン酸テクネチウム（MDP）投
与後の 50 歳女性の全身骨のスキャン画像．左脛骨と左腓骨（→）に
集積増加を認め，左大腿骨（▷）には軽度の集積増加を認める．

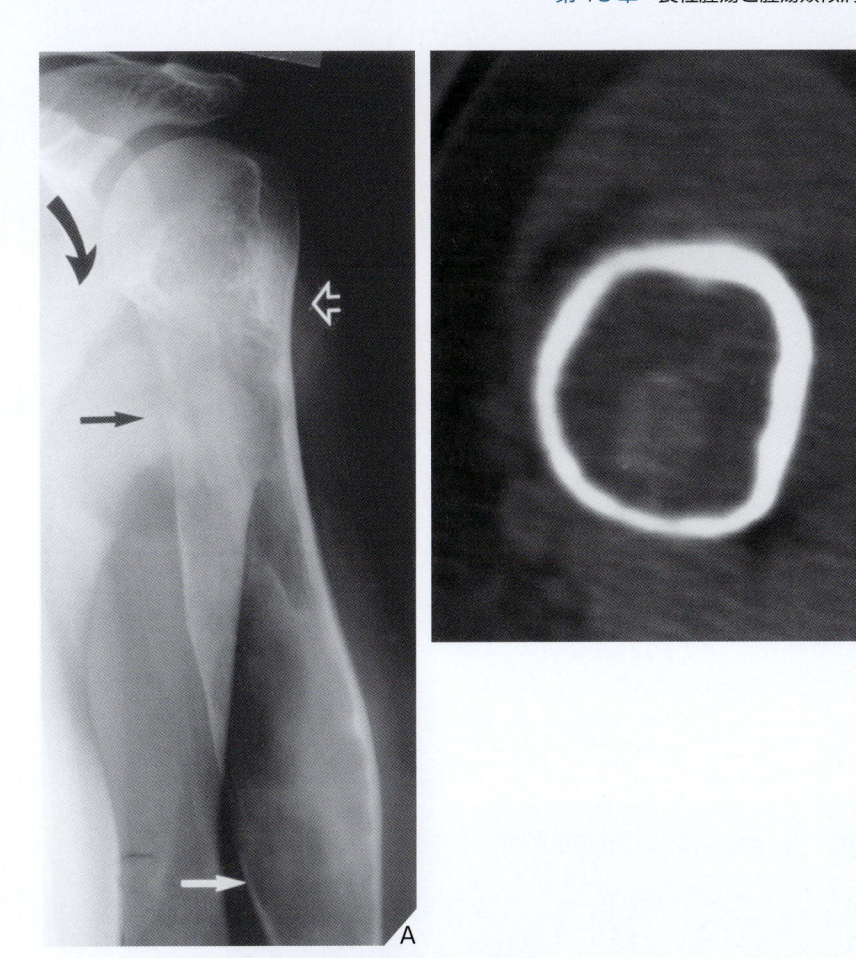
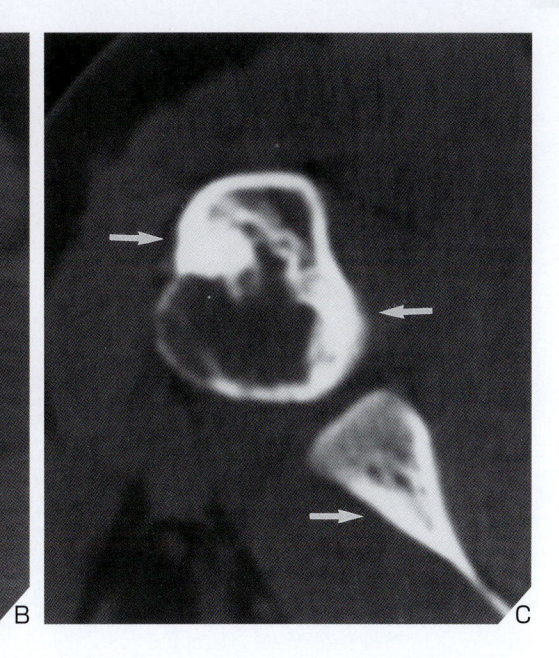

図 19-28　多骨性線維性骨異形成症の CT 所見

　左腕の痛みを主訴とする 24 歳女性．（A）X 線正面像で左上腕骨の近位に膨隆性で，大部分が骨透亮像を示す（→）が，骨頭と頚部の境界部で部分的な硬化像を伴う病変（⇒）を認める．骨皮質は非薄化している．肩甲骨にも硬化性病変を認める（↷）．（B）上腕骨骨幹部の CT 横断像で骨皮質内側の扇状の低吸収域を認める．（C）肩関節の CT 横断像で上腕骨骨頭と肩甲骨に骨硬化性の高吸収域を認める．

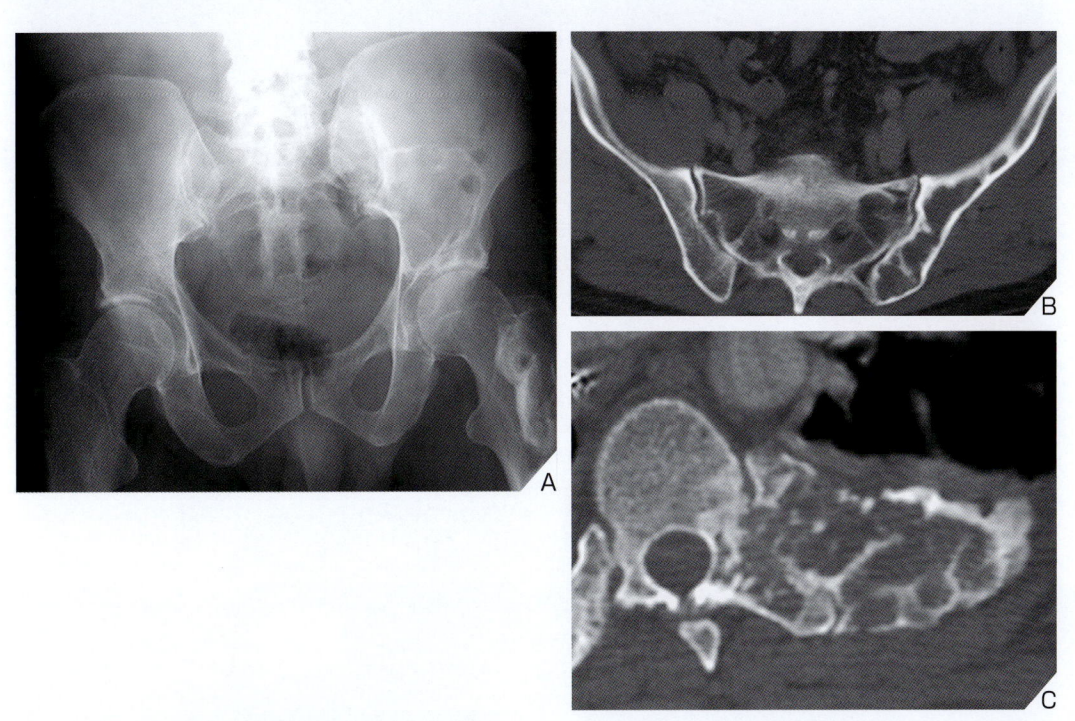

図 19-29　多骨性線維性骨異形成症の CT 所見

　（A）骨盤の X 線正面像で左腸骨と左大腿骨近位に多発性の病変を認める．仙骨の病変ははっきりと描出されていない．（B）骨盤の CT 横断像では腸骨と仙骨の病変部位が詳細に描出されている．（C）CT 横断像で胸椎と肋骨の 1 つに，多房性で，骨の膨隆，偽隔壁，骨皮質の非薄化や病的骨折を伴う病変を認める．

（Greenspan A, Jundt G, Remagen W. Differential diagnosis in orthopedic oncology, 2nd ed. Philadelphia：Lippincott Williams & Wilkins；2007 より引用）

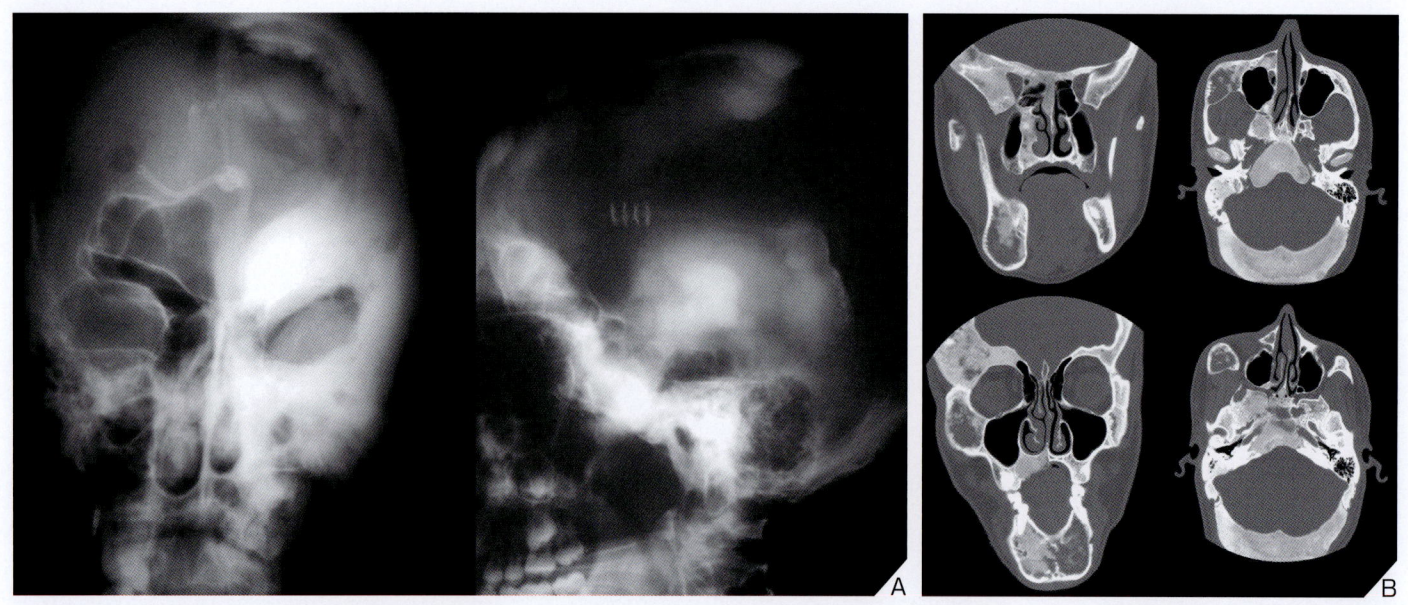

図 19-30　多骨性線維性骨異形成症の CT 所見
（A）17 歳男性の頭蓋骨の X 線正面像と側面像. 頭蓋骨と顔面骨に広範な病変を認める.（B）顔面骨の CT 薄切画像で, 病変の詳細と進展範囲が示されている.

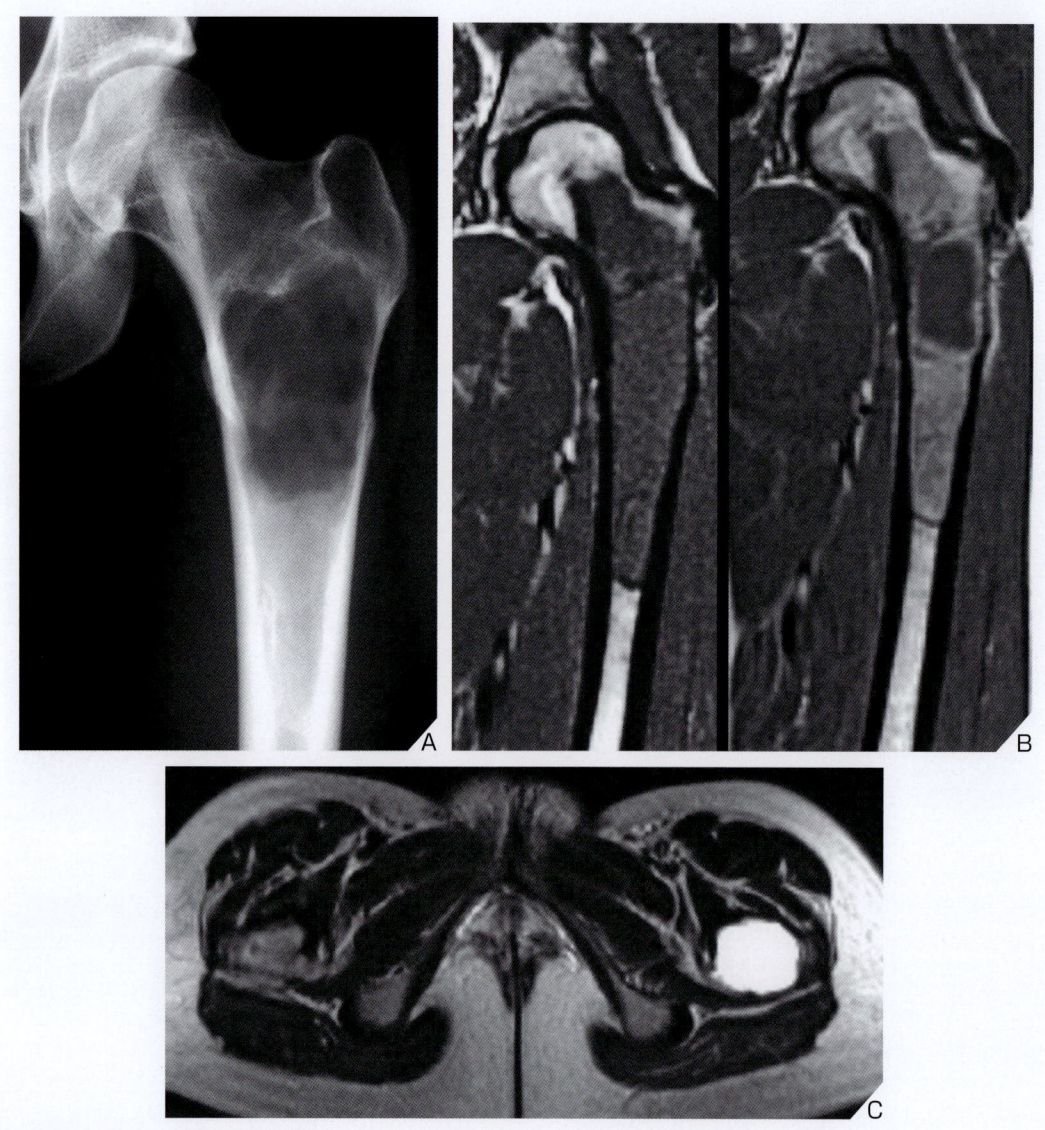

図 19-31　多骨性線維性骨異形成症の MRI 所見
（A）23 歳女性の左大腿骨近位部の X 線正面像. 大腿骨転子下部に地図状の骨透亮像を認める.（B）MRI 冠状断像で病変全体が描出され, T1 強調像で等信号を示し, 軽度の造影効果を認める.（C）T2 強調横断像では病変は高信号を示している.
（Greenspan A, Jundt G, Remagen W. Differential diagnosis in orthopedic oncology, 2nd ed. Philadelphia : Lippincott Williams & Wilkins；2007 より引用）

同様で，さまざまな大きさ，形をした未成熟骨の小骨梁が線維性組織のなかに散在し，骨形成的な活性は認めない．

■ 合併症 ■

多骨性線維性骨異形成症のもっとも多い合併症は，病的骨折である．大腿骨頚部で骨折が起これば，羊飼いの杖（shepherd's crook）といわれる変形がよく起こる（図19-33）．ときには，骨の過成長や手足の指の肥大が生じる（図19-34）．広範な軟骨の増生軟骨分化もみられることがあり，その結果，罹患骨の髄内に軟骨質の塊が蓄積する（図19-35〜37）．この病態は，線維軟骨異形成（fibrochondrodysplasiaまたはfibrocartilaginous dysplasia）と呼ばれる．しかし，これは長管骨の限局性線維軟骨異形成と混同してはならない．後者は，主に小児や若年者に好発する．典型例では脛骨近位に発症するが，そのほかにも，尺骨や大腿骨にも生じることがある．組織像は，密度の高い線維組織から良性の線維軟骨組織を呈するものまで多彩である．単骨性，多骨性ともに肉腫転化することはまれである．しかし，自然に悪性転化する場合（図19-38）や放射線照射後に悪性転化する場合（図19-39）がある．

■ 随伴障害 ■

[McCune-Albright症候群]

多骨性線維性骨異形成症で，内分泌障害（思春期早発，上皮小体機能亢進症とそのほかの内分泌疾患）とカフェオレ斑と称される皮膚異常色素沈着に伴う場合，McCune-Albright症候群と呼ばれ，1937年にDonovan James McCuneとFuller Albrightによってはじめて報告された（図19-40）．この状態は女児のみにみられ，下垂体前葉からのゴナドトロピンが放出される過程を促進し，真の性早熟を示す．McCune-Albright症候群にみられるカフェオレ斑は不規則でギザギザの境界が特徴である［通常これを「メイン州の海岸（線）」（coast of Maine）と呼ぶ］．それに対立するものとして，神経線維腫症にみられる色素沈着の境界は滑らかな縁をしており，「カリフォルニア州の海岸（線）」（coast of California）と呼ばれている．

線維性骨異形成と同じように，この症候群も*GNAS1*遺伝子の接合後の機能獲得型ランダム変異によって生じる．GNAS1はグアニンヌクレオチド結合蛋白質の形成過程を制御する．このグアニンヌクレオチド結合蛋白質はアデニル酸シクラーゼを活性化することにより，数種類のホルモンの産生を亢進させる．

[Mazabraud症候群]

この症候群は，多骨性線維性骨異形成症に軟部組織の粘液腫（単発あるいは多発性）を合併するもので，1926年にドイツ人病理学者のF. Henschenによってはじめて記載され，その後，1967年にフランスの内科医A. Mazabraudによって再認識され紹介された．最近，Endoらは，Mazabraud症候群の変異型である単骨性線維性骨異形成症に単発性粘液腫の合併例を報告している．Mazabraud症候群の原因はいまだ明らかになっていない．線維性骨異形成症と粘液腫の関連を説明するさまざまな病理機序が考えられている．ある研究者らは，2つの組織に共通の起源をもつ細胞，あるいは2つの組織に共通する代謝経路に異常が生じているのではないかとしている．他の研究者らは，遺伝的な素因に関連すると思われる協同的な発生異常を提唱している．この症候群では，軟部の腫瘤を良性の粘液腫と認識し，新規の悪性軟部腫瘍（悪性線維性組織球腫，悪性間葉腫，脂肪肉腫など）や悪性転化した線維性骨異形成に存在する腫瘤と混同しないことが重要である．MRIは良性の粘液腫の典型像を呈するので非常に有用である．これは，境界が明瞭で造影前には均一で，ガドリニウム静注後には不均一な造影効果を示す．複数の研究者から指摘されるように，粘液腫のT1，T2強調像における信号変化は液体とほぼ同一であり，T1強調像では低〜等信号であり，T2強調像では高信号を呈する（図19-41）．

5．骨線維性異形成症（osteofibrous dysplasia）

骨線維性異形成症（Kempson-Campanacci病変）は，以前は骨化性線維腫といわれていたもので，良性の骨線維性病変で主に小児に発生するまれな疾患である．しかし青年期まで発見されない場合もある．近年，家族発生が報告された．細胞遺伝学的な研究により7，8，12，22番染色体におけるトリソミーが明らかにされた．好発部位は明確で，脛骨である．ほとんど例外なく，脛骨の近位1/3か中央1/3に限定して存在し，しばしば前方の皮質に位置する．80％以上の患者に，前方へ弓状の変形をきたし，大きな病変の場合は皮質を破壊したり，髄腔を侵すことがある．

X線ではKempson-Campanacci病変は分葉状で硬化縁を伴い，非骨化性線維腫や線維性骨異形成症ときわめて類似している（図19-42〜44）．CTおよびMRIでもこの2つの病変は類似している（図19-45，46）．さらに，名称からも想像できるが，ときに骨線維性異形成症と線維性骨異形成症は，病理組織像もきわめて類似している．骨線維性異形成症は線維性骨異形成症と同様に，変形した骨梁構造を含んだ線維組織からなる．しかし，その骨梁構造は線維性骨異形成症とは異なり，中央部は未成熟の化骨のみからなり，その周囲をまったく同等の骨形成能をもった層板骨（lamellar bone）で囲まれている（dressed trabeculae）．

この病変と骨化性線維腫とを混同してはならない．骨化性線維腫は20〜30歳代までの女性の顎（下顎骨）に好発する．骨化性線維腫のうちのあるものは線維性骨異形成症の非定形型であることを意味するのかいまだ不明である．最近Sissonsらが線維性骨化病変の2例を報告しており，これは組織学的に骨線維性異形成症とも線維性骨異形成症とも異なっていたため，この症例に対して骨化性線維腫（ossifying fibroma）の名称を用い，骨線維性異形成症（osteofibrous dysplasia）の名称は脛骨と腓骨の病変（Kempson-Campanacci病変）に用いることを提案した．用語の混同を避けるために，各病変の鑑別点をまとめて表19-1に示した．

骨線維性異形成症と線維性骨異形成症とアダマンチノーマ

19

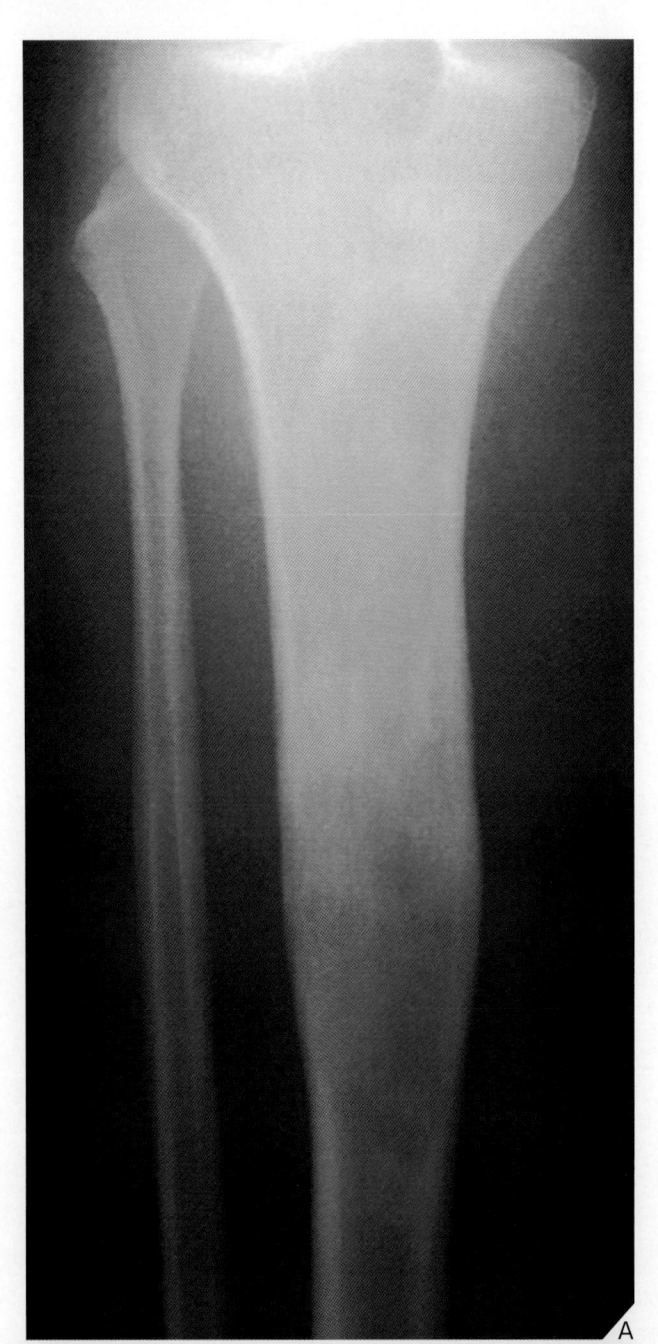

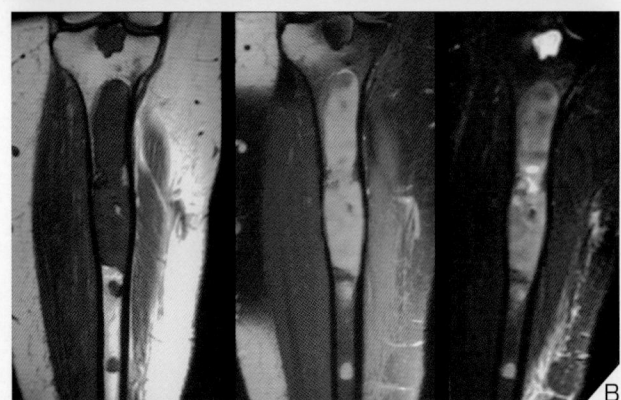

図 19-32 多骨性線維性骨異形成症の MRI
(A) 23 歳女性の右下腿の X 線正面像. 脛骨近位部に多発性ですりガラス状を呈する長い病変を認める. 骨はやや膨隆している. (B)T1 強調, 造影後 T1 強調脂肪抑制, T2 強調冠状断像. T1 強調像では筋肉と等信号, T2 では不均一な信号変化, ガドリニウム造影後の画像では軽度に造影されており, これらはこの病変の特徴的な所見である.
(Greenspan A, Jundt G, Remagen W. Differential diagnosis in orthopedic oncology, 2nd ed. Philadelphia : Lippincott Williams & Wilkins ; 2007 より引用)

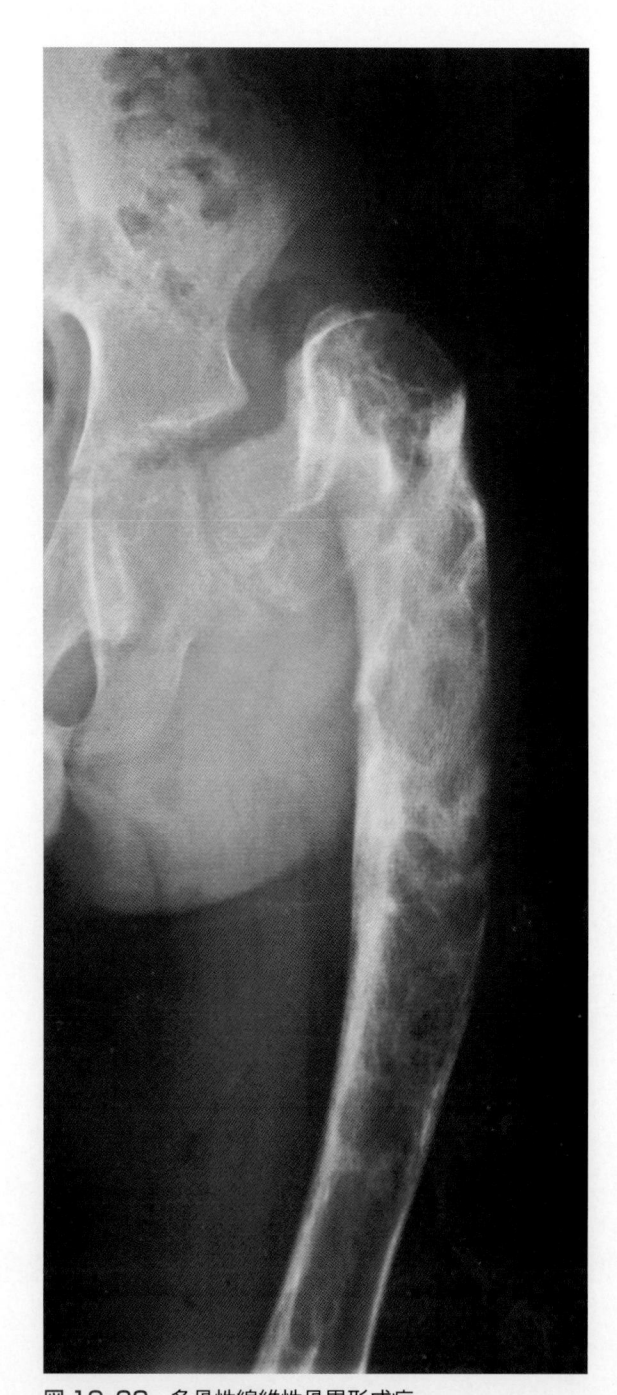

図 19-33 多骨性線維性骨異形成症
12 歳男児. 多骨性線維性骨異形成症で, 大腿骨近位に羊飼いの杖（shepherd's crook）状変形がみられた. 通常この変形は, 多発した病的骨折の結果である.

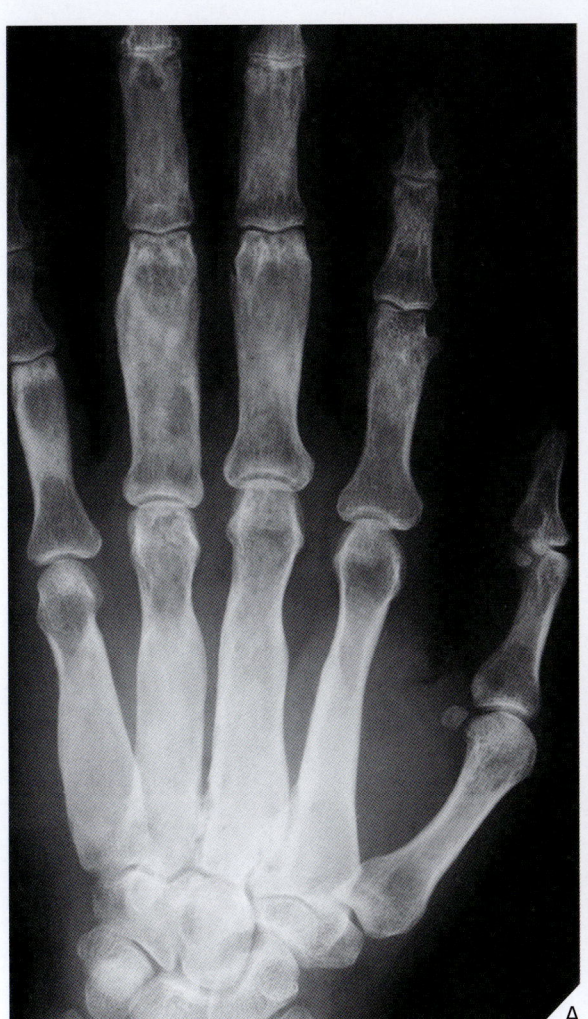

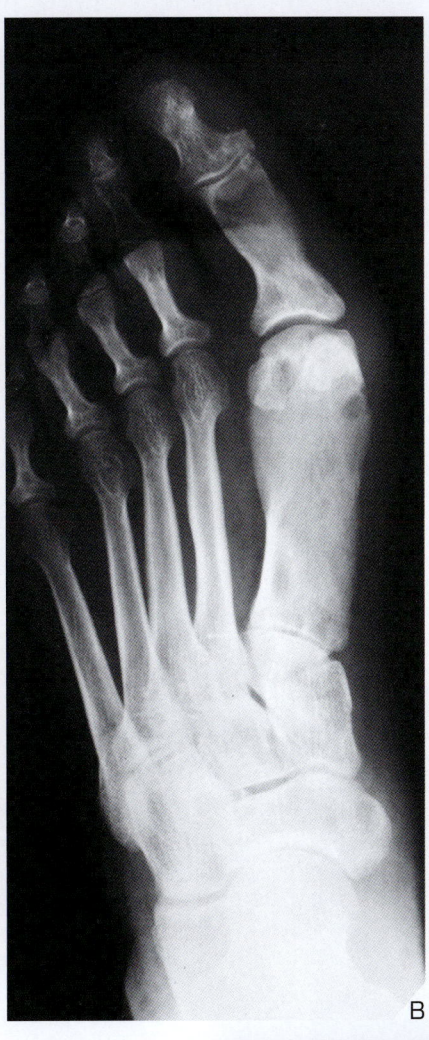

図 19-34　線維性骨異形成症の合併症

20 歳男性．多骨性線維性骨異形成症，手（A）と足（B）のX線正面像である．この病態にしばしば合併する罹患骨の過成長を示す．中手骨と指骨を含む，中指および環指列の拡大に注目．また，足では第 1 中足骨も同様の所見があることが観察される．

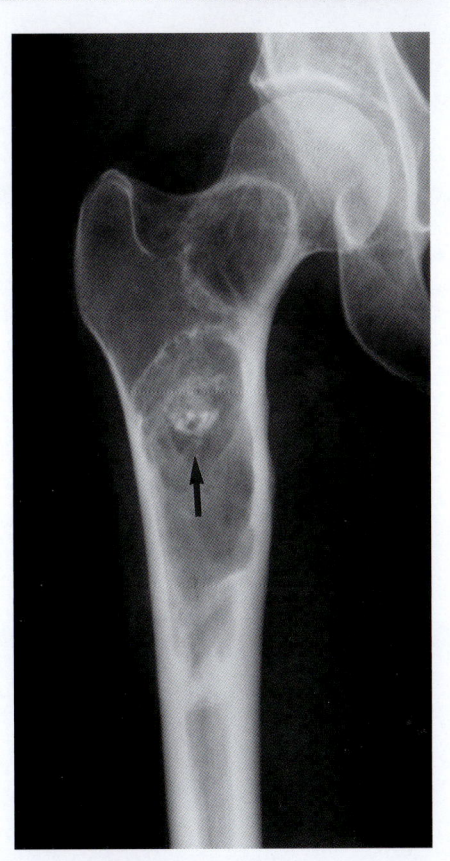

図 19-35　線維性軟骨異形成症

多骨性線維性骨異形成症の 20 歳男性の右大腿骨近位部のX線正面像．部分的に軟骨形成されており（→），線維性軟骨異形成症と判断される．

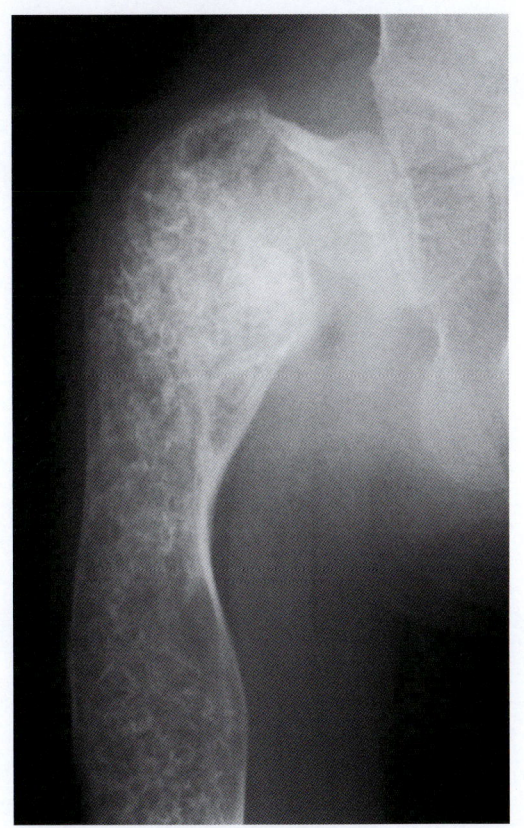

図 19-36　線維軟骨異形成症

10 歳男児．右大腿骨近位のX線正面像を示す．多骨性線維性骨異形成症において，軟骨形成が著明な典型例で，線維軟骨異形成症と呼ばれる．

19

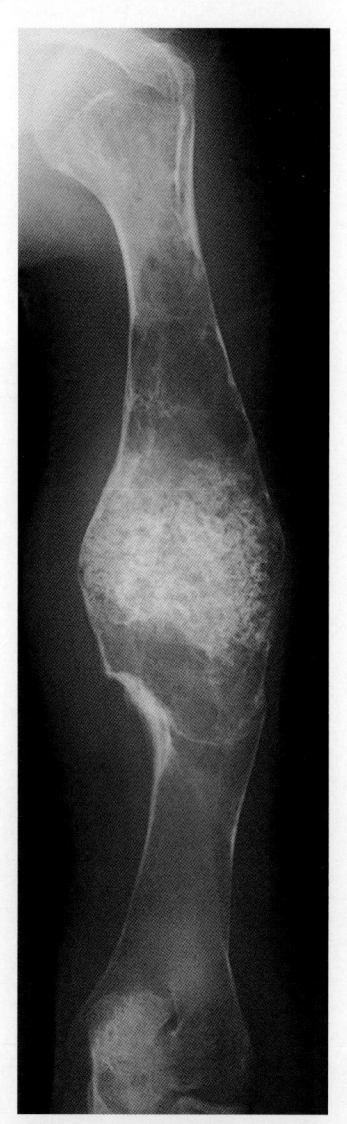

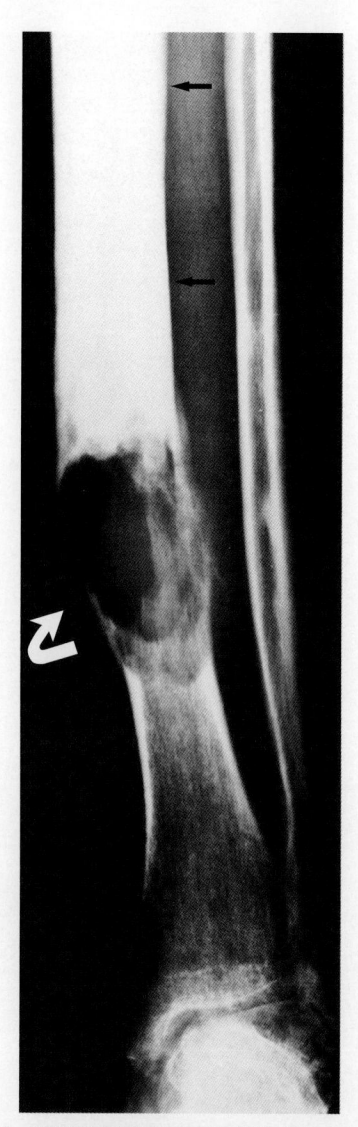

図 19-37　線維性軟骨異形成症
　19 歳男性．左上腕骨の X 線正面像を示す．多骨性線維性
骨異形成症が，ほとんど上腕骨全体に拡がって，骨幹部中
央で軟骨形成を認める．

図 19-38　線維性骨異形成症の合併症
　34 歳男性．5 歳のときから左足の変形を認めた．X 線検
査では，脛骨が線維性骨異形成症に侵されている典型像が
認められた．後に生検で診断が確認された．治療を受けな
かったが，28 年間無症状であった．しかし，最近左足の
疼痛を自覚した．左足の正面像で脛骨近位部が線維性骨異
形成症に侵されていた（→）．脛骨遠位部 1/3 に大きな溶
骨性破壊性病変がみられ，骨髄と皮質を侵し，緻密な部分
にも侵入している（↶）．骨膜反応と軟部病変があり，生検
では線維性骨異形成症から未分化な紡錘形細胞肉腫に悪性
転化していた．

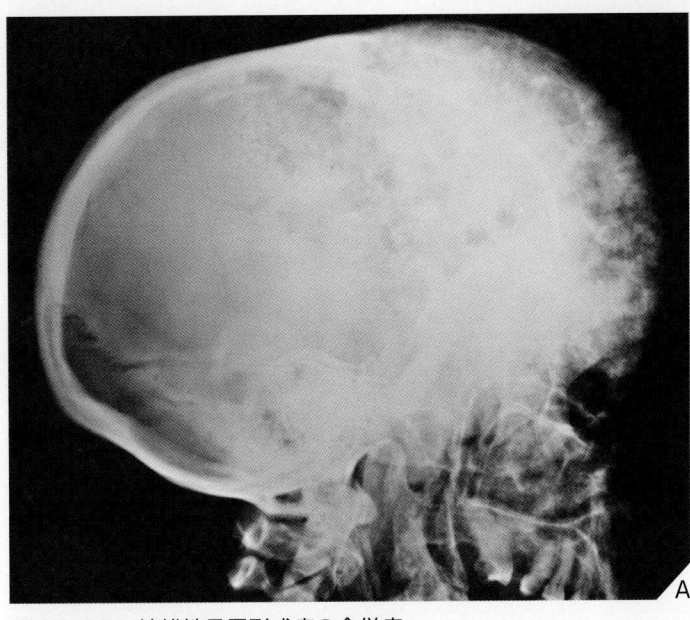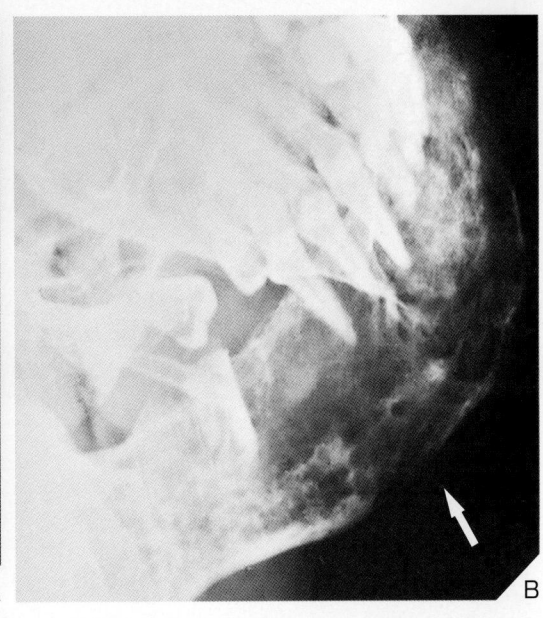

図 19-39　線維性骨異形成症の合併症

35 歳女性．11 年前に下顎部の多骨性線維性骨異形成症に対して放射線治療を受けた．**（A）**頭蓋骨の X 線側面像では，外板に拡がる特徴をもった病変が，主に前頭骨を侵していた．多骨性線維性骨異形成症の好発部位である頭骨基部は典型的に肥厚し，篩骨洞は消失している．上顎骨と下顎骨も罹患している．多骨性線維性骨異形成症による頭蓋骨と顔面骨の侵襲の末期状態を骨性獅子面症（leontiasis ossea）という．**（B）**下顎骨の斜位像である．左下顎骨の体部に皮質の部分的破壊を伴う膨張性の病変を認める（→）．生検では骨肉腫であった．

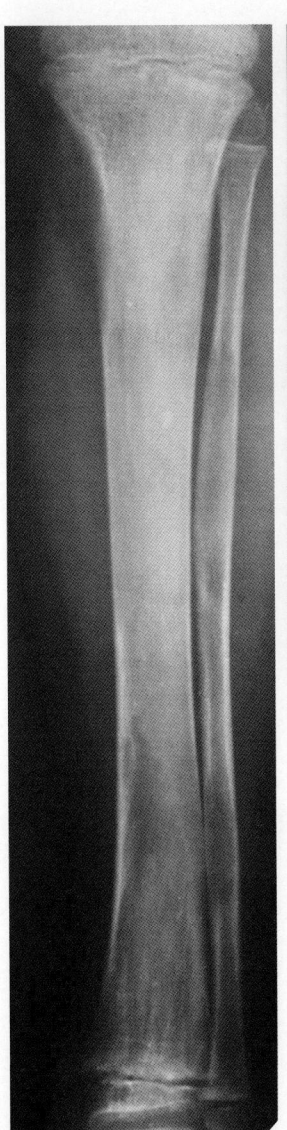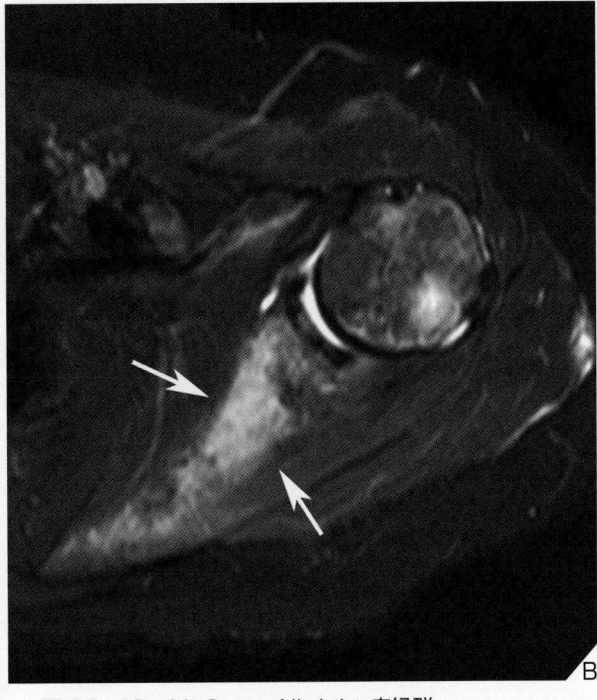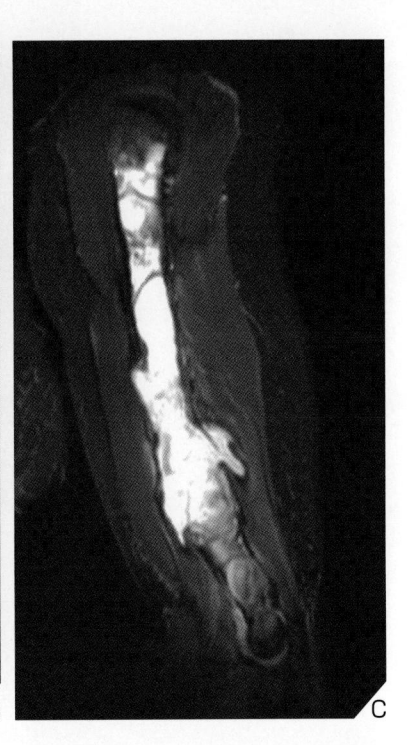

図 19-40　McCune-Albright 症候群

（A）5 歳女児．典型的な多骨性線維性骨異形成症は骨格の一側を侵す．月経および思春期の早発を伴い，左側の上下肢が侵されている（Albright 症候群）．下腿の X 線像では，脛骨と腓骨は膨隆し，皮質は薄くなっている．脛骨と腓骨の骨髄部分は，すりガラス状となっている．**（B）**別の多骨性線維性異形成症で McCune-Albright 症候群の患者における左肩の T2 強調横断像では，信号変化と肩甲骨の拡大を認め（→），また，上腕骨骨頭にも信号変化を認める．**（C）**左上腕の short time inversion recovery（STIR）撮像法による MRI では，広範な信号変化と上腕骨の変形を認める．

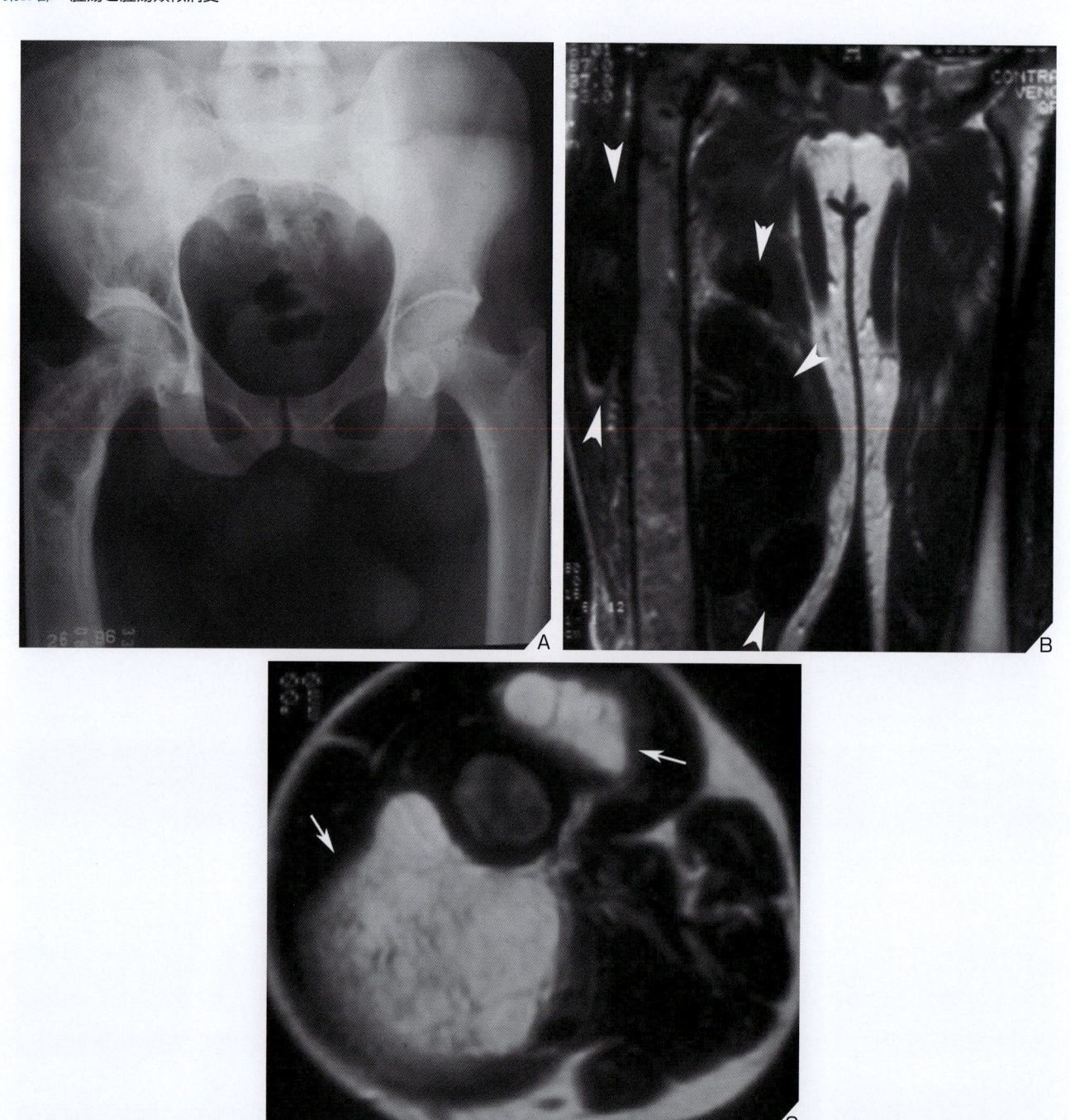

図 19-41　Mazabraud 症候群
（A）骨盤から股関節の X 線正面像では，右大腿骨と右腸骨に線維性骨異形成の特徴的な所見を認める．（B）右大腿の MRI T1 強調冠状断像では，右大腿骨の広範で不均一な信号変化と異形成変化を認める．さらに，多発筋肉内粘液腫が多発性の低信号の筋肉内腫瘤として描出されている（▷）．（C）右大腿の T2 強調横断像が多発する高信号を呈する筋肉内粘液腫を示す（→）．

（adamantinoma）の関連についてある考え方が示された．それは，いまだ論議のあるところではあるが，悪性腫瘍であるアダマンチノーマの組織像において，線維性骨異形成症や骨線維性異形成症に類似した線維性骨性要素から構成されている可能性があるという考え方である．さらに近年では，骨線維性骨異形成症の組織のなかにアダマンチノーマに類似した上皮様組織の塊が存在する症例が報告されている．Czerniak らは，このような病変に対して分化（退行）型アダマンチノーマ［differentiated（regressing）adamantinomas］と命名した．これらの研究者によれば，分化型アダマンチノーマの特徴的所見として，①20 歳以下で発症，②病変は骨皮質に限局，③組織像としては，骨線

維性異形成症と同様の組織のなかに，典型的アダマンチノーマにみられる上皮様組織の塊が散在する，などが示された．これは 1 つの疾病概念のなかに，ある幅が存在し，その一端が良性の骨線維性異形成症であり，反対側の一端が悪性のアダマンチノーマであるという考え方である．

■ 合併症と治療 ■

骨線維性異形成症は侵襲的病変として，また切除後再発する病変として知られている．ある研究者は，もう 1 つの悪性病変であるアダマンチノーマ（前述参照）とこの病変が共存するのかもしれないとしている．

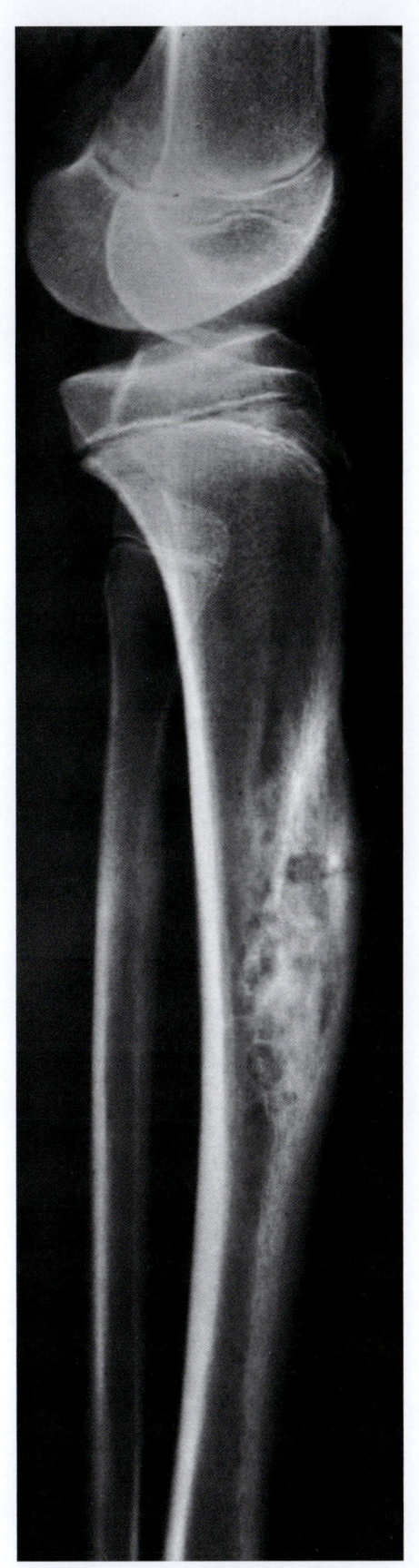

図 19-42　骨線維性異形成症
　14歳女児．右脛骨の前面に病変があり，非骨化性線維腫と考えられた．非骨化性線維腫と線維性骨異形成症に似ているが，ここは骨線維性異形成症の好発部位で，生検で骨線維性異形成症と診断された．脛骨が前方に弓状変形した特徴的所見である．

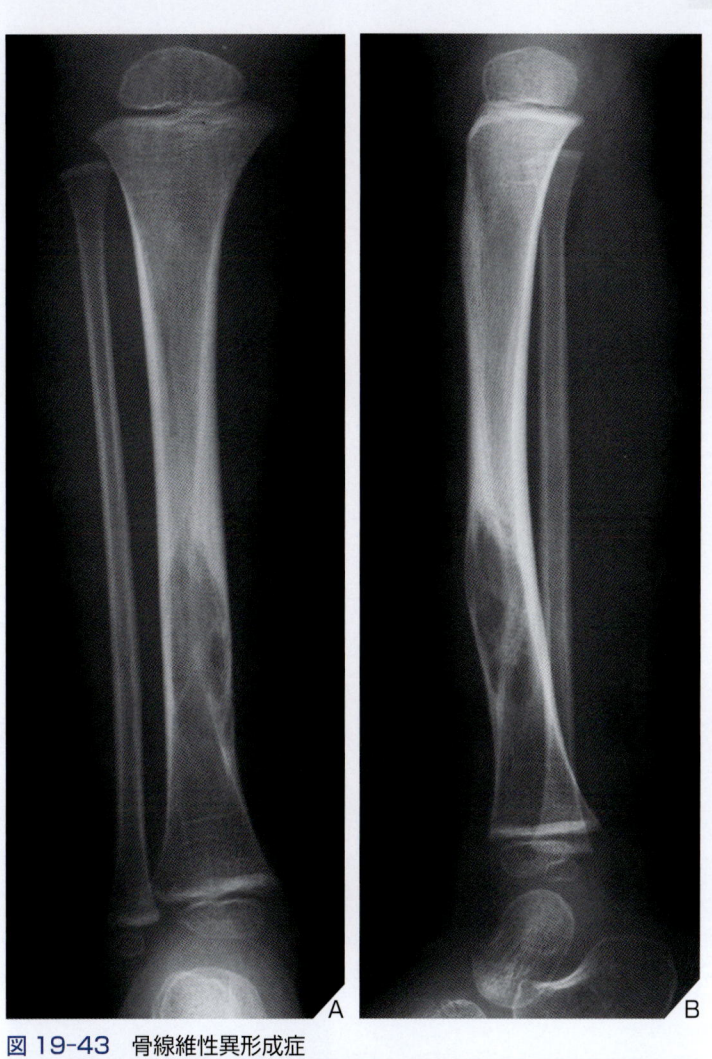

図 19-43　骨線維性異形成症
　2歳男児．X線正面像（A）と側面像（B）を示す．脛骨遠位部に発生した骨線維性異形成症である．

6. 類腱線維腫 (desmoplastic fibroma)

　類腱線維腫（骨内類腱腫とも呼ばれる）は40歳未満にみられるまれな病変である．10歳代にその50％が発生しており，局所再発を起こす．類腱線維腫は1958年にH. Jaffeによって独立した疾患であることが報告された．疼痛と局所の腫脹がもっとも多い症状であるが，無症状の場合もある．長管骨（大腿骨，上腕骨，橈骨）や骨盤，下顎骨に好発する（図 19-47）．長管骨では骨幹部に多く，しばしば骨幹端部に拡がる．骨端は侵されていないが，骨端線閉鎖の後は病変が骨端まで拡がることもある．

　類腱線維腫にはX線像上の特徴はない．この病変は一般に明瞭な境界をもつ膨隆性の骨透亮像である（図 19-48）．骨皮質は肥厚したり菲薄化したりするが，明らかな骨膜反応を認めない．通常，地図状の骨破壊像を認めるが，正常との移行部は狭く，辺縁硬化像をもたない（76％）．内部の偽隔壁構造は90％に存在する（図 19-49）．病的骨折はまれである（9％）．高侵襲性の型では，骨を破壊し軟部組織に浸潤する特徴があるため，骨悪性腫瘍と類似している（図 19-50）．

19

　一般の X 線検査に加えて，骨スキャン，CT，MRI などは，類腱線維腫の評価に入れるべき検査である．骨スキャンでは病変部位に集積を認める．CT は有用な検査法で，骨皮質の破壊や軟部組織への浸潤の評価に重要である．MRI も腫瘍の骨内外への進展を評価するうえで有用であり，より腫瘍の特徴を明らかにできる（図 19-51；図 19-49D も参照）．T1 強調像では，等信号の病変として描出され，T2 強調像では，高信号のなかに等信号病変が点在する不均一な病変として描出される．低信号病変は，密な線維性組織で細胞数が少ない腫瘍であることを反映している．ガドリニウム静注後，病変の大部分は不均一に造影され，とくに病変の辺縁が中心部より造影効果が強い．

　組織学的には，紡錘形，ときに星状の骨芽細胞と密な膠原線維様の基質からなる．通常，細胞は基質と相関して少ない．軟部類腱腫同様に，大きく薄い壁の管腔構造を含む間質をもっている．類腱線維腫は他の線維性腫瘍，とくに低悪性度の線維肉腫と鑑別が困難なこともある．

　最近の細胞遺伝学的検査や蛍光 *in situ* ハイブリダイゼーション法によって，骨の類腱線維腫では第 11 番染色体 q13 領域に染色体切断点が存在することが示された．

　治療は広範切除の適応である．単純切除だけでは高頻度に再発するが，転移の報告はまだない．

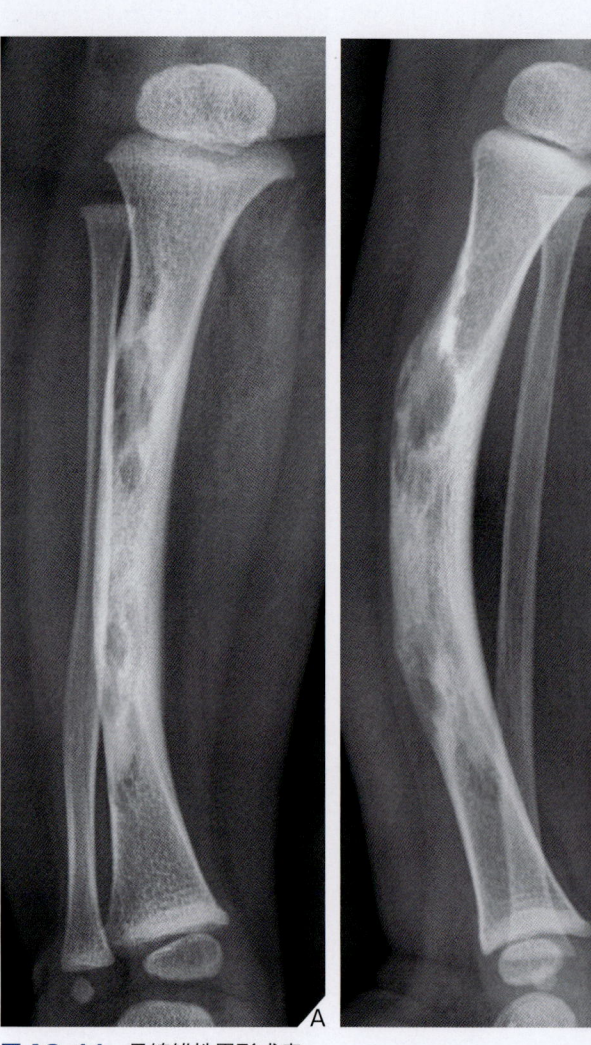

図 19-44　骨線維性異形成症
10 歳女児の右下腿の（A）X 線正面像と（B）側面像は脛骨骨幹部の広範な病変を示す．脛骨の特徴的な前弯に注目．

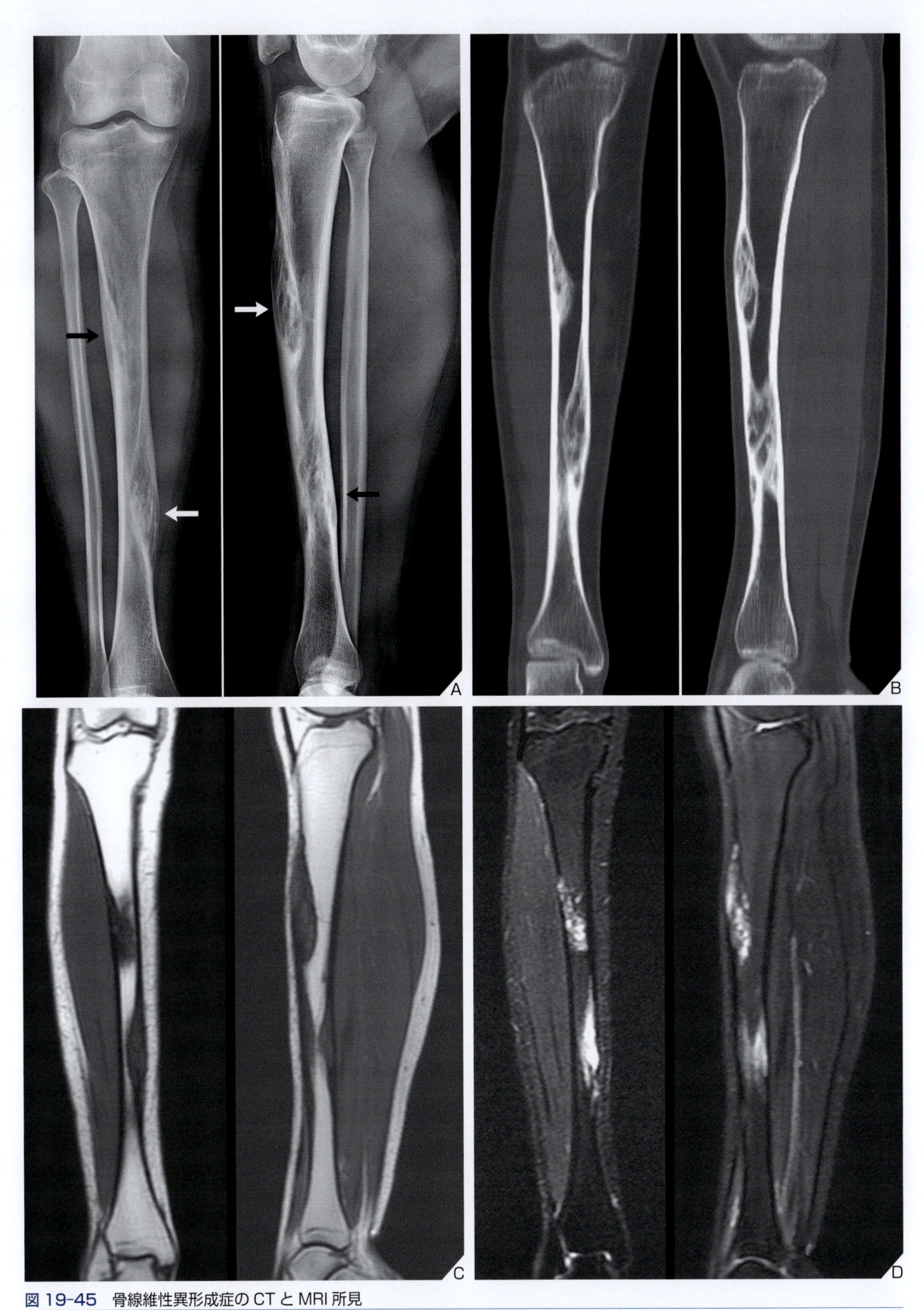

図 19-45　骨線維性異形成症の CT と MRI 所見
　14 歳女児の右下腿の（**A**）X 線正面像と側面像は，紡錘形で隔壁構造をもつ脛骨骨幹部の骨皮質を中心とした病変を示す（→）．（**B**）CT 再構成冠状断像と矢状断像では境界明瞭で高吸収，低吸収領域が混在した病変を示す．骨膜反応や軟部腫隆は認めない．T1 強調冠状断像および T1 強調矢状断像（**C**）と STIR 法による画像（**D**）は，ともに線維性骨異形成症と類似した信号変化を呈する．

図 19-46　骨線維性異形成症の MRI

（A）T1 強調矢状断像は，脛骨の前面に長円形で不均一な信号変化を呈する病変を示す（→）．（B）ガドリニウム静注後の脂肪抑制 T1 強調矢状断像は，著明な造影効果を呈する．

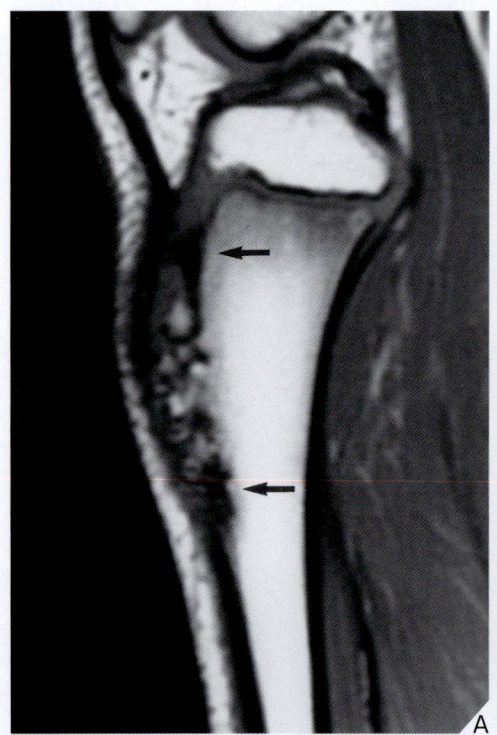
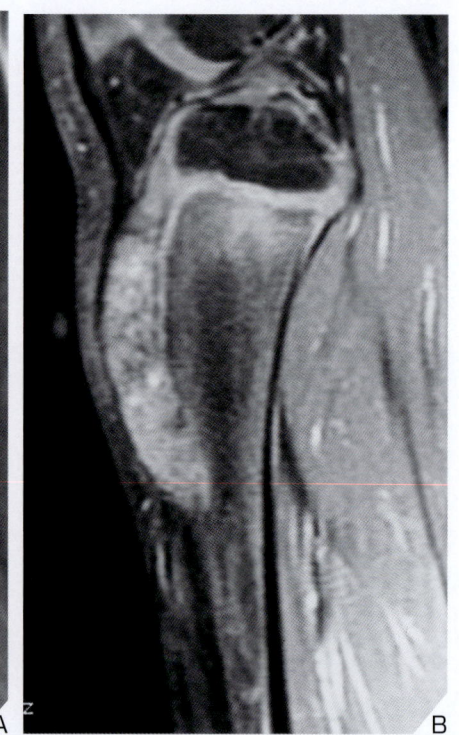

表 19-1			X 線像上類似した像を示す種々の線維性骨化性病変の鑑別点		
	性別	**年齢**	**発生部位**	**X 線像上の形態**	**病理組織像**
線維性骨異形成症	男性/女性	全年齢（単骨性） 30 歳未満（多骨性）	大腿骨頚部（多い） 長管骨 骨盤 骨幹端 多骨性：骨格の一側性	骨透亮像，すりガラス状または，煙のような病巣 扇形の膨隆と皮質の菲薄化 羊飼いの杖状変形 過成長	粗から密な線維性間質の中に未成熟骨組織（非層板）が存在 骨形成能のない骨梁（naked trabeculae）
非骨化性線維腫	男性/女性	30 歳未満	長管骨（多くは大腿骨の後面を侵す）	骨透亮像，偏在性病巣 貝殻状で硬化縁をもつ	巨細胞，ヘモジデリン，脂質に満たされた組織球を含む，線維組織の渦巻きパターン
骨線維性異形成症 （Kempson-Campanacci 病変）	男性/女性	20 歳未満	脛骨（多くは前面） 腓骨 皮質内（多い）	骨透亮像，偏在性病巣 ホタテ貝様（scallop）で硬化縁をもつ 長管骨の前方凸の弓状変形	未成熟骨組織と成熟（層板）骨組織を取り囲むような線維性紡錘形細胞（渦巻き状やもつれた形に成長），骨梁は骨芽細胞に縁どられる（dressed trabeculae）
顎の骨化性線維腫	女性	20〜30 歳代	下顎骨（90%） 上顎骨	膨張性，骨透亮像 硬化性で，明瞭な境界をもつ	均一な線維性紡錘形細胞の増生，種々の量の層板骨の形成と円形セメント質様小体
骨化性線維腫 （Sissons 病変）	男性/女性	10 歳代	脛骨 上腕骨	骨透亮像 骨硬化縁 線維性骨異形成症に類似	円形と紡錘形の細胞を含む線維性組織で，細胞間のコラーゲンは乏しい．顎の骨化性線維腫にみられるセメント質様小体に類似した部分石灰化小体を含んでいる
liposclerosing myxofibrous tumor	男性/女性	20〜70 歳代	大腿骨転子間部	X 線透過性が高いか，あるいは部分的に硬化した明瞭な境界をもつ病変で，ときに中心部に石灰化を示す．	線維性または線維粘液性の背景に，曲線または円形の網状化生骨や脂肪壊死のなかの異栄養性の石灰化を呈する

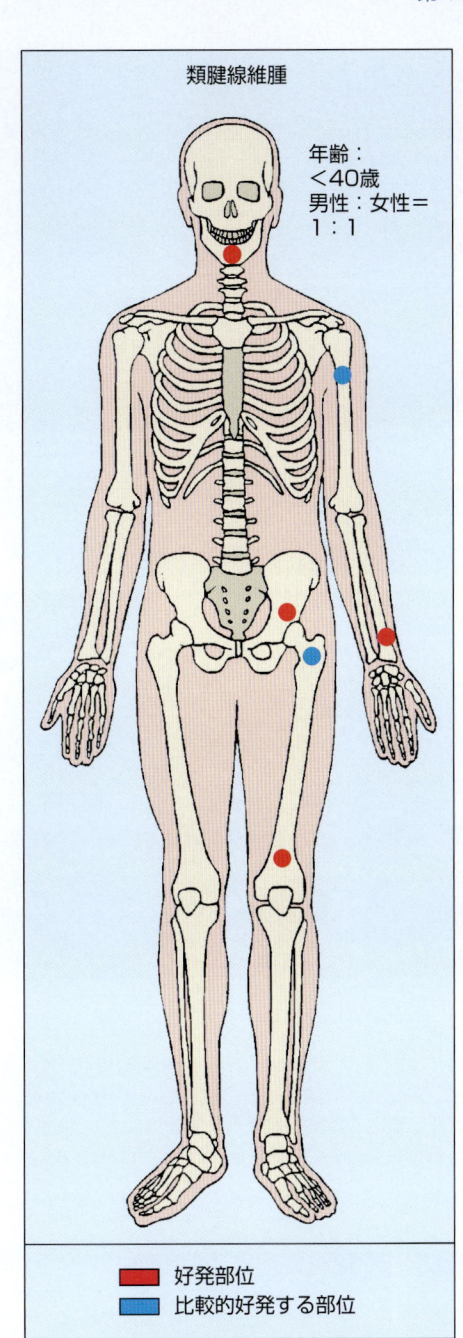

図 19-47　類腱線維腫の好発部位，好発
　　　　　年齢および性差

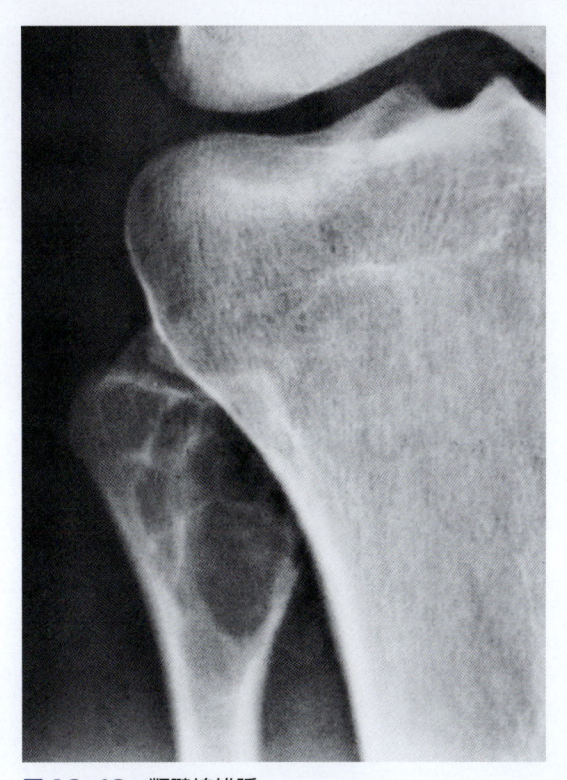

図 19-48　類腱線維腫
　17 歳女性．右腓骨近位端に隔壁構造を残す，辺縁明瞭
な骨透亮像を認める．骨生検にて類腱線維腫と診断され
た．

ⅠⅤ

19

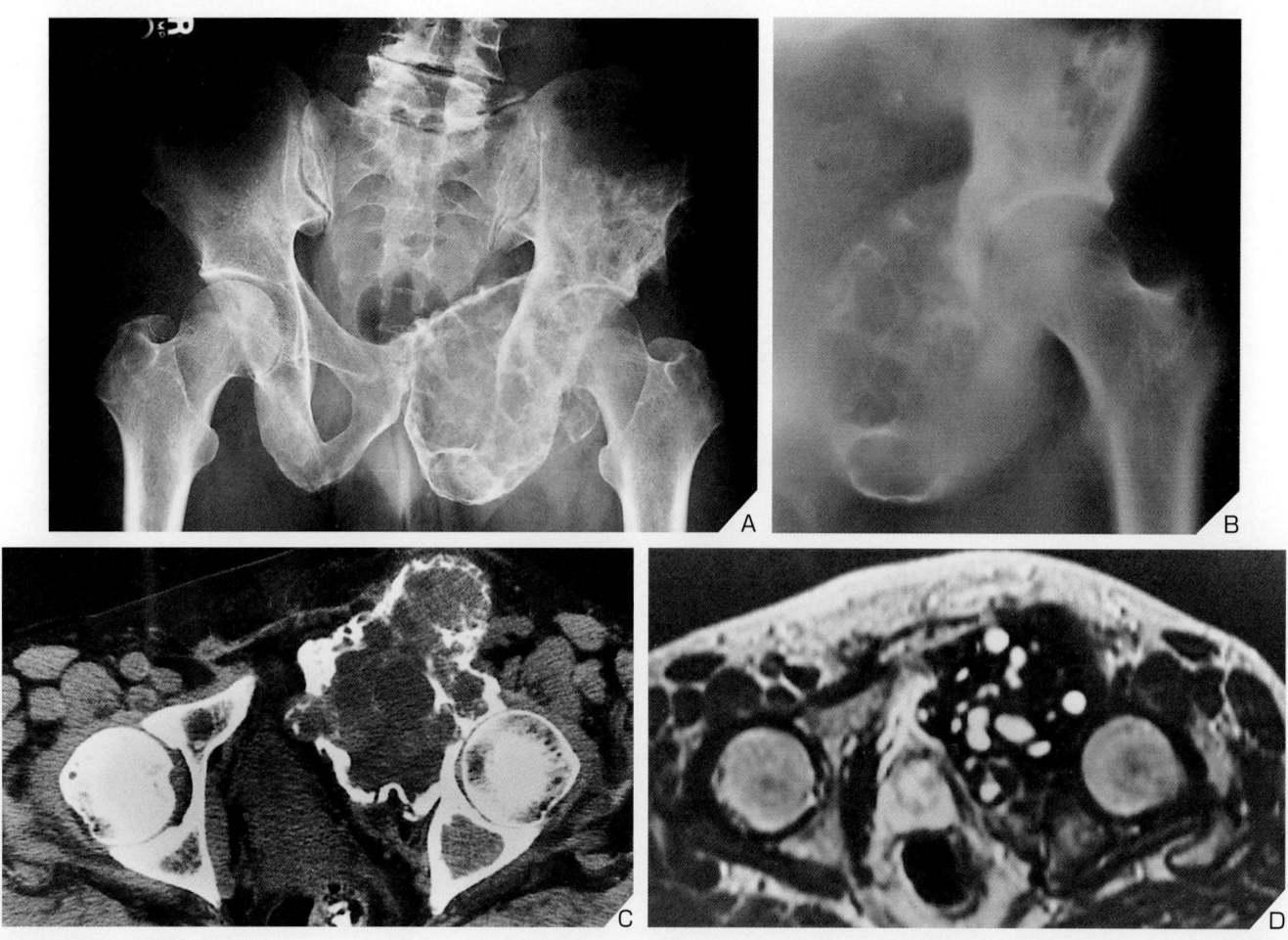

図 19-49 類腱線維腫

67 歳男性. 大きな骨盤腫瘤を示す.（A）骨盤のＸ線正面像で, 坐骨, 恥骨から腸骨臼蓋部にまで拡がる, 膨隆性で, 隔壁構造を残した溶骨像を呈する.（B）一般断層撮影で, 腫瘍は溶骨性で膨隆性であるという特徴が確認される.（C）股関節部の CT で, 腫瘍は多房性で厚く硬い辺縁を有することを示す. 腫瘍は骨盤腔内へ拡がり, 膀胱を偏位させている.（D）スピンエコー法 T2 強調像（TR 2,000/TE 80 msec）では, 腫瘍内の信号は不均一で, 大半は低～等信号を呈し, 中央部に高信号の部分がある. 切開生検にて類腱線維腫と診断した.

(Greenspan A, Jundt G, Remagen W. Differential diagnosis in orthopedic oncology, 2nd ed. Philadelphia : Lippincott Williams & Wilkins ; 2007 ; 299 より引用)

図 19-50 類腱線維腫

31 歳女性の前腕遠位部のＸ線正面像（A）と側面像（B）で, 橈骨と尺骨における浸潤性の骨破壊像を示す. この病変は, 関節面まで拡がっており, 病的骨折（→）も生じて複雑な像を呈している. 生検によって組織学的な診断が確認された.

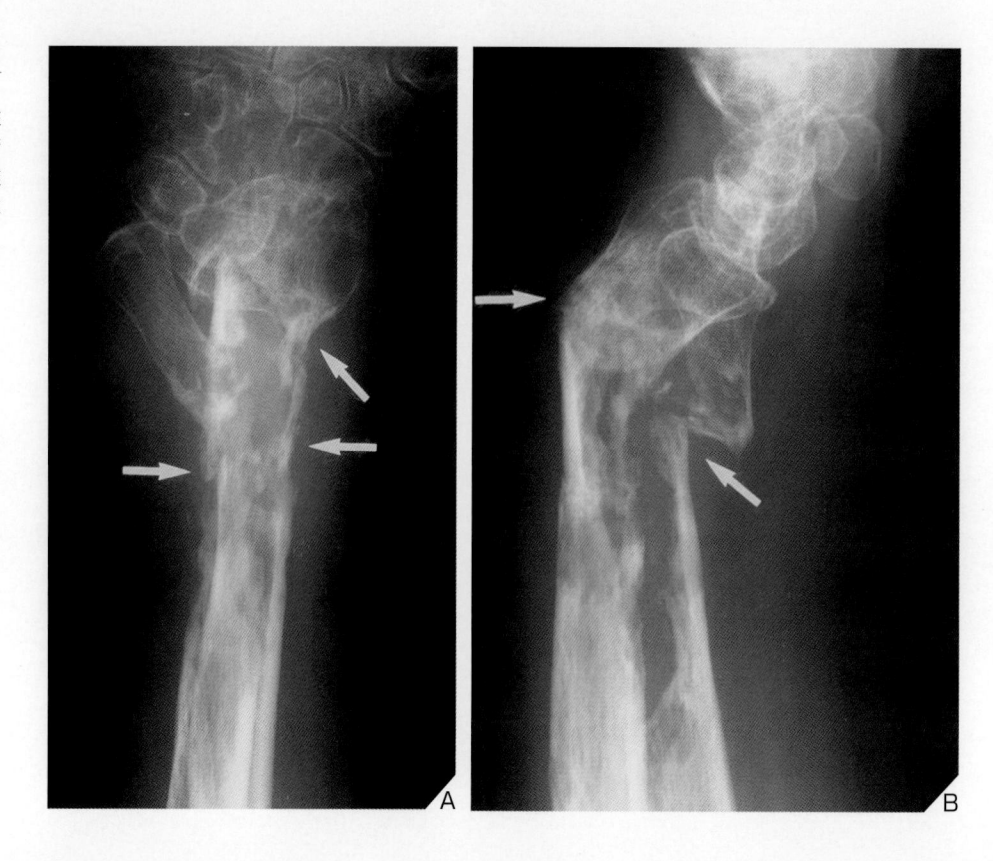

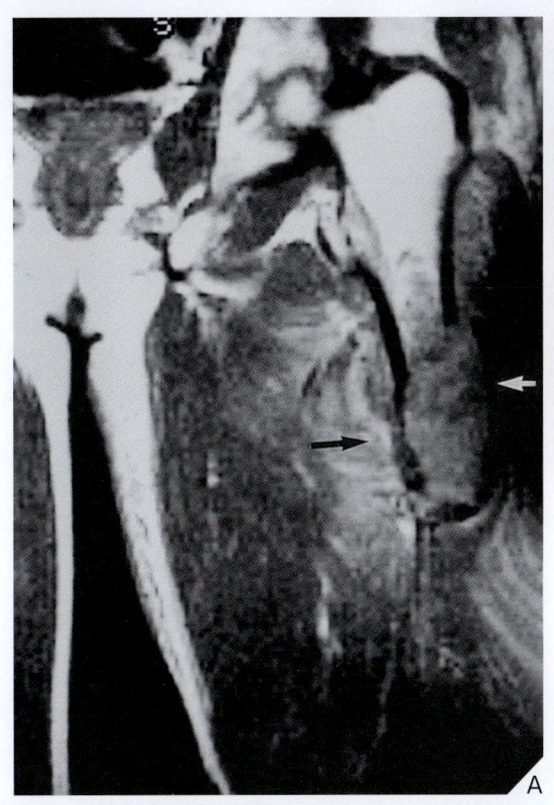
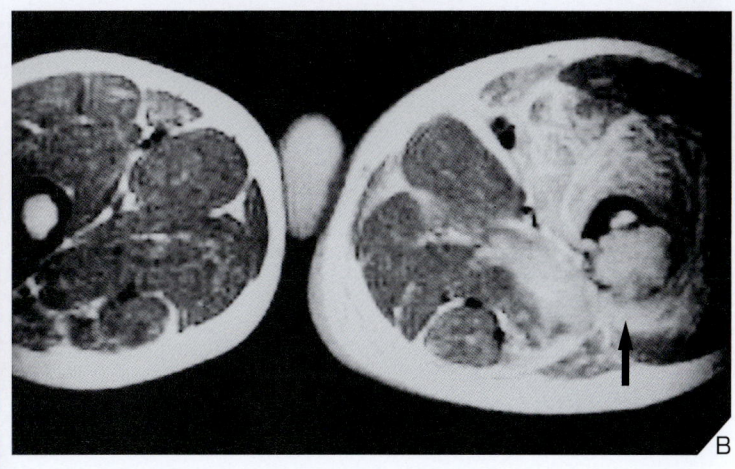

図 19-51　類腱線維腫の MRI
(A) T1 強調冠状断像で，左大腿骨骨幹部において，骨皮質を破壊し，軟部組織に浸潤した類腱線維腫が認められる（→）.（B）プロトン密度強調横断像では，腫瘍で置き換わった骨髄組織（→），軟部組織への浸潤，周囲組織の浮腫などが明らかである.
（Dr. Wolf-gang Remagen, Cologne, German のご好意による）

覚えておくべきポイント

❶ 線維性骨皮質欠損（骨幹端部線維性欠損）と非骨化性線維腫は同じ病理，組織学的構造からなるきわめて類似の疾患である. これらは X 線像上，その大きさだけで鑑別される.

❷ これらの病変は自然消褪するが，増大し続けると骨内に偏在性に存在し，特徴的なホタテ貝様の骨硬化縁（scalloped sclerotic border）を示す.

❸ カフェオレ斑を伴う広範な非骨化性線維腫は，Jaffe-Campanacci 症候群として知られる.

❹ 良性線維性組織球腫は，非骨化性線維腫と類似した X 線像を呈するが，より高齢者に発生し，症状を現すことがある. また，臨床像はより激しく，摘出術後も再発することがある.

❺ 骨膜性類腱腫は，大腿骨の内側顆の内後側骨皮質に好発するのが特徴である. 悪性骨腫瘍との鑑別に注意する.

❻ 線維性骨異形成症には単骨性と多骨性の 2 つのパターンがあり，後者は骨格の一側に偏る傾向にある. 性早熟とカフェオレ斑（不規則で粗野な，あるいは「メイン州の海岸線 "coast of Maine"」のような境界をもつ）が随伴する多骨性の線維性骨異形成症を McCune-Albright 症候群と呼ぶ. これらは女児に多くみられる.

❼ 筋肉内粘液腫を伴う多骨性線維性骨異形成症は Mazabraud 症候群として知られる.

❽ 線維性骨異形成症において，軟骨組織の過形成をみることがある. このような病変は，線維軟骨性異形成症として知られており，軟骨肉腫のような，軟骨性腫瘍と X 線像が類似することがある.

❾ 線維軟骨異形成（線維性骨異形成の軟骨分化型）と，主に小児・若年者の脛骨近位端に特徴的な長管骨に局在する限局性線維軟骨異形成とを見誤ってはならない.

❿ 線維性骨異形成症の骨格分布を知るための最良の方法は骨スキャンである.

⓫ 小児や青少年にみられる良性の線維性骨化性疾患として，骨線維性異形成症は脛骨の前面に好発する. ときにアダマンチノーマを合併することもある.

⓬ 類腱線維腫は，局所的に激しい病像を呈し，しばしば骨破壊，軟部組織浸潤を認めるため，悪性腫瘍と紛らわしい.

引用文献・参考図書

1. Albright F, Butler AM, Hampton AO, Smith P. Syndrome characterized by osteitis fibrosa disseminata, areas of pigmentation and endocrine dysfunction with precocious puberty in females. *N Engl J Med* 1937; 216: 727-731.
2. Alguacil-Garcia A, Alonso A, Pettigrew NM. Osteofibrous dysplasia (ossifying fibroma) of the tibia and fibula and adamantinoma. *Am J Clin Pathol* 1984; 82: 470-474.
3. Bahk W-J, Kang Y-K, Lee A-H, Mirra JM. Desmoid tumor of bone with enchondromatous nodules, mistaken for chondrosarcoma. *Skeletal Radiol* 2003; 32: 223-226.
4. Bancroft LW, Kransdorf MJ, Menke DM, O'Connor MI, Foster WC. Intramuscular myxoma: characteristic MR imaging features. *Am J Roentgenol* 2002; 178: 1255-1259.
5. Barnes GR Jr, Gwinn JL. Distal irregularities of the femur simulating malignancy. *Am J Roentgenol* 1974; 122: 180-185.
6. Bertoni F, Calderoni P, Bacchini P, Campanacci M. Desmoplastic fibroma of bone: a report of six cases. *J Bone Joint Surg [Br]* 1984; 66B: 265-268.
7. Bertoni F, Calderoni P, Bacchini P, Sudanese A. Benign fibrous histiocytoma of bone. *J Bone Joint Surg [Am]* 1986; 68A: 1225-1230.
8. Bertoni F, Unni KK, McLeod RA, Sim FH. Xanthoma of bone. *Am J Pathol* 1988; 90: 377-384.
9. Blau RA, Zwick DL, Westphal RA. Multiple nonossifying fibromas. *J Bone Joint Surg [Am]* 1988; 70A: 299-304.
10. Brower AC, Culver JE Jr, Keats TE. Histological nature of the cortical irregularity of the medial posterior distal femoral metaphysis in children. *Radiology* 1971; 99: 389-392.
11. Bufkin WJ. The avulsive cortical irregularity. *Am J Roentgenol* 1971; 112: 487-492.
12. Bullough PG, Vigorita VJ. *Atlas of orthopaedic pathology with clinical and radiologic correlations*, 2nd ed. New York: Gowen Medical Publishing; 1992.
13. Cabral CEL, Guedes P, Fonseca T, Rezende JF, Cruz Jr LC, Smith J. Polyostotic fibrous dysplasia associated with intramuscular myxomas: Mazabraud's syndrome. *Skeletal Radiol* 1998; 27: 278-282.
14. Caffey J. On fibrous defects in cortical walls of growing tubular bone: their radiologic appearance, structure prevalence, natural course and diagnostic significance. *Adv Pediatr* 1955; 7: 13-51.
15. Camilleri AE. Craniofacial fibrous dysplasia. *J Laryngol Otol* 1991; 105: 662-666.
16. Campanacci M. Osteofibrous dysplasia of the long bones. A new clinical entity. *Ital J Orthop Traumatol* 1976; 2: 221-237.
17. Campanacci M, Laus M. Osteofibrous dysplasia of the tibia and fibula. *J Bone Joint Surg [Am]* 1981; 63A: 367-375.
18. Campanacci M, Laus M, Boriani S. Multiple non-ossifying fibromata with extraskeletal anomalies: a new syndrome? *J Bone Joint Surg [Br]* 1983; 65-B: 627-632.
19. Campbell CJ, Hawk T. A variant of fibrous dysplasia (osteofibrous dysplasia). *J Bone Joint Surg [Am]* 1982; 64A: 231-236.
20. Choi IH, Kim CJ, Cho T-J, Chung CY, Song KS, Hwang JK, Sohn YJ. Focal fibrocartilaginous dysplasia of long bones: report of eight additional cases and literature review. *J Ped Orthop* 2000; 20: 421-427.
21. Clarke BE, Xipell JM, Thomas DP. Benign fibrous histiocytoma of bone. *Am J Surg Pathol* 1985; 9: 806-815.
22. Cohen DM, Dahlin DC, Pugh DG. Fibrous dysplasia associated with adamantinoma of the long bones. *Cancer* 1962; 15: 515-521.
23. Crim JR, Gold RH, Mirra JM, Eckardt JJ, Bassett LW. Desmoplastic fibroma of bone: radiographic analysis. *Radiology* 1989; 172: 827-832.
24. Cunningham BJ, Ackerman LV. Metaphyseal fibrous defects. *J Bone Joint Surg* 1956; 38: 797-808.
25. Czerniak B, Rojas-Corona RR, Dorfman HD. Morphologic diversity of long bone adamantinoma. The concept of differentiated (regressing) adamantinoma and its relationship to osteofibrous dysplasia. *Cancer* 1989; 64: 2319-2334.
26. Daffner RH, Kirks DR, Gehweiler JA Jr, et al. Computed tomography of fibrous dysplasia. *Am J Roentgenol* 1982; 139: 943-948.
27. Dahlin DC, Unni KK. *Bone tumors: general aspects and data on 8,542 cases*, 4th ed. Springfield, IL: Charles C. Thomas, 1986: 141-148.
28. DeSmet A, Travers H, Neff JR. Chondrosarcoma occurring in a patient with polyostotic fibrous dysplasia. *Skeletal Radiol* 1981; 7: 197-201.
29. DiCaprio MR, Enneking WF. Fibrous dysplasia. Pathophysiology, evaluation, and treatment. *J Bone Joint Surg* 2005; 87: 1848-1864.
30. Dominok GW, Eisengarten W. Benignes fibroeses Histiozytom des Knochens. *Zentralbl Pathol* 1980; 124: 77-83.
31. Dorfman HD, Ishida T, Tsuneyoshi M. Exophytic variant of fibrous dysplasia (fibrous dysplasia protuberans). *Hum Pathol* 1994; 25: 1234-1237.
32. Dreizin D, Glenn C, Jose J. Mazabraud syndrome. *Am J Orthop* 2012; 41: 332-335.
33. Endo M, Kawai A, Kobayashi E, et al. Solitary intramuscular myxoma with monostotic fibrous dysplasia as a rare variant of Mazabraud's syndrome. *Skeletal Radiol* 2007; 36: 523-529.
34. Evans GA, Park WM. Familial multiple non-osteogenic fibromata. *J Bone Joint Surg [Br]* 1978; 60B: 416-419.
35. Flanagan AM, Delaney D, O'Donnell P. Benefits of molecular pathology in the diagnosis of musculoskeletal disease. Part II of a two-part review: bone tumors and metabolic disorders. *Skeletal Radiol* 2010; 39: 213-224.
36. Friedland JA, Reinus WR, Fisher AJ, Wilson AJ. Quantitative analysis of the plain radiographic appearance of nonossifying fibroma. *Invest Radiol* 1995; 30: 474-479.
37. Gebhardt MC, Campbell CJ, Schiller AL, Mankin HJ. Desmoplastic fibroma of bone. A report of eight cases and review of the literature. *J Bone Joint Surg [Am]* 1985; 67A: 732-747.
38. Greenspan A, Jundt G, Remagen W. *Differential diagnosis in orthopaedic oncology*, 2nd ed. Philadelphia: Lippincott Williams & Wilkins; 2007.
39. Greenspan A, Unni KK. Case report 787. Desmoplastic fibroma. *Skeletal Radiol* 1993; 22: 296-299.
40. Gross ML, Soberman N, Dorfman HD, Seimon LP. Case report 556. Multiple nonossifying fibromas of long bones in a patient with neurofibromatosis. *Skeletal Radiol* 1989; 18: 389-391.
41. Hamada T, Ito H, Araki Y, Fujii K, Inoue M, Ishida O. Benign fibrous histiocytoma of the femur: review of three cases. *Skeletal Radiol* 1996; 25: 25-29.
42. Henschen F. Fall von Ostitis fibrosa mit multiplen Tumoren in der umgebenden Muskulatur. *Verh Dtsch Ges Pathol* 1926; 21: 93-97.
43. Hermann G, Klein M, Abdelwahab IF, Kenan S. Fibrocartilaginous dysplasia. *Skeletal Radiol* 1996; 25: 509-511.
44. Hoshi H, Futami S, Ohnishi T, et al. Gallium-67 uptake in fibrous dysplasia of the bone. *Ann Nucl Med* 1990; 4: 35-38.
45. Hudson TM, Stiles RG, Monson DK. Fibrous lesions of bone. *Radiol Clin North Am* 1993; 31: 279-297.
46. Huvos A. *Bone tumors: diagnosis, treatment and prognosis*, 2nd ed. Philadelphia: WB Saunders; 1991: 677-693.
47. Huvos AG, Higinbotham NL, Miller TR. Bone sarcomas arising in fibrous dysplasia. *J Bone Joint Surg [Am]* 1972; 54A: 1047-1056.
48. Inamo Y, Hanawa Y, Kin H, Okuni M. Findings on magnetic resonance imaging of the spine and femur in a case of McCune-Albright syndrome. *Pediatr Radiol* 1993; 23: 15-18.
49. Inwards CY, Unni KK, Beabout JW, Sim FH. Desmoplastic fibroma of bone. *Cancer* 1991; 68: 1978-1983.
50. Ishida T, Dorfman HD. Massive chondroid differentiation in fibrous dysplasia of bone (fibrocartilaginous dysplasia). *Am J Surg Pathol* 1993; 17: 924-930.
51. Iwasko N, Steinbach LS, Disler D, et al. Imaging findings in Mazabraud's syndrome: seven new cases. *Skeletal Radiol* 2002; 31: 81-87.
52. Jaffe HL. Fibrous cortical defect and non-ossifying fibroma. In: *Tumors and tumorous conditions of the bones and joints*. Philadelphia: Lea & Febiger; 1958: 76-91.
53. Jaffe HL, Lichtenstein L. Non-osteogenic fibroma of bone. *Am J Pathol* 1942; 18: 205-221.
54. Jee W-H, Choe B-Y, Kang H-S, et al. Nonossifying fibroma: characteristics at MR imaging with pathologic correlation. *Radiology* 1998; 209: 197-202.
55. Jee W-H, Choi K-H, Choe B-Y, Park J-M, Shinn K-S. Fibrous dysplasia: MR imaging characteristics with radiopathologic correlations. *Am J Roentgenol* 1996; 167: 1523-1527.
56. Johnson CB, Gilbert EE, Gottlieb LI. Malignant transformation of polyostotic fibrous dysplasia. *South Med J* 1979; 72: 353-356.
57. Kahn LB. Adamantinoma, osteofibrous dysplasia and differentiated adamantinoma. *Skeletal Radiol* 2003; 32: 245-258.
58. Kaushik S, Smoker WRK, Frable WJ. Malignant transformation of fibrous dysplasia into chondroblastic osteosarcoma. *Skeletal Radiol* 2002; 31: 103-106.
59. Keeney GL, Unni KK, Beabout JW, Pritchard DJ. Adamantinoma of long bones. *Cancer* 1989; 64: 730-737.
60. Kempson RL. Ossifying fibroma of the long bones. A light and electron microscopic study. *Arch Pathol* 1966; 82: 218-233.
61. Khanna M, Delaney D, Tirabosco R, Saifuddin A. Osteofibrous dysplasia, osteofibrous dysplasia-like adamantinoma, and adamantinoma: correlation of radiological imaging features with surgical histology and assessment of the use of radiology in contributing to needle biopsy diagnosis. *Skeletal Radiol* 2008; 37: 1077-1084.
62. Kimmelstiel P, Rapp I. Cortical defect due to periosteal desmoids. *Bull Hosp Joint Dis* 1951; 12: 286-297.
63. Kransdorf MJ, Murphey MD. Case 12: Mazabraud syndrome. *Radiology* 1999; 212: 129-132.
64. Kransdorf MJ, Murphey MD, Sweet DE. Liposclerosing myxofibrous tumor: a radiologic-pathologic-distinct fibroosseous lesion of bone with a marked predilection for the intertrochanteric region of the femur. *Radiology* 1999; 212: 693-698.
65. Kransdorf MJ, Utz JA, Gilkey FW, Berrey BH. MR appearance of fibroxanthoma. *J Comput Assist Tomogr* 1988; 12: 612-615.
66. Kumar R, Madewell JE, Lindell MM, Swischuk LE. Fibrous lesions of bones. *Radiographics* 1990; 10: 237-256.
67. Kumar R, Swischuk LE, Madewell JE. Benign cortical defect: site for an avulsion fracture. *Skeletal Radiol* 1986; 15: 553-555.
68. Kyriakos M, McDonald DJ, Sundaram M. Fibrous dysplasia with cartilaginous differentiation ("fibrocartilaginous dysplasia"): a review, with an illustrative case followed for 18 years. *Skeletal Radiol* 2004; 33: 51-62.
69. Levine SM, Lambiase RE, Petchprapa CN. Cortical lesions of the tibia: characteristic appearances at conventional radiography. *Radiographics* 2003; 23: 157-177.
70. Lichtenstein L, Jaffe HL. Fibrous dysplasia of bone. *Arch Pathol* 1942; 33: 777-816.

71. Lichtman EA, Klein MJ. Case report 302. Desmoplastic fibroma of the proximal end of the left femur. *Skeletal Radiol* 1985; 13: 160-163.

72. Luna A, Martinez S, Bossen E. Magnetic resonance imaging of intramuscular myxoma with histological comparison and a review of the literature. *Skeletal Radiol* 2005; 34: 19-28.

73. Machida K, Makita K, Nishikawa J, et al. Scintigraphic manifestation of fibrous dysplasia. *Clin Nucl Med* 1986; 11: 426-429.

74. Markel SF. Ossifying fibroma of long bone. *Am J Clin Pathol* 1978; 69: 91-97.

75. Matsuno T. Benign fibrous histiocytoma involving the ends of long bone. *Skeletal Radiol* 1990; 19: 561-566.

76. Mazabraud A, Semat P, Roze R. A propos de l'association de fibromyxomes des tissus mous à la dysplasie fibreuse des os. *Presse Med* 1967; 75: 2223-2228.

77. Mesiter P, Konrad E, Hohne N. Incidence and histological structure of the storiform pattern in benign and malignant fibrous histiocytomas. *Virchows Arch [A]* 1981; 393: 93-101.

78. Mirra JM. Fibrohistiocytic tumors of intramedullary origin. In: Mirra JM, Picci P, Gold RH, eds. *Bone tumors: clinical, pathologic, and radiologic correlations*. Philadelphia: Lea & Febiger; 1989: 691-799.

79. Mirra JM, Gold RH. Fibrous dysplasia. In: Mirra JM, Picci P, Gold RH, eds. *Bone tumors*. Philadelphia: Lea & Febiger; 1989: 191-226.

80. Mirra JM, Gold RH, Rand F. Disseminated nonossifying fibromas in association with café-au-lait spots (Jaffe-Campanacci Syndrome). *Clin Orthop* 1982; 168: 192-205.

81. Moser RP Jr, Sweet DE, Haseman DB, Madewell JE. Multiple skeletal fibroxanthomas: radiologic-pathologic correlation of 72 cases. *Skeletal Radiol* 1987; 16: 353-359.

82. Mulder JD, Schütte HE, Kroon HM, Taconis WK. *Radiologic atlas of bone tumors*. Amsterdam, the Netherlands: Elsevier; 1993: 607-625.

83. Okubo T, Saito T, Takagi T, et al. Desmoplastic fibroma of the rib with cystic change: a case report and literature review. *Skeletal Radiol* 2014; 43: 703-708.

84. Park Y, Unni KK, McLeod RA, Pritchard DJ. Osteofibrous dysplasia: clinicopathologic study of 80 cases. *Hum Pathol* 1993; 24: 1339-1347.

85. Pennes DR, Braunstein EM, Glazer GM. Computed tomography of cortical desmoid. *Skeletal Radiol* 1984; 12: 40-42.

86. Rabhan WN, Rosai J. Desmoplastic fibroma. Report of ten cases and review of the literature. *J Bone J Surg [Am]* 1968; 50A: 487-502.

87. Ragsdale BD. Polymorphic fibroosseous lesions of bone: an almost site-specific diagnostic problem of the proximal femur. *Hum Pathol* 1993; 24: 505-512.

88. Resnick D, Greenway G. Distal femoral cortical defects, irregularities, and excavations: a critical review of the literature with the addition of histologic and paleopathologic data. *Radiology* 1982; 143: 345-354.

89. Riley GM, Greenspan A, Poirier VC. Fibrous dysplasia of a parietal bone. *J Comput Assist Tomogr* 1997; 21: 41-43.

90. Ritschl P, Hajek PC, Pechmann U. Fibrous metaphyseal defects. Magnetic resonance imaging appearances. *Skeletal Radiol* 1989; 18: 253-259.

91. Ritschl P, Karnel F, Hajek PC. Fibrous metaphyseal defects—determination of their origin and natural history using a radiomorphological study. *Skeletal Radiol* 1988; 17: 8-15.

92. Ruggieri P, Sim FH, Bond JA, Unni KK. Malignancies in fibrous dysplasia. *Cancer* 1994; 73: 1411-1424.

93. Schajowicz F. Histological typing of bone tumors. *World Health Organization International Histological classification of tumors*. Berlin, Germany: Springer-Verlag; 1993.

94. Schajowicz F. *Tumors and tumorlike lesions of bone. Pathology, radiology, and treatment*, 2nd ed. Berlin, Germany: Springer-Verlag; 1994.

95. Schajowicz F, Sissons HA, Sobin LH. The World Health Organization's histologic classification of bone tumors. A commentary on the second edition. *Cancer* 1995; 75: 1208-1214.

96. Schwartz AM, Ramos RM. Neurofibromatosis and multiple nonossifying fibroma. *Am J Roentgenol* 1980; 135: 617-619.

97. Schwartz DT, Alpert M. The malignant transformation of fibrous dysplasia. *Am J Med Sci* 1964; 247: 1-20.

98. Selby S. Metaphyseal cortical defects in the tubular bones of growing children. *J Bone Joint Surg [Am]* 1961; 43 A: 395-400.

99. Shelton Ⅲ CH, Nimityongskul P, Richardson PH, Brogdon BG. Progressive painful bowing of the right leg. *Acad Radiol* 1995; 2: 351-353.

100. Singnurkar A, Phancao JP, Chatha DS, Stern J. The appearance of Mazabraud's syndrome on 18F-FDG PET/CT. *Skeletal Radiol* 2007; 36: 1085-1089.

101. Sissons HA, Kancherla PL, Lehman WB. Ossifying fibroma of bone. Report of two cases. *Bull Hosp Joint Dis Orthop Inst* 1983; 43: 1-14.

102. Spjut HJ, Dorfman HD, Fechner RE, Ackerman LV. *Tumors of bone pathology. Atlas of tumor pathology*, 2nd series, Fascicle 5. Washington, DC: Armed Forces Institute of Pathology; 1971: 249-292.

103. Springfield DS, Rosenberg AE, Mankin HJ, Mindell ER. Relationship between osteofibrous dysplasia and adamantinoma. *Clin Orthop* 1994; 309: 234-244.

104. Steiner GC. Fibrous cortical defect and non-ossifying fibroma of bone: a study of the ultrastructure. *Arch Pathol* 1974; 97: 205-210.

105. Sugiura I. Desmoplastic fibroma. Case report and review of the literature. *J Bone Joint Surg [Am]* 1976; 58A: 126-130.

106. Sundaram M, McDonald DJ, Merenda G. Intramuscular myxoma: a rare but important association with fibrous dysplasia of bone. *Am J Roentgenol* 1989; 153: 107-108.

107. Sweet DE, Vinh TN, Devaney K. Cortical osteofibrous dysplasia of long bone and its relationship to adamantinoma. *Am J Surg Pathol* 1992; 16: 282-290.

108. Taconis WK, Schütte HE, van der Heul RO. Desmoplastic fibroma of bone: a report of 18 cases. *Skeletal Radiol* 1994; 23: 283-288.

109. Totty WG, Murphy WA, Lee JKT. Soft tissue tumors: MR imaging. *Radiology* 1986; 160: 135-141.

110. Trombetta D, Macchia G, Mandahl N, et al. Molecular genetic characterization of the 11q13 breakpoint in a desmoplastic fibroma of bone. *Cancer Genet* 2012; 205: 410-413.

111. Ueda Y, Blasius S, Edel G, Wuisman P, Bocker W, Roessner A. Osteofibrous dysplasia of long bones—a reactive process to adamantinomatous tissue. *J Cancer Clin Oncol* 1992; 118: 152-156.

112. Unni KK. Fibrous and fibrohistiocytic lesions of bone. *Semin Orthop* 1991; 6: 177-186.

113. Unni KK, Dahlin DC, Beaubout JW, Ivins JC. Adamantinoma of long bones. *Cancer* 1974; 34: 1796-1805.

114. Utz JA, Kransdorf MJ, Jelinek JS, Moser RP, Berrey BH. MR appearance of fibrous dysplasia. *J Comput Assist Tomogr* 1989; 13: 845-851.

115. Vanhoenacker FM, Hauben E, De Beuckeleer LH, Willemen D, Van Marck E, De Schepper AM. Desmoplastic fibroma of bone: MRI features. *Skeletal Radiol* 2000; 29: 171-175.

116. Weiss SW, Dorfman HD. Adamantinoma of long bones. *Hum Pathol* 1977; 8: 141-153.

117. Wold LE. Fibrohistiocytic tumors of bone. In: Unni KK, ed. *Bone tumors*. New York: Churchill Livingstone; 1988: 183-197.

118. Yabut SM, Kenan S, Sissons HA, Lewis MM. Malignant transformation of fibrous dysplasia. *Clin Orthop* 1988; 228: 281-289.

119. Yamazaki T, Maruoka S, Takahashi S, et al. MR findings of avulsive cortical irregularity of the distal femur. *Skeletal Radiol* 1995; 24: 43-46.

120. Young JWR, Aisner SC, Levine AM, Resnik CS, Dorfman HD. Computed tomography of desmoid tumors of bone: desmoplastic fibroma. *Skeletal Radiol* 1988; 17: 333-337.

121. Zoccali C, Teori G, Erba F. Mazabraud's syndrome: a new case and review of the literature. *Int Orthop* 2009; 33: 605-610.

Ⅳ

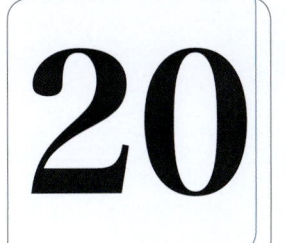

20 良性腫瘍と腫瘍類似病変 IV：種々の腫瘍

1．単発性骨嚢腫（simple bone cyst）

単発性骨嚢腫はしばしば単房性骨嚢腫とも称される原因不明の腫瘍類似疾患であり，原発性骨腫瘍の約3%を占める．局所の骨成長を妨げる病変として認識されている．いまだに病因ははっきりしていないが，単発性骨嚢腫は，真の腫瘍性病変というよりも反応性または成長障害によるものと考えられている．女性より男性に多く，一般的に20歳代までの発生がほとんどである．単発性骨嚢腫の17歳未満における好発部位は，上腕骨や大腿骨の近位骨幹に集中している．成人の単発性骨嚢腫はときとして踵骨，距骨，腸骨のような非定型的部位に発生することが特徴である（図20-1）．病的骨折がしばしば本病変の最初の徴候となる．臨床症状は，痛み，腫脹，近接する関節のこわばり感である．X線像上，単発性骨嚢腫は骨透亮像として認められ，中心部に位置し，硬化した辺縁をもつ境界明瞭な像としてとらえられる（図20-2〜5）．単発性骨嚢腫に骨膜反応を伴うことはなく，これはしばしば骨膜反応を認める動脈瘤様骨嚢腫との鑑別に有用である．しかし，病的骨折を伴う場合は骨膜反応を有する．通常単純X線検査で十分に診断可能である．MRIはT1強調像で低〜等信号を呈し，T2強調像では均一な高信号として描出される（図20-6）．

病理組織像では，単発性骨嚢腫は除外診断となる．外科的掻爬の範囲内にはほとんど硬い組織はなく，嚢腫壁に時折，線維組織もしくは平らな単層細胞層が残っていることがある．嚢腫内容物はアルカリホスファターゼ高値である．

▌合併症と鑑別診断▐

単発性骨嚢腫のもっとも多い合併症は病的骨折であり，約66%に認める．ときとして病巣の内部に fallen-fragment sign（骨片剥落像）（図20-7）として，骨折した骨皮質の小片をとらえることができる．これは単発性骨嚢腫が空洞であるか，液体で満たされていたことを示唆する像である．またこの所見は腓骨のような細い骨に発生した単発性骨嚢腫の診断に重要で（図20-8），他の骨透亮像を呈する線維性骨異形成や非骨化性線維腫や内軟骨腫のような，硬い線維組織や軟骨組織を含む疾患との鑑別に有用である（図20-9）．骨膿瘍はしばしば単発性骨嚢腫と紛らわしい像を呈し，単発性骨嚢腫の好発部位である上腕骨近位や大腿骨近位に発生していれば，鑑別がとくに困難である．骨膜反応を認め，成長軟骨板を越えて病変が波及していれば骨膿瘍の重要な特徴としてとらえることができ，鑑別も容易である（図20-10）．まれに，骨内ガングリオンが単発性骨嚢腫と取り違えられることもある（図20-11）．

▌治療▐

単発性骨嚢腫の治療は，骨形成を誘導することにより，完全治癒を期することができる．骨修復への誘導のもっとも単純な引き金は骨折であるが，骨折のみでは完全治癒には不十分である．自然骨折により単発性骨嚢腫が消失した症例は少ない．骨嚢腫でもっともよく用いられる治療法は掻爬術と海綿骨の小片による骨移植である．しかしこの方法では10歳以下の症例において高率に再発が認められている．さらには，単発性骨嚢腫の多くはこの治療法では成長軟骨板に損傷を与える危険もある．成長線（physis）に隣接して発生することに着眼して，最近 Scaglietti は合成副腎皮質ステロイドを注入して単発性骨嚢腫を治療することを報告した．Scaglietti によれば，この方法により若年者例では成人例に比較して，より速やかに骨の完全修復が得られたが，ときに数回の注入が必要な場合があったということである．

20

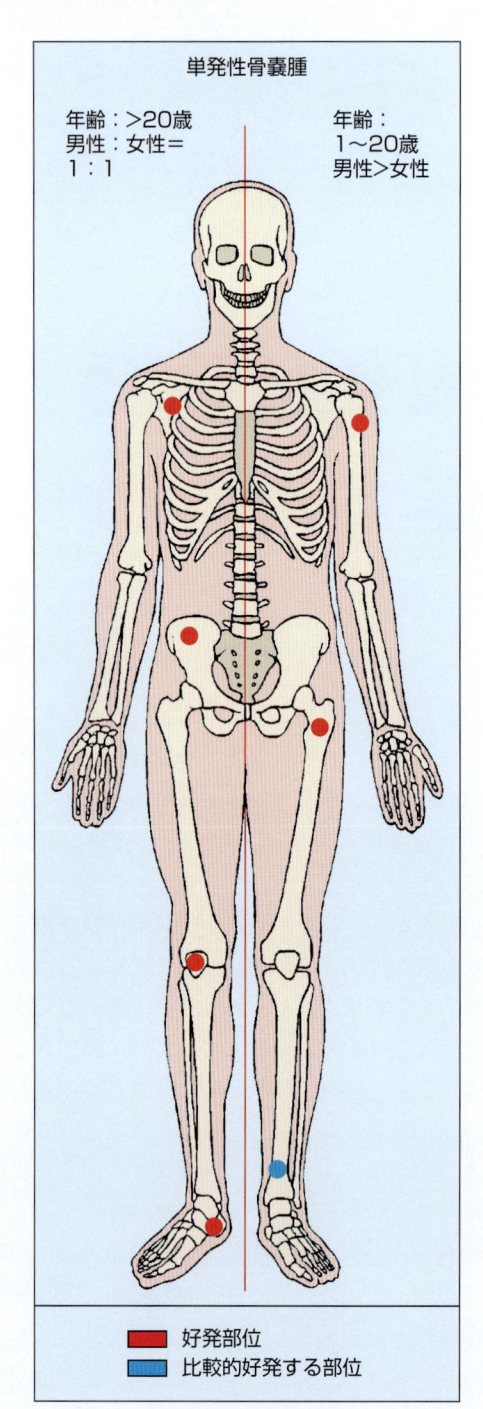

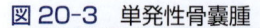

図 20-1 単発性骨嚢腫における好発部位，年齢分布および性差
骨格の左半分は，成人での好発部位，性差を示す．

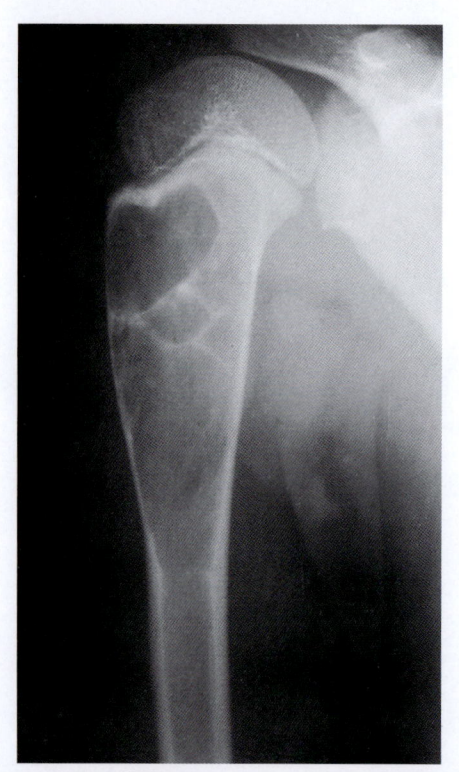

図 20-2 単発性骨嚢腫
6 歳男児．右上腕骨のＸ線正面像．典型的な単発性骨嚢腫がみられる．上腕骨の骨幹端および近位骨幹に発生する骨嚢腫の部位が特異的である．骨透亮像が中心性にみられ，偽中隔も認められる．骨膜反応がないことと，骨皮質のわずかな菲薄化に注目．

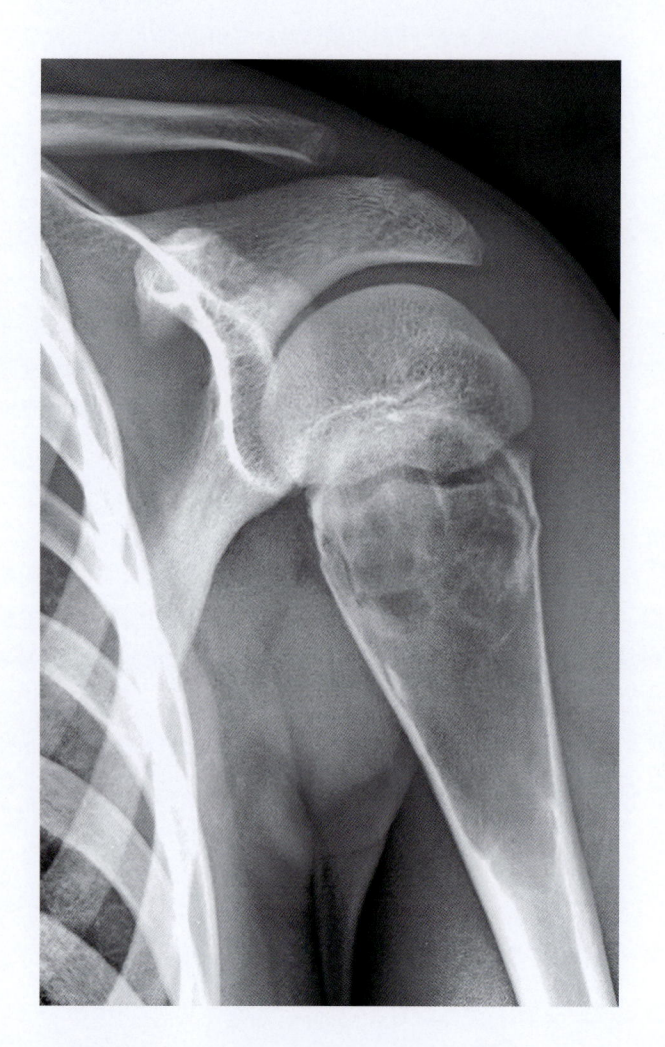

図 20-3 単発性骨嚢腫
12 歳男児．左肩のＸ線正面像は，上腕骨骨幹から骨幹端の中央に位置する骨透亮像を認める．骨皮質は菲薄化しているが，骨膜反応は認めない．

図 20-4 単発性骨嚢腫
　11 歳女児．左股関節のＸ線正面像は，単純性骨嚢腫の特徴的所見
を呈する．病変は中心性で，正常と病変の移行領域が狭く，地図状
の骨破壊，偽隔壁構造を示すが，骨膜反応は認めないことに注目．

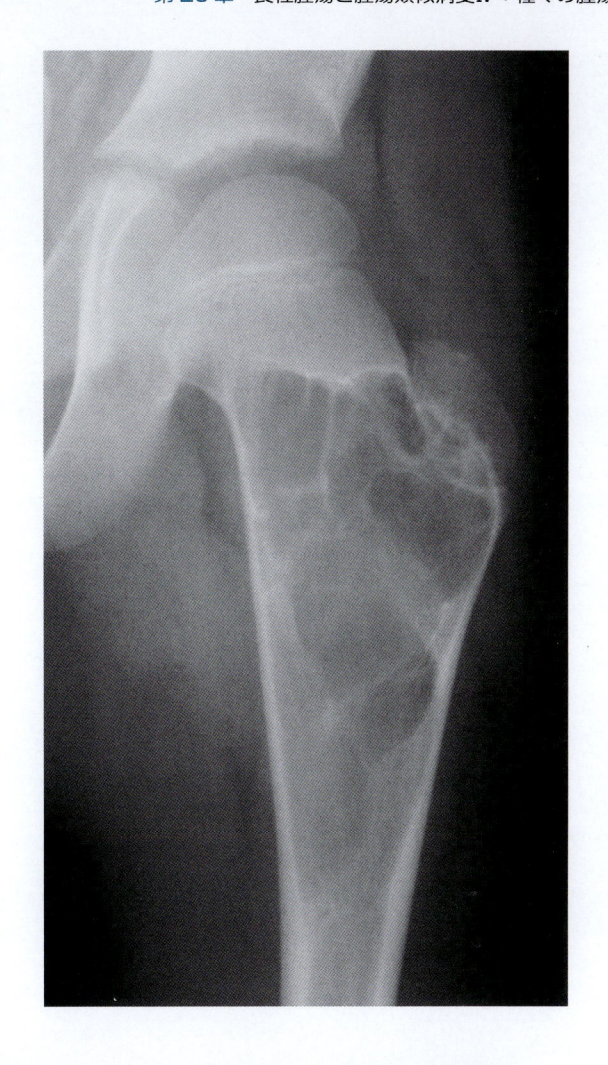

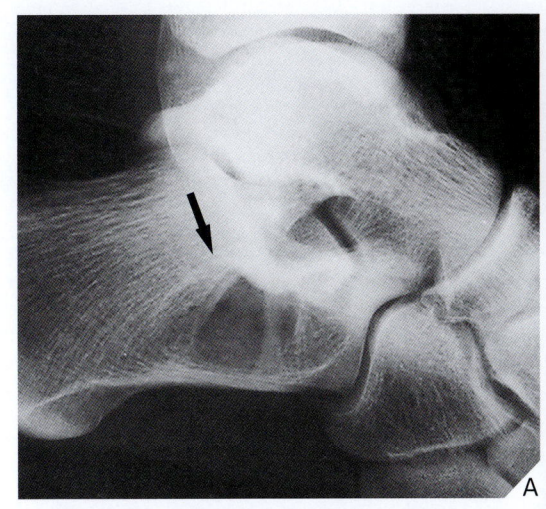

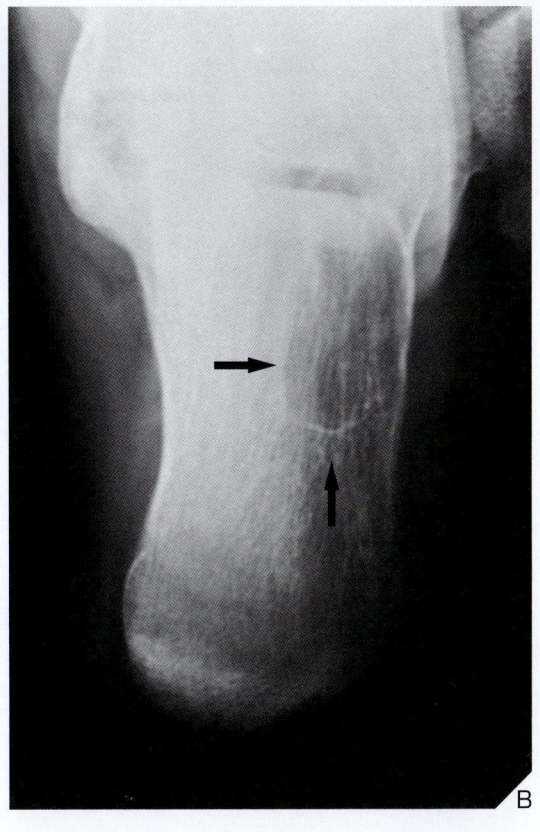

図 20-5 単発性骨嚢腫
　32 歳男性．踵骨のＸ線側面像（**A**）と Harris-Beath 撮影像（**B**）．踵骨の単発性骨嚢腫（→）は，本症例のように
踵骨の前外側に存在するのが典型的である．

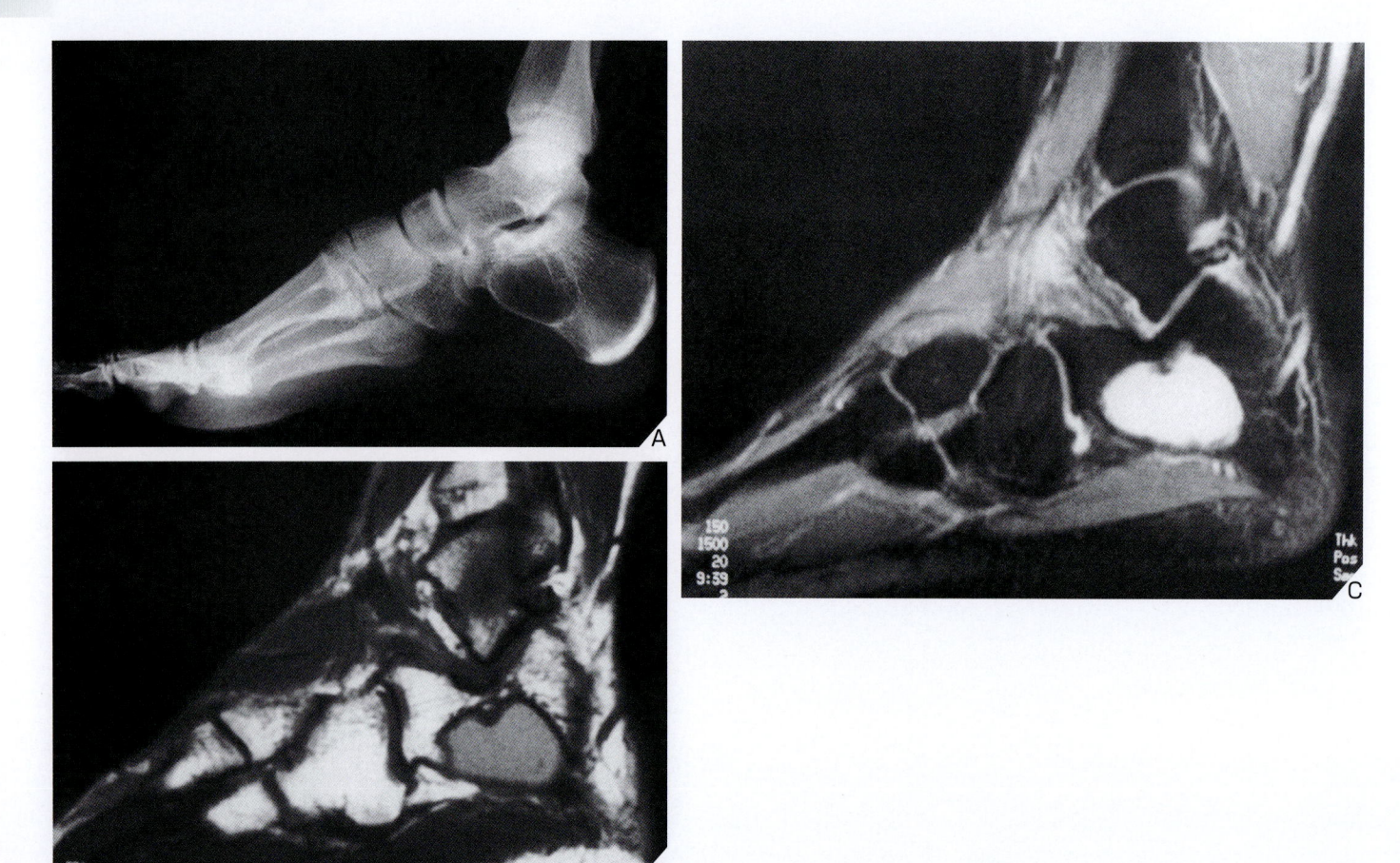

20

図 20-6　単発性骨嚢腫の MRI 所見
18 歳男性.（A）足部の側面像で, 踵骨に一部辺縁硬化像を伴う骨透過性病変を認める.（B）MRI T1 強調矢状断像［スピンエコー（SE）：繰り返し時間（TR）850/エコー時間（TE）15 msec］では, 硬化像を呈した辺縁は低信号を示し, 病変自体は均一な等信号を示す.（C）STIR 矢状断像では, 病変は均一な高信号を示す.
(Greenfield GB, Arrington JA. Imaging of bone tumors. Philadelphia：JB Lippincott；1995：217-218 より引用)

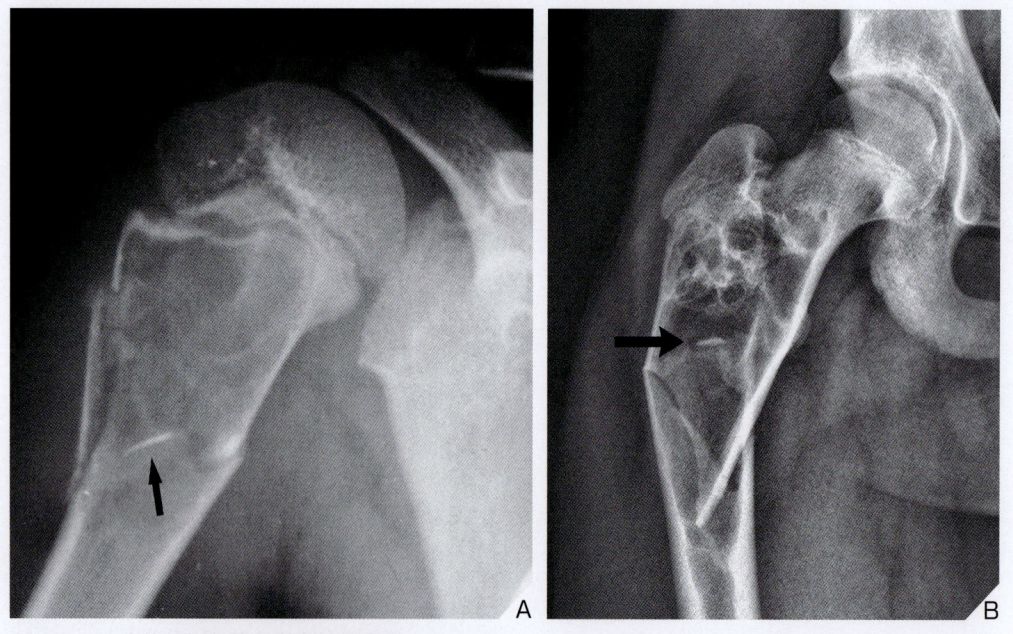

図 20-7　病的骨折を伴う単発性骨嚢腫
（A）6 歳男児. 単発性骨嚢腫のもっとも一般的な合併症の 1 つは病的骨折である. 上腕骨近位骨幹にみられ, fallen-fragment sign（骨片剥落像）が単発性骨嚢腫の特徴的な像である.（B）別の患者. 11 歳女児. 右股関節の X 線正面像で, 右大腿骨骨幹部に境界明瞭で隔壁構造を伴う骨透亮像を示す病変があり, この病変における病的骨折を生じている. →は骨片剥落像を示す.

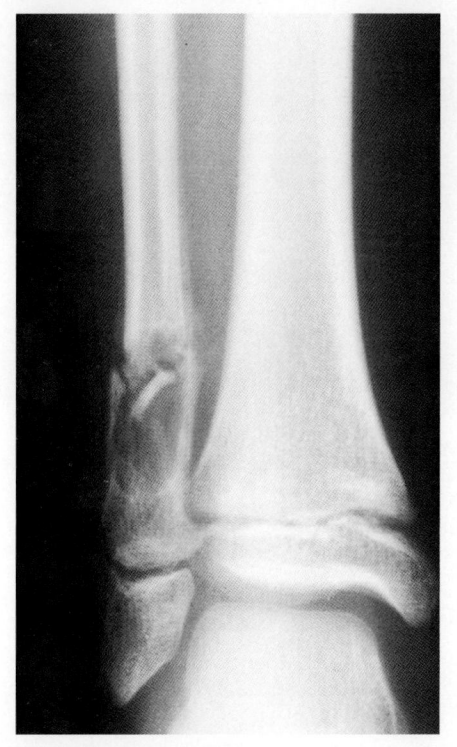

図 20-8　骨片剝落像

　5 歳男児. 下肢に軽度の外傷を受けた. 右腓
骨遠位骨幹の X 線正面像に骨透過性病変が
みられる. 病的骨折を認め, 骨膜反応を伴っ
ている.

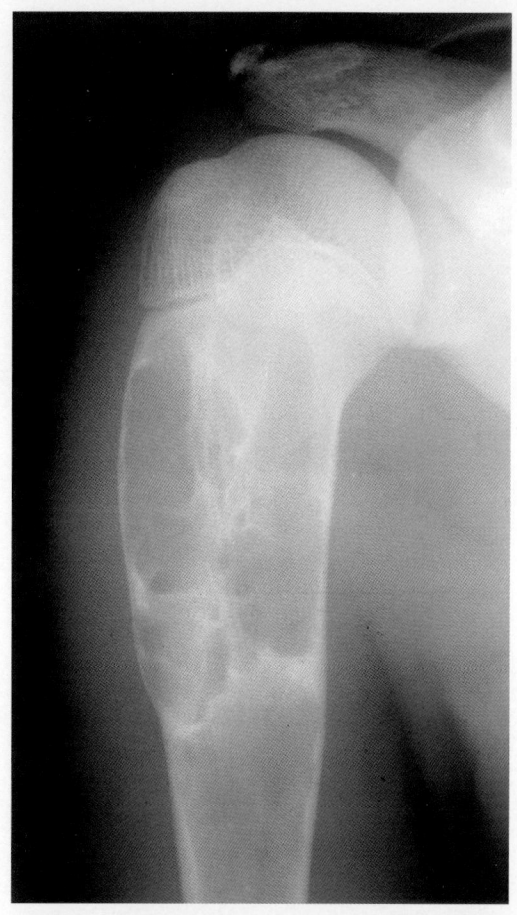

**図 20-9　単発性骨囊腫に類似した非骨化性線維
　　　　　腫**

　10 歳男児. 右肩の X 線正面像は, 上腕骨骨幹から骨
幹端の中央に位置する骨透亮像を認める. この病変は
やや偏在性で正常部位と病変の移行領域が狭く, 地図
状の骨破壊を伴う. 外側の骨皮質は菲薄化し膨隆して
いる. この病変は単発性骨囊腫と考えられたが, 切除
生検で非骨化性線維腫と診断された.

図 20-10　骨膿瘍

　12 歳男児. 上腕骨近位の骨膿瘍であるが, 単発性骨囊腫とよ
く似ている. 病的骨折を伴わない骨膜反応（→）と, 骨端線
（↩）を越えて病巣が拡大することが骨膿瘍の診断の手がかり
となる.

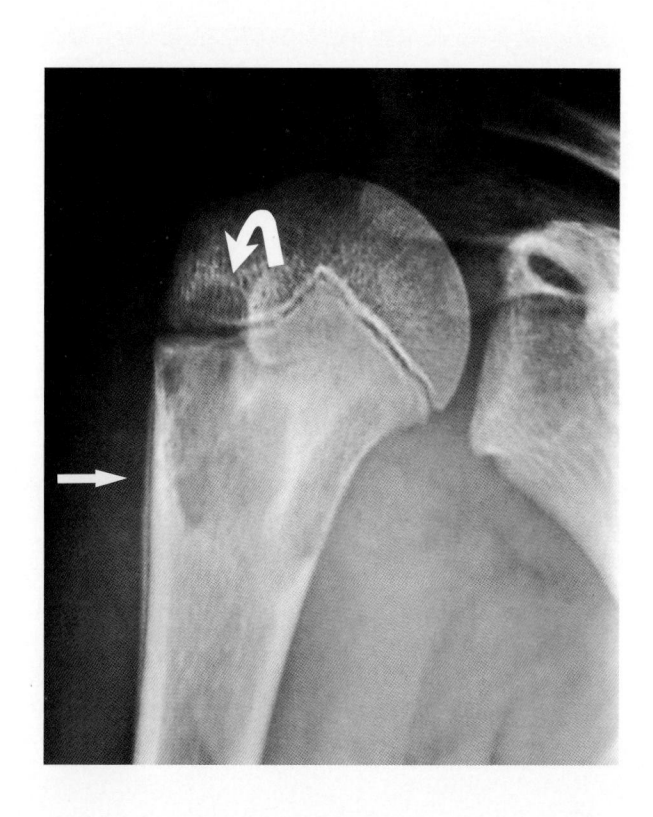

20

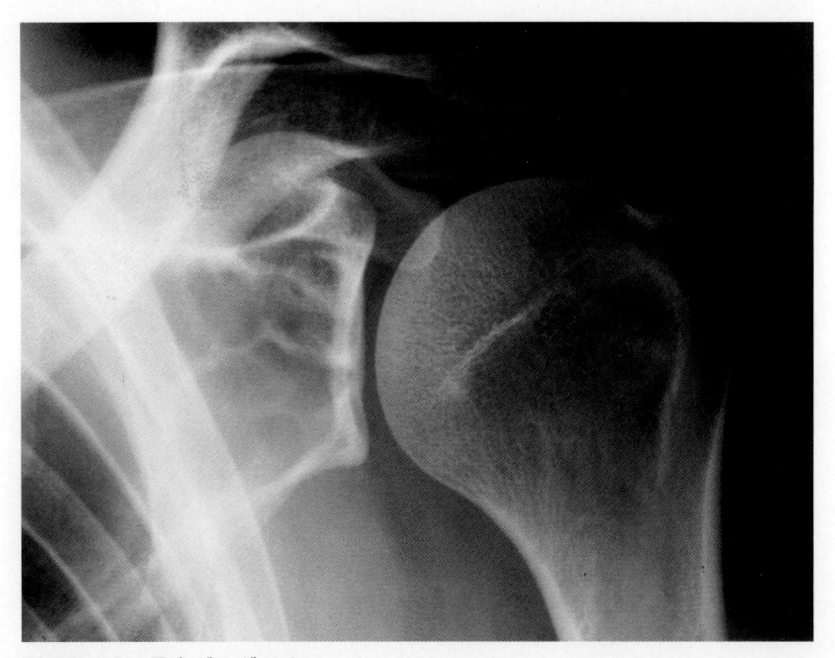

図20-11　骨内ガングリオン
左肩痛を主訴とした18歳女性．X線正面像は肩甲骨関節窩に隔壁構造を伴う骨透亮像を認めており，単発性骨嚢腫の画像所見を呈していたが，切除生検で骨内ガングリオンと診断された．

2．動脈瘤様骨嚢腫 (aneurysmal bone cyst)

　動脈瘤様骨嚢腫は，JaffeとLichtensteinにより初めて2例の報告がなされた．この報告例は，明らかな空洞と隔壁構造をもち嚢腫壁にはヘモジデリンの沈着や多核巨細胞を認め，血液が充満した腫瘍類似病変と考えられた．その後の論文でJaffeは，動脈瘤様骨嚢腫の特徴を風船のようにふくらんでいる（blown-out appearance）と表現した．本疾患の原因はいまだに不明であるが，静脈の閉塞や，動静脈瘻による局所の血流動態に変化が生じたことが重要な役割を果たしていると考えられている．外傷を契機に本疾患が生じるとする研究者もいる．DahlinとMcLeodは，本疾患に関して，反応性巨細胞肉芽腫や外傷後に生じる骨の反応および骨膜反応に類似した病態で反応性非腫瘍性病変であると考えた．本疾患は，認識できる前段階の病変がみつけられない場合に初発病変と考えられた．また，種々の良性病変（たとえば巨細胞腫，骨芽細胞腫，軟骨芽細胞腫，軟骨粘液性線維腫，線維性骨異形成）や悪性病変（たとえば骨肉腫，線維肉腫，軟骨肉腫）に続発して発生することもある．動脈瘤様骨嚢腫が，前段階の病変に引き続いて起こる二次的現象であるという考え方は多くの研究者に受け入れられている．しかし，本疾患を修復過程，つまり外傷や腫瘍によって引き起こされた血管系の変異の過程と考える研究者もいる．遺伝子および免疫組織化学的な研究により，原発性の動脈瘤様骨嚢腫は遺伝子的な素因による骨病変であることが示唆されている．最近，染色体の16q22と17p13領域，とくにt(16,17)(q22；p13)におけるクローナルな再構成とTRE17/USP6の転座遺伝子が存在することが報告された．

　動脈瘤様骨嚢腫は約6%が骨に初発し，小児に多くみられる疾患で，90%が20歳未満での発生をみる．好発部位は長管骨の骨幹端であるが，しばしば長管骨の骨幹部や，扁平骨である肩甲骨，骨盤，脊椎などにも発生する（図20-12）．動脈瘤様骨嚢腫は原発性に発生することもあるが，すでに存在している軟骨芽細胞腫，骨芽細胞腫，巨細胞腫，線維性骨異形成など，病変部位に二次的に嚢腫様変化として発現することもある（図20-13）．動脈瘤様骨嚢腫のX線像における特徴は，多房性で偏心性の膨隆（blow-out）がみられ，バットレス状，薄い貝殻状の骨膜反応による補強を伴う（図20-14〜17）ことである．通常，単純X線像から動脈瘤様骨嚢腫の診断は可能であるが，CT，MRI，骨スキャンはさらに診断の補助となる．とくにCTは骨皮質の完全な状態を把握するのに有用である（図20-17B；図20-19Bも参照）．またCTは，いわゆる隔壁様構造（trabeculation, septation）といわれるものの内部の状態を明らかにすることができる（図20-18）．内容物の液面形成も，CTによって明らかにすることが可能である．これら内容物の液面は，嚢腫内の空洞のなかに，血漿や赤血球が沈下した結果生じるものと考えられる．この現象をみるためには，CT撮影前に少なくとも10分間は動かないように指示を与え，液面に対して垂直にスライス面を設定しなければならない．

　MRI所見は特徴的であり，一般的に動脈瘤様骨嚢腫の確定診断を可能とする．多房性の輪郭，液面を有する嚢腫空洞，多数の内部隔壁および境界明瞭で低信号な辺縁を呈する所見などは，本疾患にしばしばみられる特徴的所見である（図20-19〜23）．この境界明瞭な辺縁は良性病変であることを示している．嚢腫の内容物は，T1およびT2強調像でさまざまな信号を呈している．これは，血液の分解産物が沈下したためであり，

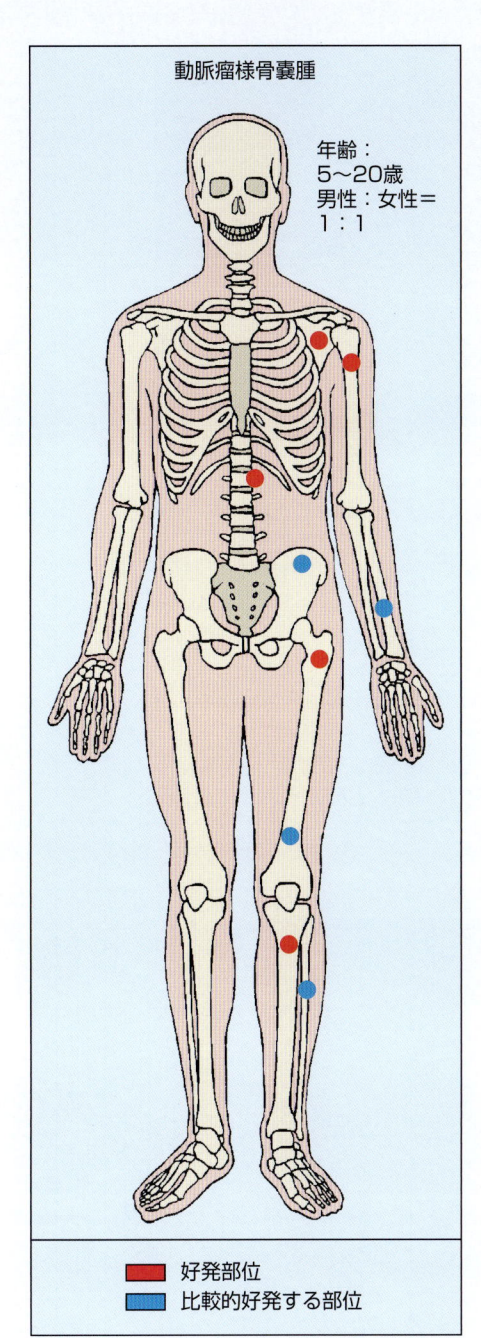

図 20-12　動脈瘤様骨嚢腫における好発部位，年齢分布および性差

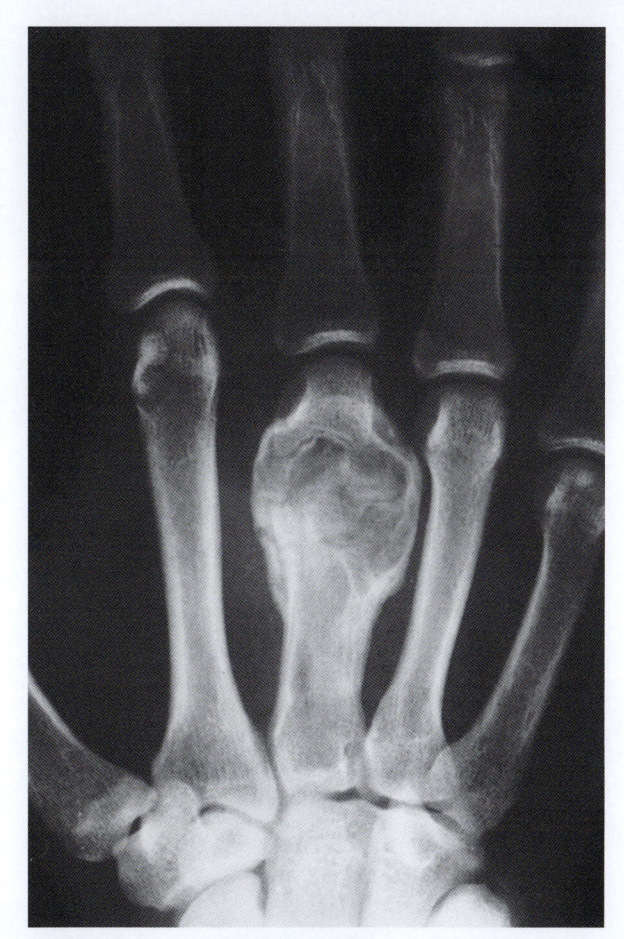

図 20-13　二次性動脈瘤様骨嚢腫
14 歳男児．疼痛を伴わない左手背の腫脹がみられた．手の正面像で，中指中手骨の遠位部に膨隆性の病変をみる．器質化された骨膜反応が認められ，中手骨の関節面が温存されている．骨生検で単骨性の線維性骨異形成に，二次的に動脈瘤様骨嚢腫が発現したことが明らかとなった．

嚢腫内での出血の時期の違いを反映している．

　骨シンチグラフィーは，腫瘍内に血流があることを反映するので，ときに診断の補助となる．ある研究者らは，動脈瘤様骨嚢腫の周辺にリング状の集積亢進を示すと報告している．この現象は単発性骨嚢腫や骨梗塞でも認められるため，動脈瘤様骨嚢腫に特異的な徴候とはいえないが，骨シンチグラフィーの所見はX線画像所見を補うものとなる．Hudson は，99mTc メチレンジホスホン酸テクネチウム（99mTc-MDP）と 99mTc ピロリン酸を使用した骨シンチグラフィーを25 例の動脈瘤様骨嚢腫に実施し，組織学的所見，嚢腫内の液体の量と性質が，骨シンチグラフィーの集積パターンと相関を示していたことを報告した．

　病理組織像では，硬い組織に代わって血液が貯留した多数の洞構造よりなっている．硬い組織は多数の多核巨細胞を含めた

線維成分からなっており，血管も豊富である．洞構造部分は線維性の壁を有し，しばしば類骨組織もしくは成熟骨を含んでいる．組織性隔壁のなかには，ヘモジデリンもしくは反応性泡沫細胞の局所性もしくはびまん性の集積がみられることがある．

■ 合併症と鑑別診断 ■

　長管骨の動脈瘤様骨嚢腫の合併症としては，病的骨折がもっとも多い．脊椎の動脈瘤様骨嚢腫は側弯症や神経障害を生じることがある．

　鑑別診断として，単発性骨嚢腫（すべての年齢層において），軟骨粘液性線維腫（骨格の成長後），巨細胞腫（病変が関節近傍まで及んだ場合）などがあげられる．動脈瘤様骨嚢腫と単発性骨嚢腫の重要な鑑別点は以下のとおりである．動脈瘤様骨嚢腫においては，偏心性に膨隆し，種々の程度の骨膜反応がみられる（層状骨膜骨化や放射状骨膜骨化が一般的）．一方の単発性骨嚢腫では，病変は中心性に存在し，どんなに膨隆しても病的骨折を起こさない限り骨膜反応を呈することはない．尺骨，腓骨，中手骨，中足骨のような細い骨においては，動脈瘤様骨嚢腫の特徴である偏心性は失われ，単発性骨嚢腫は膨隆しているような所見を呈する（図 20-24）．鑑別として動脈瘤様骨嚢腫は充実性の組織を含んでおり，単発性骨嚢腫は，液体に満ちた中空

20

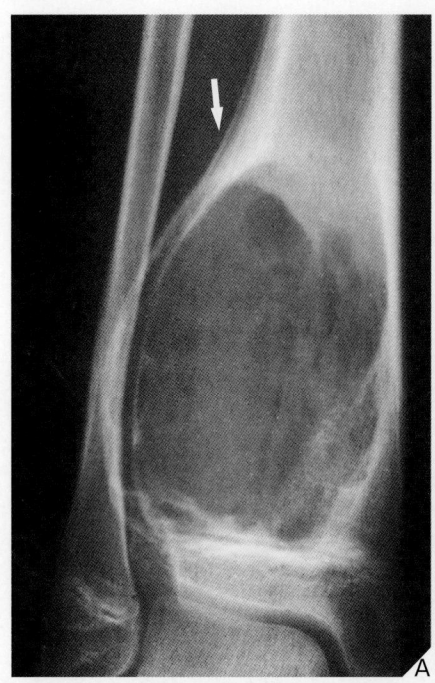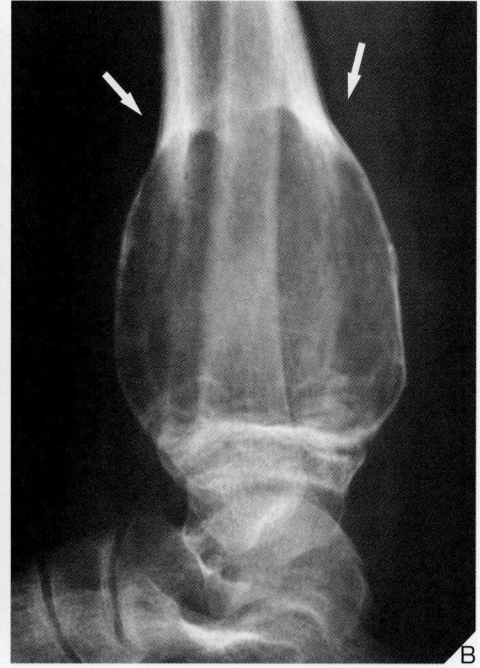

図 20-14 動脈瘤様骨嚢腫
　8 歳女児．足関節痛の既往がある．下腿の X 線正面像（A）と側面像（B）．脛骨遠位骨幹端から骨幹に波及する膨隆性の骨透亮像がみられる．骨のなかで偏心性に存在し，病巣の近位部でバットレス状の骨膜反応がみられる（→）．

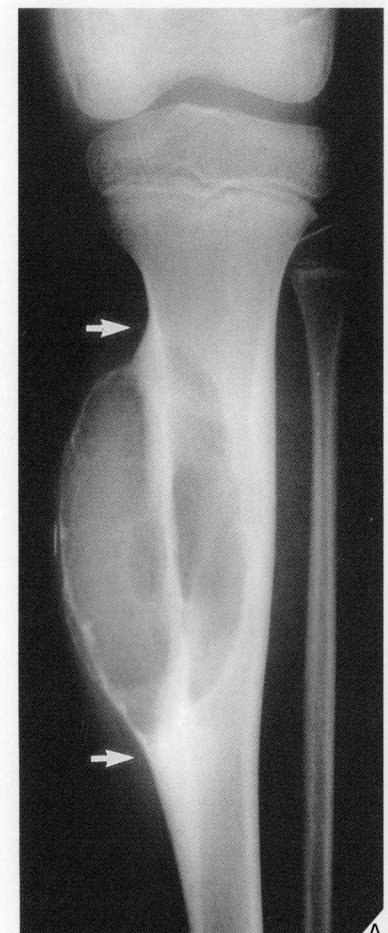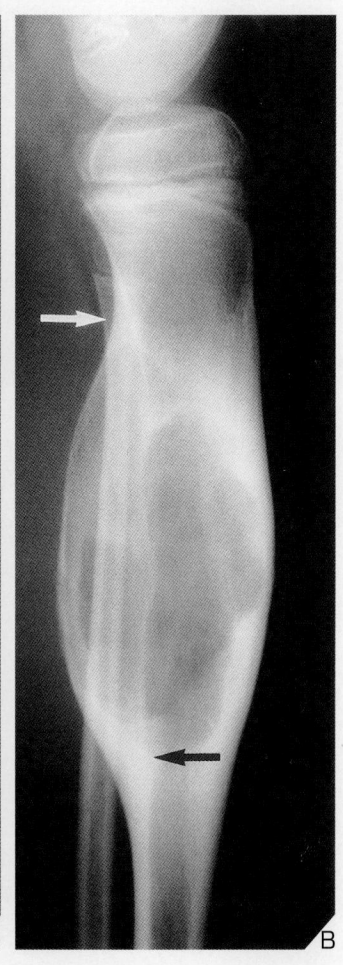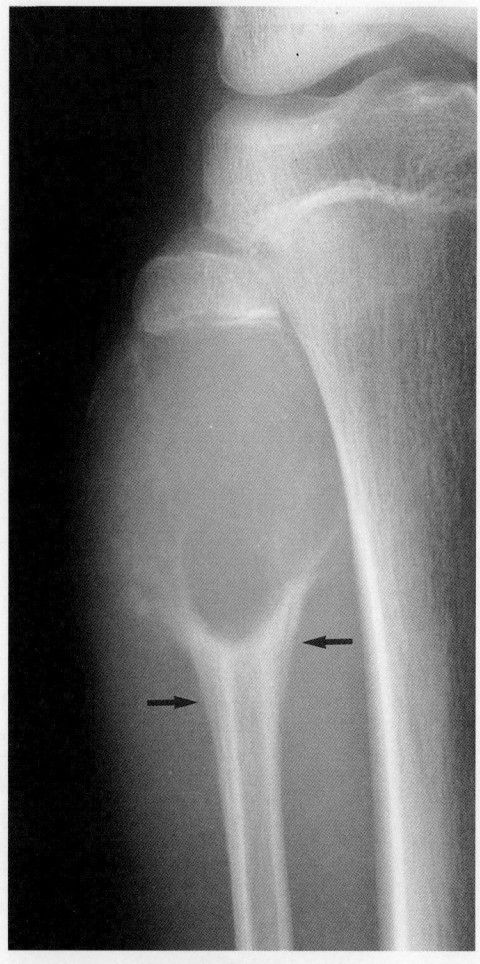

図 20-15 動脈瘤様骨嚢腫
　10 歳女児の左脛骨近位部 X 線正面像（A），側面像（B）．偏在性で，膨隆性であること，また，病変の近位，遠位部のバットレス状の厚い骨膜反応（→）など，動脈瘤様骨嚢腫の特徴的所見を呈している．

図 20-16 動脈瘤様骨嚢腫
　11 歳女児．腓骨近位部の大きく膨隆する骨透亮性の病変で，バットレス状の骨膜反応（→）を認める．

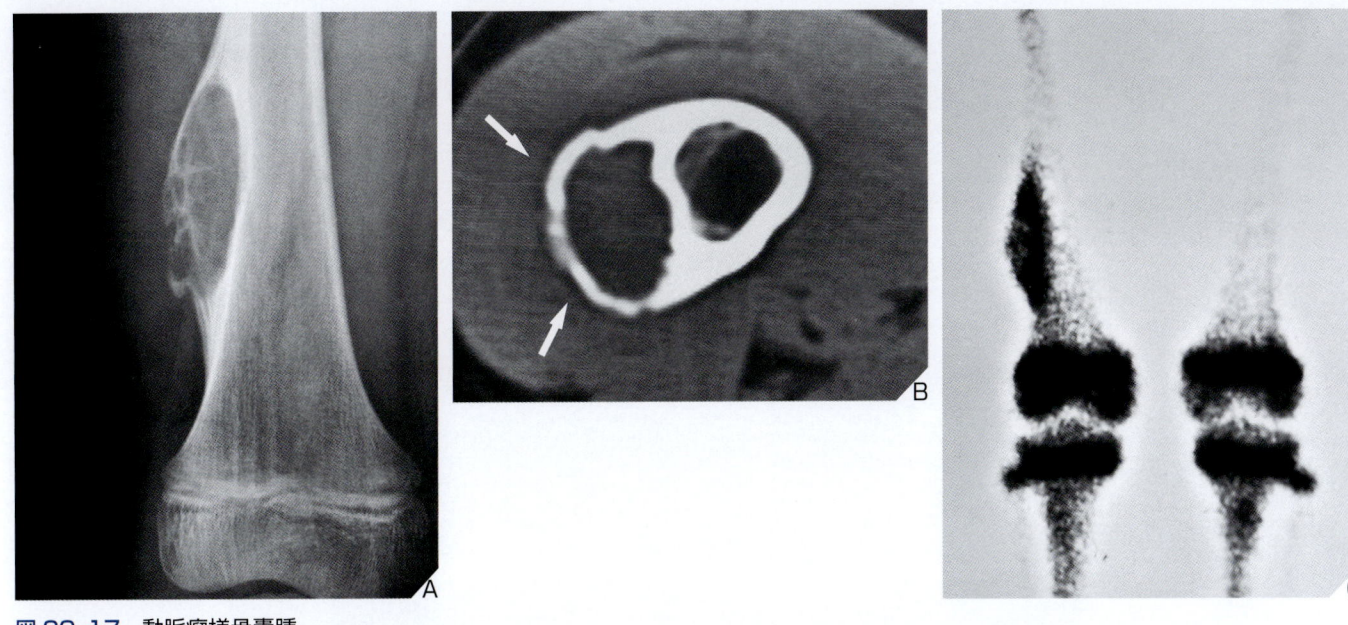

図 20-17　動脈瘤様骨囊腫
　8 歳男児. 6 ヵ月間, 右の大腿下方に疼痛を訴えた. (**A**) 大腿骨遠位の X 線像. 大腿骨に骨透過性で, 膨隆性の病巣が偏心性に認められ, 下端は骨膜反応で補強されている. X 線像からは動脈瘤様骨囊腫が示唆される. (**B**) CT では, 骨内病変がとらえられ, 大腿骨の外側側面より発生して膨張し, 薄い, 連続性の骨膜反応性新生骨に取り囲まれている (→). (**C**) 10 mCi (375 MBq) の^{99m}Tc-ジホスホン酸を注入後の骨スキャンでは, 病巣での取込みの増加がみられる.

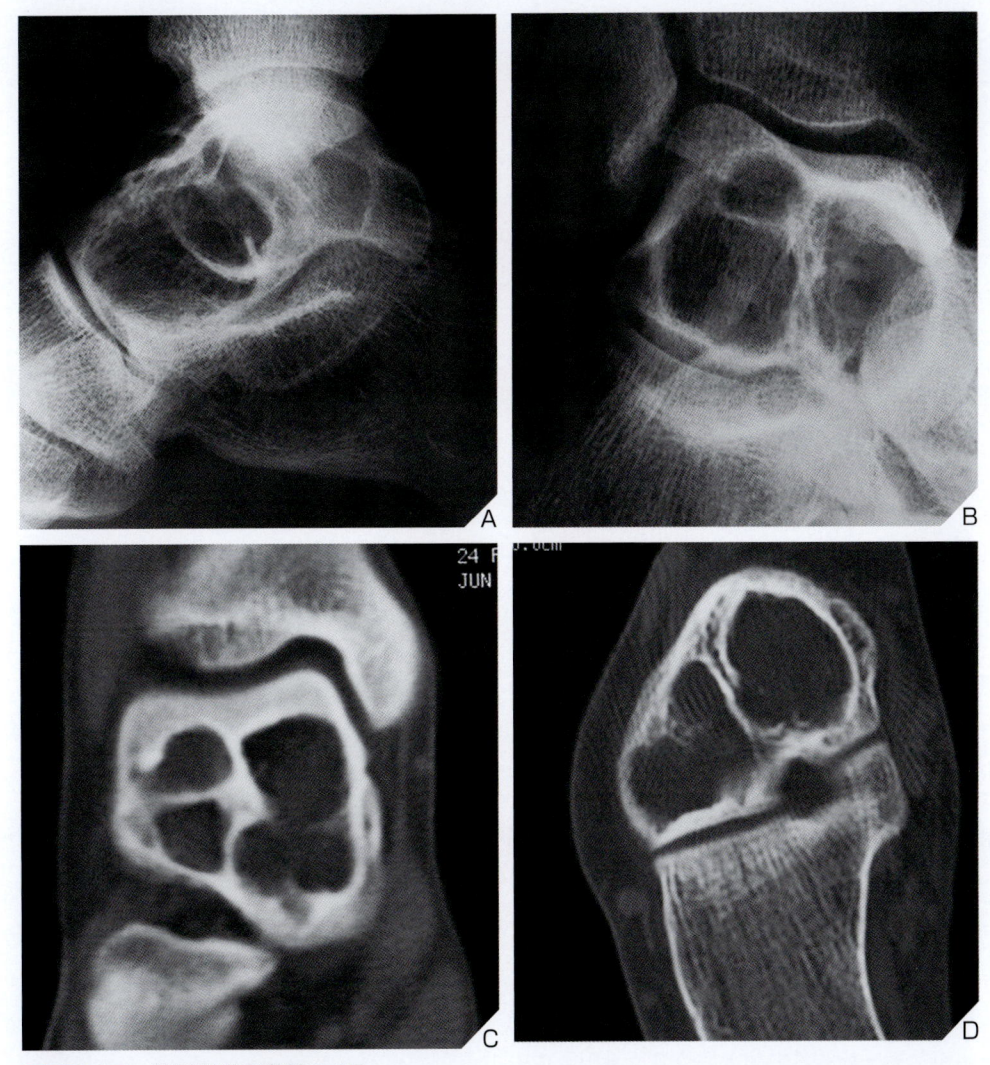

図 20-18　動脈瘤様骨囊腫の CT
　24 歳女性. 距骨の X 線側面像 (**A**) と斜位像 (**B**). 右距骨に隔壁様構造をもつ骨透過性病変を認める. 冠状断面の前方 CT (**C**) と後方 CT (**D**). 病変のなかに存在する内部隔壁 (internal ridge) が明らかである.

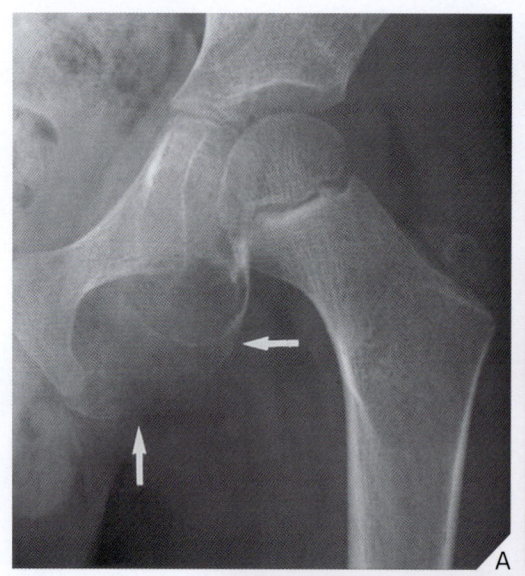
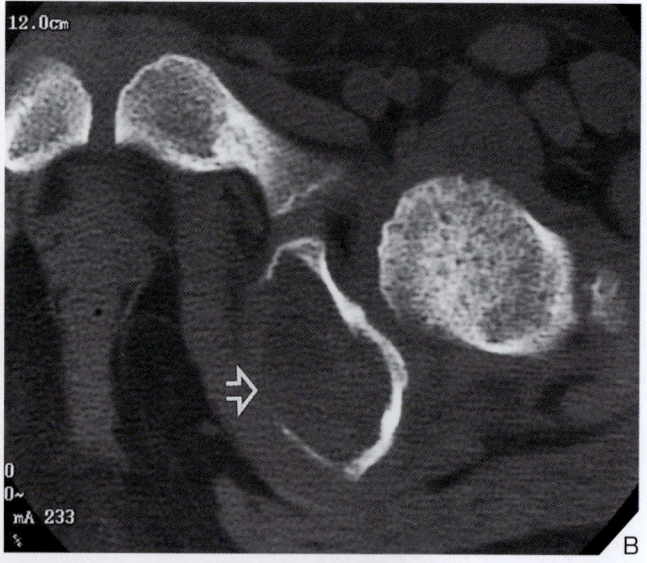
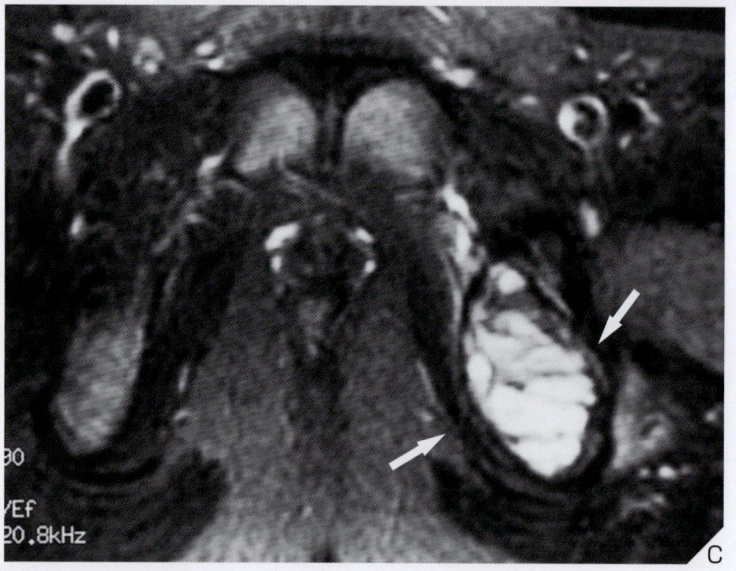

図 20-19　動脈瘤様骨嚢腫の MRI 所見

14 歳女児．（A）左股関節の X 線正面像は坐骨を破壊する膨隆性の骨透亮像（→）を示す．（B）CT では病変による内側の骨皮質の骨破壊を認める（⇒）．（C）T2 強調横断像では高信号の病変を認める（→）．動脈瘤様骨嚢腫に特徴的な多数の液面形成像がよく描出されている．

性の構造をもっている．fallen-fragment sign（骨片剝落像）を呈していれば，単発性骨嚢腫の鑑別は容易である．軟骨粘液性線維腫と動脈瘤様骨嚢腫との鑑別は困難なことが多い．なぜなら，両者とも偏心性に膨隆し，骨幹端部に発生することが多く，反応性の硬化性辺縁を有し，前述の硬化性骨膜反応（一般的にはバットレス構造）がしばしばみられるからである．CT や MRI はときにこの両者の鑑別に役立つ．これらの検査で液面形成がみられると動脈瘤様骨嚢腫と診断可能となる．それは，軟骨粘液性線維腫は，充実性病変であるからである．成長した骨格においては，巨細胞腫と動脈瘤様骨嚢腫は類似することがある．しかし一般的に，巨細胞腫では骨膜反応を伴うことはなく，反応性骨硬化像を呈することもまれである．反応性巨細胞肉芽腫（充実性動脈瘤様骨嚢腫と呼称）は，一般的な動脈瘤様骨嚢腫と鑑別困難なことがあるが，動脈瘤様骨嚢腫と異なり，手根骨や足根骨に発生することが多く，骨皮質は薄くなっているが病変がないことが特徴となっている．また，周囲軟部組織に浸潤す

ることはなく，骨膜反応は一般的にみられない．腓骨や中手骨や中足骨のような細い骨に動脈瘤様骨嚢腫が発生した場合は，膨隆性に進展していくために，骨皮質を破壊し，血管拡張型の骨肉腫のような侵襲性の高い腫瘍と見誤ることがある．逆にいえば，血管拡張型骨肉腫をみたとき，動脈瘤様骨嚢腫と誤診することがあるかもしれない．このような場合の病理組織学的鑑別は非常に重要となる．

█ 治　療 █

動脈瘤様骨嚢腫の治療は手術的切除であり，骨欠損部位への骨移植が必要となることがある（図 20-25）．そのほかの方法として，選択的動脈塞栓術や，嚢腫壁の骨壊死，微小血管の損傷を生じさせるために液体窒素，フェノール，ポリメタクリル酸メチル樹脂（PMMA）などを手術の補助療法として使用することがある．アルゴンビーム凝固焼灼術も種々の効果を期待して使用されている．経皮的な吸引と硫酸カルシウム液の注入も一部の症例に試みられている．ある研究者らは，再発性の脊椎

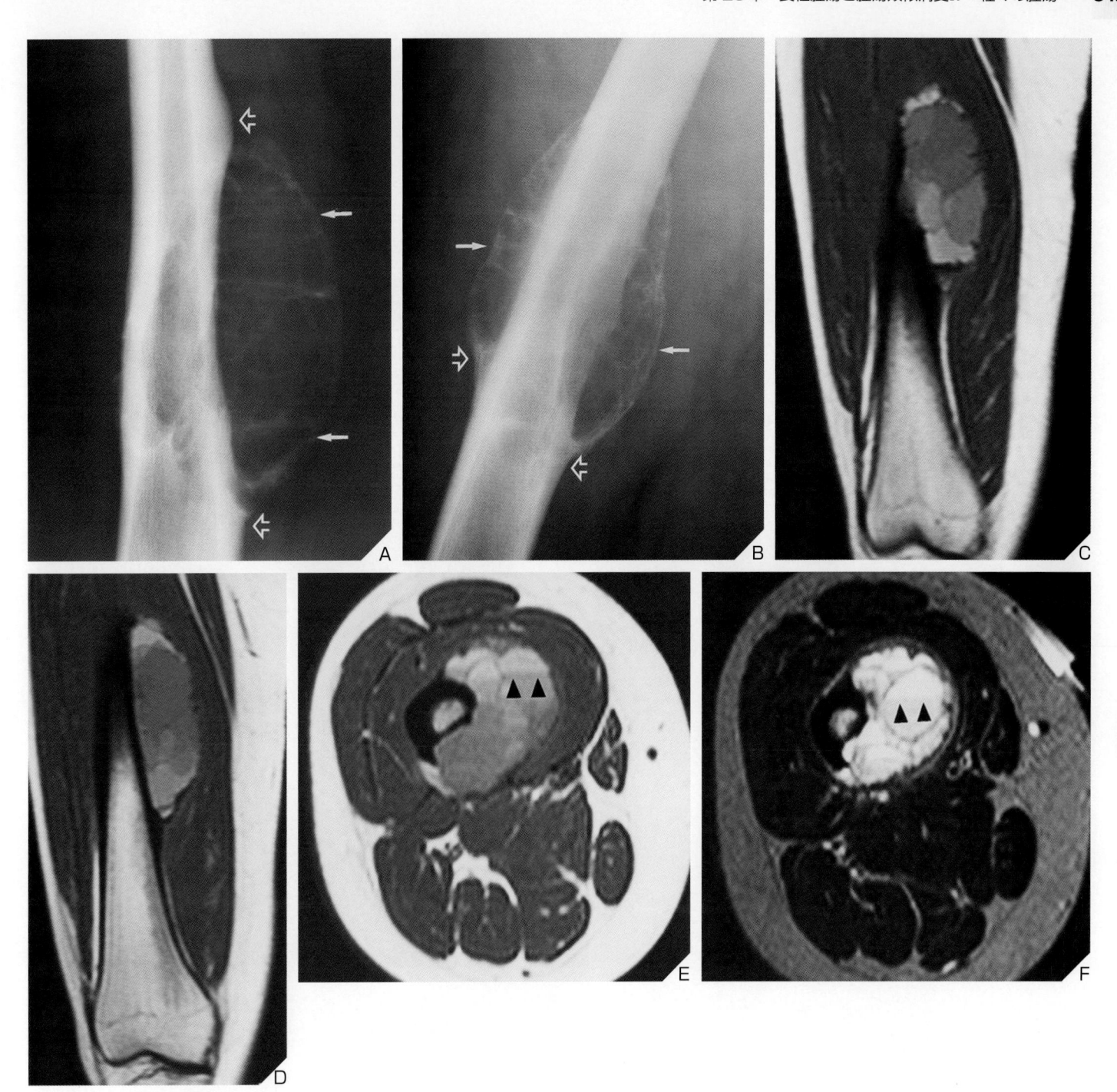

図 20-20　動脈瘤様骨嚢腫

15 歳女児．右大腿骨骨幹部中央に骨内側部に偏在性に膨隆する病変を認める．X 線正面像（**A**）と側面像（**B**）．薄い貝殻状の骨膜反応（→）と近位・遠位に拡がった補強骨膜反応（⇒）は，動脈瘤様骨嚢腫に特徴的な所見である．MRI T1 強調冠状断像（SE：TR 600/TE 20msec）（**C, D**）では不均一で内部隔壁を有する病変を認める．T1 強調横断像（**E**），T2 強調横断像（**F**）では液面形成（fluid-fluid level）を認める（▷）．

の動脈瘤様骨嚢腫に対して 32P リン酸クロムコロイドの注入を勧めている．最近では，ethibloc というトウモロコシ蛋白由来で，血栓や線維成分誘導性のアルコール（エタノール）の経皮的注入が提唱されている．しかしながら，しばしば局所再発をみる．

3．充実性（亜型）動脈瘤様骨嚢腫

1983 年に Sanerkin らは，通常のタイプの動脈瘤様骨嚢腫にみられる主要部分が充実性である動脈瘤様骨嚢腫の亜型（solid

variant）を報告した．この病変の組織形態は，1953 年に Jaffe がはじめて報告し，その後，1980 年に Lorenzo と Doefman が報告した，非腫瘍性の骨の出血過程における病変で反応性巨細胞肉芽腫と名付けられた病変と非常に類似していた．充実性動脈瘤様骨嚢腫と反応性巨細胞肉芽腫という用語は現在では同義語として使用されている．これらの病変は，反応性で非腫瘍性の病変と考えられているが，悪性病変と間違われる可能性がある．これらは，主に，頭蓋顔面骨や手足の短管骨に発生するが，大腿骨，脛骨，尺骨などの長管骨にも発生する．X 線像では，大部分の病変は膨隆性，偏在性であり，病変の骨破壊の程度は

20

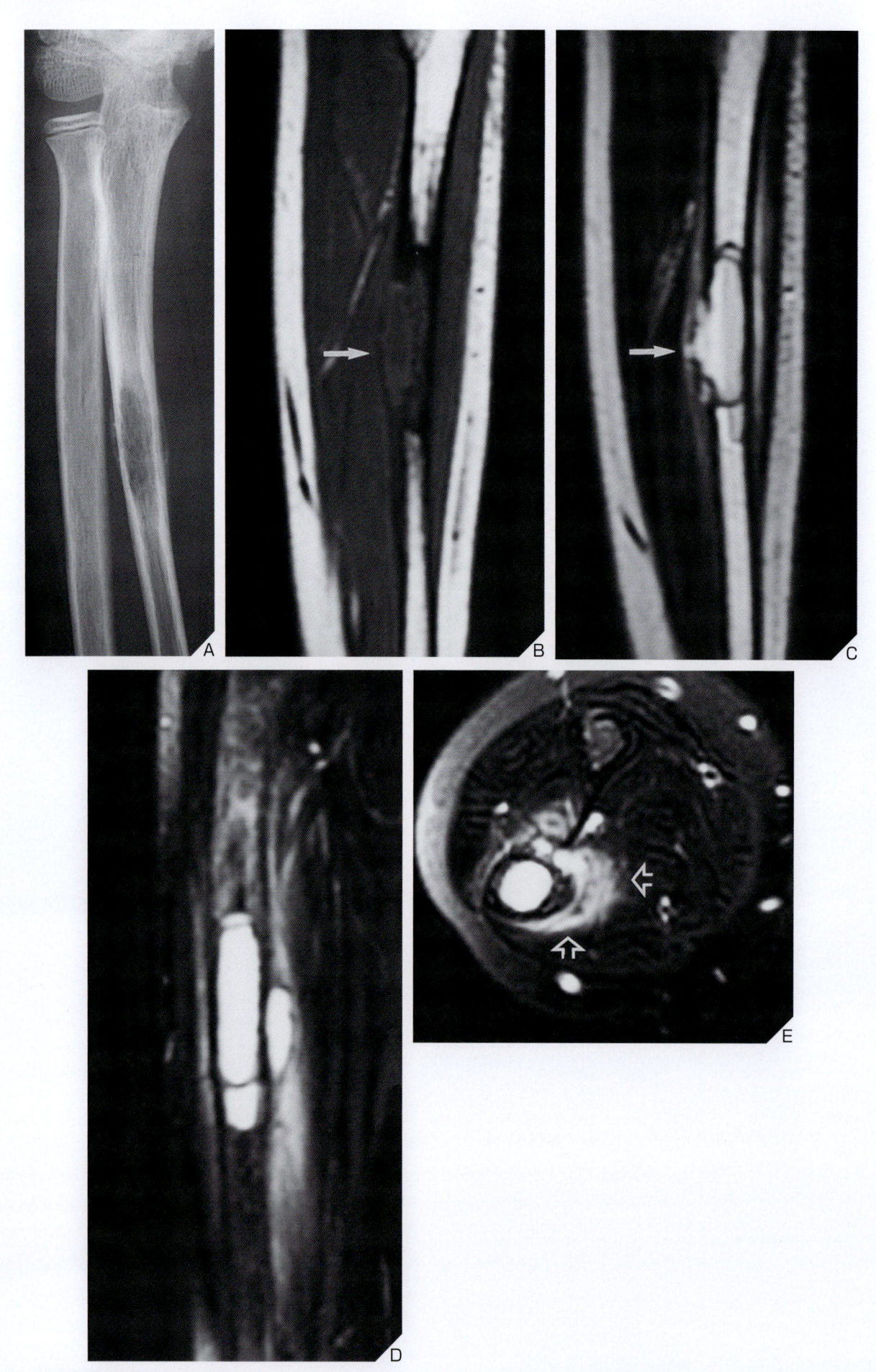

図 20-21　動脈瘤様骨嚢腫の MRI 所見

　14歳男児．（A）右前腕の X 線像．尺骨骨幹部中央に骨透過性病変を認め，移行部の狭小化と骨膜反応を認める．（B）T1 強調冠状断像．膨隆性病変は低信号を示す（→）．（C）プロトン密度強調冠状断像．軟部組織への浸潤を示す（→）．（D）T2 強調矢状断像．高信号の内容液と内部隔壁を認める．（E）T2 強調横断像．病変が骨皮質を越えて軟部組織に浸潤していることがわかる．また腫瘍の周辺に浮腫を認める（⇒）．

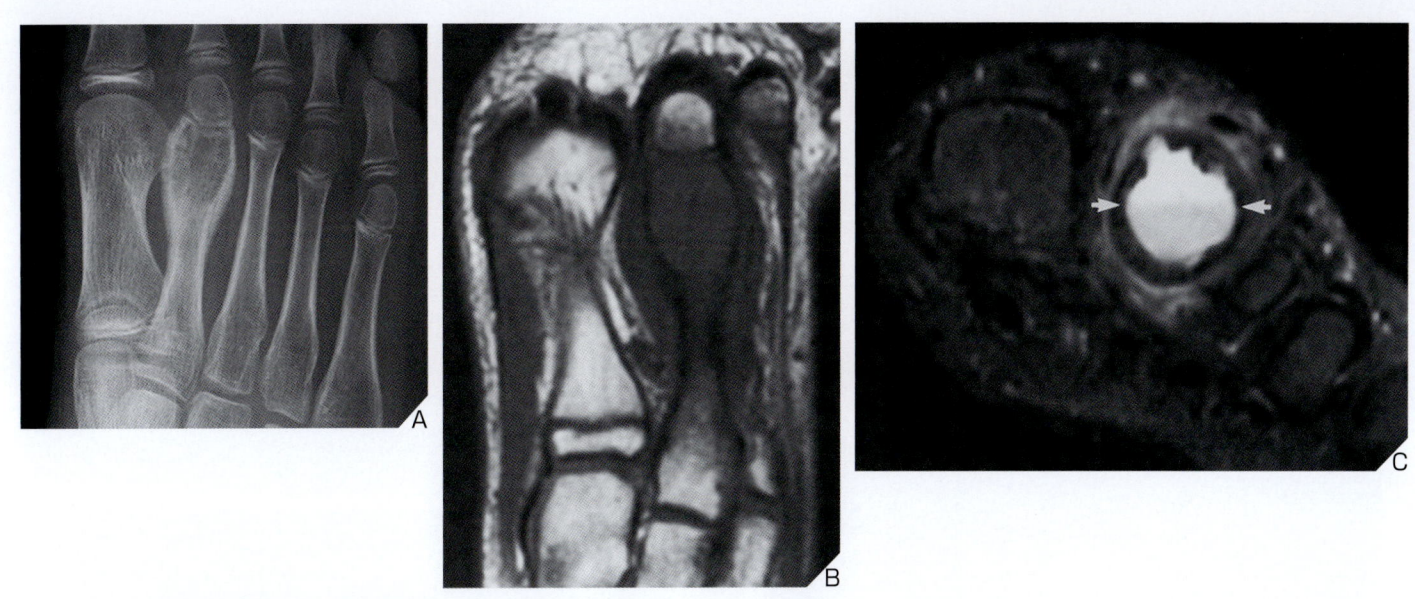

図 20-22　動脈瘤様骨嚢腫の MRI 所見
10 歳男児．3 週間前より左足に疼痛を自覚．（A）単純 X 線正面像では，成長軟骨板に接した膨隆性の病変を第 2 中足骨に認める．器質化した骨膜反応を伴っている．（B）T1 強調横断（長軸）像（SE：TR 500/TE 17 msec）では，等～低信号を示す病変を認める．（C）T2 強調冠状断（短軸）像（FSE：TR 4,500/TE 75 msec/Ef）では，病変は明るくみえる．液面形成（fluid-fluid level）（→）は，動脈瘤様骨嚢腫の典型的な所見である．

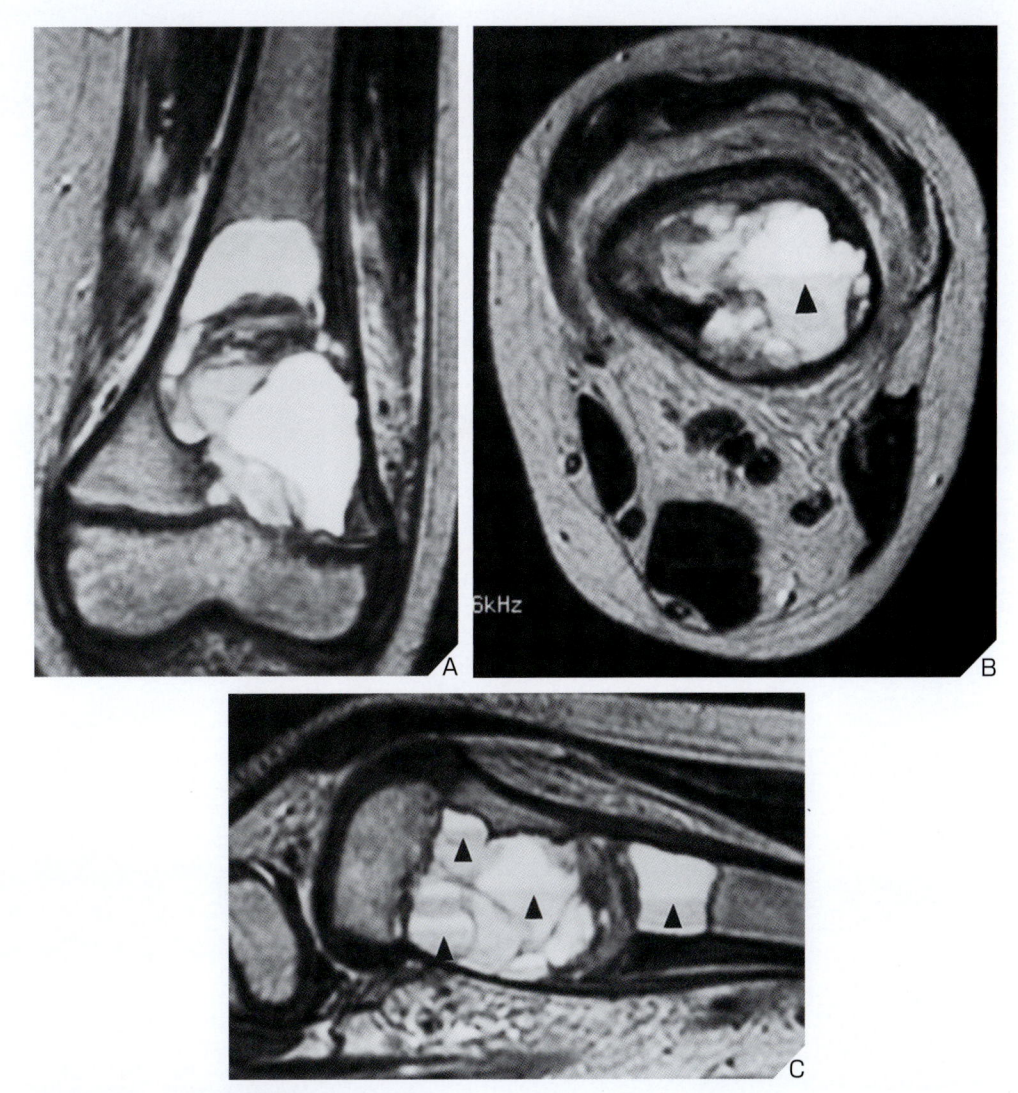

図 20-23　動脈瘤様骨嚢腫の MRI 所見
5 歳女児．（A）T2 強調冠状断像（FSE：TR 2,583/TE 110 msec/Ef）にて，大腿骨遠位に動脈瘤様骨嚢腫を認め，病変部は成長軟骨板にまで波及している．T2 強調横断像（B）と T2 強調矢状断像（C）を示す．多数の液面形成（fluid-fluid level）を認める（▶）．

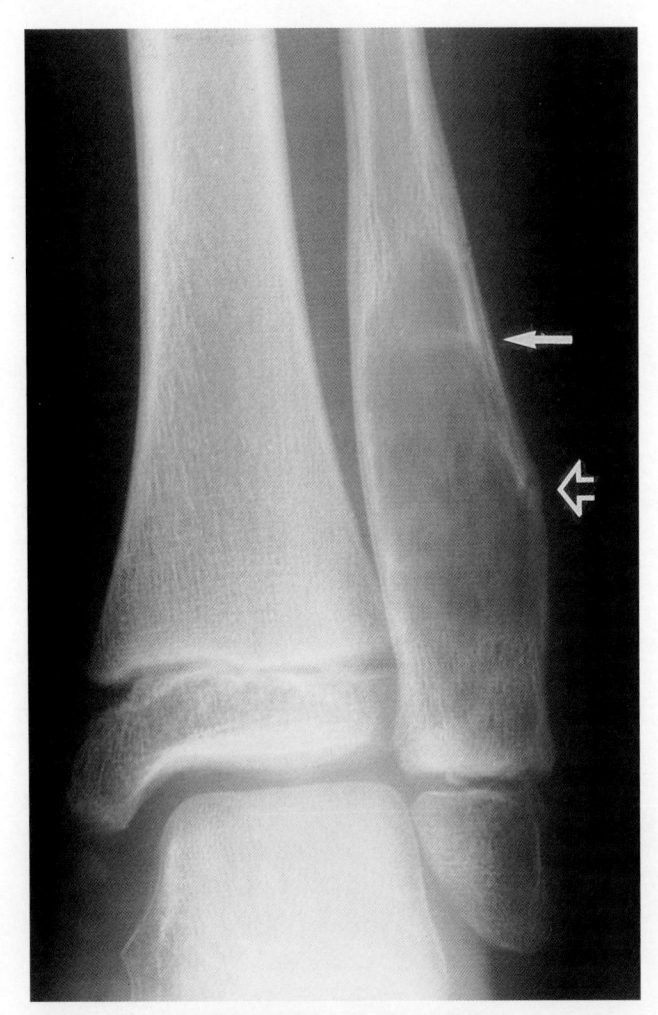

図 20-24　動脈瘤様骨囊腫を伴う単発性骨囊腫
8 歳女児．腓骨遠位部の拡張した骨透亮性病変は，病的骨折（⇒）の治癒過程における二次的な骨膜反応（→）を示す．動脈瘤様骨囊腫の診断を示唆するが，生検では単発性骨囊腫であった．

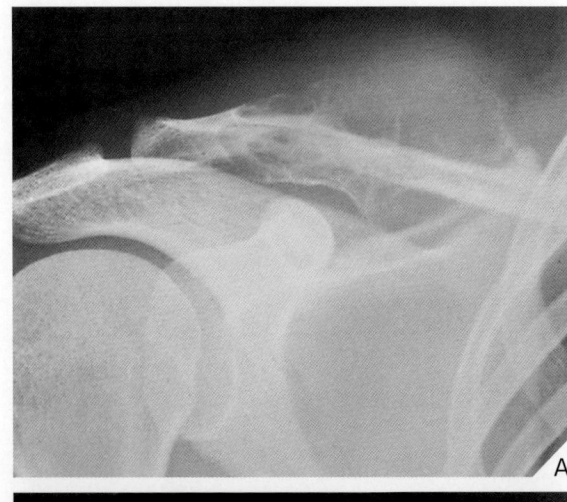

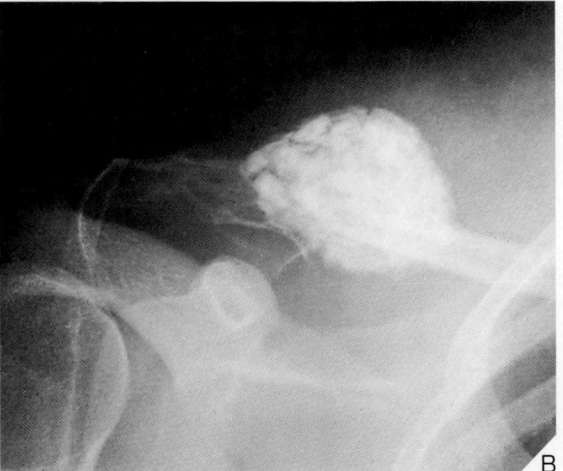

図 20-25　動脈瘤様骨囊腫
19 歳女性．（A）肩の X 線正面像で，右鎖骨の膨隆性の病変が認められた．（B）病巣は搔爬術と，海綿骨の補塡により治療された．

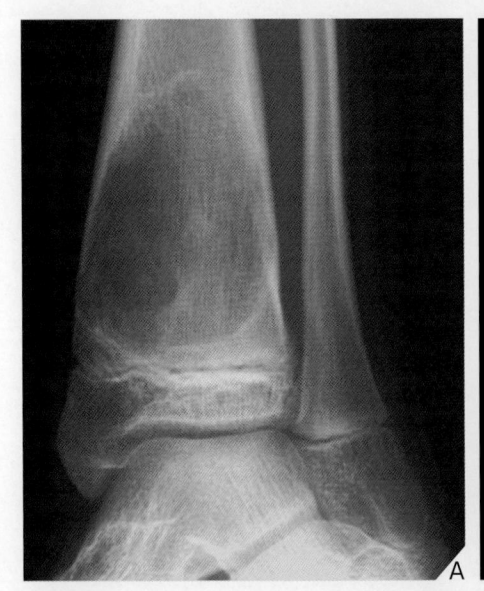

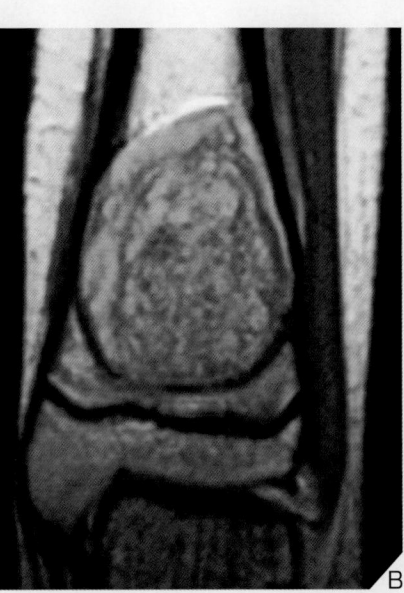

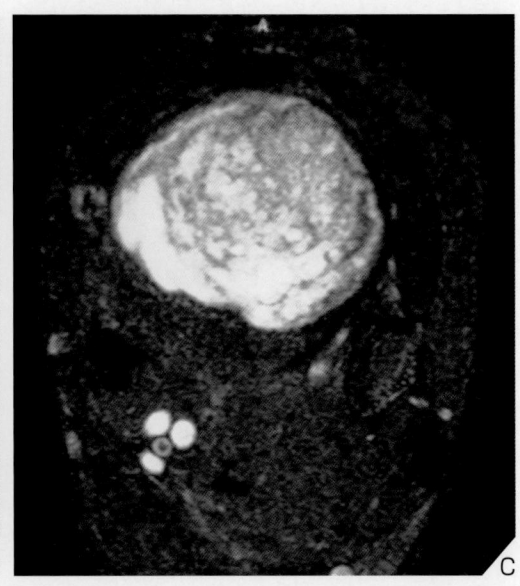

図 20-26　充実性（亜型）動脈瘤様骨囊腫
（A）11 歳女児の X 線斜位像は脛骨骨幹端部に境界明瞭な骨透亮像を認める．（B）T1 強調冠状断像で，病変は不均一で中等度信号を呈する．（C）T2 強調横断像で，不均一であるが，高信号が優位な病変として描出される．
（Greenspan A, Jundt G, Remagen W. Differential diagnosis in orthopaedic oncology, 2nd ed. Philadelphia : Lippincott Williams & Wilkins : 2007 : 387-431 より引用）

さまざまである．ときには，通常のタイプ動脈瘤様骨嚢腫と鑑別困難な薄い骨膜反応の外殻を認める．MRI所見は多様であるが，大部分はT1強調像で中等度の信号強度，T2強調像では不均一であるが高信号が優位である（図20-26）．T2強調像で低信号の部分は病変内のミネラルに相当する．組織学的所見は，線維性の間質に，紡錘形細胞や多数の多核巨細胞が混在する像を呈する．ときに，類骨や成熟した骨梁まで認めることがある．血管腔や出血部位も存在する．これらの病変のあるものは，いわゆる上皮小体機能亢進における褐色腫に類似している．これらの病変の治療としては，通常は掻爬が行われる．再発率は，イタリアのボローニアのRizzoli Instituteからの報告では約24％，Mayo Clinicからの報告では約39％である．

4．巨細胞腫（giant cell tumor）

　破骨細胞腫としても知られている骨巨細胞腫は，血管豊富で増殖性単核性間質細胞と破骨細胞由来の巨細胞を多数，不均一に含有する侵襲性病変である．巨細胞腫は，骨原発性腫瘍の5〜8.6％を占め，これは骨良性腫瘍の23％にあたり，骨腫瘍のなかで6番目に多い腫瘍である．巨細胞腫の60％が長管骨に発生し，ほとんどが関節近傍に存在する．とくに，脛骨近位，大腿骨遠位，橈骨遠位，上腕骨近位が好発部位である（図20-27）．巨細胞腫のほとんどは成長軟骨板の閉鎖した骨格の成長完了後の成人の骨に発生する．20〜40歳の間に集中し，女性が2：1と多い．多中心性巨細胞腫はまれであり，巨細胞腫の1％未満である．多中心性巨細胞腫の多くはPaget病患者に発生する．多発病変は同時性または異時性に発見される．Paget病では，頭蓋骨や顔面骨に好発し，それ以外の場合では手足の短管骨に生じることが多い．

　臨床症状は単発性の場合は非特異的で，疼痛（安静により軽減），局所の腫脹，隣接関節の可動域制限などである．脊椎に発生した場合は神経障害を呈することがある．

　巨細胞腫の画像所見は特徴的であり，純粋に骨溶解性で，骨硬化像がなく，病変と正常部分の境界域が狭く，地図状の骨破壊像を呈し，通常，骨膜反応は伴わない（図20-28〜30）．シンチグラフィーでは，腫瘍そのものより腫瘍辺縁を取り囲むように強い集積を呈することがあり，Hudsonはドーナツ形（donut configuration）と称している．これはおそらく腫瘍周囲の充血によるものと思われる．軟部腫瘤がみられることもあり，CTもしくはMRIは重要な評価手段として不可欠である（図20-31〜33）．巨細胞腫の約5％が発生時から悪性腫瘍であるが，X線像での特徴はなく，画像診断から悪性を示唆することは困難である（図20-34, 35）．また，良性の巨細胞腫が悪性転化することも知られている．巨細胞腫の悪性転化については，いくつかの報告があるが，これらの悪性転化の大部分は放射線治療後に発生している．外科治療のみ行った症例で，特発性に悪性転化したという報告は数例のみである．二次性の悪性病変は，組織学的には，悪性線維性組織球腫，線維肉腫，骨肉

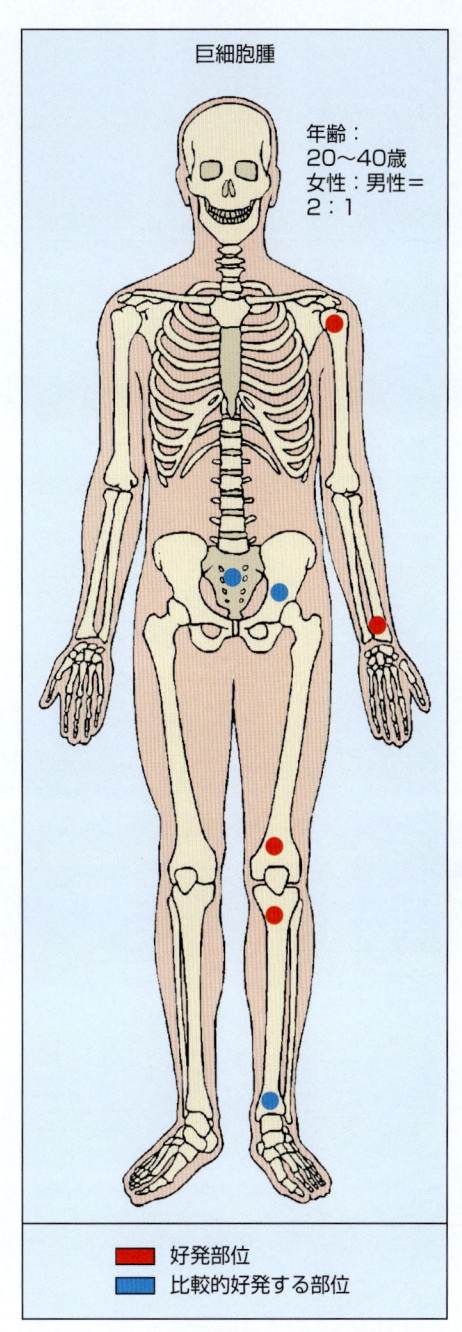

巨細胞腫

年齢：
20〜40歳
女性：男性＝
2：1

■ 好発部位
■ 比較的好発する部位

図20-27　巨細胞腫における好発部位，年齢分布および性差

腫，未分化肉腫などの像を呈する．

　病理組織像では，巨細胞腫は単核の間質細胞と多核巨細胞の2つの成分からなり，それらの細胞の背景には多量の膠原線維がある．形態学的には巨細胞は破骨細胞に似ており，酸ホスファターゼ活性高値である．一般的に，これらの細胞は腫瘍性ではないと考えられている．一方，単核細胞は幼若な間葉系間質細胞を起源とする腫瘍性細胞である．これらの間質細胞は，骨芽細胞と同様に破骨細胞の形成と分化に必要な因子（osteoclast differentiation factor：ODF）を発現している．巨細胞腫の間質細胞は，骨芽細胞の前駆細胞の特徴を有しており，正常の生理的環境下で骨芽細胞による破骨細胞の誘導や成熟に必要な因子であるRANKL（receptor activator of nuclear factor kappa B［NF-κB］ligand）を発現している．*RANKL*遺伝子は染色体

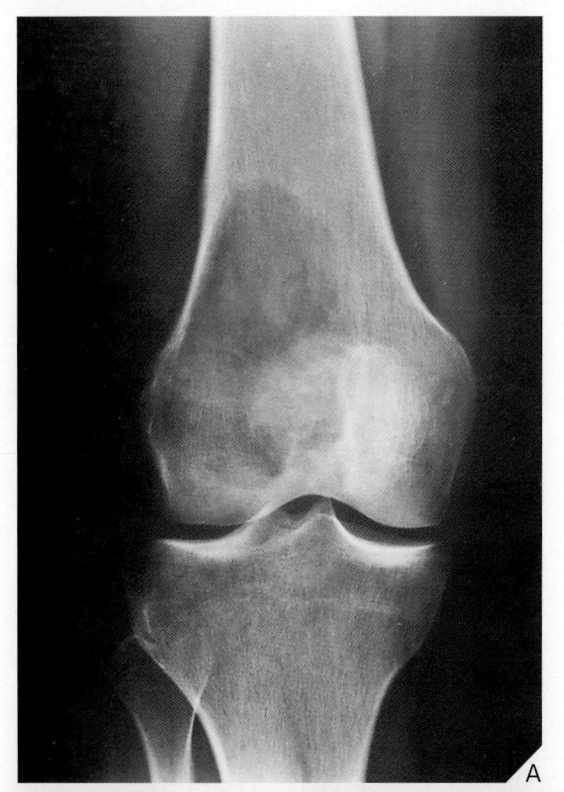

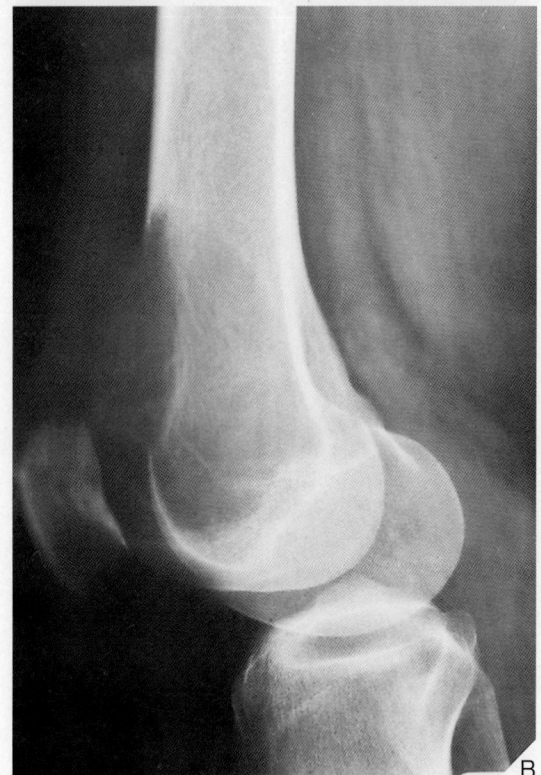

図 20-28　骨巨細胞腫
32 歳男性. 膝の X 線正面像（A）と側面像（B）では,
大腿骨遠位端に純粋に骨溶解病変が認められる. 病巣は
反応性骨硬化を伴わず偏心性に存在し, 関節近傍まで拡
がっており, これらが巨細胞腫の特徴的な像である.

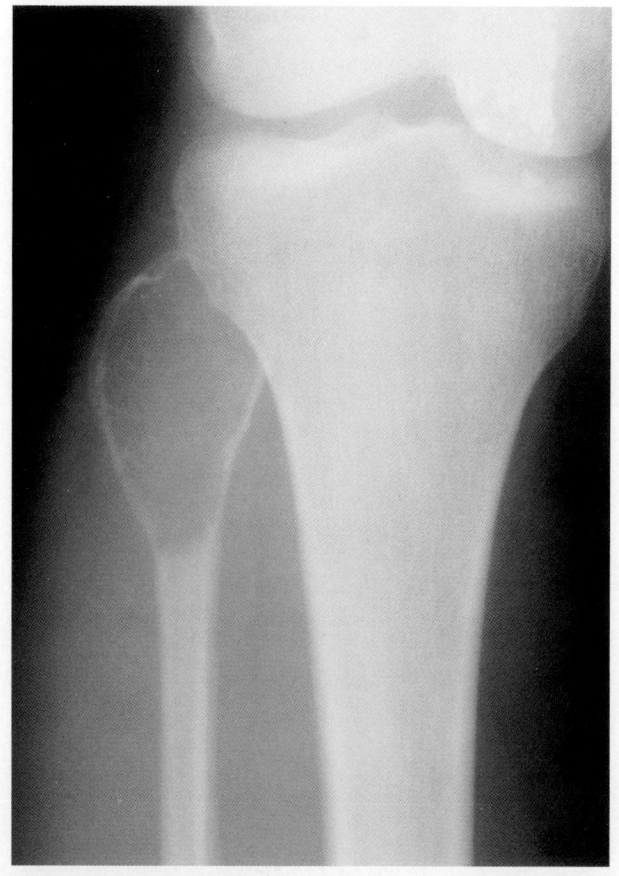

図 20-29　骨巨細胞腫
28 歳女性の右膝 X 線正面像. 腓骨骨頭に膨隆性の骨透亮像を
認める.

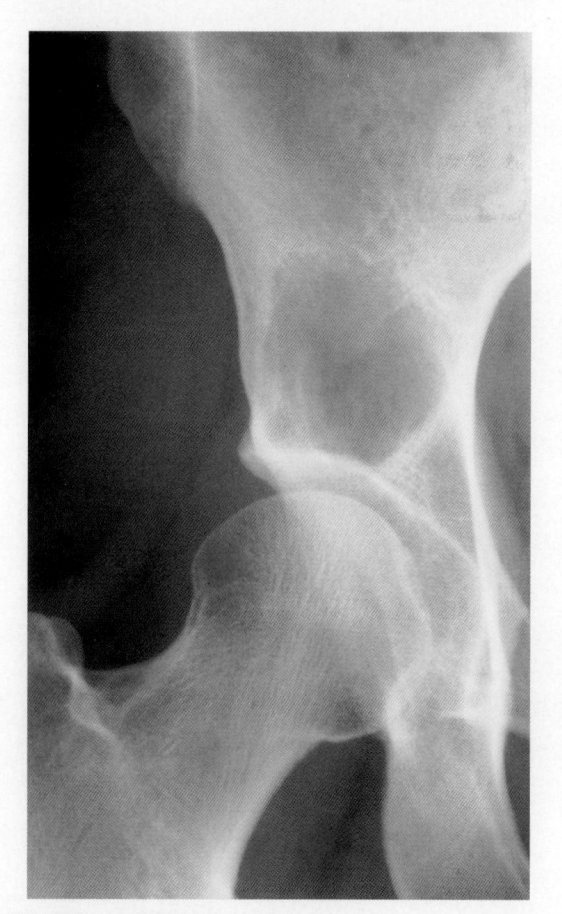

図 20-30　骨巨細胞腫
31 歳女性の右股関節 X 線正面像. 腸骨の寛骨臼上部に正常部
との境界が狭く, 地図状の骨破壊を呈する骨透亮像を認める.

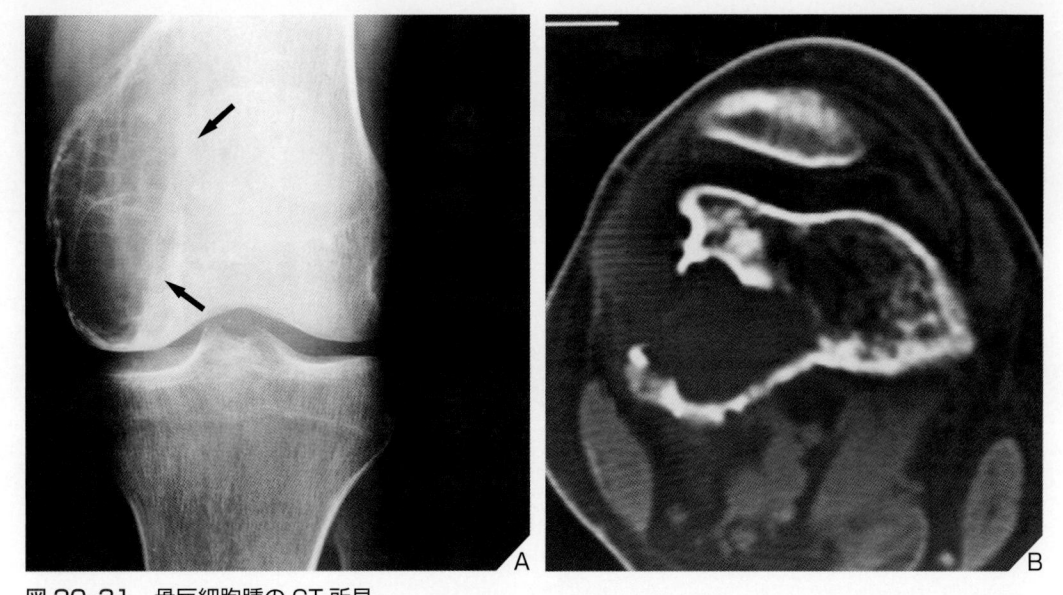

図 20-31　骨巨細胞腫の CT 所見
33 歳女性．（**A**）膝の X 線正面像で，大腿骨内側顆に骨溶解像がみられる（→）．軟部腫瘤は認められない．
（**B**）しかしながら CT では骨皮質の破壊がみられ，軟部腫瘤の存在も確認される．

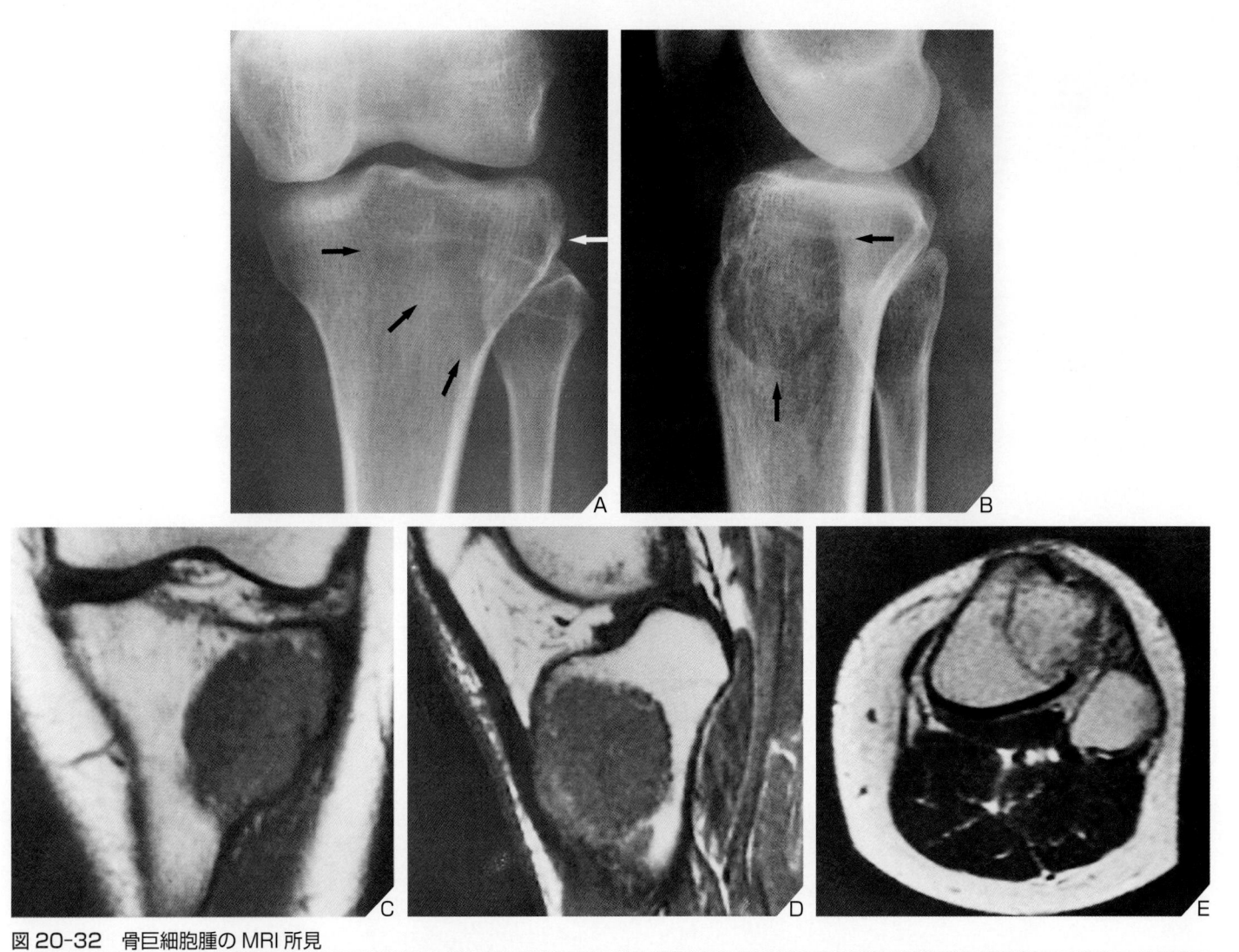

図 20-32　骨巨細胞腫の MRI 所見
45 歳女性．6 ヵ月間，右膝痛があった．X 線正面像（**A**）と側面像（**B**）で，脛骨近位から関節面直下にまで拡がる骨透亮像を示す（→）．T1 強調
（SE：TR 600/TE 20 msec）冠状断像（**C**）と矢状断像（**D**）では，等信号の信号強度をもつ病変としてより明瞭に描出されている．（**E**）プロトン
密度強調横断像では，病変は骨皮質を貫き軟部にまで拡がっているのがわかる．この像では，病変部は等〜高信号の不均一な信号強度を示している．

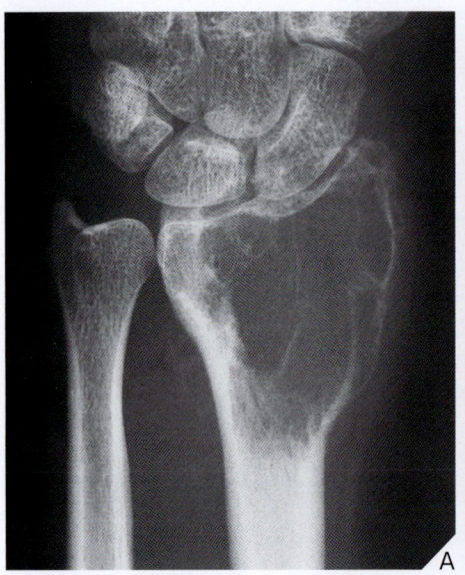
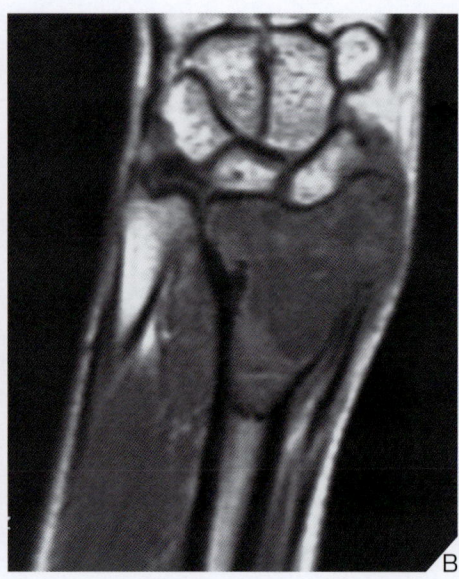
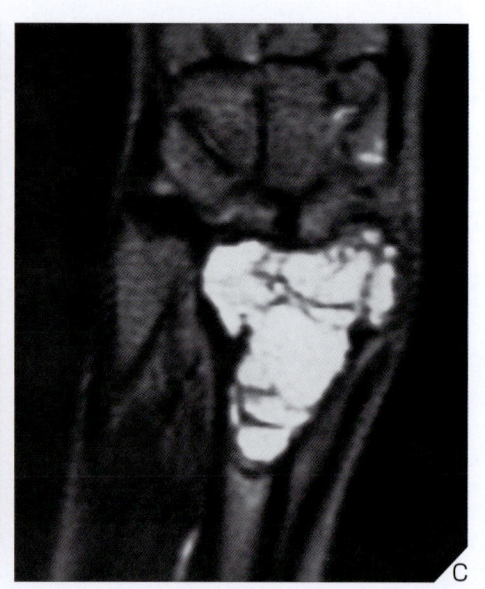

図 20-33　骨巨細胞腫の MRI 所見
36 歳女性．（A）右手関節の X 線正面像で，橈骨遠位端に骨溶解性病変を認める．（B）T1 強調冠状断像（SE：TR 500/TE 20 msec）では，等～低信号の信号強度を示す腫瘍を認める．（C）T2 強調冠状断像（SE：TR 2,000/TE 80 msec）では，高信号の病変と低信号の隔壁構造を認める．

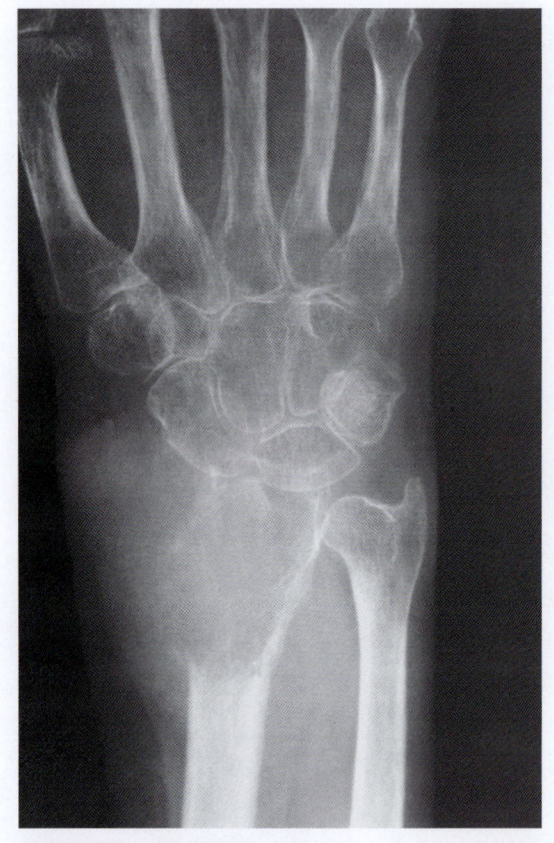

図 20-34　骨巨細胞腫
56 歳女性．左手関節の正面像で，橈骨遠位に溶骨像がみられ，骨皮質は破壊され，軟部組織へ波及している．X 線像では破壊性病変であるにもかかわらず，病理組織学的検査では悪性像はなく，典型的良性所見であった．広範囲切除術後 5 年の経過観察で，局所再発や遠隔転移を認めていない．

の 13q14 に位置している．巨細胞腫の染色体解析により，染色体の 11p，13p，15p，19q，21p におけるテロメアの結合（損傷のない染色体末端同士の融合）が，染色体の変異としてもっと

も多く認められている．

歴史的には，巨細胞腫の画像所見とステージ分類は，最終的な臨床成績を必ずしも反映していなかったが，Enneking，Campanacci，Bertoni などの研究者らは，巨細胞腫の画像所見，組織学的所見からステージ分類法を開発してきた．ステージ 1 は，緩徐な発育を示す X 線所見（境界明瞭で骨皮質は保たれている）を呈する巨細胞腫で，組織学的には良性である．ステージ 2 は，活発なリモデリングがあり，連続性を維持しているものの菲薄化した骨皮質と温存された骨膜がみられる．より急速な発育が疑われる巨細胞腫で，組織学的には良性である．ステージ 3 は骨皮質を穿破し，近接する軟部組織に拡がるような，浸潤性の強い巨細胞腫であるが，組織学的には良性にとどまる．ただし，遠隔転移（大部分は肺）は生じる可能性がある．

■ **鑑別診断** ■

種々の病変が巨細胞腫と誤診されうる．また逆に，巨細胞腫は関節近傍に発生する他の病変に類似している．原発性動脈瘤様骨嚢腫が，関節近傍に発生することはまれであり，若年者に発生することがほとんどである．しかし，成長軟骨板が閉鎖した後は，動脈瘤様骨嚢腫は長管骨の関節近傍にまで進展することがあり，巨細胞腫との鑑別が困難になる．CT あるいは MRI にて液面形成がみられれば，動脈瘤様骨嚢腫と診断される．しかし，動脈瘤様骨嚢腫は，ときに巨細胞腫を含めた他の病変と共存することがあることに注意しなければならない．いわゆる充実性（亜型）動脈瘤様骨嚢腫，あるいは関節近傍に発生した反応性巨細胞性肉芽腫は，一般的な巨細胞腫に類似した X 線像の特徴を示すことがある．長管骨の関節近傍に発生する良性線維性組織球症も巨細胞腫に似た所見を呈する．上皮小体機能亢進症に伴う褐色腫（brown tumor）も巨細胞腫類似の X 線像を示す病変の 1 つである．しかし，褐色腫では，他の上皮小体機能亢進症に伴う骨格の特徴を呈する．たとえば，骨萎縮，骨皮

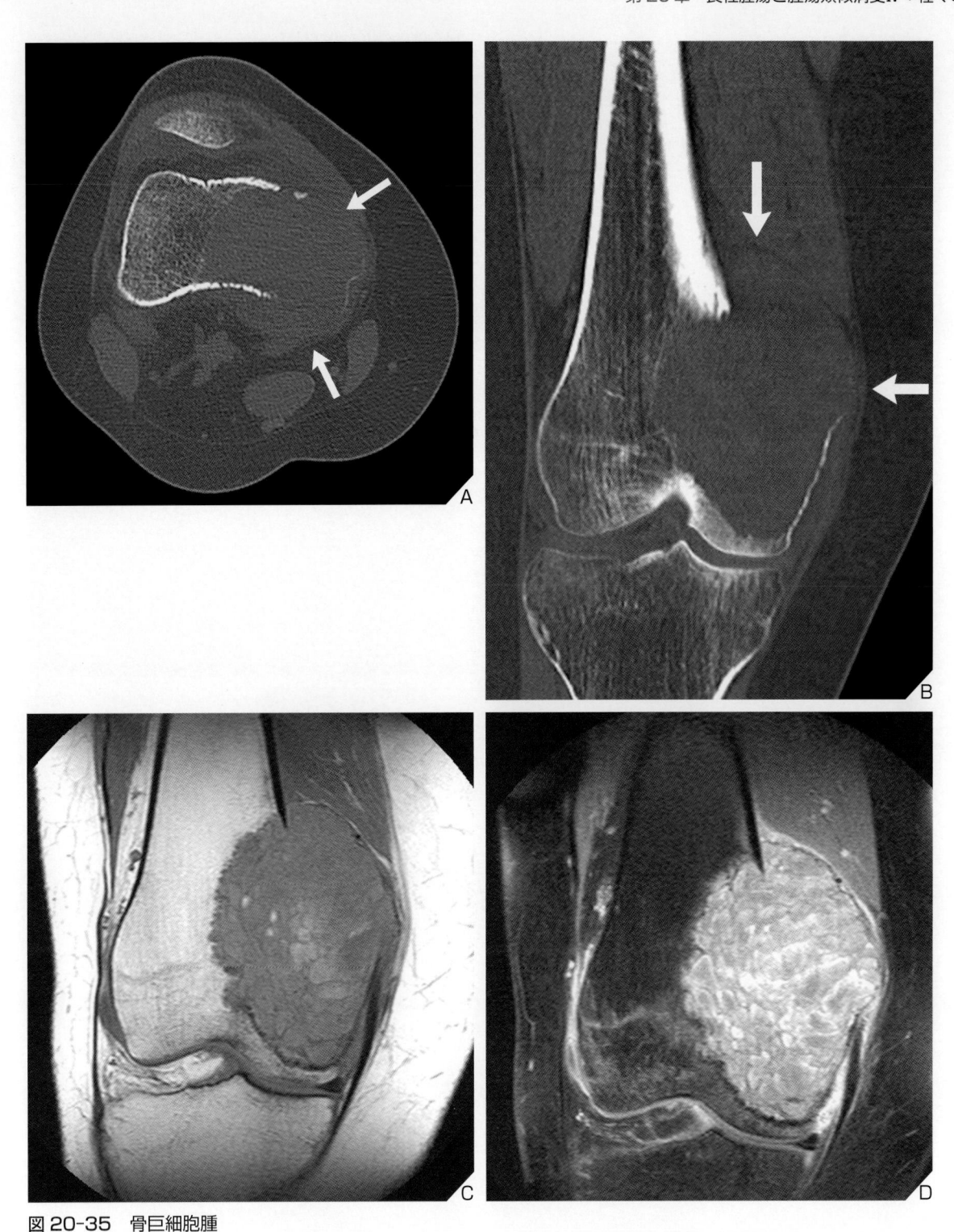

図 20-35　骨巨細胞腫
31 歳女性の右膝の CT 再構成 （A） 横断像，（B） 冠状断像．右大腿骨内顆骨皮質を破壊し，軟部組織に浸潤する大きな腫瘤を認める（→）．（C） MRI T1 強調冠状断像では，腫瘍は等信号で出血による軽度不均一な信号強度をもつ．（D） ガドリニウム投与後の脂肪抑制 T1 強調冠状断像では著明な造影効果を認める．病理組織学的には切除標本に悪性像は認められなかった．

質吸収像，骨膜下吸収像，指骨遠位の骨吸収像あるいは歯牙の層状硬膜（lamina dura）の消失などがみられる．種々の骨硬化した境界をもつにもかかわらず，ときに巨大な骨内ガングリオンを巨細胞腫と見誤ることがある．いくつかの悪性病変，たとえば軟骨肉腫も，関節近傍に拡がり，X 線像上で石灰化像を伴わないと，巨細胞腫と似た所見を呈する．軟骨下骨にまで浸潤した骨髄腫や骨溶解性転移性腫瘍と巨細胞腫との鑑別はそれほ

ど困難ではない（転移性腫瘍は高齢者に発生することが多いので，それが診断の手掛かりとなる）．しかしながら，ときに，両者の X 線所見の差がはっきりしないこともある．最後に，まれではあるが線維肉腫，悪性線維性組織球症，線維芽細胞性骨肉腫（これらの病変は，絶対に骨溶解性の X 線所見を呈する）が巨細胞腫と同様の所見を呈することがある．

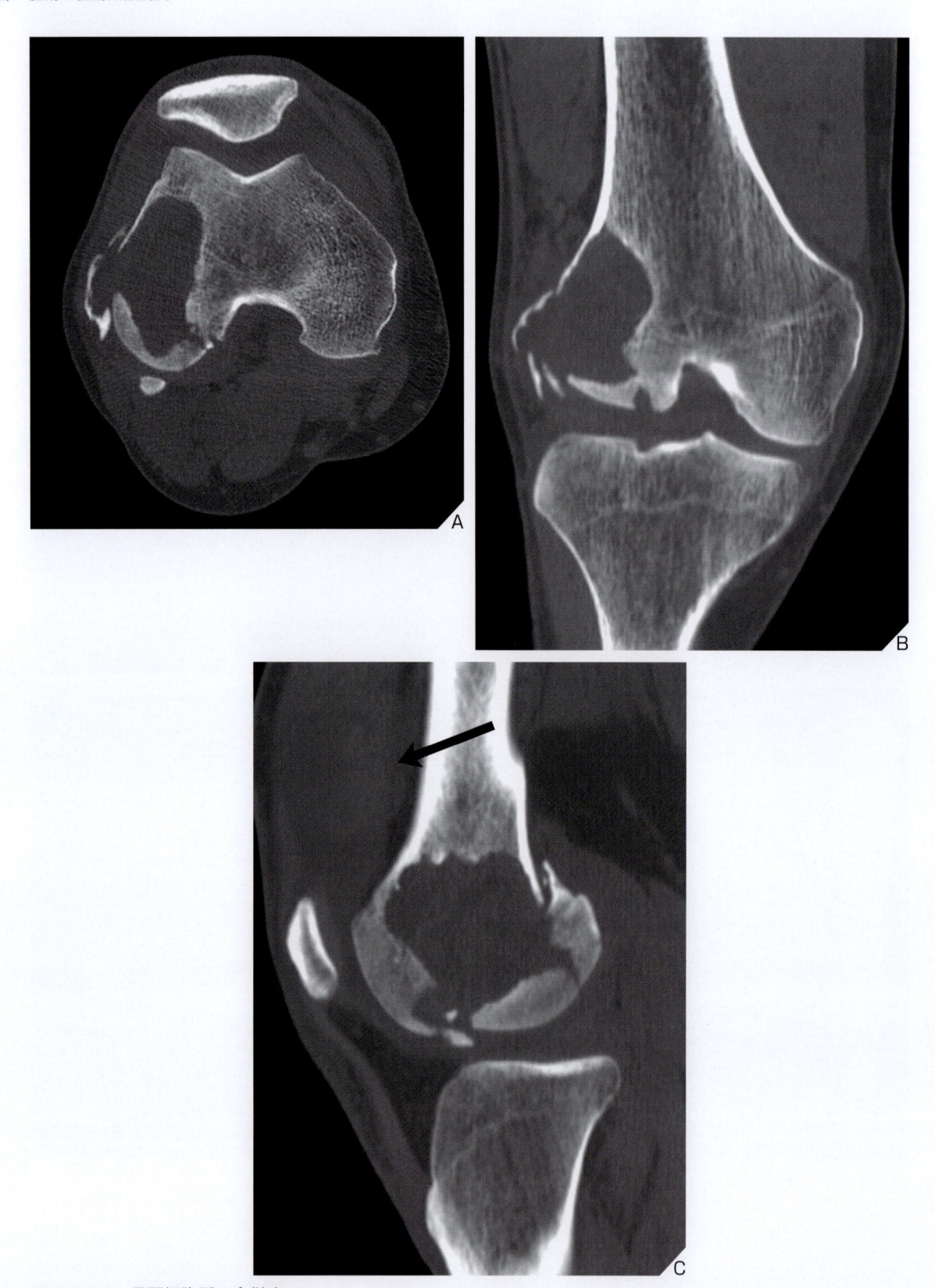

図 20-36　骨巨細胞腫の合併症
40 歳男性の右膝の CT 再構成像．（A）横断像，（B）再構成冠状断像，（C）再構成矢状断像は，大腿骨外顆の大きな巨細胞腫の病変および粉砕した病的骨折を示す．膝蓋上嚢の不透明化に注目（→）．

┃ 合併症と治療 ┃

巨細胞腫のもっとも多い合併症は病的骨折である（図 20-36）．

良性巨細胞腫の治療には手術的掻爬と骨移植（図 20-37），あるいは広範切除後に二次的に同種骨移植（図 20-38〜40），あるいは人工骨頭の挿入がある（図 20-42 を参照）．移植骨が正常骨と均一化した像が認められると，局所再発なく治癒したとみなされる（図 20-40）．Marcove は液体窒素を用いた冷凍

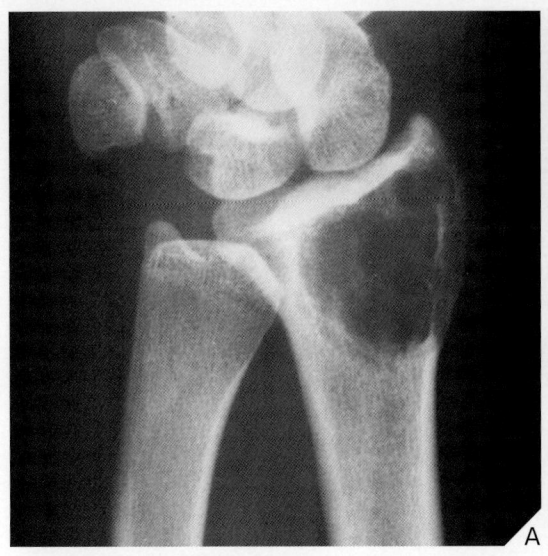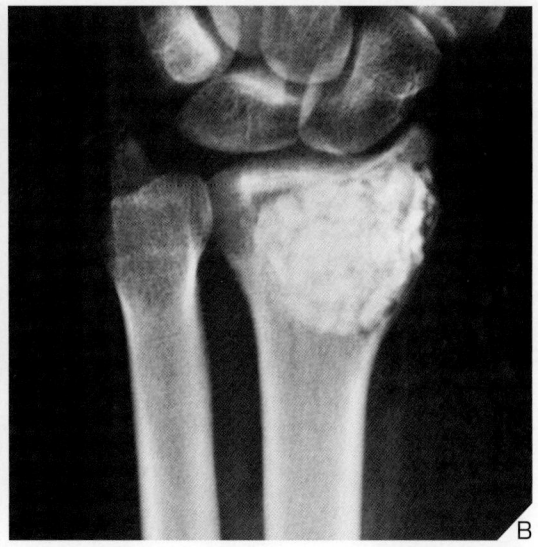

図 20-37　骨巨細胞腫の治療
32 歳女性．（A）手関節の単純 X 線像で橈骨遠位部の溶骨性病変が認められる．（B）病巣部を骨小片で充塡した手術後の X 線像である．

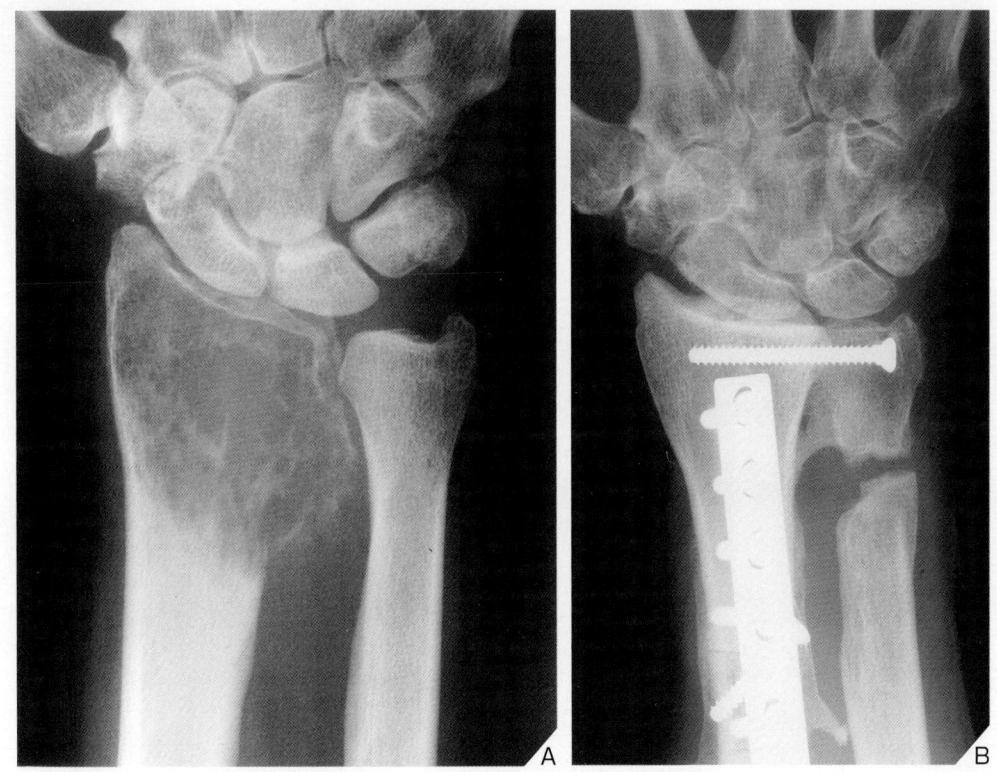

図 20-38　骨巨細胞腫の治療
38 歳女性の X 線正面像．（A）橈骨遠位部に典型的な骨巨細胞の所見を認める．（B）治療法は，橈骨遠位部の切除と，同種骨による骨移植に加えて，Suave-Kapandji 法により，遠位橈尺関節の固定を行った．

手術を推奨している．それに対して他の専門家が腫瘍内切除後の腫瘍床にメチルメタクリレート（骨セメント）を詰めて熱することを主張している．再発はしばしば認められ，X 線像では移植骨の吸収像や原発の巨細胞腫にみられたような骨透過性病変として認識される（図 20-41）．とくに，放射線治療後にみられる再発病変は線維肉腫，悪性線維性組織球腫，骨肉腫に悪性転化することもある．ときとして組織学的に良性病変でも，遠隔転移（肺）をきたすこともある（図 20-42）．近年，巨細胞腫の分子細胞生物学的な解析が進み，とくに巨細胞腫の病態における重要な分子である破骨細胞分化誘導因子 RANKL がみつかったことによって，抗 RANKL モノクローナル抗体であるデノスマブが治療薬として使用されている．

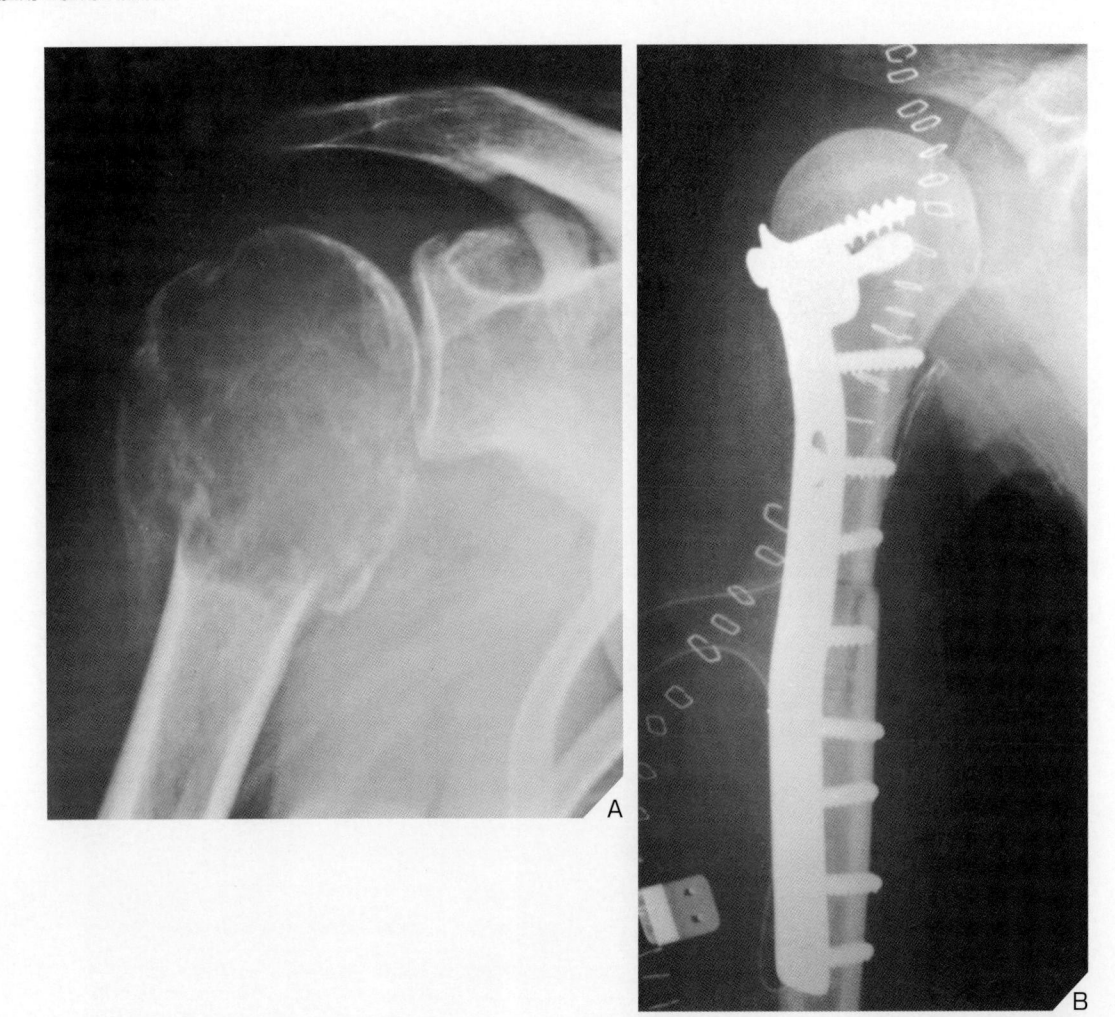

図 20-39   骨巨細胞腫の治療
27 歳女性．（**A**）大腿骨骨頭の巨細胞腫と診断された．右肩関節の X 線正面像で，上腕骨の近位端ほぼ全体が巨細胞腫で占められている．（**B**）上腕骨は広範囲に切除され，同種骨移植により再建された．

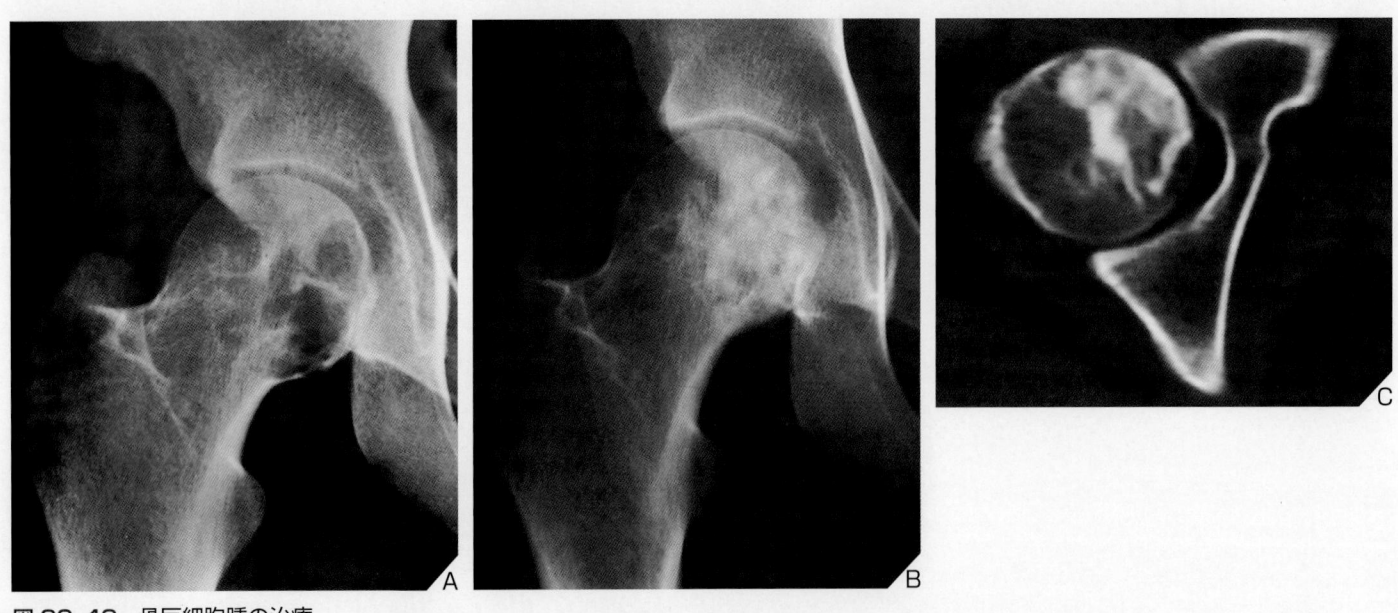

図 20-40   骨巨細胞腫の治療
27 歳女性．（**A**）大腿骨頭に発生した巨細胞腫である．（**B**）掻爬術と同種骨移植術後 2 年で，局所再発は認めていない．（**C**）CT では，正常骨内へ移植骨が良好に移行するのが示されている（図 20-41 と比較）．

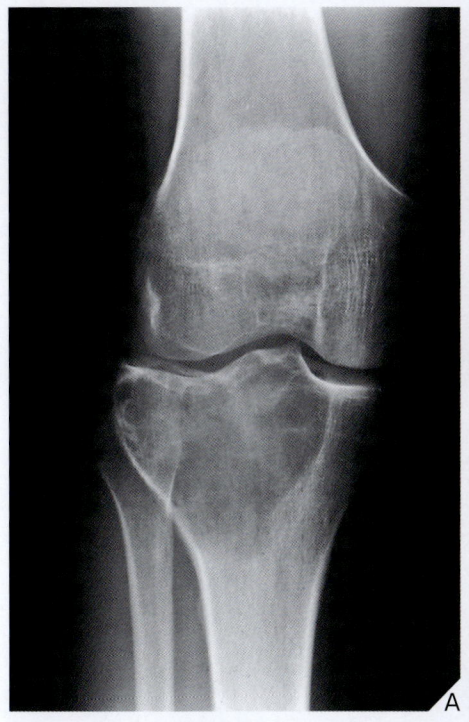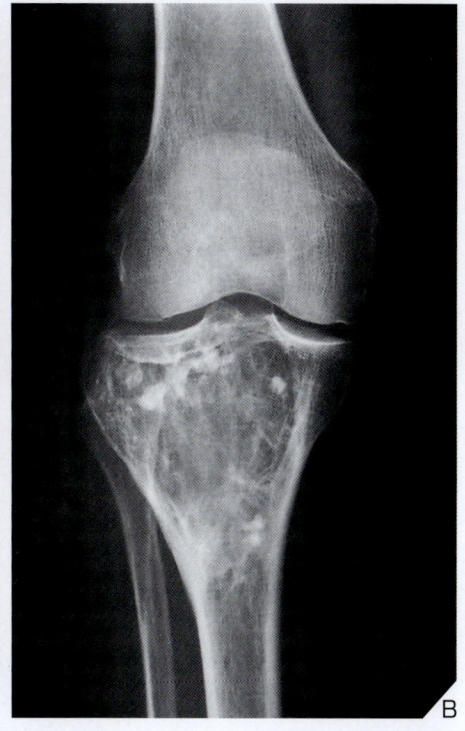

図 20-41　骨巨細胞腫の再発

30 歳女性．右脛骨近位端の巨細胞腫と診断された．（A）掻爬術と海綿骨による骨移植術で治療された．20 ヵ月後，増強する膝の疼痛を訴え始めた．（B）充塡された移植骨のほとんどが吸収されていることが X 線像でとらえられた．骨溶解像は腫瘍の再発を示唆する．

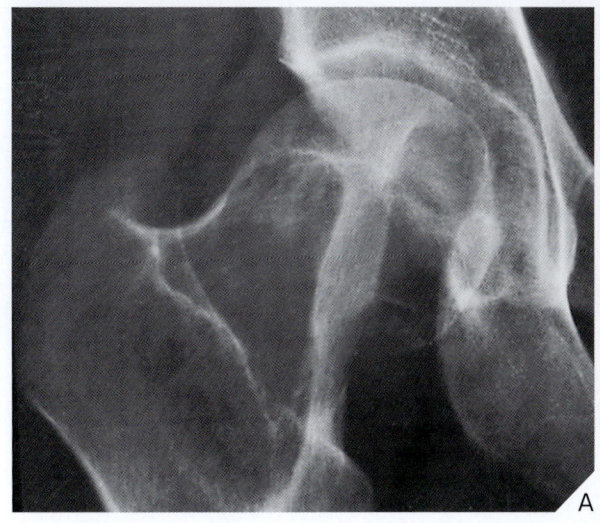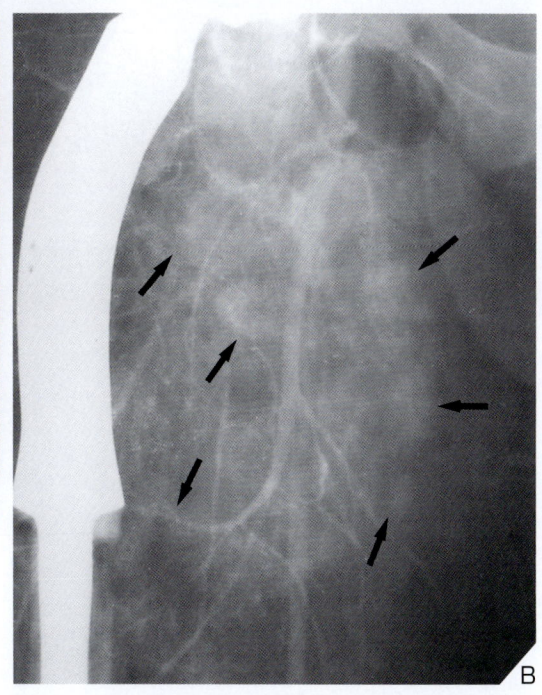

図 20-42　骨巨細胞腫の合併症

28 歳男性．4 ヵ月間，右股関節痛を訴えた．右股関節の X 線正面像（A）で，大腿骨頭の内側に破壊性の骨透亮像がみられ，大腿骨頚部に拡がっている．骨生検で動脈瘤様骨嚢腫と判明した．掻爬術と海綿骨による骨移植術後 5 ヵ月で，病巣の再発をみた．この時点の病理組織所見は動脈瘤様骨嚢腫を伴う良性の巨細胞腫であった．大腿骨近位を切除し，人工骨頭で置換した．術後 8 ヵ月にて，患者は疼痛の増強と大腿周囲径の異常な増大のために再入院した．大腿動脈の血管造影（B）で，多数の軟部組織結節をみた（→）．生検の結果，巨細胞腫からの転移巣であることが判明した．患者は肺転移も生じていた．

20

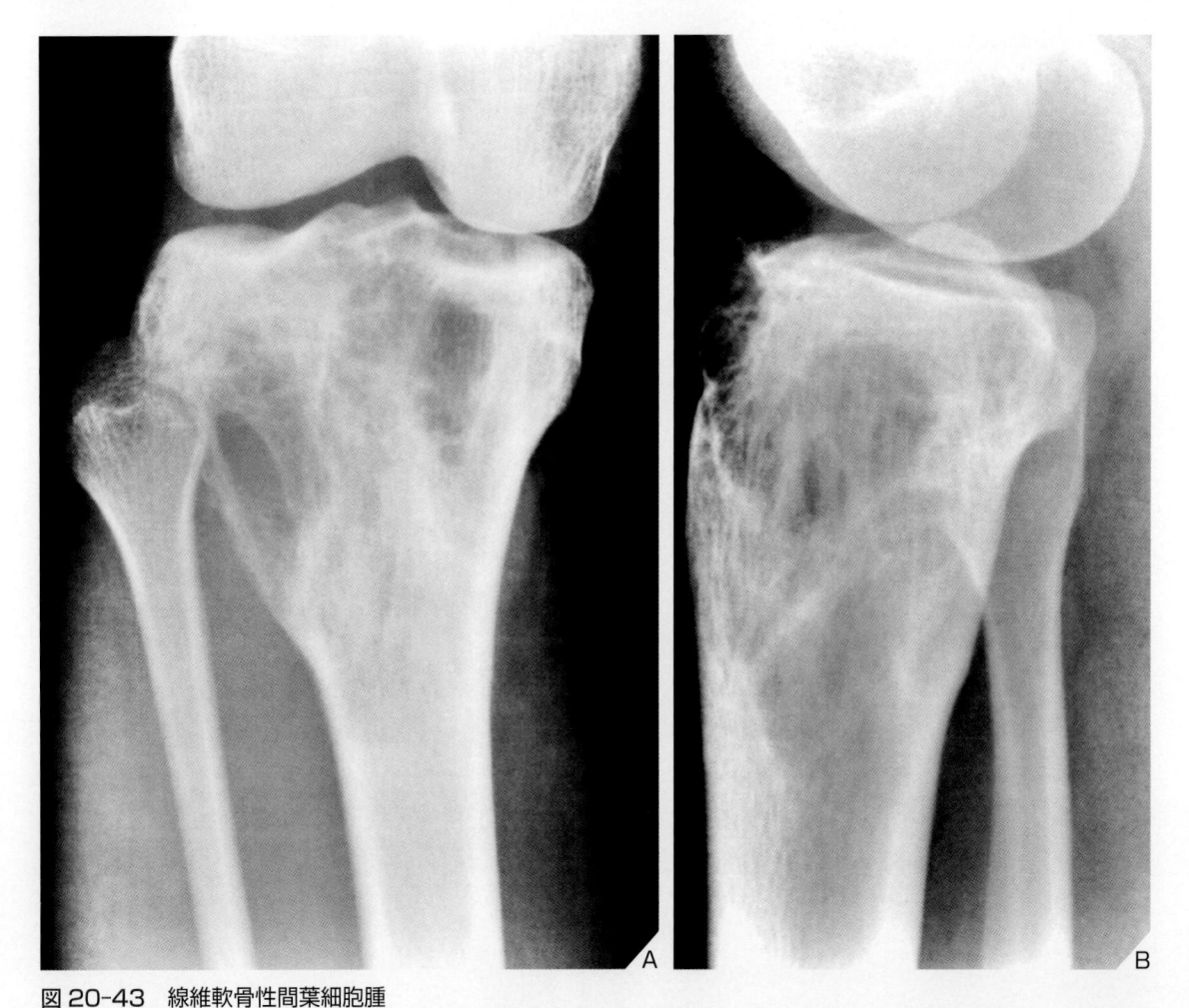

図 20-43　線維軟骨性間葉細胞腫
　23歳男性．右膝のＸ線正面像（A），側面像（B）にて，脛骨近位に骨梁構造を有する骨透過性病変を認める．脛骨前側面の骨皮質は膨隆し，関節面直下まで病変は拡がっている．

5．線維軟骨性間葉細胞腫（fibrocarti-laginous mesenchymoma）

　線維軟骨性間葉細胞腫は，明らかに異なる2つの組織からなるきわめてまれな腫瘍である．本腫瘍の組成の1つは，活発な成長軟骨板のような良性の軟骨性の組織であり，他方は，低悪性度の線維肉腫のような組織を呈していた．これは1984年にDahlinらによって，低悪性の悪性腫瘍として初めて報告された．Mirraらは，このような病変を，軟骨腫様結節を伴う類腱腫として分類した．本病変に関する報告例は，20例以下と思われるが，報告されていない症例もいくつかあるかもしれない．線維軟骨性間葉細胞腫は，1歳〜25歳（平均13歳）にみられると報告された．男性に多く発生している．病変は腓骨や上腕骨のような長管骨の骨端部に発生することが一般的である．症状は，他の成長の遅い腫瘍（slow-growing tumor）と同じように，病変の存在する部位に軽い不快感や圧痛を有し，ときに触知可能な腫瘤として認められる．

　Ｘ線像上，ホタテ貝様の辺縁（scalloped border）をもつ骨透亮像を呈し，成長軟骨板にまで及ぶ．骨格の成熟した後は，病変は，関節縁にまで及ぶことがある（図20-43）．ときに，骨皮質膨隆，菲薄化する．膨隆した骨皮質では，病変は軟部組織にまで浸潤していることがある（図20-44）．このような病変はCTやMRIにより，明確に描出される．骨膜反応は一般的にみられないが，もしみられたとしても淡く，良性の所見を呈する．本腫瘍は，典型的軟骨基質に石灰化組織がみられることがある．

　組織学的には，紡錘形細胞の束とコラーゲン線維の交差からなる組織を有している．組織は細胞成分に乏しく，細胞の核は，膨大化し，ときに有糸核分裂像を伴った細胞の多形性や核の多染色体性を示す．このような背景に重ねて，明らかに良性の島状の軟骨組織がよく認められる．このような所見から，本腫瘍は「低悪性度を伴った（with low-grade malignancy）線維軟骨性間葉細胞腫」と命名された．しかし，今までのところ遠隔転移がみられたことはないことから，Mayo Clinicのグループは，「低悪性度を伴った」という言葉を取り除き，単純に線維軟骨性間葉細胞腫と呼んでいる．

6．血管腫（hemangioma）

　血管腫は新生血管より発生する良性骨病変であり，良性腫瘍と考えられている．血管腫は全良性腫瘍の約2％を占め，骨格系の全良性・悪性腫瘍の0.8％を占める．一部ではこれらを先天

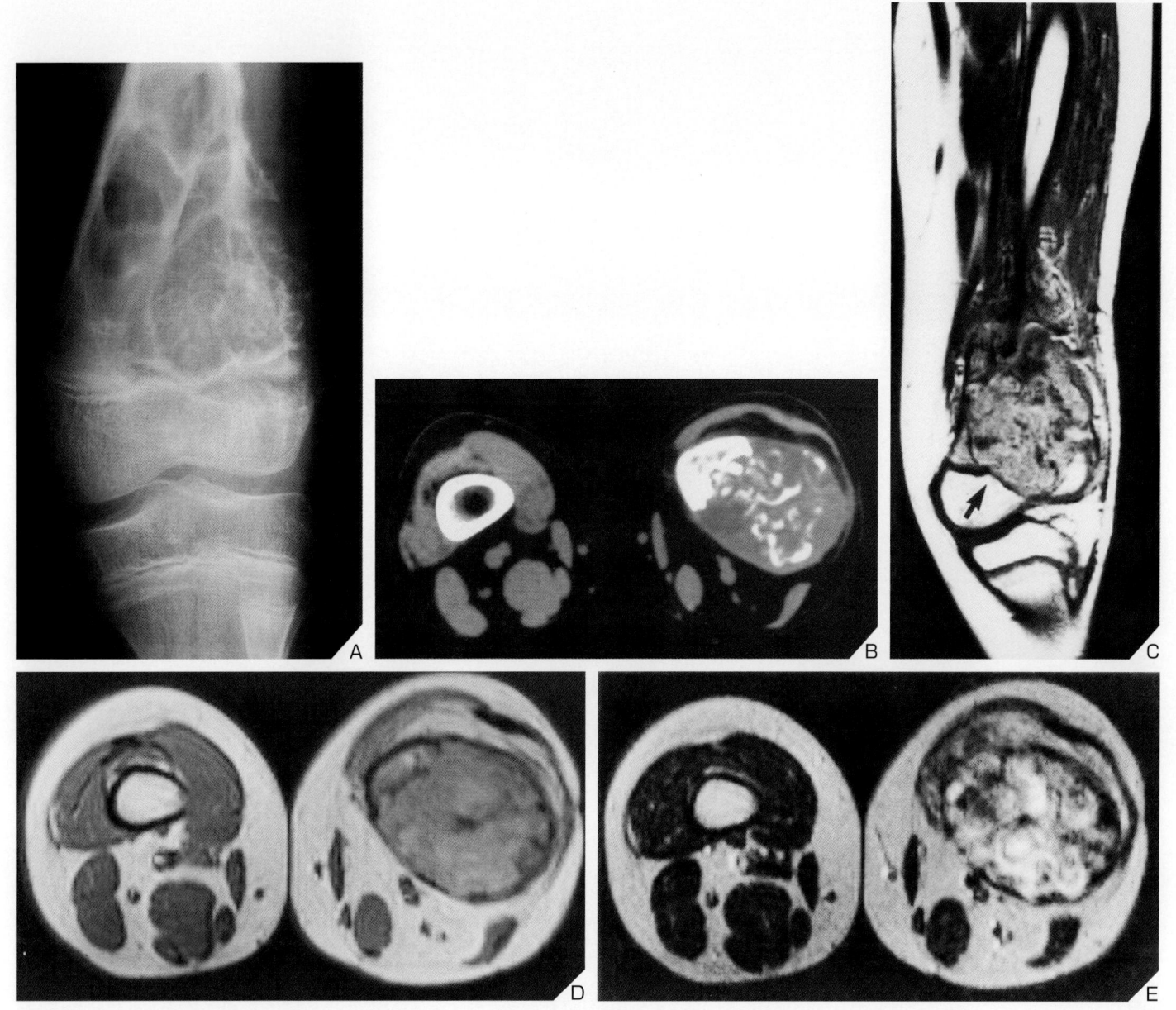

図 20-44　線維軟骨性間葉細胞腫の MRI 所見

（A）14 歳男児．左膝の X 線斜位像にて，大腿骨遠位に，成長軟骨板に接するようにして隔壁構造を有する骨透亮像を認める．外側骨皮質は破壊されている．（B）CT では，後外側の骨皮質の破壊像と石灰化を伴った巨大な軟部腫瘤を認める．（C）MRI T1 強調冠状断像では，不均一な信号強度の腫瘍が成長軟骨板を破壊し，大腿骨遠位骨端部にまで浸潤しているのがわかる（→）．（D）T1 強調横断像では，巨大な等信号の軟部腫瘍が骨皮質を破壊している．腫瘍の内部には，低信号で示される石灰化像を認める．（E）T2 強調横断像では，腫瘍は高信号で描出され，不均一な腫瘍と偽隔壁がよくわかる．

（Prof. Dr. Wolfgang Remagen, Cologne, Germany のご好意による）

性血管奇形とみなす向きもある．血管の形状より，毛細血管性，海綿状，静脈性，および混合性病変に分類される．

　毛細血管性血管腫（capillary hemangioma）は，基底膜にのみ囲まれた扁平の内膜細胞から成り立つ小血管により構成される．骨においては，椎骨にもっとも多く発生する．海綿状血管腫は，同様に基底膜に囲まれた扁平の内膜細胞よりなる血管に血液が充満し，拡張した形態を示すものである．静脈性血管腫は，筋層を有する厚い血管壁をもつ血管からなる．これらはしばしば静脈結石を含んでいる．動静脈性血管腫は，異常な動静脈の連結が特徴的である．これらは，骨組織のなかではきわめてまれで，もっぱら軟部組織に浸潤している．血管奇形の生物

学的分類は，近年進歩し，注意が促されている．血管腫を真の新生物というより過誤腫と考えている Mulliken と Glowacki の考え方によると，この分類は細胞周期や組織像だけでなく，自然経過や身体所見も考慮に入れている．この分類は，乳児血管腫と血管奇形を明確に区別している．前者は初期に急速増大し，その後，次第に自然消褪する病変であり，後者は先天的な病変で，動脈奇形，静脈奇形，毛細血管奇形，リンパ管奇形，混合型に分類される．しかし，上皮様血管腫は明らかに真性腫瘍として観察されている．

　血管腫の発生頻度は年齢とともに多くなり，中年以降にピークがある．女性は男性の 2 倍を占める．好発部位は脊椎，とく

20

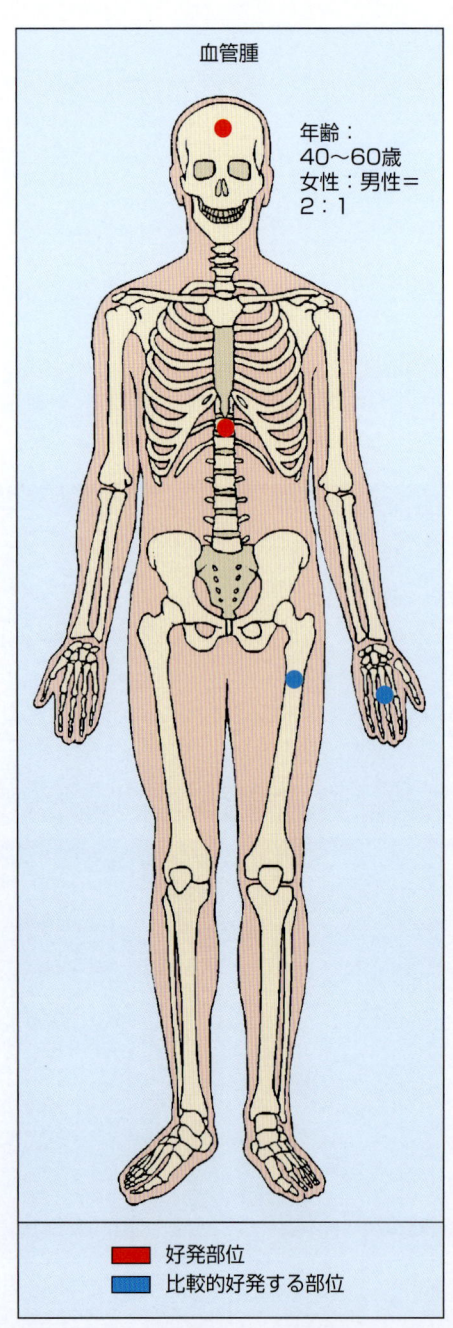

図20-45　血管腫における好発部位，年齢
分布および性差

に胸椎であり，次いで頭蓋骨に多い（図20-45）．脊椎のなかでも椎体からの発生が典型的で，椎弓根や椎弓に波及し，まれに棘突起に及ぶ．ときとして多椎体にわたって発生することもある．脊椎の血管腫のほとんどは症状に乏しく，偶然に発見されることが多い．脊椎に発生した病巣が神経根や硬膜外腔に及んで脊髄を圧迫すると症状が発生する．中位胸椎に発生する血管腫の場合，往々にして神経学的症状を伴う（図20-46）．まれではあるが，罹患椎体が骨折を起こし，軟部腫瘤や血腫を形成して脊髄を圧迫することで症状が出現することもある．

　血管腫はX線像上，多房性の骨透亮像（図20-47）や粗い垂直な縞状所見が特徴である．椎体ではhoneycomb（蜂の巣）状あるいはcorduroy cloth（コーデュロイの布地）様と表され（図20-48），また頭蓋骨ではspoke-wheel（車軸）様と表さ

れる．脊椎にこのパターンがみられれば，血管腫として確定的診断となる．CTでも特異的な多数の点状斑［polka-dot（水玉）模様］として描かれ，これは椎体内を縦走し，補強する骨梁の横断面として認められる（図20-49）．MRIにおいては，T1強調像およびT2強調像で，血管性病変に対応したところが高信号像として描出される（図20-50）．骨梁の肥厚した部分は，T1，T2強調像どちらにおいても低信号像として描出される．CTおよびMRIの両者において，造影剤にて造影すると，病変が造影される．長・短管骨では，血管腫は典型的なレース状陰影や蜂の巣状陰影としてとらえられる（図20-51A）．しかし，ときに溶骨性，泡沫状に膨隆し，局所の増殖性が強いようにみえることもある（図20-51B）．

　骨スキャンにおいては，骨性血管腫は，ほんのわずかな取込

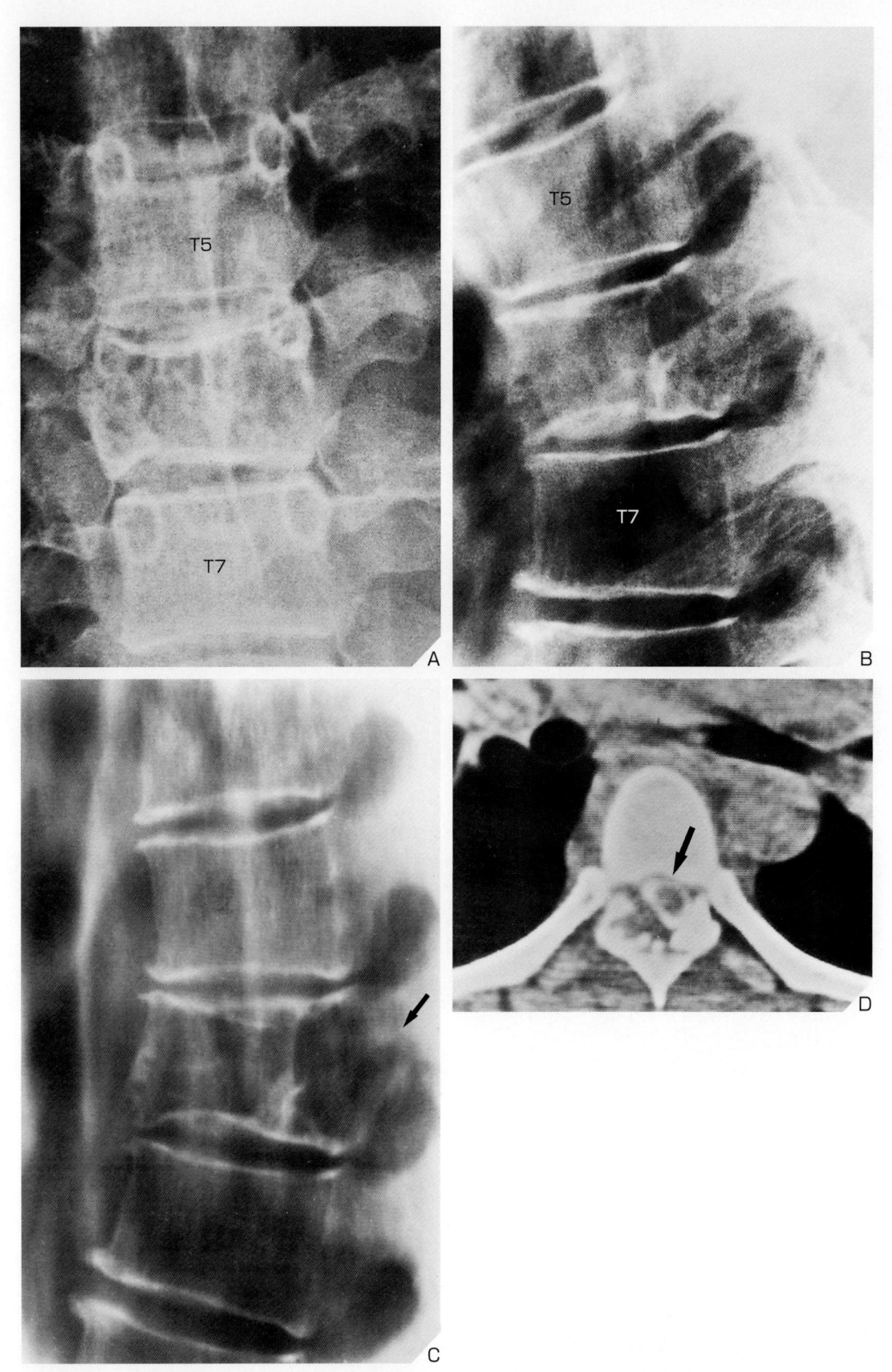

図 20-46　椎体血管腫

39 歳女性．背部痛を訴え，右上肢の知覚低下と筋力低下が認められた．胸椎の X 線正面像（A），側面像（B）で，T6 から椎弓根に拡がる骨透過性病変が認められる．（C）断層撮影の側面像では，椎骨の後部骨皮質が膨隆し，脊椎の後方要素へも拡がっている．（D）CT では，脊椎管内に軟部腫瘤が侵入し，脊髄の偏位が明らかである．生検の結果，血管腫とわかった（→）．

(Greenspan A, Klein MJ, Bennett AJ, Lewis MM, Neuwirth M, Camins MB. Case report 242. Hemangioma of the T6 vertebra with a compression fracture, extradural block and spinal cord compression. Skeletal Radiol 1983；10：183-188 より引用)

20

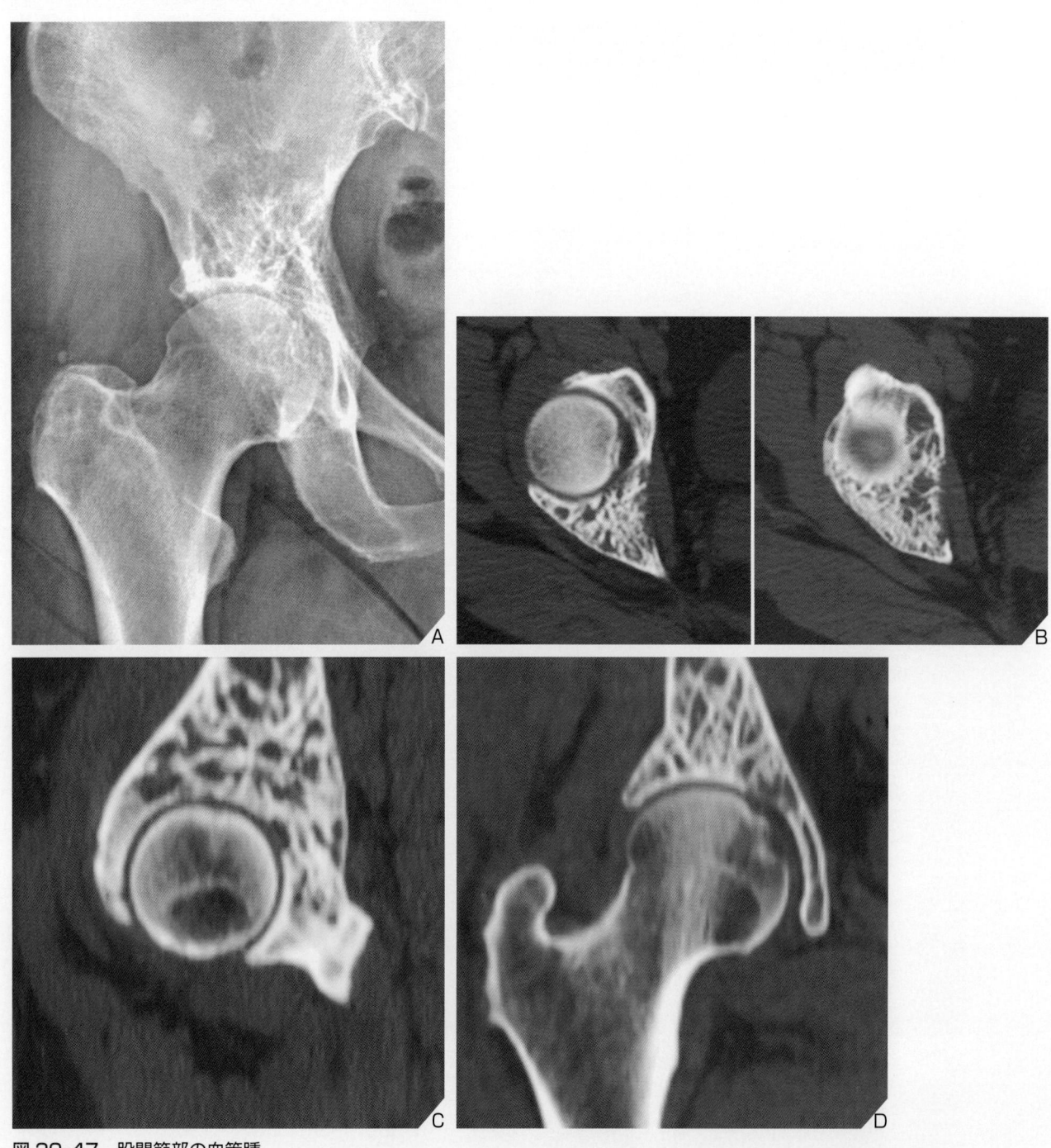

図 20-47　股関節部の血管腫
　右股関節の疼痛の寛解と悪化が 1 年続いた 58 歳の女性．（A）右股関節の X 線正面像は，腸骨臼蓋部まで拡がる骨透亮像と硬化像が混在した病変を認める．（B）CT 横断像，（C）矢状断再構成像，（D）冠状断再構成像で血管腫に典型的な蜂の巣状（honeycomb）の陰影を認める．

みから，中等度の取込みまで幅をもって描出される．最近のプラナー像や SPECT（single-photon emission computed tomography）による椎体血管腫の研究では，MRI と関連してほとんどの症例では，プラナー像骨スキャンで正常と同じような取込みがみられ，SPECT でも正常像を呈し，とりわけ直径 3 cm 以下では正常となる．この研究において，SPECT 像と MRI の本質的な違いに言及しており，MRI の信号強度と骨スキャンの取込みの強さとの間には何ら相関がないとしている．血管腫の動脈造影はほとんど描出されない．
　病理組織像ではほとんどの血管腫は単純な内皮細胞でできた

管腔からなり，形態学的には毛細血管内皮と同じである．海綿状血管腫の症例で血管腔の全部もしくは一部が大きくなり，洞構造様になることもある．ときに血管腫は，大きく厚い血管壁をもつ動静脈から構成され，軟部組織における動静脈奇形と類似する．
　類上皮血管腫は通常型血管腫の一亜型である．これまでは，その形態学的な所見から，好酸球性血管リンパ球増殖症，組織球様血管腫と呼ばれていた．この病変は，主に，皮膚や皮下組織に生じることが多いが，ときに，骨に発生することもあり，骨のなかでは椎体に好発する．大部分の病変は単発性である

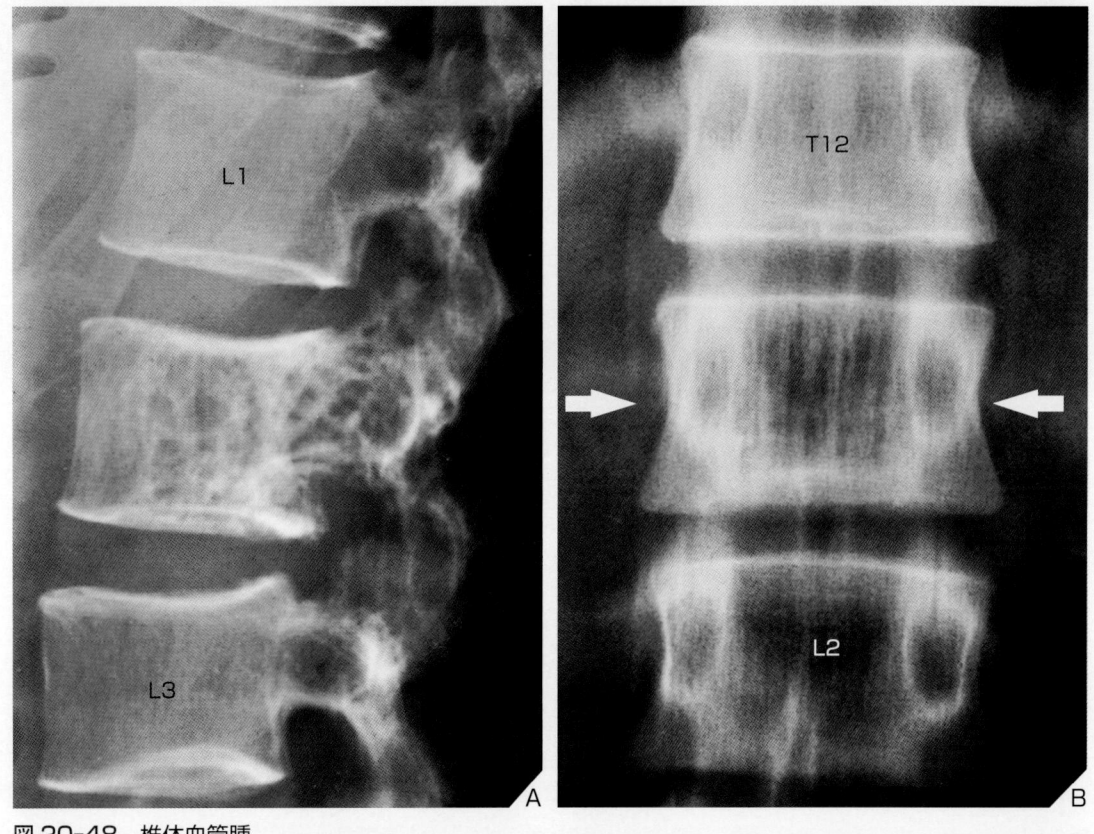

図20-48　椎体血管腫

（A）脊椎のX線側面像でL2に血管腫がとらえられ，蜂の巣（honeycomb）状所見を示す．（B）L1の正面断層撮影にて，コーデュロイの布地（corduroy cloth）様パターンといわれる血管腫に特徴的な垂直な縞状所見を認める（→）．

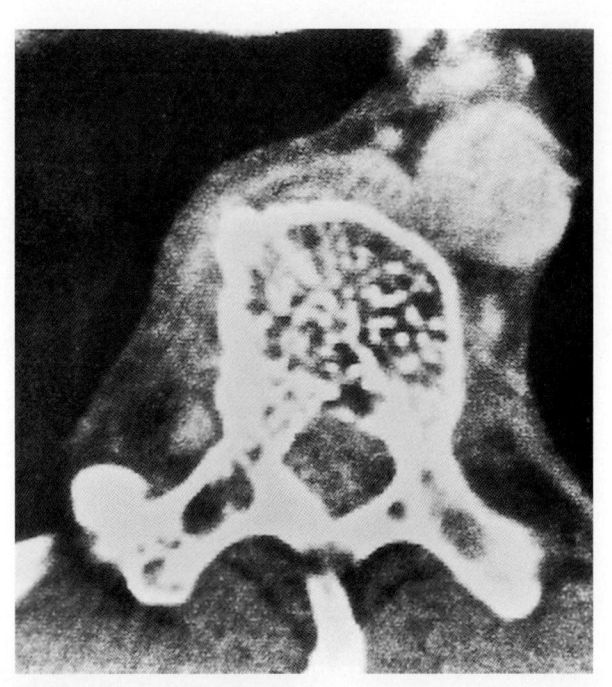

図20-49　椎体血管腫のCT

T10のCTで，血管腫の特徴的な像として粗い点状斑（水玉模様）が描出されている．これは海綿骨を補強する骨梁形成を示す．

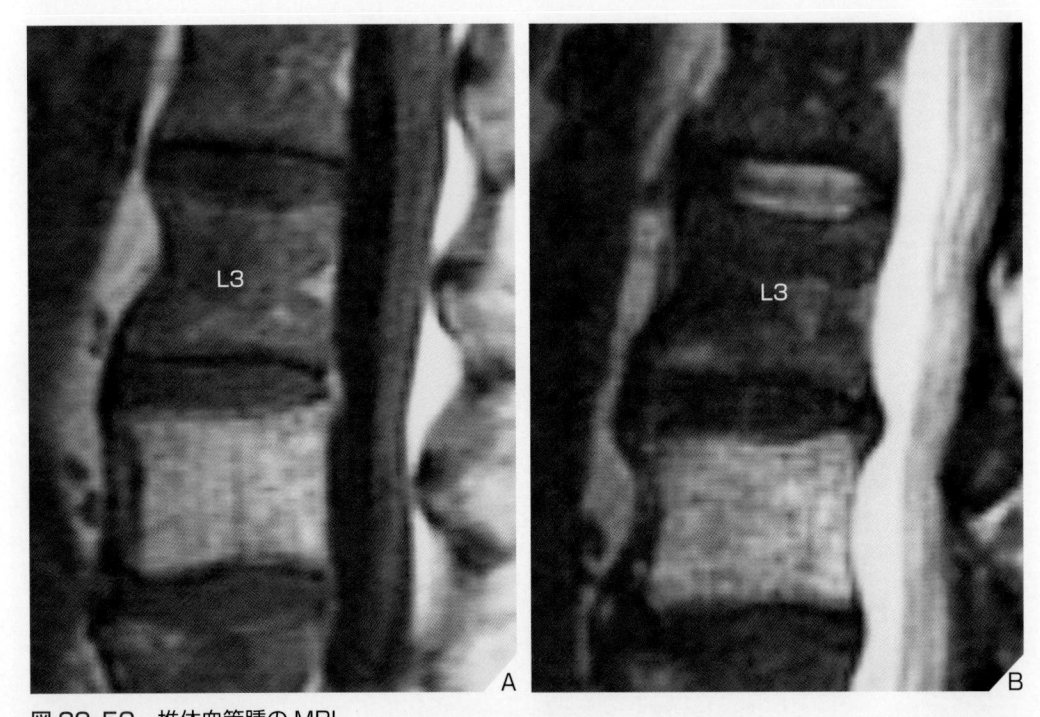

図 20-50　椎体血管腫の MRI
（A）T1 強調矢状断像（SE：TR 517/TE 12 msec），（B）T2 強調矢状断像（SE：TR 2,000/TE 80 msec）にて，L4 に血管腫に特異的な高信号病変がみられる.

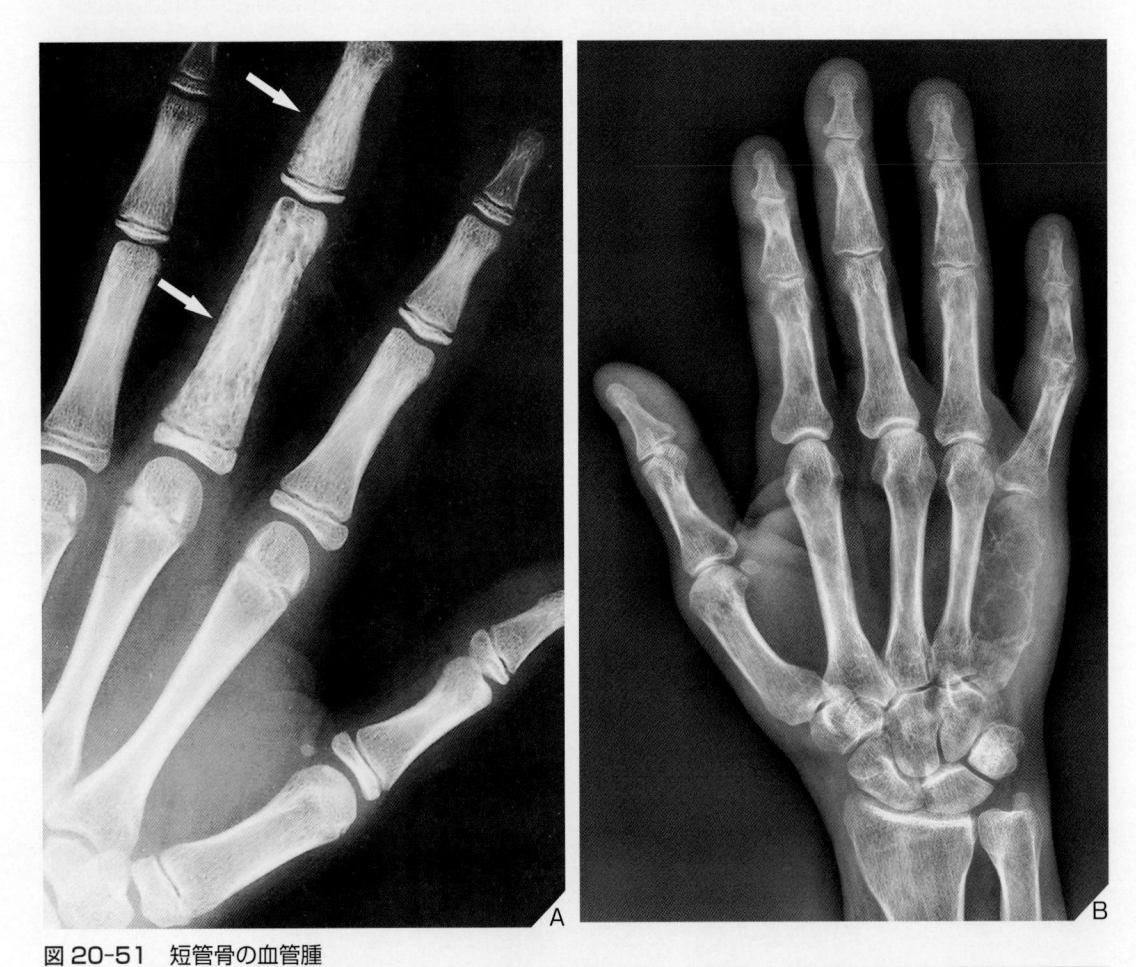

図 20-51　短管骨の血管腫
（A）11 歳女児．手の X 線正面像で，中指の指骨の血管腫を認め，特徴的なレース状および蜂の巣状陰影（→）がみられる．この症例のように手指骨の過成長が血管腫の合併症としてしばしばみられる．（B）別の患者．50 歳男性．小指の中手骨に溶骨性で膨隆する泡状の病変を認める.

が，骨に多発している症例の報告もある．X線検査では多房性で明瞭な辺縁硬化像をもつ膨隆性の溶骨性の病変を示す．まれに，骨皮質が破壊され，骨膜性の骨新生が生じている像を認めることがある．組織学的には Wenger と Wold が指摘するように，管腔構造をもち，よく発達した脈管と，その周囲を好酸性の細胞質に富んだ類上皮内皮細胞に多層性に取り囲んでいる像を認める．脈管の大きさは，通常は毛細血管程度であり，周囲への出血も認めることがある．近傍の間質には炎症性細胞の浸潤を認めることもある．ときに，この病変の組織学的所見は類上皮血管内皮腫に類似する．

びまん性に複数の骨に浸潤する血管腫様病変は血管腫症（angiomatosis）と定義される．ときに，軟部組織にも病変が波及する（図 20-52）．血管腫症の画像所見として，しばしば蜂の巣状，あるいは格子（hole-within-hole）模様を呈する．腫瘍が広範に骨を侵した場合，囊腫状血管腫症（cystic angiomatosis）と呼ぶ．このような状態に対してびまん性骨格血管腫症（diffuse skeletal hemangiomatosis）や囊腫状リンパ管拡張症（cystic lymphangiectasia），過誤腫性血管リンパ管腫症（hemartous hemolymphangiomatosis）という名称も使われる．Schajowicz は，囊腫状血管腫症はびまん性血管腫症とは区別されるべきと推論している．なぜなら，両者は X 線所見においても肉眼的所見においても異なるからである．このようなびまん性囊腫性病変が骨を侵すことはまれで，多くの場合（60〜70％の症例）は内臓を侵すとされている．囊腫状血管腫の発生頻度は，30 歳未満がほとんどで，男女比は 2：1 で男性に多く，好発部位は大腿骨，上腕骨，脛骨，橈骨，腓骨のような中軸骨格である．骨に関連する症状は，囊腫状病変による病的骨折に起因する二次的なものがほとんどである．しかし，多くの症状は，内

臓に浸潤した病変に関連したものである．X 線所見としては，骨内病変は通常骨透亮像を示し（図 20-53），ときに蜂の巣状の所見を呈する（図 20-54），骨透亮性病変はさまざまな大きさで，周囲に硬化性変化を伴い容易に診断しうる（図 20-55）．骨髄内病変が主体であるが，骨皮質への侵食，骨内膨隆や骨膜反応もときにみられる．骨硬化性病変がみられることはまれであるが，そのような場合は，骨芽細胞性転移に類似していることがある．MRI 所見としては，T1 強調像において病変は等信号として描出され，脂肪抑制 T2 強調像では，高信号・等信号・低信号が混在する病変として描出される．病理学的には，囊腫状血管腫症は，海綿状血管腫様腔を呈することが特徴的であり，良性骨血管腫との区別は困難である．

血管腫症と区別すべき状態として Gorham 病があり，広範な骨溶解，消える骨病変，あるいはまぼろしの骨病変（phantom bone disease）として知られる．これは，1838 年に Jackson が初めて記録し，その後，1955 年に Gorham と Staut が報告した 24 症例によって，独立した疾患として定義された．この病態は，進行性限局性の骨吸収として特徴付けられ，その原因は多発性あるいはびまん性の海綿状血管腫，あるいはリンパ管腫，あるいは両者の合併した病変によると考えられる．Gorham 病はどの骨にも発症しうるが，肩甲帯，骨盤帯，頭蓋骨に好発する．長管骨，単管骨，脊椎に発生することはまれである．Gorham 病の X 線所見は，海綿骨の骨透亮像あるいは，骨皮質の同心円状の破壊像（sucked-candy 所見）を呈する（図 20-56A）．ときに骨髄腔および骨皮質全体が破壊される（図 20-56B）．Gorham 病の MRI 所見では，骨吸収領域が T1 強調像で低信号，T2 強調像で高信号を呈する．ガドリニウムの静注後，骨病変と近接する血管に富む軟部組織における著明な造影効果を認める

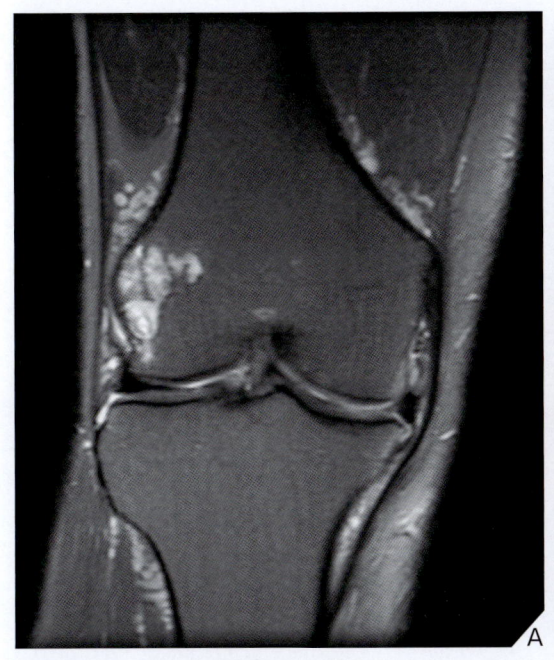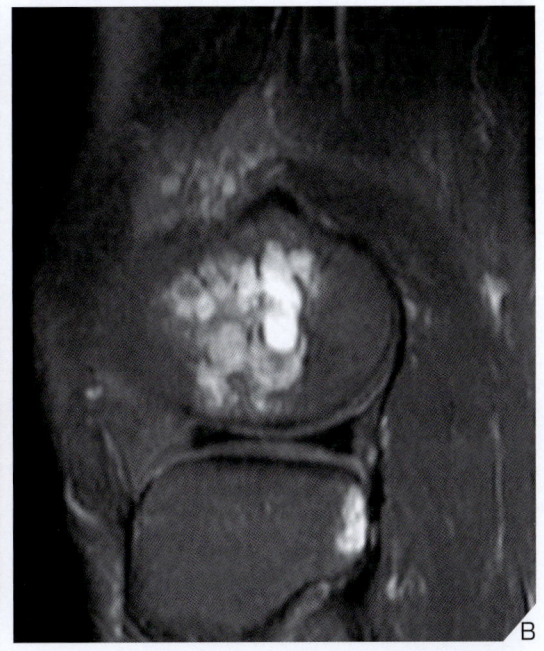

図 20-52　骨と軟部組織の血管腫
　　右膝の痛みと張る感じを主訴とする 51 歳男性．脂肪抑制 T2 強調 MRI の（A）冠状断像，（B）矢状断像で膝関節の骨と軟部組織に存在する多発性病変を認める．

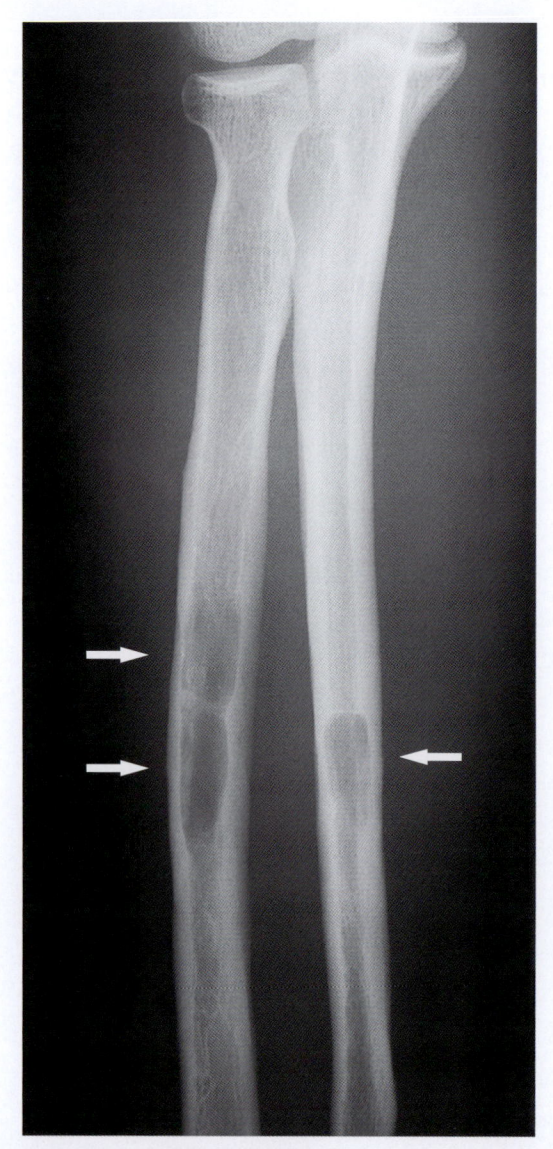

図 20-53　囊腫状血管腫症
25 歳男性．囊腫状血管腫症によるいくつかの溶骨性解病変が橈骨および尺骨の骨幹部に認められる（→）．

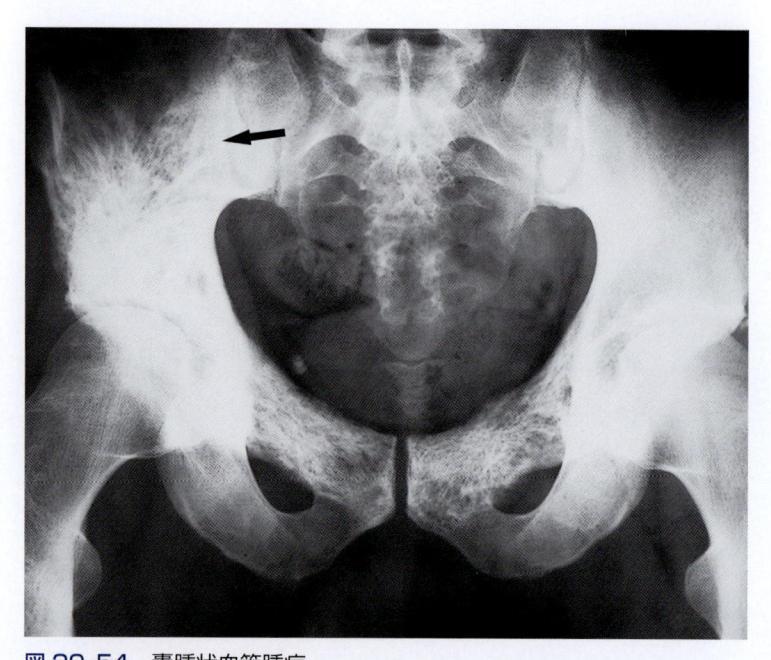

図 20-54　囊腫状血管腫症
28 歳男性．骨盤 X 線像にて，囊腫状血管腫症による蜂の巣状陰影が右腸骨と両側の恥骨に認められる（→）．

（図 20-57）．組織学的所見としては，骨内毛細管の著明な増加が認められる．通常この骨内毛細管は，内皮細胞で裏打ちされた水路のネットワークが吻合したようになっており，いつもは赤血球や血漿で満たされている．ある研究者は，骨吸収像のみられる領域に，破骨細胞の存在が証明されていないといっているが，近年の Spieth，Greenspan らの研究では，Gorham 病において，破骨細胞の活性がその病態に役割を果たしているという考え方を示している．さまざまな治療が実施されているが，放射線治療，骨欠損部の完全切除，皮質骨移植のみが，骨破壊の進行を抑えるようである．

■ 鑑別診断 ■

血管腫の鑑別診断には，とくに脊椎では Paget 病，Langerhans 細胞組織球症（好酸球性肉芽腫），骨髄腫，転移性骨病変があげられる．Paget 病では額縁（picture-frame）様椎体として特徴的であり（図 29-5 を参照），正常骨より形状が大きくなることで脊椎の血管腫との鑑別は容易である．脊椎の骨髄腫の病巣は転移性病変のように骨透亮像を示し，垂直な縞状所見

がないことで血管腫と鑑別される．

■ 治　療 ■

無症状の血管腫は治療の必要がない．症状がみられる血管腫は，静脈血行路を遮断する目的で通常放射線療法が行われる．塞栓療法，椎弓切除術，脊椎固定術，あるいはこれらの併用療法も治療として有用である（図 16-18 を参照）．

7．骨内脂肪腫（intrasseous lipoma）

脂肪腫は，その発生部位によって骨内性，骨皮質性，傍骨性と分類される．骨内脂肪腫は，きわめてまれな腫瘍で，原発性骨腫瘍 1,000 例に 1 例の発生といわれている．近年の報告では，骨内脂肪腫の発生の報告は増加傾向にあり，とくに大腿骨の転子間部，転子下部および踵骨での発生が報告されている．本腫瘍の発生に性差はなく，好発年齢も 5〜75 歳と広範な年齢層にわたっている．通常無症状であり，他の理由で X 線検査を行ったときに発見されるということがほとんどである．ある研究者

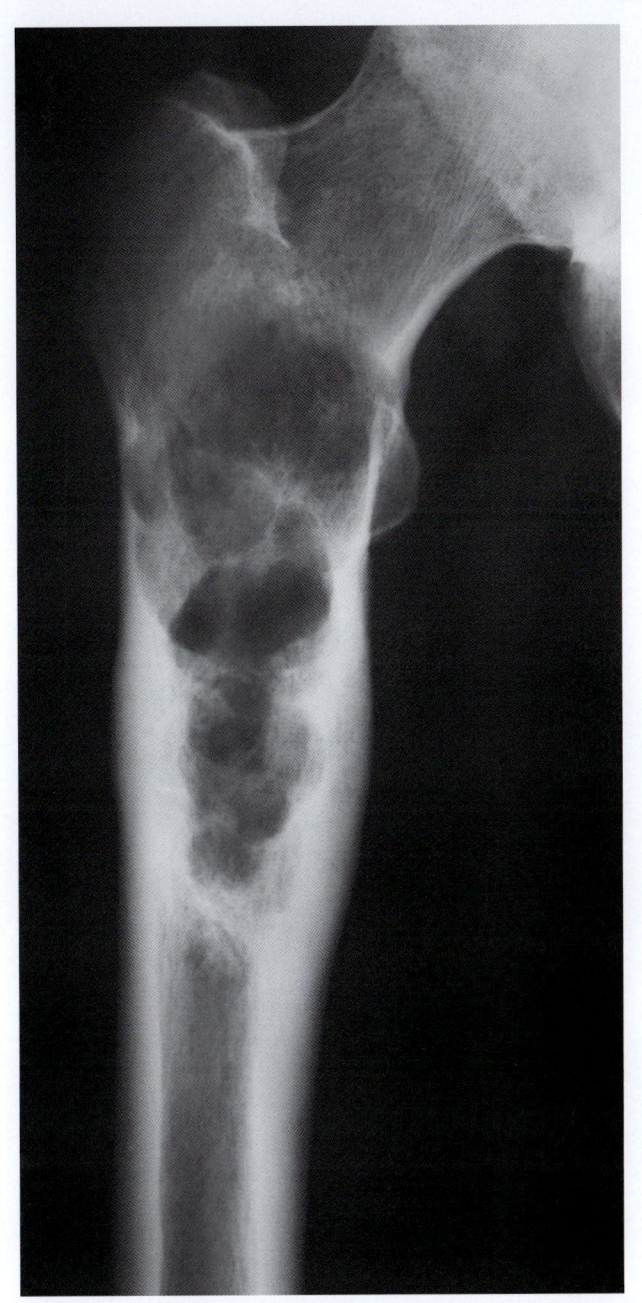

図 20-55　囊腫状血管腫症
20 歳男性. 右大腿骨に囊腫状血管腫瘍を有する. いくつかの病変が合併した形になっており, 辺縁骨硬化や骨皮質の肥厚など特徴的所見を示す.

は, 有症状患者が高率に存在すると報告しているが, たとえ症状を有していても, その症状が病変にかならずしも関連しているわけではない. 本腫瘍に関する最多報告はMilgramによる 61 例で, それによれば好発部位は, 大腿骨, 転子間部および転子下部がもっとも多く, 次いで踵骨, 腸骨, 脛骨近位, 仙骨の順である. Milgram は骨内脂肪腫を構成組織によって 3 種類に分類している. type 1 は境界が明瞭で, 均一な脂肪組織をもつ脂肪腫, type 2 は脂肪組織が優位で, 中央部に壊死, 石灰化, 骨化をもつ. type 3 は脂肪腫と壊死, 石灰化, 囊腫形成, 反応性の幼若骨形成が混在するものである.

骨内脂肪腫はむしろ特徴的な X 線所見を呈する. それは, 常に非侵襲性の辺縁明瞭な骨透亮像を呈し, 骨皮質の菲薄化と膨

隆を伴う. とくに腓骨や肋骨のような薄い骨でよくみられる所見である. 中心部に石灰化や骨化がみられることがしばしばある（図 20-58, 59A）. CT 値（Hounsfield 単位）が脂肪に一致することから, CT は, 本腫瘍の診断に有効であると思われる（図 20-59B）. MRI においても, T1 強調および T2 強調像で皮下脂肪と信号強度が同じになる（図 20-59C, D, 60）. T1, T2 強調像では, 反応性の骨硬化と考えられる脂肪性病変を取り囲む薄い低信号の領域を認める. 経静脈的ガドリニウム造影にて, 本腫瘍は造影されない. MRI が本当にその威力を発揮するのは, 病変がまさに骨内に拡がっていることを示す場合である.

組織学的には, 骨内脂肪腫は, 成熟した脂肪組織の小葉から成り立っている. 非腫瘍性の脂肪細胞よりやや大きな成熟脂肪細胞が特徴的で, その背景には線維芽細胞が存在し, ときに脂肪壊死の塊を認める. 腫瘍の全体あるいは一部分に被膜をもつことがある. 多くの報告では, 病変全体に, 萎縮した骨梁構造が認められるとしている.

8. 腫瘍類似の非腫瘍性疾患

非腫瘍性の病変には, 以下のようなものが含まれる. 骨内ガングリオン, 上皮小体機能亢進症に伴う褐色腫, Langerhans 細胞組織球症, 囊腫状骨梗塞, 骨化性筋炎, そして Chester-Erdheim 病である.

a 骨内ガングリオン（intraosseous ganglion）

発生原因不明であるが, 20〜60 歳の成人にしばしばみられる病変である. 通常, 長管骨の非荷重部位の関節近傍に好発する. X 線像は特徴的であり, 円形ないし類円形の骨透亮像が偏心性に存在し, 辺縁の骨硬化を伴う境界を有している（図 20-61）. 一見, 変形性関節症に伴う囊腫とよく似ているが, 近接する関節には変形性変化を伴わない. 変性による骨囊腫と比較される骨内ガングリオンのほとんどは, 関節腔との連続をもたない. 骨内ガングリオンは軟骨芽細胞腫, 骨芽細胞腫, 内軟骨腫, 色素性絨毛結節性滑膜炎や骨膿瘍との鑑別を要する（図 20-62）.

b 上皮小体機能亢進症に伴う褐色腫
（brown tumor of hyperparathyroidism）

上皮小体の機能異常により過剰な上皮小体ホルモンが分泌された結果, 上皮小体機能亢進症となる（第 28 章を参照）. この疾患では主に長管骨, 短管骨に孤立性あるいは多発性に骨溶解像がみられることが多く, X 線像上, 骨腫瘍に類似している（図 20-63）. この病変は線維組織に加えて変性した血液を含み, 病理学的所見で褐色を呈することで褐色腫（brown tumor）と呼ばれている. 骨密度の減少（osteopenia）に付随する異常病変を観察することにより, 正確な診断は単純 X 線検査よりなされる. すなわち示指, 中指の基節, および中節骨の橈側でもっともよくみられる骨膜下骨吸収像, また, 頭蓋弓の顆粒状, 胡

20

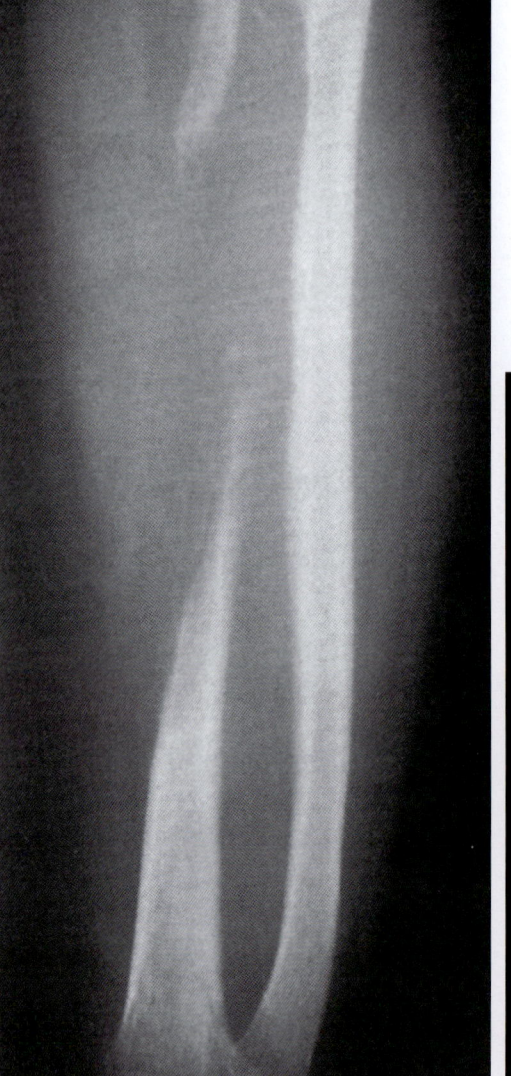
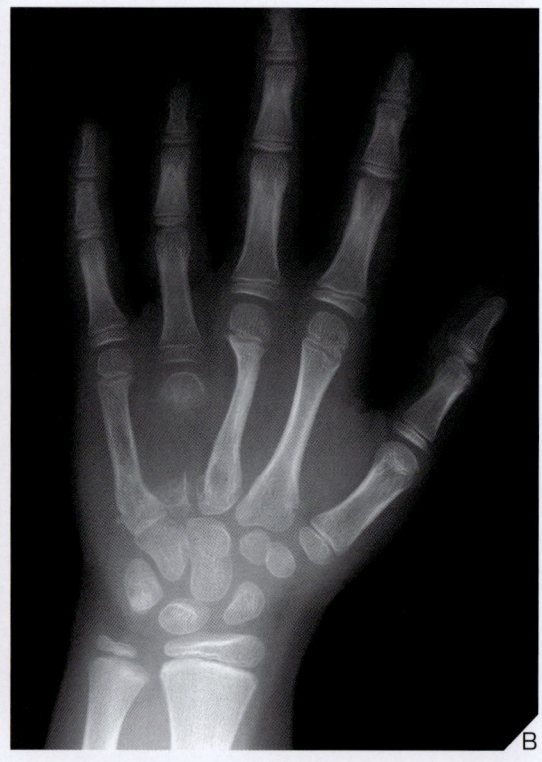

図 20-56 Gorham 病
(A)46歳女性の右前腕のX線正面像で，橈骨の中央部に溶骨性病変を認める．橈骨の近位部が"sucked-candy"
と呼ばれるように先細りしているところに注目．(B) 9歳男児の左手のX線正面像は，環指の中手骨骨幹部が完
全に溶解し，中指の中手骨の尺側に圧痕像を認める．
(BはGeorge Rab, MD, Sacramento, Californiaのご好意による)

椒塩状陰影，鎖骨肩峰端の吸収像，そして軟部組織の石灰化像
などが特徴的である．カルシウムとリン酸の代謝阻害により，
血清カルシウム濃度の上昇（高カルシウム血症），血清リン濃度
の減少（低リン血症）がみられ，通常は血液および生化学検査
より診断が確定する．

C Langerhans 細胞組織球症
（Langerhans cell histiocytosis：LCH）
　非腫瘍性疾患としての好酸球性肉芽腫は，近年 Langerhans
細胞組織球症と命名され，細網内皮組織増殖症，あるいは Lich-
tenstein の提唱した組織球症 X として知られる疾患群に属して
いる．組織球症 X は，Hand-Schüller-Christian 病（黄色腫症）
と，Letterer-Siwe 病（非脂肪性細網症）の 2 つの疾患をも含む

とされる．3 つの疾患は細網細胞の肉芽様増殖という特徴をも
つ，1 つの病理学的疾患で異なった臨床症状を反映したもので
あるとする概念が広く受け入れられている．
　LCH の病因はいまだ不明であるが，腫瘍性病変というより
は，免疫系の異常と考えられている．この疾患は，現在では
World Health Organization（WHO）の分類によると，組織球
と樹状細胞の疾患とされている．comparative genomic hybrid-
ization（CGH）や loss of heterozyzosity（LOH）の解析が行わ
れ，CGH により 1p, 5p, 6q, 9, 16, 17, 22q 領域の欠失，お
よび 1p, 17 における高頻度の LOH が明らかとなった．この結
果から染色体 1q 領域に存在する腫瘍抑制遺伝子が，この疾患
の発生と進行にかかわっているのではないかという仮説が立て
られた．LCH という名前の由来は，本疾患の増殖性組織の第 1

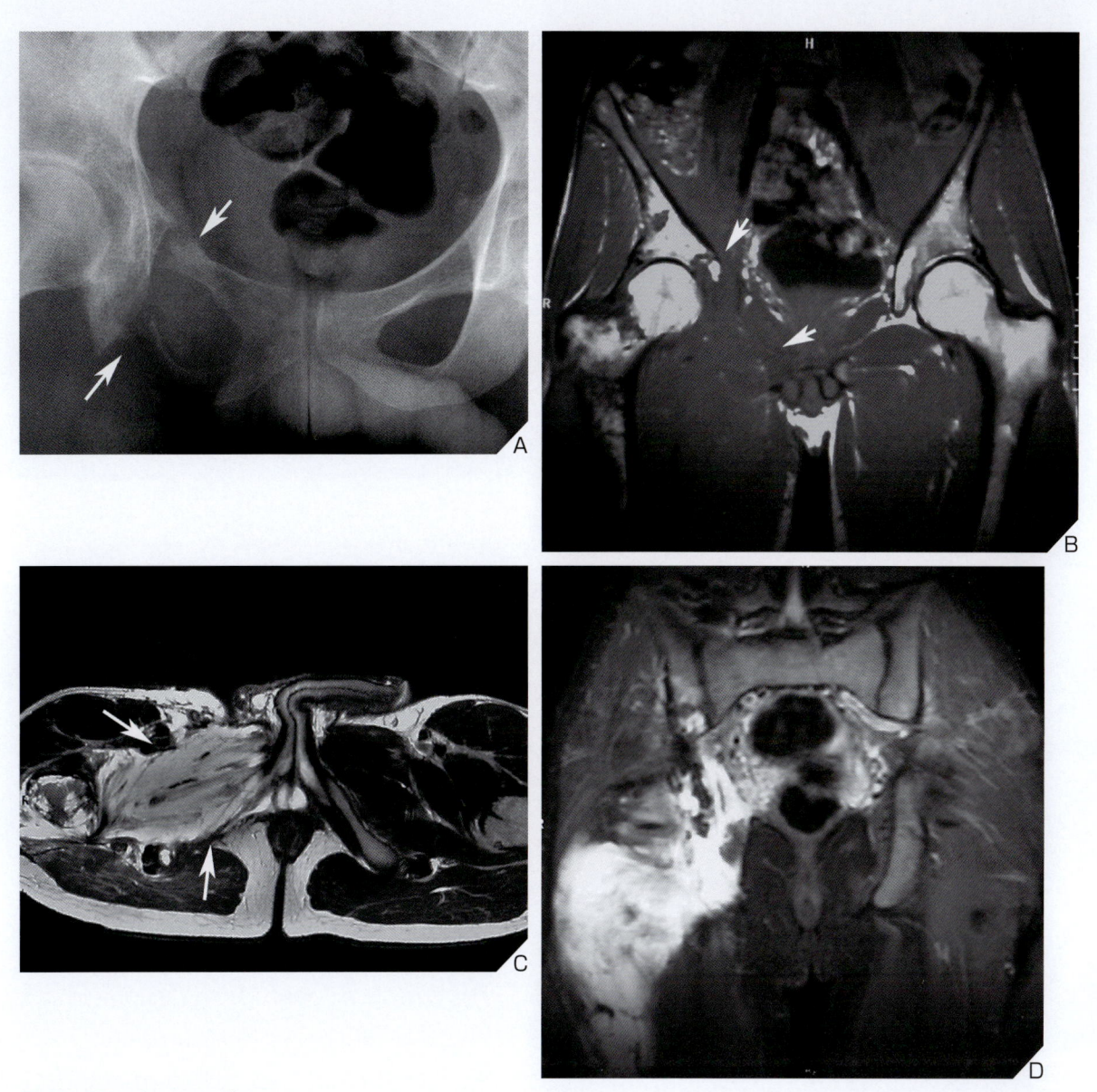

図 20-57　Gorham 病
（A）若い男性の骨盤 X 線正面像は，右恥骨上枝，下枝の骨吸収像を認める（→）．（B）MRI T1 強調冠状断像で，骨破壊像と軟部の腫瘤を認める（▷）．右寛骨臼と右大腿骨近位部に髄内信号変化を認める．（C）T2 強調横断像で筋肉内腫瘤（→）と恥骨下枝の骨破壊像を認める．（D）ガドリニウムの静注後の脂肪抑制 T1 強調像で軟部腫瘤と骨病変の強い造影効果を認める．

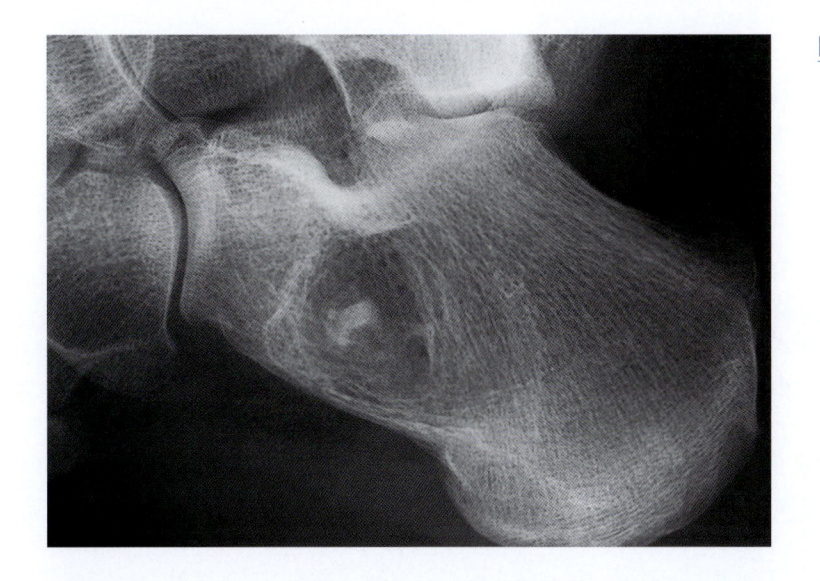

図 20-58　骨内脂肪腫
踵骨に発生した典型的な骨内脂肪腫．X 線像上，中心部に石灰化を伴い辺縁明瞭な骨透亮像を呈している．

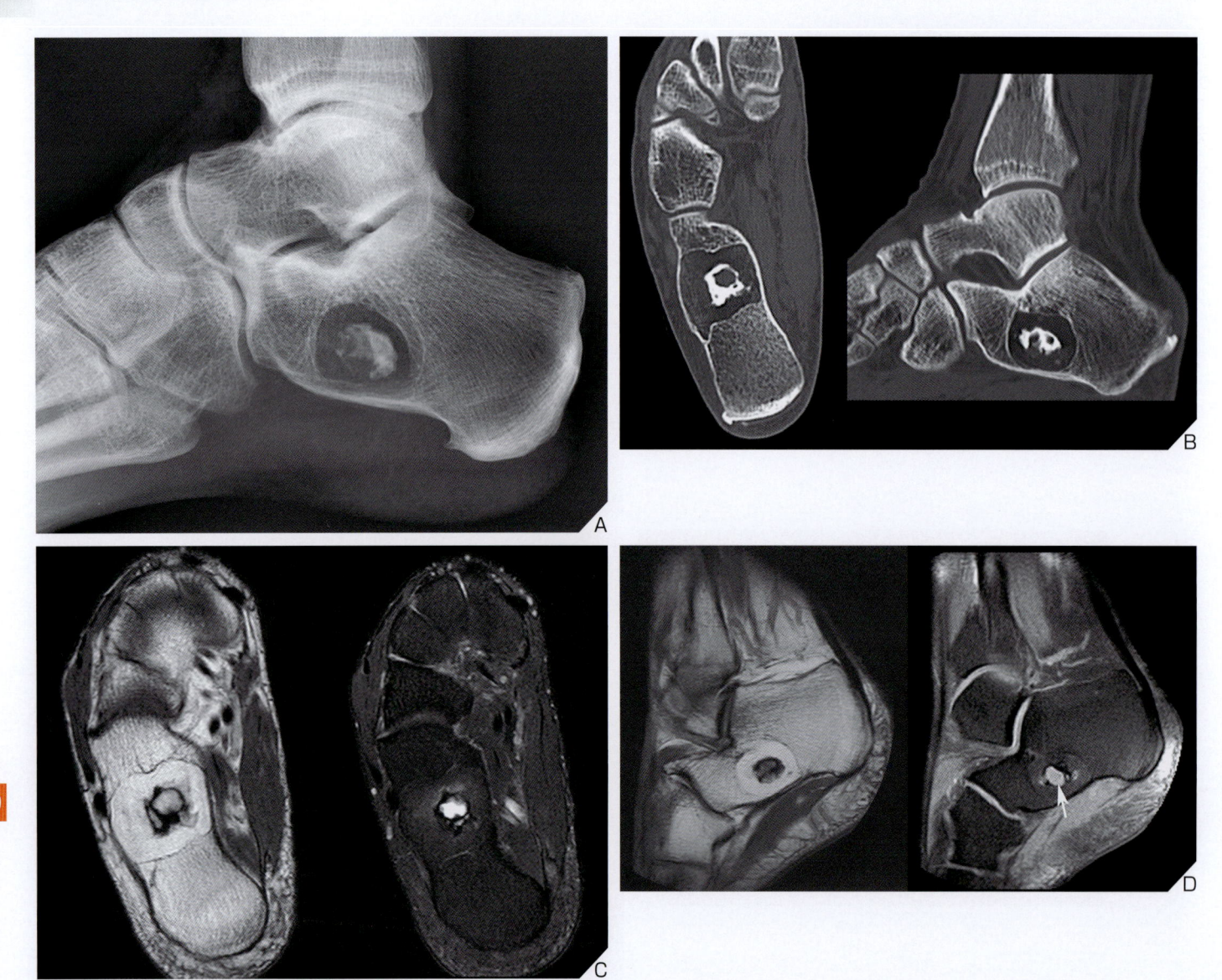

図 20-59 骨内脂肪腫の CT・MRI 所見
(A)54 歳男性の足部 X 線側面像は、踵骨の骨透亮像と中心部の骨化を認める。(B)再構成 CT の短軸像と矢状断像では、脂肪を含む低吸収領域(Hounsfield 値-98H)および中心部の骨化による高吸収域を認める。(C) T1 強調短軸像とプロトン密度強調脂肪抑制像で、病変部は脂肪組織と等信号を示し、骨内脂肪腫と診断された。(D) T1 強調矢状断像と高速スピンエコー脂肪抑制像は、X 線や CT 画像で認められた石灰化部分が低信号で、その周囲を脂肪と同様の信号を示す病変で囲まれていることを示す。石灰化領域の中心部の嚢腫形成が観察される (→)。骨内脂肪腫の内部に嚢腫形成を認めることから Milgram 分類の type 3 に相当する病変である。

は、Langerhans 細胞と考えられており、この細胞は表皮にみられる単核の樹状細胞であり、骨髄由来の前駆細胞から由来するとされているためである。本疾患は、多彩な臨床像と画像を呈し、骨、肺をはじめとして中枢神経系、皮膚、リンパ節を含めた細網内皮系組織における組織球の異常な増殖が特徴とされている。

LCH には単発性あるいは多発性の病変がある。通常は小児に発生し、1〜15 歳が好発年齢であり、5〜10 歳にピークがある。好発部位は、頭蓋骨、肋骨、骨盤、脊椎および長管骨である (図 20-64)。頭蓋骨では骨溶解像が特徴的で明瞭な境界をもつ打ち抜き (punched-out) 像として知られている (図 20-65)。下顎骨や上顎骨では、骨透亮像が浮遊歯 (floating teeth) 像として (図 20-66)、そして脊椎では椎体の圧潰、いわゆる扁平椎が本疾患の特徴的病態として知られている (図 20-

67)。この所見は長い間、脊椎の骨軟骨症として誤って記載され、Calvé 病という病名で呼ばれてきた。

長管骨での LCH は、破壊的、骨透過性病変に層状の骨膜反応を伴うのが常である。これはときとしてリンパ腫や、Ewing 肉腫のような悪性円形細胞腫瘍と類似していることもある (図 20-68)。本疾患の晩期にはさらに硬化像を伴い、ところどころに骨透亮像を増強するようになる (図 20-69)。病巣の拡がりや、無症状の病巣発見には骨スキャンがもっとも有効である。骨スキャンは LCH と、多発性病変を伴うことのまれな Ewing 肉腫とを鑑別するのに有用である。

単純 X 線像で病変の拡がりがはっきりしない場合、とくに脊椎や骨盤に発生したときには、CT は診断上有用である。CT は、骨膜反応、傾斜した辺縁、反応性骨硬化をとらえるうえで有用性を示す。本疾患の状態を評価するうえで MRI が有効であると

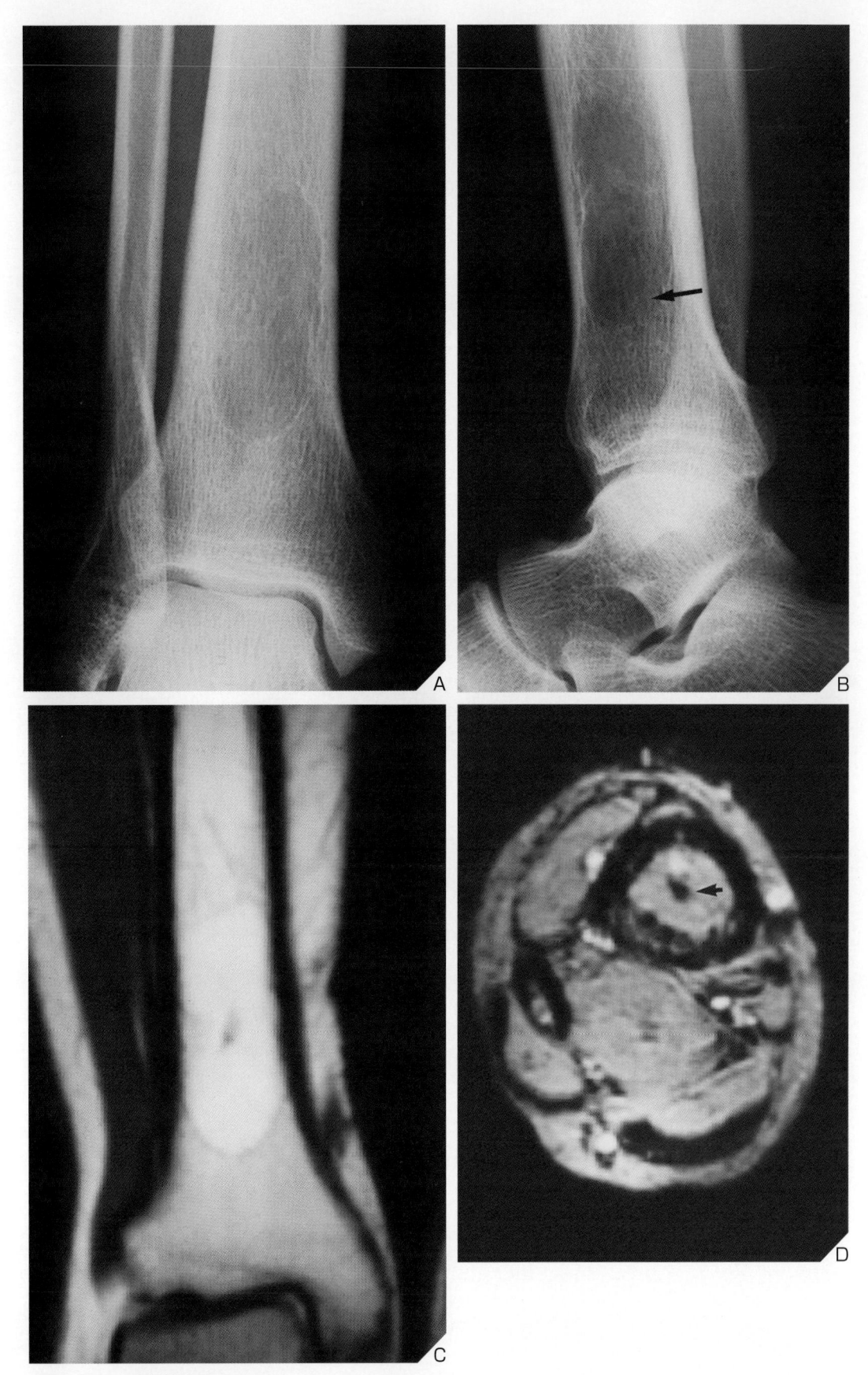

図 20-60　骨内脂肪腫の MRI

42 歳男性．（**A**）右足関節の X 線像にて，薄く硬化した辺縁により境界明瞭となった骨透過性病変を脛骨遠位に認
める．（**B**）側面像では，淡い石灰化部分を病変の中心にみることができる（→）．（**C**）T1 強調冠状断像（SE：TR
685/TE 20 msec）にて骨内脂肪腫に特徴的な高信号病変を認める．中心部には X 線像でみられた石灰化部分に
一致して低信号を認める．（**D**）T2 強調横断像（SE：TR 2,000/TE 70 msec）でも同様に皮下脂肪と同様の信
号の病変と，その中心部の低信号石灰化病変（→）が明らかである．

図 20-61 骨内ガングリオン
28歳男性．外傷により右膝半月板損傷を受傷した．膝の正面像で，脛骨近位の関節近傍に偏心性の骨透過性病変が発見された．半月板切除術の際，骨生検し，病理組織学的に骨内ガングリオンであることがわかった．

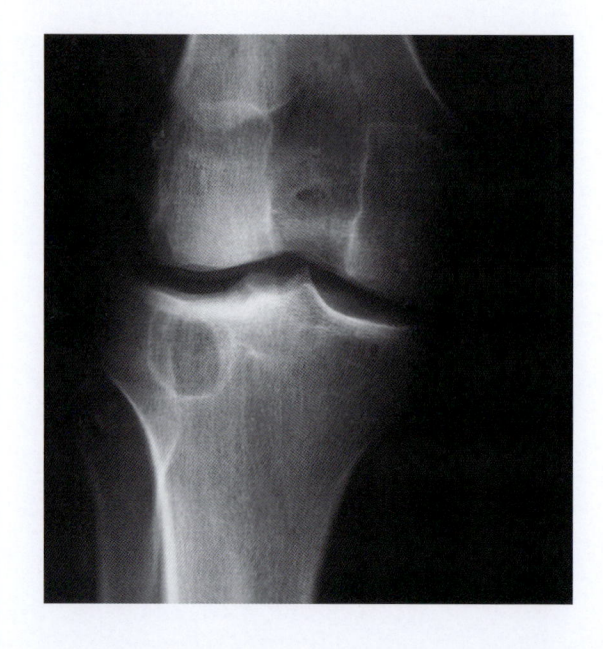

いう報告がなされた．MRI所見上の種々の変化は，X線所見と相関がみられる．初期の頃のLCHにおけるMRI所見は，非特異的で，骨髄炎やEwing肉腫のようなより侵襲性の病変に類似しており，ときに類骨骨腫や軟骨芽細胞腫のような良性腫瘍に類似していると考えられる．ガドリニウム（gadolinium）-DTPAによる造影では，本病変は，T1強調像で明瞭に造影される（図20-70, 71）．ときにMRIは，X線像や骨スキャン像で変化がとらえられる前に，骨髄に浸潤した病変をとらえることができる．いくつかの研究で本病変は，T1強調像で周辺構造とともに等信号を呈するとされている．頭蓋骨では，本病変はT2強調像において，骨髄内に明瞭な高信号領域として描出されると報告されている．最近の研究では，LCHの共通したMRI所見として，焦点となる病変を取り囲むように，骨髄組織からの広範で辺縁不明瞭な信号が認められる．また，T2強調像において，低信号を伴った軟部組織反応が中心病変を取り囲んでいる．このことからも，骨髄と軟部組織の浮腫あるいは，もえあがり現象（flare phenomenon）には注意を要する．

いわゆるLangerhans細胞肉腫はきわめてまれであるが，非常に悪性度が高いタイプのLCHで，多臓器に病変が及ぶものである．この病変は，原発性の場合もあれば，通常のLCHが悪性転化した場合もある．

組織学的にはLCHは，二葉核と好酸性の粗大な細胞内顆粒をもつ好酸性白血球と，皮膚に存在するLangerhans細胞と類似した組織球という2種類の細胞がさまざまな割合で混在する像を呈する．

小児筋線維腫症は，しばしばLCHと見誤られる病態である．小児筋線維腫症は，結節性筋線維芽細胞病変であるが，いまだその病態は不明で，孤立性病変（より一般的）と多発性病変のどちらも起こりうる．また骨組織だけではなく，表皮，皮下組織，筋肉，内臓（心臓，肺，消化管）にも発生することがある．小児筋線維腫症は，2歳以下の小児にしばしば発生し，長管骨，顔面骨，頭蓋骨が好発部位である．またX線学的には，骨透過

性病変で，辺縁の硬化像はみられることも，みられないこともある．この疾患のMRI所見は，T1強調像で低信号，T2強調像で高信号に描出される．

d Chester-Erdheim病（脂肪肉芽腫症．lipogranulomatosis）

Chester-Erdheim病として知られる病態は，病因不明の播種過程により筋骨格系や種々の臓器（心臓，肺，皮膚など）に組織球が浸潤する．これは1930年にオーストリアの病理学者であるJakob Erdheimとアメリカの病理学者であるWilliam Cheserによってはじめて報告された．臨床症状としては体重減少，骨痛，腹痛，息切れ，神経症状の出現，眼球突出，発熱，全身倦怠感などがある．画像所見は特徴的であり，X線像上は長管骨における骨髄の硬化と骨皮質の肥厚がみられるが，関節部には波及しない（図20-72）．本疾患は，中軸骨格には通常発生しない．MRI所見としては，T1強調像では低信号，T2強調像では高信号な病変として描出され，リンパ腫や転移性病変に類似する．組織学的には，脂質が重積して膨化したマクロファージが密に浸潤しており，このマクロファージは，コレステロールの結晶，散在する巨細胞，慢性炎症細胞およびさまざまな量の線維形成と関連していた．ときにLangerhans細胞がみられたことから，この病変がLCHと関連するとの仮説がもち上がっている．最近，この疾患で均衡型染色体転座であるt(12;15;20)(q11;q24;p13.3)と，そのほかに染色体数の異常が報告された．さらにCD68抗体陽性，CD1aとS100抗体陰性であることが報告された．

e 骨髄内骨梗塞（medullary bone infarct）

X線像上，骨髄内骨梗塞は，骨髄腔に石灰化像を有している．これらは鮮明なガラス線維様の境界あるいは硬化を伴う境界をもっている（図18-16, 17を参照）．ときとして内軟骨腫のような軟骨性腫瘍と間違われることもある．まれに骨嚢腫が，

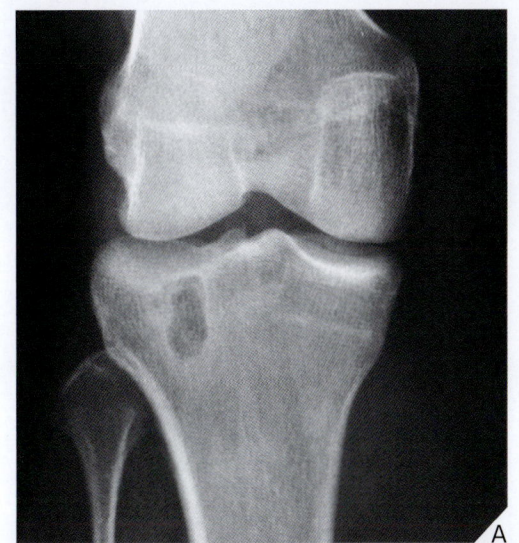

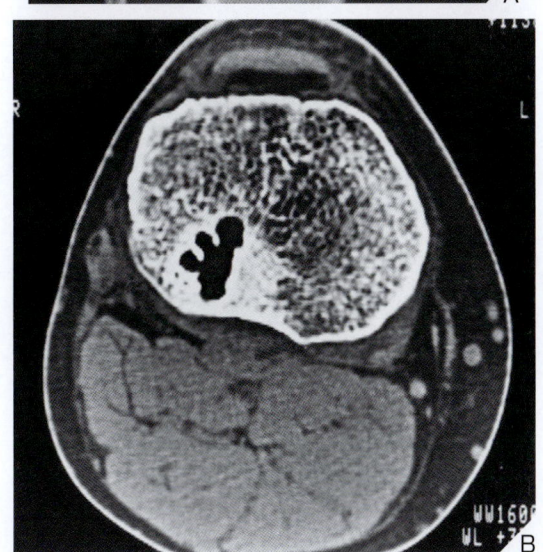

図 20-62　骨内ガングリオン
24歳男性．8週間にわたり膝関節痛を訴える．右膝の
X線正面像（A）とCT像（B）で，脛骨近位に類円形で
偏心性の骨透亮像があり，反応性の骨硬化に縁どりされ
分岐している．鑑別診断として，骨膿瘍，骨芽細胞腫，
軟骨芽細胞腫，骨内ガングリオンがあげられるが，骨生
検により骨内ガングリオンと確定した．

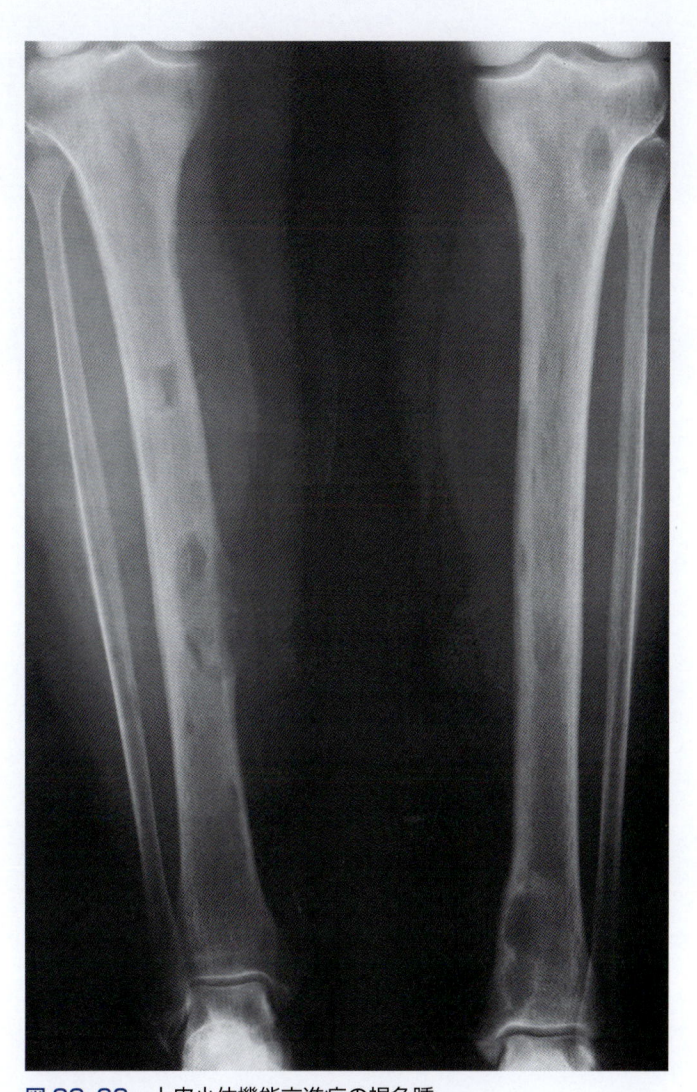

図 20-63　上皮小体機能亢進症の褐色腫
28歳女性．上皮小体機能亢進症と臨床的に診断されている．下腿の
X線像．両側脛骨に褐色腫（brown tumor）といわれる多発性病変が
みられる．この疾患は，骨髄腫や転移性病変と間違われやすい．

長管骨あるいは扁平骨の梗塞部位に発育するとき（嚢胞状骨梗
塞），X線像上，周囲の骨皮質の菲薄化を伴う拡張性の骨透亮像
としてとらえられる．通常嚢胞腔は明瞭に境界され，反応性の
貝殻状の薄い骨に被われている（図20-73）．この嚢胞状骨梗
塞は骨内脂肪腫や軟骨肉腫に類似している．

f 骨化性筋炎（myositis ossificans）

骨化性筋炎は，外傷後の軟部組織に発生する異所性骨形成で
ある．この病変は2つのタイプに識別される．第1のタイプは，
しばしば長管骨や扁平骨の骨皮質に近接して発生し，限局性で

ある（傍皮質性骨化性筋炎）．もう1つのタイプは境界が不明瞭
でベール様の病変である．X線像上，限局性骨化性筋炎は帯状
現象として特徴付けられる．すなわち，辺縁が濃厚で器質化さ
れ，中心では器質化の乏しい未熟な骨形成がみられる現象であ
る．そして骨透過性裂隙が骨に近接する骨皮質と病変部を境し
ている（図20-74；図4-57，58，図21-28も参照）．こ
の疾患の呈する像は，傍骨性あるいは骨膜性骨肉腫のような悪
性骨腫瘍との鑑別が困難なこともある（図21-25，26を参
照）．この疾患の比較的初期に骨生検が行われた場合は，組織学
的所見が肉腫様組織を呈するために診断を誤ることがある．

20

図 20-64　LCH
3 歳男児．跛行と大腿上部の圧痛を認める．大腿骨近位の X 線像．骨髄部に辺縁の硬化を伴わない溶骨性病変がみられた．骨皮質の紡錘形の肥厚と，硬い骨膜反応がある．患者の年齢，発生部位と X 線像より，典型的 LCH とされた．

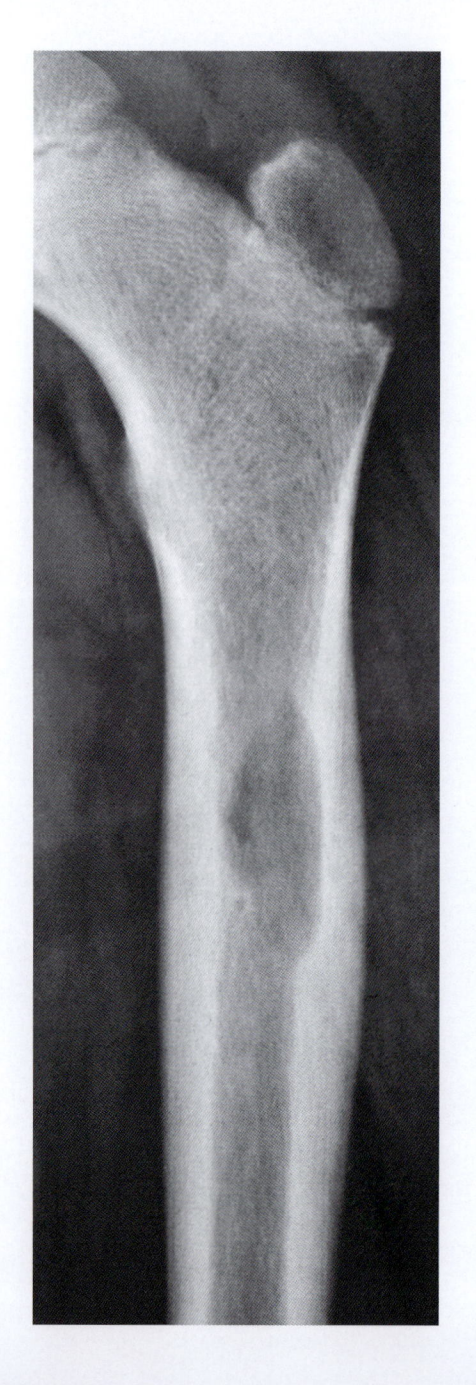

図 20-65　LCH
2 歳半男児．播種性の LCH を罹患した．頭蓋骨の側面像．前頭骨に明瞭な境界をもつ溶骨性病変がみられ，punched-out（打ち抜き）像を呈する．内板と外板の両側が不揃いに侵されると傾斜像としてみえる．

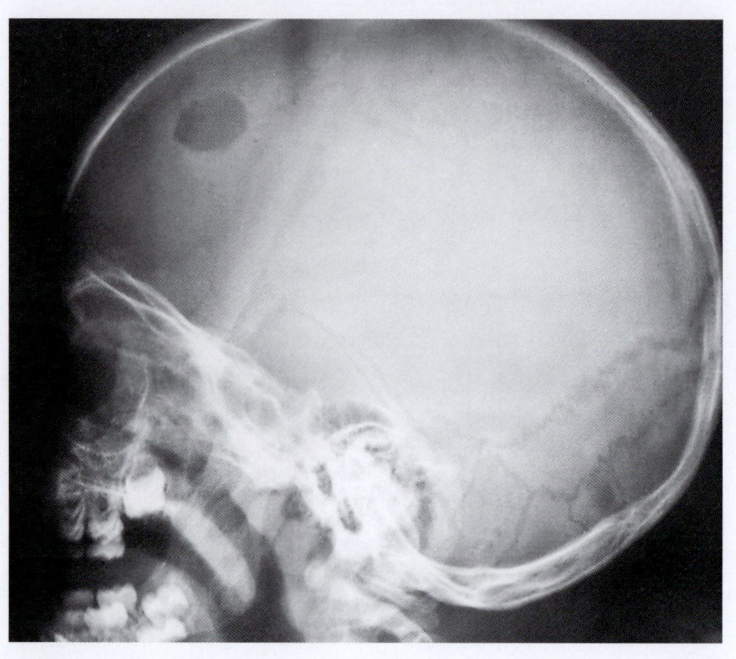

図 **20-66**　LCH

3 歳女児．全身に拡がった LCH．下顎骨に大きな破壊性病変が認められる．特徴的な浮遊歯（floating teeth）像が歯槽骨の破壊の結果として描かれる（→）．

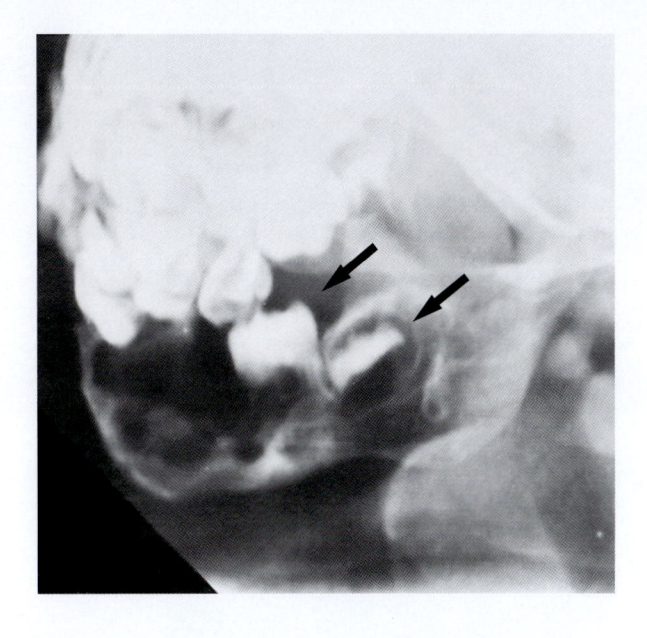

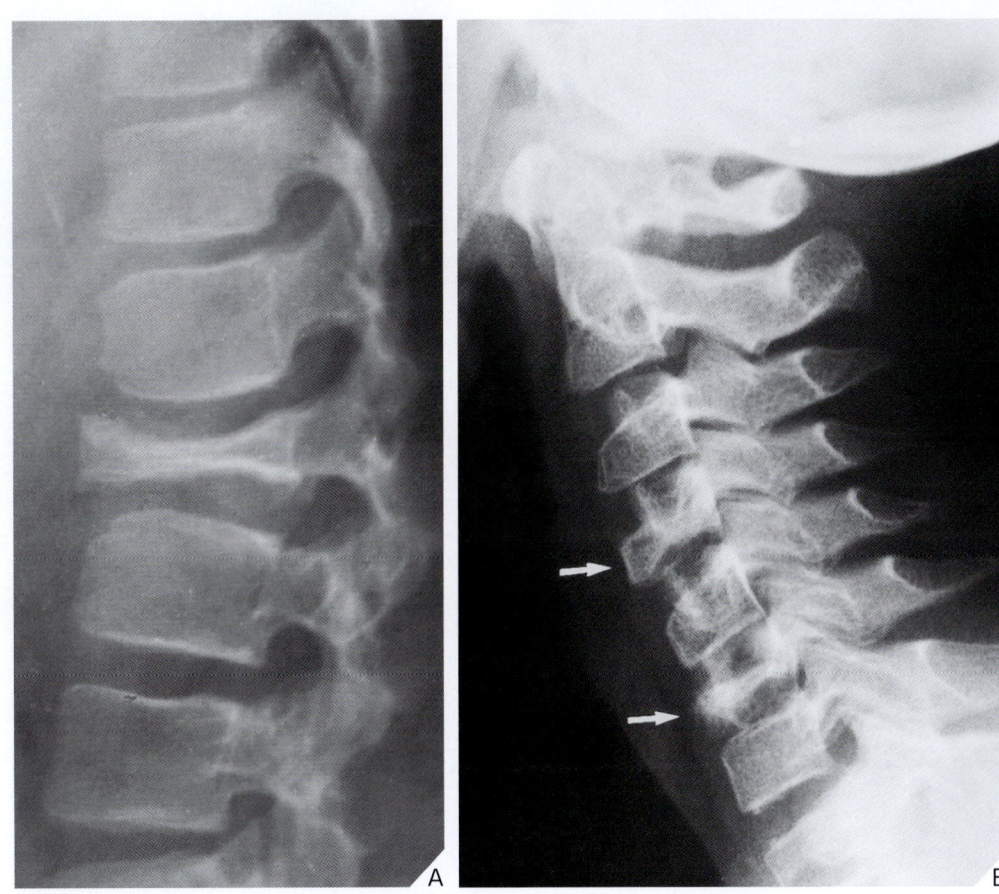

図 **20-67**　LCH

（A）LCH の扁平椎で，肉芽腫病巣による骨破壊のため，椎体が圧潰されている状態を表している．隣接する椎間板腔が温存されていることに注目．（B）別の患者で，C4，C6 における圧迫骨折がみられる（→）．

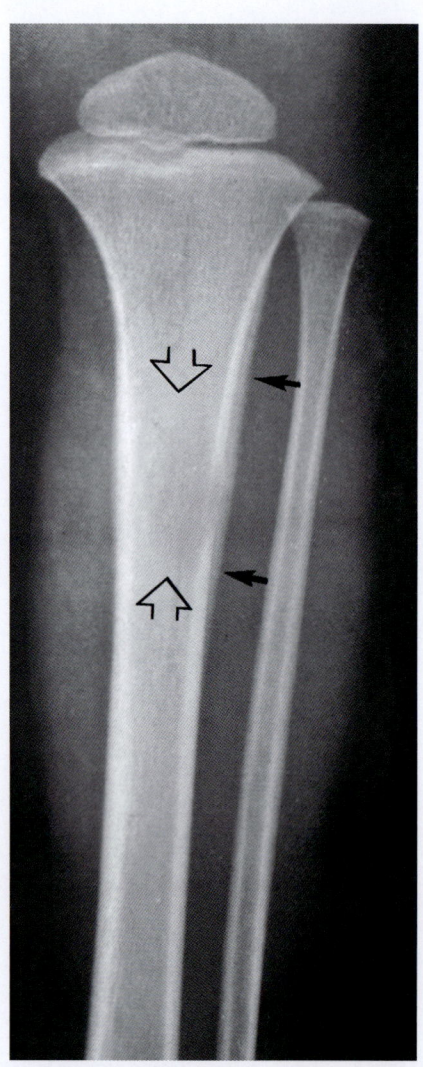

図 20-68　LCH

4歳男児．下腿のＸ線像．左脛骨骨幹に浸潤性タイプの骨破壊（⇒）と層状（タマネギの皮状）タイプの骨膜反応（→）が認められ，これらはしばしば骨髄炎，Ewing肉腫にみられる．しかし，患者の症状（10日間の発熱と疼痛）の期間により，LCHが示唆された．

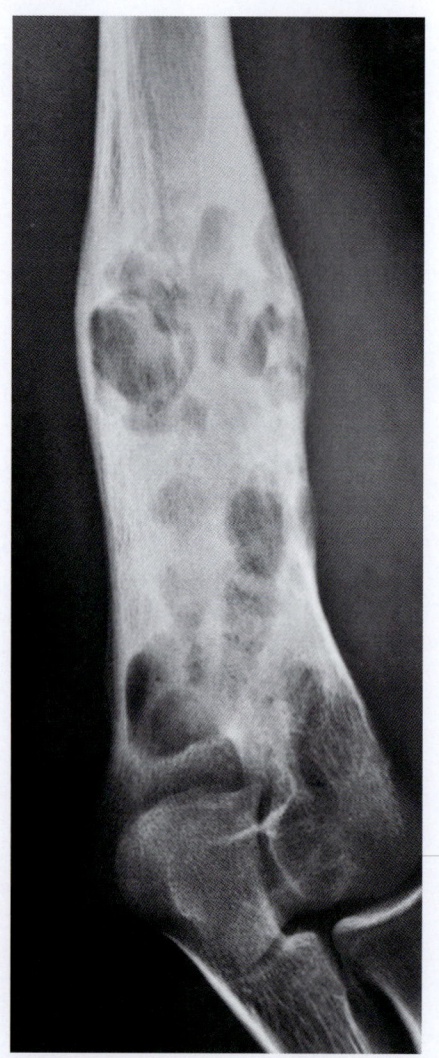

図 20-69　LCH

16歳女児．上腕骨遠位にみられるLCHの寛解期像．骨皮質の肥厚と比較的器質化した骨膜反応を伴う骨硬化が主としてみられ，その間に骨透過性病変が点在している．この時期では慢性骨髄炎との鑑別に注意を要する．

覚えておくべきポイント

❶ 単発性骨嚢腫の好発部位は，
- 小児，青少年では上腕骨，大腿骨の近位骨幹部
- 成人では骨盤や踵骨

❷ 単発性骨嚢腫の特徴は，
- 長管骨の中心部に存在する．
- 骨折がなければ，骨膜反応はみられない．病的骨折を伴うことがあり，fallen-fragment sign（骨片剥落像）としてしばしばとらえられ，鑑別診断の手掛かりになる．

❸ 動脈瘤様骨嚢腫はほとんどが20歳以下の小児，青少年にみられ，その特徴は，
- 骨のなかで偏心性である．
- 骨膜反応の補強がある．
- 通常，薄い貝殻状の骨膜に囲まれる．

❹ 動脈瘤様骨嚢腫は，初発病変として発見されることもあるが，前駆病変の嚢腫状変化の結果として見つけられることもある．良性前駆病変としては軟骨芽細胞腫，骨芽細胞腫，巨細胞腫，線維性骨異形成などがあり，悪性前駆病変としては骨肉腫がある．

❺ 動脈瘤様骨嚢腫のMRI所見は，通常液面形成（fluid-fluid level）という特徴的所見を認める．これは嚢腫空洞内で赤血球が血漿成分と分離し，沈着するために起こると考えられる．

❻ 充実性動脈瘤様骨嚢腫は，一般的に反応性巨細胞肉芽腫とも呼ばれる．この病変は，頭蓋顔面骨や手足の短管骨に好発する．

❼ 巨細胞腫は，長管骨の関節近傍に発生するのが特徴で，辺縁骨の硬化像がみられず，純粋に骨透亮像として描かれる．Ｘ線像より巨細胞腫の良性か悪性かを識別することは

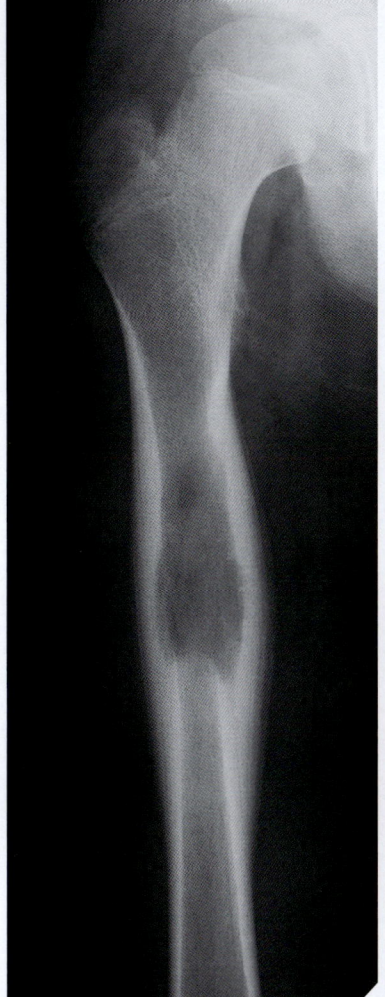
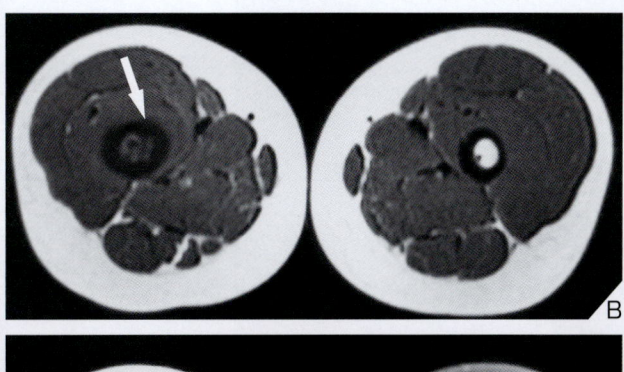
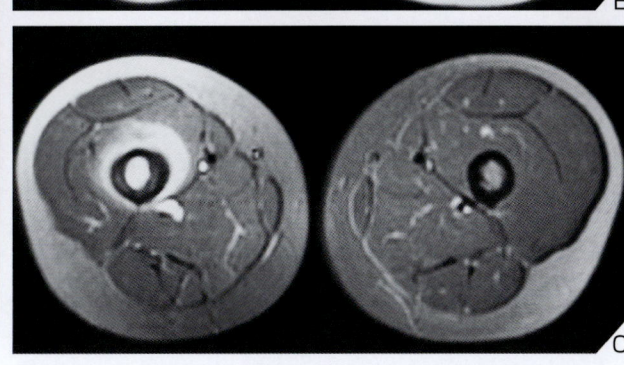
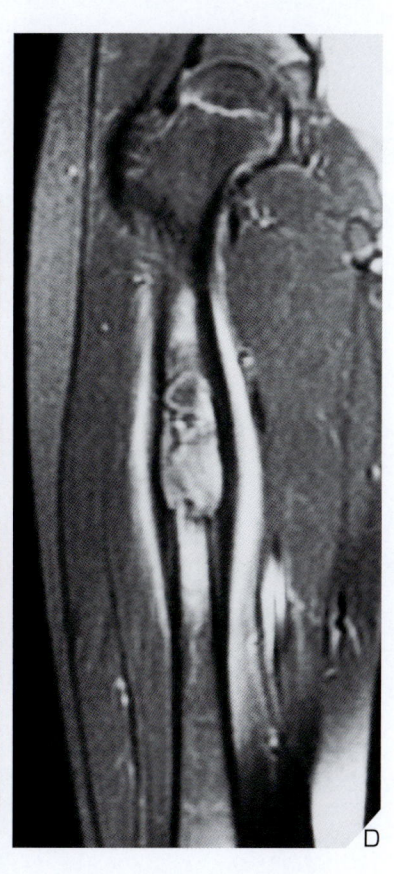

図20-70　LCH

13歳男児．LCH．（**A**）右大腿骨のX線正面像にて，近位骨幹部に骨透亮像を有し，層状骨膜反応を伴っている．（**B**）MRI T1強調横断像（SE：TR 600/TE 14 msec）にて，低信号病変を認める．骨皮質は著明に肥厚している．（**C**）脂肪抑制T1強調冠状断像（SE：TR 500/TE 15 msec）で病変の著明な造影効果を認め，肥厚した骨皮質に隣接する軟部組織においても著明に造影されている（→）．（**D**）T1強調横断像（SE：TR 700/TE 18 msec）では，経静脈的にガドリニウムで造影すると，肉芽腫も病変周囲の浮腫も造影される．

困難である．

❽ 多発性骨巨細胞腫はまれな疾患である．Paget病の患者にもっとも頻度が高い．

❾ 線維軟骨性間葉細胞腫は，2つの異なる組織から形成される良性病変であり，1つは活動性の高い成長軟骨板のような軟骨様組織，もう一方は悪性度の低い線維肉腫のような線維性組織である．

❿ 血管腫は主に椎体に発生する．多くの場合は無症状であるが，脊柱管に波及すると症状の発現をみる．

⓫ 血管腫の特徴的なMRI所見は，T1およびT2強調像で，ともに高信号を呈することである．

⓬ 類上皮血管腫は，通常の血管腫の亜型であり，椎体に好発する．

⓭ 血管腫症とは，血管腫様病変によって，複数の骨がびまん性に侵される病態を示している．骨が広範に血管腫によって占められたときは，囊腫状血管腫症と呼ばれる．

⓮ 骨のGorham病は，広範な骨溶解性病変あるいは骨消失性病変として知られており，骨の局所性進行性吸収像が特徴的で，sucked-candy signと呼ばれる．

⓯ 骨内脂肪腫は，しばしば病変の中心部に石灰化や骨化を伴う．好発部位としては，大腿骨の転子下部と踵骨があげられる．

⓰ 以下の非腫瘍性疾患はしばしば腫瘍と間違われる：
・ 骨内ガングリオン
・ 上皮小体機能亢進症に伴う褐色腫（brown tumor）
・ Langerhans細胞組織球症（好酸球性肉芽腫）
・ Chester-Erdheim病
・ 骨髄内の囊胞状骨梗塞
・ 外傷後の骨化性筋炎

⓱ 骨内ガングリオンは変性による囊腫と似ており，長管骨の非荷重部位の関節近傍に好発する．

⓲ 上皮小体機能亢進症に伴う褐色腫は，長管骨や短管骨に好

20

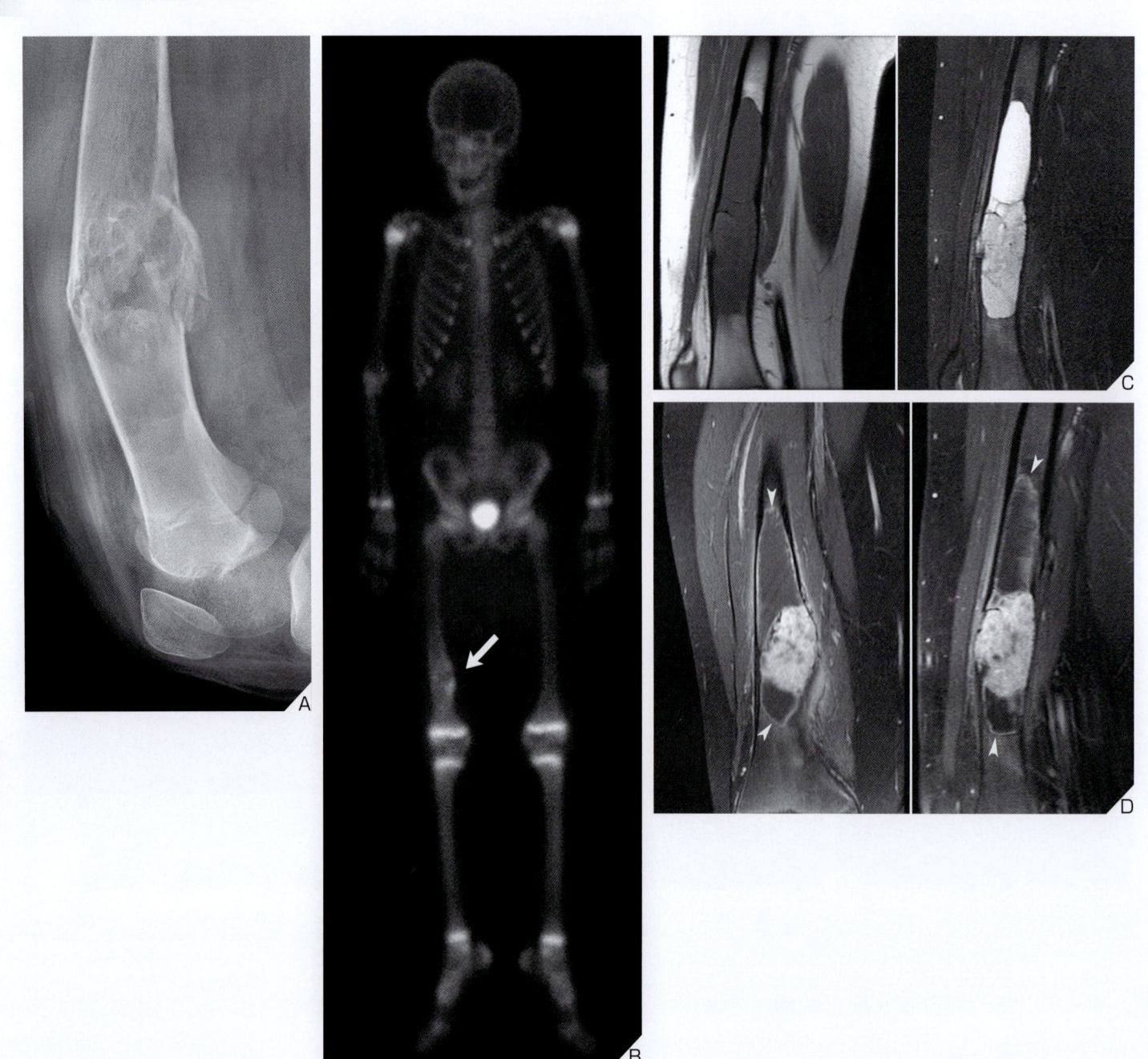

図 20-71　LCH の MRI
（A）9 歳男児の X 線側面像で，大腿骨遠位骨幹部の溶骨性病変と病的骨折を認める．（B）15 mCi の ^{99m}Tc 標識メチレンジホスホン酸テクネチウム（MDP）投与による全身骨シンチグラフィーでは，病変部に中等度の集積を認める（→）．（C）MRI T1 強調矢状断像（左側）では境界明瞭な中等度の信号の病変として描出され，T2 強調像（右側）では，高信号の病変として描出されている．（D）ガドリニウム静注後の T1 強調脂肪抑制矢状断像と冠状断像では，著明な造影効果を認める．強く造影される部分は近位，遠位ともに，髄内の嚢腫性病変によって取り囲まれている．この嚢腫は薄い嚢腫壁の部分のみ造影されている．このような所見は LCH としてはまれである．

発し，X 線では溶骨性病変として描出される．この病変は変成した血液を含み，病理標本で褐色を呈するため褐色腫と呼ばれている．

⓭ Langerhans 細胞組織球症は小児に好発し，Ewing 肉腫と間違われることがある．

⓮ Chester-Erdheim 病の X 線所見は，広範な骨髄硬化像と皮質骨の肥厚である．これはリンパ腫や骨形成性転移に類似する．

㉑ 骨化性筋炎の特徴は，帯状現象（辺縁に成熟した骨が規則正しく配列し，中心部に向かうに従い幼若な骨となる）および近接する骨皮質と病変部を区別する骨透過性裂隙である．

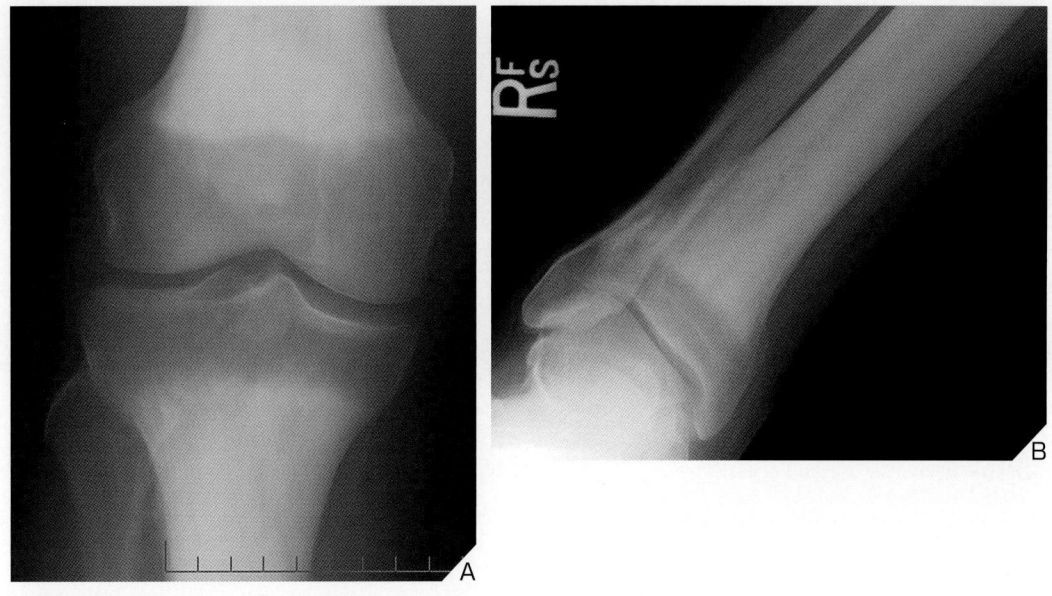

図 20-72　Chester-Erdheim 病
（A）右膝の X 線正面像は，大腿骨遠位部と脛骨近位部において，骨端部は硬化から免れるというこの病変に特徴的な長管骨の骨硬化所見を示す．（B）脛骨遠位部でも同様の所見を認める．

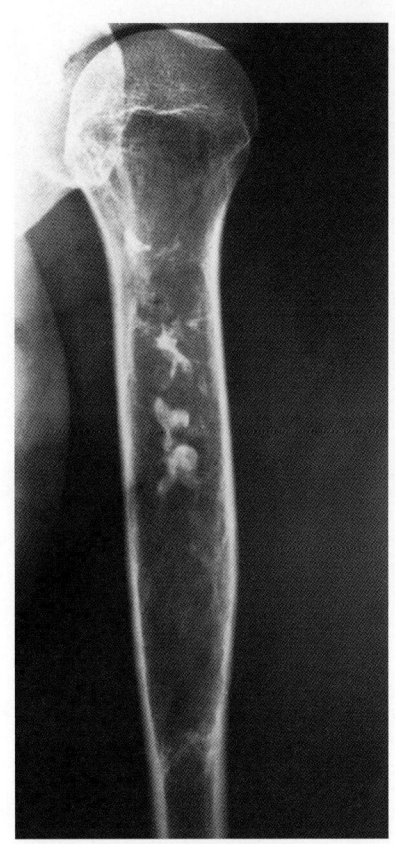

図 20-73　囊胞状骨梗塞
31 歳女性．左上腕骨骨幹部に膨隆性の骨透亮像が偶然にみられた．この病変は，囊胞形成を伴う骨梗塞の典型像である．骨の骨髄部に位置し，中心性石灰化と，反応性で骨硬化性の薄い被殻を伴う．骨皮質は菲薄化して膨張性であるが，骨膜反応や軟部腫瘤の所見はないことに注目．
（Dr. Alex Norman, Valhalla, NY のご好意による）

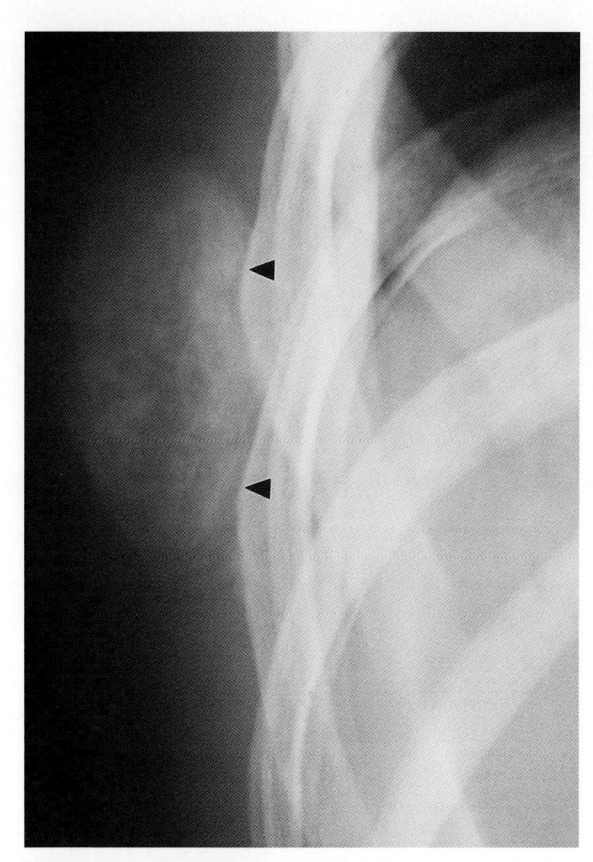

図 20-74　骨化性筋炎
外傷後の骨化性筋炎の特徴的所見を示す．右肋骨に隣接し取り囲むように認められる．中心部より辺縁部のほうが骨硬化していることに注目．▶は，骨透過性の裂隙を示し，肋骨骨皮質と病変を分離している．

引用文献・参考図書

1. Adamsbaum C, Leclet H, Kalifa G. Intralesional Ethibloc injections in bone cysts. *Semin Musculoskelet Radiol* 1997; 1: 310-304.
2. Adamsbaum C, Mascard E, Guinebretière JM, Kalifa G, Dubousset J. Intralesional Ethibloc injections in primary aneurysmal bone cysts: an efficient and safe treatment. *Skeletal Radiol* 2003; 10: 559-566.
3. Alles JU, Schulz A. Immunohistochemical markers (endothelial and histiocytic) and ultrastructure of primary aneurysmal bone cysts. *Hum Pathol* 1986; 17: 39-45.
4. Althof PA, Ohmori K, Zhou M, et al. Cytogenetic and molecular cytogenetic findings in 43 aneurysmal bone cysts: aberrations of 17p mapped to 17p13.2 by fluorescence in situ hybridization. *Mod Pathol* 2004; 17: 518-525.
5. Aoki J, Tanikawa H, Ishii K, et al. MR findings indicative of hemosiderin in giant-cell tumor of bone: frequency, cause, and diagnostic significance. *Am J Roentgenol* 1996; 166: 145-148.
6. Apaydin A, OzkayTnak C, Yihnaz S, et al. Aneurysmal bone cyst of metacarpal. *Skeletal Radiol* 1996; 25: 76-78.
7. Assoun J, Richardi G, Railhac JJ, et al. CT and MRI of massive osteolysis of Gorham. *J Comput Assist Tomogr* 1994; 18: 981-984.
8. Athanasou NA, Bliss E, Gatter KC, Heryet A, Woods CG, McGee JO. An immunohistological study of giant-cell tumor of bone: evidence for an osteoclast origin of the giant cells. *J Pathol* 1985; 147: 153-158.
9. Bacchini P, Bertoni F, Ruggieri P, Campanacci M. Multicentric giant cell tumor of skeleton. *Skeletal Radiol* 1995; 24: 371-374.
10. Backo M, Cindro L, Golouh R. Familial occurrence of infantile myofibromatosis. *Cancer* 1992; 69: 1294-1299.
11. Baker ND, Greenspan A, Neuwirth M. Symptomatic vertebral hemangiomas: a report of four cases. *Skeletal Radiol* 1986; 15: 458-463.
12. Bancroft LW, Kransdorf MJ, Petersson JJ, O'Connor MI. Benign fatty tumors: classification, clinical course, imaging appearance, and treatment. *Skeletal Radiol* 2006; 35: 719-733.
13. Baruffi MR, Neto JB, Barbieri CH, Casartelli C. Aneurysmal bone cyst with chromosomal changes involving 7q and 16p. *Cancer Genet Cytogenet* 2001; 129: 177-180.
14. Baudrez V, Galant C, Vande Berg BC. Benign vertebral hemangioma: MR-histological correlation. *Skeletal Radiol* 2001; 30: 442-446.
15. Beltran J, Simon DC, Levy M, Herman L, Weis L, Mueller CF. Aneurysmal bone cysts: MR imaging at 1.5 T. *Radiology* 1986; 158: 689-690.
16. Bergman AG, Rogero GW, Hellman B, Lones MA. Case report 841. Skeletal cystic angiomatosis. *Skeletal Radiol* 1994; 23: 303-305.
17. Bergstrand A, Hook O, Lidvall H. Vertebral haemangiomas compressing the spinal cord. *Acta Neurol Scand* 1963; 39: 59-66.
18. Bertheussen KJ, Holck S, Schiodt T. Giant cell lesion of bone of the hand with particular emphasis on giant cell reparative granuloma. *J Hand Surg [Am]* 1983; 8: 46-49.
19. Bertoni F, Bacchini P, Capanna R, et al. Solid variant of aneurysmal bone cyst. *Cancer* 1993; 71: 729-734.
20. Bertoni F, Bacchini P, Staals EL. Malignancy in giant cell tumor. *Skeletal Radiol* 2003; 32: 143-146.
21. Bertoni F, Present D, Enneking WF. Giant cell tumor of bone with pulmonary metastases. *J Bone Joint Surg [Am]* 1985; 67A: 890-900.
22. Bertoni F, Present D, Sudanese A, Baldini N, Bacchini P, Campanacci M. Giant cell tumor of bone with pulmonary metastases: six case reports and a review of the literature. *Clin Orthop* 1988; 237: 275-285.
23. Bhaduri A, Deshpande RB. Fibrocartilaginous mesenchymoma versus fibrocartilaginous dysplasia: are these a single entity? *Am J Surg Pathol* 1995; 19: 1447-1448.
24. Biesecker JL, Marcove RC, Huvos AG, Mike V. Aneurysmal bone cysts. A clinicopathologic study of 66 cases. *Cancer* 1970; 26: 615-625.
25. Bindra J, Lam A, Lamba R, et al. Erdheim-Chester disease: an unusual presentation of an uncommon disease. *Skeletal Radiol* 2014; 43: 835-840.
26. Blacksin MF, Ende N, Benevenia J. Magnetic resonance imaging of intraosseous lipomas: a radiologic-pathologic correlation. *Skeletal Radiol* 1995; 24: 37-41.
27. Bohne WHO, Goldman AB, Bullough P. Case report 96. Chester-Erdheim disease (lipogranulomatosis). *Skeletal Radiol* 1979; 4: 164-167.
28. Bonakdarpour A, Levy WM, Aegerter E. Primary and secondary aneurysmal bone cysts: a radiological study of 75 cases. *Radiology* 1978; 126: 75-83.
29. Boseker EH, Bickel WH, Dahlin DC. A clinicopathologic study of simple unicameral bone cysts. *Surg Gynecol Obstet* 1968; 127: 550-560.
30. Boyle WJ. Cystic angiomatosis of bone. *J Bone Joint Surg [Br]* 1972; 54B: 626-636.
31. Bulichova LV, Unni KK, Bertoni F, Beabout JW. Fibrocartilaginous mesenchymoma of bone. *Am J Surg Pathol* 1993; 17: 830-836.
32. Bullough PG. *Atlas of orthopedic pathology with clinical and radiologic correlation*, 2nd ed. New York: Gower; 1992: 15.12-15.14.
33. Burmester GR, Winchester RJ, Dimitriu-Bona A, Klein MJ, Steiner G, Sissons HA. Delineation of four cell types comprising the giant cell tumor of bone. *J Clin Invest* 1983; 71: 1633-1648.
34. Bush CH, Drane WE. Treatment of an aneurysmal bone cyst of the spine by radionuclide ablation. *Am J Neuroradiol* 2000; 21: 592-594.
35. Campanacci M. *Bone and soft tissue tumors*. New York: Springer Verlag; 1986: 345-348.
36. Campanacci M, Baldini N, Boriani S, Sudanese A. Giant cell tumor of bone. *J Bone Joint Surg [Am]* 1987; 69A: 106-114.
37. Campanacci M, Capanna R, Picci P. Unicameral and aneurysmal bone cysts. *Clin Orthop* 1986; 204: 25-36.
38. Campanacci M, Giunti A, Olmi R. Giant-cell tumors of bone: a study of 209 cases with long-term follow-up in 130. *Ital J Orthop Traumatol* 1975; 1: 249-277.
39. Campbell RSD, Grainger AJ, Mangham DC, Beggs I, Teh J, Davies AM. Intraosseous lipoma: report of 35 new cases and a review of the literature. *Skeletal Radiol* 2003; 32: 209-222.
40. Caudell JJ, Ballo MT, Zagars GK, et al. Radiotherapy in the management of giant cell tumor of bone. *Int J Radiat Oncol Biol Phys* 2003; 57: 158.
41. Chung EG, Enzinger FM. Infantile myofibromatosis. *Cancer* 1981; 48: 1807-1818.
42. Clough JR, Price CH. Aneurysmal bone cyst: pathogenesis and long term results of treatment. *Clin Orthop* 1973; 97: 52-63.
43. Cohen J. Etiology of simple bone cyst. *J Bone Joint Surg [Am]* 1970; 52A: 1493-1497.
44. Cohen J. Unicameral bone cysts: a current synthesis of reported cases. *Orthop Clin North Am* 1977; 8: 715-726.
45. Cohen JW, Weinreb JC, Redman HC. Arteriovenous malformations of the extremities: MR imaging. *Radiology* 1986; 158: 475-479.
46. Conway WF, Hayes CW. Miscellaneous lesions of bone. *Radiol Clin North Am* 1993; 31: 339-358.
47. Cooper PH. Is histiocytoid hemangioma a specific pathologic entity? *Am J Surg Pathol* 1988; 12: 815-817.
48. Dahlin DC. Giant cell bearing lesions of bone of the hands. *Hand Clin* 1987; 3: 291-297.
49. Dahlin DC. Giant cell tumor of bone: highlights of 407 cases. *Am J Roentgenol* 1985; 144: 955-960.
50. Dahlin DC, Bertoni F, Beabout JW, Campanacci M. Fibrocartilaginous mesenchymoma with low grade malignancy. *Skeletal Radiol* 1984; 12: 263-269.
51. Dahlin DC, Cupps RE, Johnson EW Jr. Giant cell tumor: a study of 195 cases. *Cancer* 1970; 25: 1061-1070.
52. Dahlin DC, McLeod RA. Aneurysmal bone cyst and other nonneoplastic conditions. *Skeletal Radiol* 1982; 8: 243-250.
53. Dahlin DC, Unni KK. *Bone tumors: general aspects and data on 8,542 cases*, 4th ed. Springfield: Charles C Thomas; 1986: 181-185.
54. Dumford K, Moore TE, Walker CW, Jaksha J. Multifocal, metachronous, giant cell tumor of the lower limb. *Skeletal Radiol* 2003; 32: 147-150.
55. Duncan CP, Morton KS, Arthur JS. Giant cell tumor of bone: its aggressiveness and potential for malignant change. *Can J Surg* 1983; 26: 475-476.
56. Egan AJM, Boardman LA, Tazelaar HD, et al. Erdheim-Chester disease. Clinical, radiologic, and histopathologic findings in five patients with lung disease. *Am J Surg Pathol* 1999; 23: 17-26.
57. Enzinger FM, Weiss SW. Benign tumors and tumorlike lesions of blood vessels. In: Enzinger FM, Weiss SW, eds. *Soft tissue tumors*, 3rd ed. St. Louis: CV Mosby; 1995.
58. Errani C, Vanel D, Gambarotti M, et al. Vascular bone tumors: a proposal of a classification based on clinicopathological, radiographic and genetic features. *Skeletal Radiol* 2012; 41: 1495-1507.
59. Fayad L, Hazirolan T, Bluemke D, Mitchell S. Vascular malformations in the extremities: emphasis on MR imaging features that guide treatment options. *Skeletal Radiol* 2006; 35: 127-137.
60. Fechner RE, Mills SE. *Tumors of the bones and joints*. Washington, DC: Armed Forces Institute of Pathology; 1993: 173-186, 203-209, 253-258.
61. Francis R, Lewis E. CT demonstration of giant cell tumor complicating Paget disease. *J Comput Assist Tomogr* 1983; 7: 917-918.
62. Freeby JA, Reinus WR, Wilson AJ. Quantitative analysis of the plain radiographic appearance of aneurysmal bone cyst. *Invest Radial* 1995; 30: 433-439.
63. Friedman DP. Symptomatic vertebral hemangiomas: MR findings. *Am J Roentgenol* 1996; 167: 359-364.
64. Garg NK, Carty H, Walsh HPJ, Dorgan JC, Bruce CE. Percutaneous Ethibloc injection in aneurysmal bone cysts. *Skeletal Radiol* 2000; 29: 211-216.
65. Ghert M, Simunovic N, Cowan RW, et al. Properties of the stromal cell in giant cell tumor of bone. Clin *Orthop Relat Res* 2007; 459: 8-12.
66. Glass TA, Mills SE, Fechner RE, Dyer R, Martin W, Armstrong P. Giant-cell reparative granuloma of the hands and feet. *Radiology* 1983; 149: 65-68.
67. Goldenberg RR, Campbell CJ, Bonfiglio M. Giant-cell tumor of bone. An analysis of two hundred and eighteen cases. *J Bone Joint Surg [Am]* 1970; 52A: 619-664.
68. Gorham LW, Wright AW, Shultz HH, Mexon FC Jr. Disappearing bones: a rare form of massive osteolysis. *Am J Med* 1954; 17: 674-682.
69. Gorham UV, Stout AP. Massive osteolysis (acute spontaneous absorption of bone, phantom bone, disappearing bone): its relation to haemangiomatosis. *J Bone Joint Surg [Am]* 1955; 37A: 985-1004.
70. Greenfield GB, Arrington JA. *Imaging of bone tumors*. Philadelphia: JB Lippincott; 1995: 217-218.
71. Greenspan A, Jundt G, Remagen W. *Differential diagnosis in orthopaedic oncology*, 2nd ed. Philadelphia: Lippincott Williams & Wilkins; 2007: 387-431.
72. Greenspan A, Klein MJ, Bennett AJ, Lewis MM, Neuwirth M, Camins MB. Case report 242. Hemangioma of the T6 vertebra with a compression fracture, extra-

dural block and spinal cord compression. *Skeletal Radiol* 1978; 10: 183-188.

73. Grote HJ, Braun M, Kalinski T, et al. Spontaneous malignant transformation of conventional giant cell tumor. *Skeletal Radiol* 2004; 33: 169-175.

74. Han BK, Ryu J-S, Moon DH, Shin MI, Kim YT, Lee HK. Bone SPECT imaging of vertebral hemangioma. Correlations with MR imaging and symptoms. *Clin Nucl Med* 1995; 20: 916-921.

75. Hoch B, Hermann G, Klein MJ, Abdelwahab IF, Springfield D. Giant cell tumor complicating Paget disease of long bone. *Skeletal Radiol* 2007; 36: 973-978.

76. Hong WS, Sung MS, Kim J-H, et al. Giant cell tumor with secondary aneurysmal bone cyst: a unique presentation with an ossified extraosseous soft tissue mass. *Skeletal Radiol* 2013; 42: 1605-1610.

77. Hoover KB, Rosenthal DI, Mankin H. Langerhans cell histiocytosis. *Skeletal Radiol* 2007; 36: 95-104.

78. Hudson TM. Fluid levels in aneurysmal bone cysts: a CT feature. *Am J Roentgenol* 1984; 141: 1001-1004.

79. Hudson TM. *Radiologic pathologic correlation of musculoskeletal lesions.* Baltimore: Williams & Wilkins; 1987: 209-237, 249-252, 261-265.

80. Hudson TM. Scintigraphy of aneurysmal bone cysts. *Am J Roentgenol* 1984; 142: 761-765.

81. Hudson TM, Hamlin DJ, Fitzimmons JR. Magnetic resonance imaging of fluid levels in an aneurysmal bone cyst and in anticoagulated human blood. *Skeletal Radiol* 1985; 13: 267-270.

82. Hudson TM, Schiebler M, Springfield DS, Enneking WF, Hawkins Jr IF, Spanier SS. Radiology of giant cell tumors of bone: computed tomography, arthrotomography, and scintigraphy. *Skeletal Radiol* 1984; 11: 85-95.

83. Hutter RVP, Worcester JN Jr, Francis KC, Foote FW Jr, Stewart FW. Benign and malignant giant cell tumors of bone. A clinicopathological analysis of the natural history of the disease. *Cancer* 1962; 15: 653-690.

84. Huvos AG. *Bone tumors: diagnosis, treatment, and prognosis*, 2nd ed. Philadelphia: WB Saunders; 1991: 713-743.

85. Ilaslan H, Sundaram M, Unni KK. Solid variant of aneurysmal bone cysts in long tubular bones: giant cell reparative granuloma. *Am J Roentgenol* 2003; 180: 1681-1687.

86. Ishida T, Dorfman HD, Steiner GC, Norman A. Cystic angiomatosis of bone with sclerotic changes, mimicking osteoblastic metastases. *Skeletal Radiol* 1994; 23: 247-252.

87. Jackson JBS. A boneless arm. *Boston Med Surg J* 1838; 18: 368-369.

88. Jacobs JE, Kimmelstiel P. Cystic angiomatosis of the skeletal system. *J Bone Joint Surg.* [*Am*] 1953; 35A: 409-420.

89. Jaffe ES. Histiocytic and dendritic cell neoplasms: Introduction. In: Jaffe ES, Harris NL, Stein H, Vardiman JW, eds. *World Health Organization classification of tumours. Pathology and genetics of tumours of haematopoietic and lymphoid tissues.* Lyon, France: IARC Press; 2001: 275-277.

90. Jaffe HL. Aneurysmal bone cyst. *Bull Hosp Joint Dis* 1950; 11: 3-13.

91. Jaffe HL. Giant-cell reparative granuloma, traumatic bone cyst, and fibrous (fibroosseous) dysplasia of the jawbones. *Oral Surg* 1953; 6: 159-175.

92. Jaffe HL. *Tumors and tumorous conditions of the bones and joints.* Philadelphia: Lea & Febiger; 1958.

93. Jaffe HL, Lichtenstein L. Solitary unicameral bone cyst with emphasis on the roentgen picture, the pathologic appearance, and the pathogenesis. *Arch Surg* 1942; 44: 1004-1025.

94. Jaffe HL, Lichtenstein L, Perris RB. Giant cell tumor of bone. Its pathologic appearance, grading, supposed variants and treatment. *Arch Pathol* 1940; 30: 993-1031.

95. Jordanov MI. The "rising bubble" sign: a new aid in the diagnosis of unicameral bone cysts. *Skeletal Radiol* 2009; 38: 597-600.

96. Junghanns H. Lipomas (fatty marrow areas) in the vertebral column. In: *Handbuch de speziellen pathologischen Anatomic and Histologic*, Tome IX/4. Berlin, Germany: Springer-Verlag; 1939: 333-334.

97. Kaplan PA, Murphy M, Greenway G, Resnick D, Sartoris DJ, Harms S. Fluid-fluid levels in giant cell tumors of bone: report of two cases. *Computed Tomogr* 1987; 11: 151-155.

98. Keats TE. *Atlas of normal roentgen variants that may simulate disease*, 5th ed. St. Louis: Mosby Year Book; 1992: 637-648.

99. Kohler A, Zimmer EA. *Borderlands of normal and early pathologic findings in skeletal radiography*, 13th ed. Revised by Schmidt H, Freyschmidt J. Stuttgart, Germany: Thieme Verlag; 1993: 797-814.

100. Kransdorf MJ, Sweet DE. Aneurysmal bone cyst: concept, controversy, clinical presentation, and imaging. *Am J Roentgenol* 1995; 164: 573-580.

101. Kransdorf MJ, Sweet DE, Buetow PC, Giudici MA, Moser RP Jr. Giant cell tumor in skeletally immature patients. *Radiology* 1992; 184: 233-237.

102. Kricum ME, Kricun R, Haskin ME. Chondroblastoma of the calcaneus: radiographic features with emphasis on location. *Am J Roentgenol* 1977; 128: 613-616.

103. Kricun ME. Tumors of the foot. In: Kricun ME, ed. *Imaging of bone tumors.* Philadelphia: WB Saunders; 1993: 221-225.

104. Kyriakos M, Hardy D. Malignant transformation of aneurysmal bone cyst, with an analysis of the literature. *Cancer* 1991; 68: 1770-1780.

105. Laredo JD, Reizine D, Bard M, Merland JJ. Vertebral hemangiomas: radiologic evaluation. *Radiology* 1986; 161: 183-189.

106. Lateur L, Simoens CJ, Gryspeerdt S, Samson I, Mertens V, van Damme B. Skeletal cystic angiomatosis. *Skeletal Radiol* 1996; 25: 92-95.

107. Levy WM, Miller AS, Bonakdarpour A, Aegerter E. Aneurysmal bone cyst secondary to other osseous lesions. Report of 57 cases. *Am J Clin Pathol* 1975; 63: 1-8.

108. Lichtenstein L. Aneurysmal bone cyst. A pathological entity commonly mistaken for giant cell tumor and occasionally for hemangioma and osteogenic sarcoma. *Cancer* 1950; 3: 279-289.

109. Lichtenstein L. Aneurysmal bone cyst. Observations on fifty cases. *J Bone Joint Surg* [*Am*] 1957; 39A: 873-882.

110. Lin J, Shulman SC, Steelman CK, et al. Fibrocartilaginous mesenchymoma, a unique osseous lesion: case report with review of the literature. *Skeletal Radiol* 2011; 40: 1495-1499.

111. Lomasney LM, Basu A, Demos TC, Laskin W. Fibrous dysplasia complicated by aneurysmal bone cyst formation affecting multiple cervical vertebrae. *Skeletal Radiol* 2003; 32: 533-536.

112. Lomasney LM, Martinez S, Demos TC, Harrelson JM. Multifocal vascular lesions of bone: imaging characteristics. *Skeletal Radiol* 1996; 25: 255-261.

113. Lorenzo JC, Dorfman HD. Giant-cell reparative granuloma of short tubular bones of the hands and feet. *Am J Surg Pathol* 1980; 4: 551-563.

114. Martinez V, Sissons HA. Aneurysmal bone cyst. A review of 123 cases including primary lesions and those secondary to other bone pathology. *Cancer* 1988; 61: 2291-2304.

115. Marui T, Yamamoto T, Yoshihara H, Kurosaka M, Mizuno K, Akamatsu T. De novo malignant transformation of giant cell tumor of bone. *Skeletal Radiol* 2001; 30: 104-108.

116. May DA, Good RB, Smith DK, Parsons TW. MR imaging of musculoskeletal tumors and tumor mimickers with intravenous gadolinium: experience with 242 patients. *Skeletal Radiol* 1997; 26: 2-15.

117. McDonald DJ, Sim FH, McLeod RA, Dahlin DC. Giant cell tumor of bone. *J Bone Joint Surg* [*Am*] 1986; 68A: 235-242.

118. McGlynn FJ, Mickelson MR, El-Khoury GY. The fallen fragment sign in unicameral bone cyst. *Clin Orthop* 1981; 156: 157-159.

119. McGrath J. Giant-cell tumour of bone: an analysis of fifty-two cases. *J Bone Joint Surg* [*Br*] 1972; 54B: 216-229.

120. Meis JM, Dorfman HD, Nathanson SD, Haggar AM, Wu KK. Primary malignant giant cell tumor of bone: dedifferentiated giant cell tumor. *Mod Pathol* 1989; 2: 541-546.

121. Meyer JS, Hoffer FA, Barnes PD, Mulliken JB. Biological classification of soft-tissue vascular anomalies: MR correlation. *Am J Roentgenol* 1991; 157: 559-564.

122. Milgram JW. Intraosseous lipoma: radiologic and pathologic manifestations. *Radiology* 1988; 167: 155-160.

123. Milgram JW. Intraosseous lipomas. A clinicopathological study of 66 cases. *Clin Orthop* 1988; 231: 277-302.

124. Morton KS. The pathogenesis of unicameral bone cyst. *Can J Surg* 1964; 7: 140-150.

125. Moukaddam H, Pollak J, Haims AH. MRI characteristics and classification of peripheral vascular malformations and tumors. *Skeletal Radiol* 2009; 38: 535-547.

126. Mulder JD, Kroon HM, SchCtte HE, Taconis WK. *Radiologic atlas of bone tumors.* Amsterdam, the Netherlands: Elsevier; 1993: 241-254, 507-516, 557-590.

127. Mulliken JB, Glowacki J. Hemangiomas and vascular malformations in infants and children: a classification based on endothelial characteristics. *Plast Reconstr Surg* 1982; 69: 412-420.

128. Mulliken JB, Zetter BR, Folkman J. In vitro characteristics of endothelium from hemangiomas and vascular malformations. *Surgery* 1982; 92: 348-353.

129. Murphey MD, Nomikos GC, Flemming DJ, Gannon FH, Temple HT, Kransdorf MJ. From the archives of the AFIP. Imaging of giant cell tumor and giant cell reparative granuloma of bone: radiologic-pathologic correlation. *Radiographics* 2001; 21: 1283-1309.

130. Nascimento AG, Huvos AG, Marcove RC. Primary malignant giant cell tumor of bone: a study of eight cases and review of the literature. *Cancer* 1979; 44: 1393-1402.

131. Neer CS Ⅱ, Francis KC, Marcove RC, Tertz J, Carbonara PN. Treatment of unicameral bone cyst. A follow-up study of one hundred seventy-five cases. *J Bone Joint Surg* [*Am*] 1966; 48A: 731-745.

132. Norman A, Schiffman M. Simple bone cyst: factors of age dependency. *Radiology* 1977; 124: 779-782.

133. Norman A, Steiner GC. Radiographic and morphological features of cyst formation in idiopathic bone infarction. *Radiology* 1983; 146: 335-338.

134. O'Connell JX, Nielsen GP, Rosenberg AE. Epithelioid vascular tumors of bone: a review and proposal of a classification scheme. *Adv Anat Pathol* 2001; 8: 74-82.

135. Oda Y, Tsuneyoshi M, Shinohara N. Solid variant of aneurysmal bone cyst (extragnatic giant cell reparative granuloma) in the axial skeleton and long bones: a study of its morphologic spectrum and distinction from allied giant cell lesions. *Cancer* 1992; 70: 2642-2649.

136. Oliveira AM, Hsi BL, Weremowicz S, et al. USP6 (Tre2) fusion oncogenes in aneurysmal bone cyst. *Cancer Res* 2004; 64: 1920-1923.

137. Oliveira AM, Perez-Atayde AR, Dal Cin P, et al. Aneurysmal bone cyst variant translocations upregulate USP6 transcription by promoter swapping with the ZNF9, COL1A1, TRAP150, and OMD genes. *Oncogene* 2005; 24: 3419-3426.

138. Peimer CA, Schiller AL, Mankin HJ, Smith RJ. Multicentric giant cell tumor of bone. *J Bone Joint Surg* [*Am*] 1980; 62A: 652-656.

20

139. Picci P, Baldini N, Sudanese A, Boriani S, Campanacci M. Giant cell reparative granuloma and other giant cell lesions of the bones of the hand and feet. *Skeletal Radiol* 1986; 15: 415-421.

140. Picci P, Manfrini M, Zucchi V, et al. Giant cell tumor bone in skeletally immature patients. *J Bone Joint Surg [Am]* 1983; 65A: 486-490.

141. Potter HG, Schneider R, Ghelman B, Healey JH, Lane JM. Multiple giant cell tumors and Paget disease of bone: radiographic and clinical correlations. *Radiology* 1991; 180: 261-264.

142. Ratner V, Dorfman HD. Giant-cell reparative granuloma of the hand and foot bones. *Clin Orthop* 1990; 260: 251-258.

143. Remagen W. Pathologische Anatomic der Femurkopfnekrose. *Orthopäde* 1990; 19: 174-181.

144. Remagen W, Lampérth BE, Jundt G, Schildt R. Das sogenannte osteolytische Dreieck de Calcaneus. Radiologische and pathoanatomische Befunde. *Osteologie* 1994; 3: 275-283.

145. Resnick D, Kyriakos M, Greenway GD. Tumors and tumor-like lesions of bone: imaging and pathology of specific lesions. In: Resnick D, ed. *Diagnosis of bone and joint disorders*, 3rd ed. Philadelphia: WB Saunders; 1995: 3628-3938.

146. Resnick D, Niwayama J. *Diagnosis of bone and joint disorders*. Philadelphia: WB Saunders; 1988: 3782-3786.

147. Reynolds J. The fallen fragment sign in the diagnosis of unicameral bone cysts. *Radiology* 1969; 92: 949-953.

148. Rigopoulou A, Saifuddin A. Intraosseous hemangioma of the appendicular skeleton: imaging features of 15 cases, and review of the literature. *Skeletal Radiol* 2012; 41: 1525-1536.

149. Rock MG, Pritchard DJ, Unni KK. Metastases from histologically benign giant-cell tumor of bone. *J Bone Joint Surg [Am]* 1984; 66A: 269-274.

150. Rock MG, Sim FH, Unni KK, et al. Secondary malignant giant-cell tumor of bone. Clinicopathological assessment of nineteen patients. *J Bone Joint Surg [Am]* 1986; 68A: 1073-1079.

151. Ruggieri P, Montalti M, Angelini A, et al. Gorham-Staut disease: the experience of the Rizzoli Institute and review of the literature. *Skeletal Radiol* 2011; 40: 1391-1397.

152. Salerno M, Avnet S, Alberghini M, et al. Histogenetic characterization of giant cell tumor of bone. *Clin Orthop Relat Res* 2008; 466: 2081-2088.

153. Sanerkin NG. Malignancy, aggressiveness and recurrence in giant cell tumor of bone. *Cancer* 1980; 46: 1641-1649.

154. Sanerkin NG, Mott MG, Roylance J. An unusual intraosseous lesion with fibro-myxoid elements: solid variant of aneurysmal bone cyst. *Cancer* 1983; 51: 2278-2286.

155. Scaglietti O, Marchetti PG, Bartolozzi P. The effects of methylprednisolone acetate in the treatment of bone cysts. *J Bone Joint Surg Br* 1979; 61 (B) : 200-204.

156. Schajowicz F. *Tumors and tumorlike lesions of bone: pathology, radiology, and treatment*, 2nd ed. Berlin, Germany: Springer-Verlag; 1994: 257-299.

157. Schajowicz F, Aiello CL, Francone MV, Giannini RE. Cystic angiomatosis (hamartous haemolymphangiomatosis) of bone. *J Bone Joint Surg [Br]* 1978; 60B: 100-106.

158. Schajowicz F, Slullitel J. Giant cell tumor associated with Paget's disease of bone. *J Bone Joint Surg [Am]* 1966: 48A: 1340-1349.

159. Schoedel K, Shankman S, Desai P. Intracortical and subperiosteal aneurysmal bone cysts: a report of three cases. *Skeletal Radiol* 1996; 25: 455-459.

160. Shankman S, Greenspan A, Klein MJ, Lewis MM. Giant cell tumor of the ischium. A report of two cases and review of the literature. *Skeletal Radiol* 1988; 17: 46-51.

161. Sim FH, Dahlin DC, Beabout JW. Multicentric giant cell tumors of bone. *J Bone Joint Surg [Am]* 1977; 59A: 1052-1060.

162. Sirry A. The pseudo-cystic triangle in the normal os calcis. *Acta Radiol* 1951; 36: 516-520.

163. Skubitz KM, Cheng EY, Clohisy DR, et al. Gene expression in giant-cell tumors. *J Lab Clin Med* 2004; 144: 193-200.

164. Smith LT, Mayerson J, Nowak NJ, et al. 20q11.1 amplification in giant-cell tumor of bone: array CGH, FISH, and association with outcome. *Gen Chrom Cancer* 2006; 45: 957-966.

165. Smith RW, Smith CF. Solitary unicameral bone cyst of the calcaneus. A review of 20 cases. *J Bone Joint Surg [Am.]* 1974; 56A: 49-56.

166. Soper JR, De Silva M. Infantile myofibromatosis: a radiological review. *Pediatr Radial* 1993; 23: 189-194.

167. Spieth ME, Greenspan A, Forrester DM, Ansari AN, Kimura RL, Gleason-Jordan I. Gorham's disease of the radius: radiographic, scintigraphic, and MRI findings with pathologic correlation. *Skeletal Radiol* 1997; 26: 659-663.

168. Spjut HJ, Dorfman HD, Fechner RE, Ackerman LV. *Tumors of bone and cartilage*. Washington, DC: Armed Forces Institute of Pathology; 1971.

169. Stacy GS, Peabody TD, Dixon LB. Pictorial essay. Mimics on radiography of giant cell tumor of bone. *Am J Roentgenol* 2003; 181: 1583-1589.

170. Steiner GC, Ghosh L, Dorfman HD. Ultrastructure of giant cell tumor of bone. *Hum Pathol* 1972; 3: 569-586.

171. Struhl S, Edelson C, Pritzker H, Seimon LP, Dorfman HD. Solitary (unicameral) bone cyst. The fallen fragment sign revisited. *Skeletal Radiol* 1989; 18: 261-265.

172. Sung MS, Kim YS, Resnick D. Epithelioid hemangioma of bone. *Skeletal Radiol* 2000; 29: 530-534.

173. Taybi H, Lachman RS. *Radiology of syndromes, metabolic disorders, and skeletal dysplasias*, 4th ed. St. Louis: CV Mosby; 1996: 580-581.

174. Thomas D, Henshaw R, Skubitz K, et al. Denosumab in patients with giant-cell tumor of bone: an open-label, phase 2 study. *Lancet Oncol* 2010; 11: 275.

175. Tsai JC, Dalinka MK, Fallon MD, Zlatkin MB, Kresel HY. Fluid-fluid level: a nonspecific finding in tumors of bone and soft tissue. *Radiology* 1990; 175: 779-782.

176. Tubbs WS, Brown LR, Beabout JW, Rock MG, Unni KK. Benign giant-cell tumor of bone with pulmonary metastases: clinical findings and radiologic appearance of metastases in 13 cases. *Am J Roentgenol* 1992; 158: 331-334.

177. Unni KK. *Dublin's bone tumors: general aspects and data on 11,087 cases*, 5th ed. New York: Lippincott-Raven Publishers; 1996.

178. Vencio EF, Jenkins RB, Schiller JL. et al. Clonal cytogenetic abnormalities in Erdheim-Chester disease. *Am J Surg Pathol* 2007; 31: 319-321.

179. Vergel De Dios AM, Bond JR, Shives TC, McLeod RA, Unni KK. Aneurysmal bone cyst. A clinicopathologic study of 238 cases. *Cancer* 1992; 69: 2921-2931.

180. Vester H, Wegener B, Weiler C, et al. First report of a solid variant of aneurysmal bone cyst in the os sacrum. *Skeletal Radiol* 2010; 39: 73-77.

181. Vilanova JC, Barceló J, Smirniotopoulos JG, et al. Hemangioma from head to toe: MR imaging with pathologic correlation. *Radiographics* 2004; 24: 367-385.

182. Waldron RT, Zeller JA. Diffuse skeletal hemangiomatosis with visceral involvement. *J Can Assoc Radiol* 1969; 20: 119-123.

183. Weisel A, Hecht HL. Development of a unicameral bone cyst. *J Bone Joint Surg [Am]* 1980; 62A: 664-666.

184. Wenger DE, Wold LE. Benign vascular lesions of bone: radiologic and pathologic features. *Skeletal Radiol* 2000; 29: 63-74.

185. Wilner D. *Radiology of bone tumors and allied disorders*. Philadelphia: WB Saunders; 1982: 387.

186. Wold LE, Dobyns JH, Swee RG, Dahlin DC. Giant cell reaction (giant cell reparative granuloma) of the small bones of the hands and feet. *Am J Surg Pathol* 1986; 10: 491-496.

187. Wold LE, Swee RG. Giant cell tumor of the small bones of the hands and feet. *Semin Diagn Pathol* 1984; 1: 173-184.

188. Wold LE, Swee RG, Sim FH. Vascular lesions of bone. *Pathol Annu* 1985; 20/2: 101-137.

189. Wyatt-Ashmead J, Bao L, Eilert RE, et al. Primary aneurysmal bone cysts: 16q22 and/or 17p13 chromosome abnormalities. *Pediatr Dev Pathol* 2001; 4: 418-419.

190. Ye Y, Pringle LM, Lau AW, et al. TRE17/USP6 oncogene translocated in aneurysmal bone cyst induces matrix metalloproteinase production via activation of NF-kappaB. *Oncogene* 2010; 29: 3619-3629.

191. Zenonos G, Jamil O, Governale LS, et al. Surgical treatment for primary spinal aneurysmal bone cysts: experience from Children's Hospital Boston. *J Neurosurg Pediatr* 2012; 9: 305-315.

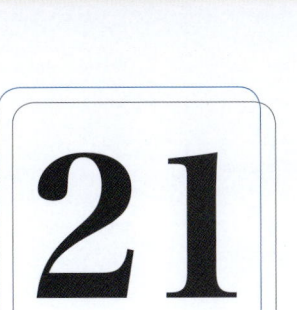

21 悪性骨腫瘍
Ⅰ：骨肉腫と軟骨肉腫

A 骨肉腫 (osteosarcoma)

　骨肉腫はもっともよく遭遇する原発性悪性骨腫瘍の1つであり，すべての原発性骨悪性腫瘍の約20%を占める．骨肉腫は図21-1のように分類され，それぞれが明らかな臨床的，X線学的，および組織学的特徴を有している．すべての型に共通の特徴は，悪性細胞による類骨および骨基質の形成である．

　骨肉腫の大多数は原因不明であり，それゆえに特発性あるいは原発性とされる．少数の腫瘍は，Paget病，線維性骨異形成，放射線被曝や放射性物質の摂取のような悪性転化しやすい因子と関連付けられる．これらの病変は続発性骨肉腫とされる．さらに，骨肉腫のすべてのタイプは，解剖学的部位により，附属肢骨格の病変か，軸骨格の病変に亜分類される．さらに，それらは，中心性（骨髄内）か，皮質内か，傍骨性か，といったように骨における局在に基づいても分類される．別の範疇に入るものとして，軟部組織に発生した骨肉腫（いわゆる骨外骨肉腫，あるいは軟部骨肉腫）がある．

　病理組織学的に，骨肉腫は，細胞密度，核の異型性，核分裂像の程度に基づいて悪性度分類がなされる．

　Broderの方法によると，grade 1〜4の4段階評価で悪性度を表す（表21-1）（grade 1はもっとも未分化の程度が低い腫瘍，grade 4はもっとも未分化な腫瘍を示す）．たとえば骨内高分化型骨肉腫と傍骨性骨肉腫はgrade 1とみなされ，grade 2はまれである．骨膜性骨肉腫と顎骨骨肉腫はgrade 2とみなされ，grade 3はまれである．通常型骨肉腫はgrade 3かgrade 4とみなされる．血管拡張型骨肉腫，Paget病に続発した骨肉腫，放射線照射後骨肉腫，多発性骨肉腫は通常はgrade 4である．この悪性度分類は臨床上，治療上，また予後に関して重要な意味をもつ．一般的に，傍骨性骨肉腫よりも骨髄性骨肉腫の発生頻度が高く，組織学的にも骨髄性のほうが悪性度が高い傾向にあ

る．悪性度の高い骨肉腫において，肺転移はもっとも頻度が高く，もっとも重要な合併症であるが，顎骨骨肉腫と多中心性骨肉腫では肺転移はまれである．

　ほぼすべての骨肉腫において，さまざまな遺伝子や分子の複雑な異常を有するが，分子生物学的もしくは細胞遺伝学的に診断に有用なマーカーとなる特異的な異常はない．SandbergとBridgeによって多くの議論が行われ，通常型骨肉腫では，しばしば単一の腫瘍内にさまざまな染色体の数や構造異常とともに，細胞遺伝学的に複雑で不均衡な異常が示された．構造的な異常は，染色体 1p11-p13，1q11-q12，1q21-q22，11p14-p15，15p-11-13，17p そして 19q13 にもっとも多く認められる．染色体 3q，6q，9，10，13，17q と 18q の部分欠失と 1p，1q，6p，8q と 17p の部分獲得はもっとも多い異常である．TP53の機能異常も骨肉腫の発生に重要であると考えられており，この遺伝子異常や染色体バンド17p13.1の遺伝子座の全般的な変異によって生じる．染色体8q24.4に位置するRECQL4遺伝子の異常も本腫瘍の発生に関連している．

1. 原発性骨肉腫 (primary osteosarcoma)

a 通常型骨肉腫 (conventional osteosarcoma)

　通常型骨肉腫は骨肉腫のなかでもっとも頻度が高く，10歳代に好発し，女性に比し男性に若干多く発生する．好発部位は膝部（大腿骨遠位部と脛骨近位部）で，次いで上腕骨近位部である（図21-2）．患者は通常疼痛を訴え，ときに軟部腫瘤や腫脹を認める．また，ときに病的骨折が初発症状となる．

　単純X線像上認められるように，通常型骨肉腫の特色ある画像所見は骨髄内および骨皮質の破壊，旺盛な骨膜反応，軟部腫瘤陰影，そして軟部腫瘤陰影内や破壊性病変内外に認める腫瘍性骨形成である（図21-3）．ある例では単純X線像上骨破壊が明らかでない場合があるが，腫瘍性骨形成を示す斑点状陰影や高度の骨膜反応が診断の手助けとなる（図21-4）．

21

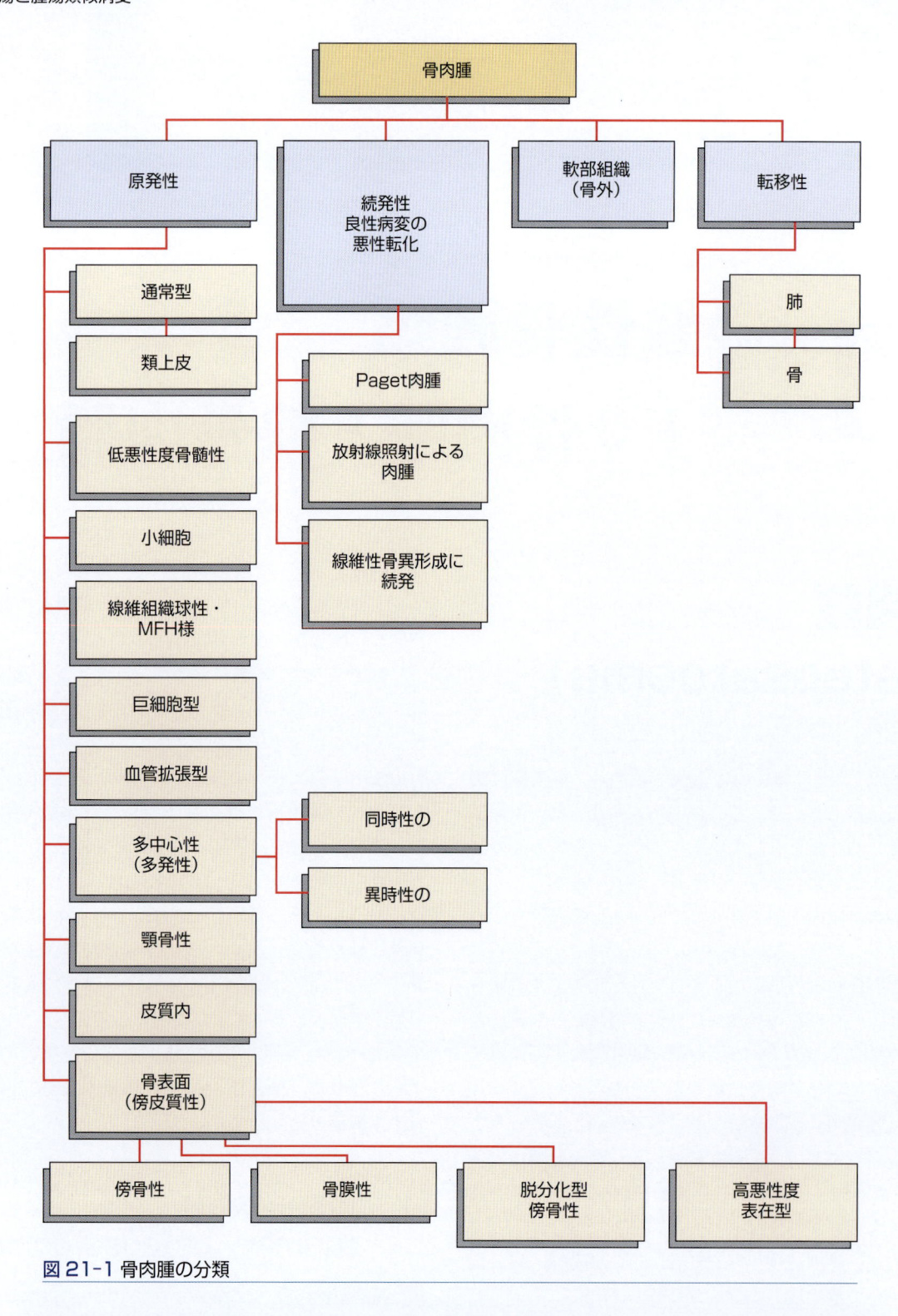

図21-1 骨肉腫の分類

表21-1	骨肉腫の組織学的悪性度分類		
Grade	組織学的特徴	Grade	組織学的特徴
1	細胞密度：わずかに増加 細胞学的異型性：最小～わずか 核分裂像：低 類骨基質：整	3	細胞密度：増加 細胞学的異型性：中等度～著明 核分裂像：中等度～高度 類骨基質：不整
2	細胞密度：中等度 細胞学的異型性：軽度～中等度 核分裂像：低～中等度 類骨基質：整	4	細胞密度：著明に増加 細胞学的異型性：著明な多型性 核分裂像：高度 類骨基質：不整，多量

(Unni KK, Dahlin DC. Grading of bone tumors. Semin Diagn Pathol 1984；1：165-172 を基に作成)

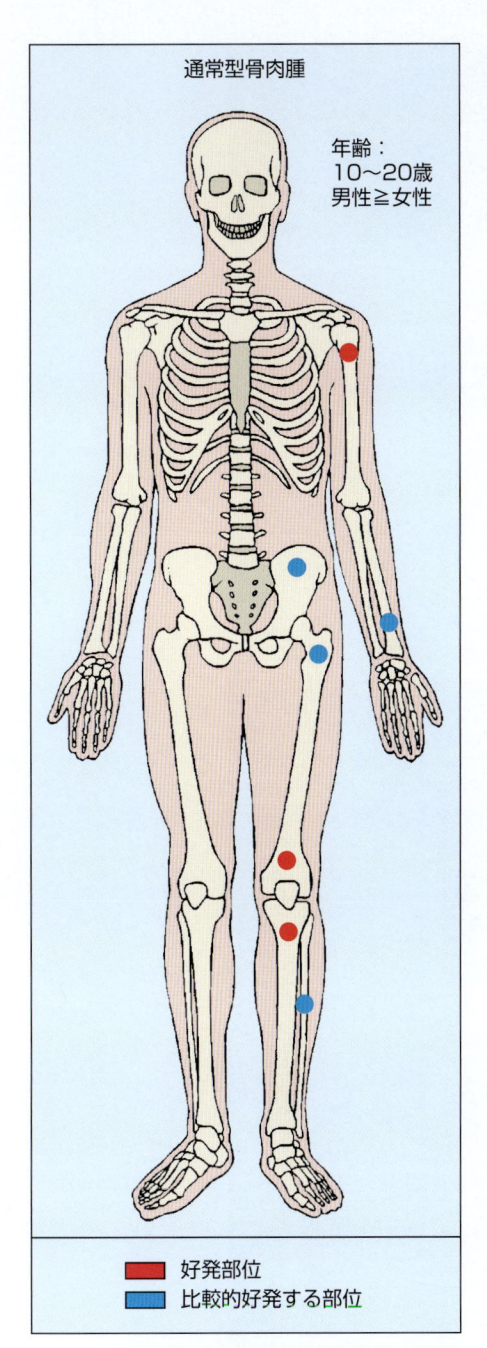

図 21-2　通常型骨肉腫の好発部位，好発
　　　　　年齢および性差

図内：
通常型骨肉腫

年齢：
10〜20歳
男性≧女性

■ 好発部位
■ 比較的好発する部位

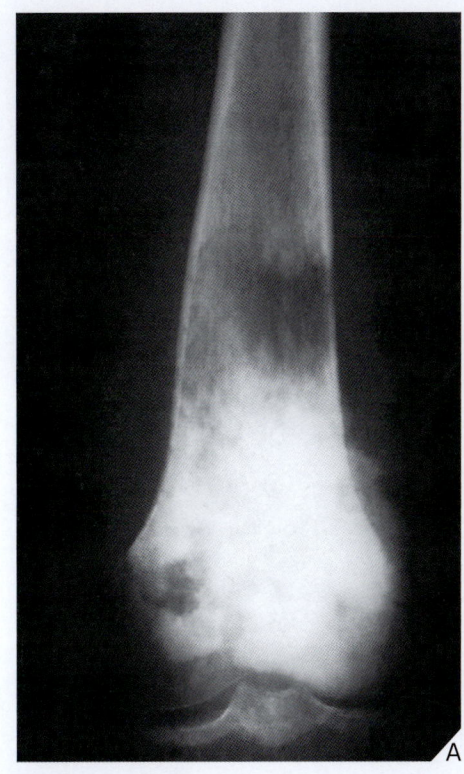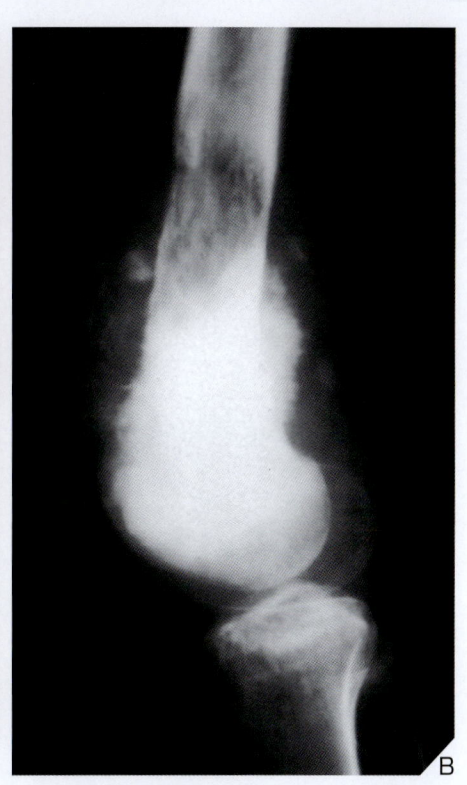

図 21-3　骨肉腫
19 歳女性．大腿骨に発生した典型的特徴を有する骨肉腫のX線正面像（A）および側面像（B）である．ビロード（velvet）状あるいは太陽光線（sunburst）状と呼ばれる旺盛な骨膜反応を伴った髄内および骨皮質の破壊像が認められる．同時に腫瘍性の骨を含む軟部腫瘤陰影が存在する．

図 21-4　骨肉腫
16 歳女児．大腿骨遠位部であるが，明らかな骨破壊は認めないものの，髄内の斑点状陰影およびビロード（velvet）状の骨膜反応が診断の助けとなる．同時に Codman 三角も認められることに注目（→）．

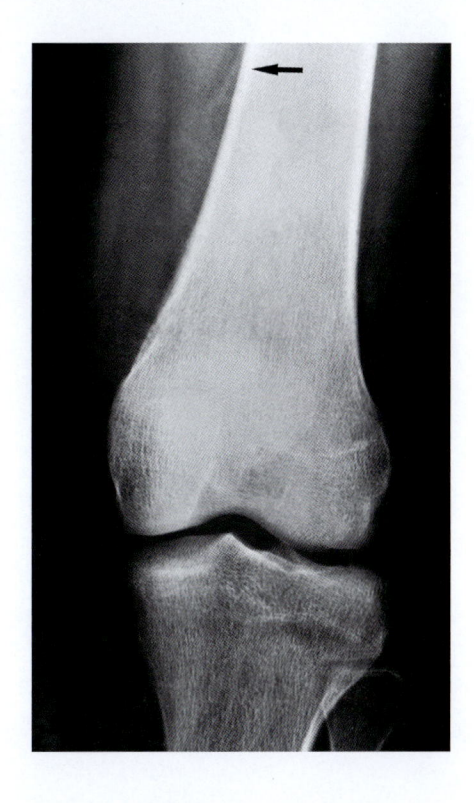

腫瘍のX線透過度は，腫瘍の骨形成量，石灰化基質の量，類骨の量に依存する．腫瘍は純粋に骨硬化性病変あるいは純粋に溶骨性病変として存在することもあるが，多くは両者が混在する（図 21-5）．境界は通常不明瞭であり，健常部との移行部は幅が広い．骨破壊のタイプは虫喰い状か浸透性であり，地図状はまれである．

骨肉腫にもっともよくみられる骨膜反応は，太陽光線（sunbrust）状タイプや Codman 三角であり，層状またはタマネギの皮（onion skin）状の骨膜反応の頻度は低い（図 21-6）．過去においては CT は骨肉腫の評価には欠かせないものであった（図 21-7）．患肢温存手術が企画される場合には CT はとくに重要であった．なぜなら有効な手術計画を立てるうえでは，髄

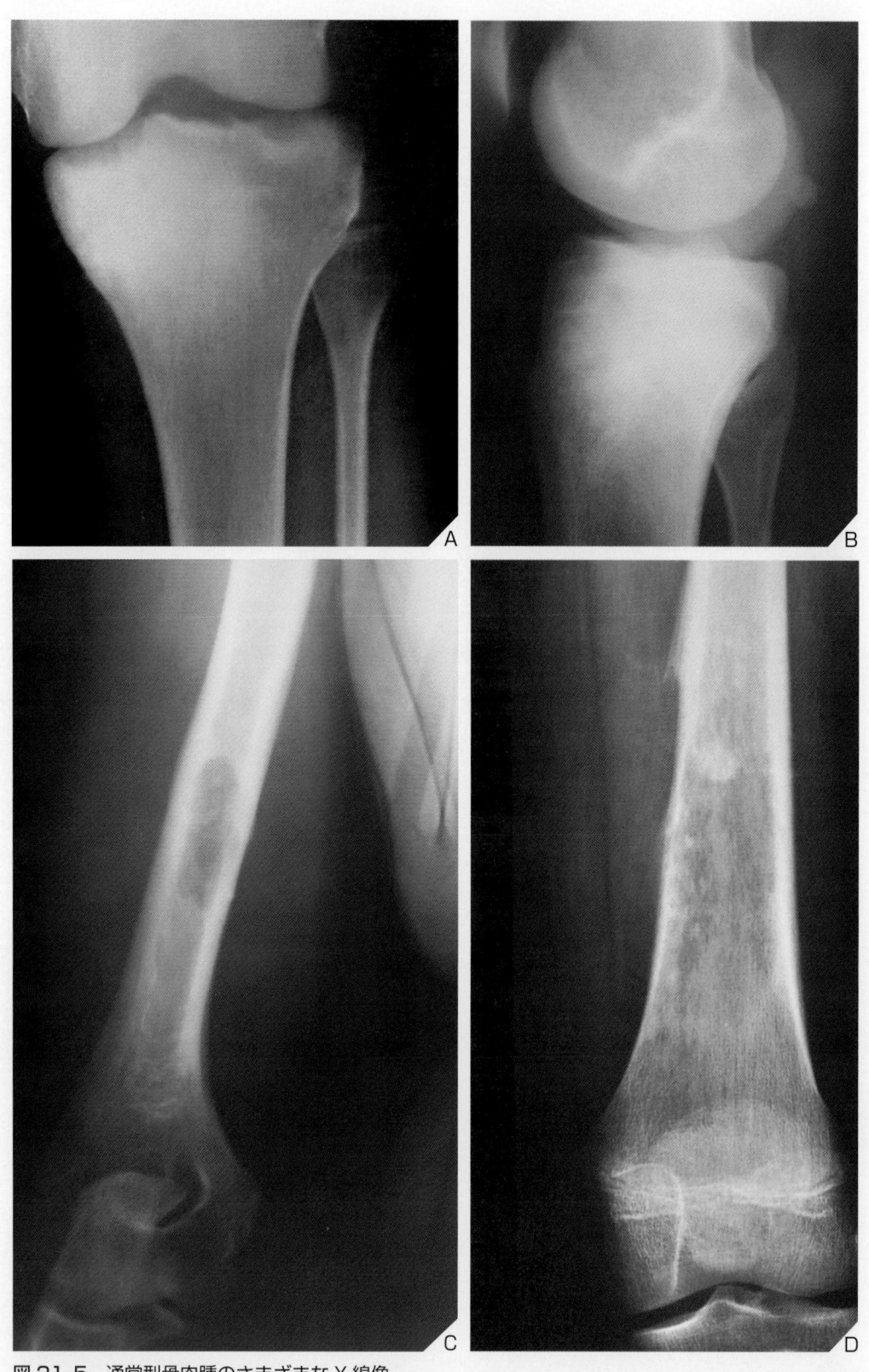

図 21-5 通常型骨肉腫のさまざまな X 線像
脛骨近位部に発生した，骨硬化像を呈する骨肉腫の正面像（A），側面像（B）．上腕骨遠位に発生した，骨溶
解像を呈する骨肉腫の正面像（C）．線維形成性骨肉腫（fibroblastic osteosarcoma）であった．大腿骨遠
位部に発生した，骨硬化像と骨吸収像の混在する骨肉腫の X 線像（D）．骨破壊性病変のなかに骨形成領域が
存在する．

腔への腫瘍の拡がりが決定的な情報となるからである（図 16-
11 を参照）．最近では，MRI が，これら骨肉腫に対して CT 同
様の評価手段となってきている．とくに髄内の拡がりや軟部組
織への進展に対し有用である．T1 強調像では，石灰化のない充

実性部分は通常低あるいは中等度の信号強度を示す．T2 強調像
では高信号を呈する（図 21-8〜10）．骨硬化性の腫瘍は，す
べての画像で低信号を呈する（図 21-11）．また MRI は，腫
瘍周囲の浮腫を効果的に描出する．浮腫は，T1 強調像で中等度

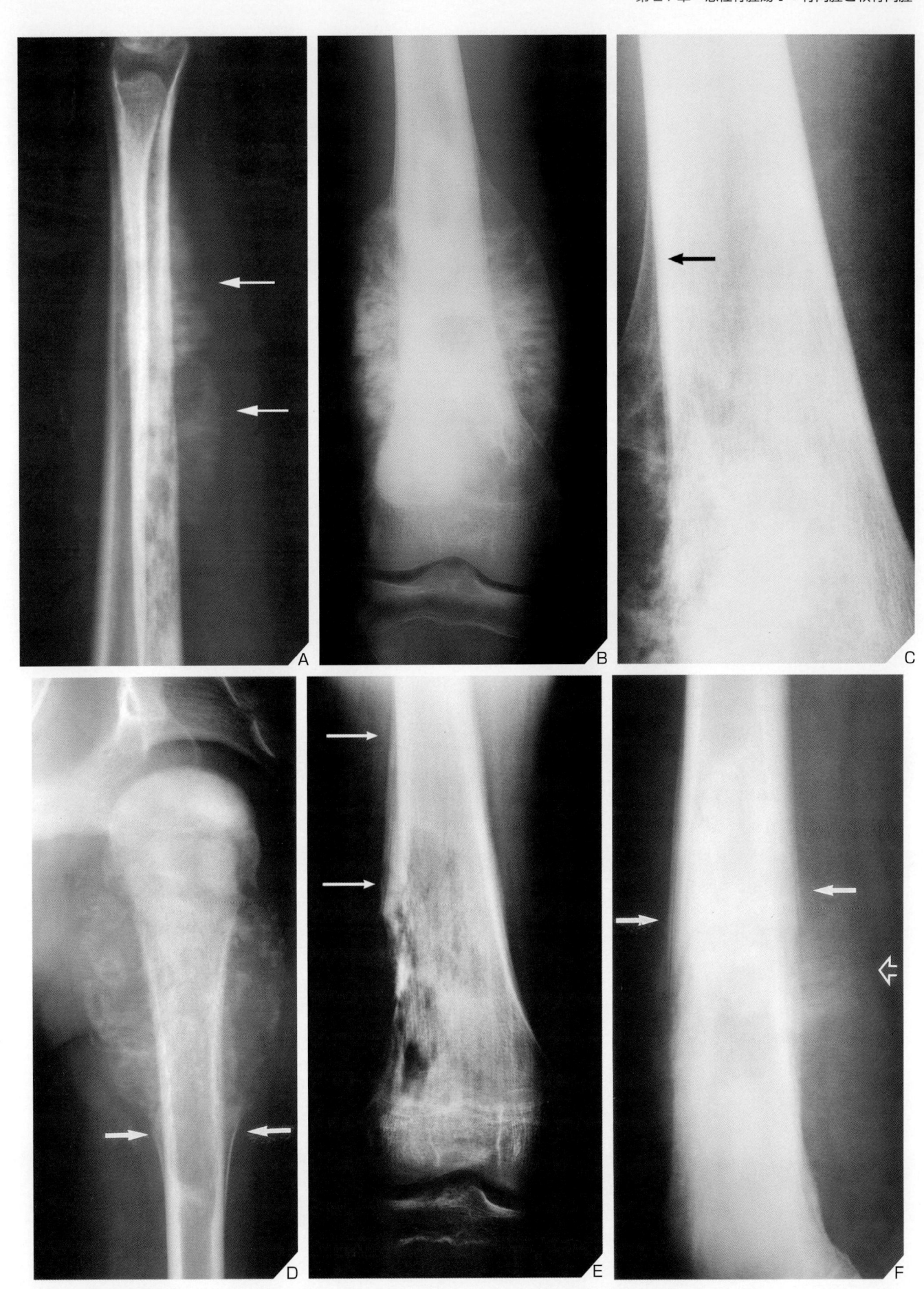

図 21-6　骨肉腫の骨膜反応

骨肉腫に伴う代表的な 3 つの骨膜反応．**(A)** 18 歳女性．橈骨に発生した骨肉腫の前腕側面像．**(B)** 20 歳男性．大腿骨遠位部に発生した骨肉腫の大腿骨遠位部の正面像．太陽光線（sunburst）状あるいは垂直（perpendicular）状と呼ばれる骨膜反応（→）が認められる．**(C)** 15 歳女児．大腿骨に発生した骨肉腫．Codman 三角（→）が認められる．**(D)** 11 歳男児．上腕骨近位の骨肉腫（→）．**(E)** 16 歳女児．大腿骨に発生した骨肉腫．タマネギの皮（onion skin）状あるいは層状の骨膜反応が認められる．**(F)** 16 歳男児の大腿骨骨肉腫．層状（→）と太陽光線状（⇒）の両方の骨膜反応を認める．

（B は Greenspan A, Remagen W. Differential diagnosis of tumors and tumor-like lesions. Philadelphia：Lippincott-Raven Publishers；1998）

21

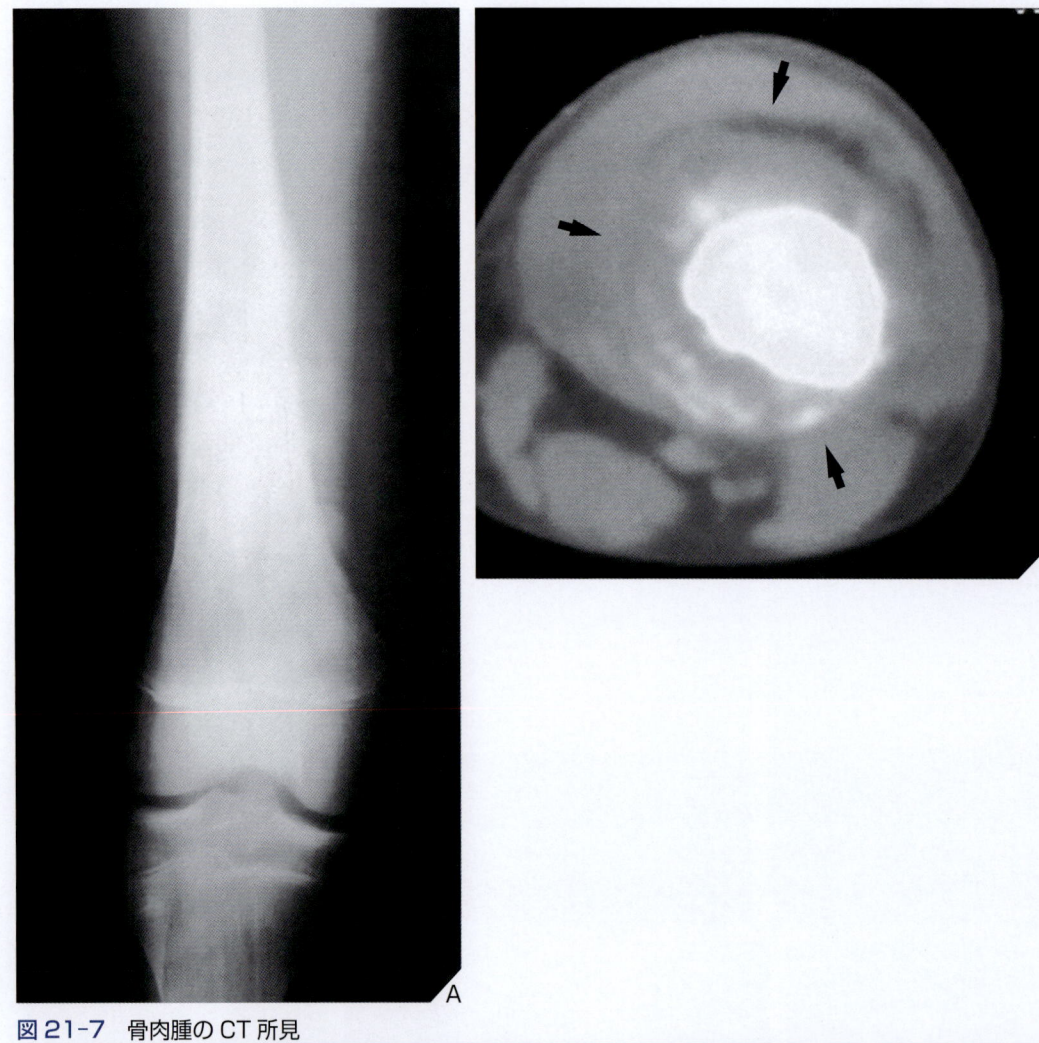

図21-7　骨肉腫のCT所見
14歳男児．（A）単純X線正面像において，大腿骨骨幹端から骨幹部にかけて拡がる境界不明瞭な破壊性病変が認められる．活発な骨膜反応と腫瘍性の骨が認められることに注目．骨肉腫と診断するのに十分である．（B）CT横断像では腫瘍の軟部組織への進展を認める（→）．骨髄内および軟部腫瘍塊内の腫瘍性骨をとらえるのに有用である．

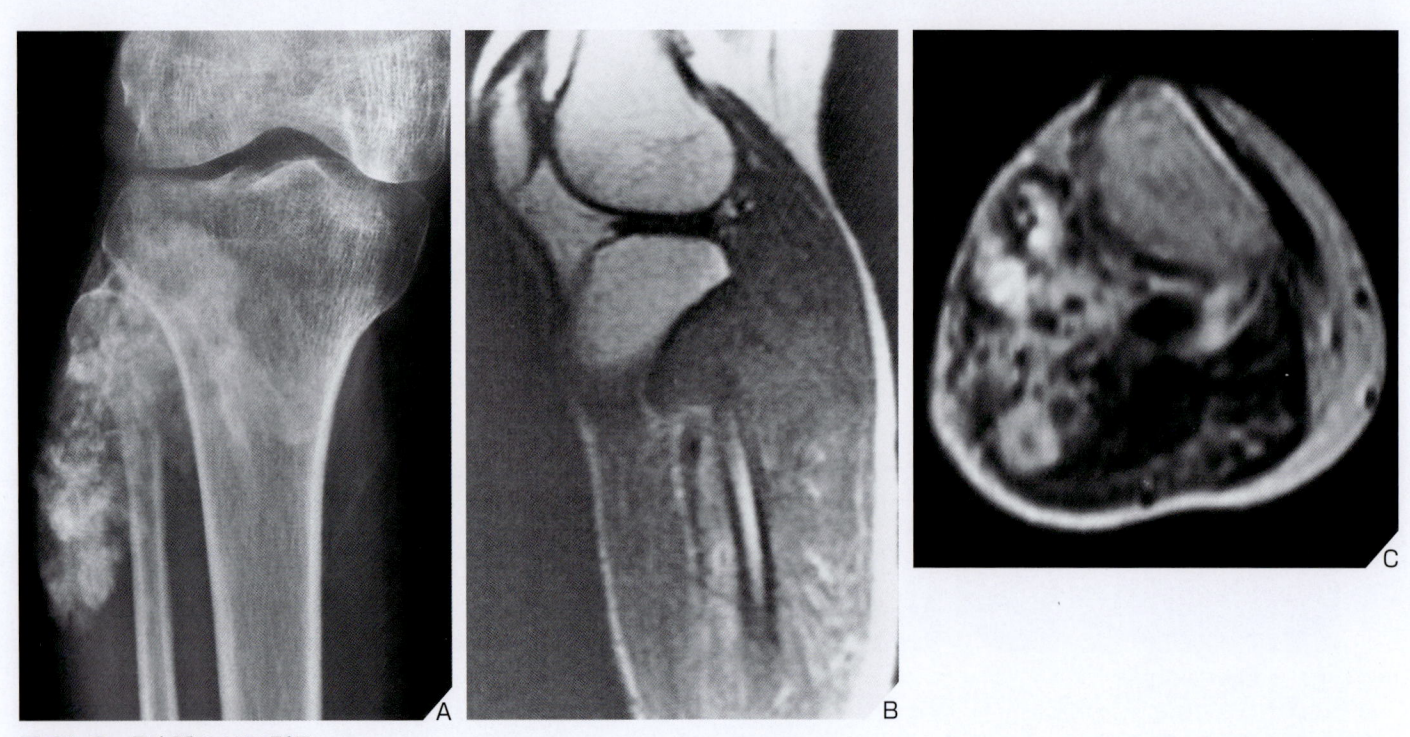

図21-8　骨肉腫のMRI所見
20歳男性．（A）右腓骨近位部に発生した骨肉腫．X線像は，腓骨頭の病巣と著明な骨形成を伴った軟部組織浸潤を示している．（B）T1強調矢状断像では，腫瘍は中等度の信号強度を呈し，筋肉との区別がつかない．（C）T2強調横断像では，腫瘍は髄内および軟部浸潤部分ともに高信号を呈している．腫瘍の骨形成部分は低信号領域として示されている．

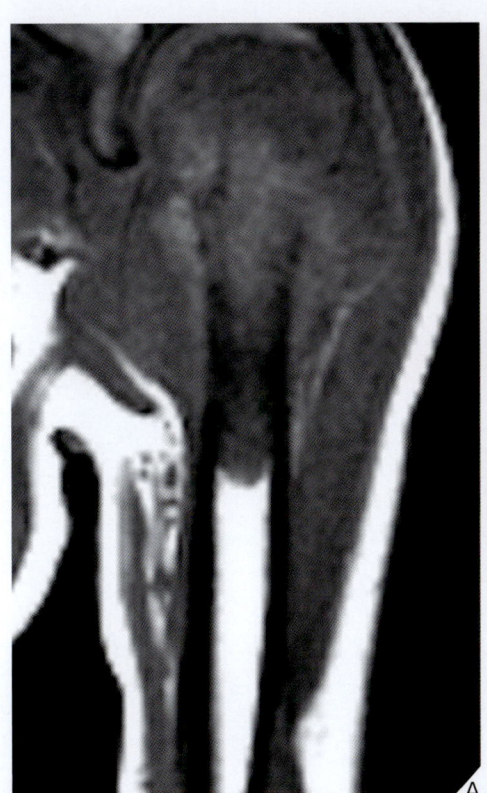
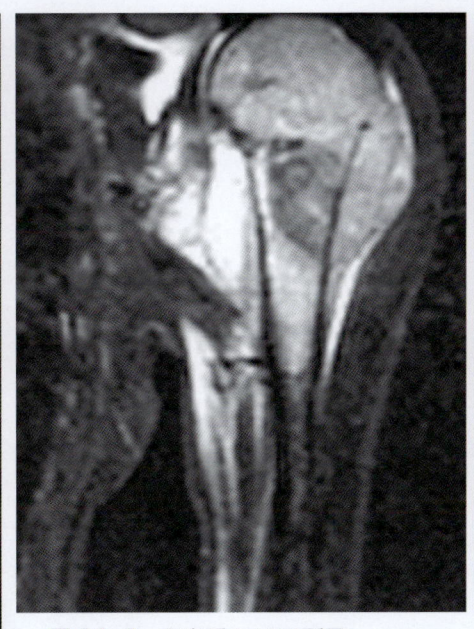
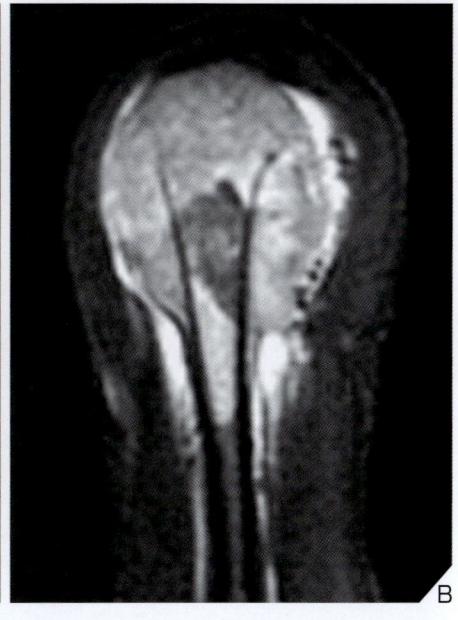

図21-9　骨肉腫のMRI所見
（A）14歳男児．上腕骨近位部のT1強調冠状断像．骨皮質を破壊し，軟部へ拡がる中～低信号の腫瘍．（B）脂肪抑制T2強調冠状断像と矢状断像．やや不均一だが高信号の腫瘍．腫瘍が骨を形成している部分は低信号となっている．

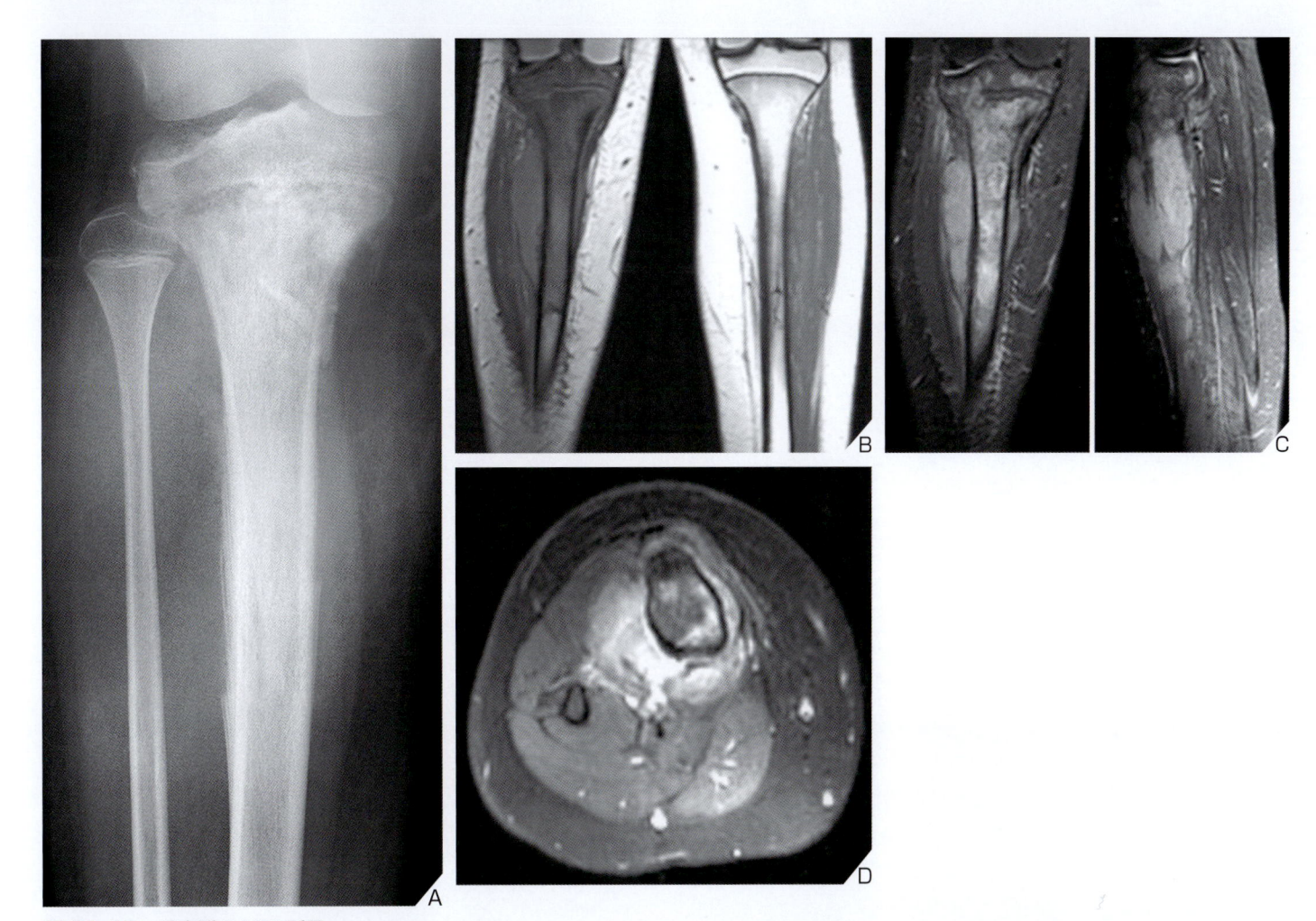

図21-10　骨肉腫のMRI所見
（A）11歳女児，右下腿X線正面像．脛骨骨幹部のアグレッシブな病変の拡がりは骨端軟骨板へ及んでいる．断続的な骨膜反応と軟部腫瘤影を認める．（B）T1強調冠状断像で，中等度の信号を示す骨腫瘍と軟部組織腫瘤の両者を認める．（C）反復回復法MRIの冠状断像と矢状断像で，高信号部分を含む，不均一な腫瘍の性状を示す．（D）ガドリニウム造影脂肪抑制T1強調横断像では，軟部腫瘤の著明な造影効果を認める．

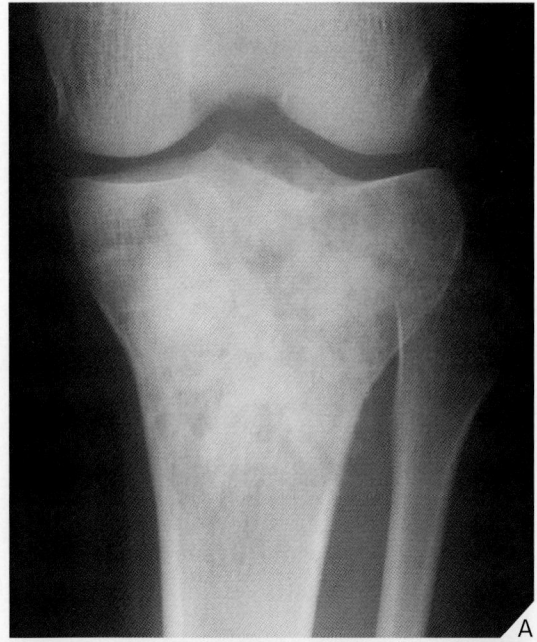

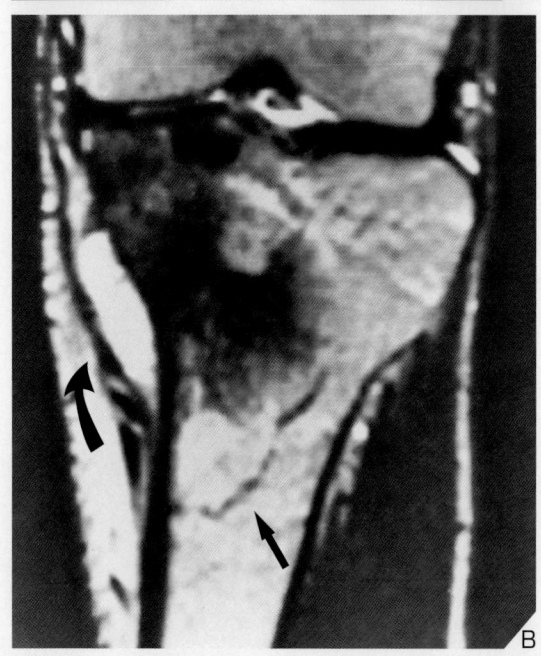

図 20-11　骨肉腫の MRI 所見
　17 歳男性．（A）左脛骨近位部の骨肉腫．Ｘ線正面像は，主に関節端まで拡がった骨硬化性病変を示している．（B）T2 強調冠状断像では，腫瘍の骨硬化部分は低信号を呈している．末梢の非石灰化腫瘍部分は高信号を呈している（→）．同様に軟部組織浸潤は高信号を呈している（⤸）．

の信号強度，T2 強調像では高信号を呈し，腫瘍周囲の軟部組織に認められる．CT（図 16-12 を参照）と MRI は治療効果のモニタリングのためにも不可欠である．
　主たる組織像に基づいて，通常型骨肉腫は 3 つの組織亜型に分類される．すなわち骨形成性（osteoblastic），軟骨形成性（chondroblastic），線維形成性（fibroblastic）である．線維形成性は，ときに悪性線維性組織球腫と類似する．腫瘍細胞が未分化な場合には，純粋に細胞学的根拠に基づくと，肉腫なのか上皮性なのかを鑑別するのが困難である．この通常型骨肉腫亜型は，ときに類上皮骨肉腫とされる．診断は患者の年齢，明らか

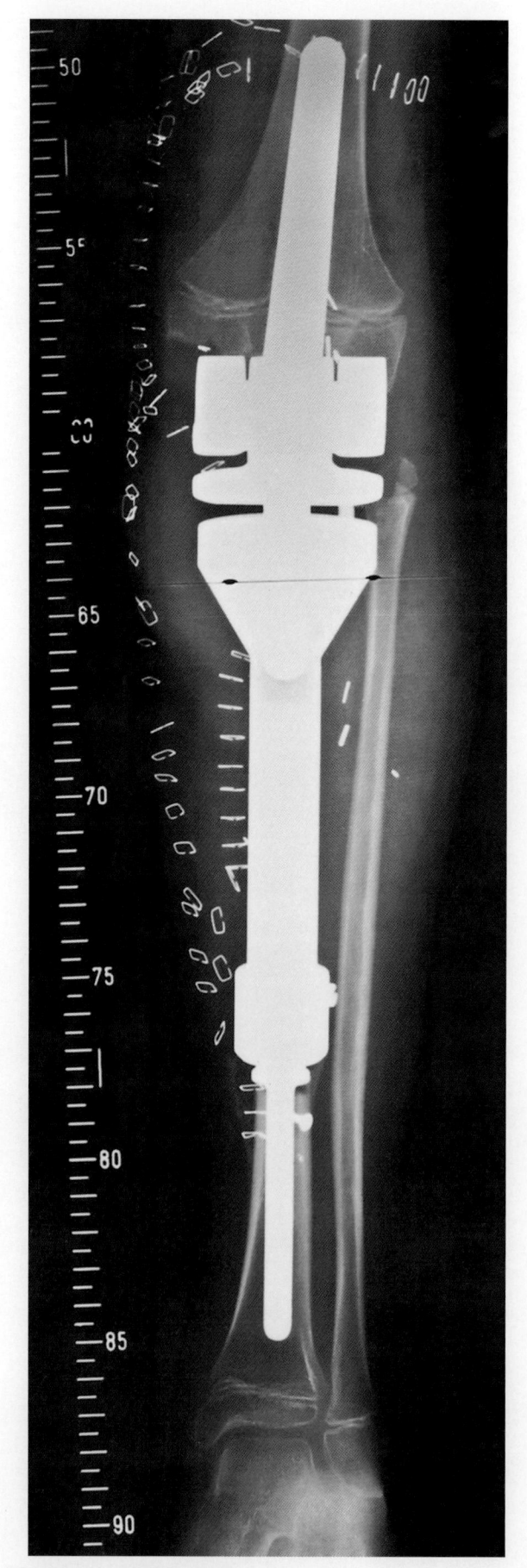

図 21-12　骨肉腫の治療
　8 歳男児．左脛骨に発生した骨肉腫に対して患肢温存手術が施行された．メトトレキサート，ドキソルビシン，シスプラチンを併用した化学療法を全コース終了した後，広範切除がなされ，LEAP 金属スペーサーが挿入された．この可変長人工挿入物は，成長に伴い患側の脚長を健側に合わせることができる．
（Dr. M. M. Lewis, Santa Barbara, California のご好意による）

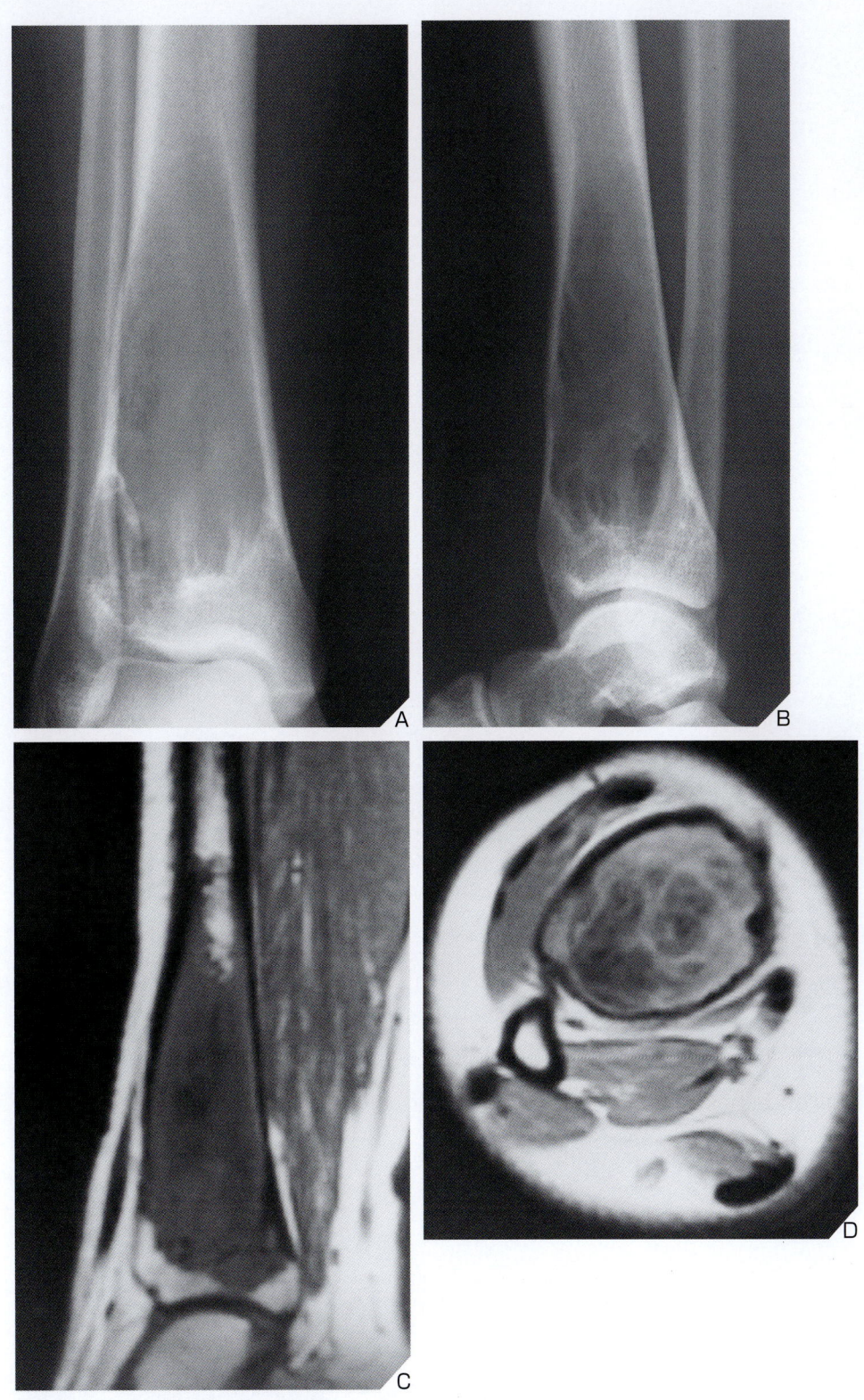

図21-13　骨内低悪性度型骨肉腫
18歳女性．下腿遠位部のX線正面像（**A**）と側面像（**B**）．当初，脛骨遠位部の線維性骨異形成と診断された．健常部との移行部は幅が狭く，地図状の骨破壊を示す良性と思われる骨透亮像が認められる．骨膜反応は認められない．MRI T1強調（SE：TR 600/TE 20 msec）の矢状断像（**C**）と横断像（**D**）．病変は中等度〜低度の信号強度を示し，軟部腫瘤は認められない．生検では，低悪性度骨髄性骨肉腫と診断された．
（Dr. K. K. Unni, Rochester, Minesota のご好意による）

な腫瘍基質の産生，そして骨肉腫に典型的なX線像から通常は明らかである．

▌合併症と治療▐

通常型骨肉腫におけるもっとも頻度の高い合併症は病的骨折と肺転移である．

患肢温存手術が可能なら，多剤併用の化学療法の後，広範切除術がなされ，人工物が挿入される（図21-12）．ときに切断術も行われ，術後化学療法が施行される．最近では，適切な治

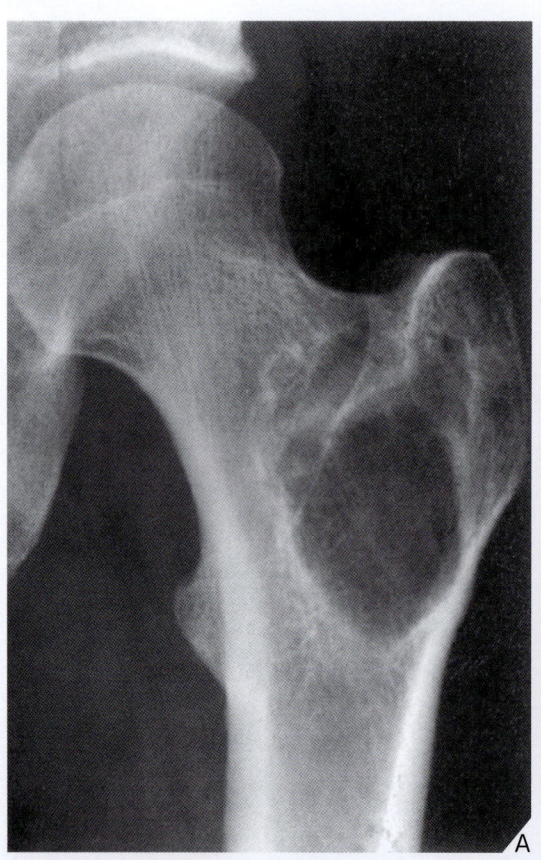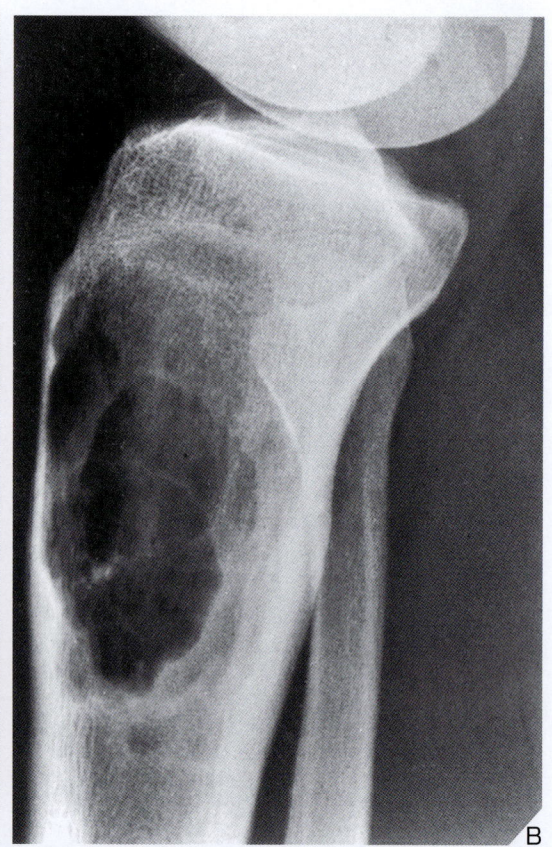

図21-14 骨内低悪性度骨肉腫
（A）24歳女性，左大腿骨転子間の地図状の骨破壊像と狭い移行領域を伴った溶骨性病変．（B）30歳女性，脛骨近位のX線側面像．地図状の骨破壊と境界明瞭な溶骨性病変を呈している．
(Greenspan A, Jundt G, Remagen W. Differencial diagnosis in orthopaedic oncology, 2nd ed. Philadelphia : Lippincott Williams & Wilkins ; 2007 : 84-148 ; 212-249 より引用)

療が行われた場合，5年生存率は50%を超えている．

b 骨内低悪性度型骨肉腫
（low-grade central osteosarcoma）

　このまれな骨肉腫（全骨肉腫の1%）は，通常型骨肉腫に比し高齢者によく認められるが，好発部位はよく一致している．X線像上は通常型骨肉腫との鑑別は困難であるが，発育は遅く，予後はよい．ときにX線像上は線維性骨異形成（fibrous dysplasia）（図21-13）もしくは他の良性病変（図21-14）に酷似する．組織学的には，豊富な類骨と軽度の細胞異型と核分裂像を伴った紡錘形細胞の存在が典型的な所見である．

c 血管拡張型骨肉腫 （telangiectatic osteosarcoma）

　Campanacciにより出血性骨肉腫（hemorrhagic osteosarcoma）とも称される血管拡張型骨肉腫は，非常に活動性の高いタイプの骨肉腫である．女性に比し2倍の頻度で男性に発生し，10歳代および20歳代に好発するまれな腫瘍で，全悪性骨腫瘍の約3%にあたる．高度な血管増生および血液で満たされた大きな囊胞が特色とされ，これが特異な画像所見を呈する．血管拡張型骨肉腫は，基質の石灰化の有無にかかわらず，ほとんど硬化性変化のない溶骨性の骨破壊病変を呈することが一般的である．多くは大腿骨と脛骨に発生する．ほとんど硬化性変化の

ない溶骨性の破壊性病変を示し，軟部腫瘤陰影を認めることもある（図21-15〜17）．ほとんどの症例でこの腫瘍の悪性度の高さを反映し，旺盛な骨膜反応（層状，太陽光線状またはCodman三角）を認め，病変が大きな場合には病的骨折を生じることも珍しくない．MRIでは，血管拡張型骨肉腫はT1強調像でしばしばメトヘモグロビンを反映し，高信号となる．一般にT2強調像では不均一となる（図21-18）．場合によっては動脈瘤様骨囊腫でみられるような，液面形成を認めることもある（図21-19）．肉眼病理所見では，腫瘍は血液のバッグにたとえられ，血液の充満した腔，壊死および出血で特徴付けられる．組織学的には，血液を充満した小房に分割された腔からなっている．この腔は画像所見も病理所見もわずかな類骨を産生する悪性細胞に部分的に裏打ちされている．画像所見，病理所見とも動脈瘤様骨囊腫に類似している．

d 巨細胞型骨肉腫 （giant cell-rich osteosarcoma）

　骨肉腫のまれな亜型であり，組織学的には過剰に多数の巨細胞（破骨細胞）および少量の腫瘍性類骨と骨形成を伴う未分化肉腫を呈する．全骨肉腫のうちに3%程度を占め，組織学的には血管拡張型骨肉腫やMFH様骨肉腫に関連した形態を示す．通常型骨肉腫にみられるような特徴的な画像所見を欠き，骨膜反応はみられてもわずかであり，軟部へ拡がる腫瘍は小さい．

図 21-15　血管拡張型骨肉腫

17歳女性. 大腿骨骨幹部に純粋な骨破壊性病変がみられる. ビロード（velvet）状の骨膜反応を認めることに注目（→）. 骨肉腫に通常みられる骨硬化性変化はなく, 腫瘍性骨形成の所見はない. 生検では, 骨肉腫のなかでもっとも活動性の高いものの1つである血管拡張型骨肉腫と診断された.
（Dr. M. J. Klein, New York, NY のご好意による）

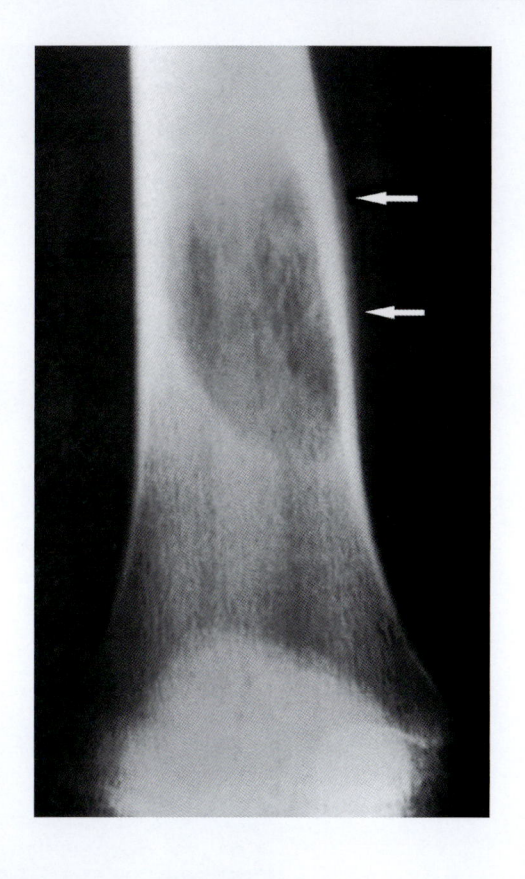

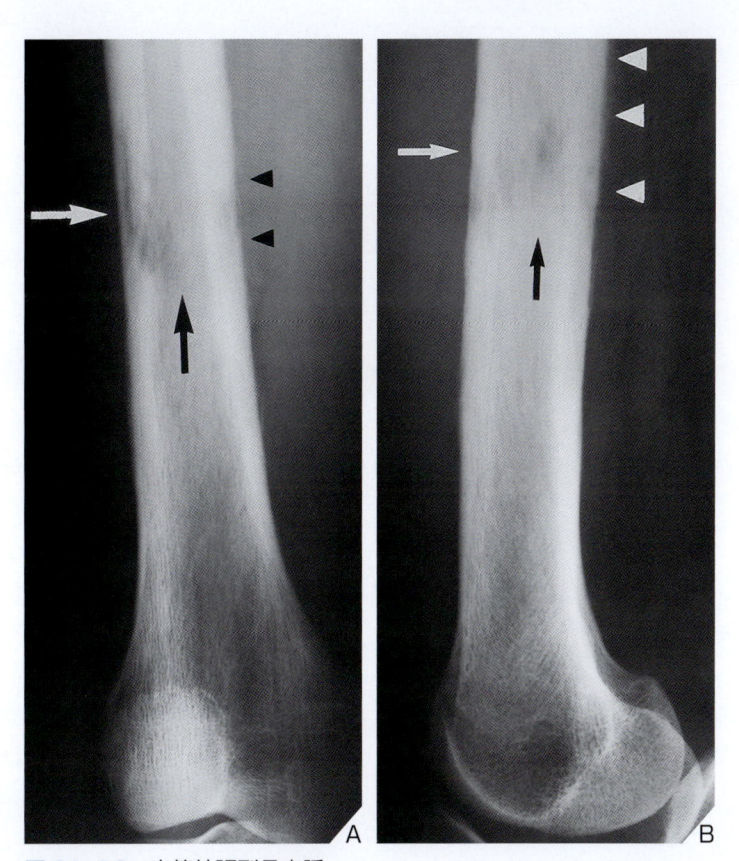

図 21-16　血管拡張型骨肉腫

41歳男性. 右大腿骨のX線正面像（A）, 側面像（B）. 浸透性の骨破壊像を示す境界不明瞭な病変が認められる（→）. ビロード（velvet）状の旺盛な骨膜反応を認めることに注目（▷）.

21

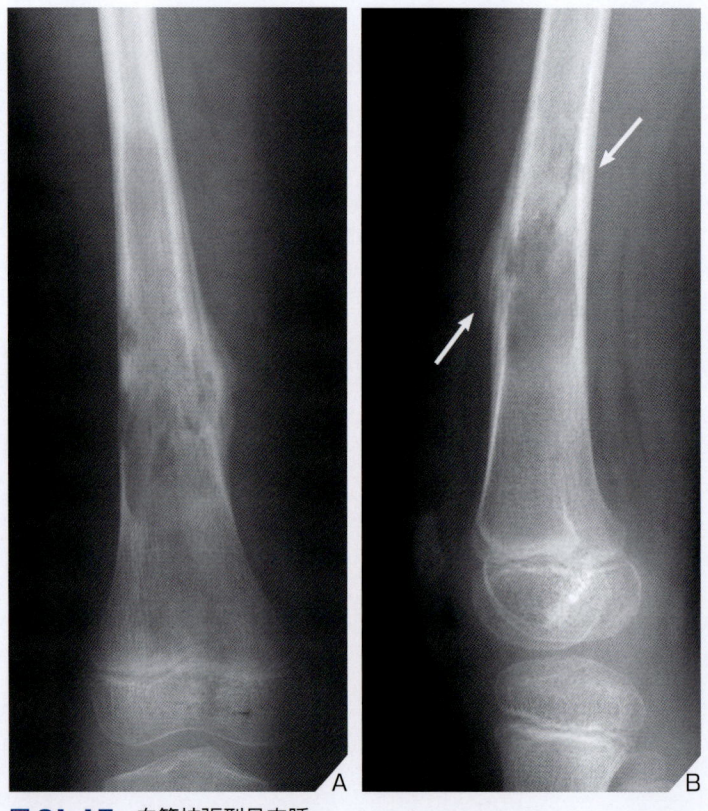

図21-17 血管拡張型骨肉腫
6歳女児. 大腿骨遠位骨幹部に発生した血管拡張型骨肉腫. （A）骨膜反応を伴う骨溶解像優位の腫瘍がみられる. （B）X線側面像では病的斜骨折を認める（→）.
（Dr. K. K. Unni, Rochester, Minnesota のご好意による）

こうした所見は，しばしば巨細胞型骨肉腫の良性病変との鑑別を困難にする. しかしながら，ほとんどの症例でX線における溶骨性病変の辺縁は不明瞭であり，MRIにより悪性腫瘍として特徴的な所見が確認できる（図21-20）. 好発部位は長管骨，とくに大腿骨と脛骨の骨幹から骨幹端部である. 組織学的には，多数の巨細胞が存在し，類骨形成がほとんどみられないことにより，巨細胞型骨肉腫は巨細胞腫と非常に類似した所見を呈する.

e 小細胞型骨肉腫（small cell osteosarcoma）

Simらにより報告された小細胞型骨肉腫は，大腿骨遠位，上腕骨近位，脛骨近位に好発し，通常，境界が浸潤性である骨透亮像を呈し，大きな軟部腫瘤陰影を伴っている. X線所見は円形細胞肉腫と類似している. 小細胞型骨肉腫では，通常多くの視野中に小円形細胞を認め，Ewing肉腫とも酷似する. しかしながら，紡錘形細胞の存在と類骨あるいは骨の局所的産生が，骨肉腫と組織学的診断をする助けとなる.

f 線維組織球性骨肉腫（fibrohistiocytic osteosarcoma）

悪性線維性組織球腫（MFH）に類似するこの亜型は最近報告された. 真の骨のMFHとしばしば混同されやすいが，それは両者とも，通常型骨肉腫よりも高齢で通常30歳代以降に好発するためである. 両者とも長管骨の関節端を侵す傾向にあり，通

常型骨肉腫よりも乏しい骨膜反応がみられるのが典型である. 単純X線撮影では両者とも骨透亮像を示す傾向にあり，巨細胞腫や線維肉腫に類似するが，MFH様骨肉腫では綿球様あるいは積雲様の骨形成領域が通常みられ，MFHではこれがみられない. 画像所見上そのような領域があれば，切除標本に腫瘍性骨形成がないか十分に検索するべきである. 組織学的にMFH様骨肉腫は，多様な紡錘形細胞と巨細胞が特徴であり，その多くは異型性の核をもつ. それゆえ，この病変は巨細胞に富む骨肉腫（giant cell-rich osteosarcoma）に類似する. 炎症性所見は珍しくない. MFHの特徴であるstoriformあるいは渦状星雲状の配列は，ときには目立った特徴ではあるがそれほど顕著ではなく，または大きく多様な細胞がびまん性に拡がって配列された領域に置き換わっている. 他のすべての骨肉腫の亜型と同様に，他の肉腫との鑑別は，骨肉腫に典型的にみられる悪性細胞による類骨あるいは骨の形成が示されることによる.

g 皮質内骨肉腫（intracortical osteosarcoma）

骨肉腫のうちもっともまれな型の1つである. わずかな症例数しか報告されておらず，9～43歳（平均24歳）の発症であり，男性に多い. 症状は疼痛であり，運動時痛であることが多い. 外傷の既往がみられることがある. 腫瘍は皮質内に存在し，骨髄あるいは軟部組織への進展を伴わない. X線所見は周囲の皮質の骨硬化を伴う骨透過性病変である. 病変の大きさは

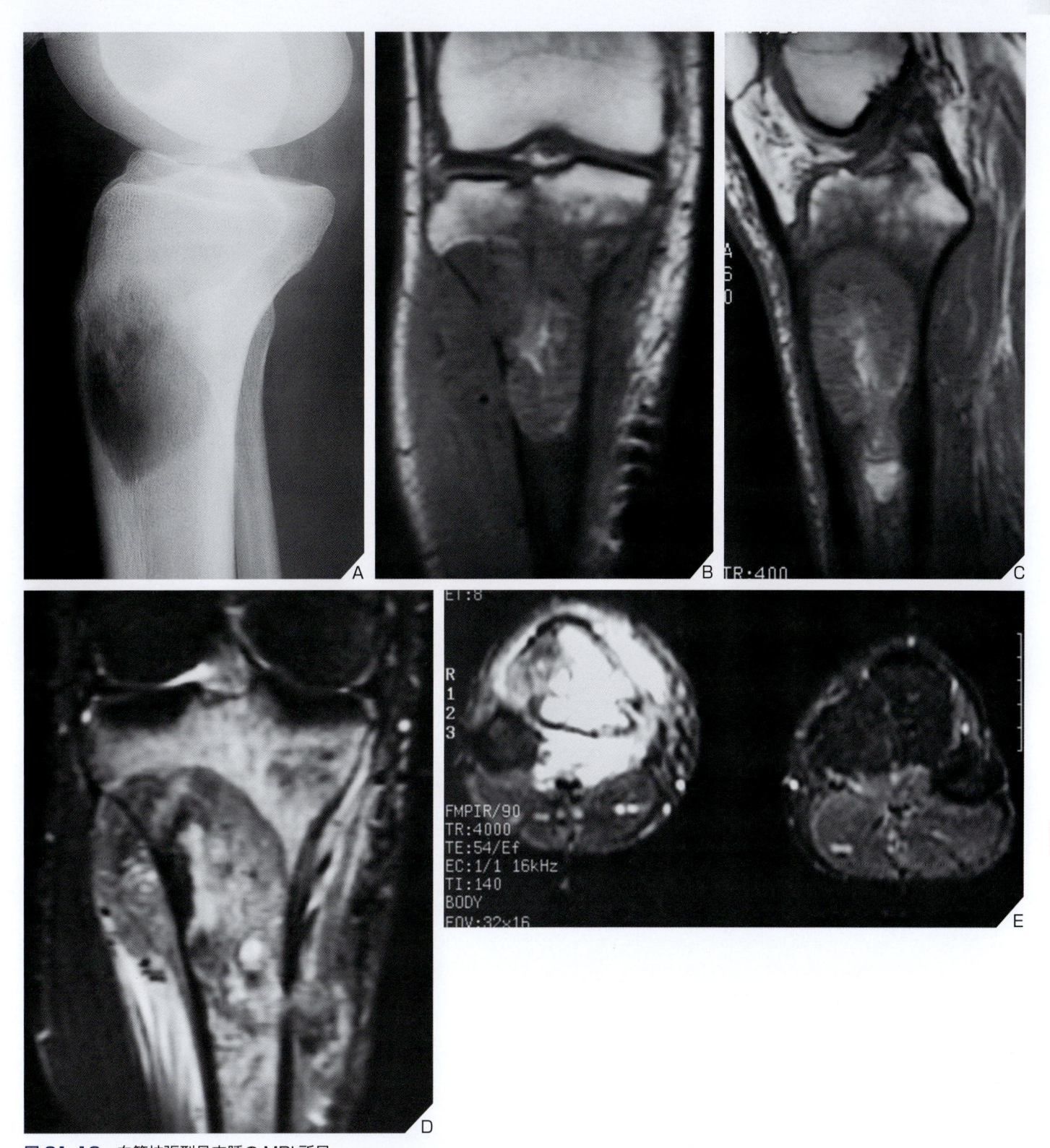

図 21-18　血管拡張型骨肉腫の MRI 所見
21 歳男性．血管拡張型骨肉腫．（**A**）脛骨近位の X 線側面像．健常部との移行部の幅は狭く，骨膜反応はみられない．T1 強調（SE：TR 400/TE 10 msec）の冠状断像（**B**）と矢状断像（**C**）．腫瘍は中等度の信号強度が優位であり，中央部に高信号の領域を伴う．反復回復（IR）法（FMPIR/90 msec：TR 5,000/TE 51/Ef/TI 140 msec）による冠状断像（**D**）と横断像（**E**）．腫瘍の軟部組織への進展と腫瘍周囲の浮腫が認められる．

1.0〜4.2 cm である．ときには，病変は類骨骨腫あるいは皮質内骨芽細胞腫に酷似する．

h 顎骨性骨肉腫（gnathic osteosarcoma）

　上顎骨あるいは下顎骨に発生する骨肉腫は，他の骨格に発生する骨肉腫と異なり，より年齢の高い人に発生する（30〜50歳代，平均 35 歳）．通常高分化型腫瘍であり，核分裂の割合は低く，軟骨成分を優位にもつ例が多く，他の骨肉腫よりも悪性度は低く予後はよい．

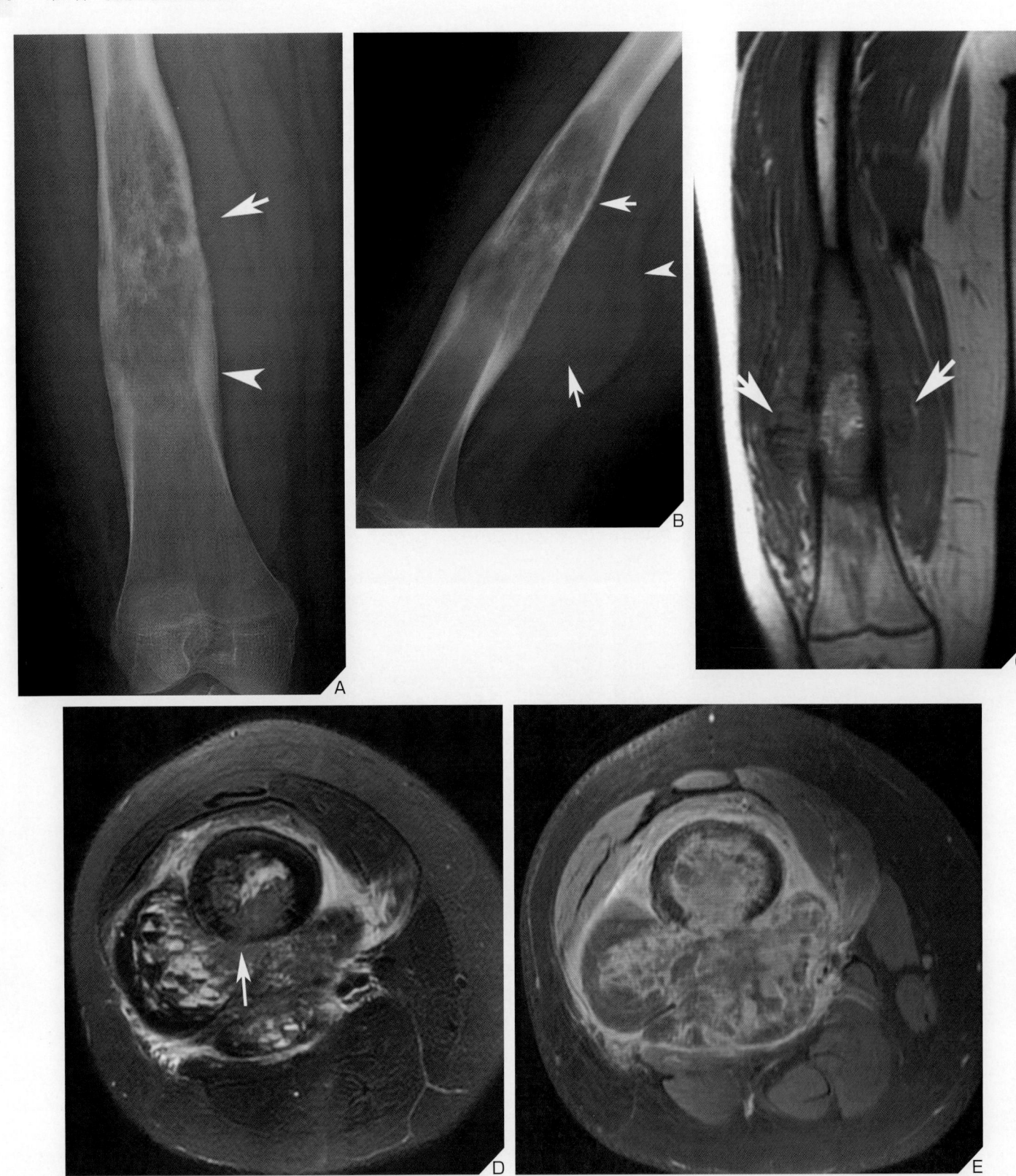

図21-19　血管拡張型骨肉腫の MRI

(A) 19 歳男性，右大腿骨 X 線正面像．数ヵ月にわたる痛みあり．大腿骨骨幹部に骨膜反応を伴い，骨髄内が溶骨性で膨張する病変（▷）を認める．病変内と隣接する軟部組織内に類骨形成による石灰化を認める（→）．(B) 側面像では，背側の大きな軟部腫瘤（▷）を伴った骨膜反応と石灰化（→）を認める．(C) T1 強調冠状断像にて，腫瘍の髄内と軟部組織への拡がり（→）が確認できる．(D) T2 強調横断像では，腫瘍の骨皮質への浸透と骨皮質の破壊された部分（→）が描出される．背側の大きな軟部腫瘤とその周囲の浮腫もみられる．軟部の腫瘤は血管拡張型骨肉腫に特徴的とされる多数の小さな液面形成を認める．(E) ガドリニウム造影脂肪抑制 T1 強調横断像では，病変の中心部に富血行部位があることにより，腫瘍の不均一な造影効果を認める．周囲の軟部組織のうっ血性の浮腫が造影される．

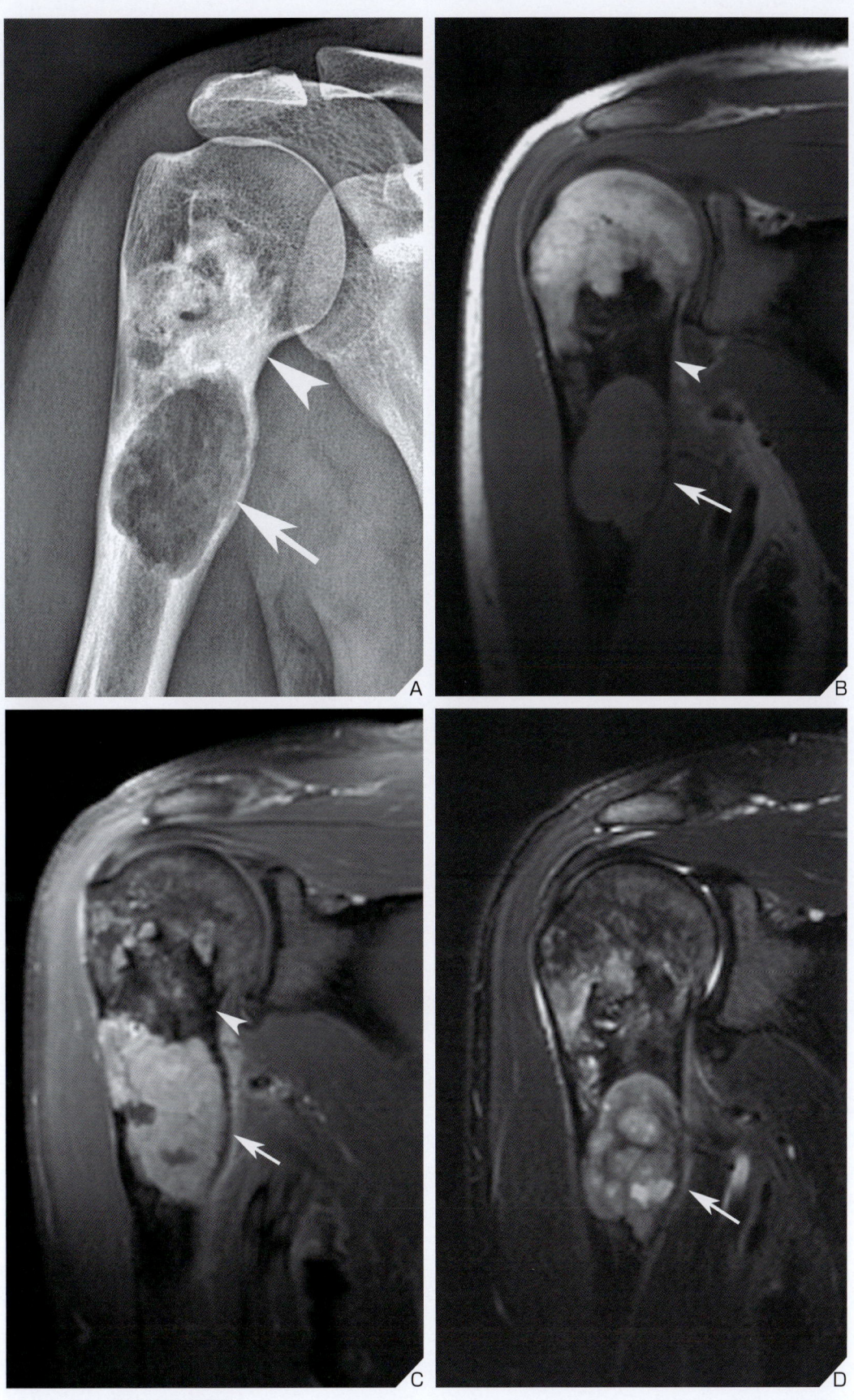

図21-20　巨細胞型骨肉腫

（A）22歳女性の右肩X線正面像．上腕に2ヵ月にわたり，わずかな痛みあり．上腕骨近位の病変は少し膨張し，溶骨性（→）と硬化性（▷）が混在し，狭い移行領域を認める．（B）MRI T1強調冠状断像では，腫瘍の近位部の硬化部位は低信号を呈し（▷），遠位の溶骨部位は中程度の信号を呈する（→）．（C）T2強調冠状断像では，近位部は不均一だが低信号域が有意であり（▷），一方で遠位部は高信号を呈する（→）．（D）ガドリニウム造影脂肪抑制T1強調冠状断像では，腫瘍全体的にさまざまな程度に造影されるが，遠位部ではより顕著に造影される（→）．骨皮質は破壊されず，軟部組織の腫瘤形成はない．

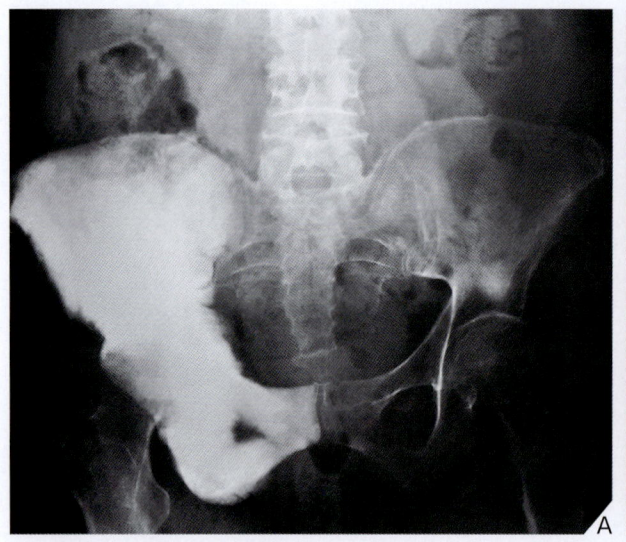

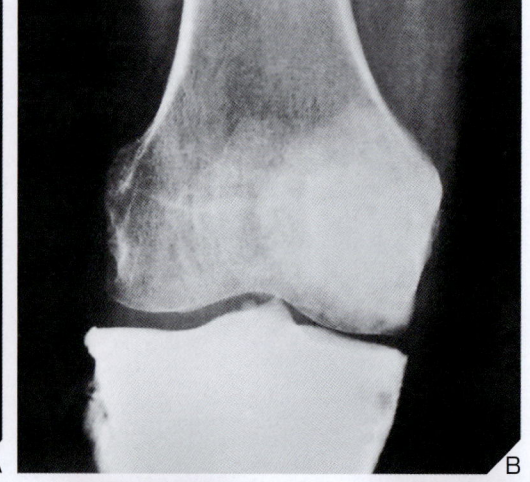

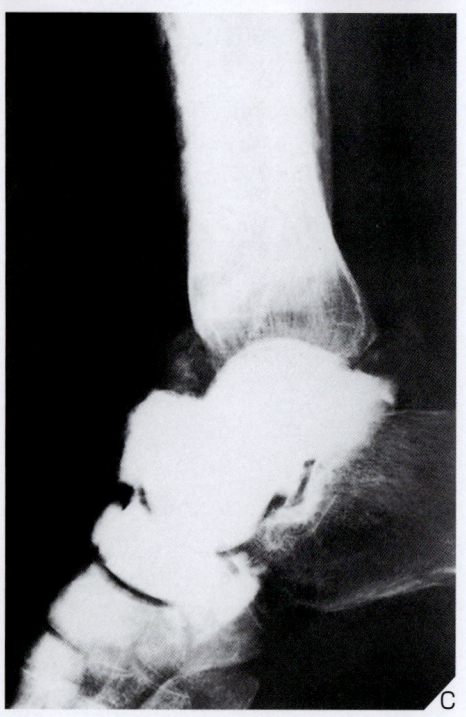

図21-21　多中心性骨肉腫
　非常にまれな多中心性骨肉腫が, 右骨盤片側 (A), 右脛骨 (B),
足根骨 (C) にみられる.

ⅰ 多中心性 (多発性) 骨肉腫

[multicentric (multifocal) osteosarcoma]

　異なる骨に多発性に骨肉腫が発生することはきわめてまれで
ある (図21-21, 22). それが, 独立したものか, 原発性の通
常型骨肉腫の転移なのかは議論の分かれるところである. この
骨肉腫のタイプには, 最近2つの亜型が認められている. すな
わち同時性 (synchronous) と異時性 (metachronous) である.
この多発性骨肉腫は, 骨へ転移した骨肉腫と区別することが必
要である.

ⅱ 骨表面 (傍皮質性) 骨肉腫

[surface (juxtacortical) osteosarcoma]

　傍皮質性 (juxtacortical) という言葉は, 骨表面に発生した骨
肉腫のグループを全般的に称する名称である (図21-23). 通
常, これらの病変は骨内に発生する骨肉腫に比べきわめてまれ
であり, 好発年齢も10歳ほど高い. 傍皮質性骨肉腫のなかには

中等度あるいは高悪性度のものもあるが, 大多数は低悪性度で
ある.

[傍骨性骨肉腫 (parosteal osteosarcoma)]

　傍骨性腫瘍は20歳代, 30歳代に多くみられ, 好発部位は大
腿骨遠位後面である (図21-24).

　傍骨性骨肉腫の診断には通常, 標準的な単純X線像で十分で
ある. 病変は骨皮質表面に付着した長円形か円形の密な塊とし
て認められ, 周囲の軟部組織とは明瞭な境界を有する (図21-
25～27). 病変が骨皮質を穿破し骨髄へ浸潤しているかどう
かの確認には, CT (図21-27B) あるいはMRI (図16-21
を参照) がしばしば必要である.

　組織学的には, 病変は線維性の間質からなり, これはおそら
く骨膜の外層線維層に由来する. 骨性部分はしばしば骨梁を構
築するが, 少なくとも部分的には未熟であり, とくに腫瘍の辺
縁では未熟な骨梁である. これは, ときに類似している骨化性
筋炎と鑑別するのに重要なポイントである. 骨化性筋炎は求心

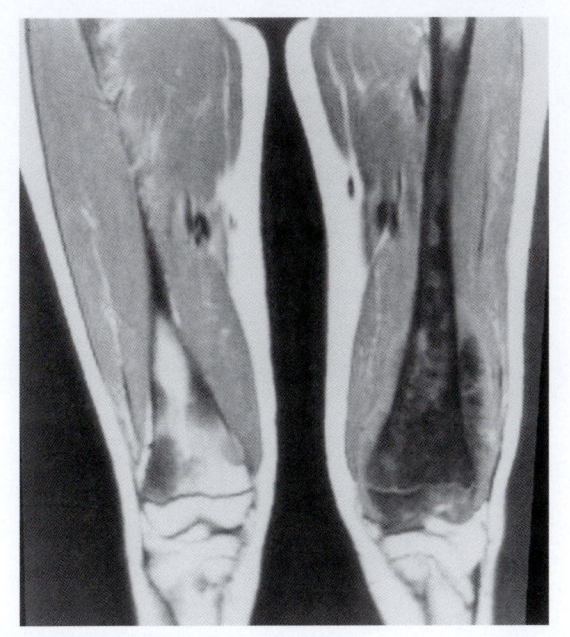

図21-22　多発性骨肉腫のMRI所見
12歳女児の両側大腿骨にT1強調冠状断像で多発する低信号病変を認める.
(Greenspan A, Jundt G, Remagen W. Differential diagnosis in orthopaedic oncology, 2nd ed. Philadelphia : Lippincott Williams & Wilkins；2007：84-148；212-249より引用)

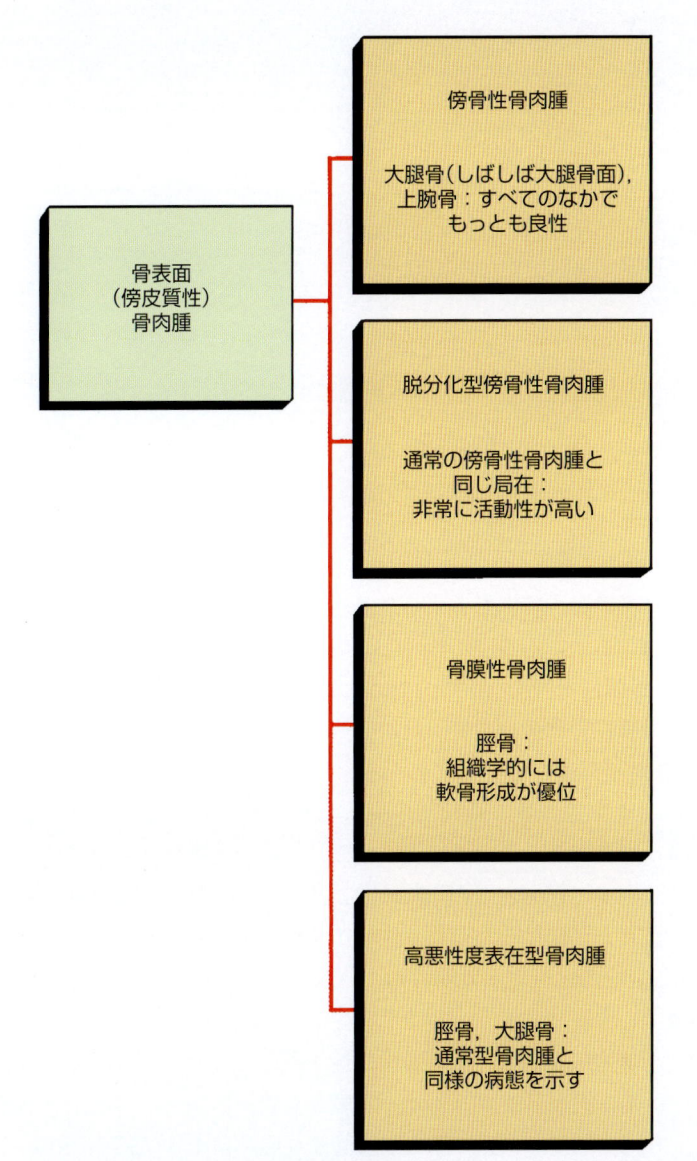

図21-23　傍皮質性骨肉腫の亜型

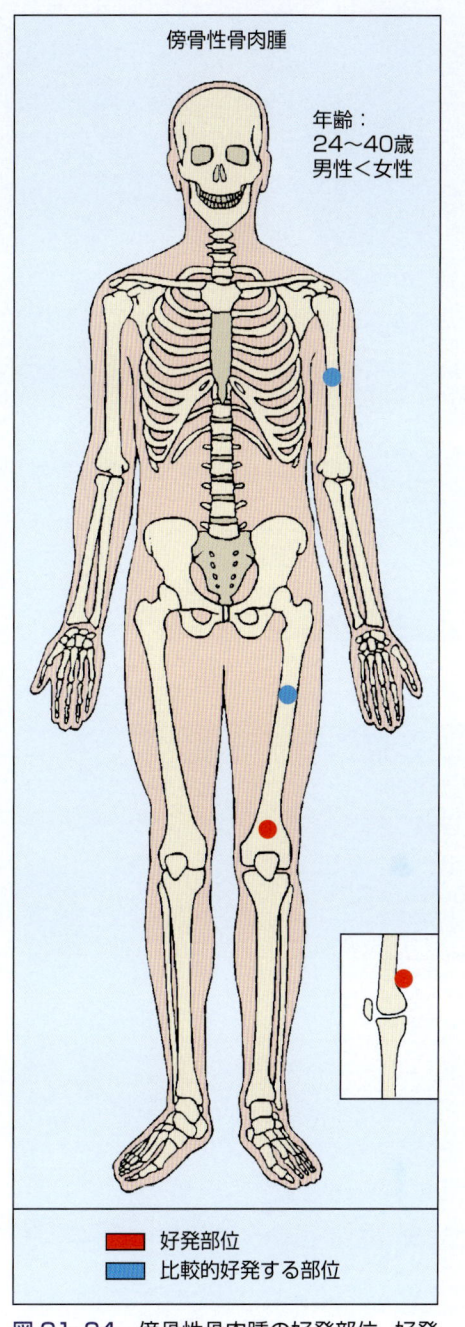

図21-24　傍骨性骨肉腫の好発部位, 好発年齢および性差

性に成熟傾向を示すものの, もっとも成熟しているのは最外層である.

鑑別診断

傍骨性骨肉腫と鑑別すべき疾患には, 傍骨性骨腫（図17-4を参照）, 骨化性筋炎, 軟部骨肉腫, 骨化を伴う傍骨性脂肪肉腫, 無茎の骨軟骨腫がある. 骨化性筋炎や無茎の骨軟骨腫との鑑別がもっとも混乱を招きやすい. 骨化性筋炎は, ゾーン形成（zonal phenomenon）や骨皮質と骨性腫瘤との間隙の存在などから鑑別される（図21-28；図4-57, 58, 図18-30も参照）. 一方, 骨軟骨腫では, 病巣部の骨皮質と正常の骨皮質は途切れることなく連続し, 融合しており（図18-28, 30を参照）, これは傍骨性骨肉腫ではみられない所見である. 腫瘍は相対的に発育が遅く, しばしば骨表層部を侵すのみなので, 傍骨

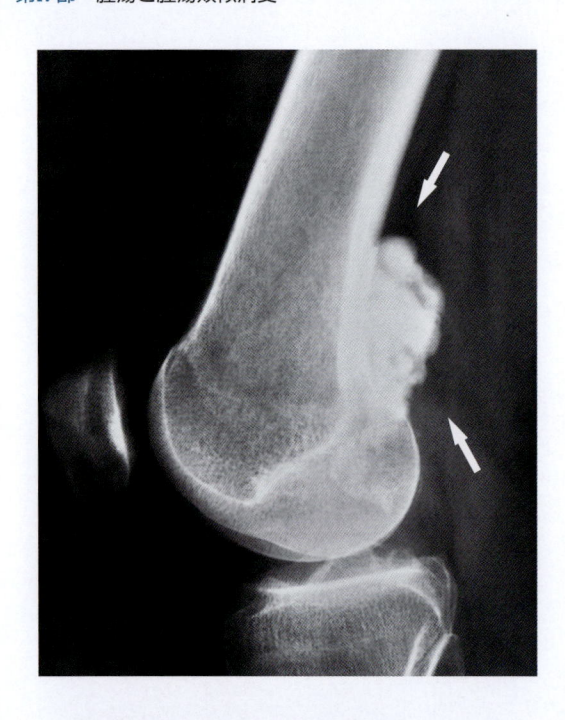

図21-25　傍骨性骨肉腫
23歳女性．大腿骨遠位後面に発生した傍骨性骨肉腫（→）の典型的所見．

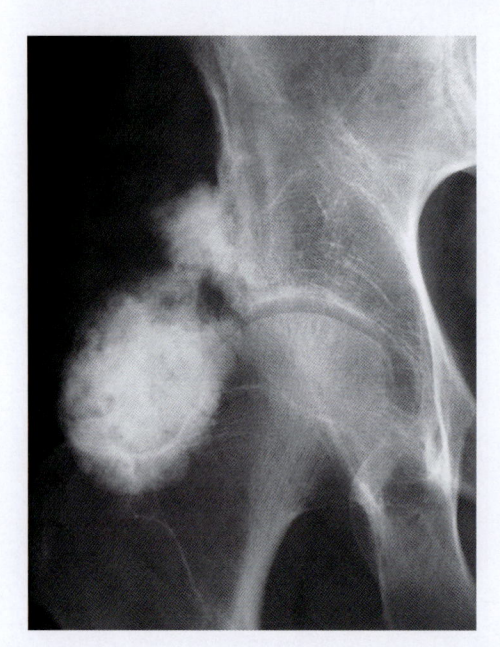

図21-26　傍骨性骨肉腫
右股関節X線正面像．腸骨の寛骨臼上方に大きな骨化腫瘤を認める．
(Greenspan A, Jundt G, Remagen W. Differential diagnosis in orthopaedic oncology, 2nd ed. Philadelphia：Lippincott Williams & Wilkins；2007：84-148；212-249 より引用)

21

性骨肉腫の患者の予後は他のタイプの骨肉腫患者よりはるかに良好である．多くの場合，単純に広範切除術を行うのみで満足すべき結果が得られる．

[脱分化型傍骨性骨肉腫（dedifferentiated parosteal osteosarcoma）]

まれで非定型的な脱分化型骨肉腫は，Mayo Clinic のグループにより確認されたものである．もっとも多いのは傍骨性骨肉腫として発生し，切除後あるいは頻回にわたる局所再発の後に組織学的に高悪性度の肉腫に変化したものである．しかしながら，新しく骨皮質表面に発生した原発性腫瘍として認められる例もある．X線所見および組織所見上，脱分化型傍骨性骨肉腫は通常の傍骨性骨肉腫に酷似する．しかしながら，X線像における骨皮質の破壊像の存在（図21-29），組織学的に高染色性の核と高度の核分裂像を呈する多形性腫瘍細胞の存在など，高

悪性度肉腫の特徴を有する．それゆえに，傍骨性骨肉腫より予後ははるかに不良である．

[骨膜性骨肉腫（periosteal osteosarcoma）]

骨膜性骨肉腫は，青年期に好発する非常にまれな腫瘍であり（骨肉腫全体の1〜2％にあたる），骨表面に発育し，通常は脛骨のような長管骨の骨幹部中央に認められる．この腫瘍の特徴は，X線像上，骨化性筋炎に類似し，軟骨組織がほとんどを占めていることである（図21-30）．これは骨膜性軟骨肉腫という誤った診断につながりやすい．骨膜性骨肉腫のX線学的特徴は deSantos らにより明らかにされた．それは以下の所見である．

・非石灰化基質を示す骨透過性領域がところどころにあり，石灰化骨片を伴う不均一な腫瘍基質．
・ときにCodman三角として骨膜反応を呈する（図21-31）．

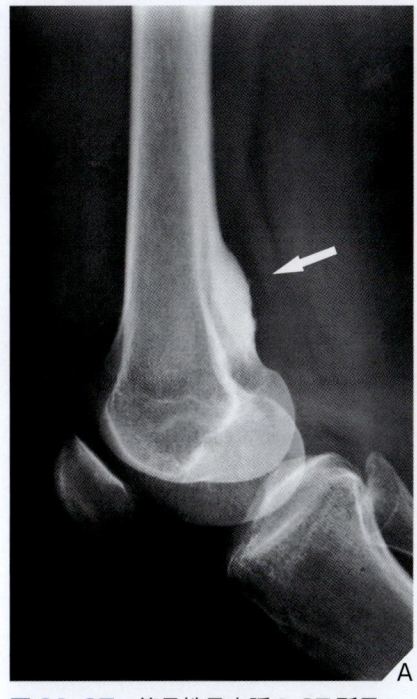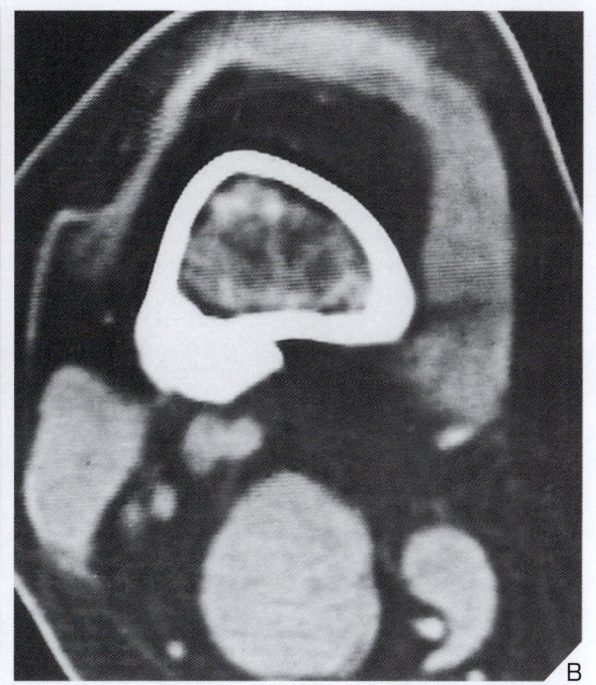

図 21-27　傍骨性骨肉腫の CT 所見
37 歳女性．（A）膝関節の X 線側面像．大腿骨遠位後面骨皮質に付着した骨性腫瘤（→）を認める．局在と所見は傍骨性骨肉腫の典型である．（B）造影 CT．骨髄への浸潤は認めない．

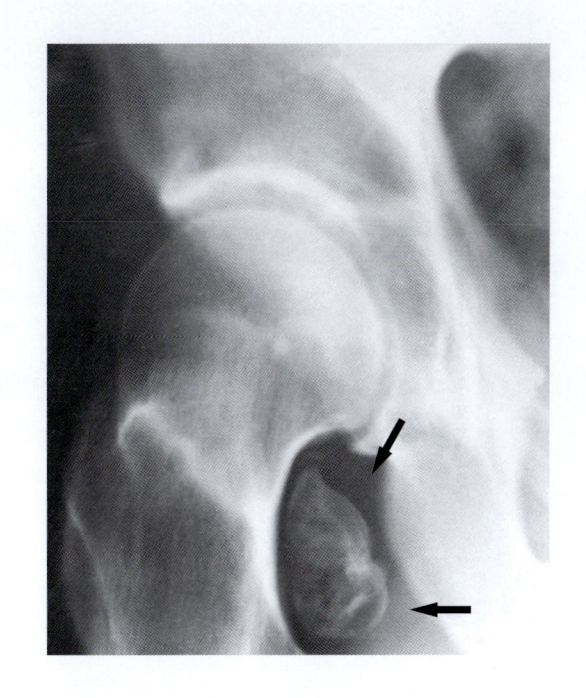

図 21-28　骨化性筋炎
大腿骨頸部内側骨皮質近傍に発生した傍皮質性の骨化性筋炎（→）．傍骨性骨肉腫に比較して，辺縁がより成熟しており，中央部は密度が低い．病変は clear zone により骨皮質と完全に隔てられている．

・病変基部骨皮質の外骨膜側の肥厚，これは内骨膜面には及ばない．
・軟部組織への腫瘍の進展．
・髄腔には及ばない（図 21-32）．
　顕微鏡では，この腫瘍は低〜中等度悪性であり，中等度の細胞密度を有する分葉化した軟骨様組織で構成されている．骨膜性骨肉腫の予後は，通常型骨肉腫より良好であるが，傍骨性骨肉腫よりも不良である．

［高悪性度表在型骨肉腫（high-grade surface osteosarcoma）］
　高悪性度表在型骨肉腫は，X 線像上，傍骨性骨肉腫や骨膜性骨肉腫と同様の所見を呈する（図 21-33）．組織学的には，通常型骨肉腫と同一の所見を呈する．転移をきたす可能性も高い．

k　骨外性（軟部組織発生）骨肉腫
　［soft-tissue（extraskeletal）osteosarcoma］
　軟部組織発生の骨外性骨肉腫は，間葉系発生のまれな悪性腫瘍である．この腫瘍は腫瘍性の類骨，骨や軟骨形成能を有する．

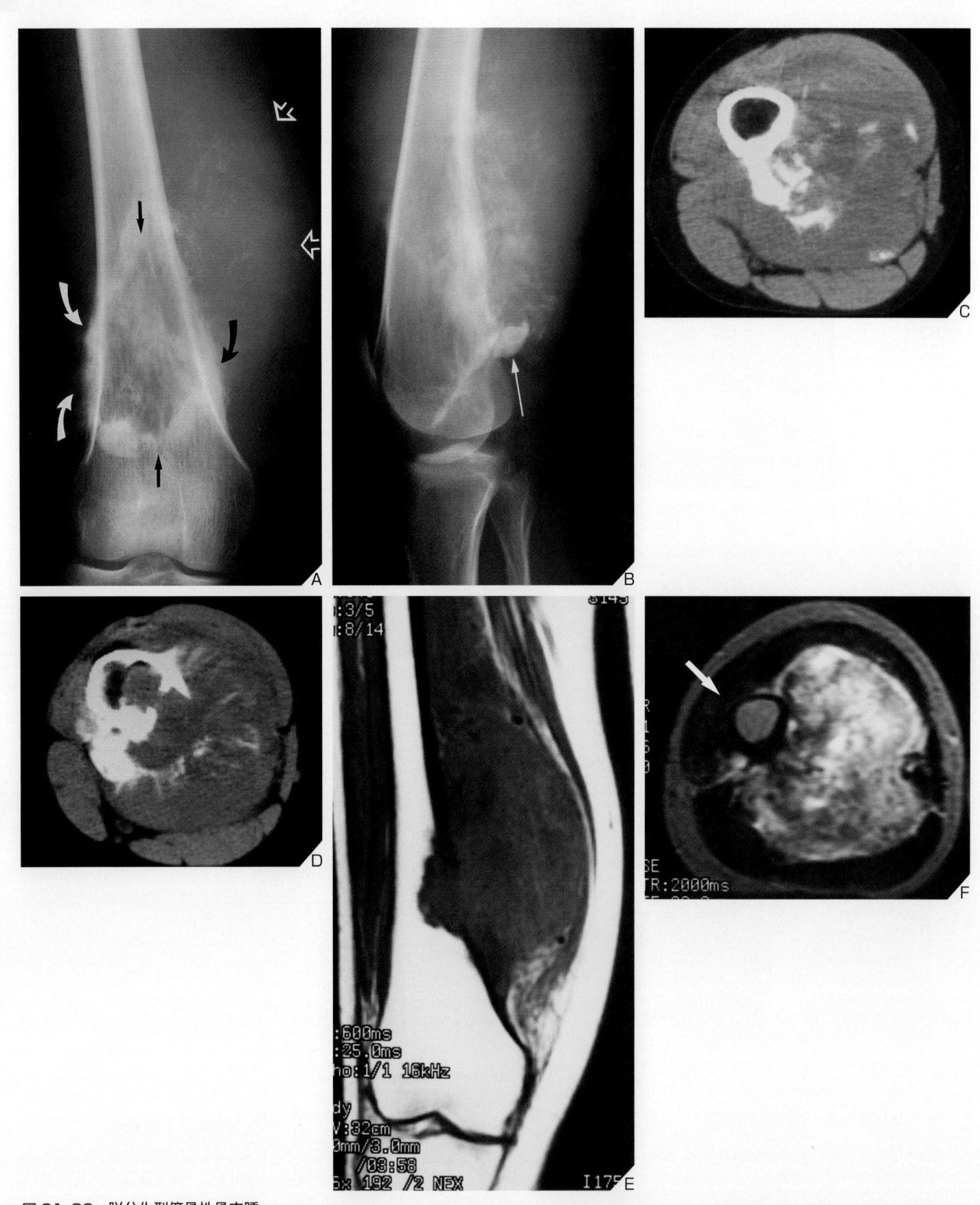

図21-29 脱分化型傍骨性骨肉腫

24歳女性. 2ヵ月前より, 膝窩部上方に疼痛と腫瘤の触知あり. 現症の3年前に大腿骨遠位部の傍骨性骨肉腫の切除を受けている. **(A)** 大腿骨遠位部のX線正面像. 旺盛な骨膜反応（⤵）を伴う骨破壊性病変（→）, 骨形成を伴う巨大な軟部腫瘤陰影（⇒）を認める. **(B)** 側面像. 以前切除された傍骨性骨肉腫の遺残を認める（→）. **(C)** 腫瘍近位部のCT. 骨形成を示す骨表面の腫瘍と, 骨形成を部分的に示す軟部腫瘤を認める. **(D)** より遠位部のCT. 通常の傍骨性骨肉腫にはみられない所見である髄腔への浸潤を認める. **(E)** MRI T1強調冠状断像（SE：TR 600/TE 25 msec）. 髄内への浸潤と軟部腫瘤が認められる. **(F)** T2強調横断像（SE：TR 2,000/TE 90 msec）. 軟部腫瘤内の信号強度は不均一である. このレベルの断面では腫瘍は骨髄へは浸潤していない（→）.

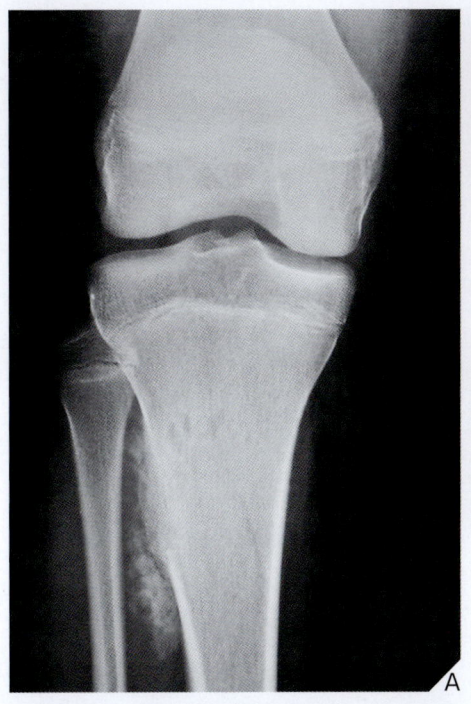
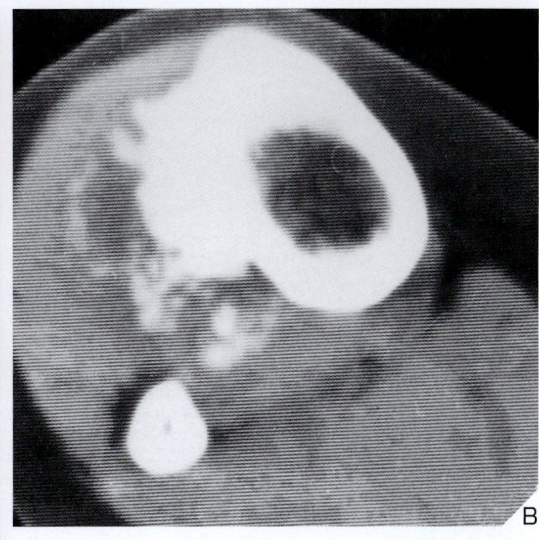

図21-30　骨膜性骨肉腫
12歳女児．2ヵ月間，下腿上部に違和感を感じていた．（A）右膝のX線正面像．脛骨外側骨皮質の表面に付着した腫瘤内に境界不明瞭な石灰化と骨化を認める．骨破壊は認めない．（B）CTでは軟部腫瘤の大きさがわかる．骨膜性骨肉腫は骨皮質と密着しており，これが骨化性筋炎を除外する1つの要素である．

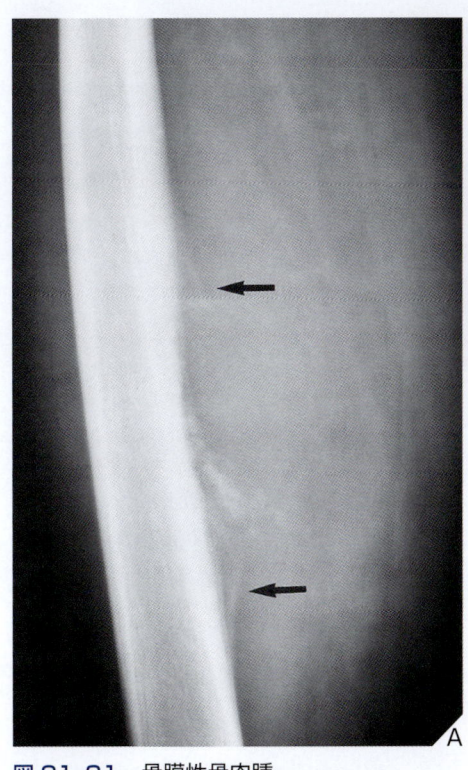
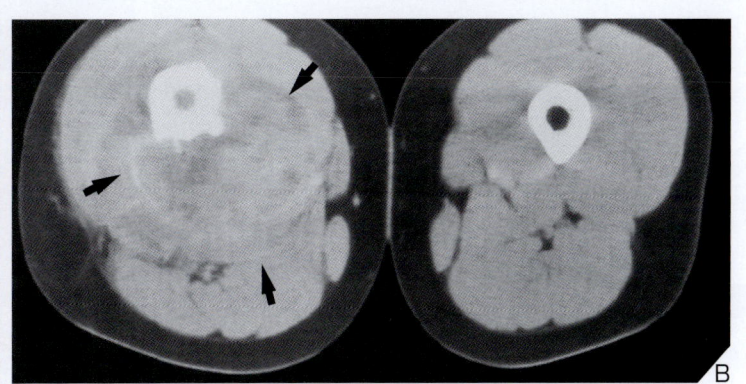

図21-31　骨膜性骨肉腫
16歳女児．（A）右大腿骨のX線正面像．骨膜反応としてCodman三角（→）と巨大な軟部腫瘤陰影を伴う．内側骨皮質表面の病変を認める．（B）CTで軟部組織がよりよく判断できる．髄腔には腫瘍は浸潤していないが，対側の髄腔に比較してCT値が増加しているのは，骨髄の浮腫を示す．

21

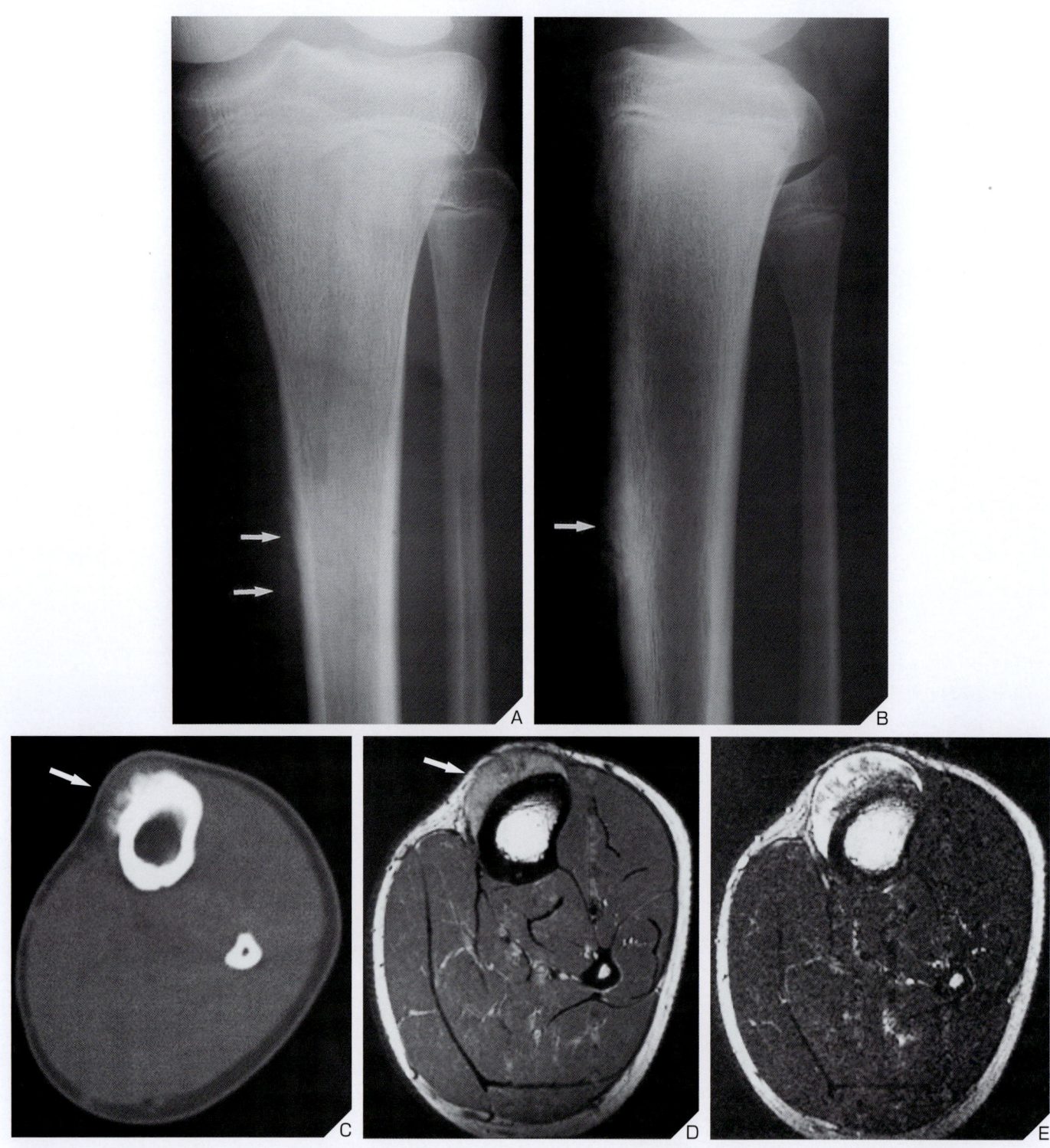

図 21-32 骨膜性骨肉腫
12歳男児. 左下腿のX線正面像（A）と側面像（B）. 脛骨近位前内側面にかすかな骨密度増加を認め, 隣接部に不明瞭な骨破壊像を認める. 旺盛なビロード（velvet）状の骨膜反応が明らかにみられる（→）.（C）腫瘍部のCT. 脛骨前面の骨形成を認める（→）. 髄腔への浸潤はみられない.（D）MRI T1 強調横断像. 腫瘍は筋よりもわずかに高信号の信号強度を示す（→）. 骨髄は正常な高信号を示すことに注目.（E）T2 強調横断像（SE：TR 2,000/TE 80 msec）. 骨形成により低信号を示す中心部を除いて, 腫瘍はより高信号強度を示す.

初発時平均年齢54歳で, 中～高齢に発生することが多い. 骨外性骨肉腫は骨内の骨肉腫に比べ頻度はずっと低く, 全骨肉腫のうち, わずか4%である. 下肢や殿部に発生することが多い. さらに, 乳房, 肺, 甲状腺, 腎被膜, 膀胱, 前立腺のほか, 後腹膜などさまざまな軟部組織にも発生しうる. 軟部組織の骨肉腫はまれに放射線治療後に発生することもある.

多くの症例において, ゆっくりと増大する腫瘍を呈し, 痛み

を伴う場合と伴わない場合がある. X線では点在する無規則な石灰化や骨化を伴った軟部腫瘤として描出される. 腫瘍の中心部には無構造な骨原性組織を認める（図21-34A, B）. 腫瘍が骨に接して発生した場合には, 骨皮質にも浸潤する場合がある.

CTでは, 通常高度に石灰化した軟部腫瘤を呈し, ときに壊死領域を伴う. CTはX線より, reverse zoning phenomenon と呼ばれる中心部の骨化パターンを描出するのに優れる. また,

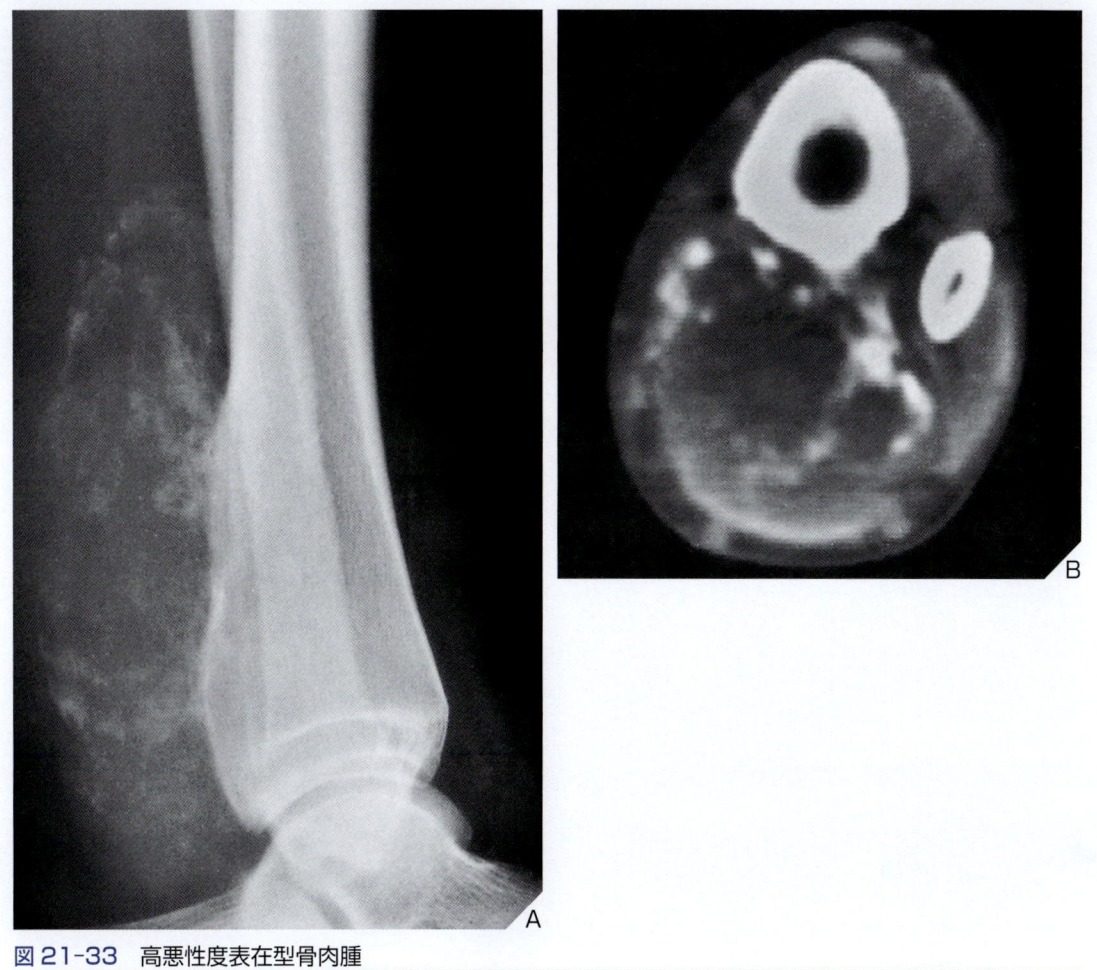

図 21-33　高悪性度表在型骨肉腫
24 歳男性．（A）脛骨遠位後面骨皮質に発生した高悪性度表在型骨肉腫の側面像である．大きな軟部腫瘤のなかに境界不明瞭な骨化巣が認められる．骨膜性骨肉腫と類似していることに注目（図 21-29, 30 を参照）．（B）CT は病巣の拡がりを示している．骨髄腔は侵されないのが特色である．

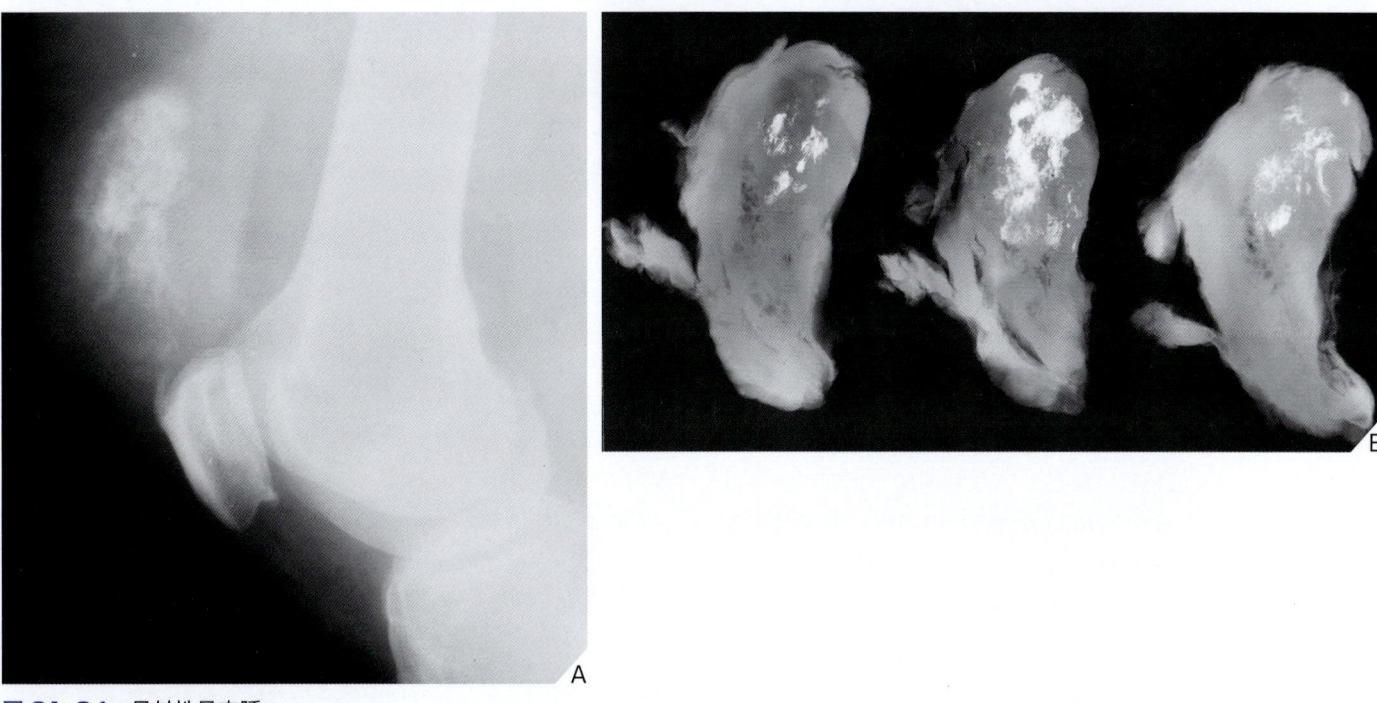

図 21-34　骨外性骨肉腫
（A）55 歳女性の膝 X 線側面像．膝蓋骨の上方に大腿四頭筋に溶け入るように，境界が不明瞭な軟部腫瘤を認める．（B）切除した腫瘍組織の X 線では，中心部の骨化巣と周辺部を取り囲むような透亮巣（reverse zoning と呼ばれる）を認める．
(Greenspan A, Steiner G, Norman A, Lewis MM, Matlen JJ. Case report 436. Osteosarcoma of the soft tissues of the distal end of the thigh. Skeletal Radiol 1987；16：489-492 より引用)

21

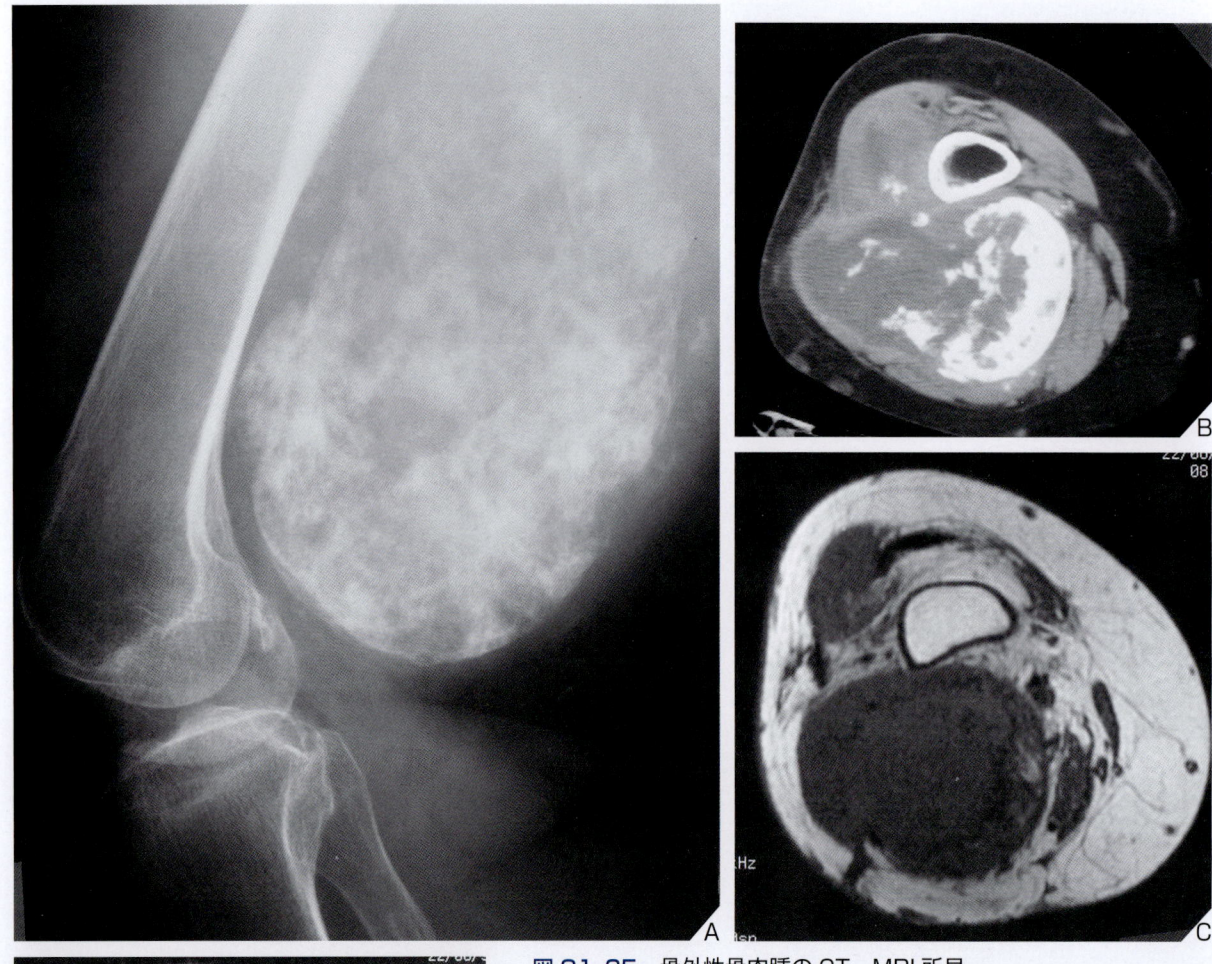

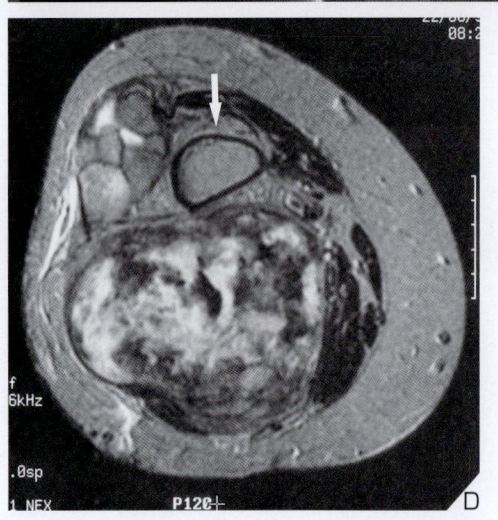

図 21-35 骨外性骨肉腫の CT，MRI 所見
68 歳女性．進行性に増大する右膝窩部の軟部腫瘤の症例．（A）X 線側面像では，遠位方向は境界が明瞭であるが，近位方向ははっきりしない．腫瘍全体に石灰化もしくは骨化を認める．（B）CT 横断像では，骨外性骨肉腫に特徴的な reverse zoning を認める．（C）MRI T1 強調横断像では，やや不均一に低信号の腫瘤を呈する．（D）T2 強調横断像では，高信号から低信号のさまざまな不均一な信号が入り混在した像を呈する．大腿骨の骨髄内には病変は及んでいないことがわかる（→）．
(Greenspan A, Jundt G, Remagen W. Differential diagnosis in orthopaedic oncology, 2nd ed. Philadelphia：Lippincott Williams & Wilkins；2007：84-148；212-249 より引用)

CT は腫瘍が骨に接していないことを証明する．MRI では，T1 強調像で不均一な低信号の混在と，T2 強調像や反転回復法のシークエンスでは混在するも主に高信号（不均一）像を呈することが多い．MRI では腫瘍の偽被膜も描出する（図 21-35）．
　病理診断では軟部組織発生の骨肉腫と通常型骨肉腫との鑑別は困難である．

▌鑑別診断▌

骨外性骨肉腫の鑑別診断として，骨化性筋炎，腫瘍状石灰沈着症，滑膜肉腫，骨外性軟骨肉腫，骨化を伴った軟部組織の脂肪肉腫や異所性反応性骨化があげられる．
　骨化性筋炎は，青年や若年成人に好発する通常外傷後に発生

する軟部組織の良性病変である（図 4-57, 58, 図 21-28 を参照）．辺縁の石灰化は病変の成熟パターンを反映している．病変の中心部は未分化で細胞密度が高いが，増大する成熟した骨化が周辺に向かってみられ，これは組織学的にこの状態（病変）を示すものである．参考に，X 線でこの辺縁石灰化は，中心部の骨透亮像と辺縁部の透過性不良の硬化像として認められる（図 4-58 を参照）．腫瘍はしばしば隣接する骨皮質とは X 線で透過性部分を介して隔てられる．骨化性筋炎は，受傷後の時間経過とよく相関して増大する．
　滑膜肉腫は青年から若年成人に好発する（13〜55 歳）．関節の近傍に発生し，とくに下肢，なかでも膝や足の周囲に発生す

ることが多い．X線では分葉状の腫瘍を呈し，25%の症例で無構造な石灰化を認める（図23-19を参照）．滑膜肉腫において骨化は非常にまれである．15〜20%程度の症例で近接する骨の骨膜反応や骨びらんを認める．不動により二次的に患肢の骨粗鬆症を認めることがある．

軟部組織発生の軟骨肉腫は，骨外性骨肉腫に比べてもずっとまれな悪性腫瘍である．冠状または点状の石灰化を伴った軟部腫瘤を呈する．X線で骨形成を欠くことにより，軟部組織発生の軟骨肉腫は骨肉腫と鑑別できる．

軟部組織発生の脂肪肉腫は高齢の男性に好発する．この腫瘍は，とくに骨化を伴った場合に軟部組織発生の骨肉腫と非常に似通うことがある．しかしながら，軟部組織発生の骨肉腫より，一層構築性の骨化を呈し，通常は脂肪組織が認められる．大腿，下腿や殿部に発生することが多い．数年にわたりゆっくりと増大し，隣接する骨に骨びらんを形成することも多い．

異所性反応性骨化は最初にJaffe，次にFineとStoutにより報告された．まれな病変で，女性に多く，筋肉内や皮下組織に発生する．感染が発生母地となっていると考えられるが，明確に証明されてはいない．ときに，石灰化筋炎の一部が本疾患として誤認されていることがある．

■ 非典型的な臨床像を呈する骨肉腫

染色体の不安定性など多くの遺伝子異常が関与して，骨肉腫を含んださまざまな腫瘍が発生する．Rothmund-Thomson症候群，Werner症候群，Li-Fraumeri症候群，網膜芽細胞腫症候群，そしてBloom症候群がこの疾患範疇にあげられる．

Rothmund-Thomson症候群はCongenital Poikilodermaともいわれる色素沈着を伴った紅斑性皮疹，斑点状皮疹などの皮膚症状を呈する遺伝性疾患である．2：1の割合で男性に好発し，10歳までに発症する．光線過敏症，若年性白内障，低身長，発育遅滞，若禿げ，生殖機能不全，そして皮膚癌（とくに基底細胞癌や扁平上皮癌）を合併するなど，さまざまな異常に関連する．通常型の骨肉腫を約30%の頻度で（とくに若年で）発症するが，多発性骨肉腫の発生も報告されている．染色体の8q24.3バンドに位置し，2本鎖のDNAを1本鎖にほどくDNA helicaseをコードするRECQL4遺伝子の変異に起因する，常染色体劣性遺伝の症候群である．

Werner症候群は早老症として知られる常染色体劣性遺伝を示すまれな疾患であり，原因としてWRN（RECQL2）遺伝子変異が同定されており，遺伝子座は8p12-p11に存在する．白髪，脱毛症，白内障，皮膚の強皮症様変化，遠位関節の変形性関節症，低身長，生殖機能不全，骨粗鬆症，糖尿病，そして動脈硬化性の心血管疾患に特徴づけられる．また，上皮性の腫瘍，黒色腫，甲状腺癌そして骨肉腫を合併しうる．骨肉腫は，高齢者

としては非典型的な部位に発生する．

Li-Fraumeni症候群は，常染色体優性遺伝形式をとる症候群で，TP53癌抑制遺伝子のR156H，R267Q，R290Hという生殖細胞系列変異による．小児や若年成人に多発性の原発腫瘍を形成し，とくに軟部肉腫，骨肉腫，乳癌，脳腫瘍そして白血病が多い．

網膜芽細胞腫症候群は，胎生期の神経網膜に由来する，網膜の悪性腫瘍を形成する．小頭症，幅広く突出した鼻梁，眼瞼下垂症，上門歯の突出，小顎症，短頚症，低位耳介，顔面非対称，性器形成異常，そして精神発達遅滞などの異形成症も本疾患に合併する．網膜芽細胞腫は60%が非遺伝性に片側性に発生する．しかしながら，40%はほぼ完全な浸透率で，常染色体優先遺伝で発症し，そのうち25%は両側性に発生する．13番染色体の長腕（13q14.1）に位置する癌抑制遺伝子RB1の遺伝子変異が原因となる．遺伝性の網膜芽細胞腫において，骨肉腫はもっとも発生頻度の高い第二の原発性腫瘍である．さらに，この遺伝子変異により放射線治療後の二次性骨肉腫の危険性も高まる．

Bloom症候群は，Bloom-German症候群ともよばれ，常染色体劣性遺伝形式の，エリテマトーデスでみられるような顔面の血管拡張型紅斑，頬骨の低形成を伴った長頭症，日光過敏症，低出生体重，均衡型の低身長，免疫グロブリン欠損症，四肢の異形成症（合指症，多指症，斜指症を含む）や悪性腫瘍，とくに骨肉腫を発生しやすい症候群である．本疾患は，染色体バンド15q26.1に位置するDNA-helicase遺伝子であるRecQファミリー（RECQL3）のBLM遺伝子の機能的変化に起因する．

2．続発性骨肉腫（secondary osteosarcoma）

原発性骨肉腫に比し，続発性のものは高齢者に好発する．これらの多くはPaget病（osteitis deformans）に合併するものであり，Paget病に侵された骨に発生するのが特色である（図21-36）．Paget病の悪性転化を示す典型的なX線所見は，病巣部の骨破壊，腫瘍性骨形成および軟部腫瘤陰影である．これらの患者にみられる骨肉腫は，身体のどこかに存在する原発癌（多くは前立腺癌，乳癌，腎癌）のPaget病に侵された骨への転移と鑑別しなければならない．続発性骨肉腫は線維性骨異形成に自然発生することもあり，また，線維性骨異形成や巨細胞腫のような良性骨病変に対する放射線療法後や，乳癌，リンパ腫のような軟部組織の悪性病変に対する放射線照射後に発生することもある（悪性転化に関する考察は，第22章「悪性転化の可能性のある良性病変」の「Paget病」「放射線照射による肉腫」の項を参照）．

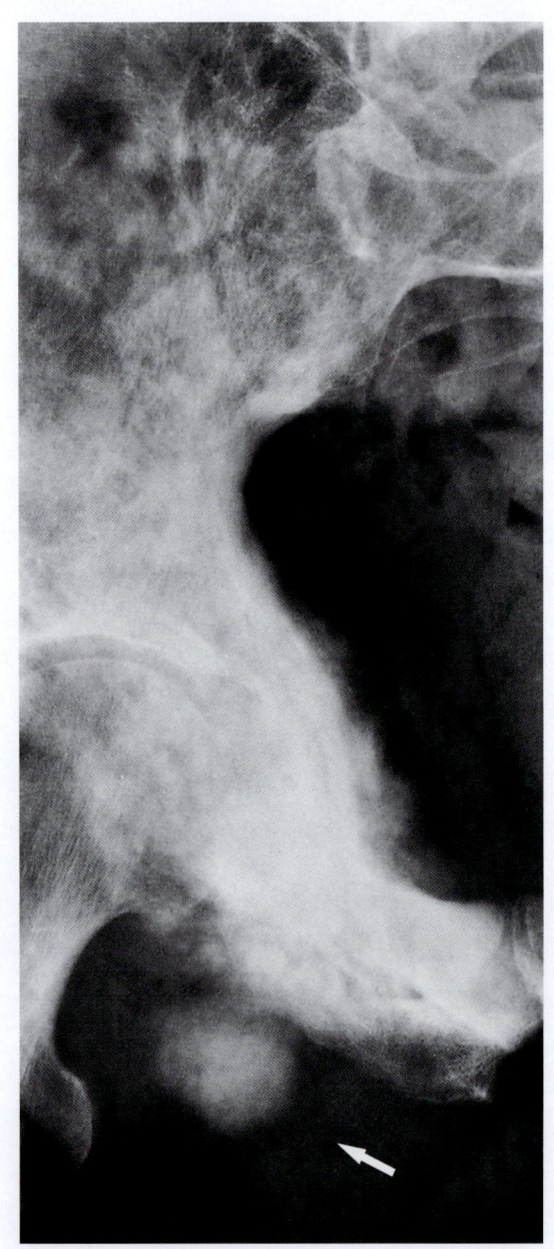

図21-36　続発性骨肉腫
66歳男性．広範な骨病変をもつPaget病．右股関節痛を認め，腸骨および恥骨に典型的なPaget病（osteitis deformans）の像を認める．腫瘍性の骨を含む軟部腫瘤陰影とともに骨皮質の破壊を認める（→）．これは，Paget病における骨肉腫への悪性転化の典型像である．

B 軟骨肉腫（chondrosarcoma）

　軟骨肉腫は，腫瘍細胞による軟骨形成を特徴とする悪性骨腫瘍である．骨肉腫と同様，臨床像，X線所見および病理組織像から，この腫瘍も図21-37のように分類される．

1．原発性軟骨肉腫（primary chondrosarcoma）

a 通常型軟骨肉腫（conventional chondrosarcoma）

　中心性あるいは髄内性軟骨肉腫としても知られ，女性に比し男性に2倍の頻度で発生し，成人とくに20歳代を過ぎてからよく認められる．好発部位は，骨盤と長管骨，とくに大腿骨や上腕骨である（図21-38）．多くの通常型軟骨肉腫は，成長の遅い腫瘍で偶然発見されることもしばしばある．ときに疼痛や圧痛を認めることもある．

　通常型軟骨肉腫のX線所見は，骨皮質の肥厚と特徴的な骨内膨隆（endosteal scalloping）を伴う膨張性の髄内病変である．ポップコーン状，輪状あるいはコンマ状の石灰化が髄内に認められる．軟部腫瘤陰影も時にみられる（図21-39, 40）．典型的な例では従来の単純X線撮影で十分診断可能である（図21-41）．CTとMRIは骨内への拡がりと軟部への浸潤を明らかにするうえで有用である（図21-42～46）．

　組織学的に軟骨肉腫は腫瘍細胞による軟骨形成に特徴がある．分葉状の硝子様軟骨に，特徴的なリング状またはアーク状（ring & arc）の基質の石灰化領域を伴う．内軟骨腫に比べ組織の密度は高く形態は多様である．大型の核あるいは2個の核をもつ膨張した細胞が相当数みられる．分裂細胞の頻度は高くない．低悪性度，中等度悪性，高悪性度の組織学的区別は腫瘍組織中の細胞密度や，核と細胞の異型性の程度および分裂細胞数に基づいている．研究者（たとえばUnniら）のなかには，軟骨肉腫の悪性度の評価には分裂細胞数を重要視していない者もいる（表21-2）．

▌鑑別診断▌

　例外的には，とくに初期の病巣では内軟骨腫との鑑別は困難である．このため長管骨のすべての骨髄内の軟骨性腫瘍は，とくに成人に発生した場合，他の診断がつくまで悪性と考えておくべきである．関節端に発生した場合，軟骨肉腫はしばしばその特徴的石灰化を示さず，巨細胞腫に酷似する．

▌合併症と治療▌

　通常型軟骨肉腫において病的骨折はまれである（図21-47）．さらに本腫瘍は発育が遅く，例外的に遠隔転移を起こす．放射線に対する感受性は低く，外科的切除が主な治療となる．

b 淡明細胞型軟骨肉腫（clear cell chondrosarcoma）

　淡明細胞型軟骨肉腫はまれな（Mayo Clinicでは全軟骨肉腫の4%未満），軟骨肉腫の一亜型である．1976年，Unniらによって発見された．女性に比し男性に2倍の頻度で認められ，20～40歳代に好発する．硬化性の境界をもつ溶骨性病変が主体である．病変はときに石灰化巣を含む．多くの病巣は軟骨芽巨細胞腫に類似し，上腕骨および大腿骨の近位端に好発する（図21-48, 49）．Collinsらは，病理学的に淡明細胞型軟骨肉腫と診断された34症例のMRIを報告した．T1強調像で低信号を示し，

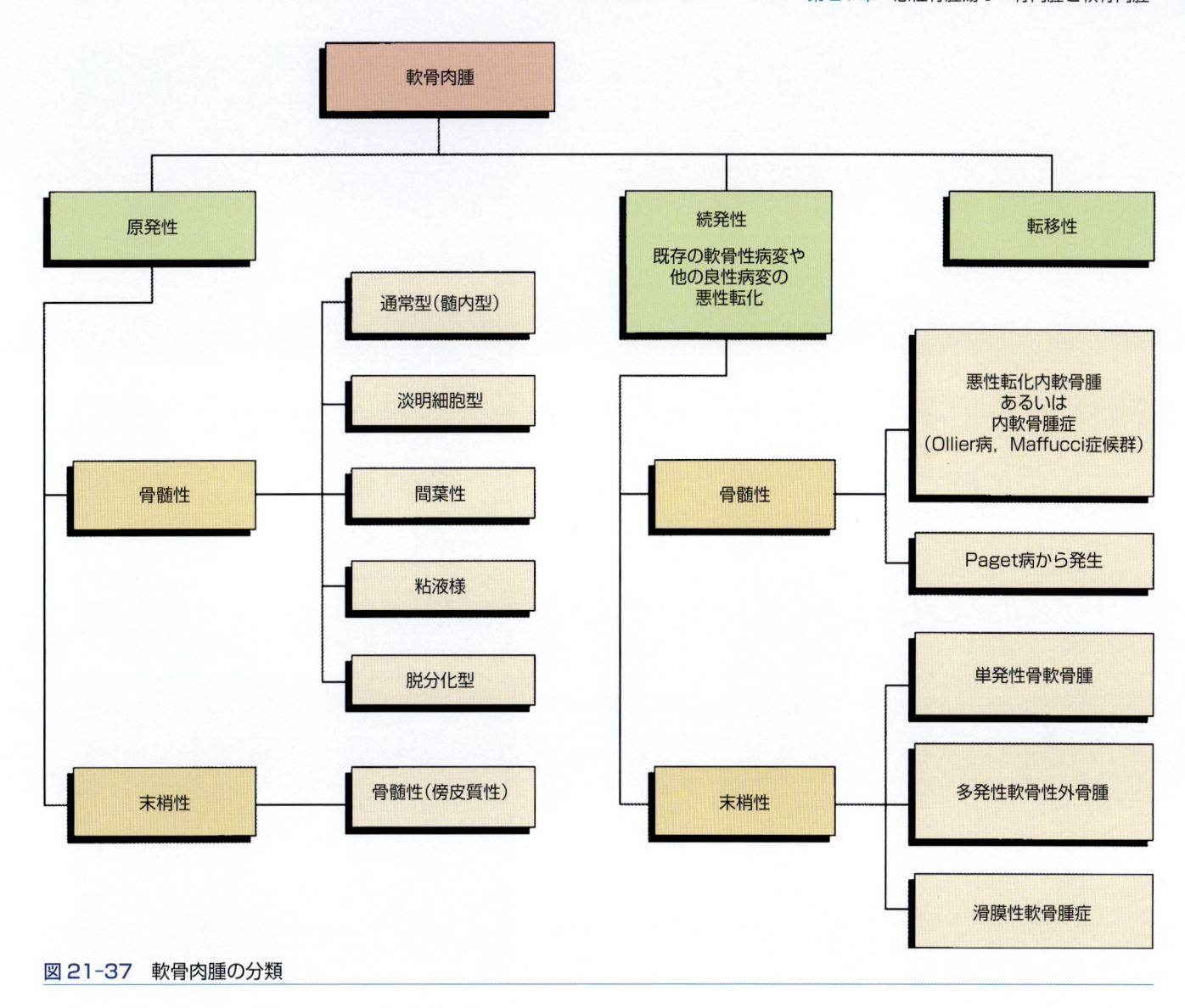

図21-37　軟骨肉腫の分類

T2強調像で，中程度～強い高信号を呈した．T1，T2強調，およびガドリニウム造影T1強調像における不均一像は，病理学的な石灰化，腫瘍内出血や囊腫様変性を起こした領域に関係していた．

組織学的に淡明細胞型軟骨肉腫は，コラーゲンを豊富に有する明るい空胞化した細胞質をもつ他の軟骨肉腫よりも，さらに大きくより円形の腫瘍細胞をもっている．軟骨基質，反応性の骨梁，多数の破骨細胞様巨細胞がこの腫瘍の特徴である．

❚ 治　療 ❚

淡明細胞型軟骨肉腫は遠隔転移の報告はあるが低悪性度と考えられている．治療は，経過観察あるいは掻爬，広範切除，および切断まで種々の方法が試みられてきた．通常型軟骨肉腫より活動性は低いものの，不適切な治療は局所再発を招く．したがって最近では，広範切除術が治療法として選択されている．

c 間葉性軟骨肉腫（mesenchymal chondrosarcoma）

間葉性軟骨肉腫はきわめてまれであり（すべての骨悪性腫瘍の1%以下），10～20歳代に好発する．X線所見としては，円形細胞性腫瘍にみられるような浸潤性の骨破壊像を呈し，軟骨性

の部分には石灰化を認める（図21-50）．通常型骨肉腫との鑑別は困難なことがある．しかしながら，本腫瘍は高い転移能を有する高悪性度腫瘍である．

組織学的には，bimorphic patternを呈し間葉性軟骨肉腫は高悪性度腫瘍である．多かれ少なかれ分化した軟骨の領域をもつことが典型であり，それとともに紡錘形あるいは円形の細胞を含む血管に富んだ間葉性組織の間質を有している．

d 脱分化型軟骨肉腫（dedifferentiated chondrosarcoma）

1971年にDahlinとBeaboutにより初めて報告された．脱分化型軟骨肉腫は軟骨肉腫のなかではもっとも悪性度が高く，非常に予後が悪い．多くの症例は，診断から2年以内に死亡する．患者は典型的には，長期にわたる疼痛を有し，突然の腫脹と局所圧痛で発症する．持続する疼痛はおそらく成長の遅い病変を反映し，腫脹と圧痛はより悪性な成分の急速な成長の出現に関与しているであろう．本腫瘍の目立つ特質は，良性の軟骨性病変あるいは良性にみえる低悪性度軟骨肉腫のなかに，侵襲性の肉腫の像が存在することである．X線所見は通常型軟骨肉腫に類似するが，組織像はまったく異なる．脱分化組織は，線維肉

21

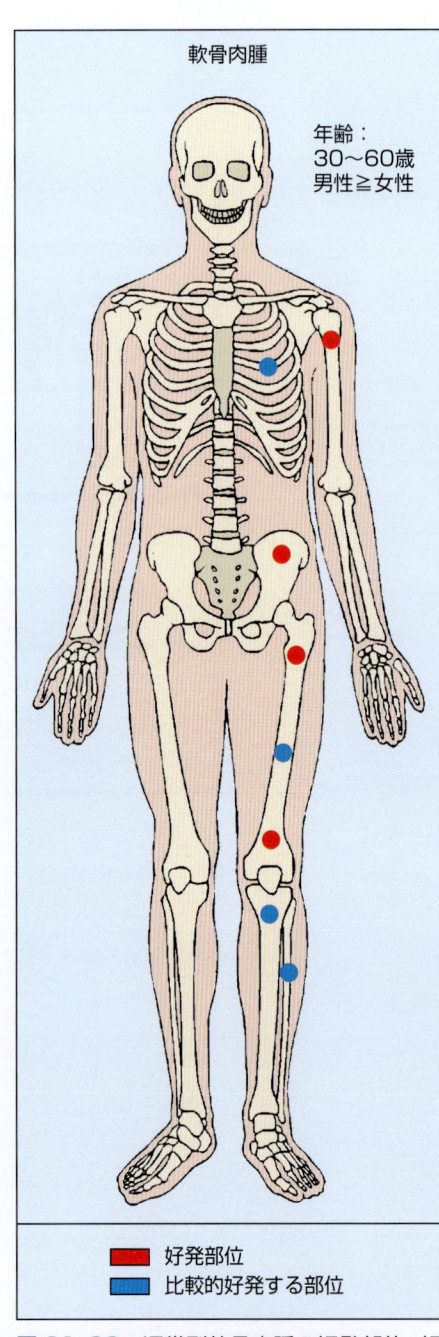

軟骨肉腫

年齢：
30〜60歳
男性≧女性

■ 好発部位
■ 比較的好発する部位

図21-38 通常型軟骨肉腫の好発部位，好発年齢および性差

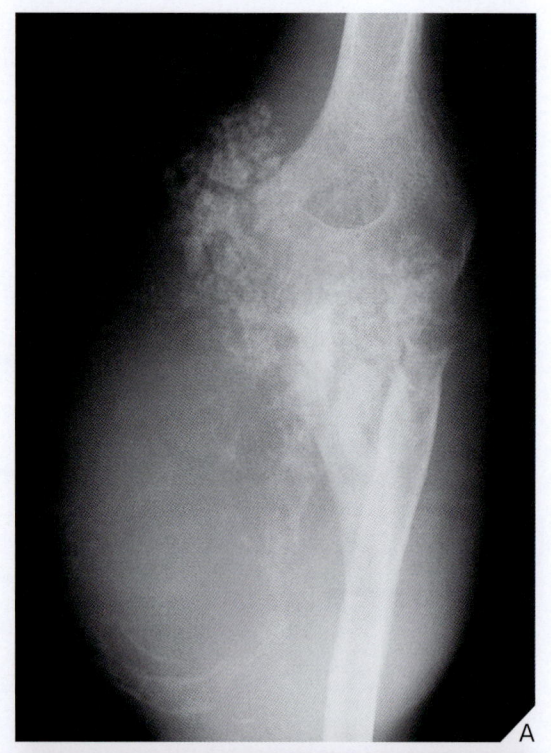

A

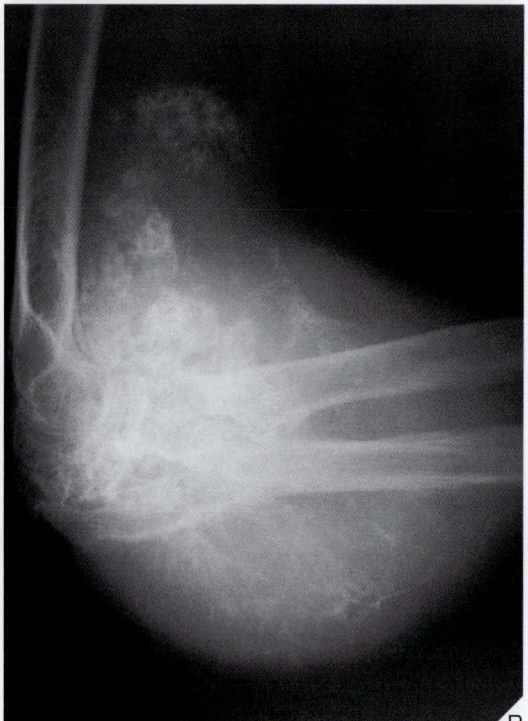

B

図21-39 軟骨肉腫
55歳男性．右肘の軟骨肉腫．（A）X線正面像，（B）側面像．尺骨近位部より発生した腫瘍を認める．軟骨様の石灰化を含む巨大な軟部腫瘤陰影に注目．

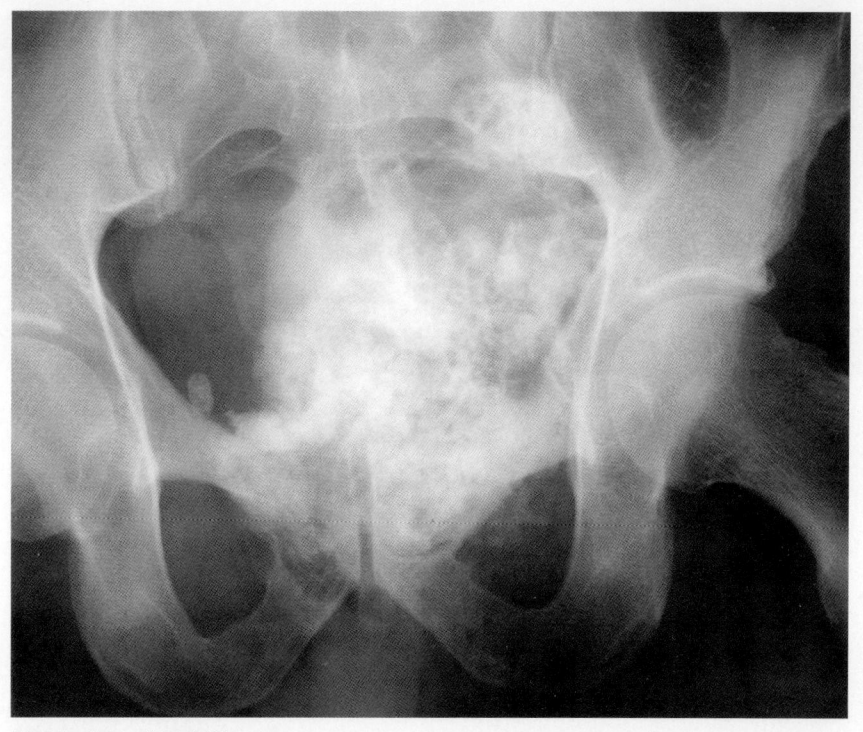

図21-40　軟骨肉腫
52歳男性の骨盤X線正面像．左恥骨に発生した石灰化腫瘤は骨盤腔内へ拡がっている．

図21-41　軟骨肉腫
46歳男性．右大腿骨のX線側面像．中心性軟骨肉腫の特徴的所見を認める．骨髄内破壊性病変内に輪状およびコンマ状の石灰化を認める．軟骨形成性腫瘍による骨皮質の破壊に反応した骨膜性骨形成のため，骨皮質は肥厚し，典型的な骨内膨隆（endosteal scalloping）を示している．

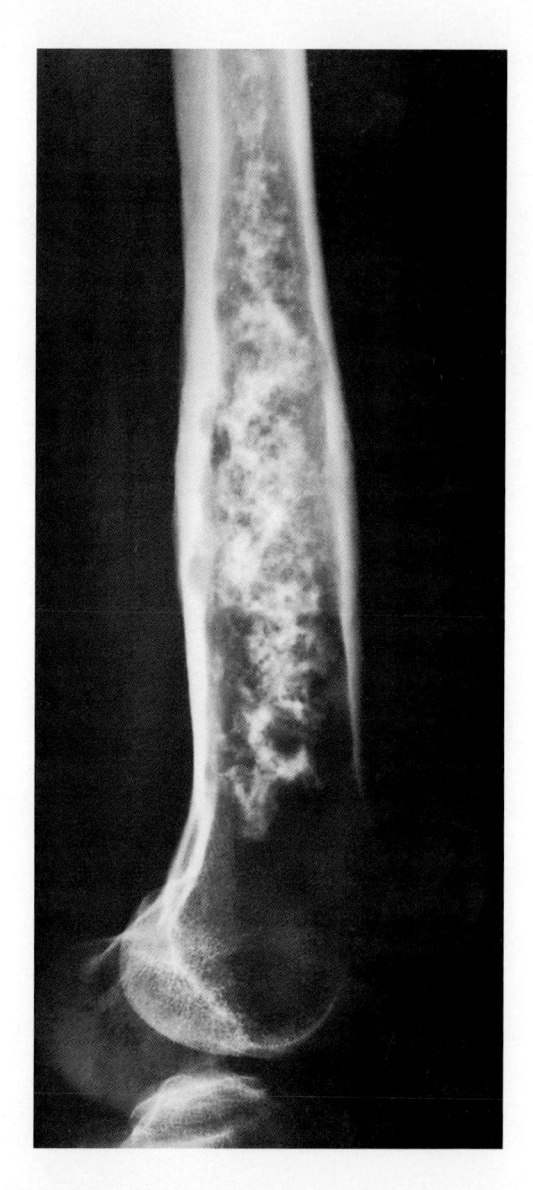

IV

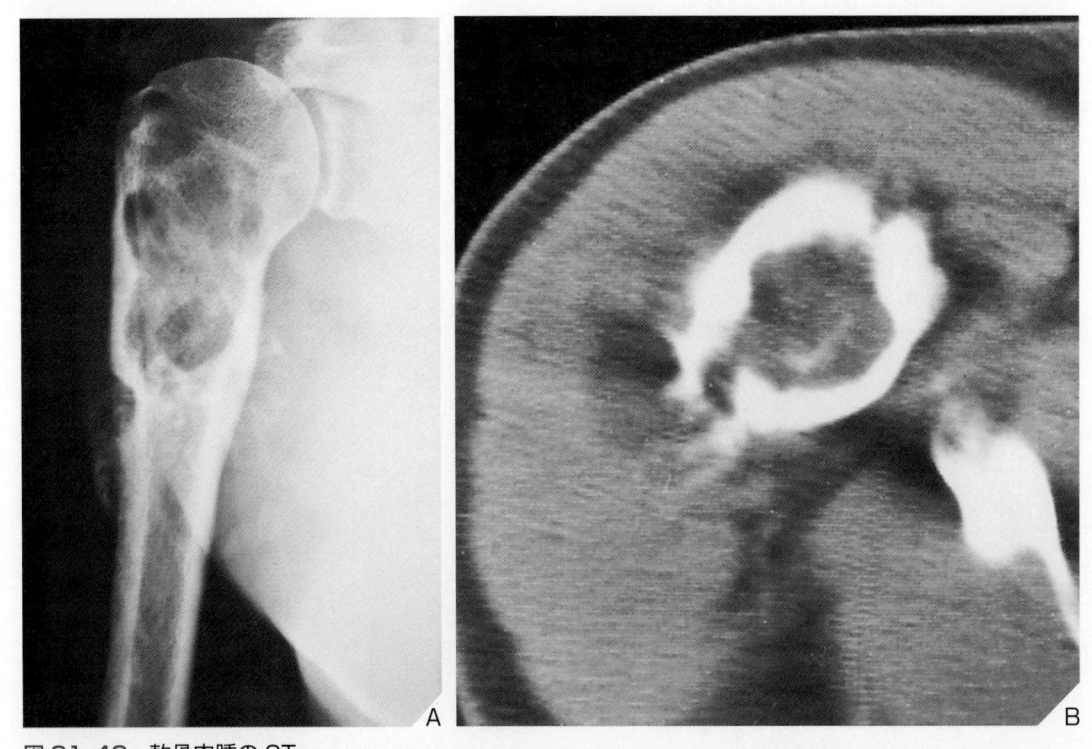

図 21-42 軟骨肉腫の CT
62 歳男性.（A）右肩の X 線正面像. 上腕骨近位部の軟骨肉腫. 軟部組織への進展をみるには不十分である.（B）CT は，骨皮質の破壊と軟部へ浸潤した腫瘍を示している.

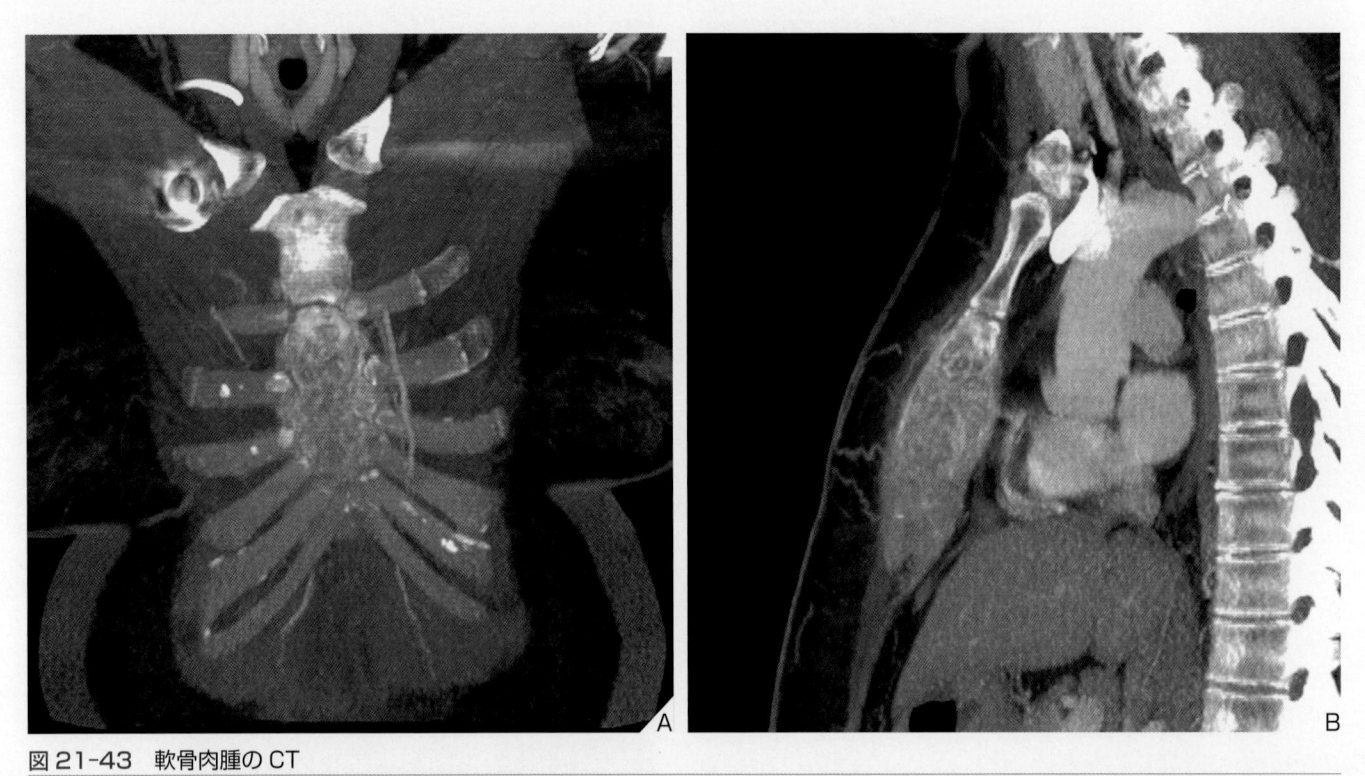

図 21-43 軟骨肉腫の CT
50 歳男性の胸部 CT の（A）冠状断と（B）矢状断の再構成像. 胸骨体部に典型的な軟骨による石灰化を伴った膨隆する溶骨性病変を認める.

図21-44　軟骨肉腫のCT
CT横断像で，右第3肋骨から発生し，軟骨による石灰化を伴った大きな分葉状の腫瘤は，肋骨を破壊し右肺の上葉を圧排している．

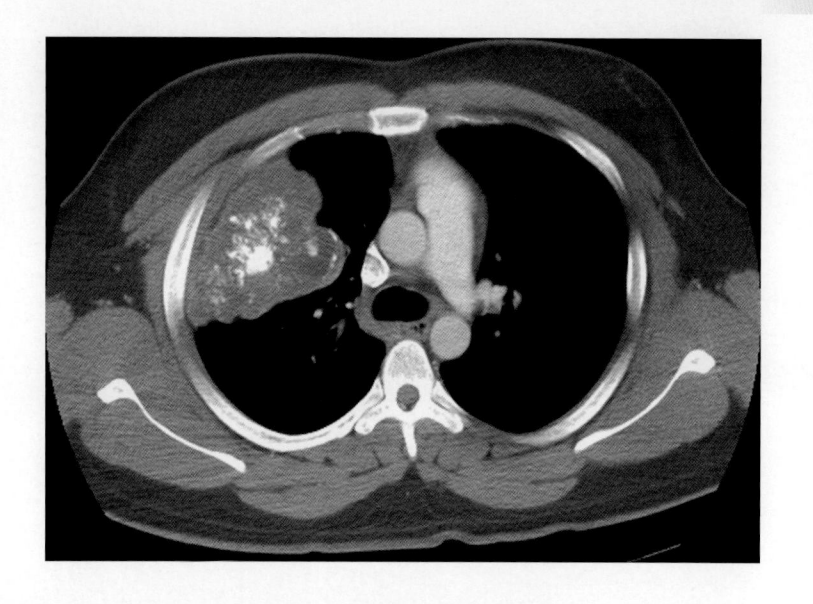

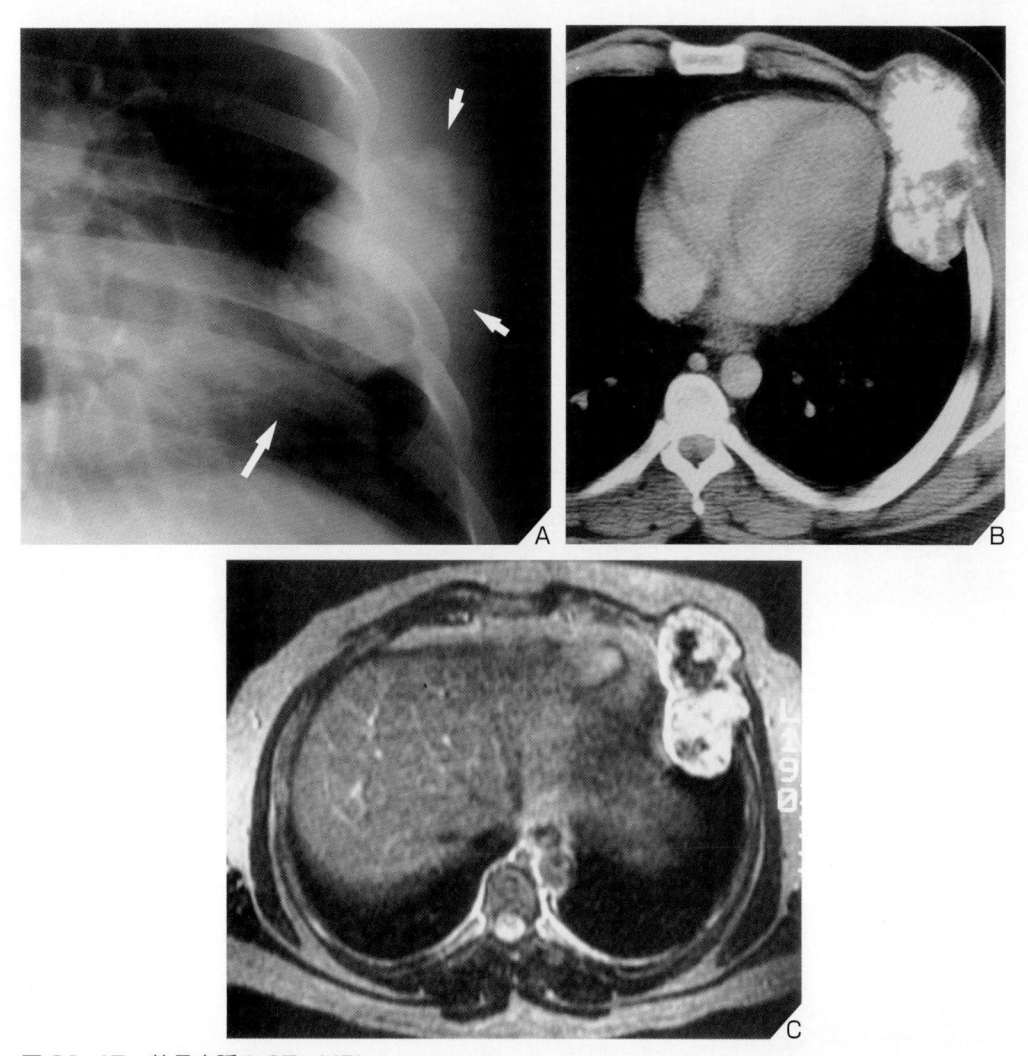

図21-45　軟骨肉腫のCT，MRI
（A）左第6肋骨の前方部分に大きな石灰化腫瘤を認める（→）．（B）CT横断像で，肋骨の破壊と胸腔内外への進展を認める．（C）MRI T2強調横断像で，腫瘍の不均一性を認める．低信号の部分は腫瘍の石灰化した部分を反映している．

21

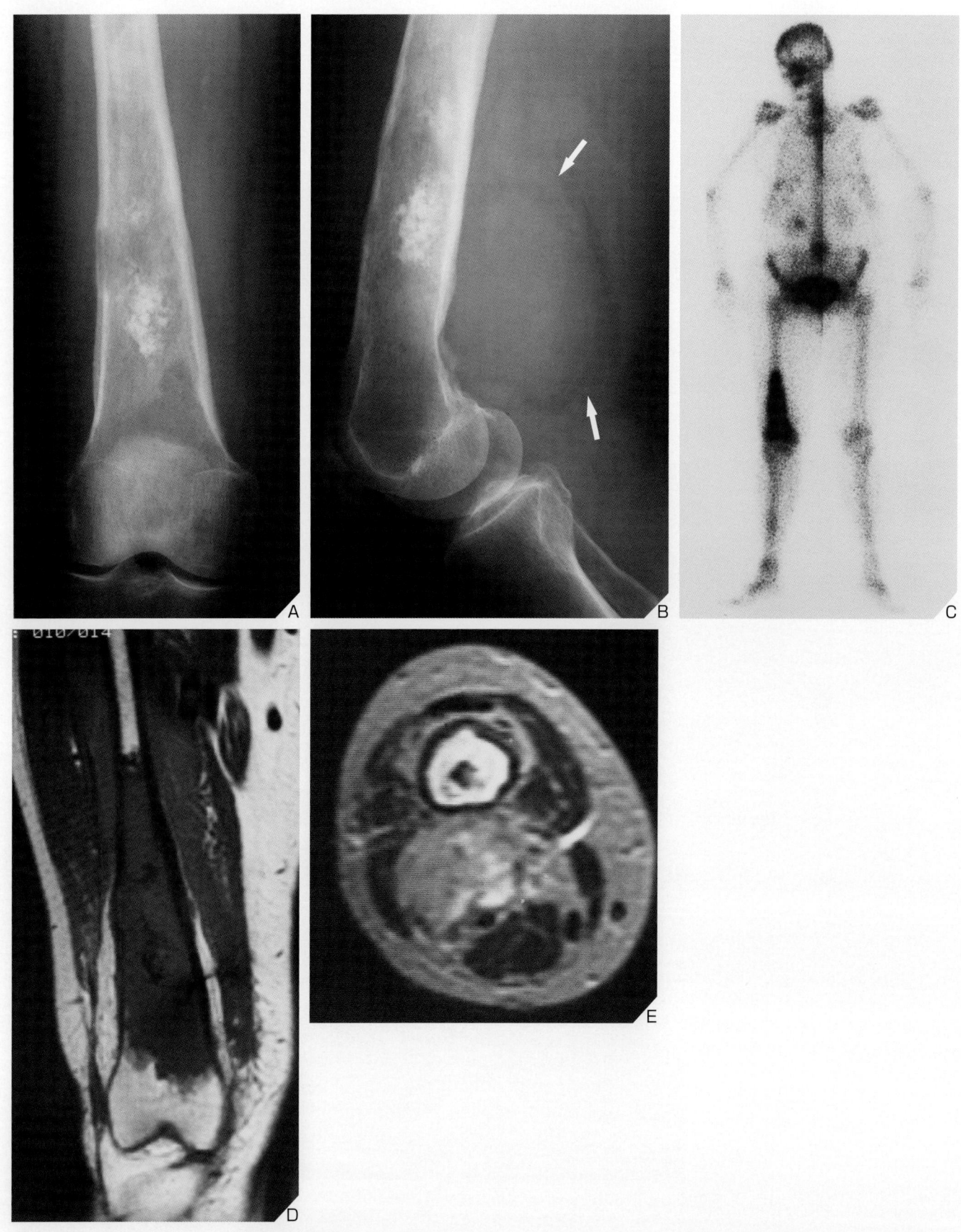

図 21-46　軟骨肉腫のシンチグラム・MRI 所見
　大腿骨遠位部の X 線正面像（**A**）と側面像（**B**）．骨髄性髄内軟骨肉腫での典型的所見を示す．骨皮質は破壊され，後方に突出する巨大な軟部腫瘤影を認める（→）．（**C**）^{99m}Tc-MDP（メチレンジスルホン酸テクネチウム）15 mCi（555 MBq）を静注後に撮像した骨スキャン．腫瘍に一致してトレーサー取込みの上昇を認める．（**D**）MRI T1 強調冠状断像（SE：TR 700/TE 20 msec）．腫瘍は低信号である．石灰化は無信号を呈する．（**E**）T2 強調横断像（SE：TR 2,000/TE 80 msec）．髄内の腫瘍は高信号を呈し，石灰化は低信号である．軟部腫瘤は不均質な信号を呈している．

表21-2	軟骨肉腫の組織学的悪性度分類
Grade	組織学的特徴
0.5（境界型）	組織学的特徴は内軟骨腫に類似するが，X線所見はより活動的である
1（低悪性度）	細胞密度：わずかに増加 細胞学的異型性：細胞はわずかに増大し，わずかな核の異型性を示す；核の異染性はわずかに増加 核数：少数の二核の細胞がみられる 基質の粘液様変化：認めないか，わずかにあってもよい
2（中等度悪性）	細胞密度：中等度増加 細胞学的異型性：細胞は中等度に増大し，中等度に核の異型性を示す；核の異染性は中等度に増加 核数：多数の二核あるいは三核の細胞がみられる 基質の粘液様変化：ところどころに存在する
3（高悪性度）	細胞密度：著明に増加 細胞学的異型性：細胞は著明に増大し，著明に核の不整を示す；核の異染性は著明に増加 核数：多数の二核あるいは多核の細胞がみられる 基質の粘液様変化：通常存在する その他：軟骨細胞の小葉の周囲に紡錘形細胞の小病巣を認める

（Dahlin DC. Grading of bone tumors. In：Unni KK, ed. Bone tumors. New York：Churchill Livingstone, 1988：35-45 を基に作成）

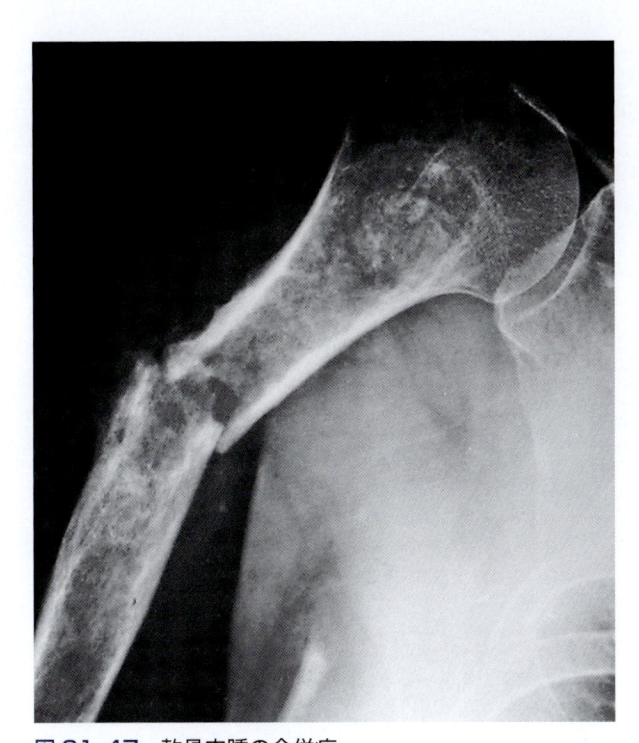

図21-47　軟骨肉腫の合併症
60歳男性．右上腕骨に発生した軟骨肉腫に伴う病的骨折である．軟骨肉腫では病的骨折はまれな合併症である．

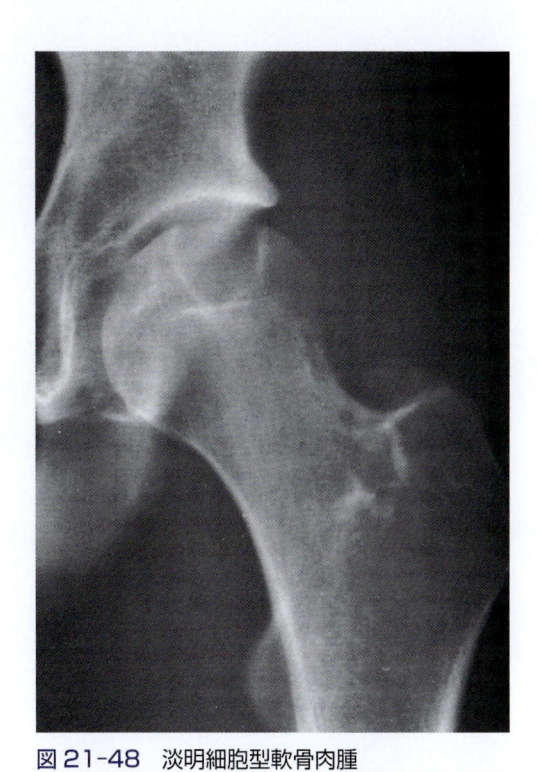

図21-48　淡明細胞型軟骨肉腫
22歳男性．3ヵ月間，左股関節痛を訴えている．X線正面像では，大腿骨頭の上外側部に骨溶解像があり，関節面へ進展している．病巣は薄い硬化像で境界され軟骨芽細胞腫に類似している．しかしながら，生検では淡明細胞型軟骨肉腫と診断された．

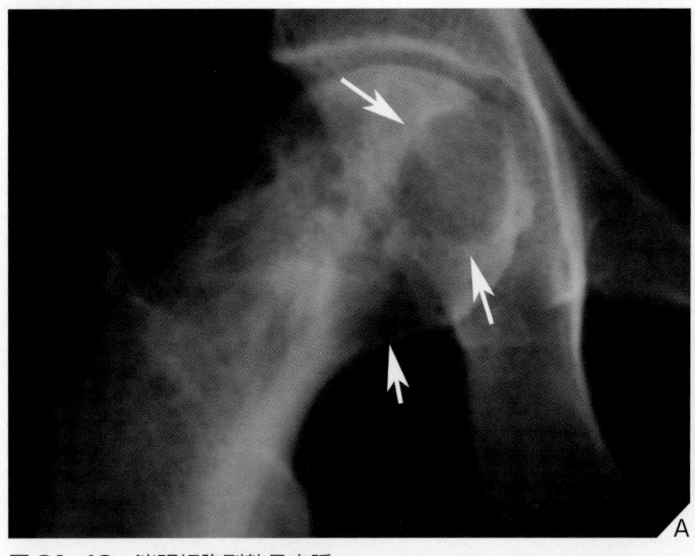
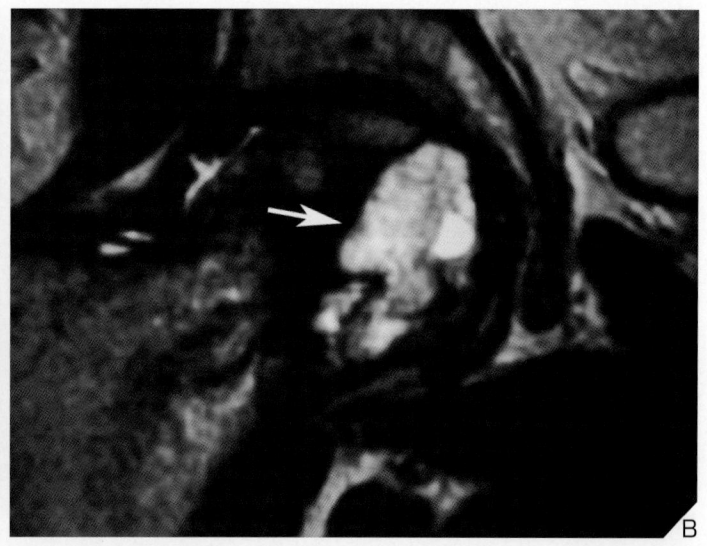

図21-49　淡明細胞型軟骨肉腫

（A）若年女性の右股関節Ｘ線正面像．大腿骨頭の辺縁硬化を伴った不均一な溶骨性病変が頚部へ拡がっている（→）．（B）MRI T2 強調冠状断像で大腿骨頭から頚部へ拡がる高信号の腫瘤を呈する（→）．大腿骨頚部において，狭い移行領域で明瞭に取り囲まれ，周囲に軽度の骨髄浮腫を認める．

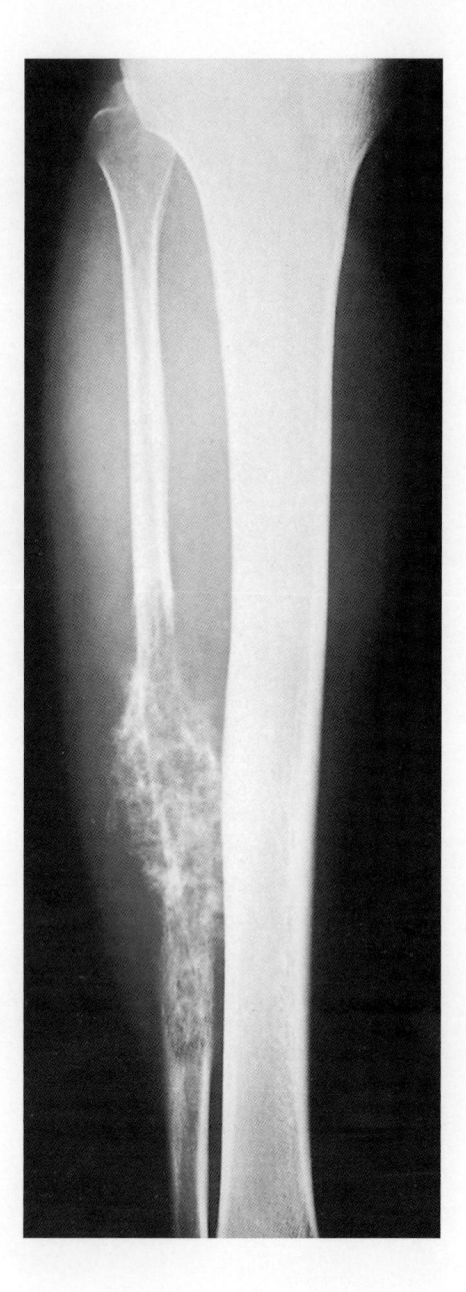

図21-50　間葉性軟骨肉腫

43歳女性．過去6ヵ月間，右腓腹部に間欠的な疼痛を訴えている．右下腿のＸ線正面像では，大きな軟部腫瘤を伴った腓骨中央部の破壊性病変を認める．病変の中心部は軟骨性腫瘍に典型的な輪状およびコンマ状石灰化を認めるが，辺縁部は円形細胞腫瘍に特徴的な浸透性の骨破壊を認める．

図21-51　脱分化型軟骨肉腫
　70歳女性．左上腕骨近位骨幹部髄内に軟骨性腫瘍に典型的な石灰化を伴った破壊性の病変を認める．軟部腫瘤も伴っている．単純X線像では典型的な髄内軟骨肉腫であるが，生検では典型的な軟骨肉腫のほかに巨細胞腫および悪性線維性組織球腫の成分を認め，軟骨性腫瘍のなかでもっとも悪性度の高い脱分化型軟骨肉腫と診断された．

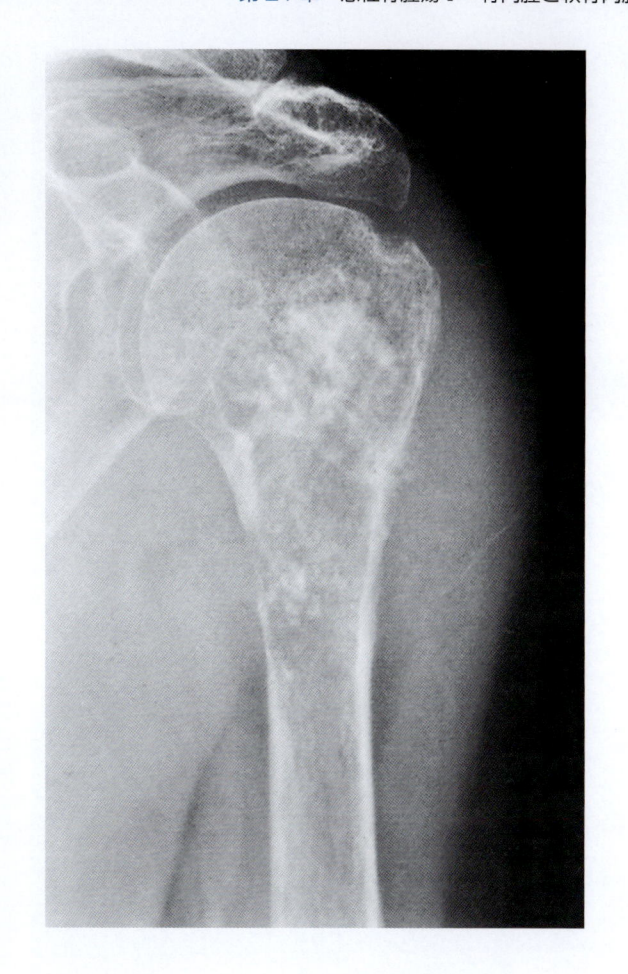

腫，悪性線維性組織球腫，あるいは骨肉腫といった様相を呈する．

　X線像上，脱分化型軟骨肉腫は侵襲性の骨破壊を伴う石灰化巣を認め，しばしば巨大な軟部腫瘤陰影を伴う（**図21-51**）．MacSweeneyらが報告したように，脱分化型軟骨肉腫のMRI所見は3つの特徴的なパターンを呈する．1つ目は，T2強調像において，高信号を示す低悪性度の腫瘍とやや低信号の高悪性度の腫瘍が境界明瞭に分かれる二相性と呼ばれる像を呈するパターン．2つ目は，通常のX線検査で認められる基質の石灰化を反映した無信号領域の点在のみが，背景にある軟骨病変を示唆するMRI所見となるパターン．3つ目は，おそらく，軟骨組織よりも腫瘍の壊死を反映していると考えられる，T2強調像で高信号または液面形成を示す小さな領域と，それに相関してT1強調像で比較低信号を示すパターンである．

　組織学的には，脱分化型軟骨肉腫では，細胞成分に富んだ肉腫性組織を伴った低悪性度の軟骨成分がしばしばみられる．

　最近，脱分化（dedifferentiation）という言葉の妥当性が問題になっている．電子顕微鏡および免疫組織化学を用いた研究では，脱分化した肉腫組織は，実際，未分化紡錘形細胞肉腫から種々のタイプの肉腫までの細胞のいろいろなクローンの同時性

分化を示しているとされている．

ｅ　骨膜性軟骨肉腫（periosteal chondrosarcoma）
　一般的に，骨膜性軟骨肉腫はX線所見および組織学的所見上，通常型軟骨肉腫と同様の所見を呈する（**図21-52，53**）．病巣が骨表面に存在するので，骨膜性骨肉腫との鑑別を要する．その鑑別は，放射線科医や病理診断医にとって困難といえる．

2．続発性軟骨肉腫 （secondary chondrosarcoma）

　もっとも多い続発性軟骨肉腫は，内軟骨腫（図18-25，26を参照）や多発性外骨腫（図18-36，43を参照）から発生するものである．原発性軟骨肉腫に比べ，続発性軟骨肉腫はやや若年者（20〜40歳）に発生する傾向にあり，経過もやや良好である．通常は悪性度が低く，通常型軟骨肉腫に比し，予後は良好である．完全切除が治療として選択される（悪性転化に関する考察は，第22章の「悪性転化の可能性のある良性病変」を参照）．

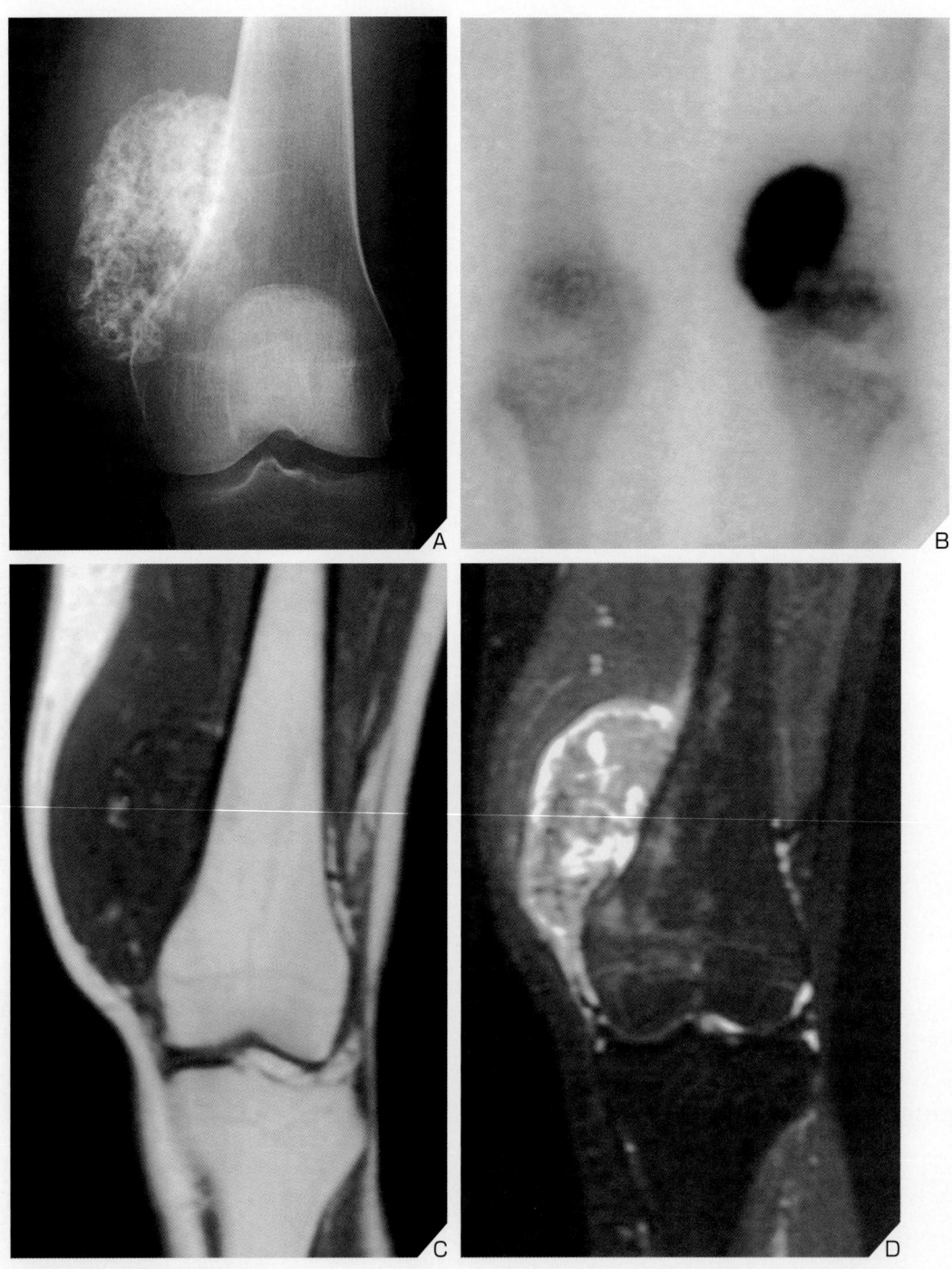

図 21-52　骨膜性軟骨肉腫

（A）30 歳女性の左膝 X 線正面像．大腿骨遠位の内側皮質の傍骨性石灰化腫瘤は軟骨の石灰化を示している．（B）^{99m}Tc による骨シンチグラフィーは腫瘤への高度な放射性同位元素の取り込みを認める．（C）MRI T1 強調冠状断像では，周囲の筋肉と等信号の腫瘤を認める．（D）T2 強調冠状断像では高信号を呈するが，中心部の石灰化部分は低信号となる．

（Greenspan A, Jundt G, Remagen W. Differential diagnosis in orthopaedic oncology, 2nd ed. Philadelphia：Lippincott Williams & Wilkins；2007：84-148, 212-249 より引用）

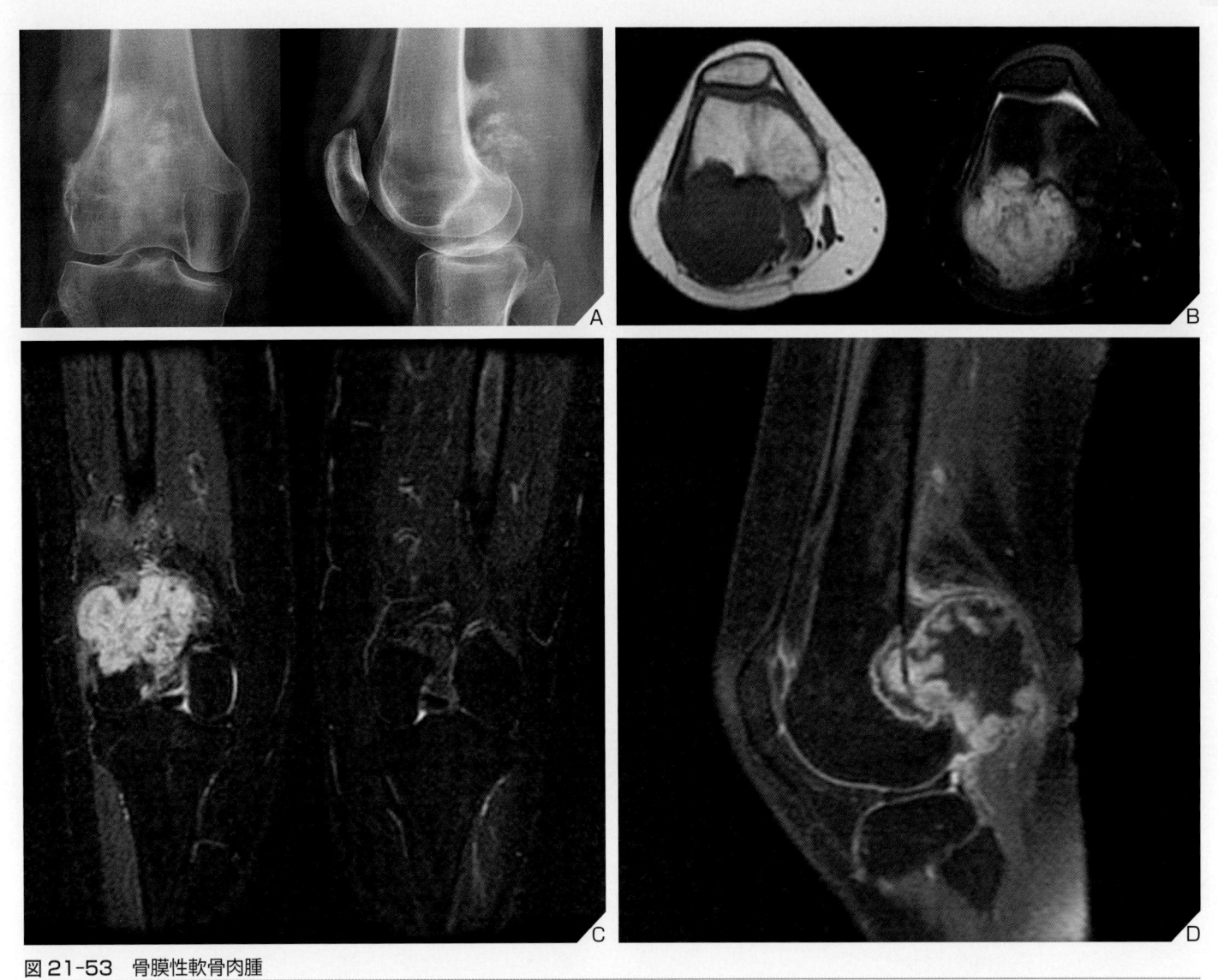

図 21-53　骨膜性軟骨肉腫
（A）50 歳女性の右膝 X 線正面像と側面像．大腿骨遠位の後外側皮質に隣接し，軟骨による石灰化を含む大きな軟部腫瘤を認める．（B）MRI T1，T2 強調，脂肪抑制横断像では，腫瘍の大腿骨外側顆への浸潤を認める．（C）反復回復（IR）法の冠状断像では，腫瘍は内部に石灰化を反映する点状の低信号域を伴う高信号を呈する．（D）ガドリニウム造影強調脂肪抑制 T1 強調矢状断像では，腫瘍辺縁部の強い造影効果を認める．大腿骨の髄内に浸潤している様子も明瞭である．

覚えておくべきポイント

骨肉腫（osteosarcoma）

❶ 骨肉腫は類骨組織および骨を産生する能力をもつ．もっとも特徴的なX線所見は，

- 病変内に骨腫瘍が存在（明らかに悪性腫瘍を示す）
- 骨髄もしくは骨皮質の破壊
- 旺盛な骨膜反応［太陽光線（sunburst）状，層状，もしくはCodman三角］
- 軟部腫瘤の存在

❷ 種々のタイプの骨肉腫（通常型，血管拡張型，傍骨性）のX線学的評価において，

- 標準的なX線検査は，それぞれの型のX線像上の特徴を確認し，明確な診断を下すのに通常は十分である．
- CTとMRIは，骨内と軟部組織内の腫瘍の拡がりを明らかにすること，および術前の化学療法や放射線療法の効果をモニターすることにおいて非常に貴重である．

❸ もっとも活動的な骨肉腫のうち血管拡張型骨肉腫は，X線像上純粋な骨溶解像を示す．動脈瘤様骨嚢腫に類似している．

❹ 傍骨性骨肉腫（parosteal osteosarcoma）はもっとも悪性度の低い骨肉腫であり，

- 大腿骨遠位後面に好発する．
- 通常，髄腔への浸潤はなく骨皮質に付着してみられる．

❺ 骨膜性骨肉腫は，傍骨性骨肉腫と同様，表面病変である．しかし，より活動的であり，過量の軟骨組織を含む．骨膜性軟骨肉腫，骨化性筋炎と類似している．

❻ 骨外性骨肉腫は中年〜高齢者に好発する間葉系発生のまれな悪性腫瘍である．好発部位は下肢や殿部である．骨化性筋炎，腫瘍状石灰沈着症や滑膜肉腫と類似することがある．

❼ 続発性骨肉腫のもっとも一般的なものは，Paget病に合併したものである．これは非常に活動的な病変であり，患者は通常，診断後8ヵ月以内に死亡する．

軟骨肉腫（chondrosarcoma）

❶ 軟骨肉腫は，軟骨を形成する能力をもつ悪性骨腫瘍である．もっとも特徴的なX線所見は，

- 骨髄内の膨張性破壊性病変
- 腫瘍基質内に輪状およびコンマ状の石灰化が存在
- 骨皮質の肥厚と骨内膨隆（endosteal scalloping）
- 軟部腫瘤の存在

❷ 淡明細胞型軟骨肉腫はX線でときに石灰化や硬化性の境界を含む溶骨性病変として特徴づけられる．軟骨芽細胞腫に類似しうる．

❸ 間葉性軟骨肉腫はX線にて2つの異なった像を呈する．円形細胞腫瘍でみられるような，浸透性の骨破壊像の領域と石灰化を呈する典型的な軟骨性腫瘍に類似した領域が隣接する．

❹ 脱分化型軟骨肉腫は，すべての軟骨性腫瘍のなかでもっとも活動的なタイプであり，予後不良である．軟骨由来組織に加え，線維肉腫，悪性線維性組織球腫，あるいは骨肉腫の成分を含む．

❺ 骨膜性の軟骨肉腫は骨膜性の肉芽腫との鑑別が困難な場合がある．

❻ 続発性軟骨肉腫は，通常，内軟骨腫症，多発性外骨腫といった良性病変に続発する．Ollier病やMaffucci症候群に発生する危険がある．

引用文献・参考図書

1. Abe K, Kumagai K, Hayashi T, et al. High-grade surface osteosarcoma of the hand. *Skeletal Radiol* 2007; 36: 869-873.
2. Ackerman LV. Extra-osseous localized non-neoplastic bone and cartilage formation (so-called myositis ossificans). *J Bone Joint Surg [Am]* 1958; 40A: 279-298.
3. Ahuja SC, Villacin AB, Smith J, Bullough PG, Huvos AG, Marcove RC. Juxtacortical (parosteal) osteosarcoma: histological grading and prognosis. *J Bone Joint Surg [Am]* 1977; 59 A: 632-647.
4. Aisen AM, Martel W, Braunstein EM, McMillin KI, Phillips WA, Kling TF. MRI and CT evaluation of primary bone and soft-tissue tumors. *Am J Roentgenol* 1986; 146: 749-756.
5. Aizawa T, Okada K, Abe E, Tsuchida S, Shimada Y, Itoi E. Multicentric osteosarcoma with long-term survival. *Skeletal Radiology* 2004; 33: 41-45.
6. Allan CJ, Soule EH. Osteogenic sarcoma of the somatic soft tissues. Clinicopathologic study of 26 cases and review of literature. *Cancer* 1971; 27: 11121-11133.
7. Alpert LI, Abaci IF, Werthamer S. Radiation-induced extraskeletal osteosarcoma. *Cancer* 1973; 31: 1359-1363.
8. Amendola MA, Glazer GM, Adha FP, Francis IR, Weatherbee L, Martel W. Myositis ossificans circumscripta: computed tomographic diagnosis. *Radiology* 1983; 149: 775-779.
9. Amstutz HC. Multiple osteogenic sarcomata—metastatic or multicentric? *Cancer* 1969; 24: 923-931.
10. Anderson RB, McAlister JA Jr, Wrenn RN. Case report 585. Intracortical osteosarcoma. *Skeletal Radiology* 1989; 18: 627-630.
11. Angervall L, Enerback L, Knutson H. Chondrosarcoma of soft tissue origin. *Cancer* 1973; 32: 507-513.
12. Angervall L, Stener B, Stener I, Ahren C. Pseudomalignant osseous tumor of soft tissue. A clinical, radiological and pathological study of five cases. *J Bone Joint Surg [Br]* 1969; 51B: 654-663.

13. Aoki J, Sone S, Fujioka F, et al. MR of enchondroma and chondrosarcoma: rings and arcs of Gd-DTPA enhancement. *J Comput Assist Tomogr* 1991; 15: 1011-1016.
14. Ayala AG, Ro JY, Raymond AK, et al. Small cell osteosarcoma. A clinicopathologic study of 27 cases. *Cancer* 1989; 64: 2162-2173.
15. Azura M, Vanel D, Alberghini M, et al. Parosteal osteosarcoma dedifferentiating into telangiectatic osteosarcoma: importance of lytic changes and fluid cavities at imaging. *Skeletal Radiol* 2009; 38: 685-690.
16. Bagley L, Kneeland JB, Dalinka MK, Bullough P, Brooks J. Unusual behavior of clear cell chondrosarcoma. *Skeletal Radiol* 1993; 22: 279-282.
17. Ballance WA Jr, Mendelsohn G, Carter JR, Abdul-Karim FW, Jacobs G, Makley JT. Osteogenic sarcoma. Malignant fibrous histiocytoma subtype. *Cancer* 1988; 62: 763-771.
18. Bane BL, Evans HL, Ro JY, et al. Extra-skeletal osteosarcoma. A clinico-pathologic study of 26 cases. *Cancer* 1990; 65: 2762-2770.
19. Bathurst N, Sanerkin N, Watt I. Osteoclast-rich osteosarcoma. *Br J Radiol* 1986; 59: 667-673.
20. Berquist TH. Magnetic resonance imaging of primary skeletal neoplasms. *Radiol Clin North Am* 1993; 31: 411-424.
21. Bertoni F, Boriani S, Laus M, Campanacci M. Periosteal chondrosarcoma and periosteal osteosarcoma. Two distinct entities. *J Bone Joint Surg [Br]* 1982; 64B: 370-376.
22. Bertoni F, Picci P, Bacchini P, et al. Mesenchymal chondrosarcoma of bone and soft tissues. *Cancer* 1983; 52: 533-541.
23. Bertoni F, Present D, Bacchini P, et al. Dedifferentiated peripheral chondrosarcomas. A report of seven cases. *Cancer* 1989; 63: 2054-2059.
24. Bertoni F, Present D, Bacchini P, Pignatti G, Picci P, Campanacci M. The Instituto Rizzoli experience with small cell osteosarcoma. *Cancer* 1989; 64: 2591-2599.
25. Bertoni F, Present DA, Enneking WF. Staging of bone tumors. In: Unni KK, ed. *Bone tumors*. New York: Churchill Livingstone; 1988: 47-83.
26. Bertoni F, Unni KK, Beabout JW, Sim FH. Chondrosarcomas of the synovium.

21

Cancer 1991; 67: 155-162.

27. Björnsson J, Unni KK, Dahlin DC, Beabout JW, Sim FH. Clear cell chondrosarcoma of bone: observation in 47 cases. *Am J Surg Pathol* 1984; 8: 223-230.

28. Blasius S, Link TM, Hillmann A, Rödl R, Edel G, Winkelmann W. Intracortical low grade osteosarcoma. A unique case and review of the literature on intracortical osteosarcoma. *Gen Diagn Pathol* 1996; 141: 273-278.

29. Bridge JA, Nelson M, McComb E, et al. Cytogenetic findings in 73 osteosarcoma specimens and review of the literature. *Cancer Genet Cytogenet* 1997; 95: 74-87.

30. Brien EW, Mirra JM, Herr R. Benign and malignant cartilage tumors of bone and joints: their anatomic and theoretical basis with an emphasis on radiology, pathology, and clinical biology. Ⅰ. The intramedullary cartilage tumors. *Skeletal Radiol* 1997; 26: 325-353.

31. Brien EW, Mirra JM, Luck JV Jr. Benign and malignant cartilage tumor of bone and joint: their anatomic and theoretical basis with an emphasis on radiology, pathology and clinical biology. Ⅱ. Juxtacortical cartilage tumors. *Skeletal Radiol.* 1999; 28: 1-20.

32. Broders AC. The microscopic grading of cancer. In: Pack CT, Ariel IM, eds. *Treatment of cancer and allied diseases*, vol. 1, 2nd ed. New York: Paul B. Hoeber; 1958: 55-59.

33. Burgener FA, Perry P. Solitary renal cell carcinoma metastasis in Paget's disease simulating sarcomatous degeneration. *Am J Roentgenol* 1977; 128: 835-855.

34. Byun BH, Kong C-B, Lim I, et al. Comparison of (18)F-FDG PET/CT and (99m)Tc-MDP bone scintigraphy for detection of bone metastasis in osteosarcoma. *Skeletal Radiol* 2013; 42: 1673-1681.

35. Campanacci M, Cervellati G. Osteosarcoma: a review of 345 cases. *Ital J Orthop Traumatol* 1975; 1: 5-22.

36. Campanacci M, Picci P, Gherlinzoni F, Guerra A, Bertoni F, Nef JR. Parosteal osteosarcoma. *J Bone Joint Surg [Br]* 1984; 66B: 313-321.

37. Campanacci M, Pizzoferrato A. Osteosarcoma emorragico. *Chir Organi Mov* 1971; 60: 409-421.

38. Cannon CP, Nelson SD, Seeger LL, Eckardt JJ. Clear cell chondrosarcoma mimicking chondroblastoma in a skeletally immature patient. *Skeletal Radiol* 2002; 31: 369-372.

39. Capanna R, Bertoni F, Bettelli G, et al. Dedifferentiated chondrosarcoma. *J Bone Joint Surg. [Am]* 1988; 70 A: 60-69.

40. Cawte TG, Steiner GC, Beltran J, Dorfman HD. Chondrosarcoma of the short tubular bones of the hands and feet. *Skeletal Radiol* 1998; 27: 625-632.

41. Chung EB, Enzinger FM. Extraskeletal osteosarcoma. *Cancer* 1987; 60: 1132-1142.

42. Collins MS, Koyama T, Swee RG, Inwards CY. Clear cell chondrosarcoma: radiographic, computed tomographic, and magnetic resonance findings in 34 patients with pathologic correlation. *Skeletal Radiol* 2003; 32: 687-694.

43. Crim JR, Seeger LL. Diagnosis of low-grade chondrosarcoma. *Radiology* 1993; 189: 503-504.

44. Dahlin DC. Grading of bone tumors. In: Unni KK, ed. *Bone tumors*. New York: Churchill Livingstone; 1988: 35-45.

45. Dahlin DC, Beabout JW. Dedifferentiation of low-grade chondrosarcomas. *Cancer* 1971; 28: 461-466.

46. Dahlin DC, Coventry MB. Osteogenic sarcoma: a study of six hundred cases. *J Bone Joint Surg [Am]* 1967; 49 A: 101-110.

47. Dahlin DC, Unni KK. *Bone tumors: general aspects and data on 8542 cases*, 4th ed. Springfield: Charles C. Thomas; 1986: 227-259.

48. Dahlin DC, Unni KK. Osteosarcoma of bone and its important recognizable varieties. *Am J Surg Pathol* 1977; 1: 61-72.

49. Dahlin DC, Unni KK, Matsuno T. Malignant (fibrous) histiocytoma of bone—fact or fancy? *Cancer* 1977; 39: 1508-1516.

50. Dardick I, Schatz JE, Colgan TJ. Osteogenic sarcoma with epithelial differentiation. *Ultrastruct Pathol* 1992; 16: 463-474.

51. De Beuckeleer LHL, De Schepper AMA, Ramon F. Magnetic resonance imaging of cartilaginous tumors: retrospective study of 79 patients. *Eur J Radiol* 1995; 21: 34-40.

52. deSantos LA, Murray JA, Finkelstein JB, Spjut HJ, Ayala AG. The radiographic spectrum of periosteal osteosarcoma. *Radiology* 1978; 127: 123-129.

53. DeSmet AA, Norris MA, Fisher DR. Magnetic resonance imaging of myositis ossificans: analysis of seven cases. *Skeletal Radiol* 1992; 21: 503-507.

54. Edeiken J, Raymond AK, Ayala AG, Benjamin RS, Murray JA, Carrasco HC. Small-cell osteosarcoma. *Skeletal Radiol* 1987; 16: 621-628.

55. Ellis JH, Siegel CL, Martel W, Weatherbee L, Dorfman H. Radiologic features of well-differentiated osteosarcoma. *Am J Roentgenol* 1988; 151: 739-742.

56. Enzinger F, Weiss S. *Soft tissue tumors*. St. Louis: CV Mosby; 1983.

57. Enzinger FM, Shiraki M. Extraskeletal myxoid chondrosarcoma—an analysis of 34 cases. *Hum Pathol* 1972; 3: 421-435.

58. Enzinger FM, Weiss SW. Cartilaginous tumors and tumorlike lesions of soft tissue. In: Enzinger FM, Weiss SW, eds. *Soft tissue tumors*. St. Louis: Mosby-Year Book; 1988: 861-881.

59. Eustace S, Baker N, Lan H, Wadhwani A, Dorfman D. MR imaging of dedifferentiated chondrosarcoma. *Clin Imaging* 1997; 21: 170-174.

60. Farr GH, Huvos AG, Marcove RC, Higinbotham NL, Foote FW Jr. Telangiectatic osteogenic sarcoma: a review of twenty-eight cases. *Cancer* 1974; 34: 1150-1158.

61. Fechner RE, Mills SE: *Tumors of the bones and joints*. Washington, DC: Armed Forces Institute of Pathology; 1993.

62. Fechner RE, Mills SE. Osseous lesions. In: Rosai J, Sobin L, eds. *Atlas of tumor pathology: tumors of the bones and joints*. Washington, DC: Armed Forces Institute of Pathology; 1993: 25-77.

63. Feldman F. Cartilaginous tumors and cartilage-forming tumor-like conditions of the bones and soft tissues. In: Ranniger K, ed. *Bone tumors*. Berlin, Germany: Springer-Verlag; 1977: 177-220.

64. Fine G, Stout AP. Osteogenic sarcoma of the extraskeletal soft tissues. *Cancer* 1956; 9: 1027-1043.

65. Frassica FJ, Unni KK, Beabout JW, Sim FH. Dedifferentiated chondrosarcoma. A report of the clinicopathological features and treatment of seventy-eight cases. *J Bone Joint Surg [Am]* 1986; 68A: 1197-1205.

66. Garrison RC, Unni KK, McLeod RA, Pritchard DJ, Dahlin DC. Chondrosarcoma arising in osteochondroma. *Cancer* 1981; 49: 1890-1897.

67. Geirnaerdt MJA, Bloem JL, Eulderink F, Hogendoorn PCW, Taminiau AHM. Cartilaginous tumors: correlation of gadolinium-enhanced MR imaging and histopathologic findings. *Radiology* 1993; 186: 813-817.

68. Geirnaerdt MJA, Bloem JL, van der Woude H-J, Taminiau AHM, Nooy MA, Hogendoorn PCW. Chondroblastic osteosarcoma: characterization by gadolinium-enhanced MR imaging correlated with histopathology. *Skeletal Radiol* 1998; 27: 145-153.

69. Geirnaerdt MJA, Hogendoorn PCW, Bloem JL, Taminiau AHM, van der Woude H-J. Cartilaginous tumors: fast contrast-enhanced MR imaging. *Radiology* 2000; 214: 539-546.

70. Gherlinzoni F, Antoci B, Canale V. Multicentric osteosarcomata (osteosarcomatosis). *Skeletal Radiol* 1983; 10: 281-285.

71. Gitelis S, Block JA, Inerot SE. Clonal analysis of human chondrosarcoma. The 35th Annual Meeting, Orthopedic Research Society. *Orthop Trans* 1989; 13: 443.

72. Glicksman AS, Toker C. Osteogenic sarcoma following radiotherapy for bursitis. *Mt Sinai J Med* 1976; 43: 163-167.

73. Goldman AB. Myositis ossificans circumscripta: a benign lesion with a malignant differential diagnosis. *Am J Roentgenol* 1976; 126: 32-40.

74. Goldman RL, Lichtenstein L. Synovial chondrosarcoma. *Cancer* 1964; 17: 1233-1240.

75. Gomes H, Menanteau B, Gaillard D, Behar C. Telangiectatic osteosarcoma. *Pediatr Radiol* 1986; 16: 140-143.

76. Greenfield GB, Arrington JA. *Imaging of bone tumors. A multi-modality approach*. Philadelphia: JB Lippincott; 1955: 48-91.

77. Greenspan A. Tumors of cartilage origin. *Orthop Clin North Am* 1989; 20: 347-366.

78. Greenspan A, Jundt G, Remagen W. *Differential diagnosis in orthopaedic oncology*, 2nd ed. Philadelphia: Lippincott Williams & Wilkins; 2007: 84-148; 212-249.

79. Greenspan A, Klein MJ. Osteosarcoma: radiologic imaging, differential diagnosis, and pathologic considerations. *Semin Orthop* 1991; 6: 156-166.

80. Greenspan A, Remagen W. *Differential diagnosis of tumors and tumor-like lesions*. Philadelphia: Lippincott-Raven Publishers; 1998.

81. Greenspan A, Steiner G, Norman A, Lewis MM, Matlen JJ. Case report 436. Osteosarcoma of the soft tissues of the distal end of the thigh. *Skeletal Radiol* 1987; 16: 489-492.

82. Griffith JF, Kumta SM, Chow LTC, Leung PC, Metreweli C. Intracortical osteosarcoma. *Skeletal Radiol* 1998; 27: 228-232.

83. Hansen MF. Genetic and molecular aspects of osteosarcoma. *J Musculoskel Neuron Interact* 2002; 2: 554-560.

84. Hasegawa T, Shimoda T, Yokoyama R, Beppu Y, Hirohashi S, Maeda S. Intracortical osteoblastic osteosarcoma with oncogenic rickets. *Skeletal Radiol* 1999; 28: 41-45.

85. Hatano H, Ogose A, Hotta T, Otsuka H, Takahashi HE. Periosteal chondrosarcoma invading the medullary cavity. *Skeletal Radiol* 1997; 26: 375-378.

86. Henderson ED, Dahlin DC. Chondrosarcoma of bone: a study of 280 cases. *J Bone Joint Surg [Am]* 1963; 45A: 1450-1458.

87. Hermann G, Abdelwahab IF, Kenan S, Lewis MM, Klein MJ. Case report 795. High-grade surface osteosarcoma of the radius. *Skeletal Radiol* 1993; 22: 383-385.

88. Hermann G, Klein MJ, Springfield D, Abdelwahab IF, Dan SJ. Intracortical osteosarcoma; two-year delay in diagnosis. *Skeletal Radiol* 2002; 31: 592-596.

89. Heul RO van der, Ronnen JR von. Juxtacortical osteosarcoma. Diagnosis, differential diagnosis, treatment, and an analysis of eighty cases. *J Bone Joint Surg [Am]* 1967; 49A: 415-439.

90. Hopper KD, Moser RP Jr, Haseman DB, Sweet DE, Madewell JE, Kransdorf MJ. Osteosarcomatosis. *Radiology* 1990; 175: 233-239.

91. Hudson TM. Medullary (central) chondrosarcoma. In: Hudson TM, ed. *Radiologic pathologic correlation of musculoskeletal lesions*. Baltimore: Williams & Wilkins; 1987: 153-175.

92. Hudson TM, Chew FS, Manaster BJ. Scintigraphy of benign exostoses and exostotic chondrosarcomas. *Am J Roentgenol* 1983; 140: 581-586.

93. Hudson TM, Springfield DS, Spanier SS, Enneking WF, Hamlin DJ. Benign exostoses and exostotic chondrosarcomas: evaluation of cartilage thickness by CT. *Radiology* 1984; 152: 595-599.

94. Huvos AG, Rosen G, Bretsky SS, Butler A. Telangiectatic osteosarcoma: a clinicopathologic study of 124 patients. *Cancer* 1982; 49: 1679-1689.

95. Ishida T, Dorfman HD, Habermann ET. Dedifferentiated chondrosarcoma of humerus with giant cell tumor-like features. *Skeletal Radiol* 1995; 24: 76-80.

96. Ishida T, Yamamoto M, Goto T, Kawano H, Yamamoto A, Machinami R. Clear cell chondrosarcoma of the pelvis in a skeletally immature patient. *Skeletal Radiol*

1999; 28: 290-293.

97. Jaffe HL. *Tumors and tumorous conditions of the bones and joints*. Philadelphia: Lea & Febiger; 1968.

98. Janzen L, Logan PM, O'Connell JX, Connell DG, Munk PL. Intramedullary chondroid tumors of bone: correlation of abnormal peritumoral marrow and soft-tissue MRI signal with tumor type. *Skeletal Radiol* 1997; 26: 100-106.

99. Jelinek JS, Murphey MD, Kransdorf MJ, Shmookler BM, Malawer MM, Hur RC. Parosteal osteosarcoma: value of MR imaging and CT in the prediction of histologic grade. *Radiology* 1996; 201: 837-842.

100. Johnson S, Tetu B, Ayala AG, Chawla SP. Chondrosarcoma with additional mesenchymal component (dedifferentiated chondrosarcoma). A clinical study of 26 cases. *Cancer* 1986; 58: 278-286.

101. Kaim AH, Hügli R, Bonél HM, Jundt G. Chondroblastoma and clear cell chondrosarcoma: radiological and MRI characteristics with histopathological correlation. *Skeletal Radiol* 2002; 31: 88-95.

102. Kaufman JH, Cedermark BJ, Parthasarathy KL, Didolkar MS, Bakshi SP. The value of ^{67}Ga scintigraphy in soft-tissue sarcoma and chondrosarcoma. *Radiology* 1977; 123: 131-134.

103. Kaufman RA, Towbin RB. Telangiectatic osteosarcoma simulating the appearance of an aneurysmal bone cyst. *Pediatr Radiol* 1981; 11: 102-104.

104. Kenan S, Ginat DT, Steiner GC. Dedifferentiated high-grade osteosarcoma originating from low-grade central osteosarcoma of the fibula. *Skeletal Radiol* 2007; 36: 347-351.

105. King JW, Spjut HJ, Fechner RE, Vanderpool DW. Synovial chondrosarcoma of the knee joint. *J Bone Joint Surg* [*Am*] 1967; 49A: 1389-1396.

106. Klein MJ. Chondrosarcoma. *Semin Orthop* 1991; 6: 167-176.

107. Klein MJ, Siegal GP. Osteosarcoma: anatomic and histologic variants. *Am J Clin Pathol* 2006; 125: 555-581.

108. Kramer K, Hicks D, Palis J, et al. Epithelioid osteosarcoma of bone. Immunocytochemical evidence suggesting divergent epithelial and mesenchymal differentiation in a primary osseous neoplasm. *Cancer* 1993; 71: 2977-2982.

109. Kransdorf MJ, Meis JM. Extraskeletal osseous and cartilaginous tumors of the extremities. *Radiographics* 1993; 13: 853-884.

110. Kransdorf MJ, Meis JM, Jelinek JS. Myositis ossificans: MR appearance with radiologic-pathologic correlation. *Am J Roentgenol* 1991; 157: 1243-1248.

111. Kyriakos M, Gilula LA, Besich MJ, Schoeneker PL. Intracortical small cell osteosarcoma. *Clin Orthop* 1992; 279: 269-280.

112. Lichtenstein L, Jaffe HL. Chondrosarcoma of the bone. *Am J Pathol* 1943; 19: 553-589.

113. Lim C, Lee H, Schatz J, et al. Case report: periosteal osteosarcoma of the clavicle. *Skeletal Radiol* 2012; 41: 1011-1015.

114. Logan PM, Mitchell MJ, Munk PL. Imaging of variant osteosarcomas with an emphasis on CT and MR imaging. *Am J Roentgenol* 1998; 171: 1531-1537.

115. Lopez BF, Rodriquez PJL, Gonzalez LJ, Sanchez HS, Sanchez DCM. Intracortical osteosarcoma. A case report. *Clin Orthop* 1991; 278: 218-222.

116. Lorigan JG, Lipshitz HI, Peuchot M. Radiation-induced sarcoma of bone: CT findings in 19 cases. *Am J Roentgenol* 1989; 153: 791-794.

117. MacSweeney F, Darby A, Saifuddin A. Dedifferentiated chondrosarcoma of the appendicular skeleton: MRI-pathological correlation. *Skeletal Radiol* 2003; 32: 671-678.

118. Maheshwari AV, Jelinek JS, Seibel NL, et al. Bilateral synchronous tibial periosteal osteosarcoma with familial incidence. *Skeletal Radiol* 2012; 41: 1005-1009.

119. Matsuno T, Unni KK, McLeod RA, Dahlin DC. Telangiectatic osteogenic sarcoma. *Cancer* 1976; 38: 2538-2547.

120. McCarthy EF, Dorfman HD. Chondrosarcoma of bone with dedifferentiation: a study of eighteen cases. *Hum Pathol* 1982; 13: 36-40.

121. McKenna RJ, Schwinn CP, Soong KY, Higinbotham NL. Osteogenic sarcoma arising in Paget's disease. *Cancer* 1964; 17: 42-66.

122. Mercuri M, Picci P, Campanacci M, Rulli E. Dedifferentiated chondrosarcoma. *Skeletal Radiol* 1995; 24: 409-416.

123. Miller CW, Aslo A, Won A, et al. Alterations of the p53, Rb and MDM2 genes in osteosarcoma. *J CancerRes Clin Oncol* 1996; 122: 559-565.

124. Mindell ER, Shah NK, Webster JH. Postradiation sarcoma of bone and soft tissues. *Orthop Clin North Am* 1977; 8: 821-834.

125. Moore TE, King AR, Kathol MH, El-Khoury GY, Palmer R, Downey PR. Sarcoma in Paget disease of bone: clinical, radiologic, and pathologic features in 22 cases. *Am J Roentgenol* 1991; 156: 1199-1203.

126. Moser RP. Cartilaginous tumors of the skeleton. *AFIP atlas of radiologic-pathologic correlation*, vol 2. Philadelphia: Hanley & Belfus; 1990: 190-197.

127. Mulder JD, Schütte HE, Kroon HM, Taconis WK. *Radiologic atlas of bone tumors*. Amsterdam, the Netherlands: Elsevier; 1993: 51-76.

128. Murphey MD, Flemming DJ, Boyea SR, Bojescul JA, Sweet DE, Temple HT. Enchondroma versus chondrosarcoma in the appendicular skeleton: differentiating features. *Radiographics* 1998; 18: 1213-1237.

129. Murphey MD, Robbin MR, McRae GA, Flemming DJ, Temple HT, Kransdorf MJ. The many faces of osteosarcoma. *Radiographics* 1997; 17: 1205-1231.

130. Murphey MD, Walker EA, Wilson AJ, Kransdorf MJ, Temple HT, Gannon FH. From the archives of the AFIP. Imaging of primary chondrosarcoma: radiologic-pathologic correlation. *Radiographics* 2003; 23: 1245-1278.

131. Murphey MD, wan Joavisidha S, Temple HT, Gannon FH, Jelinek JS, Malawer MM. Telangiectatic osteosarcoma: radiologic-pathologic comparison. *Radiology* 2003; 229: 545-553.

132. Nakashima Y, Unni KK, Shives TC, Swee RG, Dahlin DC. Mesenchymal chondrosarcoma of bone and soft tissue. A review of 111 cases. *Cancer* 1986; 57: 2444-2453.

133. Norman A, Dorfman H. Juxtacortical circumscribed myositis ossificans: evolution and radiographic features. *Radiology* 1970; 96: 301-306.

134. Norman A, Sissons HA. Radiographic hallmarks of peripheral chondrosarcoma. *Radiology* 1984; 151: 589-596.

135. Nuovo MA, Norman A, Chumas J, Ackerman LV. Myositis ossificans with atypical clinical, radiographic, or pathologic findings: a review of 23 cases. *Skeletal Radiol* 1992; 21: 87-101.

136. Okada K, Kubota H, Ebina T, Kobayashi T, Abe E, Sato K. High-grade surface osteosarcoma of the humerus. *Skeletal Radiol* 1995; 24: 531-534.

137. Okada K, Unni KK, Swee RG, Sim FH. High grade surface osteosarcoma. A clinicopathologic study of 46 cases. *Cancer* 1999; 85: 1044-1054.

138. Onikul E, Fletcher BD, Parham DM, Chen G. Accuracy of MR imaging for estimating intraosseous extent of osteosarcoma. *Am J Roentgenol* 1996; 167: 1211-1215.

139. Ontell F, Greenspan A. Chondrosarcoma complicating synovial chondromatosis: findings with magnetic resonance imaging. *Can Assoc Radiol J* 1994; 45: 318-323.

140. Park Y-K, Yang MH, Ryu KN, Chung DW. Dedifferentiated chondrosarcoma arising in an osteochondroma. *Skeletal Radiol* 1995; 24: 617-619.

141. Partovi S, Logan PM, Janzen DL, O'Connell JX, Connell DG. Low-grade parosteal osteosarcoma of the ulna with dedifferentiation into high-grade osteosarcoma. *Skeletal Radiol* 1996; 25: 497-500.

142. Pasic I, Shlien AD, Durbin AD, et al. Recurrent focal copy-number changes and loss of heterozygosity implicate two noncoding RNAs and one tumor suppressor gene at chromosome 3q13.31 in osteosarcoma. *Cancer Res* 2010; 70: 160-171.

143. Picci P, Gherlinzoni F, Guerra A. Intracortical osteosarcoma: rare entity or early manifestation of classical osteosarcoma? *Skeletal Radiol* 1983; 9: 255-258.

144. Price CHG, Goldie W. Paget's sarcoma of bone: a study of eighty cases from the Bristol and Leeds bone tumor registries. *J Bone Joint Surg* [*Br*] 1969; 51B: 205-224.

145. Pritchard DJ, Lunke RJ, Taylor WF, Dahlin DC, Medley BE. Chondrosarcoma: clinicopathologic and statistical analysis. *Cancer* 1980; 45: 149-157.

146. Ragsdale BD, Sweet DE, Vinh TN. Radiology as gross pathology in evaluating chondroid lesions. *Hum Pathol* 1989; 20: 930-951.

147. Raymond AK, Ayala AG, Knuutila S. Conventional osteosarcoma. In: Fletcher CDM, Unni KK, Mertens F, eds. *Pathology and genetics of tumuors of soft tissue and bone*. Lyon, France: IARC Press; 2002: 264-270.

148. Ritts GD, Pritchard DJ, Unni KK, Beabout JW, Eckardt JJ. Periosteal osteosarcoma. *Clin Orthop* 1987; 219: 299-307.

149. Ruiter DJ, Cornelisse CJ, van Rijssel TG, van der Velde EA. Aneurysmal bone cyst and telangiectatic osteosarcoma. A histopathological and morphometric study. *Virchows Arch* [*A*] 1977; 373: 311-325.

150. Saito T, Oda Y, Kawaguchi K, et al. Five-year evolution of a telangiectatic osteosarcoma initially managed as an aneurysmal bone cyst. *Skeletal Radiol* 2005; 34: 290-294.

151. Salvador AH, Beabout JW, Dahlin DC. Mesenchymal chondrosarcoma—observations on 30 new cases. *Cancer* 1971; 28: 605-615.

152. Sandberg AA, Bridge JA. Updates on the cytogenetics and molecular genetics of bone and soft tissue tumors: osteosarcoma and related tumors. *Cancer Genet Cytogenet* 2003; 145: 1-30.

153. Sanerkin NG. Definitions of osteosarcoma, chondrosarcoma and fibrosarcoma of bone. *Cancer* 1980; 46: 178-185.

154. Sanerkin NG. The diagnosis and grading of chondrosarcoma of bone. *Cancer* 1980; 45: 582-594.

155. Sanerkin NG, Gallagher P. A review of the behaviour of chondrosarcoma of bone. *J Bone Joint Surg* [*Br*] 1979; 61B: 395-400.

156. Saunders C, Szabo RM, Mora S. Chondrosarcoma of the hand arising in a young patient with multiple hereditary exostoses. *J Hand Surg* [*Br*] 1997; 22B: 237-242.

157. Schajowicz F. *Tumors and tumorlike lesions of bone. Pathology, radiology, and treatment*, 2nd ed. Berlin, Germany: Springer-Verlag; 1994: 103-106.

158. Schajowicz F, Sissons HA, Sobin LH. The World Health Organization's histologic classification of bone tumors. A commentary on the second edition. *Cancer* 1995; 75: 1208-1214.

159. Schreiman JS, Crass JR, Wick MR, Maile CW, Thompson RC Jr. Osteosarcoma: role of CT in limb-sparing treatment. *Radiology* 1986; 161: 485-488.

160. Sciot R, Samson I, Dal Cin P, et al. Giant cell rich parosteal osteosarcoma. *Histopathology* 1995; 27: 51-55.

161. Seeger LL, Farooki S, Yao L, Kabo JM, Eckardt JJ. Custom endoprostheses for limb salvage: a historical perspective and image evaluation. *Am J Roentgenol* 1998; 171: 1525-1529.

162. Sheth DS, Yasko AW, Raymond AK, et al. Conventional and dedifferentiated parosteal osteosarcoma: diagnosis, treatment and outcome. *Cancer* 1996; 78: 2136-2145.

163. Shuhaibar H, Friedman L. Dedifferentiated parosteal osteosarcoma with high-grade osteoclast-rich osteogenic sarcoma at presentation. *Skeletal Radiol* 1998; 27: 574-577.

164. Sim FH, Unni KK, Beabout JW, Dahlin DC. Osteosarcoma with small cells simulating Ewing's tumor. *J Bone Joint Surg* [*Am*] 1979; 61A: 207-215.

165. Sirsat MV, Doctor VM. Benign chondroblastoma of bone. Report of a case of malignant transformation. *J Bone Joint Surg* [*Br*] 1970; 52B: 741-745.

166. Sissons HA, Greenspan A. Paget's disease. In: Taveras JM, Ferrucci JT, eds. *Radiology: diagnosis, imaging, intervention*, vol. 5. Philadelphia: JB Lippincott; 1986: 1-14.

167. Sordillo PP, Hajdu SI, Magill GB, Goldbey RB. Extraosseous osteogenic sarcoma. A review of 48 patients. *Cancer* 1983; 51: 727-734.

168. Spjut HJ, Dorfman HD, Fechner RE, Ackerman LV. Tumors of bone and cartilage. In: Firminger HI, ed. *Atlas of tumor pathology*, 2nd series, fascicle 5. Washington, DC: Armed Forces Institute of Pathology; 1971.

169. Stevens GM, Pugh DG, Dahlin DC. Roentgenographic recognition and differentiation of parosteal osteogenic sarcoma. *Am J Roentgenol* 1957; 78: 1-12.

170. Stout AP, Verner EW. Chondrosarcoma of the extraskeletal soft tissues. *Cancer* 1953; 6: 581-590.

171. Sun TC, Swee RG, Shives TC, Unni KK. Chondrosarcoma in Maffucci's syndrome. *J Bone Joint Surg* [*Am*] 1985; 67 A: 1214-1219.

172. Takeushi K, Morii T, Yabe H, et al. Dedifferentiated parosteal osteosarcoma with well-differentiated metastases. *Skeletal Radiol* 2006; 35: 778-782.

173. Tateishi U, Hasegawa T, Nojima T, et al. MR features of extraskeletal myxoid chondrosarcoma. *Skeletal Radiol* 2006; 35: 27-33.

174. Tetu B, Ordonez NG, Ayala AG, Mackay B. Chondrosarcoma with additional mesenchymal component (dedifferentiated chondrosarcoma). *Cancer* 1986; 58: 287-298.

175. Torres FX, Kyriakos M. Bone infarct-associated osteosarcoma. *Cancer* 1992; 70: 2418-2430.

176. Unni KK. *Dahlin's bone tumors: general aspects and data on 11,087 cases*, 5th ed. Philadelphia: Lippincott-Raven; 1996: 185-196.

177. Unni KK. Osteosarcoma of bone. In: Unni KK, ed. *Bone tumors*. New York: Churchill Livingstone; 1988: 107-133.

178. Unni KK, Dahlin DC. Premalignant tumors and conditions of bone. *Am J Surg Pathol* 1979; 3: 47-60.

179. Unni KK, Dahlin DC. Grading of bone tumors. *Semin Diagn Pathol* 1984; 1: 165-172.

180. Unni KK, Dahlin DC, Beabout JW. Periosteal osteogenic sarcoma. *Cancer* 1976; 37: 2476-2485.

181. Unni KK, Dahlin DC, Beabout JW, Ivins JC. Parosteal osteogenic sarcoma. *Cancer* 1976; 37: 2644-2675.

182. Unni KK, Dahlin DC, Beabout JW, Sim FH. Chondrosarcoma: clear-cell variant: a report of 16 cases. *J Bone Joint Surg* [*Am*] 1976; 58A: 676-683.

183. Unni KK, Dahlin DC, McLeod RA. Intraosseous well-differentiated osteosarcoma. *Cancer* 1977; 40: 1337-1347.

184. Vanel D, De Paolis M, Monti C, Mercuri M, Picci P. Radiological features of 24 periosteal chondrosarcomas. *Skeletal Radiol* 2001; 30: 208-212.

185. Vanel D, Picci P, De Paolis M, Mercuri M. Radiological study of 12 high-grade surface osteosarcomas. *Skeletal Radiol* 2001; 30: 667-671.

186. Verela-Duran J, Enzinger FM. Calcifying synovial sarcoma. *Cancer* 1982; 50: 345-352.

187. West OC, Reinus WR, Wilson AJ. Quantitative analysis of the plain radiographic appearance of central chondrosarcoma of bone. *Invest Radiol* 1995; 30: 440-447.

188. Wold LE, Unni KK, Beabout JW, Pritchard DJ. High-grade surface osteosarcomas. *Am J Surg Pathol* 1984; 8: 181-186.

189. Wold LE, Unni KK, Beabout JW, Sim FH, Dahlin DC. Dedifferentiated parosteal osteosarcoma. *J Bone Joint Surg* [*Am*] 1984; 66A: 53-59.

190. Wootton-Georges SL. MR imaging of primary bone tumors and tumor-like conditions in children. *MagnReson Imaging Clin N Am* 2009; 17: 469-487.

IV

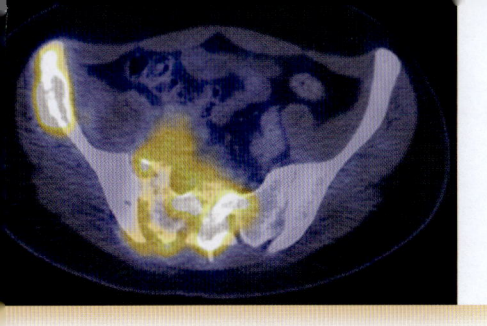
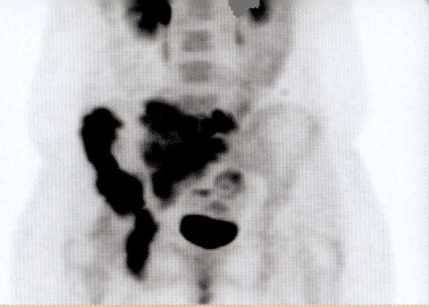
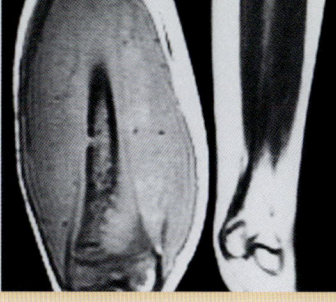

22 悪性骨腫瘍 II：種々の腫瘍

A 線維肉腫および悪性線維性組織球腫

　線維肉腫（fibrosarcoma）および悪性線維性組織球腫（malignant fibrous histiocytoma：MFH）は，非常に類似したX線所見および組織像を示す線維性悪性腫瘍である．両者とも20〜50歳代に多くみられ，骨盤，大腿骨，上腕骨，脛骨に好発する（図22-1）．

　両者には，画像所見，臨床像，生存率において基本的に違いはないので，両者を1つのグループとしてみなすのが正しいとされる．両者とも原発性腫瘍でありうるし，あるいはPaget病，線維性骨異形成，骨梗塞，骨髄炎の慢性瘻孔などの良性病変からの続発でもありうる．放射線照射を受けた骨にも発生しうる．こういった病変は続発性線維肉腫（もしくは続発性悪性線維性組織球腫）と呼ばれる．線維肉腫は骨膜部にはめったに発生しない（骨膜性線維肉腫）．しかし，骨膜部でも，骨に隣接し骨膜に浸潤する原発性軟部腫瘍として存在すると指摘する研究者もいる．

　組織学的には，腫瘍細胞が膠原線維を産生することが線維肉腫およびMFHの特徴である．線維肉腫では軽度の細胞多様性を伴ったherring-bone patternといわれる線維性増殖が認められるが，組織球系の特徴であるstoriformやpinwheelといわれる線維性組織の配列はMFHの典型である．加えて，大型の多形細胞（組織球性の構成分子）が多数存在する．いずれの腫瘍も類骨や骨を産生することはなく，これが骨肉腫との鑑別点になる．

　X線像上は，線維肉腫およびMFHともに骨破壊による溶骨性病変として認められ，健常部への移行は幅が広い．病巣は偏在性で関節に近いところに好発する．反応性の骨硬化像はほとんど，もしくはまったくなく，多くの例で骨膜反応は認められない（図22-2,3）．しかし軟部腫瘤はよく認められる．

　CTでは両者とも正常の筋組織に類似した密度を主に呈し，ほとんどの非石灰化組織にみられる非特異的CT値を呈する．腫瘍内の低密度領域は壊死を反映する．MRIは骨内および骨外の腫瘍の拡がりを知るのに有用であるが，それぞれに特徴的なMRI所見はない（図22-4）．信号強度は他の溶骨性骨腫瘍と同等であるとする研究者もいる．信号強度はT1強調像では中等度〜低信号，T2強調像では高信号であり，不均一なことが多く，腫瘍内の壊死と出血の程度によって異なる．

　近年MFHの概念は好まれなくなっている．それは免疫組織学的，遺伝子学的解析によってMFHは平滑筋肉腫，脂肪肉腫，粘液線維肉腫，横紋筋肉腫の多形型と再認識されてきたからである．たとえばWHO分類の軟部腫瘍では，MFHは未分化多型肉腫の一部分をなすものでMFHという用語は使われなくなった．骨腫瘍では線維組織球腫瘍のなかの1つとして残されてはいる．近年の遺伝子学的解析では9p21-22のヘテロ結合性の欠損が報告されており，ここに原因となる腫瘍抑制遺伝子があると推定されている．

▌鑑別診断▌

　いずれの腫瘍も巨細胞腫（図22-5），あるいは血管拡張型骨肉腫（図21-15を参照）に類似している．また，転移性骨腫瘍とも間違われやすい（図22-3を参照）．線維肉腫に特異的な所見のほとんどは単純X線撮影やCTでとらえられる骨皮質と海綿骨梁の腐骨様小片であるとする研究者もいる．

　免疫組織化学的検討は，悪性線維性組織球腫の診断の助けとなる．腫瘍内のリゾチームやa_1-アンチトリプシンのような組織球系の酵素が非特異的なマーカーとして検出される．そのほか，ビメンチン，アクチン，デスミン，ケラチンが種々の程度に陽性になる．

▌合併症と治療▌

　これらの腫瘍は放射線治療や化学療法に十分には反応しないため，外科的切除が選択される治療法である．病的骨折が起こりやすく，姑息的手段として金属による内固定が妥当であろう．局所切除の後の再発や領域リンパ節への播種が報告されて

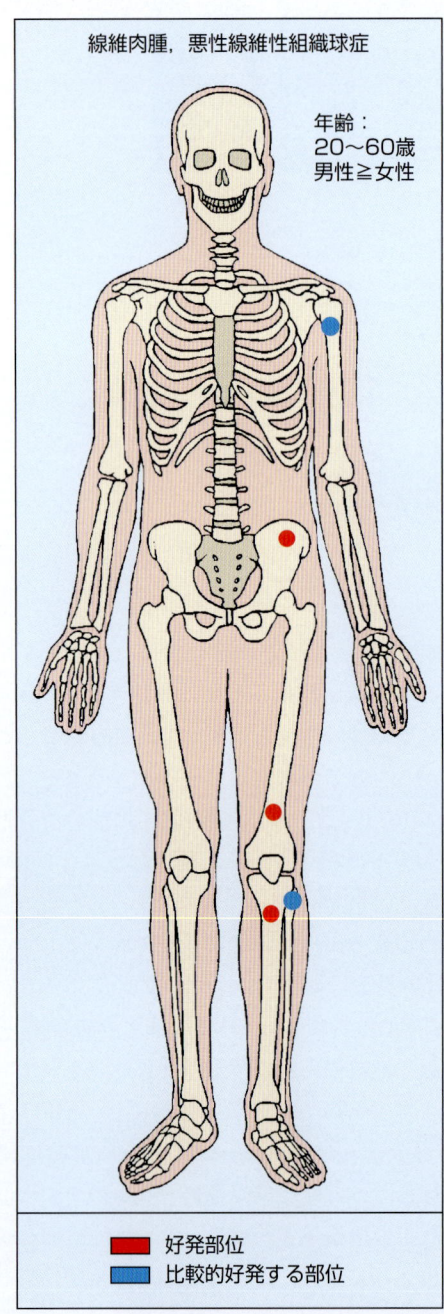

図 22-1　線維肉腫および悪性線維性組織
　　　　　球腫の好発部位，好発年齢およ
　　　　　び性差

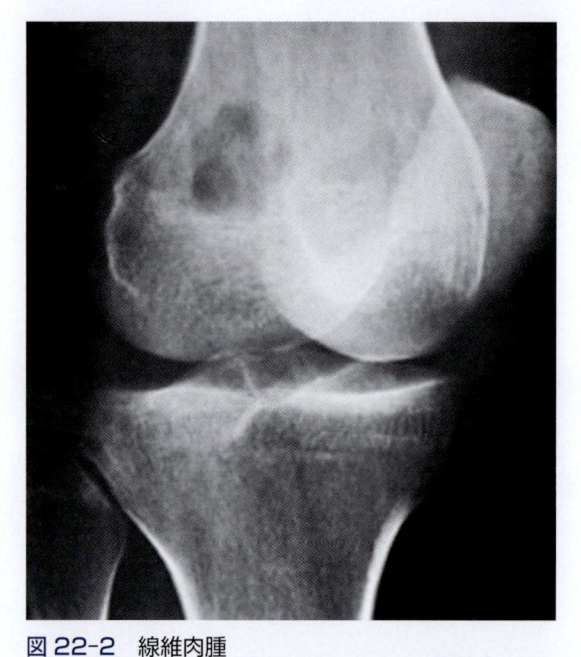

図 22-2　線維肉腫
　28 歳男性．右膝Ｘ線斜位像．大腿骨遠位顆間窩に純粋
に破壊性の骨溶解像を認める．反応性の骨硬化像，骨膜
反応を認めないことに注目．

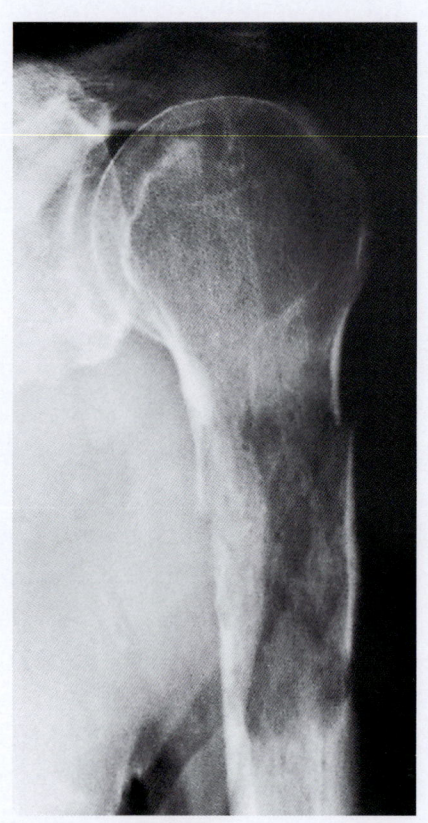

図 22-3　線維肉腫
　62 歳男性．左上腕骨近位骨幹部に病的骨
折を伴った溶骨性病変を認める．転移性腫
瘍が疑われたが，生検では骨原発性線維肉
腫であった．

いる．前にも述べたように，線維肉腫と悪性線維性組織球腫の両者とも，線維性骨異栄養症，Paget 病，骨梗塞や骨髄炎の慢性瘻孔のような良性病変に合併することがある．放射線照射した骨にも起こることがある（「悪性転化の可能性のある良性病変」の項を参照）．治療後の 5 年生存率は，報告により異なるが 29〜67％とされている．

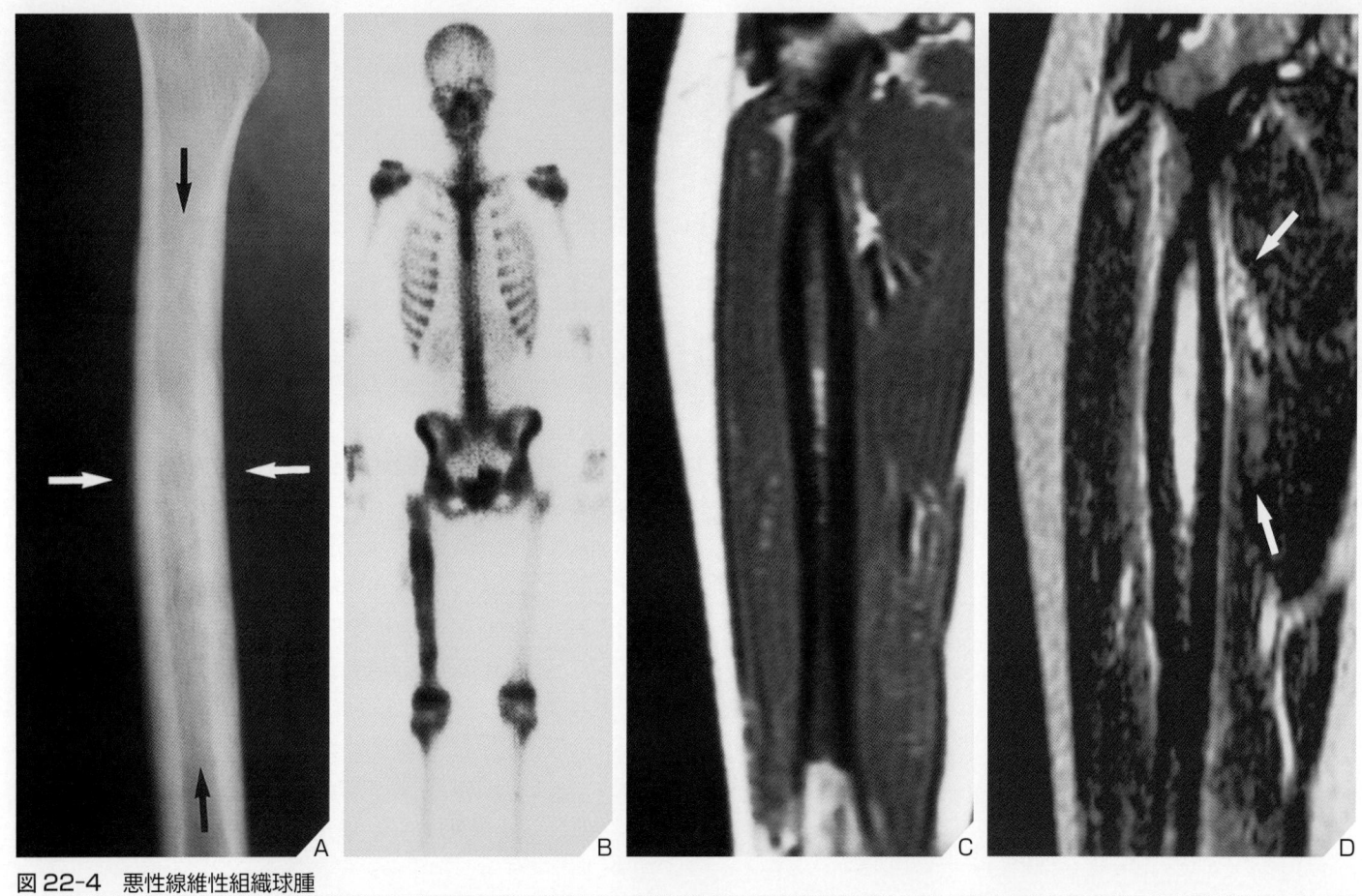

図 22-4　悪性線維性組織球腫
16 歳女児．（**A**）右大腿骨 X 線斜位像．骨皮質の紡錘状の肥厚と骨髄の浸潤性の骨破壊を認める（→）．（**B**）骨スキャン（^{99m}Tc-MDP）．右大腿骨の取込み増加を認める．（**C**）MRI T1 強調冠状断像（SE：TR 500/TE 20 msec）．大腿骨全長の約 75％を占める腫瘍の拡がりを認める．（**D**）T2 強調冠状断像（SE：TR 2,000/TE 80 msec）．腫瘍は高信号を呈する．内側への軟部組織への進展が明瞭に描出されている（→）．

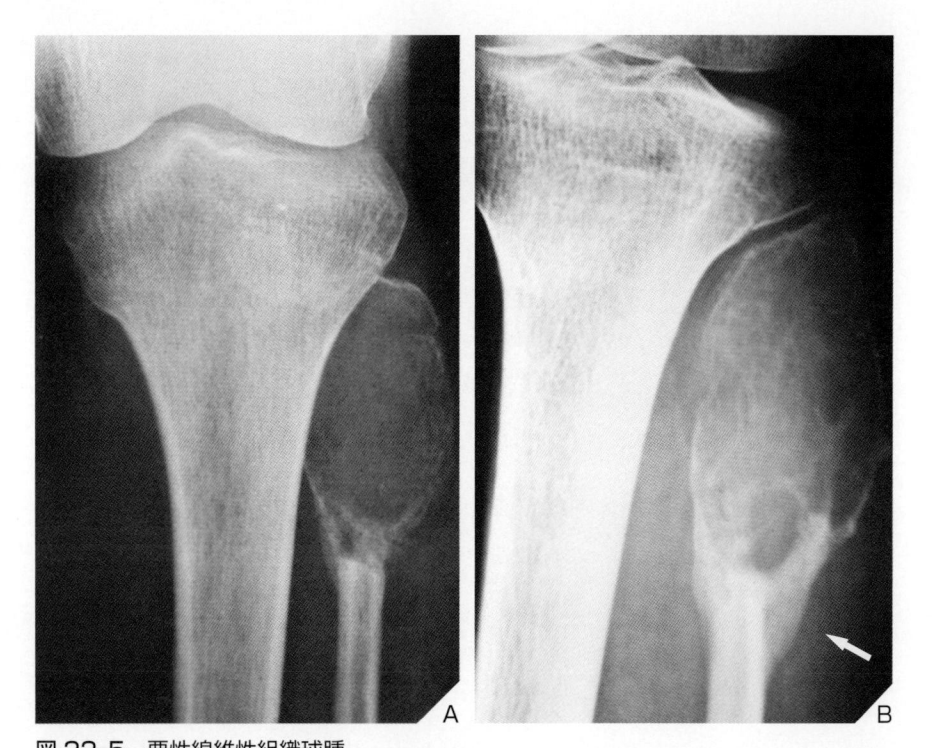

図 22-5　悪性線維性組織球腫
13 歳女児．左膝の X 線正面像（**A**）と斜位拡大像（**B**）．腓骨近位端に膨張性の溶骨性病変を認める．骨皮質は部分的に破壊され，病的骨折に引き続いて起こった骨膜性骨新生がみられる（→）．この部位での悪性腫瘍の鑑別診断として，巨細胞腫，動脈瘤様骨嚢腫がある．

B Ewing 肉腫

Ewing 肉腫は，主に子どもや青少年に発生し，圧倒的に男性に多い高悪性度新生物であるが，いわゆる円形細胞腫瘍の代表的な腫瘍である．その正確な組織起源は不明であるが，Ewing 肉腫は骨髄細胞より発生すると一般に考えられている．しかし，いわゆる未熟神経外胚葉腫瘍（primitive neuroectodermal tumor：PNET）に類似した神経由来の小円形細胞悪性腫瘍だと信じる研究者もいる．近年の研究では Ewing 肉腫ファミリーでは t（11；22）（q24；q12）の染色体異常が 85％に t（21；22）（q22；q12）の染色体異常が 15％にみられるとされる．Ewing 肉腫の約 20％では p16 または INK4A 遺伝子の不活化が二次的な遺伝子異常として報告されており，p16 の欠失は予後不良因子といわれている．Ewing 肉腫の約 90％は 25 歳までに発生し，黒人ではきわめてまれである．Ewing 肉腫は長管骨の骨幹部に好発し，また肋骨や，肩甲骨，骨盤のような扁平骨に好発する（図 22-6）．臨床的には，局所の有痛性腫瘤を呈し，発熱，倦怠感，体重減少，赤沈亢進といった全身症状を伴うこともある．これらの全身症状（徴候）は骨髄炎との誤診を招く．

画像所見は通常特徴的である．病変の境界は不明瞭で，浸潤性あるいは虫喰い状の骨破壊像が特色であり，旺盛な骨膜反応と巨大な軟部腫瘤陰影を伴う．この骨膜反応は，タマネギの皮（onion skin または onion peel）と呼ばれるものであり，あるいは太陽光線（sunburst）状のこともある（図 22-7）．ときに骨病変そのものはほとんどわからず，軟部腫瘤陰影が唯一の明らかな X 線所見であることもある（図 22-8）．

骨スキャンでは，Ewing 肉腫は ^{99m}Tc-MDP の集積の密な増加を示す．^{67}Ga-citrate は軟部組織への腫瘍の進展をより明瞭に描出する．シンチグラフィーの所見は非特異的であるが，骨転移の有無に関して信頼できる情報を与えてくれる．CT は，骨破壊の形態を呈示し，CT 値は髄腔内の拡がりを知るのに有用である．加えて CT は，骨外病変の境界を知るのにも有用である（図 22-7 を参照）．MRI は骨内および骨外への腫瘍の進展範囲を明確にするのに重要である（図 22-9）．とくに MRI は，骨端線を越える腫瘍の進展をみるのに有効である．T1 強調像では中等度～低度の信号強度を示すが，T2 強調像では高信号を示す．細胞密度の低い領域と壊死領域はより低信号となる．Gd-DTPA の注入後の画像では，T1 強調像で腫瘍の信号強度の増強をみる．造影効果は細胞密度の高い領域でのみ起こり，腫瘍と周囲の浮腫とを区別することができる．

組織学的に Ewing 肉腫は丸い高染色性の核，乏しい細胞質，かつ細胞輪郭の不明瞭な均一性をもった小さい細胞からなる．核分裂の割合は高く，しばしば広範な壊死を認める．通常，細胞質は PAS 染色で陽性の，中等量のグリコーゲンを含んでいる．この PAS 陽性部分はジアスターゼ消化により消失するので実際にグリコーゲンであることが証明される．かつて Ewing 肉腫の絶対的に明らかなマーカーとされてきたグリコーゲンの証明は，ある Ewing 肉腫でグリコーゲンが認められないために不確かなものとなってきている．さらに悪性リンパ腫と primitive neural tumor は，時々グリコーゲンを含んでいる．免疫組織化学の出現以来，リンパ腫は，リンパ腫の病理学的マーカーである白血球に一般的な抗原（leukocyte-common antigen）の証明によって Ewing 肉腫と鑑別されるし，primitive neural tumor は，神経蛋白の抗体を含んでいる事実によって Ewing 肉腫と鑑別される．免疫組織学的には，ほとんどの Ewing 肉腫の細胞において，CD99 が細胞膜にビメンチンが細胞質に陽性になる．

▮ 鑑別診断 ▮

Ewing 肉腫はしばしば転移した神経芽細胞腫または骨髄炎に酷似する（図 22-10）．ときに，Ewing 肉腫はかつてほとんど疾病特異的と考えられた像，いわゆる皿状の虫喰い（sauceriza-

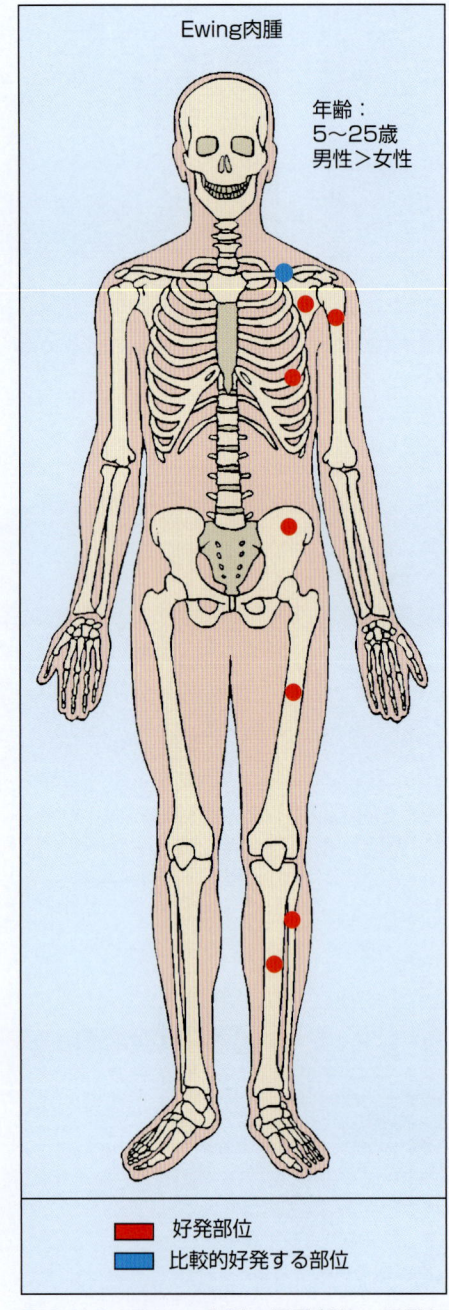

Ewing肉腫

年齢：
5～25歳
男性＞女性

■ 好発部位
■ 比較的好発する部位

図 22-6 Ewing 肉腫の好発部位，好発年齢および性差

22

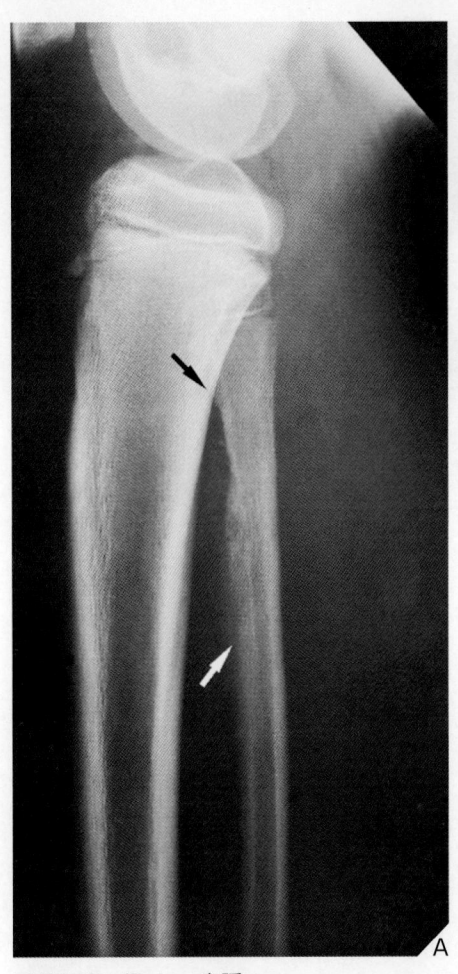

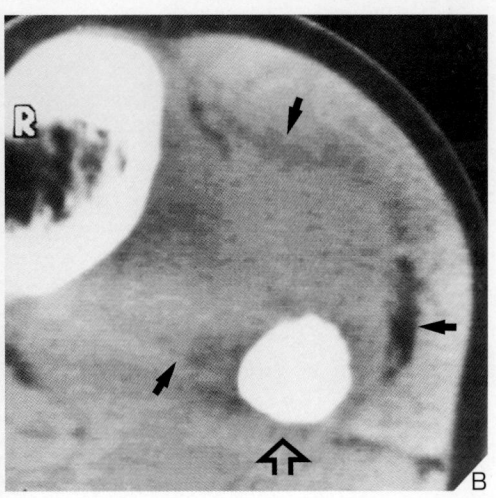

図22-7　Ewing 肉腫

12歳男児．（A）X線側面像では，腓骨に Ewing 肉腫の典型的所見を認める．活動的な骨膜反応（→）を伴う浸潤性の骨破壊像を示す境界不明瞭な病変を認める．（B）CT では，不明瞭な軟部腫瘤陰影を認める（→）．腫瘍により髄腔が完全に消失していることに注目（⇒）．

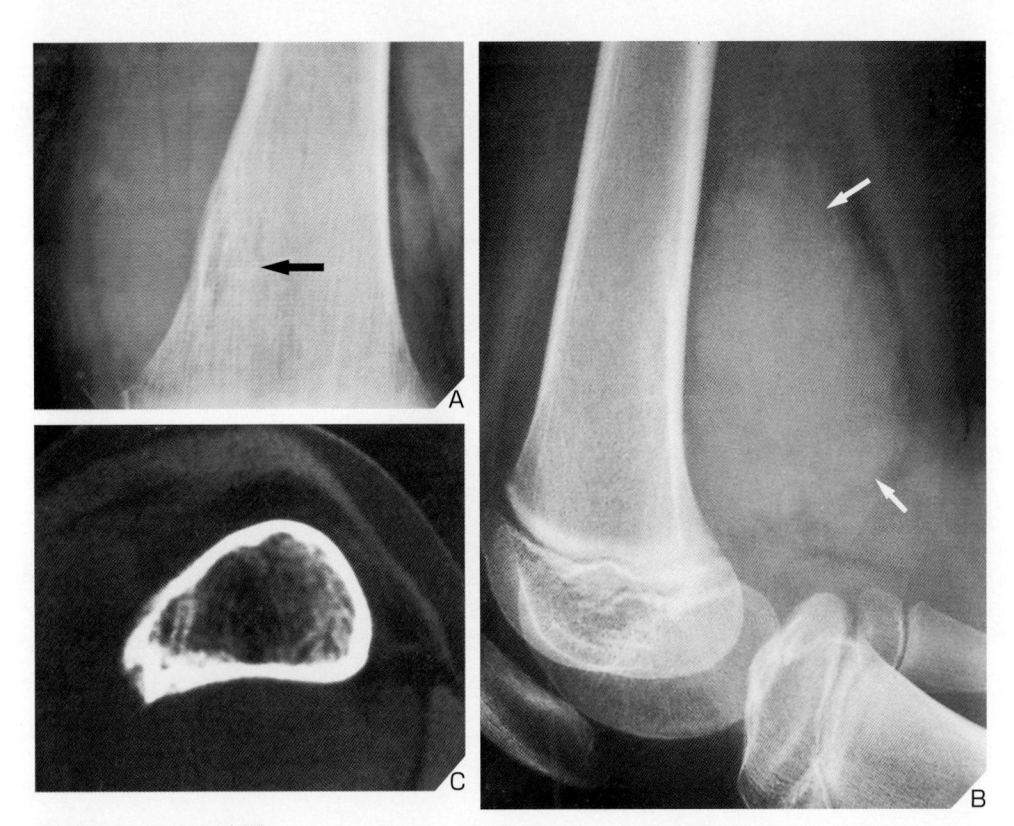

図22-8　Ewing 肉腫

10歳女児．（A）大腿骨遠位骨幹部の Ewing 肉腫．拡大像でも骨破壊はほとんど認められない（→）．（B）大腿骨遠位の側面像．巨大な軟部腫瘤陰影を認める（→）．（C）骨条件 CT では，骨髄の破壊，endosteal scalloping（骨内膜性の侵食像）および骨皮質への浸潤を認める．

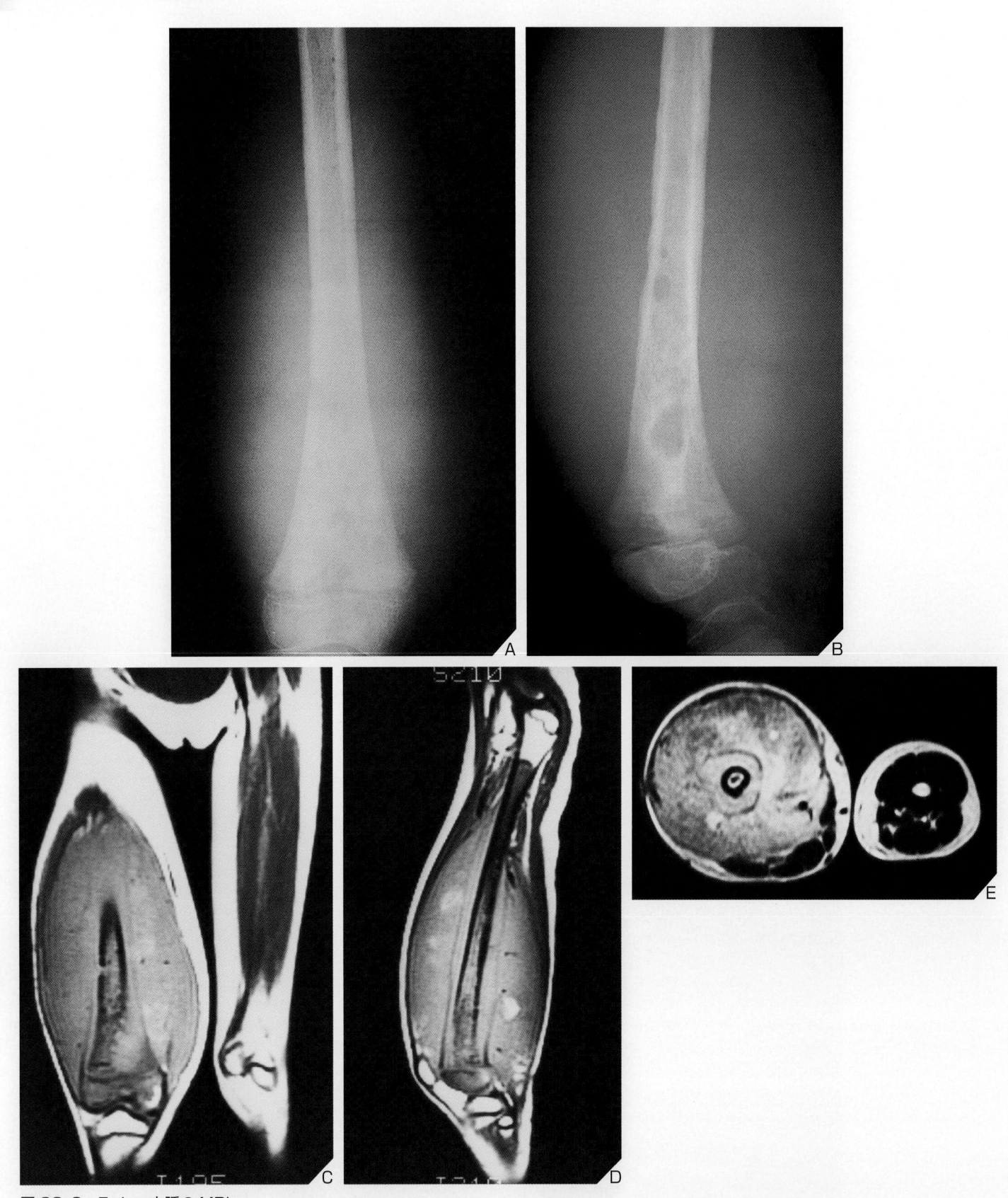

図 22-9 Ewing 肉腫の MRI
　7 歳女児．右大腿骨遠位の X 線正面像（A）と側面像（B）．巨大な軟部腫瘤陰影を伴う骨幹端および骨幹の浸潤性骨破壊像を認める．MRI T1 強調
　（SE：TR 750/TE 20 msec）冠状断像（C）と矢状断像（D）．骨内外に腫瘍の拡がりを認める．（E）T2 強調横断像（SE：TR 2,000/TE 80
　msec）．不均一だがほぼ高信号の軟部腫瘍塊を認める．健側に比し著明に腫大した大腿に注目されたい．

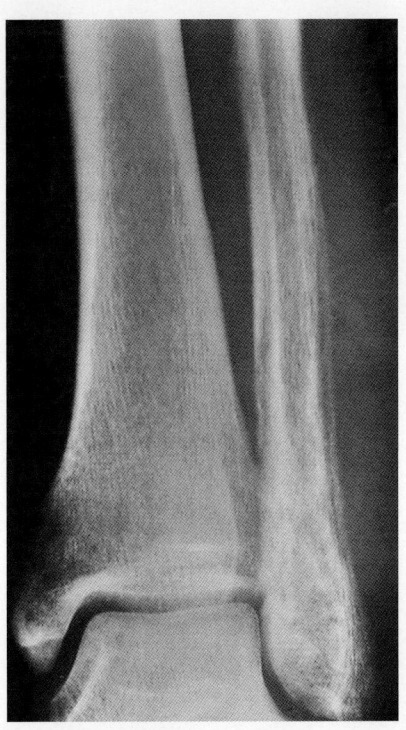

図 22-10　Ewing 肉腫
　24 歳男性．8 週間続く左足関節の疼痛と腫脹を訴え，発熱も認められた．足関節の X 線正面像は腓骨遠位の浸潤性の骨破壊と層状の骨膜反応を示し，軟部腫瘍塊も明らかであった．この所見は感染（骨髄炎）の所見であったが，生検では Ewing 肉腫と診断された．

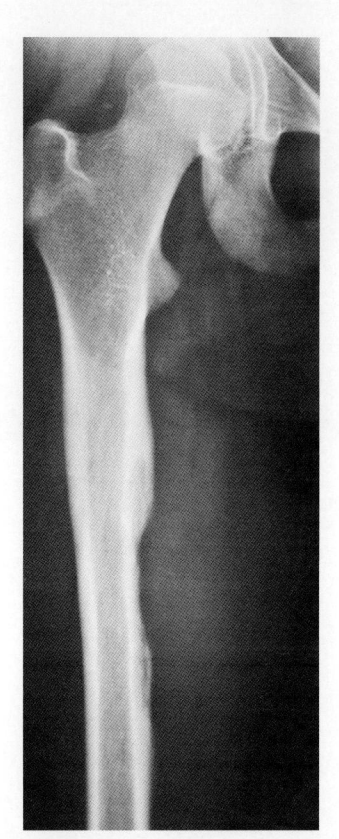

図 22-11　Ewing 肉腫
　12 歳女児．右大腿骨の X 線正面像では，しばしば Ewing 肉腫にみられる骨幹部内側骨皮質の皿状の虫喰い（sau-cerization）像を認める．軟部腫瘍塊も認める．

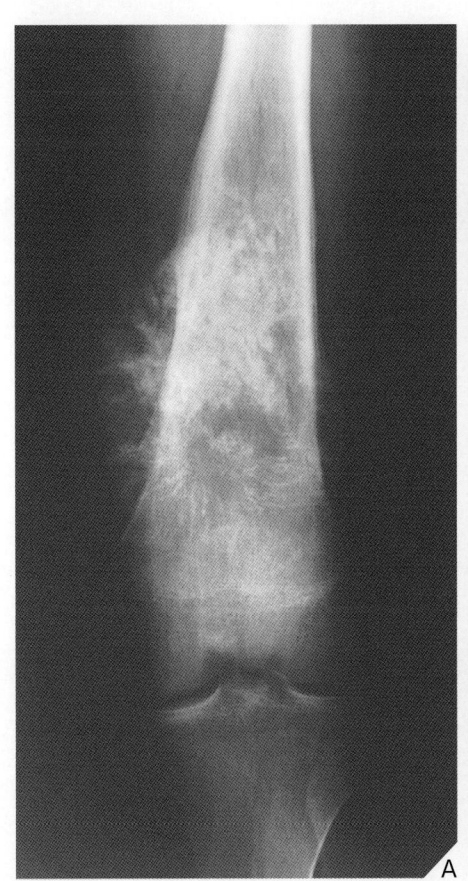
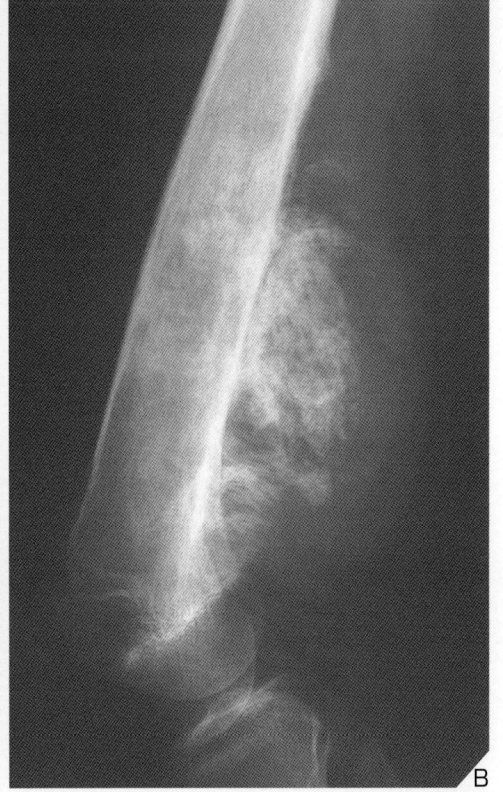

図 22-12　Ewing 肉腫
　17 歳男児．左大腿骨の X 線正面像（A）と側面像（B）．腫瘍は明らかな骨硬化像を示し，当初は骨肉腫と診断された．

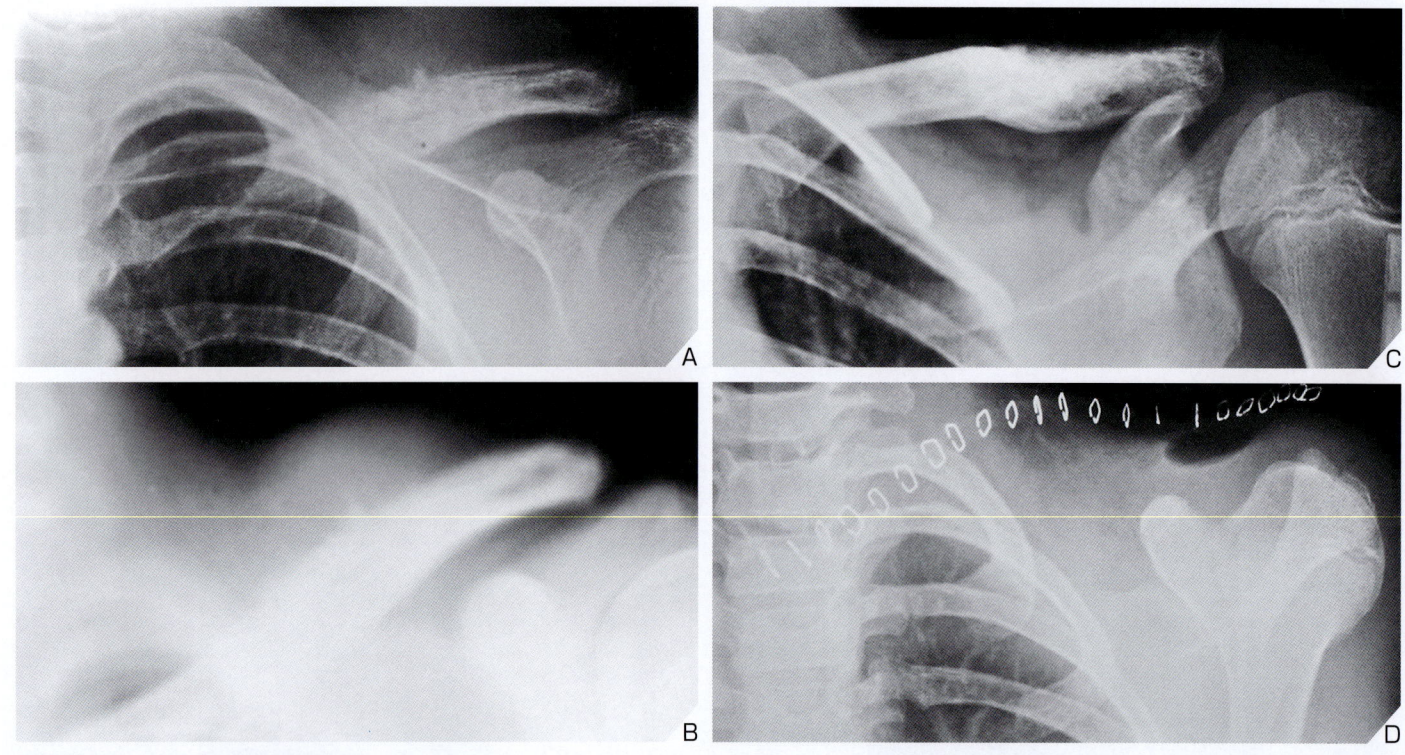

図 22-13　Ewing 肉腫の治療
　11 歳男児．（A）肩の X 線像．左鎖骨の遠位に発生した Ewing 肉腫の典型像を認める．境界不明瞭な破壊性病変は活動的な骨膜反応と巨大な軟部腫瘤陰影を伴う．（B）断層撮影像．軟部腫瘤陰影はより明瞭である．（C）4 ヵ月間の化学療法の後，病変は硬化し，骨膜反応は消失して，軟部腫瘤陰影は大幅に縮小した．（D）その後，鎖骨は一塊として切除された．

tion）像を示す（図 22-11）．この像は巨大な軟部腫瘤による外からの圧迫と腫瘍による骨膜面の破壊によると考えられる．この像は最近他の腫瘍や，骨髄炎でも報告されているが，浸潤性の病巣および軟部腫瘍塊を伴うこの像の出現は Ewing 肉腫の診断を支持するものである．Ewing 肉腫と転移した神経芽細胞腫の X 線像上の鑑別はときに困難である．しかし，神経芽細胞腫は通常 3 歳までに発生し，Ewing 肉腫は 5 歳以下には珍しい．

　ときに，Ewing 肉腫は骨肉腫に類似する．とくに豊かな骨膜性新生骨形成を伴うと似ている．さらに，軟部腫瘍瘤の異常石灰化（dystrophic calcification）は骨肉腫における腫瘍性骨形成に酷似する（図 22-12）．リンパ腫も，通常はより高齢者群に発生するものであるが，鑑別診断に含める必要がある．X 線学的に重要な鑑別点は，リンパ腫では通常軟部腫瘍陰影がなく，Ewing 肉腫では軟部腫瘍陰影はほとんど必ず存在し，しばしば骨破壊の量と比べ不相応に大きいことである（図 22-8，9 を参照）．Ewing 肉腫と PNET の鑑別は X 線所見上は不可能である．

▌治　療▌

　Ewing 肉腫は，通常術前，化学療法単独または放射線療法との組み合わせで，腫瘍を縮小するように治療され，その後広範切除される（図 22-13）．患肢は人工挿入物または同種組織移植で再建されることもある．

C 悪性リンパ腫 （malignant lymphoma）

　悪性リンパ腫という用語は，リンパ球系あるいは組織球系の種々の成熟段階のさまざまなタイプの細胞から構成される新生物の一群である．以前，細網肉腫，非 Hodgkin リンパ腫，またはリンパ肉腫と呼ばれた骨リンパ腫は，現在，大細胞型リンパ腫，または組織球性リンパ腫として知られる．WHO の新しい分類では骨悪性リンパ腫は以下のように再分類された．

　（a）1 つの骨が侵され，局所のリンパ節に病変がある，またはないもの

　（b）多数の骨が侵され，リンパ節や内臓器に病変がないもの

　（c）はじめは骨腫瘍として診断されるが，リンパ節や内臓器に複数の病変があるもの

　（d）他のリンパ腫の病変がすでに知られている症例に骨リンパ腫が発生するもの

　（a）と（b）が骨原発リンパ腫とみなされる．骨原発リンパ腫は原発性悪性骨腫瘍の 5% 以下のまれな腫瘍である．

　骨原発リンパ腫はまれな腫瘍であり，10～60 歳代に発生し，好発年齢は 45～75 歳である．男性にわずかに多い．病巣は長管骨，脊椎，肋骨に発生する（図 22-14）．患者は疼痛と腫脹といった局所症状，あるいは発熱や体重減少といった全身症状を呈する．

22

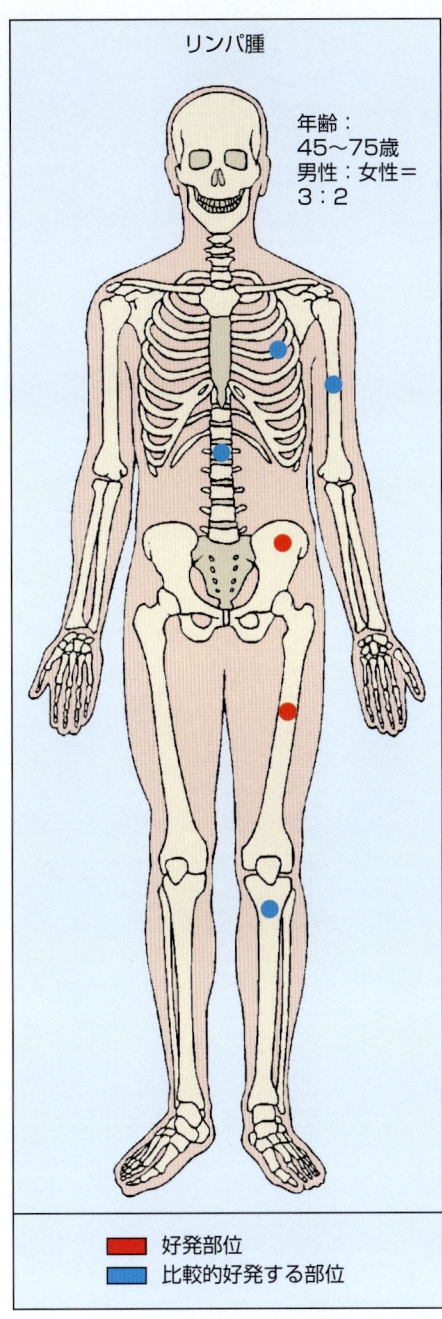

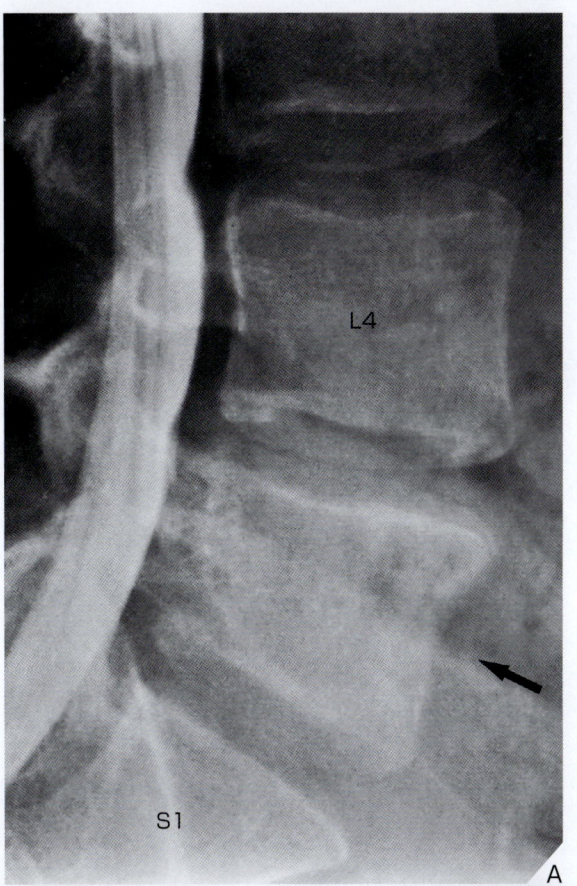

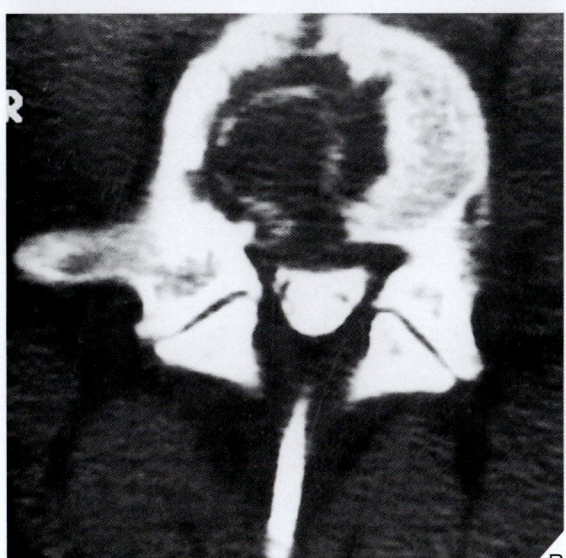

図 22-14　原発性骨リンパ腫の好発部位，
　　　　　　好発年齢および性差

図 22-15　リンパ腫
　18 歳女性．数ヵ月間続く腰痛を訴え，それは椎間板ヘルニ
アによるとされた．**（A）**脊髄造影像．椎間板は正常だが，
L5 椎体（→）は斑点状であり，椎体後縁は不明瞭である．
（B）CT では，椎体の前縁から後縁に拡がる巨大な溶骨性病
変を認める．

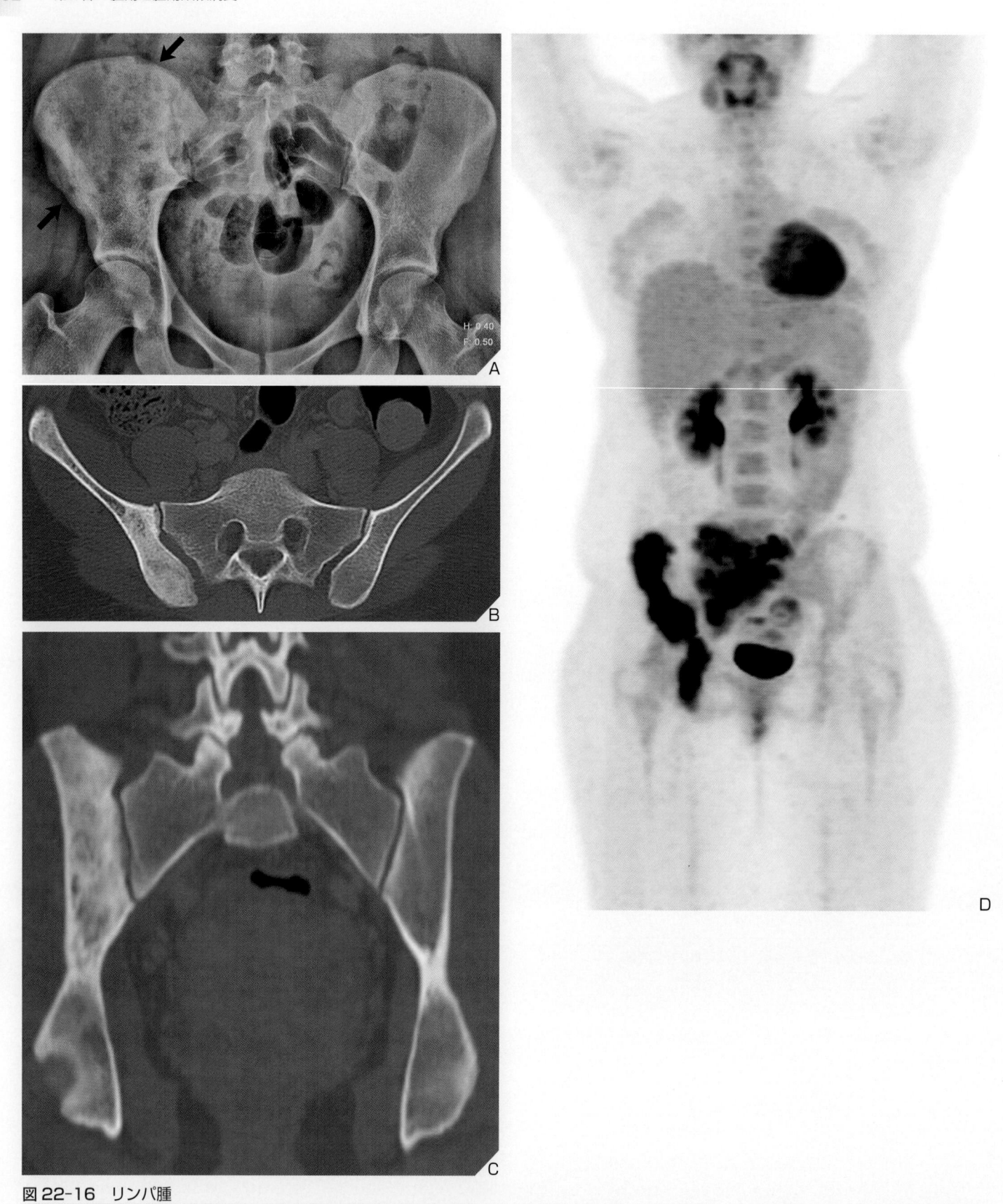

図 22-16　リンパ腫
（A）19 歳女性の骨盤 X 線正面像．右腸骨の造骨像がみられる（→）．（B）再構成 CT 横断像，（C）再構成 CT 冠状断像では，びまん性の腸骨病変が明らかである．（D）全身 PET では右腸骨，右坐骨，右側仙骨の病変が描出されている．（つづく）

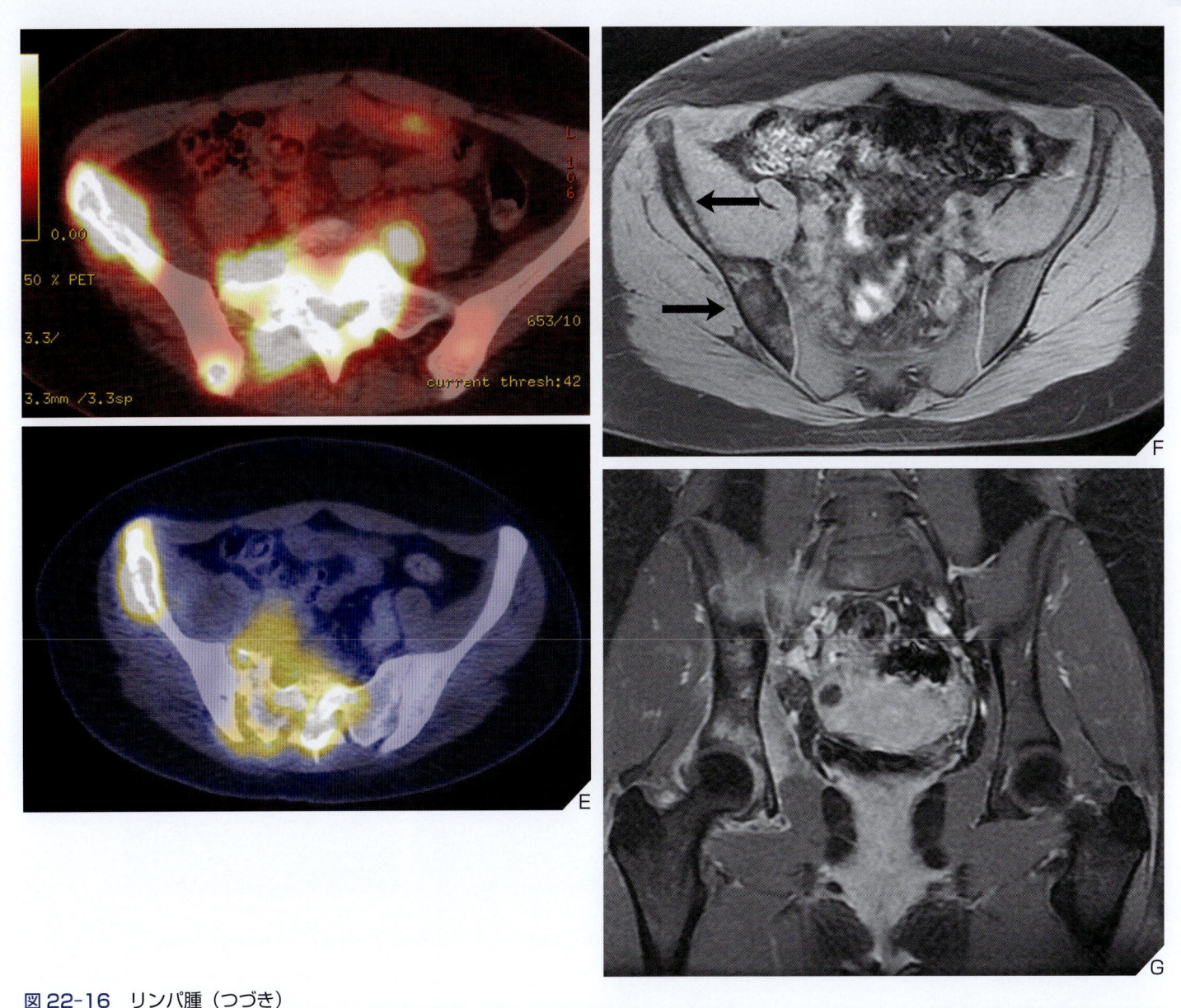

図 22-16　リンパ腫（つづき）
(E) FDG-PET と CT のイメージの融合横断像では腸骨，坐骨，仙骨の腫瘍の存在場所が確認される．(F) MRI T1 強調像では，腫瘍が低信号領域に描出される（→）．(G) 造影脂肪抑制 T1 強調冠状断像では不均一な造影病変がみられる．

　X 線像上，組織球性リンパ腫は浸潤性または虫喰い状の骨破壊を生じるか，あるいは純粋に溶骨性病変である．骨膜反応を伴う場合と伴わない場合がある（図 22-15）．侵された骨は，椎体または扁平骨によくみられるものであるが，象牙（ivory）様を示すこともある（図 22-16）．病的骨折にはときに遭遇する（図 22-17, 18）．リンパ腫は通常，明らかな骨膜性骨形成を起こさないので，骨膜性骨形成がないことは Ewing 肉腫との鑑別に重要な特徴である．¹⁸f-fluorodeoxyglucose（FDG）positron emission tomography（PET）と MRI はリンパ腫の診断に使われるようになってきている．しかし MRI（whole-body MRI）の感度は骨髄生検に比し劣る．MRI と FDG-PET による診断は，進行の遅いリンパ腫より早いリンパ腫に有用である．骨リンパ腫の MRI 所見は非特異的であり，T1 強調像では低信号，T2 強調像では高信号であり，ガドリニウム静注で造影される（図 22-19；図 22-16G も参照）．軟部腫瘤やリンパ節腫脹もしばしばみられる．骨髄の初期病変は MRI ではとらえにくい（図 22-18 を参照）．

　近年 WHO は International Lymphoma Study Group の提唱から派生した Revised European-American Classification of Lymphoid Neoplasms（REAL）を採用した（表 22-1）．

　組織学的にリンパ腫は非 Hodgkin リンパ腫と Hodgkin リンパ腫に分類される．Hodgkin リンパ腫では，続発性の骨病巣は比較的よくみられるが，原発性の骨の Hodgkin リンパ腫はきわめてまれである．完全な全身的検索で骨外病巣が認められないなら，非 Hodgkin リンパ腫は骨原発と考えられる．組織学的に腫瘍は，骨髄と骨梁を悪性リンパ球様細胞の凝集で置き換えている．細胞は不規則あるいは切れ込みのある核を有している．Ewing 肉腫のところで述べたように，他の円形細胞腫瘍とリンパ腫を鑑別するためにもっとも重要で，唯一の方法は，白血球に一般的な抗原（leukocyte-common antigen）の染色である．これはリンパ球系の細胞のみが陽性に染色されるからである．リンパ球系の細胞は CD45 陽性になる唯一の細胞である（CD20

Ⅳ

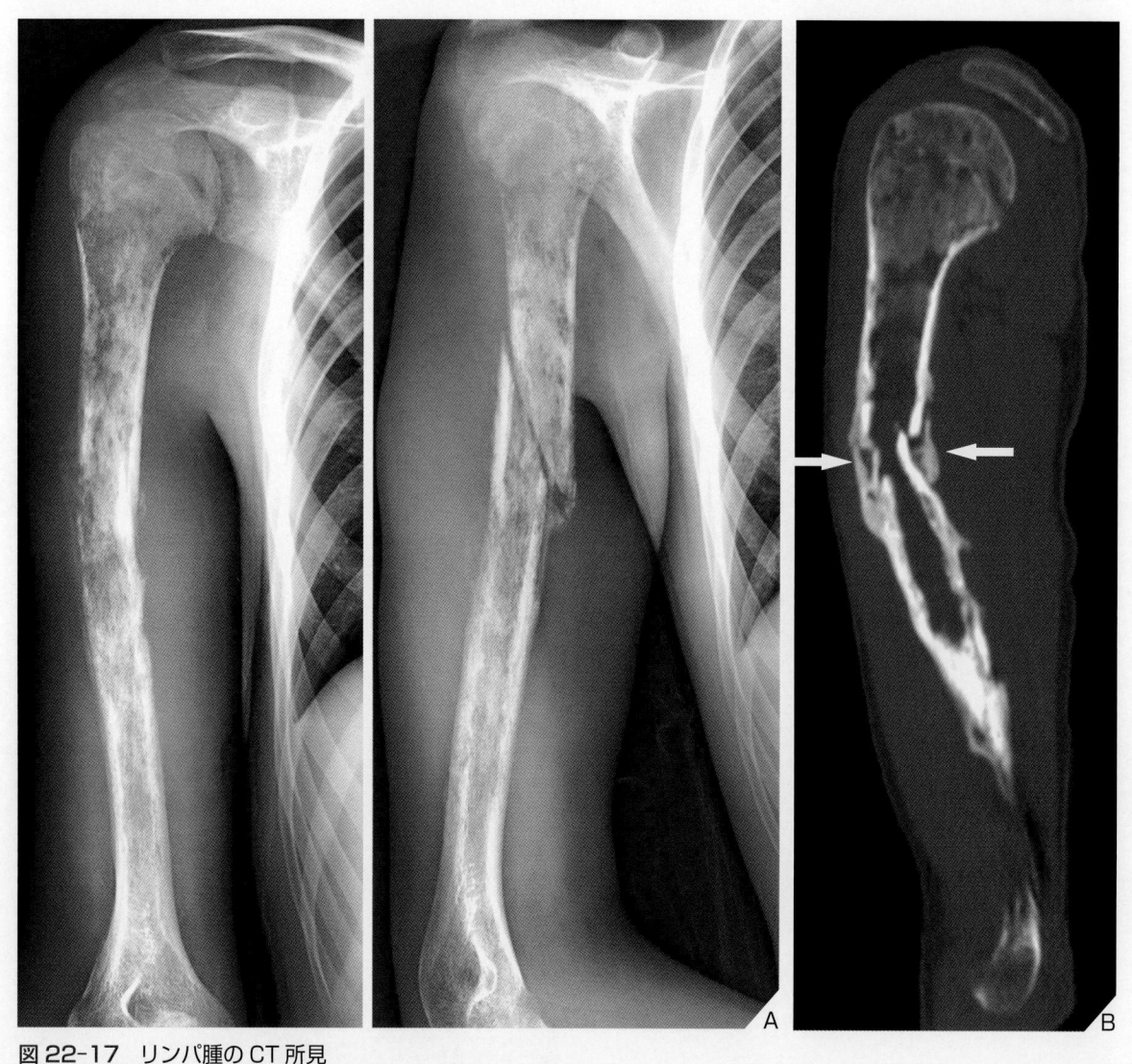

図 22-17　リンパ腫の CT 所見
（A）20 歳男性の右上腕骨正面および斜位 X 線像では，浸透性かつ虫喰いタイプの骨破壊がみられる．（B）矢状断再構成 CT では内骨膜性 scallop と病的骨折部の仮骨形成が確認される（→）．

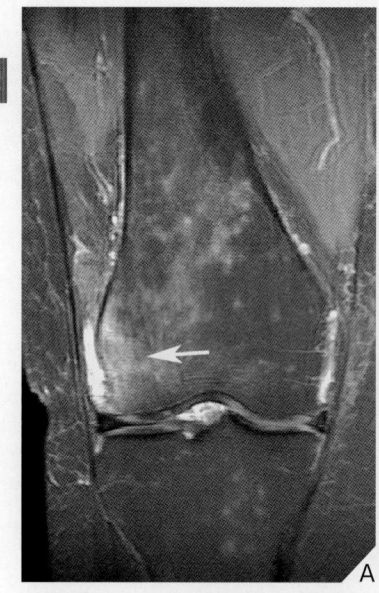
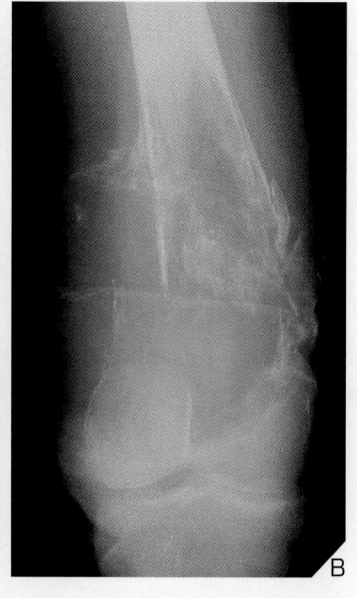

図 22-18　リンパ腫の MRI 所見
（A）プロトン密度強調 MRI．外傷の既往がある症例で大腿骨外顆部の境界不明瞭な病変が映し出される（→）．当初は骨挫傷と考えられていた．多発性の高信号領域は赤色髄と理解されていた．（B）1 年後の X 線で病的骨折を伴った溶骨像がみられる．

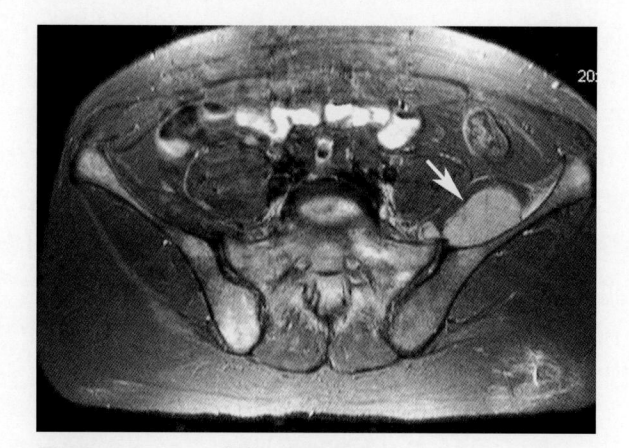

図 22-19　リンパ腫の MRI 所見
骨盤のガドリニウム造影脂肪抑制 T1 強調横断像．腸骨と仙骨骨髄内のびまん性の造影部分と軟部腫瘤がみられる（→）．

表22-1	REAL 分類

B 細胞リンパ腫	T 細胞，NK 細胞腫瘍	Hodgkin リンパ腫
前駆型 B 細胞腫瘍 ・前駆型 B リンパ芽球性白血病/リンパ腫 成熟型 B 細胞リンパ腫 ・B 細胞慢性リンパ性白血病，前リンパ球性白血病， 　小リンパ球性白血病 ・リンパ形質細胞性リンパ腫 ・マントル細胞リンパ腫 ・濾胞性リンパ腫 ・濾胞辺縁帯 B 細胞リンパ腫 ・有毛細胞リンパ腫 ・びまん性大細胞型 B 細胞リンパ腫 ・Burkitt リンパ腫 ・高悪性 B 細胞リンパ腫	前駆型 T 細胞腫瘍 ・前駆型 T リンパ芽球性リンパ腫・白血病 末梢 T 細胞，NK 細胞腫瘍 ・T 細胞慢性リンパ性白血病 ・大顆粒型リンパ性白血病 ・菌状息肉腫・Sézary 症候群 ・末梢 T リンパ腫 ・血管免疫芽球性 T リンパ腫 ・血管中心型リンパ腫 ・成人 T 細胞白血病 ・未分化大細胞リンパ腫	結節リンパ球有意型（側肉芽腫） 結節硬化型 混合細胞密度型 リンパ球減少型 リンパ球優性古典型

(Krishnan A, Shirkhoda A, Tehranzadeh J. Primary bone lymphoma : radiographic-MR imaging correlation. Radiographics 2003 ; 23 : 1371-1387 を基に作成)

は B 細胞陽性，CD3 は T 細胞陽性）.

▌鑑別診断▐

　組織球性リンパ腫は，全身的なリンパ腫の骨への二次的進展と鑑別しなくてはならない. 骨の関節端が侵され，骨硬化と骨溶解が混在した場合，年少の患者においては Ewing 肉腫（図22-20）や Paget 病（図22-21）に類似する.

▌治　療▐

　骨原発リンパ腫の治療については議論の分かれるところであり，放射線は有効であるがその使用について意見の一致は得られていない. ある症例ではリツキシマブ，シクロホスファミド，ドキソルビシン，ビンクリスチンによる化学療法と 40 Gy 以上の補助的放射線療法が必要である. 理想的な治療法は現在も決定しておらず議論されている.

D 骨髄腫 （myeloma）

　多発性骨髄腫または形質細胞骨髄腫としても知られる骨髄腫は，骨髄から発生する腫瘍であるが，もっとも多い骨原発の悪性腫瘍である. これは造血器腫瘍の 10%，全癌の 1% にあたる. 通常 40～60 歳代に発生し，女性よりも男性に頻度が高い. 軸骨格（頭蓋骨，脊椎，肋骨および骨盤）がもっとも侵される部位であるが，どの骨も侵される可能性がある（図22-22）. まれに単発性の病巣の場合があり，これは単発性骨髄腫または形質細胞腫と呼ばれるが，広範に発生することが一般的であり，その場合には多発性骨髄腫とされる. 重量物挙上やその他の活動により悪化する軽度または一時的な痛みが約 75% の症例にみられ，それが初発症状である. このため，発病初期や正確な診断がなされる前は，坐骨神経痛または肋間神経痛に類似する. まれに，病的骨折が初発症状のことがある. 骨髄腫患者の尿は Bence-Jones 蛋白を含み，血清中のアルブミン-グロブリン比は逆転し，総血清蛋白は上昇する. また血清の電気泳動で IgG，IgA のピークを伴った単クローン性のガンマグロブリンも認める.

　組織学的に，正常骨髄腔を置換した異型形質細胞様細胞が拡がっている所見により診断がなされる. 形質細胞は，明るい青またはピンクに染まる大量の細胞質のなかに偏在する核が存在することにより判定される. 悪性細胞は 2 つあるいは多数の核を含んでおり，通常これらは，高染色性で大きく，目立った核小体をもつ.

　多発性骨髄腫はさまざまな X 線像を示す（図22-23）. とくに脊椎では明らかに判別できる病変ではなく，びまん性骨粗鬆症（diffuse osteoporosis）としてのみ現れることがある. その場合，脊椎椎体の多発圧迫骨折がみられるであろう. より一般的には骨格全体に拡がる溶骨性病変が多発する. 頭蓋骨では通常一様な大きさの，骨破壊による特徴的打ち抜き（punched-out）像がみられる（図22-24）. 肋骨では骨破壊によるレース状の像と溶骨性小病変を示し，軟部腫瘤陰影を伴うこともある. 髄内の骨破壊病巣は扁平骨や長管骨にみられ，そして骨皮質に接した場合，骨皮質内面の scalloping を伴う（図22-25）. 通常，骨硬化や骨膜反応はみられない. 正常な骨シンチグラフィーとこの X 線学的異常は診断的価値が高く，CT はめったに必要でない（図22-26）. 骨髄腫の 1% 以下で骨硬化型がみられ，その場合には硬化型骨髄腫症と呼ばれる.

　骨溶解性骨髄腫では，わずか 3% の患者が多発神経症を呈するのに対し，骨硬化型骨髄腫での多発神経症の頻度は 30～50% と報告されている. 古典的な骨髄腫に比し，このタイプは通常若年者に発生し，骨髄のなかの形質細胞は少なく，モノクローナル蛋白のレベルは低く，より良好な予後を示す.

　骨硬化型骨髄腫の興味ある型としていわゆる POEMS 症候群がある. 1968 年に記載され，最近になり広く受け入れられている. 多発神経症（polyneuropathy：P），とくに肝臓や脾臓の巨大症（organomegaly：O），無月経症，女性化乳房のような内分泌障害（endocrine disturbance：E），単クローン性ガンマグロブリン異常（monoclonal gammopathy：M），色素沈着亢進や多毛症などの皮膚変化（skin change：S）を呈する. この疾患は Crow-深瀬症候群，高月症候群，PEP 症候群（plasma cell

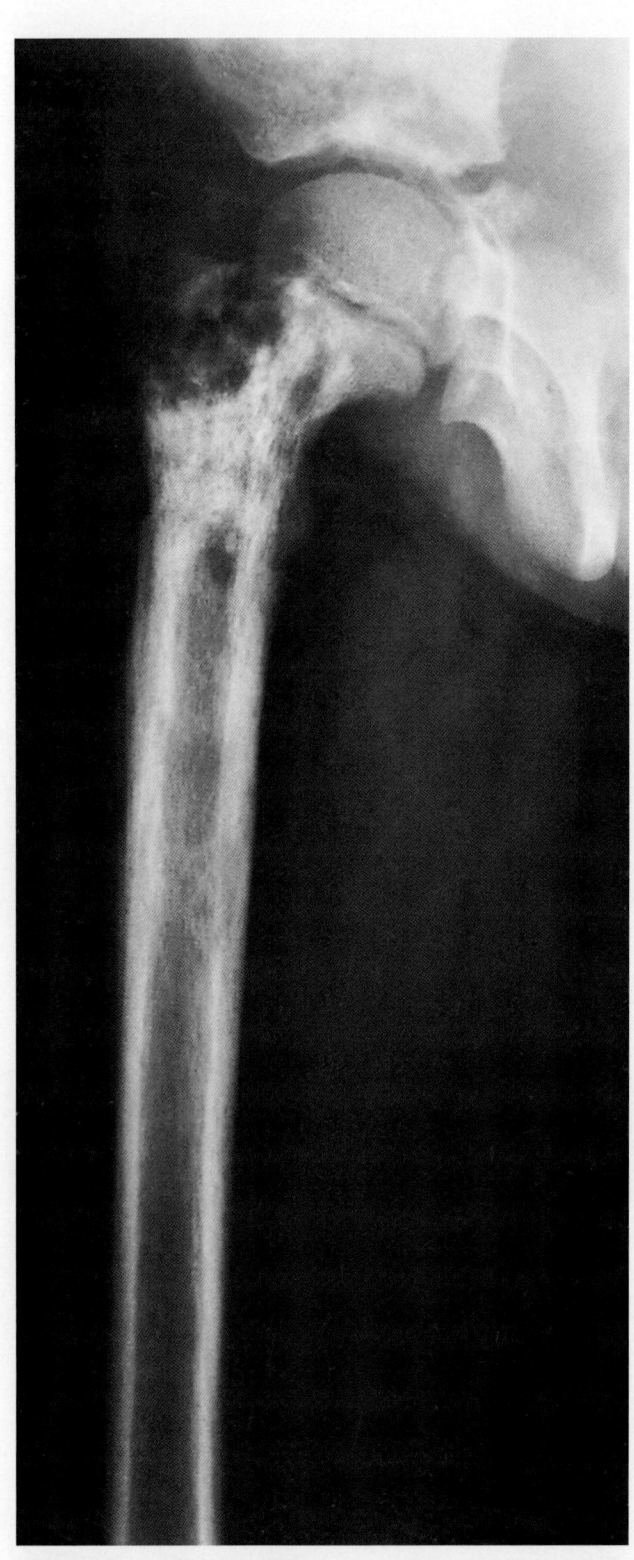

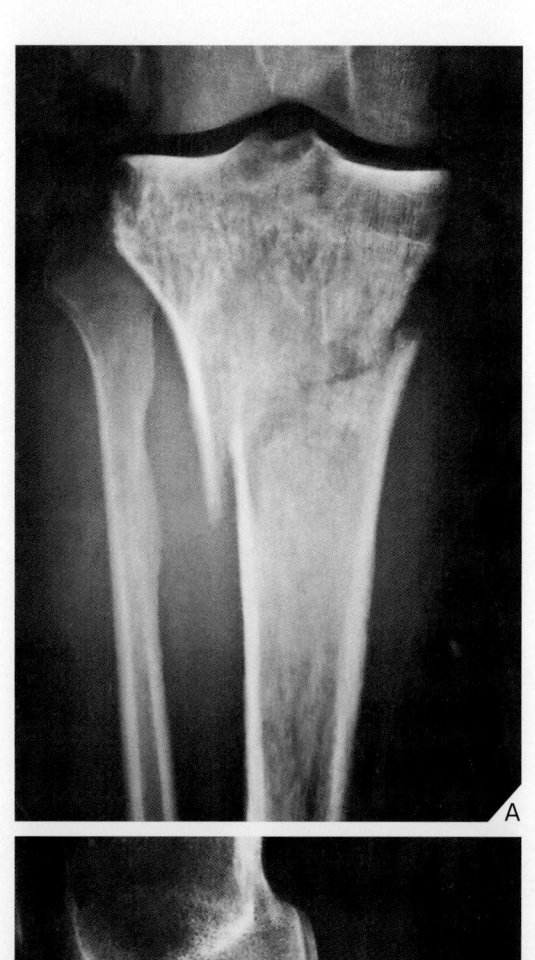

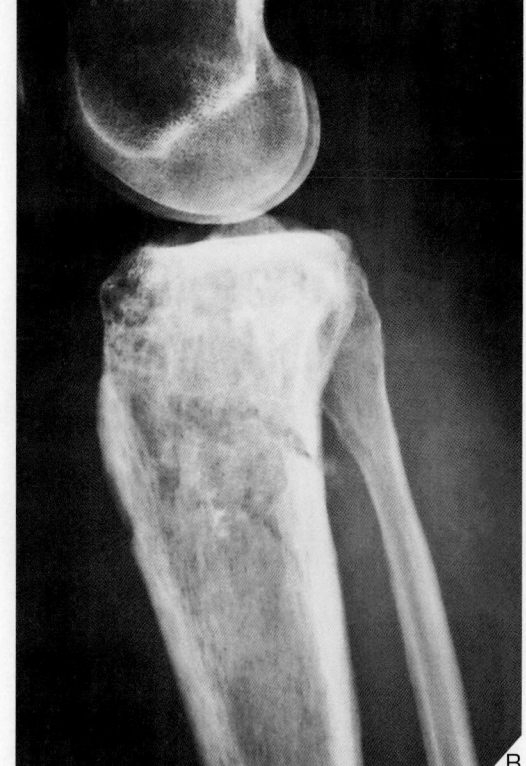

図 22-20　小児のリンパ腫
　7 歳女児．鼠径部痛と発熱を訴える．右大腿骨のX線像．成長軟骨板へ及ぶ骨幹部の破壊性病変を認める．層状の骨膜反応も認める．患者の年齢により，最初の鑑別診断として Ewing 肉腫，骨髄炎，Langerhans 細胞組織球症があげられた．この三者は長管骨において同様のX線像を示す．これらの病像を鑑別する主な要素は発症してからの経過期間である．しかし，この症例は，生検で組織球性リンパ腫と診断された．

図 22-21　リンパ腫
　47 歳女性．膝関節痛があり，当初 Paget 病と診断された．右膝のX線正面像（A）と側面像（B）．関節端に拡がる脛骨近位部の骨破壊像を認める．この混在した骨硬化像と骨溶解像は Paget 病の粗い骨梁形態に似ているが，骨皮質の肥厚を認めない．病的骨折がみられるが，骨膜反応はわずかに認めるのみである．

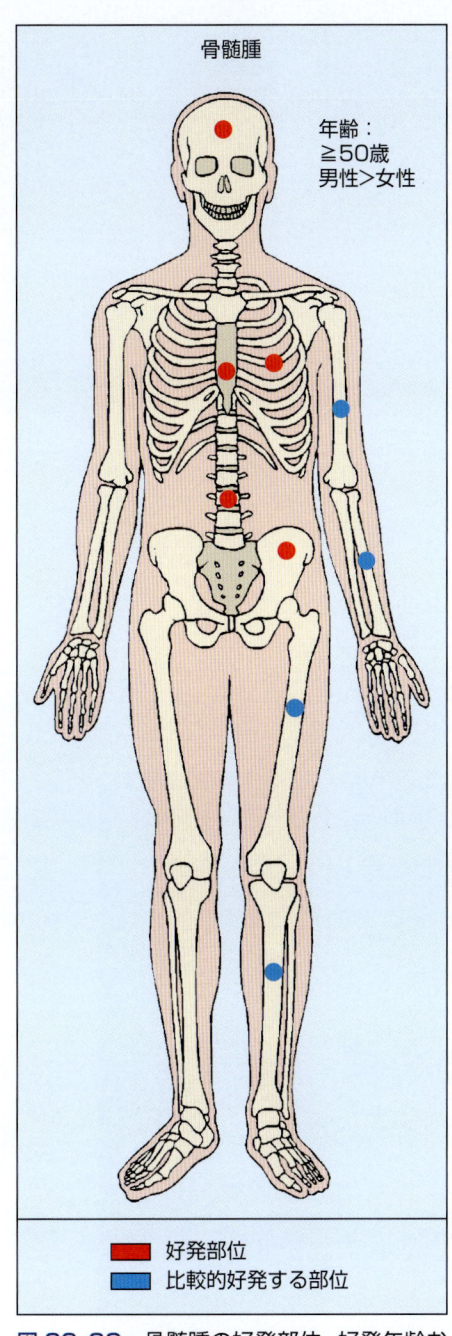

骨髄腫

年齢：
≧50歳
男性＞女性

■ 好発部位
■ 比較的好発する部位

図 22-22　骨髄腫の好発部位，好発年齢および性差

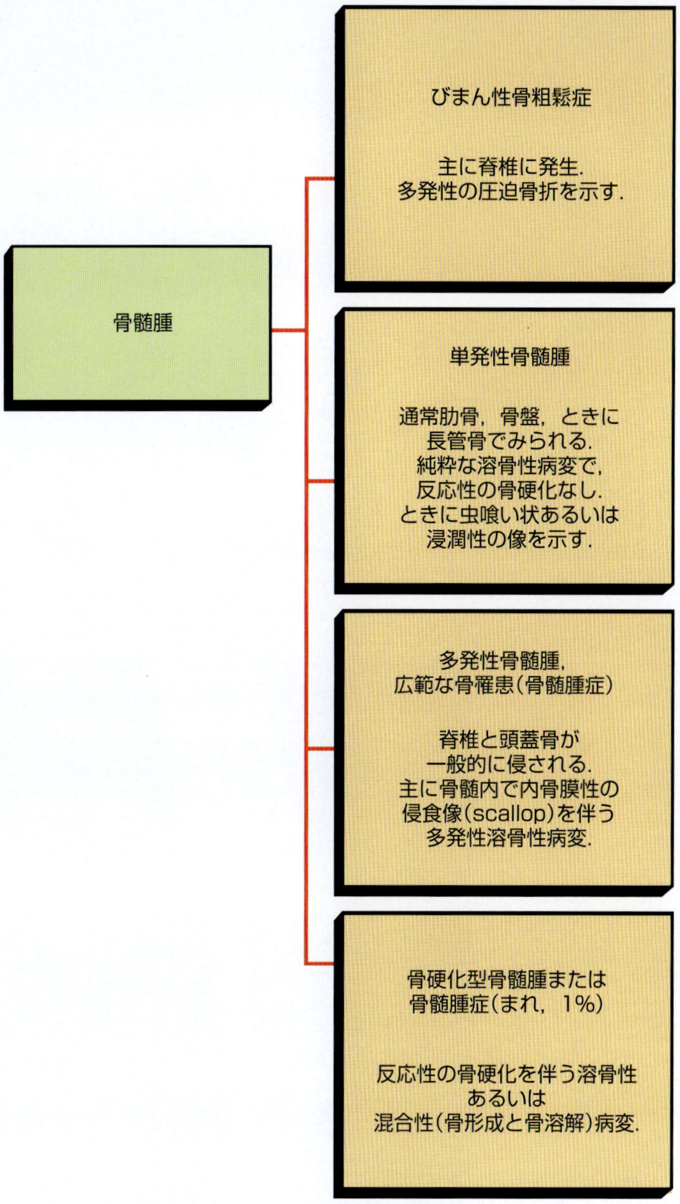

骨髄腫

びまん性骨粗鬆症

主に脊椎に発生．
多発性の圧迫骨折を示す．

単発性骨髄腫

通常肋骨，骨盤，ときに
長管骨でみられる．
純粋な溶骨性病変で，
反応性の骨硬化なし．
ときに虫喰い状あるいは
浸潤性の像を示す．

**多発性骨髄腫，
広範な骨罹患（骨髄腫症）**

脊椎と頭蓋骨が
一般的に侵される．
主に骨髄内で内骨膜性の
侵食像（scallop）を伴う
多発性溶骨性病変．

**骨硬化型骨髄腫または
骨髄腫症（まれ，1%）**

反応性の骨硬化を伴う溶骨性
あるいは
混合性（骨形成と骨溶解）病変．

図 22-23　骨髄腫が示すさまざまな X 線像

dyscrasia, endocrinopathy, polyneuropathy）としても知られており，その原因は不明である．画像所見では，病変は X 線学的に境界明瞭な全体に硬化性，あるいは辺縁硬化を伴う溶骨性の病変としてとらえられ，MRI で T1，T2 強調いずれも低信号で造影効果を示さない病変である．単発性形質細胞腫が脊椎に発生すると特徴的な MRI 像を呈し，mini brain サインと呼ばれる．椎体が膨隆，高信号になり，残存し肥厚した骨梁による低信号の線状構造によって分離するため，脳溝に似た形態を示す（図 22-27）．

■ 鑑別診断 ■

多発性骨髄腫は脊椎に発生する頻度が高いが，その場合転移性癌との鑑別が必要である．この点において，Jacobson らにより確立された vertebral-pedicle sign は鑑別の助けとなる．骨髄

腫の初期では椎弓根は椎体ほど多くの赤色髄を含んでいないため侵されないが，転移性癌では初期においてさえも椎弓根と椎体は両者とも侵される（図 22-28）．しかし，骨髄腫の末期では椎弓根と椎体は両方とも破壊される．骨スキャンはこの時期のこれらの2つの悪性病変をより正確に鑑別できる．骨スキャンは転移性癌では必ず陽性であるが，大部分の多発性骨髄腫では放射線核種の集積増加はみられない．この現象は，ほとんど多くの骨髄腫が純粋に骨溶解性の性質をもち，腫瘍に対する明らかな反応性骨新生がないことを反映するものと思われる．

単発性骨髄腫は診断がさらに困難である．純粋な骨溶解性病変であり，上皮小体（副甲状腺）機能亢進症に伴う褐色腫（brown tumor），巨細胞腫，線維肉腫，MFH，あるいは腎・甲状腺・消化管・肺の癌からの単発性転移巣のような骨破壊性病

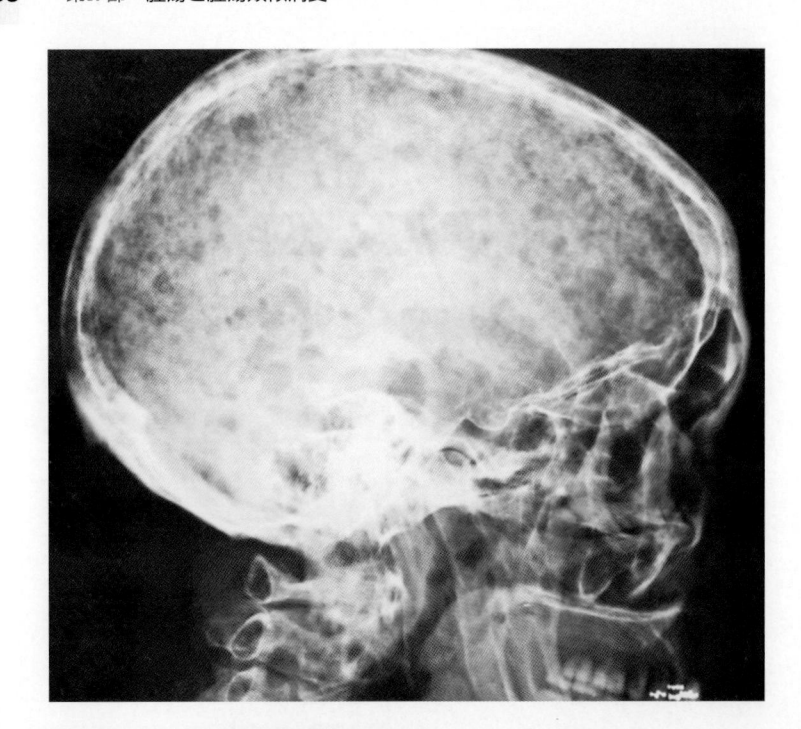

図 22-24　多発性骨髄腫
　60 歳女性. 頭蓋骨の病変が明らかである. 特徴的な打ち抜き（punched-out）像に注目. この多くは大きさが一様で境界の骨硬化はみられない. この像は, ときに転移性悪性腫瘍でもみられる.

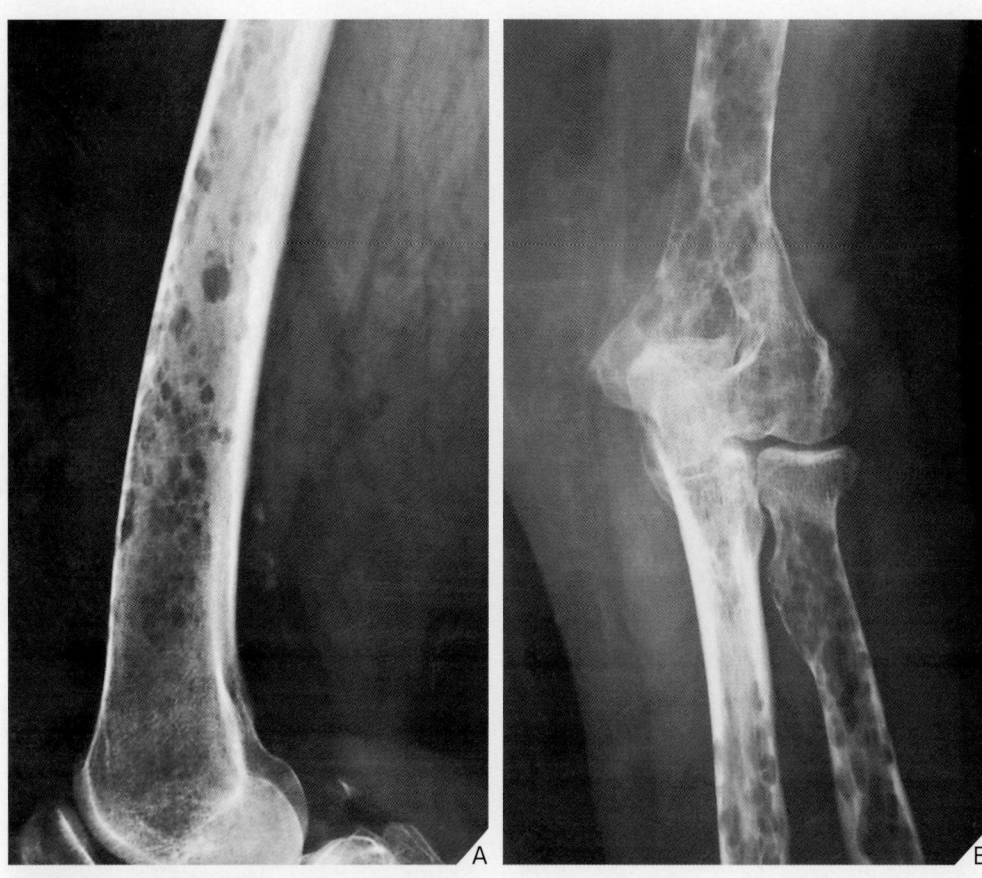

図 22-25　多発性骨髄腫
　65 歳女性.（**A**）大腿骨遠位の X 線側面像.（**B**）肘関節の X 線正面像. びまん性骨髄腫症に典型的な内骨膜性の侵食像（endosteal scalloping）を認める.

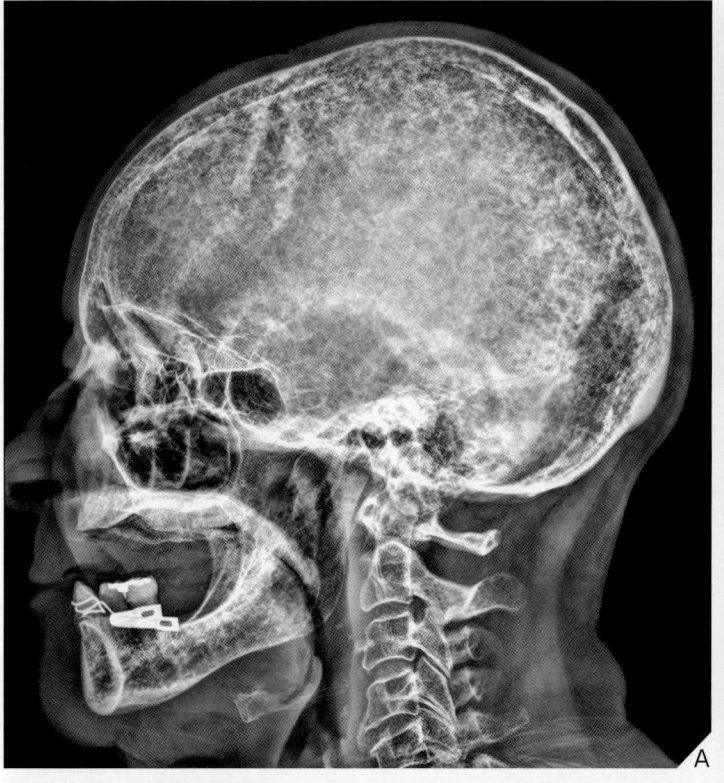

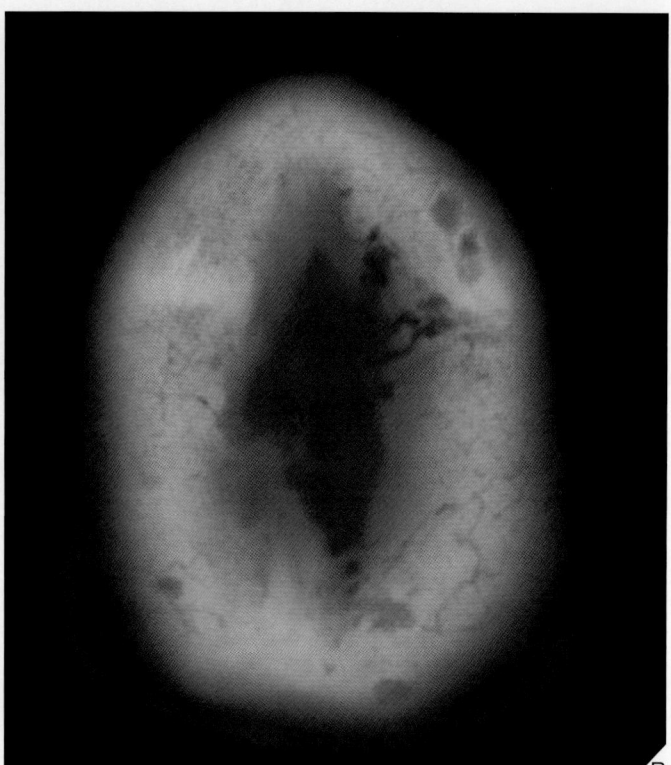

図 22-26　多発性骨髄腫

（A）76 歳女性の頭蓋骨 X 線側面像．頭蓋冠全体に拡がる病変．下顎骨の打ち抜き像にも注目．この部位が罹患することもまれではない．（B）CT では頭頂骨の打ち抜き像がみられる．（C）T10 胸椎の CT では椎体と右肋骨の病変（→）がみられる．

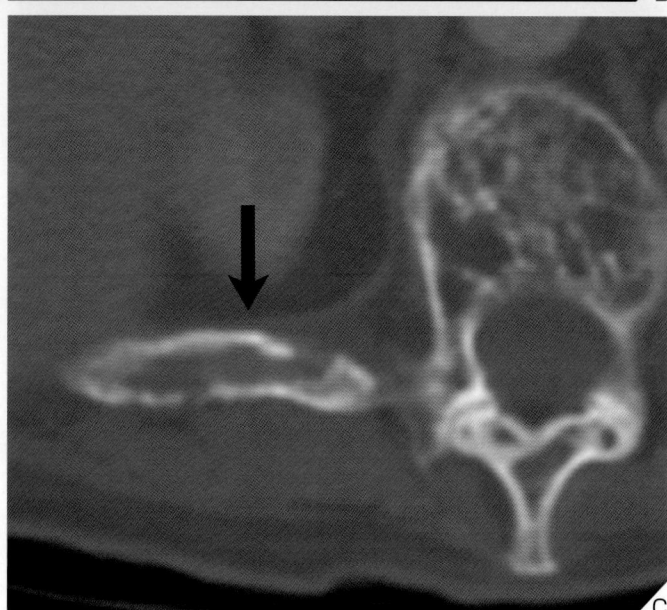

図 22-27　多発性骨髄腫：mini brain サイン

腰椎の T2 強調横断像では，前方の隔壁を伴う病変（→）がみられ，脳溝に類似する．
（Daniel Vanel, MD, Bologna, Italy のご好意による）

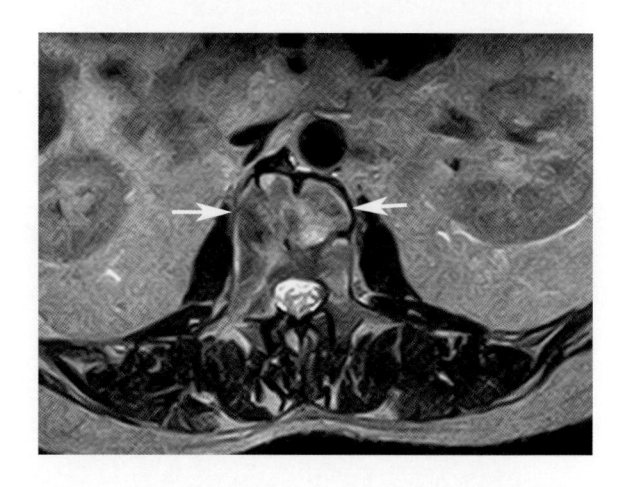

変と酷似する．

■ 合併症と治療 ■

骨髄腫に多い合併症は病的骨折で，とくに長管骨，肋骨，胸骨，椎体の病巣に多い．アミロイドーシスの発生も患者の約15％にみられると報告されている．

治療は放射線療法と全身的な化学療法である．5年生存率は約10％である．

E アダマンチノーマ

アダマンチノーマ（adamantinoma）は，まれな悪性腫瘍で，性差は同等であり，10～40歳代に発生する．90％が脛骨に発生する．X線所見上，溶骨性の骨欠損が特徴である．これは，境界明瞭，細長く，さまざまな大きさで，硬化性骨によって分割されており，ときに soap bubble 像を呈する．骨膜反応はない（図22-29）．ときに，多発性のサテライト病変をもって全体を侵すこともある（図22-30）．脛骨の鋸歯（saw-tooth）状骨破壊が，この腫瘍にきわめて特徴的である．

組織学的に，腫瘍は二相性で，種々の割合に線維性成分を混じた上皮性成分からなっている．血管性新生物と推測されてきたが，電子顕微鏡的および免疫組織化学反応は上皮由来であることを示している．

アダマンチノーマと，骨線維性異形成（osteofibrous dysplasia）や線維性骨異形成（fibrous dysplasia）との近縁関係が指摘され，これらの病変との共存もいわれてきた．しかしながら，このことはいまだに議論されており，研究者のなかには，組織病理学的検査で，アダマンチノーマの病変がKempson-Campanacci病変や線維性骨異形成とよく似た線維・骨性要素（fibro-osseous component）を含んでいると主張する者もいる（第19章の線維性骨異形成症の項も参照）．

■ 治　療 ■

アダマンチノーマは放射線療法に感受性がなく，選択する治療法は en bloc 切除および骨移植である．再発が報告されている．

F 脊索腫

脊索腫（chordoma）は脊索の遺残組織から発生した悪性骨腫瘍である．そのため，この腫瘍はもっぱら軸骨格の正中から発生する．脊索腫はすべての原発性悪性骨腫瘍の1～4％である．30～60歳代に発生し，女性よりやや男性に多い．脊索腫がもっとも多く発生する部位は，仙骨尾骨部，蝶形骨後頭骨部，C2椎体の3ヵ所である（図22-31）．

X線像は，不規則で波状の境界をもつ高度に破壊された病変である．時々，おそらく広範な腫瘍壊死の結果として，基質の石灰化を伴うことがある（図22-32A）．骨硬化像は64％の症例で報告されている．通常，軟部腫瘤陰影を伴う（図22-32B）．断層撮影を含めたX線像は，腫瘍の境界を描出するの

に十分であるが（図22-33），軟部組織への進展と脊髄腔への進展をみるにはCTかMRIが必要である（図22-34）．骨シンチグラフィーでは，腫瘍表面周囲の放射性核種トレーサーの取込み増加が明らかである．骨が腫瘍へ完全に置換されたことによる異常な活性低下も認める．腫瘍内のトレーサー再取り込みの欠損は，おそらく血流がないことと，骨新生がないことによる二次性のものである．

組織学的に，腫瘍は，空胞のある細胞質と核内封入体をもつ核を伴う担空胞細胞（physaliphorous cell）（physaliphorous はギリシャ語で"bubble-beaning"の意）と呼ばれる大きな多面体細胞が，粘液様基質の集合体内に索状や巣状に配列されている．

■ 合併症と治療 ■

腫瘍が脊髄腔に及ぶと神経学的合併症を引き起こす．転移はまれで，通常遅い．脊索腫の治療は完全切除であり，後に放射線療法を行う．腫瘍の完全切除が不可能な場合に，液体窒素を用いたクライオサージャリーがときに用いられる．

G 骨原発平滑筋肉腫

骨原発平滑筋肉腫はきわめてまれな疾患で，全世界において発表されているのは150例未満である．軟部の平滑筋肉腫の骨転移はしばしば遭遇する疾患であるため，骨原発平滑筋肉腫の診断をするためには，消化管や子宮の平滑筋肉腫からの転移を否定する必要がある．平滑筋肉腫は平滑筋への分化傾向を示す紡錘形細胞腫瘍である．9～80歳まで罹患が報告されているが，20歳以前の報告はまれで，男性に多い．症状は種々の程度と期間の疼痛であり，軟部腫瘤はときにみられる．好発部位は大腿骨遠位部，脛骨近位部，上腕骨近位部，腸骨などであるが，鎖骨，肋骨，下顎骨の報告もある．

画像的に特徴的な所見はないが，地図状の溶骨破壊像（図22-35）や，局所破壊的な境界不明瞭な虫喰い像や浸透像となる．約50％の症例には繊細な骨膜反応がみられる．MRIで病変はT1強調像で筋肉と等信号，T2強調像で不均一な信号となる．顕微鏡学的には，好酸性の胞体をもつ紡錘形の細胞が入り組んだ策状構造を示し，軟部平滑筋肉腫に類似する．細胞密度，各異型，壊死は症例ごとにさまざまであり，MFH類似の「花むしろ状配列（storiform pattern）」がまれにみられる．免疫組織学的にはビメンチンとアクチンに陽性となる．

骨平滑筋肉腫の画像所見は非特異的であるため，鑑別診断としては線維肉腫，MFH，リンパ腫，若年者ではEwing肉腫，高齢者では単発性骨転移などがあげられる．

H 血管内皮腫，血管肉腫

これら疾患は悪性血管病変を代表するものである．悪性血管病変を意味する病名はしばしば混同され，hemangiosarcoma（angiosarcoma），hemangioendothelioma, hemangioendothe-

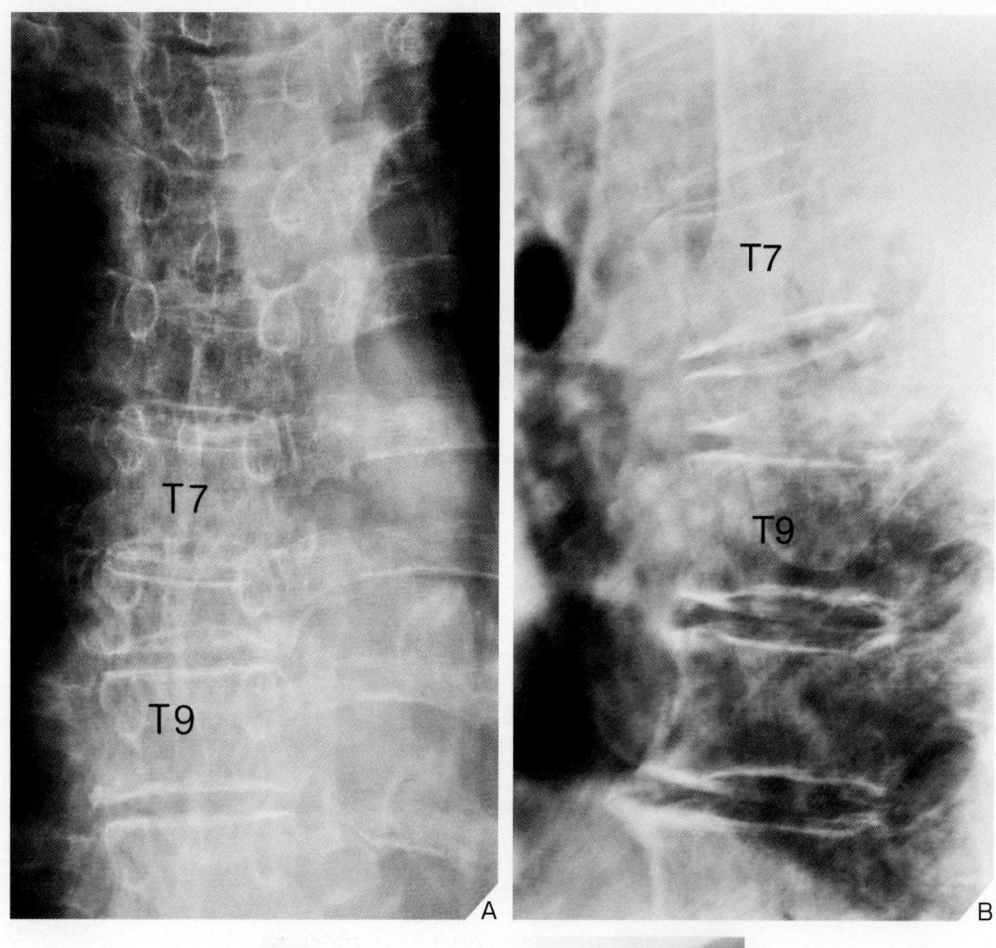

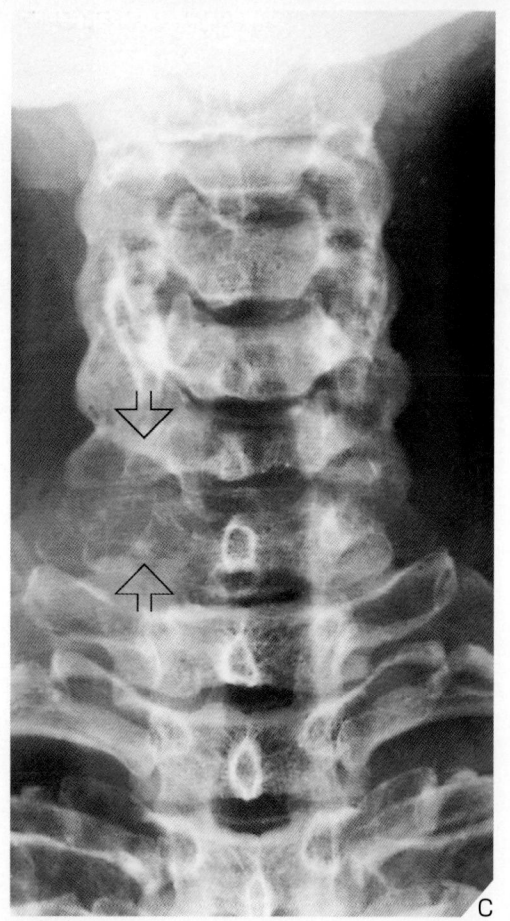

図 22-28　多発性骨髄腫と転移性癌腫
　70 歳男性．脊椎と近傍骨格に発生した多発性骨髄腫．脊椎の X 線正面像（A）と側面像（B）．T8 椎体の
圧迫骨折を認める．他の椎体のいくつかは骨粗鬆症のみ認める．椎弓根も通常侵される転移性病変に比し
て，椎弓根は保持されている．（C）65 歳男性．結腸癌で多発性溶骨性転移を有する症例．頚椎の正面像．
C7 右椎弓根が侵されていることに注目（⇒）．

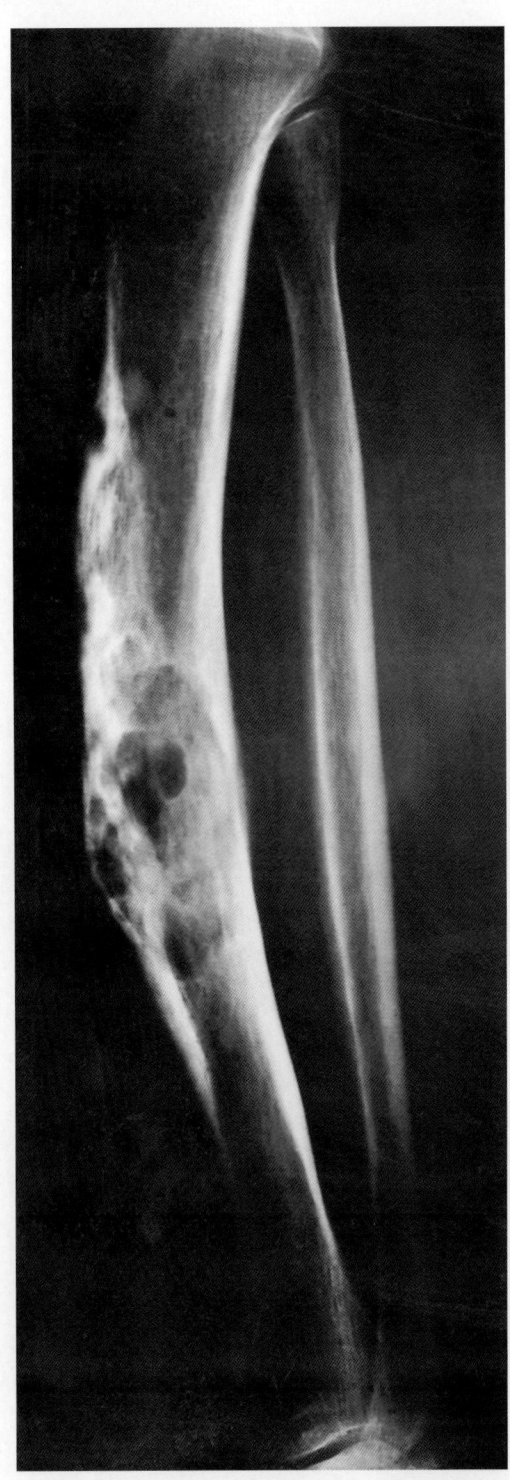

図 22-29　アダマンチノーマ
64 歳女性. 左脛骨の X 線側面像. 骨幹部中央に病変がみられ, 生検でアダマンチノーマと診断された. 破壊性病変多巣性で, やや拡張し, 溶骨性病変と硬化性病変が混在し, 骨線維性異形成 (osteofibrous dysplasia ; 図 19-42 を参照)に似た soap bubble 像を形成する.

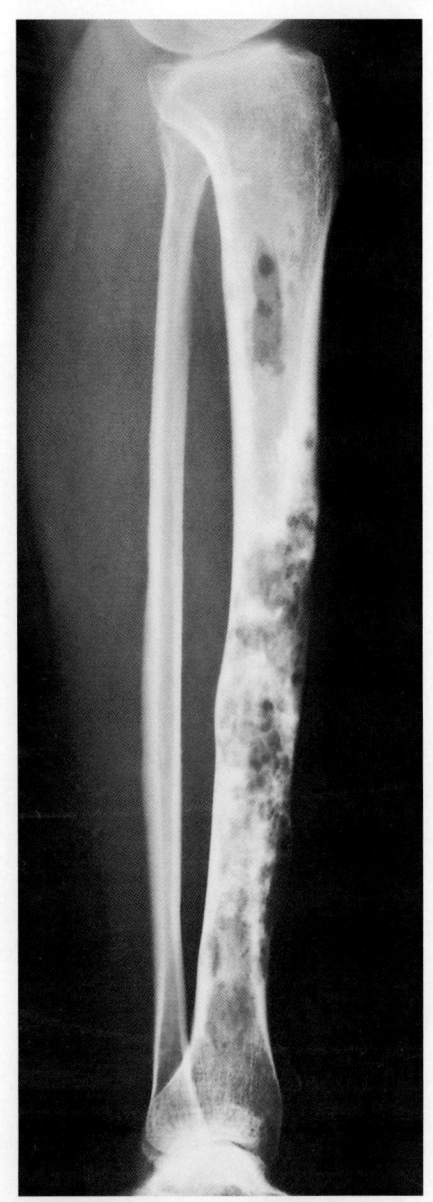

図 22-30　アダマンチノーマ
28 歳女性. 右脛骨の X 線側面像. アダマンチノーマによる多発性, 溶骨性の病変が, ほとんど脛骨全体に及んでいる. 関節端のみ侵されていない. 前方骨皮質には鋸歯 (saw-tooth) 状の骨破壊が認められる.

lial sarcoma などが同義語として使われてきた. これら腫瘍はまたグレード I の hemangioendothelioma (高分化型), からグレード III の hemangiosarcoma (未分化型) に分類されてきた. WHO の分類では中間悪性度 (hemangioendothelioma hemagiopeicytoma) と明らかな悪性 (angiosarcoma) に分類されたが, 両者の鑑別はときに困難である.

血管内皮腫 (hemangioendothelioma) と近年確立した epithelioid hemangioendothelioma は腫瘍の増殖能, 核異型, ときにみられる核分裂像から真の腫瘍性病変として認識されており, 不適切な局所治療ではしばしば再発する. epithelioid hemangioendothelioma は近年, WWTR1 - CAMTA1 の融合遺伝子を生じる特異的染色体異常 t (1 ; 3)(p36.3 ; q25) が確認され, 遺伝子検索は血管内皮腫と鑑別する有用な手段となっている. 両腫瘍とも 10〜75 歳のどの年齢にも発生し, わずかに男性に多い. 単発もしくは多発し (とくに epithelioid hemangioendothelioma), 多発性の場合は単発性に比し 10 歳程度若年発症である. 鎖骨, 脊椎, 下肢骨が好発部位であり, 臨床症状は鈍痛や圧痛であり, ときに腫脹や関節血腫がみられる. X 線学的には境界明瞭あるいは正常骨に広範な移行部位をもつ溶骨病変

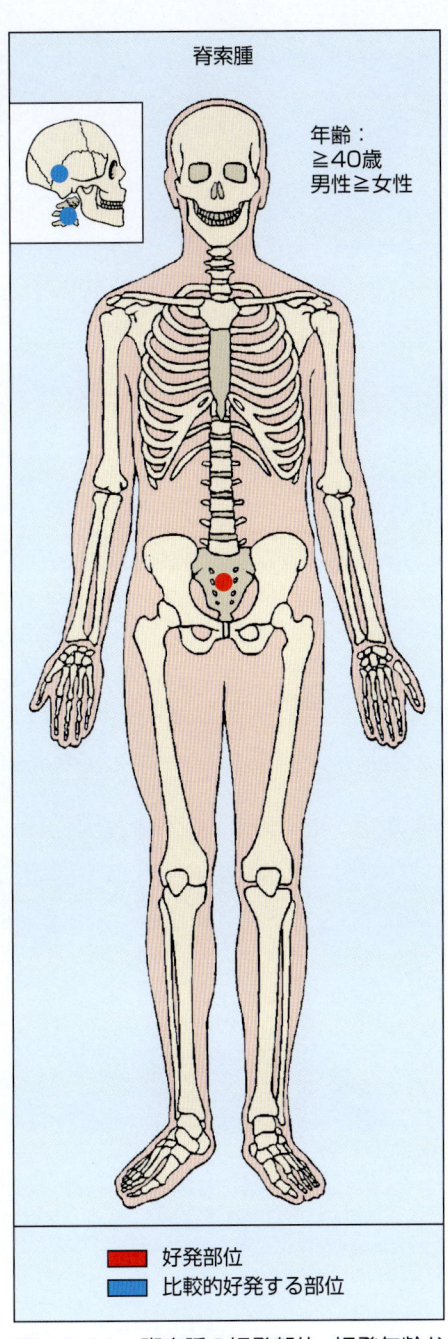

図 22-31　脊索腫の好発部位，好発年齢および性差

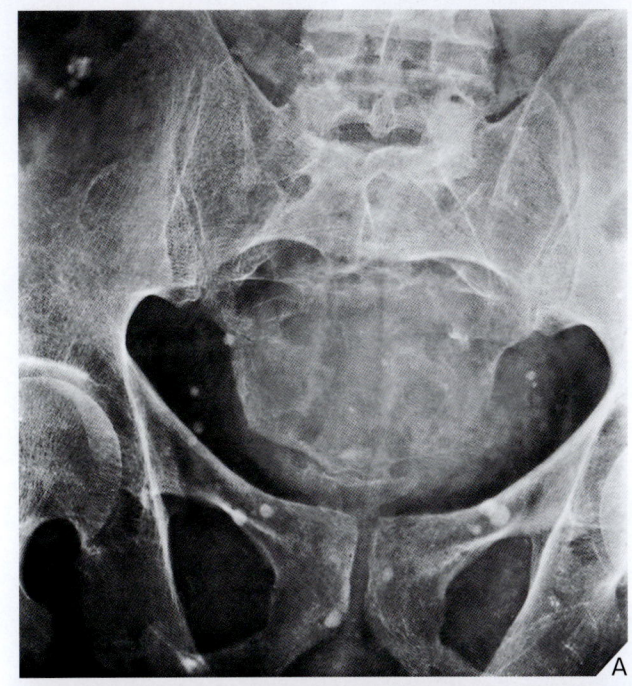

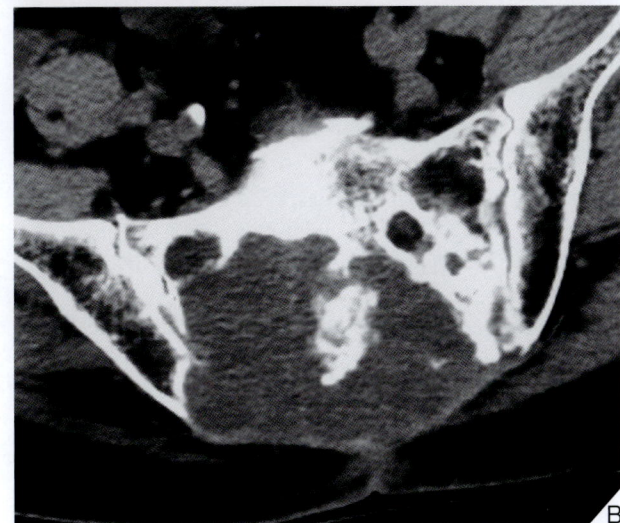

図 22-32　脊索腫
（A）60 歳女性．脊索腫による仙骨の破壊性病変．波状の境界と腫瘍基質内の無定型な石灰化に注目．（B）CT では広域な骨破壊と大きな軟部腫瘤が確認される．

図 22-33　脊索腫
52 歳男性．頚椎の開口位正面の断層撮影像．C2 椎体（軸椎）に溶骨性病変を認めた（→）．

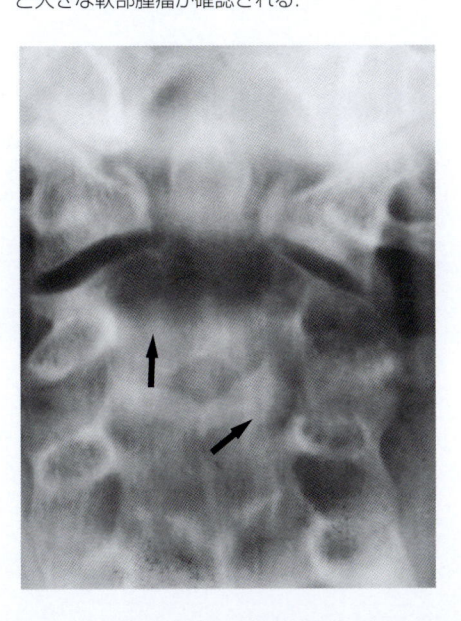

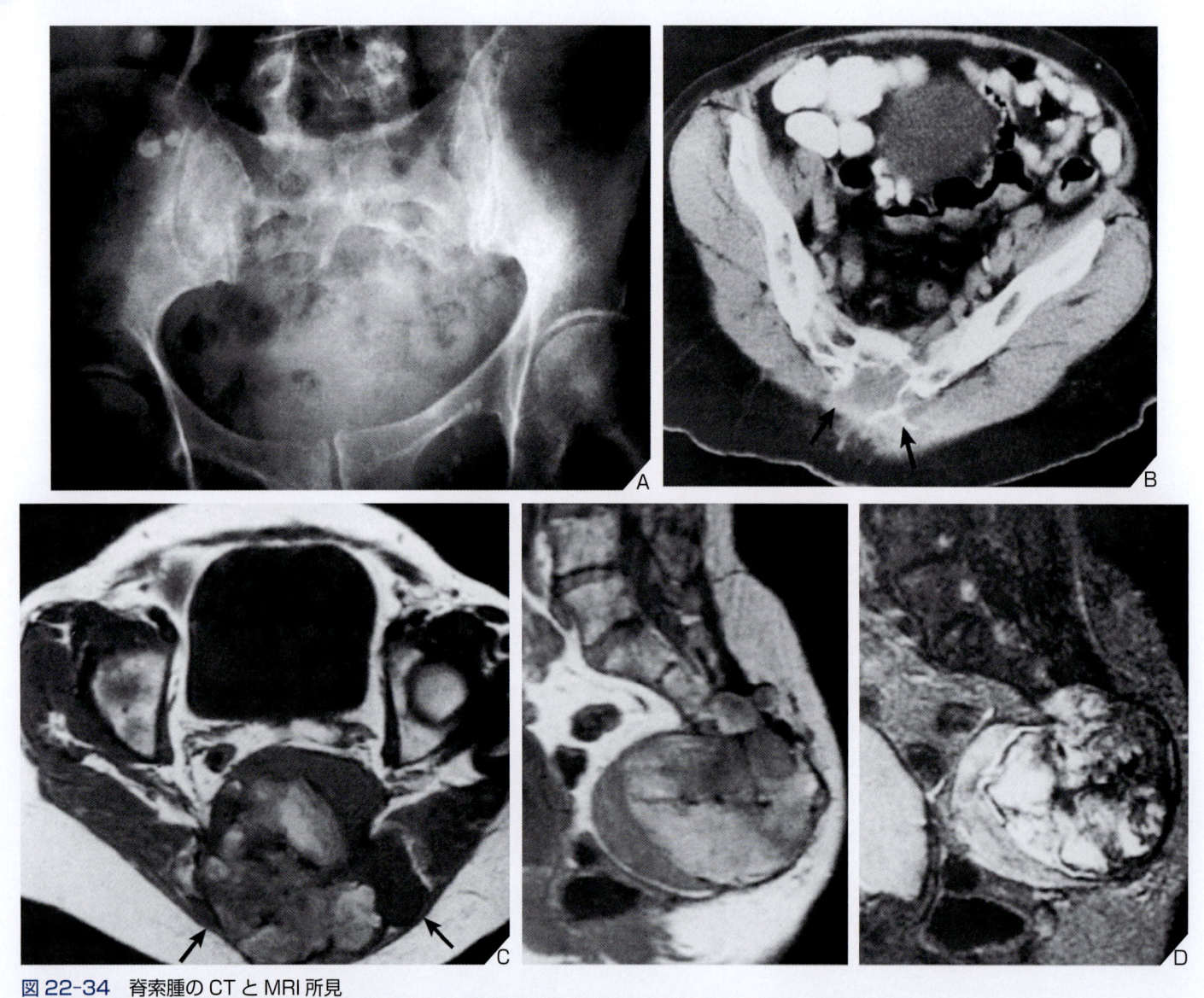

図 22-34 脊索腫の CT と MRI 所見
(A)68 歳女性の骨盤 X 線正面像. 仙骨の破壊像と軟部陰影がみられる. (B)CT 横断像では, 低濃度の腫瘍が仙骨を破壊している像がみられる(→).
(C) MRI T1 強調横断像では, 大きな中間的信号の不均一な腫瘤がみられる (→). (D) T1 強調および T2 強調矢状断像. 不均一な信号の多房性の腫瘤が仙骨遠位部と尾骨を破壊している.
(Greenfield GB, Arrington JA. Imaging of bone tumors. A multimodality approach. Philadelphia：JB Lippincott；1995 より引用)

22

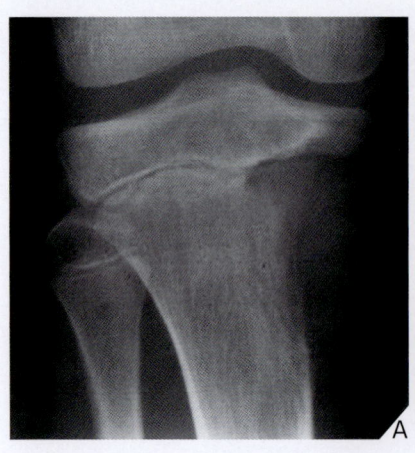 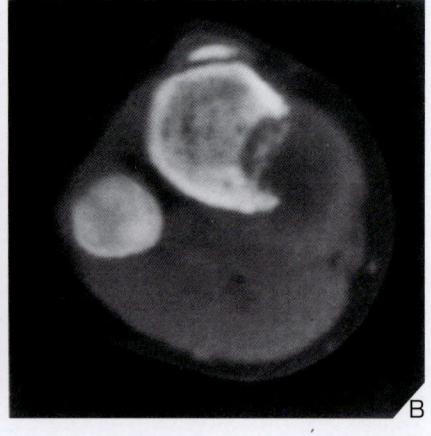

図 22-35 骨平滑筋肉腫
(A)12 歳男児の右膝 X 線正面像. 骨幹端の溶骨病変が皮質を破壊して軟部に浸潤している. (B) CT では脛骨内側の破壊と軟部腫瘤が確認される.
(Greenspan A, Remagen W. Differential diagnosis of tumors and tumor-like lesions of bones and joints. Philadelphia：Lippincott-Raven；1998：369-371 より引用)

で種々の程度の辺縁硬化や境界明瞭な辺縁をもち骨溶解と硬化の混合病変のこともある. ときに石鹸の泡のような膨隆像を示し軟部へ進展する. MRI では T1 強調像で混合性の信号, T2 強調像で高信号となる(図 22-36). 画像所見では良悪性を含めた他の血管性病変と鑑別するのは困難である. 単発性の病変は転移性腫瘍, 線維肉腫, MFH, 形質細胞腫, リンパ腫, 骨巨細胞腫などと類似する. 画像所見は非特異的であり, 臨床所見がときに鑑別診断に役立つ.

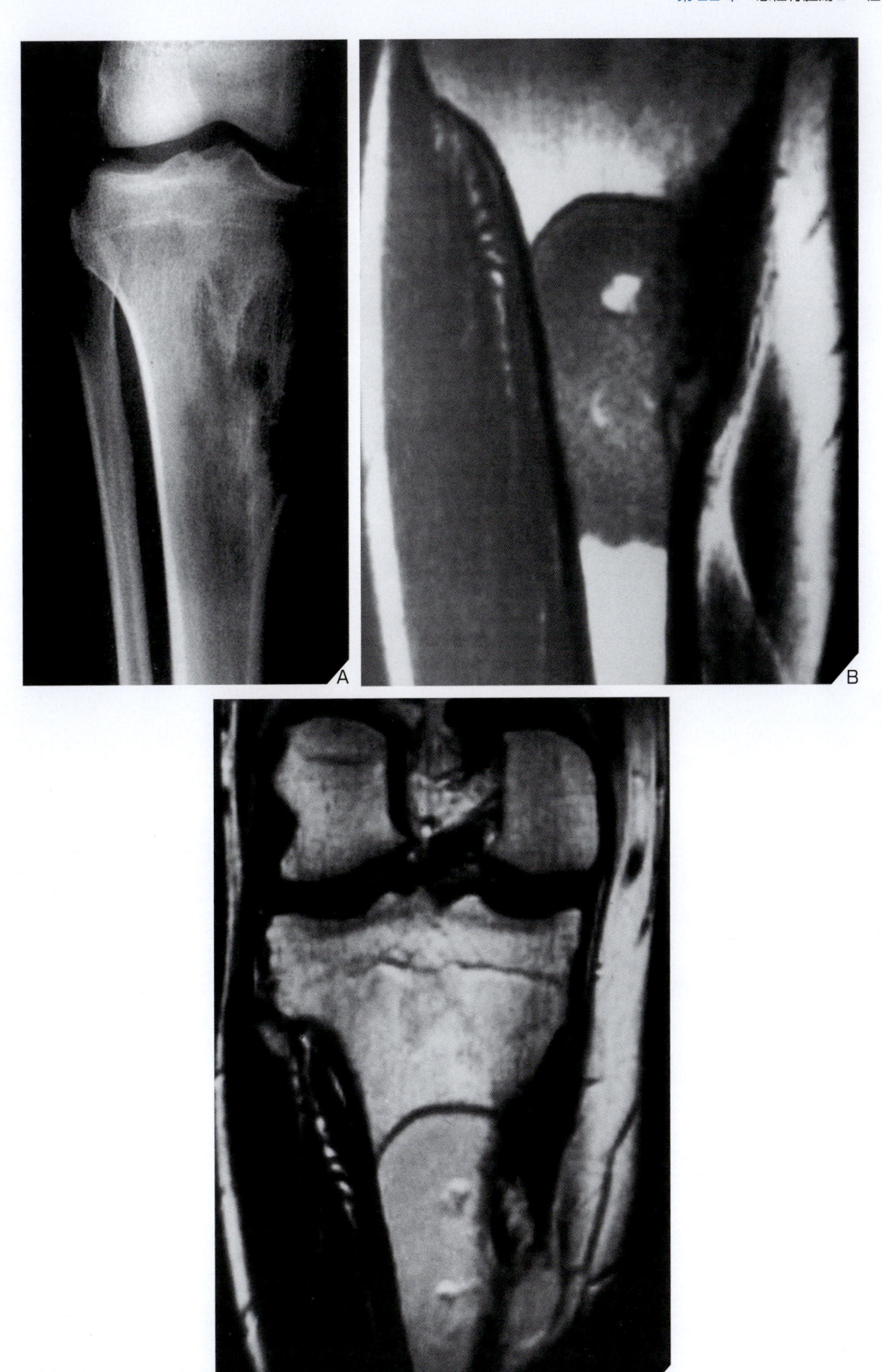

図 22-36　骨血管内皮腫

（A）脛骨X線正面像では内側皮質を破壊する溶骨病変がみられる．（B）MRI T1 強調冠状断像．骨髄を置換する低信号病変がみられる．（C）T2 強調冠状断像．内部不均一な高信号の腫瘍がみられる．

（Greenfield GB, Arrington JA, Imaging of bone tumors. A multimodality approach. Philadelphia：JB Lippincott：1995 より引用）

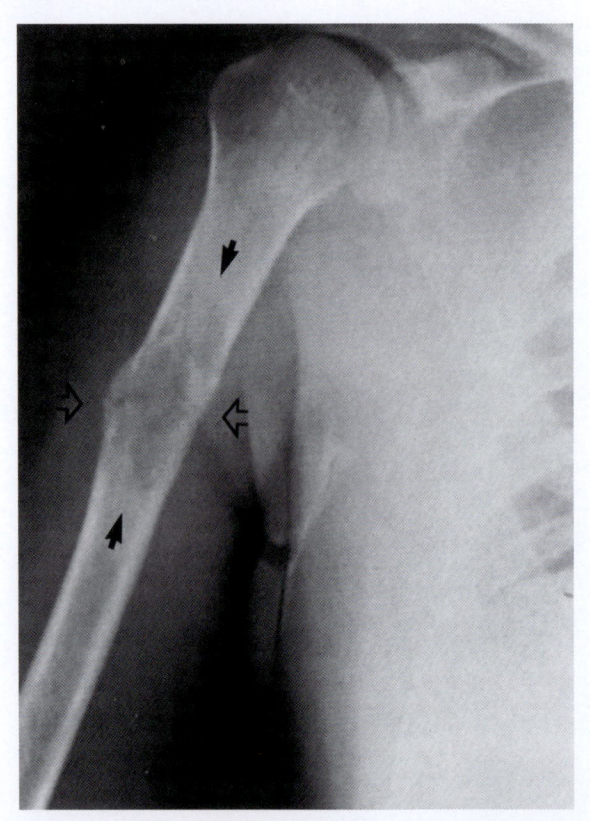

図22-37 骨血管肉腫
42歳男性，右上腕骨X線正面像．溶骨性病変が正常骨と広い移行領域を示して存在する（→）．病的骨折がみられる（⇒）．
(Greenspan A, Remagen W. Differential diagnosis of tumors and tumor-like lesions of bones and joints. Philadelphia：Lippincott-Raven；1998：369-371より引用)

組織学的には，多型性に富む内皮細胞が好酸性や両染性の細胞質と核小体の目立つクロマチンに富む核をもつ．交錯した血管が鹿の角枝のようにみられ，これらは基底膜で区切りされている．間質は線維状または粘液状で，出血や壊死巣もみられる．

骨の血管肉腫（angiosarcoma）は，血管性腫瘍のなかでもっとも悪性度が高く，しばしば繰り返す局所再発や遠隔転移がみられる．10～60歳代，40歳代にピークがみられ，男性は女性の2倍である．脛骨，大腿骨，上腕骨などの長管骨に好発し，疼痛や腫脹がみられる．約66％の症例に肺や内臓器への転移が生じる．

画像所見で他の局所侵襲性の血管病変と鑑別することは不可能であり，血管肉腫のほうが正常骨とのより広い移行領域がみられるものの，血管内皮腫の画像所見に類似する（図22-37）．軟部腫瘤を伴う皮質骨の浸透像はしばしばみられる．

顕微鏡学的には，不規則に連結した血管網からなり，内皮細胞は明らかな悪性で，異型核分裂や核の濃染がみられる．充実性部分では紡錘形や類上皮形の細胞がみられる．近年イタリアのグループが原発血管肉腫と放射線誘発血管肉腫における*MYC*遺伝子の増幅を報告した．

Ⅰ 悪性転化の可能性のある良性病変

良性病変には，悪性転化する可能性のあるものがある（表16-2を参照）．内軟骨腫，骨軟骨腫，線維性骨異形成などの，この範疇に入るいくつかの良性腫瘍および腫瘍類似疾患は，前章で述べた（第18章，第19章を参照）．以下に述べる疾患のいくつかは，第21章でも触れた（「続発性骨肉腫」「続発性軟骨肉腫」の項を参照）．

1. 骨髄内骨梗塞 (medullary bone infarct)

骨髄内骨梗塞に合併する肉腫の発生は，まれである．放射線科医にとってこの可能性を考えるべき臨床症状は，これまで無症状であった患者での骨痛の出現である．骨膜反応や軟部腫瘤陰影を伴った，骨髄内骨梗塞部位における骨破壊像によって，悪性転化の診断がなされる（図22-38）．

2. 骨髄炎の慢性瘻孔(chronic draining sinus tract of osteomyelitis)

長期間続く骨髄炎の瘻孔が有痛性となり，化膿性で汚い物質を排出するようになったとき，悪性転化を疑うべきである．骨髄炎の多くの患者は，病気の起こりは幼年期にあり，20年以上の瘻孔は一般的に悪性新生物の前駆体である．扁平上皮癌の発生がもっとも一般にみられる（図22-39）が，線維肉腫や骨肉腫もみられる．しかしながら，悪性転化の頻度は低く，0.2～1.7％である．悪性転化のX線像は，ときには慢性骨髄炎と区別できないこともありうるが，骨破壊の範囲の増大が肉腫や癌の始まりを示す．

3. 叢状神経線維腫症 (plexiform neurofibromatosis)

神経線維腫症には，この疾患のもっとも重大な合併症としてさまざまな新生物疾患が合併する．末梢神経や軟部組織の肉腫は，神経線維腫症においてよく認められ，その頻度は3～16％である．これらの肉腫の多くは，神経由来であり，神経肉腫，神経線維肉腫，悪性神経鞘腫がある．横紋筋肉腫や脂肪肉腫のような非神経原性肉腫はあるが少ない．神経線維腫症から生じた肉腫の正確な起源は明確ではない．腫瘍が明らかに神経幹由来のものもあれば，神経とは明らかな関係のないものもある．神経線維腫症の患者の悪性転化で頻度の高い臨床症状は，疼痛の出現，現存する神経線維腫の急速な増大，新しい軟部腫瘍塊である．X線像上，肉腫転化の診断は，血管造影で異常な腫瘍

22

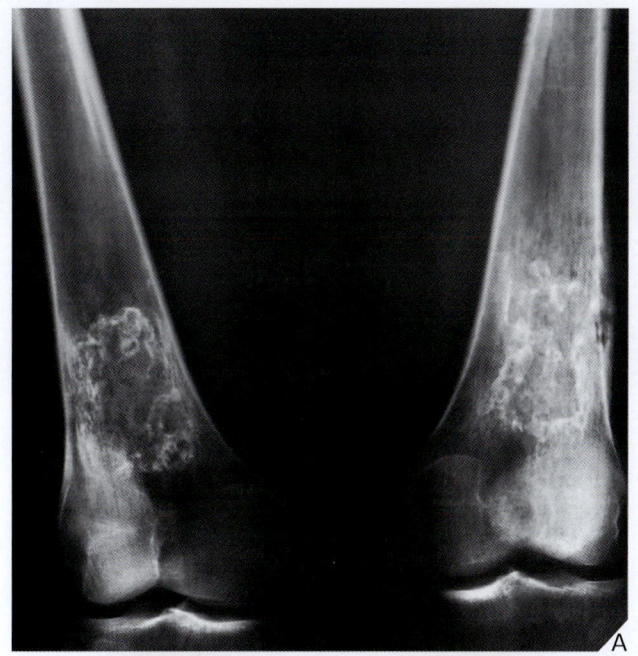

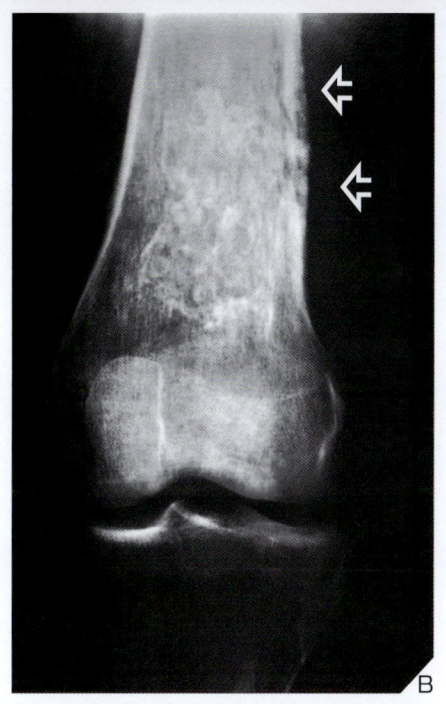

図22-38　骨梗塞に合併した悪性線維性組織球腫
　39歳女性．多発性特発性骨髄内骨梗塞を認めていたが，左膝直上
に疼痛が出現，進展してきた．（A）両膝のX線正面像では，大腿
骨遠位に典型的な骨髄内骨梗塞像を認めた．左側では外側骨皮質
に沿った層状の骨膜反応を認めた．（B）拡大像で骨皮質の破壊像
を認めた（⇒）．

血管（図22-40）や腫瘍濃染（tumor stain）像が示されれば，
ほとんど確実である．

4．Paget病

　Paget病の骨における肉腫の出現は重要な合併症である．
Paget肉腫はまれだが（1%以下），Paget病患者は，同じ年齢の
人より20倍の確率で悪性骨腫瘍が発生しやすい．X線所見とし
ては，溶骨性病変の出現が肉腫転化の徴候であり，しばしば骨

皮質を突き破り，軟部腫瘍陰影を認める（図22-41）．骨膜反
応はまれである．通常侵される骨は，骨盤，大腿骨，上腕骨で
ある．組織学的に，もっとも多くみられるタイプの腫瘍は骨肉
腫で，悪性線維性組織球腫，線維肉腫，軟骨肉腫の順で続く．
Paget肉腫患者の予後は悪く，6〜8ヵ月以上の生存は少ない．

5．放射線照射による肉腫（radiation-induced sarcoma）

　放射線照射による肉腫は，照射野に含まれた正常骨から発生
し，また，放射線照射によって治療された線維性骨異形成や巨
細胞腫のような良性病変から発生しうる．一般には，少なくと
も3,000 radが4週間内に照射されたときにのみ肉腫が発生する
が，800 radの被曝のみで発生した症例も報告されている．放射
線照射による腫瘍の潜伏期間は4〜40年間の幅で，平均11年で
ある．頻度はかなり低く，0.5%以内である．
　放射線照射後肉腫の診断基準は，
❶ 初期病巣と放射線照射後の肉腫の組織像が同一でない．
❷ 新たな腫瘍の発生部位が照射野内にあること．
❸ 最初の放射線治療から少なくとも3年が経過している．
ことである．
　放射線照射後骨肉腫は，ラジウムを用いた時計盤の塗装職人
に発生したと報告されたように，放射線同位元素の摂取と骨内
蓄積によっても発生する．放射線の種類にかかわらず，もっと
も多い腫瘍は骨肉腫で，線維性肉腫と悪性線維性組織球腫が続
く（図22-42）．

J　骨転移（skeletal metastases）

　骨転移はもっとも頻度の高い悪性骨腫瘍で，それゆえとくに
高齢者では悪性病変の鑑別診断のなかで常に考慮すべきであ
る．もっとも転移しやすい部位は，頭蓋骨，脊椎，骨盤のよう
な軸骨格（axial skeleton）と，長管骨近位部であり，肘や膝よ
り遠位での転移は非常にまれである（図22-43）．これらの病
変は悪性病変の血行性転移によって生じる．つまり，原発腫瘍
が局所血管に浸潤し，悪性腫瘍細胞が肺や肝臓の毛細血管床に
ばらまかれるという通常のメカニズムによる．腫瘍塞栓子が脊
椎静脈叢を伝って軸骨格に留まる．
　骨への転移の頻度は，原発腫瘍の種類や罹病期間によりさま
ざまである．悪性腫瘍のなかには，骨へ転移していく傾向が強
いものがある．腎，小腸，大腸，胃，甲状腺に発生した腫瘍も
骨へ転移するが，乳癌，肺癌，前立腺癌は骨転移が高率で，骨
転移の大多数を占める．前立腺癌は男性の全骨転移の約60%を
占めると報告されているが，女性では乳癌が全骨転移病変の約
70%を占める．
　多くの骨転移は無症状である．症状のある骨転移では，疼痛

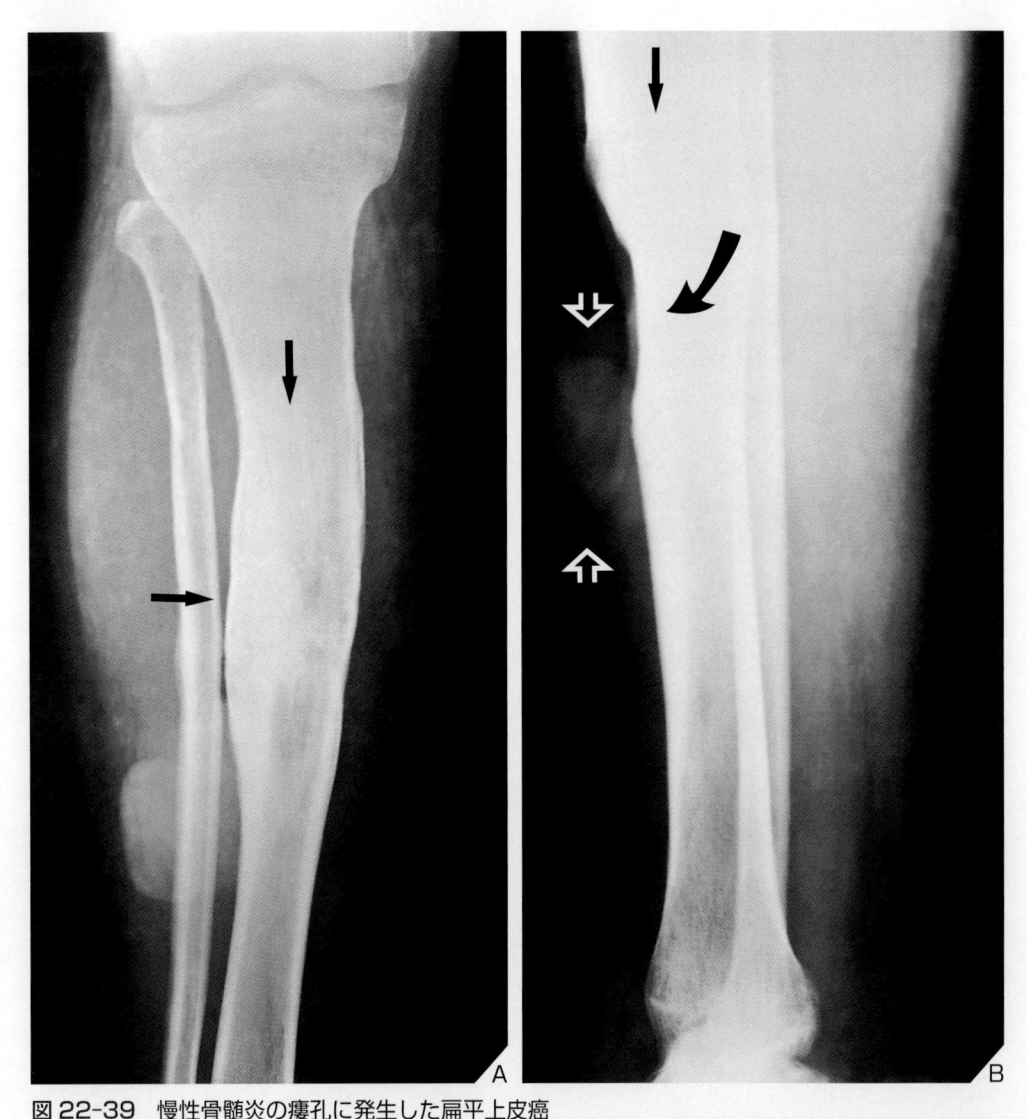

図22-39　慢性骨髄炎の瘻孔に発生した扁平上皮癌
　59歳男性．5年間存続した右下腿潰瘍の治療のため入院した．13歳時，脛骨の開放骨折に感染が起こり，慢性骨髄炎に進展した．右下腿のX線正面像（**A**），側面像（**B**）では，脛骨中1/3の前面骨皮質に大きな皿状骨欠損像を認め，その周囲の骨は緻密である（↘）．大きなはっきりと輪郭の追える軟部腫瘤も同部に認める（⇒）．手術による欠損部の直上には，骨髄内骨硬化および骨皮質の肥厚があり（→），どちらも慢性骨髄炎に特徴的である．同部の生検では，慢性骨髄炎の瘻孔に生じた扁平上皮癌と判明した．
（Greenspan A, Norman A, Steiner G. Squamous cell carcinoma arising in chronic draining sinus tract Case report #146. Skeletal Radiol 1981；6：149-151より引用）

が主な臨床症状であり，病変部位の病的骨折のみが唯一骨転移の症状であることもある．骨転移は単発性も多発性もあり，純粋な溶骨性，純粋な骨形成性，混合性病変にも分けられる．純粋な溶骨性転移をきたす原発腫瘍は，通常，腎，肺，乳腺，甲状腺，消化管の腫瘍である．この純粋な溶骨性病変は放射線療法，化学療法，ホルモン療法後には，硬化してくる．純粋な骨形成性転移をきたす原発腫瘍は，他の原発性腫瘍もありうるが，一般には前立腺の腫瘍である（図22-44）．

　通常の単純X線像では，骨破壊像がみにくいことがあるため，骨転移の発見がいつも可能とは限らない．骨スキャンは，転移病巣が溶骨性であろうと骨形成性であろうと，早期の転移性病変のスクリーニングに最適の方法である．最近では何人かの報告者が転移巣の発見（とくに脊椎転移）におけるMRIの有用性を指摘している（図22-45）．骨髄内病変の同定や，脊髄・軟部組織浸潤の評価にMRIが的確であることが示されている．最近のDaldrup-Linkらの研究では，小児と若年成人の転移性腫瘍診断の正確性を比較した場合，FDG-PETが全身MRIや骨シンチグラフィーより優っているとされる（図22-46，47；図2-32も参照）．FDG-PETの感度は92％で全身MRIは82％，骨シンチグラフィーは71％であった．

　一般に骨転移は，原発巣を問わずよく似た像を呈する．しかしながら，その形態学的外観，部位，転移病巣の分布が原発巣を示唆する場合がある．そのため，たとえば肘や膝より遠位の骨転移はまれな転移部位であるが，その50％は乳腺か気管支に原発した癌に引き続くものである（図22-48）．単純X線像で膨張性のblown-out（破裂）像，血管造影で豊富な血管像を呈する病変は，転移性腎細胞癌に特徴的である（図22-49）．さらに，ChoiらはMRIにおけるflow void（液流無信号化）シグ

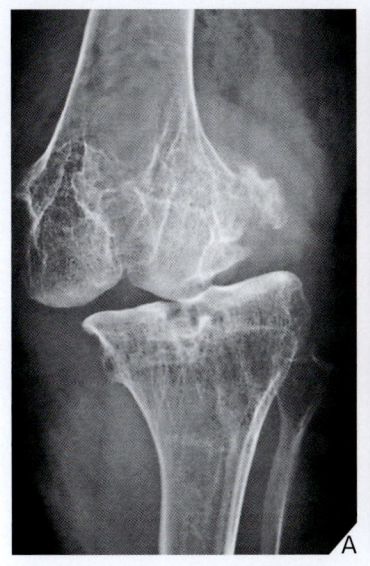
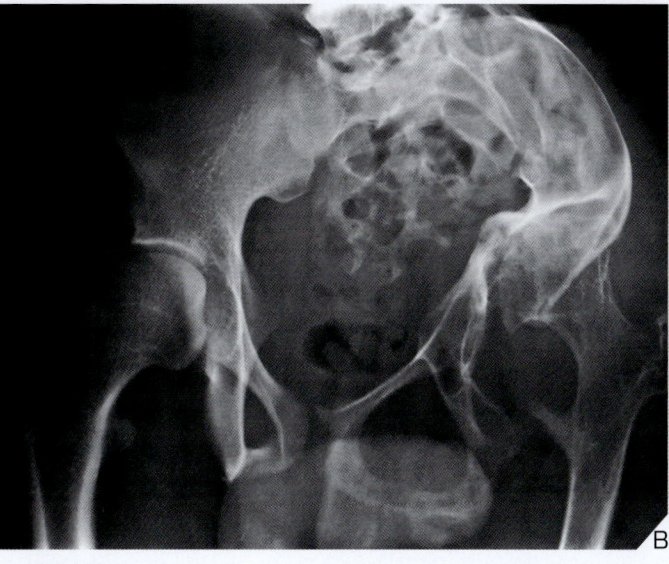
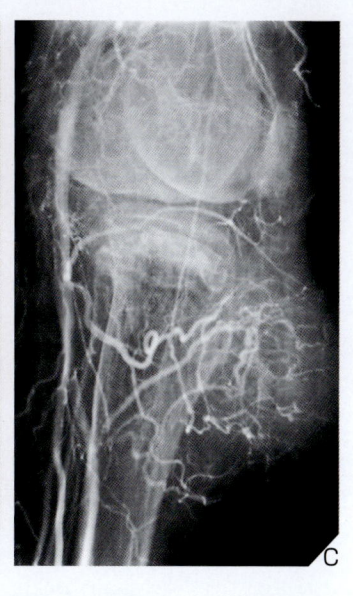

図 22-40　叢状神経線維腫に発生した脂肪肉腫
18 歳男性．幼少期から神経線維腫症を認めていたが，10 ヵ月の間に増大傾向のある有痛性の前脛骨部の腫瘤が出現した．（**A**）左膝のＸ線正面像では外側亜脱臼を伴った不安定性を認める．大腿骨外顆と脛骨内顆部は軟部腫瘤を認め，びらんを呈している．（**B**）骨盤の正面像では，大きな変形した寛骨臼，左閉鎖孔の拡大，左股関節の上外側脱臼を伴った骨盤の非対称性を認める．これらはすべて神経線維腫症に典型的な所見である．（**C**）大腿動脈造影では，脛骨前面の腫瘤は血管に富み，多数の蛇行した小さな腫瘍血管を認める．
（Baker ND, Greenspan A, Case report 172：pleomorphic liposarcoma, grade Ⅳ, of the soft tissue, arising in generalized plexiform neurofibromatosis. Skeletal Radiol 1981；7：150-153 より引用）

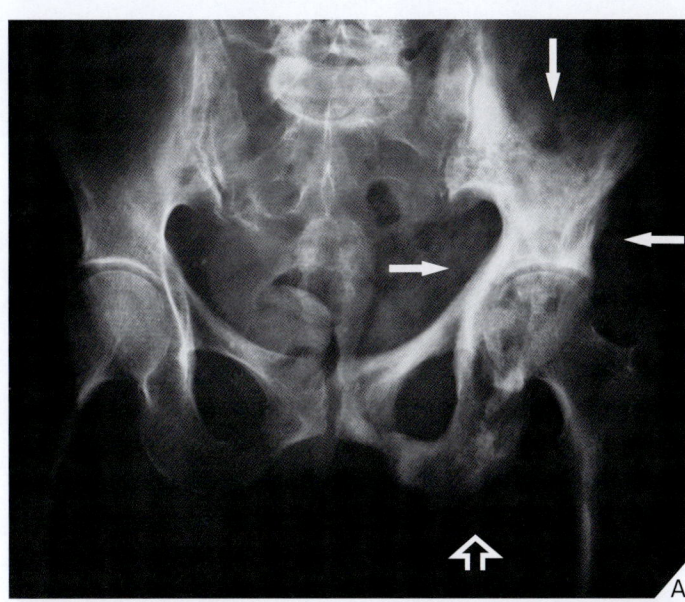
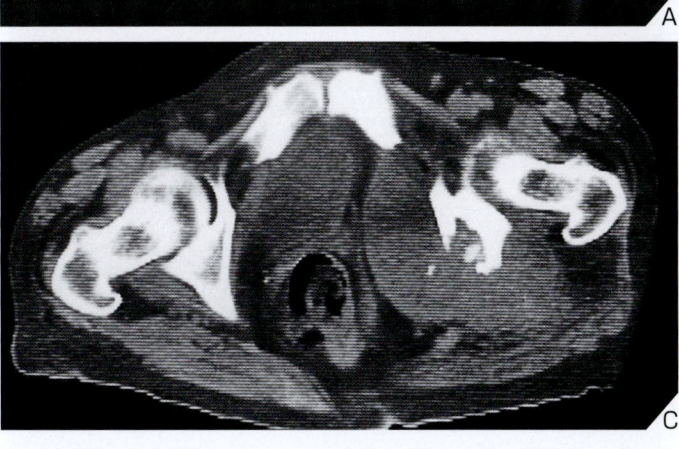

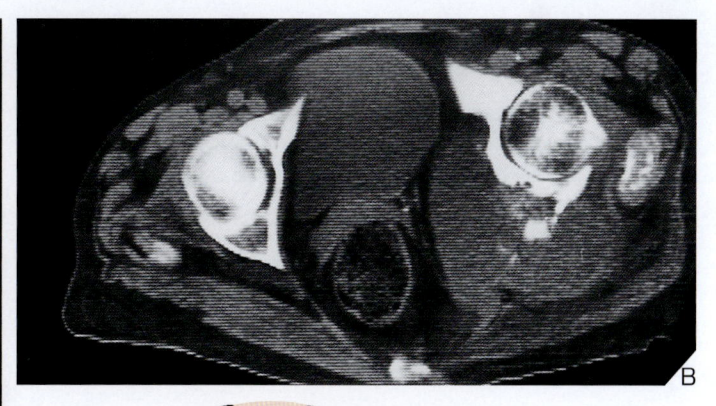

膀　胱
軟部腫瘍塊
破壊された寛骨臼
直　腸

図 22-41　骨パジェットに発生した MFH
66 歳女性．Paget 病を認めていたが，殿部に放散する左股関節の疼痛が出現してきた．（**A**）骨盤のＸ線正面像では，Paget 病は左骨盤半分の広い範囲に及ぶ（→）．左坐骨には溶骨性の骨破壊像もみられる（⇒）．大腿骨頭と寛骨臼を通る断面（**B**）と，坐骨と恥骨結合を通る 2 枚目の断面（**C**）の CT では，骨皮質の破壊と，大きな軟部腫瘍塊を認める（両者とも，Paget 病の肉腫への悪性転化の徴候である）．直腸と膀胱の転位にも注目．

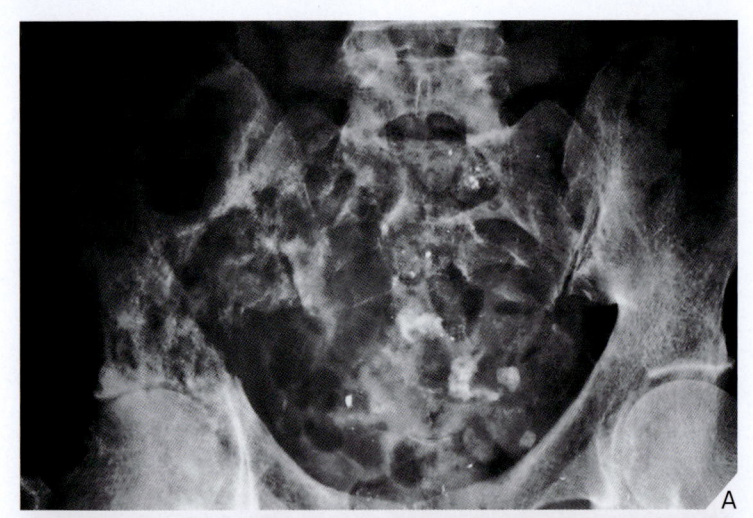

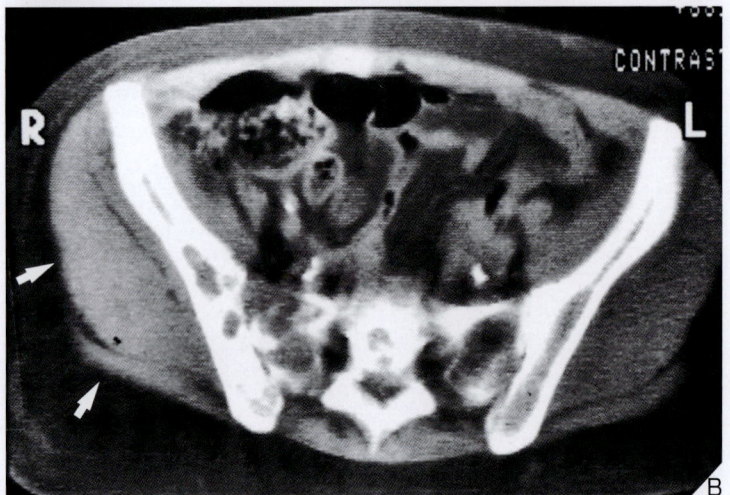

図 22-42　放射線誘発 MFH
63 歳女性．15 年前に子宮頚癌に対しラジウムで治療を受けた．（A）骨盤の X 線正面像では，右仙骨翼の破壊を伴った，腸骨を含み寛骨臼上部にまで拡がる巨大な破壊性病変を認める．（B）CT では，単純 X 線像でみられる変化に加え，軟部腫瘍塊を認める（→）．生検で悪性線維性組織球腫と判明した．腫瘍は放射線照射を受けた腸骨に発生し，二次的に軟部組織に拡がり，仙骨に及んだ．

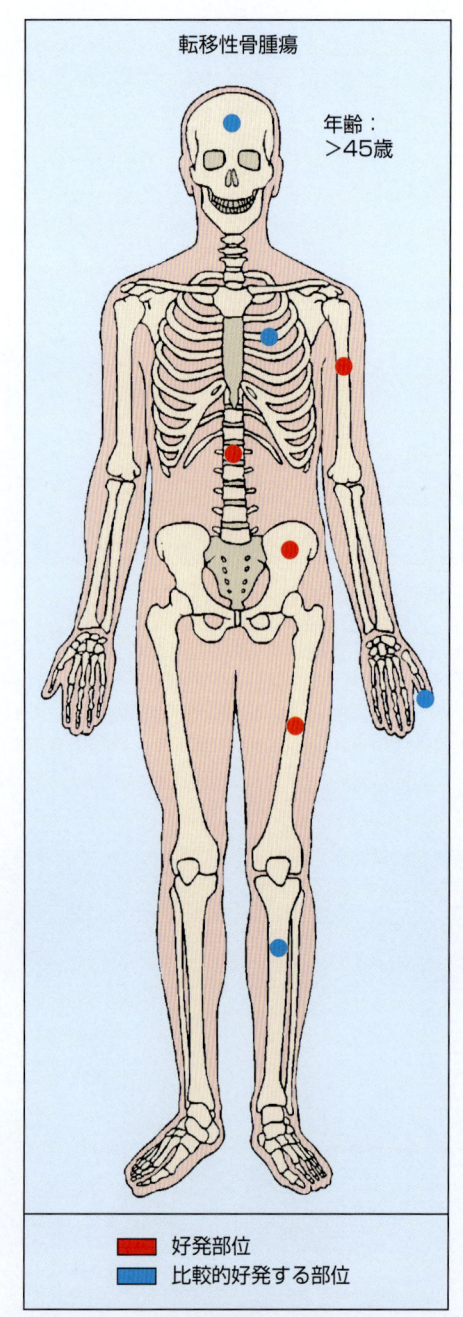

図 22-43　転移性骨腫瘍の好発部位および好発年齢
肘や膝より遠位での発生は非常にまれである．原発巣は通常，乳癌または肺癌である．

ナルは，早い動脈血流と拡張した静脈血流を反映し，腎細胞癌の骨転移に特徴的であるとしている．多発性の丸い硬化性病巣や，びまん性骨硬化は，しばしば転移性前立腺癌にみられる（図22-50）．女性では，硬化性の転移はたいてい乳癌からのものである．

　近年，特徴的な骨皮質転移が気管支原発癌由来であると述べられている．この転移は，Resnick が "cookie-bite" や "cookie-cutter" と呼んだ長管骨骨皮質の病変をきたす（図 22-51）．血行性播種で骨に達した転移の大部分は骨髄と海綿骨に留まるため，骨における転移性病変の初期の X 線像は，海綿骨の破壊像である．さらに成長すると骨皮質にも病変をきたす．骨膜から始まる骨皮質の吻合血管系を介して，肺からの悪性細胞が緻密骨に達し，骨皮質の破壊をきたすと考えられる．ときに他の原発巣の腫瘍（たとえば乳癌と腎癌）も骨皮質に転移する．

　単発性の骨転移病変は原発性悪性骨腫瘍と良性骨腫瘍との鑑別が必要である（図 22-52）．転移性病変の以下のようないくつかの特徴的所見が鑑別に役立つ：①転移性病変は，通常軟部腫瘍塊を伴わないか，伴っても小さい．②骨皮質を穿破しなければ通常骨膜反応を認めない．しかし，後者はかならずしもあてになるものではない．転移性病変，とくに前立腺癌の転移の30％以上が骨膜反応を伴うという報告もある．脊椎への転移性病変は通常椎弓根を破壊する．これは脊椎に発生した骨髄腫や神経線維腫と鑑別するのに有用な特徴である（図 22-53，図22-28 も参照）．

　組織学的には，本質的な上皮性パターンにより，転移性腫瘍は多くの原発性腫瘍よりも診断しやすい．生検は，原発巣がわからない症例において，転移の診断には有用であるが，原発巣の部位を特定するにはほとんど役立たない．ときに腺管構造があれば，腺癌の転移と診断することはできるが，腫瘍の特定の

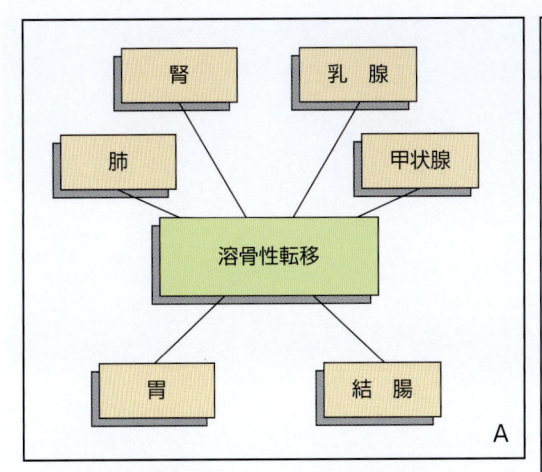

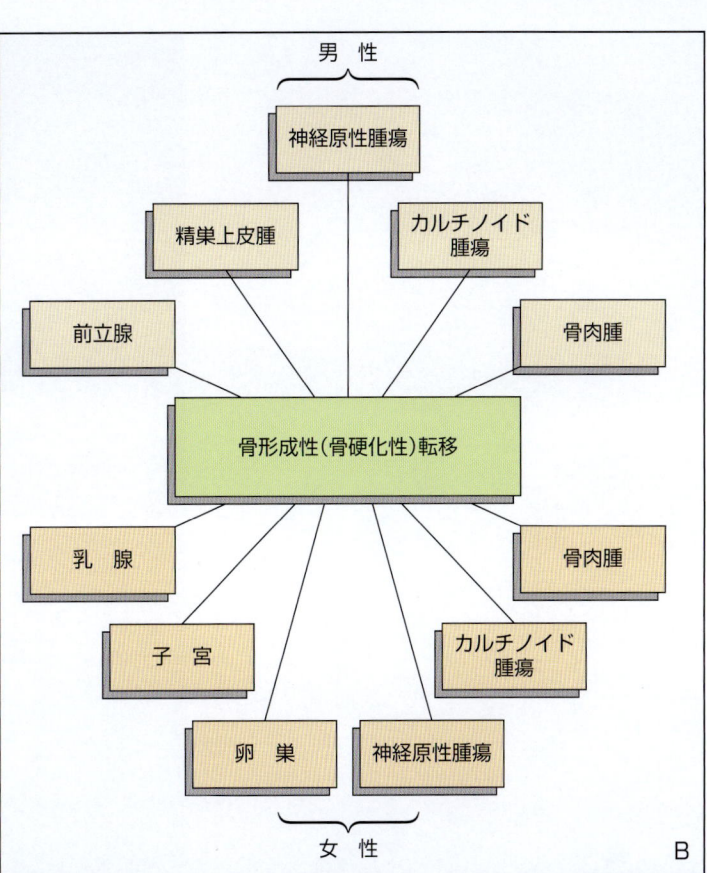

図 22-44　骨転移
(A) 溶骨性転移と (B) 骨形成性転移の起源.
(Greenspan A, Remagen W. Differential
diagnosis of tumors and tumor-like lesions
of bones and joints. Philadelphia：Lippin-
cott-Raven；1998：369-371 より引用)

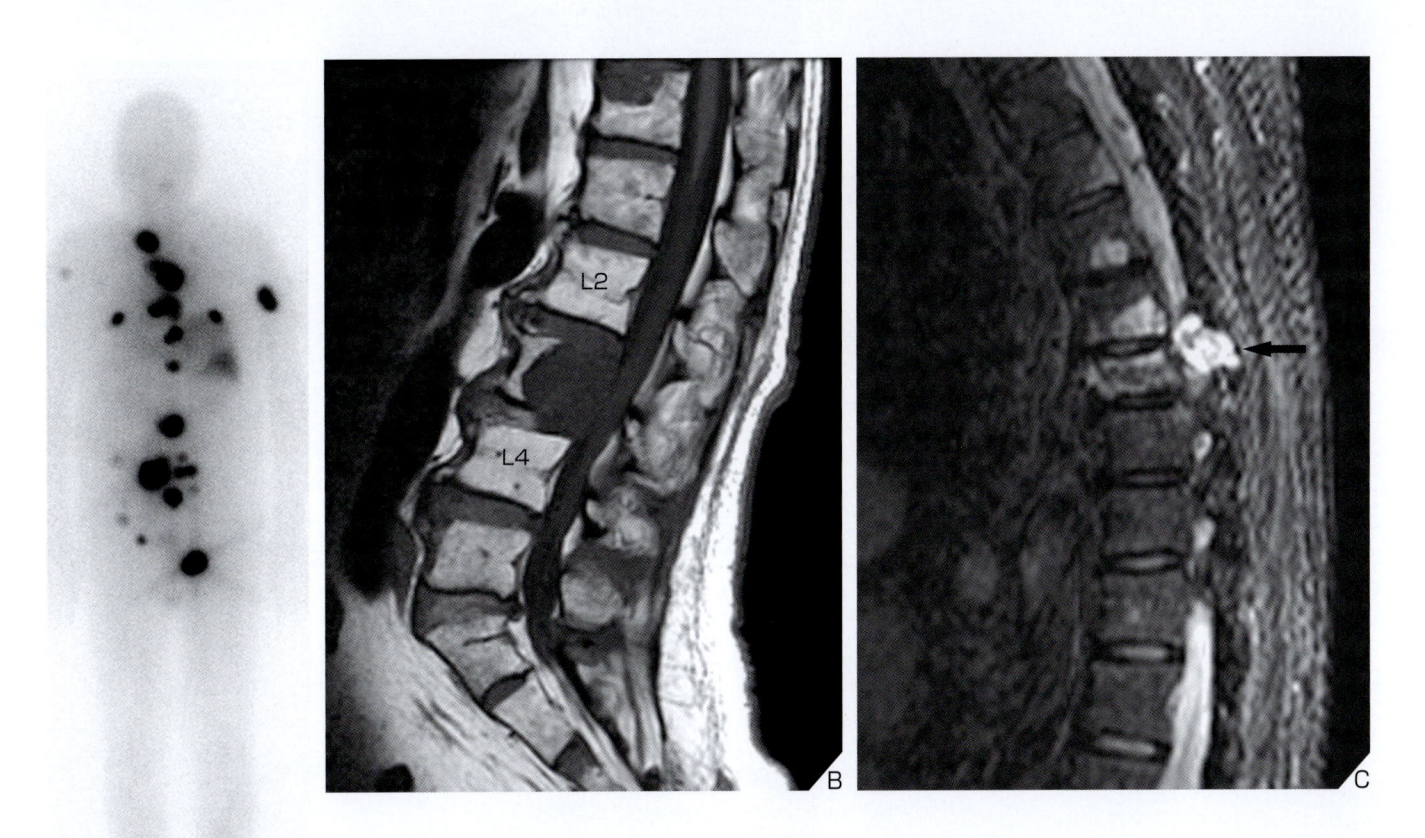

図 22-45　転移性骨腫瘍のシンチグラフィーと MRI 所見
70 歳男性，濾胞性甲状腺癌と強い背部痛で受診．(A) 155 mCi の^{131}I 内服によるシンチグラフィーでは多発骨転移がみられる．(B) MRI T1
強調矢状断像では，T12 と L3 の椎体転移がみられる．(C) STIR 矢状断像では脊柱管内への進展がみられる (→).

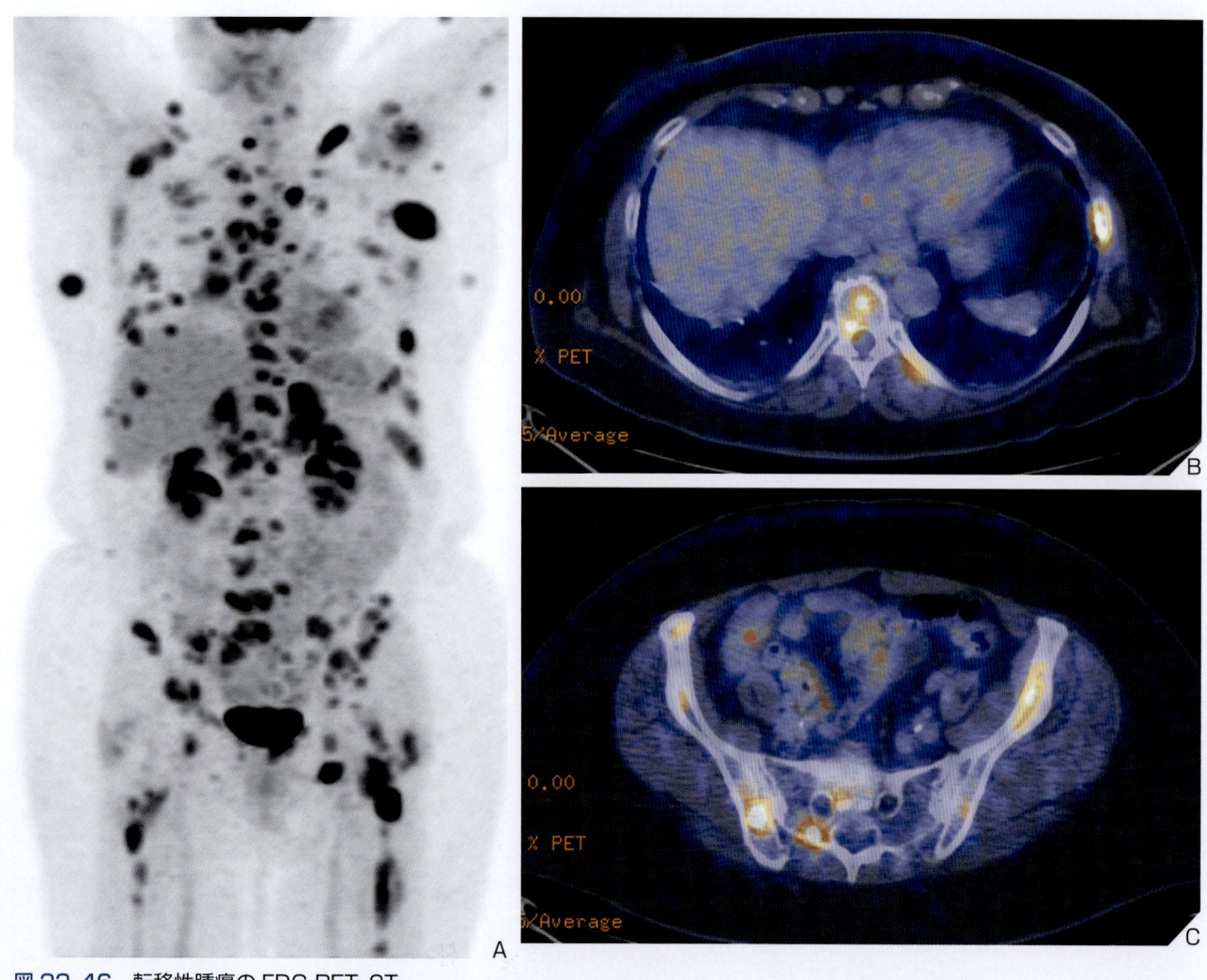

図 22-46　転移性腫瘍の FDG PET-CT
（A）60 歳女性，乳癌．全身 PET スキャンでは多数の骨転移，リンパ節転移，内臓器転移がみられる．FDG PET と CT の融合画像，胸部レベル（B）と腹部レベル（C）で椎体，肋骨，仙骨の転移巣が認められる．

タイプまで決定できるのはまれである．腎癌の明細胞あるいは悪性黒色腫（melanoma）の色素産生のように，転移巣が原発巣の部位を強く示唆するような形態学的パターンを示すことがときにみられる．

■ 合併症 ■

転移そのものが原発性の悪性疾患の合併症であるが，転移病

変は，病的骨折（図 22-54）や脊椎に起こった場合，硬膜や脊髄を圧迫し神経学的症状を起こすといった二次的合併症を起こすことを強調しなければならない（図 22-55）．

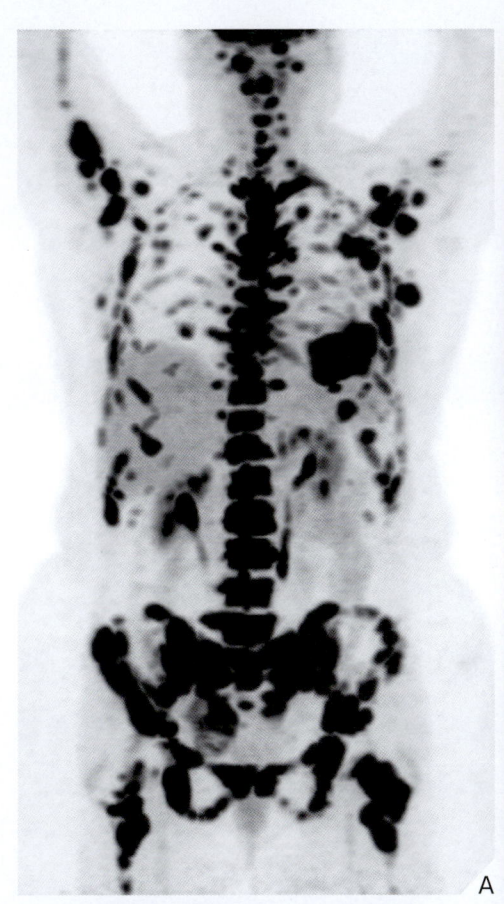

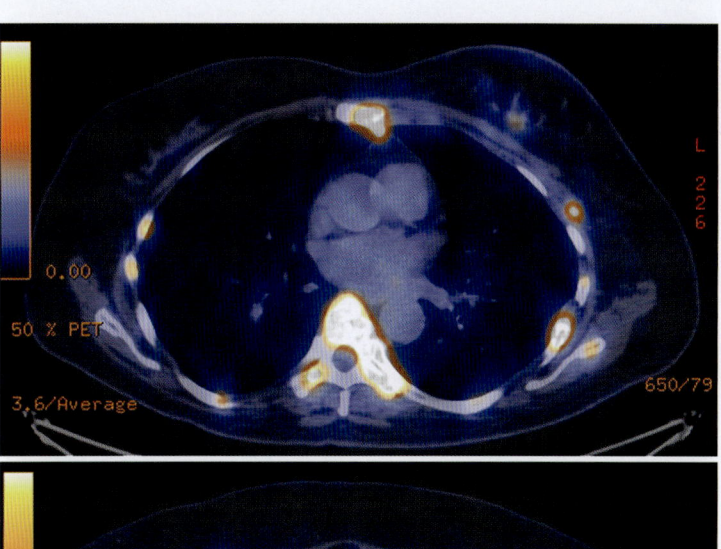

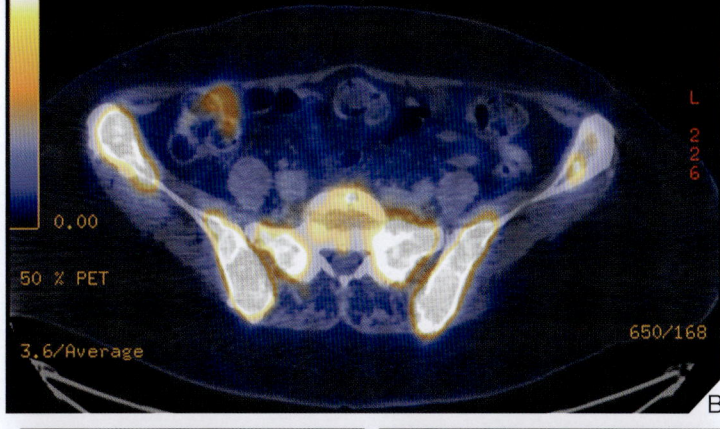

図 22-47　転移性腫瘍の FDG PET-CT

（A）57 歳女性乳癌患者の全身 PET スキャン．多発性骨転移を示す多数の高代謝病変．（B）胸部および骨盤部の PET と CT の融合横断像では脊椎，肋骨，胸骨，骨盤骨，仙骨に高代謝病変がみられる．（C）T1 強調冠状断像，（D）STIR 冠状断像で右上腕骨内のびまん性の骨髄浸潤がみられる．

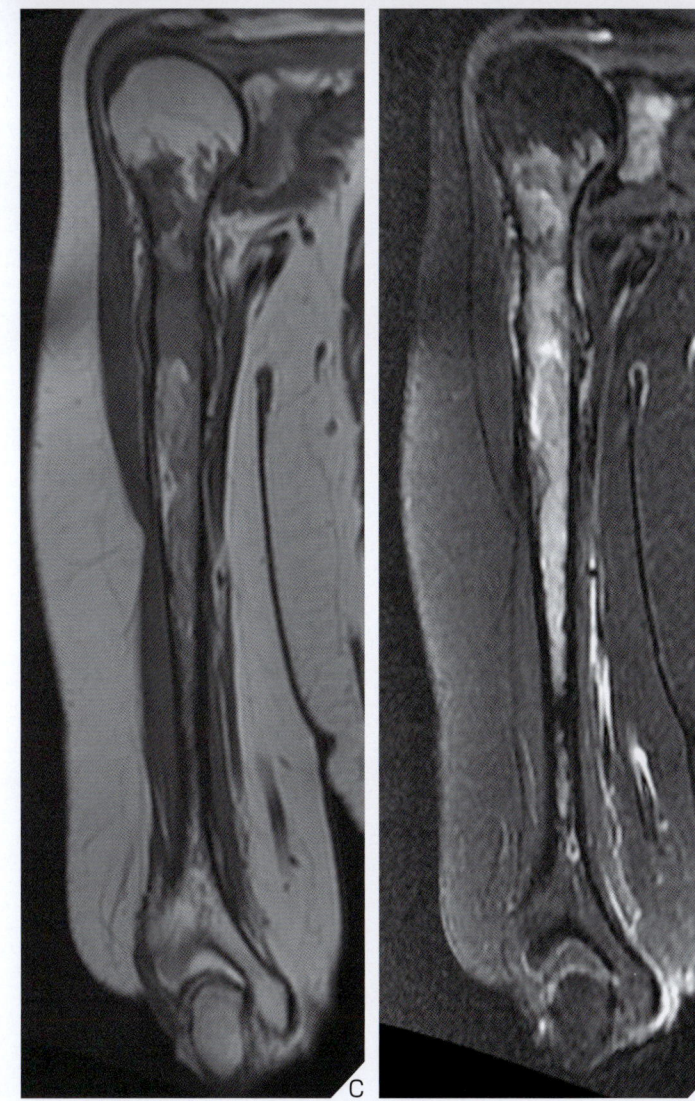

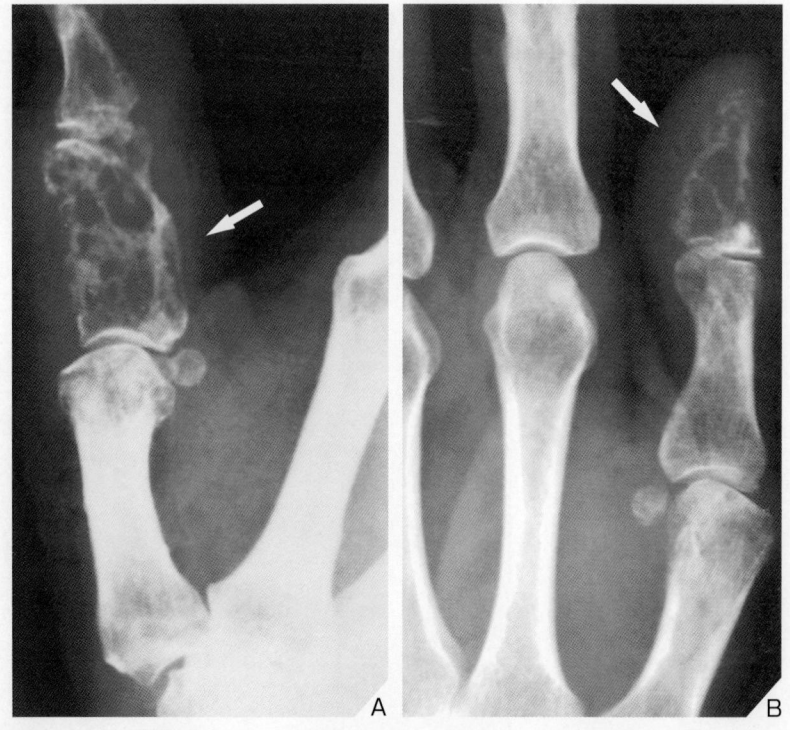

図 22-48　骨転移
　（A）63 歳男性．左母指基節骨における気管支原発の癌からの単発性転移性病変
（→）．（B）50 歳女性．右母指末節骨における乳癌からの単発性転移性病変（→）.

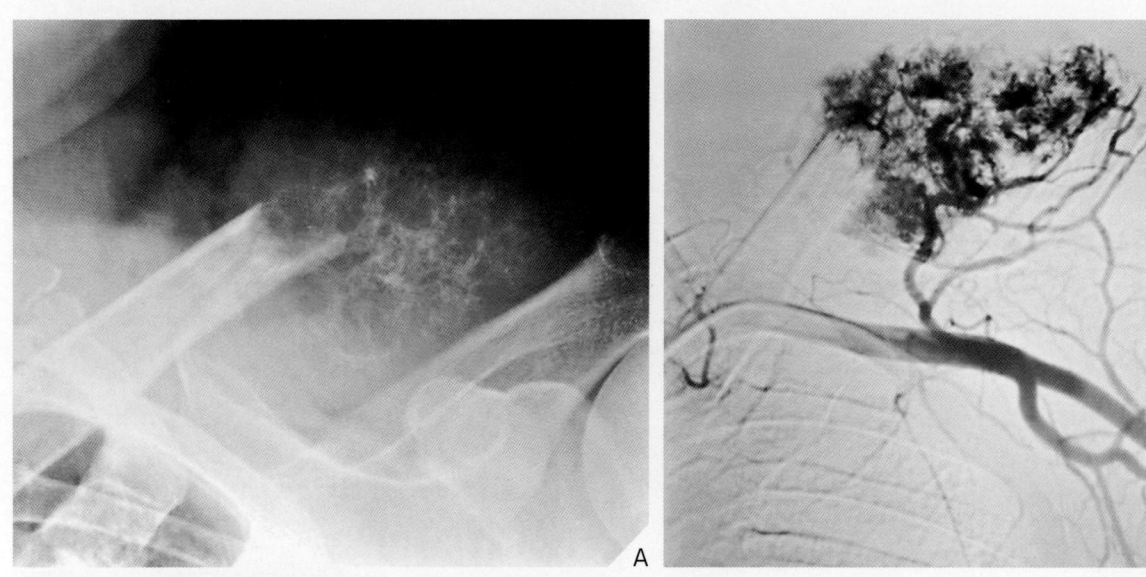

図 22-49　転移病変の血管造影像
　57 歳男性．腎細胞癌（hypernephroma）で，左鎖骨の肩峰端に単発性転移性病変が発生した．（A）単純 X 線像．軟部腫瘤陰影を伴った
膨張性の blown-out（破裂）病変が，鎖骨の肩峰端を破壊している．（B）選択的左鎖骨下動脈造影のサブトラクション像．転移性腎細胞
癌の特徴である豊富な血管増生を認める.

22

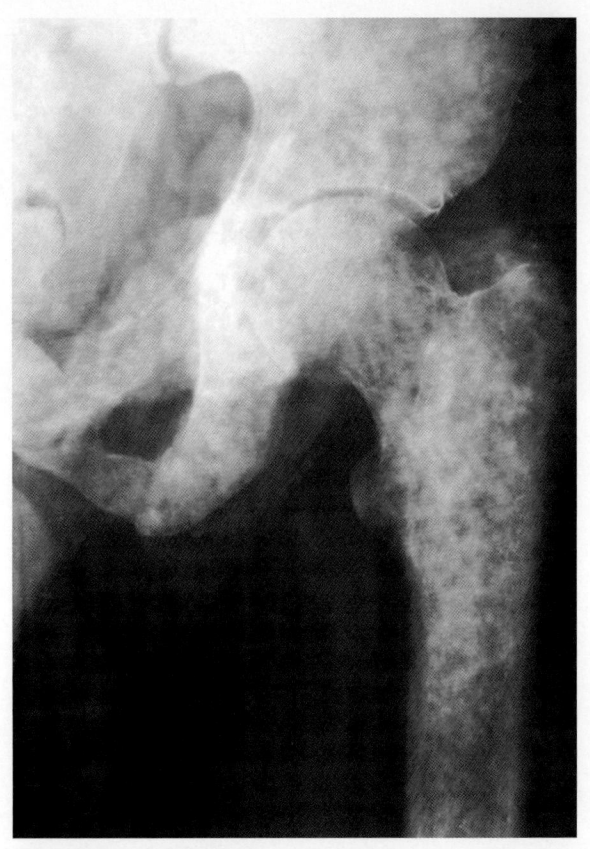

図 22-50　造骨性骨転移
　55歳男性．前立腺癌．左骨盤および大腿骨の正面像では，広範な骨形成性骨転移を認める．多発性の硬化した病巣が，腸骨，恥骨，坐骨，近位大腿骨に散在する．

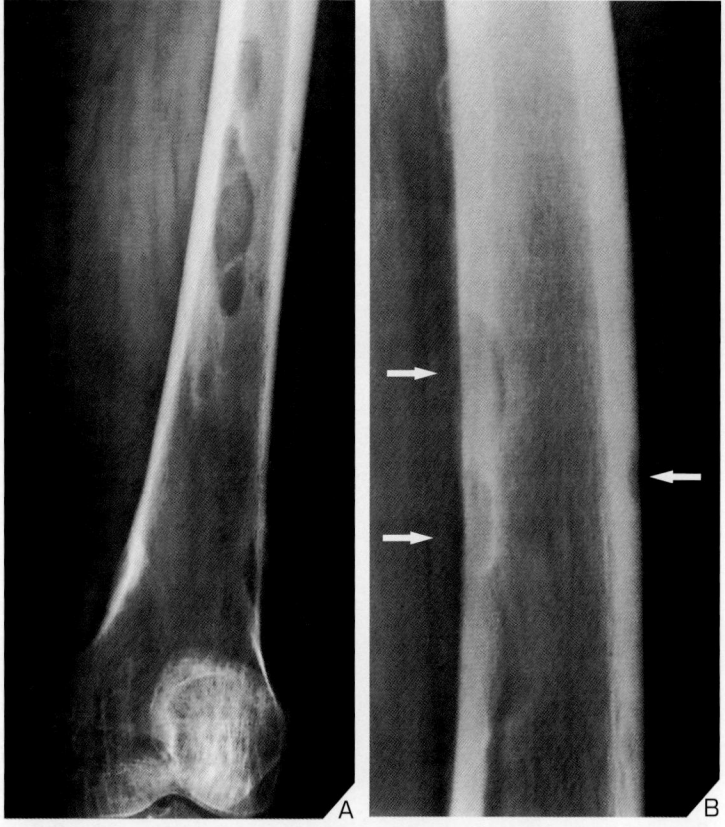

図 22-51　骨皮質転移
　82歳男性．次第に増強する大腿部痛がある．左大腿骨の正面像（**A**）と側面拡大像（**B**）．多発性の境界のはっきりした骨破壊性溶骨性病変を認める．病変は主に皮質骨を侵している．側面像では，特徴的な cookie-bite 像に注目（→）．この特徴に基づき，胸部を検査したところ，断層撮影（非提示）で気管支原発の癌と判明した．
（Greenspan A, Klein MJ, Lewis MM. Case report 272. Skeletal cortical metastases in the left femur arising from bronchogenic carcinoma. Skeletal Radiol 1984；11：297-301 より引用）

図 22-52　単発性骨転移
　45歳男性の左脛骨単発の溶骨性病変．当初骨巨細胞腫が疑われたが，全身評価と生検で，腎細胞癌の骨転移と判明した．

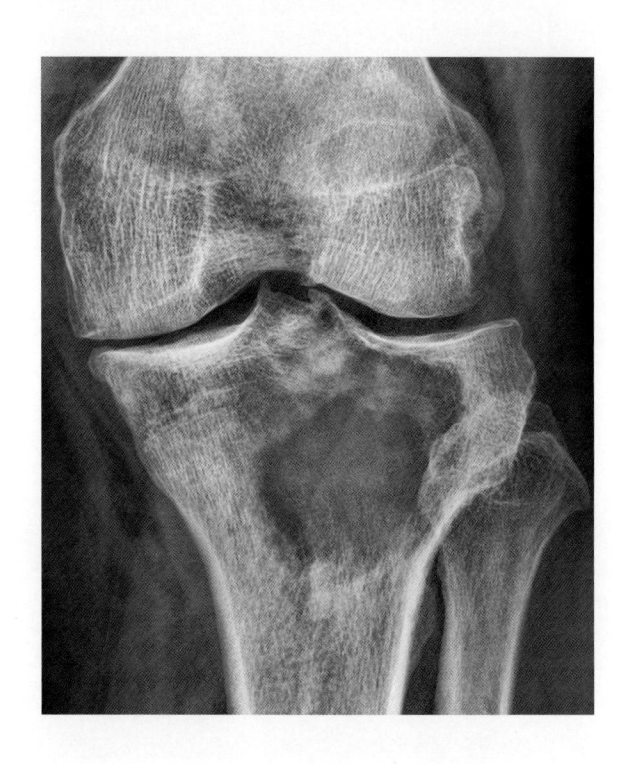

IV

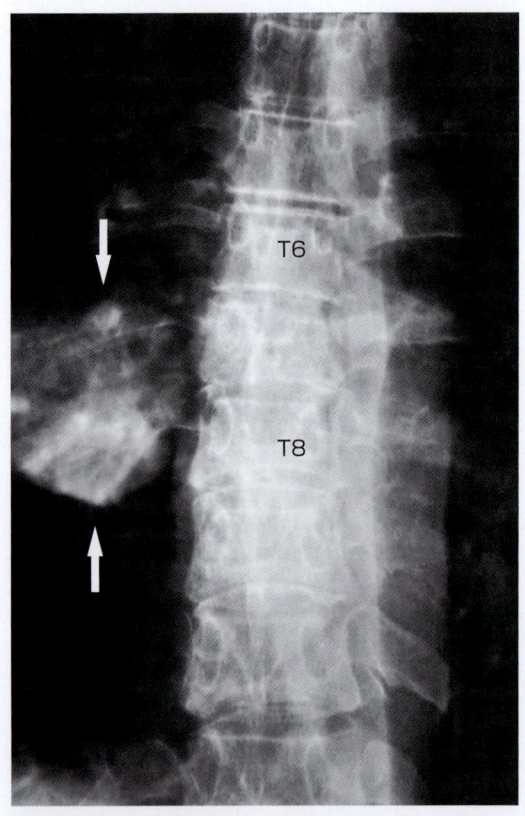

図 22-53 脊椎転移
　59 歳女性. 気管支原発癌. 胸腰椎の前後像. T7 椎体に転移性病変を認める. 左側椎弓根の破壊と傍脊椎腫瘤に注目. これは骨髄腫や神経線維腫と鑑別するのに有用な所見である. 肺癌が明らかである（→）.

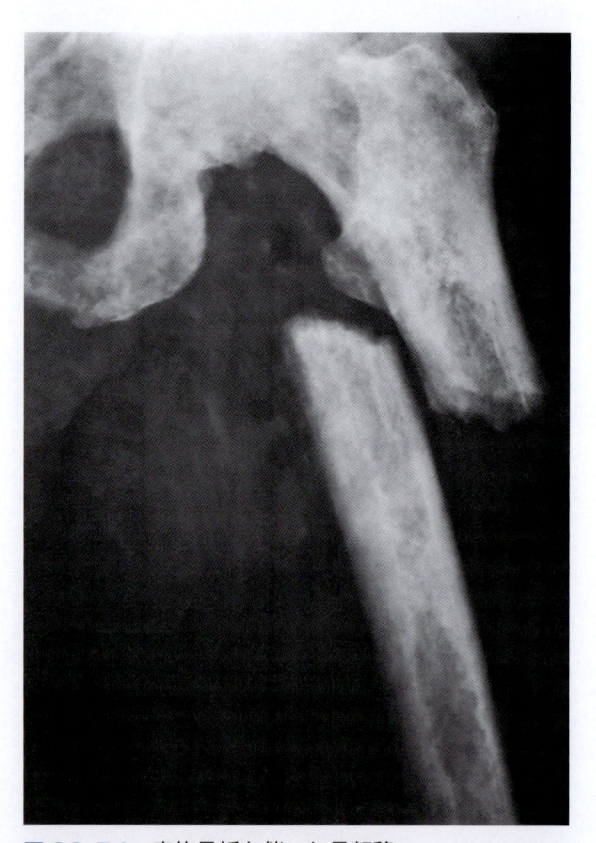

図 22-54 病的骨折を伴った骨転移
　74 歳男性. 前立腺癌の多発性骨転移. この左大腿骨近位骨幹部にみられるように, 病的骨折は骨転移性病変に合併する.

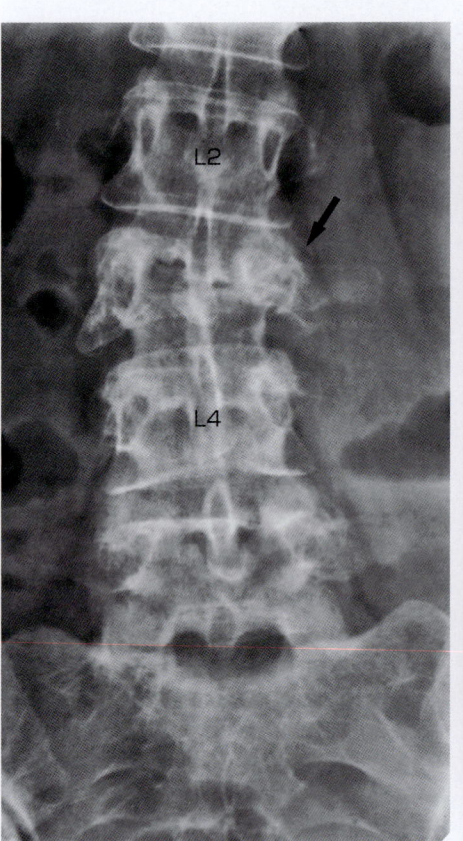

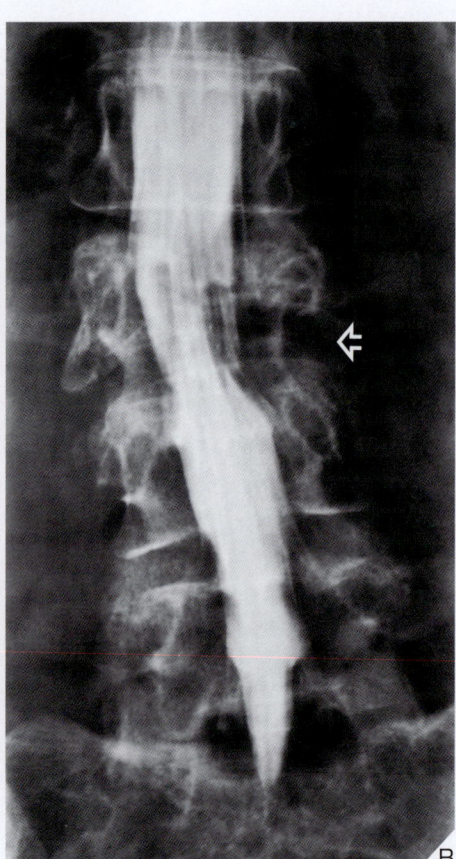

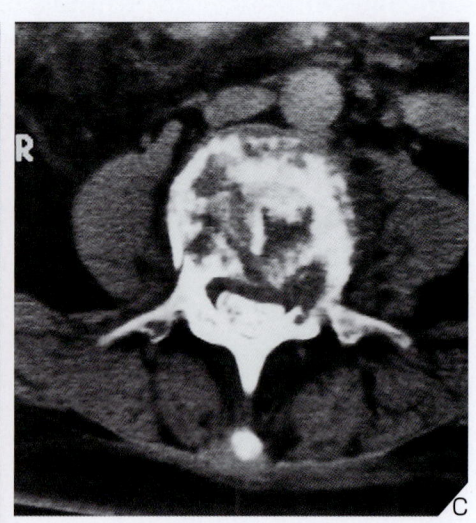

図 22-55 骨転移による神経合併症
　47 歳女性. 乳癌.（A）腰椎のＸ線正面像. L3 椎体に病的骨折を伴う破壊像を認める. 左椎弓根が侵されていることに注目（→）.（B）脊髄造影では, 硬膜管の圧迫を認める（⇒）.（C）CT では, 椎体の圧迫骨折と左椎弓根への浸潤が明らかである. 腫瘍は軟部組織へ進展し, 硬膜管の腹側を圧迫している.

プラクティカルポイント

❶ 線維肉腫，悪性線維性組織球腫：
- 純粋な溶骨性病変で長管骨に多いのが特徴である．
- 巨細胞腫，リンパ腫，血管拡張型骨肉腫に類似する．
- 骨線維性異形成，骨梗塞といったある種の良性病変に発生することがある．

❷ Ewing 肉腫は円形細胞腫瘍で，以下の特徴的 X 線所見を通常示す：
- 浸潤性の骨破壊像
- 骨皮質における皿状の虫喰い（saucerization）像
- 活動的な骨膜反応
- 軟部腫瘤陰影
  好発部位は長管骨骨幹部，骨盤，肋骨，肩甲骨である．

❸ Ewing 肉腫の鑑別診断において，骨髄炎と Langerhans 細胞組織球症，さらに 10 歳までの症例では，とくに転移性の神経芽細胞腫は常に念頭におくべきである．もっとも重要な鑑別点は罹病期間である．4〜6 ヵ月間症状のある Ewing 肉腫の X 線像上における骨破壊の程度は，
- 4〜6 週間症状のある骨髄炎
- 1〜2 週間症状のある Langerhans 細胞組織球症
  と同等である．

❹ 骨髄腫は，もっとも多い骨原発性悪性腫瘍で，軸骨格に好発する．X 線像上，以下の 4 型に分類される：
- 単発性病変（形質細胞腫）；通常は骨盤，肋骨に発生する．
- 多発性骨髄腫症
- びまん性骨粗鬆症；通常は脊柱にみられる．
- 骨硬化型骨髄腫

❺ 脊椎の原発性骨髄腫は，発病初期には椎弓根が残っている（vertebral-pedicle sign）ことから，通常 X 線像上類似している転移性病変と鑑別可能である．

❻ 骨髄腫では，骨スキャンで放射性核種の集積増加は通常みられない．

❼ 脊椎の単発性形質細胞腫の MRI では，mini brain サインと呼ばれる特徴的な所見を呈する．

❽ アダマンチノーマは脛骨に特異的に好発する悪性腫瘍であり，X 線像上，
- 溶骨性と硬化性の部分があり soap bubble 像
- 鋸歯（saw-tooth）状の骨皮質破壊
  が特徴である．

❾ 脊索腫は脊索の遺残組織から発生し，軸骨格の正中にもっぱら発生する．蝶形骨後頭骨部，仙骨尾骨部，C2 椎体に好発する．

❿ まれな骨悪性腫瘍である骨原発平滑筋肉腫は，X 線上特徴的な所見がないが，しばしば溶骨性の地図状の骨破壊像，あるいは侵襲所見，境界不明瞭で透過性の虫喰い像を示す．

⓫ 骨の血管内皮腫は単発性もしくは多発性である．X 線学的な特徴は，溶骨性で，境界明瞭あるいは正常骨に広範な移行部位を持ち，ときに soap bubble と呼ばれる軟部組織への進展像を示す．

⓬ 骨の血管肉腫は，血管性腫瘍のなかでもっとも悪性度の高い．X 線所見では正常骨への広い移行，骨皮質および軟部組織腫瘤への浸透がみられる．

⓭ 悪性転化の可能性のある良性病変として，骨髄内骨梗塞，骨髄炎の慢性瘻孔，叢状神経線維腫症，Paget 病，放射線照射を受けた正常組織，内軟骨腫，骨軟骨腫，滑膜骨軟骨腫症，骨線維性異形成がある．

⓮ 前立腺癌は，骨形成性骨転移でもっとも多い原発巣である．溶骨性骨転移でもっとも多い原発巣は，腎癌，肺癌，乳癌，甲状腺癌，消化管の癌である．

⓯ 気管支原発の癌は，しばしば骨皮質への転移（cookie-bite 病変）をきたし，また，指節骨を含む肘より遠位部への転移をきたす．

⓰ 腎癌は，通常溶骨性の blown-out（破裂）像を呈する血管に富んだ転移性病変をきたす．

⓱ 骨転移病変を写し出す最良の方法は骨シンチグラフィーと FDG-PET である．

引用文献・参考図書

1. Abdelwahab IF, Hermann G, Kenan S, Klein MJ, Lewis MM. Case report 794. Primary leiomyosarcoma of the right femur. *Skeletal Radiol* 1993; 22: 379-381.
2. Abdelwahab IF, Kenan S, Hermann G, Klein MJ, Lewis MM. Radiation-induced leiomyosarcoma. *Skeletal Radiol* 1995; 24: 81-83.
3. Abrahams TG, Bula W, Jones W. Epithelioid hemangioendothelioma of bone. *Skeletal Radiol* 1992; 21: 509-513.
4. Abrams HL. Skeletal metastases in carcinoma. *Radiology* 1950; 55: 534-538.
5. Abrams HL, Spiro R, Goldstein N. Metastases in carcinoma. Analysis of 1000 autopsied cases. *Cancer* 1950; 3: 74-85.
6. Adams HJA, Kwee TC, Vermoolen MA, et al. Whole-body MRI for the detection of bone marrow involvement in lymphoma: prospective study in 116 patients and comparison with FDG-PET. *Eur Radiol* 2013; 23: 2271-2278.
7. Adler C-P. Case report 587. Adamantinoma of the tibia mimicking osteofibrous dysplasia. *Skeletal Radiol* 1990; 19: 55-58.
8. Aggarwal S, Goulatia RK, Sood A, et al. POEMS syndrome: a rare variety of plasma cell dyscrasia. *Am J Roentgenol* 1990; 155: 339-341.
9. Algra PR, Bloem JL. Magnetic resonance imaging of metastatic disease and multiple myeloma. In: Bloem JL, Sartoris DJ, eds. *MRI and CT of the musculoskeletal system*. Baltimore: Williams & Wilkins; 1992: 218.
10. Algra PR, Bloem JL, Tissing H, Falke TH, Arndt JW, Verboom LJ. Detection of vertebral metastases: comparison between MR imaging and bone scintigraphy. *Radiographics* 1991; 11: 219-232.
11. Algra PR, Heimans JJ, Valk J, Nauta JJ, Lachniet M, Van Kooten B. Do metastases in vertebrae begin in the body or the pedicles? Imaging study in 45 patients. *Am J Roentgenol* 1992; 158: 1275-1279.
12. Alquacil-Garcia A, Alonso A, Pettigrew NM. Osteofibrous dysplasia (ossifying fibroma) of the tibia and fibula and adamantinoma. *Am J Clin Pathol* 1984; 82: 470-474.
13. Ardran GM. Bone destruction not demonstrable by radiography. *Br J Radiol* 1951; 24: 107-109.
14. Avrahami E, Tadmor R, Dally O, Hadar H. Early MR demonstration of spinal metastases in patients with normal radiographs and CT and radionuclide bone scans. *J Comput Assist Tomogr* 1989; 13: 598-602.
15. Azzarelli A, Quagliuolo V, Cerasoli S, et al. Chordoma: natural history and treatment results in 33 cases. *J Surg Oncol* 1988; 37: 185-191.
16. Bachman AS, Sproul EE. Correlation of radiographic and autopsy findings in suspected metastases in the spine. *Bull NY Acad Med* 1940; 44: 169-175.
17. Baker ND, Greenspan A. Case report 172: pleomorphic liposarcoma, grade IV, of the soft tissue, arising in generalized plexiform neurofibromatosis. *Skeletal Radiol* 1981; 7: 150-153.
18. Baker PL, Dockerty MD, Coventry MB. Adamantinoma (so-called) of the long bones. *J Bone Joint Surg [Am]* 1954; 36A: 704-720.

19. Baraga JJ, Amrani KK, Swee RG, Wold L, Unni KK. Radiographic features of Ewing's sarcoma of the bones of the hands and feet. *Skeletal Radiol* 2001; 30: 121-126.

20. Bardwick PA, Zvaifler NJ, Gill GN, Newman D, Greenway GD, Resnick D. Plasma-cell dyscrasia with polyneuropathy, organomegaly, endocrinopathy, M-protein and skin changes: the POEMS syndrome. Report on two cases and review of the literature. *Medicine* 1980; 59: 311-322.

21. Bataille R, Chevalier J, Ross M, Sany J. Bone scintigraphy in plasma-cell myeloma. *Radiology* 1982; 145: 801-804.

22. Baur A, Stäbler A, Lamerz R, Bartl R, Reiser M. Light chain deposition disease in multiple myeloma: MR imaging features correlated with histopathologic findings. *Skeletal Radiol* 1998; 27: 173-176.

23. Beackley MC, Lau BP, King ER. Bone involvement in Hodgkin's disease. *Am J Roentgenol* 1972; 114: 559-563.

24. Beaugié JM, Mann CV, Butler ECB. Sacrococcygeal chordoma. *Br J Surg* 1969; 56: 586-588.

25. Belza MG, Urich H. Chordoma and malignant fibrous histiocytoma. Evidence of transformation. *Cancer* 1986; 589: 1082-1087.

26. Berlin O, Angervall L, Kindblom LG, Berlin IC, Stener B. Primary leiomyosarcoma of bone. A clinical, radiographic, pathologic-anatomic, and prognostic study of 16 cases. *Skeletal Radiol* 1987; 16: 364-376.

27. Berrettoni B, Carter JR. Mechanisms of cancer metastasis to bone. *J Bone Joint Surg* [*Am*] 1986; 68A: 308-312.

28. Bertoni F, Bacchini P, Ferruzzi A. Small round-cell malignancies of bone: Ewing's sarcoma, malignant lymphoma, and myeloma. *Semin Orthop* 1991; 6: 186-195.

29. Bertoni F, Capanna R, Calderoni P, Bacchini P, Campanacci M. Primary central (medullary) fibrosarcoma of bone. *Semin Diagn Pathol* 1984; 1: 185-198.

30. Bessler W, Antonucci F, Stamm B, Stuckmann G, Vollrath T. Case report 646. POEMS syndrome. *Skeletal Radiol* 1991; 20: 212-215.

31. Bloom RA, Libson E, Husband JE, Stoker DJ. The periosteal sunburst reaction to bone metastases. A literature review and report of 20 additional cases. *Skeletal Radiol* 1987; 16: 629-634.

32. Boland PJ, Huvos AG. Malignant fibrous histiocytoma of bone. *Clin Orthop* 1986; 204: 130-134.

33. Boston HC Jr, Dahlin DC, Ivins JC, Cupps RE. Malignant lymphoma (so-called reticulum cell sarcoma) of bone. *Cancer* 1974; 34: 1131-1137.

34. Boutin RD, Spaeth HJ, Mangalic A, Sell JJ. Epithelioid hemangioendothelioma of bone. *Skeletal Radiol* 1996; 25: 391-395.

35. Brandon C, Martel W, Weatherbee L, Capek P. Case report 572. Osteosclerotic myeloma (POEMS syndrome). *Skeletal Radiol* 1989; 18: 542-546.

36. Braunstein EM. Hodgkin's disease of bone: radiographic correlation with the histologic classification. *Radiology* 1980; 137: 643-646.

37. Breyer III RJ, Mulligan ME, Smith SE, Line BR, Badros AZ. Comparison of imaging with FDG PET/CT with other imaging modalities in myeloma. *Skeletal Radiol* 2006; 35: 632-640.

38. Brown B, Laorr A, Greenspan A, Stadalnik R. Negative bone scintigraphy with diffuse osteoblastic breast carcinoma metastases. *Clin Nucl Med* 1994; 19: 194-196.

39. Brown TS, Paterson CR. Osteosclerosis in myeloma. *J Bone Joint Surg* [*Br*] 1973; 55B: 621-623.

40. Bullough PG. *Atlas of orthopedic pathology with clinical and radiologic correlations*, 2nd ed. New York: Gower; 1992: 17.1-17.29.

41. Bushnell DL, Kahn D, Huston B, Bevering CG. Utility of SPECT imaging for determination of vertebral metastases in patients with known primary tumors. *Skeletal Radiol* 1995; 24: 13-16.

42. Byers PD. A study of histological features distinguishing chordoma from chondrosarcoma. *Br J Cancer* 1981; 43: 229-232.

43. Caluser CI, Scott AM, Schnieder J, Macapinlac HA, Yeh SD, Larson SM. Value of lesion location and intensity of uptake in SPECT bone scintigraphy of the spine in patients with malignant tumors. *Radiology* 1992; 185(S): 315.

44. Campanacci M. Osteofibrous dysplasia of long bones. A new clinical entity. *Ital J Orthop Traumatol* 1976; 2: 221-237.

45. Campanacci M, Laus M, Giunti A, Gitelis S, Bertoni F. Adamantinoma of the long bones. The experience at the Istituto Ortopedico Rizzoli. *Am J Surg Pathol* 1981; 5: 533-542.

46. Capanna R, Bertoni F, Bacchini P, Gacci G, Guerra A, Campanacci M. Malignant fibrous histiocytoma of bone: the experience at the Rizzoli Institute. Report of 90 cases. *Cancer* 1984; 54: 177-187.

47. Castellino RA. Hodgkin disease: practical concepts for the diagnostic radiologist. *Radiology* 1986; 159: 305-310.

48. Cavazzana AO, Miser JS, Jefferson J, Triche TJ. Experimental evidence for a neural origin of Ewing's sarcoma of bone. *Am J Pathol* 1987; 127: 507-518.

49. Chan K-W, Rosen G, Miller DR, Tan CTC. Hodgkin's disease in adolescents presenting as a primary bone lesion. A report of four cases and review of the literature. *Am J Pediatr Hematol Oncol* 1982; 4: 11-17.

50. Choi J-A, Lee KH, Jun WS, Yi MG, Lee S, Kang HS. Osseous metastasis from renal cell carcinoma: "flow-void" sign at MR imaging. *Radiology* 2003; 228: 629-634.

51. Chong ST, Beasley HS, Daffner RH. POEMS syndrome: radiographic appearance with MRI correlation. *Skeletal Radiol* 2006; 35: 690-695.

52. Chu TA. Chondroid chordoma of the sacrococcygeal region. *Arch Pathol Lab Med* 1987; 111: 861-864.

53. Citrin DL, Bessent RG, Greig WR. A comparison of the sensitivity and accuracy of the 99m Tc-phosphate bone scan and skeletal radiograph in the diagnosis of bone metastases. *Clin Radiol* 1977; 28: 107-117.

54. Clayton F, Butler JJ, Ayala AG, Ro JY, Zornoza J. Non-Hodgkin's lymphoma in bone: pathologic and radiologic features with clinical correlates. *Cancer* 1987; 60: 2494-2500.

55. Coerkamp EG, Kroon HM. Cortical bone metastases. *Radiology* 1988; 169: 525-528.

56. Coldwell DM, Baron RL, Charnsangavej C. Angiosarcoma: diagnosis and clinical course. *Acta Radiol* 1989; 30: 627-631.

57. Coles WC, Schultz MD. Bone involvement in malignant lymphoma. *Radiology* 1948; 50: 458-462.

58. Coombs RJ, Zeiss J, McKann K, Phillips E. Multifocal Ewing's tumor of the skeletal system. *Skeletal Radiol* 1986; 15: 254-257.

59. Czerniak B, Rojas-Corona RR, Dorfman HD. Morphologic diversity of long bone adamantinoma. The concept of differentiated (regressing) adamantinoma and its relationship to osteofibrous dysplasia. *Cancer* 1989; 64: 2319-2334.

60. Dahlin DC. Grading of bone tumors. In: Unni KK, ed. *Bone tumors.* New York: Churchill Livingstone; 1988: 35-45.

61. Dahlin DC, Ivins JC. Fibrosarcoma of bone: a study of 114 cases. *Cancer* 1969; 23: 35-41.

62. Dahlin DC, MacCarty CS. Chordoma. A study of fifty-nine cases. *Cancer* 1952; 5: 1170-1178.

63. Dahlin DC, Unni KK. *Bone tumors. General aspects and data on 8,542 cases*, 4th ed. Springfield, IL: Charles C. Thomas; 1986: 193-336, 208-226, 379-393.

64. Dahlin DC, Unni KK, Matsuno T. Malignant (fibrous) histiocytoma of bone—fact or fancy? *Cancer* 1977; 39: 1508-1516.

65. Daldrup-Link HE, Franzius C, Link TM, et al. Whole-body MR imaging for detection of bone metastases in children and young adults: comparison with skeletal scintigraphy and FDG PET. *Am J Roentgenol* 2001; 177: 229-236.

66. Dardick I, Schatz JE, Colgan TJ. Osteogenic sarcoma with epithelial differentiation. *Ultrastruct Pathol* 1992; 16: 463-474.

67. Datz FL, Patch GG, Arias JM, Morton KA. *Nuclear medicine. A teaching file.* St. Louis: Mosby Year Book; 1992: 28-29.

68. Dehner LP. Primitive neuroectodermal tumor and Ewing's sarcoma. *Am J Surg Pathol* 1993; 17: 1-13.

69. Delbeke D, Powers TA, Sandler MP. Negative scintigraphy with positive magnetic resonance imaging in bone metastases. *Skeletal Radiol* 1990; 19: 113-116.

70. Deutsch A, Resnick D. Eccentric cortical metastases to the skeleton from bronchogenic carcinoma. *Radiology* 1980; 137: 49-52.

71. Deutsch A, Resnick D, Niwayama G. Case report 145. Bilateral, almost symmetrical skeletal metastases (both femora) from bronchogenic carcinoma. *Skeletal Radiol* 1981; 6: 144-148.

72. Dorfman HD, Norman A, Wolff H. Fibrosarcoma complicating bone infarction in a caisson worker: case report. *J Bone Joint Surg* [*Am*] 1966; 48A: 528-532.

73. Enzinger FM, Weiss SW. Hemangioendothelioma: vascular tumors of intermediate malignancy. In: Enzinger FM, Weiss SW, eds. *Soft tissue tumors*, 3rd ed. St. Louis: CV Mosby; 1995.

74. Enzinger FM, Weiss SW. *Soft tissue tumors.* St. Louis: Mosby; 1988: 951-958.

75. Errani C, Vanel D, Gambarotti M, et al. Vascular bone tumors: a proposal of a classification based on clinicopathological, radiographic and genetic features. *Skeletal Radiol* 2012; 41: 1495-1507.

76. Errani C, Zhang L, Sung YS, et al. A novel WWTR1-CAMTA1 gene fusion is consistent abnormality in epithelioid hemangioendothelioma of different anatomic sites. *Genes Chromosomes Cancer* 2011; 50: 644-653.

77. Evison G, Pizey N, Roylance J. Bone formation associated with osseous metastases from bladder carcinoma. *Clin Radiol* 1981; 32: 303-309.

78. Fechner RE, Mills SE. *Atlas of tumor pathology. Tumors of the bones and joints*, 3rd series, fascicle 8. Washington, DC: Armed Forces Institute of Pathology; 1993: 239-244.

79. Feldman F, Lattes R. Primary malignant fibrous histiocytoma (fibrous xanthoma) of bone. *Skeletal Radiol* 1977; 1: 145-160.

80. Fischer B. Über ein primäres Adamantinom der Tibia. *Frankfurter Z Pathol* 1913; 12: 422-441.

81. Fishman EK, Kuhlman JE, Jones RJ. CT of lymphoma: spectrum of disease. *Radiographics* 1991; 11: 647-669.

82. Fletcher CDM. Pleomorphic malignant fibrous histiocytoma: fact or fiction? A critical reappraisal based on 159 tumors diagnosed as pleomorphic sarcoma. *Am J Surg Pathol* 1992; 16: 213-228.

83. Fletcher CDM, Unni KK, Mertens F, eds. *World Health Organization classification of tumors. Pathology and genetics of tumours of soft tissue and bone.* Lyon, France: IARC Press; 2002.

84. Ford DR, Wilson D, Sothi S, et al. Primary bone lymphoma—treatment and outcome. *Clin Oncol.* 2007; 19: 50-57.

85. Galasko CSB. The anatomy and pathways of skeletal metastases. In: Weiss L, Gilbert H, eds. *Bone Metastasis.* Boston: GK Hall; 1981: 49-63.

86. Galasko CSB. Mechanisms of lytic and blastic metastatic disease of bone. *Clin Orthop* 1982; 69: 20-27.

87. Galli SJ, Weintraub HP, Proppe KH. Malignant fibrous histiocytoma and pleomorphic sarcoma in association with medullary bone infarcts. *Cancer* 1978; 41: 607-619.

88. Garber CZ. Reactive bone formation in Ewing's sarcoma. *Cancer* 1951; 4: 839-

22

845.

89. Ghandur-Mnaymneh L, Broder LE, Mnaymneh WA. Lobular carcinoma of the breast metastatic to bone with unusual clinical, radiologic, and pathologic features mimicking osteopoikilosis. *Cancer* 1984; 53: 1801-1803.

90. Gold RH, Mirra JM. Case report 101. Primary Hodgkin disease of humerus. *Skeletal Radiol* 1979; 4: 233-235.

91. Gold RI, Seeger LL, Bassett LW, Steckel RJ. An integrated approach to the evaluation of metastatic bone disease. *Radiol Clin North Am* 1990; 28: 471-483.

92. Greenfield GB, Arrington JA. *Imaging of bone tumors. A multimodality approach.* Philadelphia: JB Lippincott; 1995.

93. Greenspan A. Sclerosing bone dysplasias—a target-site approach. *Skeletal Radiol* 1991; 20: 561-584.

94. Greenspan A, Gerscovich EO, Szabo RM, Matthews II JG. Condensing osteitis of the clavicle: a rare but frequently misdiagnosed condition. *Am J Roentgenol* 1991; 156: 1011-1015.

95. Greenspan A, Klein MJ. Giant bone island. *Skeletal Radiol* 1996; 25: 67-69.

96. Greenspan A, Klein MJ. Radiology and pathology of bone tumors. In: Lewis MM, ed. *Musculoskeletal oncology. A multidisciplinary approach.* Philadelphia: WB Saunders; 1992: 13-72.

97. Greenspan A, Klein MJ, Lewis MM. Case report 272. Skeletal cortical metastases in the left femur arising from bronchogenic carcinoma. *Skeletal Radiol* 1984; 11: 297-301.

98. Greenspan A, Klein MJ, Lewis MM. Case report 284. Osteolytic cortical metastasis in the femur from bronchogenic carcinoma. *Skeletal Radiol* 1984; 12: 146-150.

99. Greenspan A, Norman A. Osteolytic cortical destruction: an unusual pattern of skeletal metastases. *Skeletal Radiol* 1988; 17: 402-406.

100. Greenspan A, Norman A, Steiner G. Squamous cell carcinoma arising in chronic draining sinus tract. Case report #146. *Skeletal Radiol* 1981; 6: 149-151.

101. Greenspan A, Remagen W. *Differential diagnosis of tumors and tumor-like lesions of bones and joints.* Philadelphia: Lippincott-Raven; 1998: 369-371.

102. Greenspan A, Stadalnik RC. Bone island: scintigraphic findings and their clinical application. *Can Assoc Radiol J* 1995; 46: 368-379.

103. Greenspan A, Steiner G, Knutzon R. Bone island (enostosis): clinical significance and radiologic and histologic correlations. *Skeletal Radiol* 1991; 20: 85-90.

104. Griffith B, Yadam S, Mayer T, Mott M, van Holsbeeck M. Angiosarcoma of the humerus presenting with fluid-fluid levels on MRI: a unique imaging presentation. *Skeletal Radiol* 2013; 42: 1611-1616.

105. Grover SB, Dhar A. Imaging spectrum in sclerotic myelomas: an experience in three cases. *Eur Radiol* 2000; 10: 1828-1831.

106. Gutzeit A, Doert A, Froehlich JM, et al. Comparison of diffusion-weighted whole body MRI and skeletal scintigraphy for the detection of bone metastases in patients with prostate or breast carcinoma. *Skeletal Radiol* 2010; 39: 333-343.

107. Hall FM, Gore SM. Osteosclerotic myeloma variant. *Skeletal Radiol* 1988; 17: 101-105.

108. Healey JH, Turnbull AD, Miedema B, Lane JM. Acrometastases. A study of twenty-nine patients with osseous involvement of the hands and feet. *J Bone Joint Surg [Am]* 1986; 68A: 743-746.

109. Hendrix RW, Rogers LF, Davis TM Jr. Cortical bone metastases. *Radiology* 1991; 181: 409-413.

110. Heyning FH, Kroon HMJA, Hogendoorn PCW, Taminiau AHM, van der Woude H-J. MR imaging characteristics in primary lymphoma of bone with emphasis on nonaggressive appearance. *Skeletal Radiol* 2007; 36: 937-944.

111. Higinbotham NL, Phillips RF, Farr HW, Hustu HO. Chordoma. Thirty-five-year study at Memorial Hospital. *Cancer* 1967; 20: 1841-1850.

112. Hillemanns M, McLeod RA, Unni KK. Malignant lymphoma. *Skeletal Radiol* 1996; 25: 73-75.

113. Hove B, Gyldensted C. Spiculated vertebral metastases from prostatic carcinoma. *Neuroradiology* 1990; 32: 337-339.

114. Hudson TM. *Radiologic-pathologic correlation of musculoskeletal lesions.* Baltimore: Williams & Wilkins; 1987: 287-303, 359-397, 421-440.

115. Huvos AG. *Bone tumors: diagnosis, treatment, and prognosis,* 2nd ed. Philadelphia: WB Saunders; 1991: 599-624, 695-711.

116. Huvos AG, Heilweil M, Bretsky SS. The pathology of malignant fibrous histiocytoma of bone. A study of 130 patients. *Am J Surg Pathol* 1985; 9: 853-871.

117. Huvos AG, Higinbotham NL. Primary fibrosarcoma of bone: a clinico-pathologic study of 130 patients. *Cancer* 1975; 35: 837-847.

118. Huvos AG, Higinbotham NL, Miller TR. Bone sarcomas arising in fibrous dysplasia. *J Bone Joint Surg [Am]* 1972; 64A: 1047-1056.

119. Huvos AG, Marcove RC. Adamantinoma of long bones: a clinicopathological study of fourteen cases with vascular origin suggested. *J Bone Joint Surg [Am]* 1975; 57A: 148-154.

120. Huvos AG, Woodard HQ, Heilweil M. Postradiation malignant fibrous histiocytoma of bone. A clinicopathologic study of 20 patients. *Am J Surg Pathol* 1986; 10: 9-18.

121. Ignacio EA, Palmer KM, Mathur SC, Schwartz AM, Olan WJ. Residents' teaching files. Epithelioid hemangioendothelioma of the lower extremity. *Radiographics* 1999; 19: 531-537.

122. Ishida T, Dorfman HD, Steiner GC, Normatz A. Cystic angiomatosis of bone with sclerotic changes mimicking osteoblastic metastases. *Skeletal Radiol* 1994; 23: 247-252.

123. Ishida T, Iijima T, Kikuchi F, et al. A clinicopathological and immunohistochemical study of osteofibrous dysplasia, differentiated adamantinoma, and adamantinoma of long bones. *Skeletal Radiol* 1992; 21: 493-502.

124. Italiano A, Thomas R, Breen M, et al. The miR-17-92 cluster and its target THBS1 are differentially expressed in angiosarcomas dependent on MYC amplification. *Genes Chromosomes Cancer* 2012; 51: 569-578.

125. Jacobson HG, Poppel MH, Shapiro JH, Grossberger S. The vertebral pedicle sign: a roentgen finding to differentiate metastatic carcinoma from multiple myeloma. *Am J Roentgenol* 1958; 80: 817-821.

126. Jaffe H. Tumors metastatic to the skeleton. In: *Tumors and tumorous conditions of the bones and joints.* Philadelphia: Lea & Febiger; 1958: 594-595.

127. Jaffe HL. *Metabolic, degenerative, and inflammatory diseases of bones and joints.* Philadelphia: Lea & Febiger; 1972: 877.

128. Jundt G, Moll C, Nidecker A, Schilt R, Remagen W. Primary leiomyosarcoma of bone: report of eight cases. *Hum Pathol* 1994; 25: 1205-1212.

129. Jundt G, Remberger K, Roessner A, Schulz A, Bohndorf K. Adamantinoma of long bones. A histopathological and immunohistochemical study of 23 cases. *Pathol Res Pract* 1995; 191: 112-120.

130. Kahn LB, Webber B, Mills E, Anstey L, Heselson NG. Malignant fibrous histiocytoma (malignant fibrous xanthoma: xanthosarcoma) of bone. *Cancer* 1978; 42: 640-651.

131. Kaplan H. *Hodgkin disease,* 2nd ed. Cambridge: Harvard University Press; 1980: 85-92.

132. Kattapuram SV, Khurana JS, Scott JA, el-Khoury GY. Negative scintigraphy with positive magnetic resonance imaging in bone metastases. *Skeletal Radiol* 1990; 19: 113-116.

133. Keeney GL, Unni KK, Beabout JW, Pritchard DJ. Adamantinoma of long bones. A clinicopathologic study of 85 cases. *Cancer* 1989; 64: 730-737.

134. Kleer CG, Unni KK, McLeod RA. Epithelioid hemangioendothelioma of bone. *Am J Surg Pathol* 1996; 20: 1301-1311.

135. Klein MJ, Rudin BJ, Greenspan A, Posner M, Lewis MM. Hodgkin disease presenting as a lesion in the wrist. *J Bone Joint Surg [Am]* 1987; 69 A: 1246-1249.

136. Knapp RH, Wick MR, Scheithauer BW, Unni KK. Adamantinoma of bone. An electron microscopic and immunohistochemical study. *Virchows Arch [A]* 1982; 398: 75-86.

137. Koplas MC, Lefkowitz RA, Bauer TW, et al. Imaging findings, prevalence and outcome of de novo and secondary malignant fibrous histiocytoma of bone. *Skeletal Radiol* 2010; 39: 791-798.

138. Kramer K, Hicks D, Palis J, et al. Epithelioid osteosarcoma of bone. Immunocytochemical evidence suggesting divergent epithelial and mesenchymal differentiation in a primary osseous neoplasm. *Cancer* 1993; 71: 2977-2982.

139. Kumar N, David R, Madewell JE, Lindell MM Jr. Radiographic spectrum of osteogenic sarcoma. *Am J Roentgenol* 1987; 148: 767-772.

140. Kyle RA. Diagnostic criteria of multiple myeloma. *Hematol Oncol Clin N Am* 1992; 6: 347-358.

141. Lehrer HZ, Maxfield WS, Nice CM. The periosteal sunburst pattern in metastatic bone tumors. *Am J Roentgenol* 1970; 108: 154-161.

142. Link TM, Haeussler MD, Poppek S, et al. Malignant fibrous histiocytoma of bone: conventional X-ray and MR imaging features. *Skeletal Radiol* 1998; 27: 552-558.

143. Lipshitz HI, Malthouse SR, Cunningham D, MacVicar AD, Husband JE. Multiple myeloma: appearance at MR imaging. *Radiology* 1992; 182: 833-837.

144. Llombart-Bosch A, Contesso G, Henry-Amar M, et al. Histopathological predictive factors in Ewing's sarcoma of bone and clinicopathologic correlations. A retrospective study of 261 cases. *Virchows Arch [A]* 1986; 409: 627-640 (erratum published in *Virchows Arch [A].* 1986; 410: 263).

145. Llombart-Bosch A, Lacombe MJ, Peydro-Olaya A, Perez-Bacete M, Contesso G. Malignant peripheral neuroectodermal tumors of bone other than Askin's neoplasm: characterization of 14 new cases with immunohistochemistry and electron microscopy. *Virchows Arch [A]* 1988; 412: 421-430.

146. Llombart-Bosch A, Ortuno-Pacheco G. Ultrastructural findings supporting the angioblastic nature of the so-called adamantinoma of the tibia. *Histopathology* 1978; 2: 189-200.

147. Lukes RJ, Buttler JJ. Pathology and nomenclature of Hodgkin disease. *Cancer Res* 1966; 26: 1063-2083.

148. Major N, Helms CA, Richardson WJ. The "mini brain": plasmacytoma in a vertebral body on MRI. *Am J Roentgenol* 2000; 175: 261-263.

149. Markel SF. Ossifying fibroma of long bone. Its distinction from fibrous dysplasia and its association with adamantinoma of long bone. *Am J Clin Pathol* 1978; 69: 91-97.

150. Melamed JW, Martinez S, Hoffman CJ. Imaging of primary multifocal osseous lymphoma. *Skeletal Radiol* 1997; 26: 35-41.

151. Mertens F, Romeo S, Bovee JV, et al. Reclassification and subtyping of so-called malignant fibrous histiocytoma of bone: comparison with cytogenetic features. *Clin Sarcoma Reas* 2011; 1: 10-13.

152. Meyer JE, Schulz MD. "Solitary" myeloma of bone: a review of 12 cases. *Cancer* 1974; 34: 438-440.

153. Mirra JM, Bullough PG, Marcove RC, Jacobs B, Huvos AG. Malignant fibrous histiocytoma and osteosarcoma in association with bone infarcts. *J Bone Joint Surg [Am]* 1974; 56 A: 932-940.

154. Mirra JM, Gold RH, Marafiote R. Malignant (fibrous) histiocytoma arising in association with a bone infarct in sickle-cell disease: coincidence or cause-and-

IV

effect? *Cancer* 1977; 39: 186-194.

155. Moll RH, Lee I, Gould VE, Berndt R, Roessner A, Franke WW. Immunocyto-chemical analysis of Ewing's tumors. Patterns of expression of intermediate filaments and desmosomal proteins indicate cell type heterogeneity and pluripotential differentiation. *Am J Pathol* 1987; 127: 288-304.

156. Mulder JD, Kroon HM, Schütte HE, Taconis WK. *Radiologic atlas of bone tumors*. Amsterdam, the Netherlands: Elsevier; 1993; 267-274, 607-625.

157. Mulligan ME, Badros AZ. PET/CT and MR imaging in myeloma. *Skeletal Radiol* 2007; 36: 5-16.

158. Mulligan ME, Kransdorf MJ. Sequestra in primary lymphoma of bone: prevalence and radiologic features. *Am J Roentgenol* 1993; 160: 1245-1248.

159. Mulligan ME, McRae GA, Murphey MD. Imaging features of primary lymphoma of bone. *Am J Roentgenol* 1999; 173: 1691-1697.

160. Mulvey RB. Peripheral bone metastases. *Am J Roentgenol* 1964; 91: 155-160.

161. Mundy GR, Spiro TP. The mechanisms of bone metastasis and bone destruction by tumor cells. In: Weiss L, Gilbert HA, eds. *Bone metastasis*. Boston: GK Hall; 1981: 64-82.

162. Murphey MD, Gross TM, Rosenthal HG. Musculoskeletal malignant fibrous histiocytoma: radiologic-pathologic correlation. *Radiographics* 1994; 14: 807-826.

163. Murray RO, Jacobson HG. *The radiology of bone diseases*, 2nd ed. New York: Churchill Livingstone; 1977: 585.

164. Myers JL, Arocho J, Bernreuter W, Dunham W, Mazur MT. Leiomyosarcoma of bone. A clinicopathologic, immunohistochemical, and ultrastructural study of five cases. *Cancer* 1991; 67: 1051-1056.

165. Napoli LD, Hansen HH, Muggia FM, Twigg HL. The incidence of osseous involvement in lung cancer, with special reference to the development of osteoblastic changes. *Radiology* 1973; 108: 17-21.

166. Norman A, Ulin R. A comparative study of periosteal new-bone response in metastatic bone tumors (solitary) and primary bone sarcomas. *Radiology* 1969; 92: 705-708.

167. Ontell FK, Greenspan A. Blastic osseous metastases in ovarian carcinoma. *Can Assoc Radiol J* 1995; 46: 231-234.

168. Ostrowski ML, Unni KK, Banks PM, et al. Malignant lymphoma of bone. *Cancer* 1986; 58: 2646-2655.

169. Panchwagh Y, Puri A, Agarwal M, Chinoy R, Jambhekar N. Case report: metastatic adamantinoma of the tibia—an unusual presentation. *Skeletal Radiol* 2006; 35: 190-193.

170. Panebianco AC, Kaupp HA. Bilateral thumb metastasis from breast carcinoma. *Arch Surg* 1968; 96: 216-218.

171. Powell JM. Metastatic carcinoid of bone. Report of two cases and review of the literature. *Clin Orthop* 1988; 230: 266-272.

172. Reinus WR, Kyriakos M, Gilula LA, Brower AC, Merkel K. Plasma cell tumors with calcified amyloid deposition mistaken for chondrosarcoma. *Radiology* 1993; 189: 505-509.

173. Resnick D, Greenway GD, Bardwick PA, Zvaifler NJ, Gill GN, Newman DR. Plasma cell dyscrasia with polyneuropathy, organomegaly, endocrinopathy, M-protein, and skin changes: the POEMS syndrome. *Radiology* 1981; 140: 17-22.

174. Resnick D, Niwayama G. Skeletal metastases. In: Resnick D, ed. *Diagnosis of bone and joint disorders*, 3rd ed. Philadelphia: WB Saunders; 1995: 3991-4065.

175. Rock MG, Beabout JW, Unni KK, Sim FH. Adamantinoma. *Orthopedics* 1983; 6: 472-477.

176. Romeo S, Bovee JV, Kroon HM, et al. Malignant fibrous histiocytoma and fibrosarcoma of bone: a re-assessment in the light of currently employed-morphological, immunohistochemical and molecular approaches. *Virchows Arch* 2012; 461: 561-570.

177. Rosai J. Adamantinoma of the tibia: electron microscopic evidence of its epithelial origin. *Am J Clin Pathol* 1969; 51: 786-792.

178. Rosai J, Pinkus GS. Immunohistochemical demonstration of epithelial differentiation in adamantinoma of the tibia. *Am J Surg Pathol* 1982; 6: 427-434.

179. Rosenberg AE. Malignant fibrous histiocytoma: past, present, and future. *Skeletal Radiol* 2003; 32: 613-618.

180. Ruzek KA, Wenger DE. The multiple faces of lymphoma of the musculoskeletal system. *Skeletal Radiol* 2004; 33: 1-8.

181. Schajowicz F. Ewing's sarcoma and reticulum cell sarcoma of bone: with special reference to the histochemical demonstration of glycogen as an aid to differential diagnosis. *J Bone Joint Surg [Am]* 1959; 41A: 349-356.

182. Schajowicz F. *Tumors and tumorlike lesions of bone, pathology, radiology, and treatment*, 2nd ed. Berlin, Germany: Springer-Verlag; 1994: 301-367, 468-481, 552-566.

183. Schajowicz F, Santini-Araujo E. Adamantinoma of the tibia masked by fibrous dysplasia. Report of three cases. *Clin Orthop* 1989; 238: 294-301.

184. Schajowicz F, Velan O, Santini Araujo E, et al. Metastases of carcinoma in pagetic bone. *Clin Orthop* 1988; 228: 290-296.

185. Seiss SW, Enzinger FM. Malignant fibrous histiocytoma: an analysis of 200 cases. *Cancer* 1978; 41: 2250-2260.

186. Shih WJ, Riley C, Magoun S, Ryo UY. Paget's disease mimicking skeletal metastases in a patient with coexisting prostatic carcinoma. *Eur J Nucl Med* 1988; 15: 422-423.

187. Shirley SK, Gilula LA, Segal GP, Foulkes MA, Kissane JM, Askin FB. Roentgenographic-pathologic correlation of diffuse sclerosis in Ewing's sarcoma of bone. *Skeletal Radiol* 1984; 12: 69-78.

188. Sim FH, Frassica FJ. Metastatic bone disease. In: Unni KK, ed. *Bone tumors*. New York: Churchill Livingstone; 1988: 226.

189. Smith J. Radiation-induced sarcoma of bone: clinical and radiographic findings in 43 patients irradiated for soft tissue neoplasms. *Clin Radiol* 1982; 33: 205-221.

190. Söderlund V. Radiological diagnosis of skeletal metastases. *Eur Radiol* 1996; 6: 587-595.

191. Soule EH, Enriquez P. Atypical fibrous histiocytoma, malignant fibrous histiocytoma, malignant histiocytoma, and epithelioid sarcoma. A comparative study of 65 tumors. *Cancer* 1972; 30: 128-143.

192. Spanier SS, Enneking WF, Enriquez P. Primary malignant fibrous histiocytoma of bone. *Cancer* 1975; 36: 2084-2098.

193. Spjut HJ, Dorfman HD, Fechner RE, Ackerman LV. *Atlas of tumor pathology. Tumors of bone and cartilage*, 2nd series, fascicle 5. Washington, DC: Armed Forces Institute of Pathology; 1971: 347-390.

194. Springfield DS, Rosenberg AE, Mankin HJ, Mindell ER. Relationship between osteofibrous dysplasia and adamantinoma. *Clin Orthop* 1994; 309: 234-244.

195. Stäbler A, Baur A, Bartl R, Munker R, Lamerz R, Reiser MF. Contrast enhancement and quantitative signal analysis in MR imaging of multiple myeloma: assessment of focal and diffuse growth patterns in marrow correlated with biopsies and survival rates. *Am J Roentgenol* 1996; 167: 1029-1036.

196. Stein H, Kaiserling E, Lennert K. Evidence for B-cell origin of reticulum cell sarcoma. *Virchows Arch [A]* 1974; A364: 51-67.

197. Steiner GC. Neuroectodermal tumor versus Ewing's sarcoma. Immuno histochemical and electron microscopic observations. *Curr Top Pathol* 1989; 80: 1-29.

198. Steiner GC, Matano S, Present D. Ewing's sarcoma of humerus with epithelial differentiation. *Skeletal Radiol* 1995; 24: 379-382.

199. Stout AP, Lattes R. Tumors of the soft tissues. In: *Atlas of tumor pathology*, 2nd fascicle, series 1. Washington, DC: Armed Forces Institute of Pathology; 1967.

200. Sundaram M, Akduman I, White LM, McDonald DJ, Kandel R, Janney C. Primary leiomyosarcoma of bone. *Am J Roentgenol* 1999; 172: 771-776.

201. Sundaram M, McLeod RA. MR imaging of tumor and tumorlike lesions of bone and soft tissue. *Am J Roentgenol* 1990; 155: 817-824.

202. Sung MS, Lee GK, Kang HS. Sacrococcygeal chordoma: MR imaging in 30 patients. *Skeletal Radiol* 2005; 34: 87-94.

203. Sweet DE, Vinh TN, Devaney K. Cortical osteofibrous dysplasia of long bone and its relationship to adamantinoma. A clinicopathologic study of 30 cases. *Am J Surg Pathol* 1992; 16: 282-290.

204. Tarkkanen M, Larramendy ML, Bohling T, et al. Malignant fibrous histiocytoma of bone: analysis of genomic imbalances by comparative genomic hybridisation and C-MYC expression by immunohistochemistry. *Eur J Cancer* 2006; 42: 1172-1180.

205. Taylor JR. Persistence of the notochondral canal in vertebrae. *J Anat* 1982; 11: 211-217.

206. Thrall JH, Ellis BI. Skeletal metastases. *Radiol Clin North Am* 1987; 25: 1155-1170.

207. Treglia G, Salsano M, Stefanelli A, et al. Diagnostic accuracy of 18F-FDG-PET and PET/CT in patients with Ewing sarcoma family tumours: a systematic review and meta-analysis. *Skeletal Radiol* 2012; 41: 249-256.

208. Trias A, Fery A. Cortical circulation of long bones. *J Bone Joint Surg [Am]* 1979; 61A: 1052-1059.

209. Triche T, Cavazzana A. Round cell tumors of bone. In: Unni KK, ed. *Bone tumors*. New York: Churchill Livingstone; 1988: 199-223.

210. Triche TJ, Askin FB, Kissane JM. Neuroblastoma, Ewing's sarcoma and the differential diagnosis of small, round blue cell tumors. In: Finegold M, ed. *Pathology of neoplasia in children and adolescents*. Philadelphia: WB Saunders; 1986: 145-156.

211. Ueda Y, Roessner A, Bosse A, Edel G, Bocker W, Wuisman P. Juvenile intracortical adamantinoma of the tibia with predominant osteofibrous dysplasia-like features. *Pathol Res Pract* 1991; 187: 1039-1043.

212. Unni KK. *Dahlin's bone tumors. General aspects and data on 11,087 cases*, 5th ed. New York: Lippincott-Raven; 1996.

213. Unni KK. Fibrous and fibrohistiocytic lesions of bone. *Semin Orthop* 1991; 6: 177-186.

214. Unni KK. Osteosarcoma of bone. In: Unni KK, ed. *Bone tumors*. New York: Churchill Livingstone; 1988: 107-133.

215. Unni KK, Dahlin DC, Beabout JW, Ivins JC. Adamantinoma of long bones. *Cancer* 1974; 34: 1796-1805.

216. Vilar JL, Lezena AH, Pedrosa CS. Spiculated periosteal reaction in metastatic lesions in bone. *Skeletal Radiol* 1979; 3: 230-233.

217. Voss SD, Murphey MD, Hall FM. Solitary osteosclerotic plasmacytoma: association with demyelinating polyneuropathy and amyloid deposition. *Skeletal Radiol* 2001; 30: 527-529.

218. Weiss SW. Ultrastructure of the so-called "chordoid sarcoma." Evidence supporting cartilaginous differentiation. *Cancer* 1976; 37: 300-306.

219. Weiss SW, Bratthauer GL, Morris PA. Post-radiation malignant fibrous histiocytoma expressing cytokeratin: implications for the immunodiagnosis of sarcomas. *Am J Surg Pathol* 1988; 12: 554-558.

220. Weiss SW, Dorfman HD. Adamantinoma of long bone. An analysis of nine new cases with emphasis on metastasizing lesions and fibrous dysplasia-like changes. *Hum Pathol* 1977; 8: 141-153.

22

221. Weiss SW, Enzinger FM. Malignant fibrous histiocytoma: an analysis of 200 cases. *Cancer* 1978; 41: 2250-2266.

222. Wenger DE, Wold LE. Malignant vascular lesions of bone: radiologic and pathologic features. *Skeletal Radiol* 2000; 29: 619-631.

223. Wippold FJ Ⅲ, Koeller KK, Smirniotopoulos JG. Clinical and imaging features of cervical chordoma. *Am J Roentgenol* 1999; 172: 1423-1426.

224. Wood GS, Beckstead JH, Turner RR, Hendrickson MR, Kempson RL, Warnke RA. Malignant fibrous histiocytoma tumor cells resemble fibroblasts. *Am J Surg Pathol* 1986; 10: 323-335.

225. Yochum TR, Rowe LJ. Tumor and tumor-like processes. In: Yochum TR, Rowe LJ, eds. *Essentials of skeletal radiology*, vol. 2. Baltimore: Williams & Wilkins; 1987: 699-919.

226. Yoneyama T, Winter WG, Milsow L. Tibial adamantinoma: its histogenesis from ultrastructural studies. *Cancer* 1977; 40: 1138-1142.

227. Zehr RJ, Recht MP, Bauer TW. Adamantinoma. *Skeletal Radiol* 1995; 24: 553-555.

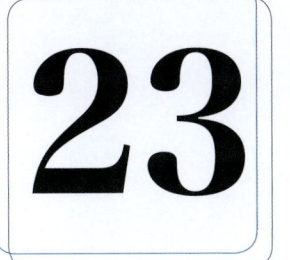

Part IV
Chapter 23

23 関節の腫瘍と腫瘍類似病変

A 良性疾患

1. 滑膜（骨）軟骨腫症 [synovial (osteo) chondromatosis]

滑膜（骨）軟骨腫症（滑膜性軟骨腫症または滑膜性軟骨化生としても知られている）は，原因不明のまれな良性疾患であり，関節，滑液包，腱鞘の滑膜を有する組織で滑膜の軟骨化生から多数の軟骨様結節の増殖を特徴とする．通常は単関節に発症するが，まれに多関節に発症することがある．男女比は1:2であり，20～40歳代にみられる．膝関節が好発部位であるが，股関節，肩関節，肘関節も多い（図23-1）．臨床症状は，関節痛，関節の腫脹，関節液の貯留，可動域制限，圧痛，軟部腫瘤である．

関節病変は3つの病期に分類される．初期では滑膜内に軟骨小結節の異形成をきたし，移行期では小結節が遊離し，関節内遊離体が形成される．その後非活動期になると，滑膜の増生は停止するが，遊離体は残存するうえに，たいていはさまざまな量の関節液の貯留をきたす．

単純X線像は，関節液の貯留のみでとくに異常を認めない場合から，多数の骨軟骨遊離体像（通常は小さく均一である）を認める場合もあり，骨軟骨遊離体の骨化の程度により所見は異なる（図23-2～4）．関節内の遊離体の確認には関節造影やCTが有効であり，石灰化していなくても遊離体を確認できる（図23-5）．MRIも有用であるが，滑膜増生，遊離体の形成，石灰化や骨化の程度により多彩な所見を呈する．石灰化をきたしていない増殖性の滑膜腫瘤はT2強調像で高信号を呈する一方で，石灰化病変は高信号の液体貯留を背景にsignal void（信号消失）を呈することがある（図23-6, 7）．CT, MRIは，遊離体を描出するだけでなく，骨びらんを示す．

顕微鏡下では，多くの軟骨様結節が滑膜の表層に並ぶ薄い細胞層として観察される．これらの結節は細胞成分に富んでおり，中等度の多形性（二核，核の腫大）がみられることもある．軟骨様結節は，しばしば骨化や内軟骨性骨化を生じ，滑膜より離れて遊離体となる．遊離体は，関節液を通じて栄養され成長する．

▌鑑別診断▌

股関節や膝関節の変形性関節症で生じる二次性滑膜（骨）軟骨腫症，滑膜軟骨肉腫（滑膜から新たに発生した一次性，悪性化に伴う二次性）が，鑑別診断の対象となる．一次性と二次性滑膜（骨）軟骨腫症の区別は容易である．二次性では，X線所見で，関節裂隙の狭小化，軟骨下骨の硬化，ときとして関節近傍の嚢腫・嚢腫様病変などの特徴的な所見がみられる．この場合の遊離体は，数が少なく，より大きく，サイズは一定しない（図23-8）．逆に一次性滑膜（骨）軟骨腫症では，変形性変化はみられない．しかしながら，骨皮質を遊離体が圧迫することにより二次性のびらんを生じることもある．関節内遊離体は，小さく，数が多く，サイズが均一である（図23-2～4を参照）．

滑膜（骨）軟骨腫症と滑膜軟骨肉腫の鑑別は，臨床所見やX線所見からも難しい．両疾患とも，摘出術後再発することから治療は長期化する傾向にある．単なるびらんではなく明らかな骨破壊がみられる軟部腫瘤がある場合は悪性化を疑う（図23-22を参照）．関節外に進展しているときは悪性転化が疑われるが，滑膜（骨）軟骨腫症で関節外に病変のみられる症例も報告されている．

そのほか，X線所見で滑膜（骨）軟骨腫症と鑑別診断が必要となるのは，色素性絨毛結節性滑膜炎（pigmented villonodular synovitis：PVNS），滑膜血管腫，樹枝状脂肪腫である．PVNS（後程この章で詳しく扱う）では関節造影による関節内の陰影欠損は広範で不明瞭である．MRIでは，滑膜はヘモジデリンの沈着による常磁性効果により低信号となっている（図23-12, 13を参照）．滑膜血管腫は単発の軟部腫瘤であり，T1強調像で腫瘤は周囲の筋肉と等信号または若干高信号であるが，皮下脂肪より低信号である．T2強調像では脂肪より高信号となる（図23-15, 16を参照）．通常，腫瘤内に静脈結石と線維脂

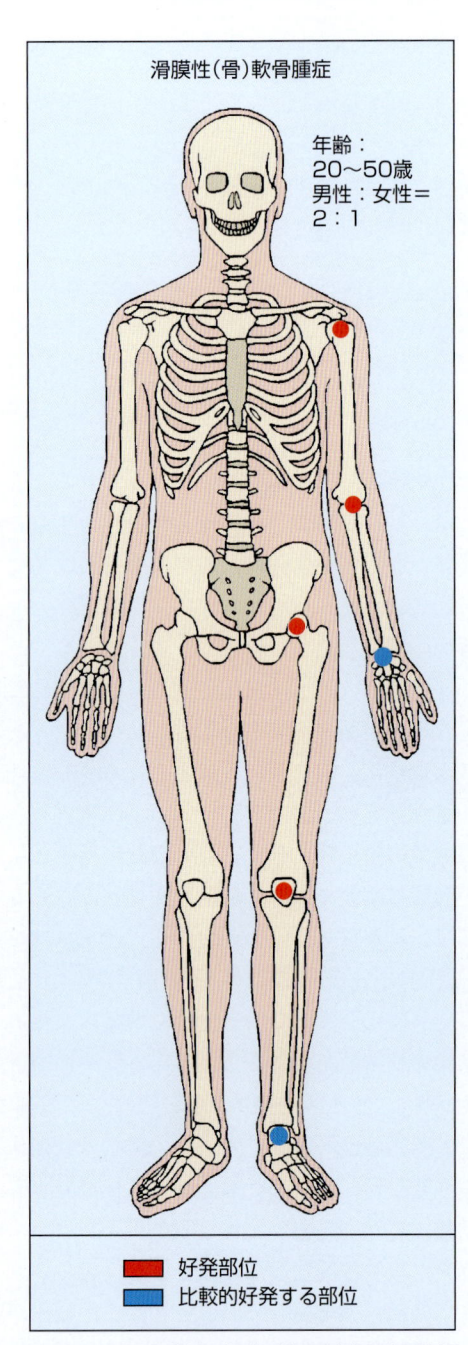

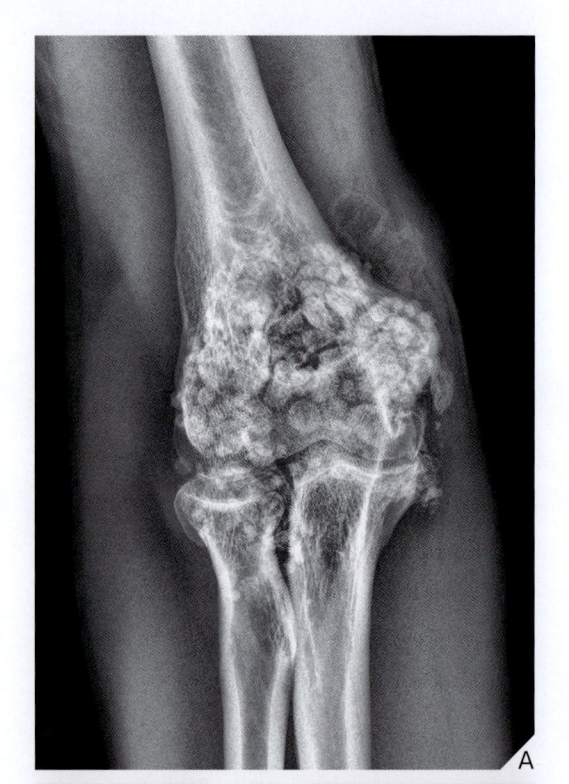

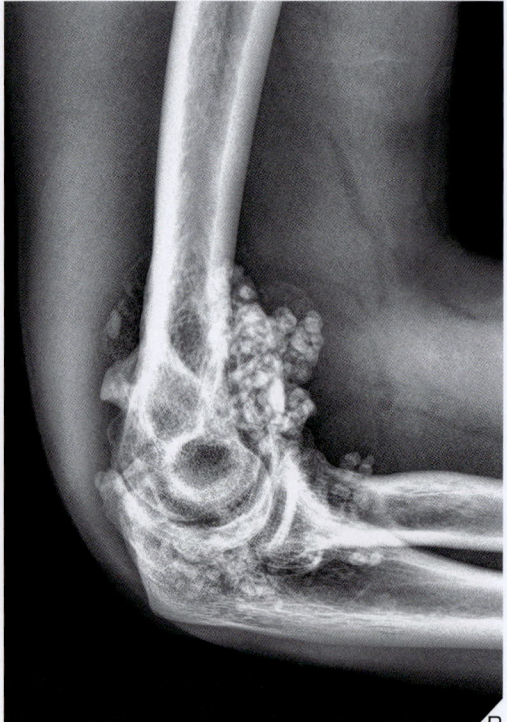

図 23-1　滑膜性（骨）軟骨腫症の好発部位，年齢および性差

（Greenspan A, Remagen W. Differential diagnosis of tumors and tumor-like lesions. Philadelphia：Lippincott-Raven Publishers；1998 より引用）

図 23-2　滑膜性（骨）軟骨腫症

27 歳男性．主訴は肘関節痛と，ときどき生じるロッキングである．外傷の既往はない．X 線正面像（A）と側面像（B）で，肘関節にサイズと形が一定の多数の骨軟骨遊離体を認める．

23

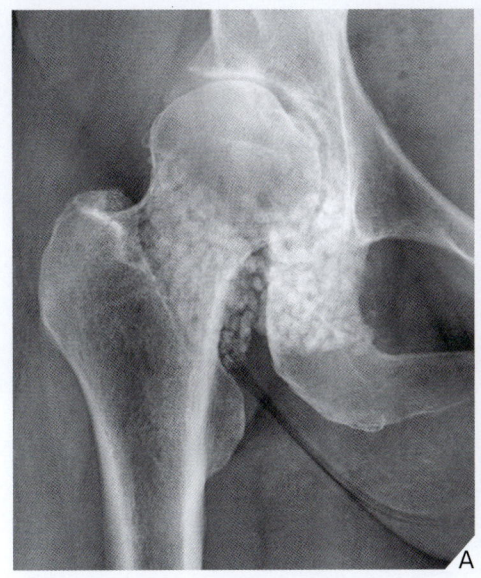
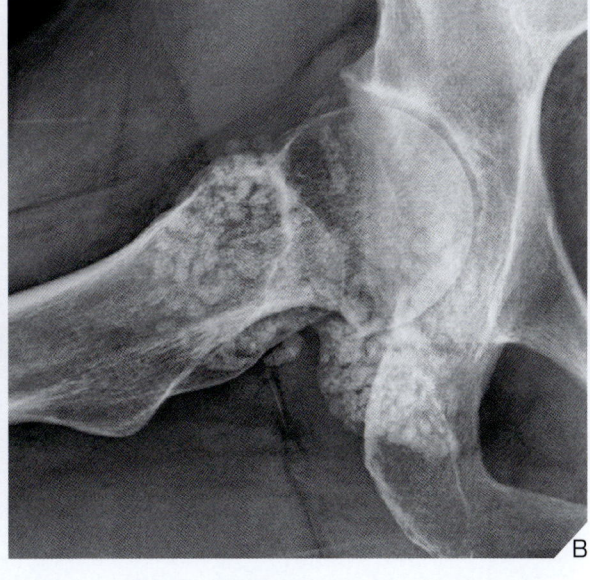

図 23-3　滑膜性（骨）軟骨腫症

59 歳女性，右股関節の（A）X 線正面像，（B）frog leg 像．多数の均一な大きさの骨軟骨遊離体を認める．

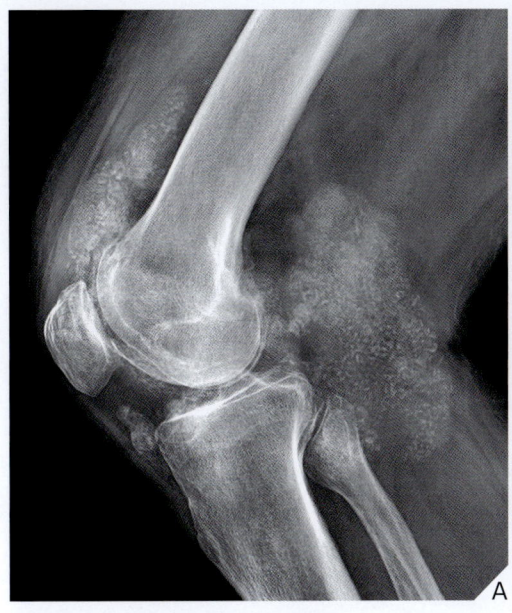
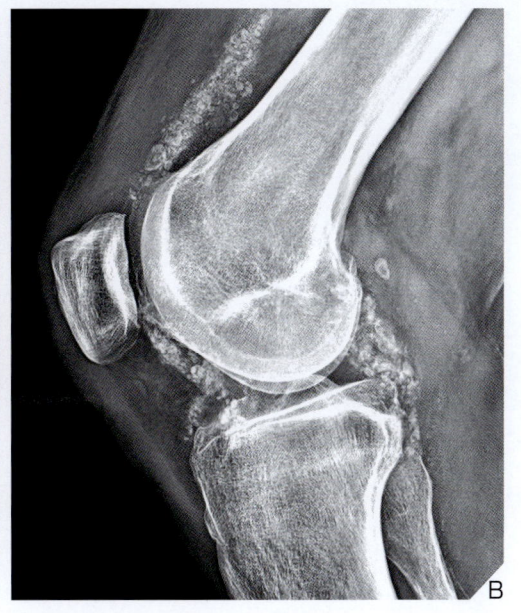

図 23-4　滑膜性（骨）軟骨腫症

（A）58 歳男性の膝関節 X 線側面像．多数の小さな均一な大きさの関節内骨軟骨遊離体を認める．（B）45 歳女性の膝関節側面像．典型的な滑膜性軟骨腫症の所見を呈する．

IV

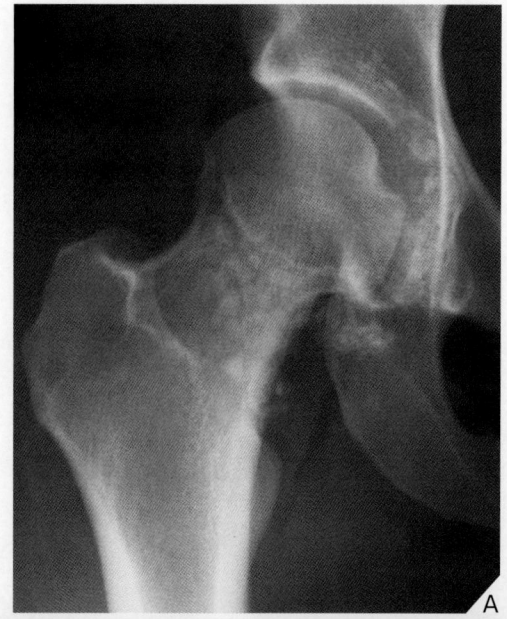

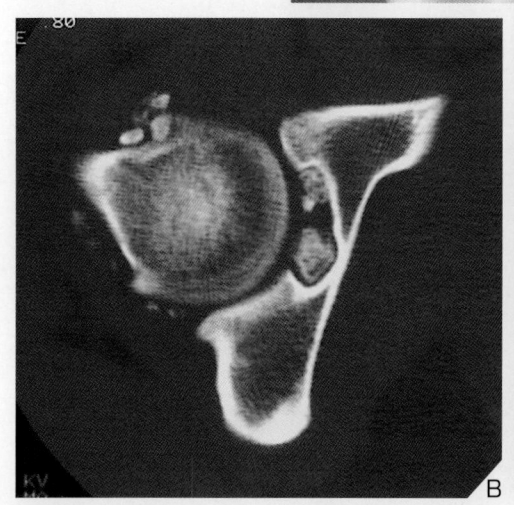
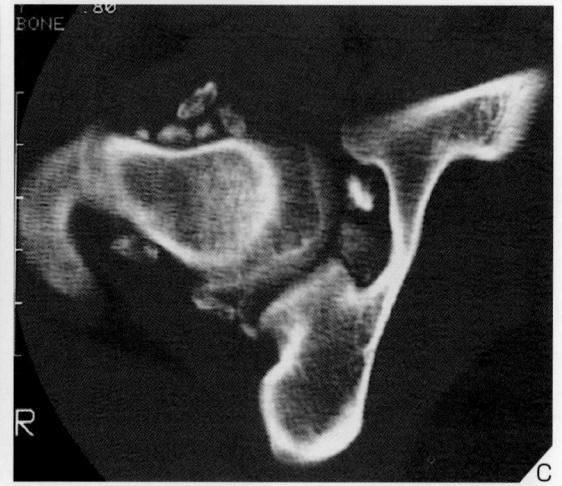

図 23-5　滑膜性（骨）軟骨腫症の CT
　27 歳女性．（A）右股関節の X 線正面像で，骨頭と頚部に多数の骨軟骨遊離体がみられる．関節裂隙は正常に保たれているのが滑膜（骨）軟骨腫症に特徴的な所見である．骨頭（B）と頚部（C）の CT で関節内に多数の骨軟骨遊離体がみられる．

肪性隔壁がみられ低信号を示す．樹枝状脂肪腫はまれな疾患であり，膝に発生するが，ときとして手関節，足関節の報告もある．成長障害，外傷，炎症，腫瘍説が報告されているが原因は不明である．臨床的には，関節液の貯留を伴った緩徐な滑膜の肥厚であるが関節痛はない．ときとして増悪することがある．画像所見は，さまざまな程度の変形性関節症変化に関節液貯留を伴っている（図 23-17 を参照）．病理所見では，滑膜組織が成熟脂肪細胞に置き換わり，絨毛状に増殖している（後の章を参照）．

　滑膜性（骨）軟骨腫症の治療は，通常関節内遊離体の除去と，滑膜切除が行われる．しかし局所再発はまれではない．

2．色素性絨毛結節性滑膜炎 (pigmented villonodular synovitis：PVNS)

　色素性絨毛結節性滑膜炎（PVNS）は関節，滑液包，腱鞘に発生し，絨毛状，結節状の滑膜増殖により局所破壊を生じる．PVNS は，1941 年 Jaffe，Lichtenstein，Sutro により報告され，腫瘍は黄色～茶色を帯び，絨毛状，結節状の外観を呈することから命名された．黄色～茶色を呈するのは，脂肪とヘモジデリンが過剰に沈着しているためである．PVNS はびまん性（diffuse form）と局所性（localized form）に分けられる．関節内の大部分が絨毛状滑膜で占められているときはびまん性色素性絨毛結節性滑膜炎と呼び，関節内で明確な腫瘍として存在する場合は局所性色素性絨毛結節性滑膜炎と呼ぶ．腱鞘に発生した場合は腱鞘巨細胞腫と呼ぶ．diffuse form は 23% を占め，膝関節，股関節，肘関節，手関節に好発する．localized nodular

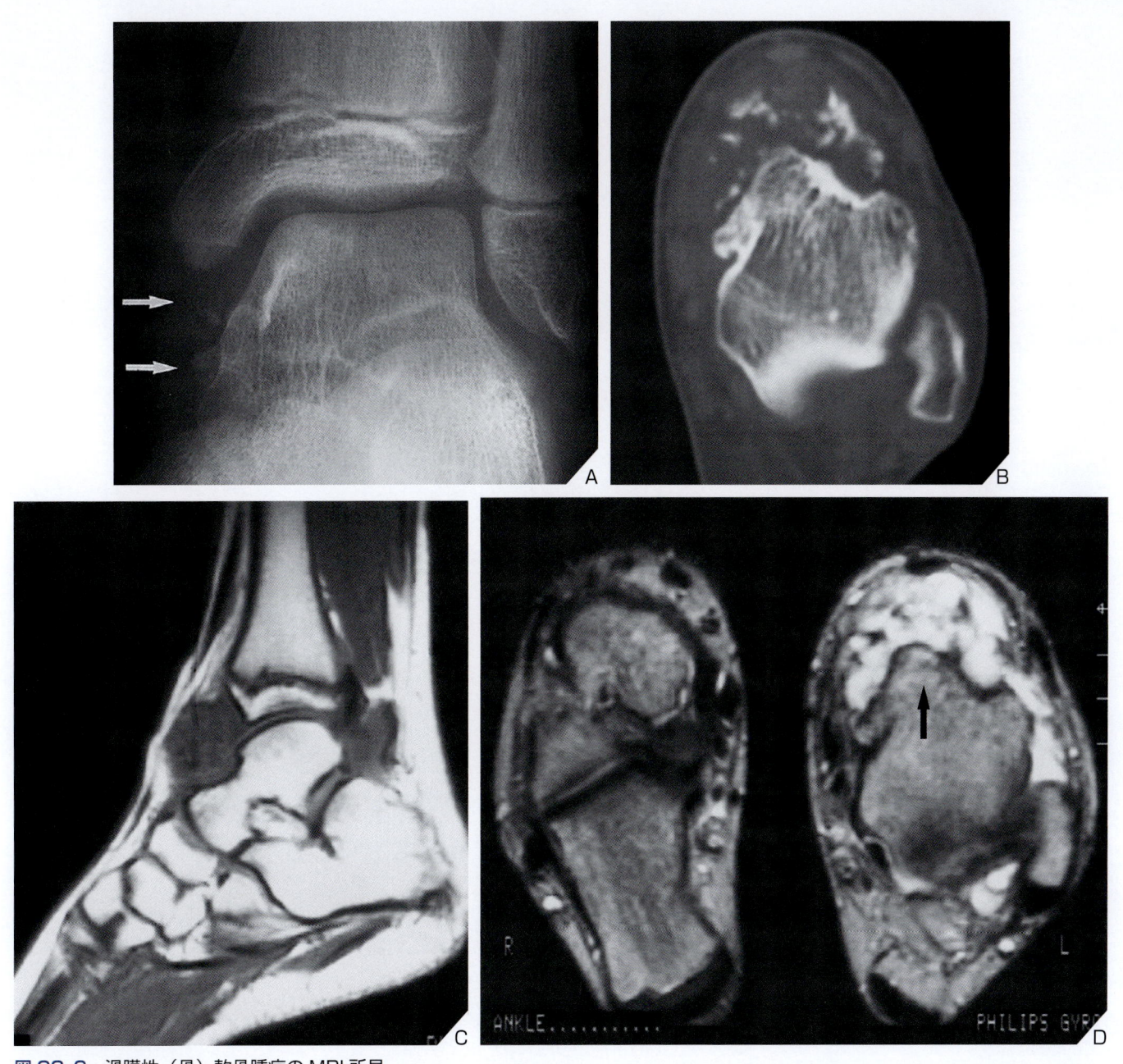

図23-6 滑膜性（骨）軟骨腫症のMRI所見
14歳男児.（**A**）左足関節のX線斜位像で, 脛距関節にわずかな陰影像がみられる（→）.（**B**）CTで, 関節前面に石灰化した遊離体がみられる.
（**C**）T1強調矢状断像［スピンエコー（SE）：繰り返し時間（TR）640/エコー時間（TE）20 msec］で, 中等度信号の関節液と散在する低信号の骨軟骨遊離体が観察される.（**D**）T2強調冠状断像（SE：TR 2,000/TE 80 msec）で, 高信号の関節液のなかに低信号の骨軟骨遊離体が描出される（→）.

formは, しばしば別個の病態と考えられており, 滑膜に付いている1つのポリープ状腫瘤である. 結節性腱滑膜炎は手指に好発し, 手の軟部腫瘍ではガングリオンに次いで多い. 2002年に改訂された軟部腫瘍のWHO分類では, 限局性の関節内外病変を腱鞘巨細胞腫とし, びまん性の関節内外病変をびまん型巨細胞腫（PVNSと同義）としている.

PVNSは, びまん性も局所性も単発性であり, 若年〜中年に発生し, 性差はない. もっとも特徴的な所見は, 滑膜が過形成して軟骨下骨を破壊し, 嚢腫や骨びらんを引き起こすことである. 原因は不明でありさまざまな説がある. 自己免疫病説, 外傷説（動物実験で関節内に頻回に血液を注射することでPVNSに類似した所見が得られることから）, 脂質代謝異常説がある.

Jaffeらは, 未知の原因に対する炎症説を堤唱しているし, Stout, Lattesは良性腫瘍と主張している. 良性腫瘍説は, PVNS中の組織球は線維芽細胞様の増殖を呈し, 泡沫細胞は組織球由来であることから支持されるが, これらの所見のみでは腫瘍であると断定できない. むしろJaffeらが主張したように慢性炎症の特殊な形態である可能性もある.

臨床上, PVNSは発育が緩徐であり, 中等度の関節痛, 関節の腫脹, 可動域制限を主訴とする. 罹患関節の皮膚温が上昇していることもある. 膝関節でもっともよくみられ, 66％に血性関節液がみられる. 外傷の既往がなく, 漿液性血性関節液がみられる場合, PVNSが強く疑われる. 滑液中のコレステロール値は上昇しており, 穿針後すぐに再凝固する. 膝関節以外では,

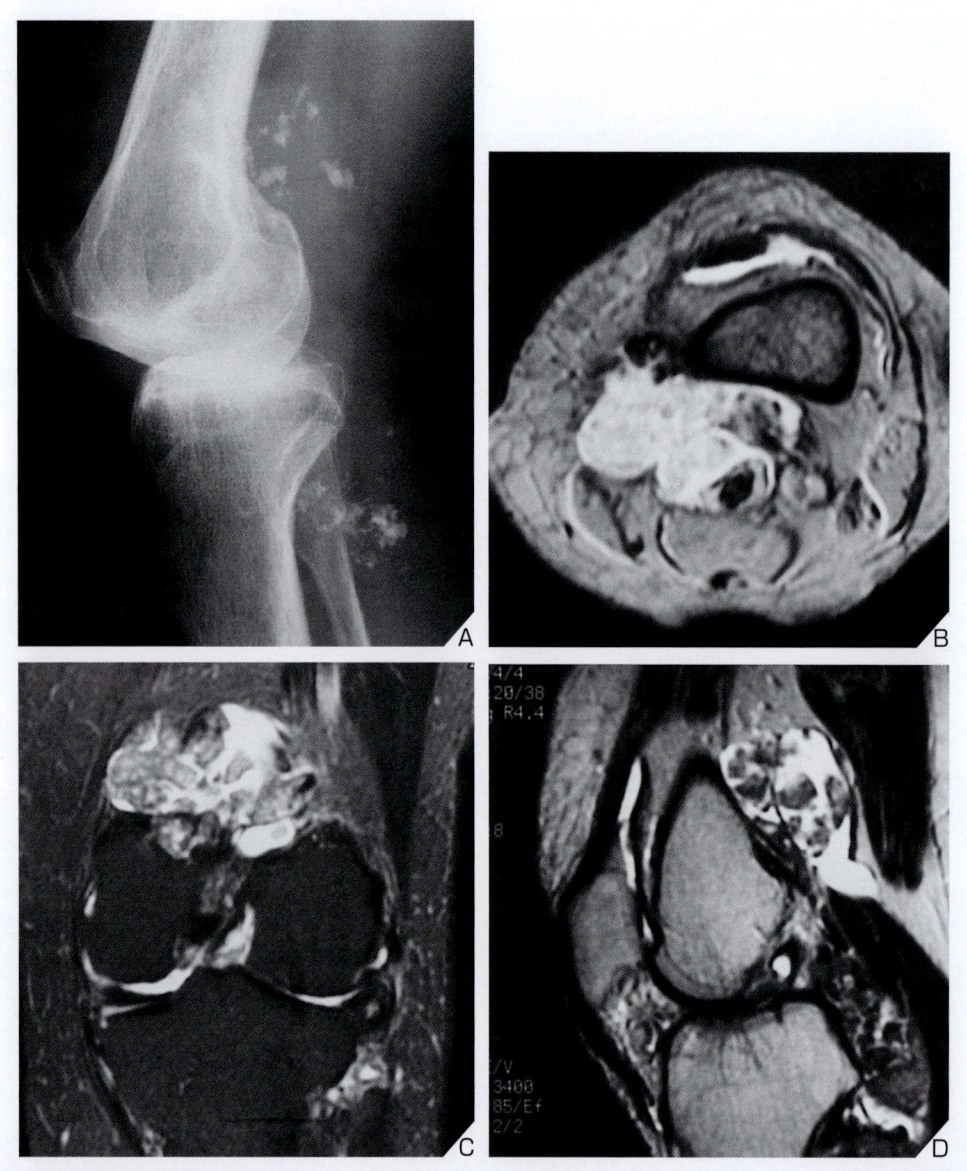

図 23-7　滑膜性（骨）軟骨腫症の MRI

　50 歳男性．（A）左膝関節の側面像で，関節周囲の多数の骨軟骨遊離体がみられる．（B）T2*強調横断像［多重グラデーションリコール（MPGR）：TR 500/TE 20 msec，flip angle 30°］で，高信号の関節液と，大きな膝窩部囊腫のなかに中等度の信号を示す多数の遊離体を認める．高速スピンエコー法による冠状断像（TR 2,400/TE 85 msec）（C），矢状断像（TR 3,400/TE 85 msec）（D）で骨軟骨遊離体の分布がより鮮明にわかる．

23

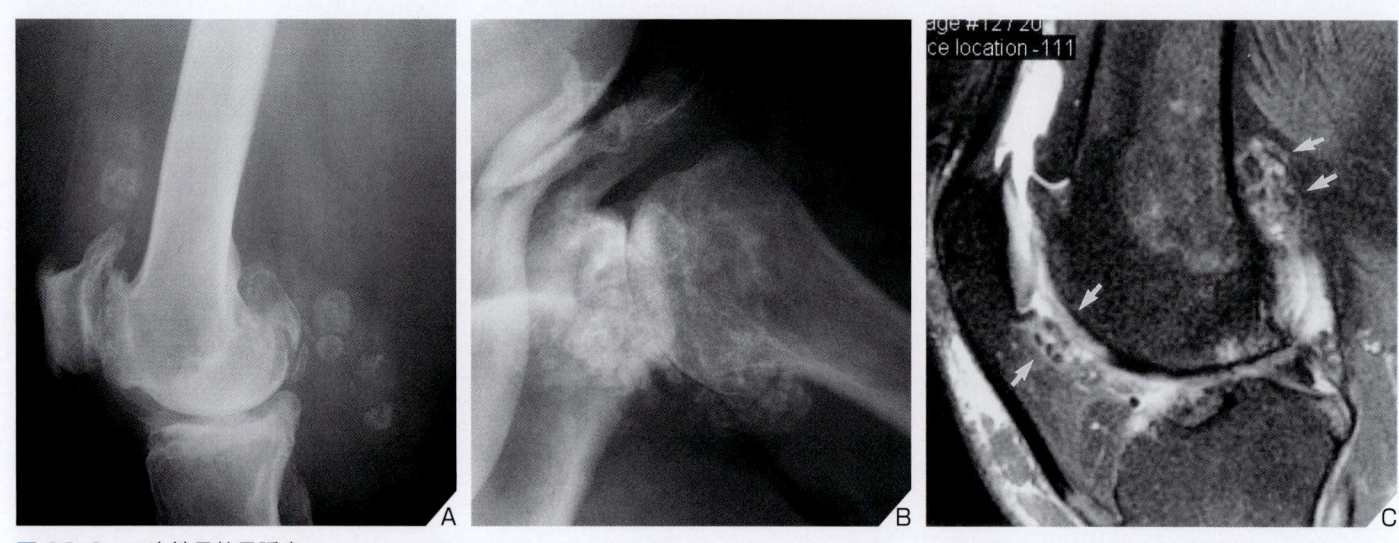

図 23-8　二次性骨軟骨腫症

　（A）58 歳男性．膝関節の X 線側面像で，膝蓋大腿関節に末期変形性関節症がみられる．膝蓋上囊と膝窩部囊腫に多数の骨軟骨遊離体がみられる．（B）68 歳女性．左肩関節の X 線像であり，変形性関節症を呈している．上腕関節窩に多数の関節内骨軟骨遊離体を認める．（C）54 歳女性．膝 MRI 脂肪抑制 T2 強調矢状断像．変形性関節症と多数の大小さまざまな骨軟骨体（→）を認める．

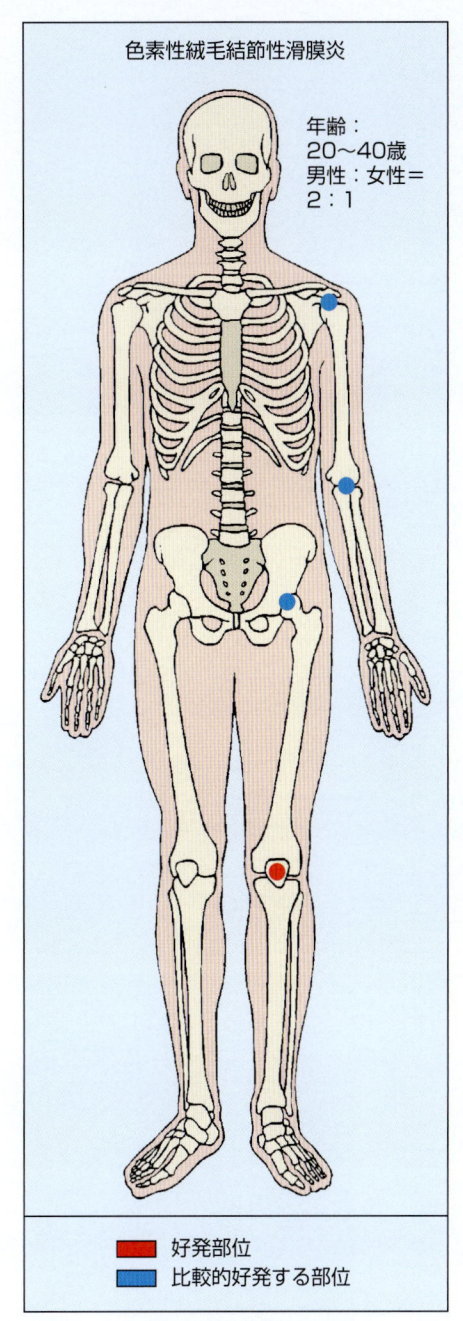

色素性絨毛結節性滑膜炎

年齢：
20〜40歳
男性：女性＝
2：1

■ 好発部位
■ 比較的好発する部位

図23-9　色素性絨毛結節性滑膜炎：好発
部位，好発年齢および性差

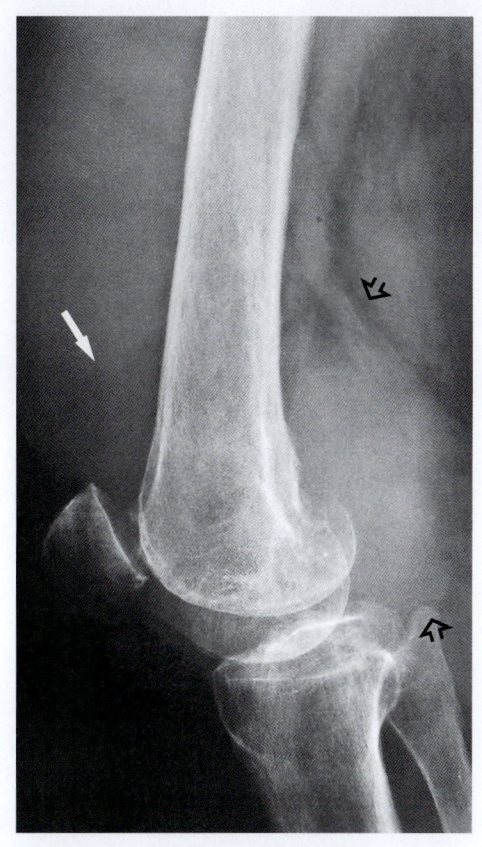

図23-10　色素性絨毛結節性滑膜炎
58歳男性. 膝のＸ線側面像. 膝蓋上嚢に大量の
関節液貯留がみられる（白→）. 濃い陰影の軟部
腫瘤が大腿骨外顆後面を破壊しているのが観察
され（⇒），これらは PVNS を示唆する所見であ
る. 後方腫瘤の陰影は膝蓋上嚢の陰影より濃く
なっている.

股関節，足関節，手関節，肘関節，肩関節にみられる．男女比は1：2であり，罹患年齢は4〜60歳までであり，好発年齢は30〜40歳代である（図23-9）．確定診断されるまでの期間は6ヵ月〜25年である．

　"悪性"のPVNSも過去に少数の報告があるが，診断に関してはいまだ議論の余地がある（これについては後述する）．近年，関節外びまん性PVNS，つまりびまん型巨細胞腫が注目されている．この形態は隣接関節への迷入の有無によらず浸潤物の存在と，関節外腫瘤の存在により特徴付けられる．この形態のPVNSは，関節外病変，骨組織への浸潤，さまざまな組織学的な浸潤像など悪性を示唆する所見を呈することから放射線科医，病理医の両者において診断を悩ませるものとなる．

　Ｘ線像では罹患関節に関節液の貯留と考えられる軟部陰影を認める．しかしながら，関節液が血性であること，分葉した滑膜組織が存在することから，単なる関節液貯留と比べて，その陰影像は濃くなっている（図23-10）．罹患関節では，両側で，辺縁明瞭で硬化を伴った軟骨下骨のびらん（15〜50％）がみられる．関節裂隙の狭小化も報告されている．股関節では，頚部，骨頭，寛骨臼の非加重部にみられる多くの嚢腫様病変やびらんが特徴的である．まれに石灰化を認める．

　関節造影で，いくつにも分葉した腫瘤から絨毛状の突起が出ていることが観察され，膝蓋上嚢ではコントラストのはっきりした陰影欠損がみられる（図23-11）．CTは腫瘤の範囲を調べるのに有効である．滑液中の鉄が増えると，Hounsfield値が高くなり鑑別診断に役立つ．MRIは診断に大変有効であり，関節内腫瘤のT2強調像は高信号，中等度の信号，低信号の混在を示す．関節液とうっ血した滑膜は高信号を示し，滑膜にヘモジデリンが混在した領域は中等度の信号〜低信号を示す（図23-12）．一般にMRIはT1，T2強調像ともにヘモジデリンの沈着と滑膜の肥厚のため低信号となる（図23-13）．腫瘍内で脂肪を取り込んだマクロファージの集積により，MRIでは脂肪と同程度の信号強度となる．ほかに滑膜組織の過形成や骨びらんがMRIで確認できる．ガドリニウムジエチレントリアミンペンタアセテート酸（Gd-DTPA）で造影することで，関節包や

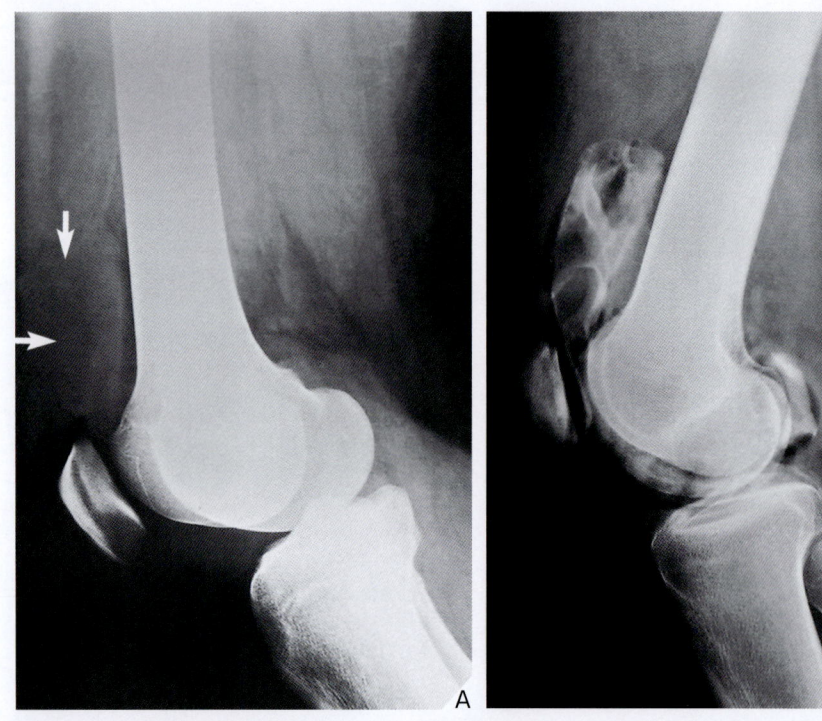

図 23-11　色素性絨毛結節性滑膜炎の関節造影所見
（A）図 23-10 とは別の患者の X 線側面像．膝蓋上嚢に関節液貯留がみられる（→）．関節液貯留部の陰影濃度は増加しており，分葉した腫瘤の存在が疑われる．（B）膝の関節造影で，膝蓋上嚢に分葉した滑膜腫瘤による陰影欠損がみられる．関節穿針で濃い血性関節液が吸引され，この血液成分のために膝蓋上嚢で軟部組織の陰影が濃くなっている．

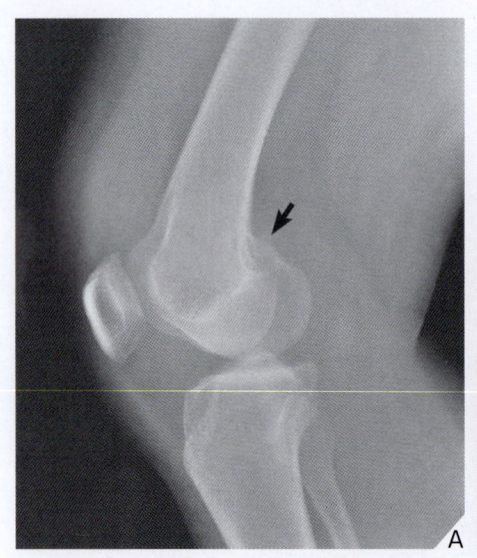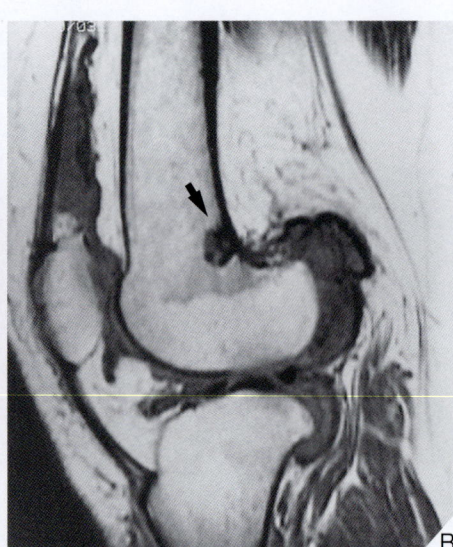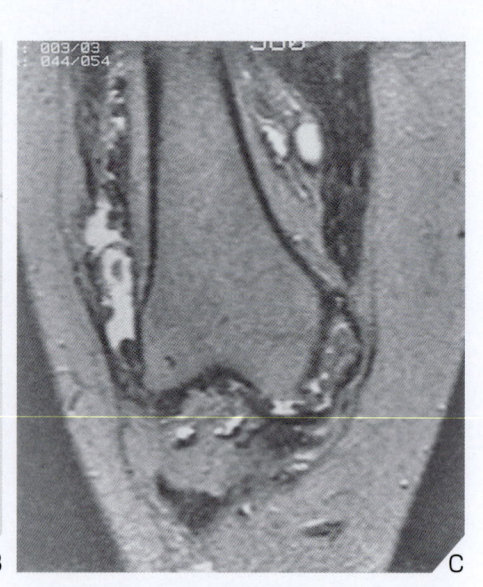

図 23-12　色素性絨毛結節性滑膜炎の MRI 所見
22 歳女性．何回も膝関節の腫脹と膝関節痛を繰り返している．血性関節液が 2 回吸引された．（A）右膝の X 線側面像で，膝蓋上嚢に関節液貯留と考えられる陰影がみられる．膝窩部後方に濃い陰影を認め，大腿骨後面にわずかなびらんがみられる（→）．（B）MRI 矢状断像（SE：TR 800/TE 20 msec）．膝蓋上嚢部に分葉した腫瘤がみられ関節面にまで拡がり，膝蓋下部脂肪部分を侵食している．関節包の後方にある分葉した腫瘤は脛骨近位部まで拡がっている．これらの腫瘤は中等度〜低信号を示す．大腿骨遠位部（顆上部）のびらんは明らかに低信号を示す（→）．（C）冠状断像（SE：TR 1,800/TE 80 msec）では，関節液とうっ血した滑膜は高信号を示し，点在する中等度〜低信号の部分はヘモジデリンが沈着している．脛骨前面の骨びらんが観察される．

隔壁は高信号となり腫瘍の状態がより明瞭となる．造影剤で関節液の信号強度は増加しないので，滑膜と関節液の区別ができるようになる．MRI は鑑別診断以外にも腫瘍の拡がりを確認するのに有効である．

組織学的には，PVNS は滑膜組織の腫瘍様増殖を示す．単核の組織球が多くみられ，形質細胞，黄色腫細胞，リンパ球も伴っている．巨細胞の浸潤は症例によって異なる．長期経過した症例では線維化や硝子化がみられる．

■ **鑑別診断** ■

可能性のあるもっとも一般的な鑑別診断としては，血友病性

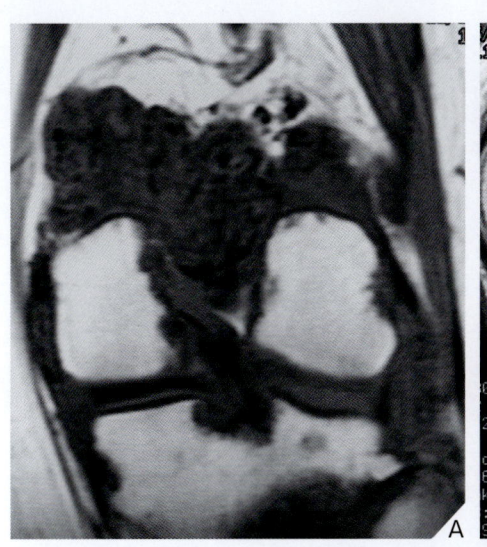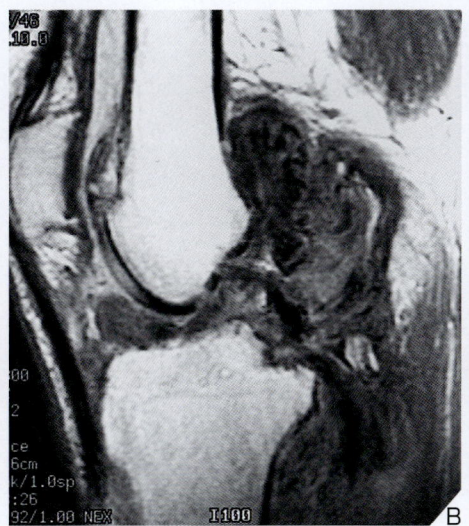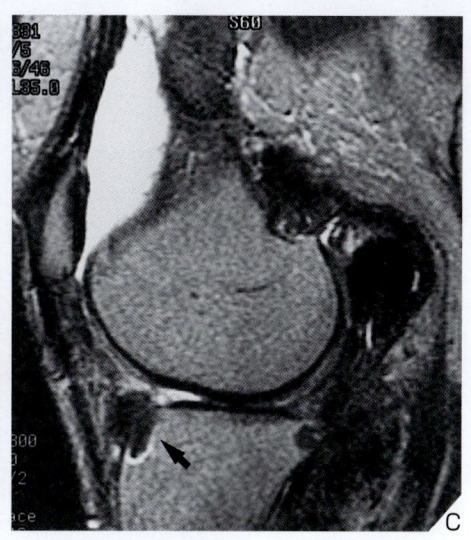

図 23-13　色素性絨毛結節性滑膜炎の MRI 所見
40 歳男性．T1 強調（SE：TR 600/TE 12 msec）冠状断像（A）と矢状断像（B）．膝窩部に分葉した低信号の腫瘤を認める．（C）T2 強調矢状断像（SE：TR 2,300/TE 80 sec）．膝蓋上嚢に高信号の関節液がみられ，分葉した色素性絨毛結節性滑膜炎の腫瘤は低信号となっている．脛骨前面の骨びらんに注目（→）．

関節症，滑膜性軟骨腫症，滑膜性血管腫，滑膜肉腫があげられる．PVNS ではヘモジデリンの沈着を認めるため，MRI はこれらの疾患を鑑別するために有用性が非常に高い．しかしその所見は血友病性関節症でも認められる所見であり，びまん性のヘモジデリンの凝集塊，滑膜の不整と肥厚，滑膜嚢の膨張などの所見が PVNS の診断に寄与する．さらに PVNS と異なり血友病では通常多関節に発生し，罹患骨の関節端部に成長障害をきたす．滑膜性軟骨腫症は PVNS と類似した，圧排性の骨びらんを呈することがある．しかし，石灰化の有無によらず関節内の多発遊離体が鑑別に有用な所見となりうる．滑膜性血管腫では通常静脈石の形成を認める．滑膜肉腫は PVNS と比較すると MRI 上 T1 低信号，T2 高信号となる傾向があり，また石灰化を伴う際に PVNS は除外されうる．

▌治　療▌

治療は，外科的な直視下の滑膜切除および鏡視下滑膜切除が一般に行われる．異常な滑膜組織が 5 mm 以下の場合，関節内で放射線を用いて滑膜切除が行われることもある．近年，滑膜切除後に外照射療法や，イットリウム-90（⁹⁰Y）などの放射性物質の関節内注入が報告されている．局所再発はまれではなく約 50％ と報告されている．

3．滑膜性血管腫
（synovial hemangioma）

滑膜血管腫はまれな良性腫瘍であり，膝の前方区画に発生することが多い．肘関節，手関節，足関節，腱鞘に発生することもある．小児にも成人にも発生する．主訴は，関節の腫脹，中等度の関節痛，可動域制限である．ときとして，関節の腫脹やさまざまな程度の関節痛が何年間にもわたり繰り返していることがある．滑膜血管腫は隣接する皮膚や深部の軟部組織の血管

腫と関連していることがよくある．このため，腫瘍の拡がりにより，関節内，関節近傍，中間型と分類することがある．滑膜血管腫は誤診されることが多い．ある調査によれば術前診断の正診率は 22％ である．

最近まで，滑膜血管腫は X 線撮影，関節造影，血管造影，造影 CT で評価されていた．少なくとも，半数の患者では単純 X 線像は正常であるが，軟部組織の腫脹，関節周囲の腫瘤，関節液の貯留，びらんがみられることがある（図 23-14）．静脈結石，骨膜肥厚，骨端線の早期閉鎖がみられることもある．関節造影は，非特異的な絨毛状陰影欠損を示す．血管造影は単純 X 線撮影より有益な情報をもたらし，血管腫に特有な血管病変が得られることが多い．関節の造影 CT では不均一な軟部腫瘍がみられ，それは骨格筋と同程度の陰影，それより濃い陰影，脂肪と同程度の陰影を示す部分からなる．CT では，管状部分に造影剤が貯留してその部分がより鮮明になり，静脈結石はその周辺で斑状陰影となることで容易に識別できる．また，腫瘍に隣接する皮下静脈の拡大や，拡張した腫瘍の栄養血管が観察されることもある．

現在，MRI が血管腫の術前評価に使われるようになっている．軟部腫瘍は，T1 強調像で中程度の信号強度を示し，筋肉と同程度か若干高信号で脂肪よりも低信号となる．T2 強調像や脂肪抑制像では，腫瘍は皮下脂肪よりも高信号となる（図 23-15, 16）．腫瘍内に細く曲がりくねった低信号の中隔がみられる．一般に血管腫に特徴的な信号強度は，腫瘍内の脂肪組織の量，腫瘍内を流れる血液の速さ，血栓の状態，血管の閉塞，血管が拡張しうっ血することなど，多くの因子が関連している．膝の海綿状血管腫の例で（図 23-16C），MRI にて腫瘍内に液体の層が観察される．

滑膜血管腫は，滑膜下の間葉組織に由来する血管病変であり，血管組織と血栓のほかに，脂肪，線維，筋肉由来の組織を

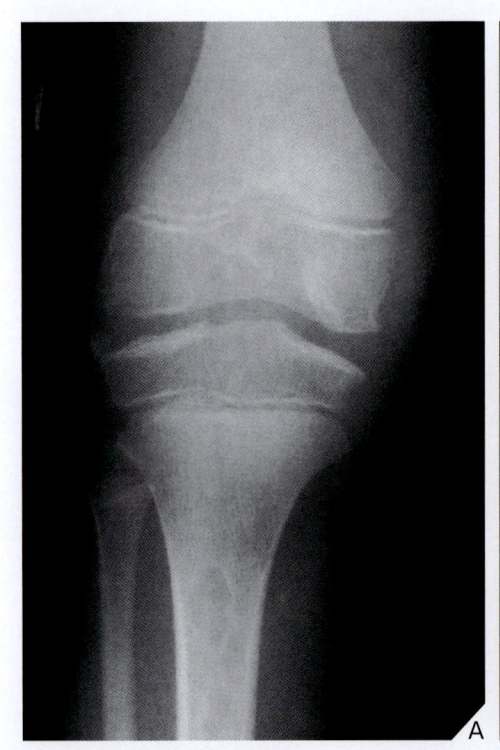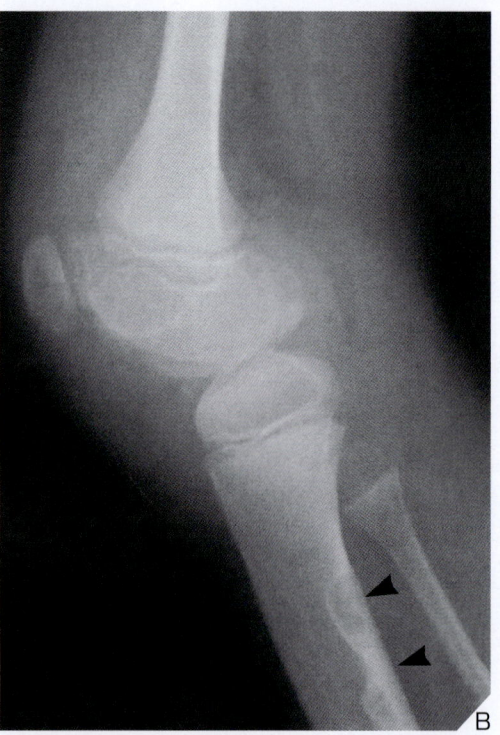

図 23-14　滑膜性血管腫
　7歳男児．右膝のX線正面像（A）と側面像（B）．膝蓋大腿関節と大腿脛骨関節にびらんを認める．軟部腫瘤が前方と後方にみられる．脛骨後方に偶然，非骨化性線維腫がみられる（▶）．
(Greenspan A, Remagen W. Differential diagnosis of tumors and tumor-like lesions. Philadelphia：Lippincott-Raven Publishers；1998 より引用)

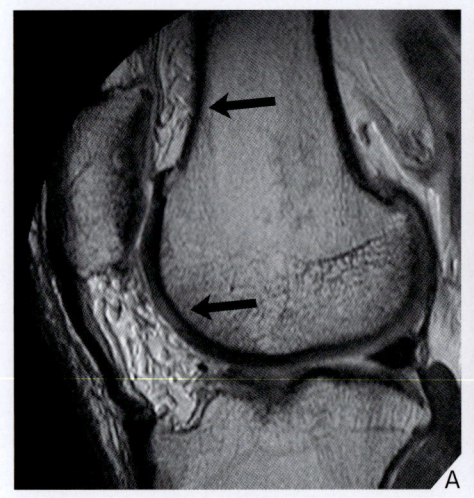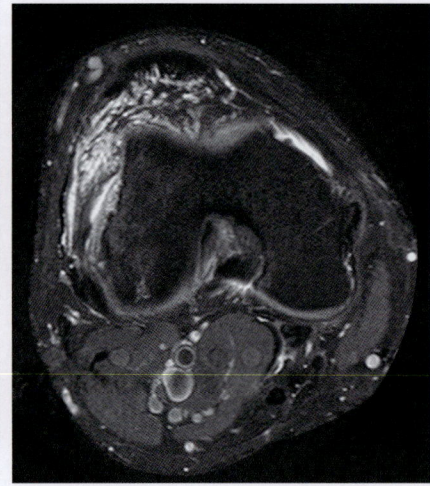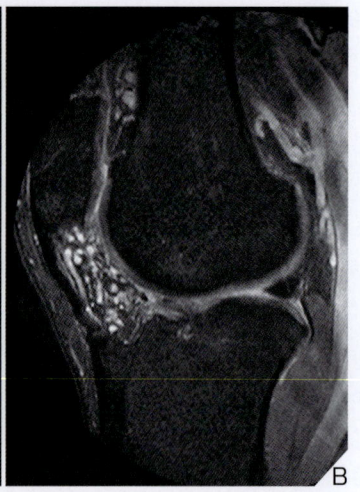

図 23-15　滑膜性血管腫
　（A）34歳男性．膝関節 MRI T1 強調矢状断像では，高信号を呈するレース状の数本の脈管を膝蓋大腿関節と Hoffa の脂肪体部（→）に認める．（B）T2 強調横断像，矢状断像では，滑膜内に血管腫を認める．線維脂肪間の隔壁を意味する低信号の線状構造により分断された，高信号の脈管構造が特徴的である．

含む．病変が完全に関節内のときには，腫瘍は被膜に包まれ周囲と区別されており，滑膜とは茎でつながっている．茎の大きさはさまざまであり，1ヵ所で滑膜とつながっている場合と数ヵ所でつながっている場合がある．腫瘍が大きいと，分葉した軟らかく茶色の絨毛状の滑膜で被われた塊となっており，ヘモジデリンによりマホガニーブラウン色を呈していることがよくある．組織学的にはさまざまな大きさの血管の分枝と滑膜の過形成がみられる．長期例では関節血症を繰り返しているため広範に鉄の沈着を認める．

■ **鑑別診断** ■
　血管腫の鑑別診断には，PVNS や滑膜性軟骨腫症が含まれる．関節リウマチ，結核性関節炎，血友病性関節症が鑑別診断に含まれるが，臨床上区別は容易である．樹枝状脂肪腫は大変まれな疾患であり，MRI で典型的なヤシの葉状の病変を示す．脂肪に特徴的な T1 強調像で高信号，T2 強調像で中等度の信号強度を示す．PVNS の X 線像は，関節液の貯留，膝蓋上嚢や膝

23

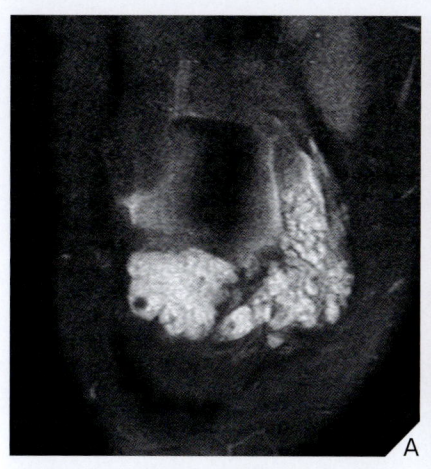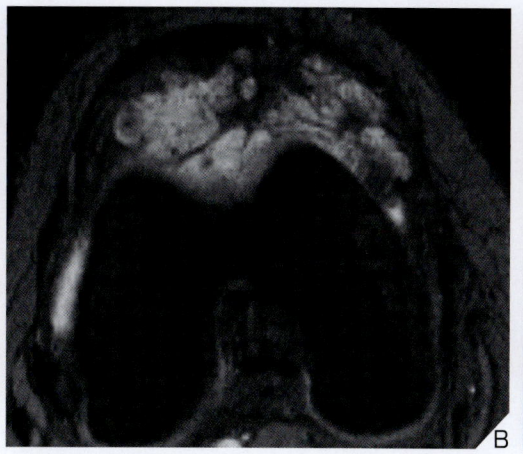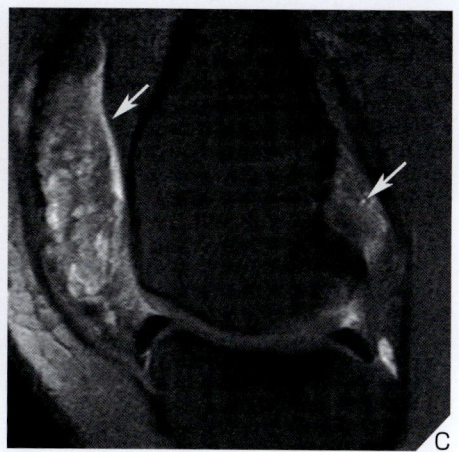

図 23-16　滑膜性血管腫の MRI 所見
（A）プロトン密度強調膝関節冠状断像では，関節内の高信号病変として描出されるレース状の多数の脈管が膝関節内側から膝蓋下脂肪体にかけ進展している．（B）グラディエントエコー法（GRE）横断像では，線維隔壁により隔てられた多数の脈管が膝蓋下脂肪体に広がっている．（C）ガドリニウム造影脂肪抑制 T1 強調矢状断像では，腫瘍の "海綿状" 構造に相当する拡張した脈管の部分的な増強と，多数の小さな fluid-fluid level（液面形成）を認める．膝蓋上陥凹と膝関節後方への腫瘍の進展を認める（→）．

窩部の病変であり，滑膜血管腫の所見とよく似ている．骨性びらんがみられることもある．MRI は鑑別診断に有効であり，PVNS では滑膜の結節性肥厚と不均一な信号強度の腫瘍がみられる．病変部の大部分は T1，T2 強調像で筋肉より高信号であり，ヘモジデリンが沈着した部分は低信号となる．滑膜性軟骨腫症は，石灰化した遊離体がみられることで滑膜血管腫と区別される．関節内の均一なサイズの骨軟骨遊離体が滑膜性軟骨腫症には特有である．CT はごくわずかな石灰化を検出する点で有効である．

4．樹枝状脂肪腫 （lipoma arborescens）

樹枝状脂肪腫は，滑膜の絨毛性脂肪性増殖としても知られており，滑膜の非腫瘍性脂肪性増殖を特徴とするまれな関節内病変の 1 つである．"樹枝状（arborescens）" とは（ラテン語でアーバー，木を意味）特徴的な樹状の滑膜の過形成を指し，実際には葉状の形態を示す．

脂肪腫という名称は誤っており，限局した腫瘤を形成することはない．より正確に表記するのであれば，滑膜性脂肪腫症という名称が好ましい．樹枝状脂肪腫は単関節，多関節のいずれにも発生しうる．この疾患の原因はいまだ不明であるものの，変形性関節症，関節リウマチ，乾癬，糖尿病との関連が推測されている．肩関節，股関節，手関節，肘関節，足関節などでの発生報告がさまざまな報告者からなされているものの，通常は膝関節に好発する病変である．ときに多関節に発生することもある．また，関節包や腱鞘からの発生の報告も散見される．男性に好発し，たいていは 30～60 歳代での発生である．滑膜の肥厚を伴い緩徐に増大するも疼痛を伴わない関節の腫脹を認める．

画像検査では，ときに MRI が非常に特徴的であり，この病態の診断に寄与する．関節の腫脹は常に存在し，滑膜由来の葉状

の腫瘤状陰影が関与しており，それらはあらゆるシークエンスで脂肪と等信号を呈する（図 23-17, 18）．ときに，化学シフトアーチファクトが脂肪と液体成分の境界に発生する．病理組織学的には，樹枝状脂肪腫は滑膜下脂肪組織の過形成，成熟した脂肪細胞の形成，絨毛状の突起の増殖を特徴とする．骨組織や軟骨組織の異形成も発生しうる．

鑑別疾患として PVNS，滑膜性軟骨腫症，滑膜性血管腫，血友病性関節症，種々の関節内炎症性疾患があげられる．

治療は通常，直視下ないしは関節鏡視下滑膜切除が行われる．

B 悪性腫瘍

1．滑膜肉腫 （synovial sarcoma）

滑膜肉腫（滑膜腫，滑膜芽細胞肉腫）はまれな間葉系由来の腫瘍であり，軟部肉腫のおよそ 8～10％ を占める．滑膜肉腫は組織学的に滑膜組織に似ていることから名付けられたが，滑膜だけでなくそれ以外の組織である関節包，滑液包，腱鞘からも発生する．腫瘍は通常 50 歳以下で発病し，15～40 歳の間に多い．性差はない．四肢に 80～90％ 発生し，膝と足が好発部位である．例外的に関節内に発生することがある．通常，滑膜肉腫は非常にゆっくり発育するが，末期では早くなることがある．血行性に肺転移する症例や軟部組織に転移する症例が報告されている．Schajowicz は局所再発が 50％ 以上と報告している．主訴は軟部組織の腫脹，軟部腫瘤，次第に増強する痛みである．びまん性の軟部腫瘤もしくは境界明瞭な軟部腫瘤がみられ圧痛を認める．

滑膜肉腫の画像上の特徴は関節に近接した軟部腫瘤であり，骨破壊を伴うことがある（図 23-19）．骨膜反応が観察されることもある．軟部組織中にみられる石灰化は塊状であり 25～30％ にみられ，通常は腫瘍の周辺に認める．頻度は低いものの，

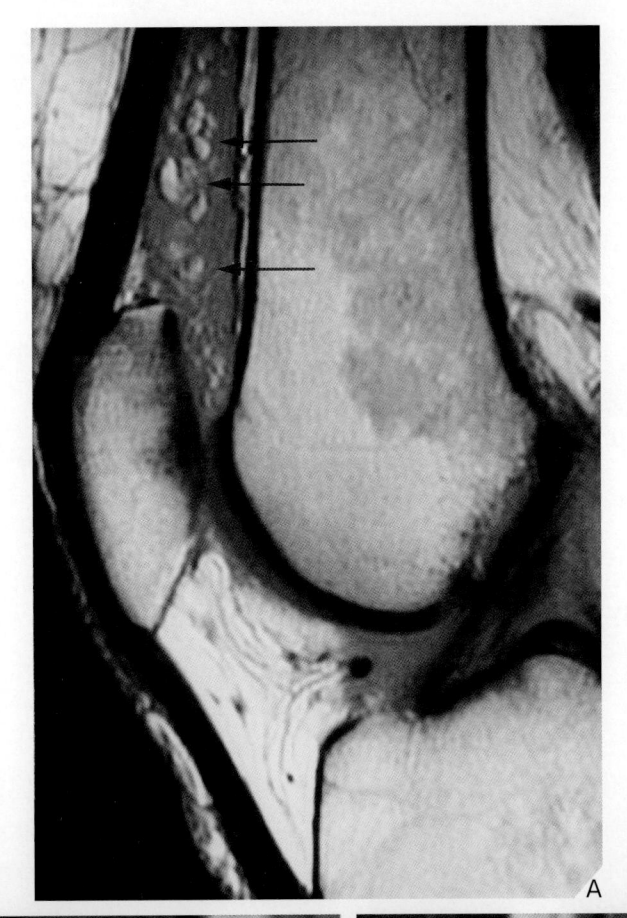

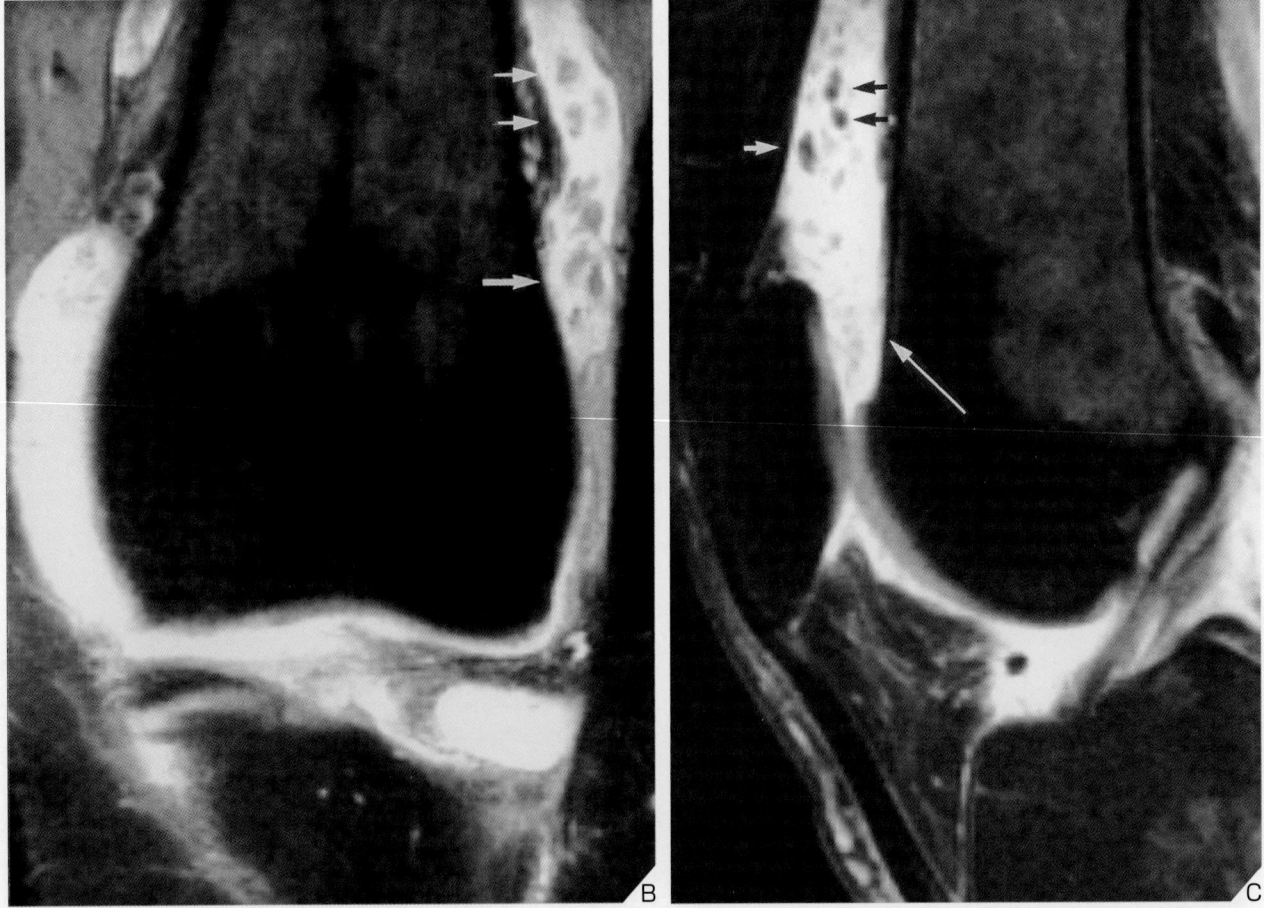

図 23-17　樹枝状脂肪腫の MRI
　54 歳女性，5 ヵ月間にわたる左膝の腫脹を呈している．通常の X 線検査（非提示）で膝関節水腫を認めた．（A）プロトン密度強調矢状断像では，脂肪と同程度の信号を呈する多数の組織構造を膝蓋上滑液包に認める（→）．（B）脂肪抑制 T2 強調冠状断と（C）矢状断像では，高信号の関節液貯留（長い→）を認める．絨毛滑膜の過形成が脂肪と同程度の信号を呈する（短い→）．

23

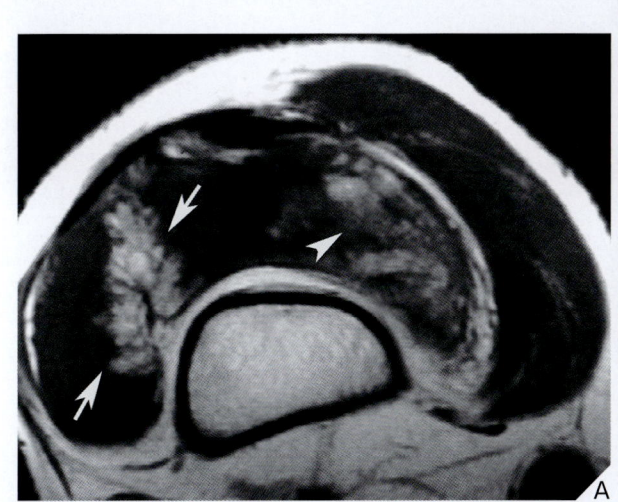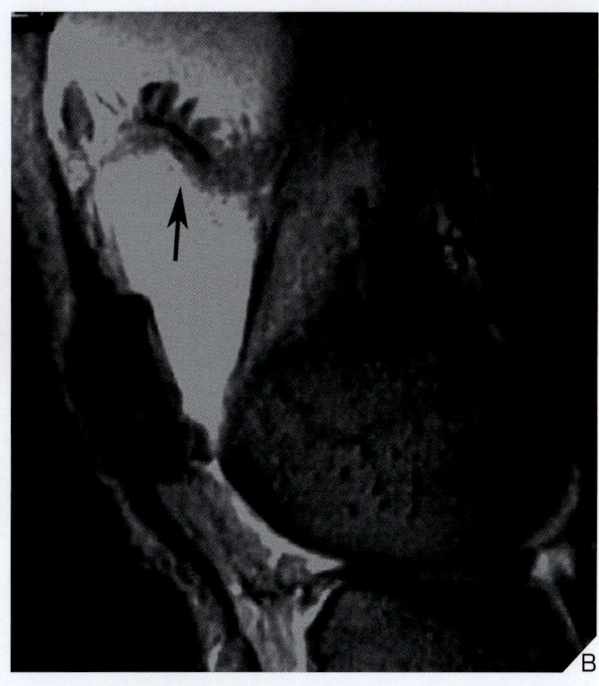

図 23-18　樹枝状脂肪腫の MRI
（A）T1 強調横断像では，液体貯留をきたした膝関節膝蓋上陥凹に"樹状の"脂肪性の病変を認める（→）．膝蓋上陥凹の内側部にも脂肪性の増殖を認めることに注目（▷）．（B）T2 強調矢状断像では，膝蓋上陥凹に樹枝状脂肪腫を認める（→）．

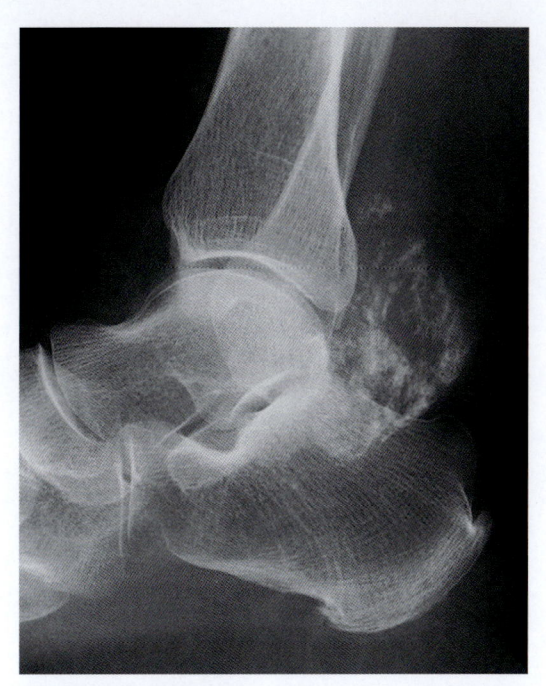

図 23-19　滑膜肉腫
71 歳女性．左足関節の X 線側面像．アキレス腱の前方に石灰化を伴った大きな軟部腫瘤がみられる．隣接する骨に破壊はない．

IV

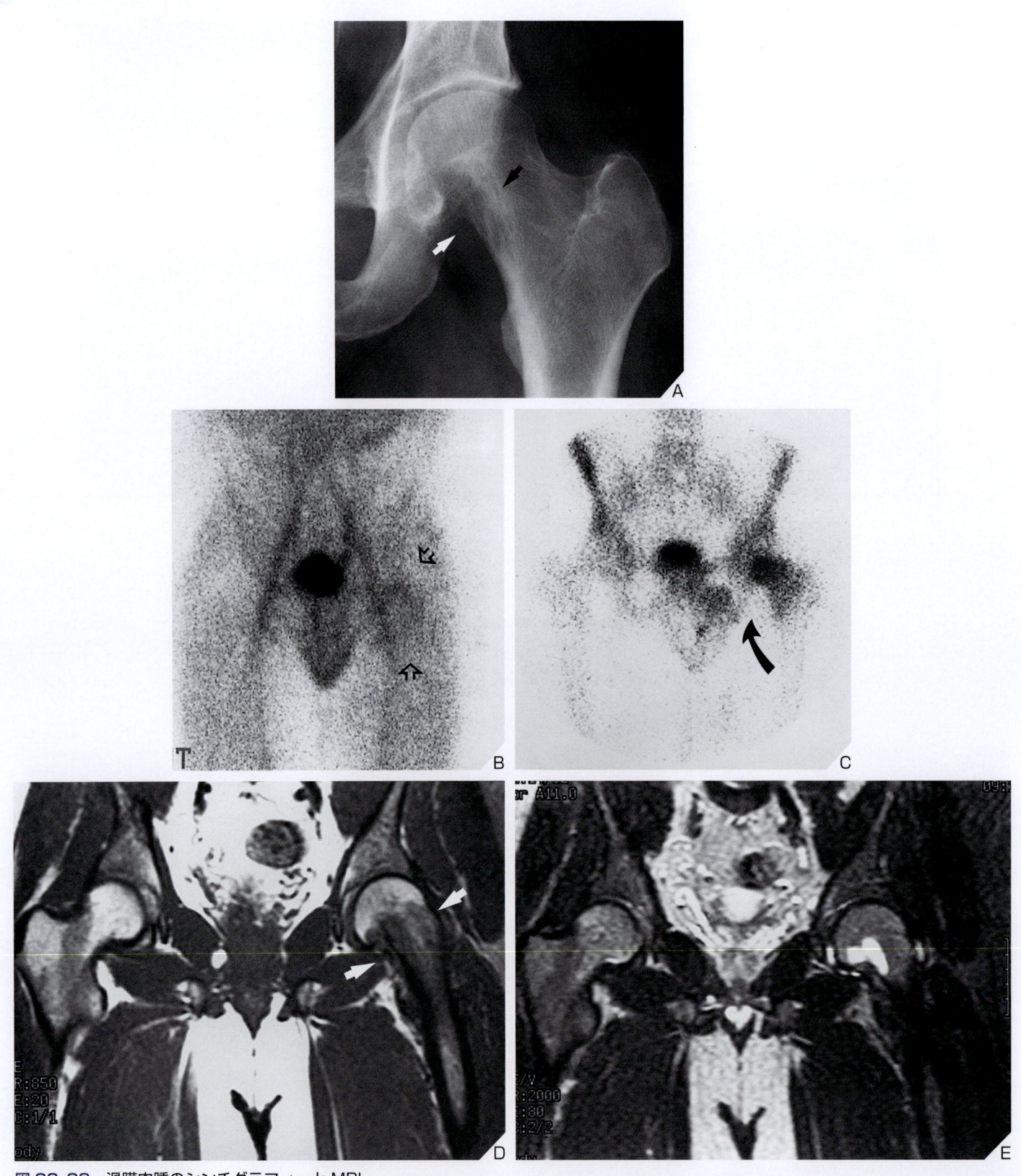

図 23-20　滑膜肉腫のシンチグラフィーと MRI
37 歳男性．（**A**）左股関節の X 線正面像．頚部に骨溶解性病変が存在する．外側辺縁には骨硬化像がみられる（→）．（**B**）血流シンチグラムでは左股関節の血流は増加している（⇒）．（**C**）⁹⁹ᵐTc-MDP（骨シンチグラム）では骨頭と頚部の取込みは増加している（↘）．（**D**）T1 強調冠状断像（SE：TR 850/TE 20 msec）は，左大腿骨頚部内側に低信号域を認める（→）．（**E**）T2 強調冠状断像（SE：TR 2,000/TE 80 msec）は，股関節の内側と外側に高信号域がみられる．切除生検で関節内滑膜肉腫であることが判明した．

中心性の非連続性の石灰化像をきたすこともある．まれではあるが，類骨骨基質や骨組織に類似した広範囲な石灰化や骨化を呈することもある．この所見は，軟部骨肉腫や軟骨肉腫，滑膜性軟骨腫症，骨化性筋炎，腫瘍性骨軟化症などと誤診される恐れがある．

これらの腫瘍の血管増生に一致して，血流シンチグラフィーや血液プール画像で放射性医薬品の集積の増加を認める．

CT で軟部腫瘍の拡がり，石灰化，骨破壊が観察できる．こ

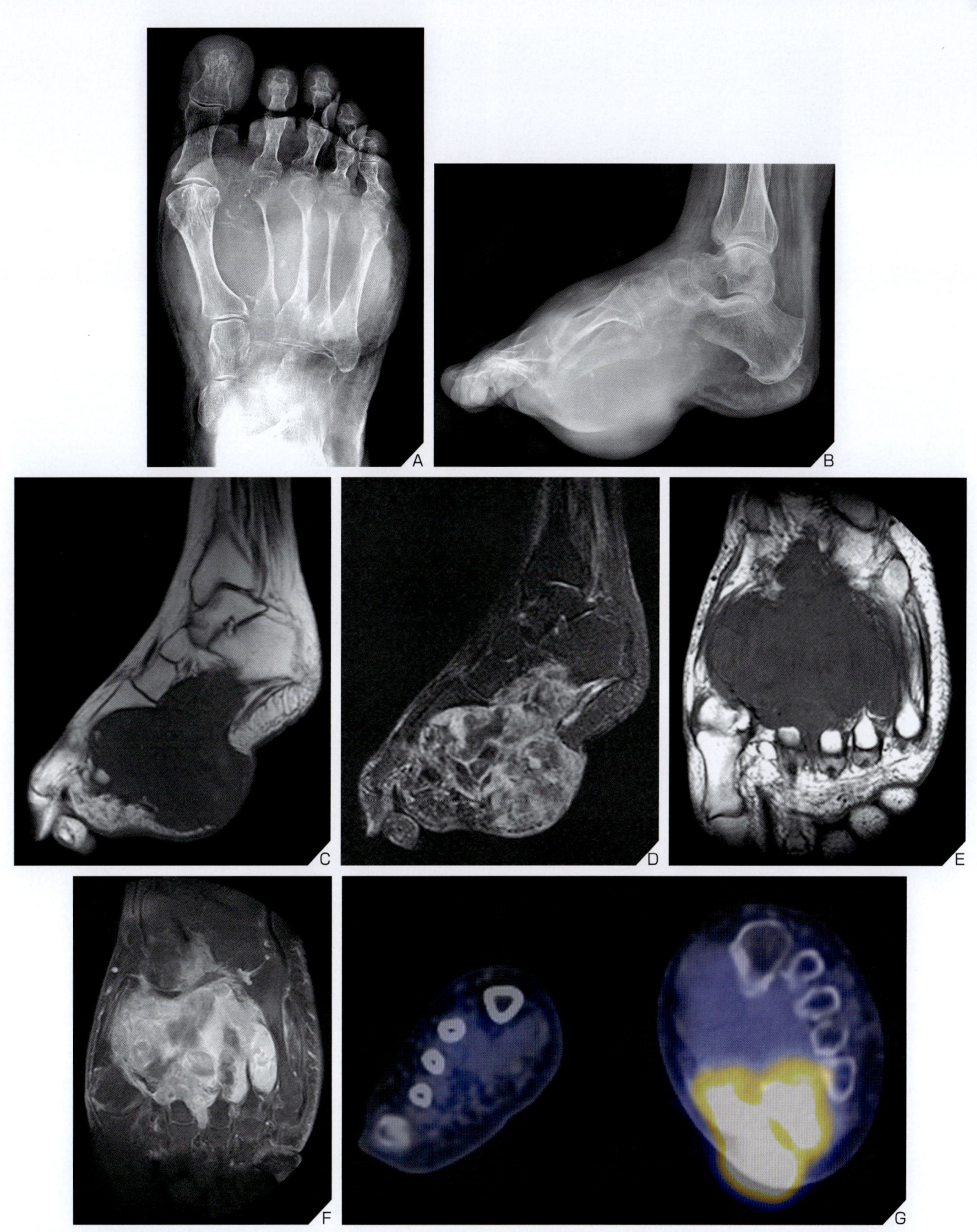

図 23-21　滑膜肉腫の MRI 所見

57 歳女性の（**A**）左足 X 線正面像，（**B**）側面像．主に足底に位置する石灰化を伴う軟部の巨大な腫瘤を認める．第 2, 3, 4 中足骨の骨びらんが観察される．（**C**）T1 強調矢状断像では，中等度〜低信号の腫瘤を認める．（**D**）反転回復法矢状断像では，低，中等度，高信号の混在をきたす（トリプルシグナルインテンシティー徴候）不均一な腫瘤を認める．（**E**）T1 強調横断（長軸）像，（**F**）ガドリニウム静脈内投与後では，不均一な腫瘤として造影されている．（**G**）両足部 PET-CT 合成横断像では，左足軟部に代謝亢進性の軟部腫瘤を認める．

IV

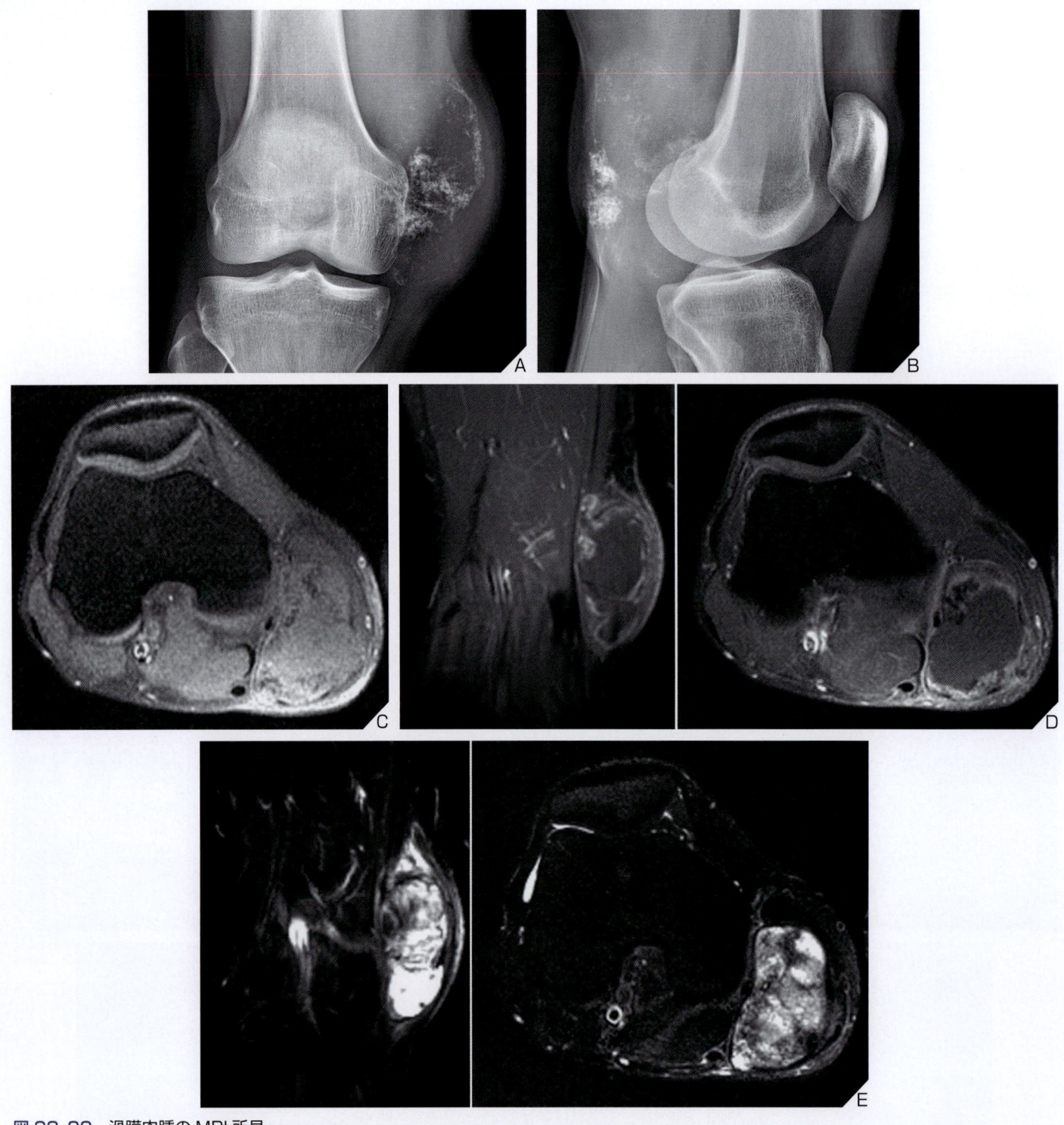

図23-22　滑膜肉腫のMRI所見
34歳男性の左膝X線（A）正面像，（B）側面像では，大腿骨内顆後外側面に隣接する石灰化を伴う巨大な腫瘤を認める．骨性の構造ははっきりしない．（C）T1強調横断像では，広範囲に中等度の信号の腫瘤を認める．（D）ガドリニウム造影後T1強調冠状断像，横断像では，腫瘍辺縁の増強効果を認める．（E）T2強調冠状断像，横断像では，滑膜肉腫に特徴的な高，中間，低信号の混在する（トリプルシグナルインテンシティー徴候）不均一な腫瘤を認める．診断は切除生検により確定した．

の画像診断法は，肺転移の評価にも有用となる．MRIでは腫瘍辺縁は不均一で多葉性に隔壁があり，T1強調像で低～中間の信号強度であり，T2強調像で高信号を示す（図23-20）．ガドリニウム静脈投与後にびまん性で不均一な造影効果を示す（図23-21, 22）．これまでに報告されたなかでもっとも大規模なMRIの研究では，Jonesらが34例の滑膜肉腫例を報告しており，深部発生で，大きなサイズ（85%が直径5cm以上），関節

に隣接した四肢で発生しやすい傾向にあることを述べている．病変は通常T2強調像で不均一な像を呈し，周囲組織と明瞭に分かれて描出される．44%の例で，T1, T2強調像ともに腫瘍内出血を反映し高信号を呈する．いくつかの報告によれば，嚢腫と固形要素，線維組織，出血，ヘモジデリン沈着の複合した変化により形成される，いわゆる"トリプルシグナルインテンシティー徴候"が本腫瘍にもっとも特徴的である（図23-21）．

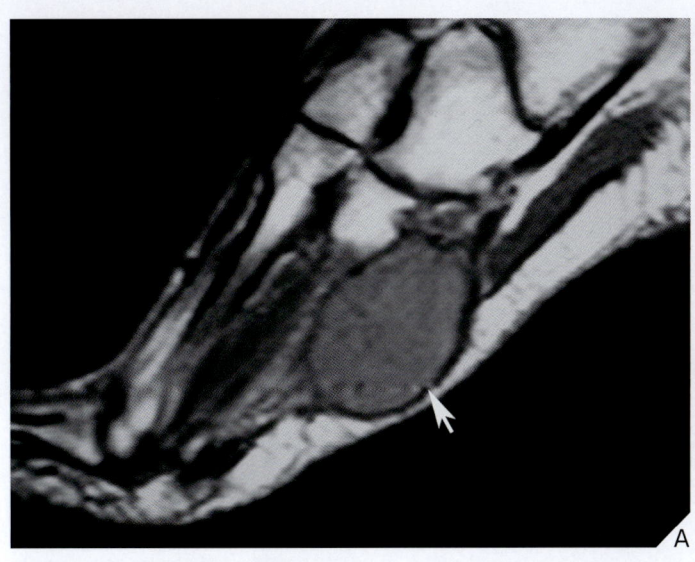
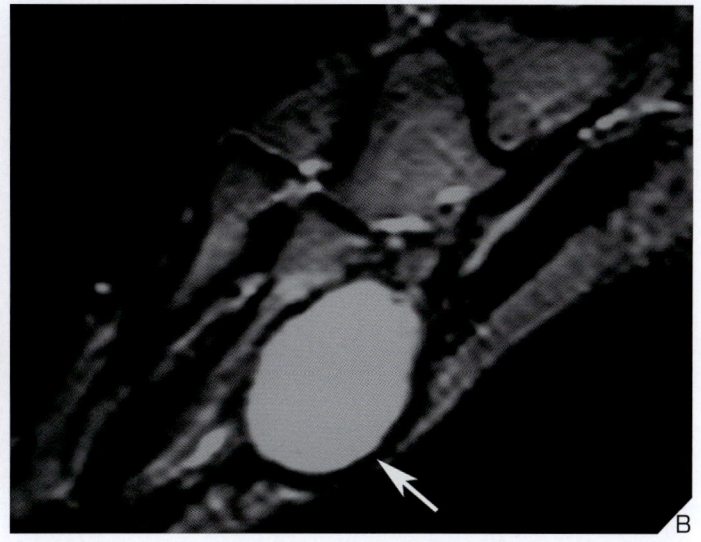

図 23-23　滑膜肉腫の MRI
（A）若年男性足部の T1 強調矢状断像．足部外側足底部に 1 年以上前から腫瘤を自覚していた．低信号の被膜に包まれた境界明瞭な低信号の腫瘍を認める（→）．（B）T2 強調矢状断像では，被膜に包まれた均一な高信号領域を認める（→）．術前診断は神経鞘腫であったが，組織診断で最終的に滑膜肉腫と診断された．

多葉型の腫瘍の場合は，隔壁と fluid-fluid level（液面形成）を伴い，"ブドウの鉢"徴候を呈することもある．緩徐に進展している際には，MRI 上も比較的"良性"の様相となり，低信号の被膜に包まれた比較的単一の信号を呈するため，神経鞘腫のような良性腫瘍と類似することもある（図 23-23）．

　組織学的に滑膜肉腫は二相性（線維性と上皮性），単相性（もっとも高頻度の亜型），未分化型に分けられる．二相性は，紡錘形細胞と上皮様細胞成分が管腔構造や巣状構造を形成する．単相性滑膜肉腫は，紡錘形細胞が指状構造の線維束と球状構造をつくっている．石灰化は紡錘形細胞が硝子化した部分で観察される．約 90％の腫瘍に細胞遺伝学的な異常〔X 染色体と 18 番染色体間の転座〔t(x；18)(p11.2；q11.2)〕〕を認め，確定的な所見となる．転座の結果 SYT 遺伝子（SS18 や SSXT とも呼ばれ，55 kDa の蛋白をコードする）と SSX1 や SSX2 遺伝子と融合する．ごく少数の例で，SSX4 遺伝子の再配列を認めることがある．

　治療は広範切除後にシスプラチン，ビンクリスチン，ドキソルビシン，イホスファミドを組み合わせた補助化学療法を施行する．術後放射線治療は外科的処置で十分な切除縁を確保できなかった例に行われる．症例によっては切断術も選択肢の 1 つとなる．局所再発と転移による腫瘍の拡がりが一般的な合併症である．

2. 滑膜性軟骨肉腫 (synovial chondrosarcoma)

　滑膜軟骨肉腫はまれな腫瘍であり，滑膜より発生する．滑膜から原発する場合と滑膜（骨）軟骨腫症が悪性化する場合がある．滑膜（骨）軟骨腫症が悪性化するという概念は，いまだ議論のあるところであり，疾患自体がまれで 40 症例に満たない例

が詳細に報告されているにすぎない．

　大部分は膝関節でみられ，股関節，肘関節，足関節はまれである．手指などの小関節での発生は非常にまれである．男性に若干多く，25〜70 歳で発症している．症状は痛みと腫脹で，12 ヵ月以上持続している．滑膜（骨）軟骨腫症の患者が罹患関節で軟部腫瘤の増大がみられた場合は悪性転化が疑われる．

　X 線像上，関節内で軟骨腫の石灰化，隣接する骨の破壊，軟部腫瘤を認めた場合，滑膜軟骨肉腫が強く疑われる．MRI では，不均一ではあるものの T1 強調像で筋肉と大部分等信号であり，T2 強調像では高信号の小葉状の軟部腫瘤を関節内に認めるとする報告も少数ある．滑膜（骨）軟骨腫症のある患者で関節に軟部腫瘤と骨破壊がみられた場合，二次性滑膜軟骨肉腫が疑われる（図 23-24）．しかしながら，単なる滑膜（骨）軟骨腫症と滑膜軟骨肉腫は X 線像も MRI も似ていることから鑑別が困難なことが多い．

　滑膜（骨）軟骨腫症と滑膜軟骨肉腫との組織学的な鑑別も議論のあるところである．Manivel らは滑膜（骨）軟骨腫症から二次性軟骨肉腫が発生する場合，髄内型軟骨肉腫の grade 2 または grade 3 の組織像がみられるはずであると述べている．軟骨肉腫の grade 1 に相当する多染色体の異型細胞の集積がみられるだけでは滑膜（骨）軟骨腫症が悪性転化した証拠にはならない．しかしながら，細胞成分に富み多形性がみられ，滑膜の lining tissue とつながりがなく，浸潤像を示す場合は悪性化が疑われる．Bertoni らは悪性化を示唆する鏡視所見として，シート状に整列した腫瘍細胞，基質の粘液様変化，辺縁で紡錘形や多核の細胞に富む領域がみられること，壊死部分がみられること，骨への浸潤をあげている．また，Bertoni らは，肺転移がみられるかどうかが決定的な違いであると述べている．

■ 鑑別診断 ■

　滑膜軟骨肉腫と滑膜（骨）軟骨腫症を鑑別することが重要と

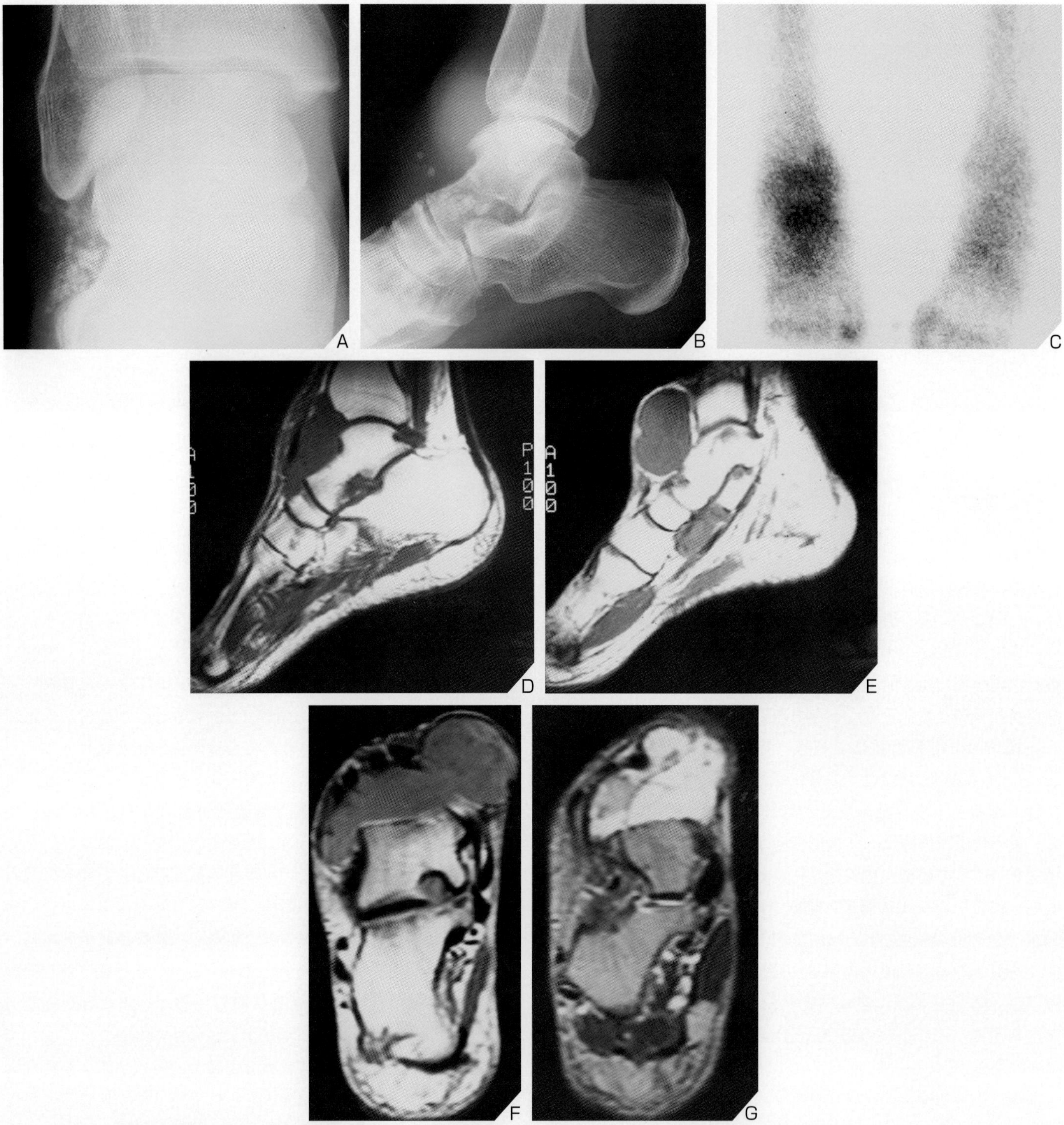

23

図 23-24　滑膜性骨軟骨腫症から滑膜性軟骨肉腫への悪性転化

64 歳男性．長期間右足関節の滑膜性軟骨腫症に罹患していた足関節背側に，大きな軟部腫瘤が出現し，距骨にびらんがみられる．サイズと形が均一な石灰化像が外側でみられる．正面像 (**A**) と側面像 (**B**)．(**C**)^{99m}Tc-MDP（骨シンチグラム）で右足関節に取込みを認める．(**D**) MRI T1 強調矢状断像（SE：TR 400/TE 20 msec）．筋肉と同程度の信号強度の腫瘍像がみられる．(**E**)D 図に平行な T1 強調矢状断像（SE：TR 400/TE 20 msec）．腫瘍は被膜で被われていることがわかる．(**F**) プロトン密度強調冠状断像（SE：TR 1,800/TE 29 msec）．腫瘍は足関節内と連続がある．(**G**) T2 強調冠状断像（SE：TR 2,000/TE 80 msec）．高信号の腫瘍がみられる．腫瘍内で低信号の打ち抜き像は石灰化を示している．

（Greenspan A, Remagen W. Differential diagnosis of tumors and tumor-like lesions. Philadelphia：Lippincott-Raven Publishers；1998 より引用）

なる．画像所見ではどちらも似たような像を示すが，罹患関節の破壊性変化は滑膜軟骨肉腫にみられることが多い．しかしながら辺縁のびらんは滑膜（骨）軟骨腫症でみられるので注意が必要である．色素性絨毛結節性滑膜炎は，石灰化を示さないこと，MRI の特徴的な所見から容易に鑑別できる．

3．悪性色素性絨毛結節性滑膜炎 (malignant pigmented villon-odular synovitis)

最近，Kalil と Unni は PVNS の悪性化症例を報告し，文献から 8 例を検討している．Enzinger と Weiss は，PVNS の罹患部位から発生した症例を悪性 PVNS と定義している．Bertoni らは 3 症例について組織学的に悪性転化の検討をしている．悪性

覚えておくべきポイント

❶ 滑膜（骨）軟骨腫症の特徴的な X 線所見は，関節液の貯留，多数の X 線不透過の骨軟骨遊離体（通常，小さくて均一のサイズ），骨びらんである．

❷ 血管造影，CT，MRI は，石灰化していない関節内骨軟骨遊離体を評価するのに有効な撮影法である．

❸ 色素性絨毛結節性滑膜炎（PVNS）は，常に漿液血液状の関節内貯留を伴っている．X 線像では，罹患関節に血性関節液と分葉性の滑膜腫瘤による軟部組織陰影を認める．

❹ MRI は，PVNS の診断に有効であり，T2 強調像で関節液の貯留とうっ血した滑膜による高信号域に，ヘモジデリン沈着のため中等度〜低信号となる領域が散在しており，特徴的な所見を示す．

❺ 滑膜血管腫は，MRI でもっともよく診断できる．特徴的な

PVNS は非常にまれな疾患であり，淡明細胞肉腫や類上皮肉腫との鑑別も困難なため議論の余地がある疾患である．

4．関節内脂肪肉腫 (intraarticular liposarcoma)

軟部組織に発生する脂肪肉腫はとくにまれな悪性腫瘍ということはなく，軟部肉腫のなかでは約 16％を占めるが，関節内発生は非常にまれである．

関節内低悪性粘液型脂肪肉腫や高悪性関節内脂肪肉腫は，いずれも膝関節での報告例がある．MRI 所見は関節外発生のものと同様であり，T1 強調像では不均一に中等度の信号となり，T2 強調像では不均一な中等度から高信号の像を呈する．

所見は，T1 強調像で中等度の信号強度（等信号または筋肉より明るいが脂肪ほどではない）を示す．T2 強調像では高信号で，腫瘍内に曲がりくねった低信号の中隔がみられる．

❻ 樹枝状脂肪腫は非常にまれな関節内病変であり，滑膜における非腫瘍性脂肪の増生を特徴とする．MRI は関節内水腫と，滑膜から発生するすべてのシークエンスで脂肪と等信号の葉状の腫瘤を呈する．

❼ 滑膜肉腫は，しばしば関節にきわめて接近して局在する．石灰化と骨びらんが通常みられる．この腫瘍は通常 MRI で特徴的なトリプルシグナルインテンシティー徴候を呈する．

❽ 滑膜軟骨肉腫は，大変まれな腫瘍であり，滑膜由来である．滑膜より原発する場合と，滑膜軟骨腫症から二次的に発症する場合がある．

引用文献・参考図書

1. Abdelwahab IF, Kenan S, Steiner GC, Abdul-Quader M. True bursal pigmented villonodular synovitis. *Skeletal Radiol* 2002; 31: 354-358.
2. Abrahams TG, Pavlov H, Bansal M, Bullough P. Concentric joint space narrowing of the hip associated with hemosiderotic synovitis (HS) including pigmented villonodular synovitis (PVNS). *Skeletal Radiol* 1988; 17: 37-45.
3. Ackerman LV. Extra-osseous localized non-neoplastic bone and cartilage formation (so-called myositis ossificans). Clinical and pathological confusion with malignant neoplasms. *J Bone Joint Surg [Am]* 1958; 40A: 279-298.
4. Adams ME, Saifuddin A. Characterisation of intra-articular soft tissue tumours and tumour-like lesions. *Eur Radiol* 2007; 17: 950-958.
5. Aglietti P, Di Muria GV, Salvati EA, Stringa G. Pigmented villonodular synovitis of the hip joint (review of the literature and report of personal case material). *Ital J Orthop Traumatol* 1983; 9: 487-496.
6. Arkun R, Memis A, Akalin T, et al. Liposarcoma of soft tissue: MRI findings with pathologic correlation. *Skeletal Radiol* 1997; 26: 167-172.
7. Armstrong SJ, Watt I. Lipoma arborescens of the knee. *Br J Radiol* 1989; 62: 178-180.
8. Atmore WG, Dahlin DC, Ghormley RK. Pigmented villonodular synovitis: a clinical and pathologic study. *Minn Med* 1956; 39: 196-202.
9. Baker ND, Klein JD, Weidner N, Weissman BN, Brick GW. Pigmented villonodular synovitis containing coarse calcifications. *Am J Roentgenol* 1989; 153: 1228-1230.
10. Balsara ZN, Staiken BF, Martinez AJ. MR image of localized giant cell tumor of the tendon sheath involving the knee. *J Comput Assist Tomogr* 1989; 13: 159-162.
11. Bejia I, Younes M, Moussa A, Said M, Touzi M, Bergaoui N. Lipoma arborescens affecting multiple joints. *Skeletal Radiol* 2005; 34: 536-538.
12. Bertoni F, Unni KK, Beabout JW, Sim FH. Chondrosarcomas of the synovium. *Cancer* 1991; 67: 155-162.
13. Bertoni F, Unni KK, Beabout JW, Sim FH. Malignant giant cell tumor of the tendon sheaths and joints (malignant pigmented villonodular synovitis). *Am J Surg Path* 1997; 21: 153-163.
14. Besette PR, Cooley PA, Johnson RP, Czarnecki DJ. Gadolinium-enhanced MRI of pigmented villonodular synovitis of the knee. *J Comput Assist Tomogr* 1992; 16: 992-994.
15. Bixby SD, Hettmer S, Taylor GA, et al. Synovial sarcoma in children: imaging features and common benign mimics. *Am J Roentgenol* 2010; 195: 1026-1032.
16. Blacksin MF, Ghelman B, Freiberger RH, Salvata E. Synovial chondromatosis of the hip: evaluation with air computed arthrotomography. *Clin Imaging* 1990; 14: 315-318.
17. Bravo SM, Winalski CS, Weissman BN. Pigmented villonodular synovitis. *Radiol Clin North Am* 1996; 34: 311-326.
18. Brodsky AE. Synovial hemangioma of the knee joint. *Bull Hosp Jt Dis Orthop Inst* 1956; 17: 58-69.
19. Bullough PG. *Atlas of orthopaedic pathology with clinical and radiologic correlations*, 2nd ed. New York: Gower; 1992: 17.25-17.28.
20. Burnstein MI, Fisher DR, Yandow DR, Hafez GR, DeSmet AA. Case report 502. Intra-articular synovial chondromatosis of shoulder with extra-articular extension. *Skeletal Radiol* 1988; 17: 458-461.
21. Cadman NL, Soule EH, Kelly PJ. Synovial sarcoma: an analysis of 134 tumors. *Cancer* 1965; 18: 613-627.
22. Campanacci M. *Bone and soft-tissue tumors*. New York: Springer-Verlag; 1990: 998-1012.
23. Chen DY, Lan JL, Chou SJ. Treatment of pigmented villonodular synovitis with yttrium-90: changes in immunologic features. Tc-99m uptake measurements, and MR imaging of one case. *Clin Rheumatol* 1992; 11: 280-285.

IV

24. Cotten A, Flipo RM, Chastanet P, Desvigne-Noulet M-C, Duquesnoy B, Delcambre B. Pigmented villonodular synovitis of the hip: review of radiographic features in 58-patients. *Skeletal Radiol* 1995; 24: 1-6.

25. Cotten A, Flipo RM, Herbaux B, Gougeon F, Lecomte-Houcke M, Chastanet P. Synovial haemangioma of the knee: a frequently misdiagnosed lesion. *Skeletal Radiol* 1995; 24: 257-261.

26. Crotty JM, Monu JUV, Pope TL Jr. Synovial osteochondromatosis. *Radiol Clin North Am* 1996; 34: 327-342.

27. Dahlin DC, Unni KK. Chondrosarcoma. In: *Bone tumors. General aspects and data on 8,542 cases*, 4th ed. Springfield: Charles C. Thomas; 1986: 227-259.

28. De Beuckeleer L, De Schepper A, De Belder F, et al. Magnetic resonance imaging of localized giant cell tumour of the tendon sheath (MRI of localized GCTTS). *Eur Radiol* 1997; 7: 198-201.

29. De St. Aubain Sommerhausen N, Dal Cin P. Diffuse-type giant cell tumour. In: Fletcher CDM, Unni KK, Mertens F, eds. *World Health Organization classification of tumours. Pathology and genetics. Tumours of soft tissue and bone*. Lyon, France: IARC Press; 2002: 112-114.

30. De St. Aubain Sommerhausen N, Dal Cin P. Giant cell tumour of tendon sheath. In: Fletcher CDM, Unni KK, Mertens F, eds. *World Health Organization classification of tumours. Pathology and genetics. Tumours of soft tissue and bone*. Lyon, France: IARC Press; 2002: 110-111.

31. Demertzis JL, Kyriakos M, Loomans R, et al. Synovial hemangioma of the hip joint in a pediatric patient. *Skeletal Radiol* 2014; 43: 107-113.

32. Devaney K, Vinh TN, Sweet DE. Synovial hemangioma: report of 20 cases with differential diagnostic considerations. *Hum Pathol* 1993; 24: 737-745.

33. Dorwart RH, Genant HK, Johnston WH, Morris JM. Pigmented villonodular synovitis of synovial joints: clinical, pathologic, and radiologic features. *Am J Roentgenol* 1984; 143: 877-885.

34. Doyle AJ, Miller MV, French JG. Lipoma arborescens in the bicipital bursa of the elbow: MRI findings in two cases. *Skeletal Radiol* 2002; 31: 656-660.

35. Dunn EJ, McGavran MH, Nelson P, Greer RB III. Synovial chondrosarcoma. Report of a case. *J Bone Joint Surg [Am]* 1974; 56A: 811-813.

36. Enzinger FM, Weiss SW. Benign tumors and tumor-like lesions of synovial tissue. In: *Soft tissue tumors*. St. Louis: CV Mosby; 1988: 638-658.

37. Enzinger FM, Weiss SW. *Soft tissue tumors*, 3rd ed. St. Louis: CV Mosby; 1995: 749-751, 757-786.

38. Eustace SE, Harrison M, Srinivasen U, Stack J. Magnetic resonance imaging in pigmented villonodular synovitis. *Can Assoc Radiol J* 1994; 45: 283-286.

39. Evans HL. Synovial sarcoma: a study of 23 biphasic and 17 probably monophasic examples. *Pathol Annu* 1980; 15: 309-313.

40. Fechner RE, Mills SE. *Tumors of the bones and joints*. Washington, DC: Armed Forces Institute of Pathology; 1993.

41. Flanagan AM, Delaney D, O'Donnell P. The benefits of molecular pathology in the diagnosis of musculoskeletal disease. Part I of a two-part review: soft tissue tumors. *Skeletal Radiol* 2010; 39: 105-115.

42. Fletcher AG Jr, Horn RC Jr. Giant-cell tumor of tendon sheath origin: a consideration of bone involvement and report of 2 cases with extensive bone destruction. *Ann Surg* 1951; 133: 374-385.

43. Georgen TG, Resnick D, Niwayama G. Localized nodular synovitis of the knee: a report of two cases with abnormal arthrograms. *Am J Roentgenol* 1976; 126: 647-650.

44. Goldman RL, Lichtenstein L. Synovial chondrosarcoma. *Cancer* 1964; 17: 1233-1240.

45. Greenfield GB, Arrington JA, Kudryk BT. MRI of soft tissue tumors. *Skeletal Radiol* 1993; 22: 77-84.

46. Greenspan A, Azouz EM, Matthews J II, Décarie J-C. Synovial hemangioma: imaging features in eight histologically proved cases, review of the literature, and differential diagnosis. *Skeletal Radiol* 1995; 24: 583-590.

47. Greenspan A, Remagen W. *Differential diagnosis of tumors and tumor-like lesions*. Philadelphia: Lippincott-Raven Publishers; 1998.

48. Grieten M, Buckwalter KA, Cardinal E, Rougraff B. Case report 873. Lipoma arborescens (villous lipomatous proliferation of the synovial membrane). *Skeletal Radiol* 1994; 23: 652-655.

49. Haldar M, Randall RL, Capecchi MR. Synovial sarcoma: from genetics to genetic-based animal modeling. *Clin Orthop Relat Res* 2008; 466: 2156-2167.

50. Hallel T, Lew S, Bansal M. Villous lipomatous proliferation of the synovial membrane (lipoma arborescens). *J Bone Joint Surg [Am]* 1988; 70A: 264-270.

51. Hamilton A, Davis RI, Hayes D, Mollan RA. Chondrosarcoma developing in synovial chondromatosis. A case report. *J Bone Joint Surg [Br]* 1987; 69B: 137-140.

52. Hermann G, Abdelwahab IF, Klein MJ, Kenan S, Lewis M. Synovial chondromatosis. *Skeletal Radiol* 1995; 24: 298-300.

53. Hermann G, Klein MJ, Abdelwahab IF, Kenan S. Synovial chondrosarcoma arising in synovial chondromatosis of the right hip. *Skeletal Radiol* 1997; 26: 366-369.

54. Hisoaka M, Matsuyama A, Shimajiri S, et al. Ossifying synovial sarcoma. *Pathol Res Pract* 2009; 205: 195-198.

55. Huang G-S, Lee C-H, Chan WP, Chen C-Y, Yu JS, Resnick D. Localized nodular synovitis of the knee: MR imaging appearance and clinical correlates in 21 patients. *Am J Roentgenol* 2003; 181: 539-543.

56. Hughes TH, Sartoris DJ, Schweitzer ME, Resnick DL. Pigmented villonodular synovitis: MRI characteristics. *Skeletal Radiol* 1995; 24: 7-12.

57. Ishida T, Iijima T, Moriyama S, Nakamura C, Kitagawa T, Machinami R. Intra-

58. Jaffe HL, Lichtenstein L, Sutro CJ. Pigmented villonodular synovitis, bursitis and tenosynovitis. *Arch Pathol Lab Med* 1941; 31: 731-765.

59. Jelinek JS, Kransdorf MJ, Shmookler BM, Aboulafia AA, Malawer MM. Giant cell tumor of the tendon sheath: MR findings in nine cases. *Am J Roentgenol* 1994; 162: 919-922.

60. Jelinek JS, Kransdorf MJ, Utz JA, et al. Imaging of pigmented villonodular synovitis with emphasis on MR imaging. *Am J Roentgenol* 1989; 152: 337-342.

61. Jones BC, Sundaram M, Kransdorf MJ. Synovial sarcoma: MR imaging findings in 34 patients. *Am J Roentgenol* 1993; 161: 827-830.

62. Jones FE, Soule EM, Coventry MB. Fibrous xanthoma of synovium (giant-cell tumor of tendon sheath, pigmented nodular synovitis). A study of 118 cases. *J Bone Joint Surg [Am]* 1969; 51A: 76-86.

63. Kaiser TE, Ivins JC, Unni KK. Malignant transformation of extra-articular synovial chondromatosis: report of a case. *Skeletal Radiol* 1980; 5: 223-226.

64. Kakkar N, Vasishta RK, Anand H. Pathological case of the month. Synovial lipomatosis. *Arch PediatrAdolesc Med* 1999; 153: 203-204.

65. Kalil RK, Unni KK. Malignancy in pigmented villonodular synovitis. *Skeletal Radiol* 1998; 27: 392-395.

66. Kallas KM, Vaughan L, Haghighi P, Resnick D. Pigmented villonodular synovitis of the hip presenting as retroperitoneal mass. *Skeletal Radiol* 2001; 30: 469-474.

67. Karasick D, Karasick S. Giant cell tumor of tendon sheath: spectrum of radiologic findings. *Skeletal Radiol* 1992; 21: 219-224.

68. Kawai A, Woodruff J, Healey JH, et al. SYT-SSX gene fusion as a determinant of morphology and prognosis in synovial sarcoma. *N Engl J Med* 1998; 338: 153-160.

69. Khan AM, Cannon S, Levack B. Primary intra-articular liposarcoma of the knee. *J Knee Surg* 2003; 16: 107-109.

70. Khan S, Neumann CH, Steinback LS, et al. MRI of giant cell tumor of tendon sheath of the hand: a report of three cases. *Eur Radiol* 1995; 5: 467-470.

71. Kindblom LG, Gunterberg B. Pigmented villonodular synovitis involving bone. Case report. *J Bone Joint Surg [Am]* 1978; 60A: 830-832.

72. King JW, Spjut HJ, Fechner RE, Vanderpool DW. Synovial chondrosarcoma of the knee joint. *J Bone Joint Surg [Am]* 1967; 49A: 1389-1396.

73. Kloen P, Keel SB, Chandler HP, Geiger RH, Zarins B, Rosenberg AE. Lipoma arborescens of the knee. *J Bone Joint Surg [Br]* 1998; 80-B: 298-301.

74. Krall RA, Kostinovsky M, Patchefsky AS. Synovial sarcoma: a clinical, pathological, and ultrastructural study of 26 cases supporting the recognition of monophasic variant. *Am J Surg Pathol* 1981; 5: 137-151.

75. Kransdorf MJ, Jelinek JS, Moser RP, et al. Soft-tissue masses: diagnosis using MR imaging. *Am J Roentgenol* 1989; 153: 541-547.

76. Laorr A, Helms CA. *MRI of musculoskeletal masses: a practical text and atlas*. New York: Igaku-Shoin; 1997.

77. Laorr A, Peterfy CG, Tirman PF, Rabassa AE. Lipoma arborescens of the shoulder: magnetic resonance imaging findings. *Can Assoc Radiol J* 1995; 46: 311-313.

78. Lin J, Jacobson JA, Jamadar DA, Ellis JH. Pigmented villonodular synovitis and related lesions: the spectrum of imaging findings. *Am J Roentgenol* 1999; 172: 191-197.

79. Llauger J, Monill JM, Palmer J, Clotet M. Synovial hemangioma of the knee: MRI findings in two cases. *Skeletal Radiol* 1995; 24: 579-581.

80. Llauger J, Palmer J, Rosón N, Cremades R, Bagué S. Pigmented villonodular synovitis and giant cell tumors of the tendon sheath: radiologic and pathologic features. *Am J Roentgenol* 1999; 172: 1087-1091.

81. Mahajan H, Lorigan JG, Shirkhoda A. Synovial sarcoma: MR imaging. *Magn Reson Imaging* 1989; 7: 211-216.

82. Manivel JC, Dehner LP, Thompson R. Case report 460. Synovial chondrosarcoma. *Skeletal Radiol* 1988; 17: 66-71.

83. McMaster PE. Pigmented villonodular synovitis with invasion of bone. Report of six cases. *J Bone Joint Surg [Am]* 1960; 42A: 1170-1183.

84. Miettinen M, Virtanen I. Synovial sarcoma—a misnomer. *Am J Pathol* 1984; 117: 18-25.

85. Morton MJ, Berquist TH, McLeod RA, Unni KK, Sim FH. MR imaging of synovial sarcoma. *Am J Roentgenol* 1991; 156: 337-340.

86. Mulder JD, Kroon HM, Schütte HE, Taconis WK. *Radiologic atlas of bone tumors*. Amsterdam, the Netherlands: Elsevier; 1993.

87. Mullins F, Berard CW, Eisenberg SH. Chondrosarcoma following synovial chondromatosis. A case study. *Cancer* 1965; 18: 1180-1188.

88. Murphey MD, Gibson MS, Jennings BT, Crespo-Rodriguez AM, Fanburg-Smith J, Gajewski DA. From the archives of the AFIP: Imaging of synovial sarcoma with radiologic-pathologic correlation. *Radiographics* 2006; 26: 1543-1565.

89. Murphey MD, Vidal JA, Fanburg-Smith JC, Gajewski DA. Imaging of synovial chondromatosis with radiologic-pathologic correlation. *Radiographics* 2007; 27: 1465-1488.

90. Myers BW, Masi AT. Pigmented villonodular synovitis and tenosynovitis, a clinical epidemiologic study of 166 cases and literature review. *Medicine* 1980; 59: 224-238.

91. Nassar WAM, Bassiony AA, Elghazaly HA. Treatment of diffuse pigmented villonodular synovitis of the knee with combined surgical and radiosynovectomy. *Hospital Spec Surg J* 2009; 5: 19-23.

92. Norman A, Steiner GC. Bone erosion in synovial chondromatosis. *Radiology* 1986; 161: 749-752.

articular calcifying synovial sarcoma mimicking synovial chondromatosis. *Skeletal Radiol* 1996; 25: 766-769.

93. Ontell F, Greenspan A. Chondrosarcoma complicating synovial chondromatosis: findings with magnetic resonance imaging. *Can Assoc Radiol J* 1994; 45: 318-323.

94. O'Sullivan PJ, Harris AC, Munk PL. Radiological features of synovial cell sarcoma. *Brit J Radiol* 2008; 81: 346-356.

95. Parsonage S, Mehr A, Davies MD. Lipoma arborescense: a definitive MR imaging diagnosis. *Osteol Közlem* 2001; 9: 80-82.

96. Peh WCG, Shek TWH, Davies AM, Wong JWK, Chien EP. Osteochondroma and secondary synovial osteochondromatosis. *Skeletal Radiol* 1999; 28: 169-174.

97. Perry BE, McQueen DA, Lin JJ. Synovial chondromatosis with malignant degeneration to chondrosarcoma. Report of a case. *J Bone Joint Surg* [*Am*] 1988; 70A: 1259-1261.

98. Rao AS, Vigorita VJ. Pigmented villonodular synovitis (giant-cell tumor of the tendon sheath and synovial membrane). A review of eighty-one cases. *J Bone Joint Surg* [*Am*] 1984; 66A: 76-94.

99. Resnick D, Oliphant M. Hemophilia-like arthropathy of the knee associated with cutaneous and synovial hemangiomas. *Radiology* 1975; 114: 323-326.

100. Rosenthal DI, Aronow S, Murray WT. Iron content of pigmented villonodular synovitis detected by computed tomography. *Radiology* 1979; 133: 409-411.

101. Rubin BP. Tenosynovial giant cell tumor and pigmented villonodular synovitis: a proposal for unification of these clinically distinct but histologically and genetically identical lesions. *Skeletal Radiol* 2007; 36: 267-268.

102. Rybak LD, Khaldi L, Wittig J, Steiner GC. Primary synovial chondrosarcoma of the hip joint in a 45-year-old male: case report and literature review. *Skeletal Radiol* 2011; 40: 1375-1381.

103. Ryu KN, Jaovisidha S, Schweitzer M, Motta AO, Resnick D. MR imaging of lipoma aborescens of the knee joint. *Am J Roentgenol* 1996; 167: 1229-1232.

104. Sánchez Reyes JM, Alcaraz Mexia M, Quiñones Tapia D, Aramburu JA. Extensively calcified synovial sarcoma. *Skeletal Radiol* 1997; 26: 671-673.

105. Schajowicz F. Synovial chondromatosis. In: *Tumors and tumorlike lesions of bones and joints*. New York: Springer-Verlag; 1981: 541-545.

106. Shaerf DA, Mann B, Alorjani M, et al. High-grade intra-articular liposarcoma of the knee. *Skeletal Radiol* 2011; 40: 363-365.

107. Sheldon PJ, Forrester DM, Learch TJ. Imaging of intraarticular masses. *Radio-graphics* 2005; 25: 105-119.

108. Sherry JB, Anderson W. The natural history of pigmented villonodular synovitis of tendon sheath. *J Bone Joint Surg* [*Am*] 1956; 37A: 1005-1011.

109. Sommerhausen NSA, Fletcher CDM. Diffuse-type giant cell tumor. Clinicopathologic and immunohistochemical analysis of 50 cases with extraarticular disease. *Am J Surg Pathol* 2000; 24: 479-492.

110. Soule EH. Synovial sarcoma. *Am J Surg Pathol* 1986; 10: 78-82.

111. Stout AP, Lattes R. Tumors of the soft tissue. In: *Atlas of tumor pathology*, 2nd series, fascicle 1. Washington, DC: Armed Forces Institute of Pathology; 1967.

112. Strickland B, Mackenzie DH. Bone involvement in synovial sarcoma. *J Faculty Radiol* 1959; 10: 64-72.

113. Ushijima M, Hashimoto H, Tsuneyoshi M, Enjoji M. Giant cell tumor of the tendon sheath (nodular tenosynovitis). A study of 207 cases to compare the large joint group with the common digit group. *Cancer* 1986; 57: 875-884.

114. van Rijswijk CSP, Hogendoorn PCW, Taminiau AHM, Bloem JL. Synovial sarcoma: dynamic contrast-enhanced MR imaging features. *Skeletal Radiol* 2001; 30: 25-30.

115. Vergara-Lluri ME, Stohr BA, Puligandla B, et al. A novel sarcoma with dual differentiation: clinicopathologic and molecular characterization of a combined synovial sarcoma and extraskeletal myxoid chondrosarcoma. *Am J Surg Pathol* 2012; 36: 1093-1098.

116. White EA, Omid R, Mateuk GR, et al. Lipoma arborescens of the biceps tendon sheath. *Skeletal Radiol* 2013; 42: 1461-1464.

117. Wilkerson BW, Crim JR, Hung M, et al. Characterization of synovial sarcoma calcification. *Am JRoentgenol* 2012; 199: W730-W734.

118. Winnepenninckx V, De Vos R, Debiec-Rychter M, et al. Calcifying/ossifying synovial sarcoma shows t (x; 18) with SSX2 involvement and mitochondrial calcifications. *Histopathology* 2001; 38: 141-145.

119. Wittkop B, Davies AM, Mangham DC. Primary synovial chondromatosis and synovial chondrosarcoma: a pictorial review. *Eur Radiol* 2002; 12: 2112-2119.

120. Wright PH, Sim FH, Soule EH, Taylor WF. Synovial sarcoma. *J Bone Joint Surg* [*Am*] 1982; 64A: 112-122.

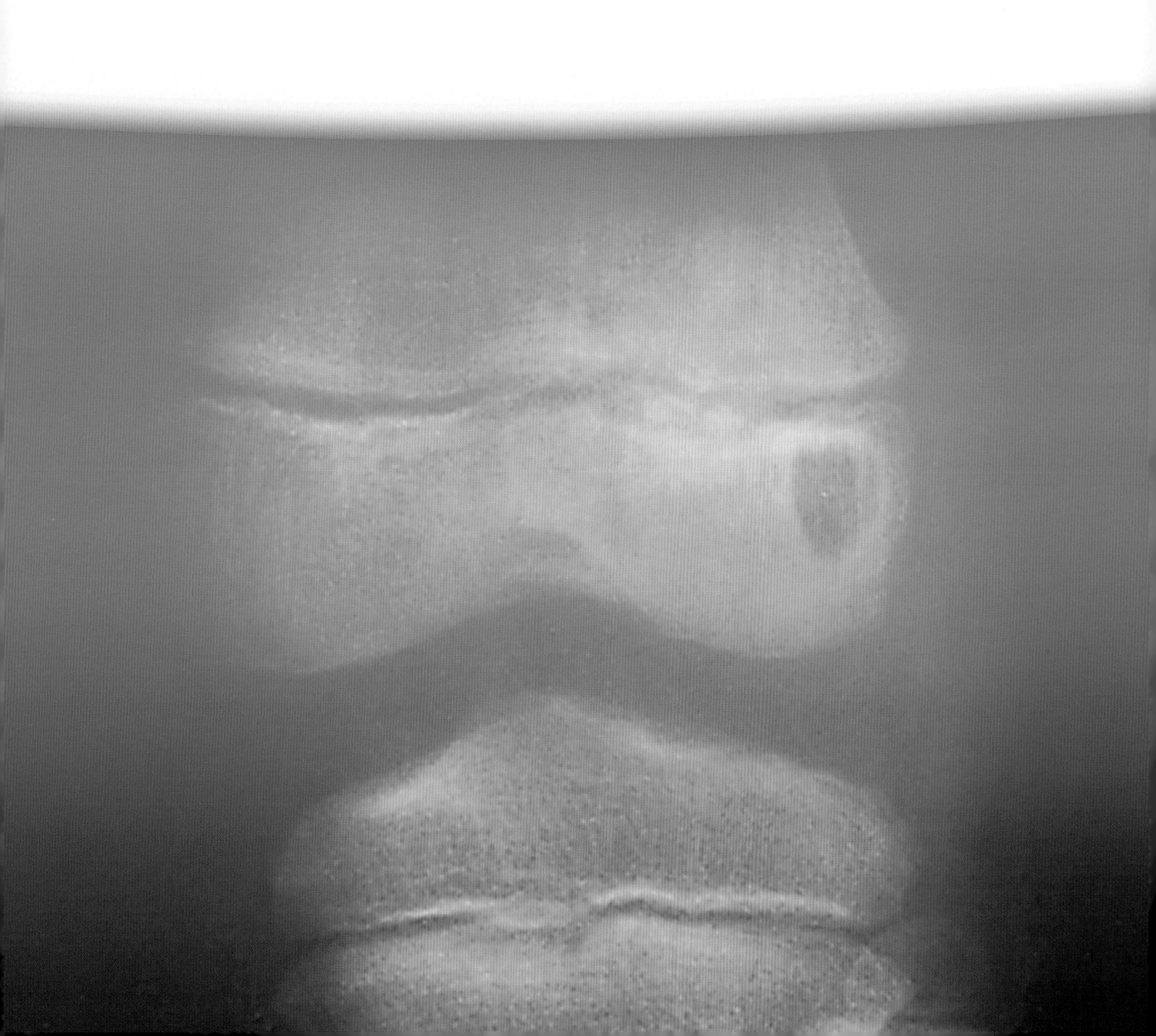

第V部　感　染　症

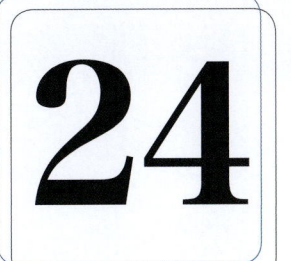

24 筋骨格系の感染に対する X線学的評価

A 筋骨格系の感染症

筋骨格系の感染症は3つの範疇に分類される．①骨の感染：骨髄炎，②関節の感染：化膿性関節炎，③軟部組織の感染：結合織炎である．脊椎は椎骨と軟部組織との複合体であるため，別の章でも扱う．

1．骨髄炎（osteomyelitis）

細菌，ウイルス，マイコプラズマ，リケッチアや菌類が骨へ到達するには3つのメカニズムが考えられる．①別の離れた感染部位，たとえば皮膚，扁桃，胆嚢，尿路からの血行性感染，②近隣の感染部位，たとえば軟部組織，歯，副鼻腔からの感染，③穿刺，射創，手術による直接の感染である（図24-1）．

血行性感染は幼小児に多い．感染巣は通常，骨幹端にみられる．この幼小児の感染において骨幹端に感染巣がみられるのは，骨の血行動態が乳児と，幼小児と，成人では異なっているためである（図24-2）．幼小児（1〜16歳）では，骨幹端と骨端の血液の供給は分離している．そのうえ，骨幹端への動脈や毛細血管は骨端線を貫くことなく鋭に方向を変える．そして毛細血管が静脈になるところで血流が遅滞する．また，一過性の敗血症が生じると終末動脈に細菌による塞栓が起こる．それが幼小児に骨幹端の骨髄炎がよく起こる原因である．一方，乳児（〜1歳）では骨髄炎の病巣は骨端である．なぜなら，骨端線を越えて骨端まで通じる血管が存在するためである（図24-2を参照）．成人では骨端線が閉鎖するため，骨幹部と骨端部の血行が交通している．そのため，骨髄炎は骨のさまざまな部位に起こる．

近隣の感染部位よりの感染および外傷や手術などによる直接の感染は成人によくみられる．いずれの感染経路にしろ，軟部感染巣や創に接する部位が骨髄炎となる．

2．化膿性関節炎（infectious arthritis）

細菌は骨髄炎と同様なメカニズムによって関節内へ入る．たとえば，関節を穿孔するような創，関節置換術に引き続き生じる直接的な滑膜の感染，近隣軟部組織の感染の波及，そして血行性感染が考えられる．また化膿性関節炎は，近隣の骨髄炎から二次的に起こる可能性がある（図24-3）．

3．結合織炎（cellulitis）

軟部組織の感染の原因としては，皮膚の傷から細菌が侵入することがもっとも多い．とくに糖尿病の患者はさまざまな因子，たとえば皮膚の易損傷性や局所虚血などにより結合織炎になりやすい．

4．脊椎の感染症（infection of the spine）

脊椎への感染は，椎体，椎間板，椎体周囲組織，硬膜外組織への局在，また，まれに脊柱管内の組織や脊髄そのものへの感染が考えられる．感染のメカニズムは骨髄炎や化膿性関節炎と同様である．たとえば，椎間板炎は脊髄穿刺または椎間板穿刺の操作や穿孔創が原因として考えられる．また，近隣の感染部位からの感染（脊椎周囲膿瘍など）もありうる．しかし，もっとも多いのは椎弓切除や脊椎固定術などの手術後や敗血症による血行性感染である（図24-4）．感染巣がどこであれ，脊椎の感染の起因菌は黄色ブドウ球菌が90％以上である．

24

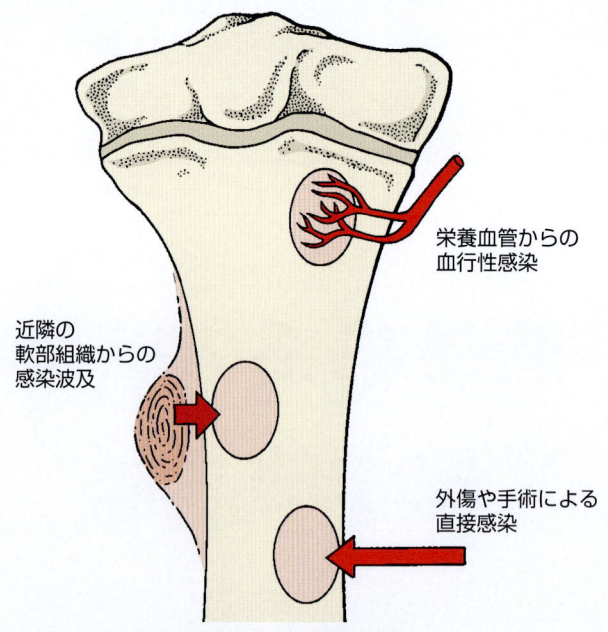

栄養血管からの
血行性感染

近隣の
軟部組織からの
感染波及

外傷や手術による
直接感染

図 24-1　感染微生物の骨への侵入経路
　骨の感染は，血行性感染，近隣軟部組織からの感染の波及，外
傷や手術による直接感染により起こる．

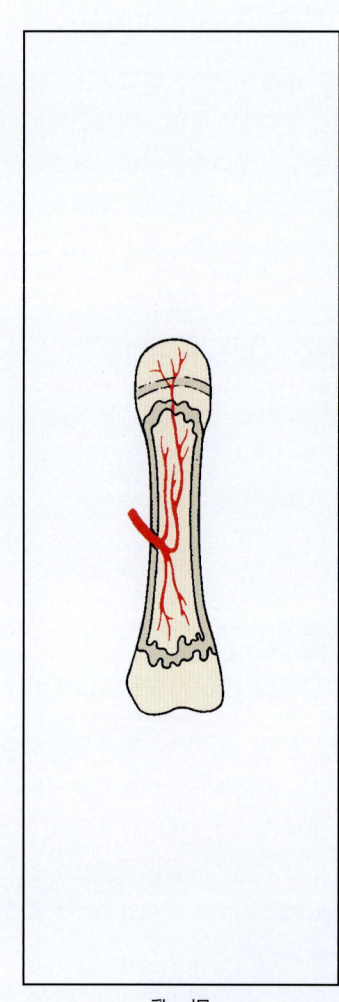

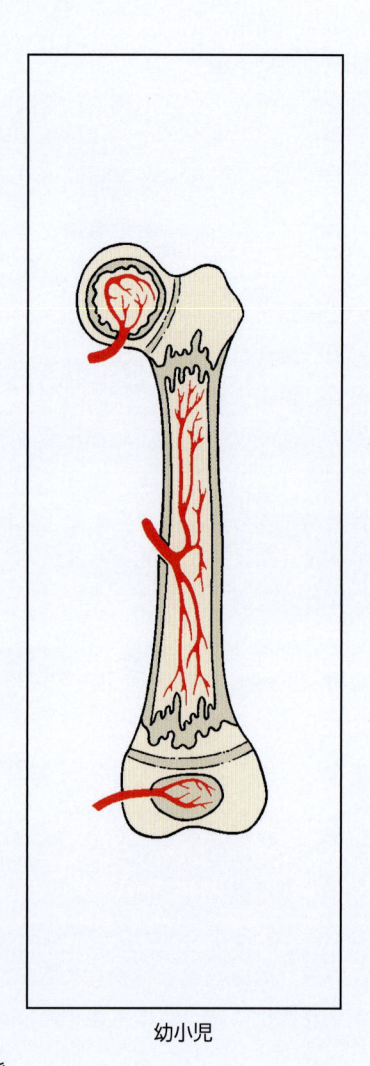

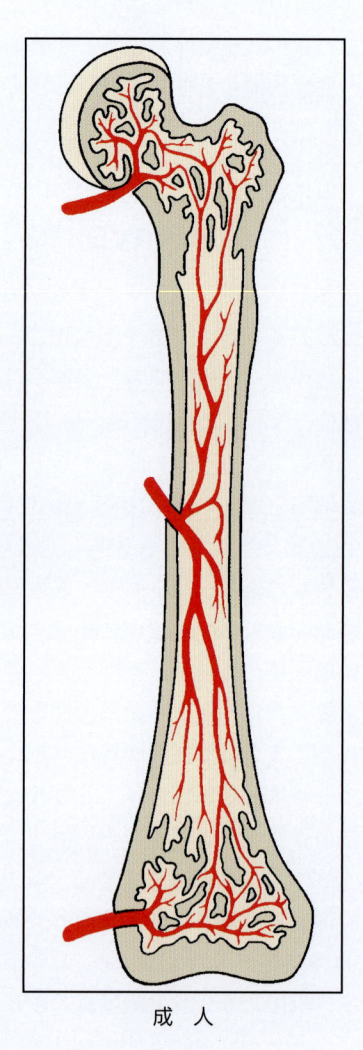

乳　児　　　　　　　　　　　幼小児　　　　　　　　　　　　成　人

図 24-2　長管骨における血行動態
　長管骨における血行動態は，乳児，幼小児，成人ではそれぞれ違っている．そのため，年齢により感染部位に差異が
ある．乳児では，栄養動脈，骨幹より骨端へ行く動脈および貫通枝が豊富である．幼小児では骨幹より骨端へ向かう
動脈が減少し，骨端線が無血行になる．骨端線が閉じたあと，貫通枝や関節周囲の動脈は再び豊富になる．

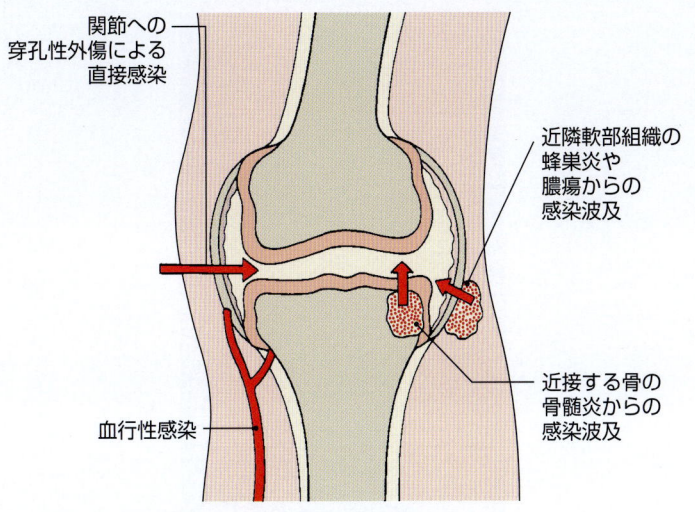

関節への
穿孔性外傷による
直接感染

近隣軟部組織の
蜂巣炎や
膿瘍からの
感染波及

近接する骨の
骨髄炎からの
感染波及

血行性感染

図24-3　感染微生物の関節への進入経路
化膿性関節炎の感染経路は骨髄炎のそれに似ている．また，骨髄炎そのも
のも化膿性関節炎の原因になる．

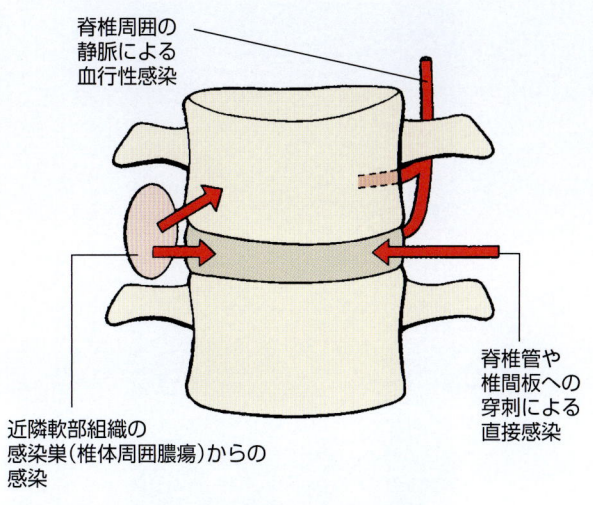

脊椎周囲の
静脈による
血行性感染

脊椎管や
椎間板への
穿刺による
直接感染

近隣軟部組織の
感染巣(椎体周囲膿瘍)からの
感染

図24-4　感染微生物の椎骨への進入経路
脊椎や椎間板への感染は，直接感染，血行性感染，近隣軟部組
織の感染巣からの感染波及によって起こる．

B 感染症のX線学的評価

筋組織および骨の感染症を評価するために用いられるX線学
的手法には以下のものがあげられる．

❶ 単純X線撮影
❷ CT
❸ 関節造影
❹ 脊髄造影および椎間板造影
❺ 瘻孔造影
❻ 血管造影
❼ シンチグラフィー，骨スキャン
❽ 超音波検査
❾ MRI
❿ 経皮的吸引生検（透視下およびCT，超音波下にて）

1．標準的X線撮影と関節造影

多くの場合，単純X線撮影は骨髄炎や化膿性関節炎の病態を
示すのに十分である（図24-5；図4-52，53も参照）．以前
は，拡大X線撮影はかすかな骨皮質の破壊や骨膜周囲の骨新生
をみるのに役立っていた（図24-6）．しかし，現在ではデジタ
ルX線とPACS（picture archive and communicateon system）
の最新の技術により，フィルムレスの高解像度画像表示形式を
可能にした（第12章参照）ため，拡大X線撮影はもはや実際
的ではなくなった．多軌道を使った従来の断層撮影（trispiral
tomography）は，腐骨やかすかな瘻孔を示すのにとくに有用で
ある（図24-7）．しかし，現在ではほぼ完全にCTに置き換
わっている．CTは骨や軟部組織の感染がどれだけ拡がってい
るかを示すことや，ときには特異診断に決定的な役割を果たす
（図24-8）．関節造影が化膿性関節炎に行われることは少ない
（図25-22Bを参照）．

2．シンチグラフィー

骨スキャンは骨軟部組織の感染症の診断に重要な役割をもっ
ている．骨髄炎が疑われるとき，感染巣に集積することから
^{99m}Tcでラベルされたリン酸化合物がよく使用される．これは，
単純X線撮影で診断できない場合でも，とくに三相ないし四相
撮影は，関節周囲の感染と関節そのものの感染を区別するうえ
で有用である．結合織炎ではびまん性の集積がはじめの一相ま
たは二相撮影にてみられるが，三相，四相撮影（delayed phase）
では骨への集積をみない．これとは逆に骨髄炎では局在のはっ
きりした四相すべての相での集積を認める（図24-9）．加え
て，三相骨シンチグラフィーは発症から3日以内に骨髄炎の診
断が可能で，単純X線撮影より早期診断が可能である．さらに
この方法で敗血症後の関節炎または骨への進展を診断できる．

しかし，一度骨代謝を高めると思われる手術，骨折，神経因
性の骨関節症による損傷が起こると，^{99m}Tcでラベルしたリン
酸化合物の骨スキャンは特異度が低くなる．一方，ガリウム
（Ga．鉄の同族体）やインジウム（In）を使った骨スキャンがこ
ういった場合には有用である．ガリウムが感染した組織に集積
するメカニズムはよくわかっていない．ガリウムを静注すると
99％以上がトランスフェリン，ハプトグロビン，ラクトフェリ
ン，アルブミン，フェリンなどの血漿蛋白と結び付く．ガリウ
ムは血漿より，少なくとも5つのメカニズムで炎症部位や炎症
細胞へ移行するといわれている．すなわち白血球に直接取込ま
れること，細菌に直接取込まれること，蛋白に結合したまま組
織に取込まれること，血流の増加や骨の代謝が高まることであ
る．ガリウムは鉄を含んだトランスフェリンと結合するので，
ガリウムの炎症部位への取込みは，血流が増し血管透過性が高
まることもあり，ガリウムを含んだトランスフェリンが炎症部
位へ集積するためと考えられる．炎症反応に関与する細胞，と
くに細胞質内の小胞にラクトフェリンをもっている多核白血球
は，細胞外に鉄が結合した蛋白を分泌し，細菌が必要とする鉄

24

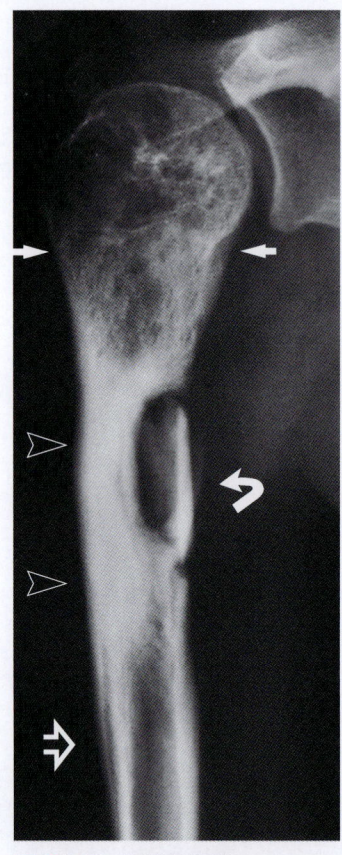

図 24-5　慢性骨髄炎
　右上腕骨の慢性活動性骨髄炎の典
型的X線正面像．骨梁の破壊
（→），反応性の骨硬化像（▷）お
よび骨膜周囲の骨新生（⇒）がみ
られる．上腕骨の内側に腐骨がみ
られ（↶），活動性骨髄炎の典型像
である．

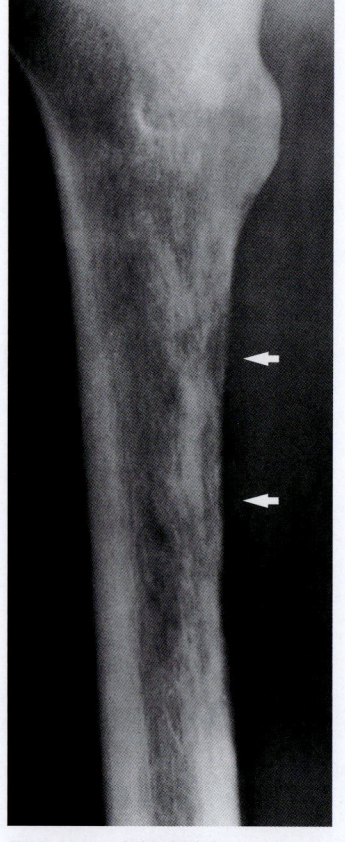

図 24-6　急性骨髄炎
　右大腿骨の拡大像．かすかな骨皮
質の破壊や骨膜周囲の骨新生がみ
られ，骨髄炎の初期像である
（→）．これは単純X線像ではわか
りにくい．

図 24-7　活動性骨髄炎の断層撮影所見
　（A）左大腿骨のX線像で，骨皮質の肥厚，反応性骨硬化像，骨梁の破
壊がみられる．また，軟部組織のかすかな石灰化（→）は瘻孔の存在
を示唆する．（B）通常の拡大断層撮影像では，活動性骨髄炎の特徴で
ある腐骨（⇒）がみられる．また骨皮質内の瘻孔も明瞭になっている
（長い→）．

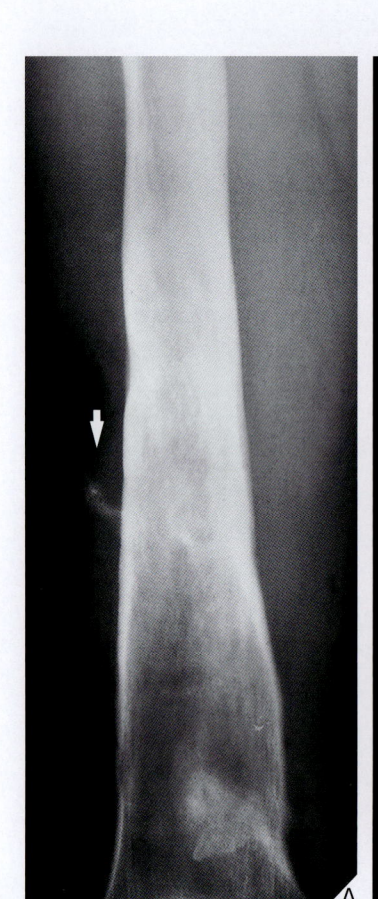

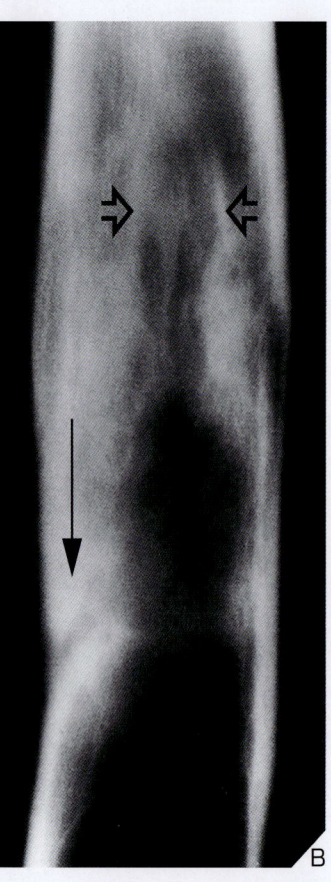

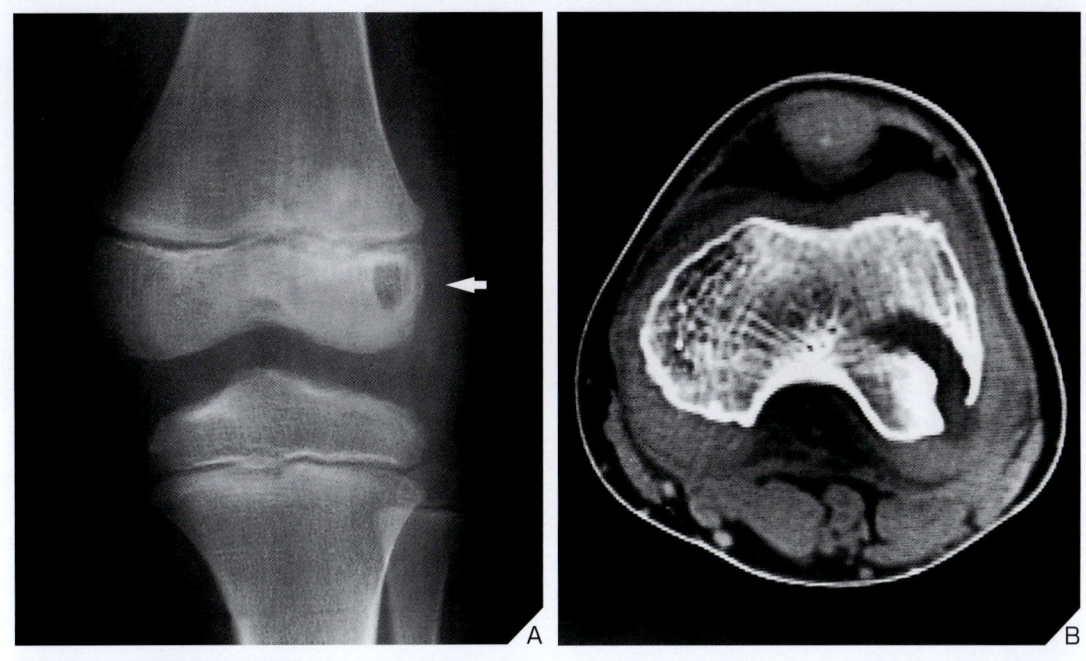

図 24-8　骨膿瘍の CT 所見
7 歳男児．3 週間前より左膝の間欠的な疼痛を訴えていた．痛みは夜間に増悪し，サリチル酸剤にて速やかに軽快していた．（A）左膝の X 線像では，大腿骨遠位骨端外側部において，境界明瞭な一部骨硬化像を伴った骨透過性の部位があった（→）．類骨腫や軟骨芽腫が鑑別診断として考えられた．（B）CT では，大腿骨外側顆の後外側に骨皮質の破壊がみられた．これは X 線像ではわからなかった．蛇行する骨透過性の瘻孔像は軟骨まで及び，骨端の骨膿瘍と診断された．これは骨生検にて確認された．

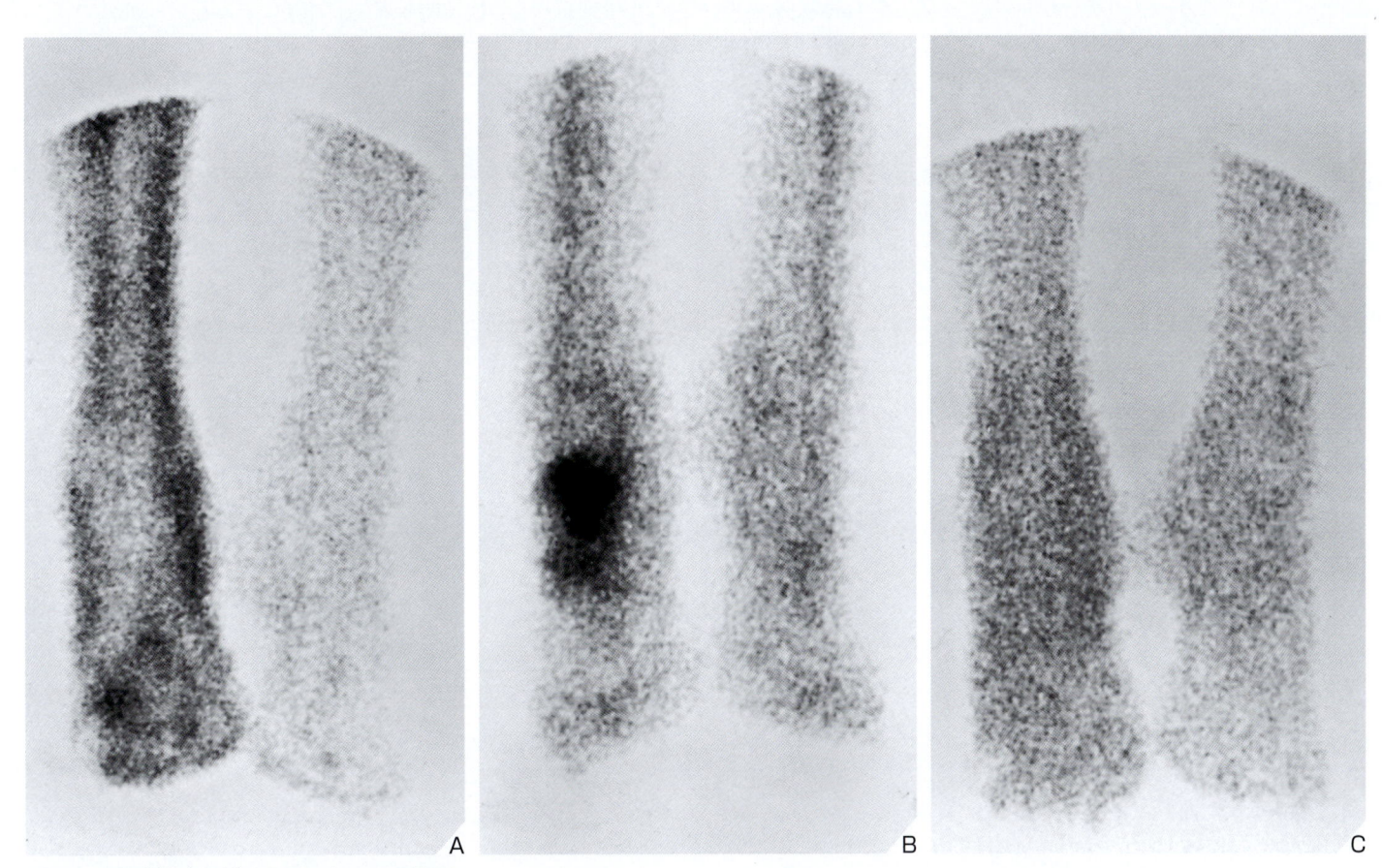

図 24-9　感染症に対する骨スキャンの適用
52 歳女性．右足関節の結合織炎の患者である．早期の感染性足関節炎は単純 X 線撮影でははっきりしないことがあるため，X 線像では変化がなかったが，臨床的に感染性足関節炎を否定できなかった．このため三相骨スキャンを行った．（A）第一相：⁹⁹ᵐTc をラベルしたメチルリン酸 15 mCi（555 MBq）を静注後 1 分の像である．右下腿の大血管に集積がみられる．（B）第二相：静注後 3 分の像である．感染している軟部組織に集積がみられる．（C）第三相：静注後 2 時間の像である．ほとんどすべての放射性同位体は排除されている状態で右足関節の骨に集積はない．これらにより感染性関節炎は否定された．
（Dr. R. Goldfarb, New York, NY のご好意による）

24

を与えないようにしている．鉄との親和性の高いラクトフェリンはトランスフェリンからガリウムを奪い取る．

　ガリウムはまた，患者の治療効率の評価にも使用される．とくに骨髄炎において，ガリウムは病巣に特異的に集積し，治療経過がよいと集積は減少してくる．

　感染に使用する他の核種としてインジウムがある．インジウムでラベルされた白血球は通常骨代謝の高まった部位には集積しないので，^{111}In オキシンでラベルされた白血球を使用したシンチグラフィーは筋肉，骨の感染，および以前に骨折や手術をした特殊部位の感染診断には有用である．これは，核医学的画像診断のように，核種の体内での分布状態をモニターし，診断のための情報を手に入れるものである．白血球の炎症部位に集まるという性質を利用したこの検査は感染の診断に感受性が高いといえる．Merkel はインジウムのシンチグラフィーにおいて感染を診断する感度は 83％，特異度は 94％，正診率は 88％と報告している．

　しかし，^{111}In でラベルされた白血球は活動性の骨髄にも集積するので，慢性骨髄炎を診断するには感度が低いことを銘記すべきである．診断率を上げるには ^{99m}Tc でラベルでの骨髄検索と，^{111}In でラベルした白血球の併用がよいと思われる．とくに難しい問題は糖尿病による足部の神経障害があるうえに感染が疑わしい時である．この場合は単純 X 線撮影や MRI でも診断は難しい．軟部組織の感染は MRI でわかることもあるが，骨髄炎の初期は見逃がされがちである．しばしば 1 つの画像診断法では診断がつかないものなのである．そこで複数の画像診断法を組み合わせる．以前よく使われたクエン酸ガリウム（^{67}Ga）に引き続き，^{99m}Tc-MDP の骨スキャンを行う検査は糖尿病性足部障害の骨髄炎の診断に用いられていたが，^{111}In でラベルされた白血球によるシンチグラフィーに取って代わられた．この方法の欠点は，骨髄炎と結合織炎を鑑別しにくいところにある．さらに，最近では ^{99m}Tc の骨スキャンと ^{111}In ラベルした白血球を組み合わせた検査により，白血球が骨に集積しているのか軟部に集積しているのかを区別する試みがなされている．また ^{111}In でラベルした白血球を用いたシンチグラフィーに対し，^{99m}Tc-hexamethylpropylene amino oxine（HMPAO）でラベルした白血球も新たに使われるようになった．今現在も他の方法が試みられている．つまりアイソトープラベルしたモノクローナルな抗多核白血球抗体，ポリクローナル IgG，ラベルした単球，ラベルした化学的伝達物質類似ペプチド，細菌に対するラベルした抗体などである．感染評価に対するフルオロデオキシグルコース陽電子放出断層撮影（FDG-PET）の予備的な応用では有望な結果が得られた．

3．動脈造影，脊髄造影，瘻孔造影と超音波検査

　動脈造影はとくに再建手術の計画をたてるためなどの血行動態を評価するのに重要である．脊髄造影は脊柱管内の感染，椎体の骨髄炎，椎間板炎の評価の際に依然行われており，有用である（図 25-41B を参照）．瘻孔造影は軟部組織内の瘻孔の通り路と，また瘻孔が骨内にどれほど拡がっているかを評価するのに有用である（図 24-10）．

　超音波検査が軟部組織，関節の感染や骨髄炎の診断に，ときに用いられる．この検査は手軽に実施可能でコストもあまりかからない．それに加え，患者への被曝もない．リアルタイムに動的に各種構造を描き出すという特徴は超音波検査ならではのものである．軟部組織に拡がりをもつ感染があるときに，化膿性筋炎や骨髄炎がベースにある二次性の感染なのかまたは一次性の感染なのかを鑑別するのにも優れる．さらには感染巣の針生検や吸引生検をするようなときにガイドとして使う際に有用であり，排膿ドレナージのガイドにも使える．

4．MRI

　現在は，MRI による骨や軟部組織の感染の診断が確立されてきた．この検査により，骨髄炎，軟部組織膿瘍，関節炎，腱鞘炎がそれぞれわかるようになった．MRI は骨髄炎において，^{99m}Tc-MDP と同じくらい感受性が高く，また軟部組織の感染において他のどんなシンチグラフィーよりその高い空間分解能のため感度が高く，特異度も高い．MRI による正しい評価には T1 および T2 強調像の両方かつ少なくとも 2 方向の撮影が必要である．早期の骨髄炎において MRI では骨髄腔内に T1 強調像で低信号，T2 強調像で高信号の辺縁不明瞭な所見を認め，薄い骨膜反応と周囲軟部組織の浮腫を認める（図 24-11）．骨膜反応は，MRI では通常の X 線や CT で描出される前の感染発症早期からみられる．通常の X 線や CT で骨膜反応が認められるようになるためにはカルシウムの沈着が必要であり，骨膜隆起の原因となる病的過程（感染，外傷，腫瘍）の開始から数日を要する．しかし，MRI ではカルシウム沈着が必要ないので骨膜隆起をただちに描出することができる．それに加えて，T2 強調像では，骨膜は薄い低信号層として認められるので，骨膜が骨皮質から離れると，高信号の原因となる浮腫，出血，腫瘍組織などに囲まれてよく描出される（図 24-11C）．

　一度，骨髄炎が慢性化すると，骨内膿瘍が形成される（Brodie 膿瘍）．Brodie 膿瘍は膿で満たされた腔として骨内に肉芽組織の裏打ちとともに，辺縁に向かって薄まる反応性の硬化像に囲まれて描出される．骨膜反応はまた，慢性骨髄炎の特徴でもある．これらの病的な特徴は MRI でよく描出される（図 24-12，13）．慢性化した治療されていない骨髄炎の晩期には，分厚い慢性化した骨膜反応は，感染骨（骨柩）と壊死骨の欠片（腐骨）を伴うようになる．感染が進行すると骨内の膿瘍が骨表面に開き，近接した皮膚表面に排出腔（cloaca）が形成される．晩期感染では，しばしば，腐骨が排泄腔を介して押し出される．これらすべての病期の慢性骨髄炎は MRI で非常によく描出される（図 24-13 を参照）．T2 強調像で軟部組織が辺縁不明瞭で高信号域を示すときは，浮腫または非特異的な炎症変化と思わ

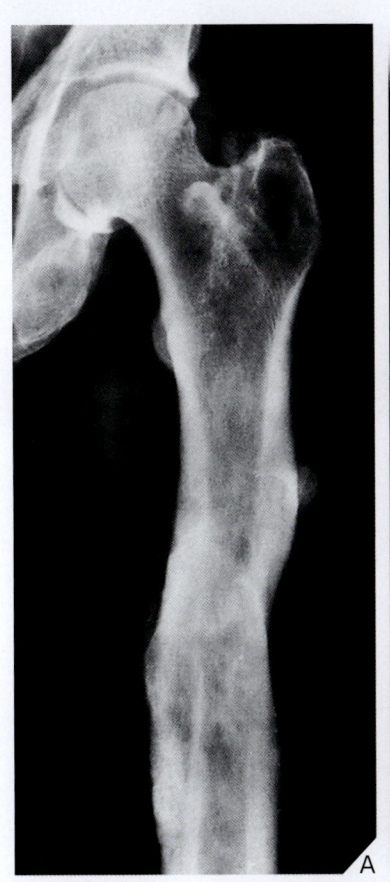
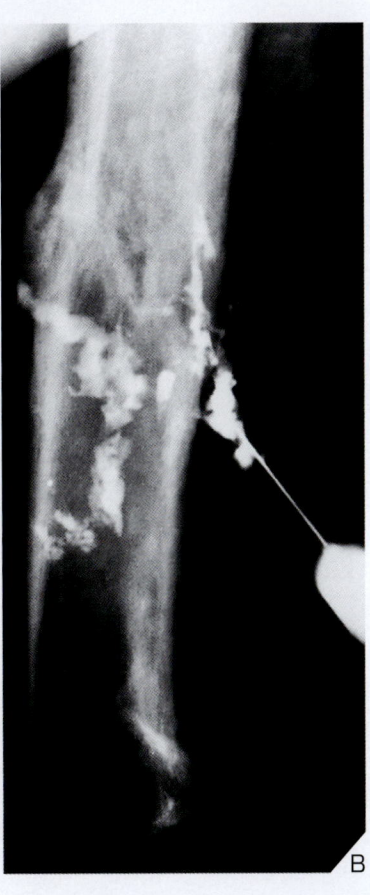

図 24-10　骨髄炎の瘻孔造影
48 歳男性. 過去に大腿骨の骨折のため髄内釘による整復固定術を受けている. 術後, 慢性骨髄炎となり, 髄内釘を抜去し, 抗菌薬の投与を受けていたが, その後, 瘻孔を形成した. （A）左大腿骨の X 線像は慢性骨髄炎の典型像を呈している. 骨梁の破壊, 骨硬化像, 骨膜反応もみられている.（B）瘻孔造影では骨内でいくつもに枝分かれしている瘻孔の拡がりがわかる.

れる. T1 強調像で低信号を示し, T2 強調像で低信号を示す被膜に被われた高信号領域があるときは軟部組織膿瘍と思われる（図 24-14）. 関節包や腱鞘の部位の MRI で T1 強調像にて低信号, T2 強調像にて高信号を示すときは, それぞれ関節炎および腱鞘炎による水腫である.

　ガドリニウム静注を用いた造影効果は筋骨格系の感染に通例的に用いられる. この手法により, 骨髄浮腫と骨髄炎, 軟部組織の蜂巣炎, 結合織炎と膿瘍の違いを検出することを可能にしている. 膿瘍はそのカプセルが高信号に造影される一方で中央は低信号を保つ. それに対して蜂巣炎, 結合織炎はびまん性に造影される.

5. 侵襲的処置

　感染巣に対する透視下や超音波ガイド下, CT ガイド下での経皮的吸引生検は, 放射線透視室で行われる. これにより感染症の診断をすばやく確定し, また起因菌を明らかにすることができる.

C 感染症の治療と合併症の経過観察

　X 線検査は, 骨やそれに伴う軟部組織の感染症の治療経過を追跡調査するために必須である（図 24-15）. 病態（急性, 亜急性, 慢性, 非活動性）（図 24-16）や起こりうるいかなる合併症（図 24-17）も評価するために X 線撮影や骨スキャンは定期的に行われるべきである. しかし, 骨髄炎が活動性か非活動性かの区別は X 線像上, 非常に難しい. 非活動性の骨髄炎の広範な骨硬化像は, 再燃を示す骨破壊像を被い隠す. CT は, ときにはかすかな骨膜反応や境界不明瞭な骨溶解像, 腐骨を示すのに役立つ.

　乳児や幼小児の骨髄炎の主な合併症は, 感染巣が骨端線に近接しているとき, 成長障害が起こることである（図 24-18）. また, 病的骨折が起こることもある（図 24-19）. 成人の骨髄炎の重大な合併症はまれではあるが瘻孔癌の発生である（図 22-29 を参照）.

24

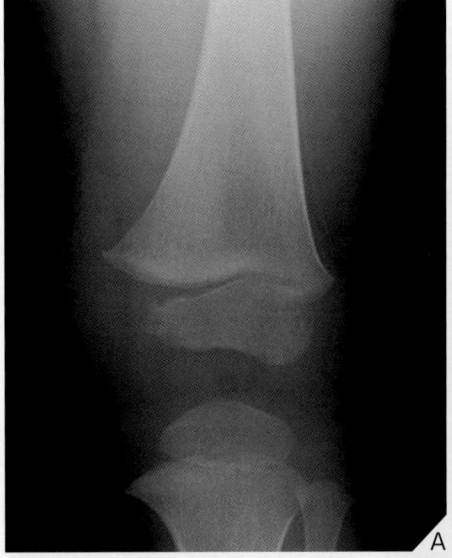

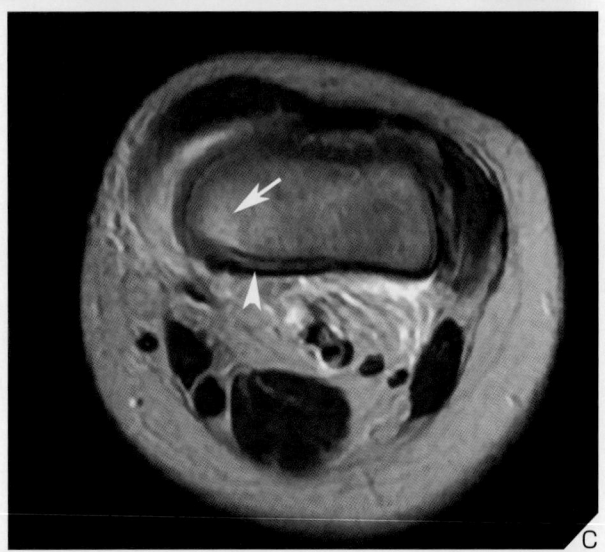

図24-11　急性骨髄炎のMRI所見
（A）3歳児の膝Ｘ線正面像では異常を認めない．（B）T1強調冠状断像では大腿骨遠位骨幹端部に低信号の辺縁不明確領域を認める（→）．（C）T2強調横断像では同部位に高信号（→）を認め，骨膜反応（▷）と軟部組織の浮腫を認める．

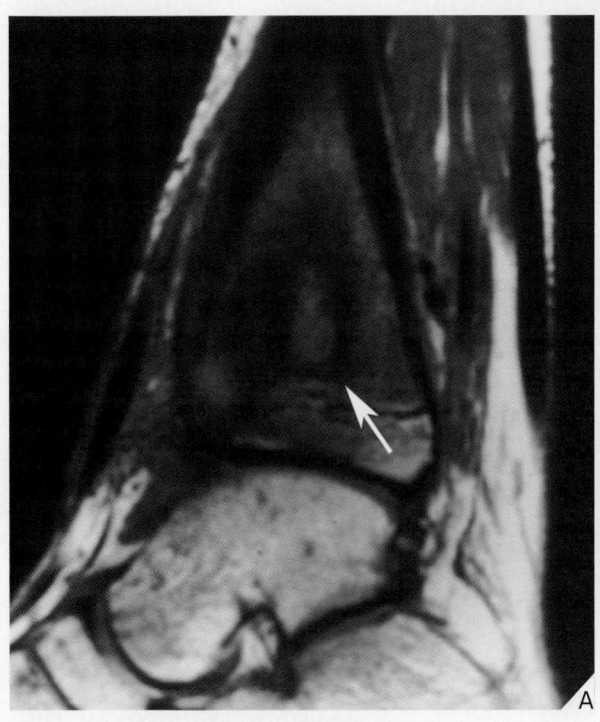

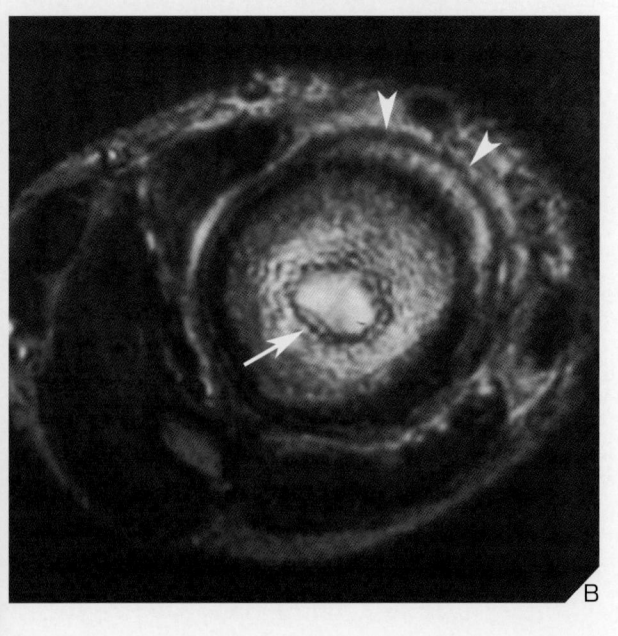

図24-12　慢性骨髄炎のMRI所見
Brodie膿瘍．（A）12歳女児，T1強調矢状断像では脛骨遠位骨幹端部の髄内に膿瘍を認める（→）．（B）T2強調横断像では，周囲の高信号の浮腫と前面の骨膜反応（▷）を伴う，高信号の髄内膿瘍（Brodie膿瘍）（→）を認める．

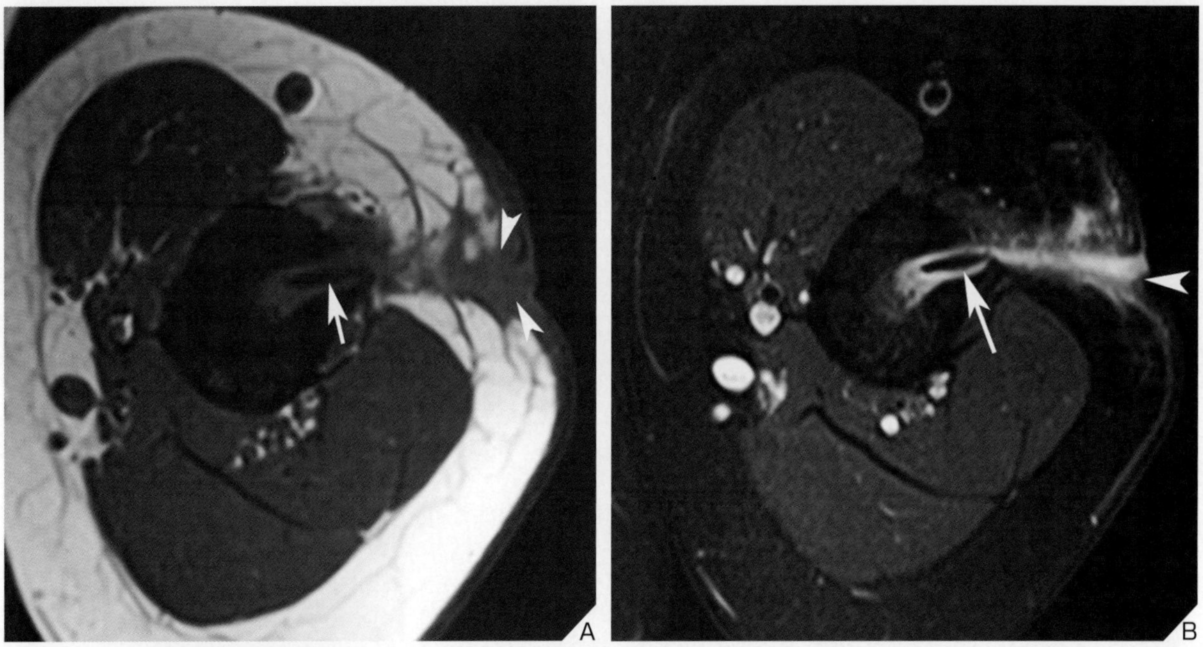

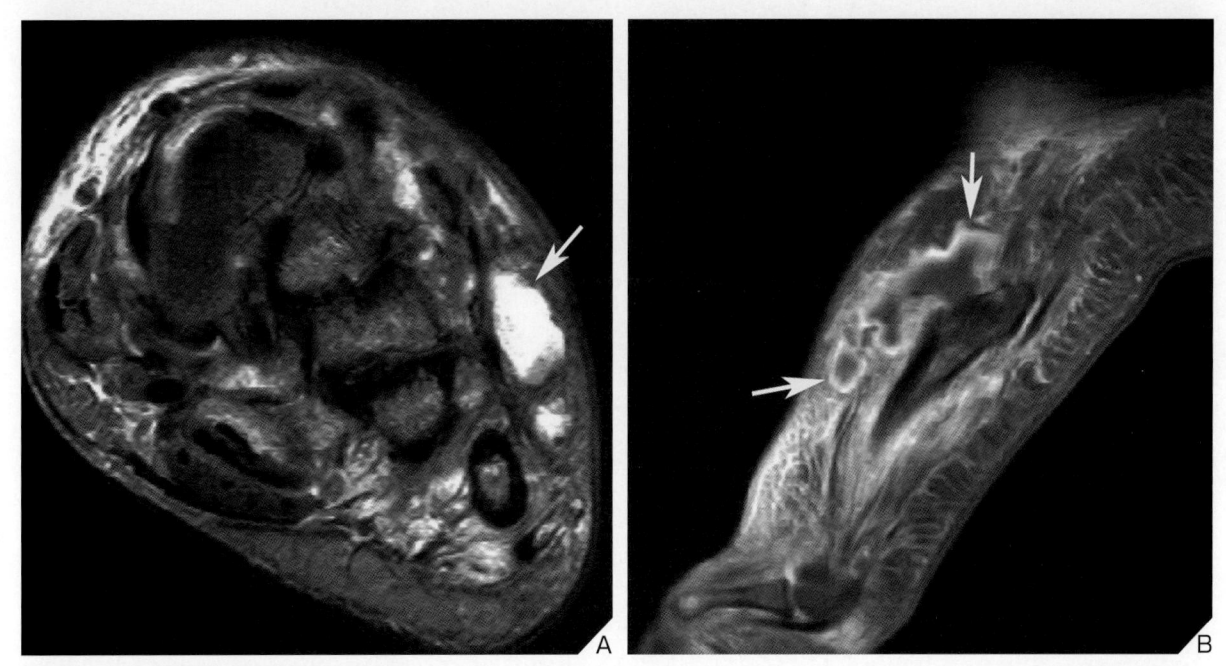

図 24-13　慢性骨髄炎の MRI 所見
腐骨．（**A**）上腕部 T1 強調横断像は，低信号で肥厚した上腕骨骨幹部を認める．溶骨部の外側骨皮質穿破，周囲の硬化を伴う慢性膿瘍，皮膚に達する排泄瘻孔を伴っている（▷）．排泄腔内の低信号の線状構造は押し出された腐骨を表している（→）．上腕骨の肥厚した慢性骨膜反応に注目．（**B**）STIR 横断像では，腐骨（→）が排泄腔と排泄洞（▷）を通して押し出されている．

図 24-14　軟部組織膿瘍の MRI 所見
（**A**）糖尿病患者の足の T2 強調横断像は，高信号の液体貯留を足背部に認める（→）．（**B**）ガドリニウム静注後の脂肪抑制 T1 強調矢状断像では，低信号の不整の膿瘍足背に認め，周囲がリング状に造影されており（→）．血流の豊富な膿瘍の内壁である肉芽に一致している．

24

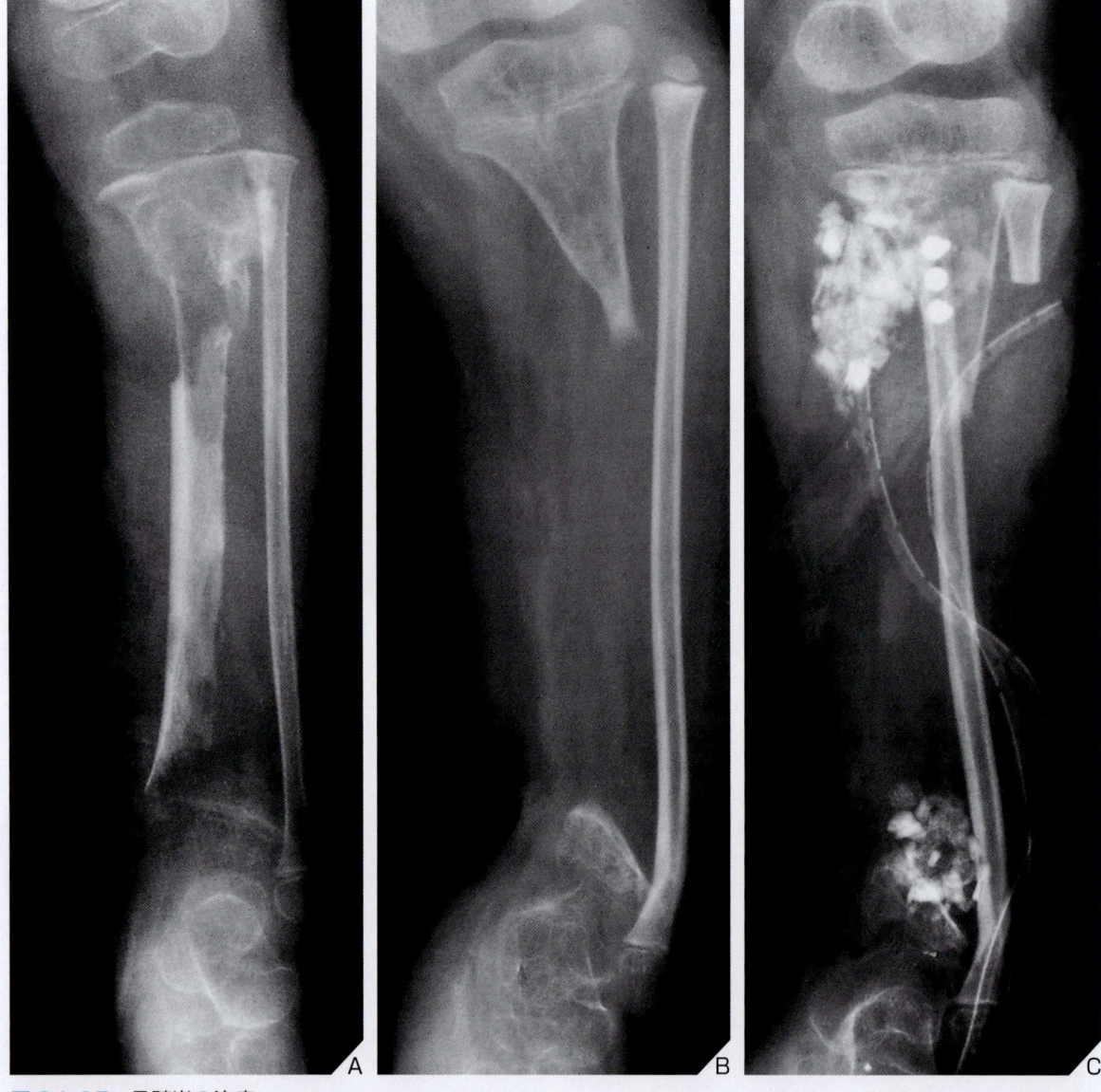

図 24-15　骨髄炎の治療

3 歳女児．慢性扁桃炎に続発した左脛骨の骨髄炎である．（**A**）X 線正面像では脛骨の破壊が著しく，骨幹部に腐骨を認めた．長期にわたり広域スペクトルの抗菌薬を使用したが，改善されなかった．（**B**）1 年後，患肢再建の第 1 段階として脛骨骨幹部の腐骨を除去した．（**C**）2 ヵ月後，腓骨を移植して遠位部および近位部の骨癒合を確実にし，かつ固定性を得るため骨片移植を行った．

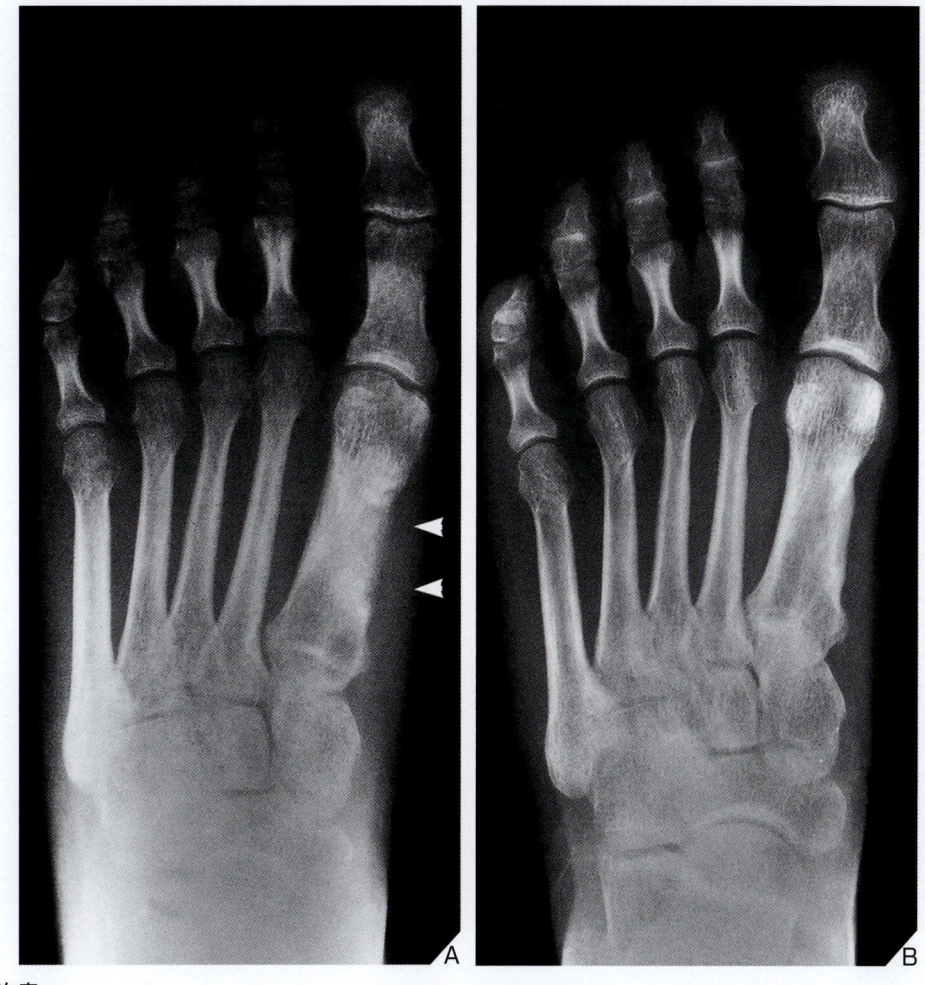

図24-16 骨髄炎の治療
17歳女性.右足の刺創のために,第1中足骨に急性化膿性骨髄炎を認めた.（A）X線正面像では活動性の骨髄炎典型像が示唆された.つまり,骨皮質や骨梁の破壊や骨膜反応,軟部組織の腫脹がみられた（▷）.関節周囲に骨粗鬆症も認めた.大量の抗菌薬の投与後,（B）X線像に示すように感染は完全に治癒し,現在は非活動性である.やや骨硬化像は残存しているが,骨破壊像はなく,軟部組織の腫脹もない.

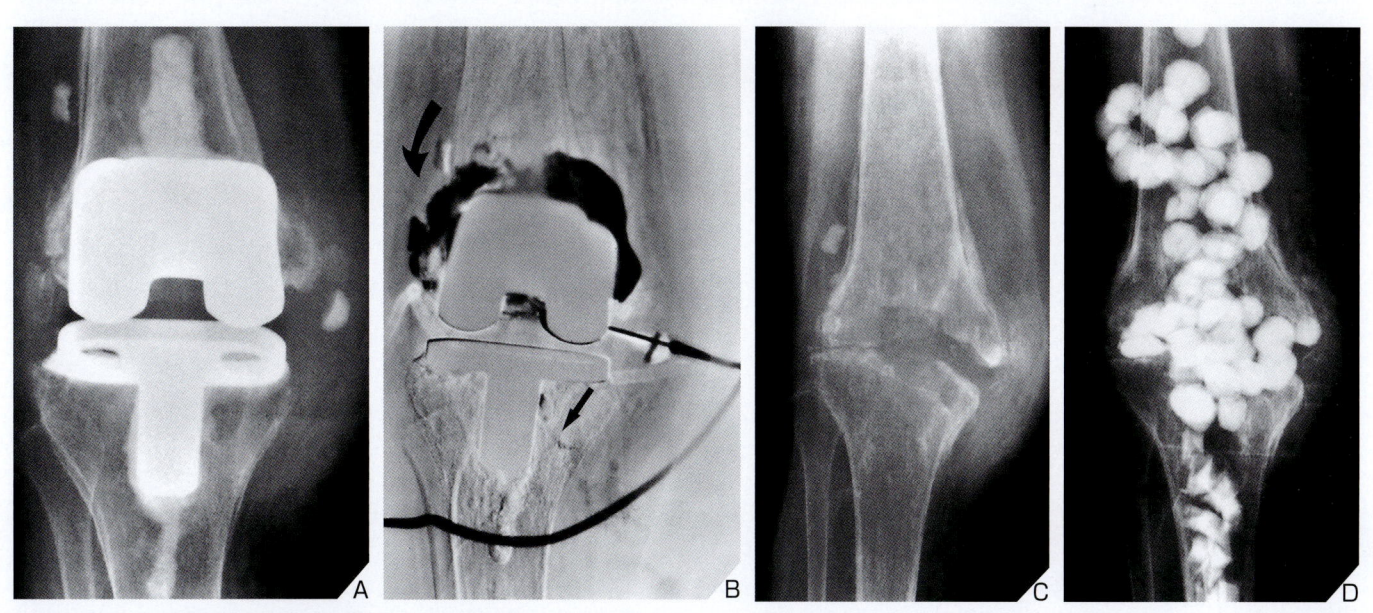

図24-17 人工膝関節置換術後の感染に対する治療
62歳女性.右膝人工関節置換術後の感染である.（A）X線正面像では,condylarタイプの人工関節であることがわかる.軟部組織腫脹および関節水症,骨膜反応もあり,まだ活動性の感染であることがわかる.脛骨近位端に感染巣を示す骨破壊像がみえる.（B）吸引時に施行したサブトラクション関節造影では,脛骨の骨破壊部位へ造影剤が入っていくのが示されている（→）.また,滑膜炎のため関節の外側に不整像（↘）がみられる.吸引した検体の培養により黄色ブドウ球菌がみつかった.（C）広域スペクトルの抗菌薬投与が無効であったため,人工関節を抜去しなければならなかった.大腿骨遠位,脛骨近位部骨髄炎の典型像である.（D）この時期での治療として,抗菌薬入りの骨セメントを感染している大腿骨や脛骨の骨髄内や関節内に入れる方法がとられた.

24

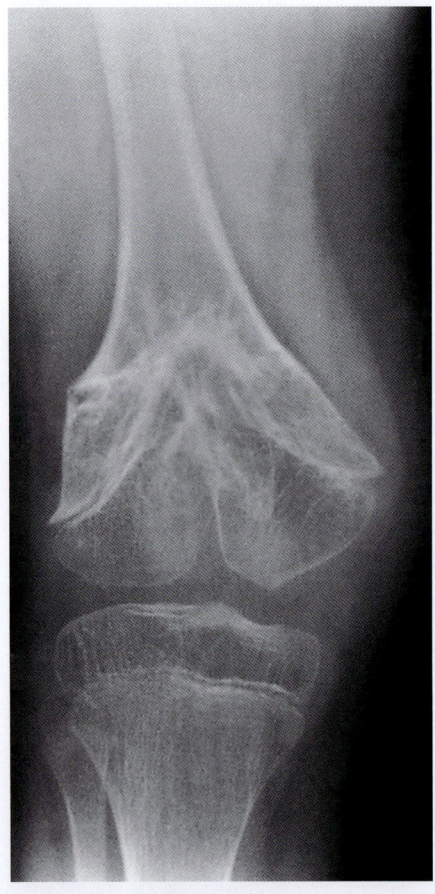

図24-18　骨髄炎の合併症
8歳女児．骨幹端における骨髄炎の後遺症として成長障害が起こっていることがX線正面像でわかる．骨端の変形と大腿骨の廃用性形成不全に注目．円錐形の骨端線はほぼ閉鎖している．

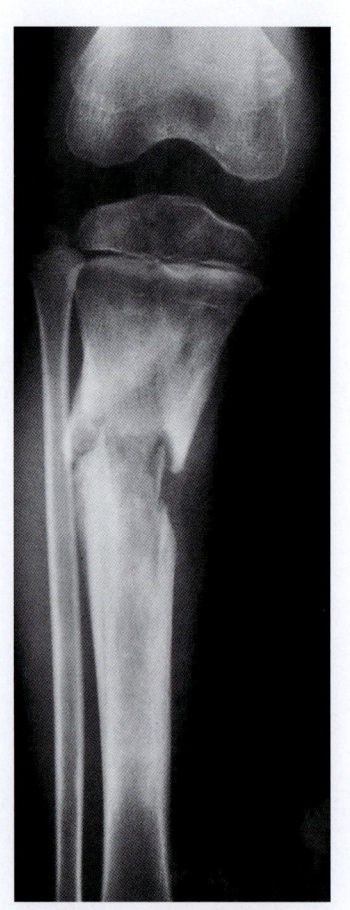

図24-19　骨髄炎の合併症
6歳男児．右下腿の慢性活動性脛骨骨髄炎のX線像である．合併症として病的骨折を起こした．

覚えておくべきポイント

❶ 感染源が骨や関節へ到達する3つのメカニズム：
- 血行性感染
- 近隣感染巣よりの波及
- 直接感染

❷ 骨幹端は幼小児においてはもっとも感染しやすい部位である．それは幼小児における骨の血行動態に起因する．一方，成人では長管骨の骨幹部が感染の好発部位である．

❸ 99mTc をラベルしたリン酸化合物を使用した骨スキャンは，化膿性関節炎と関節周囲組織の結合織炎を区別するのに非常に有用である．

❹ シンチグラフィーの放射性薬剤のなかで，骨，筋肉の感染の診断にもっとも特異的なものはクエン酸ガリウム（67Ga）とインジウム（111In）オキシンである．

❺ MRIはその優れた空間分解能により，骨や軟部組織の感染を表すのにシンチグラフィーより感度が高く，特異度も高い．評価にはT1強調像とT2強調像の少なくとも2方向の断層撮影が必要である．

❻ 感染巣の経皮的吸引生検は，診断のもっとも確実な方法であり，病原体を明らかにできる方法である．

引用文献・参考図書

1. Abiri MM, Kirpekar M, Ablow RC. Osteomyelitis: detection with US. *Radiology* 1988; 169: 795-797.
2. Alazraki NP. Radionuclide imaging in the evaluation of infectious and inflammatory disease. *Radiol Clin North Am* 1993; 31: 783-794.
3. Al-Sheikh W, Sfakianakis GN, Mnaymneh W, et al. Subacute and chronic bone infections: diagnosis using In-111, Ga-67 and Tc-99m MDP bone scintigraphy, and radiography. *Radiology* 1985; 155: 501-506.
4. Bassett LW, Gold RH, Webber MM. Radionuclide bone imaging. *Radiol Clin North Am* 1981; 19: 675-702.
5. Becker W, Goldenberg DM, Wolf F. The use of monoclonal antibodies and antibody fragments in the imaging of infectious lesions. *Semin Nucl Med* 1994; 24: 142-153.
6. Beltran J. *MRI: musculoskeletal system*. Philadelphia: JB Lippincott; 1990.
7. Beltran J, McGhee RB, Shaffer PB, et al. Experimental infections of the musculoskeletal system: evaluation with MR imaging and Tc-99m MDP and Ga-67 scintigraphy. *Radiology* 1988; 161: 167-172.
8. Beltran J, Noto AM, McGhee RB, Freedy RM, McCalla MS. Infections of the musculoskeletal system: high field-strength MR imaging. *Radiology* 1987; 164: 449-454.
9. Bierry G, Huang AJ, Chanh CY, et al. MRI findings of treated bacterial septic arthritis. *Skeletal Radiol* 2012; 41: 1509-1516.
10. Blauenstein P, Locher JT, Seybold K, et al. Experience with iodine-123 and technetium-99m labeled anti-granulocyte antibody MAb47: a comparison of labeling methods. *Eur J Nucl Med* 1995; 22: 690-698.
11. Butalia S, Palda VA, Sargeant RJ, Detsky AS, Mourad O. Does this patient with diabetes has osteomyelitis of the lower extremity? *JAMA* 2008; 299: 806-813.

12. Butt WP. The radiology of infection. *Clin Orthop* 1973; 96: 20-30.
13. Capitanio MA, Kirkpatrick JA. Early roentgen observations in acute osteomyelitis. *Am J Roentgenol* 1970; 108: 488-496.
14. Dagirmanjian A, Schills J, McHenry M, Modic MT. MR imaging of vertebral osteomyelitis revisited. *Am J Roentgenol* 1996; 167: 1539-1543.
15. Dangman BC, Hoffer FA, Rand FF, O'Rourke EJ. Osteomyelitis in children: gadolinium-enhanced MR imaging. *Radiology* 1992; 182: 743-747.
16. Datz FL. The current status of radionuclide infection imaging. In: Freeman LM, ed. *Nuclear medicine annual*. New York: Raven Press; 1993: 47-76.
17. Datz FL. Indium-111-labeled leukocytes for the detection of infection: current status. *Semin Nucl Med* 1994; 24: 92-109.
18. Datz FL, Morton KA. New radiopharmaceuticals for detecting infection. *Invest Radiol* 1993; 28: 356-365.
19. Demirev A, Weijers R, Geurts J, et al. Comparison of [18 F]FDG PET/CT and MRI in the diagnosis of active osteomyelitis. *Skeletal Radiol* 2014; 43: 665-672.
20. Erdman WA, Tamburro F, Jayson HT, Weatherall PT, Ferry KB, Peshock RM. Osteomyelitis: characteristics and pitfalls of diagnosis with MR imaging. *Radiology* 1991; 180: 533-539.
21. Fox IN, Zeiger L. Tc-99m-HMPAO leukocyte scintigraphy for the diagnosis of osteomyelitis in diabetic foot infections. *J Foot Ankle Surg* 1993; 32: 591-594.
22. Gold RH, Hawkins RA, Katz RD. Bacterial osteomyelitis: findings on plain radiography, CT, MR, and scintigraphy. *Am J Roentgenol* 1991; 157: 365-370.
23. Guhlmann A, Brecht-Krauss D, Suger G, et al. Chronic osteomyelitis: detection with FDG PET and correlation with histopathologic findings. *Radiology* 1998; 206: 749-754.
24. Harcke HT, Grissom LE. Musculoskeletal ultrasound in pediatrics. *Semin Musculoskel Radiol* 1998; 2: 321-329.
25. Hoffer P. Gallium: mechanisms. *J Nucl Med* 1980; 21: 282-285.
26. Hopkins KL, Li KCP, Bergman G. Gadolinium-DTPA-enhanced magnetic resonance imaging of musculoskeletal infectious processes. *Skeletal Radiol* 1995; 24: 325-330.
27. Howie DW, Savage JP, Wilson TG, Paterson D. The technetium phosphate bone scan in the diagnosis of osteomyelitis in childhood. *J Bone Joint Surg [Am]* 1983; 65A: 431-437.
28. Israel O, Gips S, Jerushalmi J, Frenkel A, Front D. Osteomyelitis and soft-tissue infection: differential diagnosis with 24 hour/4 hour ratios of Tc-99m MDP uptake. *Radiology* 1987; 163: 725-726.
29. Jacobson AF, Harley JD, Lipsky BA, Pecoraro RE. Diagnosis of osteomyelitis in the presence of soft-tissue infection and radiologic evidence of osseous abnormalities: value of leukocyte scintigraphy. *Am J Roentgenol* 1991; 157: 807-812.
30. Jaramillo D, Treves ST, Kasser JR, Harper M, Sundel R, Laor T. Osteomyelitis and septic arthritis in children: appropriate use of imaging to guide treatment. *Am J Roentgenol* 1995; 165: 399-403.
31. Kaim A, Maurer T, Ochsner P, Jundt G, Kirsch E, Mueller-Brandt J. Chronic complicated osteomyelitis of the appendicular skeleton: diagnosis with technetium-99m labelled monoclonal antigranulocyte antibody-immunoscintigraphy. *Eur J Nucl Med* 1997; 24: 732-738.
32. King AD, Peters AM, Stuttle AWJ, Lavender JP. Imaging of bone infection with labeled white cells: role of contemporaneous bone marrow imaging. *Eur J Nucl Med* 1990; 17: 148-151.
33. Krznaric E, DeRoo M, Verbruggen A, Stuyck J, Mortelmans L. Chronic osteomyelitis: diagnosis with technetium-99m-d, 1-hexamethylpropylene amine oxime labelled leucocytes. *Eur J Nucl Med* 1996; 23: 792-797.
34. Lantto T, Kaukonen J-P, Kokkola A, Laitinen R, Vorne M. Tc-99m HMPAO labeled leukocytes superior to bone scan in the detection of osteomyelitis in children. *Clin Nucl Med* 1992; 17: 7-17.
35. Lee SK, Suh KJ, Kim YW, et al. Septic arthritis versus transient synovitis at MR imaging: preliminary assessment with signal intensity alterations in bone marrow. *Radiology* 1999; 211: 459-465.
36. Lewin JS, Rosenfield NS, Hoffer PB, Downing D. Acute osteomyelitis in children: combined Tc-99m and Ga-67 imaging. *Radiology* 1986; 158: 795-804.
37. Lipsky BA. Osteomyelitis of the foot in diabetic patients. *Clin Infect Dis* 1997; 25: 1318-1326.
38. McGuinness B, Wilson N, Doyle AJ. The "penumbra" sign on T1-weighted MRI for differentiating musculoskeletal infection from tumour. *Skeletal Radiol* 2007; 36: 417-421.
39. Merkel KD, Brown ML, Dewanjee MK, et al. Comparison of indium-labeled-leukocyte imaging with sequential technetium-gallium scanning in the diagnosis of low-grade musculoskeletal sepsis. A prospective study. *J Bone Joint Surg Am* 1985; 67: 465-476.
40. Miller TT, Randolph DA Jr, Staron RB, Feldman F, Cushin S. Fat-suppressed MR of musculoskeletal infection: fast T2-weighted techniques versus gadolinium-enhanced T1-weighted images. *Skeletal Radiol* 1997; 26: 654-658.
41. Modic MT, Feiglin DH, Piraino DW, et al. Vertebral osteomyelitis: assessment using MR. *Radiology* 1985; 157: 157-166.
42. Modic MT, Pflanze W, Feiglin DHI, Belhobek G. Magnetic resonance imaging of musculoskeletal infections. *Radiol Clin North Am* 1986; 24: 247-258.
43. Morrison WB, Schweitzer ME, Bock GW, Mitchell DG. Diagnosis of osteomyelitis: utility of fat-suppressed contrast-enhanced MR images. *Radiology* 1993; 189: 251-257.
44. Morrison WB, Schweitzer ME, Wapner KL, Hecht PJ, Gannon FH, Behm WR. Osteomyelitis in feet of diabetics: clinical accuracy, surgical utility, and cost-effectiveness of MR imaging. *Radiology* 1995; 196: 557-564.
45. Numaguchi Y, Rigamonti D, Rothman MI, Sato S. Spinal epidural abscess: evaluation with gadolinium-enhanced MR imaging. *Radiographics* 1993; 13: 545-559.
46. Paajanen H, Grodd W, Revel D, Engelstad B, Brasch RC. Gadolinium-DTPA enhanced MR imaging of intramuscular abscesses. *Magn Reson Imaging* 1987; 5: 109-115.
47. Palestro CJ, Love C, Tronco GG, Tomas MB, Rini JN. Combined labeled leukocyte and technetium 99m sulfur colloid bone marrow imaging for diagnosing musculoskeletal infection. *Radiographics* 2006; 26: 859-870.
48. Palestro CJ, Roumanas P, Swyer AJ, Kim CK, Goldsmith SJ. Diagnosis of musculoskeletal infection using combined In-111 labeled leukocyte and Tc-99m SC marrow imaging. *Clin Nucl Med* 1992; 17: 269-273.
49. Peters AM. The utility of [99mTc] HMPAO-leukocytes for imaging infection. *Semin Nucl Med* 1994; 24: 110-127.
50. Ruf J, Oeser C, Amthauer H. Clinical role of anti-granulocyte MoAb versus radiolabeled white blood cells. *Q J Nucl Med Mol Imaging* 2010; 54: 599-616.
51. Schauwecker DS. The role of nuclear medicine in osteomyelitis. In: Collier BD Jr, Fogelman I, Rosenthall L, eds. *Skeletal nuclear medicine*. St. Louis: CV Mosby; 1996: 183-202.
52. Schauwecker DS. Osteomyelitis: diagnosis with In-111-labeled leukocytes. *Radiology* 1989; 171: 141-146.
53. Schauwecker DS. The scintigraphic diagnosis of osteomyelitis. *Am J Roentgenol* 1992; 158: 9-18.
54. Seabold JE, Flickinger FW, Kao SCS, et al. Indium-111 leukocyte/technetium-99m-MDP bone and magnetic resonance imaging: difficulty of diagnosing osteomyelitis in patients with neuropathic osteoarthropathy. *J Nucl Med* 1990; 31: 549-556.
55. Sorsdahl OA, Goodhart GL, Williams HT, Hanna LJ, Rodriquez J. Quantitative bone gallium scintigraphy in osteomyelitis. *Skeletal Radiol* 1993; 22: 239-242.
56. Stöver B, Sigmund G, Langer M, Brandis M. MRI in diagnostic evaluation of osteomyelitis in children. *Eur Radiol* 1994; 4: 347-352.
57. Tigges S, Stiles RG, Roberson JR. Appearance of septic hip prostheses on plain radiographs. *Am J Roentgenol* 1994; 163: 377-380.
58. Tsan M. Mechanism of gallium-67 accumulation in inflammatory lesions. *J Nucl Med* 1985; 26: 88-92.
59. Tumeh SS, Aliabadi P, Weissman BN, McNeil BJ. Chronic osteomyelitis: bone and gallium scan patterns associated with active disease. *Radiology* 1986; 158: 685-688.
60. Turecki MB, Taljanovic MS, Stubbs AY, et al. Imaging of musculoskeletal soft tissue infections. *Skeletal Radiol* 2010; 39: 957-971.
61. Unger E, Moldofsky P, Gatenby R, Hartz W, Broder G. Diagnosis of osteomyelitis by MR imaging. *Am J Roentgenol* 1988; 150: 605-610.
62. Van Holsbeeck M, Introcaso JH. *Musculoskeletal ultrasound*. St. Louis: Mosby-Year Book; 1991: 207-229.
63. Vartanians VM, Karchmer AW, Giurini JM, Rosenthal DI. Is there a role for imaging in the management of patients with diabetic foot? *Skeletal Radiol* 2009; 38: 633-636.
64. Wang A, Weinstein D, Greenfield L, et al. MRI and diabetic foot infections. *Magn Reson Imaging* 1990; 8: 805-809.
65. Yuh WT, Corson JD, Baraniewski HM, et al. Osteomyelitis of the foot in diabetic patients: evaluation with plain film, 99mTc-MDP bone scintigraphy, and MR imaging. *Am J Roentgenol* 1989; 152: 795-800.
66. Zeiger LS, Fox IN. Use of indium-111 labeled white blood cells in the diagnosis of diabetic foot infections. *J Foot Ankle Surg* 1990; 29: 46-51.

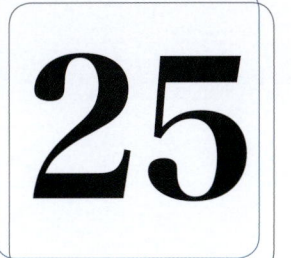

25 骨髄炎，感染性関節炎，軟部組織感染症

A 骨髄炎（osteomyelitis）

骨髄炎は一般的に化膿性（pyogenic）と非化膿性（nonpyogenic）に分けられる．化膿性はさらに臨床所見から亜急性，急性，慢性（活動性と非活動性）に分けられる．つまり，感染の進行する病勢の程度や随伴症状により区分される．病理解剖学の見地からは，骨髄炎はびまん性と限局性に分けられ，後者は骨膿瘍（bone abscess）と呼ばれている．

1．化膿性骨感染症

a 急性・慢性骨髄炎

骨感染症のX線所見の初期像は軟部組織の浮腫と筋膜面の欠損である．これらは感染が起こってから24～48時間以内に出現する．骨に現れる最初の変化は，溶骨像や骨スキャン陽性像であるが，これは感染が起こってから7～10日以内に出現する（図25-1）．2～6週以内に骨皮質や骨梁の破壊が進行し，それに関連して内骨膜性の骨硬化像も進行する．また，反応性新生骨の形成や骨膜反応もみられる（図25-2；図24-11も参照）．6～8週で腐骨（壊死骨の拡がり）が通常明らかとなってくる．腐骨は厚い骨柩，つまり骨膜性の新生骨の鞘に取り囲まれる（図25-3）．CT（図25-4）やMRI（図25-13を参照）がその描出に有効である腐骨や骨柩は炎症性浸出液（膿）の集積の結果生じる．膿は皮質を穿破し皮質から骨膜を剥離させる．こうして骨膜内層は刺激され新生骨をつくる．新しく形成された骨もまた感染を受ける．こうしてできた隔壁（barrier）によって皮質と海綿骨の血行は閉ざされ壊死に陥る．この時期は慢性骨髄炎と呼ばれ，排膿のための瘻孔がしばしばできる（図25-5,6；図24-7，10Bも参照）．小さな腐骨は徐々に吸収される．または，瘻孔を通って排出される．

骨内膿瘍形成前におけるMRIでの急性骨髄炎所見は非特異的であり，骨髄浮腫や早期の骨膜反応を認めるのみである．しかしながら膿瘍や潰瘍の軟部組織感染症が隣接する部位にあった場合，より急性骨髄炎と診断しやすくなる（図25-45を参照）．

b 亜急性骨髄炎
[Brodie膿瘍]

この疾患はBrodieにより1832年に初めて記載されたもので，主に黄色ブドウ球菌が起因菌の亜急性，限局性の骨髄炎を意味している．10歳代の発生が約40％ともっとも多く，75％を越える患者は男性である．その発生の多くは不明で，全身症状も一般的に軽度かまったくないこともある．膿瘍は通常橈骨（図25-7）か脛骨か大腿骨の骨幹端にあり，通常，細長い形状の境界がはっきりとした反応性の骨硬化像で周囲を取り囲まれている．原則として腐骨はなく膿瘍から骨端線へかけて骨透過性のある瘻孔（図25-8）がみられることがある．膿瘍はしばしば骨端線を越えるが，まれに骨端内で成長し，骨端から骨幹部にとどまる（図25-9, 10；図24-8も参照）．

2．非化膿性骨感染症

非化膿性骨感染症でもっとも頻度が高いのは結核性，梅毒性そして真菌性感染症である．

a 結核性骨感染症（tuberculous bone infection）

結核性骨感染症は通常二次性に起こる．たとえば肺や泌尿器の一次感染巣から血行性に播種される．骨結核は全結核の約3％であり，肺以外の結核の約30％を占める．これらのうち10～15％の症例は関節の感染を伴わず，骨のみの感染である．小児の場合は，結核性骨髄炎は長管骨の骨幹端に好発するが，成人ではしばしば関節が侵される．

長管骨，短管骨それぞれにおいて膿瘍形成による骨梁の進行

25

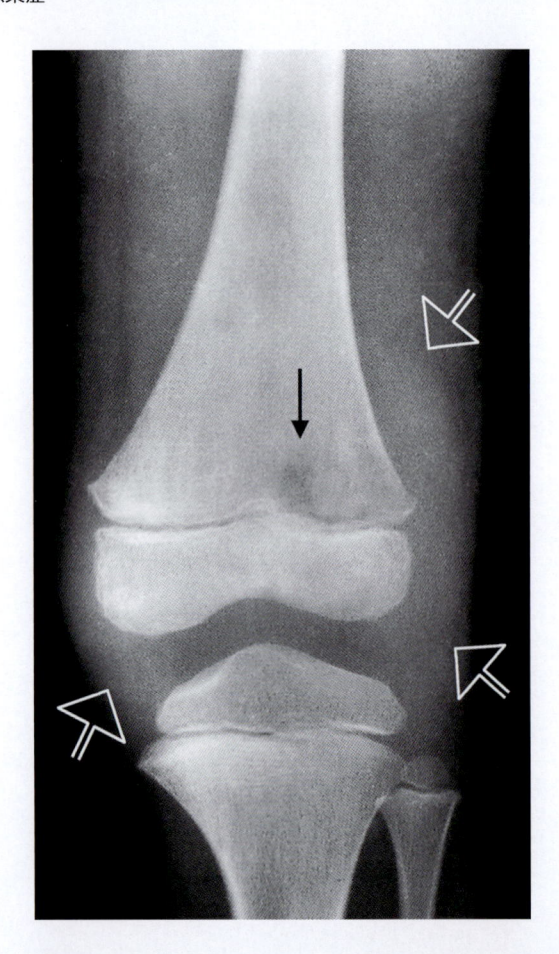

図 25-1　急性骨髄炎
　7歳男児. 1週間の発熱と膝痛があった. 左膝の
X線正面像では骨感染症の早期所見がみられる.
つまり, 大腿骨遠位骨幹端部の破壊を示す境界不
鮮明な溶骨像 (→) と軟部組織の腫脹 (⇒) がみ
られる.

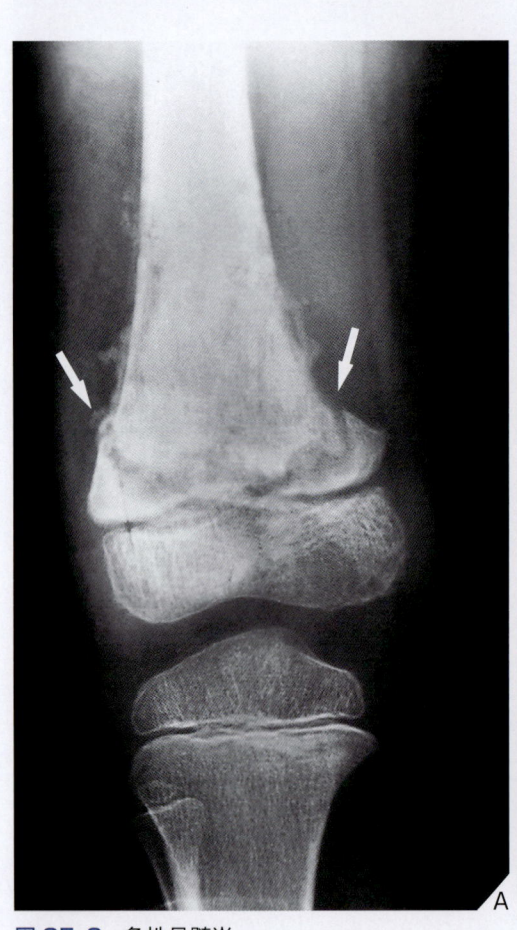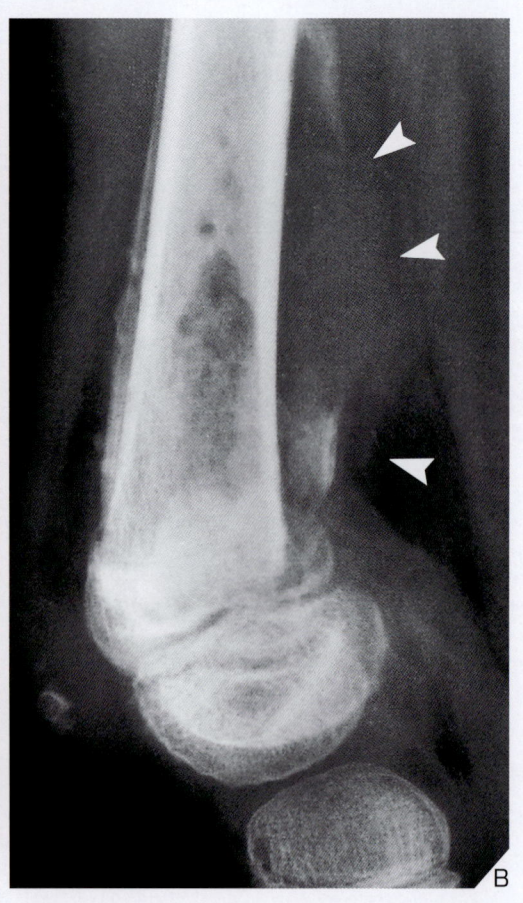

A　　B

図 25-2　急性骨髄炎
　8歳男児. 膝のX線正面像 (A) と側面像 (B). 大腿骨遠位の骨幹端と骨幹の骨髄と皮質の破壊が広範囲にみ
られる. また, 骨膜下の骨形成もある. 病的骨折に注目 (→). 側面像では大きな骨膜下膿瘍が明らかである
(▷).

図 25-3　活動性骨髄炎
　2 歳男児．骨枢に囲まれた腐骨．左の腓骨近位部にみられたもので，骨髄炎が進行した際の特徴である．通常は活動性の感染の 6〜8 週後に明らかとなる．
（Dr. R. H. Gold, Los Angeles, CA のご好意による）．

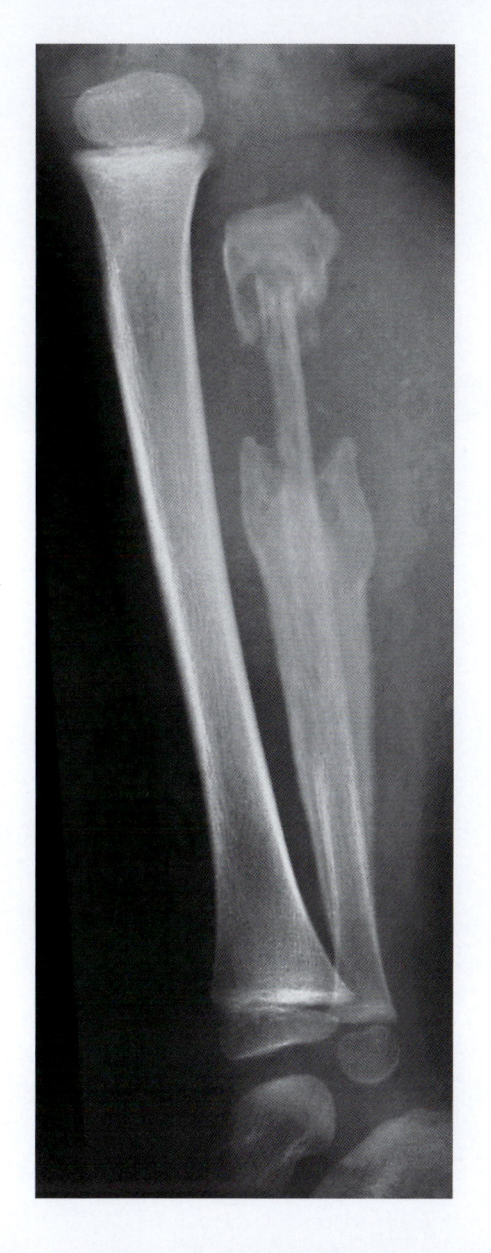

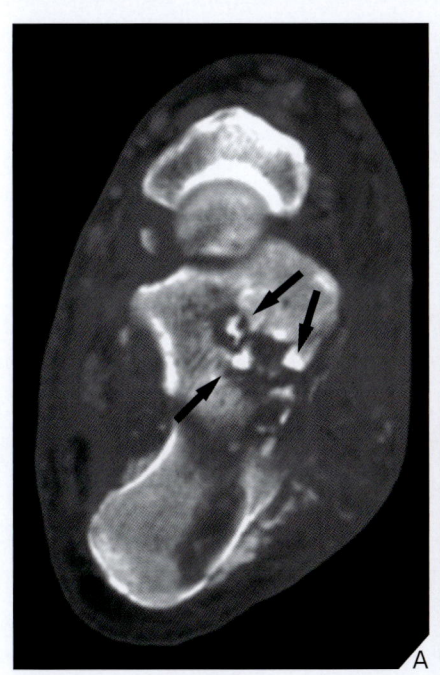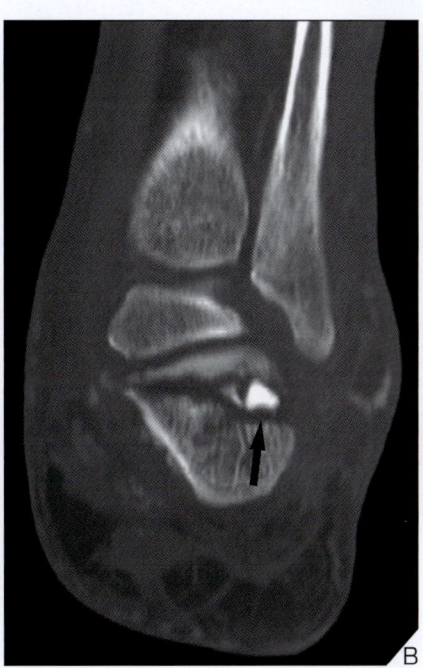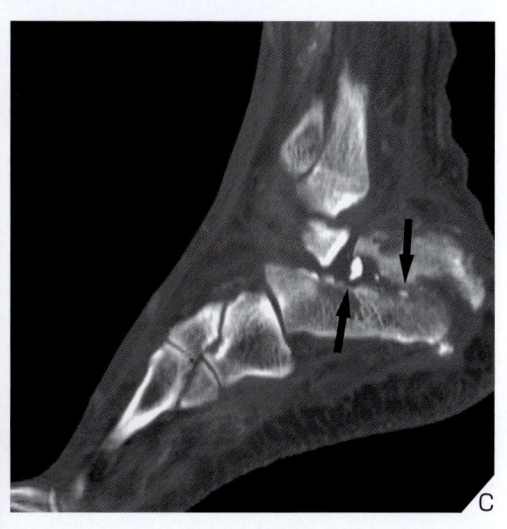

図 25-4　活動性骨髄炎の CT 所見
　72 歳男性．糖尿病患者に発生した踵骨急性骨髄炎．（A）横断像，（B）再構成冠状断像，（C）再構成矢状断像にて腐骨を示す高吸収の骨片をいくつか認める（→）．

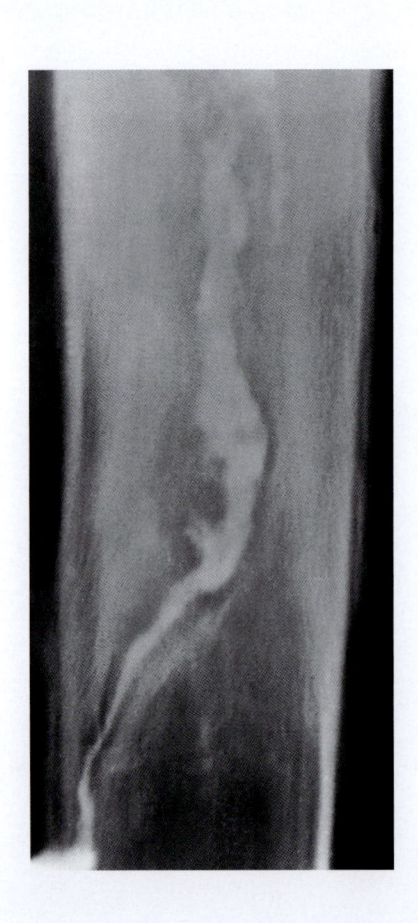

図25-5　慢性骨髄炎
28歳男性．鎌状赤血球症．この疾患でよくある合併症の骨髄炎を発症した．瘻孔造影の拡大像で慢性骨髄炎の典型的な瘻孔がみられる．骨髄への蛇行性の瘻孔の拡がりに注目．

性破壊が，単純X線像で明らかになる．典型例では骨粗鬆症がみられるが，少なくとも初期には通常の反応性骨硬化は，ほとんどないか，またはまったくみられない（図25-11）．手足における短管骨の骨幹端中央部での破壊（tuberculous dactylitic）は，しばしば骨幹全体の紡錘状の腫大を引き起こす．これは風棘（spina venosta）（図25-12）として知られている．短管骨の多発性の播種した溶骨病変はcystic tuberculosisと名付けられ，とくに小児でみられる骨結核の1つである．

b 真菌性感染症 (fungal infection)

　骨の真菌性感染症はまれである．主にコクシジオイデス症（coccidiomycosis），ブラストミセス症（blastmycosis），アクチノマイコーシス，クリプトコッカス症，ノカルジア症がある．感染症は，一般に程度は軽いが，瘻孔を伴う膿瘍を形成する．その病変は結核性骨感染症と類似しており，膿瘍は海綿骨中にみられ，反応性骨硬化や骨膜反応をほとんど，またはまったく伴わない（図25-13）．膝蓋骨の辺縁部，鎖骨の末端部，肩峰部，烏口突起部，肘頭部，橈骨や尺骨の茎状突起部などの骨隆起部での病変は，真菌性感染症を示唆することもある．肋骨での孤発性の偏在する病変や脊椎の椎体，椎弓，棘突起，横突起にみられる局在を問わず発生する病変は真菌性感染症でよくみられる．

　真菌性感染症のなかではコクシジオイデス症がとくに重要である．罹患患者の数が増えていることもあるが，骨結核に像が似ているからである．土壌真菌であるCoccidioides immitisが起因菌である．米国南西部からメキシコ北部での風土病となって

いる．感染は真菌を含んだ粉塵の吸入により発生する．肺が原発巣となり通常無症候性である．全身に拡がることはまれであるが，リスクファクターのある患者の増大とともに増えつつある．アフリカ系アメリカ人，フィリピン人，メキシコ人，男性，妊婦，5歳未満の小児，50歳より年長の中高年者，免疫不全患者などがリスクファクターとなっている．初期の肺感染の際に真菌血症となりうるが，病歴やX線像上，肺の原発巣に所見のないこともある．皮膚や皮下組織が原発巣となり，縦隔への感染が続発することもある．骨格系は3番目に侵されやすい部位であるが，真菌血症の患者の10〜50％に骨格系の感染が認められる．

　X線所見は多彩であるが，境界明瞭な打ち抜き像（punched-out）を示す溶骨性病変が典型像で，長管骨や扁平骨が侵されやすい．通常，単房性だが多発性のこともある．X線像ではめったに骨膜反応を伴わない侵食性の骨破壊像が特徴である．打ち抜き像よりも，侵食像に加え軟部組織腫脹や骨粗鬆症がみられる頻度が高い．関節の罹患は3番目に頻度が高い．通常単関節で，常に骨の感染を伴う．X線像上は関節周囲の骨粗鬆症，向かいあう軟骨面での侵潤性または破壊性の病変，軟部組織の腫脹を伴う．ときに骨膜炎をみることもある．コクシジオイデス症の関節での罹患は結核性のものとの鑑別は不可能である．脊椎での感染は椎骨炎の形態をとるが，まれには椎間板炎となる．椎骨炎の場合，椎体に打ち抜き像と侵食像の両方を認めることもある．全脊椎の破壊にいたるケースも報告されている．コクシジオイデス症の場合，脊椎周囲への波及はしばしばみられ，脊椎周囲の軟部組織が侵されることが多い．椎間腔の狭小化や

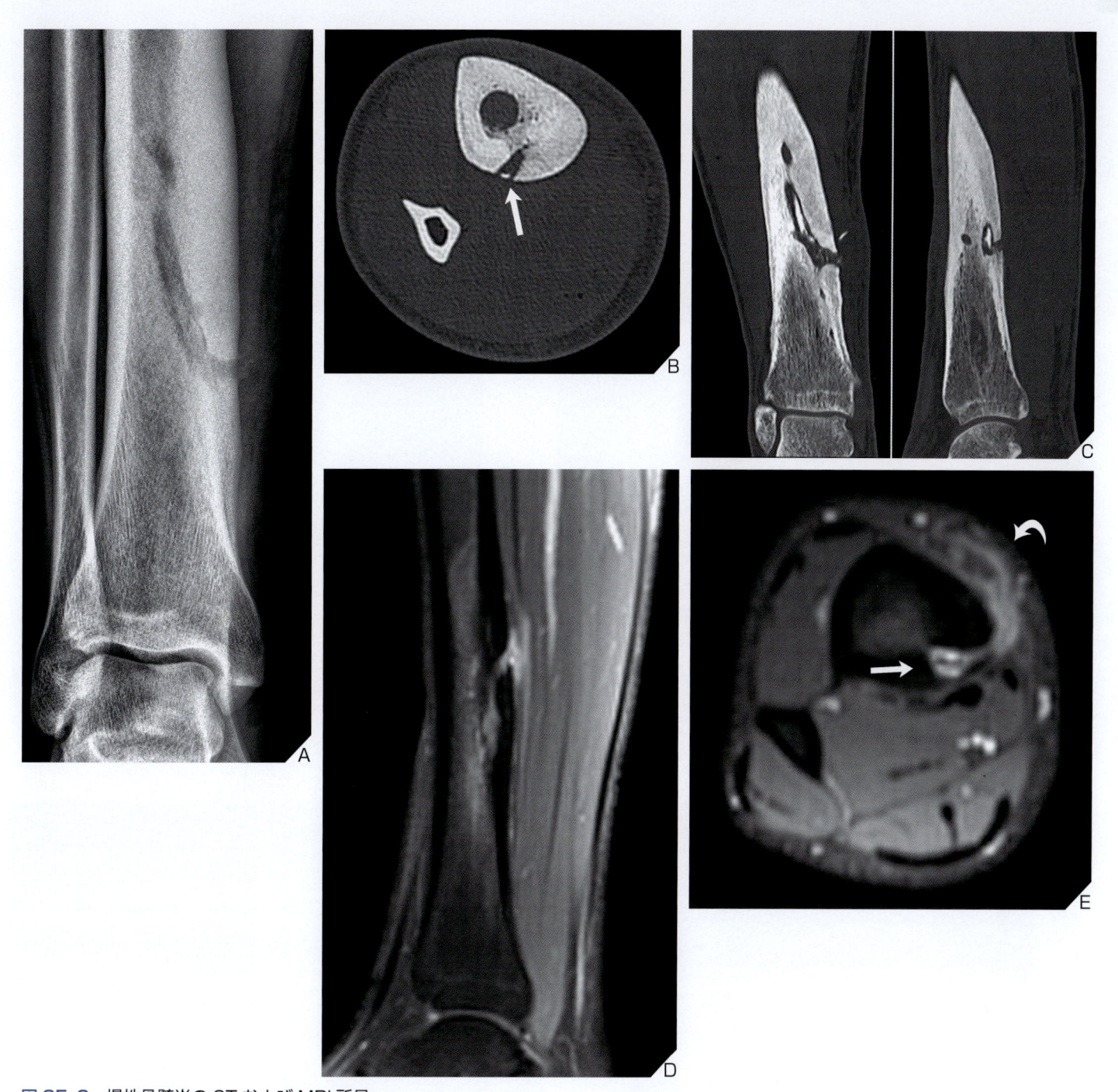

図 25-6　　慢性骨髄炎の CT および MRI 所見
　20 歳男性．4 ヵ月間右下腿に排出膿瘻を認めていた．(A)X 線正面像では脛骨内側皮質に肥厚および髄腔から軟部組織につながる骨透亮像を認める．(B) CT 横断像では排出膿瘻および低吸収の腐骨がみられる（→）．(C) CT 冠状断像および矢状断像にていくつかの腐骨を伴った骨内洞を認める．ガドリニウム造影 MRI T1 強調 (D) 矢状断像および (E) 横断像において，骨髄炎を示唆する骨髄の信号増強や排出膿瘻（→）および軟部組織膿瘍を示唆するリング状増強効果（↷）を認める．

亀背（gibbous deformity）は結核ではみられるが，コクシジオイデス症ではあまりみられないとされる．
　シンチグラフィーは全身性の拡がりを調べるには有用である．臨床的には，はっきりしてない病変の拡がりを調べるために ^{67}Ga や ^{99m}Tc-MDP を用いたシンチグラフィーが有用である．偽陰性とはならないとされている．CT や MRI は骨病変の拡がりや軟部組織病変を知るのに役立つ（図 25-14, 15）．病変部の変化は少ないが泡状かつ膨張性であることが多い．MRI では T1 強調像で低信号，T2 強調像またはグラディエントエコー像

では高信号である．
　近年，後天性免疫不全症候群（AIDS）を発症した HIV 感染患者に発生した Nocardia asteroids 骨髄炎例が報告された．本感染症は臨床所見および画像所見が結核感染症と非常に類似している．Nocardia asteroids 骨髄炎は大部分が軟部組織感染からの波及により生じるが，血行性播種例も報告されている．

C 梅毒性感染症（syphilitic infection）
　梅毒は Treponema pallidum というスピロヘータにより起こる

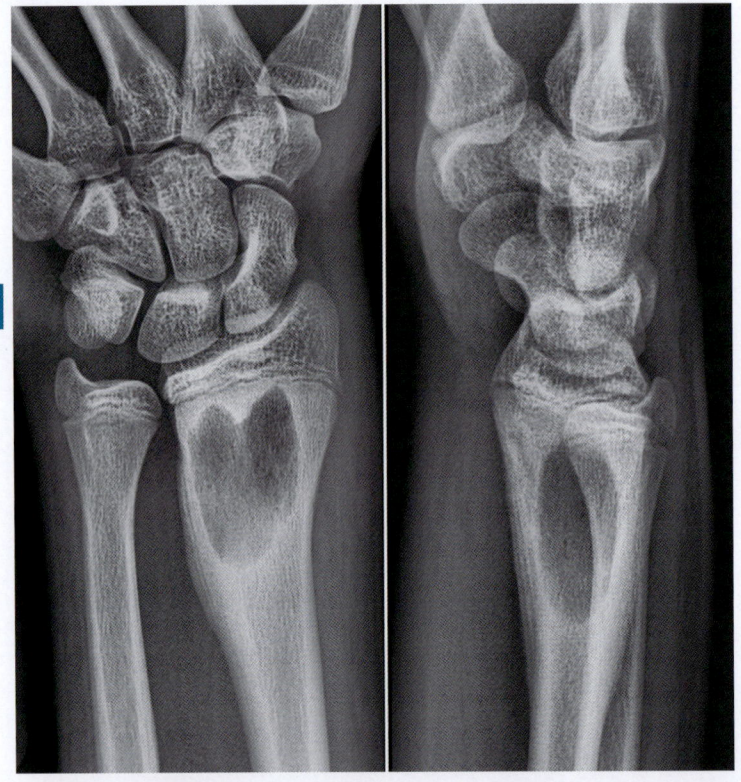

図 25-7　骨膿瘍
13 歳男児. 右前腕遠位部に慢性的な痛みを自覚していた. 手関節 X 線像にて橈骨骨幹端―骨幹移行部（狭部）に骨透亮像およびその尺側面に整然とした積層状の骨膜反応を認める.

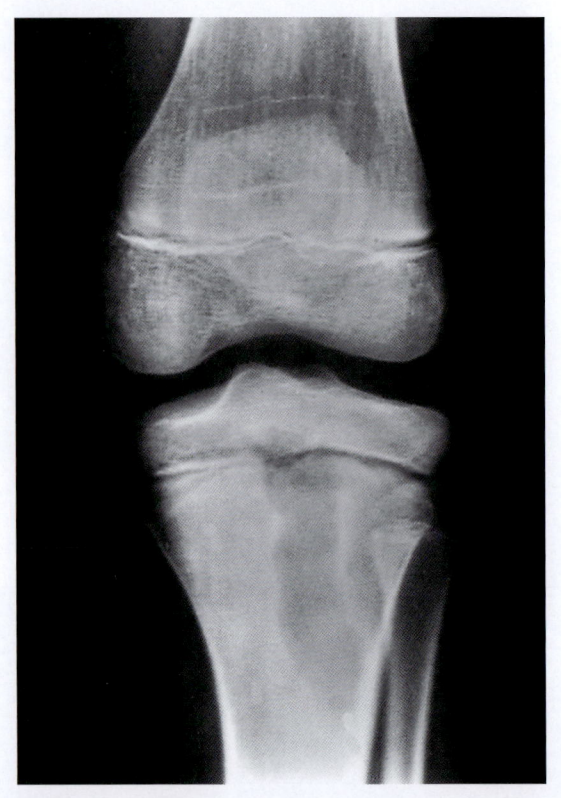

図 25-8　骨膿瘍
11 歳男児. 左膝の X 線正面像. 脛骨近位骨幹端から骨幹部に亜急性 Brodie 膿瘍がみられる. 骨端線にまで拡がる骨透過性の瘻孔がみられる.

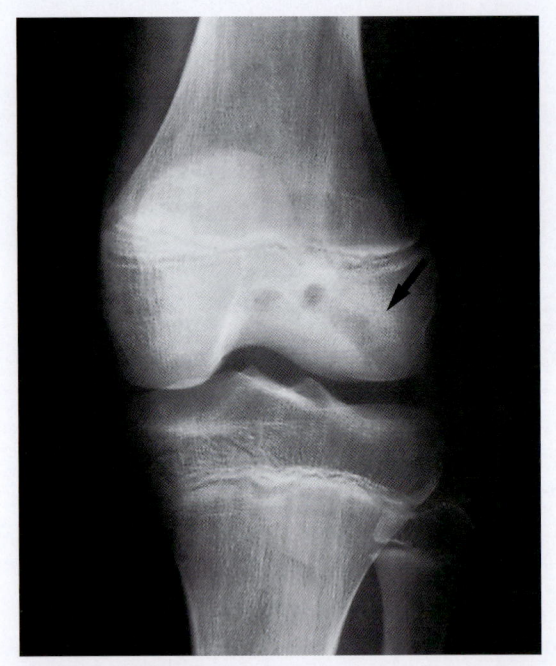

図 25-9　骨膿瘍
13 歳男児. 左膝の正面像. 大腿骨の遠位骨端部に反応性の骨硬化像に取り囲まれた境界明瞭な溶骨性病変がみられる（→）. この部位は骨膿瘍の発生部位としてはまれである.

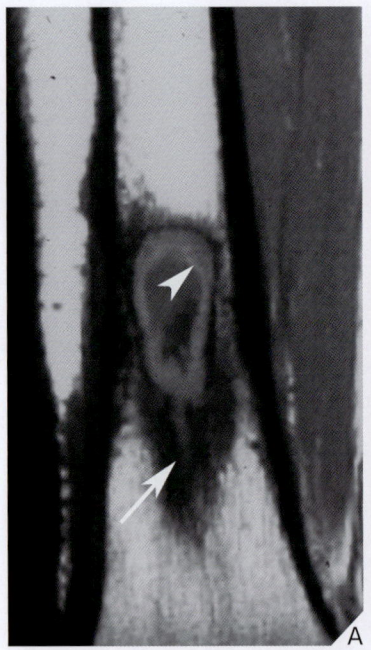
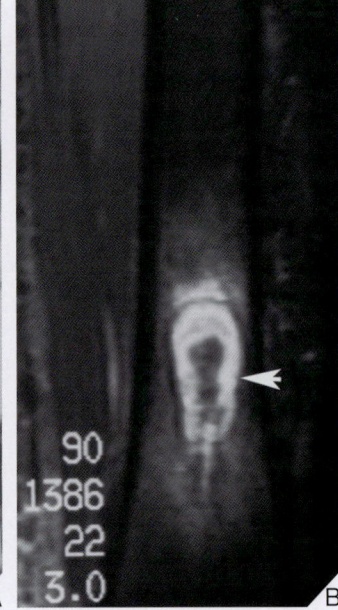

図 25-10　慢性骨髄炎の MRI 所見
（A）T1 強調冠状断像にて骨内膿瘍の中心部は低信号, 肉芽組織を示す内壁は中等度信号（▷）を呈している. 膿瘍周囲の反応性骨硬化は低信号領域となっている（→）.（B）ガドリニウム造影脂肪抑制 T1 強調冠状断像にて, 膿瘍壁の肉芽組織および排出膿瘻（→）に強い信号増強を認めた.

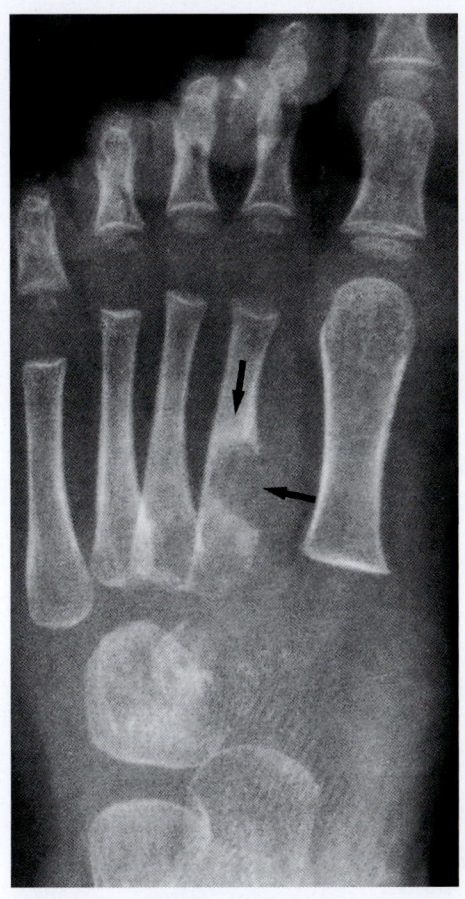

図 25-11　骨結核

1 歳 8 ヵ月女児．右足の腫脹が進行．正面像では第 2 中足骨の内側に境界明瞭な溶骨像がみられる（→）．反応性骨硬化像や骨膜周囲の新生骨形成はないが，軟部組織の腫脹は明らかである．吸引穿刺で 1 mL の膿様液を得た．細菌学的検査では抗酸菌がみつかり，結核菌が起因菌であると証明された．

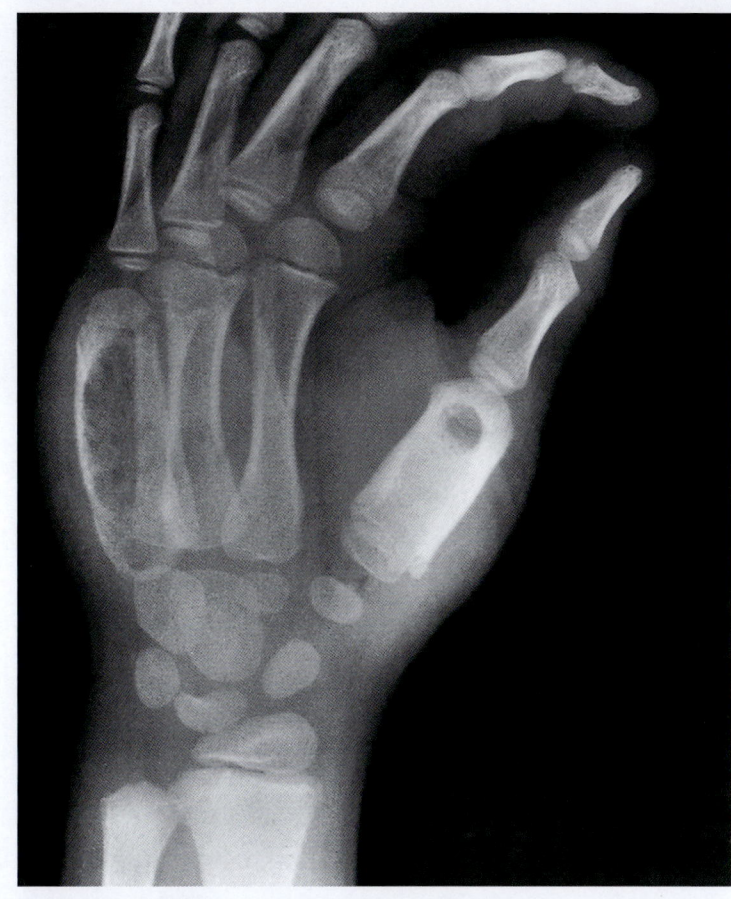

図 25-12　骨結核

7 歳男児．右手の X 線斜位像．軟部組織の腫脹を伴う母指，小指中手骨の膨張性，紡錘状の病変がみられる．骨膜反応はない．このような結核の二次的変化として起こる骨幹の腫大は，風棘（spina ventosa）として知られている．

図 25-13　骨クリプトコッカス症

18 歳男性．右肩の X 線正面像．上腕骨頭の内側に破壊性の溶骨性病変がみられるが，硬化像はほとんどなく，また骨膜反応はみられない．真菌性感染症の典型的所見である．吸引生検でクリプトコッカス感染症による膿瘍とわかった．

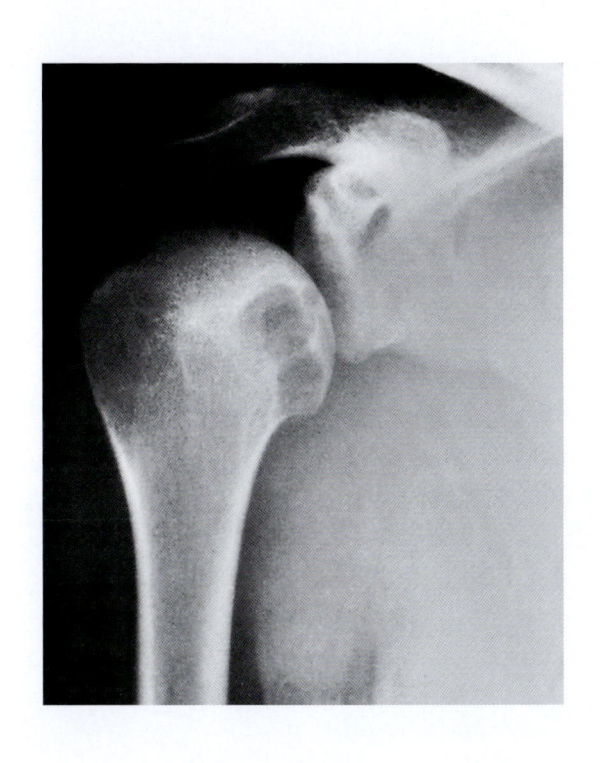

25

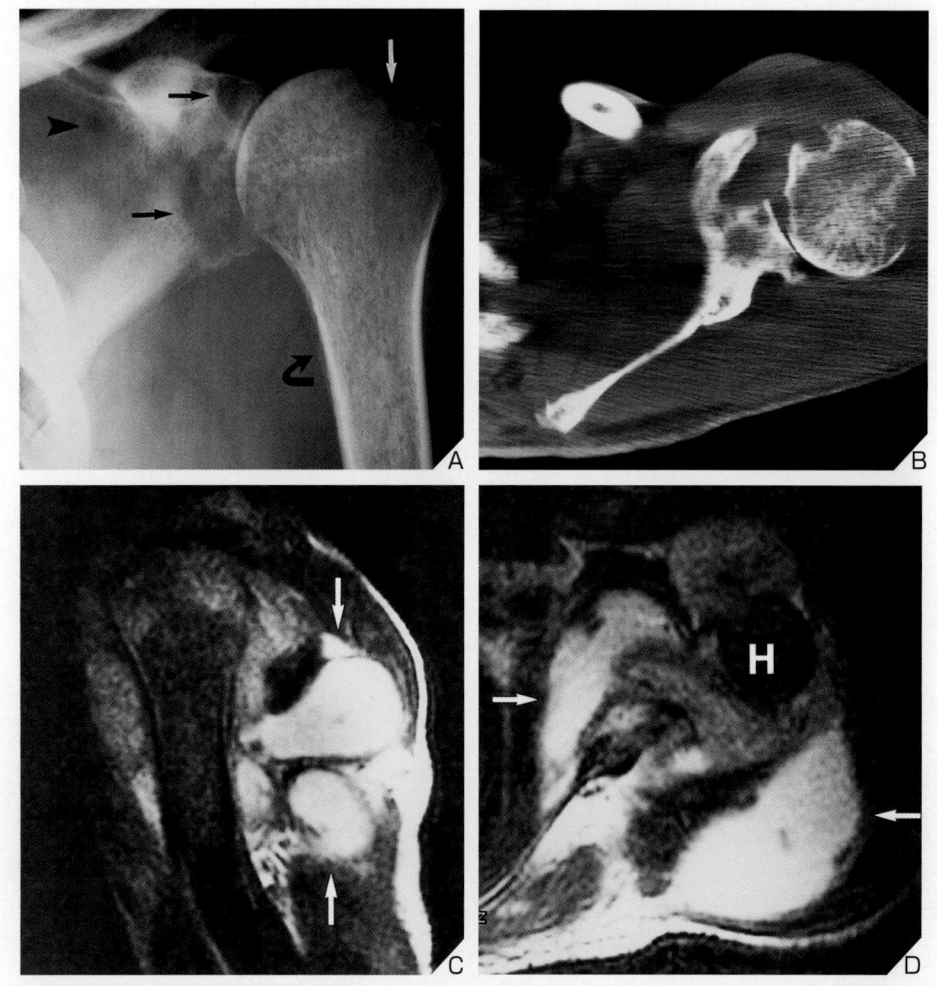

図25-14　骨コクシジオイデス症

42歳男性．4週間に及ぶ肩の疼痛と可動域制限がみられた．この患者にはコクシジオイデス症による肺病変にて入院した既往があった．（A）正面像にて上腕骨頭の外上方および関節窩に複数の溶骨性病変がみられる（→）．肩甲骨体部に小さな打ち抜き像がみられる（▷）．↩は上腕骨骨幹部にみられた骨膜反応を示す．（B）CTにて上腕骨頭の前方および後外方にびらん像を認める．上腕骨頭と関節窩軟骨面の破壊像と関節裂隙の狭小化も認める．高速スピンエコー法によるMRI［繰り返し時間（TR）4,000/エコー時間（TE）102 msec］の矢状断像（C）と横断像（D）にて，多発性の境界明瞭な軟部膿瘍が高信号に描出されている（→）．
H：上腕骨頭．

慢性全身性感染症である．先天性梅毒とは母親から胎児への垂直感染である．慢性の骨軟骨炎，骨膜炎，骨炎の所見がみられる．病変は脛骨によくみられるが，外見上広く対称性に拡がるのが特徴的である．骨端線に接する骨幹端に破壊性変化が通常よくみられ，"Wimberger sign"（図25-16）と呼ばれている．病期が進行すると，脛骨病変はサーベル状脛骨（saber-shin）変形として知られる特徴的な前方への弯曲を示す．

　後天性梅毒の所見は骨髄腔の不規則な硬化像を示す慢性骨炎か，ゴム腫（gumma）（図25-17）として知られる梅毒性膿瘍である．ゴム腫の像は化膿性骨髄炎と似ている．しかし細菌性骨髄炎のように典型的な腐骨がみられないことで区別できる．

3．骨髄炎の鑑別診断

　一般に骨髄炎のX線所見は特徴的であり，また臨床経過を加味すれば診断は容易であるが，まれにシンチグラフィー，CT，MRIといった補助的な放射線学的検査が必要となることがある．しかし，骨髄炎は時々他の状態と紛らわしいことがある．とくに急性期には好酸球性肉芽腫またはEwing肉腫（図25-18）と似ている．しかし，それぞれの軟部組織変化は特徴的で異なっている．骨髄炎では軟部組織の腫脹はびまん性で筋膜面が消えている．しかし好酸球性肉芽腫では一般に軟部組織の腫脹や腫瘤はみられない．Ewing肉腫の軟部組織への拡がりは筋膜面を保ちつつ，はっきりと境界のある軟部組織の腫瘤としてみられる．患者の症状の継続期間は診断上重要である．Ewing肉腫のような腫瘍では4〜6ヵ月かかって骨が破壊されるが，同程度の破壊が起こるのに骨髄炎では4〜6週間，また，好酸球性肉芽腫では7〜10日かかる．このような鑑別上の特徴があるにもかかわらず，骨破壊のX線所見や骨膜反応や骨での局在部位は，三者ともよく似ている（図22-10を参照）．

　骨膿瘍はとくに皮質骨部での場合は類骨骨腫のnidus（図17-19を参照）にきわめて似ている．骨髄部では，蛇行性の

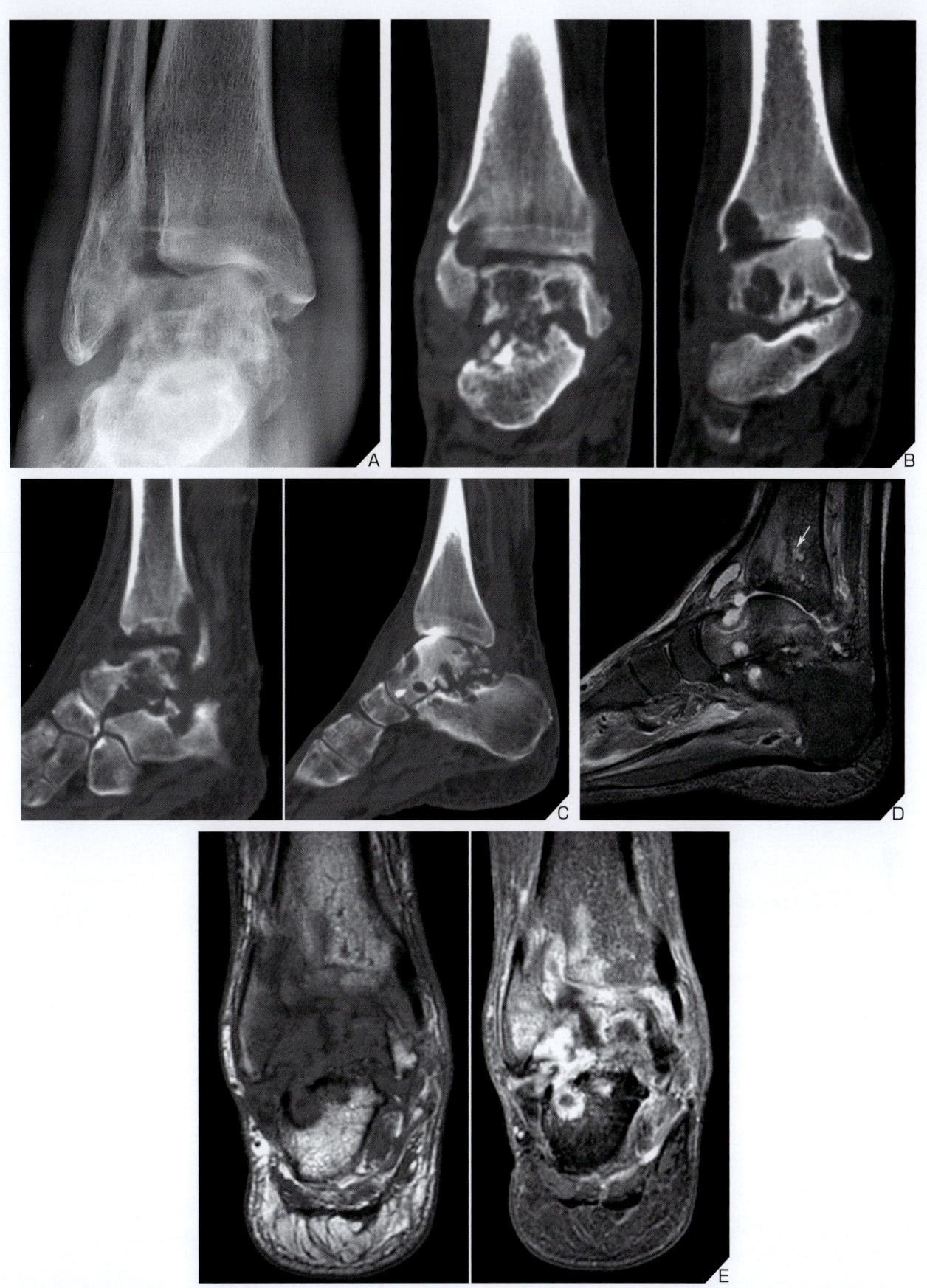

図 25-15　骨コクシジオイデス症

69 歳男性．（A）右足関節 X 線正面像にて脛距関節の破壊，距骨内に著明な骨透亮像，距腿関節の変形および軟部組織の腫脹および浮腫を認める．CT（B）冠状断像，（C）矢状断像にて足関節，距骨下関節のびらんおよび距骨，踵骨に著明な溶骨性病変を認める．（D）MRI 反転回復法矢状断像では，距骨および踵骨に広範な骨髄浮腫を伴った多発性骨びらんを認める．脛骨にも同様の所見を認めることに注目（→）．（E）MRI 脂肪抑制 T1 強調冠状断像では，ガドリニウム造影前（左）および造影後（右）において距骨，脛骨および腓骨遠位部にびまん性の異常信号を認め，さらに踵骨および距骨下面に骨びらんを認める．骨髄および骨びらん部には顕著な造影効果を認める．

25

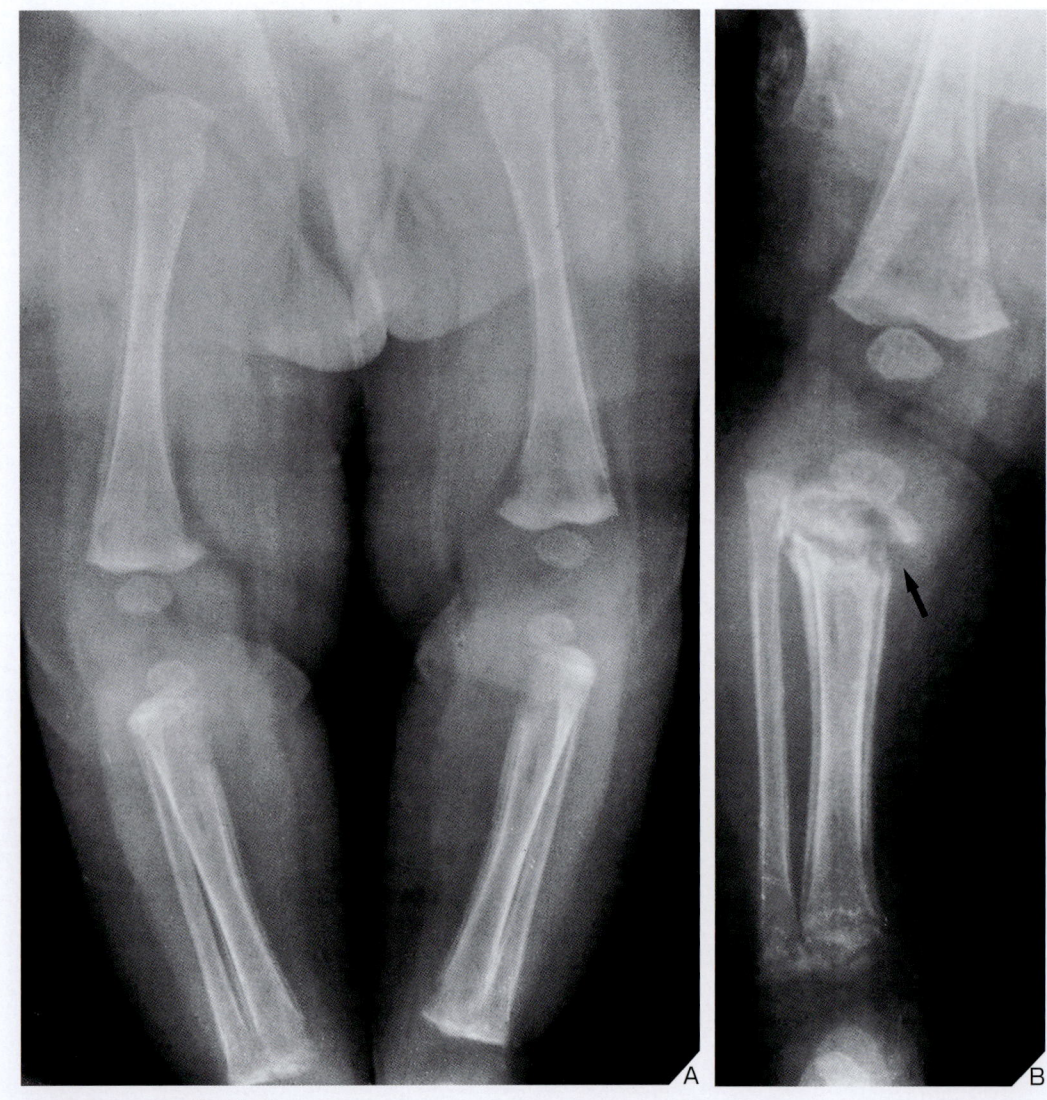

図 25-16　先天性骨梅毒
7 週の乳児. （A）下肢の X 線正面像. 大腿骨と脛骨を侵している特徴的な骨膜炎がみられる. さらに脛骨近位
の骨髄部では破壊性変化が明らかである. （B）2 ヵ月後, 感染の進行がみられ, 脛骨骨幹端の破壊と著明な骨膜
炎がみられる. 脛骨近位骨幹端の内側の特徴的なびらん（→）は "Wimberger sign" と名付けられている.

径路があれば, 類骨骨腫というより骨膿瘍と診断したほうがよ
い （図 25-19）.

　慢性再発性多巣性骨髄炎（CRMO）は 1 つ以上の関節に急性
多巣性炎症過程をもたらす. 大部分が小児期から思春期に生
じ, 画像および臨床所見は骨髄炎と似ているが, 感染や既知の
病原体を伴わない. 現在 CRMO は自己抗体や抗原特異的 T 細
胞を伴わない遺伝子調節不全による遺伝性自己免疫疾患と考え
られている. いくつかの研究で CRMO と D18S60 というまれな
対立遺伝子が関連し, その結果, 18（18q21.3-18q22）染色体の
ハプロタイプ （同じ染色体上に密接に位置していて, ともに受
け継がれる傾向のある対立遺伝子の組み合わせ）相対危険性を
招くと提言されている. CRMO を起こした骨に腫脹や圧痛を
伴った疼痛の潜在性発症を特徴とする. 鎖骨や胸骨への発生が
一般的であるが, 長管骨, 短管骨にも生じることもある （図
25-20）. 診断は細菌性骨髄炎, SAPHO 症候群［滑膜炎（syno-
vitis）, 痤瘡（acne）, 膿疱症（postulosis）, 骨増殖症（hyperos-
tosis）, 骨炎（osteitis）が複合発生したもの］, Langerhans 細

胞組織球症, さまざまな骨腫瘍など他疾患の除外により行う.
治療薬としては非ステロイド抗炎症薬（NSAIDs）, パミドロ
ネート, ビスホスホネートがあげられる.

　似たような病態で Majeed 症候群があり, これは常染色体劣
性遺伝の自己炎症症候群で LPIN2 遺伝子の突然変異によるも
のであり, CRMO, 先天性赤血球異形成貧血, 好中球性皮膚症
から構成される.

B 感染性関節炎 (infectious arthritides)

　ほとんどの感染性関節炎は一般に骨スキャンで陽性となり,
よく似た X 線像を示す. つまり関節浸出液や軟骨や軟骨下骨の
破壊とそれに伴う関節裂隙の狭小化がみられる （図 12-34 を
参照）. しかし罹患関節がどこであるかによって, それぞれの感
染症は臨床的にも X 線学的にも特徴をもつ （表 25-1）.

v

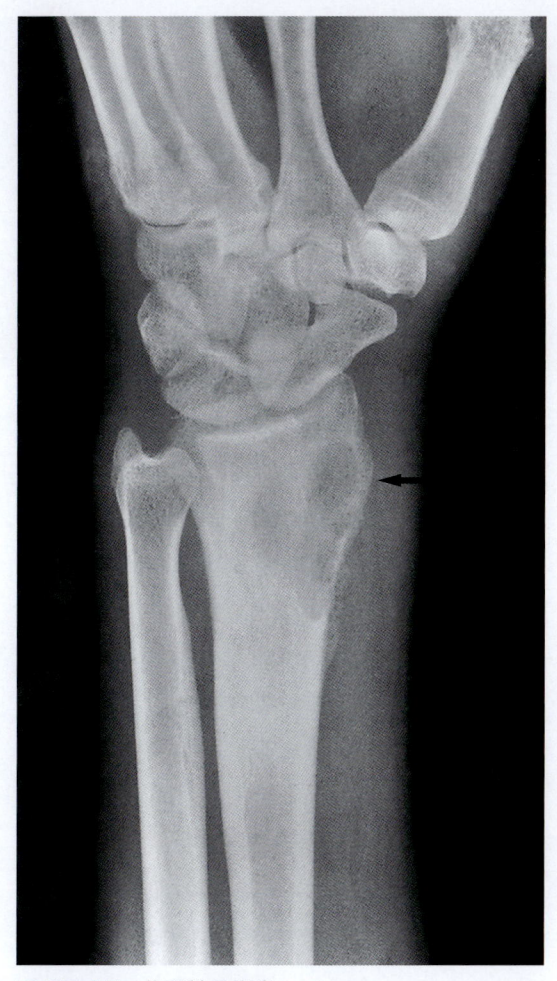

図 25-17　後天性骨梅毒
51 歳男性．遠位前腕骨の斜位像．橈骨遠位の外側面に溶骨性の膿瘍であるゴム腫（gumma）（→）がみられる．

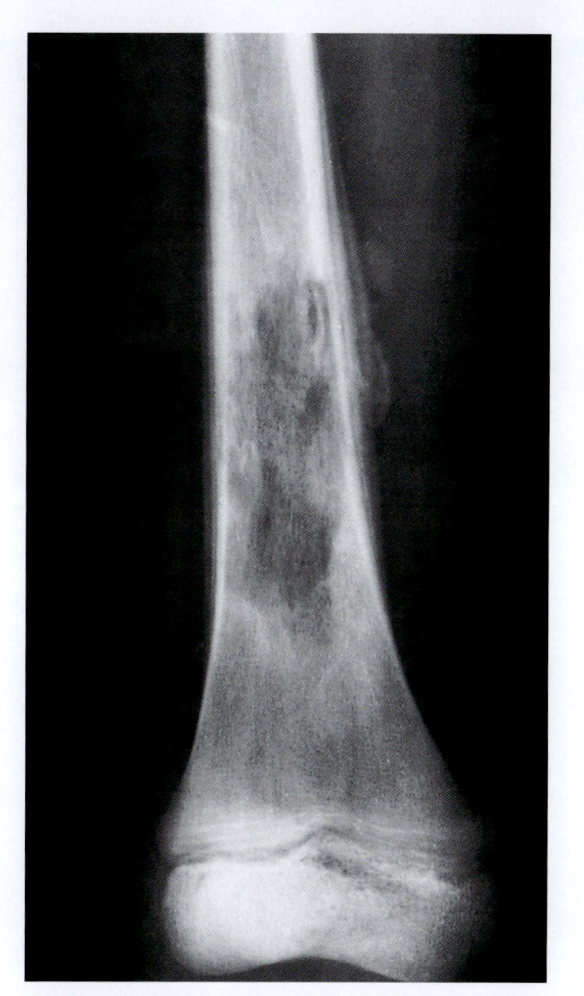

図 25-18　Ewing 肉腫と類似した骨髄炎
7 歳男児．3 週間前から右下肢の痛みがあった．大腿骨遠位骨幹の髄腔部位の X 線正面像で，虫喰い状の骨破壊がみられる．層状の骨膜反応とわずかな軟部組織の腫瘤性病変もある．この X 線像上の特徴からは Ewing 肉腫の診断が示唆された．しかしはっきりとした軟部組織腫瘤がないことや，症状出現から日が浅いことから，正確な診断としては骨髄炎が考えられ，生検により確認された．

図 25-19　類骨骨腫と類似した骨膿瘍
7 歳男児．類骨骨腫の典型的な病歴がある．つまりサリチル酸剤で速やかに改善が得られる夜間痛があった．前腕骨遠位の正面像では，尺骨遠位骨幹に，X 線像上，骨透亮像がみられる．骨透亮像を示す病巣から骨端へ向かう蛇行する径路（▶）は，骨膿瘍の診断の手掛かりとなった．

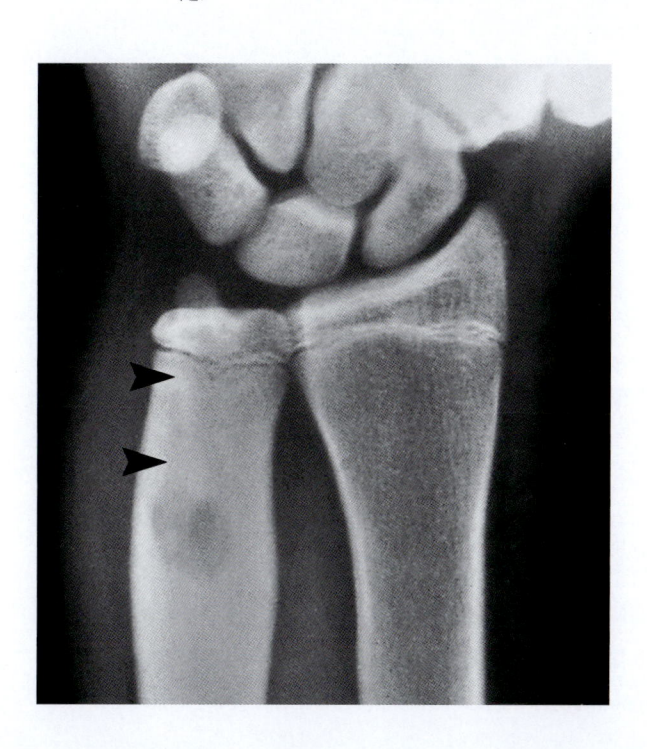

25

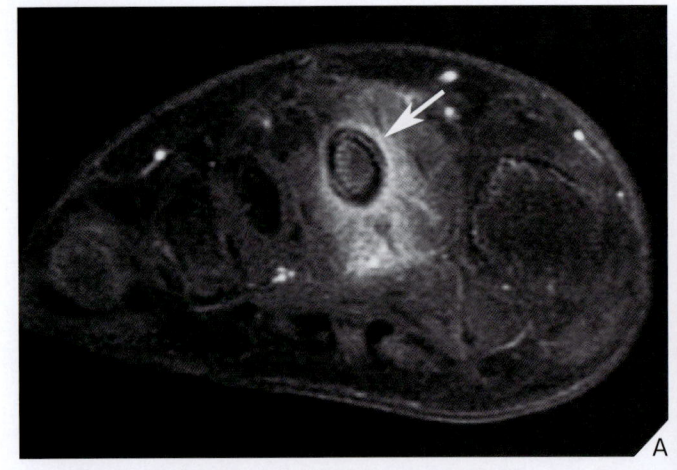
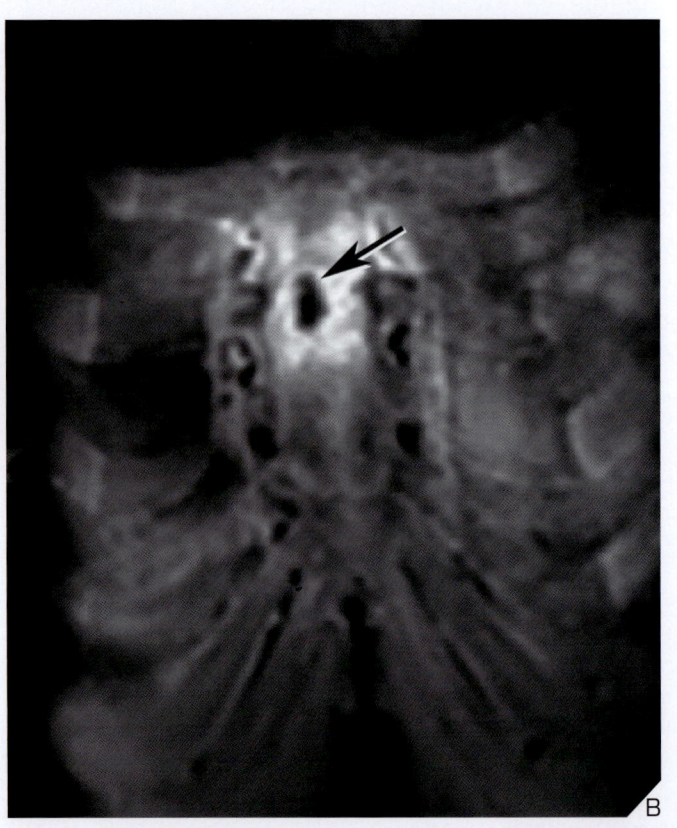

図 25-20　慢性再発性多巣性骨髄炎の MRI 所見
12 歳女児．足部に慢性的な疼痛と前胸部痛を自覚していた．（A）脂肪抑制 T2 強調横断像にて第 2 中足骨に骨膜反応を伴った信号変化を認め（→），その周囲の軟部組織に浮腫を認める．（B）脂肪抑制 T1 強調冠状断像にて胸骨体部にガドリニウム造影された浮腫に囲まれた巣状の低信号領域を認める（→）．

表25-1	さまざまな部位における感染性関節炎の臨床および画像上の特徴		
感染炎の型	部位	重要な異常所見	撮影法/方向
化膿性感染症*	四肢の関節	関節周囲骨萎縮 関節水症 軟骨下骨の破壊（両端の関節面）	骨スキャン（早期） 罹患部位の一般撮影 穿刺と関節造影 MRI
	脊椎	椎間板腔の狭小化 椎体終板の不明瞭化 椎体周囲の腫瘤 硬膜内での造影剤の通過障害 椎間板の破壊	正面像，側面像 CT，MRI 脊髄造影 椎間板造影と穿刺
非化膿性感染症 　結核	大関節	単関節罹患（関節リウマチと類似） 接吻腐骨（kissing sequestra）（膝） 軟骨下骨の硬化像	骨スキャン 一般撮影 CT
	脊椎	亀背形成 椎体の溶骨像 椎間板の破壊 椎体周囲腫瘤 軟部組織膿瘍（冷膿瘍） 硬膜内での造影剤の通過障害	正面像，側面像 椎間板造影と穿刺 CT，MRI 脊髄造影
ライム病	膝	膝蓋大腿関節狭小化 膝蓋下脂肪体の浮腫状変化	側面像 CT，MRI

*静注用薬物使用者ではまれな部位の感染がみられる．たとえば，脊椎や仙腸関節，胸鎖または肩鎖関節，恥骨結合などである．これらの部位の感染症を評価する X 線学的検査法や特徴的所見は，好発部位と同様である．

1．化膿性関節炎

　化膿性関節炎の臨床徴候や症状は，罹患部位とその範囲や起因菌により異なる．化膿性関節炎の大多数の症例は黄色ブドウ球菌（*Staphylococcus aureus*）や淋菌（*Neisseria gonorrhoeae*）が原因であるが，他の病原菌，たとえば緑膿菌（*Pseudomonas*

aeruginosa），*Enterobacter cloacae*，*Klebsiella pneumoniae*，*Candida albicans*，*Serratia marcescens* なども，薬物使用者の関節感染においてみつかる頻度が増加している．というのは注射液や針からこれらが混入するからである．

　いかなる大きさの関節も化膿性関節炎に侵されうる．そして薬物依存者の血行性播種は，通常は起こりにくい病変部位，た

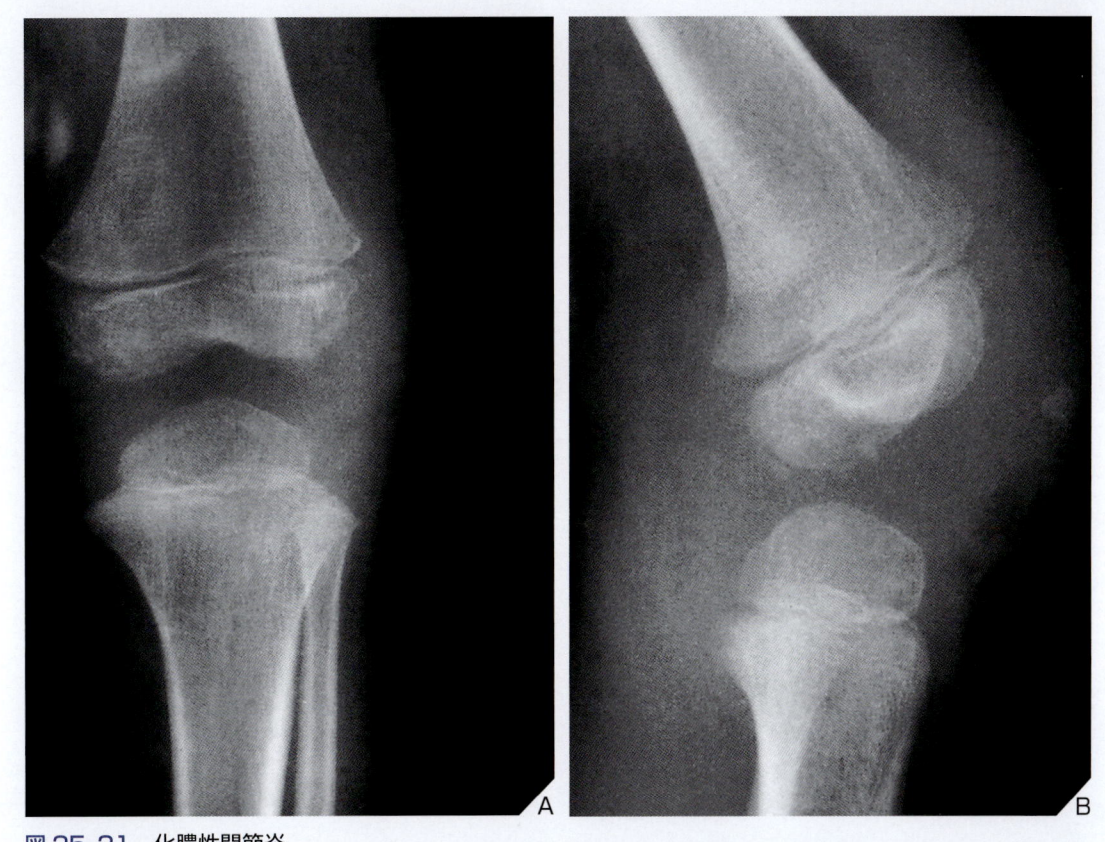

図 25-21　化膿性関節炎
　4 歳男児．化膿性関節炎．左膝の正面像（**A**）と側面像（**B**）で，関節周囲の高度の骨粗鬆症と多量の関節水症がみられる．大腿骨遠位骨端の小さな骨びらんと関節裂隙が保たれていることに注目．穿刺により尿路感染からのブドウ球菌の血行性播種であることがわかった．

とえば脊椎（椎体や椎間板），仙腸関節，胸鎖関節，肩鎖関節，恥骨結合などに起こるのが特徴的である．

　通常，標準的な X 線撮影で化膿性関節炎は十分診断できるが，正確な診断をするためには特徴的な X 線所見が参考となることがある．一般的には単関節が侵され，荷重関節，とくに膝や股関節がほとんどである．関節炎の初期像は，関節液貯留，軟部組織の腫脹，関節周囲の骨粗鬆症であるが，関節裂隙は通常保たれている（図 25-21）．

　化膿性関節炎の後期には関節軟骨が破壊される．また，軟骨下骨が両側ともに侵され，関節裂隙が狭小化することは特徴的である（図 25-21，22A）．関節造影は，細菌学的検査のための関節液を得るための関節穿刺を行うと同時に施行されるが，関節破壊の拡がりを決定し滑膜炎の存在を示すのに役立つ（図 25-22B）．骨スキャンは関節の感染症と関節周囲の軟部組織感染症を区別するのに有効である（図 24-9 を参照）．また骨スキャンは治療経過をモニターするのにも役立つ．ただし骨シンチグラフィーが完全に正常化を示すまでに数週間が必要である．化膿性関節炎の MRI 所見では，周囲の軟部組織の浮腫と骨髄浮腫を伴った関節液貯留が著明である（図 25-23）．病期が進行すると骨髄炎に起因する軟骨や骨破壊を認めるようになる（図 25-24，表 12-34 も参照）．MRI でみられる積層状の関節水腫は化膿性関節炎を確かにする所見といえる．

■ 合併症 ■

　小児における四肢の関節の感染性関節炎は，骨端線を破壊

し，成長停止につながる（図 24-18 を参照）．また感染性関節炎は周囲の骨へ拡がり骨髄炎を起こすことがある．変形性関節症や関節の骨性強直が起きることもある．

2．非化膿性関節炎

a 結核性関節炎（tuberculous arthritis）

　結核性関節炎は肺以外の結核の 1％の頻度であるが，最近その数は増加している．抗酸性桿菌である結核菌（*Mycobacterium tuberculosis* および *Mycobacterium bovi*）が起因菌である．感染は各年代にみられるが，とくに小児と若者が多い．外傷やアルコール中毒，薬物中毒，関節内ステロイド注射，長期にわたる全身疾患の存在などの既存因子が多くの患者にみられる．結核性関節炎は，通常は隣接する感染巣からの直接浸潤か，結核菌の血行性播種によって起こる．股関節や膝関節といった大きな荷重関節が好発部位であり，また原則的に単関節罹患である．

　通常，標準的な X 線検査のみで結核性関節炎の特徴は十分示される．しかし初期の X 線像は単関節型の関節リウマチの場合と区別できないことがしばしばある．シンチグラフィーで 1 つの関節のみに罹患がみられることは感染を示唆する（図 25-25）．X 線像上の異常を示す三徴候（Phemister の三徴），つまり関節周囲の骨粗鬆症，周辺に局在する骨びらん，徐々に減少する関節裂隙という 3 つの所見は正確な診断の助けとなる．また CT 検査を行えば，ほんのわずかな特徴的所見をもみつける

25

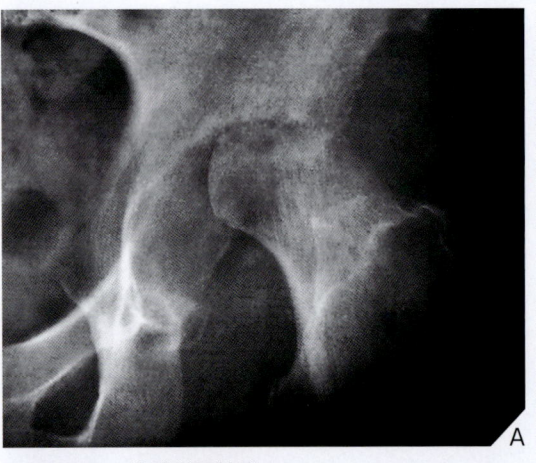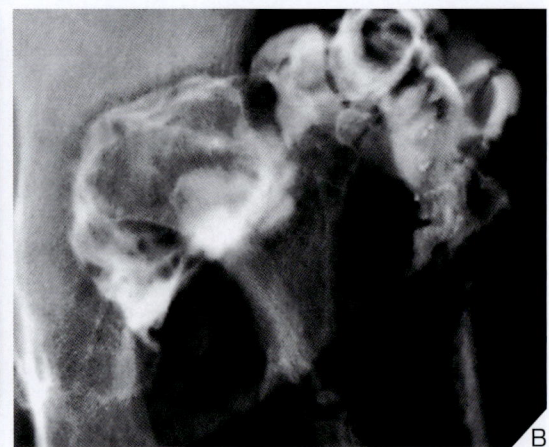

図 25-22　化膿性関節炎
64 歳女性．上気道感染後 6 ヵ月で，左股関節痛が出現．（A）股関節の X 線正面像で関節の骨頭側と寛骨臼側ともに軟骨の完全破壊がみられ，大腿骨頭のびらんもみられた．（B）まず二重造影を行う際に細菌検査のために関節液を採取したところ，黄色ブドウ球菌がみつかった．破壊された関節の輪郭が造影剤により示されており，慢性滑膜炎の際にみられる滑膜の不整像もみられた．

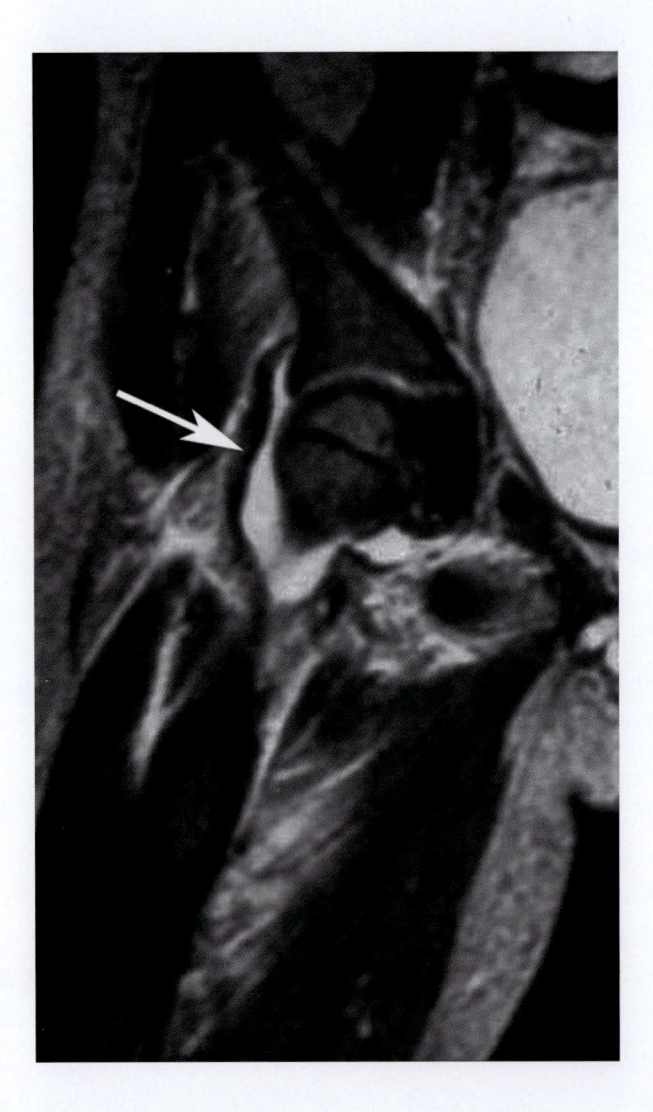

図 25-23　化膿性関節炎の MRI
12 歳男児．T2 強調冠状断像にて関節包の膨満を伴った関節液貯留を認める（→）．筋肉の周囲には化膿性関節炎を示唆する浮腫を認める．骨髄炎所見は認めない．

ことができる（図 25-26）．ときとして，とくに膝において，侵された関節の両側でいわゆる接吻腐骨（kissing sequestra）と呼ばれる楔状の壊死病巣がみられる．感染末期には関節の完全破壊が起こり隣接する骨の硬化性変化がよくみられる（図 25-

27）．結核性関節炎の MRI 所見は類似しており，骨髄浮腫，関節水腫，辺縁部侵食，進行性の軟骨減少を認める．多発性関節内遊離体（米粒体）は結核性関節炎に特徴的であるが，関節リウマチや滑膜性骨軟骨腫症でも同様の所見がみられることがあ

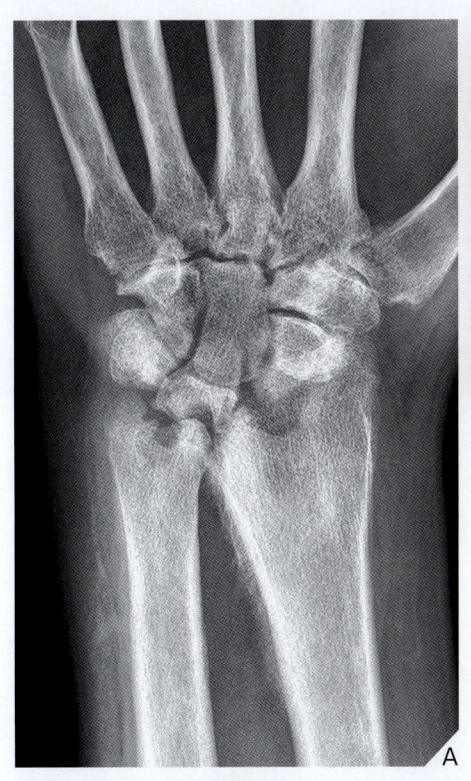
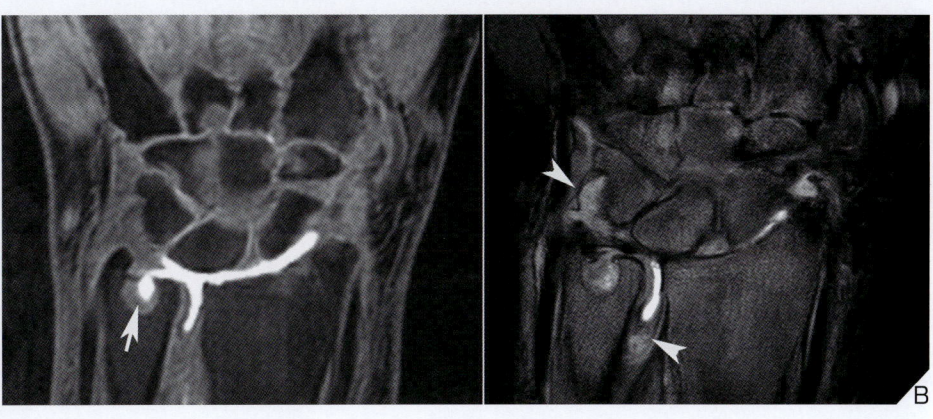

図 25-24　化膿性関節炎の MRI

43 歳男性．（A）手関節 X 線像にて橈骨手根関節の破壊および橈骨遠位部，尺骨遠位部，月状骨，舟状骨にびらん性変化を認める．病変が手根中手関節にも及んでいることに注目．橈骨遠位部および尺骨遠位部に骨膜反応および軟部組織の腫脹を認める．（B）脂肪抑制三次元グラデーションリコールエコー法冠状断像（左図）および脂肪抑制プロトン密度強調冠状断像（右図）にて遠位橈尺関節に広がる橈骨手根関節の水腫および三角線維軟骨完全断裂を伴った尺骨遠位部のびらんを認める（→）．関節水腫および周囲の軟部組織浮腫を示す中等度低信号領域の大部分は化膿性関節炎による滑膜炎であることに注目．

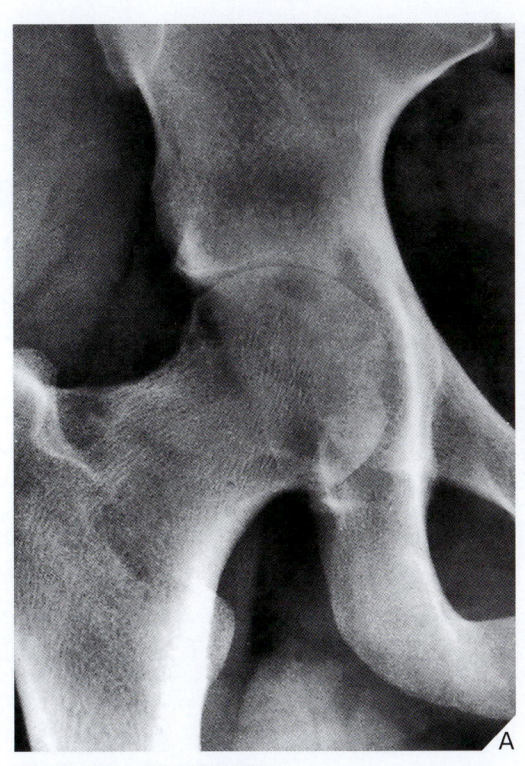
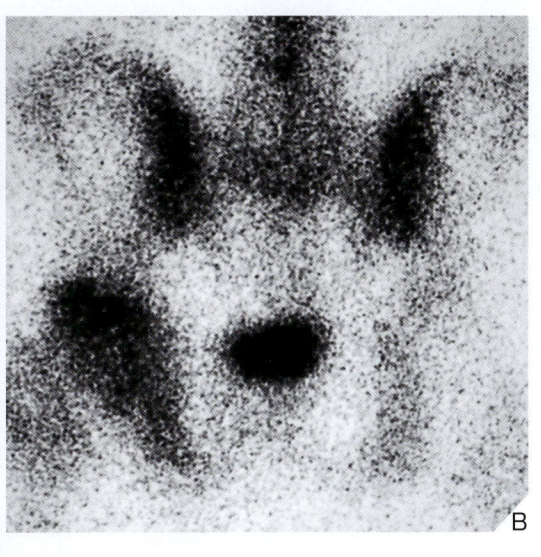

図 25-25　結核性関節炎

29 歳女性．慢性アルコール中毒で右股関節痛を訴えていた．（A）股関節の正面像で，とくに荷重部での関節裂隙の消失と関節周囲の骨粗鬆症がみられる．（B）⁹⁹ᵐTc 二リン酸塩を用いた骨スキャンでは，右股関節にのみ取込みの増加があることがわかる．両仙腸関節の取込みは正常所見である．穿刺により結核性関節炎の診断が得られた．

25

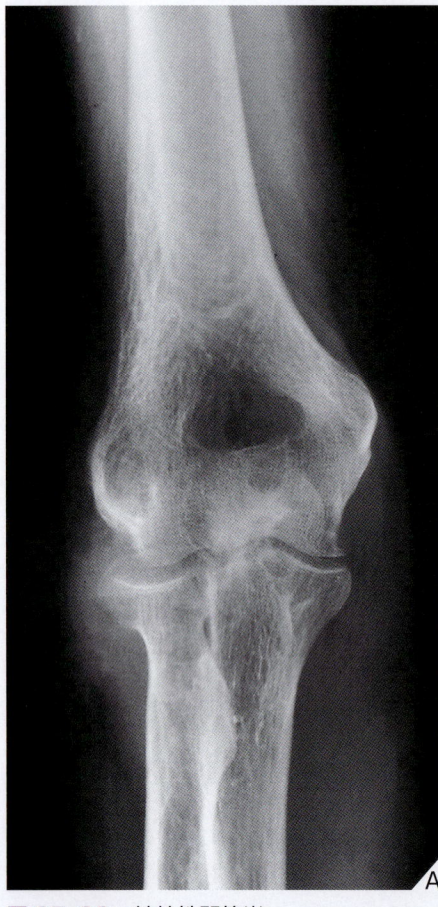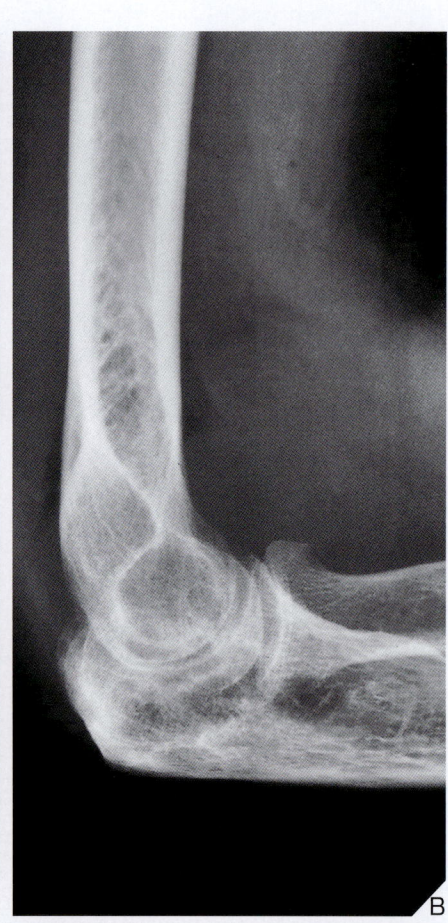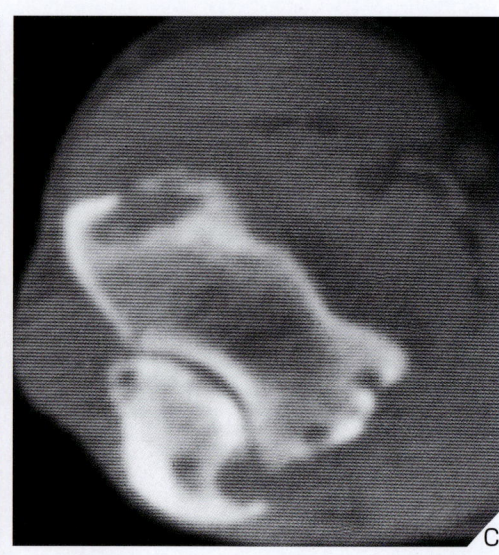

図 25-26 結核性関節炎

70歳男性. インドからの移民. 4ヵ月に及ぶ左肘の疼痛を訴えていた. 彼の娘の話では, 父親はインドでは慢性肺疾患で治療を受けていた. 左肘のX線正面像（A）と側面像（B）で, 多量の関節水症がみられる. これは側面像での前後にわたる fat-pad sign としてみられる. 小さな関節周囲骨びらんはこのX線像ではよくわからない. （C）CTでは, 結核性感染に典型的な関節裂隙の狭小化がみられる.

る. 結核性滑液包炎はまれではあるが, とくに感染性滑液包炎が著しく膨張している際は鑑別診断として考慮すべきである（図 25-28）.

b 他の感染性関節炎

真菌による関節の感染症（アクチノマイコーシス, クリプトコッカス症, コクシジオイデス症, ヒストプラスモーシス, スポロトリコーシス, カンジダ症）や, ウイルス（スモールポックス）, スピロヘータによる関節の感染症（梅毒, イチゴ腫）は, 化膿性や結核性関節炎より頻度が低い.

コネチカット州のある町で最初にみつかったため, その町の名にちなんでライム関節炎と呼ばれている感染性関節炎が最近注目されている. これはダニ（Ixodes dammini, または同類の Ixodes pacificus や Ixodes ricinus など）により媒介されるスピロヘータ（Borrelia burgdorferi）により起こる. 通常夏に始まり, ダニに咬まれた部位には特徴的な皮膚病変（慢性遊走紅斑）と感冒のような症状を伴う. また, 軟骨と骨のびらんが特徴である慢性関節炎が数週～数ヵ月以内に起こる. この関節の病変は若年性関節リウマチや反応性関節炎といくつかの類似点があ

る. 病初期には関節浸出液が存在し, 膝には膝蓋下脂肪体の特徴的な浮腫性変化が認められる（図 25-29）. MRI では肥厚した滑膜のリボン状ヒダと群葉状に拡大した滑膜および膝蓋骨下脂肪体内に滑液貯留を認める（図 25-30）.

十二指腸虫症, ロア糸状虫症, フィラリア症, 嚢虫症, エキノコッカス症などの, 回虫, 扁虫, あるいは条虫の外寄生による筋骨格系の寄生虫疾患は, 西半球では比較的まれである. しかし, いくつかの風土病地域では, 特異な画像所見が認められる場合には, とくに骨と軟部組織の病変の鑑別診断において寄生虫感染を考慮する必要がある. そういった病態の1種である包虫嚢胞症は, エキノコッカス症としても知られており, 単包条虫によって引き起こされる寄生虫感染である. 本症は全報告例の約1～4%において筋骨格系に影響を及ぼす. 骨においては, 膨張性の泡状溶解病変に遭遇する. また, さまざまな内臓（肝, 肺）や軟部組織における嚢胞形成が特徴である. MRI は軟部組織内の寄生虫嚢の描出に有用である（図 25-31）.

図 25-27　結核性関節炎

52 歳女性. 肺結核. 左手および手関節の正面像で,
左手根骨に生じた進行した結核性関節炎がみられる.
橈骨手根, 手根中央, 手根中手関節の完全破壊と遠位
橈骨・尺骨の骨硬化がみられる. 罹患関節の遠位での
骨粗鬆症と軟部組織の腫脹に注目.

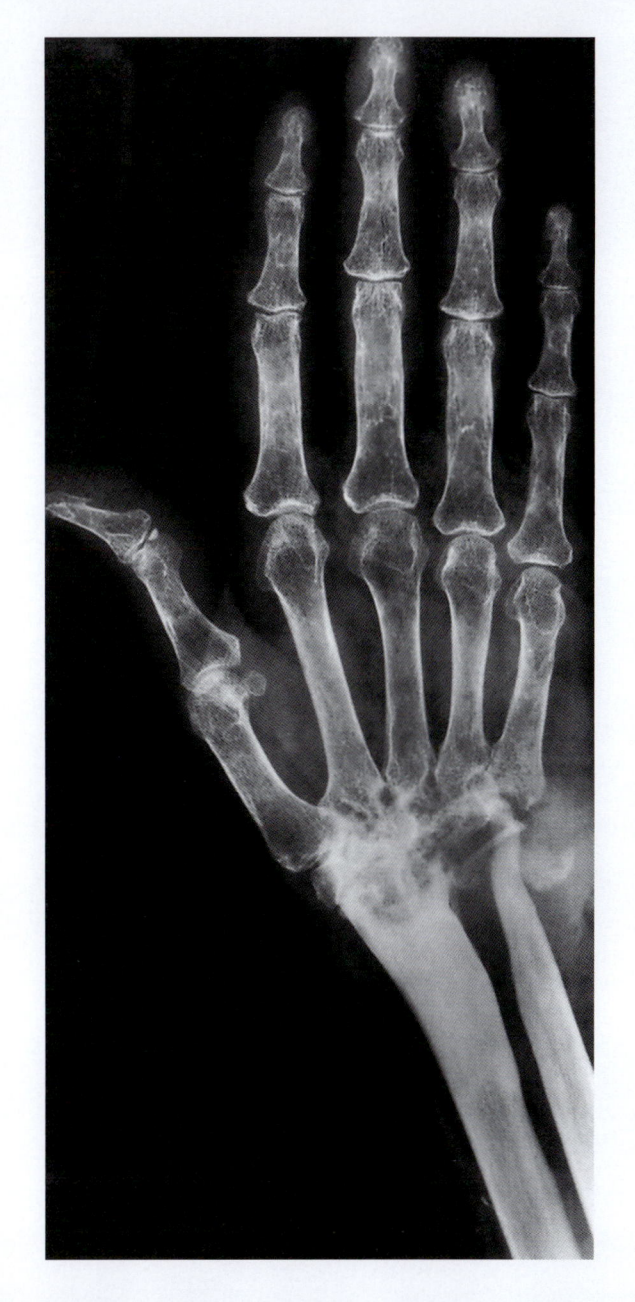

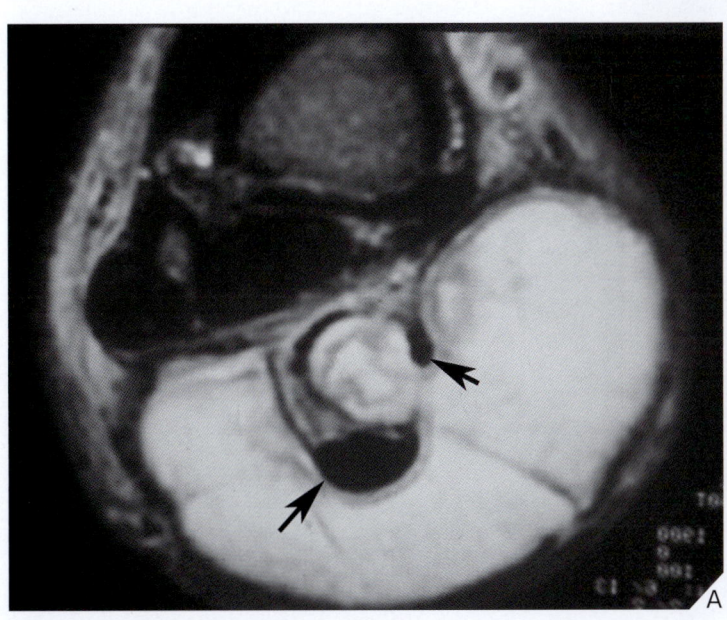

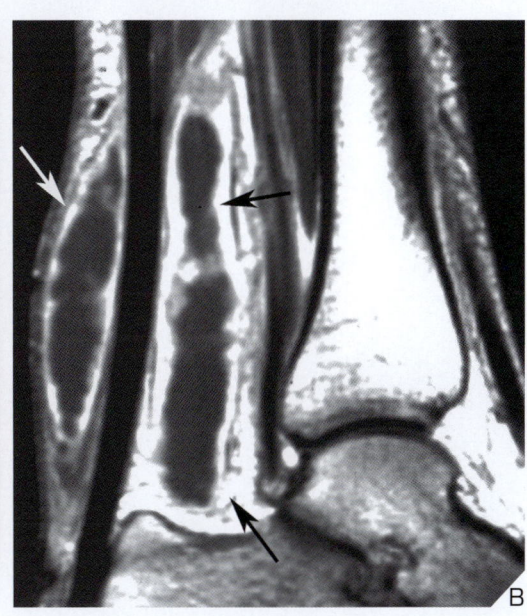

図 25-28　結核性滑液包炎の MRI 所見

(A) 足関節 T2 強調横断像にてアキレス腱後方および足底筋腱周囲のアキレス腱後滑液包の著明な腫脹を認める (→). (B) 足関節ガド
リニウム造影脂肪抑制 T1 強調矢状断像にて滑液包壁に信号増強を認める (→).
(Dr. Jose Marcos-Robles, Madrid, Spain のご好意による)

25

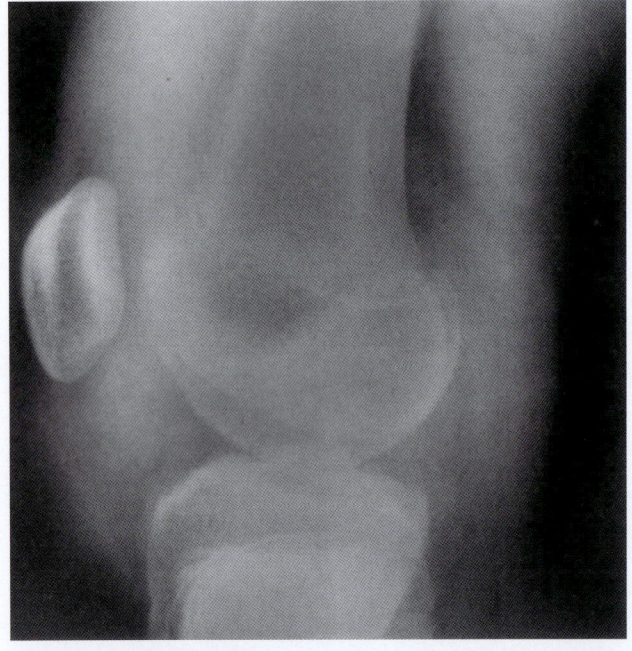

図 25-29　ライム関節炎
　13歳男児. 数ヵ月前よりときどき右膝に軟部組織の腫脹と関節水腫を自覚していた. X線側面像にて関節周囲の骨萎縮, 関節水腫, 軟部組織の腫脹, 膝蓋下脂肪体にまだらな密度の領域を認める.
（Lawson JP, Rahn DW. Lyme disease and radiologic findings in Lyme arthritis. Am J Roentgenol 1992 ; 58 : 1065-1069 より引用）

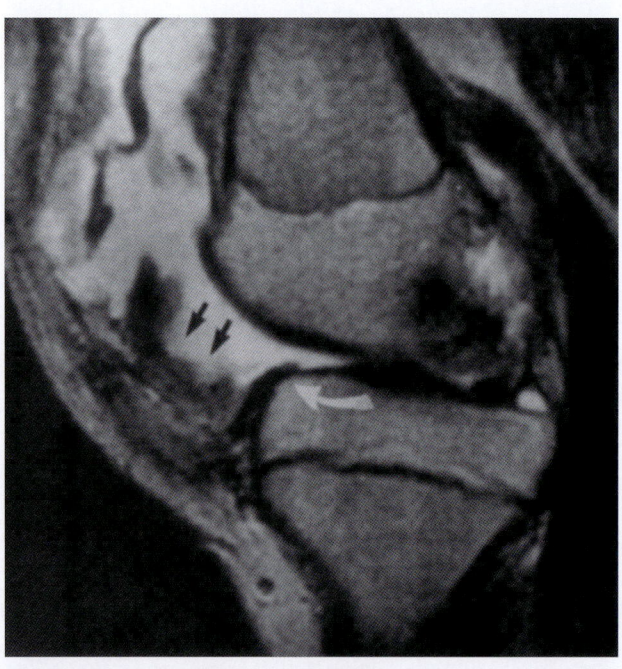

図 25-30　ライム関節炎の MRI 所見
　17歳男性. 7ヵ月前より左膝関節腫脹を自覚していた. T2強調矢状断像にて内側半月板の前方への逸脱を認める（白い↘）. 肥厚した滑膜のリボン状ヒダと群葉状に拡大した滑膜および膝蓋骨下脂肪体内の滑液貯留に注目（→）.
（Lawson JP, Rahn DW. Lyme disease and radiologic findings in Lyme arthritis. Am J Roentgenol 1992 ; 58 : 1065-1069 より引用）

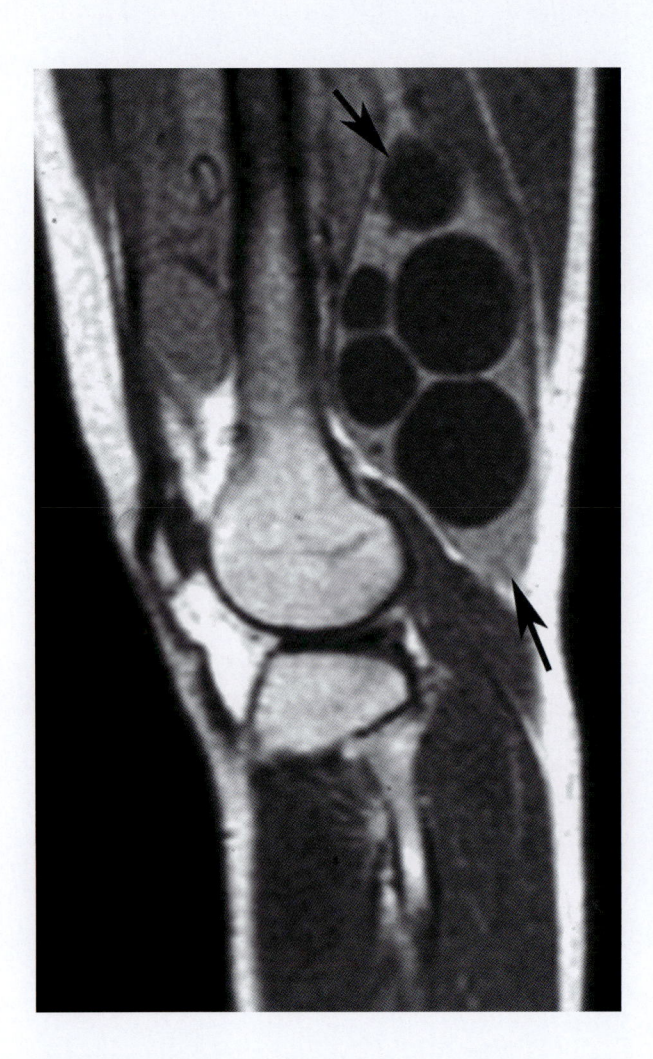

図 25-31　包虫症の MRI 所見
　T1強調矢状断像にて大腿部遠位後面に大きな液体貯留を認める（→）. その内部には包虫囊胞を示す多数の小さな液体貯留を認める.

C 脊椎感染症

1．化膿性感染症

　病原菌はいくつかの径路により脊椎に到達しうる．動脈や静脈路（Batson 静脈叢）による血行性播種が起こることで椎体に生着する．通常は前方の軟骨下骨に生着する．この骨髄炎の病巣は椎体の終板を穿孔し，椎間板に拡がる．そして椎間板の感染（椎間板炎）を起こす（図 25-32）．椎間板の感染は直接的に起こる場合もある．つまり脊柱管への穿刺の際に細菌が入り込んだり，脊椎の手術の際に起こったり，また，まれではあるが隣接している椎体周囲膿瘍などの感染巣から病巣が拡がったりして起こる（図 24-4 を参照）．また，椎間板炎は幼小児では血行性に起こることがある．というのは椎間板への血流が幼小児ではまだ存在するからである．

　X 線学的な椎間板の感染の特徴は，椎間板腔の狭小化や隣接した椎体終板の破壊，脊椎周囲の腫瘤性病変の存在である．多くの場合，通常の椎体の正面像と側面像で明らかであるが（図 25-33），CT でさらに情報が得られる（図 25-34）．骨シンチグラフィーにより X 線像上で変化が現れる前に初期感染を発見できる（図 25-35）．ときに椎間板造影がなされることがあるが，その主な目的は細菌学的な検査のための検体を得ることであり，これは関節の感染症の場合に関節造影を用いるのと同じである．造影は椎間板感染の範囲を示す（図 25-36）．

　MRI も脊椎感染症の診断に重要なモダリティとなってきた．特徴的な椎間板腔の狭小化，椎間板の破壊像，椎体周囲の軟部組織の腫大，椎体周囲筋の浮腫変化が MRI でよくわかる（図 25-37，38）．

2．非化膿性感染症

a 脊椎結核（tuberculosis of the spine）

　結核菌による脊椎の感染症は結核性脊椎炎または，Pott 病として知られている．椎体と椎間板が侵される．下位胸椎と上部腰椎が好発部位である．全骨結核の 25～50％を結核性脊椎炎が占める．

　脊椎結核の画像上の特徴は化膿性感染症でみられた特徴と似ている．椎間板腔の狭小化があり，椎間板に隣接した椎体終板は破壊像を示す．椎体周囲腫瘤像があることが一般的である

（図 25-39）．まれに病巣が椎間板に及ばず椎体や椎弓根のみを破壊することもある．

▌合併症▌

　脊椎結核は，椎体の部分的または全体的な破壊により圧潰を起こし，脊椎前弯や亀背を形成する．感染が隣接の靱帯や軟部組織に拡がる頻度はかなり高く，腸腰筋はしばしば二次性の結核性感染部位となり，通常，冷膿瘍（cold abscess）と呼ばれている（図 25-40）．結核性脊椎炎のもっともよくみられる合併症は硬膜や脊椎への圧迫であり，対麻痺を起こす．圧迫を疑うときには，脊髄造影や MRI はその診断に大いに役立つ（図 25-41）．

D 軟部組織の感染症

　軟部組織感染症（結合織炎，cellulitis）は，通常は皮膚穿刺により病原菌が直接体内に侵入することにより起こる．また，糖尿病などの全身疾患の合併症としてもみられる．主な起因菌は黄色ブドウ球菌，*Clostridiun novyi* や *Closfridium perfringens* である．これらのガス産生菌は軟部組織中にガスを産生し，単純 X 線像でも皮下組織や筋肉内の X 線透過性の泡や線状陰影として容易にみつけられる（図 25-42）．この所見は通常，嫌気性菌に起因した壊疽を示す．軟部組織の浮腫と脂肪や筋膜像の偏位もまた，通常の X 線像で明らかとなる（図 25-43）．CT はこの点で優れており（図 25-44），加えて軟部組織のみの感染である真の蜂巣炎と骨感染からの波及であるかを鑑別できる（図 25-45）．

　現在，MRI は軟部組織感染症診断のゴールドスタンダードと考えられている．とくに，腱鞘や筋肉などにも拡がっている軟部組織膿瘍が正確に描出される．膿瘍は T1 強調像では低信号域，T2 強調像では高信号域の境界のはっきりした円形，または楕円形の像となる（図 25-46；図 24-14 も参照）．しばしば MRI において膿瘍の周囲に低信号域の像がみられるが，これは線維性被膜である（図 23-12 を参照）．腱鞘内化膿性浸出液は T2 強調像で高信号域，T1 強調像で低信号域の像としてとらえられるが，非化膿性浸出液との区別はつかない．

　糖尿病患者は隣接した皮膚潰瘍から軟部組織膿瘍，化膿性関節炎，化膿性腱滑膜炎，骨髄炎に進行しやすい．とくに足趾，母趾および小指の中足骨，踵が一般的である．MRI は感染の存在や拡がりの評価に使用が考慮される（図 25-47）．

25

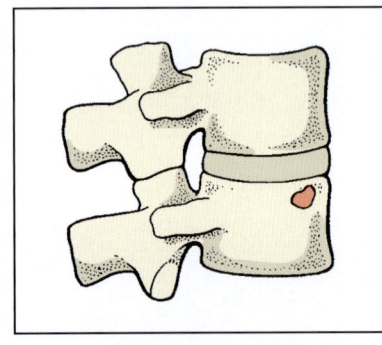

椎体の骨髄炎の病巣

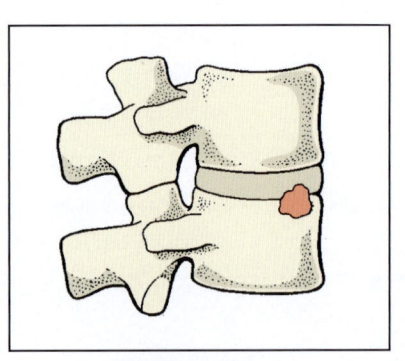

椎体終板を穿孔し，
感染が椎間板へ拡がっていく

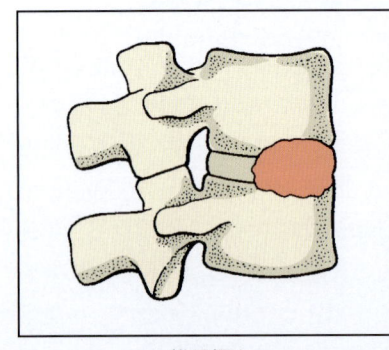

椎間板や
隣接椎体への播種

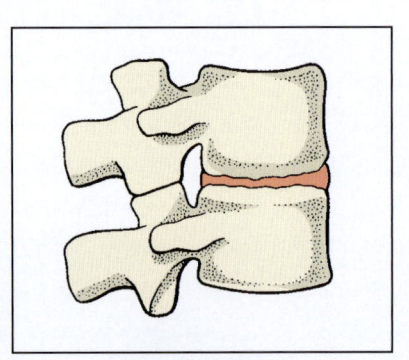

椎間板の破壊と
椎間板腔の狭小化

図 25-32　椎体と椎間板の感染症の進行過程

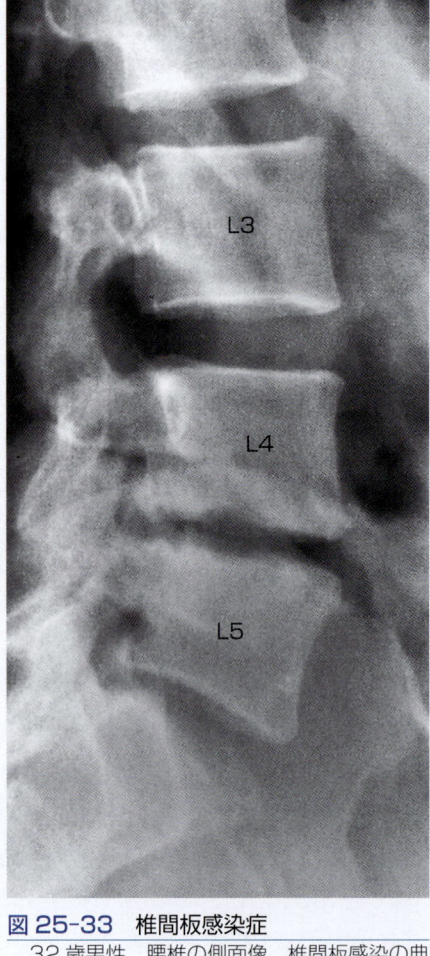

図 25-33　椎間板感染症

32 歳男性．腰椎の側面像．椎間板感染の典型的な X 線像上の変化を示している．L4/5 の椎間板腔の狭小化があり，L4 下端の終板と L5 上端の終板は輪郭が不明瞭となっている．L3/4 椎間板腔では，終板が正常であることに注目．

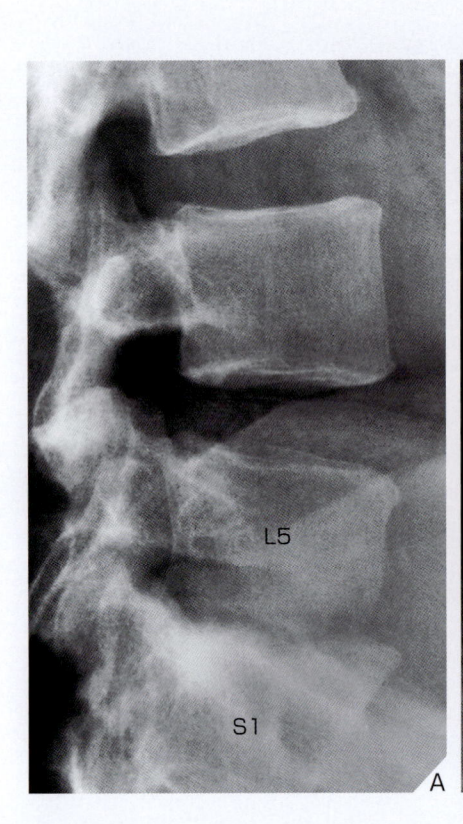

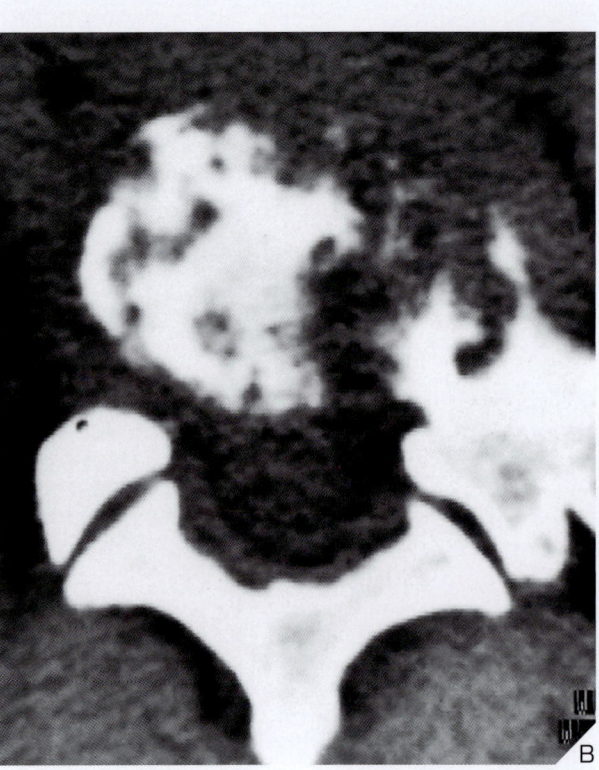

図 25-34　椎間板感染症の CT

40 歳男性．重い物を持ち上げたのが原因と思っていた腰痛が 8 週間続いた．（A）腰仙椎の側面像では L5/S1 椎間板腔の狭小化がみられ，隣接椎体終板がいくらか不明瞭になっていた．（B）椎間板腔の CT 断面では，感染症の特徴である椎間板と椎体終板の破壊がみられた．

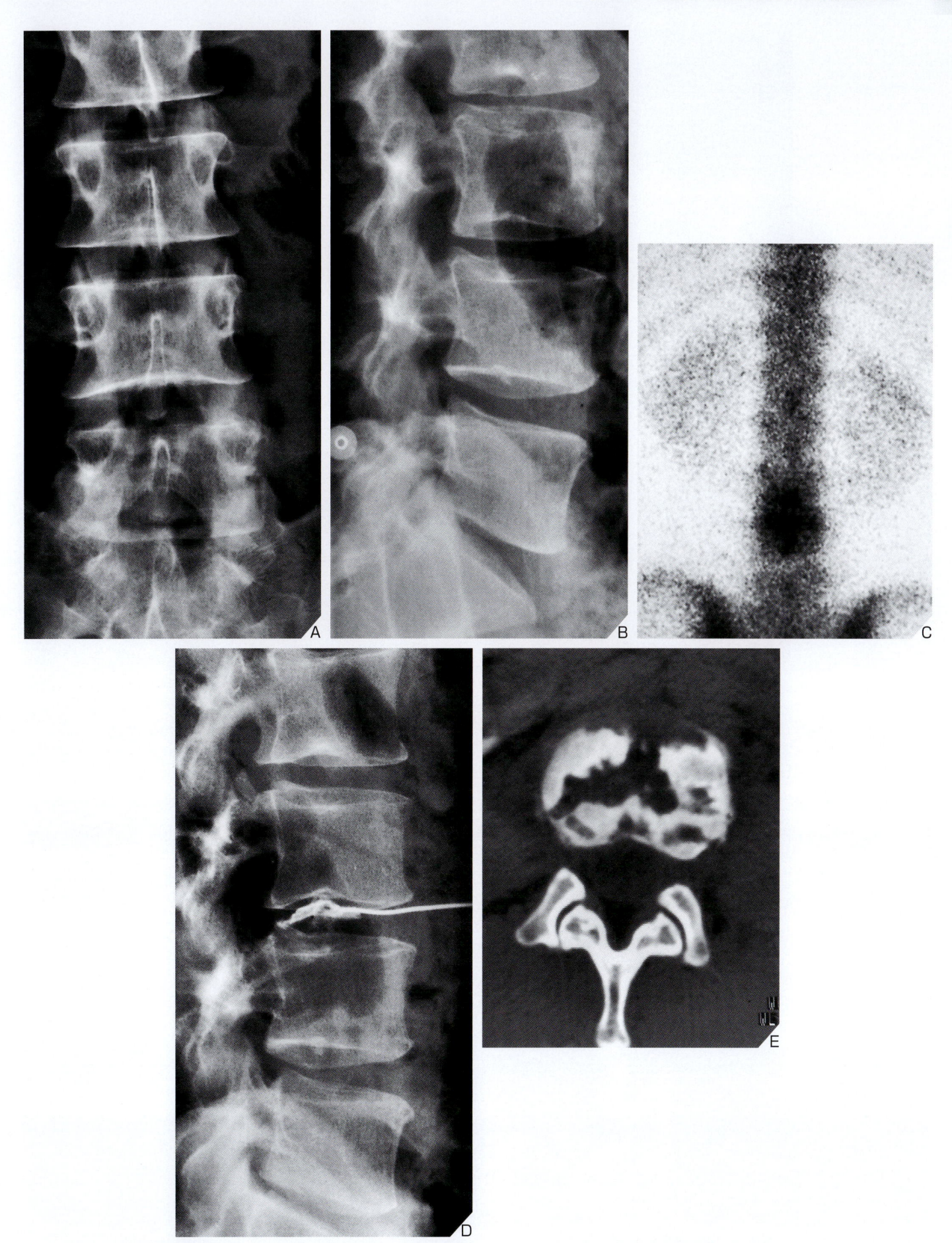

図 25-35　椎間板感染症
　40 歳男性．4 週間腰痛を訴えていたが，通常の X 線正面像（**A**）と側面像（**B**）では，明らかな異常はない．（**C**）骨シンチグラフィーでは，L3/4 に取込みの増加がある．（**D**）次に行った後外側方からの椎間板造影では，椎間板からの部分破壊が明らかである．（**E**）破壊の拡がりが CT で示されている．穿刺液からの細菌学的検査で大腸菌がみつかった．

25

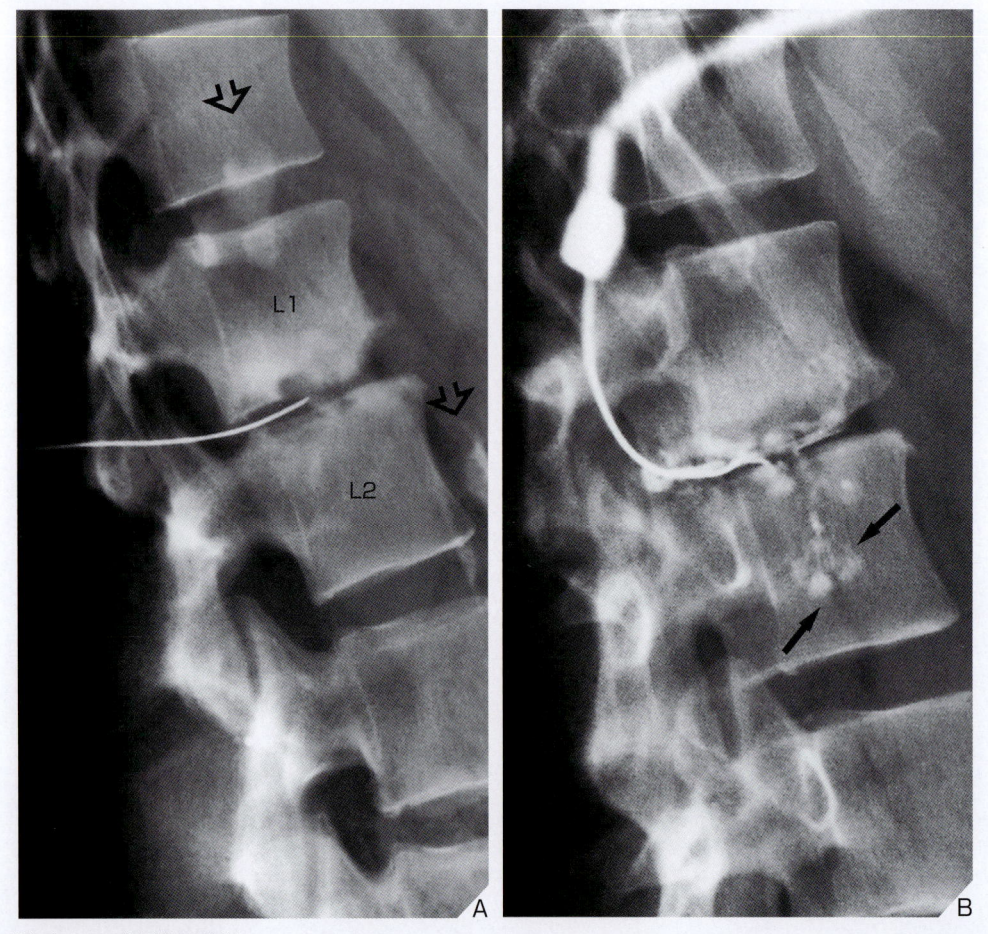

図 25-36　椎間板感染症および脊椎骨髄炎

22 歳男性. 静注用薬物使用者. 2 ヵ月間の腰痛があり, 椎間板感染症と診断された. 椎間板造影がまず行われ, 細菌学的検査のため穿刺した. それにより緑膿菌がみつかった. 患者はこの部位の脊椎生検を行う前に, 安全のため腎臓を描出する目的でヨード性造影剤の静注を受けている. 針先は椎間板の中央に位置している. **（A）** 腰椎側面像では, L1/2 椎間板腔の狭小化と隣接椎体終板の破壊がみられる. ⇒は造影された腎杯を示す. **（B）** アミドトリゾ酸ナトリウムメグルミン注入時の側面像では, L2 椎体への造影剤の拡がりがみられ, 椎体の骨髄炎の存在が示された（→）.

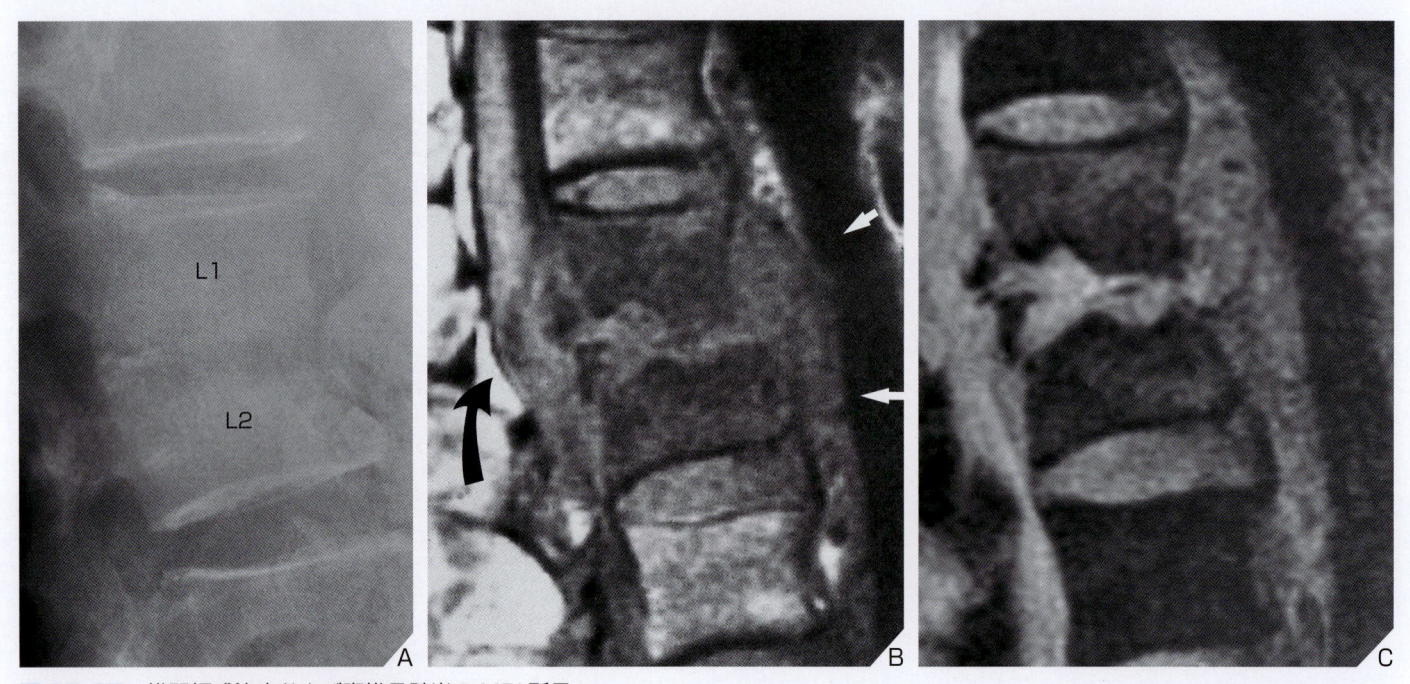

図 25-37　椎間板感染症および脊椎骨髄炎の MRI 所見

48 歳男性. 静注用薬物使用者であり, L1/2 椎間板炎を起こした. **（A）** X 線側面像では, 典型的な椎間板炎の所見, つまり椎間板腔の狭小化と椎体終板の破壊がみられる. **（B）** T1 強調矢状断像（SE : TR 600/TE 20 msec）では, 椎間板の破壊に加え, 炎症性の大きな腫瘤が前縦靱帯を破って前方へ拡がり（→）, 椎体周囲軟部組織へ侵入しているのがわかる. また後方では, 腫瘤が硬膜を圧迫しているのがわかる（⤴）. **（C）** 矢状断面の T2*強調グラディエント像（多断面グラデーションリコール [MPGR]）では, 隣接椎体の後方が断片化し, 大きな膿瘍により硬膜が圧迫されているのがより明瞭となっている.

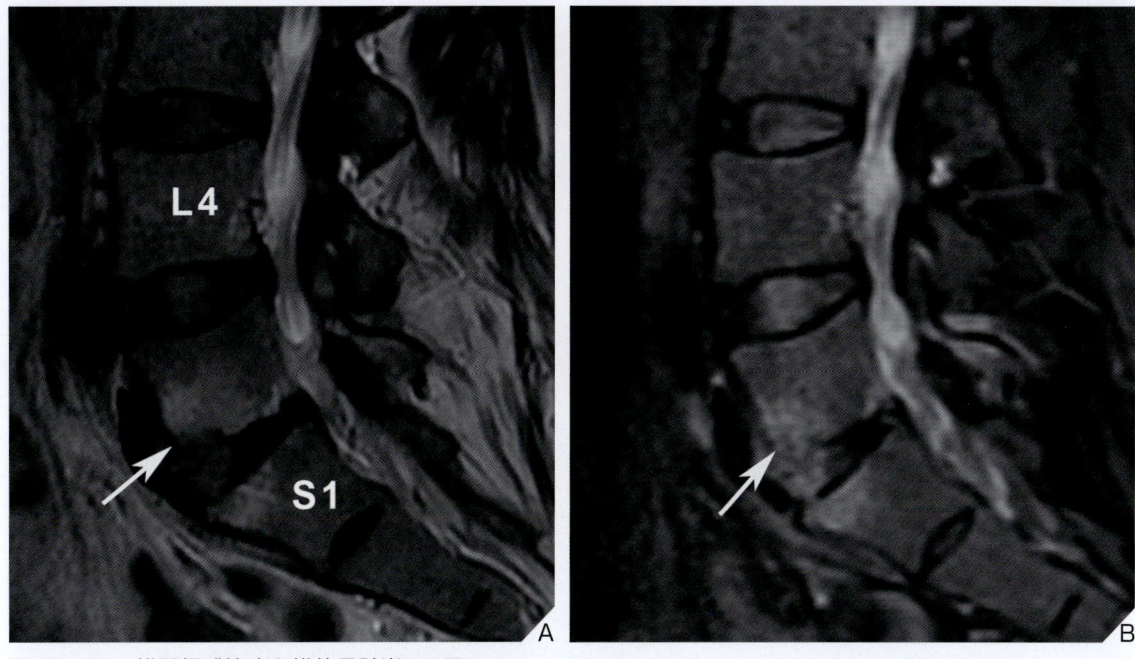

図 25-38　椎間板感染症と椎体骨髄炎の MRI
53 歳男性．（A）T2 強調矢状断像および（B）STIR 画像矢状断像にて L5 下終板に巣状の皮質剝離を認める（→）．L5 椎体下面および S1 椎体上面に骨髄炎を示す骨髄浮腫を認める．椎間板前面には腫脹および高信号を認め，その前方の軟部組織に軽度の浮腫を伴っている．硬膜外膿瘍を示唆する所見は認めない．

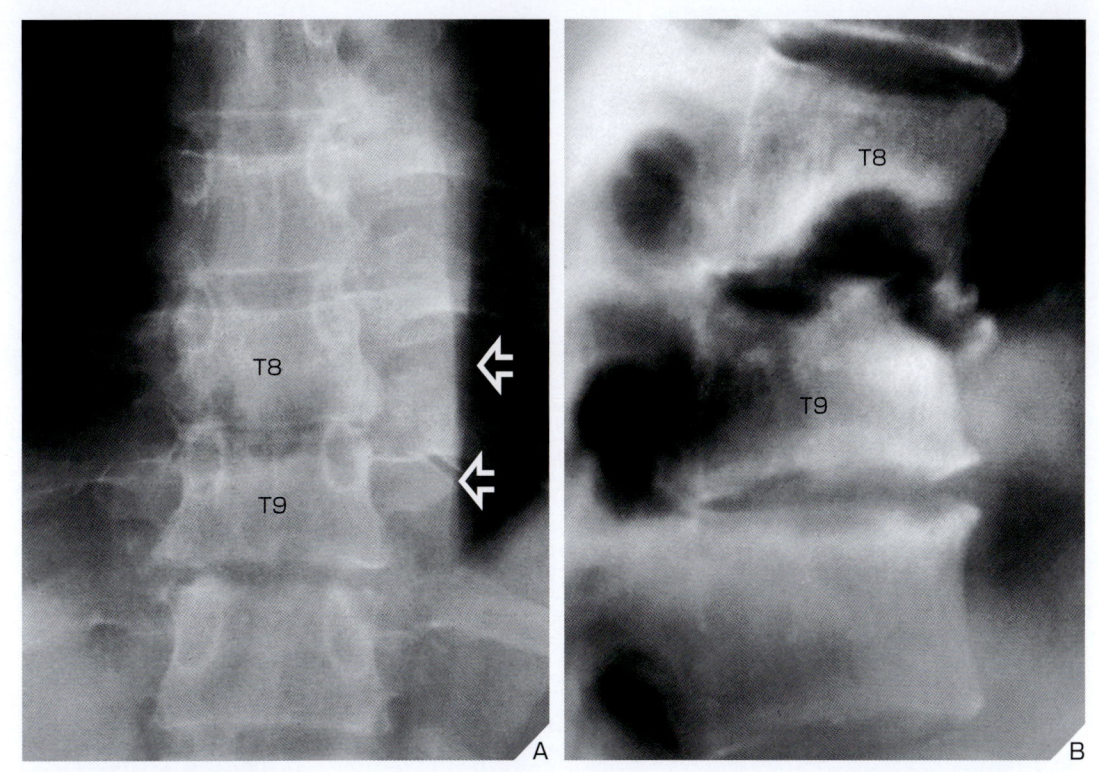

図 25-39　結核性脊椎炎
50 歳男性．（A）胸椎の X 線正面像．T8/9 椎間板腔の狭小化がみられる．また，左側に傍椎体腫瘤像がみられる（⇒）．（B）従来の断層撮影の側面像では椎間板の破壊と T8 椎体および T9 上終板の下面に広範な骨びらんがみられる．

25

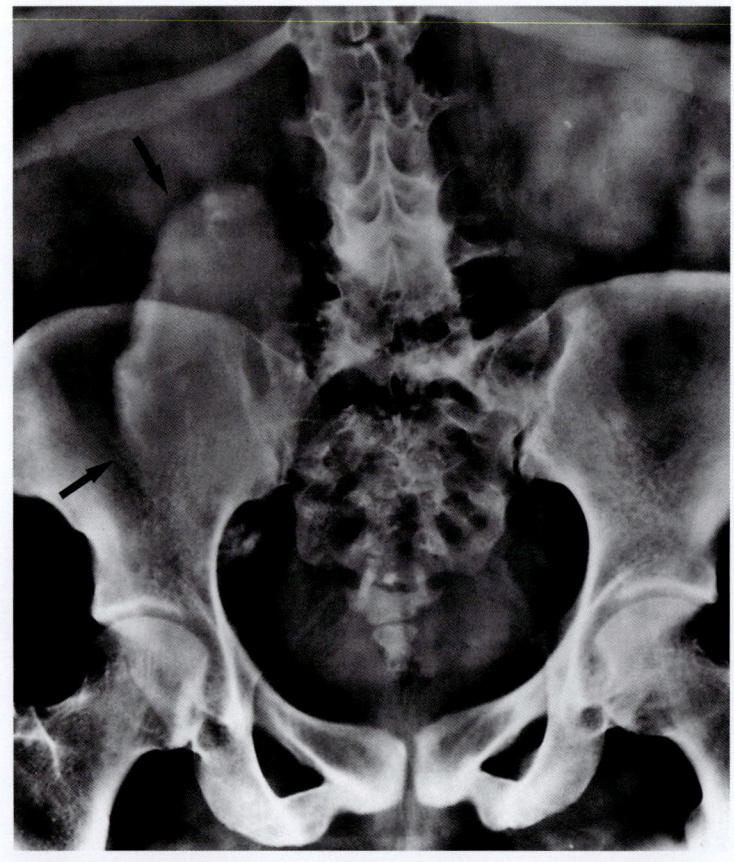

図 25-40 結核性冷膿瘍
35 歳女性．脊椎結核．骨盤の正面像．腸骨内側と右仙腸関節（右腸腰筋）に
またがる斑点状の石灰化を伴う，楕円形のＸ線像上高濃度の腫瘤がみられる
（→）．これは冷膿瘍の典型的な所見である．

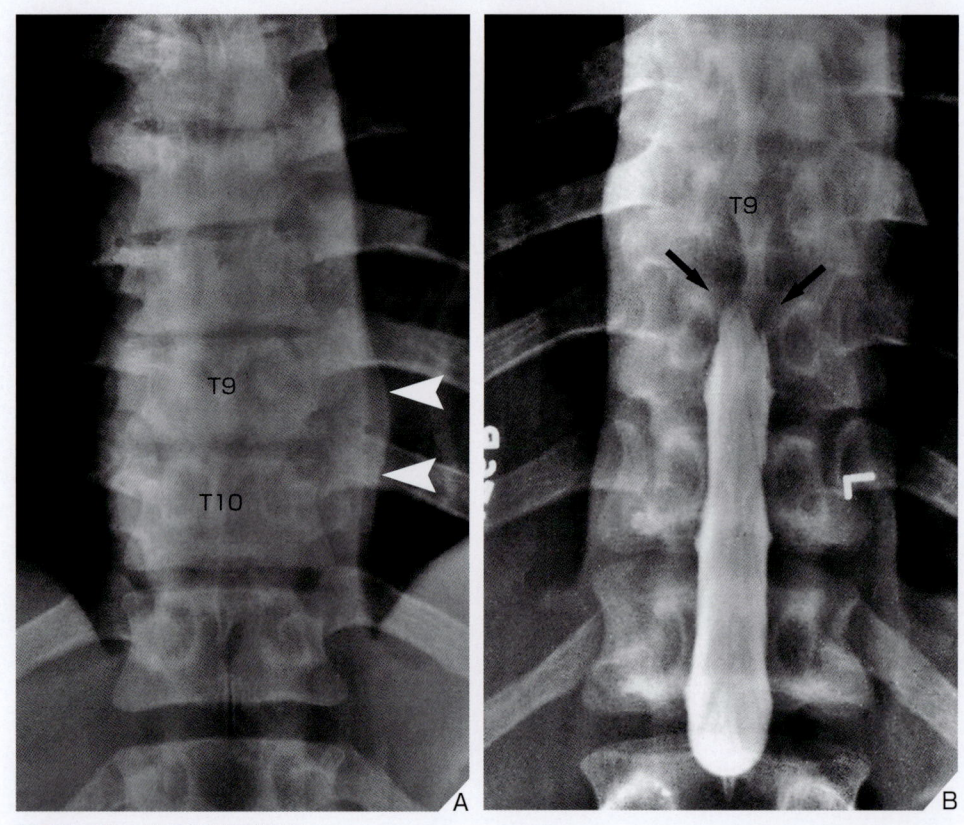

図 25-41 結核性椎間板炎
39 歳男性．肺結核歴がある．脊髄圧迫の神経学的徴候を呈した．（A）下位胸椎のＸ線正面像では，
T9/10 での椎間板腔のわずかな狭小化と椎体周囲左側に大きな腫瘤像がみられる（▷）．（B）脊髄造
影では，感染した椎間板の部位で，くも膜下腔での造影剤通過の完全障害がみられる（→）．

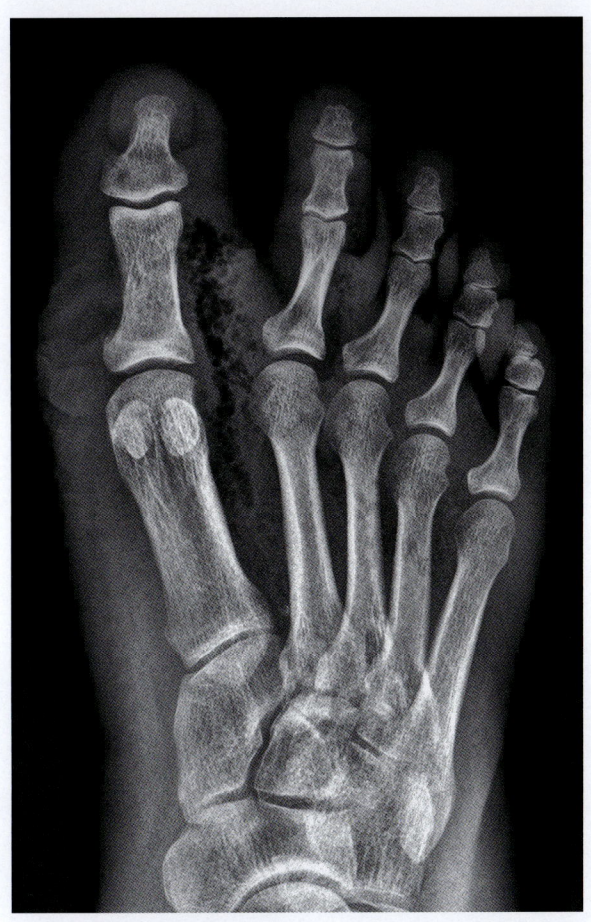

図 25-42　軟部組織感染症
　34 歳女性．糖尿病．足部に著明な軟部組織腫脹および拡大する気泡形成に関連した前足部内側面の浮腫を認める．骨構造は影響を受けていない．

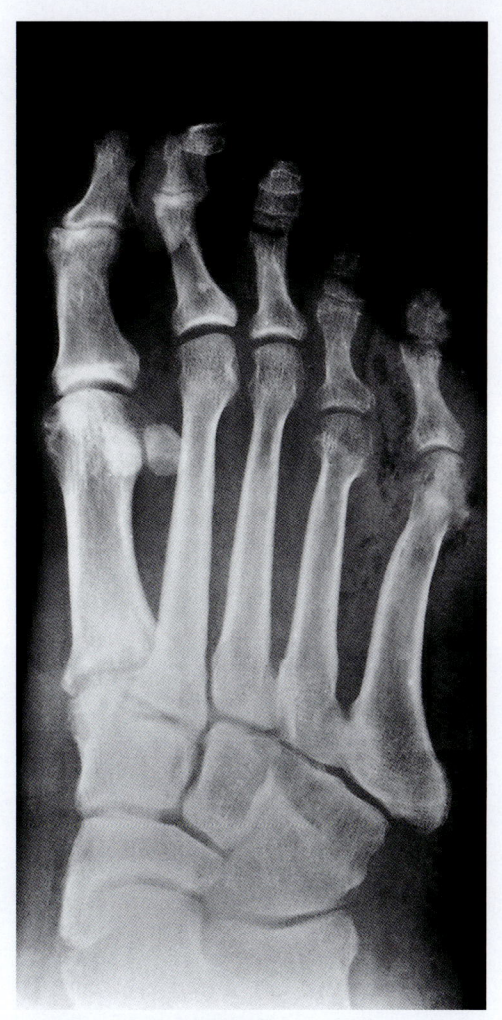

図 25-43　軟部組織壊疽
　59 歳男性．長年にわたり糖尿病に罹患している．足の X 線像．とくに第 4，第 5 指での軟部組織の腫脹と浮腫がみられた．X 線透過性の線状の気体は，典型的なガス壊疽感染を示す．

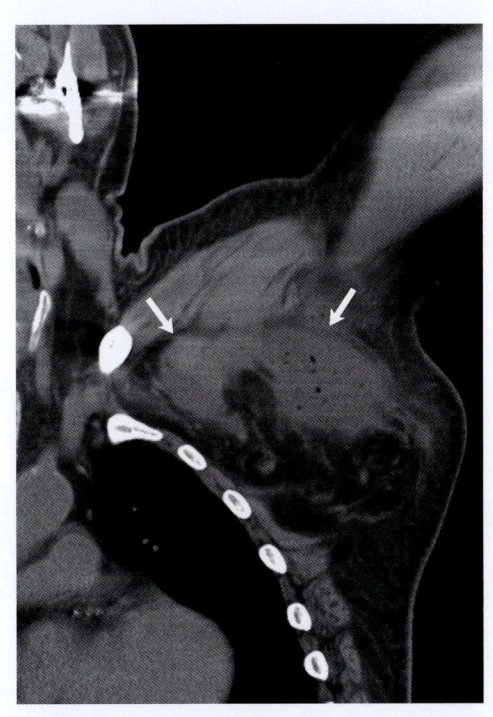

図 25-44　軟部組織膿瘍の CT
　72 歳女性．冠状断像にて左腋窩部，大胸筋外側面に気泡を伴った大きく不均一な軟部組織腫瘤を認める（→）．

25

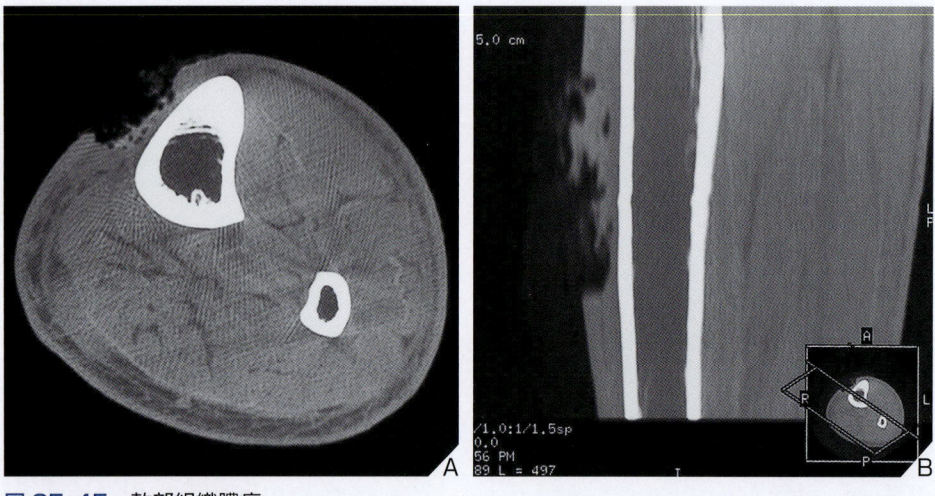

図 25-45　軟部組織膿瘍

　26 歳男性．左下腿前面に感染を罹患した．CT（A）および矢状断に再構成した CT（B）にて，膿瘍と脛骨との関係が明らかである．骨皮質は侵されていない．

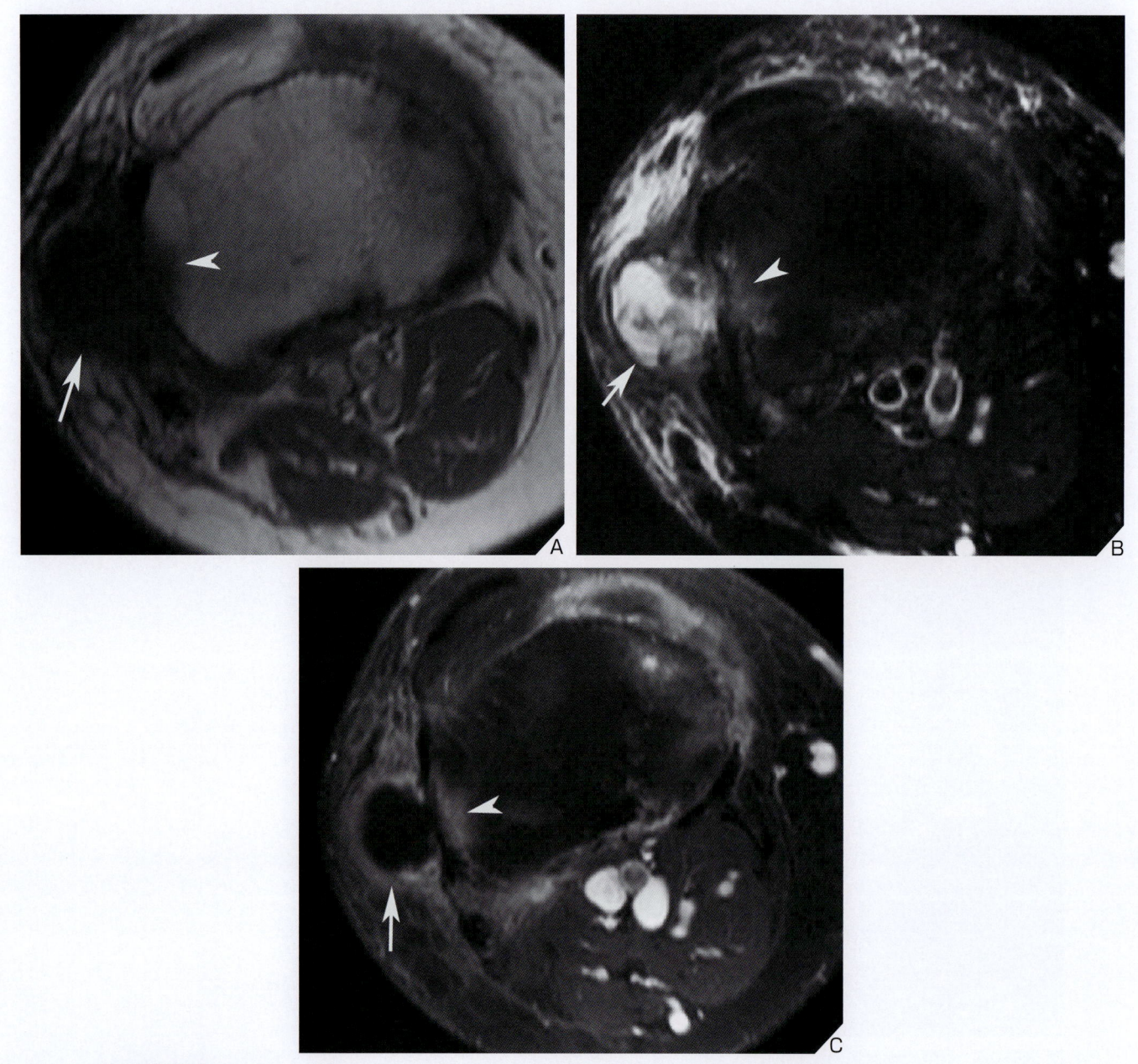

図 24-46　軟部組織膿瘍の MRI

　（A）T1 強調横断像にて膝外側面に脛骨に隣接した信号低下した反応性骨髄浮腫（▷）を伴った低信号の液体貯留を認める（→）．（B）T2 強調横断像にて周囲に軟部組織浮腫および骨髄浮腫（▷）を伴った高信号の液体貯留を認める（→）．この高さの脛骨に骨髄炎を伴った小さい巣状の皮質剥離を認めることに注目．（C）ガドリニウム造影脂肪抑制 T1 強調横断像にて膿瘍壁の信号増強（→）および隣接する脛骨の浮腫および骨髄炎を認める（▷）．

V

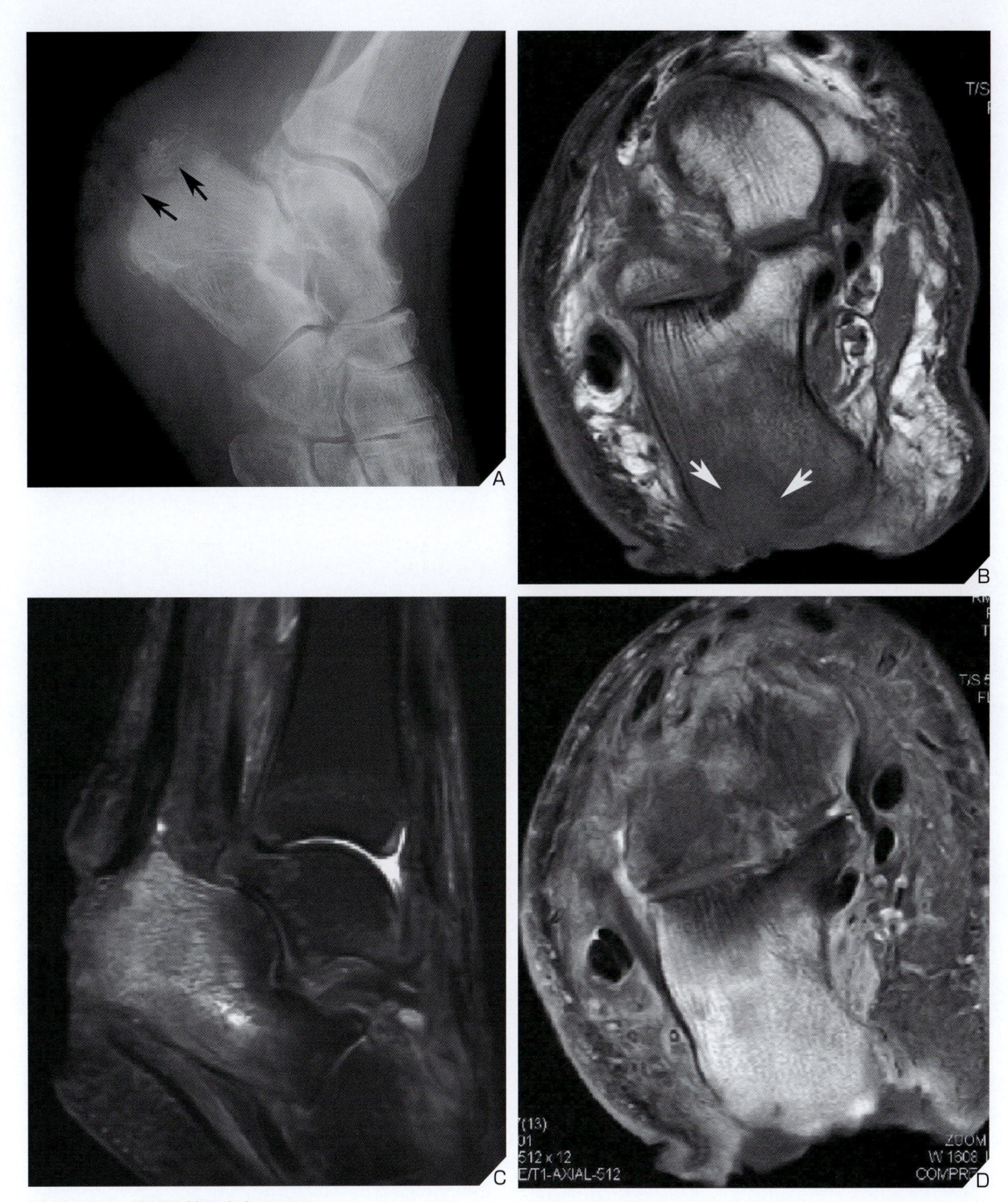

図 25-47　糖尿病性足病変の MRI
（A）足関節 X 線側面像にて踵骨後方突起の皮質剝離（→）および広範囲にわたる軟部組織浮腫を伴った大きな踵部潰瘍を認める.
（B）T1 強調横断像にて大きな踵部潰瘍および踵骨後方突起の巣状骨破壊を認める（→）.（C）STIR 矢状断像にて拡大した軟部組織浮腫を伴った大きな踵部潰瘍を認める.（D）ガドリニウム造影脂肪抑制 T1 強調横断像にて広範囲にわたる踵部潰瘍および踵骨骨髄の信号増強を認める.

25

プラクティカルポイント

骨髄炎

❶ 骨髄炎の画像的特徴：
- 骨皮質と海綿骨の破壊
- 反応性骨硬化と骨膜反応
- 腐骨と骨柩の存在

❷ 小児では，骨幹端が骨髄炎の好発部位である．

❸ 長管骨の急性骨髄炎は，しばしば Ewing 肉腫や Langerhans 細胞組織球症に類似することがある．臨床経過，とくに骨変化がみつかるまでの症状の持続時間は，一般に正確な診断への手掛かりとなる．

❹ 骨端にまで拡がる破壊的な骨幹端病変は，一般に骨膿瘍を示している．

❺ Brodie 膿瘍は臨床的および X 線学的に類骨骨腫と類似することがある．鑑別診断として，病巣から骨端線へいたる骨透過性の径路があれば，感染症の場合が多い．

❻ 先天性梅毒では，
- 骨軟骨炎，骨膜炎，骨炎が典型的な特徴である．
- 長管骨の骨幹端内側面の破壊（Wimberger sign）は特徴的である．

感染性関節炎

❶ 四肢の関節の化膿性関節炎における特徴的な X 線学的所見は，以下のとおりである：
- 関節周囲の骨粗鬆症，関節水症，軟部組織の浮腫（早期）
- 軟骨の破壊と，関節をなす 2 つの骨の軟骨下骨の破壊（後期）

❷ 四肢の関節の結核性関節炎は通常単関節罹患としてみられるが（単関節型の関節リウマチと似ている），Phemister の三徴が，X 線像上の異常所見として特徴的である．すなわち以下の 3 つである：
- 関節周囲の骨粗鬆症
- 周辺の骨びらん
- 徐々に進行する関節裂隙の狭小化

❸ ライム関節炎は若年性関節リウマチや反応性関節炎といくつかの類似性がある．MRI にて膝蓋下脂肪に特徴的な浮腫性変化や肥厚した滑膜ひだを認める．

❹ アメリカにおいて筋骨格系寄生虫感染症はまれである．エキノコッカス患者の軟部組織内包虫嚢胞を診断するのに MRI が大変有効である．

脊椎感染症

❶ 脊椎の化膿性感染症の画像的特徴は，以下のとおりである：
- 椎間板腔の狭小化
- 椎間板に隣接する両側の椎体終板の破壊
- 脊椎周囲膿瘍

❷ 椎間板の結核性感染症の X 線像上の特徴は，以下のとおりである：
- 椎間板腔の狭小化
- 隣接椎体終板の鮮明であるはずの輪郭が消失すること

❸ 脊椎の結核性感染症は，
- 椎間板と椎体を破壊し，後弯や亀背形成を引き起こすことがある．
- 軟部組織中に拡がり，冷膿瘍（cold abscess）を形成することがある．

❹ 脊椎感染症の X 線学的評価において，
- 骨スキャンを行えば，X 線所見がはっきりする前に椎間板感染症を発見できる．
- 椎間板造影は，細菌学的検査のための穿刺液を得るために，第 1 に行われるべき有効な検査法である．
- MRI は，脊椎感染症の診断に役立つ検査法である．

軟部組織感染症

❶ ガス産生細菌による軟部組織の蜂巣炎（ガス壊疽）における X 線像上の特徴は，以下のとおりである：
- 軟部組織の浮腫と腫脹
- ガス集積を示す X 線透過性の泡や線

❷ 糖尿病は，軟部組織感染症を助長する．とくに足部が好発部位である．

❸ ^{111}In をラベルした白血球スキャンは感染巣の局在を発見するのに有効であり，MRI は軟部組織中での感染巣の拡がりを調べるのに理想的な検査である．

❹ ガドリニウム造影を用いた MRI は膿瘍と結合織炎および壊疽の鑑別を可能にする．

引用文献・参考図書

1. Abdelwahab IF, Present DA, Zwass A, Klein MJ, Mazzara J. Tumorlike tuberculosis granulomas of bone. *Am J Roentgenol* 1987; 149: 1207-1208.
2. Alexander GH, Mansuy MM. Disseminated bone tuberculosis (so-called multiple cystic tuberculosis). *Radiology* 1950; 55: 839-842.
3. Al-Shahed MS, Sharif HS, Haddad MC, Aabed MY, Sammak BM, Mutairi MA. Imaging features of musculoskeletal brucellosis. *Radiographics* 1994; 14: 333-348.
4. Armbuster TG, Goergen TG, Resnick D, Catanzaro A. Utility of bone scanning in disseminated coccidioidomycosis: a case report. *J Nucl Med* 1977; 18: 450-454.
5. Bayer AS, Guze LB. Fungal arthritis. Ⅱ. Coccidioidal synovitis: clinical, diagnostic, therapeutic, and prognostic considerations. *Semin Arthritis Rheum* 1979; 8: 200-211.
6. Behrman RE, Masci JR, Nicholas P. Cryptococcal skeletal infections: case report and review. *Rev Infect Dis* 1990; 12: 181-190.
7. Beltran J. *MRI: musculoskeletal system*. Philadelphia: JB Lippincott; 1990.
8. Benninghoven CD, Miller ER. Coccidioidal infection in bone. *Radiology* 1942; 38: 663-666.
9. Birsner JW, Smart S. Osseous coccidioidomycosis: a chronic form of dissemination. *Am J Roentgenol* 1956; 76: 1052-1060.
10. Brodie BC. An account of some cases of chronic abscess of the tibia. *Trans Med Chir Soc* 1832; 17: 238-239.
11. Brown R, Wilkinson T. Chronic recurrent multifocal osteomyelitis. *Radiology* 1988; 166: 493-496.
12. Bruno MS, Silverberg TN, Goldstein DH. Embolic osteomyelitis of the spine as a complication of infection of the urinary tract. *Am J Med* 1960; 29: 865-878.
13. Carter RA. Infectious granulomas of bones and joints, with special reference to coccidioidal granuloma. *Radiology* 1934; 23: 1-16.
14. Chelboun J, Sydney N. Skeletal cryptococcosis. *J Bone Joint Surg［Am］* 1977; 59A: 509-514.
15. Cremin BJ, Fisher RM. The lesions of congenital syphilis. *Br J Radiol* 1970; 43:

333–341.

16. Crim JR, Seeger LL. Imaging evaluation of osteomyelitis. *Crit Rev Diagn Imaging* 1994; 35: 201–256.

17. Dalinka MK, Greendyke WH. The spinal manifestations of coccidioidomycosis. *J Can Assoc Radiol* 1971; 22: 93–99.

18. David R, Barron BJ, Madewell JE. Osteomyelitis, acute and chronic. *Radiol Clin North Am* 1987; 25: 1171–1201.

19. Drutz DJ, Catanzaro A. Coccidioidomycosis. Part I. *Am Rev Respir Dis* 1978; 117: 559–585.

20. Drutz DJ, Catanzaro A. Coccidioidomycosis. Part II. *Am Rev Respir Dis* 1978; 117: 727–771.

21. Duncan GJ, Tooke SM. Echinococcus infestation of the biceps brachii. A case report. *Clin Orthop Relat Res* 1990; 261: 247–250.

22. Ehrlich I, Kricum ME. Radiographic findings in early acquired syphilis: case report and critical review. *Am J Roentgenol* 1976; 127: 789–792.

23. Erdman WA, Tamburro F, Jayson HT, Weatherall PT, Ferry KB, Peshock RM. Osteomyelitis: characteristics and pitfalls of diagnosis with MR imaging. *Radiology* 1991; 180: 533–539.

24. Ferguson PJ, Sandu M. Current understanding of the pathogenesis and management of chronic recurrent multifocal osteomyelitis. *Curr Rheumatol Rep* 2012; 14: 130–141.

25. Fletcher BD, Scoles PV, Nelson AD. Osteomyelitis in children: detection by magnetic resonance. *Radiology* 1984; 150: 57–60.

26. Gilmour WM. Acute haematogenous osteomyelitis. *J Bone Joint Surg* [Br] 1962; 44B: 841–853.

27. Gold RH, Hawkins RA, Katz RD. Bacterial osteomyelitis: findings on plain radiography, CT, MR, and scintigraphy. *Am J Roentgenol* 1991; 157: 365–370.

28. Golla A, Jansson A, Ramser J, et al. Chronic recurrent multifocal osteomyelitis (CRMO): evidence for a susceptibility gene located on chromosome 18q21.3–18q22. *Eur J Hum Genet* 2002; 10: 217–221.

29. Graves VB, Schreiber MN. Tuberculosis psoas muscle abscess. *J Can Assoc Radiol* 1973; 24: 268–271.

30. Guyot DR, Manoli A II, Kling GA. Pyogenic sacroiliitis in IV drug users. *Am J Roentgenol* 1987; 149: 1209–1211.

31. Handly B, Moore M, Creutzberg G, et al. Bisphosphonate therapy for chronic recurrent multifocal osteomyelitis. *Skeletal Radiol* 2013; 42: 1777–1778.

32. Haygood TM, Williamson SL. Radiographic findings of extremity tuberculosis in childhood: back to the future? *Radiographics* 1994; 14: 561–570.

33. Hopkins KL, Li KC, Bergman G. Gadolinium-DPTA-enhanced magnetic resonance imaging of musculoskeletal infectious processes. *Skeletal Radiol* 1995; 24: 325–330.

34. Jain R, Sawhney S, Berry M. Computed tomography of vertebral tuberculosis: patterns of bone destruction. *Clin Radiol* 1993; 47: 196–199.

35. Jaovisidha S, Chen C, Ryu KN, et al. Tuberculous tenosynovitis and bursitis: imaging findings in 21 cases. *Radiology* 1996; 201: 507–513.

36. Karchevsky M, Schweitzer ME, Morrison WB, Parellada JA. MRI findings of septic arthritis and associated osteomyelitis in adults. *Am J Roentgenol* 2004; 182: 119–122.

37. Kido D, Bryan D, Halpern M. Hematogenous osteomyelitis in drug addicts. *Am J Roentgenol* 1973; 118: 356–363.

38. Klein MJ, Bonar SF, Freemont T, et al, eds. *Atlas of nontumor pathology. Non-neoplastic diseases of bones and joints*. Washington, DC: American Registry of Pathology; 2011: 411–543.

39. Lawson JP, Rahn DW. Lyme disease and radiologic findings in Lyme arthritis. *Am J Roentgenol* 1992; 158: 1065–1069.

40. Lawson JP, Steere AC. Lyme arthritis: radiologic findings. *Radiology* 1985; 154: 37–43.

41. Lund PJ, Chan KM, Unger EC, Galgiani TN, Pitt MJ. Magnetic resonance imaging in coccidioidal arthritis. *Skeletal Radiol* 1996; 25: 661–665.

42. Martin J, Marco V, Zidan A, et al. Hydatid disease of the soft tissue of the lower limb: findings in three cases. *Skeletal Radiol* 1993; 22: 501–514.

43. May DA, Disler DG. Case 50: primary coccidioidal synovitis of the knee. *Radiology* 2002; 224: 665–668.

44. McGahan JP, Graves DS, Palmer PES. Coccidioidal spondylitis: usual and unusual roentgenographic manifestations. *Radiology* 1980; 136: 5–9.

45. McGahan JP, Graves DS, Palmer PES, Stadalnik RC, Dublin AB. Classic and contemporary imaging of coccidioidomycosis. *Am J Roentgenol* 1981; 136: 393–404.

46. Merkle EM, Schulte M, Vogel J, et al. Musculoskeletal involvement in cystic echinococcosis: report of eight cases and review of the literature. *Am J Roentgenol* 1997; 168: 1531–1534.

47. Modic MT, Feiglin DH, Piriano DW, et al. Vertebral osteomyelitis: assessment using MR. *Radiology* 1985; 157: 157–166.

48. Moore SL, Jones S, Lee JL. *Nocardia* osteomyelitis in the setting of previously unknown HIV infection. *Skeletal Radiol* 2005; 34: 58–60.

49. Paterson DC. Acute suppurative arthritis in infancy and childhood. *J Bone Joint Surg* [Br] 1970; 52B: 474–482.

50. Phemister DB, Hatcher CM. Correlation of pathological and roentgenological findings in the diagnosis of tuberculosis arthritis. *Am J Roentgenol* 1933; 29: 736–752.

51. Plodkowski AJ, Hayter CL, Miller TT, et al. Lamellated hyperintense synovitis: potential sign of an infected knee arthroplasty. *Radiology* 2013; 266: 256–260.

52. Resnick D, Niwayama G. Osteomyelitis, septic arthritis, and soft tissue infection: mechanisms and situations. In: Resnick D, ed. *Diagnosis of bone and joint disorders*, 3rd ed. Philadelphia: WB Saunders; 1995: 2325–2418.

53. Resnick D, Niwayama G. Osteomyelitis, septic arthritis, and soft tissue infection: organisms. In: Resnick D, ed. *Diagnosis of bone and joint disorders*, 3rd ed. Philadelphia: WB Saunders, 1995: 2448–2558.

54. Resnik CS, Ammann AM, Walsh JW. Chronic septic arthritis of the adult hip: computed tomographic features. *Skeletal Radiol* 1987; 16: 513–516.

55. Roderick MR, Ramanan AV. Chronic recurrent multifocal osteomyelitis. *Adv Exp Med Biol* 2013; 764: 99–107.

56. Schauwecker D. Osteomyelitis: diagnosis with In-111-labeled leukocytes. *Radiology* 1989; 171: 141–146.

57. Stadalnik RC, Goldstein E, Hoeprich PD, dos Santos PA, Lee KK. Diagnostic value of gallium and bone scans in evaluation of extrapulmonary coccidioidal lesions. *Am Rev Respir Dis* 1980; 121: 673–676.

58. Theodorou DJ, Theodorou SJ, Kakitsubata Y, Sartoris DJ, Resnick D. Imaging characteristics and epidemiologic features of atypical mycobacterial infections involving the musculoskeletal system. *Am J Roentgenol* 2001; 176: 341–349.

59. Toledano TR, Fatone EA, Weis A, et al. MRI evaluation of bone marrow changes in the diabetic foot: a practical approach. *Semin Musculoskelet Radiol* 2011; 15: 257–268.

60. Trueta J. The three types of acute, haematogenous osteomyelitis. *J Bone Joint Surg* [Br] 1959; 41B: 671–680.

61. Young LW. Neonatal and infantile osteomyelitis and septic arthritis. In: Taveras JM, Ferrucci JT, eds. *Radiology—diagnosis, imaging, intervention*, vol. 5. Philadelphia: JB Lippincott; 1986: 1–15.

62. Zeppa MA, Laorr A, Greenspan A, McGahan JP, Steinbach LS. Skeletal coccidioidomycosis: imaging findings in 19 patients. *Skeletal Radiol* 1996; 25: 337–343.

V

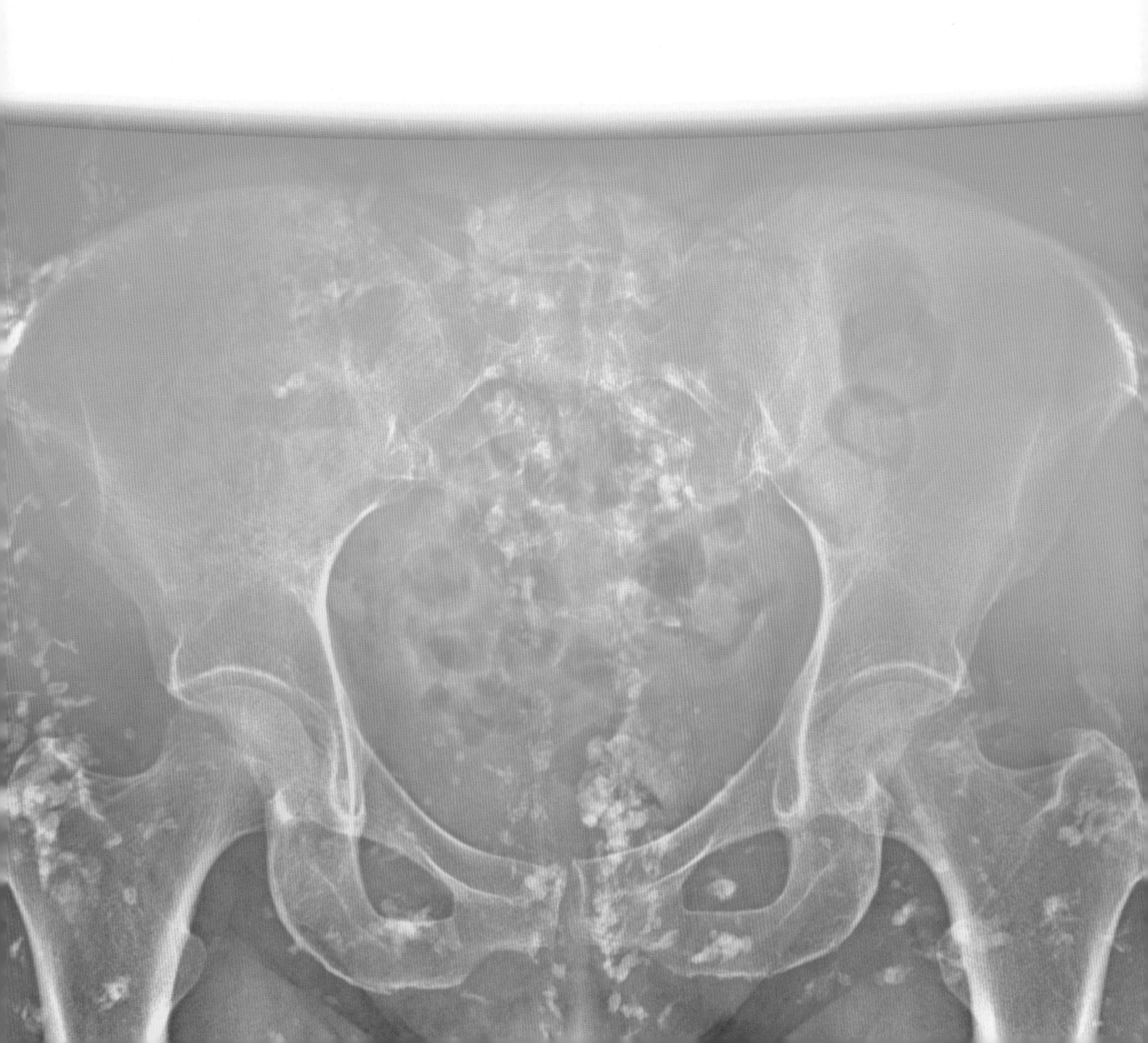

第Ⅵ部　代謝性および内分泌性障害

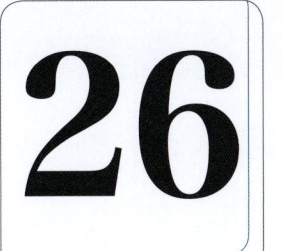

26 代謝性および内分泌性障害に対するX線学的評価

A 骨の組成と産生

骨組織は2つの型の基質からなり立っている．①有機質すなわち類骨組織（ムコ多糖基質中のコラーゲン線維）と無機質の結晶成分（リン酸カルシウムまたはハイドロキシアパタイト）からなる細胞外基質，②骨芽細胞（骨形成を促す細胞），破骨細胞（骨吸収を促す細胞），骨細胞（活動性に乏しい細胞）を含む細胞成分である．

骨は生きており，動的な組織である．古い骨は常に取り除かれ，新しい骨に置き換えられている．通常は，この骨吸収と骨形成は平衡を保っており（図26-1A），骨のミネラル含量はほぼ一定である．しかしながら，ある異常な状態では骨代謝は障害され，このバランスは崩れる．たとえば，もし骨芽細胞が通常より，より活発であった場合や破骨細胞がより不活発であった場合，より多くの骨が産生される（too much bone の状態として知られている）（図26-1B）．もし，その反対に破骨細胞が正常か活発すぎ，骨芽細胞が不活発である場合は，より少ない骨しか産生されない（too little bone）（図26-1C）．骨量の全般的減少は，骨吸収と骨形成のバランスが保たれている状態で，類骨の石灰化が抑制された場合にも起こりうる（図26-1D）．

骨の成長と石灰化は種々の因子により影響される．重要なのは，脳下垂体から産生される成長ホルモン，甲状腺から産生されるカルシトニン，上皮小体から産生される上皮小体ホルモンの量であり，そのほか，ビタミンD，カルシウム，リンの摂取，腸管からの吸収，尿からの排泄があげられる．

また，正常な骨密度は，乳幼児期から35〜40歳までの間は年齢とともに増加し，その後，女性の場合は10年間に8％，男性の場合は3％の割合で次第に減少していくことを認識しておく必要がある．

B 代謝性および内分泌性障害に対するX線学的評価

大部分の代謝性および内分泌性疾患は，X線学的には骨形成の増加，骨吸収の増加，不十分な骨の石灰化に関連する骨密度の異常を特徴としている．このような疾患に侵された部位は，異常な骨透過性（骨減少，osteopenia）か，または不透過性（骨硬化，osteosclerosis）を示す（表26-1）．

1．X線学的検査法

代謝性および内分泌性疾患に対するX線学的検査法には，以下のものがある．
❶ 標準的なX線撮影
❷ CT
❸ 核医学検査（シンチグラフィー，骨スキャン）
❹ MRI
❺ 超音波

a 標準的なX線撮影

標準的なX線撮影はもっとも簡単で広く用いられている評価法である．本法はごくわずかな骨密度の増加も簡単に検出できるが，全体的な骨密度の減少は，その程度が30％にならないと検出されない．正常な骨において，技術的な要素，すなわち不適正な電圧，電流の設定により容易にX線学的な異常像を呈しうる．たとえば，X線の露出過多の場合は骨透過性が亢進し，一方，露出過少の場合は透過性が減少する．

このような理由により，標準的なX線撮影法では見かけ上の骨陰影の増加・減少よりも，"骨皮質の厚さ"により注目すべき

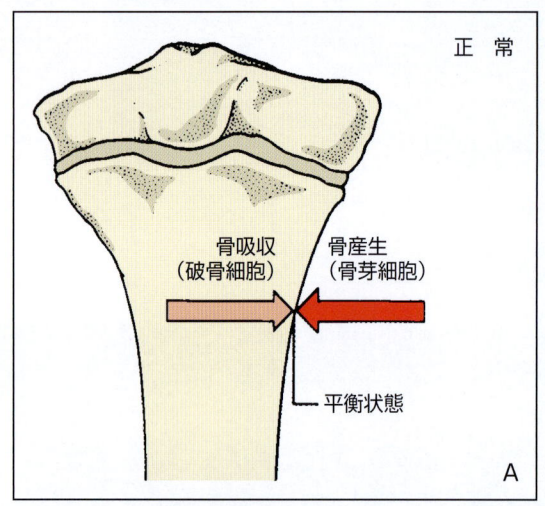
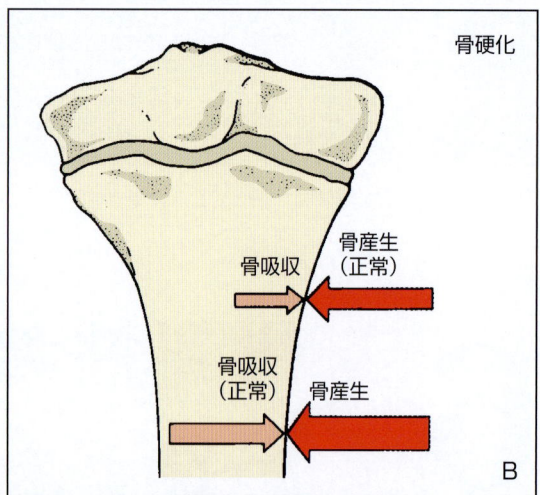
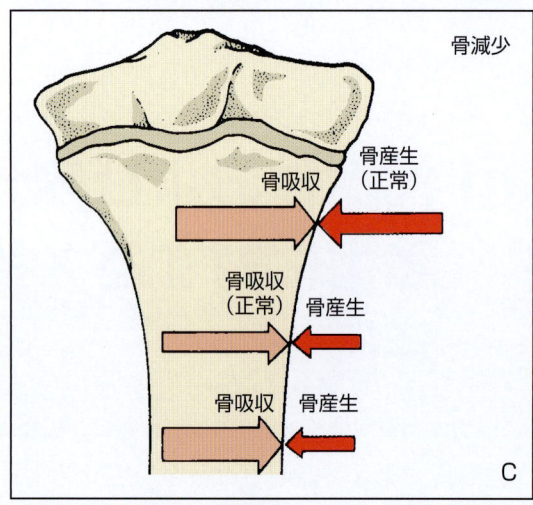
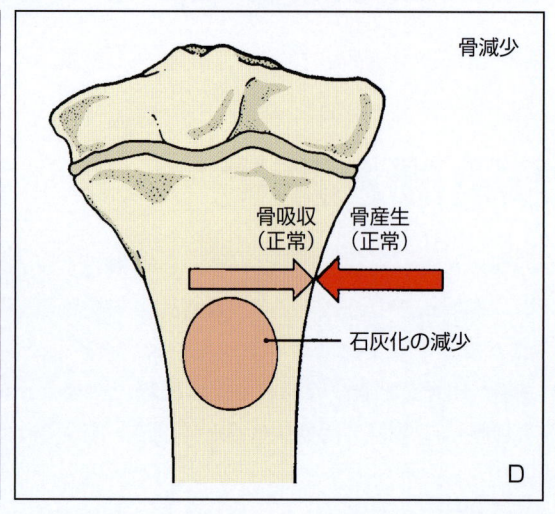

図 26-1　骨産生と骨吸収

（A）正常な骨では，骨吸収と骨形成は平衡状態にある．（B）この異常状態（too much bone）では，骨吸収が減少し骨産生が正常な状態か，骨吸収が正常で骨産生が過剰な状態である．（C）別の異常状態（too little bone）では，骨吸収が亢進し骨産生が正常な状態か，骨吸収が亢進し骨産生が減少している状態である．（D）骨が少ない状態は，骨吸収と骨産生が平衡状態にあるが，骨の石灰化が減少していることによる場合もある．

表 26-1	骨密度の異常を特徴とする代謝性および内分泌性障害

X 線陰影の増加	X 線透過性の増加
二次性上皮小体（副甲状腺）機能亢進症	骨粗鬆症
腎性骨ジストロフィー	骨軟化症
高ホスファターゼ症	くる病
特発性高カルシウム血症	壊血病
Paget 病	原発性上皮小体機能亢進症
大理石骨病*	低ホスファターゼ症
濃化異骨症*	低リン血症
限局性流線状過骨症*	先端巨大症
甲状腺機能低下症	Gaucher 病
肥満細胞症	ホモシスチン尿症
骨髄線維症	骨形成不全症*
Gaucher 病（修復期）	線維形成不全症
フッ素中毒	Cushing 症候群
鉛，ビスマス，リンの中毒	組織褐変症（アルカプトン尿症）
骨壊死	Wilson 病（肝レンズ核変性症）
結節性硬化症	性機能低下症

*これらの疾患は，第Ⅶ部「先天的骨格異常と発育性骨格異常」で解説している．

骨皮質幅の計測

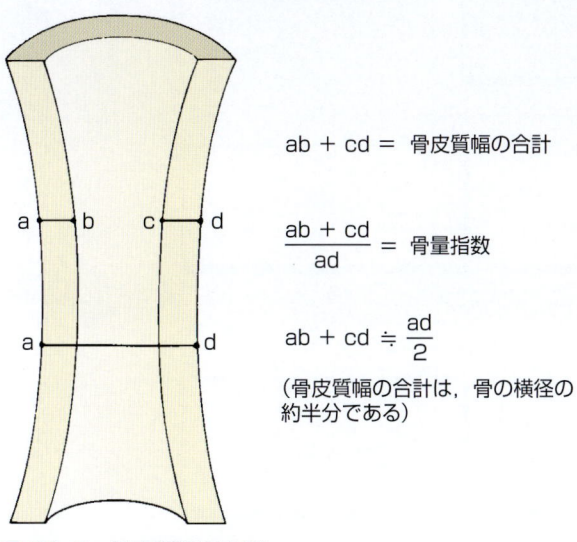

ab + cd ＝ 骨皮質幅の合計

$$\frac{ab + cd}{ad} = 骨量指数$$

$$ab + cd \fallingdotseq \frac{ad}{2}$$

（骨皮質幅の合計は，骨の横径の約半分である）

図 26-2　骨皮質幅の計測
骨皮質の厚さの測定は，中手骨（通常は示指または中指）の骨皮質幅に基づく．2 つの骨皮質幅の単純な和として表されることもあれば，骨の横径で割った値として表されることもあり，後者は骨量指数と定義される．正常では，骨皮質幅の合計は中手骨横径の約半分である．

である．骨皮質の厚さは，骨格の石灰化に直接関連する．この厚さは客観的に計測でき，正常のものや同一患者のその後の X 線像と比較できる．骨皮質の厚さは，骨の中央部での 2 つの骨皮質の厚さの合計であり，その値は骨の横径の約半分である．骨皮質の厚さは，この 2 つの骨皮質の厚さの合計を骨の横径で割ることにより骨量指数として表すこともできる（図 26-2）．示指または中指の中手骨がこれらの測定によく使われる（図 26-3）．

　単純 X 線像を用いて骨密度を測定する方法として，フォトデンシトメトリー（photodensitometry）法がある．この方法は X 線フィルム上に写し出された骨濃度がその骨量に比例するというデータに基づいている．フォトデンシトメーターを用い，骨の X 線像上の濃度を，基準とする楔状板の濃度と比較することにより，骨密度を正確に評価することができる．

　単純 X 線像でやや骨の透過性が増している所見を「骨粗鬆症（osteoporosis）」と呼ぶべきではない．なぜならば，このような所見は骨粗鬆症，骨軟化症，上皮小体（副甲状腺）機能亢進症のいずれに関しても特異的な所見ではないからである．大多数の専門家が，骨透過性が亢進している状態をオステオペニア（骨の減少）と名付けることに同意している．骨粗鬆症はとくに骨組織の量が減少していること（骨基質の減少）を，骨軟化症

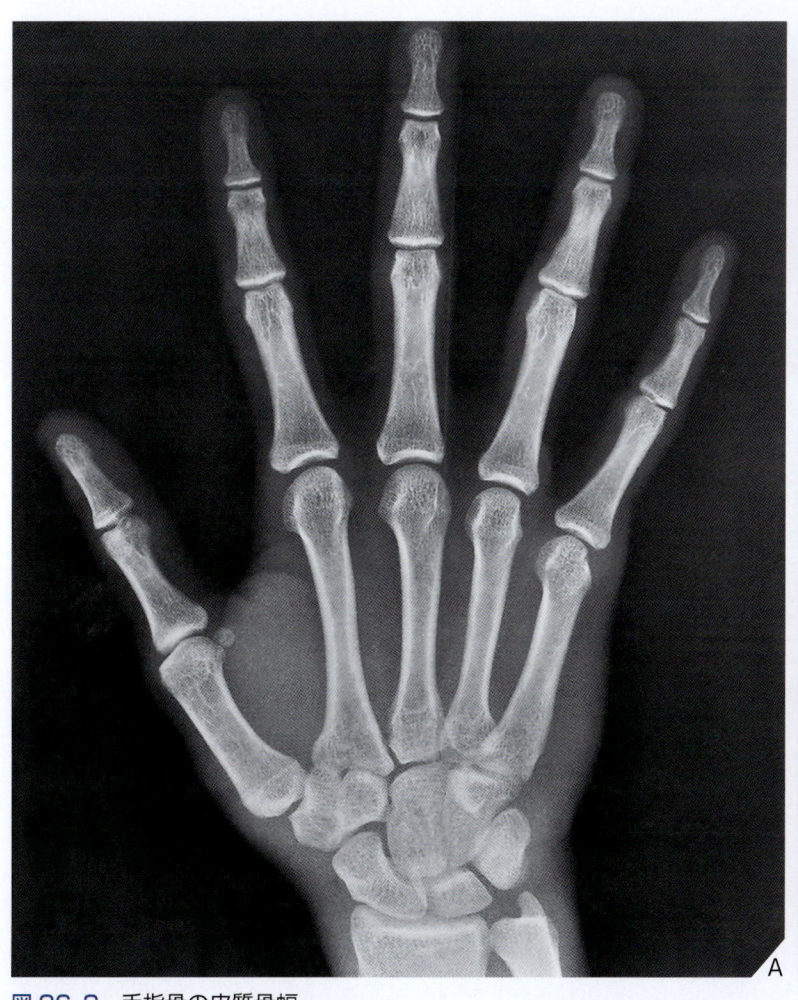
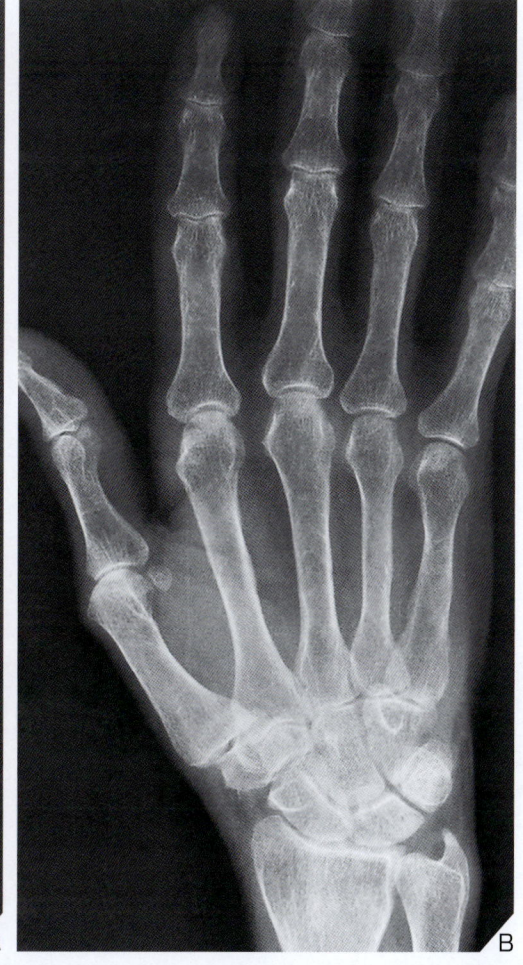

図 26-3　手指骨の皮質骨幅
手の X 線正面像で，示指，中指の正常（A）と異常（B）の骨皮質幅を表している．

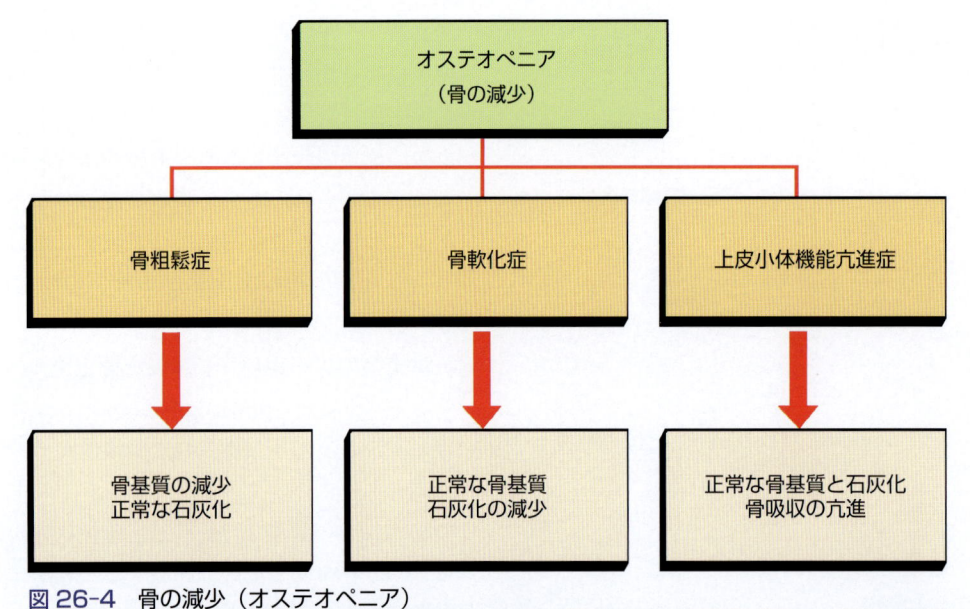

図26-4 骨の減少（オステオペニア）
単純X線像で骨透過性が亢進している状態は，骨粗鬆症というよりも骨の減少，あるいは骨の粗化（bone rarefaction）と表現すべきである．この状態は，臨床的にはっきりとした疾患である骨粗鬆症のみならず，骨軟化症，上皮小体機能亢進症の典型像でもある．

は骨基質のミネラルの量が減少していること（石灰化の減少）をいい，両方の状態とも骨の透亮性の亢進を特徴とする（図26-4）．Resnick が指摘しているように，その病因にかかわらず骨吸収が骨産生を上回るすべての病態では，結果として骨減少をきたす．実際に，びまん性の骨減少は，骨粗鬆症，骨軟化症，上皮小体（副甲状腺）機能亢進症，新生物（多発性骨髄腫のような）や，そのほかの種々の疾患でみられる．

骨減少は非特異的所見であるが，単純X線撮影により，特定の診断を推定しうる重要な所見が得られることもある．このようなものとして，骨軟化症に特徴的な偽骨折を表す looser zone（図26-5）があり，これは脆弱性骨折である．またくる病の典型的所見である成長軟骨板の側方への拡大と骨幹端部の開大（flaring）（図26-6），上皮小体機能亢進症の特徴である骨膜下骨吸収像（図26-7），多発性骨髄腫の特徴である点在する溶骨性骨破壊像と内骨膜の scalloping（図26-8）がある．

拡大撮影は，かつて代謝性疾患において骨構造の詳細を知るうえで有用であった．上皮小体機能亢進症に特徴的な骨膜下骨吸収像や，骨吸収が亢進しているすべての部位にみられる骨皮質のトンネリング像（図26-9）が拡大撮影ではっきりする．骨皮質のトンネリングは病的過程の初期に生じ，その他の異常はまったく認められないこともある．近年，拡大X線撮影はデジタル技術の進歩によって置き換えられ，デジタル画像は PACS（picture achive and communication system）と呼ばれる洗練された方法で行われる．

b CT

CT は代謝性および内分泌性障害の評価に重要な役割をもっている．特定の容積を明らかにし，その容積の密度を正確に測定できる CT は，骨のミネラル含有量（後述）の定量的測定が可能である．Genant が指摘しているように，CT は軸骨格，と

くに椎体のように代謝性の刺激に鋭敏な部位の海綿骨の測定もできる特異な能力がある．

c 骨シンチグラフィー

核医学検査は，非特異的検査法であるが，活発な骨の代謝活性に対する非常に鋭敏な検出法である．このため，核医学検査は，種々の代謝性疾患の評価にしばしば効果的である．とくに，Paget 病患者の病巣の拡がりを決定するうえで価値がある（図26-10）．骨軟化症によくみられる脆弱性の疲労骨折は，この検査により同定されうる．腎性骨ジストロフィーでは，骨スキャンで腎の像が欠如し，腎機能低下が確認される．上皮小体機能亢進症では，この検査により潜在性の褐色腫（brown tumor）が検出されることもある．反射性交感神経性ジストロフィーでは，この検査により，通常のX線像よりも早く，罹患部位の異常がわかることがある．同様に，局所性移動性骨粗鬆症では，X線で変化がはっきりするずっと以前に，骨スキャンで病巣異常が存在していることがある．

近年，テクネチウム（^{99m}Tc-MIBI）を用いた single-photon emission CT（SPECT）検査は原発性上皮小体機能亢進症の原因となる異所性上皮小体腺腫の診断に広く受け入れられている．SPECT と CT カメラの併用により，3D での三次元代謝的位置情報が得られ，術前の上皮小体腺腫の局在診断に有用である（図26-11）．C-11 メチオニンを用いた PET 検査は上皮小体機能亢進症患者の病的上皮小体の局在診断に有用である．

d MRI

MRI はときに多くの代謝性疾患，内分泌疾患の診断の手助けとなる．MRI はさまざまな疾患，たとえば一過性局所性骨粗鬆症（骨萎縮）や局所性移動性骨粗鬆症，反射性交換神経性ジストロフィー，複合性局所性疼痛症候群（CRPS），Sudeck 萎縮，

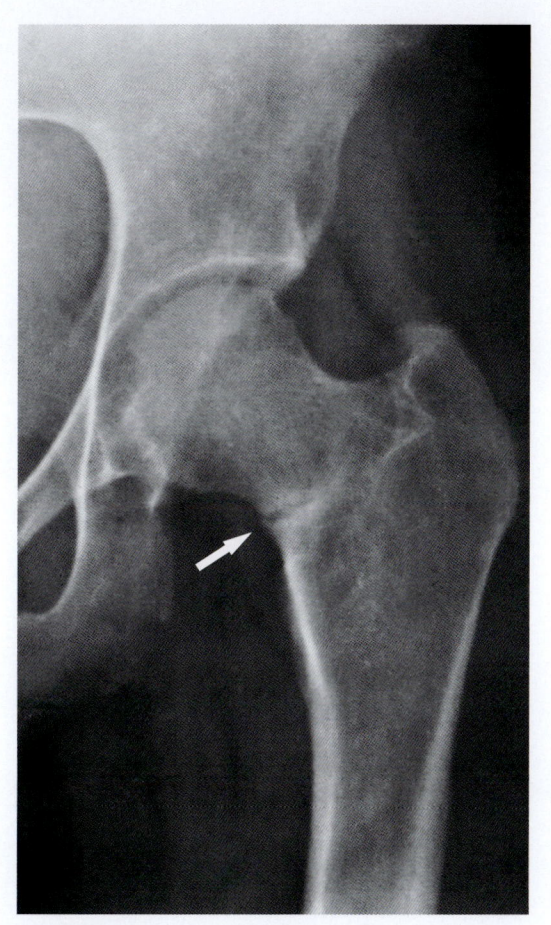

図 26-5　骨軟化症
この大腿骨頚部（→）にみられる偽骨折あるいは looser zone は，骨透
過性が明らかな骨皮質の欠損像である．これは，非石灰化類骨組織の集
積を意味し，骨軟化症の特徴的所見である．

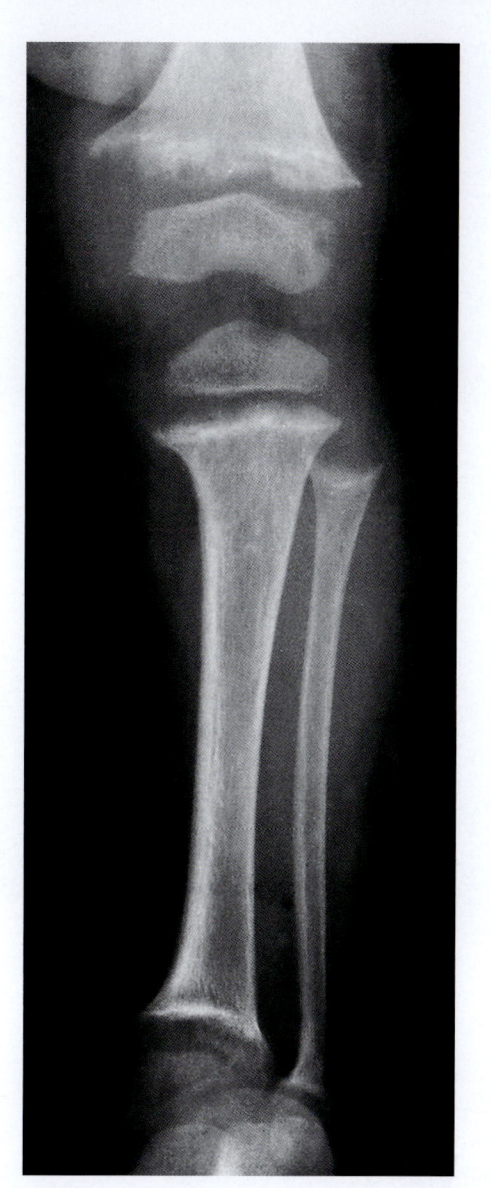

図 26-6　くる病
2 歳 5 ヵ月幼児．くる病．下腿の X 線像．特徴的な成長軟骨板の側方へ
の拡大（これは石灰化の障害が生じている石灰化軟骨層の領域で明らか
である）と骨幹端部の杯形成（cupping）がみられる．

カウザルギーにおける骨髄変化の重要な情報をもたらす（図
26-12）．Gaucher 病の骨髄病変として骨梗塞や骨壊死の所見
を示すことが可能である（図 26-13）．骨軟化症においては，
MRI がいわゆる偽骨折，looser zone を識別できることもある．
Paget 病では合併症である肉腫変化の早期ステージを描出で
き，診断上きわめて有用となっている（図 29-20 も参照）．

2．骨密度測定の技術

　骨密度検査法は過去数十年の非侵襲的技術の進歩により骨量
の正確な測定が可能になり，骨粗鬆症や関連疾患の研究に革命
的な変化をもたらした．骨石灰化の変化を正確に定量的に評価
することで骨代謝疾患の診断と治療管理にきわめて価値が高
い．放射線核種や X 線，CT，超音波など異なる測定方法が開発
されている．

a 放射線核種と X 線技術

　いくつかの放射線核種と X 線が骨密度測定に使用されてい
る．single proton absorptiometry（SPA），dual proton absorp-
tiometry（DPA），single X-ray absorptiometry（SXA），dual-
energy X-ray absorptiometry（DXA）がそれに当たる．これら
の方法は臨床において骨格に影響する代謝疾患患者や骨粗鬆症
の診断，重症度判定，治療効果のモニターに有用である．

▌ SPA ▌

　SPA は指や橈骨など四肢末梢骨の骨密度測定に使用される．
ヨウ素-125 やアメリシウム-241 の単一のエネルギー源を使用
する．本方法の欠点は劣化する同位体の交換や不十分な空間分
解能である．さらに本計測法は代謝刺激にやや反応性が低く，
軟部組織の厚みによって骨密度の値が過小評価や過大評価する
ことがある．

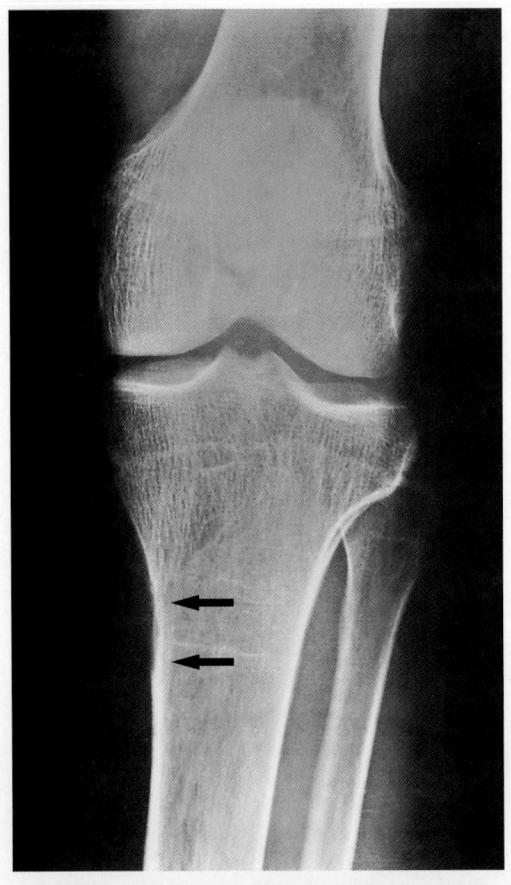

図 26-7　上皮小体（副甲状腺）機能亢進症
42 歳女性．上皮小体の過形成による原発性上皮小体機能亢進症の左膝 X 線正面像．骨透過性の亢進と脛骨近位内側部（→）の骨膜下骨吸収像がみられる．これらの所見は本症に特徴的である．

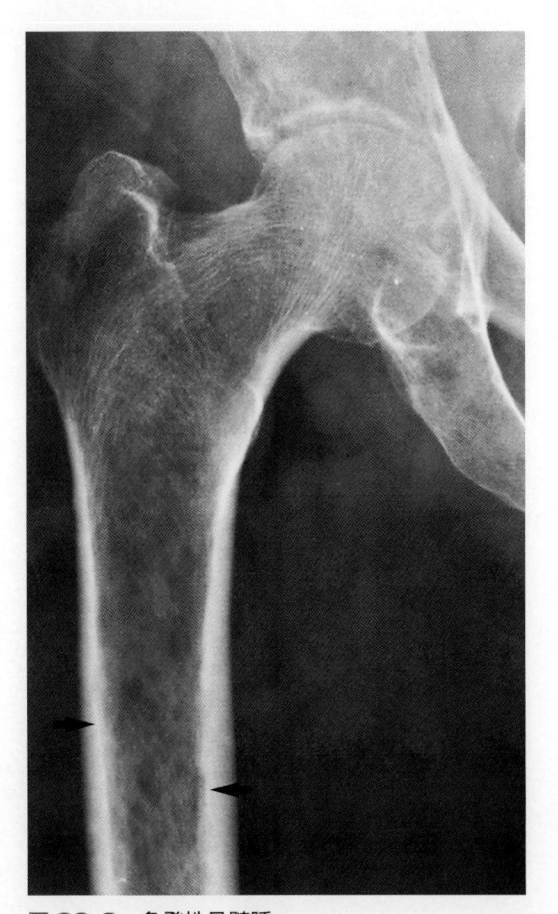

図 26-8　多発性骨髄腫
58 歳女性．股関節の X 線像．骨透過性の亢進がみられる．大腿骨には局所的骨透亮像と内骨膜性の scalloping（→）が認められる．

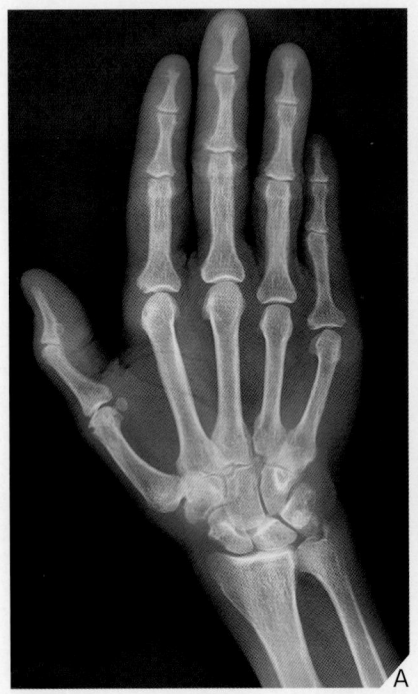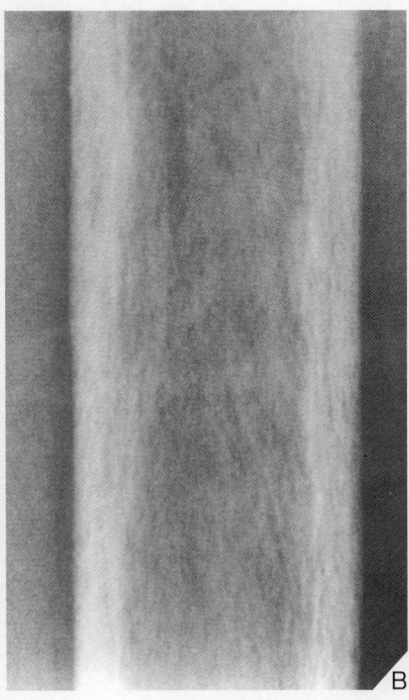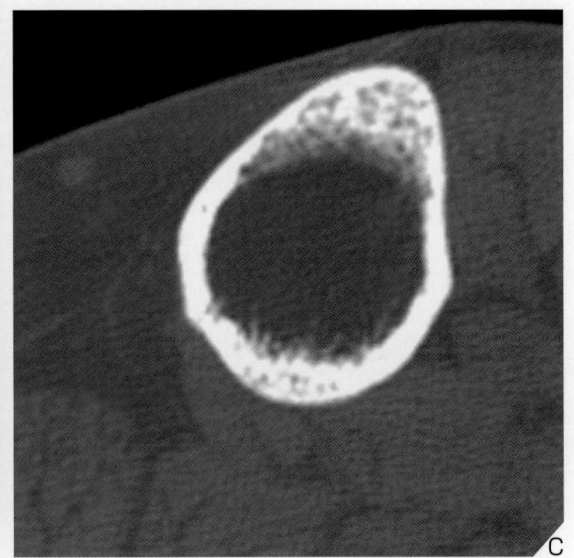

図 26-9　上皮小体（副甲状腺）機能亢進症
52 歳女性．（A）手の正面像で，この疾患での典型的変化，すなわち骨透過性の亢進（骨減少），骨膜下骨吸収像，骨梁の消失，骨代謝回転の亢進を意味する骨皮質のトンネリングがみられる．（B）同じ患者の大腿骨の拡大像では，骨構造の詳細を表している．骨皮質のトンネリングがよりよくわかる．（C）皮質骨の CT 横断像でトンネリングが観察される．

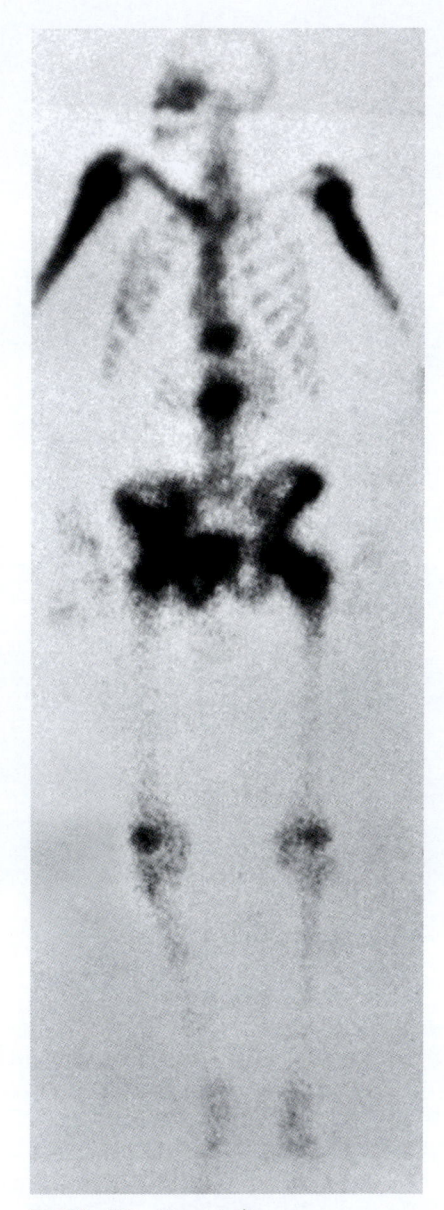

図 26-10　Paget 病
72 歳男性．骨盤と大腿骨近位部に，臨床上および X 線像上，明らかな Paget 病を認める．骨スキャンにより，胸腰椎のみならず両膝蓋骨と両上腕骨にも，さらに無症候性の病巣が認められた．

DPA

DPA は SPA の限界を解決し，脊椎や股関節など身体の中心部の骨密度測定が可能になった．放射線核種はガドリニウム-153 が使用され，2 種類の光子（44，100 KeV）が放出される．測定はスキャン部位の皮質骨と海綿骨を反映し，低被曝で正確性に優れ，多くの部位での計測が可能になっている．その欠点としては計測時間が長いことである．

SXA

SXA の基本的な違いは X 線を用いていることである．橈骨や踵骨の測定が行われ，機器がポータブルとなり安価のことが利点である．欠点は軟部組織の等価性評価のため水槽を必要とする．

DXA

DXA は現在もっとも普及している骨密度測定方法である．その基本原理は DPA と類似しているが，2 種類の X 線によって骨と軟部組織を区別することが可能である．二次元で得られた画像から骨密度が算出され，年齢にマッチした基準値との比較が可能になる（図 26-14）．X 線管からの X 線量の増加により，スキャン時間と X 線の収束が短縮する．DXA は脊椎や股関節，全身骨の計測が可能であり，骨粗鬆症診断基準（値）に基づいて DXA 計測により正常，骨減少，骨粗鬆症と分けることができる．

DXR

digital computer assisted X-ray radiogrammetry（DXR）は，第 3 中手骨の X 線画像からコンピューターによる textual 解析によって骨密度が算出される．コンピューターアルゴリズムによって中手骨の最狭小部を自動的に関心領域（ROI）に設定し，皮質骨の内外側エッジを決定する．平均および全体の皮質骨幅が算出される．骨の抽出方法と解析プロセスは高い再現性を有し，DXR 法の高い正確性を示唆している．

b CT 技術

定量的 CT

定量的 CT（QCT）は腰椎の骨密度測定の方法で，患者と同時にキャリブレーション用の素材をスキャンすることで関心領域の平均的な値が算出される．計測は，CT 上でキャリブレーションのための標準骨塩体をスキャンし，CT のスカウト像で解析部位を決定する．定量的 CT では腰椎の横断像が得られ，皮質骨と海綿骨を分離している．

減衰は，石灰量に相当するファントムとの対比から海綿骨の bone mineral density（g/cm^3）として表出される．標準的な計測のために隣接する 3，4 椎体（通常は Th12 から L3，L1 から L4）の mid-plane line をスキャンする．椎体の横断面像が，患者がファントムの上に仰臥位になっている．すべて椎体骨密度の平均値が算出される．患者の値はファントムの値に対比される（図 26-15）．椎体の骨密度測定において，定量的 CT の利点は 3D で正確に位置を決めた領域の骨密度が評価される．

c 定量的超音波法

超音波の画像は機械的波の振動（20〜100 MHz）から得られる．骨の内部をこの波が通過する際に皮質骨と海綿骨は微小なレベルでの振動を起こす．骨の物質的，力学的性質は波の形状，強度，速度の変化は骨組織の超音波流速と超音波減衰として特性評価になっている．これらのパラメーターは骨密度の指標であり，踵骨がとくに対象となる．定量的超音波法は前項で紹介した方法に比べて精度は低いものの，放射線被曝がなく，持ち運び可能で低コストであることから骨粗鬆症のスクリーニングに魅力的な方法である．

26

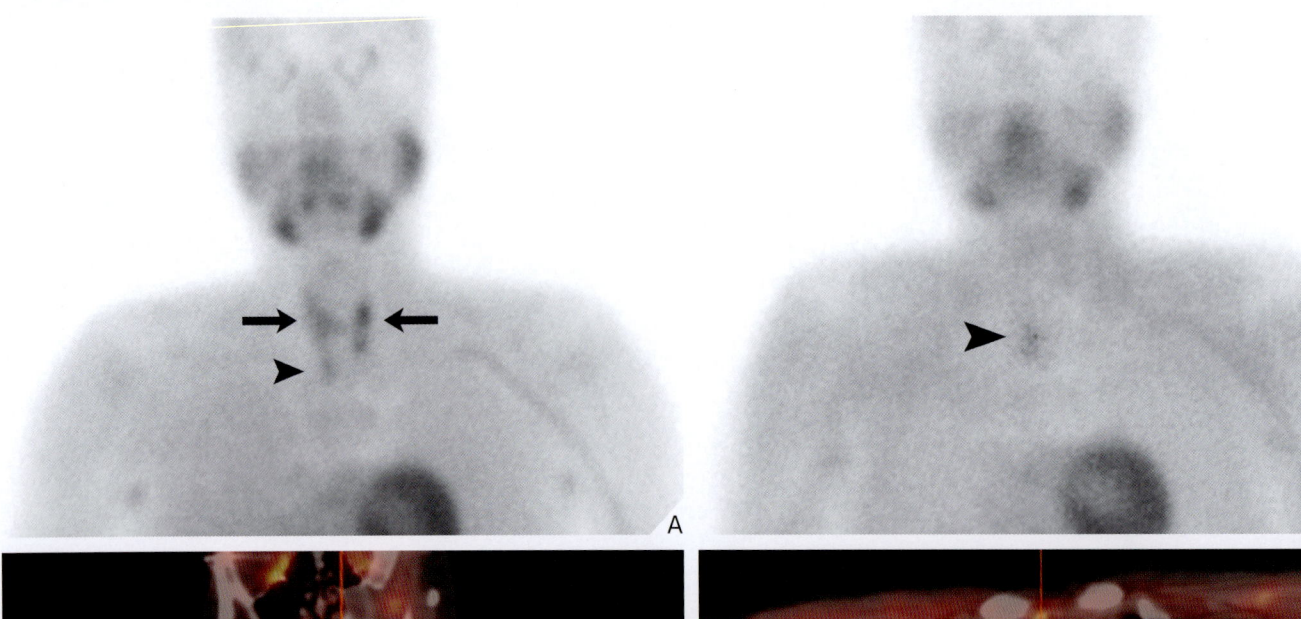

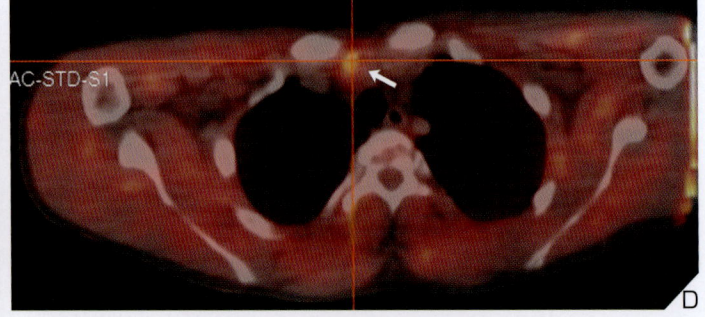

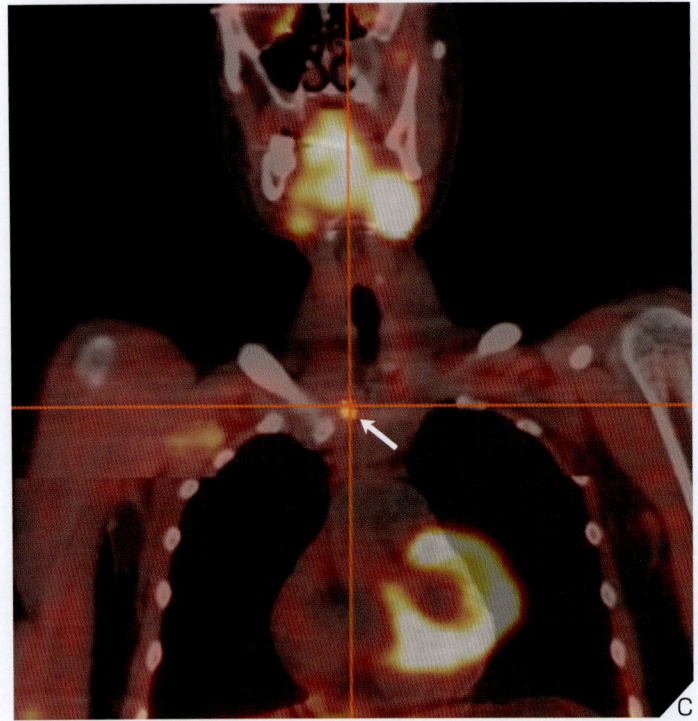

図 26-11　異所性上皮小体腺腫の SPECT/CT

26 歳男性．臨床症状，血液検査所見，画像所見から原発性上皮小体機能亢進症の症状を有し，上皮小体病変について検査が実施された．経静脈的にテクネチウム（⁹⁹ᵐTc-MIBI）が投与され，（A）早期と（B）遅延した頚部と胸部の前額面での画像が得られた．早期には甲状腺への取り込み（→）と遠位部に上皮小体腺腫への取り込み（▶）がある．遅延画像では甲状腺からの washout と上皮小体腺腫での持続した所見あり（▶）．SPECT/CT color-fusion 冠状断像（C）と横断像（D）では，十字交点部に観察される縦隔右上方に上皮小体線腫の異所性存在が示されている．

（David K. Shelton, MD, Sacramento, California のご好意による）

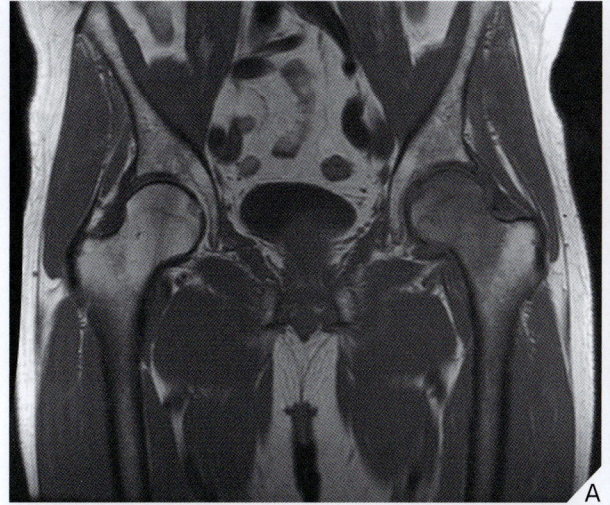

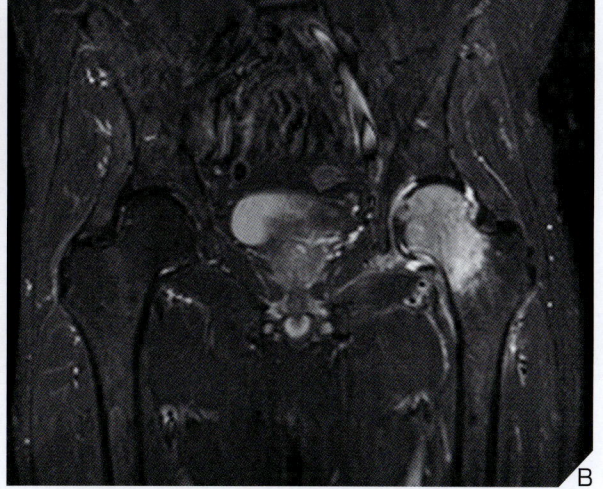

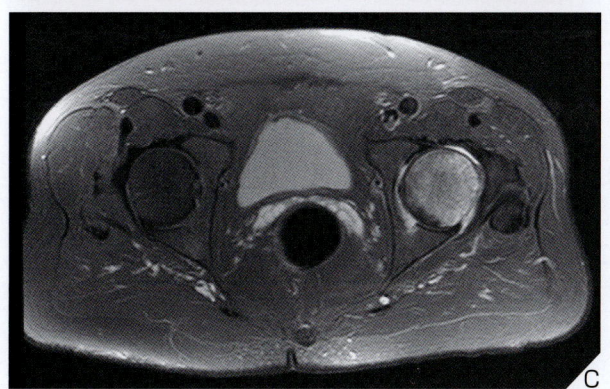

図 26-12　股関節一過性骨粗鬆症の MRI
50 歳男性.（A）左股関節痛. T1 強調冠状断像では, 左大腿骨骨頭から頚部に低信号領域を認める.（B）STIR 冠状断像,（C）T2 強調横断像で同部位に高信号領域を示す. 多くの症例では骨髄変化は数ヵ月で改善するが, なかには軟骨下骨骨折に進行する症例がみられる.

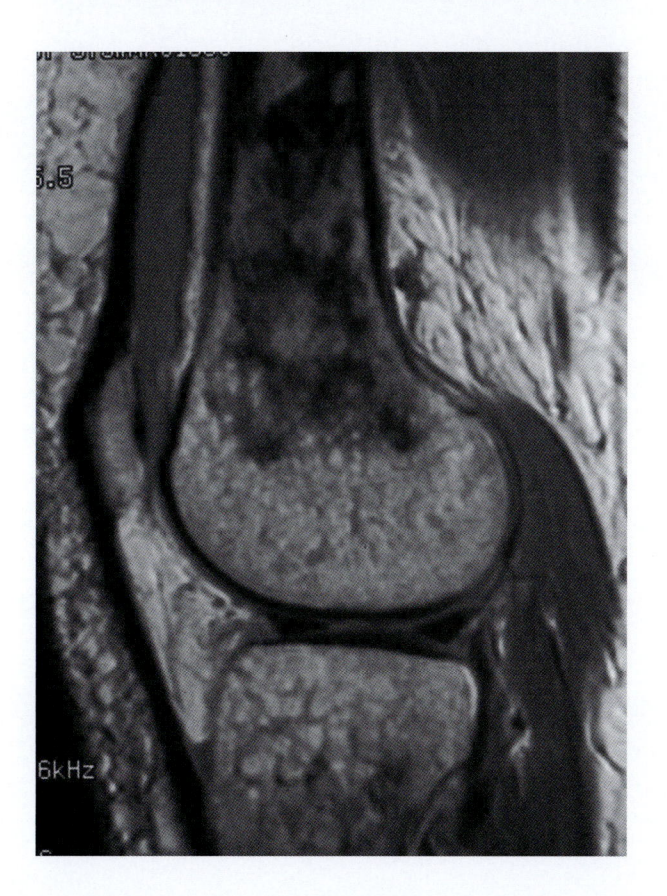

図 26-13　Gaucher 病の MRI
膝関節の T2 強調矢状断像で, 大腿骨遠位部と脛骨近位部の骨髄内に不均一な低信号領域である "bubbly" pattern が認められ, これは Gaucher 細胞による骨髄への浸潤を示す.

Name: NVM	Sex: Female	Height: 63.7 in
Patient ID: 00011	Ethnicity: White	Weight: 161.5 lb
		Age: 69

Referring Physician: 0554

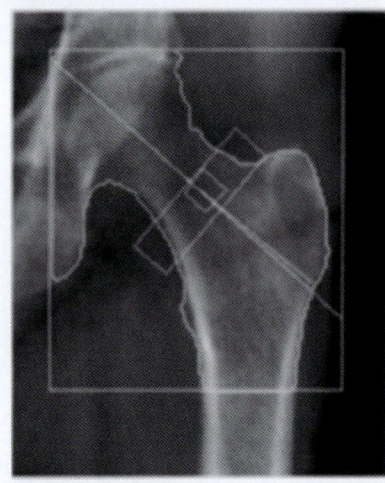

Image not for diagnostic use
99 x 111

Scan Information:
Scan Date: December 19, 2002　　ID: K1219020L
Scan Type: a Left Hip
Analysis: December 19, 2002 12:07 Version 11.2
　　　　 Left Hip
Operator: DSA
Model: QDR 4500A (S/N 45115)
Comment: 2301

DXA Results Summary:

Region	Area (cm²)	BMC (g)	BMD (g/cm²)	T-Score	PR (%)	Z-Score	AM (%)
Neck	5.07	2.68	0.528	-2.9	62	-1.1	81
Troch	11.31	5.31	0.469	-2.3	67	-1.0	82
Inter	16.59	12.79	0.771	-2.1	70	-0.9	85
Total	**32.96**	**20.77**	**0.630**	**-2.6**	**67**	**-1.1**	**83**
Ward's	1.15	0.38	0.335	-3.4	46	-0.9	76

Total BMD CV 1.0%
WHO Classification: Osteoporosis
Fracture Risk: High

Total

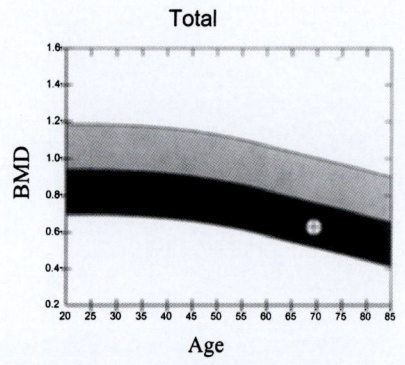

Reference curve and scores matched to White Female

図 26-14　DXA による骨密度測定
69歳女性. 左大腿骨近位部のDXAでは骨粗鬆症の診断で, 骨折リスクが高い状態であることを示唆している.

覚えておくべきポイント

❶ 単純X線像における骨透過性の亢進（骨減少, osteopenia）, 減少（骨硬化, osteosclerosis）は, 骨形成と骨吸収の過程と関連し, 正常の状態では平衡を保っている:
・もし, 破骨細胞活動が亢進するか, または骨芽細胞活動が低下したり, 骨基質の石灰化が不十分であった場合, すなわち骨吸収が骨形成を上回った場合は, 骨の透過性は亢進する.
・もし, 骨芽細胞活動が亢進するか, または破骨細胞活動が低下した場合, すなわち骨産生が骨吸収を上回った場合は, 骨の透過性は減少する.

❷ 骨粗鬆症という特異的な用語の代わりに, 非特異的なオステオペニアという表現が, その発生原因にかかわらず, 全身的または局所的な骨の粗化を表すものとして用いられている. この表現を用いる主な理由は, 増加した骨透過性の種々の原因を鑑別することが, 通常不可能だからである. また, その病因にかかわらず, 骨硬化という表現が骨密度の増加した状態に用いられる.

❸ 骨粗鬆症は, 骨組織（骨基質）が減少しているが骨基質の石灰化は正常である状態を定義する特異的な表現である. 骨軟化症は, 類骨組織における不十分な石灰化の状態を定義する表現である.

❹ 種々の代謝性および内分泌性疾患を評価する重要なX線学的検査法を以下に示す:
・単純X線撮影
・CT
・核医学検査（シンチグラフィー, 骨スキャン）
・MRI
・超音波

❺ シンチグラフィーは代謝性, 内分泌疾患の骨代謝変化を非特異的ではあるが高い感度で検出する方法である.

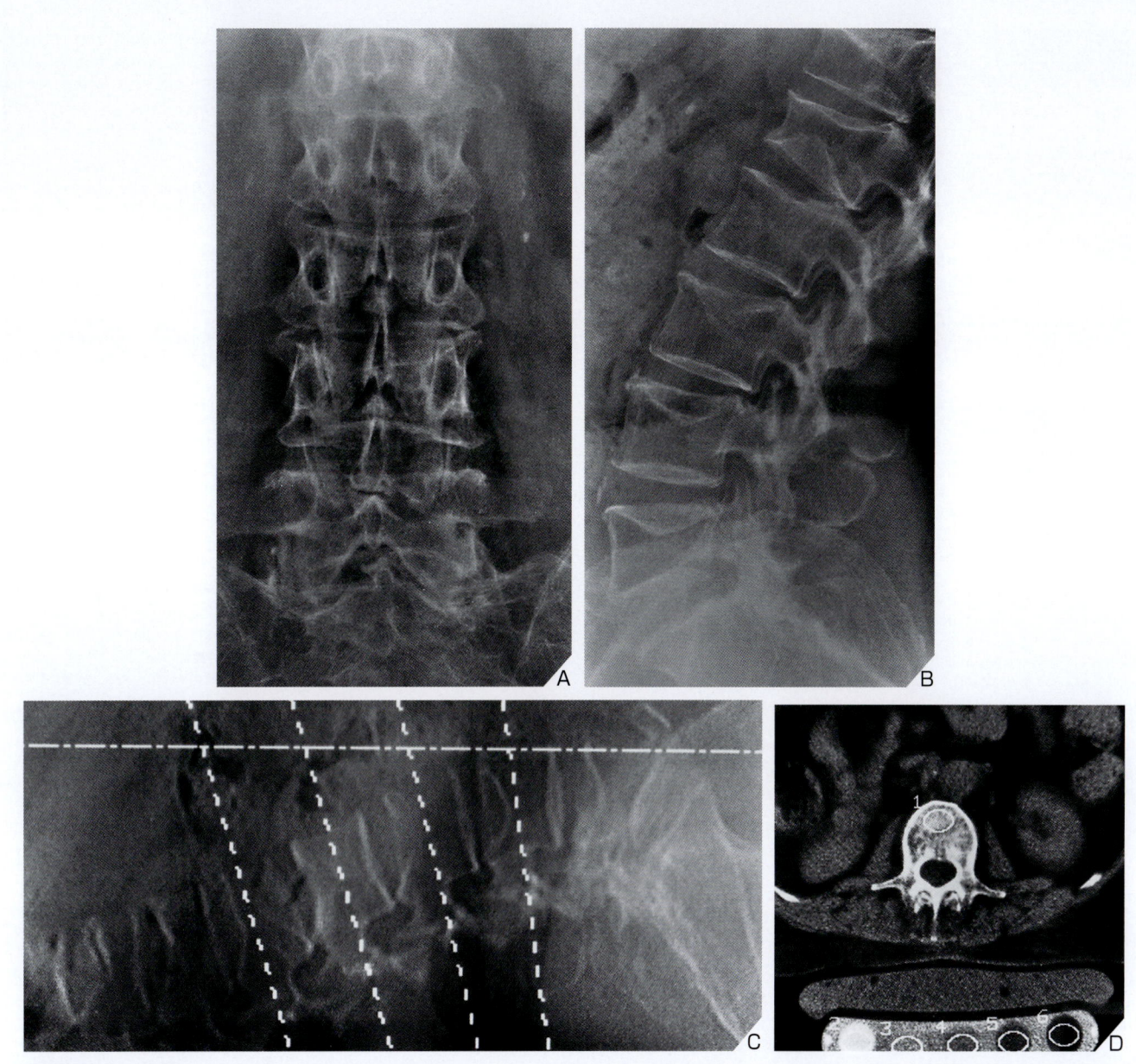

図 25-15　QCT

　62 歳女性．骨粗鬆症の程度を評価した．腰椎の X 線正面像（A）と側面像（B）は，多発性圧迫骨折を伴うびまん性の骨減少を呈している．定量的 CT（QCT）での測定は，次の順序で行われる．患者は，基準となる骨密度測定用ファントム上に仰臥し，測定値はリン酸ナトリウム（ミネラルを表す），エタノール（脂肪を表す），水（軟部組織を表す）の標準液を満たした管を内包する半透明の測定用ファントムと対比される．おのおのの横断像を得るため，測定部位が椎体の中央を通るのみでなく，ファントム測定具の中央も通るように設定する．ファントムとともに，T12，L1，L2，L3，L4 の CT 横断像を撮る．おのおのの椎体の骨密度値（mg/cm^3）は，ファントムから得られた CT 値（Hounsfield 単位）を用いて測定される（C，D）．測定値は平均化され，年齢，性別を考慮した基準値と比較される．椎体のミネラル含量の平均値は mg/cm^3 でも表される．本症例では，平均 77.4 mg/cm^3 の骨塩量は，骨折を起こす限界値（110 mg/cm^3）以下であるばかりでなく，患者の年齢の骨塩量の平均値（97.5 mg/cm^3）以下でもある．

❻　テクネチウム（^{99m}Tc-MIBI）CT（SPECT）検査は原発性上皮小体機能亢進症の異所性上皮小体腺腫の診断に有用である．

❼　MRI は一過性局所性骨粗鬆症，局所性移動性骨粗鬆症，若年性骨粗鬆症，反射性交換神経性ジストロフィーにおける骨髄変化の重要な情報をもたらす．Gaucher 病や Paget 病の診断に有用である．

❽　single-photon absorptiometry（SPA），dual-photon absorptiometry（DPA），dual-X-ray absorptiometry（DXA），定量的コンピューター断層撮影（QCT）を含めて，正確な骨塩量測定のためのいくつかの方法が開発され

てきた．

❾　DXA は現在もっとも普及している骨密度測定方法で，年齢にマッチした基準値との比較が可能になる．

❿　QCT は，脊椎骨の海綿骨（骨梁）の骨塩量を正確に測定できる方法である．この方法では，測定部位の平均密度は，検査を受けている患者を同時に並べられている測定用ファントムを参考として測定される．

⓫　骨密度検査として定量的超音波法は，放射線被曝がなく，持ち運び可能で低コストであることから魅力的な方法である．

26

引用文献・参考図書

1. Adams JE. Single and dual energy X-ray absorptiometry. *Eur Radiol* 1997; 7 (suppl 2) : S20-S31.
2. Baran DT, Faulkner KG, Genant HK, Miller PD, Pacifici R. Diagnosis and management of osteoporosis: guidelines for the utilization of bone densitometry. *Calcif Tissue Int* 1997; 61: 433-440.
3. Cann CE. Quantitative CT applications: comparison of newer CT scanners. *Radiology* 1987; 162: 257-261.
4. Cann CE. Quantitative CT for determination of bone mineral density: a review. *Radiology* 1988; 166: 509-522.
5. Cann CE, Genant HK. Precise measurement of vertebral mineral content using computed tomography. *J Comput Assist Tomogr* 1980; 4: 493-500.
6. Choi D, Kim D-Y, Han CS, et al. Measurements of bone mineral density in the lumbar spine and proximal femur using lunar prodigy and the new pencil-beam dual-energy X-ray absorptiometry. *Skeletal Radiol* 2010; 39: 1109-1116.
7. Crozier F, Champsaur P, Pham T, et al. Magnetic resonance imaging in reflex sympathetic dystrophy syndrome of the foot. *Joint Bone Spine* 2003; 70: 503-508.
8. DeMayo R, Haims AH, McRae MC, et al. Correlation of MRI-based bone marrow burden score with genotype and spleen status in Gaucher's disease. *Am J Roentgenol* 2008; 191: 116-123.
9. Dhainaut A, Hoff M, Kalvesten, et al. Long-term in-vitro precision of direct digital X-ray radiogrammetry. *Skeletal Radiol* 2011; 40: 1575-1579.
10. Gamble CL. Osteoporosis: making the diagnosis in patients at risk for fracture. *Geriatrics* 1995; 50: 24-33.
11. Garn SM, Poznanski AX, Nagy JM. Bone measurement in the differential diagnosis of osteopenia and osteoporosis. *Radiology* 1971; 100: 509-518.
12. Gayed IW, Kim EE, Broussard WF, et al. The value of 99m-Tc-sestamibi SPECT/CT over conventional SPECT in the evaluation of parathyroid adenomas or hyperplasia. *J Nucl Med* 2005; 46: 248-252.
13. Genant HK. Current state of bone densitometry for osteoporosis. *Radiographics* 1998; 18: 913-918.
14. Genant HK, Glüer C-C, Steiger P, Faulkner KG. Quantitative computed tomography for the assessment of osteoporosis. In: Moss AA, Gamsu G, Genant HK, eds. *Computed tomography of the body with magnetic resonance imaging*, 2nd ed. Philadelphia: WB Saunders; 1992: 523-549.
15. Gramp S, Jergas M, Glüer CC, Lang P, Brastow P, Genant HK. Radiologic diagnosis of osteoporosis: current methods and perspectives. *Radiol Clin North Am* 1993; 31: 1133-1145.
16. Gramp S, Steiner E, Imhof H. Radiological diagnosis of osteoporosis. *Eur Radiol* 1997; 7 (suppl 2): S11-S19.
17. Griffith HJ, Zimmerman R, Bailey G, Snider R. The use of photon absorptiometry in the diagnosis of renal osteodystrophy. *Radiology* 1973; 109: 277-281.
18. Guglielmi G, Schneider P, Lang TF, Giannatempo GM, Cammisa M, Genant HK. Quantitative computed tomography at the axial and peripheral skeleton. *Eur Radiol* 1997; 7 (suppl 2): S32-S42.
19. Hans D, Fuerst T, Duboeuf F. Quantitative ultrasound bone measurement. *Eur Radiol* 1997; 7 (suppl 2): S43-S50.
20. Hui SL, Slemenda CW, Johnston CC. Age and bone mass as predictors of fracture in a prospective study. *J Clin Invest* 1988; 81: 1804-1809.
21. Jergas M, Genant HK. Quantitative bone mineral analysis. In: Resnick D, ed. *Diagnosis of bone and joint disorders*, 3rd ed. Philadelphia: WB Saunders; 1995: 1854-1884.
22. Jergas M, Glüer C-C. Assessment of fracture risk by bone density measurements. *Semin Nucl Med* 1997; 27: 261-275.
23. Kanis JA, Delmas P, Burckhardt P, Cooper C, Torgerson D. Guidelines for diagnosis and management of osteoporosis. *Osteoporosis Int* 1997; 7: 390-406.
24. Kanis JA, Melton JL Ⅲ, Christiansen C, Johnston CC, Khaltaev N. The diagnosis of osteoporosis. *J Bone Miner Res* 1994; 9: 1137-1141.
25. Krolner B, Nielsen SP. Measurement of bone mineral contents (BMC) of the lumbar spine, I: theory and application of a new two-dimensional dual photon attenuation method. *Scand J Clin Lab Invest* 1980; 40: 653-663.
26. Lai KC, Goodsitt MM, Murano R, Chesnut CH. A comparison of two dual-energy X-ray absorptiometry systems for spinal bone mineral measurement. *Calcif Tissue Int* 1992; 50: 203-208.
27. Lang P, Steiger P, Faulkner K, Glaer C, Genant HK. Osteoporosis. Current techniques and recent developments in quantitative bone densitometry. *Radiol Clin North Am* 1991; 29: 49-76.
28. Lenchik L, Rochmis P, Sartoris DJ. Perspective. Optimized interpretation and reporting of dual X-ray absorptiometry (DXA) scans. *Am J Roentgenol* 1998; 17: 1509-1520.
29. Lenchik L, Sartoris SJ. Current concepts in osteoporosis. *Am J Roentgenol* 1998; 168: 905-911.
30. Lomoschitz FM, Grampp S, Henk CB, et al. Comparison of imaging-guided and non-imaging guided quantitative sonography of the calcaneus with dual X-ray absorptiometry of the spine and femur. *Am J Roentgenol* 2003; 180: 1111-1116.
31. Lorberboym M, Minski I, Macadziob S, et al. Incremental diagnostic value of preoperative 99m-Tc-MIBI SPECT in patients with a parathyroid adenoma. *J Nucl Med* 2003; 44: 904-908.
32. Majumdar S, Genant HK. High resolution magnetic resonance imaging of trabecular structure. *Eur Radiol* 1997; 7 (suppl 2): S51-S55.
33. Malich A, Boettcher J, Pfeil A, et al. The impact of technical conditions of X-ray imaging on reproducibility and precision of digital computer-assisted X-ray radiogrammetry (DXR). *Skeletal Radiol* 2004; 33: 698-703.
34. Mazess RB. Bone densitometry of the axial skeleton. *Orthop Clin North Am* 1990; 21: 51-63.
35. Mazess RB, Barden HS. Measurement of bone by dual-photon absorptiometry (DPA) and dual-energy x-ray absorptiometry (DEXA). *Ann Chir Gynaecol* 1988; 77: 197-203.
36. Miller PD, Bonnick SL, Rosen CJ. Consensus of an international panel on the clinical utility of bone mass measurement in the detection of low bone mass in the adult population. *Calcif Tissue Int* 1996; 58: 207-214.
37. Nelson DA, Brown EB, Flynn MJ, Cody DD, Shaffer S. Comparison of dual photon and dual energy x-ray bone densitometers in a clinical setting. *Skeletal Radiol* 1991; 20: 591-595.
38. Ng P, Lenzo NP, McCarthy MC, et al. Ectopic parathyroid adenoma localised with sestamibi SPECT and image-fused computed tomography. *Med J Australia* 2003; 179: 485-487.
39. Nilas L, Borg J, Gotfredsen A, Christiansen C. Comparison of single- and dual-photon absorptiometry in postmenopausal bone mineral loss. *J Nucl Med* 1985; 26: 1257-1262.
40. Passariello R, Albanese CV, Kvasnovà M. Bone densitometry in the clinical practice. *Eur Radiol* 1997; 7 (suppl 2): S2-S10.
41. Pullan BR, Roberts TE. Bone mineral measurement using an EMI scanner and standard methods: a comparative study. *Br J Radiol* 1978; 51: 24-28.
42. Purz S, Kluge R, Barthel H, et al. Visualization of ectopic parathyroid adenomas. *N Engl J Med* 2013; 369: 2067-2069.
43. Reinbold WD, Genant HK, Reiser UJ, Harris ST, Ettinger B. Bone mineral content in early-postmenopausal osteoporotic women and postmenopausal women: comparison of measurement methods. *Radiology* 1986; 160: 469-478.
44. Resnick D, Niwayama G. Osteoporosis. In: Resnick D, ed. *Diagnosis of bone and joint disorders*, vol. 5, 3rd ed. Philadelphia: WB Saunders; 1995.
45. Rosenberg AE. The pathology of metabolic bone disease. *Radiol Clin North Am* 1991; 29: 19-36.
46. Roy M, Mazeh H, Chen H, et al. Incidence and localization of ectopic parathyroid adenomas in previously unexplored patients. *World J Surg* 2013; 37: 102-106.
47. Rupich R, Pacifici R, Delabar C, Susman N, Avidi LV. Lateral dual energy radiography: new technique for the measurement of L3 bone mineral density. *J Bone Miner Res* 1989; 4: S194.
48. Ryan PJ. Overview of role of BMD measurements in managing osteoporosis. *Semin Nucl Med* 1997; 27: 197-209.
49. Sartoris DJ. Clinical value of bone densitometry. *Am J Roentgenol* 1994; 163: 133-135.
50. Scientific Advisory Board of the Osteoporosis Society of Canada. Clinical practice guidelines for the diagnosis and management of osteoporosis. *Can Med Assoc J* 1996; 155: 1113-1133.
51. Slemenda CW, Johnston CC. Bone mass measurement: which site to measure? *Am J Med* 1988; 84: 643-645.
52. Slosman DO, Rissoli R, Donath A, Bonjour J-P. Vertebral bone mineral density measured laterally by dual-energy x-ray absorptiometry. *Osteoporosis Int* 1990; 1: 23-29.
53. Staron RB, Greenspan R, Miller TT, Bilezikian JP, Shane E, Haramati N. Computerized bone densitometric analysis: operator-dependent errors. *Radiology* 1999; 211: 467-470.
54. Svendsen OL, Marslew U, Hassager C, Christiansen C. Measurements of bone mineral density of the proximal femur by two commercially available dual-energy x-ray absorptiometric systems. *Eur J Nucl Med* 1992; 19: 41-46.
55. Taton G, Rokita E, Wrobel A, et al. Combining areal DXA bone mineral density and vertebrae postero-anterior width improves the prediction of vertebral strength. *Skeletal Radiol* 2013; 42: 1717-1725.
56. Virtama P, Helelä T. Radiographic measurements of cortical bone: variations in a normal population between 1 and 90 years of age. *Acta Radiol* 1969; 7 (suppl): 268-293.
57. Wahner HW, Dunn WL, Brown ML, Morin RL, Riggs BL. Comparison of dual-energy x-ray absorptiometry and dual photon absorptiometry for bone mineral measurements of the lumbar spine. *Mayo Clin Proc* 1988; 63: 1075-1084.
58. Weber T, Cammerer G, Schick C, et al. C-11 methionine positron emission tomography/computed tomography localizes parathyroid adenomas in primary hyperparathyroidism. *Horm Metab Res* 2010; 42: 209-214.
59. Wilson CR, Collier BD, Carrera GF, Jacobson DR. Acronym for dual-energy x-ray absorptiometry. *Radiology* 1990; 176: 875-876.

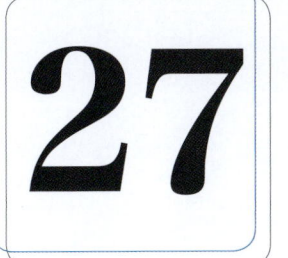

27 骨粗鬆症，くる病，骨軟化症

A 骨粗鬆症 (osteoporosis)

骨粗鬆症は，骨基質の形成不足あるいは吸収の亢進により，骨量の減少と骨の微細構造の劣化をきたす全身の代謝性骨疾患である．骨組織は減少しているが，骨組織そのものの石灰化は十分に行われている．言い換えれば，骨は量的には減少しているが，質的には正常である．

骨粗鬆症には種々の原因があり，その結果いくつかの異なる臨床型として現れる（表27-1）．骨粗鬆症の病態の基本的な違いは，すべての骨格を侵す全身性またはびまん性か，1つの部位や骨を侵す局所性かである（図27-1）．骨粗鬆症の原因の基本的な違いは，先天性のものか後天性かである．

1. 全身性骨粗鬆症 (generalizad osteoporosis)

X線学的特徴は，それぞれの特殊な原因にかかわらず，すべての型の骨粗鬆症に共通している．すなわち，骨皮質の厚さは減少し，海綿骨骨梁の数と厚さが減少する（図27-2）．これらの変化は，非荷重部位やストレスのかからない部位でより顕著である．骨粗鬆症で最初に侵され，X線像でもっともよくわかる部位は，解剖学的に骨皮質がより薄い関節周囲部である（図27-3）．長管骨では，骨皮質の厚さは減少し，骨はもろくなり，とくに大腿骨近位部（図27-4），上腕骨近位部，橈骨遠位部，肋骨の骨折の頻度が高くなる．

定量的CT（QCT），骨粗鬆症を評価する他の方法（第26章で詳細に論じた）のほかに，単純X線検査を用いた簡単な方法が開発されてきた．

骨の骨梁構造分析は，骨梁が失われていくパターンが骨粗鬆症の重症度と相関するので，骨粗鬆症評価の効果的な方法とし

て強調されてきた．

大腿骨では，これらの変化は，大腿骨近位部の骨梁構造に基づいた Singh 指数（たとえば主圧迫骨梁群，副圧迫骨梁群，主引っぱり骨梁群などの型がある）に基づいて評価できる（図27-5，表27-2）．大腿骨近位部の骨梁パターンは，骨粗鬆症の重症度を評価しうる優れた指標である．Singh は，骨梁消失は予想される順序で生じるので，骨粗鬆症の重症度をグレード化することができることを示した．彼は，圧迫骨梁は引っぱり骨梁より重要であり，近縁部に位置する骨梁は中心部のものより重要であるとしている．

6つのX線学的グレードが，骨梁構造に基づいて定義されている（図27-6）．

初期の骨粗鬆症では，不規則に分布している骨梁の初期吸収のため圧迫骨梁と引っぱり骨梁が強調され，Ward 三角の骨透過性が顕著になってくる．骨粗鬆症の重症度が増すにつれて，引っぱり骨梁の数は減少し，大腿骨内側縁から外側縁にかけて骨梁は萎縮する．骨梁の吸収の増大に伴って，大転子に対向する主引っぱり骨梁が消失し，Ward 三角が外側に開いてくる．さらに，骨粗鬆症が進行すると，主圧迫骨梁を除くすべての骨梁での吸収が起こる．進行した骨粗鬆症では，主圧迫骨梁は最後まで侵されないが，個々の骨梁の数と長さの減少は明らかとなる．最後には，大腿骨近位部では，すべての骨梁痕は完全に消失する．

そのほかの骨粗鬆症性変化が評価される主要部位としては，軸骨格，とりわけ脊椎があげられる．とくに，加齢に関連した骨粗鬆症［退行期骨粗鬆症（老人性／閉経後）］の場合は明らかで，このような病態では椎体が著しく脆弱となる．初めは，海綿骨の吸収による椎体終板の濃度の相対的増加がみられ，いわゆる empty box 像を示すようになる（図27-7）．後に骨梁構造の消失とともに椎体全体の骨密度の減少が起こり，すりガラス（ground glass）像を呈するようになる．骨粗鬆症に侵された椎体の典型像は，魚椎（fish mouth）像（codfish vertebrae）といわれる両凹型椎体である（図27-8）．これは，脆弱化した

27

表27-1	骨粗鬆症の原因			
全身性（びまん性）			局所性（限局性）	
遺伝性（先天性）	腫瘍性		不動化（ギプス） 廃用性 疼　痛 感　染 反射性交感神経性ジストロフィー（Sudeck 骨萎縮） 一過性局所性骨粗鬆症 　一過性股関節骨粗鬆症（一過性大腿骨頭萎縮症） 　局所性移動性骨粗鬆症 　特発性若年型骨粗鬆症 Paget 病（活動期）	
骨形成不全症 生殖腺性奇形 　Turner 症候群（XO） 　Klinefelter 症候群（XXY） 低ホスファターゼ症 ホモシスチン尿症 ムコ多糖体代謝異常症 Gaucher 病 貧　血 　Sickle-cell 症候群 　サラセミア 　血友病 　クリスマス病	骨髄腫 白血病 リンパ腫 転移性腫瘍			
内分泌性	医原性			
甲状腺機能亢進症 上皮小体機能亢進症 Cushing 症候群 先端巨大症 エストロゲン欠損症 性機能低下症 糖尿病 妊　娠	ヘパリン誘導性 フェニトイン誘導性 ステロイド誘導性			
欠損状態	その他			
壊血病 栄養障害 神経性食欲不振症 蛋白欠乏症 アルコール中毒 肝障害	退行性（老化/閉経後） アミロイドーシス 組織褐変症 対麻痺 無重力状態 特発性			

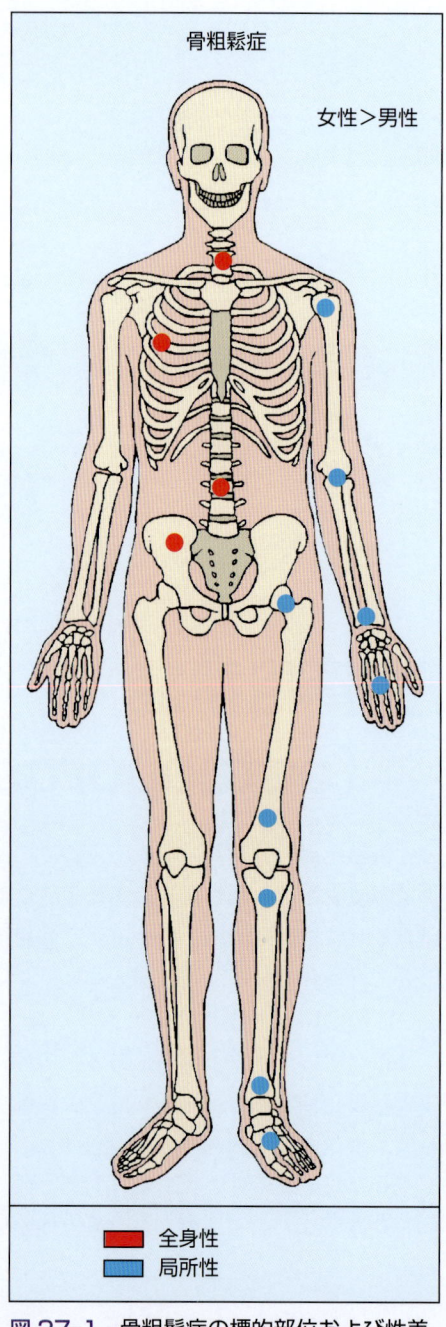

図 27-1　骨粗鬆症の標的部位および性差

椎体の上下縁より，弓状に椎間板が突出拡張したためである．進行期には，楔状変形を伴った椎体の完全圧潰となる．胸椎に発生した場合には後弯の増大を生じる．

　全身性骨粗鬆症には，興味あることに3つの主要な医原性骨粗鬆症がある．ヘパリンによる骨粗鬆症は，長期間連日高濃度（10,000 単位以上）のヘパリン治療により起こりうる．正確には，どのようにしてこの型の骨粗鬆症が始まり，進行するのかはわからない．しかし，内軟骨性骨化の抑制とともに破骨細胞への刺激と骨芽細胞への抑制が原因として示唆されている．脊椎骨，肋骨，大腿骨頚部の自然発生的骨折がX線学的に報告されている．フェニトイン（dilantin）による骨粗鬆症は，しばしばフェニトインの長期投与で発生する．脊柱と肋骨が通常侵され，骨折はよくみられる合併症である．

　ステロイドによる骨粗鬆症は，Cushing 症候群の経過中や種々のコルチコステロイド（医原性）による治療中に起こり，骨形成の減少と骨吸収の増加がその特徴である．軸骨格がもっともよく侵されるが，末梢骨も侵されることがある．脊椎では，前方と後方の椎体縁の変化を伴わず椎体終板に明瞭な肥厚と硬化が生じる．

　腫瘍に関連する骨粗鬆症は，第16章を参照されたい．

2．局所性骨粗鬆症 (localized osteoporosis)

　一過性局所性骨粗鬆症は，1つの特徴を共通してもつ疾患群の総称である．つまり，通常，傍関節部を侵し，外傷や不動化などの明確な病因がなく，急速に進行する骨粗鬆症である．本症は，自然治癒する可逆的な疾患であり，3つの亜型が報告されている．一過性股関節骨粗鬆症（一過性大腿骨頭萎縮症）は圧倒的に妊婦に多く，若年，中年男性にもみられる．初期には，大腿骨頭，頚部，寛骨臼を侵す局所性骨粗鬆症として発症する（図26-12を参照）．局所性移動性骨粗鬆症は，膝，足関節，足部を侵し，主として30〜40歳代の男性にみられる．この疾患は，罹患関節の疼痛と腫脹を特徴とする．急速に進行し，6〜9ヵ月で消褪する．その後再発することもあり，他関節に罹患

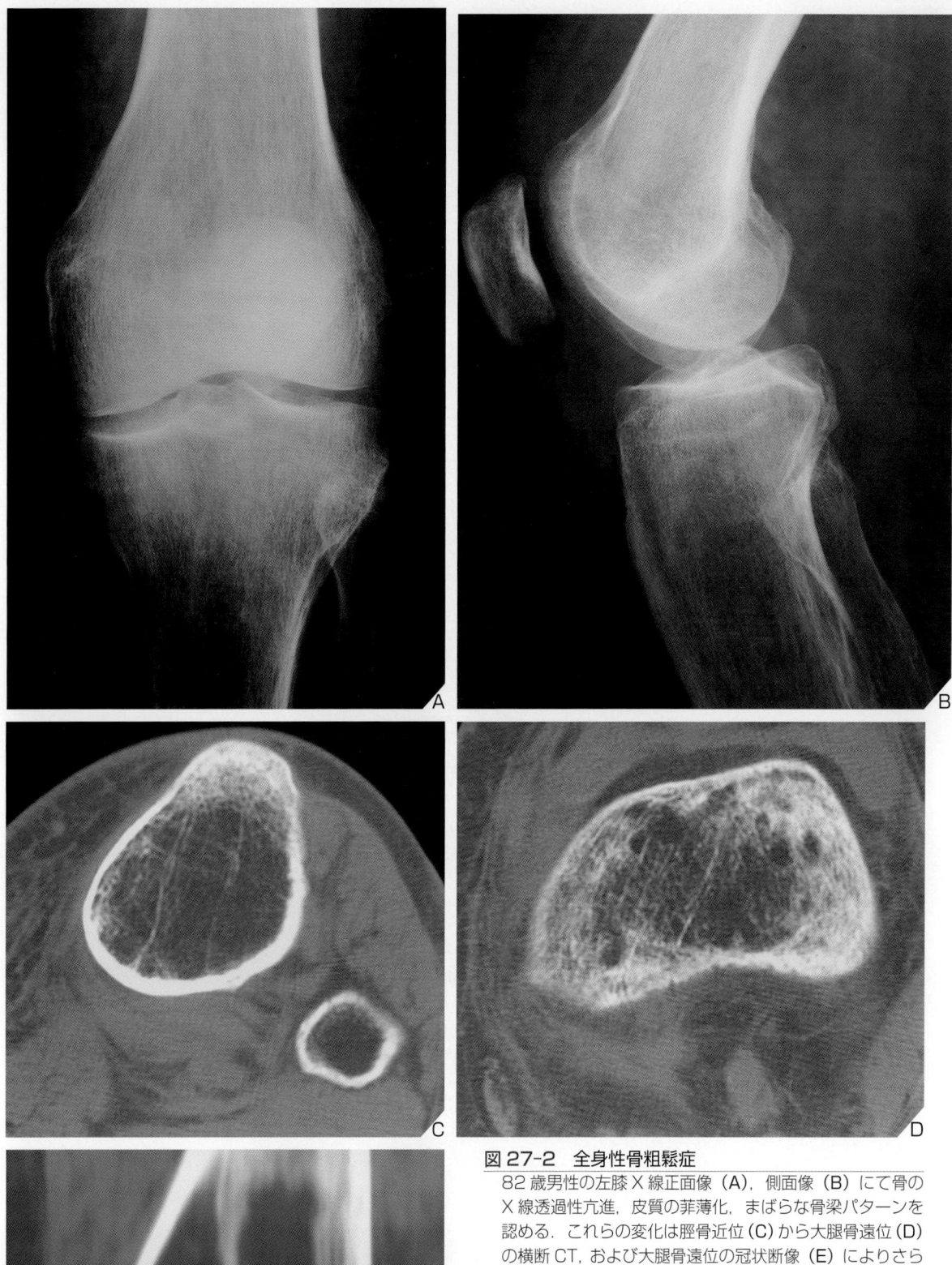

図 27-2　全身性骨粗鬆症
　82 歳男性の左膝 X 線正面像（A），側面像（B）にて骨の
X 線透過性亢進，皮質の菲薄化，まばらな骨梁パターンを
認める．これらの変化は脛骨近位（C）から大腿骨遠位（D）
の横断 CT，および大腿骨遠位の冠状断像（E）によりさら
によく描出される．

27

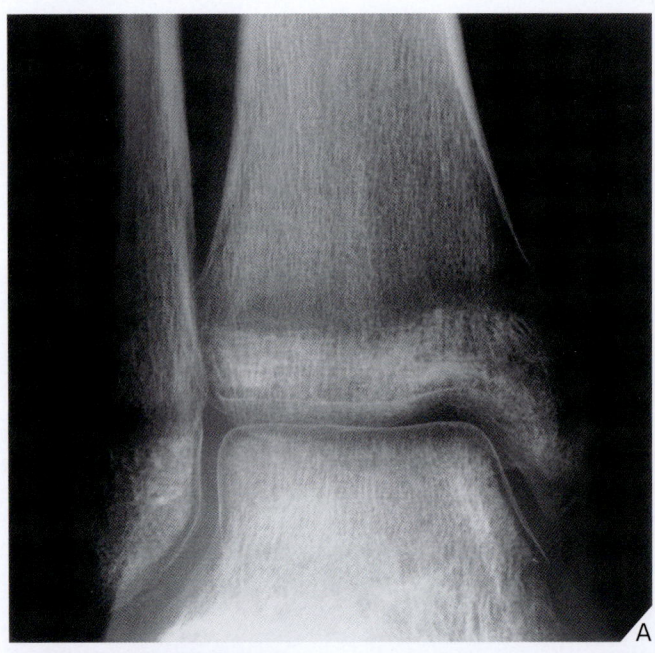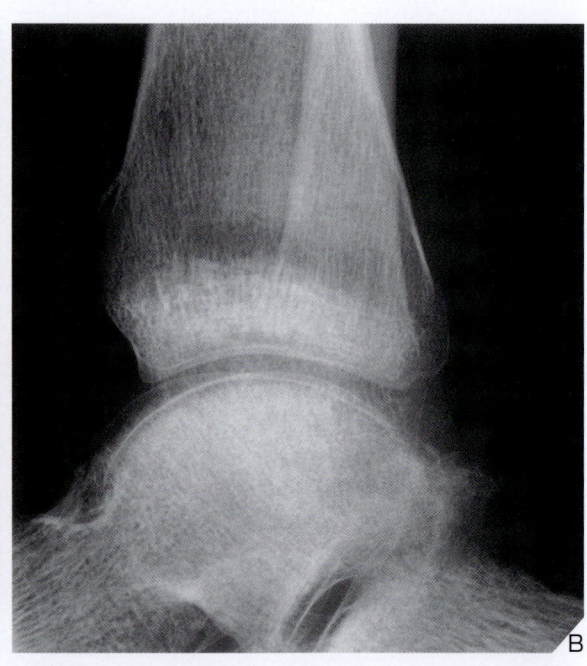

図 27-3　関節周囲骨粗鬆症
足関節の正面（A）および側面（B）X線像で，まばらな骨梁パターンと軟骨下部のX線透過性の亢進を現している.

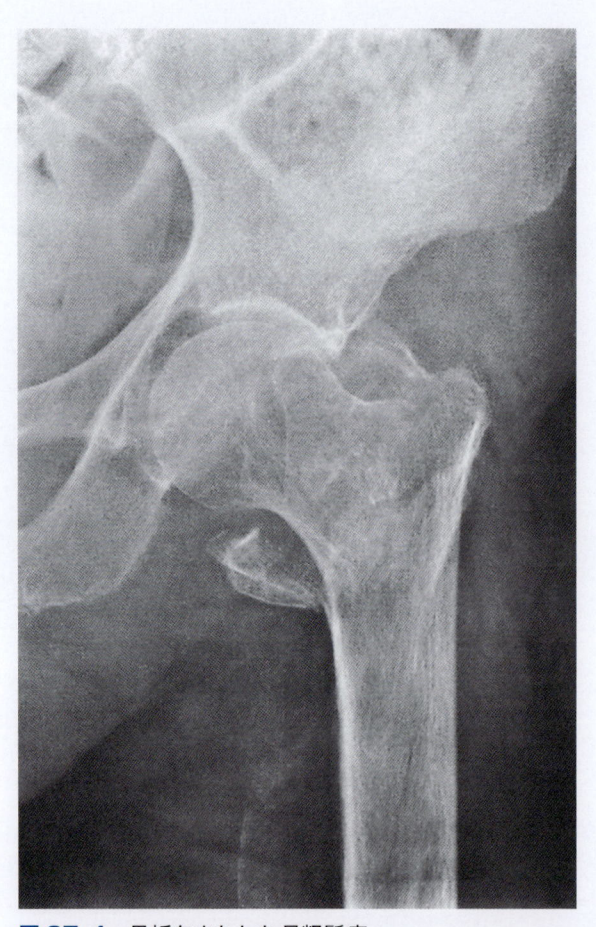

図 27-4　骨折をきたした骨粗鬆症
85歳女性. 進行性閉経後骨粗鬆症. このX線正面像でみる
ように, 左大腿骨の転子間骨折をきたした. 骨皮質の菲薄化
と骨透過性の亢進が著しい.

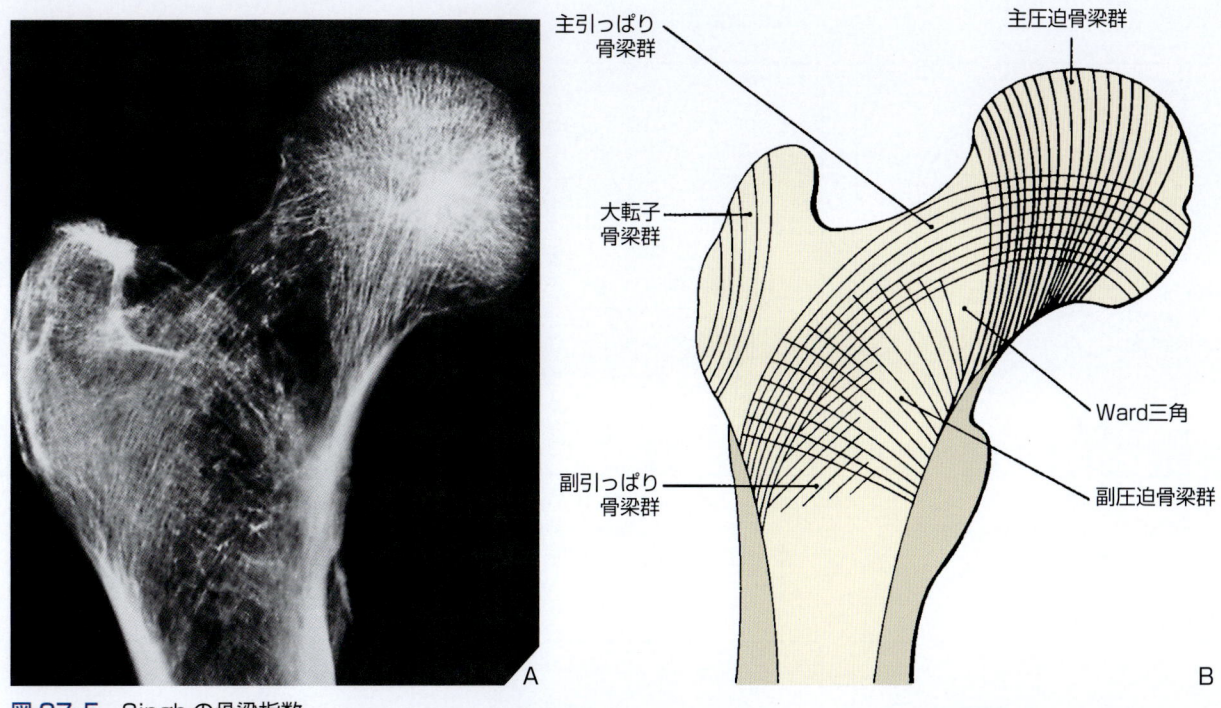

図 27-5　Singh の骨梁指数

（A）大腿骨近位部の骨梁構造は，骨粗鬆症の程度を示すよい指標である．（B）骨梁アーケードは，Singh 指数にとって重要である．大腿骨頚部で主引っぱり骨梁，主圧迫骨梁，副圧迫骨梁が交わるところにできる三角形の骨透亮像が，Ward 三角と呼ばれる．主引っぱり骨梁は副引っぱり骨梁よりも重要であり，圧迫骨梁は引っぱり骨梁よりも重要である．骨の喪失は，重要でない骨梁からより重要な骨梁の順に生じる．

（Singh M, Nagrath AR, Maini PS. Changes in trabecular pattern of the upper end of the femur as an index of osteoporosis. J Bone Joint Surg［Am］1970 ; 52A : 457-467 を基に作成）

表27-2	5 つの主要な骨梁群

1. 主圧迫骨梁群
   ・大腿骨頚部内側骨皮質から大腿骨頭上部にまで及ぶ.
   ・主要な体重支持骨梁
   ・正常大腿骨では，もっとも太く密に充塡されている.
   ・骨粗鬆症では，目立ってくる.
   ・最後に消失する.
2. 副圧迫骨梁群
   ・小転子近傍の骨皮質より生じる.
   ・大転子と大腿骨頚部上方に向かって，上方および外側に曲がる.
   ・とくに細く，広く分かれている.
3. 主引っぱり骨梁群
   ・大転子の下方の外側骨皮質から生じる.
   ・弓状の形状で内側に向かって伸びていき，大腿骨頭の下部で終わる.
4. 副引っぱり骨梁群
   ・主引っぱり骨梁群の下方の外側骨皮質から生じる.
   ・上方および内側に伸び，大腿骨頚部の中央部を横切ったところで終わる.
5. 大転子骨梁群
   ・細く，はっきりとしない引っぱり骨梁からなる.
   ・大転子の下から外側に向かう.
   ・上方に伸び，大転子の上面近傍で終わる.

Singh指数：X線学的グレード分類

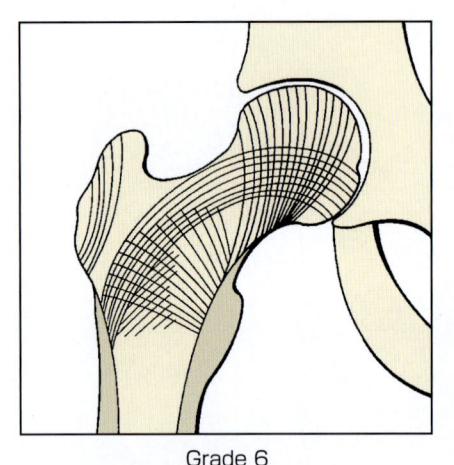

Grade 6
すべての正常な骨梁群が認められる.
大腿骨近位端は完全に
海綿骨で占められている

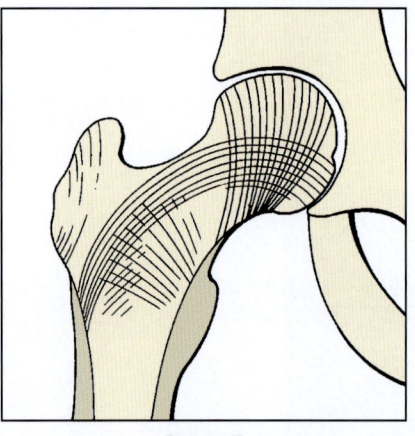

Grade 5
主引っぱり骨梁と圧迫骨梁が
はっきりしてくる. Ward三角が際立つ

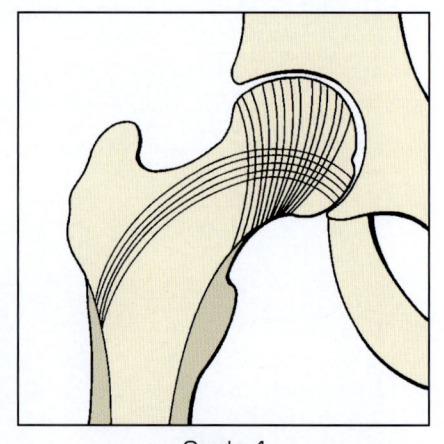

Grade 4
主引っぱり骨梁の数が減少するが,
まだ外側骨皮質から
大腿骨頚部にかけてたどれる

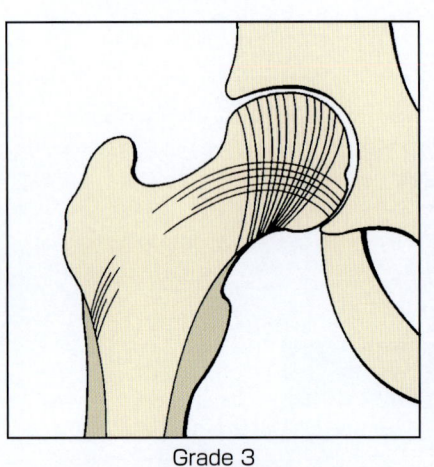

Grade 3
大転子の対側の
主引っぱり骨梁の連続性が破綻する

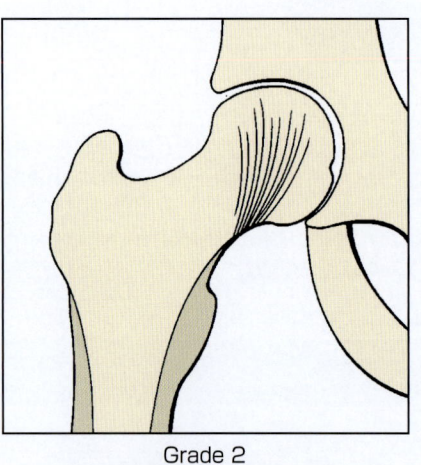

Grade 2
主圧迫骨梁のみがみえる.
すべての引っぱり骨梁は消失している

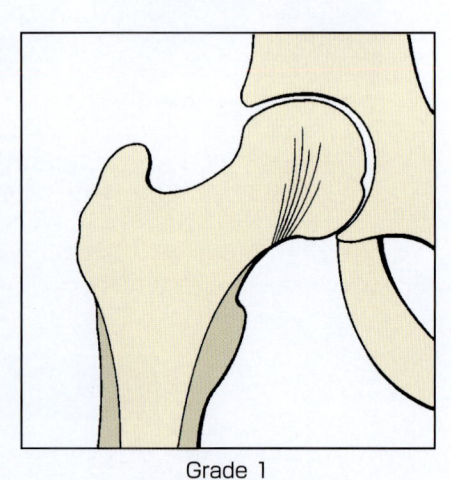

Grade 1
主圧迫骨梁の数が
著明に減少している

図 27-6　Singh 指数：X 線学的グレード分類
(Singh M, Nagrath AR, Maini PS. Changes in trabecular pattern of the upper end of the femur as an index of osteoporosis. J Bone Joint Surg［Am］1970；52A：457-467 より引用)

することもある. 特発性若年性骨粗鬆症は, 思春期またはその直前によく発症し, 典型的なものは自然に治癒する. 罹患骨は通常対称性であり, 一般的に関節近接部が侵される. 本症はしばしば疼痛を伴い, 椎体圧迫骨折を起こすこともある.

ギプス固定や痛みによる廃用性による局所性骨粗鬆症については, 第4章を参照されたい. また, Sudeck 骨萎縮（反射性交感神経性ジストロフィー）は, 骨折の合併症として起こる（図4-55 を参照）.

B くる病（rickets）, 骨軟化症（osteomalacia）

骨粗鬆症では, 基本的変化は骨量の減少であるが, 小児に起こるくる病や成人に起こる骨軟化症では, 基本的な骨の異常は骨基質へのミネラル化（石灰化）の障害である. 十分な量のカルシウムとリンがなければ, 類骨組織は適切な石灰化を生じることができない.

過去には, くる病（to twist を意味する古い英単語 'wrick' に由来）と骨軟化症でもっともよくみられた原因は, ビタミンDの摂取不足であった. ビタミンDはカルシウムとリンの恒常性と適切な骨の石灰化をつかさどる. しかし, 現在では主な原因に, 胃, 胆管, 腸の異常をもつ患者や胃切除, その他の胃の手術を受けた患者での腸管からのカルシウムとリンの喪失をきたす腸管での吸収不全, 腎の尿細管障害（近位あるいは遠位尿細管の病変が腎尿細管性アシドーシスを生じる）, 腎からのカルシウム喪失を引き起こす腎不全による二次的な腎性骨ジストロフィーが含まれる. 骨軟化症に関連したいくつかの他の疾患, たとえば神経線維腫症, 線維性骨異形成症, Wilson 病などが明らかにされてきている. しかし, 以下に記す障害と骨軟化症との確かな関係はいまだ不明である（表27-3）.

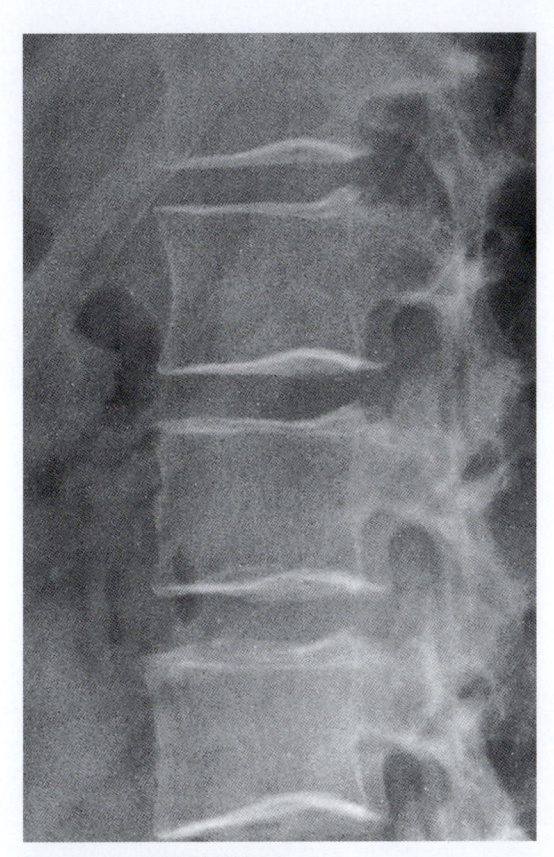

図 27-7　退行期骨粗鬆症
89 歳女性．腰椎の X 線側面像で，椎体終板の濃度は
相対的に増加し，海綿骨の骨梁は吸収されており，
empty box 像を呈している．これは退行性骨粗鬆症に
共通してみられる．

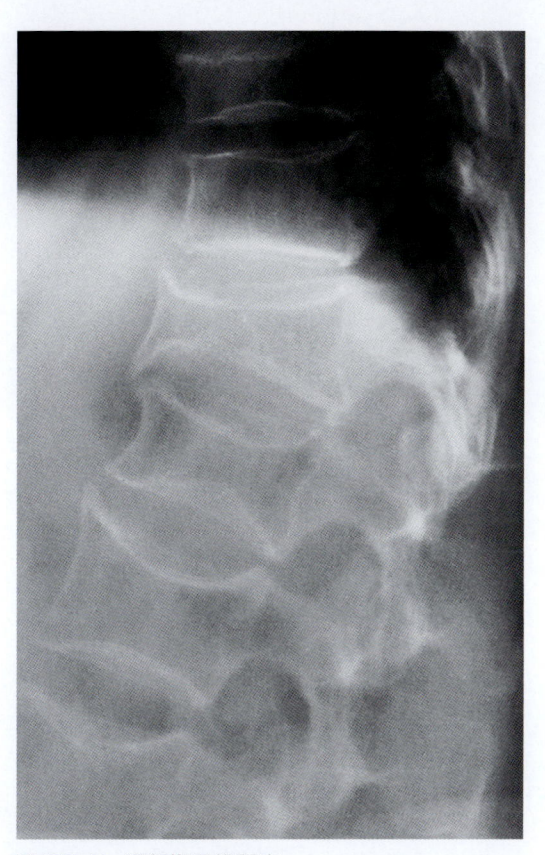

図 27-8　退行期骨粗鬆症
80 歳女性．骨粗鬆症の胸腰椎の X 線側面像での両凹
変形像，または魚椎（codfish vertebrae）像である．
これは，椎体終板の脆弱化と髄核が椎体へ突出した結
果である．

1．くる病（rickets）

a　乳児くる病（infantile rickets）

　主として，6〜18 ヵ月の月齢の乳児にみられる乳児くる病は，
骨格全体の石灰化障害を特徴とする．本症は，乳児が立って歩
き出そうとする時期に，体重がかかる骨の弓状弯曲変形を生じ
る．初期のくる病の乳児は落ち着きがなく，よく眠らない．大
泉門の閉鎖も遅延する．もっとも初期の身体所見は，頭蓋骨の
軟化（頭蓋軟化症）である．肋骨肋軟骨結合部での軟骨の増大
は，くる病念珠（rachitic rosary）として知られる隆起を形成す
る．血清カルシウムとリン値は低く，血清アルカリホスファ
ターゼ値は上昇する．

　診断の鍵となる X 線学的特徴は，もっとも成長の盛んな骨幹
端部と骨端部，とくに，橈骨，尺骨，大腿骨の遠位端部や脛骨，
腓骨の近位端部にみられる（図 27-9）．石灰化の暫定層（組織
学的には石灰化軟骨層に相当する部位）における石灰化不全は，
成長軟骨板の側方への拡大，骨幹端部の cupping（杯状陥凹）
と flaring（拡大）をもたらし，局所の組織崩壊と「ほつれ」を
表している（図 27-10, 11；図 26-6 も参照）．骨端部にお
ける二次骨化核では，同様の変化がみられる．すなわち，骨の
透過性は増大し，辺縁部は鮮明でなくなり，弓状弯曲変形がし
ばしば起こるようになる（図 27-12）．

b　ビタミン D 抵抗性くる病（vitamin D-resistant rickets）

　本症は年長児（30 ヵ月以上）にみられ，4 つの異なる型が報
告されている．古典的ビタミン D 抵抗性（または低リン血症性）
くる病は，家族性ビタミン D 抵抗性くる病として知られ，伴性
優性遺伝する先天性疾患である．最近の研究では，低リン血症
性くる病は X 染色体上の PHEX 遺伝子の変異の結果として起こ
ることが示されている．この遺伝子は通常亜鉛メタロペプチ
ダーゼという酵素を産生する．この遺伝子の機能欠損により線
維芽細胞成長因子［fibroblast growth factor（FGF-23）］は血液
循環過剰となる．FGF-23 は腎に対しリン酸塩排泄を促進し，1
α-水酸化酵素の活性を低下させる．この結果，低リン血症とな
るが血清カルシウム値は正常であることが特徴である．患者は
低身長で，ずんぐりとして，脚は弓状に弯曲している．しばし
ば硬化病変を伴う軸骨格および四肢骨の異所性石灰化と骨化
が，特徴的 X 線所見である．糖尿を伴うビタミン D 抵抗性くる
病は，糖と無機リンの吸収機構の異常を特徴とする．Fanconi
症候群（スイスの小児科医 Guido Fanconi に由来）は，腎の近
位尿細管の欠陥とリン，糖，数種のアミノ酸の吸収障害を特徴
とする．この症候群の臨床症候は低 K 血症，低 Cl 血症，アシ
ドーシス，多尿，多飲，成長障害，小児における低リン血症性
くる病，成人における骨軟化症である．後天性低リン血症症候
群は，思春期後期や成人初期に発症し，おそらく中毒が病因と
考えられる．

27

表27-3	くる病と骨軟化症の病因

栄養欠乏
　ビタミンD
　　食事性
　　日光不足
　　合成障害
　カルシウム
　リン

吸収異常
　胃切除
　腸管の手術（バイパス）
　胃の疾患（閉塞）
　腸管の疾患（スプルー）
　胆管の疾患

腎障害
　腎尿細管疾患
　　近位尿細管障害（無機リン酸塩，糖，アミノ酸の吸収障害）
　　遠位尿細管障害（腎尿細管性アシドーシス）
　　近位および遠位尿細管の複合障害
　腎性骨ジストロフィー

その他
　Wilson 病
　線維形成不全症
　線維性骨異形成
　神経線維腫症
　低ホスファターゼ症
　新生物

　4つのビタミンD抵抗性くる病のX線所見は，乳児くる病のものと類似している．しかし，脚の弓状弯曲，長管骨の短縮はより著明で，しばしば骨は硬化してみえる（図27-13）．

2．骨軟化症（osteomalacia）

　骨軟化症は，くる病と同じ病理メカニズムの結果発症するが，骨成長が完了した後にのみ起こる．よって，この用語は軸骨格および四肢骨の骨皮質と骨梁の変化を指す．本症は，吸収不良症候群による二次的な腸管からの脂溶性ビタミンDの異常吸収によりもっともよく起こる．また本症は腎の近位尿細管の機能障害（いわゆる腎性骨軟化症）によっても起こる．本症のもっとも共通した臨床所見は，骨痛と筋力低下である．

　組織学的には，骨軟化症は海綿骨骨梁を被い，骨皮質のハーバース管に沿って存在する，未石灰化骨基質（類骨）の量的過剰状態を特徴とする．

　X線学的には，骨軟化症では全身的な骨減少と，多発性，両側性でしばしば対称性の，骨皮質を骨の長軸に対して垂直に走る骨透亮線がみられる．これらは偽骨折または looser zone（図27-14；図26-5 も参照）と呼ばれる．ミネラル化の乏しい仮骨と線維性組織が充満した骨皮質の不全疲労骨折を表すこれらの欠損は，肩甲骨の腋窩縁，大腿骨頚部の内側縁，尺骨の近位背側面，肋骨，恥骨・坐骨枝に好発する（図27-15）．Milkmanによって報告され，いわゆるMilkman症候群として知られる病態は，偽骨折が無数に存在する骨軟化症の軽症型のことである．

　骨軟化症の興味深い形態として，腫瘍誘発性骨軟化症［onco-genic osteomalacia（別名，tumor-induced osteomalacia：TIO）］

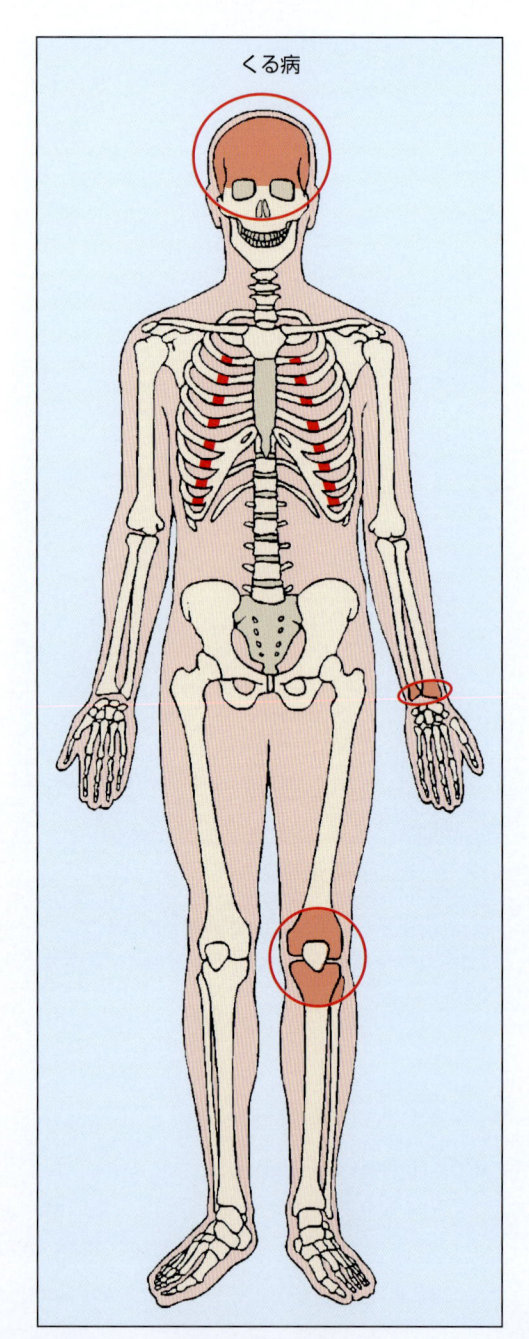

図27-9　くる病の標的部位

がある．これは低リン血症，高リン尿症，血漿 1,25-ジヒドロキシビタミンD（1,25［OH]$_2$D）低値によって特徴づけられる腫瘍随伴症候群であり，骨や軟部組織腫瘍あるいは腫瘍様障害により惹起される．一般にこの症候群に対する責任腫瘍は通常良性であり，緩徐進行性の成長血管病変（血管腫または血管外皮細胞腫），骨芽細胞腫様の病変，非骨化性線維腫様の病変などがあげられ，悪性新生物はごくまれである．これはX連鎖低リン血症と類似しており，FGF-23の突然変異がTIOにおける病因因子であるといわれている．この症候群をもたらしている腫瘍は，過度の量のホスファトニンを分泌する．ホスファトニンはリン酸塩再吸収を低下させ，結果として低リン血症と1,25（OH)$_2$Dの低値をもたらす．臨床症状は筋力低下，骨痛，ときとして骨折が含まれる．刺激病変が切除されると，状態は好転する．

VI

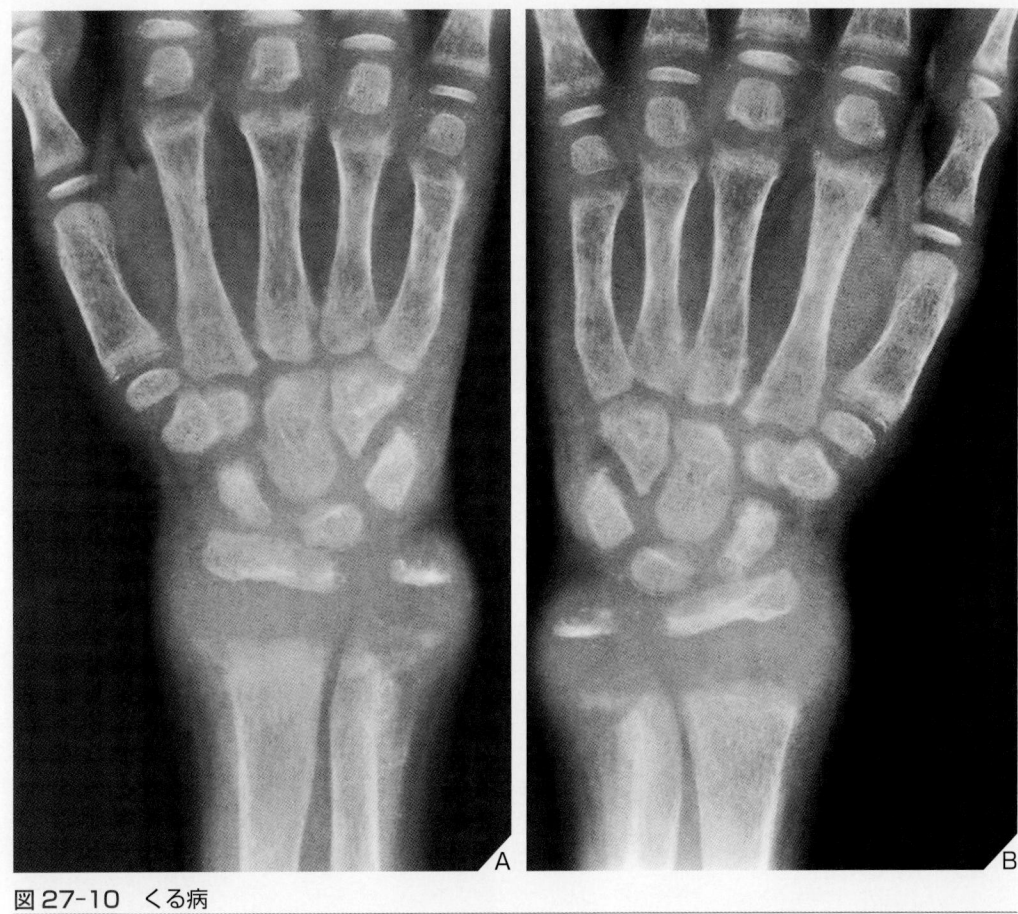

図 27-10　くる病
　8 歳男児．（A，B）未治療の食事性くる病の手の X 線正面像で，骨減少（osteopenia），橈骨尺骨遠位部の
成長軟骨板の側方への拡大，および骨幹端部の拡大所見（flaring）（本症の典型像）がみられる．

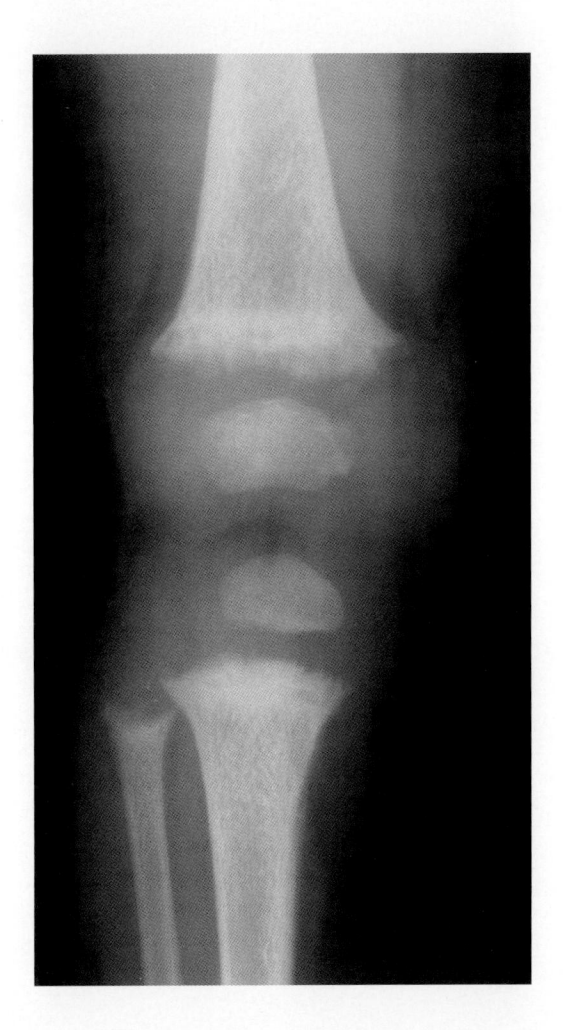

図 27-11　くる病
　4 歳男児の膝 X 線正面像．大腿骨遠位と脛骨近位の成長板
の拡大がみられる．石灰化が暫定的なゾーンにおける骨石
灰化の欠如に起因する．骨幹端の杯状陥凹（cupping）と
拡大（flaring）にも留意．

27

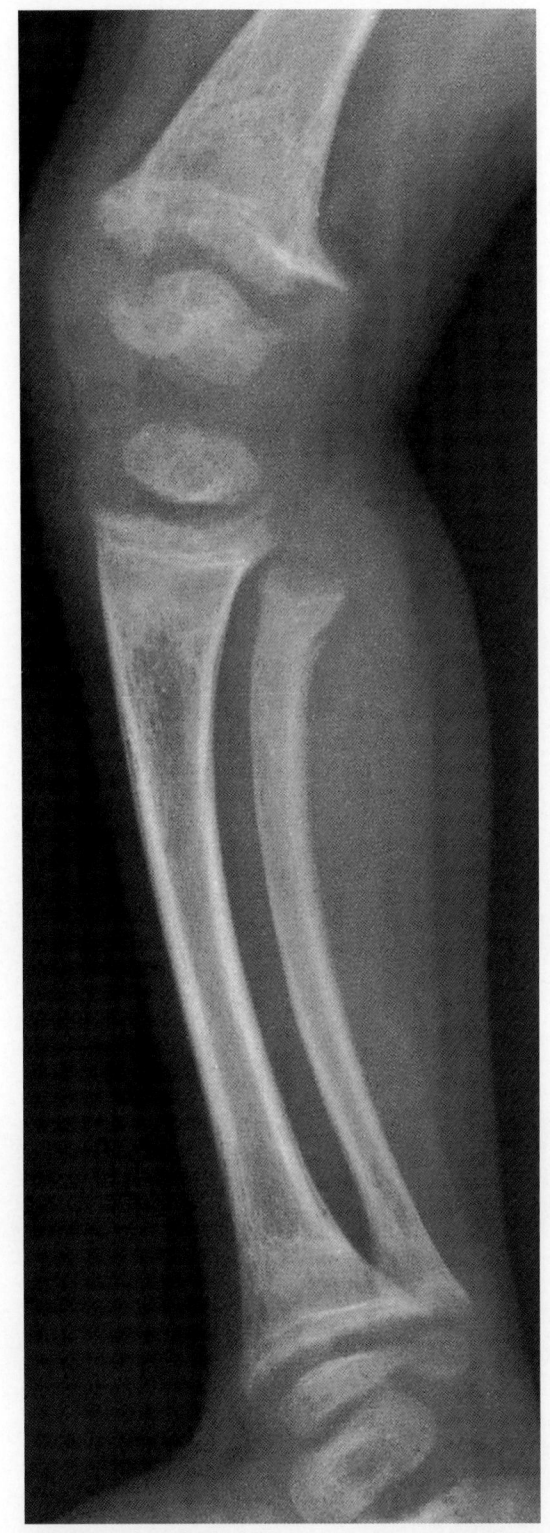

図27-12 くる病
　3歳女児．ビタミンD抵抗性くる病の下腿側面像で，骨の透過性は増大し，成長軟骨板が拡大し，骨幹端部のcuppingとflaring，二次性骨端核の輪郭のぶれがみられる．これは本症のX線学的特徴である．脛骨および腓骨が弯曲しているが，このような変形は，くる病でしばしば起きる．

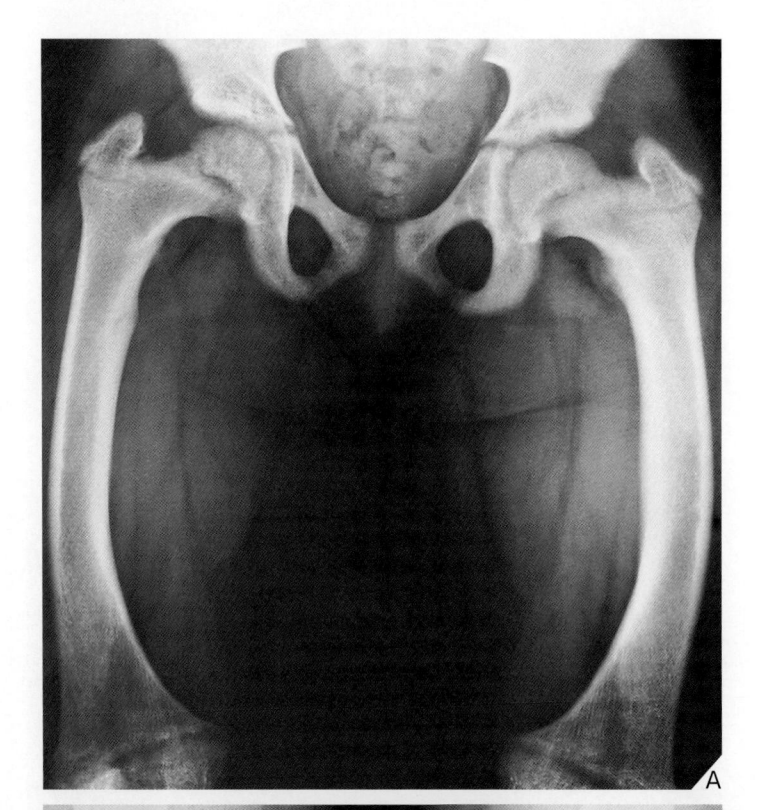

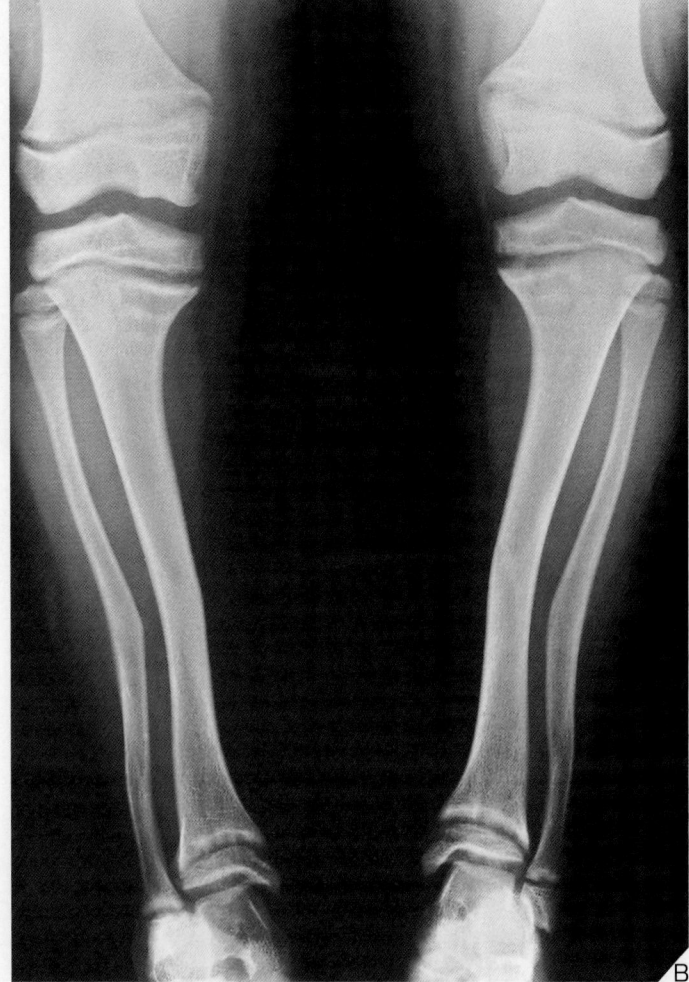

図27-13 ビタミンD抵抗性くる病
　9歳女児．（A）ビタミンD抵抗性（低リン血症性）くる病の大腿骨のX線正面像で，両骨とも外側凸の弯曲と短縮がみられる．また，この疾患でよくみられる骨硬化性変化もみられる．（B）同じ患者の膝と下腿では，両側の脛骨と腓骨で弯曲しており，膝，足関節の成長軟骨板の拡大と変化がみられる．

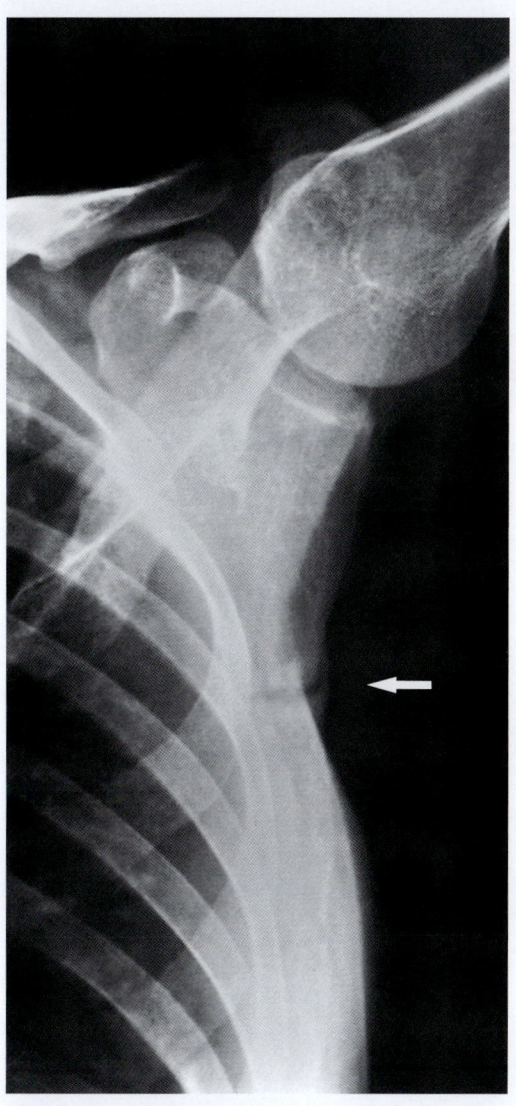

図27-14　骨軟化症
25歳女性．吸収不良症候群により惹起される骨軟化症の肩のX線正面像で，肩甲骨の骨皮質に，垂直な骨透過性の裂け目がみられる（→）．偽骨折（looser zone）として知られるこれらの欠損は，骨軟化症の診断に大変有用である（図26-5を参照）．

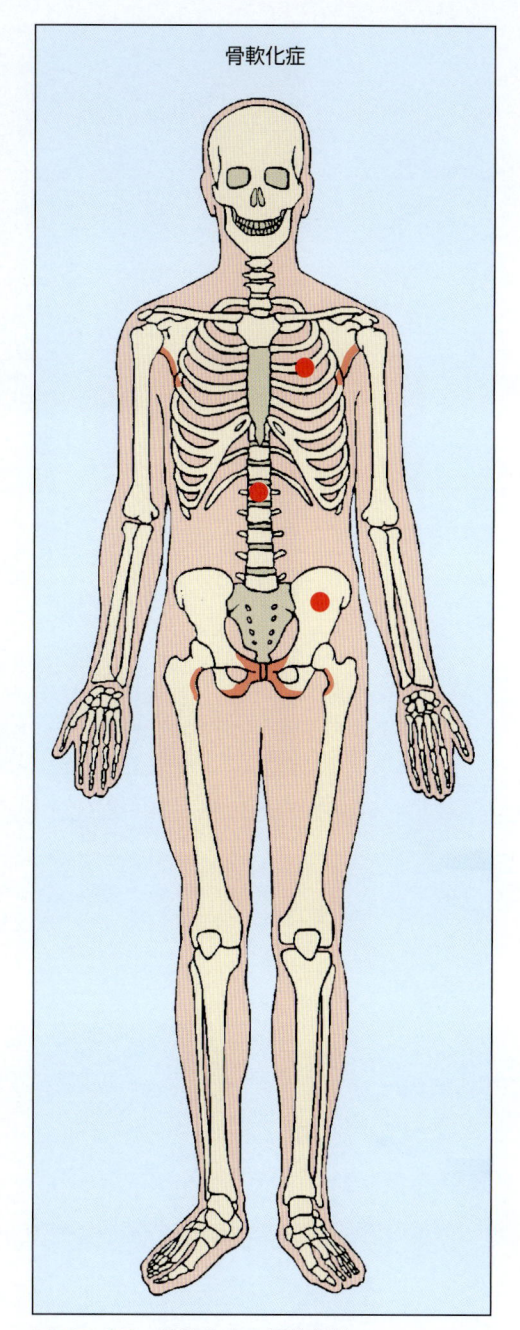

図27-15　骨軟化症の標的部位

3．腎性骨ジストロフィー（renal osteodystrophy）

　長期の腎疾患における骨格の反応である腎性骨ジストロフィー（uremic osteopathyともいわれる）は，通常，糸球体腎炎や腎盂腎炎による慢性腎不全と関係している．本症はまた，透析患者や腎移植を受けた患者にもみられる．

　二次性上皮小体機能亢進症とビタミンD代謝異常の2つの主なメカニズムは，同時に生じるがその程度と割合には差異があり，本疾患の骨性の変化に対応している．二次性上皮小体機能亢進症では，リン貯留により発症し，血清カルシウム値は低下する，そして，これが上皮小体からのパラソルモン分泌を促す．25-ヒドロキシビタミンD（25-OH-D）由来の不活性型ビタミンDを活性型$1,25(OH)_2D$に変換する$1,25(OH)D_2$いう酸素の源

が腎であることより，ビタミンD代謝異常は腎機能不全により影響される．この唯一もっとも強力な生理的活性型ビタミンDは，カルシウムとリンのホメオスタシスと適切な骨代謝維持をつかさどっている．

　腎性骨ジストロフィーの主なX線所見は，くる病，骨軟化症，二次性上皮小体（副甲状腺）機能亢進症と関連している．腎性骨ジストロフィーによる二次性骨軟化症は，通常それ単独ではみられず，二次性上皮小体機能亢進症の変化が加わっている（図27-16）．骨透過性の増大と骨皮質の肥厚が起こることもあるが（図27-17），lososer zoneは非常にまれである．大部分の患者で，ある程度の骨硬化が進行する．骨端線離開も，進行した尿毒症にみられることがある．軟部組織の石灰化が通常起こる（図27-18）．

27

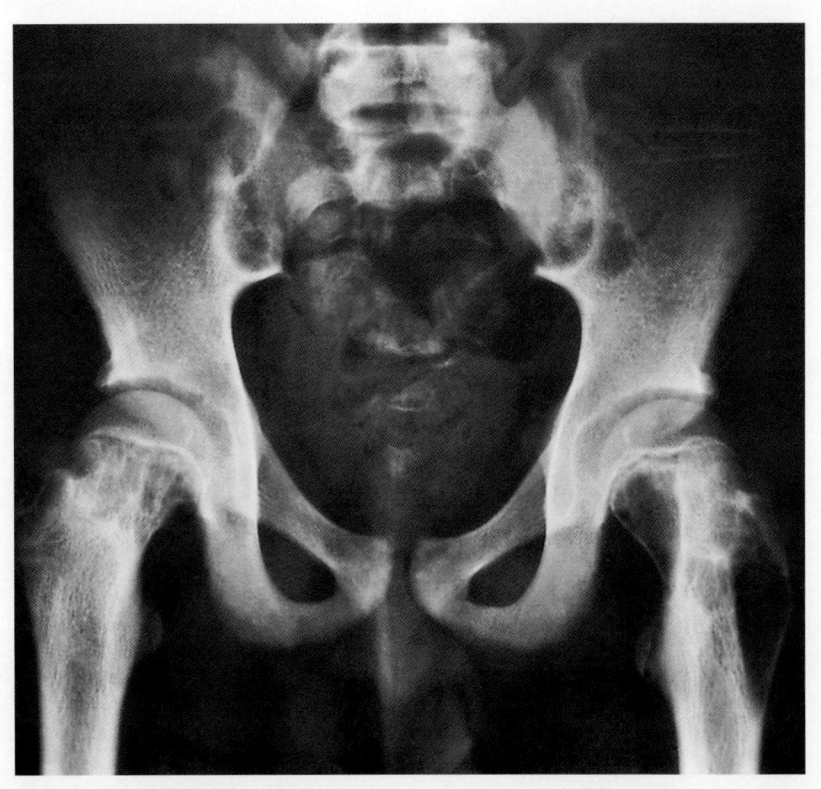

図27-16　腎性骨ジストロフィー
13歳男児．後方尿道弁と二次性腎不全．骨軟化症と二次性上皮小体（副甲状腺）機能亢進症を合わせた腎性骨ジストロフィーの典型的X線像を呈している．骨盤の正面像では，骨硬化性病変と特徴的な仙腸関節の拡大像がみられる．大腿骨の多発性嚢胞性欠損（褐色腫）は，二次性上皮小体機能亢進症を表している．

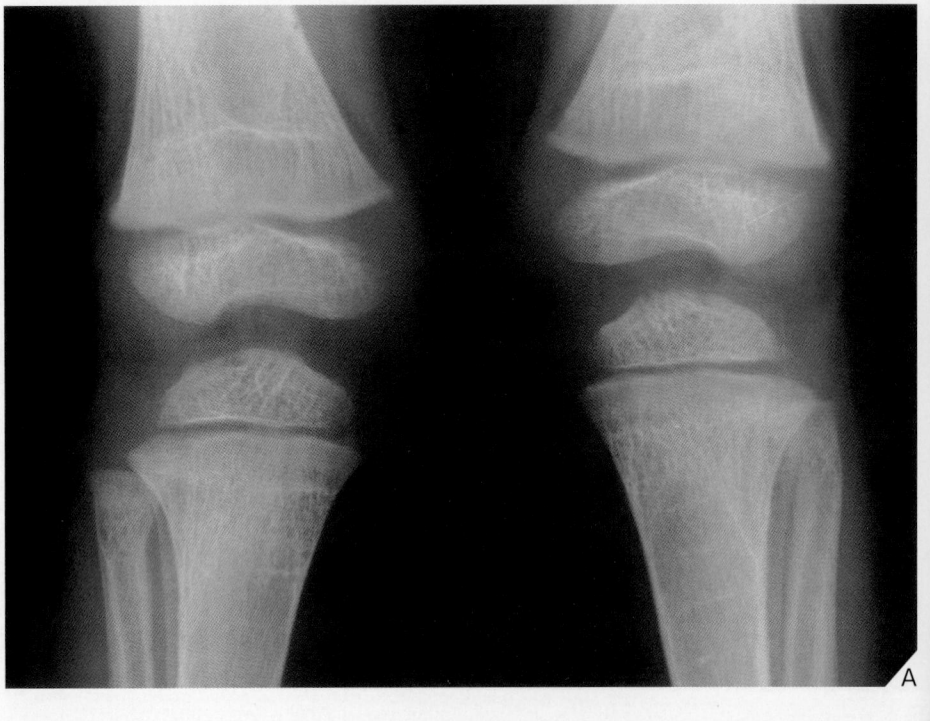

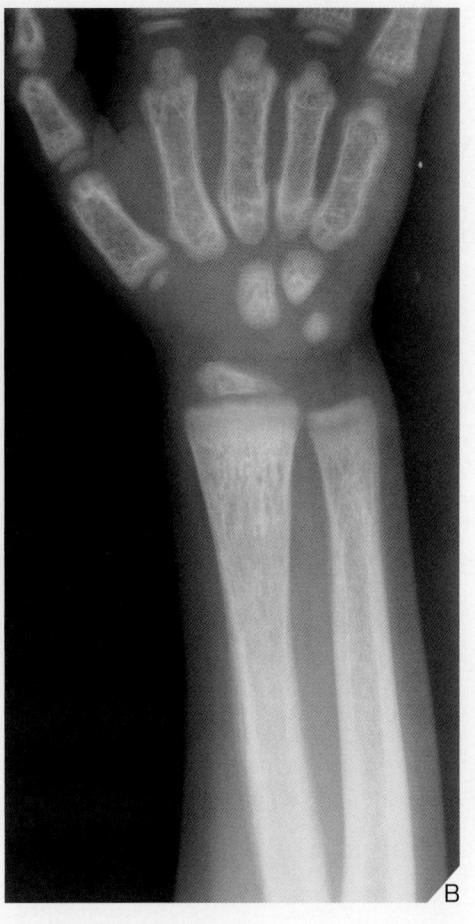

図27-17　腎性骨ジストロフィー
慢性腎盂腎炎の6歳男児．（A）膝のX線正面像，（B）手関節の掌背X線像は，骨量減少をきたした骨と菲薄化した皮質を表す．
（Dr. Philip E. S. Palmer, Davis, California のご好意による）

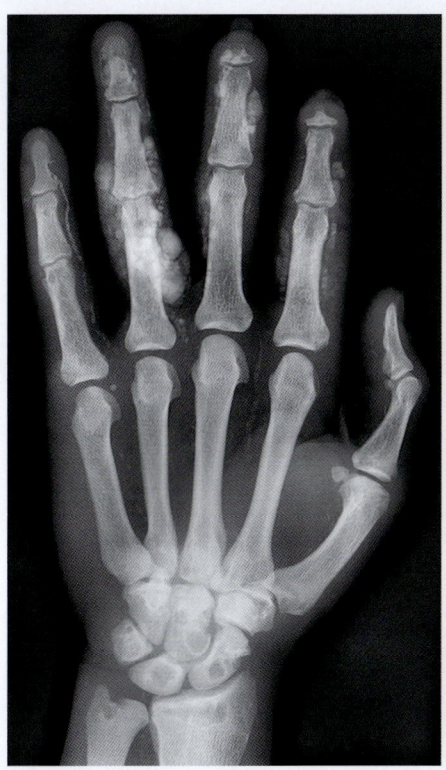
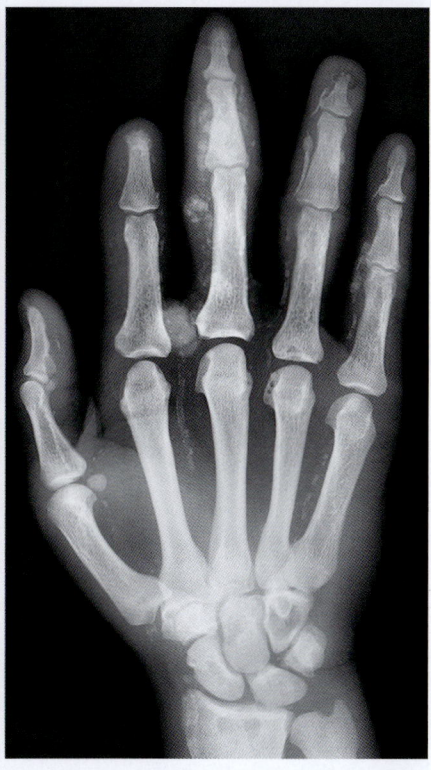

図 27-18　腎性骨ジストロフィー
末期腎疾患のため透析中の 45 歳男性の手の単純 X 線像．広範囲な軟部組織の石灰化と右手示指・中指および左手環指の末節骨における先端骨溶解を示す．また，手根骨におけるいくつかの褐色腫に留意．

覚えておくべきポイント

骨粗鬆症

❶ 骨粗鬆症特徴：
- 骨基質の不十分な形成と吸収の亢進による骨量の減少
- 単純 X 線像での骨透過性の亢進と骨皮質の菲薄化

❷ 骨粗鬆症性変化の好発部位：
- 軸骨格（脊椎と骨盤）
- 四肢骨の傍関節部

❸ 大腿骨近位端の骨梁構造の分析（Singh 指数）は，骨梁喪失パターンが骨粗鬆症の程度とよく相関することより，骨粗鬆症の評価に有効な方法である．

❹ 脊椎では，骨粗鬆症の重症度を示す以下の特徴的 X 線所見が認められることがある：
- empty box 像（初期）
- 魚椎（fish vertebrae）像
- 多発性圧迫骨折（進行期）

❺ 非侵襲的に骨粗鬆症患者のミネラル濃度を正確に測定する方法はいくつかあるが，もっとも有効な方法は DXA である．他の方法には腰椎の骨塩量を測定する定量的 CT（QCT）がある．

くる病，骨軟化症

❶ くる病（小児）と骨軟化症（成人）は，骨基質のミネラル化（石灰化）の障害による．

❷ くる病の X 線学的特徴：
- 全身的な骨減少（osteopenia）
- 長管骨，とくに大腿骨と脛骨の弓状弯曲
- 成長軟骨板の拡大（石灰化軟骨層に相当する部位での石灰化の障害による）と，とくに上腕骨近位部，橈骨と尺骨の遠位部，大腿骨遠位部の骨幹端部の cupping と flaring

❸ ビタミン D 抵抗性くる病の X 線像は，乳児くる病のものと類似する．しかし，長管骨の弓状弯曲と短縮はより顕著である．

❹ 骨軟化症の X 線学的特徴：
- 全身的な骨減少
- 骨皮質における，対称性の骨透亮線（looser zone または偽骨折）

❺ 腎性骨ジストロフィーは，通常，糸球体腎炎や腎盂腎炎由来の慢性腎不全に関連しており長期の腎疾患に対する骨格の反応を表している．主な X 線像上の変化は，顕著な骨硬化，骨吸収，弓状弯曲で，くる病，骨軟化症，二次性上皮小体機能亢進症と類似する．

引用文献・参考図書

1. Arnstein AR. Regional osteoporosis. *Orthop Clin North Am* 1972; 3: 585-600.
2. Beaulieu JG, Razzano D, Levine RB. Transient osteoporosis of the hip in pregnancy. Review of the literature and a case report. *Clin Orthop* 1976; 115: 165-168.
3. Briggs AM, Wrigley TV, Tully EA, Adams PE, Greig AM, Bennell KL. Radiographic measures of thoracic kyphosis in osteoporosis: Cobb and vertebral centroid angles. *Skeletal Radiol* 2007; 36: 761-767.
4. Carpenter TO. Oncogenic osteomalacia—a complex dance of factors. *New Engl J Med* 2003; 348: 1705-1708.
5. Chong WH, Molinolo AA, Chen CC, et al. Tumor-induced osteomalacia. *Endocr Relat Cancer* 2011; 18: R53-R77.
6. Cotton GE, Van Puffelen P. Hypophosphatemic osteomalacia secondary to neoplasia. *J Bone Joint Surg* 1986; 68: 129-133.
7. Cumming WA. Idiopathic juvenile osteoporosis. *Can Assoc Radiol J* 1970; 21: 21-26.
8. Dunn AW. Senile osteoporosis. *Geriatrics* 1967; 22: 175-180.
9. Eggleston DE, Bartold K, Abghari R. Recognition of renal osteodystrophy on bone imaging. *Clin Nucl Med* 1986; 11: 543-544.
10. Gillespy T Ⅲ, Gillespy MP. Osteoporosis. *Radiol Clin North Am* 1991; 29: 77-84.
11. Greenfield GB. Roentgen appearance of bone and soft tissue changes in chronic renal disease. *Am J Roentgenol* 1972; 116: 749-757.
12. Griffith GC, Nichols G Jr, Asher JD, Flanagan B. Heparin osteoporosis. *JAMA* 1965; 193: 91-94.
13. Hesse E, Rosenthal H, Bastian L. Radiofrequency ablation of a tumor causing oncogenic osteomalacia. *New Engl J Med* 2007; 357: 422-424.
14. Houang MTW, Brenton DP, Renton P, Shaw DG. Idiopathic juvenile osteoporosis. *Skeletal Radiol* 1978; 3: 17-23.
15. Hunder GG, Kelly PJ. Roentgenologic transient osteoporosis of the hip. A clinical syndrome? *Ann Intern Med* 1968; 68: 539-552.
16. Jaworski AFG. Pathophysiology, diagnosis, and treatment of osteomalacia. *Orthop Clin North Am* 1972; 3: 623-652.
17. Jones G. Radiological appearance of disuse osteoporosis. *Clin Radiol* 1969; 20: 345-353.
18. Jonsson KB, Zahradnik R, Larsson T, et al. Fibroblast growth factor 23 in oncogenic osteomalacia and X-linked hypophosphatemia. *New Engl J Med* 2003; 348: 1656-1663.
19. Kaplan FS. Osteoporosis: pathophysiology and prevention. *Clin Symp* 1987; 39: 1-32.
20. Lang P, Steiger P, Faulkner K, Glüer C, Genant H. Osteoporosis: current techniques and recent developments in quantitative bone densitometry. *Radiol Clin North Am* 1991; 29: 49-76.
21. Mankin HJ. Rickets, osteomalacia, and renal osteodystrophy—part Ⅰ. *J Bone Joint Surg [Am]* 1974; 56A: 101-128.
22. Mankin HJ. Rickets, osteomalacia, and renal osteodystrophy—part Ⅱ. *J Bone Joint Surg [Am]* 1974; 56A: 352-386.
23. Mayo-Smith W, Rosenthal DI. Radiographic appearance of osteopenia. *Radiol Clin North Am* 1991; 29: 37-47.
24. McCarthy JT, Kumar R. Behavior of the vitamin D endocrine system in the development of renal osteodystrophy. *Semin Nephrol* 1986; 6: 21-30.
25. Milkman LA. Pseudofractures (hunger osteopathy, late rickets, osteomalacia). *Am J Roentgenol* 1930; 24: 29-37.
26. Murphey MD, Sartoris DJ, Quale JL, Pathria MN, Martin NL. Musculoskeletal manifestations of chronic renal insufficiency. *Radiographics* 1993; 13: 357-379.
27. Parfitt AM. Renal osteodystrophy. *Orthop Clin North Am* 1972; 3: 681-698.
28. Parfitt AM, Chir B. Hypophosphatemic vitamin D refractory rickets and osteomalacia. *Orthop Clin North Am* 1971; 3: 653-680.
29. Pitt MJ. Rachitic and osteomalacic syndromes. *Radiol Clin North Am* 1981; 19: 581-598.
30. Pitt MJ. Rickets and osteomalacia. In Resnick D, ed. *Bone and joint imaging*. Philadelphia: WB Saunders; 1989: 589-602.
31. Pitt MJ. Rickets and osteomalacia are still around. *Radiol Clin North Am* 1991; 29: 97-118.
32. Resnick DL. Fish vertebrae. *Arthritis Rheum* 1982; 25: 1073-1077.
33. Resnick D, Deftos LJ, Parthemore JG. Renal osteodystrophy: magnification radiography of target sites of absorption. *Am J Roentgenol* 1981; 136: 711-714.
34. Resnick D, Niwayama G. Subchondral resorption of bone in renal osteodystrophy. *Radiology* 1976; 118: 315-321.
35. Riggs BL, Melton JM. Involutional osteoporosis. *N Engl J Med* 1986; 314: 1676-1686.
36. Sackler JP, Liu L. Case reports: heparin-induced osteoporosis. *Br J Radiol* 1973; 46: 548-550.
37. Singh M, Nagrath AR, Maini PS. Changes in trabecular pattern of the upper end of the femur as an index of osteoporosis. *J Bone Joint Surg [Am]* 1970; 52A: 457-467.
38. Singh M, Riggs BL, Beabout JW, Jowsey J. Femoral trabecular-pattern index for evaluation of spinal osteoporosis. *Ann Intern Med* 1972; 77: 63-67.
39. Sundaram M. Metabolic bone disease: what has changed in 30 years? *Skeletal Radiol* 2009; 38: 841-853.
40. Walton J. Familial hypophosphatemic rickets: a declination of its subdivisions and pathogenesis. *Clin Pediatr* 1976; 15: 1007-1012.

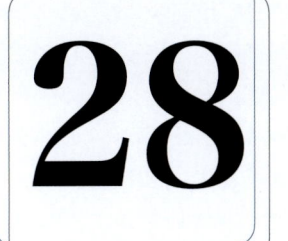

28 上皮小体機能亢進症

1．病態生理

　上皮小体（副甲状腺）機能亢進症（hyperparathyroidism）は，全身性線維性嚢胞性骨炎または骨の Recklinghausen 病としても知られているが，パラトルモン（parathormone）を分泌する上皮小体の活動過多の結果である．このホルモンの過剰産生は，上皮小体の過形成（症例の9%）や，腺腫（症例の90%）により起こるか，非常にまれ（1%）に上皮小体癌でも起こる．パラトルモンの過剰分泌は，腎と骨に作用しカルシウムとリンの代謝障害を起こし，高カルシウム血症，高リン尿症，低リン血症を生じる．カルシウムとリンの腎からの排出が増加し，血清カルシウム値は上昇するが，血清リン値は減少する．血清アルカリホスファターゼ値もまた上昇する．

　上皮小体機能亢進症は，原発性，二次性，三次性に分類される．本疾患の古典型である原発性上皮小体機能亢進症は，上皮小体の過形成，腺腫，癌によりパラトルモンが過剰に分泌されることによる．原発性上皮小体機能亢進症は通常，高カルシウム血症と関連している．女性は男性の約3倍罹患しやすく，20～40歳代によく認められる．原発性上皮小体機能亢進症は MEN1，CDC73，CASR 遺伝子変異に起因する遺伝的に多彩な障害（疾患）である．MEN1 遺伝子は，腫瘍抑制因子として作用する蛋白質メニンの産生を調節する．CDC73遺伝子は腫瘍抑制因子であるパラフィブロミン（parafibromin）蛋白を産生する．パラフィブロミン遺伝子欠損は上皮小体腺腫や癌腫を形成する．CASR 遺伝子は CaSR（カルシウム感知受容体）の蛋白を産生する．この蛋白は体内のカルシウム量，少なくとも一部はパラトルモンによる調節を行っている．

　二次性上皮小体機能亢進症は，持続する低カルシウム血症状態に反応して生じる上皮小体ホルモン（PTH）の分泌増加によって起こる．二次性上皮小体機能亢進症では，通常その原因は腎機能不全である．腎不全による高リン血症が慢性の低カルシウム血症を起こし，これがさらに PTH 分泌を促進する．二次性上皮小体機能亢進症は通常低カルシウム血症性であるが，

低カルシウム血症状態に対する適応反応により，正常（正カルシウム血症）のこともある．三次性上皮小体機能亢進症は，低カルシウム血症状態から高カルシウム血症状態への移行を意味する．上皮小体は，血清カルシウム値の調節機構から逸脱（escape）する．この逸脱が起こる患者は通常腎透析を受けており，自律性上皮小体機能亢進症の状態と考えられる．

　原発性上皮小体機能亢進症は，伝統的に高カルシウム血症を呈する疾患の同義語であるにもかかわらず，患者によっては正常さらには低い血清カルシウム値を示すこともある．この理由により，Reiss と Canterbury は，血清カルシウム値によって上皮小体機能亢進症を分類する方法を提案した．この方法によれば，上皮小体機能亢進症は，高カルシウム血症性，正カルシウム血症性，低カルシウム血症性のいずれかと考えられる．

　上皮小体機能亢進症の臨床的，病理学的，X線学的所見を理解するため，カルシウム代謝における PTH とビタミン D の関連した役割を知ることは重要である．

2．カルシウム代謝の生理学

　カルシウムの血清濃度は，カルシウムの吸収と排泄を調節する古典的ネガティブフィードバック機構を主に行っている腸と腎によって，狭い生理学的正常範囲（2.20～2.65 mmol/L あるいは 8.8～10.6 mg/dL）内に保たれている．骨もカルシウムのホメオスタシスを保つために寄与しており，骨には人体のカルシウムの約99%が存在するため，カルシウムの貯蔵所と考えられている．PTH は，細胞外液のカルシウムレベルの減少によって分泌が促進されるポリペプチドホルモンであり，さまざまなホルモンとともにその作用はカルシウムのホメオスタシス維持に不可欠である．一次性上皮小体機能亢進症では血清カルシウムレベルの上昇した状態には PTH の不適切な過剰分泌があり，一方，二次性上皮小体機能亢進症は慢性的な低カルシウム血症に反応して適切な PTH 産生に特徴がある．

　PTH は数種類の方法で，血清カルシウム濃度を増加するよう

に働く．そのなかでも，遠位尿細管におけるカルシウム再吸収の増加およびリン排泄の増加の両方を促進することにより，腎でカルシウムを維持することが主である．正確な発現機構は十分解明されていないが，PTH はまた，破骨細胞の数と活動性を増し，その結果骨を吸収することにより，骨からのカルシウムおよびリンの遊離を促進する．最後に，PTH は腸のカルシウム吸収にはまったく直接的な働きをもたないことが示されているが，ビタミン D 代謝を刺激するという役割を担っており，それにより腸でのカルシウムとリンの吸収を増加させる．

　人体における 2 つの形のビタミン D，すなわち合成化合物で頻繁に食物に添加されている ergocalciferol（ビタミン D$_2$），そして主に皮膚で紫外線の作用により 7-dehydrocholesterol からつくられる cholecalciferol（ビタミン D$_3$）は，ともに肝臓で 25-hydroxyvitamin D に代謝される．ビタミン D 代謝のもっとも重要な段階は腎で起こり，25-hydroxyvitamin D は水酸化を受け，もっとも活性化した状態である 1,25-dihydroxyvitamin D と不活性代謝物である 24,25-dihydroxyvitamin D になる．この段階は腎の酵素 1-α-hydroxylase により触媒され，この酵素は血清のカルシウムとリンが減少した状態で，PTH の刺激の下に腎で合成される．これによって腎はビタミン D の代謝において特徴的かつ中心的役割をもつことになる．1,25-dihydroxyvitamin D は小腸におけるカルシウムとリンの吸収の初期のメディエータである．腎はまたビタミン D の産生を活性化した形と不活性化した形に切り換えることができ，カルシウム代謝を細やかなコントロールをしている．

　上皮小体機能亢進症の症状は，高カルシウム血症，骨格異常，腎疾患と関連している．高カルシウム血症により脱力，筋緊張低下，悪心，食欲不振，便秘，多尿症，口渇が生じる．骨格異常としては，全身性骨減少と一般的には褐色腫（brown tumor）といわれる骨破壊病巣がみられる．これらの偽腫瘍は破骨細胞が集まり，血液が分解し，囊胞が形成される線維性瘢痕を表している．もっとも好発する部位は下顎骨，鎖骨，肋骨，骨盤および大腿骨である．また，軟骨下骨吸収，骨膜下骨吸収が常に生じる．腎の異常により，腎石灰症，腎機能不全，尿毒症が起こる．

3．X 線学的評価

　上皮小体機能亢進症で侵される主な骨格部位は，肩，手，脊椎，頭蓋骨である（図 28-1）．通常の単純 X 線像は特徴的所見である全身性骨減少，骨膜下，軟骨下，骨皮質の骨吸収，褐色腫，軟部組織と軟骨の石灰化を示すのに十分である．中指，

示指の中節骨の橈側を侵す骨膜下吸収像が，とくに手の単純 X 線像でよくわかる（図 28-2；図 26-7，9 も参照）．しかし他の骨も障害される（図 28-3）．軟骨下骨吸収の存在は関節軟骨の陥没としてよく現れる（図 28-4）．さらに，本症で特徴的なことは，鎖骨の肩峰端の吸収像である（図 28-5）．骨皮質内の骨吸収像はトンネリングとして知られる縦方向の線紋で，とくに拡大像ではっきりと認められる（図 26-9B を参照）．他の特徴としては，歯周囲膜を囲み歯を骨に接着させる，鋭く薄い白い線としてみられる歯槽周囲の歯硬線（lamina dura）の消失である（図 28-6）．頭蓋骨では胡椒塩（salt and pepper）像を呈する特徴的な頭蓋の斑紋がみられる（図 28-7）．上皮小体機能亢進症でみられる局所の骨の破壊性変化は，褐色腫（brown tumor）としてさまざまな大きさの囊胞様の病変として表れる．顎，骨盤，大腿骨が通常侵される部位であるが，骨格のどの部位にも認められる（図 28-8）．

　二次性上皮小体機能亢進症では，今まで述べた X 線学的異常のほか，さらに他の特徴がみられることもある．全身的骨密度の増加が，とくに若い患者に生じる．脊椎では，この変化は椎体終板に隣接する密な硬化帯として表れ，椎体はサンドイッチ様にみえる．この現象は，硬化帯が形成する水平方向の縞が，ラグビー選手が着るシャツの模様と似ていることから，ラガージャージ脊椎と呼ばれる（図 28-9，10）．しかしながら，上皮小体機能亢進症を評価する際，たとえそれが自然に治癒したものであれ，治療の結果のものであれ，骨硬化性変化が治癒像としてみられることに留意する．線維軟骨，関節軟骨，軟部組織の石灰沈着はよくみられる（図 28-11）が，二次性上皮小体機能亢進症の患者では，血管の石灰化が非常に多い（図 28-12）．

4．合併症

　原発性，二次性上皮小体機能亢進症ともに病的骨折を合併することがあり，通常肋骨や椎体に起こる．もう 1 つの頻発する合併症である関節症については第 15 章で詳細に論じている．大腿骨頭や上腕骨骨端線のすべりもまた，しばしばみられることがある．靱帯あるいは腱が傷害されることがあり，関節包や靱帯に弛みが発生し，関節の不安定性が生じることがある．ときとして腱の自然断裂が観察され，これは PTH の結合組織への直接作用の結果生じる現象である．頻度は高くないが，関節内への結晶（calcium pyrophosphate dihydrate）の沈着が，軟骨，関節包，滑膜に生じ，偽痛風の症状を引き起こすことがある．

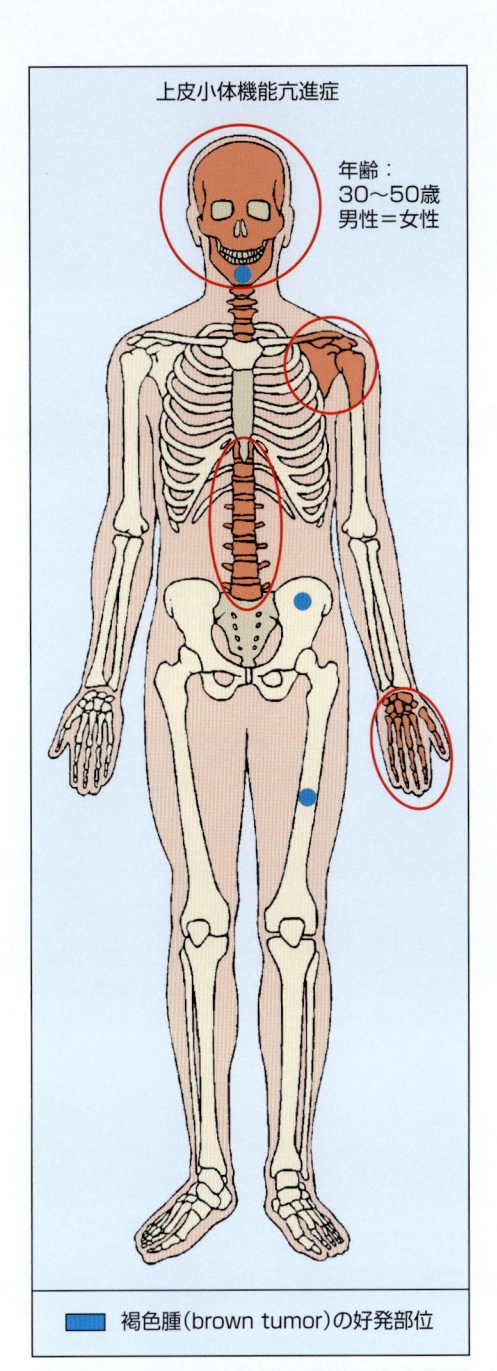

上皮小体機能亢進症

年齢：
30〜50歳
男性＝女性

■ 褐色腫（brown tumor）の好発部位

図 28-1　上皮小体機能亢進症の主な好発
部位，年齢および性差

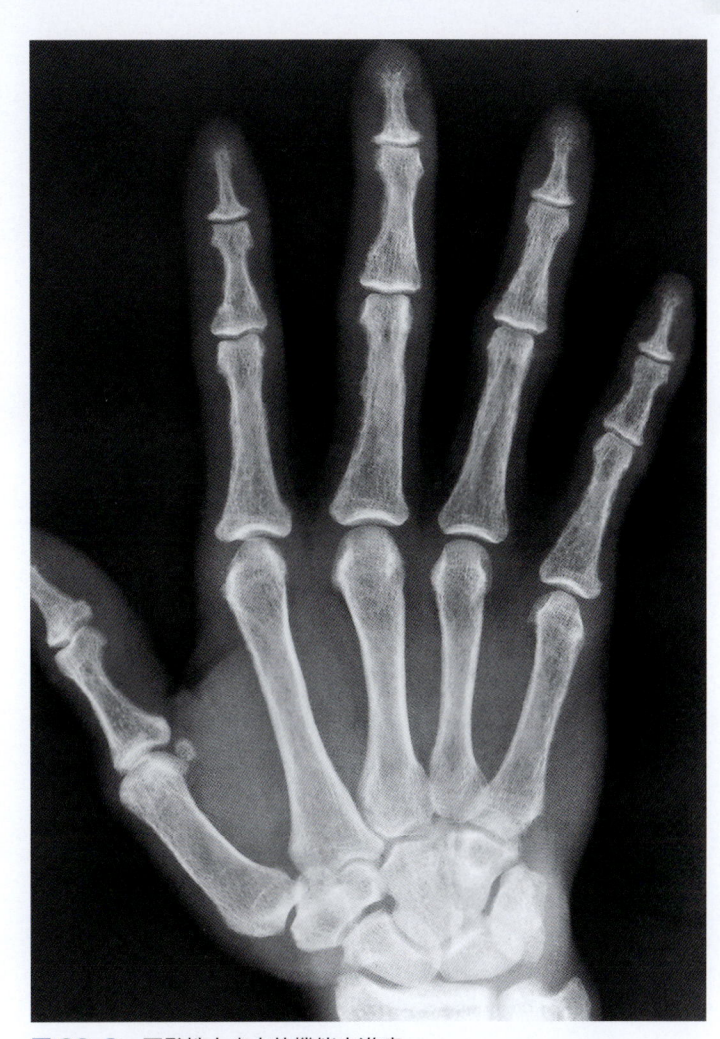

図 28-2　原発性上皮小体機能亢進症
42歳男性．上皮小体の過形成による原発性上皮小体機能亢進症．左手の
X線正面像で，主に中指と示指の中節骨橈側を侵す典型的骨膜下骨吸収が
みられる．

VI

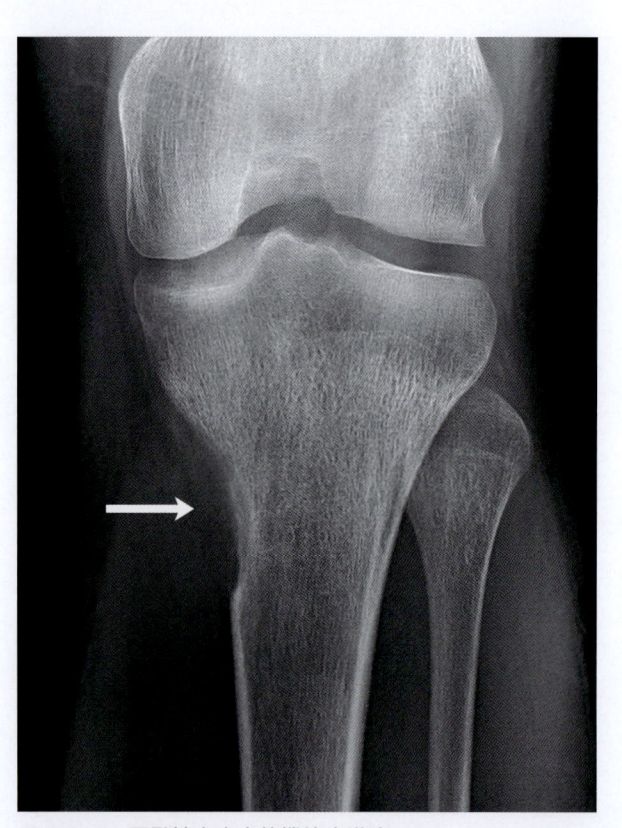

図 28-3　原発性上皮小体機能亢進症
32 歳男性. 脛骨内側面にみられる骨膜下および皮質骨骨吸収
(→).

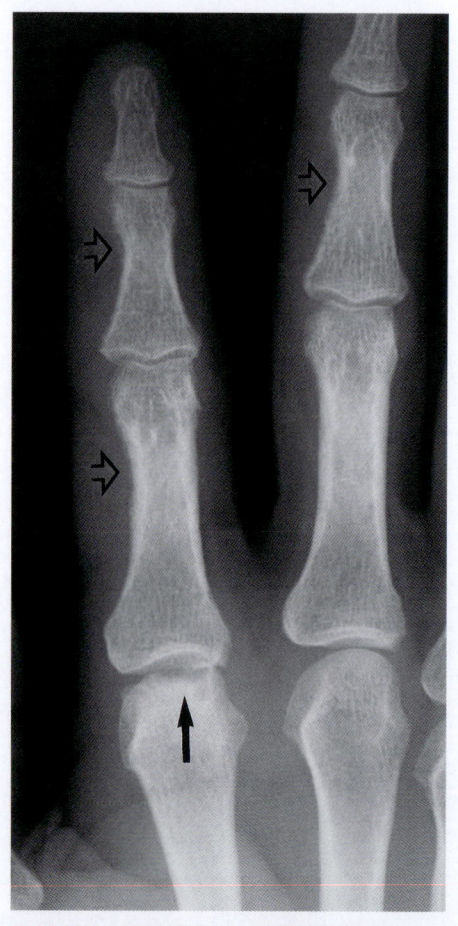

図 28-4　原発性上皮小体機能亢進症
示指中手骨骨頭部の軟骨下骨吸収 (→). 基節
骨および中節骨にみられる骨膜下骨吸収(⇒).

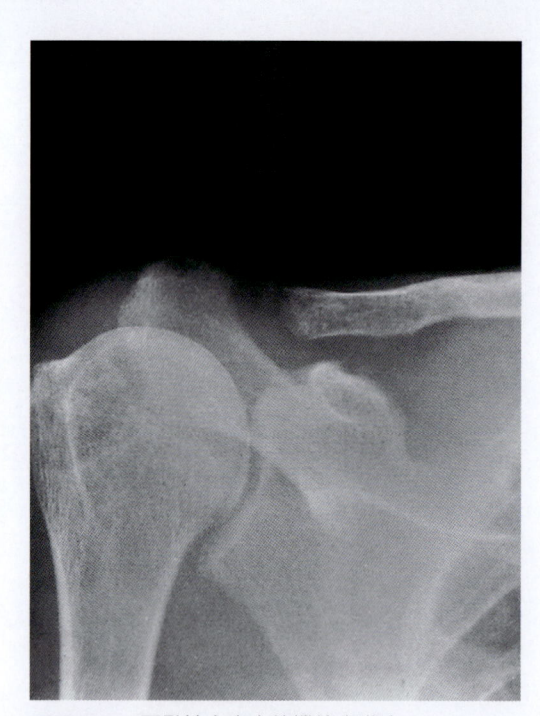

図 28-5　原発性上皮小体機能亢進症
36 歳女性. 肩の X 線正面像で右鎖骨肩峰端の吸収
像がみられる.

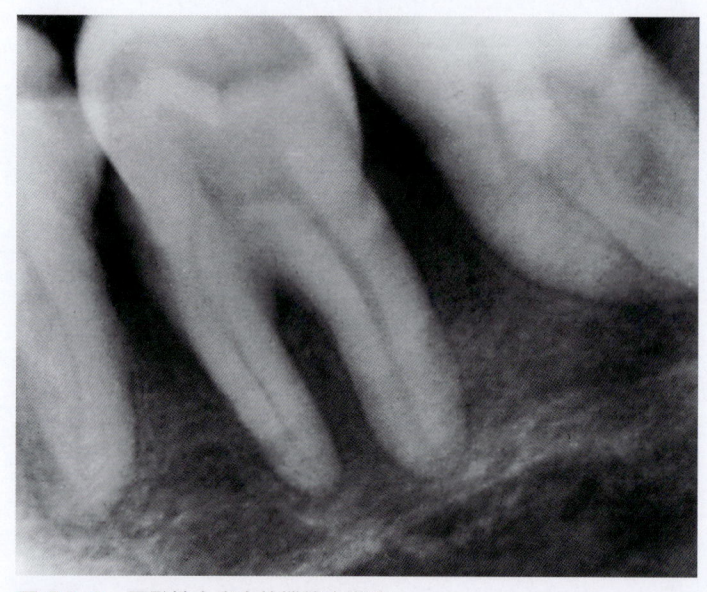

図 28-6　原発性上皮小体機能亢進症
下顎第 2 臼歯の X 線像で, 歯槽周囲の歯硬線 (lamina dura) の消失が
みられる.

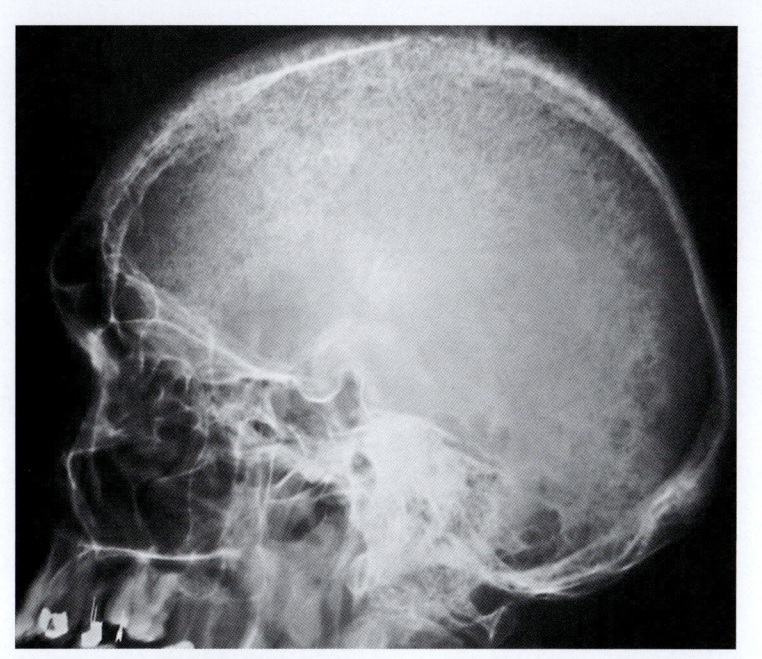

図 28-7　原発性上皮小体機能亢進症
　図 28-2 の患者の頭蓋骨の側面像で，骨の全体的な密度の減少と頭蓋の顆粒状所見，いわゆる胡椒塩頭蓋（salt and pepper skull）がみられる．

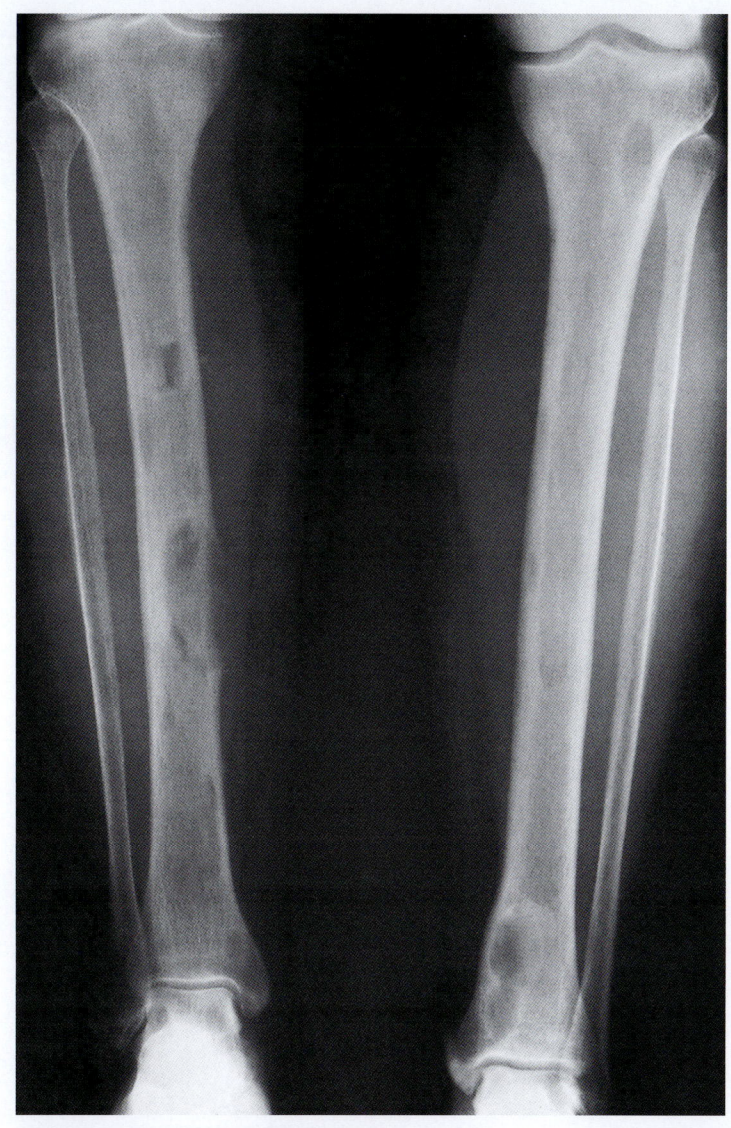

図 28-8　原発性上皮小体機能亢進症
　図 28-5 の患者の下腿 X 線正面像で，褐色腫（brown tumor）として知られる両脛骨の多発性嚢胞状病変がみられる．

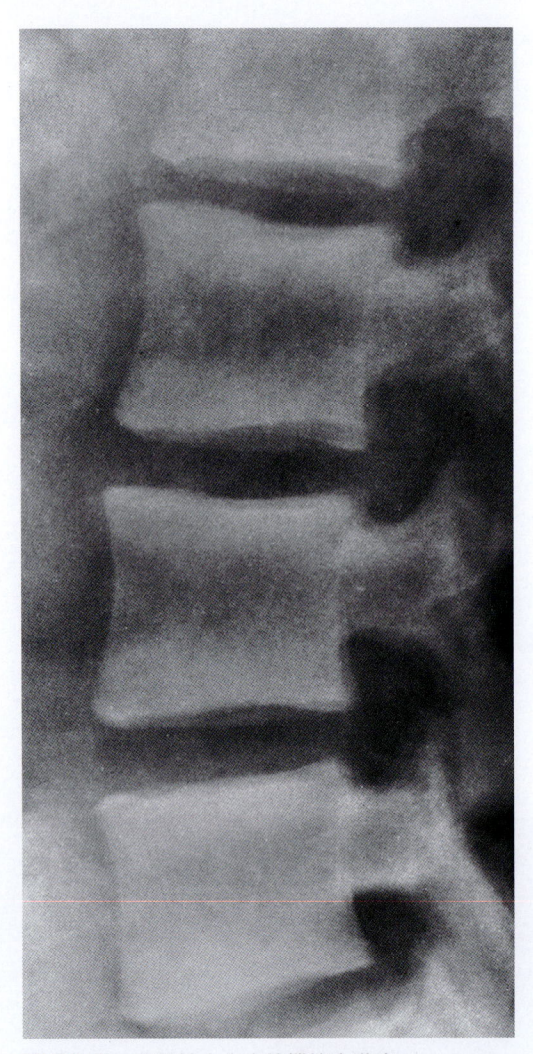

図 28-9　原発性上皮小体機能亢進症
　17 歳男性．慢性腎不全に二次性上皮小体機能亢進症
を発症した．腰椎の X 線側面像で，椎体終板に隣接
する硬化層，いわゆるラガージャージ脊椎がみられ
る．

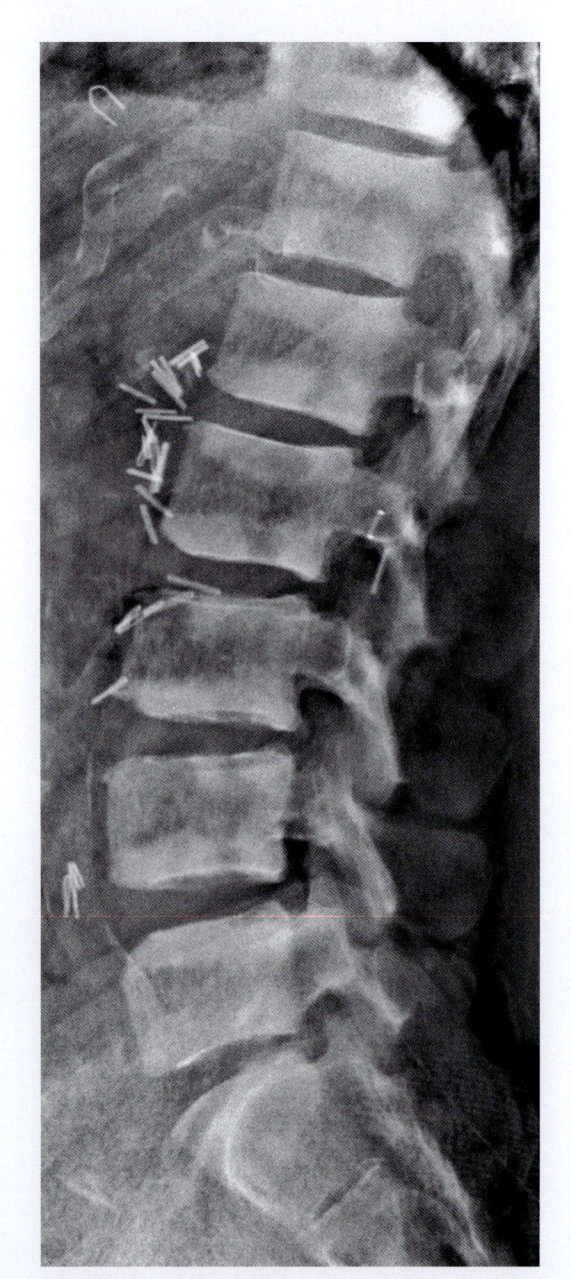

図 28-10　二次性上皮小体機能亢進症
　68 歳男性．腎不全．腰椎 X 線側面像．典型的なラ
ガージャージ脊椎を示す．

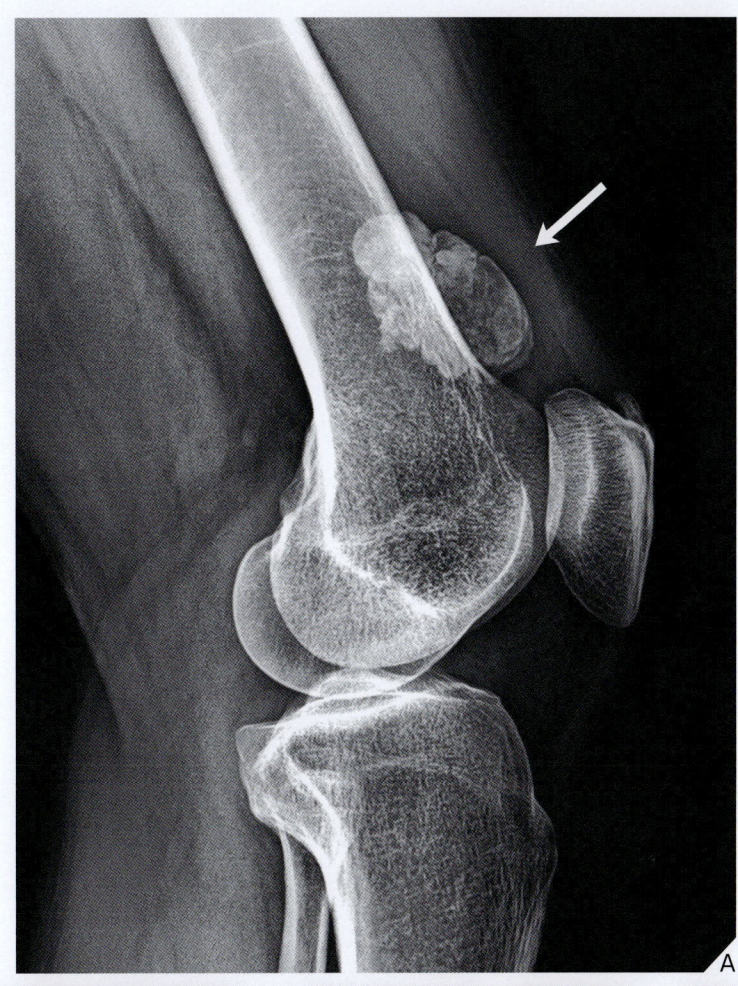

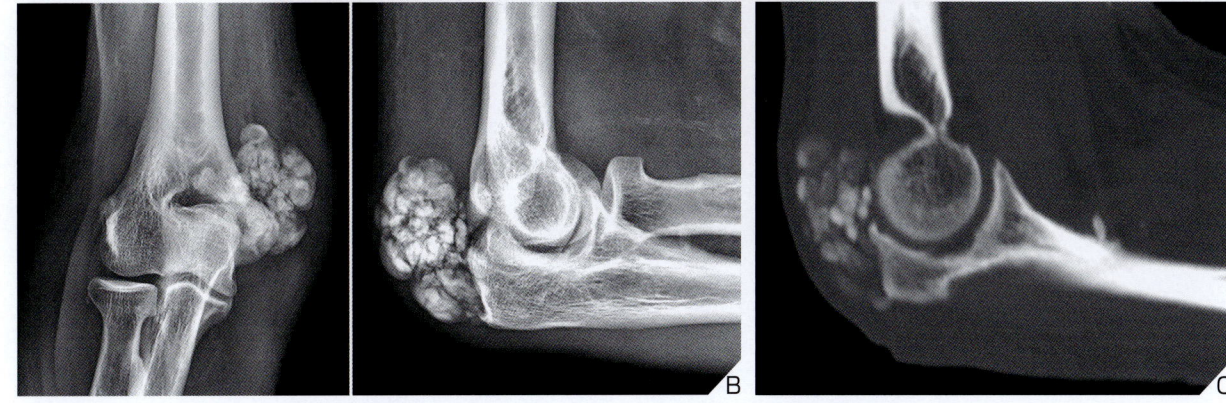

図 28-11　二次性上皮小体機能亢進症
　52 歳男性．腎不全による二次性上皮小体機能亢進症．（A）膝部（→）および（B, C）肘部における軟部組織の石灰化．

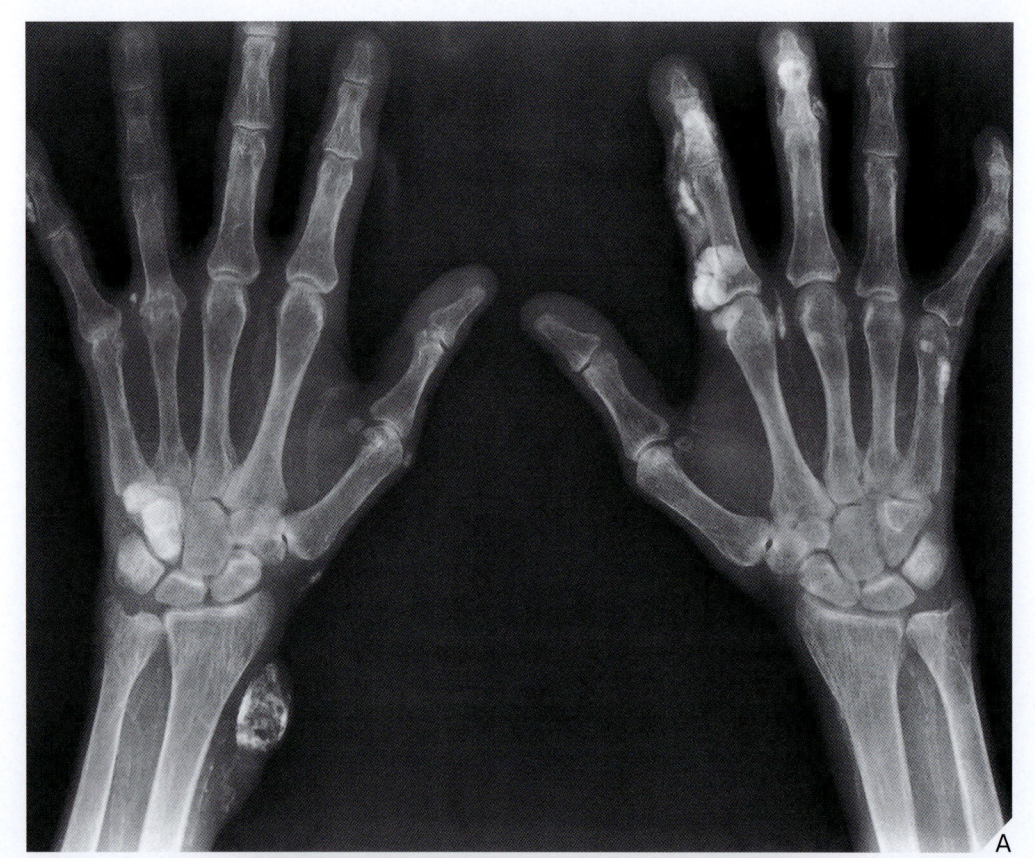

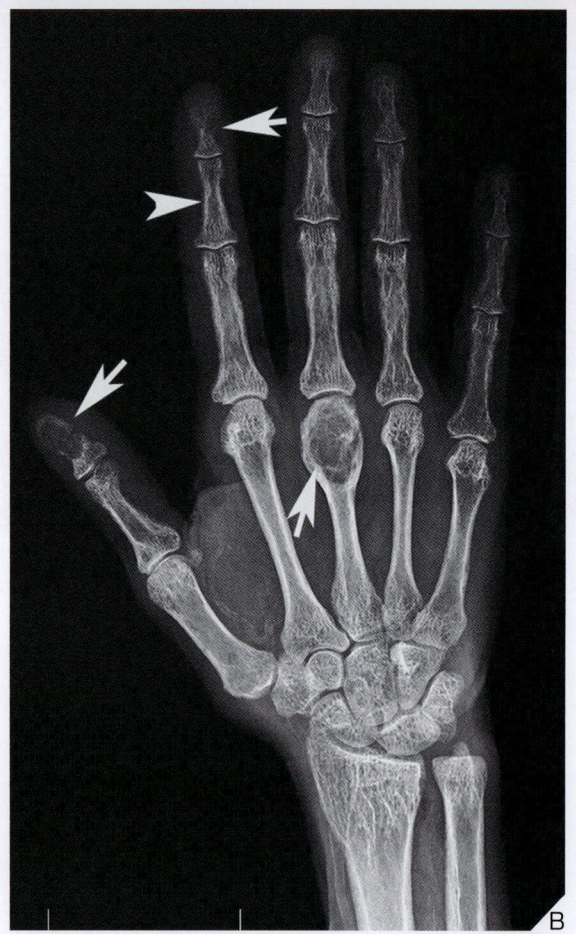

図 28-12　二次性上皮小体機能亢進症

（A）48 歳女性．前腕遠位部と手の正面像で，本症の特徴的所見である軟部組織と血管の石灰化がみられる．広範な骨減少（osteopenia）にも注目．（B）慢性腎不全による二次性上皮小体機能亢進症．多発性の骨溶解病変を中指中手骨，母指指節骨，示指中節および示節骨に認め，褐色腫を示す（→）．多数の指骨に特徴的な骨膜下骨吸収（▷）と血管の石灰化がみられる．

覚えておくべきポイント

❶ 原発性（高カルシウム血症性）上皮小体機能亢進症の典型的 X 線像は，
- 全身性の骨減少
- 骨膜下，軟骨下，骨皮質の骨吸収像
- 鎖骨の肩峰端部の吸収像
- 頭蓋骨の胡椒塩（salt and pepper）像
- 種々の大きさの囊胞状病変（褐色腫，brown tumor）がある．

❷ 骨の骨膜下吸収像は，中指，示指の中節骨橈側に特徴的に生じ，手の正面像でもっともよくわかる．

❸ 皮骨質吸収像は仙腸関節，胸鎖関節および肩関節にもっともよくみられる．

❹ 骨皮質の吸収像（トンネリング）は，中手骨や手の拡大像でもっともよくわかる．

❺ 二次性上皮小体機能亢進症（腎疾患による）の典型的 X 線像には，
- 骨密度の全身的増加
- ラガージャージ脊椎として知られる，椎体終板に隣接する骨硬化帯
- 軟部組織の石灰化
がある．

❻ 上皮小体機能亢進症のもっとも頻度の高い合併症には，病的骨折（椎体，肋骨），代謝性関節疾患，骨端線のすべり（大腿骨，上腕骨）が含まれる．

引用文献・参考図書

1. Beale MG, Salcedo JR, Ellis D, Rao DD. Renal osteodystrophy. *Pediatr Clin North Am* 1976; 23: 873-884.
2. Brandi ML, Falchetti A. Genetics of primary hyperparathyroidism. *Urol Intern* 2004; 72（suppl 1）: 11-16.
3. Brecht-Krauss D, Kusmierek J, Hellwig D, Adam WE. Quantitative bone scintigraphy in patients with hyperparathyroidism. *J Nucl Med* 1987; 28: 458-461.
4. Broadus AE. Primary hyperparathyroidism. *J Urol* 1989; 141: 723-728.
5. Brown TW, Genant HK, Hattner RS, Orloff S, Potter DE. Multiple brown tumors in a patient with chronic renal failure and secondary hyperparathyroidism. *Am J Roentgenol* 1977; 128: 131-134.
6. Bywaters EGL, Dixon ASJ, Scott JT. Joint lesions of hyperparathyroidism. *Ann Rheum Dis* 1963; 22: 171-187.
7. De Graaf P, Schicht IM, Pauwels EKJ, te Velde J, de Graeff J. Bone scintigraphy in renal osteodystrophy. *J Nucl Med* 1978; 19: 1289-1296.
8. Genant HK, Heck LL, Lanzl LH, Rossmann K, Vander Horst J, Paloyan E. Primary hyperparathyroidism: a comprehensive study of clinical, biochemical and radiographic manifestations. *Radiology* 1973; 109: 513-524.
9. Greenfield GB. Roentgen appearance of bone and soft tissue changes in chronic renal disease. *Am J Roentgenol* 1972; 116: 749-757.
10. Hayes CW, Conway WF. Hyperparathyroidism. *Radiol Clin North Am* 1991; 29: 85-96.
11. Hooge WA, Li D. CT of sacroiliac joints in secondary hyperparathyroidism. *J Can Assoc Radiol* 1981; 31: 42-44.
12. Jensen PS, Kliger AS. Early radiographic manifestations of secondary hyperparathyroidism associated with chronic renal disease. *Radiology* 1977; 125: 645-652.
13. Kricun ME, Resnick D. Patellofemoral abnormalities in renal osteodystrophy. *Radiology* 1982; 143: 667-669.
14. Massry S, Ritz E. The pathogenesis of secondary hyperparathyroidism of renal failure. *Arch Intern Med* 1978; 138: 853-856.
15. Murphey MD, Sartoris DJ, Quale JL, Pathria MN, Martin NL. Musculoskeletal manifestations of chronic renal insufficiency. *Radiographics* 1993; 13: 357-379.
16. Pugh DG. Subperiosteal resorption of bone: a roentgenologic manifestation of primary hyperparathyroidism and renal osteodystrophy. *Am J Roentgenol* 1951; 66: 577-586.
17. Reiss E, Canterbury JM. Spectrum of hyperparathyroidism. *Am J Med* 1974; 56: 794-799.
18. Resnick D. Erosive arthritis of the hand and wrist in hyperparathyroidism. *Radiology* 1974; 110: 263-269.
19. Resnick D. The "rugger jersey" vertebral body. *Arthritis Rheum* 1981; 24: 1191-1192.
20. Resnick D, Deftos LJ, Parthemore JG. Renal osteodystrophy: magnification radiography of target sites of absorption. *Am J Roentgenol* 1981; 136: 711-714.
21. Resnick D, Niwayama G. Parathyroid disorders and renal osteodystrophy. In: *Diagnosis of bone and joint disorders*, vol. 4, 2nd ed. Philadelphia: WB Saunders; 1988: 2219-2285.
22. Resnick D, Niwayama G. Subchondral resorption of bone in renal osteodystrophy. *Radiology* 1976; 118: 315-321.
23. Richardson ML, Pozzi-Mucelli RS, Kanter AS, Kolb FO, Ettinger B, Genant HK. Bone mineral changes in primary hyperparathyroidism. *Skeletal Radiol* 1986; 15: 85-95.
24. Roche CJ, O'Keeffe DP, Lee WK, Duddalwar VA, Torreggiani WC, Curtis JM. Selections from the buffet of food signs in radiology. *Radiographics* 2002; 22: 1369-1384.
25. Rossi RL, ReMine SG, Clerkin EP. Hyperparathyroidism. *Surg Clin North Am* 1985; 65: 187-209.
26. Shapiro R. Radiologic aspects of renal osteodystrophy. *Radiol Clin North Am* 1972; 10: 557-568.
27. Sly WM, Mittal AK. Bone scan in chronic dialysis patients with evidence of secondary hyperparathyroidism and renal osteodystrophy. *Br J Radiol* 1975; 48: 878-884.
28. Sundaram M, Joyce PF, Shields JB, Riaz MA, Sagar S. Terminal tufts of the hands: site for earliest changes of renal osteodystrophy in patients on maintenance hemodialysis. *Am J Roentgenol* 1979; 133: 25-29.
29. Sundaram M, Phillipp SR, Wolverson MK, Riaz MA, Rae BJ. Ungual tufts in the follow-up of patients on maintenance hemodialysis. *Skeletal Radiol* 1980; 5: 247-249.
30. Teplick JG, Eftekhari F, Haskin ME. Erosion of the sternal ends of the clavicle: a new sign of primary and secondary hyperparathyroidism. *Radiology* 1974; 113: 323-326.
31. Weller M, Edeiken J, Hodes PJ. Renal osteodystrophy. *Am J Roentgenol* 1968; 104: 354-363.
32. Wittenberg A. The rugger jersey spine sign. *Radiology* 2004; 230: 491-492.

VI

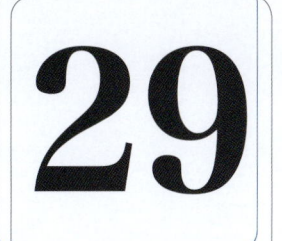

29 Paget 病

1. 病態生理

　Paget 病は比較的よくみられるもので，主に高齢者に起こる慢性，進行性の骨の代謝障害である．男女比は 3：2 で男性にやや多く，若者にも発生することが知られているが，実際は発症年齢の平均は 45～55 歳である．本疾患は全世界にみられるが，頻度はイギリス，オーストラリア，ニュージーランドで高い．

　本疾患の詳細な病態や病因は議論のあるところである．James Paget は本疾患は感染性のものと信じ，変形性骨炎（osteitis deformans）と名付けた．他の病因として新生物，血管性，内分泌性，免疫性，外傷性，先天性などが考えられている．先天性要因については，家族性および孤発性の Paget 病患者に *SQSTMI* 遺伝子が同定されたことによる．この遺伝子は破骨細胞機能を調節する p62 蛋白をコードしている．加えて，*CSF1*，*OPTN*，*TNFRSF11A* 遺伝子での変異が Paget 病のリスクと関連している．つい最近，染色体 15q24 に局在する *PML* 遺伝子，14q32 にある *RIN3*，7q33 にある *NUP205* 遺伝子において新しい相関が発見された．最近の超微細構造の研究や核内封入体や細胞形質中にマイクロフィラメントを含んだ巨大多核骨芽細胞の発見により，病因としてウイルスも考えられている．ある研究者は免疫細胞学的に，麻疹ウイルス群と類似した微細構造を確認した．また，ある免疫学的研究において，呼吸性合胞体（respiratory syncytial）ウイルスと同一抗原を細胞内で証明した．もっとも最近の研究でパラミキソウイルスが要因として示されている．

　本疾患では原因が何であろうと，その基本の病理学的な過程は骨吸収と添加性骨新生との相互関係にあるに違いない．破骨細胞による骨の吸収と骨芽細胞による骨新生により，無秩序できわめて活発な骨改変（リモデリング）が進み，特徴的なモザイクパターンを呈している．これがこの疾患の組織学的な特性である．生化学的には骨芽細胞の活動性の上昇を反映し，アルカリホスファターゼは異常高値を示す．同様に破骨細胞の骨吸収を反映して，ハイドロキシプロリンの尿中レベルの上昇がみ

られる．これはコラーゲンの破壊の結果として産生される．

　Paget 病の骨格の異常はしばしば無症候性であり，X 線像上や剖検で偶然発見されることがある．症候性に変化した際には，臨床所見はしばしば疾患の合併症と関係する．たとえば，長管骨の変形，四肢の熱感，骨膜の圧痛や骨の痛み，骨折，続発性関節症，神経圧迫，肉腫化がある．病変は 1 つの骨から始まるが，多くの骨に蔓延していく．侵される骨は，頻度の高いものから骨盤，大腿骨，頭蓋骨，脛骨，脊椎，鎖骨，上腕骨，そして肋骨である（図 29-1）．腓骨が侵されることは例外的である．

2. 画像評価

　Paget 病の X 線像は骨の病態に対応し，病期に依存する．早期，つまり骨溶解の時期（osteolytic or hot phase）では，活発な骨吸収が骨幹に沿った骨皮質と海綿骨を破壊した，境界明瞭な骨透過性の角ばった，または長く伸びた X 線像としてみられる．この現象は，進行する楔（advancing wedge），ろうそくの炎（candle flame），草の葉（blade of grass）という用語でしばしば表現される（図 29-2）．頭頂骨や腸骨のような扁平骨では，活発な骨破壊部は限局性骨粗鬆症（osteoporosis circumscripta）として知られる骨溶解像を呈する（図 29-3）．頭蓋においてはもっともよくみられる病変部位は前頭および後頭骨で，頭蓋骨内板，外板ともに罹患している．しかし通常，前者がより高度に障害されている．

　中期または混合期（intermediate or mixed phase）では，骨の破壊と新生がともに行われているが，骨新生のほうが活発である．骨のリモデリングは X 線像上は骨皮質の肥厚と海綿骨の粗い骨梁形成としてみられる（図 29-4）．骨盤では皮質骨肥厚と腸恥（腸骨線）および坐骨恥骨線の硬化がみられる．恥骨板と坐骨は拡大（巨大化）することもある．脊椎では，椎体の薄い骨皮質は骨溶解期（hot phase）のときに消失し，その後，厚く粗い骨梁化した骨で置換される（図 29-5）．これは椎体を縁

29

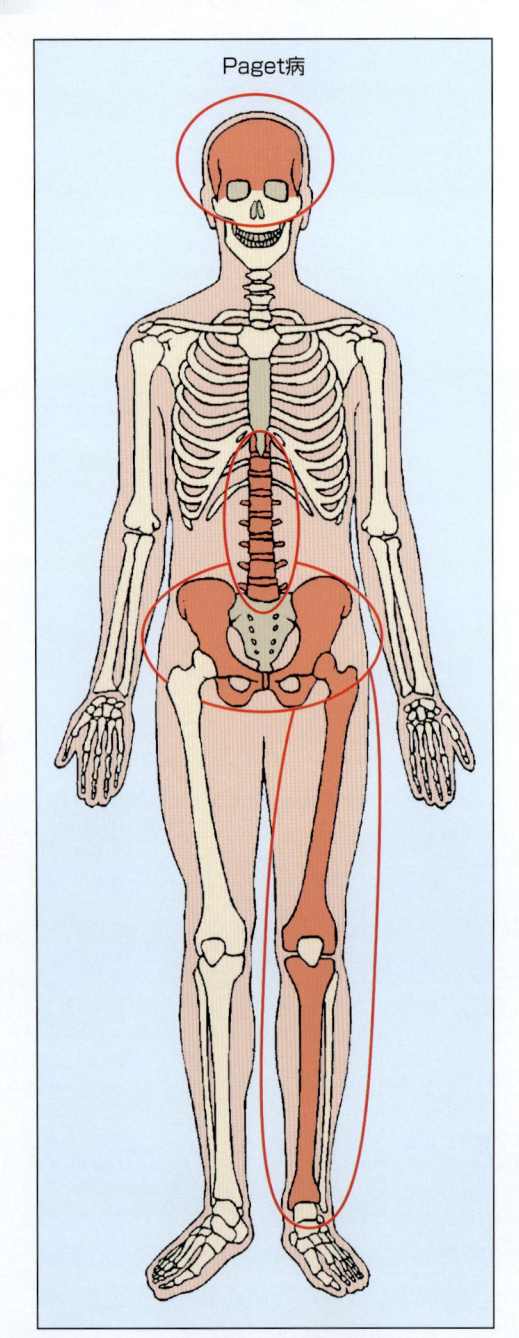

図 29-1　Paget 病の主な罹患部位

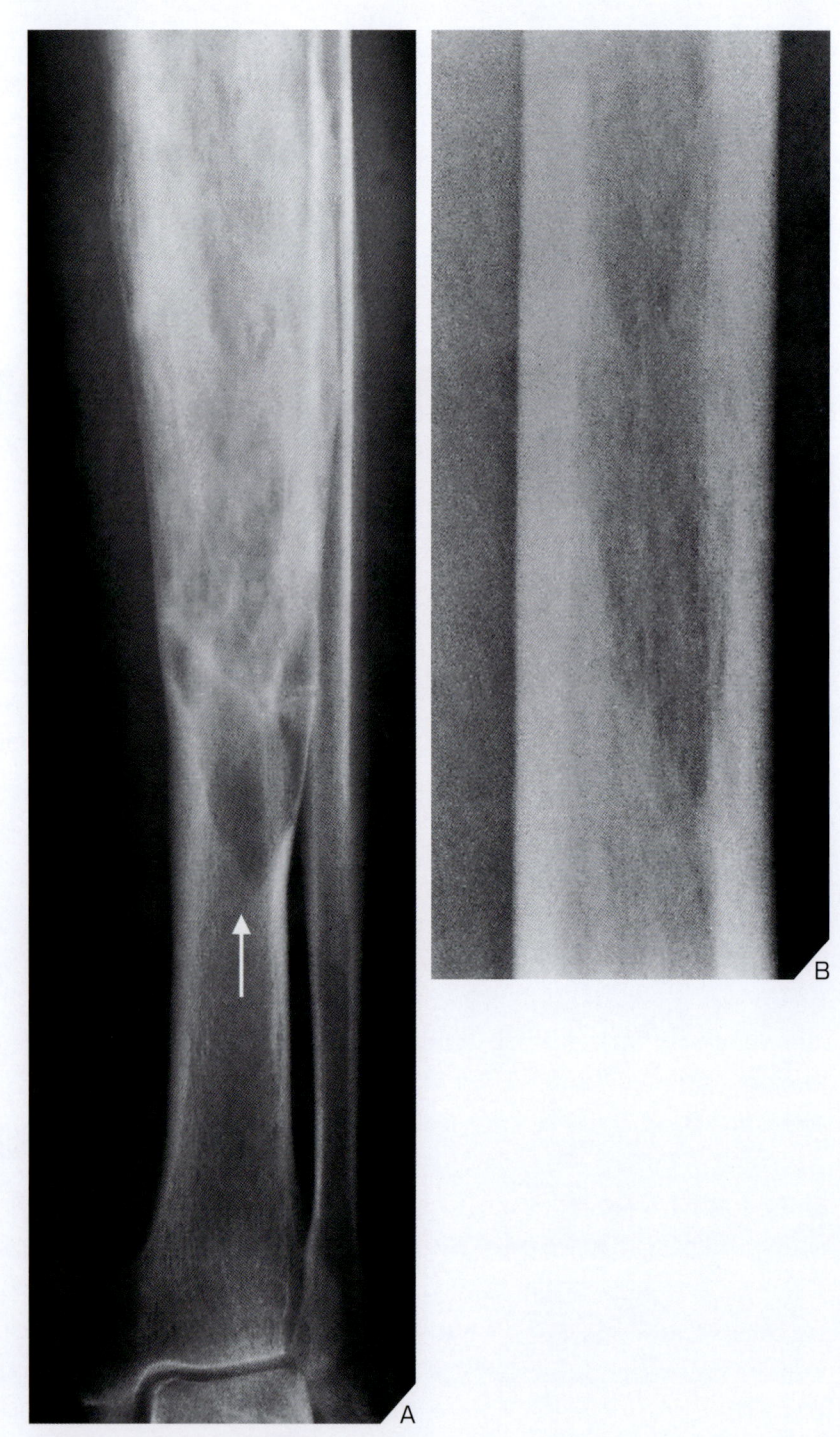

図 29-2　Paget 病骨溶解期
（A）68 歳女性．X 線正面像．脛骨の中央部に，進行する楔（advancing wedge）状
の骨破壊像を呈する（→）．（B）他の骨破壊期の Paget 病患者の大腿骨骨幹部の拡大
像．どちらも草の葉（blade of grass）やろうそくの炎（candle flame）に似ている．
（A は Sissons HA, Greenspan A. Paget's disease. In：Taveras JM, Ferrucci JT, eds.
Radiology—imaging, diagnosis, intervention, vol. 5. Philadelphia：JB Lippincott；
1986：1-14 より引用）

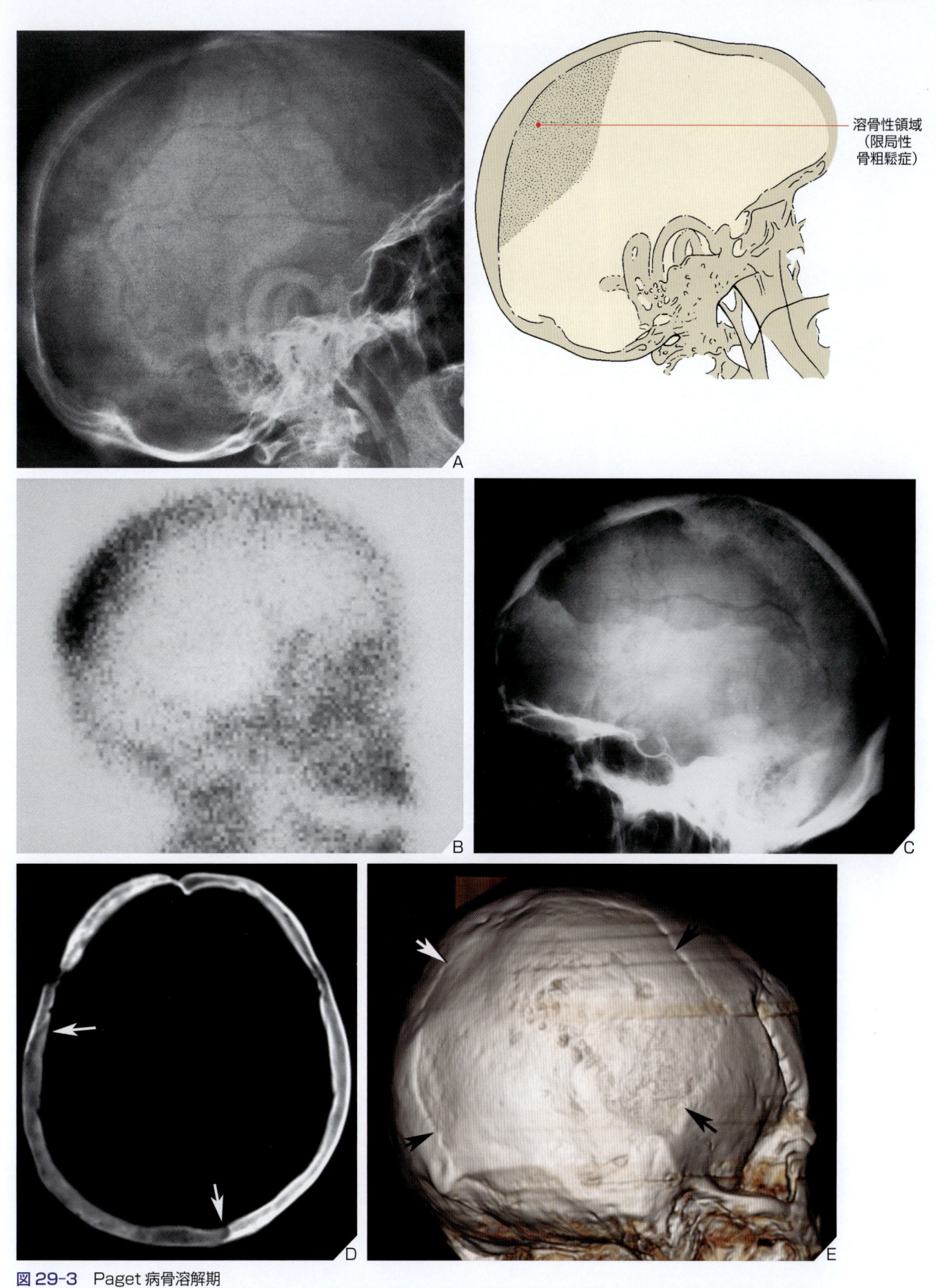

溶骨性領域
（限局性
骨粗鬆症）

図 29-3　Paget 病骨溶解期

（**A**）60 歳男性．頭蓋骨の側面像．頭頂骨から後頭骨へかけて骨破壊像がみられる．本疾患の早期にみられ，限局性骨粗鬆症（osteoporosis circumscripta）として知られている．（**B**）放射性同位元素を用いた骨スキャンでは，トレーサーの取込みが限局性に増加しているのが特徴的である．これはヤムルカ（yarmulka）徴候と呼ばれている．（**C**）65 歳女性．頭蓋骨側面像．前側頭骨に限局性骨粗鬆症を認める．（**D**）別の患者の CT，（**E**）3D-CT 再構成像．限局性骨粗鬆症であり，右の頭頂から後頭骨における境界鮮明な辺縁の骨欠損がみられる（→）．
（D，E は Evan Stein, MD, Brooklyn, New York のご好意による）

29

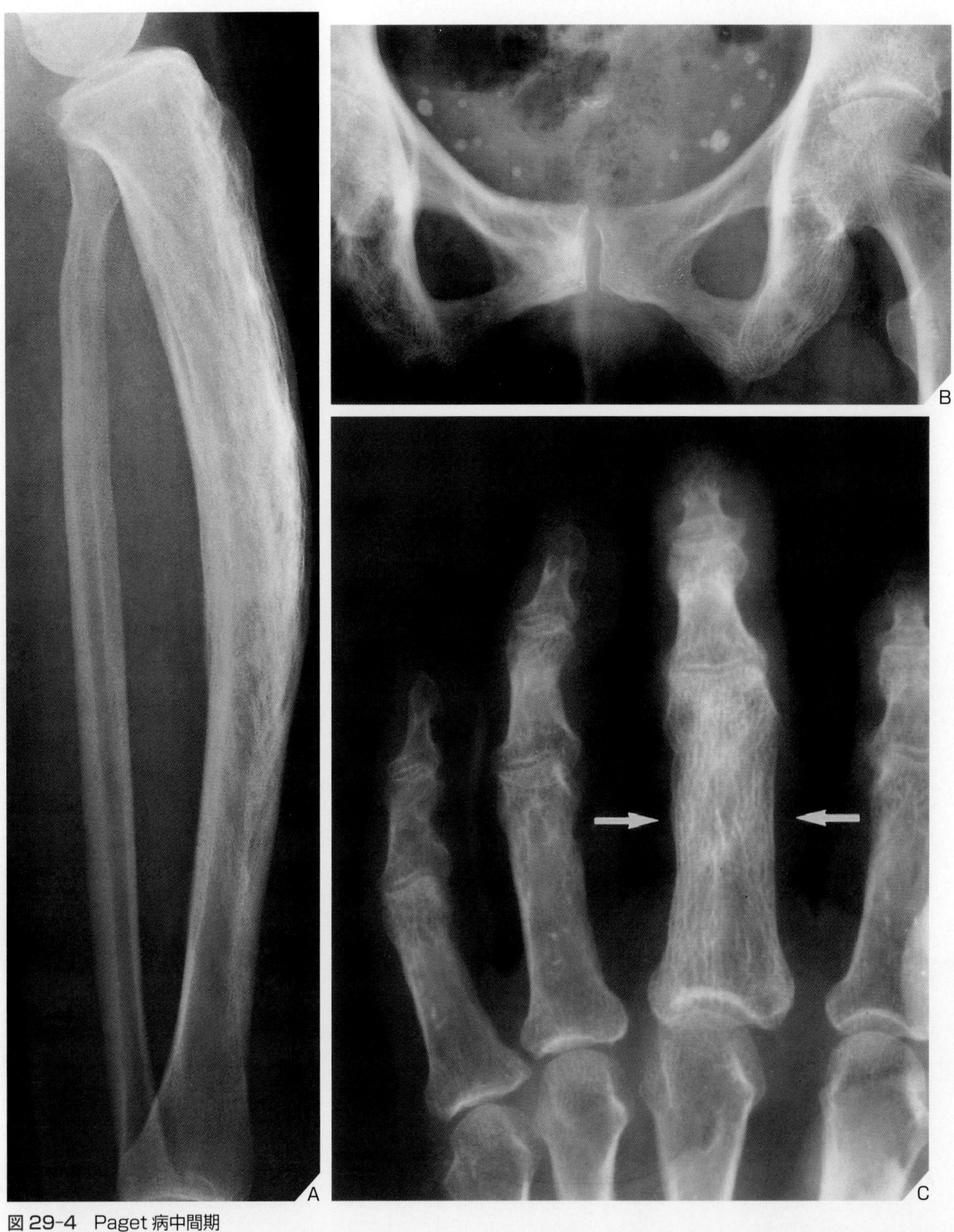

図 29-4　Paget 病中間期
(A) 62 歳女性. 骨皮質の肥厚と骨髄の粗い骨梁化が特徴であり, 脛骨が侵されている. 脛骨の前方への弯曲に注目. (B) 他の患者. 81 歳女性. 中間期. 恥骨および坐骨に病変がみられる. (C) 67 歳女性. 単骨タイプ. 混合期所見が中指基節骨 (→) にみられる.

取りする額縁 (picture frame) のようにみえる. 頭蓋骨では限局性のまだらの骨硬化が特徴的で, 綿球 (cotton-ball) のようにみえる (図 29-6).

晩期あるいは硬化期 (cool or sclerotic phase) では, 骨密度のびまん性の増加が起こる. それに伴い骨は拡大し, 骨皮質は著明に肥厚し, 骨皮質と海綿骨の境界が不明瞭になる (図 29-

7). 長管骨は弯曲するのが特徴的である (図 29-8). 頭蓋骨では骨皮質と海綿骨の境界が消失するのが典型的な特徴である (図 29-9).

重要なことは, 長管骨において, 本疾患は一方の関節端から他方の関節端へ進行するので, 3 つの時期が同一の骨に共存することがあることを知っておく (図 29-10A). 同様に, 扁平

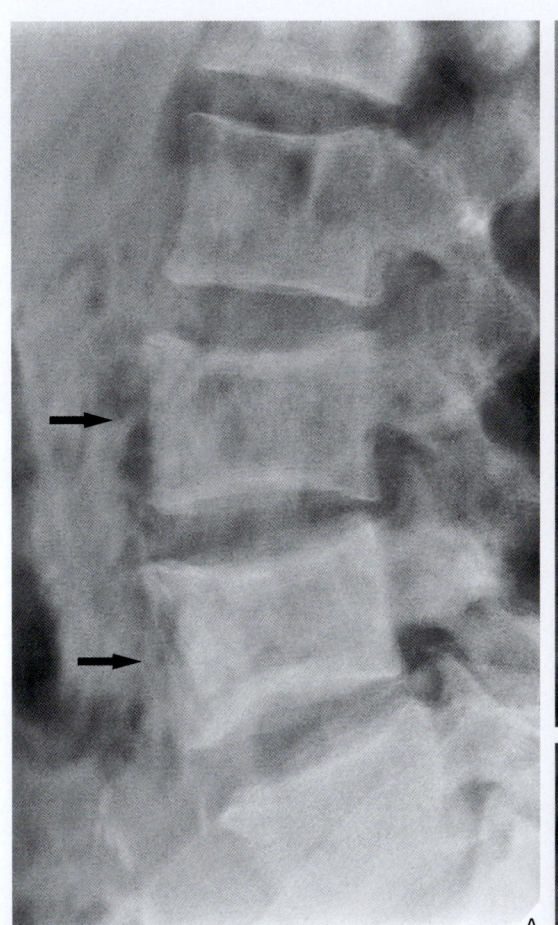

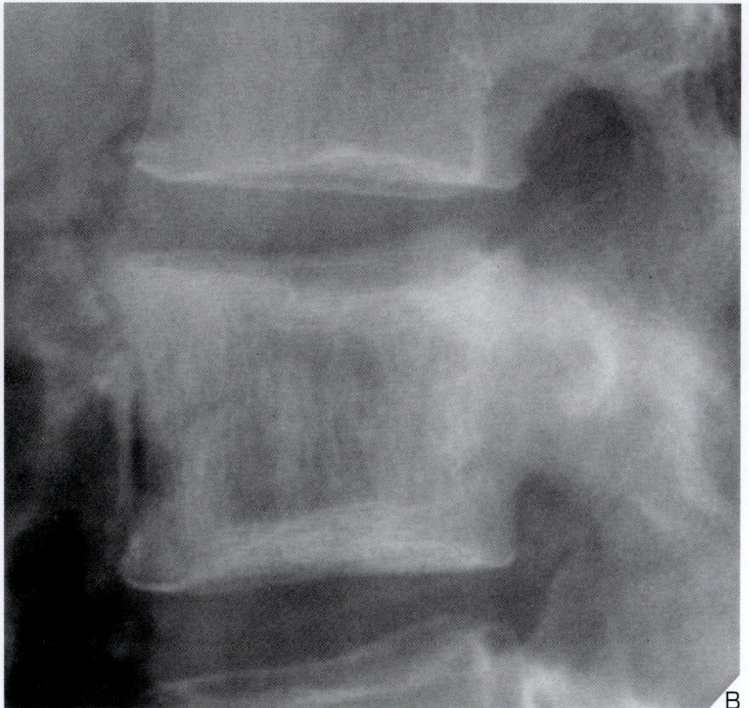

B

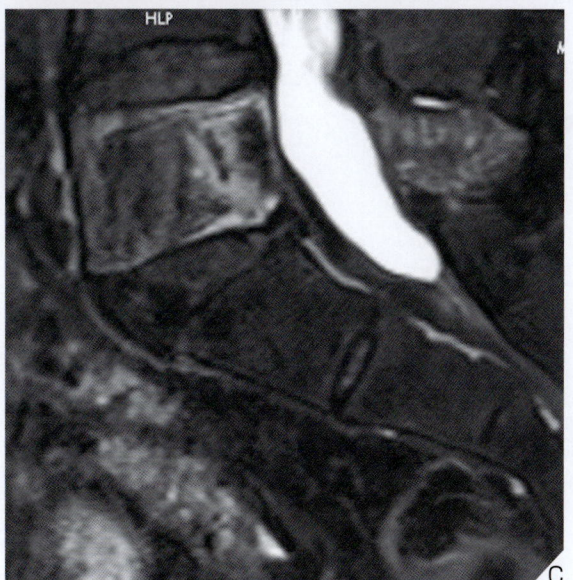

C

図 29-5　Paget 病混合期

（A）混合期の腰椎 X 線像で，椎体中心の骨透過性が増し，辺縁では骨硬化像が起こり，額縁（picture frame）様パターンを示す（→）．椎体終板は，粗い骨梁が目立つ骨で部分的に置換されていることに注目．（B）別の患者．L2 椎体に額縁様パターンがみられる．（C）別の患者．MRI STIR 矢状断像．L5 椎体が罹患しており，額縁様パターンの MRI 所見がみられる．
（A は Sissons HA, Greenspan A. Paget's disease. In：Taveras JM, Ferrucci JT, eds. Radiology—imaging, diagnosis, intervention, vol. 5. Philadelphia：JB Lippincott；1986：1-14 より引用．C は Oleg Opsha, MD, Brooklyn, New York のご好意による）

図 29-6　Paget 病中間期

68 歳女性．頭蓋骨の X 線側面像．綿球（cotton-ball）と呼ばれるつぎはぎパターンを示している．

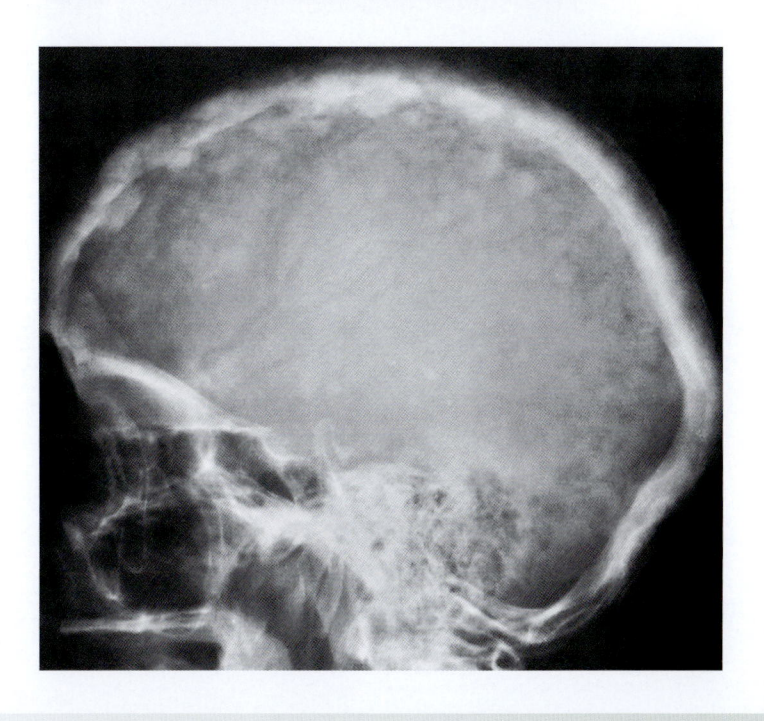

29

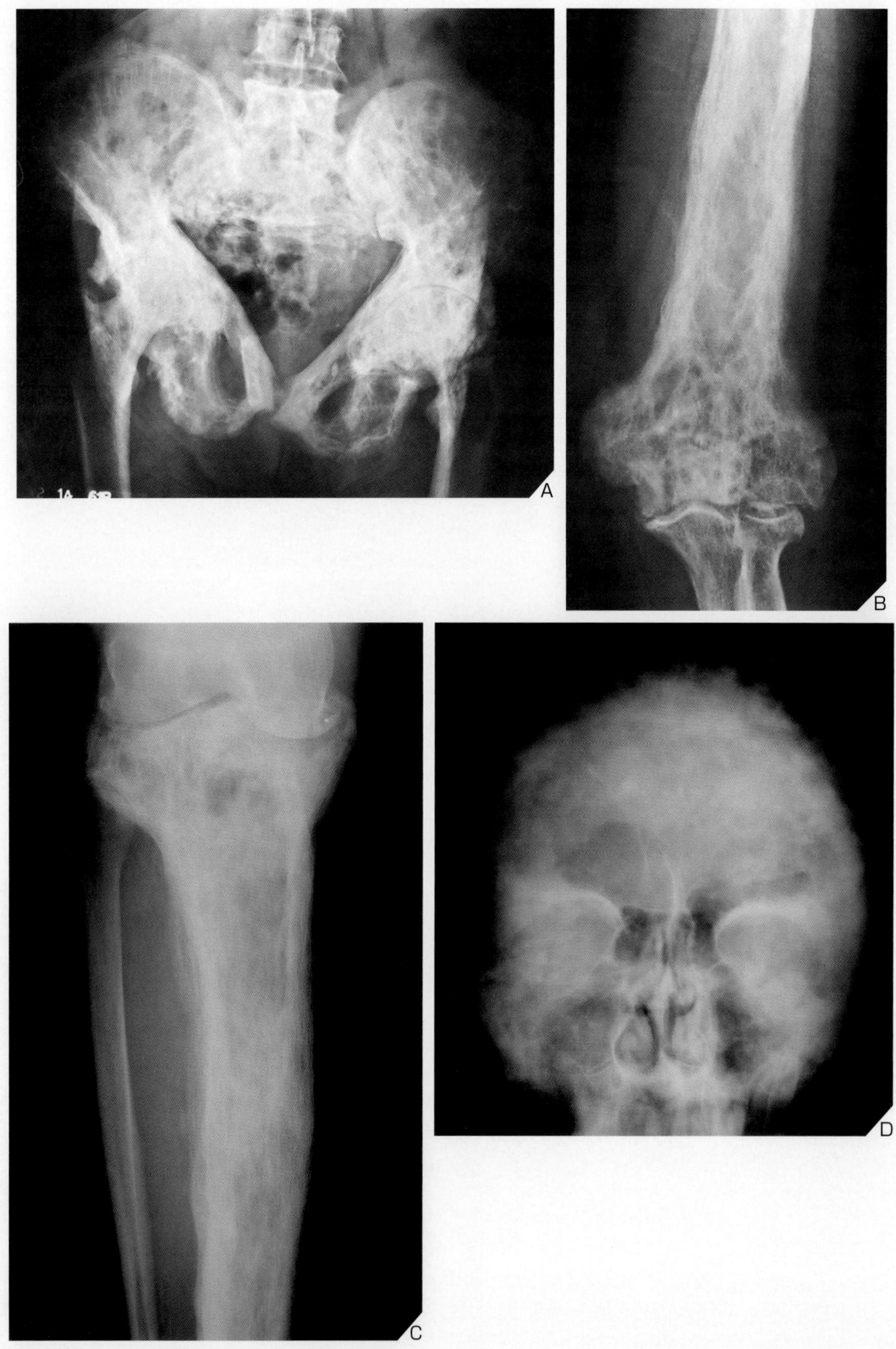

図 29-7 Paget 病晩期
晩期においては，骨皮質の肥厚や骨の変形がみられる．（A）80 歳女性．骨盤腔が三角形にみえている．（B）60 歳女性．
骨皮質の肥厚，骨髄腔の狭小化，粗い骨梁化パターンを示している．（C）72 歳男性．脛骨に同様の所見がみられる．（D）
82 歳女性の頭蓋骨 X 線正面像．典型的な cool phase を示す．
（A，B は Sissons HA, Greenspan A. Paget's disease. In：Taveras JM, Ferrucci JT, eds. Radiology—imaging, diagno-
sis, intervention, vol. 5. Philadelphia：JB Lippincott；1986：1-14 より引用）

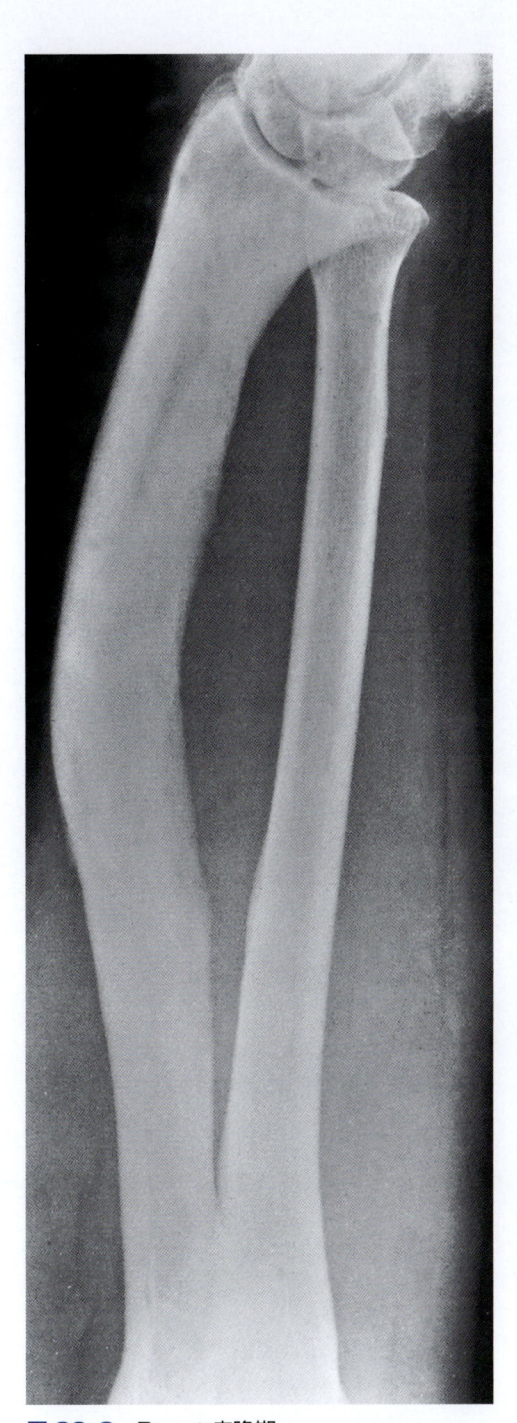

図29-8　Paget病晩期
57歳男性．前腕のX線像は，左橈骨の巨大化と弯曲変形を示している．広い骨硬化像を認め，骨皮質と海綿骨の境界が不明瞭である．

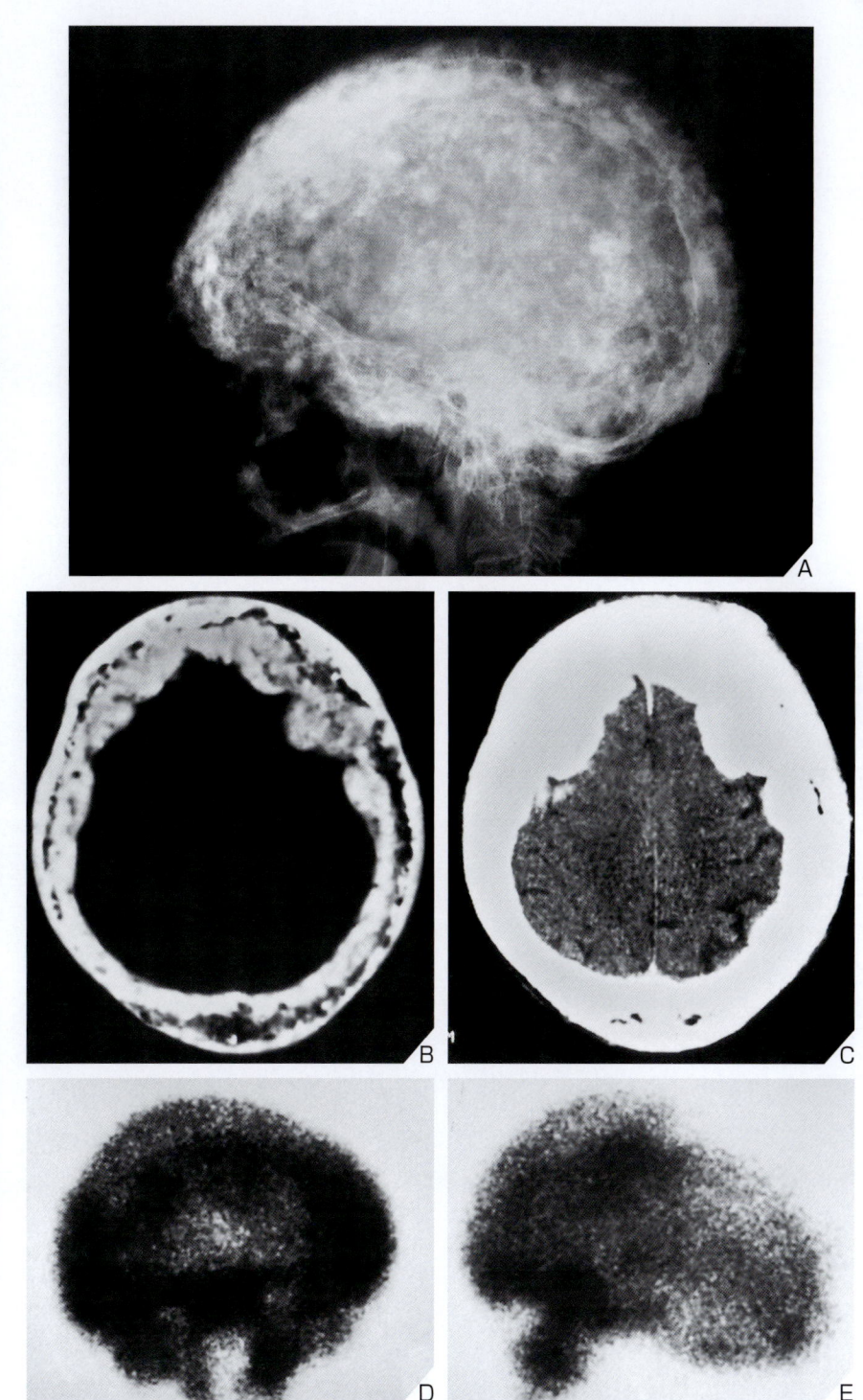

図29-9　Paget病晩期
（A）80歳女性．頭蓋骨の側面像で，頭蓋骨の肥厚や骨硬化像がみられる．（B）CTでは，頭蓋骨の二重構造が不明瞭になっている．（C）また，頭蓋骨の肥厚もみられる．（D，E）骨スキャンでは同位元素の集積増加がみられる．

骨や脊椎では異なった時期が共存していることもある（図29-10B）．

　CTはPaget病に特徴的な所見を示す（図29-11）ものの，その必要性は高くない．骨皮質や髄内の病変をより明確に評価し，軟部組織への浸潤を否定（または確定診断）するためMRIが用いられることがある．一般的にPaget病の骨は不均一な信号強度を呈する．T1強調像では中等度〜低信号が観察される．T2強調像では，病期あるいは線維化，骨硬化の程度により，高，中等度，低信号のいずれかが観察される（図29-12, 13）．

　骨シンチグラフィーは3つの時期いずれにおいても放射性トレーサーの取込みが高まる．とくに骨溶解期および中間期に高く，それは異常な骨における血管新生の高まりと骨芽細胞の活動亢進による（図29-14；図26-10, 29-3B, -9D, Eも参照）．

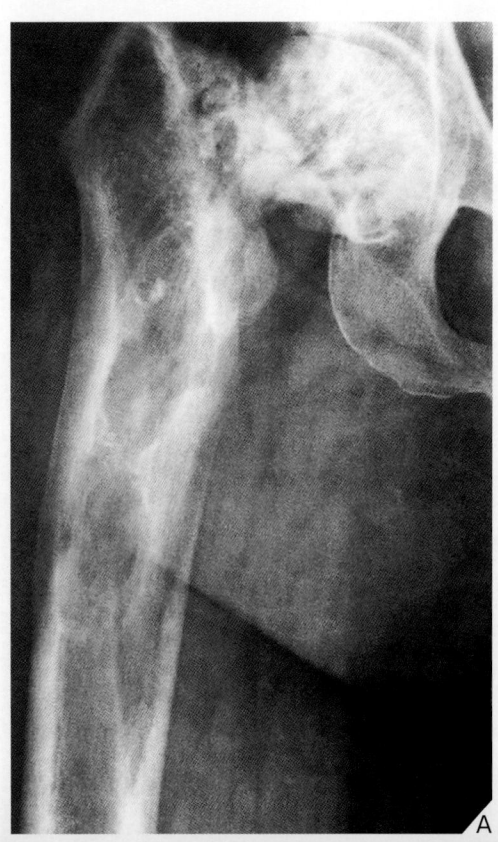

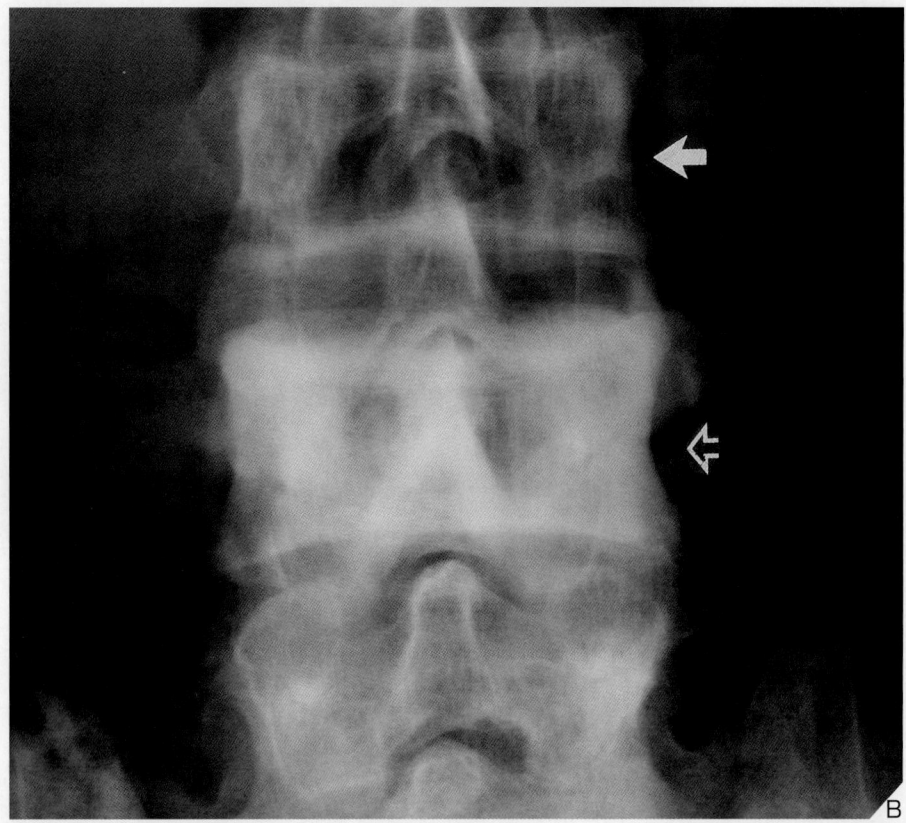

図 29-10　Paget 病における異なる病期の混在
（A）77 歳女性．X 線像である．これには 3 つの病期が混在している．つまり晩期像は大腿骨頭
に，中期像は骨幹部近位に，骨破壊の起こっている急性期像は骨幹部中程にみられる．（B）別の
患者．54 歳男性．L3 椎体に中間期の所見がみられる（白→）．一方，L4 には晩期がみられる
（⇒）．

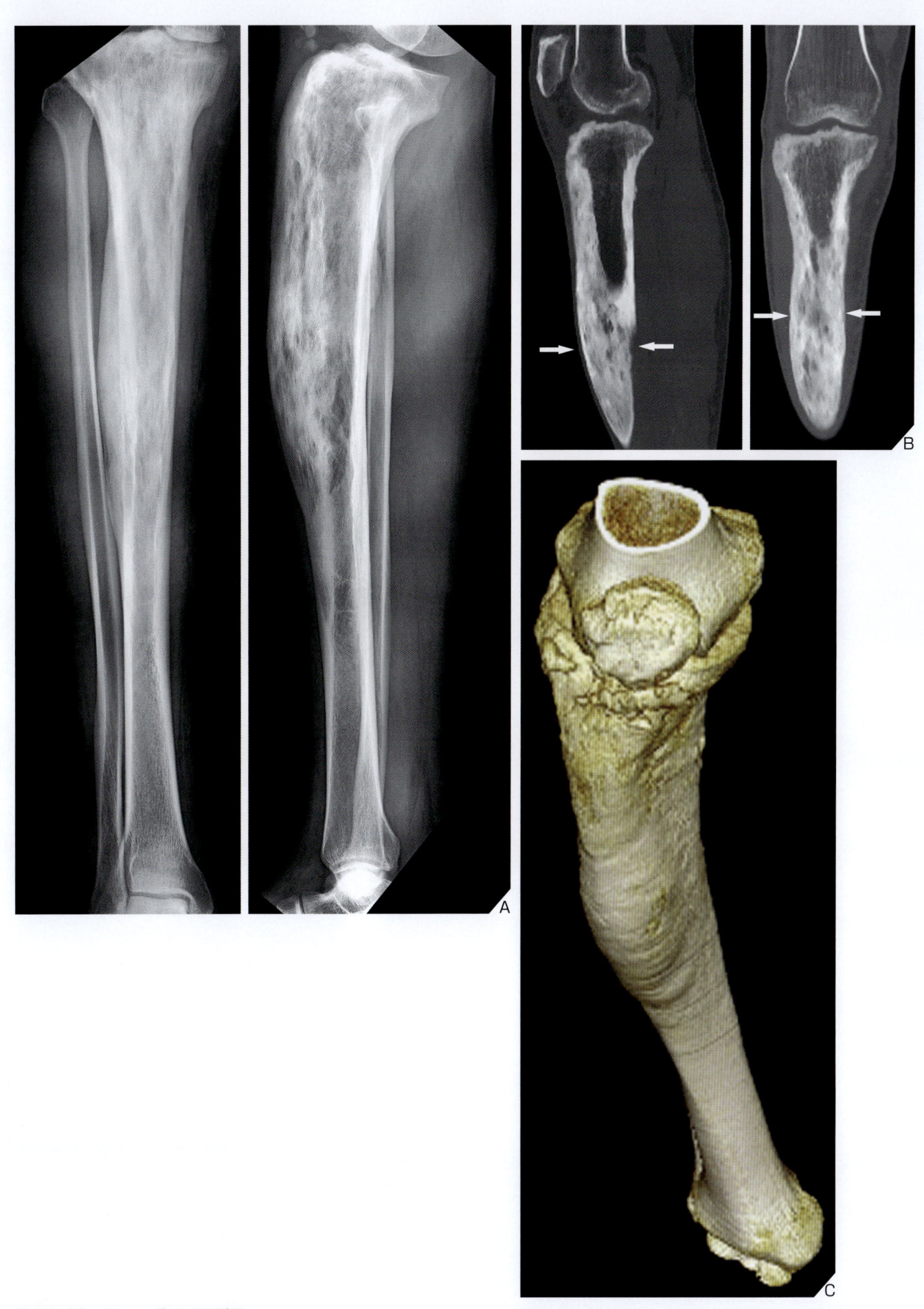

図 29-11 Paget 病の CT 所見
（A）75 歳男性．右下腿の X 線正面像および側頭像．皮質骨の肥厚と粗糙な骨梁が脛骨にみられる．（B）CT 矢状断，冠状断像．皮質骨と海綿骨の境界は欠如している（→）．（C）3D-CT 再構成像．脛骨の前方凸弯曲変形を示す．

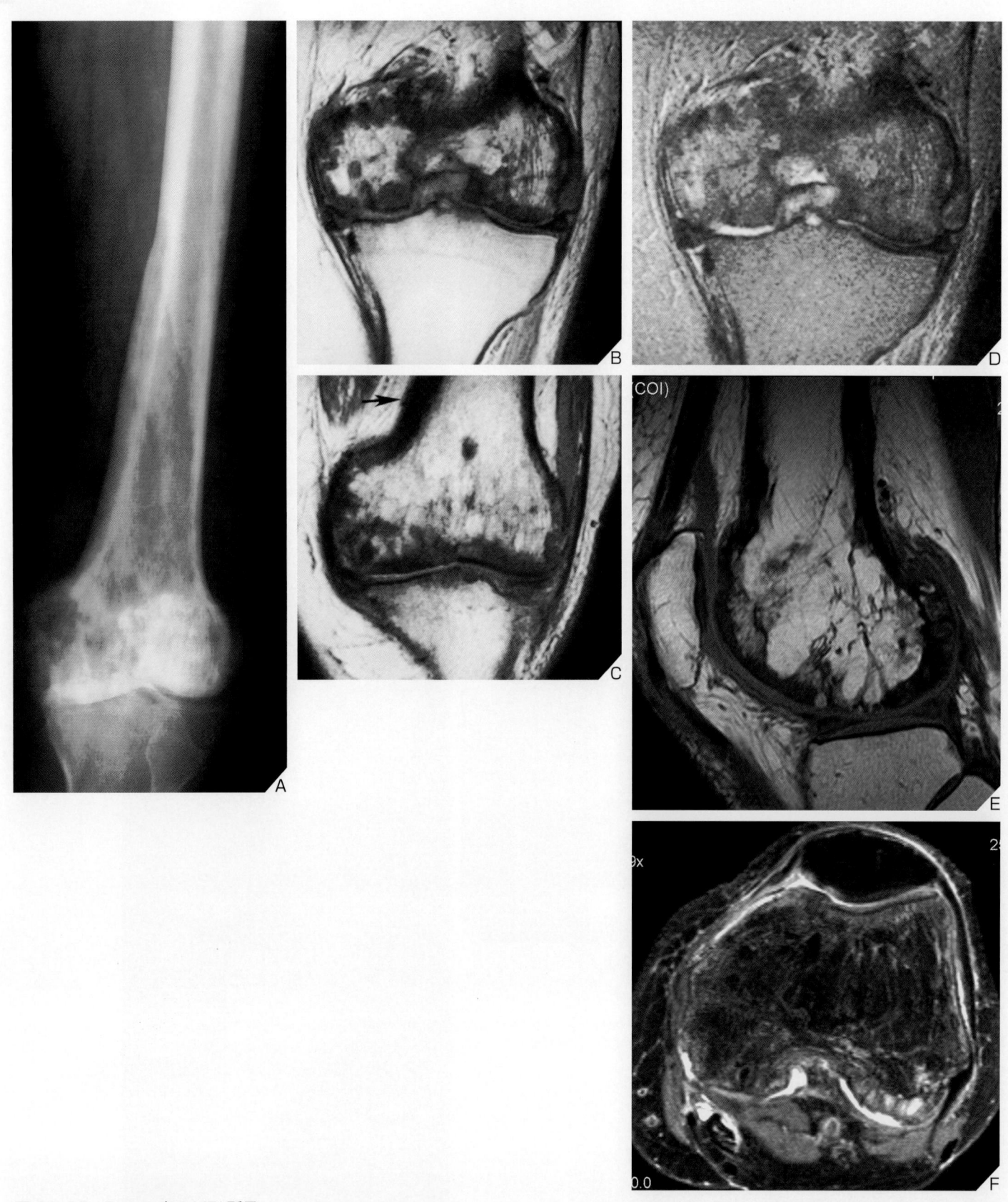

図 29-12　Paget 病の MRI 所見
(A) 典型的な Paget 病の所見を示す左大腿骨遠位部の X 線正面像. 骨の拡大, 骨皮質の肥厚, 骨硬化像, 海綿骨の粗い骨梁化が観察される. (B, C) 2 つの MRI T1 強調冠状断像 ［スピンエコー (SE)：TR 500/TE 20 msec) では, 骨皮質の肥厚 (→) および低信号の粗い海綿骨内の骨梁が示されている. (D) T2 強調冠状断像 (SE：TR 2,000/TE 80 msec) では, 大腿骨顆部の不均一な信号が混在している. (E, F) 別の患者の T1 強調矢状断像, T2 強調横断像. 大腿骨遠位での粗糙な骨梁パターンと皮質骨肥厚がみられる. 肥厚した骨梁間内に脂肪髄が顕著にみられる.
(Berquist TH, ed. MRI of the musculoskeletal system, 3rd ed. Philadelphia：Lippincott-Raven Publishers；1997 より引用)

3．鑑別診断

Paget 病によく似た病態がほかにもあり，Paget 病を他の病態と誤ることもある．たとえば単一の骨が侵されている場合は線維性骨異形成と誤る．また，リンパ腫や転移性腫瘍にても均一な骨密度の上昇がみられる．二次性上皮小体機能亢進症にみられる脊椎のラガージャージの縞模様は，Paget 病のそれと似ている（図 28-9，10 を参照）．脊椎の血管腫も，X 線像上 Paget 病とよく似た像を呈する．しかし，血管腫では椎体の膨化はみられず，終板の輪郭もはっきりしている（図 20-48 を参照）．また，家族性特発性高リン血症は Paget 病と驚くほど似ていて，若年性 Paget 病と呼ばれている（図 30-1，2 を参照）．この場合 Paget 病と違う点は，骨の関節端部が侵されないことである．

4．合併症

a 病的骨折

本疾患のさまざまな合併症のなかでもっとも多い合併症は病的骨折であり，主に長管骨に起こる．部分的，あるいは不完全なストレス骨折と似ており，X 線像上骨皮質の凸側に多数の短い水平な骨透亮像をみる（図 29-15）．完全骨折は水平方向の横骨折のためバナナ型と呼ばれる（図 29-16）．これは，また腐った木やチョークが折れた形にも似ている．骨折は骨溶解期か活動期（hot phase）に起こりやすく，これがしばしば Paget 病の症状の発現となっている．

b 関節の変性変化

関節の変性変化は Paget 病によくみられるもので，この二次性変形性関節症は膝関節や股関節によく起こる．特徴的な関節裂隙の狭小化や骨棘の形成がみられる．また，寛骨臼の罹患は臼蓋底の突出により複雑になる．（図 29-17）．

c 神経学的合併症

Paget 病の神経学的症状は脊柱や頭蓋に起こる変化による．たとえば，椎体の圧潰により脊柱管は硬膜外から圧迫され，対麻痺を起こすことがある（図 29-18）．高度に骨性脊柱管が罹患すると脊柱管狭窄をきたし，この脊柱管の狭小化は CT でよくわかる（図 29-19）．頭蓋骨軟化による頭蓋底嵌入は，大後頭孔を狭め，神経症状を起こすことがある．

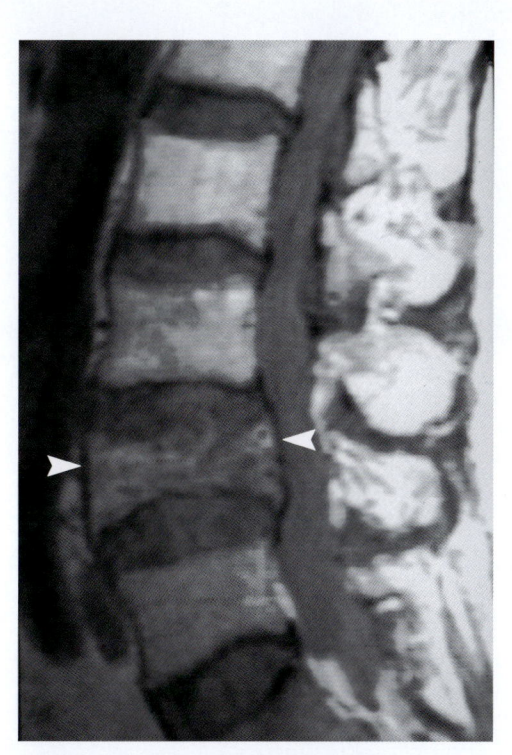

図 29-13　Paget 病の MRI 所見
腰椎の T1 強調矢状断像（SE：TR 500/TE 20 msec）で，椎体に Paget 病の病変があることが示されている（▷）．
(Berquist TH, ed. MRI of the musculoskeletal system, 3rd ed. Philadelphia：Lippincott-Raven Publishers：1997 より引用)

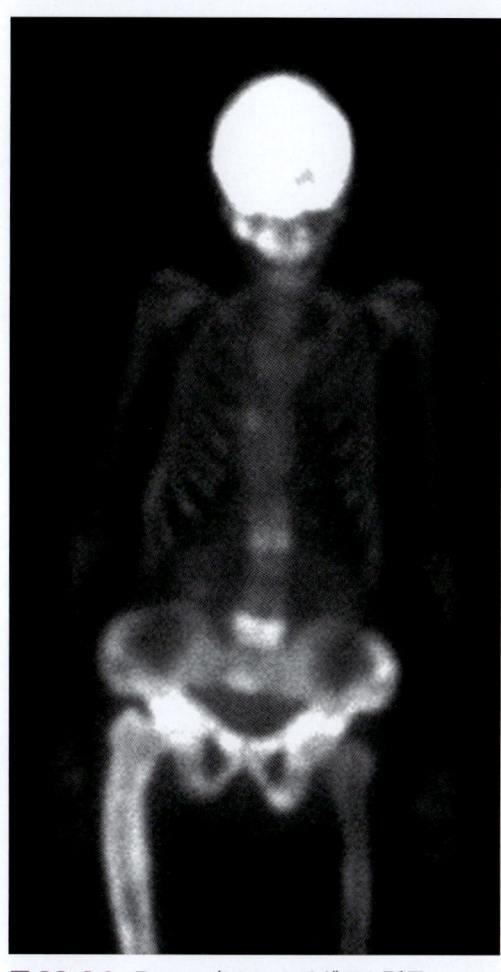

図 29-14　Paget 病のシンチグラム所見
82 歳男性．23 mCi（851 MBq）^{99}Tc を経静脈的に注射後，全身のスキャンを行った．頭蓋，腰椎，骨盤，両大腿骨での取込みが増加している．

d 合併症としての新生物

良性か，悪性の単発性または多発性の巨細胞腫がPaget病を複雑にする．これらの腫瘍は頭頂骨や腸骨に好発する．

Paget病の肉腫（転）化は重要であるが，まれである（1%以下）．骨肉腫がもっとも多い組織学的タイプであり（図29-20），次いで線維肉腫，MFH，軟骨肉腫，リンパ腫の順である．骨盤，大腿骨，上腕骨では悪性（転）化の可能性が非常に高い．X線像上，骨溶解像および骨皮質の溶解と軟部腫瘤塊の形成がみられる（図29-21）．骨膜反応はまれである．病的骨折もよくみられる．また，X線像上，Paget肉腫は他の組織，たとえば腎（図29-22），肺，前立腺原発の転移性腫瘍との鑑別を要する．転移はPaget病に侵されている骨，侵されていない骨どちらにも起こる可能性がある．Paget病が肉腫転化した場合の予後は悪い．通常，平均余命は6〜8ヵ月以内である．また，時々Paget病に侵された骨の肉腫化したものが他の骨や軟部組織へ転移することがあり，さらに肺，乳房，副腎への転移はより高頻度にみられる．

5．整形外科的治療

Paget病ではさまざまな臨床症状が出現するため，治療方針は，それぞれの患者に合わせて決定しなければならない．治療のゴールは骨質の回復というよりは疼痛のコントロールと軽減である．整形外科医の役割は患者の疼痛の原因を評価し加療することである．また，変形や病的骨折，腫瘍の治療をすることも含まれる．放射線科医はこれらの目的のために十分な情報を供給することで貢献している．たとえば，CTは本疾患の神経症状の原因となる脊柱管の狭小化を検索するのに有用である（図29-19を参照）．骨スキャンは本疾患の骨への侵襲の程度を決定するのに価値ある方法である（図26-10を参照）．

治療はカルシトニン（甲状腺のC細胞で分泌される32アミノ酸からなるホルモン）を投与することにより破骨細胞の活動性を抑える．また，ビスホスホネートを服用すると，この薬剤が骨代謝の活発な部位に結合し骨吸収を減少させる．ビスホスホネート製剤の主な作用は破骨細胞の活動性を抑制することである．もっとも頻度が高く用いられているのは，エチドロネート，パミドロネート，アレンドロネート，リセドロネート，およびチルドロネートである．近年，イバンドロネートとゾレドロネートにより有望な成績が示された．一方，プリカマイシン（以前はミスラマイシンと呼ばれていた）を服用することによりRNAの生成を阻害し，破骨細胞の活動性を抑えることができる．そして，アルカリホスファターゼおよび24時間の尿中ハイドロキシプロリンを測定することは，内科的治療の反応をみるための主な指標であった．しかし近年，骨吸収と骨形成の生化学マーカーの発達により，疾患の活動性から治療反応性を正確に評価できるようになった．

手術治療は，病的骨折，進行した障害の強い関節症，長管骨の極度の弯曲変形が適応となる．ストレス骨折あるいは偽骨折は，脛骨と大腿骨近位部にしばしば起こり，装具と数ヵ月の免荷を要する．完全骨折は，髄内釘やコンプレッションプレート，スクリューで治療する．関節症の合併は，とくに股関節および膝関節に多く，通常は人工関節全置換術が施行される．

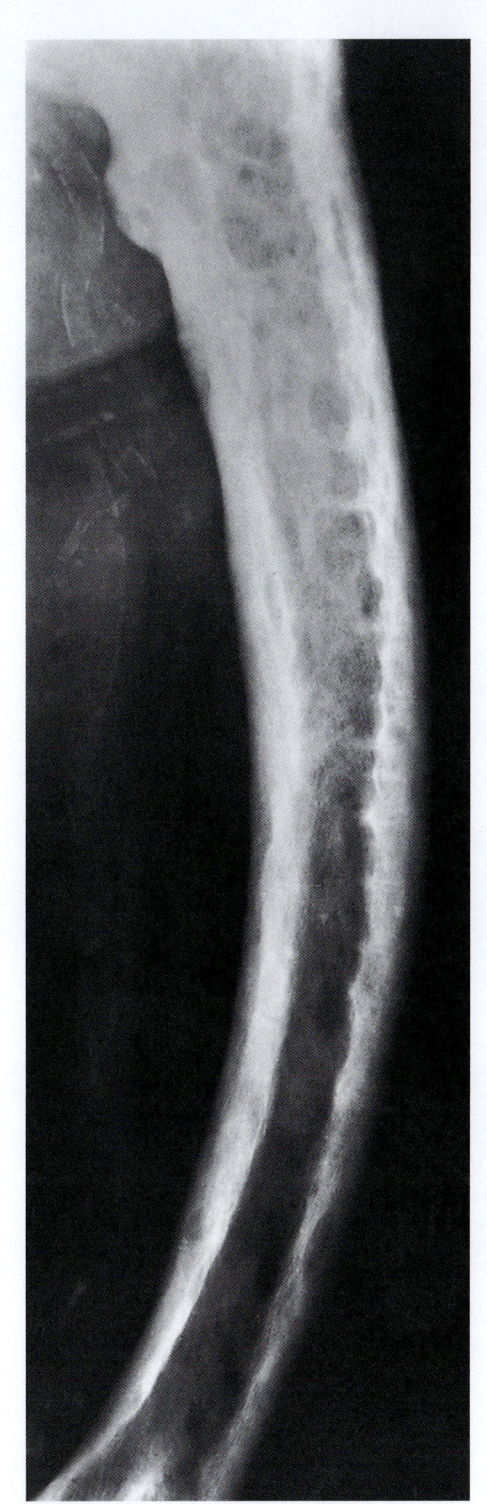

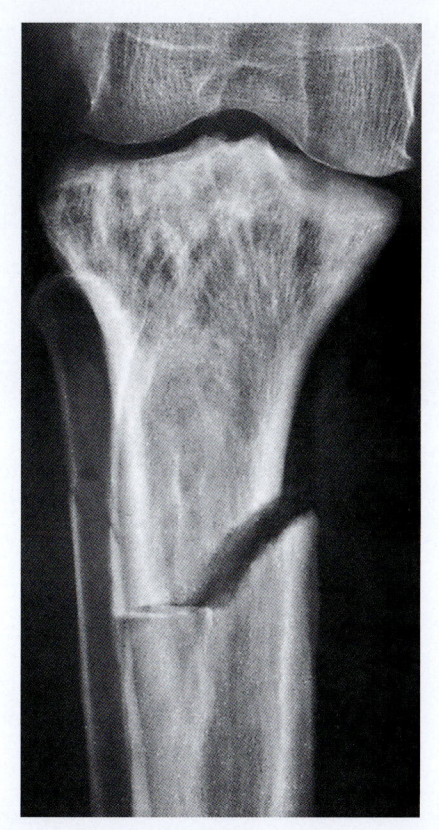

図 29-16 Paget 病における病的骨折

62 歳男性．Paget 病にみられた右脛骨の病的骨折．骨折線は骨溶解の部位に一致する．

(Sissons HA, Greenspan A. Paget's disease. In：Taveras JM, Ferrucci JT, eds. Radiology—imaging, diagnosis, intervention, vol. 5. Philadelphia：JB Lippincott；1986：1-14 より引用)

図 29-15 Paget 病における疲労骨折

80 歳男性．進行した Paget 病の大腿骨外側皮質にみられる多発性疲労骨折．本疾患でもっともよくみられる合併症である．

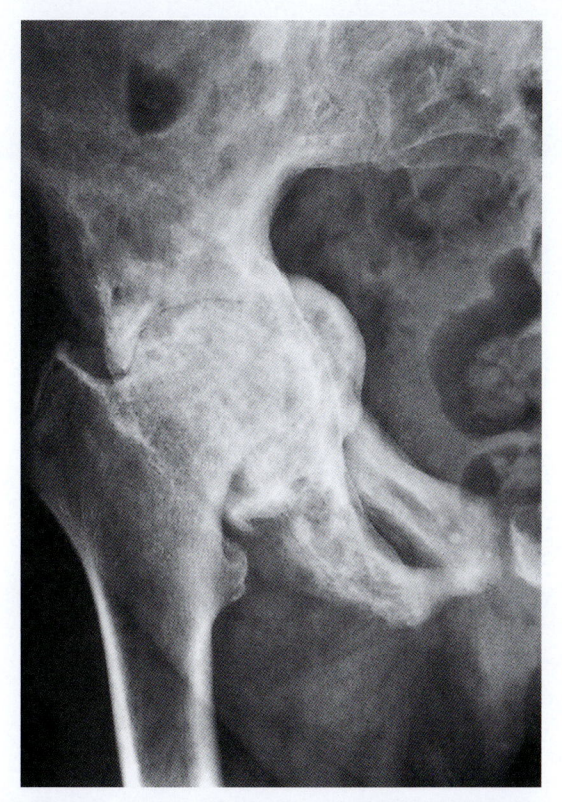

図 29-17 Paget 病における二次性変形性股関節症

75 歳女性．Paget 病で 1 年前から右股関節痛がある．X 線正面像にて，進行した関節症と臼蓋底の突出が認められる．

(Sissons HA, Greenspan A, 1986 より許諾を得て転載)

29

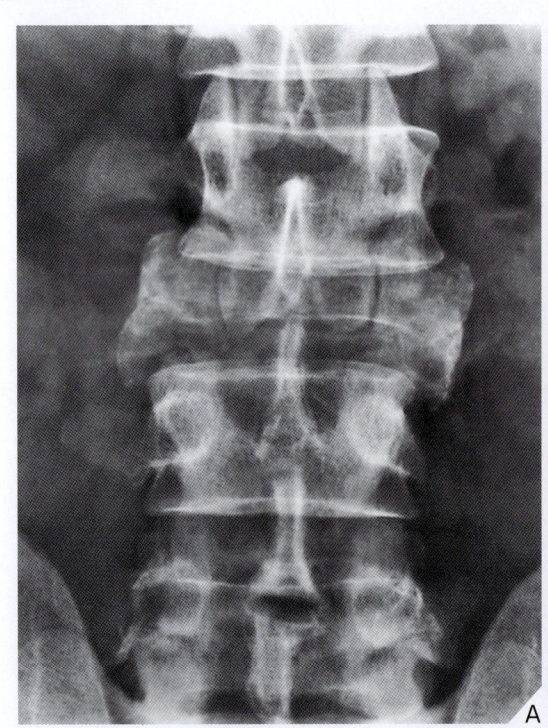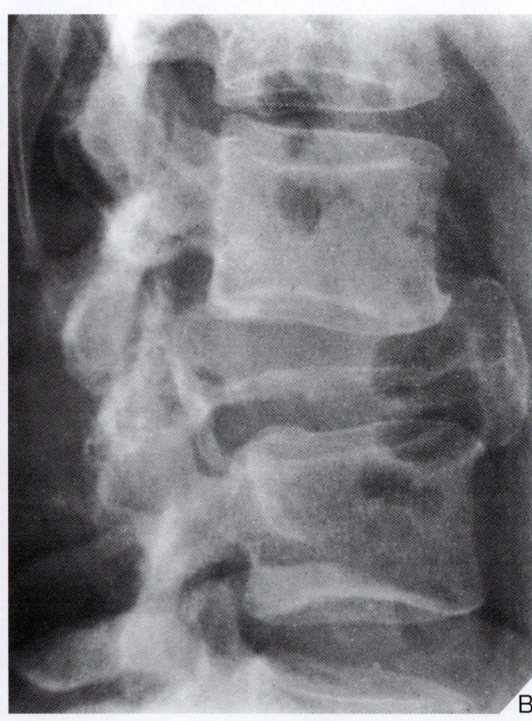

図 29-18　Paget 病にお
　　　　　　ける病的骨折
　60 歳男性. 多骨性 Paget
病で腰痛と神経症状があっ
た. X 線正面像 (A) と側面
像 (B) で, L3 の圧迫骨折
があり, これが脊柱管を狭
窄していることが神経症状
の原因であった.
(Sissons HA, Greenspan
A. Paget's disease. In:
Taveras JM, Ferrucci JT,
eds. Radiology—imaging,
diagnosis, intervention,
vol. 5. Philadelphia: JB
Lippincott; 1986: 1-14 よ
り引用)

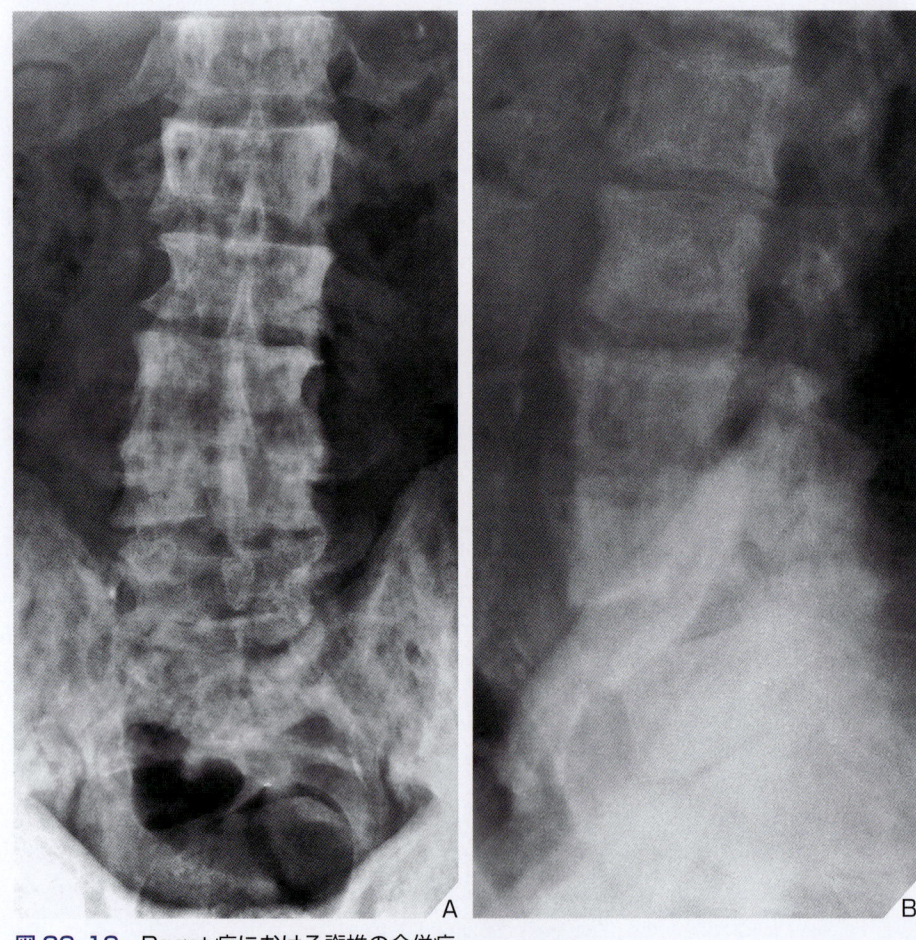

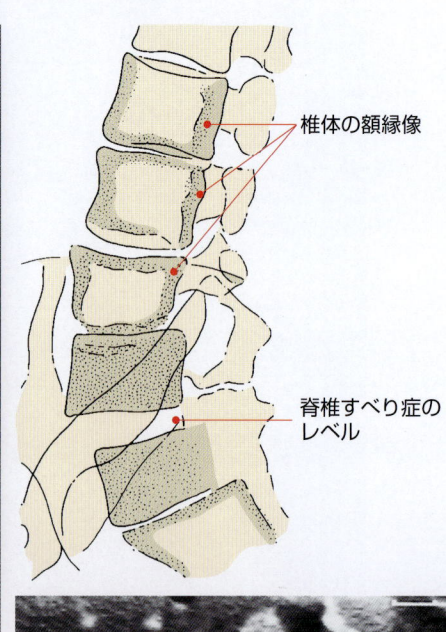

椎体の額縁像

脊椎すべり症の
レベル

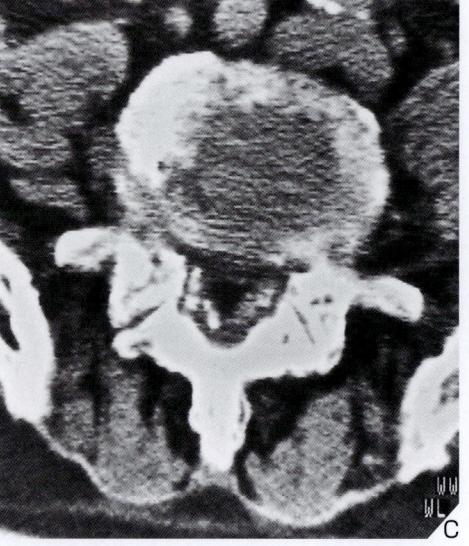

図 29-19　Paget 病における脊椎の合併症
　84 歳男性. Paget 病で脊椎すべり症と脊柱管狭窄症がある. X 線正面像 (A) と側面像 (B)
では, 晩期である. L4/5 レベルでⅡ度の脊椎すべり症があり, (C) CT では L5 レベルでの脊
柱管の狭窄が高度で, これが神経症状の原因であった.

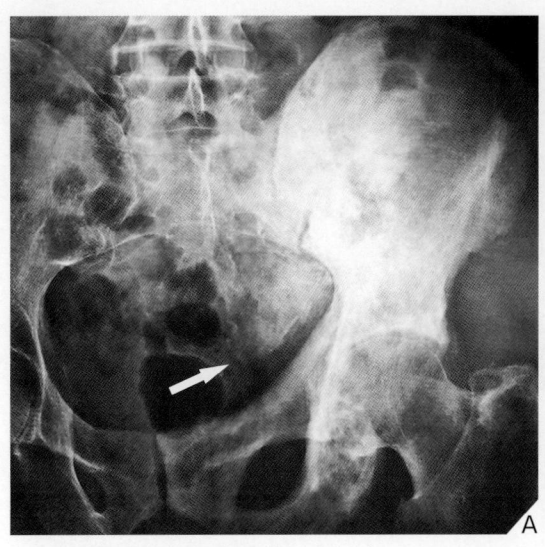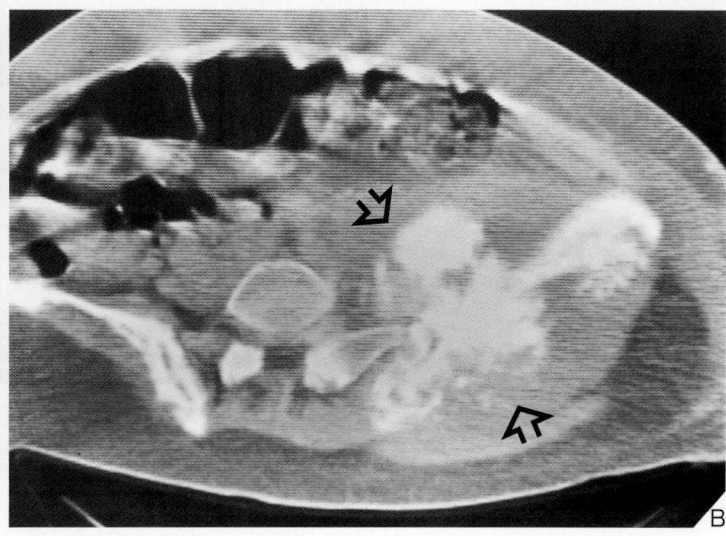

図 29-20　Paget 肉腫

70 歳女性．Paget 病のまれな合併症で，左骨盤が肉腫へ転化したものである．（A）骨盤は，左の腸骨，恥骨，坐骨が Paget 病に侵されている．骨の形成とともに骨皮質の破壊や大きな軟部腫瘤塊がある（→）．これは骨肉腫の典型像である．（B）CT では軟部腫瘤塊がよくわかる（⇒）．

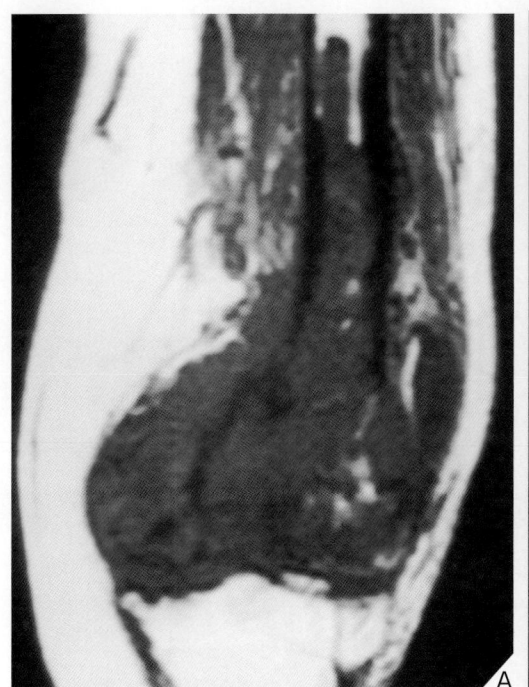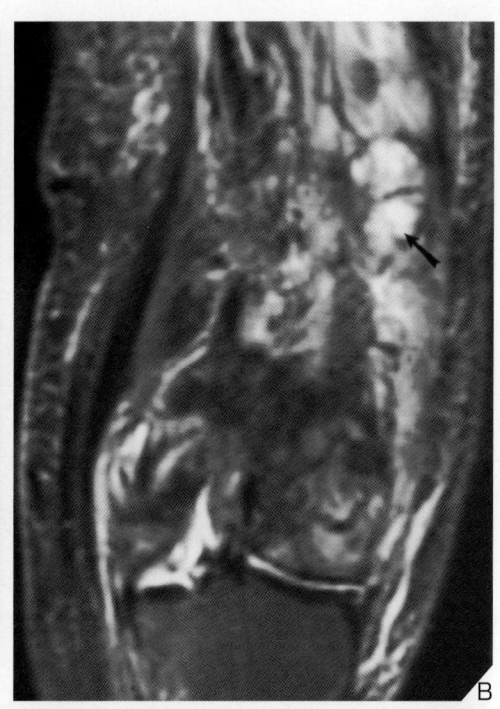

図 29-21　Paget 肉腫の MRI 所見

（A）T1 強調冠状断像（SE：TR 500/TE 20 msec）で，大腿骨遠位部の Paget 病の病変部が示されている．骨皮質の破壊および軟部腫瘤塊が明瞭に観察される．（B）STIR 冠状断像および（C）T2 強調横断像にて軟部腫瘤塊の存在を確認できる（→）．悪性転化を強く示唆する所見である．

（Berquist TH, ed. MRI of the musculoskeletal system, 3rd ed. Philadelphia：Lippincott-Raven Publishers；1997 より引用）

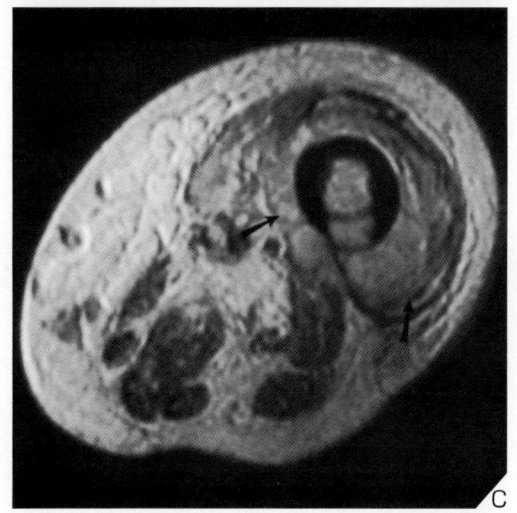

図29-22　Paget 病と骨転移の合併

55 歳女性. 10 年前より Paget 病の診断を受けていた. 腎癌が右腸骨, 坐骨, 恥骨に転移し, 骨溶解像を呈している. Paget 病に侵された骨盤の典型的な像に注目. 転移病巣を Paget 肉腫と誤ってはならない.

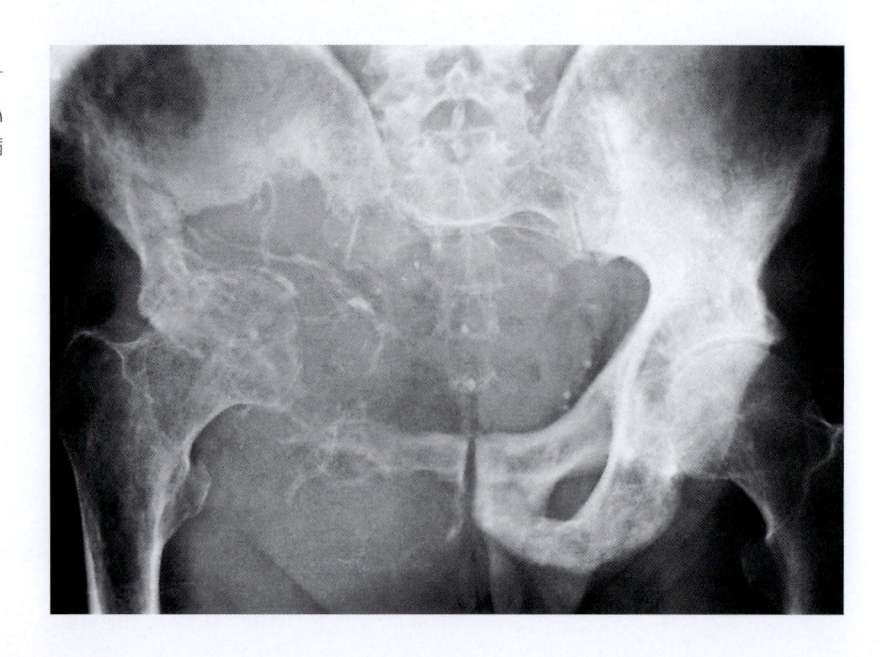

覚えておくべきポイント

❶ Paget 病の組織的特徴は, 破骨細胞による骨吸収と, 骨芽細胞による骨新生のために, 無秩序で活発な骨改変（リモデリング）が行われたことによるモザイクパターンの形成である.

❷ Paget 病の骨の X 線像の特徴:
- 少なくとも長管骨の一方の関節端を侵す.
- 侵された骨は骨皮質が肥厚し膨化する.
- 海綿骨の粗い骨梁パターン
- 長管骨の弯曲変形
- 椎体の額縁（picture frame）様変化

❸ Paget 病は病期により X 線像の特徴が変化する. 活動期（hot phase）では骨溶解像および骨透過性領域がみられる:
- 頭頂骨や扁平骨にみられる変化は, 限局性骨粗鬆症（osteoporosis circumscripta）として知られている.
- 長管骨では, ろうそくの炎（candle flame）や草の葉（blade of grass）のような角ばった骨溶解像がみられる.

❹ 骨スキャンは Paget 病に侵された骨に集積する. そのため本疾患がどこまで侵襲しているのかを把握するのに有用である.

❺ Paget 病の主な合併症は病的骨折である. 不完全ストレス骨折または完全ストレス骨折である. 完全ストレス骨折はバナナ型といわれている.

❻ Paget 病のもっとも重大な合併症は肉腫（転）化である. X 線像上, 次の変化がみられる:
- Paget 病に侵されている部位の骨溶解性の骨破壊
- 骨皮質の破壊
- 軟部腫瘤塊形成
  Paget 病に侵された部位の悪性（転）化については, 他の臓器（肺, 乳房, 腎, 胃, 腸, 前立腺）からの転移と鑑別する必要がある.

❼ Paget 病は, 次の疾患と鑑別されなければならない:
- 若年性 Paget 病（家族性特発性高リン血症）
- van Buchem 病（全身性皮質骨過骨症）
- 脊椎血管腫
- 二次性上皮小体機能亢進症にみられるラガージャージ椎体
- リンパ腫
- 広範囲に及び骨形成的な骨転移

引用文献・参考図書

1. Adkins MC, Sundaram M. Radiologic case study: insufficiency fracture of the acetabular roof in Paget's disease. *Orthopedics* 2001; 24: 1019-1020.
2. Albagha OME, Wani SE, Visconti MR, et al. Genome-wide association identifies three new susceptibility loci for Paget's disease of bone. *Nature Genet* 2011; 43: 685-689.
3. Altman RD, Bloch DA, Hochberg MC, Murphy WA. Prevalence of pelvic Paget's disease of bone in the United States. *J Bone Miner Res* 2000; 15: 461-465.
4. Anderson DC. Paget's disease of bone is characterized by excessive bone resorption coupled with excessive and disorganized bone formation. *Bone* 2001; 29: 292-293.
5. Bahk YW, Parh YH, Chung SK, Chi JG. Bone pathologic correlation of multimodality imaging in Paget's disease. *J Nucl Med* 1995; 36: 1421-1426.
6. Barry HC. *Paget's disease of bone*. London, UK: Livingstone; 1969.
7. Basle MF, Chappard D, Rebel A. Viral origin of Paget's disease of bone? *Presse Med* 1996; 25: 113-118.
8. Beaudouin C, Dohan A, Nasrallah T, et al. Atypical vertebral Paget's disease. *Skeletal Radiol* 2014; 43: 991-995.
9. Berquist TH. *MRI of the musculoskeletal system*, 3rd ed. Philadelphia: Lippincott-Raven; 1996: 920-922.
10. Berquist TH, ed. *MRI of the musculoskeletal system*, 3rd ed. Philadelphia: Lippincott-Raven Publishers; 1997.
11. Birch MA, Taylor W, Fraser WD, Ralston SH, Hart CA, Gallagher JA. Absence of paramyxovirus RNA in cultures of pagetic bone cells and in pagetic bone. *J Bone Miner Res* 1994; 9: 11-16.
12. Boutin RD, Spitz DJ, Newman JS, Lenchik L, Steinbach LS. Complications in Paget disease at MR imaging. *Radiology* 1998; 209: 641-651.
13. Brandolini F, Bacchini P, Moscato M, Bertoni F. Chondrosarcoma as a complicating factor in Paget's disease of bone. *Skeletal Radiol* 1997; 26: 497-500.
14. Brown JP, Chines AA, Myers WR, Eusebio RA, Ritter-Hrncirik C, Hayes CW. Improvement of pagetic bone lesions with risedronate treatment: a radiologic study. *Bone* 2000; 26: 263-267.
15. Chapman GK. The diagnosis of Paget's disease of bone. *Aust N Z J Surg* 1992; 62: 24-32.
16. Clarke CR, Harrison MJ. Neurological manifestations of Paget's disease. *J Neurol Sci* 1978; 38: 171-178.
17. Colarintha P, Fonseca AT, Salgado L, Vieira MR. Diagnosis of malignant change in Paget's disease by T1-201. *Clin Nucl Med* 1996; 21: 299-301.
18. Conrad GR, Johnson AW. Solitary adenocarcinoma metastasis mimicking sarcomatous degeneration in Paget's disease. *Clin Nucl Med* 1997; 22: 300-302.
19. Delmas PD, Meunier PJ. The management of Paget's disease of bone. *N Engl J Med* 1997; 336: 558-566.
20. Edeiken J, Dalinka M, Karasick D. Paget disease (osteitis deformans): metabolic and dystrophic bone disease. In: *Edeiken's roentgen diagnosis of diseases of bone*, vol. 2, 4th ed. Baltimore: Williams & Wilkins; 1990: 1231-1259.
21. Fenton P, Resnick D. Metastases to bone affected by Paget's disease: a report of three cases. *Int Orthop* 1991; 15: 397-399.
22. Firooznia HF. Paget's disease. In: Firooznia HF, Golimbu C, Rafii M, Rauschning W, Weinreb J, eds. *MRI and CT of the musculoskeletal system*. St. Louis: Mosby-Year Book; 1992: 176-181.
23. Fogelman I. Bone scanning in Paget's disease. In: Freeman LM, ed. *Nuclear medicine annual*. New York: Raven Press; 1991: 99-128.
24. Fogelman I, Carr D. A comparison of bone scanning and radiology in the assessment of patients with symptomatic Paget's disease. *Eur J Nucl Med* 1980; 5: 417-421.
25. Fogelman I, Ryan PJ. Bone scanning in Paget's disease. In: Collier BD Jr, Fogelman I, Rosenthall L, eds. *Skeletal nuclear medicine*. St. Louis: CV Mosby; 1996: 171-181.
26. Frame B, Marel GM. Paget's disease: a review of current knowledge. *Radiology* 1981; 141: 21-24.
27. Fraser WD. Paget's disease of bone. *Curr Opin Rheumatol* 1997; 9: 347-354.
28. Frassica FJ, Sim FH, Frassica DA, Wold LE. Survival and management considerations in postirradiation osteosarcoma and Paget's osteosarcoma. *Clin Orthop* 1991; 270: 120-127.
29. Greditzer HG III, McLeod RA, Unni KK, Beabout JW. Bone sarcomas in Paget disease. *Radiology* 1983; 146: 327-333.
30. Greenspan A. A review of Paget's disease: radiologic imaging, differential diagnosis, and treatment. *Bull Hosp Jt Dis* 1991; 51: 22-33.
31. Greenspan A. Paget's disease: current concept, radiologic imaging, and treatment. *Recent Adv Orthop* 1993; 1: 32-48.
32. Greenspan A, Norman A, Sterling AP. Precocious onset of Paget's disease—a report of three cases and review of the literature. *Can Assoc Radiol J* 1977; 28: 69-72.
33. Guyer PB, Chamberlain AT. Paget's disease of bone in South Africa. *Clin Radiol* 1988; 39: 51-52.
34. Guyer PB, Clough PW. Paget's disease of bone: some observations on the relation of the skeletal distribution to pathogenesis. *Clin Radiol* 1978; 29: 421-426.
35. Hadjipavlou A, Lander P, Srolovitz H, Enker IP. Malignant transformation in Paget disease of bone. *Cancer* 1992; 70: 2802-2808.
36. Hadjipavlou AG, Gaitanis IN, Kontakis GM. Paget's disease of the bone and its management. *J Bone Joint Surg [Br]* 2002; 84B: 160-169.
37. Haibach H, Farrell C, Dittrich FJ. Neoplasms arising in Paget's disease of bone: a study of 82 cases. *Am J Clin Pathol* 1985; 83: 594-600.
38. Hosking D, Meunier PJ, Ringe JD, Reginster JY, Gennari C. Paget's disease of bone: diagnosis and management. *Br Med J* 1996; 312: 491-495.
39. Hutter RVP, Foote FW Jr, Frazell EL, Francis KC. Giant cell tumors complicating Paget's disease of bone. *Cancer* 1963; 16: 1044-1056.
40. Huvos AG, Butler A, Bretsky SS. Osteogenic sarcoma associated with Paget's disease of bone: a clinicopathologic study of 65 patients. *Cancer* 1983; 52: 1489-1495.
41. Kaufmann GA, Sundaram M, McDonald DJ. Magnetic resonance imaging in symptomatic Paget's disease. *Skeletal Radiol* 1991; 20: 413-418.
42. Kelly JK, Denier JE, Wilner HI, Lazo A, Metes JJ. MR imaging of lytic changes in Paget disease of the calvarium. *J Comput Assist Tomogr* 1989; 13: 27-29.
43. Kim CK, Estrada WN, Lorberboym M, Pandit N, Religioso DG, Alaxi A. The "mouse face" appearance of the vertebrae in Paget's disease. *Clin Nucl Med* 1997; 22: 104-108.
44. Krane SM. Paget's disease of bone. *Clin Orthop* 1977; 127: 24-36.
45. Kumar A, Kumar PG, Prakash MS, et al. Paget's disease diagnosed on bone scintigraphy: case report and literature review. *Indian J Nucl Med* 2013; 28: 121-123.
46. Kumar A, Poon PY, Aggarwal S. Value of CT in diagnosing nonneoplastic osteolysis in Paget disease. *J Comput Assist Tomogr* 1993; 17: 144-146.
47. Kunin JR, Strouse PJ. The "yarmulke" sign of Paget's disease. *Clin Nucl Med* 1991; 16: 788-789.
48. Lander PH, Hadjipavlou AG. A dynamic classification of Paget's disease. *J Bone Joint Surg [Br]* 1986; 68B: 431-438.
49. Laurin N, Brown JP, Morisette J, Raymond V. Recurrent mutation of the gene encoding sequestome 1 (SQSTM1/p62) in Paget disease of bone. *Am J Hum Genet* 2002; 70: 1582-1588.
50. Leach RJ, Singer FR, Roodman GD. The genetics of Paget's disease of bone. *J Clin Endocrin Metab* 2001; 86: 24-28.
51. Lentle BC, Russell AS, Heslip PG, Percy JS. The scintigraphic findings in Paget's disease of bone. *Clin Radiol* 1976; 27: 129-135.
52. Maldague B, Malghem J. Dynamic radiological patterns of Paget's disease of bone. *Clin Orthop* 1987; 217: 126-151.
53. McKenna RJ, Schwinn CP, Soong KY, Higinbotham NI. Osteogenic sarcoma arising in Paget's disease. *Cancer* 1964; 17: 42-66.
54. McKillop JH, Fogelman I, Boyle IT, Greig WR. Bone scan appearance of a Paget's osteosarcoma: failure to concentrate EHDP. *J Nucl Med* 1977; 18: 1039-1040.
55. Meunier PJ, Vignot E. Therapeutic strategy in Paget's disease of bone. *Bone* 1995; 17: 489S-491S.
56. Milgram JW. Orthopedic management of Paget's disease of bone. *Clin Orthop* 1977; 127: 63-69.
57. Milgram JW. Radiographical and pathological assessment of the activity of Paget's disease of bone. *Clin Orthop* 1977; 127: 43-54.
58. Miller C, Rao VM. Sarcomatous degeneration of Paget disease in the skull. *Skeletal Radiol* 1983; 10: 102-106.
59. Mills BG, Frausto A, Singer FR, Ohsaki Y, Demulder A, Roodman GD. Multinucleated cells formed in vitro from Paget's bone marrows express viral antigens. *Bone* 1994; 15: 443-448.
60. Mirra JM. Pathogenesis of Paget's disease based on viral etiology. *Clin Orthop* 1987; 217: 162-170.
61. Mirra JM, Brien EW, Tehranzadeh J. Paget's disease of bone: review with emphasis on radiologic features. Part I. *Skeletal Radiol* 1995; 24: 163-171, 173-184.
62. Mirra JM, Gold RM. Giant cell tumor containing viral-like intranuclear inclusions, in association with Paget's disease. Case report. *Skeletal Radiol* 1982; 8: 67-70.
63. Moore TE, Kathol MH, El-Koury GY, Walker CW, Gendall DW, Whitten CG. Unusual radiologic features of Paget's disease of bone. *Skeletal Radiol* 1994; 23: 257-260.
64. Nicholas JJ, Srodes CH, Herbert D, Hoy RJ, Peel RL, Goodman MA. Metastatic cancer in Paget's disease of bone: a case report. *Orthopedics* 1987; 10: 725-729.
65. Noor M, Shoback D. Paget's disease of bone: diagnosis and treatment update. *Curr Rheumatol Rep* 2000; 2: 67-73.
66. Paget J. On a form of chronic inflammation of bones (osteitis deformans). *Med Chir Trans* 1877; 60: 37-64.
67. Pande KC, Ashford RU, Dey A, Kayan K, McCloskey EV, Kanis JA. Atypical familial Paget's disease of bone. *Joint Bone Spine* 2001; 68: 257-261.
68. Potter HG, Schneider R, Ghelman B, Healey JH, Lane JM. Multiple giant cell tumors and Paget disease of bone: radiographic and clinical correlations. *Radiology* 1991; 180: 261-264.
69. Reid IR. Bisphosphonate. *Skeletal Radiol* 2007; 36: 711-714.
70. Resnick D. Paget's disease of bone: current status and a look back to 1943 and earlier. *Am J Roentgenol* 1988; 150: 249-256.
71. Resnick D, Niwayama G. Paget's disease. In: Resnick D, ed. *Diagnosis of bone and joint disorders*, 4th ed. Philadelphia: WB Saunders; 2002: 1947-2000.
72. Resnik C. Paget disease of bone: the uncomplicated and the complicated. *Radiologist* 1999; 6: 1-11.
73. Roberts MC, Kressel HY, Fallon MD, Zlatkin MB, Dalinka MK. Paget disease: MR imaging findings. *Radiology* 1989; 173: 341-345.
74. Rosenbaum HD, Hanson DJ. Geographic variation in the prevalence of Paget's disease of bone. *Radiology* 1969; 92: 959-963.
75. Ryan PJ, Fogelman I. Paget's disease—five years follow-up after pamidronate therapy. *Br J Rheumatol* 1994; 33: 98-99.

76. Schajowicz F, Santini Araujo E, Berenstein M. Sarcoma complicating Paget's disease of bone: a clinicopathological study of 62 cases. *J Bone Joint Surg [Br]* 1983; 65B: 299-307.

77. Serafini AN. Paget's disease of the bone. *Semin Nucl Med* 1976; 6: 47-58.

78. Siris ED. Paget's disease of bone. *J Bone Miner Res* 1998; 13: 1061-1065.

79. Sissons HA. Epidemiology of Paget's disease. *Clin Orthop* 1966; 45: 73-79.

80. Sissons HA, Greenspan A. Paget's disease. In: Taveras JM, Ferrucci JT, eds. *Radiology—imaging, diagnosis, intervention*, vol. 5. Philadelphia: JB Lippincott; 1986: 1-14.

81. Smith J, Botet YF, Yeh SDJ. Bone sarcoma in Paget's disease: a study of 85 patients. *Radiology* 1984; 152: 583-590.

82. Smith SE, Murphey MD, Motamedi K, Mulligan ME, Resnik CS, Gannon FH. From the Archives of the AFIP. Radiologic spectrum of Paget disease of bone and its complications with pathologic correlation. *Radiographics* 2002; 22: 1191-1216.

83. Som PM, Hermann G, Sacher M, Stollman AL, Moscatello AL, Biller HF. Paget disease of the calvaria and facial bones with an osteosarcoma of the maxilla: CT and MR findings. *J Comput Assist Tomogr* 1987; 11: 887-890.

84. Sundaram MG, Khanna G, el-Khoury GY. T1-weighted MR imaging for distinguishing large osteolysis of Paget's disease from sarcomatous degeneration. *Skeletal Radiol* 2001; 30: 378-383.

85. Sy WM. *Gamma images in benign and metabolic bone diseases*, vol. 1. Boca Raton: CRC Press; 1981: 58-60.

86. Tehranzadeh J, Fung Y, Donohue M, Anavim A, Pribram HW. Computed tomography of Paget disease of the skull versus fibrous dysplasia. *Skeletal Radiol* 1998; 27: 664-672.

87. Vellenga CJ, Bijvoet OLM, Pauwels EKJ. Bone scintigraphy and radiology in Paget's disease of bone: a review. *Am J Physiol Imaging* 1988; 3: 154-168.

88. Wallace E, Wong J, Reid IR. Pamidronate treatment of the neurologic sequelae of pagetic spinal stenosis. *Arch Intern Med* 1995; 155: 1813-1815.

89. Waxman AD, McKee D, Siemsen JK, Singer FR. Gallium scanning in Paget's disease of bone: effect of calcitonin. *Am J Roentgenol* 1980; 134: 303-306.

90. Wellman HN, Schauwecker D, Robb JA, Khairi MR, Johnston CC. Skeletal scintimaging and radiography in the diagnosis and management of Paget's disease. *Clin Orthop* 1977; 127: 55-62.

91. Whyte MP. Paget's disease of bone. *N Engl J Med* 2006; 355: 593-600.

92. Wick MR, Siegal GP, Unni KK, McLeod RA, Greditzer HG Ⅲ. Sarcomas of bone complicating osteitis deformans (Paget's disease): fifty years' experience. *Am J Surg Pathol* 1981; 5: 47-59.

93. Wittenberg K. The blade of grass sign. *Radiology* 2001; 221: 199-200.

94. Yu T, Squires F, Mammone J, DiMarcangelo M. Lymphoma arising in Paget's disease. *Skeletal Radiol* 1997; 26: 729-731.

95. Zlatkin MB, Lander PH, Hadjipavlou AG, Levine JS. Paget disease of the spine: CT with clinical correlation. *Radiology* 1986; 160: 155-159.

29

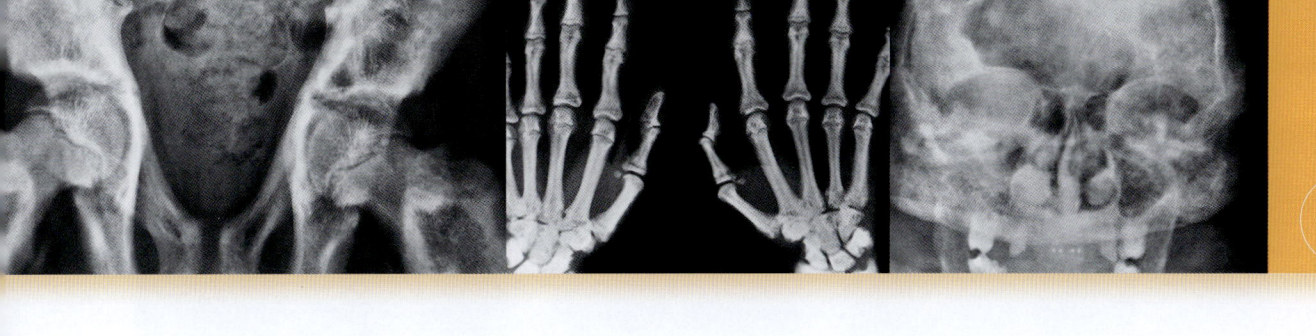

30 その他の代謝性および内分泌性障害

A 家族性特発性高ホスファターゼ血症（familial idiopathic hyperphosphatasia）

　家族性特発性高ホスファターゼ血症は，別名 hyperostosis corticalis deformans juvenile，家族性骨肥大症（familial osteo-ectasia）または若年性 Paget 病と呼ばれるまれな常染色体劣性遺伝であり，幼児に障害を及ぼし，一般には，生後 18 ヵ月までに発症する．そして，プエルトリコの家系に好発する．症状は，骨の進行性の変形である．臨床的には小人症，有痛性の四肢の弯曲変形，筋力低下，異常歩行，股臼底突出，病的骨折，脊柱変形，視力・聴力障害を呈し，アルカリホスファターゼが高値であり，ロイシンアミノペプチダーゼの増加が認められる．最近の研究により，本疾患が 8 番染色体長腕（8q24）に位置する *TNFRSF11B* 遺伝子の変異に起因することが示唆された．この結果としてオステオプロテグリン（osteoprotegrin：OPG）が欠乏する．OPG はサイトカイン受容体（別名，破骨細胞形成抑制因子 osteoclastogenesis inhibitor factor：OCIF）であり，破骨細胞の活性を調整することによって骨吸収を通常抑制する．

1．画像評価

　骨スキャンでの骨と骨コラーゲンの代謝回転の亢進が本症の特徴的な所見である．X 線像は典型的である．この疾患は，古典的 Paget 病と関係はないが，しばしば，若年性 Paget 病と関連付けられ，X 線像上も似た像を呈する．長管骨は大きくなり，骨皮質は肥厚し，粗な骨梁構造を呈する（図 30-1, 2）．同様に弯曲変形はよくみられ，骨盤，頭蓋骨にも変化がみられる（図 30-3）．しかしながら，Paget 病とは違い，骨端部には通常変化がない．

治療はビスホスホネートとカルシトニンの投与からなる．

2．鑑別診断

　家族性特発性高ホスファターゼ血症に類似の疾患としては，内骨膜性骨増殖症（endosteal hyperostoses）や全身性骨皮質性骨増殖症（hyperostosis corticalis generalisata）などの一群がある．このなかでも，とくに常染色体劣性遺伝である van Buchem 病は，慢性高ホスファターゼ血症に分類されているが，実際は明らかな形成不全であり，その発症も先天性高ホスファターゼ血症よりは遅く，25～50 歳である．van Buchem 病の主な X 線所見は，長・短管骨骨皮質の対称性の肥厚である．大腿骨は弯曲せず，関節端は侵されない．頭蓋骨は口蓋弓部も底部もともに肥厚している．血清アルカリホスファターゼ値は上昇するが，カルシウム，リン値は正常である．

B 先端巨大症（acromegaly）

　脳下垂体の過形成や腫瘍による，下垂体前葉の好酸球から分泌される成長ホルモン（ソマトトロピン）の増加は，骨成長を促進させる．これが，骨成熟前に生じれば（成長軟骨板の閉鎖前では）巨人症となり，骨成熟完了後に起これば先端巨大症となる．発症は通常，気が付かないうちに発症し，発現部位が特徴的である（図 30-4）．手足が徐々に伸長し，顔貌の拡大は早期より出現する．特徴的な顔貌の変化としては，前頭洞の過成長，下顎突出（prognathism），眼窩縁の際立ち，鼻と唇の拡大，顔の軟部組織の肥厚と粗大化があげられる．

1．X 線画像評価

　本症には多くの X 線学的特徴がある．頭蓋骨側面像では，頭

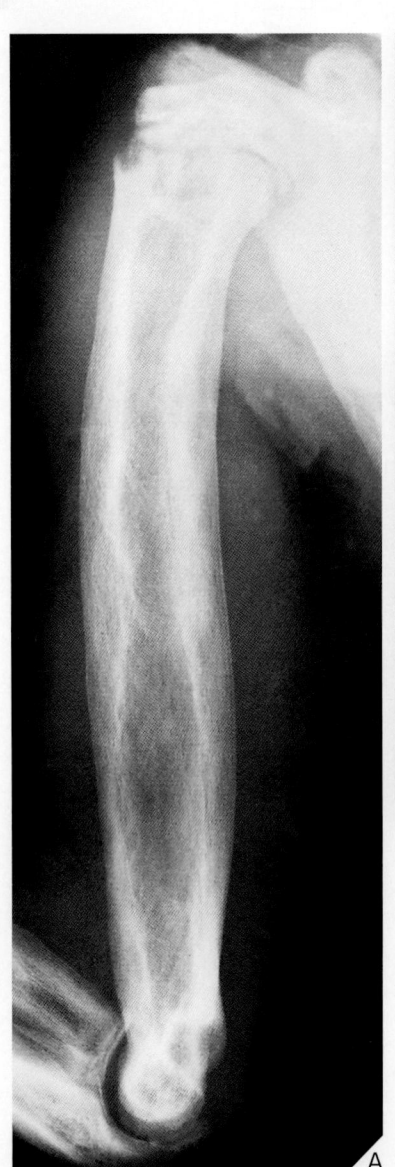

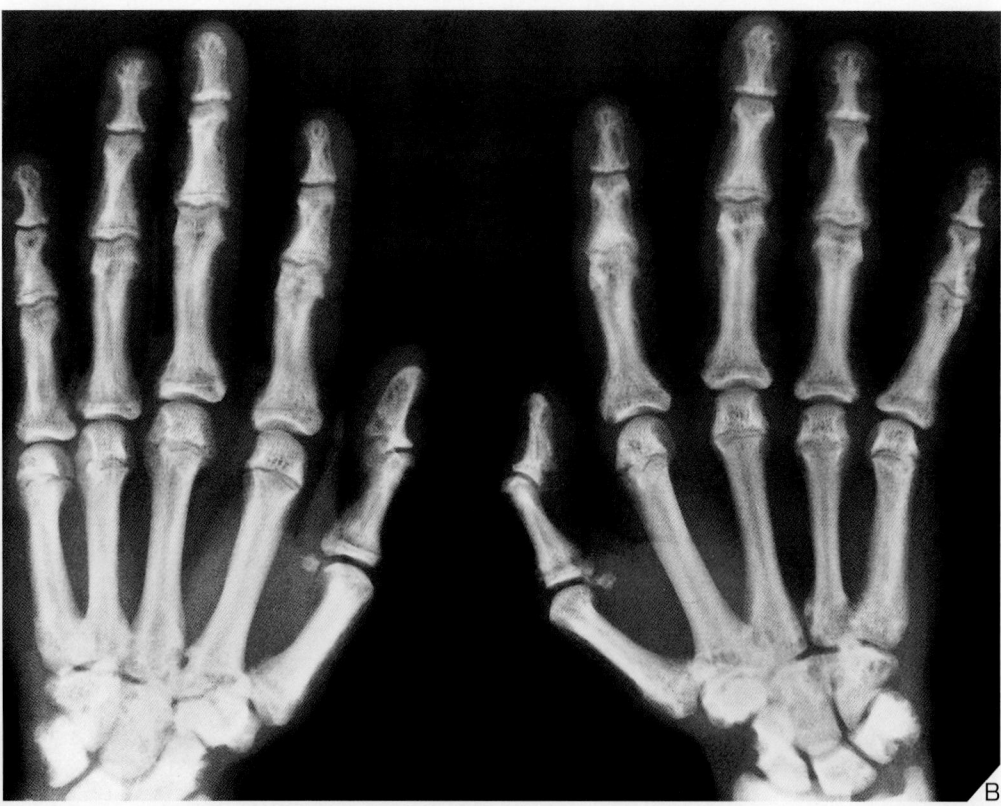

図 30-1　家族性特発性高ホスファターゼ血症
（A）12 歳のプエルトリコ人男児．家族性特発性高ホスファターゼ血症．肩と上腕の X 線正面像で，上腕骨骨皮質の肥厚と Paget 病に似た粗な骨梁を認める．（B）手の正面像では，骨硬化像と，中手骨と指節骨の骨髄腔の狭小化を認める．

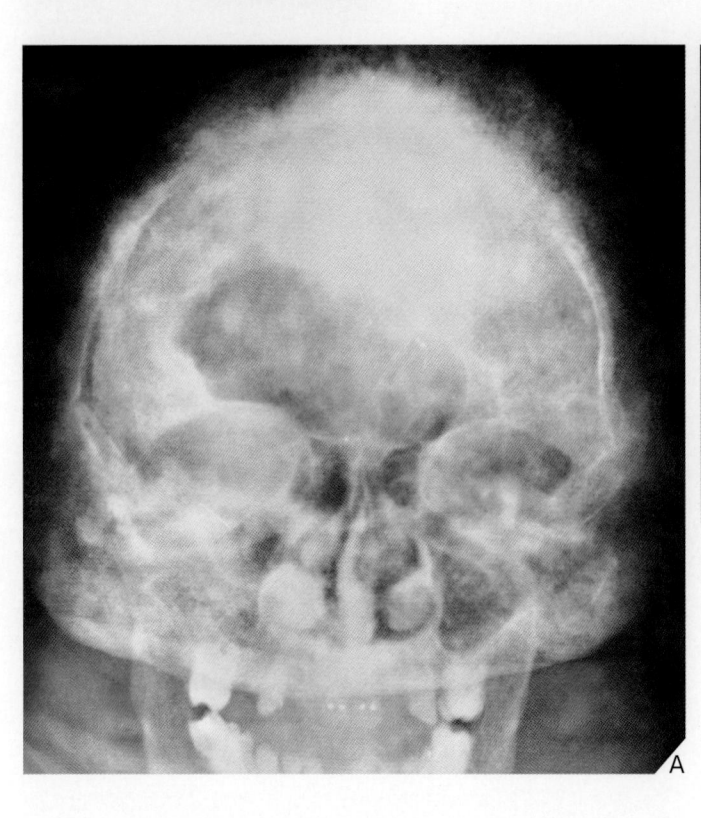

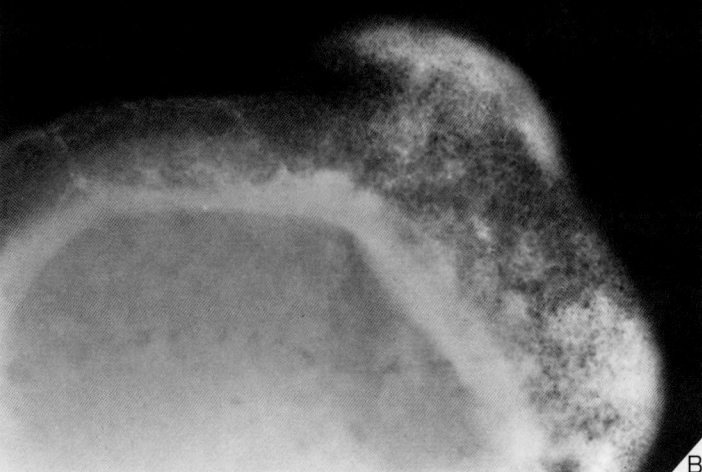

図 30-2　家族性特発性高ホスファターゼ血症
（A）30 歳男性．頭蓋骨 X 線正面像では，頭蓋冠の肥厚と Paget 病に似た硬化像を認める．（B）拡大像をみると，内板の肥厚と板間層の拡大を認める．

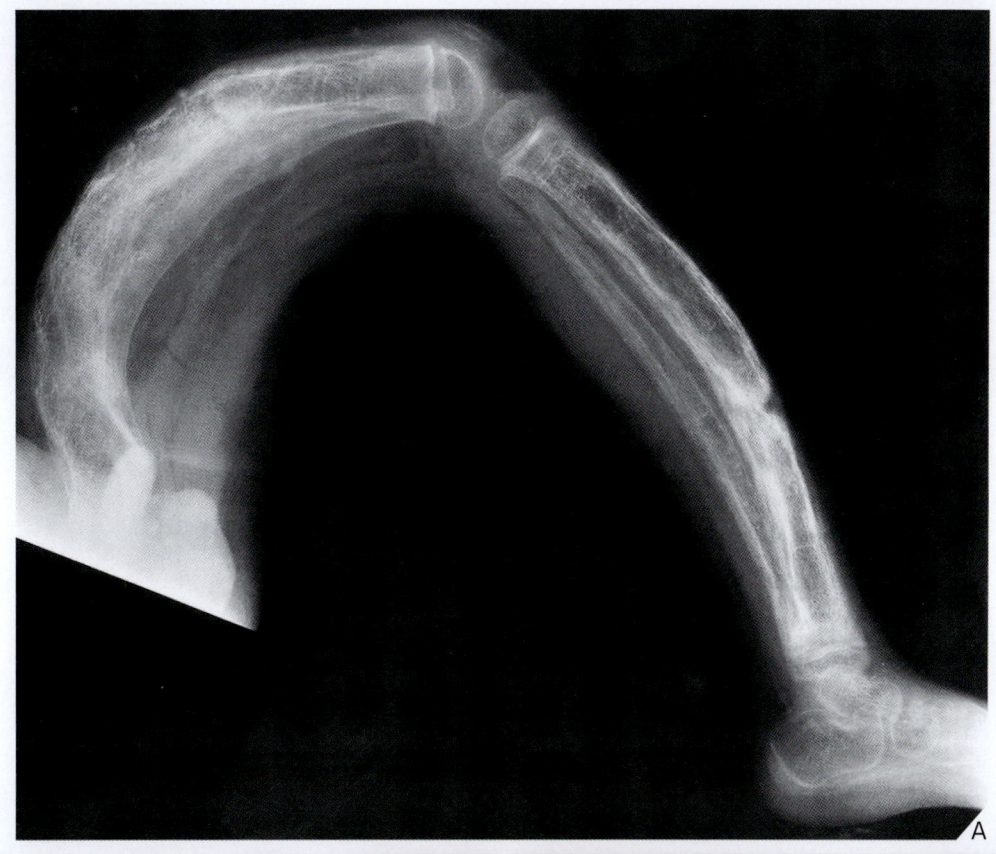

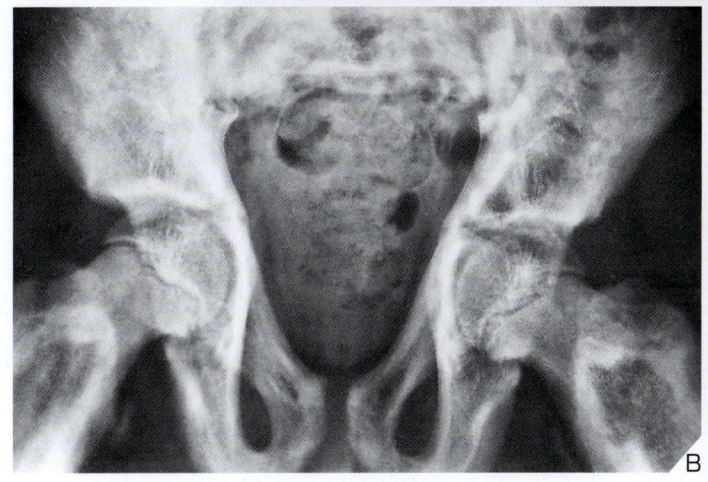

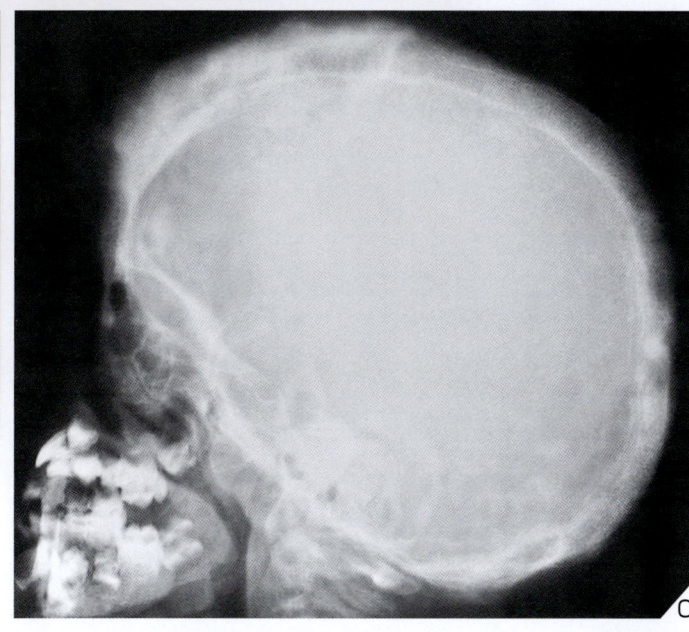

図 30-3　家族性特発性高ホスファターゼ血症
　4 歳 6 ヵ月男児．家族性特発性高ホスファターゼ血症．（A）X 線像では，下肢の長管骨の弯曲が本疾患に特徴的である．（B）骨盤の X 線正面像では，典型的な粗な骨梁構造と骨皮質の肥厚を認める．骨端が侵されていないことに注目．（C）頭蓋骨の側面像では，Paget 病に似た斜台の肥厚と，口蓋弓の綿球（cotton-ball）様変化がみられる．
　（B は Sissons HA, Greenspan A. Paget's disease. In：Taveras JM, Ferrucci JT, eds. Radiology—imaging, diagnosis, intervention. Philadelphia：JB Lippincott；1986：1-14 より引用）

蓋骨の肥厚と密度の増加が描出される．板間層の消失がみられることもある．下垂体の入っているトルコ鞍は拡大していることも，していないこともある．副鼻腔は拡大し（図 30-5），乳突蜂巣は含気量が増大している．下顎の突出は明らかな特徴の 1 つであり，顔面骨の側面像からわかる．
　手にも，X 線像上の変化がみられる．中手骨頭は，拡大し，

辺縁は嘴様の骨棘に似た不整な骨の肥厚がみられることがある．母指の中手指節（MP）関節の種子骨の増大は，評価の手助けになることがある．種子骨指数（mm で計測した種子骨の高さと幅により決められる）が女性では 30，男性では 40 を越える場合，先端巨大症が示唆される．しかし，正常値と異常値をはっきり区切ることは難しく，この指数だけで診断すること

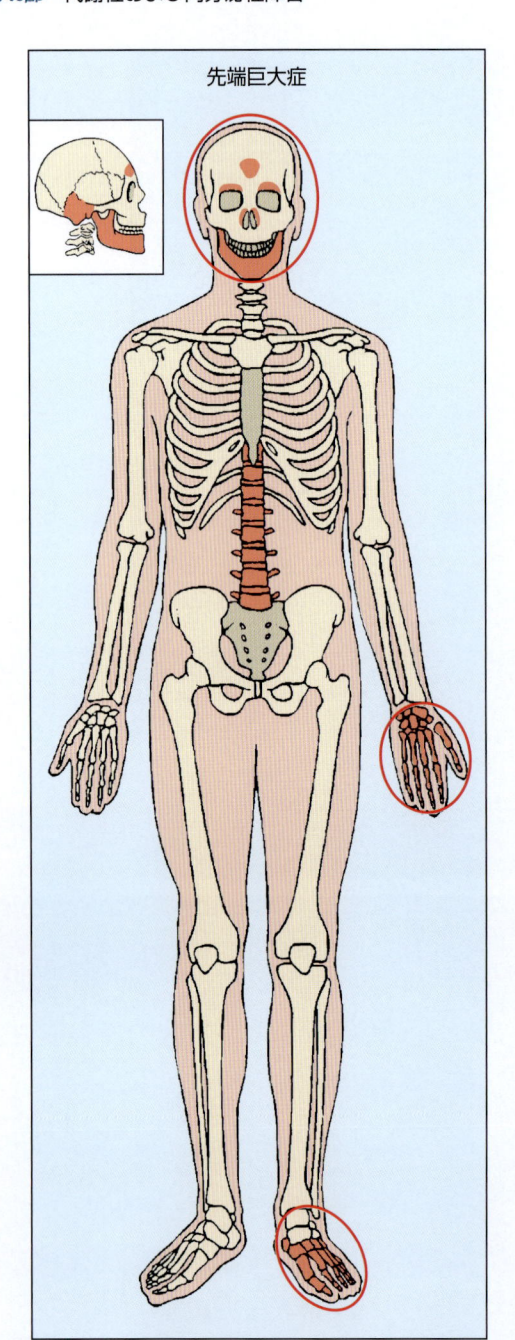

先端巨大症

図30-4　先端巨大症のもっとも顕著な標的
部位

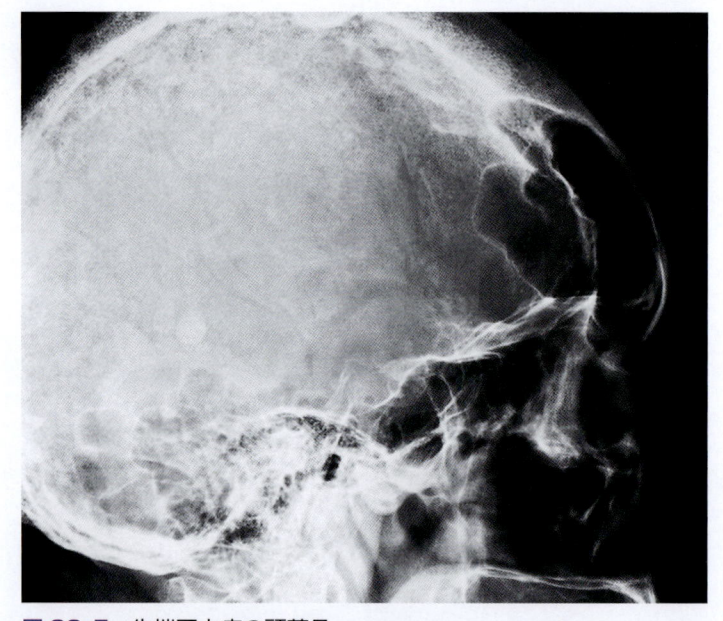

図30-5　先端巨大症の頭蓋骨
75歳女性．先端巨大症の頭蓋骨X線側面像では，前頭洞の拡大，上眼窩
縁の突出，前頭骨の肥厚を認める．

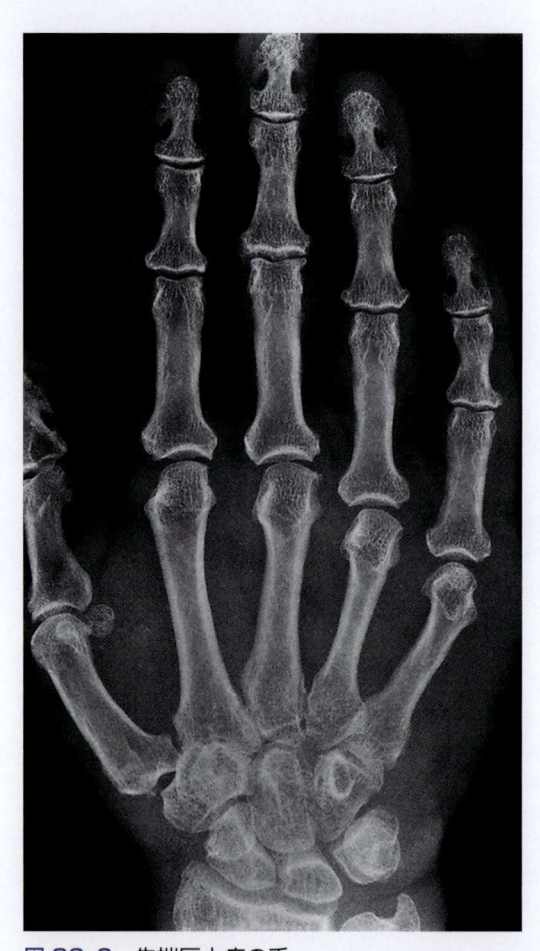

図30-6　先端巨大症の手
38歳女性．手のX線正面像で，特徴的な末節骨骨端
部の過成長と骨棘突起がみられる．末節骨の基部も
また拡大し，関節裂隙の開大がみられる．

は十分ではない．特徴的な所見は末節骨にもみられ，その底部
は拡大し，末節骨粗面は骨棘様の突起が形成される．関節裂隙
は関節軟骨の過形成によって拡大（図30-6）し，軟部組織の
肥厚もみられ，手指は角張ったスペード様の形態になる．
　足の側面像の評価は，heel-padの厚さを測定するという重要
な意味がある．この指標は，踵骨の後下方面から皮膚の表面ま
での距離である．正常では体重約68 kgの人では，この厚さは
22 mmを超えない．また，体重が11 kg増加するごとに1 mm
加えるが，健常人で約91 kgなら，24 mmが上限であろう．も
し，heel-padの厚さが正常値を超えるようなら，先端巨大症の
可能性が強いので（図30-7），成長ホルモンを免疫学的に測定
する必要がある．
　脊椎もまた先端巨大症では特異的な像を呈する．X線側面像

では，椎体の前後径が増し，また椎体後縁は scalloping か，凹変形が増大するようになる（図 30-8）．この発生機序はわかっていない．骨の再吸収が 1 つの原因とみられている．椎体後縁の scalloping は，他の病態でもみられる（表 30-1）．さらに，脊椎の先端巨大症では胸椎後弯が増強し，腰椎前弯が目立ってくる．椎間板腔は椎間板の軟骨部の増生により拡大する．

　先端巨大症の関節の異常は，変形性関節症としてしばしばみられる．これは関節軟骨の過成長とその結果生じる肥厚した軟骨の栄養障害によるものである．関節裂隙の狭小化，骨棘，軟骨下骨の骨硬化像，囊胞様変化は，一次性変形性関節症の経過に似ている．

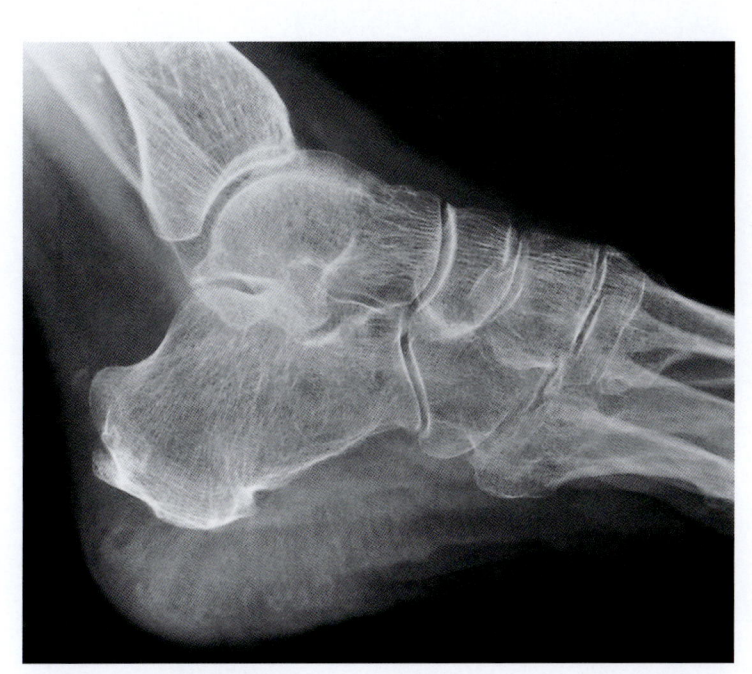

図 30-7　先端巨大症の足
58 歳女性．足の X 線側面像では，体重が約 63 kg しかないにもかかわらず heel-pad の厚さが 38 mm であり，正常値をはるかに超えている．この値は，踵骨と踵の足底部の距離である．

表 30-1	椎体の scalloping が起こる原因
脊柱管内圧の増加 　脊髄硬膜内新生物 　脊柱管内囊胞 　脊髄空洞症と水脊髄症 　交通性水頭症 **硬膜の拡張** 　Marfan 症候群 　Ehlers-Danlos 症候群 　神経線維腫症	**骨吸収** 　先端巨大症 **先天異常** 　軟骨無形成症 　Morquio 病 　Hunter 症候群 　骨形成不全症（遅発性） **生理的 scalloping**

(Mitchell GE, Lourie H, Berne AS. The various causes of scalloped vertebrae and notes on their pathogenesis. Radiology 1967；89：67-74 より引用)

C　Gaucher 病

1. 分　類

　Gaucher 病は，病因不明の家族性遺伝性で，常染色体劣性遺伝によって起こる．本疾患は 1 番染色体（1q21）上に位置する酵素 glucocerebrosidase（glucosylceramidase cerebroside β-glucosidase）の遺伝子系に生じるさまざまな突然変異の結果として生じることが判明しており，lysosomal hydrolase の活性が低下している．

　Gaucher 病は，代謝障害で，脾，肝，骨髄の細網内皮系細胞にセレブロサイド［cerebroside (glycolipid)］が異常沈着する．これらの細胞を Gaucher 細胞と呼び，この疾患の組織学的診断の決め手となる．

　本疾患は 3 つのカテゴリーに分類されている．
Type I：非神経症型または成人型はもっとも一般的であり，主にアシュケナージ系ユダヤ人に発症する．発症は 0～20 歳までに現れ，正常な寿命を全うする．患者によっては無症状のこともあるが骨の異常と肝脾腫はこの疾患に特徴的である．
Type II：急性神経症型は 1 歳未満で死にいたる．このタイプ

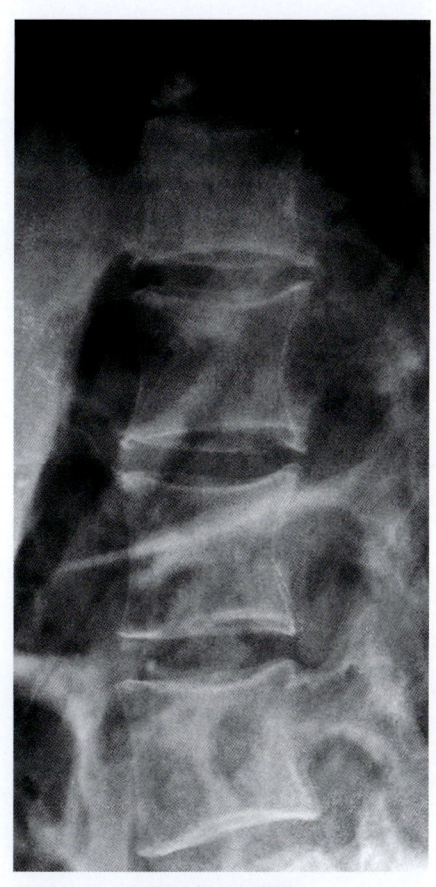

図 30-8　先端巨大症の脊椎
49 歳女性．先端巨大症の胸腰椎 X 線側面像では，骨吸収により惹起される椎体後縁の scalloping を認める．

は人種による好発性はない．脳障害やてんかんに加え，肝脾腫大が常にみられる．

Type Ⅲ：亜急性若年性神経症型は，主としてスウェーデンのノールボッテン地域で起こり6ヵ月〜1歳に発症し，typeⅡの悪性の経過をたどる．患者は肝脾腫大，貧血，呼吸器疾患，精神発達遅滞，てんかんを伴い，通常は20歳までに死亡する．

臨床症状は，それぞれのタイプによって違う．成人型（type Ⅰ）はもっとも一般的であり，典型的所見は脾腫による腹部膨満である．繰り返す骨痛は，病気が骨格系に及んでいる徴候であり，腫脹と熱感を伴った急性の重篤な骨痛は化膿性骨髄炎を思わせる．この臨床所見は，骨の虚血性壊死であり，無菌性骨髄炎（aseptic osteomyelitis）と呼ばれてきた．眼には結膜脂肪斑が現れることがあり，皮膚には褐色の色素沈着がある場合がある．血小板減少症により鼻出血や他の出血が起こることもある．骨髄穿刺か肝生検によってGaucher細胞が認められれば診断できる．

2．画像評価

Gaucher病のX線所見は特徴的である．しばしば髄腔の拡大を伴ったびまん性の骨粗鬆症を呈する．この現象は長管骨骨端部に erlenmeyer flask（三角フラスコ）型変形として現れる（図30-9，表30-2）．局所的な骨破壊は，蜂の巣（honeycomb）

様として典型的にみられる（図30-10）．大きな溶骨性の骨破壊は，通常は長管骨の骨幹部，ときに皮質骨内でみられる場合がある．さらに骨硬化性変化は，一般的には修復過程や骨梗塞に続発する（図30-11）．骨梗塞と骨膜反応は，骨内骨像（bone-within-bone appearance）を引き起こすことがあり，骨髄炎に似ている（図30-12）．Hermann らは MRI を用い，typeⅠの Gaucher 病29例について，骨髄病変の評価を行った．その結果，MRI は非侵襲的に病変の活動性を評価でき，有用な検査方法であることが示唆された．T1強調および T2 強調像両方において骨髄内の信号強度が明らかに低下しているが，T1強調から T2 強調にかけて信号強度の相対的な増加を示している患者は，症状とよく相関する"活動的過程"にあると考えられ

表30-2	erlenmeyer flask 型変形が起こる原因
Gaucher 病 Niemann-Pick 病 線維性骨異形成症 Sickle-cell 貧血 サラセミア 多発性軟骨性外骨腫 Ollier 病（内軟骨腫症） Albers-Schönberg 病（大理石骨病） Engelmann 病（進行性骨幹異形成症） Pyle 病（骨幹端異形成症） 濃化異骨症 鉛中毒	

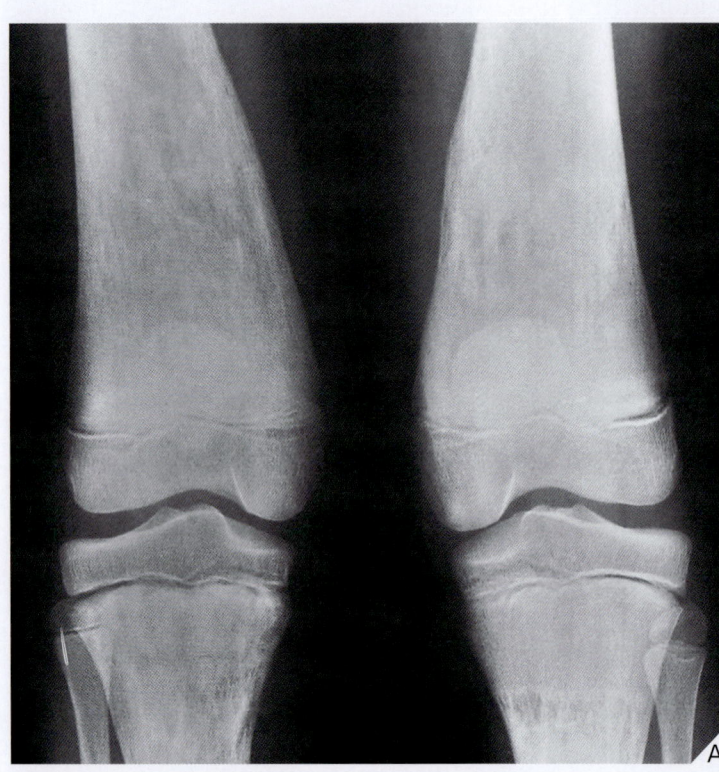
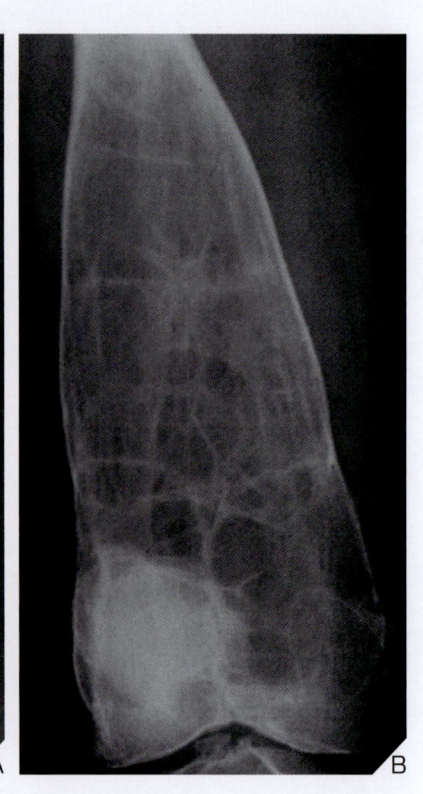

図30-9　Gaucher 病
（A）12歳男児．成人型 Gaucher 病のX線正面像では，骨髄腔の拡大により両大腿骨遠位部に erlenmeyer flask（三角フラスコ）型変形を認める．びまん性の骨粗鬆症により骨皮質の菲薄化が惹起されている．（B）別の患者の大腿骨遠位X線正面像．特徴的な erlenmeyer flask 型変形を示している．Gaucher 細胞の蓄積による，"泡沫状（bubbly）"像ともいわれる骨梁間の拡大したスペースにも留意．

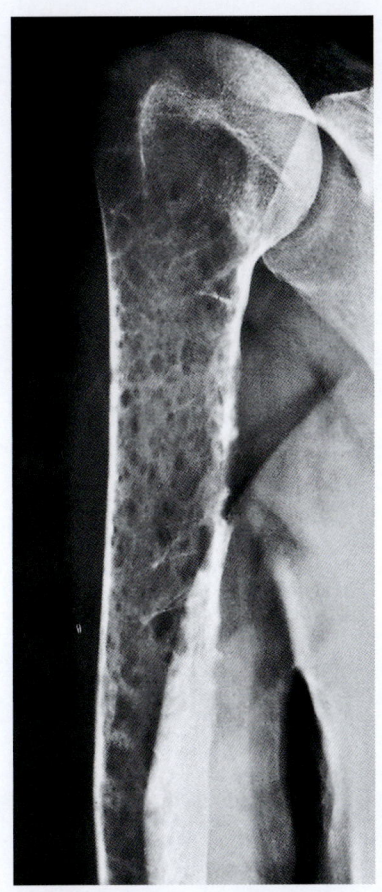

図 30-10　Gaucher 病
52 歳女性．成人型 Gaucher 病の右上腕骨近位部に骨破壊性変化がみられ，蜂の巣（honeycomb）様を呈する．

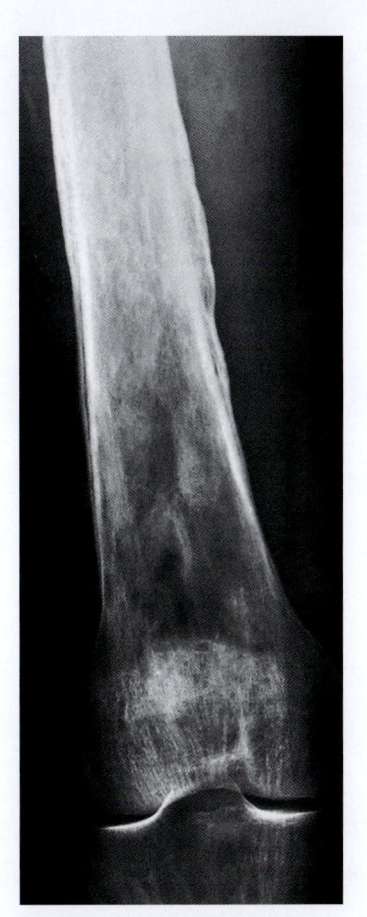

図 30-11　Gaucher 病
29 歳男性．右大腿骨遠位部の正面像で，骨梗塞とその修復過程により，内骨膜および骨膜反応がみられる．

図 30-12　Gaucher 病
28 歳女性．大腿骨遠位部の X 線側面像で，広範な骨梗塞と骨内骨像（bone-within-bone appearance）を生じる骨膜性の骨新生がみられる．

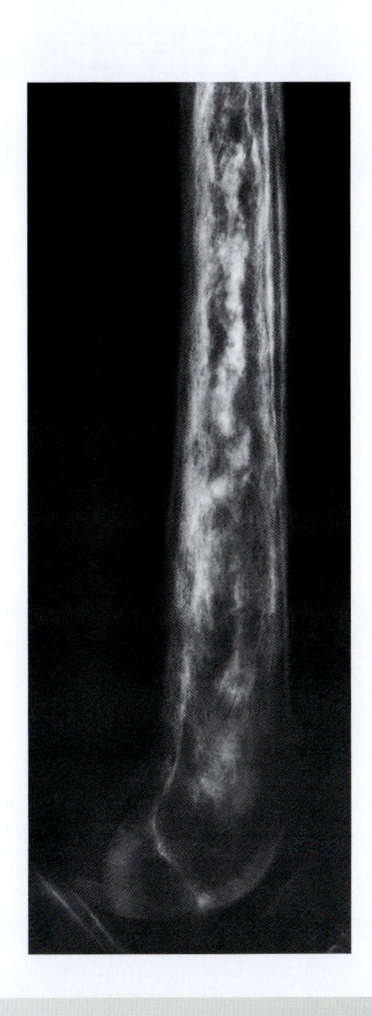

る．最近では，定量的化学シフト法（quantitive chemical shift imaging：QCSI）による定量的 MRI の技術が導入された．この手法は脂肪と水の共振周波数の差を用いて骨髄の脂肪分を定量化することにより，骨髄で正常なトリグリセリド豊富な脂肪細胞が Gaucher 細胞に置き換わるときに起こる脂肪画分の減少を検出する．QCSI によって検出される骨髄脂肪画分の減少は，臨床的な疾患活動性と合併症である骨新生の増加に一致していることが示された．治療に対する反応をモニターするための手段として効果的な方法となりうる．

3．合併症

Gaucher 病のもっとも一般的な合併症は，大腿骨頭壊死であり，ときとして壊死が大腿骨顆部に生じることもある（図 30-13）．しばしば変性が重なり，手術が必要になる．病的骨折はよくみられ，脊椎と同様，長管骨にみられる．もっとも重篤な合併症は，まれではあるが，骨梗塞部の悪性転化である．

4．治　療

胎盤由来のアルグルセラーゼまたは組み換え型（イミグルセラーゼ）製剤を用いた酵素補充療法により，血液学的な改善と肝脾腫大の消褪に効果がもたらされている．骨格再生の徴候がみられる患者の報告もある．ときに脾臓摘出術が実施される．また，骨髄移植も結果はさまざまであるが行われている．

D 腫瘍状石灰沈着症（tumoral calcinosis）

1．病態生理学

腫瘍状石灰沈着症は，Inclan らによって 1943 年に初めて報告された．チョーク様物質を含んだ分葉の囊胞様構造物が，孤立性あるいは多発性に関節周囲に発生する．これは関節周囲の軟部組織へのカルシウムの沈着であり，四肢の表層に広く発生し，肩関節（とくに肩甲骨近傍），股関節，肘関節に発生する．腫瘍は無痛性で，通常は幼児と青少年に発生する．黒人は他の人種より発生頻度が高く，そのため，アフリカとニューギニアからの報告がもっとも多い．病因は不明であるため，この診断をする前に，二次性上皮小体（副甲状腺）機能亢進症，ビタミン D 過剰症，痛風，偽痛風，骨化性筋炎，傍関節軟骨腫を除外しなければならない．最近の研究により，家族性腫瘍状石灰沈着症の患者は *FGF23* または *GALNT3* 遺伝子における変異をもつことが示されている．*GALNT3* 遺伝子は，*GalNAc-T3*（転移酵素）をコード化しており，この *GalNAc-T3* は，正常な腎臓リン酸塩再吸収のために必要となるリン利尿ホルモン（線維芽細胞成長因子 23：FGF-23）の分解を阻害する．*GALNT3* または

FGF-23 の変異は，家族性高ホスファターゼ腫瘍状石灰沈着症またはその異型（骨化過剰症-高リン血症症候群）をもたらす．

2．画像評価

X 線像上，通常，境界明瞭な，分葉状の石灰化物が円形あるいは楕円形に関節周囲にみられる（図 30-14）．まれに広範囲な軟部組織の病変が起こる（図 30-15）．軟部組織塊の濃度はさまざまであり，レース様や，無構造にみえるものもあり，また骨のようにみえるものもある．非常にまれではあるが，石灰沈着が関節包に起こることもある．CT のような横断面画像診断により，石灰化腫瘤の部位と分布がより良好に描出される（図 30-15 を参照）．

3．治　療

外科的に切除することがもっとも効果的であり，低カルシウム，低リン食やリン含有制酸剤が有効なこともある．

E 甲状腺機能低下症（hypothyroidism）

1．病態生理学

甲状腺機能低下症は，乳幼児にみられる症候群で，胎児期（クレチン病），あるいは幼児期（若年性粘液腫，若年性甲状腺機能低下症）に起こる甲状腺ホルモンのサイロキシンとトリヨードサイロキシンの欠乏によって起こる．ホルモンの欠乏は，甲状腺の疾患で一次性に起こることもあるが，脳下垂体で産生される甲状腺刺激ホルモン（TSH）の欠乏によって二次性に惹起されることもある．*DUOX2*，*PAX8*，*SLC5A5*，*TG*，*TPO*，*TSHB*，*TSHR*，2（*THOX2*）遺伝子における突然変異により，出生前の甲状腺の正常な発達が妨げられるか乱された場合，甲状腺形成異常または甲状腺無形成となり，また甲状腺が存在する場合は甲状腺ホルモンの産生が妨げられ，先天性甲状腺機能低下症の原因となる．強く影響を受けるのは，成長軟骨板と骨端部であり，手と股関節に顕著に現れる（図 30-16）．症状は，不活発さ，便秘，肥大した舌，腹部膨満，乾燥した皮膚である．先天性のものより，後天性のものとして幼少時に発病したほうが症状は軽い．

2．X 線学的評価

甲状腺機能低下症のどちらの型も基本的 X 線所見は，骨の成長抑制とともに骨の成熟遅延であり，小人症となる．とくに二次骨化核の出現が遅延し，手の正面像でわかることもある（図 30-17）．骨端部は，多数の骨核から骨化し，分節像と，とこ

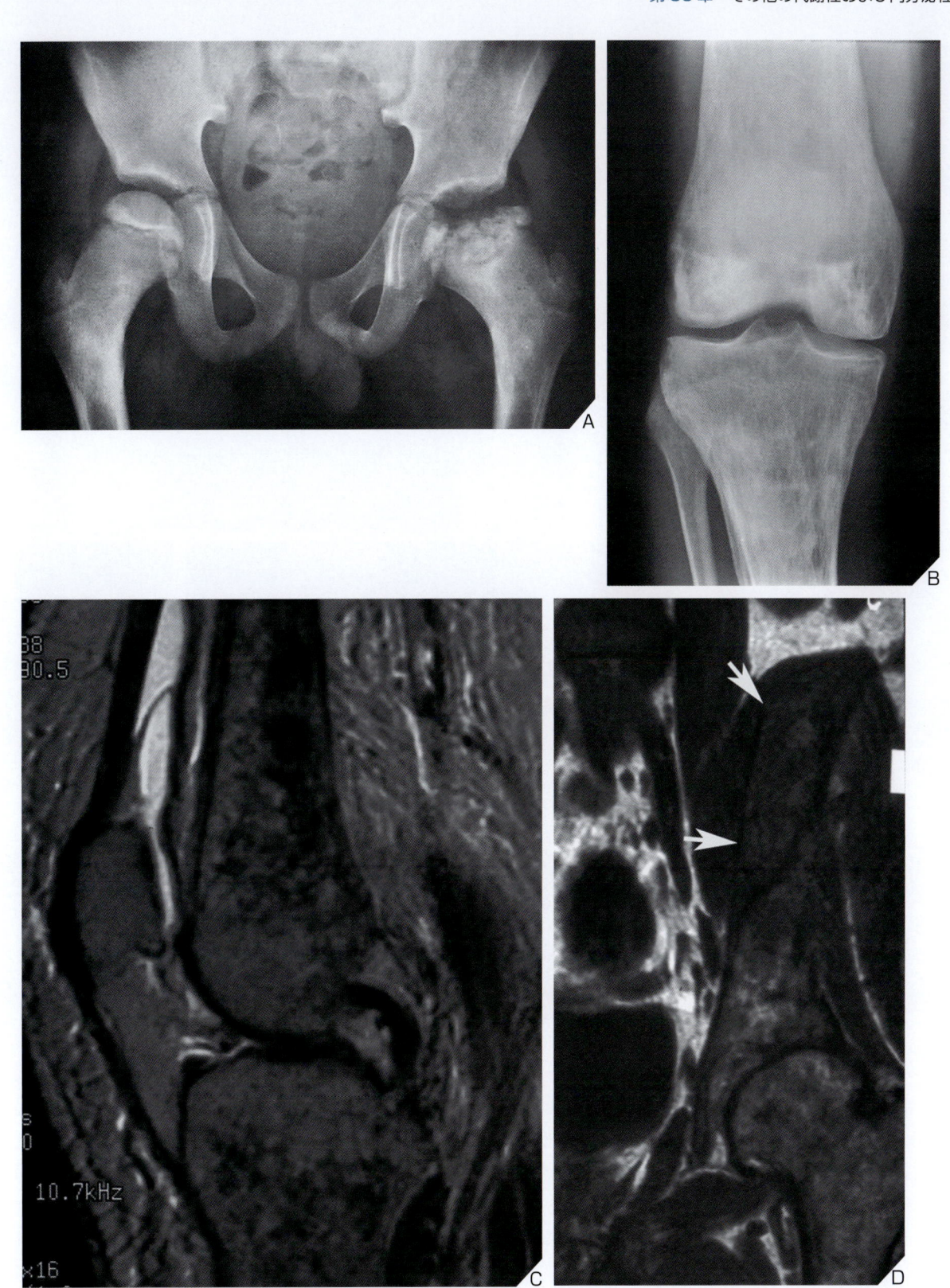

図 30-13　骨壊死を伴う Gaucher 病
（A）11 歳のアシュケナージ系ユダヤ人．非神経症型 Gaucher 病の骨盤 X 線正面像で左大腿骨頭壊死がみられる．この疾患
では多い合併症である．（B）25 歳男性．Gaucher 病の右膝正面像で，大腿骨両顆に骨壊死がみられる．脛骨近位部にも広範
な骨梗塞がみられる．（C）別の患者における膝の MRI T2 強調矢状断像．大腿骨遠位および脛骨近位骨髄で広範囲に低信号強
度を示しており，線維形成と骨梗塞を表している．（D）別の Gaucher 病患者における左股関節の T1 強調冠状断像．骨盤と
左大腿骨骨髄の複数の領域に，骨髄線維形成と骨梗塞に関連した低信号強度を認める．骨盤における Gaucher 細胞沈着物に
よる軟部組織の拡大にも留意（→）．

図30-14 腫瘍状石灰沈着症
66歳黒人男性. 幼少時より手関節および肘関節周囲に多発性の瘤があった. 手関節のX線正面像 (A) と側面像 (B) では, 背側の皮膚の真下に石灰化腫瘤がみられる. (C) 肘関節の正面像では, 前内側に同様の石灰の腫瘍状集積がみられる.

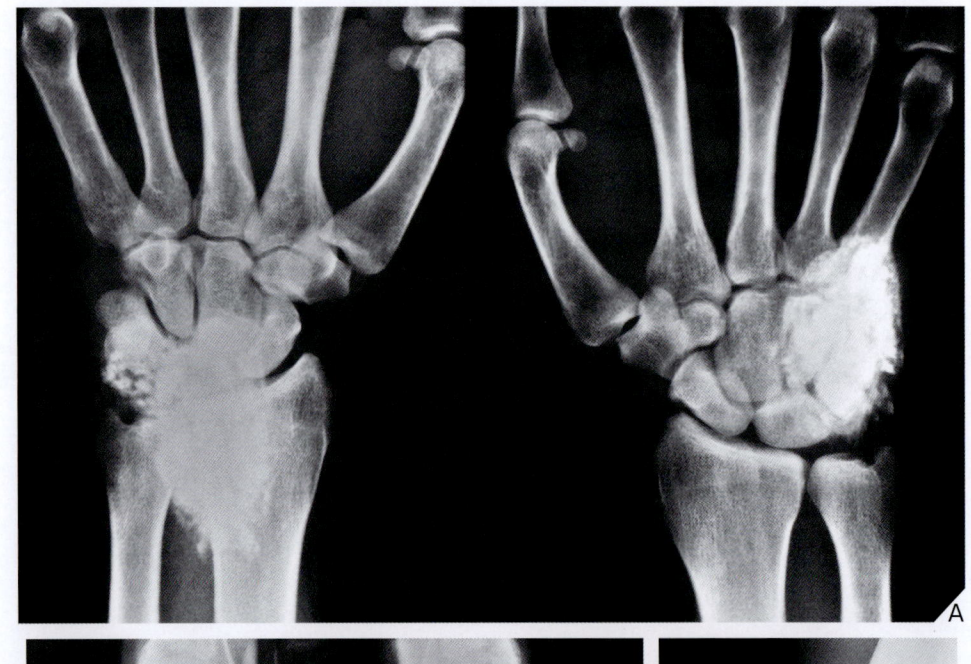

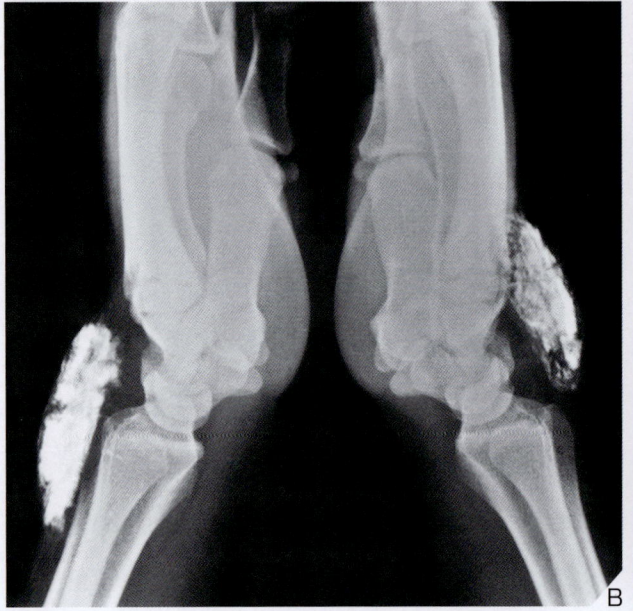
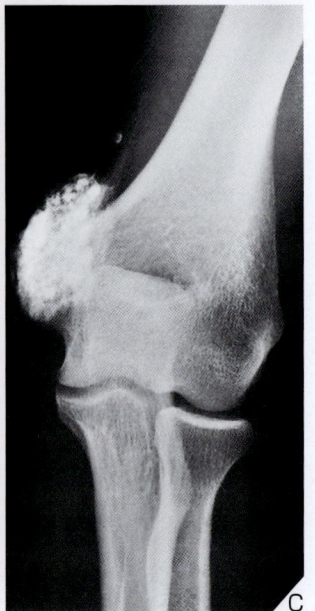

ろにより濃度異常がみられる(**図30-18**). この経過は, Legg-Calvé-Perthes病 (**図32-33を参照**) にみられる骨壊死や, Conradi病として知られているdysplasia epiphysealis punctataのような形成不全と誤られることがある. また, 副鼻洞と乳突洞の含気量低下も甲状腺機能低下症の典型的なX線所見である.

３．合併症

甲状腺機能低下症に多い合併症の1つは, 大腿骨頭すべり症の発生である. このX線像は第32章で述べる.

F 壊血病 (scurvy)

１．病態生理学

壊血病として知られるBarlow病は, ビタミンC (アスコル

ビン酸) 欠乏により起こる. ビタミンCの作用は, 結合組織, 骨の類骨組織, 歯の象牙質のような間葉系由来の細胞内基質の維持である. 幼児期の欠乏はほとんどは食事のビタミンC欠乏であり, 成人では偏食や, 適切な食事を摂取しないことに起因する. ビタミンC欠乏は出血傾向を起こし, さらに骨膜下出血と骨芽細胞と軟骨芽細胞の機能障害を起こす. その結果として骨形成不全に陥る.

２．X線学的評価

壊血病の骨病変の特徴は, 骨芽細胞の類骨形成障害により内軟骨性骨化が停止することに起因する. 新生骨の形成なしに, 破骨細胞による再吸収が続き, 全身的な骨減少と骨皮質の菲薄化を伴った骨粗鬆症になる. 類骨組織が形成されるかぎり, リン酸カルシウムの沈着が連続して起こり, そのため骨濃度の増加した部分は, 成長軟骨板近傍にまで及ぶ. このような病変部

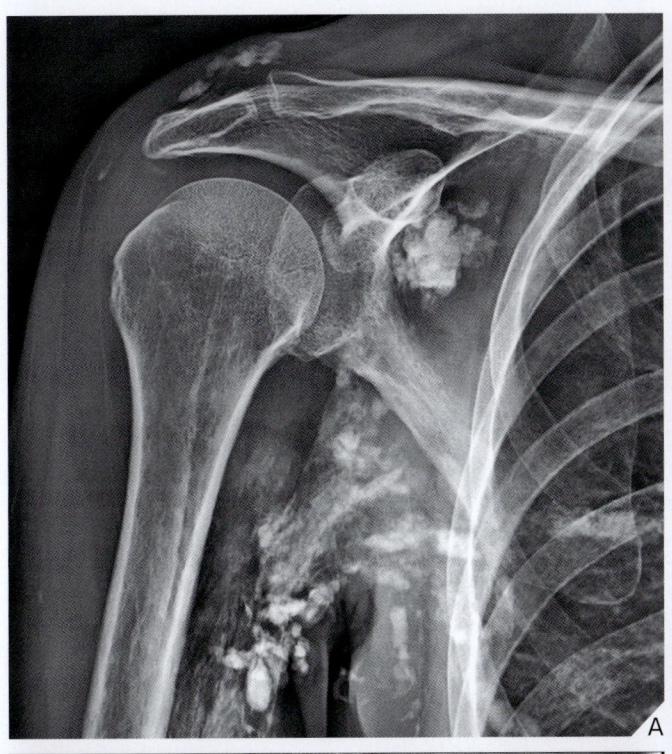

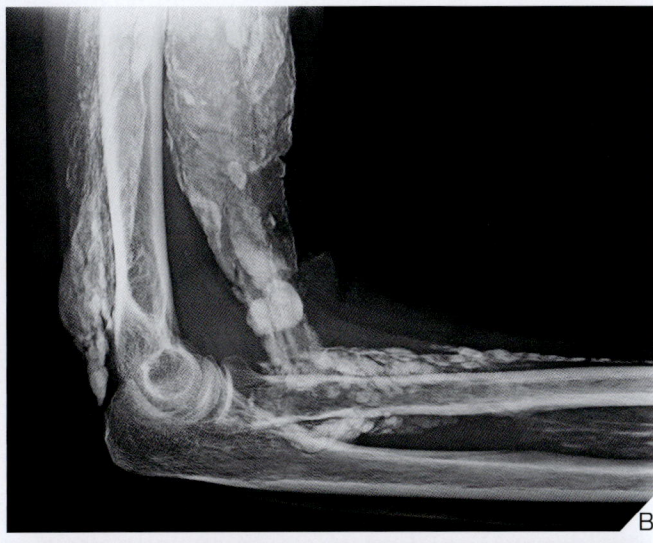

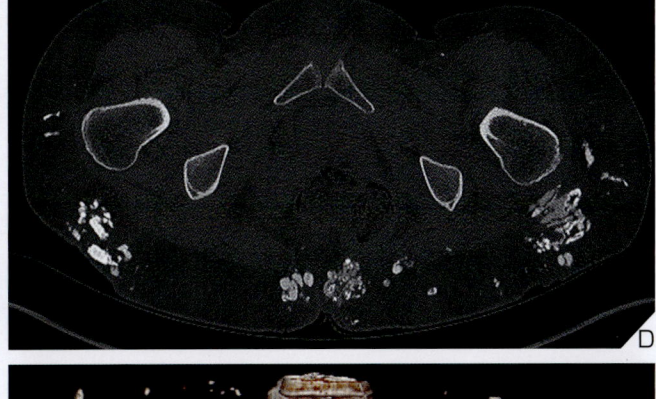

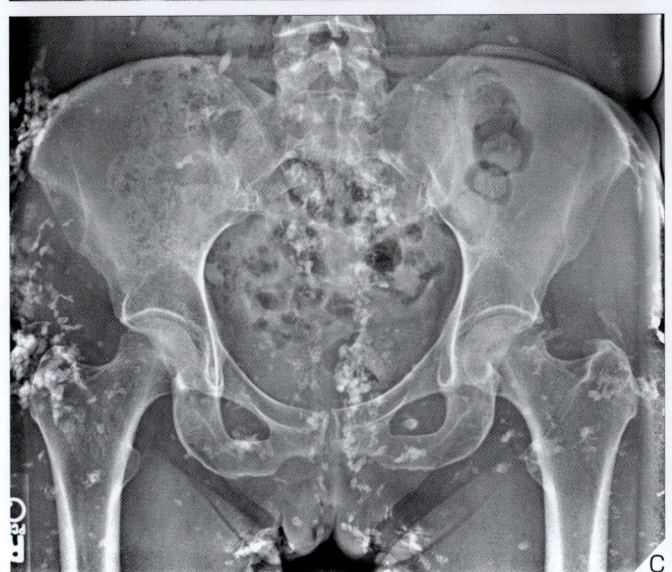

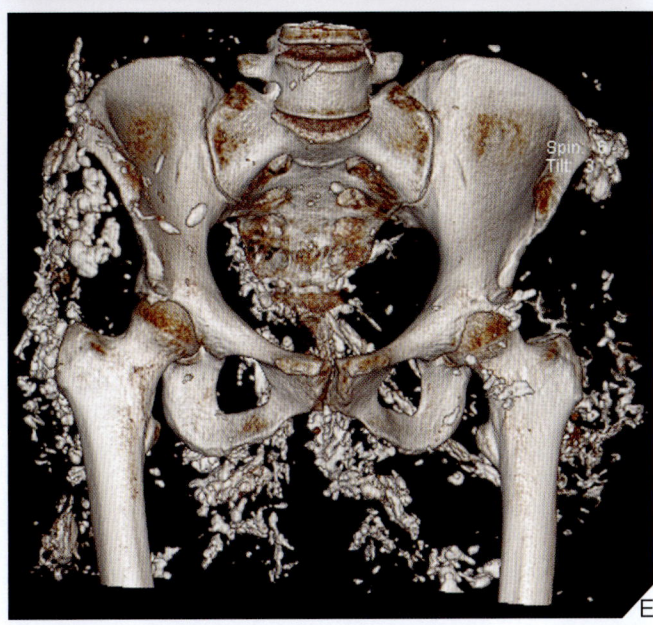

図 30-15　腫瘍状石灰沈着症：広範な軟部組織病変
53 歳アフリカ系アメリカ人女性，既知の基礎疾患なし．血清 Ca，P，ALP は正常値．肩甲帯周辺（A），上腕二頭筋と三頭筋を含む肘関節周辺（B），大腿上部と殿部を含む骨盤周辺（C-E）に多数の石灰化した軟部組織塊を認める．

は white line of scurvy（壊血病性白線）と呼ばれてきた（図 30-19）．濃度の増した部分は二次骨化核の周囲にもみられ Wimberger ring sign として知られている．骨幹端部骨折はよくみられ，corner sign や pelkan beak（ペリカンの嘴）をつくる（図 30-19 を参照）．毛細血管の脆弱化は，骨膜下出血を起こし軟部組織の出血や血腫形成は，骨膜反応を引き起こす（図 30-20）．成人では出血が関節へ及ぶこともある．

3．鑑別診断

　壊血病は，被虐待児症候群，先天性梅毒および白血病と鑑別しなければならない．被虐待児症候群（別名，揺さぶられっ子症候群，または parent-infant trauma syndrome［PITS］）は，骨幹端部の骨折が特徴であり，さまざまな骨折部の治癒過程がみられるのが特徴的である．先天性梅毒では骨端核は正常である．白血病では骨幹端の透亮帯はよくみられるが，骨折や骨端離開は生じない．

図 30-16　甲状腺機能低下症の標的部位

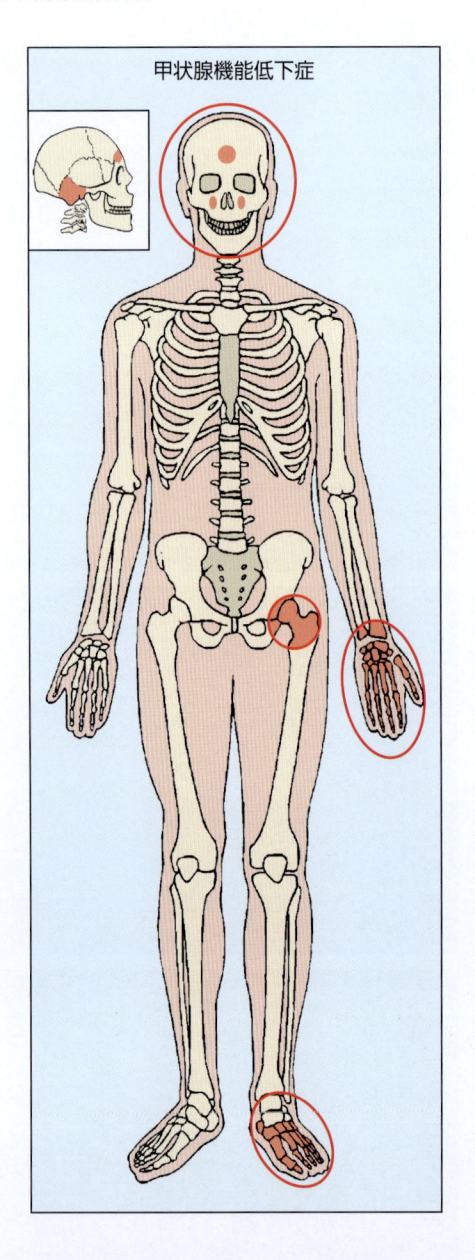

甲状腺機能低下症

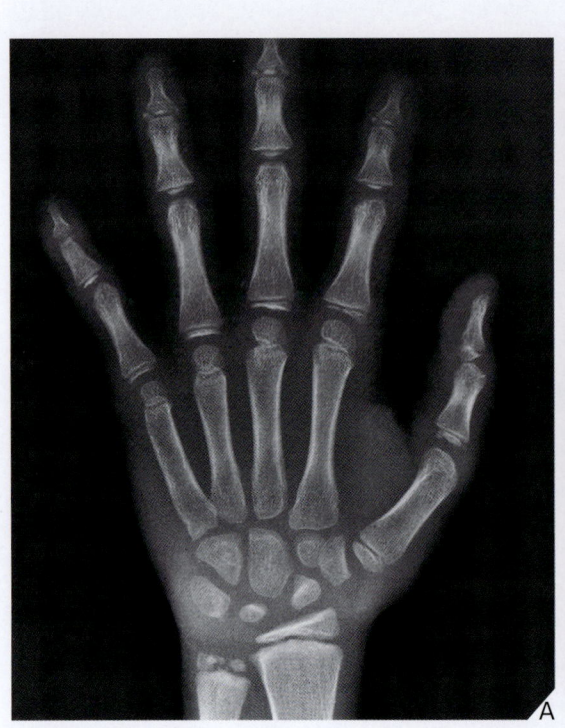

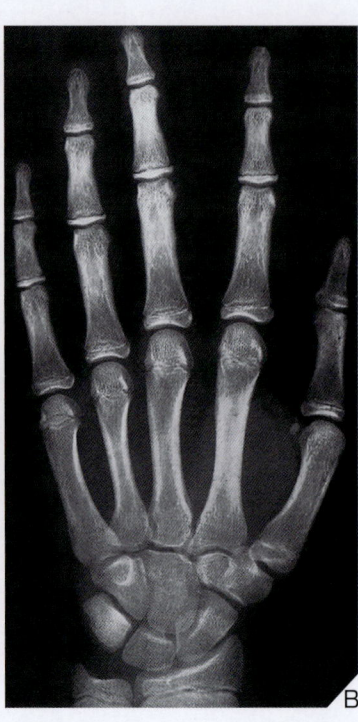

図 30-17　若年性甲状腺機能低下症
（A）13歳男児．若年性甲状腺機能低下症の
右手正面像で，骨格の未熟を示し，骨年齢は
おおよそ8歳である．尺骨遠位端と指節骨
遠位端に分裂した二次骨化核がみられる．
実際，これらは骨核となる．（B）比較のた
め，同年齢の健康な男児の手を示す．

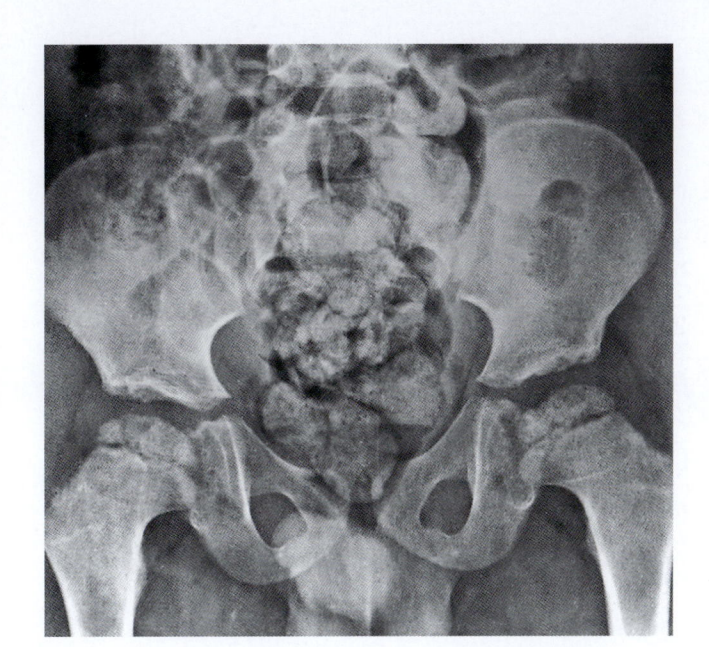

図 30-18　先天性甲状腺機能低下症（クレチン症）
5 歳男児．先天性甲状腺機能低下症（クレチン病）の骨盤 X 線正面像で，両大腿骨頭骨端の偽性分裂像がみられる．これは Legg-Calvé-Perthes 病（Perthes 病）に間違われることがある．

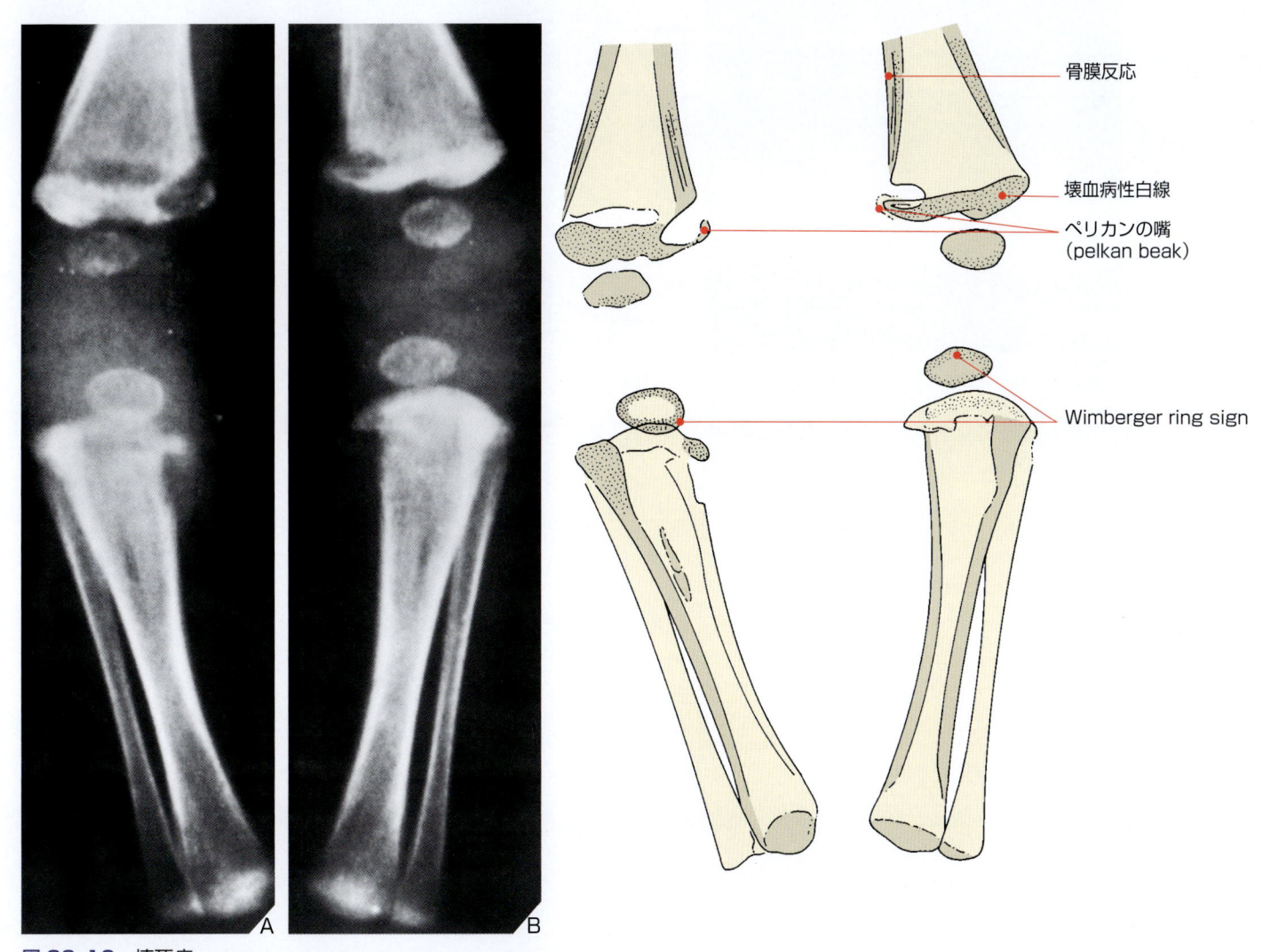

骨膜反応

壊血病性白線

ペリカンの嘴
（pelkan beak）

Wimberger ring sign

図 30-19　壊死病
（A，B）8 ヵ月乳児．下肢の X 線正面像で，典型的な壊血病の変化を示している．成長軟骨板近傍の濃度の分節像（壊血病性白線，white line of scurvy），大腿骨遠位と脛骨近位の二次骨化核周囲の骨濃度の増加により形成された輪（Wimberger ring sign）と両脛骨の骨幹端の嘴像（ペリカンの嘴）がみられる．骨膜下出血による骨膜反応もみられる．

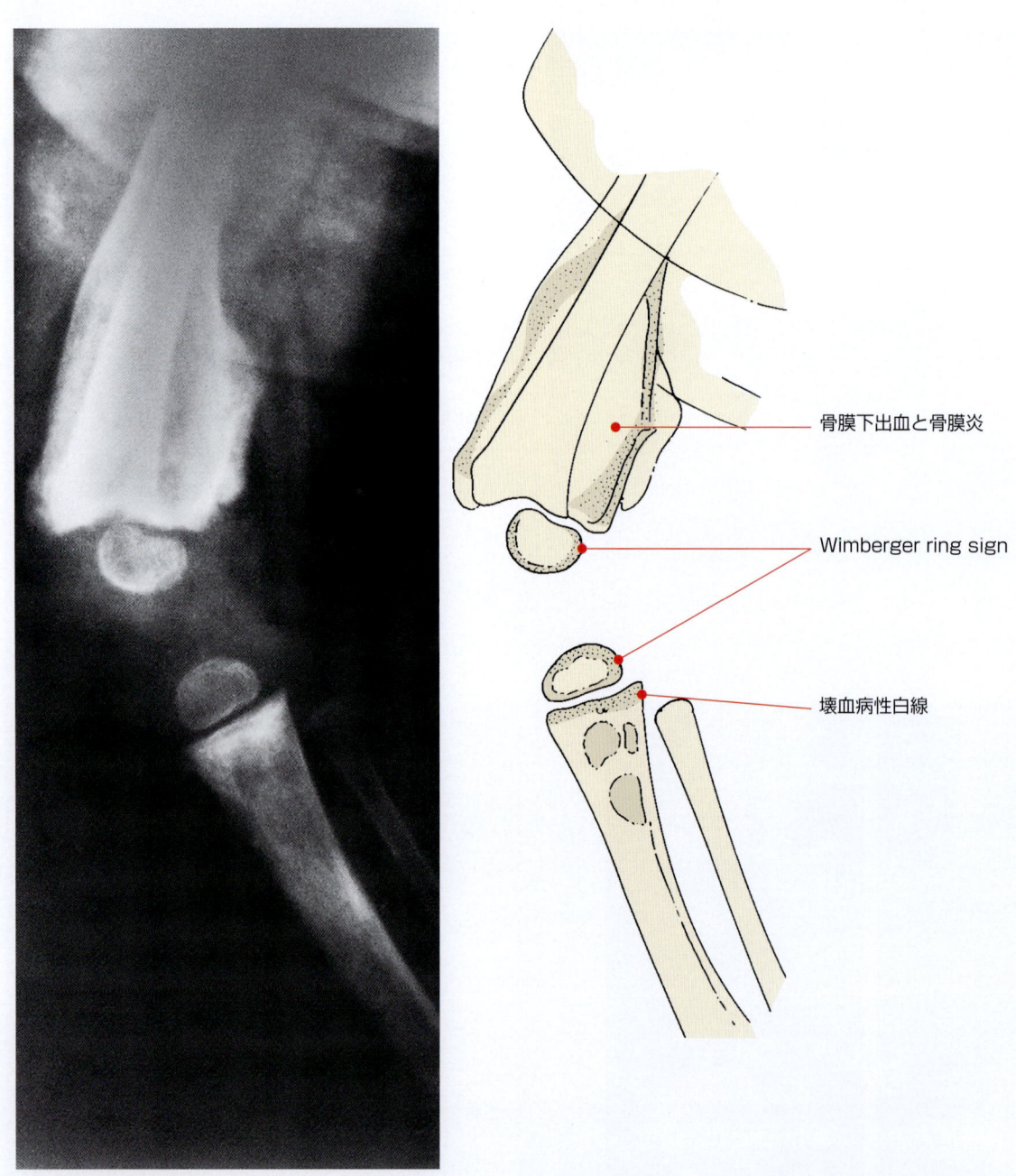

骨膜下出血と骨膜炎

Wimberger ring sign

壊血病性白線

図 30-20　壊死病
10ヵ月乳児．骨膜下出血を伴う壊血病の右下肢側面像で，大腿骨骨幹遠位部に著明な骨膜反応がみられる．中心の骨透亮像とその周囲の骨濃度の増加による輪，すなわち Wimberger ring sign が，後方へ移動した大腿骨遠位部骨端および脛骨近位部骨端の骨化核に認められる．脛骨骨幹端部の白線にも注目．

覚えておくべきポイント

家族性特発性高ホスファターゼ血症

❶ 同様の X 線所見を呈する 2 つの病態として家族性特発性高ホスファターゼ血症（若年性 Paget 病）と全身性骨皮質性骨増殖症（van Buchem 病）があげられる．これらの疾患の X 線所見は，以下のように Paget 病に似ている：
- 骨皮質の肥厚と海綿骨の粗な骨梁構造
- 関節における骨端部は侵されない（Paget 病とは異なる）．

先端巨大症

❶ 先端巨大症の診断および評価には，以下の X 線学的測定法がある：
- 口蓋弓部の肥厚と副鼻腔の拡大，下顎突出を評価する頭蓋骨の側面像
- 種子骨指数の測定と末節骨端部の変化を評価する手の正面像
- heel-pad の厚さを測定する足の側面像
- 椎間板腔と椎体後縁を評価する脊椎の側面像

❷ 先端巨大症でよくみられる合併症の 1 つは，過形成された関節軟骨の栄養障害による二次性の変形性関節症である．

Gaucher 病

❶ Gaucher 病は，細網内皮系にセレブロサイド（glicolipid）が異常沈着する代謝障害である．

❷ Gaucher 病のもっとも特徴的な X 線像は，次のとおりである：

- 大腿骨遠位の erlenmeyer flask 型変形
- 大腿骨頭壊死
- しばしば骨膜反応を伴った骨梗塞
- 全身性骨減少（osteopenia）

❸ MRI は疾患活動性の非侵襲的評価法である．

腫瘍状石灰沈着症

❶ 腫瘍状石灰沈着症は，黒人に多く，大関節（肩関節，股関節，肘関節）の周囲に多発性囊胞状のカルシウムを含んだ腫瘍が生じる．

❷ 診断は除外診断であり，二次性上皮小体機能亢進症，ビタミン D 過剰症，傍骨性骨化性筋炎のような他の軟部組織の石灰化を引き起こす原因を除外しなければならない．

甲状腺機能低下症

❶ 甲状腺機能低下症（クレチン病，若年性粘液腫）の重要な X 線像上の特徴は，骨成熟の遅延であり，それは手の正面像でよくわかる．

❷ 他の特徴としては，以下のとおりである：

- 骨端部の骨化核の分節像
- 骨端と骨幹端部の骨濃度の増加

❸ 大腿骨頭にみられるこれらの所見は，骨壊死（Legg-Calvé-Perthes 病）や dysplasia epiphysealis punctata（Conradi 病）に似ている場合がある．

壊血病

❶ 壊血病（ビタミン C 欠乏）に特徴的な X 線所見は，以下のとおりである：

- 全身性骨減少（osteopenia）
- 成長軟骨板近傍の white line of scurvy（壊血病性白線）
- 骨化核周囲の濃度の増加による Wimberger ring sign
- 骨幹端部骨折による corner sign あるいは pelkan beak（ペリカンの嘴）
- 骨膜下出血による骨膜反応

❷ 壊血病と鑑別すべき疾患：

- 被虐待児症候群（揺さぶられっ子症候群）
- 先天性梅毒
- 白血病

引用文献・参考図書

1. Albright F. Changes simulating Legg Perthes disease (osteochondritis deformans juvenilis) due to juvenile myxoedema. *J Bone Joint Surg* 1938; 20: 764-769.
2. Amstutz HC. The hip in Gaucher's disease. *Clin Orthop* 1973; 90: 83-89.
3. Amstutz HC, Carey EJ. Skeletal manifestations and treatment of Gaucher's disease. Review of twenty cases. *J Bone Joint Surg [Am]* 1966; 48A: 670-679.
4. Beighton P, Goldblatt J, Sachs S. Bone involvement in Gaucher disease. In: Desnick RJ, Gatt S, Grabowski GA, eds. *Gaucher disease: a century of delineation and research*. New York: Alan R Liss; 1982: 107-129.
5. Beutler E. Gaucher disease. Review article. *N Engl J Med* 1991; 325: 1354-1360.
6. Bishop AF, Destovet JM, Murphy WA, Gilula LA. Tumoral calcinosis: case report and review. *Skeletal Radiol* 1982; 8: 269-274.
7. Bourke JA, Heslin DJ. Gaucher's disease: roentgenologic changes over 20 years interval. *Am J Roentgenol* 1965; 94: 621-630.
8. Chong B, Hegde M, Fawkner M, et al. Idiopathic hyperphosphatasia and *TNFRSF11B* mutations: relationships between phenotype and genotype. *J Bone Mineral Res* 2003; 18: 2095-2104.
9. Cremin BJ, Davey H, Goldblatt J. Skeletal complications of type I Gaucher disease: the magnetic resonance features. *Clin Radiol* 1990; 42: 244-247.
10. Cundy T, Hegde M, Naot D, et al. A mutation in the gene TNFRSF11B encoding osteoprotegerin causes an idiopathic hyperphosphatasia phenotype. *Hum Mol Genet* 2002; 11: 2119-2127.
11. Delanghe JR, Langlois MR, De Buyzere ML, et al. Vitamin C deficiency and scurvy are not only a dietary problem but are codetermined by the haptoglobin polymorphism. *Clin Chem* 2007; 53: 1397-1400.
12. Desnick RJ. Gaucher disease (1882-1982): centennial perspectives on the most prevalent Jewish genetic disease. *Mt Sinai J Med* 1982; 49: 443-455.
13. Detenbeck LC, Tressler HA, O'Duffy JD, Randall RV. Peripheral joint manifestations of acromegaly. *Clin Orthop* 1973; 91: 119-127.
14. Duncan TR. Validity of sesamoid index in diagnosis of acromegaly. *Radiology* 1975; 115: 617-619.
15. Feldman RH, Lewis MM, Greenspan A, Steiner GC. Tumoral calcinosis in an infant. A case report. *Bull Hosp Jt Dis Orthop Inst* 1983; 43: 78-83.
16. Frishberg Y, Topaz O, Bergman R, et al. Identification of a recurrent mutation in GALANT 3 demonstrates that hyperostosis-hyperphosphatemia syndrome and familial tumoral calcinosis are allelic disorders. *J Mol Med* 2005; 83: 33-38.
17. Garringer HJ, Malekpour M, Esteghamat F, et al. Molecular genetic and biochemical analyses of FGF23 mutations in familial tumoral calcinosis. *Am J Physiol Endocrinol Metab* 2008; 295: E929-E937.
18. Goldblatt J, Sachs S, Beighton P. The orthopedic aspects of Gaucher disease. *Clin Orthop* 1978; 137: 208-214.
19. Grabowski GA. Gaucher disease. *Adv Hum Genet* 1993; 21: 341-377.
20. Grabowski GA. Phenotype, diagnosis, and treatment of Gaucher's disease. *Lancet* 2008; 372: 1263-1271.
21. Grenfield GB. Bone changes in chronic adult Gaucher's disease. *Am J Roentgenol* 1970; 110: 800-807.
22. Hermann G. Skeletal manifestation of type 1 Gaucher disease—an uncommon genetic disorder. *Osteol Közlem* 2001; 10: 141-148.
23. Hermann G, Goldblatt J, Levy RN, Goldsmith SJ, Grabowski GA. Gaucher's disease type I. Assessment of bone involvement by CT and scintigraphy. *Am J Roentgenol* 1986; 147: 943-948.
24. Hermann G, Shapiro RS, Abdelwahab IF, Grabowski G. MR imaging in adults with Gaucher disease type I: evaluation of marrow involvement and disease activity. *Skeletal Radiol* 1993; 22: 247-251.
25. Hernandez RJ, Poznanski AK. Distinctive appearance of the distal phalanges in children with primary hypothyroidism. *Radiology* 1979; 132: 83-84.
26. Hernandez RJ, Poznanski AW, Hopwood NJ. Size and skeletal maturation of the hand in children with hypothyroidism and hypopituitarism. *Am J Roentgenol* 1979; 133: 405-408.
27. Hirsch M, Mogle P, Barkli Y. Neonatal scurvy. *Pediatr Radiol* 1976; 4: 251-253.
28. Horev G, Kornreich L, Hadar H, Katz K. Hemorrhage associated with bone crisis in Gaucher disease identified by magnetic resonance imaging. *Skeletal Radiol* 1991; 20: 479-482.
29. Ichikawa S, Baujat G, Seyahi A, et al. Clinical variability of familial tumoral calcinosis caused by novel GALNT3 mutations. *Am J Med Genet A* 2010; 152A: 896-903.
30. Inclan A, Leon P, Camejo MG. Tumoral calcinosis. *JAMA* 1943; 121: 490-495.
31. Israel O, Jershalmi J, Front D. Scintigraphic findings in Gaucher disease. *J Nucl Med* 1986; 27: 1557-1563.
32. Johnson LA, Hoppel BE, Gerard EL, et al. Quantitative chemical shift imaging of vertebral bone marrow in patients with Gaucher disease. *Radiology* 1992; 182: 451-455.
33. Katz R, Booth T, Hargunani R, et al. Radiological aspects of Gaucher disease. *Skeletal Radiol* 2011; 40: 1505-1513.
34. Kho KM, Wright AD, Doyle FH. Heel-pad thickness in acromegaly. *Br J Radiol* 1970; 43: 119-125.
35. Kinsella RA Jr, Back DK. Thyroid acropachy. *Med Clin North Am* 1968; 52: 393-398.
36. Kleinberg DL, Young IS, Kupperman HS. The sesamoid index. An aid in the diagnosis of acromegaly. *Ann Intern Med* 1966; 64: 1075-1078.
37. Lacks S, Jacobs RP. Acromegalic arthropathy: a reversible rheumatic disease. *J Rheumatol* 1986; 13: 634-636.
38. Lafferty FW, Reynolds ES, Pearson OH. Tumoral calcinosis: a metabolic disease of obscure etiology. *Am J Med* 1965; 38: 105-118.

39. Lang EK, Bessler WT. The roentgenologic features of acromegaly. *Am J Roentgenol* 1961; 86: 321-328.

40. Lanir A, Hadar H, Cohen I, et al. Gaucher disease: assessment with MR imaging. *Radiology* 1986; 161: 239-244.

41. Layton MW, Fudman EJ, Barkan A, Braunstein EM, Fox IH. Acromegalic arthropathy: characteristics and response to therapy. *Arthritis Rheum* 1988; 31: 1022-1027.

42. Levin B. Gaucher's disease: clinical and roentgenologic manifestations. *Am J Roentgenol* 1961; 85: 685-696.

43. Lin SR, Lee KR. Relative value of some radiographic measurements of the hand in the diagnosis of acromegaly. *Invest Radiol* 1971; 6: 426-431.

44. Manaster BJ, Anderson TM Jr. Tumoral calcinosis: serial images to monitor successful dietary therapy. *Skeletal Radiol* 1982; 8: 123-125.

45. Mankin HJ, Rosenthal DI, Xavier R. Current concepts review. Gaucher disease—new approaches to an ancient disease. *J Bone Joint Surg* [Am] 2001; 83A: 748-760.

46. Masi L, Gozzini A, Franchi A, et al. A novel recessive mutation of fibroblast growth factor-23 in tumoral calcinosis. *J Bone Joint Surg* [Am] 2009; 91: 1190-1198.

47. Mass M, van Kuijk C, Stoker J, Hollak CE, Akkerman EM, Aerts JFMG, den Heeten GJ. Quantification of bone involvement in Gaucher disease: MR imaging bone marrow burden score as an alternative to Dixon quantitative chemical shift MR imaging—initial experience. *Radiology* 2003; 229: 554-561.

48. McNulty JF, Pim P. Hyperphosphatasia. Report of a case with a 30-year follow-up. *Am J Roentgenol* 1972; 115: 614-618.

49. Melmed S. Acromegaly. *N Engl J Med* 1990; 322: 966-977.

50. Mitchell GE, Lourie H, Berne AS. The various causes of scalloped vertebrae and notes on their pathogenesis. *Radiology* 1967; 89: 67-74.

51. Nerubay J, Pilderwasser D. Spontaneous bilateral distal femoral physiolysis due to scurvy. *Acta Orthop Scand* 1984; 55: 18-20.

52. Oppenheim IM, Canon AM, Barcenas W, et al. Bilateral symmetrical cortical osteolytic lesions in two patients with Gaucher disease. *Skeletal Radiol* 2011; 40: 1611-1615.

53. Palmer PES. Tumor calcinosis. *Br J Radiol* 1966; 39: 518.

54. Park SM, Chatterjee VKK. Genetics of congenital hypothyroidism. *J Med Genet* 2005; 42: 379-389.

55. Randall RV. Acromegaly and gigantism. In: DeGroot LJ, ed. *Endocrinology*, 2nd ed. Philadelphia: WB Saunders; 1989: 330-350.

56. Riggs BL, Randall RV, Wahner HW, Jowsey J, Kelly PJ, Singh M. The nature of the metabolic bone disorder in acromegaly. *J Clin Endocrinol Metab* 1972; 34: 911-918.

57. Rosenthal DI, Scott JA, Barranger J, et al. Evaluation of Gaucher disease using magnetic resonance imaging. *J Bone Joint Surg* [Am] 1986; 68A: 802-808.

58. Scanlon GT, Clemett AR. Thyroid acropachy. *Radiology* 1964; 83: 1039-1042.

59. Sissons HA, Greenspan A. Paget's disease. In: Taveras JM, Ferrucci JT, eds. *Radiology—imaging, diagnosis, intervention*. Philadelphia: JB Lippincott; 1986: 1-14.

60. Smit GG, Schmaman A. Tumoral calcinosis. *J Bone Joint Surg* [Br] 1967; 49B: 698-703.

61. Steinbach HL, Feldman R, Goldberg MG. Acromegaly. *Radiology* 1959; 72: 535-549.

62. Steinbach HL, Russell W. Measurement of the heel-pad as an aid to diagnosis of acromegaly. *Radiology* 1964; 82: 418-423.

63. Stuberg JL, Palacios E. Vertebral scalloping in acromegaly. *Am J Roentgenol* 1971; 112: 397-400.

64. Torres-Reyes E, Staple TW. Roentgenographic appearance of thyroid acropachy. *Clin Radiol* 1970; 21: 95-100.

65. Van Buchem FSP, Hadders HN, Hansen JF, Woldring MG. Hyperostosis corticalis generalisata. Report of seven cases. *Am J Med* 1962; 33: 387-397.

66. Van Buchem FSP, Hadders HN, Ubbens R. An uncommon familial systemic disease of the skeleton: hyperostosis corticalis generalisata familiaris. *Acta Radiol* 1955; 44: 109-120.

67. Zimram A, Gelbart T, Westwood B, Grabowski G, Beutler E. High frequency of the Gaucher disease mutation at nucleotide 1226 among the Ashkenazi Jews. *Am J Hum Genet* 1991; 49: 855-859.

68. Zubrow AB, Lane JM, Parks JS. Slipped capital femoral epiphysis occurring during treatment for hypothyroidism. *J Bone Joint Surg* [Am] 1978; 60A: 256-258.

30

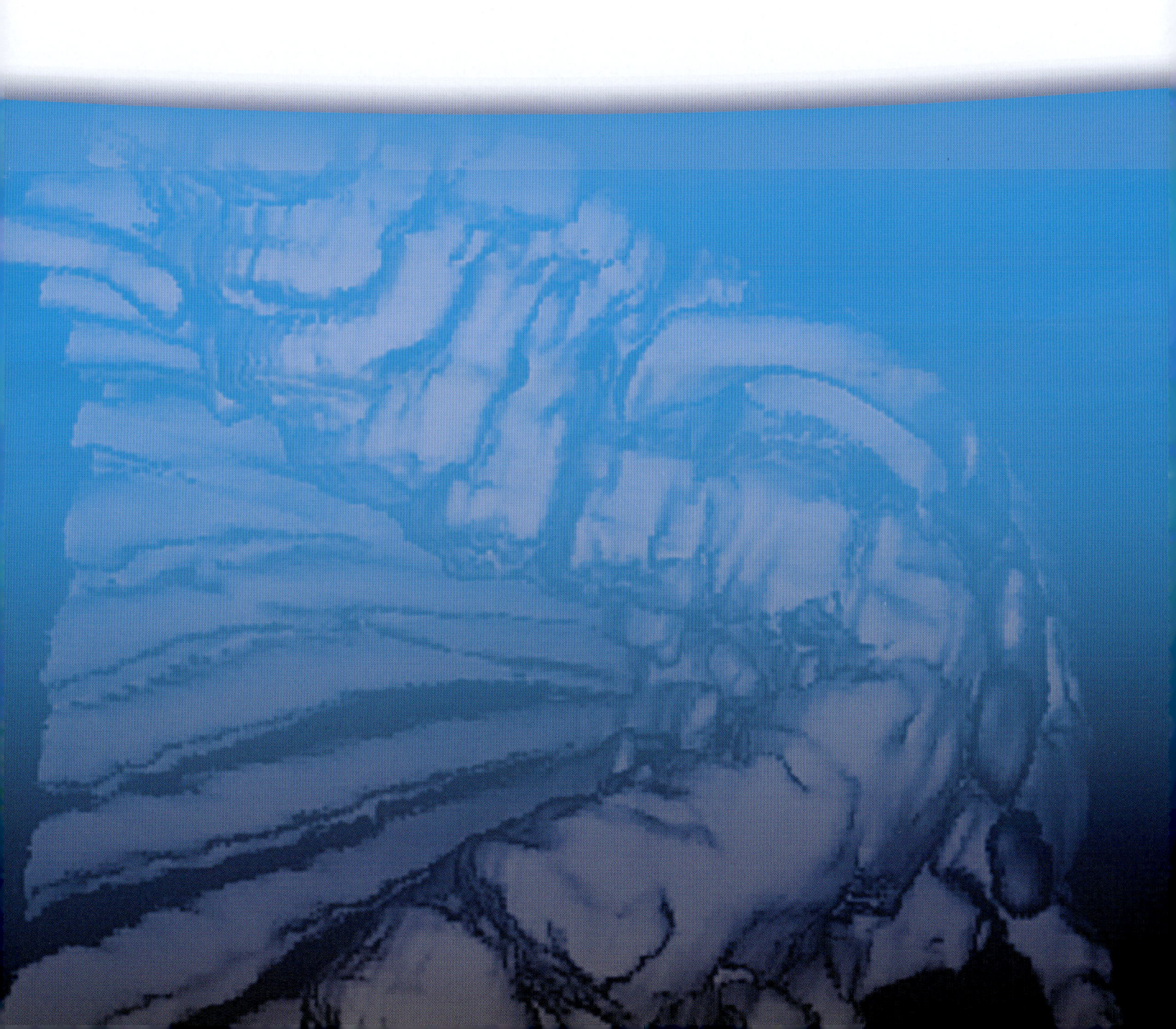

第VII部

先天性骨格異常と
発育性骨格異常

VII part

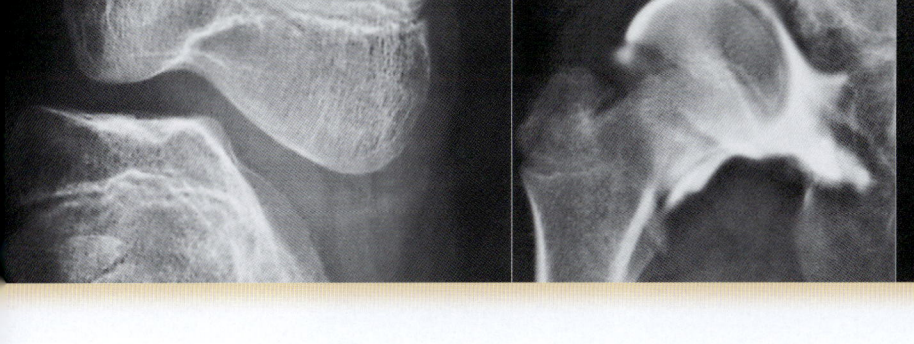

31 骨格異常に対する放射線学的評価

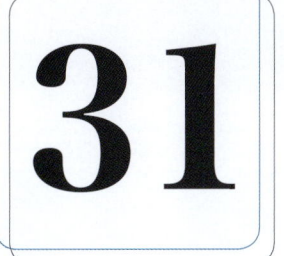

A 分 類

本章では骨格の形成，発達，成長，成熟や造形（モデリング）の障害について論じる．先天性の四肢欠損や部分欠損，手足の過剰指・合指のような異常は胎生期に発生し，生下時に明らかになる．Hurler 症候群（ガーゴイリズム）や晩発性骨形成不全症（osteogenesis imperfecta tarda）のような異常は胎生期から発生し始め，小児期後半に明らかとなる．硬化性形成不全(sclerosing dysplasia)のような異常は遺伝的素因から生後に発生し始め，晩年になって明らかになる．

先天異常は色々な方法で分類されうるが非常に複雑なため，十分かつ詳細な分類は本章の範囲を超える．常に変化し拡大しているこれらの多様性を簡略化するために，骨形成の障害，骨成長の障害，骨成熟や造形の障害，と病理学的視点から分けることができる（表31-1）．骨形成の障害は完全な形成障害や欠落した形成を含み，無形成（agenesis, aplasia）といった骨数の不足（図31-1A, B）または過剰（polydactily）（図31-1C, D）となる．また骨形成の障害には偽関節（図31-2A）のような骨分化の異常や，合指症や癒合（図31-2B〜E）といった骨癒合の異常も含まれる．骨成長の障害は骨の大きさや形態の異常を引き起こす．これらは低成長（低形成や萎縮）（図31-3A〜C）や過成長（肥大や巨人症）（図31-3D），Blount 病（congential tibia vara）のような変形で明らかになる（図32-45，49を参照）．骨成長に関連する障害は拘縮，脱臼，亜脱臼といった関節可動域に影響する異常を示す（図31-4）．骨格系に影響を及ぼす先天異常の最後のグループは骨成長，成熟とモデリングにおいて多様な異形成を呈するものである（図31-5）．

もう1つの簡便な分類は解剖学的なもので，患部に基づいている．これは肩甲帯と上肢，骨盤と下肢，脊椎，骨格から構成される．

B 画像モダリティ

放射線学的な検査は先天性・発育性の異常の診断に必須である．たとえば骨斑紋症や線状骨症といった例は無症状であり，他の目的で撮影した単純 X 線像で明らかになる．また治療の進捗をモニタリングするためにも大切である．保存療法・手術療法に関わらず，多くの症例では適切な放射線学的検査に基づいてのみ，治療結果を評価することができる．

骨・関節の先天性形成異常の診断にもっとも使われている放射線学的画像は以下の通りである．

1. 単純 X 線写真（標準・特殊撮影法を含む）
2. 関節造影
3. 脊髄造影
4. CT
5. 核医学的画像（シンチグラフィー，骨スキャン）
6. 超音波
7. MRI

多くは精査する解剖学的部位の単純 X 線像（標準撮影法）で診断できる．他の整形外科的疾患と同様，単純 X 線像は少なくとも直交する2方向から撮影する（図31-6；図4-1も参照）．とくに足関節や足部といった複雑な構造をもつ部位では，形態異常の総合評価のために特殊撮影法が必要になる（図31-7）．可能な場合には，足部は荷重下の単純 X 線像が必要である．

補助的な画像法は先天性・発育性疾患の評価には重要である．たとえば，脊髄造影は脊椎の異常を検出するうえで有用である（図31-8）．脱臼，とくに股関節では関節造影は重要な手技である（図31-9）．関節造影は Blount 病のように関節軟骨や半月板に生じる発育性異常を示すにも有効である（図31-10）．CT はとくに発育性股関節形成不全（脱臼）の評価に有用で，複雑な異常の重要な判断データだけではなく，寛骨臼と大腿骨頭との関係の詳細をも示す．CT によって治療後に骨頭がどの程度整復されているかが正確に判定でき，しばしば，股

表31-1	骨格の先天異常の簡略化した分類

骨形成の障害
　　完全な形成障害（無形成）
　　部分的な形成不全（半肢症）
　　不完全な形成　骨数の不足，過剰骨
　　不完全な分化　偽関節，癒合（骨癒合症，合指症）

骨成長の障害
　　大きさの異常骨成長の障害
　　　　低成長（低形成，萎縮）
　　　　過成長（肥大，巨人症）
　　　形の異常（変形成長）
　　　適合の異常（亜脱臼，脱臼）

骨成熟と造形（モデリング）の異常
　　内軟骨性骨成熟と造形の異常
　　膜性骨成熟と造形の異常
　　内軟骨性・膜性骨の成熟と造形の異常

骨の全身性疾患
　　骨や軟骨の成長発達異常（骨軟骨異栄養症）
　　孤発性または混合性に生じる骨変形（異骨症）
　　特発性骨溶解症
　　染色体異常と原発性代謝性異常

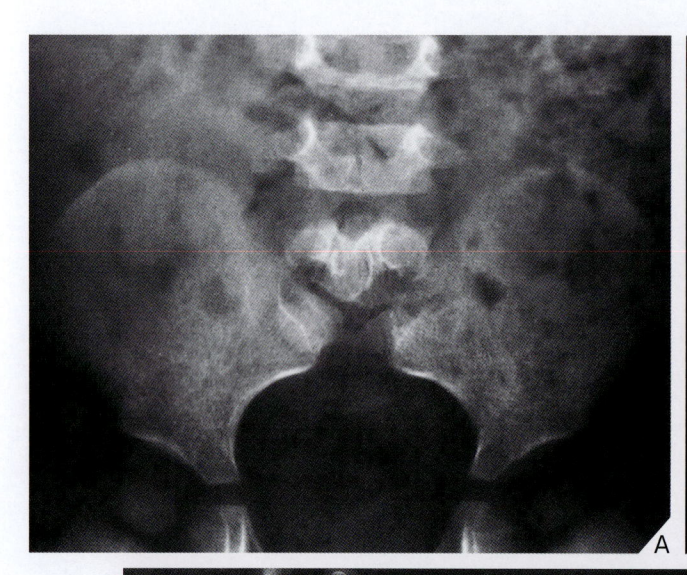
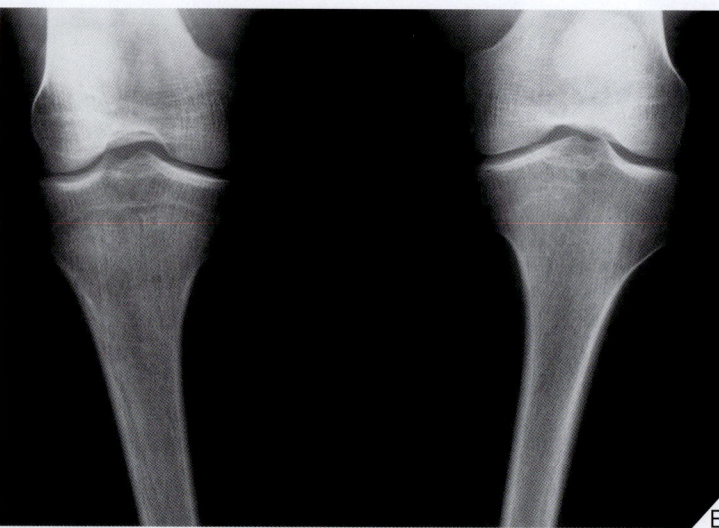
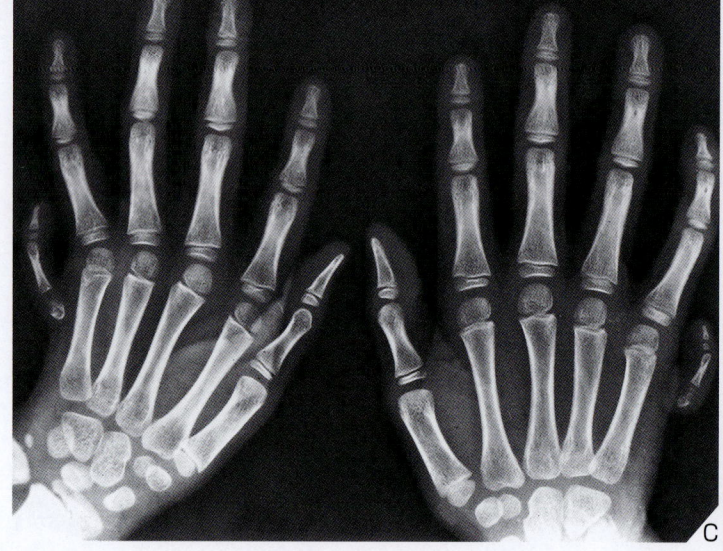
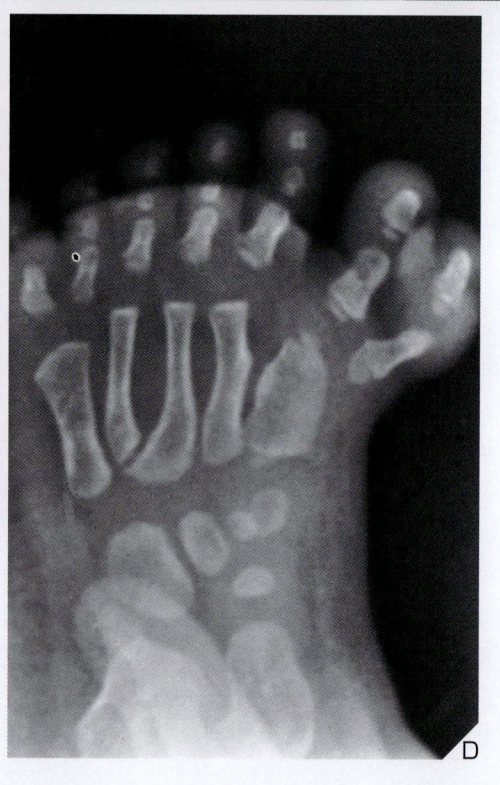

図 31-1　骨形成の障害
　完全な形成障害（無形成）．（A）1歳女児，仙骨無形成症．（B）26歳女性，両側腓骨無形成症．
　過剰骨の形成．（C）12歳男児，両側多指症．（D）3歳女児，左多趾症．

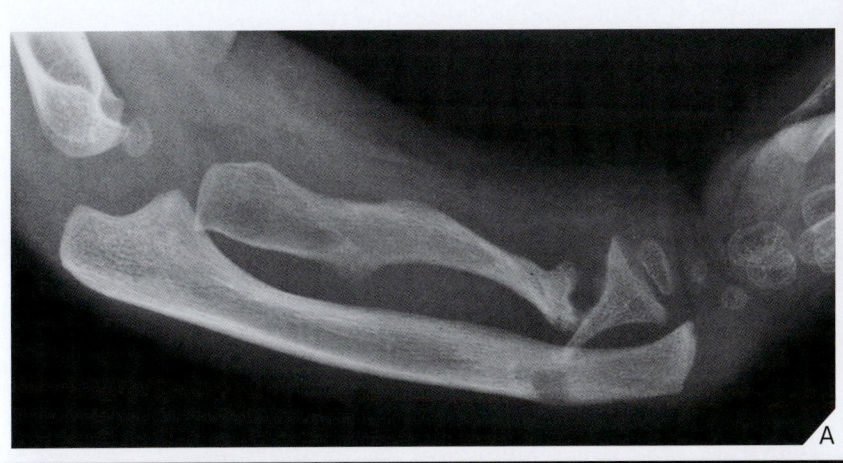
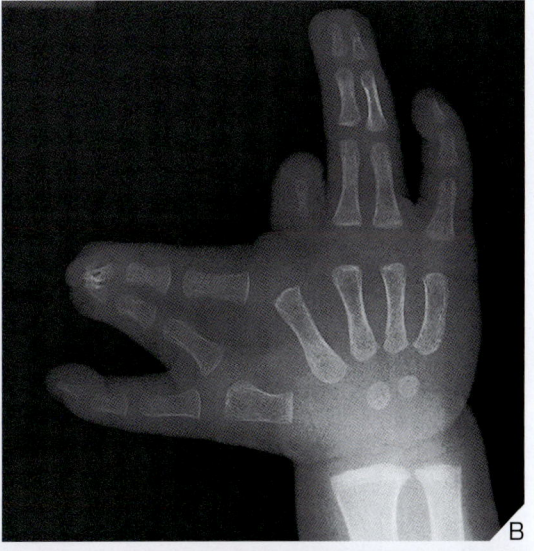
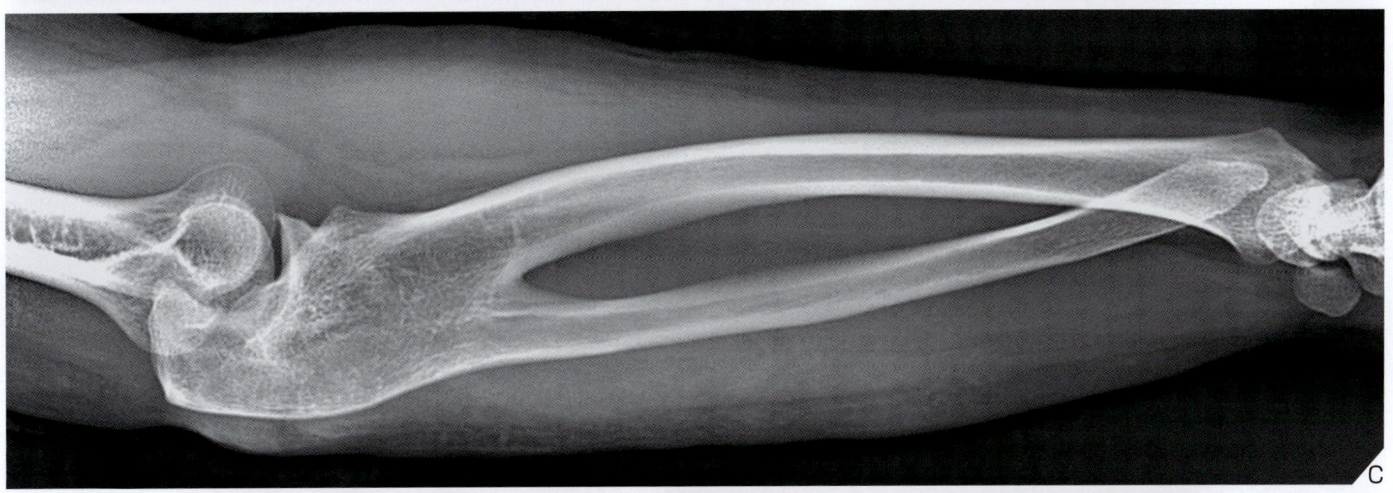
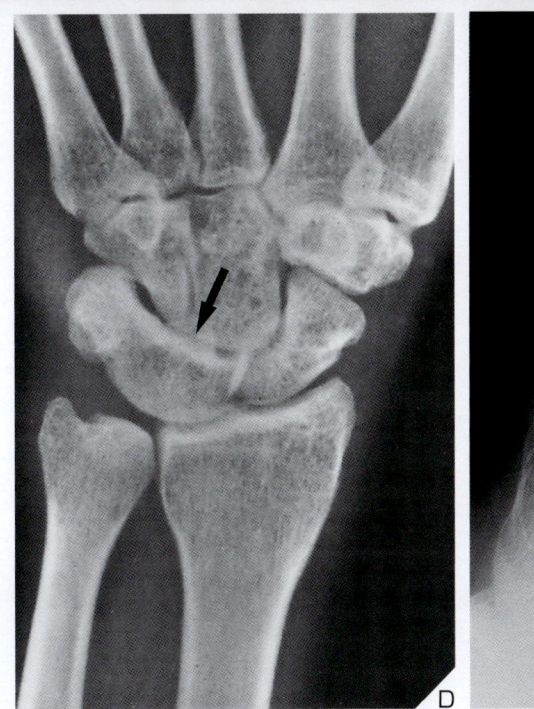
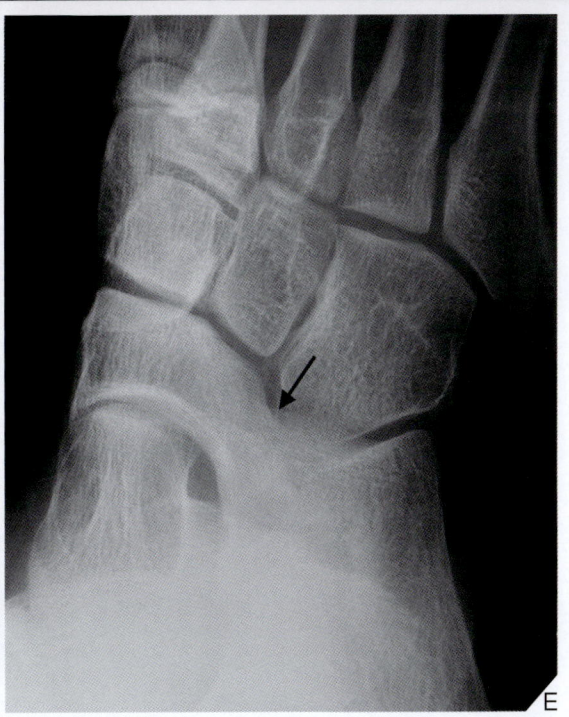

図31-2　骨形成の異常

骨分化の異常．（A）4歳男児，左橈骨先天性偽関節症．（B）1歳男児，合指症（完全癒合）．（C）21歳女性，先天性橈尺骨癒合症（部分癒合）．
（D）33歳男性，月状・三角骨完全癒合症（→）．（E）21歳男性，踵・舟状骨癒合症（→）．

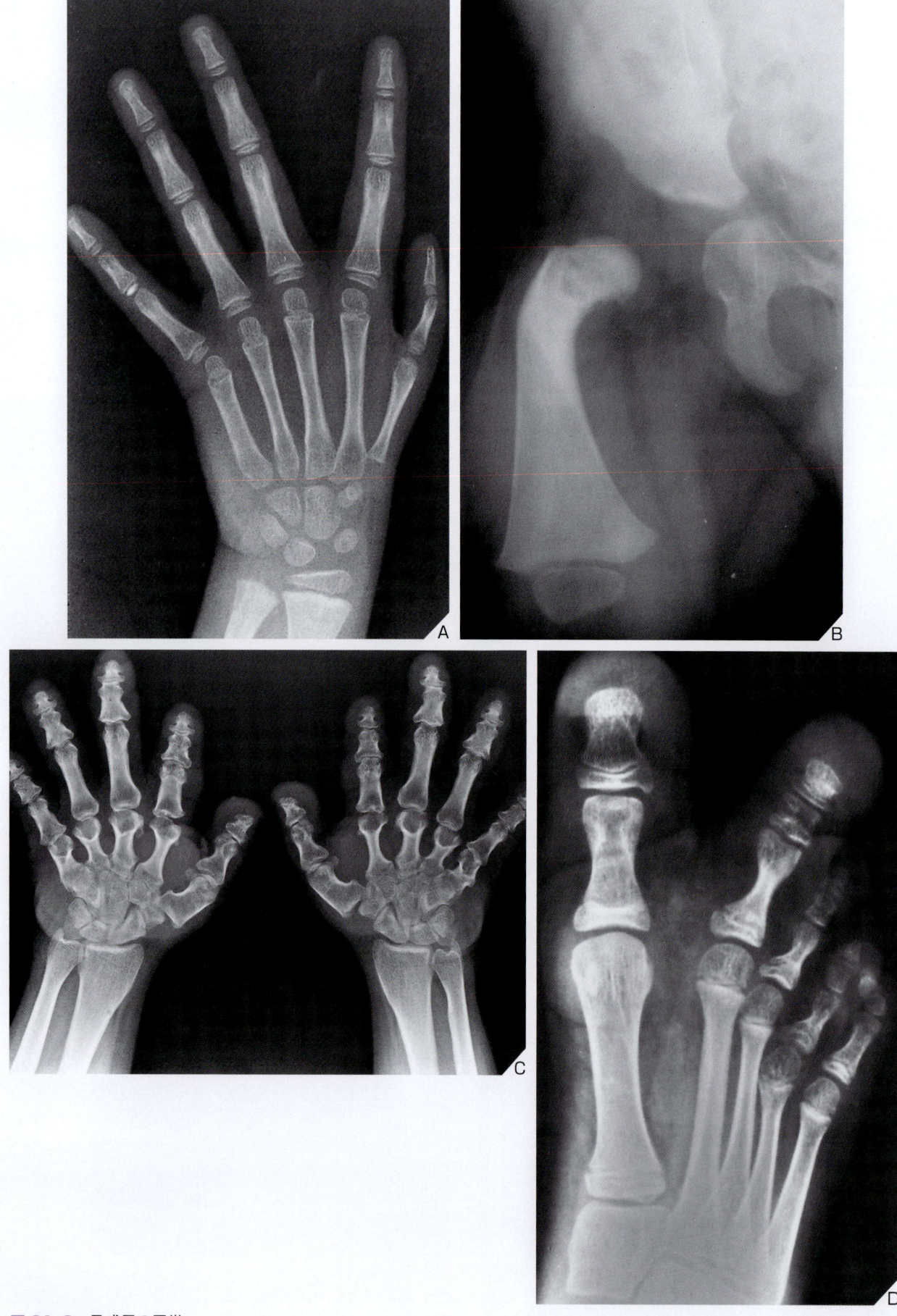

図 31-3　骨成長の異常
大きさの異常.（A）4 歳女児, 左母指低形成.（B）7 ヵ月男児, 大腿近位欠損症（proximal femoral focal deficiency）.（C）25 歳女性, 両巨指症.（D）12 歳女児, 第 1・2 趾の左巨趾症.

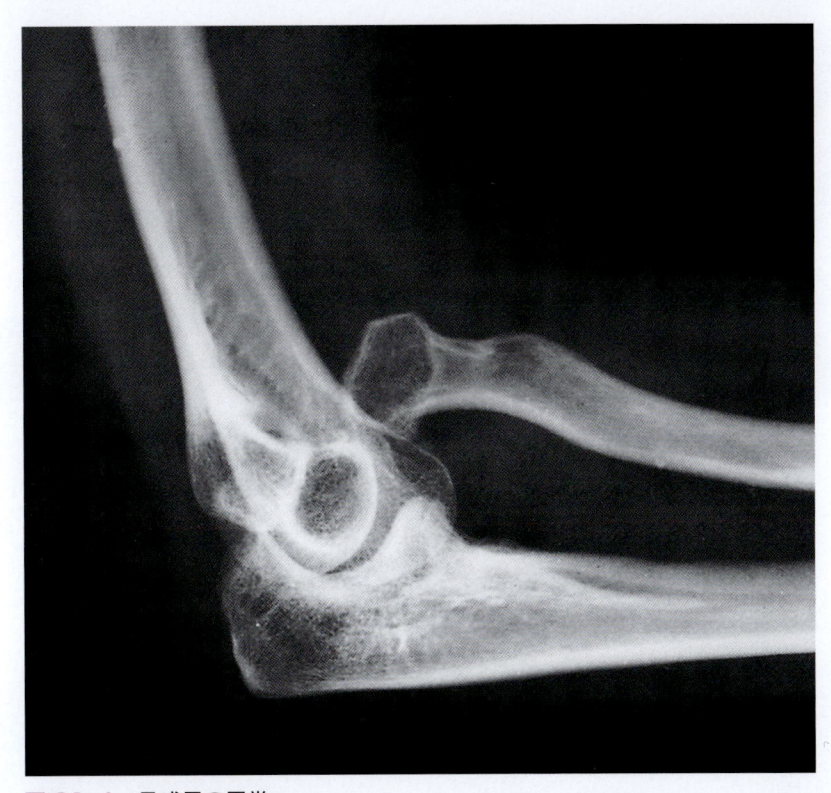

図 31-4　骨成長の異常
35 歳女性，先天性橈骨頭脱臼．関節可動性に影響する骨成長の異常．

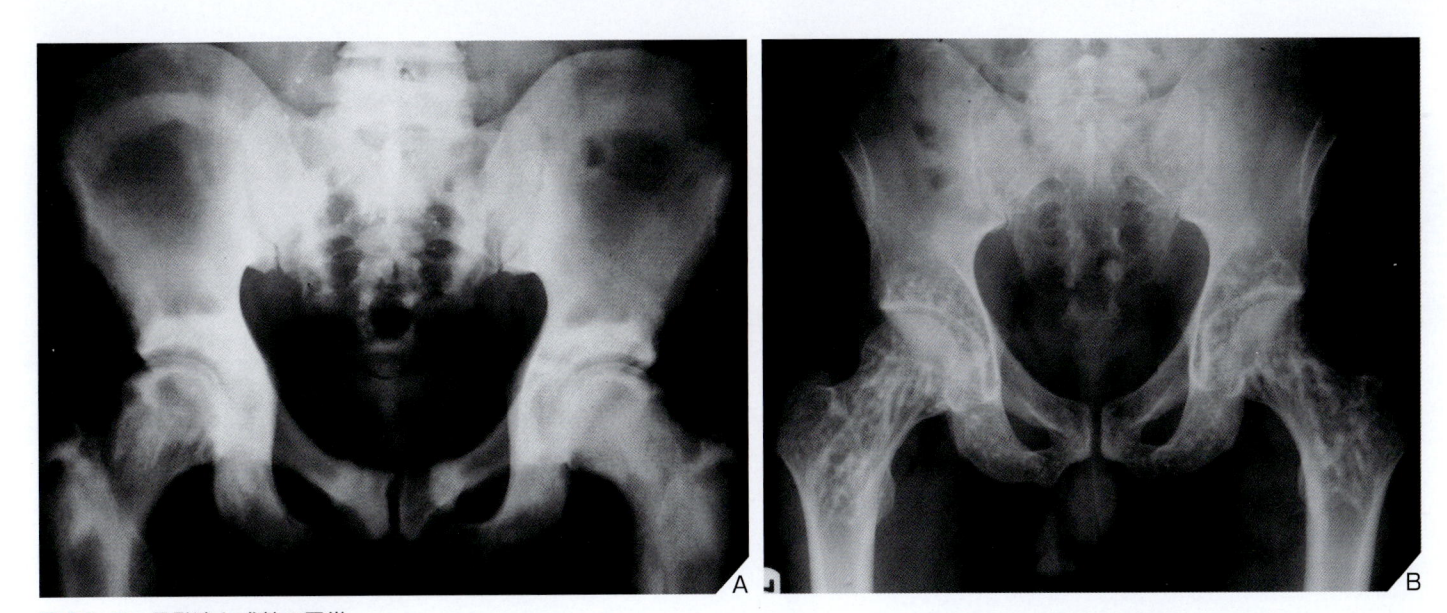

図 31-5　骨発達と成熟の異常
（A）28 歳男性，大理石骨病（Albers-Schönberg 病）．脊椎，骨盤，両大腿骨に骨発達と成熟の異常像がみられる．骨髄腔は未熟な海綿骨で充塡されるため，濃く大理石様の像を示す．（B）21 歳男性，骨盤と大腿骨近位の骨斑紋症．これは島状の二次性海綿骨において骨吸収とリモデリングができない，置換骨形成の異常である．

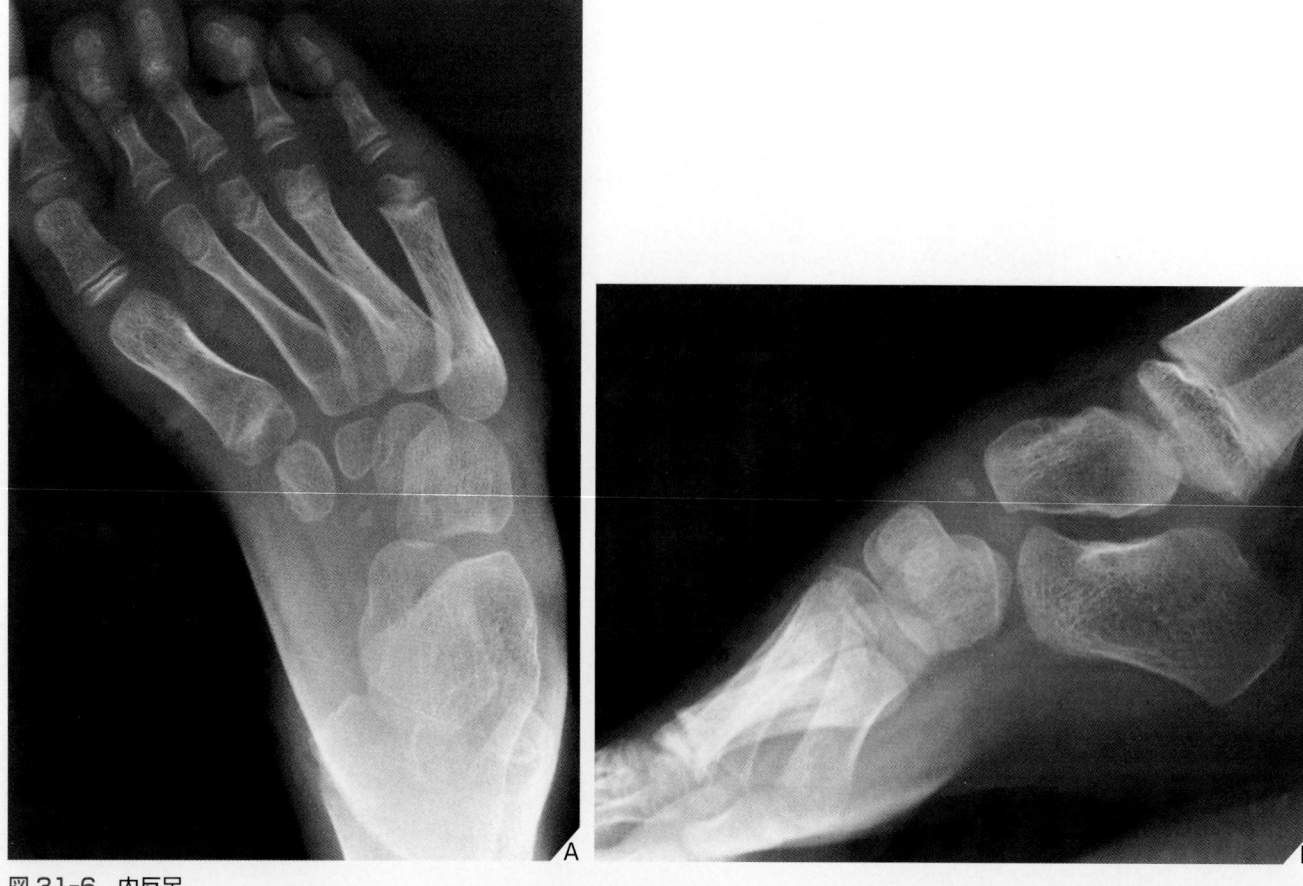

図 31-6　内反足
　7 歳男児の単純 X 線（**A**）右足部正面像,（**B**）側面像. 先天性内反足の構成要素である, 尖足, 後足部の内反, 前足部の内転と内反を示している.

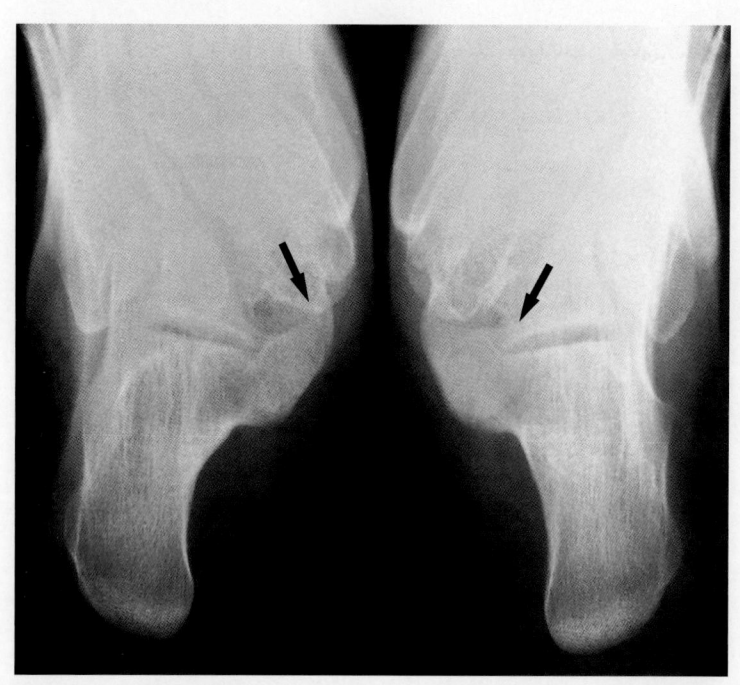

図 31-7　距踵骨癒合症
　23 歳女性, 両踵骨軸射像（Harris-Beath 法）. 両側距骨下関節の中間関節（middle facet）レベルでの癒合を認め（→）, 距踵骨癒合症と診断できる.

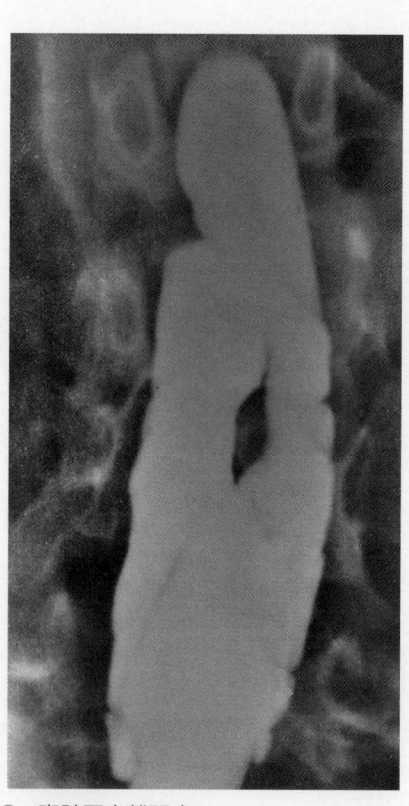

図 31-8　脊髄正中離開症
　9 歳女児の脊髄造影像. 造影剤で満たされた硬膜管の中央に, 椎体の線維性骨棘による欠損像がみられる. これはまれな脊椎・脊髄の先天異常である. 脊髄正中離開症の特徴的な所見である. 椎弓根間距離の拡大も伴う.

図31-9　発育性股関節形成不全（脱臼）
（A）7歳女児，左股関節X線正面像．保存的治療を受けたがいまだ完全脱臼の状態である．（B）関節造影は関節内の軟骨性構造物を評価するために行われる．変形した関節唇に加え，円靭帯は肥厚し，造影剤は引き伸ばされた関節包のなかに集積している．肥厚した円靭帯は過去数回の徒手整復の失敗の原因となっている．

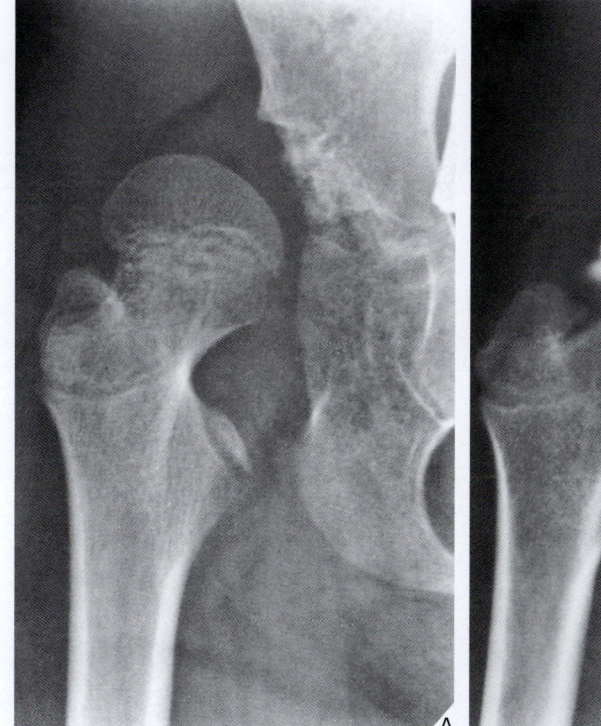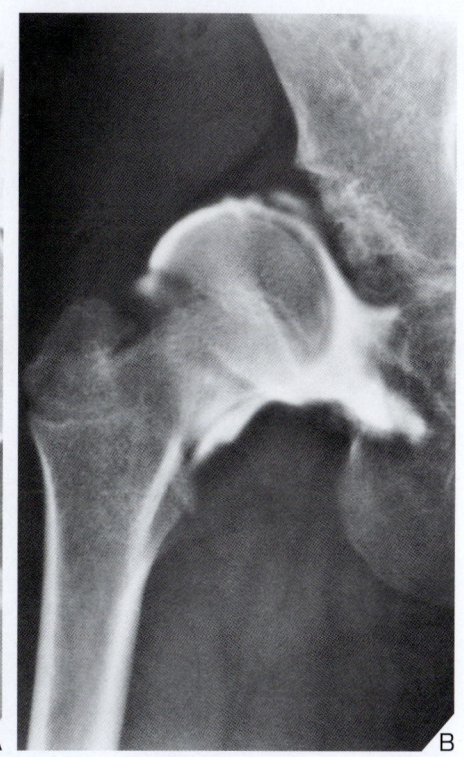

図31-10　Blount病
（A）4歳男児，膝関節X線正面像．先天性脛骨反内（Blount病）を呈している．（B）膝関節の二重造影像．内側半月板の肥厚と脛骨近位の骨端内側に骨化していない厚い軟骨を認める．

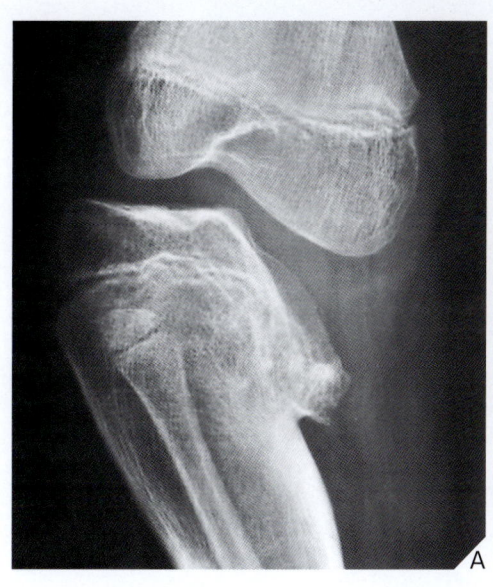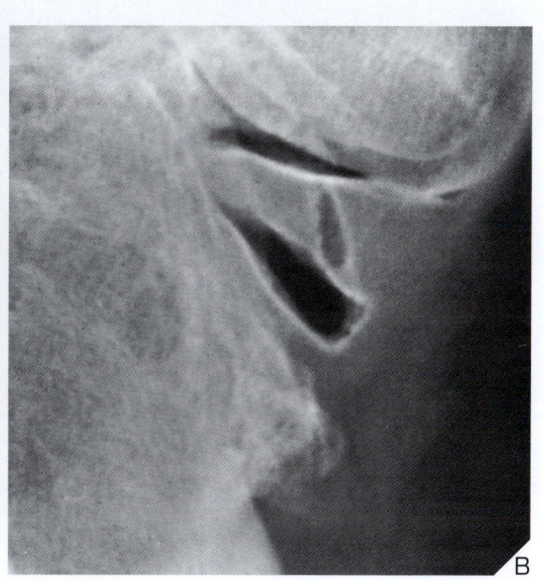

関節の単純X線像や関節造影では分からない微妙な異常所見が明らかになる（図31-11）．さらにCTでは大腿骨頭の前捻（冠状断における大腿骨頭と頸部の前方への捻じれ）角を計測することができる（図31-12, 13）．三次元CTは脊柱変形の全体像の描出に有用である（図31-14, 15）．

他の補助的画像も骨格異常の評価に重要な役割を果たしている．たとえば放射性核種（ラジオアイソトープ）骨スキャンは，さまざまな発育性骨異形成における，異常だが症状を出していない部位の特定に有効である（図31-16）．超音波検査は近年，発育性股関節形成不全を含む先天性骨格異常の診断に用いられるようになってきた．寛骨臼と大腿骨頭の位置関係だけでなく，単純X線像では確認できない軟骨性臼蓋や関節唇も評価

することができる（図31-17）．また，関節造影の代用にはならないかもしれないが，超音波は非侵襲的に小児股関節を評価することができる．さらに，超音波には被曝しない利点もある．

MRIは神経組織を含むすべての構造物を同時に評価できるため，脊椎の先天性・発育性異常の理想的な評価法である．MRIは主に神経解剖学的発達を評価するため，スピンエコー（SE）T1強調像は通常撮影される（図31-18）．しかしながら，脊髄や硬膜嚢（thecal sac）の評価には髄液とのコントラストが明瞭なT2強調像が適している．これらのシークエンスは，たとえば脊髄係留症候群，神経管癒合不全，脊髄正中離開症を示すのにも非常に有効である（図31-19～21）．

31

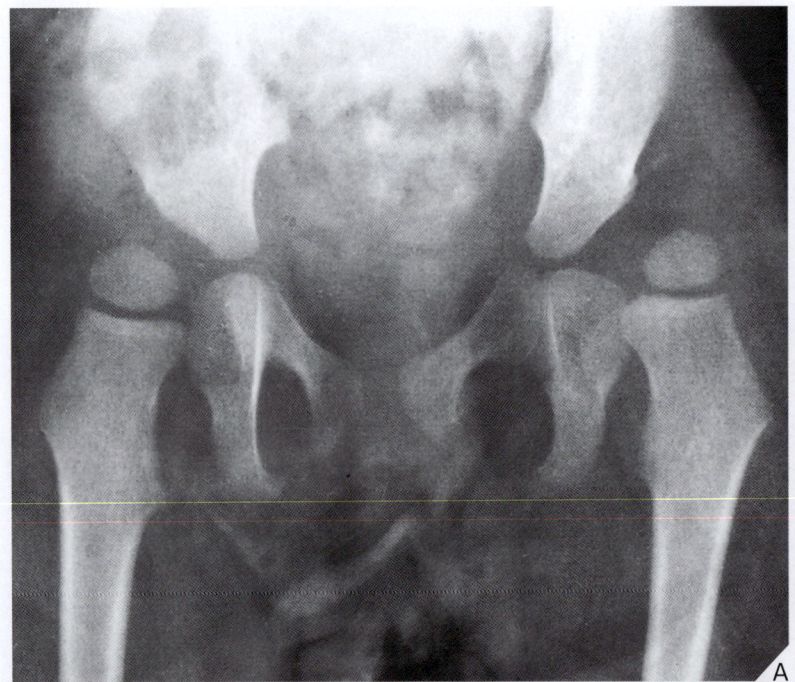
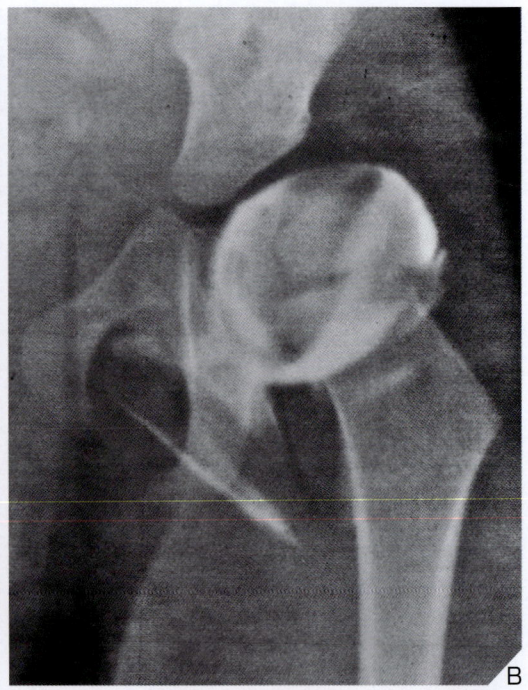

図 31-11　発育性股関節形成不全（左脱臼）
（A）1 歳女児，骨盤 X 線正面像．左股関節脱臼を認める．（B）Pavlik ハーネスを用いた保存的治療後の関節造影像．大腿骨頭は寛骨臼内におさまっている．Shenton-Menard 線も平滑に連続している（図 32-9A 参照）．（C）しかし CT 冠状断像では後外方への亜脱臼が残存している．

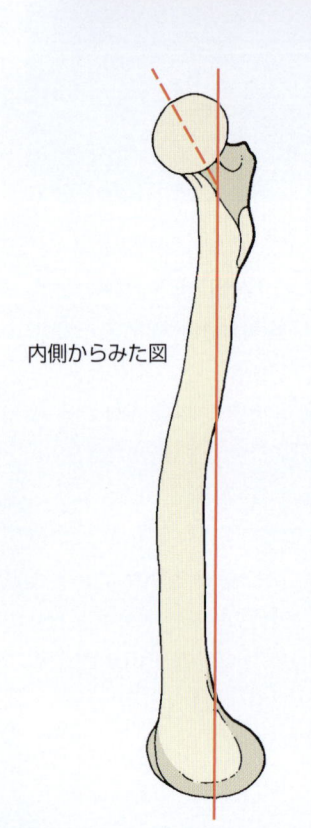

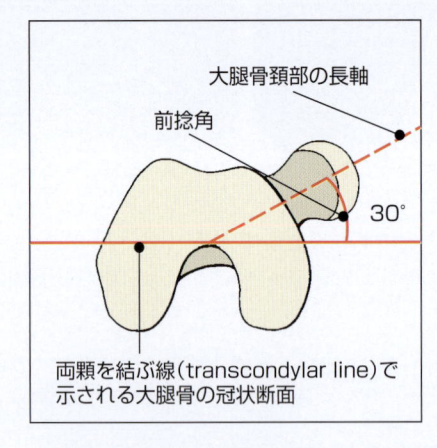

図 31-12　大腿骨頭の前捻角
大腿骨頭の前捻角とは冠状断における大腿骨頭と頚部の前方への捻じれの角度である．冠状断で大腿骨頚部の長軸と大腿骨顆部の両顆を結ぶ線（transcondylar line）のなす角である（図 30-13 参照）．

内側からみた図

大腿骨頚部の長軸

前捻角

30°

両顆を結ぶ線（transcondylar line）で示される大腿骨の冠状断面

年齢（歳）	前捻角の正常範囲
0～1	30～50°
1～2	30°
3～5	25°
骨成熟	8～15°

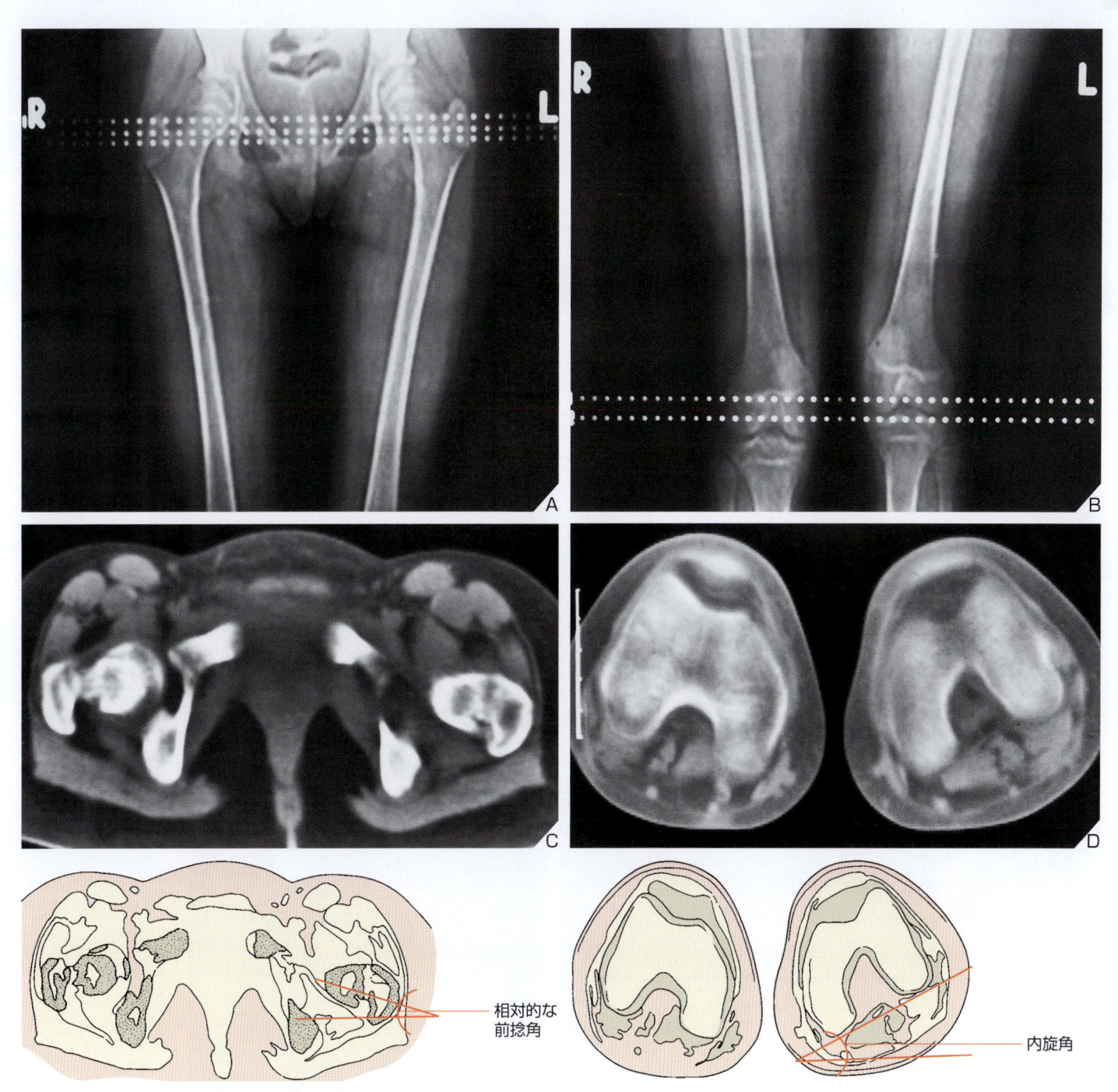

図 31-13　CT 上での前捻角（angle of version）の決め方
CT で大腿骨頭の前捻角を測る際には，患者は仰臥位，下肢は中間位，両足部はテープでひとくくりにし，膝は台にテープで固定する．できれば両側の股・両膝関節が単回の撮影で同じフィルムに撮影できるとよいが，患者の背が高いと別々に撮影することもある（**A，B**）．後者の場合は 1 回目と 2 回目の撮影の間に患者が動かないように留意する．大腿骨頚部と大転子の近位を通る面（**C**）で骨頭と大転子を目印として大腿骨頚部に線を引く．この線と水平線（CT 台のライン）のなす角で相対的な前捻角が決まる．大腿骨顆部と顆間切痕を通る面（**D**）で両顆の後方の接線を引くと，この線と水平線とのなす角で下肢の内旋/外旋角が決まる．これら 2 つの計測角度から真の捻れ角（前捻角または後捻角）が計算できる．図の症例のように膝が内旋していると，2 つの角度の合計が前捻角になる．膝が外旋している場合は，股関節のレベルで得られた値から膝関節のレベルで得られた値を引けば，大腿骨頭前捻角が得られる．

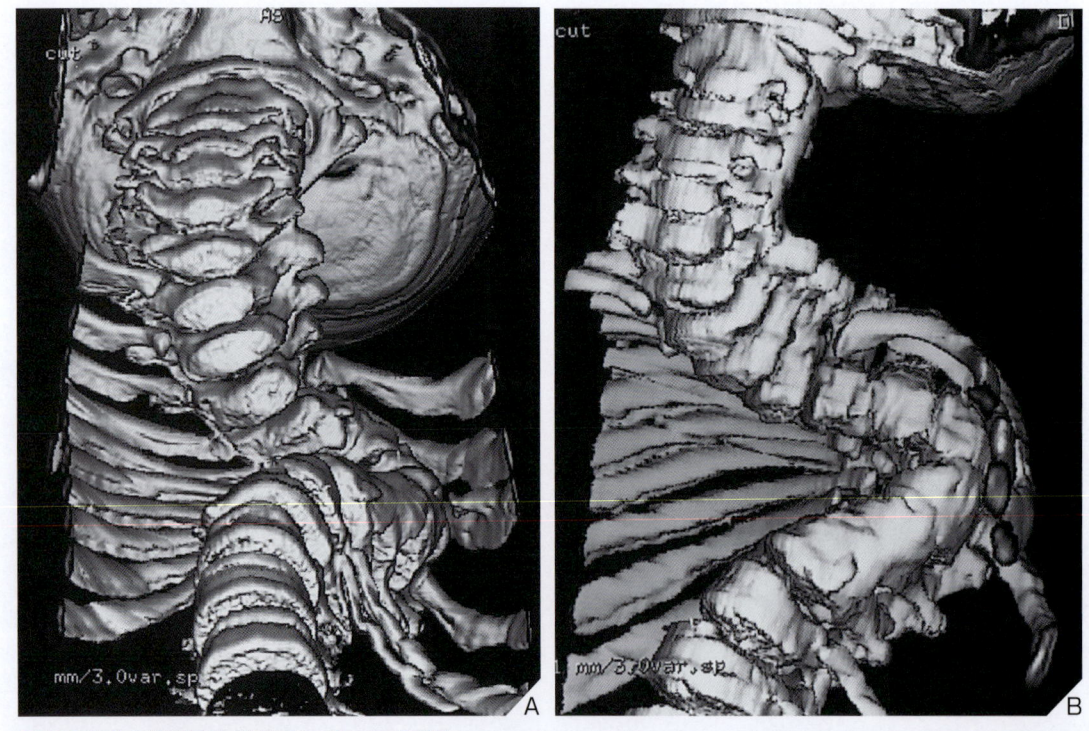

図31-14　先天性後側弯症の 3D-CT 所見
4 歳男児，先天性後側弯症の 3D-CT（A）前額面像，（B）側面像．脊柱変形の全体像がわかり，位置確認に効果的である．

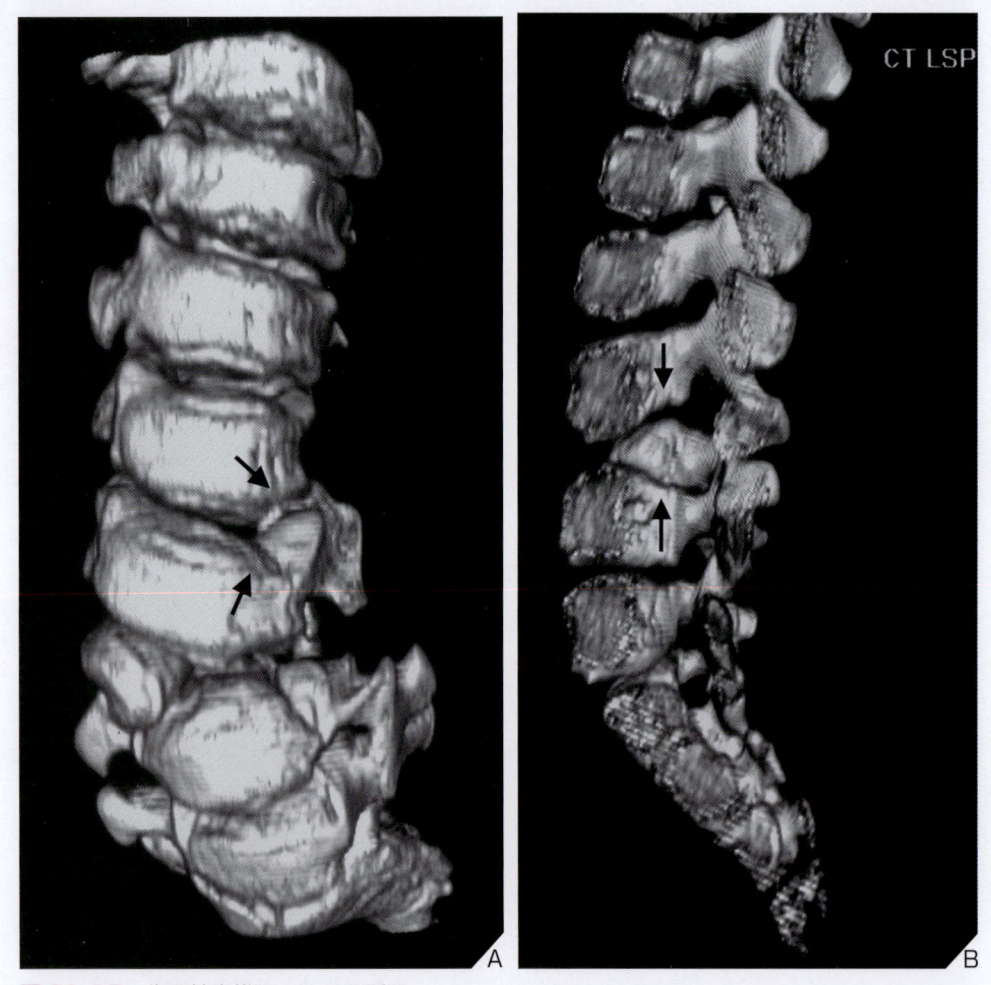

図31-15　先天性半椎の 3D-CT 所見
5 歳女児，先天性右側弯の腰椎 3D-CT（A）前額面像，（B）側面像．L3 と L4 間に半椎（→）が挟まれている．

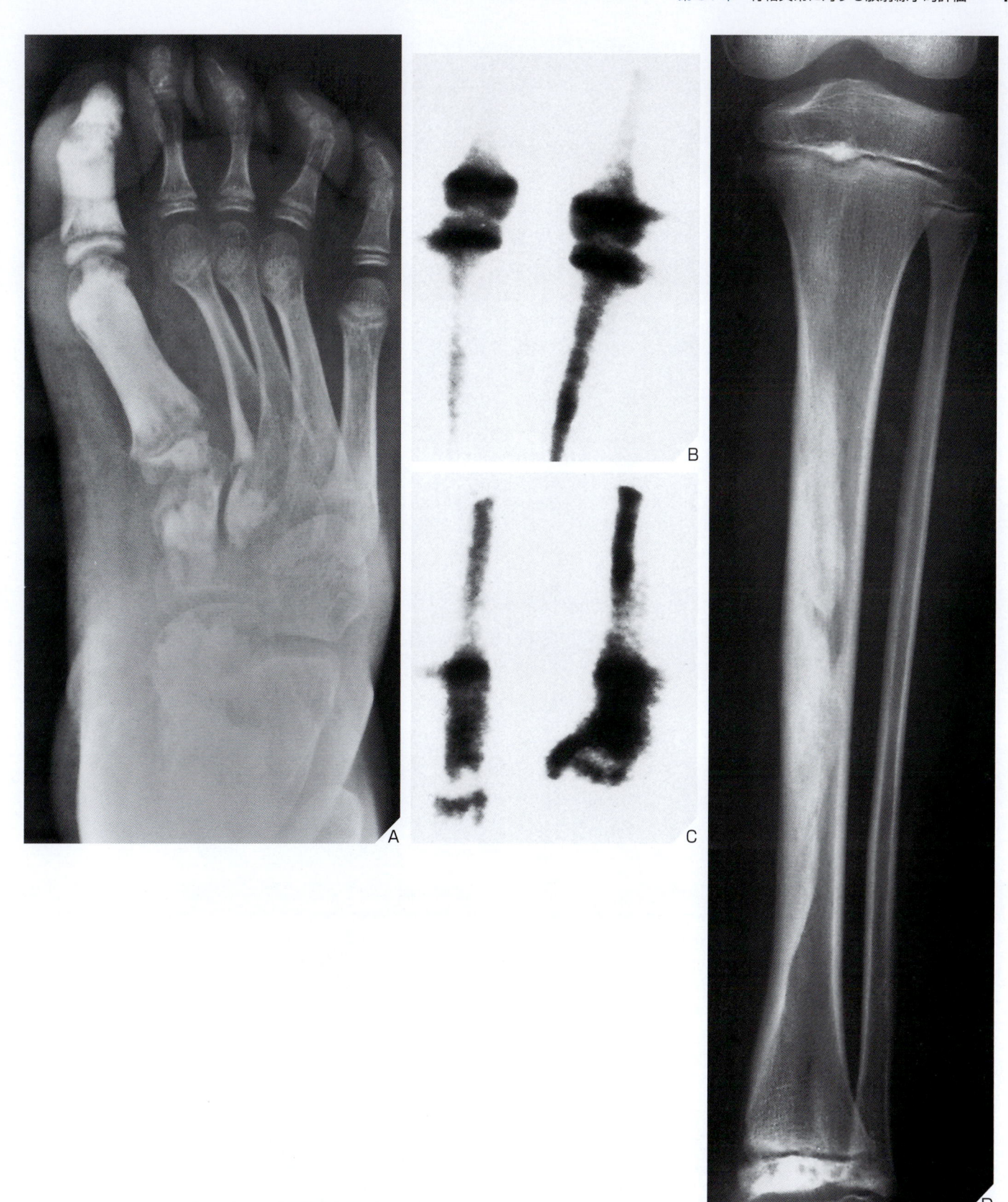

図 31-16 メロレオストーシス（流ろう骨症）
9 歳男児，生下時より左足部変形を認め内反足と診断されていた．（A）単純 X 線足部正面像では，内反足変形とともに母趾の趾節骨，第 1・2 中足骨，第 1・2 楔状骨，距骨，踵骨の硬化性病変を認める．これらの変化は硬化性の異形成であるメロレオストーシスの典型的な所見である．（B, C）骨スキャンでは，放射性同位元素で標識された薬物が取込まれることによって骨病変の範囲が足だけではなく左脛骨にもあることが示されている．（D）左脛骨の所見は単純 X 線像でも確認できる．

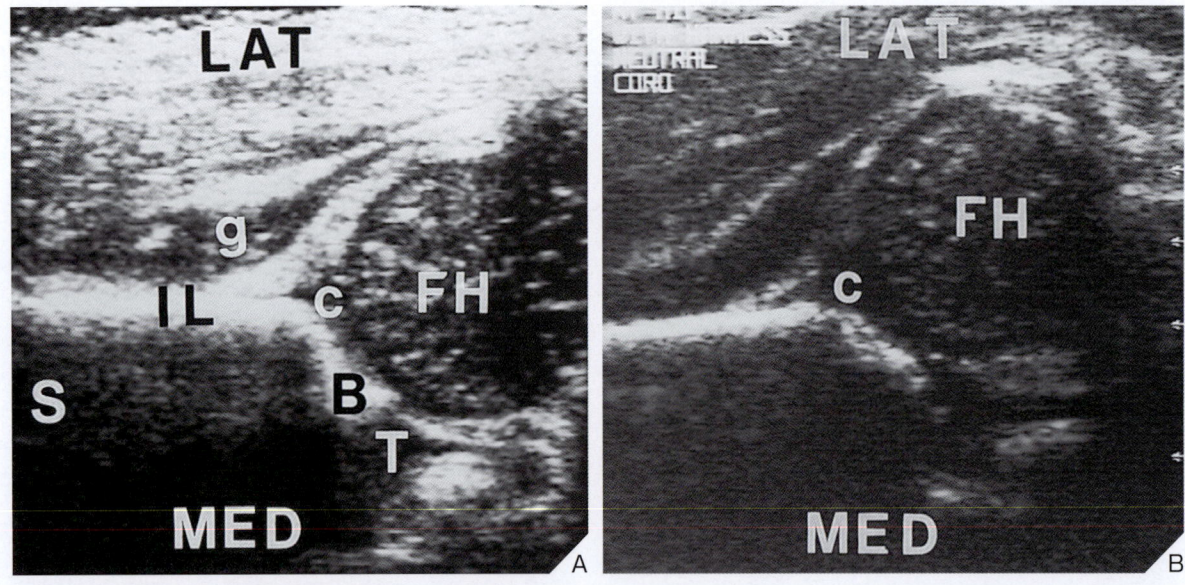

図31-17　新生児の股関節超音波所見（前額断像）
（A）正常の寛骨臼と大腿骨頭の位置関係．（B）寛骨臼形成不全と外方に亜脱臼した骨頭が描出されている．
FH：大腿骨頭，C：軟骨性臼蓋，B：骨性臼蓋，T：Y軟骨，g：大殿筋，IL：腸骨，S：上方，LAT：外側，MED：内側．
（E. Gerscovich, MD, Sacramento, California のご好意による）

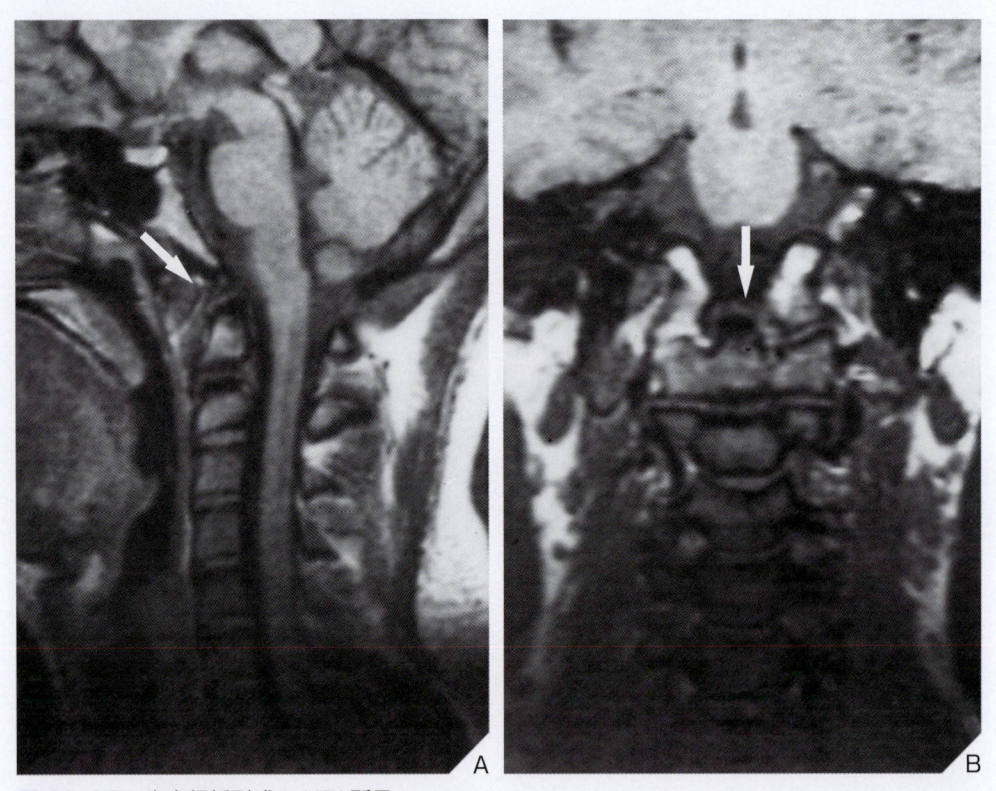

図31-18　歯突起低形成のMRI所見
（A）T1強調矢状断像［SE：繰り返し時間（TR）800/エコー時間（TE）20 msec］．正常なC2椎体から伸びた低形成な歯突起（→）が描出されている．（B）T1強調冠状断像（SE：TR 800/TE 20 msec）．C2椎体は正常だが未発達な歯突起が形成されている（→）．環椎は後頭骨と癒合しているため後頭顆がない．
（Beltan J. MRI：muscloskeletal system. Philadelphia：JB Lippencott；1990 より引用）

図 31-19　脊髄正中離開症の MRI 所見
（A）プロトン密度強調横断像［高速スピンエコー（FSE）：TR 5,000/TE 16 msec ef］．17 歳女性，二分脊椎・脊髄正中離開症．T12 レベルで分裂した脊髄がみられる．（B）T2 強調矢状断像（FSE：TR 3,000/TE 133 msec ef）．著明に拡張した硬膜嚢のなかに低信号の線維性隔壁を認める．髄液は高信号に描出される．

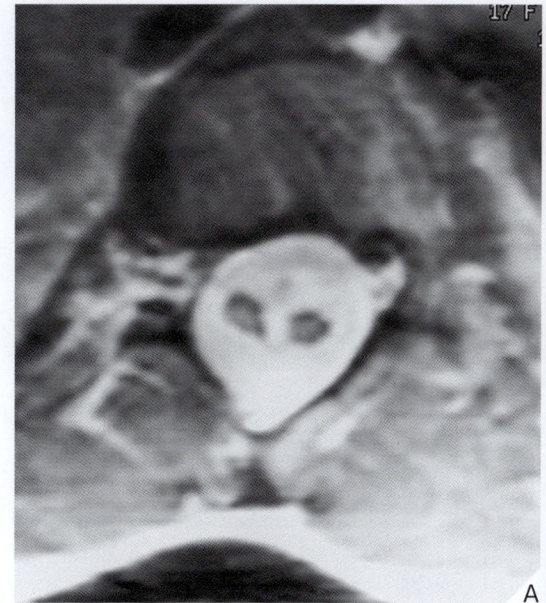
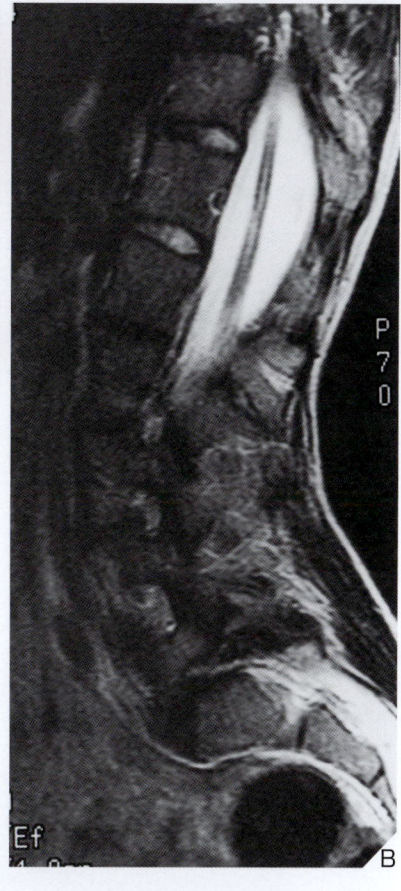

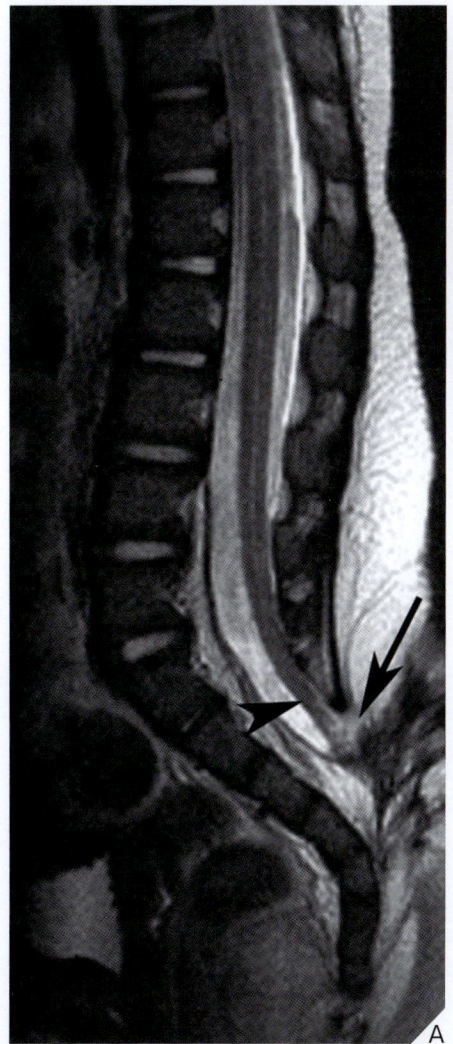
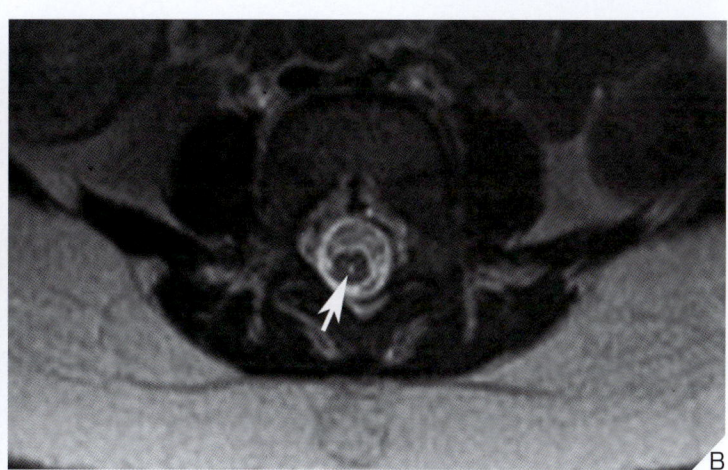

図 31-20　係留脊髄の MRI 所見
（A）T2 強調矢状断像．仙骨上に凹みを認めた新生児．仙骨の閉鎖不全の高位（→）に係留された，脊髄円錐部の低位を伴う終糸の肥厚（▷）を認める．胸腰髄に空洞症がみられる．仙骨上の皮下脂肪組織内に fibrous stranding がみえる．（B）L4 レベルの T2 強調横断像．脊髄空洞がみられる（→）．

31

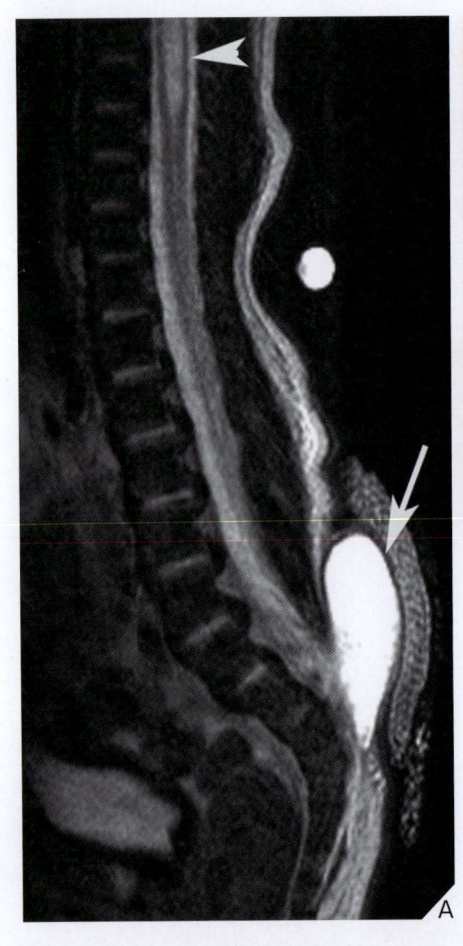

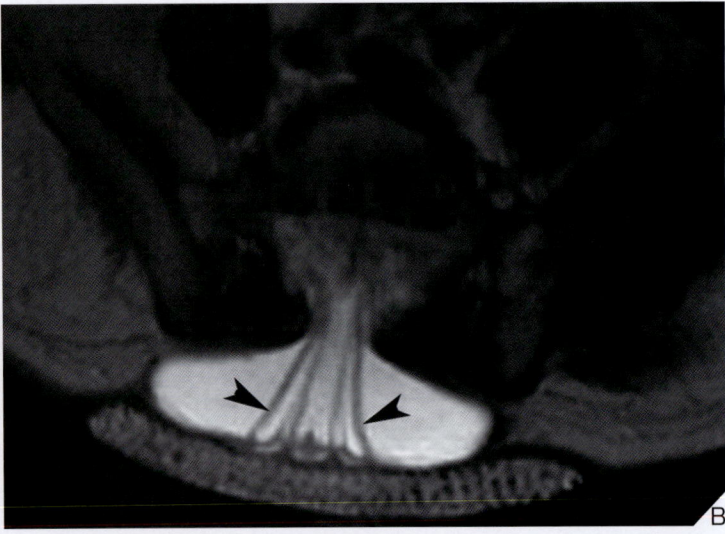

図 31-21 脊髄髄膜瘤と係留脊髄の MRI 所見
（A）新生児の T2 強調矢状断像．脊髄髄膜瘤（→），係留脊髄と下位胸髄に脊髄空洞症（▷）を伴う仙骨閉鎖不全．（B）第 1 仙椎レベルの T2 強調横断像．仙骨欠損部を貫通し神経要素（▶）を含む脊髄髄膜瘤がみられる．ここには示さないが，本症例は扁桃ヘルニアも合併していた．Chiari 奇形タイプ I と最終診断された．

覚えておくべきポイント

❶ 先天異常は骨形成，骨成長，骨成熟やモデリングの障害で構成される

❷ ほとんどの先天・発育性異常は単純 X 線像で診断可能だが，以下にあげるような補助的な画像の利用も検討すべきである：
- 放射性核種（ラジオアイソトープ）骨スキャン　とくに多様な形成不全の病変部位の広がりの評価
- CT　とくに発育性股関節形成不全（脱臼，亜脱臼，寛骨臼形成不全）や大腿骨頭の前捻角を評価
- 3D-CT　とくに脊柱変形の評価
- 超音波像　とくに発育性股関節形成不全（脱臼，亜脱臼，寛骨臼形成不全）の評価
- MRI　とくに脊柱，硬膜嚢，脊髄の異常の評価

❸ 足関節や足など複雑な構造をもつ部位の評価には特殊撮影法を要することがある

❹ 種々の先天性異常，とくに股関節脱臼の治療経過や結果の評価には超音波像や CT が有用である

引用文献・参考図書

1. Bailey JA. *Disproportionate short stature: diagnosis and management.* Philadelphia: WB Saunders; 1973.
2. Barksy AJ. Macrodactyly. *J Bone Joint Surg [Am]* 1967; 49A: 1255-1266.
3. Beighton P, Cremin B, Faure C, et al. International nomenclature of constitutional diseases of bone. *Ann Radiol* 1984; 27: 275.
4. Beltran J. *MRI: musculoskeletal system.* Philadelphia: JB Lippincott; 1990.
5. Berkshire SB, Maxwell EN, Sams BF. Bilateral symmetrical pseudoarthrosis in a newborn. *Radiology* 1970; 97: 389-390.
6. Boal DKB, Schwenkter EP. The infant hip: assessment with real-time US. *Radiology* 1985; 157: 667-672.
7. Brower JS, Wootton-Gorges SL, Costouros JG, Boakes J, Greenspan A. Congenital diplopodia. *Pediatr Radiol* 2003; 33: 797-799.
8. Carlson DH. Coalition of the carpal bones. *Skeletal Radiol* 1981; 7: 125-127.
9. Chung MS. Congenital differences of the upper extremity: classification and treatment principles. *Clin Orthop Surg* 2011; 3: 172-177.
10. Cleveland RH, Gilsanz V, Wilkinson RM. Congenital pseudoarthrosis or the radius. *Am J Roentgenol* 1978; 130: 955-957.
11. Eich GF, Babyn P, Giedion A. Pediatiric pelvis: radiographic appearance in various congenital disorders. *Radiographics* 1992; 12: 467-484.
12. Gerscovich EO. Infant hip in developmental dysplasia: facts to consider for a successful diagnostic ultrasound examination. *Applied Radiol* 1999; 28: 18-25.
13. Graf R. New possibilities for the diagnosis of congenital hip joint dislocation by ultrasonography. *J Pediatr Orthop* 1983; 3: 354-359.
14. Graham CB. Assessment of bone maturation: methods and pitfalls. *Radiol Clin North Am* 1972; 10: 185-202.
15. Grissom LE, Harcke HT. Imaging in developmental dysplasia of the hip. *Imaging* 1992; 4: 79-85.
16. Hotston S, Carthy H. Lumbosacral agenesis: a report of three new cases and a review of the literature. *Br J Radiol* 1982; 55: 629-633.
17. International nomenclature of constitutional diseases of bone. *Am J Roentgenol* 1978; 131: 352-354.
18. Kozin SH. Upper-extremity congenital anomalies. *J Bone Joint Surg* 2003; 85(A): 1564-1576.
19. Kulik SA, Clanfon TO. Tarsal coalition. *Foot Ankle Int* 1996; 17: 286-296.
20. Laor T, Jaramillo D, Hoffer FA, Kasser JR. MR imaging in congenital lower limb deformities. *Ped Radiol* 1996; 26: 381-387.
21. Newman JS, Newberg AH. Congenital tarsal coalition: multimodality evaluation with emphasis on CT and MR imaging. *Radiographics* 2000; 20: 321-332.
22. O'Rahilly R, Gardner E, Gray DJ. The skeletal development of the hand. *Clin Orthop* 1959; 13: 42-50.
23. Page LK, Post MJD. Spinal dysraphism. In: Post MJD, ed. *Computed tomography of the spine.* Baltimore: Williams & Wilkins; 1984.
24. Reed MH, Genez B. Hands. In: Reed MH, ed. *Pediatric skeletal radiology.* Baltimore: Williams & Wilkins; 1992: 584-625.
25. Rubin P. *Dynamic classification of bone dysplasias.* Chicago: Year Book Medical Publishers; 1972.
26. Sharma BG. Duplication of the clavicle with triplication of the coracoid process. *Skeletal Radiol* 2003; 32: 661-664.
27. Smith CF. Current concepts review—tibia vara(Blount's disease). *J Bone Joint Surg [Br]* 1982; 64B: 630-632.
28. Stanitski DF, Stanitski CL. Fibular hemimelia: a new classification system. *J Ped Orthop* 2003; 23: 30-34.
29. Walker HS, Lufkin RB, Dietrich RB, Peacock WJ, Flannigan BD, Kangarloo H. Magnetic resonance of the pediatric spine. *Radiographics* 1987; 7: 1129-1152.
30. Wechsler RJ, Karasick D, Schweitzer ME. Computed tomography of talocalcaneal coalition: imaging techniques. *Skeletal Radiol* 1992; 21: 353-358.
31. Wechsler RJ, Schweitzer ME, Deely DM, Horn BD, Pizzutillo PD. Tarsal coalition: depiction and characterization with CT and MR imaging. *Radiology* 1994; 193: 447-452.
32. Zaleske DJ. Development of the upper limb. *Hand Clin* 1985; 1: 383-390.

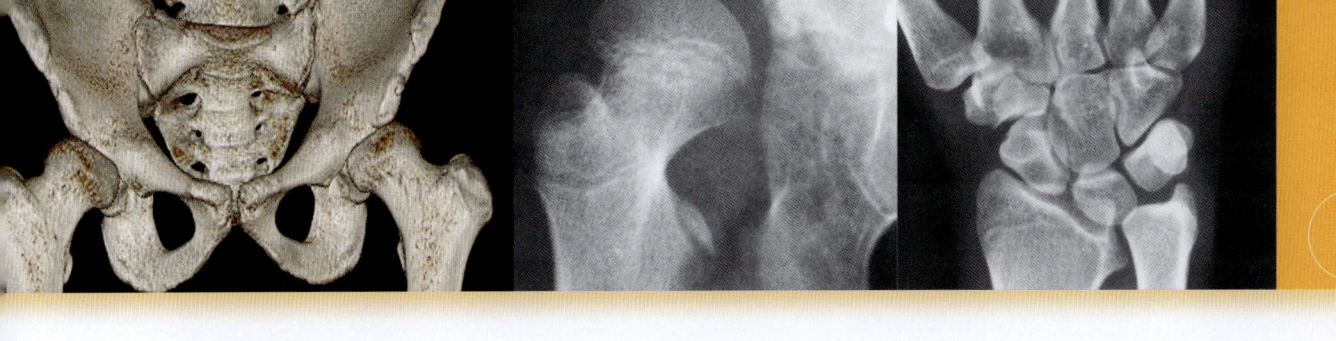

32 上肢および下肢の異常

A 肩甲帯と上肢の異常

1．先天性肩甲骨高位症（Sprengel 変形）

　先天性肩甲骨高位症として知られる Sprengel 変形は片側または両側性である．肩甲骨は小さく，高位にあり，下端が脊椎方向を向くように回旋していることが特徴で，肩または胸部の単純 X 線正面像で容易に識別できる（図 32-1）．左肩甲骨に好発し，約 75％ は女児である．ほとんどは弧発性だが，常染色体優性遺伝する場合もある．家族性の Sprengel 変形は Corno 病として知られる．本症はしばしば先天性側弯症，肋骨癒合，二分脊椎，頚椎椎体癒合，上位胸椎の椎体癒合（GDF3 と GDF6 遺伝子の変異に起因する Kilippel-Feil 症候群）（図 32-2）などを合併するため，先天的な肩甲骨高位の所見は重要である．また，高位にある肩甲骨と頚椎（通常は第 5 または第 6 頚椎）とが骨性に結合することがあり，肩甲脊椎骨（omovertebral bone）として知られる（図 32-3）．

2．Madelung 変形

　1879 年にドイツの外科医である Otto Madelung によって初めて報告された，橈骨遠位と手根骨における発育異常である．通常青年期の女性に生じやすく，外傷や感染の既往なく手関節痛と可動域制限を呈する．現在 Madelung 変形という用語は，橈骨遠位の成長軟骨の早期閉鎖によって生じた手関節と尺骨遠位の変形を生じる多様な状態を表すものとして使われている．疫学的な見地からは外傷後変形，形成不全，特発性に分けられる．遺伝的な原因も提唱されている．中間肢節短縮型の低身長症（たとえば X 染色体の Xp23 バンド上にある SHOX 遺伝子の欠失や重複が原因の Leri-Weill 軟骨異形成症）や X 染色体の変異（たとえば Turner 症候群）に合併するといわれている．外傷

後変形は橈骨遠位の成長を妨げる単回または繰り返す外傷後に生じると考えられている．Madelung 変形を伴う骨系統疾患には遺伝性の多発性軟骨性外骨腫症，Ollier 病，軟骨無形成症，多発性骨端異形成症，Hurler 症候群や Morquio 症候群を含むムコ多糖症が知られている．

　臨床所見では手が前腕の長軸へ掌側偏位し，尺骨が背側に亜脱臼する．前腕の回外，手関節の背屈と橈屈が制限されるが，前腕の回内と手関節の掌屈は通常保たれている．

　Madelung 変形の画像診断基準は Dannenberg らにより提唱されている（表 32-1）．本疾患に伴う異常所見は前腕遠位と手関節の単純 X 線正面像と側面像で示される（図 32-4, 5）．

　Madelung 変形の外科的治療は疼痛の軽減と外観の改善を目的に行う．術式には多くの方法があり，靱帯剝離（Vickers physiolysis），楔状骨切り術，Carter Wzaki ドーム状骨切り術，橈・舟状・有頭関節固定術が含まれる．時折，Darrach や Suavé-Kpandji 法も適応になる．

B 骨盤帯と股関節の異常

　骨盤帯と股関節の評価に有用な撮影法の概要を表 32-2 に示す．

1．発育性股関節形成不全（developmental dysplasia of the hip：DDH）

　股関節は先天性脱臼がもっとも多く生じる部位である．発生率は出生 1,000 人に対し 1.5 人であり，女児は男児の 8 倍多い．片側脱臼では左が右の 2 倍多く，両側脱臼は全体の 25％ 以上を占める．通常黒人より白人に多く，地中海沿岸や北欧諸国で頻度が高いが，中国では非常に少ない．これは児の股関節を屈曲外転して母親の背中におぶう中国の風習が一因ではないかといわれている．

　股関節脱臼の診断は臨床所見と画像所見で行う．新生児や乳

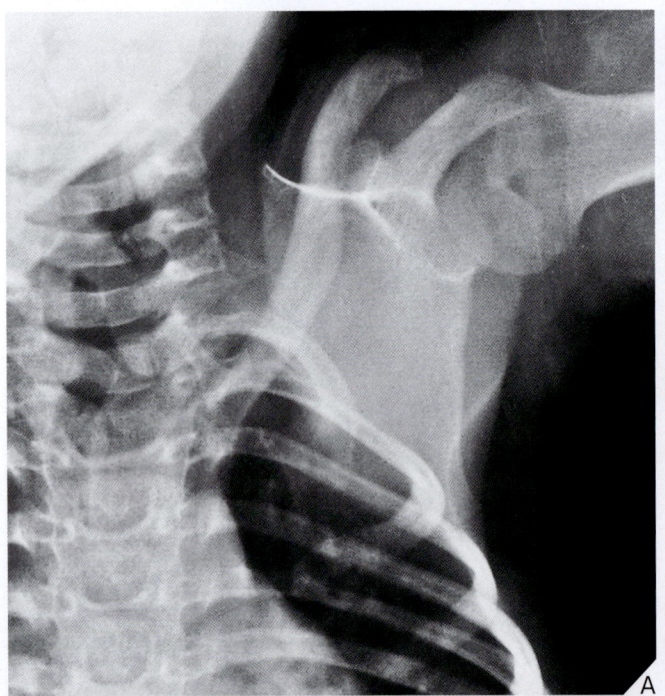

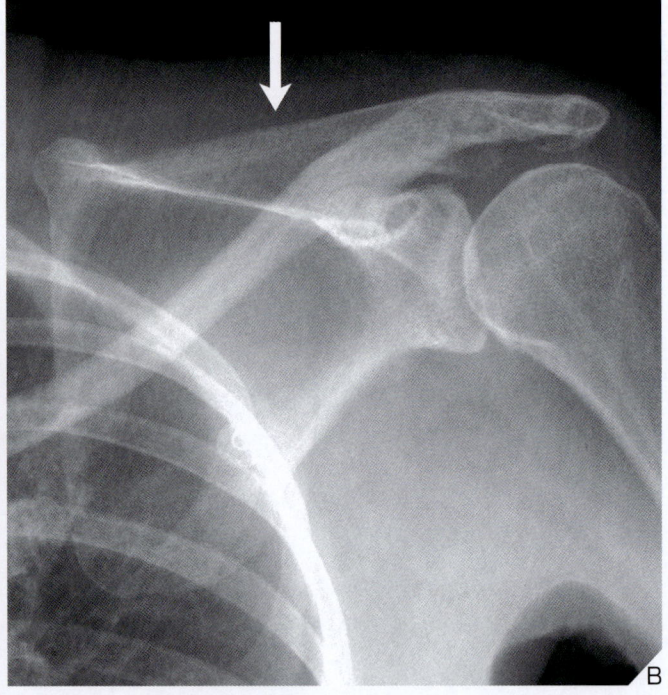

図 32-1　Sprengel 変形
（A）1 歳男児の左肩関節 X 線正面像．Sprengel 変形に典型的な左肩甲骨高位を呈する．
58 歳女性の左肩関節（B）正面像と（C）斜位像．幼少期より肩甲骨が曲がっていることに気付いていた．左肩甲骨高位症を呈する（→）．

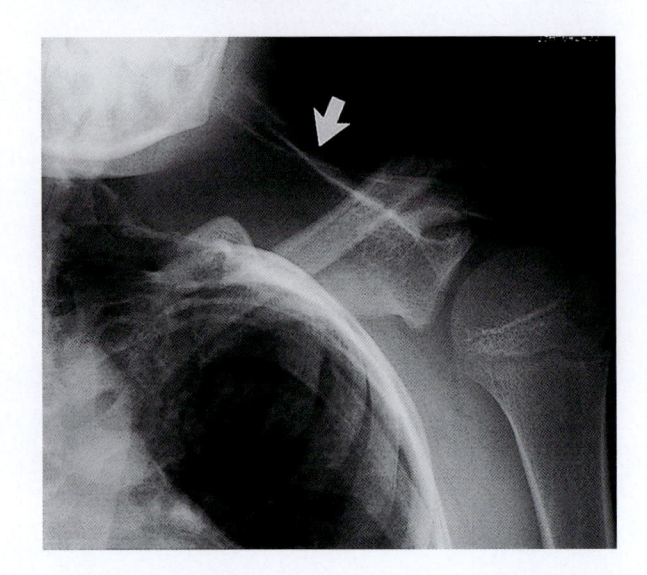

図 32-2　Klippel-Feil 症候群と Sprengel 変形
Klippel-Feil 症候群の 13 歳男児．左肩関節 X 線正面像で肩甲骨高位にあることがわかる（→）．

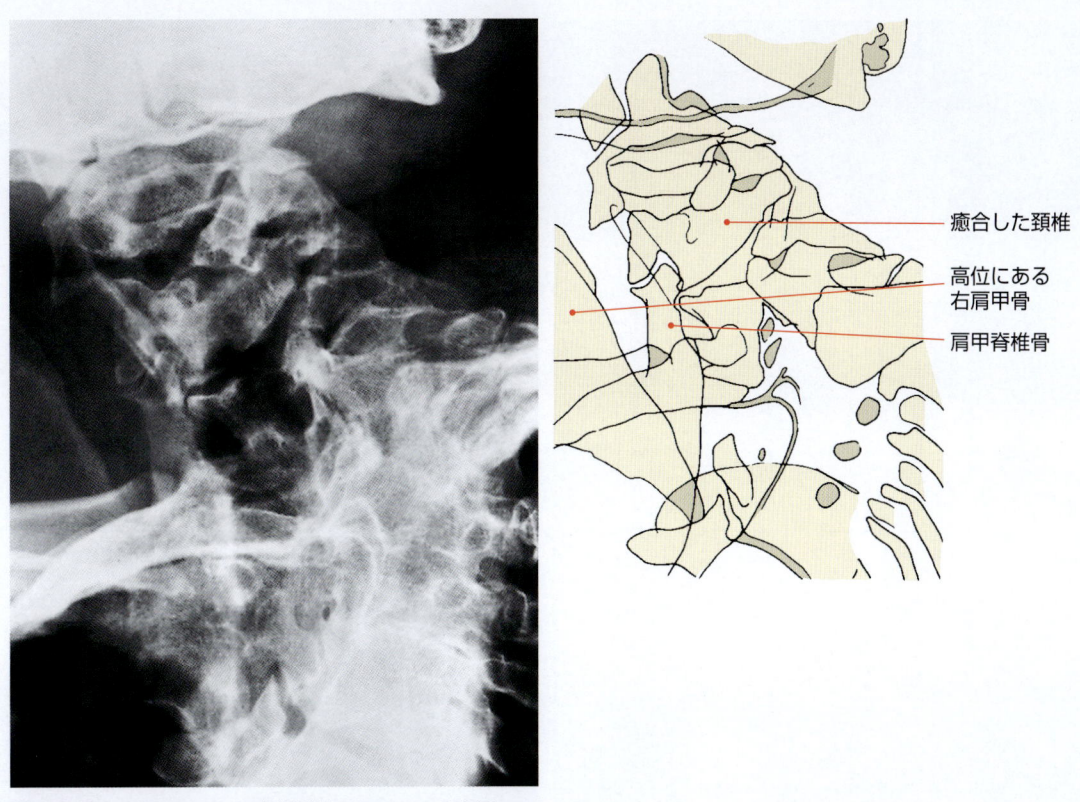

癒合した頚椎

高位にある
右肩甲骨

肩甲脊椎骨

図 32-3　Klippel-Feil 症候群と Sprengel 変形
　37 歳女性．頚椎と上位胸椎の正面像．Klippel-Feil 症候群（頚椎の癒合）に伴う Sprengel 変形（高位にある右肩甲骨と C5 椎体をつなぐ肩甲脊椎骨）．

表 32-1	Madelung 変形の画像診断基準

<u>橈骨の変化</u>
　　二重弯曲（内側と背側）
　　骨長の減少
　　三角形の遠位骨端
　　関節面の内側・掌側への角状変形を伴う遠位成長軟骨内側の早期閉鎖
　　骨の内側縁に沿う局所的な骨透亮像
　　遠位内側縁の外骨腫

<u>尺骨の変化</u>
　　背側亜脱臼
　　尺骨頭の骨硬化像（高密度化と弯曲）
　　骨長の増加

<u>手根骨の変化</u>
　　月状骨を頂点とした三角形配列
　　遠位橈尺骨間の開大
　　手根角の減少

（Dannenberg M, Anton JI, Spiegel MB. Madelung's deformity. Consideration of its roentgenological diagnostic criteria.
AM J Roentgenol 1939 ; 42 : 671 より改変）

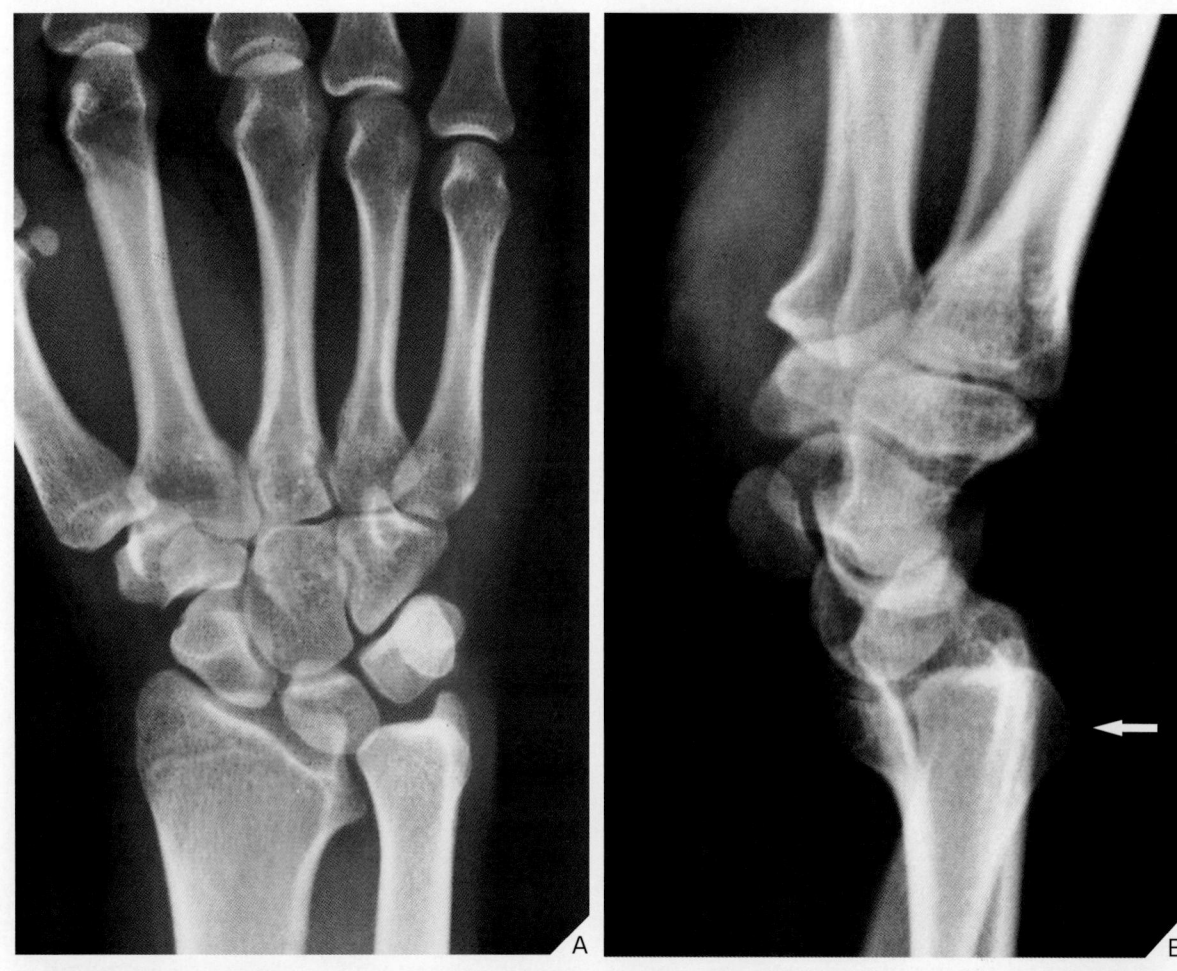

図 32-4 Madelung 変形
21 歳女性.（**A**）左手関節 X 線正面像. 遠位端が三角の形状にない短縮した橈骨がみられる. これに伴い手根骨は, 月状骨の先端が橈骨と尺骨の間に挟まれて三角の立体配置になっている.（**B**）側面像では尺骨の背側亜脱臼を認める（→）.

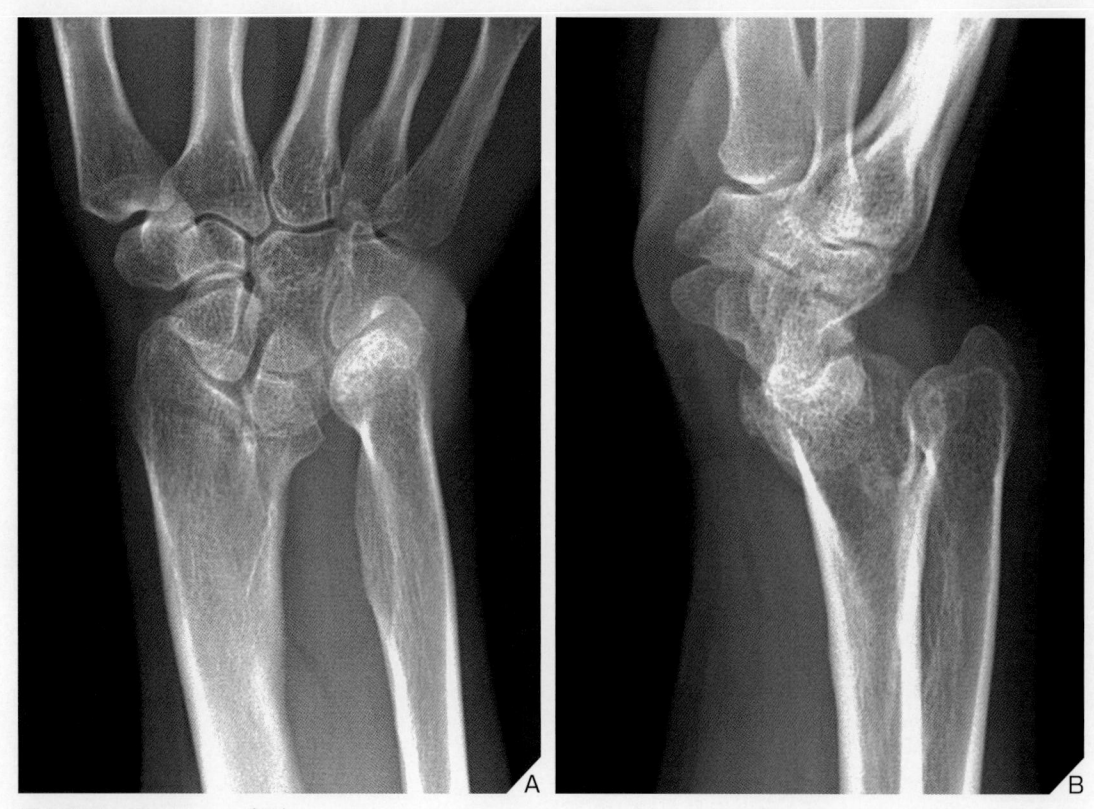

図 32-5 Madelung 変形
42 歳女性.（**A**）左手関節 X 線正面像および（**B**）側面像. 橈骨の短縮, 背側亜脱臼を伴う尺骨の延長と, 橈骨と尺骨間に挟まれた月状骨を頂点とした手根骨の三角形配列という, 本疾患に特徴的な変化を示している.
（Robert M Szabo, MD, Sacramento, California のご好意による）

表32-2	骨盤帯，股関節の異常を評価するために有用な撮影法とその方向
撮影法/方向	**重要な異常所見**
発育性股関節形成不全（DDH）	
骨盤・股関節の正面像	各指標の決定
	Hilgenreiner 線（Y線）
	acetabular index
	Perkins-Ombredanne 線
	Shenton-Menard 線（arc）
	Wiberg の center-edge（CE）角
	大腿骨頭骨端部の骨化中心
	大腿骨頭と寛骨臼の位置関係
股関節の外転内旋位正面像	Andrén-von Rosen 線
関節造影	関節の求心性
	形態把握
	軟骨性臼蓋縁（臼蓋嘴）
	円靱帯
	輪　帯
CT（単独または造影剤併用）	大腿骨頭と寛骨臼の位置関係
	上方，側方，後方への亜脱臼
	寛骨臼のなかの大腿骨頭の位置
超音波	臼蓋，軟骨性臼蓋縁の形態
先天性内反股	
骨盤，股関節の正面像	大腿骨頚部および大腿骨軸の内反角度
大腿近位欠損症	
股関節，大腿骨近位の正面像	大腿骨短縮
	大腿骨近位部の上方，後方，側方転位
関節造影	大腿骨頭の非骨化
Legg-Calvé-Perthes 病（Perthes 病）	
股関節の正面像，開排位像	大腿骨頭壊死（crescent sign，軟骨下骨圧潰）
	Gage sign
	大腿骨頭亜脱臼
	成長軟骨板の水平化
	骨端部外側の石灰化
	骨幹端の囊胞状変化
関節造影	股関節の求心性異常
	関節軟骨の肥厚
骨スキャン	放射性同位元素の集積低下（早期）
	放射性同位元素の集積増加（晩期）
CT，MRI	股関節の求心性異常
	骨壊死
大腿骨頭すべり症	
股関節の正面像	Capener 三角の消失
	関節周辺の骨萎縮
	成長軟骨板の開大・不鮮明
	大腿骨頭骨端高の低下
	大腿骨頚部外側骨皮質の延長線と骨端の交差欠如
	Herndon hump
	軟骨分離（合併症）
股関節の開排位像	大腿骨頚部外側骨皮質の延長線と骨端の交差欠如
	大腿骨骨端部のすべり（転位）
骨スキャン，MRI	骨壊死（合併症）

児の脱臼を疑う複数の臨床所見が知られている（表32-3）．

a 画像評価

　脱臼，亜脱臼，寛骨臼形成不全はそれぞれ特徴的な画像所見をもつ．先天性股関節形成不全（congenital hip dysplasia）という用語は，1925 年に Hilgenreiner によって初めて紹介され，股関節の発達遅延や発育阻害に関係し，異常な寛骨臼と変形した大腿骨頭の適合異常が進行するものとされている（図32-6）．これは亜脱臼や寛骨臼形成不全の前駆状態と考えられる．現在では脱臼，亜脱臼，寛骨臼形成不全のすべてを合せて，発育性股関節形成不全（developmental dysplasia of the hip：DDH）という用語が使われている．亜脱臼では大腿骨頭と寛骨臼は異常な位置関係にあるが，両者は接している（図32-7）．脱臼では大腿骨頭と寛骨臼の関節軟骨との接触は完全に失われており，多くは大腿骨近位部が上方に転位し，ときに外方，後方，後外方への脱臼もみられる（図32-8）．

b 計　測

　成人股関節と異なり，新生児の股関節では大腿骨頭が骨化しておらず軟骨体（cartilaginous body）であるため，大腿骨頭と寛骨臼の関係を単純Ｘ線像上で直接評価するのは難しい．生後3～6ヵ月で骨化中心が出現するが，遅延する場合はDDH の徴候とみなす．また，大腿骨と寛骨臼の関係を確認するには大腿骨頚部も指標になる．単純Ｘ線骨盤正面像は大腿骨頭と寛骨臼

32

表32-3	DDH（股関節脱臼）の臨床像

開排制限（股関節内転筋の短縮・拘縮）
鼡径部・大腿部の皮膚溝が深く，非対称性
一側下肢の短縮
Allis または Galeazzi sign*：膝・股関節屈曲位において患側の膝の位置が低位となる（この肢位においては大腿骨頭が寛骨後方に位置するため）．
Ortolani jerk sign（整復感，整復徴候）
Barlow test（脱臼感，脱臼徴候）
Telescoping or pistoning action of thighs（大腿骨頭が寛骨内にないため）*
Trendelenburg test*：両足起立後，健側肢を挙上し患肢に荷重をかけると，股関節外転筋弱化のために，健側の股関節部が墜下する．
あひる歩行（wadding gait）*

*この所見は年長児においてみられる．

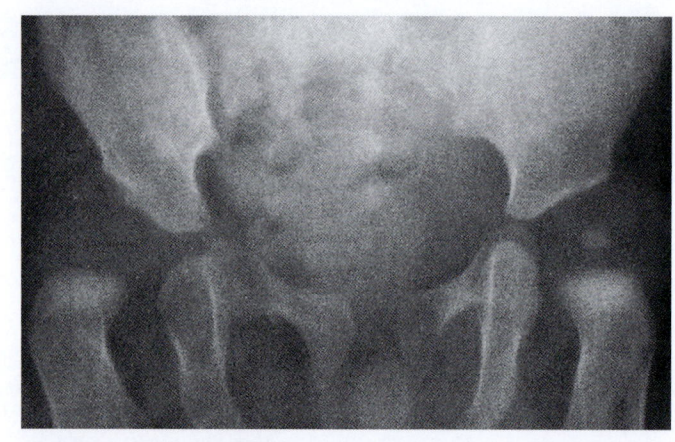

図 32-6　DDH（右脱臼）
1 歳男児．骨盤 X 線正面像．軽度扁平化した寛骨臼と右大腿骨骨端の骨化中心の出現が遅延している．左の骨端部骨化中心は Y 軟骨の外側に出現している．

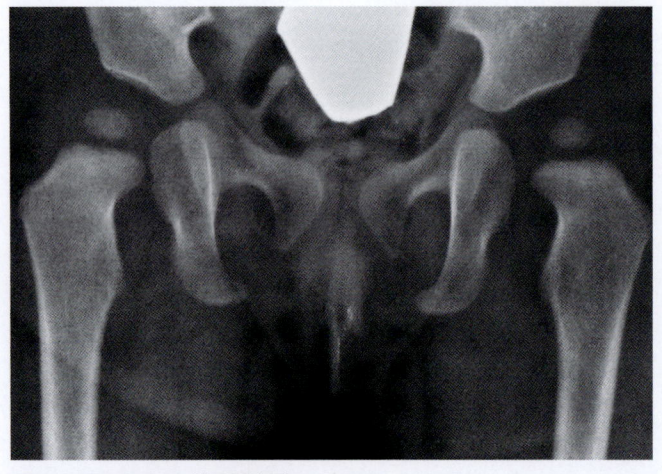

図 32-7　DDH（左亜脱臼）
1 歳女児．骨盤 X 線正面像．左股関節に上外側への亜脱臼を認める．左は骨端のサイズがやや小さい．

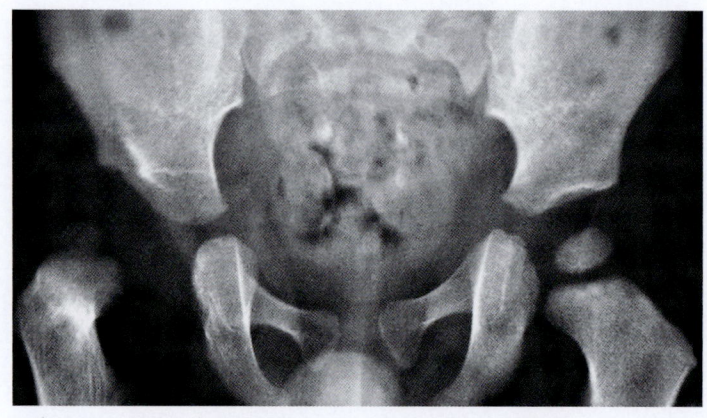

図 32-8　DDH（右脱臼）
2 歳男児．骨盤正面像．右股関節に上外側への完全脱臼を認める．健側に比べ寛骨臼と骨化中心の位置関係が異常である．

との位置関係を評価する際に用い，間接的指標を決める基盤となる．ただし正確な測定をするためには，適切な肢位で撮影しなければならない．両下肢は中間位で伸展し長軸方向のアライメントを整え，確実に骨盤を左右対称にするために X 線の中央部分を恥骨結合のやや上方の正中に入射する必要がある．大腿骨頭と寛骨臼との関係を評価する計測法には以下のものがある（図 32-9）．

❶ Hilgenreiner 線または Y 線：左右の Y 軟骨（triradiate cartilage）の上部を通る線である．骨頭と寛骨臼の位置関係を評価するうえで有用で，以下に示す他の指標の基線になる．

❷ 臼蓋角（acetabular index）：臼蓋への接線と Y 線のなす角で，正常でも 30°以上になることがあるため，単独で脱臼の診断はできない．しかし一般的に 30°以上は異常で，脱臼してもおかしくない状態（impending dislocation）とみなされる．報告によっては acetabular index は 40°以上のみ有意とするものもある．

❸ Perkins-Ombredanne 線：骨性臼蓋の外側縁から Y 線への垂線で，股関節脱臼や亜脱臼の判断に有用である．Y 線との交差により 4 つの区域に分けられるが，正常では大腿骨頚部内側や骨化した骨頭の骨端は内側下方の区域に位置する．

❹ Shenton-Menard 線：大腿骨頚部内側から閉鎖孔の上縁を通る平滑な弧よりなり，脱臼や亜脱臼ではこの連続性が乱れる．しかし正常でも単純 X 線像が股関節外旋，内転位で撮影されると不連続になる．

❺ Andrén-von Rosen 線：股関節を 45°外転・内旋位で撮影した単純 X 線像上で大腿骨骨幹部長軸に引いた線で，寛骨臼との位置関係をみる（図 32-10）．股関節脱臼または亜脱臼では上前腸骨棘上もしくはさらに上方を通る．

大腿骨頭の骨端が完全に骨化する 4 歳頃を過ぎると，肉眼的にも脱臼の診断は難しくなくなる．軽度な股関節形成不全の評価には Wiberg の center-edge（CE）角が有用である（図 32-11）．CE 角は骨頭が完全に骨化して寛骨臼との位置関係が確

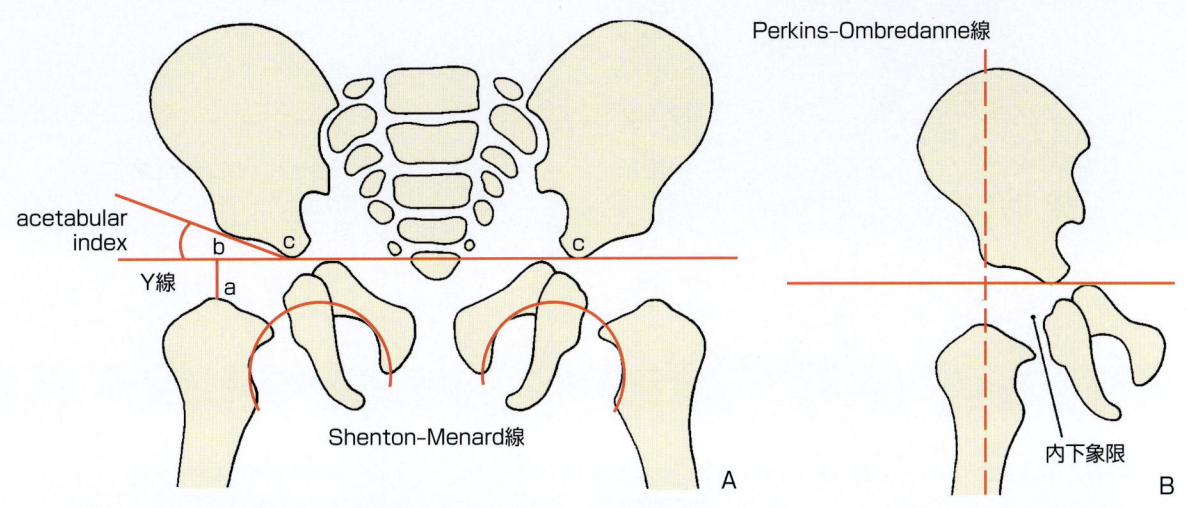

図 32-9　大腿骨頭と寛骨臼との位置関係を評価するのに有用な計測法
（A）Hilgenreiner 線または Y 線は両側 Y 軟骨の上部（c 点）を通る．健常児では大腿骨頚部の最近位（a 点）から Y 線へ引いた垂線（ab）の距離，その交点（b 点）から Y 線に沿って内側に向かう線（bc）の距離がそれぞれ左右で等しい．生後 6, 7 ヵ月児の平均値は ab 19.3±1.5 mm, bc 18.2±1.4 mm である．臼蓋角（acetabular index）は点 c から骨性臼蓋への接線と Y 線のなす角である．25〜29° が正常である．Shenton-Menard 線は大腿骨頚部内側から閉鎖孔上縁を通る弧で，平滑に連続していなければならない．（B）Perkins-Ombreddane 線は下前腸骨棘と一致する，骨化した臼蓋軟骨の最外側縁を通る Y 線への垂線である．正常な乳児や小児では大腿骨頚部内側や大腿骨頭の骨端核は Perkins-Ombredanne 線と Y 線で区切られた内側下方の領域に入る．外側上方，外側下方の領域にある場合は股関節脱臼や亜脱臼が示唆される．

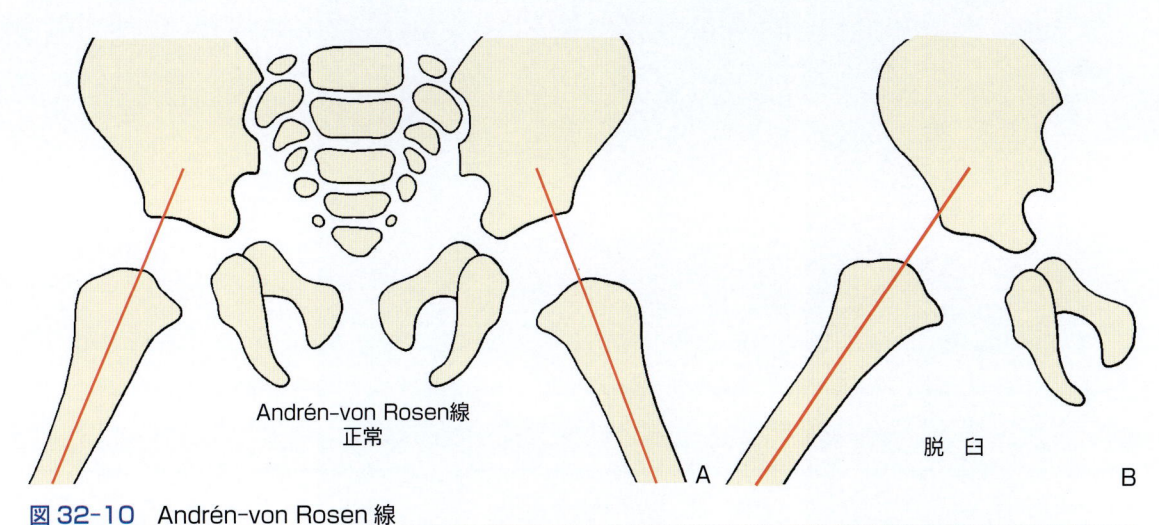

図 32-10　Andrén-von Rosen 線
（A）股関節を 45° 以上外転，内旋した状態で，大腿骨骨幹部の長軸に引いた線．（B）股関節脱臼または亜脱臼では，上前腸骨棘上もしくはさらに上方を通る．

立された後に判定するのがもっとも有用である．

c 関節造影と CT

単純 X 線像だけでなく，股関節造影も DDH（脱臼）の評価にもっとも有用な方法である．関節造影時には，股関節中間位（図 32-12A）と開排（frog-lateral）位（図 32-12B），外転位，内転位，内旋位で単純 X 線像を撮影する．亜脱臼股では大腿骨頭は関節唇の直下よりも外側に位置し，関節包は弛んでいる（図 32-13）．完全脱臼股では大腿骨頭が関節唇縁の上外側に位置する（図 32-14）．大腿骨頭と寛骨臼の間に位置する構造物である関節唇の形も変形している．脱臼が進行すると関節唇は内反，肥厚しているため，整復を妨げる．さらに通常大腿骨頭の内側の関節包は絞扼され，8 の字状に狭部を形成する．

CT は単独で（図 32-15）または関節造影を併用して DDH の評価に頻用される．正常では Y 軟骨の中央に大腿骨頭が位置して求心位を保っているが，亜脱臼や脱臼ではこの寛骨臼と大腿骨頭の適合性が崩れている（図 32-16）．CT は亜脱臼や脱臼の程度を決定するためにもっとも正確な手段であり，DDH 治療の経過観察に必須である．成人では骨性臼蓋による大腿骨頭の被覆を評価するのに有用な手段である（図 32-17）．

d 超音波検査

過去 10 年で超音波検査は DDH（脱臼，亜脱臼，寛骨臼形成不全）の診断と評価にもっとも有効な技法となってきた．本法は患者の安静時，運動時，ストレス負荷時で撮影される．仰臥位または側臥位での外側アプローチが広く使われている．前額

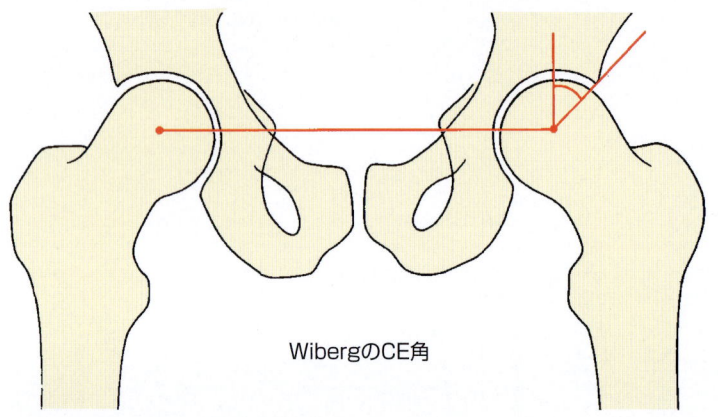

年齢（歳）	CE角の正常下限値
5～8	19°
9～12	12～25°
13～20	26～30°

WibergのCE角

図 32-11　Wiberg 角（CE 角）
WibergのCE（center-edge）角は寛骨臼の発達と大腿骨頭との位置関係を評価するのに有用である．基線は両大腿骨頭の中心を結ぶ．骨頭中心から基線に垂直に引いた線と，骨頭中心から上方臼蓋縁に引いた線のなす角である．各年齢層の正常下限値を下回ると，寛骨臼形成不全である．

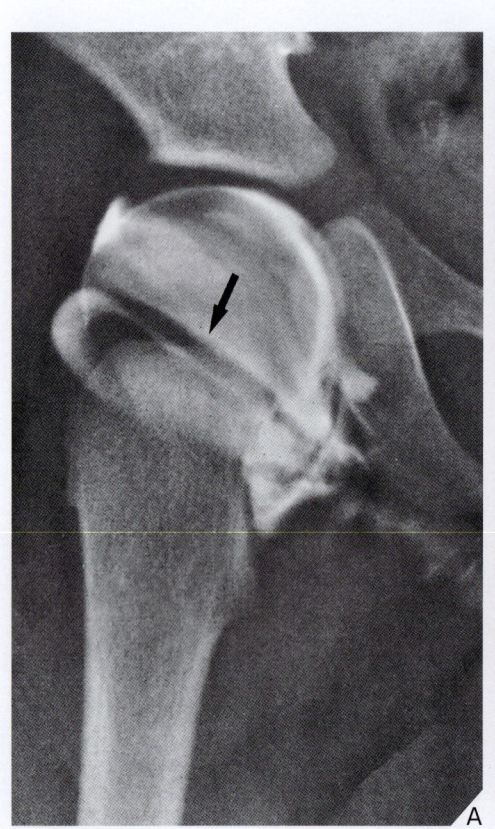
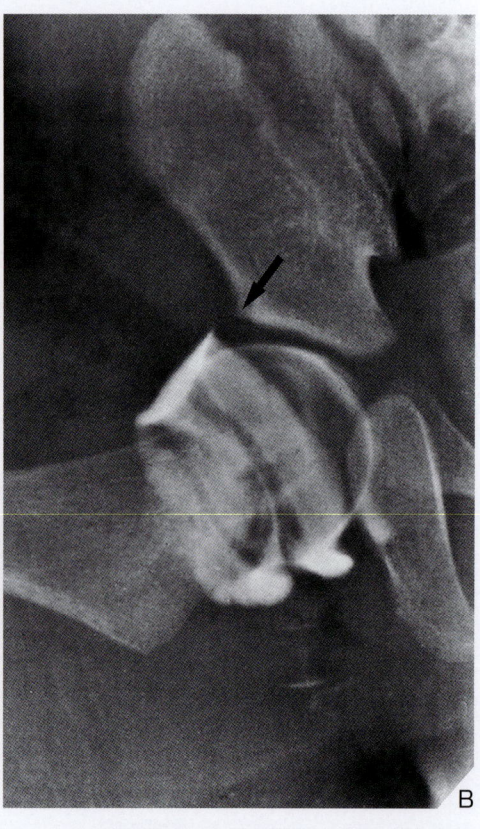

A　B

図 32-12　正常股の関節造影
5ヵ月男児．（A）右股関節中間位の関節造影像．輪状靱帯による絞扼（→）の内外側の陥凹に造影剤が貯留している．大腿骨頭を被覆している軟骨は平滑で均一な厚みである．（B）開排位側面像（frog-lateral）では，造影剤は関節唇の縁の輪郭を描出している（→）．円靱帯は大腿骨頭の内側に確認でき，寛骨臼の下方へ伸びている．

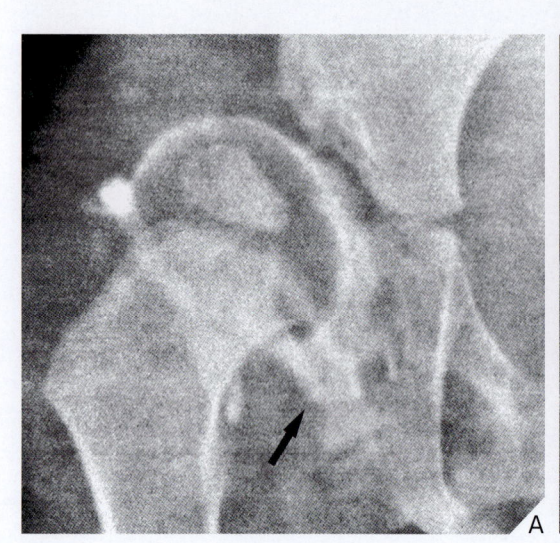
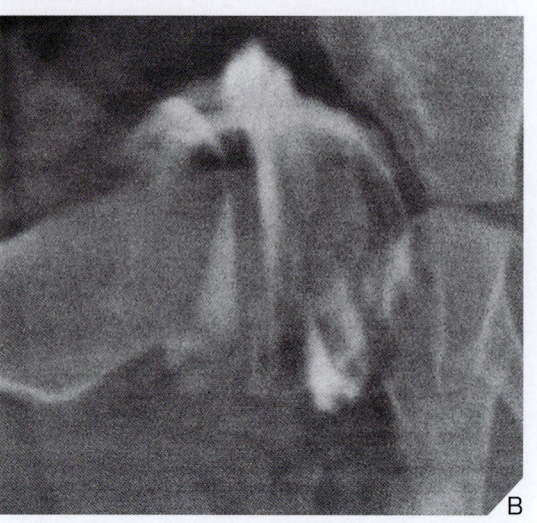

A　B

図 32-13　DDH（右亜脱臼）の関節造影
1歳女児．（A）右股関節中間位の関節造影像．大腿骨頭は外方転位しているが寛骨臼の関節唇の下に収まっている．拡張した関節包のなかに造影剤が貯留しており（→），円靱帯は延長している．（B）開排位側面像（frog-lateral）では，大腿骨頭はより深く寛骨臼内に移動しているが亜脱臼は残存している．

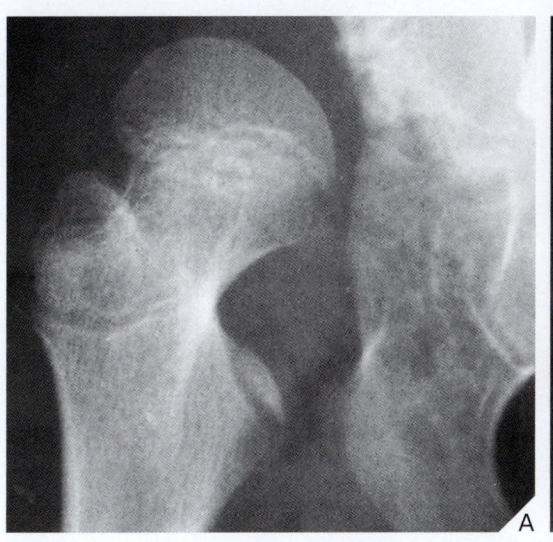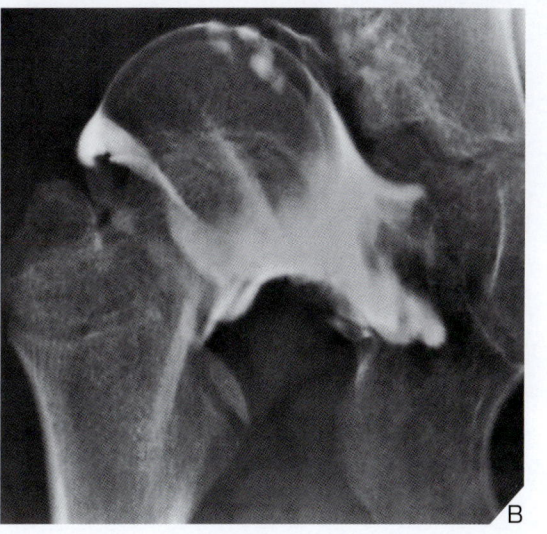

図 32-14　DDH（右脱臼）の関節造影
　8 歳女児．（A）右股関節単純 X 線正面像．大腿骨頭が上外方へ完全脱臼している．寛骨臼は浅い．（B）股関節造影では変形した関節唇と伸長された大腿骨頭靱帯（円靱帯）がみられる．大腿骨頭は軟骨性関節唇の縁の上外方に位置している．造影剤が弛んだ関節包内に貯留している．

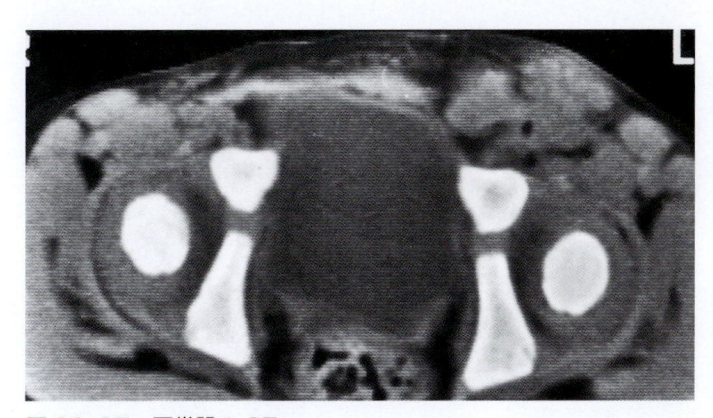

図 32-15　正常股の CT
　生後 19 ヵ月の児の両股関節の横断像．Y 軟骨の中央に大腿骨頭が位置しており，寛骨臼と大腿骨頭の良好な適合性がみられる．

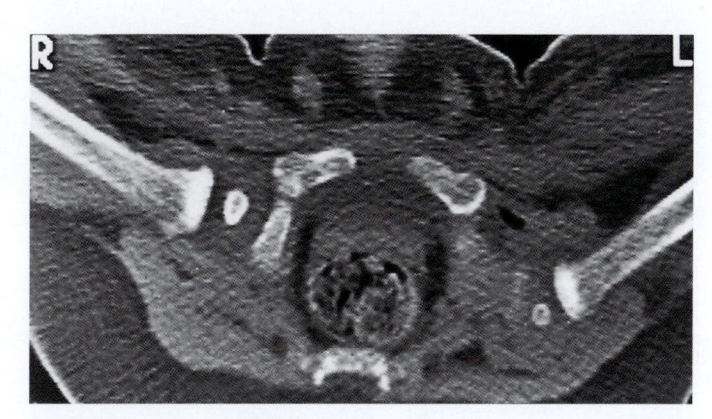

図 32-16　DDH（左脱臼）の CT
　生後 6 ヵ月男児の大腿骨近位と股関節の横断像．左股関節の外後方脱臼がみられる．右股関節は正常である．

図 32-17　DDH（両寛骨臼形成不全）の 3D-CT
　32 歳男性，両側発育性股関節形成不全の 3D-CT．寛骨臼による大腿骨頭の被覆が不十分である．

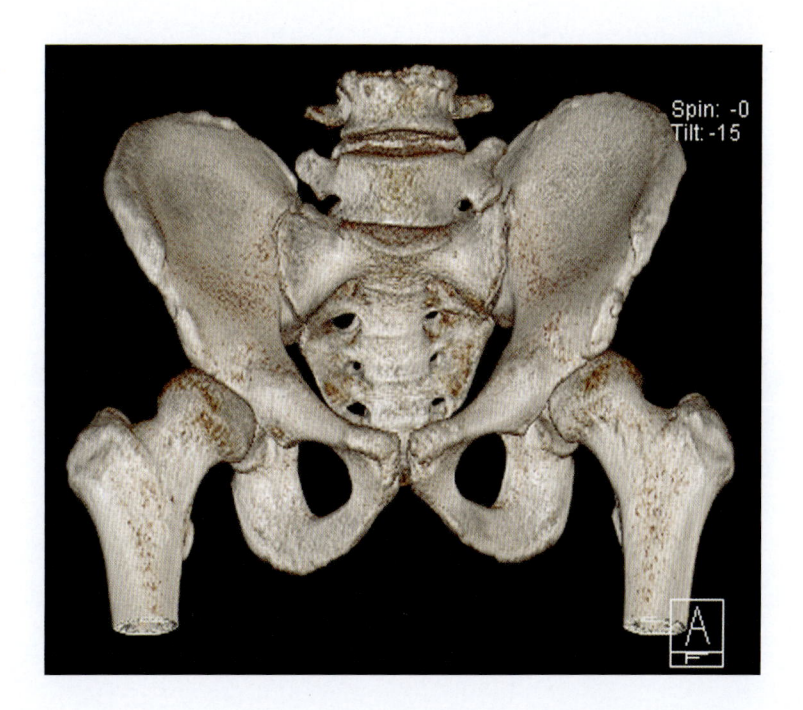

走査は股関節伸展位または屈曲位で行う（図 31-17 を参照）. 横断走査は大腿を 90° 屈曲位し, ストレスを負荷したり解除したりして撮像する. 股関節を構成する骨性または軟骨性組織がよく描出され, 寛骨臼による骨頭の被覆を評価することができる. さらに, 前額走査では, 基線（iliac line）と骨性臼蓋線（骨性臼蓋嘴と腸骨下端を結ぶ線）の関係をみることで臼蓋の傾斜（α 角）を計測することができる. α 角は 60° 以上が正常である. 生後 3 ヵ月未満で α 角が 50° 以上 60° 未満であれば生理的範囲内とみなされるが, 再検が必要である. 月齢にかかわらず 50° 未満は異常である. β 角は基線と軟骨性臼蓋線（骨性臼蓋嘴と関節唇の中心を結ぶ線）とのなす角である. これは軟骨性臼蓋の被覆の程度を示し, α 角に次いで重要である. β 角が小さいほど, 骨性臼蓋により骨頭が良好に被覆されているため, 軟骨性臼蓋による被覆は小さい. 1984 年に Harcke により報告された動的撮影は, 股関節のリアルタイムな描出を可能にした. 本法の目的は股関節の不安定性を明らかにすることにある. 股関節を屈曲して横断像を描出しながら, 正常な位置にある骨頭をBarlow の手技により動かして転位を試みる.

　近年では DDH の三次元超音波像での評価が試みられている. 本法では臼蓋角を計測することなく, 骨性臼蓋・軟骨性臼蓋と大腿骨頭との関係を全体像（形態）として評価できるようになった. 得られた情報は保存可能で, あとで見直したり解析したりすることができ, さらに異なるパラメーターで再構築することもできる. コンピューターにより得られる矢状断像は従来の超音波像では得ることができないユニークな股関節像である（図 32-18）. 同様にして得られる SR（spatial-revolving）像は有益な情報に富む頭尾方向の乳児股関節像（bird's eye）を生み出した（図 32-19）. この三次元画像は, 三次元 CT が輪郭を再構築して画像を得ているのとは対照的に, 透明度（transparency）を再構築して画像を得ている.

e MRI

　この 10 年間で DDH の評価における MRI の役割は発展した. ルーチンの検査としては勧めない研究者が多いが, 単純 X 線像では得ることのできない質的な情報といった有益な特徴を描出する. それらはとくに保存的治療が奏効しなかった症例で有用である. 逆に, MRI は関節唇, 円靱帯, 関節内の脂肪（pulvinar）, 横靱帯や腸腰筋腱の正確な解剖学的情報を描出することを示唆するものもいる. さらに, 若年成人を対象としたいくつかの研究では MRI で得られる寛骨臼の欠損部の形態学的な情報を基に, よりよい診断や特徴づけが可能になることが示されている. 本法では潜在的に随伴する関節軟骨や関節唇, 円靱帯の損傷を評価することも可能である（図 32-20）.

f 分　類

　Dunn は寛骨臼縁の形状, 大腿骨頭の輪郭, 関節唇の内外反の有無を基に DDH を分類した.

- type Ⅰ：新生児でよくみられる. 寛骨臼縁に沿った変化は軽度である. 大腿骨頭は前捻しているが球形は保たれており, 寛骨臼軟骨によって完全には被覆されていない. このタイプではとくに股関節の伸展, 内転位でさまざまな不安定性を生じることがある. 関節唇も変形していることがある.
- type Ⅱ：股関節は亜脱臼しており, 関節唇は外反している. 通常大腿骨頭は前捻し, 球形が保たれていない. 寛骨臼はtype Ⅰ よりも浅く, 寛骨臼の外方への骨化不全により臼蓋角が増加する.
- type Ⅲ：寛骨臼と後上方に脱臼した大腿骨頭に著明な変形を認め, 関節唇が外反していることで二次性臼蓋を形成する. 関節唇は肥大化し, 円靱帯は伸長して寛骨臼横靱帯を引きあげている. この状態では寛骨臼内腔が損なわれ, 完全整復を阻害する.

　1979 年に Crowe らは大腿骨頭の近位への転位の程度に基づいた, 成人股関節の亜脱臼の分類を提唱した. grade Ⅰ は 50% 未満（大腿骨頭径の 1/2 未満の上方移動）の亜脱臼を伴い, 寛骨臼と大腿骨頭の異常な発育はごく軽度なもの, grade Ⅱ は 50〜75% の亜脱臼を伴い寛骨臼の異常発育を示すもの, grade Ⅲ は臼蓋の発育が乏しく, 股関節が完全脱臼（75〜100%）し, 二次性臼蓋を形成しているもの, grade Ⅳ は大腿骨が骨盤の高位まで位置しているもの（高位脱臼, 大腿骨頭 1 つ分以上の上方移動）である.

g 治　療

　保存的治療の背景となる原則は股関節を屈曲・外転する手技で脱臼を整復し, 整復位保持を十分な期間行い, 大腿骨頭と寛骨臼の適切な発育を促して股関節の求心位と安定性を確実なものにすることである. この手法は通常 DDH（脱臼）の超早期や 2 歳以下の乳幼児に行われるもので, Frejka スプリントやPavlik ハーネスといった装具療法やさまざまな牽引療法が含まれる（図 32-21）. Colonna や Buck の介達牽引は通常生後 2 ヵ月から 12 歳の子供に用いられ, その後健側も含め, 十分に下巻きをしたヒップスパイカギプスを装着する. 定期的に単純 X 線撮影を行い, 牽引の進捗と大腿骨頭の下降をモニターする. Gage と Winter は牽引治療時の骨頭の位置（"stations"）を単純 X 線像上で評価するための分類を報告した（図 32-22）. 徒手整復または観血的整復の前に, 骨性牽引によって大腿骨頭が"station＋2"まで到達すれば, 大腿骨頭壊死の頻度は激減すると述べている.

　保存的治療が奏効しなかった場合や保存的治療の適応外の年長児の場合, または異常の程度が重度な場合は外科的治療の適応になる. 大腿骨頭の大きさや寛骨臼との位置関係, 寛骨臼の形状といった股関節の構造についての優れた情報が得られるため, 術前の画像評価, とくに CT による評価は必須である. これら構造についての情報によっては選択できない術式も出てくる.

　今日, DDH に対してはいくつかの術式が用いられている.

VII

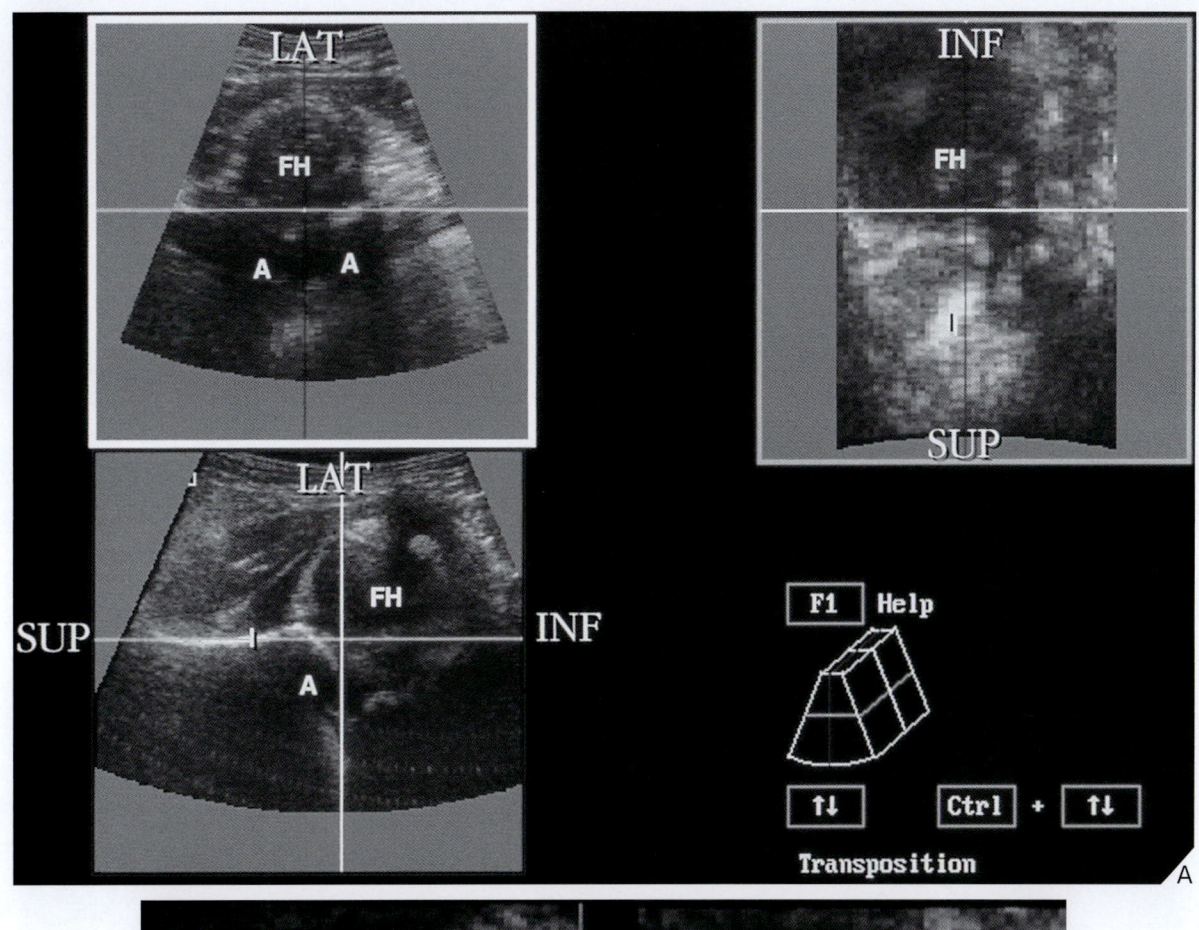

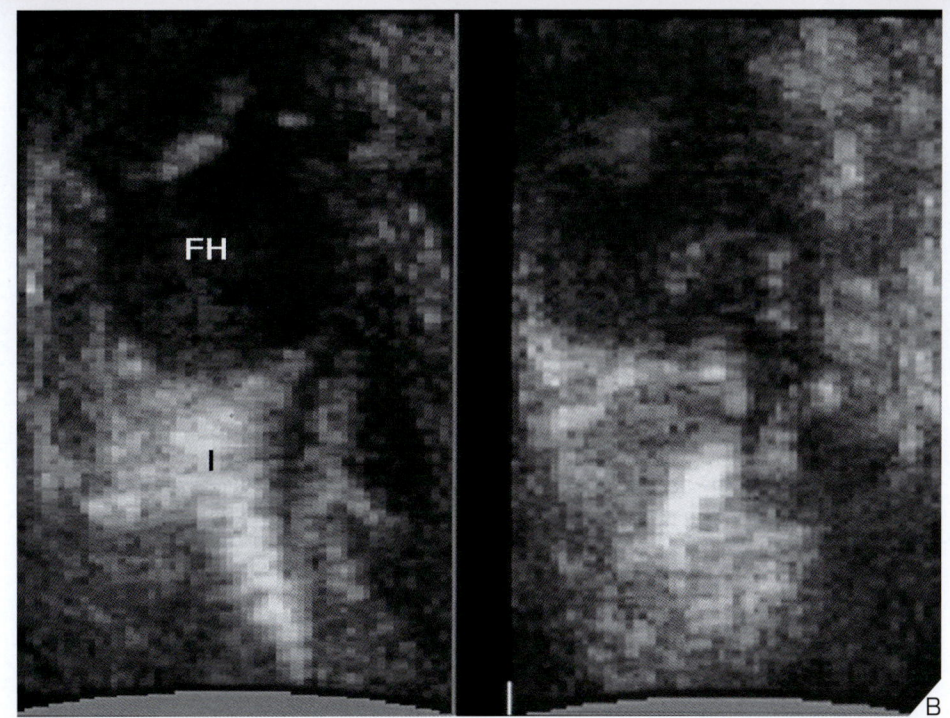

図32-18　DDH（亜脱臼）の超音波像
生後3日目の女児.（A）左股関節の3D超音波像.（左下）前額断像では寛骨臼は浅く，大腿骨頭の内側1/3の部位が腸骨線（I）と交差していることから，大腿骨頭が亜脱臼していることがわかる.（左上）再構築した横断像では，大腿骨頭は亜脱臼しているが寛骨臼との接触は保たれている.（右上）矢状断像では，大腿骨頭の表層部のみ描出されている.（B）左股関節の矢状断像.（左）正常股では腸骨線（I）が大腿骨頭の中央を通る.（右）亜脱臼股では大腿骨頭と腸骨線の関係が明らかに歪んでいる.
FH：大腿骨頭，LAT：lateral 外方，INF：inferior 下方，SUP：superior 上方.
(Gerscovich EO, Greenspan A, Cronan MS, Kaol LA, McGahan JP. Three-demensional sonographic evaluation of developmental dysplasia of the hip：preliminary findings. Radiology 1994；190：407-410 より引用)

32

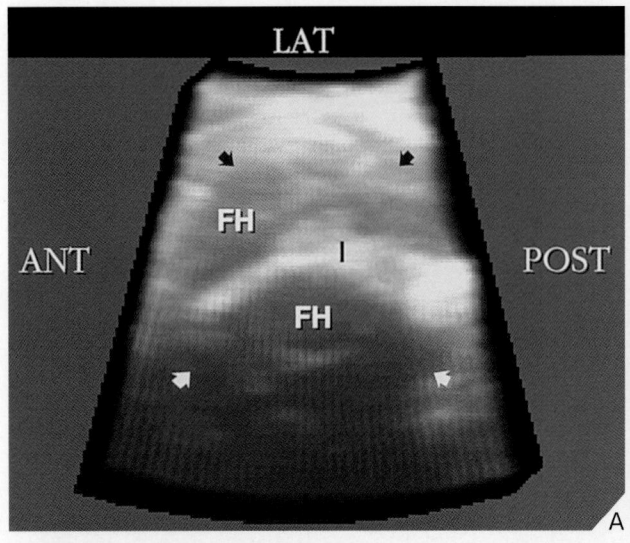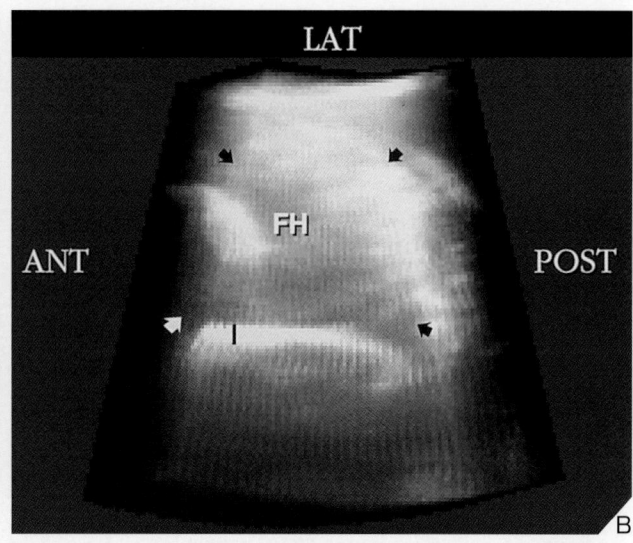

図 32-19　DDH の 3D 超音波像
（A）正常左股関節の頭尾側図（bird's eye view）．腸骨（I）は大腿骨頭（FH）（輪郭を→で示す）の中心を越えて写し出されている．
（B）亜脱臼左股関節の頭尾側図（bird's eye view）．腸骨（I）は大腿骨頭（FH）（輪郭を→で示す）の内側部に写し出されており，大腿骨頭は外側に転位している．
LAT：lateral 外方，ANT：anterior 前方，POST：posterior 後方．
（Gerscovich EO, Greenspan A, Cronan MS, Kaol LA, McGahan JP. Three-demensional sonographic evaluation of developmental dysplasia of the hip：preliminary findings. Radiology 1994；190：407-410 より引用）

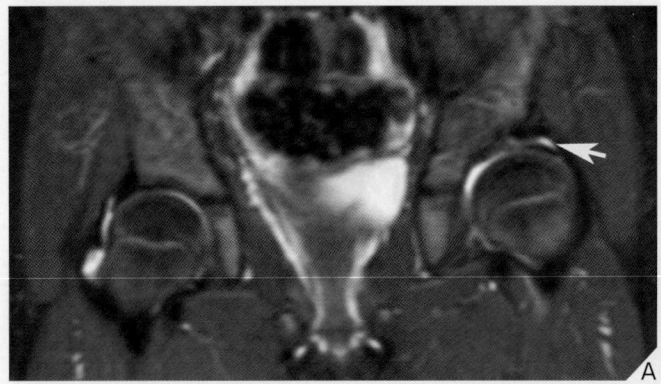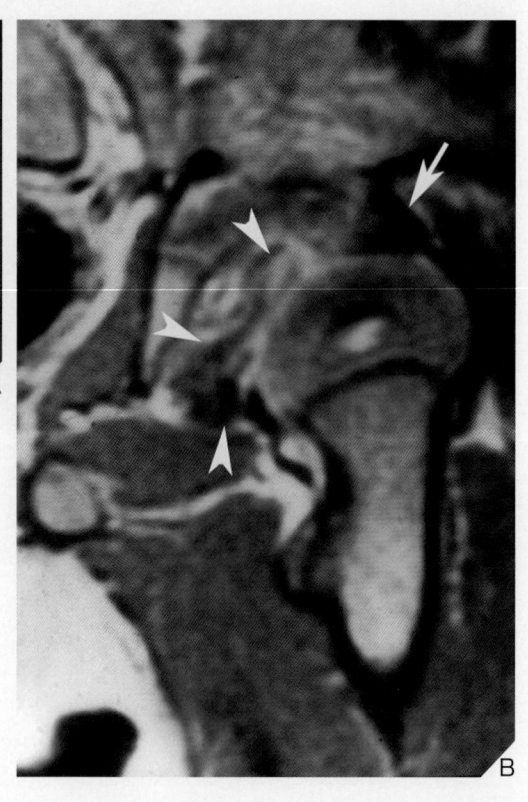

図 32-20　DDH の MRI
（A）5 歳男児，DDH（左寛骨臼形成不全）例．T2 強調冠状断像では，左寛骨臼が浅く大腿骨頭の被覆が不十分で，関節唇が切れて上方へ転位しているのがわかる（→）．（B）5 ヵ月男児，DDH（左亜脱臼）例．T1 強調像冠状断では外方化し被覆が不十分な大腿骨頭，形成不全で浅い寛骨臼，翻転し肥大化した関節唇（→），肥大化した関節腔内の脂肪（pulvinar）と横靱帯（▷）が描出されている．

いずれも最終目標は大腿骨頭のよりよい被覆を得ることにある．これらの術式は 4 つのカテゴリー：寛骨臼蓋（acetabular roof）を作るために骨移植を行う棚形成術，寛骨臼蓋を動かして下降させる寛骨臼形成術，寛骨臼の向きを変える骨盤骨切り術，移動させた骨盤の骨性部位の真下に大腿骨頭を位置させる骨盤移動骨切り術に分けられる．関節縫縮術は弛緩した余分な関節包を取り除くもので，大腿骨形成術や寛骨臼形成術と組み合わせて行われる．大腿骨減捻内反骨切り術は頚部の過前捻と過外反を矯正する．減捻は加えないこともあるが，大腿骨近位を内反させて骨頭の寛骨臼への向きを変えて求心性を改善させる（図 32-23）．もっとも一般的なのは Salter 骨盤骨切り術で，同時に大腿骨減捻内反骨切り術を行うこともある．通常は 1 歳～6 歳で行われる．この術式の原則は寛骨臼の異常な傾きを矯正することである．一般に DDH の寛骨臼はより前外方を向

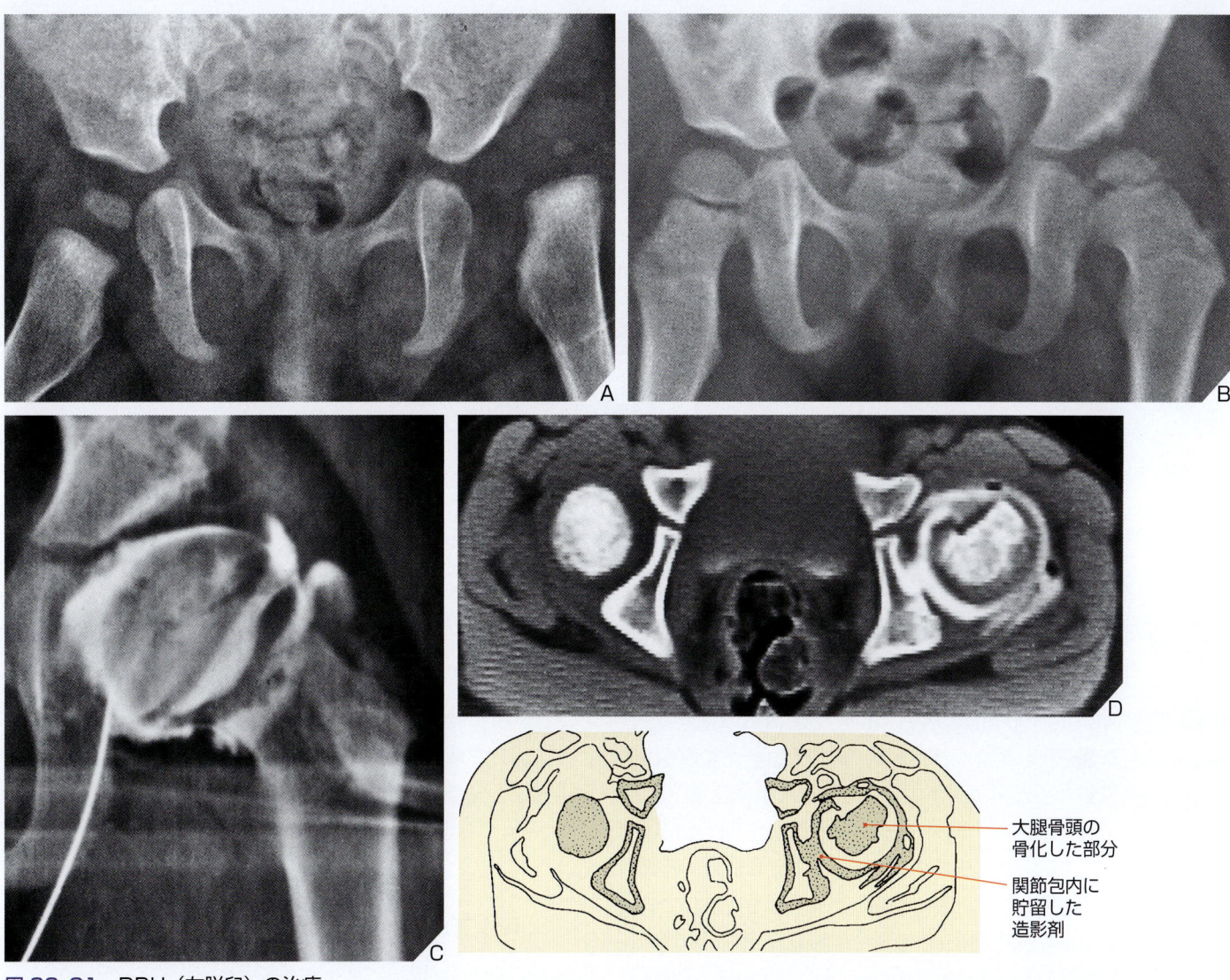

図 32-21 DDH（左脱臼）の治療

（A）1 歳男児．骨盤の X 線正面像．左側脱臼の典型例である．（B）Pavlik ハーネスでの保存療法を行ったが，2 歳時に亜脱臼が残存している．Shenton-Menard 線は破断している．（C）さらに牽引とギプス療法を継続した後の 3 歳時の関節造影像では，亜脱臼のほぼ完全な整復を得ている．（D）しかし，内側の造影剤貯留で明らかなように，CT でごく軽度の大腿骨頭の外側転位の残存がみられる．

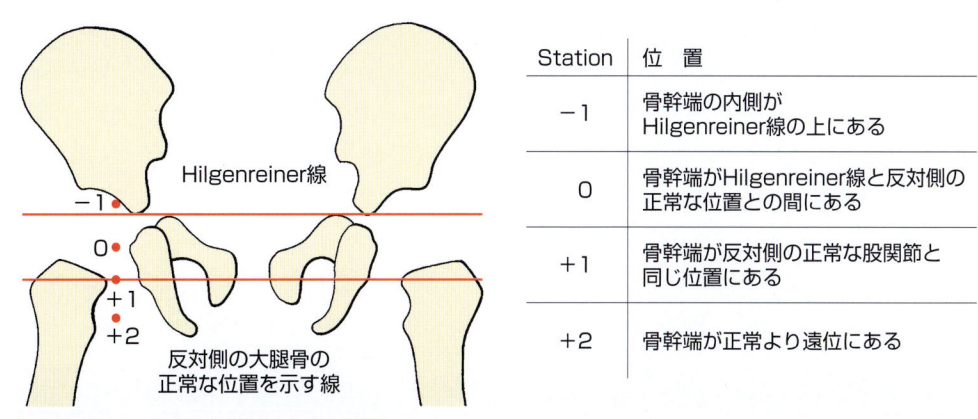

Station	位　置
−1	骨幹端の内側が Hilgenreiner 線の上にある
0	骨幹端が Hilgenreiner 線と反対側の正常な位置との間にある
+1	骨幹端が反対側の正常な股関節と同じ位置にある
+2	骨幹端が正常より遠位にある

図 32-22 Gage と Winter の分類

牽引療法の評価．大腿骨頭の下降度を評価する Gage と Winter の方法は，大腿骨近位骨幹端の位置を両側で比較することによって行う．

32

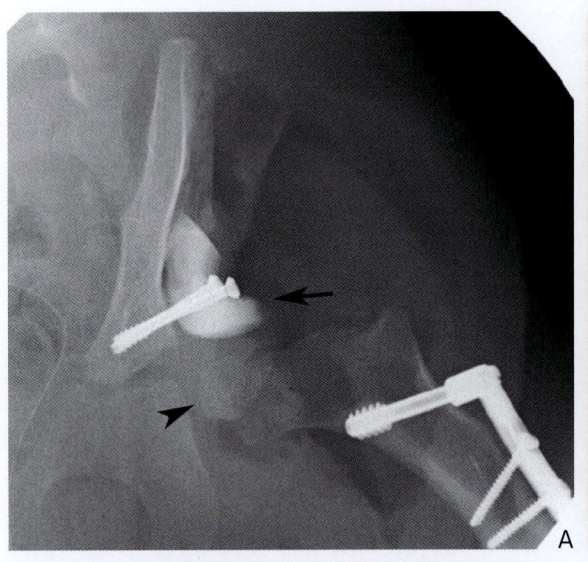
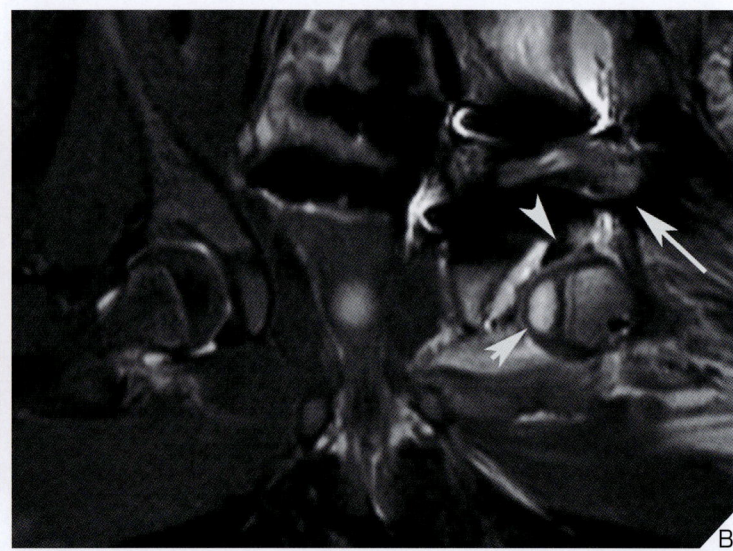

図 32-23　大腿骨減捻内反骨切り術と棚形成術
（A）単純 X 線左股関節正面像. 形成不全である左寛骨臼の上外側に移植骨を 2 本のスクリューで固定し（→）, 良好な骨頭被覆が得られている（▷）. 左大腿骨近位には減捻内反骨切り術で用いた内固定材料が入っている.（B）同じ症例の MRI T2 強調像. 棚形成術で用いたスクリューによるアーチファクトが生じている（長い→）. 健側である右の寛骨臼内の大腿骨頭の正常な位置と比べると, 左は陥入した関節唇（▷）のために大腿骨頭は寛骨臼からまだ離れている.

いている傾向があり, 股関節は外転, 屈曲, 内旋時に安定する. 本法は三角形の骨片を移植することで, 形状や容量を変えることなく寛骨臼全体を前外方, 下方に移動させて方向を変える（図 32-24）. Pemberton 骨切り術は腸骨を一部連続性を保ったまま骨切りし, 柔軟な Y 軟骨をヒンジにして寛骨臼の前外側を移動させる方法である. 本法は寛骨臼形成不全が遷延している場合に適応になるが, Y 軟骨が柔軟で関節面のリモデリングが期待できる 7 歳未満のみが適応である. Steel の triple 骨盤骨切り術は恥骨結合が動かない 6〜8 歳以上が適応になる. Salter の骨切りに加え, 恥骨上・下枝の骨切りが加わる. 寛骨臼は前方へ移動し, 外旋しないように前額面で回転させる. Chiari 骨盤骨切り術は通常年長児に行われる手術である. これは大腿骨頭がそれ以上近位に亜脱臼しないように棚や控え壁（buttress）を作る移動骨切り術である. 本法では大腿骨頭を内方へ移動し, 寛骨臼の上方の突出部（ledge）を張り出させることによって骨頭の荷重面を増やす. 大腿骨減捻内反骨切り術と同時に行われることもある. Ganz 骨切り術は Bernese 傍寛骨臼（periacetabular）骨切り術としても知られ, 年長児や青年期の若者が適応で, 成人にも行われることがある. 本術式の原理は骨盤の後柱に侵襲を加えることなく寛骨臼を前外方へ回転, 股関節を内方化することにある. 骨切りは寛骨臼に沿って全周性に行われる（恥骨を完全に骨切り, 腸骨を二面で骨切り）；しかし坐骨の後柱を通る骨切りは不完全に行う. 寛骨臼を含む骨片は前捻を保ったまま前外方へ回転し, それから内方化する. 本法では優れた大腿骨頭の被覆と寛骨臼の移動が得られる.

h 合併症

DDH（脱臼）では保存的治療, 観血的治療のいずれにおいても合併症として, 大腿骨頭壊死, 再脱臼, 感染, 坐骨神経障害,

長期のギプス固定による成長軟骨板の早期閉鎖が生じうる. また, 治療の有無にかかわらず DDH にもっとも頻度の高い晩期合併症は変形性股関節症である.

2. 大腿近位欠損（症）（proximal femoral focal deficiency：PFFD）

PFFD は大腿骨近位のさまざまな部位の奇形や低形成によって特徴付けられる先天奇形である. 欠損は, 大腿骨頚部の内反変形と関連した大腿骨短縮から, 大腿骨遠位部の小さな痕跡（stub）までさまざまなものがある.

a 分類と画像評価

本症の分類はいくつか提唱されているが, その 1 つに以下の Levinson らによるものがある. この分類は大腿骨頭, 大腿部, 寛骨臼の異常をもとにしたもので, 診断的見地からみるともっとも実用的である.

- Type A：大腿骨頭は存在するが大腿骨は短縮する. 大腿骨頚部の短縮があるが, 寛骨臼は正常である.
- Type B：大腿骨頭は存在するが, 大腿骨頭と短縮した大腿部の骨性連結が欠如する. 寛骨臼は形成不全を示す.
- Type C：大腿骨頭が欠如または骨化中心としてのみ存在している. 大腿部は短縮し, その近位部は先細りしている. 寛骨臼の高度な形成不全をみる.
- Type D：大腿骨頭, 寛骨臼が欠如し, 大腿部は痕跡程度を示し, 閉鎖孔は拡大している.

通常, 単純 X 線像のみで診断が可能である. 短縮した大腿骨の近位部は腸骨の上方, 後方, 側方に転位し, 大腿骨端の骨化は常に遅延をみる（図 32-25）. 幼児初期においては, 非骨化

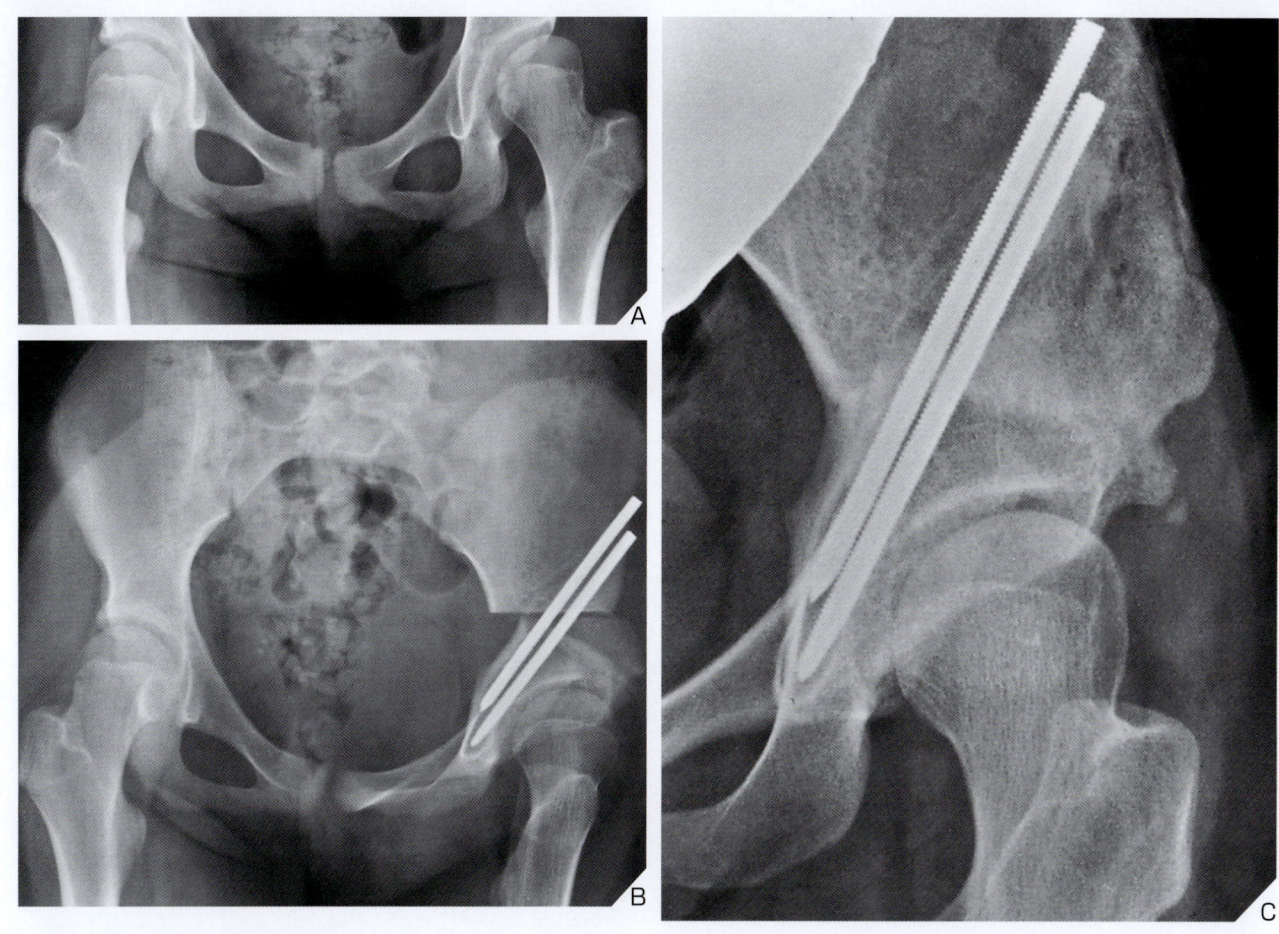

図 32-24　Salter 骨盤骨切り術
（A）7 歳女児．DDH（左脱臼整復後）の骨盤 X 線正面像．保存療法後も上外方への亜脱臼が残存する例である．正常な右側に比し，寛骨が前外方に向いている．（B）腸骨の寛骨上部での骨切り術後の X 線像．寛骨は前外方・下方に移動し，腸骨の前外側部から採取した三角骨片は骨切り部で 2 本の Steinman pin で固定されている．（C）4 年後の X 線像．大腿骨頭は寛骨臼内にあり，完全に被覆されている．大腿骨頚部の外反変形のため，減捻内反骨切り術を要する．

大腿骨頭と寛骨臼は陽性造影剤によって適宜その輪郭が得られるので，とくに本症の分類上関節造影は有用である（図 32-25C）．また，DDH（脱臼）においても同様の変化を示すことがあるが，その鑑別には関節造影が有用である．重症の PFFD では，大腿骨の近位・遠位骨片間の軟骨性架橋の有無を確認するために MRI が有用なことがある（図 32-26）．

b 治　療

切断術を含めて数種類の手術術式が用いられる．患肢温存法の 1 つには，膝関節を股関節に転換し，膝関節を 90° 屈曲して大腿骨を骨盤に固定する方法がある．ほかには 1930 年に Borggreve により開発され，その後 Van Nes によって改良されて turn-about 法，rotation-plasty 法と呼ばれている方法がある．これは足（関節）を膝関節に転換し，下腿装具を装着する方法である．

3．Legg-Calvé-Perthes 病

Legg-Calvé-Perthes 病は，扁平股（coxa plana）としても知られ，大腿骨近位骨端の骨壊死（阻血性壊死）に冠した名称で

ある．最近の遺伝学的研究では，β フィブリノーゲン遺伝子である G-455-A の遺伝子多型が本疾患の危険因子といわれている．男児においては女児の 5 倍発生し，4〜8 歳に好発する．年少者での発生はより良好な予後をたどるようである．一側の股関節発生が多いが，同時発生というよりも連続して発生する両側例が約 10％にみられる（図 32-27）．臨床症状は，疼痛，跛行，可動域制限である．疼痛は股関節ではなく膝関節に局在することがよくある．本症は自然治癒するが，大腿骨頭と頚部に進行性の変形を起こすため，しばしば前期変形性股関節症に移行する．成因に関しては一致した見解はない．一種の特発性骨壊死であるが，外傷や持続性の小外傷が大腿骨頭核の血行損傷の一因になるという報告もみられる．Trueta は，大腿骨頭への血行は 4〜8 歳において不十分であり，このことが本症進行の一因であると考えている．

a 画像評価

本症の診断や予後の徴候を評価するためには，多くの状態を把握するのに適した X 線検査が必要である（図 32-27 を参照）．一方，関節造影は，股関節の適合性や関節軟骨の厚さ（図 32-28），亜脱臼の程度を評価するのに有用となる．本症の超

32

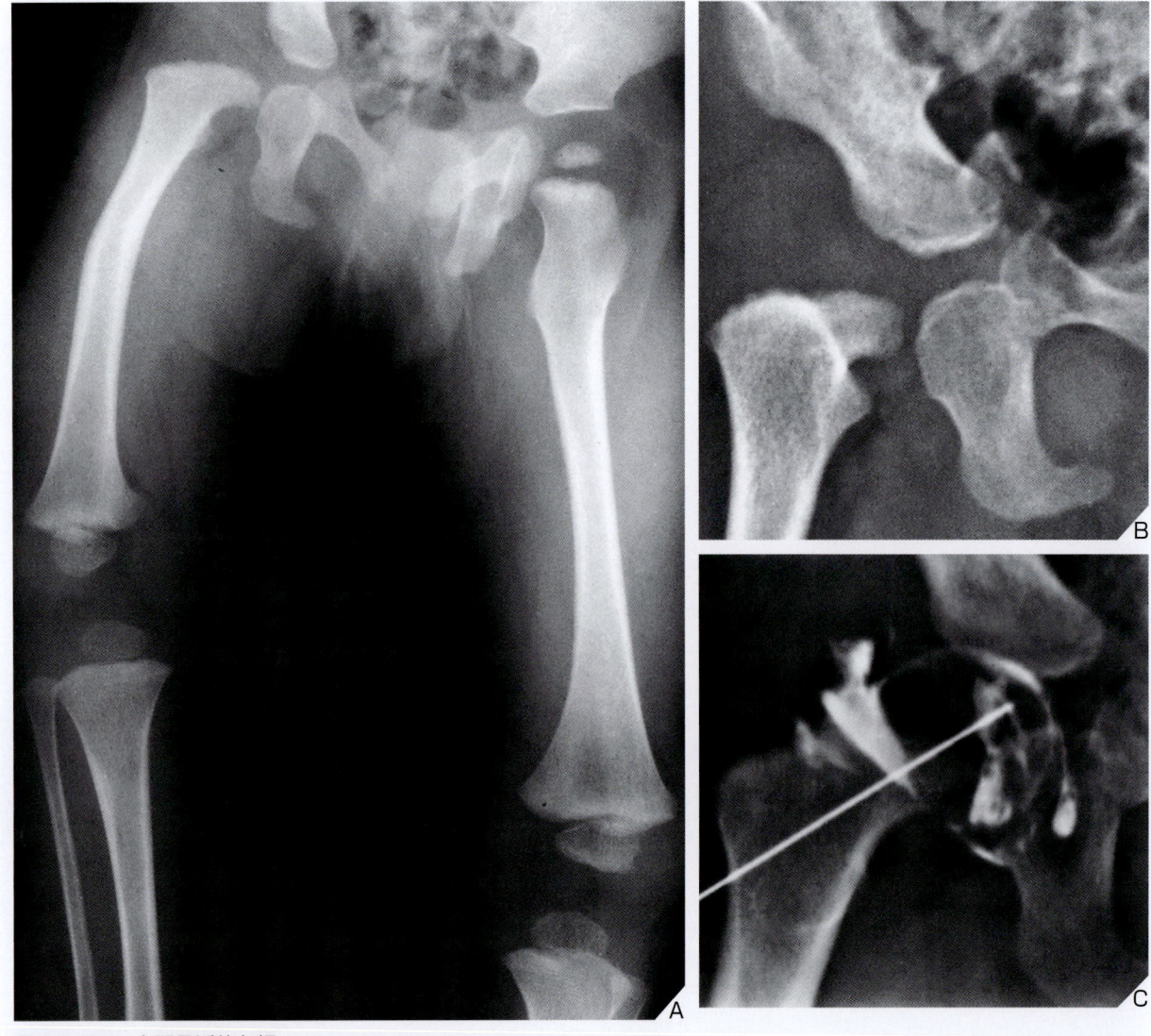

図 32-25　大腿骨近位欠損
　1歳6ヵ月男児．（A）X線正面像．右側股関節での内反変形，大腿骨近位骨端核の骨中心の欠如，大腿骨短縮がみられ，古典的な大腿近位欠損症のX線像である．（B）右側股関節の coned-down 像．大腿骨近位部は寛骨に対して上方・後方・外方に転位している．（C）関節造影では，大腿骨頭が寛骨臼内に存在し，大腿骨頚部にはいかなる欠損もないため，type A の欠損症と分類できる．

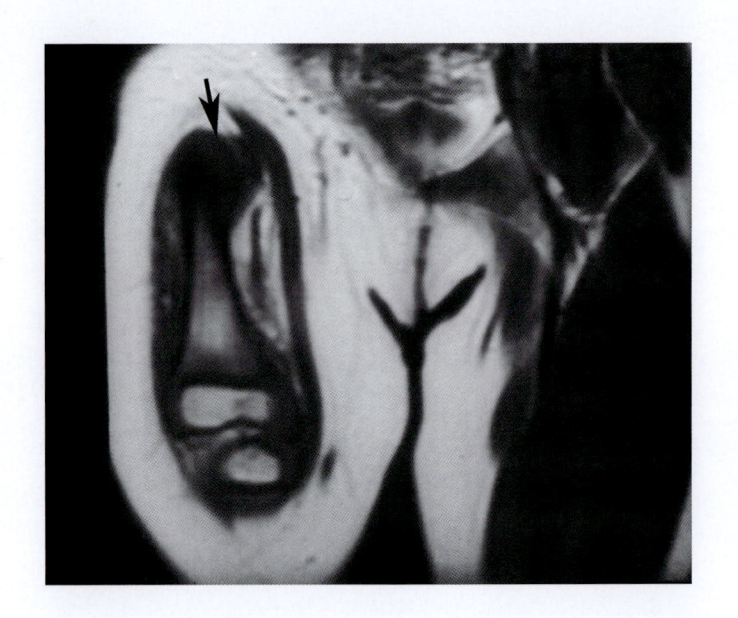

図 32-26　大腿骨近位欠損の MRI
　PFFD の女児の T1 強調冠状断像．右大腿骨骨幹部近位は軟骨性に平滑末端化（→）して終わり，欠損している．さらに，近位にある低形成な大腿骨頚部や骨頭とは架橋していなかった（非提示）．

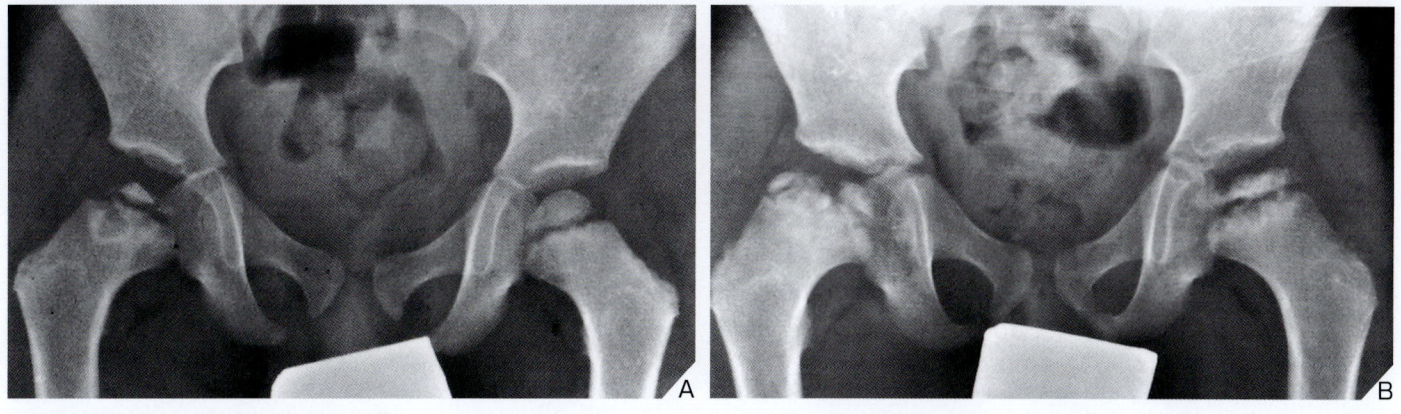

図 32-27　Legg-Calvé-Perthes 病
　5 歳男児．数ヵ月間，右股関節痛が続いていた．（A）右股関節の X 線正面像．進行した Legg-Calvé-Perthes 病の所見を呈している．大腿骨頭骨端の骨壊死と圧潰が明瞭に描出されており，この変化は骨幹端部にも波及している．右股関節の外側亜脱臼に注目．左股関節は正常である．（B）3 年後，左股関節も罹患．右大腿骨端部の骨壊死性変化が進行していることに注目．

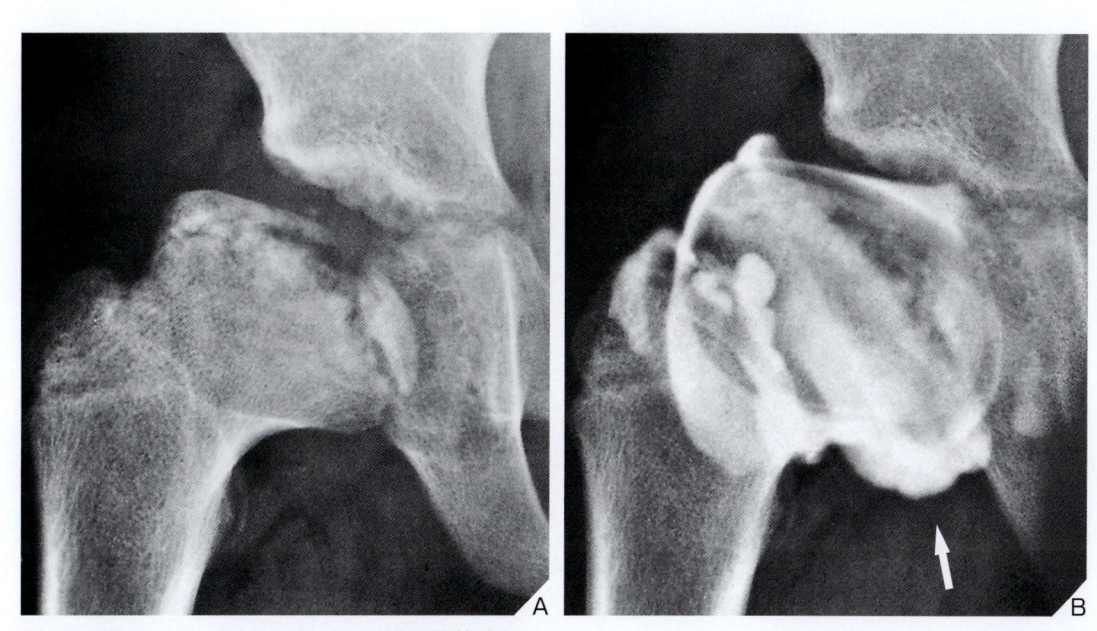

図 32-28　Legg-Calvé-Perthes 病の関節造影
　6 歳男児．8 ヵ月前より進行性の右股関節痛と跛行を認めていた．（A）X 線正面像では，大腿骨頭骨端核は濃化，扁平になり，軟骨下圧潰，分節化，大腿骨頚部肥大，外側亜脱臼を伴っている．典型的な Legg-Calvé-Perthes 病の所見である．（B）関節造影像では，大腿骨頭外側部の関節軟骨の扁平化と前内側部の関節軟骨の比較的平滑な輪郭がみられる．造影剤が内側へ引っ張られているのは外側亜脱臼を示す（→）．

　早期の徴候は骨スキャンでとらえることができ，血行損傷による股関節への放射性同位元素の取込みの低下がみられる．しかし，病態の進行に伴い修復過程を反映する集積の増加がみられる．

　本症でもっとも早く現れる単純 X 線上の所見は，関節周辺の骨減少と関節包部と腸腰筋の脂肪層の歪みを伴う，関節周辺の軟部組織腫脹である．また，両大腿骨頭骨端の骨化中心の大きさが異なってくる．その後，患側の骨化中心が外側へ転位すると関節の内側裂隙が拡大してくる．開排位像でしかとらえられないことがある crescent sign（図 32-29）や骨端内の骨透亮像（radiolucent fissures）がみられ，本症の進行を示す．さらに進行すると，creeping substitution として知られる骨壊死，微小骨折，漸次置換によって生じた骨頭の高濃度を伴う，大腿

骨頭骨端の扁平化と硬化が明らかになる．骨端核内の亀裂へ窒素ガスが放出されて生じる真空現象（vacuum phenomenon）もときにみられる．骨幹端の嚢胞変化をみることもあり，その後大腿骨頚部の肥大をみることもある．本症の経過中，関節の裂隙はよく保たれており関節軟骨の損傷はない．唯一 Perthes 病の末期において二次性の変形性股関節症に進行すると，一次性の変形性股関節症と同じく関節軟骨の損傷が出現する．

　進行した Legg-Calvé-Perthes 病の単純 X 線像の特徴の 1 つに "sagging rope sign" と呼ばれるものがある．これは大腿骨近位骨幹端に生じる細くカーブした U 字型の不透明な線で，大腿骨頚部内側縁から外側へ伸びる（図 32-30）．

　大腿骨頭変形の程度を決定するために Mose technique が用いられる．これは 2 mm おきに同心円を描いたテンプレートを

32

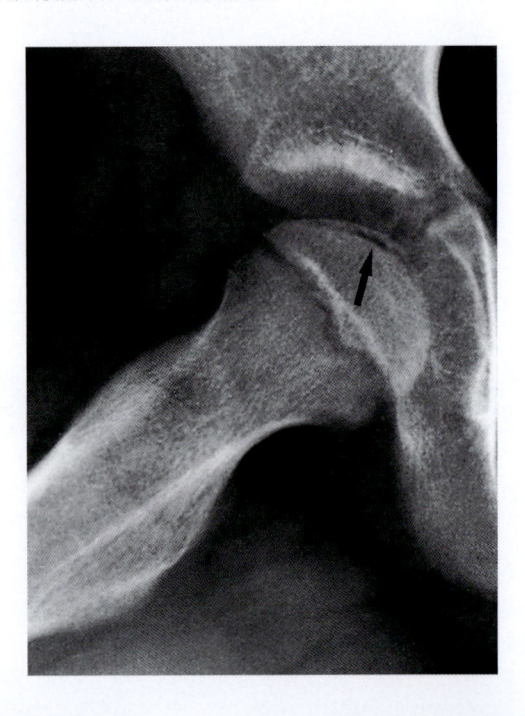

図32-29 Legg-Calvé-Perthes病
7歳女児. 右股関節の開排位像. 骨壊死のもっとも早期の特徴であるcrescent signがみられる（→）.

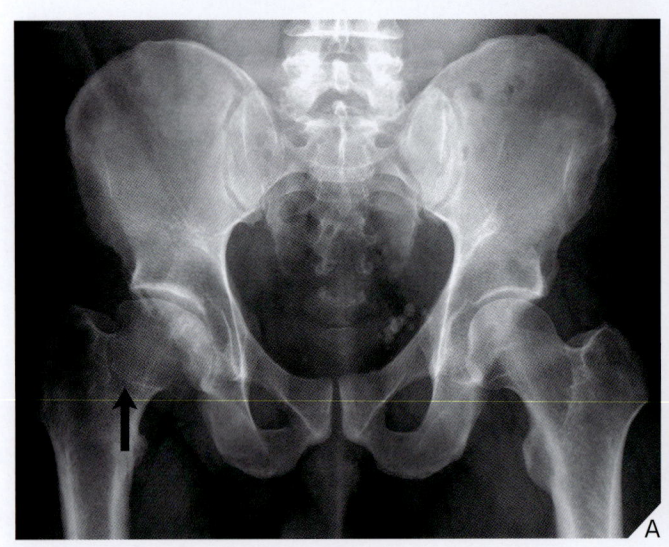
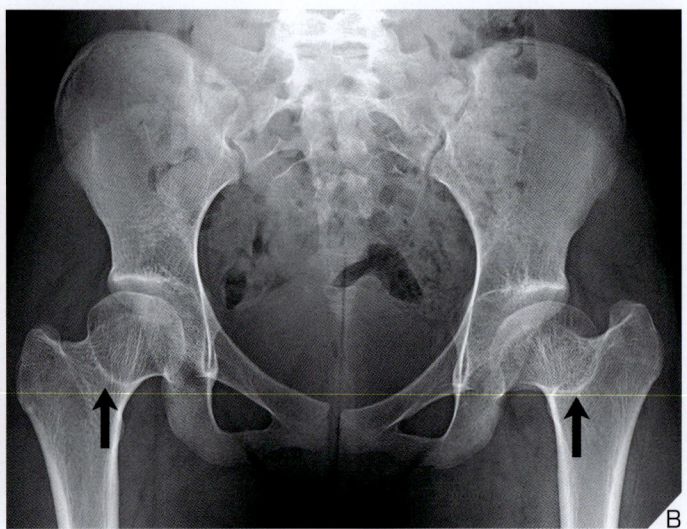

図32-30 Legg-Calvé-Perthes病
（A）30歳男性. 単純X線骨盤正面像. 右の巨大骨頭（coxa magna）と関節面の扁平化, 変形がみられる. →は"sagging rope sign"を示す. （B）17歳女性. 単純X線骨盤正面像. 両側大腿骨頭壊死の後期の所見がみられる. 両側の"sagging rope sign"が特徴的である.

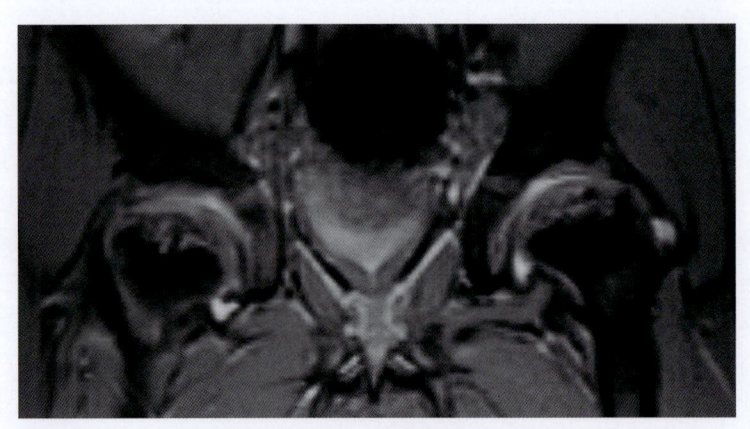

図32-31 Legg-Calvé-Perthes病のMRI
グラディエントエコー法（GRE）MRI冠状断像. 両側罹患例で大腿骨頭骨端部の扁平化と分節化, 成長軟骨板の不整がみられる.

図 32-32　Legg-Calvé-Perthes 病
9歳男児. 右股関節の X 線正面像. Legg-Calvé-Perthes 病の進行期 (Catterall 分類で group 2) を示す. 内側と外側に支持性は温存されているが, 大腿骨頭の中央に骨欠損がある.

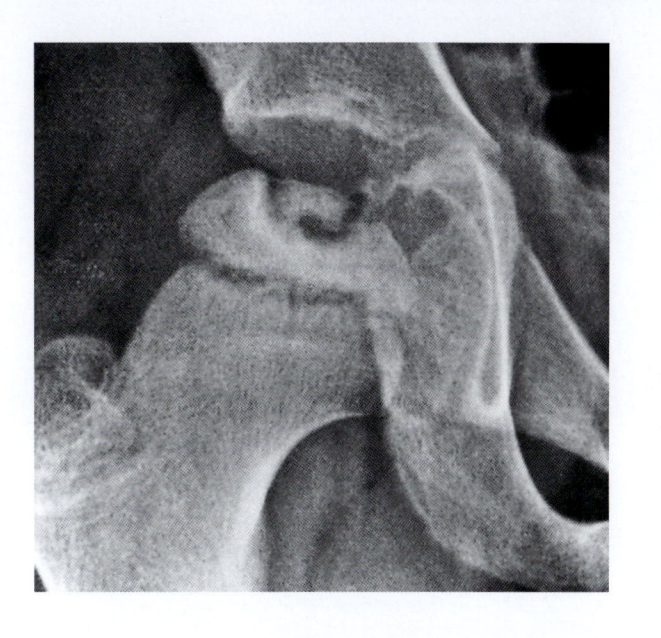

股関節の正面像に重ねることにより大腿骨頭を評価する方法である. もし, 大腿骨頭の同心性が 2 mm おきの円の 2 つ以上で変位を示すと評価は「不可」であり, 1 つの円と同じであれば「可」, 変位がなければ「良」と判定される. 外側亜脱臼は Wiberg の CE 角により測定できる (図 32-11 を参照). しかし, この 2 つの測定法は, 本症の主な合併症である二次性変形性股関節症への進展と相関しないということは強調しておかねばならない.

　最近の知見では MRI が本症の早期発見に役立ち, かつ軟骨や滑膜病変の評価にも有用であるとされている. さらに大腿骨頭の軟骨の形状の判定にも役立つ. MRI を用いることで, 術前・術後の大腿骨頭の containment (寛骨臼内に大腿骨頭が保持されている状態) の評価やその内側面の可視化も可能になる. MRI は非侵襲的であり, 多方向 (横断, 冠状断, 矢状断) からの画像が得られ, 造影剤の注射や被曝の必要がないといった点で, 関節造影に比べて優れている.

b 分　類

　本症にはいくつかの分類と予後判定指針がある. Walderström は骨壊死過程を基に 3 期に分類している. 第 1 期は, 大腿骨骨端への血流の変化により特徴付けられ, 二次的に大腿骨頭の形態と濃度の変化を起こす. 第 2 期は, 血行再開期であり, 壊死骨は新生骨に置換 (creeping substitution) される. 第 3 期は回復期であり, 骨端の修復の結果, 関節適合性の良否が決まる. 骨頭変形 (coxa magna) による関節不適合が残存すると変形性関節症を生じる可能性がある.

　Catterall の分類は予後を判定するのに優れた分類であり, X 線像をもとに次の 4 つの group に分けている.

- ・Group 1：骨端の前方部分が変化を起こす. 大腿骨頭の陥没変形や分裂像はない. とくに 8 歳以下では, 予後は良好であり特別な治療がなくともよく回復する.
- ・Group 2：骨端の前方部分が高度に変化を起こすが, 内外側部分は温存されている. 骨幹端に小さな囊胞状変化がみ

られることがある (図 32-32). 予後は group 1 に比べ劣るが, とくに 5 歳以下では修復が起こる.
- ・Group 3：すべての骨端が head-within-a-head 現象を呈して濃くなる. 骨頭の変化は全域にみられ, 頚部は拡大する. 予後は不良であり, 症例の 70% 以上は手術療法を要する.
- ・Group 4：大腿骨頭の著明な扁平化と mushrooming がみられ, 結局は完全な圧潰を起こす. また, 骨幹端の変化も広範である (図 32-33). group 1〜3 に比べ, 予後は非常に悪い.

その後, Catterall は分類を改変して, 股関節の正面像に現れる以下の❶〜❹の 4 つの予後不良を示唆する head-at-risk sign を提唱した.

- ❶ Gage sign：大腿骨頭外側部にみられる, 骨透過性の V 字形の骨萎縮部分 (図 32-34).
- ❷ 骨端外側部の石灰化像：突出した軟骨を表現しており, 大腿骨頭が寛骨臼外縁より圧迫されていることを示す (図 32-33 を参照).
- ❸ 大腿骨頭の外側亜脱臼 (図 32-28A, 33 を参照).
- ❹ 成長軟骨板の水平化：骨端線閉鎖を意味する (図 32-27B を参照).
　近年, Murphy と Marsh は予後不良を示唆する第 5 番目の徴候である❺diffuse metaphyseal change を付け加えた (図 32-28A を参照).

　4 つの group のいずれに属する症例でも, 2 つ以上の head-at-risk sign がみられると予後はきわめて悪くなる. さらに, 診断時晩期であったり, 6 歳以上の症例では予後は悪い.

c 鑑別診断

　鑑別には大腿骨頭壊死や骨頭の分断化を生じうる疾患, たとえば甲状腺機能低下症, Gaucher 病, 鎌形赤血球症などがあげられる.

32

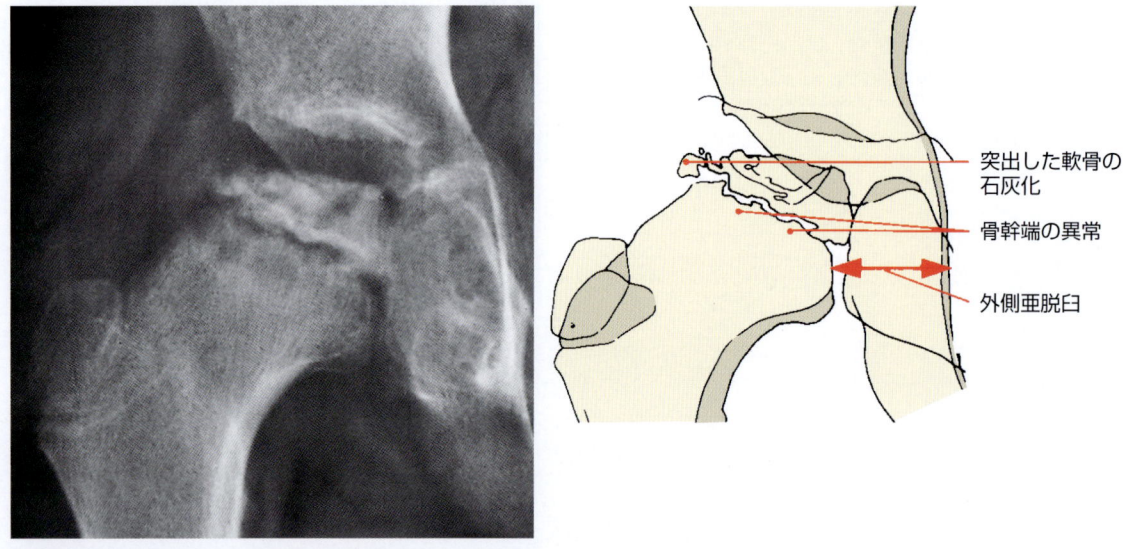

突出した軟骨の
石灰化

骨幹端の異常

外側亜脱臼

図 32-33　Legg-Calvé-Perthes 病
　8 歳女児．右側股関節の X 線正面像．Legg-Calvé-Perthes 病の進行期（Catterall 分類で group 4）．大腿骨頭全体の濃度増加と分節化がみられる．骨幹端の変化と外側亜脱臼がみられ，"head-at-risk sign" が明らかである．骨端核外側の石灰化は突出した軟骨を示し，寛骨臼外側縁から骨頭が圧迫されていることを示す．

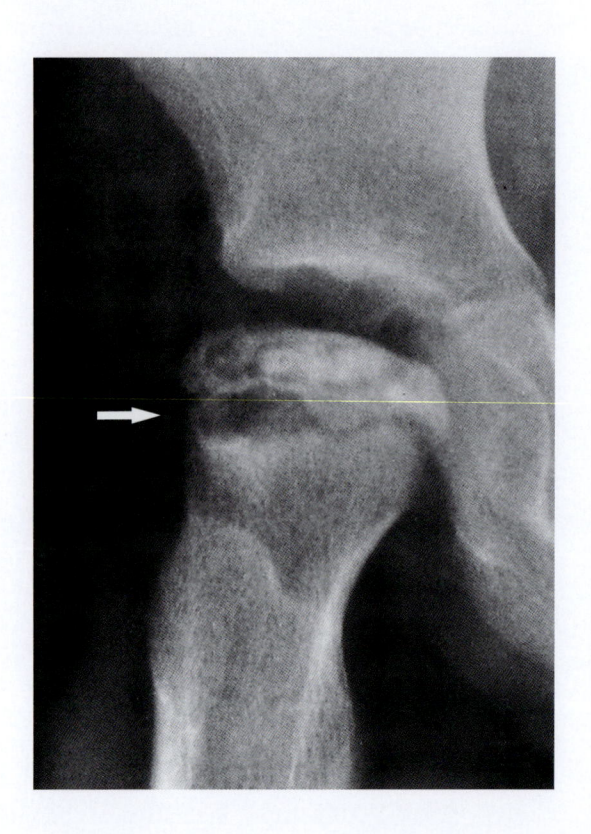

図 32-34　Legg-Calvé-Perthes 病
　7 歳女児．Legg-Calvé-Perthes 病例．head-at-risk を示す Gage sign（成長軟骨の外側の V 字形の骨透過性欠損部）がみられる（→）．

d 治　療

　本症の治療は，発症年齢，股関節可動域，大腿骨頭の病変の広さ，大腿骨頭の変形と亜脱臼の有無を含めて，臨床的および X 線所見をもとに個々に区別して行われる．大腿骨頭の変形を避けるために免荷療法を重要視する者もいる．この変形を避けるには，寛骨臼内に大腿骨頭を保持（containment）しつつ，股関節の全可動域を獲得するのと同時に，突出や亜脱臼を避ける方法が必要である．この観点より，Salter は containment 法とともに行う全荷重を提唱している．滑膜炎やそれに付随する疼痛と拘縮を最小限にするため，免荷，牽引，非ステロイド抗炎症薬，ゆるやかな可動域訓練を行い，寛骨臼による大腿骨頭の骨形状を保つ能力を向上させるのである．手術療法は寛骨臼による大腿骨頭の被覆を目的とした大腿骨内反減捻骨切り術や骨盤骨切り術がある．

4．大腿骨頭すべり症（slipped capital femoral epiphysis：SCFE）

　SCFE は大腿骨頭が頚部に対して徐々に後方，下方にすべる思春期の疾患である．女児よりも男児に多く，しばしば肥満が

大腿骨頭すべり症のX線所見

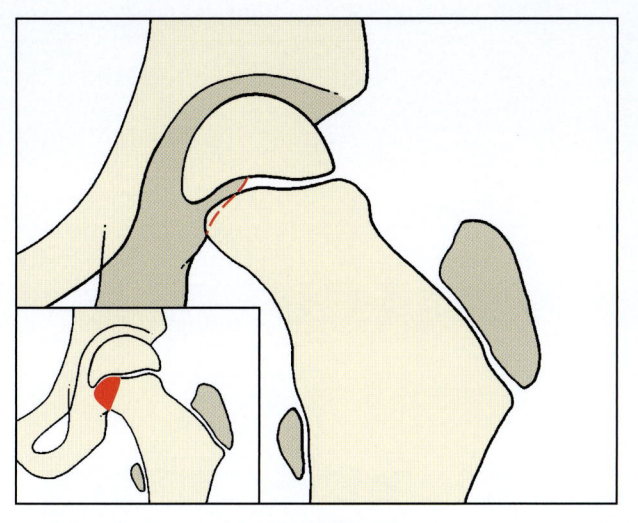

Capener三角の消失

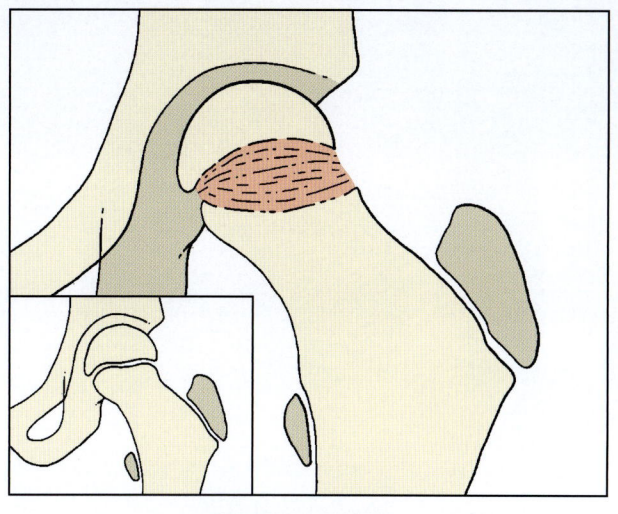

成長軟骨板の不鮮明化

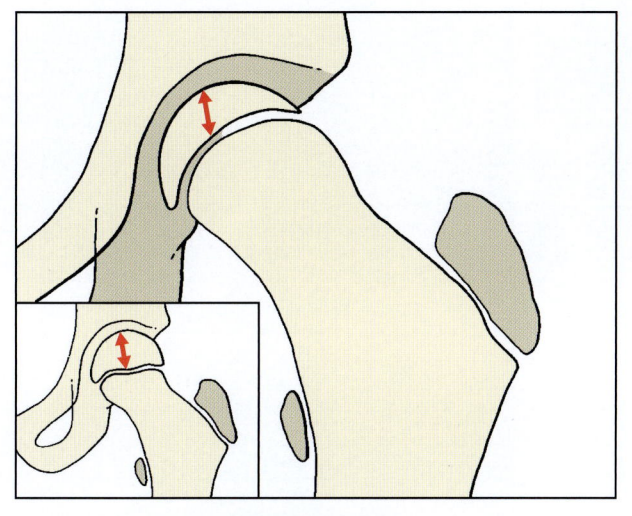

骨端核の高さの減少

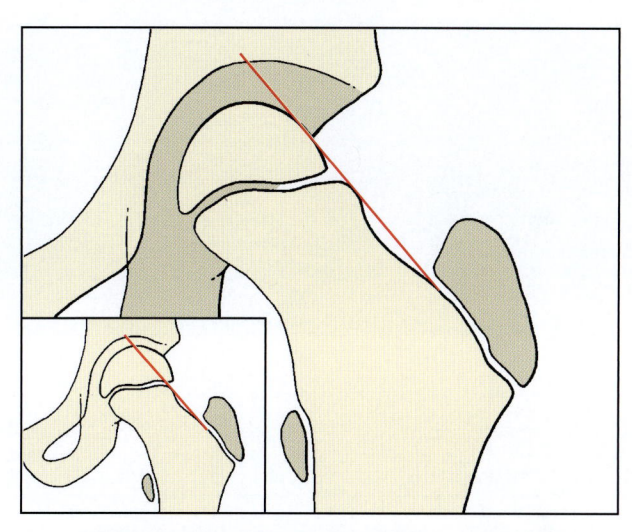

大腿骨頸部外側骨皮質の延長線と骨端核との交差の消失

図 32-35　大腿骨頭すべり症
さまざまなX線所見が大腿骨頭すべり症の診断的特徴として明らかにされている．挿入図は正常な状態を示す．

みられる．男児では左側発生が右側に比べ2倍だが，女児では左右差はない．両側発生例は症例の20〜40%である．

成因は不明だが，その発症は外傷もなく潜在性であり思春期の成長期に一致する．Harrisの研究によれば，成長ホルモンと性ホルモンの不均衡が成長軟骨板を弱体化させ，荷重やケガによる剪断力に対して損傷しやすい状態になっているという．

成因を別にすれば，SCFEはSalter-Harris typeⅠ（図4-32を参照）の大腿骨近位骨端線骨折の形をとる．大腿骨骨端は後・内・下方に転位し，その結果，股関節は内反変形を起こし，大腿骨は外旋，内転する．股関節痛，ときに膝関節への放散痛がよくみられる初発症状であり，身体所見としては，患肢の短縮や股関節の外転・屈曲・内旋制限がみられる．

a 画像評価

X線学的異常は，大腿骨頭の転位度によって異なる．通常，

股関節の正面像や開排位像により正確な診断が下せる．また，正面像ではいくつかの診断的指標が明らかとなる（図32-35）．Capenerのtriangle sign（Capener三角）は初期の診断に有用である．正常な思春期の股関節正面像においては，大腿骨頸部内側の関節包内部は寛骨臼と重なって濃い三角形の影となる．一方，多くのSCFEにおいては，この三角形の影は消失する（図32-36）．後期では，骨端線は厚みを増し，骨幹端が不鮮明にみえる．骨端の高さは減少し，明らかな関節周辺の骨萎縮がみられる（図32-36を参照）．さらに進行すると，大腿骨頸部外側に引いた接線が骨端と交差しなくなることによって，SCFEが明らかとなる（図32-37）．股関節開排位ではさらにすべりが明らかになり（図32-37B），対側との比較が役立つ．慢性期になると，骨改変とともに大腿骨頸部上外側面に沿って反応性骨形成が出現してくる．大腿骨頸部は広幅化し，同部に突出部が生じ，Herndon humpとして知られるpistol

32

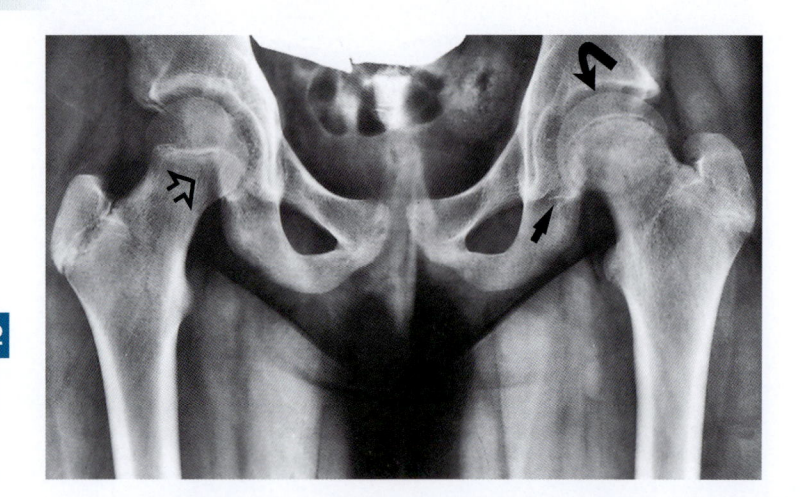

図32-36　大腿骨頭すべり症
12歳女児．単純X線両股関節正面像．罹患側の左では大腿骨骨幹端内側部が寛骨臼後壁と重なる三角形の部分の濃度（triangular density）が消失している（Capener sign）（→）．健側の右側では三角形の部分が明瞭にみえる（⇒）．左大腿骨骨端部の高さが相対的に減っている（↷）．

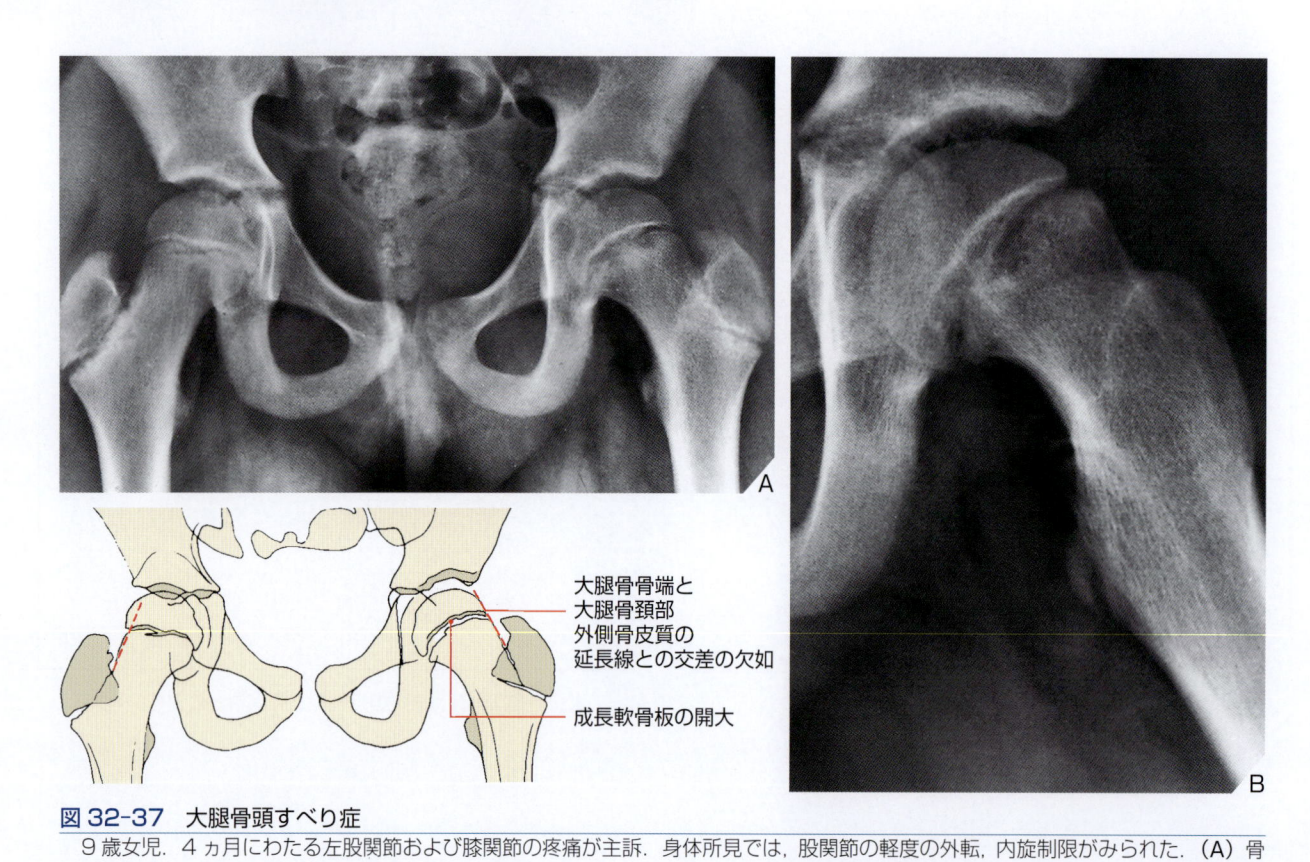

大腿骨骨端と
大腿骨頚部
外側骨皮質の
延長線との交差の欠如

成長軟骨板の開大

図32-37　大腿骨頭すべり症
9歳女児．4ヵ月にわたる左股関節および膝関節の疼痛が主訴．身体所見では，股関節の軽度の外転，内旋制限がみられた．（A）骨盤のX線正面像．左股関節周辺のごく軽度の骨萎縮，成長軟骨板の開大，骨端核の高さの軽度減少がみられる．また，左大腿骨頚部外側骨皮質の延長線と骨端が交差しないことに注目．（B）左股関節の開排位像．大腿骨頭の後内方すべりがみられる．

grip様の形態をなす（図32-38）．ときにSCFEは外傷により急性発症することがあり，これは骨端貫通骨折として知られる（図32-39）．MRIはSCFEの評価に有用である．単純X線像における所見に加え，MRIでは罹患した大腿骨内の骨髄浮腫とSCFEやその前駆状態の徴候を早期に描出することがある（図32-40, 41）．

b 治療と合併症

SCFEの治療は，徒手整復または観血的整復を行い，すべりの進行防止と骨端線癒合を促すために内固定具（スクリュー，ワイヤー，ピン）を用いて固定する．合併症の1つに，Knowles pinによる大腿骨頭の関節軟骨穿孔がある．Lehmanらはこの合併症を予防し，術中に正しい位置を決めるために，X線透視下で造影剤注入可能なcannulated pinを用いる方法を報告している．そのほかの合併症にはかならずしも手術と関係しないものがあげられる．軟骨融（溶）解症はSCFEの30〜35％にみられ，白人よりも黒人に多い．通常これは発症1年以内に発生し，徐々に関節裂隙の狭小化を起こす（図32-42）．大腿骨頭への不安定な血行と骨端の血管損傷に続発する骨壊死は，SCFEの約25％と報告されている（図32-43）．二次性変形性股関節症が発生することもあり，典型的な関節裂隙狭小化，軟骨下骨の骨硬化，周辺の骨棘形成によって明らかとなる（図32-44；図32-38も参照）．重度の大腿骨頚部内反変形（内反股）を生じることもある．

図 32-38　大腿骨頭すべり症

（A）14 歳男児．14 ヵ月間，左股関節の慢性疼痛を有する．著明な左側下肢の短縮と跛行のため，小児科医の診察を受けた．左股関節の開排位像では，典型的な慢性大腿骨頭すべりがみられる．大腿骨頚部の著明な骨減少と，Herndon hump として知られるリモデリング変形像がみられる（→）．（B）20 歳男性．右股関節正面像．ピンにより治療された大腿骨頭すべり症．Herndon hump（⇒）と二次性の変形性関節症がみられる．

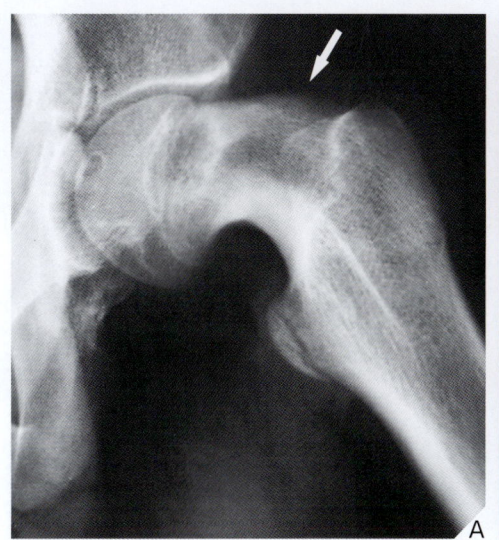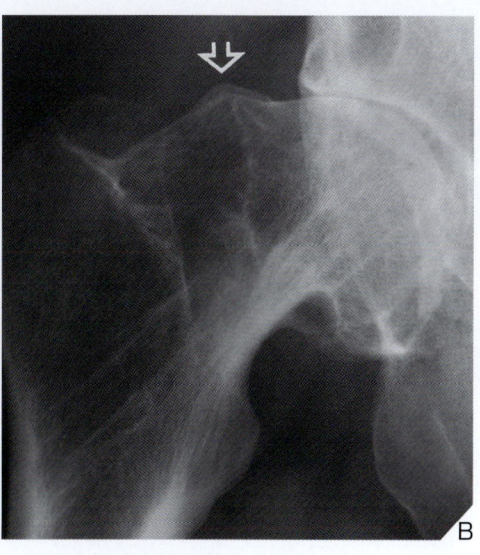

図 32-39　大腿骨頭すべり症

13 歳男児．自動車事故で車から投げ出された．股関節の X 線正面像．急性の大腿骨頭すべりがみられる．これは成長軟骨板を通過する Salter-Harris type I の骨折でもある．

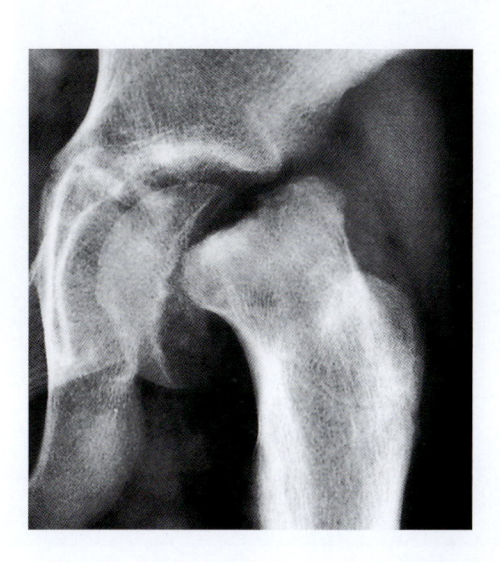

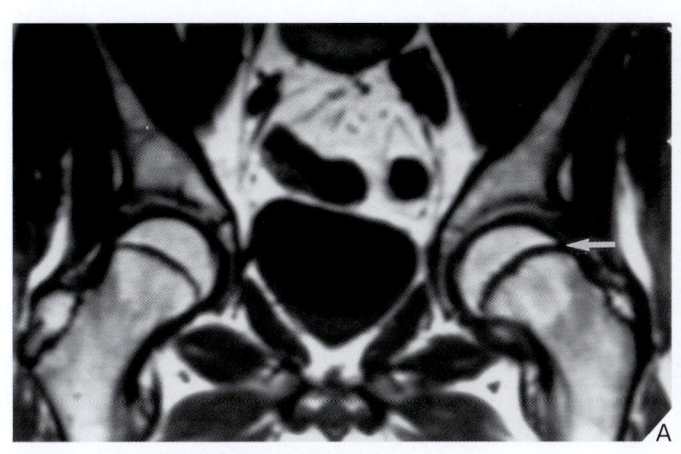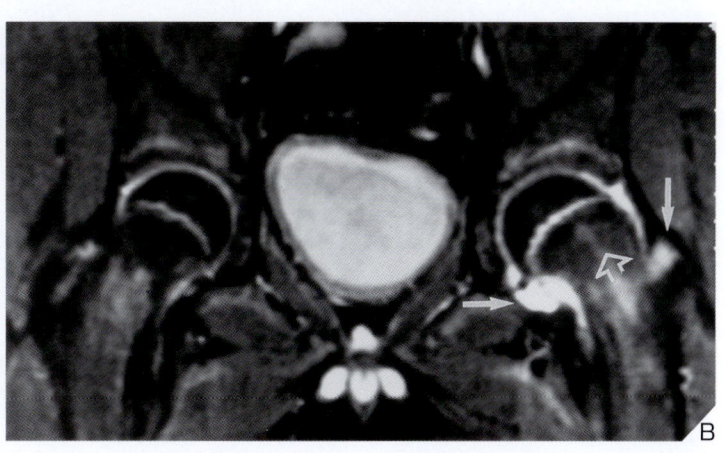

図 32-40　大腿骨頭すべり症の MRI

14 歳男児．（A）T1 強調冠状断像．左大腿骨頭骨端部のすべりがみられる（→）．（B）脂肪抑制像 T2 強調冠状断像．関節水腫（→）と骨幹端の骨髄浮腫（⇒）がみられる．

32

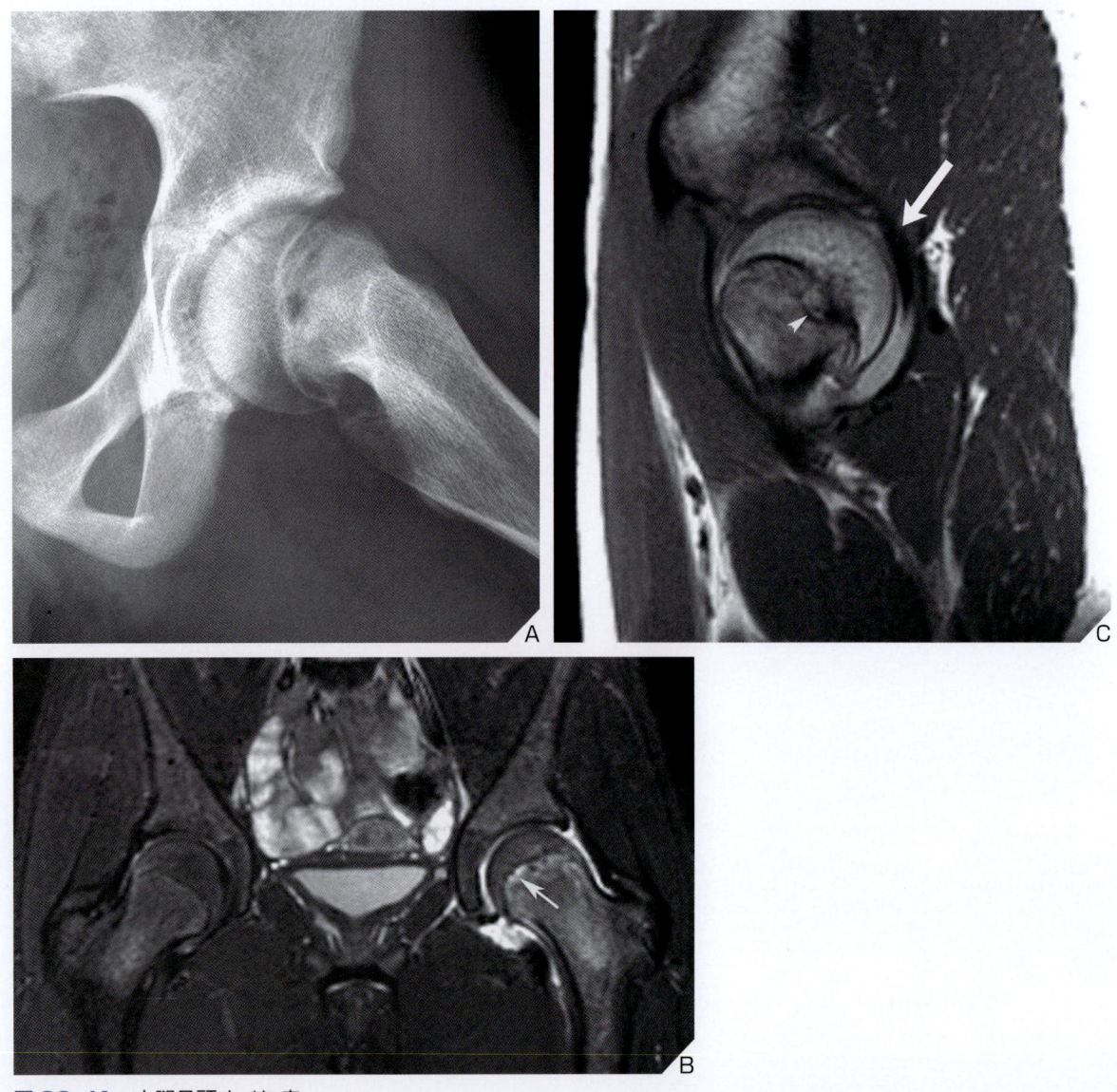

A

C

B

図 32-41　大腿骨頭すべり症

13 歳女児.（**A**）単純 X 線左股関節開排位像. 骨頭の骨端部の内側への転位がみられる.（**B**）MRI STIR（short time inversion recovery）冠状断像. 左股関節内の関節水腫がみられる. 後方への転位により骨端の高さが相対的に減少していることと, 骨幹端から転子部まで広がる骨髄浮腫が観察できる. 成長軟骨板は不整で信号強度が上がっている（→）.（**C**）MRI プロトン密度強調矢状断像. 大腿骨頭の骨端が後方に転位し（→）, 成長軟骨板が局所的に開大している（▷）.

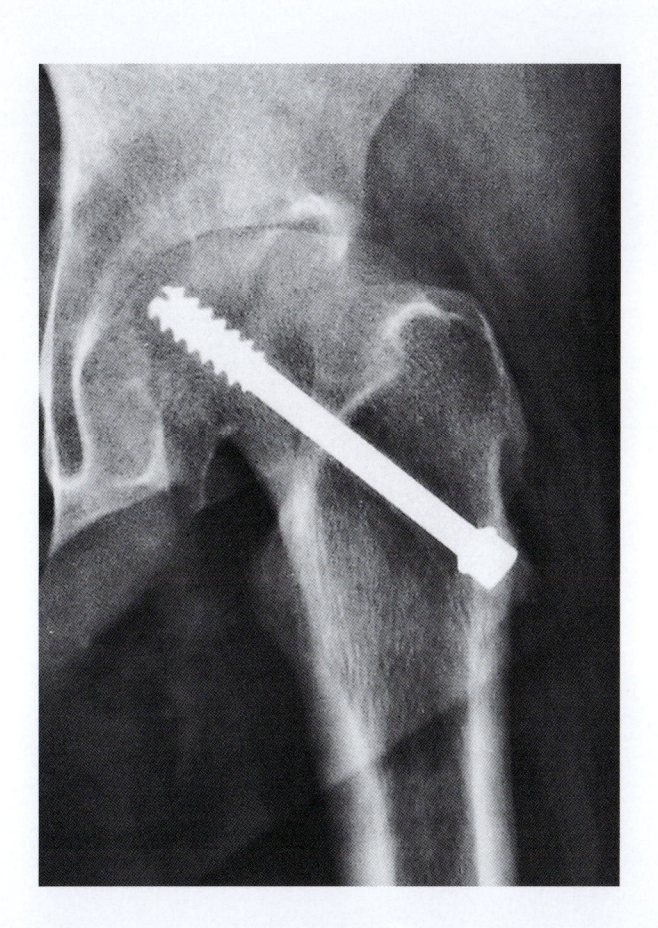

図 32-42　大腿骨頭すべり症の合併症
　13 歳女児. 1 年前から治療を受けている. 大腿骨頭すべり症の合併症である軟骨融解症による関節裂隙の狭小化がみられる.

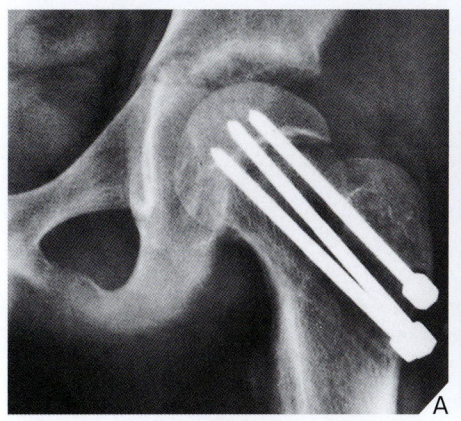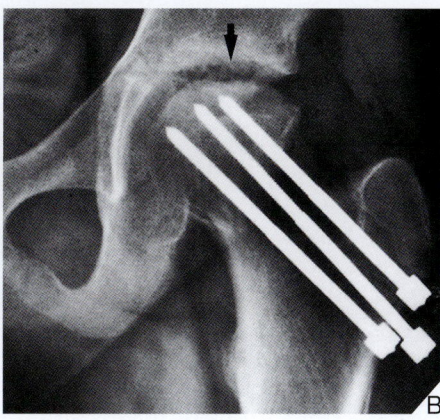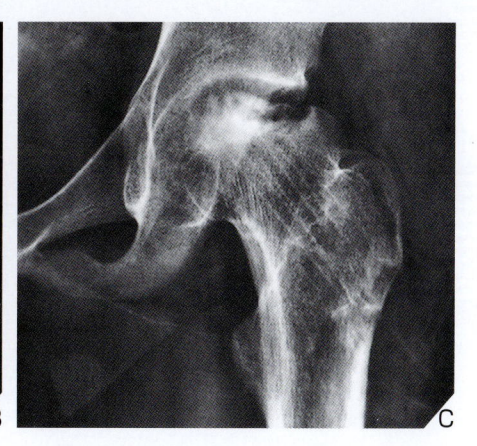

図 32-43　大腿骨頭すべり症の合併症
　12 歳男児.（**A**）Knowles pin を 3 本用いて内固定術を受けた.（**B**）術後 6 ヵ月の単純 X 線像. 大腿骨頭骨端の荷重部に軽度の平坦化（→）がみられ, 大腿骨頭壊死の早期の徴候が示唆される.（**C**）術後 1 年の単純 X 線像. 進行した大腿骨頭壊死の特徴である骨端の分節化と軟骨下骨の圧潰を伴う, 大腿骨頭の濃度の増加がみられる.

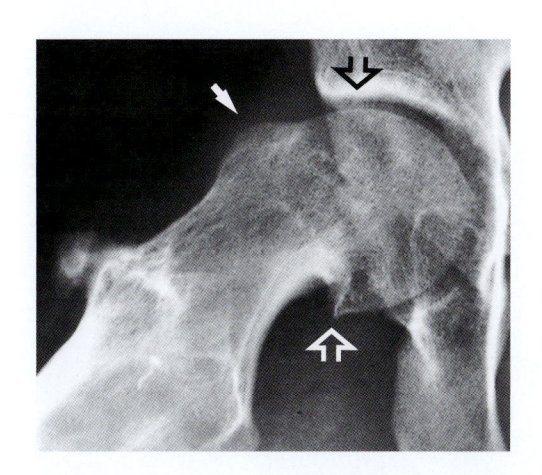

図 32-44　大腿骨頭すべり症の合併症
　14 歳男児. 単純 X 線右股関節開排位像. 9 歳時に大腿骨頭すべり症を急性発症した. 二次性関節症の特徴である関節裂隙の狭小化と骨棘の形成（⇒）がみられる. Herndon hump がみられる（→）.

C 下肢の異常

下肢および足部によくみられる異常のX線学的評価方法の一覧を表32-4に示す.

1．Blount病

発育性異常として知られるBlount病（congential tibia vara）は，脛骨骨幹と骨端の内側部および脛骨近位の成長軟骨板内側部に優位に発生し，膝関節の内反変形を生じる．原因は不明だが，遺伝的因子，液性因子，生態学的因子，環境的因子といった多因子障害ではないかと考えられている．Blount病と生理的O脚変形は早期荷重開始と人種的要素に影響され，同じ状態の一部であると，Batesonは報告している．BathfieldとBeightonは，ジャマイカのように，Blount病の発生頻度の高い南アフリカの黒人小児の研究から，その成因が母親におんぶする風習と関連する可能性を報告している．子どもは大腿を屈曲・外転した状態で膝を屈曲させて母親の腰を掴むため，内反変形を生じざるを得ないのではないかと述べている．

Blount病には2つの型がある．乳幼児型は，通常，10歳未満の小児の膝に両側性に発生し，1〜3歳半に発症するのがもっとも一般的である．一方，青年期型は，通常，8〜15歳の小児の膝に片側性に発生する．この型の経過は，乳幼児型に比し重篤ではなく発生頻度は低い．Blount病は外傷後にみられるような他の原因による内反膝と鑑別しなければならない．

表32-4	下肢と足部の一般的な異常を評価するために有用なX線撮影法とその方向
撮影法/方向	**重要な異常所見**
先天性脛骨内反症	
膝関節の正面像	beak形成を伴う内側脛骨骨幹端の陥没
	脛骨の内反変形
断層撮影	脛骨の成長軟骨板の早期癒合
関節造影	骨端の非骨化部分・内側半月板の肥厚
外反膝	
膝関節の正面像	外反変形
乳幼児（先天性）脛骨偽関節症	
脛骨の正面像，側面像	脛骨の弓状変形
	偽関節
片肢性骨端異形成症	
足関節または罹患関節の正面像，側面像	脛骨遠位または罹患骨骨端の片側性球根状（bulbous）変形
先天性内反足	
足部の正面像	後足部の内反位
	前足部の内転・内反位
	Kiteの正面距踵角（20°未満）
	距骨-第1中足骨（TFM）角（15°以上）
	中足骨平行
足部の側面像（荷重時または背屈強制時）	踵部尖足
	距踵関節脱臼
	Kiteの側面距踵角（35°未満）
先天性・発育性外反扁平足	
足部の正面像	距骨軸の内側変位
足部の側面像	足長軸の扁平化
先天性垂直距骨	
足部の側面像	距骨の垂直位
	距舟関節の脱臼
	足部の舟状またはペルシャ靴（Persian-slipper）様外観
底屈強制位	脱臼整復の可能性
足部の正面像	扁平足変形
	距骨の内側変位
	前足部の外転
踵・舟状骨関節癒合症	
足部の側面	anteater nose sign
足部の45°内側斜位またはCT，MRI断層撮影	踵骨と舟状骨の癒合
	線維性または軟骨性癒合
距・踵骨関節癒合症	
足部の内側15°斜位	距骨と踵骨の癒合
足部の側面像	距骨頭の嘴状変形（talar beak），"C"-sign，距骨下関節の消失
踵骨の後方軸写，CT断層撮影	距骨下関節中関節面の癒合と変形
距骨下関節造影	軟骨性・線維性架橋
距舟関節癒合症	
足部の側面	距骨と舟状骨の癒合
CT	

a 画像評価と鑑別診断

Blount病の初期のX線像は，脛骨骨端の非骨化軟骨部の過成長や内側半月板の肥厚が特徴的であり，これらは代償的変化を示し脛骨内側部での成長停止をきたす．骨幹端と成長軟骨板が圧迫されてくるにしたがい，軟骨はその厚さを減じる．進行期においては，成長軟骨板内側の早期癒合が起こり，これは断層撮影像で明らかになる（図32-45）．癒合すると，矯正骨切り術に加え骨性架橋切除や骨端線閉鎖も必要となるため，これは手術方法を決定するうえで重要な情報となる．関節二重造影法も有用な検査であり，内側脛骨プラトーの非骨化性軟骨（図32-46）のやそれに付随する内側半月板の異常を描出できる（図32-47）．MRIも成長軟骨板の状態や骨端軟骨，骨端と半

月板（図32-48）の変形の程度を可視化するのに有用である．

多くの例において，進行期にあるBlount病と生理的O脚とはX線学的に鑑別することができる．Blount病では，脛骨骨幹端の内側部が，特徴的に陥没，急な角状変形や脛骨内側皮質の肥厚を伴う．同様の変化は脛骨の骨端部にもみられる．骨幹端の急峻な角状変形と骨幹部の内転のために，脛骨は内反の形状を呈する（図32-49）．ほとんどの例で脛骨外側骨皮質は比較的直線的である．一方，生理的O脚においては，両側性の緩やかな弓状変形が大腿骨と脛骨皮質の内外側両面にみられ，成長軟骨板は正常で，嘴状突起形成に伴う脛骨骨幹端の陥没はみられない（図32-50）．生理的内反は歩行が増えるとともに自然に改善し，生後18ヵ月頃より，外反へと変わっていく．両者

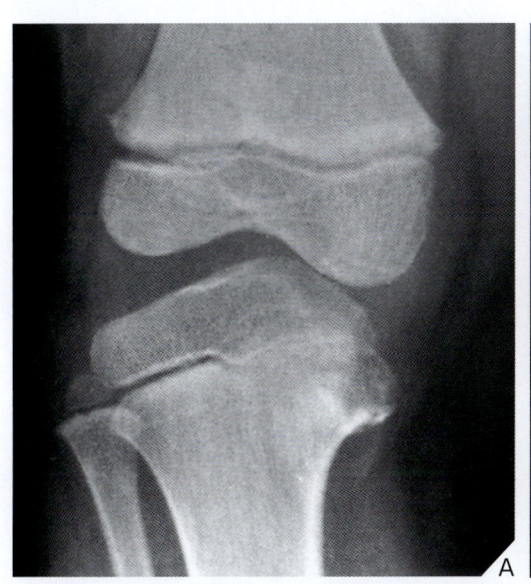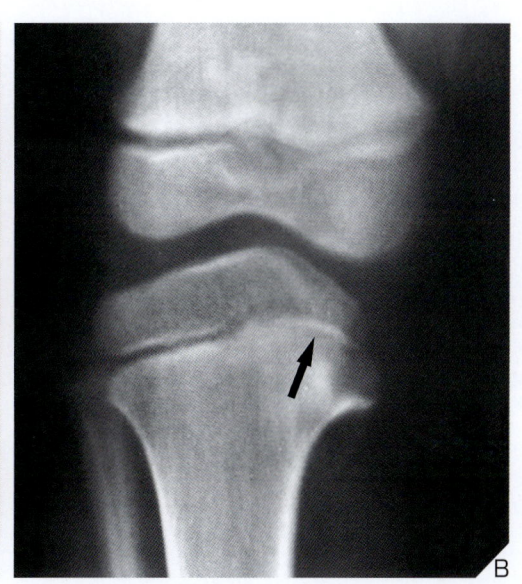

図32-45 Blount病
8歳女児．（A）右膝関節の正面像．先天性の内反膝がみられる．さらに，成長軟骨板の内側部分の癒合が疑われる．（B）断層撮影像において成長軟骨板の内側部に骨性架橋（→）を確認できる．治療は，矯正外反骨切り術に加え骨端線固定術または骨性架橋切除を行う．

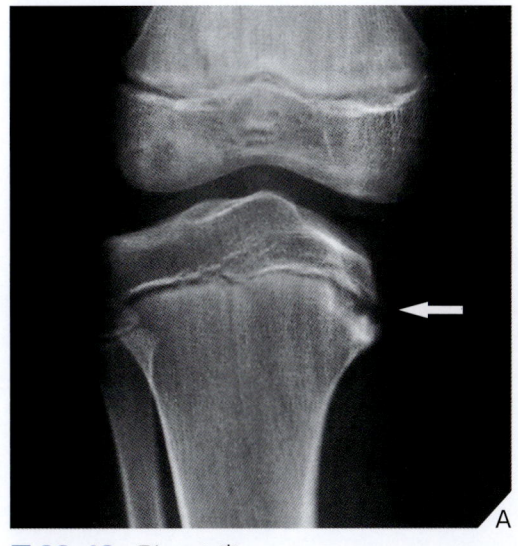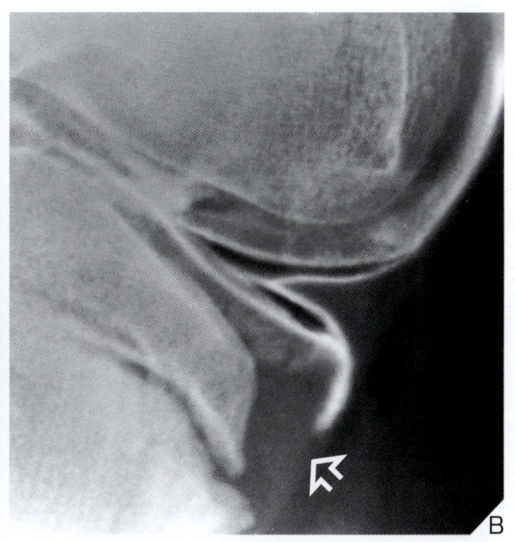

図32-46 Blount病
10歳男児．（A）右膝関節の正面像．beakの形成と脛骨内側骨端の傾斜に伴い骨幹端内側の陥没（→）があり，本疾患の典型的な所見を示している．（B）関節造影の拡大像．内側脛骨プラトーには，肥厚した，未骨化の関節軟骨（⇒）の輪郭が描出されている．本例では内側半月板に異常はない．

32

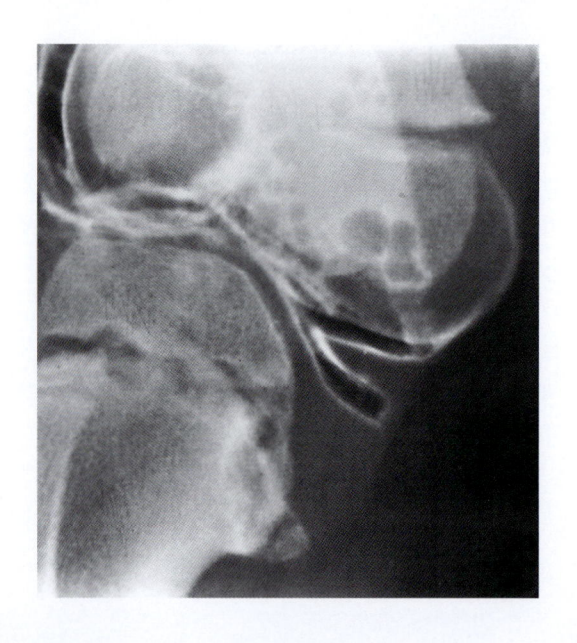

図32-47　Blount病
　4歳女児. 進行した右側Blount病. 膝関節造影の拡大像.
脛骨近位軟骨の内側部の肥厚と拡大した内側半月板がみら
れる.

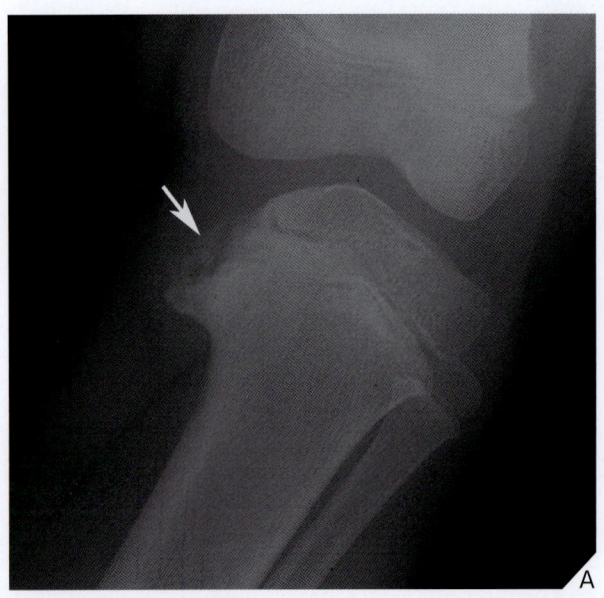

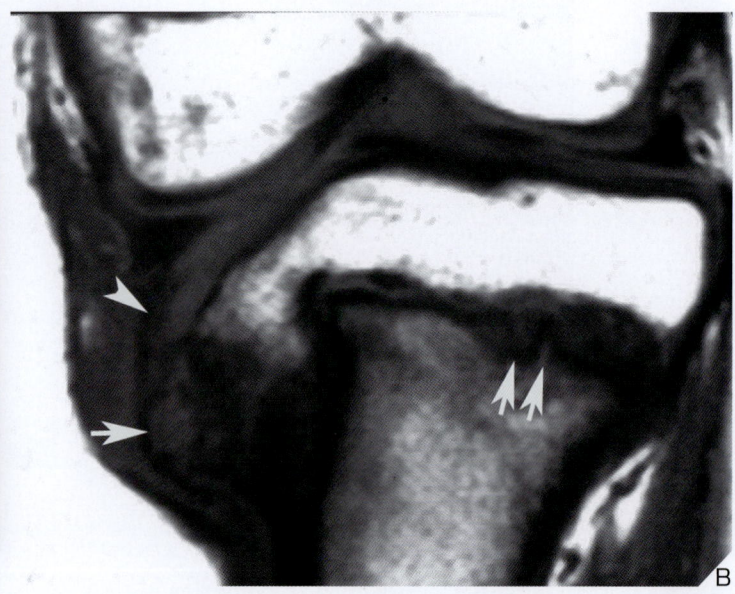

図32-48　Blount病
　(A) 単純X線左膝関節正面像. 特徴的な脛骨プラトー内側の陥没と骨端内側の細片 (→) がみられる. (B) MRI T1強調像冠状断. 部分的に石
灰化を伴う脛骨プラトー内側の不整で陥没した骨端軟骨 (▷) と陥没した骨端軟骨の細片 (→) が描出されている. 成長軟骨板の不整と拡大 (二
重→) がみられるが, 単純X線像ではわからない.

は, 下腿内捻に関連するのかも知れない. 生理的O脚は, 通常
約18〜24ヵ月間持続し, 次第に減少するが, ときに骨格成熟と
ともに進行することもある. Blount病は, 成長軟骨板の横径拡
大がないことや骨幹端の骨化をもとに, くる病と鑑別可能であ
る (図27-12, 13を参照).

b　分　類

　LangeskjöldはBlount病のX線変化の進行をもとに, 予後
と治療のための指針として, Blount病を次の6つのstageに分
類した.

- Stage Ⅰ:脛骨の内反変形, 成長軟骨板の不整と骨幹端内側
　に小さなbeak形成を伴う. 通常2〜3歳の小児にみられる.
- Stage Ⅱ:骨幹端内側の明らかな陥没, 骨端内側の傾斜を伴

う. 通常2〜4歳の小児にみられる.
- Stage Ⅲ:内反変形の進行と高度なbeak形成をみる. とき
　に骨幹端内側の分節化をみる. 通常4〜6歳の小児にみられ
　る.
- Stage Ⅳ:成長軟骨板の高度な狭小化と骨端内側の高度な
　傾斜がみられ, その境界は不整である. 通常5〜10歳の小
　児にみられる.
- Stage Ⅴ:明瞭なバンド像により二分される. 骨端内側の
　高度な変形がみられ, その遠位部は三角形状を示す. 通常
　9〜11歳の小児にみられる.
- Stage Ⅵ:骨端と骨幹端の間に骨性架橋がみられ, 二分し
　た骨端の三角部分が骨幹端に癒合する. 通常10〜13歳の小
　児にみられる.

図 32-49　Blount 病
4 歳女児. 片側性 Blount 病の両側膝の X 線正面像.（A）右側（患側）では，beak 形成と脛骨骨端の内側傾斜とともに，脛骨骨幹端内側の陥没がみられる.（B）左側は正常である.

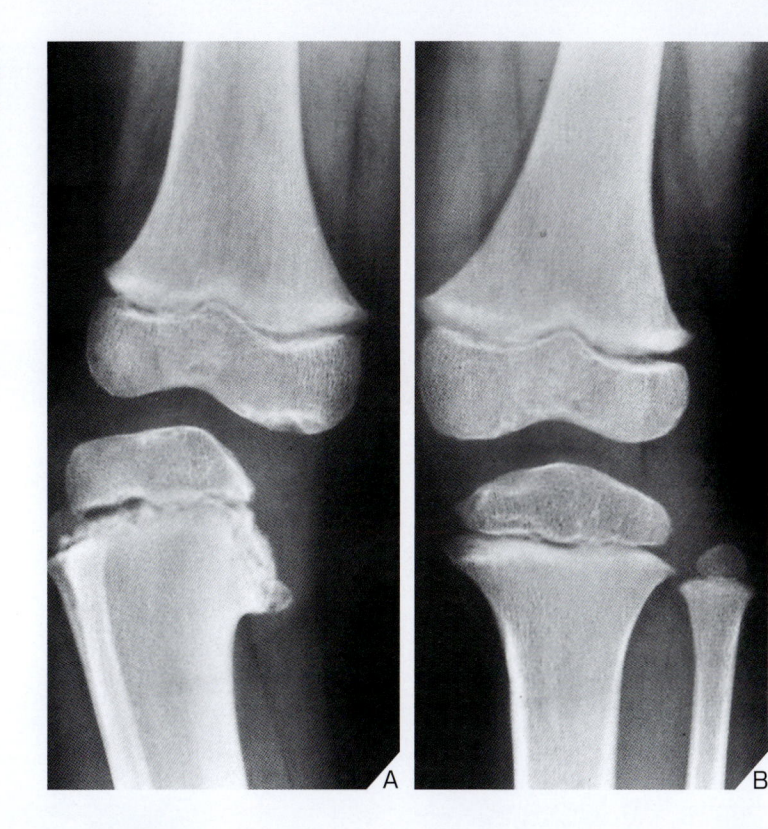

図 32-50　生理的 O 脚
3 歳男児. 荷重時（立位時）の両側下肢の X 線正面像. 大腿骨の内反膝がみられるが，両脛骨近位の骨幹端と成長軟骨板は正常であり，Blount 病の所見はない. 両脛骨は内捻し，大腿骨・脛骨とも内側の骨皮質が肥厚しているが，これは生理的 O 脚によくみられる所見である.

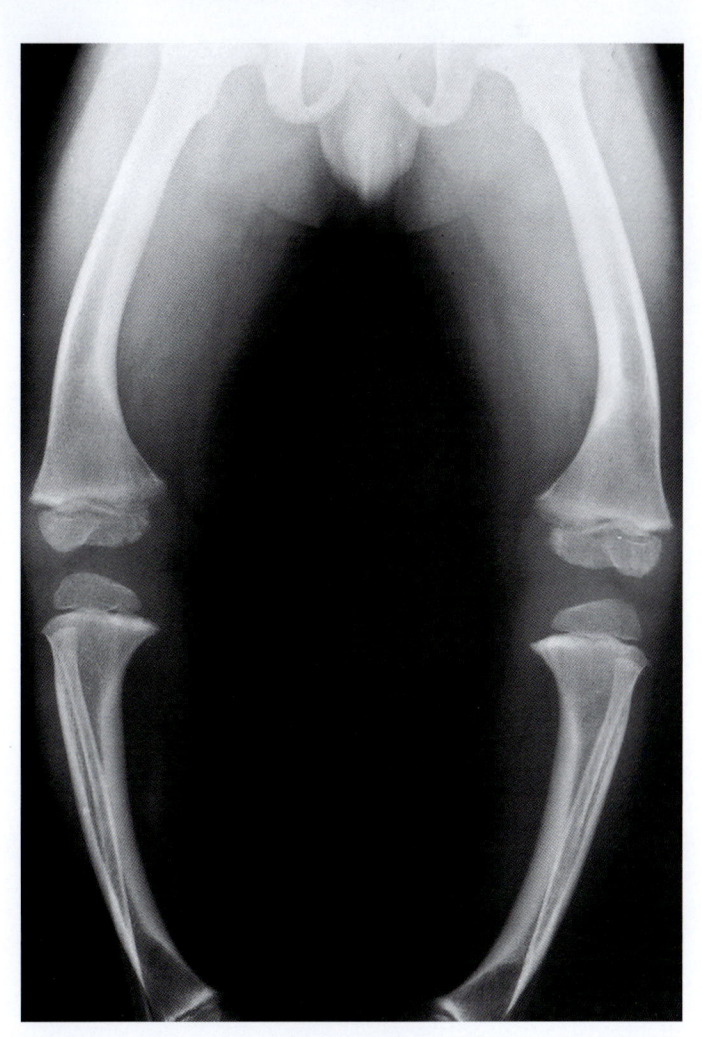

32

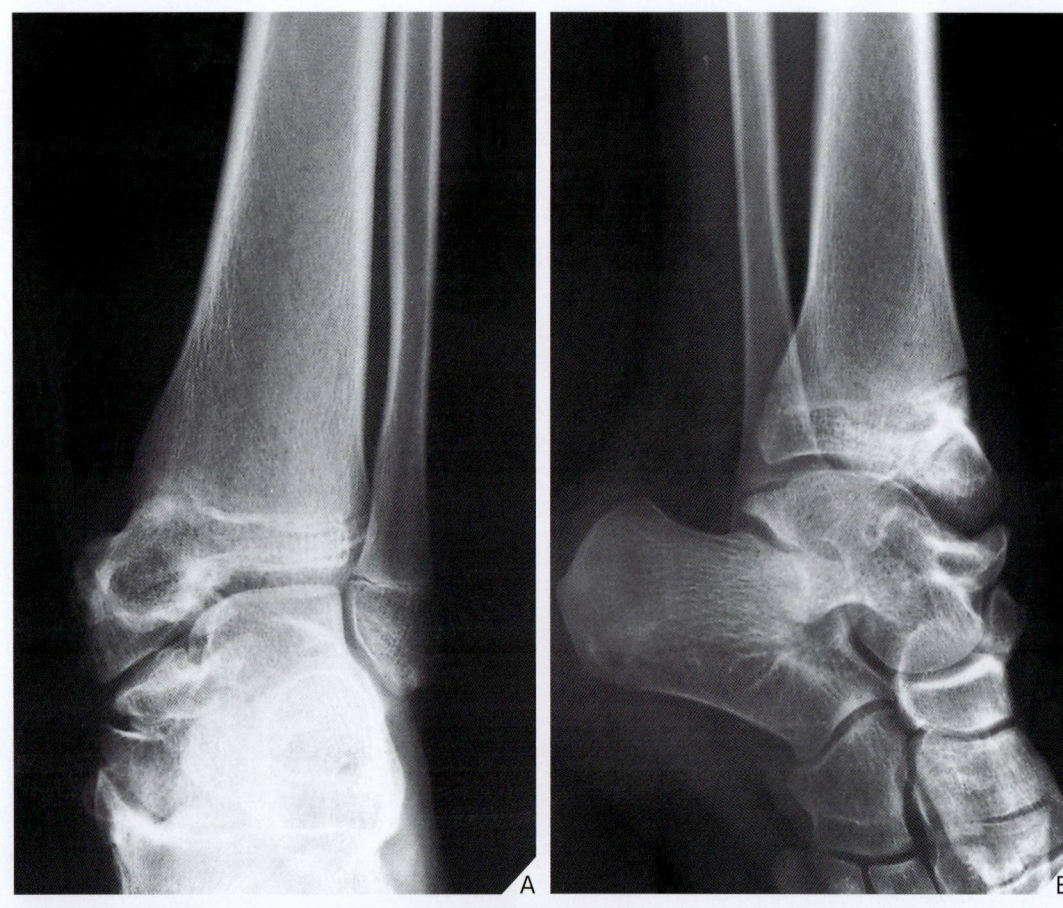

図 32-51　足関節の Trevor-Fairbank 病（片肢性骨端異形成症）

12 歳女児．足関節の疼痛と可動域制限を訴える．X 線正面像（A）と側面像（B）．下腿内果，距骨，舟状骨の変形
と肥大がみられ，片肢性骨端異形成症に特徴的である．足関節と足部は内側の成長が制限されている．

なお，Stage Ⅴ，Ⅵは修復できない構造的損傷の状態を示す．

近年，Smith は変形のグレードと治療の必要性を関連付けよ
うと，Blount 病の単純化した分類を発表した．Smith の分類は
4 群からなり，grade A は潜在的な内反膝，grade B は軽度の内
反膝，grade C は進行した内反膝，grade D は成長軟骨板の閉
鎖を示す．

C　治　療

Blount 病には通常装具療法が行われる．保存的治療で変形が
進行する場合は，下肢の正常なアライメントを獲得するために
脛骨高位外反骨切り術を行い，回旋変形矯正目的に近位腓骨骨
切り術を行うのが一般的である．関節造影または MRI は，術前
に脛骨関節軟骨の状態を把握するために必要になることがあ
り，変形矯正に必要な角度を決めるのに有用な情報が得られる．

2. 片肢性骨端異形成症（dysplasia epiphysealis hemimelica）

Trevor-Fairbank 病（tarsoepiphyseal aclasis）は，下肢の 1
つまたは 2 つ以上の骨端の非対称性軟骨性過成長によって特徴
付けられる発育異常であり，脛骨遠位骨端と距骨に好発する．
患肢の一側に特徴的にみられ，hemimelica と呼ばれる．

Mouchet と Belot は 1926 年に初めての症例を報告し，tarso-
megalie という用語を用いた．1950 年に Trevor は 10 例を概説
し tarsoepiphyseal aclasis という用語を用い，最終的に 1956 年
に Fairbank が 14 例を報告し dysplasia epiphysealis hemimelica
という造語を用いた．成因は不明であり，明確な家族性・遺伝
性の傾向はない．男性は女性より 3 倍羅患率が高い．病理学的
には骨軟骨腫（osteochondroma）と同一であり，それゆえ
epiphyseal または intraarticular osteochondroma と呼ばれる．
臨床的には，罹患関節の変形と可動域制限があり，疼痛とくに
足関節周辺の疼痛が，成人においてはもっともよくみられる症
状である．

a　画像評価と治療

診断は X 線像と MRI で確定する．骨化中心または片側骨端
の不規則な球根状の過成長によって特徴付けられ，骨軟骨腫
の類似した像を示す（図 32-51～53）．他の骨化中心，とく
に膝の骨化中心に同時発生することもある．

治療は，変形や疼痛の程度に応じて個々に行われるが，一般
的には病巣部の外科的切除を要する．再発も多い．

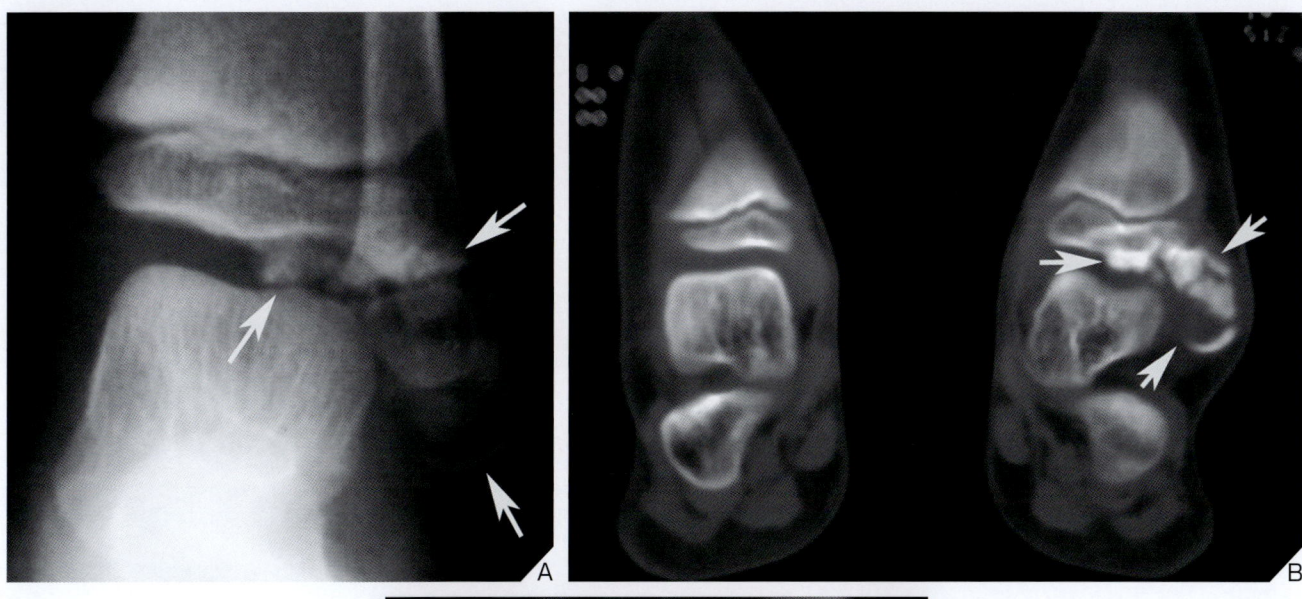

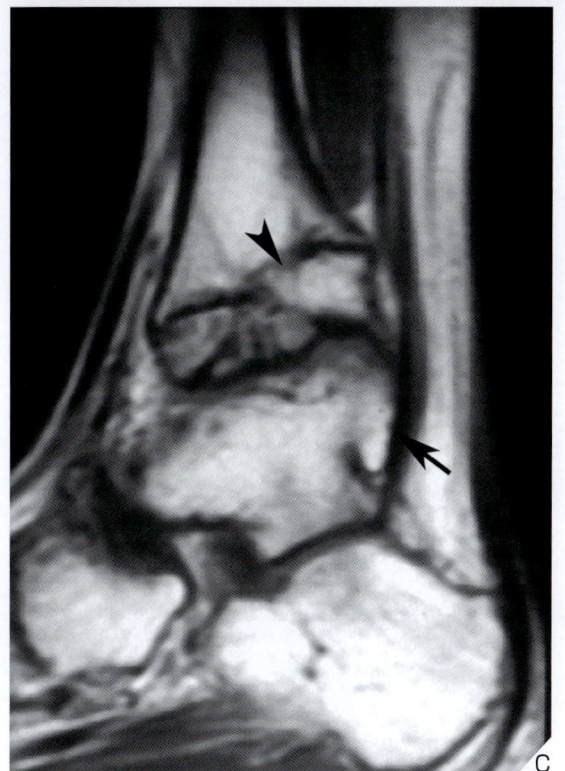

図 32-52 足関節の Trevor-Fairbank 病（片肢性骨端異形成症）
7 歳男児．（A）X 線左足関節正面像．伸展すると関節内に脛骨遠位骨端由来の骨軟骨腫様の腫瘤（→）がみられる．（B）両足関節 CT 冠状断像．腫瘤様の突起物は脛骨遠位骨端由来であることが判明し，関節内の構成要素（→）も示されている．（C）他の Trevor-Fairbank 病患者，MRI T1 強調矢状断像．距骨ドームの後面由来の骨軟骨腫（→）が確認できる．脛骨遠位骨端のリモデリングによる変形（▶）がみられる．

3．先天性内反足（talipes equinovarus）

先天性内反足は以下の 4 つの変形要素よりなる：①踵部の尖足位，②後足部の内反位，③前足部の内転・内反変形，④距舟関節亜脱臼．舟状骨が骨化する 2〜3 歳以前では，①〜③の変形要素のみが X 線で評価できる．

a 測定と X 線学的評価

内反足の病態を正確に理解するには，足部の解剖を完全に理解する必要がある（図 10-2 を参照）．変形の確認には，足部単純 X 線正面像や側面像上の補助線や角度が有用である．なかでも Kite 角と距骨-第 1 中足骨（talus-first metatarsal：TFM）角はもっとも有用である（図 32-54）．内反足では，Kite の距踵角（anteroposterior talocalcaneal angle）は正面像で 20° 未満，側面像で 35° 未満である．TFM 角は 15° 以上である（図 32-55）．また，足のアライメントも先天性内反足では乱れてい

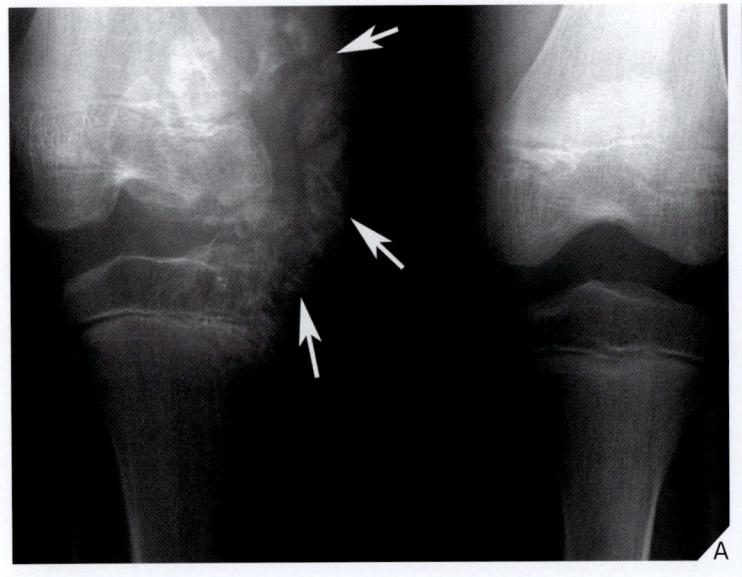
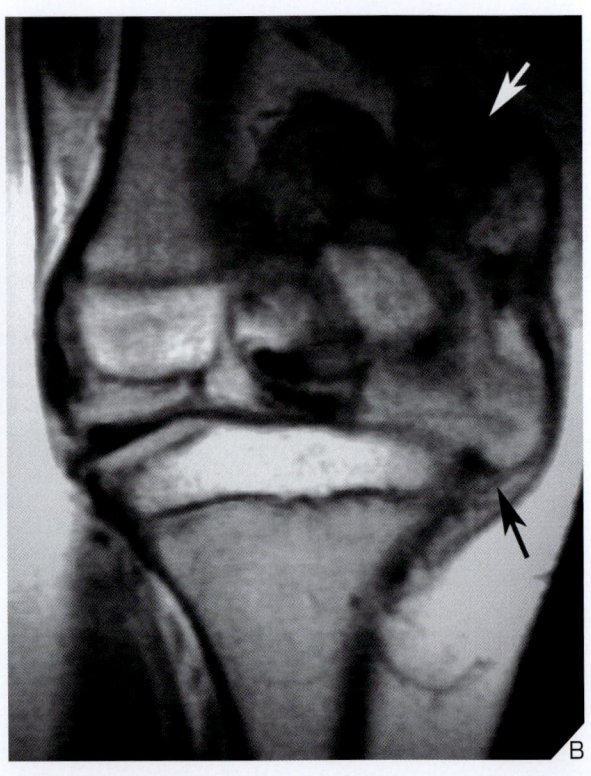

図 32-53　膝関節の Trevor-Fairbank 病（片肢性骨端異形成症）
（A）単純 X 線両膝関節正面像. 右大腿骨内顆と内側骨幹端から脛骨近位骨端の内側へ広がる, 石灰化した軟骨性腫瘤を認める.（B）右膝関節の MRI T1 強調冠状断像. 腫瘍の広がりが大腿骨から脛骨に架橋（bridging）しているのがわかる.

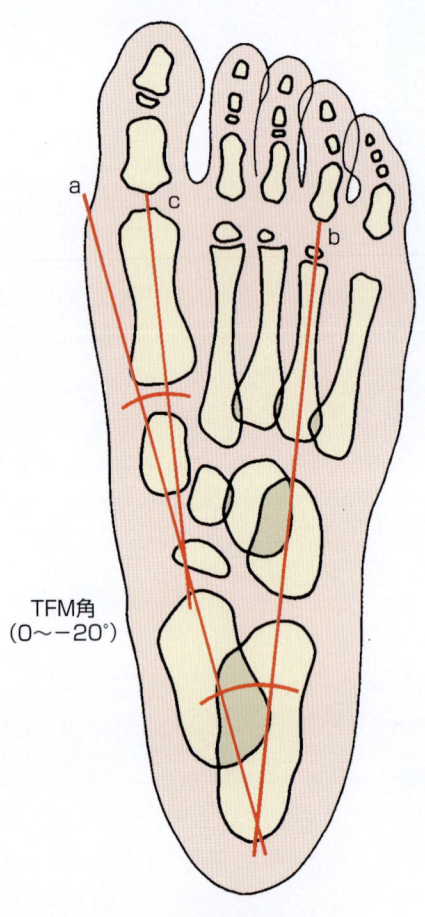
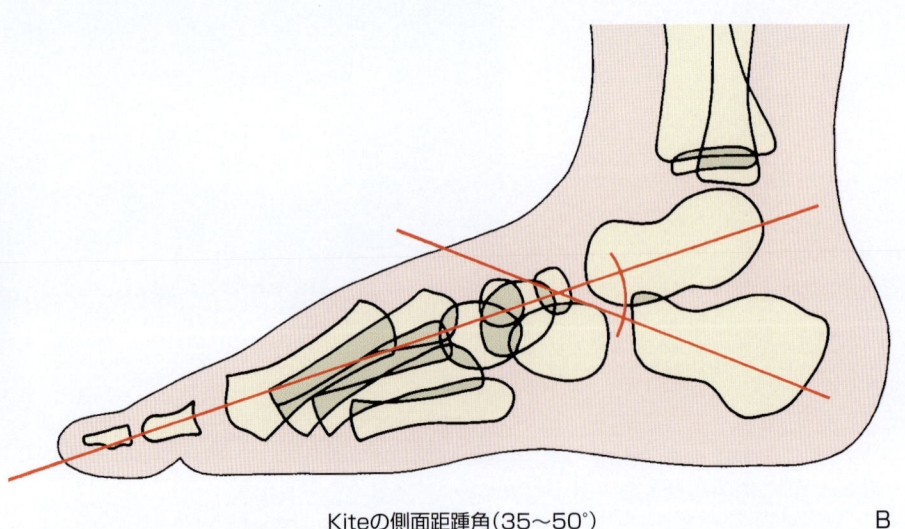

TFM角
（0～−20°）

Kiteの側面距踵角（35～50°）　　B

A　　Kiteの正面距踵角（20～40°）

図 32-54　Kite の計測法
（A）Kite の正面距踵角と距骨-第 1 中足骨（TFM）角は, 足部の荷重時正面像にて決定される. Kite の正面距踵角は 2 つの補助線の交差部の角度である. 1 つ（a）は距骨長軸の延長線であり, 正常では第 1 中足骨と交差する. もう 1 つ（b）は踵骨の長軸の延長線であり, 正常では第 4 中足骨と交差する. この角度の正常値は 20～40° であり, 20° 未満は後足部の内反を示唆する. TFM 角も同じ正面像にて第 1 中足骨の長軸延長線（c）と線（a）とが交わる部で決定される. この角度の正常値は 0～−20° であり, プラス値（0° 以上）は前足部の内転を示す.（B）Kite の側面距踵角は, 足部の荷重時側面像にて決定される. 距骨と踵骨の長軸延長線（両骨の下縁に平行な線）の交差によって得られる角度であり, 正常では 35～50° である. 35° 未満は踵部の尖足変形を示す.

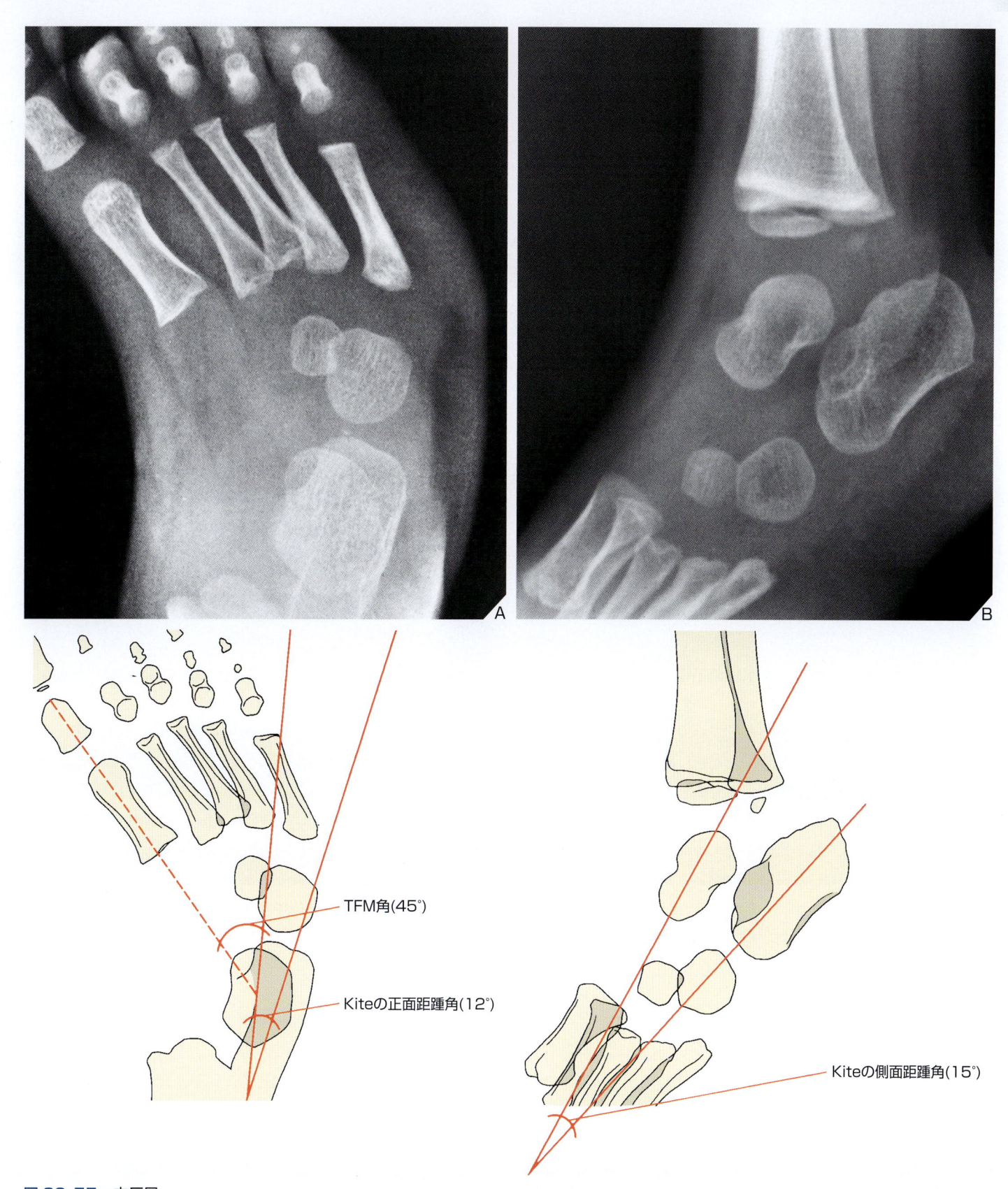

TFM角（45°）

Kiteの正面距踵角（12°）

Kiteの側面距踵角（15°）

図 32-55 内反足
2歳男児．（A）内反足変形例の左足部正面像．Kiteの正面距踵角からは後足部内反位が，TFM角（図 32-54A を参照）から前足部内転変形が示唆される．（B）側面像では，Kiteの側面距踵角（図 32-54B を参照）から尖足変形を示す．

32

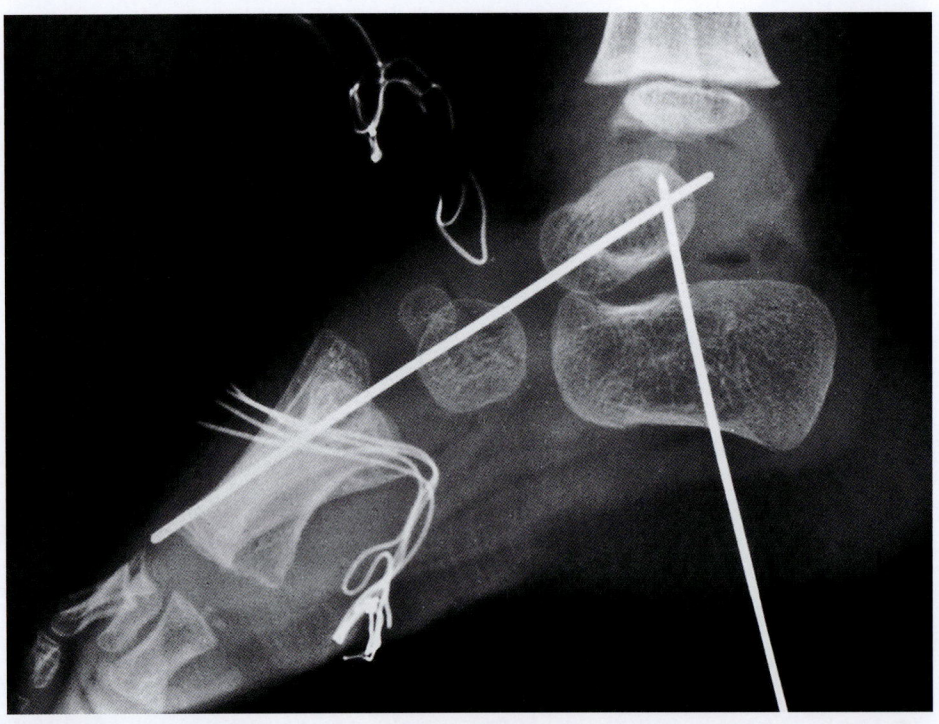

図 32-56　内反足の治療
２歳女児．矯正の確認のための術中撮影像．軟部組織解離（アキレス腱延長と足関節後方解離）の後，
後足部安定化のために２本の Kirschner 鋼線を距舟関節と距骨下関節に刺入している．踵骨が水平
化し，Kite の側面距踵角が正常化しているように，尖足が矯正されている（図 32-55B と比較）．

る．たとえば，足部正面像で中足骨は正常では平行になるが，内反足では近位に収束する．また，正面像で Kite の距踵角を測る際に，正常では補助線がそれぞれ第1，第4中足骨を通るが，内反足では正常より外側を通る．ただし，足部の X 線撮影の際には，わずかな撮影位置の変化でも骨の相互関係を変えてしまうため，標準化された撮影技術が必要である．可能であれば，荷重時の撮影も行う．荷重撮影が行えない乳幼児の場合，正面像は坐位で両膝を同時に保持して撮影し，側面像は足がしっかりと固定された状態で，カセットに対し正しい角度で撮影する．荷重時側面像が得られない場合は，児の膝は屈曲位で保持し，足部は背屈位にして撮影する．

b 治　療

ほとんどの内反足は，徒手矯正とギプス固定による保存療法で矯正される．必要な矯正量は，前述の補助線や角度より測定することができる．もし，保存療法で完全に矯正されなければ，外科的解離術を行い，結果を確認するために術中 X 線撮影を行う（図 32-56）．また，術後の X 線学的評価も患者の術後経過をみるのに必須である．内反足の手術に伴うもっとも一般的な合併症は，過矯正によるもので，舟底足（rocker-bottom）や扁平足があげられる．

4. 先天性垂直距骨 (congenital vertical talus)

先天性垂直距骨は，その名のとおり，距骨が垂直位で底側か

つ内側に転位した，距舟および距踵関節の原発性脱臼である．舟底足（rocker-bottom foot）としても知られる本疾患は，女児より男児に多く発生し，通常生後数週間のうちに診断される．通常他の複数の先天異常が伴っており，単独で生じることは珍しい．報告されている家族例では不完全な浸透率で常染色体優性遺伝の形式をとっていた．近年の遺伝学的研究では 2q31 染色体上の *HOXD10* 遺伝子の突然変異が原因であることを示唆している．足は背屈位にあり，足根中央部の底側表面に著明な突出が存在する．足部全体は舟状（boat-shaped），ペルシャ靴（Persian-slipper）様を呈する．

a 画像評価

診断には，とくに X 線側面像が有用である．距骨は垂直位にあり，2～3歳児においては舟状骨が十分骨化するので，距舟関節での脱臼が明らかになる（図 32-57）．距舟関節脱臼の存在は発育性扁平足変形との鑑別に役立つ．舟状骨が骨化する以前では，側面像で踵骨が軽度尖足位であること，踵立方関節が開大していること，Chopart 関節で背屈して前足部が外反していることから明らかになる．縦アーチは逆転し舟底足変形を示す（図 32-58A）．足部の正面像では，距骨遠位部の内方への転位と前足部の外転が特徴的である（図 32-58B）．脱臼が整復されるか否かをみるために，内反ストレスを加えた状態での足部側面像が重要となる（図 32-59）．医師はこの所見をもとに，保存療法か手術療法かだけでなく，術式選択をすることが可能である．

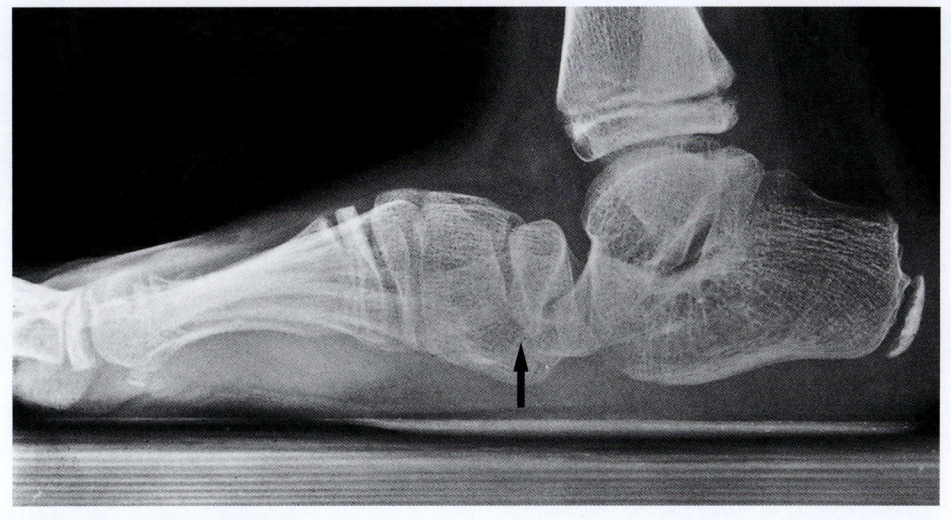

図 32-57　先天性垂直距骨
　12 歳男児，単純 X 線荷重時足部側面像．放置された先天性垂直距骨．足部の荷重時側面像．距舟関節と距踵関節の明らかな脱臼がみられる．距骨は中央部がくびれた砂時計様変形，舟状骨は楔状に変形（→）している．

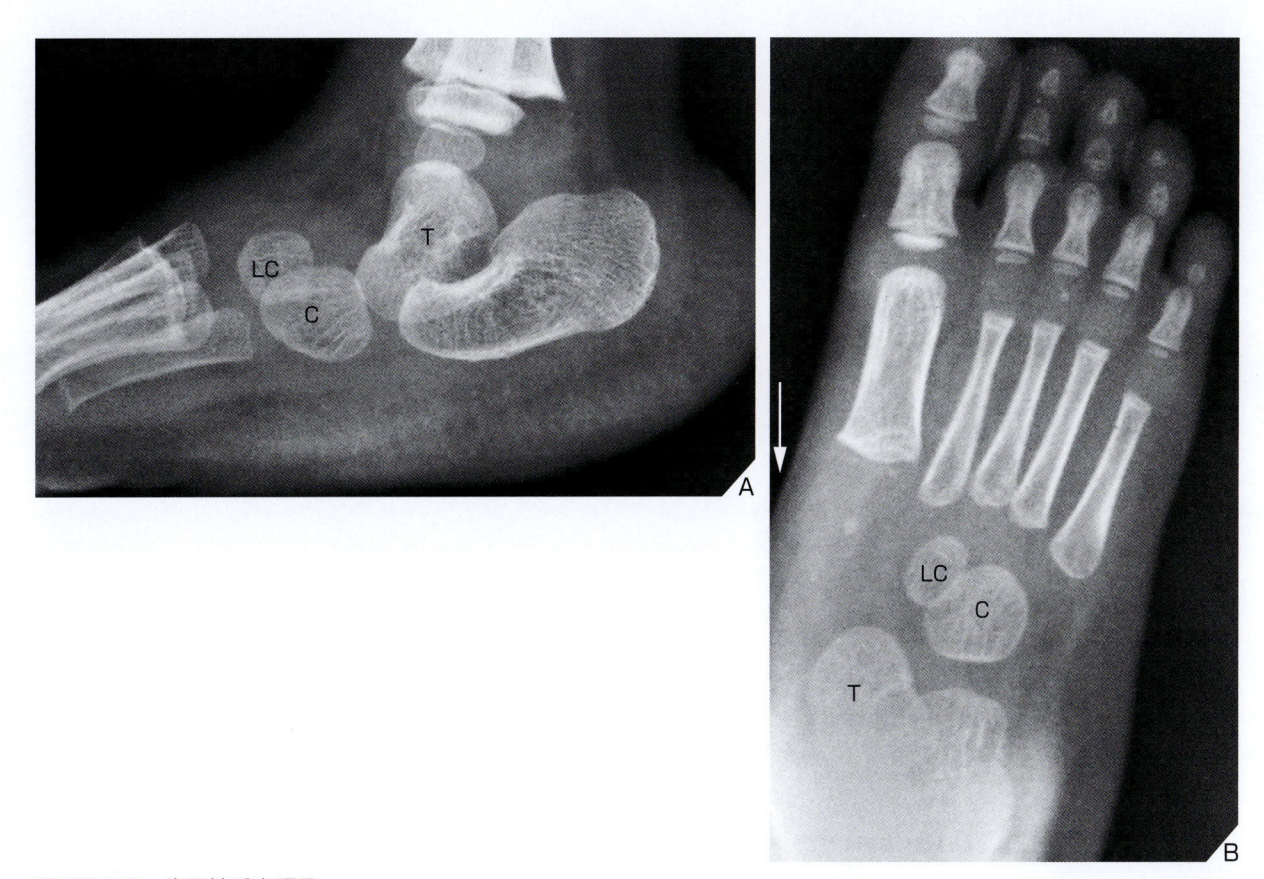

図 32-58　先天性垂直距骨
　2 歳男児．（A）足部の側面像．距骨の垂直位と踵骨の尖足位がみられる．縦アーチは平坦化し，外側楔状骨と距骨頚部とのアライメントが乱れている．（B）足部の正面像．距骨は内方を向き，舟状骨は未骨化である．足部内側に軟部組織の膨隆がみられる（→）．
T：talus 距骨，C：cuboid 立方骨，LC：lateral cuneiform 外側楔状骨．

32

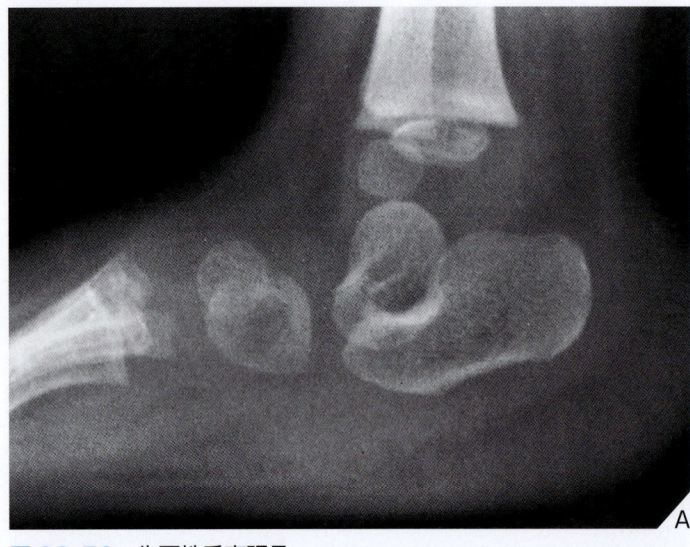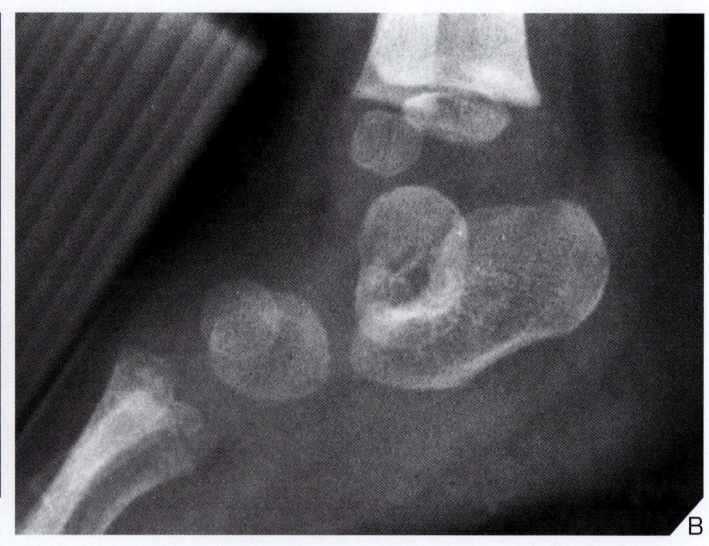

図 32-59　先天性垂直距骨
2 歳女児．（A）足部の側面像．舟状骨は未骨化だが，距骨は垂直位で，距舟関節の脱臼している．（B）底屈にストレスをかけても脱臼は整復できない．

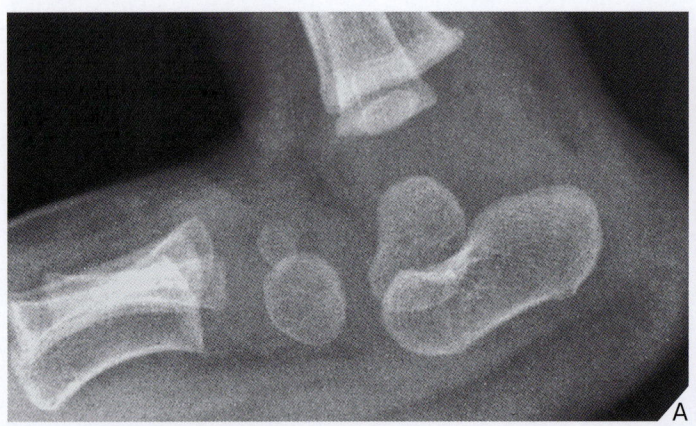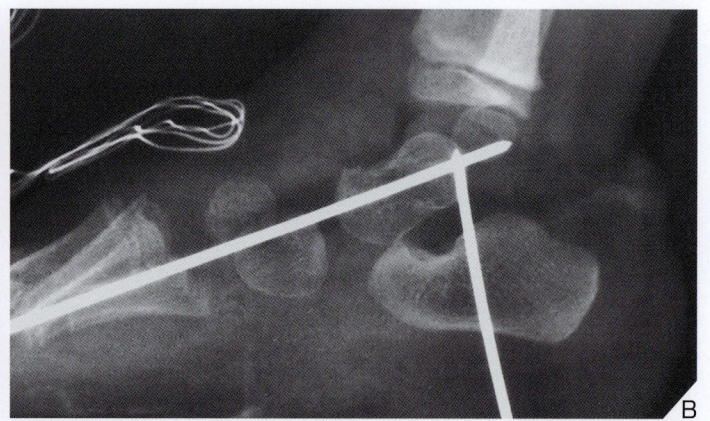

図 32-60　先天性垂直距骨
2 歳女児．（A）術前像では距骨の長軸は脛骨の長軸と連続している．（B）術中像では距舟関節が良好に整復されている．

b 治　療

　多くの先天性垂直距骨は，軟部組織解離，脱臼整復，距舟間のピンニングによる外科的変形矯正術を要する（図 32-60）．6 歳以上では，舟状骨は切除される．必ず X 線像で矯正位を確認する．

5．足根骨癒合症（tarsal coalition）

　足根骨癒合症は，2 つまたはそれ以上の足根骨が癒合して 1 つの構造をなすものである．癒合には完全型と不完全型があり，架橋の形態には線維性（syndesmosis），軟骨性（synchondrosis），骨性（synostosis）がある．さまざまな足根骨が罹患するが，踵骨-舟状骨間がもっとも多く，次いで距骨-踵骨となり，距骨-舟状骨-踵骨-立方骨間がもっとも少ない．ときに 2 つ以上の骨が罹患する．生下時には発生しているが，徴候と症状は 20〜30 歳代になるまで明らかとならないことが多い．疼痛とくに長時間歩行や起立に関連する疼痛が典型的な主訴であり，

身体所見上，腓骨筋スパズムと関節可動域制限（いわゆる peroneal spastic foot）がみられる．

　臨床所見で明らかな場合でも，診断は X 線検査で行う．まず，癒合を証明する．また，変形した載距突起，中央の距骨下間節面（middle subtalar facet）が描出されない，距骨の嘴状突起（talar beak）（図 32-66），距骨頚部の短縮，足関節の ball-and-socket joint（図 32-65）といった，患部や隣接した骨あるいは関節が骨癒合に適合して変化している所見がみられることもある．

a 踵・舟状骨癒合症（calcaneonavicular coalition）

　CT も有用だが，本症では足部側面像と 45° 内側斜位像がもっともよく病態を描出する撮影法である（図 32-61）．anterior snout（nose）sign が特徴的である．これは足関節側面像で，踵骨の前方突起（anterior process）が延長して舟状骨に近づくまたは重なってみえるもので，アリクイの鼻の形状に似ている（図 32-62）．また，距骨頭の低形成もみられる．MRI は軟骨

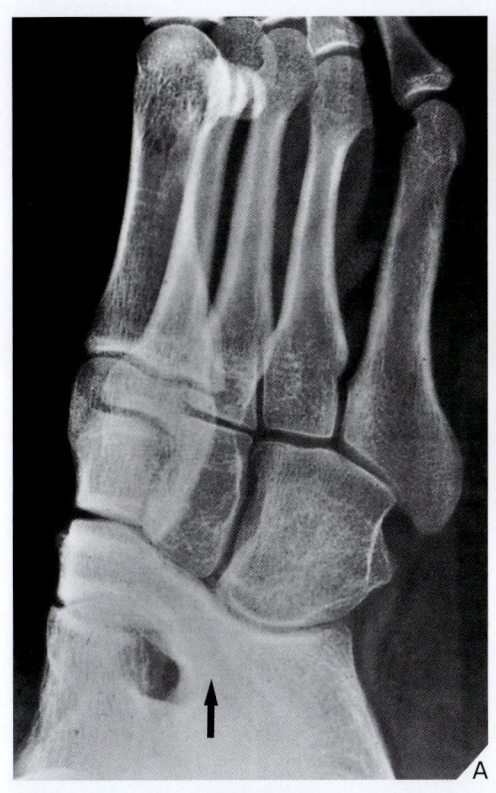
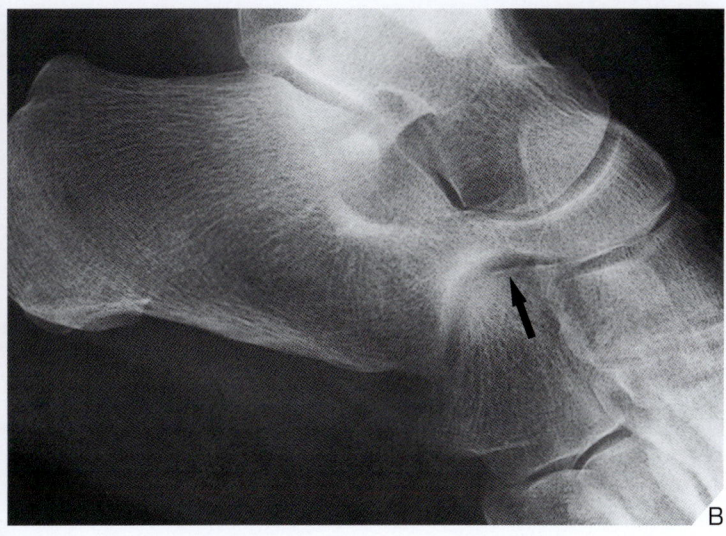

図 32-61　踵・舟状骨癒合症
（A）18 歳男性．45°内側斜位像．踵舟関節癒合がみられる．両骨間に骨性架橋（→）がみられる．（B）他の患者の側面像．踵骨-舟状骨間に骨性癒合（→）がみられる．

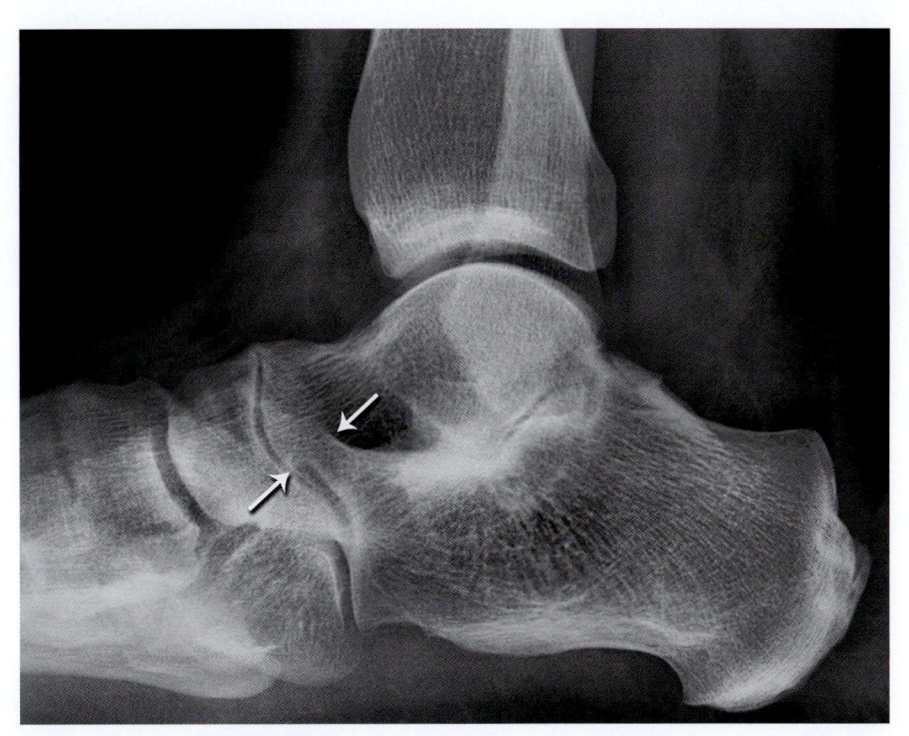

図 32-62　踵・舟状骨癒合症
27 歳女性，単純 X 線足部側面像．本症に特徴的な anterior snout（nose）sign（→）がみられる．

32

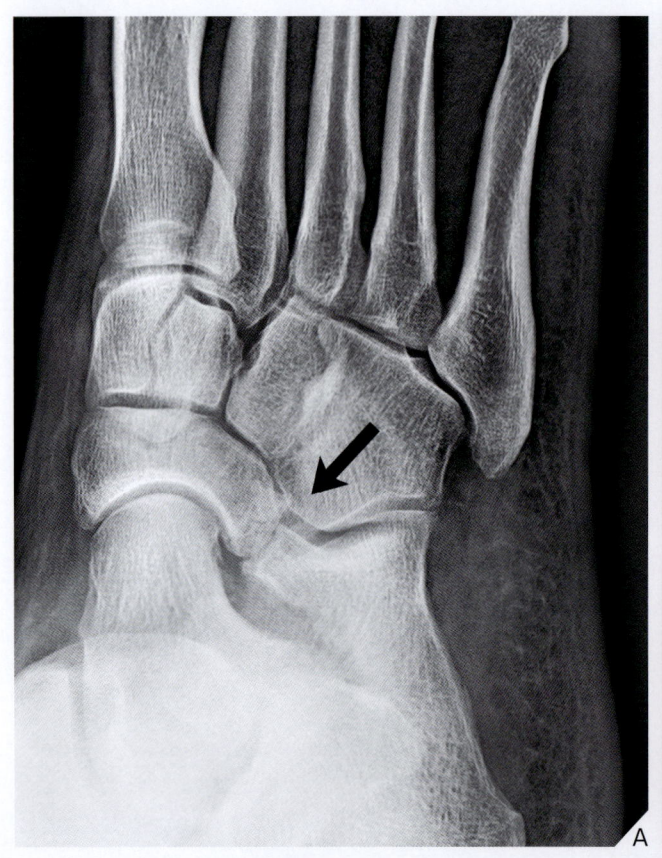
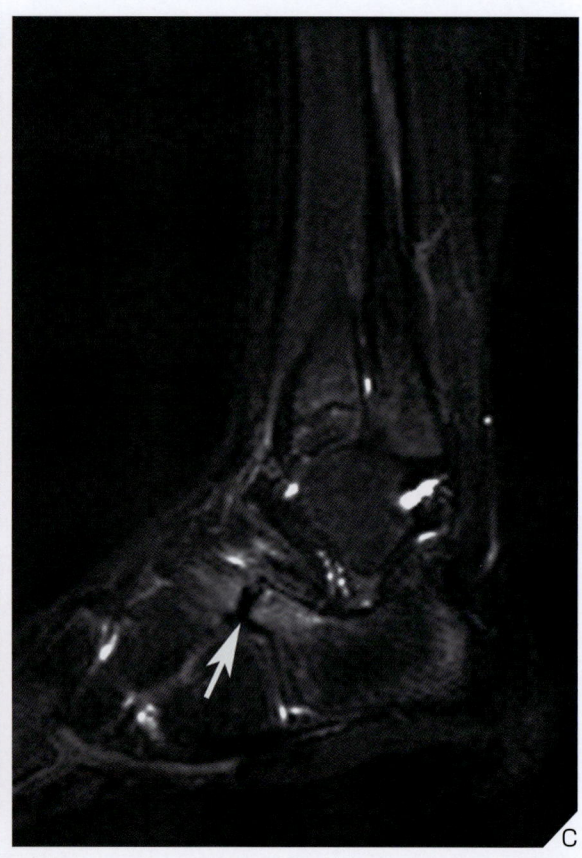
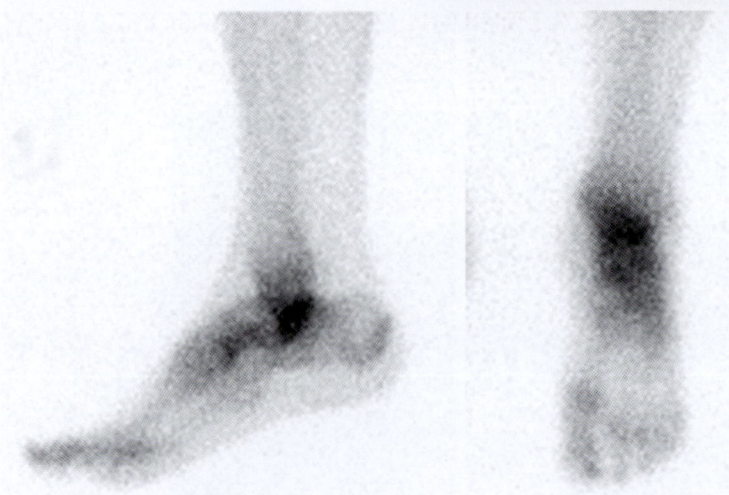

図 32-63　踵・舟状骨癒合症
38歳男性．（A）単純X線左足部斜位像．踵骨前方突起と舟状骨間が短縮している（→）．（B）左足の放射性核種骨スキャン像は^{99m}Tc-MDP を 25 mCi（925 MBq）静脈注射後に撮像する．舟状骨と距骨下関節に放射性医薬品トレーサーが集積している．（C）MRI STIR 矢状断像では，踵・舟状骨の移行部に線維性の癒合を表す低信号のバンド像（→）を認める．踵骨の前方突起や舟状骨の外側極（lateral pole）に，生体力学的に足部に変化が生じたことによるストレス性の骨髄浮腫がみられる．

性または線維性癒合を示すのに有効である（図 32-63）．

b 距・舟状骨関節癒合症（talonavicular coalition）
頻度の低い足根骨癒合症である．単純X線足部側面像やCT像，MRI像でよく抽出される（図 32-64, 65）．

c 距・踵骨癒合症（talocalcaneal coalition）
距踵間の骨性癒合は，しばしば載距突起と距骨下関節の middle facet との間で生じ，斜位像や Harris-Beath（posterior

tangential）撮影像でもっともよく示される（図 32-66）．また，断層撮影やCTも有用である（図 32-67, 68）．X線像では描出されない軟骨性，または線維性癒合が疑われる場合，距骨下関節の middle facet 関節面の骨硬化像や，距骨外側突起の広幅化や鈍化といった二次性変化をみる必要がある．さらに距骨から載距突起に伸びるC型に連続したライン（いわゆる "C-sign"，1994 年に Lateur が初めて記述）が単純X線足関節側面像で描出される（図 32-69）．これは距骨ドームと癒合した距骨下関節の関節面の影，載距突起の突出した下方の輪郭が組み

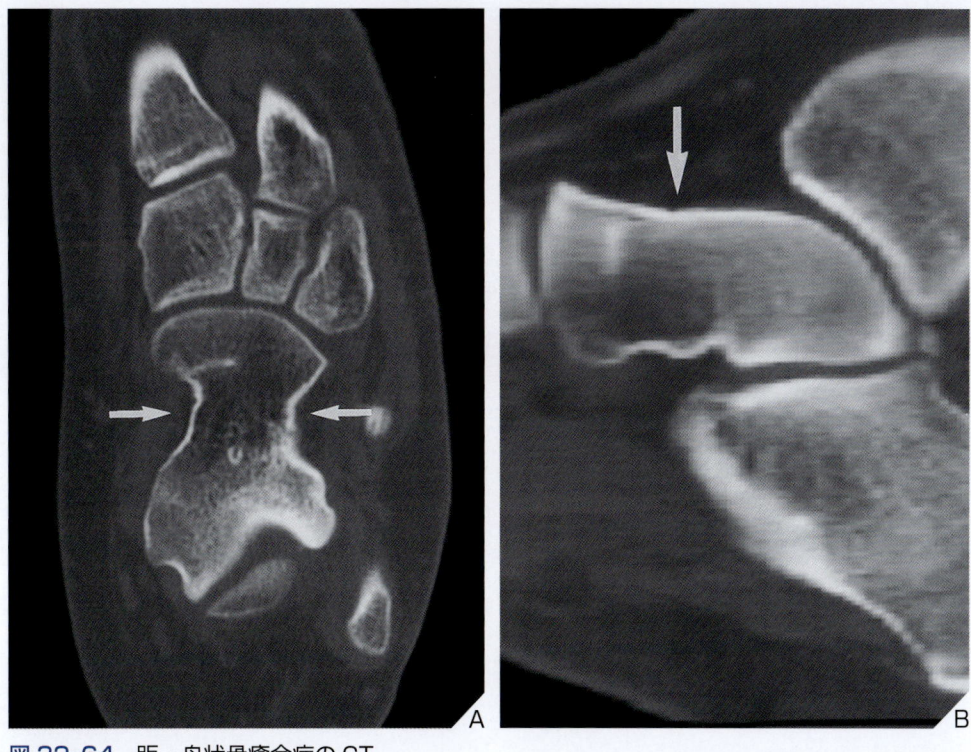

図 32-64　距・舟状骨癒合症の CT
17 歳男性. 距骨と舟状骨が骨性癒合している（→）.（A）横断像,（B）再構成矢状断像.

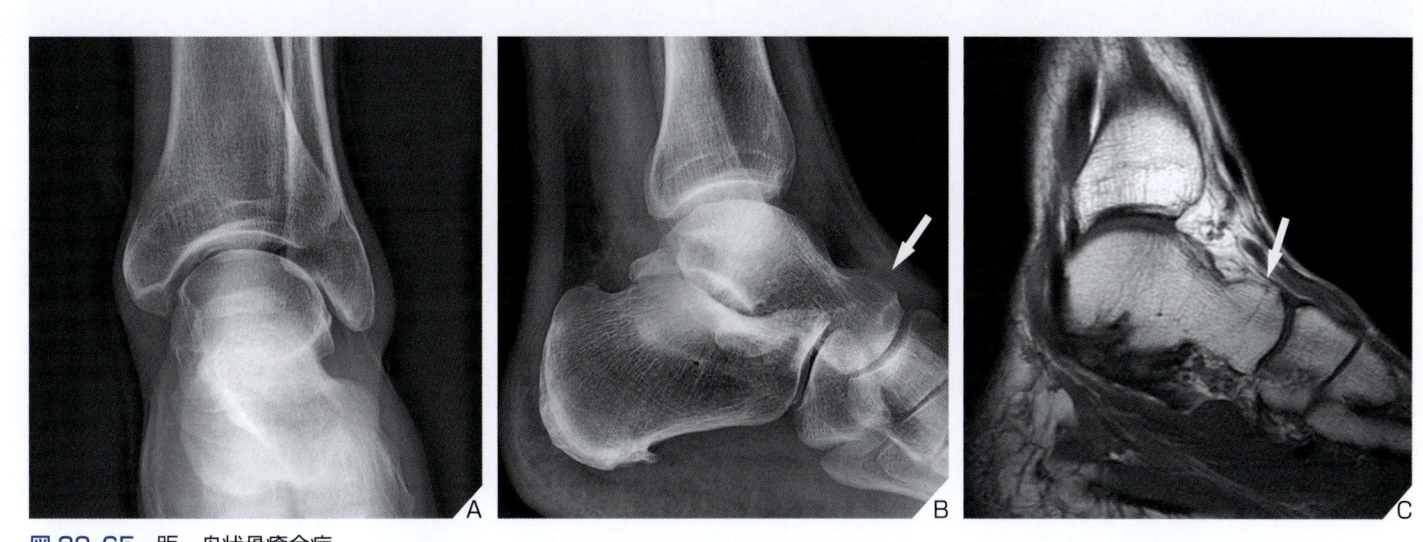

図 32-65　距・舟状骨癒合症
52 歳女性.（A）単純 X 線左足関節正面像. 足関節は ball-and-socket 変形を呈している.（B）単純 X 線左足関節側面像. 距骨と舟状骨の癒合（→）を認める.（C）MRI T1 強調像. 距骨と舟状骨の癒合（→）を認める.

合わされてなる. さらに, 1955 年に Harris が初めて記述した, いわゆる "absent middle facet sign" は単純 X 線立位足関節側面像で距骨下関節の middle facet が消失してみえることで, 本疾患の診断に役立つ. さらに talar beak と呼ばれる距骨背側面の骨性の突起（図 32-66A, 67A を参照）はよくみられる二次性変化であり, 癒合のタイプが骨性, 軟骨性, 線維性のいずれにおいてもみられる. しかし, 同様の距骨縁の肥厚は, たと

えば, 距舟関節の関節症性変化に伴う関節包や靱帯の異常な牽引力によるものなど（図 32-70）他の病態でもみられることに留意する. 非骨化性の足根骨癒合症の証明には距骨下関節造影または MRI が必要である. 同様に臨床所見が不明瞭で単純 X 線像で疑わしいときは, 放射性核種骨スキャンが癒合部を限局するのに有用である. 非特異的な所見ではあるが, 放射線医薬品が癒合部に集積する.

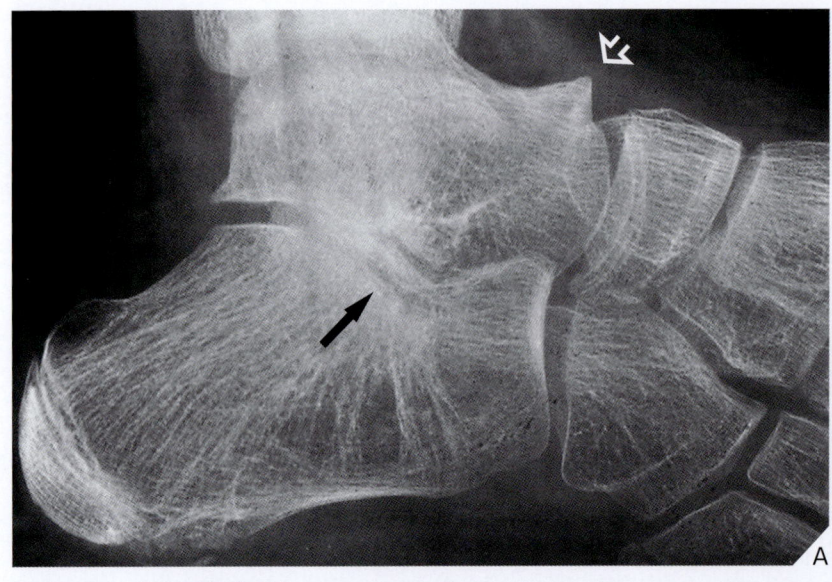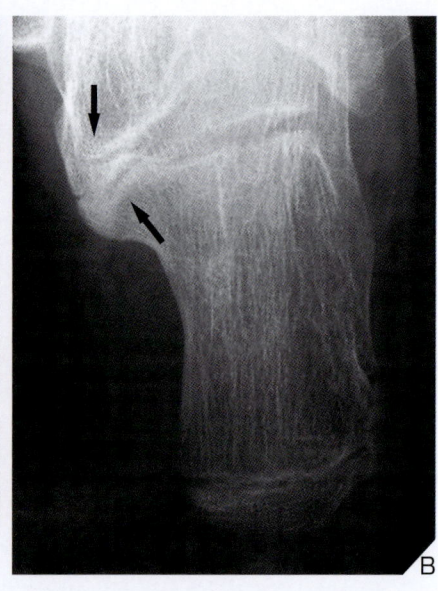

図 32-66　距・踵骨癒合症
12 歳男児．（**A**）X 線斜位像．距骨下関節の middle facet の消失（→）と著明な talar beak（⇒）がみられる．（**B**）Harris-Beath 撮影像の距・踵骨癒合（→）が明らかである．

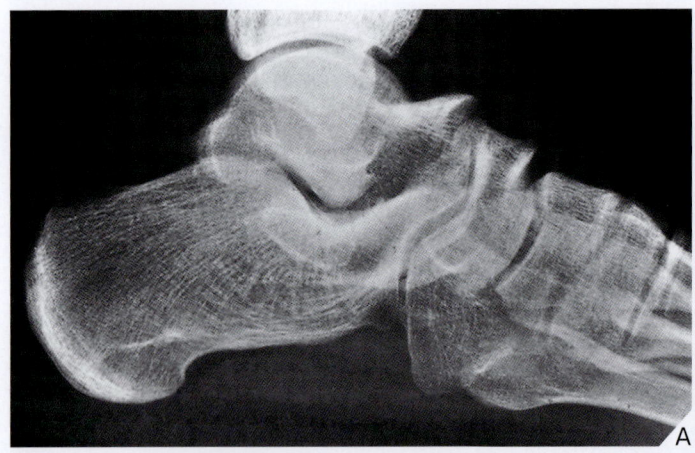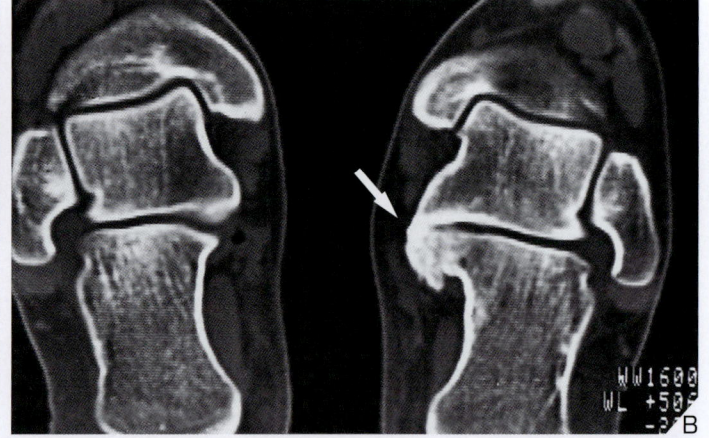

図 32-67　距・踵骨癒合症
25 歳男性．左側足部痛が主訴で，疼痛はとくに長時間の歩行や立位後に明らかとなる．（**A**）単純 X 線左足側面像．距骨下関節の middle facet の硬化性変化，後方距踵関節裂隙の狭小化，著明な talar beak がみられ，足根骨癒合を示唆する．（**B**）CT 冠状断像では，中関節裂隙の狭小化と骨性架橋（→）がみられる．正常な右側足を比較のために示す．

図 32-68　距・踵骨癒合症の CT 所見
12 歳男児．右足部痛を訴える．CT 冠状断像．右足部では距骨下関節の middle facet の部位で，距踵関節が骨性に癒合（→）している．左足部は正常である．

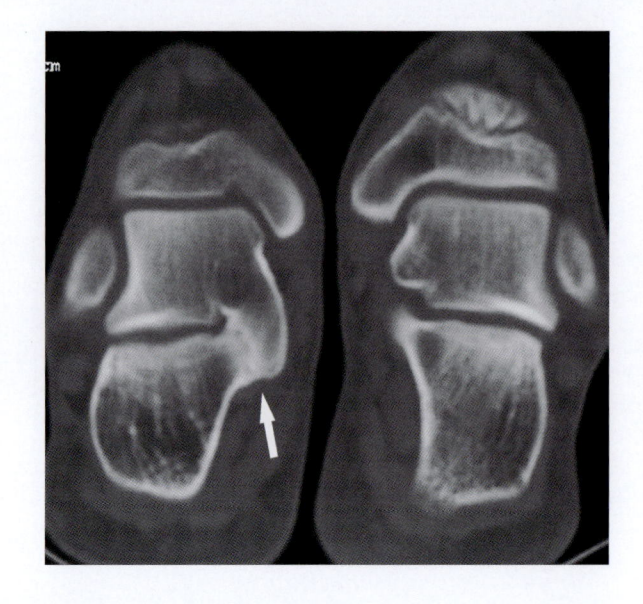

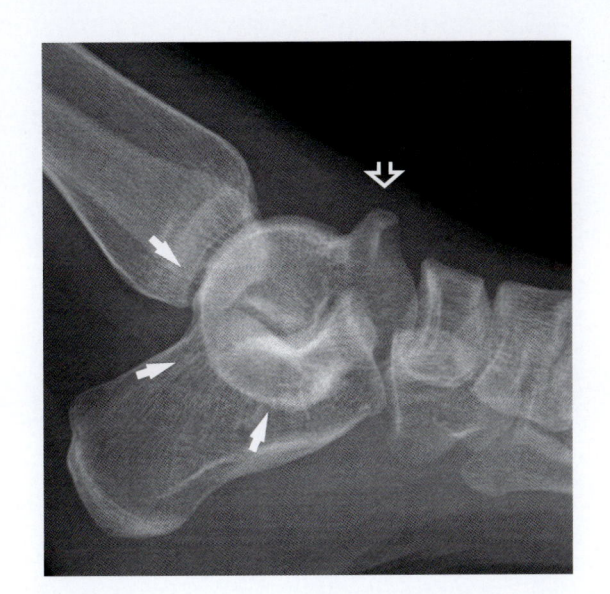

図 32-69　距・踵骨癒合症
　19 歳男性，単純 X 線足関節側面像．突出した前方の talar beak（⇒）と，距骨ドームと距骨下関節の癒合した中関節の影が組み合わさってできた"C" sign（→）がみられる．

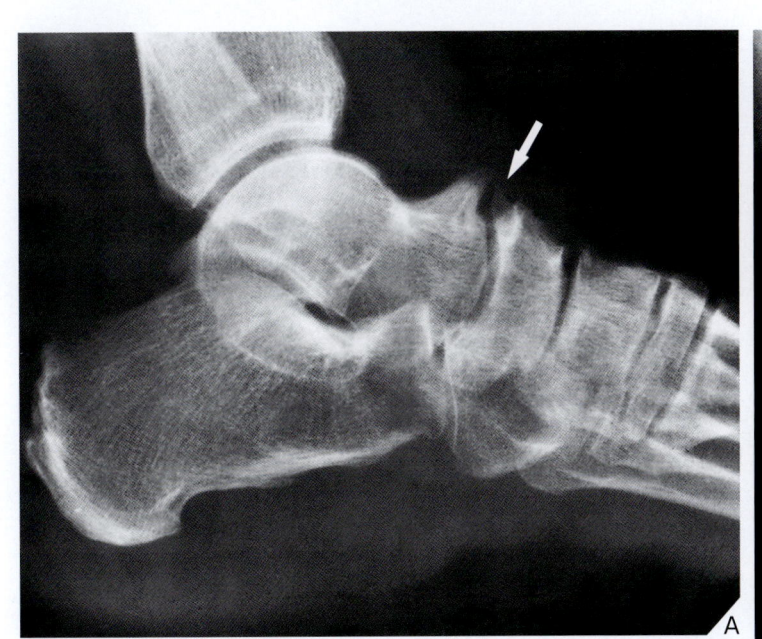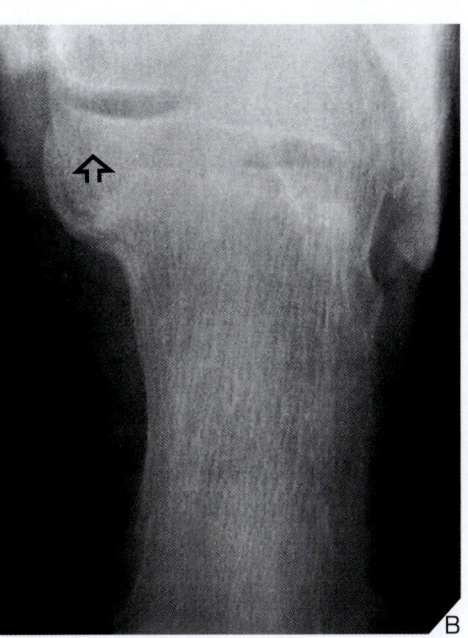

図 32-70　距・舟状骨癒合症
　61 歳女性．（A）単純 X 線足部側面像．距舟関節の関節症性変化（→）とともに talar beak がみられる．距骨下関節の中・後関節は正常にみえる．（B）Harris-Beath 撮影では距骨化関節の中関節（⇒）は正常である．

32

覚えておくべきポイント

肩甲帯，上肢の異常

❶ 先天性肩甲骨高位症（Sprengel 変形）は，高率に他の異常を合併する．とくに Klippel-Feil 症候群（頸椎または上位胸椎の癒合）が一般的である．

❷ Madelung 変形は前腕遠位と手関節の単純 X 線正面，側面像でもっとも効果的に評価できる．その所見は以下のとおりである：
- 橈骨長短縮と尺骨長延長
- 橈骨の内側および背側方向への弯曲（bowing）
- 月状骨を頂点とした手根骨の三角形状変化

骨盤帯，股関節の異常

❶ 発育性股関節形成不全の 25%以上は両側性であり，片側性の場合，他側の注意深い検査が必要である．

❷ 発育性股関節形成不全の補助診断として，骨盤，股関節の正面像上で使用する補助線と角度は以下のとおりである：
- Hilgenreiner 線（Y 線）
- Perkins-Ombredanne 線
- Andrén-von Rosen 線
- Shenton-Menard 線
- 臼蓋角（acetabular index）
- Wiberg の center-edge（CE）角

❸ 股関節脱臼の画像評価には標準的な X 線撮影のほかに，関節造影，CT があり，治療結果の経過観察にとくに有用である．

❹ 超音波検査は，発育性股関節形成不全の診断と評価の際に，非常に効果的である．股関節の骨性および軟骨性の構成要素が描出でき，骨頭に対する臼蓋の被覆具合を評価できる．

❺ 乳幼児に対する三次元超音波検査では，股関節の矢状断面のユニークな像を得ることができ，頭尾側方向（bird's eye view）の関節評価も可能となった．

❻ 保存療法，手術療法の前に，大腿骨頭壊死を防ぐために介達または直達牽引を行って，大腿骨頭を"station＋2"にまで引き下げる．Gage と Winter の traction station は，同側寛骨臼と対側の正常股関節に対する大腿骨近位骨幹端（大腿骨頸部）の位置によって決定される．

❼ 大腿近位欠損症（PFFD）は先天性股関節脱臼に類似している．関節造影が鑑別に有用であり，以下の所見がある：
- Type A；寛骨臼内に骨頭が存在
- Type B；大腿骨頸部の欠損
- Type C，D；大腿骨頭の欠如

❽ Legg-Calvé-Perthes 病（coxa plana）は大腿骨近位骨端の骨壊死（阻血性壊死）である．以下の画像評価を行う：
- 骨スキャン（とくに早期）
- 標準的な X 線撮影
- 関節造影
- MRI

❾ Legg-Calvé-Perthes 病では，以下の X 線所見がよくみられる
- 関節周囲の骨萎縮
- 大腿骨頭骨端核の骨硬化と扁平化
- crescent sign
- 骨端の亀裂や分節化
- 骨幹端の囊胞状変化と大腿骨頸部の横径肥大
- 股関節の外方亜脱臼

❿ Legg-Calvé-Perthes 病における head-at-risk は，以下の 5 つの X 線学的所見で定義，予後不良を示す：
- 大腿骨頭外側部の骨透過性 V 字形欠損（Gage sign）
- 大腿骨骨端の外側にみられる石灰化
- 大腿骨頭の外方亜脱臼
- 成長軟骨板の水平化
- 骨幹端のびまん性囊胞状変化

⓫ sagging rope sign は進行した Legg-Calvé-Perthes 病の特徴的な所見である．

⓬ 大腿骨頭すべり症は，Salter-Harris typeⅠの骨端線を貫通する骨折であり，開排位像でもっともよく観察できる．重要な所見は以下のとおりである
- Capener の triangle sign（Capener 三角）
- 骨端の高さの減少
- 成長軟骨板の開大と不鮮明化
- 大腿骨頸部外側骨皮質の延長線と骨端核との交差の欠如

下肢の異常

❶ Blount 病は，急峻な屈曲変形を伴った内側の脛骨骨幹端の陥没と嘴状突起（beak）形成という特徴的な所見によって，生理的 O 脚と鑑別される．

❷ 片肢性骨端異形成症（Trevor-Fairbank 病）は足関節に好発する．組織学的には骨軟骨腫に類似した本疾患の X 線学的特徴は，片側の骨化中心または骨端の不規則な球根状の過成長である．

❸ 内反足の X 線像では以下の所見を認める
- 踵部の尖足位
- 後足部の内反位
- 前足部の内転・内反位
- 距舟関節亜脱臼

❹ 内反足の評価では，足部の正面像，側面像における以下にあげる角度や補助線が役立つ：
- 正面像および側面像での Kite の距踵角
- 距骨-第 1 中足骨（TFM）角
- 距骨と踵骨の長軸の延長線

❺ 乳幼児の X 線学的評価の際，足部の正確な位置決めが重要

なポイントになる．可能であれば荷重撮影は必須であり，乳幼児では，足部をX線カセットに押し付けて撮影する．

❻ 先天性垂直距骨は，距舟関節と距踵関節が脱臼していることで，発育性の扁平足と鑑別できる．

❼ いわゆる peroneal spastic foot 変形のもっとも一般的な原因である足根骨癒合症の骨癒合部の状態には以下の3パターンがある（距骨と踵骨，踵骨と舟状骨）
- 線維性［靱帯結合（syndesmosis）］
- 軟骨性［軟骨結合（synchondrosis）］

- 骨性［骨癒合（synostosis）］

❽ 足根骨癒合症のX線学的評価方法は，以下の方法があげられる
- 単純X線撮影；側面像（足根骨癒合症によくみられる二次的変化である talar beak が描出される），Harris-Beath 撮影像，斜位像
- 断層撮影と CT
- 距骨下関節造影
- MRI で軟骨性または線維性の癒合が明らかになる．

引用文献・参考図書

1. Apley AG, Wientrob S. The sagging rope sign in Perthes disease and allied disorders. *J Bone Joint Surg* [*Br*] 1981; 63-B: 43-47.
2. Artz TD, Lim WN, Wilson PD, Levine DB, Salvati EA. Neonatal diagnosis, treatment and related factors of congenital dislocation of the hip. *Clin Orthop* 1975; 110: 112-136.
3. Bahk W-J, Lee H-Y, Kang Y-K, et al. Dysplasia epiphysealis hemimelica: radiographic and magnetic resonance imaging features and clinical outcome of complete and incomplete resection. *Skeletal Radiol* 2010; 39: 85-90.
4. Barlow TG. Early diagnosis and treatment of congenital dislocation of the hip. *J Bone Joint Surg* [*Br*] 1962; 44B: 292-301.
5. Barnes JM. Premature epiphysial closure in Perthes' disease. *J Bone Joint Surg* [*Br*] 1980; 62B: 432-437.
6. Bateson EM. Non-rachitic bowleg and knock-knee deformities in young Jamaican children. *Br J Radiol* 1966; 39: 92.
7. Bateson EM. The relationship between Blount's disease and bow legs. *Br J Radiol* 1968; 41: 107-114.
8. Bathfield CA, Beighton PH. Blount disease. A review of etiological factors in 110 patients. *Clin Orthop* 1978; 135: 29-33.
9. Bellyei A, Mike G. Weight bearing in Perthes' disease. *Orthopedics* 1991; 14: 19-22.
10. Beltran LS, Rosenberg ZS, Mayo JD, et al. Imaging evaluation of developmental hip dysplasia in the young adult. *Am J Roentgenol* 2013; 200: 1077-1088.
11. Bennett JT, Mazurek RT, Cash JD. Chiari's osteotomy in the treatment of Perthes' disease. *J Bone Joint Surg* [*Br*] 1991; 73B: 225-228.
12. Bloomberg TJ, Nuttall J, Stocker DJ. Radiology in early slipped femoral capital epiphysis. *Clin Radiol* 1978; 29: 657-667.
13. Blount WP. Tibia vara. Osteochondrosis deformans tibiae. *J Bone Joint Surg* 1937; 19: 1-29.
14. Borggreve J. Kniegelenksersatz durch das in der Beinlangsachse um 180° Gedrehte Fussgelenk. *Arch Orthop Unfall-Chir* 1930; 28: 175-178.
15. Bos CFA, Bloem JL, Obermann WR, et al. Magnetic resonance imaging in congenital dislocation of the hip. *J Bone Joint Surg* [*Br*] 1988; 70-B: 174-178.
16. Boyer DW, Mickelson MR, Ponseti IV. Slipped capital femoral epiphysis—long-term follow-up study of 125 patients. *J Bone Joint Surg* [*Am*] 1981; 63A: 85-95.
17. Brown RR, Rosenberg ZS, Thornhill BA. The C sign: more specific for flatfoot deformity than subtalar coalition. *Skeletal Radiol* 2001; 30: 84-87.
18. Caffey J, Ames R, Silverman WA. Contradiction of the congenital dysplasia-predislocation hypothesis of congenital dislocation of the hip through a study of the normal variation in acetabular angles at successive periods in infancy. *Pediatrics* 1956; 17: 632-641.
19. Calhoun JD, Pierret G. Infantile coxa vara. *Am J Roentgenol* 1972; 115: 561-568.
20. Catterall A. *Legg-Calvé-Perthes' disease*. New York: Churchill Livingstone; 1982.
21. Catterall A. The natural history of Perthes' disease. *J Bone Joint Surg* [*Br*] 1971; 53B: 37-53.
22. Chapman VM. The anteater-nose sign. *Radiology* 2007; 245: 604-605.
23. Cheema JI, Grissom LE, Harcke HT. Radiographic characteristics of lower-extremity bowing in children. *Radiographics* 2003; 23: 871-880.
24. Chiari K. Beckenosteotomie zur Pfannendachplastik. *Wien Med Wochenschr* 1953; 103: 707-714.
25. Chiari K. Medial displacement osteotomy of the pelvis. *Clin Orthop* 1974; 98: 55-71.
26. Clarke NMP, Harcke HT, McHugh R, Lee MS, Borns PF, MacEwen GD. Real-time ultrasound in the diagnosis of congenital dislocation and dysplasia of the hip. *J Bone Joint Surg* [*Br*] 1985; 67B: 406-412.
27. Conway JJ, Cowell HR. Tarsal coalition: clinical significance and roentgenographic demonstration. *Radiology* 1969; 92: 799-811.
28. Craig JG, van Holsbeeck M, Zaltz I. The utility of MR in assessing Blount disease. *Skeletal Radiol* 2002; 31: 208-213.
29. Crim JR, Kjeldsberg KM. Radiographic diagnosis of tarsal coalition. *Am J Roentgenol* 2004; 182: 323-328.
30. Crowe JF, Mani VJ, Ranawat CS. Total hip replacement in congenital dislocation and dysplasia of the hip. *J Bone Joint Surg* [*Am*] 1979; 61-A: 15-23.
31. Dalinka MK, Coren G, Hensinger R, Irani RN. Arthrography in Blount's disease. *Radiology* 1974; 113: 161-164.
32. Dannenberg M, Anton JI, Spiegel MB. Madelung's deformity. Consideration of its roentgenological diagnostic criteria. *Am J Roentgenol* 1939; 42: 671.
33. Deutsch AL, Resnick D, Campbell G. Computed tomography and bone scintigraphy in the evaluation of tarsal coalition. *Radiology* 1982; 144: 137-140.
34. Dillman JR, Hernandez R. MRI of Legg-Calve-Perthes disease. *Am J Roentgenol* 2009; 193: 1394-1407.
35. Ducou le Pointe H, Mousselard H, Rudelli A, et al. Blount's disease: magnetic resonance imaging. *Pediatric Radiol* 1995; 25: 12-14.
36. Dunn PM. The anatomy and pathology of congenital dislocation of the hip. *Clin Orthop* 1976; 119: 23-27.
37. Dunn PM. Perinatal observations on the etiology of congenital dislocation of the hip. *Clin Orthop* 1976; 119: 11-22.
38. Egund N, Wingstrand H. Legg-Calvé-Perthes disease: imaging with MR. *Radiology* 1991; 179: 89-92.
39. Evans IK, Deluca PA, Gage JR. A comparative study of ambulation-abduction bracing and varus derotation osteotomy in the treatment of severe Legg-Calvé-Perthes disease in children over 6 years of age. *J Pediatr Orthop* 1988; 8: 676-682.
40. Eyring EJ, Bjornson DR, Peterson CA. Early diagnostic and prognostic signs in Legg-Calvé-Perthes disease. *Am J Roentgenol* 1965; 93: 382-387.
41. Fairbank TJ. Dysplasia epiphysealis hemimelica (tarso-epiphysial aclasis). *J Bone Joint Surg* [*Br*] 1956; 38B: 237-257.
42. Felman AH, Kirkpatrick JA Jr. Madelung's deformity: observations in 17 patients. *Radiology* 1969; 93: 1037-1042.
43. Fisher R, O'Brien TS, Davis KM. Magnetic resonance imaging in congenital dysplasia of the hip. *J Pediatr Orthop* 1991; 11: 617-622.
44. Freiberger RH, Hersh A, Harrison MO. Roentgen examination of the deformed foot. *Semin Roentgenol* 1970; 5: 341.
45. Gage JR, Winter RB. Avascular necrosis of the capital femoral epiphysis as a complication of closed reduction of congenital dislocation of the hip. A critical review of twenty years' experience at Gillette Children's Hospital. *J Bone Joint Surg* [*Am*] 1972; 54A: 373-388.
46. Gallagher JM, Weiner DS, Cook AJ. When is arthrography indicated in Legg-Calvé-Perthes disease? *J Bone Joint Surg* [*Am*] 1983; 65A: 900-905.
47. Ganz R, Klave K, Vinh TS, Mast JW. A new periacetabular osteotomy for the treatment of hip dysplasias. Technique and preliminary results. *Clin Orthop* 1988; 232: 26-36.
48. Gerscovich EO. A radiologist's guide to the imaging in the diagnosis and treatment of developmental dysplasia of the hip. Ⅰ. General considerations, physical examination as applied to real-time sonography and radiology. *Skeletal Radiol* 1997; 26: 386-397.
49. Gerscovich EO. A radiologist's guide to the imaging in the diagnosis and treatment of developmental dysplasia of the hip. Ⅱ. Ultrasonography: anatomy, technique, acetabular angle measurements, acetabular coverage of femoral head, acetabular cartilage thickness, three-dimensional technique, screening of newborns, study of older children. *Skeletal Radiol* 1997; 26: 447-456.
50. Gerscovich EO, Greenspan A, Cronan MS, Karol LA, McGahan JP. Three-dimensional sonographic evaluation of developmental dysplasia of the hip: preliminary findings. *Radiology* 1994; 190: 407-410.
51. Ghatan AC, Hanel DP. Madelung deformity. *J Am Acad Orthop Surg* 2013; 21: 372-382.
52. Goldman AB. Hip arthrography in infants and children. In: Freiberger RH, Kaye JJ, eds. *Arthrography*. New York: Appleton-Century-Crofts; 1979: 217-235.
53. Goldman AB, Schneider R, Martel W. Acute chondrolysis complicating slipped capital femoral epiphysis. *Am J Roentgenol* 1978; 130: 945-950.
54. Greenhill BJ, Hugosson C, Jacobsson B, Ellis RD. Magnetic resonance imaging study of acetabular morphology in developmental dysplasia of the hip. *J Pediatr Orthop* 1993; 13: 314-317.
55. Harcke HT. Screening newborns for developmental dysplasia of the hip: the role of sonography. *Am J Roentgenol* 1994; 162: 395-397.
56. Harcke HT, Kumar SJ. The role of ultrasound in the diagnosis and management of congenital dislocation and dysplasia of the hip. *J Bone Joint Surg* [*Am*] 1991; 73A: 622-628.
57. Harris RI. Rigid valgus foot due to talocalcaneal bridge. *J Bone Joint Surg* 1955; 37: 169-182.

58. Harris WR. The endocrine basis for slipping of the upper femoral epiphysis. An experimental study. *J Bone Joint Surg [Br]* 1950; 32B: 5-11.

59. Haveson SB. Congenital flatfoot due to talonavicular dislocation (vertical talus). *Radiology* 1959; 72: 19-25.

60. Herring JA. Current concepts review. The treatment of Legg-Calvé-Perthes disease. A critical review of the literature. *J Bone Joint Surg [Am]* 1994; 76A: 448-458.

61. Herring JA, Neustadt JB, Williams JJ, Early JS, Browne RH. The lateral pillar classification of Legg-Calvé-Perthes disease. *J Pediatr Orthop* 1992; 12: 143-150.

62. Herzenberg JE, Goldner JL, Martinez S, Silverman PM. Computerized tomography of talocalcaneal tarsal coalition: a clinical and anatomic study. *Foot Ankle* 1986; 6: 273-288.

63. Hillmann JS, Mesgarzadeh M, Revesz G, Bonakdarpour A, Clancy M, Betz RR. Proximal femoral focal deficiency: radiologic analysis of 49 cases. *Radiology* 1987; 165: 769-773.

64. Ito H, Matsuno T, Hirayama T, et al. Three-dimensional computed tomography analysis of non-osteoarthritic adult acetabular dysplasia. *Skeletal Radiol* 2009; 38: 131-139.

65. Jawad MU, Scully SP. In brief: Crowe's classification: arthroplasty in developmental dysplasia of the hip. *Clin Orthop Relat Res* 2011; 469: 306-308.

66. Jones D. An assessment of the value of examination of the hip in the newborn infant. *J Bone Joint Surg [Br]* 1977; 59B: 318-322.

67. Kelly FB Jr, Canale ST, Jones RR. Legg-Calvé-Perthes disease. Long-term evaluation of non-containment treatment. *J Bone Joint Surg [Am]* 1980; 62A: 400-407.

68. Kettelkamp DB, Campbell CJ, Bonfiglio M. Dysplasia epiphysealis hemimelica. A report of fifteen cases and a review of the literature. *J Bone Joint Surg [Am]* 1966; 48A: 746-766.

69. Kim HT, Eisenhauer E, Wenger DR. The "sagging rope sign" in avascular necrosis in children's hip diseases—confirmation by 3D CT studies. *Iowa Orthop J* 1995; 15: 101-111.

70. Kim SH. Signs in imaging. The C sign. *Radiology* 2002; 223: 756-757.

71. Kite NH. *The clubfoot*. New York: Grune & Stratton; 1964.

72. Kleiger B, Mankin HJ. A roentgenographic study of the development of the calcaneus by means of the posterior tangential view. *J Bone Joint Surg [Am]* 1961; 43A: 961-969.

73. Langenskiöld A. Tibia vara (osteochondrosis deformans tibiae): a survey of seventy-one cases. *Acta Chir Scand* 1952; 103: 1-22.

74. Langenskiöld A, Riska EB. Tibia vara (osteochondrosis deformans tibiae). *J Bone Joint Surg [Am]* 1964; 46A: 1405-1420.

75. Lateur LM, Van Hoe LR, Van Ghillewe KV, Gryspeerdts SS, Baert AL, Dereymaeker GE. Subtalar coalition: diagnosis with the C sign on lateral radiograph of the ankle. *Radiology* 1994; 193: 847-851.

76. Legg AT. An obscure affection of the hip-joint. *Boston Med Surg J* 1910; 162: 202-204.

77. Lehman WB, Grant A, Rose D, Pugh J, Norman A. A method of evaluating possible pin penetration in slipped capital femoral epiphysis using a cannulated internal fixation device. *Clin Orthop* 1984; 186: 65-70.

78. Levinson ED, Ozonoff MB, Royen PM. Proximal femoral focal deficiency (PFFD). *Radiology* 1977; 125: 197-203.

79. Liu PT, Roberts CC, Chivers FS, et al. "Absent middle facet": a sign on unenhanced radiography of subtalar joint coalition. *Am J Roentgenol* 2003; 181: 1565-1572.

80. Lloyd-Roberts GC, Catterall A, Salamon PB. A controlled study of the indications for and the results of femoral osteotomy in Perthes disease. *J Bone Joint Surg [Am]* 1976; 58B: 31-36.

81. Lowe HG. Necrosis of articular cartilage after slipping of capital femoral epiphysis. Report of six cases with recovery. *J Bone Joint Surg [Br]* 1970; 52B: 108-118.

82. Maldjian C, Patel TY, Klein RM, et al. Efficacy of MRI in classifying proximal focal femoral deficiency. *Skeletal Radiol* 2007; 36: 215-220.

83. Martinez AG, Weinstein SL, Dietz FR. The weight-bearing abduction brace for the treatment of Legg-Perthes disease. *J Bone Joint Surg [Am]* 1992; 74A: 12-21.

84. Masciocchi C, D'Archivio C, Barile A, et al. Talocalcaneal coalition: computed tomography and magnetic resonance imaging diagnosis. *Eur J Radiol* 1992; 15: 22-25.

85. Maxted MJ, Jackson RK. Innominate osteotomy in Perthes disease: a radiological survey of results. *J Bone Joint Surg [Br]* 1985; 67B: 399-401.

86. McClure JG, Raney RB. Anomalies of the scapula. *Clin Orthop* 1975; 110: 22-31.

87. McEwan DW, Dunbar JS. Radiologic study of physiologic knock knees in childhood. *J Can Assoc Radiol* 1958; 9: 59.

88. Meehan PL, Angel D, Nelson JM. The Scottish Rite abduction orthosis for the treatment of Legg-Perthes disease. A radiographic analysis. *J Bone Joint Surg [Am]* 1992; 74A: 2-12.

89. Morin C, Harcke HT, MacEwen GD. The infant hip: real-time US assessment of acetabular development. *Radiology* 1985; 157: 673-677.

90. Mose K. Methods of measuring in Legg-Calvé-Perthes disease with special regard to the prognosis. *Clin Orthop* 1980; 150: 103-109.

91. Mouchet A, Belot J. Tarsomegalie. *J Radiol Electrol* 1926; 10: 289-293.

92. Murphy RP, Marsh HO. Incidence and natural history of "head at risk" factors in Perthes' disease. *Clin Orthop* 1978; 132: 102-107.

93. Murphy SB, Simon SR, Kijewski PK, Wilkinson RH, Griscom NT. Femoral anteversion. *J Bone Joint Surg [Am]* 1987; 69A: 1169-1176.

94. Newman JS, Newberg AH. Congenital tarsal coalition: multimodality evaluation with emphasis on CT and MR imaging. *Radiographics* 2000; 20: 321-332.

95. Nielsen JB. Madelung's deformity. A follow-up study of 26 cases and a review of the literature. *Orthop Scand* 1977; 48: 379-384.

96. Oestreich AE, Mize WA, Crawford AH, Morgan RC. The "anteater nose": a direct sign of calcaneonavicular coalition on the lateral radiograph. *J Pediatr Orthop* 1987; 7: 709-711.

97. Ogden JA, Conlogue GJ, Phillips MS, Bronson ML. Sprengel's deformity. Radiology of the pathologic deformation. *Skeletal Radiol* 1979; 4: 204-211.

98. Ogden JA, Moss HL. Pathologic anatomy of congenital hip disease. In: Weill UH, ed. *Progress in orthopaedic surgery*, vol. 2. *Acetabular dysplasia in childhood*. New York: Springer-Verlag; 1978.

99. Paterson DC, Leitch JM, Foster BK. Results of innominate osteotomy in the treatment of Legg-Calvé-Perthes disease. *Clin Orthop* 1991; 266: 96-103.

100. Pavlik A. Die funktionelle Behand-lungmethode mittels Riemenbügel als Prinzip der konservativen Therapie bei angeborenen Hüftgelenks verrenkungen der Säuglinge. *Z Orthop* 1958; 8: 341-352.

101. Phillips WE Ⅱ, Burton EM. Ultrasonography of development displacement of the infant hip. *Appl Radiol* 1995; 24: 25-32.

102. Rab GT. Preoperative roentgenographic evaluation for osteotomies about the hip in children. *J Bone Joint Surg [Am]* 1981; 63A: 306-309.

103. Rab GT. Surgery for developmental dysplasia of the hip. In: Chapman MW, ed. *Operative orthopaedics*, 2nd ed. Philadelphia: JB Lippincott; 1993: 3101-3112.

104. Resnick D. Talar ridges, osteophytes, and beaks: a radiologic commentary. *Radiology* 1984; 151: 329-332.

105. Robbins H. Naviculectomy for congenital vertical talus. *Bull Hosp Jt Dis Orthop Inst* 1976; 37: 77-97.

106. Sakellariou A, Sallomi D, Janzen DL, Munk PL, Claridge RJ, Kiri VA. Talocalcaneal coalition: diagnosis with the C-sign on lateral radiographs of the ankle. *J Bone Joint Surg [Br]* 2000; 82B: 574-578.

107. Salter RB. Current concepts review. The present status of surgical treatment for Legg-Perthes disease. *J Bone Joint Surg [Am]* 1984; 66A: 961-966.

108. Salter RB. Etiology, pathogenesis and possible prevention of congenital dislocation of the hip. *Can Med Assoc J* 1968; 98: 933-945.

109. Salter RB. Legg-Perthes disease. The scientific basis for methods of treatment and their indications. *Clin Orthop* 1980; 150: 8-11.

110. Salter RB. Role of innominate osteotomy in the treatment of congenital dislocation and subluxation of the hip in the older child. *J Bone Joint Surg [Am]* 1966; 48: 1413-1439.

111. Salter RB, Thompson GH. Legg-Calvé-Perthes disease. The prognostic significance of the subchondral fracture and a two-group classification of the femoral head involvement. *J Bone Joint Surg [Am]* 1984; 66A: 479-489.

112. Scham SM. The triangular sign in the early diagnosis of slipped capital femoral epiphysis. *Clin Orthop* 1974; 103: 16-17.

113. Sellers DS, Sowa DT, Moore JR, Weiland AJ. Congenital pseudoarthrosis of the forearm. *J Hand Surg [Am]* 1988; 13A: 89-93.

114. Shingade VU, Song H-R, Lee S-H, et al. The sagging rope sign in achondroplasia—different from Perthes' disease. *Skeletal Radiol* 2006; 35: 923-928.

115. Sibert JR, Bray PT. Probable dominant inheritance in Blount's disease. *Clin Genet* 1977; 11: 394-396.

116. Siebenrock KA, Schöll E, Lottenbach M, Ganz R. Bernese periacetabular osteotomy. *Clin Orthop* 1999; 363: 9-20.

117. Smith CF. Current concept review. Tibia vara (Blount's disease). *J Bone Joint Surg Am* 1982; 64-A: 603-632.

118. Sohn C, Lenz GP, Thies M. 3-dimensional ultrasound image of the infant hip. *Ultraschall Med* 1990; 11: 302-305.

119. Sorge G, Ardito S, Genuardi M, et al. Proximal femoral focal deficiency (PFFD) and fibular a/hypoplasia (FA/H): a model of a developmental field defect. *Am J Med Genet* 1995; 55: 427-432.

120. Sprengel W. Die angeborne Verschiebung des Schulterblattes nach oben. *Arch Klin Chir* 1891; 42: 545.

121. Steel HH. Triple osteotomy of the innominate bone. *J Bone Joint Surg [Am]* 1973; 55A: 343-350.

122. Stevenson DA, Mineau G, Kerber RA, et al. Familial predisposition to developmental dysplasia of the hip. *J Pediatr Orthop* 2009; 29: 463-466.

123. Stulberg SD, Cooperman DR, Wallensten R. The natural history of Legg-Calvé-Perthes disease. *J Bone Joint Surg [Am]* 1981; 63A: 1095-1108.

124. Sutherland DH, Greenfield R. Double innominate osteotomy. *J Bone Joint Surg [Am]* 1977; 59A: 1082-1091.

125. Tachdjian MO. *Congenital dislocation of the hip*. New York: Churchill Livingstone; 1982: 20-25.

126. Takakura Y, Tanaka Y, Kumai T, Sugimoto K. Development of the ball-and-socket ankle as assessed by radiography and arthrography. A long-term follow-up report. *J Bone Joint Surg [Br]* 1999; 81B: 1001-1004.

127. Taniguchi A, Tanaka Y, Kadono K, Takakura Y, Kurumatani N. C sign for diagnosis of talocalcaneal coalition. *Radiology* 2003; 228: 501-505.

128. Terjesen T, Rundén TO, Johnsen HM. Ultrasound in the diagnosis of congenital dysplasia and dislocation of the hip joints in children older than two years. *Clin Orthop* 1991; 262: 159-169.

129. Tillema DA, Golding JSR. Chondrolysis following slipped capital femoral epiphysis in Jamaica. *J Bone Joint Surg [Am]* 1971; 53A: 1528-1540.

130. Tönnis D. Normal values of the hip joint for the evaluation of x-rays in children

and adults. *Clin Orthop* 1976; 119: 39-47.

131. Trevor D. Tarso-epiphyseal aclasis: a congenital error of epiphyseal development. *J Bone Joint Surg [Br]* 1950; 32B: 204-213.

132. Trueta J. Normal vascular anatomy of the human femoral head during growth. *J Bone Joint Surg [Br]* 1957; 39B: 358.

133. Tyler PA, Rajeswaran G, Saifuddin A. Imaging of dysplasia epiphysealis hemimelica (Trevor's disease). *Clin Radiol* 2013; 68: 415-421.

134. Van Nes CP. Rotation-plasty for congenital defects of the femur: making use of the ankle of the shortened limb to control the knee joint of a prosthesis. *J Bone Joint Surg Br* 1950; 32-B: 12-16.

135. Waldenström H. The first stages of coxa plana. *J Bone Joint Surg* 1938; 20: 559-566.

136. Walters R, Simons S. Joint destruction—a sequel of unrecognized pin penetra-tions in patients with slipped capital femoral epiphysis. In: *The hip society: proceedings of the 8th Open Scientific Meeting*. St. Louis: CV Mosby; 1980: 145.

137. Wechsler RJ, Karasick D, Schweitzer ME. Computed tomography of talocalcaneal coalition: imaging techniques. *Skeletal Radiol* 1992; 21: 353-358.

138. Wechsler RJ, Schweitzer ME, Deely DM, et al. Tarsal coalition: depiction and characterization with CT and MR imaging. *Radiology* 1994; 193: 447-452.

139. Weinstein SL. Natural history of congenital hip dislocation (CDH) and hip dysplasia. *Clin Orthop* 1987; 225: 62-76.

140. Wenger DR, Bomar JD. Human hip dysplasia: evolution of current treatment concepts. *J Orthop Sci* 2003; 8: 264-271.

141. Werner CML, Ramseier LE, Ruckstuhl T, et al. Normal values of Wiberg's lateral center-edge angle and Lequesne's acetabular index—a coxometric update. *Skeletal Radiol* 2012; 41: 1273-1278.

VII

33 脊柱側弯症と骨系統疾患

A 脊柱側弯症（scoliosis）

側弯症はその病因（図33-1）にかかわらず，冠状面における脊椎の側方弯曲と定義される．矢状面における後方弯曲である後弯症や，前方弯曲である前弯症とは区別される（図33-2）．弯曲が冠状面と矢状面の両面で生じていれば，後側弯症と呼ばれる．側弯症は側方弯曲のほかに，回旋要素も併せもつ．

1．特発性側弯症（idiopathic scoliosis）

特発性側弯症はすべての側弯変化の75%を占め，3群に分けられる．乳幼児期型は，4歳未満の小児に発症するもので，男児に多く，弯曲は胸椎に生じ，左凸である．以下の2つのタイプがある．resolving（良性）型では弯曲は通常30°を越えず，自然に改善し，治療を必要としない．一方progressive型は予後が悪く，初期の段階で積極的な治療を開始しないと重篤な変形にいたる可能性がある．学童期型は4〜9歳の男女同率に発症する．思春期型は10歳から骨成熟にいたるまでの，主に女児に発症し，特発性側弯症の85%を占め，圧倒的に多い．胸椎または胸腰椎にもっともよく起こり，弯曲の凸側は右である（図33-3）．特発性側弯症の原因は不明だが，遺伝的要因が関与していること，および家族性であることが推察されている．6，9，16，17番染色体における異常も本疾患の遺伝性に関与している可能性があるが，近年の細胞遺伝学的研究によって，8番染色体長腕（8q11.2）に位置し，γ-1-syntrophinをコード化するSNTG1遺伝子の突然変異が明らかにされている．

2．先天性側弯症（congenital scoliosis）

先天性側弯症は側弯症の10%を占めており，MacEwenによ

り3グループに分類されている（図33-4）．1つは脊椎の形成不全によるもので，不全型と完全型がある（図33-5）．もう1つは脊椎の分節不全によるもので，非対称的な片側性のものと対称的な両側性のもの，そして両者の組み合わせによるものがある．先天性側弯は体幹のバランスと支持（balance and support）に影響を与え，骨格系全体のバイオメカニクスの破綻を起こすことがある．

3．その他の側弯症

特別な病因をもった側弯症が数種類存在し，それらには神経筋原性，外傷性，感染性，代謝性，変性性および腫瘍に続発するものが含まれる．これらについての記述は他書に譲ることとする．

4．X線学的評価

側弯症のX線学的検索には次のものが含まれる．全脊椎の立位正面像と側面像，側弯を中心とした仰臥位正面像（図33-3，5を参照）［脊椎の弯曲と回旋の種々の測定に用いられる（後に述べる）］，そして弯曲の可撓性と構築性成分を評価するための左右側屈正面像である．これらのX線像の少なくとも1枚は腸骨稜を含めて撮影し，骨の成熟度決定に使用する（図33-14，15を参照）．

CTのような補助的方法が，分節不全のような先天性病変の評価の際に必要となることがある．静脈性腎盂造影（IVP）は，泌尿生殖系の奇形の評価のため，先天性側弯症では欠かすことができない（図33-6）．MRIでは脊髄や神経根における合併奇形を評価することができる．

側弯症評価のための撮影法の一覧を表33-1に示す．

a 測定法

さまざまなタイプの側弯症評価のためには，定められた用語

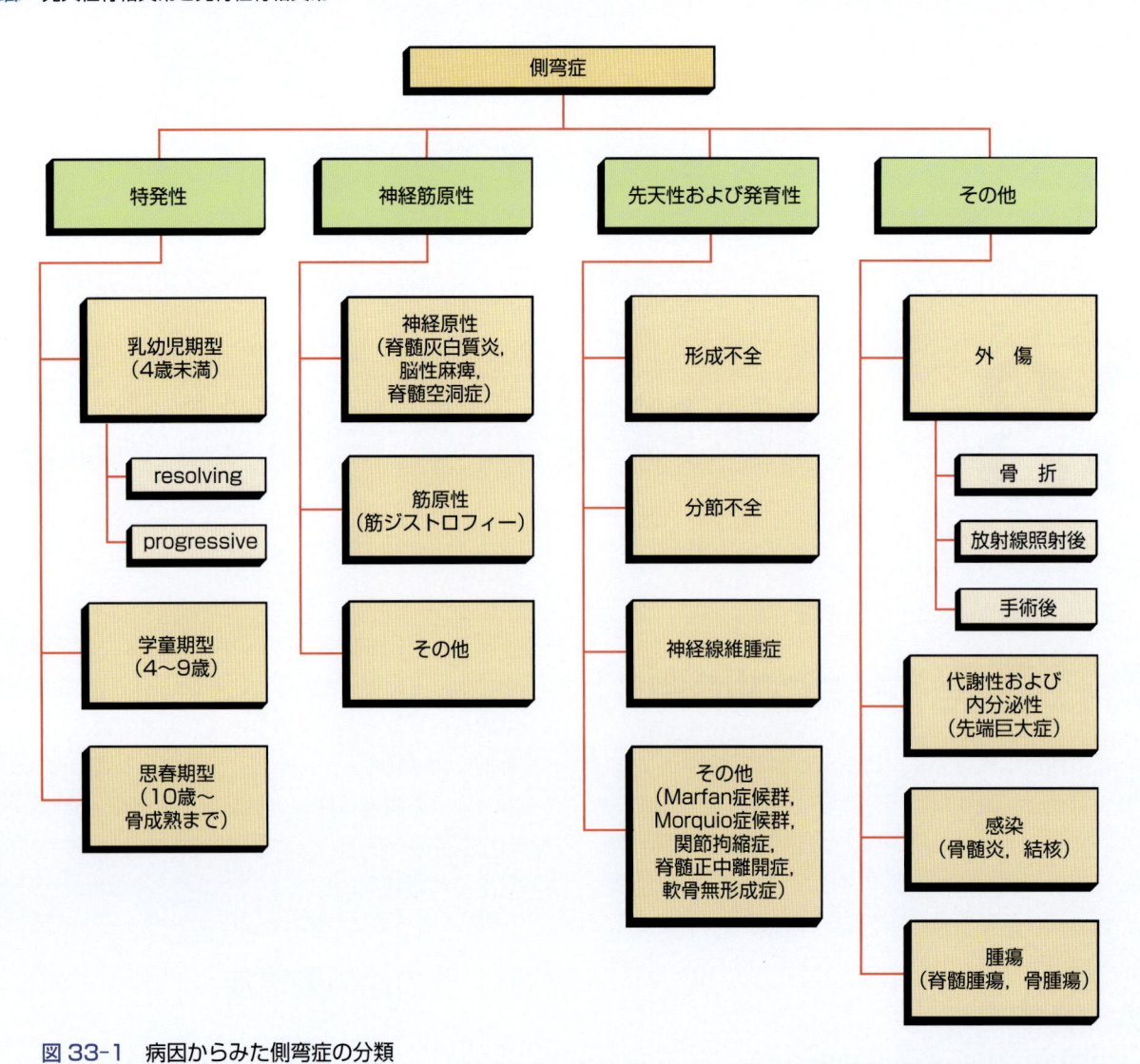

図 33-1 病因からみた側弯症の分類

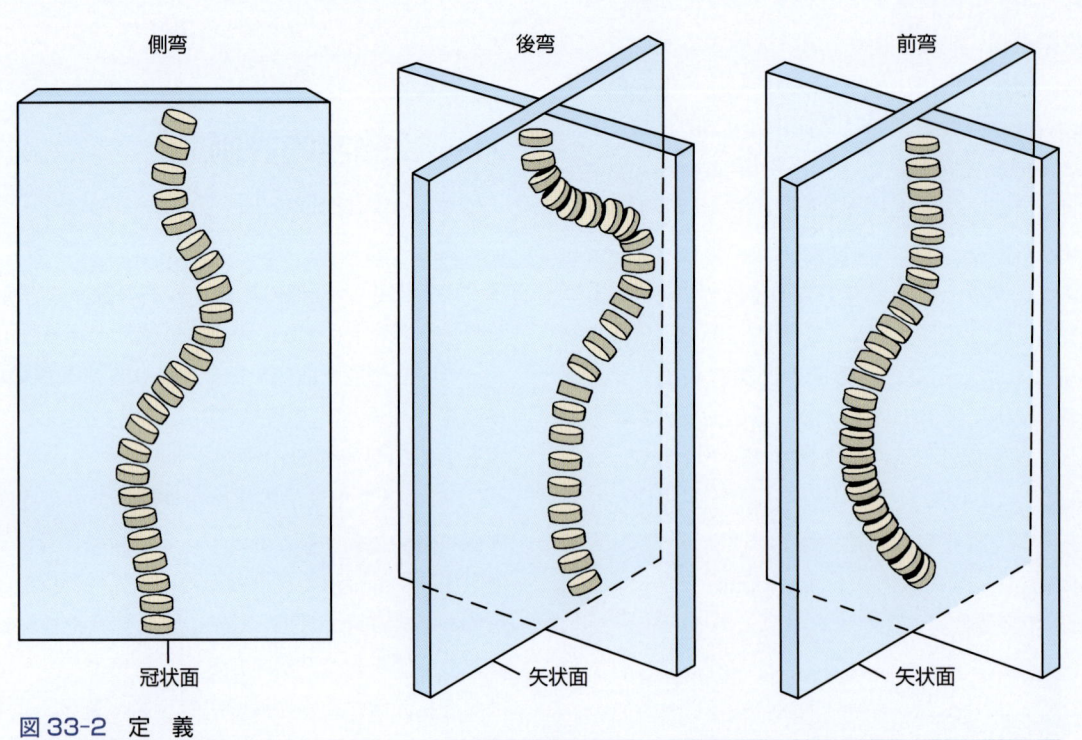

図 33-2 定 義
　側弯は冠状面における脊椎の側方弯曲である. 後弯は脊椎の後方への, 前弯は前方への弯曲であり, ともに矢状面で起こる.

先天性側弯症

形成不全

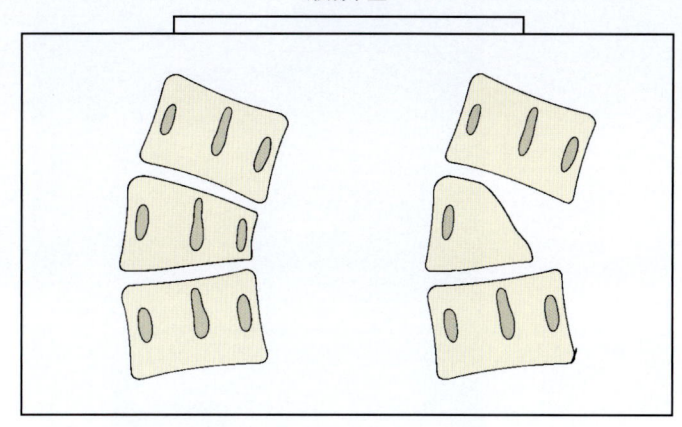

不全型：楔状椎　　　　完全型：半椎

分節不全　　　　　　　　　その他

片側性：　　　　両側性：塊椎　　形成と分節の混合型：
偏側性分節欠損　　　　　　　　　半椎を伴う塊椎

図 33-4　病因に基づいた先天性側弯症の分類
(MacEwen GD, Conway JJ, Miller WT. Congenital scoliosis with a unilateral bar. Radiology 1968；90：711-715；Winter RB, Moe JH, Eilers VE. Congenital scoliosis. A study of 234 patients treated and untreated. J Bone Joint Surg [Am] 1968；50A：1 より改変)

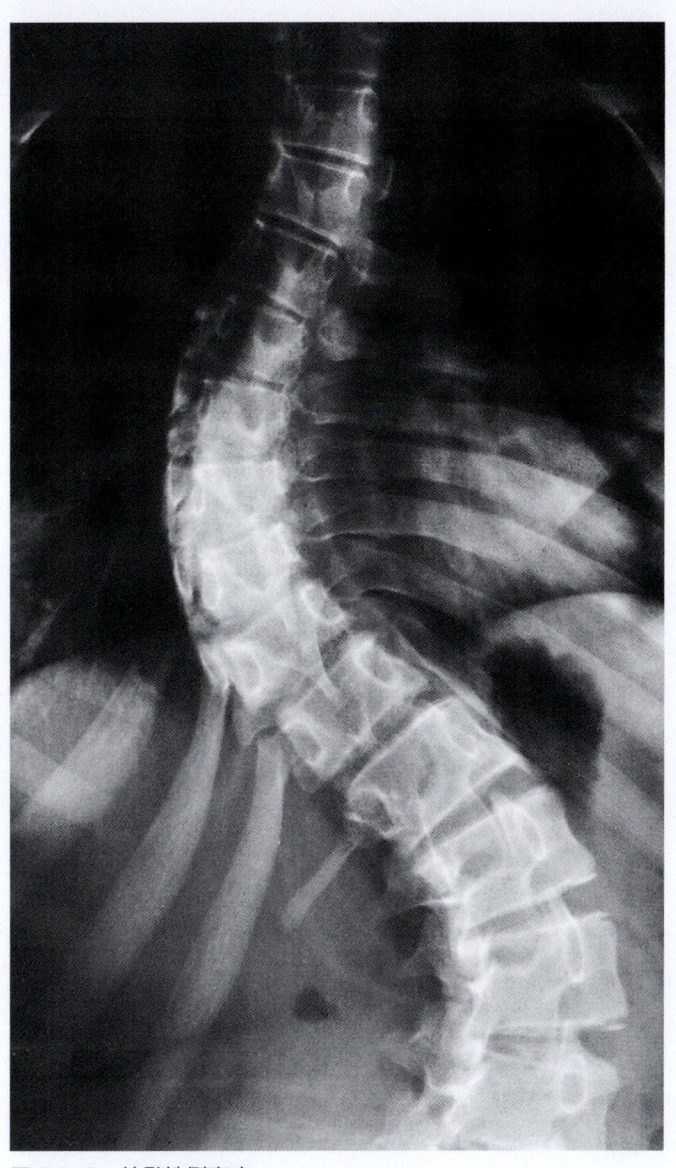

図 33-3　特発性側弯症
15 歳女児. 脊椎 X 線正面像で, 胸腰椎の特発性側弯症の典型像が示されている. カーブの凸面は右を向いている. 腰椎の代償性カーブは左凸である.

(図 33-7) と測定法を使わねばならない. 側弯度の測定は外科的治療の決定のみならず各種矯正治療の結果の判定においても実際的に適応される. 弯曲の測定法で広く受け入れられているのは, Lippman-Cobb 法 (図 33-8) と Risser-Ferguson 法 (図 33-9) である. しかし, 両者の測定値を比較することはできない. Lippman-Cobb 法により得られる値は側弯の両端椎のみで角度が決まるが, 終椎の傾きのみによるため, Risser-Ferguson 法の値よりも通常は大きくなる. このことは 2 法による矯正率の場合にも当てはまる. Lippman-Cobb 法のほうがより良好な矯正率が得られる. Lippman-Cobb 法は Scoliosis Research Society により採用され標準化されており, 側弯の程度を 7 グループに分類している (表 33-2).

　1978 年に Greenspan らにより導入された側弯のもう 1 つの測定法が scoliotic index である. 側弯をより正確でより包括的に表現する指標で, 上位終椎の直上の椎体中心と下位終椎の直下の椎体中心を結んだ垂直脊椎線 (vertical spinal line) からの各弯曲脊椎の偏位を測定する (図 33-10). 本法の最大の利点は, Lippman-Cobb 法でしばしば非難の的となる測定角における終椎の過矯正の影響を最小限にすることができるということである. さらに, 現在の方法では測定が難しい短分節や小さなカーブも本法で容易に測定できる.

　最近, 側弯症の測定や分析にコンピューターを用いる方法が導入されてきている. 手作業よりも正確だが, より精巧な設備が必要で時間を要する.

33

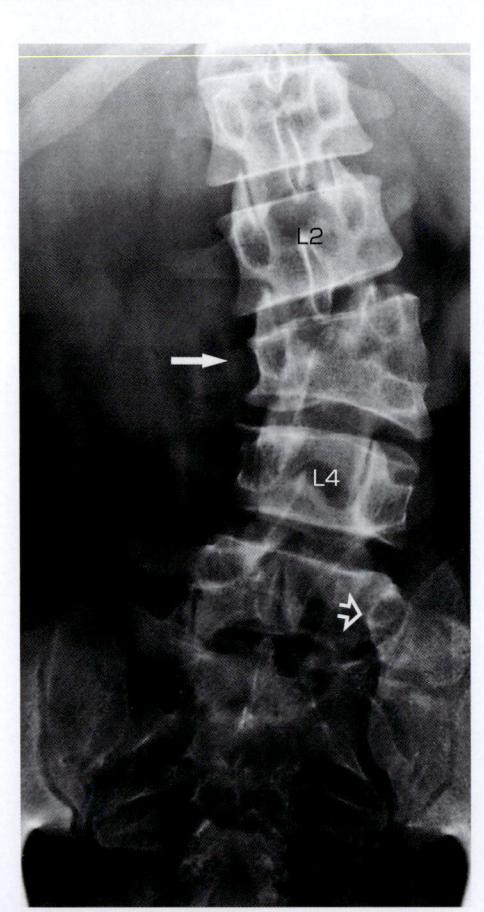

図 33-5　先天性側弯症
　22 歳男性．腰仙椎の X 線正面像．片側性の完全型
形成不全である半椎のために側弯症を認める．癒合
した半椎により生じた L3 の変形に注目（→）．左側
には 2 つの椎弓根を認める．生じた側弯は左凸であ
る．付随する異常として，いわゆる腰仙部移行椎を
認める（⇒）．

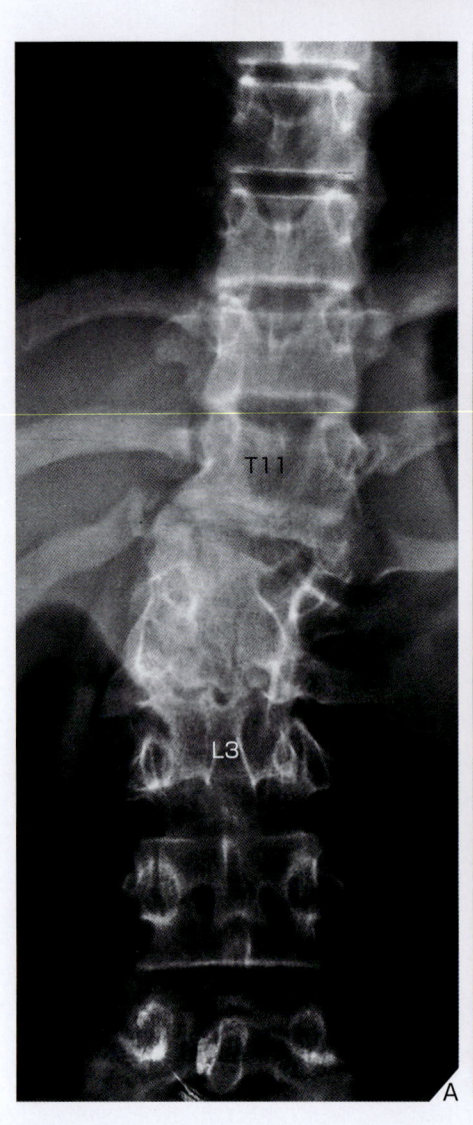
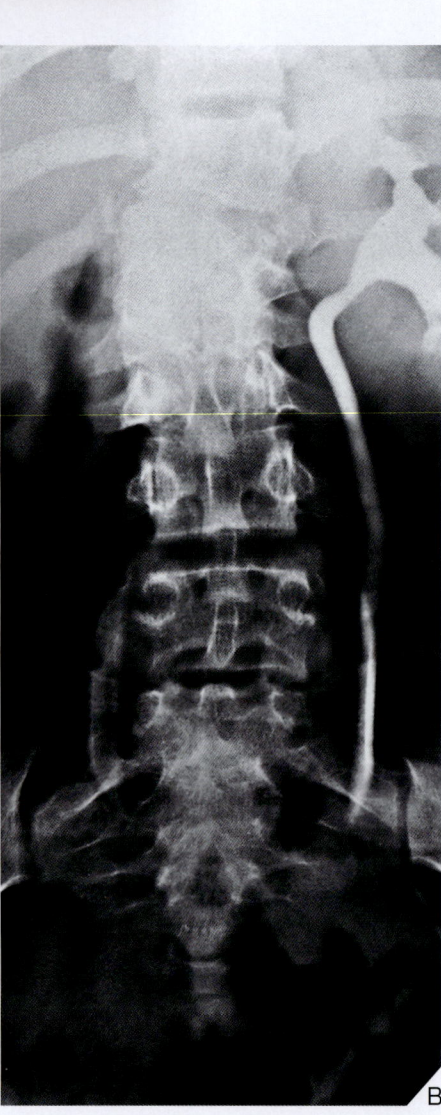

図 33-6　先天性側弯症
　13 歳女児．（A）胸腰椎の仰臥位 X 線正面像
で，T12〜L2 の癒合によって塊椎を形成し
た先天性側弯症である．（B）静脈性尿路造影
で左腎しか造影されず，腎欠損の一例である．
先天性側弯症はしばしば尿路系の異常を伴う．

表 33-1	側弯症評価のための標準的 X 線撮影法・補助的検査法と撮影方向		
撮影法/方向	得られる所見	撮影法/方向	得られる所見
正面	側方偏位 側弯度（Risser-Ferguson 法, Lippman-Cobb 法, scoliotic index） 脊椎回旋（Cobb 法, Nash-Moe 法） 脊椎の骨成熟の指標としての環状骨端の骨化 骨盤の骨成熟の指標としての腸骨稜の骨化	CT 脊髄造影 MRI	脊椎の先天性癒合 半椎 脊髄の係留 神経根の異常 硬膜嚢の圧迫, 偏位 脊髄の係留
側屈 側面	弯曲の可撓性 弯曲の矯正の程度 付随する後弯, 前弯	静脈性尿路造影 超音波	先天性側弯症に付随する腎尿路系の異常

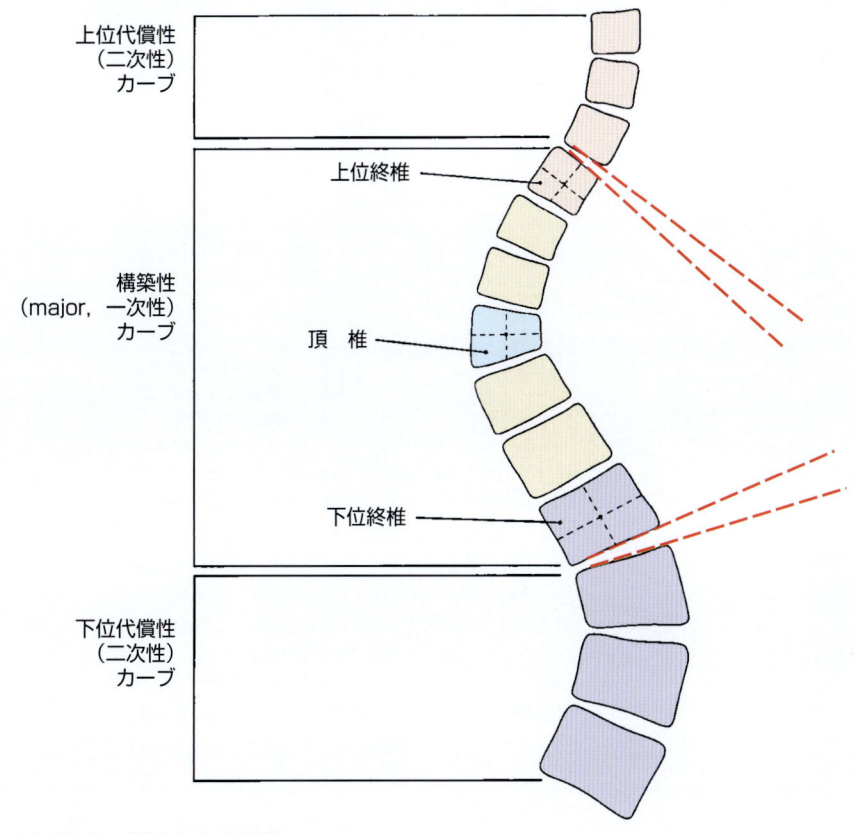

図 33-7　側弯を表す用語

終椎はカーブのなかでもっとも傾斜している脊椎と定義される. 頂椎はもっとも著しい回旋と楔状化を示すが, その中心は正中線からもっとも離れている. 頂椎の中心は上下終板中心を結んだ線と両側の椎体縁の中心を結んだ線の交点として求められる. 椎体の角を結ぶ対角線の交点としてはならない.

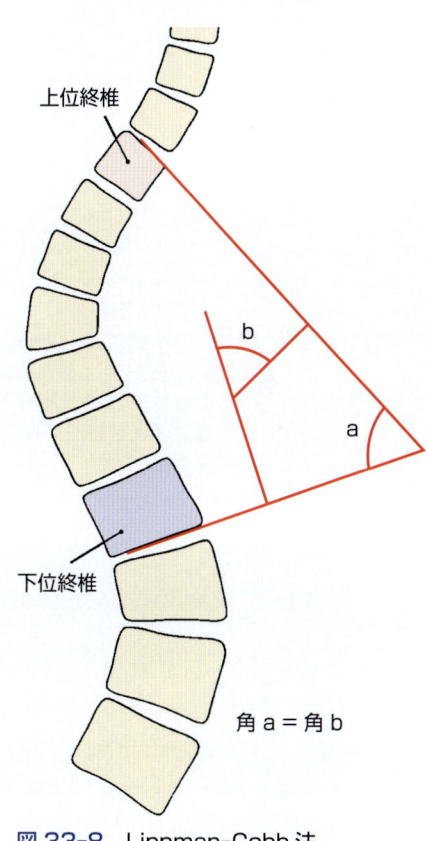

図 33-8　Lippman-Cobb 法

この方法では, 2 組の線により 2 つの角度が形成される. 1 組目は上位終椎の上面の接線と下位終椎の下面の接線で, その交点が角度 (a) を形成する. もう 1 組は接線に対しての垂線で, 交点は角 (b) をつくる. これらの角度は等しく, どちらも側弯度の測定に役立つ.

側弯度の測定に加え, 側弯症の X 線学的評価には他の要因の測定も必要である. 病変部の脊椎の回旋度測定には現在 2 種類の方法が使われている. 回旋度の分類のための Cobb 法は, 基準点として棘突起の位置を用いる（図 33-11）. 脊椎の正常正面像では, もし回旋がなければ棘突起は椎体の中心部にみえる. 回旋度が増すにつれて, 棘突起は弯曲の凸面へと向かう. Nash-Moe 法も同じく脊椎の正常正面像に基づいているが, 基準点として椎弓根の対称性を用い, 弯曲の凸面への椎弓根の移動により回旋度を決定する（図 33-12）.

側弯症評価の最終的な要因は骨成熟度を測定することである. これはとくに特発性の側弯症の予後と治療のため重要である. なぜならば骨が成熟にいたるまでは側弯が進行していく可能性があるためである. 骨年齢は, 患者の手の X 線像を X 線アトラスに載っている各々の年齢における標準像との比較により決定することができる. また, 椎体輪状骨端の骨化状態を X 線学的に観察したり（図 33-13）, より一般的には, 腸骨稜骨端の骨化の程度をみることでも骨年齢を決定することができる（図 33-14, 15）.

33

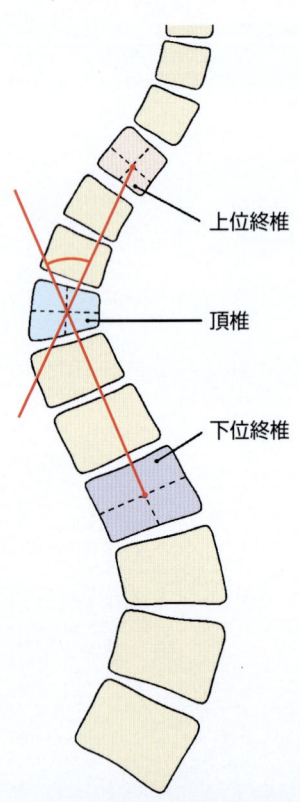

図 33-9　Risser-Ferguson 法
この方法における側弯度は，頂椎
の中心と上位，下位終椎のそれぞ
れの中心とを結んだ線のつくる
角度で表される．

$$\frac{\text{各脊椎の側弯偏位の合計}}{(aa' + bb' + cc' + \dots gg')}{\dfrac{}{}} = \begin{array}{l} \text{scoliotic index} \\ (\text{X線による拡大を} \\ \text{補正したもの}) \end{array}$$

$$\frac{\text{各脊椎の側弯偏位の合計}\ (aa' + bb' + cc' + \dots gg')}{\text{垂直脊椎線の長さ}\ (xy)} = \begin{array}{l}\text{scoliotic index}\\(\text{X線による拡大を}\\\text{補正したもの})\end{array}$$

図 33-10　scoliotic index
この方法を使用した側弯度の測定では，各脊椎が
カーブの不可欠の要素であると考えられる．カー
ブの上・下位終椎のそれぞれ直上，直下の椎体中
心を結んで垂直脊椎線（xy）を引く．各脊椎中心
から垂直脊椎線へ垂線（aa′, bb′, … gg′）を
引く．この線分が各脊椎の側方偏位を示し，この
値の合計を X 線による拡大の影響をなくすため
垂直線の長さ（xy）で除すると，scoliotic index
が得られる．値が 0 ならば脊椎がまっすぐである
ことを示す．scoliotic index が大きいほど側弯
の程度が大きい．

表33-2	側弯度の Lippman-Cobb 分類
Group	**側弯度**
Ⅰ	<20°
Ⅱ	21～30°
Ⅲ	31～50°
Ⅳ	51～75°
Ⅴ	76～100°
Ⅵ	101～125°
Ⅶ	>125°

5. 治 療

　側弯症の治療にはさまざまな手術手技が用いられている．手術の主目的は変形の進行を防ぐため脊椎のバランスをとり，固定することである．第2の目的はその可撓性の限界まで側弯を矯正することである．固定レベルは側弯の原因と患者の年齢，およびX線検査の際に評価した弯曲のパターンと回旋の程度を含む，いくつかの要素に基いて決定する．

　現在，脊椎固定術においては，安定性を獲得するために通常内固定が併用されている．内固定のもっとも一般的な方法の1つは Harrington-Luque 法（Wisconsin segmental instrumentation）で，端が四角の distraction rod と棘突起基部を通して挿入し，2本の傍脊椎部のロッドと連結したワイヤーループを用いる（図 33-16）．手技には，椎弓と棘突起の decortication，

軟骨の除去による後方椎間関節の切除，そして弯曲の凹側部への腸骨稜からの自家骨移植が含まれる．distraction rod のフックは，弯曲の上位と下位椎の椎弓下に挿入する．あらかじめ曲げてあるステンレススチールの傍脊椎ロッド（Luque rod または L-rod）は弯曲の位置により，棘突起か骨盤に挿入する．そしてワイヤーは固定椎のそれぞれの棘突起基部を通し，L-rodに固定する．この手技のバリエーションとしては，L-rod instrumentation のみを用い，椎弓下ワイヤーをロッドに固定したり，Harrington distractor とそれに固定するワイヤーを用いる方法がある．最近，表面に細かい凹凸が付いたロッド（knurled rod）を用いた Cotrel-Dubousset spinal instrumentation が使われてきている．いくつかのレベルに設置した椎弓根，横突起への double hook により固定性が得られる．2本の knurled rod を，2本の transverse traction device で固定し，よ

回旋度測定のCobb棘突起法

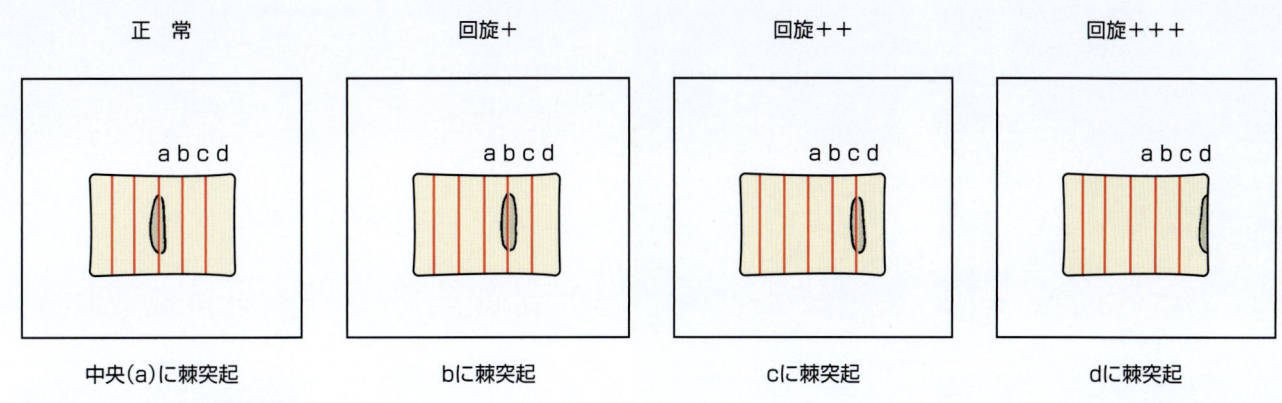

正　常	回旋＋	回旋＋＋	回旋＋＋＋
a b c d	a b c d	a b c d	a b c d
中央(a)に棘突起	bに棘突起	cに棘突起	dに棘突起

図 33-11　Cobb 棘突起法
回旋度測定のためのこの方法では，脊椎を 6 つに等分し評価する．正常な場合，棘突起は正中にある．棘突起のカーブ凸面への転位度が回旋の程度を示す．

回旋度測定のNash-Moe椎弓根法

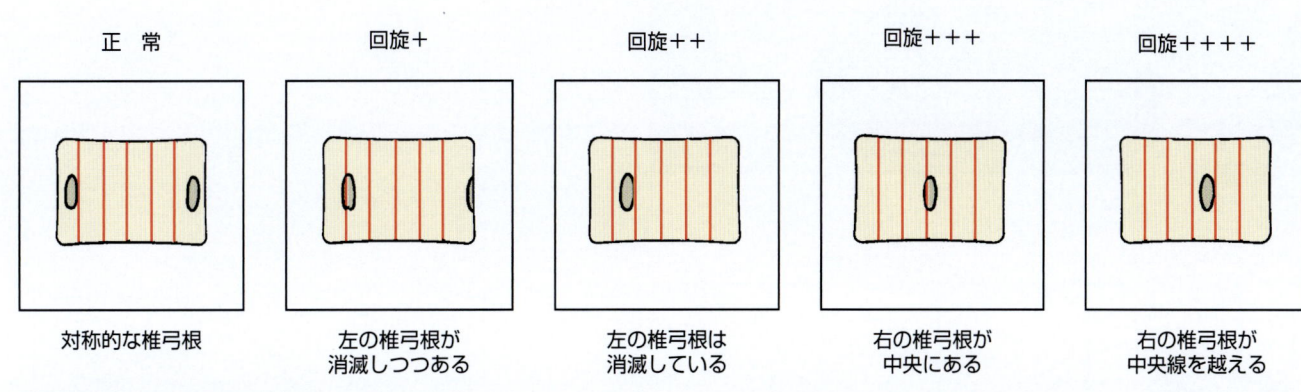

正　常	回旋＋	回旋＋＋	回旋＋＋＋	回旋＋＋＋＋
対称的な椎弓根	左の椎弓根が消滅しつつある	左の椎弓根は消滅している	右の椎弓根が中央にある	右の椎弓根が中央線を越える

図 33-12　Nash-Moe 法
回旋度測定のためのこの方法でも，脊椎を 6 つに等分する．正常な場合，椎弓根は外側部にみえる．椎弓根のカーブ凸面への転位度が回旋の程度を示す．

図 33-13　骨成熟
椎体輪状骨端の骨化状態による骨成熟の判定．

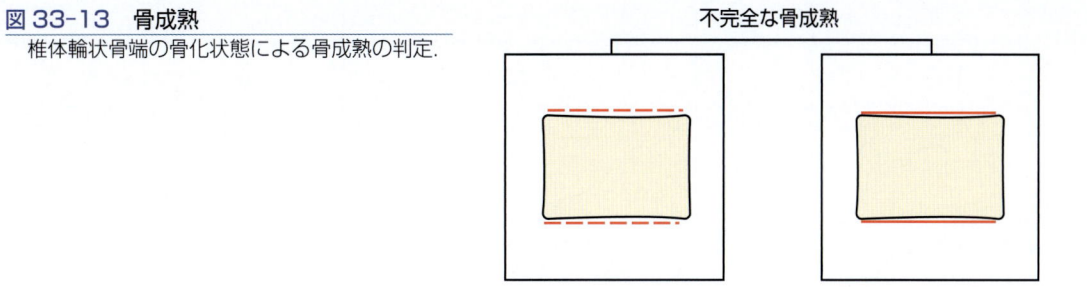

不完全な骨成熟

椎体輪状骨端の形成	椎体輪状骨端の形成は完全だが椎体と癒合していない

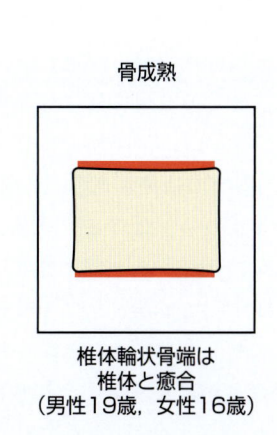

骨成熟

椎体輪状骨端は
椎体と癒合
（男性19歳，女性16歳）

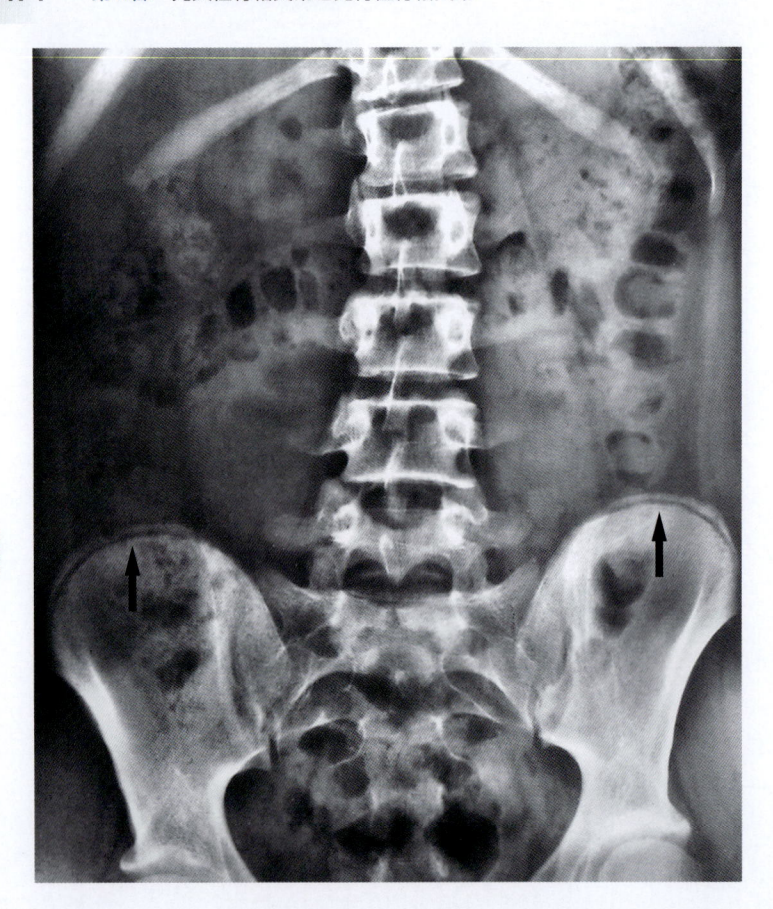

33

図 33-14　骨成熟

14 歳女児. 腸骨骨端の骨化状態は, 骨年齢の判定に有用である. この特発性側弯症の症例では骨端の進行は完成しているが, 腸骨稜と癒合していないことから (→), まだ骨成熟が進行中であることが示唆される.

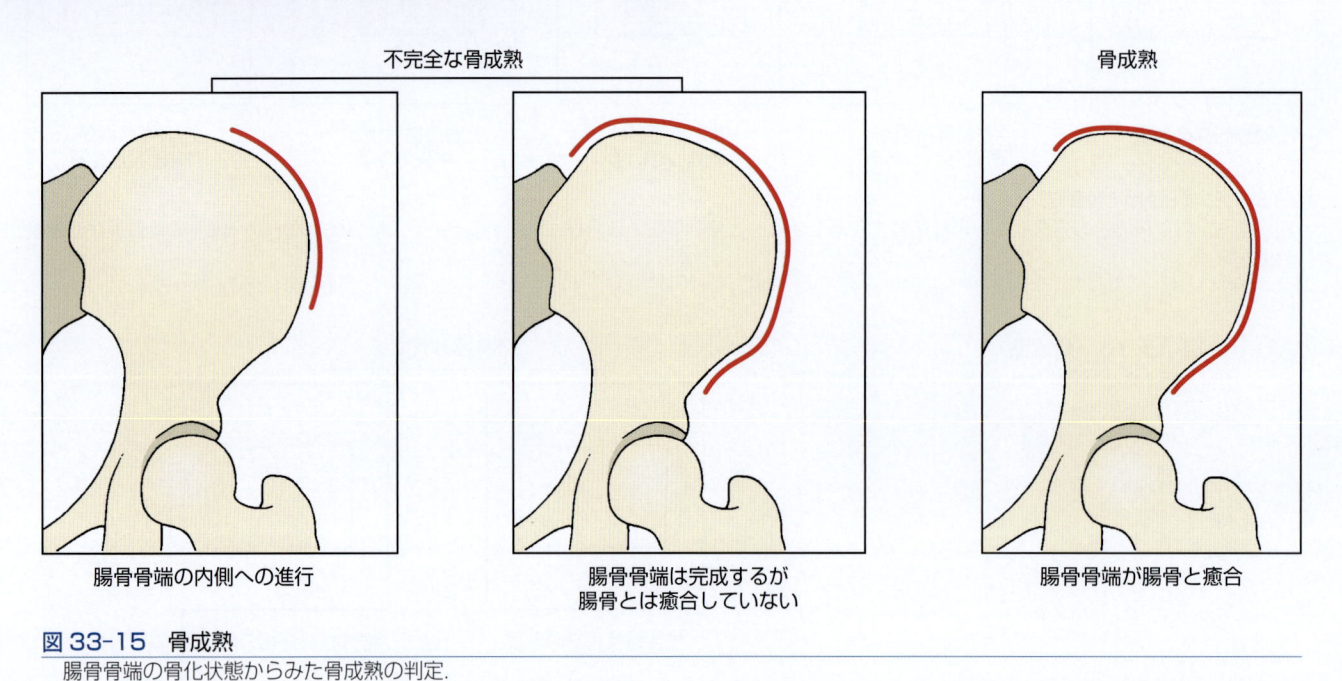

不完全な骨成熟　　　　　　　　　　　　　　　　　　骨成熟

腸骨骨端の内側への進行　　　　腸骨骨端は完成するが　　　腸骨骨端が腸骨と癒合
　　　　　　　　　　　　　　　腸骨とは癒合していない

図 33-15　骨成熟

腸骨骨端の骨化状態からみた骨成熟の判定.

り強固な固定性を得る. Dwyer 法は脊椎の前方固定と椎間板の切除を行うが, 側弯症の手術療法としても用いられ, 麻痺型の変形により多く応用される.

　Harrington-Luque 法による内固定の術後 X 線学的評価は次の点に注意する. ①Harrington rod のフックが上下の固定椎の椎弓にきちんと挿入されているかどうか, ②フックが離れたり外れたりしていないかどうか, ③そしてロッドとワイヤーが無傷かどうかである. さらに術後の矯正損失が 10° を越えたら, 固定椎に偽関節の徴候があるか探さねばならない. 通常は 6〜

10° の損失は認める. 偽関節の評価には, 標準的な X 線撮影に加え CT が必要となる. 術後 6〜9 ヵ月以内に, 弯曲の凹側部に移植した骨の骨癒合不全が疑われた際にも, CT が必要である. 移植骨が癒合していれば均一にみえる. 断層撮影像で骨透亮像があれば骨癒合不全である. 他の instrumentation に関する合併症としては, distraction rod, ワイヤーケーブル, スクリューの折損およびロッドの曲げ過ぎがあり, 通常は標準的 X 線撮影で容易に判明する.

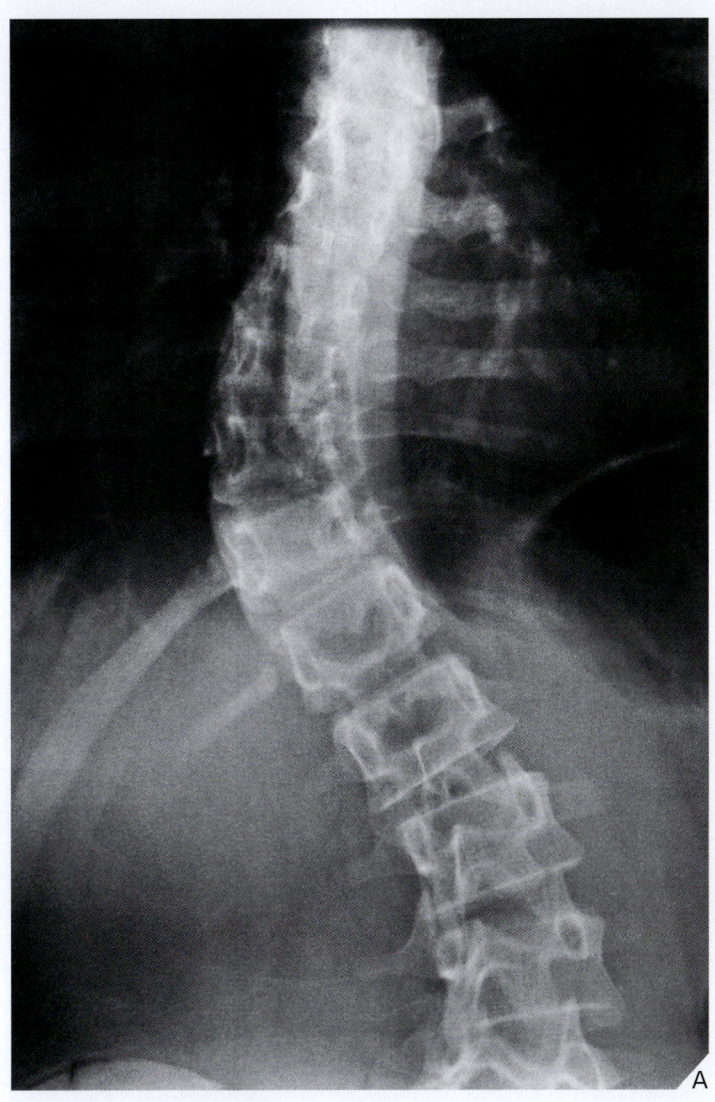
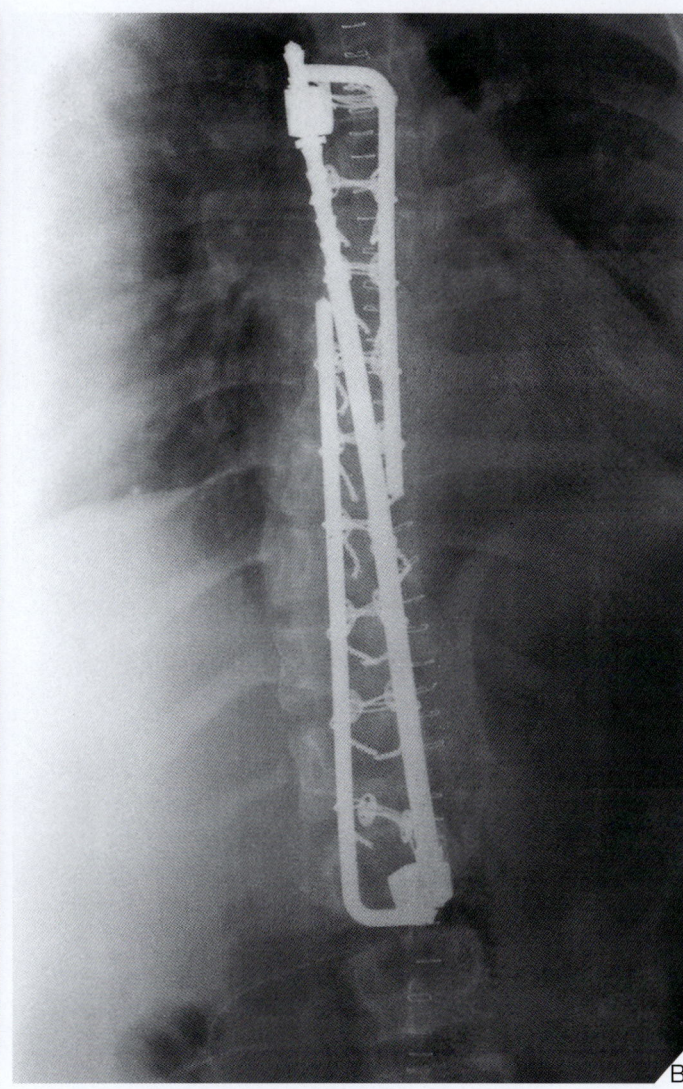

図33-16 側弯症の治療
15歳女児.（A）腰椎の術前X線正面像で右凸の特発性側弯を示す.（B）術後像でHarrington distractorと2本のLuque rodが設置されているのがわかる. あらかじめ曲げたL-rodに結び付けた多数のワイヤーがみられる.

B 骨系統疾患

骨格に全身的な影響を与える先天性および発育性奇形を評価するもっとも有効な撮影法と方向の一覧を**表33-3**に示す.

1. 神経線維腫症（neurofibromatosis）

元来, 神経原性組織（神経-体幹腫瘍）の疾患と考えられていた神経線維腫症1型（von Recklinghausen病）は, 現在では体内のほとんどすべての器官を巻き込む遺伝性の形成不全と考えられている. 神経線維腫症の家族歴は50%以上を占め, 常染色体優性遺伝である. 本疾患は17番染色体長腕（17q11.2）に位置する*NF1*遺伝子の変異または欠損により生じるが, この遺伝子が産生する蛋白質neurofibromin（GTPase活性化酵素）は腫瘍抑制因子として機能する. よって*NF1*遺伝子の変異により正常に機能しない蛋白質が産生されると, 細胞増殖や細胞分裂が制御できなくなる. 無茎, 有茎の皮膚疾患（線維性軟属腫）はほとんど常にみられる. カフェオレ斑は90%以上にみられ, 生下時からみられることもあれば成長に伴って明らかになることもある. 後者のカフェオレ斑は滑らかな辺縁であり（coast of California）, 線維性骨異形成症にみられる起伏の多い海岸線（coast of Maine）のようなカフェオレ斑とは異なる. カフェオレ斑は, 年齢とともに大きさ, 数ともに増大する. また腋窩や鼠径部のしみ（freckle）も出生時にはまれだが, 小児期や思春期に出現してくる. 叢状神経線維腫症は病変が神経にびまん性に及び, 軟部組織の象皮病様腫瘤を伴う. これは四肢の一部または全体的な肥大も伴っている（**図33-17**）. こういった症状をもつ患者はとくに悪性転化が起こる傾向がある（**図22-40**を参照）.

神経線維腫症には骨格異常がよくみられ, 患者の少なくとも50%は何らかの骨格異常を示す. もっともよくみられるのは, 隣接した神経線維腫により直接圧迫されたことによる骨皮質の穴のあいたようなびらんである. これらは一般に長管骨（**図33-18**）と肋骨にみられ, 長管骨は弓状変形を示す. 偽関節は

表 33-3	骨格の全身性奇形を評価するために有用な X 線撮影法/方向と他の検査法		
撮影法/方向	**重要な異常所見**	**撮影法/方向**	**重要な異常所見**
関節拘縮症		**Morquio-Brailsford 症候群**	
関節の正面, 側面, 斜位	多発性亜脱臼と脱臼	脊椎の正面, 側面	卵円形やフック状の椎体
	軟部組織の脂肪様透亮像	骨盤の正面	腸骨体部の狭小化
	肘, 膝窩部の水かき形成		拡大した腸骨翼
Down 症候群		股関節の正面	大腿骨近位の形成不全
骨盤, 股関節の正面	股関節形成不全	**Hurler 症候群**	
肋骨の正面	11 対の肋骨	脊椎の正面, 側面	丸く下方が舌状に突出した椎体
両手の正面	小指の斜指症, 低形成		後側弯の頂椎での鉤状椎体
頚椎の側面	環軸椎亜脱臼	頭蓋骨の正面, 側面	前頭隆起
頚椎の側面断層撮影(C1, C2)	低形成歯突起		矢状・ラムダ縫合の骨癒合
神経線維腫症			頭蓋冠の肥厚
長管骨の正面, 側面, 斜位	凹状のびらん		J 型のトルコ鞍
	遠位脛骨・腓骨の偽関節	骨盤の正面	腸骨翼の拡大
肋骨の正面	肋骨切痕		腸骨体部下方の狭小化
下位頚椎/上位胸椎の正面	側 弯		浅い寛骨臼
	後側弯	**大理石骨病**	
頚椎の斜位	拡大した椎管孔	長管骨の正面, 側面	増加した骨濃度(骨硬化症)
胸椎/腰椎の側面	椎体後方の scalloping		bone-in-bone の縞状像
脊髄造影	脊柱管内の神経線維腫	脊椎の正面, 側面	ラガージャージ様椎体
	くも膜下腔の増大	骨盤の正面	正常骨と異常骨との輪状パターン
	硬膜の局所的な拡大	**濃化異骨症**	
	合併症(たとえば肉腫様変性)	長管骨の正面, 側面	増加した骨濃度(骨硬化症)
CT, MRI	神経線維腫	手の正面	末節骨の溶解性骨欠損(巨大骨溶解)
骨形成不全症			Worm 骨(縫合骨)
骨の正面, 側面, 斜位	骨粗鬆症	頭蓋骨の側面	頭蓋骨前後の泉門開存
	弓状変形		下顎骨の鈍化
	トランペット状骨幹端	**骨斑紋症**	
	骨 折	骨の正面	長管骨の関節近位の濃い点状陰影
	Worm 骨(縫合骨)	**骨線条症**	
頭蓋骨の側面	後側弯症	骨の正面	濃い線状陰影, とくに骨幹端
胸椎/腰椎の正面, 側面		**進行性骨幹骨異形成症**	
軟骨無形成症		長管骨(とくに下肢)の正面	対称性で紡錘状の皮質骨肥厚
上下肢の正面	長管骨の短縮, とくに上腕骨, 大腿骨		骨端部は少ない
骨盤の正面	丸い腸骨	**メロレオストーシス(流ろう骨症)**	
	寛骨臼の水平化	骨の正面, 側面	非対称性で波状の(ろうそくのろうが
	小さな坐骨切痕		垂れるような)骨増殖症
脊椎の正面	椎弓根間距離の狭小化		関節周囲の軟部組織の骨化
脊椎の側面	短縮した椎弓根		
	椎体後方の scalloping		
手の正面	短縮指		
	中指の分離(三尖指)		
CT	脊柱管狭小化		

患者の約 10%にみられるが, 脛骨, 腓骨の遠位にもっともよく生じる(図 33-19). この偽関節形成を先天性偽関節と鑑別することが重要である. さらに, 長管骨の囊胞状骨透亮像は, かつて骨内神経線維腫と考えられたが, 現在は神経線維腫症に伴う線維性骨皮質欠損と非骨化線維腫を示す病変部位と考えられている(図 19-6 を参照). 骨が削られてみえることも神経線維腫症の典型的な特徴である(図 33-20).

脊椎は神経線維腫症で 2 番目に骨格異常が多くみられる部位である. 少数の椎体に生じる急峻な側弯, 後側弯は, 一般的に下位頚椎, 上位胸椎に生じやすい. 頚椎の椎間孔の拡大もまた神経根に生じたダンベル形の神経線維腫によって生じる(図 33-21). 胸腰椎部では椎体後縁の scalloping が特徴である(図 33-22). これらの異常は X 線撮影で容易にわかるが, 補助的検査法が有効で, 脊髄造影は拡大したくも膜下腔と椎体欠損部への局所的な硬膜の拡がりを示す. MRI が使用可能となってからは, 前述の病変は MRI で検索されるのが一般的である.

神経線維腫症 2 型は常染色体優性遺伝で遺伝的浸透度の高い疾患であり, NF2 遺伝子の変異で生じる. NF2 遺伝子は 22 番染色体長腕(22q12.2)に位置して merlin または schwannomin として知られる腫瘍抑制蛋白の産生を調節している. 神経線維腫症 2 型では, 多発性の神経鞘腫, 髄膜腫, 上衣腫が特徴的である.

2. 骨形成不全症 (osteogenesis imperfecta)

骨形成不全症は易骨折性骨(fragilitas ossium)としても知られているが, 骨成分の原発性欠損として骨内に発現する性差のない常染色体優性遺伝である. Ⅰ型コラーゲンの質的あるいは量的異常によって易骨折性が生じている. 骨形成不全症の型によって異なるが, 疾患の遺伝様式は常染色体優性遺伝か, 新規突然変異を伴う常染色体優性遺伝か, あるいは常染色体劣性遺伝である. 最近, 本疾患は COL1A1, COL1A2, CRTAP, LEPRE 遺伝子の変異によって生じることが示唆されている. 1906 年, Looser は先天性と晩発性に分類した. 先天性骨形成不全症(Vrolik 病)は重症型として分類され, 生下時に明らかである.

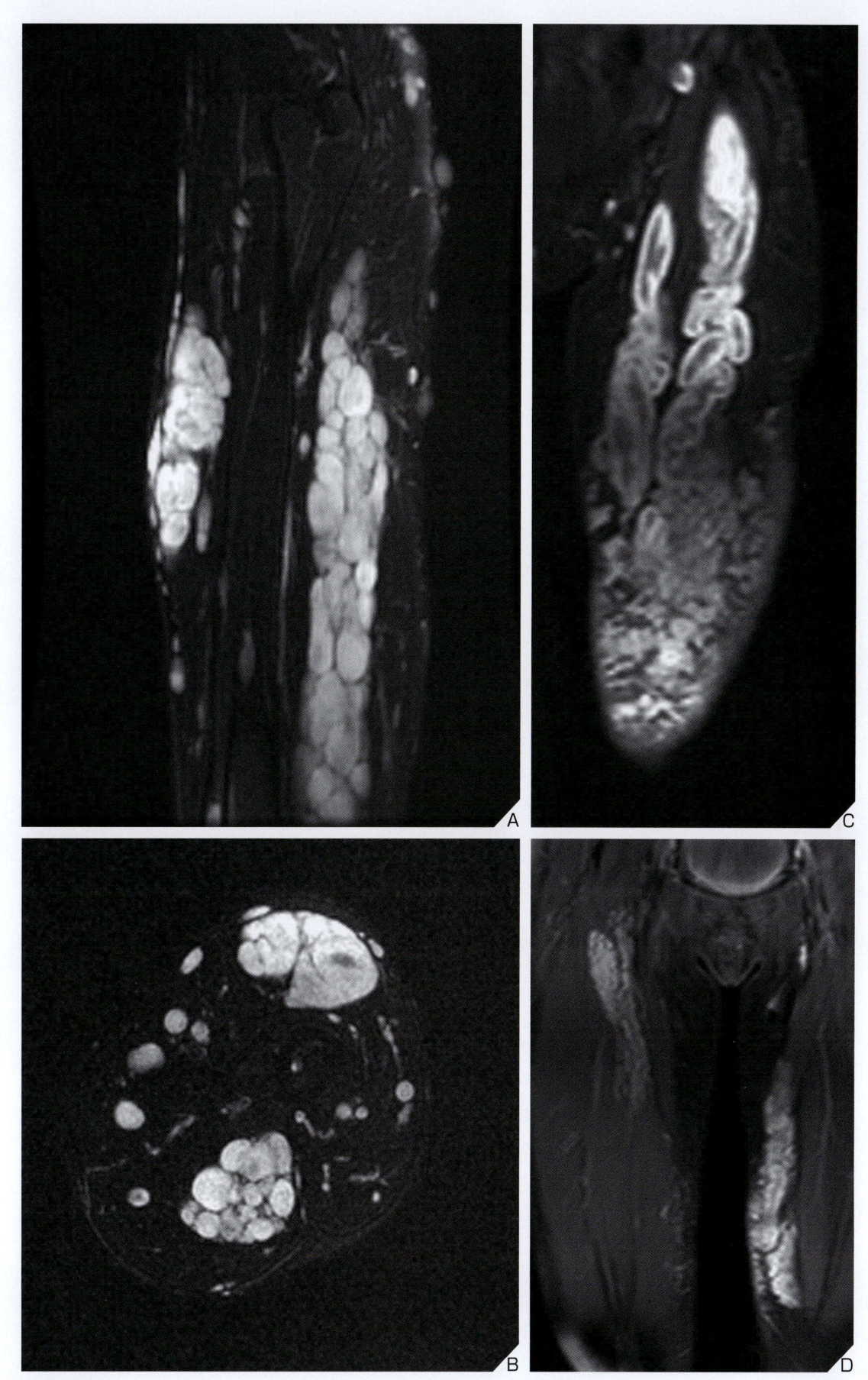

図 33-17　神経線維腫症

19歳男性．左大腿が徐々に大きくなった．カフェオレ斑も認めた．（A）MRI反復回復法矢状断像と，（B）脂肪抑制T2強調矢状断像では，左大腿近位部に高信号の分葉化した大きな腫瘤が多数存在し，神経線維腫に相当する．最大のものは坐骨神経を巻き込んでおり，いわゆるplexiform typeの神経線維腫に相当する所見である．（C）18歳女性．すでにNF1と診断されていたが，両大腿の感覚障害を訴えていた．（C）右大腿造影脂肪抑制T1強調横断像と，（D）両大腿造影脂肪抑制T1強調矢状断像では，両大腿で外側および前方皮神経を巻き込む叢状神経線維腫が，とくに左優位に描出されている．左大腿部の神経線維腫では本疾患に特徴的な"bull's eye sign"（腫瘍周囲が造影されるパターン）もみられる．

33

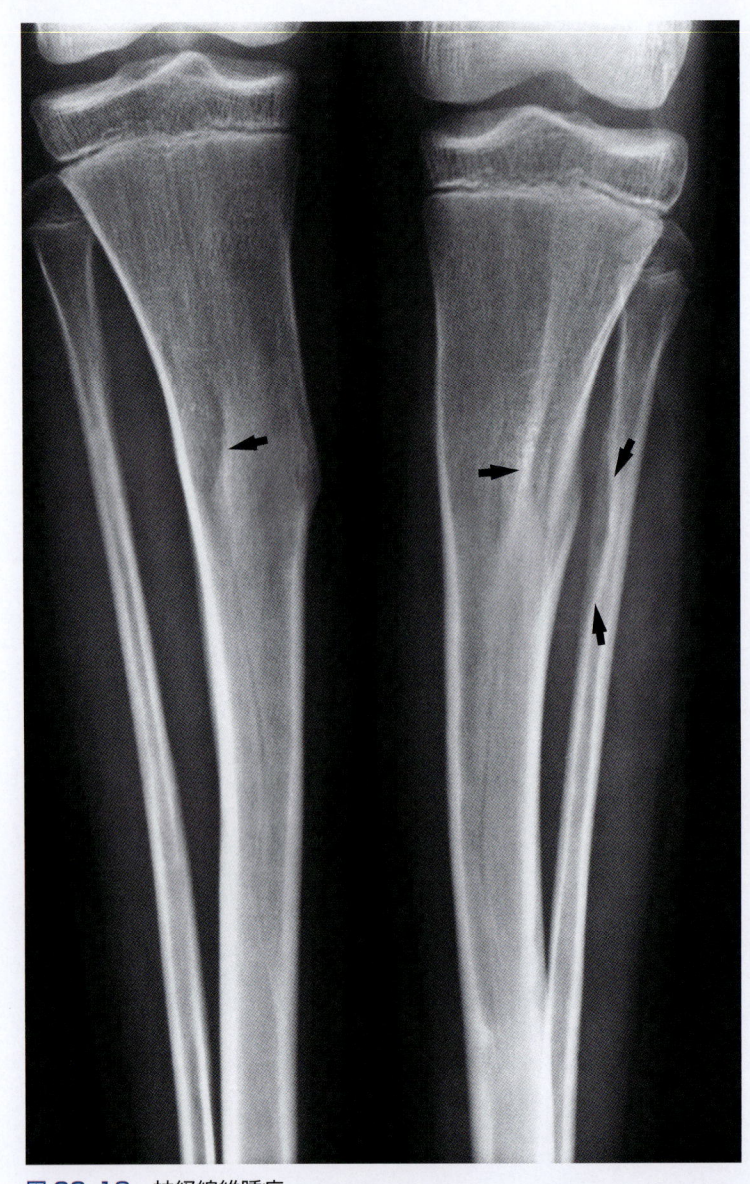

図 33-18　神経線維腫症
11 歳女児．神経線維腫症の下腿Ｘ線正面像．近位脛骨，腓骨に穴のあいたような骨びらんを認める（→）．よくみられる所見である．

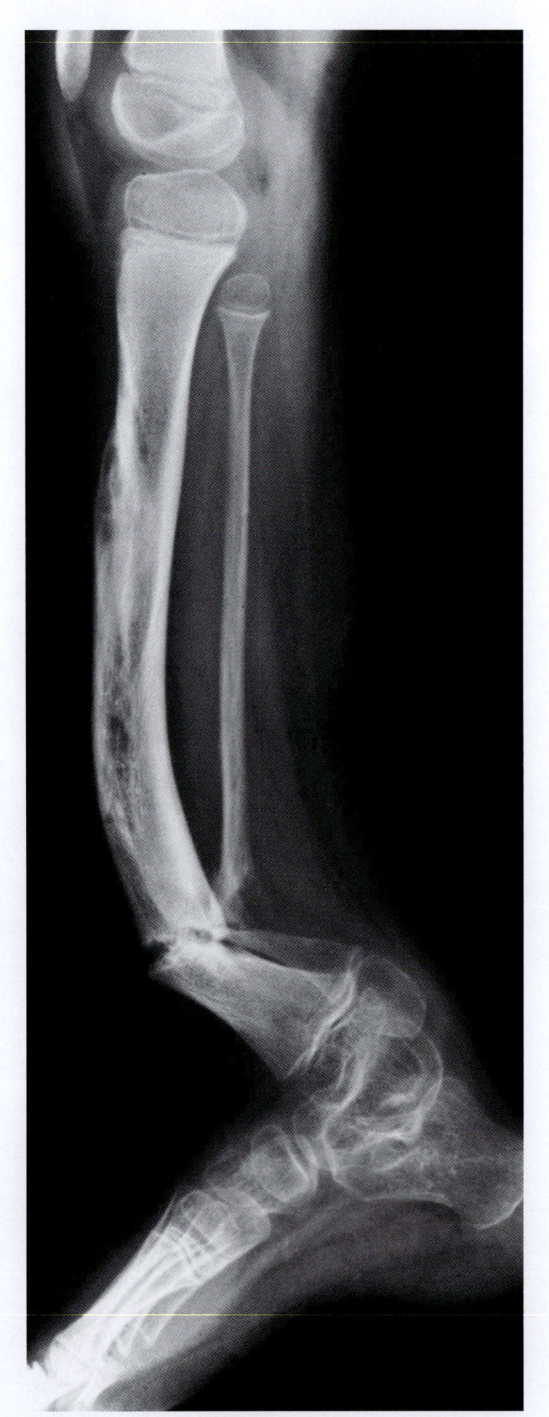

図 33-19　神経線維腫症
11 歳男児．全身性神経線維腫症の右下腿Ｘ線側面像．遠位の脛骨・腓骨で弓状に曲がり，偽関節を呈している．脛骨骨幹部中 1/3 のびらんに注目．

上下肢の弓状変形が特徴で，死産か新生児期に死亡する．良性の晩発性骨形成不全症（Ekmann-Lobstein 病）は正常の寿命が期待できる．骨折は生下時にみられることもあるが，乳幼児期後半に生じることのほうが多い．この病態は，四肢の変形，青色強膜，靱帯弛緩，歯の異常を伴っている．

a 分　類

　一般に，骨形成不全症は以下の四主徴を示す．①異常な骨脆弱性を伴う骨粗鬆症，②青色強膜，③歯牙形成不全（dentino-genesis imperfecta），④初老期発症の難聴であり，ほかにも靱帯弛緩と関節の過可動性，低身長，皮膚の脆弱，瘢痕の過形成，体温調節の異常といった症状もみられる．先天性と晩発性の 2 つに分ける初期の分類法では，この疾患の複雑性と異質性を表せなかった．1979 年，Sillence らにより提案され，後に修正された新しい分類は，表現型の特徴と遺伝様式に基づいている．現在，骨形成不全症は以下の 4 型とそれぞれの亜型が認められ

ている．

- **Type Ⅰ**：常染色体優性遺伝．もっとも多い型で比較的軽症である．骨脆弱性は軽度〜中等度で，骨粗鬆症は常に存在する．一般に青色強膜と難聴を認める．身長はほぼ正常で，Worm 骨（縫合骨）が存在する．正常な歯をもつもの（typeⅠA）と，歯牙形成不全があるもの（typeⅠB）のサブタイプがある．
- **Type Ⅱ**：新規突然変異を伴う常染色体優性遺伝．死産あるいは新生児死，骨粗鬆症，骨脆弱性と重篤な子宮内発育遅滞がみられ，一般に胎生期あるいは早期新生児期に死にい

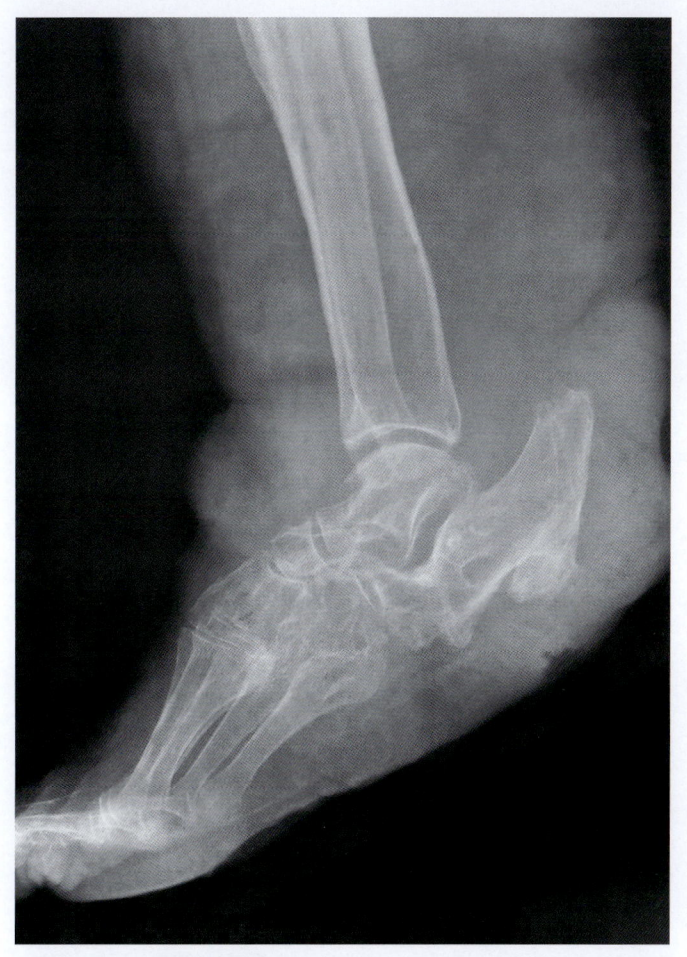

図 33-20　神経線維腫症
37歳女性. 下腿と足部のX線側面像. 踵骨の削り取られたような像（whittling）と軟部組織の著しい肥厚（象皮病）を示し，叢状神経線維腫の典型像である.

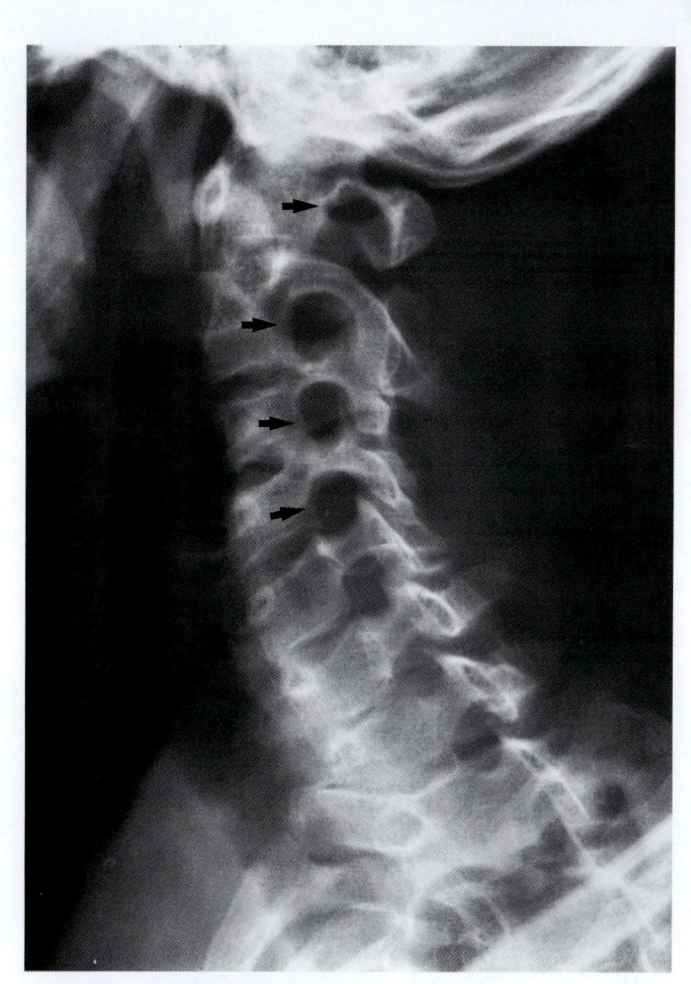

図 33-21　先天性神経線維腫症
26歳男性. 頚椎X線斜位像. 神経根に生じたダンベル形の神経線維腫による二次性の椎間孔拡大（→）を示す.

たる. 生存した新生児の80〜90％も生後4週までに死亡する. この型の患者はすべてX線学的に骨形成不全症の典型像をもつ. さらに，青色強膜や軟らかい頭蓋骨のため，顔は三角形を呈し，かぎ鼻をもつ. 頭蓋冠は顔に比して大きく，頭蓋骨は縫合骨のように，石灰化が極端に不足している. 四肢は短く，太く，弯曲をみる. 肋骨，長管骨の形態の相違から，A, B, Cの3つの亜型に分けられる. typeⅡAは長管骨は太く，圧縮されたようにみえ，肋骨は太く数珠状になっている. typeⅡBでも長管骨は太く，圧縮されたようにみえるが，肋骨は不連続な数珠状を呈する. typeⅡCは骨折した菲薄な長管骨と，肋骨が薄くビーズ状であることが特徴的である.

- TypeⅢ：重篤な進行型で，新規突然変異を伴うまれな常染色体優性遺伝である. 骨脆弱性，骨軟化はかなり高度で，加齢に伴う多発性骨折がみられ，長管骨や脊椎の重篤な進行性の変形をきたす. 骨脆弱性は一般にtypeⅡよりは軽度であるが，typeⅠやtypeⅣよりも高度である. 強膜は正常で，出生時は薄い青色か灰色を示していても，思春期あるいは成人までに正常に戻る. 頭蓋冠は大きく，薄く，乏しい骨化を示す. 縫合骨（Worm骨）が存在する.
- TypeⅣ：これもまれな型で，常染色体優性の遺伝様式をと

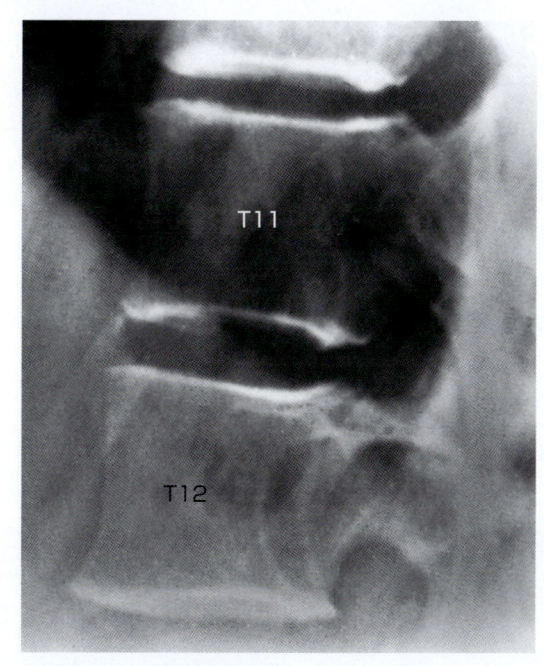

図 33-22　神経線維腫症
29歳女性. 下位胸椎X線側面像. T12椎体後縁のscallopingを示す. よくみられる所見である.

る．特徴は，骨粗鬆症，骨脆弱性，変形は認めるが，それらは非常に軽度である．強膜は一般に正常で，難聴の発生率は低く，typeⅠよりも少ない．

近年，Glorieuxらはさらに2つのtype，すなわちtypeⅤ，Ⅵを加え，WardらももっともまれなtypeⅦの詳細を報告している．typeⅤはもともとtypeⅣに分類されていたが，Ⅰ型コラーゲンの変異がなく，仮骨の過形成を伴う独立した表現型である．これらの患者では，橈尺骨間の骨間膜石灰化や，骨端線に隣接する骨幹端部の帯状骨硬化像も呈する．組織学的にはこのtypeの骨は，偏光顕微鏡で網目状パターンの層状構造を有することが特徴的である．typeⅥはtypeⅣよりも骨折（とくに脊椎）の頻度が高く，生後4～18ヵ月に最初の骨折が認められる．これらの患者の強膜は白色または薄い青色で，象牙質形成不全は認められない．血清ALP値は同年齢のtypeⅣ患者よりも上昇している．typeⅦは常染色体劣性遺伝の，中等症～重症の表現型で，出生時からの骨折，青色強膜，下肢の変形，内反股，骨量減少症などが特徴的である．近位四肢短縮はきわめて特徴的な臨床所見である．このタイプの骨形成不全症の遺伝子は3番染色体長腕（3q22-24.1）に位置しているが，これはⅠ型コラーゲン遺伝子の遺伝子座からは外れている．

b X線学的評価

骨形成不全症の特徴は，標準的X線撮影で容易に認められる．骨粗鬆症，骨格の変形，骨皮質の菲薄化は常にみられ，骨幹端は細くて脆いトランペット状になっている（図33-23）．骨折もよくみられる（図33-24）．他の特徴的骨格異常は頭蓋骨にみられる縫合骨であり（図33-25），脊椎の後側弯が骨粗鬆症，靱帯弛緩，外傷後変形から生じている（図33-26）．小児の重症例では，長管骨の骨幹端および骨端に，辺縁が硬化した多数の骨透亮像がみられることがある（図33-27）．これはポップコーン状石灰化（popcorn carcification）といわれ，成長軟骨板が外傷により破砕された結果と思われる．骨盤は常に変形し，寛骨臼の突出はよくみられる（図33-28）．

c 鑑別診断

ときに骨形成不全症は，小児虐待と相互に誤診されることがある．家族歴，身体所見，画像診断，臨床経過を総合して，小児虐待と鑑別する．被虐待児（揺さぶられっ子）症候群との鑑別のキーポイントは，(a) 骨形成不全症では青色強膜や歯牙形成異常がみられる，(b) 症状の経過，家族歴の聴取（骨形成不全症では家族歴がある）や，(c) 身体所見，および (d) 画像検査で，骨形成不全症においては縫合骨や骨粗鬆症の所見がみられるが，小児虐待では骨幹端部での骨折やバケツ柄状骨折がみられること，などである．ほかにも，小児虐待では肋骨の，とくに肋椎部付近での多発骨折や，さまざまなステージの骨癒合，胸骨，肩甲骨の骨折（とくに肩峰骨折）が特徴的である．過去に何の既往もなく，とくに通院していない乳児における正常な長管骨の横，斜あるいはらせん骨折をみた場合，小児虐待

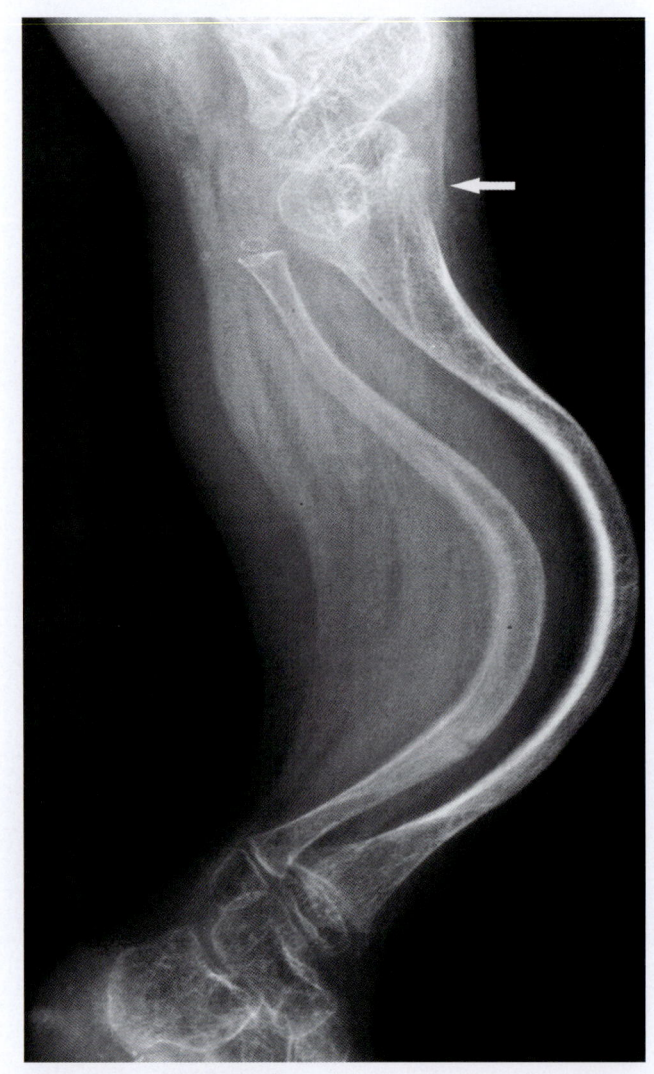

図33-23　骨形成不全症
12歳男児．骨形成不全症typeⅢの下腿X線側面像．菲薄化した骨皮質，脛骨，腓骨の前弯変形を示す．脛骨骨幹端のトランペット状変形（→）に注目．

を強く示唆する．鑑別診断のキーポイントは，症状の経過，身体所見，家族歴，画像所見を関連付けることである．

d 治療

変形の矯正と骨折予防のほかに本症に対する特別な治療はない．しかしながら骨折は，思春期以降減少する傾向がみられる．近年の報告では，塩酸パミドロネートの静脈内投与によって骨密度が緩やかに増加することが示唆されている．四肢の変形は，さまざまな骨切り術により矯正される．一般的な方法は，Sofield法（シシカバブ串刺し）で変形骨を分節状に骨切りし，矯正する．次いで強固な，または伸長可能なロッドで固定する（図33-29）．この治療でもっとも多い合併症はロッドの破損，金属先端部における再骨折，偽関節があげられる．

3．軟骨無形成症（achondroplasia）

軟骨無形成症は常染色体優性遺伝で，子宮内で始まり軟骨の成長形成に影響を及ぼす内軟骨骨化の異常である．原因の80%

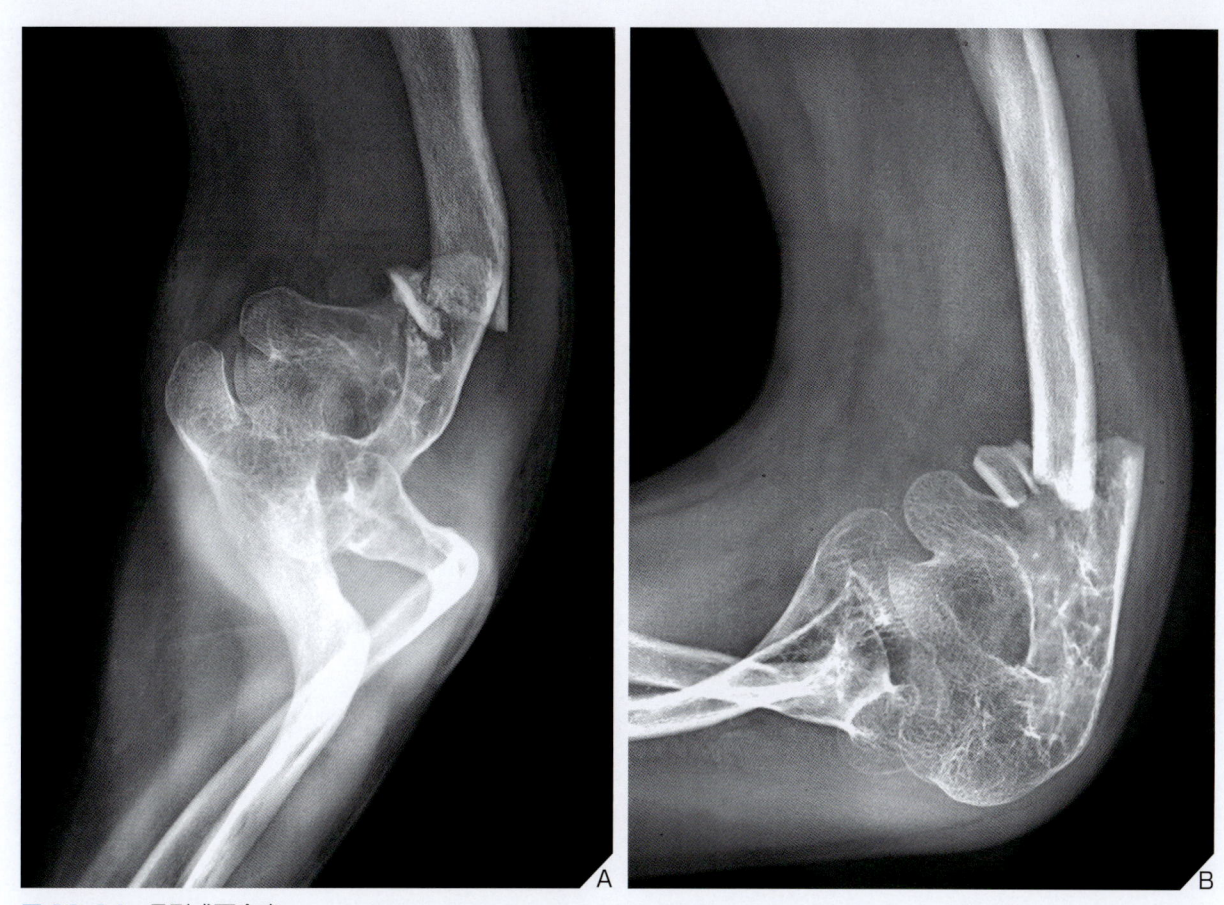

図 33-24　骨形成不全症
　27 歳男性．肘関節 X 線正面像（**A**）および側面像（**B**）は，本疾患の典型的な像を呈している．上腕骨顆上部の粉砕骨折が認められる．

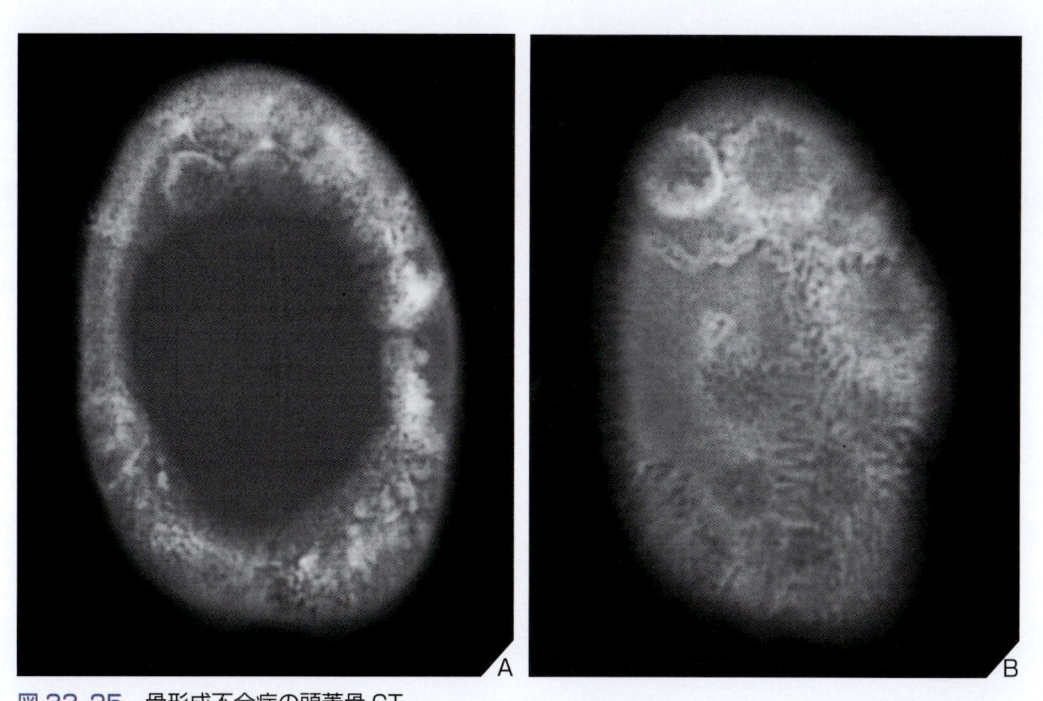

図 33-25　骨形成不全症の頭蓋骨 CT
　前頭骨から頭頂骨（**A**），頭頂（**B**）にかけての Worm 骨（縫合骨）を示す．

33

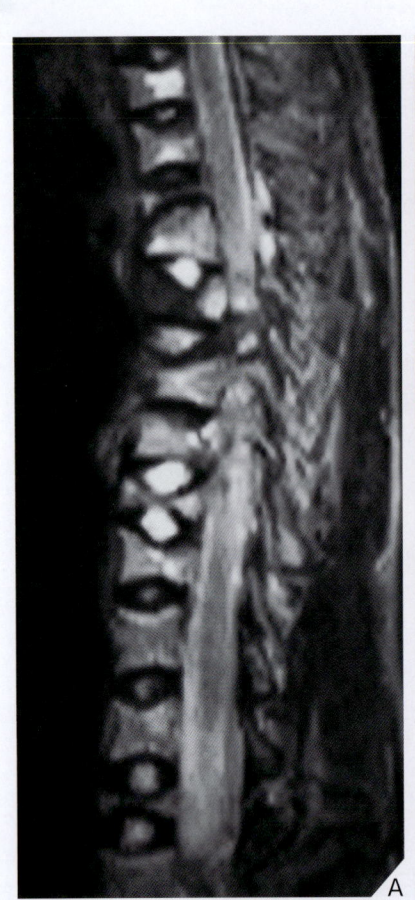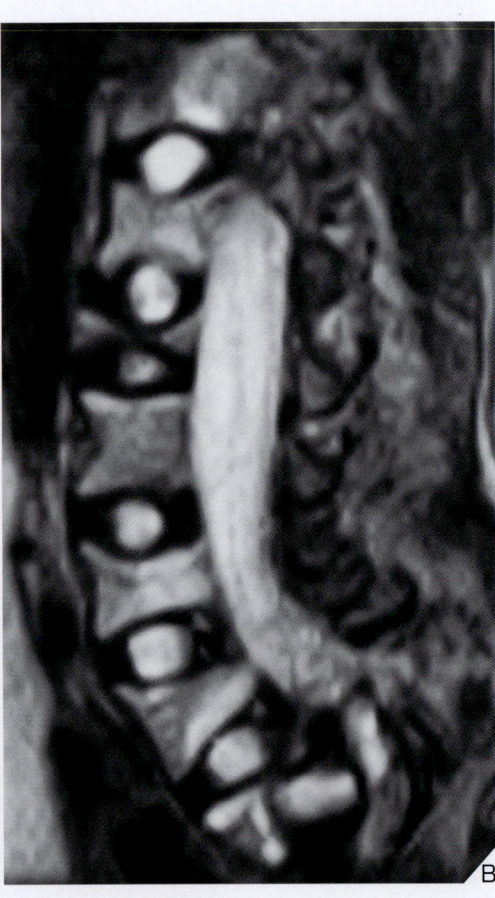

図 33-26 骨形成不全症の MRI 所見
13歳男児.（A）骨形成不全症における胸椎の T2 強調矢状断像. 複数の椎体の著しい圧迫骨折は後弯変形も伴っており, 脊髄の圧迫も認める.（B）腰椎の T2 強調矢状断像でも多数の椎体骨折と硬膜囊の拡張を示している.

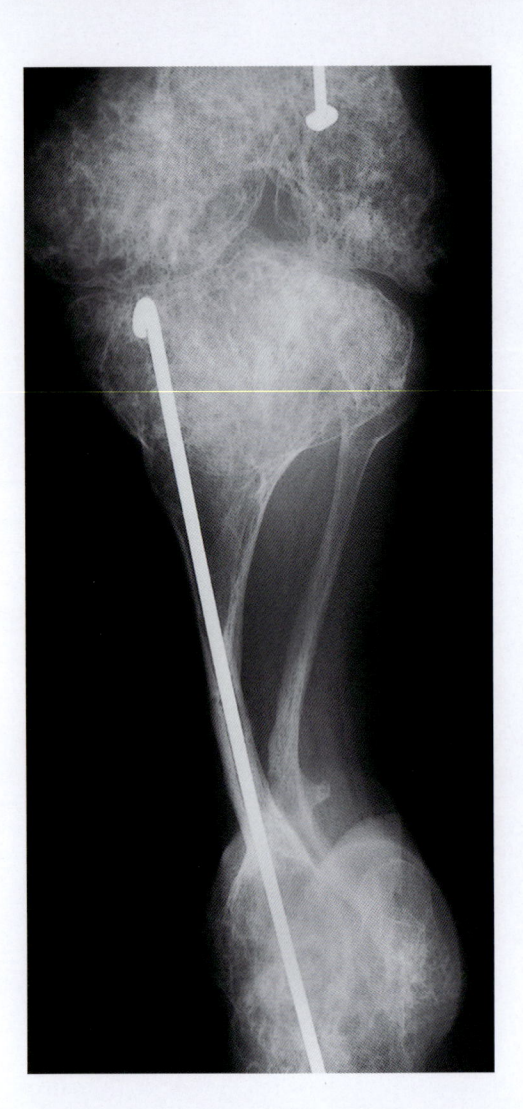

図 33-27 骨形成不全症
12歳男児. type Ⅲの左下肢 X 線正面像. 長管骨の関節近傍にポップコーン状石灰化像を認める. 病的骨折のために, 脛骨にラッシュピンが挿入されている.

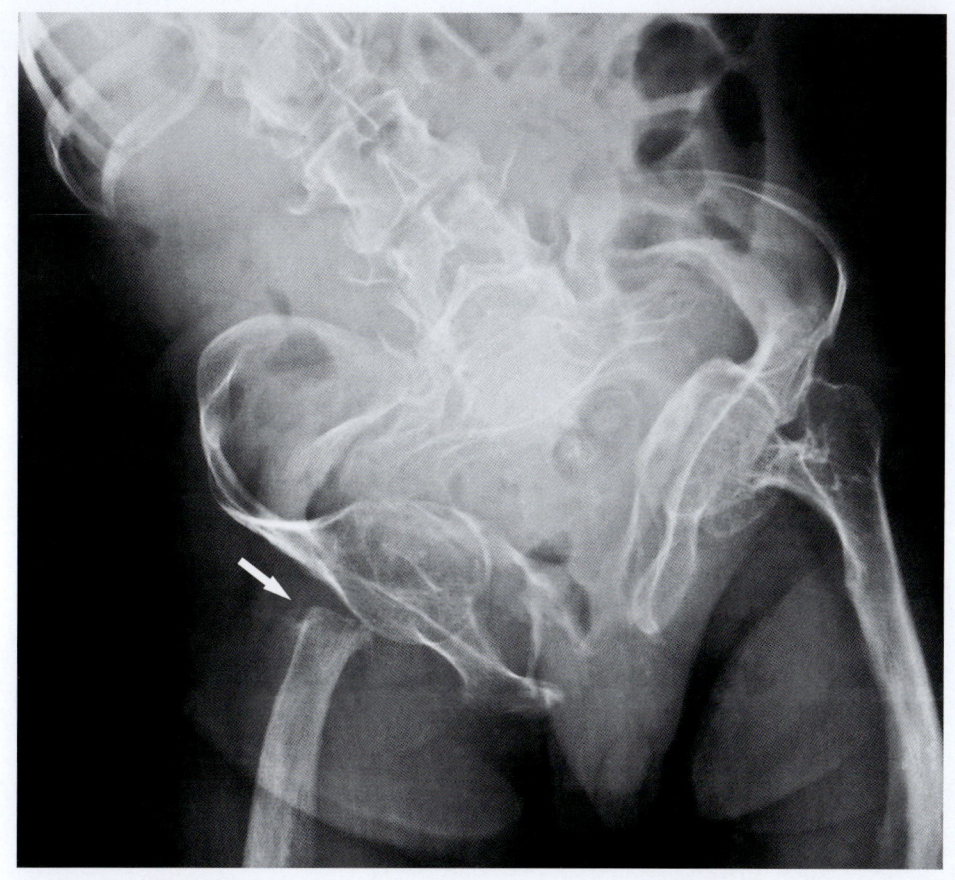

図 33-28　骨形成不全症
27 歳女性．著しく変形した骨盤を示す．晩発性骨形成不全症に常にみられる所見である．両側の臼蓋底の突出と右大腿骨の病的骨折（→）に注目．

は，線維芽細胞増殖因子受容体 3（*FGFR3*）をコード化し，4 番染色体に位置する *FGF* 受容体遺伝子の突然変異によるものである．その遺伝子には 2 つの変異が存在し，いずれも 380 番目のアミノ酸をグリシンからアルギニンへ置換させる．軟骨無形成症の最大の特徴は小人症で，手足は短く，ずんぐり（rhizomelic）としていて，体幹は相対的に長く，胸部はまっすぐで，下肢は O 脚でよたよたと歩行する．頭部は大きく，前額部は突出し，鼻根部は陥凹して，顔は scooped-out 様でえぐれたようにみえる．

　X 線学的には，軟骨無形成症は著しい特徴を示す．ずんぐりした小人症の特徴として，四肢の長管骨は短く，遠位（橈骨，尺骨，脛骨，腓骨）より近位（上腕骨，大腿骨）にその傾向が強い．成長軟骨板は V 字状を示す（図 33-30）．手指は短く，ずんぐりとしており，中指は他の指と隙間をつくり，三叉状を示す（図 33-31）．この疾患の特徴は脊椎と骨盤にみられる．脊椎は椎弓根間が短かく，脊柱管狭窄の原因になる．通常，椎体後面の scalloping がみられる（図 33-32）．骨盤は短く，広い腸骨は丸く，張り出しがない．臼蓋底は水平で坐骨切痕は小さく，卓球のラケットのような形をしていて，骨盤内縁の形状はシャンペングラスの形に似ている（図 33-33）．

　もっとも重篤な合併症は，典型的な短い椎弓根間による二次性の脊柱管狭窄症である．この疾患をもった患者は，ときに椎間板ヘルニアになることがある．CT および MRI 検査はこの 2 つの合併症の確認のために有用である．

　軟骨無形成症に類似する次の 2 つの疾患も忘れてはならない．しかしそれらは症状の重症度，X 線学的所見が，本症とは異なる．軟骨低形成症は骨軟骨発育障害の軽度の型で，骨格異常は軟骨無形成症より弱く，頭蓋骨は障害されない．もう 1 つは致死性小人症で軟骨無形成症の重篤な型である．生下時や生後数時間〜数日で死亡する．

4．ムコ多糖症（mucopolysaccharidoses：MPS）

　ムコ多糖症は，特異なリソソーム酵素の欠損により二次的に生じたムコ多糖（グリコサミノグリカン）の異常集積を示す遺伝性疾患群である．ムコ多糖症にはいくつかの特徴あるタイプがあり（表 33-4），臨床症状，X 線学的特徴で区別される．つまり，発症年齢，神経系の発達遅延の程度，角膜混濁，その他の臨床的特徴で診断がなされる．Morquio-Brailsford 病を除いて，ムコ多糖症はデルマタン硫酸とヘパラン硫酸の尿中排出が多いことが特徴である．近年の細胞遺伝学的研究によって，本疾患のいくつかが，ある程度解明されてきた．たとえば，*IDUA* 遺伝子の変異が MPS type I を，*IDS* 遺伝子の変異が MPS II を，*SGSH*，*NAGLU*，*HGSNAT*，*GNS* 遺伝子の変異が MPS III を，*GALNS*，*GLBI* 遺伝子の変異が MPS IV の原因となっている．

33

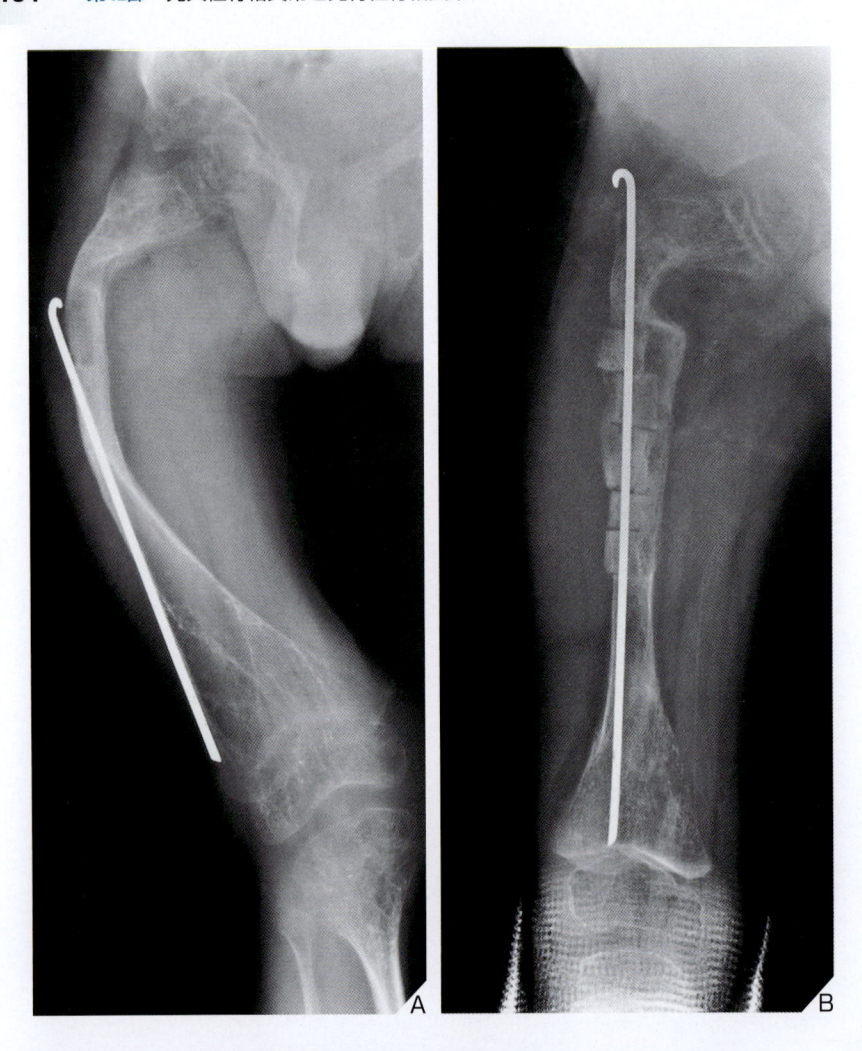

A B

図 33-29　骨形成不全症の治療
10歳男児．骨形成不全症の右大腿骨の病的骨折によって重篤な長管骨変形をきたした．（A）髄内にKirschner鋼線を入れ，癒合が得られたが，大腿骨の著しい弓状変形が残っている．（B）Sofield法による骨切り後のX線像で，大腿骨を分節状に骨切りし，形状を整え，ロッドで固定した．

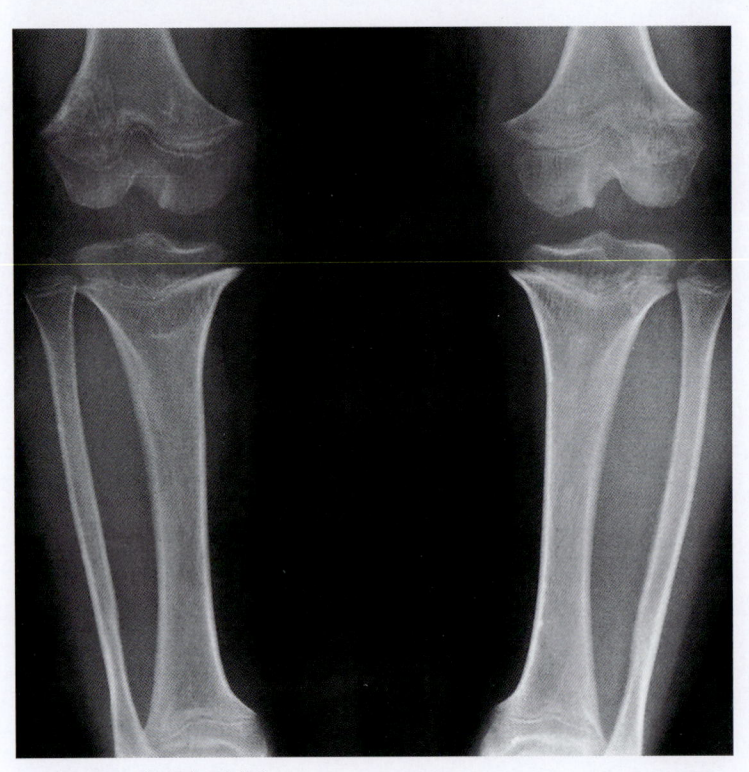

図 33-30　軟骨無形成症
12歳男児．下腿X線正面像．短く幅広い脛骨は特徴的で，腓骨は相対的に長い．膝関節の骨端部はV字状を呈し，骨幹端はトランペット状になっている．

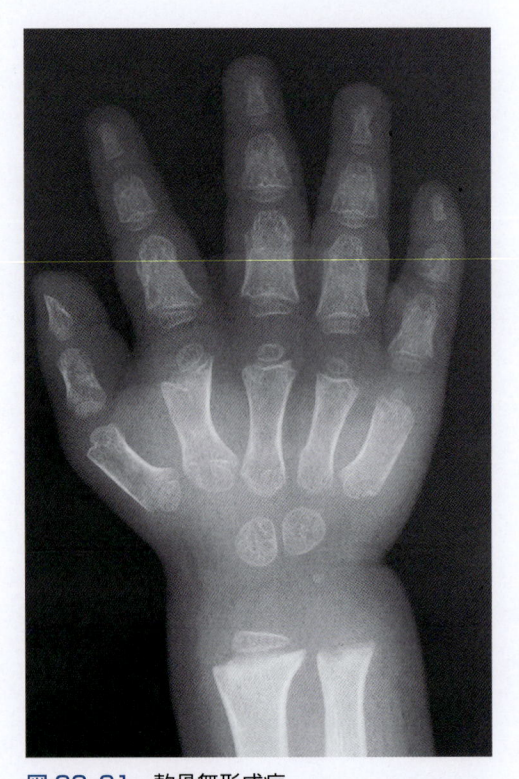

図 33-31　軟骨無形成症
3歳女児．軟骨無形成症の典型的な手のX線像．中手骨，指節骨はいずれも短い．

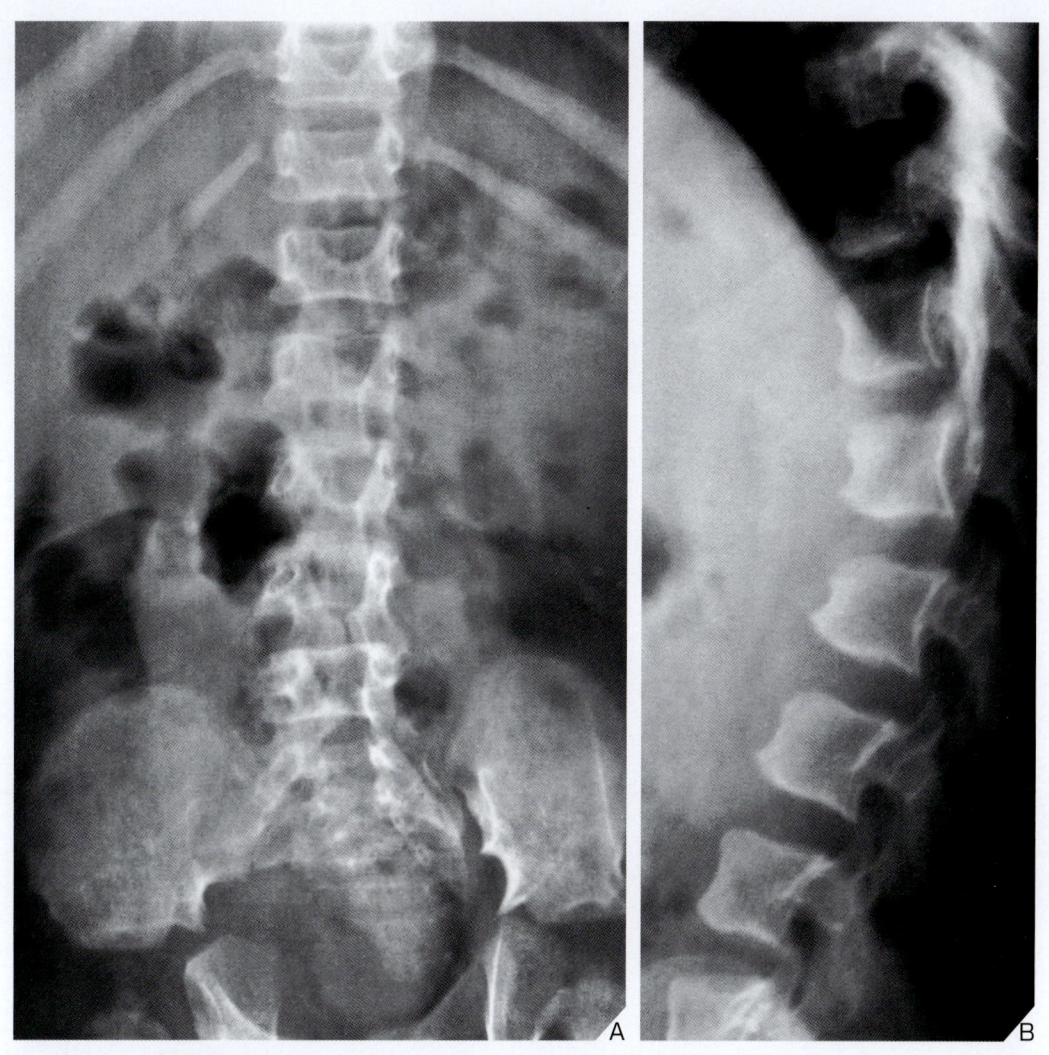

図 33-32　軟骨無形成症
　2 歳男児．（A）胸腰椎の X 線正面像．腰椎の椎弓根間距離は尾側にいくにしたがい狭くなる．（B）側面像は椎
　弓根の短縮と椎体後縁の scalloping を示す．

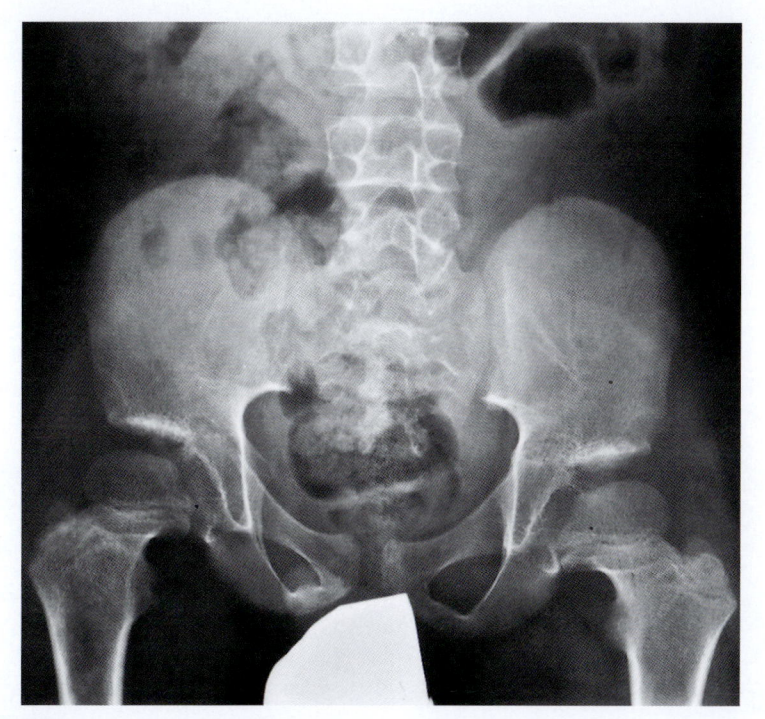

図 33-33　軟骨無形成症
　13 歳男児．骨盤 X 線正面像．腸骨は丸く正常な腸骨翼はなく，臼蓋底は水平で卓球のラケットに似て，骨盤腔はシャンペング
　ラス状であり，典型的な像を示す．

表33-4	ムコ多糖症（MPS）の分類	
指定番号	人名由来の症候群	遺伝形式および臨床的特徴
MPSⅠ-H	Hurler 症候群	遺伝型式および臨床的特徴 常染色体劣性，*IDUA* 遺伝子変異 角膜混濁，知能障害，肝脾腫，心肥大 デルマタン硫酸とヘパラン硫酸の尿排出 α-L-iduronidase 欠損
MPSⅠ-S	Scheie 症候群	常染色体劣性 角膜混濁，網膜変性，緑内障，知能正常，鳩胸，短頚，鎖骨と肩甲骨の突出，関節拘縮， 　手根管症候群，手足の変形，扁平椎，大動脈弁疾患，鼡径・臍ヘルニア
MPSⅠ-H/S	Hurler-Scheie compound syndrome	中等度の精神発達遅滞，小人症，角膜混濁，難聴 MPSⅠ-H と同じ尿排出，同じ酵素の欠損
MPSⅡ	Hunter 症候群（中等症，重症）	伴性劣性（男性のみ） 知能障害軽度，角膜混濁なし MPSⅠ-H と同じ尿排出 iduronate sulfatase 欠損
MPSⅢ	Sanfilippo 症候群（A, B, C, D）	常染色体劣性 知能障害高度，過剰運動，粗野な顔貌，20 歳までに死亡 ヘパラン硫酸の尿排出 heparan-N-sulfatase 欠損（A） a-N-acetylglucosaminidase 欠損（B） acetyl-CoAlpha-glucosaminide acetyl transferase 欠損（C） N-acetylglucosamine-6-sulfatase 欠損（D）
MPSⅣ	Morquio-Brailsford 症候群 （A, 異型，B, 類異型）	常染色体劣性 四肢の短縮した小人症，X 脚，腰椎前弯，高度の鳩胸，角膜混濁，難聴，肝脾腫 ケラタン硫酸の尿排出 N-acetylgalactosamine-6-sulfate sulfatase 欠損（A） β-galactosidase 欠損（B）
MPSⅤ	redesignated MPSⅠ-S	
MPSⅥ	Maroteaux-Lamy 症候群	常染色体劣性 知能正常，四肢の短縮した小人症，腰椎後弯，肝脾腫，関節拘縮，心奇形 デルマタン硫酸の尿排出 N-acetylgalactosamine-4-sulfatase 欠損
MPSⅦ	Sly 病	常染色体劣性，水頭症 成長・知能障害，肝脾腫，鼡径・臍ヘルニア，肺炎，骨形成異常，小人症 ヘパラン硫酸とデルマタン硫酸の尿排出 β-glucoronidase 欠損
MPSⅧ	DiFerrante 症候群	おそらく遺伝性 四肢の短縮した小人症 ケラタン硫酸とヘパラン硫酸の尿排出 glucosamine-6-sulfate sulfatase 欠損
MPSⅨ	Natowicz 症候群	関節周辺の腫瘍，小人症，知能正常 ヒアルロニダーゼ欠損

　ムコ多糖症の一般的な X 線所見は，骨粗鬆症，卵円形，フック状の椎体，腸骨体部の過度の狭窄，腸骨翼の拡張といった骨盤の異常がみられ，長管骨は短く，異形成的変化は近位大腿骨骨端に明瞭である（図33-34）．しかしながらムコ多糖症は X 線所見の異常にさまざまなバリエーションがみられる．たとえば，Hurler 症候群は卵円形の丸い椎体を示し，しばしばフック状椎体もみられる．

5．進行性骨化性線維異形成症（進行性骨化性筋炎）[fibrodysplasia ossificans progressiva (myositis ossificans progressiva)]

　進行性骨化性線維異形成症（FOP）は，表現度に差異はある

ものの，ほぼ完全な遺伝的浸透度をもつ．原因遺伝子である *ACVR1* 遺伝子は，近年 17 番染色体長腕（17q21-22）に位置することが明らかにされたが，4 番染色体長腕（4q21-31）に位置するとの報告もある．家族内では 1 人のみの罹患であることがほとんどであり，散発的な突然変異の関与が示唆される．病理組織学的に結合組織の異常を伴う非常にまれな常染色体優性遺伝である．大部分は 5 歳までに罹患し，性差はない．初発症状は，とくに頭部および頚部の周囲に出現する可動性のない有痛性の皮下結節と腫瘤の出現である．続いて筋肉，靱帯，筋膜の異常骨化が起こる．部位としては，頭部，頚部，後頚筋，肩甲帯，殿部に認められ，肋間筋にも及び，呼吸困難に陥ることもある．

　臨床的に症状は，病巣が肩甲帯から上肢，脊椎，骨盤に及ぶ．予後は，症状の寛解と増悪を繰り返し，胸壁の狭窄による二次

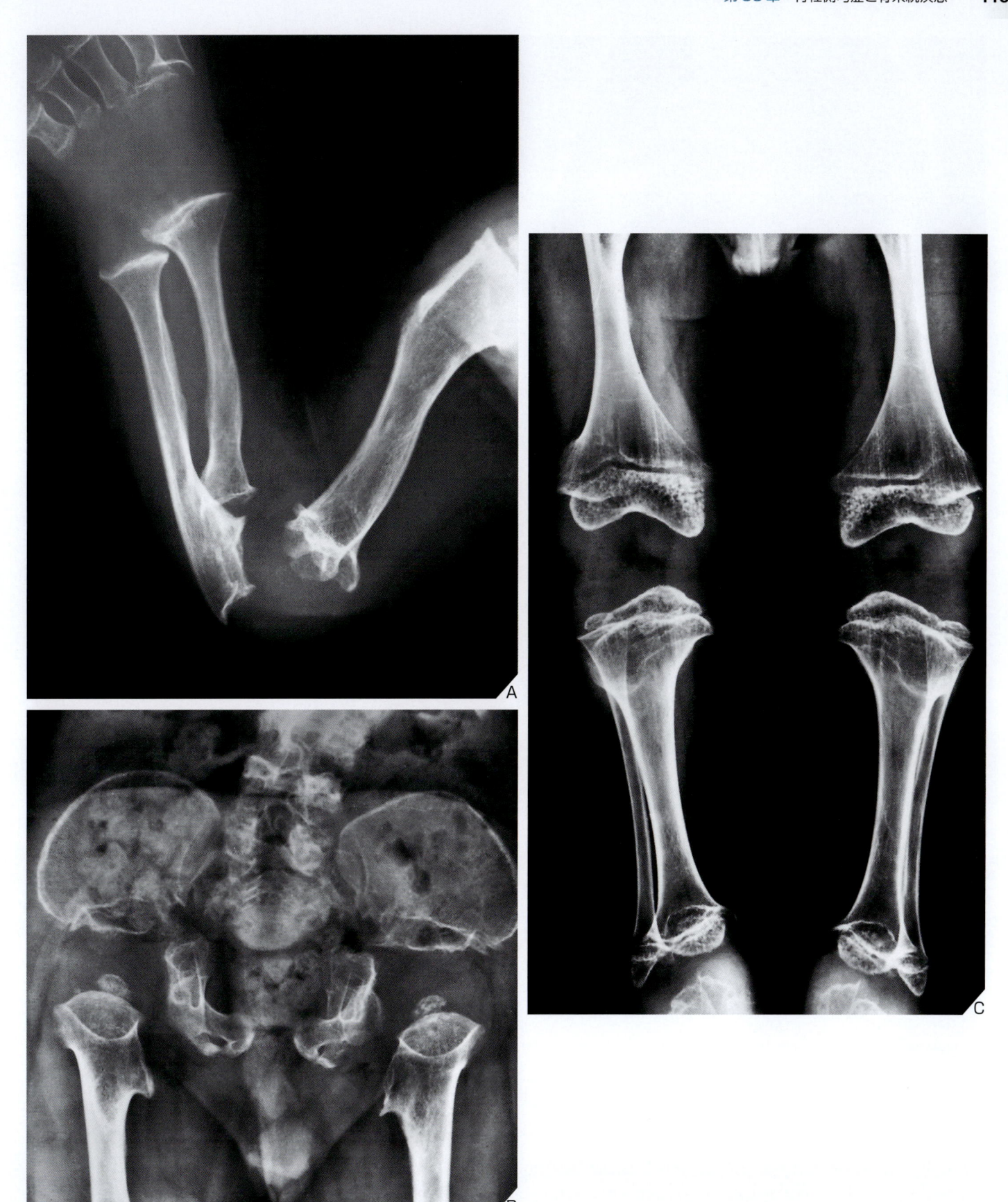

図 33-34 Morquio-Brailsford 症候群
　3歳男児．典型的な X 線所見を示す．（**A**）右腕の短縮と変形，骨幹端の不整な輪郭を示す．（**B**）骨盤正面像．腸骨翼の張り出しと腸骨体部の狭窄を示す．臼蓋レベルで骨盤は狭くねじれ，ワイングラスの形に似ている．大腿骨頭の骨端核の分節化，大腿頚部の扁平化，股関節の亜脱臼，外反股に注目．（**C**）大腿骨，脛骨の骨端部における変形，短縮を示す（次頁につづく）．

33

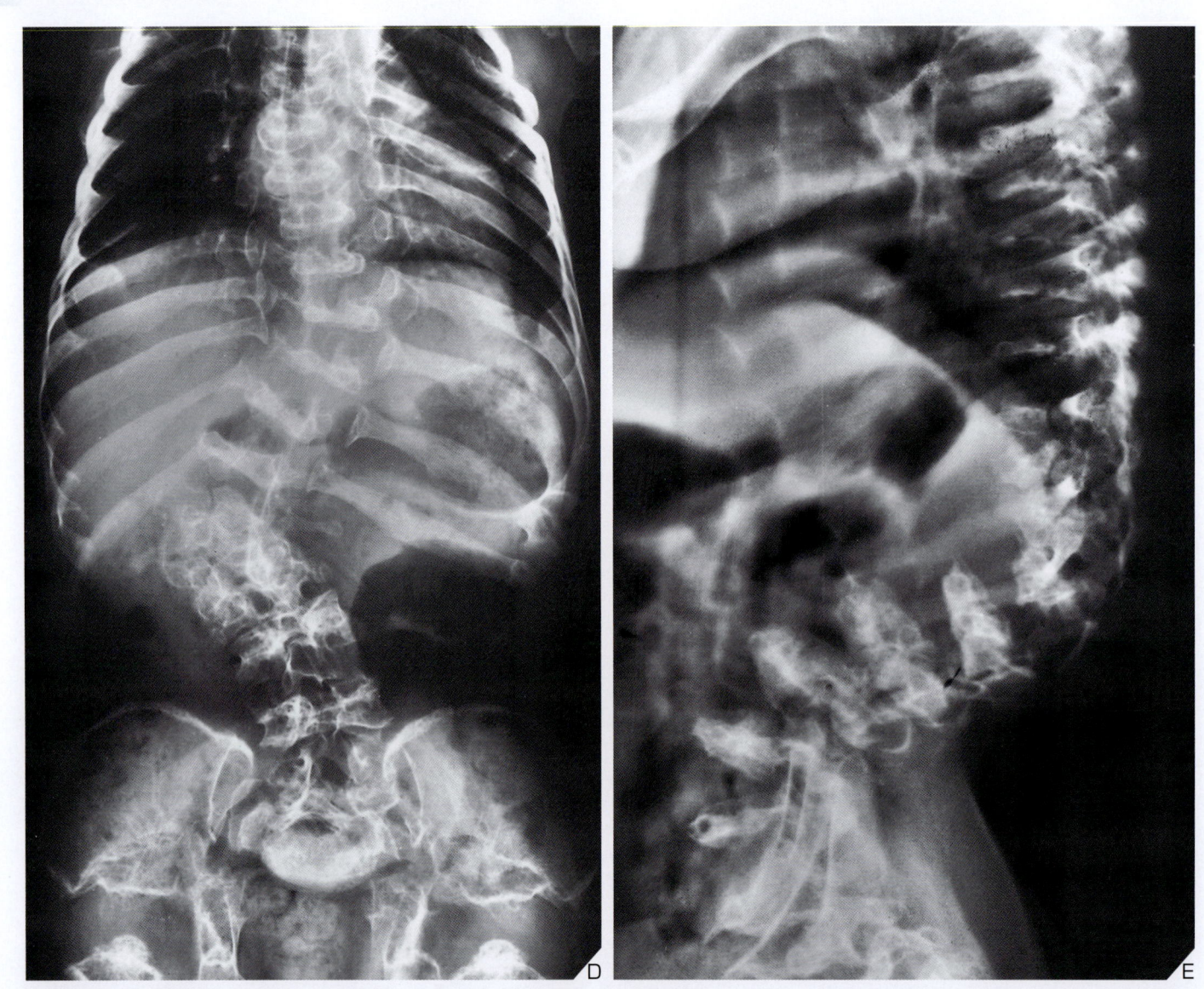

図 33-34（つづき）
（D）脊椎の正面像は著しい後側弯を示す．椎体は大きく変形し，扁平椎である．椎体側の肋骨は狭いが，肋骨体部は幅広で，「カヌー用パドル外観」と呼ばれる特徴的な所見である．著しい骨粗鬆症に注目．（E）側面像は，腰椎部で前弯が著しく，胸腰椎移行部で後弯を示す．椎体の終板や中心部の不整な輪郭が特徴で，舌状，嘴状を示す．

的な呼吸困難にて死亡する．有効な治療法はまだ発見されていない．

a 画像評価

　生下時すでに母指および母趾の奇形が存在し，軟部組織の骨化をきたす．特徴的な所見として，形成不全，小指症および小趾症，または先天性外反母趾が存在し，ときには中手指節関節または中足趾節関節の癒合をきたすことがある（図33-35A）．短母趾および短母指は，短指と同様，小指の斜指と関係がある．軟部組織においては，頚椎，胸椎，胸郭，四肢に沿って骨の架橋形成がみられる（図33-35B）．靱帯や腱にも病変が及ぶと，ときに外骨腫に類似した骨性突出が形成されることがある．関節強直は通常，周囲の軟部組織の骨化により生じることが多いが，実際に関節内での癒合が生じることもある（図33-35C）．CT では骨化前駆病変の解剖学的局在が正確に把握できる．MRI，とくに造影像では，さらに軟部組織の異常も明らかにで

きる可能性がある．初期病変部は T1 強調像で低信号，T2 強調像で高信号であり，著明かつ均一に造影される．

b 病理組織

　病理的には，骨化性筋炎に類似しているが，zoning phenomenone（求心性の骨化現象）は認められない．もっとも早期の変化は，間葉細胞の増殖，巨大コラーゲンの形成により浮腫と炎症がみられる．コラーゲンはカルシウム塩の沈着能を有する．最終的には，層板骨と線維性骨の不整な骨塊に移行していく．

6．硬化性骨異形成症（sclerosing dysplasias of bone）

　硬化性骨異形成症は骨の形成とモデリングの障害を示す発育性奇形のグループであり，多くは骨代謝の先天的異常によって

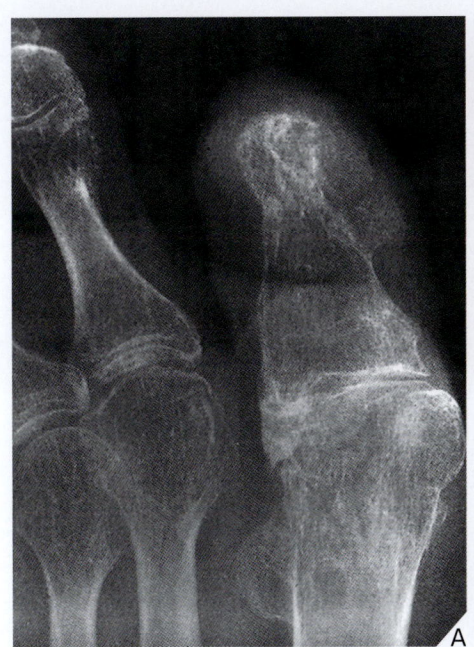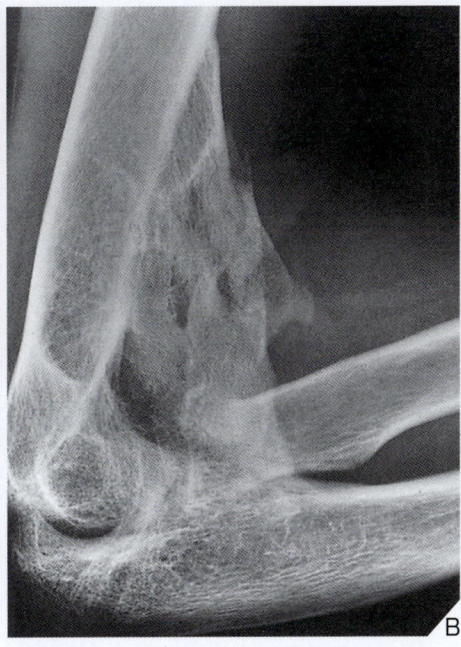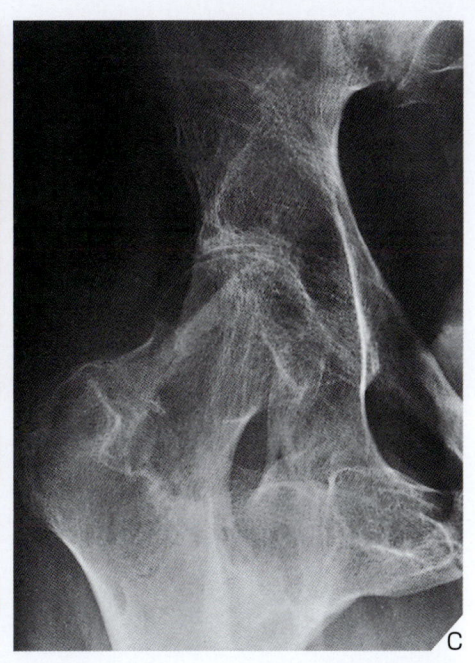

図33-35　進行性骨化性筋炎
28歳男性．3歳時に進行性骨化性線維異形成症と診断された．（A）母趾の小趾症は，この疾患でよく認められる．（B）肘の側面像において，上腕骨遠位部から橈骨，尺骨に架橋形成を伴う軟部組織の異常骨化がみられる．（C）股関節強直を伴う大きな骨化巣を示す．

生じている．

　これらの疾患の多くによくみられる障害は骨の成熟と改変（リモデリング）の過程における軟骨および骨の吸収不全を反映したものである．1つは骨芽細胞の正常な活動下において破骨細胞の骨吸収能の低下に起因するものである．もう1つは，破骨細胞の活動性が正常もしくは減弱している状態での，骨芽細胞による過剰な骨形成に起因する障害である．これらの代謝異常は，内軟骨性および内骨膜性骨化の過程でもっとも多く生じる．すべての硬化性骨異形成症の特徴は，過剰の骨集積を示し，X線像上骨硬化を示す．NormanとGreenspanは，骨格の発育段階または成熟段階において内軟骨性異常か膜性異常かにより，これらの疾患を分類した．最近Greenspanはこの分類をさらに新しいものにしている（**表33-5**）．この分類は，骨形成異常の病態メカニズムと病変部位に注目して分類がなされている．

a 大理石骨病（osteopetrosis）

　遺伝的疾患であるosteopetrosis（Albers-Schönberg病，大理石骨病）は，内軟骨性骨化によって形成される骨の吸収と修復に障害がある．結果として過剰の一次性海綿骨（石灰化した軟骨基質）が扁平骨，椎体，長短の長管骨に蓄積する．本疾患の病因は依然議論があるが，破骨細胞における炭酸脱水素酵素の欠損が骨吸収の障害に関与していると考えられる．さらに，最近ウシとマウスのモデルにおいて，*SLC4A2*遺伝子の変異が報告されている．これまでに2つのタイプが報告されている．常染色体劣性遺伝の乳幼児期の悪性型は生下時，もしくは幼児期の早期に判明する．骨髄移植によって治療されない場合，骨髄腔に軟骨や未熟な骨が充満して続発性の重篤な貧血を引き起こし致死的となる．悪性型の遺伝子異常は*TCIRG1*, *CLCN7*, *OSTM1*, *SNX10*, *PLEKHM1*遺伝子の機能欠失型変異に関与し

て，骨吸収機能が著しく低下した破骨細胞（波状縁を欠いているため，骨および軟骨を吸収できない）を増加させたり，*TNFSF11*と*TNFRSF11A*遺伝子の変異に関与して，破骨細胞の数を減少させたりしていると考えられている．常染色体優性遺伝の成人期の良性型は骨格の骨硬化に特徴があるが，比較的寿命が長い．さらに最近，ヘテロの遺伝型式を示す新しい型の大理石骨病が報告された．中間型劣性遺伝タイプとアシドーシスを伴う常染色体劣性遺伝タイプ，そして，重度免疫不全，リンパ浮腫，外胚葉性変化を伴う伴性遺伝タイプである．

　この疾患のX線学的特徴は，すべての硬化性骨異形成症と同じく，骨濃度の増加である（**図33-36**）．X線検査で骨皮質と髄腔の差がなく，ときにbone-in-boneの縞状にみえることがある（**図33-37**）．長短の管状骨は棍棒状であり，骨改変の障害により骨端部が拡がっている（**図33-38，39**）．同じ障害により，椎体はサンドイッチ状陰影になる（**図33-40，41**）．大理石骨病は正常な骨成長とともに周期的に現れることもある．正常骨と異常骨が交互に表れるバンド状となり，輪状陰影を示す．とくに，骨盤，肩甲骨などの扁平骨と，長管骨の骨幹端部でよく描出される（**図33-42**）．

　骨が脆いため，骨折が合併症としてよく起こる（**図33-43〜45**）．拡大する骨はさまざまな神経通路を狭めるため，失明，難聴，顔面神経麻痺などを引き起こしうる．小児では，低カルシウム血症，テタニー，二次性上皮小体機能亢進症などの危険がある．また，骨髄抑制は汎血球減少や貧血を引き起こす．

b 濃化異骨症（pycnodysostosis）

　濃化異骨症（Maroteaux-Lamy病）は，常染色体劣性遺伝で，1番染色体（1q21）に位置するカプテシンK（*CTSK*）遺伝子の変異によって引き起こされる．この変異によって，リソ

表33-5	骨硬化性異形成症の分類

Ⅰ．内軟骨性骨化の異形成症

- 一次性海綿骨（未熟骨）を侵すもの
  - 大理石骨病（Albers-Schönberg 病）
  - 常染色体劣性型（致死性）
  - 常染色体優性型
  - 中間劣性型
  - 尿細管性アシドーシスを伴う常染色体劣性型（Sly 病）
  - 濃化異骨症（Maroteaux-Lamy 病）
- 二次性海綿骨（成熟骨）を侵すもの
  - 内骨症（骨島）
  - 骨斑紋症（点状骨病）
  - 骨線条症（Voorhoeve 病）

Ⅱ．内膜性骨化の異形成症

- 進行性骨幹骨異形成症（Camurati-Engelmann 病）
- 進行性多発性骨幹骨硬化症（Ribbing 病）
- 骨内骨過形成症
  - 常染色体劣性型
    - van Buchem 病
    - 硬骨症（Truswell-Hansen 病）
  - 常染色体優性型
    - Worth 病
    - Nakamura 病

Ⅲ．混合型骨硬化性異形成症（内軟骨性骨化と内膜性骨化の両方を侵すもの）

- 主に内軟骨性骨化を侵すもの
  - 異骨硬化症
  - 骨幹端異形成症（Pyle 病）
  - 骨幹端異形成症（Braun-Tinschert type）
  - 頭蓋骨幹端異形成症
- 主に内膜性骨化を侵すもの
  - メロレオストーシス
  - 頭蓋底を含む進行性骨幹異形成症（Neuhauser variant）
  - 頭蓋骨幹異形成症
- 2 つ以上の骨硬化性異形成症の共存（overlap syndrome）
  - 骨斑紋症と骨線条症を伴うメロレオストーシス
  - 頭蓋骨硬化症を伴う骨線条症（Horan-Beighton 症候群）
  - 骨斑紋症と頭蓋骨硬化症を伴う骨線条症
  - 全身性皮膚骨過形成を伴う骨線条症
  - 大理石骨病を伴う骨線条症
  - 進行性骨幹異形成症を伴う骨斑紋症

(Greenspan A. Sclerosing bone dysplasias—a target-site approach. Skeletal Radiol 1991；20：561-583 を改変)

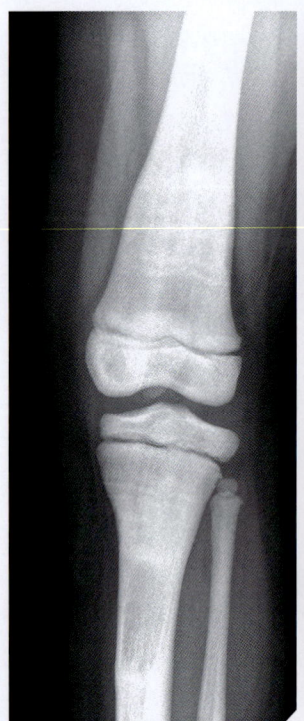
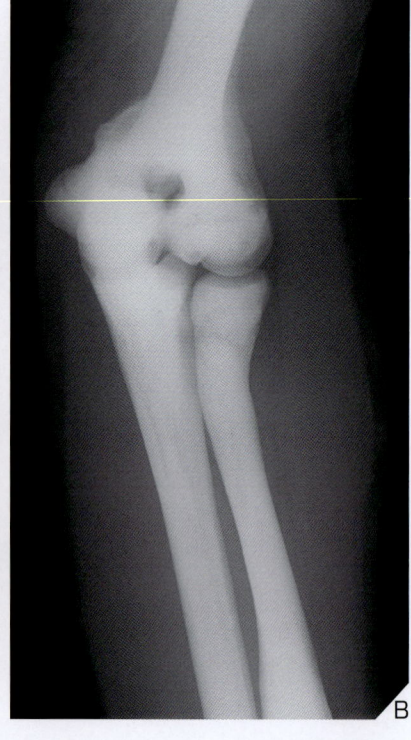

図 33-36　大理石骨病
（A）6 歳女児，膝関節 X 線正面像．（B）24 歳男性，膝関節 X 線正面像．いずれも本疾患の典型像である．骨は均一に硬化し，内側骨皮質の輪郭がはっきりしない．

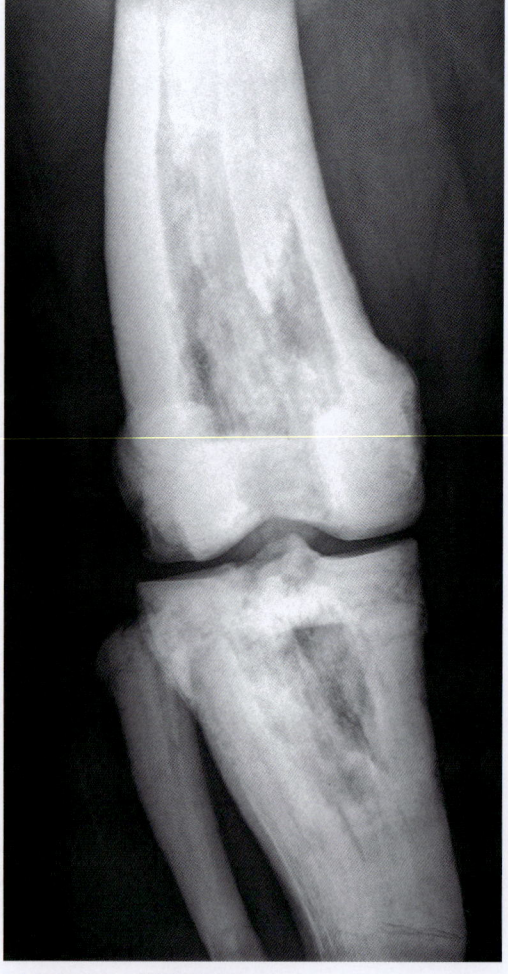

図 33-37　大理石骨病
28 歳男性．右膝関節 X 線正面像．いわゆる bone-in-bone appearance（骨のなかに X 線濃度が異なる骨が存在）が大腿骨遠位部と脛骨近位部にみられる．

図 33-38　大理石骨病
7歳男児．両手X線正面像．硬化像は骨皮質と髄腔の区別がなく，中手骨は骨リモデリング障害により棍棒状になっている．

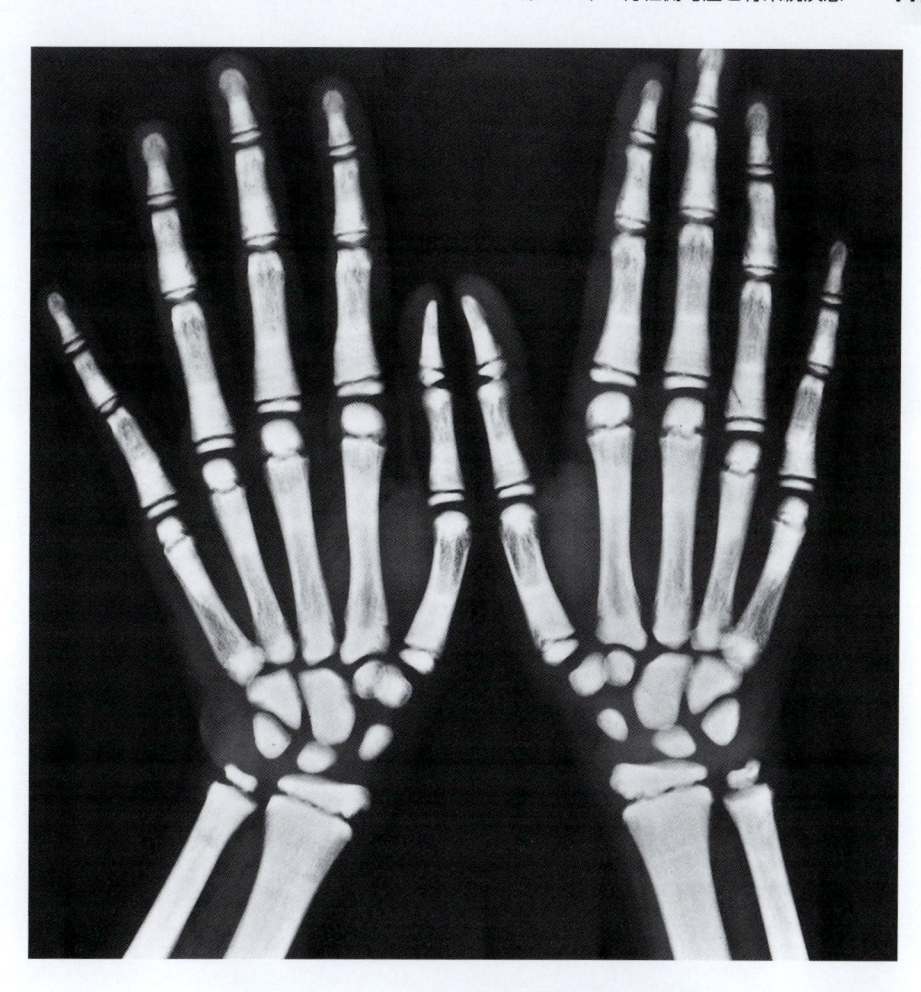

図 33-39　大理石骨病
10歳女児．下肢X線正面像．骨端部，骨幹端部，骨幹部の骨陰影は均等に増加し，骨皮質と髄腔の差がない．骨梁は未熟骨の集積により完全に消失している．骨リモデリング障害の結果である大腿骨遠位と脛骨近位の変形に注目．

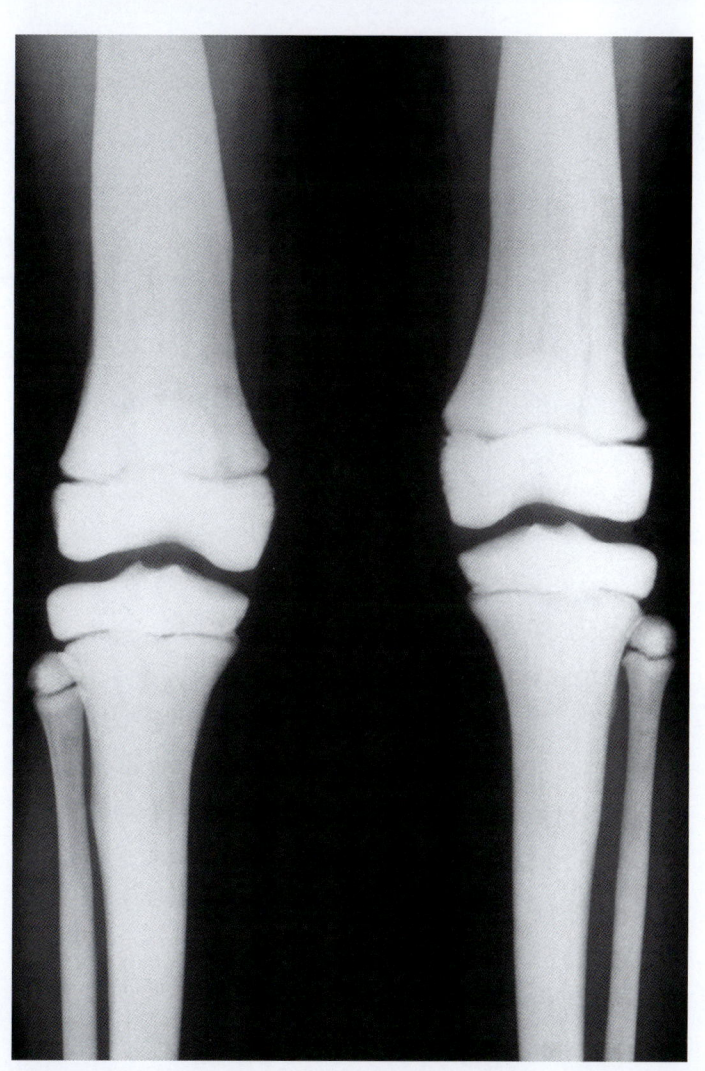

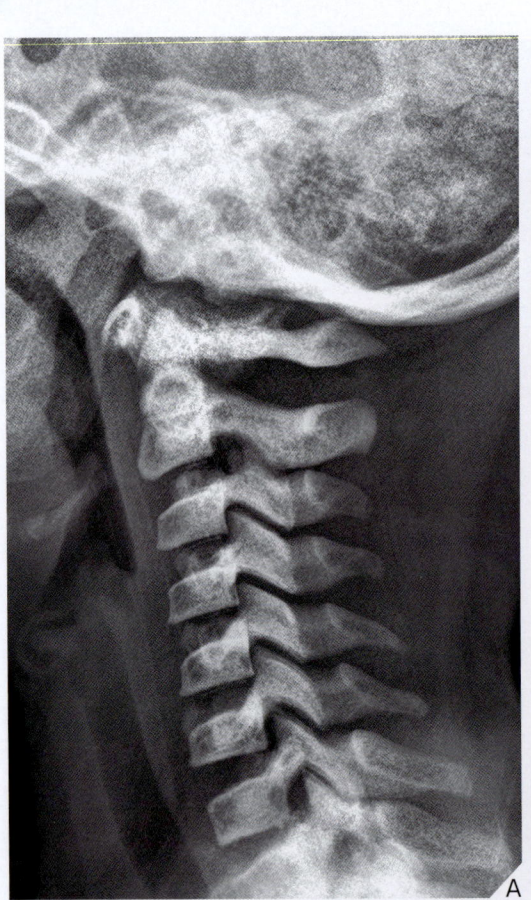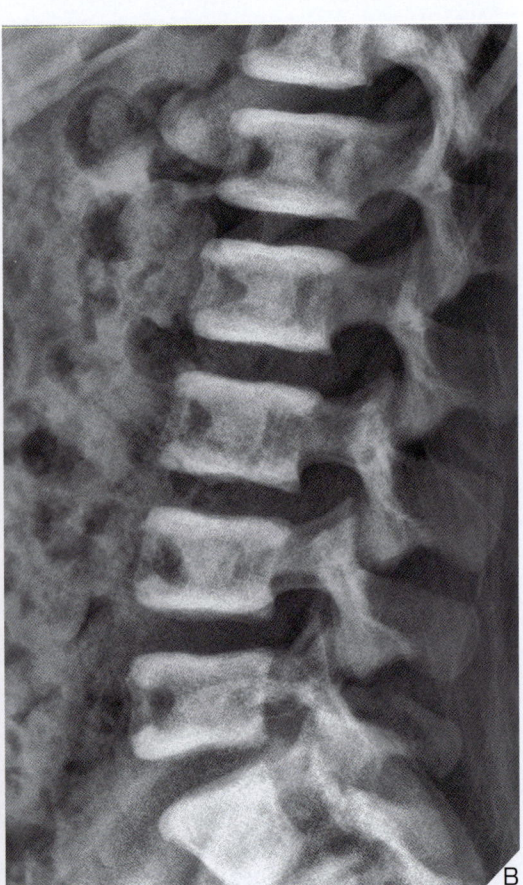

A   B

図 33-40 大理石骨病
6歳女児，（A）頚椎，（B）腰椎X線側面像．特徴的なサンドイッチ状（sandwich-like appearance）の椎体がみられる．

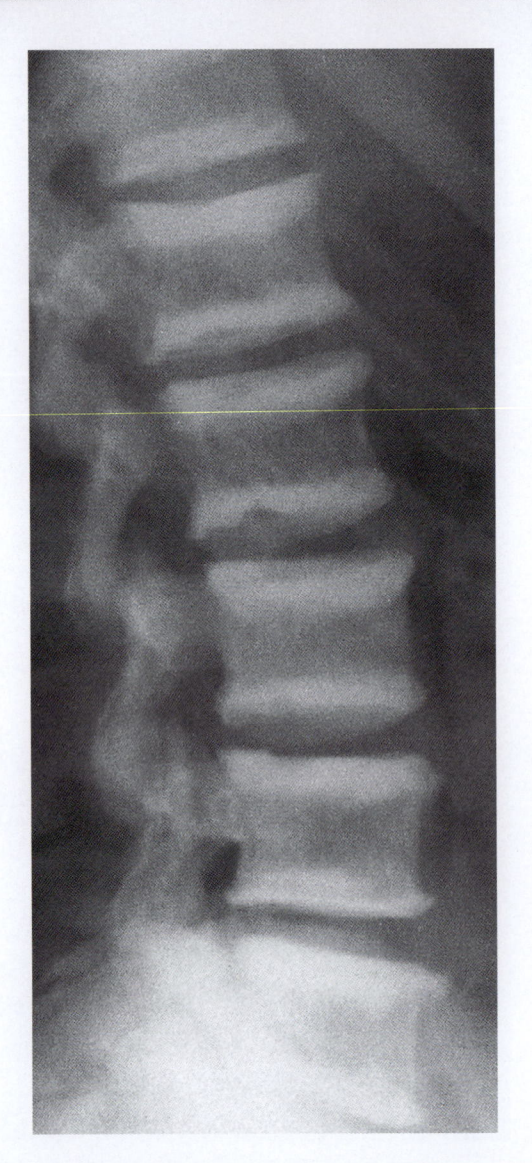

図 33-41 大理石骨病
14歳男児．胸腰椎X線側面像．サンドイッチ状あるいはラガージャージ状の特徴を示す，骨陰影の全体的な増加に注目．

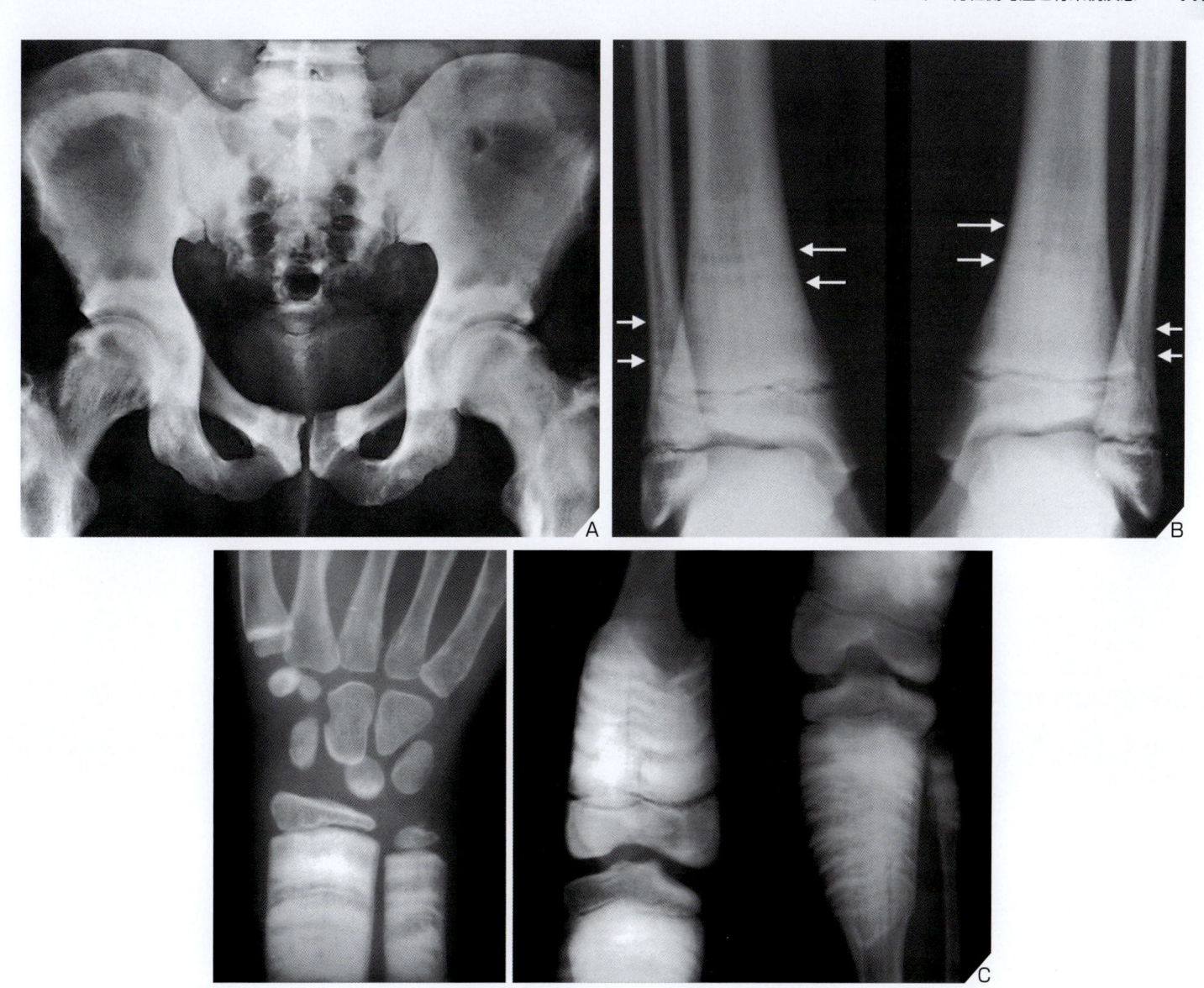

図 33-42　大理石骨病
12 歳女児．X 線像は骨異形成の周期的パターンを示す．（A）骨盤において，正常な骨透亮像と硬化した異常像の交互のバンドが，両腸骨の輪状パターンを示す．（B）骨透亮像と骨硬化像の交互のバンドは，脛骨，腓骨の骨幹部と骨幹端部にみられる（→）．（C）3 歳男児．橈尺骨遠位，膝関節周囲において，骨硬化像と骨透亮像が交互に帯状に認められる．

図 33-43　大理石骨病
6 歳女児．骨盤 X 線正面像．びまん性の骨硬化を認める．また，右大腿骨近位部に Slater-Harris II 型の骨折がある（→）．

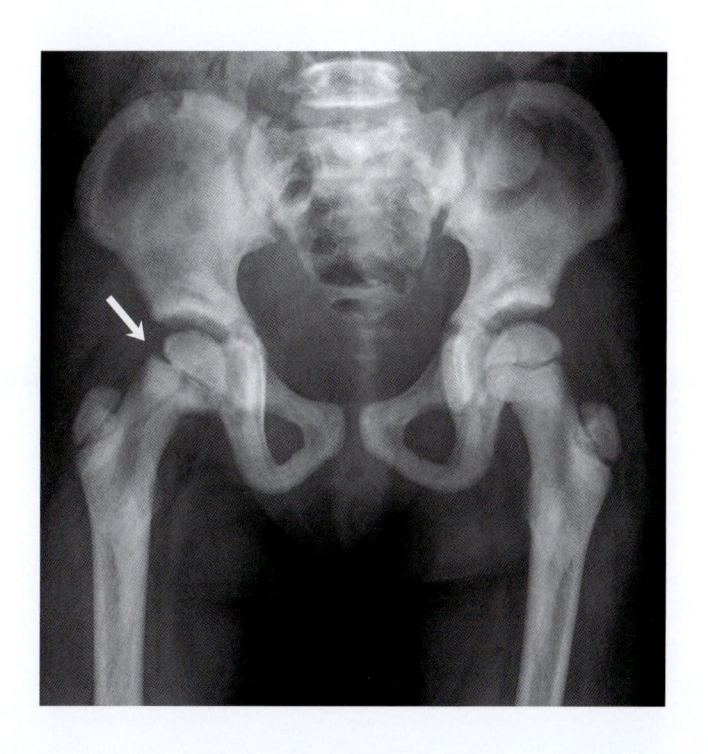

33

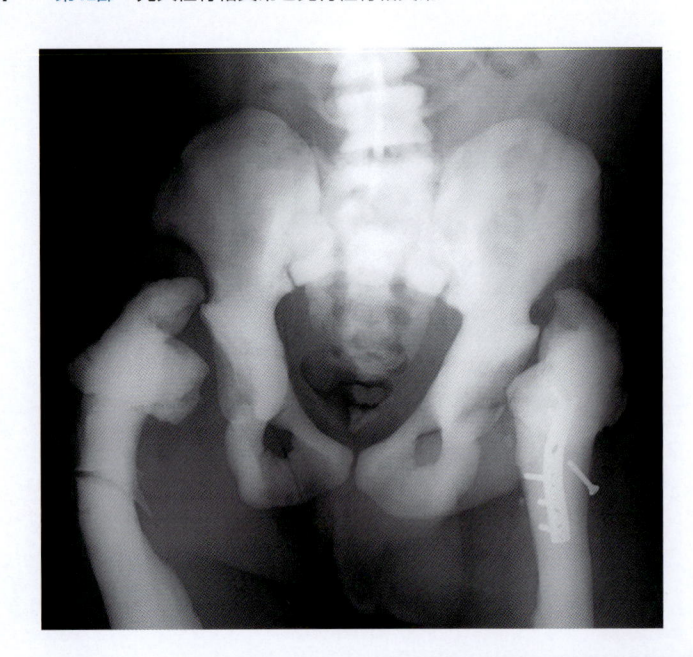

図 33-44　大理石骨病
　33 歳男性．骨盤 X 線正面像．両大腿骨近位部に多数の骨折を認める．また両股関節脱臼も認める．

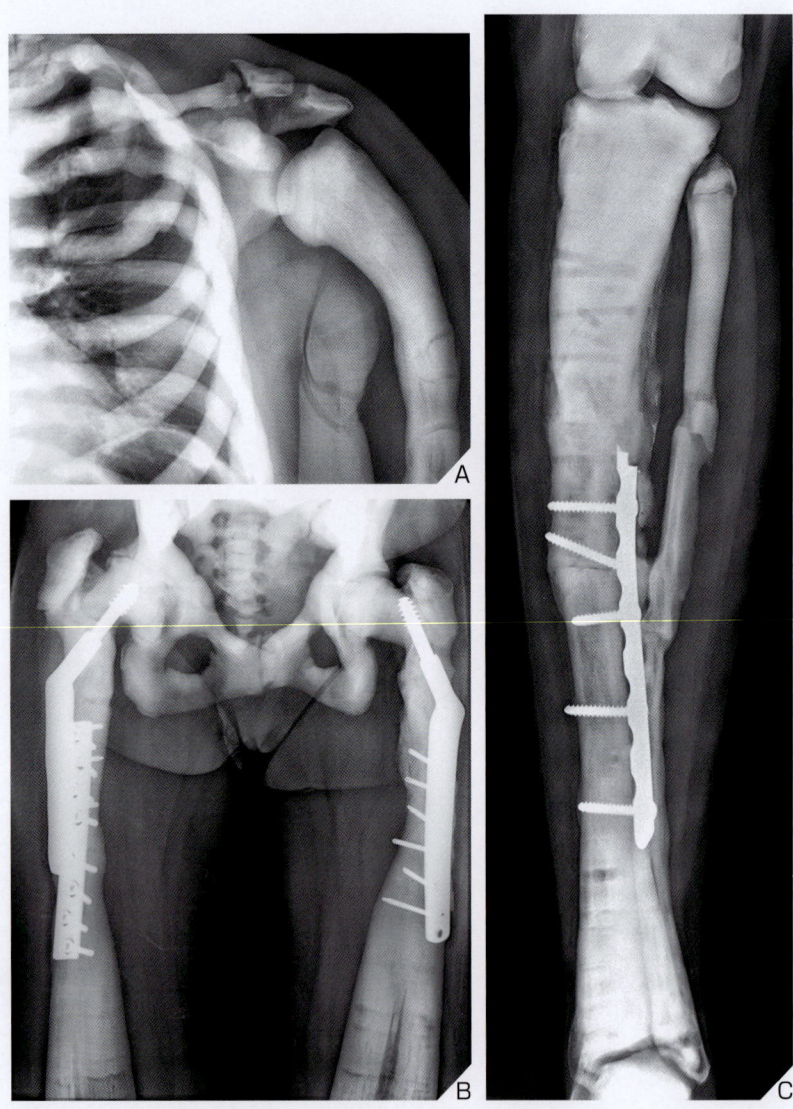

図 33-45　大理石骨病
　54 歳男性．幼少期に大理石骨病と診断された．（A）左肩 X 線正面像．肋骨，鎖骨，上腕骨近位部に多数の骨折を認める．（B）両側近位大腿骨，（C）左脛腓骨にも骨折を認める．

ソーム内に存在するシステインプロテアーゼの1つであるカプテシンKにおいて，122番のアミノ酸がアルギニンからグルタミンに置換され（R122Q），破骨細胞の骨吸収能が低下する．この疾患の患者は，フランス人画家ロートレックのようにずんぐりとした低身長を示し，幼少時期から明らかである．しかし大理石骨病の患者と違って，濃化異骨症の患者は通常無症候性で病的骨折がこの病気の発見のきっかけとなる．

　X線撮影では，濃化異骨症はすべての硬化性骨異形成症と同様に濃度の増加を示す．さらに頭蓋骨の前後の泉門の開存，縫合骨の存在，下顎枝の鈍角化（図33-46）がみられる．さらに，副鼻腔はしばしば低形成で含気も認められない．鎖骨端の骨融解像や骨びらんも一般的な所見である．脊椎奇形も起こりうるが，分節異常による塊椎はとくに上位頚椎と腰仙椎においてときにみられる．大理石骨病と際立って異なる点は，指趾末節骨先端の骨吸収である（図33-47）．後者の特徴は先端骨溶解症として知られているが，他の疾患でもみられる（表14-3を参照）．しかしこの異常所見は，実際は末節骨の部分的な無形成の結果であり，真の先端骨融解症とは類似しているだけで異なる，と主張する研究者もいる．

　組織学的には濃化異骨症と大理石骨病は似ているが，両者は顕微鏡的および超微細構造的にはいくつかの違いがある．もっとも大きな違いは，濃化異骨症では狭いながら骨髄腔が開存しているため，造血能が明らかであることである．骨形成能およ

び骨吸収能はいずれも低下している可能性がある．濃化異骨症の骨を電子顕微鏡で調べると，破骨細胞の細胞質内にコラーゲン細線維で満たされた大きな空胞があることが確認されてい

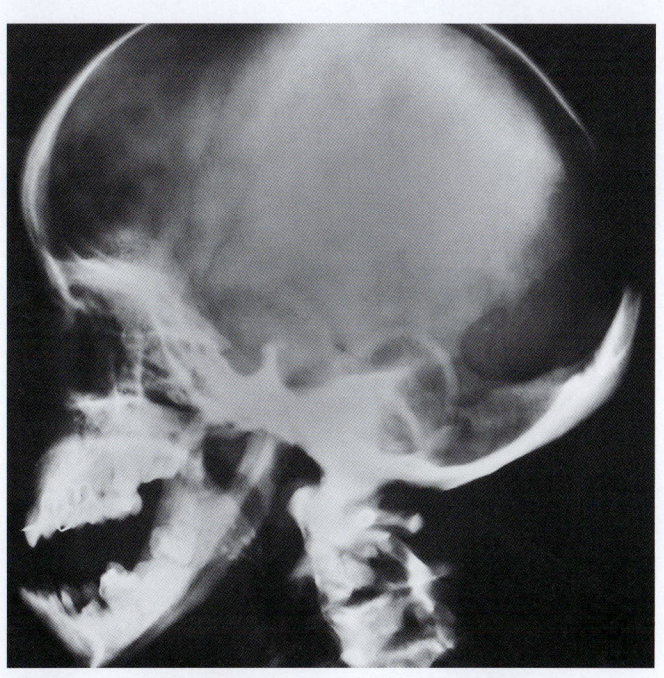

図33-46　濃化異骨症
8歳男児．頭蓋骨側面像．前後泉門の開存，下顎骨の鈍角化が本症でよくみられる所見である．
(Dr. W. E. Berdon, New York のご好意による)

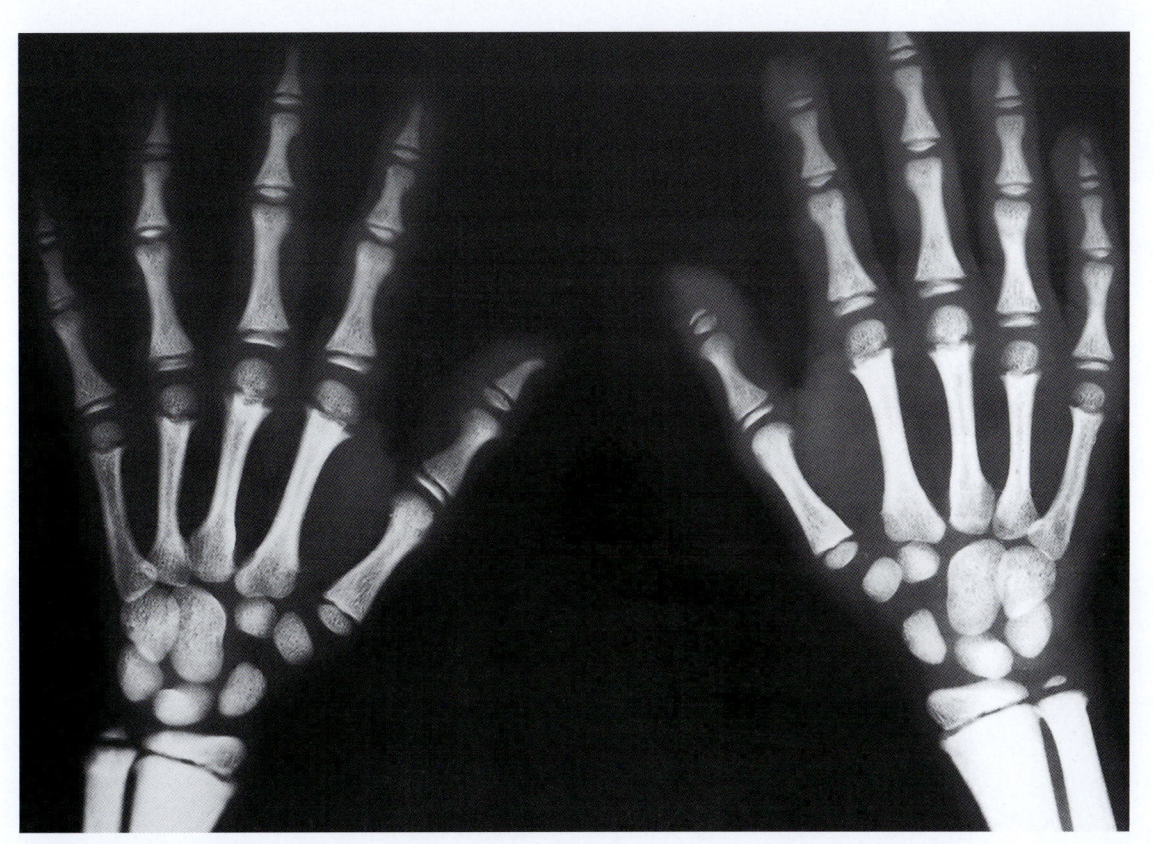

図33-47　濃化異骨症
9歳男児．手の正面像．末節骨の溶解性骨欠損を示す（先端骨溶解症）．大理石骨病とは異なる特徴を示す．
(Dr. J. Dorst, Baltimore, Maryland のご好意による)

33

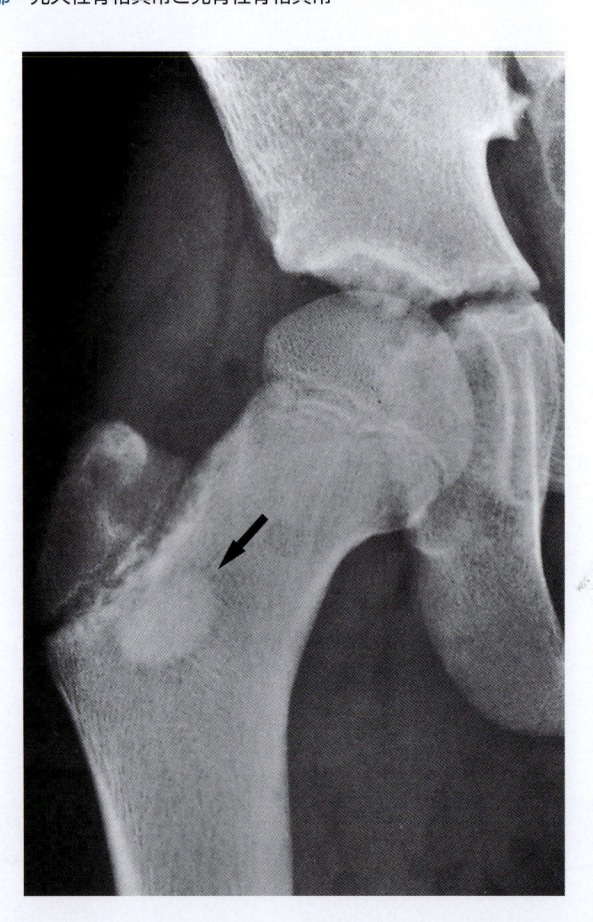

図33-48　内骨症
10歳男児．股関節外傷で検査されたX線正面像で，大腿骨頚部の巨大な骨硬化巣がみつかった（→）．完全に無症状であった．

る．この所見から，細胞内外のコラーゲンの分解能に欠陥があることが示唆されるが，それはおそらく骨基質または破骨細胞機能の異常によるものと思われる．

C 内骨症，骨斑紋症，骨線条症 (enostosis, ostepoikilosis, osteopathia striata)

　軟骨性骨化は正常に行われるが，成熟骨梁が癒合し再吸収と骨リモデリングが障害されると，内骨症（骨島），骨斑紋症，骨線条症として知られている発育性の異常を示す．個々の正確な遺伝型式は明らかでないが常染色体優性遺伝の特性をもつといわれている．もっともよくみられ，もっとも軽症なものは，内骨症である．無症状であるが，類骨骨腫，骨形成性骨転移との鑑別が大切である（図16-26，17-20を参照）．あらゆる骨が障害されうる．画像検査においては，病変は海綿骨内に存在する均一で濃い骨硬化巣として認められる．病変は卵形，円形，楕円形などで骨の長軸，皮質骨に沿って存在する．ほとんどの症例で骨硬化巣は長径が1〜2cm程度で，ときに2cmを越えるものが観察されることもあるが，画像的特徴は小さなものと変わらない．非常に特徴的な所見はthorny radiationまたはpseudopodiaと呼ばれる，厚い成熟した骨梁が病巣全体から放射状に拡がり，羽毛や刷毛状に周囲の正常な海綿骨に移行していく像である（図33-48，49）．骨島の多くは骨リモデリングも完了し，代謝活性はない．骨シンチグラフィーで取込みが認められるものもあるが，一般的には病変が増大することも，骨シンチグラフィーで活動性が証明されることもない．Greenspanらの研究によれば，前述の骨シンチグラフィーでの取込み

現象は，一部の病変で造骨能が存在することや骨リモデリングの亢進がみられることと関連している可能性がある．
　骨斑紋症（osteopathia condensans disseminata, spotted bone disease）も無症候性疾患で多発性の骨硬化巣が対称性に，とくに関節面の近くに存在する（図33-50）．常染色体優性遺伝であるこの疾患は，核内膜蛋白をコード化するLEMD3（MAN1とも呼ばれる）遺伝子における，異種接合体生殖細胞系機能欠失型の突然変異によって生じると考えられている．この疾患は，ときに背部，上肢，大腿部などに弾性な母斑と丘疹線維腫を有することを特徴とする遺伝性皮膚疾患である，播種性皮膚線維腫症（Buscheke-Ollendorff症候群）に合併する．このことから，骨斑紋症は結合組織の代謝障害に基づく疾患で，成熟した海綿骨のリモデリング障害を生じている可能性が示唆される．画像検査では，海綿骨内に皮質骨が限局的に濃縮されている像が確認され，特徴的なX線所見である．それらは小さく，対称的に散在した放射線不透過性の病変であり，長管骨の関節近傍や手根骨，足根骨にも認められるのが特徴である．病変は，ときに他の関節（たとえば寛骨臼や肩甲骨関節窩），脊椎，肋骨にも生じうる．通常は以下の3つ，すなわち①円，卵円または結節状，②線状または楕円状，③これらの両者のどれかの形状を呈する．しかし，②③の形状は，本疾患に特異的というより，骨線条症との合併の可能性がある．X線像で十分わかるが，疑わしい症例は核医学検査を行う．骨スキャンは正常であり，常に取込みの多い骨転移とは異なる．CTを要することはまれだが，病変部の横断面での分布が把握できる（図33-51）．
　内骨症と骨斑紋症のいずれも，組織学的には海綿骨内に緻密

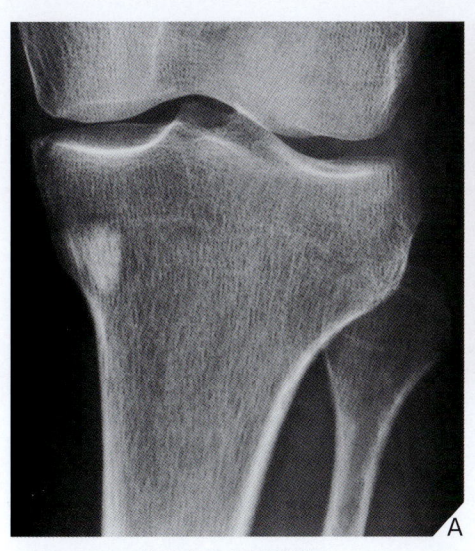
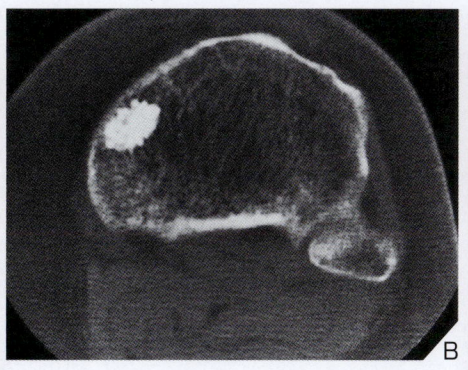
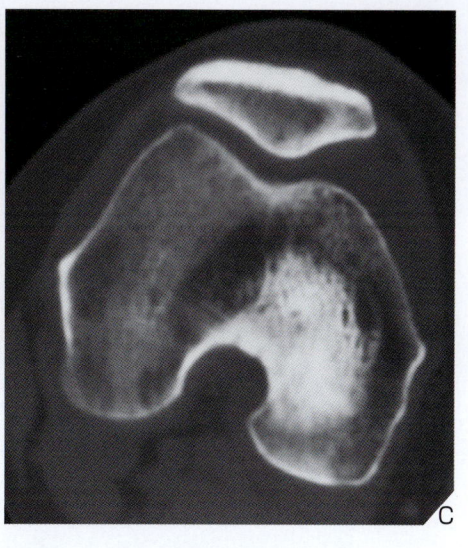

図 33-49　内骨症の CT 所見
膝の X 線正面像（A），脛骨近位の CT 像（B）で骨硬化巣を認めるが，その辺縁は刷毛状の特徴的な像を示す．（C）別の患者の膝関節の CT 像では大腿骨内顆に巨大な骨硬化巣を認めた．

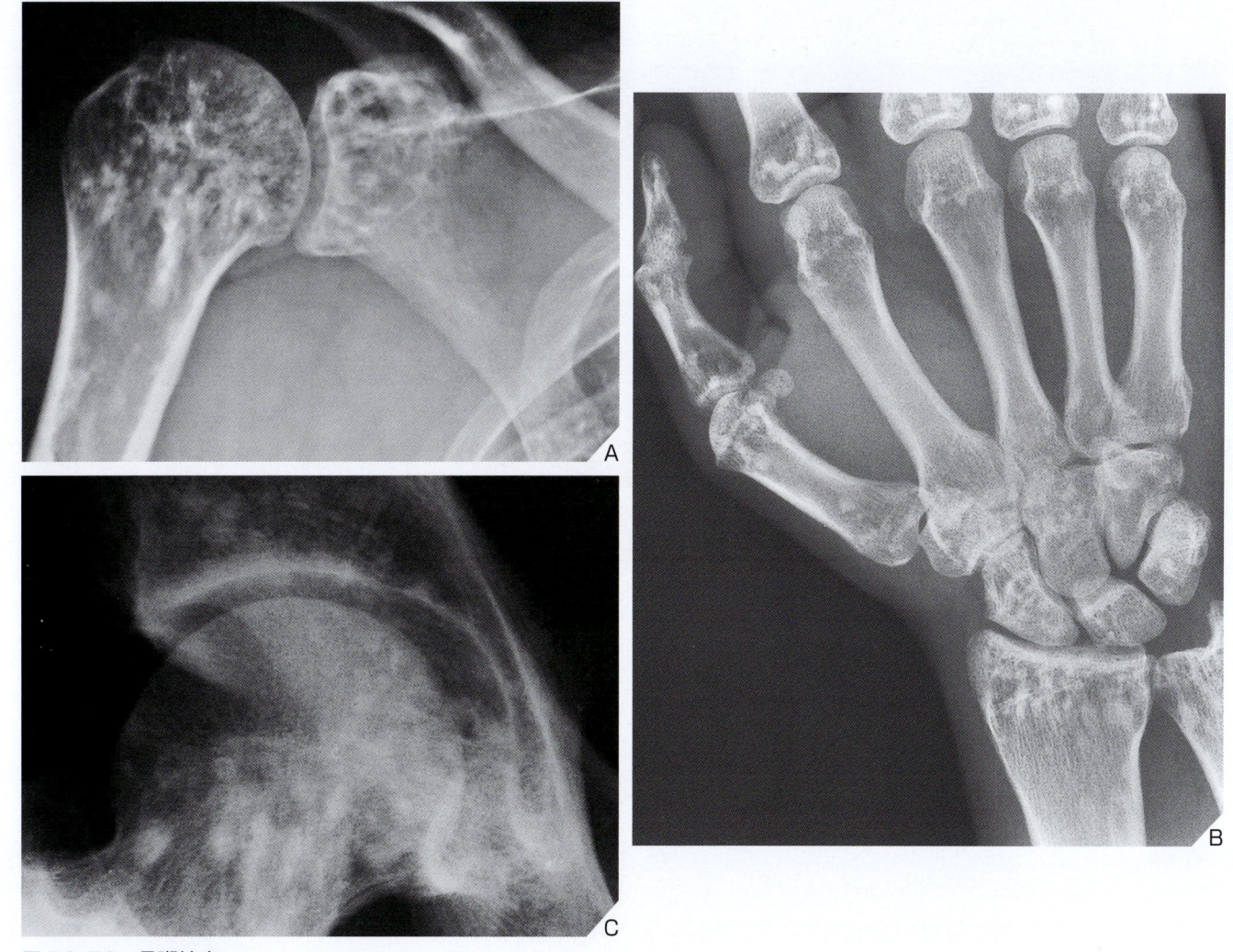

図 33-50　骨斑紋症
34 歳男性．交通外傷後に右肩痛を訴えた．（A）肩の X 線正面像．骨折や脱臼はないが，肩甲骨，上腕骨の関節近傍に多数の骨硬化斑点がみられ，骨斑紋症を示していた．さらに検査を行うと，手指・手関節（B），股関節（C）に同様の所見を認めた．

33

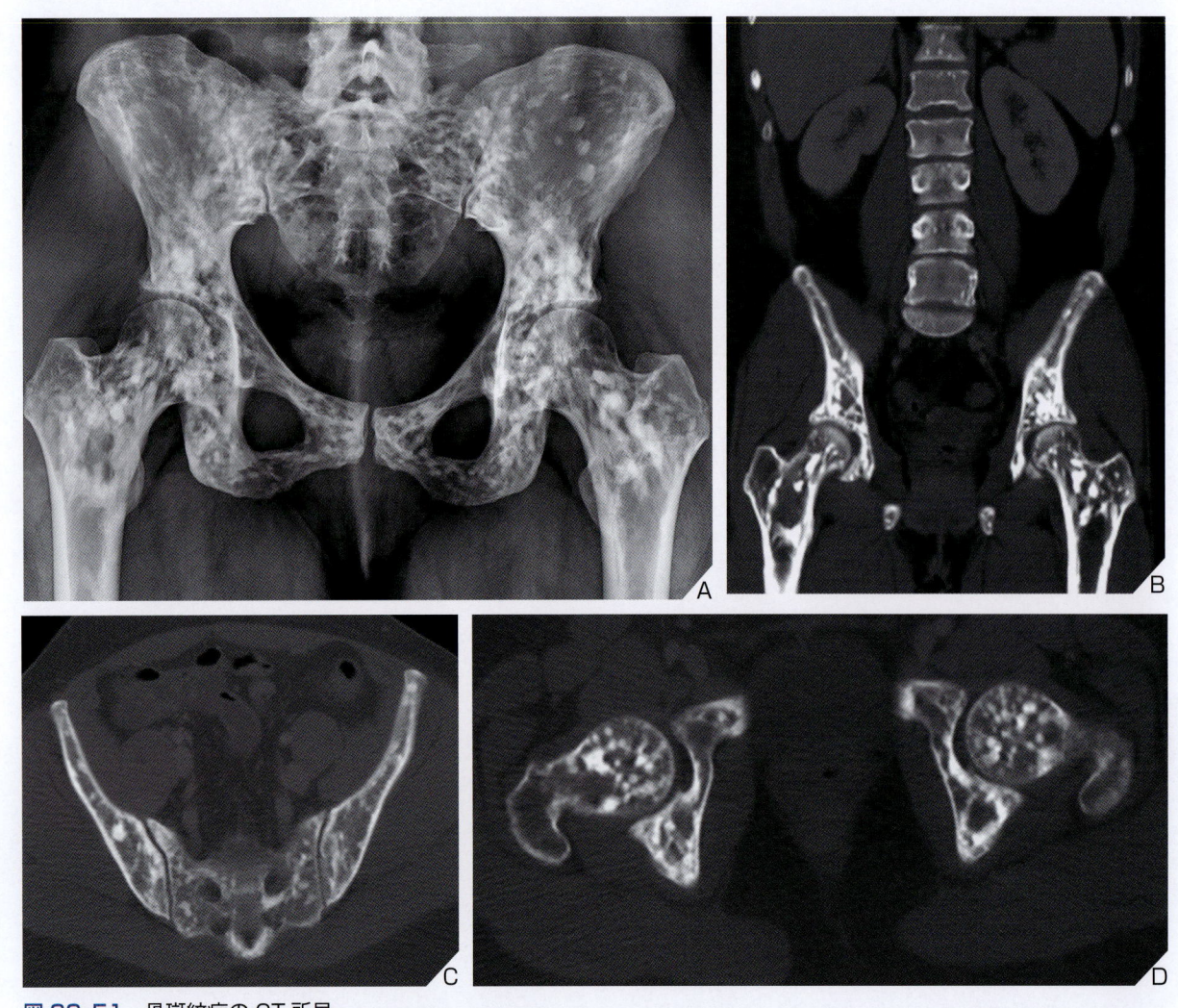

図33-51　骨斑紋症のCT所見
38歳女性．（A）骨盤X線正面像．骨盤骨と大腿骨近位部に多数の骨硬化像を認める．（B）CT冠状断再構成像．腸骨，大腿骨，椎体にも病変が存在する．骨盤（C）と股関節（D）の横断像では，病変の分布がわかる．

骨が散在するもので，セメント線が突出し，ときには栄養管であるハバース管も有している．臨床的には骨斑紋症は，骨形成性骨転移，肥満細胞症，結節性硬化症と鑑別すべきである．

　このグループでもっとも頻度が少ない常染色体優性遺伝である骨線条症は無症候性で，細くまたは粗い線条像を示し，膝（図33-52, 53Aを参照），肩および手関節などの急成長する長管骨にみられる（図33-53B）．骨シンチグラフィーは常に正常である．他の病変を合併しない真の本疾患患者は，他の身体的，および検査上の異常を伴うことはない．この疾患は骨斑紋症の一変型であるといわれている．骨線条症と頭蓋骨硬化を合併する疾患（Horan-Beighton syndrome）は，まれなX連鎖優性遺伝の形式をもつ骨系統疾患として報告されてきたが，この原因はWNTシグナルの阻害物質をコードし，X染色体（Xq11）上に存在するWTX（FAM12B，AMER1とも呼ばれる）遺伝子の変異である．患者は無症状のこともあるが，一般的には顔貌の異常，知覚障害，内臓奇形，身体および精神発達遅滞を呈する．特徴的な顔貌の原因である頭頂骨の肥厚と，骨盤骨および長管骨骨幹端部の線条骨が本疾患の主な特徴である．巣状皮膚低形成（Golts-Golrlin症候群）に関する研究は限られるが，高率に

線条骨を合併することが明らかとなっており，たまたま合併しているというよりは，両者は互いに関連している可能性がある．

d　進行性骨幹骨異形成症
（progressive diaphyseal dysplasia）

　進行性骨幹骨異形成症（Camurati-Engelmann病）の典型的な異常は，膜性骨化の部位での骨の吸収とリモデリングの障害（管状骨の骨皮質，頭蓋骨，下顎骨，鎖骨の中間）である．osteopathia hypoerostoticaまたはCamurati-Engelmann病といわれている．本疾患は通常10歳までに症状が出現し，男性に多い．内骨症，大理石骨病，骨線条症と同様に本疾患は常染色体優性遺伝であり，種々の表現形が存在する．孤発例と家族例が報告されている．最近の研究で，この疾患は19番染色体（19q13.1）に位置するTGFB1遺伝子のdomain-specific mutation（R218H）が原因であることが示唆されている．大多数は，コード化蛋白質における1ヵ所のアミノ酸置換を引き起こす，エクソン4におけるミスセンス突然変異である．臨床的には，成長遅延，筋肉萎縮，四肢の疼痛，筋力減少，よたよた歩きが特徴的である．尿中ハイドロキシプロリンは正常であり，これ

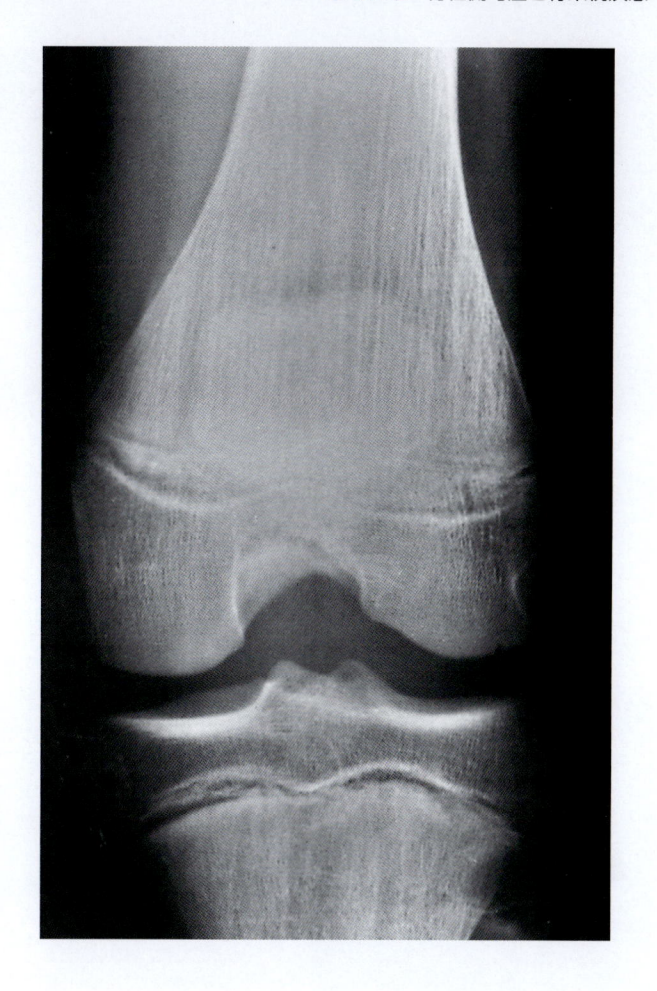

図 33-52　骨線条症
14 歳女児．外傷の既往のある右膝の X 線正面像で，細い線条陰影が，大腿骨遠位，脛骨近位の骨幹部と骨幹端にみられる．線状陰影，骨端部にはみられない．

は骨ターンオーバーが正常であることを示している．また，血沈が亢進していることもあるが，生化学所見，骨髄所見，末梢血所見は正常である．この疾患は自然軽快し，30 歳までには完治する．

　内軟骨性骨化の骨端部と骨幹端部は侵されないという特徴があり，対称性に四肢に病変を有する傾向が強い．本症は X 線像で，長管骨骨幹部の皮質が対称的に，しかも紡錘状に肥厚した像を示す．とくに下肢によくみられる（図 33-54）．上肢も障害される可能性がある．外骨膜と内骨膜での骨添加によって生じる皮質骨の肥厚は骨の長軸に沿って，近位側でも遠位側でも進行する．骨の輪郭は通常滑らかである．ときに，頭頂骨の骨増殖，前頭骨の突出，下顎骨の拡大が認められることが報告されている．Neuhauser によれば，頭蓋底に骨硬化が認められる例もあるという．頭蓋底の骨硬化は内軟骨骨化異常の典型像であるため，この変化は奇異である．しかしこれらの所見から，進行性骨幹部異形成症には，純粋な膜性骨化のみの異常を呈するタイプと，内軟骨骨化の異常をも伴うタイプの 2 つが存在することが推測される．

e 遺伝性多発性骨幹骨硬化症 (hereditary multiple diaphyseal sclerosis, Ribbing 病)

　進行性骨幹骨異形成症に似た家族性疾患が，1949 年に Ribbing，1953 年に Paul によって遺伝性多発性骨幹骨硬化症として述べられている．これは一般に無症候性で，限局性，非対称

性であり，通常長管骨，とくに大腿骨と脛骨にみられる．常染色体劣性遺伝形式であることを示唆する研究者もいるが，Camurati-Engelmann 病と同じ疾患と考えられている（図 33-55）．本疾患は思春期以降に生じ，女性に多い．一連の研究から，病変は数年にわたって徐々に進行するがやがて停止することが示されている．X 線では，限局性の骨硬化は，内骨膜と外骨膜の両方における骨形成によって生じていることがわかる．骨髄腔はさまざまな程度で狭小化しており，この所見は CT でも確認できる．MRI による研究は限られているが，皮質骨の肥厚，骨髄浮腫，周囲軟部組織の軽度浮腫などが認められる．骨代謝マーカーでは，アルカリホスファターゼ，オステオカルシンなどの骨形成マーカー，N テロペプチド，ピリジノリン，デオキシピリジノリンなどの骨吸収マーカーのいずれも正常であるが，骨シンチグラフィーでは，病変部に一致した ^{99m}Tc-MDP の取込み増加を認める．病理組織学的に本疾患に特異的とされる所見はないが，さまざまな程度の線維症と線維性骨を伴う反応性の皮質骨の肥厚が存在する．ある研究によれば，単位面積あたりの骨細胞の数が通常よりも増加しており，大きな骨芽細胞の部分的な縁取りがみられる．ハーバース系は正常なサイズのものから著明に小さなものまでさまざまである．Camurati-Engelmann 病の組織学的検討でみられる活発な骨吸収と骨形成とは対照的に，Ribbing 病では骨新生のみが認められる．非特異的ではあるが，病理学的所見は感染などどの鑑別の一助となりうる．

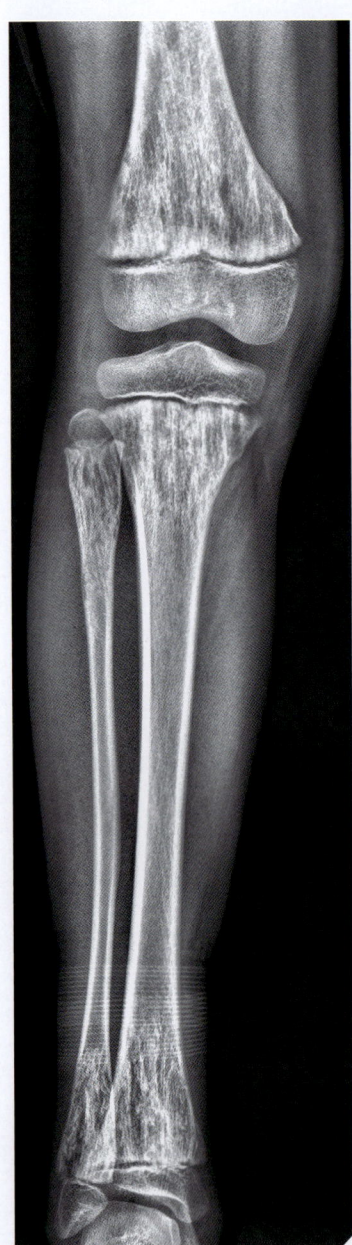

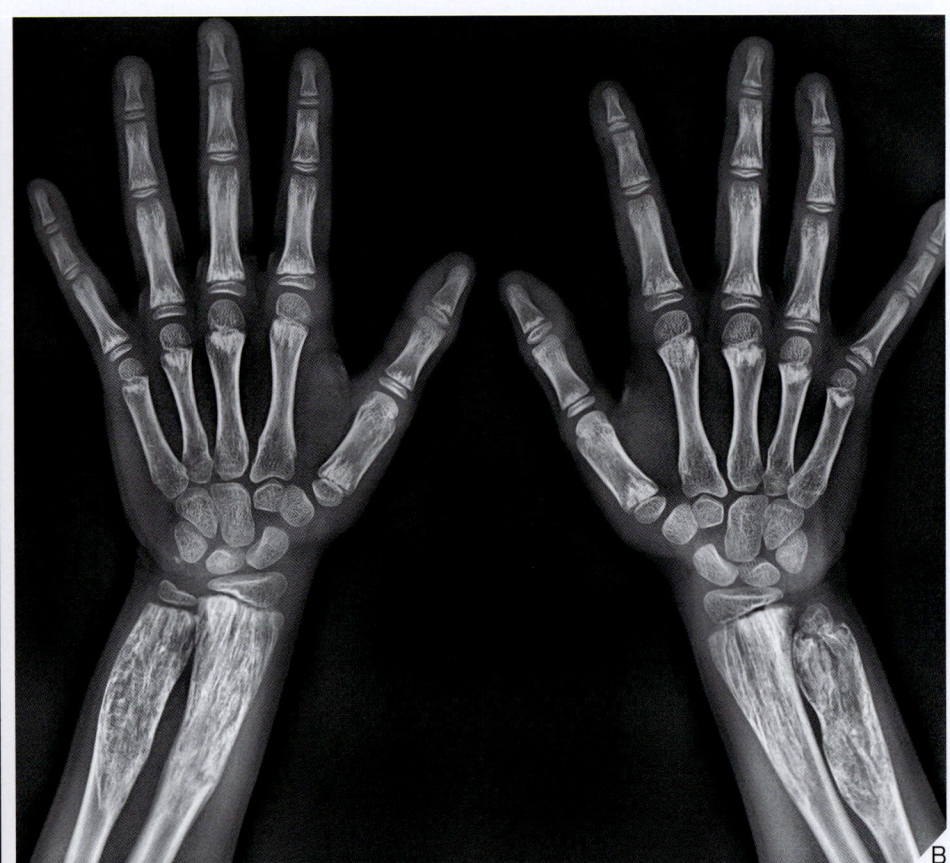

図 33-53　骨線条症
6 歳女児．（**A**）膝および下腿 X 線正面像．大腿骨近位，脛骨・腓骨近位および遠位の各骨幹端に線条陰影を認める．（**B**）両手 X 線正面像．同様の骨線条を橈骨尺骨遠位骨幹端部に認める．

f 頭蓋骨幹端異形成症（craniometaphyseal dysplasia）

　この，主に内軟骨骨化を障害する骨硬化性異形成症は，骨軟骨異形成症または Jakson タイプの頭蓋骨幹端異形成症などとも呼ばれており，5 番染色体（5p15.2-p14.1）に位置する *ANKH* 遺伝子の突然変異によって生じる常染色体優性遺伝の疾患である．しかし，なかには常染色体劣性遺伝形式をとるものもあり，それらの例では遺伝子座が 6 番染色体（6q21-q22）にある可能性がある．特徴的な所見としては，Pyle 病によく似た骨幹端部の横径増大，下顎骨突出，頭蓋・顔面骨の骨肥厚症，その結果としての両眼隔離，鼻尾部突出，獅子様顔貌などがある．頭蓋・顔面骨の肥厚は生涯にわたって進行するため，大孔の狭小化をきたす．画像検査では，長管骨骨皮質の菲薄化，放射線透過性亢進，骨幹端部の棍棒状の拡大（erlenmeyer-flask deformity），頭蓋骨，顔面骨，下顎骨の過成長が明らかである（図 33-56）．

g メロレオストーシス（流ろう骨症，melorheostosis）

　メロレオストーシス（Leri 病）は原因不明のまれな疾患で，遺伝しない．内軟骨性と膜性骨化の両方の障害を有する混合型の骨異形成症である．以前より，本疾患の原因は *LEMD3* 遺伝子の機能欠失型変異であるとする説がある．この遺伝子は，*MAN1* 遺伝子としても知られており，核内膜の膜内蛋白をコードしている．Happle は，メロレオストーシスが骨斑紋症の遺伝子座における，正常アレルの欠損を伴う早期突然変異に起因していることを示唆した．しかし，最近 *LEMD3* 遺伝子の突然変異は単独のメロレオストーシスの原因とはならないと結論した研究者もいる．ペリオスチン，オステオネクチン，フィブロネクチン，TGF-β，FGF-23 の生化学的異常所見を認める．骨斑紋症と同様に，メロレオストーシスもときに Buschke-Ollendorff 症候群に合併することがある．

　症状は疼痛で，運動により増強する．関節の運動制限，こわばりはよくみられ，それらは拘縮，軟部組織の線維化，関節周

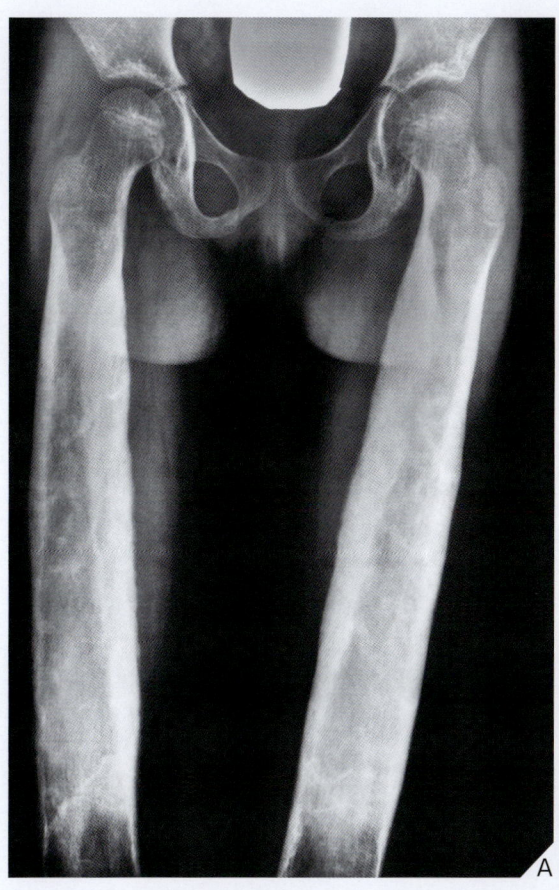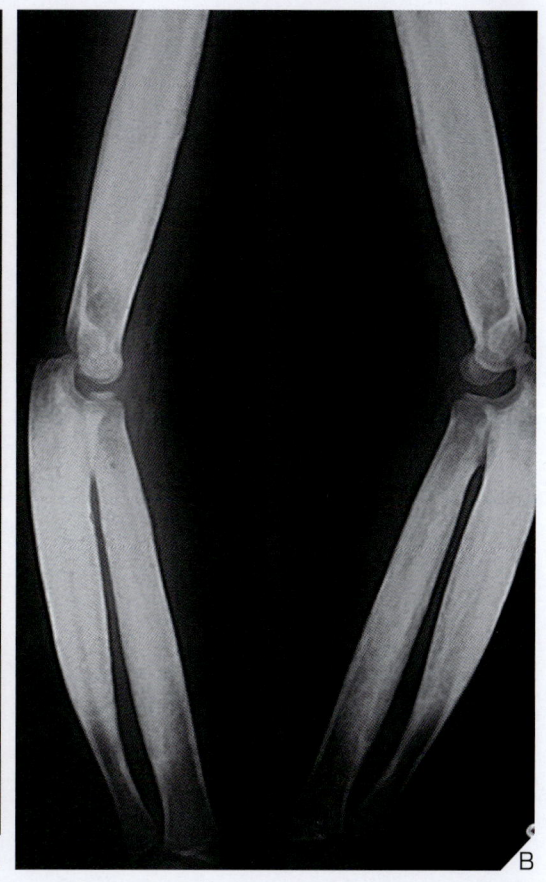

図 33-54　Camurati-Engelmann 病

（A）8 歳男児．股関節と大腿骨近位の X 線正面像．対称性に骨皮質の紡錘状肥厚を示す．病巣は膜性骨化の部位のみ障害され，内軟骨性骨化の部分は保たれていることに注目．（B）別の患者の上肢 X 線正面像では，びまん性で対称的な長管骨の紡錘形骨硬化を認めるが，骨幹部には病変は認められない．
（A は Dr. W. E. Berdon, New York のご好意による）

図 33-55　遺伝性多発性骨幹骨硬化症（Ribbing 病）

32 歳男性．右下腿骨の X 線正面像（A）および側面像（B）を示す．無症候性である．脛骨骨皮質の不規則な全周性の肥厚に注目．

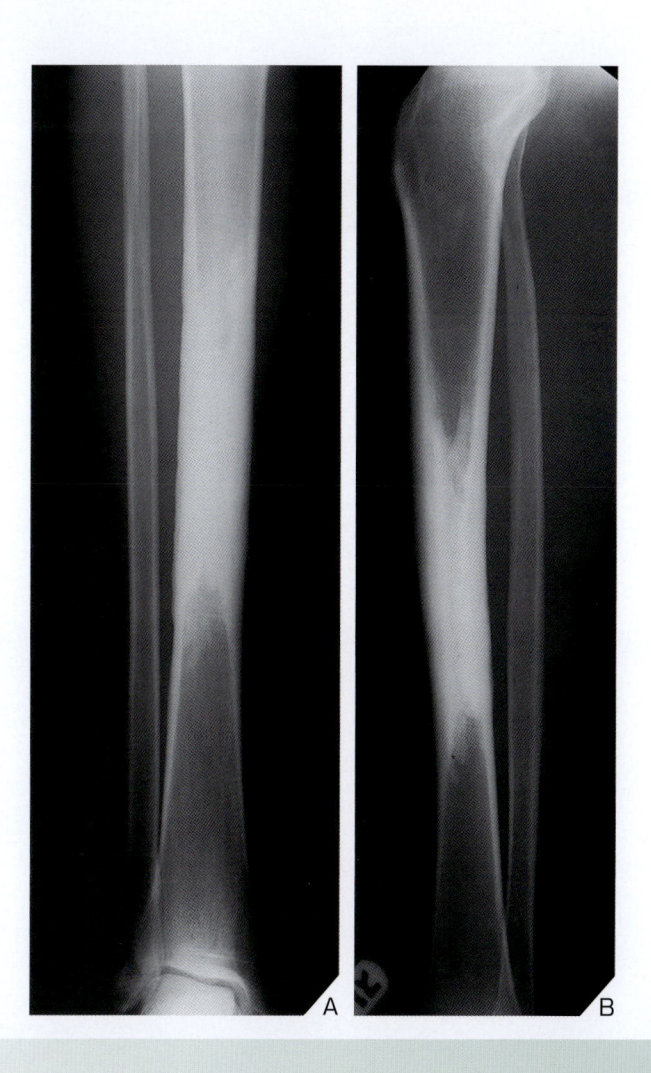

33

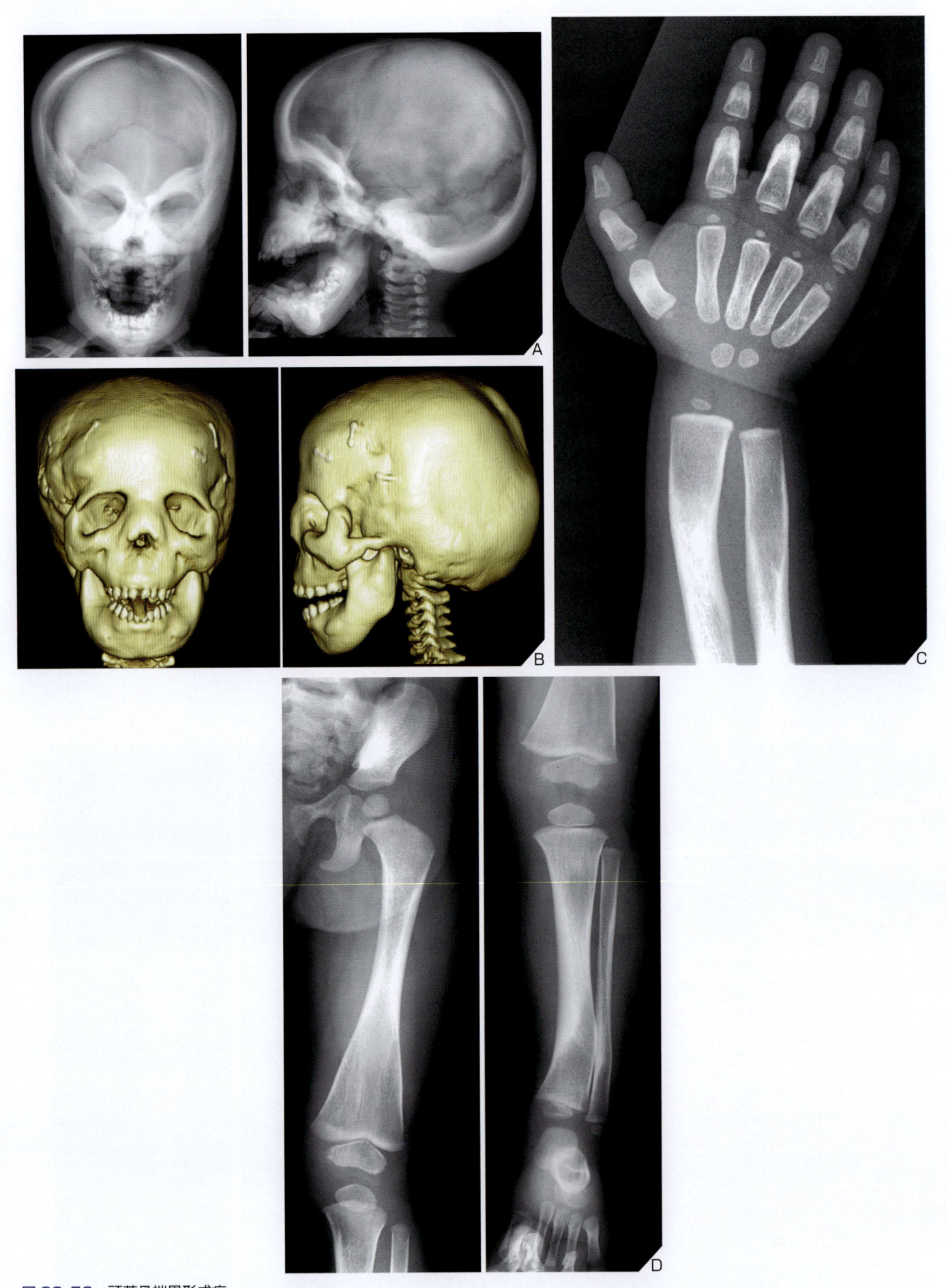

図 33-56　頭蓋骨端異形成症
　2 歳女児．（A）頭蓋骨 X 線正面像，（B）再構成 3D-CT 像では，顔面骨と頭頂骨の骨肥厚があり，獅子面様顔貌を呈する．下顎骨の骨肥厚，頬骨弓の過成長も認める．手 X 線（C），下肢 X 線（D）では，皮質骨の菲薄化，関節近傍の骨透過性亢進，大腿骨遠位部の erlenmeyer flask（三角フラスコ）変形を伴う flaring（骨幹端部の棍棒状の拡大）を認める．

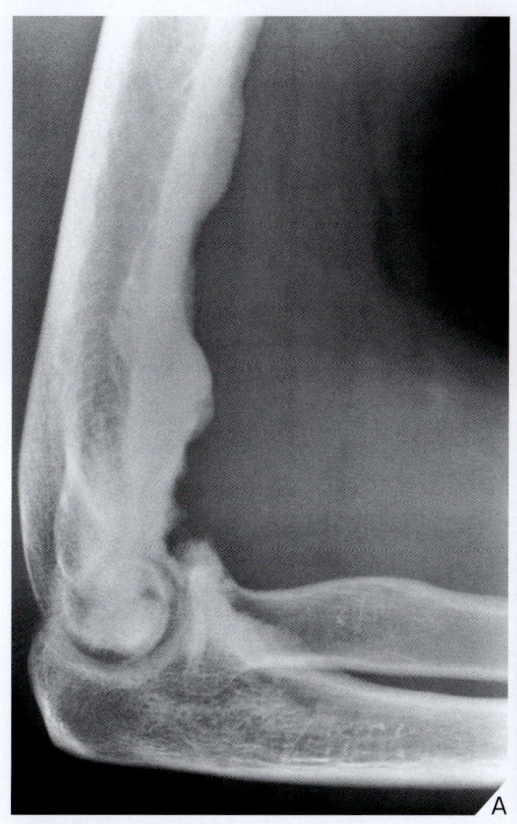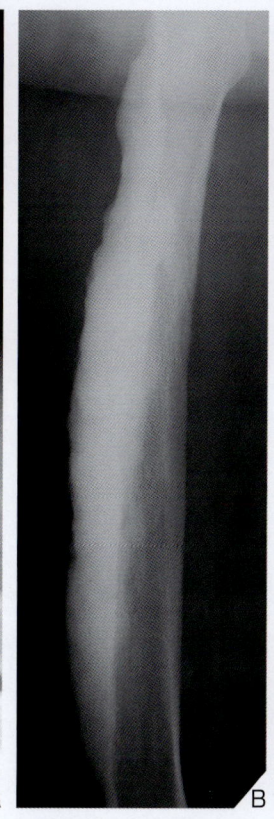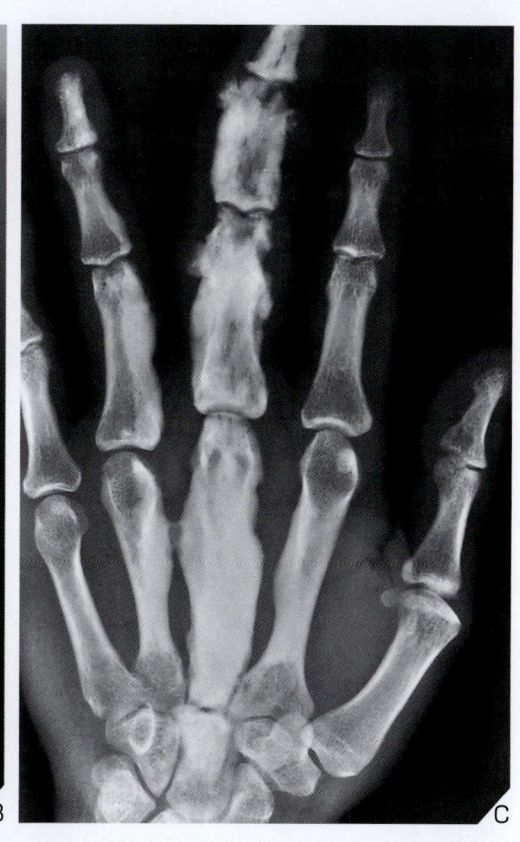

図33-57 メロレオストーシス
28歳男性．右肘の疼痛と右手中指の肥大を訴えた．（**A**）肘のX線側面像で，上腕骨遠位の前方皮質にろうが流れ落ちるような骨増殖像を示しており，典型的なメロレオストーシスである．病巣は尺骨鉤状突起にも及び，関節に架橋形成がみられる．（**B**）右大腿骨では前外側面のみが病巣となっている．（**C**）右手の正面像で，中指の著しい骨増殖症を示す．関節縁の内軟骨性骨化の部位のみならず，膜性骨化の皮質が含まれる．これは混合型骨硬化性異形成症の特徴である．

囲の軟部組織内での骨形成によって生じる．全肢に存在する可能性があり，単骨あるいは多骨性である．本疾患は単骨性，単肢性，多骨性のいずれの可能性もあり，どの骨も障害される可能性がある．長管骨はもっとも罹患頻度が高く，骨盤，指節骨や中手骨，趾節骨や中足骨などの他の病変を伴うことがある．しかし，肋骨と頭蓋骨はほとんど侵されない．椎間関節を含む胸椎に病変をもつメロレオストーシスが最近報告されている．

標準的なX線撮影で診断は十分可能である．ろうそくの溶けたろうが下に垂れるのに似た波状の骨増殖像が特徴で，ギリシャ語の"melosrhein"から名前がつけられた．通常，左右の一側の骨のみにみられる（図33-57, 58）．関節の異常もまた標準的なX線像によく写し出される．軟部組織に病変が及ぶこともまれではなく，骨化巣が股関節，膝関節周囲にしばしば認められる（図33-59）．CTは皮質骨や骨髄腔の病変，および病変と正常の境界を明確に示す（図33-60A）．MRIでは病巣が局所的に低信号域となって示される（図33-60B, C, 61）．MRIは軟部組織の病変にも有用である．Judkiewiczらによれば，軟部腫瘤はどの条件でも不均一で，X線像での石灰化部分に一致した無信号域を伴う．多くの軟部腫瘤は境界不明瞭で，骨増殖性病変に連続または隣接し，造影される．骨スキャンでは他の部位にも異常集積を示すことがある（図31-16を参照）．骨シンチグラフィーの取込み増加の原因は，骨皮質の増加，造骨能の亢進，および局所の充血である．病理では非特異

的な骨増殖を骨膜周囲に認め，髄腔は線維化し，肥厚した骨梁構造を呈している．骨は未発達で一次性ハーバース管構造からなる．とくに骨表面では硬化，肥厚し，不規則な層板が集まり，正常な表面構造は消失している．関節近傍の病巣には軟骨もあり，細胞に富んだ線維組織，オステオンに沿った骨芽細胞が認められ，内軟骨性骨化と骨膜性骨化の双方の骨形成があったことを示している．

■ 治 療 ■

本疾患は慢性的に経過し，ときには消褪する．ビスホスホネート（パミドロネート）の注射による保存的治療が試みられているが，効果は一定しない．手術療法としては腱延長術，病巣の切除，筋膜切開，関節切開など，軟部組織に対する処置が行われる．ほかには骨切り術，過剰骨切除，さらに虚血により著しい痛みを伴うときには切断術も行う．再発が多くみられる．

h 他の混合型骨硬化性異形成症

他の混合型骨硬化性異形成症のよく認めるタイプは，メロレオストーシス，骨線条症，骨斑紋症が共存したものである．このoverlap syndromeのX線学的特徴は，これら3つの骨異形成症のおのおのの組み合わせで（図33-62），共通の病因が示唆される．

そのほかの骨硬化性異形成症は表33-5に掲載したが，詳述は省く．

図33-58　メロレオストーシス
31歳女性．右下肢Ｘ線（A）正面像，（B）側
面像．主として脛骨前面に骨硬化像を認める．
骨髄内の限局性病変も認める（→）．

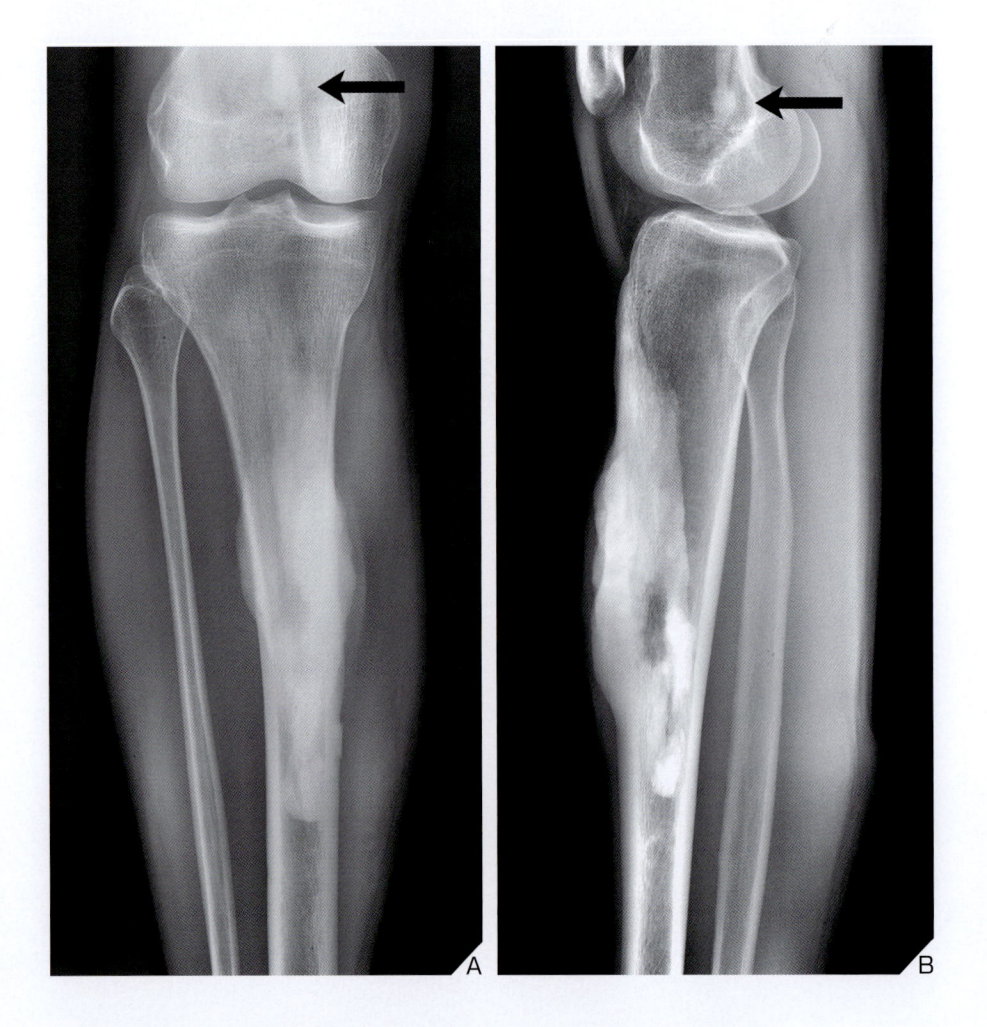

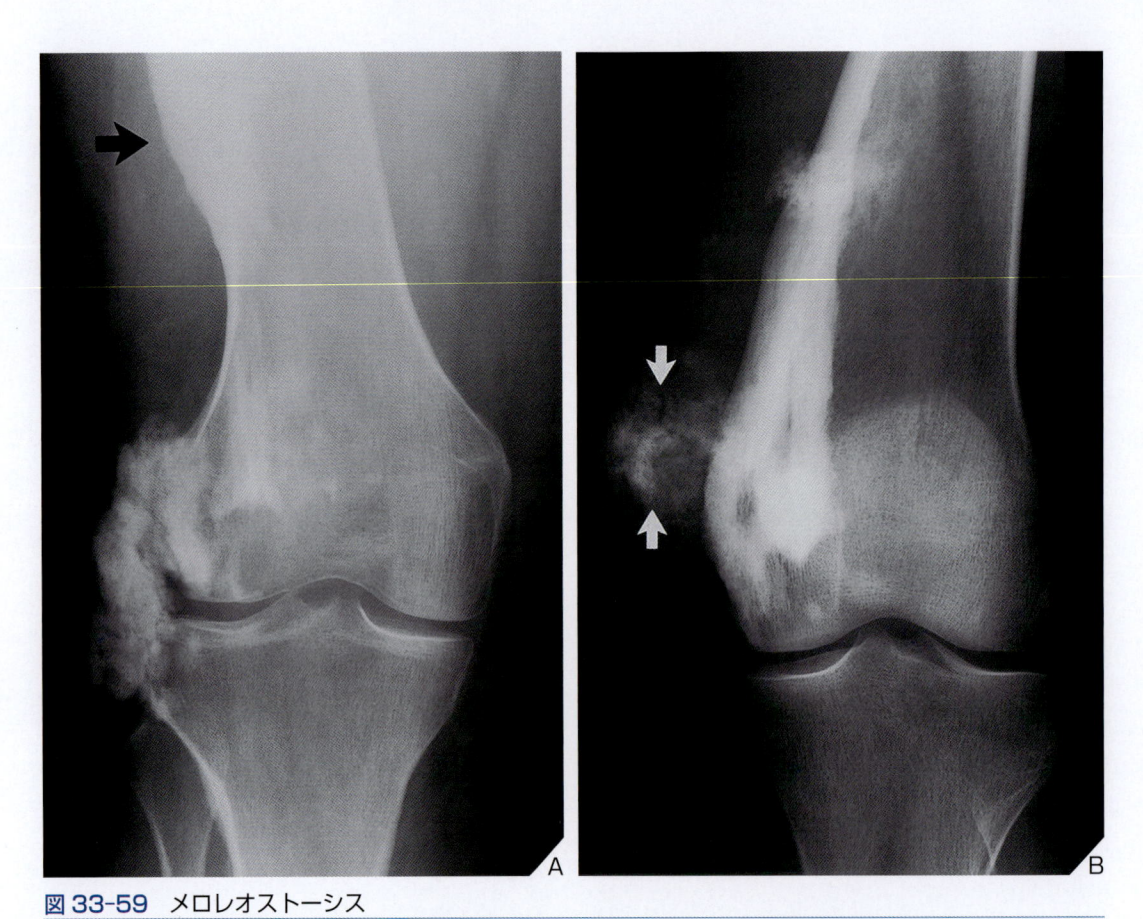

図33-59　メロレオストーシス
（A）46歳女性．右膝のＸ線正面像．膝関節外側軟部組織の骨化を示す．また大腿骨皮質にも病巣がある（→）．（B）
25歳女性．左膝のＸ線像．大腿骨内側の骨皮質から軟部組織にまで拡がった病巣を認める（→）．

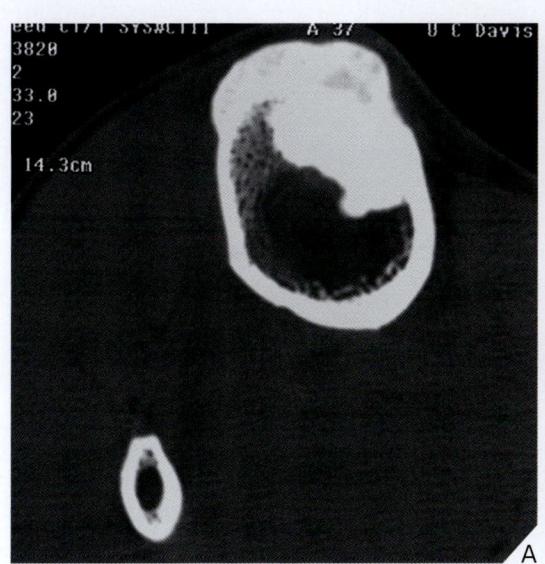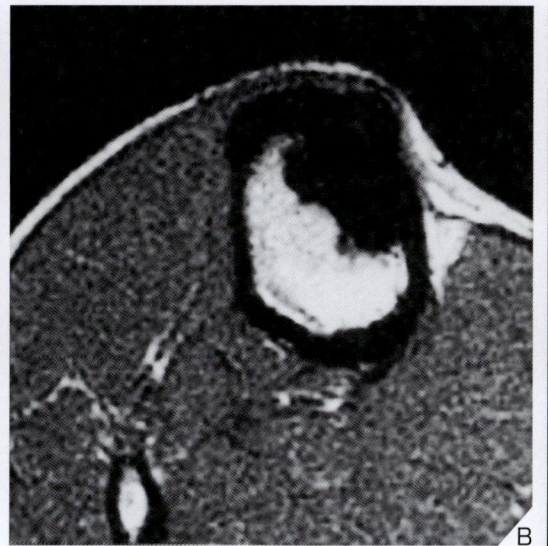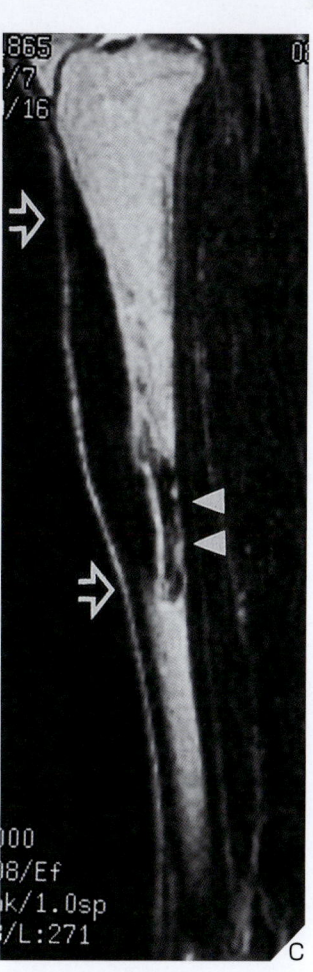

図33-60 メロレオストーシスのCT・MRI所見
30歳女性．（A）脛骨中央部のCT．骨皮質の前方部と髄腔の前内側部に病巣を認める．（B）同部のMRI T1強調横断像［スピンエコー（SE）：繰り返し時間（TR）800/エコー時間（TE）16 msec］では，皮質骨と同じ低信号を示しており，髄腔の他の部位では皮下脂肪と同じ高信号を示している．（C）T2強調矢状断像（fast SE：TR 3,000/TE 108 msec Ef）．病巣は低信号として描出される（⇒）．また髄腔の病変（▷）も示されている．

図33-61 メロレオストーシスのMRI所見
20歳男性．メロレオストーシス．膝のT1強調冠状断像（SE：TR 800/TE 20 msec）．骨内の病巣（⇒）とともに，大腿骨顆部（→）に接している，信号強度が低下した骨化した腫瘤が描出されている．

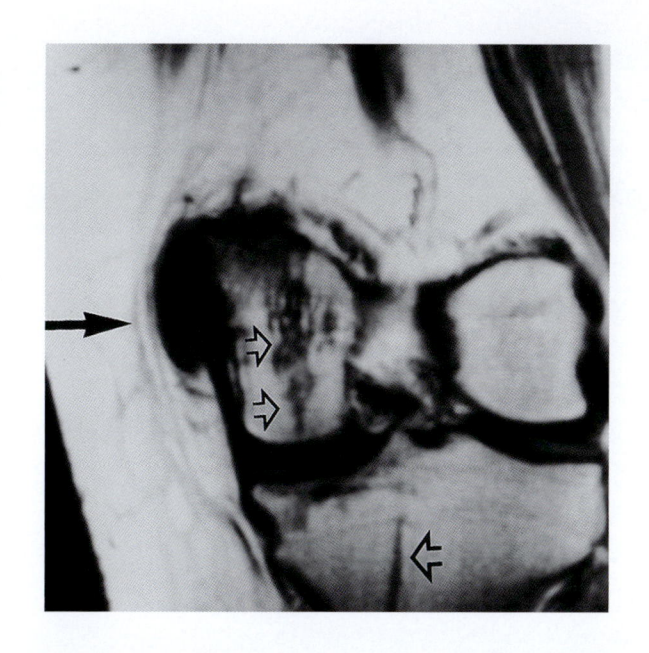

33

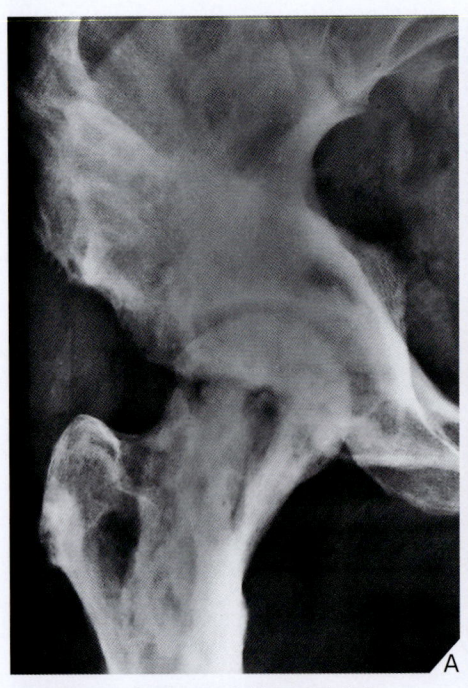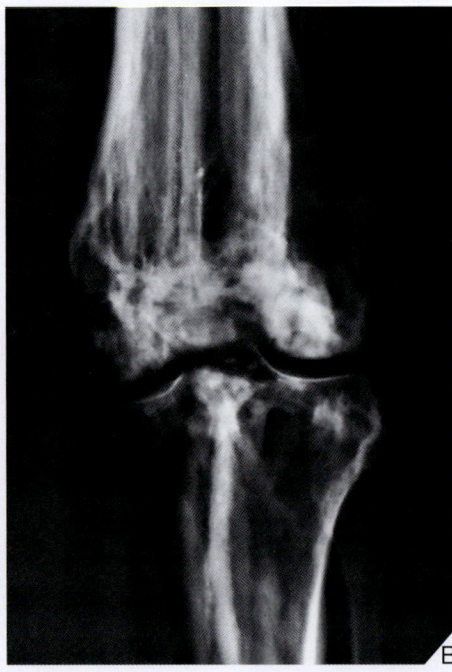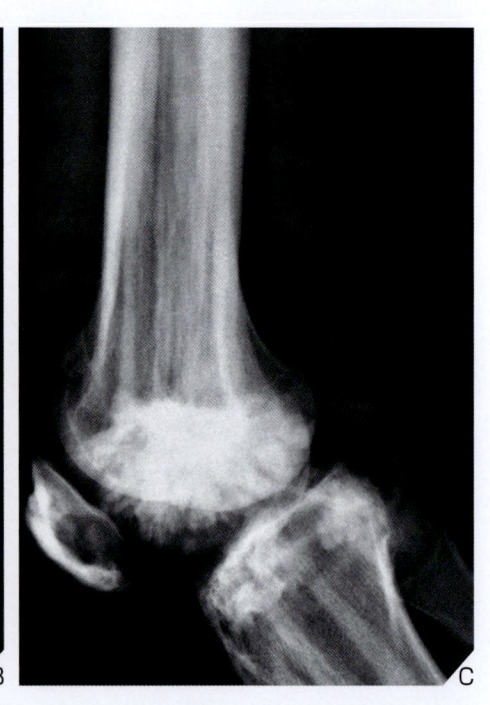

図 33-62　混合型硬化性骨異形成症
18 歳男性．メロレオストーシス，骨斑紋症，骨線条症が共存している．（A）右股関節の X 線正面像．腸骨と大腿骨近位のろう状の骨増殖像で典型的なメロレオストーシスを示す．膝の正面像（B），側面像（C）．大腿骨遠位と脛骨近位に骨斑紋症の特徴である局所の骨硬化のみならず，骨線条症の特徴である線条陰影を示す．
(Greenspan A. Sclerosing bone dysplasias. In：Taveras JM, Ferrucci JT, eds. Radiology：diagnosis, imaging, intervention. Philadelphia：JB Lippincott Co；1993, Chapter 7, p.16, Fig. 13A and B より引用).

覚えておくべきポイント

脊柱側弯症

❶ 先天性側弯症の障害は以下のものがある：
- 椎骨形成障害には，片側部分の障害（楔状椎）と，片側完全障害（半椎）がある．
- 分節障害には，片側性（偏側性分節欠損）と両側性（塊椎）の障害がある．
- 椎体形成障害と分節障害両者を伴うものがある．

❷ 特発性側弯症は，側弯症の大部分（70％）を占め，乳幼児期（男児＞女児），学童期（男児＝女児），思春期（男児＜女児）に分類される．思春期型は弯曲が胸椎や胸腰椎に限局し，右凸である．

❸ 側弯症の評価でカーブの形は種々存在する：
- S 字形カーブは特発性側弯症でもっともよくみられる．
- C 字形カーブは神経筋障害を示す．
- 鋭角の短い範囲の脊椎節の側弯は，先天性にもっともよくみられる（たとえば神経線維腫症，半椎）．

❹ 側弯カーブは次のように構成される：
- 構築性のカーブ（major/primary）は上，下位の終椎（移行椎）で規定される．
- 代償性カーブ（secondary）は近位，もしくは遠位の移行椎までのカーブである．
- 頂椎は回旋，楔状変形がもっとも著しく，頂椎中心は脊椎の中心ラインよりもっとも偏位する．

❺ 側弯カーブの計測にはいくつかの有用な方法がある：
- Lippman-Cobb 法は終椎の傾斜により決定する．
- Risser-Ferguson 法は 3 つの椎体中心，すなわち上，下位の終椎と頂椎の椎体中心を使用する．
- scoliotic index は中心線から側弯の各椎体の偏位を測定する．

❻ 側弯の矯正度を正確に決めるためには，治療の前後において同じ測定点で比較すべきであり，たとえ終椎の位置が変わったとしても同じ測定点で計測すべきである．

❼ 椎体の回旋は前後像で評価される：
- Cobb 法では基準点として棘突起の位置を用いる．
- Moe 法では基準点として椎弓根を用いる．

❽ 骨格の成熟度の決定は先天性側弯症の予後と治療において重要であるが，次のようにして決定される：
- 患者の手関節および手の X 線像と，正常像の X 線アトラスとを比較する．
- 椎体や腸骨翼の骨端核の骨化状態を評価する．

骨系統疾患

❶ 神経線維腫症によくみられる骨格異常は，以下のものである：
- 外側からの骨皮質侵食
- 偽関節，とくに脛骨，腓骨における偽関節
- 下位頚椎，上位胸椎の限局的な後弯
- 椎孔の拡大と椎体後面の scalloping

❷ 叢状神経線維腫症のもっとも重篤な合併症は，肉腫への悪性転化である．

❸ 骨形成不全症の X 線学的特徴は著しい骨脆弱化によるものであり，以下の所見を示す：

- 重症骨粗鬆症
- 骨皮質の菲薄化
- 縫合骨（Worm 骨）
- 骨幹端のトランペット状変形
- 関節近傍でのポップコーン状石灰化像
- 後側弯症
- 多発骨折

❹ 軟骨無形成症は X 線学的に以下の特徴を示す：

- 四肢の短縮した小人症
- 骨盤の片側は卓球のラケット状，骨盤内縁はシャンペングラス状．
- 腰椎の椎弓根間距離の狭小化（脊柱管狭窄）
- 椎体後縁の scalloping
- 手は三叉状

❺ 種々のムコ多糖症は，共通の X 線学的特徴を示す：

- 骨粗鬆症
- 卵円形やフック状の椎体
- 骨盤輪郭の異常
- 管状骨の短縮

❻ 進行性骨化性線維異形成症（進行性骨化性筋炎）は筋組織と皮下組織の広範な骨化が特徴的であり，最終的には関節強直や胸壁の固縮にいたる．母指や母趾の先天性異常（発育不全，小指症など）を確認した場合は，放射線科医はこのような重度の疾病の可能性も考えるべきである．

❼ 硬化性骨異形成症は骨陰影増加の X 線学的特徴を示す．

❽ 内軟骨性骨化の障害による大理石骨病と濃化異骨症は，以下の X 線学的特徴を示す：

- 均一に骨密度が増加した像
- 骨リモデリングの欠如
- 髄腔と皮質骨との境界の欠如
- 病的骨折がよくみられる．

❾ 濃化異骨症の特徴的変化：

- 四肢末節骨の吸収像
- 下顎骨の鈍角化
- 副鼻腔の低形成と低含気
- 泉門の開存
- Worm 骨（縫合骨）

❿ 内軟骨性骨化障害による内骨症（骨島），骨斑紋症，骨線条症は，以下の X 線学的特徴を示す：

- 髄腔内に存在する硬化した巣状の成熟骨（内骨症，骨斑紋症）
- 急激な骨成長のみられる部位の細い線条陰影（骨線条症）

⓫ 内膜性骨化障害による進行性骨幹骨異形成症と遺伝性多発性骨幹骨硬化症は長管骨骨皮質の肥厚を示す．

⓬ 頭蓋骨幹端異形成症は，頭蓋・顔面骨の骨肥厚，獅子様顔貌，骨幹端部の棍棒状フレアリングが特徴である．

⓭ 内軟骨性と内膜性骨化障害による混合型硬化性骨異形成症であるメロレオストーシスは，X 線学的には流れるような骨増殖像（流れ落ちる溶けたろうに似ている）で，軟部組織，関節周囲組織にも生じる．

引用文献・参考図書

1. Aaro S, Dahlborn M. The longitudinal axis rotation of the apical vertebra, the vertebral, spinal, and rib cage deformity in idiopathic scoliosis studied by computer tomography. *Spine* 1981; 6: 567–572.
2. Ablin DS, Greenspan A, Reinhart M, Grix A. Differentiation of child abuse from osteogenesis imperfecta. *Am J Roentgenol* 1990; 154: 1035–1046.
3. Abrahamson MN. Disseminated asymptomatic osteosclerosis with features resembling melorheostosis, osteopoikilosis and osteopathia striata. *J Bone Joint Surg [Am]* 1968; 50A: 991–996.
4. Andersen PE Jr, Bollerslev J. Heterogeneity of autosomal dominant osteopetrosis. *Radiology* 1987; 164: 223–225.
5. Astrom E, Soderhall S. Beneficial effect of long term intravenous bisphosphonate treatment of osteogenesis imperfecta. *Arch Disease Childhood* 2002; 86: 356–364.
6. Bailey JA II. Orthopedic aspects of achondroplasia. *J Bone Joint Surg [Am]* 1970; 52A: 1285–1301.
7. Barbosa M, Perdu B, Senra V, et al. Osteopathia striata with cranial sclerosis. *Acta Med Port* 2010; 23: 1147–1150.
8. Barnes PD, Brody JD, Jaramillo D, Akbar JU, Emans JB. Atypical idiopathic scoliosis: MR imaging evaluation. *Radiology* 1993; 186: 247–253.
9. Bartuseviciene A, Samuilis A, Skucas J. Camurati-Engelmann disease: imaging, clinical features and differential diagnosis. *Skeletal Radiol* 2009; 38: 1037–1043.
10. Baser ME. The distribution of constitutional and somatic mutations in the neurofibromatosis 2 gene. *Hum Mutat* 2006; 27: 297–306.
11. Bauze RJ, Smith R, Francis JO. A new look at osteogenesis imperfecta. *J Bone Joint Surg [Br]* 1975; 57B: 2–12.
12. Beals RK. Endosteal hyperostosis. *J Bone Joint Surg [Am]* 1976; 58A: 1172–1173.
13. Behninger C, Rott HD. Osteopathia striata with cranial sclerosis: literature reappraisal argues for X-linked inheritance. *Genet Couns* 2000; 11: 157–167.
14. Beighton P. *Inherited disorders of the skeleton.* Edinburgh, UK: Churchill Living-

stone; 1978.
15. Beighton P, Cremin BJ. *Sclerosing bone dysplasias.* New York: Springer-Verlag; 1984.
16. Beighton P, Cremin BJ, Hamersma H. The radiology of sclerosteosis. *Br J Radiol* 1976; 49: 934–939.
17. Bhullar TPS, Portinaro NMA, Benson MKD. The measurement of angular deformity: an extended role for the "Cobbometer". *J Bone Joint Surg [Br]* 1995; 77B: 506–507.
18. Bridges AJ, Hsu K-C, Sing A, Churchill R, Miles J. Fibrodysplasia (myositis) ossificans progressiva. *Semin Arthritis Rheum* 1994; 24: 155–164.
19. Bridwell KH. Spinal instrumentation in the management of adolescent scoliosis. *Clin Orthop* 1997; 335: 64–72.
20. Brien EW, Mirra JM, Latanza L, Dedenko A, Luck J Jr. Giant bone island of femur. Case report, literature review, and its distinction from low grade osteosarcoma. *Skeletal Radiol* 1995; 24: 546–550.
21. Brown RR, Steiner GC, Lehman WB. Melorheostosis: case report with radiologic-pathologic correlation. *Skeletal Radiol* 2000; 29: 548–552.
22. Campbell CJ, Papademetriou T, Bonfiglio M. Melorheostosis. A report of the clinical roentgenographic and pathological findings in fourteen cases. *J Bone Joint Surg [Am]* 1968; 50A: 1281–1304.
23. Campos-Xavier AB, Saraiva JM, Savarirayan R, et al. Phenotypic variability at the TGF-beta-1 locus in Camurati-Engelmann disease. *Hum Genet* 2001; 109: 653–658.
24. Camurati M. Di un raro caso di osteite simmetrica ereditaria degli arti inferiori. *Chir Organi Mov* 1922; 6: 662–665.
25. Carlson DH. Osteopathia striata revisited. *J Can Assoc Radiol* 1977; 28: 190–192.
26. Caron KH, DiPietro MA, Aisen AM, Heidelberger KP, Phillips WA, Martel W. MR imaging of early fibrodysplasia ossificans progressiva. *J Comput Assist Tomogr* 1990; 14: 318–321.
27. Chanchairujira K, Chung CB, Lai YM, Haghighi P, Resnick D. Intramedullary osteosclerosis: imaging features in nine patients. *Radiology* 2001; 220: 225–230.

28. Cobb JR. Outline for the study of scoliosis. *AAOS Instr Course Lect* 1948; 5: 261-275.

29. Coccia PF, Krivit W, Cervenka J, et al. Successful bone-marrow transplantation for infantile malignant osteopetrosis. *N Engl J Med* 1980; 302: 701-708.

30. Connor J, Evans DA. Fibrodysplasia ossificans progressiva: the clinical features and natural history of 34 patients. *J Bone Joint Surg [Br]* 1982; 64B: 76-83.

31. Connor J, Evans DA. Genetic aspects of fibrodysplasia ossificans progressiva. *J Med Genet* 1982; 19: 35-39.

32. Cremin BJ, Beighton P. Osteopetrosis and other sclerosing bone dysplasias. In: Cremin BJ, Beighton P, eds. *Bone dysplasias of infancy: a radiological atlas*. New York: Springer; 1978: 101.

33. Cremin B, Connor J, Beighton P. The radiological spectrum of fibrodysplasia ossificans progressiva. *Clin Radiol* 1982; 33: 499-508.

34. D'Addabbo A, Macarini L, Rubini G, Rubini D, Salzillo F, Lauriero F. Correlation between bone imaging and the clinical picture in two unsuspected cases of progressive diaphyseal dysplasia (Engelmann's disease). *Clin Nucl Med* 1993; 18: 324-328.

35. D'Agostino AN, Soule EH, Miller RH. Sarcomas of the peripheral nerves and somatic soft tissues associated with multiple neurofibromatosis (von Recklinghausen's disease). *Cancer* 1963; 16: 1015-1027.

36. Damle NA, Patnecha M, Kumar P, et al. Ribbing disease: uncommon cause of a common symptom. *Indian J Nucl Med* 2011; 26: 36-39.

37. Davis DC, Syklawer R, Cole RL. Melorheostosis on three-phase bone scintigraphy. Case report. *Clin Nucl Med* 1992; 17: 561-564.

38. Deacon P, Flood BM, Dickson RA. Idiopathic scoliosis in three dimensions: a radiographic and morphometric analysis. *J Bone Joint Surg [Br]* 1984; 66B: 509-512.

39. Del Fattore A, Cappariello A, Teti A. Genetics, pathogenesis and complications of osteopetrosis. *Bone* 2008; 42: 19-29.

40. Demas PN, Soteranos GC. Facial-skeletal manifestations of Engelmann's disease. *Oral Surg Oral Med Oral Pathol* 1989; 68: 686-690.

41. De Vits A, Keymeulen B, Bossugt A, Somers G, Verbruggen LA. Progressive diaphyseal dysplasia (Camurati-Engelmann's disease). Improvement of clinical signs and bone scintigraphy during pregnancy. *Clin Nucl Med* 1994; 19: 104-107.

42. Dickson RA. Early-onset idiopathic scoliosis. In: Weinstein SL, ed. *The pediatric spine: principles and practice*. New York: Raven Press; 1994: 421-430.

43. Donáth J, Poör G, Kiss C, Fornet B, Genant H. Atypical form of active melorheostosis and its treatment with bisphosphonate. *Skeletal Radiol* 2002; 31: 709-713.

44. Dorst JP. Mucopolysaccharidosis IV. *Semin Roentgenol* 1973; 8: 218-219.

45. Drummond DS. Neuromuscular scoliosis: recent concepts. *J Pediatr Orthop* 1996; 16: 281-283.

46. Eastman JR, Bixler D. Generalized cortical hyperostosis (van Buchem disease): nosologic considerations. *Radiology* 1977; 125: 297-304.

47. Elmore SM. Pycnodysostosis. A review. *J Bone Joint Surg [Am]* 1967; 49A: 153-158.

48. Engelmann G. Ein Fall von Osteopathia hyperostotica (sclerotisans) multiplex infantilis. *Fortschr Geb Rontgenstr* 1929; 39: 1101-1106.

49. Fairbank HAT. *An atlas of general affections of the skeleton*. Baltimore: Williams & Wilkins; 1951.

50. Fairbank HAT. Melorheostosis. *J Bone Joint Surg [Br]* 1948; 30B: 533-543.

51. Fairbank HAT. Osteopathia striata. *J Bone Joint Surg [Br]* 1948; 30B: 117.

52. Fairbank HAT. Osteopoikilosis. *J Bone Joint Surg [Br]* 1948; 30B: 544-546.

53. Ferner RE. Neurofibromatosis 1. *Europ J Human Gen* 2007; 15: 131-138.

54. Fotiadou A, Arvaniti M, Kiriakou V, Tsitouridis I. Type Ⅱ autosomal dominant osteopetrosis: radiological features in two families containing five members with asymptomatic and uncomplicated disease. *Skeletal Radiol* 2009; 38: 1015-1021.

55. Fujimoto H, Nishimura G, Tsumurai Y, et al. Hyperostosis generalisata with striations of the bones: report of a female case and a review of the literature. *Skeletal Radiol* 1999; 28: 460-464.

56. Furia JP, Schwartz HS. Hereditary multiple diaphyseal sclerosis: a tumor simulator. *Orthopedics* 1990; 13: 1267-1274.

57. Gehweiler JA, Bland WR, Carden TS Jr, Daffner RH. Osteopathia striata—Voorhoeve's disease: review of the roentgen manifestations. *Am J Roentgenol* 1973; 118: 450-455.

58. Gelb BD, Shi GP, Chapman HA, Desnick RJ. Pycnodysostosis, a lysosomal disease caused by cathepsin K deficiency. *Science* 1996; 273: 1236-1238.

59. George K, Rippstein JA. A comparative study of the two popular methods of measuring scoliotic deformity of the spine. *J Bone Joint Surg [Am]* 1961; 43A: 809.

60. Ghai S, Sharma R, Ghai S. Mixed sclerosing bone dysplasia—a case report with literature review. *Clin Imaging* 2003; 27: 203-205.

61. Glorieux FH, Rauch F, Plotkin H, et al. Type Ⅴ osteogenesis imperfecta: a new form of brittle bone disease. *J Bone Miner Res* 2000; 15: 1650-1658.

62. Glorieux FH, Ward LM, Rauch F, Lalic L, Roughley P, Travers R. Osteogenesis imperfecta type Ⅵ: a form of brittle bone disease with a mineralization defect. *J Bone Min Res* 2002; 17: 30-38.

63. Goldstein LA, Waugh TR. Classification and terminology of scoliosis. *Clin Orthop* 1973; 93: 10-22.

64. Green AE, Ellswood WH, Collins JR. Melorheostosis and osteopoikilosis with a review of the literature. *Am J Roentgenol* 1962; 87: 1096-1111.

65. Greenspan A. Bone island (enostosis): current concept—a review. *Skeletal Radiol* 1995; 24: 111-115.

66. Greenspan A. Sclerosing bone dysplasias. In: Taveras JM, Ferrucci JT, eds. *Radiology: diagnosis, imaging, intervention*. Philadelphia: JB Lippincott Co; 1993.

67. Greenspan A. Sclerosing bone dysplasias—a target-site approach. *Skeletal Radiol* 1991; 20: 561-583.

68. Greenspan A, Azouz EM. Bone dysplasia series. Melorheostosis: review and update. *Canad Assoc Radiol J* 1999; 50: 324-330.

69. Greenspan A, Pugh JW, Norman A, Norman RS. Scoliotic index: a comparative evaluation of methods for the measurement of scoliosis. *Bull Hosp Jt Dis Orthop Inst* 1978; 39: 117-125.

70. Greenspan A, Stadalnik RC. Bone island: scintigraphic findings and their clinical application. *Can Assoc Radiol J* 1995; 46: 368-379.

71. Greenspan A, Steiner G, Knutzon R. Bone island (enostosis): clinical significance and radiologic and pathologic correlations. *Skeletal Radiol* 1991; 20: 85-90.

72. Greenspan A, Steiner G, Sotelo D, Norman A, Sotelo A, Sotelo-Ortiz F. Mixed sclerosing bone dysplasia coexisting with dysplasia epiphysealis hemimelica (Trevor-Fairbank disease). *Skeletal Radiol* 1986; 15: 452-454.

73. Griffiths DL. Engelmann's disease. *J Bone Joint Surg [Br]* 1956; 38B: 312-326.

74. Gundry CR, Heithoff KB. Imaging evaluation of patients with spinal deformity. *Orthop Clin North Am* 1994; 15: 247-264.

75. Hagiwara H, Aida N, Machida J, Fujita K, Okuzumi S, Nishimura G. Contrast-enhanced MRI of an early preosseous lesion of fibrodysplasia ossificans progressiva in a 21-month-old boy. *Am J Roentgenol* 2003; 181: 1145-1147.

76. Happle R. Melorheostosis may originate as a type 2 segmental manifestation of osteopoikilosis. *Am J Med Genet* 2004; 125A: 221-223.

77. Hellemans J, Preobrazhenska O, Willaert A, et al. Loss-of-function mutations in LEMD3 result in osteopoikilosis, Buschke-Ollendorff syndrome and melorheostosis. *Nature Genet* 2004; 36: 1213-1218.

78. Hoppenfeld S. *Scoliosis: a manual of concept and treatment*. Philadelphia: JB Lippincott; 1967.

79. Hopwood JJ, Morris CP. The mucopolysaccharidoses: diagnosis, molecular genetics and treatment. *Mol Biol Med* 1990; 7: 381-404.

80. Hui PKT, Tung JYL, Lam WWM, Chau MT. Osteogenesis imperfecta type Ⅴ. *Skeletal Radiol* 2011; 40: 1633.

81. Hundley JD, Wilson FC. Progressive diaphyseal dysplasia. Review of the literature and report of seven cases in one family. *J Bone Joint Surg [Am]* 1973; 55A: 461-474.

82. Hurt RL. Osteopathia striata—Voorhoeve's disease: report of a case presenting features of osteopathia striata and osteopetrosis. *J Bone Joint Surg [Br]* 1953; 35B: 89-96.

83. Jacobson HG. Dense bone—too much bone: radiological considerations and differential diagnosis. Part Ⅰ. *Skeletal Radiol* 1985; 13: 1-20.

84. Janssens K, Gershoni-Baruch R, Van Hul E, et al. Localisation of the gene causing diaphyseal dysplasia Camurati-Engelmann to chromosome 19q13. *J Med Genet* 2000; 37: 245-249.

85. Joseph DJ, Ichikawa S, Econs MJ. Mosaicism in osteopathia striata with cranial sclerosis. *J Clin Endocrinol Metab* 2010; 95: 1506-1507.

86. Judkiewicz AM, Murphey MD, Resnik CS, Newberg AH, Temple HT, Smith WS. Advanced imaging of melorheostosis with emphasis on MRI. *Skeletal Radiol* 2001; 30: 447-453.

87. Kaftori JK, Kleinhaus U, Naveh Y. Progressive diaphyseal dysplasia (Camurati-Engelmann): radiographic follow-up and CT findings. *Radiology* 1987; 164: 777-782.

88. Kaplan FS, McCluskey W, Hahn G, Tabas JA, Muenke M, Zasloff MA. Genetic transmission of fibrodysplasia ossificans progressiva. Report of a family. *J Bone Joint Surg [Am]* 1993; 75: 1214-1220.

89. Kaufmann HJ. Classification of the skeletal dysplasias and the radiologic approach to their differentiation. *Clin Orthop* 1976; 114: 12-17.

90. Kennedy JG, Donahue JR, Aydin H, Hoang BH, Huvos A, Morris C. Metastatic breast carcinoma to bone disguised by osteopoikilosis. *Skeletal Radiol* 2003; 32: 240-243.

91. Kerkeni S, Chapurlat R. Melorheostosis and FGF-23: is there a relationship? *Joint Bone Spine* 2008; 75: 486-488.

92. Kim H, Kim HS, Moon ES, et al. Scoliosis imaging: what radiologists should know. *Radiographics* 2010; 30: 1823-1842.

93. Kim HW, Weinstein SL. Spine update. The management of scoliosis in neurofibromatosis. *Spine* 1997; 22: 2770-2776.

94. Klatte EC, Franken EA, Smith JA. The radiographic spectrum in neurofibromatosis. *Semin Roentgenol* 1976; 11: 17-33.

95. Kleinman PK. Differentiation of child abuse and osteogenesis imperfecta: medical and legal implications. *Am J Roentgenol* 1990; 154: 1047-1048.

96. Kobayashi H, Kotoura Y, Hosono M, Tsuboyama T, Shigeno C, Konishi J. A case of melorheostosis with a 14-year-old follow-up. *Eur Radiol* 1995; 5: 651-653.

97. Korovessis PG, Stamatakis MV. Prediction of scoliotic Cobb angle with the use of the scoliometer. *Spine* 1996; 21: 1661-1666.

98. Kozlowski K, Nicol R, Hopwood JJ. A clinically mild case of mucopolysaccharidosis type Ⅰ—Scheie syndrome (case report). *Eur Radiol* 1995; 5: 561-563.

99. Kumar B, Murphy WA, Whyte MP. Progressive diaphyseal dysplasia (Engelmann disease): scintigraphic-radiographic-clinical correlations. *Radiology* 1981; 140: 87-92.

100. Kumar Jain V, Kumar Arya R, Bharadwaj M, Kumar S. Melorheostosis: clinicopathological features, diagnosis, and management. *Orthopedics* 2009; 32: 512-521.

101. Lachman RS, Burton BK, Clarke LA, et al. Mucopolysaccharidosis ⅣA (Morquio A syndrome) and Ⅵ (Maroteaux-Lamy syndrome): under-recognized and challenging to diagnose. *Skeletal Radiol* 2014; 43: 359-369.

102. Lagier R, Mbakop A, Bigler A. Osteopoikilosis: a radiological and pathological study. *Skeletal Radiol* 1984; 11: 161-168.

103. Langer LO Jr, Baumann PA, Gorlin RJ. Achondroplasia. *Am J Roentgenol* 1967; 100: 12-26.

104. Lee RD. Clinical images of osteopathia striata. *Pediatr Radiol* 2004; 34: 753.

105. Lenke LG. The Lenke classification system of operative adolescent idiopathic scoliosis. *Neurosurg Clin N Am* 1998; 18: 199-206.

106. Lenke LG, Betz RR, Harms J, et al. Adolescent idiopathic scoliosis. A new classification to determine extent of spinal arthrodesis. *J Bone Joint Surg* [*Am*] 2001; 83A: 1169-1181.

107. Lenke LG, Bridwell KH, Blanke K, Baldus C, Weston J. Radiographic results of arthrodesis with Cotrel-Dubousset instrumentation for the treatment of adolescent idiopathic scoliosis. A five to ten-year follow-up study. *J Bone Joint Surg* [*Am*] 1998; 80: 807-814.

108. Léri A, Joanny J. Une affection non décrite des os. Hyperostose en coulée sur toute la longeur d'un membre ou mélorhéostose. *Bull Mem Soc Med Hop Paris* 1922; 46: 1141.

109. Looser E. Zur Kenntnis der Osteogenesis Imperfecta Congenita et Tarda (sogenannte idiopatische Osteopsatyrosis). *Mittlg Grenzgebiete Med Chir* 1906; 15: 161-207.

110. MacEwen GD, Conway JJ, Miller WT. Congenital scoliosis with a unilateral bar. *Radiology* 1968; 90: 711-715.

111. Mahoney J, Achong DM. Demonstration of increased bone metabolism in melorheostosis by multiphase bone scanning. *Clin Nucl Med* 1991; 16: 847-848.

112. Makita Y, Nishimura G, Ikegawa S, et al. Intrafamilial phenotypic variability in Engelmann disease (ED): are ED and Ribbing disease the same entity? *Am J Med Genet* 2000; 91: 153-156.

113. Marchesi DG, Transfeldt EE, Bradford DS, Heithoff KB. Changes in intervertebral rotation after Harrington and Luque instrumentation for idiopathic scoliosis. *Spine* 1992; 17: 775-780.

114. Maroteaux P, Lamy M. La pycnodysostose. *Presse Med* 1962; 70: 999-1002.

115. Maroteaux P, Lamy M. The malady of Toulouse-Lautrec. *JAMA* 1965; 191: 715-717.

116. McKusick V. *Hereditary disorders of connective tissue*, 4th ed. St. Louis: CV Mosby; 1972.

117. Millner PA, Dickson RA. Idiopathic scoliosis: biomechanics and biology. *Eur Spine J* 1996; 5: 362-373.

118. Mishra GK, Mishra M, Vernekar J, Tehrai M, Patel BR. Progressive diaphyseal dysplasia: Englemann's disease. *Indian Pediatr* 1987; 24: 1052-1054.

119. Moser FG, Mangiardi JR, Kantrowitz AB. Device for accurate localization of vertebrae before spinal surgery. *Am J Roentgenol* 1996; 166: 626-627.

120. Motyckova G, Fisher DE. Pycnodysostosis: role and regulation of cathepsin K in osteoclast function and human disease. *Curr Mol Med* 2002; 2: 407-421.

121. Mumm S, Wenkert D, Zhang X, et al. Deactivating germline mutations in LEMD3 cause osteopoikilosis and Buschke-Ollendorff syndrome, but not sporadic melorheostosis. *J Bone Miner Res* 2007; 22: 243-250.

122. Murray DW, Bulstrode CJ. The development of adolescent idiopathic scoliosis. *Eur Spine J* 1996; 5: 251-257.

123. Murray RO, McCredie J. Melorheostosis and the sclerotomes: a radiological correlation. *Skeletal Radiol* 1979; 4: 57-71.

124. Nakamura K, Nakada Y, Nakada D. Unclassified sclerosing bone dysplasia with osteopathia striata, cranial sclerosis, metaphyseal undermodeling, and bone fragility. *Am J Med Genet* 1998; 76: 389-394.

125. Nash CL Jr, Moe JH. A study of vertebral rotation. *J Bone Joint Surg* [*Am*] 1969; 51A: 223-229.

126. Neufeld E, Muenzer J. The mucopolysaccharidoses. In: Scriver CR, Beaudet MC, Sly WS, Valle D, eds. *The metabolic basis of inherited disease*, 6th ed. New York: McGraw-Hill; 1989: 1565-1587.

127. Neuhauser EBD, Schwachman H, Wittenberg M, Cohen J. Progressive diaphyseal dysplasia. *Radiology* 1948; 51: 11-22.

128. Norman A. Myositis ossificans and fibrodysplasia ossificans progressiva. In: Taveras JM, Ferrucci JT, eds. *Radiology—diagnosis, imaging, intervention*, vol. 5. Philadelphia: JB Lippincott; 1986.

129. Norman A, Greenspan A. Bone dysplasias. In: Jahss MH, ed. *Disorders of the foot and ankle: medical and surgical management*, vol. 1, 2nd ed. Philadelphia: WB Saunders; 1991: 754-770.

130. Oestreich AE, Young LW, Poussaint TY. Scoliosis *circa* 2000: radiologic imaging perspective. Ⅰ. Diagnosis and pretreatment evaluation. *Skeletal Radiol* 1998; 27: 591-605.

131. Oestreich AE, Young LW, Poussaint TY. Scoliosis *circa* 2000: radiologic imaging perspective. Ⅱ. Treatment and follow-up. *Skeletal Radiol* 1998; 27: 651-656.

132. Omeroglu H, Ozekin O, Biçimoglu A. Measurement of vertebral rotation in idiopathic scoliosis using the Perdriolle torsionmeter: a clinical study on intraobserver and interobserver error. *Eur Spine J* 1996; 5: 167-171.

133. Park HS, Kim JR, Lee SY, Jang KY. Symptomatic giant (10-cm) bone island of the tibia. *Skeletal Radiol* 2005; 34: 347-350.

134. Paul LW. Hereditary, multiple diaphyseal sclerosis (Ribbing disease). *Radiology* 1953; 60: 412-416.

135. Reichenberger E, Tiziani V, Watanabe S, et al. Autosomal dominant craniometaphyseal dysplasia is caused by mutations in the transmembrane protein ANK. *Am J Hum Genet* 2001; 68: 1321-1326.

136. Reinig JW, Hill SC, Fang M, Marini J, Zasloff MA. Fibrodysplasia ossificans progressiva: CT appearance. *Radiology* 1986; 159: 153-157.

137. Rhys R, Davies AM, Mangham DC, Grimer RJ. Sclerotome distribution of melorheostosis and multicentric fibromatosis. *Skeletal Radiol* 1998; 27: 633-636.

138. Ribbing S. Hereditary, multiple, diaphyseal sclerosis. *Acta Radiol* 1949; 31: 522-536.

139. Riccardi VM. Von Recklinghausen's neurofibromatosis. *N Engl J Med* 1981; 305: 1617-1627.

140. Rubin P. *Dynamic classification of bone dysplasias*. Chicago: Year Book Medical Publishers; 1964: 325-349.

141. Rutherford EE, Tarplett LJ, Davies EM, Harley JM, King LJ. Lumbar spine fusion and stabilization: hardware, technique, and imaging appearances. *Radiographics* 2007; 27: 1737-1749.

142. Scheie HG, Hambrick GW Jr, Barness LA. A newly recognised forme fruste of Hurler's disease (gargoylism): the Sanford R Gifford lecture. *Am J Ophthalmol* 1962; 53: 753-769.

143. Schwartz A, Ramos R. Neurofibromatosis and multiple nonossifying fibromas. *Am J Roentgenol* 1980; 135: 617-619.

144. Scott H, Bunge S, Gal A, Clarke L, Morris CP, Hopwood JJ. The molecular genetics of mucopolysaccharidosis type Ⅰ: diagnostic, clinical and biological implications. *Hum Mutat* 1995; 6: 288-302.

145. Seeger LL, Hewel KC, Yao L, et al. Ribbing disease (multiple diaphyseal sclerosis): imaging and differential diagnosis. *Am J Roentgenol* 1996; 167: 689-694.

146. Shafritz AB, Shore EM, Gannon FH, et al. Overexpression of an osteogenic morphogen in fibrodysplasia ossificans progressiva. *N Eng J Med* 1996; 335: 555-561.

147. Shier CK, Krasicky GA, Ellis IB, Kottamasu SR. Ribbing's disease: radiographic-scintigraphic correlation and comparative analysis with Engelmann's disease. *J Nucl Med* 1987; 28: 244-248.

148. Shufflebarger HL, Clark CE. Fusion levels and hook patterns in thoracic scoliosis with Cotrel-Dubousset instrumentation. *Spine* 1990; 15: 916-920.

149. Sillence DO. Osteogenesis imperfecta: an expanding panorama of variants. *Clin Orthop* 1981; 159: 11-25.

150. Sillence DO, Senn A, Danks DM. Genetic heterogeneity in osteogenesis imperfecta. *J Med Genet* 1979; 16: 101-116.

151. Silverman FN. Achondroplasia. *Semin Roentgenol* 1973; 8: 142-143.

152. Slone RM, MacMillan M, Montgomery WJ, Heare M. Spinal fixation. 2. Fixation techniques and hardware for the thoracic and lumbar spine. *Radiographics* 1993; 13: 521-544.

153. Sobacchi C, Schulz A, Coxon FP, et al. Osteopetrosis: genetics, treatment and new insights into osteoclast function. *Nature Rev Endocrin* 2013; 9: 522-536.

154. Sparkes RS, Graham CB. Camurati-Engelmann disease: genetics and clinical manifestations with a review of the literature. *J Med Genet* 1972; 9: 73-85.

155. Spieth ME, Greenspan A, Forrester DM, Ansari AN, Kimura RL, Siegel ME. Radionuclide imaging in forme fruste of melorheostosis. *Clin Nucl Med* 1994; 19: 512-515.

156. Spranger JW. Mucopolysaccharidosen. In: Schwiegk H, ed. *Handbuch der inneren Medizin*, 5th ed. New York: Springer-Verlag; 1974: 212-215.

157. Spranger JW, Langer LO Jr, Wiederman HR. *Bone dysplasias. An atlas of constitutional disorders of skeletal development*. Philadelphia: WB Saunders; 1974.

158. Stevenson RE, Howell RR, McKusick VA, et al. The iduronidase-deficient mucopolysaccharidoses: clinical and roentgenographic features. *Pediatrics* 1976; 57: 111-122.

159. Stokes IA. Three-dimensional terminology of spinal deformity. *Spine* 1994; 19: 236-248.

160. Taitz LS. Child abuse and osteogenesis imperfecta. *Br Med J* 1987; 295: 1082-1083.

161. Thompson SB, Eales W. Clinical considerations and comparative measures of assessing curvature of the spine. *J Med Eng Technol* 1994; 18: 143-147.

162. Thomsen MN, Schneider U, Weber M, Johannisson R, Niethard FU. Scoliosis and congenital anomalies associated with Klippel-Feil syndrome types Ⅰ-Ⅲ. *Spine* 1997; 22: 396-401.

163. Urbaniak JR, Schaefer WW, Stalling FH Ⅲ. Iliac apophyses: prognostic value in idiopathic scoliosis. *Clin Orthop* 1976; 116: 80-85.

164. van Buchem FSP. Hyperostosis corticalis generalisata: eight new cases. *Acta Med Scand* 1971; 189: 257-267.

165. van Buchem FSP, Hadders HN, Hansen JF, Woldring MG. Hyperostosis corticalis generalisata: report of seven cases. *Am J Med* 1962; 33: 387-397.

166. van Buchem FSP, Hadders HN, Ubbens R. An uncommon familial systemic disease of the skeleton: hyperostosis corticalis generalisata familiaris. *Acta Radiol* [*Diagn*] 1955; 44: 109-120.

167. van Dijk FS, Cobben JM, Kariminejad A, et al. Osteogenesis imperfecta: a review with clinical examples. *Mol Syndromol* 2011; 2: 1-20.

168. Vanhoenacker FM, Balemans W, Tan GJ, et al. Van Buchem disease: lifetime evolution of radioclinical features. *Skeletal Radiol* 2003; 32: 708-718.

169. Van Hul W, Balemans W, Van Hul E, et al. Van Buchem disease (hyperostosis corticalis generalisata) maps to chromosome 17q12-q21. *Am J Hum Genet* 1998; 62: 391-399.

VII

170. Voorhoeve N. L'image radiologique non encore decrit d'une anomalie du squelette; ses rapports avec la dyschondroplasie et l'osteopathia condensans disseminata. *Acta Radiol* 1924; 3: 407‒411.

171. Walker GF. Mixed sclerosing bone dystrophies. Two case reports. *J Bone Joint Surg* [*Br*] 1964; 46B: 546‒552.

172. Wallace SE, Lachman RS, Mekikian PB, et al. Marked phenotypic variability in progressive diaphyseal dysplasia (Camurati-Engelmann disease): report of a four-generation pedigree, identification of a mutation in TGFB1, and review. *Am J Med Genet* 2004; 129A: 235‒247.

173. Ward LM, Rauch F, Travers R, et al. Osteogenesis imperfecta type Ⅶ: an autosomal recessive form of brittle bone disease. *Bone* 2002; 31: 12‒18.

174. Warkany J. Dwarfs and other little people: an overview. *Semin Roentgenol* 1973; 8: 135‒138.

175. Weiss IR. Measurement of vertebral rotation: Perdriolle versus Raimondi. *Eur Spine J* 1995; 4: 34‒38.

176. Whyte MP, Murphy WA, Fallon MD, Hahn TJ. Mixed-sclerosing-bone-dystrophy: report of a case and review of the literature. *Skeletal Radiol* 1981; 6: 95‒102.

177. Whyte MP, Murphy WA, Siegel BA. ^{99m}Tc-pyrophosphate bone imaging in osteopoikilosis, osteopathia striata and melorheostosis. *Radiology* 1978; 127: 439‒443.

178. Winter RB. Congenital spine deformity. In: Bradford DS, Lonstein JE, Moe JH, Ogilvie JW, Winter RB, eds. *Moe's textbook of scoliosis and other spinal deformities*, 2nd ed. Philadelphia: WB Saunders; 1987: 233‒270.

179. Winter RB, Haven JJ, Moe JH, Lagaard SM. Diastematomyelia and congenital spinal deformities. *J Bone Joint Surg* [*Am*] 1974; 56A: 27‒39.

180. Winter RB, Moe JH, Eilers VE. Congenital scoliosis. A study of 234 patients treated and untreated. *J Bone Joint Surg* [*Am*] 1968; 50A: 1.

181. Wise CA, Gao X, Shoemaker S, et al. Understanding genetic factors in idiopathic scoliosis, a complex disease of childhood. *Curr Genomics* 2008; 9: 51‒59.

182. Worth HM, Wollin DG. Hyperostosis corticalis generalisata congenita. *J Can Assoc Radiol* 1966; 17: 67‒74.

183. Wynne-Davies R, Fairbank TJ. *Fairbank's atlas of general affections of the skeleton*, 2nd ed. New York: Churchill Livingstone; 1976.

184. Yaghmai I. Spine changes in neurofibromatosis. *Radiographics* 1986; 6: 261‒285.

185. Zhang Y, Castori M, Ferranti G, et al. Novel and recurrent germline LEMD3 mutations causing Buschke-Ollendorff syndrome and osteopoikilosis but not isolated melorheostosis. *Clin Genet* 2009; 75: 556‒561.

186. Zheng H, Zhang Z, He JW, Fu WZ, Zhang ZL. A novel mutation (R122Q) in the cathepsin K gene in a Chinese child with Pyknodysostosis. *Gene* 2013; 521: 176‒179.

187. Zicari AM, Tarani L, Perotti D, et al. *WTX* R353X mutation in a family with osteopathia striata and cranial sclerosis (OS-CS): case report and literature review of the disease clinical, genetic and radiological features. *Ital J Ped* 2012; 38: 27‒30.

188. Ziran N, Hill S, Wright ME, et al. Ribbing disease: radiographic and biochemical characterization, lack of response to pamidronate. *Skeletal Radiol* 2003; 31: 714‒719.

33

索　引

数字・ギリシャ文字

3D-CT　23, 24, 66, 138, 143, 144, 145, 168, 192, 199, 228, 252, 273, 308, 311, 343, 347, 422, 423, 424, 432, 433, 448, 449, 452, 453, 456, 459, 485, 488, 514, 550, 688, 787, 806, 1071, 1077, 1114, 1129
　　——血管造影　24-26, 358, 493
3D-MR 血管撮影　51
3D 超音波像　1131
7 テスラ MRI　395
^{67}Ga　37, 61
^{99m}Tc　37, 61
^{99m}Tc-MDP　61, 757
^{111}In　37, 61
^{125}I　37
^{153}Gd　61, 37
α 角の計測　589

【和　文】

あ

アーチファクト　42, 391, 392
アウトレット view　125
亜急性骨髄炎　1001
アキレス腱　409
　　——断裂　103, 104, 438, 445-447
悪性色素性絨毛結節性滑膜炎　981
悪性線維性組織球腫　923, 925, 947, 950
悪性転化　10, 721, 771, 776, 778, 784, 789, 946, 980
悪性リンパ腫　930
アクチノマイコーシス　1004
アクロフィーシス　56
足関節内がえしストレス撮影　405
足関節外旋斜位撮影　404
足関節外側靱帯損傷　64
足関節腱鞘造影　407
足関節正面撮影　402
足関節前方引き出しストレス撮影　405
足関節造影　406
足関節側面撮影　403
足関節内旋斜位撮影　404
アスリートの恥骨部痛　108
亜脱臼　70
　　環軸椎——　626
　　膝蓋骨——　351, 355, 356
　　胸鎖関節——　168

アダマンチノーマ　822, 940, 942
圧迫骨折　492, 495, 500, 506, 512, 873
圧迫性神経障害　213, 214
アミロイドーシス　671, 672
アライメント異常　647
アルカプトン尿症　669
アルカリホスファターゼ　700
安定型骨盤輪骨折　297

い

異型脂肪腫様腫瘍　729
易骨折性骨　1176
萎縮性癒合不全　83, 84
異所性骨化　572
異所性上皮小体腺腫　1040
位相コントラスト法　48
イソクエン酸脱水素酵素 I　765
イソクエン酸脱水素酵素 II　765
易損傷帯　267
一次性変形性関節症　581
一過性局所性骨粗鬆症　1046
一過性股関節骨粗鬆症（一過性大腿骨頭萎縮症）　1046
遺伝性多発性外骨腫症　787, 788
遺伝性多発性骨幹骨硬化症　1199, 1201
インジウム　37, 61
インターベンション　700
咽頭後部間隔　472
インピンジメント症候群　148, 151

う

内がえしストレス　440
　　——撮影　405
内がえし損傷　418
打ち抜き像　868, 872, 935, 938, 939, 1004, 1008
馬のひづめ　83

え

腋窩撮影　117, 121
液面形成　68, 698, 728, 842, 843, 845, 973, 979
液流信号増強　48
エコー遅延時間　41
壊死病　1099, 1100
遠位脛腓靱帯損傷　444
遠位前脛腓靱帯断裂　438

遠位橈尺関節　237
円回内筋症候群　213, 214
円形隆起骨折　77
炎症性関節疾患　614
炎症性パンヌス　552, 567, 624
円背変形　239, 245, 254
円板状半月板　368, 376, 377
　　——断裂　377

お

横骨折　302
雄牛の目　725
黄色腫（症）　801, 866
黄色肉芽腫　801
横走線維　177
大きな種子骨　655
帯状現象　85, 88
オペラグラス手　622, 623
オルソ撮影法　18

か

ガーゴイリズム　6
回外位斜位像　239, 240, 260
回外筋症候群　213
壊血病　1096, 1099, 1100
壊血病性白線　1097, 1100
開口位撮影　469, 475
外骨腫　721
外傷後関節症　94, 95, 96
外傷後鎖骨遠位端骨びらん　168
外傷後鎖骨遠位端骨融解　169
外傷後の関節内液体貯留　431, 437
外傷後の骨化性筋炎　85, 87, 88, 89
外傷後傍皮質性骨化性筋炎　11
外側側副靱帯損傷　379
外側側副靱帯断裂　368, 433
外転ストレス撮影　280, 281
回内位斜位像　239, 241, 245
開排位像　289, 292, 310, 753, 1128
外反ストレス撮影　338
開放（複雑）骨折　74
海綿骨　55
潰瘍性大腸炎　642
化学選択的抑制法　41
化学走性ペプチド　37
化学療法後の骨肉腫　707, 721
顆間窩撮影　327, 330, 363

果間関節窩撮影 401
顆間部の開大 655
拡大撮影 18
過誤腫性血管リンパ管腫症 863
仮骨形成 81
過剰骨 415
顆上骨折 341, 342, 343
過成長 1105
家族性骨軟骨腫症 784
家族性骨肥大症 1087
家族性特発性高ホスファターゼ血症 1087-1089
家族性ビタミン D 抵抗性くる病 1051
肩下方脱臼 150
肩関節唇断裂 47
肩関節線維軟骨唇 131
肩関節前方脱臼 70, 142, 145
肩関節造影 126, 152
肩後方脱臼 150
肩周囲の骨折 134
肩の MRI 127
肩の造影 MRI 128
滑液包炎 210, 783
滑液包造影 30, 64
顎骨性骨肉腫 893
滑車上肘筋 215
褐色腫 865, 871, 1060, 1063
活動性骨髄炎 990, 1003
合併症の経過観察 993
滑膜芽細胞肉腫 973
滑膜腫 973
滑膜性（骨）軟骨腫症 963-968
滑膜性関節 598
滑膜性血管腫 971, 972, 973
滑膜性軟骨化生 963
滑膜肉腫 973, 975-979
滑膜嚢胞 618
ガドリニウム 37, 44
　——造影 551
カヌー用パドル外観 1188
化膿性関節炎 987, 1012-1015
化膿性骨感染症 1001
カフェオレ斑 801, 817, 1175
鎌状赤血球症 6
かもめの翼状変形 562, 616
カラーコード化二重エネルギー CT 549
カルシウム代謝 1059
カルシウムハイドロキシアパタイト結晶沈着症 666, 667
ガングリオン 170, 215
寛骨臼荷重部 295, 301
寛骨臼形成不全 1116
寛骨臼後縁 295, 301
寛骨臼骨折 65, 66, 289, 299, 301, 303-305

寛骨臼前縁 295, 301
環軸椎亜脱臼 626
環軸椎圧潰 625
関節外骨折 316
関節強直 622, 628
関節周囲骨粗鬆症 1048
関節上腕靱帯の損傷 160
関節唇術後再断裂 172
関節唇断裂 126
関節水症 76
関節線維性癒着 394
関節造影 27, 29, 64, 67, 124, 126, 152, 185, 236, 238, 333, 334, 371, 376, 406, 454, 543, 551, 970, 989, 997, 1111, 1128, 1137
　——後の断層撮影 185, 202
関節内血腫 675
関節内脂肪-関節液水平面 77
関節内脂肪肉腫 981
関節の変性変化 1079
関節びらん 618, 638
関節包の肩甲関節窩への付着部 131
関節リウマチ 545, 547, 552, 553, 559-561, 563, 565-567, 585, 615, 617-624, 626, 627
関節裂隙 557
　——の開大 671, 655, 677
　——の狭小化 582, 616, 1016
完全骨折 69, 71
感染症 987
乾癬性関節炎 551, 553, 561, 565, 632, 635-641
感染性関節炎 564, 1010
感染性癒合不全 83, 84, 85
環椎歯突起間距離 469
間葉性軟骨肉腫 907, 914

き

気管後部間隙 472
偽関節 81, 253, 310, 1105, 1176
偽憩室 652
偽骨折 1037, 1055
偽性脊椎すべり症 522, 523
偽性動脈瘤 95
偽痛風 664
偽嚢胞 582, 618
偽閉塞 652, 653
逆 Barton 骨折 224, 230
逆 Colles 骨折 225
逆位相法 41
逆ナポレオン帽徴候 522, 525, 526
臼蓋角 1126, 1127
急性骨髄炎 990, 994, 1002
境界面 574
強剛母趾 595, 597

胸鎖関節亜脱臼 168
胸鎖関節脱臼 166, 167
強指症 650
強直性脊椎炎 565, 568-570, 632, 633
胸椎後弯 531
強皮症 650-653
胸腰椎骨折 506
棘上筋腱完全断裂 154
棘上筋の萎縮 157
局所性移動性骨粗鬆症 1046
局所性骨粗鬆症 1046
棘椎弓線 472
棘突起サイン 522
距骨下関節脱臼 457
距骨完全脱臼 458
距骨骨折 452, 453, 454
距骨周囲脱臼 457
距骨離断性骨軟骨炎 454, 455
巨細胞型骨肉腫 890, 895
巨細胞腫 847-855
巨趾症 1108
距・舟状骨関節癒合症 1158
距・舟状骨癒合症 1159
距・踵骨癒合症 1110, 1158, 1160, 1161
巨大類骨骨腫 756, 758
魚椎 1051
筋萎縮 157
近位手根列掌側回転型手根不安定症 277
近位手根列背側回転型手根不安定症 277
金属アーチファクト 392
筋肉内血管腫 727

く

隅角骨折 79
クエン酸ガリウム 37, 61
嘴状の骨棘 655, 677
屈曲変形 649
屈筋共通腱 213
グラディエントエコー法 41
繰り返し時間 41
クリプトコッカス症 1004, 1007
くる病 1037, 1050, 1051, 1053, 1054
くる病念珠 1051

け

経胸郭側面撮影 123
経肩甲撮影 118, 124, 145
脛骨遠位骨折 411
脛骨近位骨幹部 76
脛骨近位部骨折 341
脛骨高原骨折 23, 344-347, 349, 350
脛骨骨折 62
脛骨粗面滑車間距離 351, 355
形質細胞骨髄腫 935

形質細胞腫 706
経舟状月状骨周囲脱臼 272, 274
経舟状月状骨脱臼 273
頚体角 290
頚椎損傷 479
経皮的骨生検 699
係留脊髄 1117, 1118
ゲームキーパー母指 108, 245, 280-282
血液貯留像 801
結核性滑液包炎 1017
結核性関節炎 1013, 1015-1017
結核性骨感染症 1001
結核性脊椎炎 1019, 1023
結核性椎間板炎 1024
血管炎 655
血管拡張型骨肉腫 698, 890-894
血管溝徴候 738, 745
血管腫 694, 723, 727, 728, 856, 859-863
血管造影 30, 66, 728, 782, 784, 855, 954
血管内皮腫 940
血管肉腫 940, 946
結合織炎 987, 1019
血腫 103, 104, 572
月状骨折 260
月状骨周囲脱臼 264, 267, 270, 272, 273
月状骨脱臼 264, 270, 272
月状三角骨完全癒合症 1107
月状三角骨靱帯 268, 271, 272, 277
　　──断裂 270, 271
血清反応陰性脊椎関節疾患 629
結節間溝撮影 123
結節性痛風 28, 662
血栓性静脈炎 570
結腸ポリープ 739
血友病 673, 675
血友病性関節症 555, 556, 675, 676
血流シンチグラム 976
肩下方脱臼 143, 150
肩関節唇断裂 47
肩関節線維軟骨唇 131
肩関節前方脱臼 70, 142, 145
肩関節造影 126, 152
限局性骨粗鬆症 1069, 1071
肩甲骨骨折 63, 135, 141-144
　　──の分類 140
肩甲骨体部骨折 144
肩甲骨粉砕骨折 141, 144
肩甲上神経症候群 170
肩甲上腕関節 142
肩甲脊椎骨 1121
肩甲帯の外傷 117
肩後方脱臼 142, 149, 150
肩鎖関節撮影 124
肩鎖関節損傷の分類 166, 167

肩鎖関節離開 163
　　──の grade 分類 165
肩周囲の骨折 134
腱鞘造影 30, 64, 447
原発性骨肉腫 881
原発性上皮小体機能亢進症 1059, 1061-1064
原発性軟骨肉腫 906
腱板修復後再断裂 171
腱板断裂 29, 67, 69, 150, 152, 155, 156
腱板不全断裂 153
腱付着部炎 628
肩峰骨 117
肩峰鎖骨の転移 166
肩峰の形態 125
　　──の Bigliani 分類 132
肩峰の形態的破格 133

こ
高悪性度表在型骨肉腫 899, 903
後外側回旋不安定性 210
後外側支持機構 384
　　──損傷 383
硬化性骨異形成症 1188, 1190
硬化性骨膜反応 712
後距腓靱帯 410
　　──断裂 440
後脛骨筋機能不全 462
後脛骨筋腱断裂 447
後脛骨筋不全 461
好酸球性肉芽腫 6
合指症 1105, 1107
後斜位撮影 289, 292, 299
後斜走線維 177
後十字靱帯損傷 383
甲状腺機能低下症 1094, 1098, 1099
高速撮影法 41
後側方椎間板ヘルニア 532
後柱（腸坐骨柱） 295, 299, 303
後天性梅毒 1011
後天性免疫不全症候群（AIDS）に伴う関節炎 673
後頭顆骨折 482, 485, 486
　　──の分類 484
後頭骨頚椎間脱臼 483, 486
高尿酸血症 656
後方棘突起線 472
後方脊椎線 472
後方接線撮影 410
絞扼性神経障害 213, 214
コーデュロイパターン 694
股関節一過性骨粗鬆症 1041
股関節後方脱臼 318, 321
股関節唇損傷 302

股関節唇断裂 306
股関節前方脱臼 318, 321
股関節脱臼 105, 318
コクシジオイデス症 1004, 1008, 1009
跨坐骨折 297, 298
胡椒塩像 655, 1060, 1063
骨壊死 87, 256, 310, 316, 318, 647, 650
骨外性骨肉腫 899, 903, 904
骨改変 55, 1069
骨芽基質 707
骨芽細胞 56
骨芽細胞腫 754, 756-761, 762
骨化性筋炎 871, 877, 899, 1186, 1189
骨化中心 75
骨幹端 683
　　──隅角 77
骨吸収 55
骨棘形成 599
骨巨細胞腫 847-855
骨クリプトコッカス症 1007
骨形成 55
骨形成細胞 56
骨形成の異常 1107
骨形成の障害 1106
骨形成不全症 1176, 1180-1184
骨系統疾患 1175
骨結核 1007
骨血管内皮腫 945
骨血管肉腫 946
骨減少 1033, 1053
骨原発平滑筋肉腫 940
骨硬化 673, 1033
骨硬化病変を示す骨腫瘍・偽腫瘍 709
骨梗塞 718, 772
骨コクシジオイデス症 1008, 1009
骨挫傷 45
骨産生と骨吸収 1034
骨腫 737
骨侵食像 766, 767, 769
骨シンチグラフィー（シンチグラム） 7, 31, 98, 551, 697, 746, 805, 810, 814, 876, 916, 976, 980, 1021, 1036, 1075
骨髄炎 700, 987, 993, 996-998, 1001, 1011
　　──の慢性瘻孔 946
骨髄腫 935
骨髄内骨梗塞 771, 870, 946, 947
骨髄浮腫 621
骨スキャン 31, 258, 543, 550, 746, 757, 801, 810, 814, 912, 925, 989, 991, 1036, 1071, 1158
骨性 Bankart 病変 147-149
骨生検 699
骨成熟 1174
骨成長の異常 1108, 1109

骨折 69
　圧迫—— 492, 495, 500, 508, 512, 873
　開放—— 74
　関節外—— 316
　完全—— 69, 71
　脆弱性—— 99, 102, 322
　楔状—— 495, 500
　軟骨—— 356, 361
　破裂—— 492, 493, 511, 514-516
骨折線の方向 72
骨折端部の開大 83
骨折治癒 78, 81
骨折の X 線学的評価 71
骨セメントの漏出 572
骨線維性異形成 716
骨線維性異形成症 817, 823-826
骨線条症 1196, 1199, 1200, 1206
骨粗鬆症 86, 649, 653, 1045, 1047, 1048, 1051
骨転移 947, 951
骨島 11
骨透亮像を呈する腫瘍および腫瘍類似病変 709
骨内ガングリオン 833, 838, 865, 870, 871
骨内骨像 1092, 1093
骨内脂肪腫 717, 864, 867-869
骨内低悪性度型骨肉腫 889, 890
骨軟化症 1037, 1050, 1052, 1055
骨軟骨骨折 356, 361, 362
骨軟骨腫 693, 721, 722, 774, 780, 781, 784, 789, 1150
　滑膜性—— 963, 968, 979
　——の合併症 782, 783
骨軟骨遊離体 591, 963, 966, 968
骨肉腫 688, 689, 696, 713, 721, 725, 881, 883-890, 896, 898, 901, 902
　化学療法後の—— 707, 721
　顎骨性—— 893
　巨細胞型—— 890, 895
　血管拡張型—— 698, 890-894
　骨外性—— 889, 903, 904
　続発性—— 905, 906
　傍骨性—— 695, 702, 706, 896, 898, 899
　傍皮質性—— 896
　——の組織学的悪性度分類 882
　——の分類 882
骨嚢腫 687, 694, 702, 833-846, 855
骨膿瘍 712, 837, 991, 1001, 1006, 1011
骨破壊 704
　——のパターン 709, 710
骨盤指 298, 299
骨盤前柱・後柱 302
骨斑紋症 1105, 1109, 1196, 1197, 1206
骨盤輪 289

骨盤輪骨折 294, 297, 298
骨皮質転移 950, 955
骨皮質内軟骨腫 765
骨皮質の厚さ 1033
骨皮質膿瘍 749
骨皮質の歪み 77
骨皮質幅の計測 1035
骨表面骨肉腫 896
骨びらん 618, 657, 673, 674
骨平滑筋肉腫 944
骨片のアライメント 72
骨片剝落像 833, 836, 837, 842
骨膜性骨芽細胞腫 760
骨膜性骨肉腫 898, 901, 902
骨膜性軟骨腫 769-771
骨膜性軟骨肉腫 915-917
骨膜性類腱腫 11, 806
骨膜反応 76, 628, 638, 639, 711, 791, 874, 883, 885-887, 891, 892
　——のタイプ 711
骨膜傍脂肪肉腫 724
骨密度測定 1037
骨密度の異常 1033
骨癒合 82
　——期間 80
　——に影響する因子 80
骨梁パターン 1045, 1047, 1048
ゴム腫 1011
ゴルフ肘 105, 203
混合型骨硬化性異形成症 1203
混合性結合組織病 653, 654
コンピューター断層撮影 20

さ
鎖骨胸骨端骨折 139, 140
鎖骨肩峰端骨折 139
鎖骨骨折 135, 139
　——の分類 138
サブトラクション関節造影 576
サブライム結節 209, 210
　——裂離骨折 212
三角骨骨折 245, 258, 259
三角靱帯損傷 438, 439
三角線維軟骨複合体 219, 223, 237
　——断裂 20, 29, 238, 239
三果骨折 420
三次性上皮小体（副甲状腺）機能亢進症 1059
三相アイソトープ骨スキャン 550
酸ホスファターゼ活性 700

し
シートベルト骨折 518
　——の種類 517

自家骨軟骨柱移植 393
自家軟骨細胞移植 395
磁気共鳴画像 38
色素性絨毛結節性滑膜炎 732, 966, 969-971
指節間関節症 595
指節間関節脱臼 80
膝蓋骨亜脱臼 356
膝蓋骨腱付着部症 594
膝蓋骨高位 327, 387
膝蓋骨骨折 348, 353, 354
　——の分類 353
膝蓋骨軸写 327
膝蓋骨脱臼 351, 355, 356
膝蓋骨低位 327, 386
膝蓋骨の方形化 655
膝蓋支帯断裂 68
膝蓋靱帯断裂 387, 389, 390
膝蓋大腿関節症 593
膝関節液 370
膝関節水症 365
膝関節造影 333
膝関節脱臼 352, 357, 358
歯突起骨折 488, 490, 491
　——の分類 489
歯突起低形成 1116
歯突起の垂直脱臼 625
自発性感覚異常 284
脂肪腫 723, 728
脂肪線条の消失 73
脂肪線条の転位 75, 76
脂肪肉芽腫症 870
脂肪肉腫 729, 949
脂肪抑制法 41
斜位撮影 476
尺屈位像 239, 240
尺側側副靱帯 213
　——完全断裂 212
　——部分断裂 211
尺側側副靱帯複合体断裂 208
若年性 Paget 病 1079, 1087
若年性 Tillaux 骨折 422, 427
若年性胸椎後弯 531
若年性甲状腺機能低下症 1098
若年性特発性関節炎 626, 629, 630
尺骨インピンジメント症候群 234, 235
尺骨滑車間関節 177, 182
尺骨鉤状突起骨折 198, 199
尺骨神経移行 214, 215
尺骨ゼロ変異 222, 223
尺骨突き上げ症候群 234-237
尺骨プラス変異 219, 222, 234
尺骨変異 219, 224
尺骨マイナス変異 219, 222, 234, 260, 265

シャベル作業者骨折　495, 498, 499
ジャンパー膝　109
主圧迫骨梁群　314
十字靱帯断裂　373
充実性（亜型）動脈瘤様骨囊腫　843, 846
舟状月状骨解離　264, 267-269
舟状月状骨軸角　275, 277, 278
舟状月状骨靱帯　268, 270, 271, 277
　　——断裂　270, 271
舟状骨回転亜脱臼　267
舟状骨骨壊死　93
舟状骨骨折　23, 245, 251-253, 255-257,
　　451, 456
　　——偽関節　253
　　——の分類　251
舟状骨脱臼　272, 276
舟状骨の回転亜脱臼　264, 265
周波数選択的（化学的）脂肪飽和法　41
重量挙げの胸筋損傷　105
手関節造影　223, 237
手関節の損傷　245
手根管　242
　　——撮影　239, 241, 260
手根管症候群　242, 243, 281, 284
手根骨区画　242
手根骨骨折　245
手根骨脱臼　264
手根骨長軸脱臼　272, 276
手根中央関節脱臼　264, 267, 272, 274
手根中手関節症　596
手根不安定症　275
手根輪理論　275, 276
種子骨　655
種子骨指数　1089
樹枝状脂肪腫　973, 974, 975
出血性骨肉腫　890
主引っぱり骨梁群　314
腫瘍　683
腫瘍基質　703, 707
腫瘍状石灰沈着症　1094, 1096, 1097
腫瘍濃染　947
腫瘍誘発性骨軟化症　1052
腫瘍類似病変　683
腫瘤　683
踵骨骨折　438, 448-450
踵骨疲労骨折　451
小細胞型骨肉腫　892
踵・舟状骨癒合症　1107, 1156-1158
掌側 Barton 骨折　224, 230
上皮小体（副甲状腺）機能亢進症　7, 34,
　　670, 1038, 1059
　　——に伴う褐色腫　865, 871
踵腓靱帯　410
　　——損傷　442

　　——断裂　441
上部消化管造影　653
上方軟骨性関節唇損傷　157
静脈結石　723, 727, 778
静脈性腎盂造影　1167
静脈性尿路造影　294
上腕骨遠位部骨折　188, 190-192
上腕骨遠位部の骨端核　180
上腕骨外側上顆炎　203, 208
上腕骨顆上骨折　183, 190, 191, 193
上腕骨近位骨端離開　105
上腕骨近位端骨折　138
上腕骨近位部骨折　25, 134, 136, 137
上腕骨外科頚骨折　24, 70
上腕骨小頭骨折　199
上腕骨小頭離断性骨軟骨炎　194, 201-204
上腕骨頭下面の嘴状骨棘　677
上腕骨頭の骨壊死　94
上腕骨内側上顆炎　203
上腕骨内側上顆骨折　180
上腕三頭筋腱断裂　203, 209
上腕二頭筋腱断裂　203, 208, 209
真菌性感染症　1004
真空現象　528, 529, 598, 601, 606, 607, 671,
　　1137
神経線維腫（症）　6, 731, 803, 946, 949,
　　1175-1179
神経梅毒　608
神経病性関節症　564, 608, 609
人工関節の脱臼　574
人工関節の弛み　574
人工コンポーネントの摩耗　574
人工膝関節置換術後の感染　997
信号消失　101, 963
進行性骨化性筋炎　1186, 1189
進行性骨化性線維異形成症　1186
進行性骨幹骨異形成症　1198
進行性全身性硬化症　650
侵襲性骨芽細胞腫　758, 762
シンスプリント　109, 111
腎性骨ジストロフィー　1055-1057
腎性骨軟化症　1052
真性脊椎すべり症　522, 523
新生物　683
靱帯棘　563
シンチグラフィー　31, 61, 543, 698, 699,
　　746, 757, 912, 951, 976
深部静脈血栓症　32

す

垂直剪断型　296
頭蓋骨幹端異形成症　1200
頭蓋沈下　622
頭蓋軟化症　1051

スカプラ Y 撮影　63, 118, 124, 145
スキーヤー母指　107
スキャノグラム　18
スキャン　1111
スコッチテリア像　498, 505
ストレス撮影　4, 18, 64, 118, 245, 337, 338
スノーボード骨折　110
スパゲッティ様像　730
スピンエコー法　41
スピン密度画像　41
スポーツ損傷　105
スポーツヘルニア　108, 110, 322
すりガラス状　807-809, 811, 818, 821
スワンネック変形　622, 639, 648

せ

生検　699
脆弱性骨折　99, 102, 322
成長障害　92, 95, 721, 784, 788
成長軟骨板　56, 683
　　——の損傷　74
生理的 O 脚　1146, 1149
脊索腫　940, 943, 944
脊髄空洞　1117
脊髄係留症候群　1111
脊髄髄膜瘤　1118
脊髄正中離開症　1110, 1111, 1117
脊髄造影　30, 65, 481, 507, 516, 532, 543,
　　548, 690, 694, 956, 992, 1110
脊髄造影後 CT　508, 533, 641
脊髄造影後 3D-CT　533
脊髄瘻　608, 610
脊柱管狭窄　548, 599, 606, 608
脊柱管内ヘルニア　531
脊柱側弯症　1167
脊椎結核　1019
脊椎骨髄炎　1022
脊椎すべり症　518, 522-524
　　——の分類　521, 526
　　変性——　522, 599, 602, 605
脊椎分離症　518, 524
脊椎変性疾患　568, 598
石灰化　55, 651, 708, 765-769, 772, 780,
　　790, 792
石灰化腱周囲炎　666
石灰沈着　650, 651
接線撮影　413, 414
線維芽細胞　56
線維形成性骨肉腫　884
線維脂肪性過誤腫　730
線維腫症　731
線維性異形成　39
線維性黄色腫　801
線維性骨異形成症　807, 810, 811, 890, 905

——の合併症　819-821
線維性骨皮質欠損　801, 802
線維性組織球腫　726, 801, 815
線維性軟骨異形成症　819, 820
線維組織球性骨肉腫　892
線維軟骨性間葉細胞腫　856, 857
線維肉腫　726, 923, 924
　続発性——　923
線維輪の損傷　67
遷延治癒　81
前外側インピンジメント症候群　438, 443
前距腓靱帯　409
　——損傷　443
　——断裂　440, 441
前後圧迫型　296
前骨間神経症候群　284, 285
仙骨骨折　65, 297, 307-309
仙骨損傷　307
仙骨無形成症　1106
前斜位撮影　289, 291, 299
前斜走線維　177, 187
前十字靱帯再建術　392
前十字靱帯損傷　380-382
全身性エリテマトーデス　647
全身性硬化症　650, 651
全身性骨減少　1060
全身性骨粗鬆症　1045, 1047
全身性骨皮質性骨増殖症　1087
先端巨大症　594, 596, 671, 1087, 1090, 1091
先端骨溶解症　632, 636, 647, 650, 670, 1195
前柱（腸恥骨柱）　295, 299, 303
仙腸関節　601, 670
仙腸関節炎　628, 641, 642
舟底足　1154
　——変形　1154
先天性偽関節症　1107
先天性脛骨内反症　1111
先天性肩甲骨高位症　1121
先天性後側弯症　1114
先天性骨形成不全症　1176
先天性神経線維腫症　1179
先天性垂直距骨　1154-1156
先天性側弯症　1170
　——の分類　1169
先天性蝶形椎　24
先天性橈尺骨癒合症　1107
先天性内反足　1151
先天性梅毒　1010
先天性半椎　1114
前捻角　1112, 1113
前方関節包付着部の type 分類　130
前方脊椎線　472
前方椎間板ヘルニア　522
前方引き出しストレス撮影　338, 405

そ
造影 MRI　803, 934, 977, 995, 1006, 1009, 1017, 1026
造影後 CT　182
造影効果　777, 804, 816, 876, 917
叢状神経線維腫（症）　946, 949, 1177
増殖性癒合不全　84
象の足　83
象皮病　1179
早老症　905
ソーセージ指　639
足関節内がえしストレス撮影　405
足関節外旋斜位撮影　404
足関節外側靱帯損傷　64
足関節腱鞘造影　407
足関節骨折の分類　419
足関節正面撮影　402
足関節前方引き出しストレス撮影　405
足関節造影　406
足関節側面撮影　403
足関節脱臼骨折　421, 422
足関節内旋斜位撮影　404
足関節複合靱帯損傷　440
足根管症候群　460, 461
足根洞症候群　461
足底腱膜炎　465
続発性悪性線維性組織球腫　923
続発性骨肉腫　905, 906
続発性線維肉腫　923
続発性軟骨肉腫　915
足部後方接線撮影　413
足部斜位撮影　413
足部種子骨の接線撮影　414
足部正面撮影　411
足部側面撮影　412
足部痛風　656
足部の解剖学的区分　400
足部の副骨　415
側方圧迫型　296
側面撮影　4
側弯　1175
側弯症の分類　1168
鼡径部側面像　289, 293, 310
鼡径部痛症候群　322
組織球性黄色肉芽腫　801
組織黒変症　669, 670
足根骨癒合症　1156
外がえし損傷　418

た
ターフトゥ　110
第 1 手根中手関節　279
退行期骨粗鬆症　1051
退行変性嚢胞　36

第 5 中足骨基部骨折　456
大腿寛骨臼インピンジメント　307, 586
大腿近位欠損症　1108, 1134
大腿骨遠位部骨折　341
　——の分類　340
大腿骨完全骨折　69
大腿骨近位欠損　1136
大腿骨近位部骨折　310, 313
大腿骨頚基部骨折　310, 312
大腿骨頚部骨折　66, 312
大腿骨骨折　78
大腿骨骨頭下頚部骨折　24
大腿骨骨頭下骨折　311, 315, 316
大腿骨頭壊死　4, 90, 91, 92, 318, 650, 1095
大腿骨頭すべり症　1140, 1142-1145
大腿骨頭前方脱臼　80
大腿骨頭の移動　584
大腿四頭筋腱断裂　386, 388, 389
大腿動脈損傷　68
大腸癌転移　699
大理石骨病　7, 1109, 1189-1194
高月症候群　935
多骨性線維性異形成　7
多骨性線維性骨異形成症　809, 812-816, 818
多指症　1106
多中心性骨肉腫　896
多中心性網状組織球症　673, 674
脱臼　69, 80, 142
　人工関節の——　574
脱臼骨折　511, 520, 521
　——の分類　519
脱分化型軟骨肉腫　693, 907, 915
脱分化型傍骨性骨肉腫　898, 900
多発性 Paget 病　7
多発性遺伝性外骨腫症　785, 786
多発性遺伝性骨軟骨腫症　784
多発性外骨腫　721
多発性筋炎　652
多発性骨髄腫　935, 938, 939, 941, 1038
多発性骨軟骨腫　789
多発性骨軟骨性外骨腫症　784
多発性骨肉腫　897
多分裂膝蓋骨　353
単一光子吸収測定法　37
単果骨折　419, 420
単骨性線維性骨異形成症　807, 808, 809
単純 X 線撮影　3, 18
単純楔状骨折　495, 500
弾性線維腫　732
断層撮影　20, 430, 758, 761, 771, 791, 795, 859, 943, 990, 1023
　関節造影後の——　185, 202
単発性形質細胞腫　706

単発性骨嚢腫　687, 702, 833-837, 846
短腓骨筋腱の縦断裂　462
ダンベル形の神経線維腫　1176, 1179
淡明細胞型軟骨肉腫　906, 913, 914

ち

遅延スキャン陽性　801
竹様脊柱　570, 602, 631, 633
恥骨結合離開　298
肘関節後方脱臼　70
肘関節周辺の骨化中心が出現する順序と年
　　齢　181
肘関節脱臼　198, 205
肘関節脱臼骨折　205
肘関節のランドマーク　184
中手骨骨折　62, 277
中手骨橈側の嘴状骨棘　677
中心性股関節脱臼　321, 322
中足足根関節脱臼　460
肘頭滑液包炎　213
肘頭骨折　200, 201
　　──の分類　200
肘部管症候群　213-215
超音波検査　30, 551, 1111
腸管ポリープ　737
腸脛靱帯炎　109
腸骨坐骨線　295
腸骨坐骨柱（後柱）骨折　302
腸骨恥骨（弓状）線　295, 301
腸骨恥骨柱（前柱）骨折　302
長腓骨筋腱断裂　463
治療結果のモニタリング　714

つ

椎間関節症　600
椎間板感染症　1020-1023
椎間板造影　30, 65, 508, 1021
　　──後 CT　534
椎間板脱出　67, 536
椎間板ヘルニア　67, 526, 528, 532-534, 608
椎間板変性症　598, 601, 602, 603
椎間板膨隆　535
椎骨骨折　64
椎体骨髄炎　1023
椎体内椎間板ヘルニア　526
通常型骨肉腫　881, 884
通常型軟骨肉腫　906
痛風　560, 655, 656
痛風結節　28, 549, 550, 656, 657, 659-663
痛風性関節炎　561, 563, 656-659

て

低悪性度軟骨肉腫　773
低成長　1105

定量的 CT　1039
定量的超音波法　1039
テクネチウム　61
デジタル X 線撮影　19, 543
デジタルサブトラクション関節造影　19,
　　20
デジタルサブトラクション血管造影　19,
　　21
デジタルサブトラクションラジオグラ
　　フィー　19
デジタルスキャノグラム　18
デスモイド　11
テニス肘　105, 203
テニスレッグ　109
転移　38, 39, 40
転移性腫瘍　691, 698, 951-953
転子下骨折　316
転子間骨折　316, 317
天使の弓　498, 504
点紋状　708

と

凍結肩　163
橈骨遠位端関節内骨折　228, 229
橈骨遠位端骨折　75, 219, 226
橈骨小頭間関節　177, 182
橈骨頭骨折　63, 77, 193, 195-197
橈骨頭小頭撮影　543
橈骨頭脱臼　1109
同軸ケーブル様像　730
豆状骨骨折　260, 262
橈側（外側）側副靱帯複合体断裂　206
糖尿病性足病変　1027
動脈造影　690, 693, 694, 726, 949, 992
動脈閉塞　33
動脈瘤様骨嚢腫　694, 838, 839-846, 855
特発性膝骨壊死　367
特発性若年性骨粗鬆症　1050
特発性側弯症　1167, 1169
ドプラエコー　156
トランペット状変形　1180
トリプルシグナルインテンシティー　977,
　　978
トンネリング　1038

な

内骨症　11, 699, 750, 1196, 1197
内骨膜性骨増殖症　1087
内側側副靱帯損傷　377-379
内側側副靱帯断裂　368, 432
内側側副靱帯の石灰化　103
内側大腿回旋動脈　313
内側半月板断裂　66
内軟骨腫（症）　7, 765-768, 774, 775

内軟骨性骨化　55
内軟骨性骨形成　56
内反足　1110, 1153, 1154
ナノコロイド　37
軟骨下骨の硬化　582
軟骨芽細胞腫　686, 702, 787, 790-793
軟骨下不全骨折　361
軟骨基質　708
軟骨欠損　68
軟骨骨折　356, 361
軟骨腫　765
　　骨膜性──　769-771
軟骨修復　394
軟骨腫様滑液包　783
軟骨性 Bankart 病変　149
軟骨石灰化症　655, 664, 665
軟骨肉腫　687, 688, 693, 695, 773, 778, 784,
　　906-912, 914, 979
　　骨皮質──　765
　　骨膜性──　915-917
　　続発性──　915
　　脱分化型──　693, 907, 915
　　淡明細胞型──　906, 913, 914
　　──の合併症　913
　　──の組織学的悪性度分類　913
　　──の分類　907
軟骨粘液線維腫　710, 719, 792, 794, 795
軟骨帽　774, 781, 784, 789
軟骨マトリックス　55
軟骨無形成症　1180, 1184, 1185
軟部悪性線維性組織球腫　690
軟部腫瘍　720
軟部組織壊疽　1025
軟部組織感染症　1025
軟部組織進展　711
軟部組織損傷　100, 103-105
軟部組織膿瘍　995, 1025, 1026
軟部組織の腫脹　73, 619
軟部組織発生骨外性骨肉腫　899

に

肉芽腫　6, 801, 870
二次骨端核　177
二次骨梁　56
二次性骨化　75
二次性骨軟骨腫症　968
二次性上皮小体（副甲状腺）機能亢進症
　　1059, 1064, 1066
二次性変形性関節症　581, 586
二次石灰化中心　56
二重エネルギー CT　26, 543, 549, 550
二重エネルギーカラーコード化 CT　655,
　　660, 662, 663

二重光子吸収測定法　37
二重造影　126, 182, 239, 334, 359, 376, 406, 441, 1014, 1111, 1147
二重の骨皮質線　77, 78
二頭筋橈骨滑液包炎　214
二分膝蓋骨　353
乳児くる病　1051
尿酸結晶　8
尿道損傷　294
二リン酸塩　36

ね
ネズミの耳様変化　640
粘液型脂肪肉腫　729

の
濃化異骨症　1189, 1195
囊腫状血管腫症　863-865
囊腫状リンパ管拡張症　863
囊胞　582
囊胞状骨梗塞　877
ノカルジア症　1004

は
灰色皮質徴候　96, 97
肺性骨関節症　712
梅毒　608, 1005
廃用性骨粗鬆症　85, 86
バキュームクレフト兆候　606
剝離骨折　456
バケツ柄状骨折　297, 298
バケツ柄断裂　374, 375
播種型非骨化性線維腫　801
発育性股関節形成不全　1105, 1111, 1112, 1116, 1121, 1125, 1126, 1128, 1132, 1133
バットレス状の骨膜反応　840
花むしろ状配列　801, 940
パラトルモン　1059
パルスシークエンス　41
破裂骨折　492, 493, 508, 514-516
半回外位斜位撮影　543
ハングマン骨折　488, 491, 492
　　──の分類　492
半月板移植　391
半月板修復術　391
半月板損傷　366, 371, 372
半月板断裂　374, 375
半月板部分切除術　390
反射性交感神経性ジストロフィー　85
反転回復法　41
反転時間　41
反応性関節炎　571, 631
反応性癒合不全　83
晩発性骨形成不全症　1178

汎発性特発性骨格骨増殖症　598

ひ
非炎症性脊椎関節症　602
皮下腫瘤　737, 739
被虐待児症候群　79
肥厚性肺性骨関節症　712
非骨化性線維腫　717, 722, 801-805, 837
腓骨筋腱障害　462
腓骨筋腱脱臼　463
腓骨骨折　429
腓骨無形成症　1106
膝　370
膝関節造影　332
膝の特発性骨壊死　361, 368, 369
肘関節後方脱臼　70
肘関節周辺の骨化中心が出現する順序と年齢　181
肘関節脱臼　198, 205
肘関節脱臼骨折　205
肘周囲の骨折　188
皮質骨　55
皮質骨幅　1035
皮質内骨肉腫　892
肘の外傷　177
肘の靱帯　179
肘不安定性　210
非脂肪性細網症　866
ビタミンD代謝　1060
ビタミンD抵抗性くる病　1051, 1054
羊飼いの杖変形　817, 818
ヒッチハイカー母指　622, 630
ビデオ録画　18
皮膚筋炎　652, 653
びまん性骨格血管腫症　863
びまん性骨粗鬆症　935
びまん性特発性骨増殖症　602, 604
ビメンチン　926
病的骨折　722, 767, 804, 805, 812, 815, 828, 833, 836, 837, 846, 852, 913, 956, 1079, 1081, 1082
病変の境界　702, 706
びらん性骨関節炎　613, 616
びらん性変形性関節症　561, 562
疲労骨折　96-101, 295, 322, 451, 749, 1081
ピロリン酸カルシウム結晶沈着症　644-666
ピロン骨折　411, 421, 423, 424

ふ
不安定型骨盤輪骨折　297
風棘　1007
フォトデンシトメトリー　1035
不顕性骨折　46, 47, 295

腐骨　1003
不全骨折　70, 71, 367, 368, 369
フットボーラーズ・アンクル　110
部分飽和回復法　41
ブラストミセス症　1004
プロトン密度強調画像　41

へ
閉鎖神経障害　321
閉鎖性デグロービング損傷　321
米粒体　619, 620
ヘモクロマトーシス　595, 597, 668, 669
ヘモジデリン沈着　675, 970
ヘリカルスキャン　21
辺縁骨硬化像　703, 794, 804
辺縁部びらん　621
変形性関節症　318, 545, 547, 551, 554, 560-562, 565, 581, 584, 590, 595
変形性骨炎　1069
変形性脊椎症　528, 598, 602, 604
変形性仙腸関節症　601
変形治癒　82
片肢性骨端異形成症　1150-1152
変性関節疾患　581
変性脊椎すべり症　522, 599, 602, 605
扁平股　1135
扁平上皮癌　948

ほ
傍関節唇囊腫　162
縫合骨　1178, 1181
縫合糸によるアーチファクト　391
膀胱損傷　294
膀胱尿道造影　294
傍骨性骨腫　737, 738
　　──の鑑別診断　740, 741
傍骨性骨軟骨異型増生　787, 789
傍骨性骨肉腫　695, 702, 706, 896, 898, 899
　脱分化型──　898, 900
傍骨性脂肪肉腫　728
放射状MR関節造影　48
放射線学的検索　7
放射線照射による肉腫　947
傍脊椎腫瘍　694
包虫症　1018
傍半月板囊腫　373
傍皮質性骨肉腫　896
　　──の亜型　897
ボウリング母指　108
ボクサー骨折　107, 279, 280
母指低形成　1108
ボタン穴変形　622, 630
ホッケー鼠径部（ホッケーヘルニア）　108
ポップコーン状石灰化　708, 1180, 1182

ま

膜性骨化　55
マジックアングルアーチファクト　42
末端硬化　647
末端骨溶解症　651, 652
摩耗粉性疾患　574
慢性骨髄炎　718, 990, 994, 995, 1004, 1005
慢性骨髄炎の瘻孔　948
慢性再発性多巣性骨髄炎　1010, 1012

み

三日月状サイン　4

む

無菌性骨髄炎　1092
無形成　1105, 1106
ムコ多糖症　1183
虫喰い像　929, 930
ムチランス型関節炎　636, 637
ムチランス変形　636, 674

め

メタローシス　574
メニスコイド病変　438
メロレオストーシス　1115, 1200, 1203-
　1206
免疫グロブリン　37
綿毛様陰影　707
綿毛様骨膜炎　640

も

毛架状　708
毛細血管腫　728
毛細血管性血管腫　857
網膜芽細胞腫症候群　905

ゆ

有鉤骨鉤骨折　260-262
有鉤骨骨折　245, 259
有鉤骨の「目」　245, 260
有痛性外脛骨　462
有頭月状骨軸角　275, 277, 278
有頭骨骨折　260, 263
癒合　1105
癒合不全　86
　——の原因　83
揺さぶられっ子症候群　79
癒着性関節包炎　163, 165

よ

陽性造影　182
腰椎斜位撮影　505
腰椎椎間板ヘルニア　67
ヨード　37

ら

ライム関節炎　1016, 1018
ラガージャージ脊椎　7, 1060, 1064
らせん骨折線　76
ランナー膝　109

り

リウマトイド結節（症）　625, 627, 628
梨状筋症候群　295, 321
離断性骨軟骨炎　194, 201, 202, 204, 356,
　362-366, 441, 454
リトルリーガーズエルボー　105
リトルリーガーズショルダー　105
リモデリング　55, 1069
隆起骨折　79
流ろう骨症　1115, 1200, 1203-1206
両果骨折　420
良性線維性組織球腫　801, 805
リング＆アーク　708
リンゴの芯病変　739
輪状靱帯　177, 182
リンパ腫　931, 932, 934, 936

る

類腱線維腫　823, 827-829
類骨骨腫　7, 35, 712, 718, 738, 741, 742,
　745-748, 754, 755
　——の合併症　751-753
　——の鑑別診断　750
　——の分類　743
涙痕　295, 301
涙滴骨折　22, 492, 494-496
ループス関節炎　561

れ

冷膿瘍　1019, 1024
裂離骨折　297-299

ろ

瘻孔造影　992, 993, 1004

わ

綿毛様　563

【欧　文】

A

absent middle facet sign　1159
acetabular index　1126, 1127
acetabular roof　295
achondroplasia　1180
acromegaly　594, 671, 1087
acrophysis　56
adamantinoma　822, 940
advancing wedge　1069, 1070
agenesis　1105
aggressive granulomatosis　574
aggressive osteoblastoma　758, 759
Albers-Schönberg 病　1109, 1189
alkaptonuria　669
Allstate 撮影　543, 546
alphabet soup　809
ALPSA 病変　157
amyloidosis　671
Andrén-von Rosen 線　1126, 1127
aneurysmal bone cyst　838
angiomatosis　863
angiosarcoma　940
ankle mortise 撮影　401
anterior acetabular rim　295
anterior snout（nose）sign　1156
anteroposterior compression　296
anteroposterior talocalcaneal angle　1151
aplasia　1105
aseptic osteomyelitis　1092
athletic pubalgia　108
atlantal-dens interval　469
atlantotaxial impaction　622
autotomography　497
aviator's astragalus　457
avulsion fracture　298

B

Bado 分類　206
Baker 嚢腫　32, 34, 551, 553, 593, 625, 626
ball-catcher's view　543, 546
balooned disk　529
bamboo spine　570, 602, 631, 633
Bankart 病変　142, 147-149, 153
　軟骨性——　149
Barlow 病　1096
Barton 骨折　224, 229
　逆——　224, 230
Baseball Pitcher's elbow　105, 107
Baxter 踵部痛　464
beak 形成　1147, 1149
Bechterev 病　629
Bennett 骨折　277, 279

Bennett 病変 158, 163
BHAGL 病変 160
Bigliani 分類 132
bird's eye view 347, 348, 485, 1132
bizarre parosteal osteochondromatous pro-liferation（BPOP）787
blade of grass 1069, 1070
blastmycosis 1004
Bloom-German 症候群 905
Bloom 症候群 905
Blount 病 1105, 1111, 1146-1149
blown-out appearance 838
Böhler 角 410
bone abscess 1001
bone contusion 294, 295, 318
bone sand 600
bone-within-bone appearance 1092, 1093
Bouchard 結節 582, 594-596
bow-tie sign 374
Bowler's thumb 108, 110
Boxer's fracture 107
Boyd-Griffin 分類 318
break dancer's thumb 280
Broden 撮影 410, 414
Brodie 膿瘍 750, 761, 994, 1001, 1006
brown tumor 655, 865, 871, 1060, 1063
Buford complex 158, 163
bull's eye sign 725, 1177

C
C-sign 1158, 1161
C2 椎体骨折 493
cable 129
calcaneonavicular coalition 1156
calcifying enchondroma 765
calcium pyrophosphate dihydrate（CPPD）660, 1060
cam type 586-588
Camurati-Engelmann 病 1198, 1201
candle flame 1069, 1070
Capener 三角 1141
capillary hemangioma 857
carpal navicular 245
carpal ring theory 275, 276
carrying angle 177, 180
Catterall の分類 1139
CD99 926
cellulitis 987, 1019
CE 角 1126, 1128
Chamberlain 線 473
Chance 骨折 511, 516, 517
Charcot 関節 610
chauffeur 骨折 224

chemical selective suppression（CHESS）41
Chester-Erdheim 病 870, 877
Chlamydia trachomatis 631
chondroblastoma 787
chondrocalcinosis 664
chondroma 765
chondromyxoid fibroma 792
chondrosarcoma 906
chordoma 940
clay-shoveler's fracture 495
clear cell chondrosarcoma 906
coast of California 817, 1175
coast of Maine 817, 1175
coccidiomycosis 1004
codfish vertebrae 1051
Codman 三角 696, 711, 713, 883, 885, 901
Codman 腫瘍 787
cold abscess 1019
Colles 骨折 219, 225, 227
　逆―― 225
compressive and entrapment neuropathy（CEN）214
coned-down 像 168
congenital poikiloderma 905
congenital vertical talus 1154
congential tibia vara 1105, 1146
congruence angle 327, 331
conventional chondrosarcoma 906
conventional osteosarcoma 881
Copenhagen 症候群 634
corduroy cloth 858, 861
corner sign 1097
Corno 病 1121
cotton-ball 1072, 1073, 1089
coxa plana 1135
cranial settling 625
craniometaphyseal dysplasia 1200
creeping substitution 90
crescent 129
crescent sign 4, 90, 92, 94, 1137, 1138
CREST 症候群 650
critical angle 410
critical zone 151, 152
CRITOE 177, 181
cross over sign 588
cross-table lateral 撮影 327, 341, 346
Crow-深瀬症候群 935
CT 20, 61, 543, 686
　――ガイド下吸引生検 28
　――関節造影 29, 186, 364
　――スカウト撮影 586
CT 値 10, 21, 801, 809, 865
cupid's bow 498, 504

cupping 1037, 1053
Cyclist's wrist 107, 108
cyclops sign 394
cystic angiomatosis 863
cystic lymphangiectasia 863
cystourethrography 294

D
d-GEMRIC 43
David Letterman 徴候 268
dedifferentiated chondrosarcoma 907
dedifferentiated parosteal osteosarcoma 898
Denis 分類 307
dermatomyositis 652
desmoplastic fibroma 823
developmental dysplasia of the hip（DDH）1121, 1125, 1132
diaphyseal aclasis 784
diffuse idiopathic skeletal hyperostosis（DISH）598, 602
diffuse osteoporosis 935
diffuse skeletal hemangiomatosis 863
digital computer assisted X-ray radio-grammetry（DXR）1039
digital（computed）radiography 19
digital subtraction angiography 19
digital subtraction arthrography 19
digital subtraction radiography 19
DISI 変形 276, 277
distal intersection syndrome 107
disuse osteoporosis 85
"don't touch" lesion 3, 11, 714, 717, 806
donut configuration 847
dorsal angle 219
dorsal angulation 227
dorsal intercalated segment instability（DISI）275
double cleft sign 110
double density sign 32
double line sign 92
double PCL sign 368, 374
dressed trabeculae 817
dual proton absorptiometry（DPA）37, 1037
dual-energy CT（DECT）26, 28
dual-energy X-ray absorptiometry（DXA）1037
Dupuytren 骨折 429, 434
Duverney 骨折 295, 297, 298
dysplasia epiphysealis hemimelica 1150
dystrophic calcification 930

E

echo delay time（TE）　41
Eggers 囊胞　584
Ekmann-Lobstein 病　1178
elephant-foot　83
empty box 像　1051
enchondroma　765
endochondral ossification　55
endosteal hyperostoses　1087
endosteal scalloping　906, 909, 927, 938
enostosis　699, 1196
erlenmeyer flask 変形　1092, 1202
Essex-Lopresti 脱臼骨折　194, 198
Ewing 肉腫　39, 692, 700, 710, 713, 714,
　　720, 926-930
EXT1 遺伝子　774
eye sign　245

F

facet ロッキング　495, 501
fallen-fragment sign　833, 836, 842
familial idiopathic hyperphosphatasia
　　1087
familial osteoectasia　1087
fast scan technique　41
fat-blood interface（FBI）sign　77, 78, 327,
　　346
fat-pad sign　76, 77, 182, 184, 193, 197,
　　199, 201, 202, 1016
FDG PET　38
femoroacetabular impingement（FAI）
　　307, 586
Ferguson 撮影　289, 291
fibroblastic osteosarcoma　884
fibrocartilaginous dysplasia　817
fibrocartilaginous mesenchymoma　856
fibrochondrodysplasia　817
fibrodysplasia ossificans progressiva
　　1186
fibrohistiocytic osteosarcoma　892
fibrosarcoma　923
fibrous cortical defect　801
fibrous dysplasia　807, 890
fibrous histiocytoma　801
fibroxanthoma　801
Fielding 分類　320
flap tear　302
flare phenomenon　870
flaring　83, 1053, 1202
floating AIGHL 病変　160
floating PIGHL 病変　160
floating teeth　868, 873
floculent　708
flow-related enhancement（FRE）　48

fluffy　563
fluid-fluid level　68, 698, 728, 843, 845,
　　973, 979
Footballer's ankle　110, 112
Forestier 病　604
four-corner fusion　245, 258
four-part 骨折　135
fracture of necessity　225
fragilitas ossium　1176
frayed labrum　302
frog-lateral 撮影　4, 88, 90, 289, 292, 310,
　　753, 1128
Frohse アーケード　213
frozen shoulder　163
Frykman 分類　226, 227
FT FLASH　42
Fuchs 撮影　472, 475
fungal infection　1004

G

Gage sign　1139, 1140
Gage と Winter の分類　1133
GAGL 病変　160, 164
Galeazzi 脱臼骨折　225, 231
gamekeeper's thumb　108
Garden 分類　310, 315
Gardner 症候群　737, 739
Gaucher 病　1041, 1092, 1093, 1095
Gd-DTPA　44, 551, 696
generalizad osteoporosis　1045
geode　36
ghost sign　495
giant cell granulomatosis　574
giant cell tumor　847
giant cell-rich osteosarcoma　890
giant osteoid osteoma　758
Gilmore groin　108
Gilula の弧　268
Gissane 角　410, 412
GLAD 病変　158, 162
glenolabral ovoid mass　158
GLOM 病変　158
gnathic osteosarcoma　893
Goalkeeper's elbow　107
Golfer's elbow　105, 106
Gorham 病　863, 866, 867
gout　655
Goutallier 分類　153
gradient recalled echo（GRE）　41
Grashey 撮影　117, 120, 142
gray cortex sign　96, 97
greater arc 損傷　264
groin-lateral 撮影　289, 293, 310
gull-wing 変形　562, 616

gumma　1011
Guyon 管　248
Guyon 管症候群　108, 242, 284, 285
Gymnast's wrist　107, 108

H

HAGL 病変　160, 163, 164
half-moon 状　199
hallux rigidus　595, 597
hamatolunate impaction syndrome　264,
　　267
Hand-Schüller-Christian 病　866
handlebar palsy　107
hangman fracture　488
Harris-Beath 撮影　410, 413, 835, 1158,
　　1160, 1161
hatchet　142
Hawkins 分類　452
head splitting　134
head-at-risk sign　1139, 1140
Heberden 結節　582, 594-596
heel-pad の厚さ　1090
hemangioendothelioma　940
hemangioma　856
hemangiosarcoma　940
hemartous hemolymphangiomatosis　863
hemochromatosis　595, 668
hemophilia　673
hemorrhagic osteosarcoma　890
hereditary multiple diaphyseal sclerosis
　　1199
Herndon hump　1141, 1143, 1145
herring-bone pattern　923
high-grade surface osteosarcoma　899
Hilgenreiner 線　1126, 1127
Hill-Sachs 病変　142, 145-147
histiocytic xanthogranuloma　801
hockey groin（hockey hernia）　108
Hohl 分類　341, 344
hole-within-hole　863
Honda sign　102
honeycomb　858, 860, 861, 1092, 1093
horse-hoof　83
Hounsfield 単位　10, 21, 26, 27, 801, 809,
　　865
Hulten variance　219
humpback　239, 245
Humphrey 靭帯　336, 337
Hurler 症候群　6
Hutchinson 骨折　224, 230
hyperostosis corticalis deformans juvenile
　　1087
hyperostosis corticalis generalisata　1087
hyperparathyroidism　671, 1059

hyperuricemia 656
hypothyroidism 1094

I

IDH1 765, 774
IDH2 765, 774
idiopathic scoliosis 1167
IgG 37
ilioischial 295
iliopubic 295
infantile rickets 1051
INK4A 遺伝子 926
insufficiency fracture 99
interface 574
intraarticular liposarcoma 981
intracortical osteosarcoma 892
intramembranous ossification 55
intramuscular striation 725
intraosseous ganglion 865
intrasseous lipoma 864
intravenous urography (IVU) 294
inversion recovery (IR) 41
inversion time (TI) 41
inverted Napoleon's hat 522, 525
inverted pear sign 148

J

Jaccoud 関節炎 673
Jaffe-Campanacci 症候群 801, 803
Jefferson 骨折 484, 487, 488
Jones 骨折 451, 457
Judet 撮影 289, 291, 292, 299
Jumper's knee 109, 111
juvenile idiopathic arthritis (JIA) 626

K

Kager 三角 432, 437
Kempson-Campanacci 病変 817
Kienböck 病 260, 264-266
　——の病期 263
　——の分類 263
Kilippel-Feil 症候群 1121
Kiloh-Nevin 症候群 284
kissing sequestra 1014
Kite の距踵角 1151, 1152
Klippel-Feil 症候群 1122, 1123
Kümmell 病 606
Kyle 分類 319

L

lamellar bone 817
lamina dura の消失 1060, 1062
Langerhans 細胞組織球症 6, 7, 700, 866, 872-876

lateral compression 296
Lauge-Hansen 分類 436
Lawrence 撮影 118, 122
Legg-Calvé-Perthes 病 1135, 1137-1140
leiomyosarcoma 940
Leri 病 1200
lesser arc 損傷 264, 267
Letterer-Siwe 病 866
leukocyte-common antigen 926
Li-Fraumeni 症候群 905
limbus vertebra 6, 528, 529
lipogranulomatosis 870
lipoma arborescens 973
liposclerosing myxofibrous tumor 807, 810
Lippman-Cobb 法 1169, 1171
Lisfranc 関節脱臼骨折 458-460
Lisfranc 靱帯損傷 460
Little League elbow 105
Little League shoulder 105, 106
localized osteoporosis 1046
looser zone 1037, 1055
low Maisonneuve 骨折 429
low-grade central osteosarcoma 890
luxatio erecta humeri 143, 150

M

MacEwan sign 74
Madelung 変形 1121, 1123, 1124
Maffucci 症候群 774, 778
Maisonneuve 骨折 429, 434, 435
Malgaigne 骨折 295, 297, 298, 300
malignant fibrous histiocytoma (MFH) 690, 696, 718, 923
malignant transformation 10
Marie-Strümpell 病 629
Marmor-Lynn 骨折 425, 429
Maroteaux-Lamy 病 1189
Mason 分類 195
Mazabraud 症候群 817, 822
McCune-Albright 症候群 817, 821
McGregor 線 473
McMurray テスト 366
McRae 線 473
medial tibial stress syndrome 109
medullary bone infarct 870, 946
melorheostosis 1200
Merchant 撮影 327, 331, 352, 356
mesenchymal chondrosarcoma 907
metaphysis 683
middle facet の消失 1160
migration 582
Milkman 症候群 1052
mini brain 937, 939

mixed connective tissue disease (MCTD) 653
monosodium urate crystals 8
monostotic fibrous dysplasia 807
Monteggia 脱臼骨折 198, 206, 207
Morel-Lavallée 損傷 295, 321
Morquio-Brailsford 症候群 1187
Morquio 病 6
mortise 撮影 401, 403
Morton 神経腫 465
Mose technique 1137
MRI 38, 67, 551, 690, 992, 1036
　——の信号強度 43, 44
MR 関節造影 29, 45, 69, 146, 151, 157, 162-164, 182, 187, 204, 212, 238, 239, 271, 306, 552, 553, 588
MR 血管撮影 46, 49
mucopolysaccharidoses (MPS) 1183
Müller 分類 422, 425
multicentric reticulohistiocytosis 673
multicentric (multifocal) osteosarcoma 896
multiple osteocartilaginous exostoses 784
mustache sign 110
myeloma 935
myositis ossificans 871
myositis ossificans progressiva 1186

N

Nash-Moe 法 1171, 1173
Neer 分類 134, 137
Neisseria gonorrhoeae 631
neoplasm 683
neuralgia paresthetica 321
neurofibromatosis 1175
neuropathic arthropathy 608
nidus 738, 741, 745, 747, 748, 753, 754, 756
non-Stener 損傷 108, 283
nonossifying fibroma 801
Nora 病変 787, 789

O

Oarsman's wrist 107
occult fracture 295
ochronosis 669
Ollier 病 774-777
omovertebral bone 1121
oncogenic osteomalacia 1052
one-part 骨折 134
onion skin 885, 926
orthoroentgenogram 18
OS acromial 117
os peroneum 症候群 464

Osgood-Schlatter 病　352, 359-361
osteitis deformans　905, 906, 1069
osteoarthritis　581
osteoblastoma　754
osteochondritis dissecans（OCD）　441
osteochondroma　774, 1150
osteofibrous dysplasia　817
osteogenesis imperfecta　1176
osteoid osteoma　7, 738
osteoma　737
osteomalacia　1050, 1052
osteomyelitis　987, 1001
osteonecrosis　87
osteopathia striata　1196
osteopenia　1033, 1053
osteopetrosis　1189
osteoporosis　1045
osteoporosis circumscripta　1069
osteoprogenitor cell　56
osteosarcoma　881
osteosclerosis　1033
ostepoikilosis　1196
overhanging edge　563, 655, 657, 658, 660, 673

P

p16　926
PACS（picture archive and communication system）　18, 543
Paget 肉腫　1083
Paget 病　7, 905, 906, 947, 949, 1069, 1077-1079
　　——骨溶解期　1070, 1071
　　——混合期　1073
　　——中間期　1072
　　——晩期　1074, 1075
palmar facing　219
palmar inclination　219, 222, 224, 227
Pannar 病　194
paresthesias　284
parosteal osteoma　737
parosteal osteosarcoma　702, 706, 896
partial saturation recovery（PSR）法　41
particle inclusion disease　574
patella alta　327, 387
patella baja　327, 386
patella infera　386
Pauwels 分類　310, 314
pelkan beak　1097, 1099
Pellegrini-Stieda 病変　103, 373, 378
pelvic digit　298, 299
pencil-in-cup 変形　632, 636, 637
PEP 症候群　935
perched facet　497, 500

periosteal chondrosarcoma　915
periosteal desmoid　806
periosteal osteosarcoma　898
peripberal longitudinal tear　302
Perkins-Ombredanne 線　1126, 1127
peroneal spastic foot　1156
Perthes 病変　157, 158
PET　38, 690, 932, 933, 952, 953
PET-CT　38, 40, 100, 690, 691
PET-MRI　38, 40
PHAGL 病変　160, 164
phantom bone disease　863
phase-contrast method　48
photodensitometry　1035
picture frame　1072, 1073
Piedmont 骨折　225, 234
pigmented villonodular synovitis（PVNS）　732, 966
pillar view　472, 477, 500
pincer type　586, 589
pinwheel　923
pistol grip 変形　586, 1141
plexiform neurofibromatosis　946
podagra　656
POEMS 症候群　935
polka-dot　858
POLPSA 病変　153, 157
polydactily　1105
polymyositis　652
polyostotic fibrous dysplasia　7, 809
Postel coxarthropathy　582
posterior acetabular rim　295
posterolateral rotatory intabillity（PLRI）　206
Pott 骨折　429, 434
Pott 病　1019
Pouteau 骨折　224
primary chondrosarcoma　906
primary osteosarcoma　881
prognathism　1087
progressive diaphyseal dysplasia　1198
proximal femoral focal deficiency（PFFD）　1134
pseudogout　664
pseudopodia　1196
pseudorickets　107
punched-out　868, 872, 935, 938, 1004
pycnodysostosis　1189

R

rachitic rosary　1051
radial angle　219, 224
radial collateral ligament complex（RCLC）　206

radial head-capitellum 撮影　4, 182, 184, 194, 196, 199, 201, 202, 545
radial length　222
radial link　275, 276
radiation-induced sarcoma　947
radiography　3
Ranawat 法　473
RANKL（receptor activator of nuclear factor kappa B ［NF-κB］ ligand）　847
reflex sympathetic dystrophy（RSD）　85
Reiter 症候群　631, 634, 635
renal osteodystrophy　1055
repetition time（TR）　41
reverse GAGL 病変　160
reverse Segond 骨折　348, 352
reverse zoning　903, 904
reverse zoning phenomenon　902
rheumatoid arthritis　615
Ribbing 病　1199, 1201
rickets　1050
rind sign　807, 809, 811
ring & arc　708, 906
Risser-Ferguson 法　1169, 1172
rocker-bottom　1154
Rolando 骨折　277, 279
Romanus 病変　563, 568
Rothmund-Thomson 症候群　905
Rowe 分類　438, 450
Runner's knee　109, 111
Russe 分類　251

S

sagging rope sign　1137, 1138
salt and pepper 頭蓋　655, 1060, 1063
Salter-Harris Ⅳ型骨折　430
Salter-Harris 分類　74, 92, 95
saucerization　929, 930
saw-tooth　940, 942
scalloped border　801, 856
scalloping　574, 906, 909, 927, 935, 938, 1091, 1179, 1185
scanogram　18
scaphoid　245
scaphoid nonunion advanced collapse（SNAC）手関節　245
scapholunate advanced collapse（SLAC）手関節　245
Schatzker 分類　341, 346
Scheuermann 病　6, 529-531
Schmorl 結節　6, 529, 530
Schneider 分類　159
sclerodactyly　650
scleroderma　650

sclerosing dysplasias of bone 1188
scoliosis 1167
scoliotic index 1169, 1172
scurvy 1096
secondary chondrosarcoma 915
secondary cleft sign 108
secondary osteosarcoma 905
Segond 骨折 348, 351
septation 838
serendipity view 166, 167
Shenton-Menard 線 1126, 1127
shepherd's crook 817, 818
shiny corner 563, 568
short time inversion recovery（STIR） 41
signal void 101, 810, 963
signet-ring 徴候 268, 270
simple bone cyst 833
Sinding-Larsen-Johansson 病 352, 358
Singh の骨梁指数 1045, 1049
single proton absorptiometry（SPA） 37, 1037
single X-ray absorptiometry（SXA） 1037
Skier's thumb 107, 109, 280
SLAC 手関節 257
SLAP 病変 157, 160, 161, 162
　　──の病型分類 159
slipped capital femoral epiphysis（SCFE） 1140
small cell osteosarcoma 892
Smith 骨折 224, 230, 231
SNAC 手関節 258
Snowboarder's fracture 110, 112
soap bubble 940, 942
soft-tissue osteosarcoma 899
SPECT 35, 36, 1036, 1040
spin echo（SE） 41
spina ventosa 1007
spinous-process sign 602
spoke-wheel 858
spondylolisthesis 522
Sports hernia 108, 110
Sprengel 変形 1121-1123
Stener 損傷 108, 280, 283
sternoclavicular dislocation 166
Still 病 628
stippled 708
storiform pattern 801, 923, 940
straddle fracture 297
stress fracture 96
stress radiographic view 4
sublabral foramen 158
sublabral hole 158
sucked-candy 所見 863, 866
Sudeck 骨萎縮 86

sulcus angle 327, 331
sunburst 状 711, 883, 885, 926
sunrise 撮影 327, 330
suprascapular nerve syndrome 170
surface（juxtacortical）osteosarcoma 896
swimmer's view 472, 478, 495
syndesmophyte 563, 569
synovial chondrosarcoma 979
synovial hemangioma 971
synovial sarcoma 973
synovial（osteo）chondromatosis 963
syphilitic infection 1005
systemic lupus erythematosus（SLE） 647, 650

T

T sign 210, 212
talar beak 1159, 1160
talipes equinovarus 1151
talocalcaneal coalition 1158
talonavicular coalition 1158
tarsal coalition 1156
tarsoepiphyseal aclasis 1150
teardrop 295, 492
telangiectatic osteosarcoma 890
Tennis elbow 105, 106
Tennis leg 109, 111
tenography 30
Terry-Thomas 徴候 268, 269
TFM 角 1151, 1152
thorny radiation 1196
three-column 506
　　──の区分 511
three-part 骨折 135
Tillaux 骨折 422, 426, 428
time of flight 効果 48
Tommy John 手術 210, 213
too little bone 1033
too much bone 1033
tooth sign 591, 594
torus fracture 77
trabecular pattern 809
trabeculation 838
transcondylar line 1112
Trevor-Fairbank 病 1150-1152
triangular fibrocartilage complex（TFCC） 219, 237
triplane 骨折 425, 429-433
trispiral 断層撮影 93, 95, 98
trough sign 143
tuberculosis 1019
tuberculous arthritis 1013
tuberculous bone infection 1001
tuber 角 410

tumor-induced osteomalacia（TIO） 1052
tumoral calcinosis 1094
turf toe 110, 112
two-part 骨折 135
T 字状骨折 302

U

UCL complex 208
ulnar abutment syndrome 234
ulnar link 275, 276
ulnar slant 219, 222
ulnar variance 219
ulnocarpal loading 234
unhappy O'Donoghue triad 373, 380
uremic osteopathy 1055

V

vacuum cleft sign 606
vacuum phenomenon 528, 529, 598, 601, 606, 607, 671, 1137
valgus extension overload syndrome（VEOS） 105, 209, 210
vascular groove sign 738, 745
vasculitis 655
velvet 状 883, 891, 902
vertebral-pedicle sign 937
vertical shear 296
vitamin D-resistant rickets 1051
volar intercalated segment instability（VISI） 275-278
volar tilt 219
Volkmann 拘縮 85, 86
von Recklinghausen 病 1175
Vrolik 病 1176
vulnerable zone 267

W

Wagstaffe-LeFort 骨折 422, 428
Ward 三角 314
Weber type B 骨折 437
Weber type C 骨折 437
Weber 分類 429, 436
Weight Lifter pectoralis 105
Werner 症候群 905
West Point 撮影 117, 122
white line of scurvy 1097, 1100
whittling 1179
Wimberger ring sign 1097, 1099, 1101
Wimberger sign 1010
Wolin 病変 438, 443
Worm 骨 1178, 1181
woven bone 807
Wrisberg 靱帯 336, 337

X

X 線撮影　18
X 線透視　18, 61

Y

yarmulka 徴候　1071
Yersinia enterocolitica　631
yo-yo sign　108
Y 撮影　63, 118, 124, 145

Z

Zickel 分類　320
zonal phenomenon　85, 88

グリーンスパン・ベルトラン整形外科画像診断学（原書第6版）

2018年6月1日　発行

監訳者　遠藤直人
発行者　小立鉦彦
発行所　株式会社 南 江 堂
〒113-8410 東京都文京区本郷三丁目42番6号
☎（出版）03-3811-7236　（営業）03-3811-7239
ホームページ http://www.nankodo.co.jp/
印刷・製本 三報社印刷
装丁 中嶋かをり

© Nankodo Co., Ltd., 2018

定価はカバーに表示してあります.
落丁・乱丁の場合はお取り替えいたします.
ご意見・お問い合わせはホームページまでお寄せください.

Printed and Bound in Japan
ISBN978-4-524-25928-1

本書の無断複写を禁じます.
JCOPY 〈（社）出版者著作権管理機構 委託出版物〉
本書の無断複写は, 著作権法上での例外を除き, 禁じられています. 複写される場合は, そのつど事前に,
（社）出版者著作権管理機構（TEL 03-3513-6969, FAX 03-3513-6979, e-mail: info@jcopy.or.jp）の
許諾を得てください.

本書をスキャン, デジタルデータ化するなどの複製を無許諾で行う行為は, 著作権法上での限られた例外
（「私的使用のための複製」など）を除き禁じられています. 大学, 病院, 企業などにおいて, 内部的に業
務上使用する目的で上記の行為を行うことは私的使用には該当せず違法です. また私的使用のためであっ
ても, 代行業者等の第三者に依頼して上記の行為を行うことは違法です.